U0275609

中国营养科学全书

ENCYCLOPEDIA OF NUTRITION SCIENCE

第 2 版

总主编　杨月欣　葛可佑

［下　册］

第四卷　人群营养

第五卷　公共营养

第六卷　临床营养

第七卷　膳食、身体活动与健康

人民卫生出版社

图书在版编目（CIP）数据

中国营养科学全书：全2册/杨月欣，葛可佑主编
.—2版. —北京：人民卫生出版社，2019
ISBN 978-7-117-28734-0

Ⅰ.①中… Ⅱ.①杨…②葛… Ⅲ.①营养学 Ⅳ.
①R151

中国版本图书馆CIP数据核字（2019）第156724号

中国营养科学全书
第2版
（上、下册）

总 主 编： 杨月欣 葛可佑
出版发行： 人民卫生出版社（中继线 010-59780011）
地　　址： 北京市朝阳区潘家园南里19号
邮　　编： 100021
E - mail： pmph @ pmph. com
购书热线： 010-59787592 010-59787584 010-65264830
印　　刷： 人卫印务（北京）有限公司
经　　销： 新华书店
开　　本： 889×1194 1/16 **总印张：** 124 **总插页：** 20
总 字 数： 5059千字
版　　次： 2004年10月第1版 2019年9月第2版
2025年1月第2版第11次印刷（总第17次印刷）
标准书号： ISBN 978-7-117-28734-0
定价（上、下册）： 680.00元
打击盗版举报电话：010-59787491 E-mail：WQ @ pmph. com
（凡属印装质量问题请与本社市场营销中心联系退换）

第 2 版编辑委员会(2019 年)

总主编　杨月欣　葛可佑

卷主编

第一卷	基础营养	程义勇　郭俊生　马爱国
第二卷	食物营养	杨月欣　朱蓓薇　张立实
第三卷	营养学研究方法	杨晓光　孙长颢
第四卷	人群营养	苏宜香　郭长江　肖　荣
第五卷	公共营养	丁钢强　翟凤英　张　兵
第六卷	临床营养	蔡　威　曹伟新　薛长勇
第七卷	膳食、身体活动与健康	马冠生　常翠青　凌文华

编委会成员（按姓氏拼音排序）

蔡　威　常翠青　程义勇　丁钢强　葛可佑　郭俊生　郭长江
凌文华　马爱国　马冠生　苏宜香　孙建琴　孙长颢　肖　荣
薛长勇　杨晓光　杨月欣　翟凤英　张　兵　张立实　朱蓓薇

卷编著委员会（见各卷首页）

编委会秘书组

杜松明　王瑛瑶　姚滢秋　向雪松

第1版编辑委员会(2004年)

总 目 录

上 册

第一卷 基础营养

第二卷　食 物 营 养

第三卷　营养学研究方法

下 册

第四卷 人 群 营 养

第五卷　公 共 营 养

第六卷　临 床 营 养

第七卷 膳食、身体活动与健康

中国营养科学全书

第2版

第四卷　人群营养

POPULATION-BASED　NUTRITION

卷主编

苏宜香　郭长江　肖　荣

卷编委（以姓氏笔画为序）

王　枫　空军军医大学
朱惠莲　中山大学
伊木清　国家体育总局运动医学研究所
苏宜香　中山大学
杨年红　华中科技大学
肖　荣　首都医科大学
汪之顼　南京医科大学
张　坚　中国疾病预防控制中心
张　倩　中国疾病预防控制中心
胡　燕　重庆医科大学附属儿童医院
郭长江　军事医学研究院
盛晓阳　上海交通大学医学院附属新华医院
曾　果　四川大学
赖建强　中国疾病预防控制中心

卷秘书

张喆庆　南方医科大学

前　言

与其他自然科学相比,营养科学更为注重科学理论的实践和应用。本卷的重点是,将前三卷基础营养,食物营养和营养学研究方法应用于特殊人群。与全书 1~3 卷研究的主体是一般成年人不同,本卷涉及的人群包括两部分,第一部分是特殊生理状态下的人群,包括孕妇、乳母、婴儿、幼儿、学龄前儿童、学龄儿童及青少年,以及老年人。第二部分包括不同环境,如高原、高温、低温环境下生活及工作人群,以及从事特殊职业,如航天、航空、航海、潜水、低照度、接触辐射、接触粉尘和接触有毒化学物质作业人群以及运动人群。

与一般人群相比,特殊生理状态下的人群对营养需要不同,如孕妇孕育新生命,乳母分泌乳汁哺喂婴儿比一般女性需要更多的能量和营养素,处于生长发育期幼儿、学龄前儿童、学龄儿童及青少年对营养的需要增加,这种增加通常与其生长发育的速率相一致。而老年人器官功能逐渐衰退,伴随的疾病增加,对营养利用率降低,其对营养和膳食也有特别需要。此外,人类进化过程也是机体对营养物质代谢优化和适应性改变的过程,一切都是为了生命的延续。了解特殊生理状态各人群对营养素代谢的适应性改变及营养需要,如何通过膳食来达到和满足其营养需要,以及该人群可能出现的营养相关问题及预防是本卷阐述的重点内容,也是提高人口素质的大事。

与一般人群相比,在高原、高温、低温等不同地域环境下劳动和生活,或从事航天、航空、航海、潜水、低照度、接触辐射、接触粉尘和接触有毒化学物质等特殊作业对人体生理和物质代谢都会产生不同的影响,机体呈现特有的生理特点及代谢改变并面临不同的营养和健康问题。从认知特殊环境和特殊职业对人体生理和物质代谢影响出发,通过营养干预和膳食实践指导满足其营养需要,对降低特殊环境和特殊职业对其生产力的负面影响,维护劳动者的健康,提高劳动生产能力,推动社会发展具有重要的意义。

自本书出版 15 年以来,营养与生命科学的关系,特别是生命早期营养与健康的理论和实践都得到了显著的发展,以 Barker 胎儿宫内营养与成人疾病发生关系的“疾病的胚胎起源假说”,发展成被围生、儿科领域广为接受并指导临床实践的“健康与疾病的发育起源理论”。因此,本卷的第一章阐述生命早期,即 1000 日营养与 DOHaD 理论,第二至第八章阐述特殊生理状态人群的营养,如孕妇、哺乳期妇女、婴儿、幼儿、学龄前儿童、学龄儿童及老年人。第九至第十一章阐述特殊环境、特殊职业人群及运动员的营养。其核心内容包括各人群的生理及代谢特点、营养需要,膳食实践,以及营养与健康相关问题的防治。本卷供营养专业、临床医学专业(特别是围产医学专业),以及从事特殊环境和特殊职业的营养研究和教学人员学习和参考。

本卷编写的完成要感谢参编的各位专家,他们在繁忙的教学、科研和临床医疗工作中抽出时间,查阅文献,整理思路,凝练观点,经多次修改最终完成本卷的编写。本卷编写的完成还要特别感谢秘书张喆庆副教授的付出,在她参加本书编写秘书工作时还怀抱待哺喂的婴儿,在孩子刚满 1 岁时,就离开孩子背着奶袋参加全书的汇稿。

苏宜香　郭长江　肖荣

2019 年 3 月

目　录

第一章

生命早期营养与健康

从最初受精卵开始的生命，在后续的各个生命历程中，机体健康始终受到内在遗传因素、外在环境因素以及两者之间交互作用的影响。整个生命过程中的健康状况是每一阶段各种因素的综合结果。生命早期是生命全周期中最重要的时期，期间遗传和环境因素、营养和代谢因素或交互作用将产生关键作用和深远影响。早在 1974 年 Dorner 就指出，在出生后早期的关键阶段，生长发育迅速而且可塑性强，各种环境因素引起的生理性或功能性、健康或疾病风险的损害都可能对续后健康产生长期影响。之后 Barker 等人发表的研究将这一结论继续发展而令人瞩目。在此领域随后形成了“节俭基因假说”“成人疾病的胎儿起源学说”“健康和疾病的发育起源学说”以及“生命最初 1000 天机遇窗口期”等新概念。生命早期营养（early life nutrition）的研究进展为促进人类健康提供了新理论、新视野和新思路。

第一节　健康与疾病发育起源理论的形成

一、生命早期营养

（一）生命早期概念

生命早期通常指生命早期的 1000 天，即从受精卵开始到出生后 2 岁。从健康管理出发，生命早期 1000 日营养，分为孕期营养、0~6 月龄婴儿营养和 6~24 月龄婴幼儿营养 3 个连续阶段。生命的最初 1000 天，即从胚胎到 2 岁期间，母婴营养和养育环境对儿童的生长发育起到决定性的作用，并影响儿童的未来，为一生奠定基础。

（二）生命早期营养的重要意义

生命早期营养对受精卵着床、细胞分化、胚胎发育、妊娠结局、儿童生长、智力发育、学习能力和疾病抵抗力，成年后的劳动生产力及慢性病发生风险均具有重要影响。

营养素缺乏（如叶酸）或过量（如维生素 A）可增加胚胎畸形的风险。维生素 E 缺乏可增加流产风险。孕期增加能量-蛋白质摄入可减少低出生体重儿、小于胎龄儿和死胎的风险。孕期铁补充不仅可以降低孕妇铁缺乏和贫血，还可以减少低出生体重儿的发生。宫内发育迟缓可增加儿童期认知发育障碍的风险。出生后前 6 个月给予纯母乳喂养，不仅可以显著降低新生儿和婴儿的死亡率，而且可以显著增加儿童智力水平。

生命早期营养不良不仅会对体格发育和认知发展造成负面影响，损害免疫系统，增加对传染性和非传染性疾病的易感性，限制机体潜能发挥，降低劳动生产能力，以至威胁人类健康和福祉，而且还会给个人、家庭、社区和国家带来不良的社会经济后果，造成沉重负担。

值得注意的问题是，为了让儿童获得更好的体格生长、智力发育和免疫能力，传统认识上一直追求为儿童提供尽可能多的营养供给。实际上，充足的营养供给（尤其是蛋白质和能量）确实能够带来非常明显的近期健康效益，包括更好的身高和体重、更好的脑和神经功能发展及更强的抗病能力。但是，近年来的研究开启了另一个视野，即生命早期营养对远期健康的影响日益受到关注。这个领域中的新发现和相应的理论观点拓展了对儿童期营养意义的认识，也给儿童营养的许多传统观念和实践带来冲击和挑战。

二、健康与疾病的发育起源理论

基于低出生体重与缺血性心脏病的关联，Barker 教授提出了“成人疾病的胎儿起源“流行病学假说。揭示了胎儿宫内营养不良与某些成人疾病的发生之间的关联。即胎儿宫内营养不良，致出生低体重，低体重儿成年后发生胰岛素抵抗，动脉粥样硬化、冠心病、2 型糖尿病、脑卒中、慢性支气管炎、骨质疏松症的风险增加。

（一）慢性疾病的胚胎起源假说的提出

30 多年前 Barker 等在英国开展的一系列研究显示，婴儿死亡率与婴儿出生体重，胚胎期营养与成年后冠心病死亡率之间存在关联。起初 Barker 和其同事利用生态学研究方法，发现在英格兰和威尔士 1921—1925 年的婴儿标化死亡率与 1968—1978 年间冠心病标化死亡率之间存在高度地区相关（相关系数为 0.7）。Barker 等认为这一群体的死因相关性反映了生命早期营养的影响。随后个体研究显示，出生体重最低组儿童其成年后冠心病死亡率最高，出生体重最高组其成年后冠心病死亡率最低，婴儿 1 岁时体重较重组冠心病死亡率也比较低。基于这些发现形成了相关假说，即胚胎期和婴儿期营养不良可能改变机体结构、功能和代谢，从而增加冠心病的风险。这些结果为“疾病的胚胎起源假说”奠定了基础，所以这一假说也称为 Barker 假说。

（二）健康与疾病的发育起源理论的形成

在 Barker 假说的推动下，随后开展了大量关于发育可塑性的研究。大量动物实验研究结果显示生命早期营养可以改变胰腺、肝脏、肾脏、骨骼肌、脂肪组织等器官和组织的发育，这些发育改变是长期的，而非短暂的。例如母亲孕期喂饲高脂或高能量食物，引起母亲的糖尿病和肥胖，从而导致子代胰岛素抵抗、糖尿病和心血管的改变。临床干预研究揭示孕期营养素补充或行为干预可能改善子代的组织器官发育。例如孕期维生素 D 补充可以增加冬季出生婴儿的骨量。在2005年加拿大多伦多举办的第三届国际疾病和健康发育起源大会上，正式将“疾病的胚胎起源假说”重新命名为“健康与疾病的发育起源理论（developmental origins of health and disease，DOHaD）”。该理论旨在研究健康和疾病的发育起源，具体指生命早期（包括受孕期、胎儿期、婴儿期、幼儿早期）暴露的环境因素与成年期代谢综合征、呼吸系统疾病、心血管疾病、精神行为疾病、恶性肿瘤等慢性病的发病风险的关系。环境因素主要是指营养状况，亦包括双亲毒物的暴露、生活方式（如吸烟、饮酒、运动情况）等。通俗上来讲，DOHaD理论研究生命最初的1000天（胚胎着床至2岁前）母婴营养和环境改变对成人期健康和疾病的长期影响。

目前，DOHaD理论已涉及公共卫生与预防医学、临床医学、进化医学等多个学术领域，主要探索生命早期暴露的环境因素（主要是营养）对胎儿和儿童生长发育以及成年期慢性病发病风险的影响。

DOHaD理论的意义包括：①增加对慢性病病因的认识；②强调生命早期营养的合理性，并及早开展营养规划和干预的战略性意义；③早期预防、及时干预孕期并发症的长远意义；④对胎儿和新生儿加强营养和健康监测，预防相关疾病发生的重要性。

认识到生命早期环境对健康的影响始于卵母细胞贯穿于婴儿期乃至更久。环境暴露始于宫内营养，扩展到出生后的喂养，后续的食物和膳食结构以及生活方式，当然还有出生后的生态环境等。胚胎期营养不良（母亲肥胖、低出生体重等），出生后过度喂养、蛋白质及能量过剩（生长发育过快、超重、肥胖等）等都对子代产生影响。在生命早期，孕母和乳母营养和膳食等环境因素可通过表观遗传学机制影响基因表达，最终影响慢性病的发生和发展（图4-1-1）。

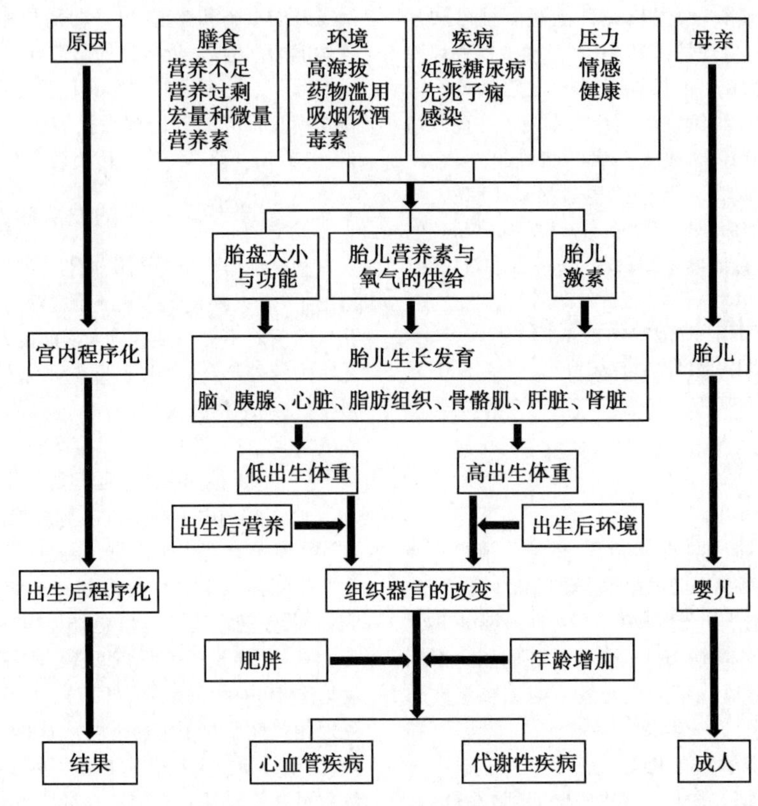

图4-1-1　成年疾病的宫内程序化

第二节　生命早期营养与母亲和子代的健康

生命早期对包括营养在内的环境因素的各种刺激敏感，环境因素可能最大效率的作用于遗传因素，使生命个体表现出可塑性，在物质代谢等方面发生适应性改变，而且这些改变可能会持续到成年，并对成年后的一些疾病的发生和发展产生重要影响。生命早期营养不仅对儿童近期的生长发育和健康至关重要，而且对成年后的健康也有重要影响。女性孕期营养和哺乳期营养除影响子代外，也与母亲健康息息相关。

一、生命早期营养与母体健康

孕期营养是孕期保健的重要内容，为便于健康管理，可根据胚胎和胎儿在宫内发育将孕期人为划分为早、中和晚3个阶段。孕妇的营养除了要满足自身由于生理性变化引起的特殊营养需求外，还要提供胎儿生长发育所必需的营养物质。因此，孕期营养直接关系到母子两代人的健康。

（一）近期健康

孕期常见营养不良包括铁缺乏、钙和碘摄入不足、维生素D缺乏等微量营养素缺乏，能量和蛋白质摄入不足，孕前超重肥胖，孕期增重过多或不足。孕期微量营养素缺乏容易引起母亲贫血、低蛋白血症和骨质疏松症，还会增加流产、早产、产后出血和产后感染的危险。部分微量营养素摄入不足会影响胎儿组织、器官在结构、功能或者代谢方面的异常，从而导致出生缺陷。我国孕期营养面临多种挑战，传统意义上的营养不足呈减少趋势，孕期增重过多的发生率在攀升。孕前超重、肥胖率的上升，使孕妇发生妊娠并发症和死亡的风险显著增加。超重、肥胖孕妇发生妊娠期高血压的风险分别增加 1.5 倍和 2.3 倍，肥胖孕妇对胰岛素抵抗性更高，发生妊娠期糖尿病风险增加 3 倍。由于脂肪堆积，增加软产道阻力，导致宫缩乏力，产后出血和剖宫率增加。

（二）远期健康

孕期能量摄入超过需要导致孕期增重过度，母亲产后体重滞留，以及因生育性肥胖增加母亲慢性疾病发生风险。大量妊娠期糖尿病随访研究发现可以增加 2 型糖尿病发生率。中国孕期妇女钙摄入不足比较常见，可能增加妊娠期高血压疾病的发病风险。

据调查，中国妇女孕期增重的中位数为 14.0kg，有 1/3 妇女存在产后高体重滞留，产后 1~2 年体重滞留达 2.5kg。中国 18 岁以上妇女超重和肥胖率分别为 30.9%和 12.3%。超重肥胖已经成为我国女性健康重要危险因素，预防心血管疾病、脑卒中等慢性病需要从生命早期开始。

二、生命早期营养对子代健康影响

（一）近期健康

生命早期营养直接决定儿童体格生长状况。母亲孕前低体重或者孕期营养不良（能量与蛋白质摄入不足）可致胎儿发生宫内发育迟缓、低出生体重儿和小于胎龄儿。出生体重常作为宫内营养状况的指标，出生体重低于参考人群中同胎龄儿体重的第 10 百分位数为小于胎龄儿。其儿童期患生长迟缓的风险增加。孕期营养不良与出生缺陷息息相关，孕前和孕期叶酸缺乏可增加神经管畸形等出生缺陷的发生。超重妇女可致新生儿出现早产、巨大儿、出生缺陷比例增加，围生期新生儿死亡率升高 2.4 倍。我国每年大约新增 100 万出生缺陷儿童。

婴幼儿期营养不良可能导致儿童不可逆转的生长迟滞、疾病乃至死亡。生后早开奶（1 小时内开奶）和 6 月龄内纯母乳喂养可显著降低婴儿死亡率。同 6 月龄内纯母乳喂养婴儿相比，基本纯母乳喂养、部分母乳喂养和非母乳喂养婴儿的死亡率分别增加 1.48 倍、2.84 倍和 1.44 倍。宫内生长受限、母亲和儿童营养不良是儿童生长迟缓的重要危险因素。生命早期的喂养与儿童的超重肥胖密切相关。

宫内生长受限同时影响神经发育。大脑的生长发育体现人口素质的高低，妊娠中期至出生后 18 个月是脑神经元快速发育期，期间营养供给直接影响脑发育质量，各种营养素均是大脑结构形成和功能发育的重要物质基础，研究证实，氨基酸、DHA、铁、碘、维生素 A 等能增加大脑皮质重量，促进认知功能发育。婴儿期患缺铁性贫血，在 5 岁时即使铁营养状况得到纠正，其受损的认知功能仍然难以逆转，这种影响将长期存在。

生命早期的营养需求相对旺盛，微量营养素缺乏风险较高。孕期叶酸缺乏增加神经管畸形、唇腭裂的发生率。生命早期维生素 A 缺乏可影响儿童免疫系统发育以及功能受损，罹患感染性疾病如腹泻、麻疹等的风险增加。锌补充可降低腹泻和下呼吸道感染的发生率。铁缺乏增加贫血的发生风险，通常 6~11 月龄是贫血的高发年龄。

（二）远期健康

生命早期营养与儿童成年后慢性病的发生密切相关。不仅低出生体重和生后生长速率与成年慢性病有关，母亲孕期营养状况、孕期体重增加情况、宫内生长状况均与子代成年期肥胖、糖尿病、心血管疾病的发生有关。孕期营养缺乏、新生儿低出生体重对子代成年期心血管疾病、原发性高血压、糖代谢异常、中心性肥胖和血脂异常等发生有重要影响。在生命早期的关键时期，机体有能力通过细胞、分子、生化水平的适应对环境应激做出反应，这种对应激或刺激的适应将持续改变机体的生理和代谢，即使撤除这些刺激或应激，影响仍持续存在，并影响成年后许多慢性病的发生、发展和严重程度。

早期营养与成年肥胖有着密切关系，营养过剩和营养不足均会增加肥胖风险。其机制可能为器官功能的破坏导致胰岛素、瘦素等激素的分泌和敏感性异常，造成脂肪组织、中枢神经和食欲调节功能障碍。赵文华等通过对 1959—1964 年间生命早期受自然灾害影响而导致营养摄入不足的研究发现，生命早期受饥荒的影响，其中年以后 BMI 值显著高于未受灾者。低出生体重者后续发生肥胖的危险性高于体重正常者。这也从一定程度上说明了生命早期营养不良与后续肥胖发生的相关性。

当孕期摄入的蛋白质及其他营养素不足时，胎儿及胎盘的蛋白合成便会受到抑制，导致 11β-羟类固醇脱氢酶的合成减少，不能控制母体通过血液向胎儿及胎盘输送的糖皮质激素量，从而造成胎儿体内糖皮质激素过量蓄积，提高了肾素-血管紧张素系统的活性，造成成年后不明原因的高血压。另一方面，可能由于胎儿为维持心脑等重要生命器官的血流供应而减少了肾脏的血流，使肾脏发育不完全，滤过能力下降，从而造成了后续高血压的发生。通过对正常大鼠实施孕期全程低蛋白喂食，造成大鼠宫内发育迟缓的环境，结果发现其子代在 8 周左右出现高血压症状，并随着年龄的增长，高血压越严重，这说明大鼠的血压受早期营养的影响。孕期遭受饥荒者其后代平均收缩压水平较未遭受饥荒者后代高 1.3mmHg，且同时伴有低出生体重的子代血压水平更高，体重每下降 1kg，收缩压升高 2.7mmHg。子代血压水平除了与孕妇低蛋白、低营养的饮食摄入有关外，还与碳水化合物的摄入量以及胎盘的重量有关。随着碳水化合物摄入的减少，胎盘重量也逐渐减轻，子代血压水平也随之升高，这表明了孕期蛋白质和碳水化合物的摄入失衡可能影响后代血压水平。

宫内营养不良动物模型常见的有宫内营养限制模型和人工诱导子宫胎盘功能障碍模型。整个孕期限制 50%蛋白质的母鼠，其后代出生体质量明显低于对照组，在 4~8 周时通过尾动脉测压发现收缩压升高，并在 6 个月时发现左心室缺血再灌注功能受损。成年后同样通过尾动脉测压发现 IUGR 者收缩压高于对照组，并且没有性别差异。

孕妇短期内营养不良时，由调节胎盘转运糖的蛋白基因表达的快速改变部分介导，胎儿和胎盘对葡萄糖的吸收减少，乳酸的消耗增加。持久的母体营养不良可激发胎儿的代谢适应性反应，使胎儿葡萄糖和乳酸盐消耗恢复至正常水平，一定范围的代谢适应性可变成永久性影响胎儿和胎盘生长的因素及增加成年发生慢性疾病的风险。生命早期对不良营养环境的适应导致胰岛内分泌功能和结构改变及靶器官敏感性下降，并持续至成年，使2型糖尿病易患性增加。胎儿在母体内的过程是器官和组织不断发育的过程，此时胰腺、胰岛β-细胞以及胰岛素受体的敏感性等都可因孕期的营养不足而受到影响，使机体产生异常生理机制，也就是胎儿能够通过降低自身的代谢和能量需求去适应恶劣环境，这也为后续发生一系列代谢综合征等创造了条件。米杰等对新中国成立前后出生的628名单生子进行调查发现，2型糖尿病及糖耐量减低人数随出生时体重的上升而下降，出生时消瘦而成年后肥胖者发病率最高，而出生时肥胖伴后期消瘦者发病率最低。说明2型糖尿病以及糖耐量异常的发病率与出生体重呈负相关。

有人提出“糖尿病引发糖尿病”(diabetes begetting diabetes)，即母亲本身因早期营养不良所致的胰岛素抵抗可能是导致其子代2型糖尿病发病风险增加的主要原因。有妊娠期糖尿病的亚洲女性患糖尿病风险的大幅增加，而她们的后代表现出代谢综合征的早期特征有关。母亲对胎儿发育的影响也与其自身胎儿期的状况有关，母亲自身的宫内发育经历通过基因和早期环境的因素影响母体将营养和氧经胎盘输送给胎儿的能力，母亲自身早期发育状况会在其后代身上得到一定的体现。

Barker教授对荷兰饥荒时期孕妇的营养状况研究首次发现，孕期营养缺乏对后代心血管疾病、高血压病和血脂异常等一系列代谢性疾病的发生存在重要影响，使医学界对胎儿的营养、代谢发育研究更加重视。心血管疾病是造成世界范围内人们致残和过早死亡的主要病因之一，它包括如冠状动脉粥样硬化性心脏病、脑血管疾病、周围末梢动脉血管疾病等一系列心脏和血管疾患。其病理基础多为动脉粥样硬化，该病变发展历经多年，通常出现症状时疾病往往已发展至后期。肥胖、2型糖尿病、代谢功能紊乱等心血管疾病的常见危险因素在中国的发病率日益升高。已在不同人群的流行病学调查和相关动物实验研究中发现，生命早期环境刺激和生长模式会影响到成年后心血管疾病、2型糖尿病和代谢综合征等慢性疾病的发生发展。

第三节　生命早期营养影响健康的机制

生命早期机体细胞正处于DNA快速合成、分化、增殖过程中，易受到各种因素的影响发生改变，这些改变往往伴随人的一生甚至传递给后代，进而对健康产生有益或者有害的作用。生命早期营养可通过表观遗传机制影响远期健康，胎儿及婴幼儿期等生命早期营养与基因之间交互作用的研究，应得到更多重视。表观遗传学认为在不改变DNA序列的情况下，生物表型发生改变，并保持相对稳定和遗传。这种变化主要包括染色体重建、组蛋白和DNA修饰。其中DNA甲基化修饰与生命早期营养的关系研究最为广泛。

多种营养素均可通过基因表达实时调控而影响机体生理病理过程，还可以通过对基因的表观修饰改变机体的遗传特性，将其传递给后代。研究发现，某些微量营养素缺乏可导致基因损伤，不仅引起宫内胎儿发育异常，还可增加出生后患恶性肿瘤的风险。维生素C摄入不足可增加精子DNA的损伤，孕期叶酸缺乏可引起胎儿神经管发育缺陷和增加儿童白血病的发病风险。饮食营养成分作用于基因的方式除了参与DNA损伤修复、稳定甲基化修饰，还可对基因转录进行实时调节，必需营养素和食物成分如维生素、矿物质及宏量营养素均为重要的基因表达调节者，参与机体代谢、细胞增殖与分化等生理过程以及疾病的发生。

一、表观遗传学

表观遗传学(epigenetics)研究DNA序列不变但遗传基因表达发生改变。这些改变可以通过有丝分裂遗传给下一代，主要包括DNA甲基化、组蛋白修饰和RNA的改变。甲基化主要发生在胞嘧啶和鸟嘌呤序列上，也被称为+96CpG位点。甲基连接到5' C端形成5-甲基胞嘧啶。CpG密度高的部位称为CpG岛。2/3的人体基因启动子含有CpG岛。启动子中CpG岛为去甲基化，非启动子中的CpG岛为甲基化形式。启动子CpG岛的甲基化与基因沉默有关。甲基化为目前研究最为深入的化学改变，其他修饰如羟甲基化等也发生于胞嘧啶碱基上。

（一）DNA甲基化

由DNA甲基转移酶(DNA methyltransferases，DNMTs)催化发生。哺乳动物有三种甲基化转移酶，DNMTs1识别半甲基化的DNA，在DNA复制和细胞分裂后，催化完成新合成的DNA链的甲基化。DNMTs3a和DNMTs3b主要催化完成非甲基化的CpG岛的甲基化。DNA甲基化与多种生物学过程有关，包括转录沉默、X染色体失活、基因印记等。

（二）组蛋白修饰

DNA与组蛋白交织缠绕形成致密的DNA蛋白复合物，称为核小体。核小体内，组蛋白以8聚体形式存在，包括H2A、H2B、H3和H4。组蛋白修饰是DNA转录后，组蛋白末端氨基酸化学结构的改变，包括赖氨酸乙酰基化、赖氨酸和精氨酸甲基化、丝氨酸和苏氨酸磷酸化、赖氨酸泛素化。

CpG岛和组蛋白发生化学修饰通过几种机制影响基因表达，一是5-甲基胞嘧啶直接抑制转录，或者通过与甲基结合蛋白联合而抑制转录；二是DNA甲基转移酶与其他酶物理铰链，导致组蛋白甲基化和去乙酰基化。一般而言，组蛋白和CpG岛低甲基化和高乙酰基化与染色质活化、转录激活有关。

（三）非编码RNA

尽管非编码RNA不能编码蛋白质，但是可能影响基因表达。大约22核苷酸的miRNA与目标mRNA结合，控制DNA甲基转移酶和组蛋白脱乙酰酶的表达，而且，CpG甲基化和组蛋白修饰也影响某些miRNA的转录。miRNA还通过直接与 mRNA 结合，抑制 mRNA 转录。

二、表观遗传学的可塑期

卵细胞受精的 48 小时内，来自父系的基因快速去甲基化，来自母系的基因慢速去甲基化，在胚胎期之前，受精卵去除表观遗传标记以保证细胞发育的多潜能性。在此阶段，印记基因和逆转录子抑制去甲基化。妊娠期，体细胞在原肠胚和分化过程中，发生与组织特异性相关的再次甲基化。第二波去甲基化发生在发育胚胎中原始生殖细胞迁移到生殖嵴时的表观遗传重编码过程。在原始生殖细胞准备建立性别特异性印记阶段，亲本印记先被擦除。生殖细胞的再甲基化发生在胎儿出生前。因此，围孕期是甲基化发生的重要时期，如果此时表观遗传发生错误，将对孩子的健康造成重要影响。

个体表观遗传变异较大的基因区域包括印记基因、亚稳态等位基因、转座因子。印记基因为单等位基因表达，只表达父系或母系，如果某基因为父系表达，意味着只表达来自父本的等位基因，而母本的该等位基因印记或沉默。对于生长而言，父系表达的等位基因促进宫内生长，而母系等位基因抑制生长，这就是“亲本冲突学说”的理论基础。亚稳态等位基因的甲基化程度存在个体差异，但是就某一个个体而言，不同组织器官的亚甲基化程度密切相关，均来源于胚层期。这就表明，受孕后的前几天，在所有细胞开始分化之前已经确定了这些基因的表观特征。转座子是小的 DNA 片段，转座子可移动，并可插入到基因的新染色体位置。转座子具有功能破坏性潜能，例如他们通过转座到功能基因或者增加基因复制数破坏基因的功能，这也是表观遗传学导致基因沉默的原因之一。有些转座子在关键时期受营养环境的影响，转座子甲基化的改变可以影响邻近基因的表达。胚胎发生的表观遗传重塑过程见图 4-1-2。

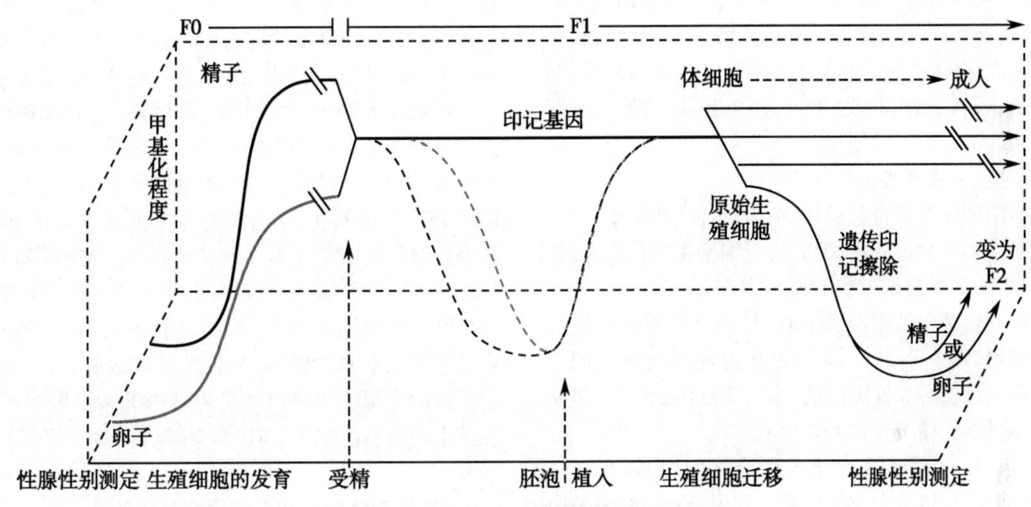

图 4-1-2　胚胎发生的表观遗传重塑

引自：Perera F，Herbstman J. Prenatal environmental exposures，epigenetics，and disease. Reproductive Toxicology，2011，31(3)：363-373.

三、营养相关的表观遗传学改变与疾病风险

（一）低能量

流行病学研究发现了孕期低能量与近期和远期疾病风险有关。例如，荷兰饥荒研究表明，孕期经历饥荒（500~1000kcal/d）与低出生体重、成年后高血压、肥胖、精神分裂等多种基因表型有关。孕期遭遇饥荒的时间点对基因编程也有不同影响，例如孕中期遭遇饥荒使 18~19 岁男性肥胖增加一倍，而孕晚期遭遇饥荒发生肥胖的风险低。中国饥荒研究显示，孕期饥荒与远期精神分裂、41~42 岁高血糖增高有关，而且，若生命后期的营养供给从匮乏变得充足，这些疾病的风险更高。

上述流行病学证据逐渐得到表观遗传学证据的印证。例如 Heijmans 等选择了经历过荷兰冬季饥荒的 60 人，以未经历饥荒的他们的姊妹为对照，分析 IGF2 的 5 个 CPG 位点，结果发现，在围孕期经历饥荒的人，甲基化程度低，在孕晚期经历饥荒的人，甲基化与对照组没有差异。该团队的近期研究结果证明，与孕晚期相比，孕 10 周内经历饥荒对成人的甲基化谱有重要影响，其机制尚不清楚。有一种理论称为“节俭型表观基因”假说，该假说指出生命早期为了适应宫内环境而塑造了表观遗传特征的基因表型，如果孩子出生后环境发生改变，可能出现问题。该假说认为，孕期营养不良可能形成“节约型”基因型，以降低代谢率和储存能量以适应低营养环境，但是如果环境变为相对营养丰富时，可能引发代谢性疾病。还有多种其他的母体因素可能对胎儿表观基因组发生潜在影响，将其综合列于图 4-1-3 中。

（二）低蛋白饮食和高脂肪饮食

动物研究发现，母体低蛋白饮食导致子代 *Hnf4α* 基因增强子出现组蛋白修饰，引起增强子沉默，使 4α（Hnf4α）mRNA 减少；同时，低蛋白使 P2 启动子甲基化程度轻度升高，两种方式的修饰共同作用导致 *Hnf4α* 基因的表达永久减少，从而增加子代患 2 型糖尿病的风险。母体低蛋白饮食使雌性子代骨骼肌 *Glut4* 基因启动子区 H3、H4 乙酰化和 H3K4 甲基化水平上升，使 *Glut4* 基因表达显著升高，导致骨骼肌中糖原合成酶和糖原含量增加，但雄性子代未发生这些变化，使雄性子代更易发生高胰岛素抵抗及 2 型糖尿病。

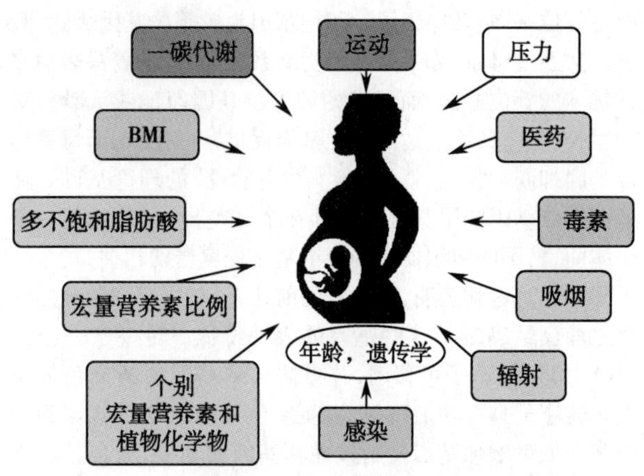

图 4-1-3　影响胎儿表观基因组的潜在母体因素

动物研究发现，母鼠高脂饮食使子代 *Cdknlα* 基因甲基化水平下降，基因表达增加，引发肝脏脂肪变性及出现非酒精性脂肪肝，肝功能长期受损。母鼠高脂饮食使子代肝脏磷酸烯醇式丙酮酸羧基酶（Pck1）基因发生组蛋白修饰，基因表达增加，子代肝糖原异生增强，血糖升高，致使儿童期及成人期 2 性糖尿病风险增加。

（三）膳食一碳单位

在围孕期和胚胎发育过程中，一碳单位代谢备受关注。一碳单位是许多生化过程的底物，参与细胞生物合成、氧化还原状态调节，并通过调节核苷酸而参与基因维护。一碳单位库包括一碳单位及参与其活化、转运和转移的四氢叶酸及 S 腺苷蛋氨酸（SAM）。它们在甲基转移反应中的作用是膳食与表观遗传相互影响的核心，重点涉及叶酸、蛋氨酸、同型半胱氨酸、转硫途径和转甲基途径。

SAM 通过甲基转移酶催化各种受体的甲基化反应。转录、翻译、蛋白质定位和信号传导过程中需要 200 多种甲基化反应。SAM 供给甲基后，变为 S 腺苷同型半胱氨酸（SAH），后者进一步水解成为同型半胱氨酸（Hcy），并保持一种平衡状态，在热力学上 SAH 产量优于 Hcy，Hcy 的堆积导致 SAH 升高，SAH 与 SAM 竞争性的与甲基化转移酶活性位点结合，阻止甲基化反应。因此，SAM 与 SAH 的比例通常被作为甲基化潜能的指示标志。为维持良好的甲基化状态，Hcy 需要从系统中去除。一方面，Hcy 通过接受甲基形成蛋氨酸，蛋氨酸与 ATP 反应形成 SAM，既而再次进入循环；另一方面，Hcy 在维生素 B_6 的参加下，通过转硫途径不可逆的降解为胱硫脒和半胱氨酸。

Hcy 甲基化为蛋氨酸有两条途径，主要途径为依赖维生素 B_{12} 的叶酸代谢途径。膳食叶酸盐和叶酸逐步还原为四氢叶酸（THF）；在丝氨酸羟甲基转移酶的作用下，丝氨酸提供甲基，B_6 作为辅助因子，THF 转变为 N5，10-亚甲基-THF，N5，10-亚甲基-THF 用于合成胸腺嘧啶并参与 DNA 合成和修复，N5，10-亚甲基-THF 被可逆性的可转化为 N5，10-甲基-THF、N10-甲酰-THF（用于嘌呤合成）和甲酸盐（重要的一碳单位供体）；或者被 N5，10-亚甲基-THF 还原酶（MTHFR）和维生素 B_{12} 作为辅助因子的催化下，使 N5，10-亚甲基-THF 不可逆的还原为 N5-甲基-THF；N5-甲基-THF 提供甲基用于 Hcy 的甲基化，同时重新释放 THF。另一条途径为主要发生在肝脏和肾脏，由胆碱氧化形成的三甲胺乙内酯提供甲基，完成 Hcy 的甲基化过程。甲基供体（胆碱、三甲胺乙内酯、叶酸）及酶辅助因子（维生素 B_2、维生素 B_6、维生素 B_{12}）的缺乏可能会破坏上述 DNA 甲基化代谢途径，一碳单位代谢酶的编码基因变异可以影响关键节点的酶活性，进而改变代谢物的流动。

关于一碳单位对表观遗传的影响，人体证据有限，更缺乏代际影响的研究证据。同型半胱氨酸和维生素 B_6 是横断面研究中阐述的两个例子，评估了在一代人的一个时间点对健康的直接影响。几项研究中发现了高同型半胱氨酸血症与低甲基化有关，这些发现支持了表观遗传机制假说，即通过炎症、自由基形成和动脉粥样硬化使高同型半胱氨酸血症与心血管健康不良产生关联。维生素 B_6 水平低使丝氨酸羟甲基转移酶活性降低，进而导致 N5，10-甲基-THF 水平降低。丝氨酸羟甲基转移酶活性强化腺苷酸合成酶通路，促进 DNA 修复，并加入更多的尿嘧啶进入 DNA 序列。这样会增加染色质断裂，降低基因组稳定性，继而增加全基因组 DNA 低甲基化水平，并推测可能增加肿瘤发生风险。

在代际设计研究中，叶酸、维生素 B_{12} 和胆碱的研究较多。由于在预防神经管畸形和一些癌症治疗中的作用，叶酸研究已被广泛综述。围孕期增加叶酸摄入可以增加胎儿 IGF2 基因的甲基化，孕晚期母亲叶酸水平影响 IGF2 印记基因控制区的甲基化模式，也影响印记调控子 ZFP57 的甲基化模式。在原肠胚形成之前，甲基化区已经形成了甲基化模型。关于维生素 B_{12} 与甲基化的几项研究显示，首次产检的维生素 B_{12} 水平与脐带血甲基化水平负相关。一项干预试验为孕晚期孕妇每天补充 480mg 和 930mg 胆碱，高胆碱组的胎盘组织中 CRH 和 NR3CI 启动子区呈高甲基化水平。

（四）其他营养相关的因素

母亲 BMI、多不饱和脂肪酸和维生素 C 等对胎儿表观遗传组也有重要影响。有几项研究表明，增加 ω-3 脂肪酸摄入可降低同型半胱氨酸水平。BMI 与表观遗传可能有关，父亲和母亲 BMI 对子代表观遗传可能均有影响，但仍需进一步研究。

在围孕期的去甲基化过程中，TET 蛋白（Ten-Eleven Translocation）将 5-甲基胞嘧啶（5mC）氧化，参与 DNA 去甲基化过程，维生素 C 是 TET 酶的辅助因子。体外研究显示，给小鼠或人胚胎干细胞中添加维生素 C 可以增加 TET 酶活性，观察到生殖细胞去甲基化和相关基因表达的改变有关。因此，维生素 C 是早期胚胎形成表观遗传过程的重要因子。但是，仍需开展体内研究探索维生素 C 缺乏对异常甲基化的作用。

还有一些其他因素也可能影响子代表观遗传，如母亲焦虑、毒素暴露、母亲高血糖、微生态、膳食多酚、维生素 D、维生素 A 和感染等。

第四节　生命早期营养干预实践

生命早期营养不良可能导致儿童不可逆转的生长和认知发育迟缓，影响儿童的体格成长、智力发育、学习能力和疾病抵抗力，降低其成年后的劳动力水平，还对其今后的慢性病发生风险具有重要影响。我国正处产业转型和升级关键阶段，在国家竞争力日益取决于人力资本积累的今天，提升我国儿童的营养健康状况，避免低出生体重、贫血、食物不足，以及微量营养素缺乏导致的脑发育受损，充分发挥每个儿童生长发育的潜力，对于今后我国高水平人力资源的可持续供给起到了重要的保障作用。另一方面，对营养的投入具有极高的投入产出比，在发展中国家可达 1∶16，尤其是对于儿童早期营养的投入，其成本收益则更为显著，是消除贫困的重要途径。我国对儿童早期营养的投入，是投资儿童早期发展的关键举措，是我国精准扶贫和可持续发展战略的重要组成部分。

生命早期营养干预项目是国家投资于营养的主要形式之一，主要聚焦于影响婴幼儿营养健康和各方面发展的决定性因素。干预项目的实施涉及农业、健康、社会福利、幼儿发展、教育等部门，其覆盖的领域不仅包括了提供充足的食物和营养素、喂养和辅食添加、提供护理服务等直接因素，也包括了粮食保障、社区参与、妇女赋权、健康服务可及性等环境支持性因素，旨在于粮食安全危机、贫困、自然灾害、人为事故等问题发生时，为脆弱人群提供基本的保障，确保受影响人群在这些不良状况下获得营养和健康方面的基本福利，为孩子们提供健康发展的权利。

当前全球范围对于妇女和儿童采取了多种形式的改善措施。近年来，青少年健康逐渐成了改善妇幼健康的切入点，在全球范围估计每年有 1000 万 18 岁以下的女孩结婚，凸显了青少年营养健康对下一代的影响。通过对育龄和孕期妇女连续补充叶酸，可以有效地预防神经管缺陷的发生。对非怀孕妇女间歇性补铁（单独或与其他维生素/矿物质合用）可降低 27% 的贫血风险。在低收入和中等收入国家，往往存在多种微量营养素缺乏并存的现象，在怀孕期间这一状况可能加剧，并对孕产妇及子代产生不利影响。因此，对产妇进行多种微量营养素的补充，往往会得到较好效果。妊娠期高血压疾病是孕产妇发病和死亡的第二大原因，并与早产和胎儿生长限制的风险增加有关。在低钙摄入的妇女中，通过在怀孕期间补充钙可以减少孕妇高血压和早产的发生。碘对下一代的生长发育具有重大作用。在碘缺乏症流行地区，使用碘盐是避免碘缺乏症发生最具有成本效益的方法。

母乳是婴儿最好的食品，在出生后 1 小时内开始母乳喂养，对 6 月龄以内的婴儿进行纯母乳喂养，并继续母乳喂养至 2 岁或以上。推荐 6 个月的纯母乳喂养之后开始辅食添加，向婴儿提供安全和营养丰富的食物。维生素 K 缺乏可能导致在出生后的头几周内的出血，而维生素 K 常用于出生后出血的预防。Cochrane 荟萃分析了低出生体重儿补充口服或肌内注射维生素 A 研究。结果显示，与安慰剂相比，进行维生素 A 补充后，1 月龄的婴儿死亡率有所下降。全球多项研究显示，补充维生素 A 可使 6～59 个月儿童的全因死亡率降低 24%，并使与腹泻有关的死亡率降低 28%。对 2 岁以下儿童间歇性补铁可使贫血患病风险降低 49%，缺铁的风险降低 76%。

多重营养素联合补充能有效降低贫穷和发展中国家儿童营养不良的发生。我国的“营养包”就是其中的典型例子。预防性补锌可降低儿童健康腹泻和急性下呼吸道感染的发病风险。食物强化是最具投入产出比的营养干预战略，具有极高的投入产出比，在发展中国家可达 1∶16。旨在改善孕产妇、新生儿和儿童健康的社区干预措施，已被广泛认为是实现关键孕产妇和儿童生存干预的重要战略，并已被证明可以减少儿童肺炎和腹泻状况。

具体来说，生命早期营养干预项目主要包括以下形式（图 4-1-4）：

一、增补叶酸预防神经管缺陷项目

（一）项目介绍

为加大出生缺陷干预工作，降低我国神经管缺陷发生率，提高出生人口素质，根据《中共中央 国务院关于深化医药卫生体制改革的意见》确定的重点工作，原卫生部决定

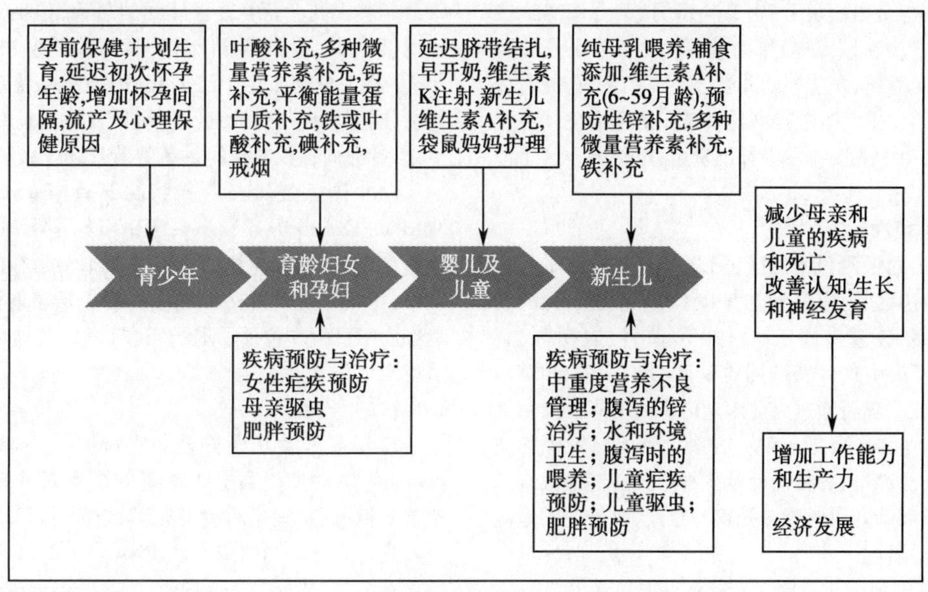

图 4-1-4 生命早期营养干预项目的主要形式

自2008年起，在全国农村妇女中开展增补叶酸预防神经管缺陷项目。本项目属于妇幼重大公共卫生服务项目之一，由中央安排专项补助资金，对贫困地区予以支持，地方财政予以相应资金足额配套。2018年，根据《国务院办公厅关于印发医疗卫生领域中央与地方财政事权和支出责任划分改革方案的通知》（国办发〔2018〕67号），本项目重新划分至基本公共卫生服务项目。

（二）实施范围

项目地区：全国31个省（自治区、直辖市）。

项目对象：准备怀孕的农村妇女。

（三）组织实施

国家级卫生行政部门负责制订项目方案、提出工作目标和要求，对各地项目执行情况进行指导和监督，定期了解情况，研究、探讨项目执行工作中出现的问题，确保各项工作要求有效落实。省级卫生行政部门负责本省（自治区、直辖市）的项目组织、协调与管理，按照本项目方案制订实施方案，确保项目实施的进度和质量，定期向卫生部上报项目相关数据。市（地）和县（区）级卫生行政部门负责本辖区项目组织管理和具体实施，指定医疗卫生机构，专人负责辖区内的项目管理工作，包括健康教育、人员培训、药品管理和发放、信息收集整理、上报和监督指导等工作。

二、贫困地区儿童营养改善项目

（一）项目介绍

营养包是中国营养学家陈春明研究员团队根据中国自身情况，自主研发的一种含多种微量营养素（维生素和矿物质等）的补充品，辅以食物基质（豆粉、奶粉等）或其他辅料，添加在6~36月龄婴幼儿即食辅食中食用，也可用于37~60月龄儿童。目前项目采购的营养包执行标准为《食品安全国家标准 辅食营养补充品》（GB 22570—2014）。

为贯彻落实《中国儿童发展纲要（2011—2020年）》和《中国农村扶贫开发纲要（2011—2020年）》，改善贫困地区婴幼儿营养和健康状况，提高儿童家长科学喂养知识普及程度，原卫生部与全国妇联于2012年10月起，合作实施贫困地区儿童营养改善试点项目，为项目地区6~24月龄婴幼儿免费提供营养包，预防婴幼儿营养不良和贫血，提高贫困地区儿童健康水平。本项目同样属于妇幼重大公共卫生服务项目之一，由中央安排专项补助资金，对贫困地区予以支持。

（二）实施范围

项目惠及山西陕西吕梁山区、湖北湖南重庆贵州武陵山区、贵州乌蒙山区、云南滇西边境山区、云南藏区、青海六盘山区以及西藏、新疆南疆三地州共10个省（自治区、直辖市）、8个国家集中连片特殊困难地区、100个县的27.4万名适龄婴幼儿。项目通过为贫困地区6~24个月龄儿童补充辅食营养素补充剂（营养包）、开展项目人员管理和技术培训、开展社会动员、宣传活动及多种形式的健康教育活动等方式，普及婴幼儿科学喂养知识与技能，改善贫困地区儿童营养和健康状况。

2012年，贫困地区儿童营养改善试点项目在各级卫生部门和妇联组织的良好沟通合作下，在10个项目省的100个项目县顺利实施，惠及28万余名适龄儿童。2013年，原国家卫生计生委与全国妇联继续合作实施贫困地区儿童营养改善项目，惠及燕山-太行山区、吕梁山区、大兴安岭南麓山区、大别山区、罗霄山区、秦巴山区、滇桂黔石漠化区、武陵山区、乌蒙山区、四省藏区、滇西边境山区、西藏区、六盘山区和南疆三地州共14个国家集中连片特殊困难地区、300个县的82.2万6~24月龄的婴幼儿。2014年项目范围扩大到21个省的341个县，惠及137万名适龄婴幼儿。

三、国际营养干预实践

（一）美国

1. 健康美国人2020　健康美国人（Healthy people）是美国卫生与公众服务部（HHS）制定的一套全国性健康促进和疾病预防目标。这些目标最早是在1979年制定的，旨在达成“国家卫生事业优先事项应强调疾病预防”这一共识。目前最新版本的健康美国人目标是“健康美国人2020（Healthy people 2020）”，包含42类项目，下设数百个子目标。其中，针对儿童营养的指标主要有加强母乳喂养、预防神经管缺陷、优化儿童膳食模式、婴幼儿及孕产妇补贴等方面。

2. 营养干预项目

（1）营养补充援助计划（Supplemental Nutrition Assistance Program，SNAP）：SNAP是美国规模最大的食物营养援助项目，起源于1961年。主要面向美国低收入或无收入居民，向他们提供食物购买援助。SNAP由联邦政府全额资助，由农业部负责实施。

（2）妇女及婴幼儿特别营养补充计划（Special Supplemental Nutrition Program for Women，Infants and Children，WIC）：WIC是美国面向低收入孕产妇、乳母及5岁以下婴幼儿的营养健康项目，由农业部负责实施。WIC主要通过提供高营养补充性食物、营养教育及相关健康服务等形式，确保儿童和家庭的福利和权益。

（3）儿童营养计划（Child Nutrition Programs，CNP）：CNP是美国儿童营养改善计划的总称，包括国家学校午餐计划（NSLP）、学校早餐计划（SBP）、夏季食物服务（SFSP）、儿童及成人食物照料计划（CACFP）及乳品特别计划（SMP）。其中，国家学校午餐计划及学校早餐计划是CNP最核心的工作，旨在向在校学生提供免费营养的午餐和早餐。

（4）国家健康与营养状况调查（National Health and Nutrition Examination Survey，NHANES）：NHANES是由美国CDC所属“国家卫生统计中心”（NCHS）运行的全国性调查项目，旨在评估美国成人与儿童的营养健康状况及其变化趋势。NHANES包括了现场问卷访谈、身体测试以及实验室检测工作。

（二）巴西

1. 国家粮食和营养政策（National Food and Nutrition Policy，PNAN）　巴西最为重要的国家营养政策是在1999年首次批准的“国家粮食和营养政策”（PNAN），并且此后一直进行修订。当前版本的PNAN于2011年由巴西卫生部批准发布，共分为9个指南，旨在通过促进健康和充足的膳食习惯、实施食物和营养监测以及预防和综合护理食物和营养相关的疾病来改善巴西人口的饮食，营养和健康。PNAN 的九项指南是：①营养保健的组织；②促进充足和健康的膳食；③食物和营养监测；④粮食和营养行动的管理；⑤社会参与；⑥工作人员资质；⑦食品监管；⑧食物和营养方面的研究，创新和知识；⑨粮食安全和营养安全间的协作；

2. 全国食品和营养安全委员会（National Council for Food and Nutrition Security，CONSEA） 是巴西国家食物营养系统的特有机构，由 1/3 政府代表和 2/3 民间社会代表组成，直接为巴西总统提供食物营养相关领域的政策建议。同时，CONSEA 还参与了巴西食物与营养相关法律的起草和制定工作。

（杨振宇　王杰　赖建强）

参考文献

1. 苏宜香. 儿童营养及相关疾病. 北京：人民卫生出版社，2016.
2. 杨慧霞、段涛. 健康与疾病的发育起源. 北京：人民卫生出版社，2013.
3. 国际妇产科联盟关于青少年、孕前及孕期女性的营养建议（一）. 中华围产医学杂志，2016，19(12)：960-963.
4. 孙长颢. 慢性病的防控应从生命早期营养开始. 中华预防医学杂志，2013，47(6)：485-486.
5. 丁国芳. 关注生命早期营养与预防儿童肥胖. 中华围产医学杂志，2015，18(8)：571-574.
6. Choi SW，Friso S. Epigenetics：A New Bridge between Nutrition and Health. Advances in Nutrition：An International Review Journal，2010，1(1)：8-16.
7. Barker DJP，Winter PD，Osmond C，et al. Weight in Infancy and Death from Ischaemic Heart Disease. Lancet，1989，334(8663)：577-580.
8. Barker DJP. The origins of the developmental origins theory. Journal of internal medicine，2007，261(5)：412-417.
9. Bhutta ZA，Das JK，Rizvi A，et al. Evidence-based interventions forimprovement of maternal and child nutrition：what can be done and at what cost?. Lancet，2013，382(9890)：452-477.
10. Koletzko B，Brands B，Poston L，Godfrey K，Demmelmair H，Early Nutrition Project. . Early nutrition programming of long-term health. Proceedings of The Nutrition Society，2012，71(3)：371-378.
11. Berti C，Cetin I，Agostoni C，et al. Pregnancy and Infants' Outcome：Nutritional and Metabolic Implications. Critical Reviews in Food Science and Nutrition，2016，56(1)：82-91.
12. Brands B，Demmelmair H，Koletzko B. EarlyNutrition Project. How growth due to infant nutrition influences obesity and later disease risk. Acta Paediatrica，2014，103(6)：578-585.
13. Koletzko B，Brands B，Chourdakis M，et al. The Power of Programming and the EarlyNutrition project：opportunities for health promotion by nutrition during the first thousand days of life and beyond. Annals of Nutrition And Metabolism，2014，64(3-4)：187-196.
14. Rzehak P，Oddy WH，MearinML，et al. Infant feeding and growth trajectory patterns in childhood and body composition in young adulthood. American Journal of Clinical Nutrition，2017，106(2)：568-580.
15. Hanley B，Dijane J，Fewtrell M，et al. Metabolic imprinting，programming and epigenetics - a review of present priorities and future opportunities. British Journal of Nutrition，2010，104(S1)：S1-S25.
16. Michaelsen KF，Greer FR. Protein needs early in life and long-term health. American Journal of Clinical Nutrition，2014，99(3)：718S-22S.
17. Black RE，Victora CG，Walker SP，et al. Maternal and child undernutrition and overweight in low-income and middle-income countries. The Lancet，2008；371，243-260.
18. Yu DM，Zhao L Y，Yang ZY，et al. Comparison of Undernutrition Prevalence of Children under 5 Years in China between 2002 and 2013. Biomedical and Environmental Sciences，2016，29(3)：165-176.
19. Bureau of Disease Prevention and Control，National Health and Family Planning Commission of the People's Republic of China. The report on status of Chinese nutrition and chronic diseases 2015. Beijing，People's Medical Publishing House，2016.

第二章

孕 妇 营 养

孕期是指从受精卵在子宫里着床到胎儿娩出的时间段，是绝大多数育龄女性需经历的生理过程。期间，生殖器官发育及胎儿生长发育均需要额外的能量和营养素。孕期合理营养不仅是胎儿生长发育的重要保障，也有助于预防妊娠期贫血、妊娠糖尿病等妊娠并发症，对母亲及子代健康有重要意义。改善营养不良孕妇的营养状况能有效地预防不良妊娠结局，并促进母子双方的健康。在全球范围，早产、宫内生长受限、出生低体重儿或巨大儿、出生缺陷儿及妊娠期贫血、妊娠期高血压和妊娠期糖尿病等并发症的发病率仍然很高，表明孕期营养教育和干预仍面临严峻的挑战，妊娠期母体营养代谢、适宜的营养素需要量等仍需进行深入的研究。本章将围绕孕期营养，就其生理特点及代谢改变、胎盘的结构及功能、营养不良对母儿的影响、孕期营养需要及膳食实践以及孕期营养相关健康问题展开阐述。

第一节　孕期生理特点及代谢改变

为满足母体及胎儿双方的营养需要及妊娠的成功，与非孕期相比，孕期妇女代谢及各系统会产生一系列适应性改变，包括内分泌及生殖系统、体成分及血容量以及与孕期生理及代谢改变，与母体组织、器官系统及体成分改变相适应的血液生化指标改变，营养素或其代谢产物水平的改变，心输出量渐进性增加，肾滤过渐进性加强等。随着孕周的增加，这些改变通常会越来越明显，至产后逐步恢复至孕前水平。

一、内分泌系统

妊娠期母体内分泌系统发生一系列生理变化的目的是保证妊娠成功。包括如受精卵着床、胎儿生长发育的直接需要（子宫发育）和产后哺乳（乳房发育）的需要。为满足母体和胎儿发育的需要，孕期母体除了增加食物摄入量外，还通过身体内分泌的改变对营养素代谢进行调节，改变胃肠道功能，从而增加营养素的吸收和利用。

（一）卵巢及胎盘相关激素改变

孕期内分泌的主要改变是与妊娠相关激素水平的变化。血清雌二醇（estradiol）浓度在妊娠初期开始升高。雌二醇刺激母体垂体生长激素细胞转化为催乳素细胞，为泌乳做准备。此外，雌二醇增加脂肪形成和贮存，促进蛋白质合成，增加子宫血流，促进子宫和乳腺发育，增加韧带的灵活性，增加母体骨骼更新率。有研究显示，孕期雌激素水平与钙的摄入量负相关；而孕期雌激素水平与钙的吸收、潴留正相关。孕期雌激素的水平的升高可能是孕期钙吸收率增加的影响因素，其目的在于满足胎儿生长对钙的需要。

孕酮最初来源于黄体，妊娠之后来源于胎盘。对维持着床、刺激子宫内膜生长并分泌营养素有重要作用。孕酮松弛子宫及胃肠道的平滑肌细胞，前者便于胎儿在子宫内着床，后者导致孕期胃肠道功能改变。此外，孕酮还促进乳腺发育并在孕期阻止乳汁分泌，促进孕妇体脂肪沉积。

受精卵形成及胚泡着床后，人绒毛膜促性腺激素（human chorionic gonadotropin，hCG）分泌逐渐增多，至妊娠 8~10 周达高峰。hCG 促进胚泡的生长和胎盘的生成，刺激子宫内膜生长。妊娠 10 周时，妊娠黄体退化，胎盘逐渐形成并分泌雌激素（estrogen）、孕激素（黄体酮，progesterone）、人绒毛膜生长素（human chorionic somatomammotropin，hCS）、人绒毛膜促甲状腺素（thyroid stimulating hormone，TSH）、促肾上腺皮质激素（adreno corticotropic hormone，ACTH）等。随妊娠时间的增加，胎盘增大，母体内雌激素、孕激素及胎盘激素（胎盘雌激素，胎盘催乳激素）的水平也相应升高，其中胎盘催乳素（human placental lactogen，hPL）的分泌在受精卵植入后即开始，妊娠期持续升高，其分泌增加的速率与胎盘增大的速率相平行，高峰时可达 1~2g/d，比孕前高 20 倍，产后迅速下降。因 hPL 由胎盘分泌，故常用于评价胎盘的功能。hPL 与生长激素结构类似，可刺激胎盘和胎儿的生长以及乳腺的发育和分泌。hPL 刺激母体脂肪分解，提高母血游离脂肪酸和甘油的浓度，使更多的葡萄糖运送至胎儿，在维持营养物质由母体向胎体转运中发挥重要作用。因此认为，hPL 是通过母体促进胎儿发育的重要“代谢调节因子”。

人绒毛膜生长素（human chorionic somatomammotropin，hCS）增加母体胰岛素抵抗，保证胎儿的葡萄糖供应和利用，促进蛋白质合成及脂肪分解供能。

孕期血浆中主要激素水平变化如图 4-2-1 所示，上述与激素水平改变及其相关联的营养素代谢上的变化至产后均恢复至孕前基线水平。

（二）孕期甲状腺素及其他激素水平的改变

孕期甲状腺呈均匀性增大，约比非孕时增大 65%。血浆甲状腺素 T3、T4 水平升高，但游离甲状腺素升高不多，孕妇可出现极轻微的甲状腺功能亢进，以适应孕期体内合成代谢的增加。孕晚期基础代谢率升高约 15%~20%，基础代谢耗能增加约 150kcal/d（0.63MJ/d）。但孕妇的甲状腺素不能通过胎盘，胎儿需依赖自身合成的甲状腺素。

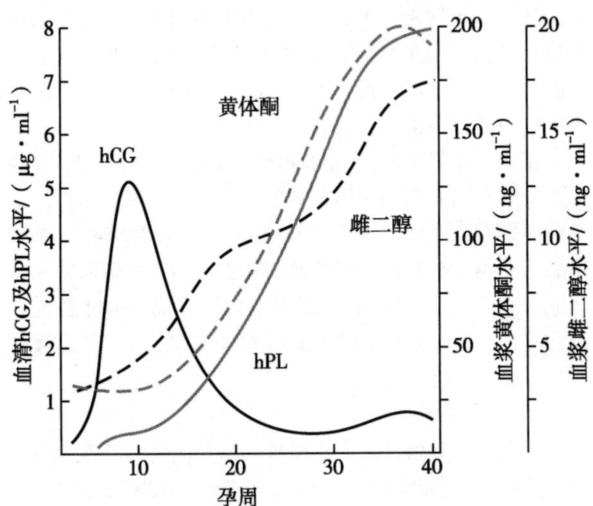

图 4-2-1　**孕期血浆激素浓度的变化**

引自：Pedro Rosso. Nutrition and Metabolism in Pregnancy. Oxford：Oxford University Press，1990.

孕 8 周后，母体和胎盘产生肾上腺皮质激素释放激素（CRH），随孕期进展不断升高，至孕后期血清 CRH 水平增加约 50 倍。胎盘 CRH 刺激胎儿腺垂体合成促肾上腺皮质激素（ACTH），促进胎儿肾上腺合成皮质醇，母体血浆中皮质醇升高，其中 10%为游离活性皮质醇。妊娠期胰岛功能旺盛，胰岛素分泌增加，循环血中胰岛素水平升高，使孕妇空腹血糖值低于非孕妇，但糖耐量试验时血糖增高幅度大且回落延缓，糖耐量异常及妊娠糖尿病发生率升高。此外，妊娠提高了胰岛 β 细胞对胰岛素的拮抗，这种拮抗与绒毛膜促性腺激素、孕酮、皮质醇及催乳素的分泌增加同时发生，共同作用有助于促使葡萄糖、极低密度脂蛋白和氨基酸向胎儿的转运，促进胎儿的生长和发育。孕期代谢改变见表 4-2-1。

表 4-2-1　**孕期代谢改变**

指标	变化	指标	变化
血浆 T3、T4	↑	葡萄糖耐量异常	↑
血浆胰岛素	↑	甘油三酯	↑
血浆白蛋白	↓	胆固醇	↑
血浆纤维蛋白原	↑	尿 N-甲基尼克酰胺	↑
血红蛋白浓度	↓	尿核黄素	↑
红细胞计数	↓	尿吡哆酸	↑
血清维生素 C	↓	钙、铁肠道吸收	↑
血清叶酸、B_{12}	↓	氮潴留	↑
血清维生素 E	↑		

引自：何志谦. 人类营养学. 第 2 版. 北京：人民卫生出版社，2000.

二、其他系统

（一）消化系统

孕早期受孕激素等分泌增加的影响，消化系统功能发生一系列变化。孕激素使平滑肌张力降低、肌肉松弛，蠕动减慢，胃肠道活动减弱，消化液分泌减少，胃排空及食物在肠道中停留的时间延长，除易于出现上腹部饱胀感、消化不良或便秘外，也使营养素在肠道的吸收增加。胃贲门括约肌松弛，胃内酸性内容物可逆流至食管下部产生“烧灼感”或引起反胃、呕吐等“早孕反应”；孕期胆囊排空时间延长，胆汁稍黏稠易淤积，可诱发胆囊炎及胆石症。直肠静脉压增高，孕妇易发生痔疮或加重原有的痔疮。受雌激素的影响，孕妇齿龈肥厚，容易充血、水肿。

（二）循环系统

妊娠期由于血浆和细胞外液体积的增大以及羊水的增加，体内的水分增加，范围为 7～10L，其中约 2/3 在血液和身体组织，1/3 在细胞外（细胞间液）。孕妇的血容量于妊娠 6～8 周开始增加，至 32～34 周达高峰，增加量约 1450ml，其中血浆平均增加 1000ml，红细胞平均增加 450ml。按增加百分比计，血浆容积增加约 50%，红细胞量增加约 20%。由于血浆量的增加多于红细胞量的增加，出现生理性贫血和血液稀释作用，红细胞计数、血红蛋白、血细胞比容、血浆蛋白都比非孕时明显下降（图 4-2-2）。血液稀释作用也导致某些维生素和矿物质浓度降低，特别是水溶性维生素的浓度。妊娠早期血容量的增加是孕妇常规身体活动时容易疲劳的主要原因。随着其他代偿性生理变化的进展，孕 2～3 个月由血容量增加所导致的疲倦会有所下降。血容量的增加有利于满足增大的子宫对血容量的需要，有利于胎儿在母体处于不同体位时均能得到足够的血液供应，也有利于减少因分娩时大量失血对母体产生的不利影响。

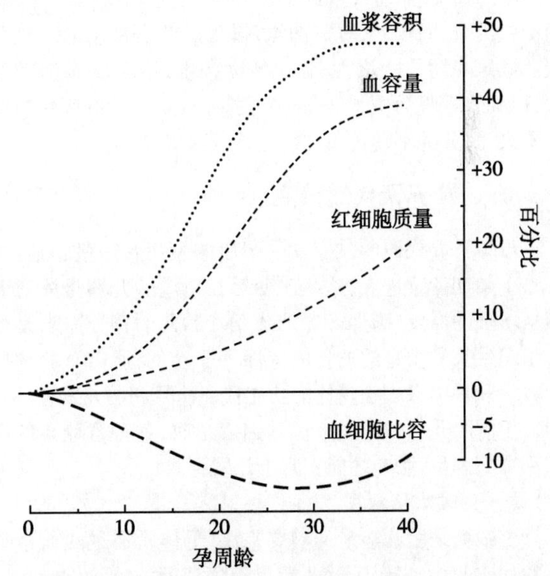

图 4-2-2　**孕期母体血浆容量、血容量、红细胞质量及血细胞比容的改变**

引自 Mary Fances Picciano. Present Knowledge in Nutrition，7th edition. Iowa. International Life Sciences Institute Press，1996.

妊娠期心输出量增加，多数器官的血流量也有增加，其中肾脏的血流量增加最为明显，子宫其次。尽管妊娠期血容量和心输出量均增加，但因孕激素和雌激素舒张外周血管，妊娠早期及中期血压仍正常或偏低，妊娠 24～26 周后血压轻度升高。

（三）泌尿系统

为了适应妊娠的需要，有效清除胎儿和母体代谢所产生的含氮或其他废物，孕期肾功能发生相应改变。

因血容量和心输出量的增加，孕期肾脏血流量（RPF）和肾小球滤过率（GFR）显著增加。与非孕时相比，RPF 约增加 35%，GFR 约增加 50%，由此导致尿素、肌酐等排泄增加，但其血清浓度低于非孕期。RPF 与 GFR 均受体位影响，孕妇仰卧位时尿量增加，故夜尿量多于日尿量。

孕期 GFR 增加，但肾小管的重吸收能力未相应增加，尿中葡萄糖、氨基酸和水溶性维生素如维生素 B_2、叶酸、烟酸、吡哆醛的代谢产物排除量增加。其中葡萄糖的尿排出量可增加 10 倍以上。因此，约 15%的孕妇餐后可出现妊娠期生理性尿糖，此时尿中葡萄糖排出量的增加与血糖浓度无直接关联，应与真性糖尿病鉴别。日均尿氨基酸排出量约 2g，尿中的氨基酸构成与血浆氨基酸谱也无关。叶酸的排出比非孕时增加 1 倍，约为 10~15μg/d。

受孕激素的影响，泌尿系统平滑肌松弛，蠕动减弱，尿流变缓，加之子宫的压迫，孕妇易患急性肾盂肾炎。由于增大的子宫对腹腔脏器的挤压，妊娠期间易出现尿频甚至尿失禁。

（四）呼吸系统

孕中晚期，由于逐渐增大的子宫对膈肌的压迫，胸腔的上下径缩短，胸廓横径及前后径加宽使周径增大，胸腔总体积变化不大，肺活量不受影响。孕妇耗氧量于妊娠中期增加 10%~20%，肺通气量约增加 40%，有过度通气现象，有利于供给孕妇及胎儿所需的氧，排出胎儿血液中的二氧化碳。妊娠晚期子宫增大，膈肌活动幅度减小，胸廓活动加大，以胸式呼吸为主，气体交换保持不变。孕期呼吸次数变化不大，每分钟不超过 20 次，但呼吸深度较大。

三、营养素代谢改变

母体营养代谢的改变在受孕后的最初几周最明显，并在整个孕期持续进展，这些改变旨在适应胎儿和母体对营养素增加的需要，确保妊娠的成功。胎儿的营养需求是由其组织生长和发育的遗传时间序列驱动的，所需营养物质的数量和种类取决于具体的功能代谢途径和胎儿发育的结构。控制胎儿生长和发育的基因表达时，各种营养素的需求都得到满足，胎儿才能正常生长发育。

（一）碳水化合物

葡萄糖是胎儿能量的首要来源，母体常通过胰岛素抵抗的代谢变化，来保证胎儿能得到葡萄糖的持续供应。这些变化被称为妊娠致糖尿病效应，使正常孕妇在孕晚期出现轻度碳水化合物不耐受和胰岛素抵抗，以致葡萄糖耐量异常的发生率增加。

妊娠前半期，雌激素和孕激素刺激胰岛素分泌增加，促进葡萄糖转化为糖原和脂肪。妊娠后半期，母体人绒毛膜生长素（hCS）和脑垂体分泌的催乳素水平的升高抑制了葡萄糖向糖原和脂肪的转化。同时，母亲的胰岛素抵抗状态增加了其对脂肪供能的依赖，减少葡萄糖转化为糖原和脂肪，降低母体葡萄糖利用率，增加肝脏葡萄糖生成，有助于确保妊娠后半期胎儿生长发育所需葡萄糖的持续供应。由于快速增长的胎儿对葡萄糖的利用率提高，妊娠晚期孕妇空腹血糖水平下降。但是，餐后血糖浓度升高并保持在高水平的时间比孕前更久。

相比于非妊娠妇女，空腹血糖和胰岛素水平降低，甘油三酯及游离脂肪酸和酮体升高的状况，会提前数小时发生。导致孕妇主要利用储存的脂肪供能，保证葡萄糖和氨基酸供胎儿使用。尽管这种代谢改变有助于胎儿对葡萄糖和氨基酸的利用，但母体脂肪代谢产生的酮体最终可能会进入胎儿体内，严重时也会影响胎儿，并可导致子代生长迟缓和智力发育受损，值得关注。

（二）蛋白质

妊娠期氮和蛋白质需求量增加以合成新的母体和胎儿组织，整个孕期需要积蓄约 925g 蛋白质。增加的蛋白质需要在某种程度上可通过减少氮排泄和增加氨基酸潴留从而促进蛋白质合成来满足。孕早期母体和胎儿体重增加相对缓慢，对蛋白质需要量增加不多，多摄入的蛋白质只能作为能量利用，并不能贮备起来满足妊娠后期母胎对蛋白质的需要，母亲和胎儿对蛋白质的需求主要通过孕中晚期增加蛋白质摄入来实现。

（三）脂肪

孕期身体对脂肪的利用发生了多种变化。总的来说，妊娠前半期促进母亲的脂肪储存，以在妊娠后半期增强脂肪利用。随着妊娠的进展，除了身体脂肪蓄积外，血液中的脂蛋白水平急剧升高。血浆甘油三酯水平首先升高且增加幅度最大，至分娩时可达非妊娠时的 3 倍。含胆固醇的脂蛋白、磷脂和脂肪酸也增加，幅度比甘油三酯稍低。增加的胆固醇供应被胎盘用于合成类固醇激素，增加的磷脂被胎儿用于神经和细胞膜形成。有研究者观察到，和通常在成人中观察到的结果不同，妊娠期间的高浓度胆固醇和甘油三酯并没有促进动脉粥样硬化的发展。妊娠期高密度脂蛋白胆固醇（HDL-C）的小幅增加一般在产后一年内下降，并且低于妊娠前水平。产后 HDL-C 的降低可能导致女性患心脏病的风险增加。血脂其他指标可在产后恢复至妊娠前水平。

在孕晚期，大多数女性的血脂表现与一般人群动脉粥样硬化患者水平相似。此外，怀孕期间血脂水平的变化与母亲膳食脂肪摄入状况也无明显关联。对孕妇而言，这些血脂变化是孕期的适应性变化，这就是为什么怀孕期间一般的血脂筛查没有临床意义也不作为例行推荐，迄今也没有孕期血脂评价的标准。

（四）矿物质

孕期矿物质代谢发生显著变化。钙代谢的特点是骨更新率和重建率增加，孕妇通过大幅增加钙吸收率以适应钙需要的增加。研究显示，钙吸收率孕前约 35.8%，孕早期增至 40.3%，孕中、晚期增幅加大，分别达到 56%和 62%。孕期尿钙排出较孕前也有增加，但其增加幅度不及钙吸收增加的幅度。孕期由于身体水分增多且合成组织对钠和其他矿物质需求增加。孕期肾脏醛固酮分泌增加，使钠潴留增加，通过钠代谢的精确平衡，促进母亲、胎盘和胎儿钠的积累，以及母体血容量的增加。因此，孕期妇女钠的摄入量不需要额外增加。20 世纪 90 年代，一度认为限制孕妇钠摄入可预防水潴留和高血压，建议孕妇采用低钠膳食以避免水肿。迄今的认知是，孕期过度限制钠摄入可使机体保存钠的机制受损，从而导致钠丢失过多和缺乏，影响胎儿生长。因此，试图通过减少钠摄入来预防和治疗妊娠高血压的尝试是无效并可能是有害的。

孕期铁的吸收率随妊娠的进展逐渐增加，至孕 30 周左右胎儿铁转运量最大时吸收率最高。有适宜铁储备者孕早期铁吸收率约 10%，孕中、晚期可比孕早期增加 1～3 倍。铁缺乏者孕晚期铁吸收率最高可达 40%。

第二节　胎盘的结构和营养物质转运

胎盘是母体和胎儿双方组织的结合体，是胎儿吸收营养物质和排泄代谢产物的渠道，也是母体与胎儿进行气体交换的场所，它还是一个重要的内分泌器官。胎盘与胎儿同步发育，以适应胎儿生长发育的需要。胎儿和母体之间没有直接的循环联系，所有的营养物质都是通过胎盘传送。胎盘的主要功能是完成母亲和胎儿之间的营养物质和气体交换，清除胎儿产生的废物，此外还能合成和分泌激素和酶类，并具有屏障和保护功能。

一、胎盘的结构

胎盘是母体与胎儿进行物质交换的场所，是妊娠期母体和胎儿共有的特殊器官，其重要功能之一是将营养物质从母体转运至胎儿。胎盘由胚胎组织发育，其发育先于胎儿，因此在妊娠的大部分时期胎盘均比胎儿体重更大。胎盘由羊膜、叶状绒毛膜和底蜕膜三部分组成。

1. 羊膜　是构成胎盘的胎儿部分，是胎盘的最内层。羊膜光滑，无血管、神经及淋巴，具有一定的弹性。

2. 叶状绒毛膜　是构成胎盘的胎儿部分，是胎盘的主要部分。胚胎发育至 13～21 日时，逐渐形成胎盘的主要结构，即绒毛。约在受精后第 3 周，当绒毛内血管形成时，建立起胎儿胎盘循环。与底蜕膜相接触的绒毛，因营养丰富发育良好，称为叶状绒毛膜，其末端悬浮于充满母血的绒毛间隙中称游离绒毛，长入底蜕膜中的称固定绒毛。蜕膜板长出胎盘隔，将胎儿叶不完全地分隔为母体叶，每个母体叶包含数个胎儿叶，每个母体叶有其独自的螺旋动脉供应血液。妊娠足月胎盘的绒毛滋养层主要由合体滋养细胞组成，滋养层的内层为基底膜，有胎盘屏障作用。

3. 底蜕膜构成胎盘的母体部分　底蜕膜表面覆盖一层来自固定绒毛的滋养层细胞与底蜕膜共同形成绒毛间隙的底，称为蜕膜板，从此板向绒毛膜方向伸出一些蜕膜间隔，将胎盘母体面分成肉眼可见的 20 个左右母体叶（图 4-2-3）。

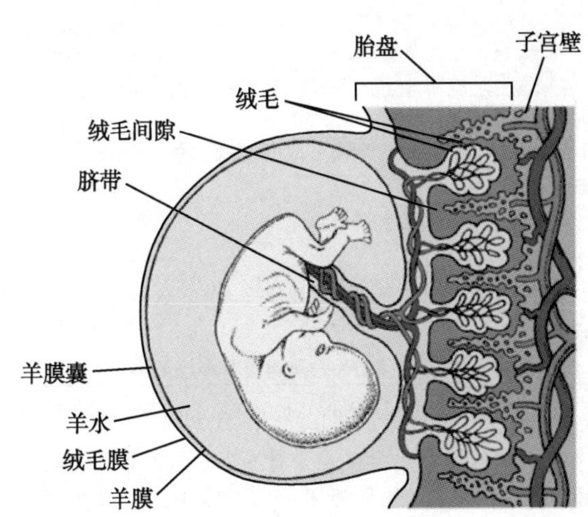

图 4-2-3　胎盘结构示意图

胎盘的双层结构将母体和胎儿的血液隔离，控制着气体、营养物质和其他物质进出胎儿循环的速率，对一些有害化合物也起阻挡作用。胎盘对母体中的红细胞、细菌和大分子蛋白质通过起到屏障作用，但并不能保护胎儿免受所有有害物质的伤害。一些潜在的有害物质（例如酒精、某些过量的维生素、药物和病毒）仍可通过胎盘转运至胎儿。

二、胎盘的营养物质转运

胎盘内进行物质交换的场所主要是血管合体膜，由合体滋养细胞、合体滋养细胞基底膜、绒毛间质、毛细血管基底膜和毛细血管内皮细胞 5 层组成。

（一）转运特点

研究显示，母体血浆中大多数营养素浓度低于胎盘、胎儿血浆中的浓度，但在胎儿血液中浓度却高于母血，如铁、碘、镁、钙和磷，B 族维生素和维生素 C 等，表明胎盘具有从母体获得营养素、聚集营养素并转运给胎儿的能力。此外，胎儿的代谢废物如尿素、尿酸、肌酸、乳酸等也是通过胎盘传送给母血，再由母体排出体外。胎盘对营养素的转运功能极其复杂，完全阐明其转运功能仍需要进行大量的研究。

胎盘对营养素的转运随妊娠进展而逐渐增加，最高时可增加 6 倍。胎盘对营养素的转运取决于：①营养素分子的大小；②所转运物质的脂溶性；③营养素在母体和胎儿血液中的浓度梯度。不带电荷的小分子物质（如水）和脂质（如胆固醇和酮体）最容易通过，而大分子（如胰岛素和酶）完全不能通过。

（二）转运机制

营养物质在胎盘的转运方式包括：①简单扩散（simple diffusion）；②易化扩散（也称载体扩散、促进扩散，facilitated diffusion）；③主动转运（active transport）；④胞饮作用（endocytosis）等几种。

母体和胎儿间氧、二氧化碳和某些营养素的交换可直接进行，另一些营养素的转运受高度调节。绝大多数电解质、气体、脂溶性维生素以简单扩散方式通过胎盘；碳水化合物通过易化扩散，而氨基酸、水溶性维生素及钙、铁等必需矿物质则以主动转运方式通过胎盘。此外，胎盘中还含有多种酶类，如氧化酶、还原酶、水解酶，能将复杂的化合物分解为简单的物质（氨基酸、葡萄糖）进入胎盘，在胎盘将简单的物质合成复杂的物质（蛋白质、糖原）供胎儿利用。表 4-2-2 概括了主要营养物质经胎盘转运的形式和机制。

表 4-2-2　胎盘营养物质转运机制

机　制	营养物质举例
简单扩散(被动扩散) 营养物质从高浓度一侧向低浓度一侧运输	水,部分葡萄糖、部分氨基酸、游离脂肪酸、酮体、维生素 E、维生素 K,部分矿物质(钠、氯)、气体
易化扩散 依靠膜上受体介导的营养物质转运	部分葡萄糖、铁、维生素 A、维生素 D
主动转运 需要消耗能量和细胞膜上的受体促进来完成	水溶性维生素、部分矿物质(钙、锌、铁、钾)
胞饮作用 营养物质或其他分子被胎盘膜包裹并释放至胎儿血液中	免疫球蛋白、白蛋白

引自:Judithe E. Brown, Nutrition through the life cycle 4th edition, Belmont: Cengage Learning, 2011.

胎儿摄入羊水时会接受少量的水和其他营养物质。妊娠的后半期,胎儿能够吞咽并吸收羊水中的水、矿物质、含氮废物和其他物质。

(三）重要营养素的转运

1. 葡萄糖　葡萄糖通过易化扩散即载体扩散的方式经胎盘由高浓度向低浓度运载至胎儿体内。母体血浆中足够的葡萄糖浓度有利于葡萄糖向胎盘的转运,负责转运葡萄糖的载体即葡萄糖转运体(GLUT)对葡萄糖分子具有特异性。尽管人类胎盘的微绒毛上有很丰富的胰岛素受体,但葡萄糖进入葡萄糖转运体并不受胰岛素的影响,也不受包括氨基酸在内的其他物质的影响。

2. 氨基酸　氨基酸由母体血浆通过胎盘需要经过逆浓度梯度的主动转运,不同的氨基酸经由不同的氨基酸转运体介导。氨基酸转运体在转运氨基酸时是否需要 Na^+ 的协同作用分为 Na^+ 依赖性转运系统和 Na^+ 非依赖转运系统。Na^+ 依赖性转运系统利用质膜上以 Na^+ 电化学梯度形式储存的自由能逆浓度梯度从胞外转运氨基酸底物进入胞内,一些小分子氨基酸、谷氨酸盐、天冬氨酸等经此种方式转运。Na^+ 非依赖性氨基酸转运体由二聚体组成,包括一个重链及一段与二硫化物结合的轻链,主要转运小型中性氨基酸、芳香族氨基酸、碱性氨基酸等。研究证实,胎儿血浆中游离氨基酸浓度高于母体血浆氨基酸水平。随孕期的进展,胎儿对氨基酸的摄取量逐渐增加,至孕 6 个月时可达孕初的 30 倍,之后维持在平台水平。在灵长类动物观察到,牛磺酸也以主动转运方式经过胎盘进入胎儿血浆,提示牛磺酸对胎儿生长发育可能有重要意义。

3. 脂类　游离脂肪酸以简单扩散方式经胎盘进入胎儿体内,动物实验观察到,大部分与蛋白质结合的脂肪酸能有效地进入胎儿血流,在胎儿血浆中重新与白蛋白结合后再运输到胎儿身体各组织中。人类胎盘表达 5 种脂肪酸转运蛋白(fatty acid transport proteins, FATPs),其中只有 FATP4 的表达与胎儿 DHA 水平相关,提示 FATP4 对胎盘转运长链多不饱和脂肪酸的重要性。胎盘膜脂肪酸结合蛋白(fatty acid binding protein, pFABPpm)和脂肪酸转运酶(FAT, CD36)与脂肪酸转运相关,其中 pFABPpm 对长链多不饱和脂肪酸有高亲和性,可优先摄取长链多不饱和脂肪酸通过胎盘。人类合体滋养层的微绒毛表达 2 种特异性水解酶:脂蛋白脂肪酶(lipoprotein lipase, LPL)和内皮脂肪酶(endothelial lipase, EL)。LPL 将富含 TG 的脂蛋白水解为脂肪酸、甘油,EL 主要水解含 HDL-C 的磷脂。胎盘 LPL 活性随着孕龄增加而增加,孕晚期 EL 表达水平高于孕早期。人类胎盘的合体滋养层细胞还表达脂肪酸结合蛋白(fatty acid binding protein, FABPs)的 4 种异构体:FABP1、FABP3、FABP4、FABP5。游离脂肪酸可与胎盘微绒毛膜 FABPs 结合后转运到胎儿循环中,运输到胎儿肝脏后酯化成 TG 和磷脂,合成胎儿 VLDL。人类胎盘的滋养层具有能与母血中 LDL-C 高度亲和的受体,能摄取来自母血浆中的 LDL-C,其中的胆固醇进入细胞并以胆固醇酯的形式储存,部分用于胎盘合成类固醇激素,部分被胎儿摄取,用于胎儿细胞膜和脑组织发育。

4. 维生素

(1) 水溶性维生素:维生素 C、维生素 B_2、维生素 B_6 及叶酸等多以主动转运的方式逆浓度梯度经胎盘转运给胎儿。有文献报道,母体血浆中脱氢型抗坏血酸在胎盘中转变成还原型抗坏血酸单向运至胎儿,而不能再由胎盘回母体,这一机制对满足胎儿的营养需要极为有利。有实验观察到,尽管母体摄入维生素 B_6 的量在低线水平以下,但胎盘的维生素 B_6 却维持正常,说明维生素 B_6 可逆浓度梯度由母体转运至胎盘。人类胎盘绒毛中有叶酸受体以及有活性的二氢叶酸还原酶,可逆浓度梯度主动将母体的叶酸转运至胎儿体内,产生四氢叶酸供胎儿利用。胎盘还具有特异的糖蛋白受体来摄取维生素 B_{12}。

(2) 脂溶性维生素:脂溶性维生素在母体内有一定量的储备,母体血浆浓度通常高于胎儿体内浓度,以简单扩散方式通过胎盘进入胎儿。有研究报道,母体血浆中与特异运载蛋白结合的视黄醇可被胎儿摄取。在孕后期,胎儿可自身合成视黄醇结合蛋白,当母体视黄醇摄入不足引起储备下降时,仍可维持胎儿体内一定水平的视黄醇。一些研究显示,人类孕妇血浆中 $1,25\text{-}(OH)_2D_3$ 的水平比非孕时高,可经简单扩散方式经胎盘转运至胎儿。值得注意的是,除肾脏外,妊娠动物胎盘能进一步羟化 $25\text{-}OH\text{-}D_3$ 成 $1,25\text{-}(OH)_2D_3$。孕期血清维生素 E 的水平升高,至孕晚期可达非孕时的两倍,但脐血维生素 E 水平低于母血,推测与胎盘对维生素 E 转运能力有关。

5. 矿物质　大多数矿物质通过简单扩散经胎盘进入胎儿体内,而钙、铁等元素需经主动转运。人类胎盘铁的转运是通过一种特异性运铁蛋白受体以及铁与运铁蛋白复合物的微胞饮作用共同完成。将铁运送给胎儿的载体蛋白是比运铁蛋白小的子宫铁蛋白(ureroferritin),仅携带或接受一个铁原子。子宫黏膜受黄体作用将子宫铁蛋白分泌入子宫黏膜与胎盘绒毛之间的间隙中,后进入胎盘,将铁转给运铁蛋白,带入胎儿的血流。胎盘对钙的转运是主动的逆浓度梯度转运,其过程需要维生素 D 及其依赖的钙结合蛋白的参与,从而保证了胎儿对钙的需要。锌在母体和胎儿之间是逆浓度梯度的主动转运,而铜和硒是顺浓度梯度转运,脐带血矿物质浓度与母体血的水平正相关。

三、胎盘的其他功能

(一) 合成和分泌

如本章第一节所述,胎盘具有合成和分泌功能,如胎盘雌激素,胎盘催乳激素等,并能分泌入血,以维持妊娠、保证胎儿在子宫内安全生长。此外,还能合成酶类,一些大分子营养物质,如血浆蛋白、免疫球蛋白、脂质等不能直接通过胎盘,而是在胎盘中酶的作用下,将其分解为简单的化合物,如将脂类分解为脂肪酸,蛋白质分解为氨基酸后就能够通过胎盘,胎盘能用葡萄糖合成糖原,用氨基酸合成蛋白质、用脂肪酸合成为脂肪供给胎儿利用。胎盘合成和分泌的激素和酶类也常作为标记物进行测定,用于了解胎盘和胎儿的发育状况。

(二) 屏障和保护

一般状况下,母体感染的病原体及其毒性产物难以通过胎盘进入胎儿体内,这是胎盘的屏障效应,胎盘对重金属也有屏障功能,可起到一定保护作用。但妊娠 3 个月内,胎盘结构发育尚不完善,其屏障作用也尚未建立,母体感染的病原体有可能经胎盘侵犯胎儿,干扰其正常发育,造成畸形甚至死亡,如病毒。药物也和病原体一样有可能通过母体侵犯胎儿。因此,在怀孕早期,应尽量防止发生感染,并尽可能避免副作用较大的各类药物。

四、母体营养对胎盘的影响

母体营养对胎盘的结构和功能均有一定的影响。妊娠足月胎盘呈圆形或椭圆形,重约 450~650g。母体血液循环提供的葡萄糖约 30%~40%被胎盘自身所利用,当母体营养供应不足时,胎盘优先满足自身的需要,之后才给胎儿提供营养。当母体营养供应严重缺乏时,胎盘功能会受到损害。据报道,贫困地区营养不良产妇娩出的胎盘比发达国家营养良好的产妇娩出的胎盘轻 14%,其滋养层减少 25%,绒毛面积减少 20%。第二次世界大战期间荷兰产妇娩出的胎盘重量也比非战争年代要轻。提示孕期母体能量摄入不足,可影响到胎盘的大小。此外,缺铁性贫血可致孕妇娩出的胎盘代偿性肥大。动物研究显示,严重的蛋白质缺乏可导致胎盘总蛋白减少及 DNA 含量下降,严重的维生素 A 缺乏使胎盘的形态出现异常,细胞分化不完全。胎盘形态改变常伴随胎盘激素合成能力下降,营养不良的印度孕妇尿中排出的黄体酮、雌激素量均降低。

第三节 孕期营养不良的影响

均衡合理的营养是母婴健康的基本保障,孕期营养不良不仅影响胎儿的生长发育,还会对胎儿的代谢功能及出生后至成年以后的物质代谢产生远期的影响,并危及母体的近期和远期健康。

当母体营养素摄入量低于适宜水平时,胎儿的生长发育所受的影响高于母亲健康所受的影响。一般来说,母体摄取的营养素首先用于满足自身健康和生理需要,其次用于胎盘发育,最后才能提供胎儿生长发育的需要。例如,在与体重正常的女性获得相同孕期增重的情况下,低体重女性往往分娩较小的婴儿,而她们自己会潴留更多的体重;少女怀孕时,孕期身高增长者分娩的胎儿身长低于身高未增长少女分娩的胎儿;当新生儿出现维生素和矿物质缺乏或中毒症状时,其母亲尚未表现出维生素或矿物质缺乏或中毒症状。显示孕期营养不良对胎儿的影响要大于对母体的影响。

一、对子代的影响

大量的动物实验及人群的回顾性和干预性研究结果表明,孕期营养可影响胎儿的体格发育及智能发育。胎儿生长的主要决定因素是其营养与激素环境,尤其是营养素和氧的供给。由于胎儿组织、器官发育先后不同,如脑和神经系统是最先发育的器官和系统,随后才是其他系统。当能量、营养素和氧供不足时,胎儿中枢神经系统的发育首先得到满足,其次是肝脏和肌肉组织,其他系统的发育很可能因为缺乏营养和氧而滞后。在细胞增殖和胚层分化关键期营养不良,如孕 3~4 周叶酸缺乏可能导致神经管和脊柱的永久性畸形。

孕期营养不良是早产和低出生体重(low birth weight, LBW)最主要的原因。新生儿体重小于 2500g 为低出生体重,低出生体重的危险因素包括,母亲孕前体重和身高不够,孕期蛋白质-能量营养不良,母体孕期增重不足,孕期血浆总蛋白和白蛋白水平低下,孕期贫血,孕妇吸烟或酗酒等。在西方发达国家低出生体重儿中 2/3 是早产儿(premature),1/3 是小于胎龄儿(small for gestational age, SGA)也称足月小样儿,而在发展中国家,多数低出生体重儿是小于胎龄儿,由胎儿在母体内生长停滞引起,也称宫内生长受限(intrauterine growth retardation, IUGR),即胎儿出生体重低于同孕龄胎儿平均体重的 2 个标准差或第 10 百分位。

(一) 孕期蛋白质-能量营养不良

妊娠期蛋白质-能量营养不良影响子代的体格及神经系统发育,子代身长和体重降低,脑组织重量、脑细胞数目以及脑组织中各种酶的含量及活性降低,其对刺激的反应性、学习能力等也显示异常。孕妇蛋白质-能量缺乏出现得越早,持续时间越长,其后果也越严重,包括出现一些不可逆的异常改变。Mora 1978 年曾对 221 名营养不良孕妇进行能量和蛋白质干预研究,补充能量 133kcal/d,蛋白质 19.6g/d 后,与 222 名对照相比,发现孕产妇死亡率由 36%下降至 9%,新生儿死亡率由 42.1%下降至 22.8%。

孕期蛋白质-能量过剩同样会影响胎儿的健康,其中分娩巨大儿是最严重的不良妊娠结局。有研究显示,孕期相对高蛋白质摄入的人群中,更高蛋白质摄入量者,其分娩的新生儿的出生身长反而较低,随访至 7 岁发现,其生长速度也较慢。孕期蛋白质供能比超过 20%时,胎儿出生体重较低。

（二）孕期微量营养素不平衡

孕期营养素缺乏报道较多的是叶酸、碘、维生素A和铁等。

1. 叶酸 叶酸缺乏对妊娠结局有多种负面影响。如胎儿神经管畸形（neural tube defects, NTD）等出生缺陷及由此导致的流产和新生儿死亡、低出生体重、胎盘早剥等。在发展中国家还有常见的孕妇巨细胞性贫血，对胎儿生长发育的不良影响。据Whitehead等的研究发现，生育神经管畸形儿的母亲体内调控甲硫氨酸合成酶的异常基因表达是正常人的3倍，神经管畸形儿体内也含有大量的这种异常基因。据2012年中国出生缺陷防治报告：1987年我国围生期神经管缺陷发生率为2.74‰，占出生缺陷的首位，通过在育龄妇女中补充叶酸的营养干预，2011年我国神经管缺陷的发生率已降至0.45‰，在出生缺陷中的顺位已降至第8位。

2. 碘 碘是合成甲状腺激素的重要原料，而甲状腺激素对胎儿的体格和神经发育起关键的作用。神经元的增殖、迁移、分化，神经突起的分化和发育，特别是树突、树突棘、突触及神经联系的建立、神经纤维的髓鞘化等，都需要甲状腺激素的参与。孕期碘缺乏可导致母亲和胎儿甲状腺合成不足，影响神经元的分化与发育，使胎儿脑细胞数量减少、体积减小，导致胎儿大脑发育落后、智力低下，反应迟钝，严重者导致克汀病，患儿表现为呆、小、聋、哑、瘫等。妊娠期缺碘导致的甲状腺激素合成不足还可引起早产、流产及死胎发生率增加，也可造成孕期高血压、胎盘早剥等严重妊娠并发症的发生，影响胎儿的生长发育和健康。此外，甲状腺激素与生长激素具有协同作用调控生长发育，也是维持机体基础活动的重要激素，对机体几乎所有系统都有不同程度的影响。杨年红等通过队列研究发现孕早期碘缺乏与过量均会影响胎儿的生长发育，与碘营养充足的孕妇相比，孕早期碘缺乏和过量的孕妇其胎儿B超测量的股骨长度及出生体重均较低。除了严重碘缺乏的明显表现，生活在低碘地区的看似健康的孕妇也可出现地区性甲减，对受孕或孕妇的新陈代谢产生影响，孕期碘过量也可致胎儿甲状腺功能降低。

3. 维生素A 人类母体维生素A通过简单扩散的方式经胎盘转运至胎儿。有文献报道贫困地区母体维生素A营养状况低下与早产、宫内发育迟缓及婴儿低出生体重有关。在发展中国家，由于活性维生素A（视黄醇）的来源有限，依赖胡萝卜素转换效价低（1/24～1/12），维生素A缺乏是较为普遍的营养问题。有研究显示，补充维生素和矿物质可使低收入孕妇所产新生儿及婴儿死亡率明显下降，表明孕期微量营养素缺乏可影响胎儿的生长发育以及新生儿和婴儿的死亡率，而孕期合理的营养补充可改善妊娠的结局。

（三）胎儿宫内生长受限与成年期慢性病

生命早期的营养状况对于子代物质代谢可能产生终身的影响，并与成年期某些慢性疾病的发生相关。新生儿的出生体重，一定程度反映了其在宫内的营养状况，出生体重低反映宫内营养不良，针对营养不良，胎儿减少了胰岛素分泌，而提高另一些激素的水平来调节胎儿和胎盘的代谢，选择性地表达胰岛素抵抗和糖尿病的易感基因，以提高胎儿的存活率，从而改变胎儿的生长模式和代谢模式。出生体重高，即巨大儿多为母体能量和宏量营养素摄入过量的结果，其代谢变化的基础是高能量和宏量营养素摄入状态下的胰岛素抵抗。出生后可能处于正常状态，但后续在不良生活方式和行为的作用下，导致机体发展成非健康状态甚至发生疾病。Barker在20世纪80年代就注意到，中年人心血管疾病患病率与低出生体重有关。随后大量研究表明，低出生体重儿与成年后高血压、糖耐量异常发生率有关，是除吸烟、饮酒和其他危险因素外的独立危险因素。

1. 出生体重与2型糖尿病 对1179名美国印第安人的队列研究中，20～39岁时的葡萄糖耐量测试结果显示，调整年龄后，低出生体重、正常出生体重和巨大儿组成年后糖尿病的发病率分别是30%、17%和32%。提示出生体重过低或过高均增加成年后糖尿病的风险。其主要机制是，生命早期营养缺乏和过剩所引起的胰岛β细胞损伤、肌肉和脂肪的组织结构和生理功能异常及对胰岛素的抵抗。

2. 出生体重与高血压 血压水平与出生体重有关，这一相关性贯穿于儿童期、青年期以及成年期的各阶段。收缩压与出生体重负相关，且这一相关关系不受性别、当前体重、饮酒、吸烟、口服避孕药等因素的影响，表明低出生体重可增加患高血压的风险。美国男性人群的队列研究显示，与出生体重3200～3800g者相比，校正年龄、成年期体重指数及父母高血压史等因素后，出生体重<2500g者的高血压相对危险度（*RR*）为1.26。英国的4个研究均发现，低出生体重与收缩压的关系随成年后年龄增加而增强，出生体重低，出生后体重增加快者收缩压增加更多，并更易患糖尿病。

3. 出生体重与冠心病 出生体重与冠心病的发病率密切相关，出生体重低，生长迟缓者成年后发生冠心病的风险增加。如低出生体重者成年后标化冠心病死亡率为100，出生体重3900～4300g者成年后标化冠心病死亡率仅为55；男性中1岁时体重低者冠心病死亡率是体重高者的2倍。低出生体重者，代谢综合征（高血压、高血脂、中心性肥胖、2型糖尿病、胰岛素抵抗等同时出现）的几率为30%，而出生体重为4300g者代谢综合征几率仅6%。高胰岛素血症是冠心病的致病危险因素，也是产生糖尿病、高血压的“共同土壤”，而高胰岛素血症与出生时低体重密切相关。

二、孕期营养不良对母体健康的影响

孕期营养不良（包括营养缺乏和过剩）影响母体的健康，如缺铁引起的母体贫血，缺钙和维生素D导致的母体骨质软化症等，而孕期能量摄入过多也导致孕期体重的过多增长，并因此并发妊娠期糖尿病，妊娠高血压综合征等。

（一）妊娠高血压综合征

流行病学调查发现，孕前超重（孕前BMI>24），贫血、低蛋白血症及缺钙均是妊娠高血压综合征（pregnancy-induced hypertension syndrome, PHS）的重要危险因素。

1. BMI 20世纪较多的研究发现，在控制了许多混杂因素之后，母体体重指数（BMI）与妊娠高血压和先兆子痫有关，高BMI孕妇发生妊娠高血压的危险是正常BMI孕妇的9倍。

2. 钙营养 钙对维护血管内皮细胞功能和正常血压有重要作用,人和动物缺钙可引起血压升高。近年来有学者认为妊高征的发生可能与钙缺乏有关,Hofmeyr GJ 等对20个研究结果的荟萃分析发现,孕期每天补充1g钙可显著减少妊高征的发生,并使先兆子痫的发生率降低50%以上,而且研究对象基线时钙营养状况越差,补充钙的预防效果越明显。此外,镁在预防高血压和先兆子痫方面也有作用,这可能与镁和钙的相互作用有关。

3. 多不饱和脂肪酸 在美国约6%的孕妇可能出现妊娠高血压及先兆子痫。Magness 等报道,用n-6系亚油酸作为食物补充能降低妊高征患者血压并延长先兆子痫患者的孕期。在临床上也已观察到先兆子痫病人缺乏n-3或n-6系多不饱和脂肪酸。也有研究发现,胎盘含有大量的花生四烯酸,而以花生四烯酸为前体的前列腺素、血栓素等可能与妊高征的发生有关。"妊高征与血浆内皮素病因学说"认为,内皮素(endothelium,ET)是血管内皮细胞分泌的血管收缩素,ET 和血栓素 A_2(TXA_2)、血管内皮素舒张因子(endothelium derived relaxing factors,EDRFs)和前列腺素(PGI_2)维持动态平衡,以控制机体的血压和局部的血流。妊高征发生时,ET 和 TXA_2 增加,EDRFs 和 PGI_2 减少,血管收缩与舒张失衡,进而导致妊高征发生。

4. 叶酸和维生素 B_{12} 参与同型半胱氨酸甲基化形成蛋氨酸的过程。研究发现,血清、红细胞叶酸水平降低和血浆同型半胱氨酸浓度升高及妊娠合并症有关。在挪威的大规模回顾性研究中发现,血浆总同型半胱氨酸浓度处于高四分位孕妇与处于低四分位孕妇比较,先兆子痫风险高32%。

5. 其他膳食因素 与富含肉类、甜饮料及高盐的油炸食物相比,孕早期膳食中富含抗氧化营养素可降低先兆子痫的发生率。富含膳食纤维的植物性膳食也可显著降低先兆子痫的发生率。严格控制钠盐的低盐饮食并不能降低先兆子痫和妊高征的发生率,因此,如无其他临床需要,不建议孕妇严格控制钠盐的摄入。

(二) 孕期营养性贫血

孕期贫血是妊娠期最常见的合并症。2002年WHO报道,全球妇女孕期贫血患病率平均41.8%,2002年我国孕妇贫血患病率为28.9%,至2012年已降至17.2%。孕期贫血主要是营养性贫血,包括缺铁性贫血(iron deficiency anemia),缺乏叶酸、维生素 B_{12} 引起的巨幼红细胞贫血(megaloblastic anemia)等。孕期妇女对铁的需要量增加,膳食铁摄入不足,或铁的主要来源为植物性食物,其吸收率低是导致孕妇缺铁性贫血发生率较高的主要原因。

轻度贫血对孕妇和胎儿的影响目前结论尚不一致,重度贫血(红细胞计数$<1.5\times10^{12}$/L,Hb<50g/L,血细胞比容<0.13)时,可因心肌缺氧导致贫血性心脏病;胎盘缺氧易发生妊高征或妊高征性心脏病;贫血还降低孕产妇抵抗力,易并发产褥感染,甚至危及生命。

(三) 孕期增重过多与肥胖

孕期体重增长是监测和评价孕妇营养状况及胎儿生长发育的重要指标,孕期体重增长过多是产后体重滞留的重要原因。此外,孕期体重过多增加,致产后泌乳启动延迟、肥胖、精神抑郁和后续发生2型糖尿病及心血管疾病的风险增加。中国有队列研究显示,孕前体重正常孕期增重超过16kg,孕前超重孕期增重超过15kg者产后泌乳启动延迟的风险增加30%。芬兰有队列研究显示,无论孕前是否超重,孕期增重超过15kg与绝经后发生乳腺癌的危险性呈中度相关。

第四节 孕期营养需要及膳食实践

与人类的其他生命时期不同,胎儿在母体子宫内生活,完全依赖母体通过胎盘转运提供必需物质,如氧气、水分和各种营养物质,以支持生命和生命发展。经过270天,一个肉眼看不见的受精卵被孕育成体重约3.3kg的新生儿。因此,胎儿的营养实际上就是孕妇的营养。大量研究证实,孕期的营养状况以及与营养状况相关的生长发育状况对成年期健康将产生重要的影响。宫内生长发育迟缓(低出生体重)或宫内过度生长(过大胎儿)与成年期肥胖、2型糖尿病以及心脑血管疾病的发病率均有关。因此,胎儿期的合理营养受到特别的关注。

一、孕期营养需要

(一) 能量

与非孕时相比,孕期的能量(energy)消耗还包括胎儿及母体生殖器官的生长发育以及母体用于产后泌乳的脂肪储备。孕期的能量增加分为两部分,一是体重增加导致的总能量消耗的增加,二是组织储存所需要的能量。根据WHO/FAO/UNU的最新数据,营养良好的孕妇,孕期平均体重增加约12kg,足月出生的新生儿平均体重约3.3kg。期间蛋白质在体内储存平均约925g,脂肪储存平均约3.7kg(FAO/WHO/UNU,2004)。以中国成年轻体力活动女性的EER值为基础,推算出孕妇怀孕3个阶段每日所需的能量增加量平均值。孕早期胎儿生长缓慢,体重增加的能量消耗量很低,可以忽略;孕中期,组织储存需要762kJ/d,体重增加的能量消耗量为535kJ/d,合计约为1300kJ/d(310kcal/d);孕晚期,组织储存需要774kJ/d,体重增加的能量消耗量为1230kJ/d,合计约为2000kJ/d(475kcal/d)。2013年《中国居民膳食营养素参考摄入量》推荐孕早期能量摄入维持孕前水平,孕中期能量在非孕基础上增加300kcal/d,孕晚期能量在非孕基础上增加450kcal/d。

低体重、限制能量的妇女在孕期摄入较高的能量,能够改善新生儿的体重和身长,减少围生期死亡率。而体重较高的个体摄入较多的能量可导致母体储存更多的脂肪和体重过多增加,至妊娠并发症和不良妊娠结局的风险增加。由于孕期对营养素需要的增加大于对能量需要的增加,通过增加食物摄入量以增加营养素摄入极易引起能量过剩,导致体重增长过多。因此,孕期平衡膳食极为重要。孕期应密切监测体重增长,每周测量体重并根据体重增长情况及时调整膳食能量摄入和运动水平。

(二) 碳水化合物

总能量的50%~65%需由碳水化合物供应。碳水化合物的主要作用是分解为葡萄糖提供能量，除了大脑、神经组织、红细胞等通常只能利用葡萄糖作为能量来源外，胎儿组织中脂肪酸氧化酶活力极低，很少能利用脂肪供能，葡萄糖几乎是胎儿能量的唯一来源。母体内的葡萄糖以异化扩散的方式进入胎盘，其中46%直接供胎儿利用，其余大部分在胎盘中合成糖原储存起来。孕早期胎儿的肝脏尚未发育完善，不能发挥作用，需要通过胎盘的糖酵解酶将储存的糖原转变成葡萄糖再供给胎儿，孕早期因妊娠反应摄入碳水化合物不足，会导致胎儿能量供应缺乏，从而影响其发育。

妊娠反应导致的碳水化合物缺乏还会影响胎儿的大脑和神经系统发育。早孕反应常使孕妇处于食物摄入不足的状态，尤其是严重孕吐不能摄入足够食物者，需要动员身体脂肪来产生能量。大量脂肪酸在肝脏经β氧化产生乙酰乙酸、β-羟丁酸和丙酮，三者统称为酮体。当酮体生成量超过机体氧化能力时，血液中酮体升高，称为酮血症或酮症酸中毒。血液中过高的酮体可通过胎盘进入胎儿体内，损伤胎儿大脑和神经系统的发育。

为保证胎儿的能量需要，避免酮症酸中毒对胎儿神经系统发育的不利影响，因早孕反应严重而影响进食的女性也必须保证每天摄入不低于130g的碳水化合物，或在医生指导下通过静脉补充葡萄糖及能量代谢相关维生素。

（三）蛋白质

妊娠期间，胎儿、胎盘、羊水、血容量增加及母体子宫、乳房等组织的生长发育约需925g蛋白质。在孕1~10周、10~20周、20~30周、30~40周，孕妇体内蛋白质的日增加量分别为0.6g、1.8g、4.8g和6.1g，分布在孕早、中、晚期的日增加量分别为1g、4g、6g，其中胎儿体内约440g，胎盘100g，羊水3g、子宫166g，乳腺81g，血液135g，总共925g。孕期的蛋白质需要量包括两部分，根据体重增加计算得到的蛋白质维持量，以及蛋白质的储存量。由于胎儿早期肝脏尚未发育成熟而缺乏合成氨基酸的酶，所有氨基酸均是胎儿的必需氨基酸，需母体提供。

从妊娠早期开始，母体氮代谢已开始了适应性改变，包括降低尿素的产生和排泄，降低血浆α-氨基氮以及减缓支链氨基酸的转氨基作用，目的是潴留更多的氮。

2007年WHO/FAO/UNU指出，孕早、中、晚期各期中间时体重分别增加0.8kg、4.8kg和11kg且营养状况良好的孕妇，孕中、晚期每日蛋白质的储存量分别增加1.9g和7.4g，按蛋白质的利用率47%推算，孕早、中、晚每日需要增加蛋白质摄入0.9g、10.3g和31.8g。2013年《中国居民膳食营养素参考摄入量》建议孕早期膳食蛋白质不需增加，孕中、晚期分别增加15g/d和30g/d（表4-2-3）。

表4-2-3　孕期需增加的能量EER和蛋白质EAR及RNI

	能量/EER		蛋白质/($g \cdot d^{-1}$)	
	MJ/d	kcal/d	EAR	(RNI)
孕早期	+0	+0	+0	+0
孕中期	+1.26	+300	+10	+15
孕晚期	+1.88	+450	+25	+30

注：在18岁以上同等体力活动水平成年女性推荐量基础上的增加量

引自：中国营养学会.中国居民膳食营养素参考摄入量（2013版），北京：科学出版社，2014.

营养调查显示，我国城市孕妇蛋白质摄入量达到甚至超过了目前的参考值。对于营养状况良好的妇女，服用蛋白质补充剂并不能对妊娠过程和出生结局带来益处。

（四）脂类

孕期需3~4kg的脂肪积累以备产后泌乳。除此，孕期膳食脂肪中的磷脂（phospholipids）及长链多不饱和脂肪酸对人类生命早期脑和视网膜的发育有重要的作用，孕期对脂肪及脂肪酸，特别是长链多不饱和脂肪酸有特殊需要。

1. 长链多不饱和脂肪酸的需要　Martinez等对非神经系统原因死亡婴儿进行脑组织LCPUFA分析，发现妊娠26~42周，随胎龄的增加，大脑中二十二碳六烯酸（docosahexaenoic acid，DHA，$C_{22:6}$，n-3）增加最显著；在前脑，n-6系脂肪酸中花生四烯酸（archidonic acid，ARA，$C_{20:4}$，n-6）增加显著。在妊娠期的最后3个月，虽然胎儿脑中的DHA、ARA的绝对量随胎龄增加都相应增加，但脑、肝、视网膜中DHA/TFA（total fatty acids，TFA）的比值逐渐增大，而ARA/TFA的比值逐渐减小，显示在妊娠30周后胎儿体内DHA仍大量积聚，平均每日积聚DHA 40~60mg/（kg·bw）。

与足月儿相比，早产儿由于胎盘供应提前中断而成为DHA积聚不足的高危群体。早产儿对DHA需要的研究结果佐证了孕期对DHA的需要。给早产儿含亚油酸（linonic acid，LA，$C_{18:2}$，n-3）和α-亚麻酸（α-linonelic acid，ALA，$C_{18:3}$，n-3）但不含DHA和ARA的配方奶，其红细胞和血浆中DHA和ARA，头围、认知功能和视功能均不能达到母乳喂养儿相当水平；但给予含DHA和ARA配方奶喂养的早产儿，其红细胞和血浆中DHA和ARA、身长、体重和头围均能达到母乳喂养儿同等水平，其认知功能和视功能与母乳喂养早产儿相近。

孕期对DHA的需要主要来源于膳食直接供给、膳食中ALA在体内衍生合成及母体内的贮备。在孕晚期胎盘从母体选择性转运长链脂肪酸到胎儿的顺序依次为DHA、ALA、LA、油酸、ARA。与必需脂肪酸ALA相比，胎盘转运DHA给胎儿的选择性加强，显示胎儿对DHA的特别需要。

2. 膳食参考摄入量　研究显示，孕期DHA日均摄入量<80mg的母乳喂养儿3月龄时运动发育指数和视功能均不能达到DHA摄入量≥160mg母乳喂养儿的同等水平，表明孕期、哺乳期膳食中DHA的摄入水平对婴儿智力的重要作用。此外，观察性研究也表明，孕期每日摄入EPA+DHA 0.5~3g是安全的，未见EPA导致的出血风险增加。推荐孕妇膳食脂肪AMDR为总能量的20%~30%，其中亚油酸和α-亚麻酸的AI分别为总能量的4.0%和0.6%，EPA+DHA应达到0.25g/d，其中DHA应达到0.2g/d（表4-2-4）。

表 4-2-4　孕期膳食脂肪酸适宜摄入量(AI)

	亚油酸/%E	α-亚麻酸/%E	EPA+DHA(DHA)/($g \cdot d^{-1}$)
孕早期	4.0	0.6	0.25(0.20)
孕中期	4.0	0.6	0.25(0.20)
孕晚期	4.0	0.6	0.25(0.20)

引自:中国营养学会. 中国居民膳食营养素参考摄入量(2013版). 北京:科学出版社,2014.

n-3 系多不饱和脂肪酸 DHA 的前体是 ALA,n-6 系多不饱和脂肪酸 ARA 的前体是 LA,ALA 和 LA 均不能在人体内合成,必需从食物中摄取。LA 几乎存在于所有植物油中,而 ALA 仅存于大豆油、亚麻籽油、低芥酸菜籽油等少数油种,但 DHA 和 EPA 可来源于鱼、鱼油、鸡蛋黄等。

(五) 矿物质

1. 钙　与非孕期相比,孕期钙代谢的改变源于孕期有关激素分泌的改变及其对钙代谢的调节作用。孕期雌激素水平升高可使钙的吸收率增加 1 倍以上,低钙摄入时,雌激素水平升高对钙吸收率增加的影响更为明显。

成熟胎儿体内约需要积累 30g 钙,孕早、中、晚期日均积累量分别为 7mg、110mg 和 350mg,母体钙代谢平衡对钙的需要量约 300mg/d。钙吸收率在孕前约 35%,孕早期增至 40%,孕中和孕晚期分别增至 56%和 62%,孕期尿钙的排出也较孕前(173mg/d)增加,孕早、中和晚期分别增加 27mg/d、55mg/d 和 75mg/d。以钙吸收增加量减去尿钙、内源性粪钙,孕早、中、晚期钙潴留量比孕前分别增加 10mg/d、69mg/d 和 83mg/d。由于孕期胎儿潴留的 30g 钙主要是在孕晚期完成,孕中、晚期的钙潴留平均增加约 90mg。现对孕早期钙的推荐值与孕前一致,为 800mg/d,孕中、晚期增加至 1000mg/d,UL 值为 2000mg/d(表 4-2-5)。钙的最好来源是奶及奶制品,豆类及制品;此外芝麻和小虾皮、海带等海产品也是钙良好的来源。

表 4-2-5　孕期膳食钙参考摄入量(DRIs)/($mg \cdot d^{-1}$)

	EAR	RNI	UL
非孕期	650	800	2000
孕早期	+0	+0	2000
孕中期	+160	+200	2000
孕晚期	+160	+200	2000

引自:中国营养学会. 中国居民膳食营养素参考摄入量(2013版). 北京:科学出版社,2014.

2. 铁　铁缺乏和缺铁性贫血是育龄妇女的常见营养问题,孕期缺铁性贫血更为常见,发病率也更高。已有大量的证据表明,孕早期的铁缺乏与早产和低出生体重有关,孕期铁缺乏和缺铁性贫血可减少新生儿的铁储备,营养状况良好的孕妇所产的足月儿在妊娠的最后 2 个月储备的铁可够产后 6~8 个月的需要,早产儿由于胎儿时期储备不足,婴儿期铁缺乏之的风险增加。孕妇缺铁性贫血不仅影响子代智力发育、语言能力、动作和注意的发展,还与孕期体重增长不足、产后抑郁等有关。

由于孕期的不同阶段血红蛋白被血容量稀释的浓度不同,美国 CDC 建议采用表 4-2-6 给出的判定标准来评价孕期的贫血状况。如孕早期 Hb<110g/L,孕中期 Hb<105g/L。此外,界定孕妇 Hb 正常值≥110g/L 是针对海平面的人群,如果在海拔 1000m,Hb 的正常值应该是≥120g/L,而海拔高于 10 000 英尺(3050m),血红蛋白正常值应≥130g/L。也可通过血清铁蛋白判定铁储备状况。铁蛋白>35ng/ml 为正常,<20ng/ml 提示储备耗竭,<15ng/ml 提示铁缺乏。

表 4-2-6　美国 CDC 按孕期的贫血判定值

孕周	Hb/($g \cdot L^{-1}$)	孕周	Hb/($g \cdot L^{-1}$)
12	<110	28	<107
16	<106	32	<110
20	<105	36	<114
24	<105	40	<119

引自:Judithe E. Brown. Nutrition through the life cycle. 4th edition. Belmont:Cengage Learning,2011.

整个孕期体内约需要潴留铁 1g,其中胎儿体内约 300mg,孕妇红细胞增加约需 450mg,其余潴留在胎盘中。随着胎儿娩出,胎盘娩出及出血,孕期潴留铁的 80%被永久性丢失,仅 200mg 的铁保留在母体内。从理论上讲,孕期妇女每日平均需储备铁 3.57mg。也有研究表明,孕 30~34 周,铁的需要达到高峰,即每天需要 7mg 的铁。妊娠期间,血红蛋白浓度的下降与血清铁,运铁蛋白饱和度及血清铁蛋白下降一致。在孕末期运铁蛋白水平实际上由非孕期的 300μg/100ml 增加到 500μg/100ml,这有利于铁经胎盘向胎儿转运。在孕后期小肠对铁的吸收率从 10%增加至 50%,这与孕期铁的需要量增加有关。现推荐孕中期铁参考摄入量在孕前 20mg/d 的基础上增加 4mg/d,达 24mg/d,孕晚期达 29mg/d,UL 值为 42mg/d(表 4-2-7)。动物肝脏、动物血、瘦肉是铁的良好来源,含量丰富吸收好。

表 4-2-7　孕期膳食微量元素参考摄入量(DRIs)

	铁/($mg \cdot d^{-1}$)		碘/($\mu g \cdot d^{-1}$)		锌/($mg \cdot d^{-1}$)	
	RNI	UL	RNI	UL	RNI	UL
非孕期	20	42	120	600	7.5	40
孕早期	+0	42	+110	600	+2	40
孕中期	+4	42	+110	600	+2	40
孕晚期	+9	42	+110	600	+2	40

引自:中国营养学会. 中国居民膳食营养素参考摄入量(2013 版). 北京:科学出版社,2014.

关于孕期是否需要预防性服用铁剂,目前尚存在着争议。有专家认为,摄入 15mg/d 的膳食铁,加上 30mg/d 的补充铁,可以满足孕期、哺乳期(产后 100 天内)对铁的需要,也有助于提高婴儿铁的储备,减少 6 个月内婴儿的贫血，因此建议从孕12周起每日补充铁30mg。铁剂补充的最佳时间应在两餐之间，最好避免与咖啡和茶同时服用。

3. 碘　碘对母体和胎儿维持正常的甲状腺功能及能量代谢以及胎儿的脑发育均必不可少。孕早期碘缺乏可影响甲状腺激素合成，使母亲甲状腺功能减退，新陈代谢降低，并因此减少胎儿的营养。还可致胎儿甲状腺功能低下，引起以生长发育迟缓、认知能力降低为标志的不可逆转的克汀病。当母体碘摄入量低于25μg/d时，会导致地方性克汀病发生。在妊娠期的不同阶段，碘缺乏引起的甲状腺功能低下导致的神经损害不同，孕早期更为严重。孕期的前20周，碘的需要大量增加时，碘缺乏流行区50%孕妇会发生明显的或边缘性的甲状腺功能减退，导致孕妇流产、死亡，子代的先天畸形、甲状腺肿、克汀病、脑功能减退，以及儿童和成人的甲状腺功能减退等。在备孕期纠正母体的碘缺乏，避免孕早期碘缺乏可以预防克汀病。WHO估计，全世界有两千万因母亲碘缺乏所致大脑损害的人群，通过孕早期补碘可成功的预防这些损害。

2013年《中国居民膳食营养素参考摄入量》推荐孕期碘的RNI应在非孕基础上增加110μg/d，总量达到230μg/d，UL值为600μg/d（表4-2-7）。美国推荐孕期碘的适宜摄入量为220μg/d，孕期应摄入碘补充剂150~200μg/d。IOM推荐孕妇碘的UL值为1100μg/d，WHO推荐值为500μg/d。尚未见在孕期适量补碘，对母亲和胎儿有不利影响的报道。我国目前采用食盐强化碘预防高危人群的碘缺乏，取得成功并得到世界卫生组织的肯定。因此，孕期除了应食用加碘食盐外，建议每周进食1~2次富碘的海产品。

4. 锌　据估计妊娠期储留在母体和胎儿组织中的锌总量为100mg，其中约53mg储存在胎儿体中。血浆锌的75%与白蛋白结合，其余25%与a_2-巨球蛋白结合。孕期的生理改变使锌的吸收增加，孕晚期母体经胎盘转运至胎儿的锌约0.6~0.8mg/d，食物锌的吸收率约20%。2013年《中国居民膳食营养素参考摄入量》建议，孕期锌摄入量应在孕前7.5mg/d的基础上增加2mg/d（表4-2-7）。专家建议对素食、高膳食纤维摄入、大量吸烟、多次妊娠及大量摄入钙、铁剂者额外补锌15mg/d。铁剂补充>30mg/d可能干扰锌的吸收，故建议孕期治疗缺铁性贫血者补充锌15.0mg/d。

（六）维生素

1. 维生素A　人类母体维生素A通过简单扩散的方式经胎盘转运至胎儿。母体维生素A营养状况低下与贫困人群中的早产、宫内发育迟缓及婴儿低出生体重有关。在发展中国家，膳食多以植物性食物为主，提供的活性维生素A（视黄醇）有限，依赖维生素A原转换，其效价不高，维生素A缺乏率相当高，据2018年文献报道，来自北京，共2.8万例孕期血样（2013—2014年收集）分析结果显示，孕早期维生素A缺乏率为38.2%，孕中期为35.1%。在维生素A缺乏的尼泊尔，孕前每周补充维生素A可使母亲死亡率降低44%。2013年《中国居民膳食营养素参考摄入量》推荐孕中、晚期维生素A参考摄入量在孕前700μg RAE/d的基础上增加70μg RAE/d，UL值为3000μg RAE/d（表4-2-7）。视黄醇来源于动物肝脏、牛奶、蛋黄，β-胡萝卜素来源于深绿色、黄红色蔬菜和水果，其转化为视黄醇的转化率为1/24~1/12。

2. 维生素D　孕期维生素D缺乏可导致母体和出生的子代钙代谢紊乱，包括新生儿低钙血症、手足搐搦、婴儿牙釉质发育不良以及母体骨质软化症。而给维生素D缺乏的孕妇补充维生素D10μg/d，可降低新生儿低钙血症、手足搐搦及母亲骨质软化的发病率。而补充25μg/d的维生素D则可增加婴儿出生后的身高和体重。维生素D主要来源于紫外光照下皮内的合成，在高纬度、日光照射缺乏的地区，或寒冷的冬季，无法合成维生素D，导致母体和胎儿血中25-OH-D_3浓度降低。有文献报道，在法国，冬季未补充维生素D的孕妇所产婴儿约24%出现维生素D缺乏的体征。因此，维生素D的补充极为重要，由于含维生素D的食物有限，维生素D强化奶或维生素D的直接补充是维生素D的良好来源。2013年《中国居民膳食营养素参考摄入量》孕期维生素D RNI为10μg/d，UL值为50μg/d（表4-2-8）。

表4-2-8　孕期脂溶性维生素参考摄入量（DRIs）

	维生素A/（μg RAE·d^{-1}）		维生素D/（μg·d^{-1}）		维生素E/（mg α-TE·d^{-1}）		维生素K/（μg·d^{-1}）
	RNI	UL	RNI	UL	AI	UL	AI
非孕期	700	3000	10	50	14	700	80
孕早期	+0	3000	+0	50	+0	700	+0
孕中期	+70	3000	+0	50	+0	700	+0
孕晚期	+70	3000	+0	50	+0	700	+0

引自：中国营养学会．中国居民膳食营养素参考摄入量（2013版）．北京：科学出版社，2014.

3. 维生素E　由于维生素E对细胞膜，尤其是对红细胞膜上长链多不饱和脂肪酸稳定性的保护作用，孕期维生素E的补充可能对新生儿溶血产生有益的影响。临床上也发现，早产儿低血浆维生素E水平时，可见溶血性贫血和血小板血症。提示，孕期给足够的维生素E，可通过对新生儿红细胞膜的保护作用而减少新生儿溶血和溶血性贫血的发生。2013年《中国居民膳食营养素参考摄入量》推荐孕期维生素E的参考摄入量为14mg α-TE/d，UL为700mg α-TE/d。维生素E广泛存在于各种食物，如谷、豆、果仁中含量丰富，加上脂溶性并能在体内储存，较少出现缺乏症。未见维生素E过量摄入致中毒的报道。

4. 水溶性维生素

（1）维生素B_1（thiamin，硫胺素）：孕期缺乏或亚临床缺乏维生素B_1时，可能不出现明显的脚气病，但可能致新生儿脚气病，尤其在以米食为主的长江中下游地区农村，由于进食缺乏维生素 B_1 的精白大米，又缺乏豆类、肉类等富含维生素 B_1 的食物而引起。维生素 B_1 缺乏也影响胃肠道功能，这在孕早期特别重要，因为早孕反应使食物摄入减少，极易引起维生素 B_1 缺乏，并因此导致胃肠道功能、食欲以及消化能力下降，进一步加重早孕反应，引起营养不良。孕早期要特别注意维生素 B_1 的摄入。2013 年《中国居民膳食营养素参考摄入量》孕中、晚期维生素 B_1 的 RNI 比孕前分别增加 0.2mg/d 和 0.3mg/d（表 4-2-9）。动物内脏如肝、心、肾，瘦肉和粗加工的粮谷类、豆类等是维生素 B_1 的良好来源。

表 4-2-9　孕期水溶性维生素参考摄入量（DRIs）

	维生素 B_1/（$mg \cdot d^{-1}$）	维生素 B_2/（$mg \cdot d^{-1}$）	维生素 B_6/（$mg \cdot d^{-1}$）		叶酸/（μg DFE·d^{-1}）	
	RNI	RNI	RNI	UL	RNI	UL
非孕期	1.2	1.2	1.4	60	400	1000
孕早期	+0	+0	0.8	60	+200	1000
孕中期	+0.2	+0.2	0.8	60	+200	1000
孕晚期	+0.3	+0.3	0.8	60	+200	1000

引自：中国营养学会. 中国居民膳食营养素参考摄入量（2013 版）. 北京：科学出版社，2014.

（2）维生素 B_2（riboflavin，核黄素）：维生素 B_2 缺乏可出现生长发育缓慢。2013 年《中国居民膳食营养素参考摄入量》孕中、晚期维生素 B_2 的 RNI 较孕前分别增加 0.2mg/d 和 0.3mg/d（表 4-2-9）。肝脏、蛋黄、肉类、奶类是维生素 B_2 的主要来源，谷类、蔬菜水果也含有少量的维生素 B_2。

（3）维生素 B_6：维生素 B_6 缺乏常伴有多种 B 族维生素缺乏的表现，涉及的系统包括皮肤、神经、造血等。孕期血中维生素 B_6 水平降低，最低时仅为非孕妇女的 25%，推测对维生素 B_6 的需要量增加。在临床上，有使用维生素 B_6 辅助治疗早孕反应，也使用维生素 B_6、叶酸和维生素 B_{12} 预防妊高征。2013 年《中国居民膳食营养素参考摄入量》孕期维生素 B_6 的 RNI 较孕前增加 0.8mg/d（表 4-2-9）。食物来源主要是动物肝脏、肉类、豆类以及坚果（瓜子、核桃）等。

（4）叶酸：在新英格兰，补充叶酸 400μg/d，可使神经管畸形的风险降低 70%。在我国补充叶酸 400μg/d 可使神经管畸形发病率下降 80%。现已明确叶酸在预防神经管畸形方面的作用。胚胎组织分化，受精卵植入子宫的第 16 天脊索管形成，18 天脊索管、神经板发育，19～20 天神经沟、神经褶形成，21～22 天神经沟闭合成神经管。该时期叶酸缺乏可引起胎儿神经管畸形，因此，叶酸的补充需从围孕期（peri-conception）即计划怀孕或可能怀孕前开始。2013 年《中国居民膳食营养素参考摄入量》中孕期叶酸 RNI 较孕前增加 200μg DFE/d 达到 600μg DFE/d，叶酸的 UL 值为 1000μg DFE/d（表 4-2-9）。叶酸可来源于肝脏、豆类和深绿色叶菜，但食物叶酸的生物利用率不高，仅为补充剂的 50%，故应补充 400μg/d 叶酸或食用含有 400μg/d 叶酸强化剂的食物。在中国，从围孕期开始补充叶酸，并免费发放已成妇幼保健中一项重要公共卫生措施。对那些曾经生育过神经管畸形儿的母亲，围孕期应每天补充叶酸 400μg/d 孕期应在医师指导下继续补充叶酸，补充量可达到 4.0mg/d。

二、孕期膳食实践

孕期膳食应在非孕妇女的基础上，根据胎儿生长速率及母体生理和代谢的变化进行适当的调整。孕早期胎儿生长发育速度相对缓慢，所需营养与孕前无太大差别。孕中期开始，胎儿生长发育逐渐加速，母体生殖器官的发育也相应加快，对营养的需要增大，应适量增加食物的摄入量。孕期妇女的膳食指南应在一般人群膳食指南的基础上增加以下 5 条：①补充叶酸，常吃含铁丰富的食物，选用碘盐；②孕吐严重者，可少量多餐，保证摄入含必要量碳水化合物的食物；③孕中晚期适量增加奶、鱼、禽、蛋、瘦肉的摄入；④适量身体活动，维持孕期适宜增重；⑤禁烟酒，愉快孕育新生命，积极准备母乳喂养。

（一）孕早期膳食要点

怀孕早期无明显早孕反应者可继续保持孕前平衡膳食，孕吐较明显或食欲不佳的孕妇不必过分强调平衡膳食，可根据个人的饮食嗜好和口味选用清淡适口、容易消化的食物，少食多餐，以尽可能多的摄入食物，特别是富含碳水化合物的谷、薯类食物。

早孕反应严重影响孕妇的进食，为保证基本的能量供应，预防酮症酸中毒对胎儿的危害，每日必需摄入至少 130g 碳水化合物。应首选富含碳水化合物、易消化的谷物及制品，如粥、粉、面，烤面包、烤馒头片、饼干等。也可根据孕妇的口味选用富含碳水化合物的薯类、根茎及瓜果等。食糖、蜂蜜等主要成分为简单碳水化合物，易于吸收，可为进食少或孕吐严重者迅速补充身体需要的碳水化合物。

（二）孕中、晚期膳食要点

孕中、晚期，胎儿生长速度加快，胎盘增大，与此相伴随的是母体子宫、乳房等的逐渐增大，因此对能量和各种营养素的需要明显增加。此时孕妇的食欲好转，可通过适当增加食物量和食物的合理搭配和来满足母子双方对营养的需要。为满足孕中、晚期对蛋白质的增加的需要，在增加动物性食物时应选择富含蛋白质而能量相对比较低的食物，以避免增加食物量而导致能量过剩。

第五节　孕期体重

体重增加是孕期最明显的生理特征，增加的体重包括母体生殖器官的生长发育以及妊娠的产物如胎儿、胎盘和羊水。孕期增重可作为评价孕妇营养状况及胎儿生长发育状况的综合指标，孕期适宜的体重增长对母体和胎儿健康有举足轻重的作用。

一、孕期体重的增长及其构成

孕期妇女增加的体重是母体和胎儿正常生长发育的必要组成部分。适宜的体重增长是成功妊娠、分娩健康婴儿最直观的指标。孕期体重变化的范围从体重丢失到高于平均增重2倍,其结果都可被认为是成功的妊娠。孕期体重增加和构成的数据来源于20世纪70年代Hytten和Leitch的研究,结论是,不限制进食的健康初孕妇女体重增长的平均值为12.5kg,经产妇可能比该平均值低0.9kg。迄今没有新的数据更新。

(一)孕期增加体重的构成

孕期增加的体重包括两大部分,一是妊娠的产物,包括胎儿、胎盘和羊水。二是母体器官和组织的增长,包括子宫和乳腺的发育,血液和细胞外液的增加,及母体为产后泌乳而储备的脂肪。其中胎儿、胎盘、羊水、增大的乳腺和子宫及增加的血浆容量被称为必要性体重增加。孕妇孕期必要性体重增加约6~7.5kg。孕期体重增加的速率及分布见表4-2-10。如表所示,孕期约4kg的脂肪储存,其中孕20~30周,孕妇体脂增加最快,孕30周后,胎儿仍快速生长,而体脂的增加趋缓,孕期体脂的增加是为产后泌乳的能量储备,为人类繁衍和发展所必需。孕期脂肪储存部位集中在腹、背、大腿上部。孕期平均周增重如下,孕0~10周为0.065kg/w,10~20周为0.335kg/w,20~30周为0.45kg/w,30~40周为0.40kg/w。

表4-2-10　孕期体重增加及构成

	体重增加/g			
	10周	20周	30周	40周
胎儿、胎盘及羊水	55	720	2530	4750
子宫、孕育	170	765	1170	1300
血液	100	600	1300	1250
细胞外液	—	—	—	1200
脂肪及其他	325	1915	3500	4000
合计	650	4000	8500	12 500

引自:Hytten FE and Leitch I,The Physiology of Human Pregnancy. Oxford:Blackwell Scientific,1971.

(二)孕期增重与健康

孕期体重增加值是反映孕妇健康状况、营养状况及胎儿生长发育状况的综合指标。众所周知,孕期体重增长与新生儿出生体重正相关。孕期体重增长不足,胎儿宫内生长发育受限,致早产、出生低体重儿及围生期死亡危险性增加。即使成活,其成年后患心脏病、2型糖尿病、高血压等慢性疾病的风险也增加。而孕期体重增长过多不仅增加了出生巨大儿及继发性头盆不称、妊娠期高血压综合征和妊娠糖尿病等并发症发生的风险,导致产妇围生期死亡危险性增加,也致续后发生肥胖、2型糖尿病及产后体重滞留的风险增加。无论孕期体重增长不足还是过多,都影响母体产后乳汁的分泌。显示处于两种极端的体重变化都可使妊娠合并症的危险性增加。美国一项回顾性研究显示,94 696名孕妇中仅39.4%孕期增重在IOM的推荐的适宜范围内,17.8%增重不足,42.8%增重过多。与孕期增重适宜的孕妇相比,增重过多使子痫前期增加88%、头盆不称增加58%、妊娠糖尿病增加47%、大于胎龄儿增加143%;增重不足时子痫前期、头盆不称和剖宫产虽有所降低,但小于胎龄儿增加114%。可见,孕期增重不足或过多都不利于母婴的健康。

二、孕期体重增长适宜值的研究

居民生活水平提高及生活方式改变,近30年来我国孕妇孕期增重显著增加,如1993—1995年浙江、江苏、河北三省17个县市的112 577例孕妇的平均增重仅为(11.5±5.0)kg,至2011—2013年武汉85 765名单胎孕妇孕期增重平均值已达到(17.4±7.2)kg。伴随着孕期体重的增加,巨大儿出生率、妊娠并发症的发生率、剖宫产率、肥胖及相关疾病发病率都在显著增加。如2017年报道,巨大儿发生率以达到7.46%,2018年报道,孕期糖尿病的发病率已达到17.5%。

孕期体重增加不足和过多对母体和子代健康不良影响日益明确,孕期适宜增重值的研究、推荐值的制订和临床应用(孕期体重管理)成为妇幼营养学和围产医学最紧迫工作。

(一)美国医学研究院孕期增重推荐值

1. 1990年推荐值　美国医学研究院(Institute of Medicine,IOM)1990年推出了第一个按孕前BMI推荐的孕期适宜增重值(表4-2-11)。按孕前BMI来推荐孕期增重是由于孕前体重不同的妇女孕期体重增加的适宜值也不相同,除了孕期增重以外,孕前体重和身高也是影响妊娠结局的重要因素。因此,应按孕前体质指数(BMI)分组推荐孕期体重增加适宜值。这一推荐值的释义包括,孕期增重低于IOM推荐的下限,可能增加早产和低出生体重的风险;随着孕期体重增重值增加,低出生体重率稳定下降,孕期增重值超过IOM推荐的上限时,巨大儿的发生率增加;与孕期增重在IOM推荐范围内的母亲相比,孕期增重超过推荐上限的母亲,产后10~24个月所滞留的体重多1倍,最多可大于9kg。

表4-2-11　美国IOM 1990年推荐孕期适宜体重增长值

BMI	推荐体重增长范围/kg
<19.8	12.5~18.0
19.8~26.0	11.5~16
>26~29	7~11.5

引自:Institute of Medicine,IOM,1990.

2. 2009年的推荐　经过近20年对1990年的孕期适宜增重推荐值的临床应用,积累了大量的孕期增重和子代出生结局的数据,IOM组织专家对孕期增重与妊娠结局及母子双方健康的影响进行了重新评估。于2009年采用WHO关于用BMI判定肥胖的切点,推出了更新版的孕期适宜增重推荐值(表4-2-12)。

IOM 2009版孕期适宜增重推荐值增加了孕前BMI的分组,并对孕中、晚期增重的速率提出了建议值,为临床上孕期体重管理提供了较为明确的科学依据。但专家委员会也明确指出，该推荐值的研究资料主要来源于美国等发达国家妇女，不一定适用于比美国女性体格瘦小国家的妇女。由于中国和美国人群在遗传特征（身高、体重等）、膳食结构、妊娠期并发症和不良分娩结局等方面存在较大差异，且中国和美国对成人 BMI 分组判定标准不同（超重 BMI 切点分别为>24kg/m^2 和>25kg/m^2，肥胖 BMI 切点分别为>28kg/m^2 和>30kg/m^2），以美国人群数据建立的 IOM 妊娠期适宜体重增长推荐值可能不适合直接用于指导我国女性。

表 4-2-12 美国 IOM 2009 年推荐孕期适宜体重增长值及增长速率

孕前 BMI/(kg·m^{-2})	总增重范围/kg	孕中晚期增重速率/(kg·w^{-1})
低体重（<18.5）	12.5~18	0.51(0.44~0.58)
正常体重(18.5~24.9)	11.5~16	0.42(0.35~0.50)
超重（25.0~29.9）	7~11.5	0.28(0.23~0.33)
肥胖（≥30.0）	5~9	0.22(0.17~0.27)

注：双胎孕妇孕期总增重推荐值：孕前体重正常者为 16.7~24.3kg，孕前超重者为 13.9~22.5kg，孕前肥胖者为 11.3~18.9kg

引自：Institute of Medicine（US）and National Research Council（US）Committee to Reexamine IOM Pregnancy Weight Guidelines. Weight Gain During Pregnancy：Reexamining the Guidelines. Washington（DC）：National Academies Press（US），2009.

（二）中国孕期适宜增重推荐值的研究

1. 研究基础 由于近 30 年来中国妇女孕期体重增长值的上升和各种妊娠期并发症的高发，为研究适合中国妇女的孕期体重增长适宜值，中国营养学会妇幼营养分会于 2012 年成立专家组并启动“中国妇女孕期适宜增重值多中心队列研究”项目，在全国 9 个省市开展了为期 3 年的妊娠期体重增长多中心队列研究，通过严格的设计和数据共享，获得了中国妇女孕期增重现状及其与妊娠结局的关系的第一手数据。2013 年在国家科技基础研究工作专项的支持下，华中科技大学同济医学院在湖北武汉建立了“同济母婴健康队列”，对孕期体重增长及影响体重增长的饮食及行为因素进行了细致的评价的随访研究，这些研究结果都为制定中国妇女孕期适宜增重推荐值奠定了基础。

2. 组建工作组 根据 2018 年国家卫生健康委员会下达的《妊娠期妇女体重增长推荐值》标准制定计划，由中国营养学会和中国疾病预防控制中心营养健康所联合牵头，北京协和医院、北京妇产医院、华中科技大学、四川大学、中山大学、南京医科大学等单位参与，成立了由围生医学、妇幼保健、营养学、流行病学、卫生统计学等专业著名专家组成的《妊娠期妇女体重增长推荐值》研究工作组。

3. 数据融合和分析 专家团队对国内外文献进行了系统检索和分析，并整合中国疾病预防控制中心营养健康所全国营养监测数据和太仓队列数据、华中科技大学“同济母婴健康队列”数据、中国营养学会全国多中心队列数据、北京协和医院全国多中心数据、北京妇产医院数据、中山大学公共卫生学院及四川大学华西公共卫生学院数据，形成了包含 10 万余例孕期妇女的数据库。孕前 BMI 采用中国卫生行业肥胖界定标准分为低体重、正常体重、超重和肥胖共 4 组，采用限制性三次样本回归拟合不同孕前 BMI 组孕妇孕期增重与小于胎龄儿、大于胎龄儿、低出生体重儿、巨大儿、剖宫产、妊娠高血压及妊娠期糖尿病发生率关系的曲线，以各种不良妊娠结局发生率较低的原则确定不同孕前 BMI 组孕妇孕期增重适宜值，《妊娠期妇女体重增长推荐值》表 4-2-13。

表 4-2-13 中国妊娠期妇女体重增长范围和增重速率推荐值

孕前 BMI/(kg·m^{-2})	总增重范围/kg	孕中晚期增重速率/(kg·w^{-1})
低体重（<18.5）	11.0~16.0	0.46(0.37~0.56)
正常体重(18.5~23.9)	8.0~14.0	0.37(0.26~0.48)
超重（24.0~27.9）	7.0~11.0	0.30(0.22~0.37)
肥胖（≥28.0）	<9	<0.30

注：孕早期增重应不超过 2kg

本标准制定过程中仅分析了单胎正常妊娠妇女体重的增长，样本多为汉族女性。对于身材低于 140cm，或体重大于 130kg 或患有疾病的女性妊娠体重增长范围及其管理应该由临床医生视具体情况而定。下一步，需要继续扩大和积累样本量，对该适宜范围及增长速率在我国妇女中进行验证和修订。此外，关于双胎等特殊妊娠也要给予特别的关注。

三、影响孕期体重的因素及体重管理措施

（一）膳食对体重增长的影响

孕期能量摄入过多导致的能量过剩是孕期体重增长过多的重要因素。2013 年《中国居民膳食营养素参考摄入量》推荐孕妇孕中、晚期每日能量摄入比孕前分别增加 300kcal 和 450kcal，是基于维持身体活动水平不变的前提，如果孕期体力活动水平比孕前有明显下降，则容易导致能量过剩和体重增长过多。随着生活条件的改善，加之一些居民对围生保健还存在一些认识上的误区，以为孕妇吃得越多、长得越多对胎儿越好，活动越少越安全，我国妇女孕期能量摄入过多、日常工作量和活动明显减少的现象越来越普遍，容易导致能量摄入与消耗失衡，使孕期体重增长过多、妊娠糖尿病和巨大儿的发生率显著增加，从而危害母婴两代人的健康。国内外研究均证实，对孕妇进行以体力活动和膳食指导为基础的干预，并辅以体重监测，可有效减少孕期体重增长，帮助妇女实现孕期体重的适宜增长。

（二）活动对体重增长的影响

身体活动是指由骨骼肌收缩产生的任何身体动作，包括工作、出行、家务、娱乐和锻炼中涉及身体动作的一切活动。强度指身体活动的做功速率或进行某项活动或锻炼时所用力量的大小，可以认为是完成活动所需要的用力程度。不同类型身体活动的强度因人而异，取决于个人的体能和以往的锻炼情况。孕期适当的身体活动对胎儿发育和母体健康均有益处，若无医学禁忌，孕期多数活动和运动都是安全的，应适当参加。

孕妇的锻炼建议与其他健康女性的锻炼建议相似。孕中、晚期每天进行 30 分钟中等强度的身体活动。中等强度身体活动需要中等程度的努力并可明显加快心率，一般为

运动后心率达到最大心率的50%~70%，主观感觉稍疲劳，但10分钟左右可得以恢复。最大心率可用220减去年龄计算得到。如年龄30岁，最大心率为220-30=190，活动后的心率以95~133为宜。应根据自己的身体状况和孕前的运动习惯，结合主观感觉，量力而行，循序渐进。锻炼应从大约5分钟的热身运动开始，并以相同时间的放松活动结束。推荐的运动类型包括散步、游泳、慢跑和跳舞，避免负重锻炼。

（三）孕期体重管理

应从孕前开始对体重进行监测和管理。使用校正准确的体重秤每周至少称量一次体重。称重应选择在同一时间点，称量前均应排空大、小便，脱鞋帽和外套，仅着单衣，以保证测量数据的准确性和监测的有效性。并根据体重增长情况及时调整能量摄入水平。体重增长不足或过多者，应及时咨询营养师，进行食物选择、身体活动和运动方案的调整。

第六节　孕期营养相关并发症的营养防治

孕期营养不良除影响胎儿的生长发育外，也对母体的健康造成影响，其临床表现为多种妊娠并发症。本节将重点讨论孕早期妊娠反应，妊娠期铁缺乏及缺铁性贫血，妊娠糖尿病、妊娠高血压综合征等。其主要内容是这些并发症与营养的关联、预防和临床处理。

一、孕早期妊娠反应

约有半数的女性在妊娠早期时由于体内激素的作用，胃肠平滑肌张力降低，活动减弱，导致食物在胃内停留过久，常在清晨起床后或饭后发生恶心、呕吐、食欲不振的现象，即早孕反应。大约25%仅有恶心而无呕吐，25%无症状。这些症状多始于孕4周，孕9周时最为严重，绝大多数在孕12周后可自行缓解。文献报道60%的孕妇孕12周后症状自行缓解，91%的孕妇在孕20周后缓解，约10%的孕妇在整个妊娠期持续恶心呕吐。再次妊娠恶心呕吐复发率为15.2%~81.0%。妊娠剧吐指妊娠早期孕妇出现严重持续的恶心、呕吐引起脱水、酮症甚至酸中毒，需要住院治疗。有恶心呕吐的孕妇中通常只有0.3%~1.0%发展为妊娠剧吐。

（一）轻度妊娠呕吐

1. 鼓励进食，以简单易消化食物为主，避免油腻食物。

2. 少食多餐，避开妊娠反应对摄入食物的影响，不吐时让孕妇尽可能多的摄入食物，增加能量同时也可摄入更多的营养素。

3. 孕吐反应在晨起和饭后最为明显，可在起床前吃质地较硬的碳水化合物类食物。

4. 吃饭时少喝汤类，在两餐间喝水或饮料。

5. 多数孕妇在午后恶心、呕吐的现象消退。晚餐吃得丰富些，临睡前也可以吃少量食物。

6. 每天应摄入含有130g碳水化合物的食物，以避免酮血症发生。

7. 可给予维生素B_6治疗，有助于缓解恶心反应。

8. 放松心情，调节情绪，有助于减轻早孕反应。

（二）妊娠剧吐

典型的妊娠剧吐（hyperemesis gravidarum，HG）常于孕6周左右出现，并随妊娠进展逐渐加重，至孕8周左右发展为持续性呕吐，不能进食，极为严重者出现嗜睡、意识模糊、谵妄甚至昏迷、死亡。常规治疗原则包括静脉补液纠正水和电解质平衡紊乱，补充维生素，止吐和激素治疗。在患者症状好转或体液平衡紊乱被纠正后，应尽早及时给予营养支持治疗。

1. 应尽量避免接触容易诱发呕吐的食物或气味　避免早晨空腹，鼓励少量多餐，两餐之间饮水、进食清淡少油及高蛋白的食物。医务人员和家属应给予患者心理疏导及抚慰，多数妊娠剧吐经积极治疗2~3天后，病情多迅速好转，仅少数孕妇出院后症状复发，需再次入院治疗。

2. 补液纠正水、电解质紊乱　每天静脉滴注葡萄糖液、葡萄糖盐水、生理盐水及平衡液共3000ml左右，其中加入维生素B_6 100mg、维生素B_1 100mg、维生素C 2~3g，连续输液至少3天（视呕吐缓解程度和进食情况而定），维持每天尿量≥1000ml。可按照葡萄糖4~5g+胰岛素1U+10% KCl 1.0~1.5g配成极化液输注补充能量。

一般补钾3~4g/d，严重低钾血症时可补钾至6~8g/d。补钾过程应监测血清钾水平和心电图，酌情调整剂量。原则上每500ml尿量补钾1g较为安全。根据血二氧化碳水平适当补充碳酸氢钠或乳酸钠溶液纠正代谢性酸中毒，常用量为125~250ml/次。应注意先补充维生素B_1后再输注葡萄糖，以防止发生Wernicke脑病。

常规治疗不能维持正常体质量者可考虑鼻胃管肠内营养，肠外静脉营养由于其潜在的母体严重并发症，只能在前述治疗无效时作为最后的支持治疗。

3. 维生素B_6止吐治疗　研究证实，维生素B_6治疗早孕期妊娠剧吐安全、有效，于2013年通过美国食品与药品监督管理局（FDA）认证，推荐作为一线用药。

4. 妊娠剧吐顽固者，可考虑糖皮质激素治疗，但不建议在孕10周前作为一线用药使用，研究报道，孕早期应用甲基强的松龙可增加胎儿唇裂发生的风险。

二、孕期铁缺乏及缺铁性贫血

（一）孕期铁缺乏及缺铁性贫血患病率

贫血是妊娠期较常见的合并症，在妊娠各期对母儿均可造成一定危害，在某些贫血较严重的国家和地区，是孕产妇死亡的重要原因之一，其中缺铁性贫血最常见。我国孕妇缺铁性贫血（iron deficiency anemia，IDA）患病率为19.1%，妊娠早、中、晚期IDA患病率分别为9.6%、19.8%和33.8%，铁缺乏（iron deficiency，ID）发生高达61.7%。

（二）孕期贫血对母儿健康的影响

1. 对母体健康的影响　孕妇若患有贫血，发生妊娠高血压疾病的危险性增加；在分娩时易发生子宫收缩乏力而导致产后出血，产褥期易发生产褥感染，由于免疫力低下甚至增加孕产妇死亡的危险。有文献报道妊娠合并贫血也可增加产后抑郁的发病危险。

2. 对胎儿健康的影响 孕妇贫血也会影响胎儿的生长发育,使胎儿生长受限,甚至导致出生时低体重。严重贫血还可导致早产、死胎、死产、新生儿窒息、新生儿缺血缺氧性脑病发病危险增加。孕期母体严重缺铁,也会影响到胎儿出生时的铁储备,使婴儿也容易发生缺铁性贫血。缺铁也影响含铁酶(血红素)酶的合成,并因此影响脑内多巴胺D2受体的产生,对胎儿及新生儿智力发育产生不可逆的影响。

(三)妊娠期ID和IDA的定义

1. 妊娠合并贫血 世界卫生组织推荐,当妊娠期血红蛋白(Hb)浓度<110g/L可被诊断为妊娠合并贫血。根据血红蛋白(Hb)浓度分为轻度贫血(100~110g/L)、中度贫血(70~100g/L)、重度贫血(40~70g/L)和极重度贫血(<40g/L)。

2. 妊娠期铁缺乏(iron deficiency,ID) 《妊娠期铁缺乏和缺铁性贫血诊治指南》推荐血清铁蛋白浓度<20μg/L诊断铁缺乏。

3. IDA分期 根据储存铁水平分为3期:①铁减少期:体内储存铁下降,血清铁蛋白<20μg/L,转铁蛋白饱和度及Hb正常;②缺铁性红细胞生成期:红细胞摄入铁降低,血清铁蛋白<20μg/L,转铁蛋白饱和度<15%,Hb水平正常;③IDA期:红细胞内Hb明显减少,血清铁蛋白<20μg/L,转铁蛋白饱和度<15%,Hb<110g/L。

(四)防治孕期缺铁性贫血的营养和膳食要点

1. 增加膳食中血红素铁的摄入量 妊娠中、晚期需要摄入元素铁分别约为24mg/d和29mg/d。血红素铁比非血红素铁更容易吸收。血红素铁主要存在于动物性食物,特别是红肉。红肉不仅提供优质铁和蛋白以合成血红蛋白,还富含促进铁吸收的成分。有些营养丰富的食物如牛奶、蛋类并不是补铁的良好食物,因为牛奶含铁不多,蛋类虽然含铁不算少,但含有的卵黄高磷蛋白能干扰铁的吸收。

2. 维生素C摄取量要充足 维生素C能与铁形成螯合物,促进铁的溶解而有利于铁的吸收。因此鼓励孕妇多摄入含维生素C丰富的新鲜蔬菜和水果如:菜心、西蓝花、青椒、西红柿、橙子、草莓、猕猴桃、鲜枣等。

3. 增加维生素B_{12}和叶酸的摄入 维生素B_{12}和叶酸是合成血红蛋白必需的物质,摄入量充足可保证红细胞的正常增长。维生素B_{12}主要存在于肝脏、肉类和海产品等动物性食物中,而叶酸则广泛存在于各种动物性食物中,但以肝脏、酵母、蛋类、豆类中含量丰富。

4. 在膳食中注意一些影响铁吸收的因素 要注意不能与钙制剂混用,即服用钙制剂、前后1小时内不可补铁,否则两者易反应成难溶性的混合物而导致对铁的吸收率降低。牛奶及一些中和胃酸的药物会阻碍铁质的吸收。此外,饮用茶和咖啡在一定程度上也会降低对非血红蛋白类食品中铁的吸收。

5. 当补铁效果不佳时要考虑以下因素 要重新考虑贫血的真正原因,是否是由缺铁性贫血引起的。在发展中国家最常见的铁过量疾病是重型遗传性贫血或地中海贫血,常由于反复输血,机体吸收多余的铁但又未能有效利用,所以地中海贫血患者血浆铁蛋白和运铁蛋白饱和度一般偏高。对于这类患者应避免补铁。此外,当食物的质量不佳时,除铁以外的微量营养素摄入也受到影响,包括锌、钙、维生素A、维生素B_2和维生素B_{12}。微量营养素的缺乏可加重贫血的程度,这种情况下单独补铁或叶酸纠正营养性贫血并不十分有效,应考虑变更为合适的微量元素补充配方。

6. 铁剂补充剂量推荐 《妊娠期铁缺乏和缺铁性贫血诊治指南》建议:孕妇若Hb正常SF 30μg/L,应摄入元素铁60mg/d,治疗8周后评估疗效;诊断明确的IDA孕妇应补充元素铁100~200mg/d,治疗2周后复查Hb,评估疗效;Hb恢复参考范围后,应继续口服铁补充剂3~6个月或至产后3个月。2010年国际营养性贫血咨询小组(International Nutritional Anemia Consultative Group,INACG)建议孕妇妊娠期每日服用60mg铁补充剂及400μg叶酸补充剂,持续6个月,来预防贫血,若该地区贫血患病率≥40%,需使用至产后3个月。2012年WHO建议非贫血孕妇间歇性使用铁补充剂,且应尽早开始并持续整个妊娠期,剂量为120mg/周。

三、妊娠期糖尿病

(一)妊娠期糖尿病的定义及诊断

不同的学术机构对妊娠期糖尿病(gestational diabetes mellitus,GDM)的定义和诊断不完全一致。目前中华医学会妇产科产科学组颁布的《2014妊娠合并糖尿病诊治指南》推荐75g口服糖耐量试验(oral glucose tolerance test,OGTT)的诊断标准:空腹及服糖后1小时、2小时、3小时血糖值应分别低于5.1mmol/L、10.0mmol/L、8.5mmol/L(92mg/dl、180mg/dl、153mg/dl),任何一项血糖值达到或超过上述标准即诊断GDM。

(二)妊娠期糖尿病对孕妇及胎儿的影响

我国孕妇GDM发生率为17.8%,GDM对母子影响的程度与病情程度及血糖控制等因素密切相关。

1. 妊娠期糖尿病对孕妇的影响

(1)子痫前期发生率高:GDM孕妇子痫前期发生率高,机制不清,可能与胰岛素抵抗和高胰岛素血症有关。有研究报道妊娠期空腹血糖越高越容易发生子痫前期,FBG≥5.8mmol/L与FPG≤5.8mmol/L的孕妇比较,子痫前期发生率明显增高。

(2)感染:GDM孕妇由于抵抗力低下,易合并细菌或真菌性的泌尿系感染,且由于血糖的增高,影响白细胞的趋化和吞噬功能,从而导致抗感染能力减弱,感染不易控制。

(3)羊水过多:妊娠期糖尿病血糖控制不好,过多的母体血糖经过胎盘扩散进入胎儿体内,导致胎儿血糖升高,发生高渗性利尿,导致羊水过多。

(4)早产:GDM孕妇早产发生危险高于非GDM孕妇。其原因可能与羊水过多有关,高血糖并发严重产科并发症如重度子痫前期、酮症酸中毒、胎儿宫内窘迫等并发症需要提前终止妊娠,也增加了医源性早产的发生率。

(5)酮症酸中毒:GDM孕妇若血糖控制不理想容易出现酮症,严重可导致酮症酸中毒,对母体和胎儿产生严重的影响,严重可引起胎死宫内。

(6) 产伤及手术产增加,GDM 孕妇产程中容易出现宫缩乏力,且由于巨大儿发生率,使产伤及手术产率显著增加。

(7) 再次妊娠 GDM 复发率可高达 30%~50%;母体产后 2 型糖尿病的发生危险增加,有研究显示,GDM 孕妇产后多年发生 2 型糖尿病的危险是非 GDM 孕妇的 7.5 倍。

2. 妊娠期糖尿病对胎儿的影响

(1) 巨大儿发生率:由于母体高血糖可引起胎儿高血糖,至胎儿胰岛细胞分泌胰岛素增加,促进胎儿新陈代谢,器官增生肥大,体重增加。除了高血糖,糖尿病孕妇的血氨基酸、脂肪均增高,氨基酸和脂肪也可通过胎盘刺激胎儿胰岛 β 细胞分泌胰岛素量增加,进而加速胎儿宫内发育。

(2) 胎儿宫内窘迫:严重的妊娠期糖尿病伴有微血管病变,子宫、胎盘血流量减少,胎儿缺氧,甚至可导致胎死宫内。

(3) 新生儿低血糖:母亲血糖控制不佳,高血糖经过胎盘进入胎儿体内,刺激胎儿的胰岛细胞增生、肥大,胰岛素分泌增多。当胎儿出生离开母体后,来自母体的糖原中断,而高胰岛素血症仍存在。此外,新生儿出生最初几小时内肝糖原分解作用较低,糖原异生功能不完善,若不及时补充糖,出生后 6 小时内容易出现低血糖。葡萄糖作为新生儿脑细胞代谢的主要能源来源,其缺乏可引起低血糖脑病,严重影响新生儿的远期预后。新生儿低血糖常无症状,在新生儿出生后 6 小时内尤其需要加强血糖监测,以便及早发现低血糖并处理。

(4) 新生儿呼吸窘迫综合征(neonatal distress syndrome,NRDS):主要发生在早产儿,由于缺乏肺表面活性物质引起,临床以进行性呼吸困难为主要表现,是导致早产儿死亡的主要原因。糖尿病母亲新生儿的高胰岛素血症可能导致胎儿肺成熟延迟,新生儿容易发生 NRDS。

(5) 对子代的远期影响:研究显示,GDM 孕妇子代青少年肥胖、糖耐量异常发生率明显增加,容易发生成年期代谢综合征,使得糖尿病、高血压、冠心病等代谢性疾病发生率增高。糖尿病孕妇的子代,在其生育年龄也易发生 GDM,对其胎儿产生不良影响,进而形成代际效应。

(三) 妊娠期糖尿病的营养治疗

营养治疗是各种类型糖尿病治疗的基石,一经诊断即应启动。对患者进行医学营养治疗和运动指导,并指导进行血糖监测,可使糖尿病孕妇的血糖控制在正常范围,保证孕妇和胎儿的合理营养摄入,减少母儿并发症的发生。研究显示,营养治疗可使大约 90% 的 GDM 孕妇血糖达到稳定,若营养治疗和运动指导后,血糖仍不达标,应及时应用胰岛素。营养治疗的主要内容建议如下:

1. GDM 营养治疗原则 GDM 的营养治疗原则与 T2DM 基本相同,不同之处在于,GDM 治疗需要特别考虑胎儿发育对能量和营养素的需要,要避免能量摄入过低,特别是碳水化合物摄入不足产生酮症对胎儿脑发育的不良影响。

(1) 合理控制总能量,维持体重适宜增长:关于 GDM 的能量推荐,目前缺乏相关研究数据可以直接应用于临床的个性化营养治疗。从 2013 年正常人群能量推荐值来看,既往的推荐值可能偏高,特别是源于美国人群的推荐值(2009IOM)。随着近 10 余年来我国居民体力活动持续降低,超重和肥胖的发生率持续增高,2013 年对正常成年人的能量推荐值进行了较大的调整,如 2000 年非孕轻体力活动成年女性的能量推荐值是 2100kg/d,2013 年同人群(标准体重 56kg)推荐值下降到 1800kg/d(32kcal/kg)。与非孕女性不同的是孕期胎儿和母体组织生长需要的能量较 2000 年推荐有所增加,如孕中为 300kcal/d,孕晚为 450kcal/d,因此,作为孕前正常体重(或正常 BMI)的 GDM 孕妇其能量的基本需要也应有所降低,估算为 1400~1700kcal/d,按公斤体重计为 25~30kcal/kg。在此基础上,孕中期可增加 300kcal/d,孕晚期可增加 450kcal/d,为避免总能量限制过度,妊娠早期总能量摄入应不低于 1500 kcal/d,妊娠中晚期不低于 1800kcal/d。关于孕前低体重、超重和肥胖的 GDM 孕妇的能量需要和供给,应根据临床状况,与营养师进行更为充分的评估后做出推荐。

(2) 碳水化合物:碳水化合物是能量的重要来源,也是影响餐后血糖的主要营养素。碳水化合物所提供的能量应占膳食总能量的 50%~60%。严格限制单糖及双糖的使用量。低血糖生成指数(glycemic index,GI)的膳食有利于 GDM 孕妇的血糖控制,膳食纤维尤其是可溶性膳食纤维可降低膳食的 GI 值。荞麦、黑米、黑麦、大麦、全麦及其制品、樱桃、李子、桃、柚和苹果等含可溶性膳食纤维高的食物 GI 值较低,而精白米面制品、柑橘、猕猴桃、葡萄、菠萝和香瓜等 GI 值相对高,尤其是糯米饭、去筋的白小麦面包、白小麦馒头、大米粥、熟香蕉、西瓜等 GI 值很高,对血糖控制不利,要小心选用。无论采用碳水化合物计算法、食品交换份法或经验估算法,监测碳水化合物的摄入量是血糖控制达标的关键策略。当仅考虑碳水化合物总量时,血糖指数和血糖负荷可能更有助于血糖控制。

(3) 蛋白质:充足的蛋白质对胎儿的发育至关重要,适当增加蛋白质的摄入,蛋白质供能应占总能量的 15%~20%,其中动物性蛋白至少占 1/3。

(4) 脂肪:脂肪摄入量应控制在总能量的 25%~30%。适当限制饱和脂肪酸含量高的食物,饱和脂肪酸摄入量不应超过总摄入能量的 7%,单不饱和脂肪酸宜大于总能量的 12%,减少反式脂肪酸的摄入量。建议糖尿病患者在营养充足时,饱和脂肪酸、反式脂肪酸和胆固醇的摄入应尽可能少,同时每周两次以上摄入能提供 n-3 多不饱和脂肪酸的鱼类。烹调油选用富含必需脂肪酸的大豆油或低芥酸菜籽油等。

(5) 维生素及矿物质:美国膳食学会"基于循证的 GDM 营养实践指南"推荐 GDM 孕妇若平日膳食摄入不能满足 DRIs 的推荐,应该鼓励维生素和矿物质的补充。但 ADA 糖尿病诊疗标准中没有明确的证据显示维生素、矿物质、草药或香料可以改善糖尿病,不建议常规补充抗氧化剂如维生素 E、维生素 C 和胡萝卜素,因为缺乏长期安全性的证据。另有研究发现,妊娠早期维生素 D 缺乏可增加 GDM 的发生危险,但目前尚无充分证据表明补充维生素 D 可预防糖尿病或可改善糖尿病患者的妊娠结局。

（6）膳食纤维：膳食纤维能降低食物的血糖指数，具有降血糖的作用，尤其是可溶性纤维果胶，延长食物在胃肠道的排空时间，减轻饥饿感，又可延缓葡萄糖的吸收，降低餐后血糖。所以妊娠糖尿病孕妇应多选用粗杂粮类为主食，适当多吃新鲜的蔬菜。中国营养学会建议正常成年人每日摄入膳食纤维25~30g，糖尿病孕妇膳食纤维摄入量不应该低于普通成人。

（7）非营养性甜味剂的使用：美国糖尿病学会（ADA）建议只有美国食品药品监督管理局（FDA）批准的非营养性甜味剂孕妇才可以使用，并适度推荐。目前，相关研究非常有限（E级证据）。美国FDA批准的5种非营养性甜味剂分别是乙酰磺胺酸钾、阿斯巴甜、纽甜、食用糖精和三氯蔗糖。

2. 合理的分餐　安排少量多餐、定时定量进餐对血糖控制非常重要。一般建议每日5~6餐，即3次正餐3次加餐，使血糖尽可能波动少。早餐宜占总能量的10%~15%，中餐占30%，晚餐占30%，上午9~10点、下午3~4点及睡前各加餐一次占总能量的5%~10%，防止低血糖的发生。只有当出现早期妊娠呕吐和恶心及7~9个月时出现胃肠功能障碍时可考虑增加正餐及加餐的次数。总之，膳食计划必须实现个体化，要根据文化背景、生活方式、经济条件和教育程度进行合理的膳食安排和相应的营养教育。

3. 适量运动　体力活动已被证明在糖尿病患者中能够起到改善血糖控制、减少胰岛素抵抗、降低心血管疾病发病率、有利于体重控制和身心健康的作用。GDM孕妇应适当增加体力活动，推荐每周至少参加150分钟的中等强度有氧运动，没有禁忌证的GDM孕妇应保证每周至少3次的运动量。对于GDM孕妇，除不宜者，如先兆流产、先兆早产、产前出血、重度子痫前期患者外，均鼓励坚持适量有规律的运动，如餐后半小时散步30分钟。但运动要循序渐进，避免过量引起宫缩，可自10分钟开始，逐步延长至30分钟，其中可穿插必要的间歇，建议餐后运动，避免低血糖。

4. 血糖监测　鼓励糖尿病孕妇进行自我血糖监测（SMBG），即采用微量血糖仪自行测定毛细血管全血血糖水平。新诊断的GDM孕妇每天可进行4~5次血糖监测，包括空腹、三餐后2小时或连同夜间血糖；血糖控制不良或不稳定者以及妊娠期应用胰岛素治疗者，应每日监测血糖7次，包括三餐前30分钟、三餐后2小时和夜间血糖；血糖控制稳定者，每周应至少进行血糖轮廓试验1次，根据血糖监测结果及时调整胰岛素用量；不需要胰岛素治疗的GDM孕妇，在随诊时建议每周至少监测1次全天血糖，包括末梢空腹血糖（FBG）及三餐后2小时末梢血糖共4次。

5. 药物治疗　若GDM孕妇连续监测至少3~5天系列血糖，若不理想（FBG≥5.3mmol/L、餐后2小时血糖≥6.7mmol/L），考虑使用药物治疗，胰岛素是妊娠期高血糖的首选药物。近年来口服降糖药格列本脲及二甲双胍也常被用于妊娠期的血糖控制，两者分别通过促进孕妇胰岛素分泌和降低胰岛素抵抗来改善糖代谢异常。尽管目前的研究随访中未发现对胎儿畸形及新生儿并发症方面的不良影响，但对胎儿的远期影响还有待进一步证实。

6. 产后管理　若无禁忌证，应鼓励GDM母乳喂养。研究表明母乳喂养可改善糖代谢，也可降低子代发生2型糖尿病的危险。2017ADA糖尿病诊疗标准：产后4~12周进行血糖复查；若正常此后至少每3年筛查一次，警惕发展为糖尿病或糖尿病前期。有GDM史的糖尿病前期妇女，应进行生活方式调整或使用二甲双胍预防糖尿病。此外，体力活动和生活方式调整是控制体重的重要组成部分，同时最有助于保持减轻的体重，建议GDM孕妇产后进行生活方式的调整，控制体重，预防2型糖尿的发生。

7. 妊娠期高血糖营养治疗详见临床营养糖尿病的相关章节。

四、糖尿病合并妊娠

（一）诊断

2014年妊娠合并糖尿病诊治指南建议，符合以下2项中任意一项者，可确诊为孕前糖尿病（pre-gestational diabetes mellitus，PGDM）：①妊娠前已确诊为糖尿病的患者；②妊娠前未进行过血糖检查的孕妇，尤其存在糖尿病高危因素者（高危因素包括肥胖、一级亲属患2型糖尿病、GDM史或巨大儿分娩史、多囊卵巢综合征、妊娠早期空腹尿糖反复阳性等），首次产前检查时需明确是否存在糖尿病，妊娠期血糖升高达到以下任何一项标准应诊断为PGDM。

（1）空腹血浆葡萄糖（fasting plasma glucose，FPG）≥7.0mmol/L（126mg/dl）。

（2）75g口服葡萄糖耐量试验（oral glucose tolerance test，OGTT，服糖后2h血糖≥11.1mmol/L（200mg/dl）。

（3）伴有典型的高血糖症状或高血糖危象，同时随机血糖≥11.1mmol/L（200mg/dl）。

（4）糖化血红蛋白（glycohemoglobin，HbAlc）≥6.5%。采用美国国家糖化血红蛋白标准化项目（national glycohemoglobin standardization program，NGSP）/糖尿病控制与并发症试验（diabetes control and complication trial，DCCT）标化的方法，但不推荐妊娠期常规用HbAlc进行糖尿病筛查。

（二）对母儿健康的不良影响

PGDM对母儿不良结局的影响和GDM相似，但总体上较GDM的影响更为严重。除此之外，大量研究还显示妊娠早期血糖过高可导致流产及胎儿发育异常胎儿畸形的发生危险增高。

1. 自然流产　糖尿病患者自然流产发生率可高达15%~30%，流产的发生主要与受孕前后的血糖水平有关，而与流产时的血糖水平关系不大，孕早期糖化血红蛋白大于8.0%或平均血糖大于6.7mmol/L，流产发生率明显增高。

2. 胎儿畸形　胚胎时期因器官处在迅速分化和形态发生阶段，最易受到致畸因子的损伤。糖尿病患者胎儿畸形的发生率是正常妊娠的2~6倍，畸形常为多发畸形，其中心血管及神经系统畸形最常见，是正常妊娠者的5倍。

3. 胎儿生长发育受限（fetal growth restriction，FGR）GDM孕妇病程短，FGR并不常见，GDM对胎儿发育的影响主要是胎儿生长发育过度（巨大儿）和胎儿肺成熟度受累等情况。但PGDM患者,若病程长,容易并发糖尿病微血管病变,其主要特征是血管的基底膜增厚,严重时受累的血管可部分或全部阻塞,引起组织供血不足。糖尿病微血管病变可影响胎盘血液循环,导致FGR,造成胎儿慢性宫内缺氧及酸中毒,发生胎儿宫内窘迫甚至胎死宫内。

(三) 营养治疗及膳食要点

妊娠前糖尿病的膳食管理基本同GDM,见GDM营养治疗章节,但PGDM管理需注意以下几点:

1. 非计划妊娠的糖尿病孕妇,一旦确定妊娠后应考虑停用妊娠期禁忌药物,血管紧张素转换酶抑制剂(angiotensin converting enzyme inhibitor,ACEI)和血管紧张素Ⅱ受体拮抗剂等。如果妊娠前应用ACEI,一旦发现妊娠,应立即停用。产前咨询时应告知患者,妊娠前或妊娠期停用ACEI后蛋白尿可能会明显加重。

2. 糖尿病患者妊娠前和妊娠早期应补充含叶酸的多种维生素。

3. 应用二甲双胍的PGDM患者,需考虑药物的可能益处或不良反应。如果患者愿意,可在医师指导下继续应用。

4. 孕期增重的推荐目前有研究发现给予PGDM患者严格限制体重增长,并未改善妊娠结局,因此目前对PGDM患者孕期增重推荐仍和普通孕妇相同。

5. 连续动态血糖监测(continuous glucosemonitoring system,CGMS)可用于血糖控制不理想的PGDM患者或血糖明显异常而需要加用胰岛素的GDM孕妇。大多数糖尿病孕妇并不需要CGMS,不主张将CGMS作为临床常规监测糖尿病孕妇血糖的手段。

6. 血糖控制目标FBG<5.6mmol/L,餐后2小时5.6~7.1mmol/L,HbA1c<6.0%。

7. 在妊娠中期应用超声对胎儿进行产前筛查妊娠早期血糖未得到控制的孕妇,尤其要注意应用超声检查胎儿中枢神经系统和心脏的发育,有条件者推荐行胎儿超声心动图检查。

对膳食治疗效果不理想者,应及时使用药物治疗。首选胰岛素,最符合生理要求的胰岛素治疗方案为:基础胰岛素联合餐前超短效或短效胰岛素。基础胰岛素的替代作用可持续12~24小时,而餐前胰岛素起效快,持续时间短,有利于控制餐后血糖。应根据血糖监测结果,选择个体化的胰岛素治疗方案。口服降糖药物二甲双胍和格列本脲也逐渐被应用糖尿病孕妇的治疗中,但我国尚缺乏相关研究,且这2种口服降糖药均未纳入我国妊娠期治疗糖尿病的注册适应证。但考虑对于胰岛素用量较大或拒绝应用胰岛素的孕妇,应用上述口服降糖药物的潜在风险远远小于未控制的妊娠期高血糖本身对胎儿的危害,因此,在知情同意的基础上,部分糖尿病孕妇可慎用。

五、妊娠期高血压

(一) 分类及对母儿结局的影响

妊娠期高血压疾病(hypertensive disorder complicating pregnancy,HDCP)是一组严重的围生期疾病,其发病时间为孕20周至产后2周。根据我国《妊娠期高血压疾病诊治指南(2015)》,将HDCP分为:妊娠期高血压、子痫前期(轻度、重度)、子痫、妊娠合并慢性高血压、慢性高血压并发子痫前期。我国HDCP的发病率约为9.4%,国外约为7%~12%,且近几年发病率呈上升趋势。HDCP严重威胁母婴健康,可出现抽搐、水肿、心肾功能衰竭、胎儿生长受限、胎盘早剥,病情严重者可能出现新生儿及孕产妇死亡,HDCP是全球范围内严重威胁母婴健康的疾病,所造成的孕产妇死亡数约占孕产妇死亡总数的10%~16%,是导致孕产妇死亡的第二大原因。

(二) 营养防治

HDCP的发生机制目前仍未阐明,一些研究报道高龄、孕前肥胖、高血压家族史、孕期增重过多、多胎、糖尿病等是HDCP的高危因素。此外,研究显示HDCP与膳食关系密切,膳食调查发现患者能量、蛋白质、碳水化合物摄入量与正常孕妇相近,而总脂肪及饱和脂肪酸摄入量较正常孕妇多,钙、铁、维生素A、维生素B_2的摄入量较少,妊娠高血压综合征与钙的摄入量呈负相关。有研究报道,孕妇豆类、蛋类、奶类食物摄入频次越多,发生HDCP的风险越小。而腌制类食物摄入频次越多者,发生HDCP的风险越大。HDCP患者血锌水平低且存在低蛋白血症,这可能与尿中蛋白质排出量多有关。科学膳食、合理营养,调控膳食结构是对该类疾病营养防治的重点,具体建议如下:

1. 控制总能量　孕期增重过多是妊娠期高血压、子痫前期的危险因素,所以孕期要适当控制食物的量,以便获得的适宜增重。肥胖孕妇易并发高血压,其体重增长要根据个体情况决定,一般中晚期每周增重0.2kg左右。孕前超重、肥胖是妊娠期高血压的高危人群,鼓励超重、肥胖女性孕前减重。一旦确定妊娠,尽早启动体重管理,肥胖孕妇尽量将孕期总增重控制不超过9kg。

2. 适当减少脂肪的摄入量　脂肪占总能量的比例应少于30%,尤其要控制饱和脂肪的摄入,尽量少摄入黄油、肥羊、肥牛、肥鸭、肥鹅等食物。相应增加不饱和脂肪的摄入,即少吃动物性脂肪,以植物油代之。高脂肪含量的肉类如肥肉、肥排骨、烧腊肉及动物的皮也应尽量避免。膳食中的胆固醇每日不超过300mg,动物内脏、蛋黄、鱼子、鱿鱼等食物含胆固醇丰富,尽量减少该类食物摄入。

3. 适当增加优质蛋白质　因患者尿中排出大量蛋白质导致血清蛋白偏低,严重可致胎儿宫内生长受限。鱼类、去皮禽类、脱脂奶类、大豆及制品等含丰富的优质蛋白质,且脂肪含量低,在补充优质蛋白质的同时不会增加饱和脂肪的摄入量,此外鱼类和大豆类还可提供多不饱和脂肪酸调整脂肪的代谢。

4. 适当限制食盐的摄入量　因钠盐过多导致的水钠潴留会增高血压。一般建议患者每天食盐的摄入量应少于6g,酱油应少用,少吃或避免盐腌渍食品如咸菜、咸鱼、咸肉、咸蛋、酱菜等。

5. 充足的维生素、矿物质　有文献报道充足的钙、镁和锌摄入量增加也可使血压降低。牛奶及奶制品含丰富而易吸收的钙质,是补钙的良好食物,以低脂或脱脂的奶制品为宜。豆类、绿叶蔬菜含丰富的镁,海产品如鱼、牡蛎等贝壳类及动物内脏含锌丰富,是补锌的良好来源,而动物内脏含胆固醇高,避免摄入过多。

六、妊娠期病理性高脂血症

为满足胎儿生长发育需要及产后母亲哺乳脂肪储存的需要，妊娠血脂代谢发生变化。据报道正常妊娠时血脂水平从9～13周开始升高，随妊娠进展逐渐上升，31～36周达到高峰，维持高水平至分娩，于产后24小时明显下降，4～6周后恢复正常水平。也有文献显示，早期血脂改变不明显，孕晚期血浆TC可增高50%，TG可升高2～3倍。妊娠晚期胎儿的生长和对必需脂肪酸的需求大量增加，脂肪分解造成的母体高脂血症可以满足这种需求，妊娠期高血脂状态可能是妊娠期激素作用下营养代谢生理适应性变化的结果。关于妊娠期高脂血症，迄今尚无明确的定义及诊断标准。有临床上观察到，当空腹血浆TG>11.4mmol/L时，增加了高脂性胰腺炎的危险，故有学者建议将空腹血浆TG>11.4mmol/L，定义为妊娠期病理性高甘油三酯血症。

（一）对母儿健康的影响

妊娠期生理性血脂升高时满足母儿营养需求及产后泌乳的重要保障，但妊娠期血脂异常升高对母儿健康均可造成不良影响。研究显示妊娠期病理性高脂血症可增加母体发生妊娠期糖尿病、子痫前期、妊娠期高脂性胰腺炎的危险，且产后发生心血管疾病的危险亦显著增高。同时高脂血症也增加了早产、巨大儿及小于胎龄儿的发生危险。妊娠期严重高TG血症诱发高脂性胰腺炎，可危及母儿生命，文献报道，高脂性胰腺炎75%发生在孕中、晚期，母儿死亡率可分别高达7.5%～21.0%、19.0%～20.0%。其发生机制可能与TG产生过量的游离脂肪酸（FFA）有关，FFA可对毛细血管和腺泡细胞具有高度毒性。此外，血液黏稠度增加和游离的血中脂肪颗粒均可引起静脉血管栓塞导致胰腺微循环障碍，如胰腺小动脉和微循环的急性脂肪栓塞，而成为急性胰腺炎的诱发因素。

（二）高危因素

对妊娠期严重高TG血症高危人群进行早期识别，并进行积极干预对获得较好的妊娠结局是非常必要的。对有以下因素的孕妇应该在妊娠早期进行高TG的筛查：胰腺炎史；有过使用雌激素后腹痛发作史；高脂血症家族史；孕前高TG血症史；提示高TG血症体征：暴发性皮肤黄色瘤样病变；视网膜脂血症；肝脾肿大；或仅有实验室检查提示乳糜血。

（三）膳食营养治疗

孕期积极防止孕妇从正常的高脂血症状态发展为病理性高脂血症，以及对发现的病理性高脂血及时治疗是保证母婴健康的重要措施。妊娠期病理性高脂血症的膳食治疗的基本原则同一般非孕期高脂血症。

七、妊娠相关的其他健康问题

（一）少女妊娠

1. 对母儿健康的不良影响　少女妊娠使孕妇及新生儿面临的风险都大大增加，是造成全球15～19岁孕妇及新生儿死亡的重要原因，孕妇的年纪越小，新生儿死亡的风险越大。此外妊娠期高血压、贫血、早产、低出生体重儿以及新生儿死亡等发生危险也相应增高，同时也会造成子代远期的健康问题。在社会层面，少女妊娠还会造成心理和经济上的负面影响。许多妊娠的少女未能完成学业，拥有的技能少、就业困难。世界卫生组织与联合国人口基金为预防少女妊娠，于2011年发布了预防早孕和减少不良生育结果的指南。

2. 膳食营养建议　青春期是身体快速生长发育的时期，需要大量的营养，同时孕期额外的能量和营养需求，增加了妊娠少女的营养风险。针对该类人群营养方面容易出现的问题，膳食营养建议如下：

（1）保证足够的能量摄入：妊娠期少女需要保证充足的能量和营养素，根据孕前BMI，保证孕期足够的总增重及增重速率。充足的能量摄入是妊娠少女的营养重点。如果能量不足，蛋白质、维生素和矿物质的利用率会降低。孕中晚期每天额外的能量需求分别为300kcal和450kcal，而对于14岁及以下的少女中每天增加的能量约为500kcal。

（2）鼓励适当增加富含蛋白质的食物：孕中期每天蛋白质需求增加，建议摄入更多天然食物来源的蛋白质，如奶制品、肉类和鱼虾等，2/3的蛋白质来自优质蛋白质，例如鸡蛋、牛奶、肉类或其他动物性食物来源，富含维生素和矿物质，可以作为均衡饮食的一部分。

（3）预防贫血：缺铁是少女妊娠最常见的问题，铁的需求在青春期增加，同时孕期血容量扩张，铁的需求进一步增加。成人孕妇孕中晚期的推荐摄入量为每天24～29mg，青春期贫血的少女需要更多的铁，建议妊娠少女每天多食用富含铁的动物源食物，如瘦肉、禽肉、鱼等，其中的铁更容易被吸收。植物来源的铁吸收率差，但可以通过与维生素C、肉类、鱼类和家禽搭配，来提高吸收率。如果出现缺铁性贫血，铁补充剂通常需要增加到每天120mg，直到贫血得到改善。

（4）适当增加含钙丰富的食物摄入：钙是妊娠少女需要关注的另一种营养素。青春期少女由于骨骼生长，对钙的需要量较高，钙的推荐摄入量为每天1000mg，孕期在维持自身骨量的基础上，对钙的需要量更高。建议每天摄入充足的乳制品和强化钙食品，IOM建议妊娠少女每天服用钙补充剂含元素钙600mg，同时注意多晒太阳。

（5）保证足够叶酸的摄入：叶酸是核酸合成所必需的营养素，有助于妊娠少女和胎儿组织的生长，以及红细胞的形成。妊娠期叶酸的推荐摄入量为每天600μg。膳食中叶酸的天然食物来源是肝脏、豆类、绿叶蔬菜和柑橘类水果等。营养补充剂中的叶酸吸收率为天然食物的1.5倍。叶酸的补充一般从孕前开始，但对少女而言，绝大多数妊娠属于意外妊娠，确定妊娠时基本已过了神经管的分化阶段，仍需每天额外补充400μg叶酸，以预防孕期巨细胞贫血、妊娠期高血压等疾病发生危险。

（6）定期营养监测和随访：建议整个孕期对每个妊娠少女的营养状况进行多次评估和监测。

（二）吸烟、饮酒对妊娠的影响

烟草和酒精对胎儿发育的各个阶段都有严重的毒性作用。烟草中的尼古丁、氢氰酸、一氧化碳和焦油等有害物质，随着烟雾进入孕妇体内，不仅会使遗传基因结构发生变化，还会降低孕妇体内氧含量，导致胎儿缺氧，从而影响生长发育，甚至引起畸形、流产、死胎等严重后果。当烟雾中的有毒物质进入胎儿体内时，可能造成肝脏、肾脏和心脏等内脏器官的损害，例如有毒物质氰化物，可导致胎儿大脑和心脏发育不全、腭裂、唇裂、智力低下等先天缺陷。先天出生缺陷的风险，在孕期吸烟的孕妇中比不吸烟的孕妇高出2.5倍。即使孕妇不主动吸烟，被动吸入二手烟同样会造成孕妇和胎儿的健康损伤。

酒精可以透过胎盘，进入到胎儿的血液循环中，胎儿体内缺少代谢酒精的酶，所以酒精会干扰胎儿的正常发育而出现出生缺陷，孕妇饮酒还可能出现早产、流产和胎儿畸形，每周喝4~5杯葡萄酒即会损害胎儿的脑神经，导致儿童期智力低下。另外，孕妇饮酒会使胎儿患酒精中毒综合征，中毒的胎儿出现中枢神经系统发育异常、智力低下、体重低下、心脏及四肢等全身多处畸形。

由此可见吸烟、饮酒对妊娠的不良影响非常大，有吸烟饮酒习惯的妇女，建议在孕前、孕期忌烟禁酒，并且远离吸烟环境，避免二手烟，尽量避免长期处于不通风和人群聚集的环境中。

（三）咖啡和浓茶对妊娠的影响

咖啡因是一种兴奋剂和利尿剂，可以通过胎盘，增加孕妇和胎儿体内的儿茶酚胺水平，在胎儿血中存留的时间比母体长。不仅存在于咖啡中，浓茶和一些巧克力中也含有咖啡因。

1. 高剂量的咖啡因可能增加流产危险。咖啡因不会减少胎盘血流量或胎儿携氧量，所以适度的咖啡因摄入量（每天少于200mg）可能不会导致流产或早产，但是高剂量的咖啡因可能会对胎儿造成不良影响。有研究发现，每天摄入200mg以上咖啡因的孕妇流产率是不摄入咖啡因的孕妇的2倍。所以孕妇应该限制咖啡因摄入量每天低于200mg，相当于不超过一杯350ml的普通咖啡。

2. 咖啡因会增加孕妇的血压和心率，也会增加排尿的频率，导致体内水分减少并可能导致脱水。孕晚期，咖啡因让胎儿处于兴奋状态，影响孕妇和胎儿的睡眠模式。虽然咖啡因摄入量与胎儿生长受限的关系仍不明确，但是美国儿科协会仍然建议在孕期和哺乳期间都尽量避免摄入过多咖啡因。

3. 浓茶中除含有咖啡因外，还含有大量鞣酸，它会妨碍肠黏膜对营养元素的吸收，大大减低膳食中铁的吸收率，导致贫血的发生。

4. 浓茶中所含的咖啡碱浓度高达10%，产生兴奋作用而引起孕妇失眠，影响胎儿正常睡眠。还会增加孕妇的排尿量和心跳次数，加重孕妇的心、肾负担。

（四）孕期便秘

便秘是孕期常见的问题，孕期约有38%的孕妇面临不同程度的便秘困扰。便秘可发展成痔疮或肛裂，反复出血导致贫血。长时间便秘出现腹痛和腹胀，影响孕妇情绪，严重者导致肠梗阻，危及母婴安危。如果排便时过度用力可能引起子宫收缩，严重者有可能导致早产和流产。有些便秘孕妇在分娩时，肠道中积累的粪便妨碍胎儿下降，会延长产程或出现难产。

1. 孕期便秘的常见原因主要分为生理、膳食、运动和心理这几类原因。

（1）激素变化：孕期激素的改变孕期胃肠蠕动变慢，此时食物在大肠中停留的时间延长，大肠对水分的吸收增加，就会出现排便不畅。再加上孕中晚期胀大的子宫压迫直肠，也会使胃肠蠕动频率变慢，同时腹肌的力量减弱也造成排便困难。

（2）膳食因素：主要由于高蛋白或精细食物为主，纤维摄入不足。一些孕妇喝水量不充足，或由于呕吐导致水分丢失，食物残渣体积就会变得小而且干，大便会滞留在大肠中难以排出。另外，孕期服用的复合维生素营养补充剂通常含铁、钙，以及单独补充的铁剂或钙片等营养补充剂，都有可能会导致便秘。也有孕妇饮食作息不规律，会影响肠道规律蠕动，形成便秘。

（3）缺乏运动：一些孕妇在整个孕期不喜欢运动，久坐或卧床时间较长。有些则由于有先兆流产等原因不得不减少运动。

（4）心理因素：有些孕妇在孕期出现焦虑、紧张等精神压力，睡眠质量差，也是造成在职工作的孕妇容易便秘的因素之一。

2. 孕期便秘的防治措施

（1）要增加富含膳食纤维的食物摄入：未脱壳的粗粮，如杂豆饭或杂豆粥，多吃蔬菜、水果和未加工的豆类等。膳食纤维可以促进胃肠蠕动，在肠道中吸收水分，松软大便，利于排便。

（2）要养成补充水分的习惯：每天要饮用8杯水或以上，及时补水而不是等口渴再喝。晨起空腹喝一杯白开水或柠檬水，有助于刺激肠道蠕动，防治便秘。

（3）要适量增加含益生菌的食物：比如含双歧杆菌能促进肠道蠕动和帮助消化吸收。

（4）注意少吃辛辣刺激的食物，并减少碳酸饮料。

（5）适当运动：建议孕妇在没有特殊产科指征的情况下，避免久坐、久卧和长时间站立，经常进行中等强度的运动，如快走或游泳等，能促进消化和排便。

（6）养成按时排便的习惯：可在晨起或早餐后，切记不要忍便不排，否则大便在肠道滞留会变干难排，也会影响食欲。同时保证充足的睡眠，保持愉快的心情，减少焦虑和紧张情绪。

3. 药物治疗　如果经过上述调整后，孕妇仍然存在便秘的情况，可以使用渗透性的泻药，如乳果糖等；或者益气润肠的药物，如麻仁润肠丸等，以利于大便排出；或者及时到医院就诊，尽快缓解孕期便秘的症状。

（杨年红　李光辉　苏宜香）

参考文献

1. 中国营养学会. 中国居民膳食营养素参考摄入量. 北京：中国轻工业出版社，2000.
2. 苏宜香. 儿童营养及相关疾病. 北京：人民卫生出版社，2016.
3. Judithe E. Brown. Nutrition through the life cycle 4th edition. Cengage Learning，2011.
4. Chen R，Li Q，Cui W，et al. Maternal Iodine Insufficiency and Excess Are Associated with Adverse Effects on Fetal Growth：A Prospective Cohort Study in Wuhan，China. Journal of Nutrition，2018，148(11)：

1814-1820.

5. Fraser A, Tilling K, Macdonald-Wallis C, et al. Association of maternal weight gain in pregnancy with offspring obesity and metabolic and vascular traits in childhood. Circulation, 2010, 12(23): 2557-2564.
6. Oken E, Taveras EM, Kleinman KP, et al. Gestational weight gain and child adiposity at age 3 years. American Journal of Obstetrics and Gynecology, 2007, 196(4): 322. e1-e8.
7. 钟春蓉,陈仁娟,周雪贞,等. 中国城区妇女孕期增重适宜值研究. 卫生研究,2019,48(2):193-199.
8. 张彩霞,黄武卿,徐铭,等. 妇女孕期体重增加值及其变化的前瞻性研究. 卫生研究,2018,47(4):662-665.
9. Institute of Medicine (US) and National Research Council (US) Committee to Reexamine IOM Pregnancy Weight Guidelines. Weight Gain During Pregnancy: Reexamining the Guidelines. Washington (DC): National Academies Press (US), 2009.
10. Casanueva E, Viteri F E. Iron and oxidative stress in pregnancy [J]. The Journal of nutrition, 2003, 133(5): 1700S-1708S.
11. 中华医学会妇产科分会产科学组. 妊娠剧吐的诊断及临床处理专家共识(2015). 中华妇产科杂志,2015,50(11):801-804.
12. 中国儿童、孕妇、育龄妇女铁缺乏症流行病学调查协作组. 中国孕妇、育龄妇女铁缺乏症患病率调查. 中华血液学杂志,2004(11):16-20.
13. 中华医学会围产医学分会. 妊娠期铁缺乏和缺铁性贫血诊治指南. 中华围产医学杂志,2014,17(07):451-453.
14. 杨慧霞,徐先明,王子莲,等. 妊娠合并糖尿病诊治指南(2014). 糖尿病天地(临床),2014,11:489-498.
15. 杨慧霞. 妊娠合并糖尿病-临床实践指南. 第2版. 北京:人民卫生出版社,2013.
16. American Diabetes Association. Management of Diabetes in Pregnancy: Standards of Medical Care in Diabetes -2018. Diabetes Care, 2018, 41(Suppl. 1): S137-S143.
17. Viana LV, Gross JL, Azevedo MJ. Dietary intervention in patients with gestational diabetes mellitus: a systematic review and meta-analysis of randomized clinical trials on maternal and newborn outcomes. Diabetes Care, 2014, 37(12): 3345-3355.
18. 中华医学会妇产科学分会妊娠期高血压疾病学组. 妊娠期高血压疾病诊治指南(2015). 中华围产医学杂志,2016,19:161-169.
19. Wong B, Ooi TC, Keely E. Severe gestational hypertriglyceridemia: A practical approach for clinicians. Obstetric Medicine, 2015, 8(4): 158-167.
20. Goldberg AS, Hegele RA. Severe hypertriglyceridemia in pregnancy. Journal of Clinical Endocrinology and Metabolism, 2012, 97(8): 2589-2596.
21. Lederman S A. Nutritional support for the pregnant adolescent. Annals of the New York Academy of Sciences, 2010, 817(1): 304-312.
22. 中国营养学会膳食指南修订专家委员会妇幼人群膳食指南修订专家工作组. 孕期妇女膳食指南. 中华围产医学杂志,2016,19(9):641-648.
23. Pfinder M, Kunst AE, Feldmann R, et al. Preterm birth and small for gestational age in relation to alcohol consumption during pregnancy: stronger associations among vulnerable women? Results from two large Western-European studies. BMC Pregnancy and Childbirth, 2013, 13(1): 49.
24. American College of Obstetricians and Gynecologists. ACOC Committee Opinion No. 462: Moderate caffeine consumption during pregnancy. Obstetrics and Gynecology, 2010, 116(2): 467-468.
25. Weng X, Odouli R, Li D K. Maternal caffeine consumption during pregnancy and the risk of miscarriage: a prospective cohort study [J]. American journal of obstetrics and gynecology, 2008, 198(3): 279-e1.
26. Laraia BA, Siega-RizAM, Gundersen C. Household Food Insecurity Is Associated with Self-Reported Pregravid Weight Status, Gestational Weight Gain, and Pregnancy Complications. Journal of the American Dietetic Association, 2010, 110(5): 692-701.
27. Rungsiprakarn P, Laopaiboon M, Sangkomkamhang US, et al. Interventions for treating constipation in pregnancy. Cochrane Database of Systematic Reviews, 2015, 9(9): CD011448.
28. 张为远. 中华围产医学. 北京:人民卫生出版社,2012.

第三章
乳母营养

哺乳期(breastfeeding period)是指分娩后开始泌乳直至断乳这段时间。WHO 推荐母乳喂养至婴幼儿 2 岁或更久,因此哺乳期可长达 2 年或更长。哺乳期包括产褥期(puerperium)及后续母乳喂养的时间段,是母体用乳汁哺育新生子代使其获得最佳生长发育,并奠定一生健康基础的阶段。分泌乳汁是哺乳期妇女最主要的生理特征。乳母合理营养不仅有助于自身器官和系统功能的恢复,也通过影响母乳质量、喂养情绪、婴儿喂养方式与喂养行为、顺应照护、情感支持、发展刺激等,进一步促进婴幼儿早期发展,甚至修正孕期宫内环境不良对子代发育的影响,为儿童期乃至成人期健康与疾病奠定良好的发育起源。本章介绍了乳母的生理特点及代谢改变、泌乳生理和影响乳汁分泌的因素、促进乳汁分泌和乳母健康的合理营养和膳食实践,为婴幼儿快速生长发育提供物质基础,以及婴幼儿离开母体在自然环境健康成长提供最佳保护。

第一节 哺乳期生理和代谢特点

女性为适应哺乳期泌乳需求,并恢复孕期及分娩应激过程中的机体变化和损伤,在产褥期和后续的哺乳期中,其机体会发生一系列生理和代谢变化,营养需要也随之改变。

一、内分泌及生殖系统

(一) 内分泌系统

产后雌激素和孕激素水平迅速下降,至产后 1 周左右降到未孕水平。两种激素的降低同时解除了对催乳素的抑制作用,后者使得乳腺细胞启动泌乳;加上新生儿吮吸的刺激,下丘脑促性腺激素释放激素和垂体黄体生成素的释放受到抑制,致排卵和月经恢复延迟,减少月经所致铁的丢失,以尽快恢复血红蛋白至正常水平。

此外,哺乳过程中分泌的催产素,可作用于乳腺平滑肌细胞,使其收缩排出乳汁,另一方面可以促进子宫内膜平滑肌的收缩,有利于子宫复原。

(二) 生殖系统

产褥期子宫变化最明显,在胎盘娩出后,子宫逐渐恢复至未孕状态的全过程称为子宫复旧,一般需 6 周左右。哺乳过程中婴儿吮吸乳头刺激母体垂体分泌催产素,引起子宫收缩,促进子宫恢复到妊娠前大小。

分娩致阴道壁松弛,肌张力低下,阴道腔扩张。产褥期阴道壁肌张力逐渐恢复,阴道腔也逐渐缩小。产后约 3 周重新出现黏膜皱襞。盆底组织及筋膜因分娩而过度伸展,弹性减弱,并常伴有肌纤维部分撕裂。在哺乳期间,盆底组织水肿逐渐消失,组织肌张力逐渐恢复。产褥期由于生殖系统各器官功能处于恢复阶段,易受病原体入侵,应注意清洁卫生,以避免产褥期感染。

二、循环及其他系统

(一) 循环系统

在胎盘娩出后,子宫胎盘血循环终止,加上子宫收缩和逐步复原,大量血液从子宫进入体循环,以及妊娠期潴留的组织间液回吸收,导致产后 72 小时内循环血量增加 15%~25%,心脏负荷加重,应避免液体的过量摄入。产后 2~3 周血容量渐恢复至未孕状态。

分娩时出血可导致血红蛋白水平降低,产后 1 周左右血红蛋白水平回升。

产褥早期血液处于高凝状态,以便于胎盘剥离创面形成血栓,减少产后出血量。血纤维蛋白原、凝血酶、凝血酶原于产后 2~4 周内降至正常。

(二) 其他系统

1. 消化系统　妊娠期在孕激素作用下胃肠蠕动及肌张力均减弱,胃酸分泌量减少,产后 1~2 周逐渐恢复。随着胎儿娩出和子宫收缩变小,对胃肠的挤压解除,产妇常感到饥饿,食欲增大,但消化功能需产后数日恢复,为此,产后初期应进食清淡、稀软、易消化的食物,待食欲和胃功能恢复后再正常膳食。

2. 泌尿系统　妊娠期体内潴留多余的体液及产后子宫收缩大量血液涌入体循环,致产后 1 周尿量增多,排汗也增多。此外,哺乳期泌尿系统对营养素代谢的适应性改变主要是尿钙排出的减少,以维持乳汁中钙水平的相对稳定。

第二节 乳腺结构及乳汁分泌的调节

成年女性的乳腺为半球型的复管状腺体,是女性泌乳的器官和组织基础。乳汁分泌(milk secretion)是在神经内分泌系统共同作用下完成的。分娩后母亲激素水平的改变启动泌乳,婴儿啼哭声及吸吮乳头(乳晕)等可刺激催乳素、催产素、促肾上腺皮质激素等分泌增加,促进泌乳和乳汁排出。本节将主要介绍乳腺的发育及结构、泌乳启动和乳汁分泌调节等内容。

一、乳腺的结构

(一) 乳腺的发育

尽管新生儿期乳腺上皮细胞已有增生,但在整个婴幼儿及儿童早期,乳腺的发育相对缓慢。随着青春期的到来,在雌激素、孕激素、黄体生成素、卵泡雌激素和生长激素的作用下，乳腺腺泡增加，一级和二级腺管生长分支加多并形成更多的腺叶。到孕期在雌激素、催乳素和肾上腺皮质激素的作用下，乳腺进一步生长和发育。单侧乳房在未哺乳时平均重量为150~200g，在哺乳期增加到400~500g。孕期乳房中脂肪沉积增加，随着正常哺乳，乳房在孕期储存的脂肪逐渐消耗，乳房恢复至原来的状态。研究显示，乳腺脂肪量与泌乳量、乳汁储存量之间无明显相关性，即乳房的大小并不影响泌乳量。

（二）乳腺的结构

成年女性的乳房通常为两个对称性的半球型腺体，为皮肤的附属腺，是复管状腺体。成年女性的乳腺（mammary gland）纵向分布于第2~6肋的潜表面，水平方向多见于胸骨外缘与腋中线，如图4-3-1所示。由于遗传背景差异，不同女性乳房的颜色、大小、形状、位置和乳腺腺叶的大小可能不同，左右乳房之间的腺叶，甚至同一乳房内腺叶大小也可能不同。左右乳房也可呈不对称状，左侧乳房较右侧乳房大。

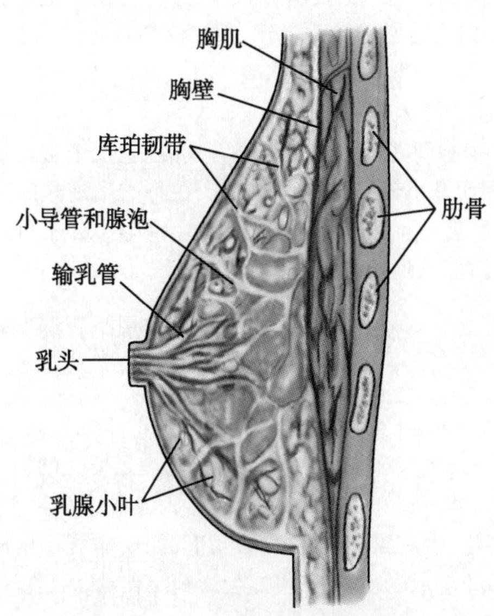

图4-3-1　乳房解剖结构的矢状面

乳头位于乳腺中央偏下，乳晕为乳头周围与乳头具有相似着色的圆形区域，乳晕皮脂腺和汗腺在乳晕表面构成小的隆起。输乳孔开口于乳头，向内延伸为输乳管，在乳头深处先狭窄，再膨大为乳窦。乳房有密集的神经分支集中在乳头，婴儿吸吮可使特别敏感的乳头传递信息到下丘脑和垂体，进而启动泌乳和排乳反射，是泌乳过程的原动力之一。乳头周围有稍微隆起的乳晕，内含可见的腺体出口，为蒙哥马利腺（montgomery gland），可分泌黏液，为婴儿的吸吮起润滑作用，并保护乳头。此外黏液的特殊气味和乳晕的色素沉着均有助于吸引新生儿趋向乳头觅食，称为根基反射或觅食反射。

乳腺小叶是构成乳腺的基本单元，以乳头为中心呈放射状分布。数个分支状的乳腺小叶组成乳腺叶。单侧乳房通常由15~20个乳腺叶组成，每个乳腺叶由20~40个乳腺小叶构成。乳腺小叶是由乳腺腺泡和乳腺小叶导管组成。腺泡是乳腺的分泌部，内层由分泌型上皮细胞构成，该上皮细胞高度分化成为具有生物合成和分泌功能的细胞，细胞中含有大量的线粒体、粗面内质网和高尔基体。细胞之间的紧密联结防止细胞外液与乳汁之间进行物质交换。肌上皮细胞环绕上皮细胞基底部，肌上皮细胞收缩将乳汁排出。小叶导管合成输乳管。小叶导管最终通道为终末导管。导管之间彼此相邻但互不相通。

在乳房组织中，腺体所占比例较小，主要为脂肪组织和结缔组织。脂肪组织主要位于皮下，但不形成完整的囊，乳头和乳晕的皮下均无脂肪组织，小叶内无脂肪组织。包裹于乳腺腺体周围的脂肪组织称之为乳腺脂肪体。脂肪组织含量个体间差异较大，与年龄、营养状况和生育状况相关。

二、乳汁分泌的调节

乳汁的分泌受神经和内分泌系统的共同调节。

（一）泌乳启动

孕前乳腺具有简单的树状导管结构。怀孕后在激素作用下乳腺上皮细胞的结构和功能发生一系列的改变，分化成具有分泌功能的细胞，为泌乳做准备。泌乳（lactation）可分为泌乳启动和泌乳活跃两个阶段。泌乳启动从孕中期开始，乳腺细胞分化成具有分泌功能的细胞，细胞中脂肪滴增加，可分泌部分营养素，孕晚期血浆中可以检测到乳糖和乳白蛋白等成分。尽管孕期催乳素浓度增高，致孕35周达到高峰，由于高浓度雌激素对乳汁分泌的抑制，乳汁分泌并未开始。

随着胎儿和胎盘娩出后，母体血液雌激素及黄体酮浓度迅速下降，而催乳素上升；同时，通过婴儿反复吸吮乳头和乳晕，刺激神经通路传至腺垂体，促进催乳素分泌，并经血液达到乳房，促使乳腺细胞分泌乳汁，进入泌乳活跃阶段。多数乳母在产后72小时内进入泌乳活跃阶段，俗称"下奶"。如果乳母在产后3天之后才进入泌乳活跃阶段，称之为下奶延迟。母亲超重肥胖、剖宫产、糖尿病、多囊卵巢综合征、分娩过程中补液过多以及母婴分离等，均可能与下奶延迟有关。

（二）乳汁分泌的激素调控

随着泌乳进入活跃阶段，乳汁中多种成分（如乳糖、酪蛋白、钙、镁、钾、磷等）浓度同时上升。这些成分的分泌机制各不相同，但可能存在相同的调节机制。

血浆中高水平的催乳素（prolactin）是泌乳的关键激素。非孕女性催乳素水平仅10~20ng/ml，分娩时可达到200~400ng/ml，致产后10天催乳素水平为90ng/ml，随着泌乳时间延长催乳素水平逐渐降低。血浆催乳素水平存在明显的昼夜节律，夜间催乳素分泌量高于白天。母亲吸烟、抑郁可抑制催乳素分泌。催乳素与乳腺上皮细胞催乳素受体结合，促进乳腺上皮细胞的存活和乳汁中大分子成分的合成，进而影响泌乳及乳成分。催乳素还可通过调节离子转运来调节渗透压。此外，甲状旁腺素通过动用母亲骨钙作为钙源，来维持乳汁钙含量稳定。当乳汁分泌量超过婴儿摄入量时，乳腺上皮细胞合成分泌5-羟色胺，减少乳汁分泌和抑制合成乳蛋白的基因表达。下丘脑分泌的催乳素抑制因子可以抑制催乳素的分泌。

坚持每日哺乳或吸空乳房，可维持泌乳功能。婴儿吸吮的次数越多，乳房产生的乳汁越多。每次吸吮可刺激腺垂体分泌催乳素，使催乳素水平加倍，催乳素变化持续时间为45分钟左右。母亲焦虑、乳汁未完全排空引起的乳房肿胀，会影响乳汁分泌。

（三）乳汁排出

婴儿吸吮乳头，特别是乳晕可刺激乳头神经，通过感觉神经末梢传入中枢神经系统，从而刺激神经垂体分泌催产素（oxytocic hormone），从刺激（吸吮）乳头到催产素的产生过程，称为排乳反射。催产素以脉冲方式分泌，通过血流到达乳腺，作用于乳腺腺泡和乳腺导管周围的平滑肌细胞，使其收缩将腺泡内的乳汁压向导管，到达乳窦，引起射乳。

婴儿啼哭声或视觉刺激，以及与婴儿的肌肤接触均可刺激乳母催乳素、催产素、促肾上腺皮质激素等分泌增加，促进泌乳和乳汁排出（或射乳）。但母亲的心理压力、疼痛等可减少催产素的分泌。纯母乳喂养母亲的催产素较配方奶喂养水平高。随着泌乳时间延长，催产素水平持续升高，见图4-3-2。

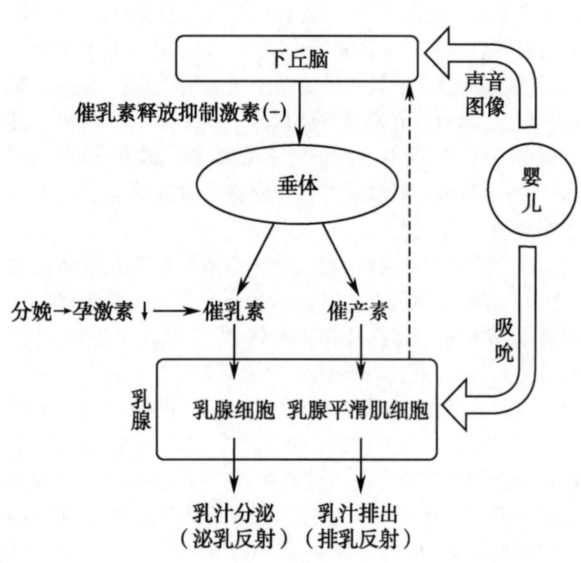

图4-3-2 乳汁分泌的神经激素调控

三、乳汁成分的分泌方式

乳汁中的营养成分和其他生物活性物质通常采用5种方式由上皮细胞进入乳腺腺泡腔。内源性合成物质包括人乳中多数蛋白质、寡糖、乳糖、矿物质如钙和磷通过胞吐方式分泌到腺泡腔，脂类物质和脂类结合蛋白质是通过乳腺细胞特有的出胞方式分泌入腺泡腔，来源于血清和基质细胞的大分子物质包括免疫球蛋白、血清白蛋白、转铁蛋白、内分泌激素如胰岛素、催乳素、胰岛素类生长因子、免疫球蛋白A、细胞因子、脂蛋白脂酶等通过跨细胞转运方式分泌到腺泡腔，离子和小分子物质如葡萄糖、氨基酸和水通过跨膜转运方式由基底膜进入上皮细胞，然后由顶膜分泌入腺泡腔。血清中的一些成分可通过细胞间隙进入腺泡腔。

1. 胞吐 蛋白质、寡糖、乳糖和柠檬酸等在高尔基体内装配成分泌颗粒，与上皮细胞顶膜融合然后将内容物排出到腺泡腔。在高尔基体内，二磷酸尿苷半乳糖和葡萄糖在β-半乳糖苷酶催化下合成乳糖，α-乳白蛋白为β-半乳糖苷酶的辅因子。高浓度的乳糖促进水分流向乳腺腺泡腔。酪蛋白磷酸化后结合钙离子形成成熟的酪蛋白微粒，这种蛋白质、钙和磷的复合物为骨骼生长提供了必需的营养素。

2. 顶端分泌 乳腺是脂质合成最旺盛的器官之一。按照每日分泌800ml乳汁和乳汁中脂肪含量约为4%来计算，每日脂肪合成量为32g。至6月龄需合成大约6kg脂肪。先由内源性途径合成脂肪酸，与血浆中的脂肪酸一起，与蛋白质（脂肪酸结合蛋白或脂酰辅酶A结合蛋白）结合进入内质网合成甘油三酯，然后以蛋白质包裹的方式进入胞浆。脂肪滴通过顶端分泌方式分泌到腺泡，这种细胞膜包裹的脂肪滴称之为乳脂肪球。

3. 跨细胞转运 蛋白质和其他大分子通过跨细胞转运方式进入腺泡腔。例如在母亲体内合成的IgA，通过与基底膜的IgA受体结合形成IgA-IgA受体复合物进入腺上皮细胞，然后转移到细胞顶端分泌出腺上皮细胞。其他的蛋白质、激素和生长因子也利用相似的途径分泌到腺泡腔。

4. 跨膜转运 钠、钾和氯是通过腺上皮细胞基底膜和顶膜的转运蛋白来转运，但钙、磷和碘的转运仅限于基底膜的转运蛋白。葡萄糖和氨基酸从基底膜的转运均通过各自的转运蛋白进入腺上皮细胞。

5. 细胞间转运 在正常泌乳期，腺上皮细胞之间紧密连接，即使是小分子也无法通过。在特殊生理或病理状态下如泌乳启动阶段、患乳腺炎时，钠、钾等小分子可通过细胞间缝隙漏入到腺泡腔。

第三节 乳汁分泌的影响因素

母乳（breast milk）是成分相对稳定的生物性液体，大多数情况下母乳量和乳汁成分能够弹性满足婴儿的需求。营养和健康状况良好的乳母，其膳食摄入通常并不会明显影响乳汁分泌。但在某些特殊的情况下，如母体营养素储备不足、摄入不够或者耗竭，则可能会影响泌乳量以及乳汁成分。

一、影响泌乳量的因素

通常产后7天内分泌的黄色乳汁为初乳，产后第1天乳量约为50ml，第2天为100ml，第5天达到500ml左右；大约14天以后分泌的乳汁为成熟乳，产后1个月时泌乳量为650ml左右，3个月时达750~800ml。随着婴儿满6月龄后开始引入辅食，吸吮减少，导致泌乳量逐渐下降，在婴儿6~12月龄间减少到600ml以下。影响泌乳量的因素主要包括婴儿和乳母两个方面，此外家庭和社会环境等也可能产生一定的作用。

（一）婴儿因素

1. 吸吮和喂养行为 如前所述，婴儿吸吮（sucking）是母亲泌乳反射和排乳反射的启动因素。新生儿出生后的10~30分钟内吸吮反射能力最强，因此在产后30分钟内应尽早让新生儿吸吮乳头及乳晕，以顺应神经和内分泌系统对乳汁分泌的调节，是乳母及其家庭成员必需具有的喂养态度和行为。此时过早添加其他食物（糖水、配方奶等）可明显降低新生儿对乳头的吸吮，是母乳喂养成功的最大负面影响因素。

一旦泌乳启动，其分泌量主要受婴儿需要量调节，婴儿吸吮强度和频率反映出其对乳汁的需要，是影响泌乳量的第一要素。研究显示母乳合成速度为 17～33ml/h，随着母乳喂养次数增加，母乳分泌量随之增加；而过早摄入其他食物（如糖水、配方奶等）将会使婴儿产生一定程度的饱腹感，吸吮强度及频率降低，使泌乳量逐渐减少。

由于泌乳量的测定和评价缺乏科学可行指标，而且泌乳量是以满足婴儿需求为目标，个体间差异较大，因此既往研究很少以泌乳量作为结局指标的考察，多以母乳喂养率或持续时间等作为评价泌乳量的间接指标。对 0～6 月龄婴儿喂养方式的 Meta 分析（纳入 9 项随机对照试验研究）结果显示，与纯母乳喂养儿相比，出生后几天内给予配方奶的婴儿在 4 周、8 周、12 周、16 周、20 周龄时的母乳喂养率明显较低，其中 12 周龄时母乳喂养率下降 32%（RR = 0.68，95% CI：0.53～0.87）。此外，乳房的排空也是影响泌乳量的重要因素，乳房排空不完全通过 5-羟色胺负反馈抑制乳汁的分泌。

2. 母婴接触　新生儿应尽早（<1 小时）与母亲进行肌肤接触，这也是促进泌乳的重要因素。纳入 14 项随机对照试验研究的 Cochrane 系统评价（2016 年）结果显示，与对照组相比，生后早接触的新生儿在 1～4 月龄时母乳喂养率更高（RR = 1.24，95%CI：1.07～1.431）。

（二）乳母因素

1. 社会人口学特征　乳母年龄、居住地、受教育水平和经济状况等对母乳喂养有一定影响。纳入 7 项队列研究和 12 项横断面研究的系统综述（2016 年）结果显示，母乳喂养持续时间（≥12 个月）受多因素影响，其有利因素依序为：父母为直接看护人、母亲不吸烟、婴儿和（或）父母为移民或外籍、居住在城市地区、母亲年龄较大、母亲已婚、母亲受教育水平较高等。

2. 妊娠和分娩　妊娠过程和分娩方式亦影响乳汁分泌。研究显示，母亲孕期胰岛素抵抗、婴儿出生体重较大等均可能与泌乳延迟有关。一项针对肯尼亚农村乳母的研究结果显示，孕晚期体重较高的乳母比体重较低的乳母乳汁分泌量要高。此外，孕期脂肪储备也影响产后乳汁分泌。多项研究表明，与自然分娩相比，剖宫产者泌乳开始时间推迟和泌乳量减少。

3. 膳食营养状况　母亲膳食营养状况是影响泌乳的重要因素。营养状况良好的母亲，产后 6 个月内的泌乳量与婴儿的需求相适应，其膳食不会明显影响乳汁分泌量。但如果乳母在孕期和哺乳期的蛋白质与能量处于严重缺乏状态，则其营养状况就会影响乳汁分泌量。动物实验结果显示限制动物摄取饲料可降低乳汁分泌量；而人群研究表明乳母的能量摄入与泌乳量无明显关联。与发达国家相比，发展中国家乳母的能量摄入偏低，但是产后 3 个月内两者的泌乳量无明显差异。但乳母严重营养不良也会降低乳汁分泌量，乳母能量摄入严重不足可使泌乳量降低到正常的 40%～50%；而短期给乳母补充能量对泌乳量的影响也十分有限。

乳母每天水摄入量与乳汁分泌有密切关系。当水摄入不足时，可使乳汁分泌量减少，因此乳母每天应保证充足的水摄入，以满足乳汁分泌的需求。

4. 心理因素　精神心理因素对母乳喂养有重要的影响，母体应激、产后抑郁、焦虑、疲劳、情绪不稳、睡眠时间不足等不良精神因素刺激都可能影响母乳分泌量。缺乏母乳喂养信心，哺乳次数或时间不足，也可能影响乳汁分泌。一项纳入 48 项研究的系统评价显示，母亲孕期抑郁症可加重产后抑郁症状，孕期及产后抑郁症均可缩短母乳喂养持续时间。

5. 其他因素　乳母吸烟可能通过对催乳素或催产素的抑制作用降低乳汁分泌量。人群研究观察吸烟可能与过早断奶有关，但具体的生物学机制尚未明了。与不吸烟的乳母相比，每天吸烟 15 支以上的乳母产后第 1 天和第 21 天的催乳素比基础水平低 30%～50%。除了烟草，吸食大麻可能也会影响母乳的质和量。大麻的代谢产物可以通过乳汁分泌及哺乳过程进入婴儿体内，动物研究表明，大麻可以通过抑制催乳素的产生来抑制泌乳，但是目前缺乏人体试验证据。酒精亦会引起乳汁分泌量下降，可能机制为酒精剂量依赖性地抑制催产素，从而抑制排乳反射。有研究显示饮酒的乳母 6 个月后停止母乳喂养的发生率高于不饮酒的女性。

（三）社会环境因素

家庭、工作机构、医疗卫生机构、社区的物理环境和社会文化环境，认知水平、行为准则、设施、服务、环境等社会环境因素可直接或间接影响乳汁分泌量。

家庭经济状况、家庭成员的认知和支持是影响母乳喂养的重要因素。对父亲进行母乳喂养相关知识教育可提高母乳喂养率。一项随机对照研究显示，父亲接受婴幼儿护理及喂养知识相关培训，母乳喂养率为 74%，明显高于仅接受婴幼儿护理的培训者（41%，P<0.05）。

医疗卫生机构对产妇的产后随访可延长母乳喂养时间。与对照组（常规随访）相比，干预组（母乳喂养支持团队提供返院随访、家访、电话随访和 24 小时及时回应）产后 6 周的母乳喂养率更高（分别为 66.7% 和 56.9%，OR = 1.71，95%CI：1.07～2.76）。Cochrane 系统综述（2016 年）显示，与围生期只接受标准护理的对照组相比，接受母乳喂养教育和支持的干预组母乳喂养率较高（RR = 1.43，95% CI：1.07～1.92）。

（四）泌乳量评价

泌乳量是反映泌乳功能的重要指标。泌乳量评价的方法包括：①称重法：连续 24 小时称量每次哺乳前和哺乳后婴儿体重，婴儿体重差估计为当次哺乳量，各次哺乳量之和即为 24 小时泌乳量。②稳定性同位素标记法：利用稳定性同位素标记稀释技术，母亲服用稳定性同位素标记水后分析其在母亲和婴儿体内的分布，估计婴儿摄入母乳的量。

泌乳量是否充分的评价一般依据婴儿的体重增长和小便次数来判断。2018 年中华医学会儿科学分会儿童保健学组、中华医学会围产医学分会、中国营养学会妇幼营养分会等基于证据分析提出母乳喂养有效性的评估方法，推荐衡量母乳摄入量的最重要依据是采用生长曲线评估婴儿体重增长速率(强推荐,证据低质量)。当母乳喂养新生儿体重下降超过 10%时可能为母乳摄入不足,新生儿后期母乳量充足的婴儿体重应稳步增加。此外间接评估指标(弱推荐,证据极低质量)包括新生儿胎粪转黄时间和婴儿尿量。足月健康新生儿粪便次数为 1.6~8.5 次/d,粪便转黄时间 3~15 天,粪便转黄延迟提示母乳量不足。新生儿出生后每天尿 6~7 次提示母乳量充足;如果尿量不足,尿呈深黄色,提示奶量不足。

二、影响乳汁成分的因素

哺乳期乳腺对营养素代谢具有优势,常以消耗母亲的储备为代价来保证乳汁营养素分泌和含量的稳定。初乳富含免疫蛋白,尤其是分泌型免疫球蛋白和乳铁蛋白等,但乳糖和脂肪较成熟乳含量少;过渡乳中的乳糖和脂肪含量逐渐增多,IgA 的浓度显著降低(不到初乳的 1/10);成熟乳主要成分有蛋白质、非蛋白氮、碳水化合物(乳糖和低聚糖)、脂类、维生素、矿物质和其他丰富的细胞成分等。

营养素在乳汁中有其自身的变化规律,脂肪特别是必需脂肪酸,以及部分微量营养素(如维生素 A、维生素 B_1、维生素 B_2、维生素 B_6、维生素 B_{12}、碘、硒等)受膳食营养状况影响较大,而维生素 D、叶酸、钙、铁、铜、锌等营养素受母体摄入量影响甚微,如表 4-3-1 所示。

表 4-3-1　乳母膳食营养对乳汁中营养成分的影响

乳汁成分	乳汁中浓度变化	与乳母营养状况关系	与乳母膳食摄入关系	与乳母营养素补充关系	备　注
蛋白质	短期内迅速下降,然后产后 2~6 个月内保持稳定,直至断奶	无明显相关	结论不一致	缺少数据	在营养状况良好和营养不良的乳母中,其含量相似
脂类	产后一周迅速上升,随后保持稳定	有关	结论不一致	缺少数据	个体差异很大
碳水化合物	乳糖在初乳中含量很少,成熟乳中含量相对稳定	无明显相关	无明显相关	缺少数据	从初乳到成熟乳,低聚糖含量下降
钙	产后一周含量增加,随后逐渐下降	无明显相关	结论不一致	无明显相关	无
磷	产后一周增加,随后逐渐下降	结论不一致	无明显相关	缺少数据	母乳中磷浓度是严格调控的
镁	浓度稳定	无明显相关	无明显相关	无明显相关	无
铁	乳汁中含量低,哺乳期逐渐降低	无明显相关	无明显相关	无明显相关	有赖于新生儿的肝脏储备
铜	乳汁中含量低,哺乳期逐渐降低	无明显相关	无明显相关	无明显相关	新生儿期有赖于肝储备
锌	在母乳中浓度下降速度从快到慢	无明显相关	无明显相关	无明显相关	新生儿的锌储备有限
碘	产后一个月逐渐下降,随后保持稳定	无明显相关	有关	有关	受环境中碘的影响(土壤中的碘、碘盐);新生儿体内储备有一定量的碘
硒	逐渐下降	结论不一致	有关	有关	受环境中硒含量的影响(如土壤中的硒);新生儿体内储备有一定量的硒
维生素 A	在初乳中含量最高,在成熟乳中保持稳定	无明显相关	结论不一致	有关	乳汁中的维生素 A 来源于血清及膳食中的视黄醇
维生素 D	乳汁中含有少量的 25(OH)D	结论不一致	结论不一致	有关	维生素 D_3 能从血液循环进入乳汁中
维生素 E	从初乳到成熟乳含量逐渐下降,然后保持稳定	无明显相关	无明显相关	有关	膳食维生素 E 较合成维生素 E 补充剂对乳汁中的浓度影响更大
维生素 K	乳汁中的含量低	无明显相关	无明显相关	有关	无
维生素 B_1	产后最初几个月含量逐渐增加	不明确	有关	结论不一致	机体无法持续的储存,母体和婴儿都需要持续的摄入维生素 B_1
维生素 B_2	从初乳到成熟乳含量逐渐下降,然后保持稳定	结论不一致	有关	有关	新生儿储备非常有限
维生素 B_6	产后一周浓度逐渐上升	有关	有关	有关	妊娠期储备有助于满足哺乳期前期婴儿的需求
维生素 B_{12}	产后 3~4 个月浓度逐渐降低	有关	有关	结论不一致	新生儿体内储备有限
叶酸	产后 2~3 个月浓度达到峰值	无明显相关	无明显相关	无明显相关	母亲叶酸严重缺乏的情况下膳食和叶酸补充剂才会影响乳汁中的浓度
胆碱	从产后 7~22 天迅速上升,然后浓度保持稳定	有关	有关	有关	即使膳食摄入相似,但乳汁中含量差异较大,可能与基因多态性有关
维生素 C	初乳中含量最高,随后逐渐降低	有关	结论不一致	结论不一致	母亲营养状况越差,乳汁中维生素 C 浓度越容易受到膳食或补充剂的影响

引自:Dror DK, Allen LH. Overview of Nutrients in Human Milk. Advances in Nutrition. 2018, 9(suppl_1):278S-294S.

（一）乳汁中宏量营养素

1. 脂类　婴儿对总脂肪的需要明显高于成人，以满足大脑和体格快速发育、能量储备、保护脏器和关节、调节体温等的需求，因此作为婴儿唯一或主要食物的人乳中脂肪含量较高（约 4g/100ml）。

脂肪是人乳中含量变异最大的成分，其含量和脂肪酸类型受妊娠持续时间（胎儿成熟度）、哺乳阶段（产后月份）、胎次、泌乳过程、母乳喂养持续时间和次数、乳母的膳食脂肪来源及乳母孕期体重增加等诸多因素影响。从初乳到成熟乳，甘油三酯、中链脂肪酸的浓度逐渐增加，而胆固醇和胆固醇酯的浓度减少，成熟乳中总磷脂含量低于初乳和过渡乳，但维持在恒定水平。

（1）总脂肪：母乳总脂肪浓度受能量来源的影响，高脂肪低碳水化合物膳食乳母分泌的母乳总脂肪浓度比低脂肪高碳水化合物膳食要高（分别为 4.8g/dl 和 4.3g/dl），高乳制品膳食比低乳制品膳食者母乳中的总脂肪浓度高（分别为 45.6mg/g 和 38.3mg/g）。

（2）饱和脂肪酸：因婴儿体脂的增加，特别是脏器周围脂肪需要的增加，婴儿需要较多的饱和脂肪酸。人乳中的饱和脂肪酸约占总脂肪酸 40%，尤其富含更易消化吸收的中短链脂肪酸酯和 Sn-2 位棕榈酸乙酯。乳母能量平衡时，乳汁中脂肪酸与膳食中脂肪酸的组成相似。乳母膳食脂肪摄入量对乳汁中中链脂肪酸以及其他脂类的影响也非常明显，食用初榨椰子油的母亲母乳中链脂肪酸（月桂酸、辛酸和癸酸）含量增加。与高脂饮食相比，低脂饮食母亲乳汁月桂酸、硬脂酸比例增加，豆蔻酸、棕榈油酸含量降低，棕榈酸没有差异。与低乳饮食相比，高乳膳食可使乳汁中豆蔻酸、硬脂酸、棕榈酸含量增加，月桂酸没有差异。与氢化脂肪饮食相比，非氢化脂肪饮食可使母乳棕榈酸、豆蔻酸、油酸比例增加，硬脂酸、月桂酸没有差异。

（3）单不饱和脂肪酸：人乳脂肪中约含有 38%单不饱和脂肪酸，尤其油酸是婴儿皮下脂肪中最重要的脂肪酸。乳母膳食中单不饱和脂肪酸摄入量对人乳中相应水平有影响。

（4）多不饱和脂肪酸：婴幼儿正处于脑发育关键期，磷脂是脑、神经细胞、视网膜主要的结构脂，而 n-6 系列花生四烯酸（arachidonic acid，ARA）和 n-3 系列二十二碳六烯酸（docosahexaenoic acids，DHA）是磷脂的重要结构成分和功能成分。人乳脂肪中约含有 19.5%多不饱和脂肪酸，由于 0~6 月龄婴儿脂肪酸合成能力有限，除必需脂肪酸 n-6 亚油酸（linoleic acid，LA）和 n-3α-亚麻酸（alpha-linolenic acid，ALA）外，母乳中也含有 n-6 和 n-3 系列的衍生物 ARA 和 DHA。

有研究表明，乳汁中长链多不饱和脂肪酸较饱和脂肪酸的变化范围更大。膳食摄入的 n-3、n-6 系列脂肪酸水平与乳汁中相应脂肪酸水平呈显著正相关。此外乳汁中 n-3 PUFA 还受母体膳食 PUFA、碳水化合物和鱼的摄入量影响，n-6 PUFA 受膳食单不饱和脂肪酸、脂基涂抹酱摄入的影响。乳母膳食增加摄入海鱼或者补充鱼油，可增加乳汁中 DHA 和 EPA 的含量。食用橄榄油的西班牙母亲乳汁中 LA 含量低于食用葵花子油的母亲。丹麦和芬兰的观察性研究表明，食用富脂鱼类可使母乳中 n-3 多不饱和脂肪酸含量增高，母乳中的 DHA 与母亲鱼类摄入成正相关，甚至呈剂量依赖关系；而与母乳 n-6 多不饱和脂肪酸之间没有关联。交叉研究结果显示高脂饮食的母乳 ALA 含量高于低脂饮食，而低乳制品的母乳 ALA 比例高于高乳制品饮食。

2. 蛋白质和碳水化合物　婴儿生长迅速，蛋白质的需要量相对高于成人，而且需要更多优质蛋白，以获得更好的正氮平衡。与其他哺乳动物乳汁中蛋白质不同，人乳蛋白质含量不高，约为 1.1mg/100ml，但主要是 α-乳清蛋白，其必需氨基酸组成最接近婴儿需要。

关于乳母膳食蛋白质摄入量或乳母营养状况对乳汁蛋白浓度的影响，相关证据结果并不一致。在营养状况良好的瑞典女性当中，乳母蛋白质供能比从 8%增加到 20%，可使成熟乳中总氮、蛋白质和非蛋白质含氮化合物的含量以及 24 小时乳蛋白浓度增加；高蛋白质饮食母亲的乳汁蛋白质（8.83g/d）含量高于低蛋白质饮食（7.31g/d），而母乳中乳铁蛋白和 α-乳清蛋白差异没有显著性。母乳中酪蛋白∶乳清蛋白比可反映母乳蛋白质的质量，有研究发现酪蛋白∶乳清蛋白比与母体蛋白质膳食摄入量呈正相关。一项针对泰国和日本乳母的研究结果显示，人乳中的总蛋白质浓度与母体每日能量摄入之间存在线性相关。而一项美国的研究发现，与高蛋白膳食组[1.5g/(kg·d)]相比，限制乳母膳食蛋白质摄入量[1.0g/(kg·d)] 7~10 天后，乳汁中蛋白氮、蛋白结合氨基酸和乳铁蛋白含量并没有受到明显影响。此外也有研究报告乳汁中蛋白质含量与母体总能量、总蛋白、动物蛋白或植物蛋白摄入量无关。

人乳中碳水化合物含量丰富，大部分（90%以上）以乳糖形式存在，其次是低聚糖，还有葡萄糖、半乳糖等。乳糖不仅适应婴儿体内消化酶发育的特点（3 个月婴儿体内缺乏淀粉酶，但乳糖酶活性较高），还是婴儿能量的主要来源，对婴儿肠道益生菌的定植以及肠道免疫系统的建立极为重要。乳糖浓度在初乳中最低，随后在哺乳期的前 4 个月内逐渐增加，整个泌乳期乳糖含量范围为 7.5~8.0g/100g。与其他宏量营养素不同，乳糖浓度在不同母亲的乳汁中一致，母亲的饮食和营养状况对其无明显影响，包括母体膳食能量摄入量、是否素食、膳食结构中脂肪和碳水化合物比例等对乳汁碳水化合物影响均不大。

3. 能量　乳母合成 1L 乳汁大概需要消耗 900kcal 的能量，乳母在孕期储备的脂肪可为泌乳提供约 1/3 的能量，但是另外 2/3 就需要由膳食来提供。美国一项交叉研究结果表明，高脂肪低碳水化合物膳食的母亲的乳汁总能量（654kcal/d）高于低脂肪高碳水化合物膳食（619kcal/d）。

（二）乳汁中微量营养素

1. 维生素　母乳中大部分脂溶性维生素含量相对稳定，水溶性维生素与膳食密切相关。大多数水溶性维生素均可通过乳腺进入乳汁中，且乳腺可调控其在乳汁中的含量，超过一定限度即不再增加。

（1）维生素 A：乳汁中足量的维生素 A 对婴儿的生长发育至关重要。婴儿出生时体内维生素 A 的储备很少，乳母维生素 A 的摄入量可以影响乳汁中维生素 A 的含量，尤其产后 2 周内的初乳富含维生素 A，成熟乳中含量较初乳低。如果乳母膳食维生素 A 缺乏，也可动员肝脏中维生素 A 的储备来改善乳汁中维生素 A 的含量。不过，改善能力与肝脏维生素 A 的储备有关。有研究表明，通过营养素补充、膳食多样和食物强化维生素 A 可改善乳母的维生素 A 状况和增加母乳维生素 A 含量。值得注意的是，动物来源的维生素 A 是活性形式的视黄醇，而植物来源的类胡萝卜素转化成视黄醇的效率相对较低。在发达国家，母乳中维生素 A 主要来源于全脂奶类、蛋类或维生素 A（视黄醇）强化食品，其乳汁中维生素 A 的浓度通常保持稳定，补充 β-胡萝卜素等并不会增加母乳中的视黄醇浓度。在以植物性食物为膳食主体的亚洲地区，维生素 A 主要来源是类胡萝卜素，需依赖转化，因为效价不高，母乳维生素 A 浓度相对较低。给印度尼西亚和越南中低收入乳母每天补充 4~6mg 的 β-胡萝卜素，持续 10~12 周，与对照组相比，母乳中的视黄醇浓度明显增加。在孟加拉国进行的一项关于橘子对乳汁中视黄醇和 β-胡萝卜素含量影响的研究显示，产后 2 个月的乳母每天补充富含隐黄素的罐装橘子 127g，每周 6 天，持续 3 周，可显著升高乳汁中隐黄素的含量，视黄醇的含量也有所升高。

（2）B 族维生素：母乳中的维生素 B_1 浓度在哺乳期的前几个月逐渐增加。在营养水平较好的乳母乳汁中维生素 B_1 浓度与血清维生素 B_1 水平呈正相关。但当母体中维生素 B_1 缺乏，为了保证乳汁中维生素 B_1 的浓度，可能会将母体储备的维生素 B_1 转运到乳汁中，以保证婴儿的营养需要。母乳中维生素 B_1 含量平均为 0.02mg/100ml，不论乳母的营养状况如何，补充维生素 B_1 后可促进乳汁中维生素 B_1 含量增高，在母体维生素 B_1 缺乏的人群中，补充维生素 B_1 对乳汁中含量的影响更为明显。

有研究表明，在低收入的印度乳母中，乳汁维生素 B_2 的含量在产后 2~4 个月达到峰值，5~6 个月逐渐下降。也有研究发现，营养状况良好的乳母，乳汁中维生素 B_2 的含量在产后 3 个月处于相对稳定的水平。乳汁中维生素 B_2 的浓度与乳母的膳食摄入呈正相关，但其与乳母营养状况的关系结论尚不统一。维生素 B_2 补充剂可以增加母乳中水平，但是这种促进作用会随着时间效应而减弱。

在产后前几周之内，乳汁中维生素 B_6 浓度增加 3~4 倍，随后浓度逐渐下降。母体维生素 B_6 的营养状况与乳汁中的维生素 B_6 的含量呈正相关，乳母的膳食摄入会显著影响乳汁中维生素 B_6 的浓度。摄入维生素 B_6 补充剂数小时后就可以检测到乳汁中维生素 B_6 的浓度增加。有研究表明乳汁中维生素 B_{12} 逐渐下降，到 4 个月后又逐渐上升。在产后 12 个月内，母体中维生素 B_{12} 的浓度与乳汁中的维生素 B_{12} 的含量呈显著相关。乳汁中维生素 B_{12} 的浓度受乳母膳食摄入和自身营养状况的影响。有研究发现素食乳母乳汁中维生素 B_{12} 的含量相对混合膳食结构的乳母较低。孕期和哺乳期补充维生素 B_{12} 会明显增加产后 1~6 个月母乳中维生素 B_{12} 浓度。乳汁中的叶酸以还原形式的多谷氨酸叶酸为主。母乳中的叶酸浓度在初乳中含量较低，随后逐渐增加，在产后 2~3 个月达到峰值，然后又逐渐降低，在哺乳期的后期达到稳定水平。为了维持乳汁中的叶酸水平，母体储备的叶酸会优先转运至乳腺中，乳汁中的叶酸含量不受母亲的营养状况和膳食的影响。大量相关研究也表明，摄入天然或者人工合成的叶酸并不能增加乳汁中叶酸的含量，尤其对营养状况良好的乳母。但给营养不良的母亲补充叶酸可以增加乳汁中叶酸含量。

乳汁中的胆碱含量在产后 7~22 天内迅速升高，在成熟乳中浓度相对稳定。母乳中的总胆碱含量与母体血清中的磷酸胆碱呈正相关，而游离胆碱含量与母体血浆中的游离胆碱、磷酸胆碱和甘油磷酸胆碱呈正相关。哺乳期间，肝脏合成胆碱的能力增强，导致母体游离胆碱和磷酸胆碱的含量增加，由此来满足维持乳汁中高胆碱水平的需要。乳母的膳食摄入量与乳汁中总胆碱、磷酸胆碱、磷酸酰胆碱的浓度存在显著的相关性，补充磷酸胆碱可有效提高母体血浆和乳汁中的游离胆碱浓度以及乳汁中的磷酸胆碱浓度。从产后 5 周开始给乳母补充 550mg 胆碱持续 10 周，与对照组相比可显著增加乳汁中总胆碱、甘油磷酸胆碱和磷酸胆碱含量。

（3）维生素 C：母乳维生素 C 在初乳中含量最高，随着哺乳过程其含量逐渐降低。乳汁中维生素 C 的含量受到乳母营养和膳食的影响。在营养状况较差的地区，母乳中维生素 C 浓度与富含维生素 C 的水果和蔬菜的摄入量相关，而在营养良好的地区，膳食摄入或补充对母乳维生素 C 的浓度影响要小得多。乳母血清维生素 C 水平与乳汁中维生素 C 含量成正相关。

2. 矿物质　人乳中矿物质种类众多，包括常量元素（钠、镁、磷、钾、钙、氯和硫）、必需微量元素（铁、锌、铜、硒、钴、铬、碘、钼）和其他元素（锰、硅、镍、硼、钒、铅、氟、镉、汞、砷、铝、锡、锂）等。人乳中矿物质含量相对稳定（如钙、磷、镁、铁、铜、锌等），但亦有部分与乳母膳食营养摄入关系密切，如碘、硒等。

（1）碘：产后乳母乳汁中碘含量逐渐降低，1 个月后浓度保持稳定。母乳碘含量与母亲碘摄入量有关，乳母膳食摄入的碘可很快出现在乳汁中。与碘缺乏地区相比，非碘缺乏地区乳母分泌的乳汁中碘含量相对较高。在由于食用藻类而导致母体高碘摄入的地区，母乳碘浓度比其他地区高 10 倍左右。产妇补碘（碘强化食盐、海产品等）可有效地提高母乳碘浓度。

（2）硒：初乳中硒含量最高，随后逐渐下降。人乳中硒的水平与乳母膳食摄入量呈正相关，给乳母补充有机硒或无机硒均可增加其乳汁中的硒含量。有研究发现，母亲血浆硒和母乳中硒浓度之间存在相关性。硒营养状况不良的乳母，其乳汁中硒的水平较低。然而，也有研究发现乳母营养状况与乳汁中硒含量无明显相关。

（3）钙和磷：母乳中的钙浓度在哺乳期前 5 天急剧增加，随后逐渐下降。大量研究表明，母亲膳食钙摄入量与母乳钙浓度之间无明显相关。产后乳母钙如果摄入不足，则通过动用骨骼中的钙来维持乳汁钙浓度的稳定，由此可能罹患骨质软化症，出现腰腿酸痛、抽搐等症状，并影响骨密度峰值水平，增加绝经后骨质疏松风险。因此虽然和乳汁钙无关，但为保证母体钙平衡和骨骼健康，乳母还是应注意增加摄入富含钙的食物。

与钙一样，磷的浓度在早期过渡乳中最高，随后逐渐减少。母乳中的磷含量相对稳定，几乎不受母体摄入量和营养状况的影响。有研究表明仅在母亲有家族性低磷血症或甲状旁腺功能亢进的情况下，母乳的磷浓度才会显著降低。

（4）铁和锌：母乳中铁含量极少，仅为0.05mg/100ml。乳汁中铁含量与乳母膳食铁的摄入无明显相关，且不受乳母营养状况影响。贫血或非贫血的乳母补充铁并不会改善母乳中铁的浓度。但为了预防和治疗产后贫血，乳母仍需增加富含血红素铁以及维生素C的食物。

从初乳到过渡乳，母乳锌浓度急剧下降，随后在整个哺乳期缓慢下降。母乳中的锌浓度并不受母体营养状况、膳食摄入量和锌补充剂的影响。

（5）其他：母乳中铜浓度在哺乳期逐渐下降，母乳中的铜浓度与母体营养状况、膳食摄入量或补充剂无关。有证据表明土壤中硒含量增加可间接增加母乳中铜的浓度。在哺乳期间，如果镁摄入不足，乳母通过动员骨中的镁来维持乳汁中镁含量的稳定。母乳中的镁浓度不受母体膳食或补充剂的影响。人乳中铅水平与乳母血清铅水平呈显著正相关。人乳中汞的水平与乳母膳食摄入亦成正相关。母亲鱼类摄入量与乳汁中铅含量相关性较大，对乳汁中汞没有影响。罐头食品摄入量与乳汁中的镉含量无关。

（三）乳汁中其他成分

1. 免疫活性物质　越来越多的研究发现，乳母膳食也可能影响乳汁中免疫活性物质的水平，如IgA、IgG、溶菌酶、补体等，从而进一步影响婴儿的免疫系统发育。乳母营养不良可导致初乳中IgA和IgG浓度显著降低，且IgA平均浓度仅相当于营养状况良好乳母乳汁含量的一半。人乳中溶菌酶的浓度与母亲的膳食有关，营养不良乳母的初乳中溶菌酶含量显著低于营养状况良好的乳母。高血糖乳母的初乳中补体C3含量低于正常血糖的乳母，营养不良乳母初乳中C4含量仅相当于营养状况良好乳母的1/3~1/2。产后4周内，营养状况良好乳母的乳汁中C4浓度逐渐降低，而营养不良乳母的乳汁中C4含量到2周时降低到稳定的水平。贫血乳母乳汁中C3含量显著高于正常乳母的乳汁。

2. 肉碱　母乳中肉碱存在形式有游离肉碱、短链脂酰肉碱、长链脂酰肉碱。产后第一周母乳中左旋肉碱的浓度最高（80~100μmol/L），之后逐渐下降。由于分娩后母乳中左旋肉碱含量高于乳母的血液中含量（约1倍），说明乳腺分泌了大量的左旋肉碱到乳汁中，分娩后乳母血清肉碱含量降低，到产后21天左右恢复到正常水平。乳汁中的肉碱含量不受泌乳量的影响。有研究表明，母乳中左旋肉碱分泌量与产妇和乳母的膳食习惯有关，素食者乳汁中的左旋肉碱含量明显低于混合膳食乳母乳汁含量。

3. 核苷与核苷酸　母乳是婴儿核苷酸和核苷的重要来源，乳汁中多种核苷酸浓度随哺乳过程逐渐降低。在中国以及大多数亚洲国家或地区，产后乳母摄入较多汤汁，如鸡汤、鱼汤、豆腐汤等，这些汤汁富含核苷酸和核苷，这些独特的膳食可能对乳汁中核苷和核苷酸的含量产生影响。

4. 微生物　乳汁中的微生物种类可达360余种，但是不同的研究之间差异较大。乳汁中的微生物对于新生儿肠道菌群的建立、免疫系统的成熟至关重要，甚至会影响其成年后的健康状态，其进入乳汁的机制及作用还需要开展相关研究进行探索。人乳中微生物具有明显的宿主依赖性，除了乳母的健康状况，影响母乳总微生物的潜在因素可能还包括胎次、分娩方式和乳母的营养，改变乳母膳食［包括补充益生菌和（或）益生元］是否可以改变人乳中微生物菌群还需深入研究。

5. 其他　乳母饮酒可导致母乳喂养儿感知到酒精的味道和摄入酒精。乳汁中的酒精含量与母亲血液酒精含量平行，而且乳汁的气味会发生改变。酒精可以抑制催产素，从而抑制乳汁排出反射，这种抑制存在剂量反应关系，但是酒精对催产素的抑制效果个体之间差异较大。当酒精摄入量超过1g/kg体重，可显著抑制排乳反射。乳母少量饮酒（如一杯啤酒或红酒）可能存在的不良影响尚待进一步深入研究。有些研究表明少量酒精饮料可以帮助乳母放松，促进泌乳和排乳反射，并有利于婴儿睡眠，但还是建议不要在饮酒后即刻进行母乳喂养，或者在母乳喂养期间不饮酒。

咖啡因是一种中枢神经兴奋剂，哺乳期间饮用咖啡因的乳母，其分泌的乳汁和哺乳的婴儿血清中可以检测到咖啡因，而3个月内婴儿还不能代谢咖啡因。因此乳母不宜摄入含有咖啡因的食物或饮品。

如果母亲通过食物暴露于有害环境污染物，人乳也可成为一些污染物（如POPs、真菌毒素、有毒重金属等）从母体转移到婴儿体内的媒介，进一步影响婴儿的生长发育和健康状况。人乳中有机氯农药的浓度与动物性食品的摄入量呈正相关，尤其是水产品。溴系阻燃剂是全球产量最大的有机阻燃剂之一，包括多溴联苯醚（polybrominated diphenyl ethers，PBDEs）、六溴环十二烷（hexabromocyclododecane，HBCD）等。人乳中PBDEs的污染水平与鱼贝类、奶类和肉类制品以及产后脂肪摄入有关。人乳中的汞主要来源于乳母的日常膳食，有研究表明经常吃鱼的乳母乳汁中总汞含量显著高于不吃鱼的乳母。乳母摄入被黄曲霉毒素B_1污染的食物（玉米和花生制品）后，12~24小时即可在乳汁中检测出黄曲霉毒素M1，当停止暴露72小时后，乳汁中黄曲霉毒素M1降低到检测线以下。

第四节　哺乳期营养需要及膳食实践

哺乳期妇女既要分泌乳汁，哺喂婴儿，还要逐步补偿妊娠和分娩时的营养损耗并促进各器官和系统功能的恢复，与正常非哺乳期比较，哺乳期需要更多的能量和营养素。其中所需要的能量部分来自孕期储存的脂肪，从而使乳母哺乳期间体重下降，避免产后体重滞留。

一、能量和宏量营养素

（一）能量

乳母能量需要量除满足基础代谢、身体活动、食物热效应三方面需要外，还应包括乳汁中含有的能量以及产生乳汁所需要的能量。

产后6个月内母乳的平均分泌量为780g/d，人乳的能量密度约为0.67kcal/g，因此每天分泌的乳汁的能量约为522kcal/d。机体转化乳汁的效率约为80%，因此产后6个月每日分泌母乳所需的能量约为650kcal/d。女性在正常怀孕条件下，其脂肪储备也可为泌乳提供部分能量（约占1/3）。此外计算乳母的能量需要也需考虑其体重变化，产后6个月内乳母平均每月体重下降0.8kg，体重的能量转换系数约为6500kcal/kg，平均每日体重减少所提供的能量约为170kcal/d。因此，产后6个月乳母的额外能量需要量约为480kcal，《中国居民膳食营养素参考摄入量（2013版）》推荐乳母在正常成年女性的基础上每日增加500kcal能量，轻度身体活动水平乳母达到每日2300kcal，如表4-3-2所示。

表4-3-2 中国乳母膳食宏量营养素参考摄入量（DRIs）

营养素/能量	RNI	AMDR/%E
能量/（kcal·d^{-1}）	2300（EER）*	—
蛋白质/（g·d^{-1}）	80	—
总碳水化合物/%E	—	50~65
添加糖/%E	—	<10
总脂肪/%E	—	20~30
饱和脂肪酸/%E	—	<10
n-6多不饱和脂肪酸/%E	—	2.5~9.0
亚油酸/%E	4.0（AI）	—
n-3多不饱和脂肪酸/%E	—	0.5~2.0
α-亚麻酸/%E	0.60（AI）	—
EPA+DHA/（g·d^{-1}）	0.25（DHA 0.20）（AI）	0.25~2.0

注：*轻度身体活动

引自：中国营养学会. 中国居民膳食营养素参考摄入量（2013版）. 北京：科学出版社，2014.

乳母的能量需要因孕期体重增加等诸多因素可能存在个体差异，衡量乳母摄入的能量是否充足，可根据泌乳量和母亲的体重来判断。泌乳量应能使婴儿饱足，满足其生长发育需要，而母亲应逐步恢复至孕前的体重。如果母亲较孕前消瘦或孕前储存的脂肪不减，表示能量摄入量不足或过多。产后6个月后有些乳母仍坚持母乳喂养，由于婴儿添加辅食，母体泌乳量减少，且体重不再下降，可适当调低额外增加的能量值，而且有些乳母已断乳，断乳后的乳母则不需要考虑乳汁分泌带来的额外能量需要量。

（二）蛋白质

成熟乳中蛋白质浓度约为1.16g/100g，产后6个月内母乳的平均分泌量为780g/d，因此分泌的乳汁中的蛋白质含量为9.048g/d。膳食蛋白质转化为母乳蛋白质的有效率约为70%，考虑到我国的膳食结构和膳食蛋白质量，尤其是农村膳食蛋白质质量较低，因此在乳母蛋白质的推荐摄入量增加25g/d，达到80g/d，如表4-3-2所示。《中国居民膳食指南（2016）》特别强调哺乳期妇女要增加富含优质蛋白质的动物性食物和海产品，包括禽、肉、蛋、奶、水产品、大豆类食物，并建议乳母每日鱼禽肉蛋类食物摄入220g、大豆类25g。最好每天选用3种以上，数量适当，合理搭配。WHO并不推荐补充高蛋白以改善母子健康。

（三）脂类

与普通成年女性比较，哺乳期女性的膳食脂肪摄入量因能量摄入的增加而相应增加，但脂肪供能比不会因此改变。乳母每日脂肪的宏量营养素可接受范围（acceptable macronutrient distribution ranges，AMDR）占总能量的20%~30%为宜。

乳汁中脂肪酸与膳食脂肪酸摄入密切相关。乳母n-6 PUFA的适宜摄入量（AI）和AMDR分别为4%E和2.5%E~9%E。但由于目前缺乏我国乳母膳食n-3PUFA的膳食摄入量数据，因此参照正常成人，乳母n-3 PUFA的AI和ADMR分别为0.6%E、0.5%E~2.0%E。DHA对婴幼儿视觉和脑的发育有重要作用，0~6个月婴儿由于自身合成DHA能力有限，因此DHA为其条件必需脂肪酸，且0~6月婴儿的膳食来源建议为纯母乳，乳汁中适宜的DHA含量对婴儿极其重要。乳母的EPA+DHA的AI为250mg/d，其中DHA为200mg，其中100mg的DHA通过分泌乳汁哺喂婴儿，用于其体内积累，满足生长发育需要，其余部分用于补充母体内的DHA氧化的损失，如表4-3-2所示。

海产品富含n-3多不饱和脂肪酸，乳母若增加摄入可使乳汁中DHA等的含量提高，故哺乳期应注意适当增加海鱼、贝类、海带、紫菜等海产品的摄入。

（四）碳水化合物和膳食纤维

关于乳母碳水化合物需要量的研究很少，一般是在普通成人需要量（100g）基础上，加上乳汁中的碳水化合物含量（60g/d），所以乳母的碳水化合物平均需要量为160g/d。哺乳期女性碳水化合物的AMDR与普通成人相同，为总能量的50%~65%。蔗糖和其他添加糖为纯能量食物，研究认为会增加肥胖、龋齿的风险，不利于哺乳期女性产后体重恢复，因此建议控制在总能量的10%以内，即小于50g/d。如表4-3-2所示。

膳食纤维能够促进肠道蠕动，改善产后由于身体活动较少带来的消化不良问题，而且有利于肠道益生菌的增殖。乳母的膳食纤维建议摄入量为25~30g/d。

二、微量营养素

（一）矿物质

1. 钙 哺乳期女性钙的需要量是维持母体钙平衡和乳汁分泌所需钙量之和，按每日泌乳量750ml计，每天从乳汁中排出的钙约为150~230mg/d。相关研究显示哺乳期钙代谢的适应性变化主要是尿钙排出降低，从100~200mg/d（正常女性）降低到70mg/d，肠道钙的吸收率也有轻微增加（35%），来满足泌乳的额外钙需求。有研究显示，哺乳期膳食钙摄入即使达到1200~1500mg/d，哺乳期间骨密度和骨量也显著性降低，迄今没有充分证据证明这种降低对远期骨健康的影响，即是否导致绝经后和老年期骨质疏松风险的增高。相反有研究认为，哺乳期骨钙流失是可恢复性的生理性变化，不需要额外增加钙需要量。

《中国居民膳食营养素参考摄入量（2013版）》中对哺乳期钙的推荐摄入量进行了文献求证和专家的广泛讨论，从钙营养安全考量，采用了钙代谢和要因加算来推算哺乳期钙的平均需要量，其推荐摄入量较正常成年健康女性增加200mg，为每日1000mg，如表4-3-3所示。因此需要增加奶类及奶制品等优质钙源的摄入，每天增饮200ml牛奶，使饮奶总量达到500ml，即可获得约540mg钙，加上膳食中其他食物来源的钙，则较容易达到推荐摄入量。而2013年调查显示中国乳母产后1个月内奶类及其制品摄入不足的比例高达96.9%，摄入量中位数为0.0g（P_{25}~P_{75}：0.0~

100.0g)。为增加钙的吸收和利用,乳母还应补充维生素 D 或多做户外活动。

表 4-3-3 中国乳母膳食矿物质参考摄入量(DRIs)

矿物质	RNI	UL
钙/($mg \cdot d^{-1}$)	1000	2000
磷/($mg \cdot d^{-1}$)	720	3500
钾/($mg \cdot d^{-1}$)	2400(AI)	3600(PI-NCD)
钠/($mg \cdot d^{-1}$)	1500(AI)	2000(PI-NCD)
镁/($mg \cdot d^{-1}$)	330	—
氯/($mg \cdot d^{-1}$)	2300(AI)	—
铁/($mg \cdot d^{-1}$)	24	42
碘/($\mu g \cdot d^{-1}$)	240	600
锌/($mg \cdot d^{-1}$)	12	40
硒/($\mu g \cdot d^{-1}$)	78	400
铜/($mg \cdot d^{-1}$)	1.4	8
氟/($mg \cdot d^{-1}$)	1.5(AI)	3.5
铬/($\mu g \cdot d^{-1}$)	37(AI)	—
锰/($mg \cdot d^{-1}$)	4.8(AI)	11
钼/($\mu g \cdot d^{-1}$)	103(AI)	900

引自:中国营养学会.中国居民膳食营养素参考摄入量(2013版).北京:科学出版社,2014.

2. 铁 胎儿期宫内特殊的缺氧环境使其处于高血红蛋白状态,出生后氧环境改善,血红蛋白铁变为储存铁,可满足婴儿4~6个月的需求。因此,尽管母乳中铁含量极少(约为0.05mg/100ml),6月龄内纯母乳喂养儿仍可通过消耗自身储存铁来满足机体需求。增加乳母膳食铁的摄入量虽然可提高乳母血清铁水平,但对乳汁中铁含量的影响并不明显。乳母基本铁丢失与普通成年女性一致为0.82mg/d,乳母因乳汁分泌损失的铁量约为0.34mg/d,且部分乳母可能在哺乳期(产后6个月后)恢复月经,考虑到月经期铁丢失0.65mg/d,以及铁吸收率为10%左右,因此乳母每日铁的推荐摄入量为24mg,如表4-3-3所示。

2013年调查显示我国乳母贫血患病率仍达9.3%,补充铁和叶酸等贫血相关营养素对乳母自身仍具有重要意义。为此要保证富含叶酸和铁的食物摄入,如瘦肉、动物肝脏、动物血等均是很好的来源。食物多样化可以满足一般乳母对于铁和叶酸的需要量。在贫血高发地区,WHO推荐产褥期女性在产后6~12周内单独或联合补充铁和叶酸制剂以预防贫血。

3. 碘 母乳中碘含量高于母体血浆中碘的浓度,乳母摄入的碘也很快出现在乳汁中,显示婴儿对碘的特别需要,碘对于婴儿的神经发育、蛋白质合成有着重要影响。乳母平均每日分泌到乳汁中碘为85μg/d,据此乳母碘的推荐摄入量应在一般成年女性的基础上增加120μg/d,共计240μg/d,如表4-3-3所示。乳母对碘的需要较孕前增加1倍,仅依靠碘盐不能满足需要,还需要增加摄入富含碘的海产品,如海带、紫菜和鱼虾等。

4. 其他 乳母随乳汁丢失的钾量约为332mg/d,因此,应额外补充钾391mg/d。目前推荐乳母钾的适宜摄入量达到2400mg/d。

哺乳期随乳汁丢失2.22mg/d锌,15μg/d硒、0.29mg/d铜、0.01mg/d锰和2.0μg/d钼,均需额外增加。乳母锌的RNI为12mg,硒的RNI为78μg/d,铜RNI量为1.4mg/d,锰AI为4.8mg/d,钼RNI为103μg/d,如表4-3-3所示。

(二)维生素

1. 维生素A 婴儿体格生长、视觉发育、免疫系统成熟以及造血功能与维生素A密切相关。乳母维生素A摄入量可以影响乳汁中维生素A含量,尤其产后2周内的初乳富含维生素A,对于促进新生儿免疫功能早期发展具有重要意义。随着成熟乳汁的产生,维生素A含量逐渐下降,平均为60μg/100ml。通过膳食补充维生素A可使乳汁中维生素A量显著提升,但乳母膳食中维生素A转移到乳汁中的量有一定限度,超过这一限度则乳汁维生素A含量将不再按比例增加。乳母随乳汁丢失维生素A大约300μg RAE/d,膳食维生素A生物转化率大概是70%,则乳母推荐摄入量增加600μg RAE/d,达1300μg RAE/d,如表4-3-4所示。《中国居民膳食指南(2016)》中也强调了乳母补充维生素A的重要性,建议乳母应增加富含维生素A的动物性食物和海产品,如富含维生素A的动物肝脏、蛋黄、奶类,富含维生素A原的深绿色和红黄色蔬菜水果等。动物肝脏富含维生素A,若每周增选1~2次猪肝(总量85g)或鸡肝(总量40g),则平均每天可增加摄入维生素A 600μg RAE。

WHO循证证据并不推荐乳母以营养素补充剂的形式来补充维生素A。在维生素A严重缺乏地区,鉴于小婴儿补充高剂量维生素A可能存在中毒的风险,因此乳母间接补充大剂量维生素A可能是一种更安全的方式。单次大剂量(200 000U)的维生素A补充剂对自身营养状况不良的孕妇或乳母可以提高母亲自身和母乳维生素A水平。

2. 维生素D 维生素D几乎不能通过乳腺,故母乳中维生素D含量很低,正常成年女性的平均需要量适用于乳母,乳母维生素D的推荐摄入量为10μg/d,如表4-3-4所示。由于我国膳食结构中富含维生素D的食物较少,加之现代女性生活方式的改变,建议哺乳期继续补充维生素D 10μg/d。

表 4-3-4 中国乳母膳食维生素参考摄入量(DRIs)

维生素	RNI	UL
维生素A/($\mu gRAE \cdot d^{-1}$)	1300	3000
维生素D/($\mu g \cdot d^{-1}$)	10	50
维生素E/($mg\ \alpha\text{-}TE \cdot d^{-1}$)	17(AI)	700
维生素K/($\mu g \cdot d^{-1}$)	85(AI)	—
维生素B_1/($mg \cdot d^{-1}$)	1.5	—
维生素B_2/($mg \cdot d^{-1}$)	1.5	—
烟酸/($mgNE \cdot d^{-1}$)	15	35/310(烟酰胺)
维生素B_6/($mg \cdot d^{-1}$)	1.7	60
维生素B_{12}/($\mu g \cdot d^{-1}$)	3.2	—
泛酸/($mg \cdot d^{-1}$)	7.0(AI)	—
叶酸/($\mu gDFE \cdot d^{-1}$)	550	1000
胆碱/($mg \cdot d^{-1}$)	520(AI)	3000
生物素/($\mu g \cdot d^{-1}$)	50(AI)	—
维生素C/($mg \cdot d^{-1}$)	150	2000

引自:中国营养学会.中国居民膳食营养素参考摄入量(2013版).北京:科学出版社,2014.

3. 维生素 B_1 乳母膳食中缺乏硫胺素，相应乳汁中维生素 B_1 也会减少，严重时可使母乳喂养婴儿发生婴儿型脚气病；补充维生素 B_1 后乳汁中含量明显增高。母乳中维生素 B_1 的含量平均为 0.02mg/100ml，膳食中维生素 B_1 被转运到乳汁的有效率为 50%，乳母维生素 B_1 的平均需要量增加 0.2mg/d，推荐摄入量增加到 1.5mg/d，如表 4-3-4 所示。

4. 维生素 B_2 与维生素 B_1 类似，乳汁中维生素 B_2 浓度可反映乳母的膳食摄入情况。乳母维生素 B_2 的推荐摄入量增加 0.3mg/d，由 1.2mg/d 增加至 1.5mg/d，如表 4-3-4 所示。

5. 维生素 B_6 母乳中维生素 B_6 的浓度受母体膳食维生素 B_6 摄入量影响较大。母乳中维生素 B_6 含量为 0.24mg/L，且维生素 B_6 的生物利用率约为 75%，所以乳母维生素 B_6 的推荐摄入量增加 0.3mg/d，达到 1.7mg/d，如表 4-3-4 所示。

6. 其他 乳母膳食中烟酸、叶酸的推荐摄入量均高于正常成年健康女性，分别达 15mg NE 和 550μg DFE。自 20 世纪 90 年代中期开始世界多个国家（包括我国）推广围孕期补充叶酸或食物强化叶酸，使乳母的血清叶酸状况得到明显改善。2013 年我国乳母叶酸缺乏率（血清叶酸<2ng/ml）为 3.0%，在北方、哺乳早期、少数民族、较低收入人群和农村乳母的叶酸缺乏率仍较高。食物多样化可以满足一般乳母叶酸的需要量。在贫血高发地区，WHO 推荐产褥期女性在产后 6~12 周内单独或联合补充铁和叶酸制剂以预防贫血。

乳汁中维生素 C 的含量与乳母膳食有着密切联系，每日推荐摄入量为 150mg，多食用新鲜蔬菜和水果可补充充足的维生素 C。

维生素 E 可促进乳汁分泌，乳母维生素 E 的适宜摄入量为 17mg α-TE，即在普通成年女性每日 14mg α-TE 基础上，加上乳汁中维生素 E 的含量平均为 3mg α-TE/d。乳母因分泌乳汁消耗的维生素 K 约为 2μg/d，膳食维生素 K 的吸收利用率约为 40%，则乳母需要每日增加 5μg 维生素 K，乳母的适宜摄入量为 85μg/d。

中国乳母膳食维生素参考摄入量详见表 4-3-4。

三、水

乳母每天摄入的水量与乳汁分泌有密切关系。当水摄入不足时，可使乳汁分泌量减少。此外由于产妇的基础代谢率较高，出汗多，故乳母比普通女性每日需增加摄入水。乳母平均每日泌乳量约 750ml，故每日应通过食物和饮水比正常成人多摄入约 1.1L 水，总计 3.8L/d。根据我国成人的饮水量占膳食水摄入量的 56%，乳母饮水适宜摄入量为 2.1L/d。中国哺乳期女性平衡膳食宝塔推荐乳母每日应饮水 2100~2300ml，用以补充泌乳的损耗。

2013 年调查显示中国乳母液体摄入量中位数为 895.7ml，91.0%摄入不足（<2100ml）。鱼汤、鸡汤、肉汤的营养丰富，含有可溶性氨基酸、维生素和矿物质等营养成分，不仅味道鲜美，还能刺激消化液分泌，改善食欲，帮助消化，促进乳汁的分泌。但汤水脂肪含量太高而营养素密度不高，过量喝汤不仅会影响产妇食欲、导致产后体重滞留、引起婴儿脂肪消化不良性腹泻，还会影响其他食物如主食和肉类等的摄取，造成贫血和营养不足等营养问题。因此乳母每日水来源应多样化，包括 400~500ml 液态乳、200ml 汤、1500ml 白水等。

四、膳食实践

平衡膳食是合理营养的基础，乳母的膳食除保证哺乳期的营养需要外，还会通过乳汁的口感和气味，影响较大婴儿对辅食的接受和后续多样化膳食结构的建立。根据《中国哺乳期妇女膳食指南（2016 版）》，在一般人群膳食指南基础上，哺乳期妇女增加了以下 5 条内容：①增加富含优质蛋白质及维生素 A 的动物性食物和海产品，选用碘盐；②产褥期食物多样不过量，重视整个哺乳期营养；③愉悦心情，充足睡眠，促进乳汁分泌；④坚持哺乳，适度运动，逐步恢复适宜体重；⑤忌烟酒，避免浓茶和咖啡。

WHO（2015）对产后女性的主要营养建议：①食物多样化，包括肉、鱼、坚果、谷薯、豆制品、蔬菜、水果、奶制品等；②确保产妇相信健康食物不会影响母乳喂哺的婴儿；③关注产妇营养不良（如消瘦）；④对健康食物不要有禁忌；⑤获取家庭成员（尤其丈夫和婆婆）的支持，确保产妇摄取足量食物，并避免重体力工作。

（一）产褥期膳食

产褥期是自胎儿、胎盘娩出，直至产妇身体各器官系统（除乳腺外）恢复或接近正常状态所需的一段时期，一般需 6~8 周，在中国又被俗称为“坐月子”。“坐月子”是中国的传统习俗，受时间、空间的影响，既往传承下来的“月子食谱”往往并不合理，比如过量摄入动物性食物，以致能量和宏量营养素摄入过量，加重消化系统和肾脏负担，还会造成能量过剩导致产后体重滞留等；或诸多“忌口”（忌生冷、忌海鲜等），使得维生素、矿物质和膳食纤维的摄入量不足，影响乳汁分泌量以及乳汁中微量营养素的含量，并增加乳母消化不良等疾病的风险；而“坐月子”过后很快恢复到孕前饮食，动物性食物明显减少，使得能量和蛋白质等营养素达不到乳母的推荐摄入量，也会影响到母乳喂养的持续。2013 年调查显示中国乳母 50%以上在产后 1 个月内各类食物摄入量低于推荐，特别是奶类及其制品、大豆类和坚果；蔬菜、水果摄入不足率为 87.8%和 85.2%；鱼禽蛋肉摄入量只有 16.2%符合推荐，而 49.3%低于推荐下限，34.5%高于推荐上限。

中国营养学会妇幼营养分会在《产褥期（月子）膳食营养共识》中建议：

1. 全面认识月子膳食的健康作用，克服月子饮食误区的干扰。

2. 产后头几天膳食宜清淡、易消化。

3. 食物多样不过量，保证营养均衡。

4. 适量增加鱼、禽、蛋、瘦肉等富含优质蛋白质的食物摄入。

5. 注意粗细粮搭配，重视新鲜蔬菜水果的摄入。

6. 正确认识月子膳食对母乳分泌的作用，足量饮水，多喝汤汁。

7. 适当增加奶类等含钙丰富的食品，合理使用营养补充剂。

8. 保持个人饮食习惯，尊重当地无害的特色饮食风俗（食物烹调和食用方法）。

9. 适当运动，愉悦心情，充分休息和睡眠，避免过早负重劳动。

10. 尽早开奶、坚持母乳喂养，注意居住环境和个人卫生。

不仅产褥期，整个哺乳期都要做到食物均衡、多样，充足但不过量，以保证乳母健康和乳汁质量。乳母平衡膳食中每日各类食物建议摄入量为：谷薯类 300～350g、蔬菜 300～500g、水果 200～400g、畜禽肉类 75～100g、水产动物 75～100g、蛋类 50g、奶制品 300～500g、大豆制品 25g、坚果 10g，食盐摄入控制在 6g 以下，烹调油每日 25～30g。

此外，乳母膳食还应注意加工与安全问题。食物烹调尽量选择煮或煨，少用油炸，蔬菜急火快炒，减少水溶性维生素的流失等。不食用来源不明或不干净的食物，部分食品污染物都可通过乳汁，如长期或大量摄入会影响乳母自身和婴幼儿发育与健康。

（二）适度身体活动

女性在围生期要经历一系列体重变化，大多数女性生育后，体重都会较孕前有不同程度增加。美国一项 21 年的追踪调查研究证明，孕期和哺乳期体重变化和女性远期肥胖的发生密切相关，产后体重滞留是导致女性远期肥胖的主要因素。因此，保持适宜的孕期体重增长，同时在分娩后适当减重以避免体重滞留非常重要。产后体重滞留受多种因素的影响，坚持哺乳和体力活动是减轻体重、预防产后肥胖的最重要措施。

有研究报道产后 6～8 周每周进行 4～5 次有氧运动不会影响乳汁分泌，并且可促进乳母心血管健康，同时防止脂肪沉积。产褥期的运动方式可采用产褥期保健操。产褥期保健操应根据产妇的分娩情况和身体状况循序渐进地进行。自然分娩产妇一般在产后第 2 天就可以开始，每 1～2 天增加 1 节，每节做 8～16 次。产后 6 周可以开始进行有氧运动，如散步、慢跑等。一般从每天 15 分钟逐渐增加至每天 45 分钟，每周坚持 4～5 次，形成规律。对于剖宫产的产妇，应根据自己的身体状况如贫血和伤口恢复情况，缓慢增加有氧运动及力量训练。

（三）其他生活方式

乳母主动和被动吸烟、饮酒会影响乳汁分泌，烟草中的尼古丁和酒精也可通过乳汁进入婴儿体内，影响婴儿睡眠及精神运动发育。研究表明，吸烟可通过抑制催产素和催乳素进而减少乳汁的分泌；母亲饮酒后 3～4 小时，其泌乳量可减少约 20%；饮酒还可改变乳汁的气味，进而减少婴儿对乳汁的摄取。母亲饮酒对婴儿睡眠亦有影响，有报道母亲饮酒后 3.5 小时，婴儿睡眠时间显著减少。一项前瞻性队列发现母亲饮酒可对婴儿粗大运动发育产生不利影响。

浓茶和咖啡中含有较多的咖啡因，研究显示乳母摄入咖啡因可引起婴儿烦躁及影响婴儿睡眠质量，长期摄入可影响婴儿神经系统发育。因此，乳母忌吸烟饮酒，并防止母亲及婴儿吸入二手烟，并应避免饮用浓茶和大量咖啡。

第五节　哺乳的健康效益及母乳喂养促进

WHO、联合国儿童基金会、中华医学会儿科学分会、中国营养学会等国际国内组织均推荐婴幼儿母乳喂养至两岁或更久。不仅因为母乳对婴幼儿的生长发育和心理行为发展至关重要，可以减少婴儿腹泻和呼吸道感染疾病的发生率和死亡率，降低子代生命中后期超重肥胖和 2 型糖尿病风险等（见本卷第四章）；也是因为通过哺乳，可促进乳母子宫复原和产褥期恢复，防止产后体重滞留，并改善母亲心理状况，降低母亲乳腺癌、卵巢癌风险等，使乳母收获近期和远期的健康效益。

一、哺乳促进乳母健康

哺乳对乳母有近期以及远期健康效益，只是有些健康结局尚需进一步探索和验证，如表 4-3-5 所示。

表 4-3-5　哺乳对乳母的近期和远期健康效益

健康效益		证据说明
近期	产后出血	可减少产后出血的风险
	哺乳期闭经	增加产后闭经时间延长到 6 个月的可能性
	产后体重滞留	有研究证实能降低产后体重滞留率，但对产后体重变化结果不一致，有待进一步研究
	产后抑郁	与产后抑郁相关，但其因果关系有待前瞻性研究来证实
远期	乳腺癌	能降低乳腺癌的发病风险，且时间越长，保护性作用越大
	卵巢癌	为卵巢癌的保护性因素
	骨密度	缺乏足够证据证实母乳喂养与骨密度的关系
	高血压	有队列研究证实母乳喂养是母亲高血压的保护性因素
	糖尿病	降低母亲糖尿病的发病风险

（一）近期健康效益

泌乳能够促进乳母子宫收缩，预防产后出血和子宫内膜感染，延长哺乳期闭经时间，降低产后抑郁风险。

1. 减少产后出血　由于哺乳过程中婴儿对乳房的不断吸吮，刺激母体催产素和缩宫素的分泌，帮助子宫收缩，减少产后出血的风险，并防止子宫内膜感染，促使子宫较快复原。

2. 延长闭经时间　Chowdhury 等人纳入 12 项研究的

系统评价结果显示纯母乳喂养或主要母乳喂养的母亲产后6个月闭经的概率比非母乳喂养者高23%（*RR*=1.23，95%*CI*：1.07~1.41），比部分母乳喂养者高21%。母乳喂养使产后闭经时间延长到6个月被认为是有益的，可以减少早期怀孕的风险。其作用机制可能为吸吮过程抑制下丘脑促性腺激素释放激素，并刺激释放催乳素，进而抑制垂体促黄体激素的释放。促黄体激素对卵泡的成熟及排卵是必需的，从而延长乳母分娩后恢复到规律排卵的间隔时间。

3. 促进产后体重恢复　乳母每日随乳汁消耗大量能量，有助于孕期储存脂肪的动员和体重恢复。母乳喂养对乳母产后体重变化的研究较多，但结果并不一致。队列研究结果显示母乳喂养者相较于非母乳喂养在产后24个月体重下降更多，母乳喂养时间超过6个月的母亲产后3年BMI和产后体重滞留率均最低。但一项多中心研究报道哺乳持续时间对母亲产后体重变化作用较小。母乳喂养对产后体重滞留的作用证据并不一致，可能与其影响因素较多有关，有待控制混杂因素后进一步分析。

4. 降低产后抑郁风险　Dias等人系统评价结果显示母乳喂养持续时间短与产后抑郁具有较强相关性，但其因果关系尚不能完全确定，母乳喂养时间短与产后抑郁可能相互影响，仍需要前瞻性研究来进一步证明。

（二）远期健康效益

1. 降低癌症风险　乳腺癌居女性恶性肿瘤发病率首位，多项Meta分析结果证实哺乳为乳腺癌的保护因素。Chowdhury等对全球30个国家的47项大约5万例癌症病例进行汇总分析，结果也证实母乳喂养能使乳腺癌发病率降低22%（*OR*=0.78，95%*CI*：0.74~0.82），母乳喂养时间越长保护作用越明显，与未母乳喂养者比，母乳喂养持续12个月以上、6~12个月、不足6个月者乳腺癌的发病率分别降低26%、7%和9%。李斌等研究报道母乳喂养是中国女性乳腺增生的保护性因素。其可能机制为雌/孕激素对乳腺组织的周期性影响可以因母乳喂养时间的延长而推迟。

卵巢癌是女性三大生殖系统肿瘤之一，Chowdhury等纳入了41个对母乳喂养和卵巢癌的关系研究的Meta分析，结果显示母乳喂养相较于非母乳喂养者患卵巢癌风险降低约30%（*OR*=0.70，95%*CI*：0.64~0.77），哺乳时间越长预防作用越好。周权等对中国女性月经和生育因素与卵巢癌关系进行分析，显示母乳喂养为卵巢癌的保护因素。

2. 预防高血压和糖尿病　有队列研究结果显示，母乳喂养与母亲血压水平较低有关，关联的大小受母乳喂养时间和研究设计的影响。从未母乳喂养的母亲比母乳喂养大于6个月的母亲更容易患高血压。

Aune等纳入前瞻性队列研究进行Meta分析，结果显示母乳喂养能够降低母亲患2型糖尿病风险，母乳喂养时间和2型糖尿病风险呈非线性相关。

二、母乳喂养促进

成功的母乳喂养不仅受神经内分泌系统调节，也和乳母的合理营养、良好情绪及充足睡眠等个体因素有关。乳母作为家庭和社会的一员，其家庭、社区、组织、环境、政策法规等环境因素无不对其产生影响。目前全球范围内母乳喂养相关行为并不乐观，生后1小时早吸吮率44%，0~6个月纯母乳喂养率40%，2岁时持续母乳喂养率为45%，均不足一半。《婴幼儿喂养全球战略》中提及，虽然母乳喂养是一种天生的行为，但它也是一种后天的行为。只要获得准确信息，以及其家庭、社区和卫生保健系统的支持，几乎所有母亲都能进行母乳喂养。

（一）乳母个体支持

乳母的个体特征如遗传、年龄、受教育程度、收入、职业、知识、技能等和乳母的膳食行为、母乳喂养行为等密切相关。2013年调查显示中国乳母产后一个月内膳食不均衡最常见于农村、文化程度为初中及以下、家庭收入较低的全职母亲。相较于孕期保健，产后乳母是被忽视的群体，社区卫生保健和健康教育机构应把乳母也作为营养教育和健康促进的重点人群，以提高乳母的营养健康素养及喂哺婴儿的信心和自我效能，促成健康饮食行为以及成功母乳喂养。

2016年8月的世界母乳喂养周上，中国营养学会推出了修订版的6月龄内婴儿母乳喂养指南。内容包括：①产后尽早开奶，坚持新生儿的第一口食物是母乳；②坚持6月龄内纯母乳喂养；③顺应喂养，建立良好的生活规律；④生后数日开始补充维生素D，不需补钙；⑤婴儿配方奶是不能纯母乳喂养时的无奈选择；⑥监测体格指标，保持健康生长。

在此基础上，中华医学会儿科学分会儿童保健学组、中华医学会围产医学分会、中国营养学会妇幼营养分会等机构基于证据分析联合制定了《母乳喂养促进策略指南（2018版）》：①新生儿娩出后宜尽早吸吮（<30分钟）；②新生儿生后尽早（<1小时）与母亲进行肌肤接触；③生后母婴同室；④无症状低血糖婴儿、母乳相关性黄疸婴儿可继续母乳喂养；⑤鼓励牛奶蛋白过敏的婴儿继续母乳喂养，但母亲应回避牛奶及其制品的摄人；⑥母亲可将乳汁短期（<72小时）贮存于冰箱冷藏室（≤4℃），或将富余的乳汁长期（<3个月）贮存于冰箱冷冻室（<-18℃）；⑦母亲应直接乳房喂养，不建议频繁泵乳和乳瓶喂养；⑧对患有抑郁症的孕产妇提供母乳喂养的专业支持有助于延长母乳喂养时间。

（二）家庭环境支持

除个体特征外，家庭是乳母最紧密联系和直接生活的环境和小社会，家庭成员（尤其是丈夫）支持、家庭护理人员的知识和技能均影响母乳喂养状况。Abbass-Dick J等人提出了以父亲参与为基础的父母共同教养喂养框架（breast-feeding coparenting framework），包括共同设定母乳喂养目标、共同分担母乳喂养的责任、积极的母乳喂养支持、父亲/伴侣的亲子互动和有效的沟通解决问题等。WHO推荐“产妇要获取家庭成员（尤其丈夫和婆婆）的支持，确保产妇摄取足量食物，并避免重体力工作”。《母乳喂养促进策略指南（2018版）》强推荐“母孕期对父亲进行母乳喂养相关知识教育可提高母乳喂养率”。

（三）社区和社会环境支持

社会价值观和行为准则、社区设施、卫生保健机构人员和设施的可及性和恰当性、工作单位、非政府组织等都是影响乳母营养和母乳喂养的关键因素。一项 Meta 分析（仅纳入随机对照试验）评价了以社区为基础的干预措施改善低中收入国家 4~6 月龄母乳喂养有效性的效果，结果显示基于社区的干预措施可很大程度提高纯母乳喂养率。经过母乳喂养培训的卫生专业人员，包括助产士，护士和医生，以及受过培训的志愿者可以提供教育课程，并提供咨询和同伴支持，来提高母乳喂养率。一项针对新生儿出生机构的母乳喂养促进措施系统评价结果显示，袋鼠式护理、及时吸吮、医院社区和同伴的支持、多学科员工培训和儿童基金会的爱婴友好医院倡议（The Baby-Friendly Hospital Initiative）是有效的保护措施。

2018 年 4 月 11 日，WHO 和联合国儿童基金会联合发布了《成功促进母乳喂养十项措施》，为医疗机构提供了倡导母乳喂养的指导意见：

1. 完成遵守《国际母乳代用品销售守则》和世界卫生大会相关决议；制定书面的婴儿喂养政策，并定期与员工及家长沟通；建立持续的监控和数据管理系统。

2. 确保工作人员有足够的知识、能力和技能以支持母乳喂养。

3. 与孕妇及其家属讨论母乳喂养的重要性和实现方法。

4. 分娩后即刻开始不间断的肌肤接触，帮助母亲尽快开始母乳喂养。

5. 支持母亲开始并维持母乳喂养及处理常见的困难。

6. 除非有医学上的指征，否则不要为母乳喂养的新生儿提供母乳以外的任何食物或液体。

7. 让母婴共处，并实践 24 小时母婴同室。

8. 帮助母亲识别和回应婴儿需要进食的迹象。

9. 告知母亲使用奶瓶、人工奶嘴和安抚奶嘴的风险。

10. 协调出院，以便父母与其婴儿及时获得持续的支持和照护。

《母乳喂养促进策略指南（2018 版）》针对社区卫生医疗机构的强推荐包括：对患有抑郁症的孕产妇提供母乳喂养的专业支持有助于延长母乳喂养时间。孕期开始对父亲进行母乳喂养相关知识教育可提高母乳喂养率。返院随访、家访、电话随访等产后随访系统可延长母乳喂养时间。母婴机构应有明确的母乳喂养书面政策，并应常规传达给员工，每位员工应具备足够的知识、能力及技巧帮助实施母乳喂养；母婴机构应向孕妇及家属宣传母乳喂养的益处及实施方法，并规划和协调出院后母婴相关服务，以便父母及婴儿获得母乳喂养的持续支持。新生儿娩出后宜尽早吸吮（<30 分钟），尽早（<1 小时）与母亲进行肌肤接触。生后母婴同室等。医护人员应帮助乳母分析乳汁分泌不足的原因，同时增强乳母坚持哺乳的信心。

（四）政策法规支持

法律法规和政策是母乳喂养促进的宏观系统，应制定实施有利于婴幼儿喂养的综合政策，将母乳喂养改善工作纳入国家、全球层面的规划。全球营养目标之一为 2025 年“0~6 个月纯母乳喂养率提高到 50%”，而我国《国民营养计划（2017—2030 年）》主要目标之一也是“到 2020 年 0~6 个月婴儿纯母乳喂养率达到 50% 以上，2030 年再提高 10%”。

进一步完善母乳喂养保障制度，改善母乳喂养环境，在公共场所和机关、企事业单位建立母婴室；制定法律规范保护乳母的健康和权益，如我国《女职工劳动保护特别规定》“女职工生育享受 98 天产假”，保护职业妇女的母乳喂养权利，并根据国际劳工标准确定具体措施；各国政府应审查国家实施《国际母乳代用品销售守则》的进展情况，并考虑采取必要的新立法或其他措施，以保护家庭免受不利的商业影响。

总之，促进母乳喂养、改善母婴健康，需要多个部门、多个利益相关者的支持。

（朱文丽　杨振宇）

参考文献

1. 中国营养学会. 中国居民膳食指南（2016）. 北京：人民卫生出版社，2016.
2. 中国营养学会. 中国居民膳食营养素参考摄入量（2013 版）. 北京：科学出版社，2014.
3. 中国营养学会膳食指南修订专家委员会妇幼人群指南修订专家工作组. 6 月龄内婴儿母乳喂养指南. 临床儿科杂志，2016，34（4），287-291.
4. 中华医学会儿科学分会儿童保健学组，中华医学会围产医学分会，中国营养学会妇幼营养分会，等. 母乳喂养促进策略指南（2018 版）. 中华儿科杂志，2018，56（4）：261-266.
5. Andreas N J, Kampmann B, Le-Doare K M. Human breast milk: A review on its composition and bioactivity. Early human development, 2015, 91(11): 629-635.
6. Dror D K, Allen L H. Overview of nutrients in human milk. Advances in Nutrition, 2018, 9(suppl_1): 278S-294S.
7. Chowdhury R, Sinha B, Sankar MJ, et al. Breastfeeding and maternal health outcomes: a systematic review and meta-analysis. Acta Paediatrica, 2015, 104(467): 96-113.
8. The global strategy for women's, children's and adolescents' health (2016-2030). Geneva: World Health Organization, 2015.
9. WHO recommendations on maternal health: guidelines approved by the WHO Guidelines Review Committee. Geneva: World Health Organization, 2017.
10. Pregnancy, childbirth, postpartum and newborn care: a guide for essential practice. 3rd ed. Geneva: World Health Organization, 2015.
11. WHO recommendations on adolescent health: guidelines approved by the WHO Guidelines Review Committee. Geneva: World Health Organization, 2017.
12. WHO recommendations on newborn health: guidelines approved by the WHO Guidelines Review Committee. Geneva: World Health Organization, 2017.
13. Black RE, Laxminarayan R, Temmerman M, et al. Disease Control Priorities, third edition, Volume 2. Reproductive, Maternal, Newborn, and Child Health. Washington, DC: World Bank, 2016.
14. Bravi F, Wiens F, Decarli A, et al. Impact of maternal nutrition on

breast-milk composition: a systematic review. The American Journal of Clinical Nutrition. 2016, 104(3): 646-662.

15. Keikha M, Bahreynian M, Saleki M, et al. Macro- and micronutrients of human milk composition: Are they related to maternal diet? A Comprehensive Systematic Review. Breastfeeding Medicine, 2017, 12(9): 517-527.

16. Santana GS, Giugliani E, Vieira TO, et al. Factors associated with breastfeeding maintenance for 12 months or more: a systematic review. Jornal de Pediatria, 2018, 94(2): 104-122.

17. Balogun OO, O'Sullivan EJ, Mcfadden A, et al. Interventions for promoting the initiation of breastfeeding. Cochrane Database of Systematic Reviews, 2016, 11: D1688.

第四章

婴儿营养

婴儿期是一生中生长发育最快的时期，也是完成从子宫内生活到子宫外生活的过渡期。其营养的主要关注点是母乳喂养和辅食添加，包括一般健康婴儿出生后4~6月龄内完全纯母乳喂养的要求和规律，辅食添加的时机、方法和健康影响，母乳喂养的持续时间等，当然也包括不能母乳喂养或不能完全母乳喂养时，其他喂养方式的要求和方法。此外，婴儿期营养还需要讨论母乳喂养和辅食添加过程的一些特殊问题及影响。特殊状况或疾病状态婴儿的营养和喂养，则不在本章讨论范畴。

母乳是婴儿最理想的食物，纯母乳喂养能满足婴儿6月龄内所需要的全部液体、能量和营养素。近年来的研究显示母乳不仅是一种食物，还是一个包含多种生物活性物质的功能性和动态性生物活性系统。母乳喂养可通过促进胃肠道发育、调节免疫、认知发展等促进儿童健康；同时母乳喂养还会促进母亲健康、保护环境以及有益于社会和经济发展，所以应该大力提倡母乳喂养。由于婴儿患有某些代谢性疾病、乳母患有某些传染性或精神性疾病，乳汁分泌不足或无乳汁分泌等原因，不能用纯母乳喂养婴儿时，建议选择适合于6月龄内婴儿的配方奶喂养，不宜直接用普通液态奶、成人奶粉、蛋白粉、豆奶粉等喂养婴儿。任何婴儿配方奶都不能与母乳相媲美，只能作为纯母乳喂养失败后无奈的选择，或者6月龄后对母乳的补充。6月龄前放弃母乳喂养而选择婴儿配方奶，对婴儿的健康是不利的。

对于7月龄以后的婴儿，母乳仍然是重要的营养来源，但单一的母乳喂养已经不能完全满足其对能量以及营养素的需求，必须引入其他营养丰富的食物。此外，婴幼儿胃肠道等消化器官的发育、感知觉以及认知行为能力的发展，也需要其有机会通过接触、感受和尝试，逐步体验和适应多样化的食物，从被动接受喂养转变到自主进食。其间，顺应婴儿的生长发育特点和营养需要，特别是消化器官和消化能力的发育特点，采取顺应喂养模式，以母乳喂养为根本，适时引入适宜种类、适宜数量、适宜性状的食物作为母乳的补充。不能用纯母乳喂养时，选择适合于婴儿的配方奶喂养婴儿。

第一节 婴儿生长发育特点及营养需要

自出生到不满1周岁（0~12月龄）为婴儿期。婴儿期不仅是人生第一个生长高峰，也是感知觉、动作、语言和行为发育最快的时期，视觉、听觉、运动、情感和社交发育和发展的关键期；此期营养需求量相对较大，而消化吸收功能尚未完善，自身免疫功能尚未发育成熟，机体与环境之间尚未很好地相互适应、相互平衡。为满足其新陈代谢和保证其生长发育的需要，提倡顺应喂养模式，避免非顺应喂养带来的营养和行为问题。

一、生长发育特点

（一）体格生长特点

婴儿期是生命周期中体重增长最快的时期，新生儿出生后有可能生理性体重下降，生后3~4日降至最低点，至7~10日恢复到出生时体重，下降的体重不超过出生时体重的9%，早产儿体重恢复较迟。婴儿期体重的增长为非等速增加，随着月龄的增加体重增长速度逐渐减慢。通常足月儿在生后头3个月体重月均增加600~1000g，3月龄体重约达出生时的2倍。4~6个月体重增加速度减慢，月均增加500~600g。7~12个月月均增加约300g，至12月龄时体重达到9.6~10kg，约为出生时的3倍。

婴儿期也是身长增长最快的一年。出生时身长平均50cm，出生头3个月月均增加4cm，3月龄婴儿身长可达60~62cm；4~6个月，月均增长2cm；后半年月均增长1cm；1周岁达75~76cm，约为出生身长的1.5倍。

婴儿头部发育最快的时期是出生后头半年，新生儿头围平均为34cm，前半年增加9cm，后半年增加3cm，至1周岁头围平均约46cm。

婴儿期胸围增长也是最快的一年。出生时胸围较头围略小1~2cm，为32~33cm；1岁时胸围约等于头围，出现头、胸围生长曲线交叉。头、胸围生长曲线交叉年龄与儿童营养状况、胸廓发育情况有关。

（二）消化系统特点

1. 口腔　口腔是消化道的起端，具有吸吮、吞咽、咀嚼、消化、感觉和语言等功能。足月新生儿已具有较好的吸吮及吞咽功能。新生儿及婴幼儿口腔黏膜薄嫩，血管丰富，唾液腺不够发达，口腔黏膜干燥，易受损伤和局部感染；出生时唾液腺发育不完善，3~4个月时唾液分泌开始增加，5~6个月唾液更多。婴儿口腔较浅，尚不能及时吞咽所分泌的全部唾液，常发生生理性流涎。3个月以内婴儿唾液中淀粉酶低下。

2. 食管　新生儿食管长度约8~10cm，1岁时为12cm，横径为0.6~0.8cm，pH值通常在5.0~6.8。婴儿的食管呈漏斗状，黏膜纤弱、腺体缺乏、弹力组织及肌层尚不发达，食管下段括约肌发育不成熟，控制能力差，常发生胃食管反流。婴儿吸奶时常吞咽过多空气，易发生溢奶。

3. 胃　新生儿胃容量约为30~60ml，1~3月龄时90~

150ml，1 岁时 250～300ml。哺乳后不久幽门即开放，胃内容物陆续进入十二指肠，故实际胃容量不受上述容量限制。婴儿胃略呈水平位，当开始行走时其位置变为垂直。盐酸和各种酶的分泌均较成人少，酶活性低下，消化功能差。胃平滑肌发育尚未完善，在充满液体食物后易使胃扩张。由于贲门和胃底部肌张力低，幽门括约肌发育较好，故易发生幽门痉挛而出现呕吐。胃排空时间随食物种类不同而异，稠厚含凝乳块的乳汁排空慢。水的排空时间为 1.5～2 小时，母乳 2～3 小时，牛乳 3～4 小时。早产儿胃排空更慢，易发生胃潴留。

4. 肠 相对成人婴儿肠管长，约为身长的 5～7 倍（成人仅为 4 倍）。小肠的主要功能包括运动（蠕动、摆动、分节运动）、消化、吸收及免疫保护。大肠的主要功能是贮存食物残渣、进一步吸收水分以及形成粪便。婴儿肠黏膜肌层发育差，肠系膜柔软而长，结肠无明显结肠带与脂肪垂，升结肠与后壁固定差，易发生肠扭转和肠套叠。肠壁薄故通透性高，屏障功能差，加之口服耐受机制尚不完善，肠内毒素、消化不全产物等过敏源可经肠黏膜进入体内，引起全身感染和变态反应性疾病。由于婴儿大脑皮层功能发育不完善，进食时常引起胃-结肠反射，产生便意，所以大便次数多于成人。

5. 肝 年龄愈小，肝脏相对越大。在右锁骨中线上，婴儿肋缘下 1～3cm 可触及。婴儿肝结缔组织发育较差，肝细胞再生能力强，不易发生肝硬化，但易受各种不利因素的影响，如缺氧、感染、药物中毒等均可使肝细胞发生肿胀、脂肪浸润、变性、坏死、纤维增生而肿大，影响其正常功能。婴儿时期胆汁分泌较少，故对脂肪的消化、吸收功能较差。

6. 胰腺 婴儿 3～4 月龄胰腺发育较快，胰液分泌量也随之增多，至 12 月龄胰腺外分泌部分生长迅速，达出生时的 3 倍。胰液分泌量随年龄增长而增加，至成年每日可分泌 1～2L。酶类出现的顺序依次为胰蛋白酶、糜蛋白酶、羧基肽酶、脂肪酶，最后是淀粉酶。新生儿胰液所含脂肪酶活性不高。

7. 消化酶 消化酶是婴儿胃肠道消化能力的基础。伴随生长发育，胃肠道消化酶快速成熟。

（1）蛋白酶：孕 20 周时已有胃蛋白酶分泌，生后最初几天分泌达高峰，10～30 天内很快下降至最低水平，以后慢慢上升与体重增长平行。胃蛋白酶出生时活性低，3 个月后活性增加，18 个月时达成人水平。胰蛋白酶在孕 26～28 周已能分泌足量，生后一周胰蛋白酶活性增加，一个月时已达成人水平。故出生时新生儿消化蛋白质能力较好。

（2）脂肪酶：新生儿主要利用舌脂酶、人乳脂肪酶及胰脂酶来水解脂肪中的甘油三酯。自孕 25 周起，舌腺分泌的舌脂酶已很活跃，在胃内即能水解食物中甘油三酯为游离脂肪酸及部分脂类。胎儿 16 周产生胰脂酶，但水平甚低，孕 23 周达成人的 5%，直到足月无变化。但出生后 1 周即上升 5 倍，1～9 个月中增至 20 倍。人乳中脂肪酶含量多，可部分补偿出生时胰脂酶的不足。因此，新生儿对脂类吸收不完善，32～34 孕周的早产儿脂肪吸收率在 65%～75%，足月儿为 90%，4～6 个月婴儿大于 95%，达成人水平。

（3）蔗糖酶、乳糖酶、淀粉酶：在胎儿 8 个月时肠蔗糖酶、麦芽糖酶的活性达最高。乳糖酶的活力比蔗糖酶发育迟，到 34～38 孕周才达高峰，故早产儿易发生乳糖吸收不良。唾液淀粉酶发育较迟，孕 34 周才开始分泌，出生时量少且活性低，3 月龄后其活性逐渐增强，2 岁达成人水平；肠淀粉酶出生时已有，而胰淀粉酶在生后 4～6 个月开始分泌。

8. 肠道菌群 在母体内，胎儿肠道几乎是无菌的，生后数小时细菌即侵入肠道，主要分布在结肠和直肠。肠道菌群受食物成分影响，单纯母乳喂养儿以双歧杆菌占绝对优势，人工喂养和混合喂养儿肠内的大肠杆菌、嗜酸杆菌、双歧杆菌及肠球菌所占比例几乎相等。正常肠道菌群对侵入肠道的致病菌有一定的拮抗作用。婴儿肠道正常菌群脆弱，易受许多内外界因素影响而菌群失调，导致消化功能紊乱。

9. 健康婴儿粪便 食物进入消化道至粪便排出时间因年龄而异：母乳喂养的婴儿平均为 13 小时，人工喂养者平均为 15 小时，成人平均为 18～24 小时。

（1）母乳喂养儿：粪便为黄色或金黄色，多为均匀膏状或带少许黄色粪便颗粒，或较稀薄，绿色、不臭，呈酸性反应（pH 4.7～5.1）。平均每日排便 2～4 次，一般在添加辅食后次数即减少。

（2）人工喂养儿：粪便为淡黄色或灰黄色，较干稠，呈中性或碱性反应（pH 6～8）。因牛乳含蛋白质较多，粪便有明显的蛋白质分解产物的臭味，有时可混有白色酪蛋白凝块。大便 1～2 次/d，易发生便秘。

（3）混合喂养儿：粪便与配方粉喂养儿相似，但较软、黄，添加淀粉类食物可使大便增多，稠度稍减，稍呈暗褐色，臭味加重。添加各类蔬菜、水果等辅食时大便外观与成人粪便相似，初加菜泥时，常有少量绿色便排出。便次为每日 1 次左右。

（三）心理行为特点

1. 感知的发育

（1）视感知：新生儿已有视觉感应功能，瞳孔有对光反应，在安静清醒状态下可短暂注视物体，但由于眼肌调节能力差，物体太远或太近时都看不清楚，只能看清 15～20cm 内的事物。新生儿期后视感知发育迅速，1 个月后可凝视光源，开始有头眼协调；3～4 个月时喜欢看自己的手，头眼协调较好；6～7 个月时目光可随上下移动的物体垂直方向转动；8～9 个月时开始出现视深度感觉，能看到小物体。

（2）听感知：出生时鼓室无空气，听力差；生后 3～7 日听觉已相当良好；3～4 个月时头可转向声源，听到悦耳声时会微笑；7～9 个月时能确定声源，区别语言的意义。听感知发育和儿童的语言发育直接相关，听力障碍如果不能在语言发育的关键期内或之前得到确诊和干预，则可因聋致哑。国外调查资料显示，新生儿听力障碍的发生率约为 1‰～3‰，而重症监护病房的高危新生儿听力障碍的发生率则可达 2%～4%。新生儿听力筛查是早期发现听力障碍的有效方法。目前我国正逐步将其纳入常规新生儿筛查内容。

（3）味觉和嗅觉：出生时味觉发育已很完善。其接触的第一种食物是略带甜味的母乳，因此婴儿对于甜的东西是非常敏感的。嗅觉中枢与神经末梢已发育成熟；3~4个月时能区别愉快与不愉快的气味；7~8个月开始对芳香气味有反应。

（4）皮肤感觉：皮肤感觉包括触觉、痛觉、温度觉及深感觉等。触觉是引起某些反射的基础。新生儿眼、口周、手掌、足底等部位的触觉已很灵敏，而前臂、大腿、躯干的触觉则较迟钝。新生儿已有痛觉，但较迟钝；第2个月起才逐渐改善。出生时温度觉就很灵敏。

2. 运动发育　可分为大运动（gross motor）和精细运动（fine motor）两大类。发育过程一般都是沿着从头向脚的方向，如婴儿首先学会的是控制头部，然后控制四肢、躯干和腿。婴儿学到某些技能后，会丧失某些原始的反射和运动。当孩子学会有目的地抓握物体后，必然丧失原始的抓握反射。

（1）大运动：又称大肌肉运动，是指涉及上下肢、足部肌肉或全身较大幅度的动作，如俯卧抬头、挺胸、坐、爬、跑、跳等。大运动发育的里程碑如下：3~4个月时抬头很稳、挺胸；6个月时能双手向前撑住独坐；8个月时能稳坐；7个月能有意识地从仰卧位翻身至俯卧位或从俯卧位至仰卧位；8~9个月可用双上肢向前爬；11个月时可独自站立片刻；12~15个月可独自走稳。

（2）精细运动：精细运动是指手的动作，相对于大运动而言是较小的动作，例如用大拇指和食指捏起东西等。精细运动发育的里程碑如下：3~4月龄握持反射消失；6~7月龄出现换手与抓、敲等探索性动作；9~10月龄可用拇、食指对指食物，喜撕纸；12~15月龄乱涂画。

3. 语言发育　语言是儿童学习和认识周围事物的媒介，语言的发育要经过发音、理解和表达3个阶段。语言能力正常与否，往往会影响儿童整体发展。新生儿已会哭叫，以后咿呀发音；6月龄时能听懂自己的名字；12月龄时能解说简单的单词，如“再见”“没了”。

4. 心理活动的发展

（1）社会行为（personal-social behavior）：2~3个月时婴儿会出现由照料者面孔、声音、活动等所引起的社会性微笑，并能以笑、停止啼哭、发音等行为表示认识父母。7~8月龄婴儿可表现出认生、对发声玩具感兴趣等。9~12月龄时是认生的高峰。12~13月龄喜欢玩变戏法和躲猫猫游戏。

（2）注意（attention）：婴儿期以无意注意为主，注意力集中的时间不仅短暂，而且容易转移。随着年龄的增长逐渐出现有意注意。

（3）记忆（memory）：是将所学得的信息“贮存”和“读出”的神经活动过程，可分为感觉、短暂记忆和长久记忆3个不同的系统。长久记忆又分为再认和重现两种，再认是以前感知的事物在眼前重现时能被认识，重现是以前感知的事物虽不在眼前重现，但可在脑中重现。1岁内婴儿只有再认而无重现，随年龄的增加和理解、语言思维能力的加强，逻辑记忆逐渐发展。

（4）情绪、情感：新生儿因生后不易适应宫外环境，较多处于消极情绪中，表现不安、啼哭，而哺乳、抱、摇、抚摸等则可使其情绪愉快。婴儿情绪表现特点是时间短暂、反应强烈、容易变化、外显而真实。

（5）个性和性格：婴儿期个性发展具有阶段性，信赖或不信赖，所有生理需要都仰赖成人，如果与成人无依恋关系，将产生不安全感和情绪问题。性格的形成受遗传影响，但主要靠生活环境和教育，一旦形成即相对稳定。

（四）免疫系统特点

婴儿期处于生理性免疫功能低下状态，非特异性免疫、特异性体液免疫和细胞免疫均不完善。

1. 非特异免疫反应　婴儿皮肤角质层薄嫩，易破损，屏障作用差。肠壁通透性高，胃酸较少，杀菌力低。婴儿期淋巴结功能尚未成熟，屏障作用较差。新生儿期各种吞噬细胞功能可呈暂时性低下，除了分娩过程缺氧原因外，与新生儿期缺乏血清补体、调理素、趋化因子有关。新生儿各补体成分均低于成人，其C1、C2、C3、C4、C7和白介素的浓度约为成人的60%，补体旁路激活系统的活性低下者更多。约在生后6~12个月补体浓度或活性才接近成人水平。

2. 特异性细胞免疫　胎儿的细胞免疫功能尚未成熟，因而对胎内病毒感染（巨细胞病毒）还不能产生足够的免疫力，故胎儿期可长期带病毒，甚或导致胎儿宫内发育畸形。出生时T细胞自身发育已完善，故新生儿的皮肤迟发型超敏反应在出生后不久即已形成，新生儿接种卡介苗数周后，结核菌素试验即呈阳性反应。但小于胎龄儿和早产儿的T细胞数量少，对有丝分裂原反应较低。早产儿至1月龄时T细胞数量可赶上足月儿，而小于胎龄儿要在1岁以后才赶上同龄正常儿。值得注意的是，新生儿及婴儿期CD_4^+标记的T_H相对较多，且以T_H2为主，CD_8^+细胞毒性/抑制性T细胞较少，CD_4^+/CD_8^+比值高达3~4。故T_H2类细胞功能相对亢进，其分泌的细胞因子占有相对优势。约2岁后CD_4^+/CD_8^+比值和T_H1、T_H2分泌的细胞因子水平才接近成人水平。

3. 特异性体液免疫　B细胞功能在胚胎早期即已成熟，但因缺乏抗原及T细胞多种信号的辅助刺激，新生儿B细胞产生抗体的能力低下，出生后随年龄增长特异性体液免疫才逐步完善。

二、营养需要和营养素适宜摄入量

婴儿快速生长发育，需要相对大量的能量和营养素支持。由于对婴儿营养需要量研究的限制，对婴儿营养需要量的估计，主要是依据生长发育良好的婴儿所获得的营养素的水平。对于母乳喂养儿，这些营养素来自母乳，因此依据婴儿母乳摄入量和母乳中营养素含量，即可确定营养素的推荐水平，即适宜摄入量（AI）。当然，基于母乳摄入所估计的营养素AI，不能直接用于指导人工喂养，因为母乳中营养素的存在状态、生理价值与生物利用率，与人工喂养的代乳食品有很大差别，两者之间的差异需要给予考虑。

（一）能量

对婴儿能量需要的估计，虽然在原则上也可以基于母乳摄入量做出估计，但由于母乳中能量含量变异极大，包括乳母个体差异，同一乳母不同泌乳阶段，甚至同一次哺乳时前后奶之间，都存在很大变化，使婴儿能量需要量的估计面临许多挑战。利用稳定同位素示踪技术的双标水法

(DLW),则可以更为准确地测定总能量代谢。因此对婴儿能量的估计,现在更多采用这种方式测定的数据。

1. 婴儿的能量消耗　包括5部分:①婴儿脑与肝脏占全身重量的比例高,耗能约占总基础代谢能量的60%。②婴儿期处于生长的第一高峰期,生长发育耗能约占总能量的1/3。③婴儿活动耗能个体差异较大,多动好哭者可高出平均值的2~3倍,而安静少哭的婴儿则可能减半。④婴儿食物的生热效应耗能为总能量需要量的7%~8%。⑤排泄耗能约占总能量的10%。

2. 婴儿能量需要量　婴儿的能量需要量主要包括每日总能量消耗量(TEE)和组织生长的能量储存量。Butte等用双标水法(DLW)测量320例0~24月龄婴幼儿的TEE建立了不同喂养方式下婴儿的TEE估测公式。2004年WHO/FAO/UNU报告中采用了混合喂养儿TEE估测公式作为估计0~1岁婴幼儿能量需要量中TEE部分的依据。

母乳喂养儿:TEE (MJ/d) = -0.635+0.388×体重(kg);或

TEE (kcal/d)= -152.0+92.8×体重(kg)

混合喂养儿:TEE (MJ/d) = -0.416+0.371×体重(kg);或

TEE (kcal/d)= -99.4+88.6×体重(kg)

中国婴儿营养素推荐摄入量采用原卫生部妇幼司2009年颁布的7岁以下儿童生长标准的数据,0~3月男婴日均增重37.6g,女婴日均增重32.4g;4~6月男婴日均增重19.0g,女婴日均增重18.2g。根据WHO/FAO/UNU的报告,0~3月龄男、女婴每增长1g体重,能量储存分别为25.1kJ/g (6.0kcal/g)和26.2kJ/g (6.3kcal/g),4~6月龄男、女婴每增长1g体重,能量储存分别为11.6kJ/g (2.8kcal/g)和15.6kJ/g (3.7kcal/g)。0~6月龄纯母乳喂养儿的TEE为:

TEE (男婴)= -0.635+0.388×6.0=1.693MJ/d

TEE (女婴)= -0.635+0.388×5.5=1.499MJ/d

体重增长的能量储备(男婴):(37.6×25.1+19.0×11.6)÷2=0.582MJ/d

体重增长的能量储备(女婴):(32.4×26.2+18.2×15.6)÷2=0.567MJ/d

EER=TEE+用于体重增长的能量储备,故:

0~6月龄EER (男婴) = 2.275MJ/d [540kcal/d或90kcal/(kg·d)]

0~6月龄EER (女婴) = 2.066MJ/d [490kcal/d或89kcal/(kg·d)]

同样方法,可以7~12月龄婴儿的EER:男婴7~9个月平均每日增重10.2g,10~12个月平均每日增重8.0g,女婴7~9个月平均每日增重10.2g,10~12月每日平均增重7.9g。根据WHO/FAO/UNU的报告,出生后7~9个月男、女婴体重增长的能量储存分别为6.2kJ/g (1.5kcal/g)和7.4kJ/g (1.8kcal/g),10~12个月男、女婴增重能量储存分别为11.4kJ/g (2.7kcal/g)和9.8kJ/g (2.3kcal/g),因此,7~12月龄婴儿,采用混合喂养公式计算TEE:

TEE (男婴)= -0.416+0.371×9.0=2.923MJ/d

TEE (女婴)= -0.416+0.371×8.5=2.738MJ/d

体重增长的能量储备(男婴):(10.2×6.2+8.0×11.4)÷2=0.077MJ/d

体重增长的能量储备(女婴):(10.2×7.4+7.9×9.8)÷2=0.076MJ/d

7~12月龄EER (男婴) = 3.00MJ/d [715kcal/d或80kcal/(kg·d)]

7~12月龄EER (女婴) = 2.814MJ/d [670kcal/d或80kcal/(kg·d)]。

婴儿期过多的能量摄入可能导致婴儿期过快的生长速率,对后续健康产生不良影响。《中国居民膳食营养素参考摄入量(2013版)》推荐,0~6月龄婴儿能量EER为0.38MJ (90kcal)/(kg·d),7~12月龄为0.33MJ (80kcal)/(kg·d),较之前的推荐有所下降。

(二) 宏量营养素

1. 蛋白质　蛋白质营养对于儿童生长发育、认知功能和免疫功能均具有极为重要的促进和保障作用。但增加蛋白质摄入量,带来的并不全是好处,在早产或低体重儿的喂养中,增加蛋白质摄入量虽然可以明显地促进体格、智力和免疫力的发展,其代价可能会增加远期健康的危险。欧洲一项多中心随机对照研究结果显示,与母乳喂养组相比,24月龄内高蛋白配方会造成2岁内婴幼儿更高体重,而对身长没有明显促进,这可能会增加远期超重和肥胖风险。

对于生长发育特殊时期的婴儿,其蛋白质适宜摄入量(AI)是从母乳中的含量和母乳摄入量推算获得。0~6月龄婴儿应纯母乳喂养。按照母乳(成熟乳)中蛋白质的平均浓度为1.16g/100g、平均每日摄入母乳750ml(780g)计算,则可得到0~6月龄婴儿蛋白质的AI为9g/d。根据6月龄内婴儿体重代表值6kg,可推算0~6月龄婴儿单位体重的AI为1.5g/(kg·d)。7~12月龄婴儿蛋白质的AI应根据母乳蛋白质摄入量(600ml/d计)加辅食蛋白质摄入量来制定。由于缺乏该年龄段婴儿辅食蛋白质摄入量的数据,因此根据成人蛋白质的EAR和RNI,用代谢体重法推算出7~12月龄婴儿蛋白质的EAR为15g/d、RNI为20g/d。

对于非母乳喂养儿,由于配方奶中蛋白质的质量低于母乳,为弥补蛋白质营养价值的不足,需适当增加蛋白质的摄入量。此外,母乳蛋白质除8种必需氨基酸外,还富含组氨酸、半胱氨酸、色氨酸以及牛磺酸,这也是人工喂养婴儿蛋白质营养需要考虑的。

2. 脂肪和脂肪酸　婴儿期是人一生中生长发育最快的时期。充足的能量,特别是高能量密度的脂肪的供给,为婴儿生长发育所必需,也是适应婴儿胃肠道功能及渗透压的最佳选择。根据母乳中脂肪的含量及泌乳量可推算出该时期脂肪的AI。

据2004—2013年7项我国母乳总脂肪含量的调查结果,乳汁中总脂肪含量为3.65g/100g±1.23g/100g(均值±标准差),95%可信区间为1.29~6.01g/100g。按0~6月龄婴儿每日摄入母乳 750ml，每升母乳 680kcal 能量，脂肪含量以 36.5g/L 计，脂肪供能比为 48.3%，依此推荐 0~6 月龄婴儿脂肪的 AI 为 48%E，在 FAO 推荐的 40%E~60%E 范围内。6 月龄后婴儿，膳食仍以母乳或配方奶为主，脂肪比例仍较高，但添加辅食的脂肪含量不高。由于缺乏我国婴儿辅助食品中脂肪数据，参照美国辅食脂肪 5.7g/d，母乳或配方奶摄入至少 600ml/d，能量推荐值 700kcal 计算，7~12 月龄脂肪的供能比约为 36%，考虑到脂肪供能比的过渡，推荐 7~12 月龄婴儿膳食脂肪的 AI 为 40%E。

人体能合成多种脂肪酸，包括饱和脂肪酸（saturated fatty acid，SFA）、单不饱和脂肪酸（monounsaturated fatty acid，MUFA）和多不饱和脂肪酸（polyunsaturated fatty acid，PUFA），但亚油酸（LA）和 α-亚麻酸（ALA）是人体需要而不能自身合成、必须依赖食物提供的脂肪酸，称为必需脂肪酸（essential fatty acid，EFA）。另外，人体也不能将 n-6 系脂肪酸转化为 n-3 系脂肪酸。

根据北京大学公共卫生学院研究人员在北京、苏州和广州三地采样不同时段成熟乳（4 批共 353 例），LA 平均含量为 0.56g/100ml，日均摄入 LA 为 4.2g，与美国 2005 年推荐的 4.4g/d、日本 2010 年推荐的 4g/d 较为接近。依此研究数据推荐 0~6 月龄婴儿 LA 的 AI 为 4.2g/d，约为总能量的 7.3%。7~12 月龄婴儿母乳平均摄入量从 750ml/d 减少到 600ml/d，另添加辅食，推荐 7~12 月龄婴儿 LA 的 AI 为 4.6g/d，约为总能量的 6%。

中国地域辽阔，不同地区烹调油的食用存在很大差异，从而影响到母乳中 ALA 的含量。收集 1995—2013 年有关母乳中 ALA 含量的报道共 14 项（798 例），其 ALA 摄入量中位数为总脂肪酸的 1.89%，推算出 0~6 月龄婴儿 ALA 的实际摄入量为 497mg/d，现推荐 0~6 月龄婴儿 ALA 的 AI 为 500mg/d，7~12 月龄婴儿 ALA 的 AI 为 510mg/d。

FAO 2010 年报告指出，0~6 月龄婴儿由于合成有限，DHA 为条件必需。收集 1995—2013 年有关母乳中 DHA 含量的报道共 14 项（1038 例），其中位数为总脂肪酸的 0.42%，推算出 DHA 摄入量为 110mg/d。FAO2010 推荐 DHA 范围 0.1%E~0.18%E（58~104mg/d），现推荐 0~6 月龄婴儿 DHA 的 AI 为 100mg/d。

3. 碳水化合物　母乳是 0~6 月龄婴儿营养的来源，母乳中的碳水化合物主要是乳糖及少量葡萄糖、半乳糖和低聚糖等。我国母乳中碳水化合物含量动态观察显示，整个泌乳期乳糖含量范围 7.5~8.0g/100g。6 个月内的婴儿平均每天摄取 780g 的母乳，可以计算得出含有大约 60g（7.8×780÷100）的碳水化合物。推荐 0~6 个月婴儿的碳水化合物的 AI 为 60g/d。7~12 个月婴儿碳水化合物摄入量包括 600ml 母乳和添加的辅食，目前，缺乏我国婴儿辅食中碳水化合物的数据，根据成人的代谢体重比，推算 7~12 月龄婴儿碳水化合物的 AI 为 85g/d。

近年的研究发现，母乳中含有超过 200 种、总含量约为 12g/L 的低聚糖。这些母乳低聚糖（human milk oligosaccharides，HMOs）常不被婴儿肠道消化酶所消化，直达结肠后可作为益生元（prebiotics）对 0~6 月龄婴儿肠道益生菌群的建立、肠道免疫的成熟具有重要的作用。7~12 月龄婴儿，除母乳外，还添加谷类等辅食，从辅食中也可获得一定量的膳食纤维。膳食纤维指不能被人体胃肠道消化酶所消化，但能被肠道菌群酵解的膳食成分，主要包括非淀粉多糖，如纤维素、半纤维素、果胶和树胶，以及植物细胞壁中的非碳水化合物木质素。膳食纤维是肠腔内食物残渣的重要成分，他的主要生理功能是在肠道吸收和保留水分以维持食物残渣或粪便的体积，刺激肠道蠕动，促进排便。有关膳食纤维的研究已经阐明，膳食纤维不能被人体胃肠道消化酶所消化，但能作为益生元被肠道细菌酵解，从而促进肠道菌群的生长和繁殖，肠道菌群酵解膳食纤维所产生的低级脂肪酸能被肠黏膜细胞作为营养物质吸收，同时降低肠腔的 pH 值抑制致病菌的生长。0~6 月龄婴儿所需膳食纤维是来源于母乳中的低聚糖。

（三）微量营养素

处于生长状态的婴儿对微量营养素的需要量也相对很高，而母乳中矿物质含量较低，特别是微量元素需要更多依赖出生前胎儿时期体内储备，维生素也受母体营养状况和膳食摄入水平的影响，因此婴儿比较容易出现微量营养素的缺乏，如铁缺乏、维生素 A 缺乏和维生素 D 缺乏等。

1. 维生素　无论是脂溶性维生素，还是水溶性维生素，其母乳中浓度都取决于母体营养状况。婴儿的维生素 A、维生素 D、维生素 E 和维生素 K 状况广泛受到重视，相比之下，水溶性维生素反而受到明显忽视，对婴幼儿水溶性维生素营养状况的研究并不多。

（1）维生素 A 及 β-胡萝卜素：维生素 A（视黄醇）及 β-胡萝卜素均在肠道与脂肪一起吸收，具有维持上皮组织健康、增强机体免疫功能、促进生长发育及维持正常视觉等功能。在体内 β-胡萝卜素可转化为维生素 A。维生素 A 不易通过胎盘，在新生儿肝内储存较低。出生后所需维生素 A 均需从食物中摄取。0~6 月龄婴儿维生素 A 的适宜摄入量以母乳中含量计算获得，以活性视黄醇当量计为 300μgRAE/d。母乳喂养的婴儿一般不需额外补充。7~12 月龄婴儿除母乳外，还添加辅食，其维生素 A 的适宜摄入量以 600ml/d 母乳加上适量辅食获得，以活性视黄醇当量计为 350μgRAE/d。除动物肝脏和蛋黄中来源的维生素 A 外，还有辅食中的 β-胡萝卜素，但其转化成维生素 A 的效价为 1/12，配方奶粉添加维生素 A 以 μgRAE 计，添加的 β-胡萝卜素转化成维生素 A 的效价以 1/12 计。计算公式为 1μg 视黄醇活性当量（RAE）= 1μg 全反式视黄醇 = 2μg 来自补充剂的全反式 β-胡萝卜素 = 12μg 膳食全反式 β-胡萝卜素 = 24μg 其他膳食维生素 A 原类胡萝卜素。1μg 视黄醇活性当量 = 3.3IU 全反式视黄醇。

婴儿喂养中观察到，婴儿每日摄入 6000μg 视黄醇 1~3 个月，部分婴儿发生了囟门膨出的中毒表现，据此确定维生素 A 对婴儿出现不良反应的最小剂量（LOAEL）为 6000μg/d，选择 10 倍的最大不确定系数，推算婴儿 UL 水平为 600μgRAE/d。此 UL 水平虽然低至 600μg/d，正常补充剂使用情况下，补充维生素 A 并不是很容易造成中毒。鉴于母乳中维生素 A 含量与乳母维生素 A 营养状况密切相关，研究显示母乳中维生素 A 含量有很大的变化范围。中国母乳中维生素 A 的含量一般偏低（详细请参考母乳成分一节），因此部分纯母乳喂养儿，可能存在额外补充维生素A的需要。但对于配方喂养儿，由于配方设计中已经充分考虑了维生素A供应，一般不再需要额外补充维生素A。

（2）维生素D：婴儿的快速生长决定了骨骼对钙沉积的旺盛需要，维生素D是婴儿钙代谢和骨骼发育必不可少的维生素。人体对维生素D的需要，主要是靠皮肤在紫外线照射条件下自身合成维生素D来满足的，新生婴儿已经具备较强的维生素D合成能力。因此人类获得维生素D的途径并不主要靠膳食，婴儿也不是依靠母乳来获取维生素D。与此对应，母乳中维生素D含量非常低，单纯依靠母乳不足以满足婴儿对维生素D的需要。由于现代生活方式的限制，婴儿出生后没有机会充分接触日光，使婴儿很容易罹患维生素D缺乏性佝偻病。目前证据不足以建立婴儿EAR，但依据喂养试验中观察到的能维持良好血清25-（OH）D水平（>50nmol/L）的摄入水平，估计0~12月龄婴儿维生素D的适宜摄入量（AI）为10μg/d（400IU/d）。喂养实验中观察到，婴儿维生素D平均摄入量达到44.4μg/d持续近6个月，未发现其对生长发育有不良影响。据此建议0~12月龄婴儿维生素D的UL为20μg/d（800IU/d）。由此可见，婴儿喂养中，特别是纯母乳喂养的婴儿，一般需要额外补充维生素D，才可以满足其维生素D的需要。

部分食物中含有一定量的维生素D，但大部分食物维生素D含量有限，只有一些海鱼鱼肝油维生素D含量丰富。因此婴儿补充维生素D往往比较多地选择鱼肝油或维生素D补充剂。

（3）维生素E：维生素E是一种抗氧化剂，可延迟不饱和脂肪酸的氧化，保护生物膜免遭体内自由基的过氧化损伤，从而维持细胞膜的稳定和正常功能。胎盘转运维生素E的效率较低，新生儿，尤其是早产儿血浆中维生素E水平很低。此外，由于早产儿吸收功能较差，容易出现维生素E缺乏，而引起溶血性贫血、血小板增加及硬肿症。出生后的前1~2周应注意给予维生素E的额外补充。我国2013年修订的膳食营养素参考摄入量中，0~6月龄婴儿维生素E的AI，以mgα生育酚当量计，为3mgα-TE/d，7~12月龄为3mgα-TE/d。有文献报道，人初乳维生素E含量高达14.8mg/L，至成熟乳逐渐降低。牛乳中维生素E含量远低于人乳，约0.6mg/L。

（4）维生素K：成人维生素K主要由肠道菌群合成、吸收而来。新生儿肠道内正常菌群尚未建立，合成维生素K缺乏，易发生维生素K缺乏性出血。母乳含维生素K为15μg/L，母乳喂养的新生儿在出生头几天奶量少，也较易出现维生素K缺乏性出血。因此，新生儿，特别是早产儿出生初期要补充维生素K（表4-4-1）。随着婴儿的成长，在母乳中益生元的作用下，肠道细菌建立，合成维生素K的数量增加。通常至1月龄后，不再发生维生素K缺乏性出血问题。但长期使用抗生素时，则应注意维生素K的补充。

表4-4-1 婴儿脂溶性维生素的适宜摄入量（AI）

年龄/岁	维生素A/（μgRAE·d^{-1}）	维生素D/（μg·d^{-1}）	维生素E/（mg αTE·d^{-1}）	维生素K/（μg·d^{-1}）
0~	300	10	3	2
0.5~	350	10	4	10

摘自：中国居民膳食营养素参考摄入量，2013.

（5）B族维生素：包括维生素B_1、维生素B_2、维生素B_6、维生素B_{12}、烟酸、泛酸、叶酸、胆碱、生物素等。B族维生素因参与能量代谢、核酸的合成对生长发育，食欲等有重要作用。由于B族维生素是水溶性维生素，在体内储存量较少。0~6月龄婴儿对其需要依赖母乳，营养均衡乳母的乳汁含有较丰富的B族维生素。如果乳母B族维生素缺乏，也容易引起婴儿的相应维生素缺乏，如维生素B_1缺乏所导致的婴儿脚气病（infant beriberi）多发生于2~5月龄的母乳喂养儿，由于乳母膳食以精制大米为主，加上缺乏豆类、肉类等富含维生素B_1的食物所致（表4-4-2）。

表4-4-2 婴儿B族维生素适宜摄入量（AI）

年龄/岁	维生素B_1/（mg·d^{-1}）	维生素B_2/（mg·d^{-1}）	维生素B_6/（mg·d^{-1}）	维生素B_{12}/（μg·d^{-1}）	泛酸/（mg·d^{-1}）	叶酸/（μgDFE·d^{-1}）	烟酸/（mgNE·d^{-1}）	胆碱/（mg·d^{-1}）	生物素/（μg·d^{-1}）
0~	0.1	0.4	0.2	0.3	1.7	65	2	120	5
0.5~	0.3	0.5	0.4	0.6	1.9	100	3	150	9

引自：中国营养学会.中国居民膳食营养素参考摄入量（2013版），北京：科学出版社，2014.

（6）维生素C：是一种水溶性维生素，机体储存也少。维生素C参与胶原蛋白的合成，对维持结缔组织的正常功能起重要作用；此外，体内维生素C的氧化型和还原型作为一对平衡体系发挥作用。维生素C缺乏时，毛细血管脆性增加而引起出血。母乳喂养的婴儿可从乳汁获得足量的维生素C。我国2013年制订的0~12月龄婴儿维生素C的AI为40mg/d。

2. 矿物质 婴儿必需而又容易缺乏的矿物质和微量元素主要有钙、铁、锌（表4-4-3）。此外，内陆地区甚至部分沿海地区碘缺乏病也较为常见。

（1）钙：新生儿体内含钙约占其体重的0.8%，到成人时约占体重的1.5%，从新生儿到成人需存留大量的钙，主要在骨骼。0~6月龄以母乳摄入量750g/d，母乳钙平均242mg/L计，钙摄入量为182mg/d，由于人乳中钙吸收率高，未发现0~6月龄纯母乳喂养儿明显的缺钙，2013年修订的0~6个月龄婴儿钙的AI值为200mg/d。7~12月龄婴儿母乳摄入减少，辅食摄入量增加。参照美国推荐母乳喂养量以600mg/d，加上辅食摄入的钙，推荐钙的AI为300mg/d。

(2) 铁：足月新生儿体内约有300mg左右的铁储备，加上出生后的氧环境较之宫内发育时有所改善，因而血红蛋白浓度下降，红细胞分解的铁转为贮存铁，可满足4~6个月婴儿的需要。产后1~3个月母乳中铁含量为0.6~0.8mg/L，4~6个月时约为0.5~0.7mg/L，由于母乳中铁含量不高，其储备铁可能在出生后4~6月龄耗竭，继而出现缺铁性贫血。4~6月龄后母乳喂养婴儿所添加的第一个辅食应该是铁强化食物，如强化铁米粉。2013年推荐0~6月龄婴儿铁的适宜摄入量（AI）是0.3mg/d，7~12月龄，因辅食添加，铁的推荐摄入量（RNI）是10mg/d（表4-4-4）。因为新生儿体内铁储备多少与胎龄及出生时体重成正相关，早产儿及低出生体重儿的铁储备相对不足，加上生长发育速度比足月儿快，出生后储备铁常在2~3月龄时被耗尽，在婴儿期更容易出现铁缺乏。早产儿和低出生体重儿需要比足月儿更多的铁。

表4-4-3　婴儿常量元素适宜摄入量（AI）

年龄/岁	钙Ca/(mg·d⁻¹)	磷P/(mg·d⁻¹)	钾K/(mg·d⁻¹)	钠Na/(mg·d⁻¹)	氯Cl/(mg·d⁻¹)	镁Mg/(mg·d⁻¹)
0~	200	100	350	170	260	20
0.5~	250	180	550	350	550	65

引自：中国营养学会.中国居民膳食营养素参考摄入量（2013版），北京：科学出版社，2014.

表4-4-4　婴儿必需微量元素适宜摄入量（RNI/AI）

年龄/岁	铁Fe/(mg·d⁻¹)	碘I/(μg·d⁻¹)	锌Zn/(mg·d⁻¹)	硒Se/(μg·d⁻¹)	铜Cu/(mg·d⁻¹)	铬Cr/(μg·d⁻¹)	锰Mn/(mg·d⁻¹)	钼Mo/(μg·d⁻¹)
0~	0.3	85	2.0	15	0.3	0.2	0.01	2
0.5~	10	115	3.5*	20	0.3	4.0	0.7	15

引自：中国营养学会.中国居民膳食营养素参考摄入量（2013版），北京：科学出版社，2014.

(3) 锌：足月新生儿体内也有一定锌的储备。母乳喂养的婴儿在前几个月内可以利用体内储存的锌而不发生缺乏，但在4~5月龄后也需要从辅食中补充，肝泥、蛋黄、婴儿配方食品是较好的锌的来源。0~6月龄锌的适宜摄入量为2.0mg/d，7~12月龄为3.5mg/d。

(4) 碘：碘是甲状腺素的组分，甲状腺素对于维持机体的正常代谢、体格生长和脑发育极为重要。严重碘缺乏可致儿童体格发育迟缓和智力低下，形成所谓的“呆小症”或“克汀病”。我国大部分内陆地区，食物和水中的碘含量都较低，尽管我国政策性推行碘强化食盐，但孕妇、乳母和婴幼儿因为对碘需要增加，而成为碘缺乏的高危人群。0~6月龄婴儿碘的适宜摄入量（AI）为85μg/d，7~12月龄为115μg/d。

(四) 水

婴儿体内水分占体重的70%~75%，较成人高很多。婴儿新陈代谢旺盛，水的需要量相对较多，研究显示，0~6月龄需水约700ml/d，可来源于母乳（含水量约87%），不需要额外添加水。人工喂养时，需要关注水的供给量，与此相关的问题是配方粉冲调的浓度。7~12月龄婴儿每日需水约900ml，除母乳外，辅食中的水也是重要来源。值得注意的是，添加辅食的婴儿，摄水量受到辅食中钠摄入量的影响，过多钠的摄入，需要摄入相应多的水，也需要排出更多的钠，毫无疑问，这增加了肠道和肾脏的负担。

三、婴儿的顺应喂养

(一) 顺应喂养的概念

顺应喂养是将社会心理学和发展心理学应用于喂养过程，是在顺应养育模式框架下发展起来的婴幼儿喂养模式。2011年Black和Aboud建立了早期顺应喂养框架，并将顺应喂养定义为“孩子与看护者之间的相互作用”，具体包括3个步骤：①婴幼儿通过动作、面部表情和语言发出信号；②父母识别并及时、有情感、保持一致性地回应婴幼儿发出的信号，并与婴幼儿的发育水平相适应；③婴幼儿逐渐感受和学习父母可能的信号回应。顺应养育中，孩子通过行为、面部表情和发音来传递信号；父母识别这种信号，并以支持的方式作出积极的应答；孩子意识到这是对他们发出信号的回应。以此建立语言和非语言的交流。顺应喂养强调喂养过程中父母和婴幼儿之间的互动，鼓励婴幼儿发出饥饿和饱足信号，并给予及时、恰当的回应，让婴幼儿逐步学会独立进食，并获得长期健康的营养及维持适宜的生长。中国营养学会2015年发布的《0~6月龄婴幼儿喂养指南》和《7~24月龄婴幼儿喂养指南》中也纳入顺应喂养的概念。

(二) 顺应喂养的科学与实践

Aboud等编写的顺应喂养手册提出以下基本原则：①在婴幼儿拿取食物前将他们的手洗干净；②自我喂养：让他们自己拿食物吃；③顺应：观察和听他们发出有关喂养的信号并给予回应；④当婴幼儿拒绝时，停止喂养并思考他们拒绝的原因，不要强迫喂养；⑤提供不同种类的食物，包括鱼、虾、蛋、奶、水果和蔬菜。顺应喂养的示例见表4-4-5。

1. 早产儿顺应喂养　早产儿的顺应喂养同样也是基于婴儿发出信号或按需喂养，父母与其相互协调的喂养过程。婴儿决定喂养时间、喂养间隔和喂养的量。但父母需要预设在2次喂养间隔中最长允许安静或睡眠的时间（一般为5小时或6小时）以及最大的喂养量。该顺应喂养模式也适用于胃管喂养、用杯子或奶瓶喂养的婴儿。但在母乳喂养中很难确定喂养量。早产儿营养状况与父母及时准

表 4-4-5　父母顺应喂养过程的示例

年龄	父母的准备	与饮食相关的儿童能力和信号	父母的应答	儿童学到了什么
0~6	当婴儿出现饥饿的信号的时候准备食物	主要通过声音、面部表情和行为来表达饥饿感和饱腹感	对婴儿的信号做出反应:饥饿的时候喂食,饱腹的时候停止	父母会对他的需求做出反应并满足他的需求
6~12 月龄	保证婴儿在舒适的位置;建立家庭日常进餐时间/惯例	坐;咀嚼和吞咽半固体食物;用手自己摄食	对婴儿的信号做出反应:增加食物种类、质地和口味;鼓励婴儿尝试自我摄食	开始自我摄食;尝试新的口味和不同材质的食物;摄食和进餐是件有趣的事情
12~24 月龄	提供 3~4 次/d 健康的饮食;2~3 次/d 健康的点心;提供能被幼儿自己拿起来、咀嚼和吞咽的食物	能自己进食多种食物;使用幼儿健康餐具;用语言来表达需求	对幼儿饥饿感和饱腹感做出反应;鼓励幼儿尝试自我摄食	尝试新的食物;能独立完成自己的事情;能够求助;相信看护人能对他的需求做出反应

来源:童梅玲.早产儿及婴幼儿顺应喂养.中华实用儿科临床杂志,2017,32(23):1765.

确回应婴儿发出的信号密切相关。早产儿喂养信号主要包括安静觉醒状态、手口姿势、吸吮手指或拳头。苦相、伸舌头、摇动手臂、踢脚、伸展身体、腿蹬自行车的状态等信号一般在哭闹之前出现。而哭闹是喂养的晚期信号。对于早产儿,哭闹时再给予喂养,父母已经错失开始喂养的重要信号,并导致母乳喂养婴儿含接不良、快速吸吮及吸入过多空气,增加婴儿的能量消耗,也会提高早产儿发育脆弱期的应激水平。

2. 纯母乳/混合/奶粉喂养阶段顺应喂养的运用　对于6个月内的婴儿,母乳作为唯一的食物,不仅可以满足婴儿在该时期的全部营养和情感需求,而且还建立了母亲和孩子之间牢固的纽带,因此建议 0~6 个月婴儿纯母乳喂养。此外,众多研究表明持久的纯母乳喂养对儿童将来建立的良好的健康饮食习惯具有积极作用。6 月龄内,婴儿主要为纯母乳喂养、部分母乳喂养或人工喂养方式,应从按需喂养模式到规律喂养模式递进。饥饿引起哭闹时应及时喂哺,不要强求喂奶次数和时间,但一般每天喂奶的次数可能在 8 次以上,新生儿期可在 10 次以上。随着婴儿月龄增加,逐渐减少喂奶次数,建立规律哺喂的良好饮食习惯。婴儿异常哭闹时,应考虑非饥饿原因,积极就医。

3. 食物转换期顺应喂养的运用　父母需要根据婴幼儿的年龄准备好合适的辅食,并按婴幼儿的生活习惯决定辅食喂养的适宜时间。从每次一茶匙、每天 2 次开始,逐渐地增加喂养次数和喂养量,逐渐增加新食物。给孩子们提供种类多样的健康食物和合适的进食环境是父母应尽的责任,而孩子们该做的是决定吃什么和吃多少。

(三) 非顺应喂养

非顺应喂养,即父母对孩子的信号缺少敏锐的观察和回应,导致喂养刺激的缺乏。非顺应喂养发生于父母控制、强迫或忽视喂养,没有识别由婴儿发出的关于饥饿和满足的信号;相反,由于父母不理解婴儿的期望,而变得粗心大意或任由孩子控制喂养过程也是非顺应喂养。非顺应喂养可导致营养问题和饮食行为问题。

1. 营养问题　当父母没有留意婴儿发出的饥饿和吃饱的信号,不管在儿童期还是成年期,非顺应喂养会导致体重快速增加进而发展为超重,也可能导致营养不良。非顺应喂养既可导致超重或肥胖,也会导致消瘦。

2. 饮食行为问题　婴儿拒绝吃食应当理解为排斥,如强迫喂养,这无论对母亲还是婴儿,都会产生紧张和挫败感。在这种情景下,任何一方表达自己的意愿都不被对方所理解;婴儿失去他(她)的自主性,而父母因为没有完成喂养婴儿的任务而感到沮丧。结果导致婴儿可能不能表达他们内在的满足信号,而对父母交流失去兴趣,导致婴儿出现心理行为问题和饮食行为问题,如在尝试新口味的食物时表现为消极反应,也就是"恐新症"。

总之,顺应喂养有利于促进父母与婴儿之间的情感链接和良好的依恋关系,从而促进婴儿的认知能力和心理行为发育,增进婴儿对饥饿或饱足的内在感受,发展其自我控制饥饿或饱足的能力,这对预防肥胖、生长迟缓等常见儿童营养问题极为重要,可使婴儿获得最佳的健康和生长发育状态(表 4-4-5)。顺应喂养作为关键原则应被强调并应用于育儿过程:①对于婴儿,完全依赖父母(或抚养人)喂食,对于已经可以自己吃食的孩子,则需要父母的帮助;②帮助婴幼儿吃饭时,要慢一点,有耐心并且给予鼓励,而不是强迫;③如果婴幼儿拒绝吃多种类食物,可以尝试不同食物、味道、口感的搭配以及鼓励进食的方式;④吃食时,应与婴幼儿交谈并保持眼神的交流,让吃饭变成一个相互了解、充满爱的"游戏"。父母有责任在喂养中敏锐地觉察婴幼儿发出的各种信号,减缓紧张情绪,让喂养过程变得愉悦轻松。而清晰地表达饥饿和满足的信号,并乐于接受看护者,这显然是婴幼儿的任务。

第二节　母乳喂养

女性在产后用自己的乳汁哺育婴儿,是人类经过长期进化选择后达到的哺乳子代的自然方式。从进化结局角度看,母乳注定是婴儿出生后最优的、不可比拟的食物,哺乳当然是婴儿最佳的喂养方式,不但可以满足婴儿的营养的需要,而且能促进婴儿认识和行为发育。

一、母乳喂养的历史和地位

(一) 母乳喂养的进化与历史

人类的哺乳史是伴随着人类进化史同时展开的。从人类学角度讲,母乳喂养的历史至少可以上延到 20 亿年之前。作为一种高等生物，人类与其他哺乳类动物一样，进化到用乳腺分泌一种富含营养物质的液体，为其新生的下一代提供其生长所需要的一切养料。从生物学角度，母体自身建立了一套完善的乳腺系统和分泌调控机制，在孕育子代的过程中，也就是在婴儿出生前，母体在体内激素调控下，就开始泌乳准备，包括乳腺生长和分泌初乳。在分娩生产后，母体调控机制迅速响应，母体孕激素、雌激素和胎盘催乳素（human placental lactogen，HPL）迅速消退，与此同时垂体泌乳素（prolactin）水平迅速上升，推动乳汁大量分泌，特别是在产后 30～40 小时泌乳量开始明显增加。产后分泌乳汁是一个自然的生理功能。与母体的乳汁分泌功能相呼应，新生婴儿在各种脑功能充分发展前，最早发展出吸吮神经反射。成熟儿具备觅食的能力，即寻找乳头，张嘴要吃的本能。而且婴儿吸吮乳头的刺激，会通过大脑皮层到垂体的反射，促进乳汁分泌。基于母子之间生理功能的配合，哺育成为人类繁衍的重要环节。

在近代人类发展进程中，由于社会发展的影响和科学认识的局限，哺乳受到各种各样的影响。在古希腊时期，贵族们认为初乳带有特殊的腥味，不适合他们高贵的后裔，于是雇佣乳母的做法得以盛行，"乳母"作为一种社会职业开始存在。到了中世纪，贵族们又引发了"母乳喂养对母亲不利"的争论，只有部分医生在坚持倡导母乳喂养。真正认识到母乳喂养价值，是到了"文艺复兴"时期，大批启蒙学者积极推动母乳喂养，认为母亲给孩子喂奶，不仅是哺育孩子的科学之道，而且是产生人类幸福情感的重要源头。

科学角度看，哺乳行为是与性行为一样的三位一体的行为，是心理、精神、神经与内分泌总汇集的一个多相效应，而且两者关联密切。由于妇女乳房在性行为过程的参与，乳房也被看作是性器官的一部分，这反过来对哺乳行为带来巨大的影响，使得哺乳行为的思想和社会空间受到极大压制，往往可以因此压力而被轻易放弃。近代工业化发展在许多方面对母乳喂养产生负面影响。工业化带来的妇女就业急剧增加，妇女社会地位变化极大地增加了妇女参与社会活动的机会，高离婚率以及所谓"性解放"等因素，均对母乳喂养产生冲击；乳品行业的发展和食品工业发展，也通过代乳品的出现，影响了母乳喂养。在 20 世纪 70 年代，全球发达国家的母乳喂养率下降为有史以来最低的水平。

在 20 世纪 80 年代以后，人们开始认真思考非母乳喂养这种违反正常生理行为的负面影响，认识到其深远的不利后果，并通过大量深入的科学研究，特别人工喂养儿成年后所出现的健康问题，充分证明母乳喂养的优越性和健康效益。从全世界范围看，母乳喂养率在 20 世纪 90 年代开始回升，母乳喂养成为社会各界积极倡导和积极追求的目标。中国作为一个发展中国家，母乳喂养伴随着社会的迅猛发展，也经历不同的影响和发展阶段。20 世纪 50 年代新中国成立之初，由于工业化程度较低，中国有着良好的母乳喂养局面，全国城市的喂养率在 95%上下。80 年代后随着改革开放带来的工业化发展，尤其是在沿海大中城市，妇女就业增加，生活模式的改变以及国家人口政策的影响，母乳喂养率有不同程度的下降。但社会各界基于对母乳喂养优越性的深刻认识，也在一直致力于克服工业发展对母乳喂养带来的不利影响。目前母乳喂养率有明显的提高。

近年来的研究发现了母乳喂养越来越多的优点，包括有利于子代获得良好的体格生长和智力、免疫发展，更低的过敏疾病风险，降低成年后各种慢性病风险等，获得远期健康效益。不仅如此，授乳也能降低女性乳腺癌、骨质疏松等多种疾病的风险，获得更为健康的未来。这符合人类社会发展和进步对人力资源的需求。母乳喂养是一个与各种社会因素密集交织的问题，需要政府和社会各界持续努力，将母乳喂养作为提高国家和居民健康水平的重要环节融入大健康促进政策和实践中。

（二）母乳喂养的好处

1. 营养优势　母乳中营养素齐全，能全面满足婴儿生长发育的需要。人乳蛋白质总量虽较少，但品质优良；含乳清蛋白多而酪蛋白少，在胃内形成凝块小，易消化吸收；人乳蛋白质的氨基酸比值适宜，且含较多的胱氨酸和牛磺酸，两者是婴儿的条件必需氨基酸；人乳含多不饱和脂肪酸较多，除了亚油酸和亚麻酸外，还含有花生四烯酸和 DHA，因此更有利于脑发育的营养需求；人乳中乳糖含量高，且以乙型乳糖为主，利于脂类氧化和糖原在肝脏储存，并可促进肠内乳酸杆菌生长；人乳的钙磷比例适宜（2∶1），利于钙的吸收；人乳含各种微量元素，初乳含锌高，对生长发育极为有利；人乳中脂肪球较小且有乳脂酶，可促进脂肪消化，尤适宜于胰脂酶活力较低的新生儿及早产儿。人乳含铁量较低，但吸收率极高，不易发生缺铁性贫血。

2. 免疫发展优势　母乳含有丰富的免疫物质，包括可直接发挥免疫防御作用的特异性免疫细胞和抗体，如 T 细胞、B 细胞、巨噬细胞、多核粒细胞、浆细胞、sIgA、乳铁蛋白等，可结合并灭活、吞噬、消化、杀伤病原微生物；保护肠黏膜不受微生物入侵；也还含有帮助婴儿免疫系统平衡发展的调节物质，如乳铁蛋白对肠黏膜细胞的调控，母乳低聚糖特异性促进肠道益生菌，如促进双歧杆菌的生长和繁殖，进而黏附于肠道上皮细胞表面，抑制致病菌的黏附和侵入，同时益生菌刺激肠黏膜下淋巴系统免疫因子的平衡，建立起有益于婴儿健康成长的肠道微生态环境。

3. 安全性、经济性和便利性　母乳作为天然的婴儿食物，喂养方便经济。与其他哺乳类乳汁中的异种蛋白质不同，人乳不是异种蛋白质，而不致婴儿发生过敏，温度适宜，无需消毒，喂哺简便、喂食的数量与婴儿的饥饱相适应。

4. 增进母子情感交流，促进母体产后恢复　母乳喂养的行为可使母亲与婴儿之间有亲密的接触，如拥抱、抚摸，可带给婴儿深刻、微妙的心理暗示和情感交流，使婴儿获得最大的安全感和情感满足感，对儿童良好的情绪和心理发展十分重要。哺乳的行为也可使母亲心情愉悦，婴儿吸吮乳头可反射性地引起催产素分泌，促进子宫收缩，利于及早复原，减少产后并发症；乳汁的持续分泌可消耗贮备的体脂，有利于母亲体形的恢复；母亲哺乳期月经推迟，能起到一定的避孕作用。

5. 远期健康优势　母乳喂养可促进喂养儿智力发育，哺乳喂养时间越久，智力发展优势越明显。母乳喂养可降低婴儿过敏性疾病发生，哺乳喂养时间越久，保护效应越强。母乳喂养有利于降低喂养儿成年后慢性疾病风险，与配方粉喂养儿相比，母乳喂养能显著降低肥胖、高血压、血脂紊乱和2型糖尿病的发生率。

二、母乳喂养的方法

0~6月龄内婴儿完全依赖母乳满足所需全部液体、能量和营养需要的喂养方式称为纯母乳喂养。在此过程中可以使用少量的营养素补充剂，如维生素D和维生素K。在喂养过程中，除母乳之外，如果给予水或其他非营养液体，此喂养状态称为基本纯母乳喂养。如果以补充营养为目的而给婴儿喂食了含有能量或宏量营养素的液体（如配方奶），此喂养方式则是混合喂养。

（一）开奶时间

分娩后给新生儿第一次哺喂人乳的时间称为“开奶”。初乳有助于肠道功能发展，并提供免疫保护，产后应尽早开奶，坚持新生儿第一口食物是母乳。研究发现，开奶越早越好，健康的母亲在产后半小时即可开奶。正常新生儿生后已经具备吸吮能力，早期乳汁分泌量虽然很少，但新生儿的吸吮可促进人乳的分泌，因此开奶后不宜给新生儿添加牛乳或其他代乳品。婴儿应按需进行喂哺，不应规定次数和间隔时间，因此产后最好母婴同室。婴儿出生后第一口食物应是母乳，有利于预防婴儿过敏，并减轻新生儿黄疸、体重下降和低血糖的发生。此外，让婴儿尽早反复吸吮乳头，是确保成功纯母乳喂养的关键。婴儿出生时，体内具有一定的能量储备，可满足至少3天的代谢需求，开奶过程中不用担心新生儿饥饿，可密切关注婴儿体重，生后体重下降只要不超过出生体重的7%就应坚持纯母乳喂养。

（二）喂哺方法

哺乳前，先用温开水浸湿软布洗净乳头，产后最初几天乳母可取半卧位哺喂，以后应采用坐位。哺乳一侧的脚稍放高，抱婴儿于斜坐位，其脸向母亲，头、肩枕于哺乳侧的上臂肘弯处，用另一手的手掌托住乳房，拇指、食指轻夹乳晕两旁，将乳头及乳晕送入婴儿口中，使婴儿含住整个乳头和大部分乳晕，便于吸吮，又不堵住鼻孔呼吸。吸吮有力的婴儿常在3~5分钟内即将一半乳汁吸入，每次喂哺时间一般不超过20分钟，以婴儿吃饱为度。哺喂完毕后，应将婴儿竖起直抱，头依母肩，用手轻拍婴儿背部，将哺喂吸入的空气排出，可防溢乳。哺喂后宜将婴儿保持右侧卧位，有助乳汁进入十二指肠。

（三）哺乳次数

从母乳喂养最初开始，就应坚持顺应喂养的原则，也即是说，母乳喂养应顺应婴儿胃肠道成熟和生长发育过程，从按需喂养模式到规律喂养模式递进。婴儿饥饿是按需喂养的基础，饥饿引起哭闹时应及时喂哺，一般每天可喂奶6~8次或更多，不要强求喂奶次数和时间，特别是3月龄以前的婴儿。健康婴儿90%以上生后数周即可建立自己的进食规律。随着月龄增加，婴儿胃容量逐渐增加，单次摄乳量也随之增加，哺喂间隔则会相应延长，喂奶次数减少，逐渐形成规律哺喂的良好饮食习惯。按照这样的原则，一般来讲，母乳喂养最开始时，可能是1~2小时哺乳一次，以后2~3小时一次，逐渐延长至3~4小时一次；3个月后夜间睡眠延长，夜间可不用再喂乳，每天喂乳6次左右。6个月以后随着辅助食品的添加，哺乳次数相应减少至每天3~4次。哺乳的间隔时间、一天次数和哺乳时间长短，应视婴儿体质强弱和吸吮能力而定。

如果婴儿哭闹明显不符平日进食规律，应该首先排除非饥饿原因，如胃肠不适等。非饥饿原因哭闹时，增加哺喂次数只能缓解婴儿的焦躁心理，并不能解决根本问题，应及时就医。

三、非乳母亲授的人乳喂养

在很多情况下，由于各种原因，婴儿不能通过吸吮乳母乳头的方式获得母乳喂养，只能通过某种中介方式获得母乳（人乳）喂养，如婴儿生病住院、母亲外出工作，或食用捐赠人乳。这种情况在现代社会越来越多。相关技术研究也日益跟进，以新技术手段解决工业化发展后新生活方式与健康促进之间的矛盾。

（一）人乳奶瓶喂养

现实生活中部分妈妈由于种种原因不能亲自喂哺自己的孩子，不得不把母乳吸出来装入奶瓶喂养，称之为“奶瓶人乳喂养”。这种把母乳吸出喂哺婴儿的方式是近几年母乳喂养研究方面的热点，最初主要是关注这种方式喂养早产儿或患某些疾病的婴儿，后来研究显示这种现象在足月正常婴儿母乳喂养中所占比例也在逐渐增加。目前的研究表明同样是喂哺母乳，喂养的方式不同会明显影响儿童的生长与健康。婴儿早期奶瓶人乳喂养容易导致婴儿晚期过度进食的风险增加。奶瓶人乳喂养的喂养方式与亲自母乳喂养存在很大不同，目前的研究结果不提倡奶瓶人乳喂养。在必须吸出母乳的情况下，也尽量不采取奶瓶喂养的方式，可采用小匙、小杯喂，因为小匙、小杯喂养不容易造成乳头错觉，后续实现正常母乳喂养的几率大大增加，以利于母乳喂养的实施。

（二）母乳库与捐赠人乳喂养

近年来，围产技术的飞速发展，促使早产儿尤其是低体重早产儿的存活率不断提高。营养支持在早产儿早期的治疗中起着重要作用。母乳含有早期婴儿所需要的所有营养成分和重要抗体，是婴儿最理想的天然食品，而这些早产儿的母亲此时常常母乳分泌不足以满足婴儿的需求或不适合给自己的孩子哺乳。欧洲儿科消化道疾病、肝病和营养学会（ESPGHAN）提出：当无法获得新鲜的生母母乳时，捐赠母乳是优于配方奶的母乳替代品，因此作为储存管理捐赠母乳的母乳库就此诞生了。母乳库由20世纪前的乳母、奶妈和交互喂养慢慢演变而来，它的发展已有百余年的历史。世界上最早的母乳库于1909年成立于奥地利的维也纳。第二年波兰也成立了自己的母乳库，之后母乳库蓬勃发展。直至20世纪80年代中期，由于艾滋病的肆意流行，母乳库受到巨大冲击，然而10年后，大量研究证实了母乳的安全性和优越性，母乳库又重新建立并被大众所认可。

北美母乳库协会（Human Milk Banking Association of North America，HMBANA）对母乳库的定义为：母乳库是招募母乳捐献者，收集捐赠母乳，并负责母乳加工、筛查、储存、分配工作的专业机构，以满足医疗需要，且必须由有相关执业资格的医师开具处方。目前母乳库提供的母乳主要用于喂养早产儿、低出生体重儿和有特殊医学指征的患儿。捐赠母乳对早产儿早期成功救治和生长发育具有非常重要的意义，在生母母乳不足的情况下，母乳库的捐赠母乳应作为母乳喂养策略而得到充分的提倡和推广。在中国由医院建立的母乳库或母乳互助也正在兴起和蓬勃发展，关于医院母乳库建立和运行规范也正在加紧研究和研讨之中。

四、母乳喂养与辅食添加

6月龄前应给予纯母乳喂养，随着婴儿长大，为了适应生长发育的需要，为了适应消化道发育和成熟及功能训练的需要，为满足婴儿心理、行为发育中对食物的认识和多样化膳食的适应的需要，需要从7月龄开始，逐渐添加乳类以外的各种食物，作为母乳喂养的补充，被称为婴儿辅助食品（辅食）。辅食也曾被称为过渡期食品，其目的是强调从依赖奶为获得营养的唯一途径，到依赖多样化食物为营养来源的过渡。营养状况良好、发育正常的婴儿，一般在满6月龄后，在继续母乳喂养的基础上开始添加辅食，期间逐渐完成不同种类、不同质地的各种食物的添加和对食物的感知，至24月龄，让其逐步形成多样化的膳食结构。

（一）继续母乳喂养的优点和适宜持续时间

婴儿满6月龄后仍然可以从继续母乳喂养中获得能量以及各种重要营养素，特别是抗体、母乳低聚糖等各种免疫保护因子。近年来的研究显示母乳不仅是一种食物，还是一个包含多种生物活性物质的功能性和动态性生物活性系统，母乳中存在的多种生物活性蛋白如乳铁蛋白、细胞因子和生长因子等能够促进胃肠道发育，调节免疫功能。人乳中的活性脂参与中枢神经系统的髓鞘形成、轴突和神经胶质之间的交互作用、突触信号传导中的钙离子内流以及长时程增强作用。母乳中的低聚糖作为一种益生元，能促进肠道内双歧杆菌的生长；母乳中还含有干细胞（hBSCs），呈现类似于人胚胎干细胞（hESCs）的多向分化潜能。母乳中的这一生物活性系统通过促进胃肠道发育、调节免疫以及有利于认知发展等作用，全面促进儿童健康。

7~24月龄婴幼儿继续母乳喂养可显著减少腹泻、中耳炎、肺炎等感染性疾病；继续母乳喂养还可减少婴幼儿食物过敏、特应性皮炎等过敏性疾病；此外，母乳喂养婴儿到成人期时，身高更高，肥胖及各种代谢性疾病明显减少。与此同时，继续母乳喂养还可增进母子间的情感连接，促进婴幼儿神经、心理发育，母乳喂养时间越长，母婴双方的获益越多。另外，近年来的研究发现母乳喂养越来越多的优点，如1岁内婴儿母乳喂养可降低婴儿猝死综合征的发生率；对于较大儿童来说母乳喂养婴儿未来患1型和2型糖尿病、淋巴瘤、白血病、霍奇金氏病以及高胆固醇血症等慢性疾病的几率降低；母乳喂养还有利于母亲体质的恢复和减轻体重，降低母亲罹患乳腺癌、卵巢癌和子宫内膜癌的风险，降低母亲患糖尿病、骨质疏松等代谢性疾病的风险以及改善母亲情绪等，同时母乳喂养的优势还体现在保护环境、利于社会以及经济发展等方面，因此7~24月龄婴儿应继续母乳喂养，并可持续到2岁或以上。

（二）辅食添加的原则和方法

1. 辅食的定义　除母乳和（或）配方奶以外的其他各种性状的食物，包括各种天然的固体、液体食物，以及商品化食物。目前WHO对辅食的定义：除母乳以外任何的食物和（或）饮料（包括婴儿配方奶、较大婴儿配方奶和水）。美国儿科学会（American Academy of Pediatrics）的定义：除母乳以外任何含有营养素的食物和（或）饮料（包括婴儿配方奶、较大婴儿配方奶，但不包括水）。欧洲儿科胃肠肝病和营养学会（European Society for Pediatric Gastroenterology Hepatology and Nutrition，ESPGHAN）定义：除母乳和母乳替代品外所有的固体和（或）液体食物（不包括婴儿配方奶和较大婴儿配方奶）。为倡导母乳喂养，减少大众对婴儿配方奶的误解，强调配方奶是母乳替代品，不是辅食。如母乳充足，婴儿满6月龄后不应该添加配方奶，但必须引入其他各种有营养的食物作为辅食。

2. 辅食添加的原则和方法　婴儿满6月龄（出生180天）时是添加辅食的最佳时机。婴儿满6月龄后，纯母乳喂养已无法再提供足够的能量，还有铁、锌、维生素A等关键营养素，因而必须在继续母乳喂养的基础上引入各种营养丰富的食物。在这一时期添加辅食也与婴儿的口腔运动能力，及其对不同口味、不同质地食物的接受能力相一致。

辅食添加的原则：每次只添加一种新食物，由少到多、由稀到稠、由细到粗，循序渐进。从一种富铁泥糊状食物开始，如强化铁的婴儿米粉、肉泥等，逐渐增加食物种类，逐渐过渡到半固体或固体食物，如烂面、肉末、碎菜、水果粒等。每引入一种新的食物应适应2~3天，密切观察是否出现呕吐、腹泻、皮疹等不良反应，适应一种食物后再添加其他新的食物。

过早添加辅食容易因婴儿消化系统不成熟而引发胃肠不适，进而导致喂养困难或增加感染、过敏等风险。过早添加辅食也是母乳喂养提前终止的重要原因，并且是儿童和成人期肥胖的重要风险因素。过早添加辅食还可能因进食时的不愉快经历，影响婴幼儿长期的进食行为。

过晚添加辅食则增加婴幼儿蛋白质、铁、锌、碘、维生素A等缺乏的风险，进而导致营养不良以及缺铁性贫血等各种营养缺乏性疾病，并造成长期不可逆的不良影响。过晚添加辅食也可能造成喂养困难，增加食物过敏风险等。

少数婴儿可能由于疾病等各种特殊情况而需要提前或推迟添加辅食。这些婴儿必须在医生的指导下选择辅食添加时间，但一定不能早于满4月龄前，并在满6月龄后尽快添加。

总之添加辅食的目的除了补充单纯母乳喂养不能提供的营养素外，还有利于婴儿在关键期接受各种食物的味道和不同的质地，以利于将来正常饮食行为的培养，同时可以锻炼婴儿的咀嚼和吞咽能力，有利于面部骨骼、肌肉和语言的发展。

为了保证能量及蛋白质、钙等重要营养素的供给，7~9月龄婴儿每天的母乳量应不低于600ml，每天应保证母乳喂养不少于4次；10~12月龄婴儿每天母乳量约600ml，每天应母乳喂养4次；而13~24月龄幼儿每天母乳量约500ml，每天母乳喂养不超过4次。需要注意的是7月龄以后的母乳喂养尽量不要在夜间进行。对于母乳不足或不能母乳喂养的婴幼儿，满6月龄后需要继续以配方奶作为母乳的补充。

婴幼儿辅食量一般以其所需能量来衡量。母乳提供能量为67kcal/100ml。7月龄婴儿的胃容量约230～250g，9月龄时250～280g，12月龄时280～320g。为平衡婴幼儿的能量需要量及胃容量，除母乳外，7～9月龄婴儿需要每天从辅食中获得200kcal能量，约占全天总能量的33%，10～12月龄婴儿需要300kcal，占45%，而13～24月龄幼儿需要550kcal，占62%。理想的辅食应达到每100ml或100g提供能量在80kcal以上。WHO推荐，7～24月龄婴幼儿应摄入足量的动物性食物，每天500ml奶、1个鸡蛋、15～75g的肉禽鱼。

（三）家庭制备的婴儿辅助食物

不同种类的食物提供不同的营养素，只有多样化的食物才能提供全面而均衡的营养。

1. 谷物类　米粉、厚粥、软饭、面条等，含有大量的碳水化合物，可以为婴幼儿提供能量，但除了强化婴儿米粉外，一般缺乏铁、锌、钙、维生素A等营养素。但是由于此类食物加工使用便利，使用比较普遍。只能短时间段使用，或结合其他食材类辅食使用。

2. 动物性食物　鸡蛋、瘦肉、肝脏、鱼类等，是一类高营养素密度的食材，富含优质蛋白质、铁、锌、维生素A等，是婴幼儿辅食的优先选择。

3. 蔬菜和水果　是维生素、矿物质以及纤维素的重要来源之一，具有多样的口味和质地，有助于婴幼儿学习和适应食物不同的味道、质地等。

4. 大豆类　是植物性食物中最优质的蛋白质来源，与谷类食物蛋白质具有较好的互补性。但是与乳类、蛋类和肉类蛋白质相比，其营养价值仍然属于较差。可适量选用，且需要经过适宜加工处理。在婴幼儿辅食中不宜过多。

5. 植物油和脂肪　母乳脂肪为婴儿提供的能量约为总能量的50%。6月龄后的婴儿，母乳（或乳类）摄入量相应减少，谷物、果蔬类食材本身能量密度不高，加上婴儿消化能力对食物性状的要求，制作的辅食通常能量密度较低。为此，在制作植物性辅食时应添加适量的植物油，既能增加辅食的营养密度也能提供必需脂肪酸。

（四）现代工业制备的婴儿辅助食品

现代工业的发展和营养科学的深入，在市场上可以出现多种适合于婴儿不同月龄和阶段的辅助食物，这类食品必须符合国家的法规和定时的抽检。正规和优质的婴儿辅食产品，比家庭制备的婴儿辅食有许多突出的优点，包括：

1. 标准化　大工业制备的婴儿辅食，从产品设计、原材料选择、生产、储存再到销售，都是在一系列严格的标准和操作规范下完成的，有更好的卫生和营养保障。

2. 专业化　现代食品工业能够采用强化食品的各种工艺，又能依据医学的指引，选择高营养素密度食材，添加强化婴儿所需的营养素，可以有助于解决不同时期婴幼儿容易发生缺乏或不足的营养问题；可根据母乳的特性，配合母乳喂养，所以，优质、合格的工业制备辅食，能够替代或优于一般家庭制备的各种食物。因为工艺和配方的科学性，可以取得事半功倍的营养改善效果，例如强化铁、多种维生素和多不饱和脂肪酸（如DHA）的婴儿辅食，都远比家庭食物更容易取得良好的喂养成效。

3. 品种丰富、使用方便　现代食品工业生产体系，都基本与完善的现代商业体系相衔接，从产品设计到售后服务等各个环节，都融入了完善的消费者服务理念，其产品在包装、使用方式、消费者定位和用户体验方面，都会做出充分的努力，尤其是婴幼儿辅食产品，更能体现这种优势。因此工业化生产的婴儿辅食一般都会使用方便，可供选择的品种丰富。

五、母乳喂养相关问题

从宏观和原则性角度，母乳喂养作为婴儿出生天然的喂养方式，其要求和方法似乎都是很简单的。但是，在母乳喂养的实践中，往往伴随着各种特殊情况的出现，既与个体的特殊性有关，也受到生物性、社会性等各种因素的影响，需要在专业技术层面，对可能遇到的各种问题，探索最佳的解决方案。

（一）奶量不足

母亲最担心的是自己产奶不够。奶量摄入不足有很多原因，包括早产、母亲或孩子的疾病、母婴分离、哺乳中断了一段时间、焦虑、疲劳和情感上的压力，这些原因得不到解决会造成婴儿生长不良。一般来说，增加母乳喂养的频率就可以增加产奶量。放松压力、愉悦心情、家人的支持、有经验丰富的哺乳专家协助，也将有助于母乳喂养。

如果婴儿摄入奶量不足，会出现大便延迟、尿量减少、黄疸早现、嗜睡、体重减轻超过7%。监测体重可以确认奶量是否不足。婴儿体重增长不足最大的可能就是奶量摄入不足。解决的办法是增加哺乳频率，比如，婴儿整夜睡着的，可唤醒让其夜间进食。如果是母亲焦虑或疲惫造成的母乳不足，应为母亲寻求支持。乳母泌乳不足综合征是母乳喂养失败最常见的原因，发生率约5%，其预先征兆包括：母亲的乳房在怀孕后不扩大，产后5天不饱满，或有缩胸手术史。母乳不足的婴儿有必要额外补充奶量，恰当的选择包括存储的母乳或婴儿配方奶。在欧美一些国家，可使用人乳库捐赠的母乳，如北美人乳库协会（HMBANA）有相应的规范可循，并主动遵循美国食物与药物管理局和美国疾病预防控制中心的规定。此外，有许多网站或母乳互助组织也提供母乳，但应谨慎使用这些来源的母乳，除非医学确定捐赠者自己和婴儿都身体健康。

（二）母亲关注的问题

母亲关注的问题常包括乳头疼痛、乳房肿胀、乳腺炎。母乳喂养第一周最常见的问题是母亲乳头疼痛，如果一直持续疼痛，应检查乳房和喂养方法是否得当。哺乳姿势错误和婴儿含接乳头不正确很常见，婴儿吸吮有力可造成乳头开裂。真菌感染较为罕见。可在哺乳后挤出乳汁敷乳头，或者停止直接母乳喂养一两天同时将母乳挤出喂养以促进伤口愈合。乳房肿胀的原因往往是婴儿吸吮次数过少或吸奶不充分，增加吸吮次数即可缓解。如果乳汁未被吸空，乳汁残留在乳腺导管会导致乳腺导管阻塞，并继发炎症，乳房触诊即可诊断，治疗方法是促进乳房排空。乳腺炎表现为分娩后10多天一侧乳房出现局部发热、压痛、水肿和红斑，也可能表现为全身性症状如发热、不适感以及乳房剧烈疼痛。治疗乳腺炎，一方面要应用抗生素，另一方面要增加母乳喂养频率以排空乳房。

（三）与母乳喂养有关的黄疸

与母乳喂养有关的黄疸分为2类：母乳性黄疸和母乳喂养性黄疸。母乳性黄疸见于许多母乳喂养的婴儿，特点是间接胆红素浓度可能居高不下6~12周，婴儿除了黄疸其他正常，通常家人不必担心。母乳中是什么因素造成持续的非结合高胆红素血症，还未被确认。婴儿应被评估，以确保排除其他原因导致的非结合高胆红素血症，如奶量摄入不足、半乳糖血症、甲状腺功能减退、尿路感染或溶血。如果结合胆红素浓度大于25.7μmol/L（1.5mg/dl），必须考虑肝脏疾病。第二类黄疸，母乳喂养性黄疸（可能发生严重黄疸）。足月儿或接近足月儿生后再入院的最常见原因是严重黄疸，在一项相当大样本的研究中，几乎所有因严重黄疸入院的婴儿都是母乳喂养。因此母乳喂养管理不当是黄疸原因之一。这类黄疸都是在生后第一周出现，且与奶量摄入不足、脱水有关，以至于有学者称之为“无母乳喂养性黄疸”。其他疾病因素如ABO溶血或尿路感染，也可能导致严重黄疸。一般总胆红素浓度至少是25mg/dl。这些患儿应按照新生儿黄疸患儿管理。此外，必须排除奶量不足综合征，还应评估母乳喂养技巧恰当与否。

（四）母乳的挤出和储存

有时母亲自己不能哺乳，希望采用其他途径得到母乳。问题是如何挤出母乳呢？可以手工挤奶，也可以用泵挤奶。母亲首先应用温水、肥皂清洗双手和乳房，如果要用泵，泵也应彻底清洁。母乳应存放于玻璃瓶、硬塑料容器。72小时内不食用的应按照每次进食量分装并冰冻，分装是为避免反复解冻。容器上应贴上标签注明取奶日期。冰冻奶可保存3~6个月，需要时将容器放入温水中会迅速解冻，即可食用。新的数据显示，有新生儿重症监护室将奶解冻后在4℃冰箱存放了96小时还能食用。注意母乳绝对不能再次冰冻。

（五）母乳喂养中的特殊情况

如果婴儿患病、生长迟缓或是早产，母乳喂养就很特殊。根据病情的不同，婴儿可能有一段时间不能接受母乳喂养。如有可能，母亲可将母乳挤出并储存起来以供婴儿食用或管饲。这在明显生长迟缓的婴儿和早产儿中很常见。但是，这些患儿必须由有经验的营养团队精心随访，因为母乳的脂肪容易堵管，导致婴儿脂肪、脂溶性维生素和能量摄入不足。早产儿首选母乳。患儿和早产儿母亲可以将乳汁挤出送到医院，如果没有母乳，经过巴氏消毒的捐赠母乳也可食用。出生体重不足1500g的早产儿需要加母乳强化剂以提供充足的营养来保证生长，直到体重达到2000g或出院。其后，除非特殊情况，母乳可不再给予强化。

第三节　母乳主要营养及其活性成分

母乳（human milk，breast milk）指母亲用于哺喂婴儿的乳腺分泌液。母乳是由各种营养物质和众多生物活性物质构成的一个非常复杂的生物学体系，这个体系在人类生物学进化过程中依据新生婴儿需要而不断变化和适应，可以说对婴儿是完善和完美的。所以说母乳既是婴儿出生后能量和营养物质的来源，更是婴儿脱离母体后母体提供的全方面延伸保护。母乳成分是动态稳定的，受母体基因背景控制存在个体差异，也随泌乳进程而变化；由于乳汁的分泌是在体内激素调控基础上实现的，孕期生理条件和分娩状况也影响乳汁成分，如早产儿和成熟儿母乳存在较大成分差异；部分成分受到乳母膳食的影响。但是，在乳汁分泌过程中，母体不断动员体内营养储备来分泌乳汁，因此，但凡母体内具有大量储备的营养素，其在乳汁中的含量并不受乳母膳食的明显影响。母乳通常分为初乳（colostrum）、过渡乳（transitional milk）和成熟乳（mature milk）。初乳一般特指产后至产后5日内乳腺分泌的乳汁。产后5~10日的乳汁为过渡乳，10日以后的乳汁称为成熟乳。初乳、过渡乳和成熟乳中不同成分有着不同的变化趋势。

母乳中主要成分是水分，约占总重量的87%~88%。此液态生物性系统的非水固形物则是本节要讨论的母乳成分。目前的研究至少鉴定出300种以上的母乳营养成分和活性物质。由水和这些成分构成的一个极为复杂的液体系统，由于存在这些溶质，其比重高于水，为1.031（1.024~1.030），其pH为6.8，其沸点高于水而冰点低于水。母乳渗透压与人类血浆的渗透压完全一致，一般为240~290mOsm/L，完全适应婴儿的肾负荷能力，这也是母乳喂养最适合新生婴儿的原因之一。通过对比新生婴儿消化道状况和后续生长发育变化，以及婴儿大脑神经系统、免疫系统发展特点以及营养需要特征，可以更清晰地显示母乳中这些有机和无机化学成分，作为婴儿营养物质来源或生长发育中功能活性辅助，对婴儿的重要性和完美性，也可以更好地理解婴儿出生后纯母乳喂养的必要性。

对母乳成分的研究仍在不断进展，而且越发受到重视。对母乳成分的认识，是了解婴儿营养需要的最佳途径，也为婴儿代乳品研发或婴幼儿喂养指导寻求依据，更是促进和保护母乳喂养所必需。

粗略地分类，母乳非水固形物成分包括营养物质如蛋白质、脂肪、碳水化合物（乳糖、母乳低聚糖等）、维生素和矿物质等，以及生物活性物质如细胞成分（干细胞、白细胞）、细菌、激素和细胞因子等，也还有一些随乳汁排泄的母体代谢产物（废物），如尿素等非蛋白氮物质。

一、母乳中的主要营养成分

为婴儿提供营养供应显然是母乳的一个主要功能。为满足此需要，母乳中含有婴儿需要的各种营养物质，并具有非常适合的含量水平，且为适应不同状态婴儿需要，营养成分的浓度往往处于动态变化中；营养物质的存在状态，如亚组分构成比例以及分子状态，也极为适合婴儿的消化吸收状况和生长发育需要。

为了叙述方便，本部分内容按照营养学通常的分类方法，将母乳营养成分按宏量营养素和微量营养素两部分来讨论。在这部分主要讨论这些营养物质的含量和浓度水平,相关成分的活性功能,将另外从母乳生物活性物质的角度进行叙述。

（一）宏量营养素

1. 蛋白质　蛋白质是母乳中主要宏量营养素,也是一般营养学意义上认知的母乳中最重要的营养成分。目前已发现的母乳中蛋白质成分超过 2500 种,不仅可以提供婴儿生长发育的必需氨基酸,还能够提供许多功能性生物活性蛋白和肽。母乳中的蛋白质,可以大致归纳为三大类:酪蛋白、乳清蛋白和乳脂球膜蛋白。

（1）母乳蛋白质成分和含量:蛋白质的化学特点是含有氮,因而在研究蛋白质的时候,往往以氮作为代谢观察指标或含量测定方法。因此,乳中蛋白质的含量数据往往与测定方法有关,采用凯氏定氮法测定的蛋白质含量数据,称为总蛋白或粗蛋白。由于凯氏定氮法是以含氮量为基础测定的,因此测定数据中并不全是真正的蛋白质,其中包括一些其他非蛋白质氮（NPN）,如尿素、核苷酸等的贡献。不包括 NPN 的母乳蛋白质含量数据,一般称为真蛋白质（true protein）含量。因此,对于母乳中蛋白质含量的数据,一定要清晰了解其测定方法背景。

根据各种文献中报道的母乳中蛋白质含量的各种数据,母乳初乳中蛋白质含量可高达 20～30g/L,随着泌乳进展,过渡乳中蛋白质含量约为 15～22g/L;至成熟乳时,蛋白质含量可低至 8～16g/L（图 4-4-1）。在乳品加工时,乳汁中的各种蛋白质,依据其物理特性,可以被简单地分离为可凝集沉淀的酪蛋白（casein）和不容易凝集沉淀的乳清蛋白（whey protein）。母乳中的蛋白质也可照此分类,其乳清蛋白和酪蛋白的比例,也随着泌乳的进展而不断变化。初乳时,乳清蛋白可占 90% 以上,过渡乳中该比例降至 80% 左右,成熟乳中乳清蛋白及酪蛋白占总蛋白的比例分别是 60%～70% 和 40%～30%;后期乳汁中两者比例可能接近,各占 50% 左右。

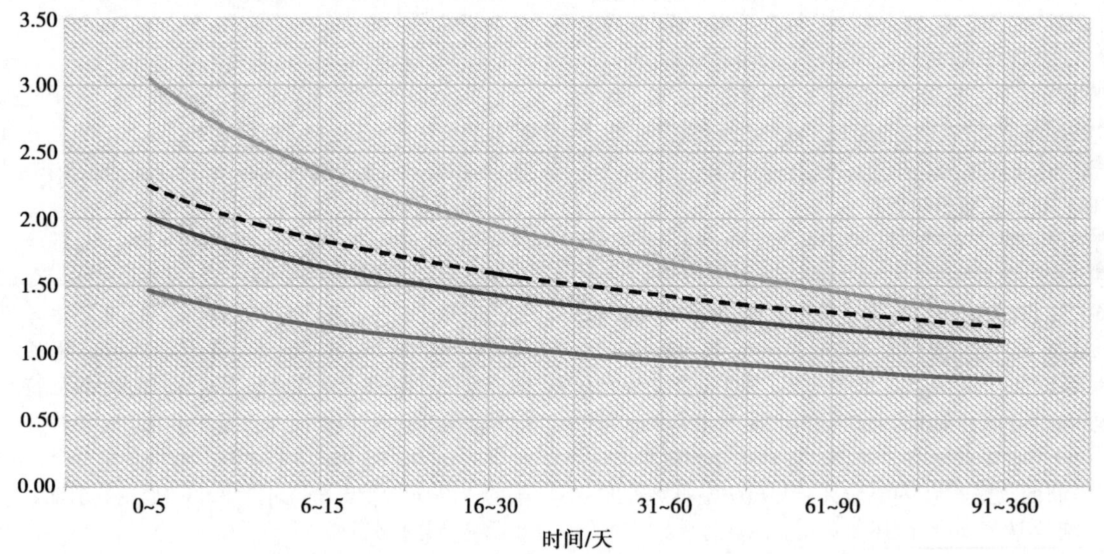

图 4-4-1　**母乳中蛋白质含量的变化**

注:图中虚线表示估计的婴儿蛋白质需要量,单位是 g/（kg·d）;蓝、黑和灰线表示母乳中真蛋白质含量,单位是 g/100ml,其中蓝色实线为最小值,黑色实线为中位数,灰色实线为最大值

引自:Lönnerdala B, Erdmannb P, Thakkarc SK. Longitudinal evolution of true protein, amino acids and bioactive proteins in breast milk: a developmental perspective. J Nutr Biochem, 2017, 41: 1-11.

母乳中乳清蛋白的亚组分包括:α-乳清蛋白、乳铁蛋白、糖蛋白、免疫球蛋白和血清白蛋白。母乳酪蛋白的亚组分有:β-酪蛋白、κ-酪蛋白、αs1-酪蛋白和 αs2 酪蛋白。这些蛋白质中,许多都具有重要的生物学活性,是生物活性蛋白质（bioactive protein）,在婴儿生长过程中发挥重要的功能。其中,α-乳清蛋白占总蛋白的 30%～54%,β-酪蛋白占总酪蛋白的 54%～85%,他们是母乳中含量较高的活性蛋白质。初乳中的高蛋白含量,更多是由 α-乳清蛋白、乳铁蛋白和免疫球蛋白构成的,见图 4-4-2。

（2）母乳氨基酸成分和含量:蛋白质由氨基酸构成,母乳中氨基酸的含量和比例（氨基酸模式）是母乳蛋白质营养的基础。母乳中氨基酸含量与蛋白质含量一样,呈现随泌乳的进展而逐渐降低的趋势,包括总氨基酸（total amino acid, TAA）、必需氨基酸（essential amino acid, EAA）和非必需氨基酸（nonessential amino acid, NEAA）（图 4-4-3、图 4-4-4）。母乳中氨基酸含量快速下降发生在产后 0～5 天和产后 6～15 天两个阶段。产后 16～30 天时,母乳中氨基酸含量已不足初乳中的一半。产后 2 周所采集的母乳样本中,总氨基酸、必需氨基酸、非必需氨基酸含量已经相当稳定。尽管母乳总氨基酸、必需氨基酸、非必需氨基酸含量都会出现如上所述的变化,但必需氨基酸与总氨基酸比值却一直保持稳定。

母乳中氨基酸的状况包括游离态的游离氨基酸（free amino acid, FAA）和组成各种蛋白质的结合氨基酸。母乳中 FAA 在总氮含量中占比很少,大约只有总氮的 5%～10%。谷氨酸、谷氨酰胺、牛磺酸和丝氨酸是母乳中主要的 FAA,其中谷氨酸和谷氨酰胺合计约占 FAA 总量的 49%。

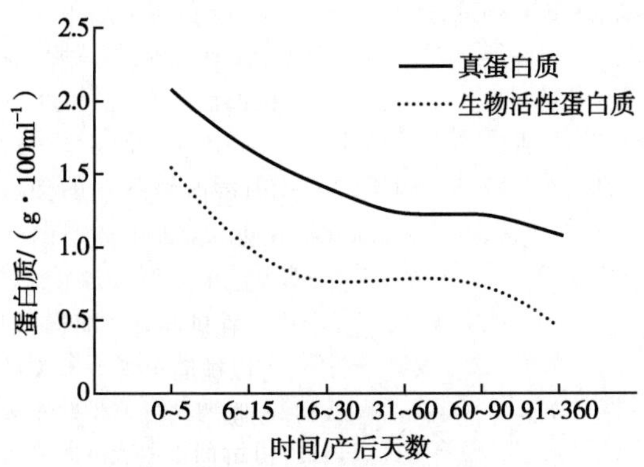

图 4-4-2　母乳中生物活性蛋白质的变化

注：产后一年内母乳中真蛋白质（实线）和生物活性蛋白质（虚线，为乳铁蛋白、α-乳清蛋白、血清白蛋白、sIgA、IgG、IgM、溶菌酶以及其他已鉴定出的生物活性蛋白质的合计量

引自：Haschke F，Haiden N，Thakkar S. Nutritive and bioactive proteins in breast milk. Ann Nutr Metab，2016，69（suppl 2）：17-26.

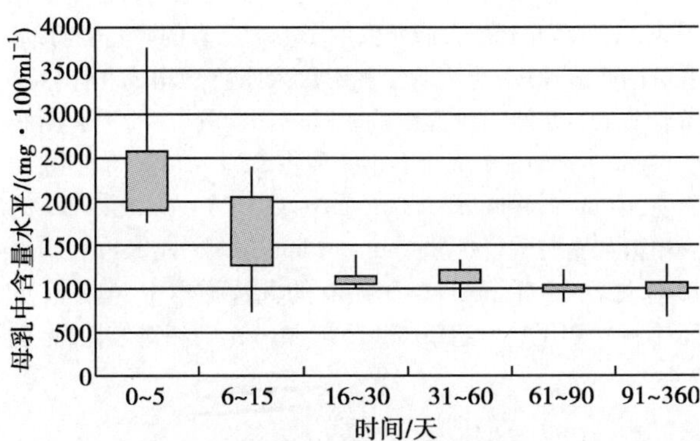

图 4-4-3　母乳中 TAA 含量的变化

来源：Lönnerdala B，Erdmannb P，Thakkarc SK. Longitudinal evolution of true protein，amino acids and bioactive proteins in breast milk：a developmental perspective. J Nutr Biochem，2017，41：1-11.

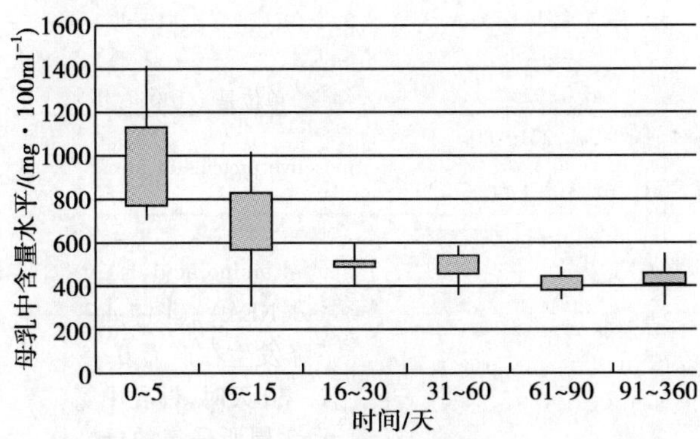

图 4-4-4　母乳中 EAA 含量的变化

来源：Lönnerdala B，Erdmannb P，Thakkarc SK. Longitudinal evolution of true protein，amino acids and bioactive proteins in breast milk：a developmental perspective. J Nutr Biochem，2017，41：1-11.

母乳中 FAA 对新生儿和婴儿发育具有特别重要的意义。关于母乳中氨基酸的浓度，过去已有的研究数据由于测定方法和样本来源的差异而有很大变化，但无论是 TAA 还是 EAA，总体趋势是初乳中含量最高，显著高于过渡乳和成熟乳，并呈逐渐降低趋势（表 4-4-6）。

表 4-4-6　不同阶段母乳中各种氨基酸的含量/（mg·100ml⁻¹）

必需性	氨基酸	初乳	成熟乳
必需氨基酸（EAA）	赖氨酸	133.7	77.6
	苏氨酸	114.5	57.2
	亮氨酸	263.2	122.4
	缬氨酸	118.0	74.4
	异亮氨酸	187.5	71.4
	组氨酸	48.8	30.6
	蛋氨酸	25.1	14.0
	苯丙氨酸	87.9	51.8
	色氨酸	14.3	—
非必需氨基酸（NEAA）	谷氨酸	377.9	221.2
	精氨酸	104.3	44.1
	丙氨酸	92.8	43.3
	丝氨酸	120.6	63.4
	天冬氨酸	210.0	111.4
	脯氨酸	157.5	97.3
	甘氨酸	64.4	30.2
	酪氨酸	93.9	42.6
	胱氨酸	37.7	10.7

注：本表数据经过了单位换算，原资料单位为 μmol/L

引自：荫士安. 母乳成分：存在形式、含量、功能、检测方法. 北京：化学工业出版社，2016，P73.

2. 脂类　母乳中的脂类主要包括甘油三酯（triglyceride，TG）、胆固醇（cholesterol）、磷脂（phosphatide）及其他脂类物质。脂类是母乳中主要的能量物质，提供的能量占母乳总能量 50%以上。当然，母乳中脂类也不仅仅是婴幼儿膳食能量的重要来源，同时也可以延缓婴幼儿胃肠的排空时间，提供必需脂肪酸（essential fatty acid，EFA），并有助于脂溶性维生素的吸收。因此，母乳中脂类对婴儿的体格生长、神经-心理发育和远期的健康效应十分重要。母乳中脂类是以脂肪球的形式存在，直径为 4～5μm，乳脂肪球的核心是由 TG 和胆固醇酯等非极性脂类构成，外覆三层结构的乳脂球膜（milk fat globule membrane，MFGM），后者由极性的磷脂构成，膜上镶嵌胆固醇、酶、蛋白质和糖蛋白等，这些成分各具有重要生物活性。

（1）总脂肪含量：母乳中脂类含量的数据，因来源不同而有很大差异。已有的研究中提到的可能影响母乳总脂类含量的因素，除地区和人群差异外，影响因素还包括每次喂哺持续期间、哺乳不同阶段、昼夜节律变化、不同乳房、出生时胎龄（早产与足月产）、乳母膳食脂肪酸摄入量、感染、代谢状况、用药、母亲的月经周期或妊娠周期、胎次、季节、乳母年龄等。从大部分数据看，初乳中脂肪含量较低，随着泌乳的进展，母乳中脂肪含量逐渐递增。初乳中脂肪含量可从最初的（9.4±1.5）g/L 增加到（20.1±0.9）g/L，过渡乳时含量为（34.5±3.1）g/L，成熟母乳中脂肪含量变化很小，约为（37.9±4.8）g/L 至（39.8±4.4）g/L 范围。在同一次哺乳过程中脂肪含量也有变化，后奶（临近哺乳结束时的乳汁）脂肪含量明显高于前奶（哺乳刚开始时的乳汁），见图 4-4-5。母乳样本的采集通常采用人工挤压或吸取获得，这样获得的母乳样本，其脂肪含量可能显著高于婴儿吸吮获得的乳汁。

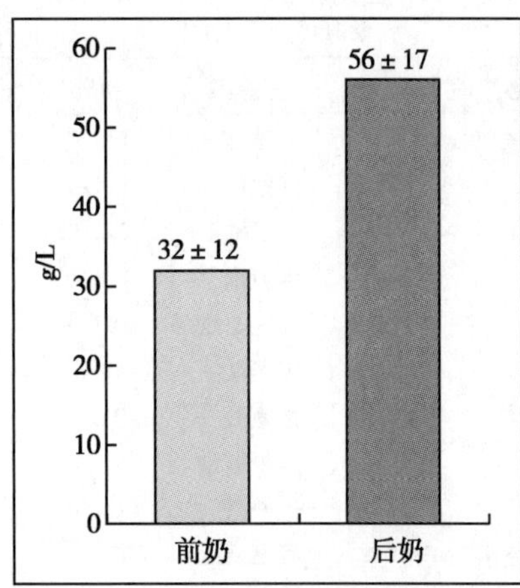

图 4-4-5　同一次哺乳时，前奶与后奶中脂肪含量的差异

来源：Koletzko B. Human milk lipids. Ann Nutr Metab. 2016,69(suppl 2):28-40.

（2）磷脂种类和含量：母乳中的磷脂成分包括鞘磷脂(sphingomyelin)、卵磷脂（又称为磷脂酰胆碱，phosphatidylcholine）、磷脂酰丝氨酸（phosphatidylserine）、磷脂酰乙醇氨(phosphatidyl thanolamine)和磷脂酰肌醇（phosphatidylinositol），以及脑苷脂(cerebrosides)、神经节苷脂(gangliosides)等。这些磷脂来自于母乳的乳脂球膜。所有磷脂的总含量大约占母乳总脂肪的 0.2%～1.0%，也有报道为 100～400mg/L。初乳和过渡乳中磷脂含量高于成熟乳，同一次哺乳过程中，前奶磷脂含量高于后奶。表 4-4-7 列举了部分母乳样本中磷脂含量数据。

（3）胆固醇：母乳中胆固醇大多来自乳脂球膜，少量存在于乳脂球内核。母乳中胆固醇含量范围为 90～150mg/L，初乳中高于成熟乳，成熟乳中胆固醇水平维持在 106～117mg/L 范围。胆固醇是细胞膜不可缺少的构筑材料，与髓磷脂结合参与神经髓鞘化过程，也是合成胆汁、脂蛋白、维生素 D、激素的底物，对婴幼儿生长发育具有极为重要作用。目前婴儿配方食品中胆固醇的含量一般仅有 0～4mg/L，有研究显示，母乳喂养儿血浆总胆固醇和低密度脂蛋白胆固醇浓度明显高于配方喂养儿，此状况需要给予更多关注。与配方奶喂养相比，母乳提供的预先形成的胆固醇可以显著降低胆固醇的内源合成速率。母乳喂养者成年期血总胆固醇水平和低密度脂蛋白胆固醇水平，比配方喂养者更低，而且完全纯母乳喂养者比部分母乳喂养者更低，这种状况是否与早期喂养的远期效应有关，也值得关注。

（4）脂肪酸：母乳中 98%～99%的脂肪是甘油三酯，分布于乳脂球的非极性内核。母乳中甘油三酯的特征则变化很大，主要是受到所含脂肪酸的影响。已有的研究表明，母乳中脂肪酸构成，受长期膳食中摄入脂肪酸构成和体内储备脂肪的脂肪酸构成的影响。欧洲妇女乳脂中，饱和脂肪酸(saturated fatty acids，SFA)一般占 35%～40%，单不饱和脂肪酸(monounsaturated fatty acids，MUFA)占 45%～50%，多不饱和脂肪酸(polyunsaturated fatty acids，PUFA)大约占 15%，见表 4-4-8。来自中国妇女的乳汁样本中，似乎有更高比例的 PUFA，可达 20%～25%，MUFA 则相对较低，见表 4-4-9。

表 4-4-7　不同地区母乳样本中磷脂成分的构成百分比/%

磷脂成分	Bitman J 等（美国）	Giuffrida F 等（新加坡）	Sala-Vila A 等（西班牙）		
			初乳	过渡乳	成熟乳
鞘磷脂	38.5	35.7	40.5±3.6	39.2±3.6	41.0±3.4
磷脂酰胆碱	26.4	25.2	38.4±3.1	37.7±4.9	31.3±4.5
磷脂酰丝氨酸	8.8	5.9	7.9±1.1	8.2±1.0	10.4±1.3
磷脂酰乙醇氨	19.8	28.6	5.9±0.6	8.6±1.2	12.8±1.2
磷脂酰肌醇	6.5	4.6	6.0±0.6	5.2±0.5	5.9±0.5

引自：荫士安. 母乳成分：存在形式、含量、功能、检测方法. 北京：化学工业出版社，2016：80.

表 4-4-8　欧洲妇女乳汁中脂肪酸种类及分泌量/(mg·d^{-1})

	泌乳阶段（产后时间）			
	1 个月	2 个月	3 个月	6 个月
饱和脂肪酸(SFA)	7420.3(2425.5)	7911.4(2398.4)	7344.1(2390.0)	4205.1(3107.4)
单不饱和脂肪酸(MUFA)	8712.8(2998.6)	9821.8(3115.3)	9238.6(2974.8)	5344.3(3953.1)
多不饱和脂肪酸(PUFA)	2851.5(913.8)	3278.8(1063.0)	3082.1(999.4)	1884.8(1454.4)
18:2n-6（亚油酸，linoleic acid）	2407.0(767.2)	2764.9(915.0)	2635.1(859.7)	1619.5(1275.4)
20:4n-6（花生四烯酸，arachidonic acid）	95.6(32.9)	109.6(38.6)	101.1(33.1)	58.7(43.5)
18:3n-3（α-亚麻酸，α-linolenic acid）	118.8(47.7)	144.7(49.0)	118.8(39.1)	76.8(58.2)
20:5n-3(EPA)	22.7(9.23)	24.2(7.90)	20.4(6.45)	14.1(10.77)
22:6n-3(DHA)	48.5(25.5)	51.3(20.2)	50.3(17.1)	32.7(23.4)
n-3 LC-PUFA	92.3(42.9)	101.2(36.8)	95.0(30.8)	62.2(44.1)
n-6 LC-PUFA	228.7(75.4)	256.9(86.5)	229.7(72.7)	126.3(92.2)
n-3 PUFA	215.9(85.2)	244.1(81.6)	209.6(66.1)	138.9(99.5)
n-6 PUFA	2635.7(836.0)	3021.8(990.9)	2865.0(927.9)	1745.8(1362.9)

注：数字为平均数，括号内为 SD

引自：Koletzko B. Human milk lipids. Ann Nutr Metab，2016，69(suppl 2)：28-40.

表 4-4-9　中国和世界不同地区来源妇女乳汁中脂肪酸构成(占总脂肪酸%)

脂肪酸	中国母乳样本				世界其他地区母乳样本		
	上海	江苏句容	山东日照	河北徐水	美国	巴西1	巴西2
C8:0	0.19	0.15	0.06	0.19	0.16	0.24	0.21
C10:0	1.38	1.53	1.01	1.93	1.10	1.76	1.82
C12:0	5.37	5.30	5.62	7.14	5.56	6.74	8.22
C14:0	4.56	3.54	4.60	4.48	8.01	6.79	7.70
C16:0	17.6	19.62	20.61	20.95	23.28	19.7	15.90
C18:0	4.11	5.16	5.25	4.95	8.06	6.28	5.32
C20:0	0.24	0.14	0.17	0.14		0.17	0.15
小计	33.45	35.44	37.32	39.78	46.17	41.68	39.32
C14:1	0.14	0.05	0.04	0.06		0.23	0.16
C16:1	2.04	2.00	1.67	2.04	3.02	2.78	1.82
C18:1(n-9)	34.35	34.07	29.31	26.32	31.72	32.40	24.6
小计	36.53	36.12	31.02	28.42	34.74	35.41	26.58
C18:2(n-6)	26.21	16.34	20.80	20.82	16.49	16.60	17.3
C18:3(n-6)		0.12	0.07	0.14		0.17	0.13
C20:2(n-6)		0.54	0.64	0.57	0.38	0.35	0.37
C20:3(n-6)		0.39	0.46	0.54	0.28	0.43	0.31
C20:4(n-6)	0.71	0.72	0.63	0.63	0.29	0.47	0.09
C18:3(n-3)	2.70	1.48	1.12	0.90	1.56	1.16	0.13
C22:6(n-3)	0.41	0.41	0.47	0.24	0.06	0.22	0.20
小计	30.03	20.00	24.19	23.84	19.06	19.40	18.53

注:巴西1乳母平均年龄26岁,巴西2乳母平均年龄16.6岁

引自:荫士安.母乳成分:存在形式、含量、功能、检测方法.北京:化学工业出版社,2016:79~80.

母乳中含有丰富的中链脂肪酸,约占母乳总脂肪酸的5%~10%,其中C10:0和C12:0最多。中链脂肪酸对新生婴儿的代谢具有重要意义,尤其是早产儿,中链脂肪酸可帮助快速供能,研究证实早产儿母亲乳汁中含有更多中链脂肪酸。

母乳中的长链多不饱和脂肪酸含量丰富,特别是二十二碳六烯酸(docosahexaenoic acid,DHA),这种n-3长链多不饱和脂肪酸,对婴儿视网膜和大脑皮质功能发育有积极影响。研究显示,世界各地母乳中,二十二碳六烯酸(DHA)占母乳全部脂肪酸的百分比范围为0.17~0.99;二十碳五烯酸(EPA)为0.07~0.26,α-亚麻酸(ALA)为0.43~2.02。

(5)结构脂肪酸:母乳中脂肪酸的一个显著特征是结构脂肪酸优势。母乳中富含十六碳饱和脂肪酸棕榈酸(palmitic acid,C16:0),约占母乳脂肪酸的25%,是母乳中主要的饱和脂肪酸。而70%的母乳棕榈酸是被酯化在甘油三酯第二位碳原子上(sn-2位),这对确保棕榈酸的有效吸收具有重要意义。在肠道消化吸收过程中,结合在甘油三酯的甘油骨架两侧位置(sn-1和sn-3位)的脂肪酸,将首先被胰脂酶水解为游离脂肪酸。位于中间位置(sn-2位)的脂肪酸,可以不经水解,连同甘油骨架一起,以甘油一酯的形式直接吸收。被胰脂酶水解而游离出来的脂肪酸,如果是非饱和脂肪酸,则具有较强的极性,水溶性好,很容易被吸收。而饱和的长链脂肪酸,如棕榈酸,极性小,水溶性差,很难被吸收,但却很容易与钙离子结合,发生皂化反应,形成皂钙,后者随粪便排出,不仅使粪便硬化、发生便秘,而且降低钙和脂肪吸收。如果这类饱和脂肪酸(主要是棕榈酸)被酯化在甘油三酯的sn-2位,消化结果是形成极性较大的二位棕榈酸一酯,被直接吸收,就可以避免生成皂钙,有利于钙和脂肪吸收。前已述及,母乳含较多的单不饱和脂肪酸(油酸,oleic acid),多在甘油分子的第1(sn-1)和第3位(sn-3)碳原子上,就是通常所说的OPO结构。但实际上,母乳甘油三酯的sn-1位和sn-3位并不都是结合油酸,OPO只是其中一种代表性的结构特征。

3. 碳水化合物　母乳中的碳水化合物主要为乳糖和母乳低聚糖(HMO),此外还含有少量的游离葡萄糖、半乳糖。

(1)乳糖:1~6个月母乳中乳糖的含量约为65.1~75.6g/L,7~12个月母乳中乳糖含量约为56.7~74.9g/L,明显高于牛乳,且以α-乙型乳糖为主。乳糖是婴儿主要的能量物质之一,新生儿肠道乳糖酶活性相对发育完善,可以较好地消化乳糖。乳糖不仅提供婴儿相当一部分的能量,而且可作为肠道菌群的营养物质,促进肠道菌群的增殖和肠道的发育,被益生菌酵解产生的乳酸或其他低分子脂肪酸,亦可抑制大肠杆菌的生长,促进钙的吸收。母乳中乳糖的浓度既适应婴儿对营养和能量高需求,又避免过高渗透压对婴儿肠道和营养物质吸收的不利影响,在满足婴儿营养需要与肠道耐受之间取得平衡。

乳母的乳糖浓度存在较大波动,但总体来说并不受母体膳食和营养状况的直接影响。营养状况良好的乳母,短时间处于低能量供给时,乳汁中乳糖浓度相对稳定,但能量长期低于推荐摄入量的乳母,乳糖浓度可出现明显降低

(降幅可达7.6%或更大)。膳食能量充足的素食者与非素食者之间,乳汁中乳糖浓度并没有明显的差别。早产儿母亲乳汁中乳糖含量低于足月产的乳母,可能与乳腺仍未完全成熟有关,抑或存在与早产儿发育有关的更深的生物学意义。

(2) 低聚糖:母乳中还含有丰富的低聚糖。母乳中HMO的特异性结构与母亲遗传因素相关,低聚糖的不同结构取决于泌乳细胞中特异性转移酶的表达,不同基因型母亲母乳中的低聚糖组成不同。初乳中低聚糖含量约在15~23g/L左右,成熟乳中含量约在1~10g/L左右。母乳中HMO可以大致分类为岩藻糖基类HMO、唾液酸类HMO和非岩藻糖基类HMO。成熟乳中岩藻糖基类HMO约占35%~50%,唾液酸类HMO约占12%~14%,其他非岩藻糖基类HMO约占为42%~55%。母乳中的HMO可以耐受消化道酶作用而到达大肠,可作为肠道益生菌底物,促进益生菌生长,帮助新生儿建立健康的肠道微生态,并进而发挥促进肠道发育、抵抗感染、平衡免疫系统发展的作用。母乳中部分HMO的末端黏附了高浓度唾液酸,有助于增强神经突触发生和促进婴儿神经系统发育。有关母乳中低聚糖的内容,将在此后的"母乳中活性成分"部分详述。

(3) 葡萄糖:成熟母乳中的葡萄糖含量为(270±72)mg/L,其浓度在不同种族间无明显差别,但个体间差别的还是很明显的。母乳中半乳糖浓度的测定数据非常有限,有文献报道,产后7~12天的混合母乳样本中,半乳糖浓度为(2.7±0.36)g/L。

4. 能量 母乳的能量由母乳中的脂质、蛋白质和乳糖提供。前已述及,母乳中蛋白质、脂肪和乳糖含量存在较大波动性,包括乳母个体差异和随泌乳阶段进展而发生的变化,例如初乳中蛋白质含量最高,然后随泌乳进展逐渐降低,而脂肪含量则相反是随泌乳逐渐升高。甚至在同一次哺乳过程中脂肪含量也有变化。这就决定了母乳能量含量存在较大的变化范围。至于母乳中能量水平的数据,又受到蛋白质、脂肪和乳糖这几个宏量营养素指标的测定方法的影响。目前报道的母乳能量含量数据,既取决于母乳内在宏量营养素含量水平,又因母乳采样方法(吸奶器或者手工挤压,前奶、后奶或全部乳样混合)、测定前样品处理状况(例如乳脂是否得到均质化)和指标测定方法的影响,参考价值受到限制。

由于在准确获得母乳能量水平方面存在巨大困难,英国的Lucac A等利用双标水法,对12例自由生活状态下的纯母乳喂养儿,同时测定了能量消耗量、能量摄入、摄入的母乳容量以及能量储留量(用于生长),并计算了母乳中能量含量。结果显示,婴儿5周龄时所摄母乳能量含量为0.24MJ/100ml (570kcal/L),11周龄时所摄母乳能量为0.25MJ/100ml (610kcal/L),明显低于当时许多文献报道的基于对挤出的母乳样本测定营养素而计算的能量水平。如英国健康与社会保障部(Department of Health and Social Security)主导的一项研究,得出的母乳能量含量为0.29MJ/100ml (700kcal/L);其他一些重要文献里引用的数据也都是从0.27MJ/100ml (640kcal/L)至0.33MJ/100ml (800kcal/L)不等。《中国食物成分表》(第2版)录用的"母乳"条目的能量值为65kcal/100g,换算为容量为基础的数据约为670kcal/L。《中国居民膳食营养素参考摄入量(2013版)》在估计乳母能量需要量时,依据的母乳中能量密度数据为2.8kJ/g,相当于690kcal/L。

上述数据提示,母乳能量水平的数据存在较大差别范围,在婴儿喂养实践仅供参考,但更重要的是,需要通过观察婴儿生长发育状况,来判定能量摄入情况。

(二) 微量营养素

1. 脂溶性维生素 母乳中的脂溶性维生素主要包括维生素A、维生素E、维生素D和维生素K。

(1) 维生素A:维生素A是指具有全反式视黄醇生物活性的一组类视黄醇物质。根据目前研究,母乳中可以分离出类视黄醇物质至少有12种,多以视黄酰酯的形式存在,特别是以棕榈酸酯或是硬脂酸酯为主。维生素A的生理功能主要是通过细胞核内视黄酸受体调节途径,参与蛋白质合成、细胞增殖、分裂等过程,因而对处于快速生长发育和免疫发展的新生婴儿具有特别重要作用。

母乳维生素A含量受乳母体内维生素A储备状况明显影响,浓度分布范围较大,取决于乳母在孕期和哺乳期膳食维生素A摄入状况。同时随泌乳进展,维生素A含量也会发生变化。因此不同来源的母乳样本中维生素A含量差别很大。总体来讲,营养状况正常的足月产和早产乳母,其初乳中维生素A(类视黄醇)浓度最高,随哺乳进程,维生素A含量迅速下降,产后第一个月降低幅度非常明显,远期成熟乳中含量最低。Gossage CP等观察21名美国产妇乳汁视黄醇浓度,产后4天内初乳中浓度为(1416±154)μg/L,产后一个月时则降低到(596±59)μg/L。de Pee等研究了部分印度尼西亚乳母不同阶段乳汁中维生素A浓度,3~6个月、7~9个月、10~12月和13~18个月的平均含量分别为(212±117)μg/L、(295±206)μg/L、(252±192)μg/L和(301±281)μg/L。在成熟乳阶段,维生素A的含量相对比较稳定。由于膳食背景的差异,不同国家母乳样本中维生素A含量存在2~3倍差异,通常发展中国家没有补充维生素A的乳母乳汁中维生素A含量低于发达国家的母乳中含量。

中国哺乳期妇女乳汁中维生素A含量数据非常有限。根据目前已有的不同时期中国乳母乳汁中维生素A含量数据来看,早期母乳中维生素A含量比较低,近年的水平有所提高。殷太安等1989年发表的北京市城乡乳母乳汁中维生素A含量,城区(12.45±7)μg/100g,近郊(12.6±5.33)μg/100g,远郊(4.75±3.01)μg/100g,平均为(10.86±6.6)μg/100g;换算为容量单位相当于城区(128±72)μg/L,近郊(130±55)μg/L,远郊(49±31)μg/L。同时期北京儿童医院儿科研究所李同等于1990年报告北京市乳母的初乳与成熟乳中维生素A含量分别为(823.5±68)μg/L和(354.8±22)μg/L,还对13例乳母观察了哺乳过程中维生素A的变化,哺乳前采样乳汁(328.8±40.5)μg/L,哺乳后采样乳汁为(524.5±67.1)μg/L。这些数据都是采用化学荧光法测定的。含量较大差异估计来自乳母营养状况的差别。

《中国食物成分表2002》和《中国食物成分表》(第2版)中收录"母乳"条目的维生素A含量数据为11μg/

100g，原始数据应该采自上述殷太安等人报告的北京城乡乳母平均数据（10.89μg/100g）。上海市儿童医院苏祖斐教授团队的王德恺于1986年在《营养学报》上报道的上海市区8名乳母夏季采样的乳汁维生素A浓度，产后1个月为（224±57）IU/L，2个月（291±76）IU/L，3个月（299±99）IU/L，4个月（285±88）IU/L；换算单位则分别为1个月（67.2±17.1）μg/L，2个月（87.3±22.8）μg/L，3个月（89.7±29.7）μg/L，4个月（85.5±26.4）μg/L。张立军等于2001年报道了采用HPLC法测定的浙江舟山海岛各县（区）乳母的乳汁中维生素A浓度，城乡分别为（197±45）μg/L和（117±225）μg/L，春夏秋冬分别为（156±96）μg/L、（160±136）μg/L、（158±199）μg/L和（155±142）μg/L。

根据2001年后在外文期刊上发表的7篇母乳维生素A含量的文献，包括中国母乳样品在内的世界各地产后15天至3月龄母乳样品中，维生素A平均水平的范围为297~825μg/L，荟萃分析的浓度平均值为（444.0±114.6）μg/L，其中中国母乳样本维生素A最低，为297μg/L。对比国外母乳中维生素A含量数据，特别是欧美国家数据，可发现中国妇女乳汁中维生素A含量状况是非常不乐观的，这与前些年的报道中国婴幼儿维生素A缺乏高流行状况相吻合。随着生活水平改善，中国妇女乳汁维生素A状况可能有明显改善，但由于维生素A膳食来源相对比较单一，中国母乳中维生素A含量值得给予特别关注，需要更多的研究。

除了视黄醇、视黄酸酯等类视黄醇以外，母乳中还存在一定量的类胡萝卜素，其中部分类胡萝卜素成分是维生素A原，可产生一定量的维生素A活性。目前研究显示，母乳中可以检测到的类胡萝卜素包括β-胡萝卜素、叶黄素、α-胡萝卜素、玉米黄质、番茄红素和β-隐黄质等。初乳中类胡萝卜素的含量最高，显著高于过渡乳和成熟乳，产后一个月以后的母乳，类胡萝卜素迅速下降。Gossage CP等观察产后乳汁中类胡萝卜素的浓度变化，可以很清晰地示意这种变化趋势（图4-4-6）。母乳中类胡萝卜素完全来源于母体膳食摄入，含量变异范围很大，个体差异可达20倍，同一个体不同泌乳时段的浓度差异也可以达到2~5倍，甚至同一乳母一天内的测定结果也可达到4倍以上。这些浓度数据的差异，既来自于类胡萝卜素在乳汁中代谢的变化，更与乳汁脂肪含量密切相关。高脂肪含量的乳汁样本，类胡萝卜素含量也高。

（2）维生素D：母乳中存在维生素D，主要是维生素D_3，也能检出维生素D_2和25-OH-D_3和25-OH-D_2。但是母乳中维生素D类物质一般含量很低，各种形式维生素D合计量，按照摩尔浓度折算为维生素D_3，一般不超过1μg/L（40IU/L）。单纯依靠母乳不足以满足婴儿对维生素D的需要，因为人体自身可以由皮肤在紫外线照射条件下自身合成维生素D，包括新生儿也已经具备较强的维生素D合成能力，因此人类获得维生素D的途径并不靠膳食，婴儿也不是依靠母乳来获取维生素D。这能够解释母乳中维生素D含量低的事实，说明母乳维生素D含量低，并非母乳缺陷，而是母乳的一个特点。母乳中依然能够检测出一定量的维生素D成分，说明维生素D仍然能够通过乳汁有少量的分泌。维生素D_3来自人体自身合成，维生素D_2则来源于膳食中某些食物，或者更大量来自于人工合成的营养补充剂。因此，一般情况下，母乳中的维生素D成分主要是维生素D_3和代谢产物，但对于一些服用营养素补充剂的妇女，其乳汁中也可能会出现稍多的维生素D_2和代谢产物。

母乳中维生素D含量的数据可因检测方法不同而存在差别，但目前主要参考采用色谱（HPLC）或质谱（LC-MS）方法报道的数据。

母乳维生素D浓度与乳母维生素D状况存在联系，受乳母维生素D状况的影响。乳母处于维生素D缺乏状态时，乳汁中维生素D含量可降低到检测限以下。在大剂量维生素D干预的情况下，母乳维生素D含量可出现一定程度的增加，并维持一定时间。根据目前的研究观察，给乳母补充维生素D，很难作为保障喂养儿维生素D营养的可靠措施。如Oberhelman SS等给随机组的乳母持续性口服补充维生素D_3每日5000IU（125μg），或者一次性口服维生素D_3 15万IU（3750μg），观察乳汁中维生素D浓度变化。两种补充方式都可以使乳汁维生素D含量升高，但是在升高幅度或持续时间上显示，是否可以作为保障婴儿维生素D营养的可靠措施，值得讨论。乳母每日补充相对高剂量

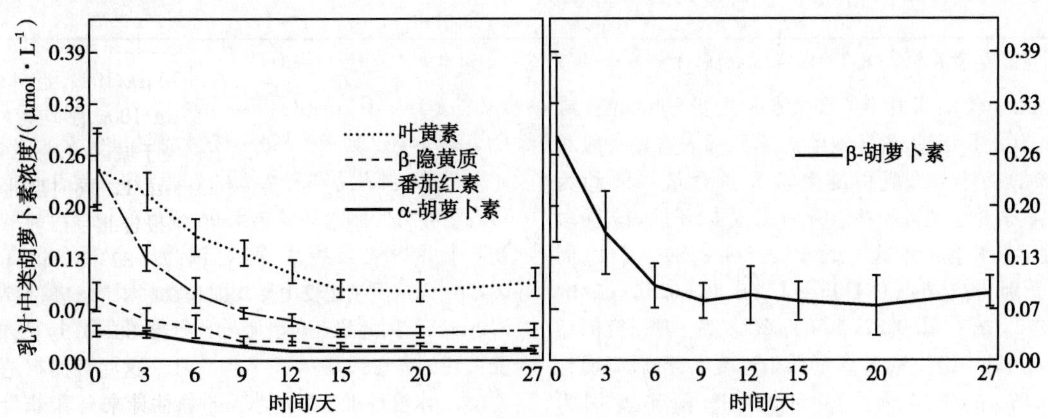

图4-4-6　母乳中类胡萝卜素的浓度变化

来源：Gossage CP，Deyhim M，Yamini S，et al. Carotenoid composition of human milk during the first month postpartum and the response to b-catotene suppiementation. Am J Clin Nutr，2002；76：193-197.

的5000IU/d的维生素D(推荐摄入量400IU/d),乳汁中维生素D含量可以升高到7.0~8.0μg/L之间,这种情况下喂养儿每日通过800ml母乳仅能获得6.4μg(256IU)维生素D,仍然不能达到推荐量的400IU。另外一种补充方式,乳母一次摄入15万IU维生素D_3,母乳中维生素D可以迅速达到39.7μg/L峰值,但之后则迅速下降,补充后7天的母乳样本维生素D浓度下降到11.2μg/L,2周时8.6μg/L。母乳摄入如此高剂量维生素D,但喂养儿仍然不能获得充足维生素D供应。继续增加母乳维生素D摄入量,在极端药理剂量维生素D补充的情况下,母乳中维生素D峰值浓度也可能会达到潜在中毒水平(高于175μg/L或7000IU/L)。

(3) 维生素E:维生素E包括生育酚(tocopherols)和生育三烯酚(tocotrienols)。母乳中维生素E总量的70%~80%是以α-生育酚形式存在的,少量以β-生育酚、γ-生育酚和δ生育酚的形式存在。如Lacomba等和Tijerina-Saenz等分析了产后不同时间(30~120天)成熟母乳中不同形式生育酚的含量,α-生育酚约占70%,其次为β-生育酚、γ-生育酚和δ-生育酚,见表4-4-10。

表4-4-10　母乳中生育酚的存在形式和含量(单位:mg/L,平均值±SE)

数据来源	泌乳阶段(产后天数)	α-生育酚	β-生育酚	γ-生育酚	δ-生育酚
Lacomba等,2012	30~120	3.48(1.04~5.40)	0.62(0.19~1.29)	0.76(0.21~1.39)	0.13(0.06~0.24)
Tijerna-Sàenz等,2009	30	2.32±0.11 (0.66~5.02)		0.46±0.03 (0.11~1.27)	0.11±0.01 (0.00~0.56)

引自:荫士安.母乳成分:存在形式、含量、功能、检测方法.北京:化学工业出版社,2016:112~113.

表4-4-11展示了几组母乳维生素E(α-生育酚)含量数据,可见初乳中生育酚浓度最高(>7mg/L),成熟乳降低并稳定在1~3mg/L。Macias和Schweigert分析了古巴乳母中α-生育酚含量,初乳为(11.8±6.3)mg/L,而过渡乳降低到(2.7±1.1)mg/L。与血浆维生素E浓度为正常水平(5~2mg/L)的乳母相比,维生素E摄入量较高的的乳母(每天约27mg维生素E),血浆α-生育酚当量可显著升高到38mg/L,乳汁中含量也随之显著升高(11mg/L)。根据Martysiak-Zurowska等的研究,不同泌乳阶段,母乳α-生育酚的含量范围为2.07~9.90mg/L,γ-生育酚的含量范围为0.22~0.60mg/L。母乳中α-生育酚含量随哺乳时间的延长呈现逐渐降低趋势。

表4-4-11　母乳中维生素E(α-生育酚)含量(单位:mg/L,平均值±SD)

数据来源	初乳		过渡乳		成熟乳	
	含量	产后天数	含量	产后天数	含量	产后天数
方芳等,2014	13.1±6.2	3~4	7.0±3.5	7	2.9±1.5	16~30
	8.5±4.8	5				
	7.0±3.5	6				
Martysiak-Zurowska等,2013	9.99±1.51	2	0.45±0.10	14	0.29±0.08	30
Szlagatys-Sidorkiewicz等,2012	8.9(5.2~12.0)	3			1.1(0.7~3.9)	30~32
Sziklai-Làszlò等,2009			4.14±2.17		3.30±1.13	
					0.21±0.07	90
Garcia等,2009	12.36±2.02	0.5	3.36±0.43	10~15		
Schweigert等,2004	22.01±13.40	3			5.7±2.20	19
Ortega等,1999			3.80±1.32	13~14	2.20±0.72	40
			5.01±1.81	13~14	2.27±0.77	40

引自:荫士安.母乳成分:存在形式、含量、功能、检测方法.北京:化学工业出版社,2016:112~113.

(4) 维生素K:母乳中的维生素K主要为叶绿醌(维生素K_1),其次是甲萘醌-4(维生素K_2),后者含量一般相当于前者的一半。母乳中维生素K总含量一般约为2.5μg/L,初乳中会更高一些。Greer等报告,不同哺乳阶段母乳中维生素K含量均低于2μg/L:产后1周、6周、12周和26周分别为(0.64±0.43)μg/L、(0.86±0.52)μg/L、(1.14±0.72)μg/L和(0.87±0.50)μg/L。另一项研究的结果显示,成熟乳中维生素K含量低于过渡乳,产后2周为(1.18±0.99)μg/L、4周为(0.50±0.70)μg/L、6周为(0.16±0.07)μg/L、8周为(0.20±0.20)μg/L、12周为(0.25±0.34)μg/L和26周(0.24±0.23)μg/L。而Kries等的早期研究则提示,初乳中维生素K含量明显高于成熟乳(1.8μg/L vs 1.2μg/L),第一天初乳中含量最高(2.7μg/L)。表4-4-12列示了部分研究报道的维生素K含量。

母乳中维生素K含量低,纯母乳喂养婴儿不能通过纯母乳喂养满足维生素K需要量。研究显示,母乳喂养儿最初6个月内血浆维生素K_1浓度非常低(平均值低于0.25μg/L),而相比较用婴儿配方食品喂养的婴儿为4.39~5.9μg/L。因此给纯母乳喂养儿补充维生素K是一个非常受关注的专业话题。

2. 水溶性维生素　水溶性维生素每一个成分都具有极为重要的生理功能,对于婴幼儿同样极为重要,因此,母乳中水溶性维生素的含量及由此确定的对母乳喂养儿的供应,本身是一个极为重要的话题。但是由于水溶性维生素

表 4-4-12　母乳中维生素 K/(μg·L⁻¹)

数据来源	初乳		过渡乳		成熟乳	
	含量	产后天数	含量	产后天数	含量	产后天数
VonKries 等,1987	1.8	1~5			1.2	8~36
Greer 等,1991	0.64±0.43	<7			0.86±0.52	42
Greer 等,2001			1.18±0.99	14	0.50±0.70	28
Canfield 等,1991	3.4±2.6	2~4			3.2±2.9	30
					6.4±5.3	30~180
Fournier 等,1987	5.2(3.1~10.8)	3	8.9(6.4~15.7)	8	9.2(4.8~12.8)	21
Haroon 等,1982	2.3(0.7~4.2)	1~5			2.5(1.1~6.5)	

引自:荫士安.母乳成分:存在形式、含量、功能、检测方法.北京:化学工业出版社,2016:115.

易于排出,过量风险相对很小,因此其在膳食中摄入量、营养补充剂的服用,以及母乳中分泌状态反而受到明显忽视。近年来,国内外对母乳中水溶性维生素的研究并不多,更多的研究关注点在于婴儿配方食品中的含量和检测方法学。但作为纯母乳喂养作为最理想喂养方式的目标之下,母乳中水溶性维生素含量应该是也是一个不容忽视的重要关注点。

母乳中的水溶性维生素,只能来自乳母膳食和营养素补充剂,通过血循环转运至乳腺分泌进入乳汁。由于存在着某种调节性转运的机制,母乳中的水溶性维生素往往比母体血浆中同一种维生素的浓度要高很多倍。在赞比亚对100名乳母中观察,每日维生素 C 摄入量大于 10mg/d 时,其乳汁含量为 20mg/L。芬兰测定 200 名乳母,每日维生素 C 摄入为 138mg/d,乳汁维生素 C 浓度为 45mg/L。美国乳母维生素 C 摄入量为 130~215mg/d 时,乳中的含量为 35~87mg/L。何志谦等在广东农村研究显示,乳母维生素 C 膳食摄入量与乳汁含量呈正相关。

目前在许多国家进行的一些研究显示,在许多哺乳期妇女的乳汁中,水溶性维生素含量并不充足,其母乳喂养儿有较大比例的维生素缺乏。母乳中的水溶性维生素,只能来自乳母膳食和营养素补充剂,由于体内储备量非常有限,如果膳食摄入不足,母乳不可能分泌出充足的维生素。当然,Hampel D 等报道了喀麦隆、中国、印度、马拉维和美国母乳中维生素 B_1 浓度只有 116(86~221)μg/L,31(15~127)μg/L,11(4~75)μg/L,21(2~152)μg/L 和 37(5~66)μg/L,而半岁以内婴儿维生素 B_1 的 AI 值,中国是 100μg/d,美国是 200μg/d,按照半岁以内婴儿每日 750ml 母乳摄入量,均不能达到 AI 值水平。Hampel D 等人的研究中,测定的上述几个国家母乳中维生素 B_2 的浓度为 52(52~80)μg/L,80(30~223)μg/L,22(5~94)μg/L,6(0~35)μg/L 和 86(32~845)μg/L,而半岁前婴儿维生素 B_2 AI 值,中国为 400μg/d,美国为 360μg/d,也不能满足婴儿推荐量。

Chebaya P 等曾对比了加拿大与柬埔寨母乳中维生素 B_{12} 浓度,显示柬埔寨母乳中维生素 B_{12} 浓度的分布明显低于加拿大母乳,相对应的是柬埔寨的母乳儿中,维生素 B_{12} 缺乏率明显高于加拿大。

上述资料说明,母乳中水溶性维生素浓度变化很大,虽然目前的资料很有限,但从理论上讲,目前各国颁布的半岁以内婴儿 AI 值,应该是衡量母乳中水溶性维生素是否充足的重要参考。表 4-4-13 集中了一些研究中报告的母乳中水溶性维生素的浓度数据,供参考。

表 4-4-13　母乳中水溶性维生素的含量

维生素种类	分析方法	含量范围	数据来源
维生素 B_1/(mg·L⁻¹)(硫胺素)	荧光法	0.012~47.4	殷太安等,1986
	微生物法	0.007~0.036	Ford JZ 等,1983
	HPLC	0.066~0.134	Sakurai T 等,2005
	UPLC/MS-MS	0.002~0.221	Hampel D 等,2012
	UPLC/M-MS	0.027	Bohm V 等,1997
维生素 B_2/(mg·L⁻¹)(核黄素)	荧光法	0.070~175	殷太安等,1986
	微生物法	0.12~0.73	Ford JZ 等,1983
	HPLC	0.34~0.397	Sakurai T 等,2005
	UPLC/MS-MS	0~0.845	Hampel D 等,2012
	UPLC/M-MS	0.057	Bohm V 等,1997
烟酸和烟酰胺/(mgNE·L⁻¹)(以烟酸当量 NE 计)	微生物法	0.21~16.8	殷太安等,1986
	HPLC	0.292~0.53	Sakurai T 等,2005
	UPLC/MS-MS	0.002~3.179	Hampel D 等,2012
维生素 C/(mg·L⁻¹)	2,4-二硝基苯肼法	13~73.3	Daneel-Otterbech S 等,2005
	HPLC	6.26~69	王曙阳等,2009
	HPLC	0.11~64	史玉东等,2010

续表

维生素种类	分析方法	含量范围	数据来源
维生素 B_6/(mg · L^{-1})	微生物法	0.014~0.18	Ford JZ 等,1983
	RPLC	0.46	Hamaker B,1985
	HPLC	0.019~0.119	Sakurai T 等,2005
	UPLC/MS-MS	0.006~0.692	Hampel D 等,2012
叶酸/(μg · L^{-1})	微生物法	1~98	Ford JZ 等,1983
	HPLC	52~150	Houghton LA 等,2009
维生素 B_{12}/(μg · L^{-1})	微生物法	0.19~2.629	Greibe E 等,2013
	微生物法	0.02~3.4	Ford JZ 等,1983
	TLC	0.33~3.2	Sandberg DP 等,1981
	HPLC	0.4~0.7	Sakurai T 等,2005
	放免法	0.24~3.3	Allen LH 等,2004
	免疫分析法	0.033~1.76	Hampel D 等,2012
生物素/(μg · L^{-1})	微生物法	0.02~12.0	Ford JZ 等,1983
	HPLC	2.8~5.9	Sakurai T 等,2005
泛酸/(mg · L^{-1})	微生物法	0.36~6.4	Ford JZ 等,1983
	HPLC	2.0~2.9	Sakurai T 等,2005

引自:荫士安.母乳成分:存在形式、含量、功能、检测方法.北京:化学工业出版社,2016:122~123.

3. 矿物质 母乳含有各种矿物质,能满足婴儿生长与发育的需要,其中很大部分为二价离子的化学物。母乳中的矿物质包括常量元素的钠、镁、磷、钾、钙、氯和硫,必需微量元素的铁、锌、铜、硒、钴、铬、氟、碘、锰、钼等,以及其他元素(硅、镍、硼、钒、铅、镉、汞、砷、铝、锡、锂等)。

表 4-4-14 列示了部分国内外研究报道的母乳中钾、钙、磷、镁、锌、铁、铜、锶、锰、钼等元素含量数据。不同研究报道的母乳中矿物质含量有较大的变异范围,既与样本来源有关,也与采用的检测方法有关。

表 4-4-14 国内外报道的成熟母乳中矿物质含量

元素	中国	澳大利亚(1995—1996)			德国 2011	国际
		初乳	过渡乳	成熟乳		
钾/(mg · kg^{-1})	429.0~455.0				449.6±74.3	
钙/(mg · kg^{-1})	63.2~413.5				216.4±32.1	118.2~278.5
磷/(mg · kg^{-1})	157.9~208.4				58.8±9.3	109.0~209.0
镁/(mg · kg^{-1})	19.4~20.6				31.6±4.9	31.4~34.6
锌/(mg · kg^{-1})	1.8~2.2	1.7~13.2	2.0~9.7	0.2~1.6		1.5~2.0
铁/(μg · kg^{-1})	112.0~557.0					210.7~658.2
铜/(μg · kg^{-1})	200.0~568.0	120~1210	210~840	62~370		212.8~568.0
锶/(μg · kg^{-1})	102.0~1290.0	17~48	15~117	18~42		
锰/(μg · kg^{-1})	3.5~6.0	3.6~22	1.3~9.1	1.6~6.5		1.5~9.7
钼/(μg · kg^{-1})	2.4~12.6	4.3~16	1.2~27	<0.5~4.9		1.8~2.6
钴/(μg · kg^{-1})	0.01~8.9	0.9~2.9	0.7~6.8	1.0~3.7		

引自:荫士安.母乳成分:存在形式、含量、功能、检测方法.北京:化学工业出版社,2016:100.

钙是母乳中丰富的矿物质,但母乳中的钙含量比牛乳低,但钙磷比例恰当,为 2:1,有利于钙的吸收。母乳中各种矿物质含量明显低于牛奶,这使得母乳渗透压相对比较低,更符合婴儿的生理需要。母乳中钠、镁、磷、氯等电解质物质,受乳母膳食摄入量影响较大。研究表明,妊娠期和哺乳期时,钙的膳食摄入水平不会显著影响母乳中钙含量。这一时期乳母体内发生的一系列生理反应,包括钙的新陈代谢的改变,尿液中钙的重吸收和臀部,脊柱骨骼中矿物质的减少,来保持母乳中钙的水平。来自冈比亚的研究显示,孕期妇女钙的补充,不会在哺乳期期间明显的增加母乳中钙的含量。在埃及、尼泊尔、巴基斯坦的实验表明,钙的膳食摄入和补充不会增加母乳中钙的含量。

总体上看,母乳中各种微量元素的含量较低,也不太容易受到母体膳食的影响。母乳中铁的水平与乳母膳食状况无明显关系,服用铁补充剂也不会显著改变母乳中铁的水平。多数研究表明,母乳中锌的含量与锌的膳食补充没有显著关系。在孕期和哺乳期时,当锌的膳食摄入量变化时,乳母通过调控母体对锌的吸收和排出,来维持体内锌的稳态。早期婴儿对微量元素的营养的需求，并不是主要依赖于母乳的供应，而是靠出生前(胎儿时期)在体内的储备。例如母乳中铁含量低，是母乳对新生婴儿发挥保护效应的一种特性，可以降低需要铁的感染性细菌的生存条件。母乳中含量丰富的乳铁蛋白，可以强力螯合婴儿肠腔存在的铁，从而可以阻碍同样需要铁的感染性病原微生物对铁的获取，从而降低肠道感染的风险。

母乳中碘的含量可能会受到母体膳食摄入量的影响，这是目前研究中观察到的不多的一种情况。碘的膳食摄入和补充可以提高母乳中碘的含量。Bouhouch RR 等(2014)的研究指出，在中重度碘缺乏地区，乳母在分娩后不久即补充碘(400mg)，可保证婴儿在哺乳期获得充足的碘长达 6 个月。同时数据显示，与直接给婴儿补充碘相比，通过给乳母间接补充碘可能会是更好的补充途径。但其他研究表明，碘的膳食摄入在短时间对母乳中碘的含量影响不明显。但已发表的母乳碘含量的数据差异很大，文献报道的母乳中碘含量范围为 5.4~2170μg/L。母乳中的碘主要以无机碘和有机碘两种形式存在，无机碘约占母乳中总碘量的 44%~80%，有机碘主要是指甲状腺激素 T_4、T_3 结合的碘及其代谢产物。

二、母乳中的活性功能成分

大量研究已经证实，母乳喂养可降低喂养儿感染性疾病和过敏性疾病风险，可促进喂养儿胃肠道成熟、脑神经和认知功能发展，确保良好的体格生长，并可降低喂养儿远期慢性疾病风险。母乳喂养的这些健康意义，既与母乳喂养行为有关，也得益于母乳中所含有的各种物质成分。母乳为喂养儿提供全面的营养支持，但研究显示，许多母乳成分发挥着一般营养素意义以外的生物调节作用。许多母乳成分具有免疫调节和抗感染活性，如白细胞、母乳低聚糖(human milk oligosaccharides，HMOs)、乳铁蛋白(lactoferrin)、分泌性免疫球蛋白 A(secretory immunoglobulin A，sIgA)、骨桥蛋白(osteopontin)、细胞因子(cytokine)、溶菌酶(lysozyme)、κ-酪蛋白(κ-Casein)、乳过氧化物酶(lactoperoxidase)、α-乳清蛋白(α-lactalbumin)等；许多成分具有消化功能，如胆盐刺激脂酶(bile salt-stimulated lipase)、淀粉酶(amylase)、α_1-抗胰蛋白酶(α_1-antitrypsin)等；生长因子(growth factors)、乳铁蛋白则具有促进肠道发育的作用；乳铁蛋白、结合咕啉(haptocorrin，也称为钴胺传递蛋白 transcobalamin-1，TC-1)、叶酸结合蛋白(folate-binding protein)、α-乳清蛋白、β-酪蛋白(β-Casein)发挥营养素载体作用，有利于某些营养素的吸收。还有些成分在脑神经发育和调节、肠道损伤修复等方面，具有重要意义，如某些特殊的磷脂成分、母乳干细胞等。母乳中这些成分对新生婴儿具有特别重要的意义，是阐释母乳喂养重要性不可忽视的内容，而且许多成分已经成为目前研究的热点。这些成分在许多研究文献中常常被称为活性功能成分，但是到目前为止，并没有非常明确的母乳活性成分的定义。本章选择部分这类母乳成分，简单介绍目前研究发现的功能及其在母乳中的存在状况。

(一) 母乳低聚糖

1. 种类和结构　母乳低聚糖(human milk oligosaccharides，HMOs)是母乳中存在的一类重要的碳水化合物，是母乳中的第三大溶质组分，仅次于乳糖和脂肪。HMOs 由 5 种不同的单糖，按不同比例通过糖苷键结合形成。HMOs 由 3~14 个单糖组成，为直链或支链结构，目前已发现超过 200 种结构，均在核心结构的基础上变换而来。组成 HMOs 的 5 种是 D-葡萄糖(D-glucose，Glc)，D-半乳糖(D-galactose，Gal)，N-乙酰葡糖胺(GlcNAc)，L-岩藻糖(Fuc)和 N-乙酰神经氨酸(Neu5Ac)(唾液酸)。所有 HMOs 分子都是在核心结构的基础上进一步演化。最早发现的 4 种核心结构，还原端为乳糖基[Gal(β1-4)Glc]，在 Gal 非还原端通过 β1-3 键与 GlcNAc 连接(Ⅰ型)或 β1-4 与 GlcNAc 连接(Ⅱ型)，核心结构进一步通过 α1-2 或 α1-3 或 α1-4 键与 L-岩藻糖 Fuc 残基连接和(或)通过 α2-3 或 α2-6 键与唾液酸 Neu5Ac 残基连接。乳糖自身作为一个核心结构，通过 α1-2 或 α1-3 岩藻糖基化和 α2-3 或 α2-6 唾液酸化，能够产生 4 种低聚糖，分别为：2′-岩藻糖基乳糖(2′-fucosyllac-tose，2′-FL)，3-岩藻糖基乳糖(3-fucosyllactose，3-FL)，3′-唾液酸乳糖(3′-sialyllactose，3′-SL)和 6′-唾液酸乳糖(6′-sialyllactose，6′-SL)。

目前已发现了 HMOs 的 13 个核心单元，如表 4-4-15 所示。这 13 种核心寡糖通过岩藻糖基转移酶和唾液酸转移酶的作用，进一步延伸成岩藻糖基化和唾液酸化的寡糖。可见 HMOs 种类繁多，结构复杂。较早的研究已经确定了 100 余种低聚糖结构，后来利用微流控高效液相色谱(HPLC)芯片质谱法检测到约 200 种低聚糖。

在这些 HMOs 中，目前通常可分为 2 类：①中性 HMOs：其分子末端为 L-岩藻糖 Fuc；②酸性 HMOs：其分子末端通常为唾液酸 Neu5Ac。另外，还有研究发现了 3 种酸性 HMOs 的末端为硫酸基。

2. 含量　人类母乳中所含 HMOs 的量比其他哺乳动物乳汁高 10~100 倍。目前报告的母乳中 HMOs 含量范围在 5~15g/L，其中酸性 HMOs 约占总量的 30%，中性 HMOs 约占 70%。表 4-4-16 列出了采用高效阴离子交换液相色谱法测定的母乳中 HMOs 含量的数据。

(二) α-乳清蛋白

前已述及，α-乳清蛋白(α-lactalbumin)是母乳中乳清蛋白(whey protein)的主要组成分之一，其一级结构已经研究得很清楚，由 123 个氨基酸残基和 4 个二硫键构成。在初乳中含量很高，可占总蛋白的 30%~54%，在成熟乳中约占总蛋白的 20%~25%。

研究显示，母乳中 α-乳清蛋白的浓度与哺乳时间呈负相关，随哺乳进展而逐渐降低。一项研究中显示的变化趋势为产后 1 周、2 周和 6 周的母乳样本中含量分别为 3.59g/L、3.4g/L 和 2.8g/L。Jackson 等用高效液相色谱法检测了 9 个国家母乳 α-乳清蛋白水平，444 例成熟乳样品中 α-乳清蛋白含量(平均值±*SD*)为(2.44±0.64)g/L。

α-乳清蛋白不仅可以提供婴儿发育所需的必需氨基酸，满足其生长发育的需要。而且，研究发现 α-乳清蛋白在肠道消化过程中产生的多肽具有益生元性功能，起到抗菌、抗感染、增强免疫力的作用。通常 α-乳清蛋白产生的活性多肽与二价阳离子结合从而促进钙、锌、铁的吸收。

表 4-4-15 母乳低聚糖 13 个核心单元

中文名	英文名	缩写	结构
乳糖	Lactose	Lac	Galβ1-4Glc
乳酰-N-四糖	Lacto-N-tetraose	LNT	Galβ1-3GlcNAcβ1-3Galβ1-4Glc
乳酰-N-新四糖	Lacto-N-neotetraose	LNnT	Galβ1-4GlcNAcβ1-3Galβ1-4Glc
乳糖-N-六糖	Lacto-N-hexaose	LNH	Galβ1-4GlcNAcβ1 6 Galβ1-4Glc 3 Galβ1-3GlcNAcβ1
乳糖-N-新六糖	Lacto-N-neohexaose	LNnH	Galβ1-4GlcNAcβ1 6 Galβ1-4Glc 3 Galβ1-4GlcNAcβ1
对-乳糖-N-六糖	para-Lacto-N-hexaose	pLNH	Galβ1-3GlcNAcβ1-3Galβ1-4GlcNAcβ1-3Galβ1-4Glc
对-乳糖-N-新六糖	para-Lacto-N-neohexaose	pLNnH	Galβ1-4GlcNAcβ1-3Galβ1-4GlcNAcβ1-3Galβ1-4Glc
乳酰-N-八糖	Lacto-N-octaose	LNO	Galβ1-4GlcNAcβ1-3Galβ1-4GlcNAcβ1 6 Galβ1-4Glc 3 Galβ1-3GlcNAcβ1
乳酰-N-新八糖	Lacto-N-neooctaose	LNnO	Galβ1-3GlcNAcβ1-3Galβ1-4GlcNAcβ1 6 Galβ1-4Glc 3 Galβ1-4GlcNAcβ1
异-乳糖-N-八糖	iso-Lacto-N-octaose	iLNO	Galβ1-3GlcNAcβ1-3Galβ1-4GlcNAcβ1 6 Galβ1-4Glc 3 Galβ1-3GlcNAcβ1
对-乳酸-N-八糖	para-Lacto-N-octaose	pLNO	Galβ1-3GlcNAcβ1-3Galβ1-4GlcNAcβ1-3Galβ1-4GlcNAcβ1-3Galβ1-4Glc
乳酰-N-十糖	Lacto-N-decaose	LND	Galβ1-4GlcNAcβ1 6 Galβ1-4GlcNAcβ1 3 6 Galβ1-3GlcNAcβ1 Galβ1-4Glc 3 Galβ1-3GlcNAcβ1
乳酰-N-新十糖	Lacto-N-ncodecaose	LNnD	Galβ1-4GlcNAcβ1 6 Galβ1-4GlcNAcβ1 3 6 Galβ1-4GlcNAcβ1 Galβ1-4Glc 3 Galβ1-3GlcNAcβ1

表 4-4-16 母乳中低聚糖含量(高效阴离子交换液相色谱法)(单位:g/L)

低聚糖	初乳	过渡乳	成熟乳	作者
中性低聚糖		8.72±0.59		Thurl 等,Kunz 等
酸性低聚糖		2.24±0.37		Thurl 等,Kunz 等
3-岩藻糖基乳糖 (3-FL)	0.29±0.06	0.28±0.06 0.07±0.08	0.51±0.54	Thurl 等,Coppa 等 Kunz 等
乳糖-N-四糖 (LNT)	0.84±0.29	0.73±0.17 1.09±0.47	1.18±0.46	Coppa 等 Kunz 等
乳糖-N-新四糖 (LNnT)	2.04±0.55	1.83±0.75	1.24±0.77	Coppa 等
乳酰-N-岩藻五糖Ⅰ (LNFP Ⅰ)	1.70±0.18	1.76±0.22 1.26±1.11	1.23±0.54	Thurl 等,Coppa 等 Kunz 等
乳酰-N-岩藻五糖Ⅲ (LNFP Ⅲ)	0.34	0.35	0.39	Thurl 等
乳糖-N-二岩藻糖基-六糖Ⅰ (LNDFH Ⅰ)	1.12	1.38	1.28	Thurl 等
2′-岩藻糖基乳糖(2′-FL)	4.04±1.11	3.15±0.88 0.45±0.43	2.61±0.63	Thurl 等,Coppa 等 Kunz 等
乳糖二岩藻四糖(LDFT)	0.49	0.40	0.39	Thurl 等
乳酰-N-岩藻五糖Ⅱ (LNFP Ⅱ)	0.21±0.22	0.33±0.46	0.29±0.14	Thurl 等,Coppa 等
乳糖-N-二岩藻糖基-六糖Ⅱ (LNDFH Ⅱ)	0.14±0.08	0.21±0.09	0.21±0.10	Thurl 等,Coppa 等
2′-岩藻糖基-乳糖-N-六糖(2′-F-LNH)	0.21	0.29	0.18	Thurl 等

续表

低聚糖	初乳	过渡乳	成熟乳	作者
3′-岩藻糖基-乳糖-N-六糖(3′-F-LNH)	0.07	0.20	0.17	Thurl 等
2′,3′-二岩藻糖基-乳糖-N-六糖（2′,3′-DF-LNH）	0.35	0.41	0.30	Thurl 等
3′-唾液酸化-乳糖(3′-SL)	0.23±0.06	0.23±0.07 0.27±0.08	0.18±0.08	Thurl 等,Coppa 等 Kunz 等
6′-唾液酸化-乳糖(6′-SL)	0.98±0.15	1.30±0.18 0.38±0.05	0.68±0.12	Kunz 等 Kunz 等
唾液酸化-乳糖-N-四糖 a（LSTa)	0.12±0.06	0.09±0.06 0.14±0.05	0.04±0.03	Thurl 等,Coppa 等 Kunz 等
唾液酸化-乳糖-N-四糖 b(LSTb)	0.11±0.09	0.10±0.09	0.16±0.16	Thurl 等,Coppa 等
唾液酸化-乳糖-N-四糖 c(LSTc)	0.74±0.30	0.44±0.27 0.17±0.11	0.18±0.55	Thurl 等,Coppa 等 Kunz 等
二唾液酸-乳糖-N-四糖(DLSNT)	0.53±0.24	0.52±0.40	0.49±0.36	Thurl 等,Coppa 等
乳糖-N-六糖（LNH)	0.07±0.07	0.05±0.01	0.11±0.03	Coppa 等
二岩藻糖基-乳糖-N-六糖（DFLNH)	2.45±0.72	2.40±0.88	2.32±0.84	Coppa 等
三岩藻糖基-乳糖-N-六糖（DFLNH)	2.73±1.22	3.05±1.37	2.77±0.95	Coppa 等
乳糖-N-新六糖（LNnH)	0.18±0.11	0.10±0.06	0.17±0.05	Coppa 等
单岩藻糖基-乳糖-N-六糖Ⅱ（MFLNH Ⅱ）	1.06±0.77	0.58±0.54	0.33±0.15	Coppa 等
二岩藻糖基乳糖-N-六糖 b（DFLNHb)	0.51±0.25	0.32±0.20	0.63±0.13	Coppa 等

引自：荫士安. 母乳成分：存在形式、含量、功能、检测方法. 北京：化学工业出版社，2016：92-93.

（三）β-酪蛋白

母乳β-酪蛋白是一种磷酸化蛋白，由212个氨基酸组成。成熟乳中其含量为4.0mg/L，母乳的很多特性都与β-酪蛋白及其水解的肽段有关。β-酪蛋白在母乳中以胶束形式存在，内部结构松散。新生婴儿消化系统发育不完善，很多酶系尚未完善，β-酪蛋白的这种构象特点更易被婴儿肠道消化。消化过程中产生的酪蛋白磷酸肽，可以很好地与钙结合，促进钙吸收。母乳中β-酪蛋白能被sIgA抗体特异性水解，参与有益于婴儿肠道健康的免疫反应。

由于母乳中多样化蛋白质成分所具备的各自生物学活性，在婴儿配方食品研发中，除了使蛋白质含量接近母乳中的水平，更需要调整蛋白质亚组分构成，提高蛋白质营养质量和活性。研发方向是利用牛乳来源的α-乳清蛋白和β-酪蛋白，模拟母乳蛋白质结构，追求类似母乳喂养的健康效应。

（四）免疫球蛋白

1. 分泌型免疫球蛋白A　分泌型免疫球蛋白A（secretory immunoglobulin A，sIgA）是母乳中含量丰富的活性蛋白质，尤其是在初乳中含量更高。母乳中sIgA含量存在很大的个体差异，总体来讲，初乳中sIgA含量最高，至产后2周时出现明显下降，远期乳汁中会进一步降低。研究显示，产后0~5天采集的母乳样本中，sIgA浓度中位数为5.45g/L，产后6~15天的母乳样本中浓度降低到1.50g/L，此后16~90天的母乳样本中sIgA浓度范围是1.0~1.3g/L。

与乳铁蛋白一样，sIgA在婴儿肠道仅部分被消化成为活性生物肽，另外一部分直接以原形随粪便排出。研究显示，sIgA可大量聚集在肠黏膜保护上皮免受毒素攻击。sIgA构成肠道屏障的第一个防御层组织毒素进入肠道上皮细胞。sIgA阻止病原的另一个机制是通过受体结合域直接识别和结合。sIgA对细菌毒力也有作用。

2. IgG和IgM　母乳中IgG和IgM浓度见表4-4-17。产后6~15天、16~30天、61~90天和90~360天采集的母乳样本中，IgG浓度都比较低，从61~90天时最低的0.03g/L，到6~15天时最高的0.05g/L。

IgM浓度从产后6~15天时的0.12g/L，降低到产后16~30天时的0.05g/L。

表4-4-17　母乳中乳铁蛋白、α-乳清蛋白、血清白蛋白、IgG，IgM，IgA和溶菌酶含量中位数（单位：g/L）

产后天数	乳铁蛋白	α-乳清蛋白	血清白蛋白	IgG	IgM	IgA	溶菌酶
0~5	5.05	4.30	0.35			5.45	0.32
6~15	3.30	4.20	0.62	0.05	0.12	1.50	0.30
16~30	2.31	3.30	0.67	0.05	0.05	1.10	0.28
31~60	1.95	3.10	0.69			1.00	1.10
61~90	1.89	2.84	0.45	0.03	0.03	1.30	0.85
91~360	1.44	2.62	0.37	0.04	0.03		

引自：Lönnerdala B，Erdmannb P，Thakkarc SK. Longitudinal evolution of true protein，amino acids and bioactive proteins in breast milk：a developmental perspective. J Nutr Biochem，2017，41：1-11.

（五）乳铁蛋白

乳铁蛋白(lactoferrin,LF)是转铁蛋白家族中的一种铁结合糖蛋白,其分子质量约为 80 千道尔顿,人和牛乳铁蛋白分别由 691 个和 689 个氨基酸组成,氨基酸序列具有 69%的同源性。人和牛乳铁蛋白的三级结构很相似,但不完全相同。每一分子乳铁蛋白包含两个同源的叶,称为 N 叶和 C 叶,分别指分子的 N 端和 C 端。每一叶片又由两个子叶或结构域组成,形成一个裂缝,三价铁离子协同一个(重)碳酸盐阴离子紧密结合在这个裂缝中,这些结构域分别称为 N1、N2、C1 和 C2。

乳铁蛋白存在于人体的乳汁和各种分泌液中,在母乳中含量最高。Rai 等 2014 年发表的一篇有关母乳乳铁蛋白含量的系统综述中,分析了 1966—2010 年间相关的 94 篇文献后,将其中符合要求的 52 篇文献进行了整理统计(包括 2724 名研究者),主要研究对象来自欧洲,部分来自非洲和南美洲。分析结果显示,在早期母乳中(<28 天),乳铁蛋白的平均水平为(4.91±0.31)g/L (±SEM),范围 0.34~17.94g/L;在成熟母乳(≥28 天)中,乳铁蛋白的平均水平为(2.10±0.87)g/L,范围 0.44~4.4g/L。以不同哺乳阶段进行分组,所得出平均乳铁蛋白含量如表 4-4-18 所示。

表 4-4-18　不同哺乳阶段母乳中乳铁蛋白的含量(单位:g/L)

哺乳阶段	例数	平均值±标准差	中位数	范围
产后 0~5 天	43	6.63±3.72	5.51	0.8~17.94
产后 6~10 天	23	3.45±1.46	3.27	1.0~9.36
产后 11~30 天	27	4.24±2.17	2.92	0.92~8.04
产后 31~90 天	36	2.32±1.01	1.92	0.57~3.85
产后 91~180 天	19	2.03±0.79	1.54	0.58~4.28
产后 6~12 个月	12	2.19±0.84	1.57	0.44~3.63

引自:中国营养学会妇幼营养分会.乳铁蛋白婴幼儿健康效应专家共识.临床儿科杂志,2018,36(11):884-888.

乳铁蛋白是母乳中重要的活性成分之一。已有的人群研究结果显示,乳铁蛋白可预防和辅助治疗婴幼儿腹泻、新生儿坏死性小肠结肠炎、呼吸道疾病、新生儿败血症,对改善婴幼儿贫血和促进其生长发育也有一定的作用。

（六）乳脂球膜

在母乳分泌过程中,乳脂是通过乳腺细胞以独特的方式分泌,由哺乳期乳腺泡内的特定细胞进行。首先,脂肪在内质网上合成,内质网膜的内外磷脂单分子层之间汇聚成滴。随着液滴的变大,两个单分子层逐渐分离,最终断开,包裹液滴形成磷脂单分子层囊泡,能够在水溶性细胞质中分散。这些脂肪滴迁移到细胞顶膜,在这里细胞质膜随之包封液滴并且和其一起挤出,此时脂肪滴被额外的磷脂双分子层包被。乳脂肪球因此被释放进入乳腺腔内,直径平均为 3~6μm,由三层磷脂层包被,磷脂层中含有相关蛋白质、糖类和主要来源于乳腺细胞膜的脂质。这种三层磷脂分子层统称为 MFGM(图 4-4-7)。虽然 MFGM 只占母乳中总脂肪球大约 2%到 6%的比例,但它的磷脂成分特别丰富,占了母乳总磷脂的 60%~70%。与之相比,乳脂肪球的核心成分主要由甘油三乙酯组成,包含有长链脂肪酸如 DHA 和 ARA。

MFGM 结构复杂,包含多种磷脂、糖脂、蛋白质和糖蛋白,还有胆固醇和其他脂质。特定的脂质和蛋白质分布在膜的不同层上,并且糖蛋白和糖脂的糖链直接朝向乳脂肪球的外层;MFGM 中脂质和蛋白质的重量比大约是 1∶1。然而,这些成分的营养学意义不仅在于其常量营养元素的分类,而且在于每个营养成分所起的生理作用。MFGM 在母乳中的微量存在,很可能不用于能量供给,但可能具有结构上或者功能上的益处(图 4-4-8)。许多这样的营养成分都被认为在肠、脑和身体的其他地方扮演重要的功能性角色;而其他成分的作用仍在不断的阐明中。

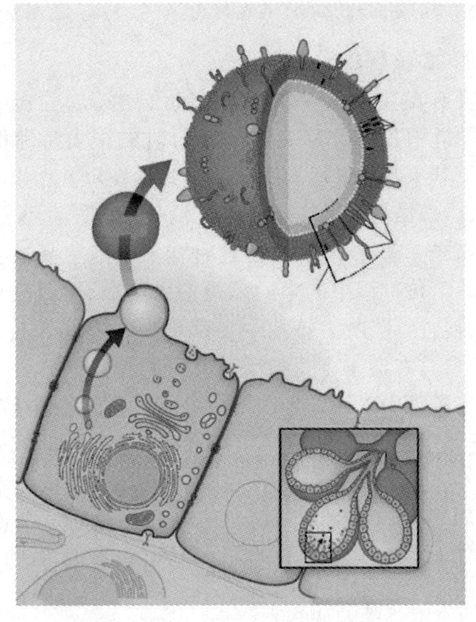

图 4-4-7　MFGM 的形成示意图

（七）骨桥蛋白

骨桥蛋白(osteopontin)是母乳乳清蛋白中的一种成分,是一种高度糖基化和磷酸化的酸性蛋白,可能具有免疫激活、抑制异位钙化、细胞黏附和迁移、血管生成和骨骼重塑作用。骨桥蛋白最初在骨骼中发现,随后发现母乳中含量最高,在许多组织和器官中均可表达,是一种可溶性细胞因子,具有不同的生物学特性。母乳中骨桥蛋白浓度因人群和泌乳阶段差异而有很大差别,目前研究资料的平均浓度水平约为 140mg/L,约占成熟乳总蛋白质含量的 2.1%。免疫应答需要借助辅助 T 淋巴细胞 1(Th1)和辅助 T 淋巴细胞 2(Th2)之间的良好平衡来调控。研究证明,骨桥蛋白可以诱导 Th1 的表达,抑制 Th2 和 IL-10。研究发现,给母

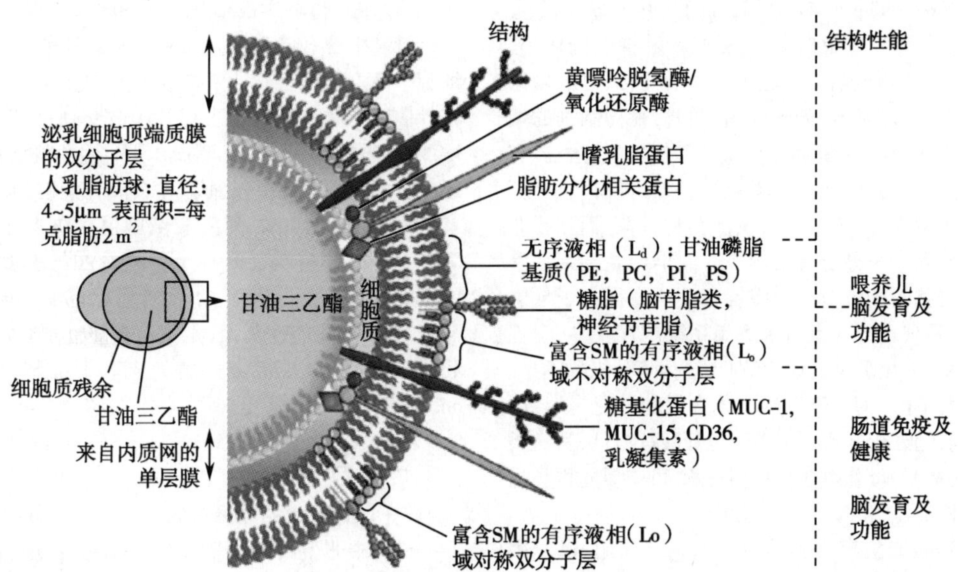

图 4-4-8 MFGM 极性磷脂侧面结构示意图

乳喂养儿接种麻疹、腮腺炎和风疹疫苗可诱导 Th1 应答，而配方奶粉喂养儿就没有这个现象，推测这种差异与母乳中存在骨桥蛋白有关。另外骨桥蛋白可与乳铁蛋白结合形成复合物，作为其他免疫调节蛋白质的载体发挥作用，进一步促进免疫能力。

牛乳中骨桥蛋白含量较低(约 18mg/L)，导致以牛乳作为基础的婴幼儿配方奶粉中的骨桥蛋白含量也显著低于母乳中的水平。因此，如何在配方奶粉中模拟母乳中骨桥蛋白的含量，进而让配方奶粉中的蛋白质含量与组成尽可能接近母乳，就成了研究的热点。

(八) 神经节苷脂

神经节苷脂是一类含有唾液酸的鞘糖脂，它由一条亲脂的神经酰胺脂链与连有一个或多个唾液酸基的亲水寡糖链组成，因此神经节苷脂可以说是一种聚糖。神经节苷脂广泛分布于全身，是细胞膜的结构和功能不可或缺的成分，它在脑中含量丰富，也存在于肠壁细胞。在胎儿和新生儿早期大脑内的神经节苷脂最高，神经节苷脂对于大脑发育过程中的神经细胞生长和成熟、神经迁移、轴突、突触和髓鞘形成都有重要作用，同时神经节苷脂还发挥了神经细胞间通讯的作用并影响认知功能。母乳中天然含有神经节苷脂，GD3 和 GM3 是母乳中发现的两种主要神经节苷脂，初乳中 GD3 含量更高，而成熟乳中 GM3 含量更高。已发表的研究数据显示，母乳中神经节苷脂含量范围在 2.6~37.3mg/L，平均含量约为 11mg/L。母乳中神经节苷脂在婴儿肠道免疫中发挥重要作用。肠道是病原体接触人体的主要位点，它是防止致病菌入侵宿主的前线屏障。聚糖，包括神经节苷脂，覆盖了肠道细胞，病原体为了附着、定植和入侵宿主，需与肠道上的受体结合。可作为诱饵以防止病原体与肠壁受体结合，因为神经节苷脂分子结构中的聚糖部分与肠道受体相似。临床前研究支持神经节苷脂作为诱饵干扰病原体与受体结合的机制。观察性研究表明，母乳中神经节苷脂含量与婴儿患感染性疾病的风险(如呼吸道感染、胃肠道感染)、抗生素的使用以及理想的肠道微生物组特征有关。早产儿喂养实验显示，添加神经节苷脂的配方奶粉喂养儿，其粪便中致病菌含量(粪便大肠杆菌)减少，双歧杆菌增加。

(九) 溶菌酶

溶菌酶是人乳中含量相对较高的单链蛋白质。已证明溶菌酶是人体先天免疫系统的重要组成部分，通过水解细胞壁的 N-乙酰胞壁酸和 2-乙酰氨基-2-脱氧-D 葡萄糖残基之间的 β-1,4 键，裂解敏感细菌。母乳中的溶菌酶含量约 400mg/L，是其他哺乳动物乳汁的 1500~3000 倍。分娩后最初 2 天内的初乳中溶菌酶的含量最高，是正常人血清含量的 11~19 倍，过渡乳中溶菌酶含量呈现逐渐降低趋势，然后随泌乳期的延长成熟乳中的含量逐渐升高。

(十) 酶

母乳中含有种类繁多的酶，目前有研究报道的至少有 30 多种。这些酶的存在，对母乳作为一个完美的生物学系统具有重要意义。

1. 母乳中酶的来源　母乳中酶的来源主要有以下几个途径：①通过乳腺上皮细胞旁路途径或跨细胞途径从母体血液转运；②乳腺上皮细胞表达和分泌；③母乳中所含的免疫细胞分泌产生。

2. 母乳中酶的功能　目前对母乳中存在的这些酶的生理意义了解不多，根据已有的不多的研究，推测其功能可能有如下几个方面。

(1) 参与乳腺上皮细胞物质代谢的调节：如葡萄糖磷酸变位酶、半乳糖转移酶、脂蛋白脂肪酶、谷氨酰胺转移酶、黄嘌呤氧化酶、硫酯酶等。

(2) 在母乳中对母乳蛋白质形态发挥影响：母乳中存在多种蛋白酶，其中大部分以酶原形式存在，并不表现出活性，但在某些条件下激活，发挥作用。如研究发现母乳中存在的纤维蛋白溶酶(plasmin)、胰蛋白酶(trypsin)、抗胰蛋白酶(α_1-antitrypsin)、弹性蛋白酶(elastase)、组织蛋白酶 D (cathepsin D)、胃蛋白酶 1(pepsin 1)、胰凝乳蛋白酶(chymoprypsin)、谷氨酰内肽酶(glutamyl endopeptidase)和脯氨酸内肽酶(proline endopeptidase)等,在母乳中形成一个蛋白水解酶系统,他们发挥蛋白酶、酶激活剂和抑制剂作用,通过激活、抑制,精巧地调节母乳中酶的活性,只对难以消化的蛋白质进行适度水解,如酪蛋白;同时,在抑制剂的调控下,保证免疫球蛋白、乳铁蛋白等活性蛋白的完整性。有些酶可以到达婴儿肠道,被进一步激活,参与蛋白质消化。研究显示,母乳中含有300多种小分子蛋白片段,而且婴儿越不成熟,其母乳中小分子蛋白越多。如早产儿母亲初乳中,几乎没有完整的酪蛋白。这些特点被认为得益于母乳中蛋白水解酶系统。母乳蛋白水解酶系统的存在,一定程度上弥补新生儿消化系统发育,特别是消化酶分泌的不足。

(3) 帮助新生儿对脂肪和碳水化合物的消化:母乳中存在两类不同的脂酶,其活性一类受胆汁酸盐激活,另一类则受胆汁酸盐抑制;母乳中存在的淀粉酶,可与婴儿胃肠道酶类形成互补,促进营养物质的消化吸收。

(4) 发挥抗菌、抗感染和其他生理调节作用:母乳中存在的溶菌酶、乳过氧化物酶等可通过不同机制,发挥抑菌和抗感染作用。β葡萄糖苷酸酶使结合态胆红素转化成更易被肠道吸收的形式,促进胆红素的肠肝循环。巯基氧化酶、β葡萄糖醛酸酶、溶菌酶、过氧化物酶、碱性磷酸酶、血小板活化因子乙酰水解酶等具有多样化功能。

(十一) 激素

母乳中含有多种激素类物质,包括胰岛素样生长因子(IGF)、脂肪因子(瘦素和脂联素)、表皮生长因子(EGF)等。最近的研究还发现母乳中存在其他一些与肥胖和生长发育相关的激素类物质,包括胃饥饿素、抵抗素、肥胖抑制素等。这些激素可能通过复杂的机制,控制下丘相关中枢,发挥调节脂肪组织、胃肠道和大脑的相互作用,参与能量平衡的调节,对于新生儿和婴儿的生长发育发挥重要作用,并可能影响到儿童期和成人期的能量代谢。

(十二) 细胞因子

细胞因子(cytokines)是一类多功能性多肽,包括趋化因子、集落刺激因子、细胞毒性因子、生长因子、干扰素、白介素等。细胞因子通过与特异性细胞受体结合,协调和完善免疫系统的发育和功能。母乳中含有多种细胞因子,具有抗菌和抗病毒的作用,调节新生儿的免疫应答反应和促进免疫系统功能的发育成熟,可以显著降低母乳喂养新生儿和婴儿的胃肠道和呼吸道感染的发生率。

初乳中IL-1β、IL-2、IL-4、IL-5、IL-6、IL-8、IL-10和TNF-α、TNF-β和可溶性TNF受体等细胞因子浓度较高,通常高于过渡乳,成熟乳中IL-6和IL-8的含量显著降低,而IL-10和TNF-α的含量显著高于过渡乳。

(十三) 补体

补体是存在于脊椎动物体液中的一组具有酶原活性的糖蛋白。补体具有免疫溶菌、免疫吸附、免疫共凝集和增强吞噬的能力,补体系统通过特异性抗体促进杀菌作用,在宿主防御中发挥重要作用。至今已经发现的经典补体C1~C9在人乳中均可检出,浓度范围相当于正常人血清含量的0.03%~7.0%,一般成熟乳中大多数补体组分的含量较低。母乳中一般以C4、C7和C9的活性相对较高,而C1的含最低。

(十四) 母乳淋巴细胞和干细胞

母乳中含有母亲血液来源的免疫细胞、造血干细胞/祖细胞。免疫细胞在初乳中含量丰富,成熟乳中含量较少,但在母体感染时乳汁中表达CD45阳性的免疫细胞数量迅速增加,感染控制后降低到基线水平。除免疫细胞外,母乳中还含有大量的管腔上皮细胞和合成乳蛋白的泌乳细胞,后者占比达32%~86%,肌上皮细胞也存在于不同时期的母乳中。2012年有学者报道,母乳中存在具有多向分化特性的干细胞,可表达人胚胎干细胞(human embryonic stem cells,hESCs)多能性基因,实现自我更新,体外可分化为三胚层细胞谱系,并将之命名为人乳干细胞(human breast milk stem cells,hBSCs)。

三、其他成分

(一) 母乳中的非蛋白氮

母乳中非蛋白氮(NPN)是一种重要的组成,它占母乳总氮的20%~25%,而在牛乳中仅占3%~5%,这种氮在乳蛋白用三氯醋酸沉淀后留下来,故可以说是酸溶性氮的部分(acid soluble nitrogen fraction)。应该说,母乳中许多低分子化学物,包括氮在内,他们对婴儿的作用与意义,目前还未完全清楚。

母乳酸溶性氮总量中,尿素氮约占30%~50%,并且在哺乳的不同时期而有变动,初乳为(118±30)mg/L,过渡乳为(133±45)mg/L,成熟乳为(152±25) mg/L。母乳中尿素氮存在,仅仅是乳母体内氮代谢废物随乳汁分泌排出,还是有其他的生物学意义,目前尚没有研究论断。

(二) 核苷与核苷酸

目前人乳中已经检出的核苷和核苷酸约14种,包括核苷(胞苷、尿苷、肌苷、鸟苷、腺苷),核苷酸(胞苷酸、肌苷酸、尿苷酸、胸苷酸、腺苷酸、鸟苷酸),二磷酸腺苷(胞苷-5′-二磷酸、尿苷-5′-二磷酸、腺苷-5′-二磷酸、鸟苷-5′-二磷酸)等。母乳中的核苷酸有相当大比例是鸟苷、胞苷和腺苷组成的聚核苷酸。核苷和核苷酸是核糖核酸和脱氧核糖核酸的构成成分,在母乳中属于非蛋白氮物质。尽管可以内源合成,母乳是婴儿核苷酸和核苷的重要来源。

母乳中核苷酸浓度随哺乳进程呈现逐渐降低。母乳中的总游离核苷酸浓度为114~464μmol/L,总游离核苷浓度为0.65~3.05μmol/L。总的潜在可利用核苷含量(平均值±SD)为(189±70) μmol/L (82~402) μmol/L,其中聚核苷酸形式占48%±8%,单核苷酸形式占36%±10%,少量以核苷(8%±6%)和核苷酸加合物(9%±4%)的形式存在。母乳中还存在一些游离形式的、具有重要代谢功能的多磷酸核苷酸,如UDP、CDP、ADP、GDP。母乳中核苷和核苷酸的含量除了与哺乳阶段有关外,还存在明显的地域差异和季节性差异。乳母膳食也可能对母乳核苷和核苷酸含量造成影响。

第四节 婴儿营养状况评价

营养状况评价是对所摄取的营养素与其机体所需之间是否适合的评估,包括体格生长评价、膳食调查、临床检查与实验室和功能检查4个方面。

体格生长评价

婴儿正处在生长发育的高峰期，充足的营养是促进体格、智力和免疫功能发展的物质基础。生长发育是所有发展评价指标中最易于获得而又灵敏的观察指标，因此注重婴儿期体格测量观察，是保障婴儿获得正常生长的重要举措。对于婴儿群体，通过体格生长评价可研究其生长发育的规律和特点，早期发现偏离正常生长，以便及时寻找危险因素，并有针对性地采取干预措施。对于婴儿个体，除可判断其生长状况、营养水平外，还可为某些疾病的发现提供必要的依据，例如对营养不良、肥胖症、巨人症、侏儒症、脑积水、头小畸形等的判定与诊断。

（一）评价婴儿体格生长常用指标

婴儿体格生长常用评价指标有体重、身长（身高）、头围、顶臀长、胸围、腹围、上臂围、皮下脂肪等。身长和体重是反映婴儿喂养和营养状况的直观指标。疾病或喂养不当、营养不足会使婴儿生长缓慢或停滞。

1. 体重　是全身各系统、器官重量的总和。出生后增长规律是出生时平均体重3.0kg；部分儿童出生后由于摄入不足，水分丢失，胎粪排出等原因，可出现暂时性体重下降，生后3~4天降到最低点（3%~9%），7~10天恢复至出生时体重，这种现象叫生理性体重下降。如体重下降超过10%或生后10天以上未恢复至出生时体重，则为病理状态。正常小儿的体重可按以下公式粗略估计：1~6个月：体重(kg)=出生体重(kg)+月龄×0.7(kg)；7~12个月：体重(kg)=6.0(kg)+月龄×0.25(kg)。

2. 身长　对应于较大年龄儿童的身高指标，2岁以内的小儿卧位测量从头顶平面至脚底平面的距离称身长。其增长规律是新生儿出生时平均为50cm。第一年内平均增加约25cm。

3. 头围　是自眉弓上缘最突出处经枕后结节绕头1周的长度，其增长规律是新生儿出生时头围平均34cm，6个月时42cm，1岁时约46cm，2岁时约48cm，5岁时50cm，此后头围增加的速度缓慢。

4. 胸围　是平乳头绕胸1周的长度，其增长规律是出生时头围比胸围大1~2cm，到第一年末，头围和胸围相等，以后胸围超过头围。1岁至青春期胸围超过头围的厘米数约等于小儿岁数减1。

5. 上臂围　是指上臂中间的周长，其增长规律是1岁内增长迅速，以后增长减慢。上臂围代表上臂骨骼、肌肉、皮下脂肪的发育，在无条件测量体重和身长（身高）的时候测量上臂围可估计小儿的营养情况。

6. 骨骼和牙齿　婴儿出生后可触到前囟及后囟，测量前囟大小为对边中点连线，前囟出生时一般为1.5cm×2cm，约在1~1岁半关闭（最迟2岁闭合），后囟至生后6~8周闭合，颅骨缝约于生后3~4个月闭合。

前囟的大小、闭合时间和紧张度具有重要临床意义。前囟小或关闭早常提示脑发育不良可能；前囟大或关闭迟常提示佝偻病、甲状腺功能低下、脑积水可能；前囟饱满或紧张常提示中枢神经系统感染、脑积水、脑出血可能；前囟凹陷常提示营养不良、脱水可能。

新生儿脊柱仅轻微后凸，3个月抬头时出现颈椎前凸（第一弯曲）；6个月会坐时出现胸椎后凸（第二弯曲）；1岁后能行走时出现腰椎前凸（第三弯曲）。脊柱的自然弯曲至6~7岁时为韧带所固定，但仍需注意坐立行的姿势，以保证脊柱的正常发育。

出生时脊髓在第2腰椎下缘，4岁时上移至第1腰椎，腰椎穿刺时应注意。

通过X线检查长骨骨骺端骨化中心出现时间、形态变化，数目多少和干骺端融合时间，来判断骨骼发育情况，即骨龄（bone age）。一般摄左手及腕部X线片，了解腕部、掌骨及指骨的发育。腕部在出生时无骨化中心，其出生后骨化中心的出现次序为：头状骨，钩骨（3个月）；下桡骨骺（1岁）；三角骨（2~2.5岁）；月骨（3岁）；大、小多角骨（3.5~5岁）；舟骨（5~6岁）；下尺骨骺（6~7岁）；豆骨（9~10岁）等。儿童1~9岁腕部骨化中心的数目约为其岁数加1。

生后4~10个月乳牙开始萌出。乳牙总共20颗，最晚于2岁半出齐。2岁以内乳牙的数目约为月龄减4~6，6岁左右开始长出第一颗恒牙，即第一磨牙（又称六龄齿），7~8岁开始乳牙按萌出先后逐个脱落而代之以恒牙，12岁左右出第二磨牙，18岁以后开始出现第三磨牙，亦有终身不出此牙者，所以恒牙总数为28~32颗。

（二）体格生长评价内容

体格生长评价内容包括生长水平、生长速度、匀称程度等。

1. 生长水平　将某一年龄时点所获得的某一项体格生长指标测量值（横断面测量）与参考人群值比较，得到该婴儿在同质参考人群中所处的位置，即为此儿童该项体格生长指标在此年龄的生长水平，通常以等级表示其结果。

2. 生长速度　对某一单项体格生长指标定期连续测量（纵向观察），将获得的该项指标在某一年龄阶段的增长值与参照人群值比较，得到该儿童该项体格生长指标的生长速度。以生长曲线表示生长速度最简单、直观，定期体检是生长速度评价的关键。

3. 匀称程度　对体格生长指标之间关系的评价。

（三）体格生长常用评价方法

1. 标准差法　此为广泛应用的评价儿童生长的方法，该法既适于个体的评价，也适于群体的评价。此法是用标准差与均值相离的位置远近划分等级的。各国学者所分等级不尽相同，或为3级，或为5级，或为6级。

六级分法为：<X-2S为下等；X-2S~X-S为中下等；X-S~X为中低等；X~X+S为中高等；X+S~X+2S为中上等；>X+2S为上等。

2. Z评分法　利用统计学方法，将标准差法进行量化。Z评分（Z score）是将某指标的个体测量值，与参考人群该指标平均数（或中位数）进行比较，其差值相当于参考人群该指标标准差的倍数。该指标是围绕0点线上下变动，正数表示婴儿个体测定值高于参考人群平均水平，负数则表示个体测定值落后于参考人群平均水平，Z评分法为0则表示个体该指标处于参考人群平均水平。在生长状况判定是，Z分在-1~1为中等，1~2为中上等，-1~-2为中下等,>2 为上等,<-2 为下等。

3. 百分位数法　将某指标的个体测量值,与参考人群某指标的某些百分位点数据进行比较,进行区间分级。常用的参考人群百分位点有 P3、P10、P25、P50、P75、P90 和 P97。等级评价时,一般将<P3、P3~P25、P25~P75、P75~P97、>P97 分别判断为“下”“中下”“中”“中上”和“上”。

4. 曲线图法　将参考人群某指标的各个年龄段 Z 评分的-3、-2、-1、0、+1、+2、+3 或者百分位数的 P3、P10、P25、P50、P75、P90 和 P97,用统计学方法拟合成为平滑曲线,形成某指标 Z 评分曲线图或百分位数曲线图(参考曲线或标准曲线)。在评价婴儿生长状况时,将某指标个体测量值按照对应年龄(月龄)标记在曲线图上;也可以将测量的多个时点测量值连续地标记在曲线图上,并连成一条曲线,与标准曲线相比较即可看出儿童的生长水平、生长速度及生长趋势。

(四)生长发育评价的参考曲线或标准曲线

评价婴幼儿生长发育目前可选用的参考曲线有 WHO 儿童生长标准(曲线),以及中国九城市儿童生长参考值。

1. 中国儿童生长参照标准　参见本卷第六章第五节内容。

2. WHO 儿童生长标准　WHO 儿童生长标准(WHO growth Standard)于 2006 年发布,其 5 岁以下儿童的生长标准的依据,是 1997—2003 年 WHO 在巴西、加纳、印度、挪威、阿曼苏丹国和美国 6 个国家进行研究获得婴幼儿生长资料,包括 0~24 月龄人乳喂养婴幼儿的纵向生长数据与 18~71 月龄儿童的横断面调查两部分资料。在这项由 WHO 组织实施的多中心纵向随访研究中证实,2 岁以下婴幼儿的生长与遗传、种族、地域等因素无关,出生正常的足月婴幼儿生长主要受到营养的影响。在世界上任何地方出生并给予最佳生命开端的儿童,都有潜力发展到相同的身高和体重范围;儿童生长至 5 岁前的差别,更多地受到营养、喂养方法、环境以及卫生保健的影响,而不是遗传或种族。因此认为,在利用体格资料评价儿童营养和生长时,不必太多考虑国家和人群间的差异,均可依据 WHO 推荐的儿童生长曲线标准。

WHO 儿童生长标准提供了生长水平和生长速度等方面的各种指标的数据和曲线图。下载地址:https://www.who.int/childgrowth/en/.

有关婴儿营养状况评价中的膳食调查、临床检查和实验室检查部分可参见本卷第六章幼儿期营养相关内容。

第五节　婴儿配方食品的科学与实践

为满足不同状况婴幼儿的喂养需要,如不能得到充分母乳喂养的婴儿,年龄较大的幼儿,患有某种疾病的婴幼儿等,食品工业在不同的历史时期提供了各种解决方案,从而形成婴幼儿配方食品。伴随着婴幼儿配方食品的发展,世界各国在不同时期出现过不同种类的婴幼儿配方食品。到目前为止,世界各国对婴儿配方食品的概念不尽相同,一般是指以母乳的营养成分为依据,通过添加婴幼儿生长发育必需的多种营养素,以调整动物乳(主要是牛乳或羊乳)的营养成分构成和含量,使其营养素含量尽可能接近母乳的一种食品。

一、婴儿配方食品的历史与发展

母乳是婴儿的最好食物,但是由于种种原因,许多婴儿不能用母乳喂养,早期仅以米糊、麦糊和牛奶等代替,而以这些食物喂养的婴儿死亡率极高。19 世纪初,欧洲和美国的一些药剂师和儿科医生开始尝试利用动物乳和麦粉等谷类食物配合喂养婴儿,开启了婴幼儿配方食品的发展之路。1915 年美国儿科医生 Gerstenberger 研制了第一款模拟母乳的婴儿配方奶粉 SMA,1921 年 SMA 批量生产,标志着现代婴儿配方奶粉产业的开始。在发展的历程中,医学家、化学家及食品工程师,主要是从母乳的结构和性能方面,受到启发而不断仿效改进的,例如,牛乳中蛋白质的结构以酪蛋白为主,乳清蛋白为辅(约占 30%~40%),而人乳却相反,是以乳清蛋白为主,酪蛋白为辅的(仅占 20%),当然,乳清蛋白与酪蛋白而言,人乳的同一蛋白结构与牛乳还是所不同的,它更适合于婴儿,生物价值高于单纯的牛乳;又如牛乳的电解质远高于幼嫩的婴儿胃肠道的负荷,而在人乳中找到答案;又如近年发现,母乳中的脂肪酸十分齐全,尤以富含 ω-3 及 ω-6 的长链不饱和脂肪酸。从发现、论证与临床观察需要多年甚至十多年的时间,但是这些实践使配方的婴儿食物取得突破性的发展。

我国关于婴幼儿配方食品的研究工作起步很晚。1954 年 10 月中国医学科学院卫生研究所(现中国疾病预防控制中心营养与健康所的前身)提出了我国第一个以大豆为基础的婴儿食品的配方,取名为“5410”,配方是以大豆蛋白为蛋白质的主要来源,主要原料包括大豆粉、蛋黄粉、大米粉、植物油和蔗糖。1979 年黑龙江乳品工业研究所提出了我国第一个以牛乳为基础的婴儿食品配方,取名为“婴儿配方乳粉Ⅰ”。其主要原料为“牛乳、豆浆、蔗糖和怡糖”。1989 年我国首次发布了一系列婴幼儿配方食品的国家标准,它们是:《婴儿配方乳粉Ⅰ》(GB 10765—89)、《婴儿配方乳粉Ⅱ》(GB 10766—89)、《婴儿配方代乳粉》(GB 10767—89)、《“5410”配方食品》(GB 10758—89)、《婴儿配方食品断奶期配方食品》(GB 10769—89)、《婴儿配方食品断奶期补充食品》(GB 10770—89)。1997 年对这 6 个标准进行修订,为规范国内婴儿配方奶粉的生产起了重要作用。2010 年 3 月原卫生部新颁布 4 项婴幼儿食品安全国家标准,于 2011 年 4 月 1 日实施。这几项标准是:《婴儿配方食品》(GB 10765—2010),《较大婴儿和幼儿配方食品》(GB 10767—2010),《婴幼儿谷类辅助食品》(GB 10769—2010),《婴幼儿罐装辅助食品》(GB 10770—2010)。这 4 项标准,基本上涵盖了婴幼儿食品的主流产品,这 4 项标准与国际食品法典委员会制定的婴幼儿食品标准模式相符,在标准体系方面与国际标准接轨。

二、婴儿配方食品的类型

婴幼儿配方食品的分类涉及婴幼儿配方食品的研发、应用和法规管理不同的范畴,分类依据也包括适用对象、主要原料及状态。

根据适用对象，婴儿配方食品可分为：早产儿配方、婴儿配方和较大婴儿配方，以及特殊医学用途婴儿配方。早产儿配方适用于胎龄小于38周出生的婴儿；婴儿配方则适用于胎龄在38周及以上足月产的一般健康婴儿的喂养；较大婴儿配方则可以用于喂养满6月龄以后的婴儿。当然婴儿也可以一直使用一般婴儿配方喂养。特殊医学用途配方则是针对各种疾病状态或有特殊需要的婴儿设计的。

商业渠道常常使用1段、2段和3段俗称婴儿配方（奶粉）、较大婴儿配方（奶粉）和幼儿配方（奶粉），但在过去不同历史时期其适用对象并不完全一致，因此这种分类称呼并不严谨。

根据配方中主要原料的含量和特征，婴儿配方食品可分为：乳基婴儿配方、豆基婴儿配方、水解蛋白配方、氨基酸配方、低乳糖或无乳糖配方等。大部分婴儿配方为乳基整蛋白配方，适用于各种状况良好的健康婴儿。豆基配方的初衷是弥补乳类原料不足，或者为牛奶蛋白过敏婴儿选用，目前已经越来越少用。水解蛋白配方，则是将配方中的部分或全部蛋白质原料，预先进行不同程度的酶水解处理，依据蛋白质的酶解程度，又常常分为适度水解配方（partially hydrolyzed formula，有时也被翻译为部分水解配方）和深度水解配方（extensively hydrolyzed formula，EHF）。由于蛋白质成分得到一定程度水解，变成分子量更小、结构更简单的蛋白质片段或肽，完全或部分消除其致敏原性，也更易于被婴儿消化吸收，水解配方适用于牛奶（或羊奶）蛋白过敏高风险的婴儿预防过敏性，以及胃肠道功能较弱的婴儿获得更好的胃肠道舒适性。对于罹患严重乳蛋白过敏的婴儿，则需要完全没有致敏原性的氨基酸配方。低乳糖或无乳糖配方适用于肠道乳糖酶活性暂时降低的婴儿。对于先天性肠道乳糖酶活性缺失的婴儿，则需要持续使用无乳糖配方。某些特定原料状态的配方，往往又属于特殊医学配方的范畴，如无乳糖配方，中链甘油三酯配方等。

特殊医学配方（medical formulas）是一个针对特殊用途的类别，用于存在特殊膳食需求或特殊生理、病理需要的婴儿，如为早产或低出生体重儿设计的早产儿配方，为生长发育迟缓患儿设计的高蛋白配方，为先天性代谢缺陷（如苯丙酮酸尿症）儿设计的特殊配方，对牛乳过敏或不耐受婴儿设计的豆基配方或水解配方、氨基酸配方，为乳糖不耐受婴儿设计的无乳糖配方。早产儿用母乳喂养是，需要额外强化蛋白质等各种营养素，这需求使用母乳强化剂来实现。

三、特殊医学用途婴儿配方食品

目前，许多国家已经制定了针对特殊医学用途配方食品的法规和标准，如国际食品法典委员会（CAC）、欧盟、美国、澳大利亚、新西兰等，且这类产品在过去30年内在世界各国的应用越来越广泛。我国于2010年12月发布《特殊医学用途婴儿配方食品通则》（GB 25596—2010），并于2012年1月正式实施。特殊医学用途婴儿配方食品是针对1岁以下的患有特殊紊乱、疾病或医疗状况等特殊医学状况婴儿的营养需求而设计制成的粉状或液态配方食品。根据我国婴儿常见的疾病，规定了6类产品的类型：针对乳糖不耐受婴儿的无乳糖配方或低乳糖配方，针对食物蛋白过敏婴儿的乳蛋白深度水解配方或氨基酸配方，针对氨基酸代谢障碍婴儿的配方，针对乳蛋白过敏高风险婴儿的部分水解配方，针对早产、低出生体重婴儿的配方食品及加入到母乳中使用的母乳营养补充剂。标准规定，上述配方的设计应以我国正常婴儿配方食品标准为基础，参照有关临床结果、国内外文献等对营养素进行调整，以满足这些婴儿的营养需求。特殊医学用途婴儿配方食品须在医师或临床营养师的指导下，单独食用或与其他食物配合食用时，其能量和营养成分能够满足0~6月龄特殊医学状况婴儿的生长发育需求。其安全性、营养充足性以及临床效果均需经过科学证实。

（一）无乳糖配方或低乳糖配方

无乳糖或低乳糖配方仍以普通乳蛋白为蛋白质来源，只是其中的碳水化合物不再是乳糖，而是由其他碳水化合物，如麦芽糖糊精或玉米糖浆等被完全或部分代替。其营养效果，包括热量、蛋白质、脂肪等主要营养素含量与普通婴儿配方奶粉相似，其他元素根据急性腹泻有所调整。混合喂养或人工喂养的非乳蛋白过敏的婴儿出现急性腹泻时，可在治疗原发病的同时，用无乳糖或低乳糖配方代替普通配方粉，直至腹泻痊愈，再坚持1~2周。对原发性乳糖耐受不良的婴儿可长期选用无乳糖或低乳糖配方。

（二）乳蛋白部分水解配方

乳蛋白部分水解配方是将乳蛋白通过加热和特殊酶技术水解成小分子乳蛋白、肽段和氨基酸的乳蛋白配方。与普通配方相比，在满足婴儿生长的同时，大大降低了乳蛋白造成的致敏及过敏可能。乳蛋白部分水解配方根据水解蛋白的来源可分为部分水解乳清蛋白和部分水解酪蛋白配方，其营养价值与普通配方没有区别。只是口味上稍逊色于普通乳蛋白配方，对婴儿接受性没有影响。在治疗乳蛋白过敏过程中，乳蛋白部分水解配方可作为乳蛋白深度水解配方到普通乳蛋白配方的过渡配方。

（三）乳蛋白深度水解配方（eHF）和氨基酸配方（AAF）

氨基酸配方不是乳蛋白水解配方，是植物L-氨基酸混合配方，不含任何乳品成分。虽然口味与乳蛋白有较大差异，但不含任何痕迹的乳蛋白，可作为乳蛋白过敏的诊断和治疗，即可作为诊断性治疗。其所含营养素能单独满足0~6个月婴儿生长所需，与辅食一同满足后续婴儿生长所需。乳蛋白深度水解配方是通过水解乳蛋白（乳清蛋白或酪蛋白）成短肽和氨基酸的组合配方。从功效上看，乳蛋白深度水解配方在单独满足0~6个月婴儿生长需求的同时，可作为乳蛋白过敏婴儿在回避乳蛋白制品期间的主要营养支持。有些乳蛋白水解配方富含中链脂肪酸，在减轻肠道对脂肪吸收负担的同时，也利于脂肪的最终利用。乳蛋白深度水解配方和氨基酸配方中无论短肽，还是氨基酸都是明显小于蛋白质的小颗粒，会增加配方的渗透压。为此，利用大分子的干葡萄糖糖浆或麦芽糖糊精替代乳糖可适当降低渗透压，增加胃肠的适应性。乳蛋白深度水解配方和氨基酸配方口味苦涩，与普通乳蛋白配方和乳蛋白部分水解配方差异较大。在治疗乳蛋白过敏初期需要循序渐进添加，以获得足够进食量，满足婴儿营养所需。也可作为肠内营养支持制剂。氨基酸配方和乳蛋白深度水解配方的热量与普通乳蛋白配方类似。为了消除乳蛋白深度水解配方的部分苦涩味道，也有在配方中保持乳糖的配方。

（四）早产儿/低出生体重儿配方

早产儿/低出生体重儿配方是专为生长快速但不能得到充足母乳的早产/低出生体重儿设计，目的是降低宫外生长迟缓的风险，帮助母乳不足的早产儿快速安全生长。配方分为2个阶段：第一阶段配方所含热量高，可达335kJ/100ml（普通配方为280kJ/100ml）；蛋白质含量高且易被利用，最好为部分/深度水解乳蛋白；配方应采用容易消化吸收的中链脂肪酸作为脂肪的部分来源，但不超过总脂肪的40%；碳水化合物由部分乳糖和部分麦芽糖糊精组成；所含其他营养素（钙、铁、钙/磷比值）符合快速生长早产儿的需求，可用到出生后体重达1.8kg。第二阶段配方所含热量较高，达306kJ/100ml；蛋白质仍高于普通乳蛋白配方，且为部分水解蛋白；其他营养素都介于第一阶段早产儿/低出生体重配方和普通乳蛋白配方之间，也称为早产儿出院后配方，可用到体重达4~5kg。

（五）母乳营养补充剂

当纯母乳喂养不能满足早产儿快速增长的需求，在母乳中添加母乳营养补充剂。母乳营养补充剂中添加：麦芽糖糊精，强化母乳能量密度至356kJ/100ml；深度水解乳蛋白强化母乳蛋白质；优化的维生素、矿物质和微量元素组合特别针对早产儿的特殊营养需求。适应范围为出生体重1500g和（或）<孕32周的早产儿。当婴儿能够耐受50~100ml/（kg·d）抽吸出的母乳后，与母乳混合喂哺早产儿。但母乳营养补充剂营养不均衡，不能单独喂养早产儿。只推荐医护人员在医院内或有经验的家长在早产儿出院后，将母乳营养补充剂与抽吸母乳混合使用。特别提醒，直接母乳状况下，无需添加母乳营养补充剂。绝不能先喂母乳，再喂母乳补充剂。

（六）氨基酸代谢障碍配方

氨基酸代谢障碍配方是针对先天性氨基酸代谢障碍疾病而言。不含或仅含有少量与代谢障碍有关的氨基酸，其他的氨基酸组成和含量可根据氨基酸代谢障碍作适当调整；脂肪和碳水化合物及某些矿物质和维生素含量得到适当调整。常见的氨基酸代谢障碍如苯丙酮尿症、甲基丙二酸血症、高血氨症、异戊酸血症、Ⅰ型戊二酸血症、异戊酸血症、尿素循环障碍等。

母乳对婴儿来说是最理想的天然食品，在出现特殊问题时，可与母乳一同或单独使用特殊医学配方食品，在确保婴儿营养需求的前提下，协助治疗和控制相关疾病。正确认识和使用特殊医学用途配方食品是每位儿科医师必备的医学技能。

（汪之顼　衣明纪）

参考文献

1. 何志谦. 人类营养学. 第2版. 北京：人民卫生出版社，2000.
2. 苏宜香. 儿童营养与相关疾病. 北京：人民卫生出版社，2016.
3. 黎海芪. 实用儿童保健学. 北京：人民卫生出版社，2016.
4. Ronald E. Kleinman. 儿童营养学. 第7版. 申昆玲译. 北京：人民军医出版社，2015.
5. 中国营养学会. 中国居民膳食指南（2016）. 北京：人民卫生出版社，2016.
6. 中国营养学会妇幼营养分会. 中国妇幼人群膳食指南（2016）. 北京：人民卫生出版社，2019.
7. 中国营养学会膳食指南修订专家委员会妇幼人群膳食指南修订专家工作组. 6月龄内婴儿母乳喂养指南. 临床儿科杂志，2016，34（4）：287-291.
8. 中国营养学会膳食指南修订专家委员会妇幼人群膳食指南修订专家工作组. 7~24月龄婴幼儿喂养指南. 临床儿科杂志，2016，34（5）：381-387.
9. 中国营养学会膳食指南修订专家委员会妇幼人群膳食指南修订专家工作组. 6月龄内婴儿母乳喂养指南的科学依据. 临床儿科杂志，2016，34（8）：637-640.
10. 中国营养学会膳食指南修订专家委员会妇幼人群膳食指南修订专家工作组. 7~24月龄婴幼儿喂养指南的科学依据. 临床儿科杂志，2016，34（9）：718-720.
11. 中国营养学会. 中国居民膳食营养素参考摄入量（Chinese DRIs）（2013版）. 北京：科学出版社，2014.
12. 中华医学会儿科学分会儿童保健学组，中华医学会围产医学分会，中国营养学会妇幼营养分会，等. 母乳喂养促进策略指南（2018版）. 中华儿科杂志，2018，56（4）：261-266.
13. 衣明纪，汪之顼. 奶瓶人乳喂养研究进展. 中国儿童保健杂志，2016，（7）：715-718.
14. 童梅玲. 早产儿及婴幼儿顺应喂养. 中华实用儿科临床杂志，2017，32（23）：1763-1765.
15. Kliegman RM，Stanton BF，St. Geme JW，et al. Nelson Textbook of Pediatrics. 19th ed. Philadephia：WB Saunders company，2011.
16. Black MM，Aboud FE. Responsive feeding is embedded in a theoretical framework of responsive parenting. Journal of Nutrition，2011，141（3）：490-494.
17. Aboud FE，Shafique S，Akhter S. A responsive feeding intervention increases children’s self-feeding and maternal responsiveness but not weight gain. Journal of Nutrition，2009，139（9）：1738-1743.
18. Lönnerdal B. Bioactive proteins in breast milk. Journal of Paediatrics and Child Health，2013，49（S1）：1-7.
19. Haschke F，Haiden N，Thakkar S. Nutritive and bioactive proteins in breast milk. Annals of Nutrition and Metabolism，2016，69（suppl 2）：17-26.
20. Lönnerdala B，Erdmannb P，Thakkarc SK. Longitudinal evolution of true protein，amino acids and bioactive proteins in breast milk：a developmental perspective. Journal of Nutritional Biochemistry，2017，41：1-11.
21. Koletzko B. Human milk lipids. Annals of Nutrition and Metabolism，2016，69（suppl 2）：28-40.
22. 荫士安. 母乳成分：存在形式、含量、功能、检测方法. 北京：化学工业出版社，2016.
23. Khan S，Hepworth AR，Prime DK，et al. Variation in fat，lactose，and protein composition in breast milk over 24 hours：associations with infant feeding patterns. Journal of Human Lactation，2013，29（1）：81-89.
24. Lonnerdal B. Human milk proteins：key components for the biological activity of human milk. Advances in Experimental Medicine and Biology，2004，554：11-25.
25. Lönnerdal B，Kvistgaard AS，Peerson JM，et al. Growth，nutrition and cytokine response of breast-Fed infants and Infants fed formula

with added bovine osteopontin. Journal of Pediatric Gastroenterology and Nutrition, 2016, 62(4): 650-657.

26. Szlagatys-Sidorkiewicz A, Zagierski M, Jankowska A, et al. Longitudinal study of vitamins A, E and lipid oxidative damage in human milk throughout lactation. Early Human Development, 2012, 88(6): 421-424.
27. Kunz, Clemens, Lönnerdal, et al. Casein and casein subunits in preterm milk, colostrum, and mature human milk. Journal of Pediatric Gastroenterology and Nutrition, 1990, 10(4): 454-461.
28. 韩军花，李晓瑜. 特殊食品国内外法规标准对比研究. 北京：中国医药科技出版社，2017.
29. Chebaya P, Karakochuk CD, March KM, et al. Correlations between maternal, breast milk, and infant vitamin B_{12} concentrations among mother-infant dyads in Vancouver, Canada and Prey Veng, Cambodia: an exploratory analysis. Nutrients, 2017, 9(3): 270.
30. Austin S, De Castro CA, Bénet T, et al. Temporal change of the content of 10 oligosaccharides in the milk of Chinese urban mothers. Nutrients, 2016, 8(6), 346.

第五章

幼 儿 营 养

幼儿期指满1周岁到不足3周岁，与婴儿期比较，幼儿期体格的生长发育相对减缓，但其各组织、器官、系统的功能不断发育成熟，特别是幼儿的感知觉、认知和行为能力也不断发展，逐渐认识食物、掌握自主进食技能。幼儿期的饮食习惯可以延续到儿童青少年期，直至成人期，因此这一时期也是饮食行为形成的关键期。

幼儿的生理和心理虽然比婴儿更成熟，但仍不同于儿童青少年及成年人。幼儿不能也不会为自己挑选和安排食物，但也不再满足于完全听从父母及照顾者的安排，因此需要根据幼儿的生理、心理及其生长发育特点，给予合理的营养和喂养，并通过继续引入新的食物、鼓励幼儿自主进食以及顺应喂养等，培养幼儿良好的饮食习惯，从而为儿童青少年期、成人期的健康打下基础。食物过敏、由营养缺乏或营养过剩引起的营养不良、以及饮食行为问题在幼儿期常见，需要特别关注。

第一节　幼儿生长发育特点

1~3岁，即出生后的第2和第3年为幼儿期。幼儿期也是人体生长发育的重要阶段，在这一时期，幼儿的大脑功能进一步完善，语言表达能力逐渐提高；模仿力强，认知行为能力发展快；已能独立行走，活动范围扩大；但仍缺乏自我识别能力。同时，由于免疫系统发育不完善，各种感染性疾病的发生增加。幼儿的母乳喂养逐渐停止，逐渐转换到家庭食物喂养；同时亦从被动接受喂养，到逐渐学会自主进食。幼儿期的营养和喂养不合理，不仅造成其生长发育不良，影响身长（高）、体重增长，导致各种营养性疾病，如缺铁性贫血、维生素D缺乏性佝偻病、维生素A缺乏等，而且还会对幼儿的心理认知发育产生不良影响。幼儿的体格生长发育和心理行为发育有交互作用。

一、体格生长

幼儿期的体格生长速度较婴儿期减慢，但仍处于快速生长期。营养是保证幼儿生长发育的物质基础，蛋白质、脂肪、碳水化合物、维生素、矿物质、水等是人体细胞构成的最基本成分。幼儿摄入的能量和营养素不仅要维持机体的运转，还需要保证其生长发育所需。

（一）体重

体重是判断儿童健康水平的重要指标，可比较敏感地反映幼儿近期的营养状况。婴儿期后体重增加速度减慢，1~2岁幼儿全年体重增长2.5~3.0kg，满1岁时体重约9kg，满2岁时12kg，为出生体重的4倍；2~3岁再增长2kg，至满3周岁时体重约为14kg。

幼儿体重不足或增长缓慢、停滞，提示营养不足，可能存在营养和喂养不当，也可能是疾病原因所致。幼儿体重增长过快则应注意超重，不宜喂养过多，极少数也可能是疾病原因。

（二）身长

身长（高）也是判断儿童健康水平的重要指标，并可反映较长期的营养状况。2006年WHO儿童生长标准采用2岁以下儿童躺着量身长，而2岁及以上儿童站着量身高。满1岁时身长约75cm，1~2岁幼儿全年身长增长约12cm；满2岁时87cm；2~3岁身高再增长9cm；满3岁时身高96cm，约为出生身长的2倍。

WHO对2岁以下婴幼儿生长的长期追踪研究发现，婴幼儿身长增长主要受营养、环境影响，而与种族、遗传无关。婴幼儿短期营养不足主要影响体重的增长，而长期营养不足则影响身长（高）的增长。

（三）头围、胸围

婴儿期后，头围增长缓慢。1~2岁幼儿头围只增长约2cm，2~3岁再增长1.5cm。满1岁时头围46cm，满2岁时48cm，满3岁时49.5cm。头围大小与脑发育有关，头围过小或过大均应及时查明原因。

胸围反映胸廓和胸背肌肉的发育。新生儿出生时，胸围比头围小1~2cm。满1岁时胸围与头围基本相等，满2岁以后胸围超过头围。

（四）上臂中围、皮褶厚度

上臂中围是骨骼、肌肉和皮肤、皮下组织的综合，可反映皮下脂肪厚度和营养状况，测量上臂中围有助于早期发现营养不良。WHO推荐上臂中围可作为独立指标监测儿童营养不良。在监测6~60月龄儿童重度营养不良时，以按身长体重<-3SD与上臂中围<115mm几乎一致。上臂中围测量也适合部分疾病儿童，如伴有水肿、胸腹水等无法获得实际体重时。世界卫生组织曾推荐6~60月龄的婴幼儿以上臂中围<110mm为重度营养不良，2008年专家会议修订提高到以<115cm为重度营养不良。

三头肌皮褶厚度、肩胛下皮褶厚度也可反映皮下脂肪厚度及营养状况。

二、神经心理行为发育

（一）神经系统发育

从胎儿到出生后2年内是脑发育最快的阶段。新生儿脑重约390g，2岁时脑重900~1000g，成人脑重1350~1400g。无论在解剖学，还是在组织学上，新生儿脑已具备成人脑的基本结构,但轴突和树突的形成不足,尚未形成大脑各区间复杂的交织。出生早期婴幼儿在各种因素的刺激下,脑的结构和功能得到迅速发展。

神经细胞作为大脑处理信息的基本功能单位具有独特的构造,被称之为神经元。一个神经元由神经细胞的胞体和胞体突起形成的树突、轴突组成。脑发育主要体现在神经元的分化、神经元之间突触的形成和突触的修剪,而来自周围环境的刺激是不断建立新的突触的关键。同时,神经纤维的髓鞘化保证了神经信号在传导时的彼此绝缘,加快神经纤维的传导速度,并提高信号传递的效率。

随着神经细胞分化和体积增大,突触数量增加、神经纤维髓鞘化、神经通路构建,婴幼儿脑功能不断增强,心理和行为也变得越来越成熟,表现为语言表达能力逐渐出现,运动正确性和协调性提高,抑制能力和综合分析能力加强,情绪逐渐稳定,个性特征逐渐明显以及社会适应能力的发展。

营养是脑发育的物质基础,任何营养素的缺乏都将对脑发育产生不良影响,尤其是神经细胞的增殖、分化以及神经通路的形成。由于脑细胞增殖、分化的特点是"一次性完成",因此在生命早期,即从胎儿至出生后2年内,是脑发育的关键时期,错过这一时期,将造成不可逆转的损伤。

(二) 心理行为发育

婴幼儿心理行为发育包括感知觉、运动、语言、认知、情绪、个性和社会性的发展等。喂养和进食是婴幼儿体验外界环境,进行社会交往的最早机会,在儿童心理行为发育中具有重要意义。

感觉包括视觉、听觉、嗅觉、味觉和触觉等,是对事物个别属性的反映;知觉则是对事物整体属性的综合反映,是在感觉基础上发生的,如视知觉、听知觉、触知觉等,还有空间知觉、形状知觉、时间知觉等复杂知觉。味觉、嗅觉等感觉和感知觉的发展对婴幼儿的食物接受和偏好有显著影响。幼儿可辨别甜、酸、苦、咸、鲜,也能辨别软、硬、冷、热等,并常对食物有特殊的偏好。

运动发育与脑发育密切相关,此外,尚与脊髓和肌肉的发育有关。运动发育包括抬头、翻身、坐、爬、站立、行走等粗大运动,也包括手的精细运动。幼儿能独立行走,并逐渐学会单脚站立、奔跑、跳跃等。1岁时幼儿学习用小勺自喂,18个月时能比较熟练地用小勺自喂,而2岁时能用小勺独立进食。运动发育,包括粗大运动和精细运动,是婴幼儿从被动接受喂养逐渐发展到自主进食所必需的。

语言、认知、情绪、个性和社会性等是高级的神经活动。随着幼儿学会应用语言交流,能更明确地表示对食物的喜好和要求。婴幼儿良好的喂养和进食行为的建立需要婴幼儿与父母及喂养者之间有良好的互动,这些良好互动也有利于儿童情绪和社会性的发展。

三、消化系统发育

(一) 消化道

1. 口咽部　吞咽是一种复杂的神经-肌肉活动,由脑干吞咽中枢控制。咀嚼则是上下颌有节奏的前后、左右及旋转的协调运动。进食时,口咽部完成吞咽,和食管共同将食物团从口腔送入胃内。婴幼儿吞咽、咀嚼能力的发展需要体验和学习。

2. 牙齿　乳牙在婴儿6~12月龄时开始萌出,萌出顺序为先下正中切牙、上正中切牙、上侧切牙、下侧切牙。18个月时,第一乳磨牙萌出,随后尖牙、第二乳磨牙。2岁半至3岁时,全部乳牙萌出。乳牙萌出的时间、顺序有较大的个体差异。咀嚼有利于牙齿的萌出,而健康的牙齿有利于良好的进食。

3. 食管　婴儿的食管较成人细而短,食管壁肌肉及弹性纤维发育差,同时婴儿的胃呈水平位,食管下括约肌较松弛,容易发生胃食管反流。生理性的胃食管反流大多在1岁时消失。幼儿阶段继续存在胃食管反流时需要考虑病理性情况。

4. 胃、小肠和结肠　足月婴儿出生第1天胃容量仅2~3ml,出生2周时达到90ml,1岁时达到300ml左右。足月新生儿小肠长度大约为270cm,4岁时达到成人长度为450~550cm。婴幼儿的肠管相对较长,且固定较差,易发生肠扭转、肠套叠。婴幼儿的肠免疫系统处理抗原能力有限,接触过多抗原或不适当的抗原,可破坏肠黏膜的自身稳定,致肠道免疫反应失调,引起免疫相关的胃肠道疾病,如食物过敏,乳糜泻、炎症性肠病等。

(二) 消化腺

口腔中唾液腺分泌唾液,有一定的消化、杀菌作用。胃黏膜含有多种分泌细胞,分泌大量黏液、胃蛋白酶原、盐酸、胃泌素等,胃肠道内还有内分泌细胞。脂肪、碳水化合物、蛋白质等营养素主要在小肠消化吸收。幼儿的淀粉酶、蛋白酶、脂肪酶的活性逐渐接近成人水平。

出生时胰腺重3~4g,1岁时12g,成人为80g。胰腺分泌胰液,胰液中含有大量的胰酶、胰酶抑制物及黏液。胰酶在消化过程中起着关键作用,胰腺腺泡细胞合成、储存和分泌20多种酶。婴儿胰酶分泌不足,如胰淀粉酶和胰脂肪酶水平在1岁时才接近成人的水平。胰酶抑制物有抑制胰酶的作用,若胰酶酶原在胰腺内被激活,可自身消化胰腺,引发胰腺的炎症和坏死。

出生时肝脏占体重达5%,而成人为2%,婴幼儿肝脏常可在肋缘下扪及。胎儿肝的功能主要合成用于生长的蛋白质,出生后肝脏的主要功能则是合成和储存必需的营养成分、分泌胆汁、清除代谢产物等。肝脏能严密调节血糖水平,以糖原的形式储存过剩的碳水化合物;肝脏也调控不同蛋白质的合成以及脂肪的代谢;肝脏也是药物代谢的主要场所。婴幼儿的肝脏血管丰富,但肝细胞分化不全,肝功能较差,而肝细胞再生能力较强。

(三) 肠道菌群

虽然研究显示,发育中的胎儿肠道已有微生物定植,但目前仍认为婴儿出生时肠道无菌。出生几小时内细菌经口吞入或从肛门进入,先是大量需氧菌,如大肠杆菌、肠球菌、葡萄球菌、假单胞菌属,大量繁殖消耗氧气,产生各种酸性产物。生后2小时肠道内出现双歧杆菌、拟杆菌等专性厌氧菌定植,第7天达高峰,为新生儿优势菌。母乳喂养有利于肠道内乳酸菌生长而抑制致病菌生长,故母乳喂养婴儿形成相对简单,以双歧杆菌占绝对优势的肠道菌群;配方奶喂养婴儿的肠道菌群则较为复杂,双歧杆菌含量较低,但双歧杆菌仍为优势菌群。6月龄添加辅食后，婴儿肠道菌群会发生相应变化，至幼儿3岁时形成比较稳定的肠道菌群。辅食添加对肠道菌群有显著影响，随着食物多样性增加，婴幼儿肠道微生物组成越来越复杂，母乳喂养婴儿肠道内占主导的双歧杆菌数量逐渐减少，肠道菌群趋于多样化。营养和环境因素对婴幼儿肠道菌群有影响，补充益生菌、益生元，或使用抗生素等，都可能影响肠道菌群组成，但对婴幼儿生长发育及长期健康的意义仍有待证实。

肠道菌群具有发酵未消化食物残渣和肠道黏液的代谢作用，同时还能合成多种维生素，如B族维生素、维生素K等，还参与钙、镁、铁等离子的吸收；肠道菌群还有促进结肠上皮细胞增殖和分化，阻止潜在致病菌入侵和定植，以及促进免疫发育的作用。

四、骨骼运动发育

(一) 骨骼的发育

骨骼系统是整个机体的支柱，保护着人体内重要的脏器，同时骨骼系统也是运动器官。骨骼发育与生长激素、甲状腺素、性激素密切相关。钙、磷、镁等矿物元素以及维生素D等则是影响骨骼生长发育的重要营养素。此外，神经系统发育成熟对骨骼肌肉正常发育也十分重要，神经系统发育异常则导致继发的运动发育进程延迟和骨骼生长变化。

在颅骨的发育过程中，除头围外还需注意婴幼儿的囟门。前囟一般在18~24月龄关闭。单一的前囟大小和闭合早晚不能判断疾病，需要结合其他临床表现。前囟早闭、伴头围小，见于小头畸形等；囟门迟闭、伴头围异常增大，考虑脑积水；前囟饱满可能有颅内压增高，维生素A过量中毒可致前囟凸起；而前囟凹陷见于严重脱水和严重营养不良；另外，颅骨软化可能与维生素D缺乏性佝偻病等相关。

脊柱在出生第1年增长特别快。新生儿出生时脊柱无生理性弯曲，3个月婴儿能抬头时，脊柱出现第一个弯曲，颈部脊柱前凸；至6个月会坐，出现第二个弯曲，胸部脊柱后凸；到1岁能行走时，出现第三个弯曲，腰部脊柱前凸，至此形成脊柱的自然弯曲，而这种脊柱的自然弯曲到6~7岁时才为韧带所固定。

长骨的生长主要是由干骺端的软骨逐步骨化，骨膜下成骨，使长骨增长、增粗，骨骺与骨干的融合标志着长骨生长停止。

(二) 肌肉和脂肪组织发育

出生时肌肉的组织结构已成熟，但纤维类型的分化还远远没有完成。儿童的肌纤维较细，收缩能力较弱，耐力差，易疲劳，但恢复比成人快。肌肉生长主要是肌纤维增粗。在生后的最初几年，肌肉发育较缓慢，4岁以后肌肉增长明显。肌张力是肌肉在静止或活动时的紧张度，是维持身体各种姿势及正常运动的基础。肌肉发育程度与营养状况、生活方式及运动量有密切关系。

人体脂肪组织包括白色脂肪组织和棕色脂肪组织。出生时棕色脂肪组织占体重2%~5%，持续至1~2岁消失。棕色脂肪组织主要分布在肾脏周围、主动脉、颈部及纵隔等部位，主要功能为供能。白色脂肪主要分布在皮下和内脏，是身体最大的能量储存和转运器官，可调节能量平衡，同时具有内分泌、免疫及机械保护等多种功能。脂肪组织的生长发育表现为细胞数目增加和细胞体积增大。生后6个月内以脂肪细胞容量增大为主，以后则以脂肪细胞数目增多为主。生后6~8个月内皮下脂肪增长速度最快，以后逐步减慢至28个月。出生时脂肪组织占体重16%，1岁时为22%，以后逐渐下降，5岁时为12%~15%。脂肪组织的生长发育与儿童营养状况密切相关。营养不足，尤其是能量缺乏可导致脂肪分解增加，体脂肪含量下降。能量摄入过多则促进脂肪细胞增殖、分化和脂质的积聚。

(三) 运动发育和体能发育

运动发育直接关系到肌肉控制身体动作、姿势和运动的能力，包括大运动技能和精细运动技能。幼儿大运动发育与脊柱颈曲、胸曲、腰曲和骶曲形成以及相关肌群的发育密切相关。精细运动发育则需要眼、手与粗大运动协调。婴幼儿运动技能发展是指婴幼儿在日常生活中，各种运动相关的行为操作技能的发展过程，与神经、肌肉、视觉等发育水平有关。

美国运动医学学会认为，体能(physical fitness)包括健康适应能力和技能。其定义为，个体除完成日常工作以外，还有精力享受自由时间，解决突发事件和紧急情况的能力。评估体能最常用的方法是体力活动水平评估，其体力活动水平下降是成人期发生肥胖、糖尿病和肿瘤等疾病的重要危险因素。但是目前对幼儿体力活动评估还缺乏统一、可靠的方法。

第二节　辅食添加与幼儿行为和认知发育

婴儿辅食添加需要在其达到一定的行为能力后，如婴儿抬头稳，能靠坐，伸舌反射消失等，才能安全引入固体食物；随着婴幼儿粗大运动和精细运动的发育，手眼协调、运动协调能力的提高，幼儿才能逐步学会使用餐具自主进食；而随着幼儿语言能力、认知能力的提高，才能明确表示对食物的喜好、进食要求等。同时，在添加辅食过程中，对食物味道的体验，对食物的学习和认知，餐具的使用，以及与父母和喂养者的互动等，也促进了幼儿的行为和认知的发育。

一、与进食有关的感知觉发育

幼儿进食技能学习需要感知觉和感知觉的反馈，主要涉及味觉和嗅觉，也与触觉、视觉、听觉、压力觉、温度觉和本体感觉等相关。

(一) 味觉发育

1. 味觉　味觉(taste)是口腔中的物质刺激口腔中味蕾的味觉受体，产生信号发送给大脑味觉皮层而产生的感觉。人的味觉没有确切的定义，大多认为包含咸、甜、苦、酸、鲜5种。

人类舌头上覆盖着数以千计的肉眼可见的小突起，被称为乳头。除了丝状乳头外，其余每个乳头内都有数百个味蕾。大约有2000~5000个味蕾位于舌背和舌前部。每个味蕾含有50~100个味觉感受细胞。味蕾主要分布在舌上，也分布于颚、咽、会厌和食管。研究显示，在口腔以外的其他部位也存在着味觉受体,如肺、脑、肠道、生殖器官,但目前尚不清楚其相关功能。如上呼吸道存在苦味受体,推测可能与免疫或清除呼吸道病原体有关。

大脑味觉皮层位于岛叶前部和额叶额下回额叶上盖。味觉细胞与面神经的鼓室索(颅神经Ⅶ)、舌咽神经舌支(颅神经Ⅸ),以及迷走神经上喉支(颅神经Ⅹ)的初级感觉神经元轴突有突触连接,分别支配舌、上颚、会厌和食管中的味蕾。

味蕾通过与不同分子和离子的作用而分辨不同的味觉。甜味,咸味和苦味由分子与味蕾细胞膜上的G蛋白偶联受体(G protein-coupled receptors)结合而触发。咸味和酸味则分别由碱金属或氢离子进入味蕾而感觉到。

食物的味道(flavor)不仅仅是味觉,还包括嗅觉感受的气味,机械感受器和肌肉神经感受的质地,温度感受器感觉的温度,以及通过化学感受器感觉的"清凉、辛辣"等。味觉以及味道有助于人类识别安全或有害的食物,估算食物的营养价值,调节食物的选择或摄入量。人类喜欢能量密度高和刺激性强的味道,甜味提示食物能量丰富,而苦味则警示有毒。人类在进食高脂肪、高碳水化合物食物时得到满足,感觉愉快;而苦味则抑制咸味和甜味的受体,有利于人类避免有害物质,起到保护作用。婴幼儿早期接触的食物的味道,对其食物偏爱起着重要作用。人类从物质刺激到感受味道仅需1.5~4.0毫秒(ms),比视觉、听觉、触觉都快。

2. 味觉形成　胎儿味觉发育较早,7~8周龄的胎儿已有味觉细胞,13~15周龄味觉受体成熟,17周龄后具有味觉感受功能。6月龄的胎儿已可将味觉感受信息传递到中枢神经系统,并可对不同味道的物质刺激产生反应。羊水是胎儿体验味觉的第一个介质。胎儿吞咽的羊水中含有各种物质,包括乳糖、乳酸、植酸、脂肪酸、磷脂、肌酸、尿素、尿酸、氨基酸、蛋白质和盐等。妊娠后期胎儿每天吞咽大量羊水,通过羊水胎儿感受到不同的味道,包括妊娠母亲所吃食物的味道。

母乳喂养使婴儿在出生后继续感受到母亲所吃的各种食物的味觉刺激。母乳可能是胎儿宫内味觉感受与婴幼儿接受固体食物的桥梁,母乳的味道可能有"引导、教育"后代"安全"摄取食物的作用。婴儿早期味觉经历(如羊水、母乳)对以后接受不同种类固体食物有特殊的作用,可以让婴儿更易于接受新的味道,更容易接受新的食物。婴儿配方奶的味道则比较恒定,配方奶喂养婴儿接受多样化食物也相对困难。另外,部分婴儿配方奶有其特殊的味道,如深度水解配方,是婴儿从未接触的食物味道,因而从母乳转变为深度水解配方时常常较为困难。

新生儿与生俱来喜欢甜味,不喜欢苦味或酸味。即使是早产儿也可区别不同浓度的甜味。研究发现,胎儿就已经表现出对甜味的偏好。婴儿出生时对咸味并没有偏好,但到4~5月龄时婴儿表现出对咸味的偏爱,此时对咸味的喜爱多数是未经学习的。新生儿对苦味则表现出厌恶,也有不同的敏感度。2~7月龄婴儿可能存在味觉敏感期,在敏感发育期接触多样化的味道,有助于将来接受多样化的食物。

(二)嗅觉发育

1. 嗅觉　嗅觉由鼻三叉神经系统和嗅神经系统参与,可长距离感受化学刺激的感觉。嗅觉感受器是位于鼻腔顶部嗅黏膜的嗅细胞,当嗅细胞受到挥发性有味物质刺激时,产生神经冲动并沿嗅神经传入大脑皮层额叶区,从而引起嗅觉。嗅细胞内只有一种类型的气味受体,气味受体基因大家族约含1000个不同基因,而且可以组合形成不同的气味识别模式,从而辨别和记忆气味。

2. 嗅觉形成　胎儿期嗅觉已发育,但尚不清楚胎儿是否对气味刺激有反应。胎儿8周龄时,初级嗅觉受体形成,24周龄已具有功能。羊水的气味和妊娠母亲食物种类影响胎儿嗅觉发育。研究显示,给妊娠母亲吃大蒜40~50秒后进行常规羊水检查,羊水中有很强的大蒜味。

新生儿的嗅觉发育已比较成熟,对气味的特殊表现与母亲有关。出生后母亲的气味引导婴儿寻找乳头吸吮。乳汁的味觉、温度、母亲的声音等可强化婴儿早期的嗅觉学习。刚出生的新生儿对刺激小的气味没有反应或反应很弱,但对强烈的气味能表现出不愉快的情绪,如呼吸节律的改变,屏气或啼哭不止等。

7~8月龄婴儿嗅觉开始逐渐灵敏,能分辨出芳香的气味;2岁左右已能很好地辨别各种气味。婴幼儿有嗅觉记忆,出生时已表现出对不同气味的反应,并逐渐学习识别不同气味,可分辨喜欢和不喜欢的气味。

3. 嗅觉与味觉的关系　味觉和嗅觉相互关联,随着味觉化合物浓度增加而气味增加,两者存在相互协调的现象。嗅觉和味觉信号在额眶部皮质邻近部分交流,使嗅觉和味觉的信息汇聚,产生嗅觉和味觉混淆。位于鼻腔嗅觉感受器的受体不仅接受经前鼻吸入的物质刺激,还接受婴儿吸吮乳汁、儿童和成人吞咽食物时,经咽部从鼻后传来的物质刺激,从而产生味道的主要感觉。如大蒜、巧克力、柠檬、茴香等食物,其味道感知大多来自嗅觉,仅少部分来自味觉。

(三)触觉发育

触觉是人体发展最早、最基本的感觉。皮肤的神经末梢和触觉受体形成人体分布最广、最复杂的庞大的躯体感觉系统。人体感觉反应包含至少11种不同的感觉,如冷、热、光滑、粗糙、压力、挠痒、瘙痒、痛、震动、触摸等,其中最主要的4个受体是机械敏感性受体、温度感受体、疼痛受体和本体感受体。皮肤与黏膜交界处触觉感受器分布最丰富,如嘴唇和鼻腔内部。触压觉感受器在鼻、口唇和指尖分布密度最高。

胎儿期触觉已开始发育,8周龄胎儿的面部已有触觉,14周龄时全身已有触觉,26周龄疼痛的神经通路已经完全发育,26周龄早产儿对疼痛有反应。新生儿触觉已高度敏感,尤其在眼、前额、口周、手掌、足底等部位,但大腿、前臂、躯干等部位较差。婴儿口周的神经末梢多于指尖,感触物品的灵敏度最高。6月龄内婴儿常常将东西放入口中感触,口腔有最敏感的器官——舌。

触觉有辨识和防御两种功能。触觉辨识可让儿童积累对软硬、冷热、不同材质的经验;触觉防御能力则可使儿童了解周围环境以保护自己。食物与口腔的接触,以及食物的温度、质地等,也是味道的一部分。

（四）视觉与听觉发育

当外界物体的影像分别落在双眼视网膜对应点时，兴奋沿感觉神经系统传入大脑。大脑高级中枢将来自双眼的视觉信号分析、综合形成一个完整、具有立体感知影像的过程为双眼视觉。新生儿出生时视觉系统发育不成熟，在环境刺激下，生后几个月的婴儿的视力和立体视觉逐渐发育。6~8月龄婴儿可与成人一样看到周围世界。婴儿视觉发育的主要里程碑：6周龄目光接触，开始与家长有眼神交流，学习家长的表情；12周龄喜欢目光和声音交流；3~4个月胸前看和玩自己的双手；5~6个月眼手协调，有目的地用手抓物；7~10月龄能观察区分陌生人。

视觉在多感官整合中起着重要作用，视觉与食物相关的风味、稠厚度、质地等的感受和期望相关。在成人研究中发现，视觉与食物的接受和摄取量有关；视觉也影响对味道和味道强度等级的感知；改变食物的颜色或用特殊的光照射食物（如棕色牛排变成蓝色）影响食物的接受度；注视食物可触发唾液分泌，增加胃酸分泌和血清胃泌素浓度。"恐新"（neophobia）和（或）挑食的婴幼儿往往根据食物的颜色和外形就直接拒绝尝试。研究显示，重复向婴幼儿展示蔬菜、水果图片，可以增加婴幼儿尝试的意愿，进而可能增加婴幼儿的接受度和进食量。婴幼儿眼手协调等视觉功能的发展也直接影响其自我服务，进食能力的发展。

与视觉不同，出生时新生儿的听觉器官基本发育成熟，但是听觉器官与大脑皮层的纤维联系很少，听觉能力需较长时间发育才能达到成人水平。新生儿因耳内羊水还未清除干净，听觉不灵敏，出生一周时羊水完全排除，婴儿听觉有显著改善。在适宜环境刺激下，婴幼儿听觉能力随着年龄的增长而提高，能够辨别声音来源和逐渐区分语音，表现出各种具有年龄特征的听觉行为。

听觉作为多感官知觉的一部分，对婴幼儿学习接受新的食物也有作用。听故事、唱儿歌等，同样可以提高婴幼儿尝试蔬菜、水果的意愿，进而可能提高接受度和进食量。

二、婴幼儿进食技能发育

婴幼儿进食技能发育是一个复杂的过程，受多种因素的影响，如解剖结构、神经生理、环境、社会以及文化等。具有良好进食技能的婴幼儿能获得足够的营养，满足其营养需求，达到理想的生长发育。

（一）吸吮与吞咽

胎儿28周时出现觅食反射，至出生后4~6个月时消失，是婴儿出生时具有的最基本的进食动作。10~12周龄时胎儿开始出现吞咽动作，22~24周龄时出现连续的吞咽活动。15周龄时胎儿开始出现明显的舌前后运动的吸吮；28周龄时胎儿的舌可卷为筒状，出现口腔的吸-吞反射，吞咽少量羊水；34~36周龄时有稳定的吸吮和吞咽动作；36周龄后吸吮和呼吸逐渐协调。出生早期婴儿通过舌前后运动产生吸吮，吸吮时唇不能完全闭合；3~6月龄婴儿吸吮时舌在口腔内可上下活动、下颌也有轻微的上下运动，吸吮时唇闭合。在吸吮动作发育成熟后才会出现有效的吞咽动作。

吞咽是一种复杂的神经-肌肉活动，由脑干的吞咽中枢控制，有25组以上的肌肉参与。口腔感觉运动功能和吞咽涉及脑与脑干通路，通过多级水平的神经系统控制吞咽活动。中枢神经的传入和传出神经调节正常的吸吮、吞咽、呼吸运动。足月儿每吸10~30次停顿一次。

成熟的吞咽过程包括口腔准备阶段和口腔阶段、咽喉阶段以及食管阶段。小婴儿的食物为液体，因此吞咽无口腔准备阶段和口腔阶段。婴儿6月龄添加辅食后，发展为成熟的吞咽三个阶段。呼吸、吸吮、吞咽协调差，吸吮活动无节律或功能不全的婴儿可发生吸吮停顿、喂养困难。

（二）咀嚼

咀嚼是有节奏的咬、滚动、研磨的口腔协调运动。口腔咀嚼动作是婴儿学习吃固体食物所必需的技能。5月龄时婴儿出现上下咬的动作，表明婴儿咀嚼动作开始发育，与乳牙萌出无关；6~7月龄婴儿可接受切细的软食；9~12月龄婴儿可咀嚼各种煮软的蔬菜、切碎的肉类；婴儿1岁左右逐渐能将舌体上抬、卷裹食物团块，并经下颌运动使食物团块在口腔内转动并运送到牙齿的切面，从而可磨咬纤维性食物并感觉食物质地；2岁时幼儿的舌体和喉下降到颈部，口腔增大，可控制下颌动作和舌向两侧的活动，并随吞咽动作的发育成熟，可控制口腔内的食物。

咀嚼发育有赖于许多因素，"学习"是其中的重要成分。6~10月龄是训练婴儿"学习"咀嚼、吞咽的关键期，若错过这一学习关键期，儿童将表现出不成熟的咀嚼和吞咽行为，易发生喂养困难。如婴儿10月龄前未曾尝试固体食物，则在以后吃固体食物时常出现呛、吐或含在嘴里不吞的现象。18月龄幼儿第一乳磨牙萌出，有助于进一步研磨、咀嚼大颗粒的固体食物，但不宜以乳牙萌出时间作为婴儿进食固体食物的依据。

（三）口腔功能发育

婴儿后期其口腔、咽喉部解剖结构逐渐发生改变，如颊脂肪垫逐渐消失，舌的后1/3下降到咽部，咽喉位置下降，口腔较前明显增大，咽部增长，喉下降，口、咽的位置近90°，软腭与会厌分开，舌向两侧运动的范围扩大，下颌向下、向前。乳牙的萌出是另一重要的口腔解剖结构的变化，乳牙可帮助咬和咀嚼质地较硬的食物。

口咽部的感觉神经是身体最丰富的部位，包括味觉、本体觉、位点辨别以及口腔的立体感觉、触觉、痛觉、化学和温度觉等。进食和吞咽的神经生理调节复杂，涉及感觉神经传入纤维、运动神经传出纤维，相应的脑干吞咽中枢和上延髓传入神经，主要由脑神经Ⅴ、Ⅶ、Ⅸ和Ⅹ的感觉神经传入脑干吞咽中枢，脑神经Ⅴ、Ⅶ、Ⅸ、Ⅹ、Ⅻ和颈神经C1~C3的运动神经传出脑干吞咽中枢。

让婴儿较早感受愉快的口腔刺激，如进食、咬东西、吃手等，有利于以后引入固体食物和食物的转换。有意训练7月龄左右婴儿啃咬、咀嚼指状食物（finger food），从杯咂水；9月龄时学习用勺自喂，1岁时学习用杯子喝水，均有利于儿童口腔功能发育成熟。

三、辅食添加与幼儿神经心理行为发育的关系

婴幼儿进食能力的提高与其口腔功能、运动协调、认知能力等相关，而在进食过程中的学习和互动可进一步促进婴幼儿的运动、语言、自我服务和社交能力的提高。

（一）运动协调能力发育

抬头、坐等粗大运动以及手的精细运动的发育是婴幼儿接受辅食喂养，以及进一步学习自主进食所必须具备的运动协调能力。当婴儿抬头稳，能靠坐时，才能安全地接受固体食物的喂养；当婴儿眼、手协调动作出现，如抓物到口时，可训练婴儿自己手抓进食；随着婴幼儿手部精细运动能力的提高，可以逐渐学习使用餐具进食。而鼓励婴幼儿手抓进食以及使用餐具，又可锻炼提高其精细运动及运动协调能力的发育。

（二）语言发育

口腔运动和感知发育与进食技能和语言发育有关，如研究发现，吸吮协调差或功能不全的婴儿以后容易出现语言发育延迟。通过口腔功能训练，如吃勺中食物时闭嘴，练习从杯中喝水等，对产生闭口唇音（如“p”“b”“m”）起积极作用。

（三）独立能力的培养

婴幼儿学习自主进食，不仅有益于眼、手、口的协调，还可培养独立能力，增强自信心。父母及喂养者应允许婴儿尽早参与进食活动，如让6月龄婴儿自己扶奶瓶；7~9月龄时学习从杯中饮水，自己手拿饼干或面包吃；10~12月龄学习自己用勺；18月龄至2岁学习自己用勺进食；3岁时学习使用筷子等。

（四）社会适应能力的培养

母乳喂养有利于婴儿与其母亲之间亲密关系的建立。随着其他食物的引入，以及与家人共同进餐，婴幼儿与父母及喂养者之间产生交流互动。在进餐过程中婴幼儿模仿成人的进食模式，以父母或喂养者为榜样。进食是一种社会性活动，社会、家庭习惯都可影响婴幼儿对食物的好恶。积极、健康的婴幼儿与父母或喂养者之间的关系是成功喂养的关键。

第三节　幼儿营养需要及膳食营养素参考摄入量

处于生长发育期的幼儿每天所摄入的能量和营养素不仅需要用于补偿代谢损失，还需要用于供给生长发育过程中不断增加的新生组织，以及功能的成熟。幼儿的营养需要及膳食来源有其自身的特点。按每千克体重计算，幼儿的能量和营养素需要量高于成人。

一、能量及宏量营养素

（一）能量

1. 能量需要　幼儿的能量需要量包括两部分，每日总能量消耗量和用于生长的能量储存量。由于生长速度减慢，幼儿对能量的需要量较婴儿期降低，但由于幼儿的体表面积相对较大，代谢组织所占比例大，故其基础代谢率高于成人，男女之间的差别不大。幼儿每增加1g新生组织，约需要4.4~5.7kcal（18.4~23.8kJ）的能量，同时形成新生组织也需要能量。好哭、好动的婴幼儿所消耗的能量比安静的同龄儿更多，我国目前仅有一项针对4~6月龄婴儿，采用双标水法测定总能量消耗量的研究，尚未有对6月龄以上婴幼儿的总能量消耗量的研究资料。

2. 能量推荐摄入量　幼儿能量的平均需要量（energy average requirement，EER）主要根据其体重及体重增加值来推算。与营养素不同，能量的EER即是推荐摄入量。1~2岁幼儿的能量推荐量为女孩800kcal/d，男孩900kcal/d；2~3岁幼儿，女孩1000kcal/d，男孩1100kcal/d。幼儿膳食正从以奶为主逐渐过渡到多样化膳食，膳食中脂肪供能逐步降低，碳水化合物逐步增加，来自碳水化合物的能量占总能量的50%~65%；脂肪所提供能量为35%，仍高于成人。

（二）宏量营养素

1. 蛋白质　幼儿仍维持旺盛生长发育，需要充足的蛋白质供给。其蛋白质的平均需要量（estimated average requirement，EAR）可从蛋白质的维持量和生长发育所需蛋白质储存量估算。幼儿生长速度快，生长、更新和修补所需蛋白质更高，因而需要维持较高的正氮平衡，蛋白质摄入不足会明显制约幼儿的生长发育。人体防御疾病的抗体都是蛋白质及其衍生物，这对于处于感染高发期的幼儿特别重要。此外，幼儿对每种必需氨基酸的需要量均高于成人。蛋白质EAR参照了2007年WHO/FAO/UNU给出的儿童蛋白质的安全摄入量，并结合校正的蛋白质消化率（protein digestibility corrected amino acid scores，PDCAAS）对中国膳食蛋白质质量进行了评估后，确定幼儿蛋白质的推荐摄入量（RNI）为25g。由于缺乏中国幼儿研究资料，目前尚未建立我国幼儿必需氨基酸推荐摄入量。为确保幼儿的膳食蛋白质质量，来自动物性食物的优质蛋白质需要占半数以上。幼儿每日膳食中来源于蛋白质的能量应占总能量的10%~15%。母乳、配方奶或奶类继续为幼儿提供优质蛋白质，随辅食添加的蛋类、鱼类、瘦肉等也是幼儿优质蛋白质的重要来源。在缺乏动物性食物蛋白质时，豆类及其制品也可提供部分优质蛋白质。

2. 脂类　脂肪是幼儿能量的重要来源，也是必需脂肪酸亚油酸（n-6）和α-亚麻酸（n-3）的重要载体。前者衍生花生四烯酸（C20∶4，n-6，ARA），后者衍生二十二碳六烯酸（C22∶6，n-3，DHA）是幼儿大脑、神经组织以及视网膜发育和功能所必需。

1~3岁幼儿膳食由高脂含量的母乳向成人多样化膳食过渡，膳食的脂肪供能逐渐下降。1~3岁幼儿膳食每日脂肪的适宜摄入量（AI）为35% E，亚油酸的AI为4% E；α-亚麻酸的AI为0.60% E；DHA的AI为100mg/d。由于幼儿对脂肪的需要量较高，当幼儿的膳食以植物性食物为主时，需要额外添加适量油脂。蛋黄、肉类、深海鱼中含较多脂肪，是幼儿脂肪的重要来源，也推荐幼儿摄入富含α-亚麻酸的亚麻籽油、核桃油等植物油。

3. 碳水化合物　幼儿的生长速度相比婴儿减慢，但对能量的总的需要量仍逐渐增加，同时食物种类和膳食构成逐渐成人化，碳水化合物成为能量的最主要来源。而随着辅食添加，碳水化合物的摄入量也相应增加。1~3岁幼儿碳水化合物的平均参考摄入量（EAR）为120g/d，宏量营养素可接受范围（AMDR）为50%~65% E。此外，应限制幼儿蔗糖和其他添加糖的摄入，不建议喝含糖饮料及果汁，幼儿

表 4-5-1　1~3 岁幼儿微量营养素参考摄入量

	矿物质	RNI	UL		维生素	EAR	RNI	UL
常量元素	钙/($mg \cdot d^{-1}$)	600	1500	脂溶性维生素	维生素 A/($\mu gRAE \cdot d^{-1}$)	220	310	700
	磷/($mg \cdot d^{-1}$)	300	—		维生素 D/($\mu g \cdot d^{-1}$)	8	10	20
	钾/($mg \cdot d^{-1}$)	900(AI)	—		维生素 E/($mg\alpha$-$TE \cdot d^{-1}$)	—	6(AI)	150
	钠/($mg \cdot d^{-1}$)	700(AI)	—		维生素 K/($\mu g \cdot d^{-1}$)	—	30(AI)	—
	镁/($mg \cdot d^{-1}$)	140	—	水溶性维生素	维生素 B_1/($mg \cdot d^{-1}$)	0.5	0.6	—
	氯/($mg \cdot d^{-1}$)	1100(AI)	—		维生素 B_2/($mg \cdot d^{-1}$)	0.5	0.6	—
微量元素	铁/($mg \cdot d^{-1}$)	9	25		维生素 B_6/($mg \cdot d^{-1}$)	0.5	0.6	20
	碘/($\mu g \cdot d^{-1}$)	90	—		维生素 B_{12}/($\mu g \cdot d^{-1}$)	0.8	1.0	—
	锌/($mg \cdot d^{-1}$)	4.0	8		维生素 C/($mg \cdot d^{-1}$)	35	40	400
	硒/($\mu g \cdot d^{-1}$)	25	100		泛酸/($mg \cdot d^{-1}$)	—	2.1(AI)	—
	铜/($mg \cdot d^{-1}$)	0.3	2		叶酸/($\mu gDFE \cdot d^{-1}$)	130	160	300
	氟/($mg \cdot d^{-1}$)	0.6(AI)	0.8		烟酸/($mgNE \cdot d^{-1}$)	5	6	10/100
	铬/($\mu g \cdot d^{-1}$)	15(AI)	—		胆碱/($mg \cdot d^{-1}$)	—	200(AI)	1000
	锰/($mg \cdot d^{-1}$)	1.5(AI)	—		生物素/($\mu g \cdot d^{-1}$)	—	17	—
	钼/($\mu g \cdot d^{-1}$)	40	200					

引自：中国营养学会. 中国居民膳食营养素参考摄入量(2013). 北京：科学出版社，2014.

喜欢甜食，但过量摄入蔗糖、果糖等双糖和单糖，尤其是额外添加的蔗糖、果糖可引起幼儿龋齿，并与超重肥胖相关，应予以控制。幼儿膳食中的全谷物、薯类等也需要逐渐增加，以增加膳食纤维的摄入。

二、微量营养素

（一）矿物质

1. 钙　幼儿骨骼中的钙每 1~2 年更新一次，加上体格生长对钙沉积的需要，幼儿缺钙可导致骨骼钙化不良，生长迟缓，严重者出现骨软化和佝偻病。

1~3 岁幼儿平衡试验结果显示，钙摄入量达 500~700mg/d 时可储留充足钙，储留量为 124~194mg/d，尿钙为 20~40mg/d，内源性粪钙为 1.4mg/(kg·d)，皮肤流失钙为 10~20mg/d，钙吸收率为 40%~55%，采用要因加算法估算，钙平均需要量(EAR)为 350~496mg/d。1 岁组 EAR 值取该范围下限值 350ml/d，RNI 修订为 400ml/d，以适应幼儿尚未成熟肾脏对肾溶质负荷的限制；2~3 岁组幼儿 EAR 取上限值为 500mg/d，RNI 为 600mg/d。幼儿期钙的可耐受最高摄入量(UL)为 1500mg/d(表 4-5-1)。奶类是含钙最丰富的食物，400~600ml 的奶可维持幼儿钙的摄入。过量钙的摄入可能导致便秘及高钙血症，并干扰铁、锌等二价金属离子的吸收。

2. 铁　幼儿也是缺铁性贫血的高危人群。幼儿期因生长较快，生长需要的血容量扩增和肌肉增加，需要较多的铁，加上奶类食物占膳食比重大，如不及时添加富含血红蛋白铁的辅食，容易出现铁缺乏和缺铁性贫血。幼儿期的铁缺乏可造成不可逆的神经发育损伤和行为异常，这种不良影响甚至持续至成年期。缺铁还会引起幼儿免疫力低下，容易反复感染。

1~3 岁幼儿铁的平均需要量(EAR)为 6.0mg/d，推荐摄入量(RNI)9.0mg/d(表 4-5-1)。血红素铁主要存在动物性食物中，肉类中血红素铁占 40%，其吸收率可达到 20%~30%；而植物性食物中的铁绝大多数为非血红素铁，其吸收率只有 1%~5%。研究显示，肉类食物可增加混合膳食中铁的吸收率，因此幼儿在添加辅食时，应实时引入富血红素铁的肉类(15~75g)。过量铁的摄入可参与体内自由基的生成，从而引起过氧化作用，幼儿口服铁剂也易引起胃肠道反应，铁可耐受最高摄入量(UL)25mg/d。

3. 锌　锌对幼儿体格生长、免疫、中枢神经系统发育均有重要作用。铁和锌的食物来源比较一致，富含蛋白质的食物，特别是动物性食物也是锌的良好来源。锌摄入不足容易造成锌缺乏。锌缺乏可造成幼儿食欲减退、生长发育迟缓、腹泻、免疫力减退，并影响认知能力。

1~3 岁幼儿锌的平均需要量(EAR)为 3.2mg/d，推荐摄入量(RNI)4.0mg/d，可耐受最高摄入量(UL)8.0mg/d(表 4-5-1)。膳食中的锌大多与动物蛋白同时摄入，因此，增加肉类等动物性食物的摄入，在改善婴幼儿铁营养状况的同时也可改善其锌的营养状况。过量摄入锌易引起恶心、呕吐等胃肠道反应，并影响铜的代谢。

4. 碘　因旺盛的新陈代谢和生长发育对甲状腺素的需要，在生命早期，碘缺乏所致的生长发育障碍是不可逆的。在饮水碘含量低的地区，不摄入碘强化食盐所引起的地方性碘缺乏和碘缺乏相关疾病是全球公共卫生问题之一。幼儿仍然是碘缺乏高发的人群之一。

1~3 岁幼儿碘的平均需要量(EAR)为 65μg/d，推荐摄入量(RNI)90μg/d(表 4-5-1)。膳食碘的来源除饮用水之外，主要是海藻等海产食品。全民食盐加碘可有效预防碘缺乏和碘缺乏性疾病，特别是在饮用水含碘量低的地区。因此，强烈推荐幼儿使用含碘盐。过量碘摄入可致促甲状腺激素(TSH)和(或)甲状腺激素水平异常，从而增加甲状腺疾病发生的风险。

（二）维生素

1. 维生素 A　维生素 A 对幼儿生长及免疫系统发育和功能的成熟尤为重要。迄今为止，维生素 A 缺乏，尤其是亚临床维生素 A 缺乏，在世界范围内仍是影响幼儿健康的重要因素，是造成幼儿感染、失明，甚至死亡的重要原因之一。

1～3 岁幼儿维生素 A 的平均需要量（EAR）为 220μgRAE/d，推荐摄入量（RNI）310μgRAE/d（表 4-5-1）。目前采用视黄醇活性当量（retinol activity equivalents，RAE）来评估膳食维生素 A 的营养状况。1 个视黄醇活性当量（μgRAE）= 1μg 全反式视黄醇 = 2μg 溶于油剂的纯品全反式 β-胡萝卜素 = 12μg 膳食全反式 β-胡萝卜素 = 24μg 其他膳食维生素 A 原类胡萝卜素。

维生素 A 的活性形式是视黄醇，主要来源于动物性食物，如肝脏、蛋黄、全脂奶类。而各种红、黄、绿色蔬菜、水果中的胡萝卜素，为维生素 A 原，其转化成视黄醇的效价不高。过量摄入维生素 A 可致恶心、呕吐、头痛、脑脊液压力升高等急性中毒症状，或中枢神经系统紊乱、肝脏纤维化等慢性中毒症状，幼儿维生素 A（视黄醇）的可耐受最高摄入量（UL）700μgRAE/d（不包括胡萝卜素），但幼儿过多摄入 β-胡萝卜素可导致胡萝卜素血症，出现暂时性的皮肤黄染。

2. 维生素 D　维生素 D 是维持幼儿血钙水平的稳定、钙在骨骼的沉积及骨骼的正常矿化过程的重要维生素，也对肌肉收缩、神经传导以及维持细胞基本功能等有重要作用。在世界范围内，血 25-（OH）D 水平低下在人群中较为普遍。当血清 25-（OH）D 水平低于 30nmol/L 时，幼儿佝偻病发生率明显增加。维生素 D 缺乏性佝偻病多见于 3～18 个月的婴幼儿。

1～3 岁幼儿维生素 D 的平均需要量（EAR）8μg/d，推荐摄入量（RNI）10μg/d，可耐受最高摄入量（UL）20μg/d（表 4-5-1）。1μg 维生素 D 相当于 40IU 维生素 D。除少数富含脂肪鱼类的肝脏富含维生素 D 外，绝大多数食物中不含维生素 D，少数含有维生素 D 的食物，如母乳、蛋黄、奶油和某些蘑菇，其含量甚微。维生素 D 可在紫外线作用下由皮肤中 7-脱氢胆固醇转化而成。但现代养育方式致幼儿的户外活动有限，加上紫外线暴露有可能损伤幼儿的皮肤和眼睛，幼儿紫外线直接暴露也不被推荐。幼儿配方食品中强化维生素 D 或直接补充维生素 D 10μg/d 是预防维生素 D 缺乏的重要措施。

3. B 族维生素　B 族维生素为幼儿能量代谢所必需，对维持生长发育、机体正常功能有重要作用。维生素 B_1 缺乏可引起以神经-血管系统损伤为主要表现的脚气病；维生素 B_2 缺乏致口角炎、唇炎、舌炎等；维生素 B_6 缺乏致脂溢性皮炎、小细胞性贫血、惊厥、抑郁等；维生素 B_9（叶酸）与维生素 B_{12} 缺乏均可致巨幼红细胞贫血、高同型半胱氨酸血症和胎儿神经管畸形等。先天性遗传代谢缺陷可致 B 族维生素转运及代谢过程异常，引起各种疾病，如维生素 B_1 代谢异常所致的硫胺素反应性巨幼红细胞性贫血、枫糖尿症、韦尼克脑病等，维生素 B_6 代谢异常所致的维生素 B_6 依赖性癫痫、胱硫醚尿症等。

1～3 岁幼儿维生素 B_1 的平均需要量（EAR）0.5mg/d，推荐摄入量（RNI）0.6mg/d；维生素 B_2 的平均需要量（EAR）0.5mg/d，推荐摄入量（RNI）0.6mg/d；维生素 B_6 的平均需要量（EAR）0.5mg/d，推荐摄入量（RNI）0.6mg/d，维生素 B_{12} 的平均需要量（EAR）0.8μg/d，推荐摄入量（RNI）1.0μg/d；叶酸的平均需要量（EAR）130μgDEF/d，推荐摄入量（RNI）160μg DEF/d（表 4-5-1）。肉禽蛋奶类富含维生素 B_1、维生素 B_2、维生素 B_6 和维生素 B_{12}，是幼儿的主要食物来源。谷类食物中富含维生素 B_1，但精加工谷类可导致维生素 B_1 损失。

维生素 B_6 过量摄入可致感觉神经异常和光敏感反应，1～3 岁幼儿的可耐受最高摄入量（UL）为 20mg/d。过量摄入天然食物叶酸未发现不良反应，但口服高剂量叶酸治疗恶性贫血时可能延误神经系统疾病的诊断，故 1～3 岁幼儿叶酸可耐受最高摄入量 300μgDEF/d。

（三）水

年龄越小，体内含水量越多。0～6 月龄婴儿总体水含量可达 80%，以后随年龄增长而减少，至 12 岁时接近成人水平。婴幼儿体内水占体重的比例较大，单位体重的基础代谢率高于成人，而肾脏功能尚未成熟，因此，适宜的水摄入量对婴幼儿尤其重要。1～3 岁幼儿水的适宜摄入量（AI）为 1300ml/d。人体摄入的水来源于饮用水以及食物。食物中的液体量随食物种类而异，对人体水平衡也起着很大的作用。1～3 岁幼儿来自母乳等液体食物的水量逐渐接近成人，需要适量饮用水，如 1～2 岁幼儿每天母乳摄入量约为 530ml，含水 480ml；来自辅食的能量为 550kcal，按每消耗 1kcal 能量需要 1.5ml 水推算，辅食提供的水量为 825ml；总计 1～2 岁幼儿的水的适宜摄入量为 1300ml。

第四节　幼儿多样化膳食结构的建立及饮食习惯培养

幼儿期是过渡期，与出生早期婴儿比较，饮食模式有重大改变，从出生时完全依赖于乳类，逐渐转变为多样化的食物；从被动接受父母或照顾者提供适合的食物，到建立自主进食行为，主动选择喜爱的食物。在这一过程中，幼儿学习接受食物并建立多样化的膳食结构。出生早期建立的饮食模式可以延续至青春期和成人期。健康的饮食习惯可以促进健康，减少非传染性疾病的发生。

一、出生早期“学习”认知食物

婴幼儿对食物的认知和接受是从其经历的食物和进食刺激而获得的，是经过“学习”而习得的。不同种族、不同文化背景的婴儿对不同的味觉刺激都表现出相似的情感反应，表明喜欢或避免某些食物有生物学基础。

（一）幼儿期是学习接受新食物的敏感期

幼儿期是对新食物感知、认知、行为和经验发展的敏感期。幼儿逐渐学习接受新食物，才能成功地从以液体的母乳喂养转变到进食多样化的固体食物。

辅食添加期是婴幼儿学习接受新食物的最重要阶段，

在这一时期婴幼儿感受到大量不同类型食物的刺激。研究发现,24月龄以下婴幼儿相比大龄儿童更容易接受新食物。所有新引入的食物对婴幼儿来说都是新的,都可能表现出拒绝,这被称为“恐新”。如果婴幼儿有足够的机会(8~15次),在愉快的情况下尝试新的食物,会很快从拒绝到接受。

环境因素,尤其是家庭因素在塑造幼儿饮食行为方面发挥着至关重要的作用。父母和喂养者以焦急或强迫等不愉快的方法让婴幼儿接受新食物往往会产生负面作用。

(二)幼儿如何学习接受新的食物

幼儿对食物的学习类似于儿童其他领域的学习策略,通过熟悉、观察、联想、分类而学习接受新的食物。反复尝试,增加熟悉度是幼儿学习认知食物的关键。

1. 熟悉食物　通过反复接触各种食物的味道、质地或外观学习接受新食物。儿童对食物的熟悉程度常常决定其对食物的喜爱。对于年龄较小的幼儿来说特别重要。幼儿通过反复接触而接受不同的味道,出生早期熟悉的味道对食物选择有长期的影响。研究显示辅食添加早期的干预效果可延续5.5年;而观察性研究发现,2岁时的味道偏好与20岁时仍有关联。反复接触各种不同食物或食物质地可以提升幼儿尝试新的食物或食物质地的意愿。经常看到食物也使幼儿更愿意尝试。

2. 观察学习　通过观察,学习对食物的选择,也称为“社会学习”或“榜样”。观察和模仿他人的饮食行为,尤其是父母或喂养者的饮食行为,对幼儿饮食行为形成有重要的作用。幼儿有天然的模仿倾向,并且易受情绪以及与被模仿者之间关系的影响,父母或密切接触的喂养者是幼儿模仿的榜样。开始添加辅食后,幼儿逐渐与家人一起进食,如果家人吃,幼儿也更容易接受;同时,家人一起进餐时,幼儿会试图模仿父母及其他人的饮食行为。观察其他人如何吃,可以增加幼儿尝试的可能性,并学习怎样吃,吃多少。

3. 联想学习　通过味道-营养和味道-味道的联想学习来接受新食物。婴儿生来就喜欢甜味而拒绝苦味,因此其接受具有苦味的蔬菜等食物需要通过联想来学习。包括:①味道-味道的学习,将幼儿不喜欢的味道与其熟悉和喜欢的味道,如甜味一起反复呈现,使幼儿尝试接受新的味道;②味道-营养学习,将新的味道与高能量成分,如脂肪一起反复呈现,增加进食后的满足感,即利用人类对高能量密度食物的天然偏好,使幼儿尝试接受新的味道;③伴随着鼓励和赞扬呈现新的食物,也可提高幼儿尝试的意愿。

4. 分类食物　人类能自发地将对象和事件组织分类,并对这些分类的特征、功能和属性进行组织而存储为知识架构,这种知识架构使人类能用已有的知识对不熟悉的对象和事件作出恰当的反应。6月龄后婴儿就能自发地对周围环境的物体进行分类,出生第二年就能以这种知识架构来认知。最新研究表明,对食物进行分类在塑造儿童食物偏好和饮食行为方面起着重要的作用,特别是对新食物的反应。出生第1年婴儿无法区分食物和非食物,而到2岁时能像成人一样区分食物和非食物,并对食物进行分级分类。

二、影响出生早期食物偏好的因素

食物偏好(food preferences)在胎儿发育过程中就已开始形成,并在整个生命中持续变化,受生物、社会和环境因素的影响。出生早期是形成食物偏好的关键期,而在婴幼儿期形成的食物偏好可持续至成年期。食物偏好是选择食物的关键,也关联着饮食质量。幼儿期建立健康的食物偏好,有助于良好饮食习惯的培养。

(一)幼儿自身的因素

婴幼儿对甜味、咸味和鲜味有先天的偏好,而对酸味和苦味则是拒绝,这可能有助于摄入能量和蛋白质密度高的食物,同时避免潜在的有毒食物,但这种先天倾向可能会导致幼儿拒绝一些健康食物,如苦味的蔬菜等。不同的基因型也决定着婴幼儿对苦味等的敏感度和对食物的偏好。幼儿通过接触食物而学习并接受食物的味道,这种味道学习始于宫内,并在母乳喂养期间持续学习。在辅食添加期间,增加食物多样性可促进幼儿接受新食物。婴儿越早接触蔬菜,就越容易接受多样化的蔬菜。

注重妊娠母亲的饮食质量,出生早期母乳喂养,满6月龄时引入多样化食物,反复尝试,均有助于增加婴幼儿对健康食物的偏好。

(二)父母的喂养习惯

父母在塑造儿童食物偏好方面起着至关重要的作用,特别是在幼儿时期。父母或喂养者对食物的选择,以及如何搭配食物,都会影响婴幼儿的食物偏好。食物所包含的社会和情感因素也会影响儿童的偏好。如强迫吃不喜欢的食物,会让婴幼儿更厌恶不喜欢的食物;而使用非食物奖励(如贴纸)来鼓励幼儿尝试,则可以增加品尝的意愿。父母或喂养者营造一个积极愉快的进餐氛围,也能增加幼儿对食物的喜爱。如伴随着奖励和成人的关注,幼儿更容易接受不太喜欢的食物。父母的榜样作用也有利于塑造婴幼儿健康的食物偏好。父母或喂养者常尝试通过限制来减少婴幼儿接触不健康食物,但这种做法往往适得其反。让幼儿参与园艺,帮助烹饪,经常接触到不同的蔬菜和水果,反而能更有效地促进婴幼儿摄入更多的蔬菜和水果。

让父母充分认识到母乳喂养的优点,掌握幼儿喂养的知识和技巧,保证父母自身健康的饮食习惯等,可帮助幼儿建立健康的食物偏好。

(三)社会环境

媒体以及婴幼儿所处的社会环境对其食物偏好和选择也有影响。2岁的幼儿就会要求父母购买电视广告中的食品和饮料。观察性研究发现,幼儿观看电视广告与其不良饮食行为有关。社区中能方便地接触到零食、饮料等食品也明显影响婴幼儿早期食物偏好。

限制电视广告,支持母乳喂养,社区健康教育等,良好的社区和社会环境有利于婴幼儿选择健康食物,培养健康饮食习惯。

三、健康饮食习惯的建立

健康的饮食习惯不仅能保证婴幼儿获得充足的营养以供生长所需,而且能促进婴幼儿的心理行为发育,实现儿童身心健康成长。健康饮食习惯的培养应从小做起。

（一）幼儿膳食平衡

1. 继续母乳喂养　婴儿满6月龄时，在继续母乳喂养的基础上添加辅食，母乳喂养可持续至2岁或以上。添加辅食后继续母乳喂养仍然对婴幼儿具有营养和健康益处。母乳能继续为婴幼儿提供优质蛋白质、钙等必需重要营养素；提供免疫保护，减少呼吸道和胃肠道感染；促进肠道健康等；母乳喂养还能继续增加母子间的感情联结。

2. 合理添加辅食　建议以富铁的泥糊状食物作为婴儿第一个添加的辅食，从少量到多量，从一种到多种，逐渐增加添加食物的种类和数量。建议参考中国营养学会制定的“中国居民平衡膳食宝塔”，安排幼儿每日膳食。

（二）幼儿的进食安排

1. 定时、定点、定量进餐　有基本的进食时间表，有规定的进餐时间，有相对固定的进餐地点和婴幼儿专用座椅，形成良好的进食规律。提供多样化的营养丰富的健康食物，并且与幼儿的进食能力相适应。

2. 良好的进餐环境　营造安静温馨、轻松愉快的进餐环境，远离电视和玩具的干扰，专心进食。在用餐期间对幼儿出现的挑食、偏食，父母可耐心提醒、循循善诱。当幼儿拒绝时，可鼓励尝试，而不能强迫。父母不能让幼儿以“是否吃”来作为其他行为的交换条件。

3. 鼓励幼儿自己吃　让幼儿自己抓食或学习用餐具进食，让其参与进食过程。允许有一定程度的狼藉和浪费，积极鼓励幼儿自己进食，尽量满足其独立的意愿。学会自己吃饭是培养幼儿独立能力的第一步，也有利于培养其自信心。父母还应注意饮食卫生和就餐礼仪的培养。

4. 父母作出良好榜样　幼儿的模仿力强，父母的饮食模式对幼儿的饮食习惯影响很大。父母及家庭成员应为婴幼儿树立良好的榜样，促使其摄入多样化的食物，并养成健康的进食习惯。与家人、朋友一起愉快进餐，分享品尝美味的快乐和良好情绪，也是培养幼儿良好人际交往的途径之一。

（三）倡导顺应喂养

心理学研究显示，顺应喂养（responsive feeding）可以促进父母与幼儿之间的情感联结，有助于父母与幼儿之间建立良好的依恋关系，从而促进幼儿的认知能力和心理行为的发育，使幼儿获得最佳的健康和生长发育。顺应养育模式倡导父母细心观察婴幼儿的需求，解读幼儿以动作、表情、声音等发出的各种信号，在搞懂幼儿所表达的意思后，父母作出及时、有针对性、恰当的反应，从而满足幼儿的需求。顺应喂养是在顺应养育模式框架下发展起来的幼儿喂养模式。

1. 顺应喂养的原则

（1）父母为主导，按时为幼儿提供合适的食物：父母需要准备每天的正餐和点心，按时供给；确保食物健康、安全，并适应相应年龄的幼儿，食物的质地、口味等应与相应年龄幼儿的咀嚼、吞咽水平相适应，幼儿应有自己固定的座位和餐具，并与父母面对面进餐。

（2）允许并鼓励幼儿的选择：允许幼儿在父母准备的食物中挑选喜爱的食物，允许幼儿尝试自己进食，手抓或使用合适的餐具，鼓励幼儿以语言或其他信号发出进食或拒绝进食的请求。

（3）父母准确回应幼儿的要求：父母对幼儿发出的饥饿和饱足的信号应该给予及时的回应，对幼儿尝试自己进食的请求也应该给予正面的回应。

（4）幼儿在良好的互动中完成进食：幼儿在良好的与父母互动的过程中学习尝试新的食物，自我服务，增强幼儿对食物的注意与兴趣，增进幼儿对饥饿和饱足的内在感受的体会和关注，激发幼儿以独特和有意义的信号与父母沟通交流，并促进幼儿逐步学会独立进食。

2. 顺应喂养的具体内容

（1）面对面喂养：父母可及时了解幼儿的需求，准确理解幼儿饱足或饥饿的信号，并作出有针对性的回应。

（2）尽量减少对幼儿注意力的干扰：进食时不看电视，不玩玩具，不逗引等。

（3）鼓励自己吃：根据幼儿不同年龄，鼓励抓食，或使用餐具进食。

（4）选择合适的餐具：使用固定的小碗、盘子，有助于父母了解幼儿的进食量。同时可根据幼儿不同年龄，选择适合使用的小勺等。

（5）固定座位就餐：让幼儿尽早加入家庭用餐，并有固定的坐位。

（6）不强迫喂养：父母应耐心鼓励幼儿多吃，但不能强迫进食。

第五节　幼儿营养状况的评价

1~3岁幼儿的生长速度较婴儿期减慢，但仍处于快速生长期，其生长发育对营养状况的变化极为敏感。通过体格测量，观测幼儿生长状态及生长速率的变化是评价幼儿营养状况的重要内容。膳食是幼儿各种营养问题的起源，而幼儿仍需要在成人的指导、协助下进食，对其膳食内容及进食方式的评估，也是评价幼儿营养状况的重要内容。针对特定的营养缺乏性疾病的营养相关性体征的临床检查以及实验室生化和功能检查，也对评价幼儿营养状况具有参考价值。

一、体格测量与评价

儿童体格生长状况与个体和群体儿童营养和健康有关。定期测量幼儿的体重、身长（高）、头围、上臂中围等体格生长指标，并根据儿童生长标准绘制幼儿的生长曲线可以比较直观地评价幼儿的营养状况。体重可以反映幼儿近期的营养状况。如果幼儿体重不足，或体重增长缓慢、停滞，则提示营养缺乏，须探究导致营养缺乏的疾病因素或其他因素；体重过高或体重增长过快，则应注意是否有营养过多及内分泌代谢异常。身长（高）反映幼儿长期的营养状况。幼儿期的身长较少受到遗传、种族的影响，而主要受营养、环境等因素的影响。

（一）幼儿体格测量

1. 体重　使用载重20~30kg的体重秤，误差应不超过50g。测量前应先检查磅秤的零点。在幼儿空腹、排空大小便时测量，裸体或只穿干净纸尿裤或尿布，如不能脱去则应扣除衣物重量。幼儿称体重时可取坐位。如果有条件可以使用电子秤，增加测量精度，尤其是哭闹不配合的幼儿。幼儿体重应连续测量2次，2次的测量误差不应超过100g。

2. 身长（高）　2岁以下幼儿可躺着量身长；而2~3岁的幼儿可以躺着量身长，也可以站着量身高。①身长测量：使用标准量床，需要2位测量者。量床要有头板、底板、足板，两侧有刻度。幼儿尽量脱去衣服或只穿干净纸尿裤或尿布，去除头发装饰物，仰卧于量床底板中线。助手将幼儿头扶正，头顶接触头板，幼儿眼睛正视上方。主测量者位于幼儿右侧，确保幼儿头部伸直，手臂自然在身体两侧，躯干伸直，臀部紧贴底板，左手固定幼儿双膝使之伸直，右手移动足板，使之贴紧幼儿两足跟部。量床两侧刻度一致时读数，精确到0.1cm。②身高测量：使用有测量板、平台、立柱刻度的身高计，或固定于墙上的立尺或软尺。幼儿穿内衣，取立正姿势站立于平台，头部保持正中位置，平视前方，挺胸收腹，两臂自然下垂，足跟并拢，足尖分开约60°，后脑勺、两肩胛间、臀部、足跟同时接触立柱，测量者手扶测量板向下滑动，使测量板与头部顶点接触，测量者目光与测量板在同一水平面时读数，精确到0.1cm。幼儿身长（高）应连续测量2次，2次测量误差应不超过0.4cm。清晨测量身长（高）较下午高约1cm，同一幼儿身长较身高约高0.7cm。评估身长（高）时需注意使用的儿童生长标准或参考值为身长还是身高。

3. 头围　使用无伸缩性的软尺测量。去除幼儿头发装饰物，让头发自然分散下垂。幼儿取坐位，测量者位于幼儿右侧或前方，左手拇指固定软尺零点与幼儿头部右侧眉弓上缘处，软尺紧贴头部皮肤，经右侧耳上、枕骨粗隆及左侧眉弓上缘回至右侧眉弓上缘零点，读取与零点交叉的读数，精确到0.1cm。幼儿头围应连续测量2次，2次测量误差应不超过0.4cm。

4. 上臂中围　使用无伸缩性的软尺测量。幼儿取坐位或站位，裸露整个手臂，手臂自然下垂或平放。测量者位于幼儿左侧，固定软尺零点于左侧肩峰至尺骨鹰嘴连线的中点，自然贴紧皮肤绕臂一周，读取与零点交叉的读数，精确到0.1cm。幼儿上臂中围应连续测量2次，2次测量误差应不超过0.4cm。

（二）儿童生长标准

儿童体格生长评价需要正确选择和使用儿童生长标准或生长参考值。目前常用WHO儿童生长标准，以及中国九城市儿童生长参考值。

1. WHO儿童生长标准　1997—2003年WHO在巴西、加纳、印度、挪威、阿曼和美国6个国家进行研究获得5岁以下儿童的生长数据，包括0~24月龄母乳喂养婴儿的纵向生长数据以及18~72月龄儿童的横断面调查数据。研究发现，在营养及生活环境良好时，不同种族的儿童在5岁以前的生长相似。WHO于2006年公布了5岁以下儿童生长标准，适用于世界不同地区。

2. 中国儿童生长参照标准　中国九城市的儿童体格生长调查始于1975年，每十年在北京、哈尔滨、西安、上海、南京、武汉、广州、福州、昆明等九城市进行同样的调查，获取儿童生长数据。中国九城市2005年儿童生长参照标准中，5岁以下儿童生长与WHO儿童生长标准差别较小，略高于WHO儿童生长标准。2015年九城市7岁以下儿童体格发育调查结果于2018年3月正式发布。

（三）幼儿体格生长评价

正确评价幼儿的体格生长，取决于准确的体格生长指标测量、适宜的评价标准、正确的评价方法以及合理的结果分析。

1. 评价内容　幼儿体格生长评价包括生长水平、生长速度以及匀称度三个方面：①生长水平：将某一年龄点所获得的某一项体格测量值与标准值（参照值）比较，得到幼儿在同年龄同性别人群中所处的位置，即为幼儿生长的现实水平。如按年龄的身长、按年龄的体重等。②生长速度：对体格生长指标进行定期连续测量，获得体格生长指标在某一时间段中的增长值。如每个月的体重增长值，每一年的身高增长值等。将定期测量所得的幼儿体格生长数值标点在幼儿生长标准图上，可获得幼儿的生长曲线，并可较直观地体现幼儿生长速度的变化。③匀称度：综合评价幼儿体格生长，包括体型匀称和身材匀称。体型匀称度为人体各部分之间的比例和相互关系，常用按身长（高）体重、体质指数（BMI）。身材匀称度为坐高/身高比值或躯干/下肢比值，可帮助判断内分泌及骨骼发育异常疾病。

2. 评价流程　幼儿体格生长评价包括：①体格生长指标的测量；②使用儿童生长标准或儿童生长参考值进行评估；③发现生长指标异常的幼儿；④生长速度与匀称度评估以及临床资料收集；⑤给予初步的诊断；⑥针对性的实验室检查或转诊，以获得病因诊断。

3. 结果的分析和解释　个体幼儿体格生长有自己的生长“轨道”，儿童生长标准或儿童生长参考值的均值或第50百分位（P50）不是儿童应达到的“目标”。幼儿体重、身长（高）等体格生长指标在P3~P97或Z评分-2~+2之间均属于正常。理想的幼儿生长，体重、身长（高）等指标应在WHO儿童生长标准P15~P85或Z评分-1~+1区间；且生长速度，即儿童生长曲线的上升趋势与儿童生长标准曲线平行。幼儿体格生长指标应予以动态观察，尤其是在发现异常时，应追踪幼儿生长状况，并结合临床及实验室检查，以获得较准确的结论。

二、膳食调查

膳食是幼儿获得营养的基本途径，是各种营养问题的主要影响因素。膳食调查是获取调查对象在一定时间内通过膳食所摄取的能量和各种营养素的数量和质量，以此来评定调查对象的营养需求得到满足的程度。幼儿膳食调查包括膳食摄入信息的获取以及对膳食状况的评价。对幼儿膳食状况的调查和分析是营养状况评价中不可缺少的重要内容之一。通过膳食调查，可了解幼儿的喂养情况、饮食行为、食物偏好以及通过膳食所摄入的能量和各种营养素的水平，是全面、合理评价幼儿营养状况的基础。

（一）膳食调查方法

幼儿膳食是从婴儿膳食向成人膳食的过渡，有其独特性，尤其是WHO强调母乳喂养可持续至2岁或以上，因此,对幼儿有部分特殊的膳食调查方法。

1. 用于评估幼儿群体膳食的调查方法

（1）继续母乳喂养率（continued breastfeeding）：以调查前一天,12~15 月龄、20~23 月龄幼儿的母乳喂养率,分别代表 1 岁和 2 岁幼儿的母乳喂养率。

（2）非母乳喂养儿童乳类喂养率（milk feeding frequency for non-breastfed children）：即调查前一天,非母乳喂养的 7~24 月龄婴幼儿每天喂给 2 次奶类的比例。

（3）达到最少喂养次数率（minimum meal frequency）：即调查前一天,母乳喂养 7~9 月龄婴儿至少喂给固体、半固体、糊状食物 2 次,母乳喂养 10~24 月龄婴幼儿至少喂给固体、半固体、糊状食物 3 次,非母乳喂养的 7~24 月龄婴幼儿至少喂给固体、半固体、糊状食物以及奶类 4 次。

（4）达到最低食物多样化率（minimum dietary diversity）：即调查前一天,7~24 月龄婴幼儿得到 4 类或更多种类的食物的比例。一般将食物划分为 7 类：①谷类、根茎；②豆类、坚果；③奶类（奶、酸奶、奶酪）；④肉禽鱼,包括肝脏/内脏；⑤蛋类；⑥富含维生素 A 前体的水果和蔬菜；⑦其他蔬菜和水果。

（5）达到可接受饮食率（minimum acceptable diet）：即调查前一天,7~24 月龄婴幼儿达到最低食物多样化和最少喂养次数的比例。

2. 可用于评估幼儿个体膳食的调查方法　个体幼儿的膳食调查可以采用在其他年龄人群中常用的方法,如 24 小时膳食回顾法、膳食史法、食物频数法、称重法等。这些方法也可用于集体生活幼儿的膳食调查。

（二）膳食调查结果的评价

对于个体幼儿的膳食调查结果评价可从两方面进行,将幼儿食物消费量与相关推荐量进行比较,或计算出幼儿膳食营养素摄入量,然后与相应人群膳食营养素参考摄入量相比较。而以上群体幼儿的膳食调查结果可进行不同国家、不同地区间的比较,也可用于对各国家及地区幼儿膳食改进的指导。

1. 幼儿食物摄入状况和食物结构的评价　将膳食调查获得的幼儿消耗的各种食物按照分类规则进行分类,计算幼儿平均每天各类食物的摄入量；再将此食物量与推荐的同年龄同性别幼儿的每日各类食物适宜摄入量进行比较,据此评价膳食合理性。中国营养学会妇幼营养分会 2018 年颁布了中国 7~24 月龄婴幼儿平衡膳食宝塔,中国学龄前儿童平衡膳食宝塔等,可与此相比较和评价。

2. 幼儿膳食营养素摄入水平的评价　将膳食调查获得的幼儿消耗的各种食物的量,根据食物成分表中各种食物的能量及营养素的含量,计算出平均每天能量及营养素的摄入量；再将此摄入量与同年龄同性别幼儿的膳食营养素参考摄入量进行比较,评价膳食营养状况。

三、临床评估

临床体征和症状检查也是幼儿营养状况评估的重要手段之一。通过针对各种营养缺乏性疾病的临床体征和症状的检查和观察,可发现幼儿有无营养素缺乏。由于幼儿生长发育较快,对营养缺乏敏感,更易表现各种营养缺乏的临床症状和体征。但大多数营养素缺乏性疾病在出现各种特征性的临床体征和症状时,其缺乏已处于严重阶段,早期或亚临床期营养素缺乏很少出现特征性的临床表现。

四、实验室检查

实验室检查是借助生化、生理等实验手段,评价人体营养状况。通过实验方法测定幼儿血液、尿液或粪便等标本中各种营养素及其代谢产物或其他有关的化学成分,可以了解体内某种营养素储存、缺乏水平以及食物营养素的吸收利用情况。对幼儿生理功能评估也可鉴定营养缺乏性疾病的严重程度。当营养缺乏或过多时,往往先有生理和生化改变。因此,正确选择实验室检查方法,可以尽早发现人体营养储备低下的状况,可早期诊断。如定期的血红蛋白检测对早期发现婴幼儿缺铁性贫血有极大的价值。

第六节　常见幼儿营养相关性疾病

一、牛奶蛋白过敏

（一）定义和流行病学

牛奶蛋白过敏（cow's milk protein allergy,CMPA）多见于婴幼儿,为牛奶蛋白引起的,由免疫机制介导的食物不良反应,可由 IgE 介导、非 IgE 介导或两者混合介导。CMPA 的患病率报道不一,约为 2%~7.5%。中国部分城市中 0~3 岁婴幼儿 CMPA 患病率为 0.83%~3.5%。

（二）发病机制

牛奶等食物进入人体后,正常的免疫反应是产生口服耐受,包括产生食物蛋白特异性 IgG 抗体。相反,对牛奶蛋白等食物蛋白异常的免疫应答则可导致过敏,主要包括三种类型的免疫反应,即 IgE 介导、非 IgE 介导和混合介导。因牛奶蛋白可通过母乳到达婴儿体内,故母乳喂养的婴儿也可能发生 CMPA。

牛奶蛋白特异性 IgE 抗体与组织的肥大细胞和嗜碱性粒细胞上的高亲和力 IgE 受体结合,形成致敏状态。当再次暴露于牛奶蛋白时,牛奶蛋白通过与致敏肥大细胞或嗜碱性粒细胞表面抗原特异性 IgE 抗体交叉结合,激活信号传导系统导致炎症介质释放,如组胺等。当这些介质作用于效应组织或器官产生症状,可累及皮肤、胃肠道、呼吸道、心血管系统。非 IgE 介导的 CMPA 常先累及胃肠道,如牛奶蛋白诱导的肠病或小肠结肠炎,主要由 T 淋巴细胞介导,多为亚急性或慢性。混合型牛奶蛋白过敏常表现为特应性皮炎和嗜酸性粒细胞胃肠疾病,其 IgE 抗体水平多变（IgE 介导/细胞介导的疾病）。

（三）临床表现

CMPA 的症状因免疫机制及其作用的靶器官不同而表现多样,且常不具特异性。IgE 介导的 CMPA 通常在数分钟内出现症状,但也可长达 2 小时；而非 IgE 介导的 CMPA 通常在 2 小时后或甚至数天后才出现症状。根据 CMPA 临床表现可分为轻中度和重度。

1. 轻中度 CMPA　具有一种或多种下列症状为轻中

度CMPA:①皮肤症状,表现为湿疹、红斑、风团、血管性水肿,特应性皮炎是婴幼儿CMPA的常见表现;②胃肠道症状,反复反流、呕吐、腹泻、便秘(伴或不伴肛周皮疹)、便血,CMPA引起的消化系统表现绝大多数为非IgE介导的免疫反应;③呼吸系统症状,非感染性流涕、慢性咳嗽及喘息,非IgE介导的CMPA在1岁以内很少出现呼吸道症状;④其他,肠绞痛。

2. 重度CMPA　具有一种或多种下列症状为重度CMPA:①皮肤症状,严重渗出性湿疹样表现伴生长障碍、低蛋白血症或缺铁性贫血;②胃肠道症状,由于拒食、腹泻、呕吐或反流造成生长障碍、中到大量的便血造成血红蛋白下降、蛋白丢失性肠病;③呼吸系统症状,伴有呼吸困难的急性喉头水肿或支气管阻塞;④严重过敏反应,因症状进展迅速,累及两个以上器官系统,尤其是心血管系统,出现血压下降及心律失常等表现,甚至过敏性休克。

(四) 诊断

1. 病史　仔细询问牛奶摄入与临床表现的关系,包括症状是否与进食牛奶有关、症状出现的年龄、进食牛奶后症状出现的时间、停止进食牛奶后症状是否改善、最近一次出现症状的时间等。家长记录连续2周的饮食日记可以提供更为可靠的病史资料,但很少用于确诊。详细的病史有助于进一步选择检查方法及解释结果。

2. 体格检查　CMPA缺乏特异性的症状和体征。除注意皮肤、消化道、呼吸道体征外,还应关注全身状况,如贫血、营养不良以及生长发育落后等。

3. 诊断试验　如临床病史提示为IgE介导的CMPA,则推荐进一步实验室检查,皮肤点刺试验(SPT)或血清特异性IgE抗体(sIgE)测定。SPT和sIgE均具有高度敏感性(75%~95%),但特异性较低(30%~60%),其阳性结果仅代表机体存在致敏状态,而不表示会发生临床过敏症状;并且不论是SPT风团的大小还是血清sIgE的浓度都不能预测过敏反应的类型和严重程度。CMPA的最终诊断依据临床病史和临床医师的判断,SPT和sIgE测定有助于IgE介导CMPA的诊断,但对非IgE介导的CMPA不具诊断价值。另外,过敏原特异性IgG抗体检测不用于CMPA诊断。

(1) SPT:在检测中应设立阳性对照(10mg/ml组胺)和阴性对照(生理盐水)。当阳性对照疹团平均直径>3mm且阴性对照<3mm时,牛奶疹团平均直径比阴性对照大3mm为阳性结果。SPT阴性可基本排除IgE介导的CMPA;阳性则需排除假阳性以及致敏状态。SPT为体内试验,应重视其引起严重过敏反应的风险。

(2) 血清sIgE检测:体外测定血清中sIgE水平可以提供与SPT相同的阳性和阴性预报率,临床上通常采用定量CAP荧光酶联免疫法(CAP-FEIA)测定。当牛奶蛋白sIgE≥0.35IU/ml提示可能引起过敏症状。牛奶sIgE抗体阳性而无临床症状,考虑为临床致敏状态。随牛奶sIgE浓度增加,出现需治疗的症状的几率亦增加。

(3) 牛奶回避、口服激发试验:是诊断IgE和非IgE介导CMPA的金标准。牛奶回避是口服激发试验的前驱步骤。疑似CMPA婴幼儿应回避牛奶或奶制品2~4周;如临床症状改善,考虑可能为CMPA,需再经口服牛奶激发试验确诊;如回避牛奶后临床症状无变化,则排除CMPA。由于婴幼儿症状表现基本不受心理因素影响,故可采用开放激发试验。激发试验时,牛奶初始量以不能引起症状的小剂量开始,通常将1滴牛奶滴在嘴唇,激发量逐渐增加为0.5ml、1.0ml、3.0ml、10ml、30ml、50ml、100ml、200ml。每次增量的间隔时间应根据病史或怀疑的过敏类型来确定,一般为20~30分钟。激发过程中监测并记录相关症状,当激发试验诱发出症状,即可确诊CMPA。如未能诱发出症状,应继续观察至少72小时,以免漏诊迟发型CMPA。口服牛奶激发试验为体内试验,可能诱发严重的不良反应,故必须在有急救设备的医院内并有专业人员实施。对于可能发生急性严重过敏反应者不建议进行任何形式的体内试验。

(五) 治疗及管理

CMPA目前尚缺乏特异性治疗方法,回避牛奶蛋白是最主要的治疗措施,但牛奶回避易造成婴幼儿营养摄入不足及生长不良,应同时给予低过敏原性配方作替代喂养;CMPA患儿还需进行皮肤、消化、呼吸和耳鼻喉科等的对症治疗;同时,长期的饮食管理和生长发育监测,以及加强对父母的健康教育等,才可保证CMPA患儿的健康成长。

1. 回避牛奶蛋白

(1) 母乳喂养婴儿发生CMPA:应继续母乳喂养,但母亲应回避牛奶及其制品,同时注意补充钙800~1000mg/d。当母亲饮食回避后仍出现下列问题时,可考虑更换低过敏原性配方喂养或转专科诊治:①患儿症状无改善且表现严重;②患儿有生长迟缓和其他营养缺乏;③母亲因回避多种食物而影响自身健康;④母亲因回避饮食导致较重的心理负担。

(2) 配方奶喂养婴儿发生CMPA:可采用低过敏原性配方(深度水解或氨基酸配方)喂养。氨基酸配方不含牛奶蛋白,100%的CMPA患儿可耐受;深度水解蛋白配方口感较好,同时>90%的CMPA患儿可耐受,故一般建议首先选用深度水解蛋白配方;若患儿不能耐受深度水解蛋白配方时,可改用氨基酸配方;对于过敏症状严重、因食物蛋白介导肠病等出现生长不良者建议首选氨基酸配方。由于大豆与牛奶间存在交叉过敏反应等,一般不建议选用大豆蛋白配方,亦不建议采用羊奶等其他动物奶作为替代喂养。2岁后若CMPA仍然存在,可进行无奶饮食,并通过膳食评估和喂养指导以保证必需的宏量和微量营养素摄入。

2. 对症治疗　在回避牛奶蛋白的同时,CMPA患儿可在皮肤、消化、呼吸和耳鼻喉科医生诊治下进行对症治疗,常用的药物包括肾上腺素、糖皮质激素、白三烯受体拮抗剂、肥大细胞膜稳定剂、抗组胺药以及白介素-5抗体等。所有药物以控制症状为主,故主张短期使用。严重CMPA可危及生命,需要迅速处理。肾上腺素是治疗严重过敏反应的首要药物。

3. 长期饮食管理及生长发育监测　CMPA大多可随年龄增长而自愈,故应定期进行监测,通常主张每3~6个月进行重新评估以调整回避牛奶蛋白的方案及时间,包括SPT、sIgE检测、牛奶蛋白激发试验;但对于重症CMPA患儿,在牛奶蛋白sIgE仍处于高水平时,建议不进行牛奶蛋白激发试验,而应继续回避牛奶蛋白。

低过敏原性配方、母乳可以满足6月龄内婴儿的营养需求,但无法满足6月龄后婴儿的营养需求,故在婴儿满6月龄时也应从泥糊状富铁食物开始,引入奶类以外的其他食物。CMPA婴儿更需要强调个体化决定辅食添加。症状控制良好的CMPA婴儿辅食添加过程类同于正常婴儿,但应更加密切地观察引入新的食物后的反应。每次只加一种新的食物,每种食物引入后持续观察3~5天。已经明确不过敏的食物建议常规每日摄入,而已明确可引起过敏症状的食物则须回避,膳食尽量多样化。

CMPA患儿应定期进行健康体检,监测身长(高)、体重等体格生长指标,以尽早发现并及时干预营养缺乏/生长不良。

4. 家长教育　教育CMPA患儿家长如何阅读食物成分表,避免不必要的意外的牛奶蛋白摄入。对于进入托幼机构的CMPA婴幼儿,家长需要向幼教老师说明情况。

CMPA患儿可按计划常规进行疫苗接种,但在过敏症状严重时可暂缓,选择过敏缓解期或恢复期接种疫苗。但如曾发生严重接种后不良反应者,应经过免疫专科医生评估后才可再次接种。

(六)早期预防的营养策略

关于牛奶蛋白等食物过敏能否被预防一直存在争议。目前证据显示,母亲孕期或哺乳期饮食回避不能预防牛奶蛋白等食物过敏,而其他一些营养策略可能有所帮助。

1. 母乳喂养　对于健康婴儿而言,纯母乳喂养能否作为预防过敏性疾病的策略尚存争议,但母乳喂养对母亲及婴儿的近期及远期的健康益处不容忽视,尤其是在中低收入国家,因此仍应遵循WHO建议,纯母乳喂养至6月龄,其后逐渐引入各种食物,对于易致敏食物不应盲目回避。

2. 部分水解配方　对于不能母乳喂养的过敏性疾病高危儿,根据现有的Meta分析结果、各国关于过敏性疾病指南建议,部分水解配方可能有预防CMPA的作用。

3. 辅食添加时间　尽管有证据显示,对于过敏高危儿,早期引入奶类以外的其他食物可以减少过敏风险,因而不必刻意回避或推迟易过敏食物的引入。但对CMPA患儿等已有过敏疾病的患儿仍需在医生评估后给出个体化的喂养建议。需要注意的是,一旦易过敏食物被引入后,保持常规摄入对于维持其耐受性很重要。

4. 其他　研究发现,益生菌及益生元制剂可能有助于减少生命早期过敏症状,尤其是婴儿湿疹。故WHO最新过敏预防指南中指出:对于过敏高危儿可以使用益生菌以预防湿疹;对于不能母乳喂养的婴儿建议添加含有益生元的配方以预防过敏。而对于其他免疫调节性营养素(n-3长链多不饱和脂肪酸,维生素D)能否长期预防过敏性疾病发生尚缺少证据支持。

二、营养不良

根据WHO定义,营养不良(malnutrition)是指个体摄入的能量和(或)营养素的缺乏、过量以及不平衡,包括以下三大类:①营养缺乏(undernutrition),即消瘦(wasting)、生长迟缓(stunting)以及体重不足(underweight);②微量营养素相关营养不良,包括微量营养素缺乏(缺乏重要的维生素和矿物元素),或微量营养素过量;③超重(overweight)、肥胖(obesity)以及饮食相关的非传染性疾病(如心脏疾病、脑卒中、糖尿病和部分肿瘤)。

(一)5岁以下儿童营养不良的流行病学

根据联合国儿童基金会/WHO/世界银行联合公布,2017年全球5岁以下儿童中,仍有5050万儿童消瘦,占7.5%;1.508亿儿童生长迟缓,占22.8%;但同时有3830万儿童超重,占5.6%。

贫困、饥荒、战争是引起全球营养缺乏的主要原因。在发展中国家,营养缺乏儿童特别容易受到各种急慢性感染和(或)腹泻病的威胁,并造成死亡。WHO估计,全球约45%的5岁以下儿童的死亡与营养缺乏有关。长期以来,儿童营养缺乏主要发生在发展中国家,但在发达国家中,急性和慢性疾病也可导致儿童营养缺乏。在全球范围内,25%的生长迟缓儿童生活在低收入国家,66%在中低收入国家,8%在中高收入国家,1%在高收入国家;16%消瘦儿童生活在低收入国家,76%在中低收入国家,7%在中高收入国家,1%在高收入国家。与此同时,儿童超重不仅发生在中高收入国家,在中低收入国家的发生率也在不断上升。2017年,10%超重儿童生活在低收入国家,38%在中低收入国家,39%在中高收入国家,12%在高收入国家。

中国儿童的整体营养状况达到或接近发达国家的水平。根据2012年中华人民共和国原卫生部发布《中国0~6岁儿童营养发展报告》,中国2010年5岁以下儿童中消瘦率2.3%,生长迟缓9.9%,提前达到联合国千年发展目标;5岁以下儿童贫血患病率12.6%;5岁以下儿童死亡归因于营养不良的占13%。但需要引起重视的是,在中国贫困地区儿童生长迟缓、贫血的患病率仍较高;同时,罹患各种急慢性疾病儿童的营养不良发生率仍较高。中国儿童的超重、肥胖发生率也持续上升。2017年由北京大学公共卫生学院和联合国儿童基金会联合发布《中国儿童肥胖报告》,1985—2005年,主要大城市0~7岁儿童肥胖检出率由0.9%增长至3.2%,肥胖人数也由141万人增至404万人;估测该群体目前肥胖儿童数约476万人,肥胖率约为4.3%。

由此,全球各个国家均面临着不同形式的营养不良。妇女、婴儿、儿童和青少年是发生营养不良的高风险人群。重视上述高风险人群的营养状况,尤其注重生命早期,即从受孕到儿童2岁的1000天的营养优化,可确保生命以最良好的状态开始,并具有长期效益。

(二)婴幼儿营养缺乏

1. 营养缺乏的定义

(1)消瘦:即按身长(高)体重低下(low weight-for-length/height),指儿童按身长(高)体重低于同性别、同身长(高)儿童2个标准差(2SD)或Z评分-2。通常是因为没有足够的食物和(或)因疾病,如腹泻、反复感染等引起。由于能量和(或)蛋白质摄入不足,使儿童体重增长不足,甚至下降。严重急性消瘦儿童死亡风险明显增加。

(2)生长迟缓:即按年龄身长(高)低下(low length/height-for-age),指儿童按年龄身长(高)低于同性别、同年龄儿童2SD或Z评分-2,是慢性或经常性营养缺乏造成的结果。通常与社会经济条件差、孕产妇保健和营养缺乏、频发疾病和(或)在生命早期不适当的喂养和护理有关。生长迟缓可造成儿童不可逆的体格生长和认知发展的损害。生长迟缓可持续终身,甚至可影响下一代。

(3) 体重低下:即按年龄体重低下(low weight-for-age),指儿童按年龄的体重低于同性别、同年龄儿童2SD或Z评分-2,可能是由于生长迟缓、消瘦,或两者兼有。

(4) 维生素和矿物质缺乏:即铁、锌、碘、维生素A、维生素D等微量营养素的摄入不足,致使人体无法产生足够的对维持生长和发育至关重要的酶、激素和其他物质,从而影响生长发育和健康。微量营养素缺乏对全球人口的健康和发展,特别是对低收入国家的儿童和孕妇构成重大威胁。

临床还有"生长不良(failure to thrive)",是指儿童由于能量和(或)营养素缺乏而导致的体重和(或)身长(高)增长缓慢、停滞,甚至下降,生长不良更多强调动态变化,更多关注相对其年龄或身长(高)的体重增长速度。生长不良常常是婴幼儿营养缺乏的最初表现。

2. 营养缺乏的原因及风险因素

(1) 营养缺乏的原因:造成婴幼儿营养缺乏的主要原因是能量以及蛋白质、微量营养素等摄入不足,部分为营养吸收不良或能量需求增加(代谢增加),或者是各种原因兼而有之。营养缺乏是一种状态而非疾病,在发现婴幼儿营养缺乏时,应探究造成营养缺乏的具体原因。造成婴幼儿营养缺乏的潜在原因见表4-5-2。

表4-5-2 婴幼儿营养缺乏的潜在原因

摄入不足	吸收不良	代谢增加
胃食管反流	贫血,铁缺乏	慢性感染(结核病、艾滋病)
母乳不足或母乳喂养不良	牛奶蛋白过敏	早产儿慢性肺疾病
配方奶配制错误	慢性胃肠道疾病(肠易激综合征),感染	先天性心脏病
喂养困难(唇腭裂)	胆道闭锁	甲状腺功能亢进
忽视或虐待	胰胆汁淤积	炎性疾病(哮喘、炎症性肠病)
喂养习惯不良	乳糜泻	恶性肿瘤
口腔协调功能不良	纤维囊性病变	肾功能衰竭
	先天性代谢异常	

引自:Homan GJ. Failure to thrive:A practical guide. American Family Physician,2016,94(4):295-299.

(2) 营养缺乏的风险因素:造成婴幼儿营养缺乏的风险因素一般分为两大类,医学因素和精神因素。见表4-5-3。

表4-5-3 婴幼儿营养缺乏的风险因素

医学因素	精神因素
先天异常(脑瘫、孤独症、21-三体综合征)	喂养不当
	家庭关系紧张
发育迟缓	产后抑郁
胃食管反流	贫困
低出生体重(<2500g)	药物滥用
早产(出生胎龄<37周)	特殊的健康和营养信仰(限制饮食)
口腔健康不佳(龋齿)	

引自:Homan GJ. Failure to thrive:A practical guide. American Family Physician,2016,94(4):295-299.

3. 营养缺乏的评估

(1) 定期体格指标监测:定期测量婴幼儿的体重、身长(高)、头围、上臂中围等体格生长指标,可早期发现个体儿童的营养缺乏。婴幼儿处于快速生长期,体格生长对营养状况的变化较为敏感。当只有一个体格生长数据点时,可根据表4-5-4评估和诊断营养缺乏;当有两个或更多个体格生长数据点时,可根据表4-5-5评估和诊断营养缺乏。定期测量婴幼儿体格生长指标,并根据儿童生长标准绘制生长曲线可以直观地评价婴幼儿的营养状况,早期发现生长不良,预防营养缺乏的发生。体重可以反映婴幼儿近期的营养状况,身长(高)反映婴幼儿较长期的营养状况。婴幼儿身长(高)较少受到遗传、种族的影响,而主要受营养、环境等的影响。当发现体重不足,或增长缓慢、停滞、甚至下降时,提示已有能量或营养素摄入不足,须探究导致营养缺乏的疾病因素或其他因素。

表4-5-4 只有单一数据点时评估和诊断儿童营养缺乏

主要指标	轻度营养缺乏	中度营养缺乏	重度营养缺乏
按身长(高)体重Z评分	-1~-1.9	-2~-2.9	-3及以上
按年龄体质指数(BMI)Z评分	-1~-1.9	-2~-2.9	-3及以上
按年龄身长(高)Z评分			-3及以上
上臂中围Z评分	-1~-1.9	-2~-2.9	-3及以上

引自:Becker PJ, Carney LN, Corkins MR, et al. Consensus statement of the academy of nutrition and dietetics/American society fo parenteral and enteral nutrition:indicators recommended for the identification and documentation of pediatric malnutrition (undernutrition). Journal of the Academy of Nutrition and Dietetics,2014,114:1988-2000.

(2) 膳食评估:膳食是各种营养问题的起源,对婴幼儿膳食内容及进食方式进行评价,可了解婴幼儿的喂养/进食情况、饮食行为、食物偏好,以及通过膳食所摄入的能量和各种营养素的水平。

(3) 临床评估:通过针对各种营养缺乏性疾病的临床体征和症状的检查及观察,可发现婴幼儿有无营养缺乏。如缺铁可引起缺铁性贫血,维生素D缺乏致维生素D缺乏性佝偻病等。

(4) 实验室检测:正确选择实验室检查方法,可以尽早发现婴幼儿体内营养储备低下的状况,获得早期诊断。对于有原发疾病的婴幼儿,应根据疾病的病理情况,针对性

表 4-5-5　有 2 个或以上数据点时评估和诊断儿童营养缺乏

主要指标	轻度营养缺乏	中度营养缺乏	重度营养缺乏
体重增加速度(<2 岁)	<75%预期体重增加中位数	<50%预期体重增加中位数	<25%预期体重增加中位数
体重下降(2~20 岁)	比平时体重下降 5%	比平时体重下降 7.5%	比平时体重下降 10%
按身长(高)体重 Z 评分下降	下降 1 个 Z 评分	下降 2 个 Z 评分	下降 3 个 Z 评分
营养素摄入不足	51%~75%估计能量/蛋白质需要量	26%~50%估计能量/蛋白质需要量	≤25%估计能量/蛋白质需要量

引自：Becker PJ, Carney LN, Corkins MR, et al. Consensus statement of the academy of nutrition and dietetics/American society fo parenteral and enteral nutrition: indicators recommended for the identification and documentation of pediatric malnutrition (undernutrition). Journal of the Academy of Nutrition and Dietetics, 2014, 114: 1988-2000.

地选择实验室检查。

(5) 生长不良的评估：目前对于婴幼儿生长不良的标准还缺乏共识，大多为体重低于同年龄、同性别儿童第 5 百分位(P5)，或按身长(高)体重(weight-for-length/height)低于同性别、同身长(高)儿童 P5，或体质指数(body mass index, BMI)低于同年龄、同性别儿童 P5；或者体重增长速度下降，生长曲线偏离正常轨道，按年龄体重(weight-for-age)或按身长(高)体重的生长曲线下降两个主要百分位数区间(P95, P90, P75, P50, P25, P10 和 P5)。

4. 干预　对于某一地区的群体儿童营养缺乏的干预需要通过营养教育和宣传，在地区经济发展的基础上才能得到真正的改善。对于个体的营养缺乏/生长不良应在鉴别及治疗原发疾病的基础上，给予积极的营养支持，而使营养缺乏/生长不良儿童的生长恢复正常。

(1) 治疗原发疾病：积极治疗原发疾病是营养干预的基础。部分轻中度营养缺乏/生长不良婴幼儿的原发疾病不易鉴别，需要在治疗过程中持续观察鉴别。

(2) 严重营养缺乏：即为传统的"蛋白质-能量营养不良"，可危及生命，需要按危重症处理。严重急性蛋白质-能量营养不良儿童大多严重消瘦、食欲低下，且多伴有严重的原发疾病或感染等，身体极度虚弱、抵抗力低下，有多器官功能异常或紊乱，以及多种严重的并发症。因此，在治疗初期应积极处理感染、低血糖、心力衰竭等并发症，纠正脱水、电解质紊乱，以及纠正严重贫血、微量营养素缺乏等，并同时进行积极的膳食治疗，必要时采用肠外营养予以支持。

(3) 轻中度营养缺乏/生长不良：可以通过改善膳食以及肠内营养补充剂增加其能量和蛋白质等营养素的摄入，从而纠正营养缺乏。建议按以下步骤计算营养缺乏/生长不良婴幼儿的能量需要量：第一步，治疗初期，维持现有体重，即通过食物所获得的能量至少应达到现有体重的能量需要量；第二步，治疗中期，逐渐增加能量摄入，达到按身长(高)体重 P50 的能量需要量；第三步，恢复期，能量摄入应达到按年龄体重 P50 的能量需要量。营养缺乏/生长不良儿童需要同时补充能量和蛋白质，按照 WHO 推荐，蛋白质/能量比(PE%)达到 8.9~11.5 才可促进儿童瘦体质增加，见表 4-5-6。

(4) 具体干预措施：对于 6 月龄以下的婴儿，鼓励母乳喂养，可使用母乳强化剂增加能量和蛋白质等营养素的供给；非母乳喂养的 6 月龄以下婴儿可根据情况选择合适的高能量特殊婴儿配方喂养。满 6 月龄婴儿在选择合适的高能量特殊婴儿配方喂养的同时，须注意辅食的合理添加。

表 4-5-6　WHO 推荐儿童体重增长所需能量和蛋白质及蛋白质/能量比

体重增长/[g/(kg·d^{-1}]	蛋白质/[g/(kg·d^{-1})]	能量/[kcal/(kg·d^{-1})]	蛋白质/能量比/PE%
10	2.82	126	8.9
20	4.82	167	11.5

引自：WHO/FAO/UNU expert consultation (2007). Protein and Amino Acid Requirements in Human Nutrition, vol. 935. WHO: Geneva. pp 1-265.

同时，还应注意培养婴幼儿良好的饮食习惯，以保证长期的营养摄入。对于存在口腔功能异常的婴幼儿也应积极干预。

5. 随访和监测　营养缺乏/生长不良婴幼儿需要定期随访并监测体格生长指标。随访和监测体格生长指标的间隔时间可以从每周一次，到 2~3 个月一次，主要依据年龄、营养缺乏程度以及营养干预效果。年龄小、营养缺乏严重、营养干预效果差，则间隔时间需缩短。6 月龄以下婴儿至少每个月监测一次，6~24 月龄婴幼儿至少每 2 个月监测一次。在随访过程中，除了监测体格生长情况，还须关注婴幼儿的认知行为发育，预防接种等。在干预过程中，婴幼儿体重增长应达到表 4-5-7 中列出的不同月龄婴幼儿体重增长中位数。

表 4-5-7　不同月龄婴儿体重增长范围

月龄	体重增长范围/(g·d^{-1})
0~3 月龄	26~31
3~6 月龄	17~18
6~9 月龄	12~13
9~12 月龄	9~13
12 月龄以上	7~9

引自：Malks-Jjumba L. Failure to thrive. The University of British Columbia. Learn pediatrics. February 2011. http://learn.pediatrics.ubc.ca/bodysystems/gastrointestinal/failure-to-thrive/.

营养缺乏/生长不良婴幼儿经积极营养干预后仍体重增长缓慢，应注意可能存在的器质性疾病、腹泻、结核、感染、获得性免疫缺陷综合征等；同时应检查其喂养量是否达到目标喂养量。

当营养缺乏/生长不良婴幼儿的按身长(高)体重达到 P10，且在间隔一个月以上的两次体格生长指标测量中均显示体重增长满意，则表明治疗成功。但仍需要定期随访至少 4~9 个月，以防再次发生营养不良。

营养缺乏/生长不良婴幼儿可能在短期内恢复，但也可能需要长期干预才能恢复。因此，需要根据每个婴幼儿的情况给予不同的干预,需要儿科医生、儿保医生、发育行为医生等的密切配合。

6. 预防 定期的常规婴幼儿保健检查,监测婴幼儿体重、身长(高)等体格生长指标,有助于早期发现婴幼儿营养缺乏/生长不良。教育父母,合理喂养和营养、合理安排生活、积极预防各种疾病和矫正先天畸形等是预防婴幼儿营养缺乏/生长不良的重要手段。

具体的营养缺乏/生长不良的预防措施:①纯母乳喂养至6月龄;②从满6月龄起引入足量、安全的辅食;③增加食物多样性以获得多种微量营养素;④对营养缺乏高危地区的孕妇(铁、叶酸等)及婴幼儿(维生素A、铁、锌等)进行营养强化补充;⑤婴幼儿腹泻时或腹泻后补充锌;⑥预防和治疗严重营养缺乏;⑦减少孕妇的重体力活动。

(三) 婴幼儿超重肥胖

1. 超重、肥胖定义 超重和肥胖是指异常或过量的脂肪贮存,达到损害人体健康的程度。由于长期能量摄入超过能量消耗,导致体内脂肪蓄积继而引发胰岛素抵抗和全身慢性炎症反应等改变,对身体各系统器官运转和身心健康带来威胁。

2. 肥胖的原因及风险因素 肥胖的流行受遗传、环境和社会文化等多种因素的共同影响,儿童肥胖及相关慢性病是遗传、环境和饮食行为等因素共同作用的结果。

(1) 遗传因素:肥胖是一种复杂的多基因疾病,已发现200余种基因位点与肥胖、脂代谢和糖代谢紊乱以及代谢综合征的发生有关。如*MC4R*基因缺陷与早发性肥胖有关;*FTO*基因突变可引起能量摄入增加导致儿童期脂肪聚积。此外,一些基因改变相关的综合征也可造成肥胖,如Prader-Willi综合征。多基因参与并与环境因素相互作用是大多数儿童肥胖的主要原因。研究发现,父母的体重情况可以通过遗传因素影响子女超重肥胖的发生,父母双方都超重肥胖、仅父亲超重肥胖、仅母亲超重肥胖的儿童发生超重肥胖的风险分别是父母双方都是正常体重的儿童的4.0倍、3.1倍和2.7倍。健康与疾病的发育起源(developmental origins of health and disease,DOHaD)学说认为,出生前事件和儿童期环境因素,包括孕妇体型、孕期增重、代谢和内分泌状况,以及胎儿出生早期的生长发育和养育环境等,都会影响胎儿和新生儿的生理功能,包括机体的组织结构和功能上的永久变化,进而增加儿童期甚至成年期发生肥胖等相关慢性疾病的风险。

(2) 环境因素:膳食结构改变,高脂肪、高糖食品摄入过多,身体活动减少,视屏时间增加,饮食行为不健康等致肥胖环境,对肥胖的流行起着推波助澜的作用。大量流行病学资料证实,小于胎龄儿、大于胎龄儿或巨大儿更容易发生儿童期或成年期肥胖,尤其是那些在生命早期有过不恰当"追赶生长"或"减速生长"者。纯母乳喂养至6月龄则有助于预防婴幼儿期的肥胖。生命早期不良喂养方式,如将食物作为安抚婴儿的手段等是造成婴幼儿肥胖的重要原因。婴幼儿期是培养良好饮食习惯、生活习惯的关键时期,婴幼儿期的肥胖可以延续至儿童青少年期,直至成年期。

(3) 社会经济、文化因素:不同国家、不同经济发展水平和发展阶段,社会经济状况对儿童肥胖发生的影响不一样。在发达国家,低收入家庭中儿童肥胖发生率高。在我国上海、北京等一线城市中有同样的趋势,但在大部分地区还是以高收入家庭的儿童肥胖率更高。此外,电视广告、传统文化因素等也有不小的影响。

(4) 神经内分泌因素:调节食欲和饱足感的神经内分泌反馈回路涉及脂肪组织、胃肠道和中枢神经系统,当各种原因影响其中任一环节,即可导致摄食异常。因此除了常见的胃肠激素改变外,精神创伤、心理异常,甚至是某些药物的使用(如糖皮质激素、黄体酮、抗精神病药物)等也是引起肥胖的原因之一。

3. 婴幼儿肥胖的评估 判断婴幼儿肥胖或脂肪组织增加常用的体格指标有身高体重法和体质指数(body mass index,BMI)法。

(1) 身高体重法:常用于<2岁婴幼儿超重与肥胖判断,即体重超过同性别、同身长体重标准的百分数。计算方法为,(实测体重-标准体重)/标准体重×100%,10%~19%为超重,20%~39%为轻度肥胖,40%~49%中度肥胖,>50%为重度肥胖。

(2) BMI法:多用于2岁后儿童超重与肥胖的诊断。WHO和我国均制定了不同性别、不同年龄的BMI参数表和曲线图,目前WHO推荐使用BMI诊断超重与肥胖,按年龄BMI≥P_{97th}为肥胖,P_{85th}~P_{97th}为超重。

(3) 生长曲线:采用生长曲线进行评估可以发现超重肥胖的严重程度、持续时间及开始时间。

(4) 其他:测量腰围-臀围比值、皮褶厚度及体脂含量百分比有助于区分体重的增加是来源于脂肪或是肌肉等组织。

4. 营养干预和预防 生命早期的营养管理对长期健康有深远的影响,生命早期也是预防超重、肥胖的关键期。鉴于婴幼儿期是建立良好饮食习惯和生活习惯的关键时期,因此对于婴幼儿期超重、肥胖的干预和预防应从合理喂养和营养着手,加强对父母的健康教育,使父母对孩子的生长有合理的预期,保持适度生长。

(1) 妊娠期营养管理:妊娠前就应对未来的母亲和父亲双方进行适当的营养指导和建议,合理营养、健康饮食和身体活动,避免使用和暴露于烟、酒精、药物或其他有毒有害物质。加强妊娠期保健,及时诊断和管理妊娠高血糖和妊娠高血压,监测和管理妊娠期体重等。

(2) 合理喂养:出生早期纯母乳喂养能有效降低婴幼儿发生超重和肥胖的风险,尤其对于出生巨大儿。早产/低出生体重儿出生早期应有追赶生长,但目前对早产/低出生体重儿追赶性生长的速率与喂养结局的近期和远期影响仍存在争论。纯母乳喂养仍是早产/低出生体重儿出生早期喂养的首选,但同时需要给予适当的营养强化,以确保早产/低出生体重儿获得足量的营养,维持良好的生长状况。婴儿满6月龄时应适时、合理添加辅食,过早添加辅食也是造成婴幼儿超重和肥胖的重要风险因素之一。早产/低出生体重儿的辅食添加必须强调个体化。培养婴幼儿良好饮食习惯也有助于减少超重和肥胖的风险。

(3) 定期监测生长指标:体重、身长(高)等体格生长指标是反映婴幼儿营养状况的"金标准",通过定期监测婴幼儿体格生长指标，有助于早期发现超重，实施个体化喂养。绘制生长曲线可以更直观、更早发现婴幼儿体重增长过快。

（4）运动干预：适当的运动干预也有助于减少婴幼儿超重和肥胖风险，但目前尚缺乏对婴幼儿运动水平的评估方法。

三、婴幼儿缺铁性贫血

（一）定义及流行病学

铁是人体内含量最多的必需微量元素，参与血红蛋白和DNA合成以及能量代谢等重要生理过程。铁缺乏（iron deficiency，ID）是指体内总铁含量降低的状态，包括铁减少期、红细胞生成缺铁期以及缺铁性贫血（iron deficiency anemia，IDA）三个发展阶段。大量研究表明，严重缺铁所导致的缺铁性贫血是造成早产和新生儿死亡的重要疾病因素，而即使是不伴贫血的轻微铁缺乏就已经对儿童的认知、学习能力和行为发育等造成不可逆转的损害。

铁缺乏是世界范围内最常见的营养缺乏性疾病，多见于婴幼儿、青春期少女及育龄期妇女，尤其是6~24月龄处于从母乳喂养转变为成人饮食模式的婴幼儿。据WHO报告，全世界5岁以下儿童的贫血患病率高达47.4%，其中50%为缺铁性贫血。即使在发达国家中，儿童铁缺乏仍然是一个尚未解决的问题。在2000—2001年的全国7个月至7岁儿童铁缺乏症流行病学抽样调查中，铁缺乏发生率为32.15%、缺铁性贫血为7.18%；其中尤以7~12月龄婴儿缺铁及缺铁性贫血发生率最高，分别达44.17%、20.18%。

（二）原因及风险因素

长期膳食铁摄入不足，存在干扰铁吸收的因素，机体对铁的需要量增加，铁异常丢失增加等，都可能造成体内铁缺乏，进而影响血红蛋白合成，导致缺铁性贫血。

1. 铁摄入不足　铁摄入不足是婴幼儿易发生铁缺乏或缺铁性贫血的主要原因。由于从宫内的无氧环境到宫外有氧环境，在出生后前2个月，婴儿大量血红蛋白分解产生的铁被循环利用，因而能满足婴儿生后最初4~6个月对铁的需求。母乳中的铁含量低，虽然其吸收率可以达到50%，但母乳所提供的铁仅为0.27mg/d。婴儿出生4~6个月后，储存铁基本耗竭，必须从母乳以外的其他食物中获得足够的铁。出生第一年，婴儿体重增加3倍，体内总铁量增加2倍，且都在出生第一年的后半年增加，在此期间婴儿需要增加的铁量达到0.7~0.9mg/d。因此，如母乳喂养婴儿未及时添加含铁丰富的食物，容易出现铁缺乏或缺铁性贫血。

2. 膳食铁的生物利用率低　植物性食物中的铁为非血红素铁，其吸收率明显低于来自动物性食物的血红素铁。婴幼儿以素食为主时，容易出现铁缺乏。相比血红素铁，非血红素铁的生物利用率受多种膳食因素的影响，如钙、植酸、酚类、大豆蛋白等均抑制非血红素铁的吸收，当维生素C等促进非血红素铁吸收的营养素摄入不足时，则进一步抑制非血红素铁的吸收。

3. 机体对铁的需要量增加　处在生长发育期的婴幼儿，随体重增加，其血容量及组织铁量均相对增加，且生长发育越快，铁的需要也越大。足月儿第一年内需增加铁量200mg；早产/低出生体重儿，由于储存铁较少，生长发育又较快，需增加的铁量较足月儿更高，约为280~350mg。因此，早产/低出生体重儿更易于发生缺铁性贫血。

4. 铁的异常丢失　婴幼儿期慢性腹泻、牛奶蛋白过敏等可致肠道出血，导致缺铁和缺铁性贫血。

（三）临床表现

铁缺乏及轻度缺铁性贫血可无任何特异的临床表现，中重度缺铁性贫血则有一系列贫血的临床表现，且与铁缺乏的程度和铁缺乏发生的速度有关。

1. 一般表现　在轻度至中度缺铁性贫血时（血红蛋白60~100g/L），患儿可能有烦躁、喜食冰块、异食癖等异常表现。当血红蛋白<50g/L时，患儿烦躁和厌食的表现更为突出。

2. 生长发育异常　因生长速度越快，所需的铁量越多，因此生长速度较快的超重肥胖儿童更容易出现铁缺乏和轻中度缺铁性贫血，但严重缺铁性贫血对儿童生长也有不良影响，重度缺铁性贫血患儿常伴有其他营养素缺乏的证据。

3. 血液循环系统表现　贫血可引起骨髓外造血增加，长期重度缺铁性贫血患儿的肝、脾、淋巴结增大，贫血时间越长、程度越重，但一般不超过中度肿大。重度缺铁性贫血患儿可出现心率增快、气急、心脏扩大，伴有收缩期杂音，如同时合并呼吸道感染时，易发生心力衰竭。

4. 神经系统表现　大量研究表明，铁缺乏在引起缺铁性贫血前，已经影响到婴幼儿的注意力、警觉性以及学习能力。缺铁性贫血患儿在给予铁剂治疗后，行为改善常常发生在血液学明显改善以前，但补充铁剂不能完全逆转铁缺乏所造成的损害。此外，铁缺乏或缺铁性贫血幼儿易出现屏气发作。

5. 其他　在铅污染地区，铁缺乏或缺铁性贫血患儿的肠道铅吸收增加，更容易发生铅中毒。缺铁性贫血患儿的细胞免疫功能下降，易发生各种感染，且迁延不愈，反复发生。

（四）诊断与鉴别诊断

铁缺乏及轻中度缺铁性贫血缺乏特异的临床表现，其诊断主要依据为：是否存在铁缺乏的高危因素，各项实验室指标，以及对铁剂治疗的反应等。

1. 诊断

（1）有明确的铁缺乏高危因素：如铁摄入量低，摄入铁以非血红素为主，对铁的需要量增加，有异常铁丢失的因素等。

（2）实验室指标显示铁缺乏或缺铁性贫血：血常规血红蛋白检测是目前最常用的筛查铁缺乏和缺铁性贫血的实验室指标，但其缺乏特异性和敏感性，贫血不等于就是缺铁性贫血。WHO建议，6月龄到5岁儿童的贫血判断标准为血红蛋白<110g/L。对于6月龄内婴儿贫血标准，中华医学会儿科分会血液组暂定为：<1个月，<145g/L；1~4个月，<90g/L；4~6个月，<100g/L。血红蛋白结合血常规平均血细胞比容、平均红细胞血红蛋白含量等，可与部分其他原因

的贫血相鉴别；进一步结合血清铁蛋白、运铁蛋白饱和度等反映铁营养状况的指标，可确诊铁缺乏或缺铁性贫血。诊断铁缺乏和缺铁性贫血需要结合多项实验室指标，不能以单一的实验室指标诊断铁缺乏或缺铁性贫血。

（3）铁剂治疗有效：贫血患儿补充铁剂后，血红蛋白水平迅速上升。治疗 4 周血红蛋白上升 10g/L 为治疗有效，可确诊为缺铁性贫血。

2. 鉴别诊断　缺铁性贫血需与其他低色素小细胞性贫血相鉴别。

（1）α-和 β-地中海贫血：轻型 α-和 β-地中海贫血儿童血红蛋白浓度偏低或处于正常低限，无特殊临床表现易与轻度缺铁性贫血混淆。根据地中海贫血高发地区、家族史阳性，血常规筛查可见红细胞计数显著增加（$>5.0\times10^{12}$/L），血红蛋白电泳血红蛋白 A2 及血红蛋白 F 增高需排除地中海贫血，地中海贫血可通过基因检测确诊。

（2）慢性疾病和感染性贫血：慢性疾病和感染性贫血多为正细胞性贫血，但偶可为轻度小细胞贫血。炎性疾病时血清铁和运铁蛋白水平均降低，血清铁蛋白水平正常或升高，但血清运铁蛋白受体水平正常。

（3）铅中毒：铅中毒和缺铁性贫血二者都表现为红细胞原卟啉浓度升高，红细胞形态相似；但铅中毒时常出现嗜碱性点彩红细胞，并有血铅、尿粪卟啉水平升高等。

（五）治疗及营养干预

治疗原则：补充铁剂，同时去除铁缺乏的高危因素并增加铁的摄入和吸收。治疗主要针对缺铁性贫血患儿。

1. 一般治疗　改善饮食并提高膳食中铁的生物利用率，如增加肉类等含铁丰富的动物性食物，增加富含维生素 C 的新鲜蔬菜的摄入，提高铁，尤其是非血红素铁的摄入。

对重症缺铁性贫血患儿应加强护理，预防及治疗各种感染。典型的缺铁性贫血经治疗后血液学反应快速，因此没有必要通过输血来纠正重度贫血，只有在极重度贫血或叠加感染可能干扰铁吸收时才需要输血。

2. 病因治疗　治疗各种引起铁缺乏的原发疾病，尤其是各种隐性或显性失血性疾病，如消化道溃疡、炎症性肠病、牛奶蛋白或其他食物过敏等。

3. 铁剂治疗

（1）口服铁剂：应尽量口服铁剂治疗。铁剂治疗剂量应以元素铁计算，每天总量为 4～6mg/kg 的元素铁，分 3 剂口服。由于贫血患儿对足量铁剂补充后的治疗反应也是临床重要的确诊缺铁性贫血的方法，建议足量补充铁剂，并在 4 周后复查血常规。餐间服用铁剂可增加铁的吸收率，但易刺激胃肠道，引起恶心、呕吐、腹痛、腹泻等胃肠道不适，餐后服用则可减少胃肠道反应。大多数患儿能耐受铁剂补充的胃肠道不良反应，但当不良反应严重时，可更换不同剂型的铁剂，或将剂量减半。补充铁剂期间，患儿大便颜色可发黑。一般铁剂治疗 7～10 天后网织红细胞增生达高峰，血红蛋白迅速上升，4 周上升 10g/L。贫血纠正后仍需继续服用铁剂 1～2 个月，以补足体内的铁储存。

（2）胃肠道外铁剂：只有在严重消化道疾病明显影响铁吸收时，以及口服铁剂胃肠道反应极其严重时才考虑经胃肠道外给予铁剂。常用右旋糖酐铁深部肌内注射，2ml 含铁 50mg。首次给药以 0.5ml 作为试验剂量，观察 1 小时无过敏反应，可给予足量治疗，最大剂量为 100mg/d。注射铁剂并不增加铁的吸收率，且不良反应较多。

当铁剂治疗无效时，一方面提示可能缺铁性贫血诊断不明确，需要进一步确认；另一方面铁剂治疗失败，也可能是铁剂吸收不良，或者有未确认的持续失血，如肠道隐性出血；此外，也应考虑铁剂治疗依从性不佳，未服用足量铁剂等。

（六）预防

由于铁缺乏和缺铁性贫血影响儿童健康及生长发育，且部分铁缺乏所造成的损害不能通过后期补充而逆转，因而应重点预防铁缺乏和缺铁性贫血。改善饮食、增加铁摄入并提高铁的生物利用率，是最主要的预防措施。

1. 改善妊娠期营养　妊娠期妇女膳食应供给足量的铁，妊娠期间应注意缺铁性贫血的筛查，当出现缺铁性贫血时应及时补充铁剂治疗。妊娠期妇女铁缺乏易引起早产和低出生体重儿，而早产和低出生体重是婴儿铁缺乏和缺铁性贫血的高危因素。

母亲患妊娠期糖尿病可造成胎儿铁代谢异常，增加出生早期铁缺乏及缺铁性贫血的风险，应注意控制妊娠期糖尿病。

2. 提倡母乳喂养和合理喂养　虽然母乳中的铁含量低，但母乳喂养可显著减少婴儿感染、过敏等的风险，减少铁的丢失，有利于维持婴儿铁平衡。母乳不足时，应采用强化铁的婴儿配方喂养。婴儿满 6 月龄起，应添加富铁的泥糊状食物。肝脏、动物血、牛肉、瘦肉等含铁丰富，且血红素铁含量高，是膳食铁的最佳来源；鱼类、蛋类含铁总量及血红素铁均明显低于肉类，但仍优于植物性食物；新鲜绿叶蔬菜含铁量较高，且富含促进铁吸收的维生素 C，可作为膳食铁的补充来源；强化铁的食品也可提供部分非血红素铁。

3. 预防性铁剂补充

（1）早产儿：出生时体内储存铁少，出生后追赶性生长，对铁的需要量高；同时早产儿因疾病而需要多次采血，或采用重组人促红细胞生成素以减少输血等医疗措施可进一步增加早产儿储存铁的丢失。但另一方面，少数早产儿因反复多次输血而可能造成铁过量。目前建议：早产/低出生体重婴儿可预防性补充铁剂，从生后 4 周开始，母乳喂养婴儿补充元素铁 2mg/(kg・d)，配方奶喂养婴儿补充元素铁 1mg/(kg・d)，直至校正年龄 1 岁。

（2）足月儿：出生时一般体内有足够的铁储存，可以维持出生后前 4～6 个月的铁平衡，但部分足月儿也可能铁储存不足，如低出生体重儿，妊娠糖尿病母亲的婴儿等。目前提倡婴儿出生后纯母乳喂养至 6 个月，但如纯母乳喂养 6 个月以上，婴儿 9 月龄时发生缺铁性贫血的风险增加。因此，有推荐纯母乳喂养或以母乳喂养为主的婴儿，自 4 个月起预防性补充铁剂 1mg/kg，至婴儿可摄入含铁丰富的食物。

4. 定期健康检查，预防疾病　结合血红蛋白检测和对铁缺乏高危因素的评估可早期发现铁缺乏及缺铁性贫血。

我国建议早产儿和低出生体重儿可在3~6个月时，足月儿可在6~9个月时行血红蛋白检查，具有铁缺乏高危因素的幼儿应每年检查血红蛋白。

积极预防各种疾病，减少因感染、过敏、寄生虫等疾病引起的铁缺乏和缺铁性贫血。

四、婴幼儿锌缺乏

（一）定义及流行病学

锌在人体内参与几乎所有的代谢过程，对儿童的生长发育、免疫功能发育和成熟以至中枢神经系统功能正常和发展均具有举足轻重的作用。在世界范围内，儿童锌缺乏仍然是一个全球性的公共卫生问题。2003年WHO将预防和治疗儿童锌缺乏作为减少5岁以下儿童患病率和死亡率的重要手段，并预计通过预防和治疗儿童锌缺乏可以减少全球每年约400万的5岁以下儿童的死亡。

儿童锌缺乏在发展中和发达国家都存在，但以贫穷落后的发展中国家为主。据WHO估计，目前在发展中国家可能有2亿多5岁以下的儿童有锌缺乏，占全部儿童的40%左右。我国属于发展中国家，但由于经济发展不平衡，各地区儿童锌缺乏的情况有很大的不同。在富裕地区，儿童膳食包括一定量的动物性食物，如没有迁延性腹泻等疾病，一般不会有锌缺乏；而在贫困地区，由于儿童膳食中动物性食物不足，锌缺乏则可能比较普遍。

（二）原因及风险因素

儿童锌缺乏主要由膳食不合理、锌摄入量不足而造成；同时腹泻等使锌丢失过多，或者儿童生长迅速对锌需要量增加等，也可造成儿童锌缺乏。

1. 摄入不足　母乳初乳中锌含量高（>3mg/L），但随哺乳期延长，母乳锌含量持续下降，至婴儿6月龄时母乳锌含量<1mg/L，难以满足婴儿需求。如未及时添加富含锌的肉类等食物，6~24月龄婴幼儿容易出现锌缺乏。

2. 储存不足　胎儿锌储存主要在妊娠后期，早产儿易发生锌缺乏。早产/低出生体重儿的追赶性生长需要更多的锌。

3. 异常丢失　人体锌可通过肠道排出，而腹泻可加速锌的排出。感染也可致体内锌的异常丢失。经常腹泻、反复呼吸道感染的婴幼儿，由于锌丢失增加也容易出现锌缺乏。

4. 遗传性疾病　肠病性肢端皮炎（acrodermatitis enteropathica）是一种罕见的常染色体隐性遗传疾病，由于肠道锌吸收异常而造成严重的锌缺乏。暂时性新生儿锌缺乏（transient neonatal zinc deficiency），则是因为母亲基因异常，致使母乳锌含量极低，造成母乳喂养婴儿的严重锌缺乏。

（三）临床表现

轻度锌缺乏没有特异的症状，主要表现为：生长迟缓、腹泻、反复呼吸道或胃肠道感染、食欲低下、味觉异常、脱发等，但这些症状都没有特异性。

由肠病性肢端皮炎引起的严重锌缺乏可在婴儿出生几个月时出现进行性、致死性的严重表现：皮肤水疱、湿疹、干燥、鳞屑或类似银屑病的皮损，对称地分布于口周、肢端、会阴区以及脸颊、膝盖和肘部。头发往往呈奇特的红色，有一定程度的脱发。眼部表现包括畏光、结膜炎、睑缘炎，以及通过裂隙灯检出的角膜营养不良。可伴有慢性腹泻、口腔炎、舌炎、甲沟炎、指甲营养不良、生长发育迟缓、烦躁不安、伤口延迟愈合、并发细菌感染以及白色念珠菌感染等。如果不进行治疗，病程缓慢呈间歇性，但往往不断进展。

暂时性新生儿锌缺乏则见于纯母乳喂养婴儿，出生时无异常，皮肤表现与肠病性肢端皮炎相似，生长迟缓。

（四）诊断与鉴别诊断

1. 诊断　锌缺乏诊断主要依据病史所发现的锌缺乏的风险因素。具有锌缺乏风险因素及疑似症状的婴幼儿，经试验性锌剂补充治疗有效，则可确定锌缺乏的诊断。

血清锌是目前唯一比较可靠，且被广泛应用的判断人体锌缺乏的实验室指标，但血清锌缺乏敏感性。血清锌的准确性也不足，容易受到感染、进食等病理和生理因素的影响。目前建议<10岁儿童血清锌的下限为9.18μmol/L。

当高度怀疑婴幼儿锌缺乏时，如反复呼吸道或消化道感染、病愈后食欲低下、身长（高）增长慢、湿疹样皮疹等，可尝试短期补充锌，如症状在1~2周内明显改善，则证明确实有锌缺乏。

2. 鉴别诊断　类似肠病性肢端皮炎的皮疹也在枫糖浆尿病、有机酸尿症、甲基丙二酸血症、生物素酶缺乏症、必需脂肪酸缺乏症、严重营养不良和囊性纤维化患儿中发生，需要进行鉴别诊断。

（五）治疗及营养干预

婴幼儿锌缺乏的治疗首先是改善饮食，提高锌的摄入量，使锌的膳食摄入量长期保持在一个充足而又安全的水平。牛肉、瘦肉、肝脏等富含锌，是婴幼儿锌的最佳来源。

儿童补充锌可以选择葡萄糖酸锌、硫酸锌、甘草锌等制剂，补充剂量以元素锌计算。肠病性肢端皮炎口服锌治疗剂量为元素锌1~3mg/（kg·d）。暂时性新生儿锌缺乏经口服锌治疗恢复后可从食物中获得锌。

（六）预防

提倡母乳喂养，合理添加辅食有助于预防锌缺乏。母亲初乳富含锌，肝脏、瘦肉等富铁食物也富含锌。

2004年，WHO推荐儿童腹泻时，在使用口服补液治疗的同时给予锌剂补充10~14天，可减轻儿童腹泻症状，缩短腹泻病程，减少再次发生腹泻。推荐补充剂量：6个月以上，元素锌20mg/d；6个月以下，元素锌10mg/d。补充时间一般为2周至1个月。支气管炎、肺炎等下呼吸道感染患儿补充锌剂也能减轻症状和缩短病程。

五、维生素D缺乏性佝偻病

（一）定义及流行病学

维生素D缺乏性佝偻病是由于维生素D严重缺乏，导致人体内钙、磷代谢异常，骨骼矿化不全而造成的以骨骼病变为特征的全身慢性营养性疾病，对处于快速生长期婴幼儿的危害更明显。维生素D缺乏性佝偻病的高发期是3~18月龄。

维生素D缺乏性佝偻病曾在工业化国家中流行，经过婴幼儿补充鱼肝油、牛奶强化维生素D等举措后，工业国家的维生素D缺乏性佝偻病近乎绝迹，但近年来又有新发病例报道。我国婴幼儿中维生素D缺乏性佝偻病一直有较高的患病率，尤其是在北方及农村地区。

（二）原因及风险因素

维生素D是一种脂溶性维生素，主要有两种形式，维生素D_2（钙化醇，由植物合成）和维生素D_3（胆骨化醇，由哺乳动物合成）。天然食物，包括母乳中所含维生素D量很少，因而维生素D是唯一一种人体无法从天然食物中足量获得的营养素。人体维生素D的主要来源是经阳光中紫外线照射，将皮肤中的7-脱氢胆固醇转变成维生素D_3。然后与维生素D结合蛋白相结合，转送到肝脏；在肝脏25-羟化酶的作用下，羟化成25-(OH)D；再进入肾脏，在肾脏1-α羟化酶的作用下，再次羟化成1,25-$(OH)_2$D，从而发挥维生素D的生理作用。

由阳光中紫外线照射皮肤产生维生素D受到各种因素制约，包括皮肤色素、体型、居住地纬度、季节、空气污染以及衣服和防晒霜等对紫外线阻隔。现代生活方式的改变，使现代人由阳光照射而获得的维生素D的机会也大大减少。同时，考虑紫外线暴露对人体可能的危害，6月龄内婴儿不宜直接暴露于阳光下，儿童在室外活动时也应该使用防晒品等防护紫外线损伤。因此，由阳光照射获得维生素D并不可靠。

婴幼儿维生素D缺乏可由多种因素造成，常见的风险因素：①母亲孕期维生素D不足，出生时维生素D水平低下；②早产儿、低出生体重儿、双胞胎等，出生时维生素D储存不足；③纯母乳喂养，因母乳中维生素D含量低；④出生后生长速度快，对维生素D需要量增加；⑤长期慢性腹泻伴脂肪吸收不良，维生素D吸收差；⑥长期使用抗惊厥药物，如苯巴比妥和苯妥英钠，维生素D分解加速；⑦遗传因素，基因多态性与儿童维生素D代谢有关。

（三）临床表现

维生素D缺乏性佝偻病在临床上可分为初期、激期、恢复期、后遗症期。

1. 初期　多见于6月龄以内，特别是3月龄以内的小婴儿。主要为神经兴奋性增高的表现，如易激惹、烦躁、多汗、摇头、枕秃等，但这些表现均没有特异性。此时，血清25-(OH)D水平已明显下降，PTH升高，血钙正常，血磷正常或偏低，碱性磷酸酶正常或稍高；骨骼钙化无明显异常，腕骨X线摄片正常或钙化带稍有模糊。如未得到及时治疗，可发展为激期。

2. 激期

（1）骨骼改变：随着疾病进展，骨钙化不良而出现骨骼改变，并伴随运动发育迟缓。骨骼改变随儿童年龄不同而有不同。

1）颅骨：6月龄以内婴儿以颅骨改变为主，如前囟大、颅骨薄、按压枕骨或顶骨中心有按压乒乓球样的感觉，称为“乒乓头”。3月龄以内小婴儿，特别是早产儿颅骨软化常见，出现“乒乓头”属于正常现象。6月龄后婴儿的“乒乓头”少见，表现为骨样组织堆积所致的额骨和顶骨双侧的对称性隆起，称为“方颅”。

2）胸骨：6~12月龄婴儿的特征性表现为“佝偻病串珠”，即沿着肋骨方向于肋骨与肋软骨交界处可扪及圆形隆起，从上至下如串珠样。也有表现为“肋膈沟”或“郝氏沟”，因膈肌附着处的肋骨受膈肌牵拉而内陷，在胸廓的下缘形成一水平凹陷。如肋骨骺部内陷，形成胸骨下1/3向前突出畸形，称为“鸡胸”。“漏斗胸”更多由先天异常引起。“肋骨外翻”也大多为正常生理现象。

3）四肢：手腕、足踝出现钝圆形环状隆起，称为“手镯”“脚镯”，是佝偻病的特征性体征。1岁以上幼儿开始站立行走、下肢负重，出现股骨、胫骨、腓骨弯曲，形成严重的膝内翻（“O”形）或膝外翻（“X”形），甚至“K”形样下肢畸形。轻微的膝内翻（膝关节间距不超过3cm）或膝外翻（踝关节间距不超过3cm）是正常生理现象。

4）其他骨骼改变：因韧带松弛可致脊柱畸形，包括脊柱后突或侧弯；骨盆前后径变短，形成扁平骨盆。

（2）血生化改变：血钙稍低，血磷明显下降，钙磷乘积<30；碱性磷酸酶明显升高；甲状腺素（PTH）升高；血清25-(OH)D下降。血清25-(OH)D水平是反映人体维生素D营养状况的良好指标。目前还没有足够的数据确定婴幼儿、儿童、青少年血清25-(OH)D的最佳水平，但一般认为应该保持儿童血清25-(OH)D≥20ng/ml。当血清25-(OH)D<15ng/ml时，可能出现佝偻病症状。

（3）腕骨X线摄片：是佝偻病诊断的“金标准”。早期可见干骺端变平或凹陷，骨皮质变薄，骨骺核缘与干骺端之间的距离，即“核距”增宽到3mm以上。随着疾病进展，干骺端增宽，杯口样变形，杯口加深，杯底呈毛絮样改变，骨皮质呈疏松状或层状改变，骨小梁稀疏或呈网状，核距更增宽，骨骺核消失。

（4）肌肉松弛：严重维生素D缺乏性佝偻病儿童全身肌肉松弛，肌张力降低，肌力减弱，表现为大运动发育迟缓、表情淡漠等。

3. 恢复期　初期或激期儿童经过治疗或经日光照射后，临床症状体征逐渐减轻或消失，血钙、血磷恢复正常，碱性磷酸酶在1~2个月后也逐渐恢复正常。腕骨X线片出现不规则的钙化线，以后钙化带致密增厚，逐渐恢复正常。但已经形成的骨骼畸形会继续留存。

4. 后遗症期　无任何临床症状，血液生化无异常，X线摄片无异常。由维生素D缺乏性佝偻病引起的轻微骨骼畸形会随着儿童生长而逐渐矫正，但较严重的骨骼畸形会长期残留，部分需要手术治疗。

（四）诊断和鉴别诊断

1. 诊断　维生素D缺乏性佝偻病诊断需要结合维生素D缺乏高危因素、临床表现、血液生化检测、血清25-(OH)D、血钙、血磷、碱性磷酸酶，以及腕骨X线摄片综合判断。

2. 鉴别诊断　佝偻病是一组疾病，除了维生素D缺乏所致以外，还有维生素D受体缺陷而对维生素D无反应，肝肾疾病致维生素D代谢异常，肾小管磷重吸收异常或肠道磷吸收异常，以及肿瘤等导致的佝偻病。这些疾病对常规剂量的维生素D治疗无反应，需要加以鉴别。

黏多糖病、软骨营养不良、脑积水的体征与佝偻病类似，也需要加以鉴别。

（五）治疗和预防

对于处于激期的维生素D缺乏性佝偻病建议采用快速大剂量治疗。在6~10天内纠正血钙、磷水平，在1~2个月内使PTH水平恢复正常，在3~6个月内使碱性磷酸酶降低至正常，影像学恢复正常。常用的治疗推荐剂量为：口服维生素D 2000~4000IU/d，连续3~6个月；或口服大剂量维生素D 20万~60万IU，3个月后可重复一次；如果有脂肪吸收不良，则采用大剂量维生素D 20万~60万IU皮下或肌内注射。

由于维生素D缺乏对婴幼儿健康的危害，以及通过阳光获得维生素D的不确定性，国内外权威机构均建议，从婴儿出生数天起，每天补充维生素D 400IU，以预防维生素D缺乏。有维生素D缺乏高危因素的婴儿，如早产儿、生长快速、长期腹泻等，应根据情况增加维生素D的补充剂量。

六、饮食行为问题

（一）定义及流行病学

关于饮食行为问题目前仍缺乏权威的定义，常常与“进食行为问题”“不良饮食行为”“喂养行为障碍”或“进食行为偏离”等名词混用。儿童的饮食行为问题在DSM-5中归为“喂养失调”，即因持续性进食或与进食相关行为干扰导致进食量以及消化吸收的改变，显著影响身体健康和社会心理功能，多见于2~6岁儿童。实际上，临床工作中常见到饮食行为问题症状及结局常常轻于喂养失调，更多的是引起父母的关注和焦虑。

儿童饮食行为问题是生长发育过程中常见问题，在不同地区的儿童中均普遍存在。而童年期所形成的不良饮食行为可能会造成肥胖并延续到成人期，从而造成心血管疾病、糖尿病、心理问题等，应引起儿童健康及营养工作者的重视。

（二）饮食行为问题的影响因素

饮食行为问题涉及的影响因素众多，包括食物因素、儿童自身和父母或喂养者的特点和进食氛围（行为和环境）等。上述因素相互交织造成儿童饮食行为问题的发生，并影响到儿童对食物的摄取，最终对营养吸收与个体健康产生影响。

1. 食物因素　不适宜的食物来源、品种、搭配、制作等均可引起饮食行为问题。例如经济和环境因素会影响儿童所获得的食物量及种类，造成摄入不足及搭配不均衡；当提供的食物品种、质地与儿童发育年龄不相符时可引起挑食或拒食。

2. 儿童特点

（1）儿童气质与情绪：进食行为与气质密切相关，不同气质类型的儿童具有不同的进食行为表现，如具有困难型气质的儿童生物功能规律性弱、对新事物退缩、适应较慢，经常表现为消极情绪，反应强烈，易出现进食行为问题。情绪亦可影响饮食行为，有研究发现厌食与儿童的情绪化相关。

（2）进食技能不良：学习新进食技能的关键期未能给儿童提供足够的练习机会，导致进食技能发育延迟可出现不同程度进食问题。如婴儿错过学习“咀嚼”的关键期，可能造成喜欢细软食物、挑食、偏食等现象。此外，口腔感觉运动功能、味觉、嗅觉、视觉、平衡运动觉等的发育也与进食技能发展密切相关。

（3）不良进食记忆：当儿童在疾病情况下进餐时常出现疼痛、恶心等症状，会产生不愉快的记忆，即使在疾病痊愈后也可发生食欲不振和厌食行为。此外，在疾病治疗时进行过面部和嘴部操作（如使用喉镜），当有食物接触口腔时，会使儿童回忆起这一不愉快的经历而出现拒食。

（4）器质性疾病：儿童自身存在着发育行为障碍或心理问题，也会增加饮食行为问题的发生。儿童患有急、慢性疾病时可能造成喂养困难，重者甚至发生喂养障碍。

3. 父母或喂养者特点

（1）父母自身特点：父母或喂养者在儿童早期塑造良好饮食行为习惯过程中起着至关重要的作用。父母作为学龄前儿童的主要教育者其言行也会对学龄前儿童的饮食行为产生影响，也即父母对于食物的选择、喜好和认知将直接影响儿童对食物的偏好、膳食结构、体重水平等。若父母本身存在饮食行为问题，将会在潜移默化中影响儿童的饮食行为，比如儿童可能模仿父母的挑食与偏食行为。随着年龄的增长，儿童由被动喂食过渡到主动进食；年龄越小，受父母进餐行为的影响越大。父母的营养常识，尤其是在儿童从乳类食物过渡到固体食物时，父母在食物选择等方面的行为对儿童早期的饮食行为有显著影响。通常，父母营养知识越全面，儿童饮食行为问题就越少。此外，家庭成员的焦虑气质，尤其是母亲患有进食障碍时更易发生喂养困难。

（2）儿童-父母互动不良：成功的喂养不仅需要良好的进食技能，同时儿童与父母在进餐时的互动及态度也起到重要作用。如父母提供的食物是否恰当、能否正确理解儿童进餐及择食意愿等都对进餐是否成功产生较大影响。当父母为了满足儿童营养需求而忽视儿童的饱足-饥饿循环，强迫儿童进食，就使进食成为儿童负担及焦虑的来源。另一方面，当父母将患病儿童当作“脆弱儿童”，忽略与其年龄相应的进餐规则；一旦儿童康复恢复正常的进餐规则后即造成进食冲突。

4. 进餐环境　儿童时期的心理特点表现为精力旺盛、注意力容易分散、好奇心强等，因此安静和谐的进餐环境可以减少饮食行为问题的发生。进餐场地的结构和规则设定对儿童进食也非常重要。幼儿开始向成人进食模式转换，每天进食的机会应该集中在规律提供的主食和点心时段并应限制频繁进食。进餐环境也应结构化以促进正确健康的进食模式，避免电视或其他活动对进餐的影响。最理想进食环境应是在家庭中的某个特定区域，这个区域应有适合儿童发育规律的椅子等进餐用具。有成年人参与的家庭进餐可以给儿童提供机会学习进食和形成模式化的健康进食习惯，同时儿童有机会学习进食的社会交流作用。

5. 社会环境因素

（1）托幼机构环境与教育：托幼机构是儿童除了家庭之外的主要生活场所，特别是3岁以后的儿童。托幼机构

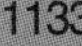

膳食安排及营养搭配必然会影响到学龄前儿童的健康。而且在此阶段，幼儿园老师与儿童的互动、营养知识普及、健康教育对学龄前儿童的饮食行为将产生深远影响。此外，儿童群居生活时同伴间的饮食行为影响也变得突出。

（2）传播媒体：现代信息社会，儿童可以通过各种传播渠道获取多种食品信息。如电视食品广告存在着营养意识缺乏、诱导儿童确立不良饮食消费观、无视基本饮食礼仪、夸大效果欺骗幼儿、相关儿童食品广告法规欠缺等问题。从而误导尚无判断能力的学龄前儿童进而引发饮食行为问题。

（三）饮食行为问题的分类

儿童常见饮食行为问题包括吃得少、吃得慢（>30 分钟），对食物不感兴趣，拒绝某些食物，不愿尝试新的食物，强烈偏爱某些食物的质地、味道、类型，食物过于精细，害怕进食较粗食物，饭菜经常含在嘴里不下咽，进食技能低于相应年龄应具有的能力，如不会或不愿自喂、使用餐具；进食时做某些事情（如看电视）；吃饭时地点不固定（如追着吃）；吃饭时需要一些小道具等。然而，上述饮食行为问题均是基于临床表现的描述，不便于归纳总结。实际上，目前临床将儿童饮食行为问题分为四大类：食欲缺乏、挑食、恐惧进食及喂养互动不良。

1. 食欲缺乏

（1）误认的食欲缺乏：这一类型的突出特点是，即使儿童体格生长正常，父母仍然对儿童进食产生过度焦虑。家长常常将家族性矮小、进食量少的儿童当成食欲缺乏。实际上，在正常儿童中，食入量的多少与其体型相适应；且随着生长速度的下降，儿童的食欲也会随之下降。当被父母误认为食欲缺乏，且采取不恰当的喂养方法，如强迫进食，则会导致喂养困难。

（2）精力旺盛的食欲缺乏：以前也称为“幼儿厌食症”，通常发生于由被动喂养向自我进食转变阶段，儿童表现为过分活跃，对除进食以外的任何事情均感兴趣，注意力易分散，进餐时难以安坐，由于缺乏饥饿感而摄食量少。部分儿童可有体重增长不足、生长不良。这一类型喂养困难很容易发生亲子间的进餐冲突，若不能很好解决可最终影响儿童认知发展潜力，出现退缩、抑郁、攻击等行为。

（3）精神不振的食欲缺乏：此类儿童常表现出生长速度较慢、常感倦怠、性格孤僻而不能找到潜在的医学问题。父母可能意识不到儿童存在的生长或喂养问题，儿童可能被虐待或忽视，对周围环境不感兴趣，与喂养者缺少言语及眼神交流。

（4）器质性疾病所致食欲缺乏：很多器质性疾病均可引起食欲缺乏，因此详细询问病史及体格检查，寻找器质性疾病非常重要。这类儿童常有较长时间的拒食或摄入不足，虽然有进食欲望但因疾病原因不能摄入足量的营养，从而造成体重增长不足或下降。

2. 挑食

（1）误认的挑食：儿童进食技能发育过程中会出现“恐新”，即不愿意尝试新食物。这一行为常于婴儿期出现，18~24 月龄达到高峰期。这些儿童在经持续多次暴露后多能接受新食物，通常需要 8~15 次。

（2）轻度挑食：很多儿童都有这样的表现，被称为“挑剔进食”。通常儿童并不完全回避某一种类、质地或稠度的食物，亦无明确的生长不良或其他医学问题。与“恐新”不同，反复多次的接触并不能增加挑食儿童对食物的接受度。轻度挑食通常不会造成营养缺乏，但容易引发家庭进餐不和谐及随之而来的不良行为后果，如焦虑、抑郁、攻击及无纪律性。

（3）重度挑食：常见于喂养障碍儿童。儿童存在“感觉性食物厌恶”，表现为完全回避某一种类、质地或稠度的食物；食谱范围狭窄导致营养摄入不均衡；部分儿童可对声音、光亮、皮肤接触等产生过度反应；有明显的生长不良。

（4）器质性挑食：常见于因染色体异常、线粒体病、神经系统损害所致的发育迟缓儿童。表现为对食物高度敏感或不敏感，口腔运动功能延迟。此类患儿不抗拒食物进入口腔，但当食物进入口腔时即发生干呕，对所有质地食物均难以接受。

3. 恐惧进食

（1）误认的恐惧进食：4 月龄内健康婴儿出现难以安抚的哭吵可能被误认为是饥饿或恐惧进食。这一年龄段的过度哭吵可能是正常生理反应，部分与食物过敏、便秘、胃食管反流、尿路感染等有关。由于家长担心婴儿饥饿而频繁喂食，从而使婴儿哭吵加重，形成恶性循环。

（2）创伤后的恐惧进食：婴儿可能因为进食后疼痛感觉而造成进餐时哭吵、弓背或在少量进食后就吐出奶头拒绝进食；在多次痛苦经历后，婴儿看到食物、奶瓶或餐椅时即发生剧烈哭吵；年长儿童则会因曾发生呛咳、呕吐、插管或强迫进食而发生恐惧进食；最终导致体重下降或不增。

（3）器质性疾病所致恐惧进食：任何可引起疼痛的喂养方式均可导致恐惧进食，曾因疾病进行管饲的儿童在经口喂养时更为频繁。此外，胃炎、小肠动力障碍等也与恐惧进食有关。

（4）喂养互动不良：父母的喂养方式及态度受文化背景、父母及儿童特点的影响，临床上常可见应答型、控制型、溺爱型和忽视型 4 种喂养互动模式。

1）应答型：此类父母在喂养过程中能有效区分不同角色承担的责任。父母决定在哪里、何时及提供何种食物；儿童决定吃不吃、吃多少。应答型家长指导而不是控制儿童进食，设定进食规则、给予进餐示范、正面谈论食物并对儿童在进餐过程中发出饥饿和饱足信号及时反馈。这一模式可以促进儿童进食更多蔬菜、水果和奶制品，减少垃圾食品摄入及超重发生。

2）控制型：约一半以上的父母表现出控制型喂养模式。父母可能忽视儿童的饥饿信号，采用强迫、惩罚及不恰当的奖励方式促进儿童进食。这一方法在初期很有效，但随着时间延长，可能导致能量摄入不均衡、蔬菜水果摄入不足、营养不足或过剩的风险增加。

3）溺爱型：采用这种喂养模式的父母无设定的进餐规则，常不分时间、地点、环境迫切满足儿童的进餐需要，为儿童准备特殊或多种食物，但忽视儿童在就餐过程中发出的饥饿和饱足的信号，最终导致儿童摄入适宜食物不足，而高糖、高脂食品增加，从而增加超重风险。

4）忽视型：这一类型的父母不能尽到抚养儿童的责任，与儿童间缺少言语及肢体交流，忽视儿童的进餐信号及生理、情感需求，甚至不为儿童提供食物，从而导致儿童生长不良。这部分父母可能自身存在着情绪障碍，如抑郁等。

（四）饮食行为问题的评估

儿童饮食行为问题在多数情况下不会对心理及健康产生不良影响，但由于其亦可能由器质性疾病所致，因此在评估过程中，必须排除器质性疾病。

1. 临床评估

（1）病史及体格检查：详细询问与饮食行为相关的病史以排除基础疾病。包括饮食行为问题出现及持续的时间、程度、母孕史、家族史、过去疾病史及住院治疗情况（有无气管插管等）、儿童与家长或喂养者的关系、儿童气质、家庭环境及情绪问题等。除考虑基础疾病相关的体格检查外，还需包括与摄食相关的口腔运动感觉检查、颅面、口腔畸形、神经系统及心理行为检查等。提示行为问题及器质性疾病的警示征象见表 4-5-8。

表 4-5-8　行为问题及器质性疾病的警示征象

行为问题警示征象	器质性疾病警示征象
食谱单调	吞咽障碍
喂养不当	吸入
进食突然中断	进食时明显疼痛
呛咳窒息	呕吐及腹泻
生长不良	发育迟缓
	慢性循环-呼吸道症状
	生长不良

引自：黎海芪.实用儿童保健学.北京：人民卫生出版社，2016.

（2）营养状况评估：评价儿童基础营养状态以决定治疗措施，包括体格生长评价、临床表现、膳食评估和实验室检查。通常需要采集营养及喂养相关的病史，如母亲孕期营养情况、婴儿喂养方式、食物摄入的量和质量、进食技能的发展、进食习惯、进食环境、喂养问题、活动水平、经济文化水平、家庭社会地位及与营养相关的健康问题均应进行描述。然而病史多数来源于儿童的父母或喂养者，其内容的有效性及可靠性可因其受教育程度和文化背景不同而有很大不同。因此，除病史采集外，在临床实践中常通过膳食调查方法，包括 24 小时膳食回顾或 3～7 天饮食记录，尽可能获得儿童食物摄入资料，以进行营养评价。此外，各种营养素水平也可以通过多种方法检测，如血常规、总蛋白、血清白蛋白、血清铁、血清铁蛋白等。

（3）进食过程观察：通过现场或录像方式观察儿童典型的进餐情况是评估饮食行为问题的重要方法之一。医生观察儿童进餐时的姿势、位置、进食技能、行为状态、对外界环境的反应、呼吸、心率等，为评估儿童口腔功能、吞咽功能及对呼吸系统的保护能力提供信息。同时，观察父母与儿童在进餐时的交流方式，有无对期望的进食行为进行阳性强化或对不良行为采取忽视等。

（4）饮食行为问卷：国内外很多学者采用自制饮食行为问卷，国内目前应用比较广泛的是汉化版爱饭达工具（IMFeD）评价儿童进食行为。IMFeD 工具将儿童常见饮食行为问题分为 6 个部分共 17 项症状，包括食欲缺乏、偏食挑食、不良进食习惯、父母过度关心、害怕进食和潜在疾病状态，对发现儿童饮食行为问题有一定的应用价值。

2. 实验室检查及病因评估　详细的喂养史、发育史、过去疾病史及体格检查可以为进一步的实验室检查提供线索。对于体格检查无异常、生长发育正常的儿童，通常不需要进行实验室检查。而当饮食行为问题已经影响到儿童正常的生长发育时，就有必要进行针对性的实验室检查，以明确病因、协助诊断。如当疑似食物过敏时应行口服食物激发试验；疑似遗传代谢性疾病时可行基因、血氨基酸或尿有机酸等检测；疑似吞咽功能障碍时可采用视吞咽检查、纤维内镜检查、超声检查等。

（五）干预原则

根据饮食行为问题是否影响儿童身心健康，其干预原则并不相同。当儿童的饮食行为问题未造成不良营养结局时，重点应进行行为的管理及干预；当饮食行为问题已导致营养相关问题时，应在行为干预的同时给予相应的营养支持，必要时针对造成饮食行为问题的病因转诊至相关科室，或是由多学科医生组成的喂养治疗小组对患儿进行相应治疗，必要时需肠内、肠外营养的支持。

1. 病因治疗　针对造成喂养困难的病因转诊至相关科室，或是由多学科医生组成的喂养治疗小组对患儿进行相应治疗是最为有效的治疗方法。如胃食管反流患儿可给予相关药物（如 H_2 受体阻断剂或质子泵抑制剂）改善其症状，减轻进食时疼痛等不良感觉的负性刺激，使儿童接受进食；唇腭裂儿童可适时行手术修复以逐步恢复正常进食技能；口腔触觉异常的儿童可通过振动及按摩等促进其触觉发育；对吞咽困难、不能进食的儿童（如脑瘫）需行吞咽康复训练，必要时手术干预。

2. 营养支持　在病因治疗过程中的营养支持非常重要，因此应有营养师的参与。营养师应帮助制定最初的喂养计划，当营养状态得到改善后，语言病理学家及作业训练师、心理学家等参与以建立正常的进食技能及父母与儿童间的互动关系。当喂养困难导致儿童生长不良，可通过增加能量摄入而予以改善，如母乳强化剂；高能量配方（从 67kcal/100ml 上升到 100kcal/100ml）；固体食物中适当加入黄油、植物油、奶酪、牛奶粉、多聚糖等；增加进餐频率或（和）时间等。当需摄入量超过患儿经口获得的能力时可考虑管饲，病程较短者可予以安插胃管、鼻饲或静脉营养；而病程长者可予以食管及胃肠造瘘术，保证其基本营养需求，预防营养性疾病的发生。

3. 进食技能训练　在进食技能发展的关键期给予必要的技能训练是减少喂养困难发生的有效方法之一。适当的口腔刺激可以增加口腔运动力量及协调性，改善肌肉张力和姿势控制从而为进食过程打下重要基础。根据不同症状选择不同质地的食物，咀嚼功能异常的儿童可采用质地稀薄的食物（如液状物）；喉关闭不良或口腔包纳差、舌控制能力弱的患儿可选择质地稠厚的食物（如泥状物或固体软食）。此外，选择不同形状、大小的奶瓶或杯子亦有利于不同进食能力儿童摄入液体食物（如乳类食物）。

但对于器质性疾病所致喂养障碍通常需要专业人员对患儿进行进食技能的康复训练。如进餐时头颈的位置正确与否对气道的保护作用非常重要，当患儿存在神经运动方面问题时，必要的支持以维持头及脊柱的位置是进食的关键，因此常需要物理训练师合作。同时可以通过增加舌体力量或应用补偿性技巧增加摄食的安全性（如下腭回缩或转头）等方法训练吞咽功能。

4. 行为疗法

（1）强调进食规则：从婴儿后期开始设定进食规则对于减少饮食行为问题发生非常重要。避免进食时因电视、电话、玩具等引起儿童注意力分散；控制就餐时间在20~30分钟，减少餐间摄食以促进正餐时的食欲；提供与年龄相符的食物种类及质地；少量多次（至少尝试8~15次）逐渐引入新食物，减少"恐新"发生；鼓励儿童自己进食，提高进餐参与度与积极性；允许与年龄相符的狼藉；父母在就餐时保持中立态度，避免情绪对儿童进食产生不良影响；避免以食物作为奖励或惩罚措施，造成儿童对特殊食物的期待和恐惧。

（2）父母的教育：由受过训练的临床医生对父母进行培训和教育是保证喂养成功必不可少的条件。在进行行为治疗前，首先应教育父母，通过指导、讨论、技巧咨询、角色扮演和实用技能，使父母明白进食的基本规则，如对进食时间的掌控、提供良好的就餐环境及如何培养进食技能等。父母应控制何时、何地及提供何种食物给儿童并鼓励自主进食；儿童根据饱足及饥饿循环决定吃多少等——这是正确实施儿童喂养实践的理论基础。鼓励儿童利用各种感官和与进食相关的方式学习进食（如购买和准备食物、食物的介绍、自行进食和种植食物等）有助于促进儿童探索新食物的热情，最终更有利于健康进食行为的培养。最为重要的是，教育父母重点关注进食的结局，即儿童的生长发育是否适合，而不过分纠结于儿童进餐时的个人行为，这样有助于减轻父母的焦虑情绪。儿童喂养充满挑战性，父母的耐心和坚持是形成良好饮食行为的保证。

（3）不同饮食行为问题的具体行为干预

1）食欲缺乏：对于父母认为食欲缺乏的儿童，应首先确认儿童生长及营养状况是否良好，鼓励父母接受儿童自身的饥饿、饱足信号，强调一般进餐规则，使其体验饥饿感来刺激食欲。对于精力旺盛的食欲缺乏儿童，在强调一般进餐规则同时，需要对父母和儿童同时进行行为干预，缓解进餐冲突；必要时补充能量及其他营养素，促进追赶生长。对于精神不振的食欲缺乏儿童则需要营造积极的喂养环境，补充营养素或高能量饮食，必要时住院营养支持。

2）挑食：从儿童的视角出发，在餐桌上的食物每种都会经历从"新"食物至"熟悉"食物这一过程，而"恐新"是儿童发育过程中的必然经历，常需采取新食物多次暴露的方法（8~15次）才能帮助儿童接受一种新的食物。因此，让父母认识到"挑剔进食"是儿童发育阶段中的正常现象，会更有利于喂养问题的解决。进食经验获取是让儿童最终接受并喜欢某种食物的重要方式。当家长对儿童的轻度挑食过度焦虑时，可适当增加随访频率，确认儿童生长正常以减少焦虑情绪。对于重度挑食者应在补充营养素的同时提供重要、必需食物，并采用逐渐暴露的食物链方式有计划地引入新的食物；必要时进行口腔感觉运动治疗和行为干预。

3）恐惧进食：对于因哭吵等让父母认为是恐惧进食的婴儿，首先应积极寻找哭闹原因；可在安静、光线昏暗的环境中喂养；通过皮肤接触（使用襁褓、袋鼠抱法）增加安全感；此外，让母亲得到充分休息，避免抑郁或婴儿摇晃综合征的发生。创伤后的恐惧进食可能会影响营养素的摄入，故应给予营养补充直到能进食为止；同时需根据程度更换餐具、进餐时间、正性强化；当效果不佳时，可转心理咨询或消化专科就诊，必要时进行管饲。

4）互动不良：提倡父母提供各类营养丰富的健康食物、良好的就餐环境、设立进餐规则、及时识别儿童的饥饱信号、鼓励儿童进食健康食物、允许儿童存在食物偏好、不使用压力或强迫的方式进食，即形成应答型喂养方式。

（盛晓阳 胡燕）

参考文献

1. 中国营养学会. 中国居民膳食营养素参考摄入量（2013版）. 北京：科学出版社，2014.
2. 中国营养学会. 中国居民膳食指南（2016）. 北京：人民卫生出版社，2016.
3. 苏宜香. 儿童营养及相关疾病. 北京：人民卫生出版社，2016.
4. 黎海芪. 实用儿童保健学. 北京：人民卫生出版社，2016.
5. Kleinman RE. Pediatric Nutrition. 7th edition. America Academy of Pediatrics，2014.
6. Kliegman RM. Nelson Textbook of Pediatrics，20th edition. ELSEVIER，2016.
7. 中国儿童铁缺乏症流行病学调查协作组. 中国7个月~7岁儿童铁缺乏症流行病学的调查研究. 中华儿科杂志，2004，421（2）：886-891.
8. 中华医学会儿科学分会免疫学组. 中国婴幼儿牛奶蛋白过敏诊治循证建议. 中华儿科杂志，2013，51（3）：183-186.
9. 中华医学会儿科学分会消化学组. 食物过敏相关消化道疾病诊断与管理专家共识. 中华儿科杂志，2017，55（7）：487-492.
10. Forestell CA. Flavor perception and preference development in human infants. Annals of Nutrition and Metabolism，2017；70 Suppl 3：17-25.
11. Mennella JA，Reiter AR，Daniels LM. Vegetable and fruit acceptance during infancy：impact of ontogeny，genetics，and early experiences. Advances in Nutrition，2016，7（1）：211S-219S.
12. Mennella JA. Ontogeny of taste preferences：basic biology and implications for health. American Journal of Clinical Nutrition，2014，99（3）：704S-11S.
13. Mennella JA，Jagnow CP，Beauchamp GK. Prenatal and postnatal flavor learning by human infants. Pediatrics，2001，107（6）：E88.
14. Mennella JA，Daniels LM，Reiter AR. Learning to like vegetables during breastfeeding：a randomized clinical trial of lactating mothers and infants. American Journal of Clinical Nutrition，2017，106（1）：67-76.
15. Nehring I，Kostka T，von Kries R，et al. Impacts of in utero and early infant taste experiences on later taste acceptance：a systematic review，2015，145（6）：1271-9.
16. Mennella JA，Lukasewycz LD，Castor SM，et al. The timing and duration of a sensitive period in human flavor learning：a randomized tri-

al. American Journal of Clinical Nutrition, 2011, 93(5): 1019-24.

17. Homan GJ. Failure to thrive: A practical guide. American Family Physician, 2016, 94(4): 295-299.

18. Beckerman JP, Alike Q, Lovin E, et al. The development and public health implications of food preferences in children. Frontiers in Nutrition, 2017, 6(1): 46-56.

19. Becker PJ, Carney LN, Corkins MR, et al. Consensus statement of the academy of nutrition and dietetics/American society fo parenteral and enteral nutrition: indicators recommended for the identification and documentation of pediatric malnutrition (undernutrition). Journal of the Academy of Nutrition and Dietetics, 2014, 114: 1988-2000.

20. Food and Nutrion Board and Institute of Medicine. Dietary reference of intakes of vitamin A, vitamin K, boron, chromium, copper, iodine, iron, manganese, molybdenum, nickel, silicon, vanadium and zinc. National Academy Press, Washington, D. C, 2001.

21. Cindy NR. An update on iron homeostasis: make new friends, but keep the old. American Journal of the Medical Sciences, 2013; 346(5): 413-419.

22. Hurrell R, Egli I. Iron bioavailability and dietary reference values. American Journal of Clinical Nutrition, 2010; 91(5): 1461S-1467S.

23. Baker R D, Greer FR. Diagnosis and prevention of iron deficiency and iron-deficiency anemia in infants and young children (0-3 years of age). Pediatrics, 2010, 126(5): 1040-1050.

24. Venter C, Brown T, Meyer R, et al. Better recognition, diagnosis and management of non-IgE-mediated cow's milk allergy in infancy: iMAP—an international interpretation of the MAP (Milk Allergy in Primary Care) guideline. Clinical and Translational Allergy, 2017, 7(1): 26.

25. Fiocchi A, Brozek J, Schünemann H, et al. World Allergy Organization (WAO) diagnosis and rationale for action against cow's milk allergy (DRACMA) guidelines. Pediatric Allergy and Immunology, 2010, 21(Suppl 21): 1-125.

26. Koletzko S, Niggemann B, Arato A, et al. Diagnostic approach and management of cow's-milk protein allergy in infants and children: ESPGHAN GI Committee practical guidelines. Journal of Pediatric Gastroenterology and Nutrition, 2012, 55(2): 221-229.

27. 首都儿科研究所,九市儿童体格发育调查协作组. 2015 年中国九市七岁以下儿童体格发育调查. 中华儿科杂志, 2018, 56(3): 192-199.

第六章

学龄前期儿童营养

学龄前期儿童(preschool children)指年龄介于3~6岁(36~72月龄)之间的儿童。与婴幼儿相比,学龄前期儿童生长发育速率略有下降,但仍处于较高水平,其生长发育状况直接关系到青少年期和成人期发生肥胖和慢性病的风险。学龄前期儿童的大脑及神经系统发育逐渐趋于成熟,所摄入的食物种类和膳食结构已开始接近成人,此时是形成良好饮食行为和健康生活方式的关键时期。与成人相比,学龄前期儿童对各种营养素的需求较高,但由于其消化系统尚未完全成熟,咀嚼能力仍较弱,故其膳食的加工烹调方法应与成人有所差异。同时,学龄前期儿童的自主性、好奇心、学习能力和模仿能力较婴幼儿期明显增强,生活自理能力有所提高,但其注意力容易分散,进食专注度较弱,故此时也是纠正不良饮食习惯和生活方式的关键干预阶段。此外,由于绝大多数学龄前期儿童是在托幼机构过集体生活,科学安排群体儿童膳食和适时开展"食育"也十分重要。因此,根据学龄前期儿童的特殊生理特点和营养需要制备合理膳食,为其正常的生长发育和良好的饮食行为培养提供保障,从而为其一生健康奠定坚实的基础。

第一节 学龄前期儿童生长发育特点

体格生长和大脑发育在学龄前期逐渐减慢并趋于稳定,相应对营养的需求和食欲均有所下降,易出现挑食、偏食等进食行为问题。学龄前期儿童的生长发育特点,决定其特殊营养需要,也是其合理膳食的依据。

一、学龄前期儿童体格生长特点

(一) 体格生长的一般规律

生长发育是连续的过程,但各阶段速度不同,通常年龄越小生长发育越快。学龄前期各器官系统发育不平衡,神经系统经过快速发育期逐渐趋缓;淋巴系统处于加速生长过程中;脂肪蓄积减少,肌肉系统开始发育;而生殖系统仍处于静止状态。

与婴幼儿期相比,学龄前期儿童体格生长速度相对减慢,但仍保持稳步增长。此期体重增长约6.5kg(约2kg/年),身高增长约21cm(约7~8cm/年)。体重、身高增长的粗略估计公式为:2岁~青春前期体重(kg)=年龄×2+8,2岁~青春前期身高(cm)=年龄×7+75。而头围生长速度自2岁后增长缓慢,3~18岁中只增长5~6cm。由于生长速度减缓,学龄前期儿童对食物的兴趣和进食量变化很大,并且在某段时间可能表现为对食物毫无兴趣。

肌肉及脂肪组织是构成体重的重要成分,儿童时期肌肉系统发育不成熟。机体脂肪含量经历婴儿期第一次生长突增之后(由出生时的10%~15%快速上升至6月龄时的25%),从幼儿期开始下降,学龄前期维持较低水平(15%~18%)。此外,脂肪组织的发育包括细胞数量的增多和体积的增大,4~6岁之前主要发育表现为脂肪细胞数量的增多。如果在学龄前期由于各种因素导致机体能量正平衡,则会导致机体脂肪细胞数量多于正常,出现异常的脂肪重聚(adiposity rebound)现象,亦称早发性肥胖。脂肪重聚年龄提前的儿童,成人期发生肥胖的风险将增加。

儿童头、脊柱和下肢等各部分增长速度并不一致,在各年龄段所占比例不同。2岁时身长中点在脐下,6岁时移至脐与耻骨联合之间,下肢骨的生长与身高增长有关。学龄前期儿童下肢可出现生理性膝外翻和轻度的平足,胫骨生长随年龄增长而逐渐变直。

(二) 生长的个体差异及"追赶生长"

体格生长在一定范围内受遗传、环境等因素的影响而呈现较大的个体差异。儿童身高、体重的正常参考值是群体儿童的平均水平,因此不能作为个体儿童的生长目标,多数儿童体重和身高的发育应稳定地沿着自己的轨道进行,允许一定范围的波动。在评价个体儿童生长时需考虑影响其生长的多种因素,如遗传、性别等内在因素,以及包括营养、教育、训练等外在因素。需要注意的是,人体测量是粗略的评价方法,不能代表机体功能的测定,应谨慎下结论,避免过分解释测量资料,如简单、片面地将测量结果异常作为"营养状况"的同义词或病因诊断。

此外,由于学龄前期儿童机体各项功能尚不成熟,对外界环境的适应能力以及对疾病的抵抗能力相对较弱,因此容易发生疾病,如感冒、发热、咳嗽或腹泻等。疾病过程中的分解代谢和营养素消耗增加,将影响儿童的食欲和营养素摄入,导致患病儿童的体重、身高可明显低于同龄儿童,出现低体重、生长迟缓等。当疾病等影响生长发育的不良因素去除后,会出现"追赶生长"(catch-up growth)。要实现"追赶生长"需要在疾病恢复期的较长一段时间内为儿童提供充足的营养物质,即供给富含蛋白质、铁、锌、钙和维生素等的食物。

(三) 体格生长评价

学龄前期儿童体格生长评价包括对生长水平、生长速度及匀称度的三方面评价。推荐使用WHO(2006)(https://www.who.int/childgrowth/standards/en/)或中国(2015)九市儿童体格发育调查数据进行评估(表4-6-1)。通过横断面调查,可以评价群体的生长水平或了解人群的营养状况现状;通过纵向追踪调查,可以评价个体的生长速度，了解一定时间内各种环境因素对生长发育的影响。3岁以后，体格生长评价主要侧重于身高。身高增长主要受到遗传及生长激素的影响，此时同龄儿童的身高、体重差异逐渐明显。因此，在进行体格生长评价时应注重观察生长速度的变化，建议学龄前期儿童每年测量两次身高和体重。

学龄前期是超重和肥胖的好发年龄段，评价学龄前期儿童生长发育时应重视年龄别体质指数（BMI/Age）评价。临床上常采用WHO参数，当儿童的BMI/Age<P_{3rd}为消瘦，P_{85th}~P_{97th}为超重，≥P_{97th}为肥胖。国际上推荐BMI作为评价儿童肥胖首选指标。BMI与身体脂肪直接测量及皮下脂肪测量呈显著相关。BMI/Age是超重的危险预测因素，对伴有超重的疾病，BMI/Age是很强的临床危险因子。因此BMI常用用于筛查儿童超重。

二、学龄前期儿童发育特点

（一）神经系统

神经系统的发育在生命早期领先于其他各系统。3岁左右神经细胞的分化已基本成熟，但神经细胞体积的增大、神经元间突触形成和修剪、神经纤维的髓鞘化仍在继续进行。

学龄前期儿童大脑仍在快速生长，来自周围环境的刺激可以促使大脑不断建立新突触，提示大脑在学龄前期仍具有可塑性，具有在外界环境或经验作用下不断塑造其结构和功能的能力。但这种可塑性的程度较婴幼儿期有所减缓。大多数神经纤维髓鞘化在胎儿或婴儿期就已经开始，一直持续到10岁左右才结束。2岁时脑白质神经纤维髓鞘化基本完成，与灰质明显区分。3岁时右脑神经纤维髓鞘化基本完成。6~7岁所有皮质传导通路和神经纤维髓鞘化完成。随着神经纤维髓鞘化的完成，神经冲动传导的速度加快，从而改变婴儿期各种刺激引起的神经冲动传导缓慢易于泛化、疲劳而进入睡眠的状况。

此外，两侧大脑半球功能表现出对称性和不对称性。不同功能向一侧大脑半球集中是儿童脑发育的重要特征。左右大脑半球功能的不对称性存在个体差异。一般小婴儿右脑发育领先于左脑，因而更多为左利手，随着左脑优势的建立而逐渐转为右利手。利手通常在3岁建立，在此之前任何试图改变儿童用手偏好在很大程度上都不会成功。

学龄前期儿童的神经系统结构和功能仍处于发展过程中，皮质区表现尤为明显，如区域增大、厚度变薄、容量改变等，这些改变在大脑的不同区域并不一致。同时大脑代谢需求也显著增加。总之，为了完成相同的认知工作，年幼儿童比年长儿童需要动用更多的大脑区域。

（二）消化系统

3岁儿童20颗乳牙已出齐；6岁左右萌出第一恒磨牙。咀嚼能力在一定程度上反映儿童消化功能发育成熟度。但学龄前期儿童的咀嚼能力仅达到成人的40%，消化能力也仍有限，尤其是对固体食物需较长时间适应，不能过早进食家庭成人膳食，以免导致消化吸收紊乱，造成营养不良。

4~5岁儿童已具有与成人相似的对食物的好恶倾向，包括拒绝不愉快的味道或有害的、非食物性的东西。儿童拒绝新食物的行为可预防摄入某些对自己有害的食物。成人应容许儿童广泛选择食物。经常变换食物，增加味觉刺激，可使儿童熟悉、接受、习惯某些特殊的食物味道，避免儿童对某些熟悉食物产生偏爱。如果强迫儿童接受某些富含营养的、不太好吃的食物，儿童被迫或为获得奖励而吃，反而会使儿童不喜欢有营养的食物。应正面鼓励儿童接受食物。

此外，在这一年龄期食欲下降可能引起家长对营养的焦虑。利用生长曲线可使家长了解儿童摄入量是否充足。儿童能够根据自身饱足感或饥饿感调节食物摄入量以适应体格生长的需要。正常情况下，儿童每日摄入量波动很大，但每周摄入量相对稳定。虽然学龄前期儿童具有一定的自我调节食物摄入量的能力，但其尚不具备选择营养合理的平衡膳食的能力。学龄前期儿童更多地需要依赖成人的帮助来获得各种营养丰富且与其发育特点相适应的食物和膳食。

（三）心理发育

大多数儿童在3岁前日常行为能力已较完善，独立性增强，逐步建立自己的生活规律，最显著特点是能用语言表达身体需求。学龄前期儿童精细运动进一步发展，能够有效使用各种餐具，且可以坐在餐桌边与成人同期进食。

学龄前期儿童仍以无意注意为主，有意注意正在发展中，如5~6岁儿童有意注意时间持续约15分钟。注意力容易分散仍然是学龄前儿童的行为表现特征之一，这一特征在饮食行为上的表现是不专心进餐，吃饭时边吃边玩，延长进餐时间，食物摄入不足而导致营养素缺乏，并可伴有因卫生习惯不好而导致的腹泻及消化功能紊乱，进而导致营养不良。

学龄前期儿童的另一个心理特征是好奇心强，表现出很强的探索欲望，因而对食物有广泛的兴趣。部分儿童会表现出对食物的特殊偏好，只要他选择的是健康食物，不用刻意纠正。精力旺盛、协调性好的儿童在家长或老师鼓励下进行较多户外活动时可以增加食欲，从而生长良好；而活动偏少或安静活动多的儿童更易增加体重。

学龄前期儿童的个性有明显的发展，生活基本能自理，主动性强，但主动能力出现失败时易出现失望和内疚。在行为方面表现出独立性和主动性，变得不那么“听话”了，凡事都要“自己来”，在饮食行为上常表现为自我做主，对父母要求其进食的食物产生反感甚至厌恶，可能出现挑食、偏食等不良饮食行为，从而导致营养不良。

2~3岁儿童开始认识到情绪与愿望满足的关系。3~4岁儿童逐渐能用语言、动作等方式控制自己的情绪，但也容易情绪冲动或发脾气，对成人的要求常回答“不”，甚至可能将拒绝进食作为反抗的手段，因而不能将食物作为安抚情绪或奖励的方式。5~6岁儿童自我情绪的控制能力增强，可有意识地抑制不合理要求的愿望或行动，有一定抗诱惑或延迟满足要求的能力，遭遇挫折时较少哭闹或发脾气，此时是培养良好饮食习惯、形成餐桌礼仪的关键期。

学龄前期儿童模仿能力极强，家庭成员尤其是父母的行为常是其模仿的主要对象。通过观察成年人和其他儿童进食并与他们互动，学龄前期儿童很快会学会进食规则以及餐桌礼仪。因此，父母进食的方式、对儿童进食的控制、进食的偏好等均可对学龄前期儿童进食行为产生很大影响。

表 4-6-1 2015 年中国九市 3~7 岁儿童体格发育测量值($\bar{x}\pm s$)

年龄组/岁		体重/kg				身高/cm				坐高/cm				胸围/cm				腰围/cm			
		男		女		男		女		男		女		男		女		男		女	
		$\bar{x}$	s	$\bar{x}$	s	$\bar{x}$	s	$\bar{x}$	s	$\bar{x}$	s	$\bar{x}$	s	$\bar{x}$	s	$\bar{x}$	s	$\bar{x}$	s	$\bar{x}$	s
城区	3.0~	15.5	2.0	14.9	1.8	99.4	4.0	98.3	3.8	58.0	2.5	57.0	2.4	51.1	2.7	50.0	2.5	48.4	3.3	47.6	3.0
	3.5~	16.6	2.2	16.0	2.0	103.2	4.1	102.0	4.0	59.6	2.5	58.7	2.4	52.4	2.7	51.0	2.6	49.7	3.4	48.6	3.2
	4.0~	17.8	2.5	16.9	2.2	106.7	4.2	105.4	4.1	61.1	2.5	60.1	2.4	53.4	3.0	51.8	2.7	50.7	3.8	49.3	3.3
	4.5~	19.0	2.8	18.1	2.5	110.1	4.5	108.9	4.4	62.6	2.6	61.8	2.6	54.6	3.2	52.8	3.1	51.7	4.1	50.0	3.7
	5.0~	20.4	3.1	19.5	2.9	114.1	4.6	112.8	4.5	64.2	2.6	63.4	2.5	55.6	3.5	54.0	3.3	52.3	4.3	51.0	4.1
	5.5~	21.7	3.5	20.7	3.2	117.1	4.7	116.0	4.6	65.5	2.7	64.8	2.5	56.7	3.8	55.0	3.7	53.4	4.7	51.6	4.4
	6.0~7.0	23.7	4.0	22.3	3.6	121.8	4.9	120.2	5.0	67.4	2.8	66.5	2.7	58.3	4.3	56.1	3.9	54.7	5.3	52.5	4.7
郊区	3.0~	15.4	1.9	14.8	1.9	99.0	4.0	97.8	3.9	57.8	2.5	56.9	2.5	51.2	2.6	49.9	2.5	48.5	3.3	47.7	3.3
	3.5~	16.5	2.1	15.8	2.0	102.6	4.1	101.5	4.1	59.4	2.5	58.5	2.4	52.3	2.6	50.9	2.7	49.4	3.3	48.4	3.3
	4.0~	17.6	2.4	16.9	2.3	106.2	4.2	105.1	4.2	61.0	2.5	60.0	2.5	53.2	2.9	51.8	2.9	50.4	3.7	49.2	3.6
	4.5~	18.7	2.8	17.9	2.3	109.4	4.5	108.5	4.2	62.4	2.6	61.6	2.4	54.2	3.2	52.6	2.8	51.0	4.1	49.7	3.6
	5.0~	20.0	3.1	19.1	2.7	113.0	4.8	112.1	4.5	63.8	2.7	63.1	2.5	55.2	3.5	53.5	3.2	51.9	4.6	50.5	4.0
	5.5~	21.3	3.3	20.3	3.2	116.2	4.7	115.1	4.8	65.3	2.6	64.4	2.7	56.3	3.6	54.4	3.6	52.8	4.8	51.1	4.5
	6.0~7.0	23.3	4.0	22.0	3.5	121.2	5.0	119.8	5.1	67.2	2.8	66.4	2.7	57.9	4.1	55.8	3.7	54.2	5.4	52.0	4.7

引自：首都儿科研究所九市儿童体格发育调查协作组. 2015 年中国九市七岁以下儿童体格发育调查. 中华儿科杂志,2018,56(3):192-199.

第二节　学龄前期儿童营养需要及膳食实践

学龄前期儿童处于生长发育期较快速阶段，大脑和神经系统持续发育并逐渐成熟，新陈代谢旺盛，且活动量大，对能量和各种营养素的需要量都相对高于成人。因此，满足学龄前期儿童的营养需求是保证其正常生长发育的基本条件。

一、能量

学龄前期儿童需要充足的能量以满足其基础代谢、体力活动、食物热效应及生长发育。如果能量长期摄入不足，将会导致生长发育迟缓、消瘦、活力减弱。如果能量摄入过剩，则多余的能量将会以脂肪形式储存堆积在体内，进而引起超重或肥胖。中国学龄前期儿童的能量需要量（EER）是根据中国学龄前期儿童体重代表值和 Henry 基础能量消耗（BEE）计算公式得出学龄前期儿童的 BEE，参照日本学龄前期儿童身体活动水平（PAL=1.45），采用要因加算法计算得出学龄前期儿童 EER（EER=BEE×PAL+能量储存量）。《中国居民膳食营养素参考摄入量（2013 版）》推荐：3~6 岁儿童能量推荐范围为 1200~1400kcal/d（5.02~5.86MJ/d），男孩略高于女孩（表 4-6-2）。

表 4-6-2　3~6 岁儿童膳食能量、蛋白质、碳水化合物及脂肪推荐量

年龄/岁	能量（EER）				蛋白质（RNI）		总碳水化合物		脂肪供能比
	MJ/d		kcal/d		g/d		EAR	AMDR	%E
	男	女	男	女	男	女	g/d	%E	
3~	5.23	5.02	1250	1200	30	30	120	50~60	20~30
4~	5.44	5.23	1300	1250	30	30	120	50~65	20~30
5~6	5.86	5.44	1400	1300	30	30	120	50~65	20~30

引自：中国营养学会.中国居民膳食营养素参考摄入量（2013 版）.北京：科学出版社，2014.

由于学龄前期儿童多样化膳食已经形成，其能量来源与婴幼儿期稍有不同。脂肪供能比随年龄增加而降低，3 岁儿童脂肪供能比为 35%，4~6 岁儿童脂肪供能比为 20%~30%；而碳水化合物供能比有所增加，其供能比为 50%~65%，成为学龄前期儿童能量的主要来源。与成人相比，学龄前期儿童的能量需要除了用于基础代谢、体力活动、食物热效应消耗外，还包括组织生长的能量储存量，因此学龄前期儿童单位体重的能量需要量高于成人。3 岁儿童脂肪供能比高于成人，但 4~6 岁儿童脂肪供能比与成人相同；学龄前儿童碳水化合物供能比与成人相同。

二、宏量营养素

（一）蛋白质

学龄前期儿童仍处于生长阶段，对蛋白质缺乏较为敏感，若蛋白质供给不足，可能导致蛋白质-能量营养不良（protein-energy malnutrition，PEM），不仅影响儿童的体格发育和智力发育，也会降低免疫力。中国学龄前期儿童的蛋白质需要量是根据蛋白质的维持量和生长发育所需的蛋白质储存量进行估算，参照 2007 年 WHO/FAO/UNU 的学龄前期儿童蛋白质的安全摄入量［3~4 岁、4~5 岁、5~6 岁儿童安全摄入量分别为 0.90g/（kg·d）、0.86g/（kg·d）、0.85g/（kg·d）］，除以我国学龄前期儿童蛋白质消化率校正的氨基酸评分（PDCAAS）最低值 0.7，计算出学龄前期儿童的蛋白质 RNI；在此基础上，考虑蛋白质占能量的比值至少达到 8%对 RNI 进行调整，最终获得我国学龄前期儿童蛋白质的 RNI。《中国居民膳食营养素参考摄入量（2013 版）》推荐：3~6 岁儿童蛋白质 RNI 为 30g/d（表 4-6-2）。

学龄前期儿童单位体重蛋白质需要量虽较婴幼儿有所下降，但仍高于成人。其蛋白质来源主要来源于动物性食物，优质蛋白应占 50%以上，包括 50g 鸡蛋（约 6.5g 蛋白质）、300g 牛奶（约 9g 蛋白质）和 50g 瘦肉（约 10g 蛋白质）。剩余部分的蛋白质可由植物性食物（谷类、豆类等）提供。

（二）脂肪

随着学龄前期儿童生长发育的持续，生长速率相对减缓，同时其膳食从奶类为主过渡到以其他食物为主的混合膳食，学龄前期儿童对总脂肪的需要量较婴幼儿期逐渐减少，但仍高于成人。若脂肪摄入不足将影响儿童生长发育尤其是大脑神经系统发育，但若脂肪摄入过多则会增加儿童超重肥胖的风险。目前我国尚缺乏学龄前期儿童膳食脂肪摄入量的基础数据，学龄前期儿童脂肪参考摄入量主要参照 2010 年 FAO 及 EFSA 等国外研究机构提供的脂肪 AI 值或根据我国成人脂肪 AI 值推算获得。《中国居民膳食营养素参考摄入量（2013 版）》推荐：3 岁儿童膳食总脂肪的 AI 为 35%E；3~6 岁儿童亚油酸的 AI 为 4%E；3~6 岁儿童 α-亚麻酸 AI 为 0.60%E。考虑到学龄前期儿童膳食已接近成人膳食，为预防慢性病，推荐 4~6 岁儿童膳食脂肪的宏量营养素可接受范围（AMDR）与成人相同，为 20%E~30%E（表 4-6-2）；4~6 岁儿童饱和脂肪酸的 AMDR 上限为 8%E；2 岁以上儿童反式脂肪酸的可耐受最高摄入量（UL）为<1%E。

（三）碳水化合物

碳水化合物是学龄前期儿童主要的能量来源。如果碳水化合物摄入过少可增加蛋白质消耗，组织蛋白和脂肪分解增加；如果碳水化合物摄入过多，尤其是糖和甜食摄入过多易造成龋齿，也容易造成能量过剩导致超重肥胖。中国学龄前期儿童碳水化合物的平均需要量（EAR）主要参考国际膳食能量顾问组的研究数据，为满足体内糖原消耗和脑组织的能量需要，1 岁以上人群的碳水化合物最低需要量为 100g/d，根据变异系数 20%计算获得。学龄前期儿童碳水化合物的 AMDR 则是综合考虑近年来

国外修订的碳水化合物参考摄入量、碳水化合物与疾病的密切关系研究以及我国城市、农村膳食调查数据获得。《中国居民膳食营养素参考摄入量(2013 版)》推荐:学龄前期儿童碳水化合物的 EAR 为 120g/d,AMDR 为 50%E~65%E(表 4-6-2)。由于添加糖与龋齿和肥胖有关,WHO 建议:添加糖所提供的能量应控制在总能量的 10%以内(不超过 50g/d)。碳水化合物的供给应以富含复合碳水化合物的谷类为主,如大米、面粉等。糖和甜食是添加糖的主要来源,应限量摄入。

学龄前期儿童适量摄入膳食纤维有助于维持其肠道功能,但若膳食纤维摄入过量可能引起胃肠胀气、不适或腹泻,影响食欲和微量营养素吸收。从膳食能量密度和营养需求考虑,儿童的膳食纤维摄入量宜较成人适当减少。参照成人膳食纤维平均摄入量 12.5~15.0g/1000kcal,14 岁以下儿童膳食纤维摄入量适当下调为 10g/1000kcal。《中国居民膳食营养素参考摄入量(2013 版)》推荐:学龄前期儿童每日膳食纤维适宜摄入量为 12~14g/d。学龄前期儿童主要通过摄取全谷物、蔬菜、水果、豆类及马铃薯、坚果等满足膳食纤维的需要。

三、微量营养素

(一)矿物质

1. 钙　为满足学龄前期儿童的骨骼生长需要提供充足的钙,儿童每日平均钙储存量约为 100~150mg。如果长期钙和维生素 D 不足可导致生长发育迟缓、骨软化、骨骼变形,严重者可导致佝偻病,出现"O"形或"X"形腿、肋骨串珠、手镯、脚镯等临床体征。此外,学龄前儿童缺钙还易患龋齿,影响口腔健康。钙的推荐量来源于国内外对学龄前期儿童的钙平衡试验数据。1997 年美国医学研究所(IOM)的试验结果显示,3 岁儿童钙摄入量达 500~700g/d 时可潴留充足钙(124~194mg/d),4~6 岁儿童钙摄入量达 550~800mg/d 时可达充裕潴留钙。3 岁儿童骨钙潴留量为 100~120mg/d,4~6 岁儿童骨钙平均增长量约 140mg/d。结合钙代谢参数中尿钙(3 岁和 4~6 岁儿童分别为 20~40mg/d、30~60mg/d)、内源性粪钙[3 岁和 4~6 岁儿童均为 1.4mg/(kg·d)]、皮肤流失钙(3 岁和 4~6 岁儿童分别为 20mg/d、30mg/d)和钙吸收率(3~6 岁儿童为 40%),采用要因加算法计算获得学龄前期儿童钙的 EAR 和 RNI。根据钙摄入量与肾结石和心血管疾病发生风险的研究证据,确定学龄前期儿童钙的 UL。《中国居民膳食营养素参考摄入量(2013 版)》推荐:3 岁儿童钙的 EAR 为 500mg/d,RNI 为 600mg/d,UL 为 1500mg/d;4~6 岁儿童钙的 EAR 为 650mg/d,RNI 为 800mg/d,UL 为 2000mg/d(表 4-6-3)。儿童钙的最佳食物来源是奶及奶制品,它不仅钙含量丰富且吸收率高。为保证学龄前期儿童钙的适宜水平,建议每日奶的摄入量在 300~600ml。大豆及其制品、芝麻、小虾皮以及一些深绿色叶菜和菜花等食物含钙也较丰富,也是儿童钙的较好来源。

表 4-6-3　3~6 岁儿童每日膳食矿物质推荐摄入量(RNI)或适宜摄入量(AI)

年龄/岁	钙 RNI/mg	磷 RNI/mg	钾 AI/mg	钠 AI/mg	镁 RNI/mg	铁 RNI/mg	碘 RNI/μg	锌 RNI/mg	硒 RNI/μg	铜 RNI/mg	氟 AI/mg	铬 AI/μg	钼 RNI/μg
3~	600	300	900	700	140	9	90	4	25	0.3	0.6	15	40
4~	800	350	1200	900	160	10	90	5.5	30	0.4	0.7	20	50
5~6	800	350	1200	900	160	10	90	5.5	30	0.4	0.7	20	50

引自:中国营养学会.中国居民膳食营养素参考摄入量(2013 版).北京:科学出版社,2014.

2. 碘　学龄前期儿童体格生长和智力发育均需要甲状腺素的调节,碘是合成甲状腺素的原料。适宜的碘摄入量是维持甲状腺正常功能最重要的条件。学龄前期儿童因生长发育快而对碘的需求较大,是碘缺乏的高危人群之一。碘缺乏会导致学龄前期儿童体格、智力发育障碍。中国学龄前期儿童碘的 EAR 和 RNI 主要依据国外儿童碘平衡试验数据确定:①1974 年 Ingenbleek 和 Malvaux 对 12 名 1.5~2.5 岁患蛋白质-能量营养不良儿童进行为期 4 天的碘平衡实验,平均碘摄入量为 14.4μg/d,为负平衡;营养状况恢复后再进行 4 天的碘平衡实验,其中 7 名儿童平均碘摄入量为 63.5μg/d,达到正平衡;②1969 年 Malvaux 等研究表明 8 岁儿童平均碘需要量为 65μg/d。而碘 UL 则根据中国成人碘 UL 数据及体重比值推算获得。《中国居民膳食营养素参考摄入量(2013 版)》推荐:学龄前儿童碘的 EAR 为 65μg/d,RNI 为 90μg/d,UL 为 200μg/d(表 4-6-3)。富含碘的食物主要是海产品如海带、紫菜、海鱼、虾、贝类。为保证学龄前儿童碘的适宜摄入,建议除必须使用碘强化食盐烹调食物外,还应每周至少进食 1 次海产品。

3. 铁　铁是构成学龄前期儿童血红蛋白、肌红蛋白的组成成分,参与体内氧的运输及组织呼吸过程,维持正常的造血功能,同时参与维持儿童正常智力活动。铁缺乏和缺铁性贫血是学龄前儿童常见的营养问题,其铁缺乏主要原因包括:①生长发育快,铁需求较高;②与成人相比,内源性可利用铁较少,所需铁更依赖于食物铁;③膳食中奶类占比仍较大,而富铁食物较少。缺铁性贫血患儿常表现为皮肤黏膜苍白,以唇、口腔黏膜、指甲床最为明显。铁缺乏不仅影响儿童的生长发育,对儿童免疫力、行为和智力发育也会产生不可逆性的影响。学龄前儿童的铁需要主要包括基本铁丢失量、血红蛋白(Hb)铁蓄积量、非储存性组织铁增加量及存储铁增加量 4 个部分。3 岁儿童的基本铁丢失量、Hb 铁蓄积量、非储存性组织铁的增加量、存储铁的增加量分别为 0.28mg/d、0.19mg/d、0.004mg/d、0.03mg/d,总铁需要量为 0.5mg/d;4~6 岁儿童的基本铁丢失量、Hb 中的铁蓄积量、非储存性组织铁的增加量、存储铁的增加量分别为 0.37mg/d、0.27mg/d、0.005mg/d、0.04mg/d,总铁需要量为 0.69mg/d。我国学龄前儿童铁的推荐量是根据以上 4 个参数及膳食铁吸收率(3 岁、4~6 岁儿童膳食铁吸收率分别为 8%、10%),采用要因加算法计算获得 EAR 和 RNI。3

岁儿童铁UL根据婴幼儿的未观察到有害作用铁摄入剂量(NOAEL=40mg/d)及不确定系数(1.6)推算获得;4~6岁儿童铁UL根据中国成人铁UL数据及体重比值推算获得。《中国居民膳食营养素参考摄入量(2013版)》推荐:3岁儿童铁的EAR为6mg/d,RNI为9mg/d,UL为25mg/d;4~6岁儿童铁的EAR为7mg/d,RNI为10mg/d,UL为30mg/d(表4-6-3)。学龄前儿童膳食中应增加富含铁的食物,铁的最佳食物来源是动物肝脏、动物血和红肉等,其他动物肉类、蛋类也可提供一定量的铁。动物来源铁为血红素铁,吸收利用率也高。植物性食物的铁为非血红素铁,其吸收利用率低,但蔬菜水果中丰富的维生素C可促进铁吸收。

4. 锌 锌对学龄前期儿童的生长发育和机体代谢发挥着重要作用,锌缺乏常出现味觉下降、厌食甚至异食癖、嗜睡、面色苍白、抵抗力低而易患各种感染性疾病,导致生长迟缓。但过量补锌或食用因锌污染的食物和饮料则会引起锌过量或中毒。依据WHO提出的0.83mg/d和FNB/IOM提出的1.30mg/d作为我国3岁和4~6岁儿童锌的生理需要量,采用中国成年男性锌吸收率26%作为学龄前期儿童锌吸收率,分别计算EAR和RNI。学龄前儿童锌UL根据成人数据及参考体重进行推算获得。《中国居民膳食营养素参考摄入量(2013版)》推荐:3岁儿童锌的EAR为3.2mg/d,RNI为4.0mg/d,UL为8mg/d;4~6岁儿童锌的EAR为4.6mg/d,RNI为5.5mg/d,UL为12mg/d(表4-6-3)。学龄前期儿童锌的最佳食物来源是贝壳类海产品,如牡蛎、扇贝等,锌含量和利用率均较高;其次是动物内脏、红肉等;蘑菇、花生、花生酱等也是锌的良好食物来源。

(二)维生素

1. 维生素A 维生素A对维持学龄前期儿童正常的视功能、上皮分化和生长尤其是对其骨骼生长具有重要作用。同时与维持完整上皮结构和功能,增强呼吸道和消化道抗感染能力也有密切关系。维生素A缺乏是儿童常见营养问题。主要表现为:暗适应能力下降、眼干燥症、呼吸道和消化道反复感染、血红蛋白合成障碍导致贫血及骨骼发育不良与生长发育迟缓等。维生素A属于脂溶性维生素,过量摄入能在体内蓄积导致中毒,是安全范围较小的维生素。儿童在常规饮食情况下不会出现维生素A过量,过量和中毒现象往往是由于维生素A制剂补充过量或维生素A及其衍生物(维甲酸)作为某些疾病治疗用药所致。学龄前儿童对过量摄入维生素A比较敏感,可引起肝脾肿大,红、白细胞减少,出现骨骼生长过速、变脆,易于骨折等症状。维生素A过量的毒性仅限于视黄醇,未见胡萝卜素过量引起中毒的报道。目前缺少针对学龄前期儿童维生素A需要量的代谢研究资料,参考中国成人维生素A相关数据,按照代谢体重法推算出学龄前儿童维生素A的EAR和RNI。学龄前期儿童维生素A的UL则采用中国成人数据按体重比值推算获得。《中国居民膳食营养素参考摄入量(2013版)》推荐:3岁儿童维生素A的EAR为220μgRAE/d,RNI为310μgRAE/d,UL为700μgRAE/d;4~6岁儿童维生素A的EAR为260μgRAE/d,RNI为360μgRAE/d,UL为900μgRAE/d(表4-6-4)。富含维生素A的食物主要有动物肝脏、鱼卵、蛋黄和全脂牛奶。建议学龄前期儿童每周摄入1次富含维生素A的动物肝脏,每天摄入一定量的蛋黄、牛奶,或在医生指导下补充维生素A制剂,获得可直接利用的视黄醇,也可通过每日摄入一定量的深绿色或黄红色蔬菜以补充类胡萝卜素。

表4-6-4 3~6岁儿童每日膳食维生素推荐摄入量(RNI)或适宜摄入量(AI)

年龄/岁	维生素A RNI/μgRAE	维生素D RNI/μg	维生素E AI/mgα-TE	维生素B_1 RNI/mg	维生素B_2 RNI/mg	维生素B_6 RNI/mg	维生素B_{12} RNI/μg
3~	310	10	6	0.6	0.6	0.6	1.0
4~	360	10	7	0.8	0.7	0.7	1.2
5~6	360	10	7	0.8	0.7	0.7	1.2

年龄/岁	维生素C RNI/mg	泛酸 AI/mg	叶酸 RNI/μgDFE	烟酸 RNI/mgNE	胆碱 AI/mg	生物素 AI/μg
3~	40	2.1	160	6	200	17
4~	50	2.5	190	8	250	20
5~6	50	2.5	190	8	250	20

引自:中国营养学会.中国居民膳食营养素参考摄入量(2013版).北京:科学出版社,2014.

2. 维生素D 维生素D主要参与学龄前期儿童的细胞代谢分化和骨骼生长、促进钙吸收。儿童维生素D缺乏会导致肠道钙、磷吸收减少,肾小管对钙和磷的重吸收作用降低,影响骨钙化,造成骨骼和牙齿的矿化异常。学龄前期儿童血清25-(OH)D水平与膳食维生素D摄入遵循成人对数线性关系,因此其维生素D的EAR和RNI应与成人相同。学龄前期儿童维生素D的UL参照中国成人和婴儿数据按体重比值进行推算。《中国居民膳食营养素参考摄入量(2013版)》推荐:3~6儿童维生素D的EAR为8μg/d,RNI为10μg/d,3岁儿童维生素D的UL为20μg/d,4~6岁儿童维生素D的UL为30μg/d(表4-6-4)。维生素D主要来源于人体内源性合成,维生素D是唯一能在人体皮下合成的维生素。天然食物中普遍缺乏维生素D,仅存在于少数食物中如含脂肪较高的海鱼、奶类和蛋类等,但食物中的维生素D无生物活性,需经过肝脏和肾脏两次羟化作用后才能活化。由于人体合成维生素D受到地域、季节、日照、大气污染、皮肤暴露程度等多种因素的影响,因此应鼓励学龄前期儿童每周进行2~3次且每次1~2小时户外活动来预防维生素D的缺乏。在冬季或纬度>35°、日照不足地区,学龄前期儿童可通过食用维生素D强化食物或直接补充维生素D制剂来预防维生素D缺乏。

3. B族维生素

（1）维生素B_1：维生素B_1主要参与学龄前期儿童的能量代谢和重要物质的合成代谢。严重的维生素B_1缺乏会引起儿童多发性神经炎，亚临床缺乏会影响儿童的食欲和消化功能。目前尚缺乏中国学龄前期儿童维生素B_1需要量的研究资料，需根据中国成人维生素B_1需要量（0.46mg/1000kcal），按学龄前期儿童能量需要量水平推算其维生素B_1的EAR和RNI。《中国居民膳食营养素参考摄入量（2013版）》推荐：3岁儿童维生素B_1的EAR为0.5mg/d，RNI为0.6mg/d；4～6岁儿童维生素B_1的EAR为0.6mg/d，RNI为0.8mg/d（表4-6-4）。学龄前期儿童可通过足量摄取富含维生素B_1的食物如谷类、豆类及干果类等来满足维生素B_1的需要。

（2）维生素B_2：学龄前期儿童体内的能量生成和氧化还原反应依赖于充足的维生素B_2，维生素B_2缺乏常与全身营养不良及其他维生素缺乏同时发生。维生素B_2缺乏的临床表现有唇干裂、口角炎、舌炎、口腔黏膜水肿充血、鼻及脸部脂溢性皮炎等。缺铁性贫血的儿童常伴有维生素B_2缺乏。一般情况下维生素B_2不会引起过量中毒。中国学龄前期儿童维生素B_2的推荐量是根据中国成人维生素B_2的EAR（0.45mg/1000kcal）及学龄前期儿童的能量需要量水平推算获得。因此，《中国居民膳食营养素参考摄入量（2013版）》推荐：3岁儿童维生素B_2的EAR为0.5mg/d，RNI为0.6mg/d；4～6岁儿童维生素B_2的EAR为0.6mg/d，RNI为0.7mg/d（表4-6-4）。学龄前期儿童主要通过摄取富含维生素B_2的食物如奶类、蛋类、肉类及动物内脏来满足维生素B_2的需要。

4. 维生素C 维生素C主要参与学龄前期儿童体内氧化还原反应，儿童维生素C缺乏主要引起坏血病，典型症状为出血。维生素C缺乏早期，患儿多有全身乏力、食欲减退。尽管维生素C的毒性很小，但过量服用仍可产生不良反应。中国学龄前期儿童维生素C的推荐量是根据中国成人维生素C的EAR，参照学龄前期儿童的体重代表值与生长需要，按代谢体重法推算学龄前期儿童维生素C的EAR和RNI。学龄前期儿童维生素C的UL则采用成人数据按体重比值推算获得。《中国居民膳食营养素参考摄入量（2013版）》推荐：3岁儿童维生素C的EAR为35mg/d，RNI为40mg/d，UL为400mg/d；4～6岁儿童维生素C的EAR为40mg/d，RNI为50mg/d，UL为600mg/d（表4-6-4）。维生素C主要来源于新鲜的蔬菜和水果，尤其是鲜枣类、柑橘类水果和深色蔬菜，如柿子椒、油菜、韭菜、白菜、菜花等。学龄前期儿童可通过摄取适量的新鲜蔬菜和水果以获得充足的维生素C。

四、学龄前期儿童平衡膳食实践

学龄前期儿童的平衡膳食是满足其能量及营养素需要的基本保证，将平衡膳食原则应用于食物选择、食物搭配、膳食安排和食物烹调之中，是保证学龄前期儿童获得全面营养和健康生长的关键，对散居儿童和托幼机构的集体儿童均有重要意义。

学龄前期儿童的食物种类和膳食结构已开始接近成人，但与成人相比，其对各种营养素的需要量相对较高，消化系统尚未完全成熟，咀嚼能力仍较差，因此其食物的烹调加工应与成人有一定的差异。针对学龄前期儿童的营养需求和可能出现的营养问题，基于目前已有的科学证据，中国营养学会《中国居民膳食指南（2016）》提出，学龄前期儿童的平衡膳食原则是在一般人群的膳食原则基础上增加以下5条：①规律就餐，自主进食不挑食，培养良好饮食习惯；②每天饮奶，足量饮水，正确选择零食；③食物烹调合理，易于消化，少调料、少油炸；④参与食物选择与制作，增进对食物的认知与喜爱；⑤经常户外活动，保障健康生长。

（一）规律就餐，自主进食不挑食，培养良好饮食习惯

学龄前期儿童的合理营养应由多种食物构成的平衡膳食来提供，规律就餐是其获得全面、足量的食物摄入和良好消化吸收的保障。因此要注意引导儿童自主、有规律地进餐，保证每天不少于三次正餐和两次加餐，不随意改变进餐时间、环境和进食量；纠正挑食、偏食等不良饮食行为；培养儿童摄入多样化食物的良好饮食习惯。

（二）每天饮奶，足量饮水，正确选择零食

学龄前期儿童摄入充足的钙对增加骨量积累、促进骨骼生长发育，预防成年后骨质疏松有重要意义。目前，我国儿童钙摄入量普遍偏低，对于快速生长发育的儿童，应鼓励多饮奶，建议每天饮奶300～400ml。儿童新陈代谢旺盛，活动量大，水分需要量相对较多，建议学龄前期儿童每天水的总摄入量为1300～1600ml，除奶类和其他食物中摄入的水外，建议学龄前期儿童每天饮水600～800ml，以白开水为主，少量多次饮用。零食应尽可能与加餐结合，以不影响正餐为前提，多选用营养素密度高的食物如乳制品、水果、蛋类及坚果类食物。

（三）食物烹调合理，易于消化，少调料、少油炸

从小培养儿童清淡口味，有助于形成终生的健康饮食习惯。在烹调方式上，宜采用蒸、煮、炖、煨等烹调方式，尽量少用油炸、烤、煎等方式。在为学龄前期儿童烹调加工食物时，应尽可能保持食物的原汁原味，让孩子首先品尝和接纳各种食物的自然味道，口味以清淡为好，不应过咸、油腻和辛辣，尽可能少用或不用味精或鸡精、色素、糖精等调味品。

（四）参与食物选择与制作，增进对食物的认知与喜爱

鼓励儿童体验和认识各种食物的天然味道和质地，了解食物特性，增进对食物的喜爱。在保证安全的前提下，鼓励儿童参与家庭食物的选择和制作，帮助学龄前期儿童了解食物的基本常识和对健康的重要意义，增加对食物的认知，对食物产生心理认同和喜爱，减少对某些食物的偏见，从而学会尊重和爱惜食物。

（五）经常户外活动，保障健康生长

鼓励学龄前期儿童经常参加户外游戏与活动，锻炼培养其体能、智能，维持能量平衡，促进皮肤中维生素D的合成和钙的吸收利用。此外，增加户外活动时间，可有效减少儿童近视眼的发生。学龄前期儿童生长发育速度较快，身高、体重可反映儿童膳食营养摄入状况，家长可通过定期监

测儿童的身高、体重，及时调整其膳食和身体活动，以保证其正常的健康生长。

第三节 学龄前期儿童饮食行为与健康

学龄前期是儿童饮食行为建立和发展的重要时期，其健康饮食行为的形成不仅关系到儿童近期的营养健康和生长发育状况，更与其远期健康状况和慢性病发生风险密切相关。重视学龄前期儿童饮食行为的培养，避免和矫正不良饮食习惯，将为其一生营养和健康打下坚实的基础。

一、健康饮食行为的培养

饮食行为的培养始于胎儿期，在婴儿期母乳喂养、辅食添加过程中得到发展。经过婴幼儿期膳食模式的过渡和改变，学龄前期儿童摄入的食物种类和膳食结构基本接近成人，语言表达和活动能力均有较大进步，独立性和好奇心增强，但注意力易分散，此阶段是良好饮食习惯形成和不良饮食行为纠正的关键时期。学龄前期儿童良好饮食习惯的培养有赖于父母及幼儿园老师等成年人的教育和引导。学龄前期儿童形成的良好饮食行为将使其受益终生。

（一）建立良好的进餐环境和规则

1. 尽量保证就餐环境清洁、安静；

2. 让儿童一起参加饭前准备工作，使儿童产生进食兴趣；

3. 进餐时不玩玩具、不看电子设备或做游戏；

4. 让儿童与家庭成员或其他儿童一起进餐，固定座位且自己使用筷、匙进食，养成自主进餐的习惯；

5. 吃饭时细嚼慢咽，时间充裕但不拖延，每餐不超过30分钟。

（二）正确加工和烹调食物

1. 专门制作和烹调，经常改变食物的制作方式，更换食物的品种，并注意食物的色彩搭配和造型，以增加儿童对食物的兴趣；

2. 烹调宜采用蒸、煮、炖、煨等方式，尽量少用油炸、烤、煎等方式；

3. 特别注意完全去除食物的皮、骨、刺、核等，大豆、花生等坚果类食物应注意进食安全，可先磨碎后进食；

4. 烹调加工时应尽可能保持食物的原汁原味，让儿童首先品尝和接纳各种食物的自然味道，可选天然、新鲜香料（如葱、蒜、洋葱、柠檬、醋、香草等）和新鲜果汁（如番茄汁、南瓜汁、菠菜汁等）进行调味。

（三）家长以身作则、正确引导

1. 进餐时父母及其他成人正面引导儿童对食物的兴趣，避免在儿童面前挑食、偏食；

2. 进餐时不要责骂儿童，避免儿童因责骂而产生心理逆反；

3. 如果儿童暂时不吃某些食物，不必过分强求，可尝试改变食物的制作方法，隔一段时间再行尝试，新食物的尝试次数可达10~15次；

4. 避免在儿童拒食后以零食喂养儿童；

5. 允许儿童进餐过程的脏乱，以维持和培养儿童对食物的兴趣。

（四）食育

食育（food education）即对幼儿的良好饮食习惯的培养教育。即从幼儿期起，给予儿童食物、食品相关知识的教育，并将这种饮食教育，延伸到身体力行中去，从而使健康的饮食习惯延续终生。

1. 幼儿园老师或家长从杂志上剪下食物图片做成拼图或悬挂装饰品，形成营养教育的环境；

2. 用胶泥或卡纸制作各种食物，鼓励儿童认识各种食物的质地，了解食物特征，增进儿童对食物的喜爱；

3. 家长或幼儿园老师可带儿童去市场选购食物，辨识应季蔬果，鼓励儿童自主选购；

4. 鼓励儿童参与家庭食物的选择和制作过程，参与一些力所能及的加工活动，如择菜等，以吸引儿童对各种食物的兴趣，享受烹饪食物过程中的乐趣和成就；

5. 节假日带儿童去农田认识农作物，实践简单的农业生产过程，参与植物的种植，观察植物的生长过程，介绍蔬菜的生长方式、营养成分及对身体的好处，指导儿童亲自动手采摘蔬菜，激发儿童对食物的兴趣，享受劳动成果。

通过上述活动，将食物种类、食物来源、食物营养、食物季节、食物选择等知识传授给学龄前儿童，为健康的食物选择打下基础。

二、不良饮食行为对健康的影响及纠正

学龄前期是儿童良好饮食习惯培养的关键阶段，也是不良饮食行为形成和干预的重要时期。研究显示，西方发达国家儿童饮食行为问题发生率为30%~45%，我国儿童饮食行为问题的发生率为39.7%~65.1%。学龄前期儿童的不良饮食行为问题将对其近期健康成长和远期慢性病发展产生重要影响，值得关注。及时采取有效干预措施，纠正常见的不良饮食习惯和行为十分必要。

（一）挑食和偏食

挑食和偏食是学龄前期儿童常见的不良饮食行为。由于其自主性的萌发，对食物可能表现出不同的喜好，容易出现一时性的偏食和挑食，此时需要家长或看护人适时、正确地加以引导和纠正，以免形成挑食、偏食的不良习惯。

1. 挑食和偏食对健康的影响　挑食、偏食的不良饮食习惯首先影响儿童的营养摄入，造成营养不均衡。学龄前期儿童的生长发育需要通过多样化的食物组成平衡膳食，来满足儿童的全面、充足的营养需要，达到促进健康成长的目的。儿童膳食必须由谷类、肉类、奶类、豆类、蔬菜水果类等多种多样的食物共同组成，每一类食物所能提供的优势营养物质不同。例如蔬菜是维生素、矿物质及膳食纤维的主要来源，蔬菜摄入不足可能影响机体代谢和引起便秘；奶类是钙的最佳食物来源，儿童膳食中缺少奶类，导致钙摄入不足，从而影响儿童骨骼和牙齿的发育。因挑食而引起的营养素缺乏，可能使儿童生长发育受到影响。而偏食，即过多吃某一类或几类食物，可能因高脂肪、高能量和高钠摄入而引起超重肥胖和增加患高血压等慢性病的风险。此外，有研究显示挑食和偏食除了影响儿童生理功能外，对儿童

的心理和行为发展也会产生影响。无论是挑食还是偏食，都是一种较绝对的行为，都会在儿童心理和行为上产生反应。

2. 挑食和偏食的纠正　在引导和纠正儿童挑食和偏食的不良饮食习惯时，家长和老师要对儿童循循善诱，要有信心和耐心，不可操之过急。具体措施如下：

（1）增加健康食物：学龄前期儿童的膳食由家庭和幼儿园制备，为儿童准备健康的食物有利于培养儿童健康的饮食行为。经常给儿童提供健康食物，反复强化和培养儿童对健康食物的认识和兴趣；尽可能少提供不健康的食物，以尽量淡化其影响。

（2）改善烹调方法：对于儿童不喜欢吃的食物，可通过变更烹调方法或盛放容器加以改善。如儿童不喜欢吃肉，多是因为瘦肉难咀嚼，可将肉加工成肉糜，制成肉饼、肉包、饺子等食物；儿童不喜欢吃蔬菜，往往是因为蔬菜含较多纤维，咀嚼和吞咽困难，可将蔬菜切碎，或与瘦肉一起加工成肉馅做饺子、包子等。

（3）鼓励尝试新食物：儿童对新食物的最初反应可能是拒绝，此时应鼓励进食，不可强迫。建议小份量重复呈现，鼓励尝试。学龄前期儿童对新食物的尝试可能是多次才会成功，在尝试过程中对儿童的微小进步都应给予表扬。

（4）相信儿童自我调节：研究显示，儿童在各餐之间的食物摄入量误差可以达到约 40%，但在每天之间的食物摄入量误差小于 10%，儿童能够调节 24 小时内的食物摄入量。因此，如果儿童有一餐不吃，家长或看护人不必担心，不能强迫儿童进食。

（5）开展营养教育：学龄前期儿童已有独立意识和思维，可通过儿童能够接受的方式进行“食育”活动，学会识别健康食物和不健康食物，讲解挑食和偏食对健康的危害，让儿童逐渐建立起合理营养和健康膳食的理念。利用学龄前期儿童好模仿的特点，家长和老师与儿童一起进食，通过以身作则、言传身教，树立良好的饮食行为的榜样作用。

（6）增加儿童运动：通过增加儿童身体活动量，建议选择适合学龄前期儿童特点和喜爱的各种运动或游戏项目，促使儿童肌肉锻炼，增加能量消耗，增进食欲，增加进食量。

（二）不良零食行为

1. 不良零食行为对健康的影响　零食（snacks）是指非正餐时间食用的各种少量的食物和饮料（不包括水）。不良零食行为主要包括不健康的零食选择、过量摄入零食、不合理的零食时间、不注意零食食用卫生以及不安全的零食行为等。近年来，我国儿童的膳食营养状况有了较大改善，但零食消费过多和不合理现象也成为广泛关注的健康相关问题。2011 年我国儿童青少年零食消费率高达 65%~76%，在 4~10 岁儿童中，零食所提供的能量超过每日总能量的 10%。学龄前儿童正处于快速生长发育阶段，也是养成良好饮食习惯的关键时期，合理的零食消费可以作为学龄前儿童三餐正餐的有益补充，但过多或不合理零食消费行为可能导致儿童营养不良、增加超重肥胖，从而影响儿童正常的生长发育和远期健康。

随着学龄前儿童年龄的增长和独立意识的增强，过量食用含糖饮料、膨化食品、冰激凌、糖果、果蔬干、油炸食品、蜜饯等不健康零食现象越来越普遍，可能给儿童健康带来诸多不利影响。如果儿童仅从口味和喜好选择零食，偏好高糖、高盐、高脂肪等不健康零食，将导致能量摄入过多，引起儿童超重肥胖的发生。不定时、无规律地吃零食可能影响儿童正餐食欲或增加胃肠负担甚至导致消化功能的紊乱，长期如此会引起食物消化障碍和营养素吸收不良，从而影响儿童的生长发育。如果不注意零食食用卫生，将增加儿童口腔健康问题如龋齿，增加胃肠道疾病的患病风险。如果经常睡前过量进食零食，会引起消化道血液循环和消化道运动增加，从而影响儿童的睡眠。此外，如果儿童边玩耍边吃零食或在儿童哭闹时给予零食还可能导致误吸的危险。因此，从小培养学龄前儿童良好的零食习惯和树立正确的营养理念和健康意识，减少或纠正不良零食行为，将有利于学龄前期儿童实现合理营养，促进其健康成长，终身受益。

2. 不良零食行为的干预　三顿丰富的正餐与两次适量的加餐是学龄前儿童获得全面营养的保障。如果需要添加零食，应该少量，且要选择健康零食。合理零食消费原则应包括：①吃好正餐，适量加餐，少量零食；②零食优选水果、奶类和坚果；③少吃高盐、高糖、高脂肪零食；④不喝或少喝含糖饮料；⑤零食应新鲜、多样、易消化、营养卫生；⑥安静进食零食，谨防呛堵；⑦保持口腔清洁，睡前不吃零食。对于学龄前儿童的不良零食行为应及时纠正，具体措施如下：

（1）合理选择零食种类：不同零食的营养价值有所不同，油炸类、薯类、糖果类及膨化食品等都是高能量、低营养素的食物，应尽量少吃。新鲜的水果蔬菜以及奶类富含维生素、矿物质、膳食纤维等，对儿童的健康成长有益，应鼓励多吃。谷类、肉蛋类及海产品和坚果类零食可在一定情况下适时适量食用。含糖饮料含有较多的能量，经常饮用容易引起儿童超重肥胖，并导致龋齿，应引导学龄前儿童少喝含糖饮料，多选择白开水。

（2）正确选择进食时间：在选择零食时，不仅要注意营养均衡和合理食物搭配，还要注意进食零食的时间宜安排在两次正餐之间，不要离正餐太近。零食量不宜多，不应影响正餐的食量。睡前 30 分钟不要吃零食。吃零食前要洗手，吃完零食要漱口。

（3）认知食品营养标签：家长应正确认识食品营养标签的内容，熟悉营养成分表，学会辨识健康的零食和不健康的零食，引导儿童正确选择零食，并了解食品生产日期和保质期。

3. 关注零食进食安全　选择零食时要特别注意零食的性状、零食的大小、质地和形状等应符合学龄前儿童的生理特点，食用时要注意进食安全，防止由于食物呛入呼吸道而引发的危险。如吃花生米、瓜子和核桃等零食，应在家长的看护和指导下进食，切忌边玩耍边吃零食，或在儿童哭闹时进食零食。

（三）久坐和视屏行为

久坐行为是指一系列以坐姿或卧姿为主要动作形式且能量消耗很低的个体行为（睡眠除外）。视屏行为是指处于坐位与卧位的情况下使用电子媒体设备进行娱乐的行为。

1. 久坐和视屏行为对健康的影响　随着电子科技的日益发展和电子产品的不断普及，学龄前儿童使用电子设备（如电视、平板电脑、手机等）的机会明显增多，视屏时间不断增加，对儿童健康造成较大危害。研究显示，久坐和视屏行为与学龄前儿童不健康饮食密切相关，看电视时间增加与零食（甜食和高能量饮料）摄入量增加和蔬菜水果摄入量减少有关，且导致体力活动时间减少，从而增加超重肥胖的发生风险。此外，过长的视屏时间和不适宜的视屏内容可能对儿童的身心健康带来负面影响，如视力下降、睡眠障碍或睡眠时间减少、焦虑、抑郁、网络成瘾、体力活动下降、语言发育障碍等。

2. 久坐和视屏行为的纠正

（1）规范视屏行为：制定视屏观看规则，规范儿童视屏行为及视屏内容。儿童家长首先应以身作则，减少自身视屏时间。对儿童的视屏时间加以限制，建议学龄前儿童每天看电视、玩平板电脑、手机等累计视屏时间不超过 2 小时，最好不超过 1 小时。

（2）增加身体活动：应鼓励学龄前儿童经常参加户外游戏与活动，每天至少 60 分钟体育活动，全天各种类型的身体活动时间应累计达到 180 分钟以上，其中每天中等及以上强度的身体活动累计不少于 60 分钟。同时强调，儿童每天应进行至少 120 分钟的户外活动，雾霾、高温、高寒等天气可酌情减少，但不应减少运动总量。学龄前儿童身体活动形式与成人有所区别，主要包括日常活动、游戏玩耍以及体育运动等。运动类型应该是多样的，以保证儿童运动的多样性，满足运动能力发展的需求。具体运动推荐详见表 4-6-5。

表 4-6-5　学龄前期儿童运动类型推荐表

运动分类	运动项目
日常活动	1. 日常生活技能（拿筷子、系鞋带、穿衣服等） 2. 家务劳动（洗小件衣物、擦桌子、扫地、整理玩具和自己的物品等） 3. 积极的交通方式（步行、上下楼梯、骑车等）
游戏玩耍	1. 以发展基本动作技能为目标的游戏 （1）移动类游戏：小动物爬行（熊爬、猩猩爬、鳄鱼爬等）、爬绳（杆）、障碍跑、跳房子、跳绳、骑脚踏车、单脚滑板车等 （2）姿势控制类游戏：金鸡独立、过独木桥、前滚翻、侧手翻等 （3）物体控制类游戏：推小车、滚轮胎、扔沙包、放风筝、踢毽子等 （4）手部精细控制类游戏：串珠子、捏橡皮泥、折纸、搭积木等 2. 以发展重要身体素质为目标的游戏 （1）灵敏：老鹰捉小鸡、抓人游戏、丢手绢等 （2）平衡：过独木桥、金鸡独立、秋千、蹦床上跳跃等 （3）协调：攀爬（攀岩墙、攀爬架和梯子等）、小动物爬行等
体育运动	游泳、体操、足球、篮球、跆拳道、武术、乒乓球、棒球、滑冰、滑雪等 （在参与体育运动项目时，注意遵循学龄前儿童运动指导原则，避免专业化训练）

引自：《学龄前儿童（3~6 岁）运动指南》（专家共识版）2018.

三、常见营养相关健康问题

（一）学龄前期儿童肥胖

近 30 年来，无论是发达国家，还是发展中国家，儿童超重肥胖率均呈现增长趋势，与成人肥胖一样已成为一个日趋严重的公共卫生问题。2013 年我国 0~5 岁儿童超重率和肥胖率分别为 8.4% 和 3.1%，分别是 2002 年的 2.47 倍和 1.55 倍。此外 2013 年我国城市和农村 0~5 岁儿童超重率相同，城市和农村 0~5 岁儿童肥胖率分别为 3.3% 和 2.9%。这表明不仅城市地区儿童超重和肥胖问题日益突出，农村地区儿童超重和肥胖问题也逐渐显现。如果不采取有效的干预措施，预计到 2030 年我国 0~7 岁儿童肥胖率将达到 6.0%，肥胖儿童数将增至 664 万人。

学龄前期儿童肥胖的发生发展是遗传、环境和饮食行为等因素共同作用的结果，肥胖的流行受遗传、环境和社会文化等多种因素影响。学龄前期儿童肥胖的预防建议包括三方面：①养成良好的饮食习惯，不偏食糖类以及高脂、高能量食物；②养成每天进行体育锻炼，参加各种体力活动、劳动的习惯；③减少久坐行为，其中每天看电视、用电脑的累计视屏时间不超过 1 小时，且越少越好，任何久坐行为每次持续时间均应限制在 1 小时以内。

（二）学龄前期儿童龋齿

2017 年第四次全国口腔健康流行病学调查结果显示，5 岁儿童乳牙龋齿患病率为 70.9%，比 10 年前上升 5.8%。3~6 岁是儿童乳牙患龋高峰期，龋齿长期未得到治疗可导致儿童偏侧咀嚼，双侧面部发育不对称，还可影响恒牙的正常发育和萌出。研究显示，学龄前期儿童龋齿形成的原因主要包括：①细菌因素：口腔中残留的细菌如链球菌与唾液中的黏蛋白和食物残屑混合在一起，形成牙菌斑，菌斑中的大量细菌产酸，破坏牙齿结构，形成龋齿；②饮食因素：食物中的碳水化合物，尤其是甜食、酸奶等容易滞留在牙的表面、窝沟和牙缝隙，为细菌繁殖、产酸提供物质基础；③牙齿因素：牙齿的形态、结构和位置与龋齿发病有明显的关系，从父母家族遗传的不良牙齿和口腔条件也容易发生龋齿。

学龄前期儿童龋齿的预防措施包括：①保持口腔卫生，教学龄前儿童使用“画圈法”刷牙。家长使用含氟牙膏每天帮孩子刷牙直到其上小学，通过早晚刷牙，减少牙菌斑。②学龄前期儿童牙弓开始发生变化，出现生理性间隙，易造成食物嵌塞，引发邻面龋，家长和孩子应学会使用牙线。

③减少含糖食物的摄入,尤其是黏性可咀嚼的糖,此类糖易残留在牙齿之间,被细菌发酵。④甜食的摄入时间应在用餐期间,而不是在两餐之间。⑤定期进行口腔检查,提倡学龄前期儿童每6个月接受1次口腔检查。可对3~4岁有深窝沟龋或患龋倾向的乳磨牙进行窝沟封闭。

(三) 学龄前期儿童便秘

学龄前期儿童发生便秘的常见原因包括:①不良饮食习惯,喜食肉类,完全不吃或偶尔吃蔬菜、水果,饮食过于精细。②排便无规律,缺乏按时排便习惯的训练,未形成排便条件反射。③对排便信号不适应,或因排便疼痛而害怕,对厕所和便器恐惧等心理因素。④先天性肠蠕动缓慢或有便秘家族史。

学龄前期儿童便秘的预防处理方法:①在儿童能理解排便训练意义并能配合时开始进行排便习惯训练。②使用轻泻剂,如乳果糖,目的是作为建立正常排便习惯的起点。但长期使用可能使儿童肠蠕动缓慢更为恶化,导致儿童对泻剂产生依赖,因此不能长期使用。③建立合理的饮食结构,足量饮水,增加富含膳食纤维食物的摄入,如谷类、薯类、蔬菜、水果等。④增加运动量,保持愉快精神状态。

第四节　托幼机构儿童膳食营养管理与实践

托幼机构儿童膳食营养质量直接关系到集体儿童的正常生长发育水平,并最终影响人口健康素质。因此,世界各国都非常重视集体儿童的膳食营养实践及管理,美国、英国及日本等多个国家都相继通过学校及托幼机构用餐立法、制定学生及儿童营养餐标准、监管膳食营养餐标准执行及食品安全流程,为集体儿童提供营养均衡、安全卫生、低价或免费的营养餐计划。我国约有83%的托幼机构提供集体儿童膳食,覆盖3000余万名学龄前儿童,各级各类托幼机构的膳食营养管理和实践,对保障我国学龄前儿童的健康和发展发挥了重要作用。

一、托幼机构膳食管理基本策略

(一) 法律保障

美国的《学校午餐法》从国家到学校实行分层管理。国家层面,农业部负责学校午餐的财政投入,并制定和修改全国的学校营养膳食计划。农业部与各州之间,设立7个区域性食物服务办公室,对所辖区域内各州的学校早餐计划(school breakfast program)以及全国学校午餐计划(national school lunch program)的管理提供技术支持。各州的午餐管理由教育部门负责,不仅要管理午餐计划的财政,还要为当地学校提供技术支持并监督他们的管理行为,预防食品安全等问题。学区内,由学校委员会负责午餐计划,食品部门监督学校提供的食物以及食谱的内容;部分学区设有餐饮中心,负责为一些学校派送午餐,而一些学校则有专门的食堂。学校午餐不仅要求味道可口,更是要求严格按照膳食指南制定食谱,做好平衡膳食。

日本于1954年颁布了《学校配餐法》,其后又颁布了《日本学校配餐法》,充分保证学校幼儿园膳食制度的安全完善。法律规定幼儿园膳食主要由两方负责,专业的营养师设计,专业的集中供餐中心制作、配送。学生人数在600人以上须配备专职营养师,负责营养知识和卫生知识教育,同时负责制定食谱。供餐中心根据营养师的食谱制作、配餐、运送,也可以派遣工作人员到幼儿园内烹制。供餐中心负责周边保育园、幼儿园和学校的餐饮供应,力求从人员配置、物流等方面达到最经济的效果。2005年日本出台了《食育基本法》,重点在于保障学龄前儿童的膳食健康安全。《食育基本法》规定,"食育"(即饮食教育)需要作为一项基础教育活动进行,并且将通过法律强制监督,从而保证幼儿养成良好饮食习惯,身体健康指数达标。

我国迄今尚无直接针对学生用餐的相关立法,但依据《中华人民共和国食品安全法》,教育部与原卫生部先后下发了《学校食堂与学生集体用餐卫生管理规定》《学校卫生工作条例》《托儿所幼儿园卫生保健管理办法》和《托儿所幼儿园卫生保健工作规范》。这些管理办法及规范对学校和托幼机构中集体用餐进行了全面要求,从膳食营养和食品安全两个角度保障学校和托幼机构学生儿童的健康和发展。膳食营养方面,要求提供集体膳食的托幼机构需定期制定食谱、进行膳食营养计算;按照每50~80名儿童的数量配备食品从业人员;并按照《食品经营许可管理办法》,对学校和托幼机构食堂进行供餐前和定期监管,确保食品安全。

(二) 合理营养

美国居民膳食指南(Dietary Guidelines for Americans, 2015—2020)和膳食营养素参考摄入量(dietary reference intakes, DRI)是联邦食品相关项目推荐量的基础,包括儿童和成人保健食物项目、全国学校午餐项目、学校早餐项目等。美国联邦政府的"我的餐盘"膳食指南系统包括了给学龄前儿童的健康营养信息。日本的膳食平衡指南是由日本文部科学,厚生劳动,农林水产三省于2000年合作策划制定的《健康饮食生活指针》。其后,日本在2010年出台了《日本人的膳食摄取标准(2010)》,作为具体指标补充。

我国卫生部2012年出台的《托儿所幼儿园卫生保健工作规范》中要求,托幼机构应当根据儿童生理需求,以《中国居民膳食指南》为指导,参考《中国居民膳食营养素参考摄入量(DRIs)》制定儿童膳食计划。根据膳食计划制定带量食谱,1~2周更换一次。至少每季度进行一次膳食调查和营养评估。全日制托幼机构,儿童膳食能量和蛋白质平均摄入量应达到DRIs的80%以上;寄宿制托幼机构应达到DRIs的90%以上。维生素A、维生素B_1、维生素B_2、维生素C及矿物质钙、铁、锌等应达到DRIs的80%以上。脂肪供能比应占20%~30%,碳水化合物供能比应占50%~65%。优质蛋白质应达到蛋白质总量的50%以上。不提供正餐的托幼机构,每日至少提供1次点心。

二、托幼机构膳食管理保障措施

(一) 膳食管理工作要求

1. 托幼机构食堂应当取得《食品生产许可证》,并认真落实各项食品安全要求。

2. 托幼机构食堂应当建立健全各项食品安全管理制

度，定期检查各项食品安全管理制度的落实情况。

3. 托幼机构应当配备食品安全监管人员，并制订岗位工作职责。从业人员上岗前应当参加食品安全法律法规和儿童营养等专业知识培训。

4. 儿童膳食应有专人负责，建立膳食委员会，定期召开会议，进行民主管理，研究解决存在的问题。

5. 工作人员和儿童膳食要严格分开，儿童的膳食费专款专用计划开支，每月结算并公布账目，每学期膳食费收支盈亏不超过2%。

6. 儿童食品由专人按实际需要采购，专人验收保管，建立食品出入库账目，每月底清算库存。食品储藏室符合食品安全监督管理部门的要求。

7. 各班每天统计来园儿童人数报告食堂，以便按人数按量准备饭、菜及点心，避免浪费。开饭时间应合理，按时开饭，正餐间隔时间4~5小时为宜。

（二）制订各岗位人员的工作职责

托幼机构应建立儿童食堂管理人员、厨师、面点师、辅助工等各岗位人员职责。确保食谱符合平衡膳食要求，并做好食品安全采购、储存和有效管理。严格执行食品加工规范要求，做好食品留样工作，做好食具用具的清洁消毒及食堂的卫生工作。开展膳食调查，了解儿童饮食情况及家长对膳食情况的反映等。

（三）建立健全各项规章制度

膳食管理的规章制度主要包括：膳食营养管理制度、食品安全相关管理制度、从业人员健康管理制度、食品安全事故应急处置制度等。应定期检查各项食品安全管理制度的落实情况。

1. 膳食营养管理制度　定期制定食谱及进行膳食调查、分析膳食调查的结果等。

2. 采购查验和索证索票制度　查验、索取并留存供货者的相关许可证和产品合格证明等文件、资质证明、供货清单、采购清单，建立食品进货查验记录。

3. 食品安全事故应急处置制度　发生食品安全事故，应当立即封存可能导致食品安全事故的食品及其原料、工具及用具、设备设施并封锁现场，在2小时之内向所在地县级人民政府卫生部门和食品药品监督管理部门报告。配合相关部门调查处理，按照要求提供相关资料和样品。

（四）食品安全监管

1. 食品采购　儿童食品应当在具有“食品生产许可证”的单位采购。食品进货前必须采购查验及索证索票，托幼机构应建立食品采购和验收记录。食品的选购应以新鲜、优质、卫生为原则。

2. 食品验收　采购来的所有食品应经过专人严格验收，验收内容除索证索票外还应核对数量和检验质量。肉类应每次查看当天的检疫证明；豆制品应查看当天送样单；蔬菜经过农药测试才可以接收。凡粮、油、调味品、红枣、赤豆等必须在保质期内。

3. 食品储存　所有食品在摆放处应有标识。食品尽量按需购买少储存，需要储存的食品应放置在符合要求的食品储藏室或冰箱里，做到生熟食品分开放置，防止交叉污染。肉类、鱼类食品应分别放在保鲜袋内储存在冰箱冷冻柜；蔬菜和水果宜当天选购，不宜多储存；罐装、袋装等包装食品应在保质期内食用；粮食类食品可少量储存，放置在通风、固定的盛器内；干豆、干果和坚果类食品应经常翻动谨防霉变；油和酱油等调味品保持原包装，不要放塑料容器内。

三、托幼机构膳食实践

（一）膳食构成

学龄前儿童已完成从奶类食物为主到谷类食物为主的过渡。食物种类与成人食物种类逐渐接近，无论集体还是散居儿童，均应按《中国居民膳食指南(2016)》中学龄前儿童要求，从谷薯类、动物性食物、大豆及坚果、蔬菜及水果类进行膳食搭配，并合理使用烹调油、烹调盐、添加糖，配合托幼机构内点心安排选择合适的零食。

（二）膳食安排

为适应学龄前儿童消化能力，宜采用三餐两点制为儿童提供食物。两正餐之间应间隔4~5小时，加餐与正餐之间应间隔1.5~2小时。由于学龄前儿童注意力易受环境影响，从而影响进食和营养摄入，应尽可能给儿童提供固定的就餐座位，定时定量进餐；进食细嚼慢咽但不拖延，进餐时间不宜超过30分钟。学龄前儿童就餐时间一般为：早餐8:00~8:30，约占一日能量和营养素的30%；午餐11:30~12:00，约占一日能量和营养素的40%（含下午3:00的午后点）；晚餐下午5:30~6:00，约占1日能量和营养素的30%（含晚上8:00的晚点，包括少量水果或牛奶）。

（三）膳食计划及食谱编制

1. 制定膳食计划　托幼机构的膳食计划以DRIs和膳食指南为依据，按照各年龄段儿童的营养需要制定每人每日各类食物的用量。通过营养食谱来保证不同年龄儿童所需的食物种类和数量。

食谱是一日食物品种、食物量的搭配和烹饪方法的具体体现，是根据儿童对能量及各种营养素需要而制定的。所谓带量食谱是指根据学龄前儿童膳食营养素参考摄入量和生长发育的需求，将儿童一天食物的必需摄入量分配到三餐及点心中而编制的带有人均食物量的食谱，以达到合理营养、保障儿童健康生长的目的。

制定膳食计划的原则：

（1）每1~2周制订食谱一次，食谱应符合儿童的年龄特点，托幼机构一般可分为两个年龄组，即1~2岁、3~6岁，各年龄组食谱应有区别；

（2）根据膳食费计划膳食，在保证伙食费收支平衡基础上，力求为儿童提供满足各种营养素需要的平衡膳食；

（3）推荐使用带量食谱，力求达到膳食平衡。食物品种多样并合理搭配，使能量和营养素能满足儿童的营养需求。在五大类食物中，每人每天从这每一类食物中各选用2~4种适量食物，建议做到每日食物品种10种以上；

（4）搭配合理，注意荤素搭配、米面搭配、粗细粮搭配、动物蛋白和植物蛋白搭配、深色蔬菜和浅色蔬菜搭配、干湿甜咸搭配，不用刺激性和过于油腻的食品。

2. 编制带量食谱

（1）计算平均年龄：由于托幼机构各年龄组儿童数不

同,必须算出托幼机构儿童平均年龄,以确定总能量和各种营养素的需要量。计算方法为:全园儿童平均年龄=(2×2岁儿童数+3×3岁儿童数+4×4岁儿童数+5×5岁儿童数+6×6岁儿童数)/全园儿童总数+0.5。

(2)计算能量的平均供给量:能量的供给量应精确到实际月龄,并使用男女能量平均值进行计算,具体能量及各营养素分配可以参见本章第二节表4-6-2、表4-6-3及表4-6-4。

(3)根据餐次确定能量供给量及各餐能量分配

1)全日供给能量:至少达到全日制幼儿园应提供平均能量需要量80%,初步确定全日需要供给量。

2)各餐能量分配:早餐提供的能量约占30%(包括上午10点的点心),午餐提供的能量约占40%(含下午3点的午后点),晚餐提供的能量约占30%(含晚上8点的少量水果、牛奶等)。提供早餐和午餐的托幼机构按照提供平均能量需要量的70%计算,提供一餐两点的托幼机构,如提供午餐+早点+午点的托幼机构,按照需提供平均能量需要量的45%~50%计算,确定各餐所需能量。

(4)计算三大宏量营养素需要量

1)脂肪、碳水化合物供能比分别为20%~30%、50%~65%。

2)计算年龄后,根据各年龄组儿童每日膳食可供能量(MJ或kcal)分配于蛋白质、脂肪和碳水化合物三种主要成分,根据百分法计算。

(5)确定各类食物种类和数量

1)谷类食物需要量:考虑谷类为碳水化合物的主要来源,约占总碳水化合物重量的80%左右。

2)蛋奶豆食物需要量:每名儿童需要量约为鸡蛋50g、牛奶250ml、豆浆60ml或豆腐15g(蛋白质1.2g)。

3)鱼类和肉类食物量:每日约50g。

4)蔬菜和水果量:蔬菜250g,水果175g。

5)油、盐、糖等用量。

(6)确定各餐食物种类及用量

1)谷类食物在各餐中的分配比例:早餐30%、午餐40%和晚餐30%。

2)动物性食品应尽量分配于早餐和午餐。

3)蔬菜、水果类食品应各餐均匀分配,也可晚餐略多些。

4)早餐:早餐除主食外,应搭配一定量富含优质蛋白质的食物。主食干、稀搭配;副食包含蛋白质及碳水化合物。

5)午餐:主副食质量并重、汤菜数量和质量并重、大米和面食交替吃,谷类50~60g。副菜原则上二菜一汤或三菜一汤。

6)晚餐:晚餐谷类食物约比午餐低一些,饮食较午餐清淡,便于儿童消化吸收。

(四)膳食制备及烹调

与成人相比,学龄前儿童的消化能力仍然有限。为解决其消化器官和功能与其营养需求的矛盾,学龄前儿童的膳食需要单独制作。成人膳食的制备和烹调加工方式往往不适宜儿童。此外,成人膳食可能含有较多的调味品,如盐、味精、辛辣料等,不利于儿童健康饮食行为的培养。学龄前儿童膳食烹调宜采用蒸、煮、炖、煨等方式,从软饭逐渐转变成普通米饭、面条及包点。肉类食物可先加工成肉糜后再制作成肉糕或肉饼,或加工成细小的肉丁食用;蔬菜要切碎、煮软;大豆、花生和核桃等坚果类食物应注意进食安全,也可加工成坚果制品。每天的食物要更换品种及烹调方法,一周内不应重复,并尽量注意色、香、味的搭配。将牛奶(或奶粉)加入馒头、面包或其他点心中或用酸奶和水果制作成沙拉也是保证膳食钙供给的较好选择。

四、托幼机构膳食营养评价

膳食营养评价的基础是膳食调查。儿童膳食调查是了解不同生活条件下儿童所进食的食物种类和数量以及饮食习惯,计算每人每日各种营养素摄入量,并与DRIs进行比较,通过评价其满足程度进行营养评估,从而了解儿童每日摄取的能量和营养素是否能满足其生理需要及生长发育需要,同时监测生长发育状况,发现营养健康问题,并及时采取相应措施,改进膳食营养质量。

(一)膳食调查方法

通过膳食调查可以对儿童营养和膳食结构的科学合理性及其管理起到监督作用;可以更好地对儿童的膳食费进行分配利用,既保证了儿童的营养,又能使膳食费用不超支,不亏损;还能分析食谱中存在的问题,使其得以及时解决。托幼机构膳食调查常使用称重法和记账法来进行。

1. 称重法 此方法多用于科研,如调查肥胖症,营养不良等患儿的膳食结构及儿童整体膳食水平调查等。用称重法来做膳食调查,需要在加工前称重记录儿童一天中所摄入的全部食品,加工后再称重记录,儿童进餐时吐出的残渣,剩饭剩菜均要逐一过秤,记录损耗量,然后计算出平均每人用餐的食物生重,进行营养计算分析。此方法不适合大规模的营养调查,但计算结果精确。

2. 记账法 此方法常用于托幼机构中的膳食管理,保健人员、食堂人员根据制定的带量食谱及每日食品的出入量、儿童实际摄入量,进行营养计算分析。此方法简单易行,但精确度略差,不适用于科研,可用于托幼机构中的膳食监督管理。

(二)膳食调查注意事项

1. 调查对象 因调查目的而定,如要了解某托幼机构的膳食情况,调查对象应该是在该园就餐的全体儿童。

2. 调查时间和季节安排 每次调查就餐天数不少于5天,作短期调查时应避开节假日,以免影响实际膳食营养水平。要了解全年情况,一般可在全年四个季节内选时段进行调查。

3. 调查前准备 在托幼机构做调查应有园(所)长、保健人员、保教人员以及食品从业人员的协作配合,才能得到可靠的资料。事先查看并记录仓库储存各种食物的数量。若手工操作应准备好各种记录表格、食物成分表、计算器等。如运用电脑软件操作的,软件应符合科学性的原则。

(三)营养计算方法

1. 计算用餐人数 提供三餐的托幼机构因每餐人数

可能不一样，先要计算出每天的人日数，才能算出一周的用餐人数。

(1) 计算人日数：儿童每日出勤人数不定，故在计算人数时应以“人日”为单位。1个人日即为一个人吃一天；如10个人日，就是10个人吃一天或一个人吃10天；如一个儿童一天吃了一餐即为1/3人日。即用出勤人数×出勤日数为总人日数。

(2) 计算方法：在调查期间，保教人员要详细记录每餐就餐人数。各餐人数相同时，则任何一餐的总人数都可作为“人日数”。如某班一周出勤人数为35、30、32、30、34，一周用餐人日数=35+30+32+30+34=161人日数。各餐人数不等时，则可按照各餐餐次比及供能比计算。如早餐人数×30%+午餐人数×40%+晚餐人数×30%，既得总人日数。

2. 记录食物用量　食物用量记录表（表4-6-6）由膳食调查人员负责填写，所填写的依据来源于食品出入库表格。托幼机构每天要记录所消耗的各种食物名称、数量，每周合计一次，调味品每周记录一次。使用食物用量统计表（表4-6-7）记录一周某食物消耗总量。

表4-6-6　食物用量记录表

月　日　至　月　日

日期	就餐人数	食物名称/kg						
合计								

表4-6-7　食物用量统计表

月　日　至　月　日

食物类别	食物名称	结存数量	购买累计						剩余数量	实际消耗
			1日	……	8日	……	15日	……		

3. 计算每人每日各种食物的平均消耗量　利用表4-6-7食物用量统计表中的各类食物用量除以实际就餐人日数，计算获得每人每日各种食物平均消耗量（表4-6-8）。在计算时，注意将食物按照五大类食物分类合计，并注意计量单位转换。某种食物的平均每人每日摄入量(kg)＝时间段内某种食物消耗总量（必须扣除剩菜剩饭的量）/时间段就餐总人日数

表4-6-8　平均每人每日食物进食量和营养素摄入量表

统计日期：月　日　至　月　日　总人日数：

类别	食品名称	全园总消耗量	平均每人每日进食量	碳水化合物	蛋白质	脂肪	能量	维生素A	维生素B_1	维生素B_2	维生素C	钙	铁	锌
		kg	g	g	g	g	kcal	μg	mg	mg	mg	mg	mg	mg
谷类														
豆类														
蔬菜														
水果														
肉类														
奶类														
油														
平均每人每日实际摄入量														
平均推荐量														
占推荐量百分比														

4. 计算平均每人每日各种营养素的摄入量　将一周内用的各种食物按品种归类后，一般归为谷类、豆类、蔬菜、水果、肉类、奶类等，将各类食物品种和每个人此种食物的摄入量填写到食物营养统计表。再查“食物成分表”中各类食物所含营养素和能量的数值，并将该数值乘上每人每日此种食物的摄入量，将乘积按营养类别填写，将表中各种营养素分别累加，所得之和即为每人每天各种营养素的摄入量（表4-6-8）。

5. 平均每人每日营养素的推荐量标准 由于托幼机构各个年龄组的儿童数不同,需要根据各托幼机构的年龄构成计算出每个托幼机构各种营养素的推荐量,以此作为评价该托幼机构营养素的标准(表 4-6-8)。计算方法如下:

各年龄组的推荐量标准×各年龄组人数=各年龄组推荐量的乘积。托幼机构的平均推荐量=各年龄组推荐量的乘积相加之和/托幼机构的总人数。

6. 计算各营养素占推荐量的百分数 各营养素占推荐量的百分比(%)=平均每人每日实际摄入营养素/平均推荐量×100%。提供三餐一点的托幼机构能量及蛋白质应达到推荐量的 80%~90%,其他营养素达 80%以上;提供两餐一点的托幼机构能量及蛋白质应达到推荐量的 65%~70%,其他营养素达 60%以上;提供一餐两点的托幼机构能量及蛋白质应达到推荐量的 45%~50%,其他营养素达 40%以上。

(1) 能量来源分布:依据表 4-6-8 的结果,完成能量、蛋白质和动物脂肪摄入量表格(表 4-6-9)。各宏量营养素产生能量的百分比(%)=各宏量营养素产生的能量/总能量×100%。

(2) 蛋白质来源分布:各类蛋白质占总蛋白的百分比(%)=各类蛋白质的摄入量/总蛋白质量×100%。

(3) 动物脂肪来源分布:动物脂肪占总脂肪的百分比(%)=动物脂肪摄入量/总脂肪量×100%。

表 4-6-9 膳食能量、蛋白质及动物脂肪摄入量及其来源分布

年 月 日

	能量来源分布/kcal			蛋白质来源分布/g				动物脂肪来源分布/g
	蛋白质	脂肪	碳水化合物	豆类	动物性食物	谷类	其他	
实际摄入量								
适宜百分比								
占总摄入量百分比								

7. 结果分析

(1) 能量和各类营养素的摄入量:首先根据幼儿园的餐点设置,分析总能量摄入是否满足需要。然后,分析各种维生素和矿物质的摄入量是否满足需要。

(2) 分析能量营养来源分布:根据三大宏量营养素的供能比,分析脂肪、碳水化合物产生的能量占全日总能量的比例是否在 20%~30%、50%~65%,达到宏量营养素的合理分布。

(3) 分析蛋白质来源分布:分析动物蛋白质加豆类蛋白质是否能达到总蛋白质量的 50%,以达到优质蛋白质的摄入。

(4) 三餐比:早餐、午餐和晚餐占全日能量的比重,是否达到 30%、40%和 30%的构成。

(5) 评价:根据以上的结果分析食谱安排是否合适,能量是否需要调整、三种宏量营养素的配比是否合适、优质蛋白质的来源是否充足,以及三餐分布的合理性。并就此提出相应的问题及解决方案。

(曾果 胡燕 徐轶群)

参考文献

1. 黎海芪. 实用儿童保健学. 北京:人民卫生出版社,2016.
2. 毛萌,李廷玉. 儿童保健学. 第 3 版. 北京:人民卫生出版社,2014.
3. 中国营养学会. 中国居民膳食指南(2016). 第 4 版. 北京:人民卫生出版社,2016.
4. 中国营养学会. 中国居民膳食营养素参考摄入量(2013 版). 北京:科学出版社,2014.
5. 葛可佑. 中国营养科学全书. 北京:人民卫生出版社,2004.
6. 苏宜香. 儿童营养及相关疾病. 北京:人民卫生出版社,2016.
7. Joanne Sorte,IngeDaeschel,Carolina Amador. 儿童营养促进方案. 第 2 版. 徐轶群,王燕,译. 北京:北京大学医学出版社,2018.
8. Kliegman RM. Nelson Textbook of Pediatrics. 20th ed. Elsevier, 2016.
9. 中华人民共和国主席令第九号. 中华人民共和国食品安全法. 北京,2015.
10. 中华人民共和国卫生部,中华人民共和国教育部. 学校食堂与学生集体用餐卫生管理规定. 北京,2012.
11. 中华人民共和国卫生部,中华人民共和国教育部. 托儿所幼儿园卫生保健管理办法(第 76 号令). 中国儿童保健杂志,2011,19(1):95-96.
12. 中华人民共和国卫生部办公厅. 托儿所幼儿园卫生保健工作规范. 中国妇幼卫生杂志,2012,3(5):239-256.
13. 杜文雯,王惠君,王丹彤,等. 中国十二省市儿童青少年三餐及零食消费状况研究. 卫生研究,2016,45(6):876-881+905.
14. 黄绯绯,王惠君,王志宏,等.《中国儿童青少年零食指南(2018)》简介. 营养学报,2018,40(05):417-418.
15. 金星明,施榕,金志娟. 上海市 1~6 岁儿童饮食行为问题的流行病学调查. 中国儿童保健杂志,2009,17(4):387-392.
16. 中华人民共和国卫生部. 中国 0~6 岁儿童营养发展报告(节录). 营养学报,2013,35(1):1-4.
17. 房红芸,于冬梅,郭海军,等. 2013 年中国 0~5 岁儿童营养不良流行现状. 营养学报,2018(6):550-553+558.
18. 于冬梅,琚腊红,赵丽云,等. 中国 0~5 岁儿童超重肥胖分布特征. 中华流行病学杂志,2018,39(6):710-714.
19. 张娜,马冠生.《中国儿童肥胖报告》解读. 营养学报,2017,9(6):530-533.
20. 周学东,程磊,郑黎薇. 全生命周期的龋病管理. 中华口腔护理杂志,2018,53(6):367-373.
21. 佐佐木敏. 日本人的膳食摄取标准(2010). 中国营养学会膳食营养素参考摄入量研讨会会议资料. 中国营养学会,2010:21.
22. Braithwaite I,Stewart AW,Hancox RJ,et al. Fast-food consumption and body mass index in children and adolescents:an international cross-sectional study. BMJ Open,2014,4(12):1-9.
23. Sullivan PB,Juszczak E,Lambert BR,et al. Impact of feeding prob-

lems on nutritional intake and growth: Oxford Feeding Study II. Developmental Medicine and Child Neurology, 2010, 44 (7): 461-467.

24. Katzmarzyk PT, Barreira TY, Broyles ST, et al. Physical activity, sedentary time, and obesity in an international sample of children. Medicine and Science in Sports and Exercise, 2015, 47(10): 2062-2069.
25. Duch H, Fisher EM, Ensari I, et al. Association of screen time use and language development in Hispanic toddlers: a cross-sectional and longitudinal study. Clinical Pediatrics, 2013, 52(9): 857-865.
26. Maras D, Flament MF, Murray M, et al. Screen time is associated with depression and anxiety in Canadian youth. Preventive Medicine, 2015, 73: 133-138.
27. Leblanc AG, Broyles ST, Chaput JP, et al. Correlates of objectively measured sedentary time and self- reported screen time in Canadian children. The International Journal of Behavioral Nutrition and Physical Activity, 2015, 12(1): 1-12.
28. Fuller-Tyszkiewicz M, Skouteris H, Hardy LL, et al. The associations between TV viewing, food intake, and BMI. A prospective analysis of data from the Longitudinal Study of Australian Children. Appetite, 2012, 59(3): 945-948.
29. Dubois L, Farmer A, Girard M, et al. Social factors and television use during meals and snacks is associated with higher BMI among pre-school children. Public Health Nutrition, 2008, 11(12): 1267-1279.
30. Nakamura T. Nutritional policies and dietary guidelines in Japan. Asia Pacific Journal of Clinical Nutrition. 2011, 20(3): 452-454.

第七章 学龄儿童营养

学龄儿童（school-age children）年龄跨度较大，包括了中小学阶段，泛指6~17岁儿童青少年，既包含了学龄期（相当于小学阶段），也涵盖了青春期（相当于初中和高中阶段）。这样的界定既兼顾了儿童青少年生理发育特点，又符合儿童管理实践。学龄儿童体格发育迅速，学习任务繁重，对能量和营养素的需求相对高于成人。这一时期也是行为习惯和生活方式形成和发展的阶段。因此，研究学龄儿童的生长发育特点，保障其获得均衡膳食，培养健康饮食行为，对于保证学龄儿童的身心发育至关重要，将为一生的健康奠定基础。本章以促进学龄儿童健康为宗旨，介绍学龄儿童的生长发育特点和膳食营养需求，分析常见的饮食行为和健康问题，并提出相应的改善策略和措施。

第一节　学龄儿童生长发育特点

6~17岁学龄儿童是由儿童逐步发育到成年人的过渡时期，包括学龄期和青春期。其中，青春期体格生长加速，性征出现，大脑的功能和心理的发育也逐步成熟，表现出行为和社会适应等方面的变化。

一、身体发育

6~17岁学龄儿童身体各部分发育的先后不同，表现为四肢先于躯干，下肢先于上肢。各系统发育不同步但统一协调，如在青春期早期，体重、身高、胸围、肺活量等迅速增加；青春期晚期骨量增长明显。受到环境因素和遗传因素的相互作用，学龄儿童的身体发育存在明显个体差异；同时，各年龄段儿童的身体发育状况存在一定的地区和城乡差异。

健康儿童的生长有着特定的生长轨迹。而疾病、营养不良等因素可制约生长发育，出现生长发育滞后；一旦消除这些因素，这些儿童将以超过同龄儿童正常速度的方式生长，回到原有的生长轨迹，出现追赶生长。不同指标会在不同发育阶段表现出追赶生长，体重、身高在儿童阶段都可以出现追赶生长，而各年龄段追赶幅度不同。

（一）学龄期

学龄期儿童的体格维持稳步增长，除生殖系统外，其他器官和系统形态发育已经逐渐接近成人水平。学龄期儿童体重平均每年增加3~5kg，身高平均每年增长5~7cm。从1985年到2014年的全国学生体质健康调研结果显示，我国城乡学生身体形态发育水平，如体重、身高、胸围等持续提高。

体成分（body composition）是指人体总重量中不同成分的构成比例，可以分为体脂（fat mass，FM）和去脂体重（fat-free mass，FFM）两部分，伴随着细胞、组织的不断生长、发育和分化，学龄儿童的体成分不断改变，存在一定性别差异。在青春期前，女生的总体、躯干和腹部的体脂含量均高于男生，而男生的去脂体重明显高于女生。

（二）青春期

进入青春期，学龄儿童的形态和生理功能都发生巨大变化。他们的体重、身高出现第二次生长突增；体成分的性别差异变大；生殖器官、第二性征出现明显的性别差异；运动能力、耐力明显提高。

1. 青春期生长突增　青春期最明显的形态变化就是生长突增。以体重、身高为代表，生长速度在进入青春期1~2年后达到高峰，分别称为“体重突增高峰”（peak weight velocity，PHV）和“身高突增高峰”（peak height velocity，PHV）。生长突增开始的早晚和突增的幅度存在很大的个体差异。女生的突增通常开始于10~12岁；男生略晚，开始于12~15岁。体重增长在高峰时可达到每年8~10kg，身高增长在高峰时可达到每年10~12cm。突增后身高的生长速度再次减慢，女生16~17岁几乎停止身高增长，男生18~20岁几乎停止身高增长。

2. 青春期性发育　青春期生殖器官、性功能、第二性征的发育是性成熟的重要标志。男生性发育的个体差异大，各指征出现的顺序为：睾丸最先发育，开始增大的年龄平均是11.5岁；其后是阴茎，与此同时身高出现突增。伴随睾丸逐渐成熟，出现首次遗精是男生生殖功能开始成熟的重要标志，发生于12~18岁。同时，男生第二性征如阴毛、腋毛、胡须、变声、喉结等也开始发育。

女生性功能成熟的最重要指标是月经初潮，发生于11~17岁，约早于男性首次遗精年龄（多在12~14岁）。女生第二性征有乳房、阴毛、腋毛等，其中乳房发育最早，平均开始于11岁，0.5~1年后出现阴毛，再1年后出现腋毛。身高突增几乎与乳房发育同时开始。进入青春期中期（15岁）后，男女生基本具备一定的生育能力，其营养与健康状况和下一代健康密切有关。

3. 青春期体成分发育　青春期男女生体成分增长迅速，性别差异更加明显。男生去脂体重增加显著，体脂百分比随年龄增长逐渐减少；女生反映体脂状况的指标都随年龄增长呈直线上升，如皮褶厚度、腰围、体脂含量和体脂百分比。同时，男女生体脂分布的性别差异在14~16岁更加明显：男生的睾酮分泌使肌肉、中心性脂肪增加，进而躯体上身、皮下及内脏脂肪蓄积；女生则因雌二醇分泌促进臀部皮下脂肪蓄积。

4. 青春期骨发育　峰值骨量是指人的一生中所能达到的最大骨矿物密度(bone mineral density,BMD)或骨矿物含量(bone mineral content,BMC)。人体骨量增长经过婴儿期、儿童期和青春期,到成人期达到峰值骨量。从出生到青春期前,积累约30%的峰值骨量;青春期开始,各部位的骨量增长加速,持续3~4年后变缓,直到在成年早期峰值骨量形成。青春期是影响峰值骨量最敏感的时期,人体50%的峰值骨量是在此时期形成,青春期使骨量增长最大化是预防骨质疏松的重要措施。

二、心理-行为发育

6~17岁学龄儿童是行为和生活方式形成的重要时期,在此阶段开展积极有效的预防、干预措施,可减少不良行为习惯的形成。目前学龄儿童存在偏食、挑食、不吃早餐等多种不合理的饮食行为。2010—2013年中国居民营养与健康监测显示,13.9%的6~17岁学生不能保证每天吃早餐,且早餐质量有待改善;在外就餐日益普遍,过去一周曾在外就餐的比例达到61.7%,尤其是15~17岁学生。同时,儿童饮用含糖饮料、常吃零食的比例逐年增加。

中小学生每天应进行充分的户外运动,增强体质,保持健康体重,预防慢性病。2010—2013年中国居民营养与健康监测发现,我国中小学生身体活动普遍不足,仅有34.2%的6~17岁学生进行体育锻炼,并且平均每天的锻炼时间短;而放学后的静坐时间达到每天2.9小时,影响视力健康和骨骼发育。

进入青春期,学龄儿童的心理和情绪变化更加明显。青春期学龄儿童思维更多以演绎推理来解决抽象问题,反映在青春期特有的挫折感和反抗性,容易尝试吸烟、酗酒等不良行为。随着性腺发育和第二性征的出现,他们更加关注体型和体态,意识到性别差异。虽然基本具备成人的体态和生殖能力,但他们心理还不成熟,这种身体发育与心理发育的不同步可能会导致他们做出一些异常行为。青春期学龄儿童对体型缺乏正确认识,对体型满意度随着年龄增长而下降,也容易出现过度节食。

第二节　学龄儿童营养需要及膳食实践

均衡膳食和充足营养是保证学龄儿童身心发育,乃至一生健康的物质基础。学龄儿童生长发育迅速,除了要维持生理代谢和身体活动需要,还要满足组织器官生长发育所需的能量和营养素,因此其相对需要量高于成人,而且不同年龄和性别的儿童膳食营养素参考摄入量存在明显差异。运动、考试具有一定特殊性,更加强调合理营养;而学校供餐是实现学龄儿童均衡膳食和营养改善的重要策略。

一、能量及宏量营养素

(一) 能量

儿童青少年的能量需要量要满足基础代谢、身体活动、食物热效应以及生长发育。其中生长发育需要的能量包括新组织中合成及储存的能量,年龄越小,占总能量需要量比例越大,学龄儿童时期约为1%~2%,每增加1g体重储存在新生组织中的能量约为2kcal。中国6~17岁学龄儿童的能量平均需要量(EER)是采用要因加算法得来的,见表4-7-1。

EER=基础能量消耗(BEE)×身体活动水平(PAL)+能量储存量

表4-7-1　中国6~17岁学龄儿童能量平均需要量(DRIs)*

年龄/岁	EER/(kcal·d^{-1})					
	男			女		
	Ⅰ	Ⅱ	Ⅲ	Ⅰ	Ⅱ	Ⅲ
6~	1400	1600	1800	1250	1450	1650
7~	1500	1700	1900	1350	1550	1750
8~	1650	1850	2100	1450	1700	1900
9~	1750	2000	2250	1550	1800	2000
10~	1800	2050	2300	1650	1900	2150
11~	2050	2350	2600	1800	2050	2300
14~17	2500	2850	3200	2000	1300	2550

注:* Ⅰ、Ⅱ、Ⅲ分别代表身体活动水平(PAL)轻、中、重

引自:中国营养学会.中国居民膳食营养素参考摄入量(2013版),北京:科学出版社,2014.

学龄儿童由于不健康饮食行为导致的能量失衡现象较多,超重肥胖与消瘦往往并存于同一地区和同一人群。高脂肪高糖食物能量密度较高,儿童青少年应适当减少油炸食品、含糖饮料、甜食、西式快餐的摄入以及在外就餐频率,增加新鲜蔬菜水果摄入,并保证充足身体活动。此外,提高营养素养,正确认识发育与健康,避免因过分关注体型而限制进食。

(二) 蛋白质

学龄儿童蛋白质需要量包括蛋白质的维持量以及生长发育所需储存量。处于生长阶段的儿童对蛋白质缺乏更为敏感,常表现为生长迟缓、低体重、免疫功能下降等;过多蛋白质摄入也会使尿钙排泄增多、肝肾负担加重等。我国学龄儿童蛋白质推荐摄入量(RNI)是在考虑WHO/FAO/UNU学龄儿童蛋白质安全摄入量(同时考虑蛋白质质量)基础上,结合代谢体重法由成人蛋白质RNI推导而来,如表4-7-2所示。

鱼、禽、肉、蛋、奶等动物性食物,以及大豆制品是优质

表 4-7-2　中国 6~17 岁学龄儿童宏量营养素参考摄入量(DRIs)

宏量营养素		年龄分组					
		6 岁~	7 岁~	11 岁~		14~17 岁	
				男	女	男	女
蛋白质	RNI/g	35	40(7~8) 45(9~) 50(10~)	60	55	75	60
总碳水化合物	ADMR/%E	50~65	50~65	50~65		50~65	
添加糖	ADMR/%E	<10	<10	<10		<10	
总脂肪	ADMR/%E	20~30	20~30	20~30		20~30	
饱和脂肪酸	ADMR/%E	<8	<8	<8		<8	
亚油酸	AI/%E	4	4	4		4	
α-亚麻酸	AI/%E	0.6	0.6	0.6		0.6	

注:%E:供能比

引自:中国营养学会.中国居民膳食营养素参考摄入量(2013 版),北京:科学出版社,2014.

蛋白的良好来源,其中优质蛋白的摄入量应占膳食总蛋白的50%。学龄儿童尤其应增加豆制品摄入,保证每日 20~25g。

(三) 脂类

脂类对于维持学龄儿童的发育与健康必不可少。膳食脂肪摄入过多会增加超重肥胖、高血压、血脂异常甚至心血管疾病等的风险。目前,学龄儿童超重肥胖率上升趋势明显,心血管疾病、糖尿病等慢性病逐渐呈现低龄化。脂肪摄入过低,会导致必需脂肪酸的缺乏,影响学龄儿童正常的生长发育。有研究提示过量摄入亚油酸可能影响儿童的免疫功能,增加哮喘发生的风险。

目前国内外还不能确定学龄儿童预防肥胖或慢性病的脂肪摄入量,由于该年龄段膳食已经成人化,因此推荐我国6~17 岁学龄儿童预防慢性病的 ADMR 与成人一致,为供能比的 20%~30%。控制饮食中饱和脂肪酸的量有助于预防高胆固醇血症和动脉粥样硬化的发生,推荐学龄儿童饱和脂肪酸的 U-AMDR 为小于供能比的 8%。由于学龄儿童不饱和脂肪酸数据缺乏,因此未制定学龄儿童 n-6 和 n-3 系列多不饱和脂肪酸的 AMDR,仅推荐亚油酸和 α-亚麻酸的 AI 值与成年人一致,分别为供能比的 4.0%和 0.6%。单不饱和脂肪酸的推荐原则是在控制总脂肪供能比小于30%、饱和脂肪酸供能比小于 8%、满足 n-6 和 n-3 多不饱和脂肪酸适宜摄入量前提下,其余膳食脂肪供能由单不饱和脂肪酸提供。详见表 4-7-2。

虽然 DRIs 并未推荐学龄儿童的 DHA 和 EPA 的参考摄入量,但由于其特殊的促进大脑及认知发育的作用,建议学龄儿童还是应增加摄入富含 DHA 的海鱼。反式脂肪酸对儿童生长及心血管系统损害较大,建议其供能比应小于1%。2018 年 WHO 提出减少反式脂肪酸摄入的 REPLACE 行动策略(2019—2023),建议儿童应减少摄入含氢化植物油的加工食品,如威化饼干、奶油面包、派、夹心饼干等。

总之,学龄儿童在总脂肪供能比适宜的前提下,应适当减少饱和脂肪酸摄入,严格控制反式脂肪酸,保证必需脂肪酸摄入。2010—2013 年中国居民营养与健康状况调查显示,我国 6~17 岁学龄儿童肉类摄入以猪肉为主,32.0%的调查对象猪肉摄入频率达到每天 1 次及以上,而鱼虾类、牛羊肉和禽肉摄入频率依次降低。由此可见脂肪酸类型比例并不合理,以饱和脂肪酸为主。应减少油炸食品和加工食品摄入,适量摄入畜禽肉类,尤其要保证鱼虾的摄入。

(四) 碳水化合物和膳食纤维

碳水化合物是人类最主要和最经济的能量来源,在充分考虑蛋白质和脂类的摄入量后,由总能量减去蛋白质和脂类提供的能量差来确定,由此制定出碳水化合物的摄入适宜范围。学龄儿童碳水化合物的 ADMR 与成年人相同,为总能量的 50%~65%。以满足体内糖原消耗和脑组织需要为目标,6~10 岁学龄儿童碳水化合物平均需要量为120g/d,11~17 岁为 150g/d。学龄儿童应该摄入营养素密度高的食物,限制纯能量食物的摄入,减少含糖饮料、甜点等的摄入,后者与超重肥胖、龋齿发生关系密切。WHO 及我国均建议学龄儿童添加糖 AMDR 小于供能比的 10%,小于 5%可获得额外的健康效益,如表 4-7-2 所示。

膳食纤维对学龄儿童有显著的健康益处,包括降低便秘、超重肥胖、糖尿病等的发生风险。由于其参考摄入量相关研究较少,从膳食的能量密度和营养需求考虑,建议学龄儿童膳食纤维摄入量在成人基础上(25g/d)适当减少,14 岁以下儿童适量下调为 10.0g/1000kcal,14 岁以上接近成人(12.5~15.0g/1000kcal)。全谷类、薯类、豆类、水果、蔬菜是膳食纤维的主要来源,学龄儿童应保证每日至少 300~500g 蔬菜水果摄入。

二、微量营养素

(一) 维生素

维生素是学龄儿童生长发育必需的营养素,参与机体物质代谢和能量代谢过程,具有促进免疫功能、促进黏膜细胞分化和骨骼钙化等作用。

1. 维生素 A　儿童维生素 A 缺乏的发生率远高于成人,可导致儿童生长迟缓、贫血、免疫功能下降、暗适应障碍、干眼症等。患有轻度到中度维生素 A 缺乏的儿童呼吸道感染和腹泻风险升高,补充维生素 A 可降低儿童腹泻和麻疹的严重程度。2010—2012 年中国 6~17 岁城市儿童维生素 A 缺乏、边缘缺乏率分别为 7.69%和 18.57%。

目前缺乏学龄儿童的维生素 A 需要量的代谢研究资料,其参考摄入量利用成人 EAR 和 RNI 数据,按照代谢体重法推算,见表 4-7-3。

表 4-7-3　中国 6~17 岁学龄儿童维生素参考摄入量(DRIs)

维生素		年龄分组						
		6 岁~	7 岁~		11 岁~		14~17 岁	
			男	女	男	女	男	女
维生素 A/(μgRAE・d^{-1})	RNI	360	500		670	630	820	630
	UL	900	1500		2100		2700	
维生素 D/(μg・d^{-1})	RNI	10	10		10		10	
	UL	30	45		50		50	
维生素 E/(mg α-TE・d^{-1})	AI	7	9		13		14	
	UL	200	350		500		600	
维生素 K/(μg・d^{-1})	AI	40	50		70		75	
维生素 B_1/(mg・d^{-1})	RNI	0.8	1.0		1.3	1.1	1.6	1.3
维生素 B_2/(mg・d^{-1})	RNI	0.7	1.0		1.3	1.1	1.5	1.2
维生素 B_6(mg・d^{-1})	RNI	0.7	1.0		1.3		1.4	
	UL	25	35		45		55	
维生素 B_{12}/(μg・d^{-1})	RNI	1.2	1.6		2.1		2.4	
泛酸/(mg・d^{-1})	AI	2.5	3.5		4.5		5.0	
叶酸/(μgDFE・d^{-1})	RNI	190	250		350		400	
	UL	400	600		800		900	
烟酸/(mgNE・d^{-1})	RNI	8	11	10	14	12	16	13
	UL	15	20		25		30	
胆碱/(mg・d^{-1})	AI	250	300		400		500	400
	UL	100	130		180		240	
生物素/(μg・d^{-1})	AI	20	25		35		40	
维生素 C/(mg・d^{-1})	RNI	50	65		90		100	
	UL	600	1000		1400		1800	

引自:中国营养学会. 中国居民膳食营养素参考摄入量(2013 版),北京:科学出版社,2014.

维生素 A 主要来源于各种动物肝脏、鱼、蛋黄、奶制品等,应占全部来源的 1/3。维生素 A 原(类胡萝卜素)在深色蔬菜如胡萝卜、菠菜、南瓜中含量较高,学龄儿童应保证每日蔬菜的 1/3~1/2 为深色蔬菜。

2. 维生素 D　长期维生素 D 缺乏与骨软化、骨质疏松有关,学龄儿童多见亚急性佝偻病,以骨质增生为主,容易出现腿疼和抽搐。

研究表明,学龄儿童血清 25-(OH)D 水平达到 50nmol/L,骨矿物质含量明显增加,钙吸收率最大。因此,以 50%个体 25-(OH)D 水平达到 50nmol/L 所需膳食维生素 D 摄入量为 EAR,建议学龄儿童维生素 D 的 EAR 和 RNI 与成人相同(表 4-7-3)。

维生素 D 的食物来源极为有限,维生素 D_3 仅富含于某些海洋鱼类的肝脏。维生素 D 主要在体内合成和补充,学龄儿童应保证每日 60 分钟户外活动,在不能进行足够户外活动或日光不充足的季节,可选用维生素 D 强化食品或补充剂。

3. B 族维生素　学龄儿童维生素 B_1 缺乏导致脚气病,主要表现为神经-心血管系统损伤。由于缺乏对学龄儿童维生素 B_1 需要量的研究数据,根据成人维生素 B_1 需要量结果,结合不同年龄能量需要量水平推算,见表 4-7-3。中国居民维生素 B_1 主要来自谷类食物,但随着谷类加工精细程度的提高,维生素 B_1 的损失增加,学龄儿童应保证粗杂粮的摄入。坚果、豆类、动物内脏、瘦肉等也是维生素 B_1 的良好来源。

维生素 B_2 缺乏常伴有其他维生素的缺乏,可出现生长迟缓、皮肤炎症,或继发缺铁性贫血。维生素 B_2 的需要量与机体能量和蛋白质的摄入量密切相关,由成人需要量结合不同年龄能量需要量水平,即可推算学龄儿童维生素 B_2 参考摄入量,见表 4-7-3。谷类加工对维生素 B_2 有显著影响,精磨谷类中含量极少。维生素 B_2 也广泛存在于动物食物中,如动物内脏、蛋黄和乳类;学龄儿童膳食中要保证肉类和奶类的摄入,满足维生素 B_2 的需要。

叶酸参与 DNA 合成、蛋白质/脂类/DNA 甲基化、氨基酸代谢等过程,叶酸缺乏可导致巨幼红细胞性贫血和高同型半胱氨酸血症。叶酸参考摄入量制定以维持血清、红细胞叶酸及血浆同型半胱氨酸正常为目标,学龄儿童叶酸 EAR 根据代谢体重法由成人推算取整得出,见表 4-7-3。富含叶酸的食物为动物肝脏、豆类、坚果类、深绿色叶类蔬菜及水果；由于叶酸在食物加工时容易破坏，因此对富含叶酸的食物不要长时间高温加工。

4. 维生素C　维生素C具有抗氧化作用，在铁的利用、叶酸还原、胆固醇代谢，以及抗体、胶原蛋白、神经递质合成等方面发挥重要作用。维生素C的参考摄入量以预防坏血病、使血浆维生素C浓度维持较高水平为目标。学龄儿童维生素C的参考摄入量根据代谢体重法由成人EAR和UL值推算得来，见表4-7-3。

维生素C的主要来源是新鲜的蔬菜和水果。学龄儿童每日至少保证摄入300~500g蔬菜水果，并且蔬菜不可替代水果。

（二）矿物质

1. 钙　钙是构成骨骼、牙齿重要成分，处于生长发育期的学龄儿童往往比成年人需要更多的钙，尤其是青春期生长突增阶段。如果长期钙摄入不足，并常伴随蛋白质和维生素D的缺乏，可以引起生长迟缓、骨结构异常、骨钙化不良，严重者出现骨骼变形。此外学龄儿童钙摄入充足还有助于青壮年时期（30~40岁）骨密度峰值达到较高水平，从而降低中老年时期骨质疏松风险。学龄儿童膳食钙参考摄入量制定即以满足钙平衡、最大化骨密度或骨矿物质含量为目标，如表4-7-4所示。

奶和奶制品是钙的良好食物来源，学龄儿童应保证每日300~500g奶制品摄入，来源包括家庭膳食、零食或学校供餐。大豆及其制品也是钙较好的来源。

2. 铁　学龄儿童铁的需要主要满足基本铁丢失（粪便、汗液、皮肤、尿液，0.5~0.85mg/d）、生长期铁蓄积（血红素铁、非储存性组织铁、储存铁）和月经期铁丢失的需要。

表4-7-4　中国6~17岁学龄儿童矿物质参考摄入量（DRIs）

营养素		年龄分组						
		6岁~	7岁~		11岁~		14~17岁	
			男	女	男	女	男	女
钙/（mg·d⁻¹）	RNI	800	1000		1200		1000	
	UL	2000	2000		2000		2000	
磷/（mg·d⁻¹）	RNI	350	470		640		710	
钾/（mg·d⁻¹）	AI	1200	1500		1900		2200	
	PI-NCD	2100	2800		3400		3900	
钠/（mg·d⁻¹）	AI	900	1200		1400		1600	
	PI-NCD	1200	1500		1900		2200	
镁/（mg·d⁻¹）	RNI	160	220		300		320	
氯/（mg·d⁻¹）	AI	1400	1900		2200		2500	
铁/（mg·d⁻¹）	RNI	10	13		15	18	16	18
	UL	30	35		40		40	
碘/（μg·d⁻¹）	RNI	90	90		110		120	
	UL	200	300		400		500	
锌/（mg·d⁻¹）	RNI	5.5	7.0		10.0	9.0	11.5	8.5
	UL	12	19		28		35	
硒/（μg·d⁻¹）	RNI	30	40		55		60	
	UL	150	200		300		350	
铜/（mg·d⁻¹）	RNI	0.4	0.5		0.7		0.8	
	UL	3	4		6		7	
氟/（mg·d⁻¹）	AI	0.7	1.0		1.3		1.5	
	UL	1.1	1.7		2.5		3.1	
铬/（μg·d⁻¹）	AI	20	25		30		35	
锰/（mg·d⁻¹）	AI	2.0	3.0		4.0		4.5	
	UL	3.5	5.0		8.0		10	
钼/（μg·d⁻¹）	AI	50	65		90		100	
	UL	300	450		650		800	

引自：中国营养学会.中国居民膳食营养素参考摄入量（2013版），北京：科学出版社，2014.

特别是青春期生长加速阶段，铁需要量很大，血红蛋白蓄积铁最高可达0.42mg/d。女孩月经期丢失铁个体差异较大，平均为0.45~0.51mg/d。在需要量基础上考虑铁的吸收率和变异系数，最终得出中国学龄儿童铁的推荐摄入量，见表4-7-4。

铁缺乏可以引起贫血，身体耐力、免疫和抗感染能力降低，生长迟缓及学习能力下降，这种认知和学习能力的损害在补铁后也难以完全恢复。动物血、动物肝脏、大豆、黑木耳、芝麻酱中含铁丰富，畜肉类和动物肝脏是铁的良好来源。WHO推荐在贫血流行地区(贫血率≥40%)，青春期少女(尤其是月经初潮后)应在膳食基础上补充铁剂(30~60mg/d)以预防贫血发生。

3. 锌　锌对学龄儿童生长发育、智力发育、免疫功能、物质代谢和生殖功能均具有重要的作用。学龄儿童锌缺乏的表现包括味觉障碍，偏食、厌食或异食，生长迟缓，性发育或功能障碍，免疫功能低下等。

锌的需要量采用要因加算法估计，以满足经肠道、尿液、表皮、精液丢失，以及组织生长所需(0.02mg/g)为目标，再综合考虑体重、吸收率、变异系数等，学龄儿童锌的参考摄入量详见表4-7-4。动植物性食物中都含有锌，贝壳类海产品、畜肉类、动物内脏等都是锌的良好来源。

4. 碘　学龄儿童因生长发育对碘和甲状腺激素需要增加，是碘缺乏的高危人群。学龄儿童甲状腺肿率是衡量一个地区缺碘与否的重要指标。此外，学龄儿童缺碘也可能带来青春期甲状腺功能减退、亚临床型克汀病、体格和智力发育障碍、单纯聋哑等。

碘的需要量以满足体内碘平衡为目标，我国学龄儿童碘的EAR根据代谢体重法由成人数据推导而来，详见表4-7-4。富含碘的食物是海产品包括海带、紫菜、海鱼等。摄入强化碘盐可有效改善内陆地区的碘缺乏状况。

5. 钠和钾　钠有调节细胞外液渗透压、维持血压和神经肌肉兴奋性等功能，学龄儿童在大量出汗或腹泻时可能出现低钠血症，表现为倦怠、血压降低甚至昏迷等，而钠摄入过量则是高血压的重要危险因素。成人钠适宜摄入量以达到钠平衡为目标，预防非传染性慢性病的建议摄入量(PI-NCD)以预防高血压为目标，学龄儿童则在成人基础上按能量摄入比推算，见表4-7-4。WHO和我国均建议儿童控制钠摄入，以预防高血压等心血管疾病发生。

钾主要存在于细胞内，与维持细胞内渗透压、神经肌肉兴奋性和心肌功能等密切相关。钾缺乏可表现为肌肉无力、心律失常等，钾对预防高血压等慢性病也具有重要作用。钾的需要量研究不多，结合维持钾平衡的膳食摄入量，以及钾在预防高血压等慢性病中的作用，提出AI和PI-NCD;学龄儿童是以成人推荐值为基础，采用能量需要量比推荐得来的，见表4-7-4。WHO和我国均推荐儿童增加钾摄入以预防高血压和心血管疾病。蔬菜水果是膳食钾良好的食物来源。

三、水

水是人体的重要组成成分，在体内含量最多。随着年龄的增长体内水含量逐渐降低，12岁以上儿童逐渐接近成人水平。

饮水不足或水丢失过多，均可以引起体内失水。失水量占体重2%时就会感到口渴，出现尿少、体能下降、生理应激增加等反应。儿童生长发育迅速，代谢比较旺盛，比成人更容易脱水；炎热天气运动容易出现体温上升较快。长期水摄入不足也会影响儿童的认知和体能，表现为听觉、语言、图像识别能力均有所降低。因此，学龄儿童应保持充足的水摄入量。

水的需要量主要受代谢、性别、年龄、身体活动、温度、膳食等因素影响，不仅个体差异较大，同一个体在不同环境和生理条件下也有差异。因此，水的人群推荐量并不完全等同于个体每日的需要量。目前我国缺乏大规模人群水摄入调查，制定儿童水适宜摄入量主要依据2011年进行的四城市儿童少年饮水调查，参考成人饮水量占总水56%，进一步推算学龄儿童的总水摄入量。

建议学龄儿童饮水的适宜摄入量(AI)为6岁800ml/d，7~10岁1000ml/d，11~13岁男1300ml/d、女1100ml/d，14~17岁男1400ml/d、女1200ml/d。在天气炎热出汗较多时应适量增加饮水量。首选白开水，不喝或少喝含糖饮料。

四、学习和运动时的营养需要

学习时大脑活动处于高度紧张状态，尤其复习、考试期间，大脑对氧和某些营养素的需求比平时增多。大脑是人体中耗氧最大的器官，对缺氧非常敏感。当脑细胞活动剧烈或时间过长，会有供氧不足的表现，表现为头晕脑胀、思维迟钝、打瞌睡等。除氧耗量增加外，大脑对某些营养素如蛋白质、磷脂、碳水化合物、维生素A、维生素C、B族维生素以及铁的消耗也增加。因此，要注意这些营养素的补充。

运动时，能量的消耗取决于运动强度、频率和持续时间。轻、中度的运动量时，对能量的需要与平时基本相同，因此，不需要额外增加，但必须保证能量的充足供应，以确保儿童少年正常的生长发育。在运动时，机体蛋白质的合成和分解代谢加强，蛋白质供能应占总能量的10%~15%。一般不需要额外增加蛋白质的量，蛋白质过多会增加肝脏和肾脏的负担，代谢产物增多，对运动不利。运动中能量的主要来源是碳水化合物和脂肪。碳水化合物容易氧化、耗氧量少，是运动时最好的能源。因此，运动日的膳食中应摄入充足的粮谷类食物，碳水化合物所提供的能量应占全天总能量的50%~65%。

一般运动量时，机体对矿物质和维生素的需要量和平时的需求没有明显的差别。但在运动量较大时或在高温气候出汗比较多时，由于丢失量增加，对水溶性微量营养素的需要略有增加，应注意补充。但需注意的是，学龄儿童运动中丢失的微量营养素以食物补充为主，不建议通过特殊用途饮料(运动饮料、电解质饮料、能量饮料等)来补充，一方面其含有的矿物质、维生素不能完全满足运动丢失，另一方面运动饮料的高糖高盐还会给机体带来额外的负担。运动时水的供应要以补足失水量、维持水平衡为原则。运动中和运动后水分的补充，要采用少量多次的方法。一次性大量饮水会增加排尿和出汗，使体内的盐分丢失，还会增加心脏和肾脏的负担。

五、学校集体用餐管理

由学校食堂及供餐单位提供满足6~17学龄儿童营养要求的平衡膳食，不仅可以促进他们的健康成长，也是开展营养健康教育、保障社会公平的重要途径。2013年，包括我国在内，全球有169个国家实施学校供餐，受益人数达到3.68亿。近年来，我国政府发布了一系列学龄儿童供餐的指导原则，如卫生行业标准《学生餐营养指南》（WS/T 554—2017），为中小学生合理供餐提供指导。

学校供餐应结合当地食物供应特点、饮食习惯和学生营养状况，制定每周的带量食谱，以餐次为单位，说明食物名称、重量、供餐时间和烹调方式等。通常每天供餐的能量要达到要求，而其他微量营养素以周为单位，平均每日供给量达到标准。

（一）食物多样，谷类为主

食物多样，谷类为主是学龄儿童合理供餐的基础。食物多样包括食物种类多样、颜色丰富多彩、烹调方法适当变化；其中，食物原料多样是首要原则，既能保证营养均衡，又能提高儿童对食物的接受性。学龄儿童每日膳食应包括谷薯类、蔬菜水果类、畜禽鱼蛋、奶类和大豆坚果类等食物，进行同类食物互换，达到平均每天摄入12种以上食物，每周25种以上。

谷类为主是指谷薯类食物所提供的能量占学龄儿童膳食总能量的一半以上。近40年来，我国儿童谷类消费逐步下降，尤其是在大城市。有学者提出，学龄儿童要多吃全谷物食品，能量相对低，而蛋白质、矿物质、植物化学物、膳食纤维等更丰富，有助于肠道蠕动，具有降低血糖、血脂，提高抗氧化能力。对13岁以上儿童，增加全谷物摄入对保持正常体重有一定益处。

（二）餐餐蔬菜，天天水果

新鲜蔬菜水果是学龄儿童合理供餐的重要组成部分。缺乏蔬菜会导致儿童便秘、肥胖，易患高血压、冠心病、肿瘤等。2014年发表的Meta分析显示每天每增加一份（约80g）蔬菜，全因死亡率降低5%。新鲜水果的营养价值与新鲜蔬菜相似，但蔬菜并不能代替水果；2002年WHO提出适量的水果摄入有助于预防超重肥胖，慢性病、心血管病和某些癌症。

我国学龄儿童的蔬菜水果摄入量普遍低于推荐量，尤其是新鲜水果摄入量更为不足，2010—2013年中国居民营养与健康监测显示，6~17岁儿童平均每人每天水果的摄入量仅为45.9g，大城市儿童明显高于贫困农村儿童。建议学校供餐应该保障新鲜蔬菜水果的摄入，每天要提供3种以上新鲜蔬菜，做到餐餐吃蔬菜，其中深色蔬菜占1/2以上，适量搭配菌藻；条件允许时做到天天吃水果。

（三）多吃奶及奶制品和豆制品

奶及奶制品是膳食钙的主要来源，也是膳食中优质蛋白质、维生素D和维生素B_2的重要来源之一。经常摄入奶制品有利于学龄儿童骨骼健康及生长发育。2010—2013年中国居民营养与健康监测显示，仅有35.9%的6~17岁学龄儿童能够达到每天摄入1次及以上奶及奶制品。推荐学校供餐中要保障学龄儿童每天适量奶或奶制品摄入，也要鼓励儿童经常进行户外活动，接受适当的阳光照射，改善维生素D营养状况，促进钙的吸收利用。

大豆及其制品富含优质蛋白质及植物固醇等多种植物化学物。学校供餐也要提供适量的豆类及其制品，丰富豆制品的品种，满足对优质蛋白质的需要。

（四）适量的鱼禽蛋肉

鱼、禽、蛋和瘦肉富含优质蛋白质、脂类、脂溶性维生素、B族维生素和矿物质等，是学校供餐做到均衡膳食的重要组成部分。但这些食物饱和脂肪酸和能量相对较高，摄入过多可增加肥胖发病风险，因此供应量要适当。在Ballesteros等对54例墨西哥儿童进行随机对照试验发现，每天摄入两个鸡蛋摄入并没有增加高胆固醇风险。学校供餐过程中要提供不同种类及烹调方式的鱼、禽、蛋和瘦肉，强调畜肉以瘦肉为主。为满足维生素A等微量营养素需要，每周可以提供1次动物肝脏，每人每次20~25g。

另外，反式脂肪酸主要存在于部分氢化的植物油中。有研究指出反式脂肪酸可增加冠心病的风险，诱发肿瘤、2型糖尿病等。而部分油炸食品、饼干和人造黄油等工业加工的食品是反式脂肪的主要来源，学校供餐中要少用这类产品，控制反式脂肪摄入，降低学龄儿童将来发生慢性病的风险。

（五）少油少盐控糖

学龄儿童食盐摄入过高会增加高血压发生风险，我国学龄儿童食盐摄入量明显高于《中国居民膳食指南（2016）》推荐量。学校供餐过程中要适当减少食盐摄入，培养清淡口味，逐渐做到量化用盐，推荐每天食盐摄入量不超过6g。学校供餐使用的食用盐均采用加碘盐，预防儿童碘缺乏。

一系列监测表明，我国6~17岁学龄儿童烹调油摄入过多，尤其是大城市儿童。2012年Lee等系统综述了33项RCT以及10项队列研究显示：降低膳食中总脂肪的供能比（<30%）有助于降低体重，膳食中总脂肪的供能比每减少1%，体重相应地减少0.19kg。学校供餐应适当控制烹调油和动物脂肪用量，每天的烹调油摄入量为25~30g，脂肪提供能量占总能量的30%以下。

WHO把添加到食品和饮料中的单糖（如葡萄糖、果糖）和双糖（如蔗糖或砂糖）以及天然存在于蜂蜜、糖浆、果汁和浓缩果汁中的糖称为游离糖。有研究发现过多摄入游离糖可增加儿童龋齿和肥胖发生危险。因此，学校供餐过程中要控制游离糖和含糖饮料的供应。

（六）保障食品安全

学校供餐的生产、加工、运输、储存等过程中如果遭受致病性微生物、寄生虫和有毒有害物质的污染，可导致食源性疾病。学生餐的食品安全问题不容忽视，要做到食品安全五大要点：保持清洁，防止污染；生熟食物分开，以避免交叉污染；彻底做熟，以杀死微生物；在安全的温度下保存食物，防止细菌滋生；使用安全的水和食物原料，避免污染。同时，学校供餐要采取合理的烹调方式，保证食物营养和食品安全。

表 4-7-5　学龄儿童各类食物建议摄入量*

食物类别	7 岁~	11 岁~	14~17 岁
谷薯类/(g·d⁻¹)	150~200	225~250	250~300
—全谷物和杂豆/(g·d⁻¹)		30~70	50~100
—薯类/(g·d⁻¹)		25~50	50~100
蔬菜类/(g·d⁻¹)	300	400~450	50~100
水果类/(g·d⁻¹)	150~200	200~300	300~350
畜禽肉/(g·d⁻¹)	40	50	50~75
水产品/(g·d⁻¹)	40	50	50~75
蛋类/(g·d⁻¹)	25~40	40~50	50
奶及奶制品/(g·d⁻¹)	300	300	300
大豆/(g·周⁻¹)	105	105	105~175
坚果/(g·周⁻¹)	—		50~70

注：*能量需要量计算水平，按照 7 岁~(1400~1600kcal/d)，11 岁~(1800~2000kcal/d)，14 岁~(2000~2400kcal/d)

引自：《中国学龄儿童膳食指南(2016 年)》.

第三节　学龄儿童饮食行为

饮食行为(eating behavior)是人们受环境、食物和健康观念支配的摄食活动，不仅包括食物选择(蔬菜、水果、零食、含糖饮料、酒精等)，还包括进食时间(零食、早餐)、地点(在外就餐)、情境(独自进食、家庭共餐)和饮食心理(限制性进食、外因性进食)等。不健康饮食行为通过影响食物多样性和膳食营养素摄入，进而影响发育与健康。学龄儿童是营养教育、饮食行为和生活方式形成的关键时期，通过个体知识、信念、技能以及家庭、学校等环境因素的转变，可纠正或预防不健康饮食行为的发生，促进儿童发育与健康、预防成年期疾病，甚至收获下一代健康效益。关于饮食行为的发展、测量与评价方法、干预理论等，详见本书第七卷第二章。

一、学龄儿童饮食行为现状

学龄儿童阶段是饮食行为养成的关键时期，一方面幼儿期和学龄前期形成的不良饮食习惯如挑食、偏食，喜食甜食、油炸食品等往往延续至学龄期，另一方面学龄儿童的行为发展进入主动发展阶段和自主发展阶段，在食物的选择中具有更多的自主性，可能出现新的不良饮食行为如饮酒、喜好含糖饮料、不健康零食、不吃早餐、西式快餐、在外就餐、不当节食等。

(一) 儿童饮食行为评价与调查

对儿童饮食行为的评价主要通过自我(或父母)报告的心理量表或调查表、实验条件下的行为观察等方法来评价。应用较广泛且适用于儿童饮食行为量表有荷兰饮食行为量表儿童版 (Dutch eating behavior questionnaire for children, DEBQ-C)、英国儿童饮食行为量表(children's eating behavior questionnaire, CEBQ)、关于你小孩的饮食清单(about your children's eating inventory, AYCE)等。含糖饮料、早餐、蔬菜水果、饮酒等饮食行为常通过食物频率法调查。而行为观察法可用于评价儿童的外因性进食等。

儿童饮食行为调查常见于一般性的研究项目，如马冠生课题组分别于 1998 年、2008 年、2015 年进行了连续三次“我国大城市儿童青少年饮食行为现况调查”，重点分析了解儿童少年早餐、零食、快餐、饮料等饮食习惯、特点、偏好等。国际、国家或地区层面的饮食行为调查往往是纳入营养与健康监测或健康危险行为监测体系中，如中国居民营养与健康监测、中国健康与营养调查中均有饮食行为相关指标。学龄儿童健康危险行为的监测自二十世纪八九十年代起在世界范围内陆续展开，美国疾病预防控制中心从 1991 年开始每两年进行一次学龄儿童健康危险行为监测(Youth Risk Behavior Surveillance System, YRBSS)。我国 2005 年进行了第一次全国城市学龄儿童健康危险行为调查，自 2008 年起开始了三年一次的全国性学龄儿童健康危险行为监测。国际上比较有代表性的监测包括覆盖欧洲和北美地区 11~15 岁儿童的“学龄儿童健康行为调查(Health Behavior In School-aged Children, HBSC)”、WHO 主导的“全球学生健康调查(Global School-based Student Health Survey, GSHS)”等。

(二) 学龄儿童常见不健康饮食行为

1. 不吃早餐　膳食指南建议每天吃早餐，并保证早餐的营养充足。营养充足的早餐不仅可以满足学龄儿童的能量和营养需求，防止营养素的缺乏，同时还可能有利于控制体重、提高学习能力。而不吃早餐(skipping breakfast)或早餐质量差是目前学龄儿童不健康饮食行为的主要表现之一。2010—2012 年中国居民营养与健康状况调查显示，6.5%的 6~11 岁学龄儿童和 14.2%的 12~17 岁学龄儿童达不到一日三餐，6~17 岁儿童早餐食物种类达到 3 类及以上的比例为 41.7%。早餐的膳食模式主要有以谷物水果蔬菜为主的植物类膳食模式、以肉蛋奶为主的动物类膳食模式以及以方便食品为主的速食类膳食模式。有研究发现学龄儿童早餐中能量、铁和烟酸缺乏现象普遍存在，其中女生早餐中的蛋白质、钙和维生素 A 的摄入也偏低。其他国家或地区的早餐数据也并不乐观。低收入国家的学龄儿童一日三餐中最容易被忽视的就是早餐。高收入国家 HBSC 调查(2013/2014)显示，11 岁、13 岁、15 岁学龄儿童每日吃早餐的比例是 37%、26%和 17%，男生高于女生，并且随年龄明显递减。

2. 挑食和偏食　挑食(picky eating)和偏食(food preferences)最常发生于幼儿和学龄前期(2~5 岁)，但由于未被及时识别并予以纠正，从而维持到学龄期。而且青春期由于过度关注自己的身体从而可能导致不当节食，甚至出现神经性厌食等进食障碍(eating disorder)。2014 年调查显示，我国九地区 814 名 7~12 岁小学生中约 60%有挑食行为。低年级小学生的挑食率明显高于中高年级。蔬菜和水果是挑食行为中最常被拒绝的食物。

3. 喜好含糖饮料　含糖饮料(sweeten-sugar beverages, SSBs)指在饮料中人工添加糖，乙醇含量不超过质量分数为 0.5%的饮料。2010—2012 年中国居民营养与健康状况监测结果显示，6~11 岁、12~17 岁人群每周至少喝 1 次饮料的比例分别为32.9%和42.3%，比2002年明显增加。从1998—2008年，我国城市学龄儿童人均每日摄入饮料量从1998年的300ml左右增加到500ml，其中2/3是含糖饮料。和中低收入国家含糖饮料摄入仍在上升不同的是，进入21世纪以来，高收入国家/地区中学龄儿童含糖饮料摄入比例在下降。

4. 饮酒　中国学龄儿童膳食指南中明确写到儿童应禁止饮酒或含酒精饮料(alcoholic drinks)，但我国学龄儿童饮酒率并不低。调查显示开始饮酒的平均年龄为12岁，中学生饮酒率为70%，其中男生饮酒率为78%，女生饮酒率为61%；30%至少有过一次醉酒的经历。欧美学龄儿童饮用含酒精饮料的情况也比较普遍。13~18岁的西班牙学龄儿童中85.5%的有饮用含酒精饮料的经历，39.6%的至少曾一次喝过4杯以上的含酒精饮料。

5. 不合理零食　零食(snacks)是指非正餐时间所吃的各种食物和/或饮料。合理的选择零食可以作为日常膳食的有益补充，可以在两餐之间吃少量零食。《中国儿童青少年零食指南》推荐学龄儿童应选择清洁卫生、营养丰富的食物作为零食，如新鲜蔬菜水果、坚果、奶及奶制品、大豆及其制品等。我国城市学龄儿童普遍吃零食，北京等4城市儿童经常吃零食的比例在98%以上，他们在周末吃零食的比例明显高于上学日，上学日中学生吃零食的比例高于小学生。1998—2008年十年间，零食中冷饮类、油炸类的消费比例显著上升。1977—1978年美国营养与健康调查的数据显示2~18岁的儿童中每天至少吃1次零食的约占74%，而2003—2006年的调查数据显示此比例上升至98%，同时平均每天吃零食的次数约增长了1次。

6. 其他　西式快餐(western fast food)是指源于西方国家，主要以油炸、煎、烤为主要烹饪方式的快餐食品。尽管西式快餐提供的能量和营养素并不均衡，但由于富含脂肪等因素，口感深受学龄儿童追崇。对1100名中学生饮食行为的调查结果显示，中学生过去7天食用过西式快餐的比例为42.9%。我国城市儿童少年通常在节假日、生日、考试成绩好的时候到快餐店就餐。

在外就餐(eating out)指居民摄入的所有食物是由家庭以外的其他场所提供，与用餐地点无关。随着我国经济的发展及外卖业的发展，人们在外就餐的频率也越来越高。学龄儿童在父母带领下以及同学聚会等外出就餐的频率也逐渐升高，不少学龄儿童经常点外卖。学龄儿童每日摄入的能量有很大部分来源于在外就餐食物，2006年2~17岁美国儿童少年在外就餐的食物供能比已增至36%。而外出就餐及选择外卖食品时，人们更关注食物的色香味等，而往往忽视营养搭配，因此高盐高脂高能量的重口味食物往往更受欢迎。

注意力不集中也会引起就餐过程中食物摄入量的增加，因为注意力分散会影响机体对饱腹信号的及时感知，因此就餐伴随看电视或玩电子游戏时会不自觉地增加食物摄入量。同时有研究发现看电视时长与每天的加餐频率成正比，每天看电视超过4小时(包括4小时)的学龄儿童相应地每天平均的加餐频率也更高。

二、学龄儿童饮食行为影响因素

饮食行为不仅是为了获取能量和营养素，更多地是一种社会行为，是社会、政治、经济、美学、宗教等因素对个体或群体行为产生影响的具体表现，同时也展示了个体或群体的价值、态度、社会认同等特质。饮食行为不仅受个体特征影响，也受个体所处的直接和间接环境影响，即行为发生的社会生态模型(social ecological model)，涵盖自内向外的多维度和多个生态水平——个体、人际(家庭、同伴、社会文化等)、社区、组织(学校、卫生机构)、政策(环境、结构、宏观)等。

(一) 个体因素

年龄、性别、知识、信念、技能、心理因素等对学龄儿童的饮食行为有较大的影响。有调查显示，小学生每天吃早餐的比例最高，其次是初中生，高中生最低；高中生吃甜点和油炸食品的报告率要高于初中生；女生吃甜点的报告率要高于男生，而男生喝含糖饮料的比例高于女生；对自己体型不满意的学龄儿童为了控制体重或减肥更容易选择不吃早餐。还有研究发现，学龄儿童对奖励更敏感，对食物的渴望也更大，更喜爱把能量密度较高的食物作为加餐零食，而且含糖饮料的消费率也更高，同时BMI值相对也较高。此外，学龄儿童喜欢选择某些零食及饮料的最重要原因有味道好、营养以及外包装好。

(二) 家庭因素

影响学龄儿童饮食行为的因素有很多，家庭因素起到主导作用。家庭成员(如父母)的年龄、受教育程度、食物喜好、饮食行为、喂养情绪，关于食物的约束、奖励、惩罚规定，以及家庭收入、在外就餐的频率、健康相关的知识态度行为等构成了家庭食物环境，会在诸多方面对儿童以及其他家庭成员的食物喜好以及饮食行为产生不同程度的影响。父母对饮食缺乏重视，很容易导致学龄儿童养成不健康的饮食习惯。有研究发现，父母文化程度越高、父母有吃早餐的习惯、有可获得的美味可口的早餐，且父母明白吃早餐的好处，则子女的早餐习惯越好，每天吃早餐的比例越高。家庭收入水平较高的学龄儿童早餐组成多为肉蛋奶等动物性食物，且每天吃早餐的比例也越高。父母对子女饮食行为的干预也会影响学龄儿童加餐时的食物选择，引起某类或某种零食消费的下降。父母对学龄儿童的饮食缺乏监督和指导时，学龄儿童吃零食或形成不健康饮食习惯的几率就会更大。

(三) 学校因素

年龄越小的儿童受家庭因素影响越大，而随着入学接受教育，6岁及以上学龄儿童受学校影响逐渐增多，学校的物理环境和社会环境均会影响学龄儿童的营养与健康。学校范围内的政策、环境、服务及教育是支持学龄儿童饮食行为养成或纠正的关键支柱，如学生餐、课间加餐、安全方便的饮水设施、营养教育、营养与健康咨询服务等。同时教师及同学作为学龄儿童重要的社交网络，其营养素养对于儿童饮食行为也具有重要作用。

(四) 社会文化和政策因素

国家、地区政策法规及社会文化因素对于儿童饮食行为形成至关重要。我国《农村义务教育学生营养改善计划》《国民营养计划(2017—2030年)》《学生餐营养指南》(WS/T 554—2017)等均是与学龄儿童饮食行为密切相关的“结构”层面影响因素。

广告同样影响儿童的食物偏好,尤其会影响2~11岁儿童的食物和饮料的偏好、需求及消费。电视广告、明星、卡通人物促销、包装、标签、购物点陈列、利用慈善活动宣传品牌等,向儿童推销食品已成为全球现象,往往具有多元化和一体化特点,通过多种渠道传递种种信息。低年龄儿童不能理解广告的劝诱意图,哪怕只有一次简单的商业暴露,产品偏好就会产生,如果反复暴露其中的话,产品偏好就得以强化。产品偏好影响儿童产品购买请求,而购买请求会影响父母购买决定。此外媒体以及其他行业的广告通常具体化女孩和妇女,导致很多学龄儿童,尤其是青春期的女孩,对身体状态不满,采取不健康的控制体重行为如不当节食。

社会文化习俗中对于儿童健康和体重的不正确认知也会影响学龄儿童的饮食行为,比如中国习俗中曾推崇的“胖娃娃”可能导致儿童膳食结构中高能量食物的供给。

三、学龄儿童饮食行为对健康的影响

学龄儿童饮食行为是保证膳食营养摄入满足机体需要的重要基础,而不健康饮食行为不仅影响当下的营养状况、身心发育与健康,也与生命中后期慢性疾病、下一代早期发展关系密切。

(一)近期影响

1. 体格与心理行为发育　营养充足的早餐可以为儿童少年提供体格和神经心理发育所需的能量和各种营养素,不吃早餐的儿童能量、蛋白质、脂肪、碳水化合物和某些微量营养素如钙、铁、维生素 B_2、维生素 B_{12}、叶酸、维生素A等的摄入明显低于吃早餐的儿童。此外吃早餐的学龄儿童在注意力、执行能力、创造力及记忆力等方面的成绩都高于不吃早餐者。

偏食和挑食会影响学龄儿童营养素的摄入,引起营养不良、贫血和微量营养素缺乏,不利于正常的生长发育。我国一项对9地区7~12岁儿童的调查发现,偏食行为与儿童身高和BMI均呈负相关。偏食也会造成某些营养素摄入过量,如偏爱动物性食物,会造成能量和脂肪摄入过多,增加超重肥胖、糖尿病、血脂异常等慢性病的风险。而暴饮暴食在短时间内会摄入过多的食物,加重消化系统的负担,增加超重肥胖的风险。

零食是学龄儿童膳食营养补充的重要途径。适宜的零食安排可以保证学生学习的营养需求,减轻学习的疲劳感并有助于提高上午的学习效率。美国居民营养与健康调查结果显示4~18岁的学龄儿童从零食中获得的能量约占每天摄入总能量的25%。我国学者发现上午课间加餐可使得小学生上午的能量摄入及蛋白质的摄入量增加一倍。

酒精对大脑等神经系统有损害,可抑制学龄儿童大脑的兴奋性,减弱记忆力、注意力和理解能力,导致学习能力下降以及产生暴力或者攻击他人的行为。

2. 营养与健康状况　许多加工类零食中营养素密度较低,同时添加糖及脂肪的含量较高。经常食用不健康零食可能会引起龋齿、肥胖等健康问题。另外,过量饮用含糖饮料还会增加2型糖尿病、骨软化、营养不良和龋齿等的发生风险。在外就餐脂肪供能比高于在家就餐,植物性食物和蛋类摄入量低于在家就餐,从而增加超重肥胖、心血管疾病等风险。

学龄儿童对蔬菜水果类接受程度差,容易导致维生素及矿物质的摄入不足,引起一种或多种微量营养素的缺乏。畜禽肉类、蛋类、鱼类及奶制品是优质蛋白主要的膳食来源,学龄儿童对此类食物接受程度差则容易导致蛋白质摄入不足,引起营养不良或贫血。

酒精是在肝脏中分解代谢的,学龄儿童的肝脏发育尚不健全,对酒精的耐受力低,摄入酒精容易发生酒精中毒及肝肾等器官功能损害。

(二)远期影响

学龄儿童时期的不健康饮食行为如得不到有效纠正将持续至成年期,这也意味着膳食结构不均衡,尤其高能量、高脂肪、高糖、高盐摄入等问题长期暴露,最终影响慢性病在成年期的早发生。实际上,学龄阶段已经是疾病流行病学的过渡期——从传染病向慢性病过渡。而且饮酒、吸烟、身体活动不足等也往往开始于学龄儿童阶段或在此阶段加重,这些健康危险行为的聚集会加重成年期的疾病负担。

青春期中期开始由于生殖系统的快速发育从而具备了生殖能力(育龄人群即从15岁开始),因此学龄儿童人群的饮食行为也可能通过改变宫内环境或早期喂养等影响下一代生命早期发展。

四、学龄儿童饮食行为干预

饮食行为不仅受个体特征影响,也受个体所处的人际、社区、组织、政策环境影响。因此学龄儿童饮食行为干预需多部门、多层面综合进行。

(一)个体水平

在个体水平,以知信行理论(knowledge-attitude-belief-practice model,KABP model)为基础,通过教育提高学龄儿童营养与健康素养是非常重要的饮食行为干预途径。《中国学龄儿童膳食指南(2016)》针对学龄儿童的核心推荐第一条即为——认识食物、学习烹饪、培养健康素养,指出提高学龄儿童的营养素养,有助于建立正确的饮食态度和形成健康的饮食行为。学龄儿童应了解和认识食物及其在维护健康、预防疾病中的作用,学会选择食物、烹调和合理搭配食物的生活技能,逐步培养健康饮食行为和习惯,并传承我国优秀饮食文化和礼仪。

(二)家庭、学校和社区环境

社会认知理论(social cognitive theory,SCT)认为,学龄儿童饮食行为的干预过程中家长和学校起着重要作用。家长应将营养健康知识融入学龄儿童的日常生活中。学校开展以学校为基础的营养教育活动,开设符合学龄儿童特点的营养与健康相关课程,营造学校营养支持环境,提高中小学生的营养健康知识,改善营养健康态度,帮助他们建立健康的饮食行为。

2006年国际肥胖工作组(IOTF)提出“悉尼原则”——要求学校和幼儿托管机构实行无商业化的饮食活动。2004

年法国议会就通过议案禁止在学校中销售可乐和巧克力甜点，韩国从2008年开始全国的中小学内禁止售卖碳酸饮料。我国各地区已陆续展开工作，如2013年北京市教委下发《关于进一步规范中小学校饮食管理工作的通知》，明确规定北京市中小学不得出售碳酸饮料等不利于健康的食品饮料。2016年《长沙市教育局直属学校学生食堂及超市管理办法（试行）》要求学校超市不得出售烟、酒、槟榔、膨化食品、碳酸类饮料及其他对学生身体健康有害的食品。2016年第五届中国健康生活方式大会发布了《健康生活行为指导建议——减少儿童青少年含糖饮料摄入》，倡议内容包括“校园内不售卖、不提供含糖饮料，不张贴含糖饮料广告，杜绝各种形式的含糖饮料宣传和推销”。2019年，由教育部、国家市场监督管理总局、国家卫生健康委员会共同发布的《学校食品安全与营养健康管理规定》要求中小学、幼儿园的食品经营场所要避免售卖高盐、高糖及高脂食品。

除校园内环境外，学校周边乃至家庭所在社区环境对学龄儿童饮食行为的干预也至关重要。我国有些地区已经在探索在学校及其周边200m范围内设立“校园食品安全严管区”。

（三）社会文化环境

社会文化环境尤其广告媒体等对学龄儿童饮食行为的干预也至关重要。第六十三届世界卫生大会在2010年5月21日通过决议《关于向儿童推销食品和非酒精饮料的一系列建议》，明确指出“会员国应考虑采用阶梯式或全面方式，减少向儿童推销富含饱和脂肪、反式脂肪酸、游离糖或盐的食品。”“不应以任何形式在儿童聚集的场所推销富含饱和脂肪、反式脂肪酸、游离糖或盐的食品。”2016年中国饮料工业协会发布《中国饮料行业健康行动宣言》并明确指出，中国饮料行业将从产品和包装不断创新、清晰直观的营养标签、企业不得对12岁以下儿童进行宣传等。因此食品行业加强自律，以及政府出台食品广告相关法规对于儿童饮食行为的养成非常重要。2015年修订的《中华人民共和国广告法》规定：“广告不得损害未成年人的身心健康”“不得在中小学校、幼儿园内开展广告活动”“针对不满十四周岁的未成年人的商品或者服务的广告不得含有下列内容——劝诱其要求家长购买广告商品或者服务，可能引发其模仿不安全行为”。

（四）政策支持

除环境建设外，包括税收在内的政策支持也至关重要。2016年WHO发布《对饮食实行财税政策和预防非传染性疾病》指出“对含糖饮料增税将会降低其消费量并且会减少肥胖、2型糖尿病和龋齿”。墨西哥政府出台法案于2014年开始对含糖饮料增税，在2014—2015年间，含糖饮料人均消费量下降7.3%，普通水的消费量上升5.2%。

总之，政策支持、环境建设、营养教育、健康服务4个方面有机整合是学龄儿童饮食行为干预的重要策略。

第四节　学龄儿童常见营养问题及防治

儿童营养状况是衡量一个国家社会和经济发展程度的重要指标。6~17岁学龄儿童的生长迟缓、消瘦、微量营养素缺乏与超重、肥胖等常见营养问题在个人、家庭和群体（社区、地区或国家）以多种形式并存，这对中低收入国家产生的不利影响更大。减少各种形式的营养不良是全球卫生面临的最大挑战之一，也是联合国改善儿童营养十年行动中实现可持续发展目标和《罗马营养宣言》的关键。

一、生长迟缓和消瘦

（一）判定

1. 我国判定标准　评价我国学龄儿童生长迟缓和消瘦主要采用2014年发布的卫生行业标准《学龄儿童青少年营养不良筛查标准》（WS/T 456—2014），适用于我国不同地区或民族的所有6~18岁学龄儿童。生长迟缓是指儿童身高小于或等于同性别、同年龄身高界值点；消瘦是指儿童BMI小于或等于同性别、同年龄BMI界值点；先排除生长迟缓阳性者，再筛查消瘦儿童。生长迟缓和消瘦在标准中被统称为营养不良。

2. WHO判定标准　2007年WHO以1977年美国国家卫生统计中心（NCHS）/WHO的生长参照值为基础，制定了5~19岁学龄儿童生长参照值，用来判断学龄儿童的营养状况。当年龄别BMI低于WHO标准中位数的2个标准差且不低于3个标准差为消瘦；当儿童的年龄别BMI低于WHO标准中位数的3个标准差为重度消瘦。

（二）现状

WHO最新报告显示，2017年全球仍存在一定比例的儿童生长迟缓和消瘦。2010—2013年中国居民营养与健康状况监测中，6~17岁学龄儿童的生长迟缓率为3.2%，其中男性为3.6%，女性为2.8%；农村（4.7%）高于城市（1.5%）。他们的消瘦率为9.0%，其中男性、女性分别为10.4%和7.3%；也是农村（10.0%）高于城市（7.8%）。无论城市还是农村，儿童生长迟缓和消瘦率均比2002年有明显下降，农村儿童的降幅高于城市，但贫困农村儿童的生长迟缓和消瘦率仍然相对较高。

（三）发生原因

1. 经济水平较低　由于地区经济水平较低或食物资源有限，影响家庭和社会对学龄儿童的食物供给，造成区域性的生长迟缓和消瘦高发。

2. 营养知识缺乏　由于缺乏食物与营养的知识，没有充分利用当地食物资源，儿童的膳食摄入不足，引起营养不良。另外，学龄儿童普遍存在偏食挑食等不良饮食习惯，部分青春期女生为了追求“苗条”的体型而盲目节食，导致生长迟缓和消瘦。

3. 疾病影响　学龄儿童发生感染性疾病，如肺炎、扁桃体炎等，消化道疾病，如痢疾、肠道寄生虫病等，由于营养需求或消耗增加，或由于营养消化、吸收不良，会引起生长迟缓和消瘦。

4. 家庭和社会因素　学龄儿童所处的家庭对其生长发育有重要的影响。研究提示，家庭社会经济状况较差或母亲的文化程度低会制约儿童对食物的选择，而家庭不和睦会增加儿童的不幸福感，容易出现生长迟缓和消瘦。

（四）对儿童健康的影响

学龄儿童的生长迟缓和消瘦会阻碍正常的生长发育，

影响成人的健康，乃至国家的人口素质。

1. 影响体格和智力的发育　生长迟缓和消瘦会对学龄儿童的生长发育产生重要影响。早期会出现皮肤弹性差、皮下脂肪减少、肌肉萎缩，表现为消瘦。长期的生长迟缓和消瘦会出现生长速度减慢、骨骼的骨化滞后、身材矮小，也会出现性成熟时间晚。重度的消瘦会出现精神差，无食欲，常伴发贫血，全身各系统的功能紊乱、免疫功能低下、认知、智力和运动能力不足。

2. 影响心理的正常发育　生长迟缓和消瘦也会对心理-行为发育产生不良影响，并且可能是不可逆的，这些儿童常伴有性格、社会交往，适应能力和语言发育的延迟。

3. 影响人力资源和经济的发展　儿童生长迟缓和消瘦会给家庭和社会带来经济负担，同时阻碍学龄儿童智力和认知能力的发育，导致成年后工作能力减退，从而影响国家的人力资源发展，最终影响经济的发展，形成恶性循环，见图 4-7-1。研究显示，儿童生长迟缓和消瘦会导致成年收入及劳动生产率下降 10%。据估计，2001 年孟加拉、印度和巴基斯坦等几个亚洲国家由于营养不良造成劳动生产率的损失为国内生产总值的 2%～3%。

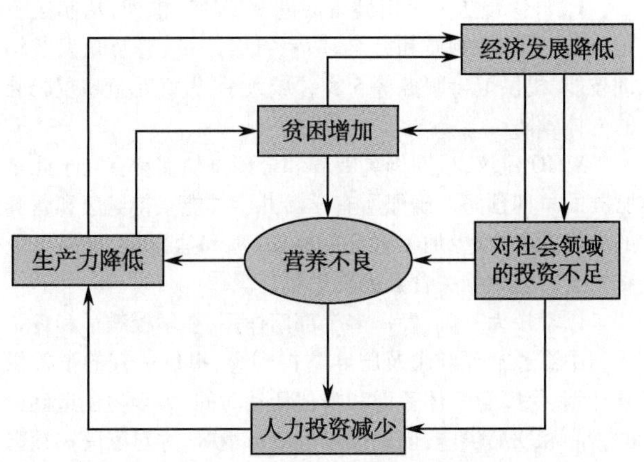

图 4-7-1　营养不良和人力资源发展的关系

（五）防治措施

1. 制定有关营养政策　要从国家及政府层面制定政策及措施，改善学龄儿童生长迟缓和消瘦，如教育和卫生部门把提高学龄儿童营养状况纳入到日常工作，把学龄儿童营养健康水平作为素质教育和评价教育投资效果的重要指标之一。

2. 动员社会参与，因地制宜干预　要通过多种措施，多部门努力，动员社会各界力量，社会与家庭共同配合，结合各地的实际情况，采取适宜的干预措施，如营养均衡的学校供餐、发展校园经济、食物强化等改善学龄儿童生长迟缓和消瘦。

3. 普及营养知识，培养健康行为　利用多种形式宣传媒介，并将食物和营养知识纳入中小学的教学内容，让学龄儿童懂得合理营养、平衡膳食，培养健康的饮食行为和生活方式；使教育管理部门、老师、家长、供餐人员等掌握保持营养健康的知识和技能。

4. 调整膳食或就医　对于轻度生长迟缓和消瘦的学生，学校应与家长合作进行膳食指导，通过合理营养和适当运动给予纠正。保证充足能量摄入，适当增加鱼、禽、蛋、瘦肉、豆制品等富含优质蛋白质食物的摄入，经常食用奶及奶制品，每天吃新鲜的蔬菜和水果；并保证吃好一日三餐，纠正偏食挑食和过度节食等不健康饮食行为，保持适宜的身体活动。对重度的或继发性的生长迟缓和消瘦，学校应通知家长及时带孩子去医院就诊，由临床专业人员进行治疗。

二、超重肥胖

（一）判定

1. 体质指数（BMI）　2007 年 WHO 制定了 5～19 岁学龄儿童生长参照值，学龄儿童的年龄别 BMI 大于 WHO 标准中位数的 1 个标准差为超重；儿童的年龄别 BMI 大于 WHO 标准中位数的 2 个标准差为肥胖。

2011 年我国发布《学生健康检查技术规范》（GB/T 26343—2010），7 岁及以上儿童用分年龄性别 BMI 界值来筛查超重或肥胖，该界值与 2003 年中国肥胖问题工作组提出的筛查标准相同；而 6 岁儿童仍使用 WHO 超重肥胖标准进行筛查。2018 年我国发布卫生行业标准《学龄儿童青少年超重与肥胖筛查标准》（WS/T 586—2018），适用于对我国各地区、各民族 6～17 岁学龄儿童开展超重与肥胖的筛查，BMI 大于或等于相应性别、年龄组超重界值且小于肥胖界值点为超重；BMI 大于或等于相应性别、年龄组肥胖界值为肥胖。

对于大多数个体，体质指数与体内脂肪含量有明显的相关性，能较好地反映机体的肥胖程度。但对肌肉发达的运动员或水肿的病人，体质指数可能过高估计其肥胖程度。

2. 体脂百分比　肥胖的基础是人体内堆积过多脂肪。有学者认为，肥胖的判定应以实测或间接测定学龄儿童身体脂肪含量，即体脂百分比作为主要依据。根据体脂百分比不但可以判定肥胖，而且能判定肥胖程度。体脂测定可以采用水下称重法、单标水法、双能 X 射线法（DEXA）法、生物电阻抗法、皮褶厚度法、BOD POD 体成分测定仪等，其中 DEXA 测量体成分的准确度和精确度较高。不同年龄和性别儿童，体脂百分比判断肥胖的水平有所不同，目前国内外缺乏统一判断标准。

（二）现状

肥胖是一种由多因素引起的慢性代谢性疾病，肥胖不仅本身是一种疾病，而且是多种慢性病的危险因素。WHO 报告显示：2016 年有超过 3.4 亿的 5～19 岁学龄儿童超重和肥胖，超重肥胖率从 1975 年的 4% 增加到 2016 年的 18%，其中肥胖儿童总数已超过 1.24 亿。2010—2013 年中国居民营养与健康状况监测数据显示我国 6～17 岁学龄儿童超重率和肥胖率分别为 9.6% 和 6.4%，其中男性分别为 10.9% 和 7.8%，女性分别为 8.2% 和 4.8%，均明显高于 2002 年水平；城市儿童超重率和肥胖率均高于农村，但农村上升更为明显。

（三）发生原因

学龄儿童肥胖受遗传、环境和社会文化等多种因素的共同影响。近年来，儿童肥胖在全球范围快速增加，而肥胖相关基因不可能短时间内发生明显变化，说明环境和行为因素在肥胖发生、发展过程中发挥着重要的作用。

1. 遗传因素　遗传因素对学龄儿童肥胖发生的作用约占20%~40%。对双胞胎、领养子女家庭和家系的研究都表明，肥胖有一定的家族聚集性。父母双亲之一特别是母亲为肥胖者，子女有40%~50%也肥胖；父母都肥胖的，子女发生肥胖的比例是70%~80%。先后发现FTO、MC4R、FAIM2、NPC1等多种与肥胖相关的基因。

2. 环境因素　学龄儿童过量摄入的能量会以脂肪的形式储存。其中过量的膳食脂肪会高效、快速地储存于脂肪组织中（约96%）。随着我国的经济发展和食物供应丰富，膳食模式发生了很大变化，学龄儿童高蛋白、高脂肪食物的消费量大增，能量的总摄入超过能量消耗。不吃早餐、常吃西式快餐、过多饮用含糖饮料或进食速度快等不合理的饮食行为习惯也增加儿童超重肥胖的风险。有研究显示，每周偶尔吃1次早餐的学龄儿童的肥胖率为18.6%，而每周至少吃5次早餐的学龄儿童的肥胖率为11.8%；而每天每增加1份（330~350ml）含糖饮料的摄入，持续1年可使儿童BMI增加0.06kg/m^2，减少含糖饮料摄入可使儿童BMI降低0.17kg/m^2。

学龄儿童身体活动水平是决定能量消耗的主要因素，也是可以控制和调节的重要因素之一。经常进行体力活动不仅能增加活动期和活动恢复期的能量消耗，还可增加基础代谢率。同时，适量的运动会增加机体利用脂肪的能力，有利于预防或控制肥胖。但近年来，我国学龄儿童身体活动水平明显下降，静态运动时间明显增加，也是儿童超重肥胖的重要诱因。

另外，近年也有研究提示，肠道菌群在肥胖的发生发展过程中起到了一定的作用。肠道菌群可能在调节宿主脂肪吸收、存储或诱发慢性炎症等方面与肥胖发生发展具有一定的相关性。

3. 社会文化因素　在我国传统思想中，人们把胖看成福，以“将军肚”为富裕的象征。调查发现，无论儿童还是父母都期望男孩的体型胖一些，壮一些，那些喜欢胖体型的儿童往往偏胖。电视广告对学龄儿童饮食行为乃至超重肥胖的影响也不容忽视。研究显示，儿童看电视高峰时间播出的食品广告有91%为高脂、高糖和（或）高盐食品，儿童看电视时间与其要求父母购买、家长实际购买及儿童实际消费这些食品的频率正相关；学龄儿童平均每天看电视时间增加1小时，肥胖率增加1%~2%。

（四）对健康的影响

肥胖对学龄儿童健康的危害很大，可以影响多个系统的功能和运动能力，增加成年后患心血管疾病、高血压、糖尿病和癌症的危险。

1. 运动能力　肥胖儿童单位体重肺活量、单位去脂体重肺活量显著低于正常体重儿童，提示肥胖儿童的呼吸功能有一定程度下降。同时，肥胖儿童运动速度、爆发力、耐力及运动协调性均显著低于正常体重儿童。

2. 心理行为影响　肥胖引起的心理行为问题在儿童中很常见，并且对儿童的认知和智力产生一定程度的影响。有调查发现，肥胖儿童心理行为问题发生率明显高于正常体重儿童，如肥胖儿童穿衣不自信、有自卑感、不喜欢人际交往及户外活动少等。

3. 成年期肥胖　儿童期肥胖往往会持续到成年期，15%~30%的肥胖成人在儿童期就胖。研究发现，肥胖儿童发展为成人肥胖的危险性是正常儿童的2~6.5倍，肥胖学龄儿童的年龄越大，发展为成人肥胖的比例越高，如10~13岁肥胖儿童有80%~86%会持续到成人。

4. 慢性病风险增加　肥胖儿童发生血脂异常、高血压及抗胰岛素性的比例明显高于普通儿童，且这种儿童时期异常可持续到成年期。肥胖是儿童非酒精性脂肪性肝病最主要的危险因素，有调查显示，肥胖儿童非酒精性脂肪性肝病患病率为17.0%，肥胖儿童血清转氨酶水平升高也有报道。肥胖儿童的其他严重并发症还包括阻塞性睡眠呼吸暂停、哮喘等。

（五）防治措施

学龄儿童一旦发生肥胖，要减肥是很困难的。要认识到肥胖是可以预防和控制的，最经济、最有效的措施是预防肥胖的发生。值得注意的是，学龄儿童处于生长发育的旺盛时期，体重控制以保证健康生长发育为前提，在调节饮食、合理运动的同时，要及时监测体重变化，保持适宜的体重增长。

1. 群体预防　运用健康促进学校理论框架，从制定政策、创造支持性物质和社会环境、社会动员、普及知识及培训技能、提供卫生服务等5大领域入手，做好儿童超重肥胖的群体预防。

WHO建议，早期母乳喂养和合理添加辅食有利于儿童肥胖的早期预防。确保所有学龄儿童都能获得健康和营养的食物，同时减少加工食品的脂肪、糖和盐含量，提高企业和社会对儿童相关食品的营销责任。

以学校为基础，发挥多个部门作用，在学校教学和日常活动中渗透营养健康及肥胖防控理念、提供适宜的学校供餐计划、保障学生体育课和身体活动时间，为学生创造健康的食品和饮品供应，创建校园健康环境等，并对家庭和社区进行有效的渗透。

2. 超重/肥胖高危人群的干预　根据体检及监测结果找到超重和肥胖有高危险因素的学生，如肥胖家族史、有肥胖相关疾病、膳食不合理、体力活动少及静态生活方式等。有针对性的采取措施，防止他们发展到超重肥胖。

3. 超重/肥胖儿童的针对性干预　对于已经超重和肥胖的学生，主要是防止体重的进一步增长，在可能的情况下使其体重适当降低。合理膳食、体力活动和行为矫正是三项有效的措施。如减少能量摄入和提高膳食质量、增加体力活动、减少久坐少动、行为矫正、家庭成员和家庭环境的支持，极端情况下再考虑药物或手术治疗。

调整膳食结构和食物量是控制儿童肥胖的基本措施。保证正常生长发育的前提下适当减少食物总量及总能量的摄入，合理分配到三餐中，进餐时间和地点应有规律。做到细嚼慢咽，不暴饮暴食。调整膳食结构，减少高脂肪、高能量食物的摄入，避免零食和含糖饮料，如少吃油炸食品、糖、巧克力、奶油制品等，养成饮用白开水的习惯。食物以煮、蒸、炖、氽等为主，不用或少用煎、炸等方法烹调。

鼓励肥胖儿童逐步提高身体活动频率和强度，做到运动生活化，减少静态活动。可采用有氧活动，例如走路、骑车、爬山、打球、跑步、跳舞、游泳等。保证一定的中等强度活动,活动量循序渐进。老师、家长要鼓励肥胖儿童参加运动,并积极参与,约束儿童静态活动时间,发挥言传身教的作用。

邀请肥胖儿童的父母至少一方与其一起接受治疗,肥胖儿童的体重控制效果更好。有研究观察到对父母进行适当的饮食和生活方式教育,与没有接受这种指导的家庭相比,参加3个月至3年的家庭的儿童肥胖率显著下降。

三、缺铁性贫血

(一) 流行趋势

贫血是我国学龄儿童面临的营养相关疾病,缺铁性贫血是我国儿童贫血最常见的类型。近些年来,随着我国居民生活水平的提高,学龄儿童贫血患病率明显下降。2010—2013年中国居民营养与健康状况监测中,中国6~17岁学龄儿童贫血患病率为6.6%,明显低于2002年。

全血血红蛋白是最常用的、简单易行的检测和判定贫血的指标,适用于大规模的调查;可以采用WHO推荐的氰化高铁血红蛋白测定法,或采用Hemocue等较为简便的电子化检测系统。血清铁蛋白、转铁蛋白受体水平等生化指标都是用来了解缺铁性贫血特征的敏感指标。

(二) 发生原因及对健康的影响

许多膳食调查发现,我国学龄儿童膳食铁摄入量大都超过推荐量,但由于铁吸收率较低,低于10%,铁的实际利用率较低,引起铁摄入不足;处于生长突增期的儿童血容量增加,以及青春期女性以月经定期铁丢失,对铁的需要量明显增加;这些因素叠加,造成我国学龄儿童容易发生缺铁性贫血。而膳食结构不合理,动物性食物摄入不足或偏食挑食,是学龄儿童发生缺铁性贫血的常见原因。如果有肠道寄生虫病、长期腹泻等疾病也会引起缺铁性贫血。另外,膳食中部分维生素摄入不足,如叶酸、维生素B_{12},可能导致巨幼红细胞性贫血。

学龄儿童出现缺铁性贫血会出现心慌、气短、头晕、眼花、精力不集中等症状,降低儿童抗感染能力、抗寒冷能力;还会阻碍他们的生长发育,贫血症状越明显,对体格发育的阻碍作用越大,尤其在生长突增期。贫血也会降低学习能力和运动能力,引起心理活动和智力发育的损害以及行为改变。有些研究认为后期可以通过补充铁进而改善部分损害,无法完全恢复。

(三) 防治措施

均衡膳食是预防缺铁性贫血的重要措施。WHO建议通过开展营养教育让学龄儿童和家长掌握均衡营养的饮食原则:多吃含铁丰富的食物,如动物血、肝、瘦肉;也要多吃富含维生素C的新鲜蔬菜和水果,促进铁的吸收。虽然菠菜等绿色蔬菜含铁量也较高,但铁吸收率远低于瘦肉等动物性食物。

对于诊断为缺铁性贫血的学龄儿童,应当在医生或营养专业工作者的指导下及时服用补铁剂,并定期监测血红蛋白;同时,仔细查找贫血病因,如果发生胃十二指肠溃疡、直肠息肉、月经失调或各种肠道寄生虫感染(尤其钩虫病)等,开展有针对性的治疗。

就国家或地区而言,可以通过对食品铁强化来改善人群整体的铁营养状况,如铁强化酱油、铁强化面包、铁强化食盐等。WHO建议,在贫血发病率20%及以上的区域,推荐学龄儿童通过间断性补铁和叶酸来降低贫血风险。

四、维生素D缺乏及钙摄入不足

(一) 流行趋势

维生素D营养状况主要采用血清25-(OH)D浓度来评估,通常认为大于等于25nmol/L(10ng/ml)且低于50nmol/L(20ng/ml)为维生素D不足;低于25nmol/L(10ng/ml)为维生素D缺乏,而适宜的水平为大于等于50nmol/L(20ng/ml)。学龄儿童钙营养状况评价的方法包括膳食调查、钙平衡试验、骨密度和骨盐含量测定等,但尚缺乏特异、敏感、稳定的评价方法。

学龄儿童维生素D营养状况也并不理想,2010—2013年中国居民营养与健康状况监测显示,有53%的6~17岁学龄儿童维生素D不足或缺乏,北方地区比南方更严重。我国学龄儿童膳食钙的摄入量普遍较低,上述监测显示,6~17岁学龄儿童钙摄入量仅为每人每天291mg,农村儿童膳食钙摄入量更低。

(二) 发生原因及对健康的影响

维生素D的食物来源有限,主要通过皮肤接受日光紫外线照射后内源性合成。但近年来学龄儿童户外活动时间普遍减少,静坐时间和视屏时间日益增多,皮肤接受太阳紫外线照射的几率大大减少,使得机体自身维生素D合成减少,易引起维生素D缺乏。我国中小学生膳食中钙的不足与奶及奶制品摄入不足密切相关,上述监测显示,学龄儿童平均每天奶及奶制品摄入量仅为34g。处于生长发育期的学龄儿童生长突增、骨量增加,对钙和维生素D的需要量明显增加,也导致学龄儿童成为维生素D缺乏的高危人群。

维生素D主要促进钙、磷吸收和沉积,保证骨骼、牙齿发育,维生素D缺乏会影响钙吸收和利用。学龄儿童钙摄入不足,会导致神经过度兴奋,引起腓肠肌和其他部位肌肉痉挛。学龄儿童长期缺钙和维生素D会影响骨骼健康,导致骨骼钙化不良,新骨结构异常,影响骨量增长,造成老年后发生骨质疏松的风险增加,严重者出现骨骼变形和佝偻病。佝偻病的典型症状表现为儿童的骨骼畸形,特别长骨的变形,腕、踝部扩大,以及肋软骨关节处隆起,如X型腿、念珠肋。其他流行病学调查显示,缺钙和维生素D缺乏可能与糖尿病、心血管疾病、某些癌症等慢性疾病的发生有关。

(三) 防治措施

开展营养健康教育,鼓励学龄儿童和家长掌握均衡膳食的原则,多吃含钙丰富的食物如牛奶、虾皮、芝麻、豆制品等,多吃维生素D丰富的海鱼、动物肝脏、蛋黄等。多进行户外活动,多晒太阳,改善学龄儿童维生素D的营养状况;对于维生素D缺乏的儿童,必要时口服维生素D补充剂,并及时监测血清25-(OH)D水平。国外的实践证明,可以通过维生素D强化食品来改善人群的维生素D营养状况,如维生素D强化牛奶或面包等。

五、其他微量营养素缺乏

（一）碘缺乏病

碘缺乏病是全球常见的营养相关地方病，碘缺乏存在明显的区域差异，东南亚地区碘摄入不足的儿童最多，约7600万。从2003年至2011年，缺碘国家从54个减少到32个。学龄儿童对碘缺乏病比较敏感，主要表现为甲状腺肿，一般来说，甲状腺肿大率随年龄的增长而升高，女孩肿大率普遍高于男孩；补碘后，甲状腺肿大可恢复正常。学龄儿童碘缺乏会损害大脑发育，具有不可逆性，使儿童的智商丢失10~15个百分点。其他症状还包括体格发育障碍、青春期甲状腺功能减退、临床型克汀病等。

碘存在于海产品和富碘土壤生长的食物中，学龄儿童要常吃富含碘的食物，如海带、紫菜、海鱼、虾、干贝、海参等。食盐加碘是防治人群碘缺乏病的简单易行、行之有效的重要措施。对于偏僻、交通不便和有土盐干扰的地区，注射碘油或服用碘油胶丸是一种长效、经济、方便、副作用小的辅助措施。

（二）维生素A缺乏

低年龄儿童是维生素A缺乏的高危人群，我国学龄儿童存在一定比例的维生素A缺乏。WHO推荐儿童维生素A缺乏为血清视黄醇浓度<0.70μmol/L；边缘性维生素A缺乏为0.70μmol/L≤血清视黄醇浓度<1.05μmol/L；维生素A充足为血清视黄醇浓度≥1.05μmol/L。2010—2013年中国居民营养与健康状况监测调查显示，6~8岁学龄儿童维生素A缺乏率为9.9%，边缘维生素A缺乏率为24.0%；到15~17岁两个比例分别下降到4.9%和14.0%，均低于2002年。同时，农村儿童的发生率明显高于城市。

维生素A的食物来源相对有限，主要来源于动物性食物，如肝脏、蛋黄等；植物性食物中的胡萝卜素的转化率很低（约12∶1），导致膳食来源的维生素A很难满足学龄儿童的生长发育的需要。如果儿童患腹泻或呼吸道疾病，使机体出现维生素A缺乏。

维生素A与视觉功能密切关联，对促进儿童生长发育、提高儿童免疫功能具有重要作用。暗适应障碍是维生素A缺乏病的最早表现，病情较重者最后发展为夜盲症。维生素A缺乏也会出现其他上皮功能异常，皮肤过度角化、黏膜异常；免疫功能受损，出现反复的呼吸道感染、腹泻等感染性疾病，儿童的发病率和死亡率升高。

鼓励儿童摄入富含维生素A的动物肝脏、牛奶、蛋黄和富含β-胡萝卜素的深绿色叶菜、胡萝卜、芒果及其他橙黄色的蔬菜水果。可以使用维生素A强化油、维生素A强化大米等来改善人群的铁营养状况。必要时可以在医生的指导下服用维生素A制剂，但要注意防止维生素A摄入过量。

第五节 学龄儿童营养改善

学龄儿童的身体、认知、社会属性、个性、生理等都处于快速变化阶段，充足的营养对健康成长至关重要。近年来，我国学龄儿童营养健康状况有了很大改善，但是仍然面临双重负担，一方面营养不良仍然存在，钙、铁、维生素A等微量营养素缺乏常见，特别是在贫困农村地区；另一方面饮食不合理、身体活动不足、吸烟、饮酒等，超重肥胖检出率持续上升，血脂异常、高血压、糖尿病等慢性病低龄化问题日益凸显。此外，青春期女孩营养不良，会造成女孩成熟后孕期风险增加，影响下一代健康。

保护学龄儿童营养与健康具有重要的经济和社会意义。健康的身体有利于实现教育目标和社会目标，使学龄儿童更好地融入社会，促进社会发展。有效的营养保障和干预措施可以修正儿童早期的营养与发育问题，建立健康的生活模式可以降低成年营养相关疾病的发病率、致残率及过早死亡率。学龄儿童营养教育还可促进学校、家庭、社区、社会等的发展，有利于构建和谐和稳定的社会氛围。

哥本哈根共识中心（Copenhagen consensus center）经济学家Susan Horton提出，从经济学的角度，投资营养具有较高的回报率，改善儿童营养状况不仅有利于儿童健康发展，也有利于未来生产力的提高，且改善学龄儿童营养状况还可以降低潜在医疗支出，减轻社会的疾病负担。2015年9月联合国启动了《妇女、儿童和青少年健康全球战略（2016—2030年）》，这项新战略将学龄儿童确定为实现2030年可持续发展目标的核心，充分表明学龄儿童健康对于国家社会发展的重要意义。

一、学龄儿童营养改善的生态系统

美国心理学家Urie Bronfenbrenner认为真实自然的环境是影响儿童行为和心理发展的主要源泉，并提出了生态系统理论（ecological system theory），并构建了影响学龄儿童行为与健康的因素——社会生态模型，包括个人层面，如年龄、性别、知识、技能和被赋予的权力；家庭和同伴层面，即与儿童关系最密切的层面；社区层面，给儿童提供服务和机会的组织，如学校和卫生机构；最远的层面，如文化习惯和风俗，大众传媒和数字互动媒体，社会决定因素，包括资源、权力分配的政策和政治决定，以及人权的行使等。个体、人际、社区、组织、政策等生态学水平既是影响儿童健康与发展的决定因素，也是学龄儿童营养改善的主要层面，如图4-7-2所示。

（一）个人和人际

学龄儿童生理、心理、认知发育迅速，制定适合儿童的特定的营养信息和指南，并通过教育与相关实践活动，提高学龄儿童营养健康素养（知识、态度、信念、技能等），促成健康饮食行为及生活方式的养成，以及正确认识自身和自我效能的提升等。“以营养教育为重点的学校健康促进”为期两年的干预结果表明，试点学校学生健康相关知识掌握情况有明显提高，健康行为形成率显著提高，身体素质状况有所改善，表明学校营养教育是有效的。但总体上我国营养教育未得到应有的重视，在推广学生餐较早的北京市，经调查发现60%以上的学生表示未上过营养课。

营养教育在世界范围内日益受到营养学界和各国政府的重视。美国是世界上较早开展学校营养教育的国家之一。纽约市公立学校自2005年开展了大量的营养教育项目，八年级以下学生肥胖率从2006—2007年的21.9%下降

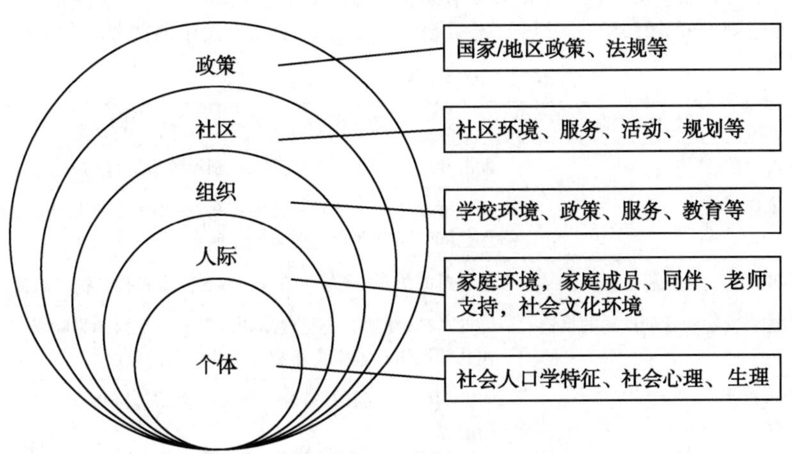

图 4-7-2 学龄儿童营养改善的社会生态系统

至 2010—2011 年的 20.7%。日本学校营养教育通过家政教育、健康教育和其他学科教育途径进行，并从小学到高中连续设置。2005 年日本颁布了《食育基本法》，这是世界上规定国民饮食行为的第一部法律，强调学校教师肩负着营养教育的重要责任。我国教育部早在 2008 年就发布了《中小学健康教育指导纲要》，《"健康中国 2030"规划纲要》提出"以中小学为重点，建立学校健康教育推进机制"，《国民营养计划(2017—2030 年)》更是明确提出"结合不同年龄段学生的特点，开展形式多样的课内外营养健康教育活动"，但当下我国学校营养教育存在问题众多，如营养教育课程无独立课程纲要和课标，缺乏专业的营养教师和适用教材，教育形式单一，缺乏评估和有效监督，忽略家庭、社区、配餐企业、同伴的参与等。

人际层面，家庭环境和家庭成员是学龄儿童最密切的人际关系。此外，同伴、学校老师、媒体等社交网络和社会文化环境也是影响学龄儿童行为与健康的重要因素，如建立以家庭为基础的儿童体重管理策略、为学龄儿童的父母、看护人、教师和健康专业人员提供合理膳食、健康体型、身体活动、睡眠和合理进行视屏娱乐活动的指南等，均有助于建立促进儿童健康的良好人际网络环境。

（二）组织和社区

以学校为基础促进学龄儿童营养与健康是目前认为非常有效的干预策略之一，包括学校政策、环境、服务、教育等，学校供餐是其中的重要途径。学校供餐在国外开始较早，是许多国家最为成功的营养改善项目之一。我国学校营养餐工作起步于 20 世纪 80 年代，率先在一些城市地区开展了学生营养午餐工作。2000 年启动的"国家学生饮用奶计划"，由符合标准的定点乳品企业为中小学生提供一份低于市场价格的优质牛奶。2011 年 11 月，国务院在全国 22 个省启动实施"农村义务教育学生营养改善计划"工作。2012—2015 年跟踪监测表明，试点地区学生每天吃到三餐的比例由 2012 年的 89.6%上升到 2015 年的 93.6%，男、女生各年龄段的平均身高增加 1.2~1.4cm，高于全国农村学生平均增长速度，贫血率从 2012 年的 17.0%降低到 2015 年的 7.8%，学生学习能力有所提高，缺课率明显下降。但是，我国城市地区学生餐尚无国家层面的政策出台；此外我国到目前为止没有一部针对或围绕学生餐的法律法规，仅有一些行业规范和标准，严重滞后于学生餐项目相对成熟规范的国家，如美国、日本等。同时，管理体系运转不流畅，缺乏营养专业人员开展配餐和营养教育等，均是限制通过学校供餐改善学龄儿童营养与健康的掣肘。

除供餐及教育外，学校环境建设对于儿童营养改善同样至关重要，如校园范围内以及四周的各种建筑、场地和设备设施，如建筑设计和选址、体能活动空间、食堂设施设备、是否有清洁可及的饮用水以及其他促进学生学习和实践健康饮食的设施等。中国青少年发展基金会的"希望厨房"项目，通过为贫困地区学校配备现代化厨房设备，建成符合国家卫生标准的学校厨房，以此提升供餐能力；同时，对学生、家长、教师和食堂从业人员开展营养宣传教育，改变不良饮食观念和习惯。一些项目如"营养校园"试点、"营在校园"、不丹"综合措施-有效促进学校营养与健康活动"、韩国"基于学校的健康膳食改善项目"等，均是以学校作为平台通过综合措施促进儿童营养与健康。

学校内规章制度的实施也同样重要，国际肥胖问题工作小组 2006 年提出的"悉尼原则"，包括了对学校食物环境的建议，墨西哥、韩国禁止在学校销售含糖饮料和含有高糖、高饱和脂肪酸的食品。为学龄儿童提供卫生保健医疗服务的机构也是学龄儿童营养的保障部门；将社区资源(环境与服务)与学校、家庭、学生连接一起，相互支持，可有效推动学龄儿童营养水平的改善。

（三）政策方面

政策层面包括环境、结构和宏观等层面，促进学龄儿童营养与健康的政策、法律、法规、条例、建议等，以及文化、风俗习惯、意识形态以及全球化等因素，如 WHO《关于向儿童推销食品和非酒精饮料的一系列建议》《对饮食实行财税政策和预防非传染性疾病》等。通过制定营养标签和营养素度量法，提高儿童自主识别食品营养价值的能力，并做出正确选择；同时通过法规规定或增税等形式降低不健康食物和饮料的可及性及推销。法国禁止脂肪、糖和盐含量较高的食品进行市场和广告营销，除非对这些产品进行征税，并附有健康警告；英国、法国的营养标签用交通灯的颜色红、黄、绿色来表示高、中、低水平的脂肪、饱和脂肪酸、糖和盐，非常有利于学龄儿童掌握。我国《食品安全国家标准预包装食品营养标签通则》(GB 28050—2011)规定了预包装食品标签必须标注的营养成分表、营养声称和营养成分功能声称，有助于消费者的食物选择。

表 4-7-6 学龄儿童营养改善的证据推荐

干预水平	干预措施	说　明
结构和环境	营养素度量法	发展和使用营养素度量法来识别不健康的食物和饮料
	营养标签体系	实施标准化的全球营养标签体系；控制具有健康误导倾向的营养声称；强制将食品标签印刷在食品包装袋正面
	降低不健康食物和饮料的可及性	通过对高能量、低营养的食物和含糖饮料提高税率来提高价格，降低消费
	降低不健康食物和含糖饮料的推销	降低高糖、高盐和高脂食品和饮料的市场营销影响；建立跨境合作。采取禁止向儿童推销不健康食品和含酒精饮料的建议
组织和社区	提高营养素养	制定和传播适当的、符合当地实际情况的、有针对性的简单易懂的营养信息和指南
	营造健康食物环境	在学龄儿童经常去的场所(学校、托儿所、游乐园、体育场等)营造健康食物环境
	提高健康食物的可及性	在公共场所提高健康食物的可及性，提高购买健康食物的支付能力，尤其在经济欠发达地区尤为重要
	提高对学龄儿童肥胖的认识	项目应该涵盖政策制定者、医务人员、成人、儿童，提高其控制肥胖及肥胖高危因素的能力
人际和个人	制定膳食指南	制定针对学龄儿童的膳食指南如：认识食物、学习烹饪，提高营养科学素养；三餐合理，规律进餐、培养健康饮食行为；合理选择零食、足量饮水，不喝含糖饮料；不偏食节食、不暴饮暴食、保持适宜体重增长；保证每天至少活动 60 分钟，增加户外活动时间
	肥胖儿童体重管理	为超重学龄儿童开展包括营养、身体活动、生活方式和社会心理支持等多方位的体重管理服务

引自：WHO. Global accelerated action for the health of adolescents(AA-HA!),2017.

根据影响学龄儿童营养与健康的社会生态系统模型，在不同的水平可采取不同的干预措施。当然，很多针对学龄儿童的营养改善项目并不是只有一个或两个干预水平，往往是多部门、多水平、多途径的综合干预，如法国“EPODE”(让我们一起预防儿童肥胖)项目，即通过规范社区环境、学校环境和家庭环境来鼓励和促进儿童采用健康的生活方式，即健康的饮食、积极的活动和娱乐。荷兰“JOGG”(青年健康体重)计划，涉及 0~19 岁的年轻人、他们的父母及他们生活的环境，让健康饮食和锻炼更加容易且更具吸引力。针对学龄儿童营养和健康问题，WHO、UNICEF、联合国教科文组织(UNESCO)、世界银行等都致力于推动基于学校的，简单、安全、易推广并能有效解决社区中最具有成本效益问题的健康和营养项目。

二、学龄儿童营养改善项目实施框架

社会生态系统模型很好地解释了学龄儿童营养与健康受到诸多因素影响。仅在个体层面上采取针对单个健康问题的干预措施，很难从整体上有效解决学龄儿童存在的营养及健康问题。而国家层面的营养改善策略，需要国家主导、卫生部门牵头多部门协调合作、学龄儿童参与、结合具体情况、面对不同问题、采取针对性的改善措施，充分整合各种资源，构建促进营养与健康的家庭、学校、社区、社会氛围，最终形成具有可行性、成本效益(果/用)最优的干预策略，同时通过监测和过程评价对所采取的干预措施动态调整，结果评价需要采用规范而标准的评价体系，以保证结论的真实可比性。

不同国家学龄儿童的营养与健康需求不同，因此并不存在适合任何一个国家的完全相同的营养改善策略。因地制宜，制定针对性的营养改善策略，对于合理配置社会、医疗、教育等资源，最大限度地保证学龄儿童营养与健康十分必要：①需要需求评估：评估对学龄儿童影响最大的因素危险；②全局分析：对现有的营养改善项目、政策、法律、资金、资源、国内外态势及信息进行综合分析；③确定优先级：全方位考量特定有害因素引起特定负担的紧迫性、发病率、波及范围和后果，以及干预措施的有效性、可操作性、目标人群的接受程度以及公平性等因素，最终确定优先干预的问题和策略。确定优先干预问题和措施后，实施干预项目还需要充分考虑各实施步骤之间的逻辑性和可操作性(图 4-7-3)。

我国学龄儿童的营养面临着营养不足和营养过剩的双重压力，采取不同的干预措施来保障学龄儿童的营养和健康利国利民。国家应该进一步提升学龄儿童健康的战略地位，通过教育、社会保护、城市规划、刑事司法体系等多角度来尊重、保护和实现学龄儿童的营养和健康权益，积极发挥学龄儿童自身的力量。将健康营养相关政策融入所有政策，政府部门主导，多部门合作、全社会参与，营造健康营养社会环境，健全学龄儿童营养健康监测体系，加大科研投入，深入系统的开展学龄儿童营养相关研究，共同提高学龄

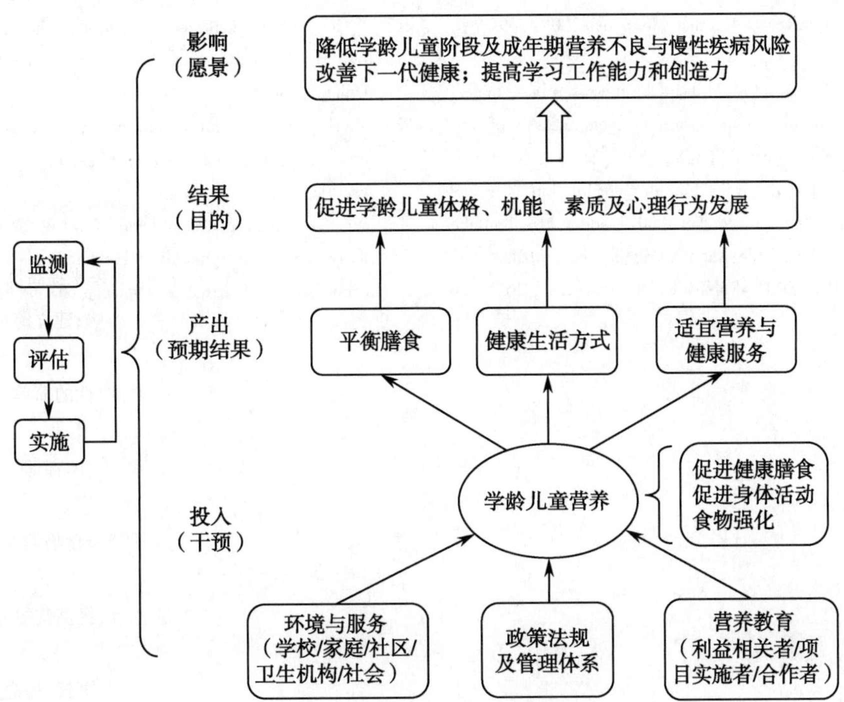

图 4-7-3 学龄儿童营养改善项目实施框架

儿童营养素养水平和健康水平。

（张倩 朱文丽 马冠生）

参考文献

1. 常继乐，王宇. 2010—2013 年中国居民与健康状况监测综合报告. 北京：北京大学医学出版社，2016.
2. 国家体育总局. 2014 年全国学生体质健康调研结果. 中国学校卫生，2015，36(12)：4.
3. 国家卫生计生委疾病预防控制局. 中国居民营养与慢性病状况报告(2015 年). 北京：人民卫生出版社，2015.
4. 马冠生. 中国儿童肥胖报告. 北京：人民卫生出版社，2017.
5. 苏宜香. 儿童营养及相关疾病. 北京：人民卫生出版社，2016.
6. 张倩. 胡小琪，2010—2012 年中国 6~17 岁学龄儿童营养与健康状况，北京：人民卫生出版社，2018.
7. 中国营养学会. 中国居民膳食营养素参考摄入量(2013 版). 北京：科学出版社，2014.
8. 中国营养学会. 中国居民膳食指南(2016). 北京：人民卫生出版社，2016.
9. 中国营养学会. 食物与健康——科学证据共识(2016). 北京：人民卫生出版社，2016.
10. 中华医学会地方病学分会. 中国居民补碘指南[EB/OL]. http://www. moh. gov. cn/jkj/s5874/201805/ccd8349e53f54413a8a94c1898ef4bcb. shtml，2018.
11. Aune D，Lau R，Chan D S，et al. Nonlinear reduction in risk for colorectal cancer by fruit and vegetable intake based on meta-analysis of prospective studies. Gastroenterology，2011，141(1)：106-118.
12. Abete I，Romaguera D，Vieira A R，et al. Association between total，processed，red and white meat consumption and all-cause，CVD and IHD mortality：a meta-analysis of cohort studies. British Journal of Nutrition，2014，112(5)：762-775.
13. Bundy DAP，Silva Nd，Horton S，et al. Child and Adolescent Health and Development. Disease Control Priorities (third edition)，Volume 8. Washington，DC：World Bank，2017.
14. Ballesteros M N，Cabrera R M S，Fernandez M L. Dietary cholesterol does not increase biomarkers for chronic disease in a pediatric population from northern Mexico. American Journal of Clinical Nutrition，2004，80(4)：855-861.
15. Crowe F L，Roddam A W，Key T J，et al. Fruit and vegetable intake and mortality from ischaemic heart disease：results from the European Prospective Investigation into Cancer and Nutrition (EPIC)-Heart study. European Heart Journal，2011，32(10)：1235-1243.
16. Chen M，Rao Y，Zheng Y，et al. Association between soy isoflavone intake and breast cancer risk for pre- and post-menopausal women：a meta-analysis of epidemiological studies. PloS One，2014，9(2)：e89288.
17. EWEC. The global strategy for women's，children's and adolescents' health (2016-2030). New York，2015.
18. Frayling T M，Al E. A common variant in the FTO gene is associated with body mass index and predisposes to childhood and adult obesity. Science，2007，316(5826)：889-894.
19. Guideline：implementing effective actions for improving adolescent nutrition. Geneva：World Health Organization，2018.
20. Global accelerated action for the health of adolescents (AA-HA!)：guidance to support country implementation. Geneva：World Health Organization，2017.
21. Global school health initatives：achieving health and education outcomes. Report of a meeting，Bangkok，Thailand，23-25 November 2015. Geneva：World Health Organization，2017.
22. Health for the World's Adolescents：A second chance in the second decade. Geneva：World Health Organization，2014.
23. Mente A，De K L，Shannon H S，et al. A systematic review of the

evidence supporting a causal link between dietary factors and coronary heart disease. Archives of Internal Medicine, 2009, 169(7): 659-669.

24. Ma D F, Zheng W, Ding M, et al. Milk intake increases bone mineral content through inhibiting bone resorption: meta-analysis of randomized controlled trials. e-SPEN Journal, 2013, 8(1): e1-e7.
25. O'NeilCE, Nicklas TA, ZanovecM, et al. Consumption of whole grains is associated with improved diet quality and nutrient intake in children and adolescents: the National Health and Nutrition Examination Survey 1999-2004. Public Health Nutrition, 2011, 14(2): 347-355.
26. US Residents' Dietary Guidelines 2015-2020.
27. WHO recommendations on adolescent health: guidelines approved by the WHO Guidelines Review Committee. Geneva: World Health Organization, 2017.
28. World Health Organization. Effect of reduced sodium intake on blood pressure, renal function, blood lipids and other potential adverse effects, 2012.
29. Woodcock J, Franco O H, Orsini N, et al. Non-vigorous physical activity and all-cause mortality: systematic review and meta-analysis of cohort studies. International Journal of Epidemiology, 2011, 40(1): 121-38.

第八章

老年人营养

人口老龄化是社会发展的必然趋势。在全球各个国家中,老年人的数量及其占总人口的比例都在持续增长。WHO将年满60岁及以上的人群划分为老年人,60岁以上老年人口占总人口比例超过10%则为老龄化社会。2012年全球老年人大约有8.2亿,预计到2025年,全球老年人口数量将高达12亿,其中70%来自低收入国家。我国已于1999年进入老龄化社会,中国老龄办的统计数据表明,至2017年年底,全国60岁及以上老年人口达2.4亿,占总人口比例17.3%。到2020年,中国60岁及以上老年人口将增加到2.55亿。我国人口老龄呈现数量大和高龄化的特点,随着我国经济的快速发展,我国老龄化进程远远快于许多中低收入和高收入国家。

随着我国人口预期寿命的延长和人口老龄化进程的加剧,老龄化社会对经济社会的全面协调可持续发展带来了严峻的挑战,同时也提供了前所未有的机遇。适应人口变化,投资并建设健康老龄化的社会可以使人类活得更长久、更健康,并从中受益。WHO将健康老龄化定义为发展和维护老年健康所需的功能能力的过程。功能能力是由个人的内在能力、环境特征及其两者间的关系组成。营养是环境中至关重要的一部分,合理营养有助于延缓衰老,而营养不良,包括营养不足或营养过剩则有可能加速衰老。因此,从营养的角度探讨老年人生理改变对营养的需求、老年人面临的营养问题及其与健康的关系,对促进老年人实现健康老龄化具有重要意义。

第一节 人体衰老的变化

人类衰老是普遍存在、不可逆和不可抗拒的渐进过程。衰老除了受遗传因素影响外,环境因素(社会、经济、营养、生活环境)以及精神心理因素,也起着决定性的作用。人体衰老的表现,既有外部形态的变化,也有内在组织结构改变和器官功能的减退,同时伴有不同程度的精神心理变化。

一、衰老的生理变化

衰老是以循序渐进、终生积累的分子和细胞损伤为特点,这些损伤会引起机体渐进性、全身性的结构和生理功能改变。

(一) 衰老与内分泌系统

随着年龄的增加,老年期内分泌系统腺体结构和功能均发生了一系列变化。衰老引起内分泌改变最主要表现为激素合成、代谢和转运能力的下降,组织对激素的敏感性减弱,从而影响老年期代谢功能。在所有激素中,女性雌激素受年龄影响最大,随年龄增加明显降低。衰老不仅会导致性激素的减少,还会导致肾素和肾上腺醛固酮的产生和分泌减少,因此水盐平衡的调节能力在老年期是下降的。同时老年期抗利尿激素降低,肾小管对抗利尿激素的敏感性下降,尿浓缩功能降低,老年人夜尿增多。甲状旁腺激素随着年龄增长分泌增加,因而促进骨骼中钙的释放,加上雌激素减少,使老年人,尤其是老年女性骨质疏松发生增加。胰岛素不随增龄而减少,但老年期组织对胰岛素的敏感性较成年期大大降低,糖耐量呈进行性减退。

(二) 衰老与消化系统

随着年龄增加,牙龈逐渐退化萎缩、牙齿松动脱落以及牙釉质磨损,老年人对酸、冷、热的食物刺激更加敏感,影响食物咀嚼和吞咽。食管下括约肌松弛、食管蠕动能力下降,胃内容物更易反流至食管,引起老年人胃食管反流病。胃酸、消化酶分泌减少,影响老年人胃肠道的消化吸收功能,使得钙、铁和B族维生素等营养素的吸收减少。在老年期,幽门螺杆菌感染率相对较高、胃黏膜血流量降低、胃黏液分泌减少等,胃溃疡发病风险更高;胃排空时间延长及肠蠕动能力减弱,易发生便秘。同时,我们日常补充的维生素D需要在肝肾羟化成有活性的1,25-$(OH)_2D_3$才能发挥作用,而衰老导致的肝肾功能下降常常会影响体内维生素D活化能力。

(三) 衰老与泌尿系统

肾脏是衰老引起的解剖和生理变化最显著的器官。衰老与肾脏生理、形态及功能变化有关。肾皮质厚度以及肾小球的数量随着年龄增加而降低,老年期肾小球滤过率只有其30岁时的50%,因此肾脏清除机体内各种代谢产物的能力下降,有害物质易在体内蓄积;肾小管重吸收功能降低,葡萄糖、氨基酸、维生素等营养物质易通过尿液排出体外;膀胱负责控制尿液流出的肌肉力量减弱以及对膀胱充盈程度感觉的敏感度降低,常常会出现尿频、尿失禁的情况。另外,不少老年男性面临膀胱颈部肥厚、前列腺增生而出现排尿困难。

(四) 衰老与神经系统

衰老引起的神经系统的变化主要表现为脑组织萎缩、脑细胞减少及敏感性下降,老年时期大脑神经细胞数量比成年期降低了20%。老年期神经系统衰退首先引起学习和记忆功能减退,并出现精神和情绪的改变;其次引起运动功能失调,步态、姿势和平衡功能下降,不仅影响外出,而且容易摔倒;此外,神经系统衰退还引起感觉功能下降,听力、视力、嗅觉等明显减弱,老年人无法感受身体对食物和水的真实需求，可能会导致食欲降低，每天水分摄入量不足，从而增加了缺水和营养不良的风险。此外，随着年龄的增长，味觉神经和味蕾逐渐萎缩，对酸甜苦辣咸等味觉感知迟钝，尤其对咸味的感受退化最为严重，因此会出现口味越吃越咸，增加高血压和脑卒中的风险。

（五）衰老与运动系统

老年期身体成分发生了显著的变化，表现为体内脂肪组织逐渐增加，并呈向心性分布，而瘦体组织和骨矿物含量逐渐减少。40~50 岁开始，骨矿物含量、骨基质含量和骨密度开始下降，脆性增加，骨骼重塑时间延长，绝经期女性更加明显，容易引起骨折，尤其在长骨近端和脊柱。另外，衰老还引起骨关节的退行性变化和关节周围滑液减少，使关节变得僵硬并且活动受到限制，再加上肌肉萎缩、退化和力量下降，使老年人步行速度下降，这被证明是预测衰老最有价值的指标之一。

（六）衰老与免疫功能

免疫细胞，尤其T淋巴细胞和B淋巴细胞的功能随年龄的增长而减退，意味着老年人应对新发感染的抵抗力下降，又称免疫衰老。此外，老年期炎性细胞因子水平升高，称为炎性衰老，炎性衰老过程中的促炎性反应与老年相关疾病如阿尔茨海默病、帕金森病、急性侧索硬化、多发性硬化症、动脉粥样硬化、心脏病、与年龄相关的虚弱和肌肉衰减综合征密切相关。

（七）衰老与血液循环系统

老年期心肌收缩力降低，心脏搏出量减少，供血能力降低，血液黏稠度增加，血管硬化程度逐渐加重，血压上升。其次，老年期铁的吸收利用能力下降和造血功能减退，血红蛋白含量减少，常出现缺铁性贫血。贫血还可能与老年人铁摄入量和铁吸收不足，蛋白质合成减少，维生素 B_{12}、维生素 B_6 及叶酸等摄入不足有关。

（八）衰老与肠道菌群

老年期肠道菌群的组成和多样性发生改变，兼性厌氧菌的数量增加，如葡萄球菌、肠杆菌等，具有潜在致病性的肠杆菌等可能会使免疫力降低的老年人健康状况受到影响。老年人因肠道蠕动减慢、便秘，致病菌在肠道蓄积易导致炎性反应的发生。此外，肠道菌群参与B族维生素和维生素K的合成及多种营养物质代谢，双歧杆菌可促进氨基酸、脂类和维生素代谢以及蛋白质、钙、铁、镁、锌的吸收。人体衰老时，肠道双歧杆菌丰度和物种多样性减少，这也是老年人容易面临营养相关问题的原因之一。

二、衰老的心理变化

随着年龄增长，由于躯体功能减退和疾病困扰，家庭和社会因素的变化，会影响到老年人的心理健康。主要表现为老年人心理承受能力降低，遇到困难或挫折时情绪反应激烈，甚至出现焦虑和抑郁，严重影响老年人的身体健康。

（一）衰老与心理健康

老年期心理健康受多种因素的影响。随着衰老不断进展，出现机体功能下降和不明原因的体格虚弱，会影响老年人的心理健康。认知功能减退和反应速度减慢使老年人易自卑和社交障碍；听力下降会影响其沟通愿意和能力，从而引起自卑、孤独、焦虑和抑郁；视力减退限制老人的自由活动、人际互动，影响老年人获取信息及社交能力。此外，家庭社会因素，如丧偶、子女离家工作和退休后经济收入和社会地位下降，都会使老年人产生失落、自卑甚至出现抑郁等心理问题。老年人出现以上心理障碍，常常伴随食欲减退，严重时甚至产生恶心、呕吐等躯体症状。因衰老导致的心理变化易产生情绪性厌食，由此而导致营养不良和某些营养素的摄入不足，如叶酸或维生素 B_{12} 缺乏，会加剧心理障碍。

（二）衰老与睡眠

衰老会引起脑内网状激活系统及其他区域的神经功能失调，以及与睡眠有关的神经递质改变，从而导致老年人睡眠功能减退，表现为睡眠潜伏期延长，入睡时间延长，在浅度睡眠阶段花费的时间多于深度睡眠。因此，老年人晚上很早犯困，花更多的时间躺在床上，但有效睡眠和总睡眠时间短；再者，随着年龄增加、疾病或药物的影响，睡眠的昼夜节律障碍越发明显，表现为昼夜节律紊乱。因年龄增加引起的睡眠改变，男性比女性大约要早出现 10 年。疾病、疼痛、抑郁、丧失亲人、脱离社会、神经兴奋物质，如咖啡、茶以及某些神经兴奋药物都会引起老年人睡眠改变。老年期对睡眠剥夺的耐受性比年轻时更差，睡眠障碍会导致老年人心情烦躁和注意力不集中，出现自主神经功能紊乱，导致焦虑和抑郁症，甚至加重老年人原有的基础疾病，如心脑血管和消化系统疾病。规律生活，睡前餐点，如温牛奶、酸枣仁和小米粥等富含色氨酸和B族维生素的食物则有助于老年人睡眠。

三、老年期患病特点

随着我国人口老龄化进程的不断加快，人口期望寿命稳步提高，我国慢性病的负担加重。据 WHO 估计，在 2012 年，中国 60 岁及以上人口中有近 80%死于慢性病，到 2030 年，中国人口快速老龄化将导致慢性病负担至少增加 40%。

（一）老年期各种疾病的患病率

中国老龄化进程的加速使疾病负担逐渐从妇幼卫生问题和传染性疾病向慢性病转变，而与人口老龄化相关的主要问题之一就是慢性病负担加重（图 4-8-1）。2013 年，中国 2.02 亿老年人口中有超过 100 万人患有慢性病。随着人口老龄化程度加剧，与年龄密切相关的慢性病，诸如缺血性心脏病、癌症、脑卒中、关节炎和老年痴呆症等所累及人口的绝对数字将持续增加。老年期慢性病呈现以下特点：①患病率高，各种慢性病患病率随增龄而增加；②临床表现不典型，老年人对疾病的反应性和敏感性降低，临床表现不能如实反映病情；③多种慢性病共存，可同时患有高血压、冠心病、糖尿病等，临床表现呈现多样性和复杂性；④容易发生并发症，这与老年期多种疾病并存、免疫功能低、抵抗力差等有关；⑤并发多脏器衰竭，病情变化快，病死率高；⑥心理疾病凸显，在衰老过程中，老年人无论是身体还是心理都会发生一系列明显变化，除躯体功能下降外，也易产生失落、焦虑、孤独、抑郁，甚至绝望等负面情绪。

根据“WHO 全球老龄化与成人健康研究（SAGE）项

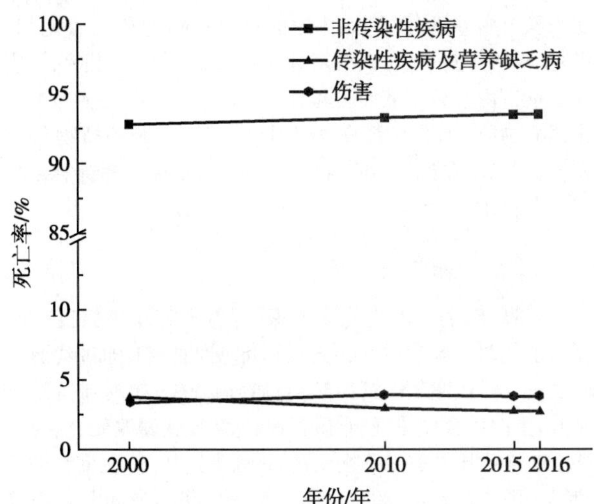

图 4-8-1　2000—2016 年中国老年人死亡原因分布

引自：Global Health Estimates 2016 Summary Tables.

目"数据（SCDC,2012）和"2013 年慢性病及其危险因素监测数据"（NCCNDC,2012）显示，中国老年人某些疾病的流行特点在不同性别以及城市和农村之间有着显著的差别。中国 60 岁及以上老年人高血压的患病率为 58.3%，女性高于男性，男女性高血压患病率均随年龄增长而增加，城市和农村地区无明显差别。60 岁及以上老年人糖尿病的患病率为 19.6%，女性高于男性，城市高于农村。60 岁及以上老年人自报的脑卒中患病率为 5.7%，且随着年龄增长逐步升高，男性高于女性，农村居民略高于城市居民。60 岁及以上老年人关节炎的患病率为 25%，女性高于男性，城市高于农村。2010 年全国调查结果显示，60 岁及以上老年人慢性阻塞性肺炎的患病率为 15.5%，男性显著高于女性。60 岁及以上老年人哮喘的患病率为 3.4%。2010 年阿尔茨海默病的年龄别患病率在 60~64 岁年龄组为 0.5%，85~89 岁组患病率为 18%，95 岁及以上组患病率则上升至 48%。其他类型的老年痴呆患病率在 60~64 岁组为 1.3%，95 岁及以上组的患病率则上升至 60%。60 岁及以上人群的年平均自杀率为 23/10 万。在中国，自杀趋势也随年龄而呈现出独特的人口统计学特征，80 岁以上人口自杀死亡的风险最高。而且，农村地区老年人的自杀率比城市要高得多。老年女性自我报告的抑郁症患病率高于男性，但是患有抑郁症的老年人中正在接受治疗的不足 10%。

（二）老年期总死亡率和死因别死亡率

自 2009 年 11 月至 2010 年 10 月，中国老年人死亡人数达到 558.3 万，占总死亡人数的 75.2%。2016 年全球老年男性死亡人数占男性总死亡人数的 60.3%，老年女性死亡人数占女性总死亡人数的 68.0%。2016 年全球老年男性、女性的前 20 位死因见表 4-8-1。

心脑血管疾病、癌症和慢性呼吸系统疾病为老年人的

表 4-8-1　2016 年全世界老年人前 20 位死因

排名	男性				女性			
	病因	死亡数/万	死亡百分比/%	累计死亡百分比/%	病因	死亡数/万	死亡百分比/%	累计死亡百分比/%
1	缺血性心脏病	385.5	21.1	21.1	缺血性心脏病	400.4	22.2	22.2
2	脑卒中	237.4	13.0	34.1	脑卒中	251.5	14.0	36.2
3	慢性阻塞性肺病	152.4	8.3	42.4	阿尔茨海默病及其他痴呆	128.0	7.1	43.3
4	气管、支气管和肺癌	92.9	5.1	47.5	慢性阻塞性肺病	127.5	7.1	42.4
5	下呼吸道感染	80.0	4.4	51.9	下呼吸道感染	84.7	4.7	47.1
6	阿尔茨海默病及其他痴呆	68.4	3.7	55.6	糖尿病	71.1	3.9	51.0
7	糖尿病	56.9	3.1	58.7	其他循环系统疾病	51.8	2.9	47.5
8	肾脏疾病	44.1	2.4	61.1	高血压性心脏病	44.8	2.5	65.8
9	其他循环系统疾病	39.8	2.2	63.3	肾脏疾病	42.9	2.4	61.1
10	肝硬化	38.2	2.1	65.4	气管、支气管和肺癌	42.3	2.3	63.4
11	胃癌	37.6	2.1	67.5	腹泻	31.6	1.8	67.2
12	肺结核	37.2	2.0	69.5	乳腺癌	31.3	1.7	68.9
13	肝癌	36.1	2.0	71.5	结肠和直肠癌	28.8	1.6	70.5
14	前列腺癌	34.2	1.9	73.4	其他慢性肾脏疾病	26.5	1.5	72.0
15	结肠和直肠癌	33.3	1.8	75.2	肝硬化	24.5	1.4	73.4
16	高血压性心脏病	32.4	1.8	77.0	跌落	24.1	1.3	74.7
17	腹泻	23.9	1.3	78.3	肺结核	22.6	1.3	76.0
18	食管癌	22.9	1.3	79.6	胃癌	20.3	1.1	77.1
19	跌落	21.7	1.2	80.8	肝癌	17.8	1.0	78.1
20	道路伤害	20.7	1.1	81.9	其他消化系统疾病	16.8	1.0	79.1

引自：Global Health Estimates 2016：Estimated deaths by age，sex，and cause.

主要死因，部分慢性病死亡率存在性别差异。2015 年一项对 11 个国家人群进行心血管风险评分的研究显示，中国 40~84 岁人群中，33%男性和 28%女性的 10 年预期致死性心脏病风险高于 10%，而只有 37%的男性和 42%的女性风险小于 3%。2017 年中国心血管疾病报告显示，心血管疾病死亡占城乡居民总死亡原因的首位，尤其是老年人心血管疾病负担日渐加重。

（三）老年期死亡的危险因素和慢性病管理

由个人生活方式造成的疾病负担正在稳步增长，2010 年中国有 16.3%的伤残调整生命年和 30.6%的死亡源自于复杂的饮食风险因素，尤其是低水果、低全谷物、低坚果及高盐的饮食，其他饮食风险因素还包括摄入较少的蔬菜、奶制品、膳食纤维、钙、含 n-3 多不饱和脂肪酸的海产品及摄入较多的红肉、加工肉、含糖饮料、反式脂肪酸。高血压和吸烟分别位于第二及第三大危险因素。据 WHO 估计，中国近 80%老年人死亡归因于饮食风险（营养过剩或营养不足）、高血压、吸烟、空腹血糖升高、空气污染（室内及室外）和缺乏锻炼。中国 60 岁以上老年死亡人群中，超过 50%可归因于饮食风险和高血压。农村和城市居民的危险因素分布存在显著差异，农村居民危险因素的总流行率高于城市，特别是农村地区室内空气污染、老年人膳食纤维摄入不足和身体活动不足等危险因素。

WHO 计划"到 2025 年将非传染性疾病所导致的过早死亡降低 25%"作为全球目标，中国的《"健康中国 2030"规划纲要》也对慢性病防控提出指导性意见，如慢性病防控综合示范区建设、全民健康生活方式行动计划等。大多数慢性病是可预防和可控制的，有研究指出个人的生活方式对慢性病的影响占 60%。从个人、家庭、社会多方面入手，通过社区教育、家人督促和社会媒体宣传等方式，帮助老年人培养良好的生活习惯，首先应戒烟限酒，避免高钠、高脂、高胆固醇饮食，多吃低脂、高蛋白、易消化的食物，养成良好的进食习惯，避免过快、过烫饮食；其次多食膳食纤维、养成良好的排便习惯，积极治疗肛肠疾患，保持心情愉快，减少便秘发生的诱因；还应增强体育锻炼、丰富业余生活，保持心情愉快，促进睡眠质量的提高和重视疾病前期的管理。

第二节　衰老发生的机制

衰老是自然界一切生命的生物学过程，这个过程包括出生、发育、成长直到死亡。人体衰老是机体功能退行性下降及紊乱的综合变化。衰老发生所涉及的学说或机制众多，它们从机体的整体水平、组织和器官水平再到细胞和分子水平提示了衰老发生的机制。合理膳食与营养可以通过调节衰老机制而发挥抗衰老作用。

一、自由基学说

哈曼（Harman）在 1956 年提出了自由基学说（free radical theory）。所谓自由基是指在电子轨道上带有不成对电子的分子。自由基对机体 DNA、RNA、蛋白质、脂类、糖类等均有损伤作用，衰老的发展与自由基的累积和自由基对机体的损伤有关。生命过程会不断产生自由基，人体内存在清除自由基的体系，如体内的抗氧化酶类和抗氧化剂。可是，随着年龄增长，人体清除自由基的酶类活性降低，造成大量自由基蓄积从而引起衰老。食物中存在的多种抗氧化营养物质，如维生素 E、维生素 C、胡萝卜素和植物化学物等，可以增强机体清除自由基的能力，从而发挥抗氧化和抗衰老作用。

二、代谢失调学说

1983 年，著名的生物化学家、营养学家郑集教授首次提出了代谢失调学说，认为衰老受遗传的控制，通过代谢来表达。人体代谢随增龄而减弱是普遍现象，如基础代谢率降低、蛋白质合成减慢、脂质蓄积、电解质代谢改变、细胞内外液体渗透压及酸碱平衡紊乱、钙丢失增加、体内负钙平衡使得钙磷代谢异常、激素水平改变等。代谢失调引起相应的生理功能下降，从而导致人体衰老。

三、细胞分裂极限学说

细胞分裂极限学说又叫端粒（telomere）缩短学说。20 世纪 60 年代，解剖学家劳南德・海弗里克（Leonard Hyflick）发现在体外培养的胚胎组织细胞能够传代的次数远高于从老年人身上取得的细胞，由此提出"细胞分裂极限"的概念。后来研究发现细胞"端粒"的特殊功能，端粒长度与细胞分裂次数及寿命极限有关。端粒长度是衡量人体细胞衰老程度及增龄相关疾病的生物学标志之一。有研究表明，坚持以蔬果为主的饮食、适度运动及减压活动的健康生活方式，或者坚持以蔬菜、水果、豆类、全谷物、橄榄油、适量海产品、适量饮酒（特别是葡萄酒）为特征的地中海饮食能够改善端粒长度，从而延缓衰老。

四、损伤学说

萨切尔（Sacher）最先提出了磨损学说（wear and tear theory）。认为机体如同终日运作的机器，磨损不可避免，细胞终会受到代谢产物中有害物质的伤害。兰德（K. Nandy）提出由于血液中自由基的伤害，大脑细胞（非再生细胞）的数目随年龄增加而减少。1963 年斯坦福大学的菲尔・哈纳沃特发现了 DNA 修复系统，认为生物体在体内外各种损害和应激因素下，其遗传物质如 DNA 受到损伤。但由于年龄增加，老年人的 DNA 自我修复能力下降，DNA 损伤累积，有些基因不能正常表达，引起机体各种功能下降，最终导致衰老及各种疾病。有研究表明，紫外线照射可诱发 DNA 损伤，而摄入抗氧化营养素能够降低 DNA 损伤，如富含维生素 A、维生素 E、维生素 C、多酚和黄酮类化合物的食物等。

五、神经内分泌失调学说

1977 年，芬奇（Finch）提出了人体衰老受神经系统和内分泌系统共同调控。内分泌是受下丘脑-垂体-内分泌器官组成的神经内分泌轴调控，随着年龄的增加，内分泌系统合成、分泌、调节功能都出现紊乱和衰退，进而加速机体衰老。女性更年期雌激素水平下降，引起更年期综合征，大豆

(大豆异黄酮)、葛根、亚麻籽等食物含植物雌激素,具有抗衰老作用。此外,男性睾酮水平也随年龄增加而降低,引起衰老相关的老年综合征,可适当增加动物内脏及富含锌、精氨酸、钙和维生素 A、维生素 E、维生素 C 食物的摄入。

六、营养失衡学说

营养素是体内代谢的物质基础,营养缺乏、过剩或不平衡都能导致衰老。20 世纪 30 年代营养学家麦卡(McKay)发现与自由饮食相比,对常见物种进行限制能量饮食后,可以不同程度地延长物种的平均寿命和最大寿命,并且平均寿命和最大寿命的长短随着能量限制的时间延长而增加,称为“麦卡效应”。研究证明,在保证微量营养素供给的条件下,减少能量供给,可使节食小鼠寿命延长 50%。通过限制能量摄入来抗衰老已在人群研究中得到证实,这可能与能量摄入减少从而使产生的自由基减少,最终延缓衰老有关。

第三节　老年人膳食营养素参考摄入量和实践

老年期生理功能上已有显著改变,同时伴随着各方面能力的逐渐退化及老化。老年期基础代谢率降低,活动量减少,从而能量消耗量下降,但对微量营养素的需要并不减少。因此,老年人在食物选择和饮食行为习惯等方面具有一些特殊性。

一、膳食营养素参考摄入量

(一) 能量和宏量营养素

1. 能量　老年期体力活动减少、骨骼肌减少、身体脂肪增多、基础代谢率降低等因素,使其能量消耗也随之降低。因此,老年期能量需要量下降。

由中国营养学会发布的《中国居民膳食营养素参考摄入量(2013 版)》(dietary reference intakes, DRIs)中,对 60 岁及以上老年人的能量参考摄入量(recommended nutrients intakes, RNI),按不同年龄段、性别和体力活动水平(PAL)进行划分。如 60~64 岁分成轻体力、中体力和重体力三大类,65~79 岁及 80 岁以上的人,由于在基础代谢方面的下降,体力活动相对降低,只分成了轻体力和中体力两大类。80 岁以下老年人,其能量需要量以其基础能量消耗为基础,乘以 PAL 和体重;80 岁以上老年人轻、中体力活动水平的 PAL 比年轻人下调 0.05,因此,同为轻体力活动的 80 岁以上老年人群能量需要量比 60~79 岁老年人群下降了 200kcal 左右。各年龄段,各 PAL 的男性能量需要均高于女性。老年人能量 RNI 见表 4-8-2。

表 4-8-2　老年人能量参考摄入量/[kcal(MJ)·d^{-1}]

年龄/岁	轻体力活动		中体力活动		重体力活动	
	男	女	男	女	男	女
60~	2100(8.79)	1749(7.32)	2450(10.25)	2050(8.58)	2801(11.72)	2349(9.83)
65~	2051(8.58)	1699(7.11)	2349(9.83)	1950(8.16)	—	—
80~	1900(7.95)	1500(6.28)	2199(9.20)	1749(7.32)	—	—

引自:中国营养学会.中国居民膳食营养素参考摄入量(2013 版).北京:科学出版社,2014.

2. 蛋白质　人体衰老过程中,体内蛋白质的分解代谢超过了合成代谢,出现负氮平衡,加上蛋白质摄入量不足,器官蛋白质合成代谢与更新就受到影响,从而影响其功能。而老年期由于种种原因,摄入的蛋白质的质与量较难达到要求,进一步加重了人体器官的衰老。因此,老年期应有足量的蛋白质供应。

世界粮农组织/世界卫生组织/联合国大学(FAO/WHO/UNU)专家委员会认为所有成年人的蛋白质需要量没有差别,而另外的研究也发现老年期和成年期的蛋白质需要量没有显著差别。目前各个国家对老年人蛋白质的 RNI 并没有增加;我国对老年人蛋白质的 RNI 与一般成年人一致:老年男性每日 65g,女性 55g。但老年人摄入膳食蛋白质的质量应具有更高的要求,建议优质蛋白质供应占总蛋白质摄入量的 50%。

3. 脂类　老年期新陈代谢慢,消化吸收率下降,但除有肝胆疾病的影响外,老年期脂肪的消化和吸收能力不低于成年期,而目前也没有研究或调查证据显示老年期膳食脂肪摄入量要低于成年期。因此,老年人在膳食总能量控制的前提下,脂肪的宏量营养素可接受范围(acceptable macronutrient distribution range, AMDR)与一般成年人没有区别,都为 20%~30%。老年人脂肪摄入过少会影响必需脂肪酸的摄入和脂溶性维生素的吸收,营养不良的风险也增加;脂肪摄入过高,则会增加饱和脂肪酸、胆固醇甚至能量的摄入,继而增加老年人肥胖和心血管疾病的风险。

除了考虑脂肪摄入的总量,更重要的是脂肪酸的种类。按照脂肪酸的饱和程度来说,饱和脂肪酸摄入不宜多于总能量的 10%;不饱和脂肪酸主要有单不饱和脂肪酸、n-3 多不饱和脂肪酸和 n-6 多不饱和脂肪酸。老年人 n-6 多不饱和脂肪酸的 AMDR 为 2.5%E~9.0%E(%E 为占能量百分比),n-3 多不饱和脂肪酸的 AMDR 为 0.5%E~2.0%E。此外,n-6 多不饱和脂肪酸和 n-3 多不饱和脂肪酸的比例,与慢性疾病的发生有着重要的关联,适宜的 n-6 和 n-3 比例应在 4~6∶1。有研究显示每日摄入 DHA+EPA>250mg 可降低心脏病死亡率及致死性心血管疾病的风险,显示老年人预防慢性病对 DHA+EPA 的需要。我国推荐老年人膳食 DHA+EPA 的 AMDR 为 0.25~2.0g/d。虽然目前缺乏胆固醇增加慢性病危害的阈值摄入量,无法确定老年人的胆固醇摄入量上限,但来自我国居民营养与健康调查数据显示,我国 65 岁以上老年人胆固醇平均摄入量男女分别为 247.7mg/d 和 215.5mg/d,显示目前我国老年人胆固醇摄入还处于较低的水平,因此,我国 DRIs 没有设定老年人膳食胆固醇 AMDR。

4. 碳水化合物 碳水化合物是膳食能量的主要来源，老年人碳水化合物的AMDR常基于能量的平衡与适宜的比例，在充分考虑蛋白质和脂肪的摄入量后，由总能量减去蛋白质和脂肪提供的能量差来确定。老年人的碳水化合物的AMDR为50%E~65%E。老年人体内胰岛素对血糖的调节作用减弱，糖耐量低，因此，老年人应控制添加糖，包括蔗糖、糖浆等的摄入，其摄入量应控制在总能量的10%以内，即每天以不超过50g为宜。此外，膳食纤维对于老年人具有特殊而重要的作用，不仅能促进老年人胃肠道功能，防治老年性便秘，而且还有防治高血脂、结直肠癌以及降血糖的作用，因此建议老年人膳食纤维适宜摄入量(adequate intake，AI)为25~30g/d。

（二）微量营养素

老年人代谢功能下降，免疫功能降低，其能量的RNI比一般成年人低，但各种微量营养素的需要量并不低，充足的维生素、矿物质可以促进代谢、延缓衰老及增强抵抗力。

1. 脂溶性维生素

（1）维生素A：维生素A在维持老年人正常视觉功能、保持皮肤黏膜完整性以及增强免疫功能等方面具有重要作用。维生素A主要来源于动物性食物中的维生素A以及各种红、黄、绿色蔬果中的维生素A原-类胡萝卜素。老年人由于进食量少或各种原因引起的厌食，导致动物性食物摄入减少，并且随着年龄增加，牙齿咀嚼能力下降，摄入蔬果的数量也减少，因此老年人容易出现维生素A缺乏。我国老年人维生素A的RNI与一般成年人相同，男性为每天800μg视黄醇活性当量(RAE)，女性700μgRAE/d。维生素A的可耐受最高摄入量(tolerable upper intake level，UL)不应超过3000μgRAE/d。

（2）维生素D：维生素D具有维持血液钙磷稳定，对促进老年人的骨健康具有重要作用。虽然老年人维生素D摄入与血清1,25-$(OH)_2D_3$水平之间的对数线性关系与一般成年人一致，表明其需要量不受年龄影响，但考虑到65岁以上老年人维生素D的活化能力下降，老年人维生素D受体的敏感性也降低，易出现维生素D缺乏，因此65岁老年人维生素D的RNI比一般成年人增加，为15μg/d。维生素D的UL不应超过50μg/d。

（3）维生素E：维生素E是机体重要的脂溶性抗氧化营养素，其在清除自由基和抗氧化方面的作用有利于老年人抗衰老。老年人维生素E的RNI为14mg α-生育酚当量(TE)/d，与一般成年人的推荐量一致。当多不饱和脂肪酸摄入量增加时，应相应地增加维生素E的摄入量，以防止多不饱和脂肪酸氧化。维生素E的UL不应超过700mg α-TE/d。

2. 水溶性维生素

（1）维生素B_1：老年人对能量的需要量降低，若按能量来推算，老年人维生素B_1的需要量也降低。但也有研究认为老年人对维生素B_1利用率下降，导致需要量增加。因此，总的来说老年人维生素B_1的RNI仍与成年人一致。男性为1.4mg/d，女性为1.2mg/d。

（2）维生素B_2：与成年人相比，老年人的能量需要量下降，假如按能量需要量来推算，老年人的维生素B_2的推荐摄入量应该下调，但有研究分析60~76岁老年人尿维生素B_2排出量拐点与红细胞谷胱甘肽还原酶活性系数的测量结果发现，老年人维生素B_2的需要量与成年人相当，由于维生素B_2对维持老年人抗氧化功能的重要性，维生素B_2的RNI仍与成年人一致，男性为1.4mg/d，女性为1.2mg/d。

（3）维生素C：维生素C可促进胶原蛋白的合成，保持毛细血管的弹性，减少脆性，防止老年人血管硬化，并可降低血胆固醇、抗氧化和增强免疫力，因此老年人应保持足够的维生素C的摄入，其RNI与成年人一致，男性与女性均为100mg/d。此外，研究证据显示，维生素C具有预防慢性病的作用，而老年人又是这类疾病的高危人群，因此，应增加维生素C的摄入量，老年人预防非传染性慢性病(proposed intakes for preventing non-communicable chronic disease，PI-NCD)的维生素C建议量为200mg/d。

（4）维生素B_{12}和叶酸：维生素B_{12}和叶酸在蛋氨酸循环过程中作为重要的甲基供体参与同型半胱氨酸的再甲基化，当不足时可引起高同型半胱氨酸血症，从而增加心血管疾病以及其他慢性病的风险。衰老过程会引起肠道菌群的组成和多样性变化，从而影响老年人内源性维生素B_{12}的合成，也有研究发现老年人中有10%~30%的人对食物中的维生素B_{12}吸收不良，但并没有确切的研究证据支持要增加老年人维生素B_{12}的推荐摄入量，也未发现衰老过程中会影响叶酸的吸收利用，因此，老年人维生素B_{12}和叶酸的推荐量与成年人一致，维生素B_{12}的RNI为2.4μg/d，叶酸为400μg膳食叶酸当量(μgDFE)/d。

（5）胆碱：胆碱不仅是机体重要的甲基供体，同时也是磷脂酰胆碱和乙酰胆碱的重要组成部分，充足的胆碱有利于老年人的肝脏脂肪代谢和认知功能。胆碱除了膳食来源，也有内源性合成，虽然老年人，尤其是老年女性雌激素水平下降，内源性胆碱合成的关键酶-磷脂酰乙醇胺N-甲基转移酶的活性下降，但目前没有足够的证据来制定老年人胆碱的参考摄入量，因此我国老年人胆碱的RNI仍采用一般成年人的推荐量，男性为500mg/d，女性为400mg/d。

3. 矿物质 人体对不同矿物质需求有较大差异，适宜的矿物质摄入对机体的健康至关重要。摄入量不足会引起缺乏症，老年人因肾脏疾病对矿物质摄入过多的处理能力减弱，无论不足或者过量都会对老年人的健康产生不良影响。

（1）钙：由于老年期胃肠功能下降，肝肾功能衰退导致维生素D活化能力下降，加上户外活动减少和缺乏日照，使皮下7-脱氢胆固醇转变为维生素D的来源减少。钙摄入不足使老年人出现钙的负平衡，体力活动的减少又可增加骨钙的流失，以致骨质疏松症较常见，尤其是老年女性。老年人对钙的吸收利用能力下降，钙的吸收率一般在20%左右，50岁以上人群钙平衡试验显示，当钙摄入量达到750mg/d时可以达到钙平衡，摄入量达800~1000mg/d，再额外补充钙对骨折的干预效应很小，提示800~1000mg/d钙摄入量能满足中老年人群维持骨健康的需要。2013年中国居民DRIs推荐老年人钙的RNI为1000mg/d，比成年人多200mg。

（2）钠：随着年龄的增加和体内代谢的改变，高血压在老年人群中的发病率较高。目前我国老年人群的钠摄入量远远高于 WHO 提出的摄入量,美国 DASH(Dietary Approaches to Stop Hypertension, DASH)研究发现每天摄入 1500mg 钠的膳食有利于预防高血压,同时不会出现钠的缺乏问题,这个值可以作为一般成年人 AI,老年人则在 1500mg/d 的基础上按其能量的参考摄入量来折算,65 岁以上老年人钠的 AI 为 1400mg/d;此外,钠摄入过多与老年人的心血管疾病、脑卒中有关,钠与腌制食品摄入过多引起的胃肠道肿瘤有关,因此 65 岁以上的老年人钠的 PI-NCD 为 1900mg(相当于 4.5gNaCl)。更低的钠摄入量(低于 1200mg)也会增加心血管疾病及全死因的风险。

(3) 铁:老年期铁的吸收利用能力下降,造血功能减退,血红蛋白含量减少,易出现缺铁性贫血,其原因除铁的摄入量不足、吸收利用差外,还可能与蛋白质合成减少、维生素 B_{12}、维生素 B_6 及叶酸缺乏有关。因此,60 岁以上男性铁的 RNI 与成年人一致,为 12mg/d。老年女性由于绝经后不再从月经丢失铁,因此,老年女性铁的 RNI 与老年男性相同。

(三) 水和其他膳食成分

水不仅是食物的基本成分,更是人体组成的重要物质,水在老年人营养代谢和生命活动中发挥重要的功能。此外,越来越多的研究证据支持富含植物化学物的多种食物,如蔬菜、水果、坚果和全谷物,对降低慢性疾病风险有重要作用。

1. 水　老年人肾功能减退,液体平衡恢复较慢,对失水与脱水的反应会迟钝于其他年龄组人群。并且老年人身体对缺水的耐受性下降,在环境温度和湿度升高的情况下,水分摄入不足的风险增加,老年人对水分的需求不低于中青年人,因此,老年人每日摄水量应达到 1500~1700ml 为宜,首选温热的白开水。

2. 膳食纤维　虽然膳食纤维并不是必需营养素,但是膳食纤维对肥胖、2 型糖尿病以及心血管疾病等慢性病的预防作用是肯定的,同时膳食纤维可促进老年人的肠道健康。因此,我国首次在 2013 年的 DRIs 中制订了 18 岁以上成年人膳食纤维的适宜摄入量(AI)为 25g/d,鼓励老年人每天都有一定的全谷类食物摄入,以达到膳食纤维的摄入量。

3. 植物化学物　植物化学物是除了营养素之外,天然存在于蔬菜、水果和坚果等植物性食物中的有益成分,包括黄酮类、多酚类、有机酸类、生物碱以及含氮和含硫的化合物,它们有广泛的生物学作用,主要表现在抗氧化作用、抗炎作用、调节免疫功能、降血脂、抗凝以及激素样作用,对调节老年人生理功能、预防老年相关疾病以及维持老年人的健康发挥重要作用。我国 2013 年版的 DRIs 中制订了成年人中植物甾醇、番茄红素、叶黄素、原花青素、大豆异黄酮、花色苷、氨基葡萄糖以及姜黄素等的特定建议值。鼓励老年人每天摄入充足的新鲜蔬菜和水果,以保障植物化学物的摄入。

二、膳食实践

膳食营养是保证老年人健康长寿的基石。在掌握平衡膳食基本原则的基础上,对老年人合理选择食物,适宜运动,营造温馨进餐氛围,建立良好生活方式等方面给予全面指导,使老年人更好地适应身体功能的改变,努力做到合理膳食、均衡营养,可以有效减少和延缓疾病的发生和发展,延长健康的生命时间,实现成功老龄化。

(一) 少量多餐细软,预防营养缺乏

老年期营养物质的吸收和利用下降,食物摄入量也随之降低。尤其体弱和高龄老年人,易出现营养不足或营养缺乏症。对这类老年人,要尽量保证食物和营养素的摄入量,必要时选用营养强化食品或营养素补充剂。

1. 保证食物和营养素的摄入量

(1) 蛋白质:如果老年人的能量主要从粮食提供,总蛋白质摄入只能达到推荐量的一半左右;如果除粮食外,能量主要以动物性食物,包括肉、蛋、奶类来提供,那么胆固醇和饱和脂肪在膳食中的比例就会偏高。大豆及其制品是老年人获取蛋白质的最佳选择,大豆及其制品相对容易获得,而且品种很多,可选择性很大,也比较容易消化。在这个基础上补充其他优质蛋白可以作为长久之计。大豆中脂肪、卵磷脂、植物固醇以及大豆异黄酮对人体有利,尤其是老年女性。因而鼓励老人选择大豆类,是符合当前消费条件及平衡膳食要求的。此外,在蔬菜中可以首选鲜豆类,这些食物可与适量鱼、肉类搭配烹调,实现氨基酸的互补。

(2) 脂类:畜肉中总脂肪和饱和脂肪含量都较高,同时也含有一定量胆固醇,动物的瘦肉里也含有 5%~10%的脂肪,故老年人食用畜肉宜有节制。我国居民习惯使用植物油作为烹调油,尤其是玉米油、花生油和大豆油等,这些都含有丰富的 n-6 多不饱和脂肪酸,使得某些地区居民的膳食 n-6 和 n-3 多不饱和脂肪酸比例高达 30∶1,这无疑增加了心血管疾病发病风险。故老年人可以选择 n-3 多不饱和脂肪酸含量比较高的植物油或食物,例如核桃油、亚麻籽油、深海鱼虾等,或者增加食用含有单不饱和脂肪酸的茶油和橄榄油。

(3) 碳水化合物:老年人应选择复合碳水化合物的淀粉类为主食,选择各种粗杂粮等全谷类食物,摄入充足的水果和蔬菜,增加膳食纤维摄入,维持肠道健康,防止便秘。

(4) 微量营养素:老人应注意多食用黄绿色蔬菜、水果和适量的动物性食物以满足维生素 A 的需要;食物中的肉类、豆类及各种粗粮富含维生素 B_1;奶及奶制品是钙最好的来源,每天摄入 300g 鲜奶或者相当量的奶制品,其次为大豆及豆制品,深绿色叶菜、海带、虾皮、木耳也是钙的良好来源;动物内脏、瘦肉、牛肉富含血红素铁,可以保障老年人铁摄入量充足;同时还应多食用含维生素 C 的蔬菜、水果,以利于铁的吸收。

2. 合理加工烹调食物　身体健康的老年人,食物加工和烹调方式与成年人没有明显的区别,每天应选择 12 种以上的食物平衡搭配。对于消化吸收能力较弱的老年人,可以将食物做得细软,容易消化吸收,以适应老年人特点。而对于存在咀嚼吞咽障碍的老年人,可选择软食、半流质或糊状食物,液体食物应增稠,预防呛咳、误吸和营养不良。

3. 养成合理进餐习惯　高龄和身体虚弱老人,食量偏小的可以选择少量多餐的方式,在正餐之间加餐 1~2 次来弥补食物摄入的不足,但睡前一小时内不建议用餐,以免影响睡眠。老年人可根据自己的具体情况确定餐次和每餐进餐内容、进食量,加餐内容与正餐能相互弥补,以能够满足食物和营养素的需要,并与自己的消化功能相适应,不强调一日只有三餐。如果老年人三餐饮食可以满足营养需要,则不必加餐。

4. 合理使用营养素补充剂 老年人因为生理功能减退和疾病的影响,容易出现微量元素和维生素的不足和缺乏。合理使用营养素补充剂,不仅可预防老年人营养缺乏病,还可提高机体免疫力和抗氧化能力,减少衰老相关的疾病的危险性。老年人应在医生或营养师的指导下选择适合自己的营养素补充剂。

(二)主动足量饮水,积极户外活动

水摄入不足会对机体健康产生严重损害,许多年龄相关的退行性疾病会加速老年人身体脱水。老年人身体对缺水的耐受性下降,对口渴不敏感,应主动饮水,少量多次,每次50~100ml,清晨一杯温开水,睡前1~2小时1杯水,不应在感到口渴时才饮水,应养成定时和主动饮水的习惯。每天的饮水量不低于1200ml,应以1500~1700ml为宜,首选温热的白开水,根据个人情况,也可选择饮用淡茶水,少喝浓茶与饮料。在大量排汗、腹泻、发热等状态下还必须视情况增加饮水量。

户外活动能够更好地接受紫外线照射,有利于体内维生素D合成,延缓骨质疏松和肌肉衰减的发展。老年人尽量减少久坐时间,建议老年人每周至少有5天进行安全的中等强度运动;老年人可以每天户外锻炼1~2次,每次1小时左右,以轻微出汗为宜;或每天主动身体活动相当于步行6000步,最好达到10 000步,每周活动时间累计150分钟以上。注意每次运动要量力而行,强度不要过大,不主张老年人活动后大汗淋漓,以避免运动损伤和过度疲劳。运动持续时间不要过长,可以分多次运动。适宜老年人的运动包括步行、快步走、太极拳、门球、瑜伽等。

(三)延缓肌肉衰减,维持适宜体重

骨骼肌肉是身体的重要组成部分,延缓肌肉衰减对维持老年人活动能力和健康状况极为重要。延缓肌肉衰减的有效方法是吃动结合,一方面要进行有氧运动和适量的抗阻运动,另一方面增加摄入富含优质蛋白质的食物摄入,摄入足量的动物性食物,建议老年人每天吃畜肉类50g,鱼虾、禽类50~100g;天天喝奶,每天饮300g奶或相当量的奶制品,以低脂奶及其制品为主;每天吃大豆及其制品。其次,增加富含抗氧化营养素的蔬菜和水果等食物的摄入。

保持健康体重的核心是吃动平衡,使摄入的能量和消耗的能量达到平衡。老年人瘦体重随着年龄增加而下降,80岁以后加速下降,绝经后女性瘦体重下降明显低于男性。此外,由于年龄增加,脊柱弯曲变形,身高较年轻时有所降低,再加上体内脂肪组织增加,老年人体质指数(BMI)相应增加。老年人体脂率增加或高BMI可增加多种疾病的风险,而低BMI的老年人又会增加营养不良和死亡风险,低体重可使全因死亡风险增加48%,因此对老年人不应过度苛求减重。老年人BMI的切点应与年轻人不同,从降低营养不良和死亡风险的角度考虑,老年人的BMI以不低于20kg/m^{2}为宜。在血脂等指标正常的情况下,BMI上限值可略放宽到26.9kg/m^2。保证适宜的食物、足够能量和营养素摄入和恰当的运动,将体重维持在适宜范围内,预防营养不良。对于超重和轻度肥胖的老年人不鼓励过度减重,对于肥胖的老年人也不能采取剧烈的方式在短期内降低体重。

(四)摄入充足食物,鼓励陪伴进餐

老年人每天应至少摄入12种及以上的食物。采用多种方法增加食欲和进食量,吃好三餐。早餐宜有1~2种以上主食、1个鸡蛋、1杯奶、另有蔬菜或水果。中餐、晚餐宜有2种以上主食,1~2个荤菜、1~2种蔬菜、1个豆制品。饭菜应色香味美、温度适宜。

老年人主动参与家庭和社会活动,鼓励与家人一起进餐,主动参与烹饪。通过变化烹饪方法和食物的品种,烹制自己喜爱的食物,提升进食的乐趣,享受家庭喜悦和亲情快乐。对于寡居、独居老年人,建议多结交朋友,或者去集体用餐地点(社区老年食堂或助餐点、托老所用餐),增进交流,促进食欲,摄入更多丰富食物。对于生活自理有困难的老年人,家人应多陪伴,采用辅助用餐、送餐上门等方法,保障食物摄入和营养状况。家人应对老年人更加关心照顾,陪伴交流,注意饮食和体重变化,及时发现和预防疾病的发生和发展。老年人多参与群体活动,如参加健身操或健身舞、搭伴旅游、对弈及与朋友聚餐等。如有条件,可参加一些社会公益活动,如咨询、讲课等。

第四节 老年人营养筛查

大量研究表明,衰老与老年期营养不良发病增加密切相关。营养不良易使得老年人力量减弱,运动功能减退,导致疾病发病率和死亡率增加。因此,提高老年人对营养不良的认识以及加强营养不良的诊断和治疗是极其重要的。老年期营养筛查是应用量表化的工具初步判定老年人营养状态,确定老年人是否具有营养风险或者发生营养不良的风险。筛查方法应该简单、可靠、有效、可接受性强,能筛查出处于营养不良或是将要发生营养不良危险状况的老年人,以利于对筛查出的老年人进一步进行营养干预或制定营养支持计划。对有营养风险或者发生营养不良的风险的老年人进行合理的营养支持可以改善老年人健康状况及疾病的预后,是实现老年人健康老龄化的重要保障。

一、营养筛查工具

针对老年期营养筛查工具,常用的有营养风险筛查2002(nutritional risk screening, NRS 2002)、营养风险指数(nutritional risk index, NRI)和老年营养风险指数(geriatric nutritional risk index, GNRI)、营养筛查量表(nutrition screening initiative, NSI)、全面主观评估(subjective global assessment, SGA)、营养不良通用筛查工具(malnutrition universal screening tool, MUST)、微量营养评定(mini nutritional assessment, MNA)和微量营养评定简表(mini nutritional assessment short form, MNA-SF)等。

(一)营养风险筛查2002(NRS 2002)

目前众多筛查工具中只有NRS2002具有高级别循证

医学基础，其与老年人结局相关，是营养风险首选的筛查工具。NRS 2002 分别对老年人的疾病严重程度、营养状态受损的程度以及年龄进行评分，若老年人的年龄≥70 岁，则得 1 分风险分，以上三部分的评分总和大于或等于 3 分，则表明老年人存在营养风险，需要进行营养干预，或进行临床营养支持。

（二）营养风险指数（NRI）和老年营养风险指数（GNRI）

NRI 包含 16 个调查项目，内容涉及饮食、牙齿、胃肠疾病和饮食习惯的改变等。GNRI 是法国的 Bouillanne 等人于 2005 年在 NRI 基础上，提出的针对老年人的营养评估方法。NRI 结果不仅作为营养不良的危险指数，也是营养不良的评估指数；而 GNRI 只是营养不良的危险指数，但它具有对住院老年人发病率和死亡率预测的功能，两个指数相比之下，GNRI 更适合作为筛查老年住院病人营养不良的工具。GNRI 和 NRI 的计算公式和营养不良指数分级如下：NRI＝［1.519×白蛋白值（g/L）+41.7×（现在体重/平时体重）］，GNRI＝［1.489×白蛋白值（g/L）+41.7×（现在体重/理想体重）］。营养不良高度危险 NRI<83.5 或 GNRI<82，营养不良中度危险 NRI 为 83.5～97.5 或 GNRI 为 82～92，营养不良低危险 NRI 处于 97.5～100 或 GNRI 处于 92～98，无营养不良危险 NRI>100 或 GNRI>98。

（三）营养筛查量表（NSI）

NSI 是由美国膳食协会编制，适用于社区老年人营养不良状况评价，旨在提高老年人营养不良风险意识。NSI 评定量表由 10 项内容组成：每天蔬果及奶制品的摄入频数，用餐次数，服用药物的情况，饮酒的频次，用餐是否受到牙齿或口腔疾病的影响，用餐的场地，经济能力，体重在半年时间内的变化，近期摄入的食物种类和数量的变化，能否独自选购材料、烹调和用餐。NSI 的评分标准：0～2 分为营养状态好；3～5 分为营养不良的中等风险，提示需要改善饮食习惯和改变生活方式；≥6 分为营养不良的高风险，应向医生或营养师等专业人员进行咨询。NSI 评估内容简单，易于实施，易在社区老年人中开展，可准确识别社区老年人是否存在营养不良的危险状况，但是 NSI 旨在提高老年人营养不良风险的意识，因此会高估营养不良风险。而且它不能替代营养状况的综合评估，不作为临床诊断工具。

（四）全面主观评估（SGA）

德国的 Detsky 在 1987 年首次提出 SGA。一开始 SGA 只对病人术后营养状况评估，由于其不需要生化分析，仅通过病史调查和简单的体检就能对病人的营养状况作出综合评价，后来也逐渐用于评估老年人的营养状况。该量表由病史调查和体格检查两部分组成，其中病史调查涉及体重和饮食变化，消化道症状和活动能力；体格检查包括对皮下脂肪厚度、肌肉萎缩、踝部水肿、骶骨水肿和腹水的检查。该评估评分标准，只是综合所评估内容的指标，将营养状况分成营养良好，轻中度营养不良和重度营养不良。由于该量表缺乏客观评价指标和标准，对评估者主观判断依赖程度大，属于半定量，降低了评估的准确性和特异性。

（五）营养不良通用筛查工具（MUST）

MUST 由 3 个部分组成：BMI、过去半年体重减轻情况、疾病对进食状态的影响，根据总分划分为高（≥2 分）、中（1 分）、低（0 分）营养风险。由于该量表有两部分是与体重有关，当对难以获得准确体重的老年人进行评估时，可能出现偏差。欧洲肠外与肠内营养协会推荐 MUST 为住院患者营养风险筛查首选工具，可对老年住院患者的病死率和住院时长进行预测，也可为社区老年人群进行营养筛查，主要评定因功能受损而导致的营养不良。该量表在应用时需考虑人口及种族的特异性，因此在国内还未用于社区老人营养筛查。

（六）微量营养评定（MNA）

1996 年瑞士的 Guigaz 提出 MNA，MNA 除能预测营养不良，还能作为饮食评估和营养干预的衡量指标。该量表包括 4 个部分：人体测量（体重指数、上臂围、小腿围和体重下降情况），整体评价（独立生活能力、药物摄入情况、应激情况、活动能力、神经精神、皮肤情况），膳食评定（每日餐数、食物摄入量的改变、蛋白质食物和果蔬、饮料的摄入情况、自主进食能力），主观评定（自我营养状况的评价和与同龄人健康状况比较），共 18 项问题，总分 30 分，<17.0 分为营养不良，17.0～23.5 分为营养不良高危状况，>23.5 分为营养状况良好。由于不同种族身体素质和饮食习惯有所差异，当筛查对象为亚洲老年人时，MNA 作为营养不良筛查工具，其分值应由 17.0 分提高至 18.0 分，目的为了提高实验的灵敏度；若 MNA 分值用于诊断，为了提高特异度和阳性预测值，则需将界定值定于 15.5 分。MNA 不依赖任何实验室指标，快速简单、易开展，一般 10～15 分钟即可完成，价廉，灵敏度和特异度高，可重复。故应用范围广泛，是最易被大众接受的营养筛查工具。MNA 对于住院、门诊、养老中心、社区等的老年人群均适用。

MNA-SF 是 2001 年由 Rubenstein 等人在 MNA 基础上进行简化，从 MNA 量表 18 个问题中提取 6 个相关性很强的问题组成，适用于临床，也可用于老年人群营养风险的流行病学调查。其内容针对近 3 个月的情况，并与 MNA 相关性很强：体重变化、BMI、有无急性疾病或应激、活动能力、精神疾病、是否存在食欲减退、消化不良或咀嚼吞咽困难。MNA-SF 总分为 14 分，评分≥12 分为营养正常和评分<12 分为营养不良。

（七）老年人营养不良的传统评估法

除了以上的评估方法以外，还有传统的营养调查方法用于评估老年人的营养不良风险。

1. 膳食调查法　膳食调查方法有称重法、回顾法、食物频率法和记账法。几种方法各有特点，其中食物频率法可以调查较长时间的饮食习惯，适合研究老年人的膳食与疾病的关系。

2. 人体测量学方法　人体测量学是一种容易获得的、廉价的、非侵入性操作的、能反映老年人营养状况的方法。主要包括 BMI，各部位皮褶厚度和臂围，如上臂围和上臂肌围，上臂肌围是老年人死亡预测的最佳人体测量学指标。小腿围测量（calf circumference，CC）评估老年人营养状况比其他人体测量学指标更敏感。此外，老年人体成分测量，如生物电阻抗法和双重 X 射线吸收法被广泛应用于评估老年人体组成成分（人体脂肪和瘦体组织或瘦组织），但费用比较昂贵。

3. 实验室检查法 血清白蛋白、前白蛋白、淋巴细胞总数、转铁蛋白和视黄醇结合蛋白是已被公认的评价营养状态的实验室指标。

(八) 营养筛查工具在老年人中的应用

上述几种方法都适用于老年人的营养状况筛查。而针对不同情况下的老年人,每种方法各有优劣。

传统的营养评估方法发现营养不良的时间较晚、方法较片面、检测费用较昂贵。

MNA、MNA-SF 和 MUST 因操作简便快捷,得到了全科医生或者医务工作者广泛接受,尤其适用于社区老人或者到社区门诊就诊的老人进行营养不良筛查。而 MUST 因受主观因素影响较大,难以进一步对营养不良进行分类。

对于老年住院患者来讲,由于沟通困难等各种因素可能会阻碍基于患者访谈的营养筛查工具的应用,从近亲或照顾者那里获取相关信息可能会太耗时。在这种情况下,NRS 是最优的选择,因为它的优点就是不太依赖于患者的合作。对于老年住院患者,虽然 MUST 的敏感性和特异性没有 NRS 高,但是也可考虑作为该人群营养筛查的工具。

对于养老院人群,MNA 和 MNA-SF 应用得较为广泛。与 MNA 和 MNA-SF 相比,MUST 和 NRS 依赖于急性疾病的存在与否,而急性疾病较少出现在养老院人群中。

营养筛查的间隔也要根据老年人的情况而定。在高危情况下(如在医院和康复)应进行频繁筛查,在营养不良患病率较低的人群(如社区老年人)可降低筛查频率。对于社区居住的 65 岁以上老年人,建议每年进行一次筛查。

总体而言,老年人营养不良筛查方法种类繁多,各方法均有其优缺点,但它们大部分都来源于国外,运用于筛查我国老年人时将会存在身体素质和饮食习惯等差异,如何选取并修订一个简便、客观、有效、适用于我国老年人的营养筛查方法,需要在临床上进一步的研究和探索。

二、功能状态评估

老年期功能状态评估主要包含日常生活活动(activities of daily living, ADLs)和工具性日常生活活动(instrumental activities of daily living, IADLs)、吞咽功能等。

(一) 日常生活活动(ADLs)

通过对老年人进行进食、洗澡、穿衣、修饰、控制大便、控制小便、如厕、床椅转移、平地上行走 45m 和上下楼梯 10 项内容评定,对老年人的日常生活活动能力进行评估。根据是否需要帮助将其程度分为 0(完全依赖帮助)、5(需他人接触身体帮助)、10(需非接触身体的帮助,如借助仪器、提示)、15(完全自理)4 个功能等级,总分为 100 分。根据 ADL 指数总分将依赖程度划分为 5 个等级:完全自理(100 分)、轻度依赖(75~95 分)、中度依赖(50~70 分)、严重依赖(25~45 分)、极严重依赖(0~20 分)。

(二) 工具性日常生活活动(IADLs)

IADLs 主要是对老年人做家务、社交活动、休闲娱乐、工作等活动情况进行评估。IADLs 的评定能够反映出老年人在家中、工作单位及社会中的功能状况,对于了解老年人的活动能力以及长期生存质量均有一定意义。国际上评估 IADLs 常用的量表为 Lawton 量表。目前已有汉化版的 Lawton 量表用于中国社区老年人,该量表包含 9 个项目,评估使用电话、购物、准备食物、做家务和洗衣、使用交通工具、管理财务、用药和做杂工的能力。各项目得分越高,代表老年人在社区中独立生活的功能能力表现越好。但该量表在中国老年人中的应用还有待进一步研究。

(三) 吞咽功能

传统的测试方法是洼田饮水试验:老年人在端坐的情况下,根据其饮下 30ml 温水所需的时间以及出现呛咳情况进行吞咽功能等级的划分。若老年人能一次将温水在 5 秒内全咽下,则为Ⅰ级;若需分两次将温水全咽下,用时为 5~10 秒且不出现呛咳,则为Ⅱ级;若虽能一次将温水在 5~10 秒内全喝下,但出现呛咳,则为Ⅲ级;若在 5~10 秒内,需要分 2 次才能将温水全咽下,且有呛咳,则为Ⅳ级;若 10 秒内不能全咽下,且常常呛咳,则为Ⅴ级。

第五节 老年人常见的营养相关问题

老年期易发生营养不良,通常与食物缺乏或者与食物种类单一有关。但是试图给他们提供充足的营养却又遇到很多实际问题,例如他们的食物供应和负担能力降低,食欲降低,并且老年人很难去改变他们传统的习惯和信仰。此外,衰老的过程会影响营养素的需要,老年人对能量的需要降低,而对一些微量营养素的需要量却不会降低,因而导致老年人营养相关问题的出现。

一、老年人易发生的营养问题

(一) 蛋白质不足

老年人易患蛋白质-能量营养不良,对于大多数低收入的热带和亚热带地区,这是最主要的公共卫生问题之一。随着年龄增加,肠道乳糖酶会逐渐减少或者功能减退,因此饮用牛奶会增加老年人乳糖不耐受风险,从而导致其拒绝食用牛奶及其制品等优质蛋白食物来源。老年人蛋白质摄入不足除了与食物种类受限、食物缺乏等原因引起的膳食摄入不足有关外,更重要的是老年人缺乏选择健康食物的知识。2010—2013 年中国居民营养与健康监测数据表明,我国 65 岁以上老年人蛋白质的平均摄入量没有达到 RNI 的标准。并且伴随着衰老而出现的体脂含量增加,使老年人易忽略因摄食不足引起的蛋白质缺乏。

(二) 微量营养素不足

微量元素补充对促进健康和预防慢性疾病的作用受到极大关注。微量元素缺乏在老年人中非常常见,通常是由于摄食不足或者食物种类单一等原因导致。

在我国相关的营养调查中,老年人有维生素营养状况不良的倾向,叶酸、维生素 B_1、维生素 B_{12} 摄入不足可使血中同型半胱氨酸浓度升高,易促进动脉粥样硬化和冠心病的发生。而且叶酸、B 族维生素供给不足还会影响老年人的认知能力和情绪,主要原因是影响了中枢神经系统的功能。据目前研究认为,影响中枢神经功能有两个相互联系的神经化学机制,第一个机制为甲基化,叶酸、维生素 B_6、维生素 B_{12} 皆是中枢神经系统甲基化的辅助因子,B 族维生素摄入量减少直接阻碍了中枢神经系统的甲基化反应，包括蛋白质、细胞膜磷脂、DNA 和神经酰胺和褪黑素等的甲基化，所有这些物质对神经功能和其状态都是至关重要的；第二个机制为同型半胱氨酸学说，这可能是一种间接作用，即叶酸、维生素 B_6、维生素 B_{12} 对脑血管起作用，这些 B 族维生素可以通过防止高同型半胱氨酸血症对血管的损伤来保护中枢神经系统的完整性。中枢神经系统的完整性对认知功能是非常重要的，很多研究证实 B 族维生素与认知功能的联系，主要体现于老年人，尤其是处于临床缺乏状态的老年人，而这种情况在年轻人中很少出现。叶酸缺乏还与抑郁症有关，维生素 B_{12} 与抑郁症关系尚未明确，维生素 B_6 与抑郁症无关。有报道显示，老年妇女补充 B 族维生素，尤其是叶酸，对改善记忆和认知能力有一定作用。所以对女性来说，叶酸对其一生都很重要，老年时期更应重视叶酸的供给。

在食量有限的情况下，维生素 C 未必能够达到推荐量，微量元素中的锌、硒、铜、钒也不易达到推荐量。尽管食物中含有微量元素，但其吸收率是值得注意的，例如许多膳食调查研究发现，我国人群膳食中铁的摄入量达到推荐量，但实际缺乏铁的人比预料的多，因为植物性食物中的铁的吸收率特别低，仅有 3%左右，其他微量营养素也有类似情况。此外，一部分人服用降压药物、利尿药、抗惊厥药物等，会干扰微量元素的吸收与利用。在多种微量营养素中，有一些长期处于低组织浓度的状态，对预防慢性老年性疾病是不利的。根据工业发达国家的报告，约有 40%老年人采用不同类型的营养素补充剂，使用大剂量的补充剂仍存在很多不同的观察结果与意见，但在推荐量范围内，适当地补充可以取得正面的效应，例如采用碳酸钙制剂补充钙，可以补充因牛奶不耐受引起的钙摄入不足，已被广泛接受使用。

（三）饮水不足

老年期肾脏功能减弱，对尿的浓缩能力和对体液的贮留能力下降，体液平衡恢复较慢。此外，老年人的压力感受器的敏感性下降，因此老年人对于“口渴”这一感觉的敏感性降低，老年人更不容易感到口渴，这会导致老年人饮水量下降。来自中国的调查发现，约有 32%的中国成年人每天的饮水量未达 1200ml，48. 3%只在感到口渴的时候才喝水，并没有养成规律喝水的习惯，而这个比例在老年人中更高。美国第三次全国健康和营养调查的数据发现，20～29 岁的年轻人失水性脱水的发生率为 16%，50～69 岁的人群为 26%，70 岁以上的老年人高达 28%，与年轻人相比，老年人更容易发生失水性脱水。

当水摄入不足时，会对机体的健康产生严重损害。有研究发现，老年人长期慢性水摄入不足与心血管疾病及死亡、摔倒和骨折、压疮、伤口迁延不愈、便秘、尿路感染和肾结石等有关。

二、老年人运动与活动

（一）老年人体育或户外运动减少对健康的影响

与年龄相关的肌肉减少是肌肉力量衰退的直接原因。老年人肌肉力量衰退导致这个年龄段跌倒和残疾患病率增加。不进行体育活动可能占老年痴呆高达 20%的人群归因风险。据估计，如果老年人的身体活动量达到推荐值，全球每年可能可避免 1000 万新发病例。因此，体育活动可保护老年人，使其避免一些最重要的健康问题。在整个生命历程中，体育活动有很多好处，但没有哪个群体比老年人更能从定期的锻炼中获益。例如，最近一项针对大量纵向研究进行的汇总分析发现，每周进行 150 分钟中等强度身体活动的人比那些活动量少的人死亡率低 31%，这在 60 岁以上的老年人中效果最明显。

对老年人来说，体育活动还有很多其他好处，包括改善心理健康（例如通过维持认知能力，减少焦虑和抑郁，提高自信心）、预防疾病、降低风险（例如降低患冠心病、糖尿病和脑卒中的风险）、提高社会效果（例如通过增加社会参与，维护社交网络和代际链接），这些好处可能是非常显著的，例如，横断面研究和纵向研究都提示，在定期参加至少中等强度的体育活动的人群中，出现活动功能受限的相对危险降低 50%。随机对照试验也提示了类似的好处。体育活动也能维持甚至可能提高未患老年痴呆者的认知功能，减少约 1/3 的认知衰退。脑卒中是老年人最大的疾病负担，适度的体育活动可以将该风险降低 11%～15%，高强度的体育运动可能有更大的益处，能够将脑卒中的风险降低 19%～22%。户外活动能够更好地接受紫外线照射，有利于体内维生素 D 合成和延缓骨质疏松的发展。

尽管体育活动有如此明显的好处，达到推荐运动量的人口百分比却在随着年龄的增长而下降。全球老龄化与成人健康研究（SAGE）和 WHO 开展的全球卫生调查的数据分析结果表明，大约 1/3 的 70～79 岁老人和 1/2 的 80 岁以上老人的体力活动量达不到 WHO 推荐的基本标准。

（二）有氧运动对老年人慢性疾病的影响

有氧运动长期以来都是推荐用来预防和治疗慢性病特别是与年龄有关的疾病，包括糖尿病、高血压、心脏病和骨质疏松。规律地有氧运动可以增加最大摄氧量和胰岛素反应。老年人每天可以进行 30 分钟的有氧运动，比如散步、游泳、骑自行车。有氧运动被认为是减重的重要方式，而有氧运动和限制饮食结合起来减重比单纯限制饮食减重更能增加胰岛素的作用。

（三）抗阻运动对老年人骨骼和肌肉的影响

美国运动医学院推荐力量或者抗阻运动是整体健康运动项目的重要组成部分。事实上所有健身方式，有氧、力量和神经运动（平衡）对老年人都很重要。然而更合理、更安全、更谨慎的做法是在有氧运动之前先进行力量和平衡训练，特别是那些活动较差的老年人，隔天进行力量锻炼，每周 2～3 次。有新证据表明，渐进式阻力训练不仅对肌肉力量、体能和降低跌倒风险有良好的效果，对那些患有或未患心血管疾病的人群，其好处还包括改善心血管功能、新陈代谢以及减少冠心病危险因素。然而诸如散步等有氧活动，是老年人主要的有氧运动模式，却不能起到改善平衡的作用，对预防跌倒是无效的，在力量方面也无明确的作用。力量训练可以阻止和逆转肌肉衰减综合征。和其他预防骨丢失和骨质疏松的药物和营养策略不同，抗阻运动不仅可以增加骨密度，而且还可以提高肌肉质量、力量、平衡和身体活动的总体水平。因此，对于绝经期后的女性，抗阻运动是降低骨质疏松骨折风险的重要方式。增加老年人肌肉力量和肌肉质量是维持这个群体能力和独立性的现实策略。

第六节 老年人常见的营养相关疾病

与人口老龄化相关的主要问题之一就是营养相关慢性疾病的负担增加。了解营养相关慢性疾病的发病机制、诊断、预防和防治方法,将有利于促进健康老龄化。

一、老年女性骨质疏松

(一) 老年女性骨质疏松的流行病学

在所有国家的老年人口中,女性占了大多数。到2025年,亚洲老年女性人口将从1.07亿激增到3.73亿。2010年中国85岁以上老年人中,女性的比例占到了62.5%,预计在未来的几十年中这个比例将不断上升。而且女性比男性寿命更长。中国人口的平均期望寿命由2010年的74.83岁增加到2015年的76.34岁,其中女性是79.43岁,男性73.64岁。当期望寿命的男女差异有望在多数高收入国家逐渐缩小的时候,这一差别在中国将继续扩大。老年女性人口的增加及寿命的延长产生了特殊的营养需求,同时,也面临着一些营养问题,比如老年女性中骨质疏松的发病。

骨质疏松的特点是骨骼脆弱和微结构恶化。由骨质疏松引起的骨折是老年残疾和死亡的主要原因。老年残疾影响了其正常生活,并造成了巨大的医疗开支。预计到2050年,全球髋骨骨折的发生率从1990年的170万增加到630万。女性一生发生骨质疏松骨折的风险达到30%~40%,而男性则只有13%。因此,老年女性的骨质疏松问题不容忽视。

(二) 老年女性骨质疏松的发病机制

女性有1/3以上的寿命是在绝经后期度过的,此时最大的变化之一就是雌激素水平下降。目前已确认雌激素缺乏是骨质疏松的主要病因。绝经后妇女使用雌激素替代疗法,可减轻骨丢失,降低了股骨、髋骨及脊柱骨折的发病,而且还缓解了更年期的症状,逆转了泌尿生殖器的萎缩。所以从临床治疗角度也证实了雌激素对骨质疏松的影响。

骨重塑是旧骨被新骨取代的过程。正常的骨重塑过程包含4个步骤:静止相的激活、骨吸收、逆转和成骨。在激活期,破骨细胞被招募至骨表面;在骨吸收期,破骨细胞在细胞和骨表面之间产生酸性微环境,溶解或吸收骨的矿物质含量;逆转期破骨细胞发生凋亡,成骨细胞被招募到骨表面;在形成期,成骨细胞沉积胶原蛋白,矿化形成新骨。在绝经期,雌激素缺乏会增加破骨吸收活性而不对成骨细胞活性产生影响,因此骨吸收大于骨形成,导致净骨质流失,促成骨质疏松。绝经后10年内骨丢失速度最快。

有关雌激素缺乏时发生的细胞变化已经研究得相当透彻了。肿瘤坏死因子(TNF)的产生增加,间质/成骨细胞对IL-1更加敏感。IL-1和TNF刺激间质细胞/前成骨细胞释放多种细胞因子,如IL-6、巨噬细胞集落刺激因子(M-CSF)、IL-11、粒细胞巨噬细胞集落刺激因子(GM-CSF)、转化生长因子(TGF)。破骨级联中的最后一个细胞因子是核因子κB受体激活因子配体(RANKL),它是由成骨细胞产生并与破骨细胞上的受体结合。RANKL有一种天然的拮抗剂(OPG),它是一种可溶性受体,由基质成骨细胞谱系细胞分泌。雌激素可以刺激OPG分泌。这些因素通过增加骨髓中破骨细胞池的大小来增加骨吸收,并被雌激素下调。雌激素的重要作用是增加OPG的分泌,降低M-CSF和RANKL。此外,雌激素还可以通过雌激素受体,阻止由环磷酸腺苷(cAMP)调节的甲状旁腺素刺激的破骨细胞形成。雌激素可以增加降钙素的分泌,抑制甲状旁腺激素的活动,从而抑制骨钙溶解,促进钙在肠内的吸收,帮助1,25-$(OH)_2D_3$在肾内的合成,促进骨的重建,所以雌激素对钙的调控很重要。

(三) 老年女性骨质疏松的营养防治

骨质疏松可通过运动、禁烟、饮食和生活方式的干预来防治。在更年期激素治疗有预防骨质疏松的可能。

大多数绝经后妇女钙摄入不足,钙的补充是非常有必要的。在一项双盲试验中,坚持补充钙的老年女性中,80%以上的骨折发生率降低。为了获得最佳的吸收,一次性钙补充剂量应达到500mg,通常以柠檬酸盐或碳酸钙的形式服用。钙片摄入会干扰部分药物的吸收,最显著的是左甲状腺素、喹诺酮类、四环素、苯妥英、血管紧张素转换酶抑制剂、铁和二磷酸盐,这些药物应在服用钙补充剂的前后2小时服用。建议患有骨质疏松症的女性每天摄入1200mg的钙。尽可能去选择天然的钙源如奶制品和豆制品等。如使用补充剂应注意钙的摄入量不要超过2000mg/d。因为高剂量的钙补充可能会增加肾结石和心肌梗死风险。

对老年妇女来说维生素D的补充也非常重要,一般老年人血维生素D的水平皆低于成年人。其主要原因为:①膳食摄入量低;②长居室内接受阳光照射少;③皮肤合成维生素D的功能下降,同样阳光照射下,70岁以上老人维生素D的合成率不及儿童的一半;④1α羟化酶的活性下降,致使血清1,25-$(OH)_2D_3$的水平下降,老年妇女低于男性;⑤肠道维生素D受体的数量下降。所以老年妇女在补钙的同时应注意维生素D的补充。

此外,建议摄入适量的蛋白质。进行有规律的负重和肌肉强化训练,可以通过提高敏捷性、力量、姿势和平衡来降低摔倒和骨折的风险。戒烟戒酒,因为烟草制品和酒精对骨骼和整体健康都有害。

二、肌肉衰减综合征

(一) 肌肉衰减综合征的定义

肌肉衰减综合征(sarcopenia)是一种随年龄增加而发生的骨骼肌质量下降,伴有肌肉力量减少和肌肉功能衰退的疾病,是老年人出现衰弱的生理基础。目前,医学界已经将肌肉衰减视为一种有独特特征、独立的疾病,称为肌肉减少症。随着年龄增加,肌肉衰减并不依赖疾病,在健康的老年人中亦可出现肌肉衰减。在年轻人中瘦体重通常占到体重的50%,而在75~80岁的时候,这个比例降低到25%。肌肉量的减少通常会被脂肪增加所掩盖。老年人肌肉量减少最显著的是在下肢肌肉群,20~80岁间股外侧肌的横截面积减少了40%。肌肉衰减会对肌肉力量、步态和平衡有很大的影响，同时也会导致老年人摔倒和虚弱的风险增加。此外，肌肉量和肌肉氧化能力的绝对降低，结合脂肪量的增加，会使葡萄糖处理能力下降，肝脏和骨骼肌中脂质沉积，从而导致胰岛素抵抗和糖尿病风险的增加。因此，防止骨骼肌量的下降是促进健康老龄化的主要目标。

（二）肌肉衰减综合征的筛查与诊断

根据亚洲老年人肌肉衰减筛查和评估策略，建议60岁或65岁以上的社区居民进行肌肉衰减诊断。同时，在所有卫生保健机构具有特定临床表现的60岁或65岁以上老年人也应当进行肌肉衰减诊断，包括最近出现功能减退或功能障碍、体重在1个月内减轻5%、抑郁情绪或认知障碍、多次跌倒、营养不良、慢性疾病（例如慢性心衰、慢性阻塞性肺疾病、糖尿病、慢性肾脏疾病、结缔组织疾病、肺结核感染和其他慢性消耗性疾病）。

肌肉衰减综合征的筛查与诊断主要是通过测量肌肉力量（手握力）和身体表现（步行速度）（图4-8-2）。低手握力的标准男性是<26kg，女性<18kg。身体表现低的标准则为步行速度<0.8m/s。低肌肉质量测试标准：X射线吸收法男性<7.0kg/m^2，女性<5.4kg/m^2，生物电阻抗分析男性<7.0kg/m^2，女性<5.7kg/m^2。

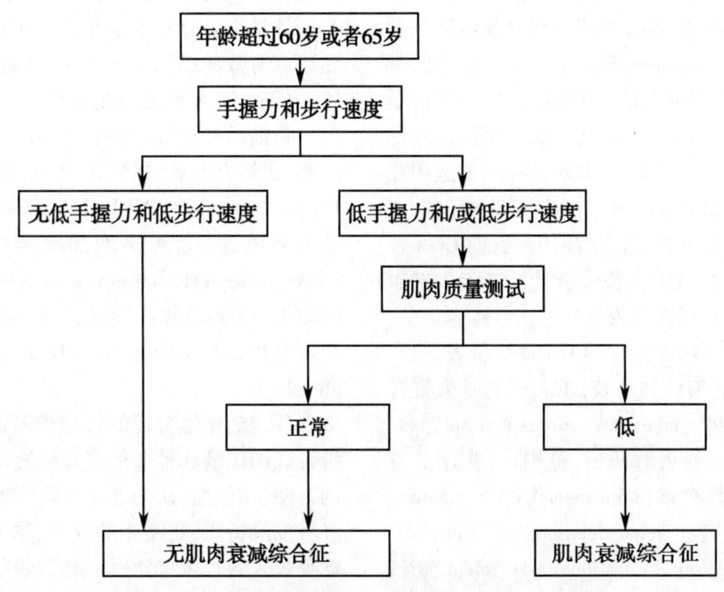

图4-8-2 亚洲工作组推荐的肌肉衰减综合征诊断流程

（三）肌肉衰减综合征的营养和运动防治

《肌肉衰减综合征营养与运动干预中国专家共识（节录）》的推荐意见如下：

1. 蛋白质 肌肉蛋白质的合成离不开食物蛋白质的摄入，摄入足量高质量的蛋白质有助于预防肌肉衰减综合征。老年人蛋白质的推荐摄入量应维持在1.0~1.5g/(kg·d)，优质蛋白质比例最好能达到50%，并均衡分配到一日三餐中。富含亮氨酸等支链氨基酸的优质蛋白质，如乳清蛋白及其他动物蛋白，更有益于预防肌肉衰减综合征。

2. 脂肪酸对于肌肉量丢失和肌肉功能减弱的老年人，在控制总脂肪摄入量的前提下，应增加深海鱼油、海产品等富含n-3多不饱和脂肪酸的食物摄入。推荐EPA+DHA的AMDR为0.25~2.00g/d。

3. 维生素D 患有肌肉衰减综合征的老年人应检测体内的维生素D水平，低于正常值范围时，应予补充。建议维生素D的补充剂量为15~20μg/d（600~800IU/d）；维生素D_2与维生素D_3可以替换使用。增加户外活动，适当增加海鱼、动物肝脏和蛋黄等维生素D含量较高食物的摄入都有助于提高老年人血清维生素D水平，预防肌肉衰减综合征。

4. 抗氧化营养素 鼓励增加深色蔬菜和水果以及豆类等富含抗氧化营养素食物的摄入，以减少肌肉有关的氧化应激损伤。适当补充含多种抗氧化营养素（维生素C、维生素E、类胡萝卜素、硒）的膳食补充剂。

5. 口服营养补充剂 口服营养补充剂有助预防虚弱老年人的肌肉衰减和改善肌肉衰减综合征患者的肌肉量、强度和身体组分。每天在餐间/时或锻炼后额外补充2次营养制剂，每次摄入15~20g富含必需氨基酸或亮氨酸的蛋白质及200kcal（836.8kJ）左右能量，有助于克服年龄增加相关的肌肉蛋白质合成抗性。

6. 运动 运动能有效改善肌肉力量和身体功能，尤其是以抗阻运动为基础的运动（如坐位抬腿、静力靠墙蹲、举哑铃、拉弹力带等）；同时补充必需氨基酸或优质蛋白效果更好。每天进行累计40~60分钟中-高强度运动（如快走、慢跑），其中抗阻运动20~30分钟，每周≥3天，对于肌肉衰减综合征患者需要更多的运动量。减少静坐/卧，增加日常身体活动量。

三、老年综合征

（一）老年综合征的定义

由于老年综合征（geriatric syndrome，GS）与传统医学的概念有较大不同，其所关注的重点是症状而不是疾病，因此对于GS这一概念目前学术界仍有争论。目前比较认可的是Inouye等提出的，老年综合征指常见于老年人群发生的、由多种疾病或原因造成的、与老年人重要疾病发病或不良结局有关的一个或一组症状的描述。老年综合征具有共同的危险因素,包括老年认知障碍、功能障碍和活动障碍。根据国内外研究进展,常见的老年综合征包括跌倒、痴呆、尿失禁、虚弱、谵妄、听力受损、视力受损、肌肉衰减综合征、营养不良、衰弱、卧床、步态不平衡和压力性溃疡等。老年综合征严重影响个人生活质量,可随着综合征不断发展会出现严重的残疾。

(二) 老年综合征的评估

目前能够系统地对老年综合征进行评估的量表较少,现常采用跨专业团队的方法对老年综合征进行全面评估。在20世纪40年代,英国的Marjory首次提出老年综合评估(comprehensive geriatric assessment,CGA)。与传统的医学评估相比,CGA不仅评估老年人最主要的疾病,还从医学心理学、社会学、生存环境与生活质量等方面对老人的功能状态、能力和存在的问题进行评估。目前CGA主要运用在衰弱老年患者中,各医疗机构主要评估的内容基本相同,由于其内容复杂,还未在临床上得到广泛应用。目前CGA还没有全球化标准。在国内,目前主要分析社区老年人健康问题及其危险因素,还没有以医院为基础的老年综合评估,也没有普遍适用于我国老年人特点的CGA评估量表。

国外已经制定多种老年评估量表:①美国老年人资源和服务操作功能评估(older americanesources and services,OARS)问卷:问卷内容全、使用时间长、范围广,常用的有ADL量表、简易智力状态检查(mini-mental state examination,MMSE)、全面衰退量表(global deterioration scale,GDS量表)、简易营养评估量表(mini nutritional assessment,MNA量表)等;②综合评估量表(comprehensive assessment and referral evaluation,CARE):该量表覆盖了老年人心理、生理、营养、社会、经济等问题,共1500个项目,囊括了4个核心内容;③LEIPAD(Leiden-padua questionnaire,LEIPAD)量表:该量表根据现实的环境特点和老化过程中生物社会因素的变化来制定。通过对老年人身体、社会、认知功能、经济状况、环境、性功能来衡量;④生活质量量表(老年版):该量表分3种,完整版、缩略版和简洁版,各包括111个、54个、24个项目,涵盖个人生理、心理、精神、对社区生活、社会的归属性、老化、休闲实践的演变过程。

在初级卫生保健中为了实现快速评估,常使用简便的单个GS评估量表。临床上常用的快速测试跌倒的方法有Berg平衡量表、托马斯跌倒风险评估工具STRATIFY、莫尔斯跌倒评估量表Morse、Hendrich Ⅱ跌倒风险评估模型、功能前伸测试(the functional reach test,FRT)、单腿站立测试(the one-leg stance test,OLST)、计时起立-行走测试(timed get up and go test,TUG)、Tineitti步态评测表等40余种量表。OLST和TUG结果较为客观精确,但实施中存在危险,不适用于下肢功能受损或残疾的老年人。临床上经常使用的痴呆神经心理测验包括:①评估痴呆分级的量表:如总体衰退量表(global deteriorate scale,GDS)、临床痴呆量表(clinical dementia rating,CDR)、世界卫生组织认知功能评估工具(WHO/BCAI)等;②认知功能评估:目前临床上广泛使用的神经心理测验筛查工具包括MMSE、画钟测验(clock drawing test,CDT)、简易认知能力测试(minicog)等。其中,在国内外使用最广泛的认知功能筛查工具是MMSE,具有较高的灵敏度和特异度,由于其内容较多,在大型筛查中耗时长。minicog由画钟测验和MMSE中的3个记忆条目组成,较为简便,基本达到了MMSE的筛查水平。

关于其他的老年综合征也有多个临床广泛应用的量表用于评估其发生风险或严重程度,例如评估尿失禁的国际尿失禁咨询委员会尿失禁问卷(incontinence questionnaire)和美国泌尿协会的前列腺肥大症状评分指数(BPH Symptom Score Index),虚弱指数(fragile index,FI)用于评价虚弱等。因此,根据我国国情开发科学、简便、系统化的老年综合征评估工具是从事老年综合征研究者不可推托的任务,希望在有效的措施干预下,改善老年人的健康状况。

(三) 老年综合征的管理

目前国外比较成功的老年综合征的管理模式可以分成三类:①综合模式,提供医院、家庭、个人的综合护理,例如PACE(Program for All-Inclusive Care for the Elderly,PACE);②咨询模式,为基层增加老年护理团队的咨询,例如GRACE(Geriatric Resources for Assessment and Care for Elders,GRACE);③短期模式,为针对医院和家庭之间过渡护理的管理,例如Hospital-at-Home Model和Care Transitions Model。

我国老年综合征的管理尚停留在起步阶段,如何形成符合我国国情和社会经济发展的有效管理模式是未来探索的方向。有学者认为老年咨询管理模式更符合我国人口和经济发展特点,且需要的人力、物力资源相对较少,适用于低等收入的社区单元;该模式包括由护士和社会工作者组成的支持组,由老年学家、药剂师、综合治疗师、心理咨询师和社区联络员组成的跨学科组,以及负责老年人管理的家庭医生,支持组、跨学科组和家庭医生在整个环节中各司其职,最终目标是提高老年人自我照顾能力,教会老年人解决问题和监督自我功能状况的方法。未来应进一步探索适合中国不同地区的管理模式,从安全管理、制定流程、健康教育、多学科干预这4个方面为老年综合征患者的综合管理提供策略,积极促进健康老龄化。

(朱惠莲　张坚)

参考文献

1. http://www.who.int/nutrition/topics/ageing/en/index1.html
2. http://www.stats.gov.cn/tjsj/pcsj/rkpc/6rp/indexch.htm
3. 世界卫生组织.中国老龄化与健康国家评估报告.瑞士.世界卫生组织,2016.
4. 世界卫生组织.关于老龄化与健康的全球报告.瑞士.世界卫生组织,2016.
5. WHO. Keep fit for life. Meeting the nutritional needs of older persons. Boston:Mass,1998.
6. 梅慧生.人体衰老与延缓衰老研究进展.解放军保健医学杂志,2003,5(3):182-184.
7. 蒲丽辉,刘祚燕,胡秀英.住院患者老年综合征管理策略.华西医学,2014,29(11):2187-2190.
8. 肖腊梅,雷先阳.社区老年综合征评估和管理的研究进展.教育现代化杂志,2018,50(12):294-295.

9. Park DC, Yeo SG. Aging. Korean Journal of Audiology. 2013, 17(2):39-44.
10. Tella SH, Gallagher JC. Prevention and treatment of postmenopausal osteoporosis. Journal of Steroid Biochemistry and Molecular Biology, 2014, 142:155-170.
11. Chen L, Liu L, Woo J, et al. Sarcopenia in Asia: Consensus Report of the Asian Working Group for Sarcopenia. Journal of the American Medical Directors Association, 2014, 15(2):95-101.
12. Gulia KK, Kumar VM. Sleep disorders in the elderly: a growing challenge. Psychogeriatrics, 2018, 18:155-165.
13. John BK, Bullock M, Brenner L, et al. Nutrition in the elderly. Frequently asked questions. American Journal of Gastroenterology, 2013, 108(8):1252-1266.
14. Bauer JM, Kaiser MJ, SieberCC. Evaluation of nutritional status in older persons: nutritional screening and assessment. Current Opinion in Clinical Nutrition and Metabolic Care, 2010, 13:8-13.
15. Tong YC, Man WK. The validation of the Hong Kong Chinese version of the Lawton instrumental activities of daily living scales for the institutionalized elderly persons. OTJR Occupation Participation Health, 1999, 22(4):132-142.

第九章

特殊环境人群营养

人类一般倾向选择生活于宜居的环境之中，但有时因工作、旅游或其他原因的需要而进入一些特殊环境地区，如高温、低温及高原等极端环境，这些环境中存在着酷暑、寒冷、低氧、低气压等不利的气候地理因素，人体为了适应外部环境的变化、维持体内环境的稳定，将出现一系列应激性调节反应，伴随一些生理功能和营养代谢的变化，如果人体应激性调节反应不足或者过度，加上未能及时采取有效的干预措施，体内将产生特异性病理变化，严重时将危及生命。合理营养不仅可保证特殊环境条件下人类的生存，而且还有助于增强人体对特殊环境的习服或适应能力。本章将重点介绍高温、低温及高原环境对人体生理功能与营养代谢的影响，并阐述在上述特殊环境条件下人体的营养需求与保障措施。

第一节　高温环境人群

高温环境（high temperature environment）是指在工作环境中具有产生与散发热量的设备，且工作地点平均湿球黑球温度（wet black globe temperature，WBGT）≥25℃（气温32℃以上，或气温在30℃以上、相对湿度超过80%）的作业环境，35℃以上的生活环境也被视为高温环境。

一、高温环境特点

高温环境中的气候条件不仅受厂房建筑、通风设备、工艺流程与热源等影响，还与地理位置、自然季节以及昼夜时间有关。高温环境分三种类型，包括①高温、强热辐射环境：多属于干热环境，特点为气温高、热辐射强度大、相对湿度较低；如煤炭燃烧、电动机转动摩擦等；②高温、高湿环境：由自然热源（如太阳辐射）与生产性热源引起，特点为高温、高湿但热辐射强度不大，如印染、造纸、潮湿的深矿井、夏季潜艇舱室等；③夏季露天环境：夏季田间劳动、建筑、训练与作战等露天作业，除受太阳直接辐射外，还受到加热的地面与周围物体二次辐射源的附加热作用。

二、高温环境对生理功能与营养代谢的影响

在高温环境下作业，由于体内大量产热，必须增加散热才能维持热平衡；但外环境温度较高不利于散热。因此，高温环境可引起人体生理状况发生一系列适应性变化，主要表现为体温升高、水盐与水溶性维生素丢失增加、血液浓缩、心跳加快、食欲及消化功能减退以及中枢神经系统兴奋性降低等。这些变化在一定范围内是机体对高温环境的代偿性反应，但如果热负荷超过机体适应调节的限度，则会影响人体健康，严重时发生中暑。在高温环境中工作、生活一段时间后，机体出现对热负荷适应的现象称为热习服（heat acclimatization），一般出现在高温环境作业数周后。热习服的状态并不稳定，停止接触高温环境一周左右后，可返回到适应前的状况，即脱习服（de-acclimatization），病愈或休假重返工作岗位者应重视。机体热习服有一定限度，超出限度仍可引起生理功能紊乱。

（一）高温环境对生理功能的影响

1. 体温调节　环境温度发生变化时，外周与中枢温度感受器的温度信号在下丘脑体温调节中枢整合后，通过调节机体散热（如皮肤散热）来维持体温的相对恒定。高温环境作业时，肌肉与神经活动均能增加产热，皮肤是蒸发散热的主要部位与有效方式。机体体温调节与高温环境的相互作用参见图4-9-1。

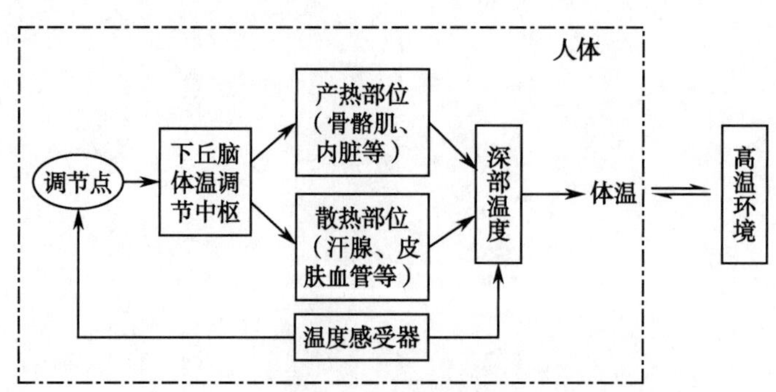

图4-9-1　体温调节及其与环境温度的相互作用

2. 水盐代谢　高温对水盐代谢的影响与热辐射强度、劳动强度及湿度有关。环境温度越高、劳动强度越大，机体出汗就越多。在干热有风、汗液有效蒸发率达80%以上的环境中，散热良好；但在湿热风小、汗液有效蒸发率不足50%的环境中，汗液难以蒸发，往往形成汗滴，不利于散热。一般高温作业工人一个工作日出汗量可达3000~4000g，经汗排出的盐约20~25g，故大量出汗易致水盐代谢紊乱。汗液中99%以上为水，约0.3%为电解质，离子浓度从高到低依次为Na^+、K^+、Ca^{2+}、Mg^{2+}、Zn^{2+}、Fe^{2+}、Cu^{2+}；此外，汗液中还有尿素氮、葡萄糖、乳酸、氨基酸、维生素B_1、维生素B_2及氨等。

3. 消化系统

（1）胃肠蠕动功能减弱：①高温使下丘脑-腺垂体-肾上腺皮质轴因热应激而活动增加，引起交感神经兴奋，释放去甲肾上腺素，与胃壁肾上腺能β受体结合直接抑制胃肠活动；②去甲肾上腺素还与胃壁平滑肌上的肾上腺能α受体结合，抑制胃壁神经丛胆碱能神经元释放乙酰胆碱，间接抑制胃蠕动；③高温致血乳酸含量明显增加，也是抑制胃肠蠕动的原因之一。

（2）消化腺分泌功能减退：高温环境下，交感神经兴奋导致胃肠道相对缺血，消化液与消化酶分泌量减少。

（3）胃液中盐酸减少：高温作业时，因出汗引起氯化钠大量丧失，使形成胃酸所需的氯离子储备减少，从而影响胃液中盐酸生成。

（4）食欲下降：①高温作为热应激源经神经信号通路传导给体温调节中枢，再经体温调节中枢与摄食调节中枢间的信号偶联，对摄食中枢产生抑制，导致食欲下降；②消化液、消化酶分泌减少直接影响食欲；③高温环境下为维持机体散热，反射性引起血流重新分配，大量血液回流体表，内脏血流减少，直接影响食欲；④脱水、口渴抑制食欲；⑤大量饮水，冲淡胃酸也影响食欲。

4. 循环系统　高温环境下从事体力劳动时，心脏既要向高扩张的皮肤血管网输送血液以便散热，又要向工作肌肉输送足够血液以保证其活动，还要维持正常血压。因出汗丢失大量水分，转移到肌肉的有效血容量减少，这种状况使得循环系统处于高应激状态。高温作业时心率加快，当机体蓄热不断增加时，心排出量往往不能维持血压与肌肉血流灌注，易致热衰竭。

5. 泌尿系统　高温作业时，大量水分经汗腺排出后，肾血流量减少、肾小球滤过率下降，使经肾脏排出的尿液量减少。如不及时补充水分，可因血液浓缩而加重肾脏负担，尿中出现蛋白、红细胞、管型等，严重时可致肾功能不全。

（二）高温环境对营养代谢的影响

1. 能量

（1）研究证明高温环境能增加机体的能量消耗：4名半裸受试者氧消耗量变化情况（图4-9-2）表明，在20~30℃的环境温度下，人体能量代谢最为稳定；当气温上升至31~37℃时，氧消耗量呈“马鞍”形下降；气温上升至38℃时，氧耗量又逐渐升高。提示环境温度升高时，体内氧化过程略有抑制，表现出耗氧量下降的趋势，这是机体对温度升高的一种保护性调节；当环境温度继续升高，体温调节发生障碍，机体散热减少致使体温升高。在39.8℃、29.4℃与22.1℃三种温度下测定成年男子的能量消耗率，发现22.1~29.4℃时变化不显著，29.4~37.8℃时明显增加，39.8℃以上显著增加（表4-9-1）。提示在29.4~39.8℃间可能存在某个能量消耗增加的阈值。

（2）劳动强度与高温环境因素相互作用后，加剧了机体能量代谢的变化，出现严重的热负荷，蒸发1g汗液可散发约581kcal（2.43kJ）的能量。

2018年4月1日，国家卫生健康委员会颁布实施的《高温作业人员膳食指导》（WS/T 577—2017，以下简称《指导》）要求：作业环境中WBGT指数超过25℃时，工作地点温度每增加1℃，能量摄入量应比一般人群增加0.5%，并要求班中餐能量应达到总能量的30%。

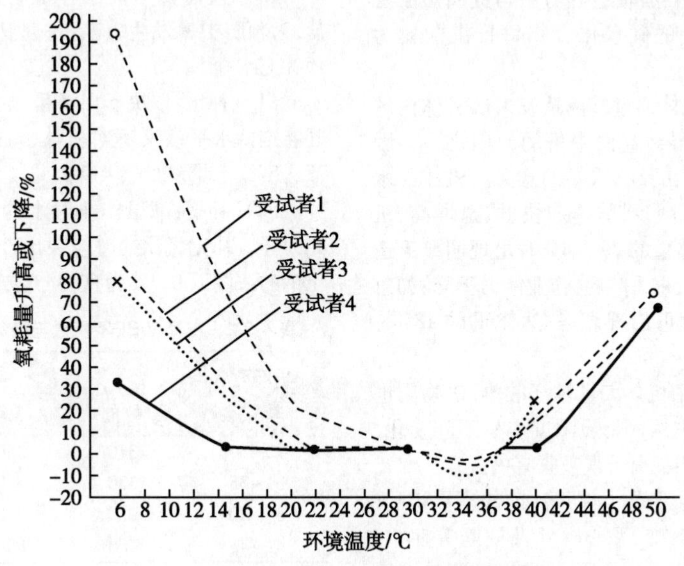

图4-9-2　4名健康成人在不同环境温度下的氧耗量变化

表 4-9-1　不同气温下人体安静与劳动时的能量消耗（单位:kcal/分钟,n=7）

状态	气温/℃		
	22.1	29.4	39.8
安静	1.36	1.41	1.52
中度劳动	2.61	2.62	2.95
重度劳动	7.11	7.02	7.85

引自:张国高.高温生理与卫生.上海:上海科技出版社,1989.

2. 蛋白质

(1) 氨基酸:7 小时汗液中约丢失游离氨基酸 1g 以上。汗液丢失的氨基酸中必需氨基酸占 33.1%,其中赖氨酸占 27%、苏氨酸约占 11%,蛋氨酸丢失最少;天冬氨酸占非必需氨基酸的 50%。热应激期,除精氨酸外,血清大部分游离氨基酸浓度均增高,说明高温环境机体蛋白质代谢处于高分解状态。精氨酸不属于必需氨基酸,但适量补充有利于高温作业者恢复耐受力。

(2) 蛋白质:高温可引起组织蛋白质分解增强,合成抑制,但某些具有提高机体耐热能力的特殊功能蛋白质合成增加,如热应激蛋白质(heat stress proteins,HSPs)。此外,体内急性相反应蛋白质(acute phase response proteins,APRPs)合成也增加,APRPs 与 HSPs 相似,均与热应激反应和热习服有关。由于高温环境下,机体蛋白质处于高分解状态,汗液和尿液中含氮物质如尿素、氨等排出增加,产生负氮平衡,使蛋白质需要量增加;热习服后,蛋白质分解代谢与合成代谢趋向平衡,汗液和尿液中含氮物质排出减少,蛋白质需要量相应减少。因此,高温环境中蛋白质的需要量稍高于正常人,应增加供给量,但不宜过高,以免增加肾脏负担。《指导》中每日蛋白质的 RNI 为 72~79g。

3. 脂肪　高温可能通过降低食欲而影响膳食脂肪的摄入量,但有研究提出高脂膳食可能有利于水分在体内的潴留。《指导》中推荐的每日脂肪供能比为 20%~30%。

4. 碳水化合物　高温导致碳水化合物摄入量减少。动物实验观察表明,高糖饲料有促进热习服与提高热耐受力的作用。《指导》中推荐的碳水化合物每日供能比为 55%~65%。

5. 水　高温环境中,机体通过汗液蒸发来散发体内的热蓄积。大量出汗失水是导致高温中暑的原因之一。因此,水的补充对预防高温损伤具有重要的意义。机体失水会引起血液浓缩、循环血量减少、脉搏加快、体温增高、机体耐受力下降。当失水达体重的 2%~4%时出现明显不适感,表现为口渴、头昏、头痛,视力减弱,作业能力下降;如急性失水达体重 5%~10%时可出现衰竭;达体重的 18%~20%时可致昏迷及死亡。

6. 矿物质　高温环境中机体大量排汗散热,矿物质也随之丢失。热习服后汗液中的矿物质浓度多呈下降变化,这与醛固酮介导的汗腺对相关离子重吸收有关。

(1) 钠:大量出汗致钠丢失过多可引起电解质紊乱,出现倦怠无力、嗜睡、意识改变、恶心呕吐及抽筋等症状;若此时仅补充水分而不及时补充钠盐,可造成细胞外渗透压下降、细胞水肿、细胞膜电位显著改变。因此,对大量出汗的高温作业人员必须注意水盐的合理补充。《指导》推荐每日钠的 RNI 为 4000~6500mg。

(2) 钾:尿钾的排出量可达 1798.7~2932.6mg/d,出汗丢失的钾约 3910.2mg/d。高温作业者因水盐丢失引起血钠降低、血容量减少,通过刺激醛固酮分泌,促使肾远曲小管保钠排钾。《指导》推荐每日钾的 RNI 为 2750~3200mg。

(3) 钙:常温时机体汗液中钙排出量仅为 15mg/d,高温环境下经汗丢失的钙平均为 234mg/d,几乎占钙排出总量的 30%。因此,建议高温作业人员钙的供给量应不低于常温作业者,即每日钙的 RNI 800~1000mg。

(4) 其他矿物质:高温作业人员由于出汗会丢失一定量的铁、镁、锌、铜、锰、硒等矿物质。在高温环境中,汗中丢失的镁可达机体镁总丢失量的 1/4。热习服后,矿物质丢失量有所减少。高温环境作业人员一些矿物质建议每日供给量如下:镁适当高于常温作业人群为 350~400mg,铜 2.2mg,氟 1.65mg,铬 55μg,锰 3.85mg,钼 66μg;应充分考虑矿物质的联合补充。

7. 维生素

(1) 维生素 C:高温条件下维生素 C 随汗液丢失增加,热应激时维生素 C 消耗增多,补充维生素 C 后能加速热习服。《指导》中每日维生素 C 的 RNI 为 130~180mg。

(2) 维生素 B_1:高温环境下尿中维生素 B_1 排出量减少,夏季受试者维生素 B_1 负荷试验不足者多于冬季;出汗会丢失一定量的维生素 B_1(0~150μg/L);维生素 B_1 能提高机体热耐受力,增强劳动能力;高温作业多伴随能量代谢增加,使维生素 B_1 的消耗增加。《指导》中每日维生素 B_1 的 RNI 为 1.8~2.4mg。

(3) 维生素 B_2:高温环境中维生素 B_2 汗液丢失量多于尿液排出量。补充维生素 B_2 对体能和主观感觉均有一定的改善作用。《指导》中每日维生素 B_2 的 RNI 为 1.7~2.3mg。

三、高温环境作业人员的营养需要与保障措施

1. 水盐需要　高温作业时,因短期内丢失大量的水盐,为预防中暑发生,应在一般人群平衡膳食的基础上合理补充水盐。

(1) 补水:取决于出汗量、热辐射强度与劳动强度,以既能维持水平衡又不对机体造成负担为原则。《指导》推荐适度饮水量参见表 4-9-2。

(2) 补盐:高温作业时水盐同时丢失,选择淡盐水补充为佳。补充氯化钠时应视出汗量而定,其中含盐饮料氯化钠的浓度以 0.1%为宜,补充方式参考表 4-9-3。

表 4-9-2　不同 WBGT 指数与劳动强度的每小时饮水量/ml

WBGT 指数/℃	劳动强度		
	轻度	中度	重度
25~30	310	380~530	380~560
31~35	330	560~680	600~740
36~40	380	710~830	780~930
41~45	480	860~970	970~1110

注:中、重度劳动数据来源于 GJB 1637—1993

引自:《高温作业人员膳食指导》(WS/T 577—2017).

表 4-9-3　高温作业食盐需要量及补充方式

出汗量/ ($L \cdot d^{-1}$)	食盐需要量/ ($g \cdot d^{-1}$)	补充方式
<3	15	膳食
3~5	15~20	膳食,少量含盐饮料
>5	20~25	膳食,较多的含盐饮料

引自:于志深、顾景范.特殊营养学.北京:科学出版社,1991.

如当日排汗量超出 3L 时,应考虑补充电解质-碳水化合物饮品,详见表 4-9-4。

表 4-9-4　电解质-碳水化合物饮品的组成

组分	每 100g 饮品中的含量
钠	25~70mg
钾	9~25mg
碳水化合物	5~9g

引自:《高温作业人员膳食指导》(WS/T 577—2017).

因含盐饮料接受性较差,日常补充水盐以膳食方式比较容易接受。因此,在膳食供给中应增加日常汤类的品种与花色,如菜汤、鱼汤、肉汤交替选择。当日出汗量很大时,单纯靠膳食补充水盐不能满足需要,要在两餐间或在高温现场及时补充含盐或电解质——碳水化合物饮料。

(3) 复合补充剂:对大量出汗者推荐选用含多种盐类的盐片(钠离子 144mg、钾离子 244mg、钙离子 20mg、镁离子 12mg、柠檬酸盐 445mg、乳酸盐 89mg、氯离子 266mg、硫酸根离子 48mg、磷酸根离子 119mg),2~4 片/天,溶于开水中补充,其效果优于单纯的食盐片。给高温环境下运动员补充葡萄糖电解质溶液,每升含钠离子 17mEg(毫克当量)、钾离子 3.5mEg、磷酸根 6mEg、氯离子 12mEg、葡萄糖 30g;结果显示,体温、汗液丢失速度、血清钠升高的恢复情况比不补充或只补充水,或只补充 0.1%氯化钠溶液好,直肠温度上升较小,作业效率显著改善。

2. 食物选择

(1) 多吃蔬菜和水果:高温作业人员对维生素 B_1、维生素 B_2、维生素 C 与 β-胡萝卜素的需要量增加,增加蔬菜和水果摄入的同时还需额外补充经汗液丢失的维生素和矿物质。建议每日蔬菜摄入量不少于 500g,水果不少于 400g。宜选择富含钾、维生素 C 与 B 族维生素的蔬果种类,如刺梨、酸枣、鲜枣、猕猴桃、草莓、火龙果、无花果、红辣椒、芥蓝、豌豆苗、竹荪、紫菜(干)、海苔、黄豆、黑豆、榛子等。若膳食不足以满足高温环境下人员的营养需要,应根据具体情况适当给予相应的维生素制剂、强化饮料或补充剂进行补充。

(2) 增加优质蛋白质摄入:高温作业人员蛋白质需要量稍高于正常人,蛋白质供能比建议为 12%~15%,其中优质蛋白质占膳食总蛋白质的 50%为宜。多吃鱼虾、蛋、奶、瘦肉与大豆等富含优质蛋白质食物;建议每日奶类摄入不低于 300g;大豆及其制品不低于 50g,此类食品还可有效预防出汗后的低钙血症。此外,肝脏、瘦猪肉、牛羊肉不仅铁含量丰富且吸收率较高;贝壳类海产品为锌的良好来源。

高温环境下精氨酸及支链氨基酸消耗增加,此时可适当增加果仁、海鲜、牛羊猪肉、鸡肉与乳制品等;此外,海参、金枪鱼、鲑鱼、鳟鱼和凤尾鱼;植物类食品中的杏仁、南瓜子、芝麻、花生、核桃、榛子、甜椒、螺旋藻、藜麦,燕麦、小麦胚芽及大米等谷物制品也能提供此类氨基酸。

3. 膳食制度与进餐环境　《指导》建议班中餐能量应占总能量的 30%,并合理搭配以满足工间能量需要。参考一般成年人群三餐能量分配推荐范围,建议高温环境作业人员每日三餐供能比见表 4-9-5。

表 4-9-5　高温环境作业人员每日三餐供能比

餐次	正常成人推荐范围/%	餐次	高温作业人员建议摄入量/%
早餐	25~30	班前餐	35
中餐	30~40	班中餐	30
晚餐	30~40	班后餐	35

引自:顾景范、郭长江.特殊营养学.北京:科学出版社,2009.

为促进高温作业人员的食欲,尽可能安排在舒适环境进餐,如为高温作业人员安排淋浴场所,在离开高温环境就餐前提供淋浴机会,以适当降低机体温度、缓解紧张的工作情绪,准备就餐。就餐地点远离作业场所,为高温作业人员安排凉爽的就餐环境;进餐前先提供饮料或羹汤以促进消化液的分泌;适当调整油脂摄入量,有助于促进食欲与消化吸收等。

4. 膳食搭配与烹调　为维护高温作业人员的健康,日常膳食应做到合理搭配、精心烹调,起到增加食欲的效果。如进餐前先适量给予一些味美有营养的羹汤来解除因口渴引起的摄食中枢抑制;菜汤、肉汤还能促进消化液的分泌,有助于促进食欲。适量的冷饮也可促进食欲,但量不宜过多,温度不宜低于 10℃。配餐中搭配一些凉菜,既可补充盐分又能促进食欲;可选用酸奶、山楂等酸味食物及食醋、葱、姜、蒜等辛香调味料;此外,增加维生素 B_1、优质蛋白质的供给对维持食欲也有促进作用。由于消化液、胃酸分泌减少,加之大量饮水影响食欲,故膳食应注意色、香、味的调配并注意花色品种的变换。

四、中暑的预防

中暑(heat stroke)是指高温环境下因热平衡与水盐代谢紊乱引起的一种以中枢神经系统与心血管系统障碍为主的急性热致性疾病,包括热痉挛(heat cramp)、热衰竭(heat exhaustion)与热射病[thermoplegia,含日射病(sun stroke)],其中日射病是一种致死性疾病。①热痉挛:表现为明显的四肢肌肉及腹肌痉挛,尤以腓肠肌痉挛最常见,呈对称性,时而发作、时而缓解;患者神志清醒,体温多正常,可为热射病的早期表现;②热衰竭:由热痉挛持续发展而成,早期表现为头晕、头痛、心悸、出汗、恶心等,后有明显的脱水症、心动过速、血压短暂下降、直立性晕厥、肌痉挛、多汗等,体温轻度上升,是热痉挛与热射病的中间过程;③热射病:是长期热衰竭或散热途径受阻、体温失调所致,为致命性急症;即在高温环境中突然发病,高热(>40℃)、神志障碍。早期大量出汗,继之"无汗",并伴有干热与意识障碍、嗜睡、昏迷等中枢神经系统症状,死亡率甚高。

高温作业时,应高度重视中暑预防,采取适当的措施,防止中暑发生。

1. 营养保障措施 ①大量饮水:高温环境中,不论运动量大小均需增加液体摄入量。高温环境中进行体力劳动或剧烈运动者,至少每小时喝2~4杯凉水(500~1000ml),温度为12.5~15℃,建议每15分钟饮150ml;不宜饮用含乙醇或大量糖分的饮料,并注意补充盐分与矿物质。如进行低盐饮食者,应遵医嘱,不宜擅自食用盐片。②补充优质蛋白质与钙,保证充足的睡眠。③提供有助于清热解暑的食物,如绿茶、菊花茶、绿豆汤(粥)、荷叶粥等;多食苦瓜、芹菜、南瓜、菠菜、香蕉、鲜枣、鳄梨等。④每日增加富含钾、维生素C与B族维生素的蔬菜、水果的摄入,建议每日蔬菜量不少于500g、水果不少于400g。

尽管营养措施对预防中暑有一定的作用,但中暑尤其是日射病发生时营养措施只能起辅助作用,积极有效的临床治疗至关重要。

2. 安装降温设施 ①对热源进行隔热(仅适用于热源表面温度不高者,因绝热材料的有效厚度有限)。②环境通风:如安装电扇、空调等制冷设备,控制室内人数与热源设备;热源上方建筑天窗、通风管道;配备冷湿喷雾设备等。③遮挡:放置屏风、隔热顶棚等减少热辐射。④工间休息环境应安装温度调节设备,保证室温适宜。

3. 提高耐热适应能力 ①初入高温作业环境者,开始两周安排上午在阴凉环境中工作,下午在高温环境中工作,使之逐渐适应。②平时坚持锻炼,提高耐热能力。③炎热季节应适当调整作息时间,延长午休。④衣服宽松并防晒,尽量避免正午时段出行,如去户外时选择轻薄、宽松的浅色服装并注意防晒、降温,可佩戴宽帽檐的遮阳帽、太阳镜,并涂抹≥SPF15的防晒霜(UVA/UVB防护)。⑤夏日开展耐力性运动时,建议安排在上午10点前或傍晚进行,且时间不宜过久,并准备清凉消暑或低糖含盐的饮料与急救药品。⑥随身携带防暑降温药物,如藿香正气丸、人丹、十滴水、风油精等。

肥胖、心血管病、发热或发热恢复期患者、45岁以上人群、皮肤病患者、出汗不正常者等建议避免从事高温作业工种。

第二节 低温环境人群

适宜的气候环境温度能够维持人体良好的热平衡,(21±3)℃是人体舒适的温度范围,18℃以下的温度即视作低温。由于只有当环境温度低于10℃时才会对人的工作效率产生不利影响,所以许多研究中将10℃及以下定义为低温。在实际生活中人们一般将环境温度在10℃以下的环境称为低温环境(low temperature environment),依据有三点:①10℃以下人体的体温调节系统会出现显著变化;②国外研究提出环境温度10℃以下应增加居民能量供给量的建议;③我国气象部门以10℃以下为冬季。

一、低温环境特点

寒冷(cold)是人体的一种感觉,一般在低温环境下人体就会感受到寒冷,所以通常情况下将寒冷和低温作为一个概念来使用,寒冷的感觉虽然以环境空气温度为主,但是并不仅仅是气温本身,还包括湿度、风速和热辐射等。

低温环境大致有三种类型,即地区低温、季节低温和职业低温。地区低温通常指地球温带、寒带及极寒带地区,在我国就是当地年平均气温在10℃以下的地区,如东北、西北和西南的部分地区。季节低温指每年寒冷季节发生的降温气候,这在我国许多地区的冬季都可能出现。职业低温指必须在低温条件下工作的一些特定职业气候,比如在寒区驻扎、极地探险、科学考察、冷库和水下工作等。

二、低温环境对生理功能与营养代谢的影响

在低温环境中,由于一些生理功能和营养代谢发生了显著变化,导致机体的营养需要也出现相应变化。所以,低温环境作业人员的营养需求有别于其他人群,如何维持低温环境下人体的营养和健康状况是特殊营养研究中的一个重要任务。美国军队环境医学研究部门认为,低温环境条件下的主要问题是低体温、脱水和高能量需要。

(一)低温环境对生理功能的影响

1. 体温调节 下丘脑体温调节中枢接受内、外环境温度变化的刺激,一方面外环境温度的变化刺激皮肤冷觉感受器,刺激信息经脊髓后根、沿脊髓丘脑束传入到丘脑脑干网状结构系统,经整合后传送到丘脑下部的体温调节中枢;另一方面,流经皮肤的血液温度降低,冷却的血液可以直接作用于体温调节中枢。在大脑皮质和下丘脑体温调节中枢的统一调节下,通过神经-体液调节产生冷应激反应,调节机体的产热和散热,维持体温的恒定。但是,这种调节能力是有限的,当外部冷环境强度或持续时间超过人体生理调节能力时,将导致局部或全身的体温下降,呈现一系列的病理生理反应,导致局部或全身的冷损伤。

2. 消化系统 低温环境中胃液分泌量增加、酸度增强,胃排空减慢,食物在胃内的消化较为充分。人群的观察证明寒冷环境可使食欲增加,在同一人群春夏秋冬季节的进食量调查中发现,冬季摄食量最大,春秋居中,夏季最少,反映了机体在寒冷环境中对能量需要增加。低温环境中人群比较嗜好高能量、高脂肪的食物,而且更喜摄入热食。也有研究发现,冷环境刺激交感神经系统兴奋,使胃黏膜血管收缩,引起缺血、缺氧,从而引起消化性溃疡。

3. 心血管系统 低温刺激交感神经兴奋,可直接或反射性地引起皮肤血管收缩,导致细小动脉收缩,外周血管阻力增大;血中儿茶酚胺浓度升高,使心输出量增多、血压上升、心率加快,同时血液黏稠度增高,血凝时间缩短,血流速度缓慢,容易引起血液淤滞或血管梗死,导致心脑血管病的发生。

4. 呼吸系统 冷空气的吸入刺激呼吸道上皮,同时气道阻力增大,成为冬季哮喘病发作的主要原因。寒冷暴露下呼吸道及肺实质的血流亦受影响,肺实质表现为肺静脉收缩,可能引起进行性肺高压。体温过低时,随着耗氧量下降,二氧化碳产生减少,呼吸商低于正常。当中心体温为30℃时,呼吸商由平时的0.82降至0.65;而且耗氧量也会下降,耗氧量下降与中心体温下降基本平行。有研究发现,

中心体温为32℃时，耗氧量为37℃时的65%~70%；30℃时为50%~55%；28℃时为40%；25℃时为30%~35%；20℃时为20%~25%。

5. 内分泌和免疫系统　急性冷暴露时，甲状腺及肾上腺皮质活动增强，血中儿茶酚胺浓度升高。冷习服以后甲状腺和肾上腺皮质活动的程度逐渐恢复，但血中去甲肾上腺素的水平仍然较高，此现象与冷习服的维持有关。人体试验结果表明，在冷暴露一周内免疫系统功能有所下降，随后呈逐步恢复趋势。

对野外狒狒的研究发现，低温和高海拔导致狒狒排泄物中糖皮质激素水平升高。一方面寒冷环境中糖皮质激素水平升高反映了狒狒需要通过增加食物摄入量或减少活动量来维持体温；其次，糖皮质激素水平升高反映了狒狒在寒冷环境中的行为应激。糖皮质激素是由肾上腺皮质中束状带分泌的一类甾体激素，具有调节碳水化合物、脂肪和蛋白质代谢的作用，在寒冷环境中，若检测到糖皮质激素代谢水平降低，可考虑补充糖皮质激素来增强代谢。

6. 关节与骨骼肌系统　长期从事低温作业时，工人肩、肘、腕、膝关节疼痛的发生率显著高于常温作业工人。低温环境时，关节温度降低速度快于骨骼肌温度降低速度，从而导致关节囊液黏度升高、关节活动阻力加大，关节灵活性减弱。低温环境可以促进骨骼肌代谢增强，以增加热量生成，维持体温恒定；也可影响周围神经系统，造成皮肤和肢端感觉功能下降，骨骼肌协调能力减弱，影响作业效率；另外，低温还能使骨骼肌兴奋性降低。在特殊情况下出现的寒颤是低温环境中骨骼肌快速代偿性产热的重要方式。

（二）低温环境对营养代谢的影响

为了适应环境，低温地区居民形成了独特的生活方式和膳食结构。高寒地区居民膳食蛋白质和脂肪摄入较多，其中饱和脂肪所占比例较高，与温带地区居民以碳水化合物为主的膳食结构明显不同，但高寒地区居民血清甘油三酯、总胆固醇、低密度脂蛋白胆固醇和极低密度脂蛋白胆固醇水平均低于亚寒带居民；极地土著居民血糖、血清丙酮酸与乳酸含量在冬夏季变化不大，而外来居民上述三者含量夏季高于冬季，且夏季血中维生素 B_1 浓度下降，但红细胞中酮醇转移酶活性并不降低。当极地少数民族饮食习惯向欧洲居民饮食习惯转变时，其血清维生素C浓度随之降低，补充维生素C也不能显著提高血清维生素C浓度。同时，由于膳食结构以蛋白质和脂肪为主，脂溶性维生素的摄入量也随之增加。

1. 能量　低温环境使人体能量需要量增加。主要原因是低温使机体散热加速、附加衣物增加、寒颤和其他活动增多、特殊气候条件（如积雪、结冰），以及由于在冬天行动更为困难而引起的心理变化（如焦虑）等。一般认为，低温环境下基础代谢可增高10%~15%，总能量需要可能增加5%~25%。美军调查显示，环境温度为-10~5℃时，总能量消耗为5380kcal（22.6MJ）/d，而环境温度9~31℃时，总能量消耗为4140kcal（17.4MJ）/d。因此，为了补充人体增加的能量需要，需要摄入更多的食物。据报道，体力活动完全相同的士兵，在热带、温带和亚寒带时，其每日能量消耗量分别为2997.06（12.54）~3496.57kcal（14.63MJ）、3496.57（14.63）~3996.08kcal（16.72MJ）和3996.08（16.72）~4995.10kcal（20.90MJ）。我国北方大学生比中部和南方大学生的能量摄入量分别高约15%和30%，提示低温下机体有额外的能量消耗。

对于低温环境人体能量消耗增加幅度，不同研究结果有所不同。有研究认为低温环境基础代谢增加5%~17%，总能量约增加5%~25%，但对因纽特人等的研究发现，其基础代谢率增高10%~30%。基础代谢的增高幅度与居民在低温环境下居住久暂有明显关系。初到北极生活的2年内，机体基础代谢提高25%，但生活7~17年之后，则只比温带地区居民高10%~15%。

在低温作用下，机体以原来的碳水化合物供能为主逐步转为以蛋白质和脂肪供能为主。动物实验证明，冷暴露初期肝脏和肌肉中糖原迅速减少，血糖上升；给高碳水化合物饲料后，动物短期内耐寒能力增强；如低温暴露持续，则明显转变为以脂肪和蛋白质供能为主，糖异生和糖原合成增强，血清中碳水化合物代谢相关酶活性下降，而脂肪动员酶活性增强。体内供能代谢方式的改变，既有酶谱结构改变的基础，也与低温环境膳食结构相应地改变为以蛋白质、脂肪为主有关。适应低温环境的人群，尽管大量摄入高蛋白、高脂肪食物，但其血清中总脂、胆固醇、低密度脂蛋白胆固醇与极低密度脂蛋白胆固醇水平都低于同一膳食条件下非低温适应的人群。说明这种供能代谢方式的改变是建立在体内酶谱结构对环境低温全面适应性改变的基础上的。

2. 蛋白质　寒冷环境中对蛋白质供应量并无特殊要求，过多的蛋白质对于提高机体的耐寒能力并无多大裨益。膳食蛋白质达到正常供给量的上限即可，但有些氨基酸对机体寒冷适应可能是有益的，研究较多的是蛋氨酸，原因是蛋氨酸经甲基转移作用而提供寒冷适应中所必需的甲基，如脂肪酸代谢需要肉碱，而肉碱合成过程中需要甲基。谷氨酰胺和亮氨酸能引起诱导性热生成作用；谷氨酰胺还能增加直肠温度，降低体温过低的发病率。酪氨酸可提高寒冷环境下的作业能力。

蛋白质供给量应占总能量的15%左右，其中动物蛋白应在50%~65%，并保证蛋氨酸的摄入。也有实验证明，富含蛋白质的膳食更能提高动物在寒冷环境中的存活率。

3. 脂肪　在寒冷环境中，充足的脂肪摄入能增强人体的耐寒能力。在膳食组成不变的情况下，机体进入寒冷环境后脂肪利用率增加。与摄入低脂肪饲料动物比较，摄入高脂饲料动物对寒冷环境有更强的耐受力。当人们由温区进入寒区或由秋季进入冬季也表现出对高脂膳食的喜好。这些现象均证明在低温环境中人体对脂肪的需要量是增加的。

低温环境下机体能量消耗额外增加，气温越低，能量消耗越大，其体重下降主要是体脂的明显减少。将兔子每周3次、每次10分钟间断暴露在4℃环境，可见血清甘油三酯、总胆固醇、高密度脂蛋白胆固醇和总脂水平均明显降低；大鼠在0~2℃冷暴露48小时，体重下降12%，体脂下降却达到32%；大鼠在5℃暴露48小时，血清总脂含量低于正常。6名22~27岁男子在低温环境中工作30分钟、60分钟和90分钟后，皮肤温度、直肠温度均低于常温下的温度；血浆中游离脂肪酸、葡萄糖、乳酸、血红蛋白的水平和血细胞比容均有显著升高，但呼吸频率下降。表明机体在低温下活动时优先利用脂肪。

脂肪供给量既要考虑低温适应过程中膳食结构的变化，也要考虑尚未适应寒冷气候的人大量增加脂肪摄入后血脂升高的问题。因此，脂肪供给量占总能量的比例应在35%~40%。

4. 碳水化合物　动物暴露于寒冷环境时，肝脏和肌肉糖原迅速减少甚至消失，而血糖上升。当给予高糖饲料时，小鼠对短时间低温的耐受力增强，而在给予高脂饲料时，较长时间低温暴露后方达到氧化代谢最大值。因此，碳水化合物和脂肪在增强机体耐寒能力中各有所长。持续低温环境下，机体糖原异生作用增强，血清中碳水化合物代谢酶活性下降，而机体动员脂肪代谢酶活性增强。

5. 矿物质　人类到北极工作的最初3~4个月，一昼夜排尿可达3.5L，其中氯化物高达18g，以致血容量减少，皮肤黏膜干燥，并出现血锌、镁、钙水平下降，但铁、钾水平无变化，血铜水平甚至稍高。低温条件下食盐的摄取量应稍有增加，否则不利于寒冷条件下机体的体温调节。寒冷条件下血钙水平偏低，初到南北极的人群，最初三年血钙低于土著人，可能与初到者膳食不平衡、钙磷比例不适当、以冰雪为水源（其中矿物质含量较低）等有关。由于低温环境可引起肾上腺素分泌增加，使交感神经兴奋，从而导致血钙减少和尿钙排出增加。在以冰雪为水源人群中，常见碘、氟缺乏，以致出现甲状腺肿和龋齿。因此，对低温环境下的作业人员应注意钠、钙、碘、氟等的供应。

6. 维生素　低温引起机体物质代谢增强，应提供足够的维生素B_1、维生素B_2、烟酸、维生素A等。一般认为低温环境下维生素的摄入量应较温带地区增加30%~50%。

（1）水溶性维生素：维生素C被认为与寒冷适应有较密切关系。在低温环境中，补充大量维生素C可使大鼠直肠温度下降缓慢，缓解肾上腺过度的应激反应，增强对寒冷的耐受力。每日给予大剂量维生素C可增加猴子对寒冷的抵抗力，将猴子由室温转移至-20℃环境时，摄入325mg/d维生素C者直肠温度的下降小于摄入25mg/d者。寒冷地区人体血液中维生素C含量较低，同时寒冷可引起肾上腺功能亢进，出现代偿性肥大，补充维生素C可缓解上述变化。有人提出在寒冷环境中应使血中维生素C的含量达到10mg/L的水平，可有助于维持寒冷耐受力。许多研究者认为低温环境中机体对维生素C的需要量是增加的，维生素C供给量至少为70~120mg/d。

低温下人体内其他水溶性维生素的代谢变化较大。由于低温环境引起能量消耗增加，因此，与能量代谢相关的B族维生素的需要量也增加。动物实验证明，寒冷环境下给予10mg/kg维生素B_2的动物存活率高于给予5mg/kg维生素B_2的动物存活率，说明寒冷环境中维生素B_2需要量增加。有研究报道，20~24岁北极建筑工人，最初一年有维生素B_1不足表现。其他一些研究报告表明，烟酸、维生素B_6与泛酸对机体冷损伤也有一定的保护作用。因此，在寒冷环境中应增加水溶性维生素的供给量。

（2）脂溶性维生素：对脂溶性维生素的相关研究相对较少。有报道低温下维生素A需要量增高，如在南极越冬者，体内维生素A水平降低。低温环境由于日照减少及食物来源限制，常出现维生素D不足，而发生较多佝偻病、骨化迟缓和骨折愈合障碍等。维生素E可通过影响冷暴露大鼠体内环核苷酸代谢，促进机体对寒冷的适应，提高机体耐寒力。

7. 水　在低温环境下，机体出现脱水的主要原因是衣着笨重、行动困难等容易导致大量出汗。寒冷时，由呼吸道中丢失的水分增多，并出现利尿作用，人们可能为了减少外出排尿次数，主动减少饮水。另外，饮用冰冷水也是导致人们喝水减少的原因之一。脱水会导致食欲不佳、嗜眠症和能量代谢低下。因为身体活动是产热的方式之一，寒冷环境下嗜眠症会带来更多风险。此外，脱水使得血液流向肢体末端的速度减慢，从而更可能导致冻伤发生。

三、低温环境作业人员营养需要与保障措施

低温环境下机体能量和各种营养素需要量都有所增加，但究竟增加多少，应综合考虑环境低温、习服程度以及生理、生活、劳动条件等。

（一）营养需要

1. 能量　低温环境基础代谢可按提高10%~15%计算，一日总能量可在此基础上考虑野外活动多少、居住条件与服装保温情况以及对气候条件习服程度等而适当调整。我国地区对比调查研究证明，仅气候地理因素影响，东北地区成年居民能量供给量应比中部和南方居民能量供给量分别提高7%~8%和5%。采用气体代谢法，测定了俄罗斯外贝加尔州建筑工人的能量消耗量，结果表明夏季不超过3197.82kcal（13.38MJ/d），而冬季为3496.57kcal（14.63MJ/d），即该人群冬季比夏季能量消耗量高约10%。

2. 产能营养素比例　低温条件下，碳水化合物产能比应适当降低，蛋白质产能比正常或略高，脂肪产能比则应适当提高，达到总能量的30%~35%。对低温尚未习服者则仍应保持高碳水化合物产能比，脂肪产能比不宜过高，以免发生高脂血症及酮尿。美国规定低温地区的士兵（体重70kg），产能比分别是蛋白质14.6%、脂肪36.6%和碳水化合物48.8%。俄罗斯规定低温条件下的轻体力劳动者（男性，体重70kg），产能营养素的产能比为蛋白质15%、脂肪35%和碳水化合物50%。北极土著人膳食中蛋白质与脂肪比例更高，亚库梯人每日膳食中蛋白质250~300g、脂类100~120g、碳水化合物250~300g，总能量2997.06（12.54）~3291.03kcal（13.77MJ），蛋白质、脂肪和碳水化合物的产能比例分别为30%~35%、30%和30%~35%。楚科奇人膳食产能比例蛋白质40%、脂肪45%、碳水化合物15%。我国寒冷环境下膳食产能营养素供能比例建议为蛋白质13%~15%，脂肪35%~40%，碳水化合物45%~50%。

3. 维生素　一般认为低温条件下机体对各种维生素需要量均高于常温条件下，估计高30%~50%。有研究者建议每日应摄入泛酸10~15mg、维生素B_{12} 2~3μg、叶酸

1~2mg、生物素 200~300mg、胆碱 0.5~1g、α-生育酚 15~20mg、维生素 K 200~300μg。我国寒冷地区使人体达到维生素 C 饱和状态所需维生素 C 的摄入量明显高于温带地区。国外也有研究发现北极地区居民血中维生素 C 含量显著降低，建议轻体力劳动者维生素 C 供给量为 100~200mg。美国和加拿大主张北极工作人员每日维生素 C 供给量应为 500mg。

4. 矿物质　膳食调查结果显示，寒区人群的钠、钙、镁、锌、碘、氟等摄入不足，尤其是钠和钙。北纬 72°居民调查发现每日食盐摄入量冬季为(29.6±1.8)g，夏季为(27.3±1.4)g，相当于温带居民摄入量的 2 倍，但高血压患病率没有明显增加。除钠和钙供给量应予增加外，其他矿物质是否要增加，迄今尚无结论。

（二）保障措施

1. 调整营养素供给量　应增加低温环境作业人员的能量供给量，蛋白质供给量应不低于一般人群的供给量，而能量增加部分应通过提高碳水化合物和脂肪的供应量来满足。食盐和钙、钾等矿物质应不低于一般人群的供给量水平或稍高一些；应特别注意增加维生素 C 的供应，其他维生素如维生素 B_1、维生素 B_2、烟酸及维生素 A 等的供应量也应有所增加。

在膳食安排中应注意下列几点：①增加能量摄入，应比常温地区适当增加粮食和食油的供应量，并在副食品的配备中选用脂肪含量较高的食品；②保证蛋白质的需要量，应注意肉类、乳类、鱼类、大豆和豆制品的供应。北极地区土著人每日摄入肉食高达 800~1000g，但并未发现营养过剩和心血管系统疾病高发；③保证维生素 C、胡萝卜素和钙、钾等矿物质的供应，膳食中应有充足的蔬菜，同时应适当增加动物肝脏、蛋类、瘦肉的供应，以保证满足机体对于维生素 A、维生素 B_1、维生素 B_2 等的需要；④保证食盐的供应，每人每天食盐摄入应在 15~20g。

2. 保障冬季蔬菜的供应　在寒区冬季蔬菜供应常有一定困难，因而很容易出现维生素 A、维生素 C 和维生素 B_2 缺乏症状，如夜盲、齿龋出血、口角炎、舌炎等。应采取下列措施，保障冬季蔬菜的供应：①冬季来临前通过窖藏等传统方法大量贮藏胡萝卜、大白菜、土豆、大葱等；②积极发展冷冻脱水菜的生产和贮藏；③采用暖房技术，增加蔬菜生产。

3. 供应热食　低温环境中人体散热增加，除采取各种防寒保暖措施外，在饮食上也要注意供应热食；在低温环境中凉饭菜对胃肠道是不良刺激，并且影响消化，因为化学消化过程包括酶的作用适合于在接近体温的温度中进行。热食使皮肤血管发生反射性的舒张，使更多湿热的血液流经皮肤，从而感到暖和。在人们的实际生活中也是夏天愿意摄入清凉饮食，冬天愿意吃热饭热菜，但在气候寒冷的冬季饭菜极易冷却，应采取一些措施来做好饭菜的保温工作，尤其是集体伙食单位，应将分好的饭菜放在保温设施内，便于开饭时随时分发。

4. 特别注意水的供应　在寒冷环境，必须建立制度保证足够的饮水，即使不渴也要定时喝水。必须做到：①列出饮水时间表，每天保证饮水量；②如果尿液呈深黄色，应该增加饮水量，直到尿液呈透明淡黄色；③如需要雪或冰作为水源，应该首先进行融化、净化处理后方可饮用；④要保证供应热水，也可供应热茶或热咖啡；⑤限量饮用含酒精饮料。

5. 建立适宜的膳食制度　俄罗斯学者根据寒地居民能量需要量高、食量大的特点，也考虑劳动强度大、劳动时间长等因素，提议应该每日安排四餐，即早餐占 25%，间餐占 15%，午餐占 35%，晚餐占 25%。

6. 适当增加一些促进冷习服营养功能食品或因子的摄入　某些营养素和植物化合物能够激活人体脂肪组织产热，主要包括辣椒素及其类似物（如黑胡椒、白胡椒、姜酚、姜烯酚等）、绿茶儿茶素、麝香草酚、白藜芦醇、姜黄素、小檗碱、共轭亚油酸和 ω-3 脂肪酸等。研究表明，这些物质均有促进机体代谢作用，其中有些物质具有促进白色脂肪细胞向棕色脂肪组织转化的作用。

四、冷损伤的预防

冷损伤是寒冷及其他因素共同引起的一类全身或局部病症的总称，包括全身性损伤即低体温（hypothermia，即体温过低，也称冻僵）和局部性冷损伤（local cold injury）。低体温指中心体温降低到一定程度，以致肌肉及大脑功能受到严重影响的现象。当人体低温防护系统无法满足人的热量需求时就会发生低体温。寒颤是低温应激主要的产热方式，而食物则给人类寒颤反应提供了物质基础。所以必须保证充足的产能营养素供应，碳水化合物、蛋白质和脂肪的缺乏就可能会抑制寒颤产热。

尽管营养措施对预防冷损伤有一定的作用，但只能起辅助作用。预防冷损伤最根本的办法就是保证较高的环境温度、尽量穿干燥足够厚的衣服，做到充分保暖等。

1. 充足营养有助于预防低体温症

（1）正确的饮食习惯和食物供应能为寒颤反应以及能量产生提供充足的代谢底物。所以在平时就要保持良好的饮食习惯，保证充足的食物供应。

（2）低温环境中最重要的一点是提供热的、可口的食物。热饮和热食能产生一种温暖的感觉，提高在寒冷环境下工作人员的士气和食欲。

（3）低温环境中忌吃冷食。吃冷食会导致食物摄取量下降；热食味道更好，并且有助于维持体温，降低冷环境下的不适感。

（4）三餐饮食规律并常吃一些零食，可保持更高的皮肤和中心温度，而且可以防止过度寒颤。在严寒中，睡觉前食用一点食物使得人们夜间更暖，并减少中途醒来的次数。

2. 满足高能量需求有助于预防冷损伤　低温环境下人体能量需求增加，但能量摄入有所减少。因为在低温环境下食物保存、加工、运输都十分困难，故要想保持足够的能量摄入，必须做到如下几点：

（1）摄入足量的食物。寒区作业人员需要增加 10%~40%的能量摄入以满足工作所需的能量，具体根据工作强度而定。

（2）在吃好正餐的同时，可以吃些零食，而且要在睡前吃零食，从而达到摄入足够能量的目的。

(3) 不要把寒区工作当成减肥的时机，在低温环境节食可能会影响身体功能以致无法抵抗低温，发生冷损伤。

(4) 高脂膳食有利于人体抵抗严寒，故对于寒区工作人员推荐高脂膳食。

第三节 高原环境人群

医学上一般将海拔3000m以上的地区称为高原环境(plateau，high altitude)，在2004年召开的第六届国际高原医学大会上曾将海拔2500m以上的地区定义为高原。我国拥有全世界最大的高原面积，3000m以上的高原地区占陆地总面积的1/6左右，号称“世界屋脊”的青藏高原是世界上最高的高原，海拔高度8844.43m的珠穆朗玛峰耸立其间，为世界第一高峰。高原地区地理位置特殊，富含多种矿产，在经济、旅游、体育、考古、科学研究以及国防建设等方面均具有重要价值。

一、高原环境特点

高原环境具有低气压、低氧分压的特点。大气为弹性气体，具有一定的质量和可压缩性，越接近海平面大气密度越大。在纬度45°的海平面，当温度为0℃时，760mmHg的大气压强称为一个标准大气压。大气压(P_B)随海拔高度的上升而下降，一般海拔每上升100m大气压下降7.45mmHg(7.1~8.3mmHg)。由于海平面至对流层(10~12km)大气组成恒定不变(O_2:20.94%；CO_2:0.03%；N_2:79；H_2:0.01%)，所以大气氧分压(P_BO_2)可由公式P_BO_2=大气压×20.94%/100求得，P_BO_2随大气压的下降而降低。高原地区大气压的降低，对人类生活产生一定影响，可使从平原运送到高原的物体(如罐头、安瓿、轮胎等)内部气体膨胀，压力增大；人体也会出现腹部胀气等现象；伴随高原大气压的降低，吸入气氧分压(P_iO_2)、肺泡气氧分压(P_AO_2)和动脉血氧饱和度(SaO_2)也随之下降(表4-9-6)，对人和动物造成缺氧危害。

表4-9-6 大气压、大气氧分压、吸入气氧分压、肺泡气氧分压和动脉血氧饱和度与海拔高度的关系

海拔高度/km	P_B/mmHg	P_BO_2/mmHg	相对海平面氧分压/%	P_iO_2/mmHg	P_AO_2/mmHg	SaO_2/%
0	760	159	100	149	105	95
1	680	140	88	130	90	94
2	600	125	78	115	70	92
3	530	110	69	100	62	90
4	460	98	61	88	50	85
5	405	85	53	75	45	75
6	355	74	46	64	40	70
7	310	65	41	55	35	60
8	270	56	35	46	30	50
9	230	48	30	38	<25	<40

注：1mmHg=0.133kPa

引自：格日力.高原医学.北京：北京大学医学出版社，2015.

除了低气压、低氧分压外，高原地区强紫外线、寒冷、风沙等多种环境因素对机体生理功能产生十分显著的影响，机体营养代谢与营养素需要量也出现显著变化。另外，高原地区还有昼夜温差大、干燥、气流快以及自然灾害多等特点，对高原人群日常生活与健康状况也产生一定的影响。

二、高原环境对生理功能与营养代谢的影响

进入高原环境尤其是4000m以上的高海拔地区时，机体内分泌系统、中枢神经系统、呼吸系统、心血管系统以及消化系统等功能发生一系列应激性变化，营养代谢也出现显著变化。

(一) 高原环境对生理功能的影响

1. 内分泌系统 高原低氧环境可诱发机体产生应激反应，导致交感-肾上腺髓质系统功能增强，血浆儿茶酚胺水平升高；低氧还可激活下丘脑-垂体-肾上腺皮质系统，使促肾上腺皮质激素和皮质醇分泌增多；高原暴露对肾素-血管紧张素-醛固酮系统也有影响，到达高原的初期血浆肾素水平变化报道不一，但醛固酮分泌则有所减少；急性低氧可引起甲状腺功能的增强，而慢性低氧对甲状腺功能无显著影响。此外，有研究表明血清瘦素水平与急性高原反应的程度有较好的一致性。

2. 中枢神经系统 脑组织具有耗氧量大、代谢率高等特点，使之对低氧环境极为敏感。进入高原后，缺氧引起脑组织能量代谢产生障碍，钠泵功能紊乱引起钠和水进入脑细胞，常出现头痛、头昏、失眠等症状，严重时易诱发脑水肿的发生。

3. 呼吸系统 由于高原地区氧分压下降，缺氧刺激使呼吸加快加深，肺活量加大，肺通气量增大，肺动脉持续收缩，引起动脉肌层肥厚，血流阻力加大，易导致肺动脉压升高，严重时诱发肺水肿发生。

4. 心血管系统 高原急性缺氧时，心率加快，心输出量增加，由于肺动脉压力的增加，右心室负担加重。高原慢性缺氧时，由于红细胞生成增加，血液黏稠度增加，进一步加重心脏负担，易诱发高原心脏病。

5. 消化系统 高原低氧暴露后消化系统也发生显著

变化，主要表现为胃肠蠕动功能紊乱、胃液分泌减少、胃蛋白酶活性降低、胃排空时间延长、胃肠胀气、胆囊收缩减弱等，出现恶心、呕吐、腹泻、腹痛、腹胀、消化不良及食欲不振等症状。同时，肠黏膜屏障功能下降，肠道菌群也出现结构性变化，其意义有待深入研究。

（二）高原环境对营养代谢的影响

1. 食物消化吸收　由于消化系统功能的变化，食物的消化吸收过程必然受到影响。动物实验的结果显示，随着海拔高度的增加，食物中各种营养素的消化吸收率也随之下降。初入高原人群的营养调查结果也表明，由于食欲和胃肠功能的变化，每天各种食物的摄入量明显减少，导致能量和各种营养素摄入的减少，容易发生体重下降和多种营养素的不足或缺乏，直接影响机体对高原环境的习服过程。

2. 能量　初入高原人群的基础代谢率高于平原人群，升高的程度与所处的海拔高度和停留时间有密切关系，海拔4000m以下时的机体基础代谢率与平原相似，但海拔超过4300m以上时基础代谢率明显升高，即使在短期习服以后，仍比平原至少高出10%以上（表4-9-7），原因可能是进入高原后心跳加快、肺通气量增加使机体耗氧量增加所致。另外，内分泌系统变化尤其是甲状腺功能增强也与基础代谢率增加有关。

表4-9-7　汉族青年处于平原和高原时基础代谢率比较

年龄（人数）	海拔/m	基础代谢率/[kcal·(m²·h)⁻¹]
19~25岁（n=33）	0	39.4
18~20岁（n=63）	520	42.8
18~20岁（n=63）	2700	39.7
18~20岁（n=63）	3650	40.7
19~28岁（n=7）	4300	45.6

引自：吕永达、霍仲厚.特殊环境生理学.北京：军事医学科学出版社，2003.

3. 产能营养素　进入高原环境后，由于大气中氧气含量的减少，体内碳水化合物代谢变化表现为无氧酵解加强，血中乳酸含量升高，血糖水平有所下降，糖原分解加强，糖异生增加。有研究表明，高原人群对葡萄糖的利用能力明显高于平原人群；脂类代谢变化表现为脂肪动员增加，分解代谢加强，可能是交感-肾上腺髓质系统活性增强所致，但由于低氧导致脂肪氧化不全，血中甘油三酯和游离脂肪酸水平升高，体内酮体生成相应增加；蛋白质代谢变化表现为分解代谢加强、合成代谢减弱，加上膳食蛋白质摄入减少，机体易出现负氮平衡。与此同时，血中游离氨基酸水平下降，非必需氨基酸水平下降的幅度大于必需氨基酸水平的下降幅度，而肝脏中游离氨基酸尤其是必需氨基酸水平反而升高。

4. 维生素　高原低氧环境也可造成机体维生素营养状况的不良。动物实验结果表明，海拔高度和停留时间对大鼠体内一些维生素的代谢均有显著影响。在模拟海拔4000~8000m高度的条件下，随着高度的增加，红细胞转酮醇酶活性（TPP效应）、全血谷胱甘肽还原酶活性系数（BGR-AC）逐步升高，提示体内维生素B_1和维生素B_2出现不足或缺乏；血清维生素C与维生素E水平也出现下降趋势，同时体内产生氧化应激反应，表现为脂质过氧化产物增加；停留时间对TPP效应、BGR-AC、维生素C与维生素E水平的影响与海拔高度的影响相仿，即停留时间越长，上述维生素水平下降越显著。此外，急性缺氧暴露后大鼠尿中维生素B_1和维生素B_2排出量也显著增加，由此佐证了急性缺氧时机体对维生素B_1和维生素B_2需要量增加。

5. 水与矿物质　从平原进入高原环境的初期，机体水代谢一般呈负平衡状态，电解质平衡容易发生紊乱，体液可由细胞外进入细胞内，导致细胞水肿。有关矿物质代谢变化的研究结果不完全一致，动物实验发现低氧暴露后一些组织中锌、铁、铜、硒、锰等微量元素含量出现变化，原因可能与摄入减少、消耗增加或体内发生重新分布有关；一些高原人体试验发现血清钠、氯水平升高，心电图出现与低钾血症类似的变化。此外，低氧暴露后机体铁的吸收率增加，血中转运速度加快，可能与红细胞生成增加有关。

三、高原环境作业人员营养需要与保障措施

（一）营养需要

1. 能量　从平原进入高原地区，由于基础代谢率的升高，加上呼吸加快、气温变化等原因，机体能量消耗明显高于平原。印度研究结果显示，在4107m高度、环境温度4℃时，机体能量需要增加32%；美国研究结果表明，进入4300m的高原后的第5天，能量消耗增加3%~15%，第9天时能量消耗增加17%~35%；我国学者根据高原现场研究结果，在中华人民共和国国家军用标准《军人营养素供给量》（GJB 823B—2016）中规定了高原部队每日能量供给量，即高原轻度劳动为2800~3300kcal，中度劳动为3300~3800kcal，重度劳动为3800~4400kcal，比相应的平原部队每日能量供给量高出10%。

2. 产能营养素　有关产能营养素构成适宜比例的研究一直是高原营养研究中的热点问题之一，早期前苏联学者认为应遵循"高碳水化合物、低脂肪、适量蛋白质"的原则，建议分别占摄入总能量的65%~75%、20%~25%、10%~15%，主要原因是脂肪氧化需要更多的氧气，而高碳水化合物有助于肺泡氧张力的增加和脑功能的改善；但是，以后的一些研究表明上述原则可能仅仅适用于初入高原的急性缺氧期，对于居住高原1年以上者，或者对高原产生习服者，无必要过分强调上述高碳水化合物低脂膳食，适当增加脂肪和蛋白质的供给，往往可以增加菜肴的美味，促进食欲。因此，对于慢性低氧暴露者，或者高原环境习服者，三大产能营养素适宜比例可与平原无区别，分别占摄入总能量的50%~65%、20%~30%、10%~15%。

3. 维生素　高原环境下一些维生素的需要量也有所增加。已有研究证明维生素B_2与维生素C的需要量显著高于平原。空腹血与尿、负荷尿等试验结果显示，高原青年人维生素B_2需要量达1.58mg/d，维生素C需要量达80mg/d，而且，初入高原者的维生素B_2需要量高于久居高

原者,达到 1.80mg。动物实验研究表明,大剂量补充维生素 C 具有改善缺氧心肌线粒体的功能和增加 ATP 含量的作用,而大剂量补充维生素 E 具有减轻体内氧化应激反应的作用。高原现场人体营养干预试验结果也表明,大剂量补充多种维生素对于改善机体能量代谢与心脏功能、增加体能、提高抗氧化能力均具有较好的效果。采用基因组学和代谢组学技术研究结果提示,大剂量补充维生素 B_1、维生素 B_2、烟酸有助于改善急性低氧暴露大鼠一些营养代谢相关酶活性和基因的表达。

4. 矿物质 高原环境下,机体对一些矿物质的需要量也增加,尤其是铁与锌的需要量显著高于平原。铁需要量的增加是由于进入高原后,造血功能亢进,机体需要增加铁的摄入,以满足合成血红蛋白的需要。其他大多数矿物质需要量尚缺乏详细的研究资料。

根据上述高原营养素需要量的研究结果,推荐的成人高原膳食营养素供给量见表 4-9-8。

表 4-9-8 推荐的成年人高原膳食营养素供给量

劳动强度	能量/kcal	蛋白质/g	维生素 A/μgRE	维生素 B_1/mg	维生素 B_2/mg	烟酸/mgNE	维生素 C*/mg	钙/mg	铁/mg	锌/mg
轻度	2800~3300	100	1000	1.5	1.5	15	100	800	25	20
中度	3300~3800	110	1000	2.0	2.0	20	120	800	25	20
重度	3800~4400	120	1000	2.5	2.5	25	140	800	25	20

注:* 维生素 C 供给量按照国家军用标准《军人营养素供给量》(GJB 823B—2016)规定的推荐量

引自:吕永达、霍仲厚. 特殊环境生理学. 北京:军事医学科学出版社,2003.

(二)保障措施

一些高原营养调查结果表明,在初入高原的人群中普遍存在着膳食能量、蛋白质以及一些维生素摄入不足,出现体重下降等营养问题,主要原因是急性高原反应引起的食欲不振导致食物摄入减少;久居高原的人群中也存在钙、维生素 A、维生素 B_1、维生素 B_2、维生素 C 摄入不足的问题。另外,高原地区属于缺碘地带,碘营养状况也应引起足够重视。因此,高原营养保障工作应注意食物的新鲜性与多样化,多食用具有刺激食欲作用的食品和调味品,如辣椒、葱、姜、蒜、酱油、味精等。

由于高原地区大气压下降,液体沸点可随海拔高度递增而递减。沸点的降低导致食物不易煮熟,影响食物的口味和消化吸收。故在高原地区应使用高压锅,以克服低气压环境条件下食物不易煮熟的问题。

高原地区昼夜和向阳与背阳处气温温差较大,秋冬季节低气温更不利于植物和某些动物生长,蔬菜和水果也容易冻伤变质,且高原地区食物资源有限,许多食物需要从内地运入。因此,应注意做好食物的运输、保存或加工,并且应努力开发利用好当地有限的食物资源。此外,高原地区大气干燥,人体容易产生皮肤皲裂、口唇干燥和体内脱水,加上高原地区紫外线照射强度大,眼视网膜容易吸收紫光线能量而发生雪盲。因此,对于初入高原者应适当补充水分,注意防护紫外线照射损伤,但切勿过量补充水分,以有助于预防脑水肿和肺水肿的发生。

近年来,一些研究表明以多种维生素和矿物质以及相关药食两用的中药材为主要原料研制的高原营养制剂,也有助于满足高原人群特殊的营养需求,预防急慢性高原病的发生发展。

四、急性高原反应的防治

由于高原地区特殊地理气候因素的影响,初入高原的大部分人群将出现轻重不一的急性高原反应,症状包括头痛、头晕、心悸、胸闷、气短、乏力、食欲下降、睡眠障碍、恶心、呕吐、发绀以及尿少等,严重者可出现肺水肿和脑水肿,甚至危及生命;长期居住于高原,因各种原因导致对高原环境丧失习服,出现高原红细胞增多症、高原血压异常、高原心脏病及高原衰退症等慢性高原病。一些研究结果表明,由平原进入高原环境的初期,通过合理膳食或营养干预的方法可以有效地减轻高原反应,增强机体对高原环境的习服能力,提高高原作业能力;随着对高原环境的习服,机体营养代谢变化将逐渐趋于恢复,一旦由高原重新返回平原时,短期内机体可产生一系列脱习服反应。

对于急性高原反应,应采取下面两个方面的措施进行防治:

1. 营养措施 进入高原的初期,不宜进行剧烈活动或过度兴奋,应遵循"高碳水化合物、低脂肪、适量蛋白质"的膳食原则,鼓励摄入富含碳水化合物的零食,不鼓励饮酒;尽量避免进食难消化或易产气的食物,以避免加重消化功能紊乱和肠道产气过多;注意适量饮水,建议每天饮水约 3~4L;同时,应适量补充 B 族维生素和维生素 C、维生素 E 等抗氧化营养素以及铁、锌、硒等微量元素。此外,服用一些药食两用药材如红景天、黄芪、刺五加、银杏及其制剂等,也可起到一定缓解急性高原反应的效果。

2. 其他措施

(1)拟进入高原地区的人员应进行全面体检,凡有严重心、肺、肝、肾疾病以及患有高血压、贫血、神经衰弱、消化道溃疡者不宜进入高原地区。

(2)进入高原前应加强体育锻炼,最好以阶梯式上升方式进入高原,即通过几周逐渐由平原进入高原地区。建议由 2000m 以上地区进入高原时,每天登高幅度控制在 500m 以内,每登高 1000~1500m 应休息一天。

(3)预备必要的药物,如地塞米松、氨茶碱、硝苯地平、布洛芬、乙酰唑胺等,一些中药制剂如复方党参、复方丹参滴丸等也有一定效果,但应在医护人员指导下合理使用这些药物,必要时应进行吸氧,以缓解缺氧症状。采用佩戴防紫外线眼镜或使用防晒霜等必要措施防护紫外线照射造成的损伤。

(余清 王枫 郭长江)

参考文献

1. 顾景范,郭长江.特殊营养学.第2版.北京:科学出版社,2009.
2. 高兰兴,郭俊生,郭长江.军队营养与食品学.北京:军事医学科学出版社,2008.
3. 陈景元,骆文静.寒区军事医学.北京:人民军医出版社,2015.
4. 中华人民共和国国家卫生健康委员会标准(WS/T 577—2017):高温作业人员膳食指导,2018.
5. 中华人民共和国国家军用标准(GJB 823B—2016):军人营养素供给量,2016.
6. 中国疾病预防控制中心.公众高温中暑预防与紧急处理指南(2014版),2015.

第十章

特殊职业人群营养

为了探索自然规律，或开发利用自然资源，人类需要从事一些特殊的职业，如航天、航空、航海、潜水、建筑、机械加工、矿山开采及化工冶炼等，在这些特殊职业的工作环境中常存在一些对人体健康不利的甚至于有害的物理和(或)化学因素，如失重、低氧、振动、噪声、电离辐射、低照度、粉尘以及有毒有害物质等，可导致机体生理功能和营养代谢出现显著变化，进一步发展引起一些特殊职业性疾病，严重时将危及生命。合理营养可在一定程度上改善或提高机体的生理功能，从而最大限度地减轻或消除特殊职业有害因素对机体造成的危害。本章将重点介绍航天、航空、航海、潜水、辐射、低照度、粉尘以及有毒有害物质等对机体生理功能与营养代谢的影响，并阐述特殊职业人群的营养需求与保障措施。

第一节　航天作业人群

载人航天器在距地面 200~500km 的空间中飞行过程称为航天(spaceflight)，在这个范围内的大气环境为真空状态，载人航天器舱外温度变化可达±100℃以上。因此，航天过程中航天器必须是密闭的，并保证充足的氧气、合适的压力、适宜温度与湿度以及充足的膳食营养，为航天员提供一个适宜的生活和工作环境。

一、航天作业对生理功能与营养代谢的影响

航天作业影响因素包括航天器发射时的振动、噪声和超重，入轨后的失重、昼夜节律改变、宇宙辐射和航天器内的微环境，如气体成分、温湿度、压力和狭小空间等。这些环境因素可对从事航天作业人员——航天员(astronaut)的生理、生化和心理产生影响，并带来一些不良的后果。失重是航天作业特有的、对人体影响最显著的危害因素。失重暴露可影响机体多个系统，包括骨骼肌肉系统、循环系统、神经内分泌系统、免疫系统和消化系统等，并引发一系列生理功能变化，产生健康风险。航天作业时机体发生的生理功能变化直接或间接影响营养代谢，而膳食营养是影响机体对失重环境习服的重要因素之一，航天膳食营养构成既要符合平衡膳食的条件，又要考虑失重环境中机体代谢的特点和膳食营养的特殊需求。尽管膳食营养干预在预防失重危害中的作用尚未确定，但不合理的膳食营养无疑可加重失重对机体健康的不良影响。

(一) 航天作业对生理功能的影响

1. 失重影响

(1) 体液转移：进入失重环境后，因缺乏将体液拉向下肢的重力，约 1 天，体液由下肢向上体和头部转移。身体表现为下肢皱缩，颜面部肿胀，前额组织厚度增加，颅内压和眼内压相应增高；同时，伴随细胞外液向细胞内转移，这个过程大约 5 天可稳定下来。人体含水量变化不大，仅减少 1%左右。此时，血液容量可以减少 10%，这是导致心血管功能失调的原因之一。

(2) 空间运动病：进入失重环境几分钟或几小时，一些航天员出现空间运动病症状，表现为头痛、恶心，最终发生呕吐。60%~70%的航天员在飞行的第 1 天或第 2 天又间歇性地出现空间运动病的症状，第 3 天至第 5 天消失。

(3) 肌肉萎缩：航天器在轨道飞行期间航天员身体处于漂浮状态。因此，航天员只需轻推舱壁就可以移动身体。肌肉出现失用性快速萎缩，肌肉的特征变化为抗重力肌肉快速分解，慢动肌纤维转变成快动肌纤维。体成分分析显示肌肉丢失的主要部位是后背部和腿部的抗重力肌。

(4) 骨质丢失：在航天失重环境中，承重骨骨钙随时间进行性丢失，骨密度下降。骨质丢失造成骨质疏松、骨强度下降，增加了航天员返回地面后发生骨折的危险。因此，骨质丢失是航天作业人员最严重的健康问题之一。研究发现，天空实验室(Skylab)28 天、59 天和 84 天三次飞行过程中 9 名航天员均出现负钙平衡，其中有 3 人发生了显著性跟骨骨质丢失，但桡骨和尺骨未出现骨质丢失，表明在失重下骨质丢失主要发生在承重骨。15 名航天员在国际空间站(international space station, ISS)上执行多项探险任务，经过 128~195 天的飞行后，检查发现所有骨质重吸收标志物均显著高于飞行前，尿中脱氧吡啶啉排出量升高 77%，血 N-端肽含量升高 39%，吡啶交联物含量升高 72%。综合各个时间的观察结果，航天时骨钙丢失约为 250mg/d，而返回地面后钙的恢复速度为 100mg/d。故返回后骨钙恢复所需的时间将是航天飞行时间的 2~3 倍。

(5) 肾结石：失重期间，航天员骨钙丢失使血浆钙浓度升高，高血钙又使 1,25-$(OH)_2D_3$ 的合成减少，继而降低钙的主动吸收和增加尿钙排出。高尿钙使得尿钙处于不断增加的过饱和状态，增加了肾结石形成的危险。

2. 太空辐射影响　地球有大气层和磁场为人类提供屏蔽，防止太空辐射穿透到地球表面。然而在太空环境中没有这种保护，使航天员容易接受到比地面更多的太空辐射。因此，太空辐射可能对航天员健康产生严重影响。长期航天飞行后，航天员尿中 DNA 氧化损伤的标志物——8-羟基脱氧鸟苷含量升高 23%，红细胞超氧化物歧化酶(SOD)活性降低 14%，表明体内出现氧化损伤。

3. 体重变化　无论是几天的短期航天还是几个月直

至一年以上的长期航天，绝大多数航天员都出现体重减轻的现象。前苏联首位航天员加加林飞行了108分钟，体重略有下降，6天才恢复正常；第二位航天员季托夫飞行了25小时，返回地面后9小时27分时体重比飞行前减少1.8kg，9天后才恢复正常。美国"双子星座"4号飞行了4天，指令长体重丢失2.0kg，航天员丢失3.9kg；"双子星座"5号飞行了8天，指令长体重丢失3.3kg，航天员丢失3.9kg；"双子星座"7号飞行14天，指令长体重丢失4.5kg，航天员为2.9kg。我国执行神舟号飞行任务的航天员返回地面后，体重均较飞行前有不同程度的减轻。统计资料显示，长期航天飞行后有1%的航天员体重减轻>10%，33%的航天员体重减轻5%~10%。航天员的体重变化与能量摄入和消耗密切相关，当能量摄入减少和（或）能量消耗增加（如锻炼过度）时，体重下降；反之，体重可保持不变甚至增加。

4. 造血系统变化　执行短期航天飞行任务的航天员，红细胞数量以每天1%的速度减少。航天员返回地面时血容量减少，并有发生体位性低血压的可能。几天后，血浆容量恢复到飞行前水平，但部分人员循环血液中的血红细胞仍减少10%~15%，处于贫血状态，出现"航天贫血"。从航天飞机生命科学（Shuttle Life Science，SLS）1号和2号两次飞行获得的资料显示，循环中红细胞数目减少是选择性新生红细胞破坏的结果。

5. 肠道微生态变化　不论是长期还是短期航天，所有航天员都发生不同程度的肠道菌群失调，这种失调的特点表现为厌氧菌为代表的"屏障"微生物种群数量减少，直至完全消失，在原籍菌的生境中出现过路菌及条件致病菌，即发生了肠道微生态紊乱的现象。航天员肠道微生态的平衡与稳定受多种体内外因素的影响，如失重、饮食、运动和心理应激等。飞行前结肠清洗（防止航天员肠道过度产气）也造成肠道各种细菌等比例的减少，航天饮用水中加入的杀菌剂银离子或碘离子也对肠道细菌产生杀灭作用。这些对肠道微生态平衡的不利因素联合作用导致航天员肠道微生态严重失调。

（二）航天作业对营养代谢的影响

1. 能量　航天飞行中，航天员能量需求与地面相比没有明显不同，可以用与地面相同的能量供给标准加以满足。能量摄入不足和继之的体重减轻一直被认为是航天飞行对航天员健康影响的标志，从阿波罗（Apollo）登月计划到航天飞行计划，飞行期间航天员进食量平均只有预期的70%，ISS的数据略高一点，平均达到80%。

2. 蛋白质　航天对机体影响最一致发现之一是体蛋白丢失。航天时，航天员蛋白质代谢以分解代谢为主，其结果是引起体重、器官及组织重量减轻，出现负氮平衡。随尿排泄的总氮、尿素、尿酸、肌酸、肌酐和氨基酸增多，组织蛋白质水解酶和氨基酸酶活性增高，血液中尿素含量升高。在机体处于负氮平衡的情况下，尿中尿素及尿酸排泄增多表明体内蛋白质分解代谢增强，体蛋白丢失增多。航天期间和返回着陆后多数检测结果以及地面模拟实验结果均显示，航天员粪氮水平飞行前后无差别，表明蛋白质的消化和吸收是正常的。

3. 脂类　失重对机体的脂类代谢有一定的影响。短期航天（2~14天）航天员血浆甘油三酯水平轻度升高。在返回地面后当天的检查发现，航天员血浆中胆固醇和低密度脂蛋白胆固醇（LDL-C）含量降低，磷脂和非酯化脂肪酸的浓度下降。执行较长期（数月至1年以上）任务的航天员体内脂解酶活性升高，脂肪组织重量减轻，血浆甘油三酯和非酯化脂肪酸的含量升高，LDL-C浓度趋向于升高，表明脂肪动员增强。

4. 碳水化合物　航天失重条件下，航天员血中葡萄糖和胰岛素的浓度随飞行时间的延长而下降。返回地面后出现中度的血糖水平升高，胰岛素分泌增多，血液中碳水化合物无氧酵解的代谢产物如乳酸盐和焦磷酸盐浓度升高。

5. 维生素

（1）维生素A：ISS收集了航天期间维生素A水平变化测定数据，结果显示视黄醇和β-胡萝卜素水平没有显著变化。

（2）维生素D：维生素D水平降低是航天期间突出的营养变化之一，这与航天器屏蔽了紫外线辐射有关。俄罗斯和平号空间站长期飞行（3~4月）的航天员，飞行期间和着陆时与飞行前相比，血清25-(OH)D_3的浓度分别降低32%和36%。执行84天Skylab-4任务的航天员，尽管服用了维生素D补充剂，着陆时血清25-(OH)D_3水平仍下降，但执行较短期任务（28天和59天）的航天员则没有出现上述情况。ISS将航天员飞行期间维生素D补充量由400IU/d提高到800IU/d，可保持长期飞行航天员血清维生素D处于正常水平。

（3）维生素E：ISS航天员在飞行4~6个月后，血浆γ-生育酚水平较飞行前低50%，α-生育酚水平没有变化。飞行中收集的数据显示与飞行后相同的结果。

（4）维生素K：从11名执行ISS 1-8探险任务（任务时间128~195天，2000—2004年）的美国航天员收集的数据显示，在飞行的第8天，航天员尿中低羧化骨钙素浓度升高（维生素K不足的迹象），并在21~180天的飞行时间内持续升高。在着陆日，航天员血清叶绿醌（维生素K_1）水平较飞行前低42%，而尿中γ-羧基谷氨酸水平没有变化。对欧洲和平号95使命的研究显示，飞行12.5周后航天员维生素K营养状态的标志物水平下降，补充维生素K（10mg/d，共6周）能够逆转这种现象。补充维生素K可升高尿γ-羧基谷氨酸水平和降低尿低羧化骨钙素浓度，提示在飞行期间维生素K营养状态较差，补充维生素K可以得到改善。

（5）B族维生素：ISS早期飞行数据显示，长期飞行后航天员红细胞叶酸盐水平降低。后来的观察发现，航天员航天期间血清叶酸盐水平总体上变化不大，但有视力相关问题的航天员血清叶酸盐水平较低。航天员维生素B_1、维生素B_2、维生素B_6和维生素B_{12}营养状况飞行前后没有变化。

6. 矿物质

（1）钠：Skylab航天任务期间航天员平均钠摄入量4~5g/d，与飞行前相比无差异。即使ISS航天员食物摄入量下降，因该食物钠含量高，其钠摄入量可超过4.5g，有时高达7~10g。飞行期间航天员体内钠稳态和血钠水平保持正常，但为了保持骨骼和肾脏健康，需要对当前航天食品高钠含量条件下航天员的钠摄入量进行监督和限制。

（2）钾：在Apollo计划执行期间，航天员飞行后血钾下降7.3%，尿钾下降47%。在Skylab航天任务时也发生同样的变化。

（3）钙：骨钙丢失是飞行期间骨骼去负荷的后果之一，导致尿钙排出增加。航天期间航天员骨钙丢失率为每月0.5%~1%。

（4）磷：Skylab航天员飞行期间和返回着陆时血浆磷水平升高。ISS长期飞行数据显示，飞行后尿磷浓度较飞行前降低45%。

（5）镁：与飞行前相比，Apollo航天员飞行后的血清镁降低4.5%，尿镁降低36%。航天飞机航天员血清镁和尿镁水平均低于飞行前。Skylab航天员返回着陆时血浆镁水平低于飞行前，两周后才恢复到飞行前水平。

（6）铁：血清铁蛋白水平在短期航天结束时高于飞行前水平。长期航天（>100天）的资料也证明血清铁蛋白水平在着陆后早期是升高的。和平号空间站乘员组的资料表明长期飞行血清铁蛋白增加得更多。铁储存的持续增加可能与肌肉质量减少和相关联的含铁肌红蛋白分解有关。

（7）硒：飞行后血清硒浓度显著下降约10%。

（8）碘：航天飞行任务期间航天员碘摄入量较高，原因是饮用水用碘作为杀菌剂，导致航天员的甲状腺出现相关变化。因此，自20世纪90年代后期开始，在大多数航天飞行任务中采用了饮水除碘装置。ISS未使用碘杀菌，结果飞行前后尿碘水平无变化。

（9）铬：在飞行后的航天员中观察到铬缺乏可导致胰岛素抵抗。目前尚无航天员体内铬代谢变化的研究报道。

（10）铜和锌：ISS航天员飞行后血清铜和铜蓝蛋白水平测定未发现显著变化。长期航天飞行后航天员血清锌和尿锌含量也没有变化。

7. 水　航天员在飞行期间体内水分含量没有显著变化，但发生了明显的细胞外液向细胞内转移的现象。

二、航天作业人群营养需要与推荐的营养素供给量

（一）营养需要

1. 能量　航天员飞行期间的能量消耗与飞行时间的长短有一定的关系。一般来说，随着飞行时间延长能量消耗和摄入有逐渐增加的倾向。根据美俄载人航天观测的资料，执行短期航天任务、舱内生活、体重70kg左右的男航天员每天的能耗不超过2509.5kcal（10.5MJ）（相当于地面成年男子轻体力劳动的能耗水平）。在制定航天口粮供给量标准时，还需考虑食物残留量、食物利用率（除去粪尿的能量），一般在能量需要量的基础上增加10%~15%作为航天口粮的能量供给量标准。如按能耗2509.5kcal（10.5MJ）计，则能量供给量应为2748.5（11.5）~2868.0kcal（12.0MJ），即2796.3kcal（11.7MJ）左右。考虑东方人体格因素，我国短期航天口粮的能量供给量为2700.7kcal（11.3MJ）。

中长期航天飞行时，为了延缓和减轻肌肉萎缩和骨质丢失，通常在飞行日程中都安排有规律的体育活动，同时可以增强航天员的食欲和提高能量摄入量。据观察，每天锻炼1~2小时，体重70kg的男性航天员预期的能量需要量为3011.4kcal（12.6MJ/d）。

2. 蛋白质　现在主张航天员应按营养素推荐摄入量（RNI）供给优质蛋白质，蛋白质来源中动物性食物蛋白质不能低于50%。美俄航天食品中蛋白质占总能量之比为15%~20%。我国航天食品蛋白质含量为12%~15%，这与我国人适应以碳水化合物为主的膳食有关。

3. 脂肪　美俄载人航天初期都曾使用过脂肪含量占总能量40%的航天口粮。提高航天口粮脂肪含量的理由包括脂肪是食物的风味成分，可以增加食物的可口性等，加上脂肪是高能量密度食物，提供单位能量所需的体积和质量最小，由此可以降低航天食品的总体积。

高脂膳食缺点是长期摄入脂肪占总能量>40%的膳食可能会导致慢性疾病问题。因此，膳食脂肪推荐供给量以占总能量的30%左右为宜。美国目前航天口粮脂肪供能比值为25%~35%。我国航天口粮脂肪供能比≤30%。航天膳食中必需脂肪酸的供给量为14g/d，α-亚麻酸为1.1~1.6g/d。饱和脂肪酸供给量应低于总能量的7%，反式脂肪酸应低于1%。

4. 碳水化合物　因碳水化合物具有易消化吸收、代谢耗氧量少，对机体水平衡的影响较小以及代谢终产物是二氧化碳和水的特点，成为航天食品良好能量来源。美国目前规定的航天膳食中碳水化合物供能比为50%~55%。我国航天膳食碳水化合物供能比为52%~57%；对碳水化合物的种类亦有要求，大多数应该由含复杂碳水化合物的食物提供，简单糖类在总碳水化合物构成中应少于10%。因为航天期间食物由幽门口至直肠通过时间延长，适量摄入膳食纤维对维持胃肠道功能和降低便秘发生率是必需的。美国当前采用的航天期间膳食纤维推荐摄入量是10~14g/1000kcal，包括可溶性和不可溶性膳食纤维。

5. 矿物质

（1）钙：由于飞行初期航天员即发生骨钙丢失、尿钙和粪钙的排出量均增加等，为了预防和减轻上述现象，美国在航天口粮中适当提高了钙的供给量，现行供给量标准为1000~2000mg/d。钙的来源可以是天然食物或柠檬酸钙，对每天膳食钙摄入量低于800mg的航天员应服用钙补充剂。

（2）磷：磷不受自身稳定机制的调节。因此，血清无机磷水平随磷摄入量增加而升高，过量磷摄入可以导致高磷血症，其后果之一是肾钙化。航天作业时，膳食磷的供给量与地面人员的RNI（700mg/d）相同，膳食磷最大摄入量以不超过膳食钙摄入量的1.5倍为宜。

（3）镁：制定镁摄入量的上限特指非食物来源镁，因为镁作为食物的天然成分之一，从未被发现有任何副作用。过量摄入非食物来源镁的主要副作用是腹泻。没有研

究资料提示失重时镁的需要量和上限值与地面人员有何不同。

(4) 钠：为预防失重条件下高钠饮食加重骨质丢失和潜在的颅内高压相关的视力改变，应限制钠的摄入量。目前美国航天膳食钠供给量标准为1500～2300mg/d。

(5) 铁：体内大量铁储存可增加体内氧化损伤发生危险。目前ISS推荐的铁摄入量是10mg/d，与地面成年男性的RNI相同。

(6) 其他：航天膳食应当提供地面人员RNI水平的锌、硒和碘以及安全适宜水平的铜、锰、氟和铬。

6. 维生素　航天对人体维生素代谢有一定的影响，但机制还不很清楚。俄罗斯科学家认为补充多种维生素有助于提高机体对多种有害环境因素的抵抗力，在较早期的飞行任务中就补充多种维生素。美国也给航天员补充多种维生素，理由是按地面人员推荐量补充维生素可使航天员处于边缘缺乏状态。此外，航天员食物，摄食量不足也使维生素摄入量达不到RNI的水平。

7. 水　在太空中，人体对水的需要量受舱内微气候、重力环境、体力活动、饮食和生理功能等相关因素的影响。对机体水代谢影响最为明显的是失重时体水头向转移，导致血容量减少和体水重新分布。由于口渴感不明显，航天员饮水量减少。为了防止航天员脱水和降低肾结石的发病风险，应摄入足量的水。美国制定的航天员饮水标准为1～1.5ml/1.0kcal，每天不低于2000ml，我国亦采用这个标准。航天员返回地面前，应适应性补充含盐饮料，增加细胞外液和循环血量，提高返回后立位耐力。通常是服用1L生理盐水，或口服8g食盐片和1L水。

（二）推荐的膳食营养素供给量

对执行短期航天任务而言，航天员的膳食营养素供给量主要是以地面人员推荐的膳食营养素参考摄入量为依据。而对执行长期航天任务，膳食营养素供给量需根据航天飞行时机体发生变化的情况对参考摄入量不断加以修订。美国近年来对执行长期航天任务的航天员膳食营养素推荐供给量进行了部分修订(表4-10-1)，修订内容包括：适当提高了碳水化合物的供能比和降低了脂肪的供能比，增加了膳食纤维的供给量，提高了膳食钙和维生素D的供给量，降低了膳食铁的供给量。

表4-10-1　美国长期航天推荐的膳食营养素供给量

营养素	推荐值	营养素	推荐值
能量	WHO(中度活动水平)	烟酸	16mgNE
蛋白质	占总能量的12%～15%	生物素	30μg
碳水化合物	占总能量的50%～55%	泛酸	30mg
脂肪	占总能量的25%～35%	钙	1000～2000mg
水	每兆焦(MJ)能耗239～357ml	磷	700mg
膳食纤维	10～14g/4.18MJ	镁	男性420mg，女性320mg
维生素A	1000μgRE	钠	<3500mg
维生素D	25μg	钾	3500mg
维生素E	15mg	铁	8～10mg
维生素K	男性120μg，女性90μg	铜	0.5～0.9mg
维生素C	90mg	锰	男性2.3mg，女性1.8mg
维生素B_1	男性1.2mg，女性1.1mg	氟	男性4.0mg，女性3.0mg
维生素B_2	1.3mg	锌	11mg
维生素B_6	1.7mg	硒	70μg
维生素B_{12}	2.4μg	碘	150μg
叶酸	400μg	铬	100～200μg

中国在20世纪70年代执行“曙光”号载人航天计划时就制定过航天员的膳食营养素供给量，经过多年的预研和“921”型号任务的研制，在借鉴美俄航天员推荐的营养素供给量的基础上，结合中国人的身体素质和膳食结构特点，制定了中国航天员推荐的膳食营养素供给量(表4-10-2)。

三、航天作业人群的主要健康问题与营养对策

航天作业人员的主要健康问题包括体重下降、肌肉萎缩、辐射损伤、贫血、骨质丢失及肠道微生态失调等。通过膳食营养途径防护和减轻航天环境对机体的不良影响，是安全可靠和行之有效的方法，对增强航天员耐受不良航天环境因素的作用、减轻危害或加快康复都是非常有益的。

1. 增加能量摄入　航天员能量摄入不足，导致体重下降。航天员飞行期间能量摄入不足的原因是多方面的，包括失重对人体的影响、飞行任务的作息安排、航天员的主观意愿(减少如厕次数)和航天膳食质量等，其中航天膳食质量的影响不容忽视。长期航天作业，受飞船工程条件的约束和后勤补给能力的限制，航天食品的种类和品种数量十分有限；航天员长期反复进食性状类似的食品，容易发生食谱疲劳(menu fatigue)，造成进食量下降。如何不断提高航天膳食的感官接受性，增进航天员食欲，是航天营养和食品研制的紧迫任务。

表 4-10-2 中国航天员推荐的膳食营养素供给量

营养素	供给量
能量	2600～2800kcal
蛋白质	90～100g(占总能量 14%～16%),动物蛋白不少于 50g
脂肪	90g(占总能量 29%～32%)
碳水化合物	330～400g(占总能量 52%～57%)
钙	不少于 800mg
磷	不超过 1600mg
钾	3～5g
钠	5g
氯	7g
镁	300～500mg
铁	15mg
锌、硒等微量元素的供给量不低于地面膳食的供给量标准	
维生素 A	1800～2000μgRE
维生素 D	10μg
维生素 E	100mg
维生素 B_1	2～3mg
维生素 B_2	2～3mg
维生素 B_6	2～3mg
维生素 B_{12}	10μg
烟酸	20～30mg
维生素 C	150～300mg
泛酸	20mg
叶酸	1～2mg
水(包括脱水食物复水用水)	2500ml

2. 维护骨骼健康 航天员所需的维生素 D 完全依赖膳食提供。尽管每天补充维生素 D(12.5μg/d),Skylab-4 号 3 名航天员 84 天飞行后血浆 25-(OH)D_3 的浓度仍轻度下降,但 Skylab-2 号与和平号(分别飞行 28 天和 59 天)的航天员则未见下降。上述情况表明,对于 60 天以上的中长期飞行,机体对维生素 D 的需要量增加。可考虑对中长期飞行航天膳食进行维生素 D 强化或加大每日维生素 D 的补充剂量,以保持血清 25-(OH)D_3 的正常水平。但过量摄入维生素 D 会产生毒性,导致高钙血症,并伴有多尿症、烦渴、软组织钙化和抑郁。

维生素 K 因参与骨钙素的合成影响骨代谢而颇受重视。对执行欧洲和平号-95 任务的航天员进行了补充维生素 K 对抗失重骨质丢失作用的观察,结果提示飞行中航天员处于维生素 K 亚临床缺乏状态,提高维生素 K 摄入量有助于对抗失重诱导的骨质丢失,但还需要更多的航天员加以验证。

对骨骼健康而言,科学制定钙和其他营养素的供给量尤为重要。其他的膳食因素诸如高蛋白质和钠的摄入,可以增加尿钙的排出,使尿中钙浓度过饱和,会增加肾结石形成危险,故应限制膳食蛋白质和钠的摄入量。

3. 防护太空辐射 长期航天作业最严重健康危害之一是辐射的致癌作用,最有可能发生的是结肠癌。在长期航天作业的航天员中观察到视力相关的改变,有几项研究还证实航天飞行后白内障发生风险增加,辐射暴露是导致各型白内障的氧化性损伤的主要驱动力量。有研究证据表明,摄入某些食物成分如 β-胡萝卜素、番茄红素可提供一定的防护太空辐射作用,进食绿茶和可可类食物也有助于提高机体的抗氧化能力。

4. 改善肠道微生态失调 在执行航天任务期间,多种因素造成航天员肠道微生态失调,引起机体免疫功能降低。通过膳食营养途径纠正肠道微生态失调已被证明是安全可靠和行之有效的方法。在航天食品中添加益生元、益生菌或合生元等物质,如水苏糖、菊粉和益生菌制剂,能够促进航天员肠道益生菌增殖,维护肠道菌群平衡,有利于航天员的健康。

(白树民)

第二节 航空作业人群

航空(aviation)是指在地球周围大气层内的航行活动,包括通用航空、商业航空与军用航空等,在经济和国防建设发展中起着重要的作用。航空作业人群主要包括飞行员、领航员、飞行机械人员、飞行通信员及乘务员等空勤人员。

一、航空作业对生理功能与营养代谢的影响

航空作业中的低氧、低压、加速度、噪声、振动、辐射以及不断变化的气候环境等因素对航空作业人群,尤其是对飞行员的健康产生显著影响,其营养代谢也有别于一般人员。

(一) 航空作业对生理功能的影响

1. 消化功能

(1) 缺氧:人在低压舱中上升到高空时,唾液分泌量减少,可持续 3～5 天,可能与缺氧导致腺体兴奋性降低有关。在实际飞行中因使用氧气,人体唾液分泌不受影响,但氧气比较干燥,长期吸氧会引起口腔干燥而口渴。

中等程度缺氧时,胃液分泌的神经机制受到抑制,因此进食后第一阶段分泌减少;但神经体液分泌机制不受影响,故第二阶段胃液分泌量不变,甚至有代偿性增加;严重缺氧时,两个阶段胃液分泌均减少,即使用组胺等具有刺激性的物质,胃液的分泌也很少。缺氧时,胃液分泌的抑制程度也和食物种类有关,面包最大,牛奶其次,肉和菜汤最小。对缺氧适应后,胃液分泌的变化就可减轻或消失。中等程度的缺氧对胰腺、胆汁和肠腺的分泌影响不大。严重缺氧时其分泌反应较复杂,有时表现为分泌抑制,有时则表现为分泌增多,可能与缺氧时神经对这些消化腺的调控减弱有关。

轻度缺氧时,可出现食欲不振、味觉异常,但食量往往没有大的改变,只是口中乏味,喜欢吃甜或酸的东西。严重缺氧时,机体出现严重食欲异常,尤厌油腻,口苦,吃任何东西(包括食盐)都感到是酸的味道。人在飞行中比较容易接受酸甜的饮料、水果或糖果,但吃巧克力糖感到发苦。缺氧引起胃排空时间延长,周期性饥饿收缩减退。人在 3600～4200m 高空飞行时不用吸氧,胃排空时间延长 2～2.5 倍。

（2）低气压：人体上升到高空后，外界大气压下降，存留在胃肠道内的气体膨胀，引起高空胃肠胀气。腹内气体膨胀，横膈膜上抬，可影响呼吸深度、静脉血回流及淋巴循环。胃肠道内壁有许多机械感受器，因胃肠内气体膨胀而受刺激，轻则引起腹胀和腹痛，重则反射性引起呼吸和循环系统一系列功能障碍，有时表现为脉搏增快、血压轻度上升及呼吸加快，有时表现为脉搏变慢、血压降低、冠状循环血量减少、呼吸变慢、呼吸节律紊乱及过度换气等。胃肠胀气还能反射性引起腹肌紧张，抑制唾液及胆汁分泌。严重胃肠胀气可引起剧烈腹痛、面色苍白、出冷汗、脉搏缓慢、呼吸表浅、血压下降等一系列晕厥前症状。

（3）加速度：动物实验证明，加速度可使唾液腺分泌发生暂时性抑制，加速度 G 值愈大，抑制作用愈强，后作用也长。加速度+3～+5Gz 作用 30 秒，人的胃液分泌在 30 分钟内受到强烈抑制，但之后又转为分泌增加期。加速度还可影响胃肠运动，使胃停止周期性收缩、排空时间延长。

（4）其他：振动和噪声都能够通过自主神经系统，反射性地抑制胃肠道运动和消化腺分泌。另有研究结果表明，振动和噪声对机体蛋白质、脂肪以及维生素的代谢都有一定的影响。连续 30 天暴露于 100dB 噪声中（4 小时/天）的大鼠血糖和皮质酮水平升高，并在噪声暴露停止后持续升高至少 14 天，同时肝脏中糖原和甘油三酯水平升高、胰岛素分泌减少。振动和噪声可引起一系列消化道症状，如食欲不振、腹胀、腹痛等，还可能由于前庭功能紊乱而出现恶心、呕吐，进一步导致体重减轻、营养不良。

2. 认知功能　加速度、低氧、噪声等航空作业环境还可影响认知功能。动物实验表明，加速度对学习记忆能力具有损伤作用且随着加速度的增加而加重，+10Gz/3 分钟暴露可引起大鼠暂时性记忆功能障碍和行为的改变，而+10Gz/5 分钟暴露可引起大鼠严重的持续性记忆功能障碍和行为明显改变，且 48 小时的时候降低最显著。研究者认为高 G 值加速度暴露引起的脑缺血是导致脑损伤和学习记忆障碍的主要原因，其生物化学及分子生物学机制涉及脑组织能量代谢受损、离子平衡紊乱、血脑屏障通透性增加，脑组织一氧化氮合酶和 c-fos 以及热休克蛋白（HSP70）表达上调等。噪声也是航空作业环境中常见的应激源之一，80～96dB 的噪声暴露 30 分钟即可引起人和动物学习记忆功能障碍。低氧也可能对机体的认知功能造成一定的影响，反复低压暴露 U2 飞行员的认知功能，如推理/计算、记忆、信息处理准确性和一般认知得分显著低于对照飞行员。航空环境中的影响因素多同时存在，不同的影响因素对机体认知功能的影响还具有一定的协同效应，持续性+6Gz/3 分钟暴露对大鼠的记忆没有显著性影响，但与 90dB 的噪声复合应激 30 分钟即可引起大鼠严重的持续性学习记忆功能障碍。

（二）航空作业对营养代谢的影响

1. 能量　在中等程度缺氧条件下进行体力活动，由于呼吸、循环代偿反应的额外消耗，氧的消耗量可较平原增加 10%～40%。当机体对中等缺氧适应后，其活动时的氧耗量就不一定比平原高。急性严重缺氧时，能量代谢发生障碍，体温下降甚至导致机体死亡。加速度可引起骨骼肌反射性紧张和心血管代偿反应，引起能量代谢增加。加速度为+5～+6Gz 时，氧耗量几乎增加两倍，呼吸商≥1。代谢过程所产生的氧债，要在加速度作用停止后 6～7 分钟内才能逐渐偿还。振动作用下能量代谢增高不仅表现在受振动的当时，而且在振动停止后短时间内能量代谢仍然处于增高的状态。飞行活动中环境温度的急剧变化，对航空作业人员的能量代谢也有一定的影响，如 18～30℃下代谢率变化比较稳定，低于 18℃代谢就开始增加，温度愈低，代谢增强愈明显；反之，环境温度升高超过 30℃，随温度升高能量代谢也有所增高。由于在高空进行高难度飞行操作时，飞行员经常处于高度精神紧张状态，神经系统亢奋，肌肉紧张度和脏器的活动增强，也可致使氧耗量的增加。

2. 产能营养素

（1）碳水化合物：缺氧时血糖变化比较复杂，与缺氧前的饮食情况和缺氧暴露时间有关。一般认为在急性缺氧初期，由于内分泌系统的应激反应，糖原分解加速，血糖升高；长时间缺氧时由于体内糖原过度消耗而未能及时补充，血糖下降。动物实验结果表明，加速度引起血糖升高，肝脏、肌肉和心肌中糖原含量降低。

（2）蛋白质：急性缺氧时，机体易发生负氮平衡，不仅与食欲减退和胃肠功能障碍有关，与应激反应情况下机体蛋白质分解增加也有密切关系。慢性缺氧适应过程中，由于红细胞和血红蛋白增加，某些蛋白质合成代谢加强，可出现正氮平衡。机体对缺氧适应后，氮平衡不再发生改变。加速度也会影响蛋白质代谢，一项采用放射性核素研究证明，在加速度作用下蛋白质分解代谢加强，+2～+10Gz 时，脑和肺组织中蛋氨酸代谢增强。

（3）脂肪：研究发现，在 4000～5000m 高空飞行时若不用氧气，尿中可出现酮体。在低压舱内上升到 6000m 高度停留 3 小时，血和尿中酮体含量明显增加，其中尿酮体含量由 0.02～0.05g 增加到 0.55g 以上。当吸入氧气或缺氧适应后逐渐减少，经数小时或 1～2 天即可恢复正常。在实际飞行后测量飞行员尿酮体的排出量，同样也有升高的现象，当调整膳食组成，供给高糖膳食或摄入大量葡萄糖时，对酮体的产生则有明显的拮抗作用。以上现象可能与缺氧时肝糖原储量不足，引起脂肪代偿性分解增强有关。

缺氧和长时间紧张飞行可引起血中胆固醇水平增加，飞行中尿 17-羟皮质类固醇类化合物排出量也增加。膳食脂肪比例偏高也是造成飞行员高胆固醇血症高发的一个重要原因。飞行中胆汁分泌减少，脂肪消化吸收受影响。

3. 维生素　低压、缺氧、噪声、振动以及精神紧张等因素，可以影响维生素代谢。飞行员在高空停留时尿中维生素 B_1、维生素 B_2 排出量降低，飞行日各种维生素的排出量都比非飞行日低；说明飞行时维生素的消耗量有所增加。俄罗斯科学家对飞行与维生素代谢的关系做了大量研究，发现给受试飞行员补充复合维生素制剂可有效改善这些维生素体内的营养水平。

4. 矿物质　长时间停留在高山或进行高空飞行时，飞行员血中钾含量增高，血和尿中钠含量减少；急性缺氧时，三磷酸腺苷含量减少而三磷酸含量增多，磷的消耗量增加；严重缺氧情况下还可见血钙水平显著升高。

二、航空作业人群的营养需要与营养标准

（一）飞行员的营养需要

1. 能量　飞行员能量消耗个体差异很大，而且与飞行机种、机型、飞行时间及岗位有一定关系。飞行动作的能量消耗一般属中等强度劳动。我国飞行员航线起落能量消耗率为1.6～2.89kcal(6.60～12.09kJ)/(m^2·min)，空域飞行2.10kcal(8.79kJ)/(m^2·min)。飞行员体育锻炼的能量消耗也较大，因此，飞行员能量消耗主要取决于飞行作业和体育锻炼的强度和时间。根据我国多年调查研究的结果，歼击机飞行员不飞行日每日能量消耗为2600～3300kcal(10 878～13 807kJ)，飞行日为2800～3600kcal(11 715～15 062kJ)；轰炸机飞行员不飞行日能量消耗为2300～3400kcal(9623～14 226kJ)，飞行日为2800～3700kcal(11 715～15 481kJ)；高性能战斗机飞行员飞行日能量消耗为3300～3800kcal(13 807～15 900kJ)。俄军研究结果显示，飞行员飞行日能量消耗为3300～3500kcal(13 807～15 906kJ)，准备飞行日通常不会超过3200kcal(13 395kJ)。民航和军用大型飞机飞行时间较长，且多以自动驾驶状态飞行，所以飞行员能量消耗较低。

2. 产能营养素适宜比例　国外对飞行膳食中三大产能营养素的产能比有不同主张。前苏联主张高糖膳食，美国主张高蛋白膳食，其主要理由都是防止高空发生反应性低血糖。主张高糖膳食理由如下：糖分子含氧多，产生相等能量时较脂肪和蛋白质耗氧少；糖的呼吸商为1.0，氧化时产生的二氧化碳多，对呼吸有刺激作用，可提高肺泡气中氧分压和血氧饱和度；在缺氧条件下主要以糖酵解供能，以应急需；中枢神经系统对低血糖很敏感，高糖膳食能使体内糖原贮存充足。某些试验也证明高糖膳食具有提高机体高空耐力的作用。美国一些学者则认为现代飞机的供氧保障系统已经很完备，利用高糖膳食提高飞行高空耐力已无实际意义，而高糖膳食可能引起反应性低血糖，不利于飞行安全，因此主张高蛋白膳食。中国学者研究了飞行膳食配分，认为适量增加膳食中蛋白质比例对维持飞行员飞行中血糖水平较为有利。

3. 维生素和矿物质　飞行员维生素A消耗量与飞行任务及训练科目有关，如作战部队飞行员维生素A消耗量比训练部队大，夜航时消耗量更大，飞行员每日供给的外源性维生素A应不少于3000μgRE。中国军队营养工作者还对飞行员水溶性维生素如维生素B_1、维生素B_2及维生素C营养水平及需要量进行了研究，结果表明，为维持体内维生素的充盈状态，飞行员每日需额外摄入维生素B_1 3mg、维生素B_2 2mg、维生素C 125～148mg。飞行活动尤其是某些特殊飞行活动如低空飞行、改装飞行等还会增加飞行员维生素B_1、维生素B_2、维生素C的消耗量。炎热气候环境下飞行员维生素消耗量也会增加，假定按每天出汗5000ml计算，飞行员在炎热气候环境下汗液中每天丢失维生素B_1 0.5～1.3mg、维生素B_2 0.55～1.2mg、维生素C 16.5～33.5mg。飞行员每日从膳食中得到的维生素A一般为1500～2500μgRE，仅靠膳食中提供的维生素B_1、维生素B_2和维生素C也很难达到以上标准。因此，飞行员需要额外补充维生素。

膳食调查结果表明，飞行员矿物质摄入量比较充裕，但血清钙、硒低于正常者分别达到86.7%、75%，约30%的受检者镁和锌低于正常值。膳食调配中应注意钙、硒、镁、锌等矿物质的补充及其吸收利用率，尽可能控制或消除各种影响吸收利用的因素。

（二）飞行员的营养标准

1. 飞行员营养素供给量

（1）中国军队飞行员营养素供给量标准：中国军队飞行员现行营养素供给量标准（以下简称“标准”）是在多年研究的基础上，随着营养科学的发展和飞行员膳食结构及劳动强度的改变，经过多次修订形成。详见表4-10-3。

表4-10-3　中国军队飞行员现行的营养素供给量标准(GJB 823B—2016)

营养素	单位	供给量	营养素	单位	供给量
能量	kJ	13 000～15 100	硒	μg	60
能量	kcal	3100～3600	碘	μg	150
蛋白质	g	120	维生素A	μgRE	1500
钠	mg	3400	维生素D	μg	15
钾	mg	3000	维生素E	mg	30
镁	mg	410	维生素B_1	mg	3.0
钙	mg	800	维生素B_2	mg	3.0
磷	mg	1000	烟酸	mgNE	20
铁	mg	15	维生素B_6	mg	3
锌	mg	20	维生素C	mg	150

标准还对膳食营养素的质量作了明确规定：①产能营养素占总能量的百分比：蛋白质12%～15%，脂肪20%～30%，碳水化合物55%～65%；②每日膳食中摄入的动物性蛋白质应占摄入蛋白质总量的30%～50%；③每日饱和脂肪摄入量不应超过总脂肪摄入量的30%，每日反式脂肪酸摄入量不应超过能量摄入量的1%；④每日膳食中维生素A的摄入量至少应有1/3来源于动物性食品。

（2）中国民用航空飞行人员膳食营养素供给标准：中国民航总局于1995年颁发《民用航空空勤人员每日膳食中营养素供给标准》，用于指导民航空勤人员配餐就餐和营养教育，详见表4-10-4。

表 4-10-4　中国民用航空空勤人员每日膳食中营养素供给标准(MH/T 7006—1995)

营养素	单位	供给量	营养素	单位	供给量
能量	MJ	13.1(12.0~14.2)	脂肪	%	20~30
蛋白质	g	120	维生素 A	μgRE	1000
脂肪(占总能量的百分比)	%	20~30	维生素 D	μg	10
钙	mg	800	维生素 E	mg	12
铁	mg	15	维生素 B_1	mg	2
锌	mg	15	维生素 B_2	mg	2
磷	mg	1200	吡哆醇	mg	2
硒	μg	50	烟酸	mg	20
碘	μg	150	维生素 C	mg	100~150

2. 飞行员食物定量

(1) 中国军队飞行员的食物定量标准：中国军队飞行员历年食物定量标准见表 4-10-5，现行的食物定量(GJB 826B—2010)减少了粮食、动物性食品以及蔗糖的供给量，增加了牛奶供给量，体现了食物多样化的原则。

(2) 中国民用航空飞行人员食物供给标准：中国民航总局在制订营养素供给量标准的同时也制订了民用航空飞行人员食物供给标准，详见表 4-10-6。

表 4-10-5　中国军队飞行员的食物定量/[g·(人·日)$^{-1}$]

序号	食物品种	1990 年以前	1990—1999 年	2000—2010 年	2010 年
1	粮食	550	550	550	500
2	猪肉	150	125	100	畜肉 200
3	牛(羊)肉	50	50	100	
4	禽肉	100	125	120	140
5	脏腑	50	50	50	—
6	禽蛋	150	125	100	100
7	鱼虾	100(鱼)	125(鱼)	200	240
8	海米	—	15	30	—
9	牛奶粉	200(鲜)	250(鲜)	30	300(鲜)
10	黄豆(豆制品)	100(豆制品)	100(豆制品)	100	80
11	蔗糖	80	80	80	30
12	植物油	50	60	80	70
13	蔬菜	750	750	750	750
14	水果	300	300	300	300
15	木耳(干)	—	5	6	食用菌(干)15
16	蘑菇(干)	—	5	6	
17	黄花菜(干)	—	5	6	
18	海带(干)	—	—	10	干菜类 25
19	紫菜(干)	—	—	10	
20	巧克力	15	15	15	20
21	维生素片	1(丸)	1(丸)	1 片	1 片
22	饮料*	—	10%	10%	10%
23	调料*	250(g)	5%	15%	10%

注：*饮料、调料实行折款供给，为 2~20 项食物折款总和的百分比

表 4-10-6 中国民用航空飞行人员每日食物供给标准/[g·(人·日)$^{-1}$]

食物品种	供给标准	食物品种	供给标准
粮食	400~500	水果类	500
畜肉(瘦)	130	食糖	80
禽肉	100	菌藻类	10~15
水产品	150	干硬果类	15
一等脏腑	50	植物油	50
乳类	250	饮料类	10%
豆类	100	调料类	5%(食盐小于 10g)
蛋类	60	复合维生素	1 粒
蔬菜类	500(叶菜、花菜大于 1/2)	水果类	500

三、航空作业人群营养保障

(一) 日常营养保障

飞行员在不飞行日要注意食物多样化,达到平衡膳食的要求,注意纠正某些飞行员的偏食、挑食等不良习惯。总的来说飞行日膳食应量少质优、易于消化,防止高空胃肠胀气和增强人体对飞行的适应能力。由于缺氧对胃腺分泌功能的影响,飞行前的食物应含有适量刺激胃液分泌的物质如肉汤、菜汤等,以促进飞行中食物的消化吸收与利用。应注意缺氧对味觉的影响,优选酸甜口味的食物;同时,应注意食物新鲜卫生,确保食品安全。

进餐时间应根据季节和飞行任务而定。由于缺氧对胃腺分泌功能的影响,所以要求飞行员在餐后应有一定的休息时间再飞行。如上午飞行,飞行前一餐为早餐,应在起飞前 1~1.5 小时进食;下午飞行,由于午餐食物丰盛,应在飞行前 2 小时进餐;白天飞行超过 4~5 小时以上时,应供应间餐,间餐必须是量少质精、易于消化的食品;夜间飞行时,除调整进餐时间外,一般应供应夜餐。禁止空腹或饱腹飞行,空腹可使飞行耐力下降,飞机着陆事故大多发生在餐后 4~5 小时之后,可能与低血糖有关。饱腹后消化系统血流增加,脑血流相对减少,同时摄入过多食物有可能上移横膈,干扰呼吸,从而影响飞行安全。酒精可引起中枢神经系统功能障碍,加重高空缺氧症,危及飞行安全。因此,飞行员工作前一天及工作期间严禁饮酒。

(二) 不同飞行条件下的营养保障

1. 高空飞行 高空飞行营养保障的重点是预防高空胃肠胀气。具体措施包括:保持胃肠正常功能,飞行前不应有便秘、腹泻和气体排出障碍等情况;高空飞行前一日限制摄入富含植物纤维的食物(如粗杂粮、干豆类、坚果类、韭菜、萝卜、黄豆芽及芹菜等);禁止饮用产气性饮料(如汽水等碳酸饮料、大量牛奶、啤酒等);进食速度不宜太快,注意细嚼慢咽,以免吞进过多的空气;进餐定时定量,饭后应有 1~2 小时的休息时间再上机飞行,禁止空腹或饱腹飞行;起飞前应排净大小便;飞行前避免吃低能量的纯糖膳食,含脂肪高的或油煎油炸食物也不宜多吃,以免引起消化不良导致胃肠气体增多。

2. 夜间飞行 夜间飞行对飞行员的主要影响是视觉紧张和生活作息制度紊乱,因此,一定要注意合理安排餐次和重要营养素的补充。由于夜间飞行,作息时间有所调整,三餐时间应作相应调整。夜航超过 23 点时,应增加夜餐,以半流质为宜,蛋白质含量不宜过多,以免影响睡眠。

维生素 A 对保证夜间视力具有十分重要的作用。进入夜航飞行前应做暗适应能力的检查,如暗适应时间延长,说明维生素 A 营养状况不良,应每天补充 1500~3000μgRE。夜航膳食采用富含维生素 A 的食物,如猪肝、鸡蛋、新鲜绿叶蔬菜、胡萝卜等。

3. 高原飞行 高原飞行初期时,飞行员受到低压、低氧等因素影响,大多数会出现较为严重的腹胀,一半左右会出现排气,少量人还会出现恶心、腹痛、腹泻等症状,由此导致多数飞行员进驻高原后轻度食欲减退,感觉口味清淡,希望能够增加刺激性食物,如咸、辣、酸、甜口味等,推测与高原低压低氧环境导致消化液分泌减少、胃肠道蠕动减慢等因素有关。由于高原空气干燥,肺通气量增加,经呼吸损失的水分增加,飞行员饮水次数增多,平均每日饮水量可达 2370ml 左右。飞行员在高原体成分变化明显,进驻高原后飞行员体重、脂肪、肌肉的绝对重量均下降,且随着驻训时间的延长呈不断降低的趋势。

高碳水化合物饮食可促进高原习服和减轻急性高原反应。北约研究报告指出,碳水化合物是高海拔地区最好的能量来源,周期性的摄入 6%~12%的葡萄糖或麦芽糊精溶液可提高 10%~25%的未习服人员在海拔 4300m 的缺氧耐力。因此,飞行员高原飞行期间应注意增加碳水化合物摄入比例,每日摄入量应不低于总能量的 60%。高原飞行初期,飞行员应注意减少产气食物,多供给新鲜蔬菜和水果,烹饪可采用适量调味品,提供酸甜饮料等能刺激食欲的食品,确保食品的接受性。鼓励飞行员少量多次饮水以补充过多丢失的水分,并在食谱中增加水分比例较高的食物,如汤汁、面条、稀饭等,增加水分的摄入量。高原飞行期间,还应注意增加富含优质蛋白质食物的供给,如牛奶、鸡蛋、鱼、瘦肉、大豆等。飞行员口味偏重,注意控制钠的摄入量。高原低氧环境下机体对脂肪的消化吸收功能减弱,应注意控制富含脂肪食物的摄入量。必要时应进行多种维生素补充,如维生素 A、维生素 B_1、维生素 B_2、烟酸、维生素 C 以及维生素 E 等。

(杜鹏)

第三节 航海作业人群

航海(navigation)是人类在海上航行的活动,舰船既是航海作业人群的工作场所,又是居住和生活场所。随着海洋开发事业的发展以及军事上的需要,有关航海人员营养问题日益受到人们的重视。

一、航海作业对生理功能与营养代谢的影响

在航海期间,由于食物供应相对受限,造成膳食构成不合理,多种营养素摄入不均衡,加上航海本身是一种较特殊的作业,许多航海作业因素如摇摆、噪声、振动、密闭环境等对机体生理功能和营养代谢产生一定的影响,因而航

海作业人员的营养也有一定的特殊要求。

（一）航海作业对生理功能的影响

1. 摇摆　摇摆是航海作业中最重要的一个影响因素。舰船在航行或锚泊时，不仅有按照动力方向产生的前后、左右的平面运动，还因为海面风浪、潮涌等的作用产生6个自由度的横荡、纵荡、艏摇、横摇、纵摇及垂荡，不断刺激着作业人员视觉和内耳前庭的位置感觉。持续的刺激可使初次航海的人员发生晕船（又称晕动病），一般在停止运行或减速后数十分钟和几小时内症状才消失或减轻。经过训练可以适应摇摆的环境，可不发生晕船或使晕船症状减轻。

2. 噪声　舰船舱室噪声主要来源于舱内主辅机及轴承运转时的机械噪声、通风空调系统产生的气流噪声、局部振动引起的噪声以及螺旋桨和水动力噪声等。这些噪声多为宽频带连续噪声，较强的噪声可致听觉器官受损伤，引起暂时或永久性耳聋。此外，这些噪声以一种长期、持续的方式伴随着舰船员的海上作业和生活，干扰睡眠与休息，使注意力分散并使人感到烦躁，严重影响舰船人员的食欲。

3. 振动　主要由于主辅机及螺旋桨等的运转以及涌浪等外力引起船体或其局部发生振动。在多数情况下，这种振动以共振的形式出现，舰船员所感觉的是综合方向的振动。舰船振动的频率范围很广，低的可达10Hz以下，高的可达数十甚至数百赫兹。人体对4～16Hz的振动最敏感，因为该频率范围振动可激发各器官系统产生共振。低频振动产生抑制作用可使人嗜睡，高频则呈兴奋作用，在10～200Hz范围内全身或局部肌肉引起反射性紧张反应，心率、呼吸频率、肺通气量及氧耗量增加。

4. 密闭环境　现代舰船舱室多为封闭型，空气交流主要通过通风系统，通风不良则污染物容易蓄积。此外，舱内新型舾装材料的广泛应用以及各种油料涂料在高温下挥发，导致舱室的空气污染。据初步检测发现舱室约有100多种成分污染空气，虽然浓度较低，但长期作用会对人体代谢产生影响。污染物以气体、蒸气和气溶胶形式通过呼吸道、皮肤等进入体内，与机体的营养物质相互影响，一些化学物质吸收后可引起某营养素缺乏，机体蛋白质缺乏或能量摄入不足会加重化学物质毒性的不良反应。

5. 其他　舱室环境因素诸如温度、湿度、照明、风速及空气成分、噪声和振动、电磁辐射以及低剂量电离辐射等综合作用于航海作业人员，机体可产生一系列的功能变化，最终导致疲劳发生和作业能力的下降。以温度变化为例，在机舱、厨房等产热设备集中的舱室温度可达40～50℃，低纬度航行时更有高温酷热的外环境。在高温环境中未习服的作业人员可丢失较多的水、矿物质、维生素及含氮物质。加上现代舰船航速高，连续航行可以快速跨越多个气候带，气温变化可达十摄氏度甚至数十摄氏度，在开放空间例如舱面、外甲板等处从事作业活动的人员均要经历严寒酷暑的短时剧变。当处于高温或低温海区时，由于舱室内部处于相对恒温状态，舱内外的温度差，也会使作业人员产生不适，甚至造成热应激或冷应激相关表现如中暑或受寒感冒等。

（二）航海作业对营养代谢的影响

1. 能量　在舰船上由于活动场地小，航海时活动量较码头上减少，加上舰船机械化作业都可使航海人员能量消耗量减少；但由于受到高温、寒冷、小剂量电离辐射、振动以及精神紧张等影响，航海人员的能量消耗量增加。在一项研究中，28名水面舰艇人员在码头上测定的基础代谢率为38.75kcal/(m^2·h)，同一批人在饮食状况未改变的情况下，在舰艇上测定的基础代谢率为40.92kcal/(m^2·h)，比在码头上高5%～9%，而且年龄大者增加较多，可能与在舰艇上肌肉及精神紧张有关。有研究发现，随着振动的频率增加，氧耗量呈直线增加，原因是人借助自主或不自主的肌肉用力来调节姿势，以减低振动作用。另有报告指出，潜艇艇员航行前基础代谢的能量消耗为1474kcal，航行环境温度为16～25℃，相对湿度为41%～75%时，在航行结束后3天基础代谢的能量消耗为1733kcal，较航行前增加了11.8%。在舰船航行早期可出现能量代谢负平衡，如有调查发现航行早期，5人中有3人出现能量代谢负平衡。

2. 产能营养素

（1）蛋白质：高温、前庭器官受刺激、小剂量电离辐射或精神紧张都会引起蛋白质代谢的变化，主要是蛋白质分解代谢增强，蛋白质需要量相应增加。电离辐射可抑制氧化磷酸化，蛋白质分解代谢增强，可出现负氮平衡，尿中羟脯氨酸与甘氨酸排出量明显增加，牛磺酸排出量亦增加，同时组织蛋白合成减少。长期低剂量电离辐射可使大鼠血浆蛋氨酸、赖氨酸、谷氨酰胺等含量减少，体重增长缓慢，在饲料中补给上述氨基酸后体重能正常增长。机体前庭器官受刺激后，血中尿素和游离氨基酸明显增多，主要是以非必需氨基酸增加为主，其中参与转氨过程的天冬酰胺、谷氨酰胺、谷氨酸及丙氨酸都增加。在振动作用下（0.5G，4～8Hz，20分钟），人血中巯基在暴露前为（4.73±0.73）mmol/L，在暴露后增至（6.55±1.62）mmol/L，较振动暴露前增加42.7%。有研究发现在85dB（A）等效声压级环境中工作7小时后，血清总蛋白增加1.7%。还有研究表明，基于两组间能量摄入与消耗无明显差异情况下，一组工作于88～107dB（A）等效声压级的机械噪声环境中，另一组工作于无任何机械噪声的环境中，结果发现长期噪声作用使血清中γ-球蛋白明显升高。此外，晕船使蛋白质分解代谢增强，血中肌酐、尿素含量显著增加，血中某些参与转氨过程的非必需氨基酸含量增加，尿中总氮、氨和尿素排出量也增加。

（2）脂肪：在摇摆及高温环境中，作业人员厌油腻使脂肪摄入量减少。观察长期航行对脂质代谢影响的结果表明，长期航行后21～28岁的海员血清胆固醇含量明显增加，α-脂蛋白含量下降，β-脂蛋白含量增加，总脂水平无明显变化。美国调查1017名年龄为19.5～43.5岁的潜艇人员发现，与年龄相似的其他人员比较，潜艇人员的体脂在正常值高限，血清胆固醇水平与在潜艇的服役期呈正相关。在85dB（A）环境中工作7小时，可使血清中总胆固醇含量增加2.1%；长期工作于88～107dB（A）等效声压级机械噪声环境中，作业人员血清游离胆固醇含量明显增加。此外，电离辐射可引起脂质过氧化，细胞膜的通透性增加，导致脂肪组织分解代谢加强。

(3) 碳水化合物：在对 58 名、有 5 次以上潜艇航行经历的艇员进行糖代谢研究中发现，有 55%的人有某种糖代谢紊乱，如在给予 100g 葡萄糖后，1 小时与 2 小时血糖含量明显高于非潜艇艇员，2 小时后血清胰岛素含量明显高于非潜艇艇员。另外，全身振动可使血糖含量下降，并使葡萄糖耐量下降，表明糖原合成减少而分解增加，振动还使红细胞中 2,3-二磷酸甘油酸及乳酸生成增加，这表明红细胞糖酵解过程增强。此外，电离辐射造成小肠对碳水化合物吸收减少，细胞中葡萄糖激酶活性受抑制，葡萄糖氧化分解效率降低等，但不影响果糖的利用。

3. 维生素　维生素供给不足时可使作业人员晕船敏感性增加，其中维生素 B_6 与晕船的关系尤为密切。有研究发现，在前庭器官受刺激晕船时，血中维生素 B_6 含量与尿中 4-吡哆酸排出量减少。当机体缺乏维生素 B_6 时，呕吐中枢和前庭分析器的中枢兴奋性增加，前庭功能稳定性下降。给缺乏维生素 B_6 的个体补充维生素 B_6 后，个体对前庭刺激的耐受性提高，前庭功能稳定性增加。实验证明，体内维生素 B_6 的营养状况与运动病的症状呈负相关，即血中维生素 B_6 含量高，或尿中 4-吡哆酸排出量多者，前庭功能稳定，运动病的症状较轻。有人建议将供给含维生素 B_6 的复合维生素制剂作为预防前庭功能紊乱的营养措施。

多项动物实验证实，噪声对维生素代谢也有影响，补充维生素制剂后可改善噪声所致的前庭器官功能损伤。如在动物饲料添加普通量 4 倍的吡哆醇有助于改善听力痉挛；补充维生素 C、维生素 B_1、维生素 B_2、维生素 B_{12} 也具有一定的改善作用；在给大量吡哆醇同时增加维生素 B_2 可产生协同改善作用。

28 名核潜艇艇员航行 68 天后，血浆维生素 C 水平明显低于航行前及航行后 38 天的测定值；航行后期艇员参加潜艇航行次数多者血浆维生素 C 减少更明显。另有研究表明，40 名船员在不同纬度航行 6 个月后，未补充维生素 C 的船员体内维生素 C 下降到航行前的 56%，若补充维生素 C 100mg/d，在整个航行期间维生素 C 的营养状况良好。对我国船员研究的结果显示，在低纬度区域航行除维生素 C 不足外，维生素 B_2 也不足；核潜艇 68 天航行的后期，艇员血清中维生素 D 含量明显下降，1/3 艇员血清中维生素 D 含量低于正常值。

4. 矿物质　人体研究显示，在 85dB(A)噪声条件下工作 7 小时，红细胞中镁含量减少 1.5%，钠含量减少 6.3%，而血清中镁含量增加 2.4%，尿中镁排出量增加 15%。豚鼠暴露于纯音 2000Hz、120dB 声压级条件下 30 分钟，耳蜗内淋巴中钠离子浓度明显增加，停止暴露后即下降；在暴露噪声 2～10 分钟内耳锅内淋巴中钙离子浓度可较暴露前增加约 48 倍，但很快即降至原水平，甚至还在噪声暴露期间即恢复至原水平。当核潜艇长期在水下航行时，因缺乏紫外线导致维生素 D 合成减少，尿钙排出量很快就降到航行前 50%水平。晕船刺激可兴奋机体下丘脑-垂体-肾上腺轴，引起一时性的血糖升高、血清锌和铁等微量元素含量降低等，随后表现为血清钙、磷、镁含量显著性升高，血清钾、铁和锌含量显著下降。同时由于剧烈呕吐可使电解质大量丢失，引起机体电解质紊乱。

二、航海作业人群的营养需要与保障措施

(一) 营养需要

1. 能量　随着舰艇上设备日益机械化和自动化，舰船人员的能量消耗逐渐下降，推荐的能量摄入量也在减少。如英国皇家海军在 18 世纪舰艇人员每人每日能量供给量为 4778kcal，现在降为 2868～3824kcal。英国船员每人每日的能量供给量为 3700kcal。《日本船员法》规定每人每日能量供给量为 3057kcal，而《日本劳动协约法》规定为 3700kcal。其他国家舰艇人员能量供给量在 3000～4000kcal，在北极地区航行时能量供给量为 4500kcal。我国船员在 134 天航行中平均每人每日摄入能量 3138kcal，可以满足机体能量消耗的需要。目前我国规定，水面舰艇和潜艇艇员每人每日能量供给量均为 3300～3600kcal，核潜艇艇员为 3500～3700kcal。

2. 产能营养素　《日本船员法》规定蛋白质供给量为 110g，脂肪为 69g；《日本劳动协约法》规定蛋白质供给量为 99g，脂肪 99g；英国船员蛋白质供给量为 147～157g，脂肪为 127g。一些国家船员供给产能营养素占总能量的比例：蛋白质为 11%～15%，脂肪为 20%～35%，碳水化合物为 50%～69%。目前我国规定，水面舰艇的蛋白质供给量为 110g，潜艇和核潜艇艇员均为 120g。产能营养素占总能量的比例：蛋白质为 12%～15%，脂肪为 25%～30%，碳水化合物为 55%～65%，且动物性蛋白质应占总蛋白质的 30%～50%，每日饱和脂肪摄入量不超过总脂肪摄入量的 30%，反式脂肪酸摄入量不超过能量摄入量的 1%。

3. 维生素与矿物质　由于航海环境中许多因素的影响，致使机体多种维生素消耗量增加。因此，应注意供给充足的维生素，特别在低纬度区域航行或长期航行中要增加水溶性维生素的供给量。根据一些国家的研究结果，维生素 A 供给量 750～1000μgRE；维生素 B_1 及维生素 B_2 供给量依供给的能量计算，即每供给 1000kcal 能量，应供给维生素 B_1 和维生素 B_2 各为 0.5～0.8mg；维生素 C 为 100～150mg；潜艇长期在水下航行时，要及时补充维生素 D。矿物质供给量与普通成年人一样，但在低纬度地区航行时，要注意钾、钠、钙、镁等供给，以满足机体消耗的需要。

(二) 保障措施

远海航行时，具有距离岸港远、航行时间长、海况条件恶劣、天气变化异常以及海上高温、高湿、高盐雾等特点，由于受舰船自身条件和海洋环境的影响，食物供应特别是新鲜蔬菜和水果的供应难以保证，容易造成在远航后期因营养素摄入不足和消耗过大而引起相应的营养素缺乏症。因此，远航时的营养保障工作需要统筹兼顾，着重做好以下几方面工作：

1. 做好食物的选购、装载和储存　航海食品主要包括新鲜食物和冷冻食物、干燥食物以及罐头食品等。所有装船的新鲜食物都应是无腐烂变质、质量好、有良好包装的，并应存放于符合要求的各类食品库中。为延长新鲜水果和蔬菜保存期，通过调节贮存空间的气体成分，增加 CO_2 浓度，减少 O_2 的浓度，以抑制代谢及微生物生长；或在 3℃

冷藏库内定期供给 2.0~2.5ppm 的臭氧以防霉变。还应改进新鲜果蔬的冷藏方法，例如调气冷藏可使新鲜蔬菜的保鲜时间延长 2 倍。有条件的舰船可采用水栽法来种植一些新鲜果蔬，如自行生产绿豆芽、黄豆芽等以补充新鲜蔬菜的不足。

现在用于航海的干燥食品有干菜、干果、干豆荚、菌藻类及干水产品等；另一种为冷冻干燥食品，在冷冻条件下升华干燥，各种营养素及食物的风味都保存得很好。冷冻干燥的蔬菜经加水复原后，色、香、味均接近新鲜蔬菜。脂肪含量低的动物性食物，如虾类经冻干后也能长期保持原有的风味。干燥食品可以压缩成块状保存，使体积明显减少，这对食品库的有限空间特别有利。干燥食品极易吸收周围环境的水分，因而要有良好的包装，可用密封的厚塑料薄膜、复合薄膜或金属盒。

对于肉、鱼、虾、禽类等动物性食品，应强调速冻，即在短时间内将食品快速降温至各种食物的冰点，然后在 -18~-15℃保存，使食品营养素及风味能较好保存。除生的速冻食品外，还有熟的速冻食品，这种食品在解冻后无需烹调，加热后即可食用。

罐头食品是航海食品的重要组成部分，但罐头食品在加工过程中要破坏一些营养素，而且风味也受到一定的影响，特别是马口铁罐头作为舰艇远航食品存在可接受性差、开启难、废弃物多等问题。含气调理食品保鲜加工技术是针对以往罐头食品常规加工方法存在的不足而开发的一种食品加工技术，经该技术加工后的食品可在常温下保存 2 年以上；同时，在适中的温度和时间下灭菌能较完美地保存食品的品质和营养成分，食品原有的口感、外观和色香味几乎不会改变，适用于加工肉类、禽蛋类、水产品、蔬菜、水果和主食类等多种烹调食品或食品原材料，特别是那些不可使用除氧剂的食品及质地松软的食品，能起到极好的保鲜效果。该方法在一定程度上可解决航海食品保鲜问题。

除了普通的食物外，舰船上还要储备应急食品以备有紧急情况下使用。如当舰船损坏无法烹调时，或因舱室封闭无法送饭时就需使用应急食品。这种应急食品提供的能量低于日常膳食，但营养素配比合理，有助于维持体力。另一种为弃船救生口粮，供给的能量较低，如美国弃舰救生口粮每人每日不足 500kcal，由各种糖块组成，在无水条件下食用也不会引起口渴。法国海军救生口粮的能量稍高，约 1200kcal。

2. 做好膳食调配　根据食谱统筹利用食品，应有计划地调配食品，保持人员合理营养供给。设计每两周循环一次的食谱，使两周内供给的菜肴不重复，以使舰船上的人员保持良好的食欲。在远航早期，舰船员易受风浪、高温和噪声等影响而出现食欲下降，这时要考虑舰船员的饮食习惯和爱好，调配和烹调好膳食，使饭菜品种多样化，美味可口，质优量足。当风浪大、任务有变时，应对饭菜花样、能量分配和就餐时间作必要调整。

做到长计划、短安排，依照食材的耐贮存特性，易腐烂变质的食物先行食用，耐贮存的适当延后，尽量保留一些新鲜食物，以备航行后期食用。同时能够生食的果蔬，在保证卫生的前提下尽量生食，以免加热破坏维生素 C。

3. 注意预防维生素缺乏　应注意给航海人员补充维生素制剂。一般在远航第 3 天后或新鲜蔬菜吃完时开始补充复合维生素片，也可使用长效维生素注射液，注射后能在体内储存 90 天左右。通信、航海等部门人员可按工作需要适量补充维生素 A。潜艇艇员每日需补充维生素 A 1500μgRE、维生素 D 12.5mg。

4. 重视食品安全　必须建立完善的食品安全监督制度，严格食品采购、运输、装载、贮藏、加工各环节的规范操作与监督，上船舰的食物必须经过严格卫生检查。由于舰船储存食物的条件有限，加上船舱内温度偏高可加速食品的腐败变质，因此，在远航期间要定期检查各类食物质量，加强饮食卫生管理，预防食物中毒的发生。

三、晕船的营养对策

航海中最常见的健康问题是晕船。发生晕船时，舰船人员食欲普遍降低，饮食量明显减少，加上呕吐等因素的影响，可导致各种营养素摄入不足。呕吐严重时还会出现水盐代谢紊乱。一般在短时间晕船以后，呕吐停止，食欲能迅速恢复，对营养状况无显著影响，但如连续晕船多日，可对舰船员的营养状况产生一定程度的不良影响。因此，对晕船人员应采取适当措施以减轻晕船对其营养状况的影响。

1. 避免过饱过饥　在航行期间或预知大风浪来临之前，晕船敏感者不宜过饱，以少吃多餐为宜，也不宜因惧怕呕吐而空腹。胃过于膨胀或空虚可因上腹部不适促发恶心、呕吐。对个别因晕船呕吐严重而不食者，应劝导在呕吐后适当进食，以避免空腹呕吐以致胃黏膜损伤出血。

2. 食物多样化　舰艇人员在晕船时对不同食品反应不一，并不厌弃所有食物，喜欢新鲜蔬菜和水果、罐头水果、榨菜、咸菜、稀饭、面条、饼干、米饭和烤馒头片等，不喜欢油腻、腥膻的食物，麦乳精、咖啡和茶也较受欢迎。因此，应选择较受欢迎的食物加以适当调配，提供多样化的主食；生姜片、陈皮、山楂等具有止呕、开胃作用的食品也可备选。

3. 机动进食时间和方式　晕船发生率高时，应根据风浪情况调整就餐时间，晕船时舰艇人员由于呕吐等反应几乎无法进食，所以就餐时间可根据情况尽量安排在船体动荡较小的时候，还可让舰艇人员随时进食，同时提供方便食品以便舰艇人员需要时即刻食用。

4. 改善就餐环境　要保持良好的就餐环境，餐厅保持通风、照度适宜、安静和谐，清洁整齐。及时清除呕吐物、残羹剩饭等不良刺激物。

5. 补充维生素 B_6　维生素 B_6 制剂有预防前庭器官功能紊乱的作用，航行期间对晕船敏感者可适量补给维生素 B_6，剂量可为平时供给量的 2~3 倍。

6. 营养支持　对于呕吐严重出现水盐代谢紊乱者或低血糖者，应给予输液等营养支持和对症处理。

（李红霞　沈慧）

第四节　潜水作业人群

潜水（diving）是指采取一定的方式、方法和步骤，主动地从空气中穿过空气-水界面没入水面以下、到达水底或目的深度后从事一定的活动，又从水底或目的深度离开，向浅处返回，经过一定的减压规程，最后露出水面的全过程。根据不同装置，潜水可分为空气潜水和饱和潜水。空气潜水装具特点是潜水员自携呼吸气体下潜，这类装具也可根据呼吸气体种类和更新方式的不同，而分为开放式、闭合式或半闭合式。以压缩空气作为呼吸气体时，通常用开放式；以纯氧和人工混合气体作为呼吸气体时，通常都用闭合式和半闭合式。饱和潜水是暴露于某深度（高气压）下一定的长时间后，溶解于机体组织内的惰性气体达到完全饱和的程度，即使再在该深度延长暴露时间，饱和度也不再增加；饱和时间与初饱和时所需者相同的这种方式的潜水称为饱和潜水。

潜水作业是在特殊的水下环境条件下进行的，水下环境与地面环境的最大区别是无法直接从周围的介质得到所需的氧气。此外，潜水作业还面临诸多环境因素，例如静水压、水温、水的密度和阻力、水流、光和声在水中的传播、呼吸气体的供应和呼吸阻力以及水下生物的威胁，这些因素在不同程度上对机体健康产生不良影响。为克服或减少这些客观因素的影响，需要采取多种措施，包括使用不同潜水装具、装备，供应适宜的气体，使用保暖、抗浮设备及附件。

一、潜水作业对生理功能和营养代谢的影响

潜水作业环境具有如下特点：①高气压：水下作业人员常处于大于1个大气压的环境中，所处的环境除了大气压（在水面上）外，还有静水压，水深每增加10m就增加1个大气压，水深处的压力加上水面上的大气压称为绝对压（ATA）。随着总气压增加，气体中各组成气体的分压也相应升高，对人体生理功能产生影响。如高分压氮可引起氮麻醉，高分压氧可引起氧中毒，高分压二氧化碳有导致昏迷的危险，在氦氧高压环境中还会出现高压神经综合征等。另外，高压气体密度加大，使呼吸阻力增加，并且随气压加大而增加；②水下低温：水下温度常年处于10℃以下，水的导热又大于空气，人在水中将以传导和对流方式向水中散热，因此，机体在水中比在空气中丢失更多的能量。此外，为了克服水中的阻力，潜水员要消耗更多的能量。若在水下50m深处作业，为避免产生氮麻醉，就要用分子小扩散速度快的氦气或者氢气来代替空气中的氮气，因此，呼吸含氦的混合气体时，经呼吸道散热增加。

（一）潜水作业对生理功能的影响

1. 体能消耗增加　水下作业时，潜水员身负潜水装具和压重，行动不便，再加上水下黑暗或水体不清，需要摸索前行；水下操作主要为重物搬运，探摸船体等，上述行动都需要潜水员注意力高度集中，体能消耗较多。从水下上升到水面的减压过程中，需按减压方案在预定深度停留规定时间，使溶解于体内的惰性气体安全排出，若不遵守减压的规则，可发生不同程度的减压病，严重者可危及生命；因此，在减压中潜水员也处于高度紧张状态中，使体能消耗进一步增加。

2. 食欲降低　在高压环境中，潜水员食物摄入量显著减少，主要原因包括：①在饱和潜水-巡回作业条件下，需要在常压下制作热食，通过过渡通道传递给高压环境中的潜水员，潜水员荤食摄入减少，水果、蔬菜及饮料等摄入增加。如在200m深氦氧模拟饱和潜水营养代谢的研究中发现，在高压停留期间，主要是素食和饮料的摄入量增加，主食与荤食的摄入量下降；②在超过200m深度较大的作业时，潜水员易发生高压神经综合征而引起厌食。如有2名潜水员潜水前摄入能量平均为2900kcal，到26ATA环境中摄入量约2400kcal，在31ATA环境下摄入量进一步下降为2000kcal；③在高压环境中特别是开始减压时，潜水员有意识地减少进食量，以免血脂水平增高而增加减压时的危险；④在高气压下，一些食物的性状发生改变，例如高压下的西瓜和苹果松软，且失去固有风味。

（二）潜水作业对营养代谢的影响

1. 能量　潜水员的能量消耗增加，与高压环境、呼吸气体成分以及环境温度有关。有研究显示，潜水员的基础代谢在潜水前为1440kcal，16ATA时上升为2000kcal，21ATA时为1800kcal。另有研究发现，在5ATA空气环境中40分钟，期间进行肌肉活动10~12分钟，其氧耗量为每分钟2.335L，而在1ATA空气环境中，进行同样强度的肌肉活动，其氧耗量仅为每分钟1.633L。在进行18.6ATA环境中能量平衡研究时发现，在18.6ATA氦氧环境中，温度为31℃，能量消耗较在1ATA环境中增加12%；若环境温度降至27℃时，能量消耗较1ATA时增加26%。说明在氦氧环境中温度变化很小时，就可显示出代谢的差异。在水下作业时，因水温低于体温，经传导、对流使潜水员散热丢失大量能量。若呼吸氦氧混合气体时，因氦的导热系数比空气大近6.2倍，此时，机体经呼吸道丢失的热量增多。此外，低水温可使氧耗量增加，休息状态下每分钟氧耗量，在水温为3℃时要较在28℃的水中增加59%。

潜水员摄入的能量往往低于消耗的能量。澳大利亚学者调查发现，潜水员训练时每天能量负平衡可达301~666kcal。我国海军医学研究所调查发现，非饱和潜水训练时，潜水人员能量消耗量为(3740±400)~(3923±439)kcal，最多者可达4426kcal；而潜水员平时膳食中平均摄入能量仅为2980~3500kcal。潜水期间仅水下行走即可达到重体力劳动强度，施行水下搬运、探查、水下焊接切割等潜水作业时，其能耗量可达极重体力劳动。

在饱和潜水中，特别是在200m以深潜水时，因受高气压的影响常使食欲下降，因而更易出现能量负平衡。在大量饱和潜水的实验报告中，多数潜水员的体重下降，表明能量摄入量未能满足消耗的需要。模拟480m饱和潜水试验表明，加压期间能量摄入减少，加压达到200m深度时，可出现头痛、厌食等明显的高压神经综合征表现；而在减压阶段，能量摄入逐渐有所增加，出舱时受试潜水员的体重低于进舱时。

2. 蛋白质　无论进行什么形式和时间的潜水作业，都可观察到机体蛋白质代谢变化，主要表现为尿素氮排出量明显增加、血中清蛋白和球蛋白含量增加，血清总蛋白有下降趋势。如在空气潜水中观察到，潜水员在6.7ATA空气环境中停留45分钟，第1~2天尿中尿素氮排出量下降，而到第9~10天尿素氮排出量明显增加。而在另一研究发

现，潜水员在6.7ATA空气环境中45分钟，1小时后血中白蛋白、球蛋白含量增加，而在潜水后1~7天机体血清总蛋白有下降的趋势。在饱和潜水中蛋白质代谢的变化更加明显，如在2.5ATA空气环境中每天巡潜至7ATA环境中共6~7天，潜水员血清中尿素氮含量在潜水期明显增加，并一直持续到潜水结束后第3天；同时尿中尿素氮排出量也明显增加，血清总蛋白与白蛋白浓度在潜水结束后第7天明显下降。在21ATA氦氧饱和潜水中观察到潜水员血清游离氨基酸含量下降，其中必需氨基酸含量下降较多。饱和潜水中潜水员摄入蛋白质较加压前少，尿氮排出量也相应减少，但尿氮排出量占摄入氮的比例却较加压前增加。在43ATA氦氧饱和潜水时，随着压力增高，潜水员氮排出量进行性增加。

一项研究显示，4名潜水员每日蛋白质摄取量为97~127g，按每千克体重计算摄取量为1.45~1.9g，均出现了负氮平衡。美国海军潜水员0.56MPa压力干式模拟饱和潜水时，用N^{15}标记甘氨酸加入膳食，通过测量血浆纤维蛋白原中的N^{15}标记来评估肝脏的蛋白质合成，发现纤维蛋白原N^{15}甘氨酸浓度和纤维蛋白原的马尿酸前体物明显减少，说明蛋白质合成量减少。

3. 脂肪　日本海女（如采珠女，空气潜水）在收获季节皮下脂肪明显减少，血浆游离脂肪酸降低，仅为日本女青年的49%。在19.2ATA氦氧饱和潜水条件下，潜水员血中胆固醇含量显著增加，血清游离脂肪酸减少。动物实验结果发现，在1ATA或10ATA氦氧环境中，大鼠皮下脂肪较正常环境中显著减少，肾上腺中脂肪含量下降较多，肾脏中脂肪少量下降，而肝和脑中脂肪含量都增加。

4. 维生素　从事空气潜水作业的潜水员与非潜水员比较，体内维生素B_1不足者较多，而且4-吡哆酸排出量减少。在4.65ATA氦氧饱和潜水26天中，观察到在高压环境下1周时，潜水员的维生素负荷尿中维生素B_2、4-吡哆酸排出量出现有一时性的增加，而维生素B_1却持续减少；在36ATA氦氧饱和潜水中，在高压环境中第7天发现24小时尿中排出维生素B_2、N′-甲基烟酰胺、烟酸、叶酸、吡哆醇有一时性增加，而维生素B_1排出量也持续减少，同时红细胞转酮酶的活力降低。在另一实验中观察到，在36ATA及57.6ATA氦氧饱和潜水中潜水员血中维生素C含量下降，与由高氧分压高有关。有学者研究发现，在11ATA 4.5小时后，24小时尿中维生素B_1、维生素B_2、N′-甲基烟酰胺排出量明显增加，而4-吡哆酸和维生素C排出量明显减少，这种变化在加压6个月后，4-吡哆酸排出量恢复正常外，其余变化仍未见恢复。在2.13MPa氦氧饱和潜水实验中，4名潜水员有3人维生素B_1排出量较潜水前减少，在减至常压后11天维生素B_1排出量仍未恢复到原有水平。另在3.65MPa氦氧饱和潜水实验中，潜水员摄入的维生素B_1、维生素B_2、维生素B_6及维生素C的量都较潜水前有了增加，但有的潜水员仍有维生素B_2、维生素B_6及维生素B_1的不足，而维生素C的排出量未见下降。也有研究报告显示，潜水员于305m及488m氦氧环境中，血中维生素C含量明显减少。近年来，有关高压神经综合征的探索性研究结果表明，在51ATA及71ATA条件下大鼠脑中纹状体维生素C含量明显减少；另外，还发现在加压前和减压后静脉注射烟酸，可使狗在减压期间血浆容量不下降；大鼠在1.11MPa氦氧环境中生活4周，必须将原来饲料中各种维生素含量增加25%，特别是应增加维生素B_1、泛酸、生物素及维生素K，否则不能维持大鼠的正常生长。

5. 矿物质　潜水员于6.7ATA空气潜水45分钟，潜水后1小时血中钠减少，钙与钙/磷比值下降。在2.5~2.8ATA空气饱和潜水每日巡潜到4ATA 6~7天的实验结果表明，潜水员尿中钠、钾、氯排出量增加，钠/钾下降。在18.6ATA氦氧饱和潜水中，潜水员体内钠平衡为正平衡，而钾为负平衡。在26.7ATA氦氧饱和潜水6天中，潜水员尿中钠排出量变化不明显，而钾排出量增加，钠/钾下降。在36~40ATA氦氧饱和潜水条件下，潜水员血中钠、钾、钙、镁、铜、锌等与加压前比较未见明显变化。在43ATA氦氧饱和潜水中，对潜水中的钙平衡研究中未见有何变化。另有研究显示，在高压环境中骨骼中钙沉着增加。在208ATA空气饱和潜水8天中，潜水员血清铁蛋白和铁含量增加，而胆红素、血红蛋白、血浆铜蓝蛋白、转铁蛋白、铜或总铁结合力都未见变化。总之，在潜水作业条件下，潜水员体内矿物质代谢受到影响，而钾代谢受影响较明显，尿钾排出量增加，有的实验还观察到钾代谢呈现负平衡。

6. 水　在潜水深度较浅并持续时间较短时，如在2.5~5ATA氦氧环境中5小时，大鼠骨骼肌、心肌、肝及脑组织总水量及细胞外液无变化。而在潜水时间较长如饱和潜水时，无论潜水深度浅或深，都出现排出尿量增加。如2.5ATA空气饱和潜水7天，每日巡潜到4TA潜水员每日尿量由加压前1.7L增加至2.5~2.6L。在水下60m氦氧饱和潜水时，潜水员排出尿量较加压前增加70%~100%。在18.6ATA氦氧饱和潜水环境中潜水员尿量一直较加压前多，但不论每天摄水量还是身体总水量并无明显变化，只是不显性失水却较加压前低35%。

二、潜水作业人群营养需要与保障措施

（一）营养需要

1. 能量　潜水作业属于重度体力劳动，无论是潜水作业还是训练期间，应注意供给充足的能量，以满足机体能量消耗的需要。在使用空气潜水时，可供给能量3200~3600kcal。在水温较低、劳动强度又较大时，可适量增加能量供给量。在使用氦氧混合气进行潜水时，特别是饱和潜水时，一般认为能量供给量为4000kcal，水温较低时可增至4500kcal。

2. 产能营养素　产能营养素供能比尚未达到一致的意见，如有人提出以蛋白质供能比为18%、脂肪为10%、碳水化合物为72%；有建议潜水员食用混合食物，能量分配为蛋白质15%、脂肪30%、碳水化合物55%；也有学者提出，供给能量4000kcal，其中蛋白质120g，占12%；脂肪160g，占30%；碳水化合物500g，占50%。在饱和潜水期间，需特别注意能量分配，加压期不必十分严格，以保证充分摄取食物，提供充足能量为前提，但减压期间必须控制脂肪的数量与比例，需控制在占总能量30%以下，防止脂肪过高干扰减压过程，增加减压病发生风险。

3. 维生素 由于在高压环境中，体内消耗维生素较多，因此，要供给潜水作业人员充足的维生素，特别是B族维生素。维生素供给量可为一般成年人供给量的150%~200%。如膳食无法满足维生素需要量，可供给1.5倍DRIs推荐量的复合维生素制剂。

4. 水与矿物质 由于高压条件下尿量排出增加，因此，要注意供给水，每天约2L，以无口渴感为宜。目前，尚未见到有关矿物质供给量的研究报告，以增加富含矿物质的食物种类来增加矿物质的来源和数量。

综合历年的研究资料，参考国内外有关经验，大深度（200m以深）饱和潜水员推荐的营养素供给量见表4-10-7。

表4-10-7 大深度（200m以深）饱和潜水员推荐的营养素供给量

能量或营养素	供给量	能量或营养素	供给量
能量	加压期间（3600~4300kcal）	烟酸	35~40mg
	现场作业（5500kcal）	维生素C	150~200mg
	减压期间（3100~3600kcal）	维生素E	15~20mg
蛋白质	占总能量15%~18%	钙	1000~1200mg
脂肪	加压前、加压期间占总能量35%，减压期占总能量<30%	磷	1200mg
		镁	350~500mg
维生素A	1800μgRE	铁	15~20mg
维生素B_1	4.0~4.5mg	锌	15~20mg
维生素B_2	4.0~4.5mg	铜	2~3mg
维生素B_6	4.0~6.0mg		

（二）保障措施

不仅在潜水作业时，在平时、作业前和加压训练中都要注意针对各种潜水作业人员实施特殊营养保障措施，才能有效保证潜水员在潜水作业时处于良好的营养状况。通常潜水作业有潜水前训练、潜水期间、减压期间和潜水后几个阶段，营养保障要根据不同阶段的特点进行。

虽然潜水员的营养需要量较高，但要注意使潜水员的体脂及血脂控制在正常范围内，否则在减压时易发生减压病。如动物实验中观察到，若在实验前1小时或5小时给脂肪高的食物，可增加减压病死亡率。有人提出在潜水作业前1~2天，应多吃一些食物以贮存葡萄糖，而在潜水作业当天吃清淡的食物，在潜水作业期间应给含糖的点心。在潜水前2~3小时，摄入含碳水化合物丰富、脂肪和蛋白质少的食物是一种安全的选择。在减压期间每日给约3000kcal能量，并给易消化的食物，避免摄入富含脂肪及产气的食物。

1. 常规潜水 常规潜水期间，机体能量消耗可达4500kcal，因此，应供给能量充足的平衡膳食，并供给充足的维生素。应供给能量充足易消化的食物，避免供给产气食物，避免摄入过多的脂肪。供餐的时间与潜水作业时间间隔至少2小时。若在水下作业时间较长，中间应供给一次食物，为快速供给能量和水，可给含糖点心及非酒饮料。潜水后提供的膳食可与潜水前一样，使潜水员体力尽快恢复。

2. 饱和潜水 饱和潜水作业因在高压环境中停留时间较长，引起体内营养代谢的改变。因此，应制订周密的营养保障方案，保障潜水员的营养需要，并针对潜水员食欲变化随时调整。在潜水前训练期间就应供给能量充足的平衡膳食，并开始补给维生素，以使体内各种营养素处于充裕状态。在加压与饱和潜水期间，能量供给不低于3500kcal；在大深度氦氧饱和潜水时，能量供给可达4000kcal，供给优质蛋白质，蛋白质供能应占总能量17%，并补给适量维生素。减压期间的能量供给应控制在3000kcal水平，应注意提供低脂、易消化的食物，严格控制脂肪摄入量，每人每天不应超过100g，并继续补给适量维生素。在减至常压后10天内，应继续供给能量充足的平衡膳食及补给适量维生素，以促进潜水员体力恢复，消除高压环境对维生素代谢的影响。

3. 大深度饱和潜水 大深度饱和潜水时，潜水员主要表现为荤食摄入减少，素食、水果、饮料摄入量增加。比较喜好摄入脂肪含量较低的食物如虾、鱼、鸡、鸽子、瘦猪肉、牛肉、甲鱼和蛋类等；比较喜爱的素食为各种绿叶蔬菜和豆制品。应避免供给产气的食品，如韭菜、萝卜、干豆、啤酒之类。食品的加工以炖煮等方式为主，少用煎炸，食物的软硬适度，大小适中，以免影响食欲。此外，为做好潜水员营养保障工作，应对潜水员营养状况进行监测，必要时可进行个案膳食调查，及时了解潜水员的营养素摄入量，并可随时调整食谱。根据条件，可每日称量记录体重，定期收集血、尿样品进行生化检查，及时了解潜水员蛋白质、维生素等营养状况。

（李红霞 沈慧）

第五节 低照度作业人群

外界环境的光照强度用照度来表示，其定义为单位被照面积上接收到的光通量，单位为勒克斯（lux，简写为lx）。一般晴天和黑夜的照度分别约为100 000lx和1/3000lx；低照度环境定义为低于30lx照度的环境。

随着现代科学技术的发展，除了传统的井下和隧道作业外，从事仪器仪表、电脑等操作的作业人员越来越多，平板电脑、智能手机也进入千家万户，这些工作和生活场所均可能涉及低照度问题。另一方面，现代战争为减少伤亡，也常常利用夜幕做掩护，夜幕下作战需要具有良好的视力，一些军兵种如空军飞行员、海军舰艇人员、雷达操纵员、侦察员也需要良好的视力。因此，研究维护暗适应能力、提高低照度环境下的视觉功能具有重要意义。

一、低照度环境与视觉功能

低照度环境对人体的一些生理功能有一定影响。如在低照度情况下，短波长的光源对人体心率的影响较大，而长波段的光源对心电图QT段的影响较大；在一定条件下,低照度环境可以抑制人体褪黑素的分泌。长期在低照度环境下的工作人员,对部分维生素和矿物质的需要量增加,同时容易产生视疲劳,暗适应时间有所延长。

1. 视疲劳　视疲劳表现为过度用眼后出现眼部不适、视觉障碍以及相关的全身症状,甚至不能进行正常视作业的一组综合征,临床表现为眼胀、眼痛、畏光、视物模糊、眼干涩等症状。视疲劳的主要原因之一是用眼过度,导致局部代谢产生的自由基和代谢产物堆积,营养物质供应不足,引起眼部不适症状。在视疲劳严重情况下可产生眼肌痉挛、头痛、眩晕、颈部肌肉紧张、肩部酸痛,诱发胃功能障碍、全身不舒服等症状,直接影响人的作业能力。长时间在低照度环境下工作更容易产生视疲劳,影响作业能力。

2. 暗适应　视网膜是人体感受外界光刺激的组织器官,外界光刺激信息通过三级神经元传递进入大脑,包括光感受器细胞、双极细胞和神经节细胞。第一级神经元即为视网膜上的光感受器细胞,分为视杆细胞和视锥细胞。视杆细胞主要分布于视网膜中央凹以外的区域越靠边缘区域分布越多;视锥细胞主要集中于黄斑区,越靠边缘区域分布越少。视杆细胞感受弱光和无色(暗视觉),光敏感度较高。因此,在低照度环境下视杆细胞的作用十分重要。但是,视物时视杆细胞只能感觉到物体较粗略的轮廓,精确性较差;视锥细胞感受强光和颜色(明视觉),光敏感度较低。因此,在照度良好的环境下视锥细胞的作用十分重要,且视物时可以辨颜色,对物体的轮廓和表面细节分辨较为清楚。除了这两种细胞,哺乳动物的视网膜内还存在着内在光敏视网膜神经节细胞(ipRGC),ipRGC 参与调节人体内多种生理状态,例如心率、血压、血液激素含量和人体兴奋水平等。人从亮处进入暗处,最初看不清任何物体,经过一段时间后,才逐渐恢复对光的敏感性,此过程称为暗适应(dark adaptation)。暗适应功能可以采用暗适应计、视网膜电图进行检查评价。暗适应长短主要反映视杆细胞的功能状况,一些营养素的营养状况对暗适应的长短具有明显影响。

二、营养与视觉功能

维生素 A、牛磺酸、锌、部分脂肪酸和蛋白质等营养素的营养状况对视觉功能具有显著影响。此外,一些植物化学物如叶黄素等对视觉功能也有影响。

1. 维生素 A　维生素 A 对于视觉功能十分重要。在体内维生素 A 以视黄醇、视黄醛和视黄酸的形式存在。视杆细胞外段含有一种特殊的感光色素—视紫红质(erythropsin),是由 11-顺式视黄醛与视蛋白结合而成,是低照度下产生视觉的重要物质基础之一。

人进入亮处时,视紫红质经光照后,11-顺式视黄醛与视蛋白分离并异构为全反式视黄醛,产生“漂白”现象,即红色的 11-顺式视黄醛转变为无色的全反式视黄醛,同时激活视杆细胞外段盘膜上的光转导蛋白,进而激活磷酸二酯酶,催化 cGMP 水解,引起 cGMP 门控通道开放减少,钙离子主动摄入减少,产生超极化电位,引起视杆细胞神经递质释放的变化,最终光刺激信息传入大脑形成视觉。由于视杆细胞内的视紫红质在亮处不断漂白,使视杆细胞逐渐丧失感受光刺激的功能,其功能由含有三种不同吸收光谱特性视色素的视锥细胞所代替。当人由亮处进入暗处时,由于视杆细胞视紫红质在亮处漂白消耗,需要经过一个重新合成的过程。因此,短时间内不能视物,需要经过一个暗适应的过程,其本质就是视紫红质的再生过程(图 4-10-1)。具体过程是由全反式视黄醛还原生成全反式视黄醇,并弥散到视网膜色素上皮细胞后酯化为全反式视黄酯,再转变为 11-顺式视黄醇,经视黄醇脱氢酶催化生成 11-顺式视黄醛,释放后与视蛋白重新结合生成视紫红质,视紫红质的生成使视杆细胞恢复在暗处的视物功能。

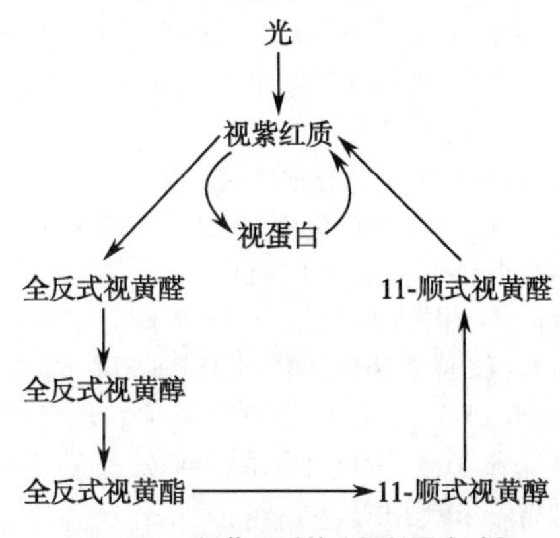

图 4-10-1　视紫红质的分解与再生过程

维生素 A 的营养状况决定了暗适应过程的长短。若维生素 A 不足,视紫红质再生过程缓慢,暗适应时间延长,严重时出现夜盲(night blindness);若维生素 A 充足,视紫红质再生过程迅速,暗适应时间短暂。维生素 A 影响视觉功能的机制主要包括:①参与合成视紫红质,增强视网膜感光能力;②与眼表面黏蛋白的表达相关。眼表面黏蛋白能够稳定泪膜,具有维持角结膜上皮表面湿润、防止眼球表面干燥以及病原体入侵等作用;③影响角结膜的增殖和分化。维生素 A 缺乏时,结膜杯状细胞减少,角结膜上皮出现过度角化并伴随细胞形态学改变,细胞层数增加,结构紊乱,导致上皮变厚;④参与角膜糖蛋白的合成,影响角膜能量代谢;通过增强角膜内皮细胞表皮生长因子受体表达,促进角膜创伤愈合。

2. 牛磺酸　牛磺酸具有促进视觉感受器发育、改善视功能的作用。视网膜中牛磺酸含量较高,且约 2/3 分布于光感受器。1975 年,Hayes 等发现幼猫因喂食缺乏牛磺酸的口粮而发生视功能减退甚至失明的现象,证明牛磺酸与视功能有密切关系。进一步研究发现,视网膜牛磺酸含量十分丰富,主要分布于光感受器细胞层,幼猫牛磺酸缺乏后,光感受器细胞发生退化,最终导致失明。除了幼猫外,幼猴和大鼠牛磺酸缺乏后也出现视功能减退甚至失明的现象。在长期接受不含牛磺酸的完全静脉营养而导致血浆牛磺酸水平下降的儿童中,也发现了视网膜电图的异常。

牛磺酸对视网膜及视杆细胞外段的 ATP 依赖的钙离子摄入过程具有调节作用,从而调节光感受器细胞的光转导过程。添加牛磺酸可明显增加大鼠视网膜光照和暗适应时视杆细胞光转导蛋白 α 活性亚单位的表达。人体试验结果表明，补充牛磺酸可以大幅度提高微光近视力和快速暗适应功能，减轻由视屏工作引起的视疲劳。

3. 脂类

（1）脂肪：膳食脂肪有助于维生素 A 的吸收，在摄入足够脂肪的情况下，健康人维生素 A 吸收率大于 80%。膳食脂肪摄入减少可影响维生素 A 吸收，从而间接影响视觉功能。

（2）不饱和脂肪酸：二十二碳六烯酸（docosahexaenoic acid，DHA）和二十碳四烯酸（arachidonic acid，AA）是视网膜的重要成分之一，也是胎儿与婴幼儿视网膜发育过程中的必需脂肪酸。有研究发现，在视杆细胞的外段盘膜中 DHA 的含量高出其他组织 45%～60%。用不含 DHA、AA 的饲料喂养实验，动物视网膜电图出现异常；人体观察也有类似结果发现。

在视网膜中，DHA 含量占总脂肪酸的 18%～22%；在发育期的视网膜中 DHA 含量很高，约占总脂肪酸的 50%。若视网膜组织和神经系统中 DHA 不足会导致视觉灵敏度下降及视网膜电图波形改变。DHA 也影响视网膜细胞信号转导过程，如通过 Nrf2 途径、NADPH 氧化酶/ROS/Nrf2 通路途径、Rac1/NAPDH 氧化酶/ROS/p38 途径诱导视网膜上皮细胞表达血红蛋白氧合酶，从而发挥对人视网膜色素上皮细胞的保护作用。

4. 蛋白质　维生素 A 代谢与蛋白质有关，因此，蛋白质营养状况对视觉也有影响。维生素 A 吸收后进入肝脏储存；视黄醇与视黄醇结合蛋白（retinol binding protein，RBP）结合，后者又与前白蛋白（prealbumin，PA）结合，最终以视黄醇-RBP-PA 形式运输。蛋白质营养不良时，血浆 RBP、PA 浓度下降，导致视黄醇转运障碍，使视网膜 11-顺式视黄醛的含量减少。此外，蛋白质营养不良对视网膜中视蛋白等的合成也有影响。

蛋白质营养不良对维生素 A 储存也有影响，原因是维生素 A 吸收后，必须经维生素 A 棕榈酸酯水解酶作用后，形成棕榈酸视黄酯储存于肝脏。蛋白质营养不良时维生素 A 棕榈酸酯水解酶活性下降，导致维生素 A 储存障碍。

5. 微量元素

（1）锌：锌是视黄醇脱氢酶的重要成分，参与视黄醇的合成与变构，可促进维生素 A 还原酶和视黄醇结合蛋白的合成。锌参与肝脏维生素 A 的运输和释放、视网膜维生素 A 代谢。锌缺乏可引起暗适应功能下降直至夜盲，补锌后可促进暗适应功能的恢复。

（2）硒：作为谷胱甘肽过氧化酶（GSH-Px）的辅助因子，硒具有抗氧化和保护生物膜的作用。大鼠缺硒后发生白内障，视网膜内核层细胞减少；白内障及糖尿病性视力下降者补硒后，视觉功能有所改善。

6. 其他维生素

（1）维生素 B_1：作为 α-酮酸氧化脱羧酶的辅酶，维生素 B_1 缺乏可引起神经功能失调，在视觉系统表现为眼运动障碍，视敏度下降，诱发并加重视神经炎，严重时导致视网膜出血。

（2）维生素 B_2：维生素 B_2 与眼球晶状体物质代谢有密切关系。视网膜含有游离维生素 B_2，与视黄醇一起参与光感作用。一些研究报道表明，一些暗适应功能不佳人员虽然补充了维生素 A，血清维生素 A 水平也已显著升高，但是，暗适应功能仍未得到改善，但同时补充维生素 B_2 后，暗适应功能方出现改善。

（3）维生素 C：维生素 C 是组成眼球晶状体的重要成分之一，在角膜上皮中含量最高，能够吸收紫外线，防止紫外线穿透，避免光诱导的氧化损伤，通过增加眼球微血管韧性、修护细胞，维护眼球健康。视网膜光损伤时出现氧化应激反应，作为抗氧化剂的维生素 C 则具有防护作用。

（4）烟酸与维生素 B_6：烟酸在体内以 NADH 或 NADPH 形式发挥作用，由视黄醛转化为视黄醇过程中依赖 NADH 或 NADPH 的存在。因此，烟酸缺乏将会影响视紫红质再生过程。大鼠缺乏维生素 B_6（吡哆醇）后，视杆细胞出现退行性变化。

7. 植物化学物

（1）叶黄素：叶黄素（lutein）是一种含紫罗酮环的二羟基类胡萝卜素，主要存在于深绿色叶菜类，其中羽衣甘蓝、菠菜、胡萝卜中含量最高，玉米、蛋黄、万寿菊中叶黄素含量也比较丰富。叶黄素是存在于视网膜黄斑区的类胡萝卜素之一，虽然不能形成维生素 A，但对维持人体正常视觉功能起着重要的作用。叶黄素可以减轻由于光暴露造成的视网膜损伤。视网膜叶黄素浓度高的人群，相应的暗视力以及对短波光的敏感度水平显著高于视网膜叶黄素浓度低的人群；血清叶黄素浓度、叶黄素摄取量与视网膜黄斑密度呈显著的正相关；补充叶黄素能够明显增加视网膜黄斑色素浓度和血清叶黄素浓度，减少蓝光进入光感受器、Bruch's 膜、视网膜上皮和其他易受损的组织，显著改善光敏感度和视力等视功能指标。受试者服用含叶黄素保健食品后，视物模糊、眼干涩、眼胀、眼痛、畏光等视疲劳症状均明显改善。

（2）花青素：花青素（anthocyanin）又称花色素、花色苷，是一类广泛存在于植物中的水溶性色素，属于生物类黄酮物质，在越橘、紫甘薯、葡萄、茄子皮、樱桃、草莓、桑葚、山楂皮、紫苏、苹果、黑（红）米和茶叶等中含量丰富。花青素是保护视力、维护眼睛健康的重要物质。黑米花青素能抑制视网膜组织中感光细胞的凋亡，防护视网膜光化学损伤；可以激活视网膜磷酸二酯酶，有助于提高视紫红质的再生能力，使夜间作业人员能够尽快适应低照度环境。葡萄皮花色苷可改善暗适应，促进视紫红质的再合成，增强夜视力。花青素改善暗适应的机制有如下三个方面：①改善眼部微循环；②维持视网膜结构和功能；③促进视紫红质的再生。

（3）虾青素：虾青素（astaxanthin）是一种类胡萝卜素，主要来源于虾、蟹、牡蛎、鲑鱼、藻类等海洋生物。虾青素在体内可被转化成 β-胡萝卜素和视黄醇，直接参与视紫红质的形成，故能提高暗适应能力。此外，虾青素具有比较强的抗氧化活性，能显著抑制脂质过氧化，对活性氧所致细胞膜和线粒体氧化损伤有保护作用，故能有效保护视网膜感光细胞。

8. 有助于保护视力的食物

（1）桑葚：不仅含丰富的胡萝卜素、维生素、矿物质、纤维素等营养成分，且含花青素等生物活性物质，常食桑葚可缓解视疲劳症状。

（2）蓝莓：除含有维生素 A、维生素 E、维生素 C 和钾、铁、锌、锰等矿物质外，还含有丰富的花青素、超氧化物歧化酶等其他水果中少有的特殊营养成分。蓝莓鲜果中每 100g 含维生素 A 高达 81～100IU。研究表明蓝莓在果蔬中是花青素含量最高的水果之一，果实每 100g 花青素苷含量高达 180～300mg。

（3）枸杞：含有胡萝卜素、维生素 B_1、维生素 B_2、维生素 C、烟酸等与视觉功能有关的维生素，枸杞中所含的多糖对视网膜损伤也有保护作用。

（4）南瓜：含有丰富的 β-胡萝卜素，β-胡萝卜素可转化为维生素 A，对保护视力、预防眼疾有重要作用。

三、低照度作业人群的营养需要与保障措施

（一）营养需要

1. 能量　同是低照度作业的工作，劳动强度可能相差较大。应根据实际劳动强度确定低照度作业人群的能量供给量。如雷达操纵人员为坐位作业，属轻体力活动。雷达部队能量建议供给量为 2600～3000kcal（10 878～12 552kJ）。

2. 蛋白质　采用血浆白蛋白、前白蛋白、转铁蛋白等评价指标，对雷达操纵人员进行了蛋白质营养状况评价，结果显示每日蛋白质供给量应以 100～110g 为宜。

3. 维生素

（1）维生素 A：相对剂量反应（relative dose response，RDR）可用来检测人体肝脏维生素 A 储存量，为评价维生素 A 营养状况的灵敏指标。采用 RDR 的方法研究低照度作业人员——雷达操纵人员的维生素 A 需要量，结果显示雷达操纵人员维生素 A 需要量为 1590μgRE，供给量为 1920μgRE，显著高于一般成年人维生素 A 推荐摄入量。

（2）维生素 B_2：对健康雷达操纵人员维生素 B_2 需要量研究结果表明，雷达操纵人员维生素 B_2 需要量为 1.25～1.38mg，供给量为 1.50～1.66mg，显著高于一般成年人维生素 B_2 推荐摄入量。

4. 矿物质　有调查显示，雷达操纵人员血清锌、硒水平明显低于非操纵人员，表明低照度作业条件下锌、硒需要量有所增加。因此，建议低照度作业人群的膳食锌、硒供给量分别不低于 20mg、60μg。

（二）保障措施

1. 日常膳食指导原则　由于维生素 A、锌和蛋白质等的营养状况对视觉功能具有显著影响。因此，低照度作业人员平时应注意保证维生素 A、锌和蛋白质的供给，具体如下：

（1）经常食用富含维生素 A 的食物：如每日吃蛋类，每周食用肝脏；每日摄入蔬菜 500g，注意选择有色蔬菜（绿、黄、红），颜色越深，维生素 A 的前体——β-胡萝卜素含量越高。如果膳食摄入量难以满足需要，补充鱼肝油丸是有效而简便的方法，建议每日补充维生素 A 5000IU/d 左右。供应维生素 A 强化食品或饮料也是行之有效的办法。

（2）注意锌、硒的营养状况：动物性食物锌、硒含量较丰富，尤其是海产品，故应经常食用海产品。

（3）保证良好的蛋白质营养状况：除了蛋白质总量外，优质蛋白包括动物和大豆蛋白应占 50%。

（4）摄入保护视力的食物，合理使用营养补充剂和功能性食品/饮料：日常生活中，低照度作业人员可以多摄入下列食物：①富含 DHA 的海产品，如马鲛鱼、三文鱼、马哈鱼以及海洋微藻等；②富含叶黄素、花青素、虾青素等植物化学物以及改善视觉功能相关微量营养素的食物，如桑葚、蓝莓、南瓜及枸杞等。为使低照度作业人员暗适应能力达到最佳状态，针对某些低照度作业需要量较高而一般膳食又难以满足需要的营养素，可以采取服用营养素补充剂方式进行补充。有研究证明，补充复合营养素制剂（含维生素 A、维生素 B_1、维生素 B_2、维生素 C、烟酸、锌、牛磺酸等）后，受试人员的暗适应时间缩短，绝对阈值下降，微光近视力提高。另外，还可选用含有叶黄素、花青素、枸杞多糖等的功能性食品/饮料，有利于保护视力，缓解视疲劳。

2. 应急情况下的保障措施　夜间执行任务时，一次口服维生素 A 50 000IU，可提高暗适应功能，保持 12 小时左右。俄罗斯采用口服三磷腺苷与吡哆醛合剂 10 片（每片含 300μg 三磷腺苷、5mg 吡哆醛）或复合维生素制剂 3 片（每片含维生素 A 2mg、维生素 B_1 和维生素 B_2 各 2mg、维生素 B_6 10mg、维生素 B_{12} 0.0125mg、叶酸 2mg、烟酸 15mg、维生素 E 25mg、维生素 C 100mg、泛酸 10mg），可提高黄昏行车时司机的视觉功能，保持 6 小时以上。

3. 其他保障措施　进入低照度工作环境时，最好应有一个适应的过程。事先在照度为 15lx 处适应数分钟，然后再进入 3～15lx 的暗处，这样可较好地保持暗视能力。因视杆细胞对红色光不敏感，故暗室工作人员应带红色眼镜或红光照明。所有光源应有灯罩，以不刺激眼睛。排除各种反射面，仪表台及刻度盘应为磨砂黑色。夜间值班人员应保障充足睡眠，避免过劳、过度神经紧张，不应吸烟、饮酒等。

（高蔚娜）

第六节　接触辐射作业人群

自然界中，只要温度在绝对温度（K）零度以上的物体都以电磁波和粒子（如 α 粒子、β 粒子等）的形式不停地向外传送热量，这种传送能量的方式被称为辐射（radiation），而出现这类辐射的环境称为辐射环境。

辐射按来源不同可分为天然辐射和人工辐射。天然的电磁辐射来自地球的热辐射、太阳热辐射、宇宙射线及地壳岩石层的铀、钍、镭等；人工辐射来源广泛，既来自核工业系统、射线发生器的生产和使用、放射性核素的加工生产和使用、医疗照射和科学研究，也包括高压线、变电站、电子仪器、微波炉、电脑及手机等。按损伤机制不同，辐射可分为电离辐射和非电离辐射，均属于电磁辐射。电磁辐射以电磁波的形式在空间向四周辐射传播，具有波的一切性质。当量子能量达到一定水平（如 γ 射线达 10eV）时，能使受作用物质发生电离现象的辐射，称电离辐射（ionizing radiation)，它可由不带电荷的光子组成，具有波的特性和穿透能力，如X射线、γ射线和宇宙射线；而α射线、β射线、中子、质子等属于能引起物质电离的粒子型电离辐射。电离辐射以外照射和内照射两种方式作用于人体。外照射的特点是只要脱离或远离辐射源，辐射作用即停止。内照射是由于放射性核素经呼吸道、消化道、皮肤或注射途径进入人体后，对机体产生作用，其作用直至放射性核素排出体外，或经10个半衰期以上的蜕变，才可忽略不计。量子能量较低的电磁辐射不足以引起生物体电离，称为非电离辐射，如紫外线、可见光、红外线、射频及来源于可见光的激光等。

一、辐射对生理功能与营养代谢的影响

辐射环境作业人群所受到的辐射一般指电离辐射，其辐射环境常为受到电离辐射污染或作业人员未得到很好防护的环境。辐射环境作业人群防护中常用计量单位有：微波的强度常用功率密度表示，单位为毫瓦/平方厘米（mW/cm^2）或微瓦/平方厘米（$\mu W/cm^2$）；照射量的单位为库（伦）/千克（C/kg）；吸收辐射剂量的单位为戈瑞（Gy），1Gy=1焦耳/千克（J/kg），Gy和过去使用的吸收剂量专用单位拉德（R）的关系是1Gy=100R。

（一）辐射对生物大分子以及生理功能的影响

1. 生物大分子

（1）DNA：目前认为，电离辐射引起主要生物学效应的细胞内靶目标为DNA。电离辐射作用方式之一是通过诱导生成自由基直接损伤生物大分子，造成DNA损伤，包括DNA-蛋白质交联、DNA-DNA交联、碱基损伤和单链断裂与双链断裂等；也可以作用于水分子，引起其电离或激发，形成化学性质非常活泼的产物，如激发态的水分子、氢自由基、羟自由基水合电子等，继而作用于生物大分子使其发生改变，这一系列作用称之为间接作用。辐射引起的DNA损伤是其发挥生物学效应的主要原因。

有研究发现，低剂量的辐射可以刺激多种细胞或组织功能，包括细胞繁殖与修复功能、免疫增强效应及体内激素平衡的改变等，这类效应称之为低剂量刺激效应（hormesis）。低剂量辐射预处理实验对象后，可以产生对随后相对高剂量照射诱发损伤的抗性，称为低剂量辐射诱导的适应性反应（adaptive response）。该反应能增强正常细胞或组织对治疗剂量照射的抵抗性，即可能会减少放射治疗的副作用，但低剂量辐射诱导的适应性反应及其机制还未阐明，有待深入研究。从癌症发生机制和日本原子弹爆炸幸存者死亡率资料（有效剂量在50mSv也存在危险性上升的统计学显著意义）分析认为，即使低于天然本底的辐射，也有轻微增加癌症发生的危险。动物研究表明，给予0.25Gy的急性照射即可使多种实验小鼠癌症发生增加。

（2）蛋白质与膜脂质：在辐射损伤发展过程中，氧自由基可使蛋白质中氨基酸残基氧化。有研究发现，电磁辐射后大鼠肝组织羟自由基水平升高，丙二醛（MDA）含量明显增高，且超氧化物歧化酶（SOD）、谷胱甘肽过氧化物酶（GSH-Px）活力都明显降低，当活性氧自由基不能清除时，可能攻击生物膜中的多不饱和脂肪酸，引发脂质过氧化作用。采用功率密度为$10mW/cm^2$的微波辐射大鼠，结果发现大鼠组织中脱氢酶和氧化酶活性增加，血清中SOD和氮氧合酶活性下降。有研究观察到8.5Gy全身照射大鼠后第一天，红细胞腺嘌呤核苷磷酸化酶活性下降不显著，但照射后第3天与第5天该酶活性显著降低，而且还观察到氧自由基所致膜脂过氧化值的增加也有平行的类似效应。显然，红细胞腺嘌呤核苷磷酸化酶活性与膜脂过氧化值的变化不是电离辐射照射瞬间所产生的自由基所致，而是随着辐射损伤的发生和发展，内源性氧自由基产生量增加与抗氧化酶活性降低，氧自由基损伤嘌呤核苷磷酸化酶功能所致。此外，辐射也可以影响RNA的合成，从而影响蛋白质的合成。

2. 组织器官及系统

（1）中枢神经系统：中枢神经系统对电磁辐射具有较高的敏感性。如果长期接触高频率的电磁辐射，可出现头晕、头痛、多梦、失眠、记忆力衰退和心悸等类神经症的症状。动物实验发现，电磁辐射可导致其神经行为出现障碍，学习记忆能力降低。

（2）心血管系统：长期接触辐射的作业人员容易出现心动过速、心律不齐、低血压等现象，心电图检查常可发现窦性心动过缓或窦性心律不齐，有时可见T波平坦或倒置，或ST段压低的表现，偶可见有右束支传导阻滞。电磁辐射对心血管系统造成的影响主要是由于血流发生变化所致。

（3）血液系统：电磁辐射可导致多核白细胞、嗜中性粒细胞、网状白细胞增多而淋巴细胞减少，血液胆固醇水平偏高，胆碱酯酶活力增强。某些动物在低频电磁场的作用下白血病的发生风险增加。

（4）生殖系统：性腺是对电离辐射高度敏感的器官。睾丸由于其独特的结构与生理功能，更易遭受微波等的影响，导致附睾精子密度降低、精子活力下降和畸形率增加以及超微结构改变，造成生殖功能障碍。辐射可使性功能下降，女性月经失调、闭经等，亦是孕妇早产、流产、不育、畸胎等的诱发因素。

（5）其他器官：红外辐射、紫外辐射、激光对机体的影响主要是皮肤和眼。皮肤损伤主要表现为皮肤红斑、色素沉着，随着辐射量的增加，可出现水疱、焦化和溃疡形成，严重的紫外线暴露会诱发皮肤癌。红外线可致慢性充血性睑缘炎、角膜和虹膜损伤及诱发白内障，紫外辐射可引起急性角膜结膜炎。

（6）致癌作用：电磁辐射可诱发恶性肿瘤，包括白血病、甲状腺癌、支气管肺癌、乳腺癌与皮肤癌等。白血病是全身照射后诱发的最主要的远期效应。

（二）辐射对营养代谢的影响

1. 能量　机体能量代谢状态与对辐射敏感性程度有关，能量代谢率高者，辐射损伤严重。辐射引起的能量代谢障碍主要是氧化磷酸化和三羧酸循环受到抑制，并以ATP合成抑制最为突出。长期接触低功率非电离辐射可引起丘脑-垂体-肾上腺系统、交感-肾上腺髓质系统的反应，当功率密度高到可以升高体温时，机体耗氧量增加，ATP分解增加导致机体能量消耗增加，体内能量不足又可提高对

辐射的敏感性。大鼠受到 50R 的全身照射，可抑制胸腺细胞线粒体氧化磷酸化。线粒体氧化磷酸化的抑制是辐射损伤早期的敏感指标。值得重视的是 1.29×10^{-2}C/kg 的照射量可使照射动物组织的细胞线粒体中氧化磷酸化作用解耦联，而在离体条件下即使照射量增加百倍或千倍，却仅能使线粒体中氧化磷酸化作用发生轻微变化。由此可见，诱发辐射对氧化磷酸化作用影响的原因不仅是辐射对线粒体的直接作用与间接作用，且还与整个机体代谢紊乱与功能障碍等因素有关。

2. 蛋白质和氨基酸 辐射引起蛋白质构象变化，进而影响生理功能。蛋白质对辐射敏感性相对较低，高剂量辐射才能引起蛋白质分子空间构象改变和酶的失活。照射后，由于核酸代谢异常，蛋白质合成代谢受阻，血清白蛋白和 γ 球蛋白合成减少，α 球蛋白和 β 球蛋白合成有所增加，但总的来说蛋白质净合成率是下降的，抗体和胶原蛋白的合成也减少。照射后，氨基酸分解代谢增强，尿氮排出增加，出现负氮平衡，尿中尿素、肌酸、肌酐、尿囊素与氨基酸或其分解产物的水平均增高；尿中氨基酸总量不仅发生变化，而且在正常情况下不排出或排出很少的氨基酸排出量也增多，其中以牛磺酸与 β-氨基丁酸排出增多最为明显；此时血液中氨基酸含量亦有所增加，但组织中氨基酸含量反而有下降趋势；较小剂量辐照后，血浆中蛋氨酸和赖氨酸含量下降。

另外，有研究表明 $5mW/cm^2$、$10mW/cm^2$ 非电离辐射可使小鼠脑组织中 SOD 活性降低，引起 S100B 蛋白、NO 浓度增加，氧化应激以及 NO 毒性可能导致兴奋性以及抑制性氨基酸类神经递质代谢紊乱，造成小鼠学习记忆能力下降。另外，电磁辐射后 GluR2 的蛋白质表达水平下调，且 GluR2 的蛋白磷酸化水平显著降低，这可能使小脑无法形成正常的突触传递长时程抑制，从而导致小脑运动性学习记忆功能障碍。

3. 脂类 电磁辐射作用于生物体所产生的自由基可能引发脂质过氧化，而且照射后生物体自由基失去平衡所造成的自由基水平增高也会引发脂质过氧化。照射后动物组织中脂质过氧化物水平增加，但其高峰并不是在照射后第 1 天，而是在第 3~5 天。经 12Gy 照射后小鼠血液和肝细胞浆内脂质过氧化物水平明显增加，总 SOD、CuZu-SOD、GSH-Px 和过氧化氢酶活力明显降低，而 Mn-SOD 含量没有明显变化。

接受较大剂量的辐射，人体甘油三酯合成加快，分解减少，血清中总脂、甘油三酯、磷脂及胆固醇等水平升高，其中以中性脂肪增加最多，其次为磷脂与胆固醇。在实验期间死亡动物的血液中总脂、中性脂肪、磷脂与胆固醇均高于存活动物；因此，全身照射后血脂升高的程度可以作为判断辐射损伤预后的指标。非电离辐射相对于电离辐射的损伤要小得多，但对脑组织影响较大。脂肪酸特别是必需脂肪酸和多不饱和脂肪酸，对非电离辐射引起的脑组织神经元的损伤可起到一定的保护作用。另外，受到辐射后脂肪可以产生奇数碳的脂肪酸，成为辐照食品检测的一个指标。

4. 碳水化合物 在辐射作用下，碳水化合物中的羟基被抽取氢，形成自由基。在急性放射损伤初期，由于食欲减退或消失，使得血糖和糖原含量降低，机体动员糖原；但即使在禁食的情况下，除特大剂量照射外，动物实验却发现肝糖原含量显著增加，表明糖原异生作用增强，常出现高血糖症。兔和豚鼠在照射后血糖异常升高，可能原因是体内蛋白质的非氮部分及脂肪代谢的产物如甘油的糖异生作用增强。小鼠经 2000R 照射也不引起糖原合成障碍。

全身受照射后，参与糖酵解的醛缩酶活性下降，糖酵解最终产物也相应减少，并且由于 ADP 和 ATP 的减少，参与糖酵解的一些葡萄糖激酶、己糖激酶等缺少辅助因子导致糖酵解降低。有研究发现，照射小鼠脾脏糖酵解降低是由于腺苷酸丧失，如加入腺苷酸后即可抑制或减弱糖酵解降低的程度。但电离辐射不影响果糖的利用，因为果糖代谢不依靠葡萄糖激酶。

5. 维生素 辐射产生大量的自由基，明显增加抗氧化维生素（如维生素 C、维生素 E 和 β-胡萝卜素）消耗，且与照射剂量有关；辐射对水溶性维生素的代谢影响也较大，尤其是维生素 B_1、维生素 B_2、维生素 B_6、维生素 B_{12} 及烟酸等，一方面由于辐射引起胃肠功能紊乱，吸收下降，另一方面由于机体分解代谢亢进，尿中维生素排出量增加，造成血液中维生素含量减少。腹部放射治疗 4~10 周后，患者血中维生素 C、叶酸、维生素 B_{12} 及维生素 E 含量均减少。

6. 矿物质 急性放射损伤可使水盐代谢发生紊乱。大剂量射线照射后由于拒食、呕吐、腹泻等原因常引起急性脱水，血浆容量变化，尿中 K^+、Na^+、Cl^- 排出增多。由于 ATP 合成障碍影响了细胞内外 K^+ 的主动运输过程，早期可出现高血钾症，晚期由于细胞膜结构的破坏，进一步加速 K^+ 的流失，可引起难以纠正的低钾血症。照射后，还可出现血清中钙、镁下降，锌、铁、铜增加，锌/铜比值下降，机体出现继发性水盐代谢紊乱，也是引起放射病乃至死亡的重要原因之一。有研究显示，铁离子能促进照射后肝内纤维化形成，故发生辐射时，体内铁过量可能对机体是不利的，照射后也不宜立即补铁。

大鼠在为期 52 天的低剂量 γ-线照射后（累积剂量为 3.69Gy），照射组动物体重增长缓慢，全血硒含量减少。有研究表明，硒对 $^{60}Co\gamma$ 射线照射的人胚肺细胞 DNA 损伤有保护作用。家犬下颌骨体部给予 20~40Gy 的 $^{60}Co\gamma$ 射线照射，照射后血清中的锌、钙、锰和硒的含量较放射前明显降低，而血清中铜和镁的含量却明显升高。非电离辐射可引起体外培养的猪视网膜神经细胞的脂质过氧化损伤，SOD 和 GSH-Px 活性下降，补充硒、锌可降低上述变化。

二、接触辐射作业人群的营养需要与保障措施

考虑到某种或某些营养素不足或缺乏可提高人体对辐射敏感性以及营养素对辐射损伤的防治效果，这些营养素的供给量可略高于非接触辐射作业人群。另外，为保持体内自由基稳衡性动态，还应适当供给外源性抗氧化物质和植物化学物。为加强营养保障，应加强接触辐射作业人群营养宣传教育，有相应的保障措施保证充足食物供应，并推广合理、符合营养原则的烹调技术；此外，还应定期进

行营养监测，以了解接触辐射作业人群的营养状况，及时查明营养不足或缺乏原因并进行营养改善。

1. 能量 长期受到小剂量照射的接触辐射作业人群应摄取充足的能量，以防能量不足造成辐射敏感性增加。供给低能量膳食可加重实验动物的辐射损伤，死亡率增加。可根据情况，推荐能量摄入2600~3000kcal/d。为了判断接触辐射作业人群的能量营养状况，除了定期进行生活与工作情况调查，估计其能量消耗量外，也可定期监测体重变化，观察其体重有无显著下降。

2. 产能营养素 接触辐射作业机体常处于应激状态，蛋白质需要量相对于同等劳动强度人员应有所增加，尤其注意补充利用率高的优质蛋白，可减轻放射损伤，促进机体恢复。补充胱氨酸、蛋氨酸和组氨酸可减少电离辐射对机体的损伤；补充精氨酸可通过增强抗氧化能力和下调炎症因子（如IL-6和TNF-α mRNA）表达，发挥潜在的抗氧化作用。建议蛋白质供能比占总能量12%~18%，摄入量为85~90g/d，优质蛋白质应占50%以上。

接触电离辐射作业人群应增加必需脂肪酸和油酸的摄入，如葵花子油、花生油、茶籽油及橄榄油等，降低对辐射损伤的敏感性。另外，还可选择对脑功能有保健作用的多不饱和脂肪酸，以对抗辐射引起脑组织神经元的损伤。由于辐射可引起血脂升高，不宜增加脂肪占总能量的比例。

接触辐射作业人群的碳水化合物供给应占能量的60%~65%。放射性工作人员注意增加水果摄入，以提供果糖和葡萄糖，因其具有较好防辐射效果有关。

3. 维生素 保证足量维生素C和适量脂溶性维生素（维生素A、维生素E与维生素K）摄入，以减少辐射介导的活性氧对机体的损伤和增强脑保护作用；同时，也应选择富含B族维生素（维生素B_1、维生素B_2、维生素B_6、维生素B_{12}和维生素PP、叶酸）的食物。富含B族维生素和维生素C的食物，如乳类、豆类、花生、瘦肉、动物内脏、绿色蔬菜、新鲜水果等可增加机体防辐射效果。推荐的每日每人供给量为：维生素A 1000μg视黄醇活性当量，其中50%应来自动物性食物或油脂；维生素D 32.5~50μg；维生素E 50~100mg；维生素K 120~150μg；维生素C 100mg；维生素B_1 2mg，维生素B_2 2mg，维生素B_6 2.5mg，烟酸20mg，叶酸0.5mg，维生素B_{12} 3μg。

4. 矿物质 在保持水盐代谢平衡的基础上，适量增加微量元素（如锌、铁、铜、硒、锰）和常量元素（钠、钾）摄入量可以增强机体防辐射的效果，建议选择瘦肉、动物内脏、鱼类、紫菜、蘑菇、土豆等富含矿物质的食物，但要注意矿物质之间的平衡。

5. 其他 增加抗氧化物质的摄入可提高机体对辐射损伤的综合防护效果。接触辐射作业人群除主食外，可选用抗氧化作用较强的蔬菜和水果，如卷心菜、胡萝卜、马铃薯、番茄、海带和猕猴桃、柑橘等。另外，油菜、青菜、芥菜、萝卜等十字花科蔬菜和酵母、蜂蜜、杏仁、银耳等对辐射损伤有良好的防护作用。绿茶富含茶多酚等抗氧化物质，有利于清除体内自由基和加快放射性物质的排泄，因此，也可适当补充。

三、辐射损伤的营养防治

辐射损伤一般指由电离辐射所致急性、慢性损伤和远期效应等。长期从事辐射作业的人员容易发生各种营养代谢紊乱、器官病理改变，同时体内营养素代谢紊乱又减弱了人体对辐射的抵抗能力，其远期效应为早衰、癌症发生率增加。如果短时间暴露于大剂量辐射，可能出现一系列症状和疾病，统称“辐射病”。接触辐射作业人员对辐射的敏感性和对辐射损伤的耐受性常与人体的营养状况有关，通过预防营养缺乏或不足对于防止机体辐射敏感性增加及提高辐射损伤的耐受性有重大意义。

目前，对辐射病治疗尚无特效疗法，通常采用综合治疗措施，而营养治疗是其中不可缺少的部分。以防治营养不良或缺乏为原则，目的是满足营养需要，达到减轻组织损伤和促进组织修复的效果。为配合防治辐射损伤时引起的食欲不振、出血与造血障碍，在临床上给予超过生理需要量5~10倍剂量的维生素，以达到药物治疗效果。因此，在制定辐射病患者食谱时应尽量包括含有减轻辐射损伤的有效成分的食物。

1. 合理饮食，营养均衡 每天适量摄入蛋白质、碳水化合物、脂肪、维生素与矿物质等，并保持相应的比例。过多或过少地供给某类营养素都会使辐射损伤加重或延迟恢复。

2. 保证充足的能量和产能营养素供给 急性放射病患者在疾病初期、假愈期、极期可适当增加能量供给，在恢复期应供给充足的能量，可显著增加体重，有助于恢复。

供给充足的蛋白质，以提供足够的氨基酸。研究表明高蛋白膳食可以减轻照射后大鼠氮代谢的异常程度，因此瘦肉、鱼、奶、蛋、豆制品等富含优质蛋白的食物应在一日三餐中交替供应。适量摄入膳食脂肪，适当增加必需脂肪酸和油酸的摄入，油酸防治辐射损伤的效果最好；故脂肪来源可选择富含必需脂肪酸和油酸的油脂，如葵花子油、大豆油、玉米油、花生油和橄榄油。适量补充碳水化合物，选用防治辐射损伤效果较好的富含果糖和葡萄糖的水果。有研究表明，将果糖与维生素B_{12}和叶酸联合使用，可使照射大鼠的红细胞生成增多，并可提高存活率。多糖具有抗辐射的作用，包括枸杞多糖、菌多糖、参多糖、藻类多糖、海参多糖等。

3. 摄入充足的矿物质和维生素 矿物质对辐射损伤有较好的防治效果，各种微量元素都有其特定的功能。如含锌丰富的鱼类和贝类可促进创伤组织的再生，增强机体抵抗力等。动物性食物包括海产品是铁、锌、碘、铬等矿物质的良好来源，应增加其在膳食中的比例。

摄入富含维生素食物，尤其是含维生素A、维生素B_1、维生素B_6和维生素C丰富的食物，能够稳定体内酶系统，抵抗辐射对机体组织的损伤。一般维生素A和维生素C的摄入量应是同等劳动强度供应量的1~2倍。干酪是补充维生素A的理想食品；适量摄入动物肝脏、鱼肝油和红黄色绿叶蔬菜及水果等，可补充维生素A和维生素C；补充烟酸可减轻放射治疗肿瘤患者放射病综合征，能减轻NADH与NADPH水平下降程度，且烟酸对辐射所致肿瘤细胞的 NADH 分解代谢抑制有较好疗效，并可提高 DNA 的生物合成。维生素 B_6 可减轻放射损伤并可促进恢复，维生素 B_6 隐性缺乏的大鼠在照射后出现色氨酸代谢异常，给予 1mg 维生素 B_6 可改善其色氨酸代谢；泛酸可减轻辐照动物白细胞与红细胞下降程度；维生素 B_{12} 和叶酸不足或缺乏时，受照小鼠死亡率显著增高，大鼠经 8Gy 照射后，全血叶酸含量显著下降。因此，建议急性放射病患者常使用叶酸与维生素 B_{12}，以补充叶酸与维生素 B_{12} 的消耗。

4. 注意多种营养素的联合作用　多种营养素的干预效果要高于单一营养素的效果，如维生素与蛋白质、乳清酸与叶酸、维生素 C 与烟酸等联合效果都较好。有研究表明，由 β-胡萝卜素、α-生育酚、维生素 C，以及锌、硒等矿物元素组成的抗氧化维生素复合物对受到 X 射线辐照的大鼠有很好地防止基因突变的效果；另外，研究显示，以锌和维生素 B_1、维生素 B_2、维生素 B_6、烟酸以及益生元、益生菌（嗜酸乳杆菌等）为基础的营养补充剂可以预防和减少辐射导致的胃肠道疾病。

5. 多食用富含抗氧化物和植物化学物的食物　来源于动物和植物性食物的抗氧化物、植物化学物等不仅有防治辐射损伤的显著效果，而且对自由基损伤时自由基稳衡性动态失常也有改善作用。天然植物性食物的抗辐射作用越来越受到关注，诸如类黄酮、异硫代氰酸酯类、含硫氨基酸、酚类化合物以及植物性生物激素等，它们具有抗氧化、抗诱变、抗肿瘤、激活机体非特异性免疫功能等多种生物学功效。苹果、橘子、杏仁以及十字花科植物有较好的抗辐射作用；从植物性食物（如海藻、香菇、灵芝等）中提取的海藻多糖、香菇多糖以及绿茶滤液、银杏提取物均有较好的抗辐射效果；葡萄籽原花青素具有抗炎、促进损伤皮肤 DNA 的修复、防止辐射导致的免疫系统的抑制等多种效应，可以抑制紫外线辐射诱发的皮肤肿瘤的进展。

6. 设计合理的食谱和烹调方式　中度辐射损伤后，常伴有食欲减退，应参照胃肠道疾病给予营养膳食，根据膳食结构要求搭配设计食谱，给予少渣细软的高蛋白流质、半流质膳食，少食多餐，并尽量选择营养丰富、味鲜可口、不易产酸产气、易于消化的食物，烹调方法宜采用蒸、煮、炖、焖、烩等。由于辐射影响消化功能，蔬菜要尽可能切得细一些，急火快炒，既有利于维生素的保存，又有利于消化吸收。对于放射病患者，除通过膳食调配提供外，还应给予适当复合维生素制剂，以补充食物来源维生素的不足。

（郝丽萍）

第七节　接触粉尘作业人群

粉尘（dust）是指悬浮在空气中的固体微粒，国际标准化组织规定粒径小于 75μm 的固体悬浮物定义为粉尘，包括无机粉尘、有机粉尘、金属及其他化合物粉尘等。生产性粉尘（productive dust）是专指在人类生产活动中产生的能够较长时间漂浮于生产环境中的固体颗粒，主要是矿山开采业、机械加工业、冶炼业、建筑材料、筑路业及水电业等职业中的接触。生产性粉尘是污染生产环境、危害劳动者健康的重要职业危害因素，也是发生职业性尘肺病的重要原因。因此，生产性粉尘的物理、化学特性及其暴露特征和暴露量与劳动者的健康及尘肺病密切相关。依据生产方式不同，生产性粉尘的来源主要有以下几种：①固体物质的机械加工，如矿物质的粉碎、钻孔、研磨、打光、切削，粉碎的固体物质的筛分、搅拌、运输以及有机物质的加工、纺织等，是生产性粉尘最重要的来源；②固体物质的不完全燃烧或爆破，如煤炭的不完全燃烧、矿山开采和隧道的爆破等；③物质加热时产生的蒸气在空气中凝结或炭化形成固体颗粒以气溶胶形式存在的粉尘，如电焊过程中产生的电焊烟尘，铸造及金属加工中产生的金属烟雾等；④固体粒状物质的包装、搬运、混合与搅拌等。

一、粉尘对生理功能和营养代谢的影响

粉尘对接触粉尘作业人群机体损害是多方面的，但主要以呼吸系统损害为主；同时，粉尘对机体营养代谢具有一定的影响，呼吸系统损害的早期就出现蛋白质、脂肪以及碳水化合物等代谢障碍，体内尿酸的生成和排泄也会受到粉尘的明显影响。因此，根据粉尘作业人群的特殊营养需求，合理搭配膳食，有针对性地补充营养素对粉尘作业人群疾病防治具有重要意义。

（一）粉尘对生理功能的影响

1. 呼吸系统　生产性粉尘主要引起尘肺（肺尘埃沉着病）、粉尘沉着症、呼吸道炎症及呼吸道肿瘤等，其中尘肺对作业人员健康危害最为严重；按照病因的不同可分为矽肺（肺硅沉着病）、硅酸盐肺、炭尘肺、混合型尘肺和金属尘肺五大类。矽肺是尘肺中发展较快，病情最为严重的一种。矽肺患者伴有矽性融合团形成，使细支气管和血管扭曲、变形、狭窄，造成引流不畅并发感染。

2. 局部效应　粉尘可对皮肤造成损害，包括阻塞性皮脂炎、粉刺、毛囊炎与脓皮病等，并对骨骼造成损害；金属粉尘还可以引起角膜的损伤。

3. 中毒及致癌　粉尘若吸附有毒化学物质（如铅、砷、锰等），呼吸道黏膜可以很快溶解吸收这些有毒物质，导致急性中毒症状的发生。此外，粉尘的致癌作用也受到关注。含有石棉、游离二氧化硅、镍等物质的粉尘可能引起呼吸系统和其他系统肿瘤，如石棉粉尘在肺部沉积可引起肺癌和恶性间皮瘤。石棉粉尘粒径越小越容易穿透肺组织在肺内沉积，其致癌作用也越强。

（二）粉尘对营养代谢的影响

机体吸入大量的游离粉尘引起肺组织的广泛破坏，浅快的呼吸使呼吸肌频繁收缩，消耗大量氧气及能量。尘肺患者肺组织出现不同程度的肺纤维化，肺功能受损，通气换气功能下降，逐渐出现胸闷、心悸、气短、咳嗽等症状，并容易合并继发性肺结核、慢性阻塞性肺疾病、气胸及肺部感染等疾病。慢性阻塞性肺疾病每日用于呼吸消耗的能量较正常人高 10 倍，并发急慢性呼吸衰竭时，心输出量、耗氧量、二氧化碳呼出量均明显增加，能量消耗显著增多。鉴于尘肺目前尚无有效治疗方法，如此长期不断的过多的能量消耗会导致营养不良，并加重病情。

矽肺患者机体处于严重应激状态，其组织耗氧量上升，蛋白质分解代谢增强，尿氮排出量显著增加，患者易

发生负氮平衡，导致营养不良。许多粉尘可选择性吸附白蛋白，当粉尘吸附蛋白质及肺表面活化剂后易被巨噬细胞吞噬清除，从而降低粉尘的细胞毒性，在粉尘吸入早期起到保护肺泡上皮细胞免受粉尘直接毒害的作用。矽肺患者早期即可出现血清白蛋白含量降低和γ-球蛋白含量增加的现象，矽肺患者肺组织中有脂质蓄积，可引起肺纤维化。

尘肺患者可出现肺功能受损、胸膜病变、肺组织纤维化、肺实质破坏及肺血管异常，反复感染造成小气道狭窄、通气功能受损，进而导致肺通气血流比例失调，出现低氧血症，促进尿酸重吸收，进而引起血尿酸水平的升高。缺氧状态下高血尿酸是心血管疾病发生的危险因素，也是心脏衰竭预后的一个独立指标，是病死率增加的危险因素。此外，尘肺胸膜病患者长期缺氧导致二氧化碳潴留、肾脏及肠道功能下降或由于大量利尿剂、肾上腺皮质激素等药物的应用引起循环血量不足、肾血流量减少，均会导致体内的尿酸排泄明显减少；同时，尘肺患者易出现酸碱失衡造成红细胞大量破坏导致尿酸产生增多。

二、接触粉尘作业人群的营养需要与保障措施

在不同作业环境下工作，接触粉尘作业人群营养需要的现场调查和研究资料难以收集，因而确切地划分其劳动强度和能量消耗量是比较困难的。总体来说，接触粉尘作业人群的膳食要全面均衡，为人体提供丰富的优质蛋白质、矿物质、维生素、膳食纤维、植物化学物（如类黄酮等）以及适宜比例的动植物脂肪。此外，煤矿工人尘肺的发生与机体自由基代谢紊乱及氧化-还原状态的失衡有关。抗氧化维生素如维生素A、维生素C及维生素E可能通过抗氧化作用有效防止尘肺的发生与发展，必要时可通过营养强化的方法以增加其摄入量。

1. 能量　部分接触粉尘作业人群如矿工劳动强度大，作业时间长，根据中国居民膳食营养素参考摄入量（DRIs，2013），将矿工劳动强度划分为重体力活动水平。根据中国居民成年人能量需要量估算值，并考虑到矿工等粉尘作业人群重体力活动水平，其所接触的职业危害中大多使机体能量代谢增强，故建议矿工能量需要量暂定4000kcal/d为宜，以此为基础，根据实际情况可适当进行增减。另外，一旦罹患尘肺病，由于肺组织广泛受损，维持患者呼吸所需能量仍需进一步增加。

2. 蛋白质　接触粉尘作业人群劳动强度大，其本身蛋白质分解代谢增加，尤其是尘肺合并慢性阻塞性肺疾病及继发性肺结核等消耗性疾病者蛋白质需要量进一步增加。而蛋白质的营养水平与机体对外界某些有害因素的抵抗能力密切相关。尘肺患者不仅血浆白蛋白含量降低，而且白蛋白和球蛋白中巯基含量及血清蛋白中巯基总量均减少。在矿工膳食中供给富含蛋氨酸的优质蛋白，可改善蛋白质的代谢，使血清蛋白恢复正常水平，巨噬细胞活性增强。如果膳食蛋白质供给不足，可加速病情发展。增加尘肺病患者富含含硫氨基酸的优质蛋白的摄入，可以对蛋白质、脂肪、维生素以及组氨酸代谢中的某些酶活性起到保护作用而延缓尘肺的发展。

尘肺作业人员机体蛋白质的分解代谢加快，加上因某些生物活性物质的生物合成和对个别氨基酸的特殊需要，使蛋白质需要量增加。矿工蛋白质需要量为120g/d，高于DRIs（2013）中关于重体力劳动者蛋白质推荐摄入量（90g/d），占总能量摄入的12%以上，其中动物性食物及大豆蛋白等优质蛋白的比重占到1/3～1/2为宜。而尘肺患者由于发病年龄较大、病程长且不可逆，大多数患者营养状况较差，加上呼吸肌蛋白分解和肌纤维结构改变，加重呼吸肌疲劳及患者的呼吸困难，应通过肠内和肠外营养及时进行营养支持。饮食应根据患者的饮食习惯及病情需要，合理安排高蛋白、高维生素且清淡易消化的食物，对不能及时进食或摄食量不足的患者可给予适当的肠外营养，如静脉输入白蛋白、葡萄糖、氨基酸、维生素及微量元素等。

3. 脂肪和碳水化合物　研究显示，矿工膳食中足量脂肪的摄入可减少矽肺的发生。根据一些国内外营养调查结果，再结合我国居民膳食构成的特点，矿工往往存在碳水化合物摄取过高和脂肪摄取偏低的情况，故将矿工脂肪摄入量提高，占一日总能量的23%，碳水化合物供能比占一日总能量的65%较为适宜。但是，有研究表明尘肺患者进食脂肪过多，肺组织中会出现脂质蓄积，进而加重粉尘沉积，促进肺纤维化；建议动物性脂肪与植物性脂肪约各占1/2。此外，尘肺患者因各种原因大都合并慢性胃十二指肠疾病，影响消化系统功能，过多摄入脂肪可加重胃肠道负担。因此，尘肺患者应适当控制并减少膳食脂肪的供给量。

4. 维生素　增加接触粉尘作业人群膳食中维生素A的供给量，可以维持上皮细胞组织的完整性，增强上呼吸道的防御功能，保护生物膜的稳定，减少粉尘对机体的危害。尘肺患者25-(OH)D_3水平普遍较低，且有明显的季节差异，以春季最低。同时，部分作业人员如矿工大量时间在井下作业，日照时间少，地下坑道中光线比较暗，需要增加暗适应能力，故在膳食中供给一定量维生素A和维生素D是必要的。在吸入矽尘的豚鼠饲料中补充维生素C，可防止其蛋白质代谢紊乱，增加肺、肝和肾上腺中维生素C含量，减轻肺纤维化病变，同时维生素C还能提高组织和血浆中维生素E浓度，起到协同与增效作用。因此，应注意选用新鲜的富含维生素C、β-胡萝卜素和矿物质的叶菜类蔬菜。

肺泡巨噬细胞在吞噬进入肺部的大量煤尘、矽尘等无机尘粒过程中，可产生大量的超氧阴离子自由基（$\cdot O^{2-}$）、羟自由基（$\cdot OH$）等活性氧，从而影响尘肺的发生发展过程。抗氧化的维生素如维生素A、维生素C及维生素E可能通过抗氧化作用，有效防止尘肺的发生和发展。对于B族维生素而言，烟酸应用于治疗疗养期硅沉着病患者也取得良好效果。另外，饮食中补充维生素B_1和维生素B_6，对尘肺也有一定的防治作用。推荐粉尘作业人员如矿工，维生素A为1000～1500μgRAE/d；维生素D为10μg/d；维生素B_1为3～5mg/d；维生素B_2为3～5mg/d；维生素C为150～200mg/d。可根据接触职业危害的种类和程度，以及随出汗丢失情况而选择其低限或高限。

5. 矿物质　由于尘肺患者从事的是高消耗的体力工作，对矿物质需要量也明显加大。应适当增加铁、锌与硒等矿物质的摄入量，并通过增加奶及奶制品的摄入以提高钙等的摄入量。

6. 低嘌呤饮食　当尘肺病患者血尿酸水平升高至高尿酸血症期，尘肺患者除遵循上述饮食原则外，还应限制嘌呤的摄入，如建议选择低嘌呤含量的食物，适当选用中等嘌呤的食物，忌用含高嘌呤的食物，如动物肝脏、沙丁鱼、浓肉汁等。同时，注意饮水，应达到 2000ml/d 以上，严格限制饮酒等。

（赵海峰）

第八节　接触有毒化学物作业人群

人体可以通过生产过程中如职业接触途径，也可以通过生活环境中如工业“三废”的污染、农药及化工产品等途径接触到有毒化学物质，进入人体的较少剂量的有毒化学物质可影响人体生理学功能，进而导致病理学改变。许多食物营养素和生物活性物质具有解毒、清除自由基或抑制脂质过氧化等作用，合理膳食以及调整某些营养素或生物活性物的摄入对于提高机体对有毒化学物质的解毒能力或抵抗力是有益的。

一、有毒化学物质对生理功能的影响

进入机体的有毒化学物质在其吸收、分布、生物转化和排泄过程对机体产生影响。有毒化学物质在吸收、分布和排泄过程中仅仅进行生物膜的穿越，并不发生结构和性质的改变，而在生物转化过程中，有毒化学物质在细胞内会发生一系列化学结构和理化性质的改变而转化为新的衍生物。多数有毒化学物质通过肝脏微粒体混合功能氧化酶（mixed-function oxidase，MFO）转化减毒后排出体外或与谷胱甘肽（glutathione，GSH）和金属硫蛋白（metallothionein，MT）结合解毒，而部分有毒化学物质则可以作用于不同的组织、器官或系统使其发生暂时性或永久性的病理学改变。有毒化学物质在肝脏和其他器官的生物转化过程如图 4-10-2 所示。此外，当有毒化学物质的吸收速度超过减毒、解毒与排泄的速度时，则以较高的浓度蓄积于某些组织器官而引起机体慢性中毒。

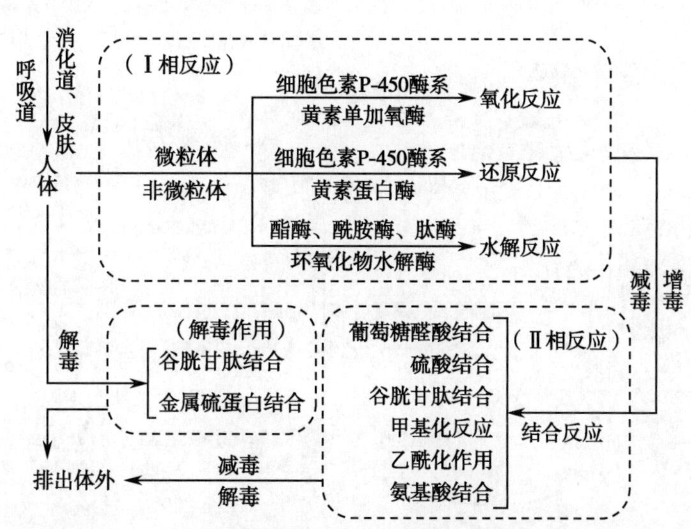

图 4-10-2　有毒化学物质在肝脏和其他器官的生物转化过程

不同的有毒化学物质毒作用机制不同，可以造成接触部位的局部损害，例如刺激性气体会对眼睛、呼吸道黏膜和皮肤起到刺激作用，引起机体急性炎症、肺水肿等；也可以作用于接触部位以外的其他器官，例如铅、汞、锰等金属可作用于神经系统造成神经毒害，某些苯的氨基和硝基化合物本身及其代谢产物可作用于肾脏，引起肾实质性损害；此外，有些有毒化学物质在体内的蓄积会使得其在机体作用的时间延长，并引起毒性反应，例如氯丹、DDT、呋喃以及多氯联苯等有机毒物易蓄积于脂肪组织，当发生快速脂肪动员时，蓄积其中的毒物可大量入血导致靶器官的损害。

1. 神经系统　许多有毒化学物质可选择性损害神经系统，尤其是中枢神经系统，如铅、汞、锰等金属物质中毒早期即可表现为头昏、乏力以及失眠等类神经症状；铅、汞、窒息性气体及有机磷农药等严重中毒时，可引起中毒性脑病和脑水肿。

2. 消化系统　有毒化学物质对消化系统常具有直接损伤作用，如接触铅、汞及酸雾等可引起口腔炎，而氟中毒可以导致氟斑牙、牙龈色素沉着等。

3. 呼吸系统　刺激性气体是损害呼吸系统的主要有毒化学物质，水溶性较高的有毒物质损伤上呼吸道，水溶性较低的有毒物质主要对下呼吸道产生影响。其他有毒物质如二异氰酸甲苯酯可诱发过敏性哮喘，氯甲醚类可致呼吸道肿瘤。

4. 泌尿系统　肾脏是排泄有毒化学物质最主要的器官。引起泌尿系统损害的有毒化学物质很多，如铅、镉损伤肾脏，出现 Fanconi 综合征并伴有氨基酸尿、糖尿及磷酸盐尿；急性汞中毒可致肾功能衰竭；联苯胺可致泌尿系统肿

瘤等。

5. 生殖系统 有毒化学物质也可对生殖系统产生毒作用,包括生殖毒性和发育毒性。如铅、汞、镉等可损害生精过程,导致精子数量减少、活动能力下降,使女性经期异常、月经血量改变。孕期接触高浓度铅、汞、苯等有毒化学物质后,自然流产及胎儿畸形率明显增高。

6. 血液系统 许多有毒化学物质可经各种途径进入血液系统,引起造血功能抑制、血红蛋白变性、出血凝血机制障碍等毒作用。例如铅可以影响卟啉代谢和血红蛋白合成,引起低色素正常细胞性贫血及小细胞性贫血;血液窒息性气体(如一氧化碳、一氧化氮等)可阻止血红蛋白与氧气的结合或向组织中释放氧,引起组织细胞缺氧窒息等。

7. 循环系统 循环系统也是许多有毒化学物质的靶器官。如铊和四氯化碳等有毒化学物质可直接损害心肌细胞;镍可致心功能降低及房室传导阻滞;长期接触一氧化碳与二硫化碳的工人发生冠心病或心肌梗死的发生风险较非职业接触人员明显提高。

二、营养对有毒化学物质代谢的影响

在体内,有毒化学物质与营养素可以相互作用。一方面,有毒化学物质可影响营养素的吸收或者导致营养素的分解。另一方面,有毒化学物质进入机体后,其生物转化Ⅰ相反应和Ⅱ相反应中酶的活性和作用也受营养素的数量和种类的影响。除营养素外,膳食其他成分也可影响有毒化学物质对机体的作用。

1. 能量 葡萄糖、脂肪酸和氨基酸在体内进行生物氧化过程中,均可产生乙酰 CoA,继而进入三羧酸循环(tricarboxylic acid cycle,TCA)产生 ATP,为有毒化学物质进入机体的主动转运提供能量,还可以通过调节细胞色素 P-450 的水平影响Ⅰ相反应。此外,葡萄糖代谢产生的葡萄糖醛酸参与有毒化学物质在生物体内生物转化的Ⅱ相反应,促进解毒。必需脂肪酸参与磷脂的形成,而磷脂是维持 MFO 作用的重要组分。金属硫蛋白通过提供巯基与毒物结合排出体外起到解毒作用,如图 4-10-3 所示。

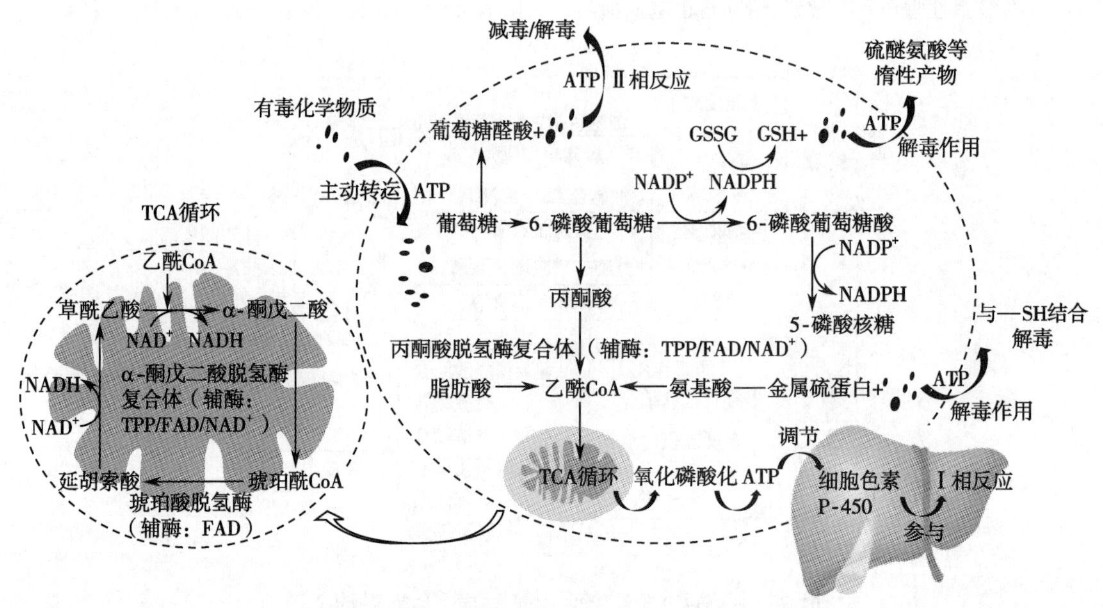

图 4-10-3 **能量对有毒化学物质在机体内生物转化的影响**

注:TCA 循环:三羧酸循环;GSH:还原型谷胱甘肽;GSSG:氧化型谷胱甘肽;TPP:焦磷酸硫胺素;FAD:黄素腺嘌呤二核苷酸;NAD:辅酶Ⅰ;NADP:辅酶Ⅱ

2. 蛋白质 对于经通过生物转化或与含硫氨基酸结合反应减少毒性的有毒化学物质来说,蛋白质摄入数量少或者质量较差时,可影响有毒化学物质与含硫氨基酸的结合,减慢其排出体外的速度,从而增加对机体的毒性作用,例如 3,4-苯并芘、大多数农药、铅、苯及镉等。而对于经过生物转化后增大毒性的化学毒物,其毒性反而随着膳食蛋白质含量的降低而减弱,例如四氯化碳、二甲基亚硝胺等。膳食蛋白质的数量和质量不仅可影响生物转化中的肝脏微粒体酶蛋白的含量、NADPH 氧化酶、NADPH-细胞色素 C 还原酶、细胞色素 P-450 和细胞色素 b5 的活性,还可影响含硫氨基酸(蛋氨酸、胱氨酸和半胱氨酸等)提供巯基的数量。

3. 脂类 增加膳食脂肪摄入量可促进脂溶性有毒化学物吸收及其在体内的蓄积,进而增强其毒性。磷脂缺乏影响有毒化学物在机体内的生物转化作用。

4. 碳水化合物 总体来说,碳水化合物是有利于毒物解毒的。葡萄糖可以通过为生物转化过程提供结合反应所需要的葡萄糖醛酸,进而促进有毒化学物质的排出。当葡萄糖、果糖和蔗糖摄入较少时,MFO 的活性和细胞色素 P-450 的水平降低,从而影响机体对有毒化学物质的代谢与解毒作用。膳食纤维具有吸水膨胀性,能增加粪便体积,促进胃肠蠕动,有利于粪便排出,因而可以缩短有毒化学物质在肠道的停留时间;此外,膳食纤维还具有吸附和黏附的作用,从而减少有毒化学物质的吸收。

5. 维生素

（1）脂溶性维生素：维生素A和β-胡萝卜素不仅具有清除有毒化学物质代谢过程中产生的自由基的作用，还可以影响细胞内质网MFO的活性，进而降低某些化学毒物如黄曲霉毒素B_1、3,4-苯并芘等的致癌性。维生素E具有较强的抗氧化活性，对3,4-苯并(a)芘与氟引起的细胞毒性具有明显的拮抗作用。

（2）水溶性维生素：B族维生素对于化学毒物的解毒作用与其参与能量代谢有关，其中维生素B_1作为三羧酸循环中的丙酮酸脱氢酶的辅酶，催化丙酮酸的氧化，为机体快速提供能量；维生素B_2以FMN和FAD的形式、烟酸作为辅酶Ⅰ(NAD)及辅酶Ⅱ(NADP)的组成部分通过呼吸链的电子传递参与体内的能量代谢；叶酸、维生素B_{12}可以降低有毒化学物质对血液系统的影响，维生素B_2则有利于铁的吸收和利用，对于有毒化学物质对红细胞的损伤有一定的积极作用；维生素C对大部分有毒化学物质均有解毒作用，其机制与其提高MFO的活性及其抗氧化作用有关。

6. 矿物质

（1）常量元素：摄入富含硫和磷的肉类和谷类食物可以使骨骼中的铅形成可溶性的磷酸氢铅，加速铅排出体外；而摄入钾、钙与钠丰富的蔬菜水果以及奶类等食物有助于血液中的磷酸氢铅转变为磷酸铅暂时储存于骨骼中，缓解铅的急性毒性作用。

（2）微量元素：一些重金属如铅、镉、锰等可影响铁的转运和吸收利用，进而引起缺铁性贫血。补充适量铁有利于铁作为过氧化氢酶、细胞色素P-450和细胞色素b5的成分调节化学毒物的生物转化，或者通过增加铁硫蛋白等增强电子传递的作用而促进有毒金属在体内的氧化还原反应；但过量铁的摄入会损害内质网的结构以及MFO活性。锌可以通过竞争铅、汞、镉等的转运通道，提高被铅、汞、镉等损害的一些酶如超氧化物歧化酶(SOD)及碳酸酐酶等的活性，诱导肝脏合成MT以及提高机体免疫功能而直接或间接的拮抗有毒化学物质的作用。硒是谷胱甘肽过氧化物酶(GSH-PX)的辅助因子、参与抗氧化剂辅酶Q的组成以及与某些金属毒物(如铅、汞、镉等)形成难溶的硒化物，减轻化学毒物的毒性。

7. 植物化学物　多酚类植物化学物因其化学结构上具有多个酚羟基，因此，具有较强的抗氧化性。一项健康促进的研究项目结果发现，职业接触重金属的人员摄入200mg/d的花青素能减轻重金属造成的脂质过氧化和氧化应激。二聚体鞣花酸在抑制多环芳烃二醇环氧化物致突变上具有高度活性；绿原酸和咖啡酸均能抑制3,4-苯并芘、黄曲霉毒素B_1的致突变性；茶多酚可促进铅排出体外，增加GSH的含量，还可以通过其抗氧化、促进镉的排泄及与金属离子发生螯合等起到降低镉毒性的作用；没食子酸能明显诱导大鼠体内GSH的活性，促进1,2-二氯-4-硝基苯的排出。此外，十字花科的植物性食物中含量较高的有机硫化物类植物化学物可以通过提高致癌物的Ⅱ相解毒酶的活性、抑制细胞色素P-450酶系、诱导细胞周期阻滞以及促进细胞凋亡等途径降低多种有毒化学物质的毒性；大蒜素能促进慢性铅中毒的小鼠体内铅的排出，还可以保护其神经系统免受损害。

三、接触有毒化学物质人群的营养问题及防治措施

不同的有毒化学物质化学性质和对人体的毒性作用有所不同，因此，产生的营养问题及其防治措施也有所不同。

（一）铅接触人员

1. 铅的毒性作用　铅(plumbum,Pb)及其化合物主要通过呼吸道、消化道和皮肤进入人体，经血液循环分布于全身各组织细胞中，引起急性或慢性中毒。进入血液循环中的铅，小部分以磷酸氢铅($PbHPO_4$)和甘油磷酸铅等可溶性铅的形式随着尿、粪便、唾液及乳汁等排出体外，但大部分是以红细胞和血浆蛋白结合形式存在。沉积在骨骼中的铅以磷酸铅[$Pb_3(PO4)_2$]这种相对稳定的形式存在。但当血钙水平低下，骨铅则可进入血液而对其他组织器官发挥毒性作用。

铅中毒者出现食欲不振、恶心、嗳气、腹痛、便秘和中毒性肝炎等消化系统的毒性反应。铅还可抑制血红蛋白合成酶如δ-氨基-γ-酮戊酸脱水酶(δ-ALAD)而损害红细胞和血红蛋白的合成，造成类似于缺铁性低血红蛋白性贫血。铅损害神经系统的主要表现是神经衰弱综合征、多发性神经炎和中毒性脑病，铅暴露还可引起接触工人的精神障碍；铅暴露的儿童体内染色体端粒长度明显缩短，儿童体内铅水平与端粒长度呈显著负相关，而端粒的缩短也是癌症以及心血管疾病发生的危险因素；铅作业工人较非职业铅作业工人的口腔上皮细胞以及外周血淋巴细胞出现了明显的遗传毒性，而这种毒性通过彗星试验、微核试验以及染色体畸变试验已得到证实。

2. 营养对铅毒性作用的影响

（1）宏量营养素：蛋白质营养不良可降低血浆蛋白和血红蛋白水平及机体排铅能力。膳食蛋氨酸能明显地降低肾脏和肌肉中铅的浓度，可能是通过谷胱甘肽-铅复合物起到排铅解毒的作用。有研究显示，给予铅暴露的职业人员N-乙酰半胱氨酸200mg/d、400mg/d或者800mg/d，干预持续12周后，体内氧化应激指标如MDA水平明显下降；因此，铅接触者应多摄入一些富含含硫氨基酸的优质蛋白，包括肉、蛋、奶等动物性蛋白及豆类蛋白等。建议铅作业人员的蛋白质供能比占总能量的15%，增加富含含硫氨基酸的优质蛋白质的摄入，以促进谷胱甘肽-铅复合物排铅解毒作用，减少体内铅潴留以及机体对铅毒作用的敏感性。

脂肪可促进铅在小肠的吸收，加重铅的毒性作用，应限制脂肪的摄入量，建议脂肪供能比小于20%。碳水化合物可提供解毒反应过程中需要的能量和结合反应所需的葡萄糖醛酸，提高机体对毒物的抵抗力，建议碳水化合物供能比为65%以上。膳食纤维的糖链结构上含有丰富的游离-OH和-COOH基团，可以与铅络合，果胶还可使肠道中的铅沉积，有效地阻止铅在胃肠道的吸收，从而降低血铅水平。

（2）微量营养素：维生素B_1可以促进食欲并改善胃

肠蠕动功能。维生素 B_6 缺乏可限制铅暴露个体半胱氨酸的摄取而抑制 GSH 的生物合成。铅中毒时，对维生素 B_{12} 的需要量增加，适量补充维生素 B_{12} 和叶酸，可以促进红细胞生成和血红蛋白合成，但也有研究显示，叶酸和维生素 B_{12} 的水平并不会对铅暴露导致的遗传损伤起到保护性作用，因此，铅暴露的职业人员补充叶酸或维生素 B_{12} 的有效剂量尚需要进一步研究。

铅的代谢、解毒过程中需要消耗维生素 C。维生素 C 可与体内的铅螯合，减少铅在体内的滞留，增加尿铅的排出，减少铅引起的脂质过氧化；补充维生素 C 可维持巯基酶的活性，促使 GSH 与铅离子结合排出而解毒，还能与铅结合形成难溶的抗坏血酸铅盐，经粪便排出。因此，铅作业人员对维生素 C 的需要量是增加的，维生素 C 推荐摄入量为 150～200mg/d。β-胡萝卜素能减轻氧化应激，改善 GSH 的代谢，预防脂质过氧化，有研究结果显示，补充 β-胡萝卜素（10mg/d）12 周可以提高铅暴露工人尤其是慢性铅中毒的人员的抗氧化防御能力。维生素 E 可以减少铅诱导的自由基生成，并可以与 $CaNa_2EDTA$ 结合降低铅诱导的脂质过氧化，但有学者研究发现，给予慢性铅暴露人员 200mg α-TE/d 的 α-生育酚 12 周后，虽然血浆中 MDA 水平有所下降，而红细胞中 MDA 水平却有所增加；因此，慢性铅职业暴露人员补充维生素 E 的理由尚不充分。

低钙饮食可增加铅的吸收和毒性，同时，铅也会破坏体内钙稳态。膳食中补充钙可避免因食物钙不足导致血钙降低以及大量骨铅随骨钙溶出后入血所引起的毒性作用，建议钙的摄入量为 800～1000mg/d。膳食缺铁时，铅的吸收及铅中毒的易感性增加。血清铁蛋白浓度较低者，其血铅的浓度常较高，铅在体内的潴留也增加。铅可通过抑制 δ-氨基-γ-酮戊酸脱水酶（δ-ALAD）阻碍胆色素原的形成，并可抑制血红蛋白合成酶而使血红蛋白合成障碍。当铅接触或职业性暴露人员体内铁的营养状况良好时，其贫血的程度会明显减轻，但过量补充铁可引起肝脏毒性。锌可以竞争性抑制铅吸收的蛋白通道或铅的酶作用位点，也可以通过作为 SOD 的辅助因子而拮抗铅对δ-ALAD 的影响。此外，硒是抗氧化酶 GSH-Px 的辅助因子，可以捕捉铅诱导产生的自由基，进而降低铅的肾脏毒性和神经毒性。铜缺乏可加重铅中毒，增加铅在肾脏和肝脏中的蓄积，还可导致贫血和生长停滞。

（3）生物活性物质：食物中的生物活性成分中，许多植物化学物都具有一定的拮抗铅毒性的作用。例如多酚类植物化学物可增加 GSH 水平、提高 Cu-Zn-SOD、过氧化氢酶以及 GSH-Px 等抗氧化酶的活性，降低铅引起的神经毒性及肾毒性。用葛根素或槲皮素对醋酸铅暴露染毒的大鼠进行干预，其体内氧化应激、肾脏毒性以及大脑皮质海马区的突触可塑性功能损伤减弱。姜黄素（100mg/kg）干预铅中毒模型的 Wistar 大鼠 45 天后，大脑不同区域中 GSH 和 SOD 等抗氧化物质或酶的活性显著增加，降低铅的神经毒性。含硫化合物及其代谢产物具有螯合重金属的作用，可以与自由基结合发挥抗氧化性。大蒜素经吸收后分解为烯丙硫醇，进一步生成烯丙基甲硫醚，该两种代谢产物均为含巯基化合物，可与铅形成螯合物，促进铅排出体外。暴露于 1000ppm 醋酸铅的 7～8 周龄雌性小鼠灌胃给予不同剂量大蒜素 12μg/kg、24μg/kg 和 48μg/kg，每天 2 次，持续 14 天后发现大脑、肝脏、肾脏、骨骼和血液中的铅含量均下降，并且效果优于重金属解毒剂——二巯基丁二酸（DMSA）。

此外，动物肉类及其内脏含有丰富的 α-硫辛酸也对铅中毒具有明显的防护作用。α-硫辛酸是两性分子，易到达全身各组织，因其结构中含有双硫五元环结构，电子密度高，具有显著的亲电子性和与自由基反应的能力，具有强的抗氧化作用；此外，α-硫辛酸还是体内转巯基酶的重要辅酶之一，参与 GSH 的合成；也可以作为金属螯合剂，加快重金属排出。

（二）汞接触人员

1. 汞的毒性作用　汞（mercury，Hg）及其化合物可以经过呼吸道、消化道和皮肤进入人体，其毒性作用与汞的形式有关，有机汞、无机汞及元素汞等不同形式的汞暴露对机体的毒性作用有所不同。进入机体的汞与金属硫蛋白（MT）结合形成汞硫蛋白而贮存在肾脏皮质中产生肾毒性，导致尿中出现蛋白质和红细胞。除肾脏毒性外，汞经唾液腺排至口腔内，与硫化物结合形成硫化汞沉积，引起口腔炎。汞中毒患者还会出现食欲不振和胃肠功能紊乱等消化系统症状，部分慢性中毒者有肝肿大和轻度触痛等临床表现；汞还可以导致一系列神经精神症状如运动中枢功能障碍及反射活动协调紊乱，出现"汞毒性震颤"。孕期低水平的汞暴露对新生儿的神经发育也有影响。此外，汞的过量摄入还可通过表观遗传机制导致老年神经退行性疾病的发生。

2. 营养对汞毒性的影响

（1）宏量营养素：膳食中增加富含含硫氨基酸的优质蛋白质，含硫氨基酸中的巯基可以与汞结合而起到解毒作用。汞蒸气具有明显的亲脂特性，因而可以通过血脑屏障而损害中枢神经系统，以及其他脏器，故应限制汞接触人员或职业性汞暴露工人的膳食脂肪摄入量。美国 2003—2004 年国家健康与营养调查研究中，1046 例 40 岁及以上的人员结果显示，血液中 ω-3 多不饱和脂肪酸水平较高者，汞摄入后引起的肾脏毒性较低。保证膳食中充足的碳水化合物，则可以为机体提供汞解毒所需的葡萄糖醛酸而起到降低汞毒性的作用；用含有 30%膳食纤维的饲料给予甲基汞暴露的小鼠，能够提高甲基汞的清除率，降低脑组织中甲基汞水平；苹果果胶可以通过增加汞中毒儿童尿汞的排出量，而减轻汞中毒的症状。

（2）微量营养素：维生素 A 能抑制有机汞对小脑及神经纤维的毒性作用。维生素 E 对甲基汞造成的动物及细胞毒性均具有拮抗作用，其作用机制比较复杂，不能简单地用维生素 E 的抗氧化作用来解释。豚鼠补充 30mg/d 维生素 C 可以减少消化道对汞的吸收，减轻肝脏等的损伤。

硒可影响汞在体内的分布并影响汞对实验动物的毒性，硒可维持肝脏及肾脏内 GSH-Px 的活性，促进汞与蛋白质巯基的结合而拮抗汞毒性；血浆硒与无机汞形成复合物，然后结合硒蛋白 P，进而阻止肾脏对汞的吸收。给予大鼠硒钠盐和汞，可使汞的再分布产生变化，即汞在肾脏贮存减少而在肝脏中贮存增加。锌可以诱导 MT 的产生,拮抗汞诱导产生的过氧化作用、肾脏毒性,甚至可以拮抗高浓度汞导致的致癌作用。乙酸锌可以抑制氯化汞所致的非特异性免疫和细胞免疫功能的损伤。

(3) 植物化学物:大蒜和维生素 E 联合应用可减轻铅和汞对 WI-38 细胞的毒性作用,具体表现为上调了 Bax 蛋白表达,下调了 p53 和 Bcl-2 蛋白的表达,并可减轻铅和汞对 DNA 的损伤作用,大蒜中含有的硫化物可能是其作用的重要物质基础。

(三) 苯接触人员

1. 苯的毒性作用 苯(benzene)为芳香族碳氢化合物,是一种重要的化工原料。接触苯的工作主要有苯、含苯化工原料、含苯有机溶剂(如炼焦、油漆、染料、印刷以及合成洗涤剂等)等的生产。急性苯中毒主要对中枢神经系统产生麻醉作用,慢性苯中毒抑制造血系统,使全身血细胞减少,发展成为再生障碍性贫血或发生白血病。

2. 营养对苯毒性的影响

(1) 宏量营养素:对喷漆工人调查研究发现,营养状况较好以及食用动物蛋白较多者,苯中毒症状较轻;因此,应该增加富含含硫氨基酸的优质蛋白质摄入,因为苯的生物转化和解毒过程需要 GSH 和 α-硫辛酸,而富含巯基的蛋白质是 GSH 的合成与巯基酶活性的维持关键物质。高脂肪摄入不仅可增加动物对苯的敏感性,还可能抑制中毒动物体内苯的转化速度,故应该限制苯接触或职业性暴露人员的脂肪摄入。保证膳食中充足的碳水化合物,则可为机体提供苯解毒所需要的葡萄糖醛酸,从而降低苯毒性。

(2) 微量营养素:维生素 C 一方面可以使氧化型谷胱甘肽(GSSG)还原为 GSH,与苯结合解毒,另一方面还可以通过增强 MFO 活性促进苯代谢和解毒,且具有促进铁的吸收利用、血红蛋白的合成和造血的作用。建议苯接触人员的维生素 C 摄入量为 150mg/d。维生素 B_1 作为糖代谢中关键酶的辅酶参与机体能量代谢,并有促进消化液分泌、增进食欲和减少苯引起的神经功能受损的作用。适量增加维生素 A 和维生素 E 的摄入,可以起到神经保护作用,抑制苯对机体的损害作用。维生素 K 对防治苯中毒亦有一定效果。适当增加铁的摄入量,可预防苯中毒所致的贫血。

(四) 镉接触人员

1. 镉的毒性作用 镉(cadmium,Cd)及其化合物经呼吸道或消化道进入血液循环,其主要与红细胞结合,红细胞中的镉一部分与血红蛋白结合,另一部分与硫蛋白结合。镉在人体的半衰期为 8~35 年,因此,预防慢性镉中毒具有重要的意义。慢性镉中毒可对肺脏、肾脏、血液、骨骼甚至对胎儿或幼儿生长发育造成影响,如肺脏受损则出现肺气肿,肾脏受损使肾小管的重吸收功能下降,尿中 $β_2$-微球蛋白和视黄醇结合蛋白含量升高,还可出现氨基酸尿和糖尿。镉暴露可引起体内锌、硒以及铁平衡失调,尤其是铁储备的减少而引起缺铁性贫血;此外,镉暴露还会减少母乳中钙的含量,胎盘中镉蓄积还会影响锌经脐带血向胎儿的转运速率。慢性镉中毒可引起高钙尿,导致体内出现负钙平衡,造成软骨症和骨质疏松,同时,还可导致骨痛病的发生。

2. 营养对镉毒性的影响

(1) 宏量营养素:蛋白质数量和质量都可在一定程度上影响镉的毒性作用,尤其是影响体内红细胞数量和血红蛋白含量。镉中毒可加重蛋白质缺乏引起的体内红细胞数量和血红蛋白水平的降低程度。除了注意蛋白质数量充足外,还应该注意补充富含含硫氨基酸的优质蛋白质,以降低镉毒性。有动物实验表明,小鼠食用含脂量为 12% 的乳酪饲料,^{109}Cd 的存留量较用含脂量为 0.5% 的脱脂奶饲料组高 3 倍,说明膳食脂肪可增加镉的吸收。因此,接触镉的人员膳食应该限制膳食脂肪的摄入量。保证膳食中充足的碳水化合物,则可以为机体提供镉解毒所需要的葡萄糖醛酸。

(2) 微量营养素:维生素 C 可以抑制镉中毒动物体内红细胞数量的减少以及镉引起的小鼠胚胎毒性。镉可影响肾脏 25-(OH)D_3 羟化转变为 1,25-$(OH)_2D_3$,进而影响机体对钙的吸收,维生素 D 对镉毒性有一定的防治作用。维生素 C 与维生素 E 具有协同作用,可抑制镉中毒引起的自由基增多和氧化应激反应。慢性镉中毒可用大剂量(50 000~100 000IU/d)的维生素 D 治疗,同时补充 4g/d 葡萄糖酸钙,解毒效果更加显著。维生素 B_1 可以与镉形成复合物,促进镉的排出,减轻其毒性。

锌对镉毒性的拮抗作用表现为预先处理的防护作用和镉中毒后锌干预而降低镉的毒性作用,其作用机制主要为:既可以诱导 MT 的合成,又因锌和镉是同族元素,可以抑制镉的吸收、代谢和蓄积。硒可以拮抗镉引起的肝和肾脏等毒性,机制可能与硒的抗氧化作用、硒镉复合物的形成等有关。锌和硒二者联合给予镉染毒的动物较单独给予锌或硒,其降低红细胞氧化应激水平作用更明显。镉减少铜在胃肠道的吸收,降低大鼠血铜、肝铜和铜蓝蛋白的含量,而铜蓝蛋白的降低又影响到铁在体内的运输和利用,铜亦直接影响骨髓造血功能,因此,维持铜的营养水平有利于防止镉中毒性贫血的发生。增加钙的摄入可以减少镉在肠道的吸收及其在骨骼和软组织内的沉积,减轻镉毒性;建议镉作业人员钙的摄入量应不低于 800mg/d。充足的铁和镁的膳食可引起肠道镉转运蛋白表达的下调以及竞争镉转运蛋白而抑制膳食中镉的吸收。

(3) 植物化学物:多酚类物质具有抗氧化和潜在金属螯合作用。儿茶素对于慢性镉中毒引起的骨矿物质含量减少、骨密度降低具有一定的防护作用。花青素和槲皮素可以减轻由镉毒性引起的氧化应激。番茄红素可以预防大鼠铅暴露引起的肾毒性,并显著减少大鼠肝脏中镉的蓄积。经灌胃给予大蒜素 4 周,可以减弱镉诱导的大鼠性腺和精子毒性作用,其机制包括抗氧化与螯合作用,且可通过富含的含硫氨基酸(如 S-烯丙基半胱氨酸和 S-烯丙基巯基半胱氨酸)来减少镉的吸收等。

(五) 农药接触人员

1. 农药的毒性作用 常用的农药包括有机磷(例如对硫磷、敌敌畏、乐果及马拉硫磷等)、有机氯(例如 DDT 和六六六等)和氨基甲酸酯等。有机磷农药的毒作用机制主要是抑制体内胆碱酯酶的活性,使胆碱能神经元末梢部位释放的乙酰胆碱不能迅速分解而致蓄积，引起一系列中毒表现。有机氯农药是一种高残留农药，因其具有高度的物理、化学和生物学稳定性，我国于1983年停止生产并于1984年停止使用。氨基甲酸酯类农药如西维因等对动物和人的急性毒作用与有机磷农药相类似，但毒性较低。

2. 营养对农药毒性的影响

（1）宏量营养素：在不同水平的蛋白质情况下，农药毒性作用不完全一致。将动物饲料蛋白质含量26%时的 LD_{50} 作为1，蛋白质由26%下降到9%时，多数农药（例如西维因、马拉硫磷、灭草隆与克菌丹等）的毒性有所增加；而当饲料蛋白质含量下降到3.5%时，克菌丹毒性可增加26.3倍，西维因毒性增加6.5倍。但亦有少数农药如七氯和甲磷等在动物摄取的蛋白质量少质差时，其毒性反而降低。二嗪磷在动物饲料蛋白质含量较低或较高时毒性均会增强。有机氯农药如六六六和DDT等进入人体后，因其脂溶性较强，主要在脂肪和脂质含量较高的脏器和组织中蓄积，损害脑、肝和肾等实质性器官，引起一系列毒性表现。因此，脂溶性农药接触的人员，应该限制膳食脂肪的摄入量。

（2）微量营养素：给予大鼠喂饲缺乏维生素C饲料时，有机氯农药对MFO的诱导作用降低，导致农药的分解和排出减慢；同时，农药暴露又可增加动物尿液中维生素C的排出。因此，建议农药接触或暴露人员应该增加维生素C的摄入；然而其他维生素对农药的毒性作用影响的研究报道并不一致，例如烟酸和叶酸对乐果的细胞毒性效应有防治作用，维生素 B_1、维生素 B_2 及烟酸能降低敌螨通的细胞毒效应，而维生素 B_6 和维生素 B_{12} 并没有对乐果和敌螨通的细胞毒效应显示出明显的防护作用。从事敌枯双生产的工人接触前或接触期间服用适量烟酰胺（100mg/d），可使作业工人接触性皮炎消失，此作用与烟酰胺可抑制敌枯双对DNA和RNA生物合成的作用有关。

（六）有害气体接触人员

1. 常见有害气体的种类　有害气体包括刺激性气体和窒息性气体。刺激性气体种类很多，常见的有氯、氯化氢、光气、氨、氮氧化物、氟化氢和二氧化硫等，这些刺激性气体大多是化学工业中的重要原料或副产品。窒息性气体是指进入人体后，能使血液的运氧能力或组织利用氧的能力发生障碍；造成组织缺氧的有害气体，常见有一氧化碳、氰化物和硫化氢等。

2. 有害气体对机体的毒性作用及营养防治

（1）一氧化碳：凡含碳有机物燃烧不完全时均能产生一氧化碳，且空气越不充足，一氧化碳生成得越多。一氧化碳随呼吸进入血液循环后与血红蛋白、肌红蛋白以及二价铁的细胞色素形成可逆性结合，导致低氧血症、组织缺氧和细胞呼吸抑制。由于中枢神经对缺氧最敏感，常常首先受到影响。贫血、饥饿及营养不良等可增加人体对一氧化碳的敏感性。慢性一氧化碳中毒时，体内维生素A、维生素 B_1、维生素 B_2 和维生素C的含量下降；因此，接触或暴露于一氧化碳的工人需要增加这些维生素的供给量。膳食中还应增加富含优质蛋白和铁的食物，以改善低血红蛋白血症。

（2）氰化物：接触氰化物的作业主要有电镀、摄影、提炼贵重金属、化工、塑料、油漆、有机玻璃、人造羊毛以及合成橡胶等，常见氰化物中以氰化氢的毒性最大。体内的大部分氰化氢在肝内通过硫氰酸酶的作用与巯基化合物（例如胱氨酸、半胱氨酸、谷胱甘肽等）结合，转化成无毒的硫氰酸盐，随尿排出。氰化物破坏机体内某些酶的二硫键，使其发生断裂，失去活性。因此，应该增加膳食蛋白质的摄入量并适当增加富含巯基的优质蛋白质。氰基（CN—）可与氧化型细胞色素氧化酶中的铁离子结合，抑制细胞色素氧化酶的活性，使组织氧利用发生障碍，造成"细胞内窒息"。膳食中应保证摄入充足的碳水化合物，使氰基与葡萄糖结合形成无毒的氰类化合物排出体外；还应增加维生素A、维生素C等抗氧化维生素的摄入。

（3）刺激性气体：刺激性气体毒作用的特点是对眼睛、呼吸道黏膜和皮肤均有不同程度的刺激作用。长期接触低浓度刺激性气体，可引起慢性支气管炎、结膜炎、鼻炎、咽炎以及牙齿酸蚀症，同时伴有神经衰弱综合征和消化道症状。富含维生素A、维生素C、B族维生素和锌等的膳食，对于眼睛、呼吸道黏膜和皮肤有一定的保护作用。

（赵海峰　肖荣）

参考文献

1. 顾景范，郭长江. 特殊营养学. 第2版. 北京：科学出版社，2009.
2. 高兰兴，郭俊生，郭长江. 军队营养与食品学. 北京：军事医学科学出版社，2008.
3. 李金声，虞学军. 航空航天医学全书. 航空航天卫生学. 西安：第四军医大学出版社，2013.
4. 徐伟刚. 潜水医学. 北京：科学出版社，2016.
5. 陆书玉. 电离辐射环境安全. 上海：上海交通大学出版社，2016.
6. 孙贵范. 职业卫生与职业医学. 第8版. 北京：人民卫生出版社，2017.
7. 顾振华，姜洁琪，张长青. 尘肺患者的膳食与营养. 中国煤炭工业医学杂志，2010，13：919.
8. 王海，赵海娇. 视觉相关营养素对视觉功能保护作用的研究进展. 山东医药，2017，57：109-112.
9. Smith S M, Zwart S R. Nutrition issues for space exploration. Acta Astronautica, 2008, 63(5): 609-613.

第十一章

运动员营养

运动员（athlete）优秀的运动能力（exercise performance）取决于很多可变因素，其中合理营养是其重要因素之一。合理营养（reasonable nutrition）可提供运动所需的能源物质，保证身体的充分水合和电解质平衡，提供足够的维生素和微量元素，提高血红蛋白水平及其摄氧和运氧能力，减轻氧化应激，调节器官组织、细胞功能，改善物质和能量代谢水平。因此，合理营养可以保障运动员优良的身体形态结构和体成分、身体功能状态及运动素质（包括运动耐力、速度、力量和爆发力等），保持良好的体能恢复能力和竞技状态、疾病康复能力与健康水平。另外，近年来的研究也表明，除膳食结构及营养素摄入量外，营养素摄入的时机对改善运动能力和运动后恢复也十分重要。

第一节　概　　述

一、营养与体重

体重直接影响运动员的运动成绩，体重管理对运动员运动能力的发挥至关重要。合理营养与体重密切相关，不合理营养会增加体重尤其是增加体内脂肪含量从而减少瘦体重，特别是肌肉的相对重量和质量，从而影响运动能力，这对有体重要求的运动项目尤为重要。一般来说，瘦体重相对含量越高，运动时的速度、耐力、力量和爆发力也越好。

许多运动项目，如举重、摔跤、柔道、划船等运动员，常因参加某一体重级别的比赛而需要快速减体重；另一些运动项目，如体操、跳水和跳高等，因完成高难度的技术动作，需要长期控制体重和体脂肪的水平；竞走、跑步、越野滑雪和滑冰等自身负重性竞技项目中，能量消耗和体重直接相关，控制体重和体脂肪水平有利于降低能量消耗、提高运动表现。减少或控制某些项目运动员体重不仅减少了体重引力的阻碍，而且由于体格较小降低了体表面积，从而减少了来自空气（或水）的阻力。

为了减体重，运动员多采用相对短期内饥饿或半饥饿方法、限制液体摄入量及赛前过度排汗降低体重，这些措施将会抑制静息代谢率，增加瘦体重丢失、糖原储备降低、肌肉力量下降等风险，甚至引起营养缺乏、脱水或其他一些严重的医学问题。因此，运动员减控体重需要采取合理的营养干预方法，包括科学设定减控体重目标、减重速度和监测指标，调整食物结构，适度限制食物摄入量并以减少脂肪摄入为主，保证营养均衡等，在不损害生理功能及代谢能力的前提下，减轻或控制体重和体脂肪，最终提高运动能力。

运动员快速减体重时，一般通过限食来减少水分和能量摄入为主，辅以运动和增加出汗方法，慎重应用催吐或催泻的方法。快速减体重方法时间不宜过长，体重降低幅度不能太大，要保障基本营养素如维生素和电解质的摄入。快速减体重结束后，要及时逐渐增加能量、蛋白质、电解质和水分。

长期减控体重时，要合理掌握减体重的速度和营养平衡。运动员适宜的减体重速度为每周 1kg，减得过快可导致瘦体重的丢失及脱水，且可能出现反弹。慢速减体重的运动员应减少能量的摄入，达到推荐供给量的 60%～80%即可，能量摄入不能过低，以免影响正常训练和健康；蛋白质的摄入可略多，可达到 2g/kg 体重；一定要减少脂肪的摄入，多选用精瘦肉食物，少吃油腻、油炸等含脂肪多的食物；其他营养素摄入必须平衡，保证充足的维生素、矿物质的摄入。

二、营养与耐力

耐力项目如马拉松、长跑、长距离自行车、长距离游泳和滑雪等项目，具有运动时间长、能量消耗大并需要持续的能量供应等特点，营养素摄入不当可影响运动员耐力水平。影响运动员耐力的主要营养因素有：糖原储备量、水合状态和血红蛋白水平。在长时间的运动中，骨骼肌主要通过碳水化合物和脂肪来提供能量，合理的营养为运动员提供适宜的能量，使运动员具备适宜的体重和体脂水平，并保证运动中能源物质的良好利用；水合作用不仅涉及降低体温，也会影响电解质水平和营养物质的输送；耐力项目运动员容易发生缺铁性贫血，严重影响运动耐力，因此需要为运动员提供富含铁的食物加以改善。

三、营养与力量和爆发力

很多项目如短跑、短距离游泳、划船、足球、举重、摔跤和投掷等，要求运动员具备良好的力量和爆发力。合理的营养为运动员提供充足的三磷酸腺苷（adenosine triphosphate，ATP）和糖酵解所需碳水化合物，增加和维持瘦体重，保持良好的水合作用等。力量和爆发力运动也是以能量消耗为基础，但人体内可能快速动用的能源储备有限，运动员需要注意摄取含碳水化合物丰富的食物，以保证体内有充足的肌糖原和肝糖原储备，保证高强度运动中 ATP 再合成速率的需要。在短时间高强度运动中，摄入足量的蛋白质有助于增加和保持瘦体重、提高运动适应性。研究显示即使是轻度缺水，也会导致力量的下降，进而影响运动表现，所以充足的水合对于力量和爆发力也十分重要。

四、营养与运动后恢复

对于运动员来说，运动后恢复是一个重大挑战。运动后恢复的快慢，关系到运动训练的效果和后期的训练计划。重要的营养目标主要为恢复身体的能量供应及其储备（肝糖原和肌糖原的储备）、体液（补充运动丢失的水分）、代谢能力（包括关键酶的浓度和辅酶水平，如维生素和微量元素）和细胞膜的稳定性及其功能（补充铁、锌、钠、钾、镁等）。高强度训练后身体完全恢复需要几个小时甚至几日，但通过补充碳水化合物、水分和电解质等措施，可获得最大程度和最快的恢复。训练和比赛后运动员应摄入足够的碳水化合物以满足训练计划对能量的需求，在训练课之间使肌糖原储备的恢复达到最佳化为目标；此外，在恢复期膳食和加餐中增加富含蛋白质、维生素和微量元素等营养素的食物，也有助于加速运动后恢复。

第二节　能量与运动

骨骼肌收缩和舒张形成的运动需要能量驱动，运动机体的能量来源于食物在体内的代谢产能。不同项目的能量代谢与供能特点及其影响因素有别，所需要的三大产能营养素的需求量有所差异。运动员通过合理膳食和科学营养补充、调节三大产能营养素的适宜比例是改善机体运动前能源储备、运动中能量供给、运动后体能恢复以及运动能力与竞技状态的重要措施。

一、运动能量代谢特点

人体能量代谢可以分为有氧代谢、无氧代谢两种。在运动过程中，有氧代谢与无氧代谢并没有明显的界限，运动中的能量来源依运动类型、运动强度和时间进行着有氧和无氧代谢的动态切换，因此，常以承担某种运动的主要代谢方式分析其能量代谢特点；例如，当运动员进行短时间、高强度运动时，机体要求在最短时间内获得最大的能量供应，此时无氧代谢成为机体获得能量的主要方式；而当运动员进行长时间运动时，机体所需能量主要从有氧代谢途径获得。

二、运动能量的来源及影响因素

（一）能量的来源

ATP 水解后释放的能量是细胞内各种生命活动的直接能量来源。由于细胞内 ATP 含量极少，为了维持 ATP 含量的相对稳定，机体通过三大产能营养素所产生的化学能使 ADP 形成 ATP，释放能量后的 ATP 产生的 ADP 可再接受能量形成 ATP（即 ATP-ADP 循环），以确保新陈代谢过程中的持续能量供应。碳水化合物、脂肪和蛋白质是 ATP 再合成的主要原料。由于细胞不能直接利用碳水化合物、脂肪、蛋白质中的能量，这些有机大分子物质要通过无氧酵解和（或）有氧分解的方式，将能量转移给 ATP，才可被细胞利用。

1. 碳水化合物　人体内的碳水化合物以糖原的形式储存，储存量约 350～400g，即使一名训练有素的耐力运动员，体内糖原储备也仅有 500g 左右。糖原在骨骼肌中较多，其次为肝脏。静息和低强度运动时，碳水化合物通过有氧代谢供能，且供能的比例较少；在 50% VO_{2max} 强度运动时，碳水化合物仍然以有氧代谢供能为主，碳水化合物和脂肪供能比例相同；在接近 VO_{2max} 水平运动时，碳水化合物代谢由有氧代谢供能为主转变为以无氧代谢供能为主，供能的比例可占 75%～80%。因此，运动时碳水化合物供能的途径及程度决定于运动强度、运动时间、训练水平及运动前的糖原储备量。以糖酵解供能为主的运动（>65% VO_{2max}），糖酵解的产物（乳酸）也会限制运动能力。

2. 脂肪　在短时间剧烈运动时，无论是动态性运动还是静力性运动，肌肉基本不利于脂肪供能；以 65% VO_{2max} 或以下强度运动时，脂肪分解能够提供运动肌所需的大部分能量。运动时，参与骨骼肌供能的脂肪酸来源于肌细胞中的脂肪水解和摄取血浆游离脂肪酸。随着运动时间的延长，血浆游离脂肪酸供能起主要作用。

3. 蛋白质　当机体碳水化合物和脂肪充足时，蛋白质通常不是肌肉活动的主要能量来源，仅在超长时间运动时，提供机体所需总能量的 5%～10%，随着运动强度增加，蛋白质供能比有所增加，其中支链氨基酸（亮氨酸、异亮氨酸和缬氨酸）氧化产生 ATP 的效率高于其他氨基酸。肌肉是支链氨基酸主要代谢场所，安静时人体骨骼肌能耗的 14% 由支链氨基酸氧化提供；运动时，支链氨基酸氧化供能增强。

三大产能营养素体内代谢供能途径见图 4-11-1。

（二）影响因素

运动时，骨骼肌作为主要的能量消耗器官，其获得能量的最快方式就是直接利用自身所储存的 ATP。但是，骨骼肌的 ATP 储备量很小，仅为 4.6～6.0mmol/kg 肌肉（湿重），只能维持 0.5 秒最大强度肌肉收缩的能量供给。因此，为了维持 ATP 含量的稳定，碳水化合物、脂肪和蛋白质可在运动中不同程度的参与 ATP 的再合成，三者的供能比例不仅取决于运动强度、运动时间、参与运动的肌纤维类型和运动员的运动能力，还与机体的供能物质的储备等因素有关，并为神经、内分泌和心血管系统所调节控制。

1. 运动强度和运动时间　由于无氧供能系统的 ATP 合成率高（为有氧供能的 5～6 倍），可满足短时间做功量高的运动的能量需求。因此，在时间短、强度大（85%～100% VO_{2max}）的运动中，机体的能量供应以无氧代谢供能为主，包括磷酸原系统及糖酵解系统，其中强度越大，磷酸原系统供能比例越大，但持续时间越短。而有氧供能系统合成 ATP 的速率虽然慢，但合成量高，因此，是长时间、中低强度运动时的能量供应的主要途径（图 4-11-2）。随着运动时间的延长，碳水化合物利用减少，而脂肪利用增加（图 4-11-3）。

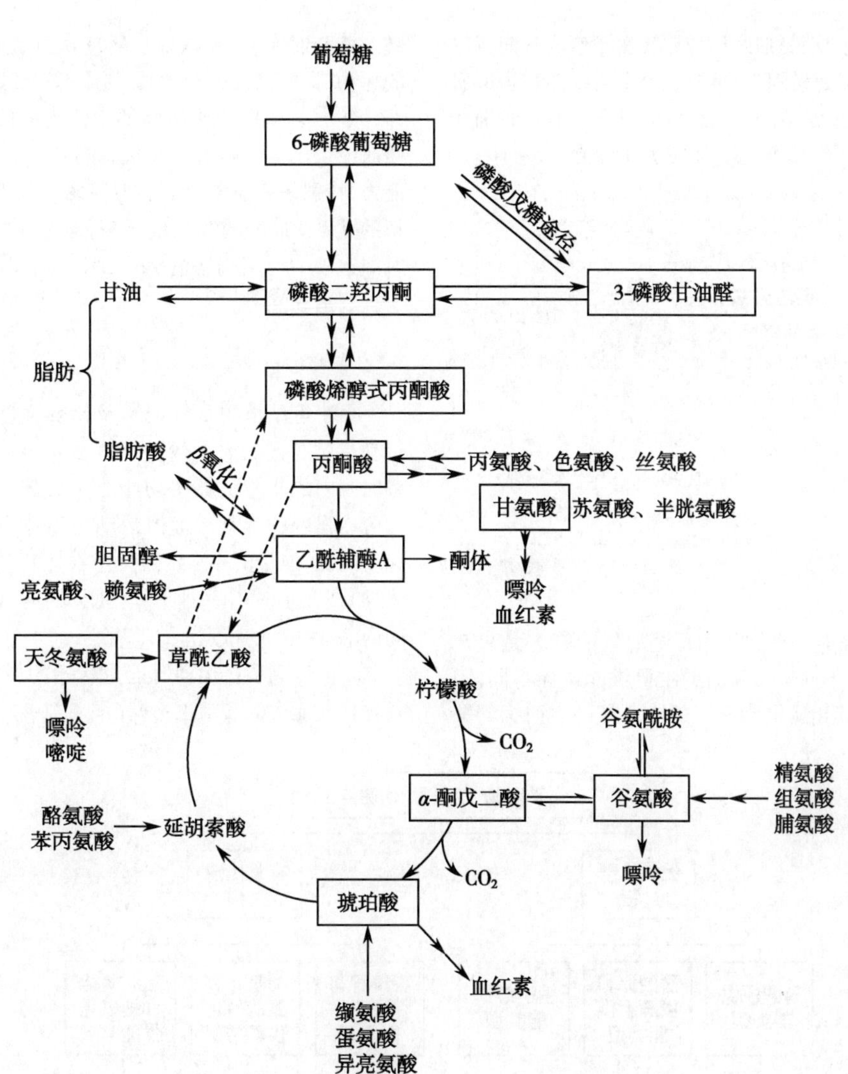

图 4-11-1　碳水化合物、脂肪、蛋白质代谢途径及其主要中间产物的关系

引自：冯美云．运动生物化学．北京：人民体育出版社，1999.

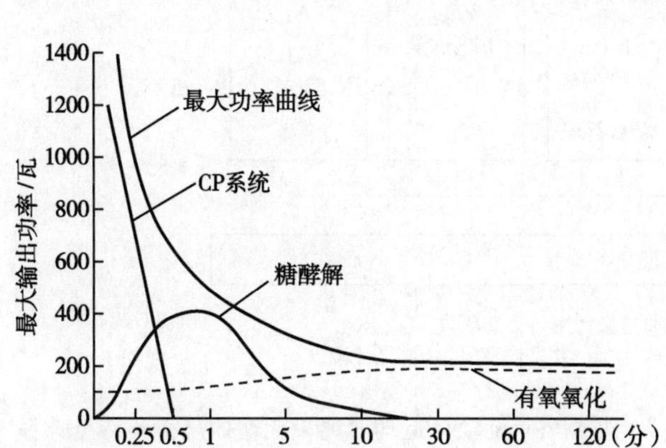

图 4-11-2　不同运动强度、运动时间的三种供能系统的关系

引自：王瑞元. 运动生理学. 北京：人民体育出版社，2011.

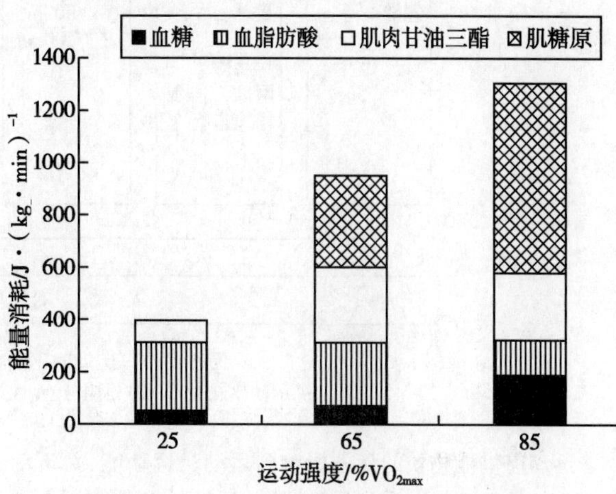

图 4-11-3　三种不同运动强度下能源物质的供能比

引自：Romijn JA, Coyle EF, Sidossis LS, et al. Regulation of endogenous fat and carbohydrate metabolism in relation to exercise intensity and duration. Am J Physiol, 1993, 265(3 Pt 1): E380-E391.

2. 肌纤维类型　骨骼肌纤维依照代谢类型的不同可以分为两种类型，Ⅰ型为慢缩型，Ⅱ型为快缩型，其中Ⅱ型肌纤维还可以分出许多亚型，主要有Ⅱa和Ⅱx两种。骨骼肌肌纤维构成的不同可导致其能量代谢特点的差异(表4-11-1)。

表 4-11-1　骨骼肌肌纤维分类及代谢特征

代谢特征/肌纤维类型	Ⅰ型(慢缩型/慢氧化型)	Ⅱ型	
		Ⅱa(快缩a/快氧化/酵解型)	Ⅱx(快缩x/快酵解型)
氧化能力	高	中高	低
糖酵解能力	低	高	最高
收缩速度	慢	快	快
耐受疲劳能力	高	中	低
运动单位的力量	低	高	高

引自：许豪文. 运动生物化学概论. 北京：高等教育出版社，2002.

3. 运动训练水平　机体代谢系统的供能能力是决定体能的主要因素。不同运动项目的主要供能系统不同，因此，通过训练提高其相应供能系统的能力是科学训练的关键。随着训练水平的提高，运动员在完成相同强度/时间的运动时，能耗减少，即能量利用率提高。

4. 体内供能物质的储备　体内能源物质的储备是骨骼肌能量代谢可利用的基质。例如，肌糖原含量高与运动能力、特别是高强度运动能力及耐力运动的冲刺能力有密切的关系。脂肪的产能量虽高，但是动员利用慢。增强长时间运动中动用脂肪的能力，可节约肌糖原的耗损，有利于提高运动能力。

三、不同运动项目的能量代谢特点

由于运动员的日常训练及比赛强度大、时间长，因此运动员对能量的需求较一般人多。多数项目运动员在训练时间内的能量消耗率均相当于或超出重体力或极重体力劳动强度的消耗率。但运动与重体力劳动的大能量消耗不同，其能量消耗常常是集中在短短的几分钟(如举重、体操)或几小时内。因此，运动员的能量代谢具有单位时间内消耗率高的特点。

不同运动项目运动时能量代谢的规律和特点不同，对各种代谢能力的需求也不同(图 4-11-4)。

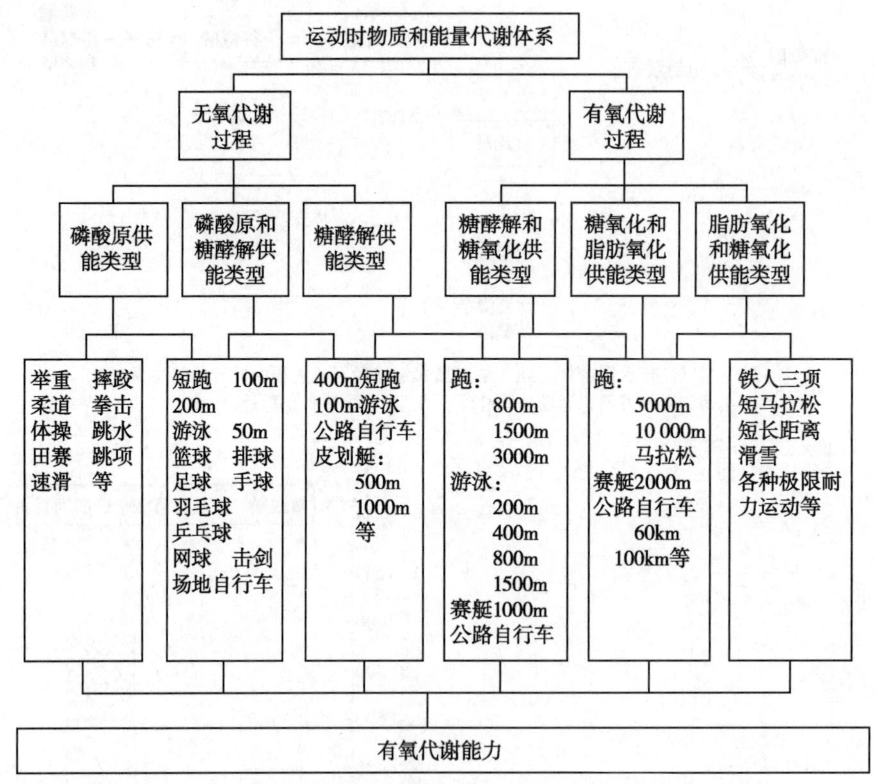

图 4-11-4　运动时不同物质和能量代谢与运动项目

引自：《运动生物化学》编写组. 运动生物化学. 北京：北京体育大学出版社，2013.

运动前供能物质的储备影响到运动员运动能力，运动中能量的释放直接关系到运动成绩，运动后能量的摄入则是体能恢复的基础。能量平衡是维持肌肉组织、免疫和生殖功能和最佳运动能力的基础。控制能量摄入与消耗之间的平衡，对保持运动员良好的身体功能状态和竞技水平十分重要。

根据各运动项目运动时能量代谢的规律和特点选择合理的训练方法，通过提高机体的能量代谢能力，提高运动员的运动能力。

1. 耐力性项目　耐力性项目主要包括马拉松跑、长跑、长距离自行车、长距离滑雪、长距离游泳和现代体育项目铁人三项等。耐力性项目的运动强度相对较小、运动持续时间相对较长，运动所需能量主要来源于能源物质（脂肪和碳水化合物）的有氧氧化，随着运动时间延长，肌糖原氧化供能逐渐增加（图 4-11-5）、肌糖原含量逐渐减少，因此，肌糖原减少、体液丢失和体温升高等是影响耐力训练效果和比赛成绩的主要因素。为此，耐力性项目运动员的膳食营养应首先满足碳水化合物和脂肪等能量物质的补充，其中日常饮食中的碳水化合物比例最好控制在总能量摄入的 60%~70%（8~10g/kg）之间。

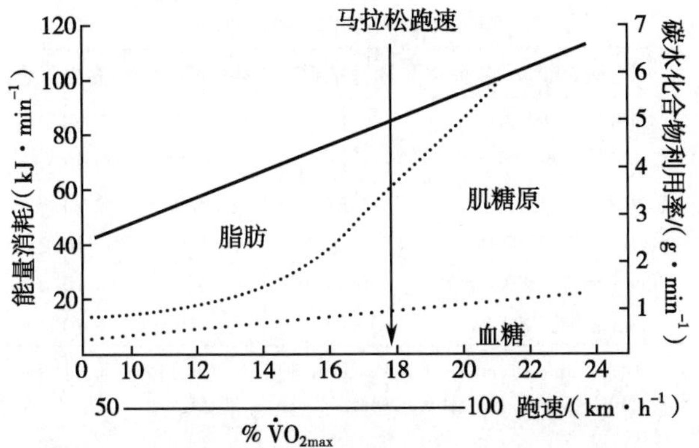

图 4-11-5 马拉松不同跑速时主要产能物质的供能比例
引自：Jeukendrup AE, Jentjens R. Oxidation of carbohydrate feedings during prolonged exercise: current thoughts, guidelines and directions for future research. Sports Med, 2000, 29(6): 407-424.

2. 力量性项目 力量性项目主要包括举重、投掷、摔跤等依赖肌肉力量和肌肉爆发力完成的专项运动，其他一些竞技运动项目如短跑、划船、足球、橄榄球和体操等也需要较好的力量素质。由于完成力量性项目的时间比较短、肌肉输出功率比较高，因此，肌肉活动所需的能量主要来自于磷酸原供能系统，部分项目所需能量还来源于无氧糖酵解系统。

3. 灵敏和技巧性项目 灵敏和技巧性项目种类较多，主要包括体操、跳水、乒乓球等。这类项目对机体的协调运动能力要求较高，同时也需要运动员具有良好的力量、爆发力、速度乃至耐力等方面的运动能力，但日能量消耗相对较少。

4. 球类项目 球类项目包括篮球、足球、排球、手球、羽毛球、乒乓球橄榄球和冰球等，这些项目的运动形式复杂多变、运动强度变化大、能量消耗多，要求运动员应具备良好的力量、爆发力、速度、耐力、灵敏性和运动控制等身体运动能力。此类项目的运动中能量供应多为混合型，即有氧、无氧供能系统综合作用。

四、运动员能量需要量

运动员的每日运动能耗（thermic effect of exercise, TEE）显著高于普通人群。但不同项目的运动员，或运动员在不同训练阶段的 TEE 也会因运动量（包括运动强度、密度、运动持续时间）的不同而有很大的差异。有些运动项目，如乒乓球、体操、围棋与击剑等运动员在训练中的紧张神经活动，并不都能反映在能量消耗量的方面。我国学者推荐的中国运动员膳食能量日摄入量见表 4-11-2。

表 4-11-2 推荐的我国优秀运动员每日能量推荐量

	运动项目	推荐量/（kcal·d^{-1}）	推荐量/[kcal·(kg·d)$^{-1}$]
1	棋牌类	2000~2800（平均值:2400）	45±5
2	跳水、射击（女）、射箭（女）、体操（女）、艺术体操、蹦床、垒球	2200~3200（平均值:2700）	50±5
3	体操（男）、武术散手（女）、武术套路、乒乓球、羽毛球、短跑（女）、跳远（女）、跳高、举重（75kg 以下）、网球、手球、花样游泳、击剑、射箭（男）、速度滑冰、花样滑冰（女）、柔道（女）、赛艇（女）、皮划艇（女）、跆拳道（女）	2700~4200（平均值:3500）	55±5
4	花样滑冰（男）、中长跑、短跑（男）、跳远（男）、竞走、登山、射击（男）、球类（篮球、排球、足球、冰球、水球、棒球、曲棍球）、游泳（短距离）、高山滑雪、赛艇（男）、皮划艇（男）、自行车（场地）、摩托车、柔道（男）、拳击、跆拳道（男）、投掷（女）、沙滩排球（女）、现代五项、武术散手（男）、越野滑雪、举重（75kg 以上）、马拉松、摔跤（女）	3700~4700（平均值:4200）	60±5
5	游泳（长距离）、摔跤（男）、公路自行车、橄榄球、投掷（男）、沙滩排球（男）、铁人三项	>4700（平均值:4700）	65±5

第三节 碳水化合物与运动

碳水化合物是运动时的重要能量来源，中高强度运动中的绝大部分能量来自糖有氧氧化和糖酵解，大脑的能量亦主要来自碳水化合物（血糖）；另外，碳水化合物在维持运动员免疫功能等方面发挥重要作用。不同运动项目、运动强度和时间的碳水化合物的代谢特点与需求量不尽相同。碳水化合物储备不足或快速耗竭导致供能不足，易引起运动性疲劳过早出现，从而降低运动能力。肌肉糖原再合成是运动后恢复的主要内容，因此，通过饮食或营养品增加运动前、中、后碳水化合物摄入量是改善运动能力和体能恢复的重要方法之一。

一、碳水化合物在运动中的作用

1. 提供能量　随着运动强度的增大，运动员对碳水化合物的需求越大。高强度运动时，碳水化合物供能可达总能耗的95%左右。且与脂肪和蛋白质相比，碳水化合物有氧氧化供能具有耗氧量少、合成 ATP 的速率高、对内环境影响较小的特点。

大脑所需能量的 85%～95%依赖血糖的氧化而获得。因此，当血糖水平降低时，首先影响中枢神经系统，产生疲劳或头晕等现象。

2. 节约利用蛋白质　正常生理条件下，蛋白质主要维持和修复组织及满足机体生长需要，其供能作用较小。但长时间运动中，当碳水化合物大量消耗而脂肪供能又受到底线限制时，会导致蛋白质供能比例增加。长期大量消耗蛋白质而又不能及时足量补充时，会引起肌肉蛋白质数量减少，肌力下降。

二、运动员的碳水化合物需求

在比赛或训练中，由于运动类型、运动强度和持续时间的不同，运动过程中碳水化合物供能比有较大差别，肌糖原利用也不同。碳水化合物需求具有项目特异性，不同项目运动员对碳水化合物的需求有所不同（表 4-11-3），并随运动强度增加和运动时间延长，肌肉糖原利用增加（图 4-11-6）。

表 4-11-3　不同项目运动员的碳水化合物摄入量［单位：g/（kg・d）］

研究参考	体育项目	中等摄入量	高摄入量
Costill 等，1988 年	游泳	5.3	8.2
Lamb 等，1990 年	游泳	6.5	12.1
Kirwan 等，1988 年	长跑	3.9	8.0
Sherman 等，1993 年	长跑	5.0	10.0
Simonsen 等，1991 年	划船	5.0	10.0
Sherman 等，1993 年	自行车	5.0	10.0

引自：BurkeL and Deakin V. Clinical Sports Nutrition. 4th ed. New York：McGraw-Hill Education，2000.

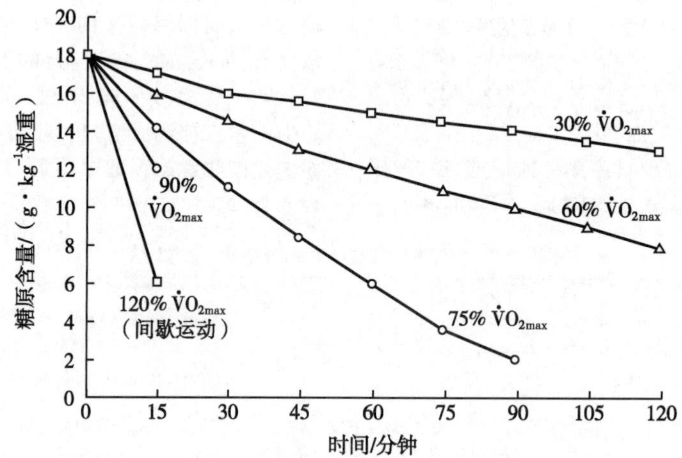

图 4-11-6　运动强度对肌肉糖原利用率的影响

引自：Suzanne Girard Eberle. Endurance Sports Nutrition. 3rd edition. Champaign：Human Kinetics，2007.

一般可根据运动项目、运动强度和运动时间，以及运动员体重计算运动员的碳水化合物摄入量或需要量，通常在 5～10g/（kg・d），中等以上强度、长时间运动可达 12g/（kg・d）。例如：耐力运动员对碳水化合物的需求量需要根据训练的时间长短来决定。每天训练 1 小时，碳水化合物的需要量为 5～7g/（kg・d）；每天训练 1～3 小时，碳水化合物的需要量为 7～10g/（kg・d）；每天训练 3～5 小时，碳水化合物的需要量为 10～12g/（kg・d）。

推荐运动后运动员碳水化合物的推荐摄入量见表 4-11-4。

另外，极热或极寒、高原训练、青少年等运动员需要适当增加碳水化合物的摄入。

我国运动员普遍存在"碳水化合物摄入不足"的问题，多年的营养调查结果发现，我国运动员的碳水化合物供能比甚至低至 40%。我国学者推荐一般运动员（中等强度运动）每日碳水化合物适宜摄入量为总能量的 50%～60%，高强度训练可适度增加至 60%～65%，运动员在进行长时间运动（耐力项目）、缺氧性运动项目应增加碳水化合物的摄入量至总能量的 65%～70%（包括训练前、中、后膳食外摄入的碳水化合物）。

表 4-11-4　运动后碳水化合物推荐摄入量

不同运动强度和时间的日常恢复	推荐摄入量
运动后即刻～4 小时［g/（kg・h）］	1.0～1.2，频繁应用
中等时间、低强度运动［g/（kg・d）］	5～7
中等至高强度耐力训练［g/（kg・d）］	7～12
极高强度长时间运动（4～6h/d）［g/（kg・d）］	10～12+

引自：Burke L and Deakin V. Clinical Sports Nutrition. 4th ed. New York：McGraw-Hill Education，2000.

三、碳水化合物补充的意义和推荐量

鉴于碳水化合物在运动供能中的重要性，碳水化合物储量有限已成为制约运动员训练效果和竞技能力的重要因素。研究证实,在运动前、中、后有规律地补充碳水化合物,均具有提高运动能力,推迟运动性疲劳发生的作用,但不同阶段补充碳水化合物的目的和意义有所不同。

(一) 运动前

运动前补充碳水化合物的目的是提高机体的碳水化合物(肌糖原、肝糖原)储备和血糖的来源,以提高运动能力。然而,运动前不同时间点补充不同类型碳水化合物的作用不同(表 4-11-5)。运动前足量补充碳水化合物,可以提高运动时碳水化合物参与能量代谢的比率,有利于保持较大的运动强度及维持较长的运动时间。这对比赛前 24 小时饮食不合理或不注意碳水化合物摄入的运动员特别有益。

表 4-11-5　运动前不同时间点补充碳水化合物的作用

补充碳水化合物时间	补充碳水化合物种类	血糖	肌糖原	运动能力
运动前 0~5 分钟	葡萄糖、果糖、快餐	不变或上升	不变	提高
运动前 30~45 分钟	葡萄糖	下降	不变	不变
	果糖	不变	不变	不变或降低
运动前 2 小时	葡萄糖	下降	–	提高
运动前 3~4 小时	葡萄糖、高碳水化合物膳食	不变或上升	不变	提高
运动前 6 小时	高碳水化合物膳食	不变或上升	–	提高

引自:Costill DL. Carbohydrates for exercise: dietary demands for optimal performance. Int J Sports Med, 1988, 9(1): 1-18.

运动员赛前补充碳水化合物常采用改良的碳水化合物负荷(carbohydrate loading)法,即在赛前一周内逐渐减少运动量,直至赛前一天休息,同时逐渐增加膳食中的碳水化合物量至总能量的 70%;或每天 9~10g/kg 体重补充碳水化合物,总量约 500~600g。膳食中的碳水化合物应以淀粉为主,淀粉引起的胰岛素效应优于葡萄糖,有利于糖原合成。改良的碳水化合物负荷法可使运动员在比赛当天出现肌糖原的超量恢复,该方法需要减少运动员运动量,因此,不适宜用于大运动量训练期间。

在比赛当天,运动员通常根据个人的喜好和比赛时间在比赛前 2~6 小时进餐。赛前一餐应该是含高碳水化合物、中等蛋白质、较低脂肪和膳食纤维的食物,以便于消化和减少胃肠压力。赛前 2~6 小时以补充淀粉类多糖膳食,补充量可以达 4~5g/kg(总量约 200~300g);比赛前 2 小时内以补充含单糖、双糖、低聚糖的混合液体饮料为宜,补充量约为 1g/kg。通常,较低血糖指数的碳水化合物更容易产生饱腹感和维持运动前血糖浓度更加稳定。

(二) 运动中

运动中补充碳水化合物主要是为了在中等以上强度的运动中维持高水平的碳水化合物氧化速率,节省肝糖原和肌糖原,维持血糖浓度,减少蛋白质消耗,保持运动中的能量平衡。研究证实,高碳水化合物饮食可明显增加间歇跑后骨骼肌肌糖原水平(图 4-11-7),运动中补充碳水化合物可增加运动中外源性碳水化合物氧化供能比例(图 4-11-8),也促进了运动间歇时的能源合成,提高运动员的耐力运动能力,也有益于短时间高强度的间歇性运动项目。

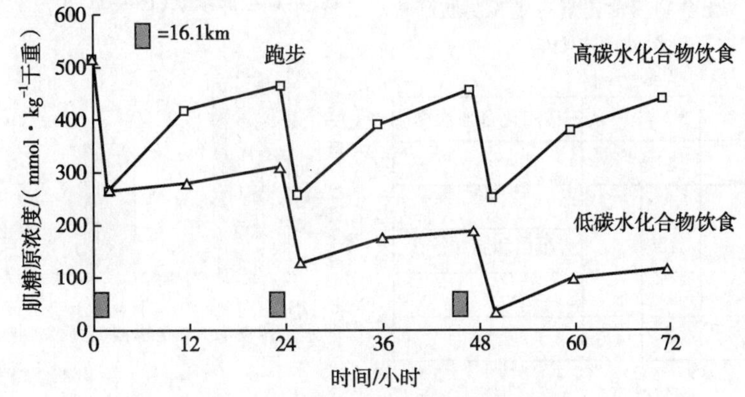

图 4-11-7　重复冲刺跑步后骨骼肌糖原浓度

引自:Costill DL, Bowers R, Branam G, et al. Muscle glycogen utilization during prolonged exercise on successive days. J Appl Physiol, 1971, 31(6): 834-838.

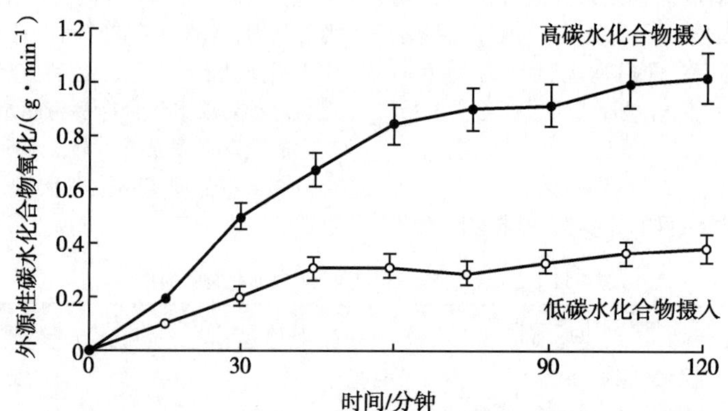

图 4-11-8 **运动中外源性碳水化合物氧化速率**

引自:Jeukendrup AE, Jentjens R. Oxidation of carbohydrate feedings during prolonged exercise: current thoughts, guidelines and directions for future research. Sports Med, 2000, 29(6):407-424.

运动中补充碳水化合物会受到时间、场合、竞赛规则、项目特点以及补充碳水化合物后对胃肠影响等一系列限制。运动中,每隔 15~30 分钟补充含碳水化合物饮料,补充碳水化合物量一般不大于 60g/h 或 1g/min。碳水化合物摄入总量相同时,摄取的次数不影响肌糖原利用速率,也不影响运动能力。

运动饮料是运动中补充碳水化合物的最佳方式,其碳水化合物浓度通常为 6%~8%,一般很容易被吸收。运动中每小时补充 500~1000ml 就可以提供足够的碳水化合物来维持血糖稳定。选择葡萄糖、果糖和麦芽糖糊精作为配制运动饮料的碳水化合物。果糖和葡萄糖一起补充(50g 葡萄糖+50g 果糖)的作用显著高于单独地补充 100g 葡萄糖或者果糖(增加 25%~38%)。

(三) 运动后

运动后补充碳水化合物的目的是促进体内肌糖原的恢复,从而尽快消除疲劳和促进体能恢复。研究指出,运动后相对频繁地(如 15 分钟或 30 分钟)以 1.2g/(kg·h) 的速度补充碳水化合物,可在运动后 5 小时内达到肌糖原最大再合成率,且补充碳水化合物的同时配合补充蛋白质、氨基酸混合物可以进一步促进糖原合成。图 4-11-9 显示:运动后恢复期的碳水化合物膳食比蛋白质和脂肪膳食能更快地恢复肌肉糖原水平至运动前水平。

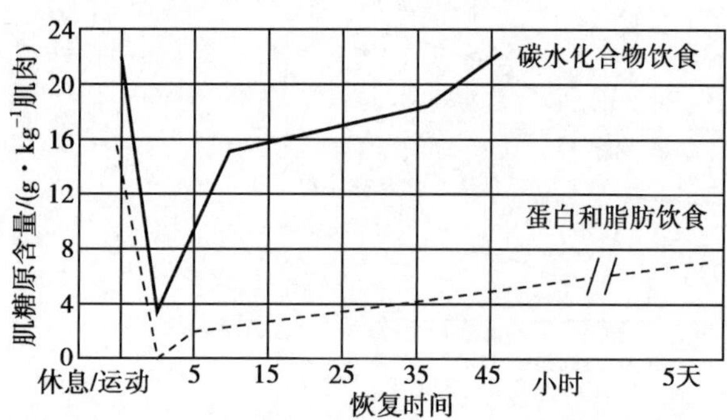

图 4-11-9 **高碳水化合物膳食与蛋白和脂肪膳食对运动后恢复期肌糖原水平的作用**

引自:Bergstrom J Hultman E and Saltin B. Diet, muscle glycogen and physical performance. Acta Physiol Scand, 1967, 71(2-3):140-150.

运动后开始补充碳水化合物的时间越早越好。运动后糖原恢复分为两个阶段,其中运动后恢复期的前 6 小时为快恢复阶段,肌肉中肌糖原合成酶含量高,可使肌糖原合成速率达到最大值。此时应补充高血糖指数的碳水化合物,如葡萄糖、低聚糖、麦芽糊精、可溶性淀粉糖、玉米糖浆等,并选择高碳水化合物、高水分、低蛋白、低脂肪的食物。而运动后恢复期的 6~48 小时是糖原合成的慢恢复阶段,应补充中、低血糖指数的碳水化合物,如大米、面及豆类等。此外,与单纯补充碳水化合物相比,补充碳水化合物和蛋白质或者氨基酸的混合物可以合成更多的肌糖原。

运动后理想的补充碳水化合物方式是运动后 0~2 小时补充碳水化合物 50g,以后每隔 1~2 小时连续补充碳水化合物,补充碳水化合物量为 0.75~1.0g/kg。24 小时内补充碳水化合物总量达到 9~16g/kg(约为 500~600g 碳水化合物)。如果需要迅速恢复糖原(4 小时以内),则可以采取以下措施:①积极进行碳水化合物补充[1.2g/(kg·h)],且优先选择高血糖指数(>70)的碳水化合物;②增加咖啡因的摄入(3~8mg/kg);③补充碳水化合物[0.8g/(kg·h)]同时摄入蛋白质[0.2~0.4g/(kg·h)],最好是肽、尤其是低聚肽(图 4-11-10)。

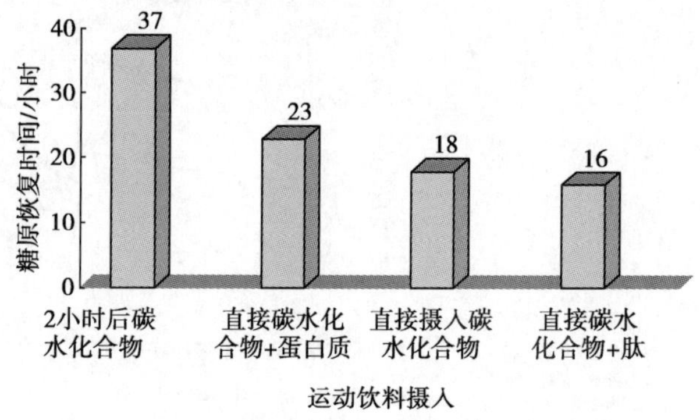

图 4-11-10 **含蛋白或肽运动饮料加快运动后肌糖原恢复**

引自:Zawadzki KM, Yaspelkis BB 3rd, Ivy JL. Carbohydrate-protein complex increases the rate of muscle glycogen storage after exercise. J Appl Physiol (1985). 1992, 72(5):1854-1859.

Cermak 等总结了不同运动持续时间等情况下的碳水化合物摄入建议(表 4-11-6),看起来较复杂,供参考。实践中,所选补充碳水化合物的类型、时间和量需根据个体运动员的特点确定,并经多次尝试后确定补充方案,并不断改进。

最近,美国运动医学学会(ACSM)对不同运动强度和持续时间训练期运动员的每日和运动前、中、后碳水化合物的推荐摄入量列于表 4-11-7,供参考。

表 4-11-6　不同运动项目、运动强度和时间建议碳水化合物的摄入

运动类型		运动持续时间/小时	CHO 需求	CHO 推荐摄入量	CHO 推荐摄入种类	单一型 CHO	MTCHO
高强度运动	非常短	<0. 5	—	—	—	—	—
	短	0. 5~1. 25	非常少	漱口	大多数	可选	可选
间歇/团队运动	短时间	0. 5~1. 25	非常少	漱口	大多数	可选	可选
	中等时间	1~1. 5	中等量	高达 60g/h	快速氧化型 CHO	非最佳	推荐
	长时间	>2	大量	高达 90g/h	仅 MTCHO	不推荐	可选
耐力项目	短时间	1~3	中等量	高达 60g/h	快速氧化型 CHO	非最佳	推荐
	长时间	>2. 5	大量	高达 90g/h	仅 MTCHO	不推荐	可选
CHO 摄入不足开始运动		>2	大量	高达 90g/h	仅 MTCHO	不推荐	可选
多日比赛的恢复	高 CHO	<24	大量	1. 2gCHO/(kg·h)	快速氧化型 CHO	非最佳	推荐
	低 CHO	<24	大量	0. 8gCHO/(kg·h) 0. 4gPRO/(kg·h)	快速氧化型 CHO +蛋白质	非最佳	推荐

CHO:碳水化合物;MTCHO:复合碳水化合物(葡萄糖、果糖等);PRO:蛋白质。适用于中等强度(>4kcal/min)的运动员,如果绝对运动强度低于中等,则应相应地向下调整碳水化合物摄入量。

引自:Cermak NM,van Loon LJ. The use of carbohydrates during exercise as an ergogenic aid. Sports Med,2013,43(11):1139-1155.

表 4-11-7　运动员碳水化合物摄入指南概要

摄入目的与运动类型、强度和持续时间		推荐摄入量
满足每日常规能量补给和恢复的需求		
低强度	低强度或技巧类运动	3~5g/(kg·d)
中等强度	中等运动计划(每日~1 小时)	5~7g/(kg·d)
高强度	耐力运动计划(每日约 1~3 小时中高强度运动)	6~10g/(kg·d)
极高强度	极大运动计划(每日大于 4~5 小时中高强度运动)	8~12g/(kg·d)
紧急能量补充策略		
一般能量补充	<90 分钟运动	7~12g/(kg·24h),直到满足 1 天需要
碳水化合物负荷	持续或间歇运动>90 分钟	10~12g/(kg·24h),持续 36~48 小时
快速再补充	两次运动间隔的恢复时间<8 小时	第一个 4 小时补充 1~1. 2g/(kg·h),其后摄入 1 天的量
运动前补充	运动前 60 分钟以上	运动前 1~4 小时补充 1~4g/kg
短时间运动中	<45 分钟	无需补充
持续高强度运动中	45~75 分钟	少量补充(包括漱口)
耐力运动运动中(包括"停与启"类运动项目)	1~2. 5 小时	30~60g/h
超级耐力运动中	>2. 5~3 小时	可达 90g/h
运动后	即刻开始至 4~6 小时	尽快补充,1~1. 2g/(kg·h)

引自:American college of sports medicine joint position statement. Nutrition and athletic performance. Med Sci Sports Exerc,2016,48(3):543-568.

第四节　蛋白质和氨基酸与运动

蛋白质(protein)是运动人体所需的重要营养素之一。骨骼肌蛋白质含量高低往往与瘦体重和肌纤维大小呈正比,并与运动能力密切相关,蛋白质分解代谢产物排出量常反映运动强度大小,运动后蛋白质合成能力与骨骼肌修复能力有关。另外,蛋白质也参与氧化供能,尤其是在高强

度运动、糖原耗竭后，蛋白质特别是支链氨基酸是重要的运动能量来源，蛋白质还对运动机体的许多功能具有调节作用。不同运动项目和运动强度对蛋白质的需求有所不同。

一、蛋白质和氨基酸在运动中的作用

1. 氧化供能　在运动中，蛋白质供能的比例，取决于人机体中糖原的储备、运动的类型、强度和持续时间。体内肌糖原储备充足时，蛋白质供能仅占总能量需要的5%左右，大部分运动的蛋白质供能为6%～7%，长时间耐力运动中，蛋白质氧化供能可占5%～15%。在肌糖原储备耗竭时，氨基酸供能可升至10%～15%。

2. 改善运动能力　研究表明，合理摄入蛋白质在一定程度上可改善运动能力。对于运动员，通过膳食摄入优质蛋白质，可以作为构建机体蛋白质组织的原料。补充蛋白粉、食源性肽或直接补充氨基酸可以作为增加总蛋白质摄入量的一种途径，从而有助于增加肌肉重量（瘦体重），促进修复由于运动而引起的肌肉组织损伤。力量训练配合高蛋白饮食可以有效地增加肌肉组织重量。补充肌酸（由精氨酸、甘氨酸和甲硫氨酸三种氨基酸形成），可以帮助运动员有效地提高肌肉重量、肌肉围度和绝对力量。补充支链氨基酸（branched chain amino acids，BCAAs）、赖氨酸、精氨酸、肌酸和鸟氨酸等，提高安静状态下肌肉中蛋白质的合成。限制能量摄入的减控体重期间，高蛋白质摄入[2.4g/(kg·d)比低蛋白摄入(0.8～1.6g/(kg·d)]可减少更多脂肪，更好地维持骨骼肌质量。

BCAAs还具有独特的作用，它们在蛋白质代谢、神经功能、血糖和胰岛素调节中发挥着重要作用。口服BCAAs在血流中迅速出现，使肌肉暴露在高浓度下，最终成为骨骼肌蛋白合成（MPS）的关键成分。所有EAAs最适合于维持肌肉蛋白质合成增加的速率。摄入含有足量亮氨酸的蛋白质或必需氨基酸复合物，可以在高强度运动训练后使蛋白质平衡转变为正氮平衡状态。因此，运动员应注重选择优质蛋白质，应在每一餐中摄入足够的亮氨酸。

使用单一和复合氨基酸（如鸟氨酸和精氨酸）可增加人体内源性生长激素的生成及释放，提高身体合成代谢，刺激肌肉生长，改善肌肉的质量和力量。运动中，肌肉可以利用BCAAs作为能源物质，进而导致血液中氨基酸水平下降。研究发现，运动中补充BCAAs有助于维持血液支链氨基酸水平，减少内源性蛋白质的氧化分解，减轻肌肉和肾的损伤，进而增强肌肉的运动能力。

3. 预防中枢神经系统疲劳　运动使血液中支链氨基酸水平下降，对色氨酸通过血脑屏障的竞争性抑制作用减弱，使更多的色氨酸进入大脑，引起脑内5-羟色胺水平增加，后者是一种抑制性神经递质，可导致中枢神经系统疲劳，进而影响运动能力。

1997年，Blomstrand等报道，补充支链氨基酸可以降低中等强度运动（70%VO_{2max}，60分钟）中运动员的主观疲劳程度（降低7%）。支链氨基酸使用量大时，血浆中血氨水平升高幅度大，会增加代谢负担，因此，在补充支链氨基酸时，应遵循少量多次的原则，运动前30～60分钟补充比运动中补充的效果好。一般推荐补充量为5～15g/d，在不增加机体代谢负担的前提下，少量多次补充支链氨基酸，促进肌肉的合成代谢、补充能源物质的同时，可缓解中枢疲劳。

二、运动对蛋白质代谢和需要的影响

1. 调节肌肉组织蛋白质的合成和分解　运动员蛋白质的需要量主要取决于身体中蛋白质的消耗量。研究证实，运动对蛋白质的合成和分解有明显的影响。

运动时，机体以蛋白质分解代谢为主，肌肉中大部分蛋白质的合成被抑制，其他组织的蛋白质分解代谢也可能增加，结果使代谢池中可利用的游离氨基酸增加，丙氨酸-葡萄糖循环率增加。这与运动引起的糖皮质激素水平增高及胰岛素水平降低有关。

在运动后的恢复期，氨基酸参加组织中蛋白质合成，加上蛋白质分解的增加。因此，在恢复期的膳食中可以增加摄入蛋白质尤其是亮氨酸摄入，从而维持身体的氮平衡。亮氨酸和胰岛素在合成蛋白质时细胞内信号转导中起调节作用，亮氨酸不足会影响骨骼肌蛋白质的合成。在抗阻力训练恢复期后，口服40g必需氨基酸或40g必需氨基酸和非必需氨基酸可以提高血液氨基酸水平，明显增加肌肉蛋白质合成。

2. 促进BCAAs代谢　BCAAs还参与细胞线粒体的氧化供能。支链氨基酸分解主要在骨骼肌，消化系统摄入的支链氨基酸可以通过血液循环系统进入肌肉组织。运动时，肌肉周围的支链氨基酸可以加速进入肌细胞，经过转氨基、脱氨基作用，最终形成乙酰辅酶A，参加三羧酸循环并释放能量。

3. 增加人体蛋白质的需要量　训练状态、运动类型、强度和频率等均影响运动员蛋白质的需要量。运动员开始运动训练的初期，运动引起的强烈应激反应会引起肌细胞损伤、更多的氨基酸参与氧化供能等；长时间剧烈耐力运动训练使蛋白质的分解代谢加强，当运动强度增大、训练次数增多时，蛋白质的分解代谢也会相应地加强；运动员通过力量训练增加蛋白质合成，使肌肉组织的质量和围度增加。这些都必然增加运动员蛋白质和氨基酸的需要量，如耐力项目运动员的需要量为1.2～1.4g/(kg·d)，力量项目运动员的需要量为1.7～2.0g/(kg·d)，在限制能量摄入和维持瘦体重时，蛋白质的需要量应更大。

运动员应该通过合理的高蛋白膳食，增加优质蛋白质的摄入量，使身体中氮的负平衡可以得到改善。大运动量训练的前期、初期和恢复期，均应适当增加蛋白质的摄入。在不增加肝肾代谢负担的前提下，蛋白质的摄入量与训练量应成正比关系；对于有肝肾功能异常的人，其蛋白质的补充应谨遵医嘱，遵循少量多次的原则。

在下列情况下应适当增加蛋白质的摄入量：①能量摄入不足和糖原储备不足，应增加蛋白质摄入量；当能量摄入不足时，不仅肝糖原和肌糖原较低，并且可增加蛋白质分解和氨基酸氧化供能作用。②对于有控制体重需求的运动员，需适当选择蛋白质营养密度高的食物以维持肌肉组织重量。食物中蛋白质供给的能量应达到总能量的18%。③素食者应考虑膳食中有足量的来自不同食材的优质蛋白质，以避免由于缺失某些必需氨基酸导致营养不良，影响身体中蛋白质的合成。④生长发育期的青少年儿童由于生长发育的需要，应增加蛋白质的摄入（约10%～15%）。建议青少年儿童的膳食蛋白质摄入量为2～3g/(kg·d)。⑤运动员在训练中汗液流失较多时，汗液中氮的丢失可占身体总氮的排出量的10%～14%，这意味着身体中有大量氨基酸参与了线粒体中的三羧酸循环氧化供能过程，因此，可以据此判断，运动员汗液流失较多时，膳食中蛋白质的摄入量也应该增加。

大量的实践和研究证明，过量补充蛋白质或氨基酸可引起一些副作用：身体消耗蛋白质产生的酸性代谢产物是运动性疲劳的原因之一，亦可使肝、肾的负担增加；摄入大量的蛋白质可能会导致或加剧脱水、脱钙、痛风等症状；高蛋白饮食不利于身体中水和无机盐代谢，有可能引起泌尿系统结石；高蛋白的食物常伴随高脂肪的摄入，加剧血脂异常、动脉粥样硬化和高脂血症等心血管疾病的发生风险；运动员摄入单一成分的氨基酸，会改变循环系统中的氨基酸平衡；摄入过多蛋白质和氨基酸还可以引起胀气、便秘或腹泻等胃肠道不适。

三、运动员的蛋白质推荐摄入量

运动员对蛋白质的需要一般比普通人高。日本及东欧一些国家提出，运动员每日应获得2g/kg体重以上优质蛋白质，而美国运动医学学会和加拿大营养学会提出每日摄入1.4g/kg体重[1.2～1.7g/(kg·d)]蛋白质即可满足运动员的基本需求。国外提出的运动员蛋白质需要量详见下表（表4-11-8）。我国建议运动员的适宜蛋白质摄入量应占总能量消耗的12%～15%，约为1.2～2.0g/(kg·d)，其中包括使用的蛋白质或氨基酸补充剂额外增加的蛋白质。Tranopolsky等在2004年还专门对不同性别的耐力运动员蛋白质需要量进行了总结（表4-11-9）。

表4-11-8　运动员蛋白质需要量的估计[单位：g/(kg·d)]

目标人群	蛋白质需要量
优秀男子耐力运动员	1.6
中等强度耐力运动员	1.2
业余耐力运动员	0.84
力量运动员（早期训练、足球/橄榄球）	1.7
力量运动员（保持状态）	1.2
康复治疗期间的力量运动员	0.84
女运动员	比男运动员减少25%

引自：Tranopolsky MA，Protein and physical performance. Curr Opin Clin Nutr Metab Care，1999，2(6)：533-537.

表4-11-9　不同性别耐力运动员蛋白质摄入量[单位：g/(kg·d)]

参考文献	性别	蛋白质摄入量	占摄入食物中总能量
Tarnopolsky，1997	男（$n=8$）	1.9	17
	女（$n=8$）	1.2	14
Tarnopolsky，1995	男（$n=7$）	1.8	15
	女（$n=8$）	1.0	12
Tarnopolsky，1988	男（$n=6$）	1.5	11
Philips，1993	男（$n=6$）	1.0	13
	女（$n=6$）	1.4	13
Schultz，1992	女（$n=9$）	1.2	12
Tarnopolsky，1990	男（$n=6$）	1.7	13
	女（$n=6$）	2.2	15
Saris，1989	男（$n=5$）	1.6	13
Deuster，1986	女（$n=51$）	1.0	15
Nelson，1986	青年女性（$n=17$）	0.7	15
	绝经女性（$n=11$）	1.3	17
Marcus，1985	青年女性（$n=6$）	1.0	15
	绝经女性（$n=11$）	1.1	13
Drinkwater，1984	青年女性（$n=13$）	1.2	16
	绝经女性（$n=14$）	1.0	13
平均	男	1.8±0.4	14±2
	女	1.2±0.3	14±2

引自：Tranopolsky M. Protein requirements for endurance athletes. Nutrition，2004，20(7-8)：662-668.

运动员的蛋白质营养不仅应满足量的要求，摄入的总蛋白质中至少应有1/3以上的优质蛋白质。从我国大多数运动员的餐饮结构调查结果来看，我国运动员的蛋白质供给多数情况下偏高；因此，从合理的膳食结构方面考虑，提倡运动员增加植物蛋白质比例，以预防过多摄入动物食物而增加脂肪摄入量，可采用谷类和豆类食物混合使用。

第五节　脂肪与运动

脂肪对运动员的身体功能和运动能力至关重要。运动员体内脂肪储备的能量巨大，但体脂含量过多或机体不能有效动员和利用脂肪，可对运动能力产生不利影响。中等及中等强度以下的耐力运动项目的主要能量来源为脂肪组织和骨骼肌局部脂肪动员产生的游离脂肪酸（FFA）和甘油的有氧氧化产生的能量。不同运动项目的脂肪需要量不同。有氧耐力训练可提高脂肪酸氧化供能比例，提高耐力运动能力。

一、脂肪在运动中的作用

1. 运动能量的来源　当运动强度较低时，脂肪酸供能比例较大，一个训练有素的耐力运动员，脂肪最大氧化率在 60%~65%VO_{2max}。当运动强度增加时，身体各个组织需要快速得到能量，由于糖酵解和糖原氧化供能时产生乙酰辅酶 A 的速度较快，机体主要利用糖原氧化供能或无氧酵解供能。当运动强度增加到 85%VO_{2max} 时，脂肪氧化率几乎降到零（图 4-11-11）。

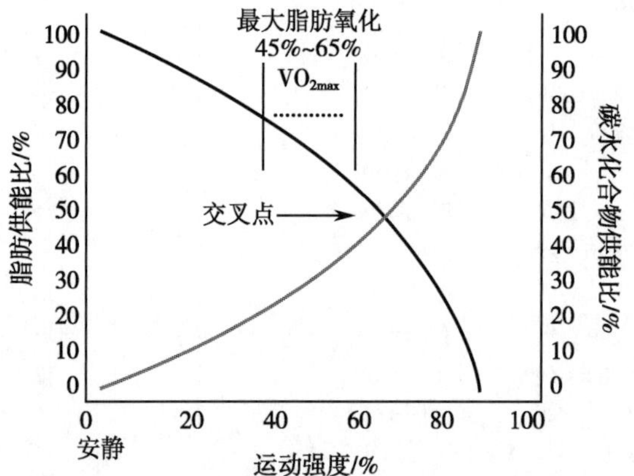

图 4-11-11 脂肪和碳水化合物供能比及最大脂肪氧化率
图中显示：最大脂肪氧化（MFO）出现在 45%~65%VO_{2max} 的运动强度
引自：Purdom T, Kravitz L, Dokladny K, et al. Understanding the factors that effect maximal fat oxidation. J Int Soc Sports Nutr, 2018, 15:3.

2. 节约糖原，提高耐力　耐力项目运动员氧化分解脂肪的能力较强。例如马拉松、铁人三项等运动员，可以适当增加脂肪的摄入。这些耐力项目运动员体型一般较瘦，体脂率低，长期的运动训练使身体对脂肪的氧化利用能力增强，运动时尤其是运动强度低于 65%VO_{2max} 时可减少肌糖原氧化供能，节约肌糖原，这有利于运动后期高强度运动（如冲刺）的糖原氧化供能。对于体脂率较低的耐力运动员，适当增加脂肪的摄入不仅可以为身体提供更多的能量，增强持续供能的能力，同时还可以增加饱腹感。

3. 中链甘油三酯的强力作用　由于中链甘油三酯（MCTs）分解后形成的中链脂肪酸易于吸收，所以在运动员中的应用越来越受到重视。研究表明，增加 MCTs 的摄入比例，可以提高线粒体的数量和活性。因此，当需要增加能量摄入或欲提高低强度运动中有氧供能时，可以考虑将 MCTs 脂肪加入到膳食当中。MCTs 的摄入可以节省体内糖原的消耗而提高运动耐力。值得注意的是，运动员应当在比赛前用 MCTs，比赛期间使用可能会出现胃肠不适。

二、运动对脂肪代谢的影响

1. 影响运动中脂肪代谢的因素

（1）运动强度和运动持续的时间：脂肪在人体内的储存量很大。低强度运动（25%~50%VO_{2max}）时，从脂肪组织释放进入血浆的 FFA 是肌肉收缩的主要能量来源，随着运动强度的增加，供能比例逐渐下降，此时，肌肉内甘油三酯（IMTG）的脂解很少，IMTG 不是低强度运动时的主要能量来源；碳水化合物氧化主要由血糖供应，而肌糖原的利用很少或不动用。随着运动强度增加（>50%VO_{2max}），脂肪组织和 IMTG 的脂肪分解和利用均较高，在达到 65%VO_{2max} 中等强度运动时脂肪氧化率最高（图 4-11-11）。随着运动强度增加到 85%VO_{2max} 时，FFA 进入血浆的速度显著减慢，IMTG 分解速率不再增加，总的脂肪氧化减少，此时，糖原有氧氧化增加并占据主导地位，这主要是由于血浆中儿茶酚胺浓度增加，刺激肌糖原分解和葡萄糖摄入，脂肪酸进入血浆的速度减慢。IMTG 的分解不随着运动强度（从 65%VO_{2max} 增加到 85%VO_{2max}）的增加而增加（表 4-11-10），说明脂肪组织的动用与 IMTG 的动员的调节机制不同。

表 4-11-10 运动中能量的脂肪来源与利用

脂肪能源物质	利用
血浆乳糜微粒	非主要来源
血浆极低密度脂蛋白	非主要来源
血浆 FFA	主要来源；来自脂肪组织的脂肪细胞；低、中强度（25%~50%VO_{2max}）运动时利用，随着运动强度的增加，利用减少
IMTG	主要来源；FFA 来自 IMTG；低强度运动时利用少，随着运动强度的增加（>50%VO_{2max}）利用增加

注：在高强度（≥65%VO_{2max}）运动时，总的脂肪氧化利用下降
引自：Purdom T, Kravitz L, Dokladny K, et al. Understanding the factors that effect maximal fat oxidation. J Int Soc Sports Nutr, 2018, 15:3.

爆发力项目或长时间运动启动时的最初阶段，机体主要依靠 ATP 快速供能或糖酵解供能满足瞬间的能量需要，此时，脂肪组织和 IMTG 未参与氧化供能。

剧烈运动后，血乳酸水平增高，抑制脂肪组织的分解。脂肪组织分解减少使肌肉摄取 FFA 减少时，IMTG 分解对提供收缩肌的能量有重要意义。在高强度骑自行车和抗阻力量训练中观察到 IMTG 的分解，但与碳水化合物或糖原分解比较，由脂代谢输出最大作功能力仍相对较低。

关于运动持续时间对脂肪代谢的影响，在 25%VO_{2max} 低强度运动后 2 小时与开始 30 分钟，总脂肪和总碳水化合物的氧化几乎没有变化，然而，在 65%VO_{2max} 运动时，FFA 进入血浆的速度和葡萄糖的利用随着时间的延长逐渐加快（图 4-11-3）。2 小时后总脂肪和总葡萄糖的利用率与运动开始 30 分钟时一样，没有变化，这可能是 IMTG 和肌糖原随着中等强度运动持续时间的延长（>90 分钟）供能减少的结果。

（2）运动训练程度：耐力运动训练可使运动员的脂肪供能高于非耐力项目运动员 10%左右。耐力训练还能使骨骼肌细胞储存甘油三酯的含量增多，便于运动时的快速利用。研究显示，进行一次性中等强度（60%VO_{2max}）有氧运动后可使血浆脂蛋白脂酶活性升高，且在运动结束后 24 小时内保持高水平，显著高于运动前。另外，正常中年人每周进行 3 次低强度（40%VO_{2max}）运动训练 3 个月后，发现运动中血浆脂肪酸氧化供能能力明显增强，骨骼肌中脂蛋白脂酶及其 mRNA 表达上调，乙酰辅酶 A 羧化酶 mRNA 表达下调，说明长时间低强度运动训练可以提高体内脂肪氧化的能力，减少脂肪合成的能力，有利于骨骼肌细胞更多地分解脂肪氧化供能。

系统的运动训练使骨骼肌内毛细血管密度、线粒体体积和数量、细胞内及线粒体中参加脂肪 β-氧化的酶和转运

载体的含量及活性增加。研究发现，经过一段时间的运动训练（>60%VO_{2max}），线粒体外膜上控制脂肪β-氧化的肉碱棕榈酰转移酶-1（CPT-1）的含量有所上升。因此，高水平的有氧运动项目运动员体内氧化利用脂肪酸的能力也相应增强。训练有素的运动员肌肉氧化酮体的能力也比无训练者强。研究报道，高强度训练的马拉松运动员在70% VO_{2max} 的强度运动1小时，其75%的能量来自脂肪。脂代谢加强后，可节约糖原的消耗，从而提高耐力。训练有素的运动员肌肉氧化酮体的能力也比无训练者强。

（3）限制肌细胞转运脂肪酸的因素：脂肪组织分解产生的FFA是脂肪组织参加氧化供能的主要物质，尤其在低强度长时间的运动时，体内FFA供能是主要的能量来源。因此，FFA的含量和浓度是细胞摄取脂肪酸的最重要因素之一。

细胞转运脂肪酸的能力依赖于细胞表面的通道（CD36）活性以及线粒体膜上的CPT-1摄取/转运脂肪酸的能力，运动训练程度和运动强度是影响上述因素作用的关键。

（4）影响脂肪代谢的因素：FFA氧化的速度取决于：①FFA的含量；②运动类型及其强度和持续时间；③脂肪组织中甘油三酯的水解速度以及FFA从血浆到细胞质的转运速度；④IMTG的可利用性和水解速度；⑤线粒体外膜上的FFA转运通道CPT-1的含量、活性以及细胞内脂肪β-氧化相关酶的含量和活性；⑥其他能源物质的含量，如血糖和肝/肌糖原含量。

（5）碳水化合物代谢水平：碳水化合物利用增加时，脂肪分解受抑制。碳水化合物代谢障碍，生成的草酰乙酸量不足时，则脂肪酸氧化生成的乙酰CoA不能与草酰乙酸缩合成柠檬酸进入三羧酸循环氧化，结果就会限制脂肪酸在线粒体氧化供能。

（6）肉碱水平：FFA从骨骼肌细胞质进入线粒体分解需要肉碱（carnitine）转运系统。肉碱可以促进FFA转移进入线粒体进行氧化代谢。基于肉碱可加强FFA利用的理论，近年来有不少使用肉碱提高运动能力的研究报道，但其效果尚无一致的结论。

（7）其他：肌肉中的氧浓度是影响脂肪代谢的关键因素之一。肌肉中氧供应量充分时，可利用FFA浓度增高，会抑制肌肉摄取葡萄糖。脂肪分解需要脂肪酶，因此，脂肪酶的活性是影响脂肪利用的又一重要因素。

2. 运动对脂蛋白代谢的影响　运动训练可以降低血浆甘油三酯和低密度脂蛋白胆固醇（LDL-C），增加高密度脂蛋白（HDL-C）含量。运动促进血浆胆固醇的转运和代谢，降低血浆胆固醇水平。一般认为，运动升高HDL-C的主要原因是运动引起脂蛋白代谢的关键酶——脂蛋白脂酶和卵磷脂胆固醇酰基转移酶的活性提高。

研究显示，有氧运动可上调动物肝脏低密度脂蛋白受体（LDL-R）、Apo A_1 和HDL受体 $SR\text{-}B_1$ 基因的表达，从而降低高脂血症大鼠血清和 *Apo E* 基因缺陷小鼠动脉粥样硬化斑块中胆固醇、甘油三酯、LDL-C和Apo B水平，增加HDL和Apo A水平，进而预防高脂血症、降低动脉粥样硬化的发生风险。

三、脂肪摄入过多对运动的影响

脂肪不易于消化吸收，比赛或者训练前较短时间内摄入脂肪含量高的食物，可导致消化吸收慢，胃排空延迟。当胃部消化食物时，消化系统血流分配量较高，不利于比赛时骨骼肌、大脑等组织获得较高的血流量，进而影响运动系统末梢血管中氧气、二氧化碳、营养物质的交换等，导致骨骼肌易于疲劳、乳酸堆积、大脑皮层反应速度下降等。同时，由于摄入脂肪可增加血液中甘油三酯、胆固醇的含量，血液黏稠度上升，血流变慢，影响身体中血流的速度，使氧气、营养等物质的运输速度下降，并增加心血管疾病的发生风险。

脂肪摄入过多会影响运动员健康，如可能导致高脂血症、影响蛋白质和铁等营养素的吸收，还可能引起超重、体脂增加并影响有体重要求的运动员的减控体重效果等。因此，运动员应避免摄入过多脂肪。

四、运动员的脂肪推荐摄入量

推荐运动员脂肪供能的合理比例为总能量的25%～30%，饱和脂肪酸∶单不饱和脂肪酸∶多不饱和脂肪酸=1∶1∶（1～1.5）。登山运动员或高原训练，因为常处于缺氧状态，膳食脂肪量比其他运动员应更少些。对于长期处于高寒训练和比赛状态的运动项目，为了保证运动员身体能够有一定的抗寒能力，脂肪供能比可以适当增加，但建议不超过总能量的35%。游泳及冬季运动项目，如滑雪、滑冰等，因运动中散发热量大，脂肪供能比可高于其他项目，可增加到35%，但不宜超过35%。

运动员的膳食调查结果显示，包括中国在内的多数国家运动员的脂肪摄入量过多，占总能量的35%以上。由于脂肪摄入过多对运动员身体功能与健康产生上述的负面影响，因此，运动员应减少膳食脂肪摄入量。然而，如果过度控制脂肪摄入甚至素食，不仅食物的质量和色香味受影响，造成运动员的食物摄取量减少，还会造成脂肪摄入过少带来的能量摄入不足以及必需脂肪酸摄入减少等。目前，还没有运动员必需脂肪酸摄入的推荐值，建议参考正常人群推荐摄入量：亚油酸适宜摄入量（AI）占总能量的4%，α-亚麻酸占总能量的0.6%。

第六节　水、电解质及矿物质与运动

水、电解质和矿物质营养与运动员的运动能力和健康密切相关。运动对运动员的水、电解质及某些矿物质代谢产生非常大的影响，因而其需求与普通人存在很大差别。运动员需要良好的水与电解质平衡维持神经肌肉（包括心脏和骨骼肌）功能、代谢功能、氧和营养素及代谢物的运输、调节温度等，而某些运动项目或高温高湿环境下运动，运动员的出汗率高、出汗量大，加之呼吸加快造成大量水分和钠、钾、镁丢失，甚至引起水和电解质平衡紊乱、中暑等，从而影响身体功能和运动能力，甚至有可能出现严重的健康问题或有生命危险。另外，几种矿物质，如钙、铁、锌则是运动员身体形态结构、系统身体功能、运动能力必不可少的营养成分。

一、运动员水和电解质代谢的特点

运动员的水、电解质代谢与普通人的不同，主要表现在：①出汗量大，电解质通过汗液流失较多；②因肺通气量增加而导致从呼吸系统中丢失大量的水分；③尿量减少和能源物质氧化代谢水产生增多。

在高温和高湿环境下进行高强度运动训练或比赛时，身体为排出体内产生的热，维持恒定体温，会大量出汗。运动强度和持续时间是影响出汗率的主要因素，运动员的出汗率与运动强度、持续时间成正比，运动强度越大、持续时间越长，出汗率越高。一次高强度大运动量的训练可丢失汗液 2~7L。出汗率还与运动环境的温度、湿度和热辐射强度、运动员的适应能力等因素有关，环境的温度、湿度和热辐射强度越大，出汗率越高。在 25~35℃温度下，进行 4 小时长跑训练，平均出汗量达到(4.5±0.3)L。在温度 37.9℃、相对湿度 80%~100%的环境下踢足球 70 分钟，出汗量高达 6.4L，出汗量达到体重的 6%~10%。运动员在马拉松比赛中的出汗量可达 5L，如果运动员体重为 70kg，则失水量为体重的 7.1%。

运动员在高温和高湿环境中训练，随着出汗量的增加，钠、钾、镁等电解质丢失也显著增加。汗液中电解质的浓度如下(表 4-11-11)。

表 4-11-11 汗液中电解质的浓度

电解质	浓度
钠/(mmol·L^{-1})	43.48±15.48
钾/(mmol·L^{-1})	8.31±2.15
钙/(mmol·L^{-1})	2.55±1.10
镁/(mmol·L^{-1})	0.54±0.33
锌/(μmol·L^{-1})	12.20±3.10
铁/(μmol·L^{-1})	10.70±5.40
铜/(μmol·L^{-1})	4.70±7.90

引自：何英强，陈吉棣，杨则宜. 热环境下运动和劳动时出汗丢失水分和无机元素的研究. 中国运动医学杂志，1987，6(2)：70-74+125-126.

运动中水及电解质代谢过程加快。运动中和运动后评价血液电解质浓度的变化时，要注意血容量的改变，以避免因血液浓缩或稀释而导致对电解质浓度变化的不合理评定。血液电解质的浓度与身体的营养状况、体能状态和疲劳程度也有关系。评价运动员水分丢失量及是否恢复或是否存在脱水，简单的方法就是称量运动员运动前后体重，或结合尿比重、尿颜色进行判断。

二、钠、钾和镁与运动

1. 生理功能　钠离子、钾离子、镁离子承担着维持身体酸碱平衡、内环境稳态、渗透压、酶活性(维持代谢)和神经信号传导(维持神经肌肉兴奋性)等功能。例如，神经细胞膜内外的钠、钾离子浓度与细胞膜电位有直接关系，影响需要快速反应能力项目中运动员的反应速度，如田径项目中起跑时的反应速度、格斗项目中的反应时间等；细胞膜上 ATP 驱动的钠钾离子泵维持着运动脱水情况下细胞内较高浓度钾离子和细胞外较高浓度的钠离子，保证细胞的渗透压在正常范围之内，防止细胞结构损伤；镁参与牙齿和骨骼的组成，参与骨骼肌、心肌细胞等的三大能源物质代谢。

2. 运动员的钠、钾、镁推荐摄入量　钠、钾、镁等电解质对维持神经信息传导和肌肉收缩具有重要作用。运动员出汗量大，这些电解质随汗液丢失的量高于普通人。推荐的中国运动员每日钠、钾、镁的适宜摄入量(AI 值)分别为：钠<5000mg(高温环境训练<8000mg)，钾 3000~4000mg，镁 400~500mg。一般情况下，通过增加蔬菜、水果摄入量可以满足需要；在高温环境进行大运动量训练或比赛时，可以补充含电解质的运动饮料、泡腾片或适当摄入含盐较多的食物。

三、运动性脱水及补充与运动能力

(一) 脱水损伤运动能力

运动性脱水(exercise-induced dehydration)是指由于运动引起体内水分和电解质(特别是钠离子和钾离子)丢失过多。根据丢失水分的多少，可将运动性脱水分为轻度脱水、中度脱水和重度脱水。当失水量为体重的 2%左右时为轻度脱水，主要以细胞外液，即血液和细胞间液体丢失为主。由于血容量减少，造成血液浓缩、运动时心脏负担加重，运动能力受到影响。轻度脱水时，人会感到口渴，少尿，尿钾丢失增多。失水量达体重的 4%时为中度脱水，此时，不仅有细胞外液的丢失，还有细胞内液的丢失。严重时表现为脱水综合征：严重的口渴感、心率加快、体温升高、血压下降、疲劳、运动能力下降。当失水量达到体重 6%以上时为重度脱水。除了有中度脱水的表现外，还可能出现呼吸频率增加，恶心厌食，容易激怒，肌肉抽搐，严重时出现幻觉、甚至昏迷。运动员重度脱水时可发生中暑，表现有体温升高、面色潮红、肌肉痛性痉挛、头痛、脉搏加快、虚弱、晕厥等症状，严重时可引起死亡。发生脱水时，还可导致肾功能损害，出现少尿、无尿、血尿，还可引起泌尿系统结石的形成。脱水还可能导致最大摄氧量减少，能够维持最大摄氧量的时间缩短。

运动员长时间在高温环境下训练，可以形成对高温和一定程度脱水的适应性。通过及时补液，可以预防运动性脱水。业余运动员当失水量达体重的 2%~3%时，其循环系统、体温调节、最大摄氧量和运动能力都受到明显的影响；而高水平运动员失水量达体重的 5%甚至更高时，身体功能和运动能力并未出现明显的下降。因此，运动员对于高温训练环境习服后，体温变动较小，心血管循环系统耐受能力增加，换气频率有所改善。例如，摔跤运动员大赛前为了控制体重采取禁食策略，可使体重下降达 9%~13%。一份研究测试的结果表明，系统训练可使血容量增加，进而提升了运动成绩。因此，增强训练水平和提高在高温高湿环境下运动的适应能力，对运动性脱水的预防具有积极的作用。

(二) 合理补液改善运动能力

防止运动性脱水的关键是及时补充等渗或低渗透压

的电解质饮料。补水应包括补充液体和电解质两部分。等渗或低渗透压电解质运动饮料可以在补水的同时，避免由于细胞内外离子浓度差导致细胞中离子进一步随着离子浓度渗透压浓度梯度流失；因此，在训练和赛前，应该结合运动员个人情况和运动项目的特点，合理规划运动前、中、后的液体补充策略，使身体水分和电解质达到平衡，避免脱水导致运动能力下降。

运动员体液的平衡与补液渗透压也具有密切的关系，而影响运动员补液渗透压最重要的因素是电解质含量（主要指钠盐和钾盐）。如饮用不含电解质的饮料，可加剧血浆渗透压下降，导致由于脱水而具有高渗透压的血液、组织间液、细胞内液中电解质进一步顺着渗透压浓度梯度流向低渗透压部位，增加通过汗液流失电解质的量。耐力运动中应避免严重低钠血症的发生（血钠低于 120mEq/L）。市售运动饮料中一般含有中等略偏高的钠盐，同时有少量钾盐，避免摄入钾盐过多导致心律失常。补充钠、钾离子对维持血浆渗透压、血管加压素（具有抗利尿作用）含量及醛固酮含量有重要作用，并且，还可以进一步增强运动员的口渴感，促使运动员及时补水。运动中钾离子的丢失相对少于钠离子，但是钾离子对维持细胞内外渗透压平衡具有重要作用，适量补充钾盐有助于细胞内液的恢复。

（三）运动员补液的原则

运动员补液量应根据运动员的个人体质、运动训练或比赛的情况、环境因素和经验而定。最好在运动前、中进行预防性补液，避免脱水的发生，防止运动能力下降；运动后及时补液，促进身体的恢复。补液原则应遵循少量多次，避免一次性大量补液对胃肠道和心血管系统造成负担。补液的总量一定要大于失水的总量，同时要正确地选择运动饮料。

运动饮料（sports drink）一般是针对运动时能量消耗、内环境稳态变化和细胞功能改变而研制的。运动前、中、后补充运动饮料可以迅速补充水分、电解质和能量，维持和促进体液平衡并促进运动后身体的快速恢复。2009 年 4 月我国发布的运动饮料国家标准（GB15266—2009）明确规定了可溶性固形物和钾、钠等含量范围（表 4-11-12）。

表 4-11-12 运动饮料组成成分

项目	范围
可溶性固形物/%	3.0~8.0
抗坏血酸/($mg \cdot L^{-1}$)	≤120
硫胺素及其衍生物/($mg \cdot L^{-1}$)	3~5
核黄素及其衍生物/($mg \cdot L^{-1}$)	2~4
钠/($mg \cdot L^{-1}$)	50~1200
钾/($mg \cdot L^{-1}$)	50~250

1. 运动前　许多运动员不注意运动前补液，主要是因为对运动前补液的重要性认识不足。有的人担心运动前补液会加重胃肠负担，引起胃痉挛。大量科研和实践证明，只要采取正确方法，运动前补液不会造成任何副作用。运动前补充的液体中应含有一定量的电解质和能量物质。补充的量应根据具体情况而定。可在运动前 2 小时饮用 400~600ml 的含电解质和碳水化合物的运动饮料，也可于运动前 15~20 分钟补液 400~700ml，要少量多次，每次 100~200ml，分 2~4 次喝完。不要在短时间内大量饮水，否则会造成恶心和排尿增加，不利于运动训练或比赛。根据美国运动医学学会和加拿大营养学会的建议，运动前 4 小时就应该开始补液，例如每千克体重补充 5~7ml 运动饮料。

2. 运动中　如果运动中出汗量大，运动前的补液不足以维持体液平衡，为防止脱水的发生，有必要在运动中补液。运动中补液的量应根据出汗量而定。在一般情况下，补液的总量不超过 800ml/h。运动中补液应遵循少量多次原则，每隔 15~20 分钟补液 150~300ml，或每跑 2~3km 补液 100~200ml。高温环境中高强度地运动，补液量如果低于 300ml/h，往往不能满足运动员的需要，但如果补液过多，又可造成运动员的恶心和呕吐。因此，高强度运动中补液量一般为出汗量的 50%~70%。这样，运动后仍然需要继续补液，使液体达到平衡。一般情况下，如果运动时间不超过 60 分钟，补充白水即可。如果长于 60 分钟，则应补充含电解质和碳水化合物的运动饮料。美国运动医学学会建议，对于长于 1 小时的运动项目，每升补液中大致有 0.5~0.7g 的钠盐。

3. 运动后　运动员在长时间耐力运动中常常只能补充汗液丢失量的 50%，体液的恢复较慢，而且不完全，因此运动后还要进行补液。当补液量达到出汗量的 150% 时，体液才能较快地达到平衡。补充液体中的钠含量也会影响补液量。当钠浓度高时，尿量会减少，因为钠离子在体内能起到如“海绵”一样的作用，把水分留在体内，从而有助于体液的恢复。但补充的液体中钠盐不宜过多，钠浓度过高会影响口感，减少液体的摄入量，同时刺激渴觉中枢继续产生渴觉，进而摄入过量的液体。运动后补液饮料中的电解质浓度应略高于运动中使用的运动饮料，其中以含碳水化合物-电解质运动饮料促进恢复的效果最佳。除补液补电解质外，还能够同时补充能量。恢复时用的运动饮料中碳水化合物的浓度大约是 5%~10%，钠盐的含量大致应该是 30~40mmol/L。运动饮料的口感好坏，如黏稠度、口味等，均会影响运动员的实际饮用量。

运动后补水的总量应通过运动前后体重变化来确定。一般运动中的补充只能达到丢失量的 50%，因此运动后还需补充 50%~100%。补液的原则是少量多次，切忌暴饮。大量喝水仅一时抑制渴觉，但会增加排尿和出汗，并导致体内电解质顺着渗透压的浓度梯度往低电解质的方向流失，进一步加剧使体内电解质丢失；增加心脏、肾功能负担，稀释胃液，影响食欲，不利于快速恢复体能，并有可能导致“水中毒”，表现为全身组织水肿，严重者可能引起肺水肿、脑水肿而危及生命。

四、钙、铁、锌与运动

1. 钙

（1）运动对钙代谢的影响：运动员缺钙现象较为常见，尤其是女运动员，其原因是：①钙摄入量不足：运动员膳食营养调查结果显示：运动员的食物选择不够科学、膳食结构不合理，奶制品和豆制品摄入相对较少，导致钙摄入不足；另外，有1/3控制体重和闭经的女运动员存在钙摄入量不足的问题。②丢失量大：运动员在运动训练和比赛中从汗液中丢失大量的钙。汗液中钙含量约为2.55mmol/L（102.2mg/L），按此推算，如果运动员每日出汗3L，则有约300mg的钙从汗液中丢失；如果运动员在高温环境下训练和比赛，每日的出汗量可达5～6L，那么每日从汗液中损失的钙可达500～600mg。

（2）钙对运动能力的影响：由于钙在维持神经细胞和肌细胞的兴奋性、骨骼肌的收缩、细胞内第二信使转导等方面具有重要功能，身体中钙平衡对保持体能非常重要。钙缺乏可引起肌肉抽搐，导致骨密度下降，骨质疏松和应力性骨折，尤其是闭经的女运动员。目前运动员闭经的机制虽不完全清楚，但骨密度与钙、运动和雌激素这三个因素紧密相关。女运动员"三联征"（female athlete triad）——饮食紊乱、闭经和骨质丢失，不仅影响体能，而且对运动员的健康可能产生严重影响。大运动量训练引起雌激素水平下降和骨质丢失。

Robinson等人对闭经或月经过少的体操和跑步运动员进行比较研究，发现体操运动员股骨颈、腰椎和全身骨质含量都高于同龄人的均值，但是跑步运动员低于正常对照和体操组。这说明体操训练过程中额外增加的骨骼受力，可能会促进骨骼中骨小板骨小梁的形成。

2. 铁

（1）运动对铁代谢的影响：运动员铁缺乏是一个全世界备受关注的问题。高强度大运动量训练导致红细胞破坏增加、肌细胞损伤释放肌红蛋白等，铁丢失增加。如果按运动员在高温环境下出汗4L推算，从汗液丢失的铁可达1.54～3.70mg。运动员中青少年、耐力性项目、女运动员和控制体重的运动员均为缺铁性贫血的易感人群。长期运动训练使组织内铁含量明显下降。对曲棍球运动员的血清铁蛋白进行3年的监测发现在第二年和第三年血清铁蛋白下降幅度分别为37%和30%。由于体能和力量运动可使肌肉体积和重量增加，肌细胞氧化供能的三羧酸循环中含铁酶（如细胞色素酶）的含量也应增加，如果不能增加铁的摄入和吸收，则身体铁缺乏症状会进一步恶化，导致氧化供能速率下降、运动时乳酸堆积、易疲劳等。研究发现，运动员在训练期间膳食中铁吸收率为（8.77±2.90）%，显著低于停训期时铁的吸收率（11.90±4.74）%。

女子耐力运动员由于经血丢失铁，加上不良的饮食习惯，常常处于铁缺乏状态。需要控体重和保持体形的运动项目如体操、花样滑冰等，女运动员在减体重期间总膳食摄入较少，也容易造成铁的缺乏。

（2）铁对运动能力的影响：缺铁性贫血通过影响血红蛋白、细胞色素C氧化酶、肌红蛋白等的功能，不仅影响氧运输和能量生成而影响运动能力，而且会影响运动员大脑中枢学习和反应能力。研究显示，当运动员铁缺乏或已经发生缺铁性贫血时，补充铁能够提高运动能力。值得注意的是，由于铁属于活跃金属，在体内可引起自由基反应，过量补充铁可能造成毒性反应，危害身体健康。

3. 锌

（1）运动对锌代谢的影响：一过性高强度运动可使血清锌升高，但是长时间有氧训练使运动员血清锌含量下降。血清锌升高的原因可能是运动导致了肌肉损伤，锌从细胞中溢出入血；而长时间耐力训练使锌代谢速度加快，同时排汗、排尿增多。高温环境中训练时每天从汗液丢失的锌可达5mg。另外，运动员肠道锌的吸收率明显降低，可能是运动员低锌血症发生的重要原因之一。对运动员肠道的锌吸收率进行测定，发现训练期的锌吸收率为（33.5±24.1）%，显著低于停训期（45.6±23.3）%。训练期间肠道锌吸收率的降低可能与运动导致胃肠道消化系统供血量减少有关。因此，运动员的锌摄入量应大于普通人。我国学者研究了324名优秀运动员安静时血清锌的水平，发现尽管他们膳食中锌的摄入量达到30mg/d，超过推荐供给量（20～25mg/d），但是，仍处于缺锌状态（<11.5μmol/L或<750μg/L）的运动员占8.3%，血清锌浓度低的运动员（13.8μmol/L或<900μg/L）占32.7%。运动员冬季血清锌浓度较低的情况高发，高达40%～50%。

（2）锌对运动能力的影响：锌对肌肉的正常代谢十分重要，缺锌可引起生长发育缓慢和肌肉重量减少，其生理机制可能是缺锌可导致骨骼肌总RNA减少，导致肌动蛋白mRNA表达下调；影响雄激素的合成，蛋白质合成速率下降以及含锌酶的活力降低。

研究表明，实验大鼠缺锌时，其骨骼肌的收缩力和游泳能力明显下降。给缺锌的运动员补锌，发现其运动员肌肉代谢功能和力量均得到了提升。

4. 运动员的钙、铁、锌推荐摄入量　不同项目运动员对钙的需求量也不同。推荐中国运动员每日钙摄入量为1000～1200mg。在高温环境下训练或比赛时出汗较多，电解质随汗液流失较大，推荐运动员每日钙摄入1500mg。英国推荐11～24岁的闭经女性运动员每日摄入钙1500mg，而月经正常的女性运动员摄入钙1200mg。

运动加快铁和锌的代谢，同时，也使铁、锌和其他电解质在消化系统中的吸收率降低，而从汗液和尿液中的排出量增多。因此，运动员的铁和锌的推荐量都比一般人高，推荐中国运动员每日铁和锌适宜摄入量均为20～25mg，大运动量或高温环境下训练或比赛日的推荐摄入量均为25mg。

第七节　维生素与运动

维生素（vitamin）主要作为能量代谢的辅助因子发挥作用，适量摄入有利于运动机体的能量生成，并改善神经组织的功能；另外，维生素C和维生素E还具有抗氧化作用，可改善运动机体的抗自由基能力，维生素D还影响着骨骼发育和肌肉功能，有的维生素还与免疫功能有密切关系，这些作用对运动员的运动能力产生一定影响。运动可能造成维生素丢失增加、吸收减少，因而需求增加，如果运动员不能通过膳食或营养补充品及时补充维生素，则可能使运动员的维生素营养状态不能满足其需求。大多数膳食营养调查结果显示，运动员维生素B族维生素摄入常常低于推荐摄入量，因此，运动员需要重视B族维生素摄入。

一、运动对维生素代谢和需要的影响

运动员维生素需要量应高于静态生活的人群，这是由于：①运动训练使胃肠道对维生素吸收功能下降；②汗液、尿液及粪便中排出量增加；③体内维生素的周转率加速；④高强度运动训练的初期适应和（或）急性运动训练使能量代谢突然增加等情况。运动量加大时，维生素需要量增加的幅度超过按能量比例计算的数值。早年的研究已证实，肌肉活动可加速维生素缺乏症的发生，并使其症状加重。

通常认为，运动员摄取平衡膳食（即能量充足和多样化的膳食）可以满足各种营养素生理需要量。一般情况下，采用平衡膳食的运动员在摄入能量充足时，中、小强度运动训练不会引起维生素营养状况的恶化，但是运动员营养调查结果常显示运动员存在临界维生素营养缺乏。应当注意的是目前对运动员的维生素营养状况缺乏经常性监测。维生素可吸收的程度以及食品加工、储存、制备过程中的丢失常被忽略。评价运动员需要的膳食营养素日供给量的标准尚不完善，还未能做到准确衡量运动员维生素的营养状况。

二、维生素与运动能力

有关维生素营养与运动能力关系已引起广泛重视。维生素参与机体的各种代谢，缺乏或不足时可对运动能力产生不利的作用，即使是轻度缺乏也会有影响，表现为倦怠、食欲下降、头痛、便秘、易怒、疲劳、活动能力减弱，抵抗力下降，做功量减少，运动效率降低；进一步缺乏，可导致生活能力及器官功能衰退。

（一）水溶性维生素

有实验研究报道，让受试者食用维生素 B_1、维生素 B_2、维生素 B_6 和维生素 C 含量低的饮食（摄入量仅能满足需要量的 1/3 左右），经过 8 周后，这 4 种维生素的血液指标表现出轻度和中等度的缺乏，运动能力测试结果为有氧做功量降低 16%，无氧阈值降低 24%；当再以 2 倍的维生素需要量进行补充，2 周后，这些受试者的做功能力得到改善，但未能恢复到缺乏前状态，这与体内维生素缺乏状态未获得完全恢复有关，而且有些维生素以辅酶形式发挥作用。所以在赛前要校正 B 族维生素缺乏状态，至少应在比赛的 2~3 周前补充，补充时间短可能会不起作用。

目前尚缺少独立补充维生素 B_1、维生素 B_2、维生素 B_6 和维生素 C 提高运动能力的有力证据。维生素 B_1、维生素 B_2、维生素 B_6 和维生素 C 等多种维生素缺乏，可影响红细胞转酮酶活力和有氧运动能力。对运动员进行 1~3 月的 B 族维生素复合物补充，虽然血中维生素水平和红细胞转酮酶活力增加，但运动员的运动能力未见改善。Van der Beck 对运动员补充多种维生素的研究观察到运动员的最大吸氧量、射击准确性和神经肌肉刺激性得以改善。但另一些研究未见到单一维生素 B_1、维生素 B_2、维生素 B_6 和维生素 C 状况与最大吸氧量或其他运动能力间有任何联系。

维生素 B_{12} 缺乏可使运输氧的能力下降，可影响到最大有氧能力和亚极限运动能力，但实际上运动员和正常人一样，维生素 B_{12} 缺乏很少见。

（二）脂溶性维生素

近年来骨骼肌细胞维生素 D 受体的发现使维生素 D 与骨骼肌（肌肉力量和肌肉功能等）和运动员运动表现的关系成为新的研究热点。多项研究显示，补充维生素 D 可以增加肌肉力量，尤其是维生素缺乏的人群。提高血维生素 D 水平可能有助于减少运动损伤概率，改善运动能力。

对于平衡膳食且维生素 A 的营养良好者，无必要再额外补充维生素 A。β-胡萝卜素和维生素 A 的抗氧化作用是否能降低由于自由基活性所致的运动损伤仍需要进一步研究。

维生素 E 的补充对提高在高原训练的运动能力具有一定意义。受试者在接受维生素 E 补充后，在海拔 1667m 处的最大吸氧量增加 9%；在 5000m 高度处增加了 14%。Nagawa 等还发现，补充维生素 E 后，运动员在 2700m 和 2900m 高度上进行力竭性运动后的血乳酸浓度显著下降。一般运动训练情况下，不鼓励补充维生素 E，尤其是大剂量补充。Booth 曾提出，某些蛋白质分解是刺激运动后蛋白质合成所需要的。

研究表明，自由基对运动引发的生理适应发挥重要作用。如线粒体的生物合成、上调抗氧化酶活性、增加胰岛素敏感性、促进骨骼肌对葡萄糖的摄取等。在运动中使用非酶的抗氧化剂如维生素 C、维生素 E 等，能抑制氧化应激反应，促进对耐力训练的适应。多数运动员认为补充维生素 C、维生素 E 等抗氧化剂能减少肌肉损伤、防止免疫功能紊乱、减缓疲劳而提高运动成绩；但目前的一些证据表明抗氧化可能损害训练适应性。基于维生素 E 和 N-乙酰半胱氨酸的研究结果表明，短期补充一些抗氧化剂可能是有益的，但大部分抗氧化剂长期摄入有损于运动成绩。

过量补充水溶性维生素，也会引起严重的副作用；例如过量的维生素 C，会引起胃肠道不适、维生素 B_{12} 缺乏、尿液酸化及草酸结晶形成、肾脏及膀胱损害等毒性作用。对运动员维生素营养状况进行定期监测是必要的。

三、运动员的维生素推荐摄入量

维生素 B_1 的需要量与机体运动强度及气温条件等因素有关。体力活动时，维生素 B_1 的排出量下降。维生素 B_1 排出量减少被认为是机体的消耗量增加。此外，运动员维生素 B_1 的需要量还与运动负荷量有关。耐久力和神经系统负担较重的运动项目如游泳、马拉松、体操、乒乓球等都需要较多的维生素 B_1。国外有人报道维生素 B_1 的供给为 5mg/d 时，可使游泳的速度耐久力增加；马拉松运动员维生素 B_1 供给达到 10mg/d 时，才能保持功能正常；当供给量为 4mg/d 时，乒乓球运动员的尿排出量才能达到正常水平。因运动增加的维生素 B_1 需要，应尽量从食物中摄取，必要时可采用维生素 B_1 制剂。

运动训练可能增加维生素 B_2 的需要量。我国近期推荐的维生素 B_2 适宜摄入量是 2~2.5mg/d。国内近期的营养调查研究表明，我国优秀运动员维生素 B_2 的缺乏或不足相对低于维生素 B_1 的检出率，但有约 20%~30% 的不足或边缘性缺乏情况。因此，对于生长发育期的儿童青少年，能量消耗大，一些控体重、减体重以及素食或不吃动物蛋白的运动员，应更加关注其维生素 B_2 营养状况。

由于运动引起代谢途径加速，Manore 建议运动员的维生素 B_6 摄入量应增加。从生理学观点，维生素 B_6 耗损可影响糖原分解和无氧能力的产生，但糖原磷酸化酶不是糖原分解的限速酶，其活力轻微变化，不会影响糖原代谢；然而严重的耗损会影响血红蛋白的合成，影响氧的转运。运动中氨基酸分解对能量的贡献不会超过 10%，因此，维生素 B_6 不足对氨基酸的分解的影响是否会损害运动能力尚缺乏证据。

维生素 B_{12} 缺乏是很少见，但对完全素食的运动员应注意适量补充维生素 B_{12}，因完全素食人群容易发生缺乏。

运动可能使维生素 C 的需要量增加。一次运动可使机体血液中维生素 C 含量增加，同时，脏器中维生素 C 含量减少。以尿中维生素 C 的排出量判断，为使体内维生素 C 达到饱和水平(即口服维生素 C 500mg 后，4 小时尿排出负荷量的 50%)，运动员在训练期的 RDA 推荐为 140mg/d，比赛期为 200mg/d。改善运动员维生素 C 的营养，仍应从增加运动员膳食的新鲜蔬菜和水果的途径来解决。

维生素 A 的需要量随机体劳动强度、生理病理情况及视力的紧张程度而变化。有报道，运动员在高原训练或在低氧压条件下训练，补充维生素 E 有提高最大吸氧量、减少氧债和血乳酸等作用。维生素 E 相对无毒，但过量补充维生素 E 可使白细胞杀菌能力减弱，还可使维生素 K 的需要量增加，当补充量达到 200～1000mg 时，有些人可有胃功能紊乱、软弱无力等表现。因此，高原训练情况下维生素 E 的补充应注意适量。有研究发现，运动员维生素 D 缺乏或摄入不足也非常普遍。2015 年一项 Meta 分析显示，44%～67%的运动员血维生素 D 浓度未达到充足的标准；室内训练、高纬度地区、冬季和早春，运动员更易发生维生素 D 不足或缺乏。针对巴塞罗那 408 名 32 种不同运动项目的高水平运动员研究显示，即使在夏季，仍有 87%的运动员维生素 D 不足。虽然一些研究显示大部分运动员每日饮食摄入维生素 D 未达到推荐量，但普遍认为因运动员缺乏有效的阳光暴露导致的内源性合成不足是造成维生素 D 不足的主要原因。

我国学者推荐的中国运动员每日膳食维生素适宜摄入量(AI 值)见表 4-11-13。

表 4-11-13 推荐的中国运动员每日维生素适宜摄入量(AI 值)

名称	AI 值
维生素 B_1/mg	3～5
维生素 B_2/mg	2～2.5
烟酸/mg	20～30
维生素 C/mg	140
维生素 A/RE	1500
维生素 D/μg	10～12.5
维生素 E(α-TEs)/mg	15～20

(国家体育总局，2004)

第八节 运动员合理膳食营养

由于运动员的营养代谢及需要与一般重体力劳动者不同，而且不同项目运动员在不同的训练周期，体内的物质代谢过程也显著不同，因此，膳食营养的质量和数量以及方案，应适合于不同运动训练时的生理生化改变。运动员合理营养的主要目的是帮助运动员取得最佳的训练效果、竞技能力和比赛成绩，同时要保证良好的健康状态。

一、运动员合理膳食营养原则及膳食指南

1. 食物的数量和质量 运动员食物的数量应满足运动训练或比赛能量消耗的需要，使运动员能保持适宜的体重和体脂，在质量上保证全面营养需要和适宜的配比。运动员食物中蛋白质、脂肪和碳水化合物的比例应适合不同项目运动训练的需要。一般情况下蛋白质占总能量的 12%～15%，其中优质蛋白不低于 30%(少年运动员还可以适当增加蛋白质摄入，以满足生长发育的需要)；脂肪占总能量的 25%～30%，参加水上或冬季运动项目运动员的脂肪供能可适当增加，但比例以不大于 35%为宜；碳水化合物提供的能量为总能量的 55%～65%，其中耐力运动项目可以增加到 65%～70%(运动员训练前、中、后摄入的运动饮料中所含的碳水化合物也应计入)。

2. 食物的种类 食物应包括谷薯类(包括全谷物、杂豆类和薯类)，蔬菜水果类，畜禽、水产、蛋奶类和大豆坚果类等。当集训的运动员能量消耗为 3500～4400kcal(14 644～18 410kJ)时，一日的基本食物应有 500g 谷薯类、300～400g 动物性食物、250～500ml 牛奶、500g 以上的蔬菜水果和相当于 50g 大豆的豆腐或其他豆制品等。

根据多年实践经验，提出的运动员选择食物的简要原则为：多选择主食、蔬菜、水果；常选择豆制品、奶制品、鱼虾、薯类和杂粮；适量选择畜禽肉、牛羊肉；少选择猪肉、猪排；不宜选油炸食品、动物内脏食品。

3. 食物的体积 运动员一日食物的总重量不宜超过 2.5kg，体积过大的食物会影响运动能力，尤其是有合理冲撞的运动项目(如足球)训练更需要注意食物的体积不能过大。

4. 一日三餐能量分配 一日三餐和加餐食物能量的分配应符合运动训练或比赛任务的需要。上午训练时，运动员的早餐应有较高的能量，并含有丰富的蛋白质、无机盐和维生素等食物。下午训练时，午餐应适当加强，但要注意避免胃肠道负担过重。晚餐的能量一般不宜过多，以免影响睡眠。早餐提供的热能不低于 25%，晚餐不高于 30%，其余能量根据训练状况，在中餐和加餐中合理分配。大运动量训练时，能量消耗增加为 5000～6000kcal(20 922～25 106kJ)或更多时，或因训练时间长，饮食受时间限制，可考虑加餐措施。采用增加点心或其他加餐方法，加餐的能量可为一日总能量的 5%，但应注意增添食物营

养全面或选择能量密度高的食物。

5. 进食时间　正常情况下，胃中食物的排空时间为3～4小时，不容易消化的食物如牛肉，可在胃内停留5～6小时，因此，大运动量训练或比赛前的一餐一般应当在3小时以前完成。运动时，内脏缺血、进食和运动训练间隔的时间过近，不仅影响消化，食物停留在胃内，也会影响运动。运动结束后，血液主要分布在肢体皮肤血管内，内脏仍处于一时性缺血状态。因此，除了满足及时补充碳水化合物的需求，需要休息至少40分钟以后再摄入正餐。如果在立即进食后又洗澡，会加重胃肠道缺血，甚至引起急性胰腺炎事件。

6. 运动员膳食指南　运动员合理营养是科学训练的重要组成部分，完美的训练计划需要有科学的营养计划配合。制订膳食营养计划需要以运动员膳食指南为基础。

在平衡膳食的基础上，结合运动员的营养需要特点，我国学者提出中国运动员的膳食指南，指导运动员进行科学选择食物。具体内容如下：

食物多样，谷类为主，粗细搭配，多吃全谷类食物；

食量和运动量平衡，保持适宜体重和体脂；

多吃蔬菜、水果、豆类及其制品；

常吃适量的鱼、禽、蛋和瘦肉；

注重早餐和必要的加餐；

多餐(>3餐)；各餐分配要合理，零食要适当；

注重食物摄入的时间；

重视补液、补充碳水化合物和电解质，合理选择饮料；

尽量不饮酒；

吃新鲜安全的食物，避免食源性违禁成分；

合理应用运动营养品。

二、不同项目运动员的膳食营养

不同项目运动员在不同训练阶段能量消耗差异很大，但这些能量均由体内的三大产能营养素包括碳水化合物、脂肪和蛋白质的分解代谢所提供。产能营养素提供能量的比例取决于不同项目运动时的强度和持续时间。因此，任何专项运动员都应当摄取营养平衡和多样化的膳食，膳食能量水平使体重和体脂维持在适宜水平，这是营养支持训练或比赛的基础；在此基础上，再考虑不同运动项目训练在力量、耐力、爆发力、协调性、反应性和特殊环境等方面不同的侧重，以及在某些营养需要方面的特点。

根据2016美国运动医学会(ACSM)的新版《营养与运动能力》，不同训练强度时运动员膳食重点要有所区别。碳水化合物：低强度[3～5g/(kg·d)]、中等强度[5～7g/(kg·d)]、高强度[6～10g/(kg·d)]、极高强度[8～12g/(kg·d)]；蛋白质：一般在1.2～2.0g/(kg·d)；饱和脂肪的能量摄入比例应限制在10%以下。

根据不同项目群的运动代谢的特点，其营养需要有不同的侧重点，总结见表4-11-14。

表4-11-14　不同项目运动员的营养重点

项目	运动特点	营养重点
耐力(马拉松、长跑、长距离自行车、长距离游泳和滑雪等)	1. 运动时间长，运动中无间歇，运动强度小和有氧代谢供能 2. 能量消耗大，出汗量多	1. 提供充足的能量，保持适宜的血糖水平。碳水化合物占总能量60%～70% 2. 及时补液，预防脱水 3. 注意钙、铁营养，尤其是对女运动员 4. 膳食脂肪可略高于其他项目，可占总能量的30%～35%
力量(举重、投掷、摔跤、短跑、有阻力地骑车、短距离游泳、划船、冰球、足球、橄榄球等)	1. 运动有间歇，运动强度大，缺氧，无氧供能 2. 氧债量大	1. 提供丰富的蛋白质 2. 多摄取水果、蔬菜和含碳水化合物、电解质的运动饮料，增加体内碱储备 3. 避免蛋白质摄入过量 4. 合理减体重或增体重
灵敏技巧(体操、花样滑冰、击剑、跳水和跳高等)	1. 神经活动紧张，动作多变 2. 要求协调、速率和技巧并举	1. 注意选择营养密度高的食物 2. 保证丰富的蛋白质、B族维生素、钙、铁、磷供应 3. 避免快速减体重
团体(篮球、橄榄球、足球、曲棍球、冰球、排球、手球等)	1. 运动强度大且多变、间歇性、运动持续的总时间长 2. 能量转换率高	1. 以高碳水化合物为中心 2. 注意选择高血糖指数食物 3. 运动前、中、后及时补液和补充碳水化合物

三、不同时期运动员的膳食营养

为使运动员在最好的营养和竞技状态下参加训练和比赛，在训练期的运动前、中、后及比赛期均需制订合理的营养计划。

(一)训练期的膳食营养

训练期膳食营养的目的是提高赛前营养储备，改善运动员竞技状态，以期提高比赛时的运动能力。训练期的膳食营养原则是：充足的碳水化合物、维生素、水和矿物质摄入，适量蛋白质和脂肪摄入；对于力量项目运动员或预期进行高强度训练与赛前或减控体重的运动员，蛋白质摄入量可适量增加。在食物选择方面，运动员应食物多样化，在食物的质和量上满足要求。

1. 碳水化合物摄入原则　运动员在不同时期、不同强度的运动中，碳水化合物的摄入原则是不同的，需要选择营养素种类丰富的碳水化合物食物以满足多种营养素需求(表4-11-14)。

2. 蛋白质摄入原则　在运动前摄入蛋白质对于机体肌肉内蛋白合成的影响效果明显比训练后摄入差；在运动中同时摄入碳水化合物及蛋白质，可增加间歇性抗阻运动(持续时间为2小时左右)的肌肉中蛋白质合成，并有利于耐力运动中的代谢能力；在运动后恢复的早期阶段摄入碳水化合物0.8g/kg加蛋白质0.4g/kg,或运动后恢复的整个阶段摄入50~100g蛋白质(每次最多摄入30g),可加速机体恢复并缓解肌肉酸痛。

3. 脂肪摄入原则　脂肪是健康饮食的必要部分,能提供能量、细胞膜的基本元素和促进脂溶性维生素的吸收,因为脂肪摄入不能迅速供能,因此运动前、中都不需要补充脂肪,运动后为了恢复也要避免食用大量高脂饮食。运动员摄入过高或过低脂肪均达不到预期提高运动能力的目的。最近生酮饮食得到很多关注,但目前为止,没有一项研究证明其能提高运动能力。

4. 水及电解质摄入原则　运动前:2~4小时摄入5~10ml/kg的液体可使身体水合状态达到平衡,也可通过观察自身尿液的颜色进行判断。运动中:针对不同运动项目、运动强度、持续时间以及海拔、环境条件等,为维持运动能力,在运动中补液的推荐量大概为0.4~0.8L/h。当汗液损失量大于1.2L/h或训练时长超过2小时,机体钠含量将大量流失,即需在饮品中加入电解质,以免运动员由于脱水和电解质失衡出现骨骼肌痉挛。运动后:补液的量应为身体水丢失量的1.25~1.5倍。

5. 维生素摄入原则　运动营养学家建议运动员应尽可能从食物摄入足量的维生素。调查表明,运动员被认为是补充维生素的主要目标人群,额外补充维生素的目的是为增强运动竞技能力,延缓疲劳发生和加速能量恢复。但有的运动员补充维生素剂量超过推荐量的10倍以上,不仅花费大,而且某些脂溶性维生素如维生素A和维生素D可在体内蓄积,引起中毒,危害健康。

(二) 赛期的膳食营养

比赛期的合理膳食营养应更具有针对性。为了更好地指导训练和比赛,营养学家将比赛期的膳食营养分为4个时期:比赛前期、比赛当日赛前一餐、比赛中和比赛后的膳食营养。比赛期的膳食应是高碳水化合物、低脂肪、适量的蛋白质和充足的水分,并含有丰富的无机盐和维生素。选择的食物应以运动员习惯或熟悉的食物为主,避免高脂肪、干豆、含纤维多的粗杂粮、韭菜等容易产气或延缓胃肠排空时间的食物,少用或禁用辛辣和过甜的食物,预防食物对胃肠道的刺激。

1. 赛前的膳食营养原则和措施

(1) 保持适宜的体重和体脂:运动员在赛前会不同程度地减少运动量,饮食中的能量摄入应随着运动量而变化。如果运动量减少而能量摄入量未相应减少,则体脂和体重会增加,多余的体脂和体重将限制耐力、速度和力量的发挥。赛前的饮食和营养应使运动员获得最佳竞赛能力所需的体重和体脂水平。

(2) 减少蛋白质和脂肪摄入:蛋白质和脂肪的代谢产物呈酸性,会使体液偏酸,导致疲劳提前发生。赛前不宜大量补充氨基酸,大量补充氨基酸可使血氨浓度增加、消耗丙酮酸、影响有氧氧化代谢、刺激胃肠道和减少水分吸收。

(3) 增加矿物质储备:多吃蔬菜、水果,可在医生指导下食用碳酸氢钠。

(4) 纠正体内维生素不足:可从富含各种维生素的食物中摄取所需要的维生素,也可以从维生素制剂中获取维生素。

(5) 赛前补充碳水化合物,满足碳水化合物需求。

(6) 增加体内的抗氧化酶活力:增加食物的抗氧化成分,进食适量的瘦肉类食物以增加谷胱甘肽合成,增加新鲜蔬菜和水果,减少脂肪摄入,保持平衡膳食,必要时可在医生指导下使用维生素或微量元素制剂。

2. 比赛当日赛前一餐的饮食营养原则和措施

(1) 赛前一餐的食物的体积要小,重量轻,根据不同项目特点应提供500~1000kcal(2.09~4.18MJ)的能量。

(2) 赛前一餐应在比赛开始3小时以前完成。赛前30分钟进餐,不论是固体或是液体均会产生胃肠部胀满感。

(3) 比赛当日不宜进食自己不熟悉的食物或改变已习惯的饮食,进食新食物有发生过敏、胃肠道不适或腹泻的可能;运动员应食用可口并富于营养的食品,不要强吃不爱吃的食物。

(4) 大量出汗的比赛项目及在高温环境下比赛时,应在赛前2~4小时补液5~10ml/kg。赛前一般不宜服用咖啡或浓茶,以免引起赛中的利尿作用。赛前不可服用含酒精的饮料,因为酒精会延缓反应时、产生乳酸盐而影响细微的协调能力。

(5) 耐力性项目比赛应进行赛前补充碳水化合物。为避免胰岛素效应,补充碳水化合物的时间应在赛前15~30分钟内进行,目前国外对赛前补充碳水化合物的时间不强调。补充碳水化合物的种类可选择低聚糖和低GI食物,低聚糖的渗透压约为葡萄糖的1/4,吸收较快,因此,可通过补充低聚糖使运动员获得较多的碳水化合物。低聚糖的甜度小、口感好,但个体对该糖的吸收效率差异很大,建议应在赛前予以试用。低GI食物可以在运动中持续提供碳水化合物,减弱胰岛素反应。补充碳水化合物量应控制在50g/h,或1g/kg左右。

3. 赛中的饮食营养原则　运动员在比赛中大量出汗会使体液处于相对高渗状态。赛中饮料应是低渗的(即含碳水化合物和含盐量低)。在能量消耗较大的项目,可在赛中摄取一些容易消化吸收的液体性或质地柔软的半流食物,这是因为液体食物排空快。食物体积要小,以免影响呼吸,运动员可根据饥饿感觉选用。除比赛前少量补水外,比赛中每隔15~30分钟补液100~300ml,或每跑2~3km补液100~200ml,补液量不大于800ml/h为宜。比赛中的补液量,一般为出汗量的1/2~1/3,决定补液量的一种简单方法是通过称体重了解失汗量,然后按每失汗500ml,补液2杯左右,找出自己能耐受的补液量。比赛中的饮料应以补水为主,饮料中应含有少量的钠盐,一般为25~50mmol/L。

4. 比赛后的饮食营养原则和措施　赛后的饮食仍然应是高碳水化合物、低脂肪、适量蛋白质和容易消化的食物。为促进赛后的恢复,补液(采用含电解质的运动饮料)极其重要。液体的补充量,应满足体重恢复到赛前的水平。在体内能量储备物质的恢复方面,补充碳水化合物食物或含碳水化合物饮料的时间越早越好,因高强度、大运动量运动后的即刻糖原合成酶活性最高。此外,为促进关键酶活性的恢复，应摄入含矿物质、维生素和微量元素较多的食物。为加速抗氧化能力的恢复，可摄入富含抗氧化物质的天然食物，如大量的蔬菜和水果。

四、运动员营养的监测与评价

运动员良好的营养状态是优秀运动能力和竞技水平及良好健康状态的保障。如何监测和评价运动员营养状态是运动营养师的主要工作内容之一，是给运动员提供营养建议、制订营养计划以及评估营养计划的第一步，营养监测与评价还应包括人体测量、实验室生化测试和或临床营养检查以及病史采集。

运动员营养监测和评价的内容主要包括食物种类与质量和数量、能量摄入及三大产能营养素供能比和三餐能量分配比例、营养素摄入量及其食物来源、进食规律及其与运动类型和强度及时间的配合程度、食量与体重的可能关系、食品安全尤其是运动员违禁成分的可能食物来源、运动营养(食)品摄入及其应用的科学性等，营养监测与评价的另一重要内容是营养消耗尤其是能量消耗的测量与评价。

1. 营养监测　运动员营养监测是通过营养调查的方法，结合人体测量、实验室生化检测和(或)必要的临床营养检查及病史询问等了解运动员营养摄入与消耗及其与运动训练之间的相互关系，为运动员营养状态评价及营养计划制订提供依据。营养监测应与训练周期配合进行，如日常训练期、比赛期和调整期。

目前，运动员营养监测的常用方法主要有询问法和称重法，具体内容请参考相应章节。

2. 营养评价　无论采用何种方法进行营养监测后，对运动员营养状态的评价都需要计算各种能量和营养素摄入水平。可以通过查阅食物成分表进行计算，也可以将原始数据录入到《运动员及大众膳食营养分析与管理系统》中进行计算和分析，将计算和分析结果再与国家体育总局发布的《优秀运动员营养推荐标准》(2004)作比较，进而获得结果评价。

评价内容主要包括：①每日能量和各种营养素平均摄入量；②各种营养素日平均摄入量占推荐摄入量的百分比；③三餐能量分配百分比；④三大营养素摄入百分比；⑤优质蛋白质占总蛋白质的百分比，以及动物蛋白和植物蛋白的比例；⑥钙磷比；⑦胆固醇摄入量；⑧不同种类的食物摄入量和几种主要营养素及能量的食物来源分布等。

然后，根据《优秀运动员营养推荐标准》做出客观评价，并就主要问题提出合理化改进建议，制订营养改进方案，以指导运动员平衡膳食及合理营养补充。

第九节　运动员常见身体功能问题的营养对策

运动员想要获得最出色运动能力、达到最佳竞技水平，需要足够的能量和各种营养素摄入，这也是确保其获得良好健康状态的关键。运动员营养状态不佳不仅影响训练效果、竞技状态和运动能力，还可能出现各种身体功能平衡紊乱，包括运动性疲劳、运动性水电解质失衡、运动性内分泌失衡、运动性贫血、运动性免疫功能低下、运动性骨骼肌微损伤、运动性胃肠功能紊乱、运动性抗氧化能力降低、女运动员“三联征”等，这些问题反过来进一步损害运动能力和竞技状态，甚至出现健康问题。

以下对运动引起的上述身体功能问题及其机制和膳食营养措施进行简要叙述。

一、运动性疲劳

当运动训练(负荷)量(强度×时间)超过身体的承受能力，使机体不能维持其功能状态在某一特定水平或特定运动强度，即出现运动性疲劳，不仅影响后续训练/比赛，还可能会影响健康。其主要原因和机制是：能源物质不足或耗竭(如糖原耗竭、低血糖)，代谢产物产生增加(如乳酸、磷酸堆积)，水、电解质丢失(如脱水、低钠血症、低钾血症和低镁血症等)，自由基增加造成损伤以及中枢神经系统疲劳等。

改善措施：有效的休息(睡眠)、按摩放松与拉伸、膳食和营养补充及训练调整等措施可促进疲劳消除与体能恢复。其中，膳食调整和营养补充措施主要根据上述原因中的能源物质不足和糖原耗竭、代谢产物增加及水电解质丢失、自由基产生和可能存在的中枢神经系统疲劳等选择相应的干预办法。

二、运动性脱水及电解质平衡失调

运动员在长时间高强度运动时(特别是在高温高湿环境、干燥或高原环境下)，人体大量出汗而补水不及时，导致水的摄入量低于水的排出量，当体液丢失达到体重的2%~3%以上时，视为脱水，影响运动能力和身体功能。水分丢失的同时，体液中所含的钠、钾、镁等电解质亦随之丢失，导致水、电解质平衡失调，其症状依据脱水程度轻重不同而不同，重症者甚至危及生命。

判断运动员缺水的简单方法：称量运动前后的体重，运动后体重下降，表明机体脱水；观察尿液颜色，颜色清澈或微黄表明水分充足，尿液颜色呈暗黄或褐色而且味道刺鼻，表明机体脱水。

运动性脱水的处理措施：及时补充含 Na^+、K^+、Mg^{2+} 等电解质的运动饮料。注意：不能只补充白水，以防电解质进一步稀释、渗透压降低导致“水中毒”。详细内容见“水、电解质和矿物质与运动”章节相关内容。

运动脱水引起电解质丢失是必然的，营养工作者需足够重视以防止电解质平衡失调。

1. 低血钾

定义：血清钾低于 3.5mmol/L 为低血钾。

原因：钾的摄入、吸收减少(如限制饮食、丢失后补充少)；排出增加(如体内糖原分解、排汗、运动后排尿、使用利尿剂)。

症状：(全身)肌肉无力为最早最突出、可累及呼吸肌引起呼吸困难；抑郁、倦怠、嗜睡、神志淡漠，甚至昏迷。肠蠕动减弱如腹胀、恶心、便秘，严重可出现肠麻痹、肠梗阻。轻者窦性心动过速、心悸、心律失常，重者可出现室上性或室性心动过速及室颤，最后心脏停搏于收缩状态（猝死）；因心肌收缩力减弱、心肌张力减低，血管紧张度降低，出现心音低钝、心脏扩大、心功能不全、末梢血管扩张、低血压等，心电图改变为 Q-T（Q-U）延长，S-T段下降，T波低平、增宽、双向倒置、融合或出现U波，及房室传导阻滞。持久性低比重尿，甚至肾性尿崩症，尿液酸性。

治疗：口服氯化钾补钾，去除引起低血钾的原因，治疗原发性疾病。

预防：低血钾发生率较高，易误诊。对长期少食、禁食、利尿或大量呕吐、腹泻者，应及时补钾。低血钾常伴有低钙、低镁，症状相互混淆，注意在补钾同时适当补钙、镁。多吃含钾食物，如香蕉、海带、菠菜、苋菜、豆制品等，烹饪时应用含钾盐。

2. 低血钠

定义：血清钠低于 135mmol/L 为低血钠。

原因：钠摄入和吸收减少（禁食、呕吐）、排出增加（大量出汗、排尿、腹泻等）、血液稀释（如大量喝白水）。

症状：取决于低血钠程度和发生速度。水中毒症状（全身水肿，严重者可引起肺水肿）；血红蛋白和红细胞比容降低；神经、精神症状（精神萎靡、嗜睡、面色苍白、体温低下，严重者出现惊厥和昏迷）；肌张力低下，四肢无力，共济失调，腱反射迟钝或消失，心音低钝及腹胀，症状类似低血钾。厌食、恶心及呕吐、腹胀，口黏膜常湿润；肾细胞水肿及肾循环不良可引起少尿甚至无尿；外周循环不良（四肢凉、脉细弱、尿少）及细胞间液脱水表现（皮肤弹性差，眼窝、前囟凹陷等）。

治疗：口服高渗盐水（注意加钾），静脉补钠、脑水肿者需要脱水治疗，谨遵医嘱。

预防：因饮食问题电解质摄入不足时或运动引起大量出汗后，应在运动前、中、后补充一定量含电解质的运动饮料，详细方法见其他章节相关内容。

3. 低血镁

定义：血清镁低于 0.75mmol/L 为低镁血症。

原因：原因与低血钠、低血钾类似：主要是镁摄入及吸收减少（如禁食、呕吐、吸收不良）、排出增加（如大量出汗、排尿、腹泻等），常伴有低血钾和（或）低血钙。

症状：取决于程度和发生的速度。肌肉无力、手足抽搐、痉挛、肌肉震颤最常见（多是因合并低血钙而致），可出现眼球震颤、失语等，不少人表现为反应淡漠、抑郁等，少数严重者可出现横纹肌溶解症，急性肾功能减退等；各种心律失常，包括心律不齐、室性心动过速、室性纤颤，甚至心脏停搏等，心电图常见为 QT 延长、ST 段低、T 波增宽低而平，由于同时多会合并钾和钙离子失衡，故难肯定哪些是单纯性低镁引起的。

治疗：补镁（轻中度低血镁者，口服门冬氨酸钾镁片剂 2~4 片/次，3 次/天。重度低血镁需静脉滴注硫酸镁，请遵医嘱！），血镁恢复正常后需继续补充数天。

预防：可能出现低血镁的情况下，可预防性口服含镁制剂；摄取镁含量较多的食物：花生、坚果、香蕉、豆类及制品、牛奶、小米等。

三、运动性内分泌失衡

运动性内分泌失衡是运动员常见的身体功能问题，主要由运动员长期高强度、大运动量训练引起。可能的发生机制是运动影响了内分泌激素的合成与分泌或调节功能。运动性内分泌失衡最常见的有低血睾酮和女运动员内分泌失调导致的月经紊乱等问题。运动性内分泌失衡对身体功能和运动能力的影响已有大量研究报道，主要是内分泌状态改变影响到体内物质和能量代谢如肌肉蛋白质合成，甚至竞技意识。下面简要介绍低血睾酮的表现和预防处理方法。

低血睾酮是教练员、运动员和科研人员最关心的内分泌指标。尽管无确切证据证明血睾酮水平与运动能力直接相关，但睾酮的生理作用可影响与运动能力有关的身体功能，如维持雄性攻击意识、促进蛋白质合成、促进肌肉与骨骼生长发育等。长期大运动量训练，血睾酮时常下降。

当血睾酮下降时首先要及时调整训练，避免训练不科学对内分泌功能的进一步影响；其次，要合理补充优质蛋白质、氨基酸（如精氨酸、谷氨酰胺等），补充锌、硒等抗氧化剂等；谨慎选用补肾、益气固本、疏肝理气等中药。

不同运动员个体需要在应用中摸索有效改善方案，切忌使用禁用物质。

四、运动性贫血

运动员长期训练使机体红细胞和血红蛋白合成的速度慢于其破坏/降解速度、而导致血液红细胞减少/血红蛋白含量下降。运动性贫血指外周血中单位容积内血红蛋白（Hb）的浓度、红细胞计数（RBC）及红细胞比容（HCT）显著下降，甚至低于同年龄、性别和地区正常标准。国际上诊断运动性贫血的血红蛋白标准为：女：Hb<120g/L，男：Hb<140g/L；国内采用的是 WHO 贫血临界值，即女：Hb<120g/L，男：Hb<130g/L 作为诊断运动性贫血的参考值。大量的研究结果显示：缺铁性贫血在运动性贫血中占较大比例。《优秀运动员营养推荐标准》推荐优秀男、女运动员的血红蛋白理想水平分别为>150g/L、>130g/L，如低于该数值视为运动性低血红蛋白，可进行营养干预。

运动员血红蛋白降低主要是由于：①红细胞破坏增加（含机械破坏、自由基损伤及渗透压改变造成的红细胞破坏等）；②铁摄入和吸收减少、需求和排出增加引起体内可利用铁减少、骨髓合成血红蛋白减少；③血容量增加而致的血红蛋白浓度相对下降。

诊断时，除血红蛋白浓度外，还需注意血清铁、铁蛋白、转铁蛋白、红细胞计数（RBC）、血细胞比容（HCT）、红细胞平均细胞体积（MCV）、红细胞平均血红蛋白浓度（MCH）、红细胞平均血红蛋白浓度（MCHC）等指标结果，以便综合判断贫血的原因和状态。

科学调整运动量结合合理的膳食是预防运动员贫血的主要措施。运动性贫血/低血红蛋白防治措施包括：①结合运动项目，分析贫血/低血红蛋白的可能原因并进行相应处理，如调整训练、纠正体液平衡失调及饮食营养问题；②膳食调整：多吃含铁和含维生素 C（有助于铁吸收）丰富的食物，如瘦肉、黑木耳、海带、牛奶、蛋黄、豆类制品及绿叶蔬菜、柑橘、枣类等；③营养补充：针对可能原因补充用于合成血红蛋白的必需营养素，如优质蛋白质、维生素 B_{12}、叶酸和铁制剂。抗氧化物质和保护红细胞膜的营养物质：1,6-二磷酸果糖、磷脂酰丝氨酸（PS）、维生素 E 及辅酶 Q 等。中药及中成药：阿胶、黄芪、当归及白术等中草药合剂有助于强化造血功能，但必须注意不含任何 WADA 清单中的违禁成分。

五、运动性免疫功能低下

运动训练可以导致明显的免疫抑制现象，一些运动员在高强度训练和比赛后机体免疫力降低，抵抗力下降，抵御运动性损伤的能力降低，易感染疾病，尤其是上呼吸道系统疾病。不仅容易生病和受伤，而且病程长，不易恢复，影响训练和比赛。运动员机体免疫力水平是评价运动员是否过度训练的重要指标。

需要注意运动员免疫功能的变化信息，如有免疫力下降导致上呼吸道发病率上升的情况，首先应调整训练量，同时调整膳食，增加抗氧化食物、谷氨酰胺和碳水化合物（糖）的摄入。还可以在中医专家的指导下，适当选择人参、党参等制品，但应特别注意：所用制剂必须经过检测不含 WADA 所列违禁成分。

六、运动性骨骼肌微损伤

常见的运动损伤有：肉眼可见的肌肉韧带软组织损伤、关节损伤、骨损伤、疲劳性骨膜炎等“外伤”；肉眼看不见的外伤，但通过询问运动过程、症状、身体功能和血液生化测试可判断的“微损伤”，比较常见的为“运动性骨骼肌微损伤”，延迟性肌肉酸痛属于这类损伤。

运动损伤的发生与运动项目、训练安排、运动环境、运动者的自身条件以及技术动作有密切的关系。通常，运动性疲劳、体能下降和运动技术动作变形，使运动性损伤发生的风险显著增加。

运动性骨骼肌微损伤可由机械性和代谢改变引起，一般先有机械性损伤，后发生代谢性损伤。主要代谢改变包括能源物质耗竭、皮质醇分泌增加、细胞钙离子超载、蛋白水解酶激活、自由基大量增加、细胞内环境（如离子、pH）改变、缺血/再灌注损伤和炎性及免疫反应，这些因素有时互为因果。

合理膳食与科学营养补充在防治运动损伤中具有重要作用，为减轻运动性骨骼肌微损伤，可选用的营养补充物质很多，可以单独使用、亦可联合应用，其作用与作用机制主要是：碳水化合物产生能量、减少炎性因子释放、增强免疫功能；水和电解质可以防止水、电解质（钾、钠、镁）紊乱；蛋白、肽及氨基酸可促进蛋白合成与肌肉修复、糖原合成；维生素 C、维生素 E、β-胡萝卜素、硒可增强抗自由基和损伤修复能力；肌酸可改善能量代谢；1,6-二磷酸果糖（1,6-FDP）、牛磺酸可保护细胞，加强修复，抗自由基损伤；β-羟基-β-甲基丁酸盐（HMB）可增加瘦体重、减少肌酸激酶（CK）和炎性因子；L-肉碱可减少乳酸、丙二醛（MDA），增加谷氨酰胺、谷胱甘肽过氧化物酶活力；川芎嗪、当归、丹参可增加血流量、减轻缺血再灌注损伤。

2018 年国际奥委会（IOC）共识声明中，对几种常用营养补充品的作用进行了客观评价（表 4-11-15）。

表 4-11-15 常用营养补充品对运动员健康、适应及恢复的作用

营养补充品	缺乏	缺乏表现	潜在效益	评价
肌酸：一种天然营养素，可通过饮食摄取，也可自身合成。推荐补充剂量：启动：20g/d，5 天；维持：3~5g/d	低肌酸摄入（如素食者）可降低肌肉和血液中的肌酸水平	饮食引发的肌酸缺乏在临床上尚无不良发现	增加瘦体重/力量；促进高强度运动后的恢复；增强细胞内水合；减轻肌肉损伤，加快肌肉损伤恢复	研究较成熟，安全性数据充足。肌酸补充通常会让体重轻微上升，在体重对运动能力影响较大的项目中应当引起注意
HMβ：亮氨酸的代谢产物。推荐剂量：3g/d	N/A	N/A	通过减少肌肉分解增加瘦体重力量和肌肉适应性；减轻肌肉损伤程度，加快肌肉损伤恢复	尚不能明确推荐用于运动员。跟普通蛋白补充效果相似。可能对运动损伤康复有益，但相关数据不足
维生素 D：皮肤暴露于紫外线下通常可以直接获得人体所需维生素 D 的 90%	维生素 D 缺乏在室内项目运动员中较为常见	降低肌肉适应性；增加上呼吸道感染概率；增加损伤及应力性骨折风险	提升运动适应性；降低上呼吸道感染的发生频率及严重程度；减轻应力性骨折发生率	咨询医生或运动营养师，对维生素 D 缺乏运动员采取正确的干预措施，如改变生活方式、改善饮食。不推荐运动员随意补充维生素 D，高剂量补充品可能引发代偿性反应
铁：可能需要补充大于其每日推荐剂量的铁（即女性>18mg/d）、男性>8mg/d	铁缺乏可能由于铁摄入量有限、吸收差和（或）能量摄入不足，或由于高原训练，经血、溶血或汗液、尿液或粪便中的过量损失	容易疲乏、注意力不集中、怕冷、抵抗力下降	体能、免疫力和注意力改善	运动员铁缺乏可以通过膳食的改善和口服补铁剂进行补充，并需要临床随访。但只有存在铁缺乏才需要口服补充铁剂

续表

营养补充品	缺乏	缺乏表现	潜在效益	评价
Omega-3 脂肪酸:剂量 2g/d	运动员中的缺乏情况尚不明确		提升认知水平,促进恢复;减轻肌肉损伤症状,加快损伤恢复	可减轻结构损伤,预防认知能力下降;但在运动营养领域尚缺乏足够的证据
益生菌:有效剂量 10^9~4×10^{10}CFU,4~21 周	N/A	N/A	减轻胃肠道问题	主要改善胃肠道问题,或减轻运动员由于水土环境改变引发的胃肠道问题。益生菌的补充应该在赛前开始
明胶+维生素 C/水解胶原蛋白:推荐剂量:5~15g 明胶+50mg 维生素 C;水解胶原蛋白:10g/d	N/A	N/A	增加胶原合成,增厚软骨,减轻膝盖疼痛	明胶和胶原蛋白的补充风险低;但缺乏相关数据,其在优秀运动中的作用,对运动损伤的恢复作用尚不明确

引自:Maughan RJ,Burke LM,Dvorak J,et al. IOC consensus statement:dietary supplements and the high-performance athlete. British J Sports Med,2018,52(7):439-455.

七、运动性胃肠功能紊乱

胃肠道功能紊乱指运动员在运动中或运动后发生的腹痛、恶心呕吐、腹泻为主要症状的综合征。

胃肠道功能紊乱的发病原因与机制可能为:①运动强度过大、精神过度紧张或饱腹、空腹引起胃肠痉挛;②运动时运动器官如骨骼肌、皮肤血流增加,导致内脏血液供应减少,水与电解质丢失及使胃肠道黏膜血管收缩的激素与自由基的综合作用,使血容量减少、胃肠道血供不足;③运动引起的腹腔脏器牵拉或机械振动刺激迷走神经;④电解质 K^+、Na^+和 Mg^{2+}丢失引起胃肠蠕动减弱;⑤胃肠运动相关的局部胃肠激素分泌改变;⑥运动引起胃肠道菌群失调等。

运动性胃肠功能紊乱对运动员的影响:影响运动训练和比赛、体能恢复及竞技水平、影响胃肠道排空与消化吸收,并可能出现相关并发症状等。对运动员影响的大小与运动方式(项目)、运动强度及持续时间、训练状态、饮食情况和运动员性别及健康状况有关。

处理与防治:①降低运动强度或停止运动尤其是不宜一开始就进行高强度运动;②平衡膳食、规律进食,无论运动前、中、后均不宜进食过饱,胃肠排空时间需要 4 小时甚至更长时间,饭后至少 2 小时左右再参加运动,也不宜空腹运动;③运动中如大量出汗,在运动前、中、后应注意适量补充水、电解质。

八、运动性抗氧化功能降低

自由基是身体在氧化代谢过程中产生的带游离电子的活性分子,在体内非常活跃,包括超氧阴离子、过氧化氢等。

自由基在正常代谢时可由体内的酶催化产生,进入体内的氧有 4%~5%将形成自由基;在机体应激如运动训练时运动员摄取和消耗的氧增加 10~15 倍,体内自由基的产生就成比例增加;同时,高强度运动也消耗机体的抗自由基物质(维生素 C、维生素 E 等),从而降低机体的抗自由基能力。

机体适量产生自由基是有益的,可刺激免疫细胞功能,作为第二信使发挥对细胞内环境的调节作用,促进细胞线粒体生物合成。而大量产生的自由基可使细胞膜脂质过氧化造成损伤,尤以对免疫细胞、红细胞和骨骼肌细胞的损伤比较突出,是运动性疲劳和运动性损伤、运动性免疫功能低下及运动性贫血的可能原因之一。自由基的有害作用可产生连锁反应,如不能有效阻止,将形成恶性循环。因此,大运动量和高强度训练后可适量应用抗自由基物质以减轻其对身体功能的损害。

体内和饮食中含有众多的抗自由基物质,如牛磺酸、多种氨基酸、辅酶 Q_{10}、维生素 C、β-胡萝卜素、维生素 E 及硒等。补充维生素 E 可降低组织自由基产生,减少由高强度运动后自由基增加对机体的损伤;维生素 C 具有包括抗自由基等众多的功能,绿色蔬菜和水果中含有较多的维生素 C;硒是谷胱甘肽过氧化物酶的必需成分,具有抗自由基的作用;β-胡萝卜素、辅酶 Q 也可具有减少肌肉自由基产生或增加清除自由基的作用;另外,番茄红素具有强烈的抗自由基作用。现有证据均支持运动后服用如维生素 C 和维生素 E 等一些抗自由基物质。推荐每天补充剂量为:维生素 E(d-α-生育酚)400~800U,维生素 C 0.5~2.0g,硒 100~250μg。

九、女运动员"三联征"

女运动员"三联征"指以"可利用能量减少/缺乏(由过度能量消耗、不良饮食营养习惯及饮食障碍所致)、月经失调和骨密度降低"三种症状为特征的综合征,其中"可利用能量减少/缺乏"是"三联征"的主要问题。最近研究表明,男运动员也存在类似的"三联征",在此不做介绍。

女运动员"三联征"的后果可能是:不孕、周期性损伤、应力性骨折、骨质疏松症和心血管疾病等。

对易感的女运动员(尤其是能量消耗大、饮食营养有问题的女运动员)要经常观察、调查和筛查,通过调整训练、改变饮食观念与习惯、及时补充能量及营养素,必要时咨询运动心理专家。防治女运动员"三联征",应重在预防。

十、运动员营养相关功能监测及干预

我国学者在对运动员膳食营养调查结果和营养生化指标检测结果进行了长期观察研究，并据此提出了营养干预的营养生化指标评价参考值及干预指南，供运动营养工作者在实践中参考（表 4-11-16）。

表 4-11-16　实施营养干预的营养生化指标参考值及干预指南

选用指标或参照指标*	性别	理想参考值**	达不到理想参考值时的机体代谢改变	达不到理想参考值时的营养补充原则
血红蛋白 Hb/($g \cdot L^{-1}$)	男	>150	低血红蛋白或贫血	补铁、升血、补充抗氧化剂、补充细胞保护剂、膳食结构调整等
	女	>130		
血清肌酸激酶 CK/($U \cdot L^{-1}$)	男	<300	肌肉损伤或训练后肌肉恢复不良	补糖、补蛋白（运动后即刻补充）、补充细胞保护剂、补充抗氧化剂、膳食结构调整等
	女	<200		
血清乳酸脱氢酶 LDH/($U \cdot L^{-1}$)	男	<250		补糖、补蛋白、补充细胞保护剂、补充抗氧化剂、膳食结构调整等
	女	<250		
血清血尿素 BU/($mmol \cdot L^{-1}$)	男	<7	运动负荷过量或蛋白质摄入过多	补糖、膳食结构调整等
	女	<6		
血清睾酮 T/[$nmmol \cdot L^{-1}$, $ng \cdot dl^{-1}$]	男	>20(558)	合成激素分泌抑制	中药调整、补充特殊氨基酸等
	女	>1.3(37)		
白细胞、IgG/IgM/IgA、CD4/CD8 等*	个体纵向的系统观察		免疫功能低下	补充特殊氨基酸、补充抗氧化剂、中药调理等
主观用力感觉等级（RPE）、闪光融合频率等*	个体纵向的系统观察		神经系统疲劳	补糖、补支链氨基酸及褪黑素，膳食结构调整、中药调理等
丙二醛（MDA）、总抗氧化能力（TAC）	个体纵向的系统观察		抗自由基能力下降	膳食结构调整、补充维生素、补充抗氧化剂等
尿比重	1.005~1.030		高于上限提示脱水	补充运动饮料
尿 pH	5~6		<6 则表示体内酸性物质堆积，耐乳酸能力下降	膳食结构调整、增加蔬菜水果、补充碱性盐类等
尿酮体	阴性		阳性提示体内酸性物质堆积，耐乳酸能力下降，甚至出现代谢性酸中毒	膳食结构调整、补充碳水化合物、减少脂肪摄入、补充碱性盐类等

注：*参照指标：由于目前没有准确的参考值范围，建议使用参照指标对运动员作纵向的系统观察，当发现参照指标出现异常的上升或下降时，可以考虑采用相应的营养补充。

**理想值为运动员休息 1 天以上、次日晨的安静值

（严翊　周瑾　邱俊　伊木清　常翠青）

参考文献

1. 陈吉棣，杨则宜，李可基，等. 推荐的中国运动员膳食营养素和食物适宜摄入量. 中国运动医学杂志，2001，20(4)：340-347.
2. 丹·贝纳多特. 高级运动营养学. 安江红，等译. 北京：人民体育出版社，2011.
3. Abrams GD. Effects of vitamin D on skeletal muscle and athletic performance. Journal of the American Academy of Orthopaedic Surgeons, 2018, 26(8): 278-285.
4. Al-Khelaifi F, Diboun I, Donati F, et al. A pilot study comparing the metabolic profiles of elite-level athletes from different sporting disciplines. Sports Medicine-Open, 2018, 4(1): 1-15.
5. Arciero PJ, Miller VJ, Ward E. Performance enhancing diets and the PRISE protocol to optimize athletic performance. Journal of Nutrition and Metabolism, 2015, 715839-715859.
6. Bei Y, Jiye A, Guangji W, et al. Metabolomic investigation into variation of endogenous metabolites in professional athletes subject to strength-endurance training. Journal of Applied Physiology, 2009, 106(2): 531-538.
7. Bermon S, Petriz B, Kajeniene A, et al. The microbiota: an exercise immunology perspective. Exercise Immunology Review, 2015, 21: 70-79.
8. Close GL, Hamilton DL, Philp A, et al. New strategies in sport nutrition to increase exercise performance. Free Radical Biology and Medicine, 2016, 98, 144-158.
9. De Oliveira EP, Burini RC, Jeukendrup A. Gastrointestinal complaints during exercise: Prevalence, etiology, and nutritional recommendations. Sports Medicine, 2014, 44(Suppl 1), 79-85.
10. Drenowatz C, Eisenmann JC, Carlson JJ, et al. Energy expenditure and dietary intake during high-volume and low-volume training periods among male endurance athletes. Applied Physiology, Nutrition, and Metabolism, 2012, 37(2): 199-205.
11. Galloway SD, Lott MJ, Toulouse L C. Preexercise carbohydrate feeding and high-intensity exercise capacity: effects of timing of intake

and carbohydrate concentration. International Journal of Sport Nutrition & Exercise Metabolism, 2014, 24(3): 258-266.

12. Hector A, Phillips SM. Protein recommendations for weight loss in elite athletes: A focus on body composition and performance. International Journal of Sport Nutrition and Exercise Metabolism, 2018, 28(2): 170-177.
13. Heydenreich J, Kayser B, Schutz Y, et al. Total energy expenditure, energy intake, and body composition in endurance athletes across the training season: a systematic review. Sports Medicine-Open, 2017, 3(1): 1-24.
14. Jäger R, KerksickCM, Campbell BI, et al. International society of sports nutrition position stand: protein and exercise. Journal of the International Society of Sports Nutrition, 2017, 14: 20.
15. Jeppesen J, Kiens B. Regulation and limitations to fatty acid oxidation during exercise. The Journal of physiology, 2012, 590(5), 1059-1068.
16. Jeukendrup AE. Periodized nutrition for athletes. Sports Medicine, 2017, 47(Suppl 1): S51-S63.
17. KerksickCM, Arent S, Schoenfeld BJ, et al. International society of sports nutrition position stand: nutrient timing. Journal of the International Society of Sports Nutrition, 2017, 29, 14: 33.
18. KerksickCM, Wilborn CD, Roberts MD, et al. ISSN exercise & sports nutrition review update: research & recommendations. Journal of the International Society of Sports Nutrition, 2018, 15(1): 38.
19. Larson-Meyer DE, Woolf K, Burke L. Assessment of nutrient status in athletes and the need for supplementation. International Journal of Sport Nutrition and Exercise Metabolism, 2018, 28(2), 139-158.
20. Lewis N, Newell J, Burden R, et al. Critical difference and biological variation in biomarkers of oxidative stress and nutritional status in athletes. PLoS One, 2016, 11(3): e0149927.
21. McLellan TM, Pasiakos SM, Lieberman HR. Effects of protein in combination with carbohydrate supplements on acute or repeat endurance exercise performance: A systematic review. Sports Medicine, 2014, 44(4): 535-550.
22. Ormsbee MJ, Bach CW, Baur DA. Pre-exercise nutrition: the role of macronutrients, modified starches and supplements on metabolism and endurance performance. Nutrients, 2014, 6(5): 1782-1808.
23. Peeling P, Binnie MJ, Goods PSR, et al. Evidence-based supplements for the enhancement of athletic performance. International Journal of Sport Nutrition and Exercise Metabolism, 2018, 28(2): 178-187.
24. Phillips SM, Aragon AA, Arciero PJ, et al. Changes in body composition and performance with supplemental HMB-FA+ATP. Journal of Strength and Conditioning Research, 2017, 31(5), e71-e72. 0.
25. Purdom T, Kravitz L, Dokladny K, et al. Understanding the factors that effect maximal fat oxidation. Journal of the International Society of Sports Nutrition, 2018, 15: 3.
26. Robert RW. Branched-chain amino acids and muscle protein synthesis in humans: myth or reality? Journal of the International Society of Sports Nutrition, 2017, 14: 30.
27. Spriet LL. New insights into the interaction of carbohydrate and fat metabolism during Exercise. Sports Medicine, 2014, 44(Suppl 1): S87-96.
28. Stellingwerff T, Cox GR. Systematic review: Carbohydrate supplementation on exercise performance or capacity of varying durations. Applied Physiology Nutrition and Metabolism, 2014, 39(9): 998-1011.
29. Thomas DT, Erdman KA, Burke LM. American college of sports medicine joint position statement. Nutrition and athletic performance. Medicine and Science in Sports and Exercise, 2016, 48(3): 543-568.

中国营养科学全书

第2版

第五卷　公共营养

PUBLIC HEALTH NUTRITION

卷主编

丁钢强　翟凤英　张　兵

卷编委（以姓氏笔画为序）

丁钢强　中国疾病预防控制中心

马玉霞　河北医科大学

王志宏　中国疾病预防控制中心

王惠君　中国疾病预防控制中心

李　宁　国家食品安全风险评估中心

李英华　中国健康教育中心

张　丁　河南省疾病预防控制中心

张　兵　中国疾病预防控制中心

张书芳　河南省疾病预防控制中心

章荣华　浙江省疾病预防控制中心

蔡云清　南京医科大学

翟凤英　中国营养学会

霍军生　中国疾病预防控制中心

卷秘书

欧阳一非　中国疾病预防控制中心

贾小芳　中国疾病预防控制中心营养与健康所

前　言

公共营养是营养学中的一个重要组成部分和专业分支领域，是将基础营养学的研究理论应用于改善人群中存在的营养问题，提高全民健康水平的学科，其经历了一个较长期的学科发展过程。我国的公共营养在学习和借鉴国外理论和实践的基础上，开展了营养调查、营养监测、营养改善和营养教育等相关研究和社会实践，取得了显著的进步，形成了一套较为完整的理论、政策和技术体系。

近年来，公共营养受到越来越多的关注，国内外学者发现运用传统的营养理论和技术已经难以解释营养问题的复杂性，需要不断引入新的理论、技术方法开展研究，以便能够更全面、更精准地理解影响人群营养状况与健康水平的多层次交互作用，控制混杂因素，为解决营养不良问题及膳食相关慢性病问题找出关键因素。因此，公共营养已经逐步发展成为多学科交叉的专业领域，除了传统的统计学、流行病学的技术方法外，也引入了社会学、卫生经济学、空间地理环境、政策学、健康教育、代谢组学等新的学科技术。

本卷的主要内容包括公共营养领域的基础理论、技术方法、政策标准和实践案例，供专业技术人员阅读，在实际工作中加以应用。

本次修订原则是在第一版公共营养卷的基础上，结合近期较为成熟的公共营养理论和技术的实践发展，进行了相应的修改。除了将膳食营养素参考摄入量一章转到第一卷，将饮食行为一章转到第七卷外，基本保持了原有的框架，将食物与营养的政策和法规一章更改为第八章营养政策法规与标准，增加了第六章营养教育与健康促进。目前，公共营养卷一共九章内容，分别是公共营养概论、营养调查、营养监测、膳食结构与膳食指南、食物营养规划与营养改善、营养教育与健康促进、社区营养、营养政策法规与标准、食物保障与食品安全。

这一版公共营养卷的编者是由来自国家和省级疾病预防控制中心、医科大学、国家食品安全风险评估中心、中国健康教育中心等多家专业机构的二十多位专业人员历时一年多的辛勤工作而完成的，经历了多次的修改。在此衷心感谢葛可佑教授对于本卷的指导！感谢各位委员和编者的崇高科学精神和努力付出！

由于时间和篇幅的局限，也限于作者的视野，一些前沿的理论和技术方法并没有全部编入本卷，已经修订完成的本卷内容仍未达到最理想的状态。为了进一步提高本书的质量，以供再版时修改，诚恳地希望各位读者、专家提出宝贵意见。

丁钢强　翟凤英　张兵

2019 年 3 月

目　录

第一章

公共营养概论

公共营养是营养学科发展的重要分支，是科学研究和社会实践应用相结合的产物，对解决一个国家或地区的营养问题具有重要的作用。本章主要介绍公共营养的概念、特点和作用，公共营养的研究和实践内容以及公共营养的历史、现状与发展趋势，为读者学习了解公共营养提供整体的专业框架和主要构成要素。

我国的公共营养从无到有，在不断学习和汲取国外理论和经验的基础上，立足于国内的实际营养与健康需求，在无数专家学者和专业技术人员的不懈努力下，取得了显著的进步，形成了具有中国特色的理论和技术体系。然而，面对国际学科发展变化和国内不断增长的营养需求，我国的公共营养还需要继续拓展视野、在解决实际营养与健康问题中不断完善提升，力争在国民营养改善和健康中国建设中作出更大贡献。

第一节　公共营养的概念、特点和作用

与营养学其他分支学科相比，公共营养有自身的一些专业特点，这些特点在其概念的演变发展中，逐渐明晰。公共营养专业的良好发展对于一个国家的社会经济发展、民族繁荣昌盛具有重要作用。

一、公共营养的概念

随着社会的发展和科学的进步，公共营养的概念和范畴也在发生变化，它与社区营养的区别和联系一直都受到该领域的学者的关注。

（一）公共营养定义及其发展过程

1. 公共营养的定义　公共营养（public nutrition 或者 public health nutrition）是通过研究膳食、营养和健康的现状和动态变化，发现人群的营养问题及其原因，制定改善营养的措施，提高人群营养健康水平的科学。

多年来，营养监测、营养调查等是获取目标人群膳食、营养和健康状况信息资料的主要技术手段，被广泛地应用于公共营养研究和实践；通过对营养调查、营养监测所获取资料的分析，可以了解整个国家或地区人群的膳食、营养和健康状况及其变化趋势，发现不同地区、不同人群的营养问题和原因；在明确营养问题和原因的基础上，提出并推动政府制定和实施相应的营养改善措施，这些措施包括营养行动计划、学生营养餐、儿童营养包、大众营养教育、营养需求导向的食物生产等；最终达到提高全民族营养健康水平的目的。这一系列实践过程都促进了公共营养的科学技术发展。

2. 公共营养概念的发展过程　公共营养的概念随着时代进步而不断发展完善。在公共营养发展初期，不同学者给出了各自的解释，如公共营养、社区营养等。1996 年，美国的 John Mason 等在给 *Public Nutrition* 编辑的一封信中，详细说明了对公共营养的理解。他们基于两个原因，提出对公共营养的理解：①许多公共营养工作者在工作中受到自身学科称谓的限制；②几种名称令人混淆，对公共营养的前景提出呼吁和挑战，目的是寻求在人群水平上营养工作的概念统一和范围界定。John Mason 等还认为对公共营养给予较科学的定义，将有助于使那些在同一领域、多个称谓下工作的人们实现概念上的统一，便于相关工作的开展。

1997 年 7 月，第 16 届国际营养大会召开之前，会议组织者就公共营养的概念框架等问题安排了专题研讨会。会议基于当时学科状况，对公共营养提出较科学的解释："公共营养是基于人群营养状况，有针对性地提出解决营养问题的措施。它阐述人群或社区的营养问题，以及造成和决定这些营养问题的条件。与临床营养相比，其工作重点从个体水平转向群体水平，从微观营养研究转向范围广泛的宏观营养研究，如营养不良的消除策略、政策与措施等。"

2003 年，澳大利亚的 Roger Hughes 通过德尔菲法对公共营养的概念进行了专家意见征询，邀请了 24 名从事公共营养领域工作的知名专业人士，其中 9 名来自欧洲、5 名来自美国、10 名来自澳大利亚。绝大多数专业人士都认为统一的公共营养定义非常重要，认为其定义应该相对简洁、明确，其范围不要过于宽泛和模糊。公共营养的关键点如以群体为基础，聚焦健康促进，着眼食物和营养体系，人体完好状况的维持，侧重一级预防，应用公共卫生原则，注重教育、环境和政策等均被 83% 的被调查专业人士认同为非常重要或重要。此外，专业人士提出公共营养的内容还应侧重于解决问题而不仅是发现问题，应涵盖社会与文化因素，侧重于基于体系、社区和组织的干预。

2005 年 4 月，国际营养科学联盟（International Union of Nutritional Sciences，IUNS）和世界卫生政策论坛（World Health Policy Forum，WHPF）在德国 Giessen 大学联合举行了专家会议。与会 23 名专家就新营养学的原则、定义和维度等问题达成共识，签署并发表了在营养学发展史上具有里程碑意义的吉森宣言。吉森宣言指出传统营养学作为一个生物学科需要扩展，应纳入社会学和环境科学的内容，扩展为一个包含同权社会（包含公平共享的和谐社会）和健康环境的综合性的新营养学科。吉森宣言将新营养学定义为研究食物系统、食品、饮品及其所含营养素和其他组份之间的相互作用，以及这些物质和与之相关的生物、社会和环境系统之间的相互联系和相互作用。通过重新定义营养学

研究范围,新营养学大幅度增加了研究领域的广度和复杂程度。它以人类的营养和健康为中心,引入社会和人类生存的地球环境为新的研究对象。它关注不断增长的世界人口、持续存在的各种营养不足、微量营养素缺乏及不断增加的超重肥胖及相关的慢性病、全球不同地区、不同国家之间不断加剧的食物供应失衡、不断变化的全球和地方性食物供应以及日益消耗的各种自然资源与营养的关系。

2009 年,美国 Arlene Spark 教授提出公共营养是"聚焦人群对象的公众健康的一个分支,对膳食、营养和健康状况进行监测,开展食物和营养项目,运用公共卫生原则,旨在健康促进和疾病预防的政策制定、环境改善的活动中发挥领导作用"。

公共营养是一门既应用营养学基础理论和技术,又具有其独特知识和相关技能体系的专业学科,公共营养实践蕴含着确保人们能够实现和维持营养健康状况的服务和活动,这些服务和活动包括以下三个方面:①对营养和健康状况及其危险因素进行监测和调查;②通过跨学科、项目、机构的协作,在社区和以人群为基础的干预活动中起领导作用;③在提高人群营养服务可及性和服务活动中发挥领导作用。

2017 年,Judith L. Buttriss 等对公共营养的解释为"作为公共卫生的一个营养分支,是通过社会的有组织的工作,促进和保护健康及其完好状态,预防疾病,延长寿命的一门科学和艺术"。

(二) 公共营养与社区营养的比较

1. 公共营养　公共营养是公共卫生的一个组成部分,是营养学的一个分支学科。其研究既应用公共卫生和营养学的基础理论、方法,又扩展到健康以外的经济学、食物进出口贸易或农业等与食物相关领域的公共政策。

公共营养在研究内容和方法上与社区营养有类似之处,但在研究范围上是立足于一个国家或一个地区的调查、评价和干预,并形成国家或地区的相关营养健康政策法规和标准,比社区营养更为宏观、广泛。

2. 社区营养　社区营养(community nutrition)是指在社区内运用营养科学理论、技术及社会性措施,研究和解决社区人群营养问题。

社区营养涉及食物生产、食物供给、营养素需要量、膳食结构、饮食文化、社会经济、营养政策、营养教育及营养相关疾病防控等方面的研究和实践。目的是通过在社区内开展营养调查、营养干预、营养监测、营养教育等营养工作,提高社区人群的营养知识水平,改善膳食结构,增进健康,进一步提高社区人群的生活质量;同时为国家或当地政府制定食物营养政策、经济政策及卫生保健政策提供依据。

在我国城市一个社区一般是一个居委会管辖范围,农村是一个村委会管辖范围。因此,与公共营养相比,社区营养研究范围较小,也比较局限。

二、公共营养的特点

公共营养的特点可以归纳为以下 5 个方面:

(一) 实践性

公共营养是实践性很强的一门学科,它的每一项成就都为增进人类健康提供必要的助力。将营养学的成就转化为社会效益,一方面需要基础营养学的知识和技能,这是立足于生物科学基础上的营养学的一个重要内容;另一方面,在判断和改善营养与健康的关系上,既要看营养与整体健康水平的联系,还要研究饮食习惯、经济条件、社会体制与政策,综合地分析问题和确定措施,才能使营养科学在社会实践中造福于人民。从事公共营养工作的人员,不能仅仅停留在营养状况的分析评价上,必须在社会实践中寻找改善居民营养状况的措施并分析其效果。因此,公共营养在营养科学中最富于实践性。

(二) 宏观性

公共营养研究营养问题一般是从一个国家或一个地区的视角出发,分析影响整个群体健康状况的主要营养问题及其影响因素,提出相应的改善策略和措施;而不只是聚焦于个体或单一人群、单一营养素缺乏与过剩问题,也不是仅限于个体的营养诊断和改善建议。在解决一个国家或地区的营养问题时,需要综合考虑营养与经济购买力、食物可及性、经济发展趋势、国家或地区的营养政策、食品经济政策之间的关系。因而宏观性是公共营养的显著特点之一。

(三) 社会性

公共营养的另一个重要特点为社会性,它对人群营养问题的思考、研究都超出了公共卫生领域,涉及政治、经济发展、农业政策、环境生态、人道援助等,甚至营养政策法规的制定、修订与执行。解决营养问题的方法更是考虑到卫生领域之外(如贸易、农业等)与食物相关的公共政策。在研究和解决人群营养问题时,必须将社会因素作为重要的影响或决定因素考虑。

(四) 政策性

公共营养要实现一个国家或地区居民的营养改善,不仅需要基于科学方法分析主要营养问题、影响因素,开展营养科普指导,还必须将研究成果转化为相应的公共卫生或健康政策,甚至法律法规,使其研究成果通过政策法规途径促进全社会的营养行动,发挥最大的社会效益和经济效益,这就是公共营养的政策性特点。

(五) 多学科性

公共营养的研究方法并不是单一的。早在 20 世纪 70 年代,专家学者就意识到针对营养问题的研究手段已经超出传统营养学科领域,当时常见的多部门营养计划正是基于这一理念。在研究实践中,公共营养逐步与流行病学、统计学、遗传学、人类学、社会学、经济学和政治学相结合。当前,公共营养专业人员所从事的膳食模式研究、社会环境影响因素分析、食品安全、食物营养政策、营养标准等工作,正是应用了上述的多学科理论。

三、公共营养的作用

公共营养旨在阐述人群基础上的膳食及营养问题,并解释这些问题的程度、影响因素、结果以及如何制定政策、采取措施,最终以解决人群的营养问题为目标。因此,公共营养的作用体现在以下 3 个方面:

(一) 在国家发展中具有战略性地位

过去的四十年间,中国在社会经济快速发展、消除贫困方面迈出了巨大步伐。在提高人均收入水平、增加食物供应、降低婴幼儿及儿童死亡率等方面都取得了巨大成就。但目前，就营养不良人口的绝对数量来说，我国仍是数量最多的几个国家之一；就结构看，营养素摄入不足与营养过剩两类问题同时存在，既存在着发展中国家由于贫困造成的营养问题，也存在一些发达国家由于富裕而带来的营养过剩新问题。营养素摄入不足与过剩问题造成的双重负担，给社会进步和国民经济发展带来了不可低估的影响，对公共营养工作提出了很大挑战。

现代科学的发展使人们越来越认识到，物质财富的增长只不过是人类谋求发展的手段，而不是发展目的，发展的最终目的是实现人的全面发展。营养与健康是人的全面发展最基本的要求。1948年联合国大会通过的《世界人权宣言》指出，每个人都有权利享有足以保证本人及其家庭的健康与安乐的生活水平，其中包括：食品、衣物、住房和医疗保健等。1986年《发展权宣言》更是明确指出，发展权是一项不可剥夺的人权。要求所有国家在保障其他权力之外，还要保证所有人拥有享受医疗保健服务和获取食物的同等机会。2014年《营养问题罗马宣言》重申：人人享有获得安全、充足和营养食物的权力。营养不良通过多种途径降低经济发展水平，经济发展水平的降低又通过多种途径进一步加重营养不良。

国际经验显示，在过去的几十年里，通过公共营养的有效策略和措施，居民营养状况得到改善的大多数国家，确实在相当长一段时期内经历了经济的快速增长。这说明，人群营养改善，良好的人力资源基础确实是经济增长的重要推动力量。若没有政府的营养健康政策干预，经济发展未必会带来公众营养状况的改善；而且经济发展并不是营养改善的充分条件。没有良好营养健康的民族是不可能长期可持续发展的，沉重的疾病负担将对国家经济造成巨大的压力，抵消经济增长的红利。从家庭的角度看，因病致贫返贫的例子不在少数。因此，公共营养在国家发展中具有战略性地位。

（二）社会生产力保障的基础作用

公共营养对于保障社会生产力具有重要作用，早年美国农业部的调查曾指出，采取正确的营养教育和营养措施能使许多疾病的发病率和死亡率大幅度降低。20世纪初，菲律宾等国家发现白米比糙米好吃且容易保存，于是不再吃糙米，结果引起了脚气病的蔓延，直至1935年在米糠中发现了抗脚气病的物质——硫胺素。1945年，加拿大纽芬兰的营养调查发现了发病率很高的营养不良疾患，确定为B族维生素、维生素A等摄入不足的缘故，继而该地用硫胺素、核黄素、烟酸和铁强化面粉，或用维生素A强化人造黄油后，人群中的疾病症状明显减轻。日本从第二次世界大战后一直致力于儿童营养改善，推行学生营养餐，鼓励多饮奶，现在日本儿童青少年的身高有了大幅增加，已经超过我国儿童青少年平均身高。

我国20世纪50~60年代在新疆地区开展的玉米粉加碱发酵增加烟酸和色氨酸防治癞皮病工作、50~70年代在黑龙江、四川等地补充硒预防"克山病"工作都取得了非常显著的成就。我国的学生营养餐、营养强化面粉、营养包等多项营养干预项目也取得了显著的营养改善效果。上述种种成效主要是缘于发展了公共营养改善政策和项目。

经济学相关研究认为，营养不良导致贫困增加，增加的贫困会降低经济发展水平；营养不良还会导致人力资本投资能力不足，进而降低劳动生产能力，从而降低经济发展水平。营养状况对人口身体素质的影响是多方面的，而且这些方面相互交织，构成错综复杂的关系，主要体现在以下几个方面：①体力不足、劳动能力降低；②智力受损，受教育的能力低下，创新能力不足；③营养不良与传染病互为因果；④营养不良是许多慢性病的潜在原因；⑤营养不良会世代相传，形成恶性循环；⑥与贫困互为因果。

中国的营养不良问题表现为营养不足和营养过剩同时并存，尽管社会经济发生了巨大变化，但这种发展给营养带来的收益在国家内部并不平衡，这使我国减轻营养不良状况，提高整个人口身体素质的社会发展任务相当繁重。改善人口营养状况、增强大众体质、提高民族健康素质是一项推动我国社会进步与经济发展的基本国策；我国的公共营养工作始终具有巨大需求并面临严峻挑战。目前，不论是发达国家还是发展中国家，都存在营养相关的疾病，这说明，人们尚未很好地应用现有的营养学知识和相关技术，还需要开展相应的科学研究和社会实践。为了解决这些问题，促使人们改变不良的饮食习惯和不合理的膳食结构，必须大力发展公共营养。

（三）为重大健康政策措施提供科技支撑

学科发展的社会性表现在对社会的有益贡献。公共营养工作是一项横跨社会发展和经济发展两大领域、综合性强且十分复杂的系统工程。由于营养对经济带来的效益或损失是潜在的和不可见的，因此，在通常情况下，决策者对其效益或损失的程度缺乏认识。营养不良代表社会资源的慢性流失，带给国民经济与社会发展的影响是巨大的，根据PROFILES模型所做的保守估计，中国每年因碘缺乏给国家造成约1.6亿美元损失，因贫血造成约1.06亿美元损失，因儿童生长迟缓造成约0.96亿美元损失。此外，每年32万婴儿及5岁以下儿童的死亡与营养因素有关。现时的营养不良，将产生无法估算的远期损失。当前，营养学和经济学领域的学者正致力于量化阐明营养与经济发展的关系。正如诺贝尔奖获得者Amartye Sen所说，健康是人类生活体现价值的基本潜能之一，向决策者展示这一潜能的大小是科学家的职责。公共营养工作必须据此唤起全社会对营养不良问题的高度重视，并作为制定健康政策的科学依据。

现在，许多国家都非常重视公共营养的发展，因为它关系到民族健康昌盛、国民经济的长远发展，也是社会发展、文明进步程度的重要标志。公共营养的投资应作为人力资源发展的重要战略方针，与教育投资同等对待。这将是低投入高效益的战略，是功在当代、代代受益的战略。

公共营养的研究成果能够为国家制定重大健康政策措施制定提供有力支撑，《健康中国行动（2019—2030年）》和《国民营养计划（2017—2030年）》的制定和发布就极大地体现了公共营养的作用。当然这些国家政策也是多学科多部门通力合作的成果。

第二节 公共营养的研究领域

公共营养发展至今，研究工作内容、范围日益扩大。WHO 曾经用“社会营养监测”概括公共营养的主要工作。1996 年，John B. Mason 等学者根据公共营养当时的发展，认为其工作应包含 9 个方面：①了解和提高对社会营养问题性质、原因、结果的认识；②流行病学应用，包括监督、监测和评估；③人群的营养素需要量和膳食指南；④项目与干预的设计、计划、管理和评估；⑤社区营养及以社区为基础实施的项目；⑥公众教育，尤其是改变行为的营养教育；⑦及时预警、干预和减轻危机，如紧急食物援助；⑧倡导与人口学、环境等方面的联合；⑨多个部门中与营养有关的公共政策，如经济发展、卫生、农业与教育等方面的政策。

我国公共营养的研究领域主要内容包括以下 8 个方面：营养调查、营养监测、膳食结构与膳食指南、食物营养规划与营养改善、营养教育与健康促进、社区营养、营养政策法规与标准、食物保障与食品安全等。

一、营养调查

营养调查是公共营养的主要工作内容和方法之一，是营养工作者进行科学研究工作的基础，也是公共卫生、健康促进、农业生产、食品工业制定发展计划的依据。世界许多国家营养调查有多年的发展历史，主要是调查不同地区、不同年龄组人群的膳食结构和营养状况；了解与食物不足和过度消费有关的问题；发现与膳食营养素有关的营养问题，为进一步监测或探讨原因提供依据；评价居民膳食结构和营养现状及趋势预测；为与营养有关的综合性或专题性研究课题提供基础资料；为国家制定政策和社会发展规划提供信息。

我国曾于 1959 年组织开展了第一次全国营养调查，为了解 20 世纪 50 年代末的居民营养状况提供了重要数据信息。此后在 1982 年、1992 年、2002 年、2010—2013 年、2015—2017 年又分别进行了 5 次全国性的营养调查，调查人群样本规模都在 20 万人，其中后 3 次将营养调查与居民健康及慢性病调查相结合。从 2010 年开始，将 10 年 1 次的全国性调查改为分层分年度进行，名称也改为营养监测。2010—2013 年营养监测将全国分为大城市、中小城市、普通农村和贫困农村 4 层，分年度开展，覆盖全人群。

全面的营养调查包括膳食调查、体格测量、营养相关疾病的临床检查、营养状况实验室检测。营养调查的设计与实施包括调查人群的选择、抽样设计、调查的组织实施、质量控制、数据收集分析、向政府有关部门提交的报告和政策建议等。

二、营养监测

随着营养科学的发展以及一些国家采取的营养政策不断取得成就，越来越多的营养学家和国家营养政策制定者认识到不能使营养学的社会实践停留在说明人群营养问题现状上，必须分析各种营养问题形成的条件，而营养问题形成条件及原因的确定需要持续收集相关营养状况的数据，包括环境条件和社会经济条件，从而制定改善营养的政策，于是出现了社会营养监测，侧重于从环境条件与社会经济条件方面调查研究人群的营养状况，探讨从政策上、社会措施上改善人们营养状况和条件的途径。作为公共营养的主要工作内容和方法，营养监测不同于营养调查，是长期动态地监测人群的营养状况，进行宏观的营养信息分析和社会性营养措施的制定与推行。

近年来我国开展的营养监测项目较少。在 20 世纪 90 年代曾组织开展了儿童营养监测与改善项目，在项目持续的 5 年期间，不仅收集儿童的生长发育、营养状况、膳食结构等数据信息，还收集社会经济收入、文化教育、卫生设施等社会环境因素，分析了引起儿童营养不良的病因和其他影响因素，提出了有针对性的改善措施。1989—2018 年中国健康与营养调查项目连续不断地在固定调查监测点对 15 个省（自治区、直辖市）人群进行了数据信息收集，全面分析了膳食营养状况和社会经济因素的关系。

一般情况下，营养监测首先需要确定监测目的，然后选取监测人群和监测点、确定监测指标以及设计实施用于评价改善营养规划、用于及时预警和干预规划、用于了解营养相关慢性病危险因素而进行的营养监测。

营养监测的内容包括数据的收集、数据分析、资料分析利用。如需建立营养监测系统，原则上应从组织机构、所需资源和人力、监测系统需要的器材、监测系统的工作程序和工作制度、监测人员的资格认定和培训、监测系统的回顾和评价 6 个方面着手进行。

三、膳食结构与膳食指南

膳食结构是公共营养所关注的重要内容之一。膳食结构既反映了人们的饮食习惯、生活水平高低，也反映出一个国家的经济发展水平和农业发展状况，是社会经济发展的重要特征。

膳食结构在人类漫长的历史进程中经历了多个发展阶段。膳食结构的形成与人类自然进化，生产力发展水平，文化、科学知识水平以及自然环境条件等多方面的因素有关。在不同历史时期、不同国家或地区、不同社会阶层的人们，膳食结构往往有很大的差异。因此，膳食结构不仅反映人们的饮食习惯和生活水平高低，同时也反映一个民族的传统文化，一个国家的经济发展和一个地区的环境和资源等多方面的情况。由于影响膳食结构的因素是在逐渐变化的，所以膳食结构也不是一成不变的。但是这些因素的变化一般比较缓慢，所以一个国家、民族或人群的膳食结构具有相对的稳定性，不会迅速发生重大的改变。我国居民传统的膳食结构具有自身特点，以植物性食物为主，是高碳水化合物、高膳食纤维、低脂肪膳食。但随着经济的发展和人民生活水平的提高，我国居民膳食结构正向高脂肪、高能量、低膳食纤维改变。而改善当前膳食结构的种种问题，首要的就是倡导居民参照膳食指南所提供的膳食模式引导合理膳食饮食。

早在 1968 年，瑞典最先提出《斯堪的那维亚国家人民膳食的医学观点》，用言简意赅的语言指导膳食，被群众普遍理解接受，产生了积极的社会效果。WHO 和 FAO 肯定了这一措施，建议各国制定、推广，至今已有近 100 个国家公布了各自的膳食指南。我国在 1989 年发布了第一版《中国居民膳食指南》，至今已经完成了 3 次修订，第 4 版膳食指南于 2016 年正式发布，针对 2 岁以上的所有健康人群。根据特定人群对膳食营养的特殊需要，提出针对婴儿、幼儿及学龄前儿童、学龄儿童、孕妇、乳母、老年人的特定人群膳食指南，也包括素食者的膳食指南。

四、食物营养规划与营养改善

食物营养规划旨在确定、发展、执行和评价以营养改善为优先目标的政策或项目。无论哪一个国家，社会和经济发展的主要目的是解决温饱问题、改善营养状况、提高生命质量，所以食物营养规划应作为国家和地方发展规划优先考虑的范围，把营养改善作为优先目标。

食物营养规划从不同的角度出发有不同的分类，其基本原则有参与性、全面性、均衡性、可实施性、可塑性。食物营养规划的范围包括确定问题、制定目标、设计和选择干预措施、执行干预和评价干预效果等 5 个基本方面。食物营养规划的制定是一个由系列步骤组成的周期循环过程，包括现状分析和评估、确定目标、制定规划、时间安排、形成规划书、执行项目、监测和评价。规划在食物营养领域中的科学应用对于增进人群营养改善效果至关重要。我国食物营养规划与营养改善在营养主导型农业、营养需求为导向的食物供应及国家大豆行动计划、学生营养午餐、营养包等营养改善示范行动等方面开展了广泛的实践，具有重要的意义。

五、营养教育与健康促进

营养教育是公共营养实施人群营养干预的重要手段之一，是改善公众营养不良的有效途径；营养教育与健康教育存在着密切关系，营养教育既要运用健康教育、健康促进的理论方法，又要通过教育行动促进大众改变不良饮食行为，树立良好的营养理念，促进健康状况改善和维持。

健康教育的多种理论，如知-信-行理论、健康信念模式、行为阶段改变理论、拉斯韦尔传播模式等都可以应用于营养教育实践。通过建立促进营养健康的公共政策、创造营养健康支持环境、加强社区行动、发展个人技能、调整卫生服务方向五大行动来有效实现营养健康促进目标。目前，营养教育具有多种形式和方法，如编制营养教育传播材料、举办营养教育讲座、开展营养教育咨询/义诊服务、利用大众媒体/新媒体开展营养健康传播等。

国内外的实践证明：同其他方式相比，营养教育是一项投入少、受益面广、收效大的投资；我国居民的营养健康素养提高需要政府和专业机构、专业人员加大营养教育力度，也需要全社会的参与；同时，营养教育需要更多的理论方法研究和应用，并在实践中不断总结经验，不断提高。国外的先进经验值得学习和借鉴，针对我国城乡居民的实际需求，营养教育还需要进一步发展。

六、社区营养

社区营养是公共营养的重要内容，目的是通过开展营养调查、营养干预、营养监测、营养教育等在社区内工作，提高社区人群的营养知识水平，促进健康状况的改善和维持。

国外许多发达和发展中国家的社区营养工作各有特色，有些方面值得我国借鉴。我国的社区营养工作至今已取得令人瞩目的成果，在营养专家的努力下，专业队伍不断壮大，运用营养科学知识开展了形式多样的社区营养改善活动。这些工作为改善膳食结构，增进健康，进一步提高社区人群的生活质量，同时为国家或当地政府制定食物营养政策、经济政策及卫生保健政策提供了依据。

社区营养工作涉及到所有人群，其工作人员需具备多学科知识理论。社区营养包含社区人群膳食结构和营养状况调查、营养与疾病关系评估、营养健康影响因素分析、营养干预、营养教育和咨询。社区营养工作的开展需要与社区的领导和居民建立互动关系。为了实现这一互动过程，社区动员将发挥关键作用。

七、营养政策法规与标准

国外的营养政策法规与标准有较长的发展历史，美国、日本等国家早在 20 世纪 40~50 年代就开展营养立法，至今已形成比较完备的营养法规体系。我国营养立法起步较晚，21 世纪初，营养立法的呼声越来越强烈，我国在 2010 年由原卫生部出台了《营养改善工作管理办法》。其前后也有一些相应的营养政策，如 1993 年发布的《九十年代中国食物结构改革与发展纲要》，1997 年发布的《中国营养改善行动计划》，2014 年发布的《中国食物与营养发展纲要（2014—2020 年）》，2017 年发布的《国民营养计划（2017—2030 年）》，2019 年国务院印发的《健康中国行动（2019—2030 年）》。

营养标准是有关营养工作及相关事项的技术规定。国际组织如 WHO、国际法典委员会（Codex Alimentarius Commission，CAC）是制定国际营养标准的主要组织机构，其标准被世界各国广泛使用，也被我国采纳和应用。

我国于 2010 年成立了营养标准专业委员会，开始组织制定我国的营养标准，经过近十年的努力，已经颁布了 30 项营养标准，初步形成了包括基础标准、人体营养标准、膳食营养指导与干预标准、临床营养标准、食物营养标准和方法标准 6 大类的营养标准体系。

八、食物保障与食品安全

1983 年 FAO 提出了食物保障的概念，为公共营养的研究和实践提供了更为广阔的视野。在国家发展食物营养政策中不仅要考虑能满足和平时期、通常状态下食物供应，还要考虑能够应对自然灾害、突发事件等危机状态，保障足够数量和质量的食物供给。在有限的自然资源条件下，科学计划我国的各类食物生产和贸易进出口数量将是公共营养领域的一项重要研究课题，对我国的食物保障提供科学证据支持。

经济发展在丰富食物供给，改善人民生活水平的过程中，也会带来食品安全问题。因此，需要充分认识食物或食品的两面性，即营养和安全。同时，理解食品安全是相对的，而非绝对的，在进行食品安全性分析时，应该从食品构成、食品科技、现有检测方法条件的现实出发，在明确提供营养丰富优质食品的同时，力求将可能存在的任何风险减小到最低限度，以保护公众的利益。在国际贸易中，食品安全还关系到国家经济、声誉和技术成就。在公共营养工作中还需要做好食品安全的风险分析与交流工作，引导公众正确认识食品安全问题或事件，避免舆论误导和群体性恐慌，维护社会和谐稳定。

第三节　公共营养的历史、现状与发展趋势

发达国家的公共营养经历了一个多世纪的发展。我国公共营养的发展是在学习国外理论和经验的基础上，与自身实践相结合的过程。尽管起步较晚，但近年来发展迅速，逐渐缩短了与发达国家科学研究的差距，也形成了一些独特的营养健康政策措施。同时，面对21世纪的新的科学技术革命，公共营养仍有很大的发展空间，为人类更高层次的营养健康水平提供服务。

一、公共营养的历史

（一）国外公共营养的历史

一个多世纪以来，作为营养学的一个分支学科，公共营养的发生、发展有其历史背景。第二次世界大战后，国际社会开始研究宏观营养，营养工作的社会性不断得到加强；随后在WHO和FAO的努力下，加强了全球营养工作的宏观调控性质，于是，公共营养学应运而生，并进一步发展了公共营养事业。

早在19世纪中叶，就有不少营养学专家先后用平衡法、生长法、饱和法、试验治疗法等提出了人体对蛋白质、必需氨基酸、无机盐和各种维生素的需要量。第二次世界大战期间，美国政府为了保障士兵预防营养缺乏病而建立起来的战时食物配给制度，调整食物结构政策等社会性措施为公共营养的发展奠定了基础。

1943年，美国首次提出膳食营养素供给量建议，成为人群合理营养的科学依据。20世纪50年代，基本完成了包括膳食调查、人体测量、临床检查和用生化技术检测人体营养水平的营养调查。战后几十年间，公共营养得到很大发展，其涉及的范围有人群营养调查与监测、营养素供给量标准的制定、膳食结构调整、营养相关疾病的预防、营养教育以及营养立法等。20世纪60年代末，美国营养指导机构倡议应以多样化、平衡和合理的膳食结构代替长期以来的高能量、高脂肪、高蛋白的“三高”膳食结构。

国外改善公众营养状况主要是通过开发利用植物蛋白质资源、食品的营养强化以及利用遗传工程改造和提高食用植物中特定营养素含量来进行的。为了在全社会推行公共营养的保证、监督与管理措施，除了营养科学研究成果的反馈外，许多国家制定了营养指导方针，采取营养立法手段，建立国家监督管理机构，推行农业经济政策、社会食品经济调节政策等，使现代公共营养学更富于宏观性和社会实践性。

随着营养科研和实践工作的开展，越来越多的专家学者开始关注公共营养，逐步形成了公共营养的定义、特点和专业工作领域，也发展完善了公共营养学理论和技术方法，在改善相关国家或地区居民的营养健康方面发挥了巨大作用。特别是20世纪末，在专业学术杂志中创办了公共营养杂志，使专业人员有了交流各国公共营养科研和实践工作经验的平台，极大促进了公共营养学科的发展。

（二）中国公共营养的历史

在遥远的古代，我国著名的中医论著《黄帝内经·素问篇》就曾提出“五谷为养，五果为助，五畜为益，五菜为充”的膳食理论。20世纪初，我国开始建立现代营养学，1913年首次发表我国的营养状况调查报告；自1917年起，一些医学院校陆续开展膳食调查等研究工作。1925—1936年期间，营养学的教学与科研有较大发展。在抗日战争的艰难时期，我国老一辈营养科学工作者仍然坚持对当时的一般市民、学生、工人、农民等的营养状况作了调查研究工作，并编著了一本当时仅有的《实用营养学》。

我国公共营养事业的快速发展是从20世纪80年代开始的。1983年10月在江苏南京召开了首届公共营养专题讨论会，并成立了公共营养专业组。1984年正式成立了中国营养学会公共营养委员会，同年中国预防医学科学院营养与食品卫生研究所创建了我国第一个公共营养研究室；此后，在早期专业人员的不懈努力下，发展专业队伍，拓展研究领域，系统地推进了我国的公共营养事业。

几十年来，通过与国内外高等院校、科研机构以及全国31个省（市、自治区）公共卫生部门的积极合作，组织和开展了多项公共营养工作，在营养调查、营养监测、营养教育、营养改善以及制定我国居民膳食指南等方面开展了全国性的研究。在我国经济体制改革时期，公共营养研究以宏观营养的观点追踪和研究社会经济等综合因素对人体健康的影响，从而进一步发展和拓宽了我国的公共营养事业。我国的公共营养历史体现出以下几个特点：

1. 以问题为导向，开展营养项目工作　在原卫生部与联合国儿童基金会的领导和支持下，中国预防医学科学院营养与食品卫生研究所组织开展了“儿童营养监测与改善”项目。通过开展营养监测、营养教育培训、贫血和佝偻病防治、扩大家庭菜园、家禽家畜养殖、稻田养鱼等多项改善措施，儿童营养状况有了明显改善，也为有关部门提供了儿童营养状况改善的信息和经验。

2. 专业工作有序拓展，体系化水平不断提高　我国于1959年开展了第一次全国营养调查，在1982—2002年，每10年进行一次全国性营养调查，自2010年起每3~5年调查一次，形成了有序的营养调查制度。从1989年开始，中国疾病预防控制中心营养与健康所与美国北卡大学合作开展“中国健康与营养调查”项目，至2018年已经开展了11轮追访调查，每2~3年追访一次，成为持续30年的大型人群营养健康队列研究。1989年发布了第一版《中国居民膳食指南》，分别于1997年、2000年和2016年进行了3次修订。2016年版膳食指南的内容和形式更加科学和贴近老百姓需求。2018年还发布了第2版《中国儿童青少年零食指南》。此外，针对营养缺乏问题，也逐步开展相应的营养干预或营养改善计划，如贫困农村儿童营养改善项目、强化面粉项目等，从起始阶段的局部地区向全国范围扩展。

3. 科研投入增加，成果产出越来越多　我国的公共营养科研工作在成立专业分会后，在国家营养机构公共营养

部门的带领下，开展了一系列科学研究工作，国家财政部、科技部、自然科学基金和其他基金都给予了越来越多的经费支持，几十年间产出了大量的科研论文、专利、标准，有些科研成果成为制定相应营养健康政策的主要依据；也培养了一批卓越的专家学者。

4. 营养政策标准工作受到高度重视　公共营养在我国的营养立法方面做了非常大的努力，一直坚持不懈。尽管还没有颁布中国营养法，但近年来也出台了一些政策法规，如营养工作规范、营养改善工作管理办法、食物与营养发展纲要等。2010年成立了营养标准专业委员会，组织全国专业人员制定营养标准，至2018年已发布30项营养标准，为营养工作规范化、标准化起到了重要作用。尤其是2017年国务院发布了《国民营养计划(2017—2030年)》，成为今后一段时期重要的营养政策。

二、公共营养的现状

(一) 国外公共营养的现状

公共营养工作涉及国家经济体制、国民经济收入、国际经济政策。不同国家、不同社会制度、不同经济发展水平下，公共营养的工作重点、工作方式都有明显差别。美国、日本等国家都根据国情制定、实施了公共营养计划和措施，并取得显著的成绩，其经验值得我国参考和借鉴。

1. 美国的公共营养　美国是世界上经济最发达的国家之一，虽然在整个社会中营养不良问题发生率不高，但在某些群体中营养不良问题仍然是威胁其健康状况的重要因素，政府对此非常重视，并采取了切实有效的措施控制营养不良。主要包括以下几个方面：

(1) 设置营养保健机构：美国农业部下设人类营养情报学院、营养研究所等部门，负责全国食物摄入量的调查，进行国民营养的宣传教育及营养人才的培养，并向国民提供营养补助物资。卫生部下设健康统计中心、疾病预防控制中心等部门，管理与营养有关的疾病资料、生长发育资料，负责营养素摄入状况的调查及营养补助食品的发放等。各州以州立农学院为中心开展国民营养宣传教育及培训工作，州政府中设有营养部门，开展营养监测工作及从事国民营养状况改善的工作。

美国各级卫生部门主要是通过项目对营养问题进行指导和管理，比如全国贫困妇女、婴儿与儿童营养干预项目，就是由议会立项，农业部和卫生部联合执行。

(2) 建立营养保健制度：20世纪40年代开始由农业部主管国民营养调查，现由国会决定进行。全国营养监测体系由疾病预防控制中心制定统一规划，有一套完整的工作制度，营养监测网进行经常性、连续性的监测工作。

美国营养工作的重点是青少年、孕妇和5岁以下儿童，尤其是贫困人群中的妇女和儿童。对低收入孕妇、乳母和5岁以下的儿童采取营养补助措施；美国基层保健中心还为低收入营养不良者发放领取食物的票证。设立和实施的干预项目中影响较大的是综合儿童保健项目和妇女、婴儿与儿童营养干预项目：①综合儿童保健项目：由联邦政府授权卫生部于1974年开始实施，最初是为3~5岁儿童提供融保健、营养、教育为一体的综合性保健项目，近几年来已扩展到孕妇和5岁以下儿童的母亲；②妇女、婴儿与儿童营养干预项目：这是一个由农业部拨款、卫生部门实施的对孕产妇和5岁以下儿童进行营养干预的项目，至今已经持续30多年，其目标人群也由原来的只为孕妇和5岁以下儿童提供免费食品发展到给幼儿园和学校的儿童提供科学的营养午餐。美国所有的营养项目，都得到卫生、财政、农业、食品销售部门以及社会各方面力量的积极参与和配合。

(3) 开展营养教育：美国十分重视营养教育，既有基础雄厚的正规学校培养营养专业人才，也广泛开展群众性的普及营养教育。每个州立农学院设有营养专业，其他如公共卫生学院、师范学院及一些综合大学也设有营养系。美国各级政府对妇幼卫生教育投入大量资金，还设立青少年联合会吸引青少年参加各类营养知识活动。学校是青少年教育的重要场所，教育的内容根据年龄不同而异。学龄前儿童和小学1~2年级学生主要以养成健康习惯教育为主，小学3~4年级开始进行基本卫生知识教育，5年级及以上学生的教育重点则是心理健康、生育指导和咨询。

(4) 制定营养政策法规：美国先后出台若干有关公共营养的法律法规：包括《美国学校午餐法》《美国学校早餐法》《儿童营养改善法》等。美国采取的成效显著的社会性措施是国家制定营养政策和与营养有关的食品经济政策。美国从20世纪30年代以来陆续实行了三个方面的营养改善政策。

1) 食品补贴政策：最早从20世纪30年代配给剩余物资开始，50年代开始实行学校补贴午餐，并部分补贴早餐，到1981年政府为食品补贴政策支出170亿美元。最初的指导思想是政府从预算中拨出经费去购买农副业剩余物资，后来逐步转向补助低收入阶层，改善其营养状况。

2) 食品券政策：20世纪80年代食品券政策的开支占所有各项食品补贴总额的2/3，计算的根据要把保证营养的最低支出占收入的30%即恩格尔指数高于30，定为贫困线，补贴其不足金额。

3) 特殊人群补贴：贫困儿童补贴包括早餐和更广泛的补贴。妇女享受包括妊娠、抚养儿童期的特殊补贴。

2. 日本的公共营养

(1) 营养保健机构和网络：中央一级的国民营养工作由厚生劳动省及文部科学省负责。厚生劳动省负责组织一年一度的国民营养调查并编写调查报告。各地方的卫生部门，如都、道、府、县都有国家任命的营养调查员。基层的保健所直接负责居民的保健和营养调查，保健所设有营养士，每个营养士负责20户居民。

文部科学省系统在都、道、府、县各级地方政府机构中都设有供餐科，指导学校供餐事宜，向中小学生下达标准食谱等。在日本为每10万人口设置一个保健所，有专职的营养指导员和非专职的营养调查员。这些机构和人员按照法律规定的职责和义务常年地进行国民营养管理工作，再加上法律规定的各公共饮食企业中的营养师，就构成了一个庞大的国民营养工作网络和系统。

(2) 营养调查制度：自1946年以来，日本每年都要进行营养调查。1952年厚生省(现厚生劳动省)颁布的营养法规定，每年于11月份进行营养调查。迄今为止，积累了完整的资料，对了解和改善国民营养健康状况起了重大作用。日本每5年进行一次人体的营养生理状况调查，根据人体的营养状况变化对营养需要量标准进行一次修订。在膳食调查的同时，日本每10年进行一次营养性疾病的调查，监测30岁以上的成年人营养相关疾病状况。

（3）营养保健的具体措施：

1）学校供餐制：日本部分地区从1946年开始对小学生提供午餐，1947年扩展到全国小学生，1949年扩大到全国初中学生。1954年颁布了学校午餐法，于是这一制度稳定下来。现在由"学校午餐协会"为中小学生提供营养午餐（中学只到初中，即国民义务教育的阶段）。学校午餐按照县级供餐科下达的标准食谱，要求每个学生每天能吃到30种食品，午餐给学生吃到一天所需维生素和矿物质的2/3，能量和蛋白质的1/2。日本的学生午餐由文部科学省主管。每建一个学生食堂，都要配备一定比例的营养士和调理士（厨师）。每餐家长付40%原料费，其余由教育部门负担。

2）强化营养食品：日本的强化食品有200多种，如用维生素B_1强化的大米、小麦粉；用维生素A和B_2强化的黄豆酱、黄豆酱油，以及低能量的食品、高蛋白食品、婴儿配方奶等。每种强化食品都经由严格的审批制度以保证强化食品的质量。

（4）营养教育：日本非常重视培养营养专业人才，设高级营养管理专业的大学达31所。据1983年统计，日本全国二年制大专以上资历的营养师总数将近40万人，管理营养士24 000人，相当于全国各科医师总数的2.4倍。最新统计显示日本已经有超过80万人取得营养师证。日本还在大学设立营养系，以及全国营养师培训机构。由于营养士必须经厚生劳动省考试合格才能录用，因而他们的工作被认为是神圣的、受人尊敬的。日本很重视营养知识普及教育，学生从小学到高中都要学习营养知识。

（5）营养政策法规：日本的《营养调查六法》是厚生省公共卫生局于1952年制定并颁布的。这是世界上第一部完备的营养改善法。"二战"后颁布了《学校供餐奖励规定》《学校供餐法》，并在学校午餐中全面推广牛奶，以保障全国儿童青少年健康。日本《学校供餐法》规定，凡是学校食堂或为学校送餐的公司，管理者不仅要有实际料理业务经验，还必须取得营养师执照。日本还颁布了公共营养工作机构组织法如厚生省《设置法》《保健所法》；改善营养的实体法如《营养改善法》，规定主要的营养工作任务及承担营养任务的工作机构的法律权利、义务责任；营养专业人员职责与资格方面的法律如《营养师法》《厨师法》，其中包括这些人员培训机构的条件、义务、资格考试等有关法律内容。2005年颁布了《食育法》，将"食育"作为中、小学教育的一项基础活动，通过法律的强制性监督幼儿园、学校及家庭践行"食育"的基本理念，从而达到儿童期养成良好饮食习惯、具备良好的营养理念和健康观的目的。

除了对群众进行营养宣传教育之外，还制定营养政策，如学校午餐补贴，这对儿童青少年生长发育起到了很重要的作用。

3. 其他国家的公共营养

（1）印度：由于印度是一个人口众多的发展中国家，贫困和营养不良是印度的主要问题之一，为此，印度组织开展了一系列营养改善行动，并取得了一定的成效，其经验对其他发展中国家具有重要的借鉴意义。

1）发展粮食生产，提高粮食供给能力：从1965年开始，印度开始实施"绿色革命"，即施行以推广高产品种为中心、综合采用各种现代农业技术的农业发展"新战略"。从此，印度的农业生产，特别是粮食生产走上了一个新的发展时期。足够的粮食自给能力使改善营养不良措施得到了有力保障。

2）"白色革命"：印度的"白色革命"始于1974年，目的是抓好奶类生产供应、流通分配、消费利用三大环节，这大大促进了国家从宏观上实施人群营养干预。

3）公共分配系统：印度的公共分配系统是政府搞好食物流通分配环节的重要举措，以出售面粉、稻米、食用油、食糖、煤油、焦炭、布料等7种生活必需品为主，通过散布在全国的35万个公平价格商店来运作，由于80%的公平价格商店分布在农村，因此成为农村较贫困人群低价获得必需营养以维持生存的重要保障。

4）政府粮食配售制："政府粮食配售制"是通过政府补贴和加强消费管理来保证城镇居民特别是低收入者稳定地按低价获得粮食供应。

5）儿童营养干预计划：改善儿童营养状况的项目主要有学校午餐计划、儿童照顾食品计划以及其他营养补助计划等。

（2）澳大利亚：澳大利亚将营养工作作为卫生事业的重要组成部分，是国家卫生工作和投入的重点领域，无论是从机构配置、战略定位，还是从教育内容设置，都对营养工作进行倾斜，这是澳大利亚防控营养不良取得实效的根本原因。

1）卫生管理体系：澳大利亚的卫生管理体系为联邦政府、州政府、地区卫生主管部门和社区卫生服务部门四级管理的构架，这种自上而下功能齐全的卫生管理网络，保证了澳大利亚卫生事业高效、有序、规范地运行。

2）发展战略：澳大利亚卫生发展的总体战略是：预防为主，妇女儿童优先，土著民族优先，多发重大疾病优先；地域上以农村为重点，在方法上则以健康教育为先导。

3）健康教育：健康教育对提高妇女儿童及全民族的身体素质具有潜移默化的作用。澳大利亚在这方面成效显著。

（3）菲律宾：菲律宾在公共营养方面做了许多有益的尝试，一度成为亚洲发展中国家的先行者，也为我国和其他亚洲国家培养了一批专业技术人才。其主要经验包括以下几个方面：

1）健全的各级营养委员会：1947年，菲律宾营养协会筹建了菲律宾营养研究所。1951年，成立食品委员会，负责制定食物生产、进口和营养一体化的五年规划。1974年，菲律宾颁布的题为"1974年营养行动"总统令中确立了营养优先发展的地位，并在总统办公室下设立国家营养委员会，作为国家级政策制定部门，负责全面制定食物和营养项目的目标、发展方向；作为菲律宾营养工作的中央级协调机构，领导和协调与食物营养政策和规划相关的所有部门。

其执行4种功能:①协调开展全国范围内营养改善工作及相关项目的实施;②协调开展全国食物和营养政策制定及实施;③协调营养改善基金的使用;④监测和评估食物和营养项目的实施。国家营养委员会由农业部长担任主席,委员会成员分别来自农业部、卫生部、社会福利与发展部、地方政府部、教育文化与体育部、科学技术部、预算与管理部、劳动与就业部、贸易与工业部的部长和国家经济与发展局局长。菲律宾食物与营养政策和规划是通过国家级、地区、省、市、城镇、乡村/社区各级营养委员会贯彻实施的,各级委员会都要制定出当地的营养规划并组织实施,同时定期对项目进行监测和评估。各级委员会成员来自各个部门及私立机构。

2) 菲律宾食物与营养规划:菲律宾食物与营养规划旨在提高居民食物消费水平,降低营养不良患病率,改善居民的生活质量。它包括5项主要措施:营养干预措施、营养交流措施、营养开发措施、营养监测措施和营养支持措施。

3) 多途径改善营养状况:菲律宾卫生部门尝试改善居民营养状况的多种途径包括:个体水平——通过治疗来改善是卫生部门的传统做法;社区水平——通过干预来改善,是初级卫生保健的重要组成部分;国家水平——通过政策来改善,只有通过国家食物与营养政策的制定和实施才能从根本上改善居民的营养状况。

4) 营养政策:为了促进食物生产、消费以及营养素利用,营养改善需要有能够改变食物生产和消费的政策和项目。菲律宾采取的与营养改善相关的重要政策和项目有:增加食物与农业生产(如水稻生产、混合作物生产、家畜和禽肉生产);食物贮存、流通和分配项目(如国家储备、价格调节、紧急救济及喂养项目、婴幼儿喂养及食物补充项目、食物补贴、家庭食物生产、食物强化和营养素补充、提高就业和增加收入项目等)。

(4) 泰国:泰国政府非常重视营养工作,成立了国家食物与营养委员会,由10个部门的代表组成,即农业合作部、卫生部、工业部、商业部、教育部、内务部、国家经济与社会发展局、预算局、高等院校及非政府组织。该委员会的执行机构是办公室,由来自农业合作部、卫生部、工业部、商业部、教育部、内务部6个部门代表构成。技术委员会和卫生部下属的营养处是国家食物与营养委员会及其办公室的技术支持部门。各省、地区都设有相应的省级和地区级食物与营养委员会,分别由省长和地区专员担任领导。这一工作体系有效地推动了泰国的营养工作。

(5) 毛里求斯:毛里求斯是一个有100万人口的岛国。在过去50多年中,它的经济发展较快,在非洲国家中属于中上水平,期望寿命有了很大增长,但同时新的健康问题也随之出现。该国一向被誉为经济和社会转型发展特别快的发展中国家范例,但是这种随着转型发展形成的慢性病(重要原因之一是营养不良)的沉重负担又严重影响了国民经济的发展。因此政府转而求助于预防这些与膳食相关的慢性病。20世纪80年代以来,毛里求斯一直是制定国家营养政策的积极的一员,把社会经济发展和解决营养不良问题联系起来,并采取了切实有效的措施。

1) 营养保健项目:该国政府十分重视营养保健项目的投资,保健服务全部实行免费。政府对于营养不良问题实施了营养干预计划,其中比较典型的是向孕产妇免费提供牛奶及在校儿童提供午餐等。

2) 民众参与:在毛里求斯政府的鼓励和舆论媒介的宣传下,各种民间组织和社会团体对营养不良极为关注。这些团体组织通过个人捐款或是向社会公众招募方式筹集资金,并用于投资改善营养状况。

(二) 中国公共营养的现状

我国在公共营养领域开展了大量工作,取得了显著成绩,也获得了丰富的实践经验。但与不断增长的社会营养与健康需求相比,仍然需要在理论和技术上创新发展。

1. 营养健康政策法规　新中国成立以来,我国政府针对不同时期的食物生产和供应形势采取的一系列食物营养政策,如对非农业人口一律实行居民口粮定量供应,按年龄、劳动性质、工种等确定居民每月粮食供给定量,保障了居民的基本能量需求,在稳定社会、保障人民基本食物营养需求方面起到了良好作用。改革开放后,随着经济的快速持续发展,城乡居民的生活水平和食物供应发生了巨大变化。我国在20世纪90年代出台了《中国营养改善行动计划》,制定了《九十年代中国食物结构改革与发展纲要》,由国务院发布了《食盐加碘消除碘缺乏危害管理条例》。21世纪,在众多营养专业人士的不懈努力下,2010年原卫生部出台了《营养改善工作管理办法》。

为了使国民都能够平等地享受改革开放和国家经济发展的红利,我国政府加强了食物生产和供应的宏观调控,发布了《中国食物与营养发展纲要(2014—2020年)》;同时,加大力度解决贫困地区儿童青少年的营养健康问题,先后实施了"农村义务教育学生营养改善计划"和"贫困地区儿童营养改善项目"。2017年由国务院发布了《国民营养计划(2017—2030年)》,成为我国今后十几年营养工作的重大政策纲领。

2. 营养工作体系　经过长期的营养科研和实践发展,我国形成了以科研院所、医疗卫生、企事业单位和学术团体多部门多层次的营养工作体系。其中,疾病预防控制机构发挥了关键作用,从国家到省、市、县的各级疾控中心组成全国工作网络,是开展营养调查、营养干预和营养科普宣传的主要专业技术力量。除此之外,分布于全国的妇幼保健院在孕妇、乳母和婴幼儿营养改善方面也发挥着重要作用。

在营养学术交流和大众营养知识传播方面,中国营养学会及各省营养学会发挥着至关重要的作用。在营养专业教育和科学研究方面,主要是医科大学、农学、食品科学等院校承担着系统的教学研究任务,为我国培养了大批专业技术人才。

3. 营养研究　在公共营养领域,膳食结构的研究较为普遍,发现我国南方和北方地区具有不同的膳食结构或膳食模式特点以及与健康、慢性疾病之间的关联性,近几年在国际学术期刊上有不少文章发表。一些学者也对居民营养与健康状况的社会环境影响因素做了研究分析,发现随着城市化进程,我国居民的就餐方式和饮食行为发生了较大变化,在家就餐减少,在外就餐增加,外卖食品和加工食品摄入增加，营养缺乏问题有所改善，但超重、肥胖和相关慢性病的发生率呈现增长趋势，提示需要关注的营养新问题。还有一些学者对营养与经济的关系，如营养不良、营养相关慢性病的疾病负担，营养干预行动的健康和经济收益等开展研究，为公共营养开辟了新的思路。

4. 营养调查　营养调查在我国已经形成了较为完整的体系，调查内容、方法和技术成熟。从过去10年开展一次到2010年后每3~5年开展一次，其规模和信息量之大，在世界上也为数不多，调查制度保持良好，为国家提供了不同时期人群营养与健康状况的基础数据。此外，从1989年开始“中国健康与营养调查”队列，已经坚持了30年，在国际上具有较高的学术影响力；近期，在调查内容和技术方法上也有了一定的改进、提升。

5. 营养干预　针对主要的营养问题，我国组织开展了一系列营养干预行动，如育龄妇女叶酸补充预防新生儿神经管畸形，铁强化酱油预防缺铁性贫血，营养包预防婴幼儿营养不良和生长发育迟缓等，都取得了显著效果。其中营养包的干预方式不仅被我国居民普遍接受，也受到亚洲、非洲国家的关注，咨询其配方与实际使用情况，有可能成为多个国家预防婴幼儿营养不良的干预措施。

三、公共营养的发展趋势

21世纪是经济、技术竞争的时代，是人的整体素质的较量。要提高人的整体素质，适应经济全球化的需要，各个国家都在致力于国民健康的深入研究，探索从宏观和微观领域挖掘营养科技的潜力，促进人类向更加聪明、更加强壮、更加健康的方向发展。

（一）营养健康政策

营养健康政策在解决公共营养问题中发挥至关重要的作用，它能够使营养科学研究成果转化为一个国家或地区的集体行动，预防或消除营养缺乏和营养相关性疾病。然而，面对复杂多样的社会需求，营养健康政策往往不能引起多数国家的重视，我国的营养健康政策还存在很大不足，尤其是营养法规仍然欠缺。需要开展系统的研究探索，为制定更加完善的营养健康政策和法规提供充分的科学依据。

（二）营养大数据

信息技术的快速发展，给营养信息收集和分析带来了革命性的进步，也使营养信息数据有了更广泛的应用前景。如果建立营养大数据，在分析不同地区人群营养健康状况时，可以利用已有数据资源，避免重复的现场调查工作。

目前，大数据概念已经被普遍使用，在社会中也存在着海量的膳食营养数据。随着5G通信技术的推广应用，数据采集和应用将更加快速和便利，这也为营养大数据提供了基础保障和技术支持。但是，如何建立营养大数据？如何使用营养大数据？还有许多问题有待研究解决，如数据信息采集的规范和标准，数据信息的质量评价，个人隐私的保护等。

（三）精准营养

多年以来，公共营养以人群为基础开展研究分析，揭示了不同国家、不同地区、不同民族的膳食结构、营养与健康状况的变化规律，探索了相关的影响因素。这些都是基于群体的营养调查评价。

21世纪，美国学者提出了精准医疗的概念，也逐步延伸出精准营养的概念。为此，营养评价、营养干预也在聚焦于个体，通过综合遗传学背景、环境社会因素和代谢因素，对不同个体给予精准的营养评价，并提供精准化、个性化的营养干预。这些将成为今后研究的热点。

（四）人工智能应用

人工智能是近些年兴起的一股科技潮流，在公共营养领域，智能化也将大有可为，通过智能设备、可穿戴装置和软件将使营养调查、监测、评价等更为及时、准确，使营养知识学习及实际应用更加便利。作为关系国家发展和社会民生的重要领域，公共营养研究需要把握时代脉搏，加大对信息化、智能化的研究与应用。

（翟凤英　于冬梅　张兵）

参考文献

1. 中国科学技术协会，中国营养学会. 营养学学科发展报告（2014—2015）. 北京：中国科学技术出版社，2016.
2. 翟凤英，张兵. 公共营养. 北京：中国轻工业出版社，2009.
3. 翟凤英，张兵，霍军生. 中国营养工作回顾. 北京：中国轻工业出版社，2005.
4. 葛可佑. 中国营养科学全书. 北京：人民卫生出版社，2004.
5. 翟凤英. 食物与营养规划培训教材. 北京：科学技术文献出版社，2002.
6. Judith L. Buttriss, Ailsa A. Welch, John M. Kearney, et al. Public Health Nutrition. 2nd ed. New Jersey: Wiley-Blackwell, 2017.
7. Arlene Spark. Nutrition in Public Health-Principles, Policies, and Practice. New York: CRC Press, 2007.
8. Mildred K. Nutrition in Public Health. Gaitherburg Maryland: Aspen Publishers Inc., 1990.
9. Editorial. Public health nutrition and sustainability. Public Health Nutrition, 2015, 18(3): 2287-2292.
10. Geoffrey Cannon, Claus Leitzmann. The new nutrition science project. Public Health Nutrition, 2005, 8(6A): 673-694.
11. Roger Hughes. Definitions for public health nutrition: a developing consensus. Public Health Nutrition, 2003, 6(6): 615-620.
12. Public nutrition editorial. What's in a name? Food and Nutrition Bulletin, 1999, 20(3): 279-280.
13. Jean-Pierre Habicht. Why public nutrition? Food and Nutrition Bulletin, 1999, 20(3): 286-287.
14. John BM. The aims and content of public nutrition. Food and Nutrition Bulletin, 1999, 20(3): 281-285.
15. Beatrice LR. Public nutrition: Research and training needs to advance the field. Food and Nutrition Bulletin, 1999, 20(3): 331-338.
16. Mason J, Habicht JP, Greaves JP, et al. Public nutrition. Letter to the editor. Am J Clin Nutr 1996; 63: 399-400.

第二章

营 养 调 查

营养调查是全面了解人群膳食结构和营养状况的主要手段，也是公共营养的主要工作内容。营养调查数据不仅为研究和评价人群膳食结构和营养状况提供了基础资料；也为引导食物生产、加工、人群食物消费、制定营养干预政策和评价干预效果提供了科学依据。人群营养与健康状况是一个国家或地区经济发展、卫生健康水平和人口素质的综合反映，因此很多国家都有计划地开展全国或重点地区的营养调查。我国曾于1959年、1982年、1992年、2002年、2010—2013年和2015—2017年分别开展了六次全国营养调查，不仅获得了国民营养与健康状况的基础性数据，也为政策制定提供了依据。随着科技发展，营养调查在数据采集技术和方法、营养与健康状况综合评价技术方面都有了进步，本章将在营养调查基础理论和方法的基础上，结合新技术发展，诠释营养调查涉及内容。

第一节　营养调查概述

营养调查（nutrition survey）是指运用各种手段准确地了解某人群或特定个体各种营养指标的水平，以判断其营养和健康状况。

为了解居民的营养和健康状况，世界上大多数国家都在有计划地定期开展国民营养调查工作。营养调查不仅为研究不同经济发展时期人们的膳食、营养和健康状况的变化提供了基础资料，也为引导食物生产、加工、人群的食物消费和制定干预政策等提供了依据。

一、营养调查的目的

1. 了解不同地区、年龄和性别人群的能量和营养素摄入状况。

2. 了解与能量和营养素摄入不足、过剩有关营养问题的分布和严重程度。

3. 分析营养相关疾病的病因、影响因素。

4. 了解人群膳食结构变迁及其变化趋势。

5. 为某些营养相关工作或研究提供居民营养与健康状况数据。

6. 为国家或地区制定营养政策、法规、标准、干预策略及发展规划提供科学依据。

二、营养调查的内容

全面的营养调查由5部分组成，即一般情况调查、膳食调查、体格测量、营养相关疾病的临床检查和人体营养水平的实验室检测。这5部分内容互相联系、互相验证，一般应同时进行。营养评价即是对上述内容进行全面评价，分别采用不同的方法和指标对调查结果进行分析，发现人群中的营养与健康问题，分析造成营养与健康问题的原因和影响因素。通过营养调查分析上述内容，可以对个体进行营养状况的综合判定，也可以对人群营养水平、营养问题、营养干预措施进行分析研究，为我国制定卫生和农业等相关政策提供十分有价值的参考依据。

（一）一般情况调查

由于社区、家庭和个体层面有很多因素会影响个体或群体的膳食结构和营养状况，因此在营养调查中根据研究需要，通常会收集与膳食营养相关的一般情况信息，用于了解被调查者的背景资料。一般情况调查内容应涵盖人口统计学、生态学以及经济学各个方面，也可根据调查目标进行增补和调整。

（二）膳食调查

收集被调查对象一定时间内的食物消费数据，通过食物消费信息了解通过膳食所摄取的能量、各种营养素的数量和质量，以此来评价被调查对象能量和营养素需求得到满足的程度。膳食调查通常采用的方法有称重法、记账法、询问法、食物频率法、化学分析法等。

（三）体格测量

根据被调查对象的年龄、性别选择适当的体格测量指标，可以较好地反映机体的营养状况。常用指标包括身高（身长）、体重、上臂围、腰围、臀围及皮褶厚度。在专题调查中，还可以选用胸围、头围、体成分、骨密度及可穿戴设备监测的身体活动等指标。体格测量数据可用于评价群体或个体的营养状况，特别是学龄前儿童的测量结果常被用于评价一个地区人群的营养状况。

（四）营养相关疾病的临床检查

临床检查的目的是根据症状和体征判断是否存在营养不足或过剩所致营养相关疾病、明确其严重程度。检查者运用自己的感官或借助于传统的检查器具，采用最基本的检查方法来了解被检查者的营养与健康状况，其目的是观察被检查者是否有与营养不足或过剩有关的症状和体征等，从而作出营养相关疾病的临床诊断。

（五）人体营养水平的实验室检测

为了深入了解人群的营养与健康状况、分析营养相关疾病的病因和影响因素，可以有针对性地采集生物样本进行营养水平的实验室检测。实验室检测的目标是通过检测人体生物样本中营养素或其代谢产物的水平来发现可能的营养素缺乏，特别是亚临床缺乏，以预防营养相关疾病的发生、发展。

除上述5个部分核心调查内容外，基于不同的调查目的，营养调查也包括有关饮食与环境、饮食行为和身体活动等的专题调查。自然地理环境和人文地理环境对一个地域饮食文化的形成和发展均产生不同程度的影响。自然地理环境制约作物类别从而影响食物特色；气候的冷热干湿及不同的土质影响人们的饮食习惯和口味。如调查生活在不同地理位置的居民膳食摄入状况，可以了解膳食模式的地域性差异；调查土壤、饮用水和食物中氟化物及其他元素（如硒、镉等）含量，可以了解它们对人体健康存在的潜在影响。经济环境对饮食文化有很大的影响，可以调查社区或学校周边餐馆、超市及商店的可及性、网络订餐可及性和个体或家庭收入水平对饮食消费行为的影响。此外，不同宗教环境的饮食文化也有差异。饮食行为的过程是通过进食完成的，进食行为直接影响机体的营养和健康状况。如饮食行为调查，涉及有关在外就餐、零食和预包装食品消费、特殊烹调方式（炸、烤）食物消费的调查及其对机体健康的影响；也有影响饮食行为形成的因素调查。身体活动包含职业性身体活动、交通行为身体活动、家务性身体活动、闲暇时活动或体育锻炼及静坐行为。如调查居民日常身体活动水平和参加体育锻炼的状况，评估身体活动对人体健康的影响。

三、营养调查的历史和现状

各国常使用的营养调查方案是20世纪50年代初由美国国防营养国际委员会提出的。美国农业部和卫生部开展了系统连续的营养与健康状况调查。美国农业部负责全国范围的食物消费量调查和个体的连续食物摄入量调查。美国卫生部负责健康与营养状况调查。这些调查结果为美国制定卫生与农业相关政策提供了十分有价值的依据。亚洲国家如日本通过立法来加强国民营养调查工作，菲律宾建立了一套良好的培训机制，培养了一大批从事营养调查与研究工作的骨干力量。

我国于1959年开展了第一次全国营养调查，完成了27个省（市、自治区）50万人的膳食调查，9万人的体格测量，2万人的生化检查，还进行了大量食物的主要营养成分的分析和实验研究。通过调查掌握了全国居民的基本膳食营养状况，为当时政府制定粮食定量分配政策及引导粮食加工提供了基础数据。

1982年进行了第二次全国营养调查，它由三部分组成：膳食调查、体格测量和生化检查。调查人数分别为24万、5万和1.7万。与1959年的调查相比，居民的营养状况有了很大的改善，但平均营养素摄入水平与我国居民营养素推荐供给量标准还有一定差距。

1992年进行了第三次全国营养调查，鉴于相关学科在概念和技术方面的飞速发展，这次调查在保持原有内容的基础上也采用了许多新方法，并且纳入了社会经济因素。

2002年进行了第四次全国营养调查。因为我国此前开展的三次全国营养调查（1959年、1982年和1992年）、三次全国高血压流行病学调查（1959年、1979年和1991年）及两次糖尿病抽样调查（1984年和1996年）都是各专业机构单独进行，且各项调查由于目的、时间及方法均不相同，导致调查信息无法共享，也造成了资源的极大浪费。2002年距第三次全国营养调查恰好10年，距1991年第三次全国高血压调查11年，距1996年全国糖尿病抽样调查6年，且当时尚未进行过有代表性的肥胖流行病学调查。综合分析，肥胖、高血压、糖尿病及营养调查在调查内容、抽样原则、组织形式及具体实施过程上基本一致。为此，依据我国国情，将营养调查、肥胖、高血压及糖尿病作为一项国家级综合调查项目，即“中国居民营养与健康状况调查”。

2010—2013年进行了第五次全国营养调查，暨第二次“中国居民营养与健康状况监测”。我国社会经济的快速发展，一方面为防控营养缺乏和促进居民健康提供了经济和物质基础，另一方面也推动了居民膳食结构、生活方式和疾病谱的变化。由于我国居民营养和健康状况正处于快速变迁时期，每隔10年开展一次全国营养调查所提供的数据难以及时反映具体的营养与健康问题，难以及时采取有效措施控制慢性非传染性疾病患病率大幅上升的势头。2010年原卫生部决定将每10年开展一次的“中国居民营养与健康状况调查”作为常规性营养监测工作，在一个监测周期中完成营养与慢性病监测，并以监测数据为依据形成营养与健康的发展报告。

2015—2017年进行了第六次全国营养调查，暨第三次“中国居民慢性病与营养监测”。这次调查对于及时了解居民膳食结构、营养和健康状况及其变化，揭示社会经济发展对居民营养和健康状况的影响，并为我国制定相关政策、引导农业及食品产业发展、指导居民选择健康生活方式提供了科学依据。

四、营养调查的技术进步和发展方向

全国营养调查同人口普查一样，是国家的一项基础性工作，是开展营养科学研究的依据，也是制定农业、食品工业发展计划的依据。要根据营养调查取得的科学数据，指导农业生产、食品加工等产业，引导居民的合理膳食，防控各种营养缺乏或过剩造成的营养相关疾病，改善居民营养状况，提高居民健康水平。

（一）营养与健康队列研究的发展

除全国性营养调查之外，应用营养流行病学方法研究营养与疾病的关系，与横断面研究、病例对照研究相比，队列研究论证因果关系的能力更强。一般10年左右的队列研究将可获得大量的、有说服力的数据资料，且基线调查时采集血液、尿、粪便、指（趾）甲、头发等生物样品的队列研究更有价值，有利于采用肠道微生态、代谢组学、基因组学、蛋白组学和表观遗传学等技术研究多种慢性病的病因。因此，队列研究可在膳食、营养和主要慢性病的关系方面提出重要的证据，或对过去的研究结果进行重要的论证，或提出新的病因学说。此外，如果有足够的人力和经费投入能在基线调查后每隔若干年进行一次膳食因素的重复调查，则能使研究结果有更强的说服力。例如，美国哈佛大学的内科医师队列和护士队列研究，中国疾病预防控制中心营养与健康所和美国北卡罗来纳大学合作开展的“中国健康与营养调查”为研究我国居民营养变迁提供了难得的队列研究数据。

（二）计算机辅助面访系统的应用

传统营养调查主要采用纸质问卷收集信息。近年来，随着计算机技术的不断进步及其在不同领域的广泛应用，营养调查实现了利用计算机辅助面访系统收集数据。该系统在保留传统营养调查各部分调查方法原有优点的基础上，利用计算机系统的计算、数据检索和图片调用功能极大地提高了调查速度、缩短了后期数据清理时间并提高了数据收集的准确性。

（三）电话调查手段的应用

随着我国社会经济的发展，传统的家庭结构、生活和工作方式向多元化发展，生活节奏明显加快，社会群体结构发生了巨大变化，农村劳动力大量涌入城市，城市流动人口日益增加，传统的面访调查方式将面临越来越多的困难，为顺应国际调查手段的发展趋势，电话膳食调查方法是一种可以尝试的调查手段。开展住户电话调查必须基于较高的电话拥有率。国家统计局数据显示，2016 年我国电话普及率为每百人 110.6 部，其中，移动电话普及率为每百人 95.6 部。无论在城市还是在农村均已具备进行电话调查的条件。此外，在膳食营养调查中采用电话调查技术并不意味着完全取代面访调查的形式，而是将两者结合使用。

（四）营养大数据的应用

继 2008 年成功预测美国大西洋沿岸中部地区的流感疫情后，大数据受到越来越多的关注。大数据的出现和应用为营养研究工作开拓了更多的思路，例如全面系统地分析不同时期我国居民营养状况变迁及其健康状况、解决食物生产和居民营养需求之间的矛盾、开展营养相关疾病的管理、开展营养相关研究、确定营养传播策略等，尤其是集成的电子健康档案为开展营养相关队列研究和进行大数据的深入挖掘和分析提供了可能。总之，大数据时代必将推动我国营养事业的发展。

第二节　营养调查的设计与实施

营养调查设计既要保证调查切实可行，又要尽可能减少随机误差和系统误差，提高研究的精确性和真实性，从而准确估计个体或群体的营养状况。由于我国居民的基本经济单位和膳食单位是家庭，所以营养调查的样本常以家庭为单位，选择适宜的抽样方法抽样。营养调查设计必须符合伦理学要求，通过伦理委员会审查批准。调查对象及其监护人知情同意后方可参与调查。项目实施过程中严格按照营养调查设计方案开展项目工作，做好质量控制，保证营养调查质量。

一、调查对象的选择

营养调查根据调查目的确定调查对象和人群，主要有以下两种：

1. 一定地区范围内居民的抽样调查　对全国、全省、全市、全县等一定地区范围内居民的营养状况进行抽样调查。这是各个国家或地区安排食物生产供应、了解居民生活水平和研究居民体质健康水平等各方面所必需的资料，因而有必要定期开展。

2. 特定人群的抽样调查　只对按一定条件划分的人群进行营养调查，如儿童、中学生、老年人、运动员、高温、低温、高原工作环境作业人员等，调查对象仅限于既定条件范围内的特殊人群。

二、抽样设计

（一）抽样方法

抽样可分为随机抽样和非随机抽样。随机抽样的样本需遵循随机化原则获得，即保证总体中每一个对象都有已知的、非零概率被选作调查对象，以保证样本的代表性。如果样本量足够大、调查数据可靠、数据分析正确，则可以把调查结果推论到总体。典型调查的样本通常采用非随机抽样的方法获得。

随机抽样方法主要包括单纯随机抽样、系统抽样、分层抽样、整群抽样和多阶段抽样。

单纯随机抽样也称为简单随机抽样，是最简单、最基本的抽样方法。从总体 N 个对象中，利用抽签或其他随机方法（如随机数字）抽取 n 个个体构成一个样本。在实际工作中，由于总体数量大，编号、抽样过程繁琐以及抽取到的个体分散而导致资料收集困难等原因，对单纯随机抽样的应用并不多，但这种抽样方法是其他抽样方法的基础。

系统抽样又称为机械抽样，是按照一定顺序，机械地每隔若干单位抽取一个单位的抽样方法。该方法可以在不确定总体单位数的情况下进行抽样，且在现场调查中比单纯随机抽样方法更容易操作。由于系统抽样是从分布在总体内的各部分单元中抽取样本，因而样本分布比较均匀、代表性较好。需要特别注意的是如果总体各单位的分布有周期性趋势，而抽取的间隔恰好与此周期相吻合，则可能使样本有偏性。

分层抽样是先将总体按某种特征分为若干次级总体（层），然后在每一层内进行单纯随机抽样，组成一个样本。该法比单纯随机抽样所得到的结果精确度更高，组织管理更方便，而且它能保证总体中每一层都有个体被抽到；除了能估计总体参数，还可以分别估计各层的情况，因而在实际调查中分层抽样方法更常被采用。

整群抽样是将总体分成若干群组，抽取其中的部分群组作为观察单位组成样本。该法易于组织、实施方便，可以节省人力、物力，但抽样误差较大。

多阶段抽样是将抽样过程分阶段进行，每个阶段使用的抽样方法往往不同，即将上述抽样方法结合使用。该法可以充分利用各种抽样方法的优势，克服各自的不足，并能节省人力、物力，但在抽样之前，需要掌握各级调查单位的人口资料及特点。多阶段抽样常用在大型流行病学调查中，我国进行的全国营养调查就是采用此方法。

（二）抽样设计案例

我国居民的基本经济单位和膳食单位是家庭，所以营养调查和营养监测的样本常以家庭为单位抽取。抽样方法采取多阶段分层整群随机抽样。以 2010—2013 年中国居民营养与健康状况监测项目为例，抽样设计方案如下：

2010—2013 年中国居民营养与健康状况监测采用多阶段分层与人口成比例的整群随机抽样的方法，通过样本估计总体。抽样时按经济发展水平及类型将中国县级行政单位（包括县、县级市、区）分为4层，分别是大城市、中小城市、普通农村和贫困农村，其中大城市指直辖市、计划单列市、城区人口100万以上的省会城市，共计32个大城市的中心城区；中小城市指上述大城市中心城区之外的所有的区、地级市城区和县级市；普通农村指贫困农村以外的县；贫困农村指国家确定的扶贫开发重点县（依照《2001—2010年国家农村扶贫开发纲要》所列名单，去掉县级市或区）。抽样样本具有全国代表性，并具有大城市、中小城市、普通农村和贫困农村4层代表性。

31个省（市、自治区）与大城市、中小城市、普通农村和贫困农村4个县级行政单位分层交叉后，共计124小层，除去空缺（如东部9省份没有贫困县，或人口不足100万的省会城市，不设中心城区层），并考虑工作条件等问题，全国共划分106个小层。每个省在每个小层内至少保证1个监测点，再按各省各层中的人口规模分布其余监测点。

三、质量控制

（一）总体原则

调查项目承担单位全面负责组织、协调、落实和质量控制工作，制定调查方案的质量控制方法；统一调查方法和调查表格；负责调查员培训、现场调查技术指导及调查全过程的质量控制。各县（区）调查点要有专人负责质量控制工作，按项目质量控制工作规范及方法，作好本调查点的质量控制工作。

1. 统一质量控制方法　按照抽样、询问调查、体格测量、生物样品采集、实验室检测、膳食调查、数据管理等工作内容统一制定质量控制方法。

2. 建立内外监督机制　项目技术执行组建立内部质量控制监督小组，并邀请有关专家组成外部质量控制监督小组，对项目实施过程进行外部监督及评价。

3. 统一培训　所有调查人员必须参加项目组织的统一培训，考核合格后方可参与调查。

（二）抽样的质量控制

检查并确保抽样过程是按照项目承担单位制定的统一方案的要求进行，并写出抽样过程的书面报告。调查实施过程中应每天检查以保证调查对象为应调查对象，统计应答率，并填写现场工作日志。

（三）询问调查的质量控制

1. 项目承担单位质量控制员要对询问调查进行抽查，发现问题及时总结并确定解决方法。

2. 县级质量控制员要检查所有询问调查表是否有漏项、错项，并最后签字；如有要及时纠正。

3. 调查员要掌握领会调查内容，认真调查，调查完成后要对自己填写的调查表全面检查，查看有无漏项、书写错误、逻辑错误等。

（四）体格测量的质量控制

1. 各项体格测量指标要按照统一方法进行测量，所有测量员要统一培训，合格后方可参与调查。

2. 由项目承担单位项目办公室统一提供测量仪器，仪器使用前均须通过计量部门认证。

3. 现场调查质量控制员每天应检查测量员的工作过程并对每名测量员测定的各项指标结果进行复核。

（五）生物样品采集的质量控制

1. 由项目承担单位项目办公室统一提供采集生物样的专用耗材。

2. 保证每名被调查对象的所有生物样品均有唯一的可识别编码。

3. 各种生物样品要按照统一的生物样品采集方案进行采集，所有实验室工作人员要统一培训，合格后方可参与生物样品采集。

4. 按照统一方法对采集的生物样品进行预处理，如采集的血液需及时完成分装或离心。

5. 不同的生物样品有专门的运输与保存条件，如血液、尿和粪便采用冷链运输，-80℃长期保存；口腔黏膜脱落细胞常温避光运输和保存；指（趾）甲亦可常温条件下运输和保存。

（六）实验室检测的质量控制

1. 实验室　在培训结束后，各调查点实验室必须利用项目承担单位质量控制组提供的盲样进行考核，考核合格者才可进行实验室检测工作。

2. 仪器维护与校正　所有仪器应有较好的灵敏度和精密度，操作人员应熟练掌握仪器使用及维护保养方法，建立定期维护和使用登记制度。

3. 质量控制血清　各项检测质量控制血清由项目承担单位委托的实验室统一准备并下发。

4. 试剂　使用项目承担单位统一提供的试剂，对各种试剂按照要求正确保存和使用。

5. 质量控制评价　每批标本测定结束后，应按照待测质控血清的检测结果绘制质控图，并进行质量控制评价，如失控要及时解决。

四、数据收集

若采用纸质问卷进行询问调查，调查完成后经全面检查，按照项目承担单位提供的统一数据管理程序，县（区）调查点对调查数据进行录入，最后通过网络进行数据传输。若采用计算机进行调查，调查完成后由县（区）调查点进行数据核查与传输。所有调查点的数据，经清理、汇总后，按照不同的调查内容集成相应的电子数据库。

第三节　膳食调查

膳食调查（dietary survey）是指对个人、家庭或人群一定时间内各种食物摄入量及营养素摄入状况的调查。以此来评定调查对象营养需要能得到满足的程度。

作为营养调查的一部分，膳食调查既可以与体格测量、营养不足或缺乏的临床检查相结合，综合判断个体或群体的营养状况；也可以独立进行，用于了解个体或群体的膳食摄入、膳食结构及饮食习惯。

一、膳食调查的目的

膳食调查的目的是通过各种不同的方法对膳食摄入状

况进行评估，从而了解在一定时期内人群膳食摄入状况、膳食结构及饮食习惯，借此来评定正常营养需要得到满足的程度。膳食调查是营养调查的一个基本组成部分，它本身又是相对独立的内容。随着营养学研究的深入进展，膳食对人体健康的重要影响越来越受到人们的关注。膳食调查所得到的食物和营养素摄入量数据用途广泛，既是国家或地区制定政策、研究人员开展科研的依据以及企业研发新产品的数据基础，又是营养教育部门针对居民的膳食问题进行有效的膳食干预指导的科学依据。为了解不同地区、不同生活条件下人群的饮食习惯、食物品种及每日从食物中所能摄取各种营养素的量，研究者需结合研究目的和调查人群特点选择适当的膳食调查方法并进行膳食评价。

二、膳食调查的方法

膳食调查方法有多种，各种方法在调查时限、研究人群、操作方式、食物量测量方法等方面具有不同的特点。表5-2-1列出了膳食调查方法的基本要素。各种膳食调查方法各有其特点，没有任何一种方法对所有研究目的都适合，因此研究者需要进行权衡，根据研究目的与目标人群特点选择适宜的调查方法。

表 5-2-1　膳食调查方法的基本要素

基本要素	
研究人群	(1)个体 (2)家庭 (3)其他团体
调查操作方式	(1)记录法：调查对象提供其食物记录 (2)询问法：可通过面访、电话、计算机、电视媒体等进行询问
研究时限	(1)调查对象通常的膳食情况 (2)调查对象刚刚吃过的膳食情况
食物量的测量方法	(1)称重：通过称量得到所摄入食物的量 (2)估计：通过估计，可能有或没有模型帮助估计
食物量向营养素转化方法	(1)利用营养素数据库 (2)直接应用化学分析法进行测定

膳食调查方法的选择应主要考虑研究目的、研究对象、所收集的信息、调查的时间和地点等因素；还需要了解在类似研究中已使用的膳食调查方法，以便于研究结果间的比较；还要考虑实际执行方面的具体事宜，如调查时间、训练有素的调查员、研究经费等。膳食调查方法的选择，也决定了所收集数据的准确程度。

膳食调查的天数要根据研究目的与研究所关注的营养素摄入在个体内与个体间的变异来决定。在食物品种少、季节变化不明显的地区，仅调查 1 天就可以说明其膳食状况。但对食物多样性高、变异大的地区，要增加调查天数以获得可靠的食物消费量，但通常每次调查不超过一周。调查天数过多会影响调查对象的饮食习惯或者拒绝调查。不同地区、不同季节的人群膳食摄入状况往往有明显差异，为了使调查结果具有良好的代表性和真实性，最好在不同季节分次调查以提高准确性。一般每年应进行四次（每季一次），至少应在春冬季和夏秋季各进行一次。调查对象的选择和样本量的大小应有代表性。

每种膳食调查方法都有其优点和不足，综合采用两种或多种方法可以相互弥补不足，提供准确的结果。例如，应用连续 3 天 24 小时膳食回顾法结合过去一年的食物频率调查，不仅可以评估不同组别的平均摄入量、根据摄入量水平对研究人群进行分类，而且可以克服个体内变异，实现对偶尔消费食物通常消费量的评估。这种结合运用，对于一些小规模研究费用可能太高，但在一些大规模多中心或全国性调查中常常被采用，同时，组合多种膳食调查方法需要被调查对象与现场调查员付出更多的时间和精力。我国自1959 年以来进行的全国营养调查使用的膳食调查方法详见表 5-2-2。

表 5-2-2　全国营养调查使用的膳食调查方法

年份	调查名称	调查时间	膳食调查方法
1959	第一次全国营养调查	一年四次，每季度一次	称重记账法（5~7 天）
1982	第二次全国营养调查	秋季	称重记账法（5 天）
1992	第三次全国营养调查	秋季	全家称重记账法（3 天） 连续三天 24 小时回顾法
2002	第四次全国营养调查暨第一次中国居民营养与健康状况调查	秋季	全家称重记账法（3 天）（城市只称调味品） 连续三天 24 小时回顾法 食物频率法
2010—2013	第五次全国营养调查暨 中国居民营养与健康状况监测	秋季	全家称重记账法（3 天） 连续三天 24 小时回顾法 食物频率法
2015—2017	第六次全国营养调查暨 中国居民慢性病与营养监测	秋季	全家称重记账法（3 天） 连续三天 24 小时回顾法 食物频率法
1989—2018	中国健康与营养调查（自然人群队列研究）	秋季	全家称重记账法（3 天） 连续三天 24 小时回顾法 食物频率法

（一）称重法

称重法是使用各种测量工具对某一饮食单位（集体食堂或家庭）或个人一天中消费的各种食物量进行称重，从而了解其食物消费情况的一种膳食调查方法。通常由调查员、被调查对象或其看护者（如母亲为孩子作称重）在一定时间内完成。称重法操作过程中主要包括：①准确记录食物名称。②餐前对各种食物进行记录并称量，餐后对剩余或废弃部分准确称重，加以扣除，从而得出相对准确的个人每种食物摄入量。三餐之外所摄入的水果、糖果、点心、坚果及饮料等零食的称重记录。③记录就餐人数。④计算调查期间每人每日各种食物的摄入量。

称重法的主要优点是能准确称量食物份额的大小，获得可靠的食物摄入量。通过食物量进一步推算营养素摄入量，能准确地分析每人每日食物摄入变化状况，是个体膳食调查的较理想方法。两天或更多天的食物称重记录可提供有关个体或个体间每日膳食摄入量变异的数据；多天的食物记录有可能根据被调查对象通常摄入量对个体进行分类。

称重虽然可以得到相对准确的食物摄入量，但反复称重可能会干扰被调查对象正常的饮食习惯，增加被调查对象的负担，可能导致应答率下降。因此该方法一般适合于家庭、个人及特殊人群的膳食调查，不适合大规模流行病学调查，也不适合长期膳食调查。

（二）记账法

记账法是由被调查对象或调查员记录一定时期内某一集体就餐单位（如托幼机构、学校、部队食堂）的食物消费总量，通过查看食物消费量记录，并根据同一时期进餐人数，计算平均每人每日各种食物的摄入量，进而推算食物所提供的营养素摄入量。这种方法可以调查较长时期的膳食，如1个月或更长。有些研究为了解膳食与慢性病的关系，可采用长达一年的膳食记账法，时间长短可根据研究项目的需求而定。记账法耗费人力少，适合于家庭、托幼机构、学校和部队的调查。如果食物消费随季节变化较大，不同季节内多次短期调查的结果比较可靠。

记账法操作方法如下：①食物消费量记录：开始调查前称量家庭结存或集体食堂库存的食物，然后详细记录每日购入的各种食物和每日各种食物的废弃量。在调查周期结束后要称量剩余的食物。将每种食物的最初结存或库存量，加上调查周期内每日购入量，减去每种食物的废弃量和最后剩余量，即为调查周期内所消费的该种食物量。②进餐人数登记：记录每日每餐进食人数，然后计算总人日数。为了对被调查对象食物及营养素摄入量进行评价，还要了解进餐人员的性别、年龄、劳动强度及生理状态。对于有伙食账目的集体单位食堂，可查阅过去一定期间食堂的食物消费量，并根据同一时期的进餐人数，计算每人每日各种食物的摄入量，再按照食物成分表计算这些食物所提供的能量和营养素的数量。

记账法的优点在于操作较简单，所需费用低，人力少，可适用于大样本调查。在记录准确和每餐进食人数统计确切的情况下，能够得到较准确的结果。与其他膳食调查方法相比较，记账法可以调查较长时期的膳食摄入，适合于进行全年不同季节的调查。集体供餐单位的工作人员经过短期培训可以掌握这种方法，能定期自行开展调查。此法较少依赖记账人员的记忆，食物遗漏少。其缺点是调查结果只能得到全家或集体人均食物和营养素摄入量，难以分析个体膳食摄入状况。

（三）化学分析法

化学分析法主要目的不仅限于收集食物消费量，还要在实验室中测定被调查对象一日内全部食物的营养成分，准确地获得各种营养素和生物活性成分的摄入量。样品的收集方法有两种，一种是双份饭法，即制作两份完全相同的饭菜，一份供食用，另一份作为分析样品。该方法较准确，但要求收集的样品在数量和质量上一定与实际食用的食物一致。此法对被调查对象要求较高，需密切配合，即被调查对象必须记住每餐额外加大一倍的烹调饭菜数量。被调查对象吃多少，同样的食物量应放进预先准备好的试验饭盒中。在现场操作时，常常缺乏适宜的冷藏工具。另一种样品收集方法是双份原料法，即收集整个研究期间消费的各种未加工的食物或从当地市场上购买相同食物作为样品。这种方法的优点在于容易收集样品。其缺点是在质量和数量上，收集的样品与食用的可能不完全一致；分析结果仅能得出未烹调食物的营养素含量。

化学分析法由于费用高，仅适于较小规模调查。如营养代谢试验，了解某种或某几种营养素的体内吸收及代谢状况等。优点是能够最可靠地得出食物中各种营养素的实际摄入量。缺点是操作复杂，除非特殊情况需要精确测定，一般不做。目前已很少单独使用，常与其他收集食物消费量的方法（如称重法）结合使用。

（四）询问法

询问法是比较常用的膳食调查方法。该方法通过询问调查对象的膳食情况，对其食物摄入量进行计算和评价，适合于个体调查及特殊人群调查。询问法通常包括膳食回顾法、食物频率法和膳食史法。

1. 膳食回顾法　膳食回顾法（dietary recall）由被调查对象尽可能准确地回顾调查前一段时间，如前一日至数日的食物消费。询问调查前一天的食物消费情况，称为24小时膳食回顾法，简称24小时回顾法。

24小时回顾法是目前最常用的一种膳食调查方法，是通过询问被调查对象过去24小时的膳食摄入情况，对其食物摄入量进行计算和评价的一种方法。在实际工作中，一般选用连续三天调查方法，每天入户进行24小时回顾。连续三个24小时回顾所得结果，经与全家食物称重记录法相比较，差别不明显。不管是大规模的全国营养调查还是小型的研究课题，都可采用这一方法来估计个体或群体的膳食摄入量。

24小时回顾法要求每个被调查对象回顾和描述过去24小时内所摄入的所有食物的种类和数量。24小时一般是指从最后一餐吃东西开始向前推24小时。可以使用家用量具、食物模型或食物图谱估计食物量。询问方式有多种，可以通过面对面询问、使用开放式表格或事先编码好的调查表通过电话、录音机或计算机程序等进行。

一般由接受过培训的调查员使用开放式调查表进行面

对面询问收集膳食信息。在向调查对象提出有关食物摄入量问题之前，对其前一天所从事的活动进行简短的询问将有助于其对膳食的回忆。一般从询问调查对象前一天消费的第一种食物开始，按时间顺序调查一天中所有食物摄入量。一般一个 24 小时回顾调查需要 20～30 分钟，如果摄入食物种类很多，或所摄入的混合饭菜的成分复杂，调查时间可能会相应延长。

24 小时回顾法的准确与否取决于调查对象的短期记忆能力，因此一般不适合于 7 岁以下儿童和 75 岁及以上老年人。该方法也适合于描述不同群体的平均摄入量。调查时一周内的每一天都应该平等对待，因此应该说明回顾的是一周的哪些天。有时在哪个季节进行的调查也要说明。事先通知会有助于一些被调查对象的回忆，但是也要防止被调查对象会因此改变他们的日常食物消费习惯。

24 小时回顾法可用于家庭中个体的食物消费状况调查，全国性营养调查中均采用连续三天 24 小时回顾法对所有家庭成员进行食物摄入量调查，记录所有食物消费（在外用餐也包括在内），计算每人每日食物和营养素的摄入量，可以得到比较准确的结果。在家庭就餐时，一般是一家人共用几盘菜肴，因而在调查时要耐心询问每人每道菜摄入的比例，这样在掌握每盘菜所用原料的基础上，即能算出每人的实际摄入量。该方法对调查员的要求较高，需要掌握一定的调查技巧，如要预先了解当地市场上主副食供应的品种和价格。在询问过程中，调查员不但要有熟练的专业技巧，还应以中性的态度对待所有的回答，避免以可能影响被调查对象回答的态度提问，这样才可能获得较完整准确的食物消费资料。

24 小时回顾法的主要优点是可以在较短时间对消费食物进行量化估计；回顾法采集膳食信息是在饮食之后，所以其对饮食行为的影响很小；可以采用面访进行调查；被调查对象不需要有较高的文化程度，应答率较高；2 天或更多天的膳食回顾可提供个体内和个体间膳食摄入量变异的数据；开放式询问可得到调查对象所提到的任何一种食物或食物组合及其类型、来源、加工方法、处理方法、其他的食物详细描述和食物量的信息。该方法可以得到个体的食物和营养素摄入状况，也可以评估人群食物和营养素平均摄入量。对于人群营养状况的原因分析也是非常有价值的。但该方法也有一定的局限性，如果膳食回顾不全面，可能对结果有很大的影响，当样本量较大，而膳食相对单调时，误差将被分散。被调查对象的回顾依赖于短期记忆，对调查员要严格培训，否则调查员之间的差别很难标准化。

2. 食物频率法　食物频率法（food frequency questionnaire，FFQ）收集被调查对象过去一段时间（数周、数月或数年）内各种食物消费频率及消费量，从而获得个人长期食物和营养素平均摄入量。

这些食物种类根据研究目的决定，指在各种食物都比较充裕的条件下，以问卷形式进行膳食调查，以调查个体经常性的食物摄入量。根据每日、每周、每月甚至每年所吃的各种食物的次数或食物的种类来评价膳食摄入状况。在实际使用中，可分为定性、定量和半定量的 FFQ。近年来该方法被应用于了解一定时间内的通常食物摄入量，以研究既往膳食习惯和某些慢性疾病的关系。

FFQ 的问卷应包括食物名单和食物消费频率两方面内容。食物消费频率是指在一定时期内所食某种食物的次数。食物名单的确定要根据调查目的，选择被调查对象经常食用的食物、含有所要研究营养成分的食物或被调查对象之间摄入状况差异较大的食物。如要进行综合性膳食摄入状况评价，则采用被调查对象常用食物；研究营养相关疾病和膳食摄入的关系，则采用与相关疾病有关的几种食物或含有特殊营养素的食物；在特定文化习俗地区，人群的食物可能具有特殊性，应该特别关注这些食物，按照研究目的决定是否将这些特殊食物列入食物名单中。

定性 FFQ 通常是调查每种食物特定时期内（例如过去 1 个月）所吃的次数，而不收集食物量、份额大小的资料。调查期的长短是几天、1 周、1 个月或是 3 个月～1 年以上。被调查对象可回答从 1 周到 1 年内的各种食物摄入次数（如不吃、每月吃 1 次、每周吃 1 次到每天吃 1 次或更多）。FFQ 问卷可由调查员填写，或是有一定文化水平的被调查对象填写。

定量 FFQ 可以得到不同人群食物和营养素的摄入量，并分析膳食因素与疾病的关系。食物频率调查的食物种类，取决于调查目的，定量方法要求被调查对象回答所吃食物的数量，通常借助于测量辅助物。采用半定量方法时，要提供标准（或准确）食物份额大小的参考样品，供被调查对象在应答时作为估计食物量的参考。如果一项调查是为了了解某些营养素（如钙、维生素 A）的摄入量，则要调查富含这些营养素的食物，采用估计的平均食物份额大小推算营养素摄入量。

FFQ 的主要优点是能够迅速得到通常食物摄入种类和摄入量，反映长期营养素摄取模式；可以作为研究膳食模式与慢性病关系的依据；其结果也可作为在群体中进行膳食指导、宣传教育的参考。该方法的缺点是需要对过去的食物摄入情况进行回忆，被调查对象的负担取决于所列食物的数量、复杂性以及量化过程等；与其他方法相比，对食物份额大小的量化不准确。另外，编制和验证 FFQ 调查表会需要一定时间和精力；不能提供每日之间的变异信息；较长的 FFQ 调查表会导致调查回顾时间延长；当前的食物模式可能影响对过去的膳食回顾，从而产生偏倚。

3. 膳食史法　膳食史法（dietary history method）用来评估个体每日总的食物摄入量以及不同时期的日常膳食模式。一般由三部分组成：第一部分是询问被调查对象通常的膳食摄入模式；第二部分是用一份包含各种食物摄入量和频率清单核对并确证其膳食模式；第三部分是记录三天的食物摄入量。

该法也对被调查对象提出了更高的要求，由于了解习惯性膳食模式，对每天饮食都有较大变异的个体不适宜，儿童、严重肥胖者、精神障碍患者中也很难得到令人满意的膳食史。

在开放式询问中，要询问被调查对象典型的一天饮食模式，调查从 24 小时食物回顾开始。调查员必须十分熟悉该法的研究目的，从而判断对每一个食物组需要收集的详细程度。食物份额大小通常用标准家用测定方法、食物模型或复制品等来估计，也可用称重法来核对。

膳食史法可以使用与定量的 FFQ 相类似的问卷得到一般食物的摄入频率和数量。膳食史法已被广泛用于营养流行病学调查研究中。如果膳食有系统性的季节变化，可以分别询问，这样就可以获得包括季节变化在内的长期膳食的数据。

膳食史法可以用来评价通常的膳食模式和食物摄入的详细情况。收集的数据既可用于根据个体食物与营养素摄入量对个体特征进行描述，也可用于评价不同群组人们的相对平均摄入量。与其他方法相比，膳食史法的优点是可以进行具有代表性的膳食模式方面的调查，并可用于大样本量、费用低，使用人力少，一般不影响被调查对象的膳食习惯和进餐方式。膳食史法要求被调查对象自己对通常食物摄入和这些食物的量作出许多判断。需要被调查对象有一个比较规律的膳食模式，且还要有较好的记忆力，这些都可能妨碍我们得到一个具有代表性的人群样本。调查需要有很好社会经验与工作技巧的营养专家，而且要经过认真培训，方能进行询问调查。

在估计膳食摄入量时，4 种膳食调查方法产生误差的主要来源，见表 5-2-3。

表 5-2-3　4 种膳食调查方法在估计膳食摄入量时的误差来源

误差来源	食物称重记录法	24 小时回顾法	膳食史法	FFQ
随时间增加的变异	+	+	-	-
应答误差				
遗漏食物	+	+	+	
增多食物	-	+	+	+
估计食物量	-	+	+	+
估计食物消费频率	NA	NA	+	+
改变真实膳食	+	+/-	-	-
食物向营养素转化时产生的误差				
食物成分表	+	+	+	+
编码	+	+	+	-

注：+ 提示可能产生误差；- 提示不可能产生误差；NA 不可用(not applicable)

（五）其他方法

1. 电话膳食调查方法　通过电话询问的方式就所关心的膳食营养问题对被调查对象进行提问的一种方法。从严格意义上讲，电话膳食调查方法只是用一种特殊工具——电话来进行询问的膳食调查方法，是国际上已广泛采用的调查手段，并已开发出计算机辅助调查软件用于筛查和深入调查。越来越多的国家在全国性的膳食与健康调查中采用该方法。USDA 多年来对电话调查方法在膳食调查中的应用进行了系统深入的研究，在 2002 年合并后的全国健康与营养评价调查和持续个人食物摄入情况调查中，电话调查已成为最主要的数据收集方法。从调查结果的真实有效性分析，很多电话调查与面访调查的比较研究证实：在个人行为、24 小时回顾法、FFQ 等调查结果上，电话调查与面访调查结果具有很高的一致性，且不受年龄、性别、职业、种族等因素的影响。在应答率和应答质量上两种方法也十分接近。

此外，用电话调查在 1 年中可以进行 3 次或 4 次，分季节进行，与其他方法相比花费少，也可以得到相对可靠的结果。有研究表明用电话进行 24 小时回顾法调查提供了以人群为基础的营养素摄入量的正确估计值，与以面对面方式进行的 24 小时回顾法得出相似的结论。

电话膳食调查方法的优点是所用时间短、费用低、使用灵活、便捷、高效。但是调查时间受限，对收集信息的真实程度需要更深入论证。

2. 食物营养素补充剂的调查　在世界各地许多国家中有大量的人群食用膳食补充剂、强化食品、功能食品，有些个体中 50%左右的微量营养素来自这些产品，如果我们不考虑到营养素摄入的这种来源，在研究营养素摄入与机体中营养素水平的关系时就可能犯错误。在英国一项对老年人进行 4 天的食物记录法膳食调查，因为这些老人服用微量营养素补充剂，发现膳食中营养素摄入量与其体内的该营养素水平不相一致；研究者认为当我们关注机体内营养素的生化水平，而一些被调查对象使用补充剂又没有规律，这时就要询问较长时期内被调查对象使用补充剂的情况。为了确定被调查对象使用营养素补充剂的通常情况，询问其食用营养素补充剂/片的频率和数量要比准确测定其含量更为重要。单一和复合维生素补充剂之间有明显的差异，每天吃一次和吃大量的补充剂差别也是很明显的。

把一些营养素补充剂加到食品中以强化食品、功能食品形式在市场上出现，对其研究方法也是类似的。例如，奶产品中的钙是关注的成分。消费者可能知道他们买的是不是强化产品。因此询问牛奶摄入量时就要单独询问是否有钙强化牛奶的消费及其摄入量。如果消费者不清楚他们买的是否是强化食品或功能食品，也不知道产品中添加的含量，或者在许多产品中添加的成分差别较大，调查时需要询问产品的商标名称等信息。

对于强化食品、功能食品和营养素补充剂，因为品种繁多，且生产商可能不断调整其产品中营养素的含量等原因，要通过营养素数据库或食物成分表获得其营养素含量有一定的困难。

三、膳食状况评价

(一) 平均每人每日食物摄入量

1. 就餐人日数 人日数是代表被调查对象用餐的天数。一个人吃早、中、晚3餐为1个人日。调查期间不一定能收集到调查对象的全部进餐次数,应根据餐次比(早、中、晚三餐所摄入的主食量或能量占全天摄入量的百分比)来折算。若餐次比是早餐20%,午餐、晚餐各占40%,家庭中某一成员仅询问到早午两餐,其人日数为1×20%+1×40%=0.2+0.4=0.6人日。集体就餐膳食调查时,例如在某托儿所调查,如果三餐能量比各占1/3,早餐、午餐和晚餐分别有20名、30名和25名儿童就餐,则总人日数为(20+30+25)×1/3=25人日;若该托儿所三餐能量分配比例为早餐20%、午餐40%、晚餐40%,则人日数计算为(20×0.2+30×0.4+25×0.4)=26人日。

2. 平均每人每日食物摄入量的计算 对于采用称重记账法调查得到的群体(家庭、单位、学校或部队等集体就餐单位)膳食数据,首先计算全家或单位食物实际消费量:全家或单位食物实际消费量=食物结存量+每日购进食物量-每日废弃食物量-剩余量。然后计算平均每人每日食物摄入量,计算公式如下,其中,在外就餐不计入家庭或单位总人日数。

$$\frac{\text{平均每人每日各种}}{\text{食物摄入量}}=\frac{\text{食物实际消费量(g)}}{\text{家庭或单位总人日数}}$$

对于采用24小时膳食回顾法调查的个体膳食数据,将被调查对象在调查期间所消费的各种食物量除以人日数(包含在外就餐),得出平均每日食物摄入量。

采用24小时膳食回顾法调查的群体膳食数据,则是将群体中所有成员的每日食物摄入总量,除以群体中成员总数,得出平均每人每日食物摄入量。如果膳食调查不是在均匀群体中进行的,则在膳食评价时,需要将人日数折算成标准人日数。

3. 各类食物的摄入量 将膳食调查中的食物进行归类,在分类内累计食物摄入量,即为该类食物的摄入量。食物分类可根据研究需要确定,也可参照食物成分表进行分类。在进行食物归类计算累计摄入量时,应注意有些食物要进行折算才能相加,如计算乳类摄入量时,不能将鲜奶与奶粉直接相加,可按鲜奶的蛋白质含量(3.0g)计算奶粉折算系数,奶粉摄入量乘以该系数,将奶粉折算成鲜奶量再相加。各种大豆制品也需要按食物成分表中大豆的蛋白质含量(35.0g)计算大豆制品的折算系数,将大豆制品折算成大豆量再相加。

计算公式如下:

奶粉折算为鲜奶的量=奶粉的摄入量×100g奶粉的蛋白质含量÷3.0

大豆制品折算为大豆的量=大豆制品的摄入量×100g大豆制品的蛋白质含量÷35.0

(二) 平均每人每日营养素摄入量

1. 平均每人每日营养素摄入量的计算 根据食物成分表中各种食物的能量及营养素的含量,结合膳食调查得到的该种食物的摄入量,可以计算由于某种食物摄入提供的能量及营养素的量。计算时要注意记录的食物重量是生重还是熟重,如果是熟重,若有相应的食物成分数据,可直接计算,若没有,应按照生熟比折算为生重。另外还要注意记录的食物重量是可食部还是市品(毛重)重量。如为市品重量,先按食物成分表中各种食物的"可食部比例"换算成可食部重量。食物成分表中查不到的食物可用近似食物的营养成分数据代替,但要注明。

对于称重记账法调查的群体膳食数据,首先计算平均每人每日某种食物中某营养素摄入量,计算公式如下:

平均每人每日某种食物中某营养素摄入量=(家庭或单位内食物实际消费量(g)/100)×(可食部比例%)×每100g食物中营养素含量/家庭或单位内总人日数

然后将调查期间每人每日摄入的所有食物中的某营养素的量累加,即可得到平均每人每日的某营养素摄入量。

采用24小时膳食回顾法调查的个体膳食数据,先计算某种食物中某营养素摄入量,公式如下:

某种食物中某营养素含量=(个体某种食物实际消费量(g)/100)×(可食部比例%)×每100g食物中营养素含量/个人人日数

然后将调查期间每日所摄入的所有食物中的某营养素的量累加,即可得到每日的某营养素摄入量。

采用24小时膳食回顾法调查的群体膳食数据,则先将群体中所有成员每人每日某种食物中某营养素摄入量求和,再除以群体中成员总数,得出平均每人每日某种食物中某营养素摄入量。然后将调查期间平均每人每日所摄入的所有食物中的某营养素的量累加,即可得到平均每人每日的营养素摄入量。

2. 能量来源与蛋白质、脂肪的食物来源评价 从能量、蛋白质和脂肪的食物来源分布可以看出调查对象的基本食物结构,能量食物来源一般分为谷类、豆类、薯类、动物性食物、纯能量食物及其他食物。蛋白质食物来源一般可分为谷类、豆类、动物性食物和其他。能量的营养素来源分为蛋白质、脂肪和碳水化合物。

DRIs推荐成年人膳食中碳水化合物提供的能量应占总能量的50%~65%,脂肪应占20%~30%,蛋白质应占10%~15%。年龄越小,脂肪供能比应适当增加,但成年人脂肪供能比不应超过30%。18岁及以上居民每日蛋白质的推荐摄入量为男性65g,女性55g,一般要求动物性食物和大豆来源蛋白质应占膳食蛋白质总量的30%~50%。

(三) 应用DRIs评价

对个体膳食评价的核心是比较日常摄入量和需要量。在任何情况下一个人的真正需要量和日常摄入量只能是一个估算结果,对个体膳食适宜性评价都是不精确的。正确描述摄入量资料和恰当选择参考值对评价有重要意义。对结果进行解释需要谨慎,必要时应当结合该个体其他方面的数据,如体格测量或生化测定结果进行综合评价,以确定某些营养素的摄入量是否足够。

对群体的评价主要是评估人群中摄入不足或摄入过多

的流行情况，以及亚人群间摄入量的差别；通过比较营养素日常摄入量与需要量来评估摄入不足。对于有EAR的营养素，摄入量低于EAR者在群体中占的百分数即为人群中该营养素摄入不足的比例数。对于有AI的营养素只能比较群体平均摄入量或中位摄入量和AI的关系。但当平均摄入量低于AI时，没有办法判断摄入不足的比例。日常摄入量超过UL者所占的百分数就是人群中有过量摄入风险的比例。

任何一个人群的营养素摄入量和需要量都有其分布特点，只能通过合理的比较得到摄入不足或摄入过量的概率。直接根据人群某种营养素的平均摄入量达到RNI的比例来判断人群该营养素摄入状况的做法是不恰当的。

（四）膳食模式分析

2016年第4版《中国居民膳食指南》的平衡膳食宝塔是根据中国居民膳食指南结合其膳食结构特点设计的，它提出了一个营养上比较理想的膳食模式，被用来对人群的膳食模式进行评价。平衡膳食宝塔共分五层，谷类食物位于底层，每人每天应吃250~400g；蔬菜和水果占据第二层，每人每天应吃蔬菜300~500g和水果200~350g；鱼、禽、肉、蛋等食物位于第三层，每人每天应吃120~200g（鱼虾类40~75g，畜禽肉40~75g，蛋类40~50g）；乳类、大豆和坚果合占第四层，每人每天应吃奶及其制品300g和大豆及坚果类25~35g；第五层塔尖是烹调油和盐，每人每天烹调油不超过25~30g，食盐摄入量不超过6g。各类食物的摄入量一般指食物的生重。不同能量摄入水平的平衡膳食模式如表5-2-4所示。

表5-2-4　不同能量需要水平的平衡膳食模式和各类食物参考摄入量/[g·(d·人)$^{-1}$]

食物	低能量（约1800kcal）	中等能量（约2400kcal）	高能量（约2800kcal）
谷类	225	300	375
蔬菜	400	500	500
水果	200	350	400
畜禽肉类	50	75	100
蛋类	40	50	50
水产品	50	75	100
乳制品	300	300	300
大豆	15	25	25
坚果	10	10	10
烹调油	25	30	30
食盐	<6	<6	<6

来源：《中国居民膳食指南（2016）》

第四节　体格测量

体格测量是指对人体有关部位长度、宽度、厚度和围度的测量。

体格测量数据是评价个体或群体营养状况的有用指标，是营养调查中的重要组成部分。

一、体格测量的目的

人体体格测量资料可以较好地反映个体或群体的营养状况，体格的大小和生长速度是营养状况的灵敏指标。学龄前儿童的测量结果常被用于评价一个地区人群的营养状况。这是因为儿童在整个人群中最敏感，具有代表性，其测定方法比较规范，对人群营养状况的反映比较灵敏，而且所需费用相对较低。主要测量项目为身高（身长）、体重、体成分、上臂围、腰围、臀围及皮褶厚度等。

二、常用指标及测量方法

（一）身高（长）

1. 身长（body length）　指平卧位头顶到足跟的长度。

（1）测量条件：适用于2岁及以下婴幼儿，仰卧位，室温25℃左右。

（2）测量工具：卧式测量床，分度值0.1cm，测板摆幅≤0.5cm。

（3）测量方法：将量板平稳放在桌面上，脱去婴幼儿的鞋帽和厚衣裤，使其仰卧于量板中线上。助手固定婴幼儿头部使其接触头板。此时婴幼儿面向上，两耳在同一水平上，两侧耳廓上缘与眼眶下缘的连线与量板垂直。测量者位于婴幼儿右侧，在确定婴幼儿平卧于板中线后，将左手置于儿童膝部，使婴幼儿两腿平行伸直，双膝并拢并使之固定。用右手滑动滑板，使之紧贴婴幼儿双足跟，当两侧标尺读数一致时读数（图5-2-1）。

（4）读数与记录：读取滑板内侧数值，精确至0.1cm。

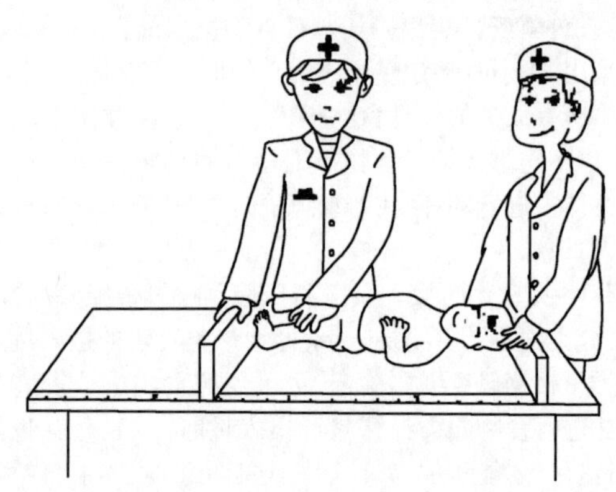

图5-2-1　婴幼儿（≤2岁）的身长测量

来源：《人群健康监测人体测量方法》（WS/T 424—2013）

2. 身高（body height）　指站立位足底到头部最高点的垂直距离。

（1）测量条件：适合于2岁以上人群，测量时被测量者应免冠、赤足，解开发髻，室温25℃左右。

（2）测量工具：立柱式身高计，分度值0.1cm，有抵墙装置。滑测板应与立柱垂直，滑动自如。

（3）测量方法：被测量者取立正姿势，站在踏板上，挺胸收腹，两臂自然下垂，脚跟靠拢，脚尖分开约60°，双膝并拢挺直，两眼平视正前方，眼眶下缘与耳廓上缘保持在同一水平。脚跟、臀部和两肩胛角间3个点同时接触立柱，头部保持正立位置。测量者手扶滑测板轻轻向下滑动，直到底面与头颅顶点相接触，此时观察被测者姿势是否正确，确认姿势正确后读数（图 5-2-2）。

（4）读数与记录：读数时测量者的眼睛与滑测板底面在同一个水平面上，读取滑板底面对应立柱所示数值，以 cm 为单位，精确到 0.1cm。

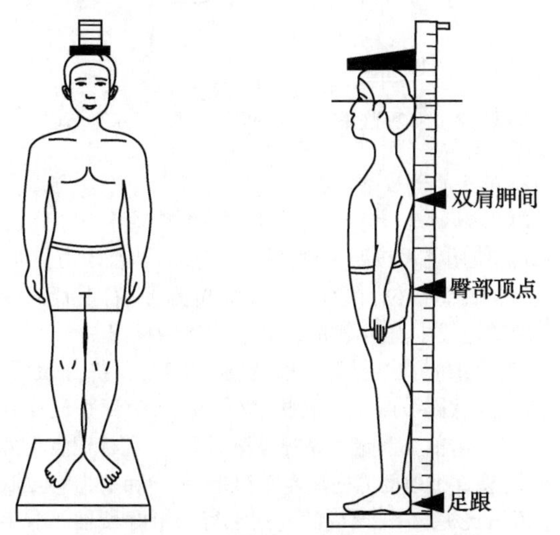

图 5-2-2 2 岁以上人群的身高测量
来源：《人群健康监测人体测量方法》（WS/T 424—2013）

（二）体重

体重（body weight）指人体总重量（裸重）。

1. 2 岁及以下婴幼儿体重

（1）测量条件：适合于 2 岁及以下婴幼儿，测量应在空腹状态下进行，室温 25℃左右。

（2）测量工具：经计量认证的体重秤，分度值≤0.01kg。每次移动婴幼儿体重秤后，需以 1kg 标准砝码为参考物校准体重秤，误差不得超过±0.01kg。测量时将体重秤放置平稳，校准并调零。

（3）测量方法：尽量脱去全部衣裤，将婴幼儿平稳放置于体重秤上，四肢不得与其他物体相接触，待婴幼儿安静时读取体重读数，冬季可用已知重量的毯子包裹婴幼儿。

（4）读数与记录：准确记录体重秤读数，精确到 0.01kg，如穿贴身衣物称量应以称量读数-衣物估重=裸重。

2. 2 岁以上人群体重

（1）测量条件：适合于 2 岁以上人群，测量应在清晨、空腹、排泄完毕的状态下进行，室温 25℃左右。

（2）测量工具：经计量认证的体重秤，分度值≤0.1kg。使用前体重秤以 20kg 标准砝码为参考物校准体重秤，误差不得超过±0.1kg，测量时将体重秤放置平稳并调零。

（3）测量方法：被测者平静站立于体重秤踏板中央，两腿均匀负重，免冠、赤足、穿贴身内衣裤。

（4）读数与记录：准确记录体重秤读数，精确到 0.1kg。

（三）体成分

体成分（body composition）指人体的构成成分，包括水分、蛋白质、脂肪、碳水化合物和矿物质等。

体成分测量（body composition detection）是人体营养健康状况的评价方法之一。运用物理、化学手段，特别是使用生物电阻抗、中子活化等技术，可从分子、细胞、组织和整体等不同水平测定身体的组成。

常见的测量方法包括双能 X 线吸收法、生物电阻抗法、水下称重法、超声检测法、计算机断层扫描法、磁共振法。不同体成分（如水、脂肪、肌肉、骨质）的含量与分布可有效反映人体内在结构比例特征，为人体和疾病研究提供有价值的信息。体成分与人体健康密切相关，其各组分比例失调是许多慢性病发生发展的根源，对体成分进行分析不仅可以了解全身营养状态、目前健康状况，还可以为多种慢性病的诊断、预防和治疗提供非常有价值的信息，有助于做出一个完整的临床评估。

这里主要介绍测定人体体脂含量的方法即体脂测定（body fat measurement）。双能 X 线吸收法是测定身体脂肪含量的“金标准”，可用于扫描全身组织成分，能够分析各种体质量患者，包括体质量>150kg 的严重肥胖者，是临床体成分测定的标准技术。但因其方法学缺陷而无法直接测定肌肉量，且检测昂贵、存在放射损伤等。近三十年来迅速发展起来的生物电阻抗技术，以欧姆定律为基础利用人体内脂肪组织、去脂组织、体内水分等不同成分的电阻特性，结合水含量、体密度以及年龄、种族和性别等相关生物学特性，得出身体各组分含量。因设计简便、无创且快速、廉价而成为目前大规模人群调查中应用最为广泛的体成分测量手段。

（1）测量条件：适合于健康状况良好的人群（健康状况良好是指没有能够影响身体水分分布的疾病，脱水、电解质及脂代谢紊乱疾病），但不适合于体内植入心脏起搏器或其他具有电活性医疗器械的人群、骨折后或由于其他原因体内带有金属植入物的人群及孕妇。

（2）测量工具：人体成分分析仪。

（3）测量方法：测量前，被测者脱去鞋袜及厚重衣物。身体成分的测量要求皮肤与电极直接接触，因此被测者需要裸露与电极接触的部位，否则将无法获得测量结果。

此外，也可用皮褶厚度来推算体脂成分，较多用于现场人群调查。其回归方程式为：

身体脂肪（%）= 0.91137×三头肌皮褶厚度（mm）+0.17871×肩胛下皮褶厚度（mm）+0.15383×髂部皮褶厚度（mm）-3.60146

（四）上臂围

上臂围（biceps circumference，BC）可反映机体营养状况，且与体重密切相关。上臂紧张围与上臂松弛围两者之差表示肌肉的发育状况。一般差值越大说明肌肉发育状况越好，反之越小说明脂肪发育状况良好。

1. 上臂紧张围　指上臂肱二头肌最大限度收缩时的围度。

（1）测量工具：玻璃纤维软尺。

（2）测量方法：被测者上臂斜平举约 45°角，手掌向上握拳并用力屈肘；测量者站于其侧面或对面，将软尺在上臂肱二头肌最粗处绕一周进行测量。

（3）读数与记录：以 cm 为单位，精确到 0.1cm。

2. 上臂松弛围　指上臂肱二头肌最大限度松弛时的

围度。

（1）测量工具：玻璃纤维软尺。

（2）测量方法：在测量上臂紧张围后，将卷尺保持原来的位置不动，令被测者将上臂缓慢伸直，将软尺在上臂肱二头肌最粗处绕一周进行测量。

（3）读数与记录：以 cm 为单位，精确到 0.1cm。

（五）头围

头围（head circumference）指右侧齐眉弓上缘经过枕骨粗隆最高点水平位置头部周长。

1. 测量工具　玻璃纤维软尺。

2. 测量部位　通过右侧眉弓与枕骨粗隆最高点平面头部周长。

3. 测量方法　测量者立于被测者的前方或右方，用左手拇指将软尺零点固定于头部右侧齐眉弓上缘处，右手持软尺沿逆时针方向经枕骨粗隆最高处绕头部一圈回到零点。测量时软尺应紧贴皮肤，左右两侧保持对称，长发者应先将头发在软尺经过处向上下分开（图 5-2-3）。

4. 读数与记录　以 cm 为单位，精确到 0.1cm。

（六）皮褶厚度

皮褶厚度（skinfold thickness）指皮肤和皮下组织的厚度，是衡量个体营养状况和肥胖程度较好的指标。

测定部位有上臂肱三头肌部、肩胛下角部、腹部、髂嵴上部等，其中前三个部位最重要，可分别代表个体肢体、躯干、腰腹等部分的皮下脂肪堆积情况，对判断肥胖和营养不良有重要价值。

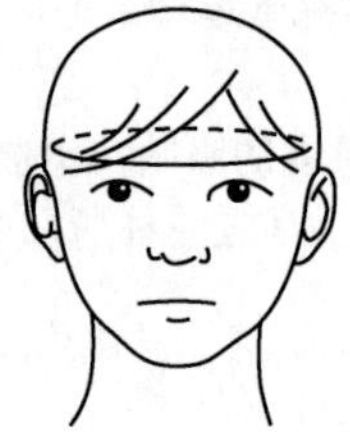
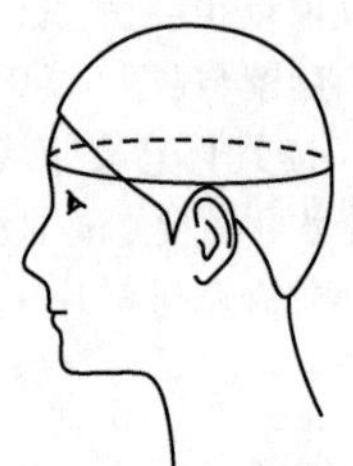

图 5-2-3　头围测量
来源：《人群健康监测人体测量方法》（WS/T 424—2013）

1. 三头肌部皮褶厚度

（1）测量工具：使用专用皮褶测量卡尺，分度值 0.1cm。使用前需按要求校准仪器零点并调整压力。

（2）测量部位：在右臂三头肌位置上，右上臂肩峰与尺骨鹰嘴连线中点为测量点，用标记笔做标记。

（3）测量方法：被测者取站立位，双足并拢，两眼平视前方，充分裸露被测部位皮肤，肩部放松，两臂垂放在身体两侧，掌心向前。测量者站在被测者后方，在标记点上方约 2cm 处，垂直于地面方向用左手拇指、示指和中指将皮肤和皮下组织夹提起来，形成的皮褶平行于上臂长轴。右手握皮褶计，钳夹部位距左手拇指 1cm 处，慢慢松开手柄后迅速读取刻度盘上的读数（图 5-2-4）。

（4）读数与记录：以 mm 为单位，精确到 1mm。连续测量两次，若两次误差超过 2mm，需测第三次，取两次最接近的数值求其平均值。

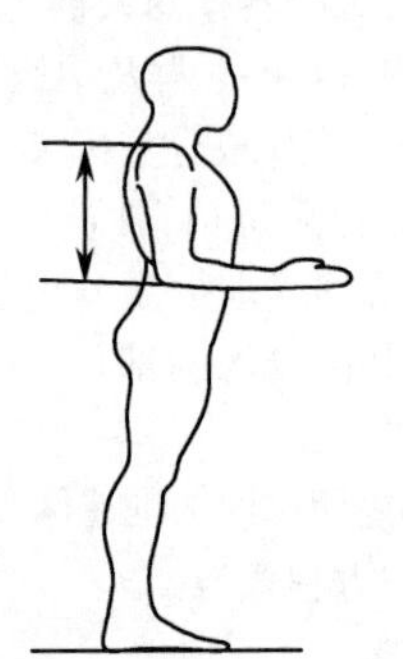
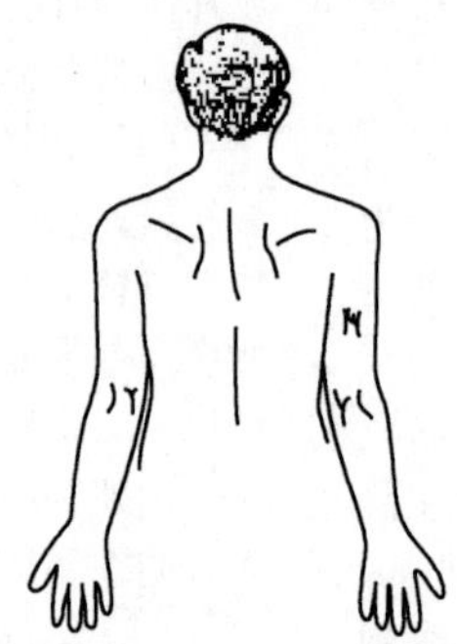
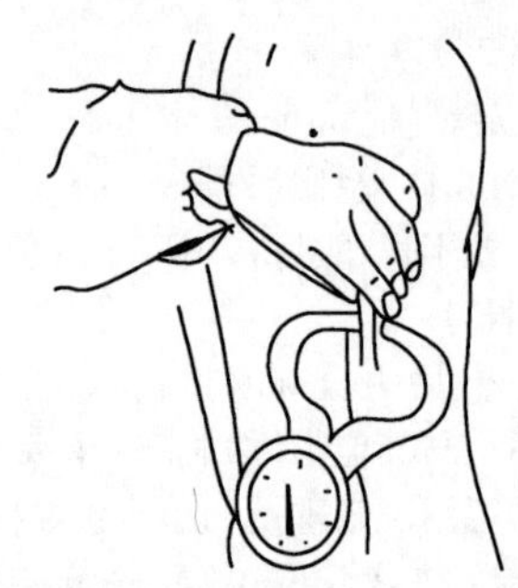

图 5-2-4　三头肌皮褶厚度
来源：《人群健康监测人体测量方法》（WS/T 424—2013）

2. 肱二头肌部皮褶厚度

（1）测量工具：使用专用皮褶测量卡尺，分度值 0.1cm。使用前需按要求校准仪器零点并调整压力。

（2）测量部位：在右臂肱二头肌位置上，右上臂肩峰与肘鹰嘴连线中点为测量点，用标记笔做标记。

（3）测量方法：被测者取站立位，双足并拢，两眼平视前方，充分裸露被测部位皮肤，肩部放松，两臂垂放在身体两侧，掌心向前。测量者站在被测者对面或侧面，在肱二头肌肌腹中点处，也就是标记点上方 1cm 处，顺自然皮褶方向，用左手拇指、示指和中指将皮肤和皮下组织夹提起来，形成的皮褶平行于上臂长袖。右手握皮褶计，钳夹部位距左手拇指 1cm 处，慢慢松开手柄后迅速读取刻度盘上的读数。

（4）读数与记录：以 mm 为单位，精确到 1mm。连续测量两次，若两次误差超过 2mm，需测第三次，取两次最接近的数值求其平均值。

3. 肩胛下角皮褶厚度

（1）测量工具：使用专用皮褶测量卡尺，分度值 0.1cm。使用前需按要求校准仪器零点并调整压力。

（2）测量部位：触摸到右肩胛下角，在此点用标记笔做标记。

（3）测量方法：被测者取站立位，双足并拢，两眼平视前方，充分裸露被测部位皮肤，肩部放松，两臂垂放在身体两侧，掌心向前。测量者站在被测者后方，左手拇指和示指提起并捏住标记处皮肤及皮下组织，形成的皮褶延长线上方朝向脊柱，下方朝向肘部，形成 45°角。右手握皮褶计，钳夹部位距左手拇指 1cm 处，慢慢松开手柄后迅速读取刻度盘上的读数(图 5-2-5)。

(4) 读数与记录:以 mm 为单位,精确到 1mm。连续测量两次,若两次误差超过 2mm,需测第三次,取两次最接近的数值求其平均值。

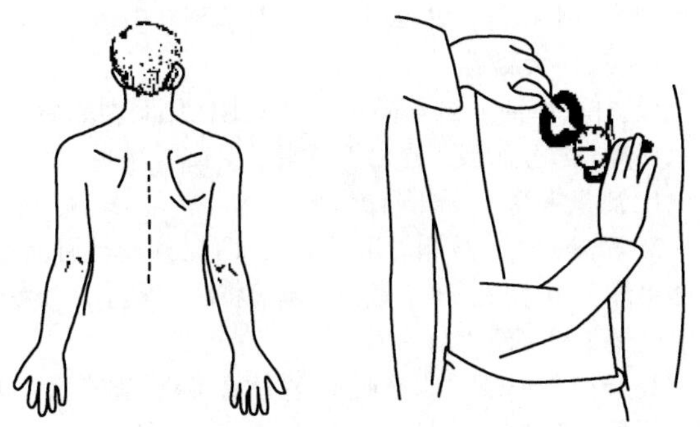

图 5-2-5　**肩胛下角皮褶**

来源:《人群健康监测人体测量方法》(WS/T 424—2013)

4. 髂嵴上部皮褶厚度

(1) 测量工具:使用专用皮褶测量卡尺,分度值 0.1cm。使用前需按要求校准仪器零点并调整压力。

(2) 测量部位:触摸到右髂前上棘,在此点用标记笔做标记。

(3) 测量方法:被测者取站立位,双足并拢,两眼平视前方,被测部位充分裸露,肩部放松,两臂垂放在身体两侧。测量者站在被测者右前侧,左手拇指、示指和中指轻轻提起并捏住标记处皮肤及皮下组织,形成的皮褶延长与身体长轴成 45°角。右手握皮褶计,钳夹部位距左手拇指 1cm 处,慢慢松开手柄后迅速读取刻度盘上的读数(图 5-2-6)。

(4) 读数与记录:以 mm 为单位,精确到 1mm。连续测量两次,若两次误差超过 2mm,需测第三次,取两次最接近的数值求其平均值。

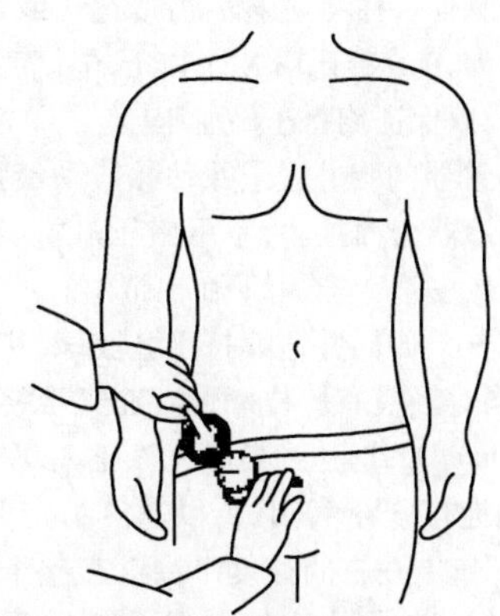

图 5-2-6　**髂嵴上部皮褶**

来源:《人群健康监测人体测量方法》(WS/T 424—2013)

(七) 腰围

腰围(waist circumference)指腋中线肋弓下缘和髂嵴连线中点的水平位置处体围周长。

1. 测量工具　玻璃纤维软尺。

2. 测量部位　双侧腋中线肋弓下缘和髂嵴连线中点位置为测量平面,12 岁以下儿童以脐上 2cm 为测量平面。

3. 测量方法　被测者取站立位,两眼平视前方,自然均匀呼吸,腹部放松,两臂自然下垂,双足并拢(两腿均匀负重),充分裸露肋弓下缘和髂嵴之间的测量部位,在双侧腋中线肋弓下缘和髂嵴连线中点处做标记。将软尺轻轻贴住皮肤,经过双侧标记点,围绕身体一周,平静呼气末读数(图 5-2-7)。

4. 读数与记录　以 cm 为单位,精确到 0.1cm。重复测量一次,两次测量的差值不得超过 1cm,取两次测量的平均值。

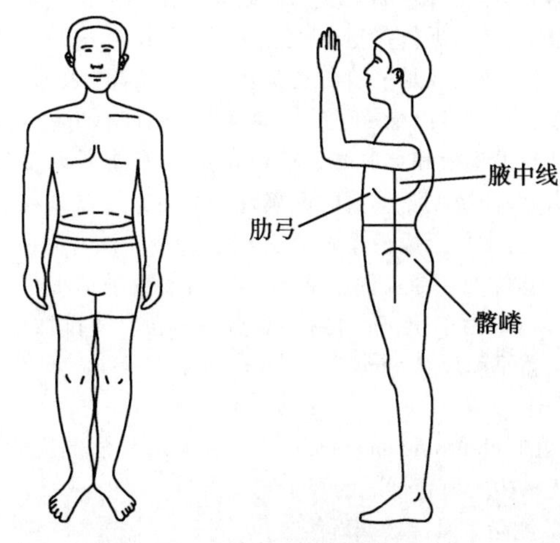

图 5-2-7　**腰围测量**

来源:《人群健康监测人体测量方法》(WS/T 424—2013)

(八) 臀围

臀围(hip circumference)指经臀峰点水平位置处体围周长。

1. 测量工具　玻璃纤维软尺。

2. 测量部位　臀部最高点平面体围。

3. 测量方法　被测者取站立位,两眼平视前方,自然均匀呼吸,腹部放松,两臂自然下垂,双足并拢(两腿均匀负重),穿贴身内衣裤。将软尺轻轻贴住皮肤,经过臀部最高点,围绕身体一周(图 5-2-8)。

4. 读数与记录　测量两次,两次差值不超过 1cm,取

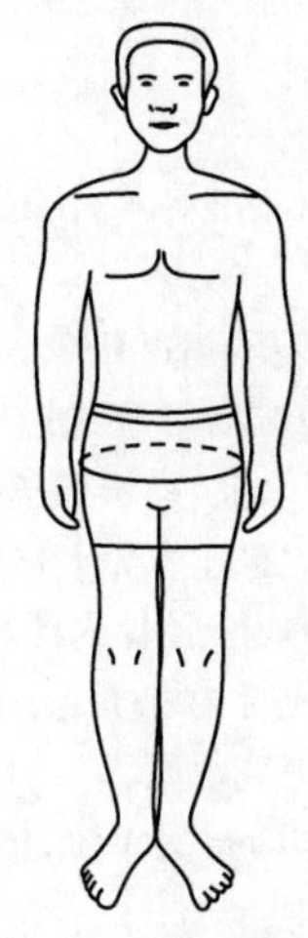

图 5-2-8　**臀围测量**

来源:《人群健康监测人体测量方法》(WS/T 424—2013)

两次测量的平均值。以 cm 为单位,精确到 0.1cm。

(九) 坐高

坐高(sitting height)指头顶点至身高坐高计坐板的垂直距离,即头顶到坐骨结节的长度。

1. 测量工具　身高坐高计。测试前校正坐高计 0 点,以三角尺一边平放于坐板上,尖端指向坐高标尺的 0 点,误差不大于 0.1cm。

2. 测量方法　①受试者坐于身高坐高计的坐板上,使骶骨部、两肩胛区靠立柱,躯干自然挺直,头部正直,两眼平视前方,以保持耳屏的上缘与眼眶下缘呈水平位。两腿并拢,大腿与地面平行并与小腿呈直角。上肢自然下垂,双手不得支撑坐板,双足平踏在地面上。如受试者小腿较短,适当调节踏板高度以维持正确检测姿势。如较小儿童应选择宽度适宜的坐板和合适的足踏板高度,以免测量时受试者向前滑动,而影响测量值的准确性。②测试人员站在受试者右侧,将水平压板轻轻沿立柱下滑,轻压受试者头顶。

3. 读数与记录　测试人员两眼与压板呈水平位进行读数,以 cm 为单位,精确到小数点后一位。将读数记录。测试误差不超过 0.5cm。

(十) 胸围

胸围(chest circumference)指人体胸部外圈的周长,是判断人体生长发育情况的一个测量指标。

1. 测量工具　玻璃纤维软尺。

2. 测量方法　①受试者自然站立,两脚分开与肩同宽,双肩放松,两上肢自然下垂,平静呼吸。不能低头、耸肩、挺胸、驼背等。②两名测试人员分别立于受试者面前与背后共同进行胸围测量。将软尺上缘经背部肩胛下角下缘向胸前围绕一周。肩胛下角如摸不清,可令受试者挺胸,摸清后受试者应恢复正确测量姿势。男生及未发育女生,软尺下缘在胸前沿乳头上缘;已发育女生,软尺在乳头上方与第四肋骨平齐。③软尺围绕胸部的松紧度应适宜,以对皮肤不产生明显压迫为度。测试人员应严格掌握软尺的松紧度,并做到检测全过程的一致性,以求减小误差。测量误差不超过 1cm。

3. 读数与记录　应在受试者吸气尚未开始时读取数值,软尺上与 0 点相交的数值即为胸围值。以 cm 为单位,精确到小数点后一位。

(十一) 膝高

膝高(knee height)指胫骨平台上缘至胫骨内踝下缘之间的垂直距离。

1. 测量工具　误差不超过 0.2cm 的直钢尺。

2. 测量方法　①被测者事先做好预备(脱右鞋和袜子,右裤腿卷起至膝部以上、露出膝盖),自然站立;②被测者右腿提起、屈膝,将脚踩在木凳上,全脚掌贴于凳面,小腿与凳面垂直;③测试者找准胫骨内踝和胫骨平台位点。将直钢尺固定齿端对准胫骨内踝下缘,测量胫骨内踝下缘至胫骨平台上缘之间的垂直距离。

3. 读数与记录　以 cm 为单位,精确到小数点后一位。

(十二) 小腿围

小腿围(calf circumference)指小腿腿肚最粗处的水平周长。

1. 测量工具　玻璃纤维软尺。

2. 测量方法　被测者取站立位,两腿分开与肩同宽,两腿平均负担体重。测量者在其侧面将软尺置于被测者小腿最粗壮处以水平位绕其一周。

3. 读数与记录　测量两次,两次差值不超过 1cm,取两次测量的平均值。以 cm 为单位,精确到 0.1cm。

(十三) 大腿围

大腿围(thigh circumference)指大腿内侧肌肉最膨隆处的水平周长或经臀股沟点的大腿水平围长。

1. 测量工具　玻璃纤维软尺。

2. 测量方法　被测者取站立位,两腿分开与肩同宽,两腿平均负担体重。测量者在其侧面将软尺置于被测者臀股皱襞下水平环绕大腿一周。

3. 读数与记录　测量两次,两次差值不超过 1cm,取两次测量的平均值。以 cm 为单位,精确到 0.1cm。

(十四) 血压

血压(blood pressure)指血管内血液对于单位面积血管壁的侧压力,即压强。由于血管分动脉、毛细血管和静脉,所以,也就有动脉血压、毛细血管压和静脉血压。通常所说的血压是指动脉血压。

1. 测量条件　在室内进行测量,且要求环境明亮安静,避免周围有人大声说话与走动,以免影响血压听诊。

2. 测量工具　标准汞柱式血压计,分度值 2mmHg,测量范围 0~300mmHg。

3. 测量方法　测量前应使血压计的水银柱与零点重合,水银柱朝向调查员。

(1) 测量者应与被测者相向而坐。被测者双足平放在地面上,露出右上臂,如衣袖太紧应脱掉。前臂舒适地放在桌面上,手掌向上,使肘窝与心脏处于同一水平高度。

(2) 将袖带平整地环绕于被测者右上臂并压紧锁扣。袖带下缘放置在肘窝上方约 2.5cm 处,使充气的气囊中心正好位于肱动脉处。注意应避免袖带过松或过紧,松紧以能放入两指尖为宜。对于 12 岁及以下的儿童,应更换儿童袖带进行测量,以保证测得正确血压值。

(3) 将听诊器的胸件置于肱动脉搏动最强处,用手轻按使皮肤与听诊器全面接触,不可施压过重。注意胸件不可接触袖带或橡皮管,亦不可塞在袖带内。

(4) 关闭充气阀门并连续挤压乳胶球,快速而平稳地使袖带充气,同时触摸右侧桡动脉。充气至桡动脉搏动消失后再升高 30mmHg,即达到最高充气压。

(5) 轻轻地打开充气阀门,以速度恒定开始放气,使水银柱以 2mmHg/s 左右的速度下降。在整个放气过程中测量者双眼应保持注视水银柱上端,并认真听诊。听到清晰的低调叩击音(即第一阶段柯氏音)时,水银柱凸面高度的刻度数值记为收缩压;声音消失(即第五阶段柯氏音)时,水银柱凸面高度的刻度数值记为舒张压。对于缺乏第五阶段柯氏音的调查对象,记录连续响亮的动脉叩击音转变为沉闷的低音(即第四阶段柯氏音)时水银柱凸面高度的刻度数值为舒张压。这种情况较多见于儿童、主动脉瓣关闭不全、高心输出量(如贫血、甲亢、妊娠)及明显血管扩张(运动后)的患者。

（6）读数完成后彻底放开充气阀门，使袖带内气体完全排空，取下听诊器，记录血压读数。

（7）如需连续测量多次血压时，则在每次血压测量完毕后，等待至少 30 秒左右再进行下一次测量。

4. 读数要点　所有读数均应以水银柱凸面的顶端为准。在水银柱下降过程中，若读数点位于两刻度之间，读取与水银柱最接近的上方的刻度，即读数向上靠。

三、体格测量的评价

体格测量数据是评价个体或群体营养状况的有用指标。身高、体重的测量是体格测量的主要内容，其表示方法有年龄别身高、年龄别体重及身高别体重。年龄别身高偏低，表示较长期的慢性营养不良；身高别体重偏低，表示较急性的营养不良。不同年龄和性别的人群其评价方法不同，特别是儿童评价方法较多，其评价标准各国也不一致。

（一）身高和体重

目前，国内外评价儿童生长发育和营养状况常用的有 5 种参考标准：①2007 年 WHO 生长参考标准；②NCHS 和 CDC 2000 年建立的 CDC 2000 生长曲线；③1998 年发布的中国 9 城市 7 岁以下儿童体格发育参考值；④2003 年 IOTF 建立的肥胖标准；⑤2004 年 WGOC 推荐的中国学龄儿童青少年超重、肥胖筛查体重指数值分类标准。常用的评价方法有以下几种：

（1）平均值法：对群体的调查结果按性别、年龄分组后，所得平均值与参考标准直接比较，是一个最直接的评价方法，缺点是需要收集较大的样本量，才能使各年龄组有足够的数量，以便进行比较、说明差异，因此不常应用。

（2）中位数百分比法：即调查儿童的身高或体重的数值达到同年龄、性别参考标准中位数的百分比，以此来评价儿童生长情况。一般在儿科常用此方法，例如，常用的 GOMEZ 评价法为：

Ⅰ°营养不良——参考标准体重中位数的 90%～74%

Ⅱ°营养不良——参考标准体重中位数的 75%～60%

Ⅲ°营养不良——参考标准体重中位数的 60%以下

这种方法的优点是意义比较明确，易为儿童家长理解，但缺点是不同指标的中位数百分比的数值意义不一样，如按年龄别体重中位数 80%与年龄别身高中位数 80%意义不同，临床上还有按身高的体重中位数百分比来评价营养状况（表 5-2-5）。

表 5-2-5　年龄别体重中位数百分比来评价营养状况

按身高的体重中位数/%	营养状况
≥120	肥胖
90～119	适宜
80～89	轻度营养不良
70～79	中度营养不良
60～69	重度营养不良

（3）标准差法：即将所用的评价参考数据按平均值加减 1 个标准差，加减 2 个标准差，划分成 5 个等级范围。评价时将个体发育指标的实测值与相应的标准作比较，以确定发育等级。该评价方法简单，易掌握，可较准确、直观地了解个体发育水平的高低（表 5-2-6）。

表 5-2-6　标准差法评价人体营养状况

等级	标准
上等	$>\bar{x}+2s$
中上等	$\bar{x}+s$～$\bar{x}+2s$
中等	$\bar{x}-s$～$\bar{x}+s$
中下等	$\bar{x}-2s$～$\bar{x}-s$
下等	$<\bar{x}-2s$

国际上对群体儿童生长发育的评价一般有以下三个指标：

1）低体重：指儿童年龄别体重（WT/A）低于参考标准体重中位数减两个标准差，为中度低体重；低于参考标准体重中位数减三个标准差，为重度低体重。儿童低体重率常被用来作为营养不良的患病率。

2）生长迟缓：指儿童年龄别身高（HT/A）低于参考标准身高中位数减两个标准差，为中度生长迟缓，低于参考标准身高中位数减三个标准差，为重度生长迟缓。这一指标主要反映慢性、较长期的营养不良。

3）消瘦：指儿童身高别体重（WT/HT）低于参考标准中位数减两个标准差，为中度消瘦，低于参考标准中位数减三个标准差，为重度消瘦。这一指标反映较急性的近期营养不良。

此外又根据标准差提出“标准差评分”（又称“Z 评分”）来表示测量结果。即测量数据与其相应性别及年龄组的儿童参考标准的中位数的差值，相当于该组儿童参考标准的标准差的倍数，其公式为：

$$\text{标准差评分或 Z 评分}=\frac{\text{儿童测量数据}-\text{参考标准的中位数}}{\text{参考标准的标准差}}$$

2018 年我国原卫生与计划生育委员会发布了卫生行业标准《7～18 岁儿童青少年身高发育等级评价》（WS/T 612-2018），按照不同性别规定了我国 7～18 岁儿童青少年身高发育等级的判断方法，具体的等级划分标准数值可参考该标准（表 5-2-7）。

表 5-2-7　7～18 岁儿童青少年身高发育水平等级

等级	标准
上等	>中位数+2s
中上等	>中位数+1s 且≤中位数+2s
中等	≥中位数-1s 且≤中位数+1s
中下等	≥中位数-2s 且<中位数-1s
下等	<中位数-2s

来源：《7～18 岁儿童青少年身高发育等级评价》（WS/T 612-2018）

（4）百分位数法：由于人群的体格测量数据分布通常不是正态，所以用平均值和标准差表示不太合理，故建议用百分位数法评价。这种方法是将不同性别各年龄参考标准的原始数据从小到大分成 100 份，第 1 份的数据即第 1 百分位，第25份的数据即第25百分位。然后根据需要将其分成若干组段（或不同等级），例如0~25百分位、25~50百分位等。评价时将所测量的数值与相应性别年龄段的参考标准百分位数相比较，看属于哪一组段（等级）。优点是同时适用于正态、偏态分布的指标，其数字表达方式具有直观性，有利于人们理解儿童生长发育所达到的实际水平。这种方法的缺点是当调查的数据大于第100百分位或小于第1百分位时，就不能评价其离散程度（表5-2-8）。

表5-2-8　百分位数法评价人体营养状况

等级	标准
上等	$>P_{97}$
中上等	$P_{75}\sim P_{97}$
中等	$P_{25}\sim P_{75}$
中下等	$P_{3}\sim P_{25}$
下等	$<P_{3}$

（二）体质指数

体质指数（body mass index，BMI）是一种计算身高别体重的指数。是评价人群营养状况的常用指标。它不仅较敏感地反映体型胖瘦程度，而且与皮褶厚度、上臂围等营养状况指标的相关性也较高。BMI的计算公式为：

$$BMI(kg/m^2)=体重(kg)/[身高(m)]^2$$

2004年WGOC推荐了中国学龄儿童青少年（7~18岁）超重、肥胖筛查BMI值分类标准。2018年我国原卫生与计划生育委员会发布了卫生行业标准《学龄儿童青少年超重与肥胖筛查》（WS/T 586—2018），适用于我国所有地区各民族6~18岁学龄儿童青少年利用性别年龄别BMI筛查超重与肥胖。与2004年的标准比较，所涵盖的年龄范围更广，年龄别分组更详细。

成年人BMI的分类标准有：①WHO对成年人BMI的划分：18.5~24.9kg/m² 为正常范围，<18.5kg/m² 为低体重（营养不足），25.5~29.9kg/m² 为超重，一级肥胖30.0~34.9kg/m²，二级肥胖35.0~39.9kg/m²，三级肥胖≥40.0kg/m²；②亚太地区对成年人BMI的划分：WHO肥胖专家顾问组针对亚太地区人群的体质及其与肥胖等有关疾病的特点，在2002年提出亚洲成年人BMI<18.5kg/m² 为体重过低，18.5~22.9kg/m² 正常，23.0~24.9kg/m² 为超重，25.0~29.9kg/m² 为一级肥胖，≥30.0kg/m² 为二级肥胖；③我国对成年人BMI的划分：WGOC提出对中国成年人判断超重和肥胖程度的界限值，BMI<18.5kg/m² 是体重过低，18.5~23.9kg/m² 为体重正常，24.0~27.9kg/m² 为超重，≥28kg/m² 为肥胖。2013年该划分方法已成为卫生行业标准——《成年人体重判定》（WS/T 428—2013）。

实际应用时应根据研究目的选择合适的BMI划分标准，比如评估我国成年人超重肥胖状况并与其他国家相比较时，为了增加可比性，则推荐使用WHO对成年人BMI的划分标准。

（三）腰围

我国发布的卫生行业标准——《7~18岁儿童青少年高腰围筛查界值》（WS/T 611—2018）分别以不同性别儿童青少年年龄别腰围第75百分位数和第90百分位数作为儿童青少年正常腰围高值和高腰围界值点。具体的 P_{75} 和 P_{90} 腰围值可参考该标准。

根据《成年人体重判定》（WS/T 428-2013），男性腰围≥90cm，女性腰围≥85cm判定为中心性肥胖。

（四）腰臀比

腰臀比（waist-to-hip ratio，WHR）即腰围与臀围之比。正常成年人WHR男性<0.9，女性<0.85，超过此值为中心性肥胖，又称为腹型/内脏型肥胖。

（五）体脂率

过多的体脂肪沉积是肥胖的主要特征，因此体脂肪率被认为是一种判定肥胖的方法。WHO规定，成年男性体脂率≥25%，成年女性体脂率≥35%，则判定为肥胖。

第五节　实验室检查

人体营养水平的实验室检查指的是借助生化、生理实验手段，发现人体营养储备水平低下、营养不足或营养过剩等状况，以便较早掌握营养失调征兆和变化动态，及时采取必要的预防措施。人体营养水平的实验室检查与膳食调查、临床检查资料结合进行综合分析，对协助营养相关疾病的诊断、观察病情、制定防治措施等均有重要意义。

一、实验室检查的目的

营养缺乏病在出现症状前即所谓亚临床状态时，往往先有生理和生化改变，正确选择相应的生化判定方法，可以尽早发现人体营养储备低下的状况。评价人体营养水平的实验室测定方法基本上可分为：①测定血液中的营养成分或其标志物水平；②测定尿中营养成分排出或其代谢产物；③测定与营养素有关的血液成分或酶活性的改变；④测定血、尿中因营养素不足而出现的异常代谢产物；⑤进行负荷、饱和及放射性核素实验。人体营养水平的实验室检查目前常常测定的样品为血液、尿等。

二、生物样品的采集

（一）血样

1. 真空采血技术

（1）准备耗材：洗手并戴上手套；准备好试管架、采血枕、蝶形采血针、棉签等；请调查对象入座采血台前。简要解释抽血过程，请调查对象伸出左手臂进行血样的采集（采血尽量从未经测量过血压的手臂上进行）；将真空采血管依次排列在试管架上。

（2）选择静脉：请调查对象握拳，检查调查对象的手臂，选择一根最适合采血的静脉；在距离消毒部位上方5~10cm处绑上压脉带（压脉带松紧程度需根据调查对象自身静脉充盈程度而定，注意不可污染消毒部位），充分暴露消毒部位静脉。按照常规方法消毒静脉穿刺部位，消毒范围直径至少为5cm。等待消毒用酒精完全挥发。

（3）准备采血针：手持蝶形针的针翼进行静脉穿刺（穿刺时，请调查对象的手臂向下以防血液倒流），发现回血则表明静脉穿刺成功，然后将真空采血管略微用力向前推动，使蝶形针的针头刺破采血管橡皮管盖。一旦采血管的管盖被刺破，由于采血管内外的压力差，血液将自动吸到管内。

（4）进针：右手拇指和示指持带针持针器，以与注射器采血完全相同的角度和方式进行穿刺，即与调查对象肘部平面呈15°斜角进针穿刺，感觉静脉穿刺成功的突破落空感。

（5）止血带：止血带的结扎不得超过1分钟，一旦血液进入采血管就立即松解止血带，以便减少血液浓缩。采血时，采血管的管盖应该高于管底水平，尽量不要让管内的血液接触到塞子或针尖，防止血液倒流。

（6）混匀：当采血管内液面静止涌动后，单手固定采血针，另一支手拔出采血管。如果标本需要混匀，应立刻颠倒5~8次。如果需要采多管血，再插入另一根采血管，然后重复相应步骤。注意：换管过程中必须严格固定采血针。

（7）防止出血：采血完毕，先取出采血管，然后退出采血针，出针时用棉签轻按穿刺处。安全地弃置已使用过的针头。

2. 真空采血注意事项

（1）采血前应向调查对象耐心解释，以消除不必要的疑虑和恐惧心理。如遇个别调查对象采血后发生眩晕，可让其平卧休息片刻，即可恢复，必要时可嗅吸芳香氨酊，针刺（或拇指掐）人中及合谷等穴位；若因低血糖诱发眩晕，可立即静注葡萄糖或嘱调查对象口服糖水即可。如有其他情况，应立即找医师共同处理。

（2）应防止血液标本溶血，造成溶血的原因有：注射器和容器不干燥，不清洁；压脉带捆扎时间太长，淤血过久；穿刺不顺损伤组织过多，抽血速度太快；血液注入容器时未取下针头或用力推出产生大量气泡；抗凝血用力振荡；离心机速度过快等。

（3）为了避免淤血和浓缩，压脉带压迫时间不可过长，最好不超过半分钟。

（4）采血过程中如果出现静脉塌陷，应立即停止操作，然后尝试另一手臂。如果仍然失败就应该终止对该调查对象的采血，并做好"未采血"的记录并简要记录原因。

（5）如果第一次抽血未达到需要血量，或者采血管出现异常不能自动抽血，则需换上备用的真空采血管。

3. 血液采集时异常情况处理

（1）昏倒（晕厥）：由于有些人一想到或看到血就会头晕而且可能昏倒，采血前应及时了解是否有曾经昏倒的经历。若有，调查对象应该从坐姿改为卧姿。如果调查对象晕厥，采血员应该立刻终止静脉穿刺并确保调查对象没有跌倒或受伤。昏倒的调查对象应该完全恢复才准离开。

（2）血肿：当针头完全穿刺静脉时，或针的斜面部分在静脉内，或者采血后按压不足；凝血机制失调或服用特定药物；穿刺后手臂伸展运动时间过长等情况最可能诱发血肿。如果开始形成血肿，应立刻松开压脉带并拔除针头，压紧肿大的部位大约2分钟。

（3）瘀斑：皮肤上出现红色小斑点，表示有少量血液进入上表皮。出现这种并发症的调查对象可能过度出血。离开之前务必确定静脉穿刺后已经止血。

（4）肥胖：肥胖调查对象一般很难目测及触按到静脉。医护人员需要花多一点时间找出适合的静脉，例如按摩手臂、手臂下垂、敷温毛巾等。注意不要过度探刺。

（5）过敏：有些调查对象对碘伏或石膏过敏。若出现这种症状，要尽量想办法用替代品。

4. 血液运输和保存

（1）现场样品的运输和保存：将采集完成的血液样品及时放入冷藏箱中（-2~8℃），样品与干冰的比例为1∶1，3小时内送往当地实验室进行保存；在条件允许的情况下，可以使用车载冰箱运输和保存样品。

（2）当地实验室样品的保存：在当地实验室暂时保存时，应尽可能在-80℃冰箱中保存。

（二）尿样

根据不同的调查目的，尿样采集常见的种类包括晨尿、随机尿和计时尿。晨尿即清晨起床后第一次排尿时收集的尿标本。随机尿是晨尿之外的任意时段收集的尿标本，不受时间限制。计时尿是按特定时间采集尿标本，例如3小时尿收集的是上午6~9时时段内的尿标本；餐后尿通常收集午餐后至下午2时的尿标本；24小时尿是调查对象上午8时排尿一次，将膀胱排空，弃去，此后收集各次排出的全部尿，直至次日上午8时最后一次排尿的全部尿。营养调查中最常见的是采集晨尿和随机尿，除采集时段不同外，采集方法相同。

1. 采样耗材和准备工作

（1）为每个调查对象准备洁净的尿杯。

（2）如果尿样需要冻存，则需为每个调查对象准备冻存管，要求无菌、耐低温，用于尿样留存。

（3）为每个调查对象准备一双一次性手套。

2. 采样时间　晨尿是收集调查对象在某个调查日清晨起床后的第一次排尿。随机尿是收集调查对象在调查期间除晨尿以外任意时段的尿标本。

3. 收集与处理方法

（1）收集方法：调查对象收集尿样前洗净手，戴上一次性手套，用洁净尿杯接清洁中段尿至尿杯容积的1/2处，避免污染。

（2）冻存处理方法：调查对象将尿杯中的尿样轻轻摇晃、混匀后倒入提前准备好的冻存管（采尿管），直至距管口0.5cm处，拧紧盖子。弃剩余尿液和丢掉尿杯。将采尿管冻存。

现场调查中，调查对象自行采集尿样后由调查员入户收集，并把采尿管放入实验室的冰箱冷冻保存。

4. 注意事项

（1）根据采集的目的是晨尿还是随机尿，选择正确的采集时间。

（2）女性经期内的随机尿不收集。

三、常用指标

（一）血红蛋白

血红蛋白（hemoglobin）是人体血液中一类红色含铁的携氧蛋白质。包括脱氧血红蛋白、血红蛋白和高铁血红蛋白。1966年国际血液学标准化委员会推荐氰化高铁血红蛋白(hemoglobin,Hb)测定法作为国际Hb测定标准法。1978年国际临床化学联合会和世界病理学会联合会发表的国际性文件中重申了氰化高铁Hb测定法。2011年我国发布了有关Hb测定参考方法的卫生行业标准——《血红蛋白测定参考方法》(WS/T 341—2011)。

Hb正常值成年男性为120~160g/L,成年女性为110~150g/L。WHO、UNICEF和UNU一同于2001年发布了《项目指南:缺铁性贫血的检测、预防和控制》。这个指南推荐了目前各国普遍采用的贫血诊断指标阈值:6~59月龄儿童Hb<110g/L,5~11岁儿童Hb<115g/L,12~14岁儿童Hb<120g/L,未怀孕妇女(15岁及以上)Hb<120g/L,孕妇Hb<110g/L,男性(15岁及以上)Hb<130g/L,即认为贫血。同时,该指南推荐了生活在不同海拔高度人群和吸烟人群的Hb校正方法。2013年我国发布了有关人群贫血筛查方法的卫生行业标准——《人群贫血筛查方法》(WS/T 441—2013),规定了居住在海拔1000m以下地区居民贫血的筛查指标要求以及在1000m以上海拔地区生活6个月以上人群贫血筛查指标的校正方法,且与2001年WHO发布的诊断标准一致。

根据Hb降低程度的不同,对成年人贫血划分为以下4级(表5-2-9)。6个月以上小儿同成年人标准,新生儿至6个月婴幼儿不照此标准。

表5-2-9 贫血的分级

分级	血红蛋白/(g·L^{-1})	临床表现
轻度	90~标准低限值	症状轻微
中度	60~90	体力劳动后感到心慌、气短
重度	30~60	卧床休息时也感心慌、气短
极重度	<30	常合并贫血性心脏病

来源:贫血诊断标准初探(2010)

(二) 血清铁

血清铁的正常值为70~150μg/L。血清铁降低,常见于生理性铁需要量增加、各种慢性失血引起的铁丢失过多及铁摄入不足,如缺铁性贫血、急性感染、恶性肿瘤等。血清铁增高,常见于急性肝炎、恶性贫血、再生障碍性贫血、溶血性贫血等。血清铁水平不稳定,易受进食状况及其他生理情况影响,故不能单用血清铁浓度来判断是否有缺铁。

血清铁测定参考值见表5-2-10。

表5-2-10 血清铁测定参考值

人群分组	参考值/(μmol·L^{-1})
新生儿	18~45
婴儿	7~18
儿童	9~22
成年男性	10.6~36.7
成年女性	7.8~32.2

注:①检验方法为亚铁嗪比色法;②成年男性和女性的参考来源:临床常用生化检验项目参考区间第6部分:血清总钙、无机磷、镁、铁(WS/T 404.6—2015),年龄范围:20~79岁。

其他人群的参考来源:《中国营养科学全书》(第一版)

(三) 血清铁蛋白

血清铁蛋白最重要的功能是贮存铁。血清铁蛋白是判断体内铁缺乏的最灵敏的指标,其量的多少是判断体内缺铁还是铁负荷过量的指标。在缺铁早期血清铁蛋白即可减少。血清铁蛋白改变的原因主要包括以下几种:

1. 缺铁性贫血 血清铁蛋白降低是诊断缺铁性贫血的重要指标。当体内贮存铁减少时,铁蛋白就开始减低,因此也是诊断隐性缺铁性贫血的可靠指标,具有早期诊断价值。

2. 营养不良 血清铁蛋白可作为儿童营养不良流行病学调查指标。另外,血清铁蛋白升高还与肿瘤有关,因此也是一种肿瘤标志物。

临床上测定铁蛋白的方法是放射免疫法或酶联免疫法。正常值依据每个实验室的结果而定。成年男性一般在15~200μg/L之间,<15μg/L判断为缺铁。成年女性一般在12~200μg/L之间,<12μg/L判断为缺铁。血清铁蛋白参考值见表5-2-11。

表5-2-11 血清铁蛋白参考值

人群分组	参考值/(μg·L^{-1})
新生儿	25~200
1个月	200~600
2~5个月	50~200
6个月~15岁	7~140
成年人男性	15~200
成年人女性	12~150

注:检验方法为RIA或ELISA

(四) 血脂

血浆脂蛋白和脂质测定是临床生化检验的常规测定项目,其意义主要是:早期发现与诊断高脂蛋白血症;协助诊断动脉粥样硬化症;评价动脉粥样硬化疾患如冠心病和脑梗死等危险度;监测评价饮食与药物治疗效果。测定血浆胆固醇和甘油三酯及脂蛋白成分的方法包括化学方法和以高效液相色谱分析及液-气色谱分析法为基础的方法,对临床实验室而言,以酶学技术为基础的分析方法可能更适用,简单易行,快速准确。

1. 胆固醇测定 血清总胆固醇(total cholesterol,TC)测定方法分为化学法和酶法两大类。酶法是目前常规应用方法,快速准确,标本用量少,便于自动生化分析器作批量测定。

2. 甘油三酯测定 血清甘油三酯(triglyceride,TG)测定方法一般分为物理化学法、化学法及酶法三大类。目前常规检测应用的方法有甘油激酶(GK)法和甘油氧化酶(GOD)法。操作简便,快速准确,并能在自动化生化分析仪上进行批量测定。

3. 血浆脂蛋白测定方法 包括4种方法:①超速离心分离纯化法;②电泳分离法;③沉淀分离法;④遮蔽直接测定法。

4. 血脂异常的划分标准 流行病学调查表明,世界各地人群的血脂水平有明显差异,可以说正常与异常血脂间的划分是人为的。20世纪80年代以来,国内外学者主张以血脂水平异常与冠心病危险性增加的关系和需要治疗这两个方面的因素来确定血脂异常的划分标准为宜。1993

年美国国家胆固醇教育规划(national cholesterol education program, NCEP)第二次报告中将TG水平分为4级,即正常水平<200mg/dl,临界高水平200~400mg/dl,高水平400~1000mg/dl,极高水平>1000mg/dl;低密度脂蛋白胆固醇(low density lipoprotein-cholesterol, LDL-C)<30mg/dl为合适水平,130~159mg/dl为高危水平。2016年修订版中国成年人血脂异常防治指南提出了血脂异常诊断参考标准(表5-2-12)。

表5-2-12　血脂异常诊断参考标准

分层	TC	LDL-C	HDL-C	TG
合适范围	<5.2mmol/L (200mg/dl)	<3.4mmol/L (130mg/dl)		<1.7mmol/L (150mg/dl)
边缘升高	5.2~6.2mmol/L (200~240mg/dl)	3.4~4.1mmol/L (130~160mg/dl)		1.7~2.3mmol/L (150~1200mg/dl)
升高	≥6.2mmol/L(240mg/dl)	≥4.1mmol/L(160mg/dl)		≥2.3mmol/L(200mg/dl)
降低			<1.0mmol/L(40mg/dl)	

来源:《中国成年人血脂异常防治指南(2016年修订版)》

(五) 血清甲状腺激素

血清中甲状腺激素测定包括总三碘甲腺原氨酸(total triiodothyronine, TT_3)、游离T_3(Free T_3, FT_3)、总甲状腺素(total tetraiodothyronine, TT_4)、游离T_4(free T_4, FT_4)测定,促甲状腺激素(thyrotropic stimulating hormone, TSH)的测定反映机体甲状腺功能状况。其中T_4、FT_4的下降,TSH升高是碘缺乏的指征;新生儿TSH筛查也是评估婴幼儿碘营养状况的敏感指标。

1. 检测方法　免疫化学法。

2. 正常参考值　不同年龄血清TT_4、TT_3、TSH正常参考值见表5-2-13。

表5-2-13　不同年龄血清TT_4、TT_3、TSH正常参考值

指标	脐血	新生儿	婴儿	1~5岁	6~10岁	11~60岁	>60岁(男)	>60岁(女)
TT_4(nmol/L)	101~169	130~273	91~195	95~195	83~173	65~156	65~130	72~136
TT_3(nmol/L)	0.5~1.1	1.4~2.6	1.4~2.7	1.5~4.0	1.4~3.7	1.8~2.9	1.6~2.7	1.7~3.2
TSH(mU/L)	3~12	儿童:0.9~8.1				2.0~10	2.0~7.3	2.0~16.8

(六) 血清维生素A

血清视黄醇浓度反映近期膳食维生素A的摄入量和维生素A由肝脏的释出量,代表了经血液运送到靶细胞的维生素A水平,与临床检查相结合,是评价机体维生素A营养状况的常用指标。

1. 检测方法　高效液相色谱法(HPLC法)。

2. 维生素A营养状况评价见表5-2-14。

表5-2-14　血清维生素A缺乏参考值

分组	边缘型缺乏	缺乏
6岁以上儿童及成年人	0.20~0.30μg/ml (0.70~1.05μmol/L)	<0.20μg/ml (<0.70μmol/L)
儿童(6岁及以下)	0.10~0.20μg/ml (0.35~0.70μmol/L)	<0.10μg/ml (<0.35μmol/L)

注:转换系数1mol视黄醇=286.45g视黄醇。

来源:《人群维生素A缺乏筛查方法》(WS/T 553-2017)

(七) 尿负荷试验

水溶性维生素在体内没有特殊的储备组织和器官。当机体水溶性维生素处于缺乏状态时,一次大剂量摄入将首先满足机体的需要,从尿中排出量相对较少;反之,如果机体营养状态良好,则从尿中排出就多。因此可以用尿负荷试验的结果对机体水溶性维生素营养状况作出评价。常用尿负荷试验评价的维生素有维生素C、维生素B_1、维生素B_2、烟酸、维生素B_6。

1. 测定方法　受试者口服一定量该维生素,收集自口服该维生素算起的4小时内所有尿液,测定该维生素从尿中排出的总量。

2. 判断标准　见表5-2-15。

表5-2-15　水溶性维生素营养评价(尿负荷试验)

营养素	正常	不足	缺乏
维生素C	5~13mg	<5mg	
硫胺素	≥200μg	100~199μg	<100μg
核黄素	800~1300μg	400~799μg	<400μg
烟酸	3.0~3.9mg	2.0~2.9mg	<2.0mg
维生素B_6	0~1.5		>12

来源:孙长颢,凌文华,黄国伟,等. 营养与食品卫生学. 第8版. 北京:人民卫生出版社,2017.

第六节　营养相关疾病的临床评价

营养相关疾病的临床症状和体征检查是营养调查的重要组成部分,也是诊断和评价治疗效果的重要依据。临床评价中既包括营养缺乏病的临床症状和体征检查,也包括糖尿病、高血压等营养相关慢性病临床症状和体征检查。

一、营养缺乏病

营养缺乏病(nutrition deficiency diseases)是由于机体内长期缺乏某一种或几种营养素引起的一系列临床症状。可能是一个或多个因素造成膳食摄入不足或身体对营养素利用能力降低的结果。原因大致可分:①营养素摄入不足;②消化道对某些营养素吸收障碍;③机体代谢障碍;④机体

需要量增加。常见的营养缺乏病有蛋白质-能量营养不良、维生素 A 缺乏、佝偻病、脚气病、癞皮病、维生素 C 缺乏症、贫血、碘缺乏等。

(一) 分类

根据病因可分为两类:

1. 原发性营养缺乏病 指某种或多种营养素单纯性摄入不足。通常可分为:①严重的营养缺乏病,对机体组织的功能有严重损害,如心脏功能、视觉、组织的生长受损;②轻微的营养缺乏病,其特征表现是烦躁,和(或)人的外貌发生变化,如皮肤损伤,关节失去反应,或是形成杂色斑纹的牙齿。

2. 继发性营养缺乏病 指由于其他疾病而引起的营养素摄入不足,包括消化、吸收利用等存在障碍。本来机体可以摄取足够的营养物质,但由于受到某种干扰,影响了机体对营养物质的吸收而造成的营养缺乏病。

(二) 诊断

1. 膳食调查 详细了解患者患病前后的饮食习惯及每天的营养素摄入量,以判断各类营养素是否缺乏。调查食物品种和数量,计算食物消费量和营养素摄入量。并根据 DRIs 对各种营养素的实际摄入水平做出评价,结合临床症状明确诊断。

2. 体格测量 测量指标包括体重、身高、头围、腰围、皮褶厚度、血压等(详见本章第四节)。

3. 临床和实验室检查 检查者运用自己的感官或借助于传统的检查器具,通过观察被检查者的脸色、体型、精神状态对其营养状况有一个初步判断;然后详细检查头发、眼、唇、口腔和皮肤,进一步确定何种营养素缺乏。临床症状与体征的检查对于明确诊断起重要作用,通过临床检查结合实验室检查的结果,可对大多数营养缺乏病作出确诊。机体主要受影响的部位有:

(1) 头发:蛋白质-能量营养不良症(protein energy malnutrition,PEM)可使头发改变颜色,或变干、脆、变细、发根易断裂。

(2) 眼:维生素 A 缺乏时眼球结膜干燥,进一步角膜软化,可出现溃疡、穿孔,最后导致失明。

(3) 口腔:是对营养素缺乏最敏感的部位,但其表现是非特异性的。如缺铁性贫血和巨幼红细胞性贫血出现口唇和口腔黏膜苍白。维生素 C 缺乏可使齿龈充血肿胀、易流血。核黄素缺乏时可出现口角炎,舌的颜色为紫红色。

(4) 颈部:碘缺乏时可出现甲状腺肿。

(5) 皮肤:消瘦可使皮肤干燥松弛,多皱纹,失去弹性和光泽。维生素 A 缺乏初起时皮肤仅出现干燥,以后可发生角化过度的毛囊性丘疹。

(6) 骨骼:维生素 D 缺乏可导致"O"形或"X"形腿,胸骨变性,如鸡胸。

(三) 检查方法与注意事项

1. 检查方法 与临床检查基本方法一致,即有 5 种:视诊、触诊、听诊、叩诊、嗅诊,以视诊最为重要。要达到熟练地掌握和运用这些方法,并使所获得的检查结果具有可靠的诊断价值,检查者必须具备丰富的医学知识和反复的临床实践经验,以及对所收集的资料进行鉴别、综合、分析的能力。

2. 注意事项 最好以自然光线作为照明,以免因人工光线而影响皮肤、黏膜和巩膜颜色的观察。应在适宜的室温和肃静的环境中进行。

被检查者应穿一长外衣,或者睡衣裤,舒适地卧于检查床上,适当披盖,准备接受检查。检查者应仪表端庄,举止大方,态度和蔼,具有高度责任感和良好的医德修养。

检查时操作应轻柔细致,精确规范,系统全面,突出重点。依次暴露被检查者各部位,避免反复翻动被检查者,尽量做到在一个体位时尽可能做更多的检查,将局部检查结合到全身检查中。

检查应按一定顺序从头到足进行,通常先观察一般情况,然后检查头、颈、胸、腹、脊柱、四肢、生殖器、神经系统等,避免不必要的重复或遗漏。

在整个检查过程中应关心、体贴被检查者。可于检查时适当与其谈话,或对被检查者在体检时给予良好的配合表示感谢,这样不但可消除其紧张情绪,而且还可建立良好的关系。

(四) 常见营养缺乏病的临床体征

1. PEM 蛋白质和(或)能量的供给不能满足机体维持正常生理功能的需要,就会发生 PEM。分为水肿型、消瘦型和混合型三个类型的营养不良,各型主要临床体征如下:

(1) 水肿型营养不良(kwashiorkor):以蛋白质缺乏为主而能量供给尚能适应机体需要,以全身水肿为特征。主要见于经济落后的国家和地区的婴儿和儿童,有蛋白质缺乏病史。主要表现为淡漠、嗜睡、厌食、动作缓慢。以全身水肿为特征,肌肉松弛,满月脸,眼睑肿胀,身体低垂部水肿皮肤明亮。头发干燥无光泽,脆弱易断和脱落;指甲脆弱有横沟。肝大,常有腹泻或大量水样便,有腹水。轻度贫血,常伴有维生素 A 和维生素 B 缺乏症状。

(2) 消瘦型营养不良(marasmus):以能量不足为主,表现为皮下脂肪和骨骼肌显著消耗和内脏器官萎缩。消瘦为其特征。儿童明显矮小、消瘦,严重者为"皮包骨",皮下脂肪消失,皮肤干燥松弛,多皱纹,失去弹性和光泽;头发纤细稀松,干燥易脱落,失去固有光泽;双颊凹陷呈猴腮状,脉缓,血压和体温低,对冷气候敏感。成年人突出表现为消瘦无力,常并发干眼症、腹泻、呕吐、脱水等。

(3) 混合型:蛋白质和能量均有不同程度的缺乏,常同时伴有维生素和其他营养素缺乏。此型多见,临床表现不一。轻症者可仅表现为儿童生长发育障碍,成年人体重减轻。较重者表现为面部和四肢皮下脂肪减少,骨骼肌显著消耗,皮肤干燥、松弛,毛发纤细、易折。

2. 维生素 A 缺乏病 本病以儿童及青年较多,男性多于女性。诊断依据患者有营养不良,四肢伸侧有毛囊性角化丘疹,同时合并暗适应障碍或夜盲,结膜干燥,角膜软化,结合暗适应检查与血浆维生素 A 水平测定而确诊。其主要临床表现如下:

因视网膜视杆细胞功能减退导致暗适应功能减退,可发生夜盲症。泪腺上皮受累,脱落的上皮细胞阻塞泪腺排泄管而产生眼干燥症(干眼病),尤其角膜外侧的结合膜干燥,形成蜡状白斑(bitot)。结膜和角膜干燥,严重者产生角膜软化,甚至穿孔。

初起时皮肤仅较正常干燥,以后发生角化过度的毛囊性丘疹,分布在大腿前外侧、上臂后侧,后逐渐扩展到上下肢伸侧、肩和下腹部。丘疹坚实而干燥,色暗棕,多为毛囊性。丘疹的中央有棘刺状角质栓,触之坚硬,去除后留下坑状凹陷,丘疹密集犹似蟾蜍皮。患者毛发干燥,缺少光泽易脱落。使用维生素A都会得到明显疗效。

学龄前儿童维生素A缺乏的主要表现症状为夜盲,夜盲是由于眼部维生素A的量减少而使杆状细胞外节中的视紫红质浓度降低而引起。当维生素A缺乏时,眼睛会出现结膜干燥症,表现为结膜角化,使分泌黏液的细胞活动发生障碍,脱落的上皮细胞会将泪管阻塞,使泪液分泌减少。因此结膜出现油脂性干燥,结膜中的杯状细胞消失,并出现比托斑(bitot spot),继而角膜发生病变,称角膜软化症(keratomalacia),此时角膜干燥,一旦角膜深层受损,则出现角膜软化、穿孔,当出现大的穿孔时可将晶状体、巩膜和透明体挤出,导致患者失明。

3. 维生素D缺乏病

(1) 佝偻病(rickets):维生素D缺乏、钙磷代谢障碍对机体的影响是全身性的。神经精神症状常见于佝偻病的初期和急性期。患儿不活泼、食欲缺乏、易激动、脾气乖张、睡眠不安、多汗(头部更明显)。兼有营养不良的儿童,常有面色苍白、贫血、肌肉和韧带无力、腹部膨大、肝脾大等。由于血钙低,6个月以下的幼儿经常出现肌肉痉挛或手足搐搦等症状。

骨骼变化与年龄、生长速率及维生素D缺乏程度等因素有关。颅骨软化多发生在3~9月龄的婴儿,轻者前囟边缘软化,额骨、顶骨及枕骨由于类骨质增生而隆起,形成方颅。或因睡眠压迫而变形。患儿出牙迟缓,牙齿的排列和发育往往不良。肋骨骺端肥大呈串珠样排列,1岁以内的小儿因肋骨软化胸廓膈肌牵引而内陷,呈现沿胸骨下缘水平的凹沟,也称赫氏沟。2岁以上患儿可见有鸡胸等胸廓畸形。长骨干骺端肥大尤以腕部明显,桡骨、尺骨端呈钝圆形隆起形似手镯(6月龄~3岁的重度佝偻病患儿多见)。上、下肢均可因承重而变形,能爬行时可发生上肢弯曲,能站立行走时则发生下肢弯曲,形成“O”形或“X”形腿。脊柱受重力影响可发生侧向或前后弯曲。骨盆前后径短,耻骨狭窄。严重的佝偻病患儿易发生骨折,最常见的是桡骨或腓骨骨折,也可发生于肋骨、股骨和锁骨。此外,佝偻病也是胫骨弯曲及扁平足发生的原因。

(2) 骨软化症(osteomalacia):发生于成年人,多见于妊娠多产的妇女及体弱多病的老年人。最常见的症状是骨痛、肌无力和骨压痛。发病初期,骨痛往往是模糊的,常在腰背部或下肢,疼痛部位不固定,其发作也没有一定的规律性,一般在活动时加重,但没有明显的体征。肌无力是维生素D缺乏的一个重要表现,初期患者的感觉是上楼梯或从坐位起立时吃力,甚至病情加剧时行走困难。在骨痛与肌无力同时存在的情况下,患者步态特殊,被称为“鸭步”(或“企鹅”步态)。重度者有脊柱压迫性弯曲、身材变矮、骨盆变形等现象。体检时,骨软化症患者胸骨、肋骨、骨盆及大关节处往往有明显压痛,有些患者有自发性、多发性骨折或假性骨折。

(3) 骨质疏松症(osteoporosis):老年人因肝肾功能降低、胃肠吸收欠佳、户外活动减少,易造成骨质疏松症及引起骨折。

4. 维生素C缺乏病　维生素C的摄入量减少时,尽管维生素C在体内的贮存量降低,但血浆尚能维持正常水平,可不出现任何临床症状和体征。当血浆维生素C的水平降到2.0mg/L以下时,可出现维生素C缺乏的早期症状。血浆维生素C接近零时,便出现明显的维生素C缺乏的临床表现,如果得不到维生素C补充,可发展成为维生素C缺乏病,严重者导致死亡。

(1) 前驱症状:患者发病之先兆,多有体重减轻、四肢无力、衰弱、肌肉及关节疼痛等症状。成年人及婴儿维生素C缺乏病的临床表现有些不同。成年人患者除上述症状外,早期即有牙龈松肿,或有感染发炎。婴儿则有不安、四肢动痛、肋软骨接头处扩大、四肢长骨端肿胀以及有出血倾向等。婴儿多在6~12月龄发病,其他时间也可发生;成年人多在膳食长期缺乏维生素C时发生。

(2) 出血:维生素C缺乏病患者可有全身点状出血,起初局限于毛囊周围及牙龈等处,进一步发展可有皮下组织、肌肉、关节、腱鞘等处出血,甚至血肿或瘀斑。小儿瘀斑多见于下肢,以膝部最多。内脏、黏膜也有出血,如鼻出血、血尿、便血及月经过多等。严重时偶有心包、胸腔、腹腔、腹膜后及颅内出血。小儿常见下肢肿胀、疼痛,患肢常保持一定位置,即两腿外展、小腿内弯,呈假性瘫痪状,此乃主要因骨膜下出血所致。骨膜下出血成年人少见,但在婴儿维生素C缺乏病中常见。由于骨膜黏附疏松,导致毛细血管出血,出血又可使大片骨膜游离。此种骨膜下出血最常见于股骨下端、肱骨上端、胫骨两端、中间肋骨及肋软骨交界处。

瘀点是重症维生素C缺乏病的特征性临床表现。维生素C缺乏病的瘀点较大,较血小板减少性紫癜等其他紫癜更带紫色,类似束止血带时所产生的瘀点。常见于前臂伸侧毛发生长区域。随着维生素C缺乏病的发展,在受压或外伤区域可出现瘀斑,此后在皮下、肌肉、关节内可有大量出血。

(3) 牙龈炎:牙龈可见出血、松肿,尤以牙龈尖端最为显著,稍加按压即可出血,并有溃疡及继发感染。重者溃疡发展甚速,短期内牙龈即因牙龈及牙槽坏死而脱落。慢性者牙龈萎缩、牙龈浮露,最后牙齿松动、脱落。

牙龈出血是维生素C缺乏病的主要症状。在婴儿,常于牙龈上形成小血袋,此血袋稍加压力,即可破裂,有时可引起大量流血,但无生命危险。成年人维生素C缺乏病常伴有慢性牙龈损害,即牙龈炎。牙龈炎与细菌感染有关,但只有维生素C缺乏,牙龈组织抵抗力降低时才会发生。

(4) 骨质疏松:维生素C缺乏,胶原蛋白合成障碍,以致骨有机质形成不良而导致骨质疏松。在儿童常表现出一种突出的特征,即长骨端呈杆状畸形,关节活动时疼痛,患儿常使膝关节保持屈曲位。肋骨及肋软骨交界处明显呈串珠状，其角度比佝偻病串珠稍尖，在突起的内侧可扪及凹陷，佝偻病串珠则两侧对称，无内侧凹陷。

5. 维生素 B_1 缺乏病　即脚气病，主要损害神经系统，维生素 B_1 摄入不足和酒精中毒是其主要原因。依靠病史，临床症状和体征，心电图，X 线检查、实验室检查和实验性硫胺素治疗而可作出可靠诊断。

病史：患者居住的地区是否长期以稻米为主食，稻米碾磨的程度、食量及有无偏食；有无饮酒史；有无妨碍吸收和利用的疾病等。

(1) 成年人维生素 B_1 缺乏病症状：前驱症状有下肢软弱无力，有沉重感。肌肉酸痛，尤以腓肠肌明显。厌食、体重下降、消化不良和便秘。此外，可有头痛、失眠、不安、易怒、健忘等神经精神系统的症状。

神经系统有对称性周围神经炎，表现为运动和感觉均有障碍，踝及足麻木和烧灼感。跟腱和膝反射异常，早期亢进，后期减弱，重者反射消失。腿伸、屈肌受累可出现足和趾下垂。感觉障碍远端严重，初期过敏，后期感觉消失。病程长者有肌肉萎缩、共济失调，出现异常步态。

循环系统有心悸、气促、心动过速和水肿。循环障碍者有端坐呼吸和发绀。常出现心界扩大，以右心明显。可出现收缩期杂音，舒张压多降低，故脉压增大。

湿性维生素 B_1 缺乏病最显著的症状为水肿，可从下肢遍及全身。浆膜腔积液多发生于心包腔，胸及腹腔也可发生。

干性维生素 B_1 缺乏病以神经症状为主。以水肿和心脏症状为主的称为脚气性心脏病。以中枢神经病变为主，并且病程较急，常伴有神经性脑病综合征的，称为 Wernicke 脑病（Wernicke encephalopathy）。以心力衰竭为主，伴有膈神经和喉返神经瘫痪症状，进展较快的也称为暴发型维生素 B_1 缺乏病。

混合型脚气病：严重缺乏者可同时出现神经和心血管系统症状。

(2) 婴儿维生素 B_1 缺乏病的症状：多发生于出生数月的婴儿。病情急，发病突然。误诊时可死亡。患儿初期有食欲缺乏、呕吐、兴奋、腹痛、便秘、水肿、心跳快、呼吸急促及困难。总之，以心血管症状占优势。有喉水肿而失声，形成独特的喉鸣（维生素 B_1 缺乏病哭声）。晚期有发绀、心脏扩大、心力衰竭，肺充血及肝淤血均可发生。脑充血，脑压高，可导致强直痉挛，昏迷而死亡。症状开始至死亡 1~2 天。治疗及时可迅速好转，治疗延误病死率较高。

6. 维生素 B_2 缺乏病　曾是我国常见的营养缺乏病。属于易缺乏的微量营养素之一。维生素 B_2 缺乏的症状以口腔和阴囊病变为常见，即所谓"口腔生殖系综合征"。

(1) 阴囊症状：初发时阴囊瘙痒，夜间尤烈，以后出现皮肤病变，大致分为三种类型。①红斑型：阴囊两侧对称分布片状红斑，大小不等，直径在 2~3cm 以上。早期为鲜红色。病程长者为暗红色，其上盖以灰色或白色鳞屑，重者边缘有棕色而粘连的厚痂，略高出皮面，与周围皮肤的界限非常鲜明。②丘疹型：红色扁平丘疹略高出阴囊皮肤，米粒至黄豆大，不对称地分布于阴囊两侧，数目由数个至 20 个不等，其上覆盖干燥而粘连的厚痂或白色鳞屑。少数表现为苔藓皮肤病变。③湿疹型：其症状与一般湿疹无法区别。有脱屑、结痂、浸润、变厚等变化。重的有渗液、糜烂、裂隙或化脓。边缘为弥漫性或局限性。触之硬度似橡皮。损害范围可波及阴茎和会阴。

(2) 口腔症状：①口角炎：口角有糜烂、红肿、裂隙和湿白斑，多为双侧对称。因裂隙而感张口疼痛，重者出血。还有常结痂和小脓疱形成。②唇炎：早期为红肿，纵裂纹加深，后期为干燥、皲裂及色素沉着，主要见于下唇。有的唇内口腔黏膜有潜性溃疡，可感疼痛。③舌炎：呈紫红色，或有地图样变。蕈状乳头充血肥大，先在舌尖，后波及其他部位。丝状乳头充血者少见。重者伴有咽喉炎及上颚炎，声音嘶哑及吞咽困难。

(3) 眼睛症状：球结膜充血，角膜周围血管形成并侵入角膜。角膜与结膜相连处有时发生水疱。严重时角膜浑浊，下部有溃疡，眼睑边缘糜烂。怕光，流泪，有烧灼感，视物模糊，容易疲劳。

(4) 脂溢性皮炎：在皮脂分泌旺盛处，如鼻唇沟、下颌、两眉间、眼外眦及耳后，可见到脂性分泌物，于暗红色基底上堆积黄色小痂。

(5) 神经症状：在四肢表现有周围神经症状，如感觉过敏、发冷、疼痛及对触觉、温度、振动与位置不敏感。

7. 烟酸缺乏病　烟酸也称尼克酸、维生素 PP。人体缺乏烟酸和烟酰胺将产生糙皮病（也称癞皮病）。糙皮病患者常有前期症状，如疲劳乏力、工作能力减退、记忆力差和失眠等。如不及时治疗则可出现皮肤、胃肠道和神经系统的典型变化，即所谓的三 D 症状：皮炎（dermatitis）、腹泻（diarrhea）和痴呆（dementia）。

(1) 皮肤：皮肤的变化通常是最明显的，典型的皮肤特征是出现于肢体的暴露部位，以手背、腕、前臂、面部、颈部、足部和踝部最为常见，其次为肢体的受摩擦部位，如肘部、膝盖等处。患者皮肤发红与发痒，某些患者的损伤类似于晒斑。急性患者可伴有疱疹和皮肤皲裂，出现渗出性创面，易导致继发性感染。在某些长期慢性患者中有脸部对称性损伤的症状，包括皮肤粗糙、增厚、开裂、脱屑、角化过度和过多的色素沉着。

(2) 消化系统：患者多有食欲缺乏、恶心、呕吐、心前区烧灼感等症状。常有腹泻、大便次数多、呈水样、量多而有恶臭，也可带血，如果病变累及肛门，可出现里急后重。胃肠道系统损伤还包括消瘦性口角炎、唇损伤（唇炎）、舌猩红色（舌炎）、口腔和食管黏膜萎缩并溃疡、胃酸缺乏、腹泻，严重的病例则有胃肠道出血，并经常伴有维生素 B_2 缺乏的口角炎和唇炎。

(3) 神经系统：轻症患者可有全身乏力、烦躁、焦虑、抑郁、冷漠（无情感）、头昏眼花、健忘及失眠等表现。重症患者则有谵妄、狂躁、幻视、幻听、神志不清，甚至痴呆。慢性病例常有周围神经炎的症状，如四肢麻木、烧灼感、动作震颤、味觉消失和感觉异常等表现。由于感觉消失可致共济失调，有时也可发生足下垂和腱反射障碍。这些神经系统症状部分是由于伴有维生素 B_1 缺乏造成的，糙皮病主要影响中枢神经，而维生素 B_1 缺乏主要影响周围神经。

8. 叶酸缺乏病　由于叶酸在膳食中的重要性逐渐被认识，特别是叶酸与出生缺陷、叶酸与心血管疾病及肿瘤的研究逐步深入，叶酸已成为很重要的微量营养素。

（1）巨幼红细胞贫血：红细胞为体内更新较快的细胞，平均寿命为120天。红细胞的形成需经过有核幼细胞、无核网织红细胞到成熟红细胞的成熟过程。当叶酸缺乏时，骨髓中幼红细胞分裂增殖速度减慢，停留在巨幼红细胞阶段而成熟受阻，细胞体积增大，核内染色质疏松，骨髓中大的、不成熟的红细胞增多。叶酸缺乏同时引起血红蛋白合成减少，形成巨幼红细胞贫血。

患者表现为头晕、乏力、精神萎靡、面色苍白，并出现舌炎、食欲下降以及腹泻等消化系统症状。

（2）对孕妇胎儿的影响：①叶酸缺乏可使孕妇先兆子痫、胎盘剥离的发生率增高，胎盘发育不良导致自发性流产；叶酸缺乏，尤其是患有巨幼红细胞贫血的孕妇，易出现胎儿生长受限、早产及新生儿低出生体重。胎儿体内叶酸水平一般比母体高3~4倍，这是由于叶酸的母婴转运过程是一个主动转运过程，胎盘含有叶酸的高亲和受体。但当母亲体内叶酸水平低时，其胎儿体内叶酸达到贮备也少，出生后的迅速生长使叶酸很快消耗尽，不仅可影响婴儿的生长和智力发育，且较一般婴儿易出现巨幼红细胞贫血。②孕早期叶酸缺乏可引起胎儿神经管畸形：神经管畸形（neural tube defect，NTD）是指由于胚胎在母体内发育至第3~4周时，神经管未能闭合所造成的先天性缺陷。主要包括脊柱裂（spina bifida）和无脑（anencephaly）等中枢神经系统发育异常。无脑畸形为严重脑发育不全，并有颅骨缺损，一般于出生前或出生后短时间内死亡。脊柱裂儿童虽可存活，但成为终生残疾。我国神经管畸形的发病率平均为0.274%，北方发病率高于南方，分别为0.7%和0.15%，农村发病率高于城市，我国每年约有8万~10万神经管畸形患儿出生，在各种出生缺陷中占首位。

9. 维生素 B_{12} 缺乏病

（1）巨幼红细胞贫血：维生素 B_{12} 缺乏引起蛋氨酸合成酶的抑制，使蛋氨酸和四氢叶酸-五谷氨酸盐（THF-glu5）的合成减少，THF-glu5的减少导致合成胸腺嘧啶所需的5,10-亚甲基四氢叶酸形成不足，以致红细胞中DNA合成障碍，诱发巨幼红细胞贫血。维生素 B_{12} 缺乏引起的巨幼红细胞贫血正是细胞内叶酸缺乏的结果。

（2）神经系统损害：脑组织中AdoMet/AdoHey比值（甲基化比值）常大于4∶1，当维生素 B_{12} 缺乏抑制蛋氨酸合成酶，Hcy和AdoHcy积累而蛋氨酸和AdoMet合成不足时，上述比值下降，甲基化反应不足导致髓磷脂蛋白质的合成不足。

（3）高同型半胱氨酸血症：血尿中同型半胱氨酸增高是心血管疾病的危险因素。膳食中维生素 B_6、维生素 B_{12} 缺乏都可引起高同型半胱氨酸血症。

10. 碘缺乏病　常见的碘缺乏病为地方性甲状腺肿和克汀病，前者主要见于成年人，后者见于儿童。地方性甲状腺肿可见甲状腺增生肥大，巨大肿块压迫气管可有呼吸困难。克汀病有智力低下和精神发育不全。实验室检查尿碘偏低，甲状腺吸碘率明显增高，血浆中促甲状腺素可有不同程度升高。

11. 锌缺乏病　锌在体内参与多种代谢活动，能促进生长发育、提高机体免疫能力。生长期儿童锌缺乏最为影响的是生长迟缓、食欲缺乏、皮肤创伤不易愈合。性成熟延迟、第二性征发育障碍、性功能减退、精子产生过少等。

12. 硒缺乏与克山病　硒是人体必需的微量元素之一，我国营养学者经过多年的流行病学调查研究发现缺硒是克山病发病的主要原因之一。克山病发病凶险，其主要症状有心脏扩大、急性心源性休克及严重心律失常，常可引起死亡。

常见营养素缺乏病的临床体征见表5-2-16与表5-2-17。

表5-2-16 常见营养缺乏病的临床体征

营养缺乏病	临床体征
蛋白质-能量营养不良症	幼儿：消瘦，生长发育迟缓或停止，皮下脂肪少，皮肤干燥、无弹性、色素沉着、水肿，肝脾大，头发稀少等 儿童和成年人：皮下脂肪减少或消失，体重降低，颧骨突起，水肿等
维生素A缺乏病	结膜、角膜干燥，夜盲症，毕脱斑，皮肤干燥、毛囊角化等
维生素 B_1 缺乏病	外周神经炎，皮肤感觉异常或迟钝，体弱、疲倦、失眠、胃肠症状、心动过速，甚至出现心衰和水肿等
维生素 B_2 缺乏病	口腔-生殖系综合征。口角炎，唇炎、舌炎，口腔黏膜溃疡，脂溢性皮炎，阴囊皮炎及会阴皮炎等
烟酸缺乏症	皮肤炎、腹泻、抑郁或痴呆等三"D"症状。皮炎，舌炎，舌裂，胃肠症状、失眠头痛精神不集中、肌肉震颤，有些患者甚至精神失常等
维生素C缺乏病	齿龈炎，齿龈肿痛，出血；全身点状出血，皮下、黏膜出血，重者皮下，肌肉和关节出血、血肿出现等
维生素D缺乏病	幼儿：骨骺肿大，串珠肋，前囟未闭，颅骨软化，肌张力过低等 儿童：前额凸出，"O"形或"X"形腿，胸骨变形（哈氏沟，鸡胸） 成年人：骨质软化，骨痛、肌无力和骨压痛，骨质疏松等
碘缺乏病	地方性甲状腺肿可见甲状腺增生肥大，巨大肿块压迫气管可有呼吸困难；克汀病有智力低下和精神发育不全
锌缺乏病	生长迟缓、食欲缺乏、皮肤创伤不易愈合。性成熟延迟、第二性征发育障碍、性功能减退、精子产生过少等
硒缺乏	心脏扩大、急性心源性休克及严重心律失常，常可引起死亡

表 5-2-17　检查项目及症状、体征与营养素缺乏的关系

部位	症状、体征	缺乏的营养素
全身	消瘦、发育不良	能量、蛋白质、维生素、锌
	贫血	蛋白质、铁、叶酸、维生素 B_{12}、维生素 B_6、维生素 C
皮肤	毛囊角化症	维生素 A
	皮炎（红斑摩擦疹）	维生素 PP，其他
	脂溢性皮炎	维生素 B_2
	出血	维生素 C、维生素 K
眼	角膜干燥、夜盲	维生素 A
	角膜边缘充血	维生素 B_2
	睑缘炎、畏光	维生素 B_2、维生素 A
唇	口唇炎、口角炎、口角裂	维生素 B_2、维生素 PP
口腔	舌炎、舌猩红	维生素 PP、维生素 B_2、维生素 B_{12}
	舌肉红、地图舌、舌水肿（牙咬痕可见）	维生素 B_2、维生素 PP
	口内炎	维生素 PP、维生素 B_2、维生素 B_{12}
	牙龈炎、出血	维生素 C
骨	鸡胸、串珠胸	维生素 D、维生素 C
	O 形腿、X 形腿、骨软化症	
神经	多发性神经炎、球后视神经炎	维生素 B_1
	精神病	维生素 B_1、维生素 PP
	中枢神经系统失调	维生素 B_{12}、维生素 B_6
循环	水肿	维生素 B_1、蛋白质
	右心肥大、舒张压下降	维生素 B_1
其他	甲状腺肿	碘
	肥胖症 糖尿病 血脂异常	各种营养素失调

二、营养相关慢性病

营养相关慢性病主要指以糖尿病、高血压、心脑血管疾病、恶性肿瘤等为代表的一组疾病，是严重威胁我国居民健康的一类疾病，已成为影响国家经济社会发展的重大公共卫生问题。随着我国工业化、城镇化、人口老龄化进程不断加快，居民生活方式、生态环境、食品安全状况等对健康的影响逐步显现，慢性病发病、患病和死亡人数不断增加，其疾病负担日益沉重。早发现、早诊断与早治疗对慢性病的防控至关重要。

（一）糖尿病

糖尿病是一组以血浆葡萄糖（简称血糖）水平升高为特征的代谢性疾病群。引起血糖升高的病理生理机制是胰岛素分泌缺陷及（或）胰岛素作用缺陷。按照 WHO 及国际糖尿病联盟专家组的建议，按病因糖尿病可分为 1 型、2 型、其他特殊类型及妊娠糖尿病 4 种。

糖尿病的临床诊断应依据静脉血糖水平值。目前国际通用的诊断标准是 WHO（1999）标准。糖代谢状态分类和糖尿病诊断见表 5-2-18 和表 5-2-19。

表 5-2-18　糖代谢状态分类

糖代谢	静脉血糖/（$mmol \cdot L^{-1}$）	
	空腹血糖	糖负荷后 2 小时血糖
正常血糖	<6.1	<7.8
空腹血糖受损（IFG）	≥6.1，<7.0	<7.8
糖耐量异常（IGT）	<7.0	≥7.8，<11.1
糖尿病	≥7.0	≥11.1

注：IFG 和 IGT 统称为糖调节受损，也称糖尿病前期

来源：《中国 2 型糖尿病防治指南（2017 年版）》

表 5-2-19　糖尿病的诊断标准

诊断标准	静脉血糖/（$mmol \cdot L^{-1}$）
（1）典型糖尿病症状（烦渴多饮、多尿、多食、不明原因的体重下降）加上随机血糖或加上	≥11.1
（2）空腹血糖或加上	≥7.0
（3）葡萄糖负荷后 2 小时血糖，无典型糖尿病症状者，需改日复查确认	≥11.1

注：空腹状态指至少 8 小时没有进食热量；随机血糖指不考虑上次用餐时间，一天中任意时间的血糖，不能用来诊断空腹血糖异常或糖耐量异常

来源：《中国 2 型糖尿病防治指南（2017 年版）》

2011 年 WHO 建议在条件具备的国家和地区采用糖化血红蛋白（HbA1c）诊断糖尿病，诊断切点为 HbA1c≥6.5%。《中国 2 型糖尿病防治指南（2017 年版）》推荐，对于采用标准化检测方法并有严格质量控制的医院，可以开展用 HbA1c 作为糖尿病诊断及诊断标准的探索研究。国内一些研究结果显示，在中国成年人中 HbA1c 诊断糖尿病的最佳切点为 6.2%~6.4%，以 6.3%的证据为多。

（二）高血压

1. 儿童青少年　2018 年国家原卫生与计划生育委员会发布了卫生行业标准——《7~18 岁儿童青少年血压偏高筛查界值》（WS/T 610—2018），该标准规定了 7~18 岁男、女儿童青少年分年龄、身高判断正常血压、正常高值血压、血压偏高和高血压的评价方法。7~17 岁男、女儿童青少年凡收缩压（SBP）和（或）舒张压（DBP）<同性别、同年龄、同身高百分位血压 P_{90} 者为正常血压。7~17 岁男、女儿童青少年凡 SBP 和（或）DBP≥同性别、同年龄、同身高百分位血压 P_{90} 且<P_{95} 者为正常高值血压；SBP≥120mmHg 和（或）DBP≥80mmHg，但<同性别、同年龄、同身高百分位血压 P_{95} 者也为正常高值血压。7~17 岁男、女儿童青少年凡 SBP 和（或）DBP≥同性别、同年龄、同身高百分位血压 P_{95} 者为血压偏高。7~17 岁男、女儿童青少年如某次检测血压≥血压偏高界值点（P_{95}），需在非同日进行 3 次及以上测量，且每次检测血压均≥血压偏高界值点（P_{95}），测量时间间隔不少于 1~2 周，持续增高者确定为高血压。具体界值可参考此标准。同时，该标准指出，18 岁男、女青少年正常血压、正常高值血压和血压偏高的评价方法参考成年人标准，即 SBP<120mmHg 且 DBP<80mmHg 者为正常血压。SBP≥120mmHg 且<139mmHg 和（或）DBP≥80mmHg 且<89mmHg 者为正常高值血压。SBP≥140mmHg 和（或）DBP≥90mmHg 者为高血压。

此外,《中国高血压防治指南2018年修订版》参考我国2017年发布的中国3~17岁儿童性别、年龄别和身高别血压参照标准,根据不同性别、不同年龄、不同身高水平对应的血压P_{50}、P_{90}、P_{95}和P_{99}值,以此判定儿童血压水平,即SBP/DBP<P_{90}为正常血压;P_{90}≤SBP/DBP<P_{95}或SBP/DBP≥120/80mmHg均为正常高值血压;SBP/DBP≥P_{95}为高血压。儿童血压水平变异范围大,对个体进行高血压诊断不能基于单一时点的血压测量结果,当SBP/DBP≥P_{95}时,应间隔2~4周后复测血压,依然高者再行第2次复测,连续3个不同时点SBP/DBP均≥P_{95}方可诊断为高血压。

2. 成年人　高血压定义为在未使用降压药物的情况下,非同日3次测量诊室血压,SBP≥140mmHg和(或)DBP≥90mmHg。根据《中国高血压防治指南2018年修订版》,目前我国18岁以上任何年龄的成年人按血压水平分为正常血压、正常高值和高血压。根据血压升高水平,又进一步将高血压分为1级、2级和3级(表5-2-20)。

表5-2-20　血压水平分类和定义

分类	SBP/mmHg	DBP/mmHg
正常血压	<120和	<80
正常高值	120~139和(或)	80~89
高血压	≥140和(或)	≥90
1级高血压(轻度)	140~159和(或)	90~99
2级高血压(中度)	160~179和(或)	100~109
3级高血压(重度)	≥180和(或)	≥110
单纯收缩期高血压	≥140和(或)	<90

注:当SBP和DBP分属于不同级别时,以较高的分级为准
来源:《中国高血压防治指南2018年修订版》

(三) 血脂异常

《中国成年人血脂异常防治指南(2016年修订版)》规定了血脂异常的判断标准,见表5-2-12。

(四) 代谢综合征

代谢综合征(metabolic syndrome)是多种代谢紊乱在个体内的聚集状态,包括糖代谢异常、血脂异常、腹型肥胖、低度炎症和凝血溶血功能异常等。通常表现为腹部肥胖、血压升高、空腹血糖升高、血中TG浓度升高、HDL-C水平降低等多种代谢紊乱。

1. 儿童青少年　随着肥胖在人群中发生率逐渐增加,代谢综合征在儿童及青春期人群中的发病率也逐渐升高。近年来关于儿童代谢综合征的诊断繁多,但尚未达成共识。目前我国常用的儿童及青春期诊断标准包括国际糖尿病联盟标准、Cook标准和中华医学会儿科学分会内分泌遗传代谢学组标准。近期研究结果显示,三种诊断标准对我国儿童及青春期代谢综合征检出率差异较大,其中Cook标准能识别更多具有胰岛素抵抗和心血管危险因素的青少年。

(1) 国际糖尿病联盟标准:<10岁的儿童不应诊断代谢综合征;10~16岁儿童及青春期少年必须具备中心性肥胖,腰围≥90百分位数(同年龄同性别)及以下4项标准中的至少2项:①SBP≥130mmHg或DBP≥85mmHg或经相关治疗者;②空腹血糖≥5.6mmol/L或已是2型糖尿病;③HDL-C<1.03mmol/L;④TG≥1.70mmol/L。

(2) Cook标准:符合以下5项中的3项:①腰围≥同年龄同性别人群的90百分位数;②SBP或DBP≥同年龄同性别人群的90百分位数;③空腹血糖≥6.1mmol/L;④HDL-C<1.03mmol/L;⑤TG≥1.24mmol/L。

(3) 我国中华医学会儿科学分会内分泌遗传代谢学组标准:①肥胖:6~10岁(不含10岁)儿童BMI≥同年龄同性别儿童BMI的95百分位数或腰围≥同年龄同性别儿童腰围的95百分位数;10岁及以上儿童青少年腰围≥同年龄同性别儿童腰围的90百分位数。②高血糖:空腹血糖受损(空腹血糖≥5.6mmol/L)或空腹糖耐量受损(口服葡萄糖耐量试验2小时血糖≥7.8mmol/L,但<11.1mmol/L)或2型糖尿病。③SBP≥同年龄同性别儿童血压的95百分位数或DBP≥同年龄同性别儿童血压的95百分位数。④脂代谢紊乱:HDL-C<1.03mmol/L或非HDL-C≥3.76mmol/L,TG≥1.47mmol/L。

2. 成年人　众多国际研究组织及机构对成年人代谢综合征的诊断标准进行定义。1998年WHO首次提出以胰岛素抵抗为中心的代谢综合征诊断标准。1999年EGIR对WHO的代谢综合征诊断标准进行了修订。2001年NCEP-ATP Ⅲ提出代谢综合征诊断标准。2003年AACE对NCEP-ATP Ⅲ标准修订并提出MS诊断标准。2005年IDF也对NCEP-ATP Ⅲ标准修订并提出新的以中心性肥胖(腰围)为核心的代谢综合征诊断标准。2005年NCEP-ATP Ⅲ提出代谢综合征诊断标准修订版。2009年IDF和AHA/AA最终达成共识,成年人代谢综合征诊断标准应包括以下5项中的3项:①腰围增大(根据不同的种族和国家,采用不同的标准);②血清TG升高,TG≥1.7mmol/L或正在接受降TG药物治疗;③血清HDL-C降低(男性<1.0mmol/L,女性<1.3mmol/L)或正在接受HDL-C降低的药物治疗;④血压升高[SBP≥130mmHg和(或)DBP≥85mmHg或正在进行降压治疗];⑤空腹血糖升高,空腹血糖≥5.6mmol/L或正在接受血糖升高的药物治疗。

在我国,CDS于2004年提出了我国成年人代谢综合征诊断标准,具备以下4项中的3项或更多项:①超重和(或)肥胖:BMI≥25.0kg/m^2;②高血糖:空腹血糖≥6.1mmol/L及(或)2小时血糖≥7.8mmol/L及(或)已确诊为糖尿病并治疗者;③高血压:SBP/DBP≥140/90mmHg及(或)已确认为高血压并治疗者;④血脂紊乱:空腹血TG≥1.7mmol/L,及(或)空腹血HDL-C<0.9mmol/L(男)或<1.0mmol/L(女)。

2007年中国成年人血脂异常防治指南制定联合委员会在2004年CDS建议的基础上,对代谢综合征的组分量化指标进行了修订,具备以下5项中的3项或更多项:①腹部肥胖:腰围男性≥90cm,女性≥85cm;②血TG≥1.70mmol/L;③血HDL-C<1.04mmol/L;④血压≥130/85mmHg;⑤空腹血糖≥6.1mmol/L或糖负荷后2小时血糖≥7.8mmol/L或有糖尿病史。

《中国成年人血脂异常防治指南2016年修订版》提到,基于我国人群的研究证据所制定的代谢综合征诊断标准为具有以下5项中的3项或更多:①中心型肥胖:腰围男性≥90cm,女性≥85cm;②高血糖:空腹血糖≥6.1mmol/L

或糖负荷后 2 小时血糖≥7.8mmol/L 及(或)已确诊为糖尿病并治疗者;③血压≥130/85mmHg 及(或)已确诊为高血压并治疗者;④空腹 TG≥1.70mmol/L;⑤空腹 HDL-C<1.0mmol/L。

(王惠君　贾小芳)

参考文献

1. 顾景范,杜寿玢,查良锭,等. 现代临床营养学. 北京:科学出版社,2003.
2. 孙长颢. 营养与食品卫生学. 第 8 版. 北京:人民卫生出版社,2017.
3. 中国营养学会. 中国居民膳食营养素参考摄入量(2013 版). 北京:科学出版社,2014.
4. 曾果. 公共营养学. 北京:科学出版社,2018.
5. 中国成年人血脂异常防治指南修订联合委员会. 中国成年人血脂异常防治指南(2016 年修订版). 中国循环杂志,2016,31(10):937-953.
6.《中国高血压防治指南》修订委员会. 中国高血压防治指南 2018 年修订版. 北京:医药科技出版社,2018.
7. 中国营养学会. 营养科学词典. 北京:中国轻工业出版社,2013.
8. 中华医学会糖尿病学分会. 中国 2 型糖尿病防治指南(2017 年版). 中华糖尿病杂志,2018,10(1):4-67.
9. Alberti KG, Eckel RH, Grundy SM, et al. Harmonizing the metabolic syndrome: a joint interim statement of the International Diabetes Federation Task Force on Epidemiology and Prevention; National Heart, Lung, and Blood Institute; American Heart Association; World Heart Federation; International Atherosclerosis Society; and International Association for the Study of Obesity. Circulation, 2009, 120(16): 1640-1645.
10. Cook S, Weitzman M, Auinger P, et al. Prevalence of a metabolic syndrome phenotype in adolescents: findings from the third National Health and Nutrition Examination Survey, 1988-1994. Arch Pediatr Adolesc Med, 2003, 157(8):821-827.
11. 中华医学会儿科学分会内分泌遗传代谢学组,中华医学会儿科学分会心血管学组,中华医学会儿科学分会儿童保健学组. 中国儿童青少年代谢综合征定义和防治建议. 中华儿科杂志,2012,50(6):420-422.
12. Grundy SM, Cleeman JI, Daniels SR, et al. Diagnosis and management of the metabolic syndrome: an American Heart Association/National Heart, Lung, and Blood Institute Scientific Statement. Circulation, 2005, 112(17): 2735-2752.
13. 中华医学会糖尿病学分会代谢综合征研究协作组. 中华医学会糖尿病学分会关于代谢综合征的建议. 中华糖尿病学杂志,2004,12(3):156-161.
14. 中国成年人血脂异常防治指南制定联合委员会. 中国成年人血脂异常防治指南. 中华心血管病杂志,2007,35(5):390-419.
15. 刘爱玲,马冠生. 大数据在营养领域中的应用. 中国食物与营养,2015,21(11):5-7.
16. Walter Willett. 营养流行病学. 第 2 版. 郝玲,李竹. 北京:人民卫生出版社,2006.
17. 范晖,闫银坤,米杰. 中国 3~17 岁儿童性别、年龄别和身高别血压参照标准. 中华高血压杂志,2017,25(5):428-435.

第三章

营 养 监 测

居民营养与健康状况是各级政府作出决策、开展人群营养改善工作的重要科学基础。营养监测是发现人群营养健康状况和营养相关疾病、评价营养干预措施成效的重要手段和方法。本章主要介绍营养监测的定义和内容、营养监测系统的建立,以及数据的收集和利用,为今后开展营养监测提供指导。

第一节　营养监测概述

随着社会经济发展,人们的消费行为,特别是食物消费行为也会发生很大的变化。这些变化不但会对人们的健康产生影响,而且因食物需求的变化影响着农业生产,造成整个国家国民经济发展计划的相应改变。在政策和社会措施层面作出营养方面的决策,必须以足够的人群营养健康及有关社会经济等方面的监测数据为基础信息。营养监测结果在一定时期内对人群营养促进有政策导向作用。

一、营养监测的定义与特征

(一) 营养监测的定义

营养监测(nutrition surveillance)是指长期动态监测人群的营养状况,同时收集影响人群营养状况的有关社会经济等方面的资料,探讨从政策上、社会措施上改善营养状况和条件的途径。

营养监测可以在一定范围内,对选定的人群营养指标进行定期观测、分析和评价,及时发现人群中存在的营养问题及其产生的原因,以便采取适宜干预措施解决这些营养问题;通过监测可以掌握人群营养状况和变化趋势,有利于修改完善现行的营养干预策略和措施,并制订下一步的营养改善计划。充足的食物供给是人类获得合理营养的物质保证,因此在营养监测中一般也会同时收集与食物的生产、流通、分配、消费和加工有关的信息,营养监测有时又称为食物营养监测(food and nutrition surveillance,FNS)。

FAO、UNICEF 及 WHO 对营养监测的定义是"对社会人群营养进行连续的监测,以便作出改善居民营养状况的决定"。哈佛大学将营养监测定义为"监测人群的健康、营养、饮食行为和营养知识状况,用以规划和评价营养政策,尤其在发展中国家,监测内容可能包括紧急营养状态早期预警的指标或因素"。

(二) 营养监测的特征

1. 以人群监测为特征,特别是以需要重点保护的人群为对象,分析社会因素,探讨能够采取的社会性措施。

2. 营养监测的主要任务是研究营养政策或实施营养干预。在分析营养监测获得的信息基础上,进一步分析营养状况及其影响因素,研究制定相关的营养政策或实施相应的营养干预措施。

3. 营养监测通常以一个国家或一定的区域作为监测的范围,通过投入一定的人力收集相关资料,并对资料进行分析,掌握动态变化情况。营养监测不仅需要进行宏观分析研究,也需要进行微观深入研究。

(三) 营养监测与营养调查的区别

营养监测和营养调查既有联系又有区别,两者都是公共营养的主要工作内容和方法。前者侧重于从环境条件与社会经济条件方面,动态研究人群的营养状况,是宏观的营养信息分析,并制定与推行社会性的营养措施。后者主要是一种自然科学手段,调查研究以个体为基础的人群膳食摄取情况和人体营养水平,是微观的人群营养状况的了解分析,是掌握营养状况的具体方法。由此可见,营养监测与营养调查的角度、侧重点和方法都有所不同。

二、营养监测的目的

营养监测工作的目的就是在社会发展过程中了解和掌握食物消费习惯的改变及人群营养状况的变化,分析其发展趋势,为决策者提供信息,有的放矢地解决营养问题,预防疾病的发展;在食物生产、流通等方面进行相应的政策调整,以保证社会发展过程中食物生产、健康与环境的平衡发展和优化提高。

1. 了解人群,尤其是重点人群的营养状况。描述营养问题的性质、严重程度及其变化特征。

2. 分析产生这些营养问题的原因及其相关因素,并采取相应的预防措施。

3. 促进政府就可能的优先事项和资源配置作出决定,以满足"正常发展"和"紧急情况"的需要。

4. 根据人群营养状况变化特征预测未来的营养问题,分析营养问题的可能演变。与现有和潜在的措施和资源结合考虑,这些预测将有助于制定政策。

5. 对特定的营养项目进行监测并评估其有效性。

三、营养监测的分类

根据营养监测的目的,营养监测主要包括以下三类:

(一) 政策和规划性营养监测

对社会人群的营养状况及影响因素进行长期动态的观察、分析和预测,为制定各项可行营养政策和规划提供科学依据。

（二）评价性营养监测

通过开展监测，观察各类人群营养指标的变化，对已制定的营养政策和规划实施进行评价。

（三）预警和干预规划性营养监测

为及时预报可能产生的食物短缺、严重营养不良和制定干预规划而进行的特定的营养监测，旨在发现、预防和减轻重点人群营养状况的短期恶化。

四、营养监测的功能和作用

营养监测的功能和作用包括：制定国家及地区的综合规划；监控和评价食品与营养规划；及时警示可能发生的食品短缺；确定和论证营养问题；监测食品与营养结构调整政策的效果。当然，一个营养监测很难完成所有的功能，营养监测还应根据信息使用者（决策者、管理者）的意愿和需求进行设计与适当的调整。营养监测系统的功能和作用概括如下：

（一）制定规划和政策

国家规划需要经常调整以适应中央政府政策的改变，这个调整过程必须综合各地解决食品与营养问题的经验。营养监测的作用是分析、整理、解释各种来源的数据，确保地方信息的系统输送和准确。部门制定的规划和政策要与国家规划目标一致，营养监测可以通过分析和解释收集的数据来支持政府的决策。

（二）营养项目监控与评价

营养监测可用于常规监测，也可以作为常规管理的一部分，评价项目的执行情况。营养监测包括的信息处理系统，可用以收集和分析项目在人群中实施的效应指标。

（三）食物短缺的预警

预警系统是防止食物短缺危机的有力工具，可以防止由于干旱、虫害等因素引起的食物危机及这种情况下的食物保障。预警系统经常性地收集和分析各地的有关信息（如粮食预期产量、市场价格、储存情况等），并定期给出短缺危机的评估，收集的信息必须与决策过程紧密相连，确保及时作出应对措施。

（四）确定问题与干预

政府机构、社会有关团体、为贫穷或残疾人群服务的非政府组织等部门和机构均关注人群营养，并且愿意支持致力于改善特定人群营养状况的项目。营养监测可以为此提供营养问题的特性、强度、范围等方面的信息，提高社会及有关人士对营养问题的重视程度，从而有助于制订营养改善计划。同时，营养监测的信息可以为证实支持者的正确决策提供佐证，用以说明项目的有效性和可实现性。

（五）政策措施的效应监测

结构调整政策可减少政府管理，降低开支，从而提高政府的财政收益。对于已经制定实施的相关食品营养政策的价值，经过若干时间的实践，有必要通过监测数据评估这些政策在改善食物保障及贫困人口营养状况等方面的效用，为政府部门根据这些政策的效果开展前瞻性的决策、强化政策的效应，减少不利影响提供依据。

五、营养监测的方法

营养监测方式的选择，既与要实施的营养监测的目的有关，也与所监测内容的性质有关，同时也受经费和人力物力的限制。常采用下列方法建立国家营养监测系统。

（一）大规模食物和营养调查

监测系统应包含所有与健康、食物和营养有关的大型国家调查或地区性监测，这些监测可以提供不同层级的区域数据。特别应该关注人口健康调查、国家营养调查或国家食品安全调查等常规性调查，通过这些项目，可以掌握相关情况，调查应尽量包含选定的营养指标。

（二）重复小规模调查

重复小规模调查是以人群为基础的调查，使用标准方法收集定量和定性数据。这类调查评估了具有代表性的人群样本[儿童和（或）成年人]营养不良的类型、严重程度、范围及其发生的可能原因。其目的是支持有关部门的设计战略，发现应优先考虑高风险的地区和可能采取的干预措施。重复小规模调查包括在国家定期进行的定点调查和在地方进行的调查，以便在每年相同的时间收集可比性的营养信息。

（三）哨点监测

哨点监测是指在特定区域开展的监测活动，通过哨点监测，可以发现人群健康状况的变化趋势。哨点可以是特定的人群，也可以是覆盖风险人群的区域，监测膳食营养状况、疾病发病率等各种指标的变化趋势，发现膳食营养和食品安全问题，制定应对战略。数据可以集中整理分析（基于中心的哨点监测）或由社区受过培训的成员（基于社区的哨点监测）进行分析。

（四）学校人口数据的收集

在学校定期开展营养评估，例如对一年级儿童每2~3年进行一次普查，发现健康状况差、营养不良和经济困难家庭的儿童。数据结果可用于目标学校食物补助计划，并支持以提供食品为基础的营养改善策略。在学龄儿童中还可以通过监测体重状况发现肥胖儿童，分析他们的食物消费模式、食品营销的影响和身体活动状况等数据，探讨肥胖的主要原因，并采取有针对性的干预措施。

（五）生长监测

生长监测是对儿童生长的连续监测。其目的是及时发现儿童可能的生长迟缓，并采取适当的干预措施，使用“中国0~18岁儿童、青少年身高、体重的标准化生长曲线”或WHO生长曲线（身高或身长别体重）判断儿童生长状况。生长监测可由各级妇幼保健院（所）的医师或由乡村医师负责开展（基于社区的生长监测）。

发生地震、洪涝灾害等紧急情况下，可以通过哨点监测快速了解高危人群的营养状况，哨点监测对于早期预警可以起到有效作用，并且能快速发现营养状况变化的趋势。这些趋势可以提示是否进行常规的营养调查以确定更准确的可能存在的营养不良情况。如果在紧急情况下没有可以使用的营养监测系统也可以使用现有的各种营养信息，当然这取决于所收集的信息内容哪些是合适的、可用的和可行的，最好的方法是使用从人群中收集的代表性数据。

第二节　营养监测指标

营养监测需要连续地或定期地收集数据，并对其进行评价，以说明人群当前或将来的营养状况。指标的数量应适宜，以便监测工作易于开展，并尽可能多地选用无损伤性的监测指标。通常选用在采取改善措施后能明显发生变化的监测指标。在实践中也要考虑收集这些指标数据时所需的人力、物力及调查对象接受的程度。需要了解现状时，一般需要较大的样本，但在监测营养状况的变化趋势或作预测时，只采用一个有代表性的小样本即可。

一、指标类型

营养监测活动可以选择很多相关的指标，按照监测指标的作用和内涵，可以分为三种类型：结果指标、过程指标和背景指标。

（一）结果指标

结果指标用于测量人群的营养和健康状况的变化，反映营养不良的直接原因和后果，如低出生体重或生长迟缓。结果指标包括以下两类：

1. 营养状况指标　人群营养状况是采取措施预防或改善营养不良的先决条件。营养状况指标主要应描述营养问题的类型和严重程度，并结合其他人口学数据（人口统计学、经济学等）。从方法论的角度来看，营养指标传统上可以包括以下4类：①膳食营养素指标；②临床体格检查指标；③人体体成分指标；④生化指标。

2. 原因指标　根据UNICEF发布的营养概念框架，营养状况会受到食物摄入和健康的影响，而食物摄入和健康又取决于食物、护理、卫生服务和健康环境的可获得性和获取途径等多种因素。后者取决于其他因素，例如社会经济、教育和行政组织结构，这种广泛的决定因素需要各种原因指标进行分析。

（二）过程指标

过程指标用于评估投入如何转化为产出，重点关注与计划有关的活动，如覆盖面、质量和目标，这些指标对营养评估和监控是很重要的指标，包括卫生经费的投入、食物供应状况等。

（三）背景指标

背景指标是指基本设置，即关注一般情况的计划背景。它们通常与营养无直接关系，但是存在潜在的影响，如区域的教育水平、教育质量和卫生服务机构的覆盖范围等均可作为背景指标。

二、指标特征

为便于科学合理地选择监测指标，可使用某些指标的特征来评估对预期目标的有效性。根据指标的特点，优先选择具有以下特征的指标。

（一）基本特征

1. 有效性　指标的有效性是真正衡量营养监测目的指标，并尽可能直接地衡量其意义，有效性被认为是最重要的特征。

2. 重现性（可靠性）　重现性是指在标准化条件下反复测量某一指标时获得结果的一致性，重现性在营养监测中也是很重要的特征。

3. 灵敏性和特异性　灵敏性是指检测出真实阳性（如真正的营养不良者）的能力。特异性是指排除假阳性（如非营养不良者）的能力，也就是说指标要能检出真正有阳性的，而又能将假阳性进行排除。

（二）可操作性特征

可操作性特征与指标的适用性有关：

1. 可用性　可用性是指获得（收集）的数据覆盖监测指标的可能性。由于实际上只能收集可用的营养相关数据，因此必须在考虑所有其他可操作性特征之前首先应考虑可用性。

2. 可靠性　可靠性取决于数据的准确性、代表性以及数据的质量。它表达了对收集数据的信任。

3. 代表性　代表性是指选择的指标能反映结果指标的全部。

4. 简便性　简便性是数据收集需要考虑的另一个重要因素，因为它对收集数据所需的时间、耗费的精力以及可实现的收集频率具有重大影响，在收集数据时应考虑数据的简便实用及收集的便利性。

5. 成本　如果不经常集中收集数据，收集数据的成本也是应该考虑的可操作性的重要方面，但数据收集的成本也是很难评估的。

三、指标使用

指标适用于不同的目的和目标，但是指标在实现这些目标方面的作用可以发挥不同的作用。营养状况指标更适合于识别当前的营养不良，但是要预防可能发生营养不良的风险，由于在风险评估阶段营养状况指标尚未改变，因此应选择与社会经济和膳食营养关系密切的指标。在干预性研究中，所选择的指标也需要能够预测其影响（例如，母亲消瘦或社会经济状况作为预测婴儿生长的指标）。

为了评估营养干预或营养改善项目的效果，结果指标应选择有良好统计功效的可测量的指标。通过体内营养素含量、贮存量或通过观察营养不良的结果性指标来评估营养供应的状况。

四、指标的选择

根据监测项目的特点和需求选择营养监测指标（图5-3-1）。

（一）列出营养监测项目实施的领域

1. 制定当前国家食品和营养监测系统涵盖的范围。

2. 确定各个领域范围是否可操作。

3. 评论每个方案领域的全面性。例如，每个计划运作的目标人口、范围和时间跨度。

（二）确定所需的指标

1. 收集当前使用的所有相关报告摘要。

2. 检查所有信息数据的来源和报告情况。

3. 确定基于社区或人口的信息收集来源。

4. 识别与监控系统相关的这些不同来源的指标。

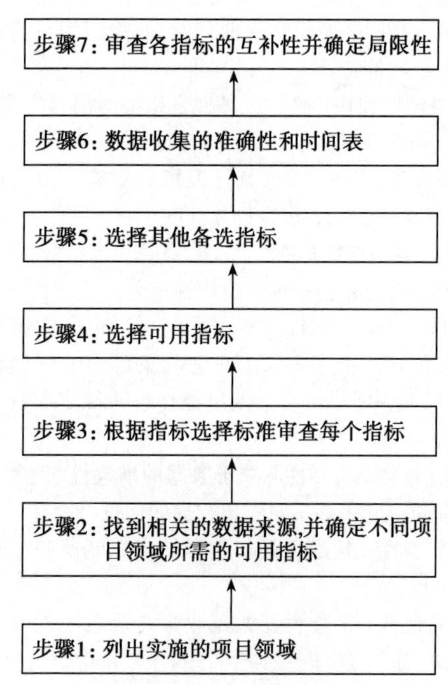

图 5-3-1　确定和选择营养监测系统指标的步骤

来源：WHO. Food and nutrition surveillance systems：a manual for policy-makers and programme managers，2014.

5. 根据他们的来源列出这些指标。

（三）指标选择标准

根据以下选择标准对每个指标进行以下审查：①有用的；②宜获取的；③符合伦理要求的；④可重复使用的；⑤有代表性的；⑥易于理解。

（四）选择可用的指标

1. 在一个表格中列出项目使用的所有指标。

2. 每个指标是否符合标准要求。

3. 在选择指标之前，确定所有标准是否同等重要，以及必须满足多少标准。

4. 项目参与人员负责选择指标，以便能够在项目执行过程中对指标进行解释。

（五）选择其他备选新指标

在选择了可用指标后，需要从以下几个方面对已选择指标进行反复考量。

1. 这些指标是否均可从现有数据来源获得。

2. 可以使用相同来源产生符合所有选择标准的其他备选的新指标。

3. 这些备选新指标是否比已经选择的指标更适宜，并且能更好地反映项目设计者的目的。

4. 这些新指标是否符合步骤 3 中提到的指标选择标准。

5. 应用与之前相同的指标筛选方法考量这些新指标，并决定是否选用。

（六）数据收集的准确性和时间表

1. 指标确定后，应评估现有数据收集系统在多大程度上能够准确生成这些指标并按时上报。

2. 评估卫生行政部门与其他相关部门的配合程度，可提出改变系统和引入新数据和（或）方法的建议。

3. 总结每个选定指标的定义和数据要求，以及对卫生信息系统的影响。

（七）审查指标的互补性并确定局限性

1. 评估指标的平衡性　这些指标应满足以下两点：

（1）确定的指标是否能够很好地涵盖有关的营养问题？

（2）还有哪些营养问题的指标没入选？

2. 确定指标分布是否平衡合理（例如，发现是否有某个营养问题的指标数量远多于其他营养问题）。

（1）某些监测指标可用于多个营养监测项目。可以跨项目跨领域组织数据收集，并进行有效的分析，这种方法对哪些目前尚缺乏有效监测指标的项目更为适用。

（2）专家组研究目前选择指标的局限性并提出相关的解决方案。

五、营养监测推荐指标

营养监测系统应根据每个国家的情况和目标选择指标，同时还要考虑指标选择的标准以及资源的可及性。营养监测指标类型及各类常用指标见表 5-3-1～表 5-3-11。

表 5-3-1　营养监测指标的类型

人口指标	死亡指标	社会经济指标
总人口	新生儿死亡率	国民生产总值
人口增长率	新生儿后期死亡率	国内生产总值
自然增长率	婴儿死亡率	人均收入
预期寿命	儿童死亡率	通货膨胀率
人口密度	产妇死亡率	就业率
生育率		失业率

引自：WHO. Food and nutrition surveillance systems：a manual for policy-makers and programme managers，2014.

表 5-3-2　营养监测的教育和健康指标

教育水平指标	定义
成年人	
成年人识字率	15 岁及以上人口中，能用任何语言读写的百分比
15～24 岁识字率	
15 岁以上完成初等教育的成年人百分比	
15～49 岁成年人的平均教育水平（分性别）	
文盲家庭百分比	

续表

教育水平指标	定义
儿童	
小学和中学入学粗率(分性别)	不分年龄,进入小学或中学学习的学生数占校内外学龄儿童总数的百分比(不分是否适龄)
小学净入学率(分性别)	进入小学学习的学龄儿童数占校内外小学学龄儿童总数的百分比
小学净到校率(分性别)	某年龄段实际进入小学学习的儿童占这个年龄段的全部儿童总数的百分比
健康水平指标	**定义**
获得卫生保健服务的人口比例	
5 岁以下儿童接种疫苗的百分比	
接受破伤风类毒素注射的妇女百分比(孕期保健)	
传染病的发病率、流行率、严重程度、持续时间(可能分性别和年龄),特别是急性呼吸道感染、腹泻、艾滋病、疟疾、结核病、霍乱等	
传染病主要病因分类(疟疾、麻疹、急性呼吸道感染、腹泻)	
儿童免疫接种率(1 岁以下和按年龄组)	在目标年龄组中,1 岁(或 7 岁以下)儿童对每种传染病(肺结核、白喉、破伤风、百日咳、小儿麻痹症、麻疹)进行完全免疫接种(在出生第一年有足够的剂量)的百分比
儿童麻疹发病率	
<36 个月的儿童在过去 2 周内出现腹泻的百分比	腹泻:每天 3 次以上水样便

引自:WHO. Food and nutrition surveillance systems: a manual for policy-makers and programme managers,2014.

表 5-3-3 营养监测的母乳喂养指标

母乳喂养和辅食添加	目标人群
从未接受母乳喂养的儿童百分比	<3 岁(或<5 岁)的儿童
纯母乳喂养率(仅母乳,无其他液体或食物)	0~6 个月婴儿
主要母乳喂养(母乳和其他水基液体)	0~6 个月婴儿
及时辅食添加率(除母乳外,还提供固体/半固体补充食品)	6~9 个月婴儿
1 岁持续母乳喂养率	12~15 个月儿童
2 岁持续母乳喂养率	20~23 个月儿童
平均哺乳时间或平均断奶年龄	
人工喂养率	0~11 个月儿童
及时开奶率(在出生后 1 小时或 8 小时内母乳喂养的婴儿百分比)	<24 个月儿童
根据“爱婴医院”标准被指定为“爱婴医院”的妇产医院数量	
6~59 个月儿童每日餐次	
婴儿生病时饮食变化的频率	
因腹泻而停止母乳喂养的儿童百分比	母乳喂养<24 个月的儿童
腹泻期间继续喂养的儿童百分比	0~59 个月儿童
在过去 2 周内腹泻的儿童中,接受更多液体并在发病期间继续喂养的儿童所占百分比	0~59 个月儿童

引自:WHO. Food and nutrition surveillance systems: a manual for policy-makers and programme managers,2014.

表 5-3-4 营养监测的家庭和环境卫生指标

指标分类	具体内容
水	可持续获得改良水源(包括自来水、公共自来水、带水泵的井、受保护的井、受保护的泉水或雨水)的人口(或家庭)百分比(分城市/农村) 家庭每人每天消费的水量(升)(包括饮用水、烹饪、洗涤、家庭清洁等) 各种类型水源供水的人口(或家庭)百分比(在农村环境和干旱/潮湿季节:池塘、水坝、河流、泉水、雨水、水井;在城市环境:私人、公用或两者兼有) 可获得洗涤设施的家庭百分比(私人、公用、两者皆无) 使用这些服务的社区支付供水服务费用的百分比 由受益社区进行维护的供水设施百分比
卫生设备	可以获得适当卫生设施(厕所、公共厕所)的人口(或家庭)的百分比(分城市/农村) 使用适当卫生设施(厕所、公共厕所)的人口百分比 各种类型卫生设施的家庭百分比(农村环境:主下水道、化粪池、坑、桶、无;城市环境:私人、公用、坑、其他) 家庭特征 每个房间的人数 没有适当通风系统的住宅百分比

引自:WHO. Food and nutrition surveillance systems: a manual for policy-makers and programme managers,2014.

表 5-3-5　营养监测的人体测量指标

人体测量	参考切点值
学龄前儿童(0~59 个月)	
新生儿低出生体重的百分比	<2500g,或有当地参考值时 Z 评分<-2
0~59 个月儿童低年龄别体重(低体重)的百分比(总体和按年龄分组)	Z 评分<-2(考虑严重程度时 Z 评分<-3)
0~59 个月儿童低身高别体重(消瘦)的百分比(总体和按年龄分组)	Z 评分<-2(考虑严重程度时 Z 评分<-3)
0~59 个月儿童低年龄别身高(生长迟缓)的百分比(总体和按年龄分组)	Z 评分<-2(考虑严重程度时 Z 评分<-3)
学龄前儿童(0~59 个月)	
0~59 个月儿童高身高别体重(超重)的百分比(总体和按年龄分组)	Z 评分>+2
0~59 个月儿童高身高别体重(肥胖)的百分比(总体和按年龄分组)	Z 评分>+3
学龄儿童(6~14 岁)	
低年龄别身高(生长迟缓)儿童的百分比	Z 评分<-2
高身高别体重(超重)儿童的百分比	Z 评分>+2
高身高别体重(肥胖)儿童的百分比	Z 评分>+3
成年人(18 岁及以上)	
低体质指数(消瘦或慢性能量不足)的成年人百分比	<18.5kg/m^2(可能考虑第二个切点,<17.0kg/m^2 和<16.0kg/m^2)
高体质指数的成年人百分比	≥24.0(超重)和≥28.0(肥胖)
BMI 平均水平	全国平均数在 21~23 之间被认为是可取的
体重增长低的孕妇百分比	<1kg/月(从怀孕第 3 个月起)
低体重女性的百分比	<45kg
身材矮小女性的百分比	<145cm

引自:WHO. Food and nutrition surveillance systems: a manual for policy-makers and programme managers,2014. 其中≥24.0(超重)和≥28.0(肥胖)判定值根据我国 WS/T428—2013 成年人体重判定确定.

表 5-3-6　营养监测的慢性非传染性疾病指标

指标	注释
慢性非传染性疾病的患病率(适用于特定年龄组和性别)	
糖尿病	高血糖患者的数量和高血糖患者百分比[空腹血糖≥6.1mmol/L (110mg/dl),全血中]
心血管疾病	高血压患者的数量和高血压患者百分比[收缩压>140mmHg 和(或)舒张压>90mmHg]
	高胆固醇血症患者的数量和高胆固醇患者百分比(总胆固醇 >6.5mmol/L)
营养和内分泌紊乱	
恶性肿瘤	
非传染性疾病危险因素监测	
身体活动不足	15 岁及以上人口中每周从事中度身体活动少于 30 分钟或每周 3 次重度活动少于 20 分钟的百分比
高血压	25 岁及以上人群中收缩压≥140mmHg 和(或)舒张压≥90mmHg 或使用降压药物者的百分比
高血糖	25 岁及以上人群中空腹血糖值≥7.0mmol/L(126mg/dl)或使用降糖药物者的百分比
超重	20 岁及以上人群中体质指数(BMI)≥24kg/m^2 的百分比
肥胖	20 岁及以上人群中体质指数(BMI)≥28kg/m^2 的百分比
高胆固醇	25 岁及以上人群中总胆固醇值≥5.0mmol/L(190mg/dl)的百分比
高盐	食盐消费量超过 WHO 推荐量(每天<5g)的人口百分比
高脂肪	脂肪摄入量超过 WHO 推荐量(占总能量的 15%~30%)的人口百分比
反式脂肪酸	反式脂肪酸摄入量超过 WHO 推荐量(<每日总能量 1%)的人口百分比
游离糖	游离糖摄入量高于 WHO 推荐量(<每日能量来源 10%)的人口百分比

表 5-3-7　营养监测的妊娠指标

指标	参考切点值
间隔	
<6 个月	妊娠间隔<6 个月
6~18 个月	妊娠间隔 6~18 个月
>18 个月	妊娠间隔≥18 个月
产次	妊娠的定义为怀孕 20 周或更长时间,无论婴儿是否存活。多胎算作 1 次,目前正在怀孕不计算在内
0	0 次既往妊娠
1	1 次既往妊娠
2	2 次既往妊娠
≥3	≥3 次既往妊娠

续表

指标	参考切点值
妊娠前服用多种维生素	怀孕前1个月1周服用4次或4次以上多种维生素的妇女
孕期服用多种维生素	过去1个月服用维生素或矿物质的孕妇
妊娠前 BMI	
低体重	<19.8
正常体重	19.8~26.0
超重	>26.0~29.0
肥胖	>29.0
孕妇增重（根据孕前 BMI 推荐体重增加值）	
低于理想值	孕前低体重（BMI<19.8）：12.7~18.1kg
理想值	孕前正常体重（BMI 19.8~26.0）：11.3~15.9kg
高于理想值	孕前超重（BMI>26.0~29.0）：6.8~11.3kg 孕前肥胖（BMI>29.0）：5.0~9.1kg

引自：WHO. Food and nutrition surveillance systems：a manual for policy-makers and programme managers，2014.

表 5-3-8　营养监测的营养素缺乏指标

指标	目标人群	参考切点值
碘缺乏		
总甲状腺肿大（或不同阶段的甲状腺肿大）在全人群或高危人群中的百分比/%	全人群 学龄儿童（6~12岁） 产前保健中心的孕妇［和（或）哺乳期妇女］	1级和2级
克汀病/患病率%	全人群	
低尿碘患病率/%	目标人群 学龄儿童（6~12岁）	<100μg/L（低至重度缺乏） <50μg/L（中度至重度缺乏）
尿碘中位数/（$\mu g \cdot L^{-1}$）	学龄儿童	
血清甲状腺球蛋白中位数/（$ng \cdot ml^{-1}$）	儿童和成年人	
高促甲状腺激素水平患病率/%	新生儿	>5mU/L
维生素 A 缺乏		
流行指标		
有维生素A缺乏临床症状的个体百分比/%	孕妇和在过去3年中曾以活产结束的妇女 2~5岁儿童	夜盲 夜盲或毕脱斑
高效液相色谱法测定血清视黄醇低的个体百分比/%	2~5岁儿童	<20μg/dl（0.7μmol/L）
相对剂量反应试验或修正试验异常的个体	3~6岁儿童	>20%（相对剂量反应试验） >0.06%（修正的相对剂量反应试验）
30天血清反应试验异常者百分比/%	3~6岁儿童	20%
乳汁视黄醇含量低的哺乳妇女百分比/%	哺乳期妇女	<1.05μmol/L
结膜印迹细胞学异常者/%	3~6岁	
风险指标		
维生素A摄入量低的母乳喂养儿童（不包括母乳）	婴儿6~12个月 婴儿12~24个月	<950μgRE/周 <1450μgRE/周
维生素A摄入量低的断奶儿童百分比/%	断奶儿童	<2450μgRE/周
富含维生素A食物摄入量低的个体和（或）家庭	1~6岁儿童 15~45岁妇女 家庭	低于推荐每日摄入量的50%或每周<3次
每日脂肪摄入量低的个体	儿童 孕妇或哺乳期妇女	脂肪<5g/d 脂肪<20g/d
缺铁性贫血		
低血红蛋白率（按性别、年龄和生理状况）（个体百分比%）	6~59个月儿童，孕妇 5~11岁儿童 12~14岁青少年及>15岁非孕妇女 >15岁男性 严重贫血（所有组）	<110g/L <115g/L <120g/L <130g/L <70g/L

续表

指标	目标人群	参考切点值
低血细胞比容率（按性别、年龄和生理状况）（个体百分比%）	6~59个月儿童，孕妇	<33%
	5~11岁儿童	<34%
	12~14岁的青少年及>15岁非孕妇女	<36%
	>15岁男性	<39%
低转铁蛋白饱和率（个体百分比%）	5岁以下儿童	<12%
	5~10岁儿童	<14%
	成年人	<16%
低血清铁蛋白浓度率	5岁以下儿童	<12mg/L
	5岁以上儿童	<15mg/L
高锌原卟啉率	5岁以下儿童	>70μg/L
	5岁及以上	>80μg/L

引自：WHO. Food and nutrition surveillance systems: a manual for policy-makers and programme managers, 2014.

表5-3-9 营养监测的食物保障指标

指标分类	具体内容	指标分类	具体内容
食物供应	主要食品年内价格变动	**食物获取**	易感人群达到每日营养素需求最低标准的百分比
	人均能量供应量		贫困人口百分比
	每个弱势家庭的产出		实际人均收入
	产量		实际人均支出
	改进自然资源管理的领域		家庭资产价值
	贸易生产率		在校儿童百分比
	贸易多样性（伙伴和商品）		妇女的家庭收入增加
	贸易总额		妇女实际使用、拥有和继承土地及其他生产资料的权利
	食品营销成本和利润率		向妇女提供和偿还的小额贷款的百分比
	主要农业投入成本		完成初等教育的女孩所占百分比
	主要农业投入的可得性		网络安全效能
	收割后的管理损失		来自国内供资的安全网络百分比
			达到营养状况切点的受益人百分比
			接受安全网络帮助的人口百分比
			家庭内部食物分享

引自：WHO. Food and nutrition surveillance systems: a manual for policy-makers and programme managers, 2014.

表5-3-10 营养监测的食物利用指标

指标	参考切点值
营养状况	年龄别身高（<5岁）
	年龄别体重（<3岁）
腹泻	每年每个儿童出现腹泻的次数
生育间隔	距前一次母亲生育不足24个月的婴儿/儿童百分比
弱势个体/群体的膳食摄入量	达到饮食最低需要量标准的弱势人群百分比
弱势人群营养素利用	餐次/食物频率
	反映充足微量营养素摄入的当地食物指数的消费频率
	适当的母亲和婴儿/儿童喂养方法
设施	12个月之内的婴儿麻疹免疫的百分比
	腹泻期间继续婴儿/儿童喂养的母亲所占百分比
	人均水的消费
	目标人群能够获得饮用水和卫生设施的百分比
	享有卫生设施的家庭百分比

来源：WHO. Food and nutrition surveillance systems: a manual for policy-makers and programme managers, 2014.

表 5-3-11　用于评价某些营养干预规划和目标营养监测指标

干预项目	目　标	指　标	
		广泛推荐	不常用(主要用于研究)
学龄前儿童营养干预	A. 减少蛋白质-能量营养不良 B. 减少生长发育不良率 C. 减少婴幼儿死亡率	身高、体重变化 年龄别身高 年龄别体重 身高别体重 疾病发病率、发生次数、持续时间	临床症状 膳食摄入量 臂肢围 皮褶厚度 幼儿死亡率
学校供餐规划	A. 改善营养状况 B. 增加食物摄入 C. 提高入学和到校率 D. 改进教学质量	身高、体重的纵向测量 入学和到校人数	其他人体测量和生化指标 食物消费量 教学质量检查
营养加餐	A. 提高生产率 B. 增加收入及食物消耗	家庭支出调查	身体活动 能量消耗
营养康复	A. 儿童康复 B. 成年人康复	临床症状 人体测量 体重增加	
孕妇营养加餐	A. 减少分娩危险 B. 减少低出生体重婴儿 C. 降低婴儿死亡率	孕期体重增加 出生婴儿体重增加	围产期死亡率 婴儿死亡率

引自：世界卫生组织. 营养监测，1988.

第三节　营养监测系统的建立

改善国民营养状况需要多部门之间密切合作。营养监测工作与卫生和健康、农业、教育、环境等多部门有关，需要部门合作和政策协调建立起营养监测系统，并在合作机制下维持营养监测系统。

一、政策支持和机构建设

政策是国家政权机关、政党组织和其他社会政治集团为了实现自己所代表的阶级、阶层的利益与意志，以权威形式标准化地规定在一定的历史时期内，应该达到的奋斗目标、遵循的行动原则、完成的明确任务、实行的工作方式、采取的一般步骤和具体措施。营养监测与农业、教育、环境、商贸、发改、工信等诸多工作有关，存在许多政策问题。卫生部门不能单独完成改善国民营养状况的所有工作，需要多部门之间密切合作。政策支持是建立和维持有效营养监测系统的关键因素，而且，这种支持必须得到各相关部门决策者和地方政府领导的重视和配合。《国民营养计划（2017—2030 年）》提出，定期开展人群营养状况监测。定期开展具有全国代表性的人群营养健康状况、食物消费状况监测，收集人群食物消费量、营养素摄入量、体格测量、实验室检测等信息。针对区域特点，根据需要逐步扩大监测地区和监测人群。

为了有效推动营养监测系统的建立，需要设置国家层面的营养工作领导机构，由有关部门组成，统一领导和开展全国营养监测工作。地方各级政府要强化组织保障，统筹协调，制订实施方案，为开展营养监测提供人力、物力、财力的支持和保障。

二、建立营养监测系统

一个完整的营养监测系统包括数据收集、数据交流、数据处理、数据分析、分析结果的解释和利用。营养监测系统要有机构、人力和物力条件及信息系统的工作方法。可以用一个流程图来表示如何建立一个运转有效的监测系统（图 5-3-2）。

（一）确定营养监测的目的

营养监测的主要目的包括：①估计人群营养状况及存在的营养问题在时间、地点和人群中的分布情况；②动态地观察人群营养状况的变化趋势；③发现存在营养问题的易感人群，为制定合理的干预措施提供科学依据；④确定影响人群营养状况的有关因素；⑤通过长期监测资料分析人群中营养状况、发病率、患病率等的变化，评价干预措施的效果；⑥确定国家或地区食物与营养发展规划的工作重点；⑦为国家或地区制定或修订各项营养政策和规划提供基础资料和科学依据。

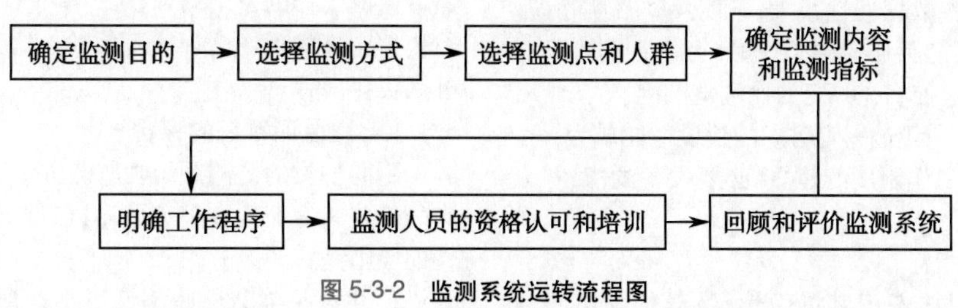

图 5-3-2　监测系统运转流程图

（二）选择监测的方式

营养监测方式的选择，既与要实施的营养监测的目的有关，也与所监测内容的性质有关，同时也受经费和人力物力的限制。监测方式包括：一般人群监测或者哨点监测；主动监测或者被动监测。

一般人群监测有利于了解全体人群监测指标的分布，尤其是指标在亚人群中的分布，长期监测有利于了解人群中监测指标的变化趋势。但是，一般人群监测所需人力、物力和财力均比较大，监测的质量控制难度较高。主动监测是营养监测中采用比较多的监测方式之一，可以通过主动监测发现人群中可能存在的营养问题，一般人群监测很多是通过主动监测完成的。

哨点监测可以在选定的人群中，根据标准化的工作程序和指标，系统地收集有关资料。哨点监测一般不通过概率抽样方式确定，但是选择哨点的标准需要与监测目的相一致。哨点监测具有全人群监测的优点，又能避免耗费大量人力和财力。

（三）选择监测点和人群

在每一个监测系统中，监测人群的确定、监测点的选择是建立营养监测系统的基本环节。

1. 监测人群和监测点的选择　根据营养监测的目的选择监测人群，如全人群、5岁以下儿童、孕产妇、儿童青少年等。既要保证样本有代表性，又要避免耗费过多的人力、物力和财力。通常有正式户口的散居人群为监测人群，不包括临时居住在这个地区的人口。

监测点的选择通常采用分层多阶段整群随机抽样，也可以根据监测目的选择其他的抽样方法。可考虑的分层因素有三大经济带划分（东、中、西部）、城市和农村划分（大城市、中小城市、一般农村和贫困农村）、性别划分等。监测点可以是一个行政区（县），也可以是一个社区或一个学校、一个幼儿园或一个其他单位，这与监测系统的目的密切相关。

2. 监测点选择的标准

（1）领导重视，组织健全。营养监测点要成立监测领导小组，负责营养监测工作的领导和协调。同时，在领导小组的指导下，明确营养监测的职能部门。

（2）有健全的监测工作网络。

（3）有经过培训的专业人员。

（4）有健全的工作制度、工作程序、工作质控和考核制度、资料管理制度。

（5）能保质保量完成监测任务。

（6）能分析利用当地的营养监测资料，为制定政策提供科学依据。

选择监测点时要考虑监测点的基本条件，否则收集不到所需要的数据，或者数据偏性很大，不能反映真实情况。如果抽到的监测点不能胜任监测工作时，可以在同类地区进行调换，这种互换应控制在一定的比例范围内。

监测点选择后必须经过一定时期的建设才能成为一个合格的监测点，包括工作制度的建立、必要设备的配备、人员培训等。

（四）确定监测指标

选择监测指标时应考虑其灵敏性、特异性与可行性（具体内容参考第二节）。

1. 灵敏性　灵敏性是指检测出真阳性（如真正的营养不良者）的能力。选用的指标必须是很灵敏的，在明显症状出现之前就能测出不良变化，也就是说它能指出不正常的变化或倾向（此时应考虑指标本身的正常变异范围）。由于正常人群往往也会有一部分人落在临界值以下，所以在评价时应根据临界值以下的人数的多少，如人数达到某一水平时可以认为该人群存在营养问题，这水平称作危险界值。临界值是根据监测的具体情况综合考虑确定的，也可以根据当时的具体情况而改变。

2. 特异性　特异性是指排除假阳性（如非营养不良者）的能力，也就是说指标要能检出真正有阳性的，而又能将假阳性的排除掉。

3. 可行性　指标的可行性很重要，可行性是指所选定的监测指标可否为人群及地区所接受，可行性程度常常可反映出人们的参与程度、费用负担程度、器材设备与操作方法的复杂程度和结果统计分析处理的能力等。

4. 适宜性　只要是选择的指标数量要适宜，使营养监测易于开展，并尽可能多地选用无损伤性监测指标，优先选用在采取改善措施后能明显发生变化的监测指标。在实践中也要考虑收集这些指标数据时所需的人力、物力及调查对象接受的程度。需要了解现状时，一般需要较大的样本，但在监测营养状况的变化趋势或作预测时，只采用一个有代表性的小样本即可。

（五）明确监测的工作程序

营养监测的工作程序主要包括资料收集（收集的地点、人员、时间和方法等）、资料核对、质量控制工作、资料上报方式、资料分析及分析结果的公布。

1. 资料如何收集，从哪些地方收集，由哪些人去收集，什么时间收集，使用什么方法收集。

2. 资料如何核对，由谁负责审核。

3. 质量控制工作如何进行。

4. 资料如何上报，以什么方式上报。

5. 由谁来完成资料分析（地方和全国），资料分析的期限是多长。

6. 如何解释资料分析的结果，分析结果由何人以什么形式提供，是否向社会公布。

为了保证监测工作的正常进行，必须有一整套行之有效的管理制度，如资料管理、监测点考核、人员培训与考核、质量控制、监测数据的利用等有关规定。

（六）营养监测人员的资格认定和培训

营养监测工作是一项专业性很强的信息管理和分析工作，要求工作人员具备一定的专业技术背景和能力，并经过营养监测工作的系统培训，统一调查程序和方法，必要时进行模拟调查的现场培训或预实验，并经过考核合格后方能开展工作。

（七）监测系统的评价

不同种类的监测系统在监测方法、范围、人群以及所具有的某些属性上均有很大的不同，因此评价监测系统有效性的原则是：

1. 主要是判断该监测系统是否是为公共卫生事业服

务，是否达到了该系统预期的目的。

2. 其次是监测系统是否在有效地运转，需要评价该系统所具有的属性和目的是否匹配。

按照上述原则，可以通过列出该监测系统的目的、了解所使用的监测指标及指标定义、了解目标人群的定义和范围、资料收集与整理、资料的分析与结果的反馈、了解监测资料的利用情况、了解系统的组成和运行途径及经费使用情况来全面综合地评价监测系统的效力。

三、中国营养监测体系建设

我国的营养监测体系是在各种人群和地区营养调查的基础上逐步建立和发展起来的，监测的结果为我国很多营养政策的制定提供了很好的基础数据信息。同期我国还开展了很多其他营养监测项目，对完善营养监测系统、制定营养干预政策、完善营养改善措施具有重要意义。

（一）中国居民营养与健康监测

国民健康与营养状况是反映一个国家或地区社会与经济发展、卫生保健水平和人口素质的重要指标。新中国成立后，我国先后于1959年、1982年、1992年和2002年开展过4次“全国营养调查”，于2010—2013年增加了营养监测的指标，更名为“中国居民营养与健康状况监测”，监测数据为不同历史时期的营养改善政策提供重要依据。

然而，随着这些监测工作范围不断扩大，指标不断扩展，实施单位也在增加。由于监测方法不统一等原因，逐渐出现了不同机构对相同的指标进行监测，而监测结果不一致的现象，给行政部门决策带来了困难。重复采样和数据收集等也给基层实施单位造成了很大的工作负担。因此经过调研和论证，决定整合多方资源和力量，切实减轻基层工作负担，形成统一、规范的监测信息工作机制。

2014年9月，原国家卫生计生委下发了《中国居民慢性病与营养监测工作方案》，完善我国慢性病与营养监测体系，建立慢性病与营养相关数据共享平台与机制，实现数据深入分析与综合利用，及时发布权威信息，为政府制定和调整慢性病防控、营养改善及相关政策，评价防控工作效果提供科学依据。

1. 监测范围与频率的确定　中国居民慢性病与营养监测以具有国家和省级代表性、覆盖605个县（区）的国家死因监测点为基础，综合考虑《中国慢性病防治工作规划（2012—2015年）》的目标要求、主要监测指标的数据更新频率要求、监测结果对政策制定与调整的指导作用、基层工作负荷等各种因素，确定以3年为一个监测周期，分年度开展成年人慢性病与营养、儿童及乳母营养与健康状况、慢性阻塞性肺病监测和心脑血管事件报告以及食物成分、农村义务教育学生营养健康状况监测工作。

2. 抽样方法与监测点的确定　为了使中国居民慢性病与营养监测结果能够反映不同人口特征、社会经济、地理分布等特点状况，本次监测采用多阶段分层整群抽样方法，抽取302个点开展中国成年人慢性病与营养监测，抽取150个点开展中国儿童与乳母营养健康监测，分别抽取125个和100个点开展中国居民慢性阻塞性肺病监测和心脑血管事件报告试点工作。所有监测结果均具有国家代表性。其中，中国成年人慢性病与营养监测具有省级代表性。此外，还在全国集中连片特殊困难地区抽取50个点开展农村义务教育学生营养健康状况监测，依托我国20个省（市）级实验室开展中国食物成分监测。

3. 监测内容和指标的确定　根据《中国慢性病防治工作规划（2012—2015年）》和《中国食物与营养发展纲要（2014—2020年）》要求，结合WHO《全球非传染疾病预防和控制综合监测框架》中25项指标要求，考虑相关监测指标的历史可比性，对国家重点防控工作效果评价等因素，确定监测的内容、指标和方法。监测结果将反映：我国不同地区、不同年龄及不同性别居民主要食物和营养素摄入量、膳食结构现况及变化趋势；居民身高、体重、血压、血糖、血脂等生长发育及健康指标现况和变化趋势；居民烟草使用、饮酒、身体活动不足等慢性病行为危险因素流行现况和变化趋势；居民营养不良、营养素缺乏、高血压、糖尿病、慢性阻塞性肺病和急性心梗等慢性病的患病或发病状况；居民高血压、糖尿病知晓率、治疗率、控制率及变化趋势等内容。

4. 数据管理要求　为充分利用监测结果，发挥监测数据对确定防控重点、评估防控效果、调整和改进防控政策的指导作用，从数据收集与录入、数据安全管理、数据共享与发布三个方面均提出了具体要求，并逐步建立慢性病与营养监测信息管理制度。

（二）中国贫困农村儿童营养监测

1. 儿童营养监测与改善项目

（1）项目背景：针对我国农村儿童中存在的营养问题，如蛋白质-能量营养不良、缺铁性贫血、维生素A缺乏和因缺钙和维生素D所引起的佝偻病等。为了解贫困地区儿童存在的主要营养问题及其变化趋势，以探索其改善措施，1990—1995年中国预防医学科学院营养与食品卫生研究所（简称营卫所）实施了我国政府与UNICEF的“儿童营养监测与改善”合作项目。此项目由原卫生部卫生监督司领导，由营卫所提供技术指导，组织27个省、自治区卫生厅（局）、卫生防疫站（食检所）及妇幼保健院协作完成，包括：河北、山西、内蒙古、辽宁、吉林、黑龙江、江苏、浙江、安徽、福建、江西、山东、河南、湖北、湖南、广东、广西、海南、四川、贵州、云南、西藏、陕西、甘肃、青海、宁夏、新疆。5年连续监测8万余名5岁以下儿童的营养状况。

（2）营养改善措施：①基层营养工作人员培训。营养宣教是改善人群营养行之有效的措施，开展营养宣传教育需要培训大批基层营养工作者。采用分级培训的方法，由营卫所负责培训省级师资，由省级师资培训县级师资，再由县级师资培训基层营养工作人员。该项目从1990年开始，在安徽等5省进行营养教育方法的培训，学习宣教材料制作技术和人际交流技巧。前后共培训省、地、县基层师资及基层营养工作者10 638名。他们来自防疫站、妇幼保健、乡村医师、农业、妇联、行政等部门。效果评价表明，培训效果良好，受训人员掌握了所授知识，97.4%受训人员参加了营养现场营养教育工作，并成为本项目及当地其他营养工作的骨干。②促进家禽家畜饲养。1990—1995年间，各省均在营养改善点开展了家禽家畜饲养工作，家禽家畜的产量均有大幅度提高。③促进大豆的生产和利用。在经过营养宣传教育工作后，推动了各省点区增加大豆种植与利用的活动。各省点区都相应地办起了豆腐房，提高了大豆制品的摄入，改善了儿童的营养状况。④家庭菜园果园的发展。我国广大农村多半有房前屋后的自留地及家庭菜园，并有在庭院中种植果树的传统。各省点区在项目的推动下均开展了扩种家庭菜园果园的活动。项目还为一些改善点引进了莴苣、甘蓝、胡萝卜、木耳菜、苋菜等营养丰富的蔬菜品种，提高了居民的营养素摄入量。⑤婴幼儿营养食品的研制和食品强化。各省根据本省的具体情况，研制和采用了高营养价值食品，改善儿童中存在的营养问题。四川、河北、山西、贵州、广东、陕西、辽宁等省都针对儿童存在的主要营养问题，利用当地资源，开展了营养改善工作，取得了一定的效果。⑥大众营养教育。在对儿童家长营养知识、态度及行为调查的基础上，各省都设计生产了一些适合当地情况的宣教材料，通过多种形式进行营养教育活动，如面对面交谈、宣传画、幻灯、黑板报、群众大会、广播、录像及电影，明显提高了各类人群的营养知识及合理选择食物的能力。

（3）营养干预的效果：儿童营养监测与改善项目工作得到了各级政府、领导的重视和支持，在101个项目县中，大多数县、乡、村都把此项目工作纳入到政府的工作议事日程，成立了营养项目领导小组，定期研究、制定、部署具体活动方案，定期检查项目的执行情况，共同解决项目执行过程中遇到的具体问题，使项目能够顺利执行和完成。经过几年的努力，身材矮小的发生率从1990年的36.2%到1995年的28.7%，下降了7.5个百分点，低体重的发生率从23.7%降到17.7%，下降了6.7个百分点。各省低体重和身材矮小的发生率都有了很大改善，下降率在21%~58%之间，其中吉林、山东、河南、四川、陕西、青海、新疆等7省下降率在40%以上。5年来贫血的发生率平均下降了49%。

2. 农村义务教育学生营养改善计划营养健康状况监测评估

（1）项目背景：为贯彻落实《国务院办公厅关于实施农村义务教育学生营养改善计划的意见》（国办发〔2011〕54号），建立农村义务教育学生营养健康状况监测与评估制度，科学评价营养改善计划实施效果，2012年5月，原卫生部、教育部联合制定了《农村义务教育学生营养改善计划营养健康状况监测评估工作方案（试行）》。

（2）项目目标：监测试点学校学生营养改善状况，评价营养改善计划实施对学生营养健康状况改善的效果，为做好农村学生营养改善工作提供科学依据。

（3）监测范围：全国各省（自治区、直辖市）和新疆生产建设兵团实施营养改善计划的试点地区，每年开展一次常规监测，在部分试点地区开展重点监测。其他地区和学校可参照实施。

（4）监测县和学校：①常规监测县：实施营养改善计划的试点地区所有县均列为常规监测县；②重点监测县：在实施营养改善计划的22个省份中，分片随机选取1~3个县作为重点监测县，共选取50个县开展重点监测工作。

（5）监测学校：①常规监测学校：按照随机抽样原则，按学校食堂供餐、企业（单位）供餐和家庭（个人）供餐3种模式将小学和初中进行分类，各类学校分别抽取30%小学和初中作为常规监测学校，某种供餐模式不足3所小学或初中时，抽取该供餐模式所有的学校作为常规监测学校。在常规监测学校中，从小学一年级到初中三年级以教学班为单位，每个年级抽取1个班（约40人，男女生各半）参加常规监测。每个年级学生人数不足40人时，该年级的所有学生纳入监测范围。监测学生确定后，在监测评估期间保持相对固定，实施跟踪监测。②重点监测学校：在重点监测县的常规监测学校中，分别从各类供餐模式中，随机选择2所小学和2所中学，作为重点监测学校。在重点监测学校中，从小学一年级至初中三年级以教学班为单位，每个年级抽取1个班（约40人，男女生各半）参加重点监测。每个年级学生人数不足40人时，该年级的所有学生纳入监测范围。监测学生确定后，在监测评估期间保持相对固定，实施跟踪监测。

（6）监测时间与内容：每年3~4月开展监测数据收集工作。①监测县和监测学校基本情况。监测县农村学生营养改善计划实施基本情况，包括营养改善计划覆盖学生总数、不同供餐模式学校数和学生人数等基本信息。监测学校基本情况，包括学校学生人数、供餐模式及人数、厨房设施等。②常规监测指标学生的身高和体重。学生膳食摄入情况，所有监测学校建立学校食堂或其他供餐单位食物购买档案，每2个月提交一次各种食物采购单、下料单和就餐学生数。学生因病缺课情况，各监测学校每月提交学生因病缺课情况。③重点监测指标。重点监测学校在常规监测基础上，开展重点监测，主要指标包括：营养状况生化指标：对抽中开展重点监测的学生进行血红蛋白检测，有条件的地区开展血清清蛋白、维生素A和维生素D等微量营养素检测。营养知识情况：对重点监测学校小学三年级及以上和初中的学生进行问卷调查，了解学校健康教育课开设情况、学生营养知识知晓率及其来源等情况。学生学习成绩：学校提交监测学生的上学期期末考试主要科目成绩。

（三）中国居民营养状况变迁的队列研究——中国健康与营养调查（30年监测项目）

1. 项目背景　我国经济在改革开放后一直高速持续增长。城乡居民家庭人均可支配收入水平不断提高，同时居民用于购买食物的支出在总支出中所占比例逐步下降。食物供应越来越丰富，不仅可供选择的食物品种不断增加，而且购买越来越方便。随着经济水平的提高，居民的教育水平提高，生活、工作和交通方式都发生了相应的变化，这些变化势必会对居民的膳食结构和营养状况产生影响。

为了追踪我国居民在这一经济高速发展时期膳食结构、营养状况及相关需求的变化，引导居民良好膳食结构的形成，在尽可能降低营养不良对国民健康危害的同时，控制相对能量过剩带来的诸多新的健康问题，提高国民体质水平。1989年开始开展了中国居民膳食结构与营养状况变迁的追踪研究。在1989—2018年中对同一人群的社会经济状况、卫生服务、居民膳食结构和营养状况进行了11次追踪访问，积累了丰富数据资料。

2. 项目目的　本研究是为了通过长期大人群的队列

研究建立中国居民膳食结构和营养状况长期变迁的基础性数据库;发现经济高速增长时期我国居民的膳食结构、营养和健康状况、卫生服务需求及利用等的长期变化趋势;评估经济发展和社会因素变迁对于居民营养健康状况的影响;探讨居民膳食结构、营养状况和体力活动水平的变化对其健康状况的影响;为相关的食物营养及健康政策的制修订提供科学依据。

3. 抽样设计 采用了分层多阶段整群随机抽样的方法。每个省按照经济水平将城市分成大城市和中小城市两类,各抽取一个城市。农村按经济水平分为高、中、低三类农村地区,抽取两个经济水平中等的县和高、低经济水平各一个县。即在每个省,共抽取两个城市和四个县。在每一个抽中的城市或县,按照多阶段整群随机抽样的原则确定四个调查点。在每一个抽中的城市或县,按照多阶段整群随机抽样的原则确定四个调查点。过去二十年至三十年中,由于就业、上学、城市改造等多种原因造成居民的流动性不断增大,使队列研究的追访难度不断增加。项目团队一直以来努力采取各种措施以保持调查点、调查户不变的高队列追访率。

4. 项目内容 采用调查员面访方式从社区、家庭和个人三个层面收集营养健康相关信息,1989 年项目开始至今基本保持着研究内容的一致性。同时依据经济的发展和居民生活的变迁对少量调查内容进行了增减或修改,使之更能准确地反映经济水平或居民生活状况。采用连续三天 24 小时个人膳食回顾法和家庭食物称重法收集三天家庭食物消耗情况及连续三天个人膳食消费情况。2009 年及之后的调查中增加了食物频率法膳食调查,收集过去一年食物消费习惯信息。2015 年和 2018 年两轮追访中结合访问人群老龄化和食物环境改变,适当增加了老年人群生活质量的评估、食物购买环境及购买行为变化等新内容。调查方法采用计算机辅助面访技术,调查和数据检查核对同步进行,缩短了数据收集周期,提高了数据质量。

(四)国家食物与营养监测系统

1. 中国食物与营养监测系统的试点工作 原中国预防医学科学院公共卫生信息中心和营养与食品卫生研究所与国家统计局于 1988 年开始合作建立食物营养监测体系。其目的是就食物保障及其对健康与营养的影响不间断地向政府各有关部门决策者提供信息。在 ACC/SCN 的 IFNS 及 UNICEF 支持下,进行了中国食物与营养监测系统的试点工作。

试点工作分两个阶段进行,第一阶段(1988—1989 年)包括干部培训、历史资料分析、信息使用者调查,制订计划及工作人员培训。第二阶段(1990—1992 年)包括数据收集、分析、报告。在第一阶段工作的基础上,于 1989 年正式确定了营养监测方案。1989 年在六省一市进行试点,即黑龙江、河北、宁夏、四川、广东、浙江和北京。样本是用国家统计局城乡社会经济调查队的五年一轮的六省一市样本。为了包含一定数量 6 岁(72 月龄)以下儿童,在六省一市农村调查点中,抽取约 12 000 农户的家庭作为调查对象,在城市则包括六省一市的经常性调查户的全部家庭成员。最后共收集 11 840 农村户及 8629 城市户的数据,其中包括 3854 名农村学龄前儿童及 1487 名城市学龄前儿童。正式调查中,除了原有的社会经济指标外,增加了 6 岁以下儿童的体格测量指标、婴儿喂养、疾病及卫生状况等指标,并且对国家统计局原使用的食物分类进行了修改和补充。家庭食物消费量、家庭收入和支出是由住户逐日记账,由调查员按规定的项目进行汇总。工作流程见图 5-3-3。

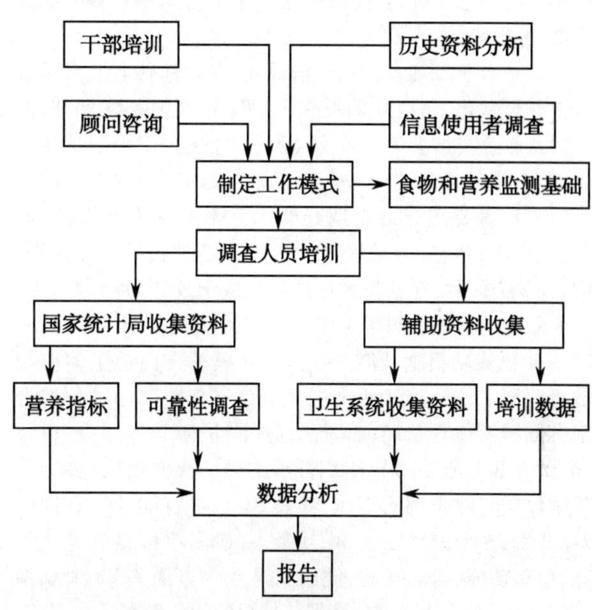

图 5-3-3 中国食物与营养监测系统试点工作

2. 国家食物与营养监测系统建立 国家食物与营养监测系统建立于 1995 年。该系统是以原国家卫生部在全国 30 个省、市、自治区的疾病监测点为基础,结合国家统计局城市社会经济调查总队在全国的 600 多个样本县,依照城市农村经济发展水平,采用分层抽样的方法,随机抽取 40 县,城市 14 个点,农村 26 个点,覆盖 26 个省、市、自治区,总人口 2067 万。定期收集各点住户中儿童营养状况、家庭健康情况等有关方面的资料,同时通过收集相应点的上一年的抽样住户全年食物消费资料,以及相应的基础卫生资料,通过综合的数据分析,得到食物营养与卫生关系的信息。1998 年的监测有 24 个省、直辖市、自治区参与,主要通过对监测点进行定期的营养与儿童生长发育调查,同时收集城市农村住户的食物消费情况,利用监测点能代表人群健康状况的公共卫生基础资料,以及来自统计局的有关社会经济发展指标等重要信息,进行全面综合分析,从而取得全国的食物消费、膳食结构和营养状况的资料。

这一体系选择了应用国家统计局城市和农村的住户调查的数据(包括住户基本情况以及食物消费数据)作为食物及膳食营养信息来源,加上学龄前儿童体格测量及相关情况的问卷调查以及成年人体格测量等指标,形成了我国食物营养监测的体系模式。所抽取的 40 个监测点既是国家食物与营养监测点,又可作为国家疾病监测网和国家统计局的城乡住户样本的共同二级样本,可以做到"三网合一",资源共享,很有特点。

(五)中国学生体质与健康调研(监测)

1. 调研制度的建立 1985 年,由教育部牵头,国家体育运动委员会、原卫生部、国家民族事务委员会及国家科学技术委员会共同组织开展了新中国成立以来第一次全国性、多民族的学生体质与健康调研工作。调研地区涉及全国29个省(自治区、直辖市),民族为汉族及人口总数在10万以上的蒙古、回、藏、维吾尔、苗、壮族等27个少数民族,对象为7~22岁大、中、小学生,样本量达98万余名,研究指标包括形态指标、功能指标、素质指标及健康检查4个方面共28项指标。

1985年调研工作取得圆满成功,在此基础上提出了调研工作经常化、制度化的设想。1987年经国务院批准,由原国家教育委员会等6部委联合下发的《关于中国学生体质、健康状况调查研究结果和加强学校体育卫生工作的意见》中,明确提出建立定期开展学生体质与健康调研(监测)的制度,各省(自治区、直辖市)按经济状况划分为好、中、差3类区片,在各类区片抽取相应学校作为调研点校,每5年开展1次全国学生体质与健康调研工作,自1985~2010年已成功组织开展了6次大规模的全国学生体质与健康调研工作。2014年全国学生体质与健康调研是教育部会同国家体育总局、原国家卫生计生委、国家民委、科技部、财政部六部委(局)组织开展的第7次大规模、多民族学生体质与健康调研工作,涉及31个省、自治区、直辖市7~22岁26个民族学生30万余人,检测项目涵盖身体形态、生理功能、运动素质、健康状况4个方面共20余项指标,并包括学生作息及体育锻炼情况的问卷调查。

2. 监测制度的建立　为进一步贯彻落实国务院批准,原国家教育委员会等6部委联合下发了《关于中国学生体质、健康状况调查研究结果和加强学校体育卫生工作的意见》,及时了解中国学生体质健康状况的发展变化趋势及可能出现的新的健康问题,制定相应的预防措施。2002年教育部建立了经常性的学生体质健康监测网络,在开展5年1次的全国性学生体质健康调研基础上,每2年进行1次学生体质健康状况及主要健康问题的监测,将监测结果向社会公告,使学生体质健康监测及监测结果公告成为学校体育卫生的一项基本制度,使全国学生体质健康监测与调研制度进一步规范和完善。

(六) 国民体质监测

国民体质监测是国家为系统掌握国民体质状况,以抽样调查的方式,按照国家颁布的国民体质监测指标,在全国范围内定期对监测对象进行统一测试和对监测数据进行分析研究的工作。我国迄今已进行了4次覆盖全国31个省(自治区、直辖市)的国民体质监测,建立了中国国民体质监测数据库,掌握了我国国民体质基本变化规律,为国家科学制定发展群众体育事业、增强国民体质的相关政策提供了重要依据,国民体质监测结果已经成为制定和评估全民健身计划实施效果、评价健康中国建设成效的重要指标和数据来源。

根据《全民健身条例》《全民健身计划(2016—2020年)》和《国民体质监测工作规定》,2019年开展第五次国民体质监测工作。监测对象为3~79周岁的中国公民(不含7~19周岁人群),按年龄分为幼儿(3~6岁)、成年人(20~59岁)和老年人(60~79岁)3个人群。同时开展针对典型工种的专项监测,监测对象为4个行业典型工种的从业人员,包括公安、金融、建筑与煤炭行业,监测人群为成年人,其中男性20~59岁(煤炭行业为20~49岁),女性20~49岁。

(七) 国家统计局数据

国家统计局负责主管全国统计和国民经济核算工作,每年发布各类统计数据,其中包括食物消费量、各类食品居民消费价格指数、粮食产量等与我国居民营养状况相关的数据,也可以作为营养监测数据的重要来源。

四、其他国家食物与营养监测系统

FNS系统的特征视其功能而定,成功的FNS系统是以社区为基础、以行为为导向的。许多国家已经开始增设食物营养监测系统,并获得了不同程度的成功。不同国家由于其营养问题、任务及目的不同,FNS系统的设计与特征各异。

(一) 美国食物营养监测系统

1. 概况　美国的FNS系统比较完善、系统。国家营养监测与相关研究计划(the National Nutrition Monitoring and Related Research Program, NNMRRP)拥有50多个监测和评价美国人群健康和营养状况的项目。1988年成立了一个部门合作委员会来协调各项NNMRRP工作。他们定期更新联邦营养监测工作的目录。NNMRRP工作分为5类:评价健康与营养状况,调查食品与营养素的消耗,评价膳食知识行为与态度,测定食物供应,建立食物成分表(FCT)。整个工作还包括收集食品与营养信息。

美国政府对营养监测的支持是强有力的且在不断加强,1990年美国国会颁布了营养监测及相关研究的十年发展计划,该计划由DHHS和USDA管理,目的是提高对美国居民营养与健康状况的了解。

2. 食物消费监测与营养调查系统　美国有两个与食物营养相关的监测系统,一个是由农业部负责国家食品消费监测(the Nationwide Food Consumption Surveys, NFCS),另一个是由卫生部负责的国家健康与营养调查(the National Health and Nutrition Examination Survey, NHANES),两个系统互为补充。NFCS自1935—1936年以来每10年进行一次监测,用于描述食物消费情况及评价膳食营养状况。监测对象为美国内地的家庭成员,食物样品为家庭一周内的饮食,描述个体在家中连续3天的食物消耗情况,从而评价食物的营养素含量以及膳食中营养素是否足够,并用于监测和预测可能出现的营养问题,例如由于社会经济条件改变出现的营养问题。

NHANES开始于1971年,监测的目的是收集和解释健康与营养信息。数据的来源包括常规途径,以及体格检查、临床检查与实验室检验或相关研究获得的资料。

3. 行为危险因素监测系统(Behavioral Risk Factor Surveillance System, BRFSS)

(1) 监测对象的确定:这个监测体系是由州卫生部门通过电话访问开展的,现已被各州采用,虽然各州使用的方法各有不同。但在采样、数据收集和管理、监测指标、解释标准和数据分析及应用方面存在很多共同之处。BRFSS在各州的采样是利用多级整群设计(multistage cluster design)确定样本的数目。利用电话监测的明显不足是其结果仅能代表有电话的人群，虽然美国电话普及率高达95%，但另外5%未装电话的人群可能存在不一样的行为特征，因此，存在着选择偏倚(introducing bias)。另外还存在一个潜在的偏倚，即被调查者拒绝访问引起的偏倚。各州参与者的应答率约为85%，与其他电话访问资料相比而言是比较好的，但也不能忽视另外15%未应答的人群在某些方面可能与应答的人群存在不同。尽管存在上述不足，BRFSS的采样技术提供的结果还是相当可靠的，在公共卫生领域有很高的利用价值。

(2) 资料收集：通过电话收集资料，且利用计算机连接电话收集数据，该系统使这种方法得到广泛应用和很好的发展，并且越来越被普遍运用。CDC为各州收集的资料提供培训、标准方法和技术支持。各州收集的资料(通常以月为单位)送到CDC以标准格式进行编辑和制表。CDC根据每个州的年龄、种族、性别分别对样本数据进行加权处理，对年龄、性别、种族三个变量分别绘制标准表格反映各变量的频数分布。数据最后被送回到各州供他们使用及进一步分析。

(3) 监测指标与解释：反映健康危险因素一系列指标：①行为指标：从吸烟、安全带的使用到体育活动、健康防护设备的使用等情况；②有关营养资料：包括体重、身高、减肥锻炼、体力活动、高脂饮食、胆固醇监测的参与情况等；③反映食物消费指标：高脂膳食、水果蔬菜的消费量等。

(4) 资料分析与利用：通过收集的资料对有关种族、年龄、性别、教育等营养相关因素及其他，如不加控制的高血压、吸烟、不运动的生活方式、酗酒或长期饮酒及酒后驾车等慢性病危险因素及行为进行评估。例如，利用这些资料可以观察肥胖的发病情况，并可比较各州的差异。各州的胆固醇筛检资料也可绘制成表，并反映出各州之间存在很大差异的事实。利用BRFSS的数据可以反映吸烟、饮酒与体重之间存在关联，且存在性别差异。BRFSS还提供了一套反映目前美国儿童与成年人行为的数据资料。

4. 食物营养监测信息的用途　美国的食物与营养监测信息用于多种途径：监测膳食摄入随时间的改变；确定生理参考数据；评估膳食满足度；提出管理与食品安全注意事项；研究膳食与健康的关系；评估市场供应情况等。

(二) 泰国食物营养监测系统

营养监测的概念首次出现于泰国是在1977年的第一次食品与营养规划中，该规划是泰国四大国民经济与社会发展规划之一(National Economic and Social Development Plan, NESDP)。但是，直到1982—1986年营养监测工作才真正开展起来，当时是第5个国民经济与社会发展规划，主要有6个营养监测项目。

1. 儿童营养监测项目　1982年，卫生部营养司建立了社区营养监测系统，农村卫生员及志愿者按季度对农村儿童称重(如营养不良则每月称重一次)，然后将数据上报给上级部门，最后汇总到卫生部进行处理。计算年龄别体重指数，与参考人群水平比较，判定儿童的营养状况。Ⅰ度营养不良的儿童将接受更详细的检查，Ⅱ度、Ⅲ度营养不良的儿童将享受地方卫生局为期3个月的食品优惠政策。1992年，UNICEF对该项目进行资助，增加了儿童生长情况的监测。农村卫生员和志愿者在全国73个省份当中的27个省份随机抽取部分村庄，测定儿童的身高，评估农村儿童生长发育迟缓的发生情况。

2. 学生营养监测项目　1986年，教育部与卫生部开展了学龄儿童营养监测，对所有小学5~14岁的儿童体重称重，每年两次，将所得数据送交省初等教育委员会，然后再送至国家教育部，国家据此数据制订学校午餐计划。营养状况以体重/年龄指标反映，根据泰国参考人群体重/年龄标准，如果儿童体重低于标准的80%，则认为该儿童营养不良，营养不良的儿童可以免交午餐费。

3. 农村发展信息系统　1984年，泰国内政部建立了农村发展信息系统，旨在为规划政策、制订干预措施、监测发展趋势、改善农村人群严重的营养问题提供信息。每6个月收集一次农村发展相关信息，包括经济与农业状况、婴儿出生体重、婴儿及母亲的死亡率、5岁以下儿童的营养状况、感染性疾病的发病率与死亡率、饮用水的满足度等。根据教育、饮水、卫生、农业产量、基层组织等五类关键指标划分三类不同发展水平的农村社区。泰国国家经济与社会发展局利用这些信息反馈投入更多的经费以促进农村发展，其他相关部门也充分利用这些信息进行规划与资源配置。

4. 以社区为基础的最低需求监测系统　1987年，泰国农村社区与内政部合作建立了以社区为基础的最低需求监测系统，旨在收集信息用于中心及周边地区的发展规划、社区动员、确定适宜的干预目标以及趋势监测。农村卫生员、志愿者、村委会成员和地方官员收集包括营养状况、出生体重在内的共32项监测数据。某些数据在基层进行处理、分析和解释，而大部分数据则由上级部门进行深度处理，每年通报一次监测结果。

5. 食品与营养监测系统　1989年，泰国经济与社会发展部建立了食品与营养监测系统，目的是为政策规划、目标干预、监测结构调整政策的效果及发展趋势提供帮助。由农村卫生员、志愿者、教师及村委会成员收集有关气象、农业、经济、卫生、营养及食品消费等方面的数据。数据的收集可按月、季度或6个月收集一次，视所需信息的种类而定。数据的分析与汇总在当地进行，当然，所有的数据和结果最终必须提交给省与中央，用于其他分析及规划。

6. 追踪和评价碘缺乏和铁缺乏项目的监测系统

(1) 碘缺乏监测系统：建立于1989年，旨在了解50余省份的碘缺乏状况，包括碘盐、水碘、鱼露及碘油补碘的情况。同时随机收集尿样，由基层中心卫生院的医务人员和教师负责执行。所获信息逐级上报给地区、省、中央。该监测系统是在联合国儿童基金会和挪威政府支持下完成的。

(2) 铁缺乏的监测系统：在孕妇产前及学龄儿童入学时测定血红蛋白浓度。消除铁缺乏包括补充铁剂和驱虫(孕妇除外)两项干预措施。

(三) 英国食物营养监测系统

1992年，英国农业、渔业、食品部和卫生部合作建立了全国膳食和营养调查。该调查起初由覆盖4个人群的横断面调查组成，每2~3年开展一个调查，4个人群包括：学龄前儿童(1992—1993年)，老年人(1994—1995年)，儿童青少年(1997年)和成年人(2000—2001年)。

2008年开始，英国全国膳食和营养调查成为一个持续性的项目，每年开展一次，调查对象为 1.5 岁及以上的人群，调查约 1000 人（500 名成年人，500 名儿童）。其目的是收集人群的食物消费、营养素摄入和营养状况信息。

（四）韩国食物营养监测系统

1998 年开始的国民健康与营养调查是韩国一个持续性的监测系统。该调查由 1969 年的“全国营养调查”和 1971 年的“全国健康和健康行为调查”组合而成，至今共进行了 7 次。其目的是评价居民的健康与营养状况，监测健康危险因素和主要慢性病的发展趋势，为健康相关政策的制定和评估提供数据支持。

第四节 营养监测数据的收集和利用

收集数据的目的是为了找出监测范围内的主要营养问题，评价营养干预措施的效果，为卫生决策提供依据，从而不断提高人群的健康水平。营养监测所需的数据，取决于监测目的和营养问题的原因。应从多方面收集资料，针对高危人群，集中力量，重点调查，以清楚了解营养问题的原因、性质和程度，以及有关的影响因素，为制定干预措施和行动提供所需的信息，帮助决策者选择最佳改善措施，解决实际营养问题。

一、数据的类型

（一）基本资料

基本资料的数据对确定目标、采取行动以及制定政策和计划非常有用。反映资源参数的数据包括两大类：

1. 社区资料　生态区、海拔高度/地形、水源、耕作类型、收割方式、社区周边情况、与服务部门（卫生、教育、银行/信用社、附设的农业机构）的距离等。

2. 家庭资料　家庭成员的职业、收入、教育水平、拥有土地面积、信贷、生产投资、应用技术、耕种方式等。

（二）结果分析

常用的营养结果的指标有：高危人群（常常是儿童）的营养状况、发病率、死亡率、卫生保健措施、生活和环境卫生状况、社会经济指标等。营养与健康状况是重要的结果指标。

1. 营养状况指标　在大多数营养监测中，特别强调儿童体格测量数据，将其列为反映营养状况的主要指标，它有许多优点和用途。儿童体格测量数据能够反映多种因素（收入、价格、生产市场供给）对家庭食物供给的综合影响。儿童的饮食习惯，母亲受教育的程度及其对营养食物的知识、态度和行为等也对儿童体格测量数据有影响。体格测量数据可以为一系列事件提供合乎逻辑的解释，也是蛋白质-能量营养不良最好的临床评价方法。且操作简便，可由非医务人员完成，可获得大量有价值的数据。

2. 生化指标和临床检查　生化数据主要用于评价微量营养素的缺乏。生化和临床检验的费用较高，需要医务人员完成。因此所选用的指标应根据监测目的和人力财力确定。血清总蛋白和清蛋白水平对判断蛋白质-能量营养不良有用，但不是营养监测所必需。对严重的蛋白质-能量营养不良和营养素缺乏症的判断，进行临床检查十分重要。

3. 卫生统计　婴幼儿死亡率：是所有数据中最基本的一项指标，通常是由地方和国家卫生行政部门对年度婴幼儿死亡率进行分析。不过有时因为隐瞒或少报死亡数字较难获得准确的资料。传染病发病率：卫生系统从医院诊所登记中可得出传染病发病率数据。

4. 卫生与社会经济指标　详细的结果参数指标见第二节内容。

（三）流程资料

在决定家庭食物消费量中，购买力很可能是比总的食物供应更为重要的因素，故应优先考虑。因为购买力作为决定营养效果的因素并不直接与食物发生关系，选用的指标不一定与食物供应和分配直接相关，但对营养监测却是重要的。其次应制定某些地区的食物平衡表。但由于食物交易量难于监督，较难获得数据，在营养监测中一般不优先考虑制作食物平衡表。收集流程参数需要对抽样调查进行细致设计，某些资源与效果的数据可来自行政方面。在建立多用途长期调查系统的地方，流程和资源的数据可从同一系统中取得。

二、数据的来源

营养监测数据可来源于直接数据和间接数据（表 5-3-12）。直接数据主要通过监测食物和营养的调查收集。国家营养调查是数据的主要来源，可以提供食物和营养素摄入量、营养状况以及与营养有关的健康状况的详细信息。间接数据的来源包括定期收集的健康统计资料、家庭预算调查、市场研究调查、工业调查和研究等。

三、数据的质量控制

监测数据的质量控制是全面的、系统的工作，它不仅是简单地核对数据，找出并修改差错，而是贯穿于整个监测工作的全过程。质量控制工作涉及调查人员，数据收集方法、要求、标准，原始数据的填写、复核、录入及资料的汇总等所有工作的步骤，及时迅速地发现并纠正数据中人为原因造成的错误，使各监测点的统计资料都遵循统一、规范的要求，对提高营养监测资料的准确性、保证监测工作的质量有重要意义。

（一）监测数据质量控制标准

1. 正确性　数据的正确性指收集的数据与客观实际的相符合程度。数据的正确性涉及监测工作所需收集的所有数据，数据中任何一项发生错误都会影响整个数据的正确性。除了在调查收集过程中的各种原因有可能影响数据的正确性外，在录入、汇总、分析等过程中，同样可能有各种人为或技术上的原因影响数据的正确性。

2. 完整性　监测工作中的数据要力求完整。监测点人群的信息应尽可能地收集到，遗漏过多将直接影响监测数据的完整性。

3. 可靠性　可靠性也称重现性。在营养监测系统中，数据的可靠性是指同一个调查对象如果由不同的调查人员，在不同的调查场合下调查，是否能取得相同的调查结果。数据的可靠性受现场调查人员的业务能力、对调查内容的掌握程度以及工作责任心等多方面因素的影响，也受调查对象的配合程度影响。

表 5-3-12 营养监测数据来源

数据类别	数据来源	备注
食物供应	卫生经济调查(家庭层面) 食品供需表(国家层面)	包括国家和家庭食物供应
食物消费	成年人和儿童营养调查对健康调查中选定食物组(例如蔬菜和水果)的数据有限	所有食品和饮料,包括强化食品或功能性食品、膳食补充剂和母乳等
膳食模式	营养调查数据	通过因子分析或饮食质量评分获得
营养素摄入	利用食物成分表进行营养调查	需要经常更新食物成分数据库
营养状况	成年人和儿童营养与健康调查	包括体格测量和生化测量
营养相关健康状况	健康与营养调查	包括缺血性心脏病、糖尿病、肥胖、高血压、血脂异常的发生率和患病率
食品安全	营养调查 健康食品定价 食物银行调查 效益统计	包括家庭食品安全的各个方面
食品文化	营养调查 在外食物消费调查 广告与市场调查	包括食物偏好、食物准备、饮食的社会环境、食物份大小、消费者知识、态度和行为、市场营销和广告等
变化阶段	营养调查	包括改变饮食的意图和尝试;改变饮食面临的困难或促进因素
其他风险或保护因素的链接	健康与健康行为调查	包括药物使用(尤其是酒精和烟草)、身体活动、婴儿护理(如母乳喂养)等

引自:WHO. Food and nutrition surveillance systems: a manual for policy-makers and programme managers,2014.

4. 可比性 监测数据不仅可以反映监测地区居民营养状况的变化及其影响因素,而且可以用于全国各监测点的分析比较,用于反映全国居民营养状况的变化及其影响因素。这种分析比较结果的价值和意义很大程度上取决于各监测点数据的可比性。监测工作实施的标准、要求、调查分析方法的统一是提高可比性的前提。

(二) 监测数据质量控制要求

1. 对监测工作人员的要求 由各级人员组成的营养监测系统应该是一个高效率的工作系统。人员的素质,包括工作人员的知识水平、业务能力、工作经验、对标准的理解和掌握程度以及责任心都直接影响收集数据的质量。对每一环节工作人员的职责必须有规范要求和考核标准。

2. 监测点人群的代表性 应该根据监测目的,采用科学的抽样方法抽取监测调查点人群,使其具有良好的代表性。监测点人群的稳定性也会影响统计数据的可比性。

3. 方法和标准的统一 为了提高监测数据的质量,保证数据的可比性,各监测点的数据收集、汇总、统计分析工作必须规范化,按统一的标准实施。如果调查填表的要求不统一或者调查工作人员对此理解不一致,就会造成各种各样的错误。方法和标准的统一是需要对监测工作人员反复、认真、细致的培训和督查来逐渐达到的。

四、数据的分析利用

(一) 监测数据的分析

1. 数据分析的目的 营养监测数据的分析是指从所收集的大量数据中,选择合理的统计指标,采用相应的统计分析方法,从中得出有价值的结论。根据营养监测系统收集的数据性质,数据分析、涉及人群、营养素摄入状况、相关的影响因素及其趋势分析、干预的效果评价等资料,可以从多个方面对数据进行分析。

2. 数据分析的方式与机构 数据分析不一定都是全国性的,在数据未送到中央单位之前,有关数据的汇编、核对和传送通常直接由有关单位负责。某些分析也可以在地方机构进行,通常是为了本地机构的需要,如制定地区卫生规划。对于主要目的在于制订计划的监测系统的数据分析,常常需要加以集中。数据分析机构通常设在中央,由监测系统的中心单位控制工作进度。同时处理现场数据的各组成部分必须互相衔接,加强联系和协作。此外还需要征集一些特殊团体,如大学和研究所专家对营养问题的评价和建议。此系统的组织部分如图 5-3-4 所示。

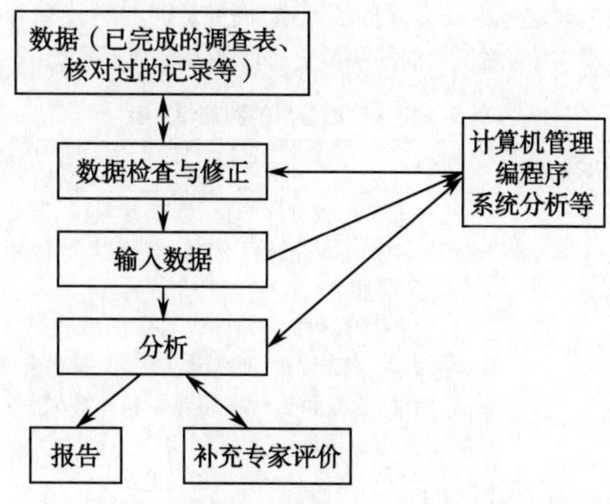

图 5-3-4 现场数据处理系统的组成部分(WHO83648)

3. 数据分析的方法与手段 分析方法一般有描述性分析、趋势性分析和干预性分析。随着监测范围的扩大,处理的数据越来越多,对数据分析的要求也越来越高,反馈的速度也要求越来越快,因此很多领域的知识都运用到监测系统中来。数学、计算机、信息学、实验科学、临床医学以及行为科学、卫生经济、卫生管理等方面的进展,极大地提高了监测数据分析处理能力。

(1) 计算机的使用:计算机及其有关软件的引入使监测的效率大大增高,使大量的数据更易于管理和分析,同时使很多不同来源的数据便于联系起来分析。既提高了数据收集和分析的及时性,也减少了流行病学家对数据进行分析和解释时对统计学家的依赖。

(2) 统计学及其他有关学科的技术:为了使监测数据更好地被利用,监测系统对统计学分析技术以及用于统计学分析的软件的要求越来越高,卫生经济学和卫生管理学的分析技术对确定干预重点、成本效益分析也都是必需的,这些技术目前已逐渐应用到营养监测系统数据的分析中。配合这些技术的使用,很多分析统计用的软件,如SAS、SPSS、EPI-Info、R语言等都是适用的。

(3) 图形展示技术:由于监测数据的分析结果直接分送给卫生决策者和公众,直观、简明的图形显示技术就显得非常重要,图形能够把大量数据一目了然地表现出来,分地区、年龄、性别、经济水平等的图形展示都是非常有用的。

(二) 信息的传播

虽然通过监测系统可扩大影响,但通过非正式报告(会议、专业接触等)、正式简报、定期详细出版物加以综合可能更为恰当。在所有各级用户之间必须形成定期联系的制度,以加强系统内部的信息交流,并探讨信息本身传播的方法。

(三) 监测信息的利用

导致营养问题的因素很多,而且与社会经济状况密切相关,因此在各个部门都能找到营养监测信息的潜在使用者(表5-3-13)。尽管期望营养在总体资源分配决策中发挥主导作用是不现实的,但营养监测可用于分析营养结局的政策,提出政策的替代选择,并最终评估其营养影响。长期营养监测具有宣传作用,可以加强其他探究营养问题根本原因的类似方法。尽管如此,就具体的、选定的问题而言,监测最有可能带来有利于营养的政策变化。这些问题通常与营养问题的根本原因没有直接的联系,例如资源的不公平分配。但在现实中,关于它们的决策更有可能影响营养状况。

表5-3-13 监测信息的利益相关者

机构	目的
政府	营养:国家食品和营养指南、营养参考值、营养目标和指标、营养战略(例如,健康饮食-健康行动)、购买服务 卫生:卫生战略(例如,慢性病、不平等、人口亚群)、购买服务、健康促进、向高级卫生当局提供咨询 食品:制定、监测和执行食品规章和标准(例如食品安全、组成和标签)、国际食品 标准(法典),食品安全管理局的建议
卫生部门	课程(例如营养教育、健康促进、食品安全)和服务、患者建议和教育
非政府组织	政策和方案,促进健康
学术机构	教学、研究方向、研究数据
食品工业	食品标签、食品营销
一般群众	信息、建议、教育

引自:WHO. Food and nutrition surveillance systems: a manual for policy-makers and programme managers, 2014.

五、监测数据的管理

数据的管理是指收集原始数据后,根据监测的设计要求对原始数据进行核查、录入、整理,以使原始数据系统化、合理化,为以后进行数据分析作好前期准备。此外,数据的管理还包括监测数据的使用规定等其他方面的内容。

(一) 原始数据的核查与录入

原始数据是数据汇总、分析的基础,首先要对其内容进行复查,其次对数据的完整性和准确性进行复核,检查有无漏项和编码填写错误等,最后对数据内容与数据编码的一致性进行复查。一般采用随机抽样的方法来复查,在数据不多时可采取全部复查。核查工作完成后,方可将数据录入计算机。

(二) 数据库的建立

为了便于数据汇总和分析,营养监测系统应对要求的各类数据文件规定统一命名方法,各监测点应按要求对数据库文件进行命名。从质量控制的角度来看,建立计算机数据库可以使存储的信息量大、数据传送迅速方便、易于反馈,而且可以避免数据汇总过程中可能出现的人为偏差。但数据在录入计算机时仍然存在正确性的问题。一般采取以下几种措施来发现和纠正数据录入错误:

1. 打印数据库文件,并与原始数据进行核对。这种方法仅适用于非常小的数据库文件。

2. 按一定比例随机抽取一定数量的记录,打印出来后与原始数据进行比较。

3. 二次录入法 同一批原始数据先后输入计算机二次,每次建立一个独立的数据库文件,随后将此两个文件由计算机自动进行比较,凡有不相符合的记录会被计算机自动挑选出来。但二次都按同样错误方式录入的记录是无法挑选出来的。

4. 逻辑查错法 数据库文件中有些错误用上述三种方法不一定能找出,这种类型的错误可用逻辑方法来查找并加以改正。如在一般调查中性别除了男、女、不详外,不应有其他数值出现,审核人员只要编写一段计算机语言,就可以用逻辑方法把文件中此类错误查找出来。逻辑查找法还可以查找一些极端数据,如身高2m以上、体重100kg以上等。这类极端数值(根据调查的内容自行确定界限)有必要认真加以复查、核对,这里面可能有部分是实际情况,但录入错误也可能是有的。当然逻辑查找对处于选项允许数值范围内的错误就无法发现。

(三) 数据的保管

数据应有专人保管,注意保留备份,以防数据丢失。

(马玉霞 张继国 王惠君)

参考文献

1. 翟凤英. 食物与营养现场工作计划管理教材. 北京:科学技术文献出版社,2002.

2. 卫生部基层卫生与妇幼保健司. 灾害自救互救指导手册. 北京:华夏出版社,2000.

3. 葛可佑. 九十年代中国居民膳食与营养状况. 北京:人民卫生出版社,1998.

4. 翟凤英,常莹,马冠生. 食物与营养现场工作计划管理教材. 北京:人民卫生出版社,1996.

5. 陈春明,邵宗明.中国七省市食物营养与健康状况.北京:中国统计出版社,1994.
6. WHO.营养监测.谢兆云,关桂梧,译.北京:人民卫生出版社,1988.
7. 曾果.公共营养学.北京:科学出版社,2018.
8. 翟凤英.公共营养.北京:中国轻工业出版社,2009.
9. 夏慧,王宁,彭亚拉.美国国家营养监测计划及对我国的启示.中国食物与营养,2013,19(2):5-9.
10. 赵丽云,马乐欣.国外营养监测与营养调查的现况.国外医学.卫生学分册,2009,36(5):281-285.
11. NW Jerome,JA Ricci. Food and nutrition surveillance: an international overview. J AJCN,1997,65:1198s-1202s.
12. TByers,M Serdula,S Kuester,et al. Dietary surveillance for states and communities. J AJCN,1997,65:1210s-1214.
13. NB Mock,WE Bertrand. Conceptual framework for nutrition surveillance system. Bulletin Pan Am Health Org,1993,27:254-264.
14. JP Habich,DL Pelletier. The importance of context in choosing nutritional indicators. J Nutr,1990,120:1519-1524.
15. FL Trowbridge,FL Wong,TE Bayers. Methodological issues in nutrition surveillance: the CDC experience. J Nutr, 1990, 120s: 1512s-1518s.
16. 廖文科,张芯,马军.中国学生体质与健康调研(监测)发展及其制度建立.中华预防医学杂志,2012,46(9):771-775.

第四章

膳食结构与膳食指南

膳食是人们日常生活不可缺少的部分，各类食物供给和进食需求构成了膳食的基本要素，并逐步形成了一定的规律和习惯。在人类发展的历史长河中摄入的食物种类和进食方式也不断发生变化。长期以来我国居民形成了传统的膳食结构，也随着社会发展不断趋于合理。近三十年，膳食结构有部分西方化的趋势，需要特别关注。

从20世纪开始，随着营养与健康科学认识的进步，很多国家开始针对营养健康需求，提出专业的营养指导——膳食指南，为居民的平衡膳食、合理营养提供了必要的指引。我国至今已经发布了4版膳食指南，最新一版为2016年发布。其后陆续出版了孕妇、乳母、婴幼儿、儿童青少年、老年人和素食人群等特殊人群膳食指南。2018年还出版了儿童青少年零食指南。

第一节　膳食结构和膳食指南概述

世界各个国家和地区在历史进程中，基于食物资源、生产力发展水平、宗教信仰等因素，逐渐形成了独特的饮食文化和膳食结构，不同的膳食结构不仅具有相应营养效应，也存在不同的健康风险。针对各自的膳食结构和饮食文化特点，世界大部分国家都制定了膳食指南，以便教育和指导民众养成均衡合理的膳食结构和良好的饮食习惯，提高整体健康水平。

一、膳食结构的概念、发展和意义

（一）膳食结构的基本概念

膳食结构（dietary structure）是指膳食中各类食物的数量及其在膳食中所占的比重。根据各类食物所能提供能量及各种营养素的数量和比例来衡量膳食结构的组成是否合理。膳食结构的形成与人类自然进化、生产力发展水平、文化、科学知识水平以及自然环境条件等多方面的因素有关。不同历史时期、不同国家或地区、不同社会阶层的人们，膳食结构往往有很大的差异。膳食结构不仅反映人们的饮食习惯和生活水平，同时也反映一个民族的传统文化、一个国家的经济发展和一个地区的环境和资源等多方面的情况。由于影响膳食结构的这些因素是在逐渐变化的，所以膳食结构不是一成不变的；通过适当的干预可以促使其向更利于健康的方向发展。但是这些因素的变化一般是比较缓慢的，因此，一个国家、民族或人群的膳食结构又具有相对的稳定性和传承性，不会在短期内迅速发生重大的改变。

（二）膳食结构的演变过程

膳食结构在人类漫长的历史发展进程中发生了很多变化，但限于文字及各种记录方式的时间较短，其大部分时间的膳食结构仅能从一些有限的考古发现中略知一二。旧石器时代人们饮食中纤维含量是当今人们饮食的5~10倍，而现代食物中钠盐及饱和脂肪酸含量分别为石器时代的10~20倍和4倍以上。根据现有认识，我们可以将人类的膳食结构变化划分为四个阶段。

1. 自然食物获取阶段（狩猎采集阶段）　这一阶段在人类历史发展中延续时间最长，从远古一直到1.5万或1万年前（旧石器时代晚期或新石器时代早期）。人类从脱离动物界而直立生活以来，便依靠集体的力量和智慧，用共同劳动的方式，去寻找食物，以维持最低限度的生活，这种生活的手段就是采集、狩猎和捕捞。当时生活在旧石器时代的古人是得到什么吃什么，多是草木果实和鸟兽的肉，饮自然界的水或饮鸟兽之血，即人类的“茹毛饮血”时代。采集多由女子承担，主要对象是野生植物性食物和昆虫等，采集的食物在人类初期生活阶段占有相当的比重。狩猎多半由男子分担，猎取对象是野生的飞禽和走兽等。对古人来说，获得肉食比较困难，狩猎得到的食物大约仅占当时人类食物总量的1/3。大约在农耕开始前的1.5万年左右，人类克服了对水的恐惧开始从水中索取食物，学会了原始的捕捞。捕捞是人类到江、河、湖、海中去捕捉鱼类及其他水生动植物为食物的一种生活手段。这一阶段的膳食特点是食物种类比较广杂，既有动物性食物，也有各种植物和鱼类，而且食物来源不固定，饥饱不定，难以形成饮食规律。

2. 动物驯养和植物栽培阶段　这一阶段从旧石器时代晚期或新石器时代早期一直延续到4000年前。从一些考古证据看，从最早控制野生动物到农业的出现这一过程持续了超过1万年。人类在长期的生存实践中，随着地球气候的变化，人口增加，出现了食物短缺和饥荒，尤其是寒冷的冬季，无法从自然环境中获取充足的食物和猎物，季节性饥荒迫使人类由被动的适应环境而转向主动采取一些措施求得生存，生存的手段是驯化驯养动物和栽培植物。各种野生动物很可能既是其狩猎对象，同时也是其驯养对象，只是经过长期的尝试以后，人们才逐渐将驯养的重点集中在易于利用（如狗）或性情温顺的几种动物（如猪、马、牛、羊、鸡）身上，所以在很长一段时间内人类所能利用和驯养的动物也处于半野生状态。同时，经过不断的比较和选择，原始人类最终将种植的重点确定在少数几种植物上，逐渐使之脱离野生状态成为栽培植物，如籽粒丰硕易于保存的植物。随着驯养动物和栽培植物过程的逐渐成熟，人类开始脱离采集渔猎的生活，进入了农业社会。食物构成也发生相应的变化，食物来源有了一定的保障，既有谷类为主的植物性食物，又有驯养动物的肉类食物，再加上一些狩猎、捕捞所获，逐步形成规律的饮食。

3. 农业社会阶段　这一阶段经历了数千年至上万年。首先是原始农业的出现，在人类历史上具有划时代的意义，它使人类由只能以天然产物作为食物的时代跨入进行食物生产的时代，从而为社会转入文明时代奠定了物质基础。原始农业的发展又为原始畜牧业的发展提供了基地和饲料，原始畜牧业的发展改善了人类的食物构成和身体素质。

大约距今3000~4000年前，随着冶炼业的出现及铁制工具在农业中的广泛应用，原始农业转入农业社会阶段。其特征是：金属农具和木制农具代替了原始的石器农具，铁犁、铁锄、耧车、风车、水车、石磨等得到广泛应用，畜力成为生产的主要动力。农业生产成为整个社会发展的基础，农业科技代表社会的先进水平。人类的膳食结构主要由农业生产的粮食和饲养的动物构成，还有少量的蔬菜和水果。

4. 工业社会阶段　从18世纪开始工业革命，开创了以机器代替手工劳动的时代。这不仅是一次技术改革，更是一场深刻的社会变革。随着大工业的发展，农业机械、农业化学制品的制造和使用，以及生物学、化学、物理学、农学、机械加工工艺等科学成果的应用，管理科学和电脑的运用，世界上的发达国家都在工业现代化的基础上，先后实现了农业和食品加工业的现代化。现代农业以现代农业机器、设备代替过去的人、畜动力和手工、畜力农具。实现农业的机械化、电气化甚至自动化，用现代科学方法培育和改良农作物及畜禽品种以提高其生产效能成为现代农业物质生产的主要特征。这一阶段的膳食结构更加丰富，谷类、肉类、蔬菜、水果、蛋类、奶类等都是日常食物来源。

进入21世纪，食品科技的发展和信息化水平的提高，使人类的食物种类和获取方式发生了翻天覆地的变化。除了天然食物外，通过各种加工工艺和食品添加剂生产出琳琅满目的食品；同时，网购、在外就餐和外卖送餐等改变了人们的就餐方式，这些变化正在对人类的膳食结构发生着深刻影响。

（三）膳食结构的意义

膳食结构是研究一个国家或一个人群饮食特点和营养状况的基础，通过分析比较不同国家或地区膳食结构的差异和变化，能够了解和发现其饮食文化和习惯的变化规律，以及可能存在的健康风险，为制定相应的膳食指南营养指导提供科学依据。

二、膳食指南的概念、发展和意义

（一）膳食指南的概念

膳食指南（dietary guideline）是政府部门或学术团体为了引导国民合理饮食维持健康而提出的饮食建议。

膳食指南是根据营养学原则，结合国情，教育人民群众采用平衡膳食，以达到合理营养促进健康目的的指导性意见。

（二）膳食指南的发展过程

1. 膳食指南的历史　膳食指南并非营养学或公共卫生的新事物，作为卫生政策的一部分已有百年以上的历史，是由早期的食物目标，历经膳食供给量、膳食阶段目标演变而来的。1918年英国推荐儿童膳食必须包含一定量的牛乳，20世纪30年代国际联盟向大众推荐膳食应包含牛乳、叶菜、鱼、肉、蛋等食物。实际上20世纪40年代以前的膳食指南与膳食标准并无界限，后来为了给膳食指南提供科学依据才确定膳食标准及进行相关的研究。美国农业部提出的为组成营养充足膳食所选择的食物指南（food guide）实际上就是21世纪美国公众采用的膳食指南，由Hertzler与Anderson在1947年发表。20世纪50年代以来，工业化国家人民的健康大为改善，寿命延长，慢性退行性疾病成为主要死因，其发病率与膳食构成的关系引起关注。实验证明血脂可受膳食影响，流行病学观察发现膳食脂肪的种类和数量与心脏病死亡率有关，于是美国心脏病学会建议为减少心脏病风险而制定膳食指南。

1968年瑞典出版了第一部膳食目标。其背景是瑞典在实现机械化后，体力劳动强度下降和能量摄入减少，而脂肪提供的能量占总能量的比例从29%升至20世纪60年代中期的42%。同时发现饱和脂肪摄入与动脉粥样硬化发病增多之间及糖摄入与龋齿之间存在着相关。这个膳食目标成为瑞典和挪威营养政策的基础。美国于1977年也提出了膳食目标，成为膳食指南发展的雏形，这是一个里程碑式的事件。它不是来自科学团体，而是由参议院的一个委员会提出，作为美国政府的文件颁布，在官方应用时有所修改。1980年改为膳食指南，由政府颁布，每5年修订一次，2015年出版了最新版本膳食指南。其他国家也纷纷于20世纪七八十年代第一次制定了各国的膳食指南，例如加拿大于1976年，法国、瑞典、挪威于1981年，新西兰于1982年，丹麦、英国于1983年，日本于1984年，德国于1985年，韩国、芬兰于1987年，印度于1988年，匈牙利、新加坡、中国于1989年分别提出了各自国家特色的膳食指南，随后其他若干国家也制定了各自的膳食指南。随着营养科学研究的进展，版本的进一步更新，新版膳食指南的内容也进一步扩展，例如增加预防营养缺乏病和食品卫生的内容，对于某些食物进行准确的量化，提出各类人群的膳食指南。

2. 膳食指南的制定原则　全球共有100多个国家制定了以食物为基础的膳食指南。制定膳食指南的原则是结合本国居民的营养状况、粮食供应、烹饪文化和饮食习惯等特点，在科学证据的基础上，考虑大多数民众的文化科学素养，形成易于理解和实用的膳食建议。为了便于记忆和操作，多数国家也制作了食物金字塔和食物餐盘形式的膳食指南图。

膳食指南的编制工作由跨学科的专家团队负责，专家主要来自农业、健康、教育、营养和食品科学等领域的代表，以及消费者和非政府组织的代表，还包括宣传专家和人类学家。

制定过程中，专家会系统审查众多信息来源，比如有关膳食、营养、健康之间关系的科学依据，以及有关食物生产、食物消费、食物构成、成本和获取情况的数据。

膳食指南草案编写完成后，将在本国不同消费者群体中开展试点测试，从而确保其切实有效和易于理解，同时保证其要旨符合本国文化、社会和经济形势。

3. 膳食指南的制定程序　整个程序一般包括10个步骤。

（1）计划和组织工作：成立多部门的国家级专家委员会，组建编写工作组。专家委员会应该包括各方面的代表，如营养学家、政府官员、企业和其他部门机构的代表以及消费者的代表，以便能反映不同阶层的想法和观点。

（2）描述目标群体的特征：其目的是确定目标群体，以便评价膳食指南所针对的目标群体的营养和健康状况。这一步骤的最终成果是一个描述性文档，其中包括与目标人群饮食相关的危险因素和问题。

评价是基于对现有调查、报告和出版物的回顾。报告应包括与饮食有关的行为危险因素和问题的资料、流行病学资料、发病率和死亡率的变化、营养状况、人口教育、食物的可获得性、食物消费模式、食物组成和饮食习惯等。对饮食模式进行分析，确定与饮食相关的行为危险因素和问题。

（3）设定目标：其目的是确定可持续发展目标，预防和减少在前一步骤中发现的优先危险因素和问题，以及促进健康的饮食和生活方式。根据多部门专家委员会商定的优先领域，营养专业人员为可持续发展目标制定了总体目标。

（4）拟定技术指引：形成一个技术文档，它总结了营养目标、营养建议以及防止出现问题和促进健康饮食和生活方式的其他建议。该技术文件包含支持营养指南的科学基础，目标人群是健康和营养专业人员，而不是普通大众。

（5）测试可行性和制作食物图片指南：通过行为试验来检验这些建议的可行性，并编制一份普通居民能够理解的图表，具体包括：①测试建议的可行性（行为试验、焦点小组表格、最初面访表格、作业表格、图形验证表格、最终面访表格等）；②基于食物的膳食指南的平面设计（文化上的可接受性、比例原则、多样化等）。

（6）确定信息：利用行为试验的结果编制膳食指南信息，并将各种食物和份量的概念与图表联系起来。可以进行多方会议交流，集中讨论如何改进各项建议，审查实地试验技术建议的结果，并确定执行膳食指南所需的传播策略和工具。

（7）进行验证：指南由在目标人群的代表进行实地测试，以确定信息或图片是否被理解、相关、可接受和有说服力。这些指导方针在理论上可能是正确的，但如果人们不理解、不容易记住和不便应用这些指导方针，它们就无法实现其目的。

（8）纠正和调整：根据测试结果和多部门委员会的技术审查，对信息和图表作出了更正和调整。由一位平面艺术家准备图表的最后一个版本。

（9）贯彻执行：通过公共部门和私营部门，利用良好的沟通策略，在全国范围内复制、传播和实施膳食指南。

（10）效果评价：定期评估膳食指南的实施过程及其对目标群体生活方式的影响。应监测和评估采用膳食指南的活动和教育方案，以确定其范围、频率和影响。然而，相对而言，很少有国家评估了膳食指南的影响——主要原因在于指南是最近才制定的，或者评估其影响还为时过早，或者是评估的资源和方法不足。

（三）膳食指南的意义

膳食指南的应用推广有助于人们了解和运用膳食指南指导日常生活，提高自我保护意识和能力，从而促进健康。膳食指南的实施需要制定政策，普及宣传，指导消费及提供食品。实施的关键在于政府予以支持，将其作为贯彻《中国营养改善行动计划》和《国民营养计划（2017—2030年）》的具体措施正式颁布。同时要运用各种宣传工具向人民群众广泛宣传，以提高大众的营养知识水平，从而主动遵循膳食指南的指导，使其更快为促进人民健康发挥作用。

第二节　世界不同地区的膳食结构及特点

饮食是生存的物质基础，而与之相应的饮食方式则是人们在饮食生活中所体现的物质和精神现象的总和。在漫长的历史长河中，由于物质的丰盈程度和文化的底蕴不同，各个国家都形成了独特的饮食方式及膳食结构。

一、亚洲国家的膳食结构及特点

（一）日本

日本是食物资源较为匮乏的国家之一，很多食物依赖于进口。从历史发展过程看，先以植物性食物为主，逐渐增加动物性食物摄入。日本人的膳食结构具有植物性与动物性食物相对均衡的结构特点。主食以米饭为主，一日三餐几乎都有米饭，但搭配多种其他食物。通常一顿饭有米饭、畜禽肉蛋、海产品、2~3种蔬菜、1~2种水果和酱汤。日本人的膳食特点是主食量较少，海产品较多，食材新鲜，烹饪方式以蒸煮为主，蔬菜和鱼虾类生食居多；少量煎炸，如牛排、天妇罗等。此外，日本人有在晚餐或晚餐后饮酒的习惯，消费较多的是啤酒和清酒。2016年膳食调查资料显示：日本膳食构成为每人每日谷类422.1g，薯类53.8g，蔬菜265.9g，水果98.9g，畜禽类95.5g，鱼虾类65.6g，蛋类35.6g，奶类131.8g，油脂类10.9g，食盐9.9g。其中谷类食物提供总能量占40.9%；来自动物性食物的蛋白质摄入量占总蛋白质的52.8%。

日本人食物和能量摄入量从1945年后逐渐增加，至20世纪60年代。随后，除动物性食品外，主食及能量摄入又逐渐下降。

1984年日本人均能量摄入量为2594kcal，碳水化合物、蛋白质、脂肪提供能量分别占总能量的59.2%、12.8%、28.0%；1998年日本人均能量摄入量为1979kcal，宏量营养素供能比分别为碳水化合物57.7%、蛋白质16.0%、脂肪26.3%；2016年日本人均能量摄入量为1865kcal，宏量营养素供能比分别为碳水化合物57.8%，蛋白质14.8%，脂肪27.4%。

（二）韩国

韩国的饮食分为主、副食。主食以稻米饭为主；而副食则主要是汤、泡菜、酱类，还有用肉、干鱼丝、蔬菜、海藻等做成的食物。韩国人喜欢吃泡菜（发酵辣白菜）、海鲜酱（腌鱼类）、大酱（发酵豆制品）等发酵食品，这些成为韩国膳食结构的突出特点。此外，韩国人还有生食习惯，如生食蔬菜、生拌鱼肉、鱼虾酱等菜肴；对各种汤类也情有独钟，几乎每餐必有汤；在饮食中非常注意对油脂的控制；辣椒和大蒜的食用率非常高。

韩国人的粮谷类消费量在20世纪70年代处于最高阶段，然后逐渐下降，蔬菜和水果消费量则逐渐增加，尤其是水果消费增加明显；最为显著的是动物性食物消费增加较多，年人均消费量从1961年的20kg增加到2003年的157kg，其中肉类、奶类和水产品最为突出。然而，韩国人仍是以植物性食物为主，动物性食物为辅的膳食结构，2013—2015年的全国健康与营养调查显示：植物性食物提供70%~75%的全天能量。在三大供能营养素中，碳水化合物供能比从20世纪初至今保持在64%~67%，脂肪供能比在20%左右，蛋白质供能比为14%~15%。

（三）马来西亚

马来西亚是3个主要民族组成的国家：信奉伊斯兰教的马来人（68.7%），华人（23.2%），印度人（6.9%）。马来西亚饮食汇集了中国、印度、西方、马来西亚本土民族的食物。马来西亚的饮食与东南亚其他国家的饮食相比，口味更加浓重一些，喜欢放咖喱和辣椒。马来人由于信奉伊斯兰教，所以不吃猪肉，动物性食物主要是牛肉、羊肉、鸡、鸭、鱼等，蔬菜多为黄瓜、西红柿、菜花、土豆、青椒、菠菜、豆角等，水果主要是菠萝、洋桃、芒果、椰子、木瓜、香蕉等，还喜欢食用核桃仁、花生米等坚果。但是，由于宗教关系，一般禁止饮酒，尤其是在公共场所，多饮用红茶、咖啡以及一些软饮料，尤为爱喝椰子水。马来西亚人还喜食槟榔果。

马来西亚人的主要食物是米饭，但面类也相当普遍。华人仍然保持着其原有的饮食习惯，但根据地方特点稍有变化。印度人则保留自己的饮食习惯。

2014年全国健康调查显示：18~59岁成年人每人每日平均食物摄入量为大米279.6g，面条84.0g，面包36.6g，糕点28.2g，绿叶菜69.7g，鸡肉35.0g，鸡蛋31.0g，鱼类50.1g，酱油7.7g。碳水化合物供能比为54.1%，蛋白质供能比15.2%，脂肪供能比28.9%。

（四）泰国

泰国是临海的热带国家，盛产稻米、绿色蔬菜、甘蔗、椰子，海产也很丰富。多数泰国人保持着一日三餐的习惯，主食是大米，副食多为鱼虾、蔬菜、水果等食物。泰国人的饮食偏爱辛辣，因此，多食用鱼露来调味。民族风味“咖喱饭”是由大米、肉或鱼再加上青菜调以辣椒油烹制而成。餐后也食用各色的时令水果及面粉、鸡蛋、椰奶和棕榈糖做成的各式甜点。泰国人菜肴的烹制方法主要有3种，即炒、YAM和炖。炒：类似广东菜做法，用新鲜的蔬菜，佐以泰式调料，炒好的菜口感新鲜。YAM：是做汤与凉拌的结合，是制作泰国色拉的特色方法，有时也称泰国色拉为“YAM”。炖：泰国的热带气候，使得炖汤成为日常烹调的重要内容。

2011年泰国家庭社会经济调查显示：平均每人每日能量摄入为2090kcal，碳水化合物摄入量311.1g，供能比为59.5%；蛋白质摄入量71.8g，供能比为13.7%；脂肪摄入量60.3g，供能比为26.0%。

（五）印度

印度是一个人口众多的发展中国家保存着多种饮食方式，如：北方是面食为主，南方是大米为主；中上层社会人群喜用西餐，平民保持东方饮食习惯。印度是一个佛教古国，很多人还信奉印度教，大多选择食素，基本上不吃或完全不吃动物性食物。

印度人的膳食中植物性食物占绝大部分，谷类供能比高于中国人，豆类的消费量也高于中国；肉、蛋的比例很低。印度牛、羊的数量较多，奶的供应量较大；牛奶在印度人的饮食结构中，占有非常重要的位置，很多印度人的早餐，就是一杯甜奶和几块饼干。印度人不爱喝汤，而多饮用白开水，在饭后常常要喝上几杯白开水，再配上一些奶茶。

印度膳食的多样性在下降。人均能量摄入量逐年减少。2011—2012年印度全国营养调查显示，农村地区每日人均能量摄入量为2233kcal，城市为2206kcal。2015—2016年全国家庭健康调查显示：15~49岁男性和女性每周至少摄入一次该类食物的百分比，最高的是豆类，分别是90.6%和89.9%，其次是蔬菜88.2%和85.5%，奶类是75.0%和68.0%。消费率较低的是肉类，男性和女性分别为40.6%和32.5%，鱼类38.6%和34.0%，蛋类49.6%和41.4%，水果50.5%和45.7%。

二、欧洲国家的膳食结构及特点

欧洲各国的饮食习惯无一例外地表现着时效性的特点。他们每日早餐，不论是家里还是在餐馆，面包、奶酪、果酱、黄油、生蔬菜是必不可少的。欧洲人的午餐是简单而匆忙的，一般只有一个小时的时间空档，简单的快餐或一块比萨加一杯咖啡。欧洲人的晚餐是最从容的一餐，花样也比较多，煎牛排、比萨饼或意大利面，但鲜牛奶和水果一定不会少，还有餐后甜点。

（一）瑞典

瑞典具有典型的北欧国家饮食特点，在饮食结构中肉类占了很大的比例，主要为牛肉、猪肉、鸡肉；面包和马铃薯是其主食，瑞典人特别喜欢黑面包；鱼类物产丰富，所以摄入量也较多，主要是海产鱼类如鲱鱼、鲭鱼、鲑鱼、鲈鱼等。奶及奶制品较多，特别是新鲜的牛奶最为普遍，其次酸奶和奶酪也非常多。蔬菜中以洋葱最多，其他包括西红柿、茄子、大白菜、青椒，绿叶菜则较少。苹果、梨、橙子为常见水果，其他还有香蕉、西瓜、提子、大樱桃等。

瑞典人比较喜欢吃生的和冷的食物，肉片和鱼块都是半熟的。一般人的早餐是夹果酱和奶油的面包、咖啡、红茶；午餐有面包、肉、蔬菜、马铃薯和色拉等；晚餐与早餐的食物相仿，只加一份汤。瑞典人酷爱喝咖啡，面包可以不吃，咖啡不可以不喝，边喝咖啡，边吃点心。瑞典不设酒馆，所有的菜馆和饭店，只准在晚餐时供应少量的酒，因此，饮酒量要远低于其他欧洲国家。

2010—2011年瑞典全国食物消费调查显示：18~80岁每人每日摄入量谷类182g，蔬菜和豆类176g，水果128g，肉类152g，水产类39g，蛋类14g，奶类156g；宏量营养素供能比分别为蛋白质16.9%，脂肪34.2%，碳水化合物43.6%。

（二）俄罗斯

俄罗斯和东欧各国的饮食习惯接近，以面食为主，爱吃酸味的食物，酸黄瓜是大众化的菜肴。谷物制品是当地居民的主要食物，以黑麦和小麦为原料制成的面包以及用荞麦制成的荞麦粥都是突出的代表性食物。荞麦粥通常的烹调法是在原料中加入鸡蛋、洋葱、蘑菇、原汁汤、鸡肉或食用肉类。养麦除了煮粥以外,有的还经酵母发酵以后,掺上乳酪和果品,烘烤成薄饼。俄罗斯人爱吃的食物包括青菜、黄瓜、番茄、马铃薯、萝卜、洋葱、酸白菜、鱼、奶酪、水果,还喜食冷火腿、灌肠、黄油、黑面包、黑红鱼子酱,罗宋汤是著名的"俄式菜"。第二次世界大战以后,高脂肪食品开始在这个国家流行,许多俄罗斯人习惯在俄式菜汤中加些酸奶油,在卷有乳酪和果品的薄煎饼上涂些黄油,并与鲱鱼、鲑鱼等含脂肪量高的鱼类一起食用。这些膳食特点使得俄罗斯人摄入了过多的能量和脂肪,加上较高的饮酒量,导致了心脏病发病率大幅增加。

2007 年调查数据显示:成年人每人每日摄入量为谷类 417g,蔬菜 301g,水果 180g,肉类 155g,鸡蛋 39g,水产类 51g,奶类 450g。其后调查数据显示:12~60 岁人群的三大宏量营养素供能比分别为碳水化合物 50.3%~56.4%,蛋白质 9.3%~11.5%和脂肪 33.2%~38.8%。

(三) 德国

德国人的饮食结构与农牧业有着密切的关系,畜牧业在整个农牧业中占有极为重要的地位。畜牧业生产的肉类和奶类占到全国农牧业产品的 80%,而谷物粮食等种植业只占 20%。德国的畜牧业主要是养猪、牛和家禽。因此,德国人的饮食特点:一是肉食为主的饮食结构,而且数量相对偏多;二是饮食烹饪以简单方便、营养健康为主;三是整个饮食过程更侧重于对文化的关注;四是各地的饮食与饮食文化呈现较大差异性;五是当代德国受外来饮食文化的影响较大。德国人消费的谷类主要是小麦制作的面包、饼干、面食等,另外对马铃薯的消费量也比较大。其饮食组成中主要包括:香肠、火腿、肉排、面包、黄油、奶酪、马铃薯、酸菜、面条、蛋糕、水果,以及各种沙拉与浓汤。此外,德国人喜好饮用啤酒、葡萄酒,还有牛奶、果汁和咖啡等。食用的蔬菜主要有包心菜、胡萝卜、洋葱、花菜、大头菜、黄瓜、西红柿、菌菇、青椒等。水果则以苹果、梨、葡萄、草莓、樱桃、李子等为主。其中苹果是吃得最多的水果;草莓的品种很多,除了红草莓外,还有黑莓、蓝莓、罗甘莓等,一些野莓被用来制成果酱和调味浇汁。德国生产的奶及奶制品很多,所以其消费量也比较大。

2005—2007 年德国营养监测显示:14~80 岁男性和女性各类食物每人每日摄入量分别为谷类 184g 和 136g,蔬菜 231g 和 241g,水果 222g 和 270g,肉类 87g 和 50g,水产类 28g 和 22g,蛋类 17g 和 12g,奶类 133g 和 100g。

(四) 法国

法国人的主食为米饭或面粉,副食为猪肉、羊肉、牛肉、鱼、虾、鸡、鸡蛋和新鲜蔬菜。法国是著名的"奶酪之国",干、鲜奶酪世界闻名,是法国人不可缺少的食品。法国人喜食甜点和巧克力,也喜欢食用烧卤肠子、鹅肝,偶尔也品尝些新奇的食物,如蜗牛、蚯蚓、马兰等;喜用丁香、胡椒、香菜、大蒜、番茄汁等作调料。早餐食物主要是牛角包或面包、奶油、果酱,咖啡、茶或热巧克力。午餐多是简单便餐,如三明治、快餐等,或一点甜点加一杯咖啡,但也有作为正餐,包括主菜、饮品和甜点等。晚餐则为每天重要的一餐,不论是在家还是餐馆都会准备丰富的各类食物,有主食、肉类、鱼虾、蛋类、蔬菜、水果和甜点,另外少不了酒类,如葡萄酒、玫瑰酒、香槟酒等。

2009 年一项队列研究结果显示:法国健康成年人每人每日各类食物摄入量分别为谷类 279.1g(其中全谷类 53.7g),薯类 56.5g,豆类 24.9g,蔬菜 216.2g,水果 217.6g,肉类 147.3g,水产类 67.2g,蛋类 20.5g,奶类 242.7g,软饮料 57.8g。

(五) 英国

英国人具有传统饮食习惯:除了一日三餐外,还有喝上午茶和下午茶的习惯,但也随着时代发展而变化。早餐食物包括牛奶、麦片粥、鸡蛋、面包片、火腿、咸肉或熏鱼等。上午茶在 10 点半左右,有咖啡、奶茶或可乐,饼干或甜点。午餐时,上班族一般在快餐馆用餐,以炸薯片、汉堡包、热狗、三明治、意大利馅饼、可乐为主,即使居家午餐也较为简单,如冷肉、蔬菜沙拉、面包等。下午四五点钟又是茶点时间,有咖啡、红茶或奶茶,点心等。一天当中最丰盛的是晚餐,也称正餐,至少三道菜,最常见的主菜是烤炙肉类,如牛排、火腿、鱼类等,还有土豆泥、蔬菜沙拉等,一般还要喝啤酒或葡萄酒。饭前要先喝汤,饭后上水果或甜点或冰淇淋。英国人常常以马铃薯替代米饭作为主要的碳水化合物来源。

2008—2009 年和 2014—2015 年的英国食物与营养调查结果显示:英国 19~64 岁成年居民能量摄入量每人每日由 1898kcal(男性为 2107kcal,女性为 1640 kcal)变为 1860kcal(男性为 2091kcal,女性为 1595kcal);红肉及其制品每人每日的摄入量从 74g 下降到 62g;蔬菜水果每人每日摄入量从 286g 增加到 298g;鱼油的平均摄入量每人每周约 54g;糖每人每日的摄入量从 138g 降到 129g。水产类食物摄入量每人每日没有明显变化(23g 和 21g)。2012—2014 年调查显示:英国 19~64 岁成年居民每天人均水果和蔬菜摄入为 4 份,有 25%的男性和 28%的女性达到膳食指南推荐的每天 5 份标准;成年男性红肉每人每日摄入量为 84g,而成年女性为 47g,男性超过推荐量(70g),而女性在合理区间;脂肪供能比为 34.2%,低于推荐标准的 35%。

(六) 希腊

希腊人地处温暖的地中海沿岸,主食以面食为主,如通心粉、面包等,米饭则作调剂食品;副食包括鱼、牛肉、羊肉、猪肉、虾、蟹、火鸡等,其中鱼类摄入多于其他欧洲国家;摄入较多的蔬菜有马铃薯、洋葱、豌豆、番茄、辣椒等蔬菜;调料多为番茄汁、辣椒粉、胡椒粉、蒜、盐等,橄榄油作为主要的烹调用油,一般直接加入蔬菜水果色拉中食用。此外,水果摄入也比较多,如石榴、桃、哈密瓜、西瓜、葡萄、菠萝、草莓、苹果、柠檬、柑橘和无花果等;希腊人喜欢食用坚果,如栗子、南瓜子、葵花子、核桃、花生。希腊人比较喜欢饮酒,一般在午餐和晚餐都要喝一些白葡萄酒和红葡萄酒。饭后还会有一些奶酪、甜点和咖啡。

2013—2014 年营养调查显示:18 岁及以上人群各类食物摄入量每人每日为谷类 204g,薯类 41g,蔬菜 188g,水果 117g,肉类 85g,水产类 24g,蛋类 18g,奶类 206g,橄榄油 33g,葡萄酒 57g,啤酒 51g。宏量营养素供能比为碳水化合物 39%,蛋白质 15%,脂肪 42%,乙醇 4%。

(七) 意大利

意大利膳食在世界上享有盛名,是营养较均衡的膳食。以面食为主,多为通心面。有些面食还加上鸡蛋、番茄、菠菜等食物成分,呈现黄、红、绿等各种颜色。面食的配料最常用的是番茄酱,它既增加了通心面的风味,又是各种维生素的一个很好的来源。另外,意大利膳食中多采用有叶蔬菜制作色拉。除了蔬菜以外,通心面中还配有适量的鸡蛋、火腿和乳酪,从而增加了通心面的蛋白质含量。意大利人平均日消耗面包和通心面的量大约为340g。这种饮食比较合理,在保证蛋白质摄入充足的前提下,摄入的脂肪量较低。此外,意大利人普遍食用橄榄油,但多饮酒过量。

2010—2013年意大利营养与健康调查显示:18~65岁男性和女性谷类每人每日摄入量分别为259.3g和210.4g,蔬菜为247.5g和243.1g,水果为284.9g和282.0g,肉类为177.7g和143.7g,水产类为36.7g和35.0g,蛋类为16.4g和16.6g,奶类为149.9g和165.3g。

三、大洋洲国家的膳食结构及特点

(一)澳大利亚

澳大利亚是一个移民国家,主要来自英国、意大利,其饮食习惯仍是以西餐为主,如意大利面、通心粉等。多数澳大利亚人口味清淡,不喜油腻,忌食辣味,相对而言,比较喜欢甜的或者是酸的食物。澳大利亚人大都爱吃牛肉、羊肉,也比较喜爱鸡肉、鱼肉、禽蛋等。他们的主食是面包,爱喝的饮料有牛奶、咖啡等。

澳大利亚人的早餐食物主要是:麦片、吐司、果酱、牛奶、咖啡,偶尔有火腿、蛋和水果。午餐都比较简单,如肉派、腊肠卷、肉馅饼、汉堡或三明治,加上香蕉或苹果。晚餐是其主餐,食物种类比较多,先喝汤,然后是牛羊肉做的肉排、意大利面、煎鸡蛋、蔬菜沙拉、奶酪、鱼子酱,餐后点心是水果、蛋糕、饼干。

2011—2012年调查显示:澳大利亚人蔬菜的摄入量较低,按其膳食指南推荐量标准比较,仅有4%的居民每日蔬菜摄入量达到标准。澳大利亚人均每天蔬菜摄入量是男性2.8份,女性2.7份(推荐量分别为6.0份和5.0份),高年龄组摄入量有所增加;只有26%的成年人水果摄入量达到膳食指南推荐量(2份),59%的成年人仅为1.5份。肉类摄入量也没有达到膳食指南推荐量,只有18%的男性和19%的女性满足要求。大多数人的奶类摄入量也没有达到推荐量标准。谷类摄入达到膳食指南推荐量(6份)男性为35%,女性仅为8.5%。

自1995年到2011年,澳大利亚人的饮食有所改善。增加了水果摄入,各种蔬菜、豆类、精制糖摄入较少,全谷类食物摄入量增加。澳大利亚成年人也增加了坚果和种子的摄入量。果汁消费量明显下降,特别是青少年。可可粉消费量有所增加。奶制品因年龄和性别不同,摄入量有所不同。

澳大利亚全国营养调查显示:2011年成年人各类食物人均年消费量,水果126.5kg,蔬菜123.9kg,海菜0.03kg,肉类81.2kg,海鲜14.4kg,奶类187.4kg,蛋11.0kg,谷类66.7kg,黄豆和豌豆(干)2.2kg,坚果和种子(干)3.4kg,糖20.4kg,可可粉1.5kg,植物油11.8kg,黄油和酥油2.3kg,啤酒63.4kg,白酒30.7kg。

(二)新西兰

新西兰基本上是个移民国家,主要来自澳洲和英国,当地真正的原住民是毛利人。新西兰保留了很多英国人的饮食习惯。奶制品不仅物资丰富,而且价格低廉。新西兰是嫩羊肉、鹿肉和牛肉的主要生产国。新西兰水果物产丰富,在商店里几乎可以买到各种水果。新西兰人的饮食结构较为均衡,早餐通常是煎蛋、煎培根、烤面包片,一杯红茶或者牛奶和麦片、酸奶、果汁。午餐比较简单,各种三明治、水果、沙拉。晚餐是其主餐,食物种类多,有煮制的各种蔬菜、土豆泥、水果、面包、西点、鸡蛋、牛乳、奶酪、鱼、羊肉和牛排等,甜食有酥皮卷加鲜果和奶油。新西兰人非常嗜酒,每家差不多都设有酒窖,进餐时一般先喝酒,最喜欢喝啤酒,平均每人每年喝110L。此外,新西兰人把喝茶作为人生最大的享受之一,通常每天要喝6次茶。

2014—2017年新西兰健康调查结果显示:有63%的成年人蔬菜摄入量达到膳食指南推荐的每天3份蔬菜,年龄越大摄入量越多;有55%的成年人水果摄入量达到膳食指南推荐的每天2份水果。

新西兰毛利人经常利用地热蒸制牛肉、羊肉、马铃薯等食物,这些食物通称为“夯吉”。他们制作“烧石烤板”的原料有芋头、南瓜、白薯、猪肉、牛排、鸡、鱼等,在铁丝筐内分层一次烧制成,然后撒上盐、胡椒粉等食用。

四、美洲国家的膳食结构及特点

美洲国家的膳食存在较大的南北差异。北美洲的美国、加拿大与传统欧洲人具有类似的饮食习惯,随时代和地域的变化,膳食也发生了一些变迁;中南美洲国家,如巴西、阿根廷、秘鲁等则具有自身的饮食特点。

(一)美国

美国不同地区、不同人群和不同社会阶层的人们,在食物选择方面差异不太显著。大家最常吃的食物有咖啡、牛奶、面包、三明治、汉堡包、煎牛排之类。

美国的饮食构成属于高能量、高脂肪、高蛋白质的“营养过剩类型”。美国人很多依赖方便食品,并且消费量大,典型的方便食品是一大袋炸薯条、一个大汉堡、一大杯可乐,餐毕还喜欢再加一份甜食,如甜点或冰淇淋。这种膳食结构的长期后果是美国成年人有50%以上的人超重肥胖,与此相关的慢性病如心血管疾病等是危害美国人健康的主要因素。尽管美国农业部和人类健康部多年来一直在倡导《膳食指导金字塔》,但人们的膳食结构改变不大。美国健康与营养调查显示,2015—2016年2岁及以上人群每人每日摄入能量2048kcal,蛋白质78.8g,碳水化合物243g,总糖量106g,膳食纤维16.5g,脂肪量81.4g,饱和脂肪酸27.1g,单不饱和脂肪酸28.4g,多不饱和脂肪酸18.6g。

(二)加拿大

加拿大人的饮食基本上可概括为以肉类和奶制品为主食,沙拉为主要蔬菜种类,再以马铃薯和面包为辅食,最后还要加上饭后甜点。肉类包括牛肉、猪肉、羊肉、鸡肉,还有兔肉、鸭肉等;鱼的种类很少,主要是三文鱼、金枪鱼等大型海产鱼类。奶制品主要包括牛奶和奶酪。加拿大人的饮食中蔬菜占有很大比重,主要有两种方式,一种是生吃,比如西红柿、黄瓜、芹菜、洋葱、西蓝花、菜花、白菜、生菜等；另外一种是煮，如豆角、茄子、南瓜等放在肉中一起煮。主食主要是面包、米饭和马铃薯，而马铃薯常常做成土豆泥食用。饭后甜点的种类很多，可以是蛋糕、饼干，也可以是水果、冰淇淋。

在加拿大人的一日三餐中，早餐主要是烤面包、鸡蛋、咸肉、牛奶、果汁、麦片粥、玉米片粥等。午餐比较简单，一般是三明治、汉堡或比萨、饮料、水果。晚餐为正餐，比较丰盛，主食为鸡、牛肉、鱼、猪排，辅以马铃薯、胡萝卜、豆角、面包、牛奶、饮料、清汤。此外，在上午10时和下午3时有茶点，如苹果馅饼、香桃馅饼等。

2015年加拿大社区健康调查显示：加拿大成年人的供能营养素以碳水化合物为主，供能比男性为46%，女性为48%；脂肪供能比男性32.7%，女性32.9%；蛋白质供能比男性17.9%，女性17.1%。

（三）墨西哥

在墨西哥食品中玉米具有多种用途，可以说玉米是墨西哥人膳食的基础。墨西哥人的主食多半是一种粗制玉米摊成的未经发酵的玉米薄饼。在制作玉米饼前，他们常把干玉米粒浸泡在石灰水中，使玉米中钙的含量增加许多倍。墨西哥人通常把玉米与豆类结合在一起吃，以满足人体对蛋白质的需要。此外，墨西哥人吃辣已到了登峰造极的地步，甚至在所食的水果上也要洒些胡椒粉，这种饮食方式提供的维生素远远超过其他的蔬菜，如维生素E和一些B族维生素等。

2006年墨西哥健康和营养调查显示：19~59岁成年人每人每日水果摄入量为65.8g，蔬菜摄入量为56.8g。

2012年墨西哥健康与营养调查显示：60岁及以上老年人平均每日能量摄入1502.4kcal，膳食纤维20.2g，蛋白质49g，脂肪总量49g，饱和脂肪酸19g，单不饱和脂肪酸16.3g，多不饱和脂肪酸10.9g，反式脂肪酸0.3g，胆固醇177mg，碳水化合物217.6g，总糖量79.8g。

（四）巴西

巴西拥有丰富的自然资源，土地肥沃、草木旺盛的自然条件使巴西饮食文化具有独一无二的特点。巴西的大多数家庭饮食以西餐为主，主要有米饭、豆汤、蔬菜沙拉、炸薯条或土豆泥，主菜通常是肉，以牛肉、鸡肉和猪肉为主，还有鱼类。蔬菜多是生吃，通常将生菜、黄瓜、番茄等洗净后拌盐、醋和橄榄油一起食用，或将马铃薯、胡萝卜用水煮熟后切成丁，拌蛋黄酱；巴西盛产各种水果，鲜榨的果汁便成为佐餐的最佳饮料，常见的有橙汁、西瓜汁、甜瓜汁、菠萝汁、西番莲汁、山楂汁、草莓汁、芒果汁、杨桃汁、番石榴汁等；巴西人习惯在正餐之后食用甜点或水果，通常是蛋糕、布丁、甜饼和冰淇淋；当然，在酒足饭饱之后，巴西人少不了喝一杯醇香的咖啡。

在巴西人的饮食中，大米和黑豆是巴西人的主要食物（黑豆饭），而烤肉作为巴西特色美食，也是巴西人最爱的食物之一。黑豆饭的做法是由巴西黑豆根据自身喜好加入咸肉、香肠、猪蹄、猪尾巴、猪耳朵、猪排骨、烟熏干肉、蔬菜等，在大锅里文火慢炖至色香味俱全之后，可以拌米饭、甘蓝菜、奶油木薯面和柳橙等食用，口感浓郁。此外，作为一个移民国家，对巴西人饮食影响最大的，当数意大利的饮食文化，所以面食和比萨饼非常受巴西人的喜爱。

2008—2009年巴西膳食调查显示：19~59岁成年人每人每日能量摄入量为男性2126kcal，女性1721kcal；碳水化合物摄入量男性289g，供能比55%，女性240g，供能比56%；蛋白质摄入量男性91g，供能比17%，女性73g，供能比17%；脂肪摄入量男性64g，供能比27%，女性53g，供能比27%。

（五）阿根廷

阿根廷是一个移民国家，85%以上的居民是来自意大利和西班牙的后裔，所以其饮食掺杂欧洲西餐成分，又带有自身的一些特点。阿根廷人的主要食物是牛肉、羊肉、猪肉、禽蛋、海鲜、蔬菜、水果、大米、面粉、豆类等，最常食用的菜肴就是各式烤肉。此外，意大利食物也很普遍，意大利面、千层面、比萨都很常见。最常见的点心是馅饼，还有蔬菜、蛋、橄榄、牛肉、鸡肉，火腿或起司。马黛茶是阿根廷的特色，从小孩到老人，从城市到乡村，几乎人人都在饮用。

阿根廷人的早餐是咖啡或茶，加上吐司、奶油及果酱。午餐及晚餐则是非常丰富的，尤其是晚餐，主菜通常是烤肉，是在预热的木炭上边烤边吃，配上现榨的新鲜果汁，饭后会有甜点，是新鲜的水果和冰淇淋。但对于上班族来说，午餐则较为简单，一般去速食餐厅，或吃三明治、热狗、汉堡、比萨饼等。

2012—2013年阿根廷健康调查显示：成年人每人每日各类食物摄入量为谷类108.4g，豆类4.0g，蔬菜217.7g，水果91.8g，肉类201.9g，水产类8.2g，蛋类20.2g，奶类202.8g。

五、非洲国家的膳食结构及特点

非洲大陆面积广阔，拥有广袤的平原、高原、沙漠以及绿茵的热带平原、灌木丛林和赤道雨林地带，一起构成了一片与众不同的地域；也造就了非洲具有特色的膳食结构和饮食习惯。非洲人的主食各有不同，主要依气候而定，非洲地区最广泛种植的主食作物是高粱、木薯和玉米。在位于植物茂盛的内陆地区的喀麦隆和加纳，甘薯和大蕉的生长特别好，非洲人将这些主食加水（有时加牛奶）做成软面团，看上去有点像粗面粉，伴以加有香料煨好的肉和鱼一起吃。

非洲有浓厚的素食传统。在那些以游牧生活方式为主的人群中尤为如此，他们虽然狩猎，但也采集水果、坚果和植物叶。刚果盆地身材矮小的俾格米人就是这种人群之一。另外，马赛人的主食则是牛奶和肉类。许多非洲国家，除了大米、玉米这些主食外，大多数非洲人都会吃木薯。他们喜欢把木薯粉、羊肉、牛肉、土豆等，或者用芭蕉取代木薯作为主原料，用棍子砸碎，然后用叶子包起来蒸。非洲的水果，主要有香蕉、菠萝、西瓜、芒果、橙这5大类，非洲的蔬菜较多数是番茄、马铃薯、洋葱、南瓜、包菜。

此外，非洲很多国家都是英国、法国、德国等欧洲国家的殖民地，其饮食还受到欧洲国家饮食习惯的影响。

第三节　中国居民的膳食结构及特点

中国居民的膳食结构有自身特点，也随着社会经济发展、食物资源丰富和国际交流扩大发生着不断变化。这些变化对营养缺乏问题具有良好的改善作用，同时也带来新的健康问题，如肥胖和营养相关慢性病大幅增加。我国学者应该在保持中华民族优良传统饮食文化的基础上，充分认识当前我国居民膳食结构的优缺点，把握其发展变化规律，以便提出相应的改善建议。

一、中国居民传统的膳食结构特点

20世纪80年代以前，中国居民的传统膳食以植物性食物为主，谷类、薯类和蔬菜的摄入量较高，肉类的摄入量比较低，豆制品总量不高且因地区而不同，奶类消费在大多地区较低。此种膳食结构的特点如下。

（一）高碳水化合物

我国南方居民多以大米为主食，北方以小麦粉为主，谷类食物的供能比例占70%以上。

（二）高膳食纤维

谷类食物和蔬菜中所含的膳食纤维丰富，因此我国居民膳食纤维的摄入量也较高，能够满足人体对膳食纤维的生理需要。这是我国传统膳食最具备优势之一。

（三）低动物脂肪

我国居民传统的膳食中动物性食物的摄入量很少，动物脂肪的供能比例一般在10%以下。

二、中国居民的膳食结构现状及变化趋势

（一）中国居民的膳食结构现状

当前中国居民的膳食仍然以植物性食物为主，动物性食品为辅。由于中国幅员辽阔，各地区、各民族以及城乡之间的膳食构成存在很大差别，富裕地区与贫困地区差别较大。但是，随着社会经济发展，我国居民膳食结构逐渐向“富裕型”膳食结构的方向转变。

2010—2013年中国居民营养与健康状况监测（第五次全国营养调查）资料显示：中国平均每标准人日摄入谷类食物为337.3g，其中大米177.7g、面粉142.8g、杂粮16.8g；蔬菜269.4g，水果40.7g；畜及禽肉89.7g，其中猪肉，64.3g占72%；奶、蛋及鱼虾类分别为24.7g、24.3g及23.7g；食用油42.1g，糖及淀粉6.4g，盐10.5g。

农村与城市比较，全国农村每标准人日摄入谷类390.7g、薯类42.6g，分别比城市高109.3g和14.2g；蔬菜摄入农村低于城市，分别是256.1g和283.3g，主要是深色蔬菜摄入量农村低于城市；水果摄入分别为33.2g和49.0g，农村比城市低15.8g；动物性食物摄入的城乡差异变小，城市摄入有所下降，农村摄入有所增加，其中蛋类和鱼虾类存在一定城乡差异，城市明显高于农村；豆类的摄入量城市高于农村；食用油总量城乡差异不大，但农村动物油摄入量明显较高；奶类的摄入量城市明显高于农村，分别是37.8g和12.3g；值得注意的是农村饮料的摄入量高于城市，分别为17.4g和11.3g（表5-4-1）。城乡如果按4类地区分，各种食物的摄入量存在比较大的差异，越发达的大城市，谷类食物摄入量越低，而贫困农村则摄入量最高；相反，动物性食物的摄入量贫困农村明显低于其他地区。

表5-4-1　2010—2013年中国城乡居民的食物消费量（单位：g/每标准人日）

	城市小计	农村小计	大城市	中小城市	普通农村	贫困农村
米及其制品	129.9	221.5	111.5	132.9	213.0	240.5
面及其制品	134.2	149.7	135.6	134.0	143.4	163.9
其他谷类	15.7	17.4	18.6	15.3	15.2	22.4
薯类	28.4	42.6	29.5	28.2	33.5	62.9
杂豆类	2.9	3.6	4.0	2.7	4.5	1.8
大豆及其制品	12.3	9.3	13.8	12.0	9.7	8.5
深色蔬菜	104.1	74.2	102.5	104.4	81.6	57.8
浅色蔬菜	177.7	180.8	199.0	174.2	191.3	157.4
腌菜	4.8	3.1	3.8	4.9	3.5	2.0
水果	49.0	33.2	87.4	42.8	35.7	27.5
坚果	4.7	2.8	6.0	4.5	3.1	2.2
猪肉	68.8	59.9	81.6	66.7	66.4	45.4
其他畜肉	10.5	6.0	17.3	9.4	4.9	8.4
动物内脏	2.9	2.2	3.9	2.7	2.5	1.7
禽肉	16.4	13.1	17.7	16.2	15.4	8.1
奶及其制品	37.8	12.3	80.7	30.8	13.3	10.1
蛋类	29.5	19.4	38.5	28.0	20.2	17.6
鱼虾类	32.4	15.3	38.0	31.5	18.9	7.2
植物油	40.9	33.5	39.3	41.1	34.4	31.3
动物油	2.1	7.3	1.4	2.2	6.4	9.2
糕点类	8.3	6.6	11.5	7.8	7.7	4.1
糖及淀粉	7.0	5.9	8.5	6.8	5.7	6.5
食盐	10.2	10.6	8.9	10.5	10.6	10.7
酱及酱油	9.9	8.3	11.5	9.6	9.1	6.3
味精、鸡精	4.6	2.9	7.2	4.1	3.3	1.7
饮料（总）	11.3	17.4	39.5	6.7	11.4	30.8
酒精饮料	2.1	1.9	1.8	2.1	1.9	1.9
其他	8.1	6.7	10.9	7.7	6.8	6.5

来源：常继乐，王宇．中国居民营养与健康状况监测（2010—2013年综合报告）．北京：北京大学医学出版社，2016.

2010—2013 年谷类食物仍然是我国居民的主要食物，来自谷类食物的能量占总能量的 53.1%，其中城市为 47.1%，农村为 58.8%；来自于动物性食物的能量比例为 15.0%，城市为 17.6%，农村为 12.5%。此外，在三大供能营养素中，蛋白质供能比为 12.1%，脂肪供能比为 32.9%，碳水化合物为 55.0%，但城乡存在一定的差异，城市居民蛋白质、脂肪和碳水化合物供能比分别为 12.9%、36.1%和 51.0%，农村分别为 11.2%、29.7%和 59.1%。蛋白质的食物来源，城市分别为粮谷类占 39.7%，大豆类和动物性食物占 42.5%，其他食物占 17.8%；农村分别为 54.6%、29.9%和 15.5%。脂肪的食物来源，城市和农村植物性食物来源分别占 65.7%和 62.6%，动物性食物来源分别占 34.3%和 37.4%。

（二）中国居民膳食结构的变化趋势

从新中国建立至今，随着经济的发展，中国人群的膳食发生了明显的变化。国家食物消费调查显示，谷类食物的消费于 1985—1995 年处于高峰阶段。食用油于 1975 年前一直处于较低水平，1980 年后迅速增长，平均每人每年消费量 1990 年为 5.67kg，2000 年为 7.06kg，2016 年为 10.60kg。与 1985 年相比，2016 年中国人均动物性食物和食糖的消费量分别增加了 4 倍和 42%（表 5-4-2）。

2010—2013 年中国居民营养与健康状况监测与前四次调查比较（表 5-4-3），平均每标准人日摄入谷类、薯类逐渐减少，动物性食物增加，奶类、水果、植物油增加，但奶类摄入远低于中国居民膳食指南推荐量，食盐摄入量有所下降，仍高于膳食指南的推荐。

从中国健康与营养调查的队列人群观察（图 5-4-1 和图 5-4-2），其变化趋势更为明显，谷类食物摄入量在逐渐下降，由 1989 年每日 600g 下降到 2015 年 389g；而动物性食物的摄入量则从每日 105g 增加到 188g。两大类食物摄入量呈现截然相反的变化趋势。

表 5-4-2 中国平均每年人均消费食物模式变化趋势/kg

年度/年	谷类	动物性食物	食用油	食糖
1952	197.67	10.96	2.10	0.91
1957	203.06	12.29	2.42	1.51
1962	164.63	7.12	1.09	1.60
1965	182.84	12.41	1.72	1.68
1970	187.22	11.42	1.61	2.06
1975	190.52	13.59	1.73	2.26
1980	213.81	18.47	2.30	3.83
1985	251.69	26.48	5.08	5.57
1990	238.80	32.90	5.67	4.98
1995	256.23	20.74	5.80	1.28
2000	249.49	26.37	7.06	1.28
2005	208.85	30.40	6.01	1.13
2010	181.44	35.97	6.31	1.03
2015	134.50	72.40	11.10	1.30
2016	132.80	68.30	10.60	1.30

引自：中国统计年鉴（2017 年），中国统计出版社.

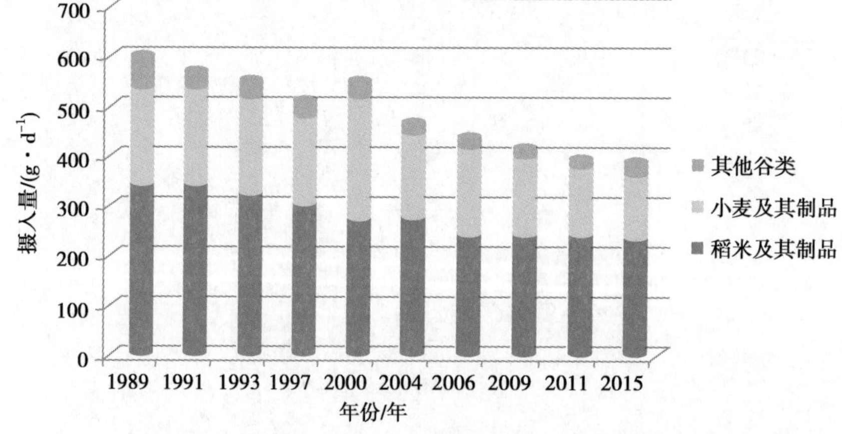

图 5-4-1 1989—2015 年中国成年居民谷类食物摄入量的变化趋势

表 5-4-3　1982 年、1992 年、2002 年和 2010—2013 年全国平均每标准人日各类食物摄入量/(g·d⁻¹)

食物	1982 年	1992 年	2002 年	2010—2013 年
米及其制品	208.0	226.7	204.7	177.7
面及其制品	198.0	178.7	135.3	142.8
其他谷类	92.0	34.5	25.3	16.8
薯类	163.0	86.6	49.1	35.8
干豆类	9.6	3.3	3.6	3.3
豆制品	5.3	7.9	14.6	10.9
深色蔬菜	74.0	102.0	90.8	89.4
浅色蔬菜	224.0	208.3	185.4	180.0
腌菜	13.7	9.7	10.2	3.9
水果	28.0	49.2	45.0	40.7
坚果	1.9	3.1	3.8	3.8
猪肉	42.8	37.1	50.8	64.3
其他畜肉	–	8.9	9.2	8.2
内脏	–	4.0	4.7	2.5
禽类	–	8.9	13.9	14.7
奶类	9.0	14.9	26.5	24.7
蛋类	9.7	16.0	23.7	24.3
鱼虾类	11.8	27.5	29.6	23.7
植物油	12.0	22.4	32.9	37.3
动物油	6.0	7.1	8.7	4.8
糕点类	–	7.1	9.2	7.4
糖及淀粉	8.7	4.7	4.4	6.4
盐	11.2	13.9	12.0	10.5
酱油	12.8	12.6	8.9	7.9
其他	9.3	11.5	18.0	8.0

引自：王陇德．中国居民营养与健康状况调查报告之一(2002 年综合报告)．北京：人民卫生出版社。常继乐，王宇．中国居民营养与健康状况监测(2010—2013 年综合报告)．北京：北京大学医学出版社

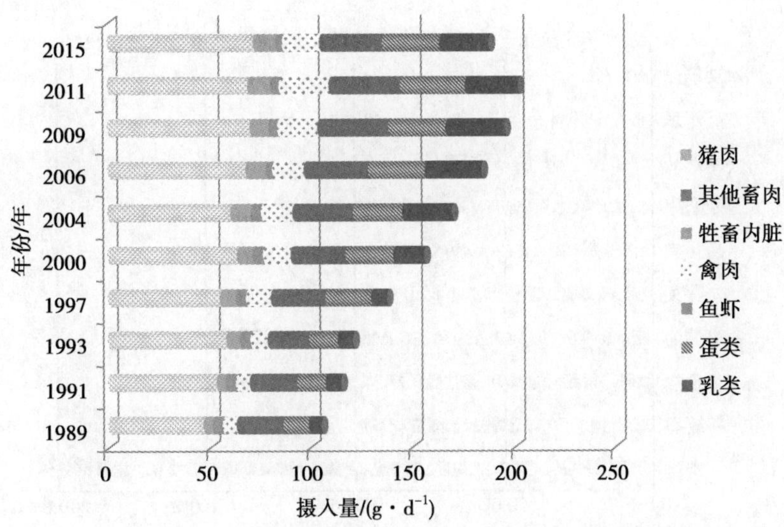

图 5-4-2　1989—2015 年中国成年居民动物性食物摄入量的变化趋势

由于经济水平和食物资源的不同，中国各地区居民的膳食结构还存在着较大的差距，但总的趋势是中国居民的膳食结构正在从高碳水化合物、高膳食纤维和低脂肪的传统膳食结构向高脂肪、高能量、低膳食纤维的方向改变。

三、中国居民膳食结构存在的主要问题

中国地域广阔，人口众多，各地区生产力发展水平和经济情况极不均衡，城市与农村居民的膳食结构相比存在较大的差异，因此存在的问题也各不相同，需要针对各自的特

点进行合理的调整与改善。

随着中国经济的快速发展,居民的膳食结构也发生了较大变化,详见表 5-4-4。城市脂肪供能比例已超过 30%,且动物性食物来源脂肪所占的比例偏高。中国居民的疾病模式由以急性传染病和寄生虫病居首位转化为以肿瘤和心血管疾病等慢性病为主,膳食结构变化可能是影响疾病谱的主要因素之一。

按照 2016 年中国居民膳食指南和平衡膳食宝塔的推荐,我国成年居民膳食的主要问题(图 5-4-3)是畜肉类食物、烹调油和食盐摄入过多,而蔬菜、水果、水产品、大豆及坚果类、奶及奶制品摄入过少,特别是奶及奶制品摄入远远低于推荐量。

表 5-4-4　中国居民能量、蛋白质及脂肪的食物来源分布/%

膳食构成	1982 年	1992 年	2002 年	2010—2013 年
能量的食物来源				
谷类	65.0	66.8	57.9	53.1
大豆类	3.2	1.8	2.6	1.8
薯类杂豆类	2.3	3.1	2.0	2.0
动物性食物	12.4	9.3	12.6	15.0
纯能量食物	11.8	11.6	17.3	18.3
其他	5.9	7.4	7.6	9.8
能量营养素来源				
碳水化合物	64.1	66.2	58.6	55.0
蛋白质	10.9	11.8	11.8	12.1
脂肪	25.0	22.0	29.6	32.9
蛋白质的食物来源				
谷类		61.6	52.0	47.3
大豆类		5.1	7.5	5.4
动物性食物		18.9	25.1	30.7
其他		14.4	15.3	16.6
脂肪的食物来源				
动物性食物		37.2	39.2	35.9
植物性食物		62.8	60.8	64.1

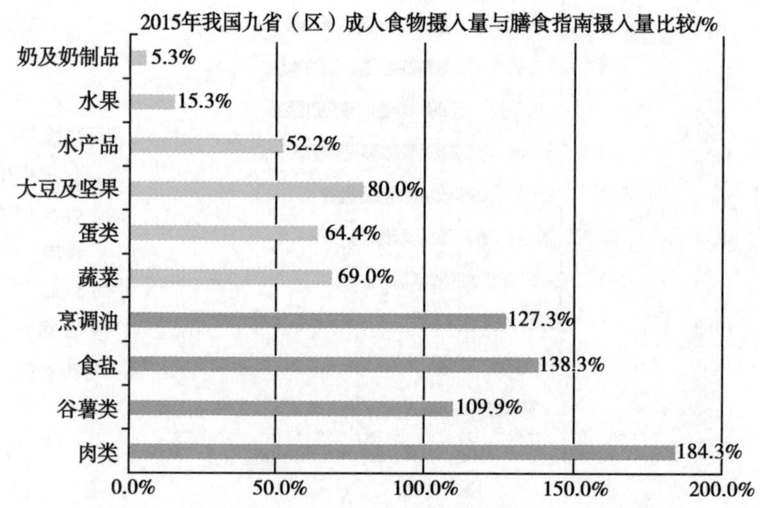

图 5-4-3　2015 年成年人各类食物摄入量与指南建议摄入量比较

研究表明谷类食物的消费量与癌症和心血管疾病死亡率之间呈明显的负相关,而动物性食物和油脂的消费量与这些疾病的死亡率呈明显的正相关,因此,中国居民应当调整消费结构,减少畜肉和油脂消费,尤其是猪肉的消费量,脂肪供能比控制在 25%~30%为宜。

综上所述,中国居民的膳食结构应在以植物性食物为主的膳食结构基础上,增加蔬菜、水果、奶类和大豆及其制品的消费。在贫困地区还应努力提高肉、禽、蛋等动物性食品的消费。此外,中国居民的食盐摄入量普遍偏高,要逐步降低食盐的摄入量,最好降到每人每日 6g 以下。对于特定人群如老年人、孕妇、儿童及特殊职业人群应进行广泛的营养教育和分类指导，参照中国居民膳食指南所建议的膳食模式进行调整。

第四节　国际组织和世界各国膳食指南

从第一个膳食指南出台至今已有40多年历史，世界上大多数国家都发布了自己的膳食指南，并定期进行修订，WHO也推出了综合性的膳食指南。为了更好地理解我国居民膳食指南，便于与不同国家的比较和借鉴，本节从世界不同地区选取了一些国家的膳食指南核心内容进行介绍。

一、WHO推荐的膳食指南

根据大量的健康饮食关键证据，2018年WHO提出了关于保持健康饮食的关键建议包括以下5点：

1. 成年人的健康饮食应包括水果、蔬菜、豆类、坚果和全谷物（如未加工的玉米、小米、燕麦、小麦、糙米）。

2. 每天至少有400g（5份）水果和蔬菜，马铃薯、甘薯、木薯和其他淀粉根茎不属于水果或蔬菜。

3. 游离糖提供的能量应该低于10%的总能量摄入，即相当于50g（约12茶匙）。一个健康体重的人每天消耗大约2000kcal的能量，若游离糖提供的能量低于5%的总能量，则有更多的健康效益。大多数游离糖被添加到食物或饮料中，也可以自然存在于蜂蜜、糖浆、果汁和果汁中的糖。

4. 脂肪摄入提供的能量应低于30%的总能量摄入。建议将饱和脂肪的摄入量减少到总能量摄入的10%以下，而反式脂肪酸占总能量摄入的1%以下。特别是工业生产的反式脂肪并不是健康饮食的一部分，应该避免摄入。

5. 每天少于5g盐（相当于大约1茶匙），并使用加碘盐。

二、世界各国膳食指南

（一）澳大利亚膳食指南

澳大利亚最新一版膳食指南是2013年颁布的，其标志性图形是圆形，分为5个主要的食物类别区域（图5-4-4）。其主要推荐如下：

1. 达到并保持健康的体重。

2. 享受各种各样的营养食物。

3. 限制含有饱和脂肪、添加盐、添加糖和酒精的食物摄入量。

4. 鼓励、支持和促进母乳喂养。

5. 注重食品安全，安全制备和储存食物。

Australian Guide to Healthy Eating
Enjoy a wide variety of nutritious foods from these five food groups every day.
Drink plenty of water.
Vegetables and legumes/beans
Grain (cereal) foods, mostly wholegrain and/or high cereal fibre varieties
Fruit
Lean meats and poultry, fish, eggs, tofu, nuts and seeds and legumes/beans
Milk, yoghurt, cheese and/or alternatives, mostly reduced fat
Use small amounts
Only sometimes and in small amounts

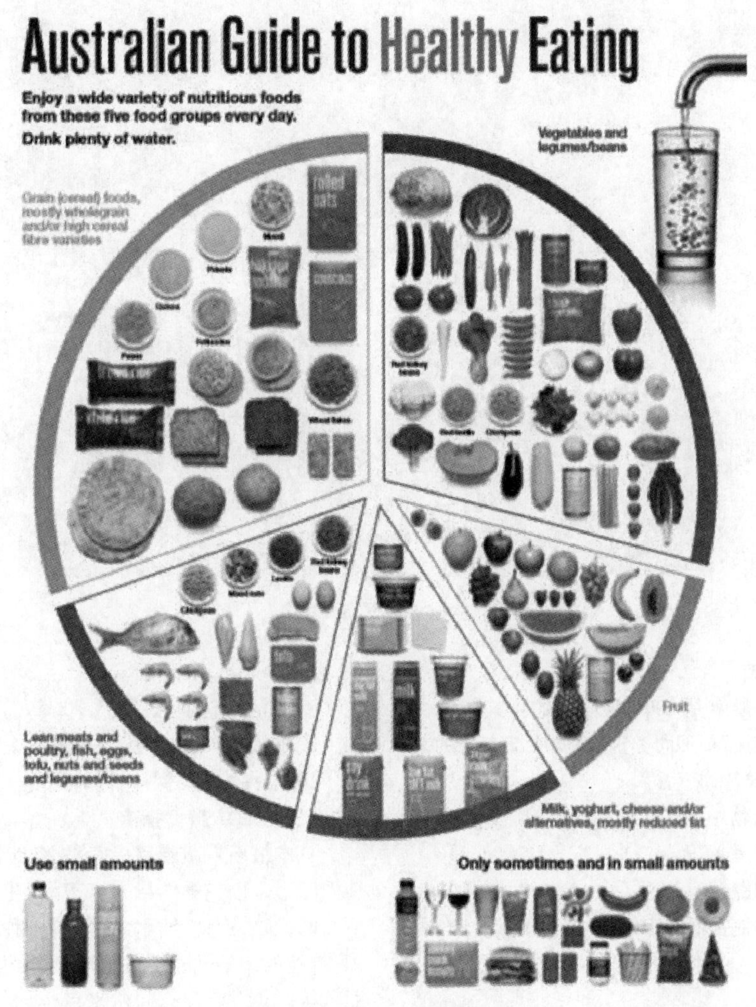

图5-4-4　澳大利亚膳食指南

（二）巴西膳食指南

巴西最新一版膳食指南是2014年颁布的，其主要推荐如下：

1. 将天然或低加工食物作为饮食的基础。

2. 在调味和烹饪天然或低加工食物的过程中，使用少量的油、脂肪、盐和糖。

3. 限制加工食品的消费。

4. 避免食用过度加工的食品。

5. 在适当的环境中规律而认真地进餐，只要有可能，就与他人共同进餐。

6. 在提供各种天然或低加工食物的地方购买食物。

7. 培养、练习和分享烹饪技巧。

8. 计划好时间，让食物和饮食在生活中变得重要。

9. 在外就餐，多选择提供新鲜出炉的饭菜的地方。

10. 对食品广告和市场营销保持警惕。

（三）法国膳食指南

法国最新一版膳食指南是2002年颁布的，其标志性图形是一家三口人上阶梯，不同阶梯即是不同食物类别，有显示摄入量不同；上楼梯也代表身体活动或运动（图5-4-5）。其主要推荐如下：

1. 蔬菜和水果　每天至少5份（每份含有80~100g），包括新榨的果汁。

2. 乳制品　每天3份（儿童和青少年3份或4份）：例如，一份酸奶（125g），新鲜的奶酪或松软干酪（60g），奶酪（30g）或一杯牛奶。

3. 每餐都有淀粉类食物　包括面包、谷类和豆类，优选含有复合碳水化合物和全谷物的食品。

4. 肉、鱼和蛋　每天1~2次。每周至少吃两次鱼（每次100g）。

5. 脂肪　有限食用（包括黄油和奶油）。植物油、高脂肪鱼类和坚果是首选，烹饪方法尽量少使用脂肪。

6. 甜品　限量摄入。

7. 咸的食物　包括加工的食物、肉类、饼干、零食应限量，每天不超过8g盐。

8. 水　尽可能多饮用，自来水和矿泉水一样健康。

9. 酒精　女性标准酒杯超过两杯，男性超过三杯（包括葡萄酒、啤酒、香槟或白酒）会增加患某些疾病的风险。

10. 身体活动　成年人每天至少有30分钟的快步行走（儿童和青少年至少需要1小时）。

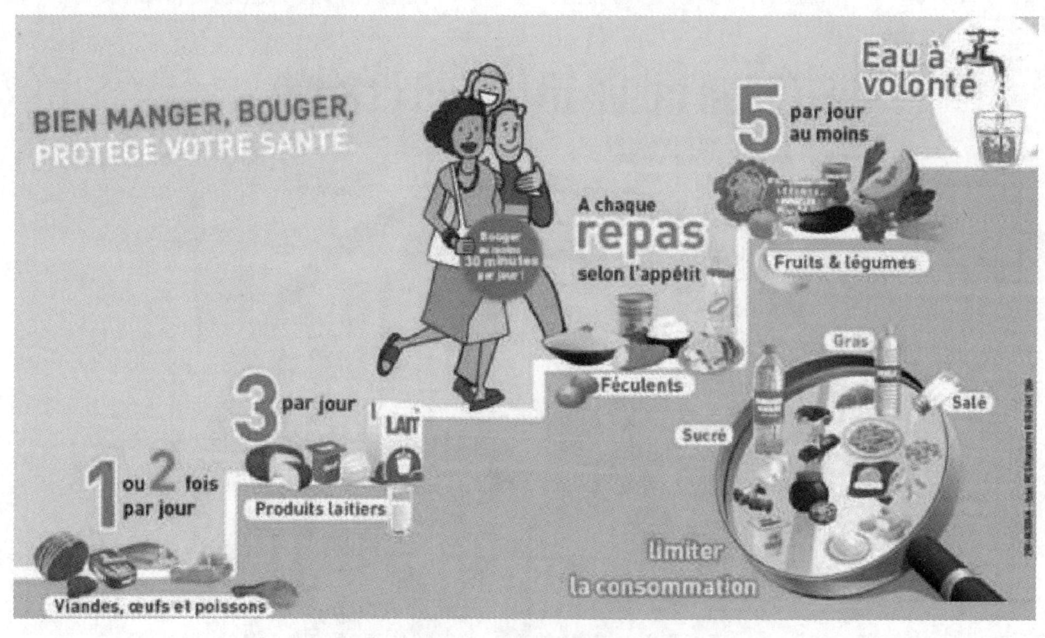

图5-4-5　法国膳食指南

（四）德国膳食指南

德国最新一版膳食指南是2006年颁布的。其标志性图形是立体的金字塔，四面有不同类别食物，底部有水的表示（图5-4-6）。其主要推荐如下：

1. 从许多不同的食物中选择。

2. 多吃谷类食物和马铃薯。

3. 每天5份水果和蔬菜。

4. 每天吃牛奶和奶制品，每周吃两次鱼；适量的肉、香肠和鸡蛋。

5. 低脂肪饮食。

6. 适量的糖和盐。

7. 补充大量的液体。

8. 用心烹饪美味菜肴。

9. 进食要细嚼慢咽，享受美食。

10. 注意体重，保持身体活跃。

（五）日本膳食指南

日本最新一版膳食指南是2005年颁布的，其最为标志性的图形是以陀螺的形式来表示，生动体现人体正常运行所需的饮食、运动、饮水的平衡；各种料理使用卡通形象标识，有趣的小鞭子时不时地抽打，代表喜欢的小点心、酒类、甜饮等，虽不能多吃，偶尔来点也增加生活乐趣；为方便使用，采用“份”计量；其食物由谷物、蔬菜、鱼和肉、奶类、水

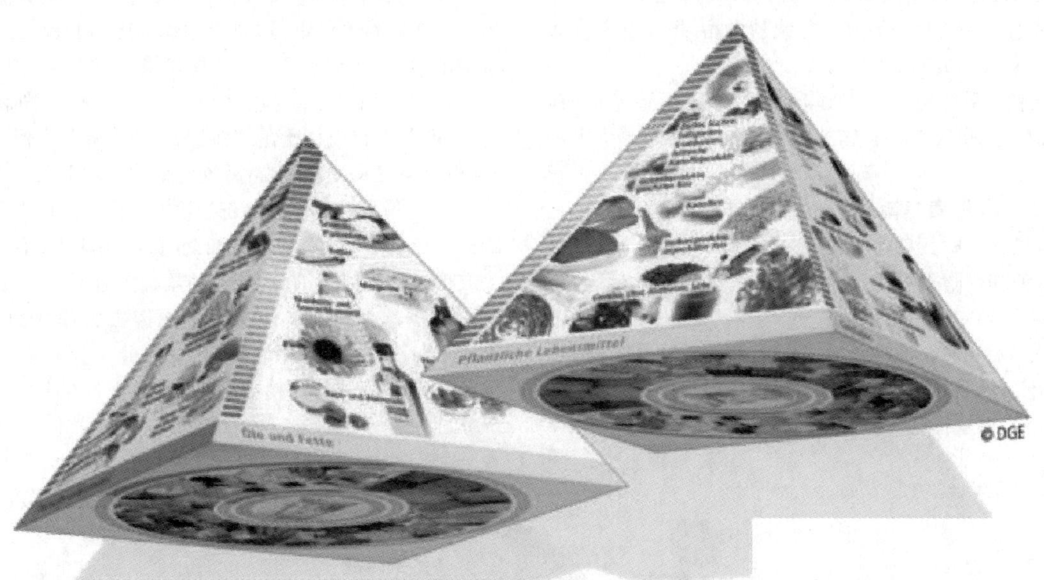

图 5-4-6　德国膳食指南

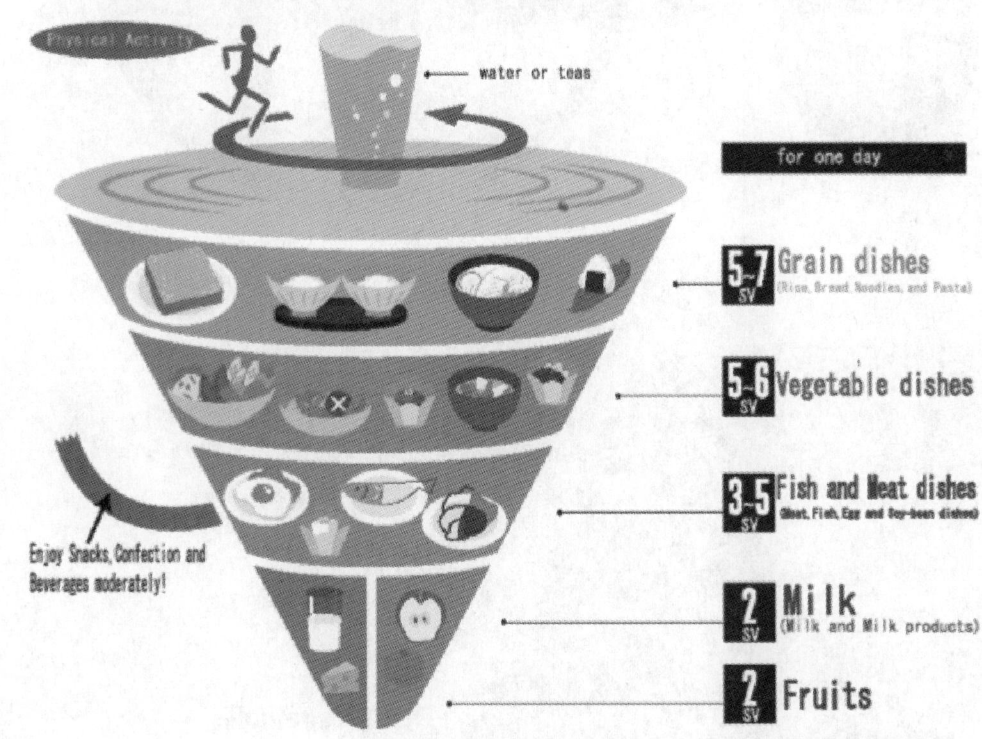

图 5-4-7　日本膳食指南

果五大类食物组成(图 5-4-7)。主要推荐如下：

1. 食物多样化,以保持营养素摄入平衡　每天进食的食物种类目标是 30 种,包含谷物和薯类、鱼、肉、蛋、豆类、乳制品、海藻、带骨小鱼、黄绿色蔬菜、其他蔬菜和水果、食用油脂等基础食品。

2. 加强运动,达到能量平衡　避免进食过饱,以免能量摄入过高,每天要保持一定时间的运动,预防肥胖。

3. 讲究脂肪的量和质　少吃动物性脂肪,适当摄入植物油和鱼油，保持3种来源油脂的均衡，以预防心血管疾病。

4. 注意少用食盐 不要吃太咸的食品，每天摄入食盐在10g以下，要讲究烹饪方法。

5. 愉快进餐 餐桌是家庭欢聚的场所，营造愉快、轻松的就餐气氛，既能提高食物的消化吸收率，也可享受天伦之乐。

（六）韩国膳食指南

韩国最新一版膳食指南是2010年颁布的，其特点是具有亚洲人的理想膳食模式。标志性的图形是一个人骑自行车（图5-4-8）。主要推荐如下：

1. 吃各种各样的食物 吃各种各样的谷物，尤其是全麦谷物，吃各种各样的蔬菜，吃各种各样的水果，每天吃乳制品，育龄女性选择富含血红蛋白铁的食物，如瘦红肉。

2. 增加身体活动以保持健康的体重 让身体活动成为一天中最重要的部分，每天锻炼30分钟，保持健康的体重，根据身体活动水平控制总能量摄入。

3. 吃足够的干净和安全的食物 选择干净和安全的食物，准备食物或订购足够数量的食物，准备和保证食品安全，按时享受每顿饭，保持韩国传统饮食的平衡。

4. 选择低盐的食物，在烹饪中使用更少的盐 用较少的盐准备食物，当喝汤和吃炖锅时，不喝咸汤，不要在桌子上放更多的盐或酱油，用更少的盐制作泡菜。

5. 少吃肥肉和油炸食物 吃肉去肥油，少吃油煎食物，烹调减少用油。

6. 如果你喝含酒精的饮料，要适量 男性每天最多喝两杯，女性一天喝一杯，怀孕期间不饮酒。

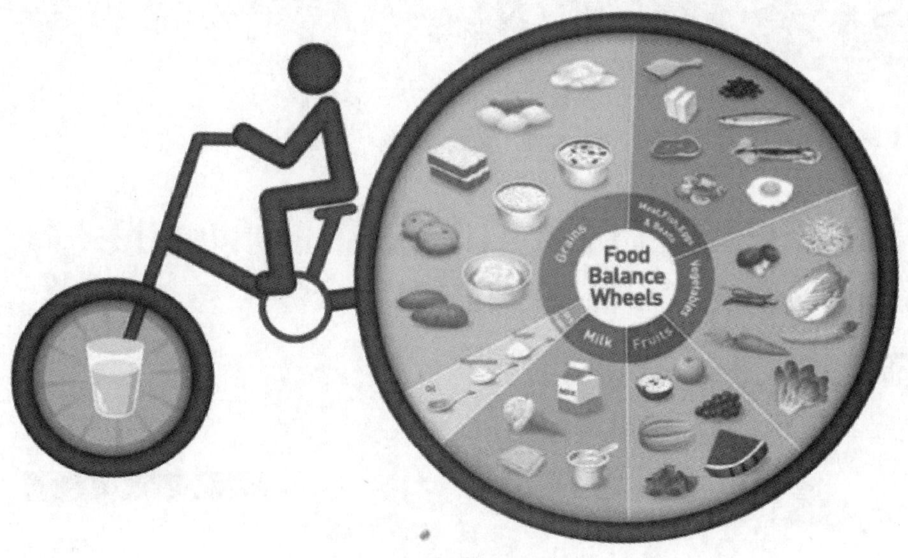

图5-4-8 韩国膳食指南

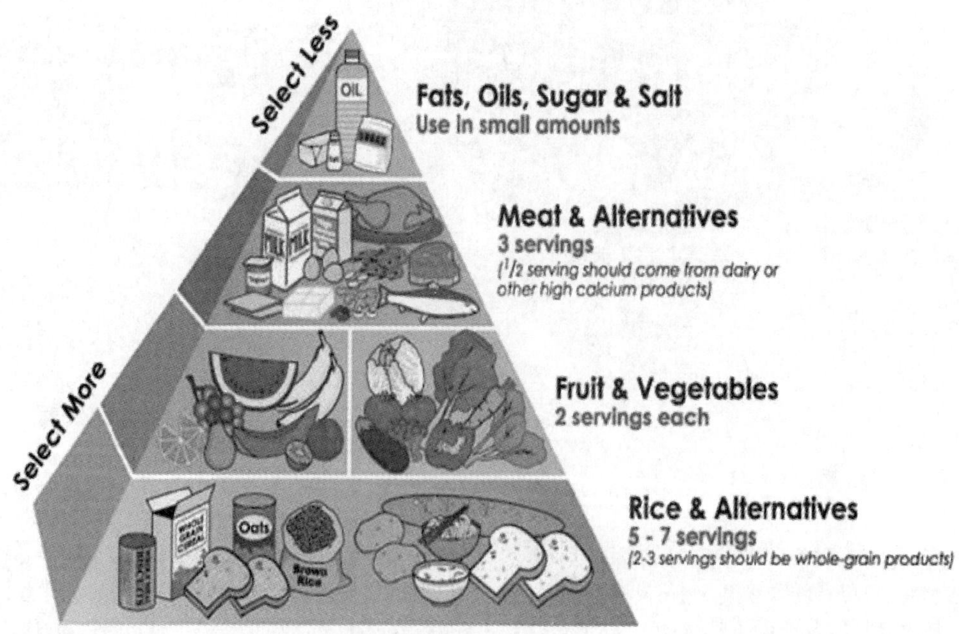

图5-4-9 新加坡膳食指南

（七）新加坡膳食指南

新加坡最新一版膳食指南是2003年颁布的，既考虑了营养素需要量，又推荐了食物种类和选择食物的模式，基于健康饮食金字塔推荐构建日常饮食，目标是实现和维持健康的BMI（图5-4-9）。其主要推荐如下：

1. 吃足够数量的谷物，尤其是粗粮。
2. 每天吃更多的水果和蔬菜。
3. 选择和制作低脂肪食物，尤其是低饱和脂肪。
4. 选择和制作低盐食物，少吃盐和调味料。
5. 选择和制作低糖食物。
6. 若饮酒，要适量。

（八）南非膳食指南

南非最新一版膳食指南是2001年颁布的，其标志性图形是金字塔，分为5层，含各类食物（图5-4-10）。其主要推荐如下：

1. 享受各种各样的食物。
2. 坚持运动。
3. 使淀粉类食物成为大多数餐食的基础。
4. 多吃水果和蔬菜。
5. 经常吃干豆、豌豆、小扁豆和大豆。
6. 每天吃肉、鱼、鸡、牛奶和鸡蛋。
7. 少吃脂肪。
8. 少吃盐。
9. 喝大量干净、安全的水。
10. 如果饮酒，请理智饮酒。

（九）美国膳食指南

美国农业部和卫生部于1980年发表了第一版《营养与健康：美国人的膳食指南》。自1980年起每5年修订一次，至2015年已经修订至第8版，2016年1月7日，美国农业部发布了《2015—2020膳食指南》。最新版膳食指南主要针对健康问题，即有约1/2美国人患有一种或以上可预防的慢性疾病，这些慢性疾病和不良饮食习惯和身体活动减少有关。

《2015—2020膳食指南》提出了5条具体的指导意见以推动健康膳食模式，并提倡全社会共同支持健康膳食选择（图5-4-11）。主要推荐如下：

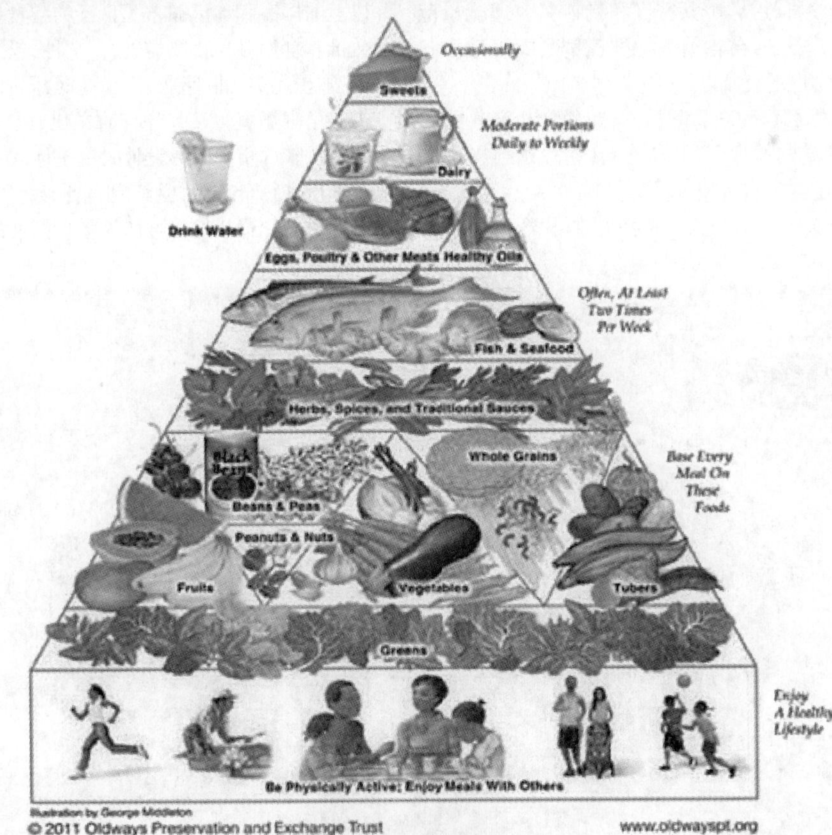

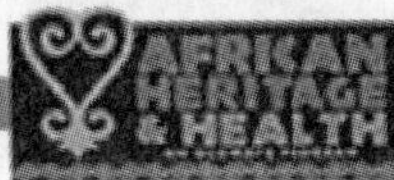

图5-4-10　南非膳食指南

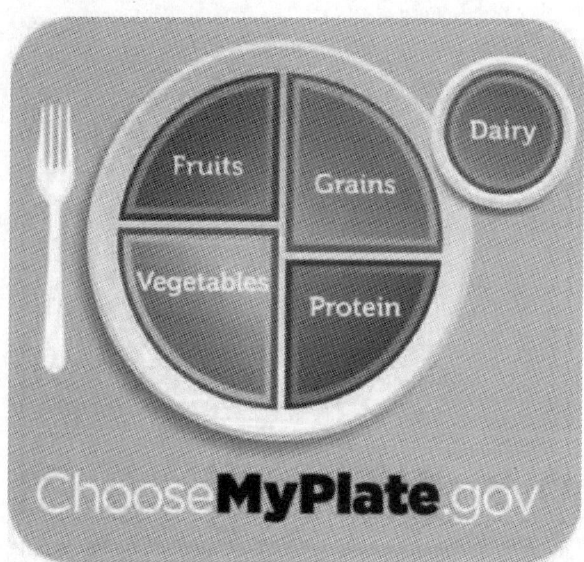

图 5-4-11　美国 2015—2020 膳食餐盘

1. 健康膳食模式伴随一生　注重食物和饮料的选择，在摄入合理能量情况下选择健康膳食以达到或保持适宜体重、摄入充足营养素并减少慢性病风险；健康膳食模式包括：水果、蔬菜、蛋白质、奶类、谷类和油；健康膳食模式限制饱和脂肪酸及反式脂肪酸、添加糖及食盐。

2. 注重食物多样性、营养素密度和量　在合理能量范围内满足营养素需要量，在各类食物推荐量范围内选择各种各样高营养素密度的食物。

3. 限制添加糖和饱和脂肪酸摄入，减少食盐摄入　养成少糖、少脂和少钠的饮食习惯。减少食物和饮料中这些成分的含量以满足健康膳食模式需求。

4. 转向更健康的食物和饮料选择　在各类食物中选择营养素密度高的食物和饮料。考虑文化和个人意愿让这种转变容易身体力行。

5. 人人参与支持健康饮食模式　每个人既是实践者，又是传播者，把健康饮食的理念和方法传播到家庭、社区、学校、工作场所等。

（十）英国膳食指南

英国最新一版膳食指南是 2016 年发布的。主要提示人们应该消费不同类型的食物和饮料，以及以什么样的比例来拥有健康、均衡的饮食。其标志性图形为椭圆形餐盘，分为 4 个区域，分别归类四大类食物（图 5-4-12）。主要推荐如下：

1. 每天至少吃 5 份水果和蔬菜。

2. 以马铃薯、面包、米饭、面食或其他含淀粉的碳水化合物为基本的食物，在可能的情况下选择全谷物。

3. 食用一些乳制品或乳制品的替代品（如大豆饮料），选择低脂肪和低糖的产品。

4. 吃一些豆类、干豆、鱼、蛋、肉和其他蛋白质（包括每周 2 份鱼，其中一份应该是脂肪含量高的）。

5. 选择不饱和油脂，少量涂抹食用。

6. 每天喝 6~8 杯水。

7. 如果食用高脂肪、高盐或高糖的食物和饮料，减少这些食物和饮料的摄入频率和摄入量。

（十一）其他国家膳食指南

除了以上国家的膳食指南外，目前世界上有超过 100 个以上的国家和地区颁布了自己的膳食指南。既有共性，如多数推荐食用多种食物类别，4~7 种，包括谷薯类、蔬菜、水果、肉类、蛋奶类、油、脂肪、盐和糖等；同时，对食盐、糖、脂肪、酒提出了限量值。又有各自的文化、习俗特点，如主食种类各异。在膳食指南图形设计时更是体现了共性和差异，多数国家选用食物金字塔，但其内容各异；还有一些国家则选用具有自身文化背景的符号作为膳食指南的代表性符号。

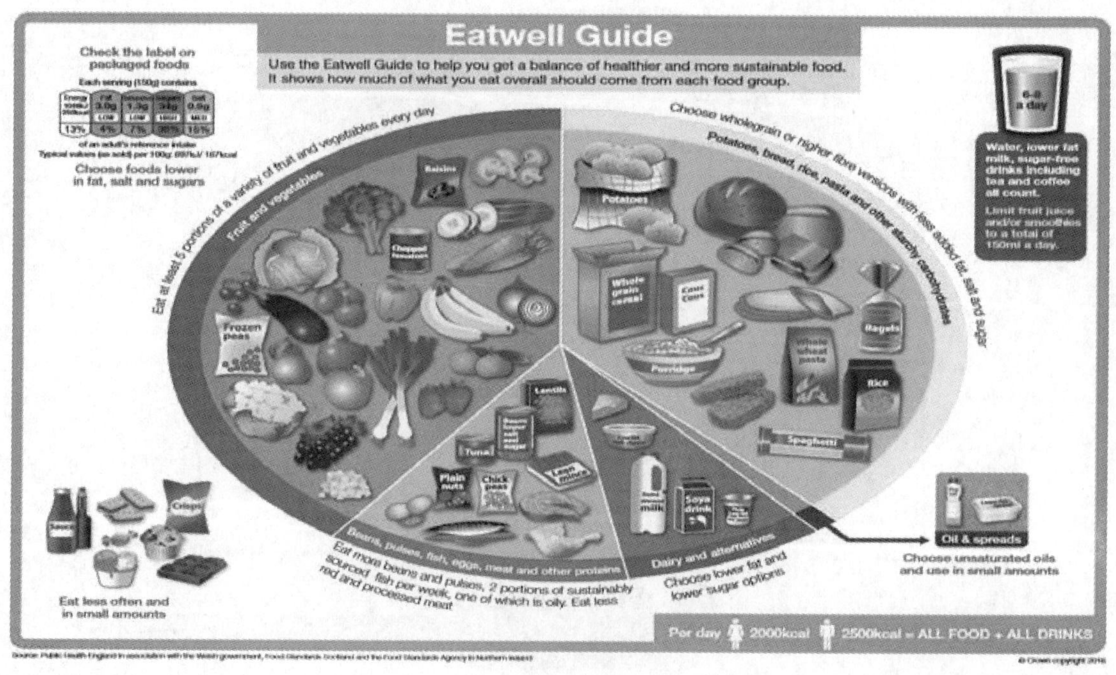

图 5-4-12　英国膳食餐盘

第五节　中国居民膳食指南

我国第一版的膳食指南于1989年发布，至今已做了三次修订，第4版膳食指南于2016年发布，是在原有指南的基础上，根据近期我国居民的膳食结构变化以及营养健康问题做出关键性推荐。并进一步细化人群类别，分别针对不同年龄、不同生理状况以及素食人群提出了相应的指南指导。除此之外，还制定和修订了儿童青少年零食指南。

尽管我国不是第一个发布膳食指南的国家，但我国是世界上第一个具有膳食营养观念的国家。因此，我国的膳食指南具有悠久的历史渊源和饮食文化背景。

一、中国历史上的膳食营养观念

中国的饮食文化源远流长，而儒家的影响最为深远。有说"食、色，性也"，指出饮食与繁衍后代是人的本能。又说"食饐而餲，鱼馁而肉败，不食。色恶，不食。不时，不食。"史记进一步提出"民以食为天"的论点，并认为这是仁政的一部分，主张发展农业。孟子也曾说过"五亩之宅，树之以桑，五十者可以衣帛矣。鸡豚狗彘之畜，无失其时，七十者可以食肉矣。百亩之田，勿夺其时，数口之家可以无饥矣。"

值得注意的是，中医经典之一《黄帝内经·素问》一书及《神农本草经》一书集纳了众多学派的先进思想，尤其是朴素的辨证思想，提出了许多至今仍然是十分有益的见解，如在"脏气法时论"一章中提出："药毒攻邪，五谷为养，五果为助，五畜为益，五菜为充，气味合而服之，以补精益气"，精辟、纲领性地向人们提示了饮食的要义，可以认为是世界上最早而又全面的饮食指南。在金木水火土五行学说占重要地位的当时，五字不是一个数值而是多样性的泛指，例如史书上的五谷是指粳米、小麦、大豆、黄黍、稷等作物，故内涵很全面。上述四大类食物分别以"养""助""益""充"四个定语描述，提示了不同类别食物的地位与数量概念，直到今天仍为学者所关注。

中医还把不同类型的食物的性味归入不同的"经"中，据此而对不同脏器的疾病进行饮食治疗。例如提出"肝色青，宜食甘，粳米、牛肉、葵皆甘。心色赤，宜食酸，小豆、犬肉、李、韭皆酸。肺色白，宜食苦，麦、羊肉、杏皆苦。脾色黄，宜食咸，大豆、豚肉、栗、藿皆咸。肾色黑，宜食辛，黄黍、鸡肉、桃、葱皆辛……"可见这是从人类与食物的关系、人体对食物的反应等总体观点分析食物性质和分类的。

这种思想和原则，直到明清朝代都可以看到它的继承和发展。明代李时珍的《本草纲目》中，有350多种可食的动植物列在药物的范畴，并区分为寒、凉、温、热、有毒和无毒等性质，以便对症使用。这是通过人体大量观察和实践取得的珍贵经验。西方对食物内营养物质的分析比我们早，但是，我们祖先早就看出食物具有"养"即营养的性质之外，还含有非营养物质对人体的有益作用。例如我们的祖先虽然不知道食物中有膳食纤维类物质，但他们早就知道含膳食纤维丰富的食物——凉性食物，可以解决热性的问题，如便秘。而西方近60~70年才注意高膳食纤维食物的作用，并且注意到食物中的其他非营养物质，包括类黄酮等具有抗氧化和解毒作用的物质。此外，明代姚可成在1520年编成《食物本草》一书，列出1017种食物，并以中医的观点逐一加以描述，分别加以归类，这在世界历史上也是处于前列地位的。

二、中国居民膳食指南

均衡营养是中国居民膳食指南的理论基础，中国居民膳食指南的核心是提倡平衡膳食与合理营养以达到促进健康的目的，也就是在现代生活中提倡均衡营养的概念。

（一）第一版中国居民膳食指南

中国营养学会于1989年制定了我国第一版膳食指南，共有以下8条内容。

1. 食物要多样。
2. 饥饱要适当。
3. 油脂要适量。
4. 粗细要搭配。
5. 食盐要限量。
6. 甜食要少吃。
7. 饮酒要节制。
8. 三餐要合理。

（二）第2版中国居民膳食指南

针对我国经济发展和居民膳食结构的不断变化，从1996年起，在不同层次、不同范围内对第一版膳食指南如何修订进行了广泛的酝酿和讨论，并由中国营养学会及原中国预防医学科学院营养与食品卫生研究所共同组织了中国膳食指南专家委员会。随后，开展了深入细致的调查研究和资料论证工作，对原有的膳食指南进行了仔细修改，同时对"膳食指南"进行了量化并设计了"平衡膳食宝塔"。第2版《中国居民膳食指南》于1997年4月由中国营养学会常务理事会通过并发布，包括以下8条内容。

1. 食物多样，谷类为主。
2. 多吃蔬菜、水果和薯类。
3. 常吃奶类、豆类或其制品。
4. 经常吃适量的鱼、禽、蛋、瘦肉，少吃肥肉和荤油。
5. 食量与体力活动要平衡，保持适宜体重。
6. 吃清淡少盐的膳食。
7. 如饮酒应限量。
8. 吃清洁卫生、不变质的食物。

（三）第3版中国居民膳食指南

在第2版中国居民膳食指南发布后的近十年间，我国居民的膳食状况有了明显改善，但营养与健康问题也比较突出，存在着营养缺乏和营养过剩的双重负担。为此，2006年中国营养学会组织了修订《中国居民膳食指南》的专家委员会，经过多次论证、修改，并广泛征求相关领域专家、机构和企业的意见，形成了第3版《中国居民膳食指南(2007)》，于2007年9月由中国营养学会理事会扩大会议通过。

《中国居民膳食指南(2007)》由一般人群膳食指南、特定人群膳食指南和平衡膳食宝塔三部分组成。一般人群膳食指南共有10条核心内容。

1. 食物多样，谷类为主，粗细搭配。
2. 多吃蔬菜水果和薯类。
3. 每天吃奶类、大豆或其制品。
4. 吃适量的鱼、禽、蛋和瘦肉。
5. 减少烹调油，吃清淡少盐膳食。
6. 食不过量，天天运动，保持健康体重。
7. 三餐分配要合理，零食要适当。
8. 每天足量饮水，合理选择饮料。
9. 如饮酒应限量。
10. 吃新鲜卫生的食物。

（四）第4版中国居民膳食指南

随着时代发展，我国居民膳食消费和营养状况发生了变化，为了更加契合百姓健康需求和生活实际，受国家卫生与计划生育委员会委托，2014年中国营养学会组织了《中国居民膳食指南》修订专家委员会，依据近期我国居民膳食营养问题和膳食模式分析以及食物与健康科学证据报告，参考国际组织和其他国家膳食指南修订的经验，对我国第3版《中国居民膳食指南（2007）》进行了修订。经过膳食指南修订专家委员会和技术工作组百余位专家两年多的工作，并广泛征求相关领域专家、政策研究者、管理者、食品行业、消费者的意见，最终形成了《中国居民膳食指南（2016）》系列指导性文件。

《中国居民膳食指南（2016）》由一般人群膳食指南、特定人群膳食指南和中国居民平衡膳食实践三部分组成。一般人群膳食指南共有6条核心内容。

1. 食物多样，谷类为主　平衡膳食模式是最大程度保障人体营养和健康的基础，食物多样是平衡膳食模式的基本原则。食物可分为五大类，包括谷薯类、蔬菜水果类、畜禽鱼蛋奶类、大豆坚果类和油脂类。不同食物中的营养素及有益膳食成分的种类和数量不同。除供6月龄内婴儿的母乳外，没有任何一种食物可以满足人体所需的能量及全部营养素。因此，只有多种食物组成的膳食才能满足人体对能量和各种营养素的需要。建议我国居民的平衡膳食应做到食物多样，平均每天摄入12种以上食物，每周25种以上食物。平衡膳食模式能最大程度地满足人体正常生长发育及各种生理活动的需要，并且可降低高血压、心血管疾病等多种疾病的发病风险。

谷类为主是指谷薯类食物所提供的能量占膳食总能量的1/2以上，也是中国人平衡膳食模式的重要特征。谷类食物含有丰富的碳水化合物，是提供人体所需能量的最经济和最重要的食物来源，也是提供B族维生素、矿物质、膳食纤维和蛋白质的重要食物来源。近30年来，我国居民膳食模式正在悄然发生着变化，居民的谷类消费量逐年下降，动物性食物和油脂摄入量逐年增多，谷类过度精加工导致B族维生素、矿物质和膳食纤维丢失而引起摄入量不足，这些因素都可能增加慢性病的发生风险。因此，坚持谷类为主，特别是增加全谷物摄入，有利于降低2型糖尿病、心血管疾病、结直肠癌等膳食相关慢性病的发病风险，以及减少超重肥胖的风险。建议一般成年人每天摄入谷薯类250~400g，其中全谷物和杂豆类50~150g，薯类50~100g。

2. 吃动平衡，健康体重　食物摄入量和身体活动量是保持能量平衡、维持健康体重的两个主要因素。如果吃得过多或活动不足，多余的能量就会在体内以脂肪的形式积存下来，体重增加，造成超重或肥胖；相反，若吃得过少或活动过多，可由于能量摄入不足或能量消耗过多引起体重过低或消瘦。体重过高和过低都是不健康的表现，易患多种疾病，缩短寿命。成年人健康体重的BMI应在18.5~24.0g/m^{2}之间。

目前，我国大多数的居民身体活动不足或缺乏运动锻炼，能量摄入相对过多，导致超重和肥胖率逐年增加。超重或肥胖是许多疾病的独立危险因素。增加身体活动或运动不仅有助于保持健康体重，还能够调节机体代谢，增强体质，降低全因死亡风险和冠心病、脑卒中、2型糖尿病、结肠癌等慢性病的发生风险；同时也有助于调节心理平衡，有效消除压力，缓解抑郁和焦虑等不良精神状态。食不过量可以保证每天摄入的能量不超过人体的需要，增加运动可增加代谢和能量消耗。

各个年龄段人群都应该天天运动、保持能量平衡和健康体重。推荐成年人积极参加日常活动和运动，每周至少进行5天中等强度身体活动，累计150分钟以上，平均每天主动身体活动6000步。多运动多获益，减少久坐时间，每小时起来动一动，保持健康体重。

3. 多吃蔬果、奶类、大豆　新鲜蔬菜水果、奶类、大豆及豆制品是平衡膳食的重要组成部分，坚果是膳食的有益补充。蔬菜水果是维生素、矿物质、膳食纤维和植物化学物的重要来源，对提高微量营养素和植物化学物的摄入量起到重要作用。循证营养研究发现，提高蔬菜水果摄入量，可维持机体健康，有效降低心血管疾病、肺癌和糖尿病等慢性病的发病风险。奶类富含钙，是优质蛋白质和B族维生素的良好来源。增加奶类摄入有利于儿童少年生长发育，促进成年人骨骼健康。大豆富含优质蛋白质、必需脂肪酸、维生素E，并含有大豆异黄酮、植物固醇等多种植物化学物。多吃大豆及其制品可以降低乳腺癌和骨质疏松症的发病风险。坚果富含脂类和多不饱和脂肪酸、蛋白质等营养素，适量食用有助于预防心血管疾病的发生。

近年来，我国居民蔬菜摄入量逐渐下降，水果、大豆、奶类摄入量仍处于较低水平。基于其营养价值和健康意义，建议增加蔬菜水果、奶类、大豆及其制品的摄入。推荐每天摄入蔬菜300~500g，其中深色蔬菜占1/2；水果200~350g；每天饮奶300g或相当量的奶制品；平均每天摄入大豆和坚果25~35g（每天摄入坚果10g）。坚持餐餐有蔬菜，天天有水果，把牛奶、大豆当作膳食重要组成部分。

4. 适量吃鱼、禽、蛋、瘦肉　鱼、禽、蛋和瘦肉均属于动物性食物，富含优质蛋白质、脂类、脂溶性维生素、B族维生素和矿物质等，是平衡膳食的重要组成部分。此类食物蛋白质的含量普遍较高，其氨基酸组成更适合人体需要，利用率高，但脂肪含量较多，能量高，有些含有较多的饱和脂肪酸和胆固醇，摄入过多可增加肥胖和心血管疾病等的发病风险，应当适量摄入。

水产品类脂肪含量相对较低，且含有较多的不饱和脂肪酸，对预防血脂异常和心血管疾病等有一定作用，可首选。禽类脂肪含量也相对较低，其脂肪酸组成优于畜类，选择应先于畜肉。蛋类各种营养成分比较齐全，营养价值高，但胆固醇含量也高，摄入量不宜过多。畜肉类脂肪含量较多，但瘦肉中脂肪含量相对较低，因此吃畜肉应当选瘦肉。烟熏和腌制肉类在加工过程中易遭受一些致癌物污染，过多食用可增加肿瘤发生的风险，应当少吃或不吃。

目前我国多数居民摄入畜肉较多，禽和鱼类较少，对居民健康不利，需要调整比例。建议成年人每天平均摄入水产类40~75g，畜禽肉类40~75g，蛋类40~50g，平均每天摄入总量120~200g。

5. 少盐少油，控糖限酒　食盐是食物烹饪或加工食品的主要调味品。我国居民的饮食习惯中食盐摄入量过高，而过多的盐摄入与高血压、胃癌和脑卒中有关，因此要降低食盐摄入，培养清淡口味，逐渐做到量化用盐用油，推荐每天食盐摄入量不超过6g。

烹调油包括植物油和动物油，是机体必需脂肪酸和维生素E的重要来源。目前我国居民烹调油的摄入量过多。过多脂肪和动物脂肪摄入会增加肥胖，反式脂肪酸摄入会增高心血管疾病的发生风险。应减少烹调油和动物脂肪用量，每天的烹调油摄入量为25~30g。对于成年人脂肪提供能量应占总能量的30%以下。

添加糖是纯能量食物，过多摄入可增加龋齿、超重肥胖发生的风险。建议每天摄入添加糖提供的能量不超过总能量的10%，最好不超过总能量的5%。对于儿童青少年来说，含糖饮料是添加糖的主要来源，建议不喝或少喝含糖饮料；不食用或少食用高糖食品。

过量饮酒与多种疾病相关，会增加肝损伤、痛风、心血管疾病和某些癌症发生的风险。因此应避免过量饮酒。若饮酒，成年男性一天饮用的酒精量不超过25g，成年女性一天不超过15g，儿童青少年、孕妇、乳母等特殊人群不应饮酒。

水是膳食的重要组成部分，在生命活动中发挥重要功能。推荐饮用白开水或茶水，成年人每天饮水量1500~1700ml（7~8杯）。

6. 杜绝浪费，兴新食尚　食物是人类获取营养、赖以生存和发展的物质基础。勤俭节约是中华民族的传统美德。食物资源宝贵、来之不易；应尊重劳动，珍惜食物，杜绝浪费。

优良饮食文化是实施平衡膳食的保障。兴新食尚是鼓励优良饮食文化的传承和发扬。家庭应按需选购食物，适量备餐；在外点餐应根据人数确定数量，集体用餐时采取分餐制和简餐，文明用餐，反对铺张浪费。倡导在家吃饭，与家人一起分享食物和享受亲情。

食物在生产、加工、运输、储存等过程中如果遭受致病性微生物、寄生虫和有毒有害等物质的污染，可导致食源性疾病，威胁人体健康。因此，应选择新鲜卫生的食物、当地应季的食物；学会阅读食品标签、合理储藏食物、采用适宜的烹调方式，提高饮食卫生水平。

基于我国人口众多，且食物浪费问题比较突出、食源性疾病状况不容乐观，减少食物浪费、注重饮食卫生、兴饮食文明新风，对我国社会可持续发展、保障公共健康具有重要意义。

三、中国居民平衡膳食模式的应用

为了帮助人民群众把膳食指南的原则具体应用于日常膳食实践，美国农业部于1992年为美国居民设计了一个“食物指导金字塔”。金字塔以生动的形象表示出各类食物在每日膳食中的位置，并对各类食物的平均摄入量提出了一个建议值或范围。这一设计大大方便了群众在膳食实践中贯彻膳食指南的原则，很受群众欢迎。继之其他国家或团体都设计了类似的金字塔或其民族喜爱的表达方式，如加拿大的“彩虹图”，法国的“阶梯图”，澳大利亚的“圆盘图”等。

中国营养学会专家委员会继1997年4月建议了《中国居民膳食指南》之后，又研究了中国居民各类食物消费量的有关问题。在学习外国经验及参考我国有关研究工作基础上，提出了中国居民的“平衡膳食宝塔”（图5-4-13）。宝塔是膳食指南的量化和形象化的表达，也是人们在日常生活中贯彻膳食指南的方便工具。

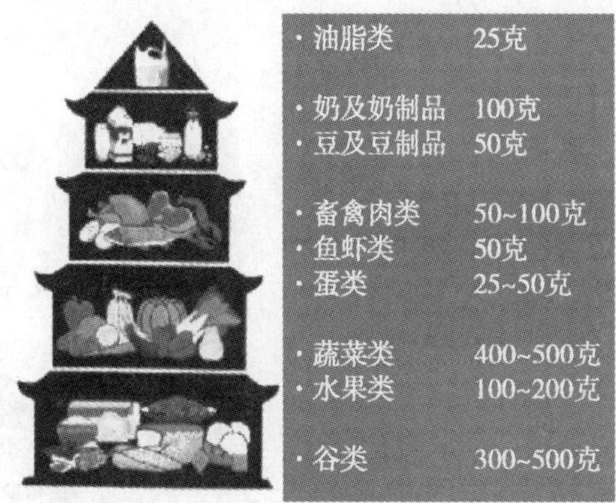

图5-4-13　1997年版中国居民平衡膳食宝塔图

1997年初首次提出的平衡膳食宝塔是一项标志性图形，既符合膳食指南的理念，又具有中国文化的元素。2007年颁布第3版《中国居民膳食指南（2007）》时对平衡膳食宝塔做了修改，保持宝塔图形不变，但在旁边增加了运动人形和水滴图案，以示身体活动及水对健康的重要性；同时，在食物类别和数量上也做了一些调整，比如塔顶层除油外，增加盐的数值；其他数值增加较大的是奶类及乳制品由100g变为300g，水1200ml（图5-4-14）。

第4版《中国居民膳食指南（2016）》提出了一个营养上比较理想的膳食模式，在2007年版平衡膳食宝塔的基础上又做了一些调整，肉类下限调低了一些，在谷薯类中细化了全谷物和杂豆、薯类的推荐量；另外，水的推荐量增加到1500~1700ml（图5-4-15）。2016年版平衡膳食宝塔所建议的食物量，特别是奶类和豆类食物的量可能与大多数人当前的实际膳食还有一定距离，对某些贫困地区来讲可能距离还很远，但为了改善中国居民的膳食营养状况，这是不可缺的。应把它看做是一个奋斗目标，努力争取，逐步达到（表5-4-5）。

（一）中国居民平衡膳食宝塔（2016）说明

1. 平衡膳食宝塔共分5层，包含我们每天应吃的主要食物种类　宝塔各层位置和面积不同，这在一定程度上反

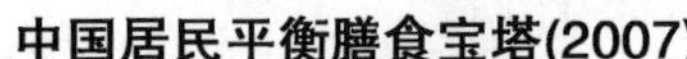

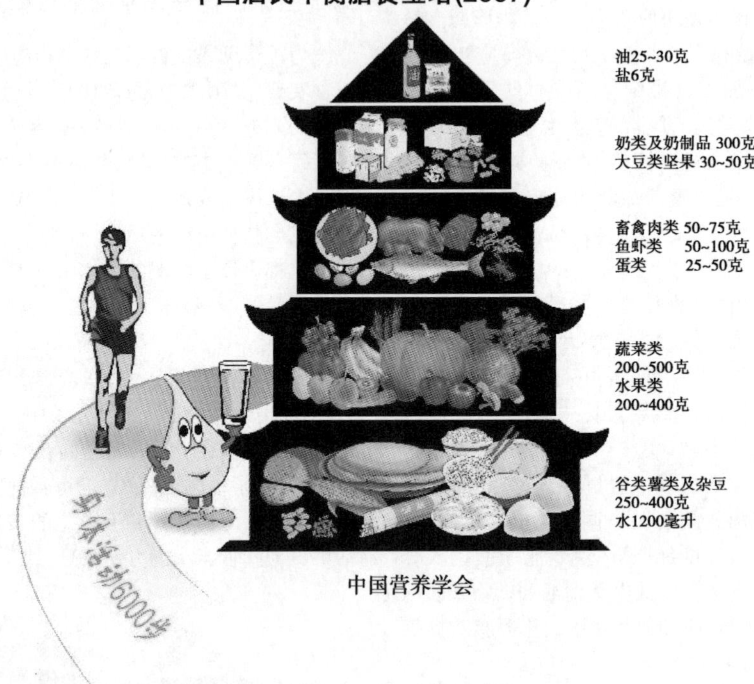

图 5-4-14 2007 年版中国居民平衡膳食宝塔图

中国居民平衡膳食宝塔(2016)

盐 <6克
油 25~30克
奶及奶制品 300克
大豆及坚果类 25~35克
畜禽肉 40~75克
水产品 40~75克
蛋类 40~50克
蔬菜类 300~500克
水果类 200~350克
谷薯类 250~400克
全谷物和杂豆 50~150克
薯类 50~100克
水 1500~1700毫升
每天活动至少6000步

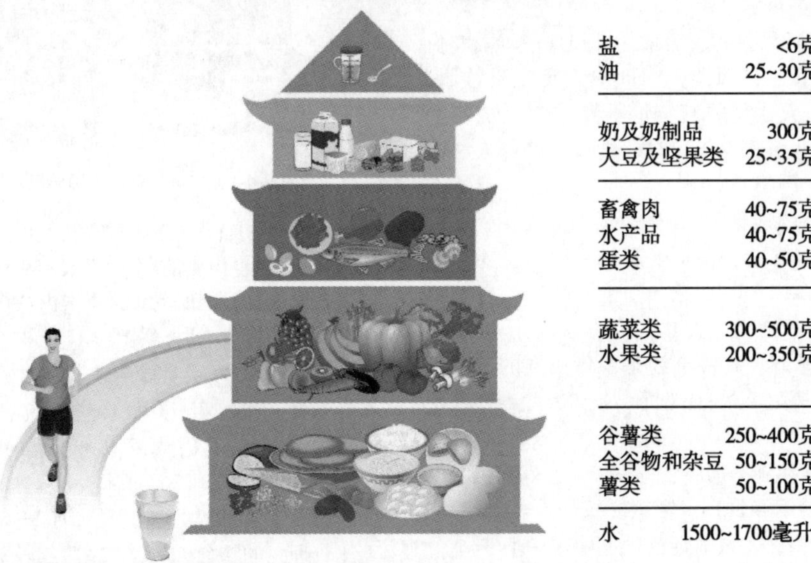

图 5-4-15 2016 年版中国居民平衡膳食宝塔图

表 5-4-5 三版平衡膳食宝塔内容比较

宝塔分层	1997 年版		2007 年版		2016 年版	
	食物种类	推荐量	食物种类	推荐量	食物种类	推荐量
第五层(塔尖)	油脂类	25g	油	25~30g	油	25~30g
			盐	6g	盐	<6g
第四层	奶类及奶制品	100g	奶类及奶制品	300g	奶类及奶制品	300g
	豆类及豆制品	50g	大豆类及坚果	30~50g	大豆及坚果类	25~35g

续表

宝塔分层	1997 年版		2007 年版		2016 年版	
	食物种类	推荐量	食物种类	推荐量	食物种类	推荐量
第三层	畜禽肉类	50~100g	畜禽肉类	50~75g	畜禽肉类	40~75g
	鱼虾类	50g	鱼虾类	50~100g	水产品	40~75g
	蛋类	25~50g	蛋类	25~50g	蛋类	40~50g
第二层	蔬菜类	400~500g	蔬菜类	300~500g	蔬菜类	300~500g
	水果类	100~200g	水果类	200~400g	水果类	200~350g
第一层	谷类	300~500g	谷类	250~400g	谷薯类	250~400g
					全谷物和杂豆	50~150g
					薯类	50~100g
			水	1200ml	水	1500~1700ml
			身体活动	6000 步	身体活动	6000 步

引自：中国营养学会．中国居民膳食指南(2016)．北京：人民卫生出版社，2016.

映出各类食物在膳食中的地位和应占的比重。谷薯类食物位居底层，每人每天应吃 250~400g；蔬菜和水果占居第二层，每天应吃 300~500g 和 200~350g；畜禽肉、水产品和蛋类等动物性食物位于第三层，每天应吃 125~200g(畜禽肉 40~75g，水产品 40~75g，蛋类 40~50g)；奶类和大豆及坚果类食物合占第四层，每天应吃奶类及奶制品 300g，大豆及坚果类 25~35g。第五层塔尖是烹调油和盐，每天油 25~30g，盐<6g。

2. 宝塔建议的各类食物的摄入量一般是指食物的生重　各类食物的组成是根据全国营养调查中居民膳食摄入的实际情况计算的，所以每一类食物的重量不是指某一种具体食物的重量。

3. 平衡膳食宝塔说明

(1) 第一层谷薯类食物：谷薯类是膳食能量的主要来源(碳水化合物提供能量占总能量摄入的 50%~65%)，也是各种微量营养素和膳食纤维的良好来源。膳食指南中推荐 2 岁以上健康人群的膳食应食物多样、谷类为主。一段时间内，成年人每人每天应该摄入谷、薯、杂豆类在 250~400g 之间，其中全谷物 50~150g(包括杂豆类)，新鲜薯类 50~100g。

谷类、薯类和杂豆是碳水化合物的主要来源，谷类包括小麦、稻米、玉米、高粱等及其制品，如米饭、馒头、烙饼、面包、饼干、麦片等。薯类包括马铃薯、红薯等，可替代部分主食。杂豆包括大豆以外的其他干豆类，如红小豆、绿豆、芸豆等。全谷物保留了天然谷物的全部成分，是理想膳食模式的重要选择，也是膳食纤维和其他营养素的来源。我国传统膳食中整粒的食物常见的有小米、玉米、绿豆、红豆、荞麦等，现代加工产品有燕麦片等，因此把杂豆与全谷物归为一类。2 岁以上所有年龄的人都应该保持全谷物的摄入量，以此摄入更多的营养素和膳食纤维，获得健康益处。

(2) 第二层蔬菜水果：蔬菜水果是膳食指南中鼓励多摄入的两类食物。在 1600~2400kcal 能量需求水平下，推荐每人每天蔬菜摄入量应在 300~500g，水果 200~350g。蔬菜水果是膳食纤维、微量营养素和植物化学物的良好来源，蔬菜包括嫩茎类、叶类、花菜类、根菜类、鲜豆类、茄果瓜菜类、葱蒜类及菌藻类、水生蔬菜类等。深色蔬菜是指深绿色、深黄色、紫色、红色等有色的蔬菜，每类蔬菜提供的营养素略有不同，深色蔬菜一般富含维生素、植物化学物和膳食纤维，推荐每天摄入量占蔬菜摄入总量的 1/2 以上。

水果包括仁果、浆果、核果、柑橘类、瓜果、热带水果等。建议吃新鲜水果，在鲜果供应不足时，可选择一些含糖量低的干果制品和纯果汁。新鲜水果提供多种微量营养素和膳食纤维。但蔬菜水果不能相互替代。很多人不习惯摄入水果，或者摄入量很低，应努力把水果作为平衡膳食的重要部分。多吃蔬菜水果也是降低能量摄入的不错选择。

(3) 第三层鱼、禽、肉、蛋等动物性食物：鱼、禽、肉、蛋等动物性食物是膳食指南推荐“适量食用”的一类食物。在能量需要 1600~2400kcal 水平下，推荐每天鱼、禽、肉、蛋摄入量共计 120~200g。新鲜的动物性食物是优质蛋白质、脂肪和脂溶性维生素的良好来源，建议每天畜禽肉的摄入量为 40~75g，少吃加工类肉制品。目前我国汉族居民的肉类摄入以猪肉为主，且增长趋势明显。猪肉含脂肪较高，应尽量选择瘦肉或禽肉。常见的水产品是鱼、虾、蟹和贝类，此类食物富含优质蛋白质、脂类、维生素和矿物质，推荐每天摄入量 40~75g，有条件可以多吃一些替代畜肉类。蛋类包括鸡蛋、鸭蛋、鹅蛋、鹌鹑蛋、鸽蛋及其加工制品，蛋类的营养价值较高，推荐每天 1 个鸡蛋(相当于 50g 左右)，吃鸡蛋不能弃蛋黄，蛋黄有着丰富的营养成分，如胆碱、卵磷脂、胆固醇、维生素 A、叶黄素、锌、B 族维生素。

(4) 第四层奶及奶制品、大豆及坚果类：乳类、豆类是鼓励多摄入的。乳类、大豆和坚果是蛋白质和钙的良好来源，营养素密度高。在 1600~2400kcal 能量需要水平下，推荐每天应摄入相当于鲜奶 300g 的奶类及奶制品；在全球乳制品消费水平中，我国居民乳类摄入量一直很低，多吃多种多样的乳制品，有利于提高乳品摄入量。

大豆包括黄豆、黑豆、青豆，其常见的制品包括豆腐、豆浆、豆腐干及千张等。推荐大豆和坚果制品摄入量为 25~35g，以蛋白质为换算单位，1 份 20~25g 大豆相当于豆腐 60~120g，豆干 45g。

坚果包括花生、葵花子、核桃、杏仁、榛子等，部分坚果的蛋白质与大豆相似，富含必需脂肪酸和必需氨基酸，作为菜肴、零食等都是食物多样化的良好选择，建议每周 70g 左右(每天 10g 左右)。10g 重量的坚果仁如 2~3 个核桃，4~5 个板栗，一把松子仁(相当于一把带皮松子 30~35g)。

(5) 第五层烹调油和盐：油、盐作为烹饪调料，是建议尽量少用的食物。推荐成年人每天烹调油不超过 25~30g，食盐摄入量不超过 6g。按照 DRIs 中脂肪供能比推荐，1~3 岁人群脂肪供能比占 35%；4 岁以上人群占 20%~30%。在 1600~2400kcal 膳食总能量需要水平下，为 36~80g。脂肪提供高能量，很多食物含有脂肪，所以烹调油需要限量，按照25~30g计算，烹调油提供能量占膳食总能量10%左右。烹调油包括各种动植物油，植物油包括花生油、豆油、菜籽油、芝麻油、调和油等，动物油包括猪油、牛油、黄油等。烹调油也要多样化，经常更换种类，食用多种植物油可满足人体各种脂肪酸的需要。

我国居民食盐用量普遍较高，盐与高血压关系密切，限制盐的摄入是我国的长期目标，除了少用食盐外，也需要控制隐形高盐食品的摄入量。

（6）运动和饮水：身体活动和水的图示被包含在可视化图形中，强调增加身体活动和足量饮水的重要性。水是膳食的重要组成部分，是一切生命必需的物质，其需要量主要受年龄、身体活动、环境温度等因素的影响。轻体力活动的成年人每天至少饮水1500~1700ml（约7~8杯）。在高温或强体力活动的条件下，应适当增加。饮水不足或过多都会对人体健康带来危害。膳食中水分大约占1/3，推荐一天中饮水和整体膳食（包括食物中的水，如汤、粥、奶等）水摄入共计在2700~3000ml之间。

身体活动是能量平衡和保持身体健康的重要手段。身体活动能有效地消耗能量，保持精神和机体代谢的活跃性。鼓励养成天天运动的习惯，坚持每天多做一些消耗体力的活动。推荐成年人每天进行至少相当于快步走6000步以上的身体活动，每周最好进行150分钟中等强度的运动，如骑车、跑步、庭院或农田的劳动等。一般而言，轻度身体活动的能量消耗通常占总能量消耗的1/3左右，而重度身体活动者可高达1/2。加强和保持能量平衡，需要通过不断摸索，关注体重变化，找到食物摄入量和运动消耗量之间的平衡点。

（二）中国居民平衡膳食餐盘

中国居民平衡膳食餐盘是按照平衡膳食原则，在不考虑烹饪用油盐的前提下，描述了一个人一餐中膳食的食物组成和大致比例。餐盘更加直观，一餐膳食的食物组合搭配轮廓清晰明了。

餐盘分成4部分，分别是谷薯类、动物性食物和富含蛋白质的大豆、蔬菜和水果，餐盘旁的一杯牛奶提示其重要性（图5-4-16）。

中国营养学会
中国居民平衡膳食餐盘（2016）
1、食物多样谷类为主
平均每天250~400克（每餐75~160克），其中全谷物50~150克（每餐15~60克），薯类适量。
4、吃适量鱼肉蛋和豆类
动物性食物平均每天120~200克（每餐35~80克），优选鱼和禽，吃多种豆制品。
5、一天一杯奶
选择多种乳制品，达到300克鲜奶量（每餐100~120克）。
谷薯类
鱼肉
蛋豆类
奶
3、天天吃水果
多吃新鲜水果，平均每天200~350克（每餐70~150克），果汁不能代替鲜果。
水果类
蔬菜类
2、餐餐有蔬菜
吃不同种类蔬菜，平均每天300~500克（每餐100~200克），每天吃5种以上，新鲜深色叶菜占到一半。
http://www.cnsoc.org

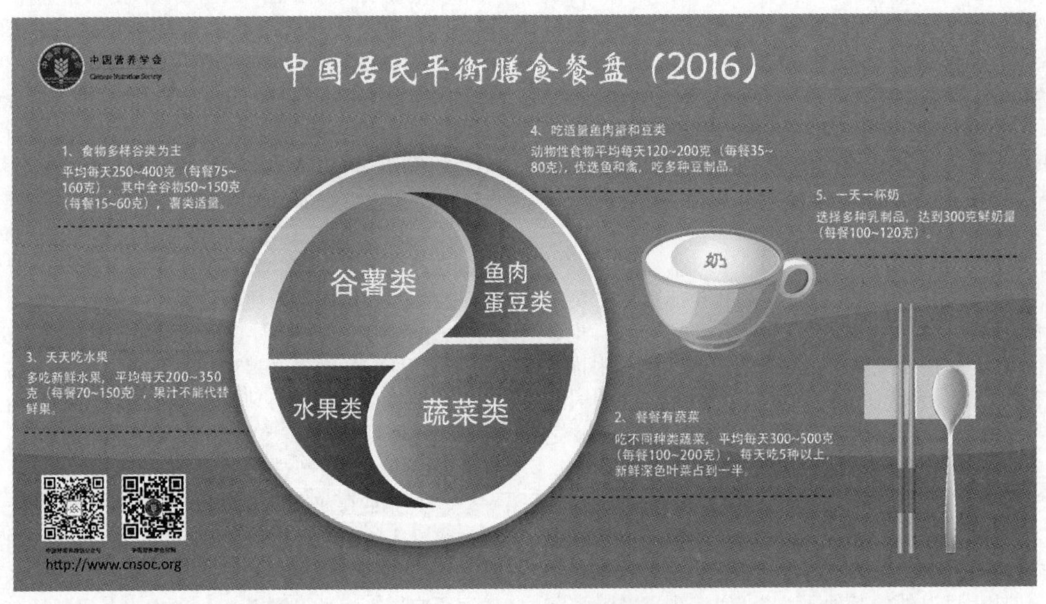

图5-4-16　**中国居民平衡膳食餐盘**

（三）中国居民平衡膳食模式

2016年版中国居民平衡膳食宝塔和平衡膳食餐盘是平衡膳食的可视化形式，是膳食指南6条推荐的总结和核心精神的体现。中国居民平衡膳食模式的特点如下：

1. 食物多样　中国居民平衡膳食模式覆盖了五大类人体必需的基本食物，包括谷薯类、蔬菜类、水果类、禽畜鱼蛋类、奶豆坚果类以及烹饪用的油盐等。推荐的食物品种丰富，每周在25种以上，以保障能量和营养素的充足供给，传承和发扬了“五谷为养、五谷为助、五畜为益、五菜为充”的膳食搭配原则。

2. 植物性食物为主　在整体膳食结构中，谷薯类提供能量占总能量的50%左右，是能量的主要来源，体现了谷类为主的理念。谷类为主是中国的膳食传统，实践证明对健康有益。另外，蔬菜、水果、大豆、坚果都是被鼓励多摄入的食物类别，占总体膳食的比例较高。

3. 动物性食物为辅　在整体膳食结构中，动物性食物比例小，属于辅助性食物。膳食指南强调动物性食物摄入适量，既保障优质蛋白质摄入，弥补植物性食物来源脂溶性维生素、维生素B_{12}、锌、硒等微量营养素的不足；又可预防因动物性食物摄入过多所引起的心脑血管疾病以及某些癌症发生风险的增加。

4. 少油盐糖　少油少盐是各国膳食指南的共识，我国减盐工作进行已久，并取得一定成效。在各国膳食指南和国际组织的推荐中，2013年起推荐食盐为5g，我国也在2013年DRIs中规定了成年人钠的适宜摄入量为1500mg，预防慢性病要低于2000mg（5g盐），基于我国膳食实际，指南建议<6g盐为近期目标。我国青少年糖的摄入主要来自饮料。家庭和餐饮业烹饪油的用量也较大，因此在膳食指

南中特别强调了这三点控制措施。

（四）平衡膳食模式的应用

1. 设计和计划膳食　设计家庭一日三餐的基本原则有：食物种类和数量能满足一家营养需要；是全家喜爱的食物和菜肴、价格适宜；烹饪用较短时间和较少劳动，并最大限度地保持了营养不损失；三餐饭菜食物多样并有饱腹感；挑选食物时考虑其营养和健康功能等。一般包括以下 4 个基本步骤：

（1）确定膳食营养目标：膳食指南是基于食物的平衡膳食指导，按照表 5-4-6 列出的不同能量需要水平的食物量，可以轻松设计一日三餐。

根据 DRIs（2013 版），可以简单地根据自己的年龄范围和劳动强度来确定能量需要量（estimated energy requirement，EER）。直接采用对应的能量值作为膳食设计的目标。

在实际生活中，每个人要根据自己的生理状态、身体活动程度及体重情况，以及食物资源可及性进行调整（表 5-4-7）。

表 5-4-6　不同能量需要水平的平衡膳食和食物量/[g·(d·人)$^{-1}$]

食物种类/g	不同能量摄入水平/kcal										
	1000	1200	1400	1600	1800	2000	2200	2400	2600	2800	3000
谷物	85	100	150	200	225	250	275	300	350	375	400
—全谷物及杂豆		适量				50~150					
—薯类		适量				50~150			125	125	125
蔬菜	200	250	300	300	400	450	450	500	500	500	600
—深色蔬菜						占所有蔬菜的二分之一					
水果	150	150	150	200	200	300	300	350	350	400	400
畜禽肉类	15	25	40	40	50	50	75	75	75	100	100
蛋类	20	25	25	40	40	50	50	50	50	50	50
水产品	15	20	40	40	50	50	75	75	75	100	125
乳制品	500	500	350	300	300	300	300	300	300	300	300
大豆	5	15	15	15	15	15	25	25	25	25	25
坚果	—	适量		10	10	10	10	10	10	10	10
烹调油	15~20	20~25			25	25	25	30	30	30	35
食盐	<2	<3	<4	<6	<6	<6	<6	<6	<6	<6	<6

引自：中国营养学会．中国居民膳食指南（2016）．北京：人民卫生出版社，2016.

表 5-4-7　不同年龄轻体力活动的能量需要量

人群分类	幼儿		儿童青少年			成年人		老年人
	2~3 岁	4~5 岁	7~10 岁	11~13 岁	14~17 岁	18~49 岁	50~64 岁	65 岁及以上
EER/(kcal·d^{-1})	1000~1250	1200~1400	1350~1800	1800~2050	2000~2500	1800~2250	1750~2100	1500~2050

（2）确定和选择食物：根据食物分组，分别选择谷类、蔬菜、鱼或肉类或蛋类、植物油作为主食和烹饪菜肴；选择水果、奶类作为餐桌食物或零食。注意食物选择上的多样性和深色叶菜、全谷物等。

食物多种多样不仅是为了获得均衡的营养，也是享受生活，使饮食更加丰富多彩的措施。膳食宝塔包含的每一类食物中都有许多品种，虽然每种食物都与另一种不完全相同，但同一类中各种食物所含营养成分往往大体近似，在膳食中可以互相替换。

食物小份量是保证食物的多样化的良好措施，也可以根据烹调方法、形态、颜色、口感的多样变换，享受食物，享受生活。

（3）确定食物用量：确定食物量最简单的方法是应用上述表 5-4-6 或者表 5-4-7，选择适宜的能量水平，按照不同组食物的量进行对应选择，其中食物建议量均为食物可食部分的生重量。

同类食物可以互换，互换可以更好地增加主食和菜肴的丰富性。同类互换如以粮换粮、以豆换豆、以肉换鱼或蛋。例如大米可与面粉或杂粮互换，馒头可与相应量的面条、烙饼、面包等互换；大豆可与相当量的豆制品互换；原则上动物性食品可以同类互换，或者瘦肉可与等量的鸡、鸭、牛、羊、兔肉互换；鱼可与虾、蟹等水产品互换；牛奶可与羊奶、酸奶、奶粉或奶酪等互换调配丰富多彩的一日三餐。

（4）合理烹调，清淡饮食，养成习惯：少油和少盐是合理烹调的要素之一，日常生活应该掌握油和盐用量。烹制肉类需要的油盐较多，摄入量过大也必然导致摄入的油盐多。膳食对健康的影响是长期的结果，应认真做好每一餐、每一天平衡膳食，并养成清淡饮食习惯。把平衡膳食模式作为自己的膳食模式，并长期坚持不懈，才能充分发挥平衡膳食对健康的有效作用。

2. 比较和评价膳食结构　膳食结构比较和评价方法包括：食物组成分析、能量的营养素来源和食物来源分析、蛋白质的食物来源分析、营养素供给分析等，均可利用中国居民膳食指南提出的食物结构、数量和观点参照比较和评价。DRIs也是评价膳食营养素摄入状况的参考标准。

食物结构分析：膳食结构和数量是否符合膳食指南的建议。特别是全谷物、深色蔬菜、牛奶、豆类是否满足要求。

能量的营养素和食物来源分析：计算能量的三大营养素来源——碳水化合物、脂肪和蛋白质比例是否恰当，食物来源与膳食指南的参考相比是否适宜。

蛋白质的食物来源分析：来源于动物和大豆蛋白质是否有1/2以上，优质蛋白比例是否合理。

营养素供应分析：膳食提供的主要营养素是否符合DRIs的要求，主要营养素如钙、铁的食物来源是否得当。

其他，如盐和油的用量是否恰当。

四、特殊人群膳食指南

中国居民膳食指南是通用型的，适用于健康成年人及2岁以上儿童。但特殊人群有其特定的重点需要，为保证特殊人群的合理营养，在中国居民膳食指南的基础上，中国居民膳食指南专家组又针对不同人群的特点制定了“特殊人群的膳食指南”，包含孕妇、乳母、婴幼儿、儿童青少年、老年人以及素食人群。

（一）中国孕妇、乳母膳食指南

无论是孕妇还是乳母的膳食结构都应该是由多种多样食物组成的平衡膳食，只有多样化的平衡膳食才能获得足够而适量的营养。

1. 备孕妇女膳食指南　备孕是指育龄妇女有计划地怀孕并对优孕进行必要的前期准备，是优孕与优生优育的重要前提。

健康的身体状况、合理膳食、均衡营养是孕育新生命必需的物质基础。准备怀孕的妇女应接受健康体检及膳食和生活方式指导，使健康与营养状况尽可能达到最佳后再怀孕。备孕妇女膳食指南在一般人群膳食指南基础上特别补充以下3条关键推荐。

（1）调整孕前体重至适宜水平。

（2）常吃含铁丰富的食物，选用碘盐，孕前3个月开始补充叶酸。

（3）禁烟酒，保持健康生活方式。

2. 孕期妇女膳食指南　妊娠期是生命早期1000天机遇窗口的起始阶段，营养作为最重要的环境因素，对母子双方的近期和远期健康都将产生至关重要的影响。孕期胎儿的生长发育、母体乳腺和子宫等生殖器官的发育，以及为分娩后乳汁分泌进行必要的营养储备，都需要额外的营养。因此，妊娠各期妇女膳食应在非孕妇女的基础上，根据胎儿生长速率及母体生理和代谢的变化进行适当的调整。孕期妇女膳食指南应在一般人群膳食指南的基础上补充5条关键推荐。

（1）补充叶酸，常吃含铁丰富的食物，选用碘盐。

（2）孕吐严重者，可少量多餐，保证摄入含必要量碳水化合物的食物。

（3）孕中晚期适量增加奶、鱼、禽、蛋、瘦肉的摄入。

（4）适量身体活动，维持孕期适量增重。

（5）禁烟酒，愉快孕育新生命，积极准备母乳喂养。

3. 哺乳期妇女膳食指南　哺乳期是母体用乳汁哺育新生子代使其获得最佳生长发育并奠定一生健康基础的特殊生理阶段。哺乳期妇女（乳母）既要分泌乳汁、哺育婴儿，还需要逐步补偿妊娠、分娩时的营养素损耗并促进各器官、系统功能的恢复，因此比非哺乳妇女需要更多的营养。哺乳期妇女膳食指南在一般人群膳食指南基础上增加5条关键推荐。

（1）增加富含优质蛋白质及维生素A的动物性食物和海产品，选用碘盐。

（2）产褥期食物多样不过量，重视整个哺乳期营养。

（3）愉悦心情，充足睡眠，促进乳汁分泌。

（4）坚持哺乳，适度运动，逐步恢复适宜体重。

（5）忌烟酒，避免浓茶和咖啡。

（二）中国婴幼儿喂养指南

中国婴幼儿喂养指南是与一般人群膳食指南并存的喂养指导。出生后至满2周岁阶段，构成生命早期1000天关键窗口期中2/3的时长，该阶段的良好营养和科学喂养是儿童近期和远期健康最重要的保障。生命早期的营养和喂养对体格生长、智力发育、免疫功能等近期及后续健康持续产生至关重要的影响。

1. 6月龄内婴儿母乳喂养指南　本指南适用于出生至180天内的婴儿。6月龄内婴儿处于1000天机遇窗口期的第二个阶段，营养作为最主要的环境因素对其生长发育和后续健康持续产生至关重要的影响。母乳中适宜水平的营养既能提供婴儿充足而适量的能量，又能避免过度喂养，是婴儿获得最佳的、健康的生长速率，为一生的健康奠定基础。核心推荐如下：

（1）产后尽早开奶，坚持新生儿第一口食物是母乳。

（2）坚持6月龄内纯母乳喂养。

（3）顺应喂养，建立良好的生活规律。

（4）生后数日开始补充维生素D，不需补钙。

（5）婴儿配方奶是不能纯母乳喂养时的无奈选择。

（6）监测体格指标，保持健康生长。

2. 7~24月龄婴幼儿喂养指南　对于7~24月龄婴幼儿，母乳仍然是重要的营养来源，但单一的母乳喂养已经不能完全满足其对能量以及营养素的需求，必须引入其他营养丰富的食物。核心推荐如下：

（1）继续母乳喂养，满6月龄起添加辅食。

（2）从富含铁的泥糊状食物开始，逐步添加达到食物多样。

（3）提倡顺应喂养，鼓励但不强迫进食。

（4）辅食不加调味品，尽量减少糖和盐的摄入。

（5）注重饮食卫生和进食安全。

（6）定期监测体格指标，追求健康生长。

（三）中国儿童少年膳食指南

本指南适用于满2周岁至不满18岁的未成年人（简称

为2~17岁儿童),分为2~5岁学龄前儿童和6~17岁学龄儿童少年两个阶段。该指南是一般人群指南基础上的补充说明和指导。

1. 学龄前儿童膳食指南 2~5岁是儿童生长发育的关键时期,也是良好饮食习惯培养的关键时期。足量食物,平衡膳食,规律就餐,不偏食不挑食,每天饮奶多饮水,避免含糖饮料是学龄前儿童获得全面营养、健康成长、构建良好饮食行为的保障。关键推荐如下:

(1) 规律就餐,自主进食不挑食,培养良好饮食习惯。

(2) 每天饮奶,足量饮水,正确选择零食。

(3) 食物应合理烹调,易于消化,少调料、少油炸。

(4) 参与食物选择与制作,增进对食物的认知与喜爱。

(5) 经常户外活动,保障健康生长。

2. 学龄儿童膳食指南 学龄儿童期是学习营养健康知识、养成健康生活方式、提高营养健康素养的关键时期。学龄儿童应积极学习营养健康知识,传承我国优秀饮食文化和礼仪,提高营养健康素养,认识食物、参与食物的选择和烹调,养成健康的饮食行为。在一般人群膳食指南的基础上,关键推荐如下:

(1) 认识食物,学习烹饪,提高营养科学素养。

(2) 三餐合理,规律进餐,培养健康饮食行为。

(3) 合理选择零食,足量饮水,不喝含糖饮料。

(4) 不偏食节食,不暴饮暴食,保持适宜体重增长。

(5) 保证每天至少活动60分钟,增加户外活动时间。

(四) 中国老年人膳食指南

本指南所指老年人为65岁以上的人群,是在一般人群指南基础上对老年人膳食指导的补充说明和指导。

老年人膳食应食物多样化,保证食物摄入量充足。消化能力明显降低的老年,应制作细软食物,少量多餐。老年人身体对缺水的耐受性下降,要主动饮水,首选温热的白开水。户外活动能够更好地接受紫外线照射,有利于体内维生素D合成和延缓骨质疏松的发展。老年人常受生理功能减退的影响,更易出现矿物质和某些维生素的缺乏,因此应精心设计膳食、选择营养食品、精准管理健康。老年人应有意识地预防营养缺乏和肌肉衰减、主动运动。老年人应积极主动参与家庭和社会活动,主动与家人或朋友一起进餐或活动,积极快乐享受生活。关键推荐如下:

(1) 少量多餐细软;预防营养缺乏。

(2) 主动足量饮水;积极户外活动。

(3) 延缓肌肉衰减;维持适宜体重。

(4) 摄入充足食物;鼓励陪伴进餐。

(五) 素食人群膳食指南

素食人群是指以不食肉、家禽、海鲜等动物性食物为饮食方式的人群。按照所戒食物种类不同,可分为全素、蛋素、奶素、蛋奶素人群等。

素食是一种饮食文化,素食人群应认真设计自己的膳食,合理利用食物,以确保满足营养需要和促进健康。

全素和蛋奶素人群膳食应以谷类为主,食物多样化;每天摄入的食物种类至少为12种,而每周至少为25种。谷类食物是素食者膳食能量的主要来源,谷类可提供碳水化合物、B族维生素、矿物质和膳食纤维等;全谷物保留了天然谷物的全部成分,营养素含量较为丰富,因此应适量增加谷物食物摄入,特别是全谷物的摄入量。大豆是素食者的重要食物,大豆含有丰富的优质蛋白质、不饱和脂肪酸、B族维生素等,发酵豆制品中含有一定量的维生素B_{12},因此素食者应比一般人群增加大豆及其制品的摄入量,并适当选用发酵豆制品。坚果中富含蛋白质、不饱和脂肪酸、维生素E、B族维生素、钙、铁等;蔬菜水果和菌菇类含有丰富的维生素和矿物质,藻类中含较多的20碳和22碳n-3多不饱和脂肪酸。因此素食者应摄取充足的蔬果、坚果、海藻和菌菇类食物。食用油中的主要成分为脂肪,可为人体提供必需脂肪酸。推荐素食人群使用大豆油和(或)菜籽油烹饪,用亚麻籽油和(或)紫苏油拌凉菜。合理搭配膳食,避免因缺少动物性食物而引起蛋白质、维生素B_{12}、n-3多不饱和脂肪酸、铁、锌等营养素缺乏的风险。关键推荐如下:

(1) 谷类为主,食物多样;适量增加全谷物。

(2) 增加大豆及其制品的摄入,每天50~80g;选用发酵豆制品。

(3) 常吃坚果、海藻和菌菇。

(4) 蔬菜、水果应充足。

(5) 合理选择烹调油。

五、儿童青少年零食指南

零食(snacks)是指非正餐时间食用的各种少量的食物和饮料(不包括水)。儿童青少年正处于生长发育的关键时期,也是养成良好饮食习惯的重要阶段,过多或不合理零食消费行为可能增加肥胖及相关慢性病发生的风险;而合理的零食消费可以作为三餐的有益补充。因此,引导儿童青少年树立科学的饮食观和健康观,减少或纠正不良的零食消费行为,将有利于儿童青少年从小建立平衡膳食、合理营养的理念,形成良好的饮食习惯,促进其健康成长,终生受益。

(一) 第一版儿童青少年零食消费指南

由原卫生部委托,2008年中国疾病预防控制中心营养与食品安全所和中国营养学会联合编制发布了第一版《中国儿童青少年零食消费指南(2008)》。在该版指南中,零食定义为非正餐时间食用的各种少量的食物或者饮料(不包括水)。第一版零食指南分为"3~5岁儿童""6~12岁儿童""13~17岁儿童青少年"三部分,提出零食是合理膳食的一部分,并针对不同阶段孩子的特点,提出具体的零食指导意见。

1. 3~5岁儿童零食消费指南 3~5岁学龄前期是培养良好饮食行为和生活方式的重要时期。此时期的儿童常常模仿家长和教师,因此,家长、教师应该以身作则,教育和引导儿童正确认识食物的特点,帮助儿童建立有益健康的饮食行为。

(1) 零食应是合理膳食的组成部分,不要仅从口味和喜好选择零食。

(2) 选择新鲜、易消化的零食,多选奶类、水果和蔬菜类的食物。

(3) 吃零食不要离正餐时间太近,不应影响正餐的食量,睡觉前30分钟避免吃零食。

(4) 少吃油炸、含糖过多、过咸的零食。

(5) 多喝白开水,少喝含糖饮料。

(6) 吃零食前要洗手,吃完零食要漱口。

(7) 注意零食的食用安全,避免豆类、坚果类等零食呛入气管。

2. 6~12岁儿童零食消费指南 6~12岁的儿童体格与智力发育快速,运动能力、自主性、独立性增强,可接受和理解食物与健康的相关知识。由于他们有更多的时间在学校,所以教师和家长有责任教导并帮助儿童养成良好的饮食习惯。

(1) 零食应是合理膳食的组成部分,不要仅从口味和喜好选择零食。

(2) 选择新鲜、易消化的零食,多选奶类、水果和蔬菜类、坚果类的食物。

(3) 学习、了解不同零食的营养特点,不要盲目跟随广告选择零食。

(4) 吃零食的时间不要离正餐太近,每天吃零食一般不超过3次。

(5) 每次吃零食应适量,避免在玩耍时吃零食。

(6) 少吃油炸、含糖过多、过咸的零食。

(7) 养成多喝白开水的习惯,少喝含糖饮料。

(8) 注意饮食卫生及口腔清洁,少吃街头食品。

3. 13~17岁儿童青少年零食消费指南 此期儿童青少年对食物选择的自主性、独立性更强。家长和教师应及时予以监督管理、教育指导,使其掌握营养与健康相关知识,保持平衡膳食,以促进健康。

(1) 零食应是合理膳食的组成部分,不要仅从口味和喜好选择零食。

(2) 多选奶类、水果和蔬菜类、坚果类等新鲜食物。

(3) 认识零食的营养特点,学会选择和购买有益于健康的零食。

(4) 根据运动或学习需要,在正餐之间吃适量零食,但每天食用不要太频繁。

(5) 在休闲聚会、看电视等情况下,警惕无意识地过量食入零食。

(6) 少吃油炸、含糖过多、过咸的零食。

(7) 少喝含糖饮料,不喝含酒精饮料。

(8) 不要以吃零食的方式来减肥。

(9) 注意食品卫生和口腔卫生,少吃街头食品。

(二) 第2版儿童青少年零食指南

《中国儿童青少年零食指南2018》(第2版)是在《中国儿童青少年零食消费指南(2008)》的基础上,针对我国儿童青少年零食消费最新特点,经过大量调研、专家研讨、广泛征求意见,并参考了国际上的最新研究进展编制而成。第2版零食指南将更有针对性地为儿童青少年提供零食指导。

由中国疾病预防控制中心营养与健康所、中国营养学会共同编制的《中国儿童青少年零食指南(2018)》经过两年多的修订,于2018年5月在北京正式发布。

第2版零食指南根据年龄段分为三个部分,分别适用于2~5岁学龄前儿童、6~12岁学龄儿童及13~17岁青少年。

1. 2~5岁学龄前儿童 2~5岁学龄前期是儿童生长发育的关键阶段,也是培养良好饮食行为的重要时期。该阶段儿童咀嚼、吞咽功能不完善,消化能力弱,但又活泼好动,能量消耗大,因此三顿丰富的正餐与两次适量的加餐是学龄前儿童获得全面营养的保障。学龄前儿童模仿、学习能力强,家长和老师应该以身作则,引导儿童养成"吃好正餐,适量加餐"的饮食习惯。如果需要添加零食,应该少量,且要选择健康零食。教育儿童正确认识零食的特点,引导其选择新鲜、多样、易消化的健康零食。此外,对于学龄前儿童的零食进食安全不可忽视。

(1) 吃好正餐,适量加餐,少量零食:学龄前儿童处于生长发育的第一个高峰期,活动量大,每天需要较多的能量和各种营养素。同时,这一阶段儿童开始认识和感知食物,是形成食物喜好的关键时期。

早、中、晚三餐是规律饮食的重要组成,从小养成良好的饮食习惯和科学的饮食规律,不仅对促进儿童生长发育非常重要,还将受益终生。为此,家长和幼儿园老师应根据这一年龄段儿童的生理特点和营养需求准备好正餐,食物既多样又营养;同时,培养孩子正确的饮食观,吃好三顿正餐。

学龄前儿童胃容量小,一次进食量有限,每日仅三顿正餐不能满足其全部的能量和营养素需求。因此,在早餐与午餐之间、午餐与晚餐之间,应给予两次加餐。加餐的食物量要明显少于正餐,以免影响正餐进食。

零食因美味的口感、鲜艳的色泽、大量的广告宣传吸引着儿童不断购买和尝试。家长和幼儿园老师应结合儿童正餐和加餐的进食情况,为其合理选择零食,不应只为满足其口味和喜好,或者作为一种奖励手段,防止养成零食代替正餐的习惯。按照营养均衡的原则,零食消费不宜过多,其提供的能量不要超过每日总能量摄入的10%。建议选择从正餐中摄入不足的食物作为零食,如奶及奶制品、水果和坚果。吃零食的时间不要离正餐时间太近,最好间隔1.5~2小时。

(2) 零食优选水果、奶类和坚果:水果、奶类和坚果是平衡膳食的重要组成部分。全国营养调查结果显示:我国居民水果、奶类和坚果的摄入量都显著低于推荐量。因此学龄前儿童的零食,应优先选择水果、奶类和坚果,作为正餐营养需求的必要补充。

新鲜水果含有较多水分,口感多样、美味,富含维生素、矿物质、膳食纤维和植物化学物。另外,水果中果酸、枸橼酸、苹果酸、酒石酸等有机酸含量丰富,能刺激人体消化腺分泌,增进食欲,有利于食物的消化,同时有机酸对维生素C的稳定性有保护作用。

奶类营养成分丰富、组成比例适宜、易于消化吸收,是营养价值高的天然食品。奶类能够提供优质蛋白质、钙和

维生素 B_2，含人体所需的脂肪酸。此外，奶类中的乳糖能促进钙、铁、锌等矿物质的吸收。对于喝奶后出现腹痛、腹泻、肠鸣等乳糖不耐受症状的学龄前儿童，可首选酸奶或低乳糖奶制品。

坚果富含脂肪、蛋白质、矿物质、维生素 E 和 B 族维生素，其中脂肪主要由不饱和脂肪酸构成，是人体必需脂肪酸的良好来源。

（3）少吃高盐、高糖、高脂肪零食：儿童时期形成的食物口味偏好，可以保持到成年期，一旦形成不良饮食偏好，将来很难纠正。目前，在高盐、高糖、高脂肪的食物环境和家庭饮食习惯影响下，学龄前儿童极易形成重口味的饮食喜好。儿童长期选择高盐、高糖和高脂肪食物可增加发生肥胖、血脂异常、心脑血管疾病、糖尿病和骨质疏松症等的风险。高糖零食还是引发龋齿的危险因素。

许多作为零食的休闲食品都含有较多的盐和（或）脂肪。由于口感、滋味俱佳，深得孩子喜爱。如果家长不加以引导和限制，孩子会不知不觉摄入过量的盐和脂肪。

糖果和糕点是学龄前儿童喜爱的食物，这些食物含有较多的糖，其他营养成分较少，经常食用不但容易形成对甜味的喜好，而且因能量摄入过多增加肥胖的危险。

学龄前儿童养成清淡口味的饮食习惯，对其成年后的健康至关重要。一方面家长在为学龄前儿童购买零食时，应参考食品包装上营养标签信息，尽量选择低盐、低脂和低糖零食。另一方面，应该培养学龄前儿童少吃或不吃高盐、高糖、高脂肪零食的习惯。

（4）不喝或少喝含糖饮料：水是人体重要的组成成分，是人体细胞和体液的重要组成部分，参与人体新陈代谢的全过程，对调节体温、维持血容量等起着重要的作用。处于生长发育第一高峰阶段的学龄前儿童，足量饮水尤为重要。然而，越来越多的调查显示，学龄前儿童对含糖饮料的摄入量呈快速增长趋势，许多孩子已经不喝白开水，只喝含糖饮料。过多饮用含糖饮料容易引起儿童偏食挑食、摄入过多的能量，还可增加龋齿、肥胖、高血压、脂肪肝和糖尿病的风险。

含糖饮料指在制作过程中人为添加糖的饮料，包括碳酸饮料、果蔬汁饮料、运动饮料、茶饮料、含乳饮料、植物蛋白饮料和咖啡饮料等，是学龄前儿童摄入添加糖的主要来源。多数饮料含糖量在 8%～11%之间。家长要以身作则并鼓励学龄前儿童多喝白开水，不喝含糖饮料，养成良好的饮水习惯。

不将含糖饮料作为奖励的手段。在不得已的情况下，要选择低糖或无糖饮料，并选择小包装，控制摄入量。

（5）零食应新鲜、多样、易消化、营养卫生：为了满足学龄前儿童全面的营养需要，最好选择多种多样的天然新鲜食物作为零食，同时考虑学龄前儿童的生理特点，注意易消化和营养卫生。

新鲜的食物含有其固有的营养成分，如新鲜的橘子、苹果、黄瓜、小西红柿等，含有丰富的维生素、矿物质和膳食纤维。水果加工制品，如果汁、果脯或果干等，在加工过程中增加了含糖量，且损失了较多的维生素 C、膳食纤维等营养成分，降低了原有的营养价值，应少吃。

学龄前儿童接触的食物种类越多，日后越不易偏食或挑食。家长在为孩子选择零食时，应注意品种多样，让孩子有更多的食物尝试和体验。

由于学龄前儿童胃肠道还未发育完全，消化能力弱，家长应为其选择易于消化的零食，不选肉脯、肉干等不易消化的零食。

家长应在正规的商店为孩子购买正规厂家生产的零食，食用前查看食品是否过期，同时观察其感官和卫生状况，确保食用安全。

（6）安静进食，谨防呛堵：学龄前儿童活泼好动，注意力易受环境影响，加之吞咽功能不完善，吃食物时容易出现食物进入气管造成窒息的现象。因此，学龄前儿童吃零食时应在家长或幼儿园老师的看护下安静进食，不要边玩边吃，避免其他事物干扰。孩子跑跳或哭闹时禁止给予零食，以免食物呛入气管造成窒息。

选择零食时要注意食物的性状，对于大小、硬度和形状等容易引起孩子呛堵的零食，要特别注意食用方式，如不吸食果冻，不以抛接的方式进食坚果和爆米花等。

（7）保持口腔清洁，睡前不吃零食：口腔卫生习惯应该从学龄前儿童时期培养，不仅要让学龄前儿童养成早晚刷牙的习惯，还要养成吃完食物后漱口的习惯。

淀粉含量高的零食容易在牙齿上和口腔里遗留残渣，如果不及时清理，在细菌的作用下，发酵后会形成牙菌斑，严重时导致龋齿。

一些家长在哄孩子睡觉时，常常给予孩子零食，这样不仅不利于孩子的口腔清洁，而且胃肠道在进食后一段时间内处于消化和吸收的活动状态，也不利于孩子睡眠。

为了保持口腔清洁和牙齿健康，从小养成吃完零食及时漱口或刷牙的好习惯，避免病从口入，预防龋齿。睡觉前 1 小时内不吃零食。

2. 6～12 岁学龄儿童　6～12 岁学龄儿童体格与智力发育快速，运动能力、自主性、独立性增强，可接受和理解食物与健康的相关知识。学龄儿童期是良好饮食行为和生活方式形成的关键时期。其饮食模式逐渐从学龄前期的三顿正餐、两次加餐向相对固定的一日三餐过渡，正餐食物摄入量有所增加，但由于饮食间隔时间较长，容易产生饥饿感，且由于学龄前饮食习惯的延续，容易产生零食消费需求。家长和老师应帮助这一年龄段儿童学习营养知识，了解零食特点，挑选健康零食，养成良好的饮食习惯。

（1）正餐为主，早餐合理，零食少量：6～12 岁的儿童处于体格与智力发育的关键时期，也是形成良好饮食习惯的重要阶段。儿童有强烈的求知欲，喜欢学习新知识，接受新事物。在进入小学后，容易受同学的影响，产生从众的食物喜好。为此，家长和老师应该注重言传身教，培养学龄儿童科学合理的三餐饮食习惯，少吃零食。

早、中、晚三餐是规律饮食的重要组成，对于学龄儿童非常重要。从小养成科学的饮食规律将受益终生。为此，家长和学校老师应根据学生的生理特点和营养需求准备好三顿，食物既多样又营养；同时，培养孩子正确的饮食观，吃好三顿正餐。

上午是学龄儿童学习的宝贵时段，但在上午的后半段一些儿童经常出现饥饿感，注意力不集中，学习效率下降等现象。其主要原因与早餐吃得过少、过于单一或不吃早餐有关。因此，不仅要吃早餐，还要保证早餐的数量和质量。合理的早餐至少应包括谷薯类、肉蛋类、奶豆类和果蔬类中的三类及以上食物，以满足早餐提供能量、蛋白质、维生素、矿物质、膳食纤维等营养素的需要。如果仅吃一些含碳水化合物丰富的米面食物，儿童不但容易饥饿，也影响各种营养素的摄取。早餐应品种多样，数量充足，合理早餐所提供的能量应占全天总能量的25%~30%。

学龄儿童容易饿，喜欢以零食充饥。按照营养原则，要强调以正餐为主，少量摄入零食，零食提供的总能量不要超过每日总能量摄入的10%。建议选择正餐中摄入不足的食物作为零食，如奶及奶制品、水果或坚果。每天吃零食要次数少，食用量小。此外，吃零食的时间不要离正餐时间太近，最好间隔1.5~2小时。

（2）课间适量加餐，优选水果、奶类和坚果：学龄儿童身体代谢旺盛，为防止过于饥饿影响学习和运动，课间可适量吃一些零食。选择零食时应重视其营养价值，不要仅按口味和喜好来选择零食。

新鲜水果、奶类和坚果是平衡膳食的重要组成部分。全国营养调查结果显示，我国居民水果、奶类和坚果的摄入量都显著低于推荐量。膳食指南推荐2岁以上健康人群每日摄入水果200~350g，奶类300g，坚果约10g。

奶类食物富含钙、优质蛋白、B族维生素，作为正餐的有益补充，是学龄儿童零食的最优选择。将新鲜水果和奶类作为零食进行课间加餐，既能够满足一定的饱腹感，又能满足学龄儿童对食物营养的全面需求。

注意果汁不能代替水果；含乳饮料不等同于液体奶；对于喝奶后出现腹痛、腹泻、肠鸣等乳糖不耐受症状的儿童，可首选酸奶或低乳糖奶制品，亦可少量多次，并与其他谷类食物同食，不要空腹饮奶。

（3）少吃高盐、高糖、高脂肪零食：儿童时期形成的食物口味偏好，可以保持到成年期，一旦形成不良饮食偏好，将来很难纠正。目前，在高盐、高糖、高脂肪的食物环境和家庭饮食习惯影响下，学龄儿童极易形成重口味的饮食喜好。儿童长期选择高盐、高糖和高脂肪食物可增加发生肥胖、血脂异常、心脑血管疾病、糖尿病和骨质疏松症等的风险。高糖零食还是引发龋齿的危险因素。

许多作为零食的休闲食品都含有较多的盐和（或）脂肪。由于口感、滋味俱佳，深得孩子喜爱，如果家长不加以引导和限制，孩子会不知不觉摄入过量的盐和脂肪。

一方面家长和老师要教育学龄儿童在购买零食时学会参考食品包装上营养标签信息，尽量选择低盐、低脂和低糖零食。另一方面，应该培养学龄儿童少吃或不吃高盐、高糖、高脂肪零食的习惯。

（4）不喝或少喝含糖饮料：含糖饮料是学龄儿童摄入添加糖的主要来源。对于处于生长发育期的学龄儿童，足量饮水尤为重要。但是过多饮用含糖饮料容易引起儿童偏食挑食、能量摄入过多，增加龋齿、肥胖、高血压、脂肪肝和糖尿病的发病风险。家长要以身作则并鼓励学龄儿童多喝白开水，不喝含糖饮料；不将含糖饮料作为奖励的手段；如需喝饮料，尽量选择低糖或无糖饮料，并选择小包装以控制摄入量。

（5）不喝含酒精、含咖啡因饮料：学龄儿童的生长发育还未成熟，特别是内脏器官和生理功能还不完善，肝、肾对酒精（乙醇）和咖啡因等物质的代谢解毒能力不足，留存于体内的酒精和咖啡因对神经系统和其他器官有一定的毒性，影响健康成长。

喝含酒精饮料不仅对学龄儿童的心、脑、肺、肾等器官造成一定程度的损害，还会兴奋神经系统，引起学龄儿童行为异常，甚至引发犯罪行为。家长和老师应该教育学龄儿童认识酒精的危害，不喝含酒精饮料。

咖啡、茶等含咖啡因饮料，对于神经系统发育还不完全的学龄儿童来说，其含有的咖啡因成分可破坏中枢神经系统兴奋与抑制之间调节的平衡，干扰儿童的记忆，对儿童大脑发育和功能产生负面影响。因此12岁及以下儿童禁止摄取咖啡因，不喝浓茶、咖啡等含咖啡因的饮料。

（6）零食新鲜、营养卫生：为了避免摄入过多的高盐、高糖、高脂肪零食，最好选择天然新鲜的食物作为零食。选择零食时，阅读营养标签了解零食的营养特点，选择营养和卫生的零食。

新鲜的食物含有其固有的营养成分，如新鲜的橘子、苹果、黄瓜、小西红柿等，含有丰富的维生素、矿物质和膳食纤维。水果加工制品，如果汁、果脯或果干等，在加工过程中增加了含糖量，且损失了较多的维生素C、膳食纤维等营养成分，降低了原有的营养价值。

家长和老师应教育学龄儿童在正规的商店购买正规厂家生产的零食，选择营养丰富的零食，而不是能量高的零食；食用前查看食品是否过期，同时观察其感官和卫生状况，确保食用安全；不买三无零食，不吃街头零食，避免因食用不卫生的食物引起中毒及胃肠道疾病。

（7）保持口腔清洁，睡前不吃零食：学龄儿童不仅要学习科学文化知识，而且也要学习卫生健康知识，养成早晚刷牙和吃食物后漱口的卫生习惯。

一些学龄儿童常常在睡前吃零食，这样不仅不利于口腔清洁，而且增加胃肠道消化吸收的负担，不利于孩子睡眠。

为了保持口腔清洁和牙齿健康，学龄儿童应努力养成吃完零食及时漱口或刷牙的好习惯，避免病从口入，预防龋齿。睡觉前1小时内不要吃零食。

3. 13~17岁青少年　13~17岁青少年正经历着生长发育的第二个高峰期——青春期发育阶段。这一时期的青少年身高和体重快速增长，对能量和营养素的需要量大；自我意识和独立意识增强，对食物选择的自主性和独立性更强；生理发育和心理发育还不够完善，在面对学习负担重、困难或挫折时，情绪波动较大，容易产生冲动性食物消费，摄入较多不健康零食和饮酒等，甚至对某些零食产生依赖。

青少年阶段是饮食习惯和生活方式形成的关键时期，

家长和老师对青少年的零食消费行为应及时予以教育指导和监督管理，使其掌握营养与健康相关知识，养成科学规律的饮食习惯，合理选择和消费零食，保持膳食平衡，增进健康。

（1）吃好三餐，避免零食替代：13～17 岁青少年正处于生长发育的第二个高峰期——青春期发育阶段，也是形成良好的饮食习惯和生活方式的关键阶段。在这一时期，青少年对食物选择的自主性和独立性更强，需要正确引导，规律饮食，合理选择零食。

早、中、晚三餐是规律饮食的重要组成，对于青少年非常重要。养成科学的饮食规律将受益终生。为此，家长和学校老师应根据青少年的年龄特点和营养需求准备好三顿正餐，食物既多样又营养；同时，培养孩子的正确饮食观，不偏食、不挑食，定时定量吃好三顿正餐。

对于生长发育高峰期的青少年，因学习压力大，活动强度高，为了防止饥饿，在两次正餐之间摄入适量零食，可作为膳食营养的补充，但不能代替正餐。零食提供的能量不要超过每日总能量的 10%，每天吃零食的次数不应超过 3 次，且每次吃零食的量不宜过多，以免影响正餐的食欲和进食量。

一些青少年，尤其是女孩往往为了减肥而不吃或少吃正餐，饿时就以零食充饥，长此以往会引起营养不平衡、新陈代谢紊乱、抵抗力下降等问题，影响正常的生长发育和身心健康。

（2）学习营养知识，合理选择零食，优选奶类、水果和坚果：零食的种类很多，具有不同的营养特点，科学选择有益于健康的零食，需要青少年学习营养知识。正确认识零食的营养特点，学会阅读食品的营养标签，做到合理选择零食。

水果、奶类和坚果是平衡膳食的重要组成部分。全国营养调查结果显示，我国居民水果、奶类和坚果的摄入量都显著低于推荐量，而且多将水果、奶类和坚果作为零食食用。因此，建议青少年吃零食优先选择水果、奶类和坚果，作为正餐营养需求的必要补充。

奶类营养成分丰富、组成比例适宜、易于消化吸收，是营养价值高的天然食品。奶类能够提供优质蛋白质、钙和维生素 B_2，含人体所需的脂肪酸。此外，奶类中的乳糖能促进钙、铁、锌等矿物质的吸收。对于喝奶后出现腹痛、腹泻、肠鸣等乳糖不耐受症状的青少年，可首选酸奶或低乳糖奶制品。

（3）少吃高盐、高糖、高脂肪及烟熏油炸零食：儿童青少年时期形成的食物口味偏好，可以保持到成年期，一旦形成不良饮食偏好，将来很难纠正。目前，在高盐、高糖、高脂肪的食物环境和家庭饮食习惯影响下，青少年极易形成重口味的饮食喜好。长期选择高盐、高糖和高脂肪食物可增加发生肥胖、血脂异常、心脑血管疾病、糖尿病和骨质疏松症等的风险。高糖零食还是引发龋齿的危险因素。

青少年养成清淡口味的饮食习惯，对其成年后的健康至关重要，家长和老师应该培养青少年少吃或不吃高盐、高糖、高脂肪零食的习惯。同时，应教育青少年在购买零食时，学会参考食品包装上营养成分信息，尽量选择低盐、低脂和低糖零食。

烟熏油炸食物含有对人体有害的物质，如 3，4-苯并芘等致癌物质，应该让青少年了解这类零食的危害，尽量不吃或少吃烟熏油炸零食。

（4）不喝或少喝含糖饮料，不饮酒：水是人体重要的营养成分，是人体细胞和体液的重要组成部分，参与人体新陈代谢的全过程，对调节体温、维持血容量等起着重要的作用。发育高峰期的青少年，足量饮水尤为重要。然而，越来越多的调查显示，青少年对含糖饮料的摄入量呈快速增长趋势，许多中学生已经不再喝没有滋味的白开水，只喝含糖饮料。过多饮用含糖饮料容易引起青少年偏食挑食、摄入过多的能量，还可增加龋齿、肥胖、高血压、脂肪肝和糖尿病的风险。

青少年的生长发育还未成熟，特别是其内脏器官和生理功能还不够完善，肝、肾对酒精（乙醇）的代谢解毒能力不足，留存于体内的酒精对神经系统和其他器官有一定的毒性，影响健康成长。

喝含酒精饮料对青少年的心、脑、肺、肾等器官都会造成一定程度的损害。酒精饮料还会兴奋人体神经系统，引起青少年的异常行为，甚至引发犯罪行为。家长和老师应该教育青少年正确认识酒精的危害，不喝含酒精饮料。

（5）零食新鲜、营养卫生：为了避免摄入过多的高盐、高糖、高脂肪零食，最好选择天然新鲜的食物作为零食。青少年要学会阅读营养标签了解不同零食的营养特点，选择营养和卫生的零食。

新鲜的食物含有其固有的营养成分，如新鲜的橘子、苹果、黄瓜、小西红柿等，含有丰富的维生素、矿物质和膳食纤维。水果加工制品，如果汁、果脯或果干等，在加工过程中人为添加糖，且损失了较多的维生素 C、膳食纤维等营养成分，降低了原有的营养价值。

家长和老师应教育青少年在正规的商店购买正规厂家生产的零食，选择营养丰富的零食，而不是能量高的零食；为防止病从口入，食用前查看食品是否过期，观察零食的卫生状况，不买三无零食，不吃街头零食，避免因食用不卫生的食物引起中毒及胃肠道疾病。

（6）保持口腔清洁，睡前不吃零食：青少年不仅要学习科学文化知识，而且也要学习卫生健康知识，养成早晚刷牙和吃食物后漱口的卫生习惯。

（三）儿童青少年零食指南扇形图

1.“可经常食用”的零食　这些零食营养素含量丰富，同时多为含有或添加低油、低盐、低糖的食物和饮料。这些食物既可提供一定的能量、膳食纤维、钙、铁、锌、维生素 C、维生素 E、维生素 A 等人体必需的营养素，又可避免摄取过量的油、糖和盐，这些零食属于有益于健康的零食。

2.“适当食用”的零食　这些零食营养素含量相对丰富，但是却含有或添加中等量油、糖、盐等的食物和饮料。

3.“限量食用”的零食　从营养学角度，这些零食是含有或添加较多量油、糖、盐的食物和饮料，提供能量较多，但几乎不含其他营养素。经常食用这样的零食会增加超重与肥胖、患高血压以及其他慢性病的风险。但是，此处的限量，并非禁止（图 5-4-17）。

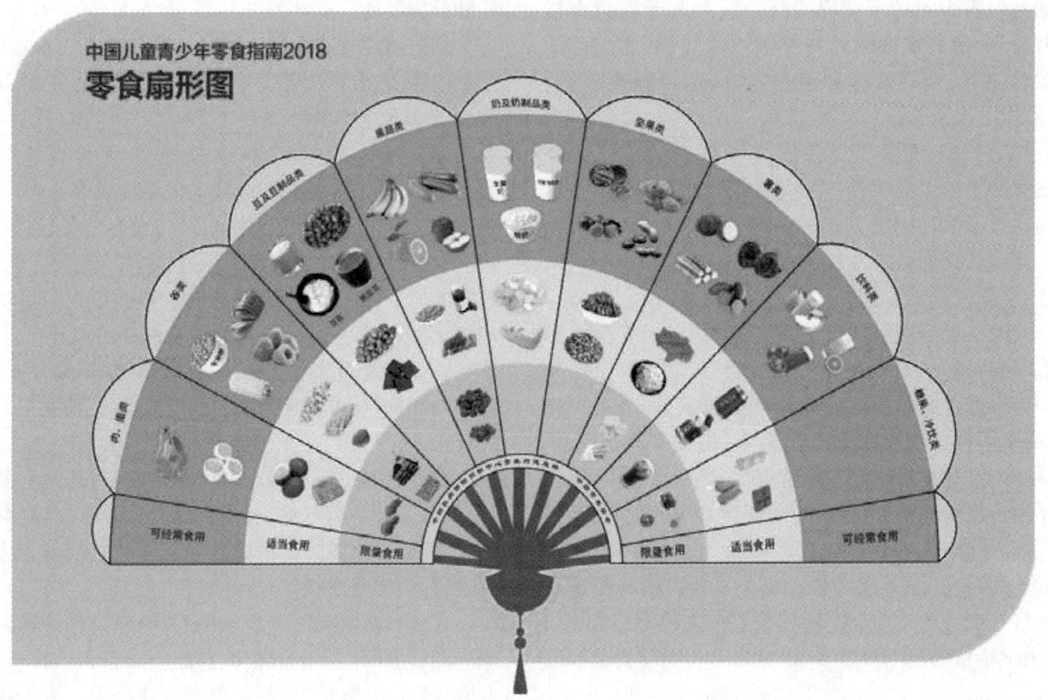

图 5-4-17 **中国儿童青少年零食扇形图**

（张兵 章荣华 欧阳一非）

参 考 文 献

1. 中国疾病预防控制中心营养与健康所. 中国营养学会. 中国儿童青少年零食指南 2018. 北京:人民卫生出版社,2018.
2. 常继乐,王宇. 中国居民营养与健康状况监测(2010-2013 年综合报告). 北京:北京大学医学出版社,2016.
3. 王陇德. 中国居民营养与健康状况调查报告之一(2002 年综合报告). 北京:人民卫生出版社,2005.
4. 中国营养学会. 中国居民膳食指南(2016). 北京:人民卫生出版社,2016.
5. 中国营养学会. 中国居民膳食营养素参考摄入量 DRIs. 北京:科学出版社,2014.
6. 蔡玳燕.《餐桌上的德意志—饮食文化与德国人的民族性格》. 北京:清华大学出版社,2013.
7. 孙长颢. 营养与食品卫生学. 第 8 版. 北京:人民卫生出版社,2017.
8. Kenneth F. Kiple, Kriemhild Coneé Ornelas. The Cambridge World History of Food. Cambridge University Press, 2015.
9. 胡耀武, Michael P. Richardsl, 刘武, 等. 骨化学分析在古人类食物结构演化研究中的应用. 地球科学进展,2008,23(3):228-235.
10. 卜风贤. 季节性饥荒条件下农业起源问题研究. 中国农史,2005,4:3-12.
11. 吉恩・丹尼斯瓦因,邓惠,乔治斯・梅泰里. 动物驯化及共饲养管理的起源:人类和生物圈发展史上的重大变革. 南方文物,2012,3:189-195.
12. 任式楠. 中国史前农业的发生与发展. 学术探索,2005,6:110-123.
13. 周晓雨,逄学思,郭燕枝,等. 日本食物消费结构变化及对中国的启示. 中国农业科技导报,2018,20(2):80-85.
14. 杜树发,吕冰,王志宏,等. 中国居民膳食的变迁. 卫生研究,2001,30(4):221-225.
15. 葛可佑. 九十年代中国人群的膳食与营养状况. 北京:人民卫生出版社,1996.
16. Zhai FY, Du SF, Wang ZH, et al. Dynamics of the Chinese diet and the role of urbanicity, 1991-2011. Obesity Rev, 2014, 15 (Suppl 1):16-26.

第五章

食物营养规划与营养改善

在现代社会里，人类的社会活动是在规划指导下进行的，活动的实施效果取决于规划的周密性、可行性及其管理的科学性。规划是制定和执行目标明确、时间具体的一系列相关措施的活动。规划在食物营养领域中的科学应用对于增进人群营养改善效果至关重要。本章系统地介绍了食物营养规划的基本概念及原则、制定方法及管理，营养干预的方法与模式以及紧急情况下的营养保障，营养改善项目的实施、管理及评价，并概述了我国食物营养规划与改善在营养主导型农业、营养需求为导向的食物供应及营养改善示范行动等方面的重要实践及意义。对本章内容的深入理解将有利于传播对食物营养规划的科学态度和责任感，促进食物营养规划发挥作用。

第一节　食物营养规划的概念与内容

规划是行动的蓝图。科学地规划能在一定的时间内高效地利用人力、财力和物力资源，起到事半功倍的作用。将规划的科学理论应用到食物营养领域，可以促进营养改善的效果。

一、食物营养规划的概念

（一）食物营养规划的概念

食物营养规划（food and nutrition planning）是确定某一人群潜在食物营养问题及需求，分析解决这些问题的可能途径，并基于其需求和期望分配的有限资源，采取行动，实现目标的过程的所有活动，旨在确定、发展、执行和评价以营养改善为优先目标的政策或项目。

食物营养规划的起草、修改和批准是一个复杂的过程。其时间性非常重要。我国通常把长期规划称为规划，如五年或十年发展规划；把短期规划称为计划，如年度计划等。在实际工作中通常制订详细的年度计划，便于实施。食物营养规划的关键是要提前确定一个国家或地区的长期和短期的营养健康目标以及实现这些目标的优化营养改善措施。

（二）食物营养规划的重要术语

1. 规划与计划　规划与计划是一个子集的关系，规划可以包含若干个操作计划，来促进规划的实现。规划和计划的主要差异在于范围大小不同、时限长短不同、内容具体程度不同。

（1）范围大小不同：规划是从宏观的角度，全面地展望前景，是制定的比较全面的长远的发展计划，是对未来整体性、长期性、基本性问题的思考和考量，设计未来整套行动的方案。规划具有宏观性、全局性、战略性、长远性、规范性、指引性和概括性，规划规模宏大，涉及面广，概括性强。计划是指工作或行动以前，预先拟定的具体内容和步骤。计划具有微观性、区域性、灵活性和操作性强的特点。计划的规模没有规划大，涉及面没有规划广，综合概括的程度没有规划高。

（2）时限长短不同：规划是比较长远的发展计划，时间可以是3年、5年，也可以是10年、20年。规划的适用期较长，时间性要求不严格。计划比规划的时间性强一些，期限短，限期完成某一任务。

（3）内容具体程度不同：规划的内容庞杂，通常更加提纲挈领，对某一任务原则性地展示发展蓝图。规划不作具体安排，主要是定目标、定规模、定前景，富有理想性和感召力。与规划相比，计划的内容上要简单、具体一些，有强烈的约束性，计划主要是定任务、定指标、定时间。

2. 营养需要和需求　随着社会工业化进程的加快、技术进步、人口流动增大、生活方式的改变以及对营养健康和疾病知识的掌握增加，人们对营养与健康的需要和需求日益增长。食物营养规划的基本目的是满足这些需要和需求。因而，制定规划者应当区分需要和需求（needs and demands）。需要包括两类，一类是人群调查中得到的需要，另一类是专家分析结果得到的需要。例如在食物短缺的地区，人群的主要需要是供给食物，而专家分析到的需要是发展食物生产、改善食物供应渠道以及制定配套政策等。人群的需要是直接需求，而专家分析到的需要是社会发展的需求，是预防、控制以及消除营养缺乏症或疾病的长远需求。在营养卫生领域中，这些需求可能包括加强初级医疗保健，健全三级预防策略，安全饮用水和食物保障、食品安全、计划免疫及建立和维持污水处理系统等。

3. 政策制定　政策是设定、调整、保持社会和经济发展重点的行为准则。政府部门负责政策制定（policy making），但在实际工作中制定政策是一个比较复杂的过程，一般会经过政府官员、规划工作者和组织机构之间的反复论证，最后由相关政府部门确定优先发展的重点。制定食物营养政策，是为了确定改善营养状况的目标、优先发展的重点以及实现目标的主要途径和措施。

4. 资源　资源（resources）是指一国或一定地区内拥有的物力、财力、人力等各种物质要素的总称。分为自然资源和社会资源两大类。前者如阳光、空气、水、土地、森林、草原、动物、矿藏等；后者包括人力资源、信息资源以及经过劳动创造的各种物质财富等。如果没有资源，任何规划都不可能实现。需要的资源可能有所不同，但任何行动规划都应解决下列资源问题：

（1）谁去执行规划？即对人力资源的需要。

（2）如何执行规划？即对仪器、设备等物资资源的需要。

（3）需要多少资金执行规划？即对资金资源的需要。

（4）何时执行规划？即对具体时间安排的需要。

资金是最重要的资源。除人力、物力以及其他可利用资源外，时间也是一种资源。如果规划不能在规定的时间内完成，就需要更多的费用。为了减少支出，应当尽可能利用当地资源。

5. 总目标　总目标（goals）是规划期望的最终结果。总目标一般建立在较高层次上，概括地确定要实现的愿望，这个愿望或许需要较长的时间才能实现，也有可能难以实现。比如，将人的期望寿命提高到 90 岁，母乳喂养率提高到 75%以上，这就是一个需要很长时间才能实现或者难以实现的总目标。

6. 目标　目标（objectives）与所要解决的问题直接有关，是各种活动的最终结果。可以将目标看成实现总目标的步骤，目标是有活力的、可操作的工具，确定简明的关键结果。目标通常有明确的时间设定和评估效果的标准。

目标可根据不同层级分类，例如当前我国高血压人群防治目标包含基本目标、追加目标和根本目标三个不同层面的目标：①基本目标是提高高血压知晓率、治疗率和控制率。②追加目标是控制高血压的同时，减少心血管疾病的其他危险因素。③根本目标是尽快控制不断上升的高血压患病率。预防和控制高血压并发症，降低致残率和死亡率，提高患者生活质量。此外，目标也可根据周期长短分为短期目标和长期目标。短期目标指在 1~10 年间可以达到的目标，例如通过免疫接种降低疫苗可预防疾病的发病率，通过营养干预改善人群的贫血率；长期目标指需要 10 年以上才能实现的目标，例如提高期望寿命、降低儿童的生长迟缓率等。

7. 靶目标　靶目标（targets）通常与某个特定项目或活动有关，是评估效果的程度值。一般都有具体量化指标。例如项目区 1 岁以内婴幼儿中计划免疫接种率达到 85%。

8. 项目　项目（program）是指一系列互相关联的活动，旨在实现既定的目标。例如改善儿童的营养状况、用免疫接种预防婴幼儿疾病、为项目区居民提供安全饮用水等。

二、食物营养规划的目的

随着社会经济的快速发展和人民生活条件的改善，人们的需求和期望也在增加。然而，由于可利用的资源有限，没有任何一个国家可以满足人们所有的需求和期望。食物营养规划的目的就是要最大限度地利用有限的资源，去实现确定的预期目标。

食物营养规划应列为中央或地方发展规划的一部分。中央或地方发展规划是多部门规划的结合，即食物和农业，卫生和家庭福利，信息传播、交通、教育、工业、居住和城市发展，社会福利、能源、水利等多部门规划的结合。发展规划是一个持续的、系统的、相互协调的规划，旨在利用有限资源实现既定的目标。每个部门的规划都在竞争有限的资源，经济和社会发展的主要目的是解决温饱问题、改善营养状况、提高生命质量，所以食物营养规划应作为国家和地方发展规划优先考虑的范围，把营养改善作为优先目标。

三、食物营养规划的内容与分类

（一）食物营养规划的主要内容

制定详细的食物营养规划是为了保证项目在规定的时间有条不紊地执行。因此，规划应周密、详细、可行。

在制定食物营养规划之前，首先要明确两个问题，即健康的膳食模式和需要进行营养改善的内容。健康的膳食模式可以明确如何安排食物生产和供应，使食物的生产和供应不仅能满足需求，而且符合营养健康要求；明确了需要进行营养改善的内容就能有针对性地制定食物营养规划。

食物营养规划需要考虑的内容包括：①背景；②总目标；③活动的具体目标；④多项活动所需的人力和物力等资源清单；⑤多项活动的时间安排；⑥经费预算；⑦执行规划的组织机构、领导及各协作单位的参加人员名单；⑧规划效果的评价方案。为了实现规划目标，在执行过程中，要不断收集资料，评价规划执行的质量。因此应明确评价的指标，然后对资料进行深入的分析。

（二）食物营养规划的分类

1. 按照作用规划可分为三类

（1）指导性规划（directional planning）：是原则框架，用以指导项目活动。例如《中国食物与营养发展纲要（2014—2020 年）》《国民营养计划（2017—2030 年）》。

（2）管理性规划（administrative planning）：指在既定时间内全面实施政策，组织动员，协调人、财、物等方面资源。管理性规划是完成项目的组织和物质保障。

（3）操作性规划（operational planning）：指向特定人群提供实际的服务或输送项目。操作性规划项目是十分重要的，因为它可以提供当地情况、人们需求态度以及对项目的承诺等信息。营养规划应适合当地的情况，所提供的项目应能满足当地的需求。

2. 按照制定过程规划可分为三类

（1）事先决定的规划（pre-determined planning）：指由上级部门制定好的项目规划，仅在本社区或部门实施。这类规划是自上而下的规划。在我国这类规划较为多见。

（2）自定规划（self-determined planning）：指由受益者制定的规划。这种规划指基于群众会支持能满足其需求的项目或规划。这类规划是自下而上的规划。

（3）联合规划（joint-planning）：指由上级部门、执行机构和群众共同制定的规划。联合规划也称参与性规划，是自上而下规划和自下而上规划的结合。这类规划既有科学性，又有可操作性。

3. 按照层级规划可分为两类

（1）宏观规划（macro-planning）：指由国家或地方政府制定的政策性规划。例如《国民营养计划（2017—2030 年）》。内容上可包括前言、目标、方针与政策、策略与措施以及组织与领导。

（2）微观规划（micro-planning）：指基层政府或有关部

门制定的规划，用以贯彻落实宏观规划。例如各省（市、自治区）在实施《国民营养计划（2017—2030年）》时所制定的相关实施方案。内容包括总目标、任务、原理、目标、项目执行的总策略、执行规划、监测与评价、预算及附件。

（三）食物营养规划的范围

食物营养规划的范围包括确定问题、制定目标、设计和选择干预措施、执行干预和评价干预效果等5个基本方面。下面以营养不良干预为例逐项说明食物营养规划的范围：

（1）确定问题：包括：①谁营养不良？②何种类型的营养缺乏？③营养缺乏的严重程度如何？④营养不良发生在何处？⑤营养不良的原因是什么？

（2）制定目标：例如：①在国家发展规划中，营养改善的目标是什么？直接营养干预的具体目标是什么？②在营养缺乏的降低和营养不良人群的减少方面的目标上是否定量？③何时将实现目标？

（3）设计和选择干预措施：①在短期和长期规划中，什么类型的干预措施能最有效地消除营养缺乏？②如何设计最佳的干预措施以适合当地情况和克服当地行政、社会、政治和经济的障碍？③如何使不同类型的干预措施相互融合和支持？④如何使具体的营养干预措施最佳地适合其他类型的发展活动？⑤其他的发展政策和项目如何引导贫困人群消费的改善？

（4）执行干预：①明确具体的机构和具体人员在执行中担负什么责任？②这些机构如何互相联系？③有什么样的经费机制？④如何选择执行的时间？

（5）评价干预效果：在设计、实施评价活动及使用评价结果时，管理者应作一些决策，即应评价什么？什么样的水平适用于项目评价？采用什么样的步骤？在设计评价、收集资料、解释资料和分享结果等所有评价过程中，都应使主要的投资者参与进来。对需要评价的众多问题应设定优先顺序，使评价有序并使评价结果清楚而有价值。①评价的目的是什么？②谁将使用评价资料？③使用资料者有什么具体要求？④什么是适当的资料收集、分析和传送系统？⑤干预措施提供物质或服务的情况如何？⑥对目标人群在行为和生理上产生了什么作用？⑦如果没有作用，其原因何在？

（四）食物营养规划的基本原则

1. 参与性（involvement）　规划的相关人员都应积极地参与决策过程。为保证规划的科学性和可行性，参与规划的相关人员应积极参与，出谋献策，不能“闭门”造规划。

2. 全面性（comprehensiveness）　项目规划中应考虑所期望的深度和广度。营养问题涉及多种影响因素，在制定营养规划时要注重综合分析，才能制定可行的规划。

3. 均衡性（balance）　具体的活动或工作必须保证规划目标的实现。规划中的各项活动任务都是为了保证规划目标的实现，不能缺少或只偏重某一项任务。

4. 可实施性（workability）　规划必须可操作，目标明确，符合实际，且能在规划时间内和可利用资源的条件下得以完成。

5. 可塑性（flexibility）　指建立操作标准，确定责任，最小化问题以及保证达到目标的具体可塑范围。规划在实施过程中，因受多种因素的影响，必要时应可以适当调整，确保目标的实现。

第二节　食物营养规划的制定与管理

一、食物营养规划的制定

食物营养规划不仅事先确定了目标和实现目标的措施，而且也提供了今后可供选择的行动路线。规划在现实和拟实现的目标之间建立起一座桥梁，有利于执行、监测和评价所采取营养行动/措施的效果。食物营养规划是一个由系列步骤组成的周期循环过程（图5-5-1），在规划周期的每一步骤都是规划和管理的具体活动，也是一个完整食物营养规划所应涵盖的内容。

（一）现状分析和评估

这是食物营养规划的最重要步骤，在用正确方法收集

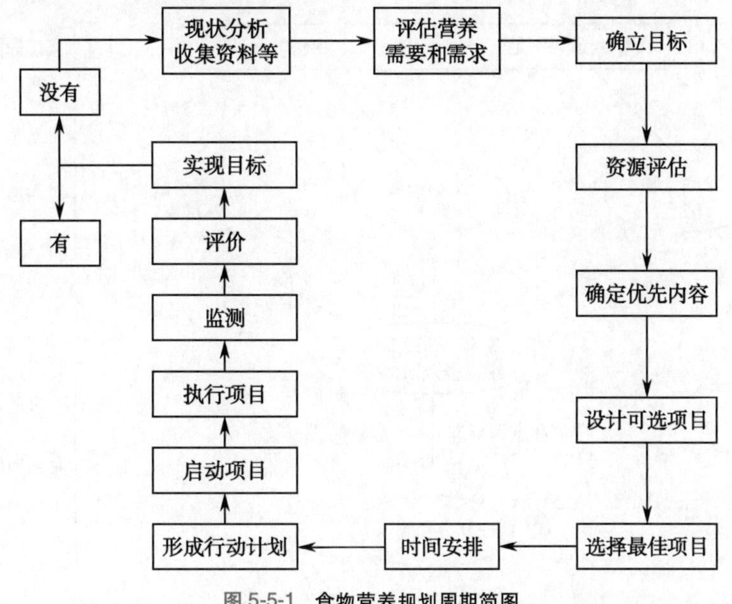

图5-5-1　食物营养规划周期简图

资料的基础上，做出正确评估和解释，从而清晰地描述食物营养状况；没有正确评估会造成重大失误，例如：在某村实施儿童补铁试验，但该村儿童缺铁性贫血并不严重，而维生素A缺乏是更为突出的问题。可见，缺少现状分析和评估的规划既浪费了人力物力，又拖延了解决问题的时间。在实际工作中，收集资料有很多困难，比如在农村进行儿童的营养状况调查时，经常会面临经费不足、交通不便利、调查时间与村民工作安排的时间矛盾等困难；有时调查结果未能及时反馈，导致村民会认为调查对他们并没有帮助，因而不愿意再配合工作等问题。这些都可能影响资料收集工作，克服上述问题除有针对性地采取措施外，深入群众，与他们交朋友，得到他们的信任并密切配合是至关重要的。为了正确认识当地实际情况，收集多方面的资料。对这些资料进行科学分析，找出存在的问题，判断问题的严重程度，分析造成这些问题的原因。明确在当地应做哪些方面的改进工作，从而达到现状调查分析和评估的效果。

1. 食物营养规划的基本资料和内容

（1）地理和自然条件：地理位置、土地的类型、地形、气温、湿度、降雨量、道路、交通方法等资料。

（2）农耕方法：农业的产量和种类，以及可供农业耕种和利用的土地等。

（3）人口概况：总人口数、性别和年龄的分布、家庭人口及类型等。

（4）文化信仰和态度：人们对疾病及其预防和治疗的态度和观念，儿童的抚养及家庭福利状况。

（5）社会经济状况：家庭总收入、人均收入、可耕种的土地、居住条件、受教育的情况等。

（6）营养与健康状况：疾病的发病率和死亡率，营养不良流行病学分布等。

（7）医疗卫生机构：医院、卫生院、健康服务中心以及其他医疗卫生服务机构。

（8）可利用的技术人力：如医师、护士、卫生防疫人员以及其他专业人员。

2. 遵循以下原则对所收集的资料进行分析

（1）营养不良不仅仅是一个健康问题，它还是与贫困、教育、社会经济发展水平及某些环境因素有关的发展问题。

（2）既然营养问题被视为发展问题，消除营养不良需要在国家发展规划中包含营养目标和相关改善措施，并且有公众的积极参与。

（3）从发展的角度来看，营养改善既是目标，也是工具、结果和指标。它应该贯穿于发展规划、实施、监测和评估的各个阶段。

（4）许多因素都会影响营养和健康，因此，对现有食物和营养问题有一个清楚、准确的认识和评估是很重要的。

（5）营养不良的原因多种多样，相互关联，相互依赖。因此，解决贫困家庭的营养不良问题需要采取综合的社会经济措施，图5-5-2说明了营养不良和死亡的原因。

（6）营养不良只有通过国家、集体和个人的共同努力才能得以解决。

（7）参与营养改善工作的各级人员，包括各级政府部门的领导和工作人员、各级立法人员、项目规划者和实施人员、发展工作者。应该对营养不良问题有一致的理解和认识。

（二）确定目标

在国家、地方、部门、机构、团体以及个人各个层面都应建立目标。目标明确了所期待结果、工作的重点以及如何予以实现。目标不仅作为行动指南，而且是一种控制手段，为评价实施提供了标准。

短期和长期规划的建立取决于可利用的资源和时间。任务目标必须具体、有意义、可以测量、可以实现、切合实际以及有界定时间。此外，项目目标应该有一些衡量标准，以便能判断活动是否开展得成功。衡量标准应包括项目所花

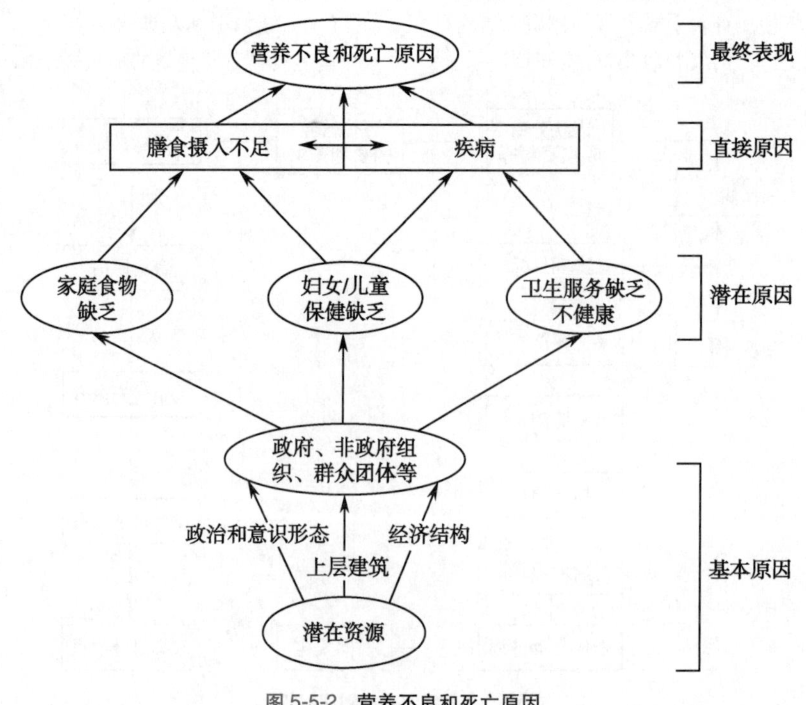

图5-5-2　营养不良和死亡原因

的时间以及活动应达到的质量,根据可以衡量的指标来设立项目目标。

以下面的项目目标为例进行分析:在一年内与杨家湾村30%的农户达成协议,让他们试种黄豆和胡萝卜,平均每户0.4亩。

该项目的目标——明确了试种的作物品种。

有时间要求——1年内。

可以衡量——30%的农户参加此项目。

可检查——种植数量、品种和种植日期。

可实现——只有30%的农户参加是可行的。

(三) 制定规划

完成了现状的调查与分析,针对问题制定出某个项目目标。规定了项目目标后,就要制定规划及详细的活动安排,以保证项目顺利进行。

制定规划时要认真考虑以下问题:

1. 评估资源　对所有的资源必须有清晰界定,确定资源的需求量,并提供需要资源和可利用资源之间的缺口。

(1) 人力资源:包括医疗卫生专业人员、受过训练的医务工作者,以及其他人员。

(2) 财力资源:包括直接和间接分配的资金。

(3) 物力资源:包括可以直接消费和不可直接消费的物资。

(4) 技术资源:包括农业生产、食品加工、营养改善等技术。

(5) 时间资源。

2. 确定目标　由于资源总有限,因此一旦问题得到鉴别,资源和目标确定,应考虑优先问题。有些问题对营养需求和需要的影响大于其他的问题,应首先考虑。在建立优先顺序时,可按下列步骤进行:

(1) 列出所有问题清单,编号排列。

(2) 确定优先顺序的原则:①问题的大小:包括问题严重和紧迫性,医疗卫生机构的重视程度以及当地政府态度和压力等。②需要:要区别群众需要和专家认可的需要。优先考虑的问题必须能改善人群的营养状况。③需要的和可利用的资源:解决这个问题需要多少资源?有多少资源可以利用?是否有方法解决资源不足的问题?④期望效果:是否用最小的投入取得最大的效益?是否能评价所期望的效果?⑤可接受程度:拟解决问题方法或项目是否被当地接受?

(3) 依据标准,对所列出的每个问题进行量化评估,然后从高到低对已量化评估的问题重新排列。

(4) 对重新排列的问题进行复审,确认评估结果正确,否则应作适当的调整。

(5) 最后按评估量化值的高低确定优先顺序,作为下一步选择改善措施的依据。

3. 选择营养改善措施　营养改善是有规划的活动,其目的是解决具体的营养问题,改善目标人群的营养状况。因此,选择有效的改善措施是解决营养不良问题的先决条件。

(1) 选择改善措施的原则:①建立选择具体营养改善措施的标准并按重要性顺序排列;②在任何情况下,改善措施同所有解决问题的相关性是最重要的选择标准;③选择过程从标准开始。对每个改善措施,按其符合标准的程度给予评分,并作改善措施间的比较。

FAO推荐的常用营养改善措施包括儿童辅助食品、孕妇辅助食品、营养教育、社区营养监测、营养康复中心、营养与健康保健、母乳喂养促进、食品强化、断奶食品、配方食品、初级卫生保健、食品储藏、特殊营养素的分配、保护性食品的生产、食物补贴、食物票券、食物的社会市场及食物的处理和配备等。

(2) 选择改善措施的步骤:①确定营养不良的高危人群:分类列出靶人群(包括年龄分类、职业分类、社会-经济状况、居住情况、民族及其他);界定目标人群的营养不良问题;表述对每一个目标人群改善的目标。②优先选择改善措施的标准:挑选和排列改善措施取决于目标人群中营养不良的严重程度、性质和原因;政府或有关部门的项目决定以及每项改善措施的特点。

(3) 选择改善措施的标准:1983年FAO曾列出的标准包括:①相关性:指一项改善措施的适当性,能解决营养问题和改善营养状况;②可行性:指一项改善措施按照执行的基本要求是可行的,以及执行的成功程度;③整合性:如果一项改善措施能成功地整合于已存在的基层建设项目和部门的项目,这个项目应优先于其他项目;④有效性:一项改善措施的有效性反映其实现目标的程度;⑤易确定靶人群:此标准指定义、鉴别和达到靶人群的可行性;⑥成本效益核算:一项改善措施可能产生直接或间接经济和社会效益。成本效益核算指改善措施的成本与可能产生的潜在效益之比;⑦易评价:指目标指标是否具有可测定性;⑧转为长期项目的可能性:即改善措施的可持续发展性。对以上标准的选用,可根据实际的情况而定,不一定全都选用。

(4) 确定相关的改善措施:确定相关的改善措施应基于全面分析产生营养问题的原因。选择的改善措施应能解决存在的营养问题。选择改善措施的实用方法是制定一个简单的表格(表5-5-1)。

表5-5-1　鉴别具体的营养改善措施

标准(按重要性从大到小排列)	相关的营养改善措施					
	营养教育	营养病房	营养与健康保健	儿童辅食喂养	社区营养监测	断奶食品
对营养状况的影响	低	中	高	中	低	中
评价的容易度	低	高	中	低	中	中
执行的可行性	中	中	中	中	低	高
增长的参与性	高	低	中	低	中	中
成本与效益	高	低	中	低	高	中

表 5-5-1 中所选用标准的重要性大小由规划者根据实际情况而定。一旦确定各标准重要性，也就确定了标准在表格中的排列顺序，从而产生的评估结果是不同的。按上表标准重要性的排列顺序，鉴别后的改善措施的排位为：营养与健康保健、营养病房、断奶食品、儿童辅食喂养、社区营养监测和营养教育。如果将标准按成本与效益排序，就会产生另一套改善措施的排列序位，即：营养教育、社区营养监测、营养与健康、断奶食品、营养病房和儿童辅食喂养。

应当注意的是，用简表选择改善措施时，由于：①在高、中、低之间没有明显的线性关系；②高和低之间的范围在不同的改善措施之间的差异很大；③不同改善措施间的标准比较，就广义的定性意义而言是有效的。但基于对营养改善措施的了解，并不能做定量分析。因此不能使用评分的方法来量化这个过程。

对前一步骤所鉴别的改善措施在纳入项目之前，应按标准作进一步的分析，此步骤类似于可行性研究。查阅相关的文献，向熟悉该领域的专家和当地群众代表咨询都是很有必要的；同样，也需要广泛地收集和利用其他相关资料。完成此步骤后，所选定的改善措施就能融合于项目的形成和详细的设计过程。

4. 预算 作为现场工作者，为使每项规划获得成功，必须妥善编制预算，因此编制预算必须按照正确的程序。下面是所有的现场工作者在编制规划预算时应该采取的步骤：①详细说明预算的项目、理由和数额；②较准确地说明什么时候要用哪些预算；③在列出所需的每一项活动时都应附有其估算费用。如有必要，可以将你自己的时间以及参加活动者的其他人的时间费用包括进去，并注意物价情况。

每个财经预算人员都会接到许多关于经费的申请，经费审批者总是设法把经费用到最能发挥作用的地方，为此，经费申请必须包括：为什么本项目应得到支持，简要说明存在的问题，表明开展活动将如何解决问题，明确说明经费如何使用。

（四）时间安排

时间是一种重要的资源。如果规划不能在既定时间内完成，就会增加成本或支出。对一个长期的规划，有时比较难确定时间，但事先必须有暂时性时间安排，这样可以将资源的浪费降到最低程度，并在尽可能短的时间内实现目标。

时间安排可分 4 个阶段：

1. 准备 包括制定工作方法和程序；筹备必要的设备、物质和供应；雇用所需人员。

2. 预试 需要检查规划的可行性；进行临时评价和商讨；修改规划或确定规划。

3. 实施 包括执行规划；提供额外的资源、人力和物力。

4. 评价和重新规划 在该阶段评价所进行的活动或所执行的项目，判定其是否能实现目标；如果不能，需重新规划。

（五）形成规划书

形成一个完整的规划书，清晰阐明每个阶段的资源和时间要求；提出具体的执行项目的指南和程序；确定项目拟取得成效以及监测和评价的设计。食物营养规划书的内容可参阅前节的有关部分。

（六）执行项目

一旦项目选定，就应执行。为了保证项目执行，需建立有效运转的组织机构、规则、程序、责任分工以及监督机制。

在实际执行过程中，应注意以下方面：适当分配任务；监督和提供技术支持；有效使用资金和其他资源；及时提供必要设备并维持正常运转；做好协调；评估和报告工作情况；正确调整项目执行活动。

（七）监测

指每天对项目执行活动进行的监督，以保证规划能按要求完成。监测包括连续性观察、商讨问题、召集会议、记录和报告工作。一旦发现有偏离规划的情况，应采取措施。

（八）评价

指对项目效果和目标实现情况的衡量，任务项目执行完结后，都必须进行评价。对成功的项目，可继续扩展执行；不成功的，重新制定规划。一份周密可行的规划应包括监测和评价系统。

二、食物营养规划的实施途径

国家的食物和营养政策必须转化为项目予以实现。将国家的食物和营养规划转化为项目，有以下几个主要途径。

（一）单个政府部门

1. 卫生部门

（1）采用治疗干预措施。

（2）促进营养不良的恢复。

（3）提供医疗卫生服务，增强对疾病的抵抗力。

（4）执行营养项目，如营养强化食品，妇女儿童保健，营养知识的普及等。

2. 农业部门

（1）促进农业生产，以满足国家粮食的需求。

（2）推广营养丰富新品种。

（3）倡导农业产品的多样化发展。

3. 教育部门

（1）从社会文化入手，采取教育措施，消除对食品误解的不良影响。

（2）把教育作为传播营养、健康知识的媒介。

（3）将营养知识引入学生课堂。

（4）在学校推广学生营养餐项目。

（二）多个政府部门

贫穷与营养不良有关是公认的事实，而贫穷又受社会、经济、文化、自然条件的影响。因而，解决营养问题应当从满足人类基本生活需要入手，需要多部门参与。

1. 提供基本的消费品，包括食物、衣物、住房以及较为舒适的社会环境。

2. 享受基本社会服务，包括入学、享用生活饮用水，参加预防和治疗疾病的项目等。

3. 提供就业机会，提高家庭收入。

4. 加强基础设施建设，促进农业生产、农业和商品物质的交易。

5. 鼓励多部门积极参加项目的决策和执行过程。

（三）列入国家或地方发展规划

营养问题是个社会问题，实践证明，只要将营养政策、项目、措施纳入中央或地方政府的发展规划，才能解决根本性问题。新的发展思路更强调将有效的食物营养策略作为国家发展项目的整体部分，其特点如下：

1. 营养不良的问题是由多种因素引起的，涉及地理条件、人口因素、社会经济状况等。

2. 应运用科学的方法，包括功能性分类和家庭概况，诊断营养问题。功能分类是一个评价营养状况的过程。它将营养不良按当地的生态特点、人口状况以及社会经济特征，进行分组分析，以了解其相互之间的关系。

3. 策略和规划　措施是针对营养不良的根本原因，并涉及多部门多学科的合作和协作。

4. 把营养作为重要的发展指标和目标。

5. 提供平等的就业、收入和享受福利的机会，有效地消除贫穷。

（四）以社区为依托落实食物营养规划

食物营养规划中的营养改善项目都要落实到社区。社区是一个或多个居委会或村。各国各地的社区划分有所不同。社区营养的途径有以下特点：

1. 系统、自下而上、整体和广泛参与性。
2. 社区居民的积极参与。
3. 建立群众性的协作、互助组织。
4. 利用当地人力和物力资源。
5. 学术性机构易于与当地政府合作。
6. 共同分担成本。
7. 营养被明确地制定为发展指标和目标。

三、食物营养规划的管理

（一）管理的概念

管理（management）是指组织者有计划地组织、实施和完成规划任务，并通过有效的方法达到预期目标。规划是管理的最基本职能。没有规划，管理无法运作；没有管理，规划不能实现。在实际工作中，管理常与行政混淆。“管理”指经济、迅速、有效地完成任何工作，以实现目标。行政指在现行的法律和政策框架下有序地应用或运用常规的程序。“管理”注重的是“效果”，“行政”着重的是“程序”。在食物营养规划的管理过程中应当注重效果，把“目标”放在第一位。为了实现目标，“管理”的方式要灵活，包括运用“行政”管理技巧时不能死板。表 5-5-2 比较了“管理”与“行政”的特征。

（二）管理的要素

1. 问题鉴别　明确所要做的事。

2. 评估资源　评估人、财、物资源以及所需的知识、技能和时间。

3. 执行　项目组织运作和时间安排等。执行是规划和管理的关键步骤或环节。

4. 监测和评价　检查和确保项目进展令人满意。

（三）管理者

管理是一个复杂的过程。任何一个机构或组织要想获得成功，必须讲究效果、效率和节俭。任何能兼顾效果、效率和节俭的人，就是一名理想的管理者。

表 5-5-2　管理与行政的特征比较

特征	行政	管　理
主要目的	效率	效果
职权	集权	分散
确定工作	岗位职责	根据实际情况确定
关键关系	内部关系	外部关系
成功标准	正确/合适	提高/改进
文化	墨守成规	寻求最佳
品德	诚实	勇气
提升	资历	能力/潜力
追求	稳定	快速变化
培训	掌握常规系统正常运转的知识	获得解决问题、领导、激发、化解冲突、制定优先点和驾驭变化的技能和态度

1. 管理者的职责（managerial activities）

（1）确立目标、设计规划、项目、系统和程序：每个目标都应该解决以下问题：干预谁？干预人群能得到什么健康益处、能得到多少健康益处？应于何时完成？

（2）开始执行规划：包括组织人力、购买设备、仪器、物资、运输和供应等。

（3）建立控制、审评和修正机制：如果事件是按规划在发展，说明没有问题；如果不是，则应找出为什么会发生偏差，审查目标是否可以达到，或者改进规划，在人力或其他资源上作适当的调整，以保证规划的完成和目标的实现。作为一个理想的管理者，要完成这些活动，必须较好地掌握管理技能。

2. 管理者的技能（managerial skill）

（1）了解下属的技能：作为一名管理者，并不要求自身能掌握所有技术和实施所有操作，但管理者必须能很好地了解技术专家。如果需要，能有效地调整资源，做出重新安排，以实现最大效益。及时了解中层或基层管理者的行政管理问题。在这些问题还未出现时，就应任命新的管理者，以避免出现不必要的损失。

（2）互动技巧：发展人际互动技巧，有助于了解下属如何最大限度发挥他们的潜力，并促使其互相合作，创造一个满意的工作环境。

（3）行政管理技巧：在行政管理过程中需要灵活运用管理技巧，包括：①信息处理：向上级报告实施的工作及存在的问题；向下级反馈项目进展情况，表扬好的工作表现，指出不足之处，并提出解决问题的方法。②决策：是管理的基础。在掌握决策时应考虑的重要因素的前提下由管理者做出决策。③安排：要根据每个人的岗位分配工作量并进行培训。避免由于不公平的工作分配导致不佳的工作表现和情绪上的不满。④评价和鼓励：发展一些技巧，用其测评每天的工作表现，及时纠正偏差。对近期工作必须及时给予鼓励。⑤发展和培训：为下属创造学习的机会，要认识到下属有能力学会的技能。对于积极上进的人员，管理者必须给予表扬和鼓励。⑥领导和倡导：管理人员必须发展领导艺术以应对机构/单位的需求。领导风格取决于所处的情形。管理者在处理具体问题时，必须谨慎地选择合适的领导风格。⑦劝导：许多个人问题往往反映在工作上，导致工作效率低下。针对这种情况，管理者应扮演辅导员的角色，帮助解决问题。⑧协调：为了有效地管理，管理者必须协调各种技术性和操作性工作任务，以及提高自身的管理技能，去实现工作目标。

（四）管理方法和技术

在发展定性和定量新方法方面，WHO 曾提出适用于食物营养规划管理的 5 个方面的方法和技术。

1. 组织结构　组织是管理的基础。组织结构可大可小，大机构的特点之一是拥有高层次专业技术人员。我国农业部门、卫生行政部门、疾病预防控制机构、妇幼机构和医疗单位等共同建立了我国的食物和营养服务系统，这就是一个大的组织结构。

组织结构应能在可利用的资源内满足人们的健康需要。随着社会的进步，人们的健康需要也在不断地改变，因此，组织结构也应作相应的调整。对一个成功的组织及其结构来讲，为提供高效率高效益的健康服务，可遵循下列步骤：①确定组织的目标；②制定支撑目标、政策和规划；③对需要采取的行动或活动进行鉴别和分类；④按照人力和其他可利用的资源，将这些行动或活动进行分组，并找出最佳的利用途径；⑤指派监督人员和小组负责人，授予其相应的权力，组织实施这些活动；⑥通过相互交流和其他管理技巧，综合全面协调各工作组的活动。

2. 人员的管理　最重要的资源是人力资源。如果没有科学合理的人员安排和部署，任何项目活动都是不可能完成的。为了实施有效的管理，在每个项目活动中的人员安排应处于最佳状况。一个优秀的管理者应该认真考虑以下活动中的人员安排：

（1）规划：评价最佳的人员数量和类型。

（2）组织：评估现有项目和活动，科学安排项目人员承担的任务。

（3）指挥：激励和鞭策他人有效地开展工作。

（4）控制：注重调整规划中的每个单项活动，以实现项目目标。如果发现任何偏差，及时找出原因，并采取有效措施加以修正。

（5）培训和发展：指通过培训实现人员岗位知识和技能的提高，以适应项目工作需要。

（6）健康环境：支持创造一个健康环境和良好的人际关系，使摩擦或冲撞最小化，建立协商机制。

3. 管理信息系统　信息系统的作用是收集、分类、传送、贮存、修正或弥补、转化以及展示信息或资料。

明确收集和传播信息的目的很重要。高效的管理信息系统有助于制定短期或长期规划，有助于监测和评价项目活动，有助于发现规划缺陷、及时采取修正措施，有助于有效利用资源、实现规划目标。为了满足执行、监测、评价规划活动情况的需要，每个项目都要建立有效的信息系统。为了促进国家食物营养规划的实施、评价和执行政策、策略和行动规划，很有必要发展和加强国家食物营养信息系统，以确保适时地利用正确信息。

4. 信息交流　是社会活动中借助于某种符号系统，利用某种传递通道而实现的信息发送者和信息接收者之间的传播和交换行为，即信息从发出者向接收者的传输，并在传输过程又被发出者和接收者理解。有效的信息交流是任何组织或单位成功的关键。信息交流包括横向传播和纵向传播。有效的交流取决于三个主要因素：①发出者；②环境，包括媒介或载体；③接收者（图 5-5-3）。

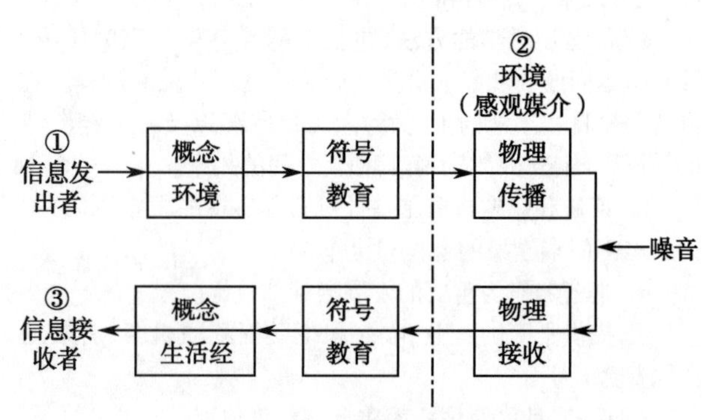

图 5-5-3　信息交流过程

在任何一个水平上的障碍/分解都会导致无效交流或歪曲交流。歪曲交流的程度随着向下分解层面/层次的增加而增大（图 5-5-4）。

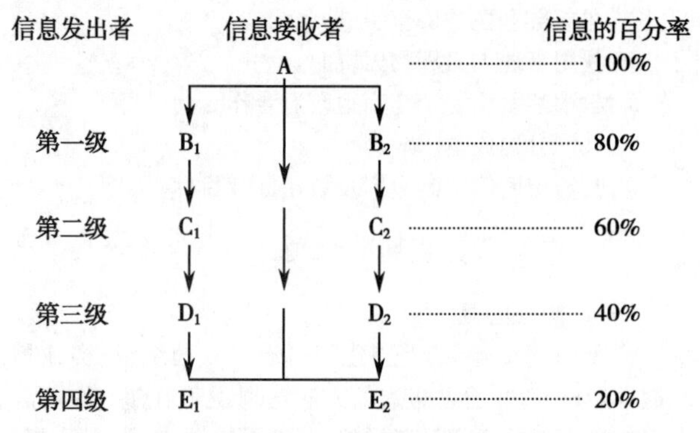

图 5-5-4　信息的歪曲传播

交流上的障碍会导致管理低效益、低效率和高支出。因此，应不断地寻求信息、教育和交流的新方法和新技术，以提高信息的有效传播率。

5. 目标管理　目标管理是一个惯性运转系统，借助管理者来整合机构或单位的目标。此系统包括：①鉴别单位、司局、处室、小组及个人的目标；②制定有效的管理策略、政策和程序；③按目标测评工作表现。

目标管理是一种有效的管理方法。所有的管理活动应该与目标管理过程融合一体。在食物营养规划及改善体系中，所有的机构、部门、项目可能在总体政策和目标下设立自己的目标，重点放在完成和评价工作上。目标管理有利于食物营养规划与改善的管理，明确单位的组织结构，鼓励各类人员努力实现他们的目标，以及建立有效的控制措施。目标管理也有缺陷，如总目标可能不十分明确或者不易被理解；难以设立子机构的短期规划和目标；尽管规划实施的环境发生了变化，但子规划或子目标可能不具灵活性或可塑性；过于重视定量目标而忽视定性目标等。

（五）管理的步骤

依次包括分析现状或确定问题、表述目标、鉴别、比较、选择项目和适当的执行策略或方法。

1. 分析现状或确定问题　①收集相关的资料；②分析所收集的资料、评估问题发展的趋势；③鉴别和分析食物和营养的问题：鉴别影响营养状况的直接和间接决定因素，详细的定量分析，建立权重以及主要决定因素之间的关系，撰写家庭和社区概况，建立因果模型。

2. 目标的表述　项目目标应表明：①项目活动的时间架构或期限；②短期和长期目标；③可测定的靶目标，如多少受益者、营养改善的程度等。

3. 鉴别、比较、选择项目和适当的执行策略或方法　选择方法时，应主要考虑：①目标人群方法：如果一个项目的意图指向特定受益人群时，应采用此方法；②毯式方法：此方法覆盖整个人群，包括目标人群；③长期和短期方法：此方法要求综合不同资源，并依赖于项目的条件。

（六）管理的职能

1. 规划　确定必须做的工作，包括以下 6 个方面的内容：①明确作用和任务：确定拟开展的性质和范围。②确定关键成效区域：确定向何处投入时间、精力及人才，并确立项目题目和明确预期的结果。③鉴别和具体化效果指标：确定并筛选出有效的、可测定的任务指标。④准备行动规划：内容包括项目的建立、完成的时间、财务预算、资助金额及协调、确定如何实现具体目标。其中确定如何实现具体目标包括确定程序——建立实现目标的行动顺序表；确定时间——建立实现目标的时间要求和行动步骤；确定预算——确定和分配实现目标所需要的资源；确定责任——确定谁负责完成目标和行动步骤；检查和调整规划（如有必要，在执行规划前可验证和修改暂定的规划）。⑤制定政策：建立规则、制度或既定的决定，争取政策支持。⑥设立程序：设立一致的和系统的工作方法。

2. 组织　将工作进行分类，分解到易管理的程度。①结构：划分工作小组，促进有效率和有效果的产出；②整合：创造一种有效的团体工作氛围。

3. 人员　确定满足工作需求所需要的人员。①确定人员：分析工作的要求，确定所要人员的能力；②选择人员：鉴别和指派人员到位；③能力发展：提供学习机会，提高人员的岗位工作能力。

4. 指挥　启动实现目标的各项活动。①分派：明确每个人的工作责任或者具体的工作；②激励：促使每个人积极的工作；③交流：按着所期望方向有效地传播信息和思想；④协调：实现各小组工作的和谐一致，保证如期达标。

5. 控制　保证有效地实现各项目标。①建立标准：制定各项工作任务的标准，以保证目标的实现；②测评业绩：评估实际业绩和规划工作的完成情况；③采取修正措施：修正或调整规划，促进工作向实现目标的方向发展。

第三节　营养干预

营养不良主要包括食物摄入不足、微量营养素缺乏、超重肥胖及相关慢性病，是全球性公共健康问题。其对人类健康、社会发展及经济发展都具有严重不良的影响。目前在全球 70 亿人口中，有 8.2 亿人口存在饥饿问题，20 亿人存在微量营养素缺乏问题，在 50 亿成年人中，有 20 亿超重和肥胖人口。可见营养不良的普遍性和严重程度。营养不良导致的营养性疾病不仅是慢性病的主要病因，也是心理精神表现的影响因素。此外，营养不良导致个体体能和认知能力低下，影响学习能力、劳动能力和行为表现，营养不良导致的经济负担和低质量人力资源是阻碍经济发展的核心因素，同时也是造成贫困和社会不公平等社会发展问题的基础性原因。

一、营养干预理论基础

营养干预是指针对人群中与营养有关的健康问题采取相应的对策进行改善。营养干预是有规划的活动，旨在解决具体营养问题，改善高危人群的营养状况。营养干预的目标是通过营养科学和技术应用，实现营养的均衡合理，从而预防和控制人群及个体营养不良，改善健康状况。经过长期的发展，营养干预已逐步发展成为一套理论、技术和实践的科学体系，成为营养学中的重要分支，并且伴随生物科学、营养学、信息学和食品学的进程，显现前所未有高速发展态势。营养干预基于营养学、医学、行为学、食品科学、经济学、农业科学及公共政策等多学科理论，通过实践和科学循证，归纳形成形式多样的技术方法和实践模式。

营养干预应以如下科学原理为基础：

（一）营养素需要量

膳食营养素参考摄入量为营养干预提供了干预拟达到的营养素摄入目标，也为依据膳食调查数据进行个体或群体营养不良提供判断标准。

（二）平衡膳食

提供基本膳食营养模式，是构建个体饮食行为、膳食结构及食物数量观念、提升营养健康素质的主要营养工具。

（三）营养状况评价

无论个体和群体，均需在深入了解其营养状况，并明确个体或群体的营养不良问题的基础上，才可针对性进行营养干预。

（四）营养干预循证

营养与疾病关系研究，揭示了良好营养是预防疾病的有效方法，例如过高的钠摄入与高血压和心脏病具有相关性，因而将钠摄入控制到建议水平可以协助控制该类疾病。

（五）营养配餐

通过制定合理的膳食配餐计划和食谱，实现营养素均衡摄入，达到营养素推荐摄入量。根据营养素摄入目标，通过食物成分数据计算转化为多种食物及食物量，并经适宜烹饪，制作成能满足营养需求的主食和菜肴。

（六）营养健康食品

通过食物加工生产技术，增加、减少或调整一些食物中的营养素含量，在保障食品安全性基础上，制成预包装的半成品或成品食品，从而满足营养需求，例如深度水解的蛋白质、脱脂牛奶、加碘的食用盐、强化维生素 A 及 D 的牛奶、婴幼儿配方乳粉和谷粉等食品。随着食品工业的发展，单纯补充营养素的食品包括膳食营养素补充剂、辅食营养补充品等，包括部分保健食品也发挥营养补充的作用。

（七）社会协作

营养干预需具有可行性，包括技术、成本、产品、可接受性和可持续性等多个方面。大规模人群营养干预难以通过单一部门的努力实现，社会协作模式是营养干预项目有效实施的基础。

（八）营养干预评估

营养干预实施后，需要对其效果进行评估，评估方式通常包括营养学作用、营养经济学的成本效益以及社会效益等内容，从而了解干预的效果及价值。

（九）营养干预策略

营养干预涉及贸易、宗教、市场等诸多方面，所有营养干预项目应符合国际倡导和国家政策。所涉及的配餐、食品、标签标识以及营养素使用量等各个方面均需符合相关的食品、营养和食品安全标准。

二、营养干预方法

营养干预包括多种方法，宏观上，建立国家营养健康政策、经济发展、农业及食品工业营养引导、促进食物流通及贸易会改善影响区域人群营养状况。营养健康知识的普及传播是营养干预的有效且长久的方法。但通常营养干预更为强调时效性和可控性，因此营养干预通常狭义聚焦直接的食物干预方法，主要包括膳食管理与营养食谱、食品强化和膳食营养素补充食品等具体的技术方法。

（一）膳食管理及营养食谱

增加食品多样性是营养干预最基本方式。食物多样性可以保障各类营养素摄入，有效避免营养素摄入的不足、不均衡和过量。但食物多样性需要基本的经济条件，贫困人口通常缺乏维持食物多样性的经济能力。单纯的食物多样性并不针对具体的营养问题，需要营养知识来提升合理搭配的能力。对于大多数并不具备专门营养知识的居民而言，由营养师针对要解决的营养问题进行膳食管理，进而制定出专门营养食谱，会使营养干预项目在指导原则基础上，可操作性更强。如果干预的目标具体而紧迫，膳食管理和营养食谱应严格进行。

通过制定营养食谱改善个人或人群的膳食，达到食物多样性和营养素摄入量达到推荐摄入量，预防并控制营养不良，是营养干预的基本方法，也是应用最为普遍的方法。该类方法广泛应用于学校、幼儿园、养老机构等集体食堂和餐饮业。临床营养干预、肠内营养支持和营养治疗则通过对病患营养的全面检查评估，针对性制定专门食谱，以实现保障营养和辅助治疗的目的。

膳食管理包括根据目标人群的营养及安全需求，对从业人员及食物原料采购、贮存、食谱、餐次、食物量、烹饪特色等进行系统性管理。通过互联网技术，医院、学校和集体就餐食堂均可实现系统性，甚至是智能性管理，有效服务于营养促进、改善或干预。

营养食谱制定需因地制宜选择食材，符合目标人群饮食习惯和风味喜好。食谱制定技术步骤为：

1. 依据目标人群每日能量需要量，按每日餐次数进行分配，餐次数分配与人群特征关联，需体现针对性，例如成年人早餐30%、午餐40%、晚餐30%能量分配比；按照碳水化合物、脂肪和蛋白质的供能比50%~65%、20%~30%和10%~20%分配这三种宏量营养素比例。

2. 将宏量营养素折算成谷薯类、蔬菜、水果、畜禽鱼虾、豆类及坚果、烹调油、糖和盐等食物和调味料种类及用量。

3. 对照营养素推荐摄入量，如果是大人群则参照营养素平均摄入量进行食物种类及用量调整，以达到营养摄入目标。

4. 根据同类食物互换表从每日三餐，变化出1周或更长时间的详细食谱。制定食谱时应考虑优质蛋白占总蛋白占比，饱和脂肪酸、单不饱和脂肪酸及多不饱和脂肪酸比例，膳食纤维等特殊营养要求。

（二）食品强化

食品强化：承担最小安全风险的前提下，为使公众健康受益，有意提高食品中必需营养素，包括维生素和微量元素含量的实践活动。食品强化给公众健康带来的益处是显而易见的，或通过公认的科学研究表明是潜在的或极其可能的，这些益处包括：

1. 预防和降低人群或特殊人群中发生微量营养素缺乏的风险。

2. 有助于纠正人群或特殊人群已存在的微量营养素缺乏。

3. 改善营养状况和膳食摄入量，这可能是除改变饮食习惯/生活方式外的最佳选择。

4. 微量营养素有助于维护和促进健康。

在众多微量营养素改善方法中，食品强化因低成本和可持续快速发展起来，成为全球最为广泛的微量营养素改善方法。传统的食品强化是在食物加工过程中添加目标营养素，因不可以改变食物固有品质特征，因此较为适宜添加微量营养素。食品强化要求目标人群可及，且强化食物与普通食物并无感官和品质方面的显著可见差别。食品强化最为突出的优势在于不改变人们的饮食行为方式，不需要目标人群具有营养方面的专门知识。食品强化具有成本的优势，相比于其他方法，食品强化在经济上可被最为贫困的群体接受。

技术方面，食品强化需要适宜的、具有自限性的食物载体，不会因为偏好而过多或较少食用。依据生物利用率、对载体食物的影响以及稳定性等，选择适宜的营养强化剂。依据所针对的营养问题，进行人群风险评估和营养功能学分析，确定适宜营养强化剂的添加量是食品强化关键性技术问题，一些国际组织和部分国家针对食物载体和营养素规定了安全有效的添加量，制定了具体的食品强化标准。在实施食品强化项目时，确定营养目标后，需按食品强化标准规定的技术要求进行。对食品强化标准不能解决的技术问题，因通过修订食品强化法规和标准来解决技术障碍问题。

国际上食品强化的成功案例多为强制强化，即以国家立法或强制标准的方式开展食品强化项目。例如全球超过100个国家实施食盐加碘，其中大多数为强制性强化。超过80个国家开展了面粉的强制强化，主要是添加叶酸和铁。强制强化通过政府公信力，跨越市场认知壁垒，可以在较短的时间里实现强化食品普及，成为大众强化或广泛性强化食品。企业依据法规，依据市场需求生产供应的强化食品被称为自愿强化，自愿强化食品难以达到较高的市场占有率，一般不能实现大范围的营养干预，但可以在小范围内产生干预效果。例如谷物早餐的营养强化。已经实践过的食品强化方式包括社区食品强化、家庭食品强化等。近些年来，膳食类型比较丰富的国家，为了保障居民食物选择权，较少使用强制强化，为了克服自愿强化市场发展缓慢的问题，发展出政府推动、市场供应的食品强化模式，例如亚洲地区的铁强化酱油和强化面粉。

生物强化是一种特殊的食品强化类型。生物强化包括植物栽培方式的改变和遗传结构改变两种途径，来改善其营养成分含量和(或)吸收状况。对于谷类，豆类及根茎类植物可以通过栽培方式增加它们的微量营养素含量。许多国家和地区开展了小麦、大米、玉米、豆类、甘薯、红薯等作物的生物强化，包括强化铁和锌的小麦、强化胡萝卜素的大米和红薯、强化叶酸的玉米等，并在一些地区成功应用于微量营养素缺乏的预防控制。在证明生物强化食物的营养价值以前，应对生物强化食物的安全性、经济成本及环境影响等各个方面进行周密的考虑。生物强化的突出优势在于消费者易于接受，同时突破了传统加工食品载体适宜性的限制，缺点在于难以对营养素含量进行定量声称，技术管理较为困难。

（三）膳食营养素补充剂及补充食品

膳食营养素补充剂是以维生素、矿物质及植物提取物为主要原料，通过口服补充人体必需的营养素或生物活性物质，达到补充营养素的目的，一般以片剂或胶囊剂等浓缩形态存在。食物补充剂通常以定量的剂型为人们提供营养素和其他物质，从而保证每次摄入的剂量。

膳食营养素补充剂通常为不含食物能量的片剂如吞服片、咀嚼片、泡腾片等，胶囊剂如硬胶囊、软胶囊、咀嚼胶囊，乳剂或水剂如口服液、糖浆等，粉剂如冲服剂或置于其他食物中食用的撒剂等。与强化食物源于食物营养补充不同，营养素补充剂源于针对营养缺乏的治疗药物，逐渐演化成为一种专门用于营养补充的特殊食品。该类食品为补充微量营养素设计，由于影响饮食行为和成本较高，通常不适于大规模人群的营养干预，但其具有营养素含量高，可达到甚至超过营养素的推荐摄入量，对于较为严重的营养不良和特殊人群如孕妇等具有较好的干预效果。

常见的营养补充实例是为孕期妇女补充铁和叶酸，对婴儿及 5 岁以下儿童及产妇补充大剂量维生素 A，一次性补充大量维生素 A 可以储存 4~6 个月，一年需要补充 2~3 次。营养素补充剂在孕妇乳母的叶酸营养不良干预取得显著效果，包括我国在内的许多国家为育龄妇女提供叶酸片或含叶酸的多种营养素片，使得新生儿神经管畸形得到控制。膳食营养素补充剂主要以市场方式发展，主要发达国家居民膳食营养素消费量较高，市场成熟，从而使该类食品更多用于营养干预项目。

营养素补充食品的特点是介于膳食营养素补充剂和强化食品之间，营养素密度高，同时含有食物能量。国际上用于早期儿童营养干预的涂抹食品，如添加微量营养素的花生酱，以高蛋白豆粉或乳粉为基质的辅食营养素补充剂等，均取得了较为显著的营养干预效果。

（四）其他食物方式

配方食品，包括针对各类人群的配方乳粉和谷粉等食品，对于没有母乳或母乳不足的婴幼儿具有不可或缺的营养干预效果。特殊医学用途配方食品包括一般全营养、特殊全营养及补偿单一或一类营养素的组件在临床医院、疗养康复和居家治疗的疾病人群也具有重要的营养辅助治疗和营养干预作用。

三、营养干预模式

营养干预模式是在确定营养干预核心技术的前提下，系统地实施干预行动的方式，包括组织、管理、计划、培训、宣教、监管、考核、效果评估及相关的政策及技术支持。可依据采用的方式、针对的人群和拟定的分为多种方式如公共营养干预、早期儿童营养干预、临床营养干预、贫困地区营养干预等。全球较为常见的干预模式包括：

（一）国家营养干预行动

该类营养干预行动通常是在联合国机构等国际组织倡导下，针对普遍性营养问题，成员国一致开展的营养干预。由政府投入并组织，通过法律和法规和社会动员进行的营养干预。食盐加碘干预碘缺乏在全球范围取得成就，是该类干预的典范。当前国际社会倡导生命早期 1000 天的营养干预，许多国家开展对婴幼儿辅食进行营养粉或辅食营养补充品干预，并取得效果。推广学生饮用奶、学生营养餐等营养干预也在各国普遍开展。

（二）以需求为主的个体化营养干预

该类营养干预以营养不良问题突出的个体为主体。国家通过建立支持性法规和标准，规范相关产品和技术行为，以促进和保障干预效果。临床营养治疗和母乳代乳食品是该类模式的典型。

（三）特殊人群或地区的营养干预

营养不良高危群体，如孕妇、特殊职业、贫困人群、学生等是社会关注的营养焦点问题，通常通过社会化模式进行营养干预，表现为政策支持，政府部门、企业、非政府组织的联合行动。该类行动具有小规模、目标明确等特点，如幼儿园的营养干预和贫困地区的营养干预。

（四）倡导性营养干预

相比于前述较为强调时效性的以营养补充为主的营养干预，对于超重肥胖和慢性病的营养干预，多采用倡导性和健康教育为主的方式进行干预。由于该类营养问题表现高度生活方式关联性，单纯食物方式干预难以实施或干预效果具有行为依赖性。倡导运动和身体活动，控制饮食如减少盐、油和精制糖摄入，培养饮食行为和良好生活节律，并将营养健康知识纳入初等教育等是改进了的干预的方式。

第四节　紧急情况下的营养保障

紧急情况(emergency)指突发性地威胁人类生命和公众健康的情况，常会造成食物短缺、缺乏安全饮水、医疗保健不足和恶劣的卫生条件，使人群发生营养不良的风险增加，最终导致人群死亡率的增加。《紧急情况下的营养保障指南》(WS/T 425—2013)规定了紧急情况下营养保障的原则和措施。该标准适用于在自然灾害如地震、洪灾等紧急情况下，通过合理的食物供应保障受灾人群基本的营养需要。

自然灾害是指对自然生态环境、人居环境和人类及其生命财产造成破坏和危害的自然现象，世界范围内重大的突发性自然灾害包括：旱灾、洪涝、台风、风暴潮、冻害、雹灾、海啸、地震、火山、滑坡、泥石流、森林火灾、农林病虫害等。自然灾害会给人类社会带来严重危害和损毁，其发生具有必然性，但难以预测。重特大自然灾害发生后，会形成灾害链，导致次生灾害和衍生灾害的发生，造成长期后果。自然灾害严重后果包括食物短缺，甚至断供，水体污染、饮用水供应系统毁坏，蚊蝇及病菌滋生，燃料短缺等，必然引发严重的营养和健康问题。历史上，重大自然灾害导致的饥饿、瘟疫和死亡的悲惨事例触目惊心，不堪回首。国际社会对此高度共识，将食物与营养保障纳入灾后救援、恢复和重建的首要选项，提出灾难管理的制度建设和能力建设必须包括满足受灾群众的营养需要这一关键核心事项。

一、原理与技术方法

（一）自然灾害导致严重营养不良

食物断供或短缺，并由于断水断电，无法正常饮食是灾害后的共性现象，导致灾区居民出现饥饿和急性营养不良，灾民中婴幼儿、孕妇、患者和老年人作为抵抗能力较弱的群体，营养不良问题尤为严重。孕妇和早期儿童的脆弱性尤为突出，严重的急性营养不良，往往影响其终生健康。有研究发现，灾民贫血、消瘦、口角炎、口腔溃疡以及感冒、咳嗽、胃肠紊乱、紧张和易怒等症状大幅升高，并被认为食物短缺导致的营养问题是主要原因。灾难还会带来实质性的创伤和精神障碍，其恢复与营养关联。

（二）灾害分期与营养干预

重特大自然灾害的营养干预通常分为三个关键时期，分别为特急期、应急期和重建期。这三个时期面临的营养问题不同。各时期食物状况和营养特点具有较大差别，应有针对性进行调控和干预。

特急期指灾害发生后三天。灾区居民受到极大的创伤应激，很多伤员甚至压在废墟下不能出来。处于特急期的灾民人体分解代谢远远大于合成代谢，以保证必需营养素的供应，能增强伤员的抵抗力和耐力，直到得到进一步诊治。此时很多灾区切断了与外界的一切联系，物品一时无法到达，食品及饮水成了最紧迫的问题。灾害初期灾区就餐条件艰苦，严重限制了救援食品的种类。而送往灾区的食品大部分是一些方便食品，如方便面、饼干等，这些食物营养极不均衡，再加上灾害发生后，灾民极度恐慌，营养问题极其严重。确保充足食物和水、合理的膳食对于伤口的愈合以及维持生命至关重要。

应急期为灾害发生后三天至一个月。灾害初期生命物资通道很难快速打通，导致灾区食品极度匮乏，空投食品也非常有限，食品种类单一，从营养学角度很难满足灾民的需求，灾害后期各种捐赠食品物资繁多，其质量、数量、分配管理过程的问题日益突出。

重建期灾民已经开始了家园的重建，生活逐步步入正轨。但灾难对灾民的影响仍然存在。严重的心理应激影响了很多灾民的正常生活和营养状况。

由于食物具有不同特性，水分含量较低的谷物比较容易保藏和运输，而新鲜的蔬菜水果以及鱼、肉、蛋和豆类等富含蛋白质的食物易腐败或者需冷链保藏，其后果是灾区食物多样性严重不足，碳水化合物类食物储备过多，其他类食物储备不足和采购障碍。通常这一现象要到重建期才能逐步恢复。

我国制定的紧急情况下的营养保障指南，规定了紧急情况下营养保障的原则和措施。适用于在各种自然灾害如地震、洪灾等紧急情况下，对于受灾人群的营养保障。该指南提出营养紧急情况下营养保障原则和营养素基本需求。

（三）灾害条件下营养保障原则

1. 满足基本营养需要，重点关注饮水、能量、蛋白质、水溶性维生素和矿物质供应。

2. 在紧急情况发生不同时期，采取不同的营养保障措施。

3. 重点保证特定人群的营养需要。

4. 当人群中发生营养缺乏病时，要及时给予治疗。

5. 提供的食品必须保证卫生质量符合国家标准规定。防止食品在运输过程中腐败变质和受到污染。

（四）能量及主要营养素的基本需求

1. 能量需要参考值为每人每天 8786kJ，根据 4 个因素调整能量需要，包括环境温度、人群的营养与健康状况、人群的人口特征以及身体活动水平。

2. 以 20℃为基础，温度每下降 5℃，人群能量需要增加 418kJ。

3. 当人群营养状况非常差或者粗死亡率显著增高时，人群能量需要增加 418~836kJ。

4. 人群青壮年比例较高时，人群总能量需要相应增加。

5. 人群从事中等或重体力活动时，人群总能量需要相应增加。

6. 蛋白质的平均安全摄入量为每人每天 46g，其来源应该包括谷类食物、豆类食物和肉类，蛋白质供能比至少应该在 10%~12%。

7. 成年人脂肪供能比至少占 15%，2 岁以下婴幼儿至少要占 30%~40%，孕妇和哺乳期妇女至少要占 20%。

8. 满足不同人群微量营养素的最低需要，防止营养缺乏病的发生。

二、国际营养应急干预机制

国际社会及联合国非常重视灾后的营养支持与保障。联合国早在《灾后恢复导则》中明确提出了灾后食物与营养的保障不仅是人群问题，更是降低人群患病风险、尽快恢复当地经济发展的重要组成部分。1996 年，国际人道主义组织建立了应急营养工作网络，并以此为各国政策制定者、救援工作者提供经验、信息与技术交流的支持平台，强调指出“灾难管理的制度建设、能力建设必须包括满足受灾群众的营养需要这一关键问题，内容包括了对食物需求进行评估和优化，对有限食物资源的评估和合理利用等"。国家红十字会也制定了灾难情况下食品保障、营养求助的最低标准。联合国粮农组织与世界卫生组织在强调灾后良好的营养状况与健康保障是恢复重建的重要工作内容的同时，分别出版了《危机及恢复过程中良好营养的保护与促进》《重大应急事件中营养管理》，包括了营养标准、食物定量、营养不良与特殊营养缺乏的评估、营养监测、早期预警和应急响应，以及处理措施等，成为各国灾害提供营养救助的指南。国际指导原则提出灾后营养保障与应急管理必须上升为政府灾害应急预案的重要组成部分，与食品安全、医疗求助以同等的重要性纳入到国家应急体系和政策框架中，以保障食品的有效分配、特殊人群的营养保障、减少近期营养不良与远期疾病的发生。

2017年，WHO发布《应急事件响应框架机制》(第2版)(emergency response framework，ERF)(second edition)。WHO制定ERF的目的在于向成员国提供应急响应指南，并指出公共健康事件包含了所有的健康负面影响。ERF按照健康影响为应急事件分级，并提供应急处置的合作支持。WHO将各类灾害应发的产生公共健康影响的应急事件分为3级，其中1级对应有限响应、2级对应中度响应、3级对应最大响应。要求各国的应急处置必须具有6个关键性功能，分别为领导、部门协作、信息与计划、健康操作及技术专家、执行与后勤、财务和行政。建议各国建立应急响应组并设立领导，并特别强调持续或延长的应急响应。ERF第2版结合一些国家响应应急事件，及时处置的经验，并对WHO应急工作机制提出改革。WHO采用公共健康事件危害分析法对所有应急事件进行分析，制定标准操作程序(standard operation procedure，SOP)并提供相应技术文件，如"WHO风险评估指南""跨部门应急协议和承诺"等。WHO指出各成员国成功执行ERF的前提：①成员国需预先建立充分的风险减损能力；②与WHO标准清单一致，在国家、地区及负责单位建立迅速反应的制度体系；③为上述事项提供充足可持续的资金；④提供充足并支撑快速相应的资金；⑤各项工作需惠及灾民；⑥及时透明地分享信息。

三、中国营养应急干预

我国2013年颁布《紧急情况下的营养保障指南》(WS/T425—2013)，该指南提出营养应急干预的主要内容和监测方法。

（一）一般人群的食物分配

1. 灾害发生初期　开展快速营养评价，了解受灾人群的人口结构、营养状况、膳食习惯和食物资源等信息，为后期食物分配提供依据。在食物紧缺的情况下，优先提供容易保存、易于食用的方便食品和强化食品，如罐头食品、瓶装水、袋装密封食品等，按照主要营养素的基本需求计算所需的食物量，满足每天基本的营养需要。可选择的应急食品包括：方便面、饼干、火腿肠，榨菜、花生、牛奶、水果干等。每人每天至少1000ml饮用水，其中最好果汁饮料1瓶。必要时提供复合营养素补充剂，防止营养缺乏病的发生。

2. 灾害发生中期　统计援助食物的种类和数量。在当地可获得食物的基础上，根据人群能量、蛋白质、脂肪和其他微量营养素的需要，计算各类食物的分配量。基本分配食物包括谷类食物、豆类食物和食用油，如有条件应该提供新鲜蔬菜水果、蛋类和肉类等。保证儿童青少年每人每天一个鸡蛋和一杯200~250ml奶。保证饮用水和调味品的供应。优先提供营养强化食品，如维生素A强化食用油，强化面粉和碘盐等。

3. 灾害发生后期　监测人群的营养状况，根据其变化来调整前期食物分配的措施和保障重点人群。对人群进行营养教育和指导，保证食物分配的营养效果，使其达到平衡膳食。

（二）特定人群食物分配

1. 6个月以内的婴儿　保护、支持和促进纯母乳喂养。由于种种原因，不能用纯母乳喂养婴儿时，如乳母患有传染性疾病、无乳汁分泌等，应提供适合于0~6月龄婴儿的配方食品喂养。

2. 6~60个月婴幼儿和学龄前儿童　坚持母乳喂养到24个月。对于6~12个月婴儿，母乳仍是首选食品，母乳喂养应该提供约50%的营养需要，对于12~24个月的幼儿，母乳喂养应该提供35%~40%的能量需要。

对于不能用母乳喂养的6~12个月婴儿，应优先考虑提供适龄的婴儿配方食品；当幼儿满2岁时，可逐渐停止母乳喂养，但是每日应继续提供幼儿配方食品。当婴儿满6个月时，逐渐给予易消化、营养丰富的辅助食品，如蔬菜、水果、鱼类和鸡蛋等。如果分配食物无法满足婴幼儿营养需要或不适合婴幼儿食用，可提供婴幼儿辅食营养包。2岁以下婴幼儿蛋白质供能至少占12%，脂肪供能占30%~40%。

3. 孕妇和哺乳期妇女　在基本能量需要的基础上，孕妇每天额外需要能量1192kJ，哺乳期妇女每天额外需要能量2092kJ。提供强化食品和营养素补充剂，保证足够的铁、叶酸、维生素A和碘等营养素的摄入。在一般成年人供给的基础上提供更多的饮水，保证身体基本需要。蛋白质供能占10%~12%，脂肪供能占20%~25%。

4. 老年人　分配的食物要保证能量需要和足够的营养素摄入。提供足够的流质食物防止脱水和帮助消化。

（三）应急干预效果评价

1. 初期的快速营养评价　为食物等资源的科学分配提供基本信息，并确定受影响人群的营养状况和其中的弱势人群。此外，提供受影响人群的数量、弱势人群的数量、人群健康状况、环境条件和膳食习惯等信息。

2. 个体筛查　确定需要特别援助的个体，以便为其提供特殊的食物救济和治疗。

3. 人群的营养监测　监测紧急情况发生后受灾人群营养状况的变化，根据其变化来调整营养干预的措施。

第五节　营养改善项目的实施与管理

各国均制定了各自的营养目标。我国制定了《国民营养计划(2017—2030年)》，在该计划中提出了指导思想、基本原则和主要目标。并明确指出："关注国民生命全周期、健康全过程的营养健康，将营养融入所有健康政策，不断满足人民群众营养健康需求，提高全民健康水平，为建设健康中国奠定坚实基础”。要做好这一工作，达到预定目标，必须高度重视项目的实施和管理。要对项目进行有效的计划、实施和管理，创建有利于项目实施的相关条件，如符合要求的人员、资金、设备以及后勤保障等。

一、项目目标

通过项目的实施与管理使项目的活动在达到目标的过程中既经济又高效，即达到效果和效率的高度统一。

在营养改善过程中，首先应制定明确的目标。为达到这一目标，利用现有的人力、经费和其他资源使各项活动起到最大效果。这一过程就是项目的良好实施和管理的过程，在达到目标时起到的最大效果则是项目实施和管理的目标。

二、项目实施过程与管理

项目的实施过程同时也是项目的管理过程，在项目的执行过程中，为了达到效果和效率的统一，用经济、高效的手段达到预定目标，就必须在项目的实施过程中加强管理，所以项目的实施过程与管理应该有机地结合在一起，将良好的管理工作贯穿于项目实施的全过程中。在营养改善工作中，做好管理工作是至关重要的，营养改善工作者掌握了项目实施过程中的管理方法，就能科学地拟定适合当地实际情况的工作计划，以便使各项工作能按预定时间完成，同时也节省人力、物力，使效率明显提高，效果达到优良。

管理工作已分支为一个完整的系统，即管理系统。当今社会人们非常重视管理工作，一个良好的管理系统可以创造无穷的经济效益和社会效益。尤其近几年，管理的诸多理论应运而生，人们对管理的研究已较透彻。但是，管理是一门永无尽头的学问。随着社会的发展而不断更新。这里我们仅就营养改善项目中的实施过程和管理进行探讨。

营养改善工作的核心就是现场工作，做好了现场工作计划与管理，营养改善工作就能有条不紊地进行，就能做到经济、高效，达到预期的目标。图 5-5-5 是经典的现场工作计划与管理步骤。

（一）确定当地的问题

在执行一项计划之前，只有充分收集资料才能全面了解情况。收集资料要做到细致、全面、准确。有了这些资料才能知道需要做什么，才能使计划符合现实情况，才能衡量计划执行后的效果。如计划对一个地区的学前儿童开展营养改善工作，首先我们应该对该地区学前儿童的营养状况进行全面的了解和分析，找出存在的问题，这些问题的严重程度以及造成这些问题的原因。这样就使我们心中有数，知道在当地应做哪些方面的营养改善工作。

在收集资料、了解情况时应注意以下几个问题：

1. 资料应能说明问题，所以在收集资料时应深入群众，搞好群众关系，并注意质量控制，这样才能收集到真实而准确的资料，资料才能说明问题。

2. 应有科学的指标，如要确定当地学前儿童贫血情况，不能仅凭感官指标和自觉症状来确定贫血与否，而应测定血红蛋白等生化指标。

3. 要有代表性，在资料收集过程中，为了节省时间和经费，要求选择少数人代表整体，而不是收集每个人的情况。这种选择能代表整体状况的样本称为抽样。抽样中的主要问题，是选择有代表性的人群，即样本能够代表总体的程度，是影响抽样调查结果准确与否的一个重要因素，应按统计学要求进行抽样。第二个问题是如何选择有代表性的人，其一需确定易感人群（目标人群），如学前儿童与孕妇相比，他们的营养需要是不同的。在后面的评价工作中，必须按不同的易感人群进行；其二在易感人群中必须确保每个人都有被抽取的机会，并且被抽到的机会是相同的；其三是样本的数量应足够大，原则上抽取的人数越多，代表性越强，所以在抽取样本时要确保一定的数量。

（二）确定项目目标

项目目标就是我们通过开展一项具体活动，希望所需

现状调查分析
•收集调查资料，确定当地的问题
确定项目目标
•针对存在的问题，提出预期的效果
制定计划及安排活动
•围绕项目目标制定一系列计划并安排各种现场活动
执行计划
•精心组织、合理安排现场活动，并注意质量，积累和利用资料
评价结果
•评价是否达到了项目目标
监测调整

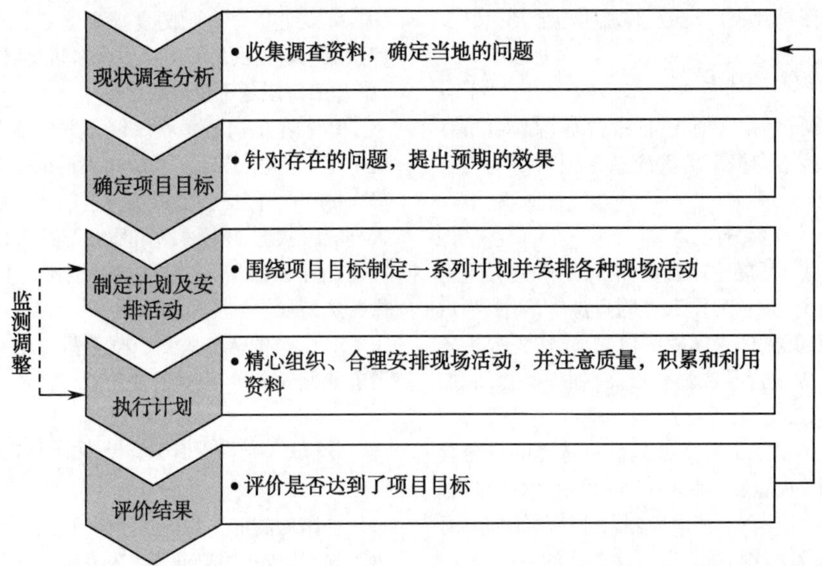

图 5-5-5　现场工作计划与管理步骤

要获得的成果，或希望达到的目的，是一项具体活动的指南。项目目标要详细、明确，应便于实施，符合实际和可以评价。

制定项目目标时要注意以下几点：①描述准确，明确应该做什么；②有衡量标准或指标，以便能评估活动是否开展得成功；③有时间要求，在制定项目目标时要附上一份详细的时间表，既可以明确进度，也可以知道达到目标所需的时间要求；④有明确的目标人群；⑤可以测定和实施的，在现有的人力、物力等情况下可以完成。

下面这个项目目标符合上述要求："一年内在武昌区全部小学校中开展《中国居民膳食指南（2016 年）》宣教活动，至少让 80% 的小学生知道一般人群膳食指南面向健康人群的六条核心推荐条目"。

（三）制订计划

在开展一项工作之前，必须做一些准备工作，什么时间做这些工作以及在实施这项工作中所需的物资、设备、交通等都要考虑到，然后按全部活动计划做出经费预算。

1. 列出详细合理的时间表，以便在以后的项目实施过程中按时间进行。

2. 妥善安排资源的使用，除了妥善利用时间外，也需要计划好人力、物力、资源的使用：①做好项目参加人员的管理工作；②建立切实可行的办公制度；③做好资源使用记录；④及时进行评价。

3. 编制预算　要使项目计划获得成功，都需要有正确的预算，在编预算时应该：①说明你需要用钱的项目；②说明什么时候要用钱；③每一项活动都应附有估计费用；④估计费用时应考虑到物价调整因素，是否将参加者的误工费、补助费考虑在内应视情况而定；⑤细致地计算活动总费用。

4. 安排活动 即工作日程进度表，指在项目执行期限内需要开展哪些活动，是项目负责人对项目整体监督的基础。原则上，要求负责执行不同任务的人员或组织应参与进度安排，因为让他们知道每个项目的细节及完成任务所需要的时间是非常重要的。工作日程进度表一旦确定，一切活动均按计划进行。

（四）建立监督系统

监督系统可以是一个独立的系统，也可以由具有责任心的兼职人员担任。一个良好的监督系统能使项目负责人及时获得新的信息，如正在进行的工作、完成情况、遇到的困难和问题（是否解决？如何解决的？效果如何？对质量是否有影响？如未解决，应由执行小组提出建议解决方案）等。

获得信息后，项目管理者应根据具体情况及时作出决定。作出决定是项目管理者的另一个主要职责，为了及时作出正确的决定和行动，应能做到项目负责人和执行小组经常性的双向交流。交流不能流于形式，应制定出交流的时间、地点和方式。

（五）执行计划

执行计划主要应加强对人员的管理和明确的分工，让参加者都明确自己应该做什么、怎么做、何时开始、何时结束、应注意哪些问题、遇到问题如何进行调整。

1. 分配任务　分配任务是赋予项目负责人的一项非常重要的工作，要求项目负责人必须充分了解每个项目参与者的工作能力、特点和责任心。根据不同的工作特性，将每个人安排在合适的位置。在赋予特定的人或团体来执行各种任务时，还应考虑几点：①执行任务的专家是否明确，他们的工作是否到位，并注意倾听专家的意见或建议；②当两个或更多人共同完成任务时，要注意人员之间的搭配；③分工要注意合理。

2. 监督和技术支持　监督是项目实施和管理的重要内容，同时技术支持也是项目实施和监督的重要保障。所以，监督和技术支持具有同等重要意义。监督人员要注意明确任务和责任、明确操作过程和技术关键控制点、能及时发现问题、在工作人员遇到困难时要给予技术支持。

3. 经费　项目负责人一方面要制订一个符合实际的经费预算方案；另一方面要记录经费支出情况，以便及时了解，必要时做出适当的调整，原则上应将花费控制在预算内。

4. 维护设备　项目负责人和设备使用者应清楚设备的性能、状况，应确保设备在需要时性能良好，并应注意按期校准。并注意对机器设备进行定期的维护和保养。

5. 协调　一个项目通常是由不同的单位和人员共同完成的，他们之间的协调非常重要，有时它是决定一个项目能否成功的关键问题。因此，这是项目负责人的极端重要的工作内容。

协调包括以下几个内容：及时而合理的人员、设备工具的调整和调配；及时了解和解决小组内和组间人员在配合方面的问题；了解经费支出情况并及时调整经费分配不合理现象。

6. 评估预调查执行情况　评估的内容包括：①是否达到了预期目标；②是否存在与实际不符合的情况；③是否有遗漏的地方；④经费、设备、人员安排是否合理；⑤是否能进行有效的质量控制。

评估的主要依据是已经收集到的资料，根据质量控制的要求对其进行评估。

在收集资料时，还有以下几个问题应特别注意：①应按预先设计好的表格进行资料的收集；②注意资料的记录，记录资料的意义是能使你很快地了解到活动的进展情况，事后又能清楚地说明在工作中发生的问题。

完整的记录资料应：①便于理解；②记录有条理；③记录主要的问题；④只需用少量的时间就能记好；⑤记录应及时、准确；⑥记录还应包括经费和工具的使用情况。

保存资料，保存项目中的全部资料不论对项目的实施还是评价都是非常重要的。所以建立一个好的档案是项目管理的一个重要内容。建立档案应达到下列要求：①确定档案标题；②把标题写在明显而统一规定的地方；③确定怎样编排档案顺序；④确定有效档案的顺序；⑤资料应完整；⑥存档应及时；⑦书写应清楚；⑧有借阅登记制度。

7. 修改项目计划　通过项目的评估应该对不合理的计划进行修改，以保证项目活动符合既定目标和目标人群。尤其是预先制定的进度安排，只是对将要发生的情况大概估计，在执行过程中可能遇到问题，条件也可能发生变化，所以需要修正计划。

三、项目实施条件

实施营养改善项目的重要条件是要依靠政府，建立健全的组织机构，它们是一切工作的基础和重要保障。图5-5-6是我国卫生系统营养工作的组织机构。

（一）政府重视

项目负责人要深知没有政府的重视和支持任何项目都不会最终得到成功。所以，一方面在选择项目时要找到政府支持的依据，尽量使项目符合政府的意图；另一方面要争取政府的重视。如果该项目不在政府意图之内，应试图说服政策决策者，让他们知道你所从事工作的重要性并最终得到他们的支持。

（二）组织领导

原则上讲，系统性地解决食物和营养问题再怎么强调也不过分。所以，在争取政策以及项目的计划和实施方面需要有个组织进行领导。中、长远目标项目的组织机构应该由政府领导，小项目的组织机构中的领导者应由具有决策权的行政负责人承担。因为具有决策权的行政负责人是项目能否正常实施的决定因素。

（三）业务主管部门的支持

业务主管部门与政府机关有较多的接触，他们了解政府的意图，并在许多情况下参与制定国家或地方的发展计划和项目。此外，他们在业务方面具有特别重要的指导意义。因此，争取业务主管部门的支持对项目的实施和管理是至关重要的，是项目良好实施和管理的重要条件。

（四）下级部门的配合

项目能否在基层得到实施，非常重要的一点就是下级部门是否配合。要做到这一点必须首先争取你的行政机关的支持，通过他们去告诉下级部门应该重视和支持这个项目。然后，你要做的就是进一步说明项目的社会效益和经济效益，充分调动基层的积极性。

（五）社区参与

社区的积极参与是项目成功的一个关键因素。当地的志愿者作为重要的联络人，他们能够沟通各种关系，在项目实施前他们会告诉你应该如何接近社区和住户，在项目实施中他们会告诉你怎样才能取得群众的信任，怎样才能在农村发展委员会/居委会和住户之间进行沟通。这些志愿者要有领导才能，关心社区的福利，并愿意服务。他们协助实施营养和健康服务，将食品和其他资源发放给目标人群，启动环境卫生运动，促进家庭食物生产及家庭和社区菜园。他们也能在社区营养教育课堂上传授基本的食品和营养知识，他们注意监测社区的发展。他们在村里起到改善营养的使者作用，并给村领导提供某些技术支持。社区应参与以下活动：①确认问题和解决方案；②决定目标；③提供资源；④规划策略；⑤明确项目活动和任务。在制定社区营养改善计划时需要考虑群众的意愿和计划，征求他们的意见，并最终将国家的政策和项目落实到具体行动上。来自市民、社会和宗教机构的领导在项目计划、实施和评估中可起重要作用。

（六）分级培训和适应性训练

对不同层次的人员进行食物和营养方面的培训和适应性训练，包括：

1. 行政领导　应使行政领导（如省长、市长和村长）认识到解决食物和营养问题是他们的主要职责，应成为当地发展项目的一部分，这一点可以通过咨询会议和宣传来完成。培训活动可以通过研讨会方式开展，最终能让他们自己提出如何对营养项目作出贡献。由一个经过培训的政治家来说服其他的政治家将产生很好的效果。

2. 计划者和实施者　计划者和实施者应认识到营养在发展中的重要性，并受到营养规划，营养项目管理、实施、监测和评估培训。培训形式可以是短期、非学位或知识更新的培训班，甚至是学位班。

3. 工作人员　传达营养知识和营养改善技能需要训练有素的基层医务人员、教师、农学家、营养学家等共同完成，所以营养工作的管理体系中的工作人员应由多部门、多学科以及政府公务员和业务技术人员共同组成。而且这个体系应自上而下人员逐渐增多，不论哪一级的营养工作人员都应该通过卓有成效的培训。比较经济简便的培训方法

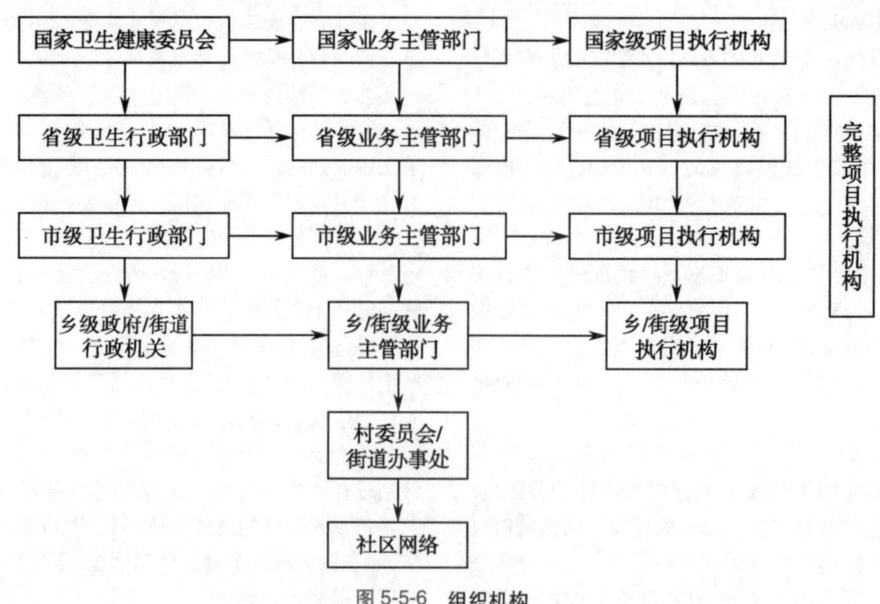

图5-5-6　组织机构

是逐级开展培训工作，直至到基层执行人员。另一种培训方法是不分哪一级的工作人员直接由这个管理系统中的最高级别的专家授课，这种方法效果较好，但不经济，接受培训的人数有限。在实际工作中视情况将两种方法结合起来。

4. 志愿者或当地的临时工作人员　志愿者或当地的临时工作人员不需要懂得太多的理论知识，而更应明确任务方向和实际操作。在这些人员的帮助下，使服务和技术能更加有效地传递到目标人群。此外，经过培训后的志愿者或当地的临时工作人员可成为和高层机构联系的纽带。

5. 私立机构的领导　私立机构是一支不可忽视的力量。有时在经费支持、技术援助方面起着非常重要的作用。要与他们沟通，争取他们对项目提供帮助。

（七）协调、监督和技术支持

不同项目活动之间的协调是很必要的，特别是像营养这样的多部门合作的项目。让每个部门知道大家都在做什么工作是成功进行协调的关键。在协调委员会的参与下进行横向和纵向的协调工作，这将确保组织内部活动的顺利进行。

项目负责人在协调中应起领导作用。他必须能够洞悉营养项目的多方参与的情况。而不只是发挥其所在部门的领导作用。

监督是自上而下纵向的，一般沿线性机构的分层顺序进行。所以项目是否能成功关键在管理者。应注意的是基层工作人员或领导通常是多面手，并不属于某个机构，较难以监督，因此，当地政府可以委派行政长官、执行人员或基层协调人员作为技术监督人员。

来自技术培训部门持续的技术支持是所有项目成功的关键。

（八）后勤保障

项目的良好实施需要有充足的资源和后勤支持。资源的匮乏总是经常遇到的一个问题，所以应慎重选择并仔细筹划，既不造成资源的浪费也不缺乏，使之获得最大的效果。

资源可来自多个方面，比如：①国家政府部门——支持全国的项目，比如，食品强化和营养教育、货款计划、支持运输系统等；②当地政府部门——对村级的专项项目，如补充食品、营养康复、供水、社区食物生产、现场协调员和多面手的辅助支持等；③社区和私立机构——在力所能及的情况下提供人力和物力支持，如专项投入、志愿工作者等。

（九）信息支持

计划、实施和评估食物和营养项目需要有一个数据库支持。数据库应包括：①食品生产；②家庭内部食物消费；③收入和财富的分配；④食物价格；⑤营养不良患病率；⑥营养缺乏病；⑦健康统计；⑧人口学资料；⑨基础建设；⑩人力资源等。项目相应机构应建立数据库和恢复系统。数据库应能快捷有效地为项目监督和评估提供必需的信息。

（十）监督和评估

在计划执行过程中应定期进行现场考核以确定项目进度、存在问题和限制项目进展的因素。定期进行项目内部、外部评审来评估项目完成情况，有时也会做一些必要的调整。通过效果研究确定是否能如期达到预计的目标和效果。另一方面，通过运作后考核所用方法是否恰当，包括项目投入、进展、结果和成本效益分析。

总之，项目执行过程中的重点在于合理管理人力、物力和资金，以达到既定目标并获得最大收益。内容包括：预算，安排工作日程，建立监督机制，分配任务，监督和协调，使用资金、设备和资源，评估效果，对计划作必要的调整。

有一些条件会有助于提高项目效果，如政治承诺；功能良好的组织结构；社区参与；人力资源的开发；协调和监督；后勤支援和运作研究。

四、项目评价与质量控制

评价是对一项活动的成功程度进行系统的鉴定，把目标所规定的任务与活动所带来的实际变化进行比较，以鉴定一项活动是否取得成功。评价是任何项目不可少的组成部分，是一个连续的过程，是衡量项目的进度和效率的有效工具。

质量控制是营养改善项目实施与管理的重要内容。如果没有良好的质量控制系统，某个项目所取得的成果是值得怀疑的。因此质量控制应贯穿于项目的全过程。营养改善项目的质量控制主要包括：

（一）对工作人员的质量控制

如在测量儿童身高、体重、上臂围等指标时需进行两个方面的质量控制：一是经培训合格的人员才能从事该项工作；二是在实施过程中应设检查员，至少对10%的数据进行考核。发现问题及时做出调整。

（二）对测量工具的质量控制

一是使用统一测量工具；二是对测量工具进行校准；三是在项目实施过程中要经常检查测量工具是否发生了改变。

（三）对测定方法的质量控制

一是要统一测定方法；二是在测定过程中应至少对5%的血液做平行对照。

（四）对照组的设立

许多项目应设立对照组，用以排除其他因素的干扰，使达到的目标更有说服力。

第六节　营养改善项目的评价

评价是一个评判过程，它系统与客观地评判项目的适宜性、效果、效率以及目标人群受益的效果与强度。具体地说，评价是根据监测过程所收集的信息，对项目的投入、投入的再分配过程、产出、结果、影响及干预效果进行的评判。包括以预期目标为标准对项目完成的质量进行评判和对目标人群影响的评判。

在项目执行周期的不同阶段，有如下三种基本类型的评价：

1. 前期评价　在项目计划完成后，正式实施前进行的评价，它通常用于重新评价发展需求及项目的可行性。

2. 过程中评价　在项目执行过程中所进行的评价。依据从过程评价中所获得的信息，对项目的活动进行修改及调整，使项目能服务于目标人群并按时间计划进行。在通常情况下，过程评价只应对项目进行细节的调整，而应该不作太大的修改。也就是说，过程评价只能对项目的影响部分做出及时的评判。因此，它可作为早期的警告系统，可及时调整管理方面的问题并能改变预想不到的意外。

3. 后期评价　在项目执行阶段完成后进行的评价。通常是为提供资金的组织及管理者所做的评价。后期评价可使项目有一个圆满的结果，并可作为其他类似项目规划的重要参考价值，还可决定是否值得再次进行同样的项目。典型的后期评价内容应包括具体操作状况，项目的直接与间接效果，以及项目的远期影响。

一、评价目的

营养改善项目评价的目标决定了评价中所用的技术及指标。因此，在制订技术方案前，确定评价的目的是很重要的。往往有以下几个方面的目的：

1. 是否按预定程序进行管理。
2. 是否更改程序以改进活动。
3. 是否更改或制定新的活动以改进结果。
4. 是否用较少的投入得到了相同的结果。
5. 是否达到了预期的目标。
6. 是否扩展该活动到新的地区。

此外还需要明确以下几个问题：

1. 为谁提供评价（如基金提供者、计划人员、管理人员、营养学家）？谁将阅读报告？他们是营养专家吗？他们需要全面的结果描述吗？他们是否介入了许多不同的项目，或他们是本项目的专家吗？他们对此仅能付出非常有限的时间，或能够给予极大的关注？

2. 他们想了解什么，他们需要全部的结果或详细的信息吗？他们需要与营养改善有关的人群收入、营养状况、临床以及社会经济方面的资料吗？

3. 谁将承担评价任务？是项目内部的评价人员，还是外面的顾问，或他们是营养方面的专家吗？

4. 评价结果会引起关注吗？

5. 费用的制约因素是什么？

6. 时间的制约因素是什么？

7. 专家有可能存在的局限性是什么？

二、规划评价步骤与内容

做任何工作都应该有一个计划或规划，营养改善项目的评价更是如此，制定一个良好的规划来规范评价的步骤是非常重要的。表5-5-3是国内外常用的比较经典的评价步骤。

表 5-5-3　规划评价步骤

步骤	所需信息
A. 评价目的是什么？（办公室）	1. 对象（谁是主角）？作什么决定？ 2. 应评价规划的目标＝评价的负责人需与规划的负责人合作→明确目标的一致性，消除矛盾； 3. 规划的程序和活动设想？＝原计划＋变化→明确程序和活动的一致性； 4. 评价计划
B. 规划的设计能否符合规划的目标？（办公室）	1. 目标：探求什么效果？对什么人？可随所求效果而变更→规定适宜结果； 2. 活动：设计的活动能否在受益者身上达到预期目的？ 3. 对象：确定的对象是否能在居民中达到目标？ 4. 程序：设计的程序能否使活动达到所确定的目标？ 5. 估算效益和成本/效益：是否恰当合理？ 6. 重复上述1~5直到取得一致答案； 7. 如对2~5回答是“否”，则不必再继续进行
C. 规划的实施能否符合目标？（现场）	1. 是否按计划实施？ 2. 是否按计划确定对象？ 3. 程序偏差是否影响活动？ 4. 活动偏差是否能阻止达到目标结果？ 5. 如对4的答案为“是”，不再继续评价结果； 6. 执行计划有哪些制约因素？能补救克服吗？ 7. 如对6的回答是“否”，等于回答了所有其他问题
D. 什么是初步结果（现场：定量测量）	1. 对谁的结果？急需者、确定的对象、受益者、全体居民； 2. 取得结果适宜性（需要制定标准）； 3. 如不适宜，无规划时营养情况会不会显著恶化（消极的反面因素）； 4. 如无反面的错综复杂因素，停止规划
E. 什么是最后效果？	1. 双盲法随机试验的总差额＝基本效果； 2. 总结果差额＋试图排除的消极因素≈基本效果； 3. 成本-效益＝单位成本的实际效果①区分个人变异作用及个人“适宜”的作用；②对谁？ 随个人需求增加（反应性）和监测范围内急需者增加，成本效益得到改善，但取得成效后降低
F. 数据的提供和分配	1. 对谁？在报告草案中应包括负责人（管理者和赞助者）； 2. 用哪一种形式提供？经常重复对受益者的需求，提出建议并阐明实施方法可增加报告的实用性； 3. 除负责人之外向其他人反馈。 • 与负责人合作（重视保密道德和尊重他们的审查） • 工作忙的人员需要简短的决定性概念：摘要＋结果＋建议。 谨慎细心的人员需要事事有针对性——按需要分别填写
可用正式方式表示： ①初步结果 ②最后效果	1. 内在改变； 2. 长期趋势； 3. 干扰事件； 4. 成熟倾向； 5. 自我选择； 6. 随机作用； 7. 其他作用

三、适宜评价

在营养改善项目的评价中，适宜评价是一个重要的概念。适宜评价能推算出所确定对象关于项目活动的成本和初步结果所花的成本。

因此，适宜评价应从必要的试验及规划预试开始，以便在试验规划内决定某个预措施有效，然后推广到更大范围。

规范的适宜评价包括进程和结果，主要涉及两个问题：

①规划是否按设计提交给预期的对象？②初步结果是否合意？

适宜评价使用初步结果，而效果评价使用最后结果。图 5-5-7 总结了适宜评价所包括的步骤。

对适宜评价有两点要求。首先，对确定对象要有明确的限定和数量。其次，适宜要有定义。

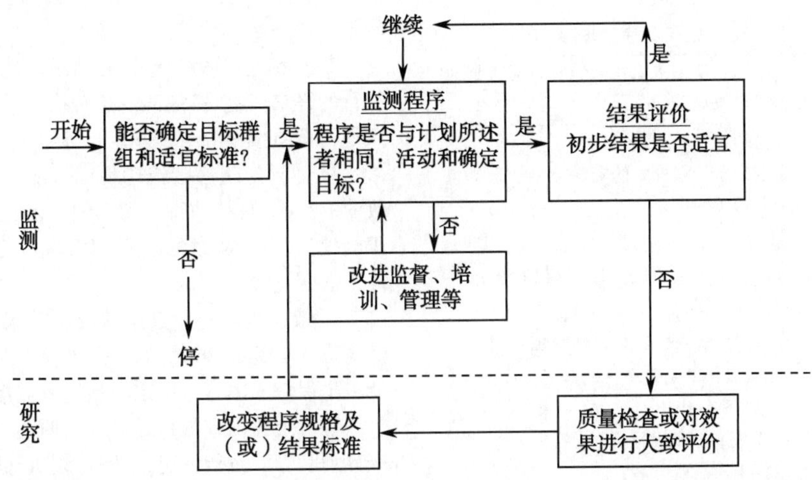

图 5-5-7　适宜评价的步骤

四、评价工具

（一）HIPPOPOC 评价方法

HIPPOPOC（hypothesis of input，process，output，outcome，HIPPOPOC）表是一张简单清晰、有四列连续内容的表格，包括项目的投入（input-IP）、过程（process-P）、产出（output-OP）和结果（outcome-OC）。

1. 项目投入　包括向该项目投入的所有资源。

2. 项目过程　描述如何利用投入的资源实现项目的目标。描述项目由投入到产出所做的工作及采取的措施的整个过程。

3. 项目产出　产出是项目活动的直接结果。包括项目执行中所有的预期结果。产出是直接的、即刻的，并完全依赖于项目。要求项目工作人员对项目产出直接负责，在此过程中，需要比较项目的预期结果与实际取得的结果，若没有达到预期结果，要解释没有达到预期的原因。

4. 项目结果　依据既定目标逐项列出项目所产出的不同结果。值得指出的是，项目的最终结果是由内外因综合作用而产生的，不只是取决于项目本身。

5. 混杂因素　指一些不受项目控制却可对项目结果产生影响的因素。混杂因素的存在可对项目产生正负两方面的影响，从而带来非预期的结果，有时甚至改变预期结果。可能的混杂因素很多，因而不能肯定观察到的效果是否完全由项目产生。

6. 效果　前后关联的一系列结果中的每一步均可看成是一个单独的效果或评价。营养改善项目的效果通常是采用营养或健康指标来描述的生物学方面的结果。

如果人们不清楚真实的情况，没有人确切知道都有哪些资源投入到项目中或不同的活动内容没做详细说明，这些情况都将很难了解项目的真实结果。

为更好地掌握情况，很有必要了解：已投入的资源是什么？如何利用这些资源来改变现有状况的？这种改变过程的结果是什么？执行过程中出现的问题是如何修正的？

（二）HIPPOPOC 表的特征和优点

HIPPOPOC 分 4 列对项目的最重要的组成部分进行了描述。该表有许多优点，一是清楚地描述了项目的不同内容；二是它将项目的产出从项目的结果区分出来。这种区分是重要的，因为它可以将项目直接的、具体的结果与项目产生的最终结果区分开来。

在计划阶段，这种产出与结果之间的区分可将项目的执行目标从总目标中区分开。

在评价阶段，这种产出与结果之间的区分，对于评价者区分项目本身产生的直接效果与项目的影响是重要的。

因此，HIPPOPOC 表是一种有效的项目评价工具，它可以将项目本身的内容及所产生的影响清晰地区分开来。根据资源、需求及时间的局限性，项目的每一内容可分别或同时得到检查。

（三）建立 HIPPOPOC 表的方法

要建立一个 HIPPOPOC 表（详细说明参见表 5-5-4），了解并能够区分项目的不同内容是最重要的。因此，制表者必须清楚项目的每一项内容。

HIPPOPOC 表分 4 列对项目的最主要的组成部分进行了描述。在制表前，制表者必须收集四列表的所有相关资料，如检查项目投入的资源清单、简要描述投入的资源如何转化成产出、列出项目的直接影响及最终结果。

为了简化格式将表分成 4 列，由左向右给出四列表头，即投入、过程、产出、结果；最后在每列表头下面列出所包括的主要内容。

1. 在“投入”行中，应列出投入项目的所有资源：人力资源、技术资源、财力资源、材料资源、系统（制度）资源。

2. 在“过程”行中，应列出为达到项目的目标而计划进行的所有活动：项目形成、教育和启动，供应物品的分配及维护，关怀活动，农业活动，项目的监测，项目的评价。

3. 在“产出”行中，列出项目所产出的直接结果，这些结果必须是完全的、毫无疑问地产生于项目所计划的活动。

4. 在“结果”行中，列出项目各种活动所产生的综合结果，这种结果以项目预期应产生的正面的变化或发展来描述。项目结果必须紧扣项目预期总目标。

表 5-5-4 建立 HIPPOPOC 表的步骤

项目/活动	着重于不同的组织机构在他们的发展计划中涉及的项目或活动
投入(资助或资源)	确定项目的重要投入或资源 帮助确定执行计划投入的资源类型。选择重要及密切相关的投入
过程	简述执行项目/活动中采取的行动或步骤 以执行计划中相关活动为原则，仅写出重要活动的扼要步骤
产出	陈述直接影响或活动。是指针对项目目标的执行计划，以帮助明确产出的定义。 依以下内容陈述产出： (1) 频率或百分率或目标； (2) 目标人群或受益者； (3) 使用过去时； (4) 期限
结果#	依据执行计划的目标确定结果，当目标明确以后再参考小组形成的因果模型，确定项目结果组分

注：#只选择重要结果或小组准备收集的数据

五、综合评价

利用动态模型综合反映项目的进展情况，即项目投入如何经过一步步干预过程转化成产出，产出如何转化成与某问题的成因密切相关的结果，并阐述如何控制可能对项目结果产生影响的混杂因素。图 5-5-8 以家畜养殖为例展示了动态模型的结构，综合了原因模型、HIPPOPCO 表、混杂因素及效果或最终结果/项目目的等元素。

六、指标选择

在选择具体指标前，应明确在评价营养改善措施时要考虑以下方面：

1. 投资指对开展项目规划所投入的物质(食物、材料、交通等)和服务方面(劳动力、后勤等)的评价。证实这些投入的成本和质量，并估价干预计划为这些投入所拨的专款。

2. 成绩是与投资有关的结果。他们表明了改善计划执行的终末产物，换句话说是对执行系统效益的评价，看投入是否按质按量分给了既定目标组。

3. 效果指改善措施对目标人群行为及营养健康状况改变的影响，是精神行为和生理变化的效益指标。例如：知识的提高，应用能力的改变，发病率，死亡率的变化，身高、体重的变化等。

4. 效益指营养和健康状况所带来的远期社会效益和经济效益。例如：劳动生产率、智力、福利的改善、长寿、降低卫生保健成本等。但定量远期效益常常是很困难的。

考虑上述内容的指标可分为两类：①中间指标：用以检查计划和管理执行情况，了解计划执行所处的状况；②效果指标：用以评价改善项目是否改善了营养状况及具体的成本效益。评价营养状况改善的常用指标包括人口统计学指标、体格测量指标、食物与营养素摄入状况、临床检查及实验室检测数据。表 5-5-5 列出了与评价某些规划有关的结果指标。

婴儿死亡率经常被作为反映营养状况以及社区卫生服务、生活水平及环境卫生的综合指标。

低出生体重(出生时婴儿体重<2500g)意味着新生儿死亡的危险性增加，出生体重与母亲及某些家庭因素有关，如母亲的营养状况。婴儿出生体重经常作为母亲和家庭成员营养状况的代表性指标，也是婴儿生存率的指标。

学龄前儿童体格测量结果可作为家庭健康状况有用的代表指标。评价其对营养的影响、结果及效果。体格测量数据虽不能反映因果关系，但是可提示是否某些类型的家庭存在营养不良或有发生营养不良的危险。

食物消费资料是评价项目营养干预效果的很好指标，其不仅测量了食物摄入量的变化，也可与收入资料一起，对

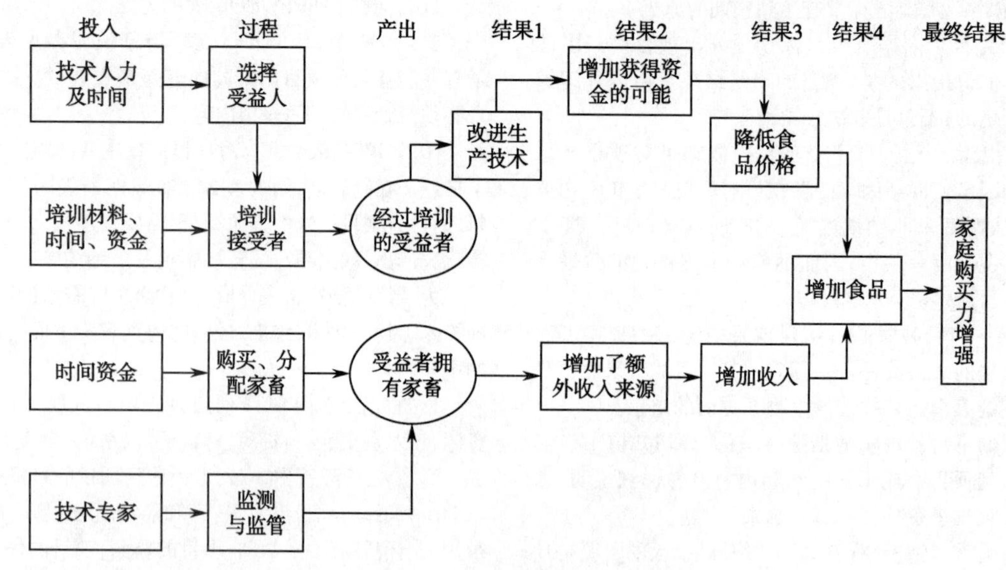

图 5-5-8 评价家畜养殖的动态模型

表 5-5-5 与评价有关的结果指标

规划类别	目标	指标	
		A. 在评价中广泛应用推荐	B. 不常用—主要用于研究工作
1. 学龄前儿童规划	（1）减少蛋白质-能量营养不良； （2）减少发病率； （3）减少婴幼儿死亡率	（1）体重和身高变化：年龄别身高，身高别体重； （2）病率、发作次数、持续时间	（1）临床症状，膳食摄入状况；年龄别体重、皮褶厚度、躯干围度、肢体长度和围度； （2）婴幼儿死亡率
2. 学校供膳规划	（1）改善营养状况； （2）提高入学和到校人数； （3）改进学校教学质量； （4）收入转移：增加食物摄入	（1）身高和体重的纵向测量； （2）入学人数和到校人数记录	（1）其他人体测量和生化检验； （2）教学质量检查； （3）支出、收入、消费
3. 家庭营养规划	（1）提高生产率； （2）增加收入及（或）食物消耗	家庭支出调查	身体活动，能量消耗
4. 紧急救济	（1）康复：儿童； （2）康复：成年人	（1）临床症状人体测量； （2）体重增加	
5. 母亲的补充供膳	减少：分娩危险、低体重出生婴儿、婴儿死亡率	（1）孕期体重增加； （2）出生婴儿体重增加	围产期及（或）婴儿死亡率

食物支出占收入比例与膳食是否适宜进行比较。通过监测食品价格和家庭收入的变化，可以评价低收入组家庭获得食物的可能性。

社会经济学指标（如财产指标、拥有的土地面积、卫生指标、饮用水来源等）本身并不能测量营养状况，但与营养状况呈显著的相关关系，也经常被使用。

七、评价方法

（一）使用行政管理报告中的现有资料

很多由政府各部门收集的统计资料可以用于营养评价，其中来自农业和卫生部门的有关农业产品与医疗卫生的资料，发展部门收集的有关社会经济学调查资料以及国家人口统计办公室的人口统计资料与营养评价尤为相关。

使用现有资料的局限性是这些资料通常不能满足项目的全部需要，对项目而言，这些资料往往是分散、零星和不系统的。所以要慎重合理地使用现有资料。如现有资料在时限上是否与项目评价针对的时限一致，这些资料的可信度如何。又如一个国家人口统计学调查发现婴儿死亡率在不同人群组中的结果明显不同，如果这些人群资料没有一个清楚的定义，就要慎重考虑这些资料的准确度。

（二）抽样调查管理

用专门设计的抽样调查是项目评价最常用的收集资料的方法，这种调查费用较高而且资料处理花费时间。如果需要评价项目的影响，这种资料的价值依赖于良好的基线调查。抽样调查与现有资料一起，是对项目进行评价的主要依据。

抽样调查的方法有两种：

1. 专题营养调查　是评价项目对营养方面影响的具体手段，这种调查需要在项目执行前（基线）和执行后（或项目中期）分别进行。营养调查作为项目计划中的一部分，收集了一组资料，它们包括：①体格测量；②儿童发病率和死亡率；③经济指标：家庭和农业财产、住房类型等；④卫生资源：饮水来源和供水距离、厕所设施和废弃物处理方法；⑤家庭成员职业；⑥地方设施：道路、医疗等。

2. 收集的这组资料，将作为评价每个项目对目标人群营养状况影响的基线资料　这些问题是许多营养调查惯常使用的典型问题。另有一些问题可能涉及食物消费、收入和生化指标，如血中维生素 A 水平和血红蛋白值等。家庭抽样调查：属于项目监测和评价部门所进行的综合调查的一部分。与专题营养调查相比，是一种便宜的选择，由于避免了重复的信息收集，因此可能是最有效的资料收集方法。营养状况的测量（儿童体格测量）可以由经过培训的调查员在常规入户调查中完成。

第七节 食物营养规划与营养改善实践

营养改善的总目标是通过各种营养改善的手段，正确地引导食物消费，优化膳食模式，促进健康的生活方式，全面改善居民的营养状况，达到预防和纠正与营养有关的疾病。在制定总目标后，还可以制定具体目标，例如“通过三年的努力使某地区孕妇和儿童的缺铁性贫血发病率较 2001 年降低 1/3”。营养改善项目根据各国或不同地区的实际情况各有不同和侧重，如在经济较发达的大中城市，营养改善的重点是营养过剩问题。相反，在较贫困地区营养改善的重点则是解决营养不足和微量营养素缺乏的问题。本节介绍了国内外典型的食物营养规划与改善实践。

一、营养主导型农业

发展农业、增加食物生产、丰富市场、保障供给是营养改善的物质基础。根据我国的国情，必须充分挖掘当地食物资源，选用当地自然环境开展种植、养殖业改善项目，从而提高贫困地区居民的能量和蛋白质的摄入水平，增加较富裕地区居民的食物品种，使膳食结构趋向合理。根据我国居民不同时期存在的主要营养问题，曾开展如下项目：

（一）提高营养品质的育种技术

不仅要关注产量方面的优良性状，还要关注营养方面的优良性状，筛选出优质种子资源，培育出高营养品质作物新品种。”近十年来，通过传统育种技术、分子标记辅助育种技术与营养科学相结合，已筛选、培育出20多个富含铁、锌、维生素A原、叶酸等微量营养素的水稻、玉米、小麦、甘薯和马铃薯新品种。采用传统育种方式培育的高维生素A原玉米、高铁豆类、高锌小麦等营养强化品种，在印度、巴基斯坦和孟加拉国等30多个国家已推广种植，功效试验证明对改善人们认知能力、减少发病率、更好适应黑暗环境等有明显作用。

2018年，我国学者创建了一种半粒种子筛选体系，并利用这一体系筛检了近3万粒种子获得了一个糊粉层增厚(其糊粉层从一般水稻的1层细胞增加到4~10层)的水稻品系ta2，使水稻的维生素、微量元素和膳食纤维等营养品质因子得到普遍提升。这是国际上首次发现的一种可用于培育高营养水稻的新型育种材料。

通过农业育种手段生产高营养品质作物，改善人群营养健康水平，离不开技术进步。目前，仍有很多技术难题亟待攻破。虽然转基因技术是营养育种领域最有效的一种技术，但涉及伦理、法规等各方面的限制，应用十分有限。

(二) 促进大豆的生产和营养利用

大豆是优质蛋白质的良好植物来源，应大力开发利用。改革开放以来，我国城乡居民生活水平显著提高，膳食结构和营养状况虽有了明显改善，但在膳食质量和营养水平方面存在较大的城乡差距。农村儿童青少年的发育状况不能令人满意，贫困地区的情况更为严重一些。为了改善农村儿童青少年的体质，在畜禽肉类、蛋类、奶类、鱼类等食物摄入量难以短期内大幅度增长的情况下，扩大大豆的生产和利用，对于优化居民的食物结构，提高优质蛋白质的摄入量，改善居民的体质和营养状况都具有十分重要的作用。

(三) 种植深色蔬菜和果树

深色蔬菜是多种维生素和矿物质的良好来源，同时含有大量的纤维素。增加深色蔬菜的种植面积和品种，满足居民对各种蔬菜的供应，不论在较贫困地区还是较富裕地区都是非常重要的食物来源。保障居民“菜篮子”的丰富是引导合理膳食的重要条件。根据当地的自然条件，引种各种果树，丰富水果的市场供应品种，保障人们每天吃到1~2种水果，可大大优化居民的膳食结构。

(四) 发展养殖业和渔业

养殖业的发展要根据实际情况而定，既要做到有的放矢，又要经济实惠，如养猪、鸡、鸭、兔、羊、牛等，其目的是增加人们动物性蛋白质的摄入量。每天能适量摄入一些动物性食物是人们生活改善的重要标志，也是蛋白质等多种营养素的重要食物来源，提倡适量增加禽、牛、羊肉的摄入，减少猪肉的摄入。

各种鱼类是人们的优质食物，要充分利用水资源，增加优质鱼类的养殖。在南方广大地区种植水稻，进行稻田养鱼，一方面增加了鱼的产量，另一方面也有利于预防稻田害虫，促进水稻的生长，应大力提倡。

在增加食物与农业生产方面，家庭食物生产是一个尤其重要的形式，尤其是较贫困地区的家庭更应采用该项措施，因为在较贫困地区，短期内有效地增加人们的经济收入、改善食物的市场供应是困难的，而家庭食物生产见效较快，能有效地克服食物供应不足的问题。家庭食物生产需要政府及农业技术人员的支持，可因地制宜地选择粮食生产、家庭菜园、家禽家畜喂养以及房前屋后栽种果树等。卓有成效的农村家庭食物生产在较大程度上能弥补食物贮存、食物流通以及食物分配的不足。自20世纪80年代起，我国较贫困地区利用家庭食物生产的方式进行营养改善收到了明显的效果，如1990—1995年对101个贫困县8万余名学龄前儿童进行了连续6年的营养改善工作，开展了多种因地制宜的种植和养殖业方面的食物生产，食物的种植面积、品种和产量在原有基础上均显著提高，低体重和生长迟缓儿童的检出率下降21%~58%，全国贫血率平均下降49%，极大地改善了居民营养状况。

二、营养需求导向的食物供应

(一) 食物的科学贮存

由于食物生产的季节性以及防止灾害的发生，食物的贮存不论在发达国家还是发展中国家都是重要的。食物的贮存应是对主要食物的贮存，如粮食以及供人们食用的动物或动物性食物，贮存的数量视一个国家或一个地区的经济和调控能力而定。对一个国家而言，大米及其他主要食物的贮备量，最好能够维持90天的消费量。在一个国家内较偏远的贫困地区，贮存量应能满足越冬和次年粮食生长所需的时间。此外，还应考虑食物贮存过程中的损失问题，根据我国的实际情况，家庭谷类贮存的损失率在5%~10%。国家粮食仓库谷类的自然损失大约为3%，其中包括大约2%的水分和大约1%的杂质损失，真正的粮食损失<0.1%。

(二) 食物的流通转运

不同的国家由于气候、地区环境的不同其生产的食物品种也有较大差别。一个国家内，由于地区不同，生产的食物也有一定的差别。在我国南方和北方的季节也有较大差别，所以，畅通的食物流通渠道对保障人们的食物供应，丰富食物品种是至关重要的。

食物的流通应是国家管理的范围，国家应加强对粮食、肉类、水果、蔬菜等食品流通渠道的管理，提高食品的保鲜质量，建立合理的流通体系。同时，应加强对食物生产、食品流通、食品工业、营养与健康方面的人才培养及研究机构和科技队伍的建设。重点扶持一批营养和食品工业与流通研究所。还应重视加强信息工作。

(三) 食物的合理分配

食物的分配主要有以下几个方面：

1. 增加人们的收入　人们的经济收入决定人们的食物分配。国家以及各级政府部门应大力发展经济，增加人们的经济收入，努力降低人们购买食物所用的开支在总收入中的比重。

2. 稳定食物价格　稳定的食物价格可以确保人们按计划挑选较多食物品种的机会。稳定的价格有赖于食物的生产以及充足的市场供应,国家以及政府部门应加强调控。

3. 控制人口　控制人口在人口较多的发展中国家或较贫困地区尤为重要。同样的经济收入和食物价格,生育 1 个孩子和 10 个孩子家庭的食物分配会有很大差别。所以,在人口较多的发展中国家和贫困地区,控制人口数量,提高人口素质,保持人口、环境与食物供给的平衡是不可忽视的。

4. 救济或食物补贴　国家和政府部门应对贫困的家庭给予救济,在贫困地区给予食物补贴政策对消除营养不良有一定的作用。大多数实施补贴的食物种类是主食及其他满足人体营养所必需的食物。救济或食物补贴项目必须辅以其他干预措施,如家庭食物生产、增加收入、营养教育等,这样才能从根本上纠正营养不良。

5. 家庭内食物分配　家庭内食物分配是人们食物摄入的终末环节,也是决定人们营养状况的关键环节。家庭内食物分配的重点人群应是婴幼儿、学龄前儿童、孕妇及乳母、学龄儿童。家庭内食物分配的原则是尽可能地让家庭每位成员得到更多的食物品种。

三、营养改善示范行动

(一) 国家大豆行动计划

实施国家大豆行动计划既符合中国国情,又具有国际意义。我国的农村人口达 80%以上,在 20 世纪 90 年代,由于土地等资源和收入水平的制约,广大农民对肉、蛋、奶、鱼等动物类食物的优质蛋白质摄入量明显低于城镇居民。1992 年全国营养调查显示,农村居民平均蛋白质摄入量比城镇居民低 10g,优质蛋白质的比例比城镇居民低 20%。为了改善当时我国 8 亿多农民膳食营养问题,开展大豆行动计划,增加大豆优质蛋白的摄入是符合中国实际的。通过利用价格低廉的大豆生产豆奶、豆制品等,有利于全民补充优质蛋白质,即使在农村偏远地区都能做得到。大豆行动计划与农村产业结构结合起来,与农民、农村、农业发展结合起来,同扶贫攻坚等计划结合起来,把大豆的产、购、销一体化,扩大产业规模,增加更多的就业机会,从而为改善广大农民膳食营养状况、增强体质、振兴农村经济探索出一条具有中国特色的策略。国家大豆行动计划自 1996 年 9 月开始,实施两年后效果评价表明 8~14 岁组男生平均身高比对照组男生增加 3. 29cm,体重增加 5. 73kg;女生比对照组平均身高增加 1. 61cm,体重增加 2. 55kg。中学生贫血患病率下降 13. 08%。并且,饮用豆奶的学生其体质有所增强,冬季患感冒人数明显下降,学生在上午第三、第四节课时精神也较集中,有助于学习成绩和体育运动水平的提高。国家大豆行动计划对世界各国居民特别是对发展中国家居民膳食结构具有重要的指导意义。

(二) 儿童营养监测与改善项目

1985—1995 年开展的"儿童营养监测与改善项目"是中国政府与联合国儿童基金会在农村学龄前儿童营养改善领域里的合作。该项目由原卫生部卫生监督司领导,中国预防医学科学院营养与食品卫生研究所负责组织协调,有关省卫生防疫站(或食检所)及妇幼保健院协作完成。该项目对当地村民的膳食营养状况进行基线调查,根据调查结果并结合当地实际,将增加地方食品生产作为重要的营养干预措施,特别是增加与学龄前儿童营养有关的食品生产,促进家庭种植业和养殖业的发展。

由儿童营养监测与改善项目衍生出的目标食品就是为了改善学龄前儿童营养状况所设计的产品类别,该类食品的生产是指除一般食物的生产外,针对当地营养调查和营养监测发现的营养问题,生产某些富含营养素的食物品种。政府应采取相应的政策增加其生产,其目的是增加供应,降低或稳定物价使贫困居民也买得起。

儿童营养监测与改善项目有针对性地引导村民种植和养殖一些能改善营养状况的目标食品,这些食品大体上包括以下几方面:

1. 富含蛋白质的食品　鱼、豆、花生、奶类、肉、蛋和鸡。
2. 供能食品　根、茎类作物,如薯类、芋头及山药。
3. 含维生素和其他营养素的食品　深绿叶和黄色蔬菜,富含维生素以及其他有益健康成分的蔬菜和水果。
4. 富含钙等微量元素的食品　豆及豆制品,奶及奶制品。

(三) 贫困地区儿童营养改善项目

贫困地区儿童营养改善项目从 2012 年 10 月开始实施,2013 年 11 月原国家卫生计生委和全国妇联联合印发了《2013 年贫困地区儿童营养改善项目方案》,对项目目标、内容和范围、组织管理、经费管理和保障以及监督评估等进行了全面的部署。该项目应用中央财政专项补助经费,为 6~23 月龄婴幼儿免费提供营养包,开展营养与儿童喂养知识普及,预防婴幼儿营养不良和贫血,提高贫困地区儿童健康水平。同时还对提供给贫困地区儿童营养包开展营养成分和卫生指标的监测,以保障食品安全。采取的具体措施包括:

1. 广泛开展社会动员及宣传活动　通过电视、广播、报纸、网络等途径开展社会宣传,扩大项目影响,动员社会各界对贫困地区婴幼儿营养状况给予关注和支持。

2. 开展项目管理和技术培训　由中国疾病预防控制中心营养与健康所专家编写材料,对各级卫生机构和妇联相关人员进行婴幼儿营养和喂养知识、健康教育方法及营养包发放管理等培训,提高其项目管理水平和咨询指导能力。

3. 规范招标采购　省级卫生行政部门严格按照国家相关规定进行招标采购,确保营养包质量,招标采购应在经费下达后 2~3 个月内完成。

4. 免费发放营养包　项目启动时,为 6~18 月龄婴幼儿每天提供 1 包营养包,至 24 月龄。项目实施期间,满 6 月龄的婴儿即纳入发放对象,满 24 月龄的幼儿即停止发放。

5. 开展多种形式的健康教育活动　向儿童看护人以及其他育龄妇女传播儿童营养和科学喂养知识、营养包的作用和服用方法,提高看护人营养包的知晓率和科学喂养知识水平。

6. 开展干预效果监测与评估　国家级抽取部分项目地区开展干预效果监测与评估,同时鼓励各省(区、市)按照国家级监测评估方案组织开展本省项目监测与评估工作。

7. 开展营养包质量监测　中国疾病预防控制中心营

养与健康所对营养包出厂到发放的整个环节的质量进行监测，保障营养包的干预效果。

从2012年10月起，优先选择8个贫困片区的10个省的100个县作为试点，开始组织实施"贫困地区儿童营养改善项目"，惠及28万余名适龄儿童。自2013年11月起，项目扩展到21省（自治区、直辖市）14个国家集中连片特殊贫困地区300个县，为项目地区82万6~24月龄婴幼儿免费提供营养包。2015年起扩展到21省（区、市）14个国家集中连片特殊贫困地区的341个县，共211万名儿童受益。受益孩子营养状况得到改善，贫血状况显著改善，生长迟缓率下降、腹泻发病率和就医医疗费用下降。

（四）农村义务教育学校学生营养改善计划

为了进一步贯彻落实《国家中长期教育改革和发展规划纲要（2010—2020年）》，提高农村学生尤其是贫困地区和家庭经济困难学生健康水平，2011年11月23日，国务院颁布实施了《国务院办公厅关于实施农村义务教育学生营养改善计划的意见》（国办发〔2011〕54号），标志着农村义务教育学生营养改善计划正式实施。是在国务院统一领导下，实行地方为主，分级负责，各部门、各方面协同推进的管理体制，政府起主导作用。采取的具体措施包括：

1. 启动国家试点　2011年秋季学期起，在集中连片特殊困难地区启动试点工作。中央财政为试点地区农村义务教育阶段学生提供营养膳食补助，标准为每生每天3元，2014年秋季起增加到每人每天4元（全年按照学生在校时间200天计算），试点范围包括699个县（市）。从2011年至今，中央财政累计安排资金1591亿元。

2. 支持地方试点　对连片特困地区以外的地区，各地以贫困地区、民族地区、边疆地区、革命老区等为重点，因地制宜地开展营养改善试点工作，逐步改善农村家庭经济困难学生营养健康状况。对工作开展较好并取得一定成效的省份，中央财政给予奖励性补助。

3. 改善就餐条件　各地统筹农村中小学校舍维修改造长效机制和中西部农村初中校舍改造工程资金，将学生食堂列为重点建设内容，使其达到餐饮服务许可的标准和要求。中央财政安排300亿元专项资金，重点支持试点地区学校食堂建设，完成了食堂建设项目6.85万个，新建、改造面积2563万m^2，购置了价值21.97亿元的厨房设施设备，为以学校食堂供餐为主的模式提供了有力支撑。

4. 鼓励社会参与　鼓励共青团、妇联等人民团体，居民委员会、村民委员会等有关基层组织，以及企业、基金会、慈善机构，在地方人民政府统筹下，积极参与推进农村义务教育学生营养改善工作，在改善就餐条件、创新供餐方式、加强社会监督等方面积极发挥作用。

5. 完善补助家庭经济困难寄宿学生生活费政策　进一步完善农村义务教育经费保障机制，根据经济社会发展水平和财力实际，对补助发放范围和标准等进行动态调整。从2011年秋季学期起，将补助家庭经济困难寄宿学生生活费标准每生每天提高1元，达到小学每生每天4元、初中5元。中央财政对中西部地区落实基本标准所需资金按照50%的比例给予奖励性补助。

6. 加强膳食指导和营养宣教工作　为帮助农村学校提高科学配餐水平，解决试点学校营养知识匮乏、专业营养人员紧缺的问题，2013年起在试点省县广泛开展膳食指导及营养宣传教育，并制定了卫生行业标准《学生餐营养指南》，开发了《学生电子营养师》营养配餐软件并编写了系列科普书籍，用通俗易懂的语言向学生介绍营养健康知识。

7. 开展评估监测工作　对各地营养改善计划试点工作开展、供餐管理、食堂建设、资金使用管理、信息公开公示、宣传教育以及学生营养改善状况等进行评估和监测。

农村义务教育学生营养改善计划的实施，成效显著，试点地区农村学生上学饿肚子、吃凉饭现象基本消除，学生营养健康状况显著改善，身体素质明显增强。同时，带动了试点地区农业发展和农民增收，支持了县域经济的发展。

（五）学生奶

国际上对"学生奶"的概念是在各国政府的财政和行政支持下，通过专项计划向学生提供的以牛奶为主的乳品。根据联合国粮农组织于1998年10月在南非召开的"21世纪学生奶国际会议"上各国的经验介绍，不论是富国还是穷国的国家政府，都在大力提倡发展学生奶计划。世界各国的学生奶发展视不同国情实际，分别采取了补贴奶、免费奶、全价奶三种做法。

采取补贴奶的有澳大利亚、加拿大、法国、德国、日本等13个国家，其经费大致有4个来源：

1. 本国政府补贴，如美国。
2. 欧共体成员国支持80%和本国政府补贴20%。
3. 中央政府、地方政府和学生家长三方面出钱，如日本。
4. 由供奶家庭和乳品厂给以补贴，如澳大利亚。

采取免费奶的有阿根廷、芬兰、葡萄牙、南非、泰国等8个国家，特别是泰国自开展学生奶计划以来，政府共支出200亿泰铢（26铢=1美元）。

采取全价奶的有新西兰、菲律宾、沙特阿拉伯、斯洛伐克等8个国家，但这些国家都是以30%折扣的价格销售的。

许多国家还密切结合国家的营养改善计划、学生餐等有关计划和活动，积极开展学生奶计划。在美国、日本、法国等发达国家，强调学生奶作为学生营养午餐的一部分，在提供学生午餐的同时，喝200ml牛奶。这样做一方面是为处于生长发育期的学生提供更趋平衡的膳食营养；另一方面，是为了培养学生喝奶习惯，少喝或不喝含糖饮料。

（六）营养相关服务项目

大多数国家都由卫生部门来实施营养相关的服务项目，常见营养服务项目包括：维生素和蛋白质—能量营养不良的治疗；驱虫；生长状况检测等。在我国除上述项目外，还开展了慢性病预防项目；防治贫血；纠正维生素A、钙、锌、维生素B_2不足的营养改善项目等，在大多数情况下，营养服务项目是免费的。国家以及各级政府部门应重视营养服务项目工作，只要政府重视，给予一定的资金投入就能取得一定的效果，可大大降低由营养不足导致的儿童死亡以及营养过剩所致的营养相关慢性病的发生率。上述诸多营养服务项目中设立营养监测系统、营养监测与信息中心，完善营养调查和评估制度，为制定食物营养政策提供依据，是一件针对公众的非常重要的工作。各地应根据具体情况，努力将营养指标纳入本地区经济发展统计指标体系。

我国政府非常重视营养相关服务工作，营养监测工作从 1986 年开始至今，目前已有较完善的营养监测体系。国家以及绝大多数各省市都成立了营养工作相关的部门，各地都设立了妇幼保健院(所)、营养康复中心等，负责与营养有关的服务工作，还将营养服务作为社区卫生服务的重要内容。社区卫生服务体系的建立和完善，是大大降低营养不良导致的儿童死亡率的重要措施。因为在社区卫生服务机构中，营养服务工作与社区其他卫生相关措施相互补充。

国家基本公共卫生服务项目，是促进基本公共卫生服务逐步均等化的重要内容，是深化医药卫生体制改革的重要工作。是我国政府针对当前城乡居民存在的主要健康问题，以儿童、孕产妇、老年人、慢性疾病患者为重点人群，面向全体居民免费提供的最基本的公共卫生服务。基本公共卫生服务主要由乡镇卫生院、村卫生室、社区卫生服务中心(站)负责具体实施。村卫生室、社区卫生服务站分别接受乡镇卫生院和社区卫生服务中心的业务管理，合理承担基本公共卫生服务任务。开展服务项目所需资金主要由政府承担，城乡居民可直接受益。目前，国家基本公共卫生服务项目有 14 项内容，即：城乡居民健康档案管理、健康教育、预防接种、0~6 岁儿童健康管理、孕产妇健康管理、老年人健康管理、慢性病患者健康管理(高血压、糖尿病)、重性精神疾病患者管理、结核病患者健康管理、传染病及突发公共卫生事件报告和处理服务、中医药健康管理、卫生计生监督协管服务、免费提供避孕药具、健康素养促进。在这些内容中，绝大部分内容有营养相关服务的具体要求。但营养服务是否能有效地实施以及实施效果，尚缺乏考核体系和系统的评价方法。

（七）其他

1. 环境改善　随着科技的发展，环境与健康的关系越来越引起人们的高度重视，为了预防疾病，提高生活质量，延长寿命，国家以及各级政府已将环境改善项目作为一项重要工作来抓。这些项目包括：

（1）提供安全饮水：在大中城市一般具有稳定的水源，良好的水质处理设置和完善的供水网络系统。城市的主要卫生问题是加强水质监测，随时发现问题，及时给予解决。在乡、镇以及农村地区，除确保充足的水源外，重点是保护水域的卫生并杜绝饮用未烧开的水。此外，建立完善的供水网络系统应该列为当地政府的头等大事。我国每年拨有专项经费解决给水排水中的问题，改饮用河水、塘水为井水，极大地降低了腹泻的发生率。

（2）建造公共卫生厕所：安装污水处理和排放设备是保护居民居住环境免受污染，远离污染源及传染源的基础。我国非常重视公共厕所的建设和污水处理系统，凡不符合污染排放标准的废水均不允许排放。对于防止水质污染，减少疾病都起到了十分重要的作用。

（3）采用适当的技术改进燃料的来源和种类，废气的排放应符合要求：废气的污染仍是较为严重的问题，主要来自刚刚起步的乡、镇企业，他们的资金相对不足，同时对废气造成的危害的严重性认识不足，需要教育引导和强制性措施并用。此外，提高家庭燃料的质量，改进烹调设备也是减少污染的重要途径。

（4）改进土壤施肥、减少农药使用：化肥、农药的使用一方面提高了农作物的产量，同时也带来对环境的污染，尤其在自然环境中半衰期较长的农药，应尽量不用或少用。我国已禁止有机氯农药六六六、DDT 在农业中的使用，对于净化环境起到了非常重要的作用。人们常吃的粮食和蔬菜中有机氯的残留量的检测值已明显下降，大多数的残留量均符合国内外的限量标准。说明我国已在禁止有机氯农药的使用方面取得了一定的成绩。

2. 创造就业机会和增加收入　失业是引起贫困的直接根源，不论是发达国家还是发展中国家均是如此。失业和未充分就业使家庭收入减少，最终导致贫困。由于贫困家庭的收入主要用于购买食品，持续食物消费量的不足会直接引起家庭成员的营养不良。因此，增加就业机会，减少失业率应引起各级政府的高度重视，各级技术部门应负责就业的技能培训，以增加就业机会。社区信息部门应及时，准确地通报劳务信息，使失业者能及时掌握劳务信息，便于就业选择。

3. 一体化发展工程　营养改善工作不是一个独立的活动，更不是卫生部门和营养工作者特有的工作。营养改善工作应是全社会参与，政府重视，多部门协作的一个系统工程。首先，良好的营养必须具备充足的食物供应，而食物供应依赖于农业部门的生产规划、生产技术和生产物资的提供。食物的贮存运输，市场的调节则需商业、交通及信息等部门的参与。与此同时，增加人们的购买力则取决于食品价格的稳定、企业良好的经济效益以及较低的失业率等。所以，各级政府应高度重视营养改善工作，以确保营养改善的实施能得到广泛和积极的参与。

（翟凤英　霍军生　王志宏）

参考文献

1. 翟凤英. 食物与营养规划培训教材. 北京：科学技术文献出版社，2002.
2. 翟凤英. 中国营养工作回顾. 北京：中国轻工业出版社，2005.
3. 葛可佑. 中国营养科学全书. 北京：人民卫生出版社，2004.
4. Lucinda K. Lysen. 简明临床膳食学. 霍军生，张春良，等译. 北京：中国轻工业出版社，2003.
5. Lindsay Allen，Bruno de Benoist，Omar Dary，et al. 微量营养素食物强化指南. 霍军生，孙静，黄建，等译. 北京：中国轻工业出版社，2009.
6. Peter Berry Ottaway. 食物强化与营养补充剂技术、安全与法规. 霍军生，魏峰，孙静，等译. 北京：中国食品工业出版社，2011.
7. 樊超男. 地震后常见的儿童营养问题及其预防. 中国当代儿科杂志，2013，15(6)：427-430.

8. 王丽娟,霍军生,孙静,等.汶川大地震后3个月四川省北川和理县6~23月龄婴幼儿的营养状况.中华预防医学杂志,2010,44(8):696-700.

9. 祝小平,唐雪峰,方刚,等.汶川地震灾后重建期的卫生防疫工作.中国循证医学杂志,2010,10(7):791-799.

10. Te Morenga L, Mallard S, Mann J. Dietary sugars and body weight: systematic review and meta-analyses of randomised controlled trials and cohort studies. BMJ, 2013, 346: e7492.

11. Leonor MPS, Roberto CRL, Juan JCE, et al. Prevention of neural tube defects by the fortification of flour with folic acid: a population-based retrospective study in Brazil. Bulletin of the World Health Organization, 2016, 94: 22-29.

12. Tsuboyama-Kasaoka N, Hoshi Y, Onodera K, et al. What factors were important for dietary improvement in emergency shelters after the Great East Japan Earthquake? Asia Pacific Journal of Clinical Nutrition, 2014, 23(1): 159-166.

13. Tsuboyama-Kasaoka N, Purba MB. Nutrition and earthquakes: experience and recommendations. Asia Pacific Journal of Clinical Nutrition, 2014, 23(4): 505-513.

第六章

营养教育与健康促进

营养教育与健康促进是卫生与健康事业的重要组成部分，是提升公众营养健康水平的首选策略，是公认的解决公众营养与健康问题最经济、最有效的策略和措施。本章内容包括4部分：一是营养健康教育与健康促进所涉及的基本概念和理论，其中，基本概念部分介绍了健康教育、健康促进、营养教育、营养健康促进的概念以及营养教育与健康促进的重要意义，基本理论部分介绍了知信行理论、健康信念模式、行为分阶段改变理论、拉斯韦尔传播理论和健康的社会决定因素理论。二是介绍了营养教育形式与方法，包括平面传播材料、健康知识讲座、健康咨询活动、大众媒体传播、新媒体传播等。三是介绍了国内外营养教育与健康促进的范例，包括全民健康生活方式行动、全民营养周、山东省人民政府-原卫生部联合减盐防控高血压项目等。四是介绍了营养教育与健康促进面临的挑战及下一步工作展望，希望今后在创建社会支持性环境、提升公众营养健康素养、加强专业人员能力建设、创新营养教育技术方法和开展营养教育示范基地建设等方面进一步加强营养教育与健康促进工作。

第一节　基本概念与理论

健康教育与健康促进作为一门独立的学科，有其理论体系、技术和方法。营养教育与健康促进作为健康教育与健康促进的重要内容之一，是健康教育与健康促进理论、技术和方法在公共营养领域的具体应用。因此，掌握健康教育与健康促进的理论、技术和方法并能够灵活应用，可以显著提高营养教育与健康促进工作成效。健康教育与健康促进具有多学科性，本节就营养教育与健康促进涉及的基本概念和理论进行简要介绍。

一、基本概念

（一）健康教育

健康教育是指在需求评估的基础上，通过信息传播、教育和行为干预等方法，帮助个体和群体树立科学的健康观念、掌握健康知识和技能、自觉采纳有利于健康的行为和生活方式的一系列活动及过程。

开展健康教育的目的旨在通过健康知识和技能的宣传普及，提高公众的健康意识，引导公众树立科学的健康观，提高公众的健康知识水平和自我保健技能，提升公众应对健康问题的能力，力争使公众不得病、少得病、晚得病，最终的目标是提升全民健康水平。

健康教育是运用社会学和流行病学方法诊断社区和人群的健康问题，以提高科学认知为基础，以树立正确理念（态度）为重点，以掌握健康技能为支持，以改变行为为目标开展工作。

（二）健康促进

健康促进指个人、家庭、社区和国家一起采取行动，鼓励公众采纳健康行为，增强公众改进和应对自身健康问题的能力。

健康促进既强调个人对健康的责任，又强调政府、社会对健康的责任；既强调个人能力的发展，又强调支持性环境的创建。

倡导、赋权、协调是健康促进的三大基本策略。通过社会倡导，达成共识，凝聚各方力量；通过赋权，增强个人和社区处理健康问题的能力；通过协调，推进健康促进目标的实现。

健康促进的5个优先活动领域：一是制定促进健康的公共政策，二是创造健康支持性环境，三是强化社区行动，四是发展个人技能，五是调整卫生服务方向。

（三）健康教育与健康促进的关系

健康教育与健康促进既有联系又有区别，两者的最终目标都是促进健康，提高公众的健康水平，但侧重点明显不同。健康教育侧重于知识的传播、不健康行为的干预，目的是促进公众养成健康的行为生活方式，最终带来健康收益；而健康促进坚持“大卫生 大健康”的发展理念，实施“将健康融入所有政策”策略，侧重于社会倡导和社会动员，目的是让全社会都关注健康问题，承担各自的健康社会责任，在组织、政策、经济、文化、卫生服务提供等方面为个体或群体行为改变提供强有力的环境支持。

（四）营养教育

营养教育是指通过传播、教育、干预等方法，改变个体或群体的饮食行为从而改善其营养与健康状况所开展的一系列活动及过程。

通俗地讲，营养教育就是通过普及营养与健康知识，提高公众的营养保健意识，改变与营养有关的不健康的饮食行为和生活方式，调整膳食结构，实现合理膳食、均衡营养，达到改善营养状况，预防营养相关疾病的目的，从而提高公众的健康水平和生活质量。

（五）营养健康促进

营养健康促进是应用健康促进的策略和理念，解决营养与健康相关问题的过程，其核心是通过促进个人、家庭、社区和国家一起采取措施，不断改善公众的营养与健康状况，减少营养相关疾病的发生。

倡导、赋权、协调也是营养健康促进的三大基本策略。通过社会倡导，就营养与健康问题达成社会共识，凝聚各方力量共同解决营养与健康问题；通过赋权，加强个人和社区能力建设，增强个人和社区处理营养与健康问题的能力；通过协调，使各方目标一致，齐心协力，共同推进营养健康促进目标的实现。

营养健康促进的优先工作领域：一是制定促进健康的公共营养政策；二是创造营养健康支持性环境；三是强化社区营养行动；四是发展个人营养健康技能。

（六）营养教育与健康教育的关系

营养教育与健康促进是健康教育与健康促进的重要内容之一，是健康教育与健康促进理论、技术和方法在公共营养领域的具体实践，是运用健康教育与健康促进理论、技术和方法来解决具体的营养与健康问题。

开展营养教育与健康促进，需要对健康教育与健康促进的概念、理论和方法有较为系统、深入的理解，并在这些理论和方法指导下规范地开展营养教育与健康促进工作，取得预期成效。

（七）营养教育与健康促进的意义

营养教育与健康促进是卫生与健康事业的重要组成部分，是提升全民营养健康水平的首选策略，是公认的解决公众营养与健康问题最经济、最有效的措施。

2016 年，中共中央、国务院发布了《"健康中国 2030"规划纲要》，明确指出："应全面普及膳食营养知识，发布适合不同人群特点的膳食指南，引导居民形成科学的膳食习惯"。2017 年，国务院办公厅颁布了《国民营养计划（2017—2030 年）》，明确指出：到 2020 年，"吃动平衡的健康生活方式进一步普及，居民营养健康素养得到明显提高"，到 2030 年，"居民营养健康素养进一步提高，营养健康状况显著改善"，并把"普及营养健康知识"作为改善国民营养健康状况的 7 项实施策略之一。这两个文件是今后较长一段时间内开展营养健康工作的纲领性文件，具有重要的指导意义，同时，两个文件都把普及营养知识、提高居民营养健康素养、普及健康生活方式作为重要内容。营养教育与健康促进，正是实现这些要求的重要策略和手段，对促进居民营养健康状况改善、实现国民营养计划和健康中国的愿景，有着重大而深远的意义。

二、基本理论

（一）知信行理论

知信行理论是行为改变的理论之一，来源于认知理论，最早由英国心理学家科斯特（A. Koestl）在 20 世纪 60 年代提出。

在知信行理论中，"知"是指知识，"信"是指信念、态度，"行"是指行为。该理论认为知识是态度和行为改变的基础，信念是行为改变的动力，行为改变是目标；将公众行为的改变分为获取知识、产生信念及形成行为 3 个连续过程（图 5-6-1）。个体通过学习健康知识和技能，确立正确的信念和态度，将已经掌握的知识和认同的态度付之行动，从而形成健康的行为，最终提升自身的健康水平。

需要注意的是，目标人群获取了知识、转变了态度之后，不是一定能够改变行为的，也可能会出现"知行不一"的情况。在实际工作中，知识的传播比较容易，公众观念的转变快慢不一，公众行为的改变相对缓慢。由于"知行不一"的存在，专业人员开展健康教育时，不仅要强调知识的宣传，更要重视如何将知识转化为态度，进而将态度转化为行为，这才是健康教育的目的和重点所在。

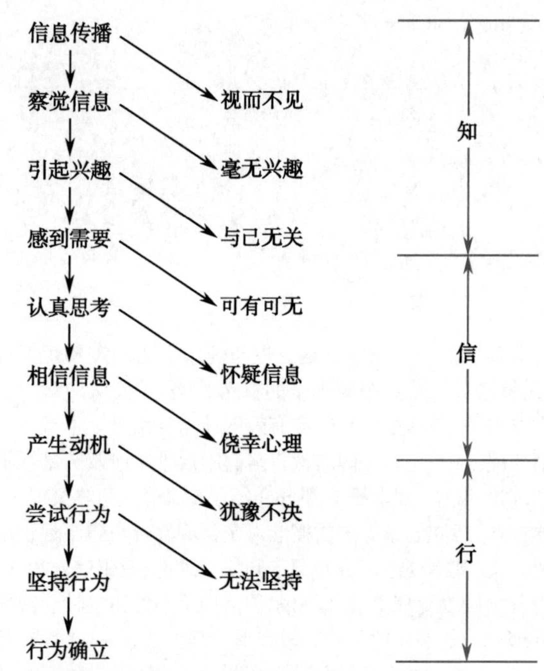

图 5-6-1　知识对行为改变的影响

来源：吕姿之. 健康教育与健康促进. 第 2 版. 北京：北京大学医学出版社，2002.

（二）健康信念模式

健康信念模式是最早用于个体健康行为阐释的理论模型之一，该理论诞生于 20 世纪 50 年代，由美国心理学家 Rosenstock 首先提出并由 Becker 和 Maiman 加以修订而成。

健康信念模式从社会心理学角度，分析影响健康行为的各种因素，强调个体主观心理过程，如期望、思维、推理、态度、信念等，并将其归纳为以下几个与行为改变紧密相关的关键因素（图 5-6-2）。

1. 感知疾病威胁　对疾病威胁的感知程度直接影响公众行为动机的产生，包括感知疾病的易感性和严重性。感知疾病的易感性，即个体对自身患某种疾病或出现某种

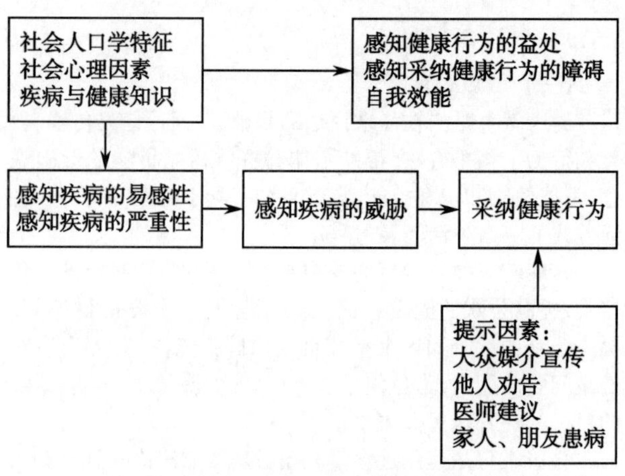

图 5-6-2　健康信念对行为改变的影响

健康问题的可能性的主观判断；感知疾病的严重性，即个体对疾病所产生的躯体、心理和后果严重性的判断。个体越是感到自己患某种疾病的可能性越大，感知患某种疾病的后果越严重，就越有可能采取行动避免疾病的发生。

2. 感知行为改变的益处和障碍　包括感知采纳健康行为的益处和采纳健康行为的障碍两个方面。感知采纳健康行为的益处，即个体对采纳健康行为可能带来的益处的主观判断，包括健康状况的改善和其他方面的收益；感知采纳健康行为的障碍，即个体对采纳健康行为可能付出代价的判断，包括身体、心理、时间、费用上的各种代价。

3. 自我效能　指个体对自己成功采纳健康行为的能力的评价和判断，以及获得期望结果的信念。自我效能越高，个体越容易采纳并坚持健康行为。

4. 提示因素　指促进健康行为发生的因素，是个体行为改变的推动力，包括任何与健康问题有关的促进个体行为改变的关键事件和暗示。例如，身体出现不适症状，大众媒介的健康宣传，医师建议采纳健康行为，家人或朋友患病等，均可能成为提示因素。提示因素越多，个体采纳健康行为的可能性越大。

5. 社会人口学因素　如年龄、性别、民族、人格特点、受教育水平、社会阶层、同伴影响，以及个体所具有的疾病和健康知识等。

（三）行为阶段改变理论

行为阶段改变理论是由 James Prochaska 和 Carlos Diclemente 在 20 世纪 80 年代初提出的，综合了有关心理治疗和行为改变的多种理论，因此，该理论又被称为“跨理论模型”。模型最初来自于吸烟行为的干预研究，此后被应用到更为广泛的领域，如酒精和药物滥用、饮食行为干预、久坐生活方式干预等。

行为阶段改变理论认为，个体的行为改变是一个渐进和连续的动态发展过程，一般经过以下几个阶段：

1. 无打算阶段　处于这一阶段的人在未来 6 个月内没有改变行为的意向。不打算改变行为的原因主要有以下几种情况：一是没有意识到自身行为问题的存在，不知道行为的后果；二是尝试过改变，却因失败而丧失信心；三是认为没有必要改变。此外，行为改变受生活环境的影响，如周围人的态度和做法会对个人的行为改变产生很大影响，周围人的鼓励、支持、肯定将对个人的行为改变产生积极的影响，反之则会产生消极的影响。

2. 打算阶段　处于这一阶段的人打算改变行为，但却一直无任何行动或准备行动的迹象。这时候他们已经考虑对某些特定行为做出改变，而且已经意识到改变行为可能带来的益处，但是也清楚行为改变的障碍和代价，处于一种矛盾的心态。

3. 准备阶段　处于这一阶段的人已经倾向于在近期内采取行动，通常指打算在未来 1 个月内开始采取行动。在这一阶段，人们承诺做出行为改变，并且已经开始有所行动，例如制订了行动计划，参加了健康教育课程，做好了一定的心理准备等。

4. 行动阶段　处于这一阶段的人已经做出了行为改变，如“我已经开始锻炼”“我已经开始清淡饮食”等，但行动阶段并不等同于行为改变成功。例如，在合理膳食行为干预中，可以把减少能量摄入看成是行动阶段的开始，但还不能认为是行为改变成功。只有把行为改变坚持下来，成为一种生活习惯，并带来预期健康收益，才能认为是一个成功的行为改变。

5. 维持阶段　保持行为改变状态超过 6 个月，达到了预期目标。在这个阶段，新行为已经固定下来并成为一种习惯，退回到无准备阶段的风险性降低，环境因素的影响逐步减少，对行为改变的信心在逐步增加。

行为阶段改变理论可以帮助营养教育工作者了解目标人群的行为改变过程，采取有针对性的措施帮助其进入下一阶段。在无打算阶段和打算阶段，应重点促使其思考，认识到危险行为的危害、权衡改变行为带来的利弊，从而产生改变行为的意向、动机；在准备阶段，应促使其作出决定，找到替代危险行为的健康行为，可协助拟定行动计划，提供行为改变技能等；在行动阶段和维持阶段，应肯定、激励他们的行为改变，强化其自我效能，同时改变环境来消除或减少危险行为的诱惑，防止行为反复。

值得注意的是，行为改变并不是单向线性转变，处于准备期的人们也可能在一段时间后放弃行为改变的想法，回到无打算阶段，处于行动阶段的人们也可能不能维持，重新回到准备阶段等。

人处在不同阶段，以及从一个阶段过渡到下一个阶段时，都会有不同的心理变化历程。行为阶段改变理论提出了 10 个最常见的变化过程，用以指导行为干预。

（1）意识唤起：指发现并且学习能够支持行为改变的新的事实、观念和技巧。具体包括提高对不良行为及其结果的感知，充分认识改变不良行为的意义等。健康咨询、媒体宣传等都有利于达到这一目的。

（2）缓解紧张情绪：缓解伴随不健康行为风险而带来的消极情绪，如恐惧、焦虑、担心等，在行为改变初期往往会出现一些负性情绪，减轻负性情绪有助于行为矫正。通过心理剧、角色扮演、成功实例等方法可以达到这一目的。

（3）自我再评价：指从认知和情感方面评估自己有某种不良习惯和（或）无某种不良习惯的自我意象的差异，从而认识到行为改变的重要性。自我价值认定、健康角色模式和心理意象等方法有助于完成这一过程。

（4）环境再评价：意识到自己周围环境中存在着不健康行为的负面影响或健康行为的正面影响，从认知和情感方面评估周围环境对行为的影响。同情训练和家庭干预等可产生这样的效果。

（5）自我解放：指人们改变行为的信念和实现信念的许诺。例如选择重要的日子当众许诺采纳健康的行为和（或）改变不健康的行为。

（6）寻求帮助：为行为的改变寻求社会支持。家庭支持、同伴支持、电话咨询等都是获得社会支持的有效手段。

（7）逆向制约：用健康的行为替代不健康的行为，可以采用放松、厌恶、脱敏疗法等方法。

（8）应变管理：适时地在一定的行为改变方向上提供结果强化，增加对健康行为的奖励，减少对不健康行为的奖励。研究发现，不健康行为的惩罚效果不佳，行为改变者主要依赖于奖励而不是惩罚。行为契约是常用的策略。

（9）刺激控制：减少或去除不健康行为的暗示，增加强化健康行为的暗示。

（10）社会解放：意识到社会风气的变化在支持采纳健康行为中的作用。社会规范、健康知识宣传、健康政策制定等都有利于公众采纳健康行为。

（四）拉斯韦尔传播模式

拉斯韦尔传播模式是传播学的奠基人之一拉斯韦尔（Harold Lasswell）在1948年提出的，该理论认为一个有效的传播至少包括5个基本构成要素，即：谁（Who），说了什么（says What），通过什么渠道（in Which channel），对谁说（to Whom），取得了什么效果（with What effect），也称为信息传播的5W模式（图5-6-3）。

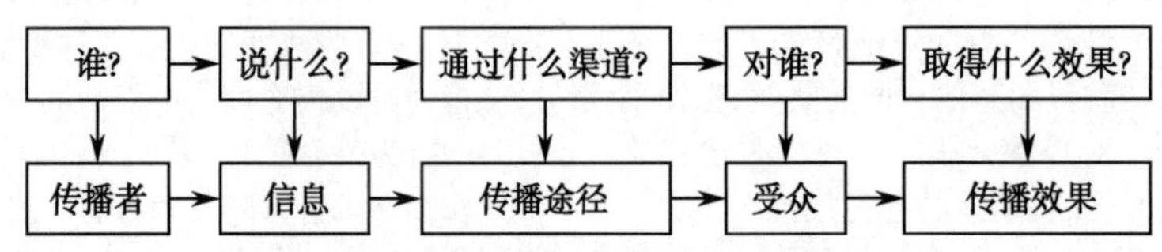

图5-6-3　拉斯韦尔传播模式

1. 传播者　即"谁"，是信息的主动发出者和媒介的控制者，在传播过程中担负着信息的收集、加工和传递任务。具体而言，传播者的任务包括：①收集信息：选择有价值的信息。②加工制作信息：将收集到的信息进行加工处理，转化为目标人群易于理解、接受和实践的健康信息。加工应力求做到准确、易懂、适用。③发出信息：将制作好的信息通过传播渠道传递出去，使目标人群建立起与自己一致的认识，采取相同的态度或行动。④收集与处理反馈信息：了解传播效果，即目标人群接受信息后的心理或行为反应，以便不断调整其传播行为。传播者既可以是个人，如有关专家、健康指导员等，也可以是集体或专门的机构，如公共卫生机构、电视台等。

2. 信息　即"说什么"，它是由一组有意义的符号组成的信息组合，包括语言符号和非语言符号。营养健康信息泛指一切与人类营养健康有关的观念、知识、技能和行为模式等。信息应具有以下特点：符号通用、科学性、针对性、适用性、指导性、通俗性。

3. 渠道　即信息传递所必须经过的中介或借助的物质载体，可以是信件、电话等人际传播媒介，也可以是报纸、广播、电视等大众传播媒介。根据信息传递的特点，可以分为以下几类：①口头传播：如讲座、咨询、演讲等；②文字传播：如报刊、杂志、书籍等；③形象化传播：如图画、模型、照片等；④电子媒介传播：如电影、电视、广播等；⑤新媒体传播：如网络、手机等；⑥综合传播：如展览、卫生宣传等。

4. 受众　即"对谁"，受众又称目标人群，是对读者、听众、观众等的总称，它是传播的最终对象和目的地。目标人群一般被视为信息传播中的被动接收者，但却拥有是否接受信息、怎样接受信息的主动选择权，可以选择性接受、选择性理解、选择性记忆。目标人群对信息产生不同反应的原因在于公众各自的心理构成不同、知识储备不同、生活经历不同、价值观和信仰不同、生活环境不同，因此，想要取得较好的传播效果，应该准确把握目标人群的特征，有针对性地制定传播策略。

5. 效果　即信息到达目标人群后在其认知、情感、行为等各层面所引起的反应。它是检验传播活动是否成功的重要尺度。按可达到的层次由低到高分为4个层次：①知晓健康信息：主要取决于传播信息的强度、重复率和新鲜度等；②健康信念认同：即目标人群接受传播的健康信息，并认同信息中倡导的健康理念；③态度转变：即目标人群的态度向着有利于健康的方向转变；④采纳健康的行为和生活方式：目标人群改变原有的不健康行为，采纳有利于健康的新行为，这是传播效果的最高层次。

（五）健康促进优先行动领域

1986年，首届国际健康促进大会在加拿大渥太华召开，会议通过了《渥太华宣言》，提出了健康促进的五大策略（即健康促进五大优先行动领域），奠定了健康促进的理论基础。

1. 制定健康公共政策　健康的公共政策以保障健康作为先决条件，重点在于改善健康的社会决定因素，保护社区、家庭和个人免受健康危险因素影响，并保证必要的条件以促进健康的生活方式。公共政策是公共权力机关经由政治过程所选择和制定的为解决公共问题、达成公共目标、以实现公共利益的方案，其作用是规范和指导有关机构、团体或个人的行动，其表达形式包括法律法规、行政规定或命令、国家领导人口头或书面的指示、政府规划等。各级政府、各个部门、社会组织和个人都应树立"大卫生 大健康"的理念，落实或推动落实"将健康融入所有政策"策略，明确要求非卫生部门（政策、法规、财政、税收等）制定和实施健康促进政策，承担各自的健康社会责任，促使公众更容易做出健康选择。

2. 创造健康支持性环境　人类与其生存的环境密不可分，健康促进必须为公众创造安全、愉悦和舒适的学习、工作和生活环境。健康支持性环境既包括自然环境，也包括社会环境。要系统地评估快速变化的环境对健康的影响，以保证社会环境和自然环境有利于健康的发展。

3. 强化社区行动　确定健康问题和健康需求是社区能力建设的优先工作领域，社区居民有权、有能力决定他们需要什么以及如何实现其目标。因此，应充分发动社区力量，挖掘社区资源，通过具体有效的社区行动（包括确定优先项目，做出决策，设计策略及执行），以促进健康环境的形成，达到促进健康的目标。这一过程中的核心是赋予社区自主权，利用社区现有人力、物力资源，最大限度地促进公众参与各项健康活动。

4. 发展个人技能　通过提供健康信息，教育并帮助公众提高做出健康选择的技能，支持个人和社会的发展。帮助公众不断地从生活中学习健康知识，有准备地应对人生各个阶段可能出现的健康问题。发展个人技能不仅是健康教育工作者的责任，学校、家庭、工作单位和社区都应帮助公众发展个人技能。

5. 调整卫生服务方向　卫生服务机构要不断改革，适应广大公众新的健康需求。健康促进中的卫生服务责任由个人、社会团体、卫生部门、发展改革机构、社会保障机构、工商机构和政府等共同分担，不再仅仅是卫生专业机构的单一责任。建立有助于健康的卫生保健系统，优化资源配置，避免职能重复。同时，调整卫生服务类型与方向，将预防理念和健康促进作为卫生服务模式的组成部分，让每一个人都公平受益。

（六）健康社会决定因素理论

健康的社会决定因素是指在直接导致疾病的因素之外，由人们的社会地位和拥有的资源所决定的生活和工作环境及其对健康产生影响的因素，它是决定公众健康和疾病的根本原因，包括人们从出生、成长、生活、工作到衰老的全部社会环境特征，其构成包括社会环境因素（教育、住房、交通、食品、环境等）和社会结构因素（社会分层、社会政治、经济、文化背景等）。

1948年，WHO宪章中提出健康是一项基本人权，不因种族、政治信仰、生活工作的条件而异，成为健康社会决定因素的理论基础。然而，20世纪五六十年代，强调技术和疾病的专业化，健康社会决定因素被边缘化。1978年，《阿拉木图宣言》发表，将初级卫生保健作为2000年人人享有健康保健目标的关键策略。2005年，WHO设立了健康社会决定因素委员会，健康的社会决定因素越来越受到关注。

健康社会决定因素委员会从影响健康的“原因的原因”入手，建立起完整的“健康社会决定因素”概念框架，如图5-6-4所示，社会结构性因素决定着人们的日常生活环境，而国家和政府所采取的不同社会资源分配制度（包括卫生体系和其他社会福利制度）可以影响社会结构性因素和日常生活环境。依据这一行动框架，WHO建议从以下三个方面采取行动，以促进健康公平：

1. 改善人们的日常生活环境，特别是改善女童和妇女的生活环境和儿童的出生环境、重视幼儿期的成长和教育，改善生活和工作环境，关注老年人生活健康。

2. 在全球、国家和社区不同层面特别关注形成日常生活环境的社会结构性因素，解决权力、财富和社会资源分配不公平的问题。

3. 注重策略和收集证据，评估行动的效果，不断充实健康社会决定因素领域的知识基础，并通过宣传教育，提供公众对健康社会决定因素的认识。

根据健康的社会决定因素概念框架，在营养教育与健康促进工作中，应着重以相对弱势群体作为干预对象，改善他们的日常生活环境，开发价格低廉、营养丰富的食谱，使之能够获得或维持健康。在渠道选择时，应考虑相对弱势群体对信息的可获得性。在信息的传递中，以深入浅出、通俗易懂的方式开展教育，也是缩小健康不公平的方式之一。

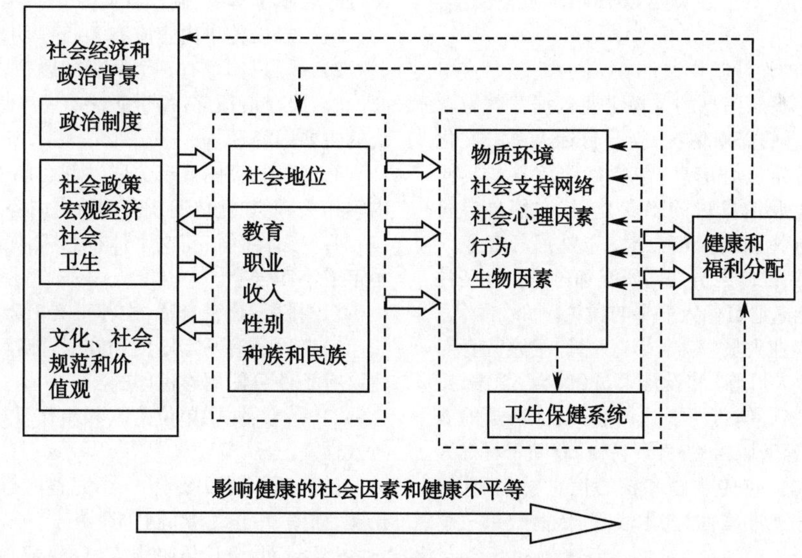

图5-6-4　WHO影响健康的社会因素的概念框架

来源：郭岩，谢铮. 用一代人时间弥合差距—健康社会决定因素理论及其国际经验. 北京大学学报（医学版），2009，41（2）：125-128.

第二节　营养教育形式与方法

营养教育形式与方法是健康教育形式、方法在营养与健康领域的具体运用。编制营养教育传播材料、举办营养知识讲座、开展营养咨询/义诊服务、利用大众媒体/新媒体开展营养与健康相关知识与技能传播，是营养教育工作中常见的形式和方法。开展营养教育项目时，经常会根据工作需要综合使用多种营养教育形式和方法，以期达到最佳营养教育效果。

一、编制营养教育传播材料

营养教育传播材料是营养与健康信息的载体，既是开展营养教育与健康促进活动时使用的宣传资料，也是常用的营养健康传播手段。营养教育传播材料具有科学性、知识性、实用性、艺术性的特点。根据媒介和形式不同，传播材料可分为平面传播材料、音像传播材料和实物传播材料三类。下面重点介绍平面传播材料和音像传播材料的特点及设计要求。

(一) 平面传播材料的制作与评价

1. 平面传播材料的种类及特点　平面传播材料又称印刷资料，指用纸质媒介作为健康知识传播载体的一类传播材料。常见的形式有海报(张贴画)、传单(单页)、折页和小册子等。

(1) 海报：海报的主要目的是吸引公众的注意力，引起关注，营造氛围。其特点在于有强烈的视觉效果，文字、构图极具夸张、震撼力，画面留白占整张海报的 1/3～1/2，信息简单明确，字数少、字号大，多张贴在公共场所。行人路过时，通过短暂的目光扫视，就能获得传播信息。

(2) 传单/单页：传单是指印有营养教育信息的单页纸。一般情况下，一张传单只围绕一个主题展开叙述，信息比较简单。优点在于设计简单、制作快捷、成本低廉，缺点是不易保存，吸引力差。最适用于时间紧、任务急、大批量发放时使用，如在开展义诊、举行大型营养讲座时集中发放。

(3) 折页：折页一般是指正反面都印有营养健康知识的单页，其特点是设计精美、图文并茂，有较强的吸引力；内容板块清晰，信息简单明了；便于携带和保存；设计要求、制作成本显著高于单页。

(4) 小册子：小册子是指介于折页与图书之间的一种科普读物。一般是就某一营养与健康主题或疾病问题，开展系统、全面地阐述，让目标人群对该主题或疾病问题有一个比较全面的认识。其特点是信息量大、内容系统完整，图文并茂、可读性强、便于携带。受众可以长时间、反复阅读，有保存价值。

2. 平面传播材料的设计制作

(1) 确定传播信息：对信息的选择主要依据营养教育目标和目标人群对信息的需求情况，结合目标人群的文化水平和接受能力等，选定核心信息(包括确定信息的具体内容、信息的复杂程度及信息量的多少)。核心信息要科学准确、通俗易懂。选择和确定信息时，需要营养专业人员、健康教育专业人员、设计人员共同研究和讨论。在条件允许的情况下，尽可能邀请目标人群参与讨论。

(2) 设计初稿：专业人员(营养专业人员、健康教育专业人员、临床医学专业人员等)和设计人员(编辑、美编、摄影等)密切配合，根据核心信息所表达内容，设计恰当的表现形式。插图应与内容密切相关，直观易懂，有助于目标人群更好地理解宣传内容；宣传主题和核心信息要醒目、简洁，保证设计初稿在信息准确性、艺术表现、传播效果三个方面具有较高质量。

(3) 预试验：将初稿在目标人群中进行预试验。通过个人访谈或小组讨论，了解目标人群是否理解营养教育资料所传播的信息，是否喜欢营养教育资料的表现形式，收集评论意见和修改建议。

(4) 修改与定稿：根据预试验结果，对初稿进行修改。如果目标人群对初稿意见或建议较多、修改内容较多时，修改后样稿还需再次进行预试验，直至绝大多数目标人群能正确理解才能通过，最终形成定稿。

(5) 制作与生产：少量营养教育资料可自行制作完成；大量营养教育资料需要交付制作单位，进行批量生产。

(6) 发放与使用：针对印刷资料的发放或者张贴使用方法，开展使用人员培训，使其能够正确理解资料的适用范围、目标人群和发放形式，做好资料的发放登记等，也可同时配发使用指南。向目标人群强调学习和使用资料的重要性，引起对方重视；提示资料中的重点内容，引导目标人群加强学习和记忆；讲解具体的使用或操作方法，使目标人群能够遵照有关步骤自行操作。

3. 平面传播材料的设计要点

(1) 海报的设计要点：一张完整的海报设计包括布局、题目、关键信息、插图和落款。

1) 布局：海报最突出的特点是通过颜色、构图、文字、空白等因素的搭配形成强烈的视觉效果。海报的信息简单直白，构图强调视觉效果，空白占整张海报的 1/3～1/2。

海报构图效果与 A4 纸上效果相同，可在 A4 纸上设计好构图后，等比例放大到海报大小即可。

2) 题目：题目应该横穿海报的顶部，字体大小应该保证正常视力者在 4m 处能够清晰阅读。

3) 关键信息：一般只体现 1 个或 2 个重要的核心信息。使用 1 种或最多 2 种字体；对于正常视力者，2m 处能看清信息内容。如果是活动告知类海报，请写明活动时间、地点和参加人员。

4) 插图：可使用照片、插图、色彩等帮助读者理解信息或吸引读者注意力。

5) 落款：注明单位落款，明确信息出处，提高信息的权威性。

(2) 传单的设计要点：一个完整的传单包括题目、正文、插图、单位落款、制作日期等。

1) 布局：传单内容应有 3～5 个明确的知识板块。

2) 题目：传单有一个明确的题目，概括整个传单的主要内容，放在最顶部；每个版块有一个明确标题，概括该板块的主要内容。

3) 插图：插图具有关联性和自明性，即插图应与文字内容相关，能独立传递或表达特定内容或信息。

4) 字体字号：正文字体推荐宋体或黑体，字号推荐五号字或小四号字。

5) 排版：疏密合适，推荐正文 1.25～1.5 倍行间距。

6) 纸张：有一定厚度和硬度，推荐 80g 以上纸张印刷。建议有条件可使用彩色印刷。

7) 落款：注明单位落款和制作日期，明确信息出处和时效性。

(3) 折页设计要点：一个完整的折页包括封面、题目、正文、插图、单位落款、制作日期等。

1) 封面：设计要吸引人，反映主题内容。封面显示题目、单位落款和制作日期。

2) 字数：二折页字数在 800～1200 字左右为宜，三折页字数在 1500～2000 字左右为宜。

3) 内容版块：单面折页内容包括 2～3 个版块为宜。每个版块围绕一个分主题进行叙述。

4) 插图：插图要有关联性和自明性，即插图应与文字内容相关，能独立传递或表达特定内容或信息。

5) 字体字号：正文字体推荐宋体或黑体，字号推荐使用五号或四号字为宜。

6) 排版：推荐正文 1.25～1.5 倍行间距。

7) 印刷：建议彩色印刷，推荐 105g 以上铜版纸印刷。

(4) 小册子的设计要点：一本完整的小册子包括书

名、封面、目录、正文、插图、单位落款和制作日期等。

1）纸张选择与装订：常用的纸张为双胶纸和铜版纸。小册子一般厚度较薄，采用无线装订（胶装）或骑马钉。骑马钉通常适合小型出版物，总体页码必须是4的倍数，这样才能做出折叠样式的小册子。

2）封面：封面设计要简洁大方、色彩饱和、不刺激，图片与主题内容相关。封面显示题目、单位落款和制作日期等。

3）目录：小册子通常配有目录，尤其是页码较多时。通过目录，让读者对小册子的内容一目了然，便于读者迅速查阅相关内容。

4）正文：根据主题，将正文分为几个部分。各部分按照一定的逻辑有序排列。各级标题的字体、字号和颜色要保持一致。

5）字体字号：推荐使用宋体或黑体。小册子中的文字原则上以一种字体为主，其他字体为辅。同一版面通常只用2~3种字体。字号以五号、小四号、四号字为宜。用于儿童与老人的小册子可适当采用较大号的字体。

6）插图：插图可以把抽象的描述具体化、可视化，便于读者更准确地理解和记忆。插图必须与内容相关，且具有自明性。

7）书眉：如果设有书眉，书眉上的书名必须与封面一致且要完整。

4. 平面传播材料评价　平面传播材料评价包括质量评价和传播效果评价。质量评价是对传播材料的内容质量和设计质量开展评价（表5-6-1~表5-6-4）。传播效果评价是从目标人群的角度，对平面传播资料的内容、插图、实用性及行为指导性等方面做出总体评价。

（1）海报质量评价：

表5-6-1　海报质量评价表

评价内容	符合（5分）	比较符合（4分）	一般（3分）	不太符合（2分）	不符合（1分）	得分
1. 视觉冲击效果好，能吸引读者并保持读者注意力						
2. 标题醒目，正常视力者在4m处能看清标题						
3. 核心信息突出，正常视力者在2m处能看清内容						
4. 信息简洁准确						
5. 空白占1/3~1/2						
6. 构图与内容相关						
7. 无不必要的细节						
8. 有落款与署名						
合计						

表格使用说明：
（1）评分标准：采用5级评分。符合，5分；比较符合，4分；一般，3分；不太符合，2分；不符合，1分。得分率=实际得分/总分×100%
（2）结果评价：优秀：得分率≥90%；合格：70%≤得分率<90%；不合格：得分率<70%
引自：李英华，李莉. 健康教育服务实施与评价指南. 北京：北京大学医学出版社，2016.

（2）传单/折页质量评价：

表5-6-2　传单/折页质量评价表

评价内容	符合（5分）	比较符合（4分）	一般（3分）	不太符合（2分）	不符合（1分）	得分
1. 内容评价						
（1）内容科学准确						
（2）文字通俗易懂						
（3）有明确行为建议						
（4）一个段落只围绕一个主题进行描述						
2. 设计评价						
（5）布局合理，色彩和谐						
（6）核心内容突出，板块清晰						
（7）文字与底色对比度清晰						
（8）字号选用五~四号为宜						
（9）插图与内容相关并有自明性						
（10）没有修饰性插图						
（11）有机构落款						
（12）有制作日期						
合计						

表格使用说明：
（1）评分标准：采用5级评分。符合，5分；比较符合，4分；一般，3分；不太符合，2分；不符合，1分。得分率=实际得分/总分×100%
（2）结果评价：优秀：得分率≥90%；合格：70%≤得分率<90%；不合格：得分率<70%
引自：李英华，李莉. 健康教育服务实施与评价指南[M]. 北京：北京大学医学出版社，2016.

（3）小册子质量评价：

表 5-6-3　小册子质量评价表

评价内容	符合（5分）	比较符合（4分）	一般（3分）	不太符合（2分）	不符合（1分）	得分
1. 内容评价						
（1）内容科学准确，全面系统						
（2）文字通俗易懂						
（3）有行为建议且具体可行						
（4）内容板块清晰，逻辑性强						
（5）一个段落只围绕一个主题进行描述						
2. 设计评价						
（6）封面简洁大方，有机构落款及制作日期						
（7）有目录，板块清晰						
（8）文字与底色对比度清晰						
（9）字号大小适宜阅读，推荐五～四号字为宜						
（10）行间距在 1.25～1.5 倍						
（11）同一级标题的字体、字号、色彩一致						
（12）图文并茂，插图与内容相关并有自明性						
（13）插图不能影响文字阅读，避免修饰性插图						
（14）没有刊登任何形式的广告						
（15）内文纸张重量不低于 70g						
合计						

表格使用说明：
（1）评分标准：采用 5 级评分。符合，5 分；比较符合，4 分；一般，3 分；不太符合，2 分；不符合，1 分。得分率＝实际得分/总分×100%
（2）结果评价：优秀：得分率≥90%；合格：70%≤得分率<90%；不合格：得分率<70%
引自：李英华，李莉. 健康教育服务实施与评价指南[M]. 北京：北京大学医学出版社，2016.

（4）平面传播资料传播效果评价：

表 5-6-4　平面传播资料传播效果评价

评价指标	访谈对象 1	访谈对象 2	……	访谈对象 10	平均
1. 总体评价					
2. 对文字内容的理解					
3. 对插图的理解					
4. 内容实用性评价					
5. 对版式设计的评价					
合计					

表格使用说明：
从目标人群的角度，对平面传播材料的内容、插图、信息的实用性、版式设计等方面做出评价。
（1）评分标准：采用 5 级评分。好，5 分；比较好，4 分；一般，3 分；不太好，2 分；不好，1 分。不适用者从总分中扣除，再计算得分率。
得分率＝访谈对象实际得分总和/（访谈人数×25）×100%
（2）结果评价：优秀：得分率≥90%；合格：70%≤得分率<90%；不合格：得分率<70%
引自：李英华，李莉. 健康教育服务实施与评价指南[M]. 北京：北京大学医学出版社，2016.

（二）音像传播材料制作与评价

营养教育音像资料就是利用视频技术，通过讲解、示范、展示、演示、动画等表现形式将营养与健康知识、技能可视化而形成的一类传播材料。载体包括录像带、光盘、磁盘、移动储存器（U 盘、移动硬盘）等形式，常见的内容表现形式有专题讲座、专家访谈、情景剧、纪录片和动画。音像资料优点是直观、生动、形象，传播效果好，对目标人群的文化水平要求较低，深受广大公众喜爱，是营养教育中经常使用的传播材料。

一个好的视频资料应具备主题明确、信息准确、画面简洁、图像清晰、音质干净、音效和谐等特点。

1. 主题选择　视频资料的主题选择要有针对性，即必须针对目标人群的主要营养与健康问题、营养与健康知识需求、营养与健康相关问题的认识与态度、认识误区、操作技能等。

2. 内容设计

（1）有一个明确的主题。

（2）围绕主题，有 3～5 个板块内容，板块之间有较强的逻辑性。

（3）每个板块包含 3～5 条信息。

（4）信息准确，简单通俗，易于理解和接受。

（5）有明确、具体、可行的行为建议或行为指导。

（6）禁止歧视、恐吓、暴力、色情的语言及画面。

3. 视听效果　视频资料的特点就是用声音和图像传递信息，因此，视听效果至关重要。视听效果主要包括声音、图像和音效。需要目标人群掌握的重点内容，可以通过画面、文字、色彩、光线、音效等进行强化或突出，以引起观众的重视。

（1）声音：一份好的视频资料对声音质量有较高要

求。要求普通话解说，吐字发音要清晰，语速适中。少数民族地区可以开发本民族语言的音像资料，或将其他语言的音像资料进行本民族语言的配音。

具体要求有：语调以中音为标准，客观陈述语气为主；语速适中，以200～250字/min为宜；音质好，声音干净清晰，无杂音或噪声。

（2）图像：一份好的视频资料，要做到图像清新、画面稳定，色彩清新自然，无杂乱信号（如闪烁、花屏、波纹、偏色、与声音不同步等）。

具体要求有：图像清晰，画面稳定；构图合理，色彩自然；画面简洁，能够准确表达主题。

（3）音效：背景音乐要与主题相适宜，以优美、轻松的乐调为主。音量要适中，与解说音量保持合适的对比度，不能影响观众收听解说。

具体要求有：背景音乐与主题和谐；音量适中，不影响观众收听解说。

4. 质量评价　从内容、声音、图像、音效和视听效果5个方面开展音像传播材料质量评价（表5-6-5）。

表5-6-5　音像资料质量评价表

评价内容	符合（5分）	比较符合（4分）	一般（3分）	不太符合（2分）	不符合（1分）	得分
1. 内容						
（1）信息准确						
（2）信息简单、明确，通俗易懂						
（3）对关键信息进行强化						
（4）有明确的行为建议						
2. 声音						
（5）解说音质清晰，音量稳定						
（6）解说与字幕同步						
3. 图像						
（7）图像清晰，画面稳定						
（8）构图合理，色彩自然						
4. 音效						
（9）背景音乐与主题相适宜						
（10）背景音乐与解说的音量对比适中						
5. 视听效果						
（11）视听效果的整体评价						
合计						

表格使用说明：
（1）评分标准：采用5级评分。符合，5分；比较符合，4分；一般，3分；不太符合，2分；不符合，1分。不适用者从总分中扣除，再计算得分率。得分率=实际得分/总分×100%
（2）结果评价：优秀：得分率≥90%；合格：70%≤得分率<90%；不合格：得分率<70%
引自：李英华，李莉．健康教育服务实施与评价指南［M］．北京：北京大学医学出版社，2016．

二、营养健康知识讲座

营养健康知识讲座是指授课老师借助教学用具，运用教学的方式向教育对象传播营养健康知识和技能的一种活动形式。教学用具指笔记本电脑、投影仪、幕布、话筒、音响、写字板、写字笔、教具、挂图、实物模型等，授课老师可根据活动规模及经济条件选择使用。

（一）特点

1. 专业性强　要求授课老师必须有营养专业背景、有较好的业务水平。

2. 针对性强　要求围绕社区居民的主要营养健康问题和营养健康需求开展。

3. 内容全面系统　要求围绕某一个营养健康问题，全面、系统地讲解相关的知识和技能，信息量大。

4. 对授课老师要求高　要求授课老师不仅业务好，还要有较好的语言表达能力、科普演讲能力和现场组织教学能力。能够通过比喻、举例、类比等语言表达方式，对专业术语、发病机制等进行通俗解释，让社区居民可感受、可理解，提高讲座效果。

5. 受益人数较多　常规营养健康知识讲座，一次讲座听众多在50人左右，多的可达上百人。对于某些有组织的大型讲座，一次讲座听众就可以达到几百人甚至是上千人，受益人数较多。

6. 时间不宜太长　一般以60~90分钟为佳，否则居民难以配合。

（二）主要流程

1. 确定讲座主题及内容　根据公众或目标人群的主要营养与健康问题、营养与健康教育需求，确定营养健康知识讲座的主题。目标人群不同，面对的主要营养健康问题就不同，因此，讲座的主题和内容也就不同。如：针对所有居民，可以宣传普及《中国居民膳食指南》，倡导合理膳食模式；针对婴幼儿家长可开展母乳喂养、辅食添加等主题讲座;针对老年人可开展高血压、糖尿病、冠心病等膳食指导主题讲座。

2. 确定授课老师 授课老师应具备良好的专业知识及一定的健康传播技巧,举止得体,语言表达能力强。

3. 编写教案 讲座主题确定后,从目标人群"应知、应会、应做"的角度设计讲座内容,即通过讲座,明确告知目标人群就讲座主题应该掌握哪些知识,应该学会哪些技能,应该养成哪些行为或应该做到哪些要求,让目标人群对所讲健康主题有一个全面、系统的认知。教案内容描述应科学、准确、实用;内容展现要有条理性和逻辑性;文字表达要科普化、通俗化,易于目标人群接受。

4. 落实场地和设备 考虑容纳人数、交通便利、设备条件等因素。根据需要准备背景板、海报、宣传单、展板、宣传册、签到表、效果评价问卷等,用于现场的布置和向目标人群发放。有条件的情况下,可准备一些营养教育传播实物,如限盐勺、控油壶等。

5. 发布通知 及时通过多种途径发布通知,通知内容应包括:讲座时间、地点、主题、主要内容、授课老师、主要目标人群。如果准备了营养教育资料(如知识手册)或实物(如限盐勺)也应在通知中写明。

6. 活动实施 提前做好准备工作,授课老师应掌握一定的演讲技巧,语言生动,能通过比喻、举例等多种方式讲解营养健康知识;充分利用教具、实物、模型等辅助教学,涉及技能培训时要安排目标人群进行实操练习;建议采用多媒体教学,在讲座中恰当运用图片、漫画、视频、动画等元素;尽可能采用参与式教学方式,安排提问和互动环节,充分调动听众的积极性。结合讲座主题,发放营养教育资料(如知识手册)或实物(如限盐勺)。注意控制讲座时间,一般以 60~90 分钟为宜。

7. 做好活动记录 根据活动开展的实际情况,做好活动记录,收集和整理签到表、发放营养教育资料登记表、活动照片等,进行资料归档。

(三)效果评价

1. 问卷调查 课堂前后发放问卷,了解听众知识掌握情况,对讲座的满意度、意见和建议等。

2. 个人访谈或专题小组讨论 随机选择 6~8 名听众,以个人访谈或小组讨论的形式,了解听众对讲座内容的理解和掌握情况,对讲座的满意度、意见和建议等。

三、营养咨询活动

营养咨询活动是为满足公众对营养健康的需求而提供的一种营养服务的形式,其目标和任务是向求助者提供所需要的营养科学信息和专业技术帮助,使求助者能够自己选择有利于健康的信念、价值观和行为,了解和学习营养健康技能。从传播的角度来说,是典型的人际交流。

在我国,营养咨询活动较为常见,主要是针对居民主要营养健康问题和营养教育需求,结合各种营养健康主题宣传日,面向辖区居民或目标人群开展的以义诊、咨询等为主要内容的一种营养教育活动形式,如可结合每年的"全民营养周"开展公众营养咨询活动等。营养咨询活动是当前我国营养教育工作的常见活动形式之一,也是广受公众喜爱、具有中国特色的一种营养教育手段。

(一)特点

1. 目标人群可直接与传播者交流,可以即时做出反馈,传播者可以即时了解目标人群对信息的接受程度和营养教育效果。

2. 有利于提高营养教育的针对性。由于传播者与目标人群面对面交流,因此,可以直接向目标人群提供针对性的建议,解决目标人群的相关问题。针对目标人群的接受状况,还可针对性地及时调整策略。

3. 可在社区营造营养健康氛围,引导社区居民关注营养相关公共卫生问题,对咨询活动的主题和核心信息起到很好的人际传播作用。

4. 较大规模的咨询活动还可吸引大众媒体报道,形成信息的二次传播及营造良好舆论。

(二)主要流程

1. 确定活动主题 根据公众或目标人群的主要营养与健康问题、营养与健康需求,确定活动主题。可以是一次活动一个主题,也可以在一年内围绕已确定的一个或几个主题开展连续的活动。

2. 确定活动内容 首先需确定活动口号,要求响亮、朗朗上口,具有较好的倡导和动员效果,能够吸引目标人群参与。其次,应确定活动形式,可考虑的活动形式包括咨询、义诊、发放/播放营养教育材料、简单体检(身高、体重、腰围等)、体验活动、知识问答等。

3. 确定活动时间和地点 时间和地点的选择主要考虑是否方便居民参加,如利用周末、节假日,在集市、广场、活动中心等举办。

4. 确定目标人群 根据活动主题及活动内容确定目标人群,涉及面不一定非常大,可以考虑将目标人群定得局限一点,如"高血压日"健康咨询活动可将目标人群定为辖区内高血压患者及其家属。

5. 准备活动资料 包括宣传横幅(活动口号、主题、核心信息)、展板、海报、文档资料、营养教育资料、实物资料(限盐勺、控油壶等)、设备、仪器、音像播放设备等。

6. 组织目标人群 根据目标人群的分布情况,可通过多种工作渠道召集目标人群。如通过工作网络通知,在公共信息栏张贴活动海报等。

7. 组织实施咨询活动 提前做好活动场地的布置,如悬挂横幅、张贴海报/招贴画、摆放桌椅展板、摆放演示模型/教具、摆放平面宣传资料、放置和调试音像设备等。按照计划开展咨询活动,并对咨询人数及主要内容进行简要记录;发放营养教育资料,对发放数量进行登记;讲解与展示营养教育资料和实物;开展现场咨询和(或)现场测试工作;开展其他计划中的项目。

8. 做好活动记录 根据活动开展的实际情况,及时填写、收集、整理《公众营养咨询活动记录表》《工作人员签到表》《咨询信息登记表》、活动照片等,进行归档。

(三)效果评价

通过个人访谈或专题小组讨论,了解目标人群对活动的满意度、对营养教育资料理解和接受程度、对活动的意见和建议。

四、大众媒介传播

大众媒介传播是指职业性的信息传播机构和人员通过广播、电视、电影、报纸、期刊、书籍等大众媒介和特定传播技术手段,向范围广泛、人数众多的社会人群传递信息。

(一)特点

1. 覆盖面广,大众媒介的网络几乎覆盖了整个社会的各个角落。

2. 时效性高,传播信息及时高效,尤其是新媒体传播。

3. 舆论导向性,负有重大的舆论导向和社会责任。

4. 影响力大,受众人群广泛,发布机构资质得到官方认证,发布信息自带官方色彩,有较强的权威性。

(二)主要流程

1. 确定传播主题　根据目标人群的主要营养与健康问题、营养与健康需求,确定传播活动的主题。

2. 确定传播内容　围绕传播主题,确定传播信息。根据项目目标,结合公众关心的问题,设置传播话题,准备宣传口径和问答,开展营养传播。

3. 选择媒介　选择媒介应考虑媒介效应、传播活动覆盖面、拥有该种媒介的受众比例、经费和其他资源情况,还要考虑是否适合特定信息的表达。

4. 设计传播方案　对活动的形式、内容、时限等进行设计,设计时应包括健康教育专家、营养专业专家、传媒专家等多方面人才。

5. 签订协议书并实施大众媒介宣传。

(三)效果评价

通过个人访谈或专题调查,了解目标人群的活动参加率、认知度、记忆度和理解度等。

五、新媒体传播

新媒体是利用数字和现代通信技术,使信息传播突破时间和空间的限制,同时使信息发布者、传播者、接受者这三种角色不再被严格区分的信息传播模式。

(一)特点

1. 方便快捷　信息技术的发展使得文字、图像、声音等各种传播内容都能够转化为数字信号并在网络上传播,信息的发布和浏览不受时间和空间的限制。

2. 形式多样　新媒体可以整合多种传播形式进行传播,促使传播效果最大化。

3. 交流互动　这是新媒体最为重要的特点,即传播者和受众之间,以及受众和受众之间的沟通更加方便及时。

4. 信息量大　可以拥有海量信息,且信息可以长期保留。

5. 个性化　用户可以针对性地定制或发布自己感兴趣的内容。

在此背景下,营养教育工作者要强化"互联网+"思维,突破媒介壁垒,积极运用好各类媒体,最大限度地扩大传播的有效覆盖面。

(二)主要流程

1. 确定传播主题　根据工作需要、舆情监测、热点问题、项目要求等,确定传播主题。

2. 确定传播内容　围绕传播主题,设置传播话题,确定传播信息。

3. 设计传播形式　一是内容设计,二是视觉设计。文字内容要简短、准确、精练,使用图表、插图、视频等帮助表达内容。

4. 发布信息　选择合适的媒介进行信息发布,包括网站、微博、微信、客户端等。选择媒介原则:效果原则、速度原则、经济原则。

5. 交流与互动　通过良好的互动,及时了解受众需求与反馈,为受众针对性地推送信息。除了简单的回复、转发等功能外,还可有读完后答题,答对后获取积分等形式互动,增加趣味性和活动黏性,提升传播效果。

(三)效果评价

通过点击量、转发量、点赞量、评论区留言等进行效果评价。

第三节　营养教育与健康促进实践

近年来,我国居民面临着营养缺乏和营养过剩的双重挑战。一方面,一些贫困地区由于食物种类和数量不足导致人群出现营养缺乏。另一方面,在富裕农村和城市地区,由于饮食过量或不合理饮食导致人群超重肥胖率居高不下,慢性病高发。党和政府高度重视公众的营养与健康问题,在改善公众营养方面开展了大量卓有成效的工作,本节精选了投入大、覆盖面广、受益人群多的代表性项目,进行简要介绍。

一、全民健康生活方式行动

WHO 报告指出,不健康的饮食、身体活动不足和吸烟是导致慢性病的重要行为危险因素。随着我国与膳食不均衡、身体活动不足等生活方式密切相关的慢性疾病的快速上升,居民的健康受到严重威胁,疾病负担不断加重,采取有效行动遏制慢性病的井喷势在必行。2004 年,第五十七届世界卫生大会通过了"饮食、身体活动与健康全球战略",要求各成员国将推动健康饮食和身体活动作为保障民众健康、推动社会进步的重要策略。因此,"由国家倡导并推动全民健康生活方式行动,将能极大地促进人力资本和经济发展,对落实党的十七大关注民生,以人为本的执政理念,全面构建社会主义和谐社会具有重要的现实意义和长远的历史意义。我国《卫生事业发展"十一五"规划纲要》明确提出将"加强全民健康教育,积极倡导健康生活方式"作为重点工作。为此,2007 年原卫生部疾病预防控制局、全国爱卫会办公室和中国疾病预防控制中心在全国范围内发起全民健康生活方式行动。

(一)目标

全国开展行动的县(区)覆盖率到 2020 年达到 90%,2025 年达到 95%,积极推广健康支持性环境建设,大力培训健康生活方式指导员,实现到 2020 年,全国居民健康素养水平达到 20%,2025 年达到 25%,形成全社会共同行动,推广践行健康生活方式的良好氛围。

(二)政策支持

2007 年 11 月,原卫生部发布了《卫生部办公厅关于开展全民健康生活方式行动的通知》，对全民健康生活方式行动工作进行全面部署。2009 年 9 月，原卫生部办公厅关于印发《全民健康生活方式行动示范创建工作指导方案》（试行）的通知。2013 年 7 月，全民健康生活方式行动国家行动办公室印发《全民健康生活方式行动健康支持性环境建设指导方案》的通知。2016 年，全民健康生活方式行动被纳入到《"健康中国 2030"规划纲要》，指出"推进全民健康生活方式行动，强化家庭和高危个体健康生活方式指导及干预，开展健康体重、健康口腔、健康骨骼等专项行动，到 2030 年基本实现以县（市、区）为单位全覆盖"。2017 年 4 月，国家卫生健康委员会、体育总局、全国总工会、共青团中央和全国妇联共同制定了《关于印发全民健康生活方式行动方案（2017—2025 年）的通知》，进一步深入推进全民健康生活方式行动。

（三）组织架构

1. 为保证行动顺利开展，国家卫生健康委员会成立了全民健康生活方式行动领导小组，负责审核行动的总体规划和实施计划，协调国家有关部门和各地工作。在中国疾病预防控制中心设立国家行动办公室，负责行动的全面组织、实施、督导和评价，制订行动实施方案。

2. 各省成立行动领导小组和行动办公室，完善组织架构，初步建立起了"政府主导、专家指导、社会参与"的工作模式。

（四）实施方案

1. 行动启动阶段（2007—2008 年）　2007 年 9 月 1 日，全民健康生活方式行动启动，号召全国人民"我行动，我健康，我快乐"，采取健康的生活方式。行动以合理膳食和适量运动为切入点，倡导和传播健康生活方式理念，创造健康的支持性环境，推广技术措施和支持工具，提高全民健康意识和健康行为能力。原卫生部办公厅下发《卫生部办公厅关于开展全民健康生活方式行动的通知》，明确了行动主题为"和谐我生活，健康中国人"，第一阶段行动为"健康一二一行动"，即"日行一万步，吃动两平衡，健康一辈子"。各地根据总体方案的要求相继开展了启动活动，到 2009 年底几乎所有的省都启动了行动。

2. 行动发展阶段（2009—2011 年）　全民健康生活方式行动在渥太华宪章健康促进策略的基础上，结合中国国情和慢性病防控特点，提出了 6 个方面的策略和措施，为全国开展行动的主要依据和活动内容。

（1）政府倡导和推动：倡导和推动各级政府逐步出台支持性政策、策略及措施，充分发挥领导示范作用。

（2）努力营造促进健康生活方式的舆论环境：充分利用电视、广播、报纸、期刊以及网络等传媒手段，全面跟踪和长期跟进，形成鼓励全民健康生活方式的社会氛围。

（3）广泛动员社会力量：采用多种形式与企业、团体、国际组织、非政府组织以及个人合作，充分发挥各自在促进全民健康生活方式行动中的力量和作用。

（4）大力普及相关知识：根据学生、职业人群、家庭主妇、老年人等不同人群特点，以群众喜闻乐见和易于接受的方式，普及健康生活方式的有关知识。

（5）促进全民行动：推出膳食和身体活动技术指导方案，发放控油壶、限盐勺、体质指数计算盘、腰围尺等简便易行的支持工具，帮助群众采取健康生活方式。同时，创建示范单位、示范社区、示范食堂，以及建设健康步道、健康主题公园等室外支持性环境，使健康生活方式逐步成为全民生活的重要组成部分和自觉行动。

（6）加强能力建设：定期开展培训和经验交流，提高行动组织和执行队伍的能力和工作水平。

3. 行动深化阶段（2012—2016 年）

（1）开展评估，调整策略：2012 年全国开展的效果评估显示，行动的开展有助于健康生活方式知晓率的提高，能促进居民健康意识的提高，促进公众使用限盐勺和控油壶等健康支持工具，但是尚不足以促进居民普遍采取健康行为。另外，西部开展行动数量与质量低于东部。为此，原卫生部疾病预防控制局（全国爱卫办）下发《关于进一步做好全民健康生活方式行动的通知》，对 2013—2015 年实施策略进行调整，提出东、中、西部分地区目标，并注重活动开展的质量，对开展行动的县区提出了定量的活动要求。

（2）各项工作深入开展：国家行动办编制核心信息，为各地提供科学宣传内容，各地创新并推广了多项健康适宜技术与工具；行动覆盖范围不断扩大，各地通过现场活动、讲座、媒体报道等广为宣传健康知识，并积极创建健康社区、健康单位、健康学校、健康食堂、健康餐厅/酒店、健康步道、健康小屋（健康加油站）、健康一条街和健康主题公园等各类健康支持性环境；加强队伍建设，开展健康生活方式指导员培训。

（3）搭建合作交流平台：与中国健康知识传播激励计划办公室、中华预防医学会、全国妇联等合作，开展健康厨房、知识竞赛等活动；搭建学术交流平台，从 2012 年起每年组织召开中国健康生活方式大会，通过与世界卫生组织和美国疾控中心合作，邀请国内外专家和各地交流健康生活方式和慢性病防控的最新进展和实践。

4. 行动展望阶段（2017—2025 年）　各地结合工作实际，针对重点人群和重点场所，组织实施"三减三健"、适量运动、控烟限酒和心理健康等专项行动。

（1）"三减三健"专项行动：确定重点人群，减盐、减油、减糖行动以餐饮从业人员、儿童青少年、家庭主厨为主，健康口腔行动以儿童青少年和老年人为主，健康体重行动以职业人群和儿童青少年为主，健康骨骼行动以中青年和老年人为主。通过各种形式传播核心信息、开展技能培训。

（2）"适量运动"专项行动：促进体医融合，积极推进在公共卫生机构设立科学健身指导部门，积极倡导和宣传通过科学健身运动预防和促进疾病康复的知识和方法，逐步建立"体医融合"的健康服务模式，积极推进社会"运动处方"专业体系建设，提高全民健身科学化水平。

（3）"控烟限酒"专项行动：创建无烟环境，禁止公共场所吸烟，开展无烟卫生计生机构、无烟机关、无烟学校、无烟企业等创建活动；推广戒烟热线咨询，开展戒烟门诊服务；以青少年、女性等为重点，发挥医师、教师、公务员、媒体人员的示范力量，开展宣传教育活动，共同营造"不吸烟、不敬烟、不送烟"的社会氛围。倡导成年人理性饮酒，开展广泛宣传，以儿童青少年为重点人群，开展专项教育活动，并向家庭辐射。

（4）“心理健康”专项行动：广泛开展心理健康科普宣传，传播心理健康知识，提升全民心理健康素养。引导公民有意识地营造积极心态，调适情绪困扰与心理压力。开展心理健康进单位、进学校、进医院、进基层等“四进”活动。

（五）取得成效

截至2015年底，全国启动行动的县（区）数达到2507个，行动已经覆盖全国80.9%的县（区），累计开展现场活动与讲座近7万次，各类媒体报道2万多次，累计建设健康社区、健康单位、健康学校、健康食堂、健康餐厅/酒店、健康步道、健康小屋（健康加油站）、健康一条街和健康主题公园等各类健康支持性环境达到4万个。一些地方因地制宜，创新并推广了多项健康适宜技术与工具，如健康转盘系列、健康工具套装等，随之涌现出一批批传播健康的草根“明星”，全国培训健康生活方式指导员超过20万。

通过领导重视、社会合作、群众参与，经过媒体传播，互动推广，已经形成了“全民健康，全民参与”的氛围，对倡导改变慢性病相关不良生活方式起到了初步效果。2012年全国效果评估调查结果显示，城市和农村开展行动地区居民对全民健康生活方式行动知晓率分别达到57.1%和44.6%，对“健康一二一”行动口号知晓率分别为72.5%和47.2%。居民健康支持工具使用率和部分健康行为采用率显著提高，以城市减盐效果为例，开展行动地区居民和未开展行动地区居民推荐盐摄入量知晓率分别为65.9%和41.7%，限盐勺使用率分别为49.2%和29.0%，自觉控盐的比例分别为68.8%和54.2%。

二、全民营养周

2010年8月，原卫生部疾病预防控制局发布的《营养改善工作管理办法》中指出营养改善工作应当以平衡膳食、合理营养、适量运动为中心，贯彻科学宣传、专业指导、个人自愿、社会参与的原则。2014年1月国务院办公厅印发的《中国食物与营养发展纲要（2014—2020年）》第四部分中指出：“提高全民营养意识，提倡健康生活方式，树立科学饮食理念，研究设立公众营养日。开展食物营养知识进村入户活动，加强营养与健康教育”。因此，为提高全民营养意识，提倡健康生活方式，加强营养与健康教育，中国营养学会联合中国疾病预防控制中心营养与健康所、农业部食物与营养发展研究所、中国科学院营养科学研究所共同发起并确定：从2015年起，每年的5月第三周为“全民营养周（National Nutrition Week，NNW）”。

（一）目标

全民营养周旨在通过以科学界为主导，全社会、多渠道、集中力量、传播核心营养知识和实践，使民众了解食物、提高健康素养、建立营养新生活，让营养意识和健康行为代代传递，提升国民素质，实现中国“营养梦　健康梦”。

为实现根本目的，全民营养周是一系列有组织、有主题、有规模、有教育意义的统一行动，是一套营养目标清楚的健康传播和促进良好习惯养成的主动性活动。行动规则是全民参与、简单易行、百姓受益，传播健康文化，提升社会进步。

（二）政策支持

国家卫生健康委员会宣传司、疾病预防控制局、食品安全标准与监测评估司、中国健康教育中心、国家粮食局等指导单位，从上级层面发文支持，并将全民营养周工作纳入到各上级机构主导开展的健康中国行、粮食科技周等全年重点计划当中，高度重视，统一部署，使得全民营养周在各级地方开展落地活动之时，得到了地方政府充分的肯定和支持。中国疾病预防控制中心和中国疾病预防控制中心营养与健康所将全民营养周工作列为年度重点工作计划，号召各省市县疾控系统积极开展全民营养周活动。

2017年6月国务院办公厅印发的《国民营养计划（2017—2030年）》，将全民营养周纳入其中，指出“以全民营养周、全国食品安全宣传周、5.20全国学生营养日、5.15全国碘缺乏病防治日等为契机，大力开展科普宣教活动，带动宣教活动常态化”，更是推动了全民营养周在更大范围的开展。

2019年4月，国民营养健康指导委员会办公室印发了《关于开展2019年全民营养周活动的通知》，要求按照《国民营养计划2019年重点工作》安排，在全国开展全民营养周主题活动。这是国民营养健康指导委员会成立以来，充分发挥组织领导作用和多部门协调优势、贯彻“将健康融入所有政策”的首次面对公众的大型活动。

（三）组织结构

2015年首届全民营养周由国家卫生健康委员会宣传司和疾病预防控制局、国家食物与营养咨询委员会、中国疾病预防控制中心和中国科学技术协会科普部作为指导单位，由中国营养学会、中国疾病预防控制中心营养与健康所、农业部食物与营养发展研究所、中国科学院营养科学研究所等四家单位联合发起，倡导各省营养学会、疾控系统、医院系统、大学、研究所等形成联动。

2015年在中国营养学会成立全民营养周办公室，负责筹备和总体规划，按照活动设计整体思路，定时定点发布指导性的通知、文件和活动执行工具包等实用性强、传播力广、大众喜爱的宣教材料，形成了一套相对完整的筹备期-预热期-执行期-总结期的宣教体系和工作机制，从中央到地方，统一行动，统一发声，切实提高各层级单位和相关机构的科普能力，有效整合了营养科普资源与传播渠道，实现科普资源共建共享。

（四）实施措施

1. 统一行动　在每年五月的第三周，召开国家级、省级及市县级启动仪式，邀请政府相关机构、专业机构、媒体等出席，从中央到地方开启营养周宣传大幕，形成为期一周的宣传高潮。

2. 统一发声　全民营养周办公室确定每一年活动的主题和口号（2015年主题“天天好营养，一生享健康”；2016年主题“平衡膳食，营养健康”，口号“健康中国，营养先行”；2017年主题“食物多样，谷类为主”，口号“全谷物，营养+，开启营养健康谷物新时代”；2018年主题“吃动平衡，健康体重”，口号“慧吃慧动，健康体重”；2019年主题为“合理膳食、天天蔬果、健康你我”，口号为“全民营养　全面小康”、“健康中国　营养先行”）。同时，办公室负责设计每年活动的执行工具包,免费共享,全国每年围绕同一个主题进行科学教育和宣传,形成统一声音。

3. 各具特色 全国各地因地制宜,通过现场咨询、讲座、发放宣传材料、户外广告、播放视频、健康跑、厨艺大赛、电视、有奖问答、车载视频等多种形式开展宣传,以生动活泼、轻松易懂、现场互动等多样化方式,使科学的营养知识进社区、进校园、进单位、进图书馆、进养老院、进医院、进商店、进超市、进地铁、进公园等,将营养健康知识送到千家万户。

4. 媒体互动 全民营养周办公室联合国家主流媒体,利用"中国好营养""中国营养界""中国营养与健康"等微信公众号,各地联合当地主流媒体和新媒体传播,互动互助,为活动造势,加大传播力度和覆盖面。

(五) 取得成效

全民营养周宣传活动不仅传播了均衡饮食的科学观念,还是一个公众参与度高、社会影响力大的群众性科普传播活动品牌,为推动全国营养科普健康事业的发展发挥了重要作用。截至2019年,全民营养周已经成功举办了五届,通过全国联动宣传,在各省级相关单位的大力配合下,以基层活动为支撑,点面结合,城乡联手,让广大群众享受了一场民生科技的饕餮盛宴。2015年首届全民营养周有26个省、联动单位204个,覆盖人数约1.8亿,2016年有28个省参与,2017年有全国30个省联动,600余个城市和地区,覆盖全国近5亿人群,2018年有31省联动、600余个城市和地区、5741家单位、开展25 091场次活动。

三、山东省人民政府-原卫生部联合减盐防控高血压项目

开展人群减盐行动是WHO推荐的降低心脑血管疾病发生和死亡的重要措施。山东省人民政府-原卫生部联合减盐防控高血压项目(Shandong-Ministry of Health Action On Salt and Hypertension,SMASH)是中国首个省部联动慢病防控项目。SMASH于2011年启动,探索了一套政府主导、多部门协作、专业机构实施、全社会广泛参与的减盐工作机制,开发了多个餐饮与加工食品行业减盐政策,通过建立减盐支持环境,开展媒体与社会宣传、减盐健康教育等多元化干预措施,有效降低了山东省人群人均食盐摄入量,提高了人群盐与高血压知识和行为改变,并建立起监测与评价体系。该项目是全社会多部门协作共同开展健康促进活动的成功典范,值得借鉴和推广。

(一) 目标

总目标:到2015年使山东省人群每日食盐摄入量下降至10g。

具体目标:完善政策措施,创建平衡膳食环境;提高居民的减盐意识,提高居民减盐知晓率和行为形成率;强化减盐干预措施,提高自我血压知晓率和高血压控制率;建立减盐监测与评价系统。

(二) 政策支持

在项目实施前,政府协调相关部门制定了四项政策,确保了该项目的顺利实施。

1. 项目推进政策 将减盐工作纳入"健康山东行动"考核评价体系,作为卫生城市创建、慢性病综合防控示范区的重要内容,将减盐食品专柜、创建健康示范餐厅、指导食品企业减盐列入示范区考核指标,并要求每个示范区结合地域文化和饮食特点,集中围绕一个重点领域开展专项行动,创建减盐综合干预示范乡镇。

2. 餐饮行业减盐政策 省质监局新颁布的31道"鲁菜"标准中,首次明确了食盐和食用油的使用量标准。开展健康餐厅、健康食堂创建与评选活动,鼓励餐饮单位和集体食堂开发和提供低盐菜品。将"对小型餐饮单位进行减盐指导"纳入基本公共卫生服务项目卫生监督协管的内容。

3. 食品行业减盐政策 在含盐食品安全企业标准备案时,引导食品加工企业增加"食盐含量标准"一项内容。减盐酱菜、减盐酱油已获山东省食品安全地方标准立项。倡导并推广涉盐食品包装标签标注盐含量及低盐膳食健康提示。在市售小包装食用盐的外包装上印制"每人每天6克盐"的健康提示。

4. 减盐健康教育政策 下发《山东省减盐防控高血压综合干预项目基层医疗卫生机构服务规范》,将减盐综合干预纳入基本公共卫生服务项目,作为健康教育和重点人群健康管理的内容。中小学校开设低盐膳食及高血压防控健康教育课程。将"每天一顿减盐营养餐"作为健康家庭评选的标准之一。

(三) 组织机构

1. 成立领导小组 成立由省政府领导和原卫生部分管领导任组长,省直属相关部门共同组成的项目领导小组。小组成员包括:省卫生计生委、省委宣传部、省发改委、省经信委、省教育厅、省科技厅、省财政厅、省人力资源和社会保障厅、省商务厅、省工商局、省质监局、省旅游局、省食药局、省盐务局和省妇联。

2. 明确部门职责 由卫生行政部门负责统筹项目的组织实施,完善涉盐食品相关地方标准;宣传部门负责配合有关部门组织开展主题宣传活动;妇联组织负责推动家庭减盐活动的开展;教育部门负责将低盐知识纳入学校健康教育;人力资源社会保障部门负责将低盐知识纳入中式烹调师等职业技能培训内容;商务部门负责引导和组织食品销售企业开设低盐食品专柜;质监部门负责在"鲁菜"菜品系列地方标准中规定盐的使用量,开展涉盐食品标签标识和标注评价工作;食品药品监管部门负责指导督促餐饮单位和食品企业落实减盐措施;盐务部门负责做好低钠盐的产销监管,协助开展减盐宣传。

3. 建立运行机制 由山东省政府制定并下发《山东省减盐防控高血压项目实施方案》,指导和规范项目实施的全过程。由省卫生计生委牵头、联合15个成员部门的项目办公室定期召开会议,共同制定和下发年度工作要点,明确年度工作目标,组织项目督导与评估。中国疾病预防控制中心、美国疾病控制中心等机构专家全程参与项目设计、评估,并与世界卫生组织、世界高血压联盟及多个国内外公共卫生机构进行交流,获取技术支持,确保项目实施的科学性、先进性和规范性。

(四) 实施措施

项目明确了三大重点减盐干预领域:餐饮单位、加工食

品企业和家庭厨房。从居民摄入食盐的来源入手,针对山东不同地区、不同人群的食物加工习惯、食材来源和外出就餐情况等特点,通过支持性政策开发、减盐支持环境建设、公众健康教育等措施,有针对性地开展五大减盐专项行动。

1. 餐饮单位减盐行动　山东省食品药品监督管理局联合省卫生计生委,共同发起了餐饮单位减盐行动。食品药品监管部门将盐的来源和危害等内容纳入餐饮服务单位常规培训内容,培训率达到95%。将控制食盐使用量纳入餐饮单位和集体食堂日常检查内容,督促餐饮单位和集体食堂落实减盐措施。组织餐饮单位在就餐环境中张贴海报、摆放减盐桌牌等,向消费者宣传减盐知识。全省有2万余家餐饮单位张贴和摆放了减盐宣传材料,8308家餐饮单位采取了减盐措施。省卫生计生委和省烹饪协会连续举办3届健康餐饮暨低盐低油美食厨艺大赛,设立了89家低盐低油餐饮试点单位,评选出低盐低油金牌菜品89个,在全省餐饮行业推广。2015年联合省烹饪协会启动了全省百家健康酒店(餐厅)和百家健康食堂创建评选活动,进一步培育树立健康餐饮典型,推动餐饮服务转型升级。

2. 食品加工和销售企业减盐行动　2012年,省卫生计生委召开全省《预包装食品营养标签通则》宣贯培训会议,并在全省开展逐级培训。2013年中期评估结果显示,90%以上的食品生产企业负责人接受了减盐相关培训,1783家规模以上食品生产加工企业在食品外包装上标注了盐含量,占全省含盐食品规模以上食品生产加工企业的61.42%。扩大低钠盐供应,全省低钠盐销售量由2011年的1047吨上升到2013年的22 074吨。选择产销量大的含盐食品企业作为重点企业,建立对话机制,鼓励其率先研发减盐食品,带动行业减盐。2012年,有5个品牌企业的减盐产品上市,在品牌企业的带动下,截至2013年,全省生产减盐食品的厂家已达46家,所生产减盐产品涉及7大类58种,其中调味品类和肉制品类分别占22.41%和34.48%。通过在食品商场(超市)摆放减盐宣传材料、设置低盐食品专柜和货架黏贴低盐食品标识等方式,向消费者宣传和推荐低盐食品。在全省组织605家大型商场开展了"大家一起来减盐"的食品超市宣传活动,向消费者现场宣传、传授关注食品营养标签和识别盐含量的方法。

3. 家庭减盐健康促进行动　开展"减盐,让生活更有滋味"家庭减盐竞赛活动,对减盐20%以上的家庭给予奖励。推广成功减盐经验和技巧,树立居民的减盐信心。活动期间,经过培训的家庭减盐指导员向竞赛家庭发放控盐勺和宣传材料,并定期开展用盐指导、家庭成员血压监测、家庭含盐主要调味品用量监测等行动。3个月后,对竞赛家庭减盐情况进行评估,其中65%的家庭人均食盐摄入量降低20%以上。组织开展"我的健康故事"征文和家庭健康美食厨艺大赛,会同省妇联发起"健康厨房行动",培训15 879名基层妇女干部和积极分子,通过"健康家庭"评选,宣传推广家庭减盐经验。结合基本公共卫生服务项目,由接受过培训的207 369名医务人员为社区家庭提供减盐指导。

4. 学校减盐健康促进行动　联合省教育厅于2013年开展校园减盐健康促进行动,通过小手拉大手,提高家庭对减盐的认识。针对低年级学生,开展"三个一"活动:在全省所有初中、小学、幼儿园,以"盐与健康"为主题,开展"上一节减盐健康教育课,贴一套减盐宣传海报,看一次减盐科普宣传片"为内容的减盐宣传"三个一"活动。针对中高年级学生,开展"五个一"活动:组织中高年级学生利用假期开展"手拉手我劝家人少吃盐"主题实践活动,活动内容包括"与家人共读一本减盐手册、给家人讲一次减盐知识、记录家庭一个月用盐量、写一篇家庭减盐心得、开一次减盐主题班会"。上述活动共持续3年,参加培训的教师达33 493人,覆盖省内所有中小学校和幼儿园。

5. 大众媒体减盐宣传行动　于2012年8月发布项目英文简称(SMASH)和项目标识,《大众日报》、山东卫视等省内主流媒体给予全文刊发和报道,30余家国内媒体进行转载。拍摄《减盐防控高血压公益广告片》(家庭版/餐饮版/食品加工企业版),在山东卫视、山东生活、综艺频道黄金时段及地方电视台、室外广告屏、城市媒体、医疗机构、超市/商场等公共场所视频窗口投放播出。录制减盐广播公益广告,在山东交通广播、生活频道、音乐频道和地方广播播出。拍摄科普电影《低盐饮食保健康》,获得了国家电影局统一颁发的电影公映许可证,纳入全国农村电影放映工程,在全省农村地区放映1.1万余场次。开发制作《盐与健康》《盐与高血压》知识读本、控盐工具包、提示牌、墙贴、宣传海报、年画等多种宣传品,张贴发放至全省所有村(居委会)、学校和20%以上的餐厅(食堂)。在省内最权威的党报《大众日报》刊登"减盐,山东在行动"专版。在发行量最大的《齐鲁晚报》开辟"减盐健康食谱"征集与评选专栏。2015年,与新华网山东频道合作,利用山东省卫生计生委官方微信"山东卫生计生"、微博"健康山东"和新华网微信公众号等平台,进行减盐宣传活动。

(五)取得成效

1. 居民食盐摄入量明显下降　根据2016年的终末评估膳食调查结果,居民标准人日食盐摄入量为10.3g,比2011年基线调查的12.5g减少了2.2g,降低了17.6%(城市和农村地区分别降低了8.70%和22.31%)。

2. 食盐商业销售量呈下降趋势　从全省小包装食盐销售情况来看,2006—2012年,小包装食盐销售量从24.1万吨上升到31.1万吨,平均每年递增4.84%;2013年销量首次出现下降拐点(30.9万吨),2015年下降到27.7万吨,2012—2015年食盐销售量每年平均递减3.64%。

3. 居民低盐膳食知信行水平提高　居民对高血压诊断标准的知晓率由2011年的30.9%提高到了2016年的43.1%;对每人每天6g盐的知晓率由22.2%提高到48.5%,使用定量盐勺的比例由6.9%提高到29.1%,体现居民减盐意识和认知水平的各项指标改善幅度均在50%以上。

4. 将健康融入所有政策的理念得到进一步强化　在政府层面,各相关部门进一步确立了以健康为导向的责任意识,在重大公共政策制定中,贯彻把健康作为必须首先考虑和优先遵守的发展准则,必将助推"健康融入所有政策"。在社会和企业方层面,食品和餐饮企业通过参与减盐行动树立了"健康"品牌形象,获得了消费者信任,成为行业发展新的增长点。在个人方面，覆盖广、强度大的干预活动促使居民更加关注健康相关的生活方式，提高自我健康保健意识。

四、日本食育行动

“食育”一词，最早由日本专家石冢左玄在其著作《食物养生法》中提出，指出“体育智育才育即是食育”。食育包括两方面的含义：一是通过各种各样的活动来促进公众学习与食相关的知识，养成有关食的正确判断能力，使其能够实践健全的饮食生活，从而实现健康的目的。二是通过饮食相关过程进行的德智体美劳等各方面教育，从而培养健全的人格和丰富的人性，从而增进国民的身心健康和形成丰富的人性。

日本率先对食育立法，2005 年颁布了《食育基本法》，这是世界上规定国民饮食行为的第一部法律，在国家主导下开展了全国范围的食育推进计划，取得了令世界瞩目的成绩。

（一）目标

随着日本国民生活水平的提高，日本国民营养不均衡、饮食不规律、肥胖以及生活方式相关性疾病也逐年增加，食品安全也已成为重要公共问题，日本食品的海外依存性问题逐渐严重。此外，社会上与饮食相关的各种信息和广告泛滥；公众有需求自觉地学习有关“食”的各种各样的知识；充满文化气息的日本“食”文化正面临着丧失的危险。在这种背景下，日本于 2005 年颁布了《食育基本法》，旨在“增进国民的身心健康和形成丰富的人性，培养国民对食的感谢和理解，为在全国范围内展开食育推进活动提供法律保障；让监护人和教育者认识到食育的重要性；加强食品的生产者和消费者之间的交流和信任；提供有关食的信息，并在营养、饮食与食品安全问题间进行意见交换活动；促进城市和农村的共生与交流，构筑关于‘食’的消费者和生产者之间的信赖关系；通过与国外的交流而作出国际性贡献”。

（二）组织机构

《食育基本法》中规定日本成立食育推进会议，制订食育推进计划。食育推进会议由内阁总理亲自担任会长，由劳动厚生省、文部省和农林省等多部门共同参与，从国家到地方省/市级政府、再到区街道等级别都分别成立食育推进会议，制订食育推进计划（图 5-6-5）。

（三）实施措施

食育推进计划包括家庭食育、学校/保育所食育和地方改善饮食行为三部分。

1. 家庭食育推进的具体措施　培养孩子早睡、早起和吃早餐的习惯；培养孩子的自信心，依据《家庭教育手册》对孩子好的行为进行奖励；针对婴儿和孕妇的食育：由注册营养师和周围城市的保健中心营养师，进行如“帮助指导哺乳，断奶”和“产妇饮食指南”的指导。

2. 学校/保育所食育推进的具体措施　学校、保育所设置专门的营养教师进行食育指导，学校中有食育相关的体制；学校让学生参与配餐、提供农场实习机会、提供食品制作等体验活动；学校要教育学生过瘦和肥胖的危害。

3. 地方改善饮食行为　推广使用日本“居民膳食指南”和“食品指南”；促进医学营养教育的发展；食品相关

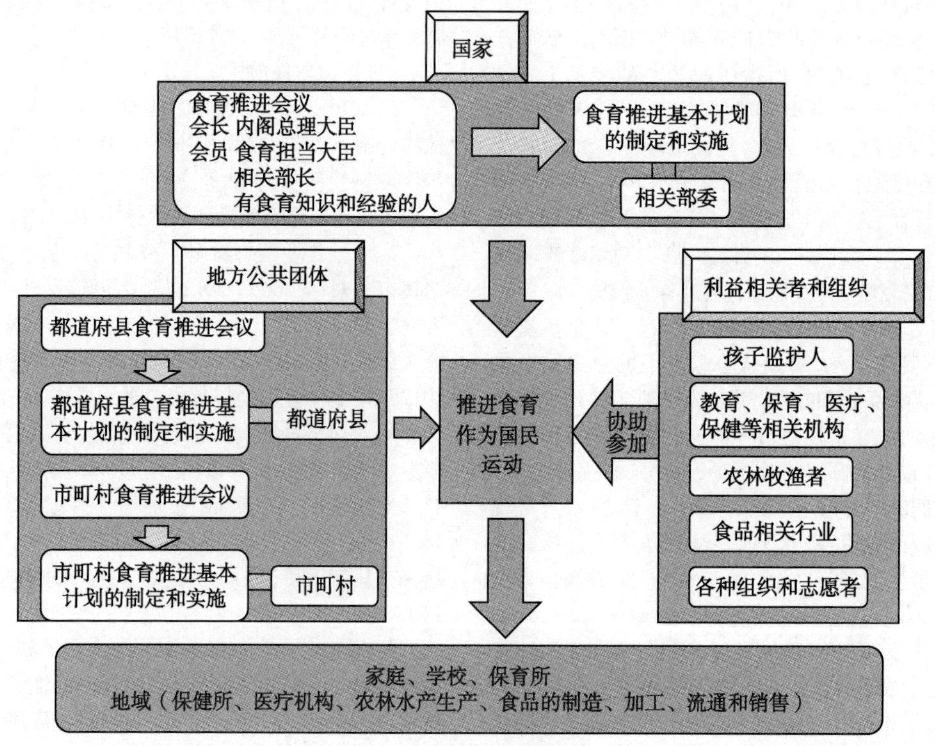

图 5-6-5　日本的食育推进体制
译自日本《食育白皮书》

行业的食育推进;促进志愿活动;促进食品文化的继承。

（四）取得成效

日本开展食育推进计划以来,学校的营养教师数量不断增多,已经由2005年的34人扩大到2012年的4262人,范围已覆盖全国所有的省级单位(47个)。食育计划完成率不断升高,各区级单位食育推进计划的完成率由2007年的4.1%提高到2013年的65.3%。中学生不吃早餐的比例持续下降。例如,中学2年级学生不吃早餐的比例由2000年的25.1%下降到2010年的16.2%。

除了日本之外,美国、丹麦、英国、新加坡等国家也全面开展了烹饪课堂或农场体验课堂或“从农场到学校”运动等。我国广大学生和家长营养素养较低,主流营养信息混乱,中小学生不健康饮食行为普遍,营养相关疾病日趋蔓延,食物浪费现象严重、饮食文化也发生了很大的改变,而我国“食育”投入相对不足,亟需推进。“食”的问题是全社会的问题,食育涉及方方面面,推动食育需要教育、卫生、农业等各级政府部门、家庭、学校、社区、企业、媒体、全体公民的共同参与。

五、“万步有约”健走激励大赛

“万步有约”健走激励大赛以“健走激励”行为促进模式为理论基础,突出中等强度和科学健走内容,充分结合职业人群组织化和身体活动碎片化的特点,以“健走”为主要运动干预方式,利用“互联网+健康”技术,以团队及个人健走积分竞赛为手段,借助机关企事业单位对个体的激励作用,促使参赛人群持续完成为期100天每日一万步的健走运动目标(图5-6-6)。大赛自2016年起每年举办一届,目前已成功举办三届。

（一）目标

探索适合我国国情的长效慢性病防控模式。

（二）政策支持

大赛响应了《“健康中国2030”规划纲要》与《“十三五”卫生与健康规划》精神,落实了《国家慢性病综合防控示范区建设管理办法》工作要求。

（三）组织结构

“万步有约”健走激励大赛由国家卫生健康委员会疾病预防控制局作为指导单位,并邀请中华预防医学会健康传播分会、清华大学传媒研究学院作为战略技术支持单位,主办单位和协办单位分别为中国疾病预防控制中心慢性非传染性疾控预防控制中心、各省疾病预防控制中心,同时,获得了中国红十字基金会和部分企业的支持。

（四）实施措施

1. 健走比赛参赛队员通过佩戴比赛专用运动处方计步器,记录每天的健走数据,并将数据上传至大赛网络系统,以健走步数与健走强度累计计算积分,在全国各区之间、各省之间、省内各区之间、区内各小分队之间,开展四个维度、为期100天的团队健走竞赛。

2. 参与式活动在健走竞赛的同时,各示范区配合开展线上、线下参与式活动,由各代表队灵活组织发起,具体包括:启动仪式、自主激励机制设置,实地健走、健康讲座、万步领队培养、万步有约传播、征文大赛和健康促进知识积累行动。

（五）取得成效

1. 赛事影响力迅速扩大　和2016年首届大赛相比,2017年的第二届大赛参赛区县增加了1倍,参赛人数增加了11万。2018年第三届大赛全国共有449个区(县),20万余人参加,总参赛人数比第二届增加43%。

2. 参赛选手通过大赛获得良好的健康收益　参赛人员赛后体质指数、内脏脂肪指数、体脂肪率、腰围、收缩压、舒张压、空腹血糖等指标都有不同程度的改善。2016年16 496位参赛选手平均体质指数降低0.31kg/m^2,体重降低0.82kg,腰围减少0.84cm。2017年53 269位参赛选手平均体质指数降低0.58kg/m^2,体重降低1.39kg,腰围减少1.86cm。

3. 大赛与全国慢性防控工作有机结合,很好体现了全民健康生活方式行动策略　在国家卫生健康委员会疾病预防控制局的指导下,大赛得到了卫生、工会、体育等部门的积极合作,依托全国慢性病综合防控示范区的创建工作,营造了良好的支持环境。同时,累计300余个区县大赛由当地人民政府主办,更有累计200余个区县人民政府自发组队参赛,慢性病防控走出卫生圈子,影响力更上一层。

4. 《腾冲宣言》和《临渭倡议》的发布引爆对科学健走和社会责任的关注　第二届大赛联合七家权威机构制定发布了《科学健走 腾冲宣言》,为公众提供最科学的健走专业建议。《腾冲宣言》的发布为开展科学健走运动起到了积

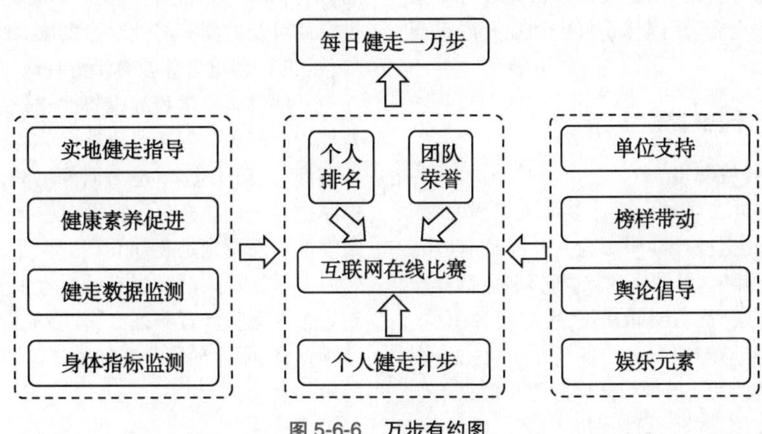

图5-6-6　万步有约图

极的指导作用,同时也达到了借势造势的目的,制造话题引爆活动宣传,达到了很好的宣传效果。

继《腾冲宣言》之后,在第三届全国大赛启动仪式上,大赛联合全国500余个区县联合发布了《"日行万步,健康中国"百城联合倡议》。一方面倡议各级政府把人民健康放在优先发展的战略地位,为公众创造健康支持性环境;同时倡议公众"日行万步",做自己健康的第一责任人。

5. "万步有约"大赛是中国特色的健康传播实践 大赛注重发挥集体、组织在实践中的作用,强调文化规范性对集体、个体的约束,倡导实践的行动为先、效果为先,是爱国卫生运动的延续和新时期的实践,最大程度发挥了中国特色政治、文化等体制的优越性。

第四节 营养教育与健康促进的挑战与展望

党和政府高度重视营养与健康问题,出台了一系列营养相关政策,针对重点人群、重点地区组织实施了一系列营养干预项目,取得了显著成效。与此同时,营养教育与健康促进工作还面临着一系列挑战。随着《国民营养计划(2017—2030年)》和健康中国战略的实施,营养教育与健康促进势必迎来更大的发展机遇。

一、营养教育与健康促进的挑战

目前,我国营养教育与健康促进面临的挑战主要表现在以下几个方面:①缺乏强有力的政策法规保障,营养政策出台滞后且零散,缺乏全面、系统的营养法律法规;②虽然我国城乡居民营养健康状况明显改善,但仍面临营养缺乏与营养过剩并存、营养相关疾病高发的问题;③城乡居民不健康生活方式与行为普遍存在,合理膳食和健康生活方式尚未普及;④城乡居民营养健康素养偏低,营养与健康相关理念、知识、技能严重不足;⑤营养教育专业人员能力建设有待加强,普遍缺乏健康教育、传播学和社会学等方面的知识与技能;⑥营养教育实用技术和方法研究不够,营养教育多限于营养理念和知识的普及,行为指导性差;⑦缺乏权威的国家级营养教育与健康促进科普资源库,为各级专业机构、公众提供科学、准确的营养科普信息和传播资料;⑧大众媒体刊发的营养健康信息鱼目混珠、真伪难辨,缺乏对媒体相关信息的舆情监测与引导,专业机构和营养教育专家应充分利用报刊、杂志、电台、新媒体积极主动地开展正面宣传。

二、营养教育与健康促进展望

(一)创建社会支持性环境

营养教育与健康促进工作是一项社会系统工程,需要各级政府、有关部门以及全社会共同参与。各级政府应充分发挥主导作用,立足辖区营养健康现状,积极制定营养政策,同时,建立跨部门合作机制,明确责任,统筹资源,分工协作,共同解决辖区营养与健康问题。各级专业机构应充分发挥专业技术优势,为各级、各部门开展营养与健康工作提供政策建议和技术支持,同时,聚焦辖区内重点地区、重点人群的营养与健康问题,开展重点干预。社会各成员部门应主动承担各自的健康社会责任,积极参与、支持营养教育与健康促进工作。各社会团体应充分发挥组织优势和技术优势,主动开展营养教育与健康促进工作。大众媒体机构应充分发挥大众传播优势,大力开展营养政策、知识和技能宣传,普及健康生活方式,营造社会氛围,引导舆情民意。

(二)提升公众营养健康素养

以全民营养周、全国食品安全宣传周、"5·20"全国学生营养日等为契机,大力开展宣传活动,推动营养科普宣教常态化。加强营养科普信息管理,净化营养科普环境。建立权威营养科普专家库,建立营养科普专家的准入和审核制度。加强营养科普资料开发力度,建立免费共享的国家营养与健康科普平台。充分利用大众媒体的传播优势,主动加强与广播、电视、报纸、网站的合作,在有影响力的媒体上设立营养与健康类节目或栏目。调动专业机构和专家开展营养科普工作的积极性,加大权威信息的传播力度,占领营养科普主阵地。深入开展营养科普信息监测工作,回应社会关注,合理引导舆论,为公众解疑释惑,坚决反对伪科学。

(三)加强专业人员能力建设

加强营养专业人员营养教育与健康促进知识与技能培训,在理论指导下规范开展营养教育工作,有计划、有目的、有针对性地开展公众营养教育与干预。强化社会从业人员的专业教育,推进注册营养师制度,加强医院、妇幼保健机构、基层医疗卫生机构的临床医师、集中供餐单位配餐人员等的营养培训,推动营养教育专业化、规范化发展。推动有条件的幼儿园、学校、养老机构等场所配备或聘请营养师。加强营养科普队伍建设,充分利用社会资源,开展营养知识普及和教育培训。

(四)创新营养教育技术方法

针对重点地区、重点人群的营养健康问题,大力开展营养教育适宜技术研究,提出具体的解决方案和措施。开展营养教育效果评价研究,提供坚实的循证依据。总结营养干预的优秀经验和适宜技术,在辖区内进行推广。引进国外营养健康干预实用技术,开展本土化研究。开发汇聚营养、运动和健康信息的可穿戴设备、移动终端应用程序(Application,APP),推动"互联网+"、大数据前沿技术与营养健康融合发展,开发个性化、差异化的营养健康电子化产品,如营养计算器,膳食营养、运动健康指导移动应用等,提供方便可及的营养与健康信息技术产品和服务。

(五)创建营养教育示范基地

开展健康食堂和健康餐厅建设,推广健康烹饪模式与营养均衡配餐。创建营养教育示范基地,通过情境模拟、现场咨询、互动体验、示范培训等活动,开展营养健康知识传播和技能培训。充分发挥示范基地的教育与服务功能,面向辖区居民特别是婴幼儿、儿童、孕妇、乳母、老年人、慢性病患者等特殊人群开展有针对性的营养教育和营养咨询,制定个性化膳食营养处方,教会他们按膳食营养处方计划合理饮食、阅读食品营养标签、优化食谱、准备或采购营养健康的食物。

(李英华 刘爱玲)

参 考 文 献

1. 吕姿之. 健康教育与健康促进. 第 2 版. 北京：北京大学医学出版社,2002.
2. 田本淳. 健康教育与健康促进实用方法. 第 2 版. 北京：北京大学医学出版社,2014.
3. 李英华,李莉. 健康教育服务实施与评价指南. 北京：北京大学医学出版社,2016.
4. 郭岩,谢铮. 用一代人时间弥合差距—健康社会决定因素理论及其国际经验. 北京大学学报(医学版),2009,41(2):125-128.

第七章

社 区 营 养

社区营养是基层卫生工作的重要组成部分。开展社区居民营养与健康工作，营养工作者需要深入基层，运用营养学、社会学、人类学和流行病学等多学科知识和研究方法，对社区居民的膳食结构、营养状况、生活习惯、环境文化等情况等进行现场调查。在分析社区的人口特征、营养状况、健康状况、卫生资源等基础上，进行社区营养诊断，从中发现社区存在的主要营养与健康问题及其影响因素，从而确定优先解决的主要营养问题，为制定社区综合营养干预策略与措施提供依据。同时，为确保实现社区营养改善目标，应重视社区营养动员。通过社区营养动员，统一认识，相互支持，利用多方人力、物力和财力等资源，更好地提高项目实施效率。在本章中，将重点介绍社区营养的知识和研究方法，包括社区营养的内容和基本要求、社区营养的工作程序和方法、社区营养诊断的步骤与内容、社区营养动员的指导原则与方法，以及社区营养干预的原则与实践等。本章内容旨在为读者提供社区营养工作相关知识，帮助他们掌握操作方法及实践技能。

第一节　社区营养概述

社区营养是基层卫生工作的重要组成部分。以社区为范围，以家庭为单位，运用营养科学知识、技术和措施及社区资源等，对社区人群（特别是妇女、儿童、老年人、慢性病患者、贫困人群等）进行社区营养诊断，确定需优先解决的主要营养问题，并采取有针对性的营养干预措施，达到改善社区人群营养健康状况的目的。

一、社区营养的概念

（一）社区的概念

学者 F. Tonnies 将社区（community）定义为以家庭为基础的历史共同体，是血缘共同体和地缘共同体的结合。WHO 提出，社区的概念是指一个有代表性的区域，人口数约为 10 万～30 万，面积为 5000～50 000km²。在我国，社区按地域可划分为城市社区和农村社区。城市社区按行政划分为市区的街道、居民委员会；按功能可划分为企业、事业单位、机关、学校、居民生活区等。农村社区按行政划分县（市）的乡（镇）、村。社区一般由 5 个要素构成，包括人口、地域、生活服务设施、特有的文化背景和生活方式、一定的生活制度和管理机构。同一社区具有共同的地理环境、共同的文化、共同的问题、共同的需要和共同的利益。

（二）社区营养的概念和目的

社区营养（community nutrition）指在社区内，运用营养科学理论、技术及社会性措施，研究和解决社区人群营养问题。

社区营养涉及食物生产、食物供给、营养素需要量、膳食结构、饮食行为、社会经济、营养政策、营养教育及营养性疾病预防等方面的研究。社区营养的目的是通过在社区内开展营养调查、营养监测、营养干预、营养教育等工作，提高社区人群的营养知识水平，改善膳食结构，增进健康，进一步提高社区人群的生命质量；同时为国家或当地政府制定食物营养政策、卫生保健政策及经济政策提供科学依据。

二、社区营养的范围和对象

（一）社区营养的范围

社区营养工作的范围涉及面广，涵盖城市社区和农村社区，但不同社区的营养问题有所不同。城市社区随着工业和商业的发展，经济较发达，居民人均收入水平高于农村居民，生活条件相对优越，其主要营养问题，如膳食结构不合理，营养过剩导致的肥胖、高血压、冠心病、糖尿病等慢性病的发病率高于农村；城市人口密度远远高于农村，人口老龄化问题比农村突出。与城市社区相比，农村社区人口相对分散，大部分农民经济收入低于城市居民，营养不足和营养素缺乏的发生率高于城市，但农村人口营养相关慢性病发病呈较快的上升趋势。

（二）社区营养的对象

社区营养工作涉及社区内所有人群，其中以婴幼儿、儿童青少年、孕妇、乳母、老年人等易感人群为主要对象。

三、社区营养的基本要求

（一）多学科知识

由于社区营养工作者需要面向社区不同社会阶层、不同文化层次，解决不同的营养问题，因此，社区营养工作者应掌握包括医学、营养学、经济学、社会学、心理学、统计学等方面的知识，才能从不同角度去分析问题和解决问题，较为全面执行和完成社区营养工作。

（二）现场工作能力

社区营养工作者应有较强的现场工作能力，善于发现问题和解决问题，做到工作目的明确，工作计划具体，可操作性强。应有较强的组织协调能力，善于交流和沟通。应善于开发领导，争取各部门领导的支持，并能加强与横向各部门的合作及争取社区群众的配合，以确保计划顺利执行。

四、社区营养的内容

（一）社区人群营养调查

开展社区人群营养调查是社区营养工作的重要内容，目的是为了全面了解被调查社区人群的食物和营养素摄入量，并将其与膳食指南和DRIs相比较，评价膳食结构是否合理，营养是否均衡等。同时，通过社区营养调查可找出存在的营养问题，以便提出改善措施，并为修订人群膳食营养素参考摄入量及政府制定切实可行的食物营养政策提供科学依据。

（二）社区人群营养与疾病关系评估

利用社区营养调查数据，研究人群的膳食营养状况与健康结局之间的关系，如某些营养素长期摄入不足引起的营养缺乏病（缺铁性贫血、夜盲症、脚气病、癞皮病等），以及营养相关慢性疾病（冠心病、糖尿病、肥胖、肿瘤等）。

（三）社区人群营养健康影响因素分析

应用营养流行病学调查和统计学方法，研究影响社区人群膳食营养状况及其相关疾病发生的各种因素，如年龄、职业、教育程度、食物生产供给、家庭收入、饮食行为、生活习惯、社会心理、生态环境等，为有针对性地采取防治对策提供科学依据。

（四）社区人群营养监测、干预和评价

在一定的范围内，通过对膳食营养状况相关指标的定期监测、分析和评价，及时发现人群中存在的营养问题及其产生的原因，采取特定的营养干预措施解决营养问题，并对干预效果进行评价。例如通过监测发现人群缺铁性贫血患病率较高，则利用强化食品（如铁酱油）对该社区人群进行干预，并通过监测进行效果评价。如果监测数据提示食物供给不足，则采取扩种家庭菜园、果园及发展家庭养殖业等措施增加食物生产，改善由于食物供给不足引起的人群营养缺乏状况。社区营养监测、干预和评价不仅可掌握社区人群营养状况的变化趋势，有助于进一步修订现行的计划或制订下一步的行动计划，而且还可对营养状况恶化的可能性做出预警，如自然灾害可能造成粮食生产不足等，根据监测数据的预警，可尽早采取预防措施。

（五）社区营养教育和咨询

营养教育和咨询服务是社区营养工作的核心内容。主要向社区人群宣传营养知识及国家的营养政策，如《中国居民膳食指南》《中国居民平衡膳食宝塔》《国民营养计划（2017—2030年）》《中国食物与营养发展纲要（2014—2020年）》《健康中国行动（2019—2030年）》等。通过营养宣传教育活动，提高社区人群营养知识水平，做到科学饮食、合理营养，从而增进健康。

第二节　社区营养的程序和方法

开展社区营养工作要遵循一定的程序和方法。首先需要对该社区的现状进行调查，包括采集各种基础资料、访谈、专题小组讨论等形式，分析确定社区人群的营养问题。了解该社区中哪些人有哪种营养缺乏病或营养相关慢性病，其严重的程度如何，以及可能的原因或影响因素。进而确定社区营养工作的项目目标，制订项目计划，执行项目计划，最后对项目进行效果评价。

一、社区营养的程序

社区营养工作的程序主要分为5个步骤（图5-7-1）：

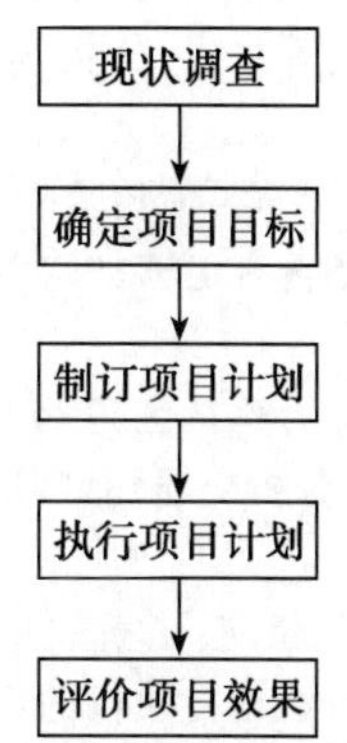

图5-7-1　社区营养工作程序

二、社区营养的方法

（一）现状调查与分析

开展社区营养工作，要尽可能周密细致地收集与营养有关的各种资料，以便分析营养现状，确定存在的营养问题，分析造成这些营养问题的可能原因及影响因素，明确要优先解决的营养问题和干预的重点人群以及相应的干预措施。

1. 收集基础资料

（1）人口学资料：该资料是了解社区的人口组成，如居民的年龄、性别、职业、受教育程度等，有助于估计当地的食物需要量及营养不良或营养缺乏病发生的人口学特征，并为制定适合社区居民的营养宣传教育材料提供依据。

（2）膳食资料：该资料是指社区居民各类食物的摄入情况，用于分析和评价其膳食结构。

（3）健康资料：该资料包括社区居民的身高、体重、血压、血脂等，以及慢性病和营养缺乏病的患病率或死亡率等资料。这些资料是评价营养与健康状况的重要指标，还可用于分析营养与疾病之间的关系。

（4）食物生产、贮存和供应：了解当地有哪些可供食用的食物，以及这些食物在不同季节的生产、贮存及供应情况，该资料可反映当地粮食及其他食物的购销情况。

（5）食物售卖场所：了解社区食物售卖场所，如超市、菜市场、蔬果店、餐馆等的数量和分布，该资料可以反映社区居民的食物购买及消费习惯，用于分析食物环境对居民营养健康状况的影响。

（6）医疗卫生服务设施：了解社区医院、社区卫生服务中心、药店等医疗卫生服务设施的数量、分布和价格、基本公共卫生服务和医疗保险覆盖情况等，该资料可以反映医疗卫生服务对于居民营养健康状况的影响。

（7）健身运动场所和设施：了解社区道路规划、健身运动场所和设施的数量和分布情况，该资料可以反映身体活动环境对于居民营养健康状况的影响。

（8）经济状况：通过了解社区居民的个人及家庭收入等经济资料，分析经济状况对居民食物购买、消费和营养健康状况的影响。

（9）宗教信仰：了解不同宗教信仰人群的食物消费品种及差别。

（10）生活方式：了解个人卫生状况、饮食行为、吸烟、饮酒和身体活动等生活方式，分析其对营养健康状况的影响。

（11）供水情况：了解可能传播疾病的水源，或有无清洁卫生饮用水供给，是否有足够的水源供农作物的生长等情况。

（12）交通状况：了解社区道路状况、车站数量及分布、主要交通方式等，分析交通环境对食物供应、身体活动等营养相关问题的影响。

（13）农业用品的供应：了解农用设备、种子、农药和化肥等情况，并了解当地正在执行的规划和社会服务设施中，有哪些可以用于服务社区营养工作。

（14）可能的资金来源：有助于确定主要的项目目标和干预措施，并帮助估计项目计划的经费预算。

2. 获得资料的途径

（1）现有统计资料的收集：可从政府行政部门（如卫生、财政、统计、环境、交通等）、卫生服务机构（如医院、疾病预防控制中心、妇幼保健院、社区卫生院、诊所等）、科研学术部门（如院校、研究所）及其他部门（如健康管理机构、体检中心、养老机构等）的统计数据或报表、体检资料、学术研究报告或调查数据中获得所需的信息。在利用现有资料时应注意对所获得的资料进行质量评价，要注意发表的时间，是否符合客观实际，论据是否充分，经确定资料可靠后再进一步分析数据。同时，还应注意某些资料是否存在保密问题。

（2）定性资料的收集：①访谈：调查人员带着问题，面对面地向某些人征求意见和看法。访谈的对象包括社区管理人员、社区居民、医务人员及专家等。访谈前要制定访谈提纲，内容包括：您认为社区中主要的疾病和营养健康问题是什么，您认为造成这些问题的主要原因是什么，您认为怎样才能减少这些问题，您认为这些问题中应优先解决哪几个问题等。在访谈过程中要认真做好记录，包括被访谈者的年龄、性别、职务、在社区中的角色、工作年限、主要意见和建议等。②专题小组讨论：专题小组讨论通常根据调查目的确定讨论主题，在主持人的带领下，参与对象在规定时间内，围绕主题进行讨论，并由记录员现场记录讨论内容。专题小组讨论的对象是本社区的居民、行政管理人员和卫生人员代表，一般 8～10 人一组。与访谈方法不同，主持人要面对一组人，而不是一个人。因此要求主持人受过专门的人际交流技能训练，有一定的经验，并了解当地的基本情况，运用良好的语言技巧，鼓励和启发大家参与讨论，并有较好的组织能力，调整和控制讨论的内容与进度。专题小组讨论可以通过比较充分的信息交流过程，在小组成员之间获得相互启发的沟通效果，从而获得丰富的信息资料。

（3）定量资料的收集：要获得人群或个体发生某种事件的数量指标，如患病率、血糖、血脂、血压、体重等，或探讨各种因素与疾病、营养之间的数量依存关系，称为定量研究。定量资料的收集方式有以下几种：实验室检查、体格测量、现场调查、信函调查、电话调查和网络调查。现场调查可通过面对面询问调查和自填式调查两种方式进行。面对面询问调查具有形式比较灵活，对调查对象文化程度要求不高，问卷回收率较高，准确性比较高等特点；自填式调查一般较节省时间、人力及物力，但问卷回收率较低，内容也不够准确；信函调查和电话调查一般覆盖面较广，但回收率较低。

3. 确定营养问题　收集资料后，经过整理分析，力图弄清下列问题：

（1）哪个区域（街道、乡镇等）存在营养不良或营养缺乏病？

（2）哪些人存在营养不良或营养缺乏病？

（3）存在何种营养不良或营养缺乏病？

（4）营养不良或营养缺乏病的程度？

（5）什么原因造成营养不良或营养缺乏病？

4. 建立营养不良因果关系模型　营养不良或营养缺乏病往往由多种原因引起，有直接原因，也有间接原因。为了显示营养不良或营养缺乏病的原因，可绘制一个简单的原因模型图（causal model）。通过原因模型图，可对营养不良的原因及其相互之间的关系一目了然。图 5-7-2 为蛋白质-能量营养不良的原因模型图。

（二）确定项目目标

制订计划前首先应明确项目目标，项目目标是陈述预期通过开展相关活动所要获得的结果和成果。针对项目目标选择可行的干预措施和具体的活动安排，对每项活动也可定出一个分目标。确定项目目标时，应优先考虑解决社区的主要营养问题。

1. 制定项目目标的原则　项目目标的制定应遵循 5 个原则：①明确性（specific）：指要用明确而具体的语言清楚地说明要达成的目标，使项目执行者明确知道该做什么；②可度量（measurable）：指目标应尽可能地数量化；③可达到（achievable）：指目标必须切实可行，可以达到或实现，应根据当地条件而制定；④相关性（relevant）：指与项目内容和计划等相关；⑤时限性（timing）：指目标的完成要有时间限制。这 5 个原则可简写为“SMART”原则。

2. 制定项目目标　根据上述原则制定项目目标。例如，针对某村人群蛋白质摄入不足问题制订改善计划，项目目的是增加人群蛋白质摄入量。可行性分析认为：促进大豆生产可增加人群蛋白质摄入量，当地土地适宜种植大豆，当年可收益，且大豆种植成本较低，不需要专门技术，70% 农户参与是可行的，因为 100% 农户参与不太现实。因此，该项目的目标可描述为：在一年内，使该村 70% 的农户种植大豆。项目目标的一些示例见表 5-7-1。

（三）制订项目计划

计划是为完成项目目标所做的周密可行的工作安排，使各项措施能有条不紊地开展。

1. 项目计划的内容

（1）项目背景的描述。

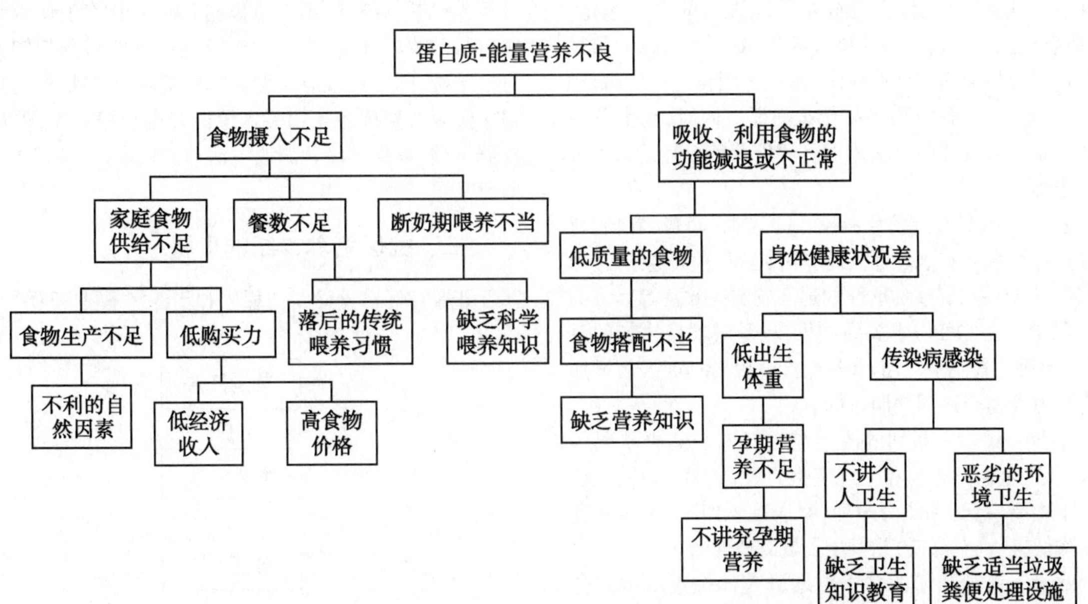

图 5-7-2　某地 3 岁以下儿童蛋白质-能量营养不良原因模型图

表 5-7-1　项目目标制定示例

项目目的	项目目标
培养父母正确的婴幼儿喂养方法	在 1 年内,通过对婴幼儿父母的营养教育,使 80%的父母了解婴幼儿辅食添加的好处,掌握科学的辅食添加方法
改善孕妇贫血	在 1 年内,通过对孕妇进行营养教育和服用铁强化食品,使孕妇贫血患病率从 45%降低到 15%
改善学龄前儿童蛋白质营养不良状况	在 1 年内,使 70%的家庭种植大豆,60%的家庭养殖家禽,70%的家庭参加扩种家庭菜园
	在 3 年内,使 3 岁以下儿童营养不良发生率从 30%降至 10%

（2）列出计划的总目标及具体分目标。

（3）工作所需的人力、物力清单。人力包括培训班师资、家庭菜园农业技术指导员等。物力包括营养宣教材料、蔬菜种子、化肥等。

（4）项目活动的时间安排,如何时进行社区动员,何时举办培训班,何时家庭随访等。

（5）经费预算:对每一项活动所需费用和项目的总费用进行预算。经费预算包括现场组织管理、培训班、现场调查、实验室检查、营养教育材料制作印刷、采购蔬菜种子、果树苗、雏鸡、雏鸭和农具等。

（6）项目执行组织机构,领导及各协作单位的参加人员名单。

（7）项目的评价方案,包括过程评价和效果评价。

2. 项目计划的要求

（1）针对性:项目计划应具有较强的针对性,通过安排的活动计划能够实现项目目标。

（2）可行性:项目计划能否在执行过程中顺利开展,主要取决于活动计划所涉及的资源、技术、经费、时间、社区参与性等是否能符合或满足要求。

（3）易于确定靶目标:活动计划应针对项目所选定的高危人群。

（4）低经费开支:选择最低限度的经费开支,应优先选用费用少又效益高的措施。

（5）易评价:活动计划结果能较好地体现预期的项目目标,有一定的评判标准和可测量性。

（四）执行项目计划

1. 制定年计划表和日程表　年计划表可帮助工作人员对一年的工作安排一目了然。制订年计划应注意避开传统节假日及影响现场工作的重要时期,如农忙季节等。日程表是管理项目的重要手段,项目工作人员要求每天按日程表进行工作,并将每天做的事情(如工作例会、现场动员、现场调查、家庭访问等)做详细的工作记录。记录要做到及时、突出重点、明确易懂。

2. 部门间密切配合,各负其责　为了保证计划能顺利地按要求执行,社区营养工作要在当地政府的领导下,与农业、商业、教育、卫生、媒体等部门共同协作,明确各部门的任务,建立良好的工作关系。部门之间共用资源、互通有无、节省经费。同时,做到各负其责,如营养工作者主要负责营养调查、营养教育、营养咨询等;医院负责临床检查和临床治疗;农业技术员负责农业生产技术指导,开发农作物新品种,增加蔬菜水果生产,发展养殖业等;商业部门负责食物供给等。

3. 执行项目计划的管理　执行过程中要做好项目档案、收支账目及现场工作的管理;做好项目报告制度,包括项目工作进展报告、经费报告、总结报告及评价报告;要严格执行项目计划中所制定的各项活动及时间安排,并进行监测,以便及时发现问题进行修改完善。

（五）项目效果评价

项目计划执行结束或在执行过程中,对各项措施的效果要进行评价,评价是一个连续的过程,是衡量项目进展和效率的有效工具。社区营养改善项目执行结束后均需进行效果评价，这也是对工作执行成功程度进行的系统鉴定。在计划执行完成后，需对各项措施的效果进行评价，通过评价可知道该项目取得了什么成绩，是否达到预期目标，资源是否正确利用，有何成果，存在什么问题。同时，也为下一阶段的计划提供重要的科学依据。评价营养改善措施主要围绕4个方面：

1. 投入　需对开展项目所投入的资源（经费、食物、材料、交通等）和服务（劳动力、后勤等）进行评价，包括经费是否到位，使用是否合理，是否做到低成本高效益等。

2. 结果　是与投资有关的结果，也是对项目执行的系统评价。例如，覆盖率，增加食物生产，增加家庭收入，增加食物购买力等是否达到预期目标。

3. 效果　评价一系列的改善措施对营养健康状况的改变，以及产生精神行为和生理变化的效果，例如目标人群知识水平提高，行为和能力改变，错误观念纠正，营养不良发病率降低，死亡率降低，儿童生长发育改善等。

4. 效益　评价由于改善措施增进人体健康所带来的远期社会效益和经济效益。例如提高劳动生产力，增强智力、体力，延长寿命，提高生活质量，降低医疗保健成本等。

第三节　社区营养诊断

社区营养诊断是社区诊断理论在社区营养工作中的具体应用，分析社区人群的主要营养问题及其影响因素，提出优先营养改善项目，为制定社区综合干预方案提供科学依据。

一、社区营养诊断的概念

社区诊断（community diagnosis）是通过一定的方式和手段，收集必要的资料，通过科学、客观的方法确定该社区主要的公共卫生问题及其影响因素的一种调查研究方法。社区诊断，是社区卫生服务机构的主要工作内容之一。

社区营养诊断主要运用营养学、社会学、人类学和流行病学的研究方法，明晰一定时期内社区居民的营养状况，找出该社区人群的主要营养问题及其影响因素。同时，了解社区环境支持、卫生资源和服务的提供与利用情况。通过分析，提出优先解决的营养问题及其营养改善项目，为社区综合干预方案的制定提供科学依据。

二、社区营养诊断的目的和意义

（一）社区营养诊断的目的

1. 发现社区居民的主要营养问题，确定其营养需求及需要解决的顺序。

2. 分析造成这些营养问题的可能原因与影响因素，以及各种可用以解决问题的社区资源。

3. 确定该社区要优先解决的营养问题、干预重点人群及综合防控措施。

4. 为社区营养综合防控效果的评价提供基线数据，为制定社区营养改善计划提供科学依据。

（二）社区营养诊断的意义

社区营养诊断是开展社区营养改善工作的第一步。社区营养诊断的结果，不但可以指导社区营养工作者制订切实可行的改善计划，为有效地解决社区的营养与健康问题打好基础，同时对政府及相关部门编制营养规划、合理配置卫生资源及发挥各类相关资源的综合利用效益，促进精准营养干预，提高社区营养改善活动的效率，均具有十分重要的意义。

三、社区营养诊断的步骤

开展社区营养诊断的程序和步骤如下（图5-7-3）：

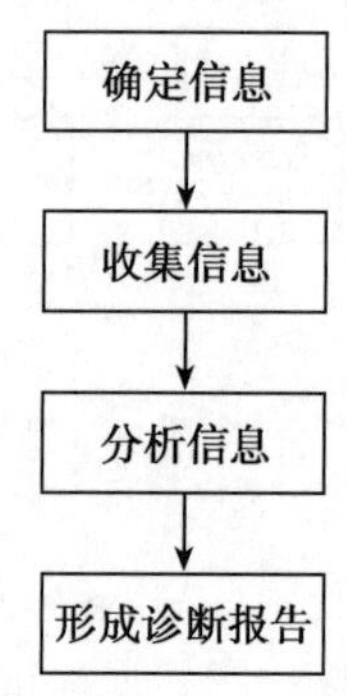

图5-7-3　社区营养诊断流程图

1. 确定所需要的信息　收集社会人口学、流行病学、环境与行为、教育与组织、管理与政策等相关信息。

2. 收集信息的方法　包括现有资料的整理与分析、专题小组讨论、访谈和咨询及抽样调查等方法。

3. 分析信息

（1）简单卫生统计分析：根据数据类型进行简单的卫生统计分析，了解社区的基本情况，包括社会居民膳食摄入状况、营养状况、高血压等营养相关慢性病患病情况等。

（2）流行病学分析：对收集的社区居民数据，进行流行病学分析，结合中国居民DRIs以及中国居民膳食指南，了解社区居民食物与营养素摄入状况，分析膳食营养状况与慢性病的关系，评估开展营养干预项目的必要性及预期效果等。

（3）归纳综合分析：结合不同方法收集的信息，对在社区开展营养改善项目进行归纳综合分析，评估其科学性、可行性及可能面临的困难。根据摸底结果和社区实际情况，为设计制定工作方案提供相关证据。

4. 形成社区诊断报告 诊断报告应包括4个方面的内容。

（1）优先解决的营养问题：针对社区存在各种各样的营养问题，首先要筛选出最突出，涉及面较广，且解决该问题的可行性大及预期营养干预效果好的营养问题。

（2）社区重点干预对象：通常将儿童、老年人、孕妇等易感人群作为重点干预对象，以达到最佳干预效果。

（3）社区重点干预因素：根据社区主要的营养问题，确定重点干预因素，如膳食结构、饮食习惯、生活方式、营养认知等因素。

（4）社区综合防控策略与措施建议：根据人力、物力、财力选择适宜的干预措施，提出营养改善的防控对策建议，包括营养宣传教育、大众传媒、新媒体宣传等措施。

四、社区营养诊断的内容

社区营养诊断内容主要包括以下5个方面：

（一）社会人口经济特征诊断

了解目标社区的人口经济特征，包括性别、年龄、经济收入、教育程度、职业状况等，以及社会经济、文化、环境、社区资源、相关政策等，以便更好地指导实际工作。

（二）膳食营养与健康状况诊断

运用流行病学方法，调查社区居民食物及营养素摄入状况、居民膳食结构、营养状况、营养相关疾病现患情况、疾病负担状况等。进一步明确社区营养与健康问题的严重程度及主要影响因素，最终确定应优先解决的营养问题。

（三）行为与环境诊断

了解社区居民关于营养相关疾病的知识、态度、行为现状，不良饮食习惯和慢性病有关的影响因素等。个体因素包括吸烟、饮酒、体重、运动、饮食行为、血压、血脂，以及生活与工作的紧张度、性格特征等；环境因素包括社区水源、餐馆、超市、菜市场、商店、学校、卫生医疗服务机构、新闻媒体等资源的可及性和分布特征。通过行为与环境诊断，为制定相应的社区干预措施提供重要依据。

（四）教育与组织诊断

了解教育与文化环境以及影响营养与健康相关行为的卫生人力资源现状及社区营养防控工作中可依赖的主要组织机构等。了解影响目标的主要相关行为的发生、发展及主要倾向因素、促成因素和强化因素，从而为制定相关干预策略提供依据。

（五）管理与政策诊断

了解现有开展社区营养工作的资源与政策，包括社会经济发展政策、社区卫生政策、政策的受益面及覆盖面、卫生资源可用性、社区卫生服务的组织与管理能力等方面。通过管理与政策诊断，评估组织与管理能力，从而充分调动可利用的资源，为社区居民提供更优质的服务。

第四节　社区营养动员

为了更好地实现社区营养工作的目标，做好社区动员将具有关键性的作用。通过社区营养动员，促进领导、各有关部门、社区居民、社区卫生专业人员及非政府组织的积极参与，进一步利用现有的或发掘新的人力、物力及财力资源。通过社区营养动员，进一步提高社区居民的认识，增进相互理解、支持和配合，从而提高项目的实施效率，确保达到社区营养改善项目的目标。

一、概念与目的

社区营养动员（community nutrition mobilization）是将满足社区居民营养需要和增进居民健康的目标，转化成为社区居民广泛参与的社会行动的过程。

社区营养工作的开展需要与社区的领导和居民建立互动的关系。因为社区营养同样存在供需关系，需方为社区居民，针对存在的营养不足、微量营养素缺乏以及营养过剩引起的慢性病等营养问题，社区居民需要了解营养知识，如学习平衡膳食的方法、营养与疾病的关系以及培养良好饮食行为和生活方式的方法等。供方为社区营养工作者，应根据社区营养工作的需要，通过开展营养调查和营养教育等工作，以及实施各种营养改善措施，解决社区居民的营养问题。这种供需关系并不是单一的，而是需要相互理解、支持和配合，才能更好地满足供需双方的要求，最终达到供需双方的目标。社区营养动员对实现这一互动过程发挥着关键性的作用。

社区营养动员的目的在于鼓励社区人群利用现有的或发掘新的人力、物力和财力资源，动员有关部门及社会团体提供相应的知识、技能及资源，采取行动以便解决社区的营养问题。

二、指导原则

（一）促使社区居民主动参与

要使社区居民有意识地关注营养问题，主动参与项目活动，包括讨论计划、项目实施及评价等过程。

（二）建设社区环境

为了更好地在社区开展营养宣传、营养监测、营养干预、营养咨询等各项工作，需要建立良好的社区环境，有条件的社区应提供必要的办公用房及相关设施（如办公桌椅、电脑、墙报专栏、运动器材等）。

（三）扩大社区营养工作资源

争取政府部门、社区服务中心、社会团体和个人的支持，包括人力、物力、财力（如社区卫生服务人员、经费、宣传材料、捐赠物品等）。

（四）建立社区营养管理体系

要求得到政府认同，并建立共识，将社区营养工作列入社区卫生服务的重要内容和考核指标，获得社区的支持，并使社区营养工作具有可持续性发展。

三、社区营养动员的特点

（一）行政支持

领导开发的成功与否，直接影响到该社区营养工作的开展。开发领导并不意味着去“教育”领导，而是要让领导了解和支持有关营养行动计划，争取各级政府和部门的领导对社区营养工作的支持，以保证社区营养工作的顺利开展。社区的基层组织（街道办事处、乡镇政府、居委会或村委会）是社区动员的主要对象。在社区营养工作中，政府和主管部门有很多重要的工作，如社区保健、预防接种、社区营养等。每项工作都要分配人力、物力和财力。因此社区营养工作也面临竞争，需要动员领导。要通过各种方式和途径向领导宣传社区营养工作的目的、意义、预期效果、对社区人群的贡献等，让领导能了解社区营养工作的重要性和必要性，认识到社区营养工作与增进人群健康、改善人民生活质量，及促进社会经济发展息息相关，将社区营养工作作为政府应尽的职责并列入议事日程，纳入绩效考核，统筹规划，增加投入，制定必要的政策。

（二）部门合作

社区营养工作不是单独一个部门的工作，它涉及面广，如贯彻执行大豆行动计划涉及农业、卫生、交通、轻工、市场监管、教育、广电和工信等部门，众多部门之间需要相互协调和合作。如农业部门需要制定落实大豆的生产计划，交通部门要解决大豆的运输问题，工信部门要负责豆奶的生产加工，卫生部门要负责豆奶标准的制定，市场监督部门要加强豆奶的卫生质量监督管理，广电和工信部门要负责项目的信息传播，教育部门要有计划地组织学生饮用豆奶等。在这一过程中，需要加强部门间的协调和合作，各部门缺一不可，明确共同目标，各负其责，提高效率和效益。

（三）社会参与

1. 家庭参与　家庭是开展社区营养工作的基本场所。家庭是组成社区的基本细胞，利用家庭内特殊的血缘关系和家庭中不同角色成员，使社区营养工作的参与更有操作性和现实性。例如一个家庭的膳食模式和烹饪习惯影响的并不是一个人，而是全部家庭成员。有些家庭膳食结构不合理，如摄入脂肪偏高，蛋白质偏少，食盐用量过高等；家庭中的老年人由于生理性衰退，如消化功能减弱、牙齿脱落、骨质疏松等，对营养有特殊需求，以及在饮食和生活上对家庭的依赖；家庭父母对子女的影响不仅体现在生长发育和经济支持方面，更重要的是营养健康观念、生活习惯、饮食行为等的形成。因此，家庭的影响十分重要，推动家庭参与是社区营养工作的社会基础。

2. 个人参与　个人参与和家庭参与密切相关，传统上个人参与的重要性在于领导者的影响，所以，要强调那些在社区内重要的关键人物的参与，对整体社区营养工作的影响。社区的关键人物多为有成就的人，如劳动模范、政府领导、公众人物等有名人效应或有影响力的人。因为他们的参与对其他个体起着积极的促进作用。对社区个人的动员，明确“个人是健康的第一责任人”，主要侧重于个人合理膳食和增进健康的责任及人人参与的义务，并提供各种机会，让个人能经常参与社区营养的决策过程，要求不但能参与，而且能提出对社区营养工作的建议。

3. 社区卫生专业人员参与　社区卫生人员是社区营养工作的具体执行者，也是社区营养工作计划、实施和评价的技术力量，他们对保证社区营养工作顺利开展发挥重要的作用。因此，动员广大社区卫生专业人员积极主动承担社区营养工作具有十分重要的意义。同时，需要对社区卫生专业人员进行多种形式和途径的培训，使他们明确社区营养工作的意义、职责和权利，掌握社区营养工作的知识、方法和实践技能。

4. 非政府组织参与　非政府组织（Non-Governmental Organization，NGO）主要包括各类团体组织，如妇联、青联、中国营养学会、中国学生营养与健康促进会、中国扶贫基金会、中国青少年发展基金会、中国儿童少年基金会、老年协会及国际组织（如UNICEF）等。这些非政府组织在营养工作计划的制定、实施和营养宣教及信息服务、财力等方面给予一定的支持，在开展公益性全民营养活动中发挥重要作用。因此，在开展社区营养工作中，应积极邀请有关非政府组织参加各项活动。加强信息交流，及时向他们发送会议通知、简报和宣传资料等。提高这些组织中关键人物对社区营养工作的认识，鼓励他们提出意见，让他们积极参与社区营养工作的决策，并通过非政府组织的途径，促进社区营养工作的开展。

四、社区营养动员的方法

（一）组织架构

由于我国各级政府和党组织建设比较健全，在国家、省、市、县（区）、街道（乡/镇）不同层次均有比较完善的组织体系，可通过不同层次的组织从上至下贯彻有关社区营养工作。社区组织结构中包括领导组织机构、工作组织机构和技术指导小组，常由政府和社区中相关的组织机构组成。一般领导机构是政府的临时性协调领导小组，由政府的主管领导担任小组的组长，负责制定社区营养健康规范性文件，健全社区营养工作制度，完善社区营养工作体系，协调相关工作，有关部门（卫生、教育、环境、广电部门等）作为领导小组成员。社区工作机构主要由卫生部门与其他部门共同组成，承担社区营养工作的协调、指导等管理工作。技术指导小组主要由公共营养学专家、临床营养学专家、流行病学专家、预防医学专家、妇幼、儿保医学专家、人类学专家和社会学专家等组成，在社区营养工作的策划、实施和评价等许多具体活动中发挥技术支持和指导作用。

（二）沟通交流

通过宣传和交流，将社区营养工作的目的、意义和重要性与当地政府和社区居民密切沟通，要求转变观念，把营养与健康作为社区、家庭和个人应尽的义务。通过广播、电视、报纸、网络等新闻媒介及座谈会、黑板报、海报、宣传画、参观等各种形式进行社区动员。并通过社会团体、演员和体育明星、资深学术专家、劳动模范等进行宣传动员和示范，可起到事半功倍的作用。社区动员的对象除领导外，还需深入到家庭和个人，做到人人参与。

社区动员的成功与否取决于社区营养工作者与动员对象之间能否建立良好的人际关系。社区的领导和居民对社区营养工作者具有依赖感，他们希望通过营养工作者在社区开展营养工作，提高居民的营养知识水平，改善其营养状况，提高其健康水平。营养工作者在社区工作时，不论对方是谁，应认真倾听他们的意见和要求，掌握人际交流技巧，善于与社区人员同甘共苦，做到相互理解、相互支持、提高凝聚力。当营养工作者取得社区领导和群众的信任，并建立良好的人际关系时，社区营养工作也会起到事半功倍的效果。

（三）效果评估

社区动员是为了更好地实现社区营养工作的目标，制定社区动员计划也是社区动员获得成功的保障。为了制定社区动员计划，首先需收集和分析背景资料，确定优先解决的问题和具体的行动计划。然后按计划实施，包括制订执行计划、组织与激励、监督检查、保证计划目标实现。成功的社区动员可促使社区、家庭和居民真正了解社区营养给他们带来的是好处，而不是麻烦，使他们能积极响应，并可从中吸纳对社区营养工作的积极支持者，还可从中建立和发展与有关人员和机构的合作伙伴关系,更好地调动有关部门和组织机构的积极性,充分利用社会各方面的资源。社区动员效果评价主要包括以下两个方面:

1. 在项目水平上的效果 ①提高项目实施的效率:如对项目成本的影响,实施的速度,设备和服务的质量;②增加项目的效果:如社区人群的参与,对项目在财力和人力上的贡献;③培养社区人群的能力:包括管理项目的社区组织的创建和加强,社区启动新项目,以及社区人群参与项目的外部组织的会谈。

2. 在社区水平上的效果 ①加强对社区资源的控制,如加强对社区资源的动用,加强外部资源的争取,在项目计划和监测中加强了社区对外部提供资源的利用;②组织建设,加强政治和文化活动的参与,从现有社区组织中发展社区营养工作的重点组织或人员;③加强政治参与,更加积极地参与地方及国家机构组织的社区活动。

通过社区动员,将社区营养工作融入社区工作中去,促进社区营养工作的发展,提高社区人群的营养知识水平和改善营养状况,提高社区人群的生活质量。

第五节 社区营养干预

社区营养干预的措施通常包括营养教育、食物供给保障、食物强化、创建支持性环境等,应针对社区不同的营养问题选择不同的营养干预措施。确定营养干预措施时,应从社区营养问题的重要程度、营养干预效果的大小、实施难易程度、可利用的资源及成本效益等多方面加以综合考虑。

一、社区营养干预的原则

社区营养干预的选择应当遵循重点突出、切实有效、成本效益合理的原则。

(一) 围绕主要营养问题

选择营养干预措施,应根据社区营养诊断的结果,优先考虑能解决重要营养问题的干预措施。

(二) 针对重点人群

根据营养不良和营养相关疾病的发生特点,营养干预的设计应当重点考虑相关易感人群。例如,儿童、孕妇和老年人是缺铁性贫血易感人群,在确定干预措施时应重点考虑这三类人群,并选择适宜他们的改善措施,如给7~24月龄的婴幼儿发放营养包;对孕妇开展营养宣教,鼓励适当多吃含血红蛋白铁丰富的食物,孕期定期测量血红蛋白等。

(三) 选择切实有效的干预措施

常用的营养干预措施包括营养教育、食物供给保障、食品强化等。根据社区的主要营养问题和重点干预人群的特征,优先选择能解决营养问题的最佳措施,这是干预措施最重要的选择标准。

(四) 考虑可行性和成本效益

选择干预措施还要综合考虑其评估和实施的难易程度以及参与性。此外,也应当从整体上充分考虑干预措施的成本效益,以便使有限的成本(人力、物力、财力等)获取最大化的收益(健康收益、经济收益、社会收益等)。

二、社区营养干预的措施

社区营养干预常采取的措施包括以下5项:

(一) 开展营养教育

营养教育已被各国政府和营养学家作为改善人民营养状况的主要手段,是社区营养的经常性工作,其目的是提高社区居民对营养与健康的认识,提高他们合理膳食和健康选择的技能,从而改善他们的营养健康状况和生活质量。营养教育的形式和方法包括发放、张贴营养教育材料(传单、折页、小册子、海报、视频等)、讲座、咨询、义诊、大众媒体、新媒体宣传等。

(二) 保障食物供给

保障多样化的食物供应是营养干预最基本的方式,尤其是在经济条件差的社区或社区中的低收入人群(如低保户、五保户等)中,如为社区留守儿童提供牛奶、为低保户提供食物券、帮助家庭扩种菜园或发展养殖等。

(三) 提供营养强化食品

食物强化和膳食营养素补充剂可以预防社区居民发生微量营养素缺乏的风险、纠正社区居民已存在的微量营养素缺乏,是一个低成本和可持续的干预措施。如通过提供铁强化酱油,预防和改善缺铁性贫血的发生。

(四) 提供膳食营养素补充剂/辅食营养素补充品

膳食营养素补充剂是针对微量营养素缺乏而设计的,但会影响饮食行为,且成本较高,所以通常不适合大规模人群的营养干预,但对于社区严重营养素缺乏人群有较好的干预效果。如为7~24月龄婴幼儿提供营养包。

(五) 创建支持性社区环境

社区的自然环境和社会环境均对居民的营养健康状况产生影响,应创建支持性社区环境,促进社区居民采取有利于营养健康的行为,如在社区中设立营养科普小屋或营养活动室,设置营养宣传固定窗口,创建健康步道、健康主题公园、健康餐厅等。

三、社区营养干预的实践

为了使营养工作者进一步了解社区营养干预工作,现以我国20世纪80~90年代开展的“农村学龄前儿童营养不良改善项目”中的一个具体项目点为例进行说明。所介绍的案例仅为项目的主要内容,具体程序和方法详见本章第二节。

(一) 现况分析

1. 基本情况 某村总户数302户,总人口1656人,15岁以上女性445人,男性495人,5岁以下儿童248人,其中1岁以下儿童106人。该村离城40km,每年常因雨涝导致交通阻塞一个多月。家庭人均收入较低。除村干部和少数人外,绝大部分村民没有受过正规教育。该村主要生产红薯、马铃薯和小麦,多数家庭有菜园,但种植品种单调。村里无种植果树,水果需购买。村里养鸡户数少,鸡蛋用来孵小鸡或在市场卖,一般只有节日才吃家禽、蛋和肉食品。村里有池塘,但未养殖水产品,村民平均每月仅吃鱼2~3次。一般母乳喂养约为18个月,到1岁左右才添加辅食,多为红薯粥或土豆泥。住户大部分使用旧式厕所,家庭垃圾随意乱倒。经调查5岁以下儿童死亡率约为2%,生长迟缓率为25%,贫血率为35%。

2. 确定营养问题 根据以上收集的资料分析,确定该社区存在的营养问题。

(1) 谁患营养不良——5岁以下儿童为营养不良的高危人群。

(2) 何种类型的营养不良和缺乏症——儿童生长迟缓和贫血。

(3) 多少人患营养不良——25%的儿童生长迟缓,35%儿童患贫血。

(4) 为什么患营养不良——某些种类食物摄入量偏低如肉、鱼、蛋、蔬菜、水果,不当的喂养方式及不良的环境卫生。

(5) 他们为什么缺少这些食物——食物生产供应不足,家庭收入低,食物购买力低。

(二) 制定营养干预目标

总目标:三年内,5岁以下儿童生长迟缓率从25%下降到20%,贫血率从35%下降到20%。

分目标:

1. 在一年内,举办营养科普培训班30次,使90%的家庭接受营养教育。70%的父母懂得婴幼儿辅食添加的好处和正确的添加方法以及学龄前儿童合理喂养方法。

2. 一年内,使85%的家庭扩种家庭菜园。

3. 一年内,使80%的家庭种植大豆。

4. 一年内,使40%的家庭种植果树。

5. 两年内,使70%的家庭养殖畜禽,5%的家庭开展稻田/池塘养鱼。

(三) 干预措施选择

1. 设计制作和发放营养宣教材料。

2. 举办父母营养知识和技能培训班。

3. 举办扩种家庭菜园(包括大豆种植)培训班,现场免费发放种子和部分果树苗,并进行现场技术指导、示范。

4. 举办家庭养殖业培训班,免费提供部分猪仔、雏鸡、雏鸭和鱼苗,并进行现场技术指导、示范。

(四) 制定项目计划与实施

1. 列出工作所需的人力、物力清单 人力包括培训班师资、家庭菜园农业技术指导员、家庭养殖技术指导员等。物力包括营养宣教材料、蔬菜种子、果树苗、化肥、鱼苗、猪仔、雏鸡、雏鸭等。

2. 列出每个项目活动的具体时间安排 包括社区动员时间、每次培训班的举办时间、每次家访时间、效果评价时间等。

3. 做好经费预算 估算现场组织管理,培训班,实验室检测,营养教育材料制作印刷,采购蔬菜种子、果树苗、猪仔、雏鸡、雏鸭和鱼苗等在内的每一个活动所需要的费用和总经费。

4. 成立项目执行组织机构 由该村所在乡(镇)的乡(镇)长担任领导小组组长,负责协调各部门工作,分管农业、卫生、畜牧、财政等部门/人员、村干部作为领导小组成员;由村长担任工作组组长,带领村干部成员,负责具体组织实施各项工作;由农业技术指导员、卫生专业人员、营养专业人员等组成技术小组,负责培训、设计制作营养教育材料、种养殖现场指导等技术支持和指导工作。

5. 制定年度计划表和日程表 要求项目工作人员每天按日程进行工作,并将每天做的事情(工作例会、社区动员、现场调查、家庭访问等)做详细的工作记录。

6. 开展社区动员 开发领导,广泛动员个人、家庭、非政府组织以及卫生和农业等专业人员的参与,加强部门间密切配合,整合资源、提高效率,节省经费。

7. 加强执行计划过程中的管理 建立项目档案、收支账目,并在项目执行过程中严格管理。同时,加强对现场工作的管理和监测,及时发现问题进行修正。同时,做好项目的工作进展报告、经费报告、总结报告及评价报告。

(五) 营养干预效果评价

对干预项目所投入的资源(经费、种子、鱼苗、材料、交通等)和服务(劳动力、后勤等)是否到位,使用是否合理,是否做到低成本高效益,项目是否达到各项预期的目标等进行评价。具体项目效果评价如下:

1. 营养教育设计印制营养宣传资料约4500份,一年内举办营养科普培训班数达到35期(目标为30期),有90%的家庭接受过营养教育(目标为90%),78%的父母了解婴幼儿辅食添加的好处和正确的添加方法等(目标为70%)。

2. 扩种家庭菜园的户数一年内有92%的家庭扩种了家庭菜园(目标为85%)。

3. 大豆种植的户数一年内有95%的家庭种植大豆(目标为80%)。

4. 果树种植的户数一年内有55%的家庭种植了果树(目标为40%)。

5. 养殖家禽的户数两年内有80%的家庭养殖畜禽(目标为70%),3%的家庭开展稻田/池塘养鱼(目标为5%的家庭养殖鱼)。

6. 三年内,5岁以下儿童的生长迟缓率下降至18%(目标为降至20%),贫血患病率下降至16%(目标为降至20%)。

对该营养干预项目的综合评价:除水产养殖没有达标外,其他均达到或超过预期的目标,并取得了明显的改善效果。此外,项目资源利用合理,人力物力到位。

(蔡云清 杜文雯)

参考文献

1. 翟凤英. 食物与营养规划培训教材. 北京:科学技术文献出版社,2002.

2. 胡怀明. 社会医学. 北京：人民军医出版社，2001.
3. 陈炳卿. 营养与食品卫生学. 第4版. 北京：人民卫生出版社，2000.
4. 傅华. 社区预防与保健. 北京：人民卫生出版社，2000.
5. 唐军. 社区医学. 北京：华夏出版社，2000.
6. 翟凤英. 食物与营养现场工作计划管理教材. 北京：人民卫生出版社，1996.
7. 常莹. 公共营养现场工作指南. 香港：中华科技出版社，1992.
8. Anita L. Owen. Nutrition in the community：The art and science of delivering services. The fourth edition. In McGraw-Hill Companies, Inc，1999.
9. 李立明. 社区诊断. 中国慢性病预防与控制，1999，7（4）：188-190.
10. 韩晓军. 社区诊断. 浙江预防医学，2000，12（12）：1-2.
11. 彭阳. 社区诊断概述. 现代临床医学，2009，35（4）：307-308.
12. 鲍勇. 基于社区诊断的健康管理服务. 中华全科医学，2009，7（1）：1-2.

第八章

营养政策法规与标准

营养立法是实现国家发展和维护国民基本权利的基础，营养法规的制定是营养工作的基础。与发达国家相比，我国的营养立法工作明显滞后。由于缺乏营养法律法规的保障，营养相关计划、纲要、行动等无法有效地实施与推广，因此在改善国民营养状况、促进全民健康方面的作用也是极其有限的。本章从介绍我国法律主要形式和特点入手，简述了营养政策和营养法规的基本概念和可参考的制定程序，梳理了我国自20世纪80年代以来重要的营养改善行动、纲要、行动计划等营养政策性文件，并浅析了我国对营养政策法规的需求。同时简要介绍了部分国际组织、发达国家和发展中国家颁布的重要营养政策法规，为加快完善我国营养政策法规标准体系提供一些启示和政策性建议。

营养标准作为我国卫生标准的一个重要组成部分，是在解决我国人群不同时期营养问题的过程中建立并不断完善的。经过近10年的建设，已初步形成了门类齐全、结构相对合理、具有一定配套性和完整性的营养标准体系。本章简要介绍了我国及国际标准组织架构，并对营养标准在研制过程中应遵守的制定原则和程序进行梳理。同时简述了营养标准跟踪评价的内容及工作流程，为今后营养标准的修订提供科学依据。

第一节 营养政策法规的基本概念

法凭借国家强制力的保证而获得普遍遵行的效力，法是确定人们在社会关系中的权利和义务的行为规范，明确且普遍适用。营养法规是我国法律在营养领域的体现，有其不同的形式和特点。营养法规的制定应遵循《中华人民共和国立法法》的立法原则及自身特有的制定依据，并参照法律、法规和规章特有的制定程序规定。营养政策与营养法规有明显的区别，营养政策不具有强制执行力。

一、中国法律的主要形式和特点

（一）法律主要形式及其概念

根据《中华人民共和国立法法》，我国法律主要有宪法、法律、行政法规、地方性法规和规章5种形式。

1. 宪法 《中华人民共和国宪法》是中华人民共和国的根本大法，规定国家的基本制度和根本任务，具有最高法律效力。

2. 法律 有广义、狭义两种理解。广义上讲，法律泛指一切规范性文件；狭义上讲，仅指全国人民代表大会及其常务委员会制定的规范性文件。

3. 法规 在法律体系中，主要指行政法规、地方性法规、民族自治法规及经济特区法规等。法规分为“行政法规”和“地方性法规”。

（1）行政法规是指国务院根据宪法和法律制定的规范性文件。

（2）地方性法规是指由省、自治区、直辖市的人民代表大会及其常务委员会据本行政区域的实际情况和需要，在不违反宪法、法律和行政法规的前提下制定的规范性文件的总称。

在地方性法规范畴，还包括民族自治地方自治条例和单行条例及特别行政区的法。

（1）民族自治地方（自治区、自治州、自治县）的人民代表大会有权依照当地民族的政治、经济和文化特点，制定自治条例和单行条例。如《甘肃省肃北蒙古族自治县自治条例》。

（2）特别行政区的法包括全国人民代表大会制定的特别行政区基本法以及特别行政区依法制定并报全国人民代表大会常务委员会备案的、在该特别行政区内有效的规范性法律文件，如《香港基本法》。

4. 规章 是指有规章制定权的行政机关依照法定程序决定并以法定方式对外公布的具有普遍约束力的规范性文件。行政机关包括国务院组成部门及直属机构，省、自治区、直辖市人民政府，省、自治区政府所在地的市及经国务院批准的较大的市和人民政府。

此外，国际条约不属于国内法的范畴，但我国签订和加入的国际条约对于国内的国家机关、社会团体、企事业单位和公民也有约束力。因此，这些条约就具有与国内法同样的约束力，如CAC提出的《辐照食品通用标准》。

在法律、法规和规章的概念中，均提到了“规范性文件”，这是规范性文件的广义理解。广义上，规范性文件一般是指属于法律范畴（即宪法、法律、行政法规、地方性法规、自治条例、单行条例、国务院部门规章和地方政府规章）的立法性文件和除此以外的由国家机关和其他团体、组织制定的具有约束力的非立法性文件的总和。

但从狭义方面理解，规范性文件一般是指除法律、法规和规章之外，由各级行政机关（各级党组织、各级人民政府及其所属工作部门，人民团体、社团组织、企事业单位、法院、检察院等）依据法定职权制定发布的，对公民、法人或者其他组织具有普遍约束力的，可以反复适用的非立法性文件。

（二）法律主要形式的特点

法具有明显的特征，法律是一种概括、普遍、严谨的行为规范，是国家制定或认可、确认权利和义务、国家强制力保障实施、调整社会关系的行为规范，是具有普遍性的社会规范。

表 5-8-1 列出了我国法律的主要形式及其在制定主体、效力等级和发布形式上的差别，为了便于理解，在相应的公共卫生领域，对每种法律形式进行了举例。

表 5-8-1　我国法律的主要形式及特点

分类	制定主体	效力等级	发布形式	公共卫生领域的法律举例
宪法	全国人民代表大会	具有最高的法律效力	全国人民代表大会	—
法律	全国人民代表大会及其常务委员会	效力高于行政法规、地方性法规、规章	国家主席签署主席令予以公布，以国务院文件或国务院办公厅文件的形式发布	《中华人民共和国食品安全法》《中华人民共和国精神卫生法》《中华人民共和国传染病防治法》
行政法规	国务院、地方人民代表大会及其常务委员会、民族自治机关和经济特区人大	效力高于地方性法规、规章	国务院总理签署国务院令予以公布	《食盐加碘消除碘缺乏危害管理条例》《艾滋病防治条例》《全民健身条例》《医疗机构管理条例》等
地方性法规	省、自治区、直辖市的人民代表大会及其常务委员会	地方性法规的效力高于本级和下级地方政府规章	分别由地方人民代表大会主席团和常务委员会发布	《北京市控制吸烟条例》《湖北省街头食品卫生管理办法》《上海市盒饭卫生管理办法》
规章	国务院组成部门及直属机构；省、自治区、直辖市人民政府；省、自治区政府所在地的市； 经国务院批准的较大的市和人民政府	效力低于宪法、法律和行政法规；部门规章一般仅在本部门的权限范围内有效；省、自治区的人民政府制定的规章的效力高于本行政区域内的设区的市、自治州的人民政府制定的规章	部分规章大都以部长令的形式发布	原卫生部发布的《保健食品管理办法》和《学生集体用餐卫生监督办法》、原国家卫生和计划生育委员会令《职业健康检查管理办法》、国家食品药品监督管理总局令《医疗器械使用质量监督管理办法》

（三）政策的概念及特征

1. 政策的概念　政策是国家政权机关、政党组织和其他社会政治集团为了实现自己所代表的阶级、阶层的利益与意志，以权威形式标准化地规定在一定的历史时期内，应该达到的奋斗目标、遵循的行动原则、完成的明确任务、实行的工作方式、采取的一般步骤和具体措施。简单上理解，它是在一定时间内的历史条件和国情条件下，推行的现实政策。从主要方面看，有政府制定的国家政策和政党制定的政策，有中央机关制定的中央政策和地方机关制定的地方政策；有党和国家的总政策，也有某一方面的具体政策（如经济政策、宗教政策、外交政策等）；有公开化的政策，也有非公开化的政策。

2. 政策和法的关系　在现代社会生活中，法律与政策作为上层建筑的组成部分都建立在一定的经济基础之上，它们都是党和国家意志的体现。政策是国家或政党为实现一定的政治、经济、文化等目标任务而确定的行动指导原则与准则，具有普遍性、指导性、灵活性等特征。法律是由一定的物质生活条件所决定的，由国家制定或认可并由国家强制力保证实施的具有普遍效力的行为规范体系，具有普适性、规范性、稳定性等特征。法律与政策作为两种社会规范、两种社会调整手段，在社会调整的整个系统中，均承担着各自的职能，发挥着不可替代的独特作用。两者关系极为密切，既有区别又有联系，相互影响、相互作用，具有功能的共同性、内容的一致性和适用的互补性。法律和政策在制定主体、法律效力、制定程序、调整对象和稳定性方面有明显的区别。

（1）法是由全国人大及其常务委员会制订的，法规是国务院或者省、自治区、直辖市的人大及其常务委员会制订的；政策是国家政权机关及政党组织制订的。

（2）法具有法律上的效力，是由国家强制力保证实施，并具有普遍的约束力；政策不具有强制执行力，只是具有一定的指向作用。

（3）法的制定程序由法律规定，比较严格，而且法一经制定，非经法定程序不得随意废止，有较强的稳定性；政策没有严格的制定程序，而且比较灵活，会随着社会发展而不断变化。

（4）法是由宪法、法律、法规等规范性文件形式表现，规定的内容比较具体、明确和详尽，是规定当事人权利和义务为内容的；政策未被制定或认可为法律规范之前，是由决定、决议、纲领、宣言、通知、纪要等形式表现的，一般比较原则和概括。

二、营养政策法规的概念

营养政策：为了保证获取安全、充足的食物和营养促进人群健康，由国家或地方政府颁布的以权威形式标准化地规定在一定的历史时期内，应该达到的奋斗目标、遵循的行动原则、完成的明确任务、实行的工作方式、采取的一般步骤和具体措施。简单上理解，营养政策是在一定时间内的历史条件和国情条件下，推行的现实的营养相关计划、规划、行动和措施等。

营养政策具有政策的特点：由国家政权机关、政党组织及其他社会政治集团制订的；不具有强制执行力，只是具有一定的指向作用;没有严格的制定程序,一般比较原则和概括;比较灵活,会随着社会发展而不断变化;表现形式多为纲要、规划、计划、行动、措施、宣言、通知等。

营养法规:参考我国法律的主要形式,营养法规有法律、行政法规、地方性法规和规章4种形式,在制定主体、效力等级和发布形式上具有各种形式的特点。《中华人民共和国食品安全法》属于食品领域的法律,《食盐加碘消除碘缺乏危害管理条例》属于食品营养领域的行政法规。

三、营养政策法规的制定

(一) 立法原则

法律是政权和社会稳定的保障。制定法律的最高标准是维护社会的秩序、公平、正义、利益。我国《立法法》规定的立法原则为:①立法应当遵循宪法的基本原则;②立法应当依照法定的权限和程序;③立法应当体现人民的意志;④立法应当从实际出发,科学合理地规定权利与义务、权力与责任;⑤立法应遵循法治原则、民主原则和科学原则。

在确定立法原则时需要综合考虑一些必要的关系:①需要与可能,即立法的阶段性,立法具体条件(社会、政治、经济)的配套。②历史、现实与未来,即立法的超前问题和立法的继承问题。③客观与主观,即人的能力问题,客观认识把握与主观表达。④整体与部分,即各利益集团的平衡;法律自身的统一性、和谐性。⑤专家与社会,即专家意见与社会要求。⑥本国国情与全球化,即本国的国情与他国发展的历程,人类发展的趋同问题等。

(二) 制定依据

我国在制定营养政策法规时必须考虑和遵循上述立法原则和这些必要的关系。结合其自身特点,营养政策法规的制定可参考如下依据:

1. 积极推进健康中国建设的战略保障 "健康中国"是以人民健康为中心绸缪布局,与经济社会发展的一系列政策融合并进,通过综合性的政策举措,实现健康发展目标。健康中国建设,同样是一项"人人参与、人人尽力、人人享有"的全民事业。

2. 改善我国居民营养状况的必要保障 通过营养调查和营养监测等手段发现重点地区、重点人群存在的主要营养问题,采取必要的干预措施努力改善营养状况,促进居民健康。

通过对营养措施和干预规划效果的评价,将行之有效的营养措施以法规的形式保障其可持续性地进行。只有制定营养法,通过法律条款的方式,明确相关部门和人员的权利和义务,才能推动和保障营养工作的落实,通过各级政府和全社会的努力才能解决严重危害我国人群健康的营养问题。

3. 专家意见和社会需求 自20世纪80年代,我国营养专家多次提交营养立法议案向政府强烈呼吁尽快立法。

随着社会经济的发展,健康、食物营养已成为人们生活的基本需求。人们的营养意识不断提高,渴望得到更多的营养知识和膳食指导。现有的各级营养工作机构、食品生产企业也迫切需要营养立法来保障相关营养工作的开展及市场秩序,存在营养立法的主体和对象。从已有的调查结果来看,社会对营养工作的需求较大,对营养立法的呼声也很高。

营养工作就是为人民群众创造良好的食物环境,满足社会的营养与健康需求。但只有通过法律法规的形式才能使提高国民健康素质的营养工作成为各级政府的工作目标,并增强营养工作的计划性,以利于营养工作的有序发展,有步骤地预防和控制营养不良,减少疾病负担和不利影响,为经济建设储备充足的人力。

4. 我国国情与全球化 在立法方面我国已落后于发达国家和一些发展中国家,营养与健康是我国居民的基本需求,通过营养立法不仅从根本上保障和促进全民营养与健康,而且从政治上体现我国政府对国民基本权利的重视,有助于提升国际形象。

(三) 制定程序

1. 法律的制定程序 我国最高权力机关全国人民代表大会和全国人民代表大会常务委员会行使国家立法权,立法通过后,由国家主席签署主席令予以公布。

全国人大及其常委会制定法律的基本程序,包括法律案的提出、法律案的审议、法律案的表决、法律的公布4个阶段。法律规定两类主体可以直接向全国人大提出法律案,一是有关国家机关,即全国人大主席团、全国人大常委会、国务院、中央军委、最高人民法院、最高人民检察院、全国人大各专门委员会,可以向全国人大提出法律案,由主席团决定列入会议议程。二是全国人大一个代表团或者30名以上代表联名,也可以提出法律案,由主席团决定是否列入大会议议程,或者先交有关的专门委员会审议、提出是否列入会议议程的意见,再决定是否列入议程。

在实践中,属于全国人大立法权限范围的基本法律的制定,一般都是在全国人大举行会议之前,先向全国人大常委会提出,经过常委会审议后,再提请大会审议。

2. 行政法规的制定程序 国务院有权根据宪法和法律,规定行政措施,制定行政法规,发布决定和命令。另外,国务院还可根据全国人大授权制定行政法规(称"暂行条例"或者"暂行规定")。2001年11月16日中华人民共和国国务院令第321号公布《行政法规制定程序条例》,根据2017年12月22日国务院令第694号公布《国务院关于修改〈行政法规制定程序条例〉的决定》,自2018年5月1日起施行。《行政法规制定程序条例》是为了规范行政法规制定程序,保证行政法规质量,根据宪法、立法法和国务院组织法的有关规定,制定的条例。

3. 规章的制定程序 国家卫生健康委员会以委主任令的形式颁布规章,规章仅在本部门的权限范围内有效。规章需要按照《规章制定程序条例》制定。2001年11月16日中华人民共和国国务院令第322号公布《规章制定程序条例》,2017年12月22日国务院令第695号公布《国务院关于修改〈规章制定程序条例〉的决定》,自2018年5月1日起施行。《规章制定程序条例》是为了规范规章制定程序,保证规章质量,根据立法法的有关规定,制定的条例。

4. 规范性文件的制定程序 对不特定的对象规定了

具体的权利义务并具有普遍约束力，这是其最为核心的特征。在制定程序上，规范性文件要参照《规章制定程序条例》的规定，须经"立项—起草—审查—决定发布"这一程序，有强制约束力。

营养法规的制定程序，应分别参照法律、法规和规章的制定程序，按照制定法律的基本程序、《行政法规制定程序条例》和《规章制定程序条例》等规范制定，保证营养法规的质量。

第二节　我国营养政策法规

我国自20世纪80年代起，陆续颁布了一些有关营养工作的计划、纲要和行动方案，但大多数属于政策性文件或部门规章。1994年8月23日，由国务院发布的《食盐加碘消除碘缺乏危害管理条例》(中华人民共和国国务院令第163号)属于食品营养领域的第一部也是唯一的一部行政法规。营养立法是实现国家发展和维护国民基本权利的基础，营养法规的制定是营养工作的基础。与发达国家相比，我国的营养立法工作明显滞后。由于缺乏营养法律法规的保障，营养相关计划、纲要、行动等无法有效地实施与推广，因此在改善国民营养状况、促进全民健康方面的作用也是极其有限的。

一、食品安全法律法规

(一) 食品安全(卫生)法律

我国政府历来重视食品卫生和保障人民健康工作。1964年国务院颁布了《食品卫生管理实行条例》，1979年国务院颁布了《中华人民共和国食品卫生管理条例》，使我国食品卫生与安全工作步入法制化轨道。在此基础上，结合十几年的监督管理实践，1982年11月第五届全国人民代表大会常务委员会第二十五次会议通过，自1983年7月1日施行《中华人民共和国食品卫生法(试行)》。经过12年试行实践，1995年第八届全国人民代表大会常务委员会第十六次会议审议通过的《中华人民共和国食品卫生法》是我国食品卫生法律体系中法律效力层级最高的规范性文件，是制定从属性食品卫生法规、规章以及其他规范性文件的依据。

2004年阜阳"大头娃娃"劣质奶粉事件，成为修订《中华人民共和国食品卫生法》的直接动因。随后，"苏丹红"事件、聚氯乙烯保鲜膜致癌事件、含孔雀石绿水产品、婴儿奶粉碘含量超标、食品包装袋苯超标、福寿螺事件、猪肉瘦肉精超标等一系列食品安全事故频发。2007年底，国务院法制办会同有关部门对食品卫生法修订草案作了进一步修改，在修订过程中，发现这部法要增加规定的内容已经超出了食品卫生法的范畴，食品卫生法聚焦食品外在的东西，即是否卫生干净，而食品安全法规定的是食品摄入后所产生的潜在危害。2009年2月十一届全国人大常委会第七次会议通过了《中华人民共和国食品安全法》。2009年7月国务院发布了《中华人民共和国食品安全法实施条例》。食品安全法是适应新形势发展的需要，为了从制度上解决现实生活中存在的食品安全问题，更好地保证食品安全而制定的，其中确立了以食品安全风险监测和评估为基础的科学管理制度，明确食品安全风险评估结果作为制定、修订食品安全标准和对食品安全实施监督管理的科学依据。

2009年颁布的《中华人民共和国食品安全法》对规范食品生产经营活动、保障食品安全发挥了重要作用，食品安全整体水平得到提升，食品安全形势总体稳中向好，与此同时，我国食品安全违法生产经营现象依然存在，食品安全事件时有发生，监管体制、手段和制度等尚不能完全适应食品安全需要，法律责任偏轻、重典治乱威慑作用没有得到充分发挥，食品安全形势依然严峻。党的十八大以来，党中央、国务院进一步改革完善我国食品安全监管体制，着力建立最严格的食品安全监管制度，积极推进食品安全社会共治格局，为了以法律形式固定监管体制改革成果、完善监管制度机制，解决当前食品安全领域存在的突出问题，以法治方式维护食品安全，为最严格的食品安全监管提供体制制度保障，2013年《中华人民共和国食品安全法》启动修订，2015年4月新修订的《中华人民共和国食品安全法》经第十二届全国人大常委会第十四次会议审议通过。新版食品安全法共十章154条，于2015年10月1日起正式施行。被称为"史上最严"食品安全法，增加了关于食品贮存和运输、食用农产品市场流通、转基因食品标识等方面内容，制定的目的是为了保证食品安全，保障公众身体健康和生命安全。新修订的食品安全法明确要求婴幼儿配方食品生产企业应当建立并实施从原料进厂到成品出厂的全过程质量控制，对出厂的婴幼儿配方食品实施逐批检验，保证食品安全。同时将网络食品交易纳入监管，对网络食品交易第三方平台、入网食品经营者或食品生产者违反食品安全法规定、损害消费者合法权益的行为进行严厉处罚。

(二) 食品安全法中的营养内容

2015年颁布的《中华人民共和国食品安全法》中涉及的营养内容包括：①在食品安全标准中应包括专供婴幼儿和其他特定人群的主辅食品的营养成分要求和对与卫生、营养等食品安全要求有关的标签、标志、说明书的要求。②禁止生产"营养成分不符合食品安全标准的专供婴幼儿和其他特定人群的主辅食品"；专供婴幼儿和其他特定人群的主辅食品，其标签还应当标明主要营养成分及其含量。③首次进口的保健食品中属于补充维生素、矿物质等营养物质的，应当报国务院食品药品监督管理部门备案。④特殊医学用途配方食品应当经国务院食品药品监督管理部门注册。注册时，应当提交表明营养充足性等材料。

(三)《预包装食品营养标签通则》

原卫生部于2011年11月公布了我国第一个食品营养标签国家标准——《预包装食品营养标签通则》(GB 28050—2011)，指导和规范营养标签标示。食品安全国家标准《预包装食品营养标签通则》规定：预包装食品营养标签应向消费者提供食品营养信息和特性的说明。营养标签应标在向消费者提供的最小销售单元的包装上。

《预包装食品营养标签通则》包括营养成分表、营养声称和营养成分功能声称。其中，营养成分表是指标有食品营养成分名称、含量和占营养素参考值(NRV)百分比的规范性表格,强制标示内容包括能量以及蛋白质、脂肪、碳水化合物和钠4种核心营养素的含量值,及其占营养素参考值(NRV)的百分比。通则规定,食品配料含有或生产过程中使用了氢化和(或)部分氢化油脂,在营养成分表中应当标示出反式脂肪(酸)的含量。对能量和营养成分的高低、有无、增减等描述,通则都规定了具体的含量要求和限制条件。

针对当时一些食品企业存在的营养标签夸大宣传、弄虚作假欺骗消费者等问题,通则规定,预包装食品营养标签标示的任何营养信息,应真实、客观,不得标示虚假信息,不得夸大产品的营养作用或其他作用。

《预包装食品营养标签通则》于2013年1月1日起正式强制施行。原国家卫生计生委鼓励企业按标准标示营养标签,会同有关部门和行业学(协)会大力加强标准的宣传贯彻和培训工作,指导食品生产经营企业和公众科学认识营养标签。通则施行后,营养标签不规范的食品将不得销售。

二、营养政策法规

(一)营养政策性文件

1.《中国营养改善行动计划》 1992年12月,在罗马召开的全球性部长级营养大会上,包括中国在内的150多个国家的代表通过了《世界营养宣言》和《世界营养行动计划》,并做出承诺,要尽一切努力在2000年以前消除饥饿和营养不良。为了落实我国政府在世界营养大会上的承诺,尽快改善我国居民的营养状况,1997年12月5日国务院办公厅发布了《中国营养改善行动计划》(国办发〔1997〕45号)。该行动计划的总目标是通过保障食物供给,落实适宜的干预措施,减少饥饿,降低能量-蛋白质营养不良的发生率,预防、控制和消除微量营养素缺乏症;通过正确引导食物消费,优化膳食模式,促进健康的生活方式,全面改善居民的营养状况,预防与营养有关的慢性病。《中国营养改善行动计划》中共提出了11项具体目标,其中主要包括使饮食结构合理化、有效控制与饮食结构不合理有关的慢性病、食盐全部碘化,基本消除碘缺乏病,到2000年,5岁以下儿童中度和重度营养不良患病率较1990年降低50%,以及将儿童孕妇的缺铁性贫血症的发生率降低到1990年的2/3等内容。

2.《国民营养计划(2017—2030年)》 2017年7月国务院办公厅印发了《国民营养计划(2017—2030年)》(国办发〔2017〕60号),以下简称《计划》),从我国国情出发,立足我国人群营养健康现状和需求,明确了今后一段时期内国民营养工作的指导思想、基本原则、主要目标、实施策略和重大行动。

(1)指导思想:全面贯彻党的十八大和十八届三中、四中、五中、六中全会精神,深入贯彻习近平总书记系列重要讲话精神和治国理政新理念、新思想、新战略,紧紧围绕统筹推进"五位一体"总体布局和协调推进"四个全面"战略布局,认真落实党中央、国务院决策部署,牢固树立和贯彻落实新发展理念,坚持以人民健康为中心,以普及营养健康知识、优化营养健康服务、完善营养健康制度、建设营养健康环境、发展营养健康产业为重点,立足现状,着眼长远,关注国民生命全周期、健康全过程的营养健康,将营养融入所有健康政策,不断满足人民群众营养健康需求,提高全民健康水平,为建设健康中国奠定坚实基础。

(2)基本原则:坚持政府引导,坚持科学发展,坚持创新融合,坚持共建共享。

(3)主要目标:到2020年,营养法规标准体系基本完善;营养工作制度基本健全,省、市、县营养工作体系逐步完善,基层营养工作得到加强;食物营养健康产业快速发展,传统食养服务日益丰富;营养健康信息化水平逐步提升;重点人群营养不良状况明显改善,吃动平衡的健康生活方式进一步普及,居民营养健康素养得到明显提高。

到2030年,营养法规标准体系更加健全,营养工作体系更加完善,食物营养健康产业持续健康发展,传统食养服务更加丰富,"互联网+营养健康"的智能化应用普遍推广,居民营养健康素养进一步提高,营养健康状况显著改善。

作为建设"健康中国"的具体抓手,应对我国居民存在的主要营养不良问题,《计划》规定完善七项实施策略:一是完善营养法规政策标准体系;二是加强营养能力建设;三是强化营养和食品安全监测与评估;四是发展食物营养健康产业;五是大力发展传统食养服务;六是加强营养健康基础数据共享利用;七是普及营养健康知识。此外,《计划》还进一步明确开展六项重大行动,包括生命早期1000天营养健康行动、学生营养改善行动、老年人群营养改善行动、临床营养行动、贫困地区营养干预行动和吃动平衡行动。

3.《卫生部关于加强临床营养工作的通知》 1982年1月,原卫生部在颁布的《全国医院工作条例》的第十条中指出,"……营养等医疗技术科室,要加强技术力量,充实必要设备,有计划地培训人员,根据临床需要,积极开展新技术,扩大业务范围,提高工作质量"。1982年4月,原卫生部颁布了《医院工作制度》和《医院工作人员职责》。《医院工作制度》中的第五十三条规定了营养室(部)工作制度,"营养室应从多数患者的经济情况出发,计划与制备合乎治疗原则及卫生要求的膳食;除因特殊代谢需要限制某些营养外,应根据供应情况,调配符合营养的膳食,定期计算营养价值,如有营养成分和热量不足,必须及时解决,以促进患者体力恢复"等内容。《医院工作人员职责》中的第85条和第86条对医院中营养师、营养技师的职责进行了明确的规定,还规定了病员食堂管理员职责、职工食堂管理员职责、厨师、炊事员职责、配餐员职责等。

为加快临床营养工作建设的步伐,加强领导,改善管理,提高营养膳食质量,保证医疗工作的需要,使临床营养工作与医院业务建设同步发展,与医学技术现代化相适应,1985年10月,原卫生部向各省、市、自治区下发了《卫生部关于加强临床营养工作的意见》,以推动和改进全国临床营养工作。其主要内容包括:加强营养科(室)建设,加强营养专业队伍建设,要重视临床营养的科研工作及落实有关政策,巩固营养专业队伍等,建议各级卫生行政部门在主抓医院改革的同时把改革临床营养工作作为一个重要内容,深入基层调查研究,具体指导,抓好典型,取得经验,以便进一步推动营养工作的开展。

4.《卫生部关于加强营养工作的通知》 1988年，原卫生部下发《卫生部关于加强营养工作的通知》（以下简称《通知》），《通知》指出“全国各地对营养工作尚缺乏宏观管理，公共营养工作薄弱，营养人才不足，对各类人群营养宣传、指导工作做得不够，许多营养工作未开展，诸多营养问题亟待解决”。1988年中央一号文件明确提出“提倡文明健康科学的生活方式”。各级卫生部门应该认真做好公共营养工作，改变营养工作的落后局面，争取在消除贫困性营养疾病的同时，预防富裕性营养疾病的发生，充分合理地利用我国食物资源，坚持传统良好的饮食习惯，纠正不良的饮食习惯，使我国人民的食物结构合理化。《通知》强调了以下六点内容：①各级卫生行政部门必须加强营养工作。②用营养科学指导并干预经济政策。③依照食品卫生法，严格对商品性定型包装食品，婴幼儿主辅食品，强化食品及其他营养性食品，食品广告，标志进行监督管理。④根据本地区特点，对食品进行营养成分分析，制定本地区食物成分表；组织本地区合理膳食模式的研究。⑤开展营养监测，营养调查工作。⑥加强对居民群众进行营养知识宣传和营养指导，使他们逐步懂得合理调配膳食，增进身体健康。对医院、饭店、集体食堂，进行营养管理，要求饭店、大型公共食堂配备专职或兼职营养工作人员，医院必须配备专职营养师（士），成立营养科（室）。

5.《营养改善工作管理办法》 原卫生部于2010年8月以“卫疾控发〔2010〕73号”文向全国各省、市、自治区卫生厅局正式发布《营养改善工作管理办法》，2010年9月1日起实施。《营养改善工作管理办法》在总则中明确了制定意义、营养改善工作的主要内容和实施原则、各级卫生行政部门在营养改善工作中的职责、营养机构建设及人员配备要求。并详细地阐述了营养改善工作的各项主要内容，涵盖了营养监测、营养教育、营养指导和营养干预等方面。目前依照《营养改善工作管理办法》贯彻得比较好的内容主要是全国性营养监测工作，已经列为财政拨款的政府性常规工作，政府重视，经费保障、对基层营养工作人员开展系统培训等举措，从根本上保证了营养监测的可持续性开展。营养教育、营养指导和营养干预等内容制定得较为详尽，但这些工作的开展目前没有形成体系，从国家层面没有列为常规性工作，还局限于以项目带动工作。

《营养改善工作办理办法》的颁布实施，是营养政策法规工作迈出的一大步。为保障我国居民的营养与健康状况，促进营养工作的顺利开展，继续推进营养立法工作奠定了一定的基础。但其仍然不能称之为规章，部门规章一般以部长令的形式发布。

6. 以往重要的营养政策

（1）国家大豆行动计划：针对我国广大农村居民，特别是农村儿童青少年膳食结构不合理，优质蛋白质所占比重较小，而肉、蛋、奶、鱼等消费一时难以大幅度增长的情况，1995年，国家食物与营养咨询委员会向国务院提出“关于实施国家大豆行动计划的建议”，建议“以中小学生为重点，全面改善我国居民营养状况”。1996年3月，农业部、原卫生部、国家教委、中国轻工总会等四部委联合发出了《关于实施“大豆行动计划”的通知》。目的在于充分利用我国丰富的大豆资源和开发潜力，向中小学生提供优质的大豆加工制品，增强儿童青少年的体质，促进营养与健康教育事业发展，优化食物营养结构，带动当地大豆生产、食品加工业，来改善全民营养状况，振兴中国大豆产业。“大豆行动计划”于1996年9月在11个省、12个试点县（市）、24所试点学校正式启动，并于1999年进一步扩大了“大豆行动计划”的示范和推广工作。

大豆行动计划的实施，为充分利用我国大豆资源、改善我国居民特别是儿童青少年营养水平与健康素质找到了一条有效途径，也为调整农村产业结构，促进农产品加工，振兴大豆产业开辟了道路。

（2）国家学生饮用奶计划：为了改善我国中小学生钙营养状况和生长发育，农业部、国家计委、教育部、财政部、原卫生部、国家质量技术监督局和国家轻工业局等七个部委拟订了“学生饮用奶计划”，在城市地区试点推行。1999年12月，李岚清副总理批示“抓落实并通过新闻媒体予以宣传”。1999年，国家学生奶计划首先在沈阳市启动。2000年10月，七个部委联合发出了“关于实施国家‘学生饮用奶计划’的通知”及《国家“学生饮用奶计划”实施方案》，要求按《国家“学生饮用奶计划”实施方案》实施国家“学生饮用奶计划”，方案内容从意义和条件、实施步骤、组织领导和运作、宣传教育和政策扶植等方面具体规定了实施国家“学生饮用奶计划”的方案。2001年1月，七部委又发布了《学生饮用奶定点企业申报认定暂行办法》，确定“学生饮用奶计划”分三步逐步推广，第一步先在北京、上海、天津、广州和沈阳等五个城市试点，总结经验；第二步在五个试点城市的基础上，向全国省会城市和部分经济发达城市逐步扩展；第三步向中小城市和其他有条件的城镇推广。

（二）中国食物与营养发展纲要

1.《九十年代中国食物结构改革与发展纲要》 为了实现对《世界营养宣言》的承诺，规范和指导我国食物生产与食物消费协调发展，提高人民食物消费水平，改善国民膳食营养结构，引导居民科学合理的膳食消费模式，在国务院有关领导主持下，七个部委参与起草了《九十年代中国食物结构改革与发展纲要》。1993年第220次总理办公会议通过了《九十年代中国食物结构改革与发展纲要》，并由国发〔1993〕40号文件颁布实施。

《九十年代中国食物结构改革与发展纲要》的颁布和实施，对于把握20世纪末的食物发展方向，促进我国农业、卫生、食品、加工、科技等与食物生产相关部门和行业的协调发展，改善食物发展宏观环境，增强食物综合生产能力均发挥了积极作用，对于增强国民身体素质与促进经济繁荣有十分重大意义，对促进我国食物发展与世界接轨产生了重大影响。

2.《中国食物与营养发展纲要（2001—2010年）》 自2000年起，随着生活水平的提高，我国居民食物消费进入新的阶段，食物与营养发展出现了一些新的问题，如食物生产、消费、营养不协调，生产结构仍不能满足营养结构改善需要，食物质量和安全仍存在隐患，严重影响着人民的健康。面对我国食物与营养发展新的形势,如经济增长、人们生活水平提高,对食物多样化、优质化需求明显增加,对食品安全要求不断提高,随着经济全球化趋势,将会使我国食物生产面临国内、国际双重压力,食物消费市场将会受到国外的较大冲击。为了指导我国食物结构调整,促进食物生产与消费的均衡协调发展以及改善营养结构,农业部、国家计委、原卫生部、科技部、国家经贸部、教育部、财政部等有关部委联合起草了《中国食物与营养发展纲要(2001—2010年)》,国务院办公厅2001年11月由国办发〔2001〕86号文件颁布实施。《中国食物与营养发展纲要(2001—2010年)》共四个部分二十八条,对我国食物与营养发展中的基本情况进行了分析,提出了今后十年食物与营养发展的指导思想、基本原则和目标,抓住事关全局以及具有主导性、带动性的若干关键内容、薄弱环节,确定今后十年发展的三个重点领域、两个重点地区、三个重点人群,提出未来十年促进食物与营养发展所必须采取的若干政策措施。《中国食物与营养发展纲要(2001—2010)年》指出"继续和规范实施国家营养改善行动计划、国家大豆行动计划、国家学生饮用奶计划等。积极推广学生营养餐,作为国民营养改善的一项重要工作,成立相应协调机构,制定相关法规,依法加强管理"。

3.《中国食物与营养发展纲要(2014—2020年)》2014年1月,国务院办公厅由国办发〔2014〕3号文件印发了《中国食物与营养发展纲要(2014—2020年)》(以下简称《纲要》)。请各省、自治区、直辖市人民政府,国务院各部委、各直属机构认真贯彻执行。这是继《九十年代中国食物结构改革与发展纲要》《中国食物与营养发展纲要(2001—2010年)》之后,我国政府制定的第三部关于食物与营养发展的纲领性文件。《纲要》立足保障食物有效供给、优化食物结构、强化居民营养改善,绘制出至2020年我国食物与营养发展的新蓝图。

《纲要》在简要总结近年来我国食物与营养发展成就和问题的基础上,提出了未来七年我国食物与营养发展工作的指导思想:顺应各族人民过上更好生活的新期待,把保障食物有效供给、促进营养均衡发展、统筹协调生产与消费作为主要任务,把重点产品、重点区域、重点人群作为突破口,着力推动食物与营养发展方式转变,着力营造厉行节约、反对浪费的良好社会风尚,着力提升人民健康水平,为全面建成小康社会提供重要支撑。确立"四个坚持"的基本原则:坚持食物数量与质量并重,坚持生产与消费协调发展,坚持传承与创新有机统一,坚持引导与干预有效结合,强调了"以现代营养理念引导食物合理消费,逐步形成以营养需求为导向的现代食物产业体系""传承以植物性食物为主,动物性食物为辅的健康膳食传统,保护具有地域特色的膳食方式,创新繁荣中华饮食文化"等内容。明确了到2020年食物与营养发展目标,从食物生产、食品加工业发展、食物消费、营养素摄入、营养性疾病控制等五个方面,细化了21项具体的、可考核的指标。其中,全国粮食产量稳定在5.5亿吨以上,全国食品工业增加值年均增长速度保持在10%以上,人均年口粮消费135kg,人均每日摄入能量2200~2300kcal,全人群贫血率控制在10%以下,居民超重、肥胖和血脂异常率增长速度明显下降等。

《纲要》从食物与营养发展的"数量保障、质量保障、营养改善"三个关键环节入手,提出了事关全局的三项主要任务:构建供给稳定、运转高效、监控有力的食物数量保障体系;构建标准健全、体系完备、监管到位的食物质量保障体系;构建定期监测、分类指导、引导消费的居民营养改善体系。

《纲要》按照分类指导、突出重点、梯次推进的思路,提出了"三个三"的发展重点,分别是"三个重点产品、三个重点区域、三类重点人群"。其中,优先发展"三个重点产品":优质食用农产品、方便营养加工食品、奶类与大豆食品;优先关注"三个重点区域":贫困地区、农村地区、流动人群集中及新型城镇化地区;优先改善"三类重点人群":孕产妇与婴幼儿、儿童青少年、老年人。

为确保目标任务顺利实现,《纲要》从全面普及膳食营养和健康知识、加强食物生产与供给、加大营养监测与干预、推进食物与营养法制化管理、加快食物与营养科技创新、加强组织领导和咨询指导等六个方面提出了若干保障措施。其中,明确提出了要"加大对食物与营养事业发展的投入""加大对食用农产品生产的支持力度""发布适宜不同人群特点的膳食指南""开展全国居民营养与基本健康监测,进行食物消费调查""加强对食物与营养重点领域和关键环节的研究"等政策措施,明确要求要"建立部门协调机制,做好本《纲要》实施工作""继续发挥国家食物与营养咨询委员会的议事咨询作用,及时向政府提供决策咨询意见""地方各级人民政府要根据本纲要确立的目标、任务和重点,结合本地区实际,制定当地食物与营养发展实施计划"等。

(三)《"健康中国2030"规划纲要)》

2016年10月,中共中央、国务院印发了《"健康中国2030"规划纲要》(以下简称《规划纲要》),明确提出了到2030年我国主要健康指标进入高收入国家行列。在这份今后15年内推进健康中国建设的行动纲领中,"引导合理膳食"居于"塑造自主自律的健康行为"的首位。《规划纲要》指出,制定实施国民营养计划,深入开展食物(农产品、食品)营养功能评价研究,全面普及膳食营养知识,发布适合不同人群特点的膳食指南,引导居民形成科学的膳食习惯,推进健康饮食文化建设。建立健全居民营养监测制度,对重点区域、重点人群实施营养干预,重点解决微量营养素缺乏、部分人群油脂等高热能食物摄入过多等问题,逐步解决居民营养不足与过剩并存问题。实施临床营养干预。加强对学校、幼儿园、养老机构等营养健康工作的指导。开展示范健康食堂和健康餐厅建设。到2030年,居民营养知识素养明显提高,营养缺乏疾病发生率显著下降,全国人均每日食盐摄入量降低20%,超重、肥胖人口增长速度明显放缓。通过以上这些措施、策略、优先发展领域,实现引导全民合理膳食。

三、中国对营养政策法规的需求

与发达国家相比,我国的营养立法工作处于相对落后状态。迄今,我国尚未颁布一部营养法律,以往颁布的均为营养政策性文件。缺乏营养法律的保障,这些营养政策性文件很难持续性执行,对国民营养状况的改善和营养工作有序化发展的作用都是极其有限的。

(一）营养立法促进国民营养改善

今后的国际竞争是综合国力的竞争,综合国力的竞争最重要体现在人的健康素质上。营养决定国民健康状况、人力资源发展与身体素质的提高,是国家综合国力的一个主要标志。诺贝尔经济学奖获得者、著名经济学家 Robert Fogel 认为,英国和北欧工业革命时期的经济增长因素中,有 1/2 以上应归功于其人群的体格即身高、体重的增长。体格的发育促进脑发育、增强免疫功能、延长寿命,从而为经济发展创造了条件。

我国居民面临营养不足和营养过剩的双重挑战,不仅影响到人群的健康和智力水平,更重要的是影响着国家或地区人力资源的发展,成为制约社会经济发展的一个重要因素。营养相关慢性病“井喷式”高发,成为社会经济发展的沉重负担。越来越多的营养学家和政策制定者认识到,解决营养问题,要深入分析其制约因素和形成条件(环境条件和社会经济条件),并制定和实施相应的营养改善政策,从而达到改善人群营养状况、增强体质和提高健康水平的目的。改善国民营养和健康状况,需要有法律来保障营养政策改善行动的落实,这是根本解决营养问题的基础。

(二）营养立法保障营养政策的实施

国民营养改善需要政府公共政策的支持。我国政府曾对《世界营养宣言》《世界营养行动计划》《营养问题罗马宣言》等国际公法性质文件做出承诺,表明我国政府对全民营养健康水平改善与提高的重视。但相应地也要求我国履行承诺,切实改善国民营养状况,促进全民健康。我国以往也颁布了一些有关营养工作的计划、纲要和行动方案,例如 1997 年由国务院颁布《中国营养改善行动计划》、一系列的食物与营养发展纲要、国家大豆行动计划、国家学生饮用奶计划等,但由于缺乏营养法律的保障,这些计划和纲要在实施过程中遇到了很多困难,最终没有得到很好的落实和推广。营养政策文件的贯彻、营养改善行动的实施及相应的法律保障是根本解决中国居民营养问题的基础。

(三）营养立法促进我国营养事业发展

营养工作具有明显的公共物品性质,需要全社会尤其是政府部门的介入。经验表明,如果政府积极参与营养工作,即使经济增长缓慢,人群营养状况仍能得到显著改善,从而显著提高社会发展水平。反之,如果政府忽视营养工作,即使经济快速增长,人群营养状况也未必能够有显著的改善。

我国营养相关部门存在的诸多问题以及营养工作开展中面临的诸多困难,如营养专业机构不健全、营养专业人才匮乏、营养工作队伍不稳定、营养工作不受重视、工作开展困难,究其原因就是缺乏法律的保障。制定营养法规可以对全国营养工作起到统管的作用。例如,可保证营养监测制度和工作的开展,定期进行全国营养调查,了解全体国民的营养状况和食物摄入情况;可以促进和监管营养标签、学生营养餐、学生奶及营养人才培养、使用和考核等工作的进行。

营养工作的投入具有公共性,是一项长期投资,投入在短期内不能立见成效。只有政府充分发挥其主导作用,将营养工作列入社会经济发展规划中,才能保障对营养工作的投入。

综上所述,改善国民营养状况,持续推进营养政策文件的贯彻落实,确立营养工作在国民经济与社会发展中的战略地位与作用,促进我国营养事业规范化、制度化、有序化持续发展,必须有营养法律提供有力的保障。因此,营养立法势在必行,它将为改善我国人群营养状况,促进经济发展,提高国民健康素质和综合国力提供强有力的法制保障。

第三节　国际及相关国家营养政策法规

自 20 世纪 40 年代起,国际组织、部分发达国家和发展中国家逐步开始重视营养工作,陆续颁布相关的营养政策法规,以立法的形式使营养工作向组织化、制度化、有序化迈进。1992 年 12 月 5 日在罗马由 FAO 和 WHO 联合召开了第一届国际营养会议,来自世界各个国家和地区的部长或全权代表们共同签署了《世界营养宣言》,这是全球营养政策的重要里程碑。本节梳理了部分国际组织、发达国家和发展中国家颁布的重要营养政策法规,为推进我国营养立法工作提供一些启示和政策性建议。

一、营养问题罗马宣言

时隔 22 年,FAO 与 WHO 于 2014 年 11 月在罗马联合举办了第二届国际营养大会,来自 170 个国家的部长和高级官员做出承诺,批准了旨在解决饥饿和肥胖问题的《营养问题罗马宣言》和《行动框架》,其中为解决涉及多个部门的营养问题提供了政策和计划建议,旨在确保世界上所有人都能获得更健康和更可持续的食物供应。这是作为朝着消除全球营养不良目标迈出的重要一步。

《营养问题罗马宣言》倡导人人享有获得安全、充足和营养食物的权力,并促使各国政府作出承诺,防止饥饿、微量营养素缺乏和肥胖等各种形式的营养不良。

《行动框架》承认在与包括民间社会、私营部门和受影响社区在内的广大利益相关者开展对话以应对营养问题和挑战方面,各国政府均肩负首要责任。基于《营养问题罗马宣言》中的承诺、目标和指标,《行动框架》提出 60 项行动建议,可供各国政府酌情纳入其营养、卫生、农业、发展和投资的国家计划,并在有关国际协议的谈判中加以考虑,以期改善所有人的营养状况。

《行动框架》规定了有效问责机制,包括跟踪进展情况以及根据国际商定的营养指标和重要阶段的监测框架。签约国应在 2025 年之前取得具体成果,包括若干既定目标,即改善孕产妇和婴幼儿营养状况和减少非传染性疾病(如糖尿病、心脏疾病和某些癌症等)与营养相关的危险因素。

可持续的粮食系统对于促进健康饮食至关重要。呼吁各国政府促进营养强化型农业,方法是将营养目标纳入农业计划的制订和实施过程,确保粮食安全,实现健康饮食。

二、欧盟营养政策法规

营养政策是欧洲政策制定的一个相对较新的领域。

1957 年罗马条约建立的欧洲经济区使用了"健康"和"公共健康"的术语，只是在国家限制内部市场的自由背景下。第二次世界大战结束后的十年，营养政策才成为农业政策的代名词。对于超大规模人口的国家，恒定足够的食物供应在战后的财政紧缩情况下仍然是一种奢侈，超重肥胖在很大程度上是未知的。因此，欧洲经济区的农业政策重点是提高农业生产力和保证在合理的价格内供应的可及性。从 20 世纪 70 年代中期食品法规启动时，消费者保护和公共卫生方面只是间接考虑的。这项立法的目的主要是为了方便货物在内部市场的自由流动。直至 20 世纪 80 年代末，欧盟才陆续制定并颁布营养政策，营养政策法规体系逐步建立。表 5-8-2 列出了欧盟营养政策的主要行动及其法律分类。

表 5-8-2　欧盟营养政策的主要行动及其法律分类

年份/年	政策法规	主要内容	分类
1987	单一欧洲法案	公共卫生和高水平消费者保护作为基本原则	法律法案
1990	营养与健康委员会决议	营养与健康的首部行动规划	政治宣言
1993	马萨诸塞条约	欧盟公共卫生战略委员会命令	法律法案
1994	欧洲食物与健康委员会报告	呼吁基于预防性营养的综合性欧洲营养政策	政治宣言
1998	委员会交流	欧盟公共卫生政策的发展	政策性文件
1999	食品安全委员会白皮书	综合性一致性营养政策的发展	政策性文件
2000	世界卫生组织欧洲区第一部食物与营养政策行动计划	3 个支柱性战略：食品安全、健康营养和可持续性食物供应	政治宣言/推荐
2000	营养与健康委员会决议	呼吁更多的国家营养政策结盟	政治宣言
2001	营养与功能声称委员会讨论稿	营养与健康声称条例的利益攸关方商讨	法律法案预备文件
2002	欧洲议会和委员会公共卫生社区行动	5 年行动规划，承认欧盟在形成公共卫生政策的积极作用；营养与身体活动网络基础	
2002	肥胖委员会结论	肥胖预防是所有重要欧盟政策中的重要问题	政治宣言
2002	委员会现况报告	分析欧盟人群的营养状况；探讨某些疾病与膳食危险因素之间的关系	政策性文件
2003	营养与健康声称条例的委员会提议	营养与健康声称的限制性规定，营养标准	法律性议案
2005	委员会健康饮食与身体活动绿皮书	欧盟营养政策行动重要领域	政策性文件
2005	欧洲膳食、身体活动和健康平台	利益攸关方圆桌合作承诺采取行动阻止超重和肥胖流行趋势	自动调节
2006	营养与健康声称条例	营养与健康声称的限制性规定，营养标准	法律法案
2006—2007	世界卫生组织欧洲区控制肥胖宪章和第二个行动计划	呼吁更多的干预性措施对抗肥胖流行	政治性宣言
2007	委员会营养、超重肥胖相关健康问题白皮书	营养政策领域的整合性方法建议；食品标签法律综述	政策性文件和法律法案预备文件
2007	主要食品企业的欧盟宣言	对 12 岁以下儿童不提供高糖、高脂肪或高盐食品和饮料的广告；在小学不投放广告	自动调节
2008	世界卫生组织全球营养行动计划（2008—2013）	预防和控制慢性非传染性疾病的全球战略的实施	政治性宣言
2008	消费者食品信息条例	强制性营养标签；标签作为一种工具促进健康意识性的食品选择	法律性议案
2008	国家控盐行动的欧盟框架	4 年内至少减盐 16%的 5 个步骤	政治性宣言与自动调节
2011	国家限制性营养素行动的欧盟框架	4 年内降低饱和脂肪酸摄入 5%，至 2020 年再降低 5%；反式脂肪酸、糖、盐和能量不增加	政治性宣言与自动调节
2011	消费者食品信息条例	强制性营养标签；标签作为一种工具促进健康意识性的食品选择	法律法案
2012	加强主要食品企业的欧盟宣言	小于 12 岁观众的电视节目延展；包括网站	自动调节

引自：Holle，Martin.（2014）. Nutrition Policy in the European Union Wageningen Working Papers in Law and Governance LAW AND GOVERNANCE GROUP 2014/03.

三、发达国家营养政策法规

美国和日本是营养立法起步较早的发达国家，迄今营养法规体系已经趋于成熟，极大地推动了营养工作的发展，促进了国民营养状况的改善。但美国和日本营养法规在立法背景、立法驱动力及法律关注重点方面存在明显的差异。

（一）美国

20 世纪 40 年代，美国在第二次世界大战征兵时发现许多青壮年因患上膳食相关疾病不能服兵役，在这一背景下，美国于 1943 年通过立法，专门拨款开展学生餐和学生奶计划，启动了美国营养政策。美国从1969年聘请营养专家作为总统政策顾问，并将之列入政府工作的重要内容。可见，美国政府当营养问题与国家安全问题紧密联结时，才开始重视公众营养，通过营养法规体系的逐步建立保障营养工作在全国的可持续性开展。

美国宪法规定“本宪法所授予的全部立法权，均属于参议院和众议院组成的合众国国会”，美国国会有立法权、法律修正权和法律补救权。美国的卫生管理机构由联邦政府、州政府和地方政府垂直体系构成。联邦政府承担卫生行政管理职责的部门是卫生和人类发展服务部，是实施全国卫生行政管理的最高机构，并领导各州的卫生局，州卫生局则对州内各个地方卫生主管部门行使领导职能。美国各级卫生部门主要是通过项目，对营养问题进行指导和管理，由议会立项，农业部和卫生部联合执行，对有成功经验和显著营养改善效果的项目以法规的形式变成永久性项目，切实起到法规保障作用。美国营养立法优先关注重要的、具体的营养问题。以下简要叙述美国颁布的主要营养政策法规。

1.《学校午餐法》　《学校午餐法》是对第二次世界大战中美国许多男性因膳食有关的营养状况问题而被军方拒绝不能服兵役的一种及时响应。1946年美国总统杜鲁门签署了《学校午餐法》，由参议院和美国国会代表团颁发，该法案目的是为美国各州设立、维持、实施和扩展学校午餐项目提供法律支持，是作为“一种保障国家安全的措施”而建立的。《学校午餐法》被多次修订，最终修订案于1999年通过。其政策目标有三个：①为青少年提供营养食物，保证其健康的体魄；②刺激内需，鼓励消费国内农产品及食品；③为保证学校午餐项目可持续的推进提供经费支持。

通过补助金和其他形式帮助各州为建立、维持、实施、扩展非营利学校午餐项目提供足够的食物和其他设备，以保障全国儿童的健康和福利，鼓励营养性农产品及其他食物的国内消费。《学校午餐法》指出：“作为国家安全的一项措施，由各州通过补助金、捐赠和其他方法进行援助，供应充足的食物和其他设施，来设立、保持、运作和推广非营利的学校午餐计划，以保护全国儿童的健康与幸福，促进营养丰富的农业商品和其他食品的国内消费，这是国会的政策。”

该法规定学校午餐是非营利性质的，符合美国居民膳食营养素参考摄入量，经费采用现金报销的方式来管理，使每个学生能够在学校购买一份学校午餐，一般每餐学生的花费不超过40美分。此外，美国农业部还培训食品从业人员学习制作健康食品并开展营养教育活动使学生们增加膳食与健康相关知识。1998年，国会修订了该法，增加了为学生提供课后小吃的内容，并把受益孩子的年龄段扩大到18岁以下。自该项目开展以来，已经提供了1830亿份学校午餐，投入的经费逐年递增。

食物与营养服务局统筹管理全国学校午餐项目。在美国各个州，学校午餐项目由州教育部门与学生食品供应部门协同管理。乡村学校和非义务学校如果愿意参加学校午餐项目，可以从美国农业部获得现金补助和必要的物品馈赠。但在这些学校里，所提供的学校午餐必须符合联邦政府的有关要求，并尽可能免费或减价。学生食品供应部门还应为18岁以下的学生提供课后小吃。

2.《儿童营养改善法》　1966年10月，美国总统约翰逊签署了《儿童营养改善法》，并作出批示：“营养好是学习好的必要条件”，由美利坚合众国参议院和代表处在国会大会上颁布。该法案经多次修订，目前最新修订案是2002年版。

该法案旨在加强和扩展儿童食物供给项目，保障美国儿童基本营养需要。该法案声明：多年来实施的学校午餐项目在应用营养学领域取得了令人瞩目的成绩，大量的成功经验表明食物、良好营养与儿童发展、认知能力是有密切联系的，这个观点已经得到公认和接受。鉴于此，国会宣告将其制定为一项法规，规定这些工作将在农业部部长授权下，作为维护全国儿童的健康和完好状态的一个手段而扩大、发展与加强。并且通过发放补助金等方式为各州提供援助，鼓励国内农产品和其他食物消费，从而更为有效地满足儿童的营养需求。除了推广学校午餐项目的成功经验，根据该法还建立了学生早餐项目和学生奶项目。此外，学龄前儿童也被纳入项目支持范围，该法还计划启动母乳喂养促进项目。

学生早餐项目是联邦政府支持的、在学校学习日开始或者接近开始时为公立、非营利私立学校、社区托儿所及儿童关怀机构学生提供免费或减价的营养早餐。1975年，在修订《儿童营养改善法》时将《学校早餐计划》改为永久性计划。1989年，美国国会决定扩大实施学校早餐计划，要求农业部部长为学校中低收入家庭儿童比例较高的州提供启动资金（每个校区300万~500万美元），用以推行学校早餐计划。管理部门是州政府和国防部，项目预算在卫生和福利支出中列支，选择参与学校时优先考虑贫困地区和边远地区，考虑来自低收入家庭和在岗母亲的孩子对营养改善的特别需要。

1946年美国曾发布了《专项牛奶计划》，由联邦政府援助，为学生提供免费或低价的饮用奶，通过这项计划向未参加农业部儿童关怀计划的7000所学校和儿童关怀机构以及1300个夏令营和562个侨民儿童关怀机构，提供维生素A和维生素D强化牛奶（284ml/d）。《儿童营养改善法》将学生奶项目制定为一项法规，规定管理部门是农业部，项目推进所需经费列入农业部当年预算。该项目旨在鼓励没有参加学校午餐项目的公立中学、学前班、托儿所、夏令营和非营利从事儿童护理和训练的组织加入学生奶项目，每袋奶（284ml）最低得到5美分补贴。

3.《妇女、婴儿与儿童专项补充食品计划》　1972年美国政府还出台了《妇女、婴儿与儿童专项补充食品计划》，1994年根据《健康美国人保健膳食法》更名为《妇女、婴儿与儿童计划》。该计划简称“WIC”，代表Women、Infants and Children，即是妇女、婴儿和儿童。WIC是美国联邦政府和各个州政府支持的一项为中低收入家庭的妇女、婴儿和儿童免费提供健康食品、营养与健康教育、健康食品咨询、母乳喂养支持和转介医疗保健等服务的营养计划。WIC的目标是促进孕妇、母乳喂养期妇女和5岁以下儿童的营养与健康。WIC作为一个试点计划诞生于1972年，并于1974年成为永久性公共健康计划。美国各州的WIC项目都由联邦政府农业部食品与营养服务局统一管理。运作方式是由该项计划提供担保，认定食品商店，通过零售、家庭配送、妇女婴儿儿童诊所等途径，提供所需营养食品。美国大多数州的WIC为加入该计划的家庭发放免费获得营养食品的购买券，现在美国约有4.6万商家接受WIC发放的食品券。

4.《营养标识和教育法》　1990年11月美国国会通过并颁布《营养标识和教育法》。该法共有10章，是对《联邦食品、药品、化妆品》的修订，执法机构是食品药品监督管理局，主要内容包括：①所有食品（包括鲜活食品和海产品）必须使用营养标签，使用营养标签是食品生产企业的强制义务；②营养素成分声明和健康声明原则；③全国统一的食品标签。

5.《膳食补充剂卫生与教育法》　1994年美国总统克林顿签署了《膳食补充剂卫生与教育法》，将膳食补充品、健康与教育法案正式批准为法律。《膳食补充剂卫生与教育法》包括13章，执法机构是食品药品监督管理局。这是关于营养产品的首部重要法律，旨在规范促进膳食补充剂产业发展，改进国民健康状况，降低国家医疗福利支出。该法共有15条，在阐述立法目的时明确指出：①改进国民健康状况是联邦政府的首要任务；②膳食补充剂在健康促进和疾病预防中的作用已经得到充分的科学证明，已经证实适度补充可以预防癌症、心血管病和骨质疏松症等慢性病；③健康饮食可以降低医疗支出、医保支出和卫生保健支出，对美国未来的经济福利至关重要。该法对膳食补充剂的界定、声明和标签内容都做了明确规定。

6. 其他食物营养政策法规　1990年颁布了《全国营养监测及相关研究法》。该法案分别从建立合作项目、实施责任、委员会的建立、项目管理员、农业部的权利、资金的管理、拨款的批准、部长职能及制定国家营养监测和相关研究项目的全面计划等方面都做了明确的规定。

1991年美国颁布了《营养执业法》，该法案的目的是确保公众健康、安全及公共福利，保护公众不被不合格的营养行业服务人员的伤害。该法规通过向在营养行业服务的人发放营业执照和制定规则以及为这些人员建立教育标准来达到此目的。

此外，美国政府还颁布了《特殊牛奶项目规划》《公共卫生法》《儿童夏季食物供应规划》《学生奶行动计划》和《课余加餐计划》等。这些法规和条例的颁布对美国营养工作的开展起了很大的推动作用，切实保障了国民营养状况的改善。

（二）日本

日本具有良好的社会秩序，各行各业的工作都有条不紊，大家循规蹈矩。这一切都归根于其健全的法律体系。用法律来制约人们的行为，规范社会活动，促进经济发展。在国民营养改善上，同样遵循了这一原则，用立法来推进和规范国家的营养改善工作。日本营养立法是在第二次世界大战后经济极其困难的情况下，积极开展营养工作，把营养作为促进发展的一个手段和措施，增加营养投入，先后颁布了一系列营养相关的法律法规。与美国营养法规注重具体的重要问题不同，日本营养法规比较全面细致，关注重点是“人”，覆盖了各个社会人群。以下简述日本相继颁布的重要营养法规。

1.《营养师法》　1947年12月日本政府颁布了《营养师法》。该法案的主要内容包括：营养师以及管理营养师的定义、资格；营养师的任命和执照制度；管理营养师的注册制度；管理营养师的考试制度；营养师、管理营养师的培养制度。日本现有一亿多人口，营养师数量远远多于临床医师，总数达80多万人，其中12万名营养师就业上岗从事相关工作。培养营养人才的学校有200多所。学校层次较多，培养目标以及毕业后就业岗位也比较明确，在工作岗位上的职责分明。并明确规定供餐300人次以上的餐饮必须配备至少一名管理营养师。

2.《营养改善法》　1952年7月颁布了《营养改善法》。该法律目的在于提高国民改善营养的思想，明确国民的营养状态，同时制定改善国民营养的措施，努力维护和提高国民的健康及体力，以有利于增进国民的福利。在国民营养调查的实施、被调查者的选择及协助义务、国民营养调查员、费用承担、调查表的使用限制、用省（相当于我国的部委）令进行的规定、市町村进行的营养咨询、都道府县进行的专业营养指导、营养指导员、集体饮食供给设施的营养管理、营养指导和烹调、特殊营养食品制度等方面做了详尽的规定。

3.《学校供餐法》　1954年，日本政府开始推动供餐法制化，正式颁布《学校供餐法》，以法律的形式制定了学校供餐的规则和体制，并将初中也纳入供餐范围。该法案规定在义务教育的学校，要努力实施学校供餐，由营养士管理供餐，国家给予补助。学校供餐要达到4项目标：①使学生对日常饮食有正确的理解和良好的饮食习惯；②培养学生丰富的学校生活和快乐的社交素质；③使饮食生活合理化、改善营养、增进健康；④引导学生正确地理解食物、分配和消费食物。此外，日本还先后配套推出了《学校供餐法施行规则》《学校供餐法施行令》《学校供餐实施标准》《学校供餐卫生管理标准》等规定，完善的学校营养午餐制度逐渐得以确立。目前，这一制度已得到相当程度的普及。调查显示，2012年日本实施供餐的中、小学达3.2万所，整体实施率高达94.3%。

4.《厨师法》　日本《厨师法》公布于1958年5月，最初实施于1958年11月9日。前后经过8次修订，最终修改于2001年6月，实施于2001年7月16日。该法规定了厨师定义、任职资格以及依据学校教育法规定的入学条件获得高等学校的入学资格，在厚生劳动省大臣指定的厨师培训机构学习1年以上的厨师、营养与食品卫生学课程，并经过考试合格。该法规定实行厨师名册、注册及执照的颁发制度。该法还对厨师的配置、烹调技术的审查以及组织厨师会等都进行了说明。

5.《健康增进法》　2002年8月，废除《营养改善法》的同时，公布了《健康增进法》，是日本厚生省根据2000年第三次制定的国民健康对策——《健康日本21（世纪）》所制定的法律。该法于2003年5月1日正式实施。

《健康增进法》旨在提高全民的保健意识，加强国民对生活习惯重要性的理解规定，综合促进国民健康。共分8章，1个附则。该法案规定厚生省要提出促进国民健康的基本方向、促进国民健康的目标；各都道府县制定相应的健康促进计划。对国民健康营养调查、营养指导、营养管理有关内容进行了修订，还对健康增进事业的国家、地方自治体及健康保险组合等机构的职责做出了详细说明。与《营养改善法》相比，该法突出了增进健康的战略地位和重点行动领域，具体规定了对特殊用途食品、营养标识的使用并加大了对违法行为的处罚力度。

6.《食育基本法》《食育基本法》颁布于2005年。随着近年来日本国民饮食生活环境的变化，为了培养国民在一生中能养成健全的身心、形成丰富的人性，推进食育已经成为一个很紧要的任务。关于食育，在规定了它的基本理念以及明确国家、地方公共团体等责任的同时，在制定了食育相关政策基本事项的基础上，综合并有计划地推进有关食育活动的措施，实现当今以及将来使国民拥有健康并有文化气息的生活和建立充满活力的社会而作出贡献。

此外，日本还颁布了《食品卫生法》(1948年)、《糕点卫生师法》(1949年)和《奶牛业与肉牛业改进法》等。日本在战后经济极端困难情况大力发展奶牛业，增加牛奶供应量，推广学校营养午餐，有效地改善了国民的营养状况和身体素质。目前共有3.75万所小学的1280多万名小学生饮用学生奶，占小学生总数的99%，这些措施对于增强日本国民体质起到了决定性作用。20世纪50年代以后日本人的体质不断改善，目前，日本儿童少年的平均身高已经超过我国儿童少年的平均身高。1931年，日本18岁男青年的平均身高为161.8cm，女青年身高为151.2cm。2017年日本18岁男女青年的身高分别达到171.0cm和157.62cm。日本营养政策法规的颁布、实施和不断修订，为推动日本营养改善工作提供了有力的法律保障，着实有效的营养改善工作为提高国民素质和增加国际竞争力起到了关键作用。

四、发展中国家营养政策法规

在发展中国家中，菲律宾、泰国和印度自20世纪40~60年代期间就开始重视营养工作，建立了较完备的营养工作组织机构，积极推进食物营养政策的制定。这些政策法规的颁布，对于改善其国民营养状况，促进社会经济的发展具有重要的意义。

(一) 菲律宾

在发展中国家，菲律宾是较早重视营养工作的国家。1947年菲律宾营养协会筹建了菲律宾营养研究所；1951年，成立食品委员会，负责制定食物生产、进口和营养一体化的五年规划；1974年，菲律宾颁布的题为“1974年营养行动”总统令中确立了营养优先发展的地位，并在总统办公室下设立国家营养委员会，作为国家级营养行动制定部门，负责全面制定食物和营养项目的目标、发展方向、领导和协调与食物营养政策和规划相关的所有部门，是菲律宾营养工作的中央级协调机构。国家营养委员会的领导小组成员分别来自农业部、卫生部、社会福利与发展部、地方政府部、教育文化与体育部、科学技术部、预算与管理部、劳动与就业部、贸易与工业部的部长和国家经济与发展局局长，主席由农业部长担任。菲律宾食物与营养政策和规划是通过国家级、地区、省、市、城镇、乡村/社区各级营养委员会贯彻实施的，各级委员会都要制定出当地的营养规划并组织协调实施，同时定期对项目进行监测和评估，委员会成员应来自各个部门及私立机构。旨在提高居民食物消费水平，降低营养不良患病率，改善居民的生活质量。

菲律宾食物与营养政策和规划有5项主要策略：营养干预措施、营养交流措施、营养开发措施、营养监测措施和营养支付措施。改善营养状况的途径：个体水平、社区水平(通过干预来改善，是初级卫生保健的重要组成部分)和国家水平(通过政策来改善)。与营养改善相关的重要政策和项目有：增加食物与农业生产(如水稻生产、混合作物生产、家畜和禽肉生产)；食物贮存、流通和分配项目(如国家储备、价格调节、紧急救济及喂养项目、婴幼儿喂养及食物补充项目、食物补贴、家庭食物生产)、食物强化和营养素补充、提高就业和增加收入项目等。

(二) 泰国

泰国政府和国王非常重视营养工作，专门成立了国家食物与营养委员会，由农业合作部、卫生部、工业部、商业部、教育部、内务部、国家经济与社会发展局、预算局、高等院校及非政府组织共10个部门的代表组成。该委员会的执行机构是办公室，由来自农业合作部、卫生部、工业部、商业部、教育部、内务部6个部门的代表构成。技术委员会和卫生部下属的营养处是该委员会及办公室的技术支持部门。各省、地区都设有相应的省级和地区食物与营养委员会，分别由省长和地区专员担任领导。通过适时的营养政策和有效的营养干预，营养工作取得了很大进展。

泰国人原来没有喝牛奶的习惯。1984年人均每年牛奶消费量只有2L，原料奶产量只有每天120吨。泰国政府下决心改变这种状态，由于国王的重视与倡导，在总理府办公室下设“全国喝奶运动委员会”，由一位部长担任主席。在全国范围内开展大规模的喝奶运动，建立4万个牛奶配送中心，推动了学生奶的普及。1992年有20万学龄前儿童和小学生参加“全国喝奶运动”，1999年猛增到620万人。人均奶消费量从1985年的2L增加到1999年的20L。小学生营养不良率从1990年的19%下降到10%，身高和体重增加，体质加强。

(三) 印度

印度将提升国民健康和营养状况列入了宪法条款。印度在不同时期根据其社会经济和人群营养状况制定了一系列相关政策，包括发展粮食生产，提高粮食供给能力，从1965年开始，开展以推广高产品种为中心、综合采用各种现代农业技术的农业发展“新战略”；于1974年开展“白色革命”，重点抓好奶类生产供应、流通分配、消费利用三大环节，以利于国家从宏观上实施人群营养干预；建立和完善公共分配系统，搞好食物流通分配，公共分配系统以出售面粉、稻米、食用油、食糖、煤油、焦炭、布料7种生活必需品为主，通过散布在全国的35万个公平价格商店运作，由于80%公平价格商店分布在农村，因此成为农村低收入贫困人群获得必需营养以维持生存的重要保障；实行"政府粮食配售制"，通过政府补贴和消费管理来保证城镇居民特别是低收入者稳定地按低价获得粮食供应；儿童营养干预计划，开展和实施学校午餐计划、儿童照顾食品计划以及其他营养补助计划。

此外，还有一些发展中国家非常重视营养政策法规促进国民营养状况改善的重要意义。肯尼亚总统于 1979 年就发布了开展学生饮用奶计划的法令，明显改善了学龄儿童的营养健康状况，并提高了其入学率、出勤率和学习成绩。约有 670 万城乡学龄儿童受益。1994 年南非总统曼德拉在国情咨文中宣布，"在需要营养餐计划的每一所小学校中都要实施"。南非把学生餐和学生奶纳入政府"一体化营养计划"中实施，1997—1998 年共有 14 549 所小学的 500 万学生参加。沙特阿拉伯早在 1995 年就由教育部签发并发布了新的管理条例，奶和奶制品取代了软饮料，"一杯奶"成为学校营养教育的座右铭，这一政策对改善学生营养状况起到了重要作用。

第四节　中国营养标准

营养标准专业委员会于 2010 年成立以来，先后完成了 30 多项营养标准的制修订。经过近 10 年的建设，已初步形成了门类齐全、结构相对合理、具有一定配套性和完整性的营养标准体系。

营养标准制定影响面大、政策性强，在研制过程中，应严格遵守标准制定原则和程序。国务院在 2017 年发布《国民营养计划（2017—2030 年）》，并提出到 2020 年，我国营养标准体系基本完善；到 2030 年，我国营养标准体系更加健全。营养界专业技术人员将紧紧围绕这一重要目标持续开展营养标准制修订工作。

一、营养标准专业组织

随着我国经济和居民生活水平的持续快速发展、改善，社会对营养的需求正大幅增加，居民对营养概念的理解、生活中的应用、治病防病等方面的知识需求越来越迫切。但是，由于多数营养方法和措施还停留在科学研究层面，没有形成统一的标准，难以由国家统一部署，并在全国范围内大面积的推广应用。为有力推动我国营养改善工作，适应我国居民膳食结构变化，特别是为采取营养干预措施提供科学依据，发挥营养工作对急、慢性疾病预防控制工作的作用，一批营养专业人员积极筹备，经过一年多申请，营养标准专业委员会获得原卫生部批准，于 2010 年 11 月成立，主管部门为原卫生部。营养标准专业委员会的主要任务是提出营养标准发展规划和标准年度制、修订计划，审议营养标准，为国家营养标准工作的开展提供咨询和技术保障，推动营养标准在卫生领域和全社会的宣传、贯彻。

经过前期的大量研究，制定了《营养标准专业委员会章程》《营养标准专业委员会"十二五"和"十三五"发展规划》以及《营养标准体系框架》等涉及营养标准专业委员会未来发展的一系列重要文件，为营养标准专业委员会工作的顺利开展打下了坚实的基础。

营养标准专业委员会由专家委员和单位委员共同组成，其中专家委员（来自全国的科研机构、大学、疾控机构、医院、营养学会等）。第三届营养标准专业委员会包括 1 名主任委员、3 名副主任委员、1 名秘书长和 2 名副秘书长，其他委员 21 名；单位委员为国家卫生健康委员会疾病预防控制局。营养标准专业委员会秘书处挂靠在中国疾病预防控制中心营养与健康所。

二、营养标准分类和体系框架

经过近 10 年的建设，我国已初步形成了门类齐全、结构相对合理、具有一定配套性和完整性的营养标准体系。根据不同的分类原则，营养标准可分为不同的类型。

（一）按照营养标准的工作内容分类

1. 基础类标准　包括营养名词、术语标准组成。

2. 人体营养标准　包括：①人体营养状况评价原则；②人体营养素正常值范围；③膳食营养素参考摄入量；④营养状况评价；⑤突发事件营养风险评价。

3. 膳食营养指导与干预指导标准　包括：①膳食营养指导与干预原则；②居民膳食指导与干预；③特殊人群膳食指导及营养干预；④集体用餐机构营养指导与干预。

4. 临床营养标准　包括：①临床营养风险筛查及营养状况评价；②患者膳食营养指导与干预；③营养支持治疗。

5. 食物营养标准　包括：①食物营养评价原则；②食物分类和编码原则；③食物成分表和数据库；④食物营养评价标准。

6. 方法标准　包括：①方法标准编制原则；②膳食调查方法；③人体测量方法；④生物样品营养素检测方法；⑤营养干预方法。

（二）按照营养标准适用范围分类

1. 国家标准　对需要在全国范围内统一的卫生技术要求所制定的标准。由国务院卫生行政部门负责制定和公布，国务院标准化行政部门提供国家标准编号。

2. 行业标准　对没有国家标准而又需要在全国卫生行业范围内统一的技术要求所制定的标准。行业标准不得与有关国家标准相抵触。营养标准属于卫生行业标准的范畴之一，营养标准的制定和发布均由国家卫生健康委员会统一管理。

3. 地方标准　对没有国家标准和行业标准而又需要在省、自治区、直辖市范围内统一的技术要求所制定的标准。地方标准由省、自治区、直辖市标准化行政主管部门统一编制计划、组织制定、编审、编号和发布。

4. 团体标准　团体标准指由团体按照自己（团体）确立的制定程序，自主制定、发布、采纳，并由社会自愿采用的标准。团体标准的制定和实施将在市场经济运行中发挥积极的作用。制定团体标准的一般程序包括：提案、立项、起草、征求意见、技术审查、批准、编号、发布、复审。

（三）按照营养标准实施性质分类

营养标准实施性质可分为强制性营养标准和推荐性营养标准（图 5-8-1）。我国目前发布的营养标准均为推荐性行业标准。

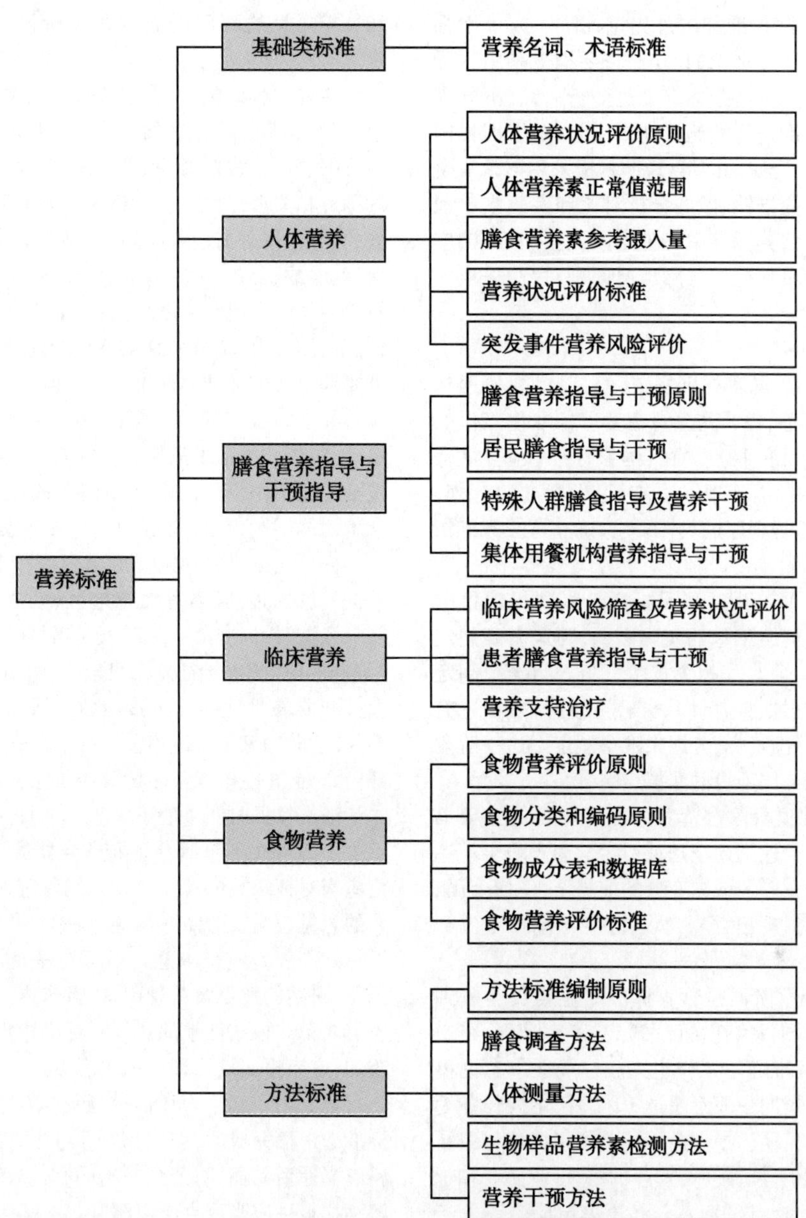

图 5-8-1　营养标准专业委员会营养标准体系框架

三、营养标准的制定和修订

营养标准制定是营养标准化工作的重要内容，影响面大、政策性强。标准制定过程中，严格遵守标准研制程序，认真贯彻标准编写的基本原则、遵循标准编写的基本方法，是保障标准编写质量，提高标准技术水平，缩短标准制定周期，实现标准制定过程面向需求、公平公正、公开透明、协商一致的基础和前提。

（一）制定原则

营养标准制定既要遵循我国标准化工作的一般原则，也要注意结合我国营养工作特点，充分考虑我国居民营养健康现状。

1. 要符合国家有关政策、法令，有利公众健康和经济发展　营养标准是营养工作人员从事营养工作过程中的技术依据，必须符合我国的卫生健康政策，必须有利于普及营养健康知识、优化营养健康服务、完善营养健康制度、建设营养健康环境、发展营养健康产业。

2. 要符合我国居民营养健康现状，做到技术先进，经济合理，切实可行，制定（修订）营养标准要求吸收国外先进技术和经验，但必须符合我国的科研条件、食物资源状况和人群生理特点。技术先进是指营养标准的水平。营养标准应反映出我国营养科研成果和营养监测、干预等方面的先进技术和实践经验。从国外引进的相关技术，必须经过鉴定和评估，符合国内的要求，成熟后才可制定标准，进行推广实施。经济合理是指营养标准实施后有利于改善人群营养状况，有利于减少人群营养相关疾病的医疗费用支出。切实可行是指营养标准不仅在内容的编写上应当具有适用性和可操作性，简明易行，便于标准使用者掌握和推广实施，提高标准实施的效益；而且在实质上与我国营养事业的发展相一致，相关单位愿意实施，居民愿意采用。

3. 要积极采用国际标准和国外先进标准 为了增强我国营养标准在国际营养领域的影响力，要积极采用国际标准和国外先进标准。将这些标准经过分析研究，不同程度地转化为我国的标准进行实施。在采用时，要根据我国人群营养需求，密切结合我国国情，遵照积极采用与认真研究和区别对待相结合的方针，做好分析对比和实验室验证工作。对国际和国外营养标准中各种不同类型的标准，应根据我国居民营养健康状况的实际情况区别对待，采取等同、修改两种形式。

（二）制定程序

为了确保标准质量，营养标准制定（修订）既要按照标准制定（修订）一般程序，也要充分考虑营养标准化工作的实践经验和营养标准化的特点。在《国家标准管理办法》的基础上，结合《卫生标准管理办法》对卫生标准的计划、编制、审批发布和复审等程序的具体要求，确立营养标准制定的9个阶段。

1. 预立项阶段 预立项阶段是标准计划项目建议的提出阶段。根据卫生健康工作的实际需要，确定需要制定标准的对象，再根据对象收集相关技术资料。明确拟制定标准的性质范围（强制性、推荐性），分轻重缓急，并经过充分对比认证，抓重要标准目标，分层次准备制定。这一阶段的任务为提出新标准工作项目的建议。

2. 立项阶段 立项阶段自营养标准专业委员会秘书处收到新标准工作项目建议起至国家卫生健康委员会下达新标准工作项目计划止。在证据充分的前提下，任何公民、法人和其他组织均可以提出立项建议，并推荐承担单位和起草人。

3. 起草阶段 起草阶段是营养标准专业委员会收到《卫生标准制定、修订项目委托协议书》起，落实计划、组织标准项目的实施，至标准起草工作组完成标准征求意见稿止。这一阶段的时间周期一般不超过10个月，主要任务为完成营养标准征求意见稿。提倡由不同单位组成协作组承担标准起草工作。鼓励科研院所、教育机构、行业协会和学会、社会团体参与卫生标准的起草。起草单位应当不少于3家，标准起草人应不少于5人。多个单位参与标准起草时，主要负责单位为第一起草单位，主要负责人为第一起草人。第一起草单位应当与国家卫生健康委员会法制司签订《卫生标准制定、修订项目委托协议书》，按照有关规定和委托协议书的要求起草标准。

主要工作过程有：

（1）成立营养标准起草工作组。

（2）拟定工作计划。

（3）开展调查研究。

（4）安排试验验证项目。

（5）完成营养标准征求意见稿、编制说明和意见汇总表。

1）营养标准征求意见稿的编写应当符合《标准化工作导则》（GB/T 1.1—2009）、《标准化工作指南》（GB/T 20000）、《标准化编写规划》（GB/T 20001）等一系列标准的编写要求。

2）《标准编写说明》的编写应当符合《卫生标准起草和征求意见的管理规定》（国卫标函〔2014〕1号）的相关要求。

主要内容应包括：①任务来源的项目编号、参与协作单位、简要起草过程、主要起草人及其所承担的工作；②与我国有关法律、法规、规章、规范性文件和其他标准的关系；③国外相关法律、法规、文件和标准情况的对比说明；④标准的制定、修订与起草原则；⑤确定各项技术内容（如技术指标、参数、公式、试验方法、检验规则等）的依据。强制性技术内容应当说明强制理由；⑥征求意见和采纳情况、不采纳意见的理由；⑦重大意见分歧的处理结果和依据；⑧根据需要提出实施标准的建议；⑨其他应予说明的事项。

4. 征求意见阶段 第一起草单位完成标准征求意见稿后，应当广泛征求意见。征求意见的对象应当全面，应当包括相关工作管理机构、标准使用单位、行业协会、本专业学术团体（学会）、监督机构和有关专家。

征求意见对象的选择应当具有代表性，征求标准使用单位的意见时，应当考虑各地区、各级别、各类型的单位。征求意见时，标准第一起草人应当将《标准（征求意见稿）》《编制说明》提交给征求意见对象，并在卫生标准网上向社会公开征求意见。对于影响面广或者涉及其他部门的标准，应当向国家卫生健康委员会法制司提出申请，征求有关部门意见，并在国家卫生健康委员会网站上公开征求意见。

征求意见时间一般不少于1个月。征集到的书面意见不少于20份（不包括专业委员会委员意见）。标准起草单位应当对征求到的意见进行归纳整理、分析研究，对分歧较大的意见应当及时做好沟通、反馈工作，并填写《征求意见汇总处理表》。《征求意见汇总处理表》应当包括采纳的意见、未采纳的意见及其理由，以及未提出不同意见的单位和人员名单。根据征求的意见对标准中重要技术指标进行修改的，应当再次按照程序征求意见。

标准第一起草人在征求意见基础上完成标准送审稿。标准送审稿完成后，应当编写卫生标准解读材料。解读材料应当通俗易懂，对公众提出的有代表性的意见或问题，在解读材料中应当重点予以解答。

解读材料内容主要包括：卫生标准发布的重要意义、相关的背景情况、重要指标的制定依据、征求意见和采纳情况等。

5. 审查阶段 审查阶段是对营养标准技术内容、科学依据及其指标和要求是否适应当前的技术水平和人群营养需求等方面进行全面的讨论和审查，以确保营养标准的先进性和内容的合理性，使营养标准与其他标准协调一致，并避免与国家相关法律法规相抵触。这一阶段的时间周期一般不超过6个月，主要任务为完成营养标准报批稿。

标准第一起草单位应当以公函形式将《标准（送审稿）》《编制说明》《征求意见汇总表》《卫生标准解读材料》《标准经费支出决算报告》的纸质文件和电子版报送营养标准专业委员会秘书处。

审查内容包括是否按标准计划和标准项目任务书要求完成、资料是否符合要求、主要技术问题是否基本解决以及有关方面意见是否基本一致等。

审查的主要过程有会议审查和函件审查。会议审查是指营养标准专业委员会通过会议形式对营养标准送审稿及相关材料进行的审查。函件审查是指营养标准专业委员会通过信函形式对营养标准送审稿及相关材料进行的审查。

强制性营养标准以及技术内容复杂、涉及面广、意见分歧较大的推荐性营养标准应当会审。涉及面小、意见比较一致或者修订内容比较简单的推荐性标准可以函审；会审提出明确修改意见，修改内容较简单，修改后不需再次以会审形式讨论时，也可以函审。

6. 批准阶段　批准阶段指营养标准报批稿由营养标准专业委员会审核后上报至卫生标准协调机构（中国疾病预防控制中心卫生标准处）进行再次审核，协调机构审核通过后继续上报至国家卫生健康委员会批准，并统一编号发布营养标准。

批准阶段主要有三个工作过程：营养标准专业委员会上报营养标准报批稿，协调机构审查，主管部门批准、发布。

营养标准的有效期限是指营养标准文件从根据负责该文件的机构决定开始实施生效之日起直到它被废止或代替之日为止的时期，又称为标龄。

7. 出版阶段　出版阶段指标准批准发布后统一由制定的标准出版单位负责出版。将标准报批稿送交标准出版单位出版，其编写应当符合《标准化工作导则》（GB/T 1.1—2009）等标准的要求。所有的物理量、单位的名称应当符合国家标准《量和单位》（GB 3100—3102—86）的要求。

8. 复审阶段　复审阶段指营养标准在使用一定时期后，营养标准制定部门根据科学技术的发展和社会的需要，对营养标准的技术内容和指标水平进行重新审查，以确认营养标准的有效性。复审周期一般不超过5年。营养标准的复审可采用会议审查和函件审查两种方式。

(1) 复审目的：营养标准复审的首要目的是确认营养标准的有效性。随着科学技术和社会经济的发展，标准内容需要不断地更新，适时进行修订，废止已过时的标准，保持标准的先进性和合理性，使标准在科学发展和卫生健康中发挥其应有的作用。

(2) 复审的内容：营养标准复审的主要内容包括：营养标准是否与国家现行法律法规相抵触；标准是否适应科学技术和社会经济的发展的需要；是否与其他卫生标准相协调；采用国际标准制定的营养标准是否需要与国际标准的变化情况保持一致。

(3) 复审周期：营养标准的复审周期一般不超过5年。不同类型的标准的稳定期各不相同，因此其复审周期也不一致。一般来说，基础标准稳定时期长，其复审周期应长一些；技术方法标准稳定期较短，其复审周期应相对短一些。

(4) 复审机构：营养标准的复审是一项较复杂细致的工作，由营养标准专业委员会负责完成。营养标准的复审应广泛征求营养标准专业委会和相关使用方等的意见。

(5) 复审结果：国家卫生健康委员会对报送的营养标准复审意见进行审查后，确定营养标准继续有效、予以修订或者废止，并将结果通知营养标准专业委员会。对不需要修改的营养标准确认其继续有效，不改变标准顺序号和年号；需作修改的营养标准作为修订项目，列入营养标准制定（修订）计划。

9. 废止阶段　废止阶段是营养标准制定程序中最后一个阶段。对于复审结果为无存在必要、确定废止的营养标准，由国家卫生健康委员会予以废止并向社会公布。

（三）修订

根据营养标准的使用有效性和国家卫生健康委员会对标准修订的有关规定，及时对相关营养标准的质量和适用性做出评价。对需要修订的营养标准，责成标准原起草单位进行修改，并向修改者提供评价结果，对需要修改的意见做书面说明。再由接受修订者提出修订的综合方案并报批备案，而后进入修改阶段、征求意见阶段、审查阶段、批准阶段和出版阶段。

四、中国营养标准的具体内容和发展方向

为了加强营养改善工作，促进营养工作的规范化，健全卫生标准管理体系，2010年原卫生部决定组建卫生部营养标准专业委员会。该委员会负责的专业标准范围是：人群营养、膳食指南、食物成分、营养工作方法等卫生标准。确立了营养标准体系主要包括基础性标准、人群营养标准、膳食指南标准、食物成分标准、方法标准五个部分。

2019年6月，国家卫生健康委成立第八届国家卫生健康标准委员会，进一步明确营养标准专业委员会的主要标准工作范围是负责人体营养、膳食营养指导与干预、食物营养和营养方法学等卫生标准。营养标准体系框架仍沿用之前的5个部分。

2016年1月，为了落实国务院有关标准化工作改革文件精神，根据国家标准委的部署和卫生标准管理工作的需求，原国家卫生计生委法制司组织各标准专业委员会开展卫生标准清理工作，并要求各标准专业委员会研究完善本专业标准体系框架。营养标准专业委员会根据文件要求，根据近期营养工作，进一步完善了营养标准体系框架，将其调整为6个部分：基础类标准、人体营养、膳食营养指导与干预指导、临床营养、食物营养、方法标准。自营养标准专业委员会成立以来，共完成34项标准的立项，截至2018年，共发布了30项营养标准。从标准性质上，发布的营养标准均为推荐性行业标准。从标准类型的分布来看，基础类标准、人体营养、膳食营养指导与干预指导、临床营养、食物营养、方法标准6大类方面分别完成了1项、7项、4项、9项、1项、12项标准的立项工作。总体而言，在食物营养方面，标准制定数量要低于其他类营养标准。标准立项方面，尽管方法标准制定数量高于其他类标准，但其需求较高，仍需加快方法标准的制定工作。国务院于2017年出台了《国民营养计划（2017—2030年）》，营养标准体系建设是规划的主要目标，到2020年，我国营养标准体系基本完善；到2030年，我国营养标准体系更加健全，并进一步提出了加强营养标准制定的基础研究和措施保障，提高标准制修订能力，科学、及时制定营养健康标准的实施策略。这些重要举措都为今后营养标准工作指明了具体方向。

现行有效的营养标准共计30项，详见表5-8-3。

表 5-8-3 现行有效的营养标准

序号	标准编号	标准名称	发布时间	实施日期
1	WS/T 423—2013	5 岁以下儿童生长状况判定	2013-04-18	2013-10-01
2	WS/T 424—2013	人群健康监测人体测量方法	2013-04-18	2013-10-01
3	WS/T 425—2013	紧急情况下的营养保障指南	2013-04-18	2013-10-01
4	WS/T 426. 1—2013	膳食调查方法 第 1 部分:24 小时回顾法	2013-04-18	2013-10-01
5	WS/T 426. 2—2013	膳食调查方法 第 2 部分:称重法	2013-04-18	2013-10-01
6	WS/T 427—2013	临床营养风险筛查	2013-04-18	2013-10-01
7	WS/T 428—2013	成年人体重判定	2013-04-18	2013-10-01
8	WS/T 429—2013	成年人糖尿病患者膳食指导	2013-04-18	2013-10-01
9	WS/T 430—2013	高血压患者膳食指导	2013-04-18	2013-10-01
10	WS/T 441—2013	人群贫血筛查方法	2013-04-18	2013-10-01
11	WS/T 464—2015	食物成分数据表达规范	2015-04-28	2015-11-01
12	WS/T 465—2015	人群铁缺乏筛查方法	2015-04-28	2015-11-01
13	WS/T 476—2015	营养名词术语	2015-12-29	2016-07-01
14	WS/T 552—2017	老年人营养不良风险评估	2017-08-01	2018-02-01
15	WS/T 553—2017	人群维生素 A 缺乏筛查方法	2017-08-01	2018-02-01
16	WS/T 554—2017	学生餐营养指南	2017-08-01	2018-02-01
17	WS/T 555—2017	肿瘤患者主观整体营养评估	2017-08-01	2018-02-01
18	WS/T 556—2017	老年人膳食指导	2017-08-01	2018-02-01
19	WS/T 557—2017	慢性肾脏病患者膳食指导	2017-08-01	2018-02-01
20	WS/T 558—2017	脑卒中患者膳食指导	2017-08-01	2018-02-01
21	WS/T 559—2017	恶性肿瘤患者膳食指导	2017-08-01	2018-02-01
22	WS/T 560—2017	高尿酸血症与痛风患者膳食指导	2017-08-01	2018-02-01
23	WS/T 577—2017	高温作业人群膳食指导	2017-09-14	2018-04-01
24	WS/T 578. 1—2017	中国居民膳食营养素参考摄入量 第 1 部分:宏量营养素	2017-09-14	2018-04-01
25	WS/T 578. 3—2017	中国居民膳食营养素参考摄入量 第 3 部分:微量元素	2017-09-14	2018-04-01
26	WS/T 578. 5—2018	中国居民膳食营养素参考摄入量 第 5 部分:水溶性维生素	2018-04-27	2018-11-01
27	WS/T 578. 4—2018	中国居民膳食营养素参考摄入量 第 4 部分:脂溶性维生素	2018-04-27	2018-11-01
28	WS/T 578. 2—2018	中国居民膳食营养素参考摄入量 第 2 部分:常量元素	2018-04-27	2018-11-01
28	WS/T 601—2018	妊娠期糖尿病患者膳食指导	2018-04-27	2018-11-01
30	WS/T 600—2018	人群叶酸缺乏筛查方法	2018-04-27	2018-11-01

第五节 国际及发达国家营养标准

世界卫生组织、国际食品法典委员会及欧洲食品安全局等国际组织近年来开展了一系列基于人群健康、膳食指导及食物营养等方面的国际领域营养标准的制定。美国、英国、加拿大、日本等主要发达国家很早就开展了营养学领域的相关研究,并多上升至法律层面来管理和开展本国营养工作。

一、国际营养标准组织机构

(一) 世界卫生组织

WHO 是联合国下属的卫生问题的指导和协调专门机构,总部设在瑞士日内瓦。截至目前,WHO 共有 193 个正式成员和 2 个准成员。WHO 主要职能包括:促进流行病和地方病的防治;改善公共卫生;推动确定生物制品的国际标准等。负责对全球卫生事务提供领导,拟定卫生研究议程,制定规范和标准,阐明以证据为基础的政策方案,向各国提供技术支持,以及监测和评估卫生趋势。此外,WHO 还公布了一系列的以多中心人群研究为基础制定的人体营养评价标准及人群膳食指南。

(二) 国际食品法典委员会

CAC 是拥有超过 180 名成员国的政府间合作机构。WHO 和 FAO 以保护消费者健康和保证食品贸易公平开展为目的,于 1961 年在其工作框架内共同建立了该组织,并逐渐成为国际食品及相关问题的重要参照标准。截至目前,共有 184 个成员国和 1 个成员组织(欧盟)加入了 CAC,另有 48 个政府间组织、144 个非政府组织及 16 个国际组织作为观察员参与各项活动。

(三) 欧洲食品安全局

2002 年 1 月,为了缓解 20 世纪 90 年代末粮食危机引起的消费者信心丧失,保持欧盟国家中粮食的良好供应,欧盟委员会成立了欧洲食品安全局(EFSA),并在整个欧洲范围内进行独立的食品安全风险评估,以建立安全保障体系。作为风险评估部门,EFSA 为欧盟委员会的各项政策和立法提供专业意见和技术支持,从而促使欧洲议会和欧盟成员国采取有效和及时的风险管理决策。欧洲食品安全局是根据欧洲议会和理事会的 178/2002 号法规依法建立的,该法规于 2002 年 1 月通过,奠定了食品法的基本原则和要求。

目前,EFSA 的职责范围主要包括:食品与饲料安全,营养相关问题,动物健康和福利,植物保护和植物卫生等方面。

二、国际营养标准的制修订、原则和方法

(一) 世界卫生组织标准

WHO 最新的成年人肥胖标准于 2004 年更新,将 BMI 大于或等于 $25kg/m^2$,小于 $30kg/m^2$ 定义为超重,BMI 大于或等于 $30kg/m^2$ 定义为肥胖。此外,WHO 于 1997—2003 年之间在世界范围内进行了多中心的儿童生长发育研究,并以此为依据提出了 0~60 月龄儿童生长发育标准和 5~19 岁儿童生长发育标准。在营养素缺乏病方面,WHO 也给出了诊断标准。目前主要涉及的内容有:严重急性营养不良(包括住院及社区治疗方法),维生素 A 缺乏、缺铁性贫血、碘缺乏病等。

WHO 自 1951 年便开始制定指南,1951 年颁布的"指南制定规范"强调专家意见的重要性,2003 年确定的"指南规范"强调基于系统评价的推荐性意见,同时关注指南的传播与实施。在 WHO 指南制定方法和过程存在问题并遭到一定质疑后,WHO 于 2007 年成立指南评审委员会,于 2008 年发布第一版指南制定手册,并分别于 2010 年、2012 年、2014 年对指南制定手册进行更新。《WHO 指南制定手册》是 WHO 指导指南制定的文件,明确了指南制定的原则,并在 WHO 指南制定的技术和程序方面作出分步说明,规范 WHO 指南从最初确定是否需要制定到其最终出版这一整体制定过程。WHO 的每一部指南都必须严格按照最新版《WHO 指南制定手册》制定、传播、实施和评估。WHO 指南手册中制定原则和方法的演变表明,WHO 指南制定朝着更透明、系统、规范、公平、高效和与时俱进的方向发展。

WHO 指南制定包括三个阶段,九个流程(详见表 5-8-4)。三个阶段即规划阶段、制定阶段以及发表和更新阶段。规划阶段包括规划指南、成立指南小组、利益声明与处理、构建问题和选择结局指标;制定阶段包括证据检索与综合、证据评价、制定推荐意见;发表和更新阶段包括指南的形成和发表,改编、实施和评估。

依照以上原则和方法,WHO 膳食指南的编制过程和总体要求包括:营养教育的原则是以食物为主,适合人群中的每个个体使用;即使不能用具体食物表达,也应该尽量避免使用营养学专业术语;避免使用推荐摄入量等专业词汇,或是使用人群整体的概念,而是给每个人提供可行的膳食建议。具体要求是易记易懂,这是对现有生活习惯的微小改

表 5-8-4　WHO 指南制定工作流程

阶段/主要编著者	步骤
1. 规划阶段	
WHO 成员国,WHO 国家办事处,公共或私人团体	就某一主题请求提供指导
WHO 技术部门	确定是否需要制定指南;评审现有 WHO 指南和外部指南 从 WHO 相关技术部门主管获得指南制定的批准 与 GRC 秘书处和有指南制定经验的 WHO 工作人员讨论流程 形成 WHO 指南指导小组 确定充足的资源;决定指南制定时间
WHO 指南指导小组	起草指南范围;开始准备计划书 确定指南制定小组 GDG 的潜在成员及其主席 获取利益声明,并处理 GDG 潜在成员的任何利益冲突
WHO 指南指导小组和 GDG	构建 PICO 格式的关键问题;确定结局指标的优先顺序
WHO 指南指导小组	确定计划书,并将其提交至 GRC 进行评审
GRC	评审并批准计划书
2. 制定阶段	
系统评价小组	对每一关键问题的证据进行系统评价 酌情运用 GRADE 评估每一重要结局指标的证据质量
WHO 指南指导小组	组织 GDG 召开会议
GDG	采用 GRADE 框架制定推荐意见
WHO 指南指导小组	起草指南文件
外部评审小组	开展外部同行评审
3. 出版及更新	
WHO 指南指导小组和编辑	确定指南文件;完成副本和技术编辑;提交指南定稿至 GRC 进行评审和批准
GRC	评审并批准指南定稿
WHO 指南指导小组和编辑	确定排版;校对 出版(酌情在线出版和印刷)
WHO 技术部门和项目管理者	传播、改编、实施、评估
WHO 技术部门	更新

注:GDG:指南制定小组;GRADE:推荐分级的评估、制定与评价;GRC:指南评审委员会;PICO:人群、干预、对照和结局。

引自:http://www.who.int/kms/handbook_2nd_ed.pdf

变，开发用于解释的文字资料，利用各方媒体加强影响，及时有效的咨询平台，充分考虑物价等社会因素和反复的测试及修订。对于不同人群的膳食指导，WHO 同样给出了明确的划分。其中包括：婴幼儿喂养，新生儿及孕产妇的营养指导，老年人的膳食及营养指导，艾滋病患者/结核病患者的膳食指导，急性重度营养不良/中度营养不良的指导，以及紧急情况下的营养指导等。

（二）国际食品法典委员会标准

在发展中国家，食品卫生等问题使消费者难以获得足够的营养，引发一系列的健康问题，而在发达国家，难以获得足够的营养素含量等营养相关信息同样引起消费者的不满。1992 年，FAO/WHO 国际营养会议指出，获得安全且营养充足的食物是每个人的权利，同时明确要求 CAC 各成员国在建立其国内食物及营养相关法规时，应考虑到 CAC 推荐的国际标准。随后，在 1993 年，FAO 在关于"食品控制与消费者利益"的专家磋商会就将"营养质量""营养信息"等列为消费者特别关注的问题予以特别讨论。

1. 标准制定步骤

步骤 1：执行委员会在综合考虑 CAC 现有标准的基础上，审议并提交新的项目建议。

步骤 2~4：执行委员会拟定项目草案，并发送给各成员国及有关部门进行函审，随后在执行委员会层面审查草案和意见（如有必要，重复步骤 2~4）。

步骤 5：项目草案在执行委员会层面达成共识后，提交 CAC 秘书处，由秘书处确保草案符合"CAC 标准通用准则"的要求。

步骤 6~7：已批准的草案再次送达各成员国（组织），并由相关的执行委员会在成员国（组织）的意见基础上进行最后核定。

步骤 8：在最后一轮提出意见以后，CAC 通过草案，正式确定为法典文本。然后由 CAC 秘书处公布标准及相应的执行细则等文本。

2. 综合项目执行委员会　由于这一类委员会可能涉及到相关领域的各类食物的商品标准，因此也被称为"同行业委员会"。主要负责制定适用于一般食品、特殊膳食和多种食品的概念和原则，并根据领域内专家及专家科学机构的建议，提出与消费者健康和安全有关的重要建议。

其中涉及营养领域的，有以下两个执行委员会：

（1）食品标签法典分委会（Codex Committee on Food Labelling，CCFL）：其主持国为加拿大，工作内容主要包括起草所有食品营养标签相关的标准及其修订；食品营养标签相关问题的科学研究及报告；审查和纠正食品广告中关于食物功能的声称及误导。自 1999 年召开了首次分委会会议以来，已组织了 40 余次会议，最近一次会议于 2017 年 10 月召开。CCFL 首次制定及修订的标准见表 5-8-5。

（2）营养与特殊膳食分委会（Codex Committee on Nutrition and Foods for Special Dietary Uses，CCNFSDU）：主持国为德国，负责解决一般人群及特殊人群的营养问题，标准的制定及修订。CCNFSDU 首次制定及修订的标准见表 5-8-6。

（三）欧洲食品安全局标准

1. 膳食营养素参考值的欧盟框架　早在 1993 年，欧盟食品科学委员会就在整个欧洲层面上提出了食物能量和营养素的膳食参考值（dietary reference values，DRVs），以供

表 5-8-5　食品标签分委会制定的标准

标准编号	标准名称	颁布时间
CAC/GL 1-1979	General Guidelines on Claims 健康声明总则	1991
CAC/GL 2-1985	Guidelines on Nutrition Labelling 营养标签指南	2011
CAC/GL 23-1997	Guidelines for Use of Nutrition and Health Claims 营养及健康声明使用指导	2011

引自：http://www. codexalimentarius. org/committees-task-forces/en/

表 5-8-6　营养与特殊膳食分委会制定的标准

标准编号	标准名称	颁布时间
CAC/GL 10-1979	Advisory Lists of Nutrient Compounds for Use in Foods for Special Dietary Usesintented for Infants and Young Children 婴幼儿特殊膳食中的营养成分标准	2009
CAC/GL 9-1987	General Principles for the Addition of Essential Nutrients to Foods 食品中添加必需营养素的通用原则	1991
CAC/MISC 2-1976	Statement on Infant Feeding 婴幼儿喂养的说明	1976
CODEX STAN 180-1991	Standard for Labelling of and Claims for Foods for Special Medical Purposes 特殊医疗用途的食品的营养标签及健康声明标准	1991

引自：http://www. fao. org/fao-who-codexalimentarius/thematic-areas/nutrition-labelling/en/

整个欧共体成员国参考。随着世界卫生组织等国际组织纷纷发表对某些食物的营养成分及参考摄入量的建议，欧盟也在不断地完善其参考摄入量体系，为巩固营养政策提供重要的证据基础。

目前，欧盟委员会已要求 EFSA 着手进行参考摄入量的修订（表 5-8-7），并考虑到新的科学证据及实际的食物，在国家及国际层面提供膳食指南的营养建议。

表 5-8-7　EFSA 已完成的修订内容

内容	修订时间
用于设置 DRVs 的一般原则	2010 年 3 月
水的 DRVs	2010 年 3 月
以食物为基础的膳食指南	2010 年 3 月
碳水化合物及膳食纤维的 DRVs	2010 年 3 月
脂肪的 DRVs	2010 年 3 月
蛋白质的 DRVs	2010 年 3 月
能量的 DRVs	2013 年 1 月
微量元素的 DRVs	2013 年 8 月至 2016 年 12 月

引自：http://www. efsa. europa. eu/en/topics/topic/dietary-reference-values

2. 营养与健康声称 欧盟于2006年12月通过了一项关于"制定统一的营养及健康声称使用标准"的规定。要求食品中所包含的营养素必须与其声称的食物功能相符合。随后,2008年和2009年又分别出台了两项实施细则。

三、发达国家营养标准

(一) 美国

1. 全国健康教育标准(the national health education standards) 美国政府于1995年颁布了第一个《全国健康教育标准》,2005年12月美国健康标准联合会又对其进行了修订。其内容见表5-8-8。

表5-8-8 美国全国健康教育标准

目录	内 容
Standard 1 标准1	Students will comprehend concepts related to health promotion and disease prevention to enhance health. 认识理解疾病预防和健康促进的有关概念增进健康
Standard 2 标准2	Students will analyze the influence of family, peers, culture, media, technology, and other factors on health behaviors. 分析家庭、同伴、文化、媒体、科技等因素对健康的影响
Standard 3 标准3	Students will demonstrate the ability to access valid information, products, and services to enhance health. 获得有效健康信息、产品和服务增进健康
Standard 4 标准4	Students will demonstrate the ability to use interpersonal communication skills to enhance health and avoid or reduce health risks. 拥有人际交往的技巧和增进健康、避免或减少健康危险
Standard 5 标准5	Students will demonstrate the ability to use decision-making skills to enhance health. 应用决策技巧增进健康
Standard 6 标准6	Students will demonstrate the ability to use goal-setting skills to enhance health. 应用目标设定技巧增进健康
Standard 7 标准7	Students will demonstrate the ability to practice health-enhancing behaviors and avoid or reduce health risks. 增进健康的行为和减少健康危险的能力
Standard 8 标准8	Students will demonstrate the ability to advocate for personal, family, and community health. 增进个人、家庭和社区健康的能力

引自:https://www.cdc.gov/healthyschools/sher/standards/index.htm

2. 学校用餐标准

(1) 学校午餐标准:在2005—2006学年,学校营养协会(School Nutrition Association, SNA)组织学校营养主任、国家机关人员、学校食品从业人员、美国农业部官员及有关组织之间的多方对话,以求达成统一全国学校的营养标准,解决学校膳食及校内食品和饮料销售等问题。在这个过程中,SNA的目标是:达成与2005年美国人膳食指南目标一致的全国学校营养标准;扩大学校供餐的时间和地点,在更多地点供应符合国家营养标准的食品和饮料。于2008年最终形成了《全国学校午餐标准》。在该标准制定之后,美国CDC又根据该标准分别针对学生、家长、学校及共餐人员做了相应的行动指南。同时,美国各州也都对学校供餐制定了营养标准。

(2) 美国学生课外用餐标准:由美国国家课后协会制定,于2011年4月颁布,涉及健康膳食和身体活动两个方面,是有时效性的、循证的并且可操作的标准。

(二) 加拿大

加拿大没有专门的营养标准,但在加拿大司法部的《食品和药品法规》(food and drug regulations)中,有多项标准涉及了营养相关的内容。该法案最近一次修订是在2012年3月15日。相关标准包括:①食物营养标签及营养和健康声称标准;②特殊膳食标准;③食物营养素强化标准。

(三) 英国

1. 英国食品标准局 英国食品标准局由议会法案通过,成立于2000年。旨在在食品方面保护公众健康和消费者的利益。标准局的工作由多专业多部门提供支持,其中包括食品标准抽样协调工作组、食品和饮料广告促销论坛、营养战略小组等。

英国下议院于1999年11月通过了食品标准法,而其许多立法的详细内容都源于欧盟。该法案的主要目的是建立食品标准局,明确其职能和权力。保证公众食品的卫生和安全是食品标准局的首要工作目标,为追求这一目标,食品标准法赋予了其在食品方面监管生产和供应链的权利。

英国于1992年通过NCCC成立了食品法典委员会的咨询框架。该委员会是消费者、执法和行业机构的代表,而且向所有利益相关者开放。NCCC接受CAC发出的文件,并在英国政府内讨论,通过后成为标准制定过程中的一部分。NCCC现在由食品标准局运行,各有关专业领域内的成员被邀请作为CAC的联络员,讨论食品法典委员会已分发的文件。

2. 英国学校营养餐标准 英国的校园餐已经有100年的历史,其间也经历过一段放任时期。自2006年9月起,英国学校被政府强制要求为学生提供富含营养的午餐:不含劣质肉、汽水、薯片、巧克力和其他糖果;经常确保优质肉、禽或鱼的供应;学生每餐至少要吃水果和蔬菜各一份;任何油炸食品每周不超过两份。2006年,仅英格兰就消耗了617 000份学校营养餐。2008年,英国出台了关于学校营养餐的标准,并在小学执行。2009年9月,又将执行范围扩大到中学。

(四) 日本

日本作为我国近邻,其膳食结构与我国非常相近。日本政府非常重视国民营养工作,很早就开展了营养学研究,并多上升至法律层面来开展本国营养领域的相关工作。目前,日本有关营养的法律政策已经较为完善,且有健全的营养师制度,涉及到膳食营养标准通常是以标准或指南的形式由厚生劳动省牵头负责制定和发布。目前日本制定的相关营养标准主要包括：①食物营养标签标准；②膳食指南类标准；③食物成分类标准；④适宜身体活动量及睡眠时间类标准；⑤营养状况判定标准。

第六节 营养标准的跟踪评价

营养标准的跟踪评价是营养标准工作的重要组成部分之一。全面熟悉和掌握营养标准跟踪评价的内容及工作流程是保证营养标准跟踪评价效果的重要手段。通过开展营养标准的跟踪评价来收集营养标准应用过程中存在的问题及建议将为今后营养标准的修订提供科学依据。

一、定义及适用范围

营养标准的跟踪评价是对现行有效的营养标准，依据一定的工作程序开展的应用研究，以了解营养标准应用情况及其应用过程中存在的问题、收集相关建议的工作。其适用于评价营养标准的实施情况，收集营养标准应用过程中存在的问题及建议。

二、内容

1. 营养标准的宣贯　包括宣传、培训、知晓、掌握情况。

2. 营养标准的实施　包括实施能力、影响标准实施的因素、实施中存在的问题及改进建议等。

3. 营养标准的质量　包括指标或技术要求的科学性、实用性、先进性情况。

4. 营养标准的效益　包括产生的经济、社会、环境等效益。

5. 其他　除了上述 4 个方面以外的需要通过营养标准跟踪评价工作了解的内容。

三、流程

(一) 选取拟跟踪评价标准

选择实施时间一年以上的营养标准开展跟踪评价，优先选择如下标准：

1. 强制性和(或)影响面大的标准。

2. 实施时间 2~3 年为宜。

3. 实施后各方不同意见较多的标准。

4. 列入相关监管部门重点工作的标准。

5. 社会关注度高的标准。

(二) 确定项目承担单位及牵头单位

1. 应选择对拟跟踪评价营养标准应用较多、涉及的应用单位或企业较多地区的相关单位作为项目承担单位。

2. 项目承担单位应严格按照项目工作的要求，保质保量完成相关工作任务。

3. 应在项目承担单位中选择有工作积极性，并有一定工作经验，有能力组织协调项目工作的单位作为项目的牵头单位。

4. 项目牵头单位应根据项目委托单位的要求，负责项目方案的拟定、调查表的设计、工作指导手册的编写、调查数据库的编制、项目调查数据的分析以及跟踪评价总报告的撰写。

(三) 制定跟踪评价工作方案

1. 工作方案内容　营养标准跟踪评价工作方案应包括调查目的、承担单位、调查对象、调查内容、调查方法、时间进度、工作要求、调查表或调查问卷等，还可以根据工作实际增加调查的项目和内容。

2. 调查目的　通过调查标准实施以来的贯彻执行情况，了解标准使用过程中遇到的问题，标准的科学性、合理性及可操作性，社会的认知情况，为以后标准的修订工作提供依据和建议。

3. 调查对象　调查对象包括所有可能应用拟跟踪标准的人员，包括政府部门、监管部门、公共卫生机构、医疗机构、检验(检测、监测)机构、卫生计生监督执法机构、大专院校、生产企业的人员以及社会公众。根据标准的适用范围选择特定的调查对象。涉及产品的标准要选择生产企业的代表作为调查对象。

调查对象样本量应满足统计学要求。常用的抽样方法包括：简单随机抽样、系统抽样、分层抽样、整群抽样、分级抽样、抽中概率与规模成比例抽样，应根据具体情况选择相应的抽样方法。在实际的运用中，一个调查方案常常不只局限于使用某一种抽样方式，而根据研究时段的不同采用多种抽样方法的组合，为实现不同的研究目的，有时甚至在同一时段综合运用几种抽样方法。

4. 调查内容　包括标准实施整体达标情况以及重点指标的达标情况，知晓情况、宣贯情况、标准执行中存在的问题等。

5. 调查方法　营养标准跟踪评价方法可以包括现场验证、检验结果验证、问卷调查、专家访谈等多种形式。问卷调查和专家访谈方法可以适用于各类营养标准的跟踪评价。根据实际情况还可选择其他的调查方法：如行为规范性标准宜采用现场验证方法；产品标准宜采用检验结果验证方法；检验方法标准宜采用结果验证方法等。专家访谈法可以作为其他调查方法的补充。

6. 工作要求　对调查的执行、数据的收集、录入及统计分析等提出要求。

7. 调查问卷或调查表

(1) 制作调查问卷或调查表前，可以运用德尔菲法等专家调查法开展调查内容的摸底分析，目的是通过多次征求专家的意见，以便建立调查的指标体系及指标的权重，最终得到对标准共同关注的重点问题，作为标准调查的关键项，进行重点关注。

(2) 调查问卷或调查表应围绕调查目的，科学合理设计，充分考虑统计的可操作性，尽量减少或避免开放式问题，建议多采用选择题，如单项选择、多项选择或排序选择，以便于统计分析；尽量减少答案模棱两可的问题；调查问卷或调查表应简单明了，调查标准重点内容及主要关注内容，问题不宜面面俱到。调查表的问题数量应加以控制，避免题量太大。公众类调查问卷不宜超过 20 题。

(3) 调查问卷前应附有致调查对象的调查函。通过调查函，感谢调查对象为本次调查付出的劳动，介绍本次标准跟踪评价的目的、意义及重要性，强调调查目的在于了解标准执行情况,不与单位检查、评审以及个人考核等挂钩,并请调查对象抽出专门时间认真阅读调查问卷的相关内容,在保证充分理解调查表所有文字的前提下,结合自身工作的经验和体会,深入思考,按照本人的理解,认真填写有关问题。并留下项目工作人员的联系方式,便于联系沟通。调查函和调查问卷应同时向调查对象出示。

(4) 调查问卷第一部分为调查对象的基本情况,如所在行政区域、单位类别(如监督机构、检验机构、生产企业等)、性别、年龄、学历、从事相关工作年限、对标准的知晓情况、应用频次、接受标准相关培训情况,以及其他需要了解的基本情况。

(5) 调查问卷第二部分一般为对标准的具体指标的理解情况、实施的可行性情况、达标情况以及对标准指标存在问题的意见和建议等。

8. 工作手册　营养标准跟踪评价工作手册应作为工作方案的补充材料,有利于工作人员对调查内容及表格的理解,统一工作要求,提高调查质量。如明确调查对象和调查结果填写要求;定义调查问卷或调查表中概念容易混淆的内容。

(四) 方案实施与质量控制

1. 预调查

(1) 目的:方案正式实施前应组织预调查,目的是检验项目实施方案的科学性和可操作性,检验不同的调查对象对调查问题能否理解一致,并对调查的效果进行预评估。

(2) 方法:小样本调查、专题小组讨论、深度个人访谈等。可以任意选择其中的一种方法进行预调查。

(3) 小样本调查:按照方案的要求,选择符合要求的调查对象,按照规定的程序模拟正式调查开展的一系列工作。通过对调查过程和结果的分析,发现调查方案可能存在的问题,以进一步完善调查方案。

(4) 专题小组讨论:一般选择5~8人参加,参加者可以为专家、调查人员代表或相关人员。讨论主要针对调查方案和调查问卷的初稿逐题审核,帮助检验有关问题的预设,评估有关词语的预设以及被调查者对调查问卷所使用的术语或概念理解方式的预设,在此基础上收集对调查方案的修改意见。

(5) 深度个人访谈:选择有代表性的个别受访者,通过一对一问答,观察了解受访者对问题的理解、如何界定术语、询问受访者对答案的疑惑、询问受访者提供正确答案的信心,以及了解其如何回答问题、如何完成调查,以观察发现调查问卷的问题缺陷。

(6) 其他:对于在预调查中发现的可能影响调查结果信度或效度的问题,应在项目实施方案中及时予以修改或调整,如修改问题的目标,调整提问范围,改变提问方式,编写更清晰准确的问题等。

2. 调查准备

(1) 调查组织单位应认真组织部署跟踪评价工作,做好项目工作经费、人员及物资等方面的保障等前期准备工作。

(2) 选择有一定工作经验的工作人员作为调查员开展工作。

(3) 邀请具有专业和实践经验的专家对调查人员进行统一讲解培训,如果条件允许可到现场模拟调查培训。

3. 实施调查

(1) 严格按照工作方案要求的工作步骤,落实各项工作任务。

(2) 按照开展调查的形式不同,调查方式可以分为现场(实地)调查、面谈调查、电话调查、信函调查、网络调查等。调查组织者可以根据调查的覆盖面、人力、物力以及时间综合考虑选择调查的方式。

(3) 现场(实地)调查一般需要调查人员携带调查表到现场开展,根据调查表所列的内容,逐项与现场情况比对后在调查表上进行记录。调查方案中需要现场采集样品和标签作为调查对象的,应严格按照相关规范要求操作。

(4) 问卷调查可以由调查员与调查对象面对面以一问一答的形式进行调查,也可以将调查问卷以信函形式邮寄给调查对象,或者将调查问卷以电子邮件形式发给调查对象。

(5) 如需开展社会综合调查,可以在调查组织机构的官网公布调查问卷的具体内容,供有兴趣的调查对象下载调查问卷,通过回收调查问卷开展调查。网络调查应公开联系方式及回收问卷途径。

(6) 调查问卷选项的选择和文字的书写应字迹清晰,易于辨认。

(7) 函调问卷应及时回收,必要时可以督促调查对象,问卷的应答率应不低于80%。如督促后问卷的应答率仍低于80%,应增加调查样本量。

(8) 抽取调查表的5%进行复查,复查一致率达到90%以上。如复查一致率低于90%,应增加复查比例。

4. 数据整理与录入

(1) 调查结束后应对调查问卷或调查表进行仔细核查,检查调查表是否完整、是否符合填写要求、是否存在逻辑错误,如有以上情况应及时联系被调查对象核实进行纠错。如无法获得准确信息导致无法进行数据统计的,应将此问卷视为无效问卷。

(2) 依据调查表设计相应的调查数据录入库,建议使用Epidata等直观、便捷的信息软件设计调查数据录入库。数据库设计时应适当设置逻辑校验。

(3) 调查数据录入前应对录入人员进行培训。为减少录入错误或误差,建议采用双录入法录入数据。

(五) 分析总结

1. 进行统计分析前应将数据库的数据导出到统计分析软件。建议用SPSS、SAS等统计软件对录入的数据进行统计分析。

2. 利用统计软件对数据进行的分析可以为描述分析,也可以将不同问题进行关联分析,如对不同工作性质的调查对象对标准的理解的差异进行对比分析等。

3. 项目工作要求中应明确撰写项目总结报告基本要求和框架,便于总结汇总。各项目承担单位均应分别完成项目总结报告。

4. 通过调查数据分析得到的调查结果完成项目总结报告。总结报告内容应客观、全面,如实反映调查情况。项目总结报告一般包括项目背景、调查结果、问题及原因分析、建议。

（1）项目背景部分一般包括调查工作的来由、任务来源、调查目的等。

（2）调查结果部分一般包括被调查对象的基本情况（如调查对象地区、年龄、学历、工作年限等的分布情况、标准宣贯情况、接受培训情况）、实施达标情况、调查指标的分析情况、调查结果分析及结论（如标准内容的理解与掌握情况、标准执行情况、应用情况、对标准指标值的意见）等。

（3）问题及原因分析部分应通过调查结果、专家访谈意见及平时掌握情况，分析调查结果中反映出的问题，如对标准的掌握程度不高，理解存在偏差，标准的应用度不高，标准的指标设定不合理，无法有效运用等。针对这些问题排查可能存在的原因，如宣贯不够、内容不易掌握、制定标准时相关意见收集不够等，也可针对具体的指标问题分析原因。

（4）建议部分应针对问题原因部分的相关内容逐一查找解决方法，提出标准实施和制修订及标准应用的合理化建议，建议部分应具体明晰，尤其是对标准制修订的建议应具体、可操作。

5. 项目总结后，可以请相关专家进行研讨，对总结报告修改完善。

6. 针对分析结果建议，可向相关工作主管部门进行反馈。

（丁钢强　王志宏　苏畅）

参考文献

1. 翟凤英. 中国营养工作回顾. 北京：中国轻工业出版社，2005.
2. 国家营养规划研究课题组. 美国、日本等国家营养工作政策演变及趋势. 经济研究参考，2005，59：24-29.
3. 国家营养规划研究课题组. 美国和日本营养立法情况及对我国的启示. 经济研究参考，2005，59：9-16.
4. 国家营养规划研究课题组. 泰国国家食品营养规划及其对我国的启示。经济研究参考，2005，59：29-36.
5. 张伋，张兵，张继国等. 美国营养法规和政策综述. 中国健康教育，2011，27（12）：921-937.
6. 黄辉，张兵，杜文雯，等. 我国的营养政策与行动计划及其效果分析. 中国健康教育，2011，27（12）：930-932.
7. 霍小军. 中国卫生标准体系发展回顾. 中国卫生标准管理，2013，01：4-7.
8. 陈广刚，吕荷叶. 我国医疗卫生标准的现状、问题及建议. 中国卫生监督杂志，2014，06：534-538.
9. Teiji Nakamura. Nutritional policies and dietary guidelines in Japan. Asia Pac J Clin Nutr，2011，20（3）：452-454.
10. Oxman AD，Lavis JN，Fretheim A. Use of evidence in WHO recommendations. LANCET，2007，369（9576）：1883-1889.
11. Susan L，Norris NF. Improving the quality of WHO guidelines over the last decade：progress and challenges. Lancet Global Health，2017，5（9）：e855-e856.

第九章

食物保障与食品安全

食物保障是人类为了应对危机和贫困而建立的一种机制和体系,也是社会发展进步的产物。通过食物保障机制使脆弱人群如婴幼儿、老年人等能够获得充足、营养的食物,发扬人道主义精神和维护社会发展的公平性。

食品既有营养的属性,也存在食用安全问题。我们在强调合理营养、平衡膳食的同时,应该正确理解食品安全问题和其影响因素,发展食品安全危害的预防控制技术,使公众获得更多的营养与健康收益。

本章介绍了食物保障与营养相关的内容和食品安全的概念、特点、发展,概括了常见的食源性疾病生物性因素、化学性因素和物理性因素,介绍了食品安全风险评估、管理和交流。

第一节　食物保障概述

1983 年 FAO 世界粮食安全委员会对食物保障的解释是“确保所有的人在任何时候既能买得到又能买得起他们所需要的基本食物”。食物保障内容涉及范围非常广泛,包括农业生产、环境保护、危机处理、人道主义援助等,本节仅对有关营养内容的食物保障进行介绍,供读者阅读参考。

一、食物保障的概念

(一) 食物保障的含义

1. 食物保障的定义　食物保障(food security)是指所有人在任何时候都能够在物质、社会和经济方面获得充足、安全和富有营养的食物,以满足其积极和健康生活的膳食需要和食物偏好。

2. 食物保障概念的历史　在 1974 年第一次世界粮食首脑会议上首次提出了食物保障的定义,指出食物保障是要保证任何人在任何时候都能获得为了生存和健康所需要的足够的食物”。但食物保障的定义并非一成不变的,在不同历史时期、不同社会环境、不同发展阶段,食物保障具有不同的内涵,由此在不同时期所采取的食物保障战略也不尽相同。目前食物保障的定义是在 1996 年召开的世界粮食首脑会议上,FAO 提出的,可以理解为食物资源保障、食物供给保障和食物战略安全。从数量的角度,要求人们既能买得到、又能买得起所需要的基本食物,食物总量能满足所有人的需要;从质量的角度,要求食物的营养结构合理、优质卫生无污染,不仅要安全,而且要富有营养,满足人们的健康生活需要;从发展的角度,要求食物的获取要注重生态环境的良好保护和资源利用的可持续性,即确保食物来源的可持续性。

(二) 食物保障与食品安全

食物保障主要是从政治、经济、农业和供应等方面考虑的机制,也是一个系统工程,需要全社会各方面的积极参与才能得到全面解决。

食物保障涵盖了食物的供需平衡和营养均衡,从宏观意义上讲食物保障的含义涵盖了食品安全的含义。食品安全和食物保障都有一定的可以客观度量的界限,食物短缺和营养不良达到一定的水平,就成为食物保障问题;食品污染和营养失衡达到一定的程度,就成为食品安全问题。

二、食物保障与营养

(一) 食物保障理念

食物保障理念是不断发展的。在食物保障实践的早期阶段,其主要关注在发生战争、冲突和自然灾害等危机情况下,对危机地区人群实施的人道主义援助,以直接提供食物,解决饥饿问题为核心的。进入 21 世纪,食物保障的理念有了较大的拓展,除了直接食物援助外,也为危机地区提供技术培训,促进其管理和社会服务机构的能力恢复,关注气候变化对食物生产和供应的影响,鼓励生物多样性和可持续的食物生产,增强农业应对气候变化及极端天气的弹性。近期,食物保障也关注人类的营养需要,强调基于营养需求的食物保障对未来人力资源发展的重要性。此外,还强调政策和技术研究,如调整食物结构,减少碳排放和食物浪费等。

(二) 食物保障的组织机构

国际食物保障最初由 FAO 的专门机构承担相应的工作,其后由 FAO 和世界粮食计划署(WFP)共同执行食物保障行动。此外,UNICEF、WHO 和国际农业发展基金会(IFAD)等也参与相关工作,为其提供资金和技术。

在我国食物保障没有明确统一的组织机构,但农业部、国家卫生健康委员会、教育部、民政部等有关部门均承担或参与相应的工作内容。此外,国务院扶贫办、食物与营养咨询委员会等也牵头制定和开展宏观性的食物保障工作,包括政策、计划等内容。

(三) 食物保障的对象

食物保障的对象主要是处于危机状况、缺乏食物或处于贫困地区的饥饿人群,其重点对象是脆弱人群,如婴幼儿、小学生、孕妇、乳母和老年人。这些人群对食物短缺和饥饿的敏感性强,耐受力低,最容易受到其危害,影响健康,甚至影响生长发育,造成终生不可逆损害。

(四) 作为人类可持续发展的目标之一

在 2015 年 9 月可持续发展峰会上,世界各国领导人通过了《2030 年可持续发展议程》(Transforming our world: The 2030 Agenda for Sustainable Development),其中包括 17 项可持续发展目标。这些目标为实现 2030 年的发展政策、融资和行动提供指导。这些目标系全球性目标,适用于所有国家且相互关联。某个目标的进展会影响到其他目标。其中目标 2 为“消除饥饿、实现食物保障、改善营养状况、促进可持续农业”,要求采取包容性多学科集体行动,解决复杂的饥饿和营养不良根源问题。

三、食物保障的实践与发展

(一) 全球食物保障的实践与发展

食物保障一直是国际组织关注的重要问题,许多国家给予了大力支持,包括个人和非政府组织的捐助和参与,在应对战争、自然灾害等危机的人道主义援助工作中发挥了积极作用。近年来,又将食物保障的关注点扩大至气候变化的应对和可持续发展,以及脆弱人群的营养问题,包括生长迟缓、消瘦、贫血和肥胖等。

世界人口已经超过了 70 亿,由于发展的不均衡性,加之冲突和自然灾害,2017 年世界大约有 8.2 亿人口(占总人口的 10.9%)处于营养不良,主要分布在非洲、亚洲和拉丁美洲国家。此外,超重和肥胖问题越来越严重,估计全世界有 6.7 亿超重肥胖人群。缺乏食物保障不仅造成营养不良,而且也引起超重和肥胖问题,这种双重现象出现在许多发展中国家。

根据 2017 年 FAO 报告,世界上有 7.7 亿人口处于严重的食物短缺状况(占总人口 10%),这些人口主要分布在非洲、亚洲和拉丁美洲国家,在女性人口中更为严重。尽管国际组织和世界各国在改善食物保障体系,预防控制营养不良方面已经做出了很大努力,但是食物短缺和营养不良问题形势依然严峻。2017 年仍然有 1.5 亿 5 岁以下儿童处于生长迟缓,0.5 亿处于消瘦,约 0.4 亿为超重;生育阶段妇女贫血率还在上升,2016 年达 32.8%,比 2012 年(30.3%)又增加了 2.5 个百分点。这些都说明世界范围的食物保障体系的效率和努力还难以很好地应对现实问题,存在较大的差距,还需要动员更多捐助和资源投入,开展进一步研究,创新食物保障的体系和技术,加强国际协作和沟通。

(二) 我国食物保障的实践和发展

1. 制度保障　我国在建立新中国后就非常重视对居民的食物保障,在食物生产技术和能力较为落后的情况下,1953 年制定了《粮食统购统销》政策,随后又出台了粮本和粮票制度,以及副食票制度,对非农村人口实行粮食和副食品定量供应,保证了我国居民的基本食物和营养需求。这些带有计划经济特点的食物保障制度一直延续到改革开放后的 1993 年。

2. 政策引导　随着改革开放政策的实施,极大地调动了农民的生产积极性,大幅提高了农业生产力和食物生产率,食物供给能力和食物可获得性也得到很大改善。食物保障从国家计划体制向计划和市场混合体制转变,国家在保证基本食物需求的基础上,主要依靠宏观政策调整来指导食物生产。

1993 年,国务院颁布的《九十年代中国食物结构改革与发展纲要》对指导 20 世纪 90 年代以来我国农业、卫生、食品、加工、科技等与食物生产相关部门和行业的发展,改善食物发展宏观环境,增强食物综合生产能力,提高居民营养和健康水平,均发挥了积极的指导作用,对促进我国食物发展与世界接轨产生了重大影响。

此后,实施的学生饮用奶计划对我国农业结构调整,特别对奶业的发展起到促进作用,也培养了我国少年儿童饮用牛奶的习惯,改善了营养健康状况。实施的国家大豆行动计划为充分利用我国大豆资源、改善人民群众特别是儿童青少年营养状况与健康素质找到了一条有效途径,也为调整农村产业结构,促进农产品加工,振兴大豆产业开辟了道路。

2017 年国务院发布了《国民营养计划》,进一步在政策方面明确我国食物保障的均衡性和长期可持续性,实现全人群覆盖,并优先解决重点地区、重点人群的食物保障问题,将我国的食物保障提升到一个更高的层次。

3. 消除贫困　经过数十年的发展积累,我国已经建立了比较完备的食物保障体系,尤其是在解决了 13 亿人口的温饱后,将食物保障向贫困地区、向婴幼儿、中小学生和老年人等特殊人群重点倾斜,加大力度解决贫困地区儿童青少年的营养健康问题,先后实施了“农村义务教育学生营养改善计划”和“贫困地区儿童营养改善项目”。同时组织开展了全国脱贫攻坚战,设定了至 2020 年彻底解决我国的贫困问题。使我国的食物保障内容更加全面,在降低 5 岁以下儿童生长迟缓和消瘦,减少生育期妇女贫血等方面为发展中国家做出了榜样,是世界范围内少有的成功案例。

4. 可持续发展　改革开放使我国经济发展取得了巨大成就,加速了城市化进程,城乡面貌焕然一新,居民生活水平显著改善。然而,我国是人口大国,人均土地资源和自然资源偏少。为此,我国政府非常重视国家的长期可持续发展,为农业耕地面积减少划出了红线,同时,大力发展种植养殖技术,提高食物生产能力,鼓励食物产业向营养健康方向转化升级,鼓励做好生态和环境保护。但是,近几年的调查发现,食物供应在满足多样化的消费需要的同时,食物浪费现象也非常严重,也增加了碳排放,是我国食物保障面临的新的挑战。

为此,国家已经委托相关机构开始科学测算我国居民的食物消费和营养需求,力求食物生产、供给与消费需求相一致,在食物保障中既满足食物充足、安全和营养需要,又减少食物浪费,形成长期可持续发展的食物保障机制。

今后,我国还需要在食物保障领域加强与国际组织和其他国家的交流与合作,在全球化进程中发挥中国优势,为实现全球 2030 年的可持续发展目标,消除饥饿贡献中国力量。

第二节　食品安全的概念、特点和发展

食品安全是当今社会关注的热点议题,对其概念、特点的认识是随着社会发展、科技进步而不断完善的。我国的食品安全在理论和技术方面不断进步,食品安全的防控效

果显著。但也面临着经济全球化、贸易自由化与电子商务新业态,以及层出不穷的新食品等新形势对食品安全的挑战。

一、食品安全的概念

（一）食品安全的含义

食品是人类生存和发展的基本物质基础,随着人类物质文明和精神文明的发展,食品本身也蕴含了人类的进步和文明。《中华人民共和国食品安全法》第一百五十条规定:食品是“指各种供人食用或者饮用的成品和原料以及按照传统既是食品又是中药材的物品,但是不包括以治疗为目的的物品”,这是我国对食品的法律含义。在现代社会,各种化工技术、生物技术和基因工程技术运用到食品生产中,“仿生食品”“细菌食品”“转基因食品”“保健食品”“无公害食品”“绿色食品”和“有机食品”等各种融合现代科技和人类健康需求的食品使人眼花缭乱,这些食品在带来种类多样化、营养多元化和口味丰富化的同时,也给人类带来了安全性的担忧。

我国在 2015 年《中华人民共和国食品安全法》第一百五十条中关于食品安全(food safety)的含义表述为“食品安全,指食品应当无毒、无害,符合应当有的营养要求,对人体健康不造成任何急性、亚急性或者慢性危害”。“食品应当无毒、无害”即是基于食品安全性的考虑。食品的安全性最早关心的主要是食品污染。1992 年世界环境发展大会以后,1993 年中国制定了第一个《中国 21 世纪议程》,人们的环境意识迅速增强,中国的环境污染问题随着工业化的加速发展日益突出,食品污染问题备受政府和人民群众的关注。许多国家和地区针对我国出口食品筑成的各种“技术壁垒”造成我国食品出口经常受阻,食品安全问题在经济全球化、日益频繁国际食品贸易中显示出其重要作用。

食品、药品、农药及生活日用品等都涉及安全性问题,安全是作为基于损害或危险性的反义词而使用的。随着经济全球化和我国加入 WTO,食品新污染问题、高科技食品的营养价值和质量问题、农残兽残问题、生物新污染问题都是传统食品卫生学所不能包括的,国际通用的食品安全一词逐渐成为新时期食品问题的最新最好解释。目前食品安全含义有不同的解释。我国原质量监督检验部门认为:食品安全是指食品本身对消费者的安全性,即食品中有毒有害物质对人体的影响。美国农业部食品安全和监督服务中心(Food Safety and Inspection Service)提出:食品安全指人或动物摄食后不会对机体健康造成的危险。WHO 认为:食品安全是指确保食品消费对人类健康没有直接或潜在的不良影响。共同点和本质都是关注食品质量问题和对人类健康的危害性。

随着科学技术进步,人群健康意识和需求的提高,食品安全涉及的领域会不断扩大,并随着检测水平提高、毒理学研究加深、生产加工设备改进和风险评估技术进步而不断强化和完善。食品安全问题关系到消费者切身利益,相关研究和信息将日益成为消费者的饮食消费原则和选取、采购食品的标准。食品安全问题的研究将对人类的健康水平的促进发挥极大的作用。

（二）食品安全与食品卫生

原卫生部“十三五”规划教材《营养与食品卫生学》第 8 版中关于食品卫生学(food hygiene)的定义是“食品卫生学是指研究食品中可能存在的、危害人体健康的有害因素及其对机体的作用规律和机制,在此基础上提出具体、宏观的预防措施,以提高食品卫生质量,保护食用者安全的科学”。食品卫生学的内容包括:食品污染及其预防,包括污染的种类、性质作用、含量水平、监测管理以及预防措施;各类食品的卫生及其问题;食品添加剂及其管理;食品新技术及其卫生学问题;食源性疾病及其预防;食品安全性毒理学评价及风险评估;食品安全监督管理等。食品卫生学经历了较长的历史发展过程,从最初仅仅关注食品本身的腐败变质和有害因素,到 20 世纪中叶,各类食品的化学和生物污染问题,食品包装材料中存在的污染物问题,食品添加剂的使用以及食品的放射性污染物,食品生产和加工新技术的应用等都列入了食品卫生的范畴,食品卫生学发展到了一个新的水平,直到现在,食品卫生的概念仍旧在各个领域广泛地使用。

1996 年 WHO 在其发表的《加强国家级食品安全性计划指南》中将食品安全与食品卫生加以区别。食品安全被解释为“对食品按其原定用途进行生产和(或)食用时不会对消费者造成损害的一种保证”,食品安全强调食品中不应含有可能损害或威胁人体健康的物质或因素。食品卫生指“为确保食品安全性和适合性在食物链的所有阶段必须创造的一切条件和采取的措施”,前者是目标,后者是达到目标的措施和保障。

二、食品安全的特点

（一）食品安全的重要性

食品安全是一个遍及全球的公共卫生问题,不仅关系人类的健康生存,而且还严重影响经济和社会的发展。食品安全事件容易造成群体性发病,引起较大的社会和心理影响。因此食品安全极易受到恐怖主义和犯罪分子的利用。如何保障食品安全已经被提升到社会性和世界性的重大课题,越来越受到政府和人们的重视。我国政府十分重视有毒有害化学品和鼠药的管理,出台了一系列相关的政策和措施,旨在把犯罪分子或恐怖分子利用食品进行破坏活动的风险降至最低。在 2000 年召开的第 53 届 WHO 大会上食品安全被确认为公共卫生的优先领域,并起草了全球食品安全战略草案(Global Food Safety Strategy)。这充分反映了全球对食品安全的关注和食品安全的重要地位。

食品安全与国际贸易、国民经济密切相关。随着我国加入 WTO,食品的进出口贸易带来的安全问题及经济问题不容忽视,它不仅关系到消费者的健康利益,而且关系到国家的经济、信誉和技术成就。食品安全和食品卫生已成为 WTO 的重要文件,由于考虑到各国食品安全问题,WTO 相关规定允许成员国对本国的食品行业设置一定的保护措施,但一定要建立在科学依据的基础上,CAC 所制定的标准、准则和技术规范已被 WTO 指定为处理国际食品贸易及纠纷的仲裁标准,从而得到了世界上越来越多国家的认同和采用。

许多国家，尤其是发达国家，常将食品安全及其标准作为一种重要手段，实施贸易技术壁垒。我国农产品的出口已多次受到“贸易技术壁垒”的影响。2001—2002 年发生的新疆番茄出口受阻、浙江冻虾仁被退货、出口到瑞典的酱油被检出 3-氯丙醇等，预示着许多国家和地区针对我国出口食品筑成了各种技术壁垒。可见食品安全在我国国际贸易和经济发展中上升至非常重要的位置。我国在针对食品安全的监测、监督和管理措施方面已出台一系列的政策法规，它提高了我国在国际贸易和经济发展中应对和控制食品安全的能力，从而更好地保护我国人民的健康和国家利益。

（二）食品安全的复杂性

危害食品安全的因素是复杂多样的。我国人口众多，目前人们环境保护意识较差，生存环境质量不高，水源污染导致食源性疾病时有发生；农牧业、种植养殖业的源头污染对食品安全的威胁越来越严重；农药、兽药的滥用造成食物中农兽药残留问题突出。2000 年在全国发生的有报告的 150 起重大食物中毒事件中，中毒 6237 人，死亡 135 人，其中很大一部分是由于使用了国家明令禁止生产和使用的甲胺磷、双氟磷、氟乙酰胺、毒鼠强、盐酸克伦特罗等农药、兽药。受我国经济发展水平不平衡的制约，一些食品生产企业的食品安全意识不强，食品生产过程中食品添加剂超标使用，污染物、重金属超标现象时有发生。还有不少不法生产经营者为牟取暴利，不顾消费者的安危，在食品生产经营中人为掺杂使假，严重危害了消费者的利益。

鉴于影响食品安全因素的复杂多样性，只有加强“从农田到餐桌”全过程的食品安全管理，才能保证食品质量。这需要加强对食品生产加工从业人员食品安全宣传教育，在种植养殖方面合理使用农药兽药等；在食品加工、运输、销售等各环节，要开展食品的安全控制，将各种危险因素消除或降低到安全水平，才能保证消费者食用的食品是安全的。保障食品安全需要农业、轻工、市场监督、卫生、健康教育及新闻媒体等众多部门的参与。

（三）食品安全的特殊性

食品安全的特殊性在于它不像一般的急性传染病，会随着国家经济的发展、人民生活水平的提高、卫生条件的改善及计划免疫的持久开展而得到有效控制；相反，随着食物和食品生产的机械化和集中化，以及化学品和新技术的广泛使用，检测手段和技术越来越先进及人民健康意识和要求越来越高，新的食品安全问题会不断涌现。

（四）食品安全的相对性

食品安全是相对的，绝对安全的食品是没有的。所谓食品的相对安全性是指一种食物或成分在合理食用方式和正常食用量的前提下不会导致对健康损害的实际确定性。人类天然食物中的化学组分种类繁多，人为的因素使食品中存在的化学物质更为复杂，尽量降低食品中存在的有害物质的危害或消除的可能有害因素，但不可能达到“绝对安全”。为了减少这一类危害，人们开始研究这些物质的致病、致癌机制以及它们对人类的安全剂量问题。因此在进行食品安全性分析时，应该从食品构成和食品科技的现实出发，明确提供营养全面和优质食品的同时，在现有的检测方法和条件下，力求把可能存在的任何风险降低到最低限度，科学地保护消费者健康利益。

三、食品安全的现状与发展

（一）食品安全的现状

近四十年来，我国经济迅猛发展，人们的总体收入水平显著提高。我国的食品行业也获得了空前的发展，已成为国民经济发展的重要组成部分。大量的监测和监督数据表明，我国食品安全总体呈现稳定向好的局面，但仍存在不少问题。食品安全关系到人民健康和生命安全，关系着国家的发展和社会的长治久安。因此，我国政府高度重视食品安全问题。

近十几年来，食品安全事件多发，三聚氰胺乳品、瘦肉精火腿肠、苏丹红工业添加剂事件、地沟油事件、染色馒头、硫黄生姜等，使人们对食品安全的信任度大打折扣。究其原因，是食品安全多方面、多环节均存在一定的问题。作为一个发展中国家，我国食品产业的规模化、组织化和规范化水平较低，行业诚信道德体系不够完善。食品企业以中、小型规模为主，小作坊、小摊贩、小餐饮数量巨大。种植养殖环节也是小、散问题突出。在食品安全监管体制机制、法规标准、风险监测、人才队伍、技术装备以及企业投入、监督管理能力等方面均存在薄弱环节，因此导致各类食品安全事件时有发生。

目前较为突出的问题是非法添加非食用物质和滥用食品添加剂，三聚氰胺、瘦肉精、染色馒头等都是典型的非法添加案件。本来依法合规使用食品添加剂，是有利于丰富食品种类、改善食品营养、保障食品供应的措施。但一些不法分子，在食品生产经营中非法添加非食用物质甚至是有毒有害物质或滥用食品添加剂，严重危害人民健康和生命安全。近年来的一系列食品安全事件，大多与此有关。因此应重点加大食品生产的源头控制。

（二）食品安全的发展

随着《中华人民共和国食品安全法》修订实施，以及不断调整和完善食品安全监管体系，我国的食品安全状况已经取得长足改善。然而在经济快速发展、人们生产生活方式不断改变的新形势下，食品安全又出现了一些亟待解决的新问题、新挑战。

1. 新污染物的出现

（1）新生物性污染物的出现：近年来，由于国际旅游和贸易增加、人口和环境变化、人类生活方式及行为改变等原因，由生物性污染物所致的食源性疾病的流行病学不断变化，一些传统的细菌性污染物导致的食源性疾病发病率不断上升，如沙门菌、蜡样芽孢杆菌、副溶血性弧菌和肠出血性大肠埃希菌食物中毒等；同时新的食源性病原体感染不断出现。产生新的病原微生物的原因很多，包括农田和农场耕作方式改变、牧场集约化的畜禽饲养技术和新的食品生产方式等，而病原微生物自身发生改变，产生耐药菌株，一旦污染，同样会导致生物性食源性疾病发生率增加。

（2）新化学性污染物的出现：食品中化学性污染物种类繁多，其导致的污染通常具有长期性、蓄积性和不可逆性等特点。在食品生产加工过程中氯丙醇、丙烯酰胺等新污染物的发现，致使食品化学性污染呈现出更加多样性和复杂化的形态。这些污染物虽然在食品中含量少，但毒性大，甚至有明确的或潜在的致癌性，其对人群健康造成的危害亟待评估。

2. 食品新技术、食品新材料、新原料应用和新型食品的出现　随着转基因等生物技术以及食品新原料在食品生产和加工中的应用与发展，产生了许多新型食品，这些技术和原料可能给新型食品带来新的食品安全问题，同时也对食品安全监管保障提出新的挑战。

3. 经济全球化、贸易自由化与电子商务新业态的发展，致使保障食品安全面临新难题　在经济全球化、贸易自由化的国际大环境下，全球食品贸易量迅速增长，食品供应链更加多样，再加上电子商务的迅猛发展促使网络食品交易更加繁荣，这些增长和变化给消费者带来便利，但同时也增加了进出口食品和网络食品安全监管压力，食品安全形势也更加复杂严峻。

第三节　食源性疾病

食源性疾病不仅能够引起许多健康问题，对于儿童、老年人等还会导致营养缺乏问题，如在非洲贫困地区由于缺乏必要的公共卫生防控措施，儿童因摄入不洁的水和食物而常常发生腹泻，从而造成营养成分消化吸收困难，出现严重的营养不良，甚至死亡。因此，在一些特殊情况下，食源性疾病不只是食品安全问题，也可能伴随着营养问题，在公共营养领域也需要加以关注。

食源性疾病主要由生物性、化学系和物理性因素引起，其中生物性和化学性因素引起的食源性疾病较为常见，也是调查、监测和管理的重点内容。

一、食源性疾病的概念

WHO 对食源性疾病（foodborne disease）的定义为“食源性疾病是指通过摄食进入人体内的各种致病因子引起的、通常具有感染性质或中毒性质的一类疾病”，即指通过食物传播的方式和途径致使病原物质进入人体并引起的中毒性或感染性疾病。根据 WHO 的定义，食源性疾病有三个基本要素，即食物是传播疾病的媒介；引起食源性疾病的病原物是食物中的致病因子；临床特征为急性中毒性或感染性表现。《中华人民共和国食品安全法》第一百五十条规定：食源性疾病，指食品中致病因素进入人体引起的感染性、中毒性等疾病，包括食物中毒。这与 WHO 的表述基本上一致。

食源性疾病主要包括最常见的食物中毒、经食物而感染的肠道传染病、食源性寄生虫病，以及因食物中有毒有害污染物所引起的中毒性疾病、食物中毒是食源性疾病中最为常见的疾病。

我国食品卫生国家标准《食物中毒诊断标准及技术处理总则》（GB14938-1994）明确了食物中毒（food poisoning）及中毒食品的定义。食物中毒指摄入了含有生物性、化学性有毒有害物质的食品或把有毒有害物质当作食品摄入后所出现的非传染性（不属传染病）急性、亚急性疾病。因暴饮暴食而引起的急性胃肠炎、食源性肠道传染病（如伤寒）和寄生虫病（如旋毛虫、囊虫病），和因一次大量或长期少量多次摄入某些有毒、有害物质而引的以慢性毒害为主要特征（如致癌、致畸、致突变）的疾病不属于食物中毒的范畴。中毒食品是指含有毒有害物质并引起中毒的食品。概括为 5 类：①细菌性中毒食品；②真菌性中毒食品；③动物性中毒食品；④植物性中毒食品；⑤化学性中毒食品。

我国历来重视食源性疾病（包括食物中毒）的防治工作，已形成了一整套食物中毒的报告管理制度。《中华人民共和国食品安全法》已明确规定了食物中毒和其他食源性疾病的食品安全监督管理的内容。由于历史原因，由食物传播的肠道传染病、腹泻病的报告管理仍属传染病报告的范围，对人畜共患病的报告尚不健全，因此，食物中毒仅是食源性疾病的一部分，犹如冰山一角，不能全面、真实地反映因食物不卫生、食品污染对健康造成的危害。如何加强对食源性疾病的统一管理，统一报告，从预防和控制措施上与国际接轨，是食品安全研究和管理长期面临的任务。食源性疾病有一个共同的特征，就是通过进食行为而发病。因此，加强食品安全监督管理，倡导合理营养，控制食品污染，提高食品质量，是预防和控制食源性疾病发生的有效途径。

二、食源性疾病流行现状

不论在发达国家还是发展中国家，食源性疾病都是一个重要公共卫生问题，是对健康的一种严重威胁，尤其是对儿童、孕妇和老年人。据报告，食源性疾病的发病率居各类疾病总发病率的第二位。食源性疾病对人类危害巨大。据 WHO 的最新报告，全球每年有数十亿人患食源性疾病，即使在发达国家也至少有 1/3 的人患食源性疾病。据不完全统计，全世界 5 岁以下儿童每年发生腹泻的病例约为 15 亿人次，其中 70%是由于各种致病微生物污染食品和饮水所致，因腹泻病致死者约 300 余万。1998—2017 年，美国由于食源性疾病死亡病例达 392 例。化学性危害同样是食源性疾病的重要来源，可能对人体健康产生严重的后果，包括致突变、致癌和致畸作用。

我国已有较健全的食物中毒报告系统。2010 年开始才逐步建立食源性疾病报告系统，目前尚难以准确估计我国的食源性疾病的发病情况。从 1953 年全国建立卫生防疫站以来，相继建立了传染病报告和食物中毒报告制度，历年来我国法定报告的传染病发病率以肠道传染病为首，随着城市自来水和农村改水的发展，近年来肠道传染病的水型暴发已不多见，主要经食物传播。我国食物中毒报告的发病率，自 1983 年《中华人民共和国食品卫生法（试行）》施行以来大幅度下降，但仍是重要的公共卫生问题，对人民的健康造成严重危害。1988 年上海市由于食用不洁毛蚶造成近 30 万人患甲型肝炎是一次典型的食源性疾病的大流行。东南沿海地区每年都要发生食用河豚鱼中毒死亡事件。尤其严重的是不法食品商贩用工业酒精兑制白酒引起甲醇中毒事故屡禁不绝，1996 年云南省曲靖地区发生饮用白酒导致恶性甲醇中毒事件，中毒 192 人，死亡 35 人；2017 年 11 月广东省河源市发生 17 人甲醇中毒事件，系涉嫌假冒他人企业生产的甲醇勾兑产品所造成。上述两起食物中毒事件，是利用非食品原料非法生产加工食品造成食源性疾病的典型案例。

我国食源性疾病发生在病原、原因、季节和发病场所的发生具有一定的流行病学特点。

食源性疾病暴发的主要致病因素中，微生物因素导致的发病人数最多，占总数的 39.35%，主要包括副溶血性弧菌、沙门菌、金黄色葡萄球菌及其毒素、致泻大肠埃希菌和蜡样芽孢杆菌等。毒蘑菇导致的事件数和死亡人数最多，分别占总数的 24.43% 和 68.54%。有毒动植物及其毒素中菜豆引起的中毒事件最多，占有毒动植物及其毒素事件数的 30.06%。化学性因素中亚硝酸盐引起的中毒事件最多，占化学性事件数的 54.40%。

食源性疾病暴发的主要场所中，餐饮服务场所导致的事件数和发病人数最多，分别占总数的 53.38% 和 76.46%，其中宾馆饭店的事件数和发病人数最多，分别占餐饮服务场所的 32.98% 和 33.42%，主要是微生物因素导致的。发生在家庭的死亡人数最多，占总数的 77.93%，主要由毒蘑菇和有毒动植物及其毒素所致。

细菌性食物中毒高发季节一般为每年二三季度。化学性食物中毒全年均可发生。

绝大多数食物中毒的发生有明显的地区性，如我国沿海地区多发生副溶血弧菌食物中毒，肉毒中毒主要发生在新疆等地区，农药污染食品引起的食物中毒多发生在农村地区等。

三、食源性疾病致病因素

根据引起食源性疾病的病原不同，食源性疾病可按照致病因素属性分为生物性、化学性、物理性三大类。其中以生物性因素种类最多，引起的食源性疾病也最为常见。

（一）生物性因素

1. 细菌及其毒素　细菌及其毒素是食源性疾病中最重要的病原物。

引起细菌性食物中毒的病原菌及毒素：如沙门菌、致泻性大肠埃希菌、副溶血性弧菌、金黄色葡萄球菌肠毒素、肉毒梭菌及肉毒毒素、小肠结肠炎耶尔森菌等。引起人类肠道传染病的病原菌：如引起细菌性痢疾的志贺菌，引起霍乱的霍乱弧菌等。引起人畜共患病的病原菌及病毒：如家畜感染炭疽病、布氏菌病等传染病时，其病原菌可通过其感染的肉、奶等食物进入人体，引起人类患病；禽流感病毒、口蹄疫病毒等。

2. 寄生虫及其卵　主要指人畜共患的寄生虫病。人摄食了被蛔虫、绦虫、中华支睾吸虫及旋毛虫等寄生虫及虫卵污染的食物后，可引起人感染相应的寄生虫病。

3. 病毒和立克次体　引起腹泻的常见病毒：如诺如病毒、轮状病毒、柯萨奇病毒；引起甲肝流行的甲型肝炎病毒。

4. 有毒动物及其毒素　河豚体内的河豚毒素、鱼体毒素、有毒贝类等。还包括贮存过程中可能产生的毒性物质，如鱼体不新鲜或腐败时所形成的组胺等。

5. 有毒植物及其毒素　蘑菇、苦杏仁及木薯中含有的氰苷类、粗制棉籽油中所含的棉酚；其他植物（如菜豆）中的皂苷、食物贮藏时产生的毒性物质。

6. 真菌毒素　镰刀菌属中禾谷镰刀菌产生的多种毒素、曲霉属产毒株所产生的毒素。

（二）化学性因素

引起人类食源性疾病的化学性因素主要包括污染食品的金属、非金属、有机及无机化合物，如汞、镉、铅、砷、有机磷、亚硝酸盐、各种鼠药等。这些物质可经过多种途径、多种方式进入食物，如通过环境污染及生物富集作用进入食物。

不按《农药安全使用标准》使用农药，致使农药在农作物中残留，如残留有机磷农药的蔬菜可引起人类的急性有机磷中毒。使用不符合食品安全标准或卫生标准的食品生产工具、容器、包装材料以及使用不符合食品安全标准的食品添加剂。食品加工中可能产生的有毒化学物质，如 3-氯丙醇。食品中混有不可食用的有毒物质或将不可食用的有毒物质当作食物食用，如将亚硝酸盐当作食盐或碱面等。

（三）物理性因素

食品安全的物理性因素包括了食品的杂物污染和食品的放射性污染。食品的杂物污染主要是食品中的各种有害异物，如金属、玻璃、碎骨等，人误食后可能造成身体外伤、窒息或其他健康问题。食品的放射性污染是指食品吸附或吸收了外来的（人为的）放射性核素，使其放射性高于自然放射性本底。

引起人类食源性疾病的放射性因素，主要来源于放射性物质的开采、冶炼、国防以及放射性核素在生产活动和科学实验中使用时其废物的不合理排放及意外性的泄漏，通过食物链的各个环节，污染食物。其中半衰期较长的放射性核素 ^{131}碘、^{90}锶、^{89}锶、^{137}铯是可能污染食品的放射性核素，其向人体的转移有三个主要步骤，通过环境向水生生物体和农田作物转移，通过食物链向动物体转移，然后通过动植物食物进入人体，而引起人体慢性损害及远期的损伤效应。

四、主要食源性疾病的种类

（一）生物性

1. O_{157}：H_7 肠出血性大肠埃希菌　O_{157}：H_7 肠出血性大肠埃希菌属于肠杆菌科埃希菌属，埃希菌俗称大肠杆菌，是人类肠道正常菌群的重要组成部分，它们能够在人体内合成有益的维生素 B 族和维生素 K 及大肠菌素，具有营养机体、拮抗致病菌的作用。自 1945 年 Bray 首次从腹泻儿童粪便中分离出能使实验动物发病的大肠埃希菌后，人们才逐步分离出含有致病因子的大肠埃希菌。凡能引起人或动物腹泻的菌株，统称为致泻性大肠埃希菌。根据毒力基因、致病机制、临床症状和流行病学特征等要素，国际上将致泻性大肠埃希菌分为 5 类，分别为：①肠致病性大肠埃希菌（EPEC）；②肠产毒性大肠埃希菌（ETEC）；③肠侵袭性大肠埃希菌（EIEC）；④肠出血性大肠埃希菌（EHEC）；⑤肠聚集黏附性大肠埃希菌（EAggEC）。O_{157}：H_7 肠出血性大肠埃希菌是出血性大肠埃希菌（EHEC）的优势菌型（占 90%），许多国家的 EHEC 的暴发和流行都是 O_{157}：H_7 大肠埃希菌引起的。EHEC 还包括 O_{26}：H_{11}，O_{111}：H_8，O_{125}：NM，

O_{121}:H_{19},O_4:NM,O_{45}:H_2,O_{125}:NM,O_{145}:HNM,O_5:NM,O_{91}:H_{21},O_{103}:H_2,O_{113}:H_2 的部分菌株。

自 1982 年在美国发生了首次由 O_{157}:H_7 大肠埃希菌引起的小型暴发和 1996 年 5~8 月在日本发生的 O_{157}:H_7 大肠埃希菌的暴发流行以来,O_{157}:H_7 大肠埃希菌的散发病例和小型暴发在美国、加拿大、日本、澳大利亚、德国等地不断发生。美国 CDC 估计,每年由 O_{157}:H_7 大肠埃希菌引起的病例要超过 20 000 例,其中大约有 250~500 个病例死亡。O_{157}:H_7 大肠埃希菌是引起肉眼可见的血性标本中分离率最高的病原菌。出血性大肠埃希菌的其他血清型别也可以引起暴发,如 2011 年 5 月德国暴发的肠出血性大肠埃希菌疫情,4000 多人感染,50 多人死亡,就是 EHEC 的 O_{104}:H_4 引起的。在我国,自 1987 年以来,在江苏、山东、河北、北京等地都发现了 EHEC 感染者或者发现有 EHEC 菌株,近年来我国也有 EHEC 感染暴发的报道。

(1) 分布特点:O_{157}:H_7 大肠埃希菌可以在牛、羊、山羊、猪、狼、狗、鸡、鹅等许多动物的粪便中发现。对于人类感染来说最重要的动物是牛,许多国家在牛群中可以见到高比率的阳性 O_{157}:H_7 大肠埃希菌,高达 60%,但最典型的范围是 10%~25%,O_{157}:H_7 大肠埃希菌也经常从健康的动物身上分离到。O_{157}:H_7 大肠埃希菌在动物中的广泛分布与零售肉中的 O_{157}:H_7 大肠埃希菌的存在密切相关。研究表明,O_{157}:H_7 大肠埃希菌可以从 3.7%的零售牛肉、1.5%的猪肉、1.5%的家禽及 2%的羊肉、7%的火鸡、10%的鱼、5%的贝类中发现。O_{157}:H_7 常附在家畜的内脏表面,耐冷冻,在 20℃时即可繁殖。在人的体温下,其增殖能力可提高 4 倍。因它不耐高温,75℃即可致死,食品加热是防范它的有效手段。由于它经口传染,所以人、畜极易感染。抵抗力弱的老人和儿童需特别注意。

(2) 临床症状:EHEC 感染包括无症状感染、轻度感染、出血性肠炎(hemorrhagic colitis,HC)、溶血性尿毒综合征(hemolytic uremic syndrome,HUS)、血栓性血小板减少性紫癜(thrombotic thrombocytopenic porpura,TTP)等。EHEC 还可在猪中引起水肿病样的脑损伤。腹腔接种 O_{157}:H_7 大肠埃希菌后,可在试验小鼠、新西兰白兔中引起中枢神经系统症状,如共济失调、后肢麻痹等,在大脑、中脑、脑干造成微动脉坏死和软化。

我国在 20 世纪 90 年代后期对 O_{157}:H_7 大肠埃希菌生态分布、传播因素等进行了深入细致的调查研究,建立了检测 O_{157}:H_7 国家标准方法,并从 2000 年起将 O_{157}:H_7 纳入食品安全风险监测,积累了大量的数据。肠出血性大肠埃希菌感染是一种人畜共患病,广泛存在于我国的生肉、生食蔬菜、水等中,对我国居民存在安全风险。凡是体内有肠出血性大肠埃希菌感染的患者、带菌者和家畜、家禽等都可传播本病,因此从源头加强控制措施,才能降低 O_{157}:H_7 暴发的可能。对 O_{157}:H_7 出血性肠炎的治疗应根据腹泻病的一般治疗原则,即支持疗法和适当使用抗生素。

2. 单核细胞增生李斯特菌　单核细胞增生李斯特菌(listeria monocytogenes)属于乳杆菌科李斯特菌属,李斯特菌属包括单核细胞增生李斯特菌、绵羊李斯特菌、英诺克李斯特菌、威尔斯李斯特菌、西尔李斯特菌、格氏李斯特菌、默氏李斯特菌和脱氮李斯特菌 8 个种。其中单核细胞增生李斯特菌对人类致病性强,绵羊李斯特菌对人类也有一定的致病性,其他李斯特菌无致病性。

1981 年加拿大沿海发生的李斯特菌暴发性流行经证实是由于患有李斯特菌病的绵羊粪便污染的卷心菜色拉所致。1983 年 6 月在美国的马萨诸塞州发生李斯特菌中毒,经流行病学调查发现是由于饮用了巴氏消毒后污染大量李斯特菌的奶。2011 年美国再次暴发单核细胞增生李斯特菌食物中毒,遍及美国 28 个州,147 人感染,30 人死亡,流行病学调查显示与科罗拉多州霍莉一家农场甜瓜受到污染有关。2017 年,南非发生一起李斯特菌中毒,共报告病例 948 例,联合国称之为有史以来规模最大的疫情。我国至今还未发生单核细胞增生李斯特菌引起的暴发流行,但是散发病例不断出现。

单核细胞增生李斯特菌是一种人畜共患病原菌,广泛存在于自然界中,调查显示 4%~8%的水产品、5%~10%的奶及制品、30%以上的肉制品及 15%以上的家禽均被该菌污染。人类主要通过食入软奶酪、未充分加热的鸡肉、未再次加热的热狗、鲜牛奶、巴氏消毒奶、生牛排、羊排、卷心菜色拉、芹菜、西红柿、法式馅饼、冻猪舌等而感染,约占 85%~90%的病例是由被污染的食品引起的。单核细胞增生李斯特菌感染最突出的临床表现是致死性脑膜炎、流产和产期败血症、脓毒症,有时可引起心内膜炎;部分轻症患者可仅有流感样表现;孕妇感染的严重后果是累及胎儿或新生儿,导致流产、死胎或新生儿细菌性脑膜炎,该菌的致病性很强,尤其对免疫缺陷的患者,病死率高达 30%。

单核细胞增生李斯特菌广泛存在于自然界,在 4℃的环境中可生长繁殖,是冷藏食品威胁人类健康的主要病原菌之一,因此,应加强该菌有关基本知识的宣教,提高公众在食品储藏和加工方面的卫生知识水平和对该菌致病危害的认识,同时提高对该菌检验的技术水平并加强检测技术的研究,切实控制单核细胞增生李斯特菌类疾病的传播。

3. O_{139} 群霍乱弧菌　霍乱弧菌属于弧菌科弧菌属,根据菌体抗原的不同,霍乱弧菌分为 O_1 群霍乱弧菌和非 O_1 群霍乱弧菌;非 O_1 群霍乱弧菌中只有 O_{139} 群霍乱弧菌为流行株,其余 153 个血清群均为非流行株。霍乱已经发生过 7 次世界大流行,第 8 次颇具规模的暴发是在 1992 年 10 月,在印度的马德拉斯市,发生了由一种新的非 O_1 群霍乱弧菌引起的典型霍乱样腹泻暴发流行,很快传播至印度各地和孟加拉国,发病数以万计,病死率高达 5%,这种新的病原体被定名为 O_{139} 血清群霍乱弧菌,由于抗原的变异,人体对该菌缺乏免疫力。至 1993 年波及到泰国等南亚国家和我国。1993 年 3~4 月,在我国广东顺德、深圳、佛山先后分离到 O_{139} 群霍乱弧菌,5 月在新疆阿克苏区柯坪县发生 O139 群霍乱弧菌流行,疫情涉及两个地区五个县,持续 115 天,共报告 200 例,死亡 4 例,带菌者 225 例;1994 年 6~8 月,我国有 24 个省(市、自治区)检出 O_{139} 群霍乱弧菌。目前,O_{139} 血清群霍乱尚未蔓延至东南亚以外的地区,但这种新出现的霍乱弧菌 O_{139} 血清群作为霍乱新病原对全球各地的威胁依然存在。

霍乱是由于进食了被霍乱弧菌污染的食物和饮水而引

起。常见的由食物引起的传播是由于生食海产品或海产品未煮熟透、生食蔬菜、吃水果不去皮，以及制作食物的过程或存放时被污染所致。霍乱弧菌也可在外环境中存活，如含盐量较高的河水和近岸的海水等，因此生吃贝壳类海产品会感染霍乱，而且在那些饮用水及污水系统处理不当的地方，有可能出现霍乱的迅速传播。

在霍乱的防治方面，必须贯彻“预防为主”的方针。深入开展宣传教育，有针对性地制定预防和控制霍乱的规划，做好管水、管粪、管食品、灭苍蝇为中心的综合性预防措施，才能逐步减少和消除霍乱的发生和流行。

4. 禽流感　禽流感（avian influenza）是由 A 型流感病毒（avian influenza virus，AIV）引起的一种禽类感染或疾病综合征，极易在禽鸟间传播，可引起家禽大量死亡，对家禽养殖业带来不可估量的破坏。禽流感最早于 1878 年发生在意大利，历史上又称为真性鸡瘟（fowl plague），随后在其他欧洲国家、南美及东南亚、美国和前苏联也有局部发生。现在几乎已遍布世界各地。禽流感的感染谱很广，多数的家禽、野禽及水禽都可感染，以鸡、鸭和某些野禽最易感染。

禽流感为一种人畜共患的传染病，暴发时会造成巨大的经济损失。1997 年，中国香港发生全世界第一宗人类受 H_5 型禽流感感染病例，原本只影响鸡的病毒也令人类患病。中国香港政府下令屠宰 150 万只鸡，受影响的人数为 18 人，其中 6 人死亡。1997 年“禽流感事件”之后，作为香港主要的活鸡供应地，广东蒙受了近 10 亿元的经济损失。2002 年 3 月，中国香港暴发了一波可能致命的禽流感，共扑杀了 86 万只鸡，政府补偿家禽养殖户的损失则高达上亿元港币。

1997 年 8 月 20 日，WHO、中国香港特别行政区卫生署、美国 CDC 联合公布，从 1 例 3 岁中国香港儿童体内首次分离到一种新的人流感病毒——禽流感病毒甲型（bird Influenza A H_5N_1）。禽流感病毒 A H_5N_1 是 1959 年首次在苏格兰地区从成年鸡中分离到的一种鸟类（avian）流感病毒，过去仅感染鸟类（包括鸡、鸭等家禽），1997 年 5 月首次在香港引起人类流感，并在当地引起流行，截至 2013 年 3 月，全球共报告了人感染高致病性 H_5N_1 禽流感 622 例，其中死亡 371 例。病例分布于 15 个国家，其中，我国发现了 45 例，死亡 30 例。感染 H_5N_1 禽流感病例大多为年轻人和儿童。2013 年 3 月，我国首次发现人感染 H_7N_9 禽流感病例。到 2013 年 5 月 1 日，上海、安徽、江苏、浙江、北京、河南、山东、江西、湖南、福建等 10 省（市）共报告确诊病例 127 例，其中死亡 26 例。病例以老年人居多，男性多于女性。

目前研究发现，人感染禽流感的传染源为携带病毒的禽类。而传播途径仍需明确。研究认为，人感染 H_5N_1 亚型禽流感的主要途径是密切接触病死禽类，高危行为包括宰杀、拔毛和加工被感染禽类。少数案例中，当儿童在散养家禽频繁出现的区域玩耍时，暴露于家禽的粪便也被认为是一种传染途径。目前多数证据表明存在禽-人传播，可能存在环境（禽排泄物污染的环境）-人传播，以及少数非持续的 H_5N_1 人与人间传播。目前认为，H_7N_9 禽流感患者是通过直接接触禽类或其排泄物污染的物品、环境而感染。人感染 H_7N_9 禽流感病例仍处于散发状态，虽然出现了个别家庭聚集病例，但目前，未发现该病毒具有持续的人与人之间传播能力。

禽流感病毒是正黏病毒（orthomyxo virus）、流感病毒属（influenza virus）的一个成员，为单链 RNA 病毒。禽流感病毒具有 A 型抗原，属于 A 型流感病毒，病毒对热的抵抗力较低，60℃ 10 分钟，70℃ 2 分钟即可致死，普通消毒剂能很快将它杀死。A 型流感病毒的抗原性不断发生变异（抗原性转移 antigenic shift 和抗原性漂流 antigenic drift），这种变异是由 HA 和 NA 引起的，尤其是 HA 的变异最为常见。另外来自不同宿主的病毒也易发生基因置换。病毒的这一特征，加之感染动物复杂，使本病的防治难度加大，这也是流行了一个世纪的禽流感至今仍无良好的治疗和防治措施的主要原因。

按照 2008 年 5 月发布的《人感染禽流感诊疗方案》（2008 版）和 2013 年 4 月发布的《人感染 H_7N_9 禽流感诊疗方案》（2013 年第 2 版）中的标准，根据流行病学接触史、临床表现及实验室检查结果，可做出人感染 H_5N_1 或 H_7N_9 禽流感的诊断。在流行病学接触史不详的情况下，根据临床表现、辅助检查和实验室检测结果，特别是从患者呼吸道分泌物标本中分离出禽流感病毒，或禽流感病毒核酸检测阳性，或动态检测双份血清禽流感病毒特异性抗体阳转或呈 4 倍或以上升高，可作出人感染禽流感的诊断。

禽流感的治疗主要是在适当隔离的条件下，给予对症维持、抗感染、保证组织供氧、维持脏器功能等方面的治疗。

结合禽流感病毒的特点和现有研究发现，目前认为，携带病毒的禽类是人感染禽流感的主要传染源。减少和控制禽类，尤其是家禽间的禽流感病毒的传播尤为重要。随着我国经济发展水平的提高，急需加快推动传统家禽养殖和流通向现代生产方式转型升级，从散养方式向集中规模化养殖、宰杀处理和科学运输的转变，提高家禽和家畜的养殖、流通生物安全水平，从而减少人群的活禽或病死禽暴露机会。同时，要持续开展健康教育，倡导和培养个人呼吸道卫生和预防习惯，做到勤洗手、保持环境清洁、合理加工烹饪食物等。需特别加强人感染禽流感高危人群和医护人员的健康教育和卫生防护。同时，要做好动物和人的流感的监测。及时发现动物感染或发病疫情，以及环境中病毒循环的状态，尽早地采取动物免疫、扑杀、休市等消灭传染源、阻断病毒禽间传播的措施。早发现、早诊断禽流感患者，及时、有效、合理地实施病例隔离和诊治。做好疾病的流行病学调查和病毒学监测，不断增进对禽流感的科学认识，及时发现聚集性病例和病毒变异，进而采取相应的干预和应对措施。

在做好科学防控的同时，还要认真开展流感大流行的应对准备。

5. 口蹄疫　口蹄疫（foot-and-mouth disease，FMD）是由口蹄疫病毒（food-and-mouth disease virus，FMDV）感染引起的偶蹄动物共患的急性、接触性传染病，最易感染的动物是黄牛、水牛、猪、骆驼、羊、鹿等，本病以牛最易感。口蹄疫在亚洲、非洲和中东以及南美均有流行，在非流行区也有散发病例。早在 17~19 世纪，德国、法国、瑞士、意大利、奥地利已有口蹄疫的流行记载。历史上，1951—1952 年在英法暴发的口蹄疫，造成的损失竟高达 1.43 亿英镑；1967 年英国口蹄疫大暴发导致 40 万头牛被屠宰，损失 1.5 亿英镑。英、法国等国家暴发口蹄疫后，严重影响到了猪肉的售价。

口蹄疫病毒 FMDV 由一条单链正链 RNA 和包裹于周围的蛋白质组成。FMDV 在病畜的水疱皮内和淋巴液中含毒量最高。在发热期间血液内含毒量最多，奶、尿、口涎、泪和粪便中都含有 FMDV。这种病毒在外界的存活力很强，在污染的饲料、饲具、毛皮、土壤中可保持传染性达数月之久；在污染的冻肉中更能长时间存活，而造成远距离运输销售传播。而阳光曝晒、一般加热都可杀灭口蹄疫病毒。人曾因接触口蹄疫病畜及其污染的毛皮，或误饮病畜的奶，或误食病畜的肉品等途径而感染。人一旦受到口蹄疫病毒传染，经过 2~18 天的潜伏期突然发病，发热，口腔干热，唇、齿龈、舌边、颊部、咽部潮红，出现水疱。皮肤水疱见于手指尖、手掌、脚趾。同时伴有头痛、恶心、呕吐或腹泻。患者数天痊愈，预后良好。有时可并发心肌炎。患者对人基本无传染性，但可把病毒传染给牲畜动物，再度引起畜间口蹄疫流行。

口蹄疫是世界性大流行传染病，个别发达国家和岛屿国家已经逐渐控制或消灭了该病，在发展中国家，特别是非洲、亚洲以及南美洲等地区流行严重。我国口蹄疫流行特点：①FMD 的易感动物种类多。②FMD 病毒的感染性和致病力特别强。一头病猪一天呼出的病毒如全被牛吸入，可使 1000 万头牛发病。③FMD 病原变异性极强。FMDV 有 7 个血清型，70 多个亚型，型间不能产生交叉免疫或部分交叉，几乎等于面对 7 种不同的传染病。④FMD 有多种传播方式和感染途径。易感动物可通过呼吸道、消化道、生殖道和伤口感染病毒。⑤FMD 的潜伏期短，发病急。动物感染病毒后最快十几小时就可发病排毒。⑥跨境和境内家畜交易急剧增加，境外毒种流入，境内流通造成口蹄疫传播。目前，不同的国家采取不同的 FMD 防制措施，但是，不论采取何种防治方式都是由该国的社会经济条件、政治现状、技术因素和疫区的流行情况等条件决定的。典型的有两种：扑灭根除策略和预防免疫控制策略。

6. 克罗诺杆菌（阪崎肠杆菌） 克罗诺杆菌（cronobacter）原来称为阪崎肠杆菌（enterobacter sakazakii），生活于人和动物肠道内，为兼性厌氧革兰阴性杆菌，隶属于肠杆菌科。起初因该菌产黄色素，被认为是肠杆菌属中阴沟肠杆菌的生物变种黄色阴沟肠杆菌（yellow-pigmented enterobacter cloacae）；1980 年，Farmer 通过 DNA 杂交、生化反应、黄色菌落产物以及抗生素敏感性等试验，将其更名为阪崎肠杆菌（enterobacter sakazakii），隶属于肠杆菌属；2008 年，Iversen 利用 16S rRNA 基因序列分析、扩增性片段长度多态性指纹图谱、核糖体分型以及 DNA 杂交等技术，提出建立一个囊括了原来所有克罗诺杆菌的新属克罗诺杆菌属（cronobacter gen. nov），隶属于肠杆菌科。这个新属包括 6 个种，分别为阪崎克罗诺杆菌（cronobacter sakazakii）、丙二酸盐克罗诺杆菌（C. malonaticus）、苏黎世克罗诺杆菌（C. turicensis）、莫金斯克罗诺杆菌（C. muytjensii）、都柏林克罗诺杆菌（C. dublinensis）和克罗诺杆菌基因种 1（cronobacter genomospecies 1），其中阪崎克罗诺杆菌为该属模式菌种。

克洛诺杆菌耐酸、耐高温、耐干燥，对外界环境有较强的抵抗力。由于克洛诺杆菌细胞内含有大量的海藻糖酶，累积有大量的海藻糖，使得克洛诺杆菌比沙门菌和其他肠杆菌更耐受渗透压和干燥。因克洛诺杆菌的这些特性，在奶粉生产时不易被杀灭而生存下来。

婴幼儿是克罗诺杆菌感染的高危人群，特别是早产、低体重、免疫力低下的婴幼儿，感染剂量低。感染婴幼儿的主要原因是婴儿胃酸 pH 值比成年人高，该菌耐酸在婴儿肠道中可以存活；再者婴儿血-脑脊液屏障未发育完全，该菌又可进一步进入脑部引发脑膜炎。感染婴幼儿的主要临床症状为菌血症、脑膜炎、坏死性小肠结肠炎等，致死率高达 40%~80%。1958 年至今，全世界共报道 120 多起克罗诺杆菌感染事件。该菌存在于婴幼儿奶粉、肉类、水、蔬菜等多种食品中，其中《婴儿配方食品》（GB 10765—2010）明确规定，供 6 个月以下婴儿食用的婴儿配方食品中不得检出阪崎肠杆菌，检验方法为《食品安全国家标准 食品微生物学检验 克罗诺杆菌属（阪崎肠杆菌）检验》（GB 4789.40—2016）。预防克罗诺杆菌的感染，WHO 建议：①婴幼儿配方奶粉应使用不低于 70℃ 的热水冲调，并且冲调后应在 2 小时内尽快喂哺；②如需预先冲调，冲调后应快速冷却并且存放在不超过 5℃ 的冰箱内，并在冲调后 24 小时内饮用，喂哺前需重新加热；③对于早产、体重低或免疫力低等高风险婴儿，应使用商业无菌的液态婴儿配方奶粉。

7. 诺如病毒 又称诺瓦克病毒（norwalk viruses，NV），属于人类杯状病毒科诺如病毒属，是一组形态相似、抗原性略有不同的病毒颗粒。

1968 年，科学家在美国诺瓦克市暴发的一次急性腹泻患者粪便中分离出一种病毒，此后，世界各地陆续自胃肠炎患者粪便中分离出多种形态与之相似但抗原性略有不同的病毒样颗粒，均以发现地命名，称为诺瓦克样病毒（norwalk-likevirus，NLV）。1995 年，中国报道了首例诺如病毒感染，之后全国各地先后发生多起诺如病毒感染性腹泻暴发疫情。2002 年 8 月第八届国际病毒命名委员会批准该病毒名称为诺如病毒（norovirus，NV）。

诺如病毒根据基因特征分为 6 个基因群（GⅠ~GⅥ），其中只有 GⅠ、GⅡ和 GⅣ可以感染人，而 GⅢ、GⅤ和 GⅥ分别感染牛、鼠和狗。我国目前最常见的诺如病毒为 GⅡ、GⅠ型。GⅡ型含有至少 21 个基因亚型，其中 GⅡ.4 基因亚型近 10 年已引起 3 次全球性流行，分别由 2006 年 GⅡ.4（2006Minerva 变异株）、2009 年 GⅡ.4（2009 NewOrleans 变异株）和 GⅡ.4（2012 Sydney 变异株）所致。诺如病毒变异快，每隔 2~3 年即可出现引起全球流行的新变异株，我国自 2014 年冬季以来，GⅡ.17 变异株所致的暴发疫情大幅增加。

诺如病毒传播途径包括人传人、经食物和经水传播，一起暴发中可能存在多种传播途径。其感染发病的潜伏期通常为 12~48 小时，主要临床症状表现为腹泻、呕吐，其次为恶心、腹痛、头痛、发热、畏寒和肌肉酸痛等急性胃肠炎症状，病程较短，症状持续时间平均为 2~3 天，有自限性，很少有重症和死亡病例。研究发现,32%~49%的人会有无症状感染。

诺如病毒感染性腹泻在全世界范围内均有流行,全年均可发生感染,全人群普遍易感,但主要是成年人和学龄儿童,寒冷季节呈现高发。美国所有的非细菌性腹泻暴发中,60%~90%是由诺如病毒引起。荷兰、英国、澳大利亚等国家也都有类似结果。中国5岁以下腹泻儿童中,诺如病毒检出率为15%左右,血清抗体水平调查表明中国人群中诺如病毒的感染亦十分普遍。

诺如病毒感染性腹泻属于自限性疾病,没有疫苗和特效药物,公众搞好个人卫生、食品卫生和饮水卫生是预防本病的关键,要养成勤洗手、不喝生水、生熟食物分开,避免交叉污染等健康生活习惯。

8. 疯牛病　牛海绵状脑病(bovine spongiform encephalopathy,BSE),俗称疯牛病,是一种发生在牛身上的进行性中枢神经系统病变,症状与羊瘙痒病类似,主要特征是牛大脑呈海绵状病变,大脑功能退化。临床表现为牛精神错乱、好斗、应激反应增强、共济失调、恐惧和肌肉紧张,最后因消耗衰竭而死亡。它的病原因子为朊病毒(Piron)。

BSE于1985年4月在英国首次发现,1986年11月英国政府中央兽医实验室首次确认为疯牛病。随后由于英国BSE感染牛或肉骨粉的出口,引起其他一些国家BSE的发生。自该病发现以来,BSE感染数目在不断增加,并于1993年达发病高峰,在英国整个牛群的发病率达到2%~3%。由于牛肉及其相关制品与人们生活密切相关,BSE能否在人类和家畜之间互相传播,引起人类的极大关注,疯牛病在全世界引起了前所未有的恐慌。

在BSE之前,人类早有海绵状脑病,称为克-雅氏病(creutzfeldt-Jakob disease,CJD),它是一种早老性痴呆病,其发病率极低,仅为百万分之一,在CJD中,约有10%的患者具有家族性常染色体性的遗传缺损,与遗传因素密切相关。1995年英国报告2例CJD病例,其发病年龄、临床表现和病理变化与经典CJD有很多差别,根据这些病例的特征将其正式命名CJD变种(即新变异型克-雅氏病)。1996年3月21日是一个噩梦般的日子,英国政府公开承认,根据最新的权威报告,已在英国发生了15万例的牛海绵状脑病可能传染给人类。新变异型克-雅氏病的发生和BSE的感染有关,食用被疯牛病污染了的牛肉、牛脑髓的人,有可能染上致命的克雅氏症,克雅氏症是疯牛病在人类身上的表现形式。1996年,英国有十人死于新变异型克-雅氏病。到目前为止,130人死于人的海绵状脑病,大多数为英国人。

朊病毒是由正常宿主神经细胞表面的一种糖蛋白在翻译后发生某些修饰而形成的异常蛋白质,最早是由美国加州大学Prusiner等提出的。该病原对紫外线、离子辐射、超声波、非离子型去污剂、蛋白酶等理化因子有较强的抗性,高温不能使其完全灭活,乙醇、甲醛、过氧化氢溶液、酚等均不能使其灭活。但可被2%~5%的次氯酸钠或90%的石炭酸24小时处理灭活,尿素、苯酚等蛋白质变性剂能使之灭活。朊病毒无免疫原性,机体感染后不发热,不发生炎性反应,不产生免疫应答。其病原因子以脑、颈部脊髓、脊髓末端及视网膜等组织具有感染性,脾、淋巴结、肌肉和血液中较少,粪便和尿液几乎无感染性。

在实验室诊断方面,目前尚无BSE病原的分离方法。生物学方法即用感染牛或其他动物的脑组织通过非胃肠道途径接种小鼠,是检测感染性的唯一方法。但因潜伏期至少在300天以上,而使该方法无实际诊断意义。脑组织病理学检查:以病牛脑干核的神经元空泡化和海绵状变化的出现为检查依据,在组织切片效果较好时,确诊率可达90%,本法是最可靠的诊断方法,但需在牛死后才能确诊,且检查需要较高的专业水平和丰富的神经病理学观察经验。免疫组织化学法:检查脑部的迷走神经核群及周围灰质区的朊病毒的蓄积,本法特异性高,成本低。电镜检查:检测BSE相关纤维蛋白类似物。免疫转印技术:检测新鲜或冷冻脑组织(未经固定)抽提物中特异性朊病毒蛋白,本法特异性高,时间短,但成本较高。

为了预防疯牛病传入,保障我国人民身体健康和生命安全,原卫生部和国家出入境检验检疫局联合发布公告:禁止进口和销售来自疯牛病国家的以牛肉、牛组织、脏器等为原料生产制成的食品(乳与乳制品除外);禁止邮寄或旅客携带来自疯牛病国家的上述物品或产品入境,一旦发现,即行销毁。随后,原卫生部发出补充通知:禁止进口和销售来自发生疯牛病国家的具体产品为:牛的脑、脊髓、眼、牛肉、牛骨、牛内脏、牛胎盘及其用上述原料加工制成的食品。

总之,BSE是一种对养牛业和人类构成严重危险的疾病。加强对BSE的病原体传播途径、危害程度进行深入细致的研究是非常必要的。我国尚未发现有BSE发生,但随着国际贸易的不断扩大,必须开展对BSE的进出口检疫工作,以防止BSE传入我国,同时开展国际合作研究,寻找预防、治疗和消灭BSE的措施,为保障人类健康作出贡献。

9. 鱼类引起的组胺中毒　鱼类引起的组胺中毒主要是食用了某些不新鲜的鱼类(含有较多的组胺),同时也与个人体质的过敏性有关。组胺中毒是一种过敏性食物中毒。

组胺中毒临床表现的特点是发病急、恢复快。患者在食鱼后10分钟~2小时内出现面部、胸部及全身皮肤潮红和热感,全身不适,眼结膜充血并伴有头痛、头晕、恶心、腹痛、腹泻、心动过速、胸闷、血压下降、心律失常等。一般体温正常,大多在1~2天内恢复健康。

组胺中毒多发生在夏秋季,在温度15~37℃,有氧、弱酸性和渗透压不大的条件下,组氨酸易于分解形成组胺引起中毒。

组胺中毒一般可采用抗组胺药物和对症治疗。

10. 毒蕈中毒　蕈类,通常称为蘑菇,属于真菌植物。我国可食用蕈有300多种,毒蕈80多种,其中含剧毒能对人致死的有10多种。毒蕈和可食用蕈不易区别,常因误食而中毒。

不同类型的毒蕈含有不同的毒素,也有一些毒蕈同时含有多种毒素。

毒蕈中毒主要发生在云南、广西和四川,多发生在春季和夏季。在雨后,气温开始上升,毒蕈迅速生长,常由于不认识毒蕈而采摘食用，引起中毒。

毒蕈中毒的临床表现各不相同，一般可分为：①胃肠型；②神经精神型；③溶血型；④肝肾损害型；⑤类光过敏型。

由于一般没有毒蕈中毒的特效解毒药品，在催吐、洗胃、导泄、灌肠，促进毒物排出基础上，采取对症治疗和支持治疗。

（二）化学性

1. 食品添加剂问题　食品添加剂（food additives）是指为改善食品品质和色、香、味，以及为防腐、保鲜和加工工艺的需要而加入食品中的人工合成或者天然物质。食品用香料、胶基糖果中基础剂物质、食品工业用加工助剂也包括在内。随着现代食品工业的崛起，食品添加剂的地位日益突出，世界各国批准使用的食品添加剂品种也越来越多。美国是目前世界上食品添加剂产值最高的国家，其销售额占全球食品添加剂市场的1/3，其食品添加剂品种也位居榜首。据统计国际上目前使用的食品添加剂种类已达14 000种以上，我国《食品安全国家标准 食品添加剂使用标准》（GB 2760—2014）规定的有2400种以上，因科学发展和研究的深入，每年食品添加剂都有新品种增加，或老品种的使用范围/量的变化，因此食品添加剂总数是变动的，呈逐年增加趋势。

由于食品添加剂的使用有利于开发食品资源、有利于食品加工等优点，食品添加剂在食品加工保存过程中已成为一种必不可少的物质。我国将食品添加剂按功能用途分为23类，按英文字母顺序排序依次为：酸度调节剂、抗结剂、消泡剂、抗氧化剂、漂白剂、膨松剂、胶基糖果中基础物质、着色剂、护色剂、乳化剂、酶制剂、增味剂、面粉处理剂、被膜剂、水分保持剂、营养强化剂、防腐剂、稳定和凝固剂、甜味剂、增稠剂、食品用香料、食品工业加工助剂及其他类。上述食品添加剂已基本上适应我国现代化食品生产机械化、连续化和自动化的需要。但是，必须注意的是食品添加剂毕竟不是食品的天然成分，其中绝大多数为化学合成物质，大量长期摄入会呈现毒性作用，只有在允许限量之内合理使用才能保证消费者的健康。

当前，国内外食品添加剂总的趋势是向天然型、营养型和多功能型方向发展，动植物及微生物发酵法是提取天然食品添加剂的主要来源。对一些毒性较大的食品添加剂将逐步予以淘汰，如现在世界各国均转向高效安全的天然甜味剂的研究与开发，糖精等甜味剂的使用量迅速减少。尽管天然色素的色泽不够理想，成本高，但因其较安全，具有取代合成色素的趋势，如从紫菜、海藻、蔬菜、山楂叶等原料中提取各种天然色素。

人工合成的食品添加剂都有一定毒性，如果按照规定使用，是基本安全的，如果超范围、超剂量使用，就会造成危害。日常生活中常见的熟肉中的亚硝酸盐可增加食品的风味，各类食品中防腐剂超标弥补加工工艺不足等。实验证明：滥用食品添加剂可引起急性或慢性中毒；有的食品添加剂（糖精、苯甲酸、香料等）可引起变态反应；有的会转化成有毒有害物质，在人体内蓄积，造成危害；还有某些食品添加剂有致癌作用。因此必须严格按照《食品添加剂新品种管理办法》和《食品安全国家标准 食品添加剂使用标准》（GB 2760—2014）的规定生产和使用。

值得引起警惕的是目前一些非食品成分以食品添加剂名义在食品中使用。①甲醛的非法使用：甲醛是细胞原生质毒，能和核酸的氨基和羟基结合，使其失去活性，进而影响人体的代谢功能。甲醛易溶于水，其30%～40%的水溶液就是俗称的福尔马林，它常用于尸体的防腐。甲醛属于剧毒化学物品，能缩短人体血液细胞的正常寿命，使红细胞发育异常，破坏血小板，造成人体贫血，破坏凝血功能，长期可引起再生障碍性贫血、白血病、骨髓瘤、淋巴瘤等血液病。长期接触甲醛的人，可能引起口腔、咽、皮肤和消化道等癌症。甲醛可改善水发食品感官性状、增重（2～3倍），防腐保鲜，不法商贩常在水发食品添加，这同时与消费者自我保护意识差，只关心食物的感官性状有关。②2000年以来媒体相继报道的"毒米""毒油""毒面粉""毒瓜子"等都属于将非食品用的成分添加到食品中，改善和（或）掩盖食品的感官性状，以欺骗消费者。

2. 农药残留问题　指食品中农药的残留和污染。农药通过大气和饮水进入人体的仅占10%，通过食物进入人体的占90%。中国是世界上农药生产和使用大国，我国生产使用的有机磷杀虫剂中，每年产量超过1000吨以上的有甲胺磷、久效磷、对硫磷、甲拌磷、甲基1605等，而这些都是目前在农作物中残留最严重的农药。1994年我国农药中毒人数超过10万人，其中生产性中毒和非生产性中毒比例为1∶1，非生产性中毒除了误食农药外，大部分是由于食物农药残留引起的。农药污染农产品的主要途径有：①施用农药后对农产品的直接污染；②空气、水、土壤的污染造成的植物体内含有农药残留而间接污染；③来自食物链和生物富集作用；④运输、贮存中使用不当或用来保鲜的化学药品。当今农药残留已成为我国农产品（主要是谷物类、果蔬类）的主要安全性问题之一。

由于杀虫脒杀螨效果好且对蜂蜜无影响，因而蜂农大量使用杀虫脒造成蜂蜜中检出的杀虫脒超标，给出口美国、日本和欧盟的蜂蜜企业造成巨大经济损失。

在我国有机氯农药于1983年停止生产，1984年停止使用六六六和DDT等有机氯农药。但由于有机氯农药易于在环境中长期蓄积，并可通过食物链而逐级浓缩，因此在许多农产品尤其是茶叶中仍有较高的检出，影响食品的生产和出口。

3. 兽药的残留问题　为了预防和治疗畜禽、鱼类等疾病而大量投入抗生素、磺胺类等化学药物，往往造成药物残留于食品中，伴随而来的是对公众健康和环境的潜在危害。WHO已将兽药残留列入食品安全的重要问题之一。目前主要残留兽药有抗生素类、磺胺药类、抗球虫药、激素药类、驱虫药类等。兽药进入动物食品的主要途径有：①预防和治疗畜禽疾病用药；②饲料添加剂中兽药的使用；③食品保鲜中加入的药物。

人体长期摄入含兽药残留的动物性食品后，药物不断在体内蓄积，当浓度达到一定量后，就会对人体产生毒性作用，如对肾脏的损害。世界卫生组织食品添加剂联合专家委员会（JECFA）第36次会议提出了评价食品中兽药残留安全性的建议。

（1）抗生素：是细菌、真菌、放线菌等微生物所产生的一类物质，其可以抑制其他微生物的生长乃至杀灭。现有的抗生素达数百种，它们之间的物理、化学性质及药理性能、抗菌谱及作用机制均存在显著差异。对食品安全构成隐患主要在于牲畜饲料中使用抗生素及牲畜患病后治疗使用抗生素，这样会促使细菌抗药性的产生，同时引起抗生素在食物中的残留。据报道某地市售鲜奶抗生素检出率达22%，奶制品中检出率为3.3%。可见鲜奶及奶制品中抗生素污染不容忽视。人若长期食用含抗生素的鲜奶及奶制品，可引起消化道原有的菌群失调和二重感染。同时还可使致病菌产生耐药性，为以后患病抗生素治疗效果留下隐患；对抗生素有过敏史的，可引起过敏反应。

（2）激素：激素在基因和环境之间起着调节者的重要作用，在早期发育阶段激素含量不正常可留下终生的功能和生育紊乱。

1）牛肉中的己烯雌酚：己烯雌酚是一种人工合成的雌性激素，西方国家曾将其作为饲料添加剂掺入牛饲料中，促进动物生长。据认为牛吃了含有己烯雌酚的饲料后，其机体可提高饲料转化为蛋白质的效率。食物安全关注的是在牛肉中是否含有己烯雌酚。

2）瘦肉精：是一类动物用药，有数种药物被统称为瘦肉精，例如莱克多巴胺及克伦特罗等。猪肉中的盐酸克伦特罗，又称羟甲叔丁肾上腺素、氨哮素、克喘素，其为白色或类白色的结晶粉末，无臭、味苦，为平喘药，受体激动剂，有强而持久的松弛支气管平滑肌的作用。国际奥委会将其列为二类禁用药物。

20世纪80年代，美国一家公司意外发现，将瘦肉精加入饲料中，可促进动物生长，并增加瘦肉率。据研究其进入动物体后具有分布快速、消除缓慢的特点，可促进动物肌肉、特别是骨骼肌中的蛋白质合成，抑制脂肪的合成，因此瘦肉相对增加，一般胴体瘦肉率可提高10%以上。其主要分布在肺部气管、支气管，肝、肾浓度（含量）较高。人在进食大量的猪肝、猪肺、猪肾后可出现中毒。急性中毒表现：潜伏期20分钟~4小时，临床表现为肌肉震颤、心慌、心悸、头疼、恶心、呕吐等。如伴有高血压、心脏病、甲状腺功能亢进、青光眼、前列腺肥大等疾患，可加重病情，导致意外。慢性毒性可造成儿童性早熟、致畸致癌等。

1993年，在西班牙发生了世界上第一起因瘦肉精引起的食物中毒事件，中毒43人，中毒食品为牛肝；1998年5月，在中国香港17人因食用猪内脏中毒；2001年，在浙江省桐庐、杭州，上海，广东省信宜、河源等地发生多起瘦肉精引起的食物中毒，中毒人数近千人，中毒食物为酱爆猪肝或猪肉。2003年3月，广东省佛山市100余人因食用猪肉发生瘦肉精中毒。

1997年，我国农业部明令禁止在动物饲料及添加剂中使用"瘦肉精"等激素类药品。2001年12月9日，国务院发布了关于修改《饲料和饲料添加剂管理条例》的决定，明确禁止在饲料中添加瘦肉精。自从加强监督监测以来，瘦肉精在饲料和猪肉（及内脏）检出率大幅度下降。

4. 二噁英污染　1999年，比利时、荷兰、法国、德国相继发生因二噁英污染导致畜禽类产品及乳制品含高浓度二噁英的事件，二噁英事件使比利时当年蒙受了巨大的经济损失。仅1999年上半年的统计表明，这一事件造成的直接损失达3.55亿欧元，如果加上与此关联的食品工业，损失超过10亿欧元。我国原卫生部等部门随即要求各地暂停从这些国家进口乳制品、畜禽类制品（包括原料、半成品），已进口的有关产品一律封存，暂停销售。

二噁英类化合物是一种有毒的含氯化合物，一种强致癌物，它是生产过程中产生的副产物，如纸张的生产漂洗、聚乙烯塑料生产、含氯农药生产过程，特别是焚烧垃圾和医疗废弃物。据估计90%以上的人体二噁英接触来源于食品。人体脂肪中的二噁英类毒物大约达到平均人体负荷的兆分之五，就会在百万人中引起0~40人的癌症。主要引起软组织、结缔组织、肺、肝、胃癌症以及非霍奇金淋巴瘤。其中2,3,7,8-四氯二苯丙二噁英（TCDD）被称为世界上最强的毒物，是明确的致癌物。可以通过生物或食物链进入动物和人体，它的致癌性极强，还可引起严重的皮肤病和伤及胎儿。人体微量摄入二噁英不会立即引起病变，但摄入后不易排出。如长期食用含二噁英的食品，这种有毒成分会蓄积，最终可能致癌或引起慢性病，危害人群健康。

我国是发展中国家，环境污染的特点是三代污染物同时并存，第一代环境污染物如煤烟、氮氧化物，第二代环境污染物如汽车尾气，第三代环境污染物如环境内分泌物（二噁英、壬基酚、多氯联苯），对人类健康的影响会比发达国家严重得多。应尽快发展、建立环境雌激素的筛查方法和观察它们对生殖发育和致癌效应的合理、灵敏的检测方法，保证人民身体健康。

5. 塑化剂　2011年5月24日，我国台湾省有关方面向原国家质检总局通报，含有化学成分邻苯二甲酸二（2-乙基己）酯（DEHP）的"起云剂"已用于部分饮料等产品的生产加工。DEHP是一种普遍用于塑胶材料的塑化剂，在中国台湾省被确认为第四类毒性化学物质，为非食用物质，不得用于食品生产加工。

塑化剂产品种类多达百余种，但使用得最普遍的即是一群称为邻苯二甲酸酯类（或邻苯二甲酸盐类亦称酞酸酯）的化合物。邻苯二甲酸酯类塑化剂的常见品种包括：邻苯二甲酸二（2-乙基己）酯（DEHP），邻苯二甲酸二异壬酯（DINP）等。DEHP、DINP等塑化剂并不属于食品香料原料。因此，DEHP不仅不能被添加在食物中，甚至不允许使用在食品包装上。以60kg体重的成年人来讲，WHO、美国和欧盟分别认为，终生每人每天摄入1.5mg、2.4mg和3.0mg及以下的DEHP是安全的。DINP的毒性更低，即使每天摄入9.0mg也是安全的，偶然食用少量的受DEHP或DINP污染的问题食品不会对健康造成危害。

由于使用塑化剂的塑料产品很普遍，因此塑化剂DEHP在环境中广泛存在，在空气、水中均含有。食品在储存过程中也会有微量增塑剂从包装材料中迁移到食品中，但合格的塑料包装材料迁移量不会超出有关标准。

6. 三聚氰胺　2008年奶制品污染事件（或称2008年中国毒奶粉事故）是一起典型的非法添加非食品成分的食品安全事故。事故起因是很多食用三鹿集团生产的奶粉的婴儿被发现患有肾结石，随后在其奶粉中发现化工原料三聚氰胺。

根据公布数字,截至 2008 年 9 月 21 日,因使用婴幼儿奶粉而接受门诊治疗咨询且已康复的婴幼儿累计 39 965 人,当时正在住院的有 12 892 人,此前已治愈出院 1579 人,死亡 4 人。该事件引起各国的高度关注和对乳制品安全的担忧。原国家质检总局公布对国内的乳制品厂家生产的婴幼儿奶粉的三聚氰胺检验报告后,事件迅速恶化,国内多个厂家的奶粉都检出三聚氰胺。该事件重创了中国制造商品信誉,多个国家禁止了中国乳制品进口。9 月 24 日,原国家质检总局表示,牛奶污染事件已得到控制,9 月 14 日以后新生产的巴氏杀菌乳、灭菌乳等主要品种的液态奶样本的三聚氰胺抽样检测中均未检出三聚氰胺。

三聚氰胺(Melamine)[化学式:$C_3N_3(NH_2)_3$],俗称密胺、蛋白精,是一种三嗪类含氮杂环有机化合物,被用作化工原料。它是白色单斜晶体,几乎无味,微溶于水(3.1g/L,常温),可溶于甲醇、甲醛、乙酸、热乙二醇、甘油、吡啶等,不溶于丙酮、醚类,对身体有害,不可用于食品加工或食品添加物。

7. 小龙虾事件　2013 年 7 月南京陆续出现 23 例疑似小龙虾致病病例,是与食用小龙虾相关的极少数个体出现的一过性横纹肌溶解综合征。经综合分析,这些病例均属于哈夫(Haff)病。哈夫病在波罗的海地区、地中海地区、美国、巴西均有过报道,多有食用银鲳鱼或小龙虾等水产品史,怀疑含有某种生物毒素。虽然国际医学界一直在探究哈夫病的致病因素,但是直到目前还未能找到确切病因。致病毒素很可能来自小龙虾个体本身带来的毒素。这样的个体也是极少数的,可能是由于在某一水域食用某一种有毒物质引起的,但现在这些都还不能定论。

目前要从各个方面严加防范,时时注意饮食卫生,不断提高食品安全意识,采取积极措施,尽可能地消除人为的和环境的影响因素,使同类事件的发生减少到最低程度。无论是加工还是食用小龙虾,应将小龙虾尽量浸泡一下,把虾头泡到水里,让小龙虾把脏东西吐出来。也可以在水里放一些盐和醋,浸泡小龙虾,让其吐干净脏东西。在烹调过程中,一定要烧熟、煮透,在水烧开后,再煮 30 分钟以上。在吃的时候,不要吃头,因为头是小龙虾身上藏污纳垢最多的地方。

8. 亚硝酸盐中毒　因误食亚硝酸盐而引起的中毒。也可因胃肠功能紊乱时,胃肠道内硝酸盐还原菌大量繁殖,食入富含硝酸盐的蔬菜,则硝酸盐在体内还原成亚硝酸盐,引起亚硝酸盐中毒。

亚硝酸盐多存在于腌制的咸菜、肉类、不洁井水和变质腐败蔬菜等。部分新鲜蔬菜如小白菜、青菜、韭菜、菠菜、甜菜、小萝卜叶等也含有较多的亚硝酸盐和硝酸盐。还有人们食用的灰菜、野荠菜等野生植物,都含有较多的硝酸盐和亚硝酸盐类物质。特别是腐烂的菜叶或煮熟的剩菜或新腌泡的蔬菜及咸菜,在腌后一周左右亚硝酸盐含量最高。有的地方用亚硝酸盐含量高的苦井水腌制食品或误将工业用亚硝酸盐当作食用盐腌制食品,则食品中的亚硝酸盐含量更高。另外,在一些特殊情况下,如肠道功能紊乱时,由于胃酸分泌减少,硝酸盐在肠道硝酸盐还原菌(沙门菌属和大肠埃希菌)的作用下,可使大量硝酸盐还原为亚硝酸盐,从而引起亚硝酸盐中毒。长期饮用含亚硝酸盐的井水或腌制咸肉时加亚硝酸盐过多也可引起亚硝酸盐中毒。一般来说,亚硝酸盐摄入 0.2~0.5g 即可引起中毒。亚硝酸盐可作用于血管平滑肌使血管扩张、血压下降,发生休克甚至死亡。

亚硝酸盐中毒的潜伏期长短不等,视摄入亚硝酸盐的数量、浓度而定。长者有 1~2 天,短者仅 10 分钟左右。通常中毒的儿童最先出现症状,表现为发绀、胸闷、呼吸困难、呼吸急促、头晕、头痛、心悸等。中毒严重者还可出现恶心、呕吐、心率变慢、心律不齐、烦躁不安、血压降低、肺水肿、休克、惊厥或抽搐、昏迷,最后可因呼吸、循环衰竭而死亡。对近期有饱食青菜类或吃过短期腌制菜类而出现上述症状,皮肤黏膜呈典型的蓝灰、蓝褐或蓝黑色,应高度怀疑为亚硝酸盐中毒。

轻症病例无需特殊处理,嘱其休息、大量饮水后一般可自行恢复。对中毒程度重者,应及时送医院,对中毒时间不长的,首先用 1∶5000 高锰酸钾液洗胃,导泻并灌肠,并予以 1%亚甲蓝按 1~2mg/kg 体重剂量稀释于 20ml 的 25%~50%葡萄糖液中,缓慢静脉滴注,如发绀无消退,必要时可重复注射以上剂量或半量。经上述处理后病情仍不缓解的要同时给予生命支持治疗和对症治疗。

预防措施:防止错把亚硝酸盐当食盐或碱面用。蔬菜应妥善保存,防止腐烂,不吃腐烂的蔬菜。勿食大量刚腌的菜,腌菜时盐应多放,至少腌至 15 天以上再食用。肉制品中硝酸盐和亚硝酸盐用量要严格按国家卫生标准规定,不可多加;苦井水勿用于煮粥,尤其勿存放过夜等。

(三) 物理性

1. 食品天然放射性核素　食品中天然放射性核素是指食品中含有的自然界本来就存在的放射性核素本底。由于自然界的外环境与生物进行着物质的自然交换,因此地球上的所有生物,包括食物在内都存在着天然放射性核素。天然放射性核素有两个来源,一是来自宇宙射线,它作用于大气层中稳定性元素的原子核而产生放射性核素,这些核素有 ^{14}C、^{3}H、^{35}S 等;另一方面来自地球的辐射,这部分核素有铀系、钍系和锕系元素及 ^{40}K、^{87}Rb 等。

2. 食品放射性污染的来源　①核爆炸试验:一次空中的核爆炸可产生数百种放射性物质,包括核爆炸时的核裂变产物、未起反应的核原料以及弹体材料和环境元素受中子流的作用形成的感生放射性核素等,统称为放射性尘埃。其中颗粒较大的可在短期内沉降于爆炸区附近地面,形成局部放射性污染;而颗粒较小者可进入对流层和平流层向大范围扩散,数月或数年内逐渐地沉降于地面,产生全球性污染。含大量放射性核素的尘埃可以污染空气、土壤和水。土壤污染放射性核素后,可进入植物使食品遭受污染。②核废物排放不当:核废物一般来自核工业中的原子反应堆、原子能工厂、核动力船以及使用人工放射性核素的实验室等排放的“三废”。对核废物的处理,有陆地埋藏和深海投放两种方式。陆埋或向深海投弃固体性废物时,如包装处理不严或者贮藏废物的钢罐、钢筋混凝土箱出现破痕时,都可以造成对环境乃至对食品的污染。③意外事故核泄漏;1988年,前苏联地区切尔诺贝利核电站发生重大事故,大量的放射性沉降灰飘落到东欧和北欧一些国家,污染了土壤、水源、植物和农作物。事后,瑞典国家食品管理局和其他的官方机构分析了瑞典全部食品,发现食物中^{137}Cs(铯)活性与当地放射性沉降的剂量间呈密切的正相关。凡吃了受放射性沉降灰污染的草的羊以及生长在该灰污染水域中的鱼肉中,^{137}Cs的活性均较高。

2011年3月,日本福岛第一核电站1号反应堆2号机组发生"泄漏事故"。福岛核电站事故后,日本17个地方行政部门根据国家制定的放射性铯含量标准,对其辖区内可能被污染的食品、商品进行检验。日本厚生劳动省研究团队持续跟进,对2012—2016年各地检验数据进行了分析。数据显示,2012年,在全体检验对象中有2.6%超过了日本食品卫生法规定的放射性铯含量标准(1Bq/g)。2013—2017年,超标食品所占比例分别为1.1%、0.7%、0.4%、0.7%。从被污染食品的类型上来看,2012年,被放射性铯污染的食品中农作物占27.1%,水产品占45.4%。到2016年,被污染的农产品比例降低至15.4%,被污染的水产品比例则降低至2.3%。研究团队认为,随着放射性铯在海水中被稀释扩散,土壤除污染等措施奏效,水产品及农产品超标浓度也随之下降。然而,野生动物体内中所含放射性铯浓度并未有明显降低。

3. 对人体的危害 食品放射性污染对人体的危害在于长时期体内小剂量的内照射作用。对人体健康危害较大的放射性核素有^{90}Sr、^{137}Cs和^{131}I等。包括各种放射性核素污染食品原料等造成的危害。

^{90}Sr是一种裂变元素,核爆炸时大量产生,广泛存在于环境中,经食物链进入人体,半衰期为28年。^{90}Sr可经肠道吸收,吸收率为20%~40%。进入人体内后主要蓄积在骨骼中,形成内照射,损害骨骼和造血器官,动物实验证明,放射性核素^{90}Sr可诱发骨骼恶性肿瘤,并能引起生殖功能下降。

^{137}Cs是一种裂变元素,核爆炸时大量产生,其半衰期为30年。铯与钾的化学性质很相似,对肌肉有亲和力。在体内参与钾的代谢。^{137}Cs进入人体后主要分布于肌肉和软组织中,形成内照射,可引起动物遗传过程障碍和生殖功能下降。

^{131}I属于裂变元素,进入消化道可被全部吸收,并聚集于甲状腺内。其半衰期短,仅6~8天,^{131}I可通过牧草使牛奶受到污染。由于^{131}I的半衰期短,对食品的长期污染较轻,但对蔬菜的污染则对人影响比较大。如摄入量过大可能损伤甲状腺组织,并可诱发甲状腺癌。

4. 预防措施 ①加强卫生防护和食品卫生监督:食品加工厂和食品仓库应建立在从事放射性工作单位的防护监测区以外的地方,对产生放射性废物和废水的单位应加强监督,对单位周围的农、牧、水产品等应定期进行放射性物质的监测。②严格执行国家标准:我国1994年颁布的《食品中放射性物质限制浓度标准》(GB 14882—1994)中规定了粮食、薯类、蔬菜水果、肉鱼虾类和鲜奶等食品中人工放射性核素的限制浓度,应严格执行。③妥善保管食品:战时应充分利用地形或构筑食品掩蔽工事贮存食品;选择坚固、不易燃烧、表面光滑和防护性能好的包装材料包装食品;在没有掩蔽条件下堆放的食品应严密覆盖;受放射性污染的食品必须消除污染后方可食用。

五、食源性疾病调查处理

食源性疾病是全球重要的公共卫生问题之一,也是中国最大的食品安全问题。根据《中华人民共和国食品安全法》要求,各级卫生部门要建立食品安全风险监测制度,对食源性疾病、食品污染以及食品中的有害因素进行监测。发生食品安全事故(包括食源性疾病),县级以上疾病预防控制机构应当对事故现场进行卫生处理,并对与事故有关的因素开展流行病学调查。县级以上疾病预防控制机构应当向同级食品安全监督管理、卫生行政部门提交流行病学调查报告。

(一) 食源性疾病的调查

对包括食源性疾病在内的食品安全事故有关因素开展流行病学调查,是食品安全法赋予各级疾病预防控制机构的一项重要职责。疾病预防控制机构的食源性疾病流行病学调查结果,关系到事故因素的及早发现和控制,通过流行病学调查形成的调查报告,成为监管部门行政执法以及法院行政诉讼的重要证据。

食源性疾病的调查,需要严格按照相关法律法规,如《中华人民共和国食品安全法》及其实施条例、《突发公共卫生事件应急条例》《疾病预防控制机构食品安全工作规范》《食品安全事故流行病学调查与卫生处理工作规范》《食品安全事故流行病学调查技术指南(2012年版)》等和国家标准、卫生标准开展调查、分析和评估。

1. 食源性疾病调查的目的 ①查明食源性疾病发病原因,确定是否为食源性疾病及性质;确定事件的病例;查明问题食品;确定致病因子;查明致病因子的致病途径。②查清食源性疾病的发生原因和条件,并采取相应措施控制蔓延。③为患者的治疗提供依据,并对已采取的措施给予补充或纠正。④积累食源性疾病资料,分析其特点、规律,制定有效措施减少和控制类似事件发生。

2. 食源性疾病(食物中毒)调查应遵循的原则 ①属地管理、分级负责;②依法有序、协调配合;③科学循证、效率优先。

3. 食源性疾病(食物中毒)事件的分级与响应 根据突发公共卫生事件性质、危害程度、涉及范围等,突发公共卫生事件划分为特别重大(Ⅰ)、重大(Ⅱ)、较大(Ⅲ)和一般(Ⅳ)四级。

当食物中毒的发病人数达到30例以上时,应按照突发公共卫生事件进行处理,事件分级如下:

Ⅰ级:国务院卫生行政部门认定。

Ⅱ级:重大突发公共卫生事件,一次中毒人数超过100人并出现死亡病例;或出现10例以上死亡病例。

Ⅲ级:较大突发公共卫生事件,一次中毒人数超过100人;或出现死亡病例。

Ⅳ级:一般突发公共卫生事件,发病人数在30~99人,未出现死亡病例。

各级卫生行政部门在同级人民政府的统一领导和指挥

下，开展卫生应急处理工作。

属特别重大突发公共卫生事件（Ⅰ级）：由国务院卫生行政部门负责应急响应。

属重大突发公共卫生事件（Ⅱ级）：由省级卫生行政部门负责应急响应。

属较大突发公共卫生事件（Ⅲ级）：由市（地）级卫生行政部门负责应急响应。

一般突发公共卫生事件（Ⅳ级）：由县级卫生行政部门负责应急响应。

4. 食源性疾病的调查内容

（1）现场卫生学调查和流行病学调查：对患者和进食者进行调查，了解发病情况：各种临床症状、体征及诊治情况，应详细询问记录其主诉症状、发病经过、呕吐和排泄物的性状、可疑餐次的时间和食用量等信息。

通过对患者的调查，应确定发病人数。共同进食的食品、可疑食品的进食人数、范围和去向，临床表现及其共同点，掌握用药情况和治疗情况，并提出进一步的救治和控制措施及建议。

对患者调查应注意：应重视首发病例，并详细记录第一次发病的症状和发病时间；尽可能调查到所发生的全部病例的发病情况；应采用统一的调查表格，并须调查对象或监护人签字认可等。

对可疑食物及加工过程的调查：对可疑食物原料的来源、质量、加工烹调方法、加热温度和时间、用具和容器的情况、食品贮存条件和时间、加工过程是否存在交叉污染等进行调查记录。

食品从业人员健康状况调查：应对可疑食物的制作人员进行健康状况调查，是否进行了健康体检；了解近期有无感染性疾病。并进行咽部、皮肤涂抹和粪便采样等。

（2）食物样品的采集和检测：采样应本着及时性、针对性、适量性和不污染的原则进行。①及时性原则：考虑到事故发生后现场有意义的样本有可能不被保留或被人为处理，应尽早采样，提高实验室检出致病因子的机会。②针对性原则：根据患者的临床表现和现场流行病学初步调查结果，采集最可能检出致病因子的样本。③适量性原则：样本采集的份数应尽可能满足事故调查的需要；采样量应尽可能满足实验室检验和留样需求。当可疑食品及致病因子范围无法判断时，应尽可能多地采集样本。④不污染原则：样本的采集和保存过程应避免微生物、化学毒物或其他干扰检验物质的污染，防止样本之间的交叉污染。同时也要防止样本污染环境。

样品的采集包括食品样品的采集，可疑致病食物的加工环节的采样，患者呕吐物和粪便的采集、血尿采集，从业人员可能带菌样品的采集等。

采集样品后，最好立即送检，如条件不许可时，最好也不超过4小时；夏季送检样品时，应注意冷藏，但不得在样品内加入任何防腐剂；应附详细送检申请单，填明样品名称、件数、重量、来源、送检时间、中毒表现、有限范围的检验项目、采样条件（容器有否灭菌、有无标签）、送样人；送检样品必须有牢固的标签，标明样品名称、编号、采样人、采样日期，严密封闭包装；各种样品的采取，要注意无菌操作，防止污染，以免影响检验结果；采集样品过程中，要注意履行必要的采样手续，如会同发生食物中毒单位负责人签封，开具正式收据等。

5. 食源性疾病的现场处理

（1）开展应急救援工作，组织救治因食品安全事故导致人身伤害的人员。

（2）封存可能导致食品安全事故的食品及其原料，并立即进行检验；对确认属于被污染的食品及其原料，责令食品生产经营者召回或者停止经营。

（3）封存被污染的食品相关产品，并责令进行清洗消毒。

（4）做好信息发布工作，依法对食品安全事故及其处理情况进行发布，并对可能产生的危害加以解释、说明。

6. 调查资料的分析

（1）确定病例：病例的确定主要根据患者发病的潜伏期和各种症状与体征的发生特点等。提出病例的共同性，确定相应的诊断或鉴定标准，对已调查的疑似病例进行鉴别。

（2）对病例进行流行病学分析：绘制发病时间分布图，可有助于确定食源性疾病发病餐次；绘制发病地点分布图，可有助于确定食品被污染的途径和原因。

（3）分析病例可能的病因：根据确定的病例和流行病学资料，提出是否是食源性疾病的意见，并根据病例的三间分布、可疑食品、可能的传播途径等，提出初步的病因假设，以采取进一步的救治和控制措施。

（4）对食源性疾病的性质做出综合判断：根据现场流行病学调查、临床症状和体征、实验室检验、可疑食品的加工工艺和贮存情况等进行综合分析，按照食源性疾病（食物中毒）的判定标准、原则等综合分析，做出判断。

7. 撰写调查报告　调查工作结束后，应及时撰写调查报告，按照规定上报有关部门，同时作为档案留存和备查。调查报告应包括基本情况、发病经过、临床和流行病学特点、患者救治和转归情况，控制和预防措施，处理结果和效果评估等。

（二）食源性疾病监测和报告

食源性疾病监测形式可分为主动监测和被动监测，或病原监测和发病监测；其监测内容包括：食源性疾病报告、食品中致病菌监测、食源性致病菌网络实验室、临床监测哨点、社区主动监测等。食源性疾病监测目的：①通过对暴发事件的调查，改进疾病的预防与控制措施，食品安全监管部门对"从农场到餐桌"食品生产过程的关键点进行控制，降低食源性致病菌的污染；②利用调查资料进行食源性疾病负担研究；③发现新的食源性致病菌，并研究可能带来的健康危害；④为公共卫生管理部门采取食品安全措施提供技术依据。

我国食源性疾病统计数据源于3个报告系统，即传染病报告系统（食源性传染病）、突发公共卫生事件报告系统（群体性食物中毒）和食源性疾病监测（群体和散发食物中毒）。在我国通常将食源性疾病等同于食物中毒，所以现在我国统计发布的食源性疾病事件主要是指群体性食物中毒事件，对散发的食物中毒事件无严格的报告制度，也不包括食源性传染病事件。

报告程序和时限是根据《突发公共卫生事件应急条例》规定，国家建立突发事件应急报告制度，并有明确程序和时限要求。突发事件监测机构、医疗卫生机构和有关单位发现有突发公共卫生事件，一般应当在2小时内向所在地县级人民政府卫生行政主管部门报告；接到报告的卫生行政主管部门应当在2小时内向本级人民政府报告，并同时向上级人民政府卫生行政主管部门和国务院卫生行政主管部门报告。

县级人民政府应当在接到报告后2小时内向设区的市级人民政府或者上一级人民政府报告；设区的市级人民政府应当在接到报告后2小时内向省、自治区、直辖市人民政府报告。具体见图5-9-1。

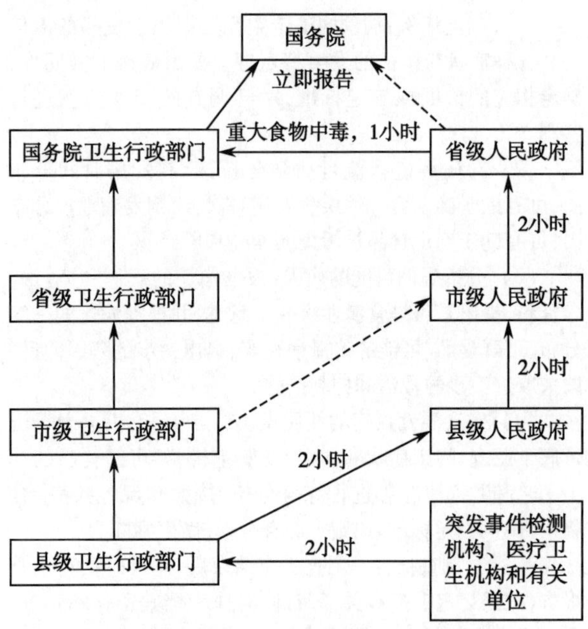

图5-9-1 突发公共卫生事件报告程序及时限

（三）食源性疾病管理体系建议

1. 加强全国性食源性疾病监测网络建设 目前，欧美等发达国家的食源性疾病监测系统建设已比较完善，我国在借鉴发达国家经验的基础上，国家2011年开始建立食源性疾病监测网络体系，利用覆盖全国的监测医院和各级疾病预防控制机构，实现"以疾病找食品"和"以食品找食品"双管齐下的溯源防控策略。该监测体系不仅可以对监测医院提供的患者生物标本进行检验识别，还可以对相同食品污染引发的病例进行聚集性分析，对食品安全事件进行病原追踪。目前需要进一步完善全国性的食源性疾病监测预警网络，通过重点监测与疾病调查体系的不断完善来实现更加快捷、高效的食源性疾病监管系统。通过将食物中毒与食源性疾病的报告体系相结合的方式来形成一套效率良好且具有较强适用性的体系，进而完成加强食源性疾病管理的目标。

2. 加强监测队伍建设 专业的监测队伍建设不但可以有效提升食源性疾病监测的效率与精准度，同时也可以促进对新致病因素的监测能力与检测水平，这样才能够在最短时间内发现新的致病因素并提出相应的解决策略。另外，较强的监测队伍建设也有利于普及基层的致病因素监测，从而为基层的食源性疾病监测工作的顺利开展创设条件。

3. 加强监测信息化建设 食源性疾病的预防、预警与监测、评估必须依靠监测信息作为判断与处理的依据，所以信息处理的能力也就决定了食源性疾病的预防效果与监测的时效性。加强信息化建设，完善食源性疾病监测评估信息，建立健全多部门共享的食源性疾病监测数据库，及时对食物中毒事件和食源性疾病主动监测等信息进行分析，做到食品安全隐患早发现、早预警、早处理。

4. 加强多部门之间的协作 应该重视多部门之间的协调配合。利用现有资源，加强不同领域、不同部门、不同行业之间的协作。加强与地方相关部门专业技术机构的联系交流和合作，建立相关专业技术机构分工协作的食品安全技术支撑体系，达到共享共治，保障人民的健康与安全。

第四节 食品安全风险分析

食品的安全性是相对的。随着现代食品生产、加工技术的发展，越来越多的添加物进入食品。人们在享受美味的同时，也被安全性问题所困扰。为了给公众提供各类食品安全的科学证据，使其正确认识安全性问题，开展及时、有序的食品安全风险分析至关重要。

食品安全风险分析（risk analysis）是由风险评估、风险管理和风险交流三部分共同构成的一个评价过程。

一、食品安全风险评估

食品安全风险评估是指对食品、食品添加剂、新食品原料和食品相关产品中的生物性、化学性和物理性危害或条件对人体健康可能造成的不良影响所进行的科学评估，包括危害识别、危害特征描述、暴露评估和风险特征描述4个步骤。

（一）危害识别

危害识别（hazard identification）是风险评估的第一步，主要是识别有害因素和作用，即对食品中的某种生物性、化学性或物理性因素可能对健康产生不利作用的确定。危害识别时，不同研究资料的重要程度顺序如下：流行病学研究、动物毒理学研究、体外试验以及定量结构与活性关系研究。目前的研究主要以动物和体外试验资料为依据，流行病学资料虽然价值大，但由于研究费用昂贵，现今能够提供的数据较少。

（二）危害特征描述

危害特征描述（hazard characterization）是对与食品中可能存在的生物、化学和物理因素有关的健康不良效果的性质的定性和（或）定量评价。对各种因素应进行剂量-反应评估，即确定某种生物、化学或物理因素的暴露水平（剂量）与相应的健康不良效果的严重程度和（或）发生频度（反应）之间的关系。非遗传毒性致癌物存在剂量阈值，而遗传毒性致癌物不存在剂量阈值。对非遗传毒性致癌物，危害特征描述就是确定人类健康指导值。健康指导值是FAO/JECFA针对食品以及饮用水中的物质所提出的经口

（急性或慢性）暴露范围的定量描述值，该值不会引起可觉察的健康风险，包括每日允许摄入量、每日可耐受摄入量、暂定每日最大耐受摄入量、暂定每周耐受摄入量、暂定每月耐受摄入量等。

1. 每日允许摄入量（acceptable daily intake，ADI）　指人类终生每日经食物或饮水摄入某种化学物质，不产生可检测到的对健康产生危害的量。以每千克体重可摄入的量表示，即 mg/kg BW，适用于食品添加剂、食品中农药残留和兽药残留。

2. 每日耐受摄入量（tolerable daily intake，TDI）　指人类终生每日经食物或饮水摄入某种化学物质，不产生可检测到的对健康产生危害的量。以每千克体重可摄入的量表示，即 mg/kg BW，适用于无蓄积作用的食品污染物。

3. 暂定每周耐受摄入量（provisional tolerable weekly intake，PTWI）　适用于有蓄积作用的食品污染物（如重金属），其值代表人类暴露于这些不可避免的污染物时，每周允许的暴露量。

4. 暂定每月耐受摄入量（provisional tolerable monthly intake，PTMI）　适用于有蓄积作用且在人体内有较长的半衰期的食品污染物，其值代表人类暴露于这些不可避免的污染物时，每月允许的暴露量。

5. 急性参考剂量（acute reference dose，ARfD）　指人类在 24 小时或更短的时间内摄入某化学物质（如农药），而不产生可检测到的对健康产生危害的量。以每千克体重可摄入的量表示，即 mg/kg BW。

对于非遗传性致癌物：将动物试验获得的未观察到 NOAEL 或观察到 LOAEL 值除以合适的安全系数可得到安全阈值水平，即每日允许摄入量（ADI）。假定某化学物对人体与试验动物的有害作用存在合理可比的阈剂量值，则 ADI 值可提供这样的信息：如果人体摄入该化学物的量低于 ADI 值，则对人体健康产生不良作用的可能性可忽视不计。但是，人体和实验动物存在种属差异，或许人的敏感性更高，遗传特性的差异更大，并且膳食习惯更为不同。鉴于此，国际上采用安全系数克服此类不确定性，并可同时弥补人群中个体差异带来的变异。通常对长期动物试验资料的安全系数为 100，包括来自种属的 10 倍差异和来自人群个体间的 10 倍差异。当一个化学物的科学数据有限或制定暂行每日允许摄入量时，原则上可采用更大的安全系数，因为理论上存在某些个体，其敏感程度可能超出常规安全系数的范围。也正因为可能存在极端情况，即使采用安全系数，也不能保证每一个个体的绝对安全。不同国家的卫生机构有时采用不同的安全系数，有些卫生机构可按效应强度和可逆性调整 ADI 值。ADI 值的差异构成了一个重要的风险管理问题，这应当引起重视。

对于遗传毒性致癌物，一般不能采用 NOAEL 除以安全系数的方法来制定允许摄入量，因为即使在最低摄入量时，仍然有致癌风险。但致癌物零阈值的概念在现实管理中是难以实现的，因为致癌物越来越多，其中一些是难以避免或无法将其完全消除，或者还没有可替代的化学物，因此，零阈值的概念不得不演变为可接受风险的概念。对遗传毒性致癌物的管理办法有两种：禁止生产和使用这类化学物；或对化学物制定一个极低而可忽略不计、对健康影响甚微或者社会能够接受的风险水平，即非阈值法。

（三）暴露评估

暴露评估（exposure assessment）或称摄入量评估是风险评估的重要部分，WHO 在 1997 年将其定义为：对通过食物或其他途径而可能摄入体内的生物性、化学性、物理性成分进行定性和（或）定量评价。在暴露评估过程中，需要两种基础资料：一是化学物在食物中的存在水平；二是含有某种化学物食物的消费量。

对于食品化学物，如食品添加剂、农药和兽药残留以及污染物等的膳食摄入量估计需要有关食品消费量和这些食物中相关化学物浓度的资料。食品添加剂、农药和兽药残留的膳食摄入量可根据规定的使用范围和使用量来估计，最简单的估计方式是以最高使用量计算摄入量。食物的消费数据可以来自食物供应资料、家庭调查、个体膳食调查、总膳食研究。个体膳食调查的方法包括食物记录、24 小时回顾、食物频率法、膳食史法等。为估计人群的膳食暴露情况，FAO/WHO 建议采用总膳食研究。总膳食研究可采用市场菜篮子法、单种食物法或双份饭法。

此外，以生物学标志物为基础的方法可用于估计食物化学物的暴露。大多数情况下，生物学标志物可能是食物化学物本身或其代谢产物。通常以尿液和血液为检测样本，但也可选择其他体液，如乳汁、毛发、脂肪组织等。

当获得食物消费数据和化学物浓度数据时，一般可采用以下 3 种方法中的一种来合并或整合数据进行暴露估计：点估计、简单分布以及概率分析。点估计是指评估中将食物消费量设为一个固定值，再乘以固定的残留量/浓度，然后将所有摄入量相加的一种方法。简单分布是指将残留量/浓度变量设为一个固定值与食物摄入量分布进行整合的一种方法，由于此方法考虑了食物消费模式的变异，因此其结果比点估计更有意义。概率分析法是根据分布特点来描述变量的变异性和（或）不确定性，它分析每一变量的所有可能数值，并根据发生概率来权重每种可能模型的结果。对化学物膳食暴露的概率分析是利用模型中食物消费量和残留量/浓度数据的分布，并使用描述暴露过程的数学模型中每一输入分布的随机数据来模拟膳食暴露。

（四）风险特征描述

风险特征描述（risk characterization）是在危害识别、危害特征描述和暴露评估的基础上，对特定人群发生已知的或潜在的不良健康效应的可能性和严重程度进行定性和（或）定量估计，包括对随之产生的不确定性的描述。

1. 有阈值的化学危害物　JECFA 对有阈值的化学危害物设置健康指导值，对这类物质的风险特征描述是将估计的或计算出的人体暴露水平与健康指导值进行比较。

如果暴露水平小于健康指导值，该危害物不会产生可觉察的风险或其风险可以接受。

如果暴露水平大于健康指导值，该危害物的风险超过了可以接受的限度，应当采取适当的风险管理措施。

在数据不能满足对有阈值效应的物质建立健康指导值的情况下，JECFA 会对动物观察到的毒效应剂量与估计的人体膳食暴露水平之间的暴露限值（MOE）进行评价。

MOE 是指临界效应的未观察到不良作用水平或基准剂量下限值与理论的、预期的或估计的暴露剂量或浓度的比值。

2. 无阈值的化学危害物　传统观点认为既有遗传毒性又有致癌性的物质没有阈值剂量,在任何暴露水平都有不同程度的风险。因此,对于那些遗传毒性致癌物质(如某些污染物),JECFA 并未设定其健康指导值。对遗传毒性致癌物质进行风险特征描述建议的类型包括以下方法:①推荐的暴露量应在合理可行的前提下尽可能低;②对不同暴露水平的风险进行定量;③将产生相似危害的化合物根据对其估计的风险大小进行分级。方法包括 MOE 法,这种方法可以提供建议,以告知风险管理者人群暴露量与可在实验动物或人体产生可测量效应的预期剂量的接近程度。除此之外,通过比较不同物质的 MOEs,有助于风险管理者按优先顺序采取风险管理行动。

对食品中生物性因素的风险评估,由于微生物病原体可以繁殖,也可以死亡,其生物学作用复杂,因此要进行生物性危害的定量评估也就相对困难。主要的困难体现在:①危害识别时,缺乏可靠或完整的流行病学数据,无法分离和鉴定新的病原体;②在危害特征描述中,宿主对病原菌的易感性有高度差异、病原菌侵袭力的变化范围大、病原菌菌株间的毒力差别大、病原菌的致病力易受因频繁突变产生的遗传变异的影响、食品或人体消化系统的其他细菌的拮抗作用可能影响致病力、食品本身会改变细菌的感染力和(或)影响宿主,这些都增加了剂量-反应关系研究的难度;③在暴露评估步骤中,与化学因素不同,食品中的细菌性病原体会发生动态变化,主要受以下因素影响:细菌性病原体的生态学;食品的加工、包装和贮存;制备过程如烹调可能使细菌灭活;以及消费者的文化因素等。

由于存在以上限制,早期的微生物风险评估主要停留在定性阶段。但近年来,随着预测微生物学及其数学模型研究的进步,微生物定量风险评估的研究和应用也取得了较大进展。国际上比较有影响力的食源性致病菌定量风险评估案例有:FAO/WHO 公布的鸡蛋和肉鸡沙门菌风险评估、生食牡蛎创伤弧菌风险评估、国际贸易暖水虾中传播霍乱的 O_1 和 O_{139} 群霍乱弧菌风险评估、即食食品单核细胞增生李斯特菌风险评估,食品安全信息系统(FSIS)公布的带壳鸡蛋和蛋制品肠炎沙门菌的风险评估,美国 FDA 公布的生食牡蛎致病性副溶血性弧菌公共卫生影响的定量风险评估、几种即食食品食源性单核细胞增生性李斯特菌公共卫生相对风险的定量评估,FDA 协同 FSIS 公布的水产品中李斯特菌的风险评估等。此外,国际上还有建立阪崎肠杆菌、弯曲菌属、蜡样芽孢杆菌等致病菌的定量风险评估模型的相关研究报道。

二、食品安全风险管理

食品安全风险管理是依据风险评估的结果,同时考虑社会、经济等方面的有关因素,对各种管理措施方案进行权衡、选择,然后实施的过程,其产生的结果包括制定食品安全标准、准则和其他建议性措施。

(一)风险管理的目标和措施

风险管理的目标:通过选择和实施适当的措施,尽可能有效地控制食品安全风险,从而保证公众健康。

风险管理的措施主要包括:制定最高限量;制定食品标签标准;实施公众教育计划;通过使用替代品或改善农业或生产规范以减少某些化学物质的使用等。

(二)风险管理的内容

风险管理可以分为 4 个部分:风险评价、风险管理选择评估、执行管理决定以及监控和审查。

1. 风险评价　基本内容包括确认食品安全问题、描述风险概况、对危害的风险评估和风险管理的优先性进行排序、为进行风险评估制定风险评估政策、决定进行风险评估以及风险评估结果的审议。

2. 风险管理选择评估　包括确定现有的管理选项、选择最佳的管理方案(包括考虑一个合适的安全标准)以及最终的管理决定。

3. 执行管理决定　通过对各种方案的选择作出了最终的管理决定后,必须按照管理决定实施。保护人体健康应当是首先考虑的因素,同时可适当考虑其他因素(如经济费用、效益、技术可行性、对风险的认知程度等),可以进行费用-效益分析;及时启动风险预警机制。

4. 监控和审查　对实施措施的有效性进行评估以及在必要时对风险管理和风险评估进行审查,以确保食品安全目标的实现。

(三)风险管理的一般原则

1. 风险管理应当遵循一个具有结构化的方法　即包括风险评价、风险管理选择评估、执行管理决定以及监控和审查。在某些情况下并非所有这些情况都必须包括在风险管理中。

2. 在风险管理决策中应当首先考虑保护人体健康　对风险的可接受水平应主要根据对人体健康的考虑决定,同时应避免风险水平上随意性的和不合理的差别。在某些风险管理情况下,尤其是决定将采取的措施时,应适当考虑其他因素(如经济费用、效益、技术可行性和社会习俗)。这些考虑不应是随意性的,而应当保持清楚和明确。

3. 风险管理的决策和执行应当透明　风险管理应当包含风险管理过程(包括决策)所有方面的鉴定和系统文件,从而保证决策和执行的理由对所有有关团体是透明的。

4. 风险评估政策的决定应当作为风险管理的一个特殊的组成部分　风险评估政策是为价值判断和政策选择制定准则,这些准则将在风险评估的特定决定点上应用,因此最好在风险评估之前,与风险评估人员共同制定。从某种意义上来讲,决定风险评估政策往往成为进行风险分析实际工作的第一步。

5. 风险管理应当通过保持风险管理与风险评估两者功能的分离,确保风险评估过程的科学完整性,减少风险评估和风险管理之间的利益冲突。但是应当意识到,风险分析是一个循环反复的过程,风险管理人员和风险评估人员之间的相互作用在实际应用中是至关重要的。

6. 风险管理决策应当考虑风险评估结果的不确定性　如有可能,风险的估计应包括将不确定性量化,并且以易于理解的形式提交给风险管理人员,以便他们在决策时能充分考虑不确定性的范围。如果风险的估计很不确定,风险管理决策将更加保守；决策者不能以科学上的不确定性和变异性作为不针对某种食品风险采取行动的借口。

7. 在风险管理过程的所有方面，都应当包括与消费者和其他有关团体进行清楚的相互交流。在所有有关团体之间进行持续的相互交流是风险管理过程的一个组成部分。风险情况交流不仅仅是信息的传播，而更重要的功能是将有效进行风险管理至关重要的信息和意见并入决策的过程。

8. 风险管理应当是一个考虑在风险管理决策的评价和审查过程中所有新产生资料的持续过程　在应用风险管理决策后，为确定其在实现食品安全目标方面的有效性，应对决定进行定期评价。为进行有效的审查，监控和其他活动是必需的。

目前，国际上公认的风险评估政策包括：①依赖动物模型确立潜在的人体效应。②采用体重进行种间比较。③假设动物和人的吸收大致相同。④采用100倍的安全系数来调整种间和种内可能存在的易感性差异，在特定的情况下允许偏差的存在。⑤对发现属于遗传毒性致癌物的食品添加剂、兽药和农药，不制定ADI值。对这些物质，不进行定量的风险评估。实际上，对具有遗传毒性的食品添加剂、兽药和农药残留还没有认可的可接受的风险水平。⑥允许污染物达到“尽可能低的”水平。⑦在等待提交要求的资料期间，对食品添加剂和兽药残留可制定暂定的ADI值。但需要指出的是，粮农组织/世界卫生组织农药残留联合专家会议(JMPR)会议并没有将这一政策用于农药残留ADI值的制定。

三、食品安全风险交流

食品安全风险交流是指风险评估者、风险管理者及社会相关团体公众之间各个方面的信息交流，包括信息传递机制、信息内容、交流的及时性、所使用的资料、信息的使用和获得、交流的目的、可靠性和意义。

（一）风险交流在风险分析中的作用

风险交流是风险分析的重要组成部分，风险交流有利于风险管理者在风险分析过程中确定和权衡所选择的政策和作出的决定。所有有关各方之间相互交流也有助于保证透明度、促进一致性，并提高风险管理水平。在可行的和合理的范畴内，有关各方应参与确定管理措施、制定选择时采用的标准和提供实施与评估措施的相关资料。当达成最终的风险管理决定时，使有关各方清楚地了解决策的基础是十分重要的。

在确定风险管理措施时，风险管理者通常需要考虑在风险评估中除科学因素外的其他因素是特别重要的。就有关社会、经济、宗教、道德和其他问题进行相互交流是必不可少的，这样就使得这些问题能够得到公开地讨论和解决。

（二）风险交流的目的

风险交流的根本目标是用清晰、易懂的术语向具体的交流对象提供有意义的、相关的和准确的信息，这也许不能解决各方存在的所有分歧，但可有助于更好地理解各种分歧，也可以更广泛地理解和接受风险管理的决定。有效的风险交流应该具有建议和维护义务以及相互信任的目标，使之推进风险管理措施在所有各方之间达到更高程度的和谐一致，并得到各方的支持。

风险信息交流的目的在于：①通过所有的参与者，在风险分析过程中提高对所研究的特定问题的认识和理解；②在达成和执行风险管理决定时增加一致性和透明度；③为理解建议的或执行中的风险管理决定提供坚实的基础；④改善风险分析过程中的整体效果和效率；⑤制订和实施作为风险管理选项的有效的信息和教育计划；⑥培养公众对于食品供应安全性的信任和信心；⑦加强所有参与者的工作关系和相互尊重；⑧在风险信息交流过程中，促进所有有关团体的适当参与；⑨就有关团体对于与食品及相关问题的风险的知识、态度、估价、实践、理解进行信息交流。

（三）风险交流的要素

风险交流的要素包括：风险的性质，利益的性质，风险评估的不确定性，风险管理的选择。

1. 风险的性质包括危害的特征和重要性　风险的大小和严重程度；情况的紧迫性；风险的变化趋势；危害暴露的可能性；暴露的分布；能够构成显著风险的暴露量；风险人群的特点和规模；最高风险人群。

2. 利益的性质包括与每种风险有关的实际或预期利益　收益者和收益方式；风险和利益的平衡点；利益的大小和重要性；所受影响人群的全部利益。

3. 风险评估的不确定性　包括评估风险的方法、每种不确定性的重要性、所得资料的缺点和不准确度、所依据的假设、估计对假设变化的敏感度和风险评估结论的变化对风险管理的影响。

4. 风险管理的选择　包括控制或管理风险的行动、个人可采取的降低其风险的行动、选择特定的风险管理选项的理由、特定措施的有效性、特定措施的利益、风险管理的费用和费用的出处以及执行风险管理措施后仍然存在的风险。

（四）风险交流的原则

1. 认识交流对象　在制作风险交流的信息资料时，应该分析交流对象，了解他们的动机和观点。除了要知道交流对象是谁外，更需要把他们分组对待，甚至于把他们作为个体，来了解他们的情况，并与他们保持一条开放的交流渠道。倾听所有有关各方的意见是风险交流的一个重要组成部分。

2. 科学专家的参与　作为风险评估者，科学家必须有能力解释风险评估的概念和过程。他们要能够解释其评估的结论和科学数据以及评估所基于的假设和主观判断，以使风险管理者和其他有关各方能清楚地了解其所处风险。而且，他们还必须能够清楚地表达出他们知道什么，不知道什么，并且解释风险评估过程的不确定性。反过来说，风险管理者也必须能够解释风险管理决定是怎样作出的。

3. 建立交流的专门技能　成功的风险交流需要有向所有有关各方传达易理解的有用信息的专门技能。风险管理者和技术专家可能没有时间或技能去完成复杂的交流任务，比如对各种各样的交流对象（公众、企业、媒体等）的需求做出答复，并且撰写有效信息资料。所以，具有风险交流技能的人员应该尽早地参与进来。这种技能可以靠培训和实践获得。

4. 确保信息来源可靠 来源可靠的信息比来源不可靠的信息更可能影响公众对风险的看法。对某一对象，根据危害的性质以及文化、社会和经济状况和其他因素的不同，来源的可靠也会有变化。如果从多种来源的消息是一致的，那么其可靠性就得到加强。决定来源可靠性的因素包括被承认的能力或技能、可信任度、公正性以及无偏性。消息的及时传递是极其重要的。对信息的遗漏、歪曲和出于自身利益的声明从长远来看，都会损害可靠性。

5. 分担责任 国家、地区和地方政府机构都对风险交流负有根本的责任。公众期望政府在管理公众健康的风险方面起领导作用。当风险管理的决定是采取强制或非强制的自愿控制措施时更是这样。如果是自愿控制，交流时应解释为什么不采取行动是最佳措施。为了了解公众所关注的问题，并且确保风险管理的决定已经以适当的方式回答了这些问题，政府需要确定公众对风险知道些什么，以及公众对各种风险管理措施的看法。

6. 区分“科学”和“价值判断” 在考虑风险管理措施时，有必要将“事实”与“价值”分开。在实际中，及时报道所了解的事实以及在建议的或实施中的风险管理决定中包含的不确定性是十分有用的。风险交流者有责任说明所了解的事实，以及这种认识的局限性，而“价值判断”包含在“可接受的风险水平”这个概念中。为此，风险交流者应该能够对公众说明可接受的风险水平的理由。许多人将“安全的食品”理解为零风险的食品，但众所周知零风险通常是不可能达到的。在实际中，“安全的食品”通常意味着食品是“足够安全的”。解释清楚这一点，是风险交流的一个重要功能。

7. 确保透明度 为了使公众接受风险分析过程及其结果，要求这个过程必须是透明的。风险分析中的透明度必须体现在其过程的公开性和可供有关各方审议两方面。在风险管理者，公众和有关各方之间进行的有效的双向交流是风险管理的一个必不可少的组成部分，也是确保透明度的关键。

（五）风险交流的责任

1. 政府 不管采用什么方法来管理危害公众健康的风险，政府都对风险交流负有根本的责任。当风险管理的职责放在使有关各方充分了解和交流信息的职责上时，政府的决策就有义务保证参与风险分析的有关各方有效地交流信息。同时风险管理者还有义务了解和回答公众关注的危害健康的风险问题。

在交流风险信息时，政府应该尽力采用一致的和透明的方法。进行交流的方法应根据不同问题和不同对象而有所不同。这在处理不同特定人群对某一风险有着不同看法时最为明显。这些认识上的差异可能取决于经济、社会和文化上的不同，应该得到承认和尊重。只有其所产生的结果（即有效地控制风险）才是最重要的。用不同方法产生相同结果是可以接受的。

通常政府有责任进行公共健康教育，并向卫生界传达有关信息。在这些工作中，风险交流能够将重要的信息传递给特定对象，如孕妇和老年人。

2. 企业界 企业有责任保证其生产的食品的质量和安全。同时，企业也同政府一样，有责任将风险信息传递给消费者。企业全面参与风险分析工作，对作出有效的决定是十分必要的，并且可为风险评估和管理提供一个主要的信息来源。企业和政府间经常性的信息交流通常涉及在制定标准或批准新技术、新成分或新标签的过程中的各种交流。在这方面，食品标签已经并通常用于传递有关食物成分以及如何安全食用的信息。将标签作为交流手段，使之成为风险管理的一种方法。

风险管理的一个目标是确定最低的、合理的和可接受的风险，这就要求对食品加工和处理过程中一些特定信息有一定了解，而企业对这些信息具有最好的认识，这对风险管理和风险评估者拟定有关文件和方案时将发挥至关重要的作用。

3. 消费者和消费者组织 在公众看来，广泛而公开地参与国内的风险分析工作，是切实保护公众健康的一个必要因素。在风险分析过程的早期，公众或消费者组织的参与有助于确保消费者关注的问题得到重视和解决，并使公众更好地理解风险评估过程，以及如何作出风险管理决定，而且这也能够进一步为由风险评估产生的风险管理决定提供支持。消费者和消费者组织有责任向风险管理者表达他们对健康风险的关注和观点。消费者组织应经常和政府企业一起工作，以确保消费者关注的风险信息得到很好的传播。

4. 学术界和研究机构 学术界和研究机构的人员，以他们对于健康和食品安全的科学专业知识以及识别危害的能力，在风险分析过程中发挥重要作用。媒体或其他有关各方可能会请他们评论政府的决定。通常，他们在公众和媒体心目中具有很高的可信度，同时也可作为不受其他影响的信息来源。通过研究消费者对风险的认识或如何与消费者进行交流，以及评估交流的有效性，这些科研工作者也可有助于风险管理者寻求对风险交流方法和策略的建议。

5. 媒体 媒体在风险交流中显然也起到非常关键的作用。公众得到的有关食品的健康风险信息大部分是通过媒体获得的。各种大众媒体针对不同事件、不同场合以及不同媒体发挥着各式各样的作用。媒体可以仅仅是传播信息，但也可制造或说明信息。媒体并不局限于从官方获得信息，它们的信息常常反映出公众和社会其他部门所关注的问题。这使得风险管理者可以从媒体中了解到以前未认识到的公众关注的问题。所以媒体能够并且确实促进了风险交流工作。

（六）风险交流的障碍

目前，进行有效的风险情况交流还存在以下3方面的障碍：

1. 信息获取障碍 进行风险分析所需要的重要信息并不总是能轻易地从掌握这些信息的人（组织）手中获得。有时，企业或其他私人可能有某一风险的专门信息，但是，出于保护其竞争地位的需要或其他商业目的，他们不愿与政府机构分享这些信息。另一方面，政府机构也可能由于各种各样的原因，不愿公开讨论他们所掌握的食品所处的风险。无论是风险管理者，还是其他有关方面，在任何情况下，如果无法获得风险的关键资料，将使在危害识别和风险管理中的交流工作更加困难。另外，消费者组织和发展中国家在风险分析过程中的参与程度不够，也是信息获取障碍的一个因素。

2. 由于经费缺乏，目前 CAC 对许多问题无法进行充分的讨论，工作的透明度和效率有所降低。另外，在制定有关标准时，考虑所谓非科学的“合理因素”造成了风险情况交流中的障碍。

3. 由于公众对风险的理解、感受性的不同以及对科学过程缺乏了解，加之信息来源的可信度不同和新闻报道的某些特点，以及社会特征（包括语言、文化、宗教等因素）的不同，造成进行风险情况交流时的障碍。

因此，为了进行有效的风险情况交流，有必要建立一个系统化的方法，包括搜集背景和其他必要的信息、准备和汇编有关风险的通知、进行传播发布、对风险情况交流的效果进行审查和评价。另外，对于不同类型的食品风险问题，应当采取不同的风险情况交流方式。

（张丁　张书芳　张秀丽　李宁　张兵）

参考文献

1. 孙长颢. 营养与食品卫生学. 第 8 版. 北京：人民卫生出版社，2017.
2. 王竹天，杨大进. 食品安全与健康. 北京：化学工业出版社，2005.
3. 梅方权. 关于食物安全保障概念的发展分析. 中国食物与营养，2002，5：4-6.
4. 黄熙，邓小玲，梁骏华，等. 2011 年德国肠出血性大肠杆菌 O104：H4 感染暴发疫情溯源调查. 中国食品卫生杂志，2011，23（6）：555-559.
5. 江丽芳. H7N9 禽流感病毒研究现状. 中山大学学报（医学科学版），2013，34（5）：651-656.
6. 李思敏，樊春良. 政府使用科学应对风险的管理机制变迁——英国疯牛病事件与口蹄疫事件比较. 科学学研究，2015，33（12）：1761-1769.
7. 沈曼莉，孙晓霞，宋有涛. 疯牛病防治的研究进展. 辽宁大学学报，2012，39（1）：1-7.
8. 裴晓燕，李莹，遇晓杰，等. 婴儿配方粉干法加工过程肠杆菌科和克罗诺杆菌属监测. 中国食品卫生杂志，2017，29（5）：610-615.
9. 曾彪，马晓晨，赵耀. 克罗诺杆菌病的流行特征和防控策略研究. 卫生研究，2015，44（6）：1032-1035.
10. 张静，常昭瑞，孙军玲，等. 我国诺如病毒感染性腹泻流行现状及防制措施建议. 疾病监测，2014，29（7）：516-521.
11. 国家食品安全风险评估中心年鉴编写委员会. 国家食品安全风险评估中心年鉴（2017 卷）. 北京：中国质检出版社，中国标准出版社. 2018.
12. 赵同刚，马会来. 食品安全事故流行病学调查手册. 北京：法律出版社，2013.
13. 沈莹. 食源性疾病的现状和控制策略. 中国卫生检验杂志，2008，18（10）：2178-2180.
14. 袁蒲，杨丽，李杉，等. 我国食源性疾病监测研究现状与管理建议. 卫生监督管理，2018，06：136-137.
15. SM Ahmed，AJ Hall，AE Robinson，et al. Global prevalence of norovirus in cases of gastroenteritis：a systematic review and meta-analysis. Lancet Infect Dis，2014，14（8）：725-730.
16. WHO. 食品安全风险分析. 樊永祥，译. 北京：人民卫生出版社，2008.
17. 李宁，马良. 食品毒理学. 第 2 版. 北京：中国农业大学出版社，2016.

中国营养科学全书

第2版

第六卷　临床营养

CLINICAL NUTRITION

卷主编

蔡　威　曹伟新　薛长勇

卷编委（以姓氏笔画为序）

于　康　北京协和医院
孔　娟　中国医科大学附属盛京医院
刘景芳　复旦大学附属华山医院
江志伟　南京中医药大学附属医院
汤庆娅　上海交通大学医学院附属新华医院
许　媛　清华大学附属北京清华长庚医院
许红霞　陆军军医大学大坪医院
孙建琴　复旦大学附属华东医院
李增宁　河北医科大学第一医院
陈　伟　北京协和医院
胡　雯　四川大学华西医院
姚　颖　华中科技大学同济医学院附属同济医院
夏　强　上海交通大学医学院附属仁济医院
曹伟新　上海交通大学医学院附属瑞金医院
葛　声　上海交通大学附属第六人民医院
蔡　威　上海交通大学医学院附属新华医院
薛长勇　中国人民解放军总医院

卷秘书

刘英华　中国人民解放军总医院
王　莹　上海交通大学医学院附属新华医院

前　言

临床营养卷是本次修订新增加的一卷，专家们在修订预备会上，一致认为《中国营养科学全书》如果缺少临床营养卷，不够全面，因此决定新修订版增加临床营养卷。其主要是突出住院患者的营养问题识别与处理。本卷主要内容分为总论的临床营养学发展历史、营养筛查和评估的方法选择、肠内和肠外营养的合理使用与并发症防治、医院临床营养科职责等，各论主要是基于疾病的营养支持，既包括各系统主要与营养相关疾病的营养支持原则，如消化系统的胰腺炎；又包括应用重要治疗方法，如器官移植等情况下的营养支持原则。本卷编写原则和特点是着重描写临床各种疾病的营养问题、临床如何干预和国内外较一致认可成熟的进展，包括指南和共识的应用，摈弃动物研究、个案报道和专家个人意见。编写过程中由来自中国营养学会临床营养分会、中华医学会肠外与肠内营养学分会、中国医师协会营养医师分会的全国核心专家确定编写目录和推荐讨论选定全国专家名单，在此基础上召开编写启动会，明确编写要求、内容分工和完成时间节点等，专家们结合自己熟悉的领域查找国内外资料并进行撰写，经过两轮专家交叉审稿分别提出修改意见后，在再次修改的基础上，进行终审定稿。整个过程历时1年。专家们本着对专业的热爱和高度的责任感，认真负责、敬业工作，本卷应该是对从事临床营养工作者和遇到临床营养问题的医护工作者有重要参考价值的一卷，也可作为医学院相关专业的参考书。本卷内容简明扼要，原则明确、治疗方法可靠实用，是临床医护工作者解决常见的临床营养问题的实用工具书。本卷编写过程中部分内容与其他卷有重叠，定稿前我们分别与基础营养卷、营养学研究方法卷、人群营养卷、公共营养卷等的核心专家们分别进行了很好协调沟通，有些内容进行合并、有些内容进行重点分工等，力争减少不必要的重复，避免相同内容的矛盾描述等。临床营养学与其他学科一样，随着科技发展，其无论是肠外、肠内营养配方改进，还是肠外、肠内营养应用途径和并发症防治都会有新的进展，但应用原则不会改变，人的基本生理代谢不会改变，希望读者掌握本卷的营养处理原则，使其成为临床综合治疗患者的一个重要措施。本卷的完成需感谢来自全国三个学术团体的专家们的鼎力支持。

蔡威　曹伟新　薛长勇

2019年3月

目　录

第一章

临床营养概论

在临床医学中,患者营养状态好坏对疾病的治疗效果和健康转归关系的认识是被人们明确而肯定的。人体的饥饿状态本身就是一种疾病状态,严重者将导致死亡。如果一个患者在1个月内体重急剧减轻达20%以上,不管其原发病如何,都可以因其营养衰竭而死亡,因而面对有营养不良或营养风险的患者,如何开展科学合理的营养支持治疗是非常重要的。20世纪60年代后期,国内外在临床医学和营养学的发展史上也进入了一个新的里程碑阶段,临床营养支持技术的开展和临床应用,使许多无法接受传统膳食营养的患者获益,并拯救了一些以往被认为无法生存的危重患者,如短肠综合征、重症胰腺炎和重度烧伤等,通过人工营养(即肠外营养和肠内管饲营养)维持了他们的生命,并可能获得长期生存和完全康复。

随着我国医疗事业的发展,我国临床营养的工作也得到了国家卫生行政部门和医院领导的重视,提出以患者为中心的医疗服务目标要求,强调临床营养学科的业务职能是解决临床各类疾病发生、发展和诊治过程中所面临的所有营养问题。因此,加强医院临床营养科的建设,制定相应的工作内容和职责是提高住院患者综合营养管理水平,促进患者快速康复必不可少的医疗范畴之内的任务。本章就有关临床营养学科的形成与发展,现代医院临床营养科的建制与发展趋势,住院患者膳食管理模式的优化,以及医院临床营养支持团队(nutrition support team,NST)的组织构架和运作模式等内容进行回顾、整理和阐述。

第一节 临床营养学科的形成与发展

随着现代医学的迅速发展,在20世纪中期,国内外少数外科医学专家通过实验和临床探索,肠外营养(parenteral nutrition,PN)支持的相关技术被成功应用于临床肠道功能衰竭的患者,这既是医学史上的一大创举和进步,同时也推动了临床营养学科的快速发展。随后又经历了大量PN的临床实践和相关研究,发现全静脉营养(total parenteral nutrition,TPN)带来的一些弊端只能通过肠内营养(enteral nutrition,EN)供给才能避免和缓解,使得"只要肠道有功能就要使用它(If gut works,use it)"的临床应用原则获得大家的一致公认。半个多世纪以来,有关PN和EN的制剂优化、输液设备与技术改良,以及疾病代谢理论上的研究都有了更进一步的发展,也取得明显的临床效果,并且至今有些概念还在不断地更新和完善之中。

一、临床营养发展史

1952年,法国的外科医师Robert Aubaniac首先成功完成了中心静脉置管技术,为PN支持治疗解决了高渗葡萄糖输入的途径问题。1959年,由美国哈佛医学院外科Francis Moore教授首先提出能量与氮的合适比值为150kcal(628kJ):1g的理论;并阐明了外科患者在应激状态下的一系列代谢变化,这些研究成果为营养支持治疗奠定了理论基础。同时,随着制药工业发展,也先后生产出可供静脉输注的水解蛋白(1939年)、结晶氨基酸(1940年),以及1961年瑞典Arvid Wretlind教授发明的大豆油脂肪乳剂Intralipid成为很好的静脉用的能量物质。至此,近代临床营养的发展时机已经成熟。1967年,美国Dudrick和Wilmore等在美国外科年会上报告了6例患者通过腔静脉插管接受了没有脂肪乳剂的肠外营养支持,这是美国有关肠外营养的最早报告。1968年,Dudrick和Wilmore等分别报道了应用全肠外营养的动物实验及临床研究结果,证明该方法可以获得正氮平衡,明显改善临床结局,当时获得广泛关注,开创了肠外营养的先河。次年,Randall受宇航员饮食启发,将化学成分明确的配方膳(即要素膳)用于患者,也发展了近代的肠内营养。

我国临床营养的起步,首先由北京协和医院在1978年第九届全国外科年会上率先报道了《静脉营养治疗外科重症患者临床应用》。次年,北京协和医院、上海中山医院及南京军区总医院先后在国内杂志《中华外科杂志》和《上海医学》上发表静脉营养应用的相关论文。南京军区总医院邹忠寿和黎介寿教授在1981年《中华小儿外科杂志》上发表了《小儿全静脉营养疗法的氮平衡研究》,这是国内第一篇儿科应用静脉营养的论文;1988年上海新华医院在《中华小儿外科杂志》上发表了国内第一篇静脉营养在新生儿应用的论文"经周围静脉全肠道外营养在新生儿外科的应用"。与此同时,20世纪80年代,上海、北京等还开展了一系列氨基酸注射液的仿制及其临床应用研究、国产中心静脉导管和输液泵研制以及瑞典和中国合资生产全套静脉营养产品,为我国肠外营养支持治疗技术的推广应用提供了产品的保障。为了更合理应用和管理临床营养,1995年上海新华医院和上海瑞金医院率先在国内医院内成立拥有独立行政运行模式的临床业务科室,即临床营养中心(临床营养科),负责全院住院患者的临床营养支持工作,包括营养会诊、查房、制订营养支持方案、相关并发症的监测和跟踪随访,以及营养咨询门诊等。2000年后,随着我国国民经济的高速发展和医院业务的快速提升,国内一线城市和省会城市逐渐认识到临床营养的重要性，但各地发展仍很不平衡，除北京、上海和广州外，长三角、珠三角等地区相对发展得更快些。

二、医院临床营养科的建制和发展趋势

（一）临床营养科的建制和历史

医院临床营养科是承担医院患者膳食服务供应、治疗膳食和临床营养支持治疗部门。现代医学强调疾病的综合治疗，医院临床营养科作为独立的工作部门，它的定位与其在临床医疗中所发挥的作用有着密切的联系。

中国医院的营养管理体制最早可以追溯于20世纪初期，当时仅在少数教会医院设立营养部门，如北京协和医院、上海广慈医院和上海仁济医院等，当时住院患者的餐食营养是由家政系专业人员管理。1921年北京协和医院成立时所创办的营养部门（当时称为饮食部，dietary department），也是我国临床营养专业人员最早的培训基地。随着美国营养专业人员撤离和新中国的诞生，我国在20世纪50年代培养了一批临床营养专业人员，他们是我国临床营养学科发展的奠基人，期间饮食部也改称为营养部和营养科。随着国内医学的不断发展和住院患者的营养康复需求，20世纪80年代中期，原卫生部下发了关于加强临床营养工作的意见，部分地区开始重视临床营养这一学科的发展；同时，在少数几所部属重点医科大学成立了医学营养系，培养了一批具有临床医学背景的专业人员。

20世纪90年代中期，随着医院等级评审的实施，在三级医院中临床营养科作为必须设置的科室，推动了医院临床营养科（或临床营养支持小组）的设立。后来，随着中国医师协会营养医师专业委员会的成立，特别是在2008年原卫生部医政司下发《临床营养科建设与管理指南》关于加强临床营养工作的意见后，临床营养学科得到了迅猛的发展。该"指南"提出临床营养科的人员配备和岗位设置应满足完整临床营养诊治流程及支持保障的需要。三级医院和具备条件的二级医院应设立临床营养科，其他医院可设立营养室。凡有住院患者的医院都应根据医院规模大小和收治对象，建立与之相适应的营养相关部门。目前在我国绝大部分地区三甲医院都配置了临床营养科；同时在相当一部分二级医疗机构也配置了营养科或营养室。根据规模和人力结构，大体可以划分为以下三种运行模式：①包括肠内营养、肠外营养和治疗膳食管理在内的完整的工作模式；②以肠内营养治疗和治疗膳食管理为主的工作模式；③单纯以营养宣教和咨询为主体的工作模式。

（二）临床营养科的发展趋势

随着中国国力的不断提升，1986年国内合资企业开始生产高质量的PN和EN制剂，使临床营养支持治疗技术在国内广泛开展和应用得到了保障。此后，由临床营养相关学术团体和组织的专家们多次讨论和论证，于2006年制订了第一版《中国肠外肠内营养应用指南和规范基础上》，2008又发布了《临床诊疗指南—肠外肠内营养学分册》。接着，在"营养风险、营养不良、营养支持和结局"协作组的带领下，组织了大范围、多中心的有关营养风险、营养不良（不足）、营养支持、临床结局和费用的调研和队列研究，丰富了合理应用肠外肠内营养和药物经济学研究的内涵。上述指南和研究成果为临床制订肠外和肠内营养支持治疗方案以及为临床医师、营养师、护师、药剂师在特定临床条件下实施合理规范营养支持治疗提供了具有循证依据的指导。

目前临床营养支持治疗已成为临床治疗的重要手段之一。医院临床营养科的管理也需顺应现代医学发展的要求，以科学的态度从体制上、管理上加以完善。其工作内容包括营养风险筛查、精准的营养评估、制订合理的临床营养干预方案，以及营养支持治疗的疗效评估和相应并发症的防治措施。医院临床营养科也应该朝着具有完善的治疗膳食供应管理、合理规范的肠内和肠外营养支持，以及一定的教学和科研能力这三大工作内容相结合，向能科学合理、安全和有效地对患者进行全面营养管理和治疗的学科方向建设和发展，才能体现出临床营养专业在临床医学中的作用和价值。同样，临床营养支持治疗的各项技术也需要有一个具有临床医学和营养学双重背景且训练有素的专业团队才能胜任。

三、相关学术团体建立和人才培养

（一）国际相关学术团体发展和人才培养

在美国，美国肠外肠内营养学会（American Society of Parenteral and Enteral Nutrition，ASPEN）成立于1975年，其官方杂志是*Journal of Parenteral and Enteral Nutrition*，创刊于1978年。该学会的营养委员会的资格考试大纲为临床医师营养学的教育提供了最精确的基础教材，而研究生培养计划则是临床营养培训的最佳方法。当然，培训临床医师最普通的办法是积累临床的经验，通过补充研究生课程、参加专题报告会、临床研讨会、学术会议和每年一次的ASPEN年会，以及ASPEN设在各州和当地的分会以及已成立的NST提供的培训课程来获得。为了适应在营养支持过程中对药剂师专业知识日益增长的需求，美国健康系统药剂师协会（American Association of Health System Pharmacists，ASHSP）、ASPEN和药物治疗专业委员会共同发起成立了临床营养支持药剂师专业。1992年进行了第一次该专业的资格考试。1988年，美国又建立了临床营养支持营养师资格认定制。同年，3件事的发生确定了临床营养支持护士成为一个法定的临床专业：①《临床营养支持护士核心课程》一书的出版；②国家临床营养支持资格认定委员会开始举办临床营养支持护士资格考试；③ASPEN出版了《临床营养支持护士的工作标准》。

在欧洲，欧洲肠外肠内营养学会（European Society of Parenteral and Enteral Nutrition，ESPEN）相继于1978年成立，2006年改名为欧洲临床营养和代谢学会（European Society for Clinical Nutrition and Metabolism，ESPEN），其官方杂志是*Clinical Nutrition*。迄今ESPEN已每年连续召开年会40届，年轻临床医师和营养专业人员也会通过参加会议前的LLL（Life-Long Learning）继续教育培训课程来提高专业知识和技术。尤其是最近10年来，中国专家参加ESPEN的人员越来越多，积极投稿参加交流和学习，从中也获得了不少营养专业知识的新进展信息。

（二）国内相关学术团体发展和人才培养

我国临床营养的学术团体起源于中华医学会外科学分会，于1985年开始酝酿，1990年在南京正式成立中华医学会外科学分会营养支持学组，由南京军区总医院的黎介寿教授（现在是院士）任组长，北京协和医院蒋朱明教授和上海中山医院吴肇光教授分别任副组长，成立后每两年召开一次学术会议，有效地推动了肠内外营养支持在外科领域的应用和研究。至2004年12月成立了由蒋朱明、王宝胜、刘一宁、陆召麟、蔡威5位教授发起的中华医学会肠外肠内营养学分会（Chinese Society of Parenteral and Enteral Nutrition，CSPEN），逐步开始每年召开一次年会，至今已召开12届，参加人员体现了多学科特色，主要包括普外科、消化内科、神经内科、ICU、烧伤外科、小儿外科、小儿消化科、小儿重症医学科、新生儿科、临床营养科、药剂科等医师，以及营养师、护士和药师等，目前每年参加人数已超3000人，学术交流水平也在不断提高。近年也在会前开设国家级继续教育课程为年轻医师和营养师提供学习和培训机会。

（三）国内外儿科临床营养相关学术发展

在儿科领域，欧洲最先于1968年成立了欧洲小儿胃肠肝病和营养协会（the European Society of Paediatric Gastroenterology，Hepatology and Nutrition，ESPGHAN），并在法国巴黎召开首届年会，以后每年一次年会也是为从事儿科临床营养相关领域的医师、营养师等提供了非常好的机会，迄今已召开了51届年会，其官方杂志是*Journal of Pediatric Gastroenterology & Nutrition*；北美洲小儿胃肠肝病和营养协会（North American Society for Pediatric Gastroenterology，Hepatology and Nutrition，NASPGHAN）的第1届于1978年与ESPGHAN在法国巴黎联合举办，世界小儿胃肠肝病和营养协会（World Society for Pediatric Gastroenterology，Hepatology and Nutrition，WSPGHAN）第1届于2000年8月与ESPGHAN在美国波士顿合并召开。中国的CSPEN于2004年成立后，旗下的儿科学组于2011年5月正式成立，在这之前的2005年在中华医学会下的新生儿内外科和营养学专家组成的协作组制定了《中国新生儿营养支持临床应用指南》，首次为我国临床危重新生儿临床肠内外营养支持规范了应用，继后儿科学组在2008年制定了《中国儿科肠内和肠外营养支持临床应用指南》，涵盖了整个儿科人群的临床应用规范。在全球医学快速发展趋势下，并在2013年对《中国新生儿营养支持临床应用指南》进行了更新，这更规范了我国新生儿这类特殊人群的营养支持和治疗的临床应用。上述一系列儿科指南的制定和相关临床研究的发表，均得到了国际上的认可。2016年，由ESPGHAN发起，联合ESPEN、欧洲儿科研究学会（European Society of Pediatric Research，ESPR）和我国CSPEN儿科学组共同完成了《欧洲儿科肠外营养指南-2016版》的更新任务，旨在为医疗专业人员对婴儿、儿童和青少年患者提供肠外营养支持治疗的最新依据。目前，CSPEN儿科学组还在为进一步推动NST在我国更大范围的组建和发展，定期开展相关的培训、专题报告会、临床研讨会和临床病案分享等学术活动，更深入地提升我国儿科临床营养支持的规范化和合理化在努力。

（四）我国注册营养师制度建立和发展

我国临床营养专业人才培养制度的建立相对落后，目前主要还是由临床医师（主要是普外科医师和少数临床营养科医师）在推动和引领这个学科发展。我国正规营养师培养工作虽在20世纪80年代就有零星高等院校开展，但不成规模和体系。直到21世纪开始逐渐有院校开展营养学或食品与营养学专业招收本科学历学生，但缺乏资格水平考试认证。直到2016年由中国营养学会发起，首次在上海试点了注册营养师考试工作，在此成功基础上，2017年又扩大到全国五省市（首都医科大学、上海交通大学、中山大学、吉林大学、四川大学）开展了这项工作。在学会引领、严格管理、专人负责基础上，这项工作逐渐被国内外同行认可，目前正有条不紊地推进这项工作发展，努力扩大注册营养师队伍，提升注册营养师国内外影响力，为我国临床营养科和NST团队提供职业和专业素质过硬的营养师创造了条件，也为健康中国作出了应有贡献。

第二节　住院患者膳食管理

医院营养膳食质量直接或间接影响到医院的医疗质量和服务质量，所以患者营养膳食的管理应是医院临床医疗质量管理的一部分。医院的服务对象是患者，患者是不同于正常人的特殊群体。患者膳食管理的目标是保证提供高质量的营养饮食治疗和良好的饮食服务，满足患者的营养需要，促进患者康复，提高患者满意度。

医院患者膳食管理的具体内容，应按不同地区不同医院的具体情况提出不同的要求，主要内容有以下4个方面：①计划与控制：包括人力、水电煤气、食品原料和成品。②制定质量标准：医院患者膳食的设计、制备及供应治疗膳食的流程。③对患者的营养教育和宣教；指导食品卫生与食品安全保障。④品质保障措施：建立相应的工作制度，并付诸实施；营养及食品原料的规格；食谱的标准化，包含原料控制、制作过程、成本控制、质量检验、营养成分计算及抽检方法。

一、医院膳食管理模式

（一）医院营养科行政属性和人力管理

医院营养科应实行院长领导下的科主任负责制，按临床科室或医技科室进行管理。应由具有营养学知识的医师或营养师中的高级专业人员担任主任，同时配备与其任务相适应的足够数量的合格的营养专业人员、膳食配制技工及其他相关人员。其中营养师和医师人数与医院床位数之比应至少为1∶150，营养技师应按照与营养师1∶1的比例配备，营养科护士应不少于3人或者人数与床位数之比为1∶300以上。

（二）医院患者供膳模式

1. 医院营养科下设制备患者膳食的厨房　采取包伙选食制，即由医院规定每天的膳食费标准，由营养师设计各种膳食的食谱供患者预约选择，然后经营养师审核后交给厨房制备。此种供膳的方法便于控制质量，实施营养治疗的效果较好。

此模式下，营养科应设立经卫生监督部门审核合格的制备住院患者膳食的厨房及其他相应设备。为保证患者膳食的质量，营养科的建筑设计和装备应便于安全、卫生和及时供应适合各种患者营养需要的食品。营养科应有足够的空间和完善的设备，以分别存放食品与非食品、制备和分发食品，包括便于从食品制备区分开的用具和餐具的清洁卫生工作，为工作人员执行任务提供应有的足够空间，为营养人员提供现代化信息资料的设备和条件。

2. 营养科不直接管理制备膳食的厨房　营养专业人员归属医技管理，营养厨房则归属于后勤管理，由营养师设计治疗膳食食谱，后勤分管的厨房工作人员进行配制和配送。

3. 营养科厨房由第三方配膳公司管理　医院营养专业人员仍归属医技管理，营养师设计治疗膳食食谱，配膳公司执行配制和配送。由于我国目前的配餐公司大多规模较小，较少有专职营养师设计菜谱和监督患者膳食配制，因此膳食质量难以保证，治疗膳食的实施比较困难。

二、膳食供应流程

患者的膳食营养是医疗工作的一部分，各级医院按照医院情况参考医院膳食常规，制订本院的医院膳食常规。患者的膳食应由营养师按照医疗膳食原则，参照物质供应情况、供膳标准、多数患者的习惯来设计食谱和指导及监督配制。膳食收费标准由医院参照有关规定确定。患者住院期间除病情需要禁食外，均应由临床营养科供应膳食。

1. 新患者入院后，由病区护士根据医院信息系统流程通知营养师，并提供患者姓名、住院号、床号、诊断、详细饮食医嘱、食物禁忌、宗教信仰及饮食起始时间。营养科根据通知准备膳食。对营养治疗的重点患者亦可由病区通知营养师会诊后商定营养支持方案。

2. 各病区由配膳员负责配送膳。配膳员入职后需经营养及配餐方面的专业知识培训，可属营养科管理或医院后勤管理公司管理，在营养师和病区护士长指导下进行工作。

3. 患者如需要更改饮食，应在规定时间内（一般在上午10点和下午2点前）由病区护士按医嘱通知营养科更改膳食。如迟于规定时间，则隔餐或隔日更改。如遇有病情加重或特殊情况，病区应随时与营养师联系，以便及时调整膳食。

4. 患者因病情需禁食时，由护士按医嘱发出禁食通知，营养科应及时终止供餐。

5. 普通膳食每日供应三餐，软饭每日3~5餐，半流质每日5~6餐，流质6~7餐，特殊饮食酌情处理。每餐饮食发出之前，营养师应按各病区膳食清单（包含医嘱、点餐等信息）进行检查核对，确认无误后送至病区，并有记录备查。

6. 营养师要经常巡视病房，了解患者的病情和营养及膳食情况，观察营养治疗效果。对接受特殊治疗膳食患者，在接到病区膳食通知后，应在24小时内巡视患者，按病情需要设计和配制膳食，并进行营养计算和监测，同时做好营养饮食记录。

7. 患者饮食是临床医疗和护理的一部分。医师、护士和营养师应加强联系，共同做好治疗膳食工作。病区护士应关心患者的饮食，开饭时应配合饮食核对，做好饮食护理工作。配膳员要及时、准确地分发饮食，保证患者吃到正确的热饭热菜。

8. 患者出院前，应由病区通知营养科终止饮食及办理有关结账工作。

三、膳食质量保障

每一个医院都应根据本院的类型制订膳食常规（或称饮食手册）。在膳食常规中应规定膳食种类、营养标准、适用对象等内容。膳食常规由营养科有资质的营养师提出，经医务处审核同意后作为医院医疗常规的一部分，并作为对医师饮食医嘱的指导。营养科所供应的膳食应符合常规的规定。常规中的普通膳食的营养标准应符合我国居民的膳食参考摄入量。

（一）食谱设计和烹调配制

食谱设计是保证膳食质量的重要环节，食谱设计分常规膳食食谱和特殊治疗膳食食谱设计。常规膳食食谱如普食、半流质、流质、低脂、低盐等食谱，由营养师根据膳食标准、市场供货情况、多数患者的生活习惯、营养需要量和人力安排等综合因素，设计出1~2周的食谱，进行营养计算和评价，然后配制。特殊治疗膳食食谱应根据患者的病情、临床营养的需求和患者对食物依从性等情况由分管的临床营养师进行个体化的设计和计算。

（二）配制烹调

我国是一个饮食文化源远流长的国家。在饮食文化中历来讲究色、香、味、形融为一体，因此烹调质量是膳食质量的重要环节。从原料、切配、烹制到分发的整个过程都应合理有序地进行，才能保证各种膳食的质量。

（三）订餐、采购和分发管理

临床营养师负责膳食的设计、随访分管病区，与患者床位主管医师、病区护士沟通联系，进行营养风险筛查和营养评估，观察患者营养饮食的效果及做好营养治疗记录。还要督查厨房管理员、配制技工和配膳员的工作。财务人员由取得相关任职资格证书的合格人员担任，负责成本控制及经济管理。

1. 工作流程　患者订餐→食品预算计划→按计划采购→验收→收货入库→入账→领用供应→出账→查核账物相符。

2. 医院订餐服务　大致分为两种，一种是纸质订餐，另一种是无纸化订餐，后者是今后发展的方向。根据菜单设计和订餐汇总情况，获得食品原料需求表。

3. 验收　要做到原料、质量和数量相符，认真执行由原料到成品的“四不制度”（不买、不收、不用、不卖腐败变质的食品）。做好索票索证和食品原料的追溯系统。

4. 凭收货单入账，凭领用单出账。

5. 食品入库　按序存放。入库食品应按标记做到先进先出，物尽其用，减少浪费。食品和原料入库存放实行“四隔离”（生与熟、成品与半成品、食品与杂物、食品与天然冰隔离），所有食品应隔地（至少15cm）、离墙（至少

15cm)放置。入库食品应标明入库时间和保质期。

6. 按食品的不同性质及特点和要求分别选择适当的条件保管,如常温、保鲜冷库、冷藏冷库。常温库房要做到清洁、整齐、通风,并有防鼠、防蝇、防潮设施,食品保藏按各种食物的食品卫生要求执行(具体要求参见《中华人民共和国食品卫生法》)。食品库房不得存放有毒有害物品,也不得存放个人生活用品。

7. 直接入口的食品与食品原料应分库冷藏。

8. 餐具实行"四过关"(一洗、二刷、三冲、四消毒);环境卫生采取"四定"(人、物、时间、质量)。

9. 厨房工作人员,个人卫生做到"四勤"(勤洗手、剪指甲、洗理发、换工作服)等。

(四) 食品采样留检

1. 按食品卫生法要求,建立食品采样留检制度。

2. 每份菜肴烹调完毕后,必须采留样品一份,每种样品不少于200g,并保留48小时。

3. 做好留样记录,包括:食品名称、留样时间、留样人签名,以备查。

4. 采样过程菜肴→用清洁用具取样→放入留样盒加盖→放入专用的冰箱备查。留样盒每次使用前应进行清洗消毒,以免交叉污染。

(五) 餐具清洁消毒制度

1. 工作流程　回收餐具→刮去残物→清洗→消毒→保洁备用(隔离患者所用餐具连同剩余食物应收入专用容器内先行消毒后再按上述流程进行二次消毒)。

2. 清洗消毒室不准存放和洗涤私人物品。

3. 未消毒餐具和已消毒餐具分开放置,并有明显标志,避免交叉污染。

4. 每月不少于一次对已消毒餐具进行采样作致病菌检测。

5. 常用消毒方法

(1) 蒸汽消毒:洗净后把物品放入蒸箱内,温度上升到100℃持续蒸汽消毒>15分钟以上。

(2) 煮沸消毒:消毒时把物器浸泡在水里,煮沸后15分钟。

(3) 电热消毒:按设备说明书要求操作。操作人员要在每次使用前检查有关设备是否完好。

四、医院供膳系统

(一) 医院供膳系统面临的挑战

综合性医院有不同类型的科室,在膳食供应上需要满足许多要求。住院伙食费用、餐饮运营成本等给医院供膳系统的运行提出了多种挑战,诸如:

1. 食品安全性　供膳部门需要在原料生产和食品加工过程中全面推行良好农业规范(good agricultural practices,GAP)和危害分析的临界控制点(hazard analysis critical control point,HACCP)。

2. 保温配餐　正确的保温措施能够抑制或防止有害微生物的生长,将膳食以保温状态适时配送至患者床旁是医院膳食服务的要点。在该方面投以关注度的同时,也要有足够的保温技术设备的支持。

3. 烹调质量的稳定　稳定的质量需要人才和技术保障,这对于烹饪技术开发与营养专业人才的培养亟需加强。

4. 食谱多样化　多样化的食谱可以提高患者满意度,但是也会加大厨房的运营压力。需要根据厨房的加工能力,科学合理设计菜谱,以及有限的成本控制。人才和技术储备是菜品多样化的基础保障。

5. 人口老龄化趋势　在菜谱设计时,需要考虑老年饮食的需求特点,除了满足疾病治疗要求外,还要满足老年咀嚼能力和吞咽功能下降等要求。老年人口存在支付能力不足的特点,因此,如何满足老年营养,还需要社会和个人的共同关注。

(二) 新式烹调方法

传统烹调方法是广大患者熟悉的方法,在供餐高峰时间段,需要大量的厨房人力进行服务,而在非高峰时段,会造成人员大量闲置。同时传统烹饪加工到配送受到时间限制,面对复杂的医院个体化的膳食新需求,越来越无法满足膳食配置需求。以下几种新式烹饪方法有条件时可以采纳。

1. 预煮速冷法(cookchill)　在使用通常方法烹饪后,通过快速冷却方法,将食物温度从75℃快速降到0~5℃,冰箱保存,需要时进行再加热的烹调方法。可以将烹饪和配送时间分离,可以进行计划生产,平均分配人力,节约了大量的人力,可以有充分时间进行复杂的治疗膳食配置。但需要严格的温度管理和卫生管理要求。

2. 预煮冷冻法(cookfreeze)　适用于批量大、食材均质、可以冷冻的食品种类,如小肉圆、芋艿等。在使用传统烹饪方法后,进行快速冷冻处理。可以长期保存。

3. 真空烹调法　源于法国的烹饪方法,将食材和调味料置于真空袋中烹调,特别适用于蒸煮类的食品种类。由于食品保存在真空袋中,保存时间和安全性更好,被大量应用于医院膳食制作。

4. 新预煮速冷法　在预煮速冷法的基础上,增加了冷藏配膳步骤,及再加热配膳车,为医院保温配膳车提供了完全的替代方式。可以将新烹调系统安全地应用于医院供膳部门。

5. CK+SK模式　将预煮速冷法模式大规模应用于中央厨房,配送至卫星厨房再加热,然后提供给消费者。为中小型医疗机构解决了复杂配膳问题,同时大幅度降低了成本。图6-1-1是新烹调方法的流程图。

(三) 新式烹调系统和配送设备

1. 万能蒸烤箱可以有蒸、烤、蒸烤复合三种主要的加热模式。一台设备就可以完成蒸、烤、煮、炒、再加热等多种烹调工作。可以不同批量、高质量进行各种烹调。拥有良好的温度和时间管理功能,符合HACCP高度卫生管理要求。

2. 急速冷却柜(Blastchiller)可在规定时间内使加热完成的食品从75℃以上快速降低到规定0~5℃冷藏温度,快速通过10~60℃的微生物易繁殖温度带。保证食物安全卫生和计划生产。快速冷却使热气腾腾的食物迅速降温,快速锁住食物烹调风味。有效避免了水分蒸发、油脂酸化、香味散失等食物风味劣化。

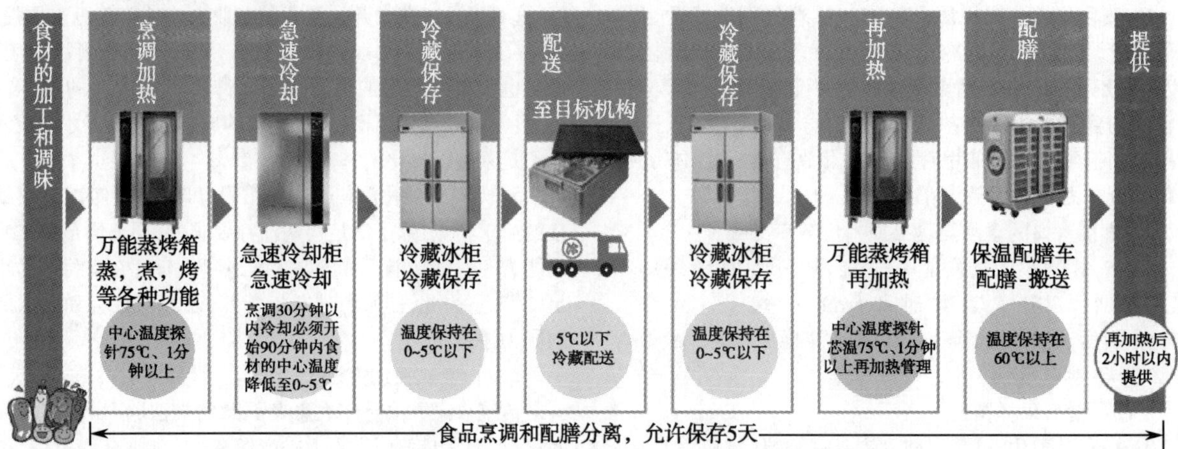

图 6-1-1　新烹调方法流程图

3. 真空包装机　提供安全的包装方法，延长了食品保存时间。真空袋可以最大化利用储存空间，减少交叉污染、窜味的风险，便于运输。

4. 再加热配膳车为配合新烹调方法设计的特殊运输车，在冷藏配膳状态下完成装车，可在配送途中通过时间设定对车内冷藏餐食进行再加热。

（四）HACCP 的构筑

HACCP 是指为了防止食物中毒或其他食源性疾病的发生，应从食品原料种植（养殖）到食品食用的全过程中可能造成食品污染发生或发展的各种危害因素进行系统和全面的分析。在此分析基础上，确定能有效预防、减轻或消除各种危害的"关键控制点"，进而在"关键控制点"对危害因素进行控制，同时监测控制效果，并随时对控制方法进行校正和补充。

依据 HACCP 的原理，要求餐饮业对每一个菜品建立一个 HACCP 体系。但这种针对单个产品进行分析的方法较为耗时耗力，一些新烹调方法的设备都配备了微电脑监测的温度探针，很好地解决了不同菜品温度，时间上的 HACCP 管理的问题。

（五）新时期医疗需求下的新型供膳系统思考

1. 传统厨房和新式厨房的异同　与传统厨房相比，新式厨房由于采用的烹任方法不同，具有许多优点。

（1）HACCP 实施便利：可方便记录到食品加工流通过程中的温度、时间变化。通过严格的温度和时间管理，可以有效地防止细菌繁殖，防止食物中毒的发生。

（2）新式厨房卫生管理便利：与传统厨房高温高湿的环境不同，新式厨房采用全电设备，减小蒸汽、明火、油烟等排放，可以实现 25℃以下、80%湿度的舒适厨房环境，污染风险显著下降。

（3）烹调操作的标准化程度高：烹调工作从完全厨师个体的手工作业，转变为可计划性的规范顺序化作业，有利于复杂烹饪任务的完成。

（4）由于热排放的大幅下降，厨房的空间设计紧凑化，节省了空间，降低了能耗。

（5）新式烹调方法允许烹调和配膳时间分离进行，避免了供餐时的高密度劳动力，可以节约人工。厨房面积大幅下降，并大幅削减了人工费和水电费。

2. 医院内营养点餐系统和营养管理系统的作用　患者的个性化需求还需要营养点餐系统的配合。医院营养膳食部门的订餐管理是一个综合管理的系统过程，涉及营养专业、食品卫生、食堂运作、行政管理、经济管理等多学科知识与运作。三甲医院一般就餐率要求在 80%～90%之间，旧有模式采用饭菜票管理、手工进行订餐、配餐、人工制作报表，不仅数据量大，而且纸张记录和统计易出错、费时费力。电子营养点餐和管理信息化系统设计功能可以从账目管理、菜谱编辑、订餐报表统计、营养分析到仓库管理等，使医院营养部门的管理更现代而高效。

第三节　临床营养支持团队

从循证医学、医疗资源的有限性和药物经济学角度来看，合理应用肠外、肠内营养支持，把有限的医疗资源用于有营养风险和有医疗需要的患者，是临床实践的必然之路。以临床医师、营养师、药剂师和护师组成的营养支持团队（nutritional support team，NST）是临床 PN 和 EN 管理的基本单元，在发达国家具有一定规模的医院都设有 NST，可根据医院自身条件配备小组人员的多少，其功能是体现团队管理的原理。美国和欧洲等发达国家在早期研究即发现，采用 NST 团队管理模式下进行的 PN 和 EN 支持，可减少代谢并发症和节省医疗费用。因此，在医院内设立 NST 也是临床营养支持在医院内规范化应用模式的必然发展趋势。

一、组建 NST 的意义和目的

临床营养支持技术的诞生不仅是人类科学技术发展的成果，更是临床医学实践和医学观念不断进步的体现，并随之深入的应用和研究而变得越来越完善。危重患者通常存在营养储备的消耗和重要脏器功能受损的双重打击，在临床实施中往往能量和营养素的需求很难得到满足，大多数迅速发展为蛋白质—能量营养不良，严重影响疾病预后。因此，当患者存在营养风险或营养不良时，应尽最大努力积极提供合理营养监控和干预，同时又需考虑到脏器功能对能量、营养素和液体供给量的耐受度。鉴于营养不良和不合理或不规范的营养支持所产生的严重临床与经济后果，有必要在一定规模的医疗机构建立一支训练有素的具有专业技能的多学科的 NST 或临床营养部门对患者进行系统的营养状况识别、营养支持方案的制订与实施，以及并发症的监管等，使患者获得全方位的营养支持治疗。NST 的组建不仅为满足个体健康维护和疾病康复、国家医疗卫生技术发展等社会需求；而且在规范临床营养管理以及有效管控不合理医疗成本支出等当前医院发展需求上也是十分迫切的。

（一）组建 NST 的必要性

在临床医疗中，一方面，当普通医护人员没有认识到治疗营养不良的重要性，未能及时识别已有营养不良或营养风险的患者，将会延迟或缺失提供合理的营养支持，则会增加患者因营养不良而恶化临床结局；另一方面，如对疾病适应证或者营养治疗不规范使用，不仅浪费医疗资源，还将产生与不合理营养应用相关的并发症。这两方面问题所带来的直接后果是患者病痛加剧和医疗成本上升。归纳医院组建 NST 有以下具体原因：

1. 住院危重患者还是存在很高的营养不良发生率以及由此产生的严重不良后果。

2. 需对住院患者进行营养风险筛查和营养评价，制订并实施营养医疗计划，监测其耐受性和并发症，以便能及时调整营养支持方案并可正确决定何时结束营养支持等，这些决策的制定需要经过专业培训、掌握临床营养支持治疗理论知识、精通它的实践和操作的人员才能胜任。

3. 在 PN 过程中仍出现过高的导管相关败血症、静脉营养相关肝损等发生率，需要积极设法攻克和防治。

4. 在 EN 过程中的相关操作规范和安全监护也是成功营养支持的关键，需要专业团队的监管和培训。

5. 临床营养支持治疗的医学理论和方法在不断发展和完善中，这对临床医护人员也提出了更高的专业化要求。

6. 避免和减少因营养不良增加和不合理使用营养支持所导致过高的医疗费用，需组织和运行良好的营养支持团队，有益于医疗服务质量的提升，并可获得良好的社会和经济效益。

近年来，美国、英国、丹麦、波兰和巴西等国家也在医院如何优化 NST 组成、家庭营养支持（home nutrition support，HNS）和养老机构的营养支持及其管理上做了一些涉及经济效价比的研究，并获得良好的医疗经济效价比的优势结果。如波兰在为家庭肠外营养支持（home parenteral nutrition，HPN）时，主管医师的 PN 处方经常会违反药物配伍原则，以往都是进行频繁的营养混合液的稳定性测试来保证其安全性，通过 NST 成员对配方的分组优化实施，明显减少了人员经费的浪费，大大提高了 HPN 的成本效益和质量。波兰的另一研究显示由专业 NST 团队处方的优化改良的家庭肠内营养（home enteral nutrition，HEN）的配方大大减少了再次入院人数和住院时间以及入住重症监护病房的时间，优化管理后的这些患者在医院治疗的年平均费用从每位 764.7 美元降至 142.7 美元。同样，在英国，通过配备 HEN 小组的有效管理，也使家庭管饲患者再住院次数较少，不仅减少医院转运成本，还降低了管饲喂养成本，管饲相关的并发症如管道堵塞等频率明显减少，在经济效价比上也获得成效。

（二）组建 NST 的目标和任务

组建 NST 目标是为需要营养干预的患者提供合理而有效的营养支持并获得良好的临床结局。包括正确的营养风险筛查，识别出患者是否存在营养不良或发生营养不良的风险；对患者进行科学而精准的营养评价，为制订合理的营养支持方案；保障营养支持的安全规范，合理有效的实施。为达成以上目标，NST 的工作职责和范围包括：

1. 规范营养支持工作　制订适合本医疗机构 PN 和 EN 支持应用的规章制度、政策和使用程序，设计规范的会诊单、配方单、监测和巡视单。

2. 负责和培训　对住院和管辖的全部患者进行营养风险筛查，并对存在营养风险的患者进行会诊并进行营养及代谢评价，对需要 PN 和 EN 支持的患者提供与营养支持相关的医疗服务，制订合理的营养支持方案。

3. 对营养支持进行质量控制　包括有计划地对接受营养支持的患者进行每日的监测和查房，及时调整营养支持的方案并处理在营养支持过程中出现的各种问题和并发症。

4. 承担营养支持知识的教育和培训　对患者及其家属进行营养支持知识的宣教和指导等工作的责任；为临床医师、护士、营养师和药剂师等医护人员开设一系列的专业讲座和在职培训课程；鼓励住院医师到 NST 部门轮转实习。撰写和印发一些宣教材料给医护工作者、患者及其家属。

5. 进行营养支持的研究工作来推动学科发展　包括不断发展和完善营养支持的理论基础和实施措施，需要进行营养和代谢支持方面的监护及用来评价营养疗效敏感指标的研究，使营养支持的效率和安全性不断提高。

6. 探索和执行 HNS　包括对患者及其家属进行教育和培训，制订出院后的营养支持计划，对患者进行随访和营养监测。

7. 开设营养门诊　提供营养咨询，治疗营养失衡并对患者进行随访。

二、NST 运行模式和组织构架

（一）NST 管理体系和运作模式

由于每个国家的社会和医疗制度不一，各医疗机构的临床营养学科的发展程度存在落差，NST 的临床运作和组织构架也是各有差异和特点。以下介绍发达国家在 NST 团队的组建、构架和临床运作方面的情况，并就 NST 规模、人员组建专业结构以及国内发展趋势进行阐述。

1. 美国模式　目前临床 NST 的管理与运作模式在美国大致分为两类：一种是集中管理制，另一种是非集中管理制。

（1）集中管理体系：成立一个独立的负责承担整个医院患者营养医疗服务的部门，即建立一个由医师、营养师和护士组成的营养/代谢支持相关病房，包括 CVC 的置入和护理，实施 PN 和 EN 支持以及出院后的 HNS 计划。对全院所有需要接受营养支持的患者直接负责，病房的全部管理工作均由专门医疗小组负责，如涉及其他疾病或问题，则需通过会诊得到治疗或解决。

该体系的优点在于：①管理较为严格；②EN 或 PN 支

持的并发症发生率较低;③在营养支持实施过程中发生相关并发症后易于得到有效的预防和控制。

其缺点在于:①与其他科室人员接触较少,因而在一定程度上限制了信息与技术的交流;②设立单独病房需要有更多的空间和人员规模;③全面医疗与整体护理水平会受到不同程度的影响;④患者有时不易接受。

(2) 非集中管理体系:也称分散会诊体系。成立一个营养管理委员会或营养咨询小组(即 NST),在整个医院范围内,NST 成员对住在各病房的患者进行 EN 与 PN 会诊和治疗。主要运作模式是进行会诊,最初的营养评价,并向提出会诊的医师提供有关营养支持的配方及监测的建议,并且每周 3 次对患者的营养治疗进行评估,但最后作决定、承担责任的还是主管床位的医师。患者的整体治疗、护理与管理工作仍由其所在病区自己的主治医师和护士负责,NST 仅提供营养会诊意见。

该体系的优点在于:①全面医疗及整体护理较好;②涉及的科室及领域较多,人员与技术的合作和交流机会较多;③不需单独病房,节省了空间和人员;④患者和其他科室医护人员易于接受。

其缺点主要有:①营养治疗的整体管理相对不严;②对并发症的监测与控制相对不利。

上述两种运作模式的主要区别在于:前者可以在对患者的医疗中保持最大程度的连续性,并最大限度地降低并发症的发生;而后者则有利于主管床位的医师更多地参与对患者的医疗,有利于将营养支持的观念和原则传授给医疗小组中的其他住院医师和医学生。当然,这种差别不是绝对的,更不是对立的,通过完善的运作制度完全可以将两者的优点集中在一起。1996 年,美国 Cleveland Clinic 医院 NST 的 Ezra Steiger 报道,在该院 NST 于 1975 年成立的时候是以会诊制模式运作的。1983 年,由于美国开始实施 DRGs(diagnosis related groups)医疗费用支付系统,该院为了降低医疗费用而成立了药品及治疗管理委员会。结果经该委员会调查发现,NST 的 TPN 不正确使用率为 11%,而其他部门的 TPN 不正确使用率为 51%。在该委员会的建议下,医院管理委员会规定:凡是应用 TPN 及氨基酸溶液,必须经 NST 会诊同意。在该规定颁布前,该院每月配制的 TPN 数为 2800 袋,颁布 1 年后减少为每月 1200 袋。这说明集中管理制模式大大减少了不合理的营养支持,明显降低了医疗费用。

2. 欧洲模式　在欧洲,NST 日常组织工作模式有以下 4 种:

(1) 一个专门营养管理小组,进行日常查房,对住院患者进行营养风险筛查和营养评价,发现有营养支持指征的患者,即给予营养支持治疗。但营养支持的好处很有可能因为其他治疗需要而被掩盖甚至于造成不恰当,因此,如果需要足够的决定权,NST 必须与可作决定的临床医师密切合作。

(2) 一个专门营养管理小组,具有自己的床位,一旦患者需要特殊营养支持(如短肠综合征等慢性肠道功能障碍患者)就可转到这里。这样做的好处是可以保证营养支持治疗的完善实施,但缺点是涉及其他专业治疗的限制,需要通过会诊方式来完善治疗的全面性。

(3) 兼具第 1、2 条的两种功能,即有自己的病房接受需要专门营养治疗的患者,又接受其他病区的会诊邀请,提供营养治疗服务。

(4) NST 不仅管理所有患者的营养问题,还参与医院政策的制定,拥有表决权,对全院工作人员进行必要的相关培训等。有 NST 成员加入到医院管理者范畴,由膳食科、临床医师、营养师、护士、药剂师共同组成的营养应用指导委员会,监督从膳食营养到肠内肠外营养治疗等各方面的实施情况。

最后应强调指出的是,具体选择哪种运行模式和管理体系,需根据各个医疗机构的自身特点决定。当然,这两种模式不是绝对的,更不是对立的,无论采用何种方式,其基本管理原则是一致的,即营养支持的安全需得到确保,通过完善的运作制度完全可以将两者的优点集中在一起。

(二) NST 专业人员构成和职责

一个正规而典型的 NST 应该是多学科的,主要由医师、营养师、药剂师和护士组成,同时还可包括社会工作者、到 NST 轮转的受训者以及医院行政管理人员等。这将有利于为患者提供合理、全面而有效的营养支持服务,有利于 NST 的不断发展,并进一步完善营养支持的理论研究和实践制度。

1. NST 专业人员构成和规模　NST 负责人通常由医师来担任。1991 年美国肠外肠内营养协会(ASPEN)在被调查的 487 家医院已成立的 NST 中,由医师担任负责人的共 292 家(60%),由营养师担任负责人的共 52 家(11%),由药剂师担任的 32 家(7%),由护士担任的 13 家(3%),由其他专业人员担任的 8 家(2%)。另有 83 家(17%)则无负责人。我国 2017 年调查的 19 家已成立 NST 的三甲医院(床位均超过 500 张以上,其中 15 家为儿童专科医院)结果显示:NST 负责人均由医师担任,其中来自消化科 7 人(占 37%)、外科 4 人(占 21%)、营养科 4 人(占 21%)、ICU 3 人(16%)。

国外 NST 的医师中 62%是外科医师,31%是消化科医师。这样的比例并不让人感到意外,因为第 1 篇有关住院患者营养不良状况的研究报告,第 1 篇有关成功静脉高营养应用的论文均出自外科医师之手。早年历届 ASPEN 的主席也几乎都是外科医师,但近几年国外各学科对营养支持的认识有很大提高,ASPEN 和 ESPEN 的主席常有非外科医师担任,而围手术期和消化道功能不全的患者仍是营养支持的主要对象。我国 2017 年上述 19 家医院调查显示 NST 成员的专业分布为外科 22%,消化科 20%,PICU 15%,NICU 12%,营养科 9%,血液科 7%,儿保科 6%,内分泌 3%,其他包括心内科、肾内科、药剂科、护理和管理层等合计为 6%。

1991 年 ASPEN 对 1680 所床位超过 150 张医院的调查结果显示:NST 人员超过 6 名的占 34%,5~6 名的占 29%,1~4 名的占 37%。2017 年对我国上述 19 个医院的调查结果显示:人员>20 人 4 家(占 21%)、15~20 人 8 家(占 42%)、10~15 人 4 家(占 21%)、5~10 人 3 家(占 16%)。

2. NST 各类成员的职责

(1) 医师职责:①担当 NST 的负责人,并指导 NST 的运作;②解释与营养支持有关的医学咨询;③对患者进行营养评价,包括确认病史、进行体检、复习实验室报告;④汇总小组其他成员提供的信息和建议,以完善营养支持和监测计划;⑤对营养医疗计划的制订及实施,并承担最终的责任。

临床营养医师应该具备的条件:①应该十分了解对营养素在健康和疾病情况下的不同代谢特点;②知道营养不良在病理生理和临床上的所有不同的表现形式;③具有处理一些其他疾病的临床经验。

(2) 营养师职责:①对住院患者进行营养风险筛查及其指导,以识别高风险患者;②对有风险的患者进行营养评价;③决定膳食和 EN 的热卡和营养素的需要量;④根据膳食配方配制饮食和(或)管饲营养配方的选择及配制;⑤监测并记录热卡和营养素的摄入量;⑥监测喂饲情况;⑦为包括 EN 的产品、价格及喂饲营养的配方在内的膳食营养问题提供咨询服务。

(3) 护士职责:①对营养支持过程中的护理工作进行监测;②对营养支持的输入设备(静脉导管、喂饲管等)的护理进行监测;③对患者、家属以及其他护士进行宣教并提供咨询服务。

(4) 药剂师职责:①参与 PN 混合液的配制;②对 PN 混合液进行质量检验;③就与药物相关的问题(如药物与营养素的相互作用,合适的给药方法,药物与 EN 或 PN 营养液的配伍)提供咨询;④监测与 PN 相关的数据;⑤参与发展和保持具有高效益-低成本的营养支持配方。

(三) NST 管理和运作的要素和注意事项

1. 挑选具有良好的业务素质和具有良好合作品格的人组建 NST。

2. NST 人员应该充满自信,充满旺盛的精力与活力,具有很强的适应和调整能力,具有良好的敬业和奉献精神。组员需要团结互助,懂得团队的重要性。

3. NST 不仅要精通业务,还要懂得交流和沟通技巧,善于与专科医师、医院行政、医疗、药品管理、护理等部门进行交流和沟通,获取他们对 NST 的理解、支持与帮助,避免与专科医师及其他 NST 外部人员发生争执与矛盾。

4. 制定明确的 NST 工作目标和任务,明确每个组员的工作职责和范围,制定 NST 的工作纪律和考核制度。

5. NST 人员要有耐心,要从简单的经过周详考虑的计划开始,避免不切实际。

6. NST 应该提供 1 周 7 天的营养支持和咨询服务。

7. NST 必须每天进行随访、查房和监测需要接受营养治疗的患者;每天就患者的医疗问题与专科医师进行交流;按时和及时在病历上记录患儿的病情变化、营养支持的情况和方案的调整。

8. 要充分应用网络信息系统的强大功能进行日常医疗资料的查询、医嘱制定及相关的统计工作,包括病史资料和实验室数据的查询、会诊记录和营养医嘱下单、配方中营养药物的领取和费用查询,以及与营养相关的工作量统计等。目的不仅在于了解 NST 自身的运作情况变化,也是为了证明自身的临床和经济价值,并有利于科研统计。

9. 为小组成员及其他医护人员积极提供有计划的进修深造和继续教育。

总而言之,一个正规而典型的 NST 应该是多学科的,主要由医师、营养师、药剂师和护士组成。同时它尚可包括社会工作者、疾病治疗专家、医院的行政管理人员以及上述专业到 NST 轮转的受训者等。这将有利于为患者提供合理、全面而有效的营养支持服务,有利于 NST 不断发展和完善营养支持的理论和方法。目前中国医院内除少数发达地区临床营养科发展较完善外,绝大多数医院还没有完整的体制运作机制,这与我国临床营养的专业队伍发展落后及医院领导和管理部门对临床营养的认识不足有关。随着医疗体制改革与深入发展,在各相关学术团体的积极推动下,深信在不远的未来,我国医院临床营养科和 NST 的建设和发展能早日赶上发达国家水平。

(刘景芳　汤庆娅　蔡威)

参考文献

1. 蒋朱明,于康,蔡威. 临床肠外与肠内营养. 第 2 版. 北京:科学技术文献出版社,2010.
2. 吴肇汉,吴肇光. 实用临床营养治疗学. 上海:上海科学技术出版社,2001.
3. Fischer JE. Surgical nutrition. Boston:Little and Brown Co. ,1983.
4. 葛可佑. 中国营养科学全书. 北京:人民卫生出版社,2004.
5. 蔡威. 现代营养学. 上海:复旦大学出版社,2011.
6. 胡雯. 医院膳食系统管理学. 北京:人民卫生出版社,2008.
7. Bobeng BJ, David BD. HACCP models for quality control of entre production in hospital foodservice systems. I. Development of hazard analysis critical control point models. J Am Diet Assoc, 1978, 73 (5):524-529.
8. 蔡东联. 实用营养学. 第 2 版. 北京:人民卫生出版社,2012.
9. 陈君石. 建立国家食品安全风险评估中心的意义与挑战. 中华预防医学杂志,2012,46(1):9-11.
10. 李宁,严卫星. 国内外食品安全风险评估在风险管理中的应用概况. 中国食品卫生杂志,2011,23(1):13-16.
11. 罗旭,郭继卫. 新形势下医院在食品安全管理中的角色及定位. 中国卫生质量管理,2012,19(2):82-84.
12. 刘长青,闵惟. 上海市徐汇区涉老助餐服务状况和监管对策研究. 中国卫生监督,2012,19(1):70-74.
13. エネルギーフォーラム編集部. 電化厨房ワールド. 日本. エネルギーフォーラム,2009.
14. MSwane, D. Essentials of Food Safety and Sanitation, Fourth Edition. New Jersey:Prentice Hall,2006.
15. スチームこんベクションオーブンを使いこなそう. 日本. 東京電力株式会社,2007.
16. 楠見五郎. フードサービスの課題とクックチルの活用法. 日本. 幸書房,2012.
17. 広瀬喜久子. 新調理システムクックチルの実際. 日本. 幸書房,2006.
18. 根岸繭. 中小規模病院におけるアッセンブリーシステムの導入事例ー労働力不足と食事を提供し続けるための取り組み日本. 臨床栄養,2017,08:160-162.
19. 水野文夫安全・安心な食事の提供をめざして一新病院開設の経験から. 日本. 臨床栄養,2012,05:527-532.
20. Sriram K, Cyriac T, Fogg LF. Effect of nutritional support team restructuring on the use of parenteral Nutrition. Nutrition, 2010, 26 (7-8):735-739.
21. Magdalena P, Dorota WS, Kinga S, et al. Nutritional Support Teams; the cooperation among physicians and pharmacists helps improve cost-effectiveness of home parenteral nutrition (HPN), Nutr Hosp, 2015, 31(1):251-259.

第二章

医 院 膳 食

膳食是患者经口摄取营养的主要途径,医院膳食是根据人体的基本营养需要和各种疾病的医疗需要而制订的,可分为基本膳食、治疗膳食、特殊治疗膳食、诊断膳食等。各种膳食的食谱应按膳食常规要求进行设计和配制。

第一节 医院常规膳食

医院常规膳食是医院膳食的基础。一般医院中有50%以上的住院患者采用此类膳食,大多数治疗膳食都是在基本膳食基础上衍化出来。医院常规膳食主要分为普通膳食、软食、半流质膳食和流质膳食。

一、普通膳食

(一) 特点

本膳食接近正常人膳食,对营养素种类及含量没有特殊要求,是一种能量充足、营养素全面、比例恰当的平衡膳食。每日供应早、午、晚三餐。每餐之间间隔4~6小时。

(二) 适用对象

消化功能正常的内科、外科、妇产科、五官科等患者;咀嚼功能正常,体温正常或接近正常,不需限制任何营养素的恢复期患者。

(三) 膳食原则

1. 膳食配制应以食物多样、营养均衡为原则。

2. 每日提供的能量、蛋白质和其他主要营养素应达到或者接近我国成年人轻体力活动的参考摄入量,蛋白质55~80g,全日能量1800~2500kcal。膳食中,蛋白质占总能量12%~15%,脂肪占总能量20%~30%,碳水化合物占总能量50%~65%。

3. 每日供给的食物种类中应包括谷类、蔬菜、鱼、肉、蛋类、奶豆类及适量的脂肪和少量调味品。每日的食物推荐量,依据中国居民膳食指南的推荐。

4. 供给充足的维生素和矿物质,并注意食物的调配恰当。食物种类齐全且保证,相应的量,通常能提供充足的维生素和矿物质。避免食物中过高的脂肪、草酸、植酸等与钙形成不溶性的皂化物或不溶性钙盐,影响钙的吸收。

5. 水分 住院患者视病情确定其水的摄入量,通常情况下,水的出入量应保持平衡。通常情况下,食物来源的水摄入量为1000ml、饮水(含饮料)的水1200ml、代谢水300ml,共2500ml;水的排出量为呼吸蒸发水350ml、皮肤蒸发水550ml、粪便排出水100ml及肾排出水1500ml,合计2500ml。

6. 膳食纤维是必须供给的物质,推荐每天摄入20~30g。建议每天进食300~500g蔬菜,并进食部分全谷类食物,可提供相当量的膳食纤维。

7. 食物烹调应科学合理,尽量减少营养素的流失,注意保持色、香、味、形俱全,以增进食欲。

(四) 食物选择

1. 可用食物 粮谷类、薯类、各种蔬菜、鱼虾类、肉禽类、奶类、豆及豆制品、食用油。

2. 忌用食物 容易引起不良反应的食物、强烈辛辣刺激性的食物、难以消化的如油炸食物,以及烟熏等不恰当的烹调方法制成的食品。

二、软食

(一) 特点

本膳食为半流质至普通膳食的过渡膳食,粗纤维少,便于咀嚼,易于消化。每日供应3~5餐(3次主餐外加2餐点心),全日能量1800~2200kcal。

(二) 适用对象

轻度发热、手术恢复期、消化性溃疡恢复期、老年患者或有咀嚼困难(如拔牙)者。

(三) 膳食原则

1. 食物无刺激性、易消化。

2. 肉类、鸡鸭、蔬菜等食物皆应去骨、切小、制软。

3. 主食以粥、馒头、软饭、面条等为主。

4. 每日供给的营养素应达到或接近我国成年人轻体力活动的推荐供给量,每日的营养成分基本要求接近普通膳食。长期采用软饭的患者因蔬菜切碎,煮软过程中水溶性维生素、微量元素损失较多,应注意适当补充这些微量营养素。

(四) 食物选择

1. 可用食物 软饭、软馒头、面条、包子、蒸糕、馄饨、蒸饺、肉丝、肉糜、肉饼、红烧鱼、清蒸鱼、鱼片、虾仁、鸡丁、鸡丝、炒蛋、煮嫩蛋、冬瓜、番茄、黄瓜、碎菜、土豆、牛奶、酸奶、豆腐等。

2. 不用和少用食物 强烈刺激性调味品和油炸的食物、大块的肉、带骨禽类、韭菜、芹菜、豆芽、油炸馒头、咸鱼、咸肉和其他咀嚼不便的食物。

三、半流质

(一) 特点

为流质至软食或普通食的过渡膳食,每日供给5~6餐。全日蛋白质50~60g,能量1500~1600kcal。

（二）适用对象

发热、消化道疾病、手术后恢复期患者、咀嚼吞咽不便、患有口腔疾病者。

（三）膳食原则

1. 采用无刺激性的半固体食物。

2. 各种食物皆应细，软碎，少粗纤维，易咀嚼，易吞咽。

3. 少量多餐，每餐食物的总容量为300ml左右。

（四）食物选择

1. 可用食物 稀饭、小馒头、细面条、馄饨、肉末粥、菜末粥、皮蛋粥、鸡末粥、面包、蛋糕、饼干、烩水果。

2. 不用和少用食物 含粗纤维多的食物，粗粮、大块的肉，膳食纤维较多或不便咀嚼吞咽的食物。

四、流质

（一）特点

本膳食为液体状食物，能量低，所供营养素不足，只能短期（1～2天）使用。能量供给量为800～1000kcal，蛋白质20～40g，脂肪30g，碳水化合物130g。如需较长期进食流质，则应改用特殊医学用途配方食品。

（二）适用对象

高热、大手术后、急性消化道炎症、咀嚼吞咽困难、危重患者及各种临床管饲患者等。

（三）膳食原则

1. 所用食物皆需制成液体，或进口即能融化成液体。

2. 避免过咸或过甜。

3. 根据病情不同，调整流质内容，如：腹部手术后免用胀气的食物，口腔手术用较为稠厚的流质，咽喉部手术用冷流质（冷却至室温或以下），胰腺炎患者用清流质（清亮透明的液体）。

4. 每日供应6～7次，每次容量250～400ml，每日总量2000ml左右。

5. 清流质一日之营养成分蛋白质20g，脂肪10g，碳水化合物100g，总能量570kcal。

（四）食物选择

1. 可用食物 牛奶、蒸蛋、米汤、米糊、土豆泥浓汤、鸡蓉汤、菜汁、果汁、藕粉、番茄浓汤、鱼蓉汤，或者上述多种食物的混合液体（即称膳食匀浆）。

2. 不用和少用食物 块粒状或固体的食物皆应避免；免用过甜、过咸、过酸的调味；清流质等特殊流质应按照病情的需要特殊配制。

第二节 医院治疗膳食

医院治疗膳食是在基本膳食的基础上，根据患者不同病情，适当调整总能量、某些营养素，或调整制备方法，以适合疾病需要，从而达到治疗疾病和促进健康的目的。

医院治疗膳食一般按照食谱的营养素组成成分（水、碳水化合物、蛋白质、脂肪、膳食纤维、矿物质、维生素和其他物质）和性状（液体、软质或固体）进行分类。基本原则是以平衡膳食为基础，在允许的范围内，除必须限制的营养素或补充的营养素外，其他营养素均应供给齐全，配比合理，并注意根据病情的变化，及时更改膳食内容。

一、高蛋白膳食

（一）特点

提高每日膳食中的蛋白质含量。在供给所需能量的基础上以千克体重算，每日每千克标准体重1.2～2g蛋白质，蛋白质的量以占总能量的15%～20%为宜。

（二）适用对象

各种原因引起的营养不良、手术前后、低蛋白血症、贫血、结核病等。

（三）膳食原则

1. 在供给充足能量的基础上，增加膳食中的蛋白质，每日总量90～120g。其中蛋、奶、鱼、肉等优质蛋白质占1/2～2/3。

2. 对食欲良好的患者，可在正餐或间餐中增加蛋、肉、奶等优质蛋白质丰富的食物。

3. 对食欲欠佳的患者，可采用含40%～80%蛋白质的高蛋白配方制剂，如酪蛋白、乳清蛋白、大豆分离蛋白等制品，以增加其蛋白质的摄入量。

（四）食物选择

1. 可用食物 除其原有膳食规定外，应多摄入蛋、瘦肉、鱼、禽肉、牛奶、奶酪、豆腐等。

2. 不用和少用食物 避免易引起变态反应（过敏）的食物。

二、低蛋白膳食

（一）特点

本膳食需控制膳食中的蛋白质含量，以减少含氮的代谢产物，减轻肝、肾负担，在控制蛋白质摄入量的前提下，提供充足的能量和其他营养素，以改善患者的营养状况。要根据患者的病情个体化决定其蛋白质的摄入量，一般每日蛋白质总量在20～60g之间。

（二）适用对象

急性肾炎、慢性肾衰竭、急性肾衰竭少尿期、肝昏迷前期、膳食中需要严格限制蛋白质总量的患者。

（三）膳食原则

1. 根据肝、肾功能情况，确定每日膳食中的蛋白质含量。

2. 每日膳食中的能量应充足供给，为了使允许摄入的有限的蛋白质能发挥其应有的作用，必须供给充足的非氮能量，以节约蛋白质，同时还可以减少体蛋白的分解。鼓励患者多食碳水化合物，必要时可采用低蛋白淀粉膳食，以增加能量。

3. 肾功能下降者，在蛋白质定量范围内选用优质蛋白质，如鸡蛋、牛奶、瘦肉，并可以适量采用淀粉来代替部分主食，以降低植物蛋白质摄入。肾衰竭患者，根据肾功能受损的程度来确定蛋白质的摄入量。轻度受损者，每日0.7～1.0g/kg或按40～60g/d；肾功能中重度受损者每日0.4～0.6g/kg或按30～40g/d；如系儿童，每日蛋白质不低于1g/kg，其中优质蛋白质占50%以上。

4. 肝功能衰竭患者，应选用高支链氨基酸，低芳香族氨基酸以豆类蛋白、奶类蛋白为主的食物,要限制肉类蛋白质。

5. 维生素和矿物质等营养素应合理供给。合并高血钾,每日摄入钾应在600~2000mg以内。每日尿量>1000ml、血钾正常者,可不必再限钾。若每日尿量>1500ml同时伴有血钾低,还应补充钾的摄入。伴有水肿和高血压时应限制盐的摄入,视病情可选用少盐或无盐膳食。若患者服用利尿剂或伴有呕吐、腹泻时,可不限钠,应根据血钠变化及时调整钠盐。注意限制磷的摄入,当患者出现低血钙、高血磷时,膳食中适当补充含钙丰富的食物,注意限制磷的摄入量,每日700~800mg。合并高镁血症时,应限制镁的摄入量。

6. 水的摄入量视尿量和呕吐、腹泻等情况来全面考虑,必要时要控制水分的摄入。患者每日摄入液体量应结合前一日排尿量再加500ml左右水作补充参考。当合并发热、呕吐、腹泻等症状时,应增加水分的补充。病情缓解后,入液量每日可在1200ml左右。

7. 淀粉膳食是以各类淀粉或淀粉制品,部分或者全部替代谷类食物,以减少体内含氮废物的积累,减轻肝肾负荷,在低蛋白膳食的基础上,改善患者的营养状况,使之接近或达到正氮平衡,纠正电解质紊乱,维持患者的营养需要,增加机体抵抗力。

(四)食物选择

1. 可用食物　谷类、水果、蔬菜、麦淀粉、藕粉、杏仁淀粉、适量的油脂和食糖。淀粉膳食可用各类淀粉如小麦淀粉、玉米淀粉、豌豆淀粉等,土豆、山药、芋艿、藕粉、粉皮、蔗糖;水果、蔬菜(限钾患者须适量)。

2. 不用和少用食物　刺激性的调味料,除规定数量外,限用其他蛋、奶、肉、豆类等蛋白质含量丰富的食物,肾衰竭患者要根据其血肌酐、内生肌酐清除率等情况来决定蛋白质的量,必要时要控制含植物蛋白质的谷类,而用淀粉膳食来替代。不用或免用干豆类、含膳食纤维高的食物、辣椒等刺激性调味品。

三、低盐膳食

(一)特点

通过调整膳食中的钠盐摄入量来纠正水、钠潴留,以维持机体水、电解质的平衡。本膳食控制全日膳食总含盐量在1~4g。

(二)适用对象

高血压、心力衰竭、急性肾炎、妊娠高血压综合征、各种原因引起的水潴留患者等。

(三)膳食原则

1. 食盐量以克为单位计算,限制每日膳食中的含盐量在1~4g。

2. 根据具体病情确定每日膳食中的具体食盐量,如水肿明显者1g/d,一般高血压患者4g/d。

3. 此类膳食的用盐量在食物准备和烹调前,应规范称量后加入,也可在营养师指导下选用低钠盐。

4. 已明确含盐量的食物先计算后称重配制,其他营养素按正常需要供给。

(四)食物选择

1. 可用食物　除限用食物以外,其他食物皆可食用。

2. 不用和少用食物　油饼、咸煎饼、油条、咸豆干、咸花卷、咸面包、咸饼干、咸蛋、咸肉、火腿、腊肉、酱鸭、板鸭、皮蛋、香肠、红肠、咸菜、酱菜和一切盐腌食物,或含盐量不明的食物及调味品。

四、无盐膳食

(一)特点

在食物选择和烹调加工过程中避免含盐、酱油和其他钠盐的调味品,全日膳食总含钠量在1000mg以下。

(二)适用对象

同低盐膳食,症状较重者。

(三)膳食原则

1. 一般只能短期使用。

2. 使用期间观察患者血钠情况,以防止出现低钠血症。

3. 在膳食配制过程中禁用食盐和高盐调味品,免用盐腌食品,如咸蛋、咸肉、火腿、咸菜、腐乳、腊味等。

(四)食物选择

1. 可用食物　除了应避免的食物外,其他食品可根据患者的进食情况进行调配。

2. 少用和不用食物　食盐、油条、油饼、咸煎饼、咸花卷、咸蛋、皮蛋、酱豆腐干、咸菜、酱菜、泡菜、酱油、咸饼干、含食盐的调味品及一切盐腌制品。

五、低钠膳食

(一)特点

本膳食的含钠量在300~500mg,此膳食需在医务人员的监测下短期使用。

(二)适用对象

同低盐膳食,病情更严重者,如肝硬化腹水、肾脏疾病伴严重水肿、其他水钠潴留患者。

(三)膳食原则

1. 按规定计算每日膳食的含钠量。

2. 除禁用食盐和含盐调味品外,还应免用含钠高的食物,包括用碱制作的馒头、面条、用苏打粉做成的糕点等。

3. 参照食物的含钠量,选用含钠低的食物,忌用某些含钠高的蔬菜如油菜薹、蕹菜、芹菜、茴香、茼蒿等。

4. 使用期间密切观察血钠情况,注意防止低钠。

(四)食物选择

除参照低盐、无盐膳食外,避免皮蛋、海产品、含盐或碱的馒头糕点,含钠高的蔬菜如油菜薹、蕹菜、芹菜、茴香、茼蒿等,含钠高的食物和调味料,刺激性调味品皆应免用。

六、低脂膳食

(一)特点

控制膳食中脂肪的摄入量以改善脂肪代谢和吸收不良而引起的各种疾病,根据患者病情不同,脂肪摄入的控制量也有所不同,可分为一般限制、中等限制和严格限制。

(二)适用对象

急、慢性肝炎,肝硬化,胆囊疾患,胰腺炎,高脂血症,冠心病,高血压。

(三) 膳食原则

1. 食物配制以清淡为原则。

2. 一般限制　脂肪占总能量的25%以下,如高脂血症、高血压、冠心病患者要定期计算膳食的脂肪总量在50g以下。中度限制:脂肪占总能量的20%以下,脂肪总量控制在30g以下,如胆囊炎的恢复期、脂肪吸收不良患者。严格限制:脂肪摄入量在15g以下,如急性胰腺炎、急性胆囊炎等患者。

3. 限制使用烹调油。

4. 烹调方法以蒸、煮、炖、烩、焯、拌为主。

5. 奶制品应选用低脂或脱脂奶。

(四) 食物选择

1. 可用食物　米、面粉、面条、小米、豆腐、豆浆、各种蔬菜、低脂奶、禽蛋蛋白、鱼、虾、海参、海蜇、兔肉、去皮禽肉。

2. 少用和不用食物　煎蛋、肥肉、全脂奶、各类油炸面食、花生、核桃及其他油炸食品、重油糕点和其他含脂肪高的食物。

七、低胆固醇膳食

(一) 特点

在低脂膳食的前提下,限制每日膳食中的胆固醇含量,中国营养学会在2013版DRIs的建议中去掉了对膳食胆固醇的上限值限定(2000年版的胆固醇上限值是300mg)。根据我国膳食结构,建议由脂肪所提供的能量以占总能量的20%~25%,或每日脂肪不超过40g为宜,其中以饱和脂肪酸形式提供的能量最大限度为10%,以多不饱和脂肪酸形式提供能量占10%。

(二) 适用对象

高胆固醇血症、高甘油三酯血症、高脂蛋白血症、高血压、动脉粥样硬化、冠心病、胆石症、肥胖症等患者。

(三) 膳食原则

1. 控制总能量的摄入,目的是达到或维持理想体重,避免肥胖。

2. 控制脂肪总量,在低脂肪膳食的基础上,减少饱和脂肪酸的摄入,限用胆固醇高的食物。脂肪供能不超过20%~25%,或一般不超过40g为宜。

3. 在烹调用油中,多选用橄榄油、茶油等含单不饱和脂肪酸含量高的油脂,有助于调整血脂。

4. 多用香菇、木耳、海带、豆制品、橄榄菜等有助于调节血脂的食物。

5. 适当增加膳食纤维,有利于降低血胆固醇。

(四) 食物选择

1. 可用食物　各种谷类、低脂奶、去皮禽肉、瘦肉、鱼、虾、兔肉、蛋清、各种蔬菜、水果、非油炸豆制品。

2. 少用和不用食物　油条、油饼、油酥点心、全脂奶、肥肉、肥禽、蟹黄、动物内脏、牛羊猪油及其他含脂肪高的食品,以及鱿鱼、乌贼鱼、动物脑等含胆固醇高的食物。

八、少渣膳食

(一) 特点

本膳食需要限制膳食中的粗纤维,又称为低渣或少渣膳食,其目的是减少对消化道的刺激和梗阻,减少肠道蠕动,减少粪便的量和粪便的运行。

(二) 适用对象

各种急性和慢性肠炎、伤寒、痢疾、腹泻、食管静脉曲张、结肠憩室炎、肠道肿瘤、消化道少量出血、肠道及食管管腔狭窄、肛部肿瘤和会阴部手术等情况。

(三) 膳食原则

1. 所有食物均需切小制软,蔬菜去粗纤维后制成泥状。忌用油炸、油煎等烹调方法,禁用刺激性调味品。

2. 遇肠炎或腹泻者,需同时给以低脂膳食。

3. 主食宜用精米、白面等细粮。

4. 少量多餐、根据病情进食少渣半流或软饭。

(四) 食物选择

1. 可用食物　软饭、粥、小馒头、白面包、软面条、肉泥、鸡泥、鱼、虾、豆浆、豆腐、鲜奶、酸奶、奶酪、去皮切碎的胡萝卜、土豆、南瓜、冬瓜、烩水果、清蛋糕、饼干、藕粉等。

2. 少用和不用食物　各种粗粮、大块的肉、油炸食物、强烈刺激性调味品、整粒的豆、坚果、多纤维的蔬菜水果,如:芹菜、韭菜、蒜薹、豆芽、菠萝等。

九、高纤维膳食

(一) 特点

本膳食需增加膳食中的膳食纤维(包括纤维素、半纤维素、木质素和果胶等),特别是增加粗纤维。建议高纤维膳食一日供给"粗纤维"13~20g,或膳食纤维30~60g。高纤维膳食目的,是增加粪便体积及重量、刺激肠道蠕动、降低肠腔内的压力,促进粪便中胆汁酸和肠道有害物质的排出。

(二) 适用对象

无张力便秘、无并发症的憩室病、肛门手术后恢复期,其他需要增加膳食纤维的慢性病如高胆固醇血症、糖尿病、肥胖症等。

(三) 膳食原则

1. 在普通膳食基础上,增加含粗纤维的食物,如韭菜、芹菜、蒜薹、豆芽、粗粮、麦麸、全谷类食物等。

2. 多饮水,每日饮水6~8杯(3000ml),空腹可饮用淡盐水或温开水,以刺激肠道蠕动。

(四) 食物选择

1. 可用食物　粗粮、玉米、玉米渣、糙米、全麦面包、各种豆类、芹菜、韭菜、小白菜、菠菜、芥蓝、豆芽、笋、萝卜、香菇、海带、琼脂、魔芋、果胶等。水果选用富含果胶及有机酸的水果,除水果外也可用干果。

2. 少用和不用食物　辛辣刺激性食物,过于精细的食品。

十、高能量膳食

(一) 特点

每日供给的能量每千克体重在35kcal以上,总能量至少在2000kcal以上,满足营养不良和高代谢患者的需要。

(二) 适用对象

严重烧伤和创伤、高热、体重过低、贫血、结核病、伤寒、甲亢、疾病恢复期患者。为避免再喂养综合征，严重营养缺乏患者建议在营养补充适应后采用高能量膳食。

（三）膳食原则

1. 在均衡膳食的原则下，鼓励患者增加食物量，尽可能配制容易引起患者食欲的菜肴。

2. 推荐能量与氮之比为（100～200）kcal∶1g，因蛋白质摄入过低易导致负氮平衡。除正常膳食餐外，可另行配制能量高的食物或以加餐的方法提高能量的供给量。

3. 膳食设计应尽量降低胆固醇、饱和脂肪酸和糖类的摄入，避免高能量膳食造成血脂升高。

4. 对胃纳欠佳者，可用部分特殊医学用途配方食品来增加总的能量和相关营养素的摄入量。

（四）食物选择

1. 可用食物　同普通膳食。

2. 少用和不用食物　参照普通膳食。

十一、低能量膳食

（一）特点

1. 极低能量膳食　即每天摄入能量200～800kcal，或每日每千克理想体重能量摄入<10kcal。该膳食属于较极端的减肥膳食，仅适用于应用低能量膳食失败或BMI≥30kg/m² 的肥胖者。儿童、青少年、孕妇、哺乳期妇女、老年人、情绪不稳定者、糖尿病、严重心脏疾病、患有精神疾病、肝肾衰竭者以及BMI<30kg/m² 的肥胖者均忌用此疗法。

此膳食短期减肥效果较好，可以调动起患者减肥的积极性，但以后效果逐渐减缓，停止后可发生体重反跳，复发率极高；此外，可能会引起机体蛋白质丧失、心脏改变、水平衡紊乱、酮症和电解质不平衡等一系列变化，主要表现为疲劳、头晕、眼花、肌肉痉挛、头痛、胃肠不适和怕冷等，还可能增加胆石症的危险及引起心律失常等副作用。因此，需要住院治疗或在严密监护下的门诊治疗，治疗前及治疗开始后，应每2周至少复查心电图一次，每月做一次常规的血液检查。

2. 低能量膳食　每天摄入能量800～1200kcal，或每日每千克标准体重能量摄入在10～20kcal之间。低能量膳食总能量摄入低于每日能量消耗需要，除能量外，膳食必须提供能够满足机体营养素的基本需要，在食物选择上须让患者易于接受。

该类膳食由正常食物组成，一般分为不平衡的低能量膳食和平衡型的低能量膳食。低能量膳食产生的能量负平衡较明显，在使用过程中，机体瘦体组织亦会有一定程度损失。瘦体组织的减少会影响心血管功能、运动耐力和抗感染能力。

（二）适用对象

超重、肥胖症患者。

（三）膳食原则

1. 极低能量膳食

（1）规范的极低能量膳食要求能够满足机体蛋白质、维生素和矿物质等的最低需要。

（2）可以选用优质蛋白、低脂肪、纯碳水化合物和富含膳食纤维的食物组成的极低能量膳食。各种商品化的极低能量配方膳食均含有维生素和矿物质（包括微量元素），蛋白质含量一般为25～100g、糖类为30～80g、脂肪在5g以下。

2. 不平衡型低能量膳食　这种膳食中产能营养素的比例不平衡，但可以尽量照顾食物的组成或构成，易被患者所接受，但容易引起矿物质和微量营养素的不平衡。

（1）高脂肪、高蛋白质、低糖类的生酮型膳食：脂肪占总能量30%以上，其所产生的酮体可以抑制食欲。该膳食过高的脂肪和胆固醇，对高脂血症者有影响，且易引起恶心、低血压及易于疲劳等。

（2）高蛋白质（40%～50%）、低脂肪（20%～25%）、低糖类（20%～25%）膳食：这样的结构使总能量更低，虽然脂肪减少，却有同样的生酮作用。这种膳食维生素含量较低，同样易发生恶心、低血压和易于疲劳。

（3）高糖类、低蛋白质（35g/d）、低脂肪（占总能量10%）的膳食：这种类型的饮食强调食用水果、蔬菜、谷类，不用奶制品，但可以用脱脂奶；在常用的低能量膳食中，能量低，但具备基本量的蛋白质，脂肪含量较低，医院采用较多。

3. 平衡型低能量膳食

（1）在限制能量摄入的同时，保证基本营养需求，其宏量营养素的供能比例应符合平衡膳食的要求，一般1100～1200kcal，即可照顾到常量营养素的供给，以达到控制或减轻体重的目的。

（2）膳食结构中，蛋白质比例适当提高，每天60g，可占总能量25%，且为高生物价蛋白质。糖类供能比为55%，脂肪供能比为20%。这种饮食有一定的糖类存在，故有抗生酮作用。若饮食的总能量为1000kcal左右，应额外供给维生素及矿物质的补充剂。

（3）食物要适合患者的口味与习惯，既不能太刺激食欲，也不能压抑进食的兴趣。食物组成应包括：谷类及其制品，肉、禽、鱼及其代用物、奶及奶制品，还应包括蔬菜和水果、豆制品、烹调油。

（四）食物选择

1. 可用食物　谷类包括米、面、杂粮，薯类包括马铃薯、甘薯、木薯等，主要提供糖类、蛋白质、膳食纤维及B族维生素；动物食物包括肉、禽、鱼、奶、蛋等，主要提供蛋白质、脂肪、矿物质、维生素A及B族维生素；豆、乳类及其制品包括大豆及其他干豆类，主要提供蛋白质、膳食纤维、矿物质和B族维生素；蔬菜水果类包括鲜豆、根茎、叶菜、茄果等，主要提供膳食纤维、矿物质、维生素C和胡萝卜素；纯能量食物包括动植物油、淀粉、食用糖和酒类，主要提供能量。植物油还可提供脂溶性维生素和必需脂肪酸。

2. 忌用食物　低糖不平衡膳食忌用蔗糖、冰糖、红糖、麦芽糖、糖浆、蜂蜜、各种糖果、蜜饯等小分子糖类；汽水、可乐、非鲜榨果汁等含糖甜饮料；低脂肪不平衡膳食忌用黄油、肥肉、炸薯条、春卷、油酥点心、炸豆腐、油面筋等高脂肪及油炸食品。

十二、限制能量平衡膳食

（一）特点

是一种平衡膳食，在限制能量摄入的同时，保证基本营养需求，其宏量营养素的供能比例应符合平衡膳食的要求，以达到控制或减轻体重的目的。

（二）适用对象

超重、肥胖症患者。

（三）膳食原则

1. 限制总能量，可在目标摄入量基础上按一定比例递减（减少 30%～50%）；也可在目标摄入量基础上，每日减少 500kcal 左右；或按照每日供给能量 1000～1500kcal。

2. 碳水化合物的供能比例以 40%～55%为宜，过高或过低都将导致膳食模式不平衡。碳水化合物的总量要限制，但每天不应低于 100g。碳水化合物的来源应以淀粉类复杂碳水化合物为主，保证膳食纤维的摄入量 25～30g/d。严格限制简单糖（单糖、双糖）食物或饮料的摄入。

3. 脂肪的供能与正常膳食一致，以 20%～30%为宜，过低或过高都会导致膳食模式的不平衡。

4. 由于该膳食降低了摄入的总能量，必然导致产热的宏量营养素摄入降低，应适当提高蛋白质供给量比例，按照 1.2～1.5g/kg 体重或 15%～20%。保证蛋白质充足供给，可提高较强的饱腹感，增强该膳食的减重效果。可额外增加乳清蛋白、大豆蛋白等。

5. 增加蔬菜、水果、燕麦、藜麦等富含膳食纤维的食物，水果应适当限量。

6. 在推荐的能量范围内，适当增加富含 n-3PUFA 的食物，如海鱼、坚果。

7. 增加富含维生素 D 和钙的食物，可增强该膳食的减重效果。

（四）食物选择

1. 可用食物　米饭、馒头、面包、玉米、燕麦、荞麦、藜麦等粮谷类，推荐全谷类食物，但粮谷类总量要限量；富含膳食纤维的绿叶蔬菜、瓜茄类、芋艿、山药等薯类；绿豆、赤豆、黑豆、蚕豆、黄豆等豆类及制品；鲜奶、酸奶、低脂奶酪；海鱼、虾、瘦肉、去皮禽肉、蛋类；鲜果、花生、核桃、瓜子、腰果等；不含脂肪的清汤、茶、饮用水、淡咖啡及胡椒、花椒等调味品。

2. 忌用食物　蔗糖、冰糖、红糖、麦芽糖、糖浆、蜂蜜、各种糖果、蜜饯等小分子糖类；汽水、可乐、非鲜榨果汁等含糖甜饮料；黄油、肥肉、炸薯条、春卷、油酥点心、炸豆腐、油面筋等高脂肪及油炸食品；香肠、腊肉、火腿、午餐肉、红肠、肉脯等脂肪较高的加工肉类。

十三、低嘌呤膳食

（一）特点

限制膳食中嘌呤的摄入量每日在 150～250mg/d，减少外源性嘌呤的来源，降低血清尿酸的水平。通过调整膳食中成酸食物和成碱食物的配比，增加水分的摄入量，以促进尿酸排出体外，防止因膳食不当而诱发急性痛风的发作。

（二）适用对象

急性痛风、慢性痛风、高尿酸血症、尿酸性结石。

（三）膳食原则

1. 如系肥胖或超重患者，应适当控制能量，以使体重控制在理想体重的下限，因此要控制能量的摄入，每日摄入的食物既能满足营养需要，又要防止体重过高，一般每日为 1500～1800kcal。鼓励患者应有适当的体力活动。

2. 适量的蛋白质　按理想体重每日为 1g/kg，全日 50～65g，以谷类和蔬菜为主，如含嘌呤低的精米、面粉等。优质蛋白质选用不含或少含核蛋白的奶类、鸡蛋、干酪等。限制肉类、鱼、虾、禽类等核蛋白较高的食物。肉类应先沸水汆 2～3 次，弃去汤汁后再进行烹调。

3. 脂肪要减少　高脂肪可影响尿酸排出体外，促使患者发病；也会因能量过高，不利于减轻体重。每日脂肪的供给量占总能量的 20%～25%。

4. 维生素及矿物质　宜供给充足 B 族维生素和维生素 C。痛风患者易患高血压和高脂血症等，食盐每日 2～5g 为宜。

5. 保证适宜饮水量　无肾功能不全时宜多喝水。每日入液量保持 2000～3000ml，以增加尿酸的排出。

6. 尽量避免饮用酒类　酒类在体内代谢产生的乳酸会影响尿酸的排出，促使痛风的发作。而可可、咖啡、茶的代谢产物不会堆积在组织内，可适量饮用，以提高饮水量，促进尿酸排出。

（四）食物选择

根据食物中嘌呤的含量把食物分为三组，即低嘌呤含量组（此类食物平时可多选择）、中等嘌呤含量组（此类食物应酌量选择，并尽量减少干豆类）和高嘌呤含量组（此类食物在缓解期仍应禁食），具体食物举例见表 6-2-1～表 6-2-3。

表 6-2-1　低嘌呤含量组食物（嘌呤含量：<50mg/100g）

食物类别	食物举例
奶类	各种乳类及乳制品
肉、蛋类	鸡蛋类、鸭蛋、皮蛋
谷薯类	糙米、胚芽米、白米、糯米、米粉、小麦、燕麦、麦片、面粉、小米、土豆、藕粉、通心粉、高粱、玉米、红薯、芋头
蔬菜类	大部分蔬菜（除中等嘌呤含量所列的食物外）
水果类	各种水果
油脂类	各种植物油、动物油、核果类
其他	冰激凌、蛋糕、饼干、碳酸饮料、巧克力、咖啡、茶、橄榄、布丁、盐、糖、醋

表 6-2-2　中等嘌呤含量组食物（嘌呤含量：50～150mg/100g）

食物类别	食物举例
肉、蛋类	鸭肉、牛肉、羊肉（大部分的肉类，除高嘌呤含量所列的食物外）
鱼类	鳗鱼、鱼丸、帝王蟹、鱼、贝壳类（大部分的鱼类，除高嘌呤含量所列的食物以外）
豆类	豆腐、大豆、红豆、黑豆等
蔬菜类	芦笋、带荚毛豆、扁豆、豌豆、蘑菇、菠菜、白花菜、花椰菜、金针菇、木耳
其他	花生、酱油

表 6-2-3 高嘌呤含量组食物
(嘌呤含量:150~1000mg/100g)

食物类别	食物举例
肉、蛋类	鹅肉、猪肉、牛肝、猪脑、猪肾、牛心、猪舌、牛肉、羊肉、鸡胸脯肉、鸡肝、鸡胗、鸡翅、鸡腿、牛肩胛肉、牛腿肉
鱼类	沙丁鱼、绯鱼、鲭鱼、紫鱼、鲤鱼、金枪鱼、鲷鱼、比目鱼、香鱼、鱼卵、牡蛎、文蛤、鲑鱼、蚌类、秋刀鱼、鲈鱼、蟹黄、干鱿鱼、龙虾、草虾、章鱼
豆类	纳豆
蔬菜类	香菇干
其他	肉汁、浓肉汤、鸡精、酵母粉

十四、糖尿病膳食

(一) 特点

膳食治疗是糖尿病最基本的治疗措施,其他治疗方法均必须在膳食治疗的基础上实施。通过膳食控制和调节,可以达到保护胰岛功能,使受损的胰岛细胞减少损伤;控制血糖、血脂使之达到或接近正常;预防和延缓并发症的发生,供给患者合理营养,提高患者生活质量的目的。

(二) 适用对象

各种类型的糖尿病。

(三) 膳食原则

1. 控制总能量 应根据年龄、性别、身高、体重、血糖、尿糖及有无并发症等病理生理情况和其劳动强度、活动量大小等因素计算总能量的供给量,其总能量应能维持理想体重低限为宜。

(1) 碳水化合物宜占总能量的 50%~60%,以复合碳水化合物为主。

(2) 脂肪占总能量的 20%~25%;蛋白质宜占总能量的 12%~20%,成人按每日 1g/kg;凡病情控制不满意,易出现负氮平衡者按 1.2~1.5g/kg 供给。动物蛋白质应不低于 30%,并应补充一定量的豆类制品。

(3) 多供给富含膳食纤维丰富食物,特别是可溶性膳食纤维,有助于调节血糖。

2. 主食中选择部分粗杂粮 控制碳水化合物的摄入总量是血糖控制的关键。此外,为了平稳餐后血糖,选择主食时要注意包括一些血糖生成指数(GI)较低的谷薯类、杂粮,如在制作主食时采用小米、黑米、荞麦、燕麦、薏米、赤豆、绿豆、玉米糁等杂粮代替部分精白米面,同时,也可采用新鲜玉米、芋艿、土豆、山药等薯类替代部分主食。谷薯类、粗杂粮食物含有丰富的膳食纤维,饱腹感好,但是,粗杂粮增加胃肠道的消化负担,不宜过多添加,最多可占主食量的 1/3。

3. 合理安排餐次 根据患者血糖控制情况,结合患者的生活习惯及工作特点,决定给予一日三餐还是一日 4~5 餐。对于采用口服降糖药、血糖控制平稳、生活作息规律的患者,建议一日三餐。对于血糖控制不佳、采用胰岛素治疗的患者,可在一日三餐的基础上加餐 1~2 次。

4. 食物多样化,避免单调 糖尿病膳食应为控制总能量条件下的平衡膳食。为了平稳血糖,尽量固定膳食模式,每一餐主食的摄入量、蛋白类食物的摄入量尽量相对固定。但是,为了保证维生素、矿物质微量元素以及膳食纤维的摄入,膳食应多样化。即使是同一种食物在一天内出现两次,也要尽量选择不同的烹饪方法。

5. 合理零食和加餐 糖尿病患者可选择新鲜的水果、坚果、牛奶、酸奶等营养丰富、便于携带的食物做零食。也可选择一些专门为糖尿病患者设计生产的带有营养标签的包装饼干等进行加餐。零食所提供的能量要计入全天总能量。若患者在进食规定的食物后有饥饿感,可在营养(医)师指导下,添加能量低、体积大的食物,如:青菜、白菜、黄瓜、西红柿、魔芋、琼脂冻等。

6. 膳食计量称重 应根据总能量计算出的食物量,按计划食谱在烹调前称重后配制,一切食物包括主食、副食、蔬菜和烹调油,均应去除皮、根、骨等非食用部分,洗净、沥去水后称重,然后再加工烹调;密切观察治疗效果,及时调整膳食配方。

(四) 食物选择

1. 可随意选用的食物 含糖量在 3%以下的绿叶蔬菜、瓜茄类、不含脂肪的汤、茶、饮用水、咖啡及胡椒、花椒等调味品。

2. 可适量选用的食物(每日可用的摄入量由营养师计算和安排) 米饭、馒头、面包、玉米、燕麦、荞麦等粮谷类;绿豆、赤豆、黑豆、蚕豆、黄豆等豆类及制品;鲜奶、酸奶、奶酪;鱼、虾、瘦肉、禽肉、蛋;鲜果、土豆、芋艿、山药、南瓜、花生、核桃、瓜子、腰果等;各种油脂、酱油等含盐的调味料。

3. 不用和基本不用的食物 蔗糖、冰糖、红糖、麦芽糖、糖浆、蜂蜜等小分子糖类;各种糖果、各种蜜饯、糖水罐头;汽水、可乐、椰奶等含糖甜饮料;黄油、肥肉、炸薯条、春卷、油酥点心等高脂肪及油炸食品;米酒、啤酒、黄酒、果酒、各种白酒等酒类;海鲜酱、番茄沙司、蛋黄酱等高盐或高脂肪的调味料;香肠、腊肉、火腿、红肠、肉脯等加工肉类。

(五) 特殊情况下糖尿病膳食

1. 妊娠糖尿病 妊娠期前 3 个月营养素供给量与正常人相似,后 6 个月需要量每天增加能量从 300kcal 到 500kcal,蛋白质在原供给量的基础上,孕早期、孕中期和孕后期每天分别增加 0g、15g、30g。

2. 糖尿病肾病 能量的供给应能满足机体需要,蛋白质根据尿量、尿蛋白丢失情况及肾功能损害的严重程度来决定供给量。肾功能损害早期 0.8~1g/kg,血尿素氮>25mmol/L 者,按照 0.5g/kg 或全日 30g 左右,以蛋、奶类、瘦肉等动物蛋白质为主,也可用麦淀粉制品替代部分或全部主食,必要时补充肾病专用配方的特殊医学用途配方食品。

3. 急重症的糖尿病 按医嘱给予流质或半流质膳食。进食量少者可补充适量糖,以淀粉类复杂碳水化合物为主,满足能量和碳水化合物的需要。凡不能正常进食者,应从肠外或肠内营养支持以满足营养需要并预防酮症出现。

4. 酮症酸中毒昏迷 除临床静脉补液外,应按医嘱进行管饲糖尿病特殊医学用途配方食品,待病情好转后可用糖尿病半流质过渡到糖尿病普通膳食。

十五、忌碘膳食

(一) 特点

甲状腺功能亢进患者基础代谢率高,蛋白质分解代谢

增强，需供给高能量、高蛋白、高碳水化合物、高维生素膳食，所以其膳食治疗目的除了限制外源性碘摄入外还需补偿其能量消耗，改善全身营养状况。必要时配合肠内营养来平衡营养代谢。

（二）适用对象

甲状腺功能亢进症患者。

（三）膳食原则

1. 保证能量供给　能量需要量应结合临床治疗需要和患者能量需要而定。通常较正常人增加50%~70%。因甲亢患者能量消耗较大，每人每天宜供给3000~3500kcal，适当增加餐次，除正常3餐外，另加餐2~3次。临床治疗开展时，要根据病情，及时调整能量及其他的营养素的供给量。

2. 增加碳水化合物　应适当增加碳水化合物供给量100~200g，通常占总能量的60%~70%。

3. 保证蛋白质供给　应高于正常人，可按每天1.5~2.0g/kg体重。不宜多给动物蛋白质，建议动物蛋白质占蛋白质总量的1/3左右。脂肪供给量可正常或偏低。

4. 供给丰富维生素并适当增加矿物质供给　注意钾、钙和磷等的供给，如有腹泻更应加强补充；多选用含维生素B_1、维生素B_2及维生素C丰富的食物；适当多食动物内脏和肝类、新鲜绿叶蔬菜，必要时补充维生素类制剂。

5. 限制膳食纤维　应适当限制含纤维素多的食物，甲状腺功能亢进患者常伴有排便次数增多或腹泻的症状，所以对含纤维多的食物应加以限制。

6. 除烹调用无碘盐外，还需忌食其他富含碘的食物。

（四）食物选择

1. 可用食物　根据患者的膳食习惯，可选用各种淀粉类的食物，如米饭、面条、馒头、粉皮、芋艿、马铃薯、南瓜等；各种富含蛋白质的食物，如蛋类、乳类、肉类、鱼类等；还要保证供给各种新鲜蔬菜和水果。

2. 不用食物　忌用含碘食物，如海鱼、海虾、海带、紫菜等海产品，以及含有海苔等海产品的点心或零食等。

第三节　特殊治疗膳食

特殊治疗膳食是针对某些特殊疾病，或在疾病的某个阶段采取特殊的膳食治疗方法。常在基本治疗膳食的基础上，通过增加或减少某种或某几种营养物质或食物组分，例如增加淀粉、免除麦胶、限制铜元素、限制酪胺等，以达到延缓病情进展或促进患者康复之目的。

一、免麦胶膳食

（一）特点

本膳食免除所有含麦胶的食物及其制品，以防止麦胶蛋白（俗称面筋）诱发的乳糜泻；此种疾病是一种先天性代谢缺陷疾病，临床表现主要为脂肪痢，由于长期消化吸收不良，可同时伴有严重营养不良。

（二）适用对象

麦胶蛋白不耐受者。

（三）膳食原则

1. 充足的能量　成人每日35~45kcal/kg体重，总能量在2000kcal以上；幼儿根据生长发育阶段的需要，每日总能量1100~1700kcal。

2. 高蛋白　但要避免一切麦类食物的蛋白质，避免食用麦类制品，如：馒头、面条等。蛋白质的摄入量：成人每日1.2~2g/kg体重，幼儿每日3~4g/kg体重。

3. 低脂肪　脂肪占总能量的比例不宜超过15%，腹泻期成人每日供给量应低于40g，幼儿给予低脂肪膳食；烹调宜采用蒸、煮、氽、烩、卤、炖、焖等，不用或少用烹调油；可适量给予中链甘油三酯（MCT）。

4. 充足维生素　应注意补充脂溶性维生素A、维生素D、维生素E、维生素K及水溶性维生素，必要时可补充复合维生素制剂。

5. 适当补充无机盐，结合腹泻次数、血生化检查结果，必要时补充钾、钠、钙、镁等；有缺铁性贫血存在时应补充铁剂。

6. 少量多餐　每日5~6餐，选用细软易消化，少食纤维、无刺激性的食物。

7. 注意患者是否同时存在乳糖不耐受症，如有应慎用鲜奶，避免腹泻加重。

（四）食物选择

1. 可用食物　脱脂牛奶、低脂酸奶、低脂奶酪、脱脂奶粉；蛋类、瘦肉类、禽类（去皮）、鱼类、虾；粳米、豆腐、百叶、苹果、冬瓜、土豆等少渣蔬菜。

2. 忌用食品　含麦胶的食物，如小麦、大麦、黑麦、燕麦、麦芽；小麦制品；含麦胶的制品，如啤酒、面筋、糕点、饼干、面酱、酒类等；用面粉或面包渣等制成的菜肴均不可食。

二、低铜膳食

（一）特点

肝豆状核变性是一种先天性常染色体隐性遗传病，其主要表现为铜代谢缺陷病，故应限制每日膳食中铜的摄入量。

（二）适用对象

肝豆状核变性。

（三）膳食原则

1. 限制摄入含铜量高的食物，铜的摄入量虽无明确规定，一般认为应不超过1~2mg。食物含铜的特点，一般为粗粮多于细粮，肝脏多于肌肉，瘦肉多于肥肉，蛋黄多于蛋白。

2. 不用铜制器皿烹调食物和烧煮饮用水。

3. 肝豆状核变性常伴有肝硬化，故膳食中应供给充足的能量及蛋白质，并需补充维生素B_6、锌、钙和维生素D，贫血时可补给铁剂。

4. 由于有些促铜盐排出的药物（如D-青霉胺）易导致维生素B_6缺乏和锌从尿液排泄增加，应给予含维生素B_6和锌丰富的食物，如绿叶蔬菜、鱼、奶、肉、禽等。

5. 保持理想的体重，避免过高能量的摄入，防止肥胖。

（四）食物选择

1. 可用食物　精白米面、奶类、乳类、蛋清等；蔬菜除含铜高的品种外，均可食用。

2. 限量食用食物　蛋黄、瘦肉、禽、鱼、水果。

3. 忌用食物　粗粮、动物的肝、脑、肾、血，牡蛎、河虾、蟹、贝壳类、乌贼鱼、鱿鱼、豌豆、蚕豆、干豆类、玉米、坚果类、蕈类、干蘑菇、可可、巧克力、芝麻、椰子、明胶、樱桃等。含铜高的蔬菜,常见的如荠菜、菠菜、油菜、芥菜、茴香、龙须菜等。

三、免乳糖膳食

（一）特点

乳糖不耐受是因先天性小肠乳糖酶缺乏,或病后肠黏膜受损引起乳糖酶分泌障碍,一部分人在老年阶段才出现乳糖不耐受,均应避免含乳糖的食物。

（二）适用对象

半乳糖血症及乳糖不耐受。

（三）膳食原则

1. 婴儿按不同月龄供给配方膳食,能满足婴儿生长发育的需要。凡不含乳糖的配方全营养膳食均可用,如不含乳糖的牛奶、免乳糖的婴儿配方奶等。当病情好转后,可增加少量乳类,如酸奶。对先天性遗传缺陷的患儿和成人,应长期严格禁食乳糖及奶制品。

2. 半乳糖血症患儿不宜添加动物肝、脑等内脏食物。

3. 在烹调食物中避免用含乳制品。

4. 如长期不食用乳制品者应另行补充含钙丰富的食品或钙制剂。

（四）食物选择

1. 可用食物除乳制品以外的一切食品。

2. 忌用食物鲜奶、奶粉、人奶、非发酵奶制品。

四、肾透析膳食

（一）特点

血液透析或腹膜透析均为清除体内代谢毒性产物的方法,但也相应增加了组织蛋白及各种营养素的丢失。膳食营养补充应结合透析方法、次数、透析时间、消耗程度及病情而定。

（二）适用对象

血液透析、腹膜透析患者。

（三）膳食原则

1. 血液透析

（1）蛋白质:凡进行定期血液透析的患者每日至少摄入 50g 蛋白质。若每周进行 30 小时血液透析时,膳食中蛋白质可不予限量,其中优质蛋白质应占 50%以上。

（2）能量:每日按照 30～35kcal/kg 体重供给,凡超重及体重不足者,应结合具体情况减少或增加能量。

（3）钠和钾:钠一般限制在 1500～2000mg/d,少尿时应严格控制钠盐的摄入。每日钾摄入量为 2030mg,还应根据病情变化补钾。糖尿病肾病患者透析时,更要慎重控制钾摄入量。当尿量>1000ml 时,无须再限钾。

（4）磷和钙:应结合血液化验结果调整,必要时可适量补充钙剂和维生素 D 以预防血磷过高。

（5）脂肪和碳水化合物:肾衰竭患者常伴有高甘油三酯血症和高血糖,所以脂肪的摄入量不宜过高,占总能量的 30%以内。同时也需避免摄入过多的含糖食品。

（6）维生素:除膳食中摄入外,还应口服维生素制剂,如 B 族维生素、叶酸、吡哆醇等。

（7）水分:一般每日不少于 1000ml,或按前一日尿量再加 500ml。

2. 腹膜透析

（1）蛋白质:每日 1.2～1.5g/kg,优质蛋白质占 60%～70%。

（2）能量:每日 30～35kcal/kg。

（3）钠和钾:钠每日摄入量 2000～3000mg,钾每日摄入量 2925～3500mg,亦可结合血检验结果调整用量。

（4）碳水化合物、脂肪、维生素、钙、磷及水分与血透相同。

（四）食物选择

1. 可用食物　蛋、奶、瘦肉、谷类、蔬菜类,结合病情决定供给量。

2. 少用食物　食盐、果汁、含钾丰富的蔬菜和水果。

3. 忌用食物　干豆类、动物脂肪、刺激性食物。

五、肝功能衰竭膳食

（一）特点

肝功能衰竭时患者血浆中支链氨基酸明显下降,但芳香族氨基酸则明显升高。通过供给高支链低芳香族氨基酸的低蛋白膳食,有助于血浆氨基酸谱恢复正常。

（二）适用对象

肝性脑病、肝功能衰竭患者。

（三）膳食原则

1. 蛋白质　有轻度或中度血氨增高而无神经系统症状时,可用低蛋白膳食,每日蛋白质 0.5g/kg 体重。待病情好转,每日蛋白质可增加至 0.8g/kg 体重。血氨明显增高同时存在神经系统症状,给予完全无动物蛋白质的膳食,每日蛋白质<20g。病情好转时,可选用少量乳类蛋白,以后视病情适量增加,每次增加量低于 10g,每日总量不得超过 0.8g/kg 体重。病情反复时,更应严格地限制蛋白质。

2. 能量及碳水化合物　能量每日不低于 1800kcal,其中碳水化合物 400g 左右,肝昏迷患者应用管饲低蛋白膳食或管饲特殊医学用途配方食品。

3. 脂肪　每日 30～40g,必要时可补充脂肪乳剂。

4. 水、电解质与酸碱平衡　限制钾、钠,若补充,应结合血检验结果、有无腹水及严重程度、排尿量、体重变化等加以调整;水分应参考前一天排出的尿量,一般为 1000ml 左右。如需限水,可用浓缩食品。肝功能衰竭常易发生锌、镁、钙、铁等的缺乏,应根据临床血液检查指标给予补充。

5. 维生素　注意多种维生素的补充,如维生素 B_1、维生素 B_2、维生素 B_6、维生素 B_{12}、维生素 C、维生素 A、维生素 E、维生素 K、叶酸、泛酸、生物素、尼克酸等的补充。

6. 适量质软膳食纤维　所有新鲜蔬菜及去皮水果应切碎煮烂,并除去粗糙纤维。

7. 少量多餐　每日 4～6 餐,每次摄入量不可过多。

8. 特殊医学用途配方食品　必要时可选用肝功能衰竭专用型配方。

（四）食物选择

1. 可用食物　大米、麦淀粉、苹果、香蕉、豆腐、菠菜、扁豆、冬瓜、番茄等。

2. 少用食物　乳类和蛋类产氨少于肉类,可限量食用;植物性食品含蛋氨酸低,可适当食用;鱼肉和鸡肉所含支链氨基酸比畜肉多,可酌量采用。

3. 忌用食物　肉类、煎炸食物、粗纤维多的蔬菜、坚果、刺激性强的调味品、带刺多的鱼类、带碎骨的禽类等。

六、限酪胺、多巴胺膳食

(一) 特点

本膳食限制膳食中的酪胺和多巴胺的含量。酪胺限量,国外资料为每日不超过 2mg,多巴胺限量未见报道。单胺如酪胺、多巴胺是一种升压物质,能使血管收缩,血压升高。在服用单胺氧化酶抑制剂的情况下,体内单胺氧化酶的保护作用遭破坏,不能将单胺转化为无害物质,大量单胺如酪胺不经解毒即流入血液循环,致使血压升高,严重时伴有剧烈头痛、心动过速,甚至出现致命的内出血。因此,对这类患者必须采用限酪胺、多巴胺的膳食。

(二) 适用对象

适用于服用单胺氧化酶(MAO)抑制剂的患者。

(三) 膳食原则

1. 膳食中限用富含酪胺或多巴胺的天然新鲜食物。

2. 国内尚未见酪胺分析值,根据酪胺在食物中产生的原理,可能需要禁忌用碱或酵母制作的馒头及发面制品,酒酿及其制品、用发酵法制作的酱油、酱(黄酱、面酱)、豆瓣酱、豆豉、各种豆腐乳、臭豆腐等。

3. 禁用发酵食品和陈旧食品,因为这类食品经发酵或贮存后,在细菌作用下,可使其所含的酪氨酸脱羧而形成酪胺,如:干奶酪、用酵母制作的面包、香肠、咸鱼等。

(四) 食物选择

1. 可用食物　咖啡、茶、蛋、鲜奶、酸牛奶、西红柿、橘子(每日 1 小个),除禁用外,其他均可。

2. 忌用食物　酒精饮料(包括啤酒)、用酵母制作的面包、含干奶酪的面包、饼干、酸奶油、香蕉、红李子、鳄梨、无花果、葡萄干(不限多巴胺者可食用)、陈旧野味、肝、罐头肉、香肠、咸鱼、蚕豆、青豆荚、茄子、酵母浓缩制品、市售汤料酱油、其他陈旧不新鲜的蛋白质食品。

七、中链甘油三酯(MCT)膳食

(一) 特点

该膳食限制天然存在的长链脂肪酸,或由 12 个以上碳原子组成的脂肪酸,如月桂酸(C_{14})、棕榈酸(C_{16})、硬脂酸(C_{18})、油酸($C_{18:1}$)和亚油酸($C_{18:2}$)构成的脂肪,而用中链甘油三酯(MCT)来取代部分长链甘油三酯。MCT 是中链脂肪酸的甘油酯,含 6 个、8 个、10 个或 12 个碳原子的脂肪酸,如辛酸(C_8)和癸酸(C_{10})构成的脂肪,以油的形式使用,每克供能 8. 3kcal。其特点是分子量较小,较易溶于水和液体,在生物体内的溶解度更高。因分子量小,胰脂酶能使它水解得更完全,易于吸收。甚至在胰脂酶和胆盐缺乏的情况下,大部分能以甘油三酯形式吸收。人体摄取 MCT 后,不刺激胰液分泌。运输时无须与其他脂类物质形成乳糜微粒,也不易与蛋白质结合。可越过淋巴系统直接经门静脉进入肝脏,在肝内不合成脂类,故不易形成脂肪肝。

(二) 适用对象

在脂肪水解、吸收和运输方面有缺陷的疾患,如乳糜胸、乳糜尿、乳糜性腹水、高乳糜微粒血症、Ⅰ型高脂血症、小肠大部切除、回肠疾患伴有脂肪痢、局限性肠炎伴有脂肪痢、胆盐和胰脂酶缺乏、肠源性脂肪代谢障碍等。

(三) 膳食原则

1. 用 MCT 取代长链甘油三酯作为能量的来源。由 MCT 提供的能量至少占总能量的 20%,或占脂肪能量的 65%。

2. MCT 可用来烹调肉、鱼、禽等食品,但要注意所有烹调用的 MCT 应吸收到食物中去,才能保证患者摄入。也可用来做蔬菜、点心的配料成分,如调味汁、色拉油等。

3. 如一次摄入大量的 MCT,会产生恶心、腹胀或绞痛、腹泻。但采用本膳食很少出现上述症状。

4. 进食时要慢一些,或采取少食多餐制,或用 MCT 制备的食品作为加餐。

5. MCT 能迅速氧化形成酮体,应注意补充双糖,避免出现酮血症。

(四) 食物选择

1. 可用食物　未加入油脂的主食及点心,去脂牛奶、咖啡、茶、果汁饮料、水果、蔬菜、豆制品、蛋清、蛋黄(每周不超过 3 个)、精瘦肉、鱼、禽类(用量每日不超过 150g)。烹调油在规定数量之内使用,余用 MCT 取代。

2. 忌用(或少用)的食物　全乳脂、奶油、肥肉、市售加了油脂的主食与点心。

八、生酮膳食

生酮膳食分为两种:一种是以中链甘油三酯(MCT)为基础的生酮膳食,另一种是传统的生酮膳食。

(一) 以中链甘油三酯(MCT)为基础的生酮膳食

1. 特点　高脂肪、低碳水化合物膳食,其目的是导致和维持身体处于"酮病"的状态,起到抗抽搐的作用。以 MCT 为基础的生酮膳食,计算和设计比较简便易行。

采用主要含辛酸(C_8)和癸酸(C_{10})的 MCT,使之所提供的能量占总能量的 50%~70%,从碳水化合物提供的能量不超过 19%,从蛋白质和碳水化合物提供的能量不超过 29%,从 MCT 以外的脂肪提供的能量最少占 11%。

由于脂肪的完全氧化依赖于葡萄糖前体的存在,在缺乏碳水化合物的情况下,大量脂肪的代谢会产生酮体,MCT 较等量的长链甘油三酯具有更强的生酮作用,因此选用 MCT 较长链甘油三酯更能维持酮病状态,而且可以少用脂肪、多用碳水化合物和蛋白质。此外,有人报道用 MCT 膳食者的血清胆固醇水平低于用传统生酮膳食者。还观察到前者血浆的 β-羟丁酸水平较高,提示有较强的生酮作用。还有人报道用 3∶1(脂肪与蛋白质加碳水化合物质量之和的比值)传统生酮膳食(总脂肪量达 87%)的儿童,与用 60%中链甘油三酯生酮膳食(总脂肪量为 70%)的儿童,其血浆的 β-羟丁酸盐和乙酰乙酸盐水平相似。

2. 适用对象　①用于控制儿童癫痫发作和阵挛性肌痛,尤其是对抗抽搐药物产生抗药性和出现副作用的儿童。抗抽搐的效果与血浆中酮体、β-羟丁酸盐和乙酰乙酸盐升高的程度相关。对学龄前儿童的效果较为理想。②丙酮酸盐脱氢酶缺乏者。

3. 膳食原则

（1）该膳食可能出现恶心、呕吐、腹绞痛的副作用。这是由于MCT迅速水解造成胃肠高浓度游离脂肪酸的缘故。这种高渗透压溶液可造成大量液体注入，对肠道产生刺激作用。为避免这些副作用，要求进食含MCT的食物要缓慢，不应单独摄入，而一定要与其他食物共同摄入。

（2）一日膳食分成三或四餐，也可在睡前加餐。

（3）可用MCT制成各种食物，如各种调味汁、冰激凌、点心、菜肴等。

（4）计算MCT的步骤：

1）按照每日膳食中营养素供给量查出能量需要，如1~3岁儿童为1200kcal。

2）确定MCT的用量：一般占总能量的50%~70%，以60%为例计算：1200kcal的60%为720kcal，1gMCT供能8.3kcal，则MCT用量为720/8.3=87g。

（二）传统的生酮膳食

1. 特点　是一种高脂肪、极低碳水化合物、适宜蛋白质的膳食，目的是导致身体出现酮症并维持在轻度酸中毒状态。治疗初期膳食中生酮与抗生酮（即脂肪与碳水化合物加蛋白质）之比为4∶1，待酮症出现后，可维持3∶1的水平上，两年后采用2∶1，6个月后过渡到普通膳食。该膳食通常不用牛奶，蛋白质仅达到每日推荐供给量的65%，钙、铁、B族维生素亦不足。

据观察，采用此膳食后可以控制癫痫发作，毒性反应较药物小。患儿智力发育不受影响，生长发育受到暂时影响。对学龄前儿童的效果较明显，但对2岁以下或5岁以上效果不明显，甚至无效。因2岁以下不易出现酮症，5岁以上难以坚持膳食治疗。

2. 适用对象　用于治疗癫痫。有人认为对大发作型和精神运动性发作的治疗效果较好，但也有人认为效果与类型无关。

3. 膳食原则

（1）膳食要求严格，除精细计划外，食物还需称量。

（2）采用此种膳食初期必须住院，在医师监督下进行，观察尿酮体、二氧化碳结合率、血糖等指标，待适应后可出院继续治疗。

（3）该膳食基本不含主食，难以维持，故必须取得患儿家长的理解与配合，除规定食物外，不得进食其他食物。

（4）可设计营养成分相同而内容不同的食谱或交换份，供选择使用。

4. 膳食设计与计算方法

（1）脂肪与碳水化合物加蛋白质之和的比值呈4∶1的膳食，即（F）∶（C+P）=4∶1。每单位含（F）4g，（C+P）共1g，能量40kcal（4×9+1×4=40kcal）。

（2）脂肪与碳水化合物加蛋白质之和的比值呈3∶1的膳食，即（F）∶（C+P）=3∶1。每单位含（F）3g，（C+P）1g，能量31kcal（3×9+1×4=31kcal）。

（3）计算步骤：

1）计算总能量：按每千克体重需60~80kcal计算，总能量=体重（kg）×（60~80）kcal。

2）找出每日所需总的能量单位数：总能量÷每单位所供能量。

3）确定脂肪需要量：每日所需总单位数×4g。

4）计算蛋白质需要量，按每千克体重需1g计算：体重（kg）×1g。

5）碳水化合物需要量：总能量-（脂肪+蛋白质）所供能量。

第四节　诊断和代谢膳食

诊断膳食是通过膳食的方法协助临床诊断，即在短期的试验期间，在患者膳食中限制或增添某种营养素，并结合临床检验和检查的结果，以达到明确诊断的目的。

代谢膳食是临床上用于诊断疾病，观察疗效或研究机体代谢反应等情况的一种方法。是一种严格的称重膳食。配制代谢膳食的方法有两种：一种是按食物成分表计算出有关成分，此方法不够精确，但较简便；另一种是食物分析法即同时制备两份相同的膳食，一份供患者使用，一份留作成分分析，此方法较复杂，但精确度高，多用于严密的代谢研究。

一、内生肌酐试验膳食

（一）特点

肌酐试验膳食是严格的低蛋白膳食，在实施试验的过程中，首先要控制蛋白质的总量，但也要满足该患者的一日能量需要。

通过控制外源性肌酐的摄入，观察机体对内生肌酐的清除能力，以评价患者肾小球滤过功能。受试者先进食低蛋白膳食2~3天，使体内外源性肌酐被清除，然后再测定24小时尿中内生肌酐含量。内生肌酐清除率若降低到参考值80%以下，表示肾小球滤过率功能减退。

（二）适用对象

肾盂肾炎、肾小球肾炎、重症肌无力等各种疾病伴有肾功能损害者。

（三）膳食原则

1. 低蛋白膳食3天，全日蛋白质供给量<40g，在限量的蛋白质范围内可食牛奶、鸡蛋、豆类及其制品，禁用肉类。

2. 主食不超过300g，因谷类含有7%~10%的蛋白质，以避免蛋白质过量。

3. 蔬菜、水果、淀粉、藕粉及植物油等可按需给予，若有饥饿感可添加藕粉、水果、甜点心等。

4. 试验当日忌饮茶和咖啡，因两者有利尿作用；停用利尿剂，避免剧烈运动。

（四）食物选择

1. 可用食物　少于300g的米、面主食，限量的牛奶、蛋或豆制品。各种蔬菜、瓜、茄、水果、淀粉、藕粉、土豆、甜点心等。

2. 忌用食物　牛羊猪肉、鱼、虾、鸡、鸭禽类等食物；规定数量外的豆制品、奶制品、蛋类。

二、^{131}碘试验膳食

（一）特点

通过控制食物中碘的摄入量、辅助放射性核素甲状

腺[131]碘功能检查。试验期2周，忌食含碘食物，以及其他影响甲状腺功能的一切药物和食物，使体内避免过多地贮存碘量。

（二）适用对象

甲状腺功能检查。

（三）膳食原则

1. 试验期间忌食各种海产动植物食物，如海鱼、海虾、海参、虾皮、海蜇、海带、发菜、虾米、紫菜、虾仁等。

2. 凡烹调海产品食物的锅勺等用具均不能用于烹饪该膳食，试验期间不用加碘食盐。

3. 凡吃过海蜇、海带、紫菜、苔条、淡菜等海产品者，要停吃2个月才能做此试验；凡吃过海蛏、梭子蟹、毛蚶、干贝、蛏子等海味要停吃2周才能做此试验；凡吃过带鱼、黄鱼、鲳鱼、鲞鱼、乌贼鱼、虾皮等海味要停吃1周才能做此试验。

（四）食物选择

1. 可用食物　米、面等谷类食物；山芋、土豆等薯类；各种水果、各种豆类及豆制品；各种蔬菜；河鱼、河虾、肉、禽、蛋、奶及奶制品。

2. 忌用食物　任何含碘高的食物，如：海鱼、海虾、鱿鱼、乌贼等海鱼；虾米、海瓜子、海螺等海生贝壳类食物；海带、海白菜、紫菜等海生植物；含有海苔、紫菜等海味的各种小食。

三、葡萄糖耐量试验膳食

（一）特点

通过进食限量的碳水化合物，并测定空腹和餐后血糖来观察糖代谢的变化，以诊断糖尿病和糖代谢异常。

（二）适用对象

疑有糖尿病者、血糖受损患者、糖耐量异常者。

（三）膳食原则

1. 试验前3天，每日食物中的碳水化合物不宜低于250~300g，维持正常活动，影响试验的药物应在3天前停用；如正在使用胰岛素治疗，则必须在试验前3天停用胰岛素；试验前1天晚餐后禁食。

2. WHO推荐成人75g葡萄糖，孕妇100g，儿童1.75g/kg体重（总量≤75g），用300ml水溶解，5分钟内口服。或用含糖量75g的面粉蒸馒头，代替葡萄糖供受试者食用。

3. 服糖前抽空腹血，服糖后每隔30分钟取血，共4次。采血同时每隔1小时留尿测尿糖。根据各次血糖水平绘制糖耐量曲线。采血同时每隔1小时留尿测定尿糖。

四、纤维肠镜检查膳食

（一）特点

通过给患者进食少渣和无渣膳食，减少膳食纤维和脂肪的摄入量以减少粪便量，为肠镜检查做肠道准备。

（二）适用对象

原因不明的便血、疑有肠道肿瘤、结肠术后复查、结肠息肉等原因需做肠镜检查的患者。

（三）膳食原则

1. 检查前3天，进食少渣的软食和半流质膳食；检查前1天，进食低脂肪低蛋白的全流质膳食。

2. 检查前6~8小时禁食；检查后2小时，待麻醉作用消失后，方可进食。当日宜进少渣半流质膳食，若行活检者，最好在检查2小时后进食温牛奶，以后改为少渣半流质膳食并持续1~2天。

（四）食物选择

1. 可用食物　大米粥、烂面条、清蒸鱼、粉丝、粉皮、嫩豆腐、鱼丸、鸡蛋羹、藕粉等。

2. 忌用食物　含纤维多的蔬菜如韭菜、蒜薹、芹菜、蚕豆、大豆类、富含纤维的水果、裙菜带，油煎炸的大块肉类、坚硬的不易消化的食物如坚果、油炸食物等；忌辛辣、过甜过酸等刺激性食物。

五、结肠造影膳食

（一）特点

减少膳食纤维和脂肪的摄入量，减少肠道内食物残渣，为结肠造影检查做肠道准备。

（二）适用对象

因各种原因需要做结肠造影检查的患者。

（三）膳食原则

1. 钡灌肠前1~2天，进食少油少渣半流质膳食；免用蔬菜、水果、肉禽等食物。

2. 用清蒸和烧煮的烹调方法，不用油煎炸的食物。

3. 检查当天早餐禁食。

（四）食物选择

1. 可用食物　清蒸鱼、白米粥、煮鸡蛋、蒸豆腐、蛋花汤、细挂面、藕粉、去渣果汁、米汤。

2. 忌用食物　牛奶、豆浆、土豆、萝卜、卷心菜等有渣及一切产气食物。

六、脂肪吸收试验膳食

（一）特点

通过调整脂肪的摄入量，检查有否脂肪吸收障碍。

（二）适用对象

疑有脂肪吸收不良的患者。

（三）膳食原则

1. 试验期2~3天，脂肪的摄入量为100g左右，并同时收集72小时的粪便，测定其脂肪量。

2. 膳食配方除了脂肪以外，其他营养素的配比要科学合理，能量及三大营养素尽可能恒定。所有食物都要正确的称重，脂肪量按规定供给，膳食内脂肪含量要准确计量，含脂肪的食品及烹调油应尽可能分配于三餐中。

（四）食物选择

1. 可用食物　牛奶、煎鸡蛋、馒头、猪肉、肥肉、肉圆、各种蔬菜、烹调油等。

2. 忌用食物　试验期间减少低脂肪食物。

七、氮平衡试验膳食

（一）特点

计算膳食摄入和营养补充的蛋白质量和排出的氮量，观察患者体内的蛋白质营养状况。

（二）适用对象

需要评定蛋白质营养状况的患者。

（三）膳食原则

1. 试验期一般 5~7 天，要精确计算膳食中每日蛋白质及能量，所有食物进行称重。

2. 若患者从静脉或其他途径摄入的含氮营养物，也应计算在内。

3. 可以用测定尿尿素氮的方法，来计算氮的排出，可采用以下简要公式：

$$氮平衡(g/d)=\frac{蛋白质摄入量(g/d)-(尿尿素氮\ g/d+3.5g)}{6.25}$$

八、钙、磷代谢试验膳食

配合诊断甲状旁腺功能亢进、骨质疏松等代谢性骨病的一种试验膳食，是严格的称重膳食。临床常用的钙、磷代谢试验膳食有低钙正常磷膳食、低蛋白正常钙磷膳食。

（一）低钙、正常磷代谢试验膳食

1. 特点　试验期为 5 天，为称重膳食，前 3 天为适应期，后 2 天作为代谢试验期。收集试验前及最后代谢期 24 小时的尿液，测定尿钙排出量。

2. 适用对象　检查甲状旁腺功能、观察肾小管重吸收功能。

3. 膳食原则

（1）每日钙供给量应<150mg，磷为 600~800mg。

（2）宜选食含钙低的食物。

（3）试验期间，蛋白质、脂肪、总能量应固定。患者有饥饿感时，可添加纯碳水化合物食物，并可适量增加脂肪。

4. 食物选择

（1）可用食物：米、面粉、鸡蛋、番茄、莴笋、粉皮、粉丝、黄瓜、冬瓜、土豆、凉粉等。限量范围内的牛奶、蛋及豆制品。

（2）忌用食物：精白米、精白面粉及其制品、含钙高的蔬菜，如油菜、芹菜、小白菜等；豆类、小虾皮、芝麻酱等；食盐应称重使用，避免用酱油，此外还须禁饮茶和咖啡。

（二）低蛋白正常钙磷膳食

1. 特点　试验期为 5 天，前 3 天为适应期，后 2 天为代谢试验期，也是一种严格的称重代谢膳食。最后 1 天测空腹血磷和血肌酐含量，并留 24 小时尿测尿磷和尿肌酐，计算肾小管磷重吸收率。磷重吸收率正常值为 80%，当甲状旁腺功能亢进时，吸收率降低。

2. 适用对象　检查甲状旁腺功能、测定肾小管重吸收磷功能、测定血与尿中肌酐及磷含量。

3. 膳食原则

（1）每日膳食蛋白质含量不超过 40g，忌用肉类；每日膳食钙 500~800mg，磷 600~800mg。

（2）膳食宜选用含蛋白质低的谷类，含钙高的蔬菜如油菜、小白菜、芹菜等；在蛋白质限量范围内选用牛乳、鸡蛋和豆制品。

4. 食物选择

（1）可用食物：精白米、精白面粉及其制品，含钙高的蔬菜，如油菜、芹菜、小白菜等，限量范围内的牛奶、蛋及豆制品。

（2）忌用食物：瘦肉、动物内脏、鱼、虾、禽等动物性食品。

九、钾、钠代谢试验膳食

（一）特点

代谢试验期共 10 天，前 3~5 天为适应期，后 5~7 天为试验期，以辅助诊断醛固酮增多症。

（二）适用对象

诊断醛固酮增多症。

（三）膳食原则

1. 实验膳食中每日供给钾 1950mg，钠 3450mg。

2. 在计划食谱时，应先选用含钾高的食物，并进行计算，然后再计算钠的含量，钠的不足部分可以用食盐来补充。

3. 用蒸馏水烹制食物，严格称重；试验期间患者饮用水应为蒸馏水。

4. 应照顾患者膳食习惯，以保证每餐能吃完。密切观察患者进餐情况，使患者完成计划的钠、钾摄入量。

（四）食物选择

1. 可用食物　荷兰豆、土豆、莲藕、白菜、黄瓜、番茄、茄子、鸡肉、瘦猪肉、鲫鱼、草鱼、鲳鱼、兔肉等。

2. 忌用食物　加碱和含发酵粉制备的面食，一切盐腌食物、含盐的加工肉类。

（邵春海　刘景芳）

参考文献

1. 胡雯. 医疗膳食学. 北京：人民卫生出版社，2017.
2. 焦广宇，李增宁，陈伟. 临床营养学. 北京：人民卫生出版社，2017.
3. 中国营养学会. 中国居民膳食指南（2016）. 北京：人民卫生出版社，2015.
4. 中国营养学会. 中国居民膳食营养素参考摄入量. 北京：中国标准出版社，2014.
5. 中国超重/肥胖医学营养治疗专家共识编写委员会. 中国超重/肥胖医学营养治疗专家共识. 2016.
6. L. Kathleen Mahan，Sylvia Escott-Stump，Janice L. Raymond. Krause 营养诊疗学. 第 13 版. 杜寿玢，陈伟，译. 北京：人民卫生出版社，2017.
7. 裴海成，刘志民，邱明才，等. 实用肥胖病治疗学. 北京：人民军医出版社，2006.
8. 顾景范，杜寿玢，郭长江. 现代临床营养学. 北京：科学出版社，2013.
9. 杨月欣. 营养配餐和膳食评价实用指导. 北京：人民卫生出版社，2008.

第三章

营养风险筛查和营养评定

临床营养管理的核心目标是对存在营养风险患者通过规范化营养支持治疗改善患者临床结局和成本效益比。规范化营养支持治疗包括营养筛查(nutritional screening)、营养评定(nutritional assessment)、营养干预(nutritional intervention)和监测(monitoring)4个步骤。对存在营养风险患者,通过规范化营养支持治疗可改善临床结局和成本效益比。通过营养风险筛查(nutritional risk screening,NRS),发现具有营养风险的患者,并借助营养评定制定营养支持治疗处方,是临床营养管理的基础。

第一节　营养风险及营养风险筛查

营养风险与临床结局相关。借助有循证基础的营养风险筛查工具,判定患者是否存在营养风险。对有营养风险的患者给予营养支持治疗,可改善患者临床结局和成本效益比。

一、营养风险的定义及概念分析

(一) 营养风险的定义及概念分析

欧洲肠外肠内营养学会指南(2003版)中明确营养风险系指现存的或潜在的与营养因素相关的导致患者出现不良临床结局的风险。

应特别指出的是,营养风险实际上是一个与结局(outcome)(包括感染性并发症发生率、住院时间、住院费用、生活质量、成本-效果比等)相关的风险,并非指“营养不良的风险”。对有营养风险患者,给予规范化营养支持治疗可改善临床结局。只有改善结局才能使患者真正受益。

(二) 理解和应用“营养风险”概念的临床意义

20世纪70~80年代,接受营养支持治疗的病例几乎全是重度蛋白质能量营养不良的患者。1986年以前,我国每年接受规范化营养支持治疗的患者仅以数百至上千例计。在当时情况下,营养支持治疗的适应证问题并不突出。

然而,目前营养支持治疗的病例每年已达数百万例,客观上必须判定营养支持治疗的适应证。这就需借助筛查工具判定患者是否存在“营养风险”。对存在营养风险的患者,应借助营养评定制订个体化营养支持治疗方案,并通过规范化营养支持治疗,改善患者临床结局和成本效益比。

应对每位住院患者在入院时进行营养风险筛查,判断其是否存在营养风险,即是否存在营养支持治疗的适应证。对存在营养风险的患者,应进行营养评定,并作出营养诊断。承担此项工作的应是经过相关培训的医护人员和营养(医)师。

二、营养风险筛查

(一) 营养筛查的概念和工具

营养筛查(nutritional screening)是指应用量表化工具初步判断患者营养状态的过程。其目的在于判定患者是否具有营养风险或发生营养不良的风险。营养筛查包括营养风险筛查(nutritional risk screening)和营养不良筛查(malnutrition screening)两大类。

所谓营养风险筛查,根据ESPEN指南(2003版)和中华医学会肠外肠内营养学分会指南(2008版),其定义是:借助具有循证基础的量表化筛查工具判断患者是否具有营养风险,即判定患者是否具有营养支持治疗适应证。对营养风险筛查阳性(即存在营养风险)的患者,应进行营养评定。营养风险筛查是对患者进行营养支持治疗的前提。常用工具为营养风险筛查2002(nutritional risk screening 2002,NRS-2002)。

所谓营养不良筛查,根据美国肠外肠内营养学会指南(2011版),其定义是:营养不良筛查是一个发现营养不良患者的过程,或者发现具有营养不良风险的患者。这是一个筛查有无营养不良的过程,与之前提到的营养风险筛查的含义截然不同。常用工具包括营养不良筛查工具(malnutrition screening tool,MST)、营养不良通用筛查工具(malnutrition universal screening tool,MUST)、微型营养评定-简表(mini-nutritional assessment short form,MNA-SF)等。

(二) 营养风险筛查-2002(NRS-2002)

2016年,美国肠外肠内营养学会重症患者营养支持指南和美国胃肠病学会成人营养支持指南均指出:在众多的筛查工具中,营养风险筛查-2002同时考虑到营养状态的改变和疾病的严重程度,是推荐的筛查工具。NRS-2002也被中华医学会肠外肠内营养学分会(CSPEN)和欧洲肠外肠内营养学分会(ESPEN)推荐。目前,以临床结局是否改善为目标的营养风险筛查工具也只有NRS-2002。

NRS-2002于2002年ESPEN德国慕尼黑年会上报告,2003年在*Clinical Nutrition*杂志上发表,被ESPEN指南推荐。NRS-2002是基于10篇文献(包括9篇随机对照研究和1篇观察性研究)建立,以12篇随机对照研究为基准制定,并通过128篇随机对照研究进行了回顾性验证,具有较强的循证医学基础。

中华医学会肠外肠内营养学分会(CSPEN)“营养风险-营养不足-营养支持-临床结局-成本/效果比(Nutritional Screening-Undernutrition-Support-Outcome-Cost/effectiveness ratio,NUSOC)多中心协作组”对NRS-2002进行了前瞻性横

断面调查研究及前瞻性队列研究，完成了 NRS-2002 在中国的临床有效性验证，结论显示，对有营养风险的患者进行营养支持治疗，可改善临床结局。

2009 年，“营养风险”的概念首次出现在国家医疗保险药品目录上。2013 年，原国家卫生与计划生育委员会颁布了卫生行业标准《临床营养风险筛查》（WS/T427-2013）。2017 年，在国家人力资源与社会保障部印发的《国家基本医疗保险、工伤保险和生育保险药品目录（2017 年）》中，进一步明确提出参保人员使用肠外营养和肠内营养，需经“营养风险筛查明确具有营养风险时方可按规定支付费用”。2018 年，CSPEN“营养风险-不足-支持-结局-成本/效益比（NUSOC）”多中心数据共享协作组正式成立，由 NUSOC 制定的《营养风险及营养风险筛查工具 NRS 2002 临床应用专家共识（2018 版）》正式发布。NRS-2002 适用于 18 岁以上且住院时间超过 24 小时的患者，不推荐用于未成年人。

NRS-2002 内容包括：①营养状况受损评分（0~3 分）；②疾病严重程度评分（0~3 分）；③年龄评分（≥70 岁者，加 1 分），总分为 0~7 分。评分≥3 分为具有营养风险，需进行营养评定。而入院时筛查 NRS<3 分者虽暂时没有营养风险，但应每周重复筛查一次，一旦出现 NRS≥3 分情况，即进入营养支持治疗程序。NRS-2002 量表（表 6-3-1）如下：

表 6-3-1　营养风险筛查 2002（NRS-2002）

A. 营养状态受损评分（取最高分）	
1 分（任一项）	近 3 个月体重下降>5% 近 1 周内进食量减少>25%
2 分（任一项）	近 2 个月体重下降>5% 近 1 周内进食量减少>50%
3 分（任一项）	近 1 个月体重下降>5%或近 3 个月下降>15% 近 1 周内进食量减少>75% 体重指数<18.5 及一般情况差
B. 疾病严重程度评分（取最高分）	
1 分（任一项）	一般恶性肿瘤、髋部骨折、长期血液透析、糖尿病、慢性疾病（如肝硬化、慢性阻塞性肺病）
2 分（任一项）	血液恶性肿瘤、重症肺炎、腹部大型手术、脑卒中
3 分（任一项）	颅脑损伤、骨髓移植、重症监护
C. 年龄评分	
1 分	年龄≥70 岁

注：NRS-2002 评分=A+B+C。如患者 NRS-2002 评分≥3 分，则提示患者存在营养风险，应进行营养评定，并制订和实施营养支持治疗计划

（三）营养不良通用筛查工具（MUST）

MUST 是由英国肠外肠内营养协会多学科营养不良咨询组开发，于 2004 年发表。该工具得到英国营养师协会、英国皇家护理学院、注册护士协会、肠外肠内营养协会的支持。主要用于蛋白质能量营养不良及其风险的筛查，包括三部分内容：①BMI；②体重下降程度；③疾病所致的进食量减少。三项分数相加得到总评分，0 分为低营养风险状态：临床常规处理，无需营养干预，但需定期进行重复筛查；1 分为中等营养风险状态：要进行观察，要连续 3 天记录饮食及液体摄入量（医院及护理院），必要时给予饮食指导（社区居民）；≥2 分为高营养风险状态：需要专业营养医师制订营养治疗方案，营养师或 NST 会诊，先用普通食品，后强化食品或补充性营养支持，监测、评估治疗计划。评分表见表 6-3-2。

表 6-3-2　MUST 评分表

评分项目		
BMI	>20kg/m^2	0 分
	18.5~20kg/m^2	1 分
	<18.5kg/m^2	2 分
体重下降程度	过去 3~6 个月体重下降<5%	0 分
	过去 3~6 个月体重下降 5%~10%	1 分
	过去 3~6 个月体重下降>10%	2 分
疾病原因导致近期禁食时间	≥5 天	2 分

（四）微型营养评定-简表（MNA-SF）

MNA-SF 是专用于老年人的营养筛查工具，是由 Rubenstein 等人在传统 MNA 基础上进行设计而来。在 BMI 无法得到的情况下，可由小腿围代替。MNA-SF 由 6 个条目构成，其信息的获取可询问患者本人、护理人员或查询相关的医疗记录。结果判定：分值≥12 分，无营养不良风险；分值≤11 分，可能存在营养不良，需要进一步进行营养状况评定。MNA-SF 评分表见表 6-3-3。

表 6-3-3　MNA-SF 评分表

	筛查内容	分值
A	既往 3 个月内，是否因食欲下降、咀嚼或吞咽等消化问题导致食物摄入减少？ 0=严重的食欲减退　1=中等程度食欲减退 2=无食欲减退	
B	最近 3 个月内体重是否减轻？ 0=体重减轻超过 3kg　1=不知道　2=体重减轻 1~3kg　3=无体重下降	
C	活动情况如何？ 0=卧床或长期坐着　1=能离床或椅子，但不能出门　2=能独立外出	
D	在过去 3 个月内是否受过心理创伤或罹患急性疾病？ 0=是　2=否	
E	是否神经心理问题？ 0=严重痴呆或抑郁　1=轻度痴呆　2=无心理问题	
F1	BMI（kg/m^2）是多少？ 0=小于 19　1=19~21　2=21~23　3=大于或等于 23	
F2	小腿围 CC（cm）是多少？ 0=CC<31cm　3=CC≥31cm	
合计	筛查分值（14 分）	

（五）营养风险筛查、营养支持治疗与临床结局的关系

中华医学会肠外肠内营养学分会 NUSOC 协作组报告

在美国巴尔提摩和中国北京的多中心前瞻性研究中，根据NRS-2002筛选出的有营养风险的患者（NRS-2002评分≥3分）能够明显受益于营养支持治疗，其并发症发生率显著降低。进一步研究还发现，对于NRS-2002评分≥5分的腹部手术患者，术前的营养支持将显著降低术后并发症的发生率。在另一项RCT研究中证实，通过NRS-2002筛查出有营养风险的患者，并对其进行营养支持治疗，可显著性降低感染并发症发生率及再入院率。在心血管疾病、恶性肿瘤等多种疾病中也证实NRS-2002与患者并发症发病率、死亡率等具有显著关联。最近一项包含了83种语系文献的系统评价中也证实NRS-2002可良好预测成年住院患者的临床结局。

第二节 营养评定

对有营养风险的患者，通过营养评定，可确定营养不良类型及程度，制定个体化营养支持治疗处方，并监测营养支持治疗的疗效。

一、营养评定的概念及主要内容

营养评定（nutritional assessment）是指临床营养专业人员通过人体组成分析、人体测量、生化检查、临床检查及综合营养评定方法等手段，对患者营养代谢和机体功能等进行检查和评定，以确定营养不良类型及程度。其目标是为了指导医师和营养师的营养支持计划的制订，进一步研讨营养支持疗法的适应证和营养支持疗法可能伴随发生的副作用。

二、人体测量

（一）体重

体重是脂肪组织和非脂肪组织之和，可从总体上反映人体营养状况。体重测定需保持时间、衣着、姿势等方面的一致，对住院患者应选择晨起空腹，排空大小便后，着内衣裤测定。如患者卧床无法测量体重时，建议采用差值法，如护理员、家属抱患者总重减去护理员、家属体重。如有条件，可应用具有体重测量功能的医疗用床进行测定。如因严重胸腔积液、腹水、水肿等情况而无法获得患者的准确体重信息，应注明原因。体重计的感量不得大于0.5kg，测定前须先标定。

体重指数（体质指数）（body mass index，BMI）=体重(kg)/身高$(m)^2$。BMI被认为是反映蛋白质能量营养不良以及肥胖症的可靠指标。中国成人的BMI评价标准：正常值范围为18.5≤BMI<24.0；若BMI<18.5，为体重过轻；若24.0≤BMI<28.0，为超重；若BMI≥28.0，为肥胖。

（二）皮褶厚度、上臂围与上臂肌围

通过皮褶厚度测定可推算体脂总量，主要指标包括三头肌皮褶厚度、肩胛下皮褶厚度和髋部与腹部皮褶厚度等。上臂围为上臂中点周径。上臂肌围可间接反映机体蛋白质状况。其计算公式为：上臂肌围=上臂围(cm)-3.14×三头肌皮褶厚度(cm)。上述测定需严格质控，否则结果可能存在较大误差。

（三）腰围、臀围和腰臀围比值

腰围是指腰部周径长度。目前公认腰围是衡量脂肪在腹部蓄积程度最简单和实用的指标。其测定方法为：被测者空腹，着内衣裤，身体直立，腹部放松，双足分开30～40cm，测量者沿腋中线触摸最低肋骨下缘和髂嵴，将皮尺固定于最低肋骨下缘与髂嵴连线中点的水平位置，在调查对象呼气时读数，记录腰围。连续测量3次，取平均值。

臀围测量位置为臀部的最大伸展度处，皮尺水平环绕，精确度为0.1cm，连续测量3次，取平均值。

腰臀围比值（waist-to-hip ratio，WHR）=腰围(cm)/臀围(cm)。

根据在中国进行的13项大规模流行病学调查（总计24万成人）数据汇总分析，男性腰围≥85cm，女性腰围≥80cm者，患高血压的危险因素是腰围低于此界值者的3.5倍，患糖尿病的危险约为2.5倍。

（四）握力

握力在一定程度上反映机体肌肉力量。其测定方法为：将握力计指针调至“0”位置；被测者站直、放松、胳膊自然下垂、单手持握力计、一次性用力握紧握力计、读数并记录。然后，被测者稍作休息，重复上述步骤，测定2次取平均值。目前，尚无国人正常值范围，可对被测者进行前后测定结果比较。

（五）人体组成的测定方法

最早采用尸体解剖分离脂肪组织称重的方法测量人体组成，直到1942年才根据阿基米德原理利用水下称重法推算体密度来计算人体脂肪含量。随后几十年，以此为经典方法相继研究了许多方法，如放射性核素稀释法、总体钾法、中子活化法、光子吸收法（单、双光子）、电子计算机断层摄影法、超声波法、双能X线吸收法、磁共振法及生物电阻抗分析法等。

生物电阻抗分析法是20世纪80年代发展起来的一项技术，具有快速、简捷、成本低廉、无创和安全等特点，适于成人和儿童的测量，有广阔的应用前景。近十年来，多频生物电阻抗分析法的研究和临床应用有了较大进展，其准确性较单频生物电阻抗分析法有了显著提高，代表了人体组成分析领域的发展方向。

三、生化及实验室检查

利用生化及实验室检查可测定蛋白质、脂肪、维生素及微量元素的营养状况和免疫功能。因营养素在组织及体液中浓度下降，组织功能降低及营养素依赖酶活性下降等的出现均早于临床或亚临床症状的出现，故生化及实验室检查对及早发现营养素缺乏的类型和程度有重要意义。生化及实验室检查可提供客观营养评价结果，这是人体测量等方法所不具备的优势。

（一）血浆蛋白

血浆蛋白水平可反映机体蛋白质营养状况，常用的指标包括白蛋白、前白蛋白、转铁蛋白和视黄醇结合蛋白。血浆蛋白浓度降低主要原因为疾病，如肿瘤、感染、创伤等患者多伴有消耗增加，白蛋白分解代谢增加；长期摄入不足和食物中蛋白质含量不足或慢性肠道疾病所引起的吸收不

良,使体内缺乏合成蛋白质的原料;肝功能严重受损时导致蛋白质合成障碍或合成减少。

1. 血清白蛋白 白蛋白于肝细胞内合成,合成后进入血流,并分布于血管内、外空间。血管外的白蛋白贮存于瘦体组织中,分布于皮肤、肌肉和内脏等。白蛋白的合成受很多因素的影响,在甲状腺功能低下、血浆皮质醇水平过高、出现肝实质性病变及生理上的应激状态下,白蛋白的合成率下降。白蛋白半衰期约为14~20天。

在排除非营养因素影响后,持续低白蛋白血症被认为是判定营养不良的可靠指标。血浆白蛋白高的患者择期手术并发症相对低白蛋白血症者显著降低。

2. 血清前白蛋白 前白蛋白在肝脏合成,因在pH8.6条件下电泳转移速度较白蛋白快而得名。又因为前白蛋白可与甲状腺素结合球蛋白及视黄醇结合蛋白结合,而转运甲状腺素及维生素A,故又名甲状腺素结合前白蛋白。其生物半衰期短,约为1.9天。

与白蛋白相比,前白蛋白的生物半衰期短,血清含量少且体库量较小,故在判断蛋白质急性改变方面较白蛋白更为敏感。

应注意的是,很多疾病状态可对血清前白蛋白浓度产生影响,使其应用受到限制。其中,造成其升高的因素主要包括脱水和慢性肾衰竭。由于前白蛋白清除的主要场所是肾脏,故肾衰竭患者可出现血清前白蛋白升高的假象。降低血清前白蛋白的因素,包括水肿、急性分解状态、外科手术后、能量及氮平衡的改变、肝脏疾病、感染和透析等。机体在创伤、严重感染和恶性肿瘤等各种应激反应后的1~2天内,即可出现血清前白蛋白浓度的下降。这与急性期反应蛋白,如C反应蛋白、铜蓝蛋白、纤维蛋白原和结合珠蛋白的血浆浓度升高的变化刚好相反。上述这种状态会伴随应激反应的持续进行而持续存在下去,故前白蛋白不适宜作高度应激状态下营养评价的指标。此外,由于前白蛋白在肝脏合成,各种肝脏疾病均可导致血清前白蛋白水平降低。并且,肝实质损害越严重,前白蛋白减低幅度越明显。故在对各类肝病患者进行营养评定时,应用前白蛋白须特别慎重。另外,由于前白蛋白的主要功能是转运甲状腺素和维生素A,因此,这些物质在体内的水平会影响前白蛋白的活性。

3. 血清视黄醇结合蛋白 视黄醇结合蛋白在肝脏合成,主要功能是运载维生素A和前白蛋白。视黄醇结合蛋白主要在肾脏代谢,其生物半衰期仅为10~12小时,故能及时反应内脏蛋白的急剧变化。但因其反应极为灵敏,即使在很小的应激反应下,其血清浓度也会有所变化。胃肠道疾病、肝脏疾病等均可引起血清视黄醇结合蛋白浓度的降低。

4. 血清转铁蛋白 转铁蛋白(transferrin,TFN)在肝脏合成,生物半衰期为8.8天,且体库较小,约为5.29g。在高蛋白摄入后,TFN的血浆浓度上升较快。转铁蛋白的测定方法除放射免疫扩散法外,还可利用转铁蛋白与总铁结合力的回归方程计算。

(二) 氮平衡

氮平衡是评价机体蛋白质状况的指标。一般食物蛋白质的氮的平均含量为16%。若氮摄入量大于排出量,为正氮平衡;若氮摄入量小于排出量,为负氮平衡;若摄入量与排出量相等,则维持氮平衡状态。对住院患者,大部分氮排出为尿氮。其他氮的排出途径还包括粪氮、体表丢失氮、非蛋白氮及体液丢失氮等。

氮平衡的计算公式可表示为:氮平衡=氮摄入量-(尿氮+粪氮+体表丢失氮+非蛋白氮+体液丢失氮)

(三) 肌酐身高指数

肌酐系肌肉中的磷酸肌酸经不可逆的非酶促反应,脱去磷酸转变而来。肌酐在肌肉中形成后进入血液循环,最终由尿液排出。肌酐身高指数是衡量机体蛋白质水平的指标,但存在较大局限性:①因各种原因,准确收集24小时尿量有时较为困难。若用随意尿标本测定,其精确度极差;②一些因素可致24小时尿肌酐排出量减少,如肾、肝功能衰竭,肿瘤和严重感染等;③24小时尿肌酐排出量随年龄增大而减少,而目前缺乏分年龄段的标准肌酐值;④尚缺乏中国健康成人的标准肌酐-身高参考值。因此,目前肌酐身高指数已较少使用。

(四) 血电解质、微量元素及维生素

血液中钾、钠、钙、镁、磷等电解质水平,不仅一定程度反映了这些化学元素在机体的水平,也维持机体水电解质平衡、酸碱平衡,是维持机体生化反应的基本条件。微量营养素包括了铁、锌、碘、铜等多种微量元素,以及所有的维生素。这些微量营养素在体内参与多种功能蛋白的构成、参与多种生化反应,其缺乏可造成相应的营养素缺乏症。肿瘤患者的营养不良也包含宏量元素的缺乏及微量营养素的缺乏。如肿瘤患者常见的维生素D的缺乏,肿瘤贫血患者常见的铁、叶酸、维生素B_{12}缺乏等。不推荐对这些微量营养素进行常规检测,但对于经过膳食调查及临床症状显示可能有缺乏者,建议进行针对性检测。

(五) 免疫功能及炎性分子

营养不良时,外周血T淋巴细胞的数量和比例下降。严重营养不良时细胞免疫功能、巨噬细胞功能、补体系统功能、抗体产生等均受影响。某些单一营养素如锌、硒、铁、维生素A、维生素C、维生素E等缺乏,也会引起免疫功能受损。放化疗过程中免疫功能亦可能受损,且影响放化疗的完成率,因而建议常规进行免疫功能检测。

应激状态下免疫细胞产生的细胞因子如肿瘤坏死因子-α(tumor necrosis factor-α,TNF-α)、白细胞介素6(interleukins 6,IL-6)、白细胞介素1(interleukins 1,IL-1)、干扰素γ(interferon-γ,IFN-γ)等,是介导机体代谢异常、引发恶病质的主要因素之一。多项研究显示C反应蛋白(C-reactive protein,CRP)高水平与患者营养不良密切相关,同时是患者不良结局的危险因素。

四、临床检查

临床检查是通过病史采集及体格检查来发现营养素缺乏的体征。

病史采集的重点在于:①膳食史,包括有无厌食、食物禁忌、吸收不良、消化障碍及能量与营养素摄入量等;②已存在的病理与营养素吸收或代谢影响因子,包括传染病、内分泌疾病、肿瘤、慢性疾病(如肝硬化、肺病及肾衰竭等);③用药史及治疗手段,包括代谢药物、类固醇、免疫抑制剂、放疗与化疗、利尿剂、泻药等;④对食物的过敏及不耐受性等。

体格检查的重点在于发现下述情况,判定其程度并与其他疾病鉴别:①恶病质;②肌肉萎缩;③毛发脱落;④肝大;⑤水肿或腹水;⑥皮肤改变;⑦维生素缺乏体征;⑧必需脂肪酸缺乏体征;⑨常量和微量元素缺乏体征等。WHO 专家委员会建议特别注意头发、面色、眼、唇、舌、齿、龈、面(水肿)、皮肤、指甲、心血管系统、消化系统和神经系统等。

五、综合评定

目前,主要的综合营养评定工具包括主观全面评定(subjective global assessment,SGA)、患者参与的主观全面评定(patient-generated subjective global assessment,PG-SGA)和微型营养评定(mini nutritional assessment,MNA)等。

(一) 主观全面评定(SGA)

SGA 是 Detsky 等在 1987 年报告的一种简单而有效的临床营养评定工具。它得到了 ASPEN 推荐,是目前美国、日本等国广泛使用的营养评定工具,主要用于住院患者营养评定。其特点是以病史与临床检查为基础,省略人体测量和生化检查。PG-SGA 是在 SGA 基础上为肿瘤患者设计的营养评定方法,获得美国营养师协会(American Dietetic Association,ADA)的推荐。PG-SGA 由患者自我评估(体重、摄食情况、症状、活动和身体功能)与医务人员评估(疾病和营养需求、代谢需要以及体格检查)两部分组成。

(二) 微型营养评定(MNA)

MNA 主要适用于养老院和社区老人,评价内容包括人体测量(身高、体重及体重丢失)、疾病状况(如消化功能状况)、饮食状况(食欲、食物数量、餐次、有否摄食障碍等)和主观评定(对健康及营养状况的自我监测)等。其评定结果将被评定对象分为营养良好、营养不良风险以及营养不良三类。

尽管 SGA 和 MNA 都不是基于临床研究报告开发的评定工具,但有大量研究已经验证其在临床应用的有效性。SGA 评分与慢性透析患者死亡率强烈关联;能够很好地预测重症患者再次进入 ICU 治疗的发生率及死亡率。系统综述发现 SGA 是用于住院患者和外科手术患者营养诊断的有效工具,尤其是在早期发现营养不良中具有一定优势。MNA 则被认为是老年人营养评定中的最好工具。

(三) 患者参与的主观全面评定(PG-SGA)

PG-SGA 是在主观全面评定(subjective global assessment,SGA)的基础上发展起来的。临床诊疗过程中发现,主要用于肿瘤患者的营养评定。肿瘤患者自我描述的一些症状,尤其体重下降,以及与进食相关的症状,如厌食、味觉异常、恶心、呕吐等的发生与患者后继的营养状态下降以及不良预后密切相关,在进展期肿瘤患者,PG-SGA 评分甚至可以预测患者生存期。因此,美国 Ottery FD 于 1994 年提出,在 SGA 的基础上,增加患者的自我评价部分,这就是专门为肿瘤患者设计的营养状况评估量表——PG-SGA。临床研究显示,PG-SGA 是一种有效的肿瘤患者特异性营养状况评估工具,因而得到美国营养师协会、美国营养与膳食学院等的广泛推广与应用。中国抗癌协会肿瘤营养与支持治疗专业委员会根据 2.5 万名肿瘤患者的临床应用证实了 PG-SGA 在中国肿瘤患者中的有效性和可行性,PG-SGA≥4 分就认为存在营养不良。

PG-SGA 的评估量表分为患者自评表和医师评估表两部分,具体如下:

1. 患者自评表(A 评分)　内容包括体重、摄食情况、症状、活动和身体功能 4 个方面,见表 6-3-4。

表 6-3-4　患者自评表

1. 体重 目前我的体重约为　　　kg 1 个月前体重约为　　　kg 6 个月前体重约为　　　kg 在过去的 2 周,我的体重 减轻(1)　没变化(0)　增加(0) 本项计分:
2. 进食情况 在过去 1 个月里,我的进食情况与平时相比: 没变化(0)　比以往多(0)　比以往少(1) 我目前进食　　正常饮食(0) 正常饮食,但比正常情况少(1) 少量固体食物(2)　　只能进食流食(3) 只能口服营养制剂(3)　几乎吃不下什么(4) 只能通过管饲进食或静脉营养(0) 本项计分:
3. 症状 近 2 周来,我有以下问题影响我的进食: 吃饭没有问题(0)　没有食欲,不想吃(3) 恶心(1)　呕吐(3)　口腔溃疡(2)　便秘(1) 腹泻(3)　口干(1)　食品没味(1)　食品气味不好(1) 吞咽困难(2)　一会儿就饱了(1)　疼痛______(部位)(3) 其他__________(如抑郁,经济,牙齿)(1) 本项计分:
4. 活动和身体功能 在过去的 1 个月我活动正常,无限制(0) 不像往常,但还能起床进行轻微的活动(1) 多数时候不想起床活动,但卧床或坐椅时间不超过半天(2) 几乎干不了什么,一天大多数时候都卧床或在椅子上(3) 几乎完全卧床,无法起床(3) 本项计分:
4 项总分:

2. 医务人员评估表　包括疾病与营养需求的关系、代谢方面的需要、体格检查三个方面,见表 6-3-5。

表 6-3-5　医务人员评估表

1. 疾病与营养需求的关系(工作表 2)(B 评分) 相关诊断(特定) 原发疾病的分期 Ⅰ、Ⅱ、Ⅲ、Ⅳ、Ⅴ;其他 年龄岁 本项计分: 2. 代谢方面的需要(工作表 3)(C 评分) 无应激　低度应激　中度应激　高度应激 本项计分: 3. 体格检查(工作表 4)(D 评分) 本项计分:

3. 综合评价

(1) 定量评价:上述4项总分相加=A+B+C+D。

0~1分:此时不需要干预措施,治疗期间保持常规随诊及评价。

2~3分:由营养师、营养护士或医师进行患者或患者家庭营养教育,并可根据患者存在的症状和实验室检查的结果,进行药物干预。

4~8分:由营养师进行干预,并可根据症状的严重程度,与医师和营养护士联合进行营养干预。

≥9分:急需进行症状改善和(或)同时进行营养干预。

(2) 定性评价:见表6-3-6。

表6-3-6 PG-SGA定性评价

分类	A营养良好	B可疑或中度营养不良	C重度营养不良
体重	无丢失或无水肿或近期明显改善	1个月内丢失不超过5%或6个月内丢失不超过10%或体重持续下降	1个月内丢失超过5%(或6个月内丢失超过10%)或体重持续下降
营养摄入	无缺乏或近来显著改善	摄入明显减少	摄入重度降低
营养相关症状	没有或近期明显改善	存在相关症状(工作表3)	存在明显的症状(工作表3)
功能	无缺陷或近期明显改善	中度功能缺陷或近期加重	重度缺陷或显著的进行性加重
体格检查	无缺陷或慢性缺陷但近期又临床改善	轻~中度的体脂/肌肉丢失	显著的营养不良指征,包括水肿
总评价			

PG-SGA定性评价与定量评价的关系密切,见表6-3-7。

表6-3-7 PG-SGA定性评价与定量评价的关系

等级	定性评价	定量评价
PG-SGA A	营养良好	0~1分
PG-SGA B	可疑或中度营养不良	2~8分
PG-SGA C	重度营养不良	≥9分

4. PG-SGA在临床中的应用和意义 1999年,Persson C等报告了他们将PG-SGA应用于消化道肿瘤及泌尿系统肿瘤的评价结果,发现消化道肿瘤患者比泌尿系统肿瘤患者有更高的PG-SGA积分,消化道肿瘤患者有更多的PG-SGA B级及C级,不同PG-SGA分级患者白蛋白、前白蛋白水平有显著差异,多因素回归分析提示6个月内的体重下降、摄食量、进食问题、体力活动及肌肉消耗是独立的预测因素,PG-SGA A级患者的生存率显著长于PG-SGA B级及C级患者,$P<0.001$;他们还发现患者自我评估无困难。其他的研究则观察了PG-SGA对肿瘤患者生活质量、再次入院率、住院时间、放化疗毒副作用、并发症、恶病质、肿瘤转移与复发的预测作用,发现PG-SGA具有良好的预测性。Bauer J等比较了PG-SGA及SGA在肿瘤患者的应用,发现PG-SGA对SGA的敏感性为92%、特异性为82%,作者认为PG-SGA是发现、预测住院肿瘤患者营养不良的一种快速而且有效的评价工具。随后的很多研究发现:PG-SGA不仅适用于住院肿瘤患者,而且适用于门诊肿瘤患者;不仅适用于实体肿瘤患者,而且适用于血液肿瘤患者;不仅适用于非治疗肿瘤患者,而且适用于接受抗肿瘤治疗如手术、放疗、化疗、骨髓移植的患者。

PG-SGA是一种特异性肿瘤患者营养状况评价工具,但是临床上它的应用不仅仅局限于肿瘤患者。Desbrow B等报告了PG-SGA在肾透析患者的应用,发现PG-SGA评分与白蛋白、体重下降百分率密切相关。Martineau J等报告了PG-SGA在急性脑卒中患者的应用,发现PG-SGA评分更高的患者,其体重更低、住院时间更长、并发症更多、吞咽困难越严重、临床预后更差。

第三节 营养不良的分类和诊断标准

临床上对营养不良的定义、分类和诊断标准仍在不断深化和完善中,这有利于使营养支持治疗更趋规范、安全和有效。

一、营养不良的传统定义及分类

营养不良(malnutrition)包括营养不足(undernutrition)和营养过剩(over nutrition)两部分。临床上营养不足通常是指蛋白质-能量营养不良(protein energy malnutrition, PEM),即由于能量或蛋白质摄入不足或吸收障碍,造成特异性的营养缺乏症状和体征。传统上,通常将蛋白质能量营养不良分为以下三种类型:

(一)干瘦型或单纯饥饿型营养不良

干瘦型或单纯饥饿型营养不良(marasmus)主要原因为能量摄入不足,常见于慢性疾病或长期饥饿的患者,临床表现为严重的脂肪和肌肉消耗,皮褶厚度和上臂围减少,躯体和内脏肌肉量减少,血浆白蛋白可显著降低。发生于婴幼儿者则生长发育迟缓。

(二)低蛋白血症型

低蛋白血症型(Kwashiorkor)常见于长期蛋白质摄入不足或创伤和感染等应激状态。与干瘦型不同,该型伴有明显的生化指标异常,主要为血浆白蛋白值明显下降和淋巴细胞计数下降。患者内脏蛋白质迅速下降,毛发易脱落,出现水肿及伤口愈合延迟。若不采用有效的营养支持,可因免疫力受损,导致革兰阴性菌败血症或严重真菌感染。

(三)混合型营养不良

混合型营养不良(mixed marasmus and visceral malnutrition)为最严重的一类蛋白质能量营养不良,是由于蛋白质和能量的摄入均不足所致。常见于晚期肿瘤和消化道瘘患者。因原本能量储备少,在应激状态下,体蛋白急剧消耗,极易发生感染和伤口不愈等并发症,病情危重,死亡率高。

二、营养不良的国内外诊断标准

(一) 英国国家医疗卫生与社会服务优化研究所对营养不良的诊断标准

英国国家医疗卫生与社会服务优化研究所(National Institute for Health and Care Excellence,NICE)在“成人营养支持疗法指南(2006年版)”中对营养不良的定义为:营养不良是营养素缺乏的一种状态,是由于能量、蛋白质、维生素和矿物元素等缺乏导致的机体组成、功能或临床结局等多个方面的可测定的不良反应。NICE指南中明确提出满足下列的其中1条即可判定患者存在营养不良:①BMI<18.5kg/m^2;②最近3~6个月,无意识体重降低>10%;③BMI<20kg/m^2,以及最近3~6个月内,无意识体重降低>5%。

(二) 美国肠外肠内营养学会(ASPEN)成人营养不良诊断标准

2012年5月,ASPEN发布成人营养不良共识(2012版),明确提出“没有任何单一参数或指标能够有效诊断成人营养不良”。ASPEN推荐了一套“标准化诊断特征”用于日常临床实践工作中。其推荐利用下列特征中的至少2条(或更多)作为成人营养不良诊断标准,包括能量摄入不足、体重降低、肌肉丢失、皮下脂肪丢失、可能掩盖体重丢失的局部或全身积液、通过握力测量发现的功能状态降低。而且,特别指出上述6个特征是连续的,而非简单的离散变量。但是,目前尚缺乏足够临床证据证实其能够区分轻度和中度营养不良。该共识发表后,有进一步的研究验证了其在包括头颈部肿瘤等患者中的有效性。

(三) 欧洲肠外肠内营养学会(ESPEN)营养不良诊断标准

2015年6月,ESPEN提出了营养不良诊断标准专家共识(2015版),并在2017年2月发表的“临床营养相关定义和术语的ESPEN指南”中对该共识进行了再次表述。该专家共识在营养筛查基础上,提出营养不良诊断标准为:①BMI<18.5kg/m^2,直接诊断为营养不良;②无意识体重降低(无时间限制的体重降低>10%或3个月内体重下降>5%,必要条件),结合年龄特异性BMI下降(小于70岁者<20kg/m^{2}或70岁以上者<22kg/m^2)或性别特异性的去脂肪体重指数(Fat Free Mass Index,FFMI)降低(女性<15kg/m^{2}或男性<17kg/m^2)的其中一项,也可诊断为营养不良。

ESPEN营养不良诊断标准专家共识(2015)发表后,在欧洲国家不同人群中进行了有效性验证和临床应用研究。需指出的是,ESPEN(2015)与ASPEN(2012)共识间并不存在矛盾,两个共识代表了两个学术组织对于营养不良诊断的理解。

(四) 中华医学会肠外肠内营养学分会(CSPEN)对营养不良的定义和诊断标准

2008年出版的《中华医学会临床技术操作规范-肠外肠内营养学分册》以及2009年出版的《中华医学会临床诊疗指南-肠外肠内营养学分册(2008版)》中均将营养不良定义为“因能量、蛋白质及其他营养素缺乏或过度,并对机体功能乃至临床结局发生不良影响(包括肥胖在内)”。《中华医学会临床技术操作规范-肠外肠内营养学分册》(2008版)和《中华医学会临床诊疗指南-肠外肠内营养学分册(2008版)》提出营养不良(营养不足)诊断标准为:①BMI低于18.5kg/m^2,伴一般情况差;②白蛋白低于30g/L(无明显肝肾功能障碍患者)。

同时,上述指南及规范进一步指出:已有营养不良的住院患者接受规范化营养支持治疗有利于改善其临床结局,包括减少并发症的发生率、缩短住院时间等;相反,如果不存在营养不良,营养支持治疗不但让患者获益机会少,而且还将增加医疗资源耗费。

(于康)

参考文献

1. Kondrup J, Rasmussen HH, Hamberg O, et al. Nutritional risk screening (NRS-2002): a new method based on an analysis of controlled clinical trials. Clin Nutr, 2003, 22: 321-336.
2. Mueller C, Compher C, Ellen DM. American Society for Parenteral and Enteral Nutrition (A. S. P. E. N.) Board of Directors. A. S. P. E. N. clinical guidelines: Nutrition screening, assessment and intervention in adults. JPEN, 2011, 35: 16-24.
3. McClave SA, Taylor BE, Martindale RG, et al. Guidelines for the Provision and Assessment of Nutrition Support Therapy in the Adult Critically Ill Patient: Society of Critical Care Medicine (SCCM) and American Society for Parenteral and Enteral Nutrition (A. S. P. E. N.). JPEN, 2016, 40: 159-211.
4. McClave SA, DiBaise JK, Mullin GE, et al. ACG Clinical Guideline: Nutrition therapy in the adult hospitalized patient. Am J Gastroenterol, 2016, 111: 315-334.
5. 中华医学会. 临床诊疗指南肠外肠内营养学分册. 北京:人民卫生出版社, 2008.
6. Kondrup J, Allison SP, Elia M, et al. ESPEN guidelines for nutrition screening 2002. Clin Nutr, 2003, 22: 415-421.
7. Jie B, Jiang ZM, Nolan MT, et al. Impact of nutritional support on clinical outcome in patients at nutritional risk: a multicenter, prospective cohort study in Baltimore and Beijing teaching hospitals. Nutrition, 2010, 26: 1088-1093.
8. Zhang H, Wang Y, Jiang ZM, et al. Impact of nutrition support on clinical outcome and cost-effectiveness analysis in patients at nutritional risk: A prospective cohort study with propensity score matching. Nutrition, 2017, 37: 53-59.
9. 中华人民共和国国家卫生和计划生育委员会. 中华人民共和国卫生行业标准:临床营养风险筛查(WS/T427-2013). 2013, 北京.
10. Bozzetti F, Mariani L, Lo Vullo S, et al. The nutritional risk in oncology: a study of 1,453 cancer outpatients. Support Care Cancer, 2012, 20: 1919-1928.
11. McClave SA, Chang WK. Feeding the hypotensive patient: does enteral feeding precipitate or protect against ischemic bowel? Nutr Clin Pract, 2003, 18: 279-284.
12. Khalid I, Doshi P, DiGiovine B. Early enteral nutrition and outcomes of critically ill patients treated with vasopressors and mechanical ventilation. Am J Crit Care, 2010, 19: 261-268.
13. Kearns PJ, Chin D, Mueller L, et al. The incidence of ventilator-associated pneumonia and success in nutrient delivery with gastric

versus small intestinal feeding: a randomized clinical trial. Crit Care Med, 2000, 28: 1742-1746.

14. Jayawardena R, Fernando P, Lokunarangoda N, et al. Effects of the "plate model" as part of dietary intervention on modification of selected cardiometabolic risk factors in post-myocardial infarction patients: study protocol for a randomized controlled trial. Trials, 2017, 18: 314.
15. 国际生命科学学会中国办事处中国肥胖问题工作组联合数据汇总分析协作组. 中国成人体质指数分类的推荐意见简介. 中华预防医学杂志, 2001, 35: 349-350.
16. 杨剑, 张明, 蒋朱明, 等. 营养筛查与营养评定: 理念、临床实用及误区. 中华临床营养杂志, 2017, 25: 59-63.
17. 中华医学会, 临床诊疗指南: 肠外肠内营养学分册(2008 版), 北京: 人民卫生出版社, 2009.
18. Mueller C, Compher C, Ellen DM. American Society for Parenteral and Enteral Nutrition (A. S. P. E. N.) Board of Directors. A. S. P. E. N. clinical guidelines: Nutrition screening, assessment, and intervention in adults. JPEN, 2011, 35: 16-24.
19. Nuotio M, Tuominen P, Luukkaala T. Association of nutritional status as measured by the Mini-Nutritional Assessment Short Form with changes in mobility, institutionalization and death after hip fracture. EJCN, 2016, 70: 393-398.
20. Jensen GL, Hsiao PY, Wheeler D. Adult nutrition assessment tutorial. JPEN, 2012, 36: 267-274.
21. Baker JP, Detsky AS, Wesson DE, et al. Nutritional assessment: a comparison of clinical judgement and objective measurements. NEJM, 1982, 306: 969-972.
22. Detsky AS, McLaughlin JR, Baker JP, et al. What is subjective global assessment of nutritional status? JPEN, 1987, 11: 8-13.
23. Bauer J, Capra S, Ferguson M. Use of the scored Patient-Generated Subjective Global Assessment (PG-SGA) as a nutrition assessment tool in patients with cancer. EJCN, 2002, 56: 779-785.
24. Fontes D, GenerosoSde V, Davisson T, et al. Subjective global assessment: a reliable nutritional assessment tool to predict outcomes in critically ill patients. Clin Nutr, 2014, 33: 291-295.
25. Lawson CM, Daley BJ, Sams VG, et al. Factors that impact patient outcome: nutrition assessment. JPEN, 2013, 37: 30S-8S.
26. Cederholm T, Bosaeus I, Barazzoni R, et al. Diagnostic criteria for malnutrition-An ESPEN Consensus Statement. Clin Nutr, 2015, 34: 335-340.
27. Cederholm T, Barazzoni R, Austin P, et al. ESPEN guidelines on definitions and terminology of clinical nutrition. Clin Nutr, 2017, 36: 49-64.
28. 中华医学会. 临床技术操作规范肠外肠内营养学分册. 北京: 人民军医出版社, 2008.
29. White JV, Guenter P, Jensen G, et al. Consensus statement: Academy of Nutrition and Dietetics and American Society for Parenteral and Enteral Nutrition: characteristics recommended for the identification and documentation of adult malnutrition (undernutrition). JPEN, 2012, 36: 275-283.

第四章

肠内营养支持治疗

肠内营养(EN)是一种采用口服或管饲等途径经胃肠道提供机体代谢需要的能量及营养基质的营养治疗。针对有完全或部分胃肠道功能,但不能正常进食的患者进行的营养补充或支持。EN 途径的选择主要取决于患者胃肠道解剖结构上的连续性、消化吸收功能的完整性、EN 实施的时间、有无误吸可能等因素。根据途径不同可将 EN 分为口服营养补充和管饲营养支持治疗。根据 EN 配方组分不同分为整蛋白配方、短肽或氨基酸型配方;根据用途不同分为通用型、疾病特异型和组件型。

第一节　肠内营养的适应证和禁忌证

1598 年,Capivacceus 将管子插入患者食管输注液体作为肠内营养治疗的开端。1790 年,Hunter 采用经鼻胃管途径喂养吞咽肌麻痹患者;1901 年,Einborn 设计出了远端附金属小囊的十二指肠喂养管;1942 年,Bisgard 首次进行了空肠喂养;1952 年,Wagner 发明了聚乙烯喂养管,开启了标准化管饲 EN。1957 年,Greenstein 发明要素制剂应用于临床患者,EN 制剂也得到了长足发展,并从食物或匀浆食物为主的形式逐步向配方食品过渡。1973 年,欧美国家的 EN 药品制剂逐步引入国内。1980 年以后,随着各种 EN 制剂和多种 EN 输注管道设备的改进,极大地促进了我国 EN 的发展和应用。

经 EN 摄入的营养物质在胃肠道消化吸收后,经门脉系统输送至肝脏,有利于肝脏的蛋白质合成及代谢调节。在相同能量与氮量的条件下,应用 EN 的患者体重增长、氮平衡改善均优于全肠外营养(TPN),而且人体组成的改善也更显著。长期持续应用 TPN 会导致小肠黏膜细胞和消化酶系统的活性退化,而 EN 却能改善和维持肠道黏膜细胞结构与功能的完整性,能防止肠道细菌移位。而且 EN 更价廉,对技术和设备的要求较低,使用相对简单,易于临床管理。

一、肠内营养适应证

当胃肠道功能存在,但因健康原因不能或不愿经口摄食以满足其营养需求时,就应考虑通过各种途径给予肠内营养支持。原则上,肠内营养液应经过有吸收能力的胃肠道而被吸收,但如果胃肠道功能受损,有时可给予不需再消化即可被吸收的肠内营养制剂,如肽类或游离氨基酸配方。胃肠内营养的主要适应证为:

1. 意识障碍或昏迷　脑外伤、脑血管疾病、脑部手术、脑肿瘤和中枢感染等昏迷病人;精神疾病或老年性痴呆病人无法经口正常进食时应考虑给予肠内营养支持。这类病人通常采用鼻胃管喂养或长期胃造瘘管饲喂养。

2. 吞咽困难和失去咀嚼能力　口腔和咽喉部手术、下颌骨骨折、颞颌关节病变和重症肌无力等病人。这类病人往往吞咽或咀嚼功能障碍不能正常进食,甚至由于进食可影响创面修复愈合并增加病痛。

3. 消化道损伤、梗阻或手术　食道物理性损伤或化学性烧伤、上消化道晚期肿瘤引起的梗阻、上消化道术后吻合口水肿等病人,可采用胃或空肠造瘘置管予肠道内营养。

4. 消化道瘘和短肠综合征　消化道瘘由于每日可经瘘口丢失大量消化液、蛋白质和电解质等营养物质,造成病人的电解质紊乱和营养不良,且局部瘘口的皮肤等软组织可被消化液腐蚀久经不愈。常见的有食管瘘、胃瘘、胆瘘、胰瘘和各种部位的肠瘘。这类病人可根据瘘的具体位置,选择在瘘的近端或远端置管进行肠内营养;另外还需根据疾病情况的不同和置管的位置不同选择不同的肠内营养制剂可取得较为满意的效果。

大多数短肠综合征病人在早期往往经过一段时期的肠外营养后则应逐渐过渡到肠内营养,根据肠功能代偿情况选择相应的肠内营养配方。

5. 胰腺炎　由于急性胰腺炎病人自发病开始即遭受炎症应激、禁食或手术创伤,机体经历了分解代谢增强,明显的负氮平衡过程,临床上通常出现体重下降、低蛋白血症和严重感染等营养不良和免疫力低下表现,并且将持续禁食相当长时间才能恢复饮食。近年来,许多临床研究证实在胰腺炎急性发作期仅给予短期的肠外营养支持后,当病情趋于稳定,血、尿淀粉酶基本恢复正常后即可由肠外营养支持改为肠内营养支持,给予空肠内管饲喂养或鼻饲已经预消化好的肠内营养制剂可以取得很好的效果。

6. 炎症性肠病　炎症性肠病包括 Crohn's 病和溃疡性结肠炎。活动期的病变肠段黏膜常常出现充血、水肿,甚至于发生溃疡面的出血和渗出,这些目前被认为是肠道变态反应所导致的结果,临床上表现为严重而顽固性的腹泻。这类病人由于长期反复遭受腹泻、肠道吸收不良而发生营养不良,因此采用短肽或氨基酸型的肠内营养制剂不仅可不需再消化即可被吸收,而且还可减少肠黏膜对大分子蛋白质的变态反应。

7. 高分解代谢和慢性消耗性状态　严重感染、手术、重大创伤如多发性骨折和大面积烧伤后,机体处于严重的分解代谢和负氮平衡状态。此时病人需积极给予足够的营养支持来改善全身状况,减少或纠正负氮平衡,促进蛋白质合成，有利于伤口愈合，减少各种并发症的发生。如肠道功能存在均应积极给予肠内营养来保证机体的能量和营养素的需要。

8. 术前准备和纠正及预防手术前后营养不良

(1) 术前准备：在肠道手术前的肠道准备阶段给予无渣肠内营养制剂可在不影响病人的营养供给情况下保证手术中无大便污染，有利于手术顺利进行。

(2) 纠正及预防手术前后营养不良：对手术前已经存在营养不良的病人应积极尽早进行肠道内营养支持，以提高机体免疫力和对手术创伤应激的耐受性，以保证手术成功并有利于术后伤口愈合。对手术本身所造成的营养缺乏，只要胃肠道功能存在，就可采用合适的肠内营养支持，以尽快纠正病人的营养不良，减少并发症发生的危险，促进早日康复。

9. 特殊疾病　多脏器功能障碍、器官移植、干细胞移植、严重代谢性疾病等病人在接受肠内营养支持时应掌握疾病的变化特征，要因病、因人而异，抓住病情的主要矛盾，兼顾其他，慎重决定营养支持的方案，根据病情特点选择合适的肠内营养制剂、剂量和途径来提高此类病人的营养状况，帮助提高病人的抗病能力。

10. 家庭肠内营养支持　适用于病情已稳定、已不需再住院接受治疗，但又离不开长期肠内营养支持的病人。可在出院前的住院期间指导和培训病人、家属或社区护理人员，并制订合理的肠内营养方案，让患者出院后在家里接受有效的肠内营养。并建议定期门诊随访，由营养师或医师根据疾病及营养状况调整方案，以确保和提高家庭肠内营养支持的效果。

二、肠内营养禁忌证

通常情况下应该首先考虑选择肠内途径给予营养支持，对不确定的病例，可考虑短期试用。但以下情况时属于肠内营养的禁忌证：严重感染、衰竭和休克等；术后消化道麻痹所致肠功能障碍；完全性器质性肠梗阻；活动性消化道出血；高流量小肠瘘；严重腹泻和极度吸收不良时；严重腹腔内感染。

第二节　肠内营养配方

肠内营养配方与普通食物相比，化学成分明确；营养全面，搭配合理；更加易于消化，稍加消化或无需消化即可被吸收；无渣或残渣极少，粪便数量显著减少；通常不含乳糖，适用于乳糖不耐受者。

一、匀浆膳

由于细喂养管的内径很小（约 2～3mm），食物中的蛋白质和矿物质互相凝结容易引起导管阻塞。因此，食物应该是不黏稠和均质的。危重患者的营养支持治疗必须遵循相关的无菌操作制度来预防胃肠道感染是非常重要的，尤其当营养物质直接注入幽门以下的小肠内，此时没有胃酸抗感染的屏障作用。

肠内营养配方中应该包括患者需要的所有常量和微量营养素。在 20 世纪 70 年代，由于工业化的进步，出现了各种各样的液体营养产品，这些液体营养制剂很易通过喂养管，而且这些营养配方的组成能适合于大多数患者的需要。

有时，由于费用、供应等原因使这类即用型液体产品不能被采用，此时可选用普通食物经加工和搅拌制成的匀浆。另外，粉末状的配方可以在使用前溶解调配，这比已商品化的液体制剂来得便宜、便于运输和储存。

制备匀浆膳应该注意以下几点：

1. 根据患者对蛋白质、脂类、糖类、微量营养素和电解质的需要来调整营养配方。

2. 不能把过量的膳食纤维混合在配方中，否则会使配方变得稠厚，易导致喂养管阻塞。如果需要，膳食纤维应该用水稀释后单独给予。

3. 匀浆不能煮沸，如果可能可采用巴氏消毒法来防止细菌污染。

4. 匀浆必须在严格无菌环境下制备，并且在制作后立即冷藏（7℃以下）。如果是连续滴注，常温下放置不超过 6 小时。

5. 匀浆应是液体状的，容易通过喂养管而防止阻塞。这也就意味着制备后的匀浆应该经过过滤。

6. 家庭制作的肠内营养膳只能用于胃造口术或鼻胃管喂养，假如喂养管被放置在十二指肠或空肠内，必须选择无菌配方。

7. 每隔 4 小时用 30ml 水冲洗喂养管以预防管道阻塞。

8. 由于营养素的不同来源，家庭制作的配方总是能量密度较低，因此，往往需要大量液体才能满足患者的需要。

9. 由于采用家庭制作的匀浆很难完全满足患者的营养需要，因而必须严密监测患者的摄入量、排出量、体重和症状。

二、肠内营养制剂

根据组成不同分为整蛋白配方、短肽或氨基酸配方。根据用途不同分为通用型和疾病特异型、组件型。

（一）氨基酸配方

是由游离氨基酸、单糖和双糖，以及不同剂量的 MCT 和（或）必需脂肪酸组成。大多配方含有所有已被肯定的必需营养素，如矿物质、维生素、微量元素、必需脂肪酸等。钠的含量通常是低的。多数单体配方有以下特点：能量密度为 1kcal/ml；含氮浓度约 7g/L；非蛋白氮热能与氮的比值是 150∶1（kcal∶g）；渗透压较高（500～900mOsmol/L）。

（二）短肽配方

是由蛋白水解成的双肽、三肽和一些游离氨基酸作为氮的来源。碳水化合物主要是双糖和麦芽糖糊精提供。配方中含有不同剂量的长链脂肪酸（作为ω-3 和ω-6 必需脂肪酸的来源）和中链脂肪酸（作为能量来源）。低聚配方中也同样含有所有每日推荐剂量的微量营养素。相对于单体配方，低聚配方的渗透压较低，并且也能更好地被小肠吸收。已经证实双肽和三肽可直接被肠道吸收，因此，对吸收不良病人现在主张倾向于采用短肽配方。

（三）整蛋白配方

以大分子整蛋白作为主要氮源，临床中较为常用，需要胃肠道具有部分或全部消化吸收功能,味道相对可口,渗透压接近等渗,口服与管饲均可,适用于胃肠道基本正常的患者。

作为EN的标准配方,营养全面且大多由完整的营养素组成,这就意味着需要有功能健全的消化系统,在医院和家庭护理中均适用。

1. 配方成分 整蛋白作为氮源,低聚糖、麦芽糖糊精或淀粉作为糖类的来源,植物油作为脂肪来源。含矿物质、维生素和微量元素。配方中大多不含有乳糖并去除了麸质。由于营养素均未水解,其渗透压保持在一个较合理的接近生理的水平(大约在300mOsm/L),这有利于促进肠道耐受性。能量密度从0.5~2kcal/ml不等,可适应不同患者的个体需要。

2. 糖类 糖类是主要的能量来源,提供总能量的40%~60%。多聚配方中糖类的主要来源是麦芽糖糊精,好处是在于它们比淀粉更易溶解,渗透压负荷较低,且在肠道很快被水解。加入少量蔗糖虽然增加渗透压但改善了口味(有利于口服)。某些制剂也含有淀粉。

3. 膳食纤维 不含淀粉的多糖、菊粉和低聚果糖、抗性淀粉和木质素是膳食纤维的主要成分。饮食中添加纤维可影响营养素吸收,改变粪便体积和重量,并在结肠内酵解。其中,不可溶性纤维(不酵解的),富含纤维素和木质素,通过吸收水分而增加粪便量,预防便秘发生,促进胃肠道功能和调节胃肠转运时间;可溶性纤维(如果胶和树胶)可被结肠厌氧菌酵解,提供维持结肠结构和功能的底物。基于普通饮食中膳食纤维已证实的重要性和益处,除非临床治疗需要限制纤维摄入,整蛋白制剂配方中膳食纤维推荐入量应与普通饮食类似。

4. 蛋白质 整蛋白制剂配方中蛋白质占总能量的15%~25%。蛋白质含量为30~80g/L不等,非蛋白能量与含氮量之比为75:1~200:1(kcal/g)。来源包括天然形式的蛋白质(如牛奶、鸡蛋清)和多种天然食物中提取的蛋白分离物,酪蛋白、乳白蛋白和乳清蛋白等。由于蛋白质分子较大,因此它对配方的渗透压影响较少,但为了消化更完全仍需要正常水平的消化酶。

5. 脂肪 整蛋白制剂配方中脂肪是等渗和能量密度大的非蛋白能量成分。肠内营养剂中脂肪一般来源于玉米油和大豆油。也有葵花油和芸苔油(富含单不饱和脂肪酸)。这些植物油大多提供长链脂肪酸,包括必需脂肪酸,它们有助于限制渗透压。脂肪占总能量的25%~40%。

中链脂肪酸(MCT)可取代部分的脂肪成分。MCT不需要胆盐和胰酶,不进入淋巴系统而直接被吸收入门脉系统,使得他们在一些吸收不良和乳糜瘘患者发挥作用,但MCT不含必需脂肪酸并可能因延迟胃排空而导致不耐受。

6. 电解质和微量营养素 当给予足量而完整的营养配方时,维生素、电解质和微量元素的供给符合DRIs推荐的100%。然而必须考虑到需要量增加或有特殊营养素丢失的情况下,必须给予肠内或肠外营养补充并严密监测。

7. 水 EN配方的能量密度取决于含水量。提供1kcal/ml的配方含水80%,而更高能量密度的配方(2kcal/ml)提供70%的水分。

(四)疾病特异型配方

根据疾病不同的代谢特点,设定疾病特异型EN制剂。可分为糖尿病型、肾功能不全型、肿瘤型、肝功能衰竭型、肺病专用型等类型,可用于对应特殊疾病的患者进行营养支持治疗。疾病特异性配方可提供给各种疾病或器官功能受损患者的特殊营养需要。这是EN中一个不断发展的领域,对疾病认识的过程中不断提高也导致了多种特殊制剂的发展。

1. 糖尿病特异型配方 配方符合国际糖尿病学会的推荐和要求,提供的营养物质符合糖尿病患者的代谢特点,处方中的特点主要是碳水化合物来源于富含纤维淀粉,可改善糖耐量异常患者的血糖曲线下面积及胰岛素曲线下面积,因此能减少糖尿病患者与糖耐量受损患者的葡萄糖负荷。

2. 肿瘤特异型配方 配方符合较高脂肪、高能量、较低碳水化合物含量的肠内营养制剂,适用于肿瘤患者的代谢需要。其中所含n-3脂肪酸以及维生素A、维生素C和维生素E有助于改善免疫功能、增强机体抵抗力。此外,膳食纤维有助于维持胃肠道功能。

3. 肝病特异型配方 用于肝病和肝性脑病的特殊配方是基于较高含量的支链氨基酸(BCAA)、较低的芳香族氨基酸(AAA)和蛋氨酸,可以纠正患者血浆氨基酸谱异常、提高Fischer指数(BCAA/AAA)。通常制剂的蛋白质和电解质含量相对偏低,而且由于需要限制液体,能量密度也稍高(>1kcal/ml)。可用于肠道功能正常、存在肝性脑病风险的患者。

4. 肾病特异型配方 急性肾衰竭患者通常处于高分解代谢状态,其肠内营养主要目标是在提高机体营养状况的同时,尽可能降低血浆尿素氮水平,减少毒性产物蓄积,维持水和电解质平衡。透析前期的稳定患者需要低蛋白、高能量密度并富含必需氨基酸的配方。当患者接受透析后,则需要给予富含必需氨基酸的较高蛋白高能量密度的配方。由于水和电解质平衡必须严密监测,肾病特异型肠内营养制剂常具有高能量密度的特点以方便液体管理。

5. 免疫增强型配方 富含精氨酸、n-3多不饱和脂肪酸和核糖核酸的高蛋白、不含乳糖和蔗糖。用于满足危重患者在应激状态的特殊营养和代谢需要。

6. 肺病特异型配方 配方以高脂肪、低碳水化合物比例为特点,减少二氧化碳的生成,从而减少慢性阻塞性肺部疾病(COPD)或急性呼吸衰竭所引起的二氧化碳潴留。

(五)组件型配方

仅以某种或某类营养素为主的肠内营养制剂,可以作为某些营养素缺乏的补充,满足患者的特殊需求。可由单一宏量营养素或混合营养素组成。一些患者可从专门定制的配方得益,它通过混合或加入单独的营养素制备,从而满足其特殊的需要。这类配方不仅能改变每个底物的含量,而且还能根据患者的特殊需要改变营养素的类型(如肽类与氨基酸)。通过可调节型肠内配方建立个体化的管饲营养,例如在烧伤患者和需要高能量却又有液体限制(如心、肾、肝脏衰竭)的患者。单个营养素的调整可以是蛋白质、脂肪或糖类的量和(或)质,提供了肠内营养的灵活性和多面性。可调节型配方需要较密集的人工处理,从而增加了微生物污染的风险。该配方中基本营养素可包括碳水化合物、蛋白质和脂肪。碳水化合物通常是麦芽糖糊精粉剂(葡萄糖多聚物),每克提供4kcal的能量并且更可口,容易被患者接受。蛋白质成分通常使用酪蛋白、乳清蛋白和蛋清蛋白、大豆蛋白等。多种脂肪乳剂或油剂,包括MCT用于增加配方的能量,LCT提供必需脂肪酸的含量。

三、关于特殊医学用途配方食品分类与准则

由于我国在以往一直没有关于肠内营养配方的国家层面标准,此类产品的生产、销售与管理缺乏法律法规依据。近年通过各相关学术组织和政府机构的努力,于2013年由中华人民共和国原国家卫计委发布了《特殊医学用途配方食品通则》体现了《中华人民共和国食品安全法》的立法宗旨,并要求严格遵照相关规定,突出安全性要求。该通则一是借鉴了国际经验,参考国际食品法典委员会、欧盟、美国、澳大利亚、新西兰等国家和地区的法规相关内容;二是以临床研究为基础,重视国内研究成果,参考最新中国居民膳食营养素参考摄入量数据,具体制定产品中各项营养指标的限量,以满足目标人群的营养需求;三是注重与现行相关标准之间的合理衔接;四是坚持公开、透明原则,广泛听取临床医师、监管部门、相关行业协会等各方意见。

特殊医学用途配方食品是一类食品,属于特殊膳食类食品。通则中指出,特殊医学用途配方食品是一类为了满足进食受限、消化吸收障碍、代谢紊乱或特定疾病状态人群对营养素或膳食的特殊需要,专门加工配制而成的配方食品。该类产品必须在医师或临床营养师指导下,单独食用或与其他食品配合食用。当目标人群通过进食正常膳食或日常膳食无法满足其营养需求时,特殊医学用途配方食品可作为一种营养补充品,起到营养支持治疗作用。针对不同疾病的特异性代谢状态,特殊医学用途配方食品对相应的营养素含量提出了特别规定,能更好地适应特定疾病状态或疾病某一阶段的营养需求,为患者提供有针对性的营养支持治疗。同时,该类产品作为一种定型包装食品,其产品形态与普通食品相似,食用方便,接受程度高,是进行临床营养支持治疗的一种有效途径。但此类食品不是药品,不能替代药物的治疗作用,产品也不得声称对疾病的预防和治疗功能。

特殊医学用途配方食品在患者治疗、康复及机体功能维持过程中起着重要的营养支持治疗作用。我国参考并采用了欧盟1999/21/EC指令中对于特殊医学用途配方食品的分类,将该类产品分为全营养配方食品、特定全营养配方食品和非全营养配方食品。

(一)全营养配方食品

全营养配方食品适用于有医学需求且对营养素没有特别限制的人群。符合全营养配方食品技术要求的产品单独食用时即可满足目标人群的营养需求。全营养配方食品既可以单独食用,也可以与其他食品配合食用,并可以标示每日食用量或每餐食用量。患者应在医师或临床营养师的指导下,根据自身状况,选择使用全营养配方食品。全营养配方食品对能量、蛋白质、亚油酸、α-亚麻酸以及25种维生素和矿物质等营养物质有明确的限量要求,对于1~10岁人群和10岁以上人群分别还有11种和9种营养成分作为可选择添加的成分。

(二)特定疾病全营养配方食品

可作为单一营养来源能够满足目标人群在特定疾病或医学状况下营养需求的特殊医学用途配方食品。适用于特定疾病人群。在特定疾病状况下,全营养配方食品无法适应疾病的特异性代谢变化,不能满足目标人群的特定营养需求,需要对其中的某些营养素进行调整。因此,特定全营养配方食品是在全营养配方食品的基础上,依据特定疾病的病理生理变化而对部分营养素进行适当调整。符合特定全营养配方食品技术要求的产品,可有针对性的适应不同疾病的特异性代谢状态,更好地起到营养支持治疗作用。该类产品符合特定全营养配方食品技术要求的产品,单独食用时即可满足目标人群的营养需求。特定全营养配方食品的目标人群是患有特定疾病且无并发症或其他疾病人群。对于伴随其他疾病的患者,应由医师或临床营养师决定是否可以选用此类食品。根据疾病特点分为糖尿病、呼吸系统疾病、肾病、肿瘤、肝病、肌肉衰减综合征、创伤、感染、手术及其他应激状态、炎性肠病、食物蛋白过敏、难治性癫痫、胃肠道吸收障碍、胰腺炎全营养、脂肪酸代谢异常、肥胖、减脂手术共13类全营养配方食品。

(三)非全营养型营养配方食品

可满足目标人群部分营养需求的特殊医学用途配方食品,不适用于作为单一营养来源。是按照其产品组成特征来进行分类。由于非全营养配方食品营养素比较单一,因此不能作为单一营养来源满足目标人群的全部营养需要,该产品应在医师或临床营养师的指导下,按照患者个体的特殊医学状况要求而使用。非全营养配方食品应与其他食品配合食用,可以标示每日食用量或每餐食用量。非全营养配方食品的配方设计应符合标准要求。主要包括营养素组件、电解质配方、增稠组件、流质配方、氨基酸代谢障碍配方等。

四、肠内营养配方的选择与应用

目前,临床上可以选用的EN配方很多,成分与营养价值差别很大,选择配方时主要考虑患者的胃肠道功能。根据患者的消化吸收能力,确定肠内营养配方中营养物质的化学组成形式。消化功能受损(如胰腺炎、腹部大手术后早期、胆道梗阻)或吸收功能障碍(广泛肠切除、炎症性肠病、放射性肠炎)者,需要简单、易吸收的配方,如短肽或氨基酸等要素型配方;如消化道功能完好,则可选择非要素型肠内营养配方。

其次,要考虑到患者的疾病情况。糖尿病患者可以选择糖尿病专用配方;肾功能不全患者可以选择肾功能不全专用配方;免疫功能异常的患者可以选择具有免疫调节作用的配方;不耐受高脂肪患者可以选择低脂配方;选择肠道能耐受的相应渗透压的配方等。

还要根据患者的营养状态及代谢状况确定营养需要量,高代谢患者应选择高能量配方,需要限制水分摄入的患者应选择浓度较高的配方(如能量密度为1.5kcal/ml)。

第三节　肠内营养的途径与方法

EN途径主要取决于患者胃肠道解剖的连续性、消化吸收功能的完整性、EN实施的预计时间、有无误吸风险等因素。根据途径不同可以将肠内营养分为口服营养补充和管饲营养支持治疗。

一、经口营养补充

口服营养补充是EN的首选，适合于能口服摄食，但摄入量不足者，是最安全、经济、符合生理的EN支持方式。当患者存在营养风险/营养不良时，在饮食基础上补充经口营养补充剂可以改善营养状况，但不影响饮食摄入量。

据相关报道，经口营养补充可以减少髋部手术和骨科手术老年患者的营养风险和手术后并发症。蛋白质含量较高的口服营养补充剂，可以减少老年患者发生压疮的风险。经口营养补充改善老年痴呆患者的营养状况的效果要优于单纯营养教育。对早期和中度痴呆的老年患者，可考虑经口营养补充，以保证足够的能量和营养素供给，促进体质增加和防止营养不良的发生与发展。

二、管饲营养

如口服营养补充不能或持续不足，应考虑进行管饲营养支持治疗。管饲的优点在于可以保证营养液的均匀输注，充分利用胃肠道的消化吸收功能。常见的管饲途径有鼻饲管和经胃肠道造口置管。

（一）鼻饲置管营养

鼻饲置管营养在临床应用较为常见，主要用于短期患者（一般短于6周），优点是并发症少，价格低廉，容易放置。鼻饲管经鼻腔插入导管，导管末端可置于胃、十二指肠或空肠等处。根据其位置不同，分为鼻胃管、鼻十二指肠管和鼻空肠管。鼻胃管喂养适用于胃肠道连续性完整的患者，缺点是存在反流与误吸的危险。鼻十二指肠管或鼻空肠管是指导管末端位于十二指肠或空肠内，主要适用于胃或十二指肠连续性不完整（胃瘘、幽门不全性梗阻、十二指肠瘘、十二指肠不全性梗阻等）和胃或十二指肠动力障碍的患者。可一定程度减少营养液的反流或误吸。由于经鼻放置导管有导致鼻咽部溃疡，鼻中隔坏死、鼻窦炎、耳炎、声嘶以及声带麻痹等并发症的风险。目前聚氨酯或硅胶树酯制成的细径导管表面比较光滑、柔软、富有弹性，可以增加患者舒适度、减少组织压迫坏死的风险，能保证鼻饲管的长期应用，尤其适于家庭肠内营养患者。从鼻尖到耳垂再到剑突的距离即为喂养管到达胃部的长度，成人一般为55cm，再延长30cm则可以进入十二指肠。置管操作可以在患者床旁进行，也可在内镜或X线辅助下进行。床旁放置肠内营养管时，可以先放鼻胃管，然后让其自行蠕动进入小肠。置管前给予胃动力药有一定帮助。

1. 经鼻胃（肠）置管术

（1）适应证：烧伤患者，某些胃肠道疾病患者，接受化、放疗患者；由TPN过渡至PN联合EN、EN再过渡至自主口服进食时；因神经或精神障碍所致的进食不足及口咽部、食管疾病而不能进食者。肠道功能存在但胃功能受损以及吸入风险增高的患者，需要选用鼻-胃-空肠管直接进入十二指肠或空肠进行管饲营养。

（2）禁忌证：严重肠功能障碍；完全性肠梗阻；休克；严重消化道出血；重度恶心、呕吐者均不适于输注肠内营养。

（3）操作方法：

1）测量鼻尖至耳垂再至胃剑突下3cm的距离。

2）将鼻饲管光滑的端头自患者最宽大的一侧鼻孔插入鼻咽部，如果患者意识清醒，让其配合吞咽，同时将导管通过鼻腔缓慢送入患者的胃腔内，抽出胃内液体证实导管已到位。也可以采用注射器推入10ml空气，用听诊器听到胃内有水泡音，即说明鼻饲管已到位。

3）放置鼻-胃-空肠管者，让患者向右翻身，借助胃蠕动将导管的头端向幽门推送进入十二指肠。或借助X线和内镜帮助，将鼻饲管直接放入十二指肠或空肠。

（4）注意事项：

1）为避免发生堵管并确保导管长期正常使用，每次暂停输液时，用20～40ml无菌生理盐水或温开水冲洗管道，及每隔4小时冲洗导管1次。

2）最好只用于肠内营养液输注，如需通过鼻-胃-空肠管给患者喂药，在给药前后务必对管道进行冲洗（至少用20ml无菌生理盐水或温开水），以免堵管。

3）每次更换肠内营养液或对导管是否处于正常位置有疑问时，可通过抽取内容物测定pH法确定导管末端的位置。

4）拔出导管前，需要先用温水冲洗管道，然后关闭鼻-胃-空肠管连接头处的防护帽或夹住管道外段，小心平稳地撤出饲管。此步骤可避免在撤出导管过程中因管内残余液体进入气管而导致误吸继发肺部感染。

2. 电磁引导下床旁鼻空肠置管术

（1）适应证：需要幽门后喂养，如急性胰腺炎、高吸入风险、重症患者等；肠道功能存在但胃功能受损，如胃手术后早期、胃手术吻合口瘘等。

（2）禁忌证：同上节。

（3）操作方法：将引导仪置于患者剑突下，连接导航仪。患者右侧卧位，抬高床头至少30°，将导管头端经鼻孔插入鼻咽部，具体放置方法同胃管，确认营养管已经置入胃内。继续向前轻柔推进导管，一旦感觉遇到阻碍马上往回撤，再逐步将导管继续向前推送，直至延伸进入15cm左右。整个过程在导航仪上实时监测导管路径，当整个导管进入鼻孔70cm、75cm、80cm、85cm、90cm、95cm时检查导丝在管道内移动情况，确保营养管没有盘曲。当导管推进至95cm并确认没有盘曲的情况下，可将管直接推进至105cm，从导航仪上确认导管位于幽门后拔除导丝，最后行腹部平片进一步确认导管位置。

（4）注意事项：

1）使用前查看导管刻度记录，间接判断导管末端是否在合适位置。

2）鼻饲前后、输注药物前后使用生理盐水20ml冲管。

3）每间隔4小时进行导管冲洗。

4）避免不同药物混用引起导管堵塞。

置管成功后最佳方法是喂饲前进行 X 线置管位置确认。但目前更常用的是放置导管期间确定导管位置，方法有听诊法、胃和小肠吸出物 pH 分析等。

听诊法是指听诊胃和小肠里的气泡音，是监测喂养管末端位置的最常用方法。在胃中线或左上 1/4 区域中，进入到胃部的空气声音听诊效果最佳。在小肠中，近端十二指肠和远端十二指肠的左侧区域，上述声音的听诊效果最佳。但胸腔内空气进入也可能在腹部被听诊到，易误示为导管已正确放置到胃内。而更加灵敏的听诊方法是跟踪导管在液体推进过程中的声音位置是否发生变化来确定。此方法可使导管不太可能误放置到气管和支气管中。

抽吸胃及小肠内容物进行颜色和 pH 检测，通常胃液 pH(3~4)低于呼吸道液(6~8)和小肠液(8~9)。然而，由于许多危重患者服用 H_2 受体阻滞剂或质子泵抑制剂以防止应激溃疡出血，此时的胃液 pH 较高(5~7)，在决定位置时抽吸物的颜色和外观可能比 pH 更重要。小肠抽吸物通常是透明、金黄色、黏状液体，如抽吸物有此外观，尽管与 pH 不符，通常也可确认导管的顶部已进入小肠。

在放置鼻-胃管进行肠内营养输注时应经常检查导管位置，避免放置胃内的导管迁移到小肠中，导致滴注过快发生腹泻等肠道不耐受状况。因此应在每次推注或间歇性管饲前应复查胃液颜色和 pH。必要时需进行腹部 X 线检查以确认导管顶部位于何处。

（二）造口置管营养

经消化道造口管饲肠内营养避免了鼻腔刺激，而且可用于胃肠减压、pH 监测、给药等。适用于营养支持治疗时间较长、消化道远端有梗阻而无法置管者，或不耐受鼻饲管者。消化道造口常见的有胃造口、经皮内镜下胃造口（percutaneous endoscopic gastrostomy，PEG）、经皮内镜下空肠造口（percutaneous endoscopic jejunostomy，PEJ）和外科手术造口置管术。

1. 经皮内镜下胃造口术（PEG）

（1）适应证：神经性吞咽困难、上消化道肿瘤、创伤、长期机械通气和口咽部术后是 PEG 最常见的指征。

（2）绝对禁忌证：所有肠内营养的反指征、口咽喉部有梗阻而不能行内镜者、胃或小肠梗阻而不能行肠内营养者、临终患者。

（3）相对禁忌证：大量腹水、腹膜透析、严重门脉高压、重度肥胖、严重肝大、既往手术或炎症所致的解剖变异。

（4）操作步骤：

1）将胃镜插入胃中，同时向胃内注气。

2）腹壁局部麻醉后，做 1cm 长的切口，当胃镜进至胃腔内的左上 1/4 处，于体表看到皮下最亮点行穿刺。

3）用套管针从切口处刺入腹壁进入胃腔，抽出针芯，套管留在原处。将 12cm 的金属导线经套管插入胃内，用胃镜钳将胃内的导线头夹住。

4）将夹有导线的胃镜退出，导线从嘴里拉出。将导线的襻穿过喂养管的襻，再套过导管的胃内固定片，拉紧管道和导线的襻，使其紧密连接。

5）将留在腹壁的导线的另一端向外拉，使造口管由口腔进入胃内，并从腹壁的穿刺点将管子顶端拉出胃腔，管子的胃内固定片留在胃内，紧贴胃壁。

6）用硅胶固定盘片将管子固定在腹壁上，3~5 天后，放松盘片以防止皮肤或胃黏膜受压糜烂，不需缝合。

（5）注意事项：

1）护理医疗记录中必须记录置入体内的胃造口管的品牌、管径和长度。

2）在放置经皮内镜引导下胃造口管 6~8 小时后，如能 24 小时后再开始进行营养液输注则最佳。

3）每次更换新的肠内营养液，或对导管是否位于正确位置有任何怀疑时，应观察抽吸物颜色和采用 pH 试纸来确定管道的位置，且每天至少检查三次。

4）在管饲喂养及给药前后都应用 20ml 生理盐水或灭菌水冲洗管道，或每 4 小时冲洗一次以防止管道阻塞。

5）每天检查和消毒局部皮肤：每天检查造口部位皮肤有无红肿。待造口处皮肤完全愈合后，造瘘口周围皮肤即可清洗，冲净后及时干燥。每天将胃造口管旋转 180°，防止发生“包埋”综合征。

6）8~10 个月后用内镜核查胃造口管的状况及位置。

（6）并发症：与 PEG 操作相关的死亡率<1%。PEG 置管的并发症各异，大致分为置管即时和长期并发症。严重并发症发生率为 1%~4%，轻微并发症为 4%~33%。急性并发症大多与内镜操作有关。少数病例会出现穿刺点或因插入导丝时划伤致食管远端急性出血。

1）严重并发症包括：吸入性肺炎、腹膜炎、穿孔、出血、胃瘘、严重的造口处皮肤感染或坏死性筋膜炎。

2）常见的轻微并发症有：①造口处皮肤感染：局部感染伴穿刺点渗液常由异物反应所致，是最常见的并发症。通常给予局部换药及抗生素处理即可。②由于稠厚的喂养物或药物所致的导管堵塞。③喂养管或接口套管受损。

2. 经皮内镜下空肠造口术（PEJ） 对于存在吸入性肺炎的危险，可将 PEG 延伸为 PEG-J。在操作中将喂养管在导引钢丝或内镜的引导下进入幽门后。PEG-J 法可允许在胃肠减压的同时进行幽门后的肠道喂养。

（1）适应证：

1）需要通过管饲且直接进入十二指肠或空肠的患者。

2）肠道功能基本正常而胃功能受损以及吸入风险增高的患者，例如手术后早期阶段的患者。

3）可用肠内营养，也适用于对阻塞的胃肠道进行引流减压。

4）放置 PEJ 可以减少误吸问题，对于进展期肿瘤非手术患者，放置 PEJ 不仅可以建立梗阻部位远端行肠内营养的途径，同时也可经胃造口管进行引流减压。

（2）禁忌证：肠道吸收障碍，麻痹性肠梗阻，急腹症，有中度腹水的患者。

（3）注意事项：

1）每次更换营养液时均应检查导管位置是否正确，如果有怀疑时应进行检查，另外每天至少检查不少于 3 次。

2）每次更换营养液以及给药前后，或每隔 4 小时均应用 10~20ml 生理盐水或灭菌水冲洗管道以免堵塞。

3）PEJ 在体内可放置>6 周。

4）最好采用肠内营养输注泵控制营养液输送速度。

3. 外科手术造口置管术 当不能经皮内镜穿刺置管时，就需要通过外科手术进行造口置管，这种情况多见于由肿瘤引起的消化道梗阻而不能做内镜者。当然目前大多数胃造口术和空肠造口术都是在上消化道大手术同时进行的。

目前最常用的技术是 Stamm 和 Witzel 式造口术。与经皮内镜胃穿刺造口术相比，外科手术胃造口患者的病死率较高，而且术后恢复时间较长。但手术造口置管的成功率（约 100%）高于内镜下的穿刺造口术（约 97%）。

（1）适应证：需开腹手术的患者需早期肠内营养支持治疗者、麻痹性肠梗阻、不能耐受鼻饲管的长期喂养者。

（2）禁忌证：休克、放射性肠炎急性期、肠道严重炎性疾病、大量腹水、年老体弱不能耐受手术者。

（3）注意事项：

1）每天用 20ml 无菌水或生理盐水每 2~4 小时冲洗管道。

2）导管如不需要常在 10~14 天内拔除。

3）经肠造瘘管饲从每小时 50ml 逐渐增量至 200ml，用毕后用温开水冲洗导管。

三、肠内营养输注设备

（一）肠内喂养泵

在早期输注 EN 时应该使用 EN 专用输注泵。输注泵使用交流电，同时也配有备用电池。应注意使电池一直处于充满的状态。泵的型号和重量各不相同，有的可用于床边输注，有的可放在随身的背袋中。后者特别适合于想活动的患者。营养液的输注是通过带有一个滴数计数器的蠕动泵或容量泵来实现的。喂养泵的设计和功能因公司而异，应按说明书的指示进行操作，特别是关于输液管的安装和预充盈。同时，要定期维护，保持清洁，以确保设备的正常工作。

在以下情况，应考虑使用喂养泵输注 EN：

1. 当 EN 液较稠厚时，如高能量/高营养密度配方。

2. 当营养液直接进入十二指肠或空肠时。

3. 当营养液需在限定的时间内输完时。如给儿童行肠内营养时，为防止药物与营养素之间潜在的相互作用。

4. 为防止短时间内输入过量的营养液，如高渗液体。

由于这些喂养泵是专门为管饲而设计的，故使用者应接受培训。

（二）喂养管

喂养管的选择范围很广，可依当地的实际情况和习惯而定。虽然喂养管的更换频率也很重要，但患者的病情需要是最重要的决定因素。胃造口术和空肠造口术的喂养管选择也应依据相似的规则。

四、肠内营养输注管理

当管饲途径及管饲营养配方确定后，接着就要选择最合适的输注方式。这时需要一个多学科的小组，以保证所有的临床常规（如治疗、护理计划等）都被考虑到。同样很重要的是，患者或监护人也应参与此项决定，特别是需要长期管饲的患者。

（一）管饲营养原则

1. 必须满足所有的营养需求（包括所有的微量营养素）。

2. 输注系统必须能尽量减少被污染的机会（规范的操作、尽可能减少接口等）。

3. 如要经喂养管注入药物，必须征得药师的许可（以避免喂养管堵塞和药物-营养素的相互作用）。

（二）管饲营养输注方式

1. 推注法（bolus） 将一定量的营养液在一定时间内用注射器（容量>50ml）缓慢推注。推注的速度不能快于 30ml/min。此种方法多用于能够活动或不想连续使用喂养泵的患者。

2. 间歇滴注法（intermittent） 24 小时循环滴注，但有间歇休息期。如，持续输注 3 小时，然后休息 2 小时；如此循环重复。这种方法可让患者有较大的活动度。

3. 夜间输注法（overnight） 患者晚上输注，白天不输。此法作为补充口服摄入不足是很有用。但应注意避免给予过多的液体量。

4. 连续输注法（continuous） 不间断输注肠内营养，最长可达 24 小时。

最好能用肠内营养喂养泵，当然没有条件也可以采用重力滴注法，虽然不是很精确，但依然有效。肠内营养应该让胃肠道有一个逐步适应、耐受的过程，在肠内营养刚刚开始的 1~3 天内，采用低浓度、低剂量、低速度的喂养方式，而后，根据患者的耐受情况，无明显腹泻、腹胀等并发症，逐步增量。若能在 3~5 天内达到维持剂量，即说明胃肠道能完全耐受这种肠内营养。

肠内营养的实施需要考虑下面几个因素：

（1）速度：目前临床上多主张通过输液泵连续 12~24 小时匀速输注肠内营养液，特别是危重病患者及空肠造口患者。也可以使用重力滴注的方法来匀速滴注肠内营养液。速度建议从 20ml/h 开始，根据耐受情况逐步增量，如果患者在输注肠内营养液过程中出现腹胀、恶心、腹泻等表现，应及时减慢输注速度或暂停输注。对于采用注射器推注的家庭肠内营养患者，建议缓慢推注，且单次推注总量控制在 200ml 以内。

（2）温度：输注肠内营养液的温度应保持在 37℃ 左右，过冷的肠内营养液可能引起患者腹泻。

（3）浓度：肠内营养初期应采用低浓度的肠内营养制剂，然后根据患者的耐受情况，选择合适的浓度。

（4）体位：对于长期卧床、吞咽功能不良、误吸风险高的老年患者，口服或者管饲肠内营养时，应注意保持坐位、半坐位或者将床头抬高 30°~45°的体位，以减少反流误吸的风险。

（5）导管冲洗：所有肠内营养导管均有可能堵管，含膳食纤维的混悬液制剂和乳剂型制剂同样容易发生堵管。因此在持续输注过程中，应每隔 4 小时即用 20ml 温水脉冲式冲洗导管，在输注营养液的前后、不同药物输注前后也应予冲洗，尽量避免混用不同药物。营养液中的酸性物质可以引发蛋白质沉淀而导致堵管，若温水冲洗无效，则可采用活化的胰酶制剂、碳酸氢钠冲洗。

(6) 其他注意事项:如记录出入量、一般情况、生命体征等;注意避免营养液污染;维持水电解质和酸解平衡等。

第四节 肠内营养常见并发症防治

EN作为一种临床营养支持治疗手段,其目的是作为患者自主摄食能力障碍的一种补充。EN是一种相对安全的技术,其并发症有限而且常常是可以避免和控制的。并发症通常是由于不恰当的配方选择,和(或)使用的途径及速度不当引起,也可由本身疾病或治疗间接引起。

尽管这些并发症可分为胃肠道反应性、机械性和代谢性的,当这些并发症出现时,区别有时可能并不明显,这就使得明确诊断其发生原因显得尤为重要。

一、机械性并发症

(一) 吸入性并发症

肺部吸入是一个极其严重且可能危及生命的并发症,发生率为1%~4%。症状包括呼吸困难、呼吸急促、喘息、心动过速、焦虑和发绀。肠内喂养患者发热可能是由于少量配方液吸入后引起吸入性肺炎的晚期症状。引起吸入的危险因素包括:①意识水平降低;②恶心反射减低;③神经损害;④食管括约肌无力;⑤胃肠反流;⑥仰卧体位;⑦使用大管径喂养管;⑧大量胃潴留。

为减少吸入的风险,需要定期监测胃残留量和联合应用促胃肠动力药。鼻空肠喂养时伴发吸入性肺炎较少,因此在高危患者应优先考虑。这些患者的另一个处理准则是保证床头抬高,患者保持45°半卧位。

(二) 喂养管相关并发症

喂养管移位可导致出血,气管、肺实质损伤和胃肠道穿孔。通过选用经过培训的医务人员和充分置管后监测可减少这些并发症。

喂养管的应用可以引起与喂养管接触的咽、食管、胃和十二指肠的黏膜表面坏死、溃疡和脓肿。还可导致上和下呼吸道并发症、加重食管静脉曲张、黏膜坏死、瘘和伤口感染。选用小径而质地柔软的喂养管和精心护理有助于减少这些问题。当估计需长期喂养时,则应该选择胃造口来替代鼻饲管。胃造口也可能出现并发症,渗漏提示导管已失去功能、感染或造口孔径不合适。已失去功能的导管应予调换,如果是感染则应抗感染治疗甚至最终拔除导管。

导管阻塞是肠内营养过程中最常见并发症之一。大多数阻塞是继发于凝固或喂饲后不及时冲洗所造成的。且多见于应用完整蛋白和黏稠产品时。其他引起阻塞的原因是由于药物碎片、药物沉淀所致的堵塞和导管的扭曲。导管阻塞率与导管内径、护理质量、导管类型(空肠造瘘管与胃造瘘管),以及导管放置的持续时间有关。解决导管阻塞应优先于拔除导管。有经验的护士可采用多种方法疏通喂养管,如应用温水轻度压力冲洗和吸引交替的方法,以及应用胰酶和重碳酸钠盐有助于"消化"沉淀物。

肠内营养喂养途径相关的并发症应引起操作者的注意,并积极预防,见表6-4-1。

表6-4-1 肠内营养途径相关并发症

途径	并发症
鼻-胃管	(1) 鼻、咽及食管损伤 (2) 反流、吸入性肺炎
鼻-胃-肠管	(1) 鼻、咽及食管损伤 (2) 倾倒综合征 (3) 腹胀、腹痛、腹泻或肠痉挛 (4) 导管移位
胃造瘘术	(1) 反流、吸入性肺炎 (2) 造口出血、造口旁皮肤感染 (3) 导管堵塞、脱出 (4) 胃内容物漏出
空肠造瘘术	(1) 导管堵塞或脱出,导管拔除困难 (2) 造口出血、造口旁皮肤感染 (3) 肠液外漏 (4) 倾倒综合征 (5) 肠痉挛或腹胀、腹痛、腹泻

二、胃肠道并发症

(一) 腹泻

腹泻可能是EN中最常见的并发症,根据定义的不同其发生率范围较广(2%~63%)。腹泻的定义可以从每天1次水样便到连续两天每天超过500ml软便或水样便。腹泻并不是EN本身固有的并发症,可以通过合理运用将其避免,如根据输注途径、患者耐受的速率选用恰当的配方。然而,即便采用了这些预防措施,腹泻还是可能发生,经常发现可能是由于长期应用抗生素或致病菌群引起。如果临床表现显著,应采取以下措施:

1. 回顾患者EN配方。

2. 排除与喂养无关的便秘和大便失禁。通过大便培养排除感染性腹泻。

3. 回顾患者用药情况,查找可引起腹泻的药物,特别是长期应用抗生素。

4. 假如腹泻持续存在,则应考虑以下措施:

(1) 减慢输注速率。

(2) 改用含有可溶性膳食纤维的肠内营养配方。

(3) 如果怀疑吸收功能受损,则换用短肽或氨基酸配方。

(4) 如果采用了以上方法,问题仍然存在,则应考虑暂时予以肠外营养支持治疗。

(二) 恶心和呕吐

近20%肠内营养患者发生恶心和呕吐。后者增加了吸入性肺炎的风险。虽然多种原因引起的胃排空延迟是导致呕吐最常见的原因。在清醒患者,危险信号包括腹部不适或(和)感觉腹胀。如果怀疑胃排空延迟,需考虑减少镇静剂使用、换用低脂配方、减慢输注速率和给予促胃肠动力药。

(三) 便秘

便秘是由卧床不活动、肠道动力降低、水摄入减少、粪便阻塞或缺乏膳食纤维引起。便秘应该明确与肠梗阻鉴别,肠道动力缺乏和脱水可导致粪便阻塞和腹胀。充分饮水和应用含不溶性纤维的配方常可以解决便秘问题。持续便秘可能需要使用软化剂或肠道蠕动刺激剂。

（四）腹胀

腹胀是由于营养素吸收不良、过快输注冷的营养液、间歇输注营养液过量或推注过多的典型表现。改用部分水解制剂或降低输注速度有助于缓解营养素吸收不良的症状。冷藏的营养液在输注前均可加热至室温。由于间歇输注营养液过量或注射器推注导致的问题，应降低输注速度或改换喂养计划。

三、代谢性并发症

肠内营养的代谢并发症实际上除了发生率和严重程度较低外，与应用肠外营养时出现的并发症非常相似。严密监测有助于减少和预防这些问题，详见表 6-4-2。

表 6-4-2 常见肠内营养代谢并发症

类型	原 因	处理方法
低钠血症	水分过多，丢失过多	限制液体，更换配方
高钠血症	液体摄入不足	增加自由水
脱水	腹泻，液体摄入不足	评估腹泻原因，增加水分摄入
高血糖	能量摄入过量，胰岛素不足	评估能量摄入，调整胰岛素剂量
低钾血症	腹泻，再喂养综合征	纠正钾缺乏，评估腹泻原因
高钾血症	钾摄入过量，肾功能不全	更换配方
低磷血症	再喂养综合征	增加磷摄入，减少能量负荷
高磷血症	肾功能不全	更换配方

四、再喂养综合征

重度营养不良或长期禁食患者再次喂养时可能会出现再喂养综合征，详见本卷第五章第五节。

第五节 肠内营养的监测和评估

进行 EN 支持治疗时，周密的监测和评估很重要，可以及时发现、应对和处理相关并发症，了解营养支持治疗的效果和重要脏器功能状态，以便及时调整营养支持治疗方案。

一、监测

（一）胃肠道耐受性监测

进行 EN 时，由于速度过快、配方不合理或污染等原因，可出现肠内营养不耐受，应注意监测。

EN 常见的不耐受表现有腹胀、恶心、呕吐和腹泻，空肠喂养中尤为常见。开始喂养阶段，应定时诊视患者，询问有无不耐受症状；如患者出现不适表现，应分析原因，如浓度过高、速度过快或乳糖不耐受等，并及时调整。评价肠内营养支持治疗安全性及有效性的一个重要指标是胃肠道有无潴留。胃内喂养开始应定时监测胃残液量，放置鼻胃管的危重病者胃底或胃体的允许潴留量应≤200ml/次，而胃肠造口管的允许潴留量应≤100ml/次。如发现残余量过多，说明胃的排空能力较差，应加强观察或暂停输注数小时或者降低输注速度。

（二）代谢方面监测

1. 监测出入量。特别是对于高龄、心功能和肾脏功能不全的患者。

2. 监测肝肾功能和钾、钠、氯、钙、磷、镁等电解质水平。

（三）途径相关监测

1. 导管相关敷料干净。

2. 导管固定情况，有无断裂、渗漏。

3. 导管位置。

4. 导管的定期更换。

（四）营养监测

1. 开始 EN 前，全面评估患者营养需求，制订合理营养方案。

2. 体重、三头肌皮褶厚度、人体成分测量等应定期监测。

3. 内脏蛋白水平，如白蛋白、前白蛋白等定期监测。

4. 长期肠内营养者要注意微量营养素、维生素和电解质的监测。

二、评估

通过人体测量法、体格检查、血液生化测定等评估对营养支持治疗的反应，见表 6-4-3。

表 6-4-3 评估营养支持治疗的反应

指 标	评估频率	目的/注释
体重	每天 1 次	疗效的指征；患者体重应逐渐增加或保持原水平；以既往或理想体重为预期体重的指导；每日体重增加 0.1～0.2kg 通常提示液体潴留
摄入量和排出量	每天 1 次	水过多：当液体摄入量持续大于排出量时需检查身体相关部位是否水肿、气短和肺部啰音 脱水：当排出量>摄入量（如果便溏，测量其体积）时，观察皮肤弹性，是否黏膜干燥、口渴，站立和平卧时血压相差>10%
胃肠道动力和喂养耐受的指标	开始喂养时，每 2～4 小时评估 1 次；稳定后每 8 小时评估 1 次	胃肠道动力（例如肠鸣音、腹胀、胃肠排气或大便、恶心、呕吐）
血糖	每天 3 次直到稳定后 2~3 次/周	评估糖的耐受性；决定肠内或肠外喂养或胰岛素输注的速度
血清钠、钾、氯	每天 1 次直到稳定后 2~3 次/周	修改液体/电解质输入的指标

续表

指　标	评估频率	目的/注释
血尿素氮和肌酐	1~2次/周	升高:液体输入不足,肾脏损害,输入蛋白质过多 降低:可能蛋白质摄入不足
血清Ca、P、Mg	1~2次/周	确保稳定性;防止再喂养综合征
红细胞计数和血红蛋白	1次/周	适宜的铁、蛋白质、叶酸、维生素 B_{12} 的评价指标
血清甘油三酯(TPN)	每次增加脂肪剂量时;稳定后2~3次/周	水平升高预示脂肪清除不足需要降低脂肪的剂量
血清转铁蛋白或前白蛋白	1次/周	是维持或提高蛋白质营养状态的效能指标

(陈伟　康军仁　薛长勇)

参考文献

1. Cederholm T, Barazzoni R, Austin P, et al. ESPEN guidelines on definitions and terminology of clinical nutrition. Clin Nutr, 2017, 36(1):49-64.
2. Boullata JI, Carrera AL, Harvey L, et al. ASPEN Safe Practices for Enteral Nutrition Therapy. JPEN J Parenter Enteral Nutr, 2017, 41(1):15-103.
3. McClave SA, Taylor BE, Martindale RG, et al. Guidelines for the Provision and Assessment of Nutrition Support Therapy in the Adult Critically Ill Patient: Society of Critical Care Medicine (SCCM) and American Society for Parenteral and Enteral Nutrition (A. S. P. E. N.). JPEN J Parenter Enteral Nutr, 2016, 40(2):159-211.
4. Burgos R, Bretón I, Cereda E, et al. ESPEN guideline clinical nutrition in neurology. Clin Nutr, 2018, 37(1):354-396.
5. Volkert D, Beck AM, Cederholm T, et al. ESPEN guideline on clinical nutrition and hydration in geriatrics. Clin Nutr, 2019, 38(1):10-47.
6. Singer P, Blaser AR, Berger MM, et al. ESPEN guideline on clinical nutrition in the intensive care unit. Clin Nutr, 2019, 38(1):48-79.
7. Forbes A, Escher J, Hébuterne X, et al. ESPEN guideline: Clinical nutrition in inflammatory bowel disease. Clin Nutr, 2017, 36(2):321-347.
8. Arends J, Bachmann P, Baracos V, et al. ESPEN guidelines on nutrition in cancer patients. Clin Nutr, 2017, 36(1):11-48.
9. Martin K, Gardner G. Home Enteral Nutrition: Updates, Trends, and Challenges. Nutr ClinPract, 2017, 32(6):712-721.
10. Strollo BP, McClave SA, Miller KR. Complications of Home Enteral Nutrition: Mechanical Complications and Access Issues in the Home Setting. Nutr Clin Pract, 2017, 32(6):723-729.
11. Cederholm T, Jensen GL, Correia MITD, et al. GLIM criteria for the diagnosis of malnutrition-A consensus report from the global clinical nutrition community. Clin Nutr, 2019, 38(1):1-9.
12. TARGET Investigators, for the ANZICS Clinical Trials Group, Chapman M, Peake SL, et al. Energy-Dense versus Routine Enteral Nutrition in the Critically Ill. N Engl J Med, 2018, 379(19):1823-1834.
13. Arabi YM, Aldawood AS, Haddad SH, et al. Permissive Underfeeding or Standard Enteral Feeding in Critically Ill Adults. N Engl J Med, 2015, 372(25):2398-2408.
14. Wei J, Chen W, Zhu M, et al. Guidelines for parenteral and enteral nutrition support in geriatric patients in China. Asia Pac J Clin Nutr, 2015, 24(2):336-346.
15. Robin Bankhead, Joseph Boullata, Susan Brantley, et al. A. S. P. E. N. Enteral Nutrition Practice Recommendations. JPEN J Parenter Enteral Nutr, 2009, 33(2):122-167.

第五章

肠外营养支持治疗

肠外营养的雏形始于20世纪20~60年代，60年代后期真正开启并确立了肠外营养治疗的里程碑，是20世纪外科学基础治疗手段的重大进步，也是危重症医学中的一种重要的治疗方法，更是惠及临床各专科的营养不良患者。

肠外营养(parenteral nutrition，PN)又称静脉营养，是一种通过静脉途径提供能量和多种营养素以满足人体所需的营养的治疗方法。20世纪中期，由于对人体各种疾病状态下的应激代谢变化和营养需求认知的局限性，曾一度主张全肠外营养(total parenteral nutrition，TPN)和提供高能量；前者指人体所需的所有营养物质都经静脉途径给予，后者又称静脉高营养。基于与“高营养”相关的代谢性和感染性等并发症的高风险和高发生率，使临床逐渐认识静脉高营养的弊端；故至20世纪80年代末~90年代初，TPN的应用逐渐降温，提出了部分肠外营养(partial parenteral nutrition，PPN)的概念。随着理念更新，热氮量的供给更趋于符合患者的实际代谢能力和需求。大量临床应用和研究证实了PN改善营养不良患者的临床结局和卫生经济学的效益。同期，全肠内营养的应用热情逐渐得到提升，但患者的不耐受和肠功能不全问题成为达到目标营养需要量的主要障碍；基于此，21世纪初，以诸多临床研究为依据，又提出了补充性肠外营养(supplemental parenteral nutrition，SPN)的概念，并将之作为经肠内途径摄入不足时的重要补充，受到广泛认同和推崇。

至今，肠外营养已经是临床营养支持治疗不可或缺的重要部分，甚至是救命的措施之一。接受肠外营养治疗的患者获益与否的关键在于合理掌握适应证和禁忌证，正确处方，合理实施，加强护理和监管，及时防治相关并发症。

第一节　肠外营养的适应证和禁忌证

肠外营养可分为TPN、SPN和家庭肠外营养(home parenteral nutrition，HPN)；分别适用于不同疾病和病情的患者。TPN多适用于胃肠功能衰竭或EN不可行的患者；SPN适用于不能耐受全肠内营养、胃肠功能不全或肠内营养的起始阶段；HPN适用于病情相对平稳，出院后需要长期或较长期依赖PN治疗的居家患者，如短肠综合征和肿瘤等患者。无论采用哪种形式，都需具有应用肠外营养的适应证。

（一）肠外营养适应证

肠外营养的适应证包括以下病症及某些急性期或活动期疾病的患者。

1. 不能经口或胃肠道摄入的患者　口腔和头颈部疾病、脑卒中、颅脑损伤、重症胰腺炎早期或严重腹腔感染等。

2. 危重症患者　肠外营养是构成危重症治疗概念的基础部分；危重症患者可因疾病或感染等应激或脏器功能障碍等致分解代谢增强和营养风险增加，当其不能或不耐受肠内喂养时即应提供PN，或EN联合SPN。

3. 胃肠功能障碍或衰竭患者　胃肠道梗阻或活动性出血、短肠综合征、消化道瘘、炎症性肠病活动期、吸收不良综合征或顽固性腹泻等。

4. 营养需求增加或分解代谢增强患者　严重创伤或烧伤、大手术围术期、器官移植术后、恶性肿瘤和厌食症等致摄入不足、营养需求增加或分解代谢增强及丢失的患者。

（二）肠外营养禁忌证

部分患者即使有肠外营养的适应证但并不意味一定可以应用或耐受。当患者存在以下病症时，须先适当纠正内环境紊乱或控制原发病和(或)合并病症后再考虑PN治疗。

1. 水电解质或酸碱平衡紊乱　在机体存在内环境紊乱的情况下，营养支持治疗非但不能使机体有效利用营养物质，反而可能因增加代谢负荷而加剧代谢和内环境紊乱，导致营养治疗相关的并发症，如水钠潴留、电解质紊乱或再喂养综合征等。

2. 血流动力学不稳定　休克或血流动力学不稳定时，微循环障碍；营养素代谢和利用均受影响，加之应激状态，分解代谢超过合成代谢。故应先抗休克，待血流动力学稳定后再考虑肠外营养支持治疗。

第二节　肠外营养制剂及其应用

肠外营养可提供人体代谢所需的各类营养素，包括宏量和微量营养素等；相关制剂包括经静脉用的复方氨基酸溶液、葡萄糖溶液、脂肪乳剂、水溶性和脂溶性维生素、矿物质和微量元素等。三大产能营养素中，氨基酸主要作为氮源，葡萄糖和脂肪构成非蛋白质能量来源。对不能经胃肠道摄入足够营养素的患者，经静脉途径提供合理配比的营养物质有助于促进营养素的充分利用、维持代谢平衡、改善营养状况和临床结局。各类营养素的需要量及相关制剂的临床适用性应基于患者病情、营养状况和代谢功能的综合评估、人体测量和实验室检测结果进行决策和处方。

一、宏量营养素制剂

（一）葡萄糖注射液

葡萄糖对人体的主要作用是供能。临床上可经静脉输注的含糖溶液有葡萄糖、果糖注射液等，其中，葡萄糖溶液(glucose solution)是临床最常用又安全的制剂，是 PN 配方中主要的非蛋白质能量来源之一。1g 水化葡萄糖可提供 3.4kcal(14.2kJ)。健康成人，每天约消耗葡萄糖 4~5g/kg，过多摄入葡萄糖会导致脂肪生成。PN 时葡萄糖供给量一般为 3~3.5g/(kg·d)。高血糖患者的葡萄糖供给量受限制，可降至 2~3g/(kg·d)；危重症或其他(脓毒症或类固醇治疗)患者，初始剂量宜 1~2g/(kg·d)，可视病情逐步增加；此外，还应该注意葡萄糖耐量下降的老年患者的葡萄糖供给量。

(二) 脂肪乳剂

脂肪提供能量和必需脂肪酸，后者还参与细胞膜结构。脂肪能量密度高，1g 脂肪提供 9kcal(37.62kJ)。1961 年，Wretlind 等研发出首个以精制大豆油(soybean oil,SO)为基质的 100%长链脂肪酸(long chain fatty acids,LCFAs)，经甘油酯化生成长链甘油三酯(long chain triglycerides,LCT)的经静脉用脂肪乳剂(intravenous fat emulsion,IVFE)，成为 PN 中非蛋白质能量来源之一，脂肪乳剂的研发成功被誉为肠外营养治疗的重大突破。肠外营养中脂肪的供给量约 0.7~1.3g/(kg·d)。

脂肪乳剂是一种水包油性乳剂，含有植物油、乳化剂和等渗剂。可供临床选用的经静脉输注的脂肪乳剂包括由单一 LCT 以及由中链甘油三酯(medium chain triglycerides,MCT)与 LCT 混合的中长链(LCT/MCT)脂肪乳剂两大类。不同链长脂肪酸的代谢和功能特点有所差别；长链脂肪酸需依赖卡尼汀作为载体进入线粒体氧化代谢和供能，代谢速度较慢；在肝功能不全或严重感染等状态下可因体内卡尼汀缺乏而影响 LCT 的代谢；长期大剂量应用 100%LCT 构成的脂肪乳剂，可因脂肪乳糜微粒和脂质颗粒代谢不全而沉积于网状内皮细胞，影响机体免疫功能。中链脂肪酸无需依赖卡尼汀氧化供能，因而代谢速度相对较快，但过量或快速输注具有较强的生酮效应。根据脂肪乳剂中的脂肪来源不同，脂肪酸的构成种类不同，对机体代谢和营养的影响亦不同，从而适用于不同患者。以下为临床常用的脂肪乳剂种类。

1. 第一代 IVFE　为大豆油(soybean oil,SO)脂肪乳剂。由单一大豆油为基础，主要提供 ω-6 多不饱和脂肪酸(ω-6 polyunsaturated fatty acids,ω-6 PUFAs)，含必需脂肪酸(essential fatty acid,EFA)，可防治 EFA 缺乏和满足大多数 PN 治疗患者的需要；但若长期或过量使用则可能影响网状内皮细胞的吞噬和趋化作用而损害单核-吞噬细胞系统功能、上调炎症反应、感染的易感性和肝功能障碍风险增加。另外，基于大豆油的脂肪乳剂所含的植物固醇含量大大高于其他来源的脂肪。已有研究报道应用 PN 期间血浆植物固醇含量高是导致肝功能损害的原因之一。

2. 第二代 IVFE　由大豆油与椰子油/棕榈油中的长链/中链脂肪酸(LCT/MCT) 混合的脂肪乳剂，LCT 与 MCT 以 50:50(重量)物理混合而成。该配方中，ω-6 PUFAs 的量较单一大豆油脂肪乳剂减少 50%，从而减少了 ω-6 PUFAs 的促炎程度，MCT 是一种易于氧化供能和安全的脂质来源。后又相继开发了化学定义的结构脂肪乳剂，即在一个甘油主干上随机组合了中、长链脂肪酸，使之具有独特的化学、物理和生理特性；从代谢角度而言，优化了中链和长链脂肪酸的代谢特点，使氧化供能更趋平稳。

3. 第三代 IVFE　为橄榄油(olive oil,OO)与大豆油混合的脂肪乳剂。由 80%的橄榄油与 20%的大豆油组成(重量)。由于大幅度减少了大豆油比例，且橄榄油中的亚油酸仅占其总脂肪酸的 5%，从而进一步减少 ω-6 PUFAs 的"负载"，极大程度降低了促炎性，使脂肪来源的能量更安全，尤其是对危重症患者而言。

4. 第四代 IVFE　包括由单一鱼油(fish oil,FO)和鱼油与前几代 IVFE 中的一种或多种植物油混合的脂肪乳剂。鱼油脂肪乳剂富含 ω-3 多不饱和脂肪酸(ω-3 polyunsaturated fatty acids,ω-3PUFAs)，不含植物固醇，较之 ω-6 PUFAs 更少的促炎性；与 MCT 和 OO 相比，具有较高的生物活性。以 FO 为基础的 IVFE 不仅是一种营养物质和能量的替代来源，而且具有潜在的重要药理益处。鱼油脂肪乳剂与其他油源的 LCT 脂肪乳剂联合应用，可提高 ω-3/ω-6 多不饱和脂肪酸的比例，有助下调炎症反应和维护去脂组织。此外，就理论而言，由多种油脂，如由大豆油(30% soybean oil)、中链脂肪酸(30% MCT)、橄榄油(25% olive oil)和鱼油(15%fish oil)混合而成的 SMOF 脂肪乳剂，相比其他脂肪乳剂，SMOF 脂肪乳剂可同时提供多种脂肪酸，更接近人体代谢需求而较为理想，且对肝酶的影响较小，但其临床优势还需进一步证实。

(三) 复方氨基酸注射液

肠外营养配方中的氮源来自复方氨基酸配方注射液。氨基酸虽属供能营养素，但在营养治疗中主要作为氮源用于合成人体蛋白质所需。复方氨基酸溶液包括必需氨基酸(essential amino acids,EAAs)和非必需氨基酸(non-essential amino acids,NEAAs)。由于肽键形成是脱水反应，游离氨基酸比其形成的蛋白质提供更少的蛋白质底物和能量；如 100g 水合的混合氨基酸仅提供 340kcal(1423kJ)和 83g 蛋白质底物，而非传统认知的 400kcal(1675kJ)和 100g 蛋白质底物。根据患者病情和代谢差异，蛋白质(氨基酸)供给量有所不同，多为 1~1.5g/(kg·d)；重症、创伤或脏器功能障碍等患者的需求量可高于或低于此(参见本卷相关章节)。

氨基酸注射液包括通用型和疾病专用型两大类；临床可视个体病情选择应用。

1. 通用型氨基酸注射液　适合临床多数病情相对稳定、需要 PN 治疗的患者。此型氨基酸注射液几乎包含所有必需氨基酸，其量旨在匹配或超过膳食营养素参考摄入量，同时含有充分的 NEAAs 和精氨酸(条件必需氨基酸)，以供合成蛋白质所需。NEAAs 中的谷氨酰胺、谷氨酸和丙氨酸，可在体内巨大的氨基酸代谢池中快速地相互转换以适应代谢需求；含足够甘氨酸和其他 NEAAs 的氨基酸溶液可补偿谷氨酰胺(有时为谷氨酸或天冬氨酸)的缺乏。

2. 疾病专用型氨基酸注射液　适用于某些特殊病情和代谢状态的患者。

(1) 高支链氨基酸注射液：在复方氨基酸注射液中增加支链氨基酸和减少芳香族氨基酸含量的特殊氨基酸注射

液适用于肝功能障碍或肝昏迷的患者;高支链氨基酸配方对创伤患者的正性作用也有不少研究和报道。

(2) 必需氨基酸注射液:在氨基酸注射液中仅含必需氨基酸或在必需氨基酸基础上添加组氨酸的特殊氨基酸注射液适用于限制蛋白质摄入量而又需要PN支持治疗的肾功能不全/障碍患者。

(3) 谷氨酰胺双肽注射液:谷氨酰胺多为非必需氨基酸,又被临床看作条件必需氨基酸,是肠黏膜细胞和网状内皮细胞代谢的能量来源。丙氨酰(或甘氨酰)谷氨酰胺双肽制剂可用于治疗谷氨酰胺缺乏或需求增加的患者,如放射性肠炎患者。值得关注的是,通常被认为存在谷氨酰胺缺乏的蛋白质分解代谢增强的患者,实质上其中部分患者主要是总蛋白质(氨基酸)量供应不足而非真正的谷氨酰胺缺乏。氨基酸注射液的临床选用需视患者病情、脏器功能和应用目的等而定。

二、微量营养素制剂

(一) 维生素制剂

临床可供选择的有多种水溶性维生素制剂和脂溶性维生素制剂,也有水溶性与脂溶性维生素混合的制剂。复合维生素制剂中的各种维生素含量多以每日膳食营养素参考摄入量作为标准剂量,一般推荐每日1支,加入PN液内或其他输液中,可安全应用。对有明显维生素缺乏或消耗的患者,需视病情和实验室检测结果调整供给剂量和种类。不推荐在无缺乏证据的情况下大剂量补充。

(二) 电解质和微量元素

电解质和微量元素是参与机体代谢的重要成分。临床治疗疾病时主要涉及钾、钠、氯、镁、钙、磷和部分微量元素,PN治疗时应予考虑。临床常用的静脉用制剂有不同浓度的氯化钾、氯化钠、硫酸镁、葡萄糖酸钙、磷酸盐和复合微量元素制剂等,可根据患者生理代谢需要和实验室检测结果选择和补充相关制剂。

三、即用型预混多腔肠外营养配方制剂

相对于上述传统单瓶式营养制剂,工业化生产的预混单容器多腔式的标准化PN制剂(简称多腔袋)作为一种可供临床选择的即用型PN处方制剂,适用于病情稳定的或经医师评估并判断为适用的住院患者或HPN。此类产品包括含氨基酸和葡萄糖,有或无电解质的双腔袋(2-in-1)和含氨基酸、葡萄糖和脂肪乳剂的三腔袋(3-in-1)。多腔袋可在输注前通过挤压分离腔室隔膜使内容物混合即成为全营养混合液。此类制剂的优势在于具有潜在的成本效益;缺点是营养成分和体积固定,葡萄糖浓度高而可能增加高血糖的风险,常无法满足危重症患者,尤其需要液体限制、伴肝/肾功能障碍等患者。在医疗机构内,若有此类制剂与个体化PN处方形成互补,可以最大程度地满足不同需求的临床患者。

第三节 肠外营养实施与管理

肠外营养液是一种含有多种营养素和相关制剂经严格程序配比混合并特殊制备的复合液体,PN过程中的关键步骤包括对每个PN处方的形成、审核,对配方相关制剂的准备、配制、交付及对复杂治疗的准备;其完成过程需经临床专科、营养科、药剂科和护理部门等的多学科合作。医师和营养师要对患者的临床、营养状况和实验室数据进行筛查评估、仔细分析、确定适应证,警惕和监测意外差错和并发症;药剂师和药学技术人员必须具备药物验证、审核、准备和配制该复杂治疗制剂的能力;护士需要安全执行医嘱并观察和预防不良反应。由于在PN起止过程的每个步骤都可能出现各种潜在错误和风险,医疗机构应制定以证据为基础的规范和程序,有条件的医院应建立一支由多学科专业人员组成的营养支持队伍(NST),由对PN背景、理论、应用和风险充分了解并在PN管理中表现出能力的医师负责,定期交流、讨论和分析;建立和使用标准化模式、流程和保障措施,以最大程度凸显PN的临床效果及安全性。

一、肠外营养处方构成要素

肠外营养治疗的处方非常复杂,从处方的合理性、有效性和安全性考虑,要求处方医师除了必须评估患者当前和过去的医疗状况、体格检查结果、营养状况和需求、液体和电解质需求、静脉通路和当前的药物治疗;还要熟悉PN的适应证,更要精通对不同体重、医疗、手术状况和代谢管理患者的配方设计特点(PN体积、宏量和微量营养素的组成)以及PN相关并发症的风险。

(一) 能量需求

实现PN处方中氨基酸的最佳利用基于同时提供足够的能量。患者的总能量需求可按不同方法计算,同时结合患者病情和活动等因素予以增减。

1. 间接能量测定法 间接能量测定(indirect calorimetry,IC)系利用间接能量测定仪测得人体的实际能量消耗。其基本原理是测定人体在一定时间内的 O_2 消耗量和 CO_2 的产生量,由此推算呼吸商,根据相应的氧热价间接计算出该段时间内人体的实际能量消耗。间接能量测定作为临床判断患者实际能量消耗和营养素利用情况的金标准,已被多国的肠外肠内营养指南推荐。

2. 简易估算法 按指南推荐,成年患者多为25~30kcal(105~126kJ)/(kg·d),老年人约20~25kcal(84~105kJ)/(kg·d),危重症早期患者<20kcal(84kJ)/(kg·d)可能更有益;应用过程再视病情变化予以调整和逐渐递增供给量。

3. Harris-Benedict公式计算法 基础能量消耗(basal energy expenditure,BEE)是指机体维持正常生理功能和内环境稳定及交感神经系统活动所消耗的能量。临床可根据BEE计算个体的基本需要量。男性BEE(kcal)=66.47+13.75×体重(kg)+5.0×身高(cm)+6.76×年龄(岁),女性BEE(kcal)=655.10+9.56×体重(kg)+1.85×身高(cm)-4.68×年龄(岁)。长期禁食和卧床者的能量消耗比计算值约低10%~15%;存在发热、应激和活动等因素时能量需求增加,计算时应乘上相应系数(表6-5-1),得到实际能量消耗(actural energy expenditure,AEE),AEE=BEE×活动系数

(activity factor,AF)×损伤应激系数(injuries factor,IF)×体温系数(thermal factor,TF)。以正常体温37℃时的体温系数为1.0,体温每增加1℃,系数增加0.1。

表6-5-1 实际能量消耗的估算系数

活动状况	AF	应激状况	IF
卧床	1.1	无并发症	1.0
卧床+活动	1.2	手术后	1.1
活动	1.3	骨折	1.2
		脓毒症	1.3
		腹膜炎	1.4
		多发性创伤	1.5
		多发性创伤+败血症	1.6
		灼伤面积3%~50%	1.7
		灼伤面积50%~70%	1.8
		灼伤面积70%~90%	2.0

(二)能量结构

总能量由葡萄糖、脂肪和氨基酸构成,分别占50%~60%、25%~30%和15%~20%,根据患者病情和代谢特点予以调节。一般情况下,氨基酸(蛋白质)的供给为1.0~1.5g/(kg·d),热氮比为150kcal(628kJ):1g氮;手术创伤和危重症患者需提高蛋白质供给量,可达1.5~2.5g/(kg·d),热氮比为100kcal(418kJ):1g,有助起到节氮效果。

通常葡萄糖与脂肪所提供的非蛋白质能量比例约为2:1。对葡萄糖耐量受损和高血糖的患者,应适当限制葡萄糖供给量,降低葡萄糖与脂肪的比例,以预防糖代谢相关并发症。基于脂肪乳剂能量密度高,以更低的体积实现能量需求,在某些临床情况下(如危重症、呼吸功能不全、肿瘤),脂肪可占非蛋白质能量的40%~60%。对于高脂血症患者,若持续一周提供不含脂肪的肠外营养可导致血浆必需脂肪酸低于正常水平甚或缺乏,应适当补充长链脂肪酸,可在PN中提供脂肪0.3g/(kg·d),或隔日补充或一周补充2~3次。

(三)微量营养素

1. 维生素　是参与体内各种代谢的重要元素。水溶性维生素在体内无储存,长期摄入不足或慢性营养不良者多有水溶性维生素缺乏;脂肪泻者则可能发生脂溶性维生素吸收不良和缺乏;肠外营养支持时应根据个体病情注意补充多种维生素。

2. 电解质和微量元素　对维持机体内环境稳定及营养代谢极为重要。钠离子是细胞外液的主要阳离子,是维持细胞外液、调节酸碱平衡和渗透压的重要离子。当大量胃液引流或额外丢失钠离子时,需予以相应补充。钾离子是细胞内的主要阳离子,亦是维持细胞代谢、细胞内外渗透压及酸碱平衡的重要离子。PN时胰岛素的应用促进合成代谢,钾离子进入细胞,若补充不足可出现低钾血症的危险。而手术创伤分解代谢增强时,大量钾离子自细胞内释出,血钾水平上升,若同时存在肾功能障碍则可能出现高钾血症,应限制钾离子的补充。镁在体内的储存量较大,短期TPN不易出现镁缺乏;但长期未能正常饮食且PN中未予补充者可发生镁缺乏。老年、慢性营养不良和伴有骨质疏松者,常存在体内钙磷耗竭或低钙低磷血症;在开始PN之前应明确血浆电解质水平,并在PN期间常规重复监测并根据结果进行补充或纠正。电解质处于平衡状态的患者,建议每天摄入量:钠60~150mmol、钾40~100mmol、镁4~12mmol、钙2.5~7.5mmol、磷10~30mmol。对TPN持续时间超过一周者,应强制性供给多种维生素和微量元素,每日1支,以满足每日基本需要量,除非有禁忌证。

(四)液体

水是将各种营养物质带入体内的载体,肠外营养治疗患者所需的水主要来自葡萄糖溶液、氨基酸溶液和脂肪乳剂等。成人正常水化状态下的液体需要量约为30~40ml/(kg·d)。计算肠外营养的液体供给量时,必须综合考虑肠外、口服和肠道给药、其他输液和有无额外体液损失(如反复呕吐、腹泻或大量引流等)。对老年、心肺功能障碍和水肿的患者应适当控制入水量;对发热患者则需增加液体供给量,体温达37℃以上时,每升高1℃,约增加10ml/(kg·d)。存在水或电解质紊乱(如休克、脓毒症、肾功能不全)的患者,则需根据针对性的诊断和监测结果确定个体的液体供给量。

(五)胰岛素

胰岛素促进合成代谢和控制血糖。处于应激状态的患者常伴有葡萄糖耐量受损或高血糖症,胰岛素治疗可控制血糖于正常水平;葡萄糖与胰岛素的比例通常可按4~10g:1IU应用。血糖水平维持于6.7~8mmol/L(120~145mg/dl)时,有助预防低血糖的风险并获得更好的预后;当血糖高于8mmol/L(145mg/dl)时,常伴有较高的代谢性并发症和死亡风险。对于危重症患者,胰岛素作为PN治疗的一部分,首选持续静脉缓慢输注,约每小时2~4IU,根据血糖值变化调整剂量或输注速度。

二、全营养混合液配制和稳定性

肠外营养处方的构成和全营养混合液(total nutrient admixture,TNA)的配制过程极为复杂,须高度重视药物的配伍合理性、相容性和稳定性以及配制的准确性。PN的复杂性反映在处方中含有几十种成分,每一种成分都有剂量和相互间作用的潜力,可能导致肠外营养混合液的短期和长期稳定性的问题;药剂师应熟知和避免这些潜在问题。通过静脉药物配制中心(pharmacy intravenous admixture service,PIVAS),按处方和标准程序在无菌环境中将各种营养制剂和相关的小针剂分步骤混合于具有物化惰性的高分子材料制成的密闭容器内,即成为全营养混合液。

(一)全营养混合液的配制

1. 配制前准备

(1)配制前一日准备:①清洁配制室;②备齐配制用物;③药剂师核对医嘱,按处方准备相关药剂并核查有无药物配伍禁忌;④清洁药剂容器外表;⑤打印医嘱标签。

(2)配制当日准备:①配制人员清洁:包括洗手、二次更衣、换清洁拖鞋、戴口罩帽子、风淋、穿消毒隔离衣等;②清洁消毒配制室和层流操作台;③配制者检查各项操作准备工作和清点相关物品;④检查和核对医嘱、标签(患者信息和处方内容)和药剂等。

2. 配制步骤

(1) 按标准操作流程消毒、除去药瓶外盖和开启小针剂。

(2) 添加小针剂:将电解质、磷酸盐、微量元素、水溶性维生素分别加入葡萄糖或氨基酸溶液中;脂溶性维生素加入脂肪乳剂,有些水溶性维生素制剂也可根据说明书用脂溶性维生素溶解后加入脂肪乳剂。

(3) 混合:应不间断地一次性完成混合过程。①先将已添加小针剂的葡萄糖溶液和氨基酸溶液分别经输液管汇入由聚合材料制成的全营养混合液容器(袋);②最后将脂肪乳剂汇入并持续轻摇混合液袋,使之混合均匀。

(4) 排出空气和封袋:①混合结束后排空袋中存留的空气;②关闭和除去连接输液管;③粘贴标签;④检查配制后的全营养混合液袋有无渗漏。

(二) 全营养混合液的稳定性和相容性

全营养混合液的理化稳定性是保证肠外营养治疗的安全性和有效性所必需。配制后的全营养混合液若经长时间储存和(或)光照可能导致某些成分降解或生物利用度降低,特别是维生素。尽管基于 TNA 成分的众多排列,预测任何一个 TNA 的稳定性都极为困难,但仍必须重视以下与稳定性和有效性相关的因素。

1. 脂肪乳剂的稳定性　主要依靠溶液中乳糜颗粒表面负电荷的互相排斥得到维持。处于原始容器中的脂肪乳剂(pH 6~9)最为稳定。TNA 中葡萄糖、氨基酸和脂肪乳剂的最终浓度至少分别为 10%、4%和 2%,且合理限制二价阳离子浓度时,基本能保持 TNA 液的稳定性。氨基酸溶液可通过增强对 TNA 的缓冲作用和降低脂质颗粒结合倾向而发挥保护作用。

脂肪乳剂的失稳定表现为脂滴聚集、凝聚、乳油化和破裂;当 TNA 中直径 $\geqslant 5\mu m$ 的脂肪颗粒超过 0.05% 的限制时,该溶液不能被采用。以下任何降低溶液 pH 的因素都将改变脂肪乳糜颗粒的 zeta 电位而使之变得不稳定。

(1) 大量酸性的高渗葡萄糖溶液。

(2) 阳离子添加剂:电解质,尤其是二价阳离子钙和镁,三价铁离子可中和脂质体表面的负电荷,导致由乳化剂形成的静电和机械屏障丧失。

(3) 其他添加剂:包括药物、维生素和微量元素。

(4) 混合顺序:当 TNA 总容量较小而致脂肪乳剂未能得到足够稀释。

(5) 容器和存储条件:包括光照暴露、温度和储存时间。TNA 在室温(25℃)下可稳定达 30 小时。

2. 维生素的稳定性　主要是受理化因素的影响。

(1) 光降解:自然光中的紫外线可使部分维生素降解,最为敏感的是维生素 A 和维生素 B_2。

(2) 与容器反应:乙酰维生素 A 可与聚氯乙烯 (polyvinyl chloride,PVC)材料的容器和输液管道产生反应而致大量丢失。目前认为 TNA 的容器以 EVA 材质的为宜。

(3) 化学降解:维生素 C、维生素 A 和维生素 B_1 易产生氧化反应。贮存温度过高和某些元素(铜)具有催化和加快氧化速率的作用。

防止或减少维生素降解或丢失的方法之一是在输注前即刻加入 TNA 内。

3. 其他添加剂的相容性　当将复杂 PN 处方中不相容的盐类组合在一起混合成 TNA 时,可能形成不溶性产物,产生固体沉淀。其中,钙与磷反应产生的磷酸钙是最危险的不相容性复合物之一。由于 TNA 中磷酸盐和钙的相容性及其溶解度取决于许多因素,包括最终的氨基酸浓度、温度、pH、混合顺序、二合一和三合一混合以及钙和磷酸盐离子的相对含量等,难以提出具体添加量和比例。鉴于磷酸钙溶解度曲线已经被开发并得到验证,为确定添加到任何特定 PN 溶液中的钙和磷酸盐的最大剂量提供了很好的指导;建议按特定钙、磷产品说明书提供的指导实施。

4. 非营养性药物　在缺乏合适的证据表明其配伍性和稳定性的情况下,将非营养类药物加入 TNA 中具有风险;除此外,也不建议将肝素加入其中。

三、输注方式和静脉通路

(一) 输注方式

肠外营养液的输注包括全营养混合液和单瓶输注方式。

1. 全营养混合液方式　TNA 的容器多为聚乙烯袋,属封闭式输注系统,无需经与外界通气即可输出液体。TNA 方式主要强调单位时间内所供营养物质的完整性和均衡性,很大程度提高了 PN 的有效性和安全性;是目前推荐的主要输注方式。优点:①下调溶液渗透压;②增加节氮效果;③减少污染环节;④降低代谢性和感染性并发症风险;⑤简化输液过程,节省护理资源。

全营养混合液可以通过医院内静脉药物配制中心配制或预混型标准化多腔袋两种方式获得。前者系根据患者对能量、体积和营养素的需求形成的个体化处方并配制,适用于特殊疾病或代谢改变的患者。后者系工业化生产,简化处方过程,适用于病情相对稳定的营养不良患者、HPN 或缺乏配制条件时。

2. 单瓶输注方式　属开放式输注系统,需要在所输注制剂的容器塞子上插入一个针头以使空气进入才能输注。早期的肠外营养主要以单瓶输注方式供给,即将电解质、维生素和微量营养素分别加入葡萄糖、氨基酸溶液和脂肪乳剂,再以单瓶的方式或串联方式输注。此输注方式在营养素进入体内的均衡性和节氮效果等方面较 TNA 方式差,且存在污染的风险,多不推荐使用。

(二) 静脉输注通路

1. 选择合适的静脉　可供肠外营养输注的静脉通路包括外周静脉(peripheral vein)和中心静脉,需视病情、营养液渗透压、输液量和护理条件及技术等选择应用。如菌血症和严重感染的患者,不宜经中心静脉穿刺置管(central venous catheter,CVC)提供肠外营养,而以经周围静脉提供肠外营养更为安全。

(1) 外周静脉:经外周静脉输注营养液有利于避免和降低与导管相关的并发症风险。适用于:①非全量或短期($<$2 周)PN;②TNA 渗透压$<$900mOsm/L;③中心静脉置管或护理困难的患者。

(2) 中心静脉:中心静脉管径和血流量大,经此输注可避免高渗的TNA液对血管内膜的刺激，适用于：①长期（≥2周）PN；②周围静脉条件不好；③TNA渗透压超过900mOsm/L，但上限值尚缺充分的证据。

2. 建立静脉通路

（1）周围静脉通路：可通过周围静脉穿刺留置短套管或中等长度（20~25cm）的导管输注。

（2）中心静脉（又称深静脉）通路：选择和建立中心静脉通路时需考虑的因素包括静脉穿刺技术、与之相关的血管神经损伤、机械性和感染性并发症的风险和对置管部位提供规范护理的技能等。中心静脉留置导管尖端的理想位置是位于上腔静脉的下1/3处，即腔静脉-心房交界处。

1）静脉穿刺部位：可经锁骨下、颈内和股静脉或贵要静脉等穿刺进入，由于经股静脉穿刺置管有较高的血栓形成和导管相关性感染的风险而不推荐。与其他非隧道式中心静脉穿刺置管（non-tunneled central venous catheters）相比，经外周静脉穿刺置入中心静脉导管（peripherally inserted central catheters，PICCs），因其穿刺部位远离气管、口腔和鼻腔处的分泌物，伴随更低机械性和感染性并发症的风险而更为安全有效。

2）静脉穿刺置管方法：①超声引导法：在超声引导下进行的静脉穿刺置管较之盲穿法具有更高成功率和更少并发症。②盲穿法：若在置管时未核准位置，此法可能有损伤胸膜或血管的风险；穿刺术后必须经X线证实导管尖端所在位置。③静脉切开法：从感染风险考虑，多不推荐经手术切开静脉置管。

3. 静脉留置针管　大多数拟行PN的患者需要通过静脉留置针或导管建立输注通路。静脉留置针管装置的选择应根据PN的持续时间、静脉条件和护理技能等决定。

（1）短期应用（几天到几周）：可选择短套管留置针或非隧道式导管，后者如中等长的20~30cm聚氨酯导管经锁骨下、颈内、无名或腋静脉置入，其导管尖端位置并非真正达到"中心"静脉；此为连续使用而设计，通常只用于住院患者。由于短套管留置针通常易脱位并导致严重的渗出，故若PN治疗期超过6天，应该优先选择使用中等长度的导管。

（2）中期应用（<3个月）：通常是非隧道式中心静脉置管，适用于不连续使用的住院或HPN患者。非隧道式中心静脉置管包括由硅树脂或聚氨酯材质的经外周导入中心静脉PICC置管（长50~60cm）和硅酮导管（Hohn导管，长20cm）。对于住院的PN患者，PICCs相对于CVC并未显示出显著优势。

（3）长期应用和HPN（>3个月）：可选择隧道式中心静脉置管（tunneled central venous catheters）或植入式皮下输液装置（implantable subcutaneous infusion port）。两者的选择取决于诸多因素，主要与患者的依从性和选择、护理人员的经验以及使用静脉通路的频率有关。植入式皮下输液装置仅推荐用于需要长期、间歇性使用静脉通路的患者；而需要长期或持续性使用静脉通路的患者，则隧道式中心静脉导管可能是更合适的选择。

四、监测和管理

应用PN过程中，须对患者进行观察和监测；依据临床表现和监测结果评价PN治疗的效果和不良反应，并据此及时调整营养治疗方案，以提高疗效和安全性，减少和避免与PN相关的并发症。

1. 临床观察　包括患者的生命体征和一般情况：体温、血压、脉搏、呼吸、出入水量和营养液输注后的主述、症状和体征等。

2. 实验室参数监测　主要为血、尿常规及血生化指标（表6-5-2）。

表6-5-2　实验室监测指标

标本	监测项目	病情不稳定	病情稳定
血液	常规	2次/周	1次/周
	血糖	1~2次/天	1~2次/周
	钠、钾、氯	1~2次/天	1~2次/周
	钙、镁、磷	2~3次/周	1次/周
	肾功能	1~2次/周	1次/周
	白蛋白	1次/周	1次/周
	前白蛋白	1次/周	1次/周
	胆固醇	1次/周	1次/周
	甘油三酯	1~2次/周	1次/周
	肝功能	1~2次/周	1次/周
	C反应蛋白	必要时	必要时
尿液	常规	必要时	必要时
引流液	电解质和含氮量	必要时	必要时

3. 人体测量　主要包括体重、脂肪和骨骼肌量。体重是观察患者营养状况及治疗效果的一项重要又简易的参数。若患者体重在营养治疗后短期（<1周）内快速增长时，须排除有无水钠滞留或液体超负荷。骨骼肌或去脂组织量对临床结局有重要意义，定期体成分测量及其结果的动态变化更有助判断营养支持治疗的效果。

第四节　肠外营养相关并发症及其防治

尽管PN是一种有效乃至挽救生命的营养治疗方法，但若应用不恰当，则可伴有发生机械性、感染性或代谢性等并发症的风险。无论哪种并发症，一旦发生，都将严重影响患者的治疗效果、临床结局甚至危及生命；应予以重视和预防，一旦发生，需及时治疗。

一、机械性并发症

机械性并发症主要与患者的病情、穿刺时体位和技术、导管质量和管理等因素有关。现今随着穿刺技术和装置的优化，此类并发症已少见。

（一）与静脉穿刺和置管相关的并发症

1. 气胸　多发生于锁骨下静脉穿刺时。

（1）相关因素和临床表现：常见于锁骨下静脉穿刺时或置管后，患者表现为胸闷、胸痛、呼吸困难或穿刺侧呼吸音减弱；胸部X线检查可明确诊断。

（2）防治：对于已有肺气肿的患者，作锁骨下静脉穿刺时应极为谨慎或避免此部位穿刺。肺尖部轻度损伤或局限性气胸者一般无明显临床症状，多可自行闭合。依靠机械通气的患者，即使损伤很小，也可能引起张力性气胸，应予警惕。视气胸的严重程度行胸腔抽气减压或置胸腔引流管作闭式引流。

2. 血管损伤　不多见。

（1）相关因素和临床表现：主要与在同一个部位反复穿刺有关。血管损伤或破裂可表现为局部出血或血肿形成。

（2）防治：一旦发生应立即退针，压迫局部；加强观察和局部护理。必要时更换穿刺部位。

3. 胸导管损伤　少见。

（1）相关因素和临床表现：多为左侧锁骨下静脉穿刺时误伤所致。表现为穿刺部位有清亮或乳白色液体渗出；实验室检查显示该液体含有高甘油三酯。轻者可自愈；若损伤严重或处理不及时，部分会发展为慢性乳糜瘘，最终导致严重虚弱、脱水和营养不良。

（2）防治：一旦发生应立即退针或拔除导管。轻者予以低脂饮食，短期可选用以中链脂肪酸为主的烹调油；长期乳糜瘘者需少量或间断补充长链脂肪酸，以防必需脂肪酸缺乏。严重者予以禁食和支持治疗：包括纠正电解质紊乱、补充液体或 TPN 治疗，同时加强监测。少数患者需作引流或手术处理。

4. 空气栓塞　少见。多为瞬间发生，且后果严重。

（1）相关因素和临床表现：可发生于静脉穿刺置管过程中或导管的封管帽（塞）脱落或导管与输液管道脱离。空气进入量大时可因空气栓塞而致死。

（2）防治：锁骨下静脉穿刺前应置患者于头低位，使上腔静脉充盈；穿刺置管时，嘱患者屏气，导管置入后应及时连接输液管道。输液过程中和结束后，需仔细检查和确认导管与输液管道或封管帽（塞）是否紧密连接。一旦疑为空气栓塞，立即置患者于左侧卧位。

（二）导管内血栓形成和血栓性浅静脉炎

1. 导管内血栓形成

（1）相关因素和临床表现：多因输液结束封管时有血液反流、经导管输血或采血、患者血液黏滞度增加等。临床表现为启用导管时未能回抽到血液，经轻轻推注有受阻感，基本可疑为导管内血栓形成。

（2）防治：每次封管时用 3~5ml 肝素稀释液冲洗导管后再封闭；或用封管帽连接导管后，自封管帽的硅胶处缓慢注入 3~5ml 生理盐水封管。一旦疑有导管内血栓形成，忌用力推注，可尝试用含生理盐水的针筒尽量回抽，将小血栓抽入针筒；若抽吸失败，则拔除导管，更换部位，重新穿刺置管。

2. 血栓性浅静脉炎

（1）相关因素和临床表现：相关因素涉及营养液的成分或渗透压过高、输注用的静脉管径过小、导管的材质等。血栓性浅静脉炎多发生于经周围静脉 PN 当天或数天后，静脉呈现红色条索状、触痛、变硬，少有发热现象。

（2）防治：选用柔软且具有较佳抗血栓性能、适当直径和长度的导管；经周围静脉输注时尽量选用较大管径的静脉；TNA 的渗透压<900mOsm/L 为宜。

二、感染性并发症

与 PN 相关的感染性并发症通常严重甚至危及生命。随着肠外营养技术和护理水平的提高，穿刺部位和导管相关血流感染（catheter-related bloodstream infection，CRBSI）并发症的发生率已明显下降，但 TPN 相关的肠源性感染仍需高度重视。

（一）穿刺部位感染

1. 相关因素和临床表现　多与穿刺置管时的无菌操作和置管后的局部护理有关。一般出现于静脉穿刺置管后数天或数周，表现为穿刺部位红肿、压痛，甚至有炎性分泌物。

2. 防治　严格按无菌操作技术要求进行静脉穿刺置管，置管后每天或根据敷料特性定期清洁导管入口处，更换敷料。一旦发现局部红肿、压痛或感染，应及时处理，包括拔出留置的导管；必要时考虑全身性应用抗生素，以避免成为全身性感染的原发灶。

（二）导管相关血流感染

多见于长期 PN 和 HPN 的患者，导管相关血流感染是 PN 治疗时最为严重的并发症，不仅增加医疗费用，更危及生命；需极为重视和加强预防。

1. 相关因素和临床表现　导管相关血流感染的相关因素包括深静脉导管的穿刺、应用、护理和患者的免疫防御能力低下等。若留置深静脉导管的患者出现临床难以解释的发热、寒战或伴精神萎靡，反应淡漠或烦躁不安，甚至休克，即应考虑导管相关血流感染。可依据临床症状和导管/血培养（包括外周血和中心静脉血）结果证实。

2. 防治　①严格按无菌技术要求穿刺置管，加强导管和输液护理。②需长期 PN 者，最好选择隧道式中心静脉置管；有气管切开者应避开锁骨上区置管，可选择 PICC。③尽量避免将营养治疗用的中心静脉导管使作他用，如采血或输血等。④采用 TNA 方式输注，输液管路上应用合适的滤器。⑤一旦怀疑或证实为导管相关血流感染，须立即在无菌条件下拔管，将导管和采集的周围静脉及中心静脉血标本分别作微生物培养；同时做抗生素敏感试验。⑥立即建立周围静脉通道，更换输液系统和营养液。⑦如果导管或血液培养呈阳性，则根据相关微生物的敏感性选择合适的抗生素。

（三）肠源性感染

多见于长期 TPN 患者。此类患者常因禁食，肠黏膜萎缩变薄、通透性增加、肠黏膜结构和屏障功能受损而导致肠腔内细菌易位，甚至并发肠源性的全身性感染。由于肠源性感染的方式较为隐匿，临床表现较之其他感染并无特殊表现，容易被忽视。关键是预防为先，随着对肠源性感染的认识和重视，提倡首选肠内营养或在 PN 时尽可能增加经口摄入或 EN。

三、代谢性并发症

（一）高血糖或低血糖

1. 相关因素和临床表现　高血糖或低血糖是 PN 时常见并发症，多见于单瓶方式输注的患者。高血糖的主要相关因素为患者可能存在胰岛素抵抗、葡萄糖供给量较高而外源性胰岛素补充不足，或单位时间内输入的葡萄糖超过机体的代谢能力等。患者可有口渴和多尿症状。低血糖多为突然停输高浓度葡萄糖溶液或提供的外源性胰岛素剂量过多。低血糖的临床表现为头晕、乏力、心率加快，面色苍白，甚至四肢湿冷、震颤或血压下降；严重者可损伤中枢神经系统。血糖检测可明确诊断高血糖或低血糖。

2. 防治　预防为先。宜优选 TNA 方式输注。PN 期间加强观察，控制血糖于 6.7~8mmol/L(120~145mg/dl)有利于维持血糖稳定。若疑及血糖异常，应立即测血糖证实。对高血糖者应用降糖药物，如胰岛素治疗；低血糖者予以静脉推注高渗葡萄糖或输注含糖溶液即可缓解。

（二）高渗性高血糖非酮症昏迷

高渗性高血糖非酮症昏迷(hyperosmolar hyperglycemic nonketotic coma，HHNC)的死亡率高达 40%~50%，必须十分重视。多发生在单瓶方式输注的患者。自普及应用 TNA 方式输注后，该并发症已很少发生。

1. 相关因素和临床表现　并发高渗性非酮症高血糖昏迷的相关因素包括单位时间内输入过量葡萄糖；胰岛素抵抗、内源性胰岛素分泌不足或外源性胰岛素补充不足。初期表现为倦怠，当血糖升至 22.2~33.6mmol/L 或更高时，可致高渗性利尿(>1000ml/h)、脱水、电解质紊乱、中枢神经系统功能受损，甚至昏迷。

2. 防治　一旦发生，立即停输葡萄糖溶液或含有葡萄糖的营养液；输入低渗或等渗氯化钠溶液，内加胰岛素，使血糖缓慢地逐渐下降；同时应注意防止血浆渗透压下降过快所致的急性脑水肿。在处理该并发症的前、中、后期应动态观察血糖、尿糖、电解质及中心静脉压等参数的变化；计算尿液等丢失量，根据病情变化及时对症处理和调整方案。

（三）高甘油三酯血症和脂肪超载综合征

1. 相关因素和临床表现　高甘油三酯血症和脂肪超载综合征(fat overload syndrome)多见于单瓶输注脂肪乳剂时；主要与快速或大剂量输入脂肪乳剂引起的脂肪过量和廓清障碍相关。当脂肪的输注速率超过水解速率时可引起血浆甘油三酯水平升高和不良反应，如恶心、呕吐。脂肪超载表现为一组综合征，特点是头痛、发热、黄疸、肝脾大、呼吸窘迫、贫血或自发性出血；其他包括白细胞减少、血小板减少、低水平纤维蛋白原以及凝血障碍等。轻者经停止输注脂肪乳剂后，上述症状多可消退；重者后果严重。

2. 防治　在启动 PN 前应检测血浆甘油三酯水平，有高甘油三酯血症者需限制脂肪乳剂的剂量或禁用。对于非高脂血症者，建议在 12~24 小时内，以 0.7~1.0g/kg 的速度缓慢输注；PN 期间定期作血浆浊度试验或监测血脂水平，了解脂肪的利用和廓清能力。一旦确诊为脂肪超载综合征，应立即停输脂肪乳剂或含脂肪乳剂的 TNA 液；同时提供支持性治疗，如输液、输血、人体白蛋白和(或)新鲜冷冻血浆。一旦患者病情许可，应尽快过渡为肠内营养支持。

（四）肠外营养相关性肝病

肠外营养相关性肝病(parenteral nutrition associated liver disease，PNALD)是 PN 患者最常见的并发症之一。通常将伴随 PN 出现的肝胆功能损伤称为 PNALD，多见于长期 PN 治疗的肠衰竭/短肠综合征婴幼儿和成人，在成人中的发生率约 15%~40%，一般与 PN 的持续应用时间成正比。

1. 相关因素和临床表现

(1) 相关因素：病因尚不完全清楚。与成人 PNALD 有关的因素分为非营养相关和营养相关性；前者包括基础疾病或并发疾病，如肝胆疾病、脓毒症、短肠综合征及肝毒性药物等；后者包括长期禁食和无肠内营养、缺乏某些微营养素或胆碱、长期 PN 及其配方中的脂质种类和负荷[>1.0g/(kg·d)]，如长期使用大豆油为基质的脂肪乳剂，其中富含的 ω-6 PUFAs 和植物固醇导致细胞膜和血浆脂蛋白中植物固醇含量的逐渐增加和积累，可能与肝脏功能损伤和胆汁淤积有关；氧化应激被认为是导致肝细胞损伤和凋亡的大"冲击"；其他还包括 PN 连续 24 小时输注等。

(2) 临床表现：包括肝脂肪变性、肝内胆汁淤积、胆囊内胆泥/结石、肝纤维化和硬化；这些表现可有重叠。PNALD 通常发生在 PN 治疗 2~4 周后。由于缺乏明确的诊断标准，目前主要依据长期应用 PN、临床表现、肝损伤的生化标志物(丙氨酸转氨酶、碱性磷酸酶、胆红素等)升高和其他引起肝病的病因进行综合判断。

2. 预防　目前尚无真正有效治疗 PNALD 的药物，主要通过对相关风险因素的了解进行主动预防，包括：①有效处理基础疾病和伴随或潜在的严重感染和肝胆疾病；合理用药，减少药物性肝损。②减少禁食时间，尽早恢复饮食或 EN，以促进胆流和维护胃肠道黏膜屏障的完整性。③根据个体患者的血脂、血糖水平和肝功能等合理配置 PN 的糖脂比和热氮比；选用合适的脂肪乳剂；控制脂肪剂量不超过 1.0g/(kg·d)。鉴于微量营养素如维生素、微量元素和电解质在代谢中的重要作用及其缺乏的临床隐匿性和不典型性，建议给予较长时间摄入不足或营养不良的患者常规补充。④采用循环输注方式(输注十几小时，允许代谢休息数小时)。⑤加强 PN 期间的监测、重复评估和管理。

3. 处理　多数短期 PN 患者的肝胆损伤属轻微，常在 PN 减量或停用后短期内恢复正常，但部分 PNALD 患者还需协同其他处理措施，包括控制非营养相关因素。

(1) 调整 PN 配方和减少总能量摄入：有研究提示，用鱼油脂肪乳替代 PN 配方中的部分大豆油脂肪乳在预防和逆转 PNALD 的过程中起重要作用。此可能与鱼油脂肪乳富含 n-3 多不饱和脂肪酸，不含植物固醇，有助于下调促炎反应或平衡 n-6 多不饱和脂肪酸的促炎作用和较多的抗氧化作用有关。基于各国临床营养指南尚未明确推荐，故该治疗方法的应用尚需更多循证医学的证据并限于有经验者。

(2) 抗氧化治疗：抗氧化剂被认为是治疗 PNALD 的一种选择。脂肪乳剂的选择及其中维生素 E 的含量也是一个重要因素。

(3) 维护肝功能：熊去氧胆酸可通过促进胆汁流量及其溶解度降低血清胆红素和肝酶水平，但确切效果有待证实。S-腺苷甲硫氨酸(S-adenosylmethionine，AdoMet)依赖的甲基化是许多生物过程的核心，调节肝脏的基本功能，如再生、分化和对损伤的敏感性。无论是口服或静脉应用都可能减少 AdoMet 和谷胱甘肽的消耗，有利于肝内胆汁淤积的治疗。

（4）器官移植：适用于终末期 PNALD 患者。

第五节 再喂养综合征

再喂养综合征（refeeding syndrome，RFS）是指对长期处于饥饿或摄入不足状态的慢性营养不良患者提供再喂养（EN 或 PN）所引起的伴有一种或多种生化异常[即低磷血症、低钾血症、低镁血症和（或）硫胺素等缺乏]的并发症，严重者可危及生命。RFS 的高危人群主要是慢性营养不良、虚弱的老年人、癌症和危重症患者等。由于再喂养综合征多不为人所知，而且症状极为多样，尤其是在多病共存或并发症多的情况下，致临床对该并发症认识不足而被忽略。因此，了解再喂养综合征的危险因素和病理生理变化，可有效预防和治疗再喂养综合征。

一、再喂养综合征病理生理学基础和代谢变化

再喂养综合征是营养不良伴分解代谢状态下的机体对营养治疗的一种过度适应性反应，从病理生理学角度而言，实际上是对合成代谢的反应。

（一）再喂养前营养代谢特点

严重营养不良者常处于饥饿或半饥饿状态，葡萄糖摄入和氧化供能均减少；胰岛素分泌亦相应减少，而胰高血糖素和儿茶酚胺释放则增加，致体内储备的糖原、脂肪和骨骼肌蛋白质分解代谢，维生素和电解质消耗。伴随脂肪分解，血浆游离脂肪酸水平增加并刺激肝脏生成酮体，使之成为饥饿状态下机体代谢所需的主要能量来源。分解代谢致组织细胞内的电解质，如磷、镁和钾等释放至细胞外，以代偿性维持细胞外水平的基本稳定和机体代谢；同时导致细胞内缺乏。

（二）再喂养后营养代谢特点

与再喂养前的代谢特点相反，一旦重新喂养或启动肠内肠外营养治疗，机体从分解代谢转向合成代谢。外源性葡萄糖的供给使葡萄糖重新成为主要的能量来源；血糖浓度的大幅升高致胰岛素分泌增加并刺激合成代谢，促使葡萄糖和细胞外的电解质，如磷、镁和钾等向细胞内转移。磷是组织细胞内的主要阴离子，镁是细胞内的主要阳离子，具有多种生理功能。钾是细胞内的一价阳离子，对维持葡萄糖和蛋白质的正常代谢、神经肌肉的应激性和功能、细胞内外酸碱平衡等起重要作用。再喂养时合成代谢增强，血浆磷、镁和钾离子不断向细胞内转移，若无外源性摄入或补充则致细胞外（血浆）水平快速下降而不能维持机体正常的代谢所需，遂出现水、电解质紊乱和代谢异常。

维生素 B_1 是参与葡萄糖代谢的重要成分。慢性营养不良的患者在再喂养前多因长期摄入不足而有潜在的维生素缺乏，包括维生素 B_1；再喂养后，随着葡萄糖供给和氧化代谢增强，对维生素 B_1 的需求相应增加，若未及时补充，容易出现维生素 B_1 缺乏，甚至 Wernicke 脑病。

二、再喂养综合征诊断和防治

再喂养综合征是再喂养过程中并发的涉及多系统脏器的一组症状。再喂养综合征的定义标准是基于电解质紊乱，主要是低磷血症及其相关的临床症状。RFS 多发生在营养治疗开始后的 3~7 天。早期无特异性临床表现，诊断较困难，容易被忽略；后期症状涉及多个系统，如果未予及时发现和治疗，将可能导致严重的多器官功能障碍，甚至死亡。

（一）再喂养综合征的诊断

1. 实验室参数　主要是血清电解质水平的变化。血清磷水平低于基线值超过 30% 或<0.6mmol/L；或有其他两种电解质水平低于正常值范围：镁<0.75mmol/L、磷<0.80mmol/L 或钾<3.5mmol/L。

2. 临床表现　除了电解质紊乱相关的症状，主要为水肿、心动过速和呼吸急促。

（1）低磷血症：是 RFS 最具诊断标准的症状。磷是维持细胞功能的必需元素之一。血清磷浓度低于 0.50mmol/L 时即可出现临床症状，低于 0.32mmol/L 时症状更为显著。表现为：

1）神经肌肉系统：如横纹肌溶解、膈肌收缩力降低和心肌病；可有头晕、厌食、四肢无力、感觉异常（麻木）等表现；重症者可有抽搐、精神错乱、昏迷，甚至可因呼吸肌无力而危及生命。

2）血液系统：如红细胞、粒细胞和血小板功能异常，表现为溶血、凝血功能障碍，粒细胞趋化性和吞噬性降低。

3）骨痛和骨软化：系长期血磷水平低下造成的骨矿物质耗竭所致。

4）酸碱平衡失调：表现为轻度酸中毒。

5）肾小管功能减退：可引起急性肾小管性酸中毒。

6）葡萄糖代谢异常，如糖耐量减退或高血糖症等。

（2）低镁血症：是 RFS 的另一突出表现。轻度低镁血症者并无明显临床症状。当血镁低于 0.50mmol/L 时可出现典型的临床症状，表现为：

1）心律失常、腹部不适、厌食。

2）肌震颤、麻木、手足搐搦、精神紧张、易激惹、意识障碍、乏力和共济失调等。严重者表现为烦躁不安、谵妄、惊厥等。

（3）低钾血症：亦是 RFS 的主要表现之一。低血钾可使神经肌肉、消化、心血管、泌尿等系统发生功能性或病理性改变。主要表现为：

1）肌无力、瘫痪、肢体麻木、横纹肌溶解或呼吸抑制。

2）肠麻痹和（或）便秘。

3）心律失常、心搏骤停或低血压。

4）肾脏尿浓缩功能减退，代谢性碱中毒。

5）意识模糊、肝性脑病加重。

6）葡萄糖耐受性降低等。

（4）维生素缺乏：是 RFS 的常见问题，尤其是维生素 B_1，若再喂养时未注意及时补充，容易出现缺乏，表现为：

1）感觉异常、麻痹、疼痛和膝腱反射消失等。

2）Wernicke 脑病，可表现为水平性或垂直性眼球震颤及与眼直肌无力相关的眼肌麻痹等。

（5）其他：包括体液分布改变和糖脂代谢异常等。

1）水潴留：长期饥饿患者多处于低代谢状态和低蛋

白血症，一旦恢复再喂养，过量供给液体和钠可加重水钠潴留，引起肺水肿和心功能失代偿。对液体代谢的不耐受可致脱水或液体超负荷，表现为低血压、心力衰竭、肾前性衰竭或猝死。

2）糖脂代谢异常：再喂养时，持续、大量和快速补充葡萄糖易造成高血糖，甚至并发高渗性非酮症昏迷、酮症酸中毒、渗透性利尿或脱水。此外，大量补充葡萄糖可促进脂肪合成代谢，易引起高甘油三酯血症。

（二）再喂养综合征的预防

1. 再喂养综合征的预防　关键在于早期识别和预防风险因素。

（1）发挥营养支持小组（NST）在营养治疗中的主导作用。NST成员参与制订营养治疗方案更利于达到营养治疗的预期效果和降低相关并发症的风险，临床医护人员和营养师应提高对再喂养综合征的认识和重视。

（2）识别有再喂养综合征高风险的患者：慢性营养不良是发生RFS的基本原因。神经性厌食症、多病共存的老年患者、慢性酒精中毒、肿瘤、控制不良的糖尿病、慢性胰腺炎、消瘦、严重应激状态、营养不足>7天、吸收不良、长期使用抗酸剂（如镁和铝，结合磷酸盐）或利尿剂（电解质失衡）、大手术后、获得性免疫缺陷综合征等患者都可能存在慢性营养不良或某些营养素的缺乏，是RFS的高风险患者。

（3）识别再喂养综合征的高风险症状：

1）存在以下一种或多种症状：①BMI<16kg/m^2；②在以往6个月内非主观体重减轻>15%；③至少已有10天很少或无营养摄入；④在再喂养前已存在低钾、低磷或低镁血症。

2）或存在以下两种或两种以上症状：①BMI<18.5kg/m^2；②在以往6个月内非主观体重减轻>10%；③很少或无营养摄入至少>10天；④滥用酒精或应用某些药物史，包括化疗、胰岛素、利尿剂或抗酸药。

2. 再喂养综合征风险患者的营养支持治疗

（1）营养治疗前期：应检测和纠正或改善已存在的水、电解质和维生素等的缺乏和代谢紊乱。

（2）营养治疗方案：肠内或肠外营养治疗时，除了提供宏量营养素，还需提供微量营养素，包括电解质、微量元素和多种维生素。基于严重营养不良患者体内磷酸盐已有耗竭，即使血清磷水平处于正常范围，也应考虑以预防的方式开始补充。

（3）营养治疗早期：适当限制钠和水的补充量。尤其第一天，钠的补充量限制在1mmol/（kg·d）；维持液体"0"平衡。随着营养治疗、液体的补充和摄入，注意预防液体超负荷和低钠血症。在营养治疗的第1~5天，视RFS的风险因素和程度，通过口服或静脉输注，每天提供B族维生素和200~300mg维生素B_1。在营养治疗的首个7天内不宜补充铁，因为铁支持造血而增加钾的需求，可恶化低钾血症，甚至诱发和（或）延长分解代谢患者的低磷血症。

（4）营养治疗过程中：逐步递增能量。总能量构成：50%~60%碳水化合物，30%~40%脂肪和15%~20%蛋白质，可根据患者病情和RFS风险程度合理调整配比。再喂养起始阶段，如第一天，低风险患者的能量供给为15~25kcal（63~105kJ）/（kg·d），高风险者为10~15kcal（42~63kJ）/（kg·d）；BMI<14kg/m^{2}的患者为5~10kcal（21~42kJ）/（kg·d）；第2~4天以5kcal（21kJ）/（kg·d）的量递增；若耐受性差则依然维持低喂养方案。多数患者在7天左右可达到预期目标需要量，即30kcal（125kJ）/（kg·d）；BMI<14kg/m^{2}者则可能需要更长时间达到预期目标量。

3. 加强临床和实验室参数的监管

（1）注意生命体征和临床症状变化：包括体重、水化和心肺功能等。

（2）避免快速过量输注营养液：必要时对严重电解质失衡的患者进行心电监测，以防心律失常，尤其是虚弱的老年患者。

（3）监测实验室参数：在营养治疗过程中加强监测，包括血清PO_4、K、Mg、Na、Ca、血糖和肌酐等。监测频率：第1~3天为每天一次，第4~6天为隔天一次，第7~10天为每周1~2次；根据症状和检测结果予以相应处理和及时调整治疗方案。

（三）再喂养综合征的治疗

1. 有明显RFS表现和明确诊断的患者　纠正电解质紊乱；调整营养治疗方案，减少能量和液体供给；处理和治疗临床症状。

2. 低磷血症　当血磷浓度低于0.50mmol/L时必须立即予以治疗。纠正低磷血症及其伴随症状需要一定时间，多根据血磷水平重复给药。

（1）轻度缺乏（血磷0.61~0.8mmol/L）：每天补磷0.3mmol/（kg·d），分次口服，以减少腹泻。需要时可间隔8~12小时，静脉补充磷酸钾或磷酸钠制剂；次日复测血磷。

（2）中度缺乏（血磷0.32~0.6mmol/L）：静脉补充磷0.6mmol/（kg·d）；8~12小时后复测血磷，若有必要，重复补充；24小时内最大补磷剂量不超过50mmol。

（3）严重缺乏（血磷<0.32mmol/L）：补充方法同中度缺乏者。

3. 低钾血症　可通过口服补充含钾制剂，或通过静脉输注的方式补充。

（1）轻度缺乏（血钾3.1~3.5mmol/L）：口服补充20mmol氯化钾或其他含钾制剂，或静脉补充20mmol氯化钾，次日复测血钾。

（2）中度缺乏（血钾2.5~3.0mmol/L）：静脉补充20~40mmol氯化钾，8小时后复测血钾，若未达正常值水平，再予补充20mmol。

（3）严重缺乏（血钾<2.5mmol/L）：静脉补充40mmol氯化钾，8小时后复测血钾，若未达正常值水平，再予补充40mmol。

4. 低镁血症

（1）轻度缺乏（血镁0.5~0.7mmol/L）：口服补充10~15mmol氯化镁，或枸橼酸镁或门冬氨酸镁；分剂量分次服用，以尽量减少腹泻。

（2）严重缺乏（血镁<0.5mmol/L）：静脉补充20~24mmol硫酸镁，超过4~8小时可重复补充；每隔8~12小时重新评估一次。

再喂养综合征是慢性营养不良患者在营养支持治疗过

程中可能发生的一种严重的甚至危及生命的并发症，且常因临床表现不典型而被忽视；关键在于识别风险因素和风险患者，预防为主，一旦发生需及时治疗。

（曹伟新）

参考文献

1. McClave SA, Taylor BE, Martindale RG, et al. Guidelines for the Provision and Assessment of Nutrition Support Therapy in the Adult Critically Ill Patient: Societyof Critical Care Medicine (SCCM) and American Societyfor Parenteral and Enteral Nutrition (A. S. P. E. N.). JPEN J Parenter Enteral Nutr, 2016, 40(2): 159-211.
2. Arends J, Bachmann P, Baracos V, et al. ESPEN guidelines on nutrition in cancer patients. Clinical Nutrition, 2017, 36(1): 11-48.
3. Weimann A, Braga M, Carli F, et al. ESPEN guideline: Clinical nutrition in surgery. Clinical Nutrition, 2017, 36(3): 623-650.
4. Anez-Bustillos L, Dao DT, Baker MA, et al. Review: Lipid Formulations for the Adult and Pediatric Patient: Understanding the Differences. Nutr Clin Pract, 2016, 31(5): 596-609.
5. Patkova A, Joskova V, Havel E, et al. Energy, Protein, Carbohydrate, and Lipid Intakesand Their Effects on Morbidity and Mortality in Critically Ill Adult Patients: A Systematic Review. Adv Nutr, 2017, 8(4): 624-634.
6. Hoffer LJ. Parenteral Nutrition: Amino Acids. Nutrients, 2017, 9(3): 257.
7. Boullata JI, Gilbert K, Sacks G, et al. A. S. P. E. N. Clinical Guidelines: Parenteral Nutrition Ordering, Order Review, Compounding, Labeling, and Dispensing. JPEN J Parenter Enteral Nutr, 2014, 38(3): 334-377.
8. Boullata JI, Holcombe B, Sacks G, et al. Standardized Competencies for Parenteral Nutrition Order Review and Parenteral Nutrition Preparation, Including Compounding: The ASPEN Model. Nutr Clin Pract, 2016, 31(4): 548-555.
9. 中华医学会肠外肠内营养学分会药学协作组. 规范肠外营养液配制. 中华临床营养杂志，2018，9(4)：320-331.
10. Pittiruti M, Hamilton H, Biffi R, et al. ESPEN Guidelines on Parenteral Nutrition: central venous catheters (access, care, diagnosis and therapy of complications). Clin Nutr, 2009, 28(4): 365-377.
11. Hojsak I, Kolaček S. Fatoverload syndrome after the rapid infusion of SMOFlipidemulsion. JPEN J Parenter Enteral Nutr, 2014, 38(1): 119-121.
12. Bharadwaj S, Gohel T, Deen OJ, et al. Fish oil-based lipid emulsion: current updates on a promising novel therapy for the management of parenteral nutrition-associated liver disease. Gastroenterol Rep (Oxf), 2015, 3(2): 110-114.
13. Shuifang Jin, Ronglin Jiang, Weibin Ma. Actively implementing enteral nutrition to reduce parenteral nutrition-associated liver disease. Hepatobiliary Surg Nutr, 2018, 7(5): 409-411.
14. Wirth R, Diekmann R, Janssen G, et al. Refeeding syndrome: Pathophysiology, risk factors, prevention, and treatment. Internist (Berl), 2018, 59(4): 326-333.
15. Nasir M, Zaman BS, Kaleem A. What a Trainee Surgeon Should Know About Refeeding Syndrome: A Literature Review. Cureus, 2018, 10(3): e2388.
16. Aubry E, Friedli N, Schuetz P, et al. Refeeding syndrome in the frail elderly population: prevention, diagnosis and management. Clinical and Experimental Gastroenterology, 2018, 11: 255-264.

第六章

围术期营养支持治疗

围手术期（perioperative period）是指以手术治疗为中心，包含手术前、手术中及手术后的一段时间，具体是指从确定手术治疗时起，直到与这次手术有关的治疗基本结束为止，时间约在术前5~7天至术后7~12天。围术期营养支持治疗是指围术期患者在饮食摄入不足或不能摄入的情况下，通过肠内或肠外途径进行补充或提供全面、充足的机体所需各种营养素，以达到预防和纠正患者营养不良、增强患者对手术创伤的耐受力和促进早日康复的目的。虽然围术期营养不良还很难定义、诊断及治疗，但营养不良是术后临床结局不良的一个主要的独立预测因素。发生营养不良的外科患者术后死亡率、并发症发生率、再入院率、住院费用更高，住院时间更长。围术期营养支持治疗可改善术后临床结局，减少因感染而发生的并发症及死亡率。

在加速康复外科（enhanced recovery after surgery，ERAS）中，强调减少术前禁食时间、术后早期恢复经口饮食等措施。同时，非常强调通过减轻围术期的创伤应激、缓解分解代谢、促进合成代谢等诸多环节促进患者的康复，减少手术创伤对患者营养、代谢和免疫的不利影响。一旦恢复经口进食，鼓励高能量及高蛋白的膳食或ONS，并鼓励尽早进行适量的体能锻炼，以促进合成代谢及机体功能的恢复。对术前存在营养不良的患者，应先根据患者情况进行选择性的营养支持治疗，待纠正其营养不良状况后再行手术治疗，将有利于减少营养不良所导致的并发症。

第一节　手术创伤应激对营养及相关代谢影响

应激（stress）反应是机体受到物理性创伤、机械性破损、化学性侵害或情绪因素而引起神经、内分泌的内稳态改变。当机体受到外来侵袭时，信息由传入神经传至下丘脑-垂体-肾上腺轴（hypothalamus-pituitary-adrenalaxis，HPA）而使儿茶酚胺和肾上腺皮质激素分泌增加；同时也有炎性介质及细胞因子的改变，以至全身性的炎性反应。

加速康复外科主要是尽力降低手术治疗对患者引起的应激反应，加速患者的康复。采取的措施可概括为三个方面：一是术前患者体质和精神两方面的准备；二是减少治疗措施的应激性；三是阻断传入神经对应激信号的传导。减少或减轻对患者的刺激是降低应激的基础。加速康复外科主要着手于改善围术期处理，采用已证实有效的各种方法，以减少常见并发症，减少患者痛苦，加速患者术后的康复。

一、术后胰岛素抵抗

手术创伤引起一系列的应激反应，对患者术后代谢、器官功能及康复速度都将产生影响，近年来人们对此方面有了许多新的认识，研究进展也很快。虽然目前仍未完全了解应激反应所引起的代谢变化，特别是术后胰岛素抵抗及高血糖现象的发生机制，但它们都是与术后并发症及康复速度相关的重要因素。

（一）术后胰岛素抵抗概念及机制

创伤导致的许多代谢改变，理论而言，都可以用胰岛素的作用下降这一理由来解释，该现象常被称为术后胰岛素抵抗。胰岛素抵抗这一术语常在糖尿病时被提及，所谓胰岛素抵抗，是指正常数量的胰岛素不足以产生对脂肪细胞、肌肉细胞和肝细胞的正常的胰岛素响应的状况。近年来的研究越来越重视术后胰岛素抵抗的现象，它与糖尿病引起的胰岛素抵抗有相同之处，也有些不同之处。一般而言，术后胰岛素抵抗通常是一个急性的过程。

手术后早期的糖代谢变化类似于2型糖尿病，代谢正常的非糖尿病患者，在术后也会出现数天至数周的高血糖。因此，有人认为术后胰岛素抵抗及高血糖现象在手术患者中普遍存在，可以对患者术后的并发症及预后产生影响，临床上应该重视对其预防及治疗。

术后发生胰岛素抵抗，一方面会增加葡萄糖的合成，作用部位主要是肝脏；另一方面导致外周肌肉组织特别是骨骼肌对葡萄糖的摄入减少，这两方面的变化导致了术后高血糖。术后胰岛素抵抗的程度主要与手术创伤程度相关，如果是小的手术操作，如腹股沟疝修补或腹腔镜胆囊切除术，术后胰岛素敏感性比术前仅下降15%~20%，而开腹的胆囊切除术比术前下降了约75%。另外，围术期血液的丢失量多少也影响术后胰岛素抵抗的程度。而患者术前胰岛素的敏感性、性别、年龄则不对术后胰岛素抵抗的发生产生太大的影响。胰岛素抵抗可以在手术后几分钟就发生，胰岛素敏感性可以下降约40%，并且可以持续至少数周。研究显示，在非复杂的开腹胆囊切除手术患者中，术后胰岛素抵抗引起的代谢异常若要恢复正常，一般需要约2~3周的时间。

手术创伤引起应激反应时机体释放出应激激素如皮质醇、儿茶酚胺和胰高血糖素等，并在数分钟~30分钟内迅速入血，且很快就引起代谢的变化，使机体从能量贮备中动员底物；而所有这些激素都与胰岛素的作用相反；因此，其中任何一个或几个应激激素的变化，都将引起胰岛素抵抗。手术创伤引起内分泌代谢变化的同时，也会激活炎性反应。

机体释放出细胞因子如肿瘤坏死因子(TNF-α)、白细胞介素-6(interleukin-6,IL-6)等参与代谢变化。研究表明,择期手术后IL-6释放的程度与术后胰岛素抵抗的程度具有相关性。

由此可见,术后内分泌变化及炎性反应对术后胰岛素抵抗的发生具有重要作用。

(二)术后胰岛素抵抗及高血糖与康复的关系

术后胰岛素抵抗不仅影响葡萄糖的代谢,而且将影响蛋白质及脂肪的代谢。众所周知,胰岛素是一个强力抑制蛋白分解的促合成激素,而这种能力在术后由于发生胰岛素抵抗而受到损害。由于胰岛素与其他激素可以相互作用,手术应激导致胰岛素作用的下降将使胰岛素样生长因子-1(IGF-1)以及皮质醇的活性水平也会受到影响。

术后胰岛素抵抗可能在三个方面影响患者术后的康复速度:①胰岛素抵抗直接引起高血糖,而高血糖已是公认的导致术后并发症的危险因素之一。②胰岛素是合成激素,当发生胰岛素抵抗时,会导致肌肉蛋白质丢失增加。③胰岛素抵抗发生时,一方面,由于肌肉对葡萄糖的摄入减少,糖原贮备减少;另一方面,由于肌肉的蛋白质丢失增加,会引起手术后患者肌肉量和强度的下降,导致体弱而影响康复。

虽然曾有报道强化胰岛素治疗有助降低外科危重患者的并发症发生率和死亡率,但其有效作用的机制仍不十分明确。有解释认为,胰岛素主要影响肌肉和脂肪细胞摄入葡萄糖,当胰岛素抵抗时而发生高血糖。然而,其他的许多细胞从血浆中摄取葡萄糖主要依赖于血糖的浓度,而非胰岛素,如肝脏、神经组织、血细胞等。因此,当血糖上升时,这些细胞增加对葡萄糖的摄取,然后通过糖酵解来代谢过度摄入的葡萄糖,通过Krebs循环进入线粒体氧化链。当氧化代谢途径过度激活时,从中将产生大量的氧自由基及其他终产物,这些物质都影响到细胞因子的基因表达。因此,高血糖就有可能引起过度炎性反应等不良结果。

(三)术后胰岛素抵抗对蛋白质代谢及肌肉功能的影响

胰岛素不仅影响术后血糖的水平,而且在手术后胰岛素作为合成激素的代谢作用也受到影响,这将导致脂肪分解增加,血浆游离脂肪酸水平上升,氧化程度更严重。另一个更显著的代谢变化是蛋白代谢的负平衡,表现为肌肉蛋白质分解增加,导致肌肉的丢失及去脂组织的减少。有研究表明,手术后患者在肠内管饲的同时使用胰岛素治疗,可以保存更多的蛋白质,表明胰岛素在术后蛋白质的代谢中具有重要的作用。

导致术后肌肉功能下降的原因主要有两方面,一个是由于蛋白质代谢的负平衡,导致肌肉群丢失。另外一个原因是肌肉的糖代谢异常也引起肌肉功能的下降。发生胰岛素抵抗时,肌肉对葡萄糖的摄入减少,葡萄糖转化为糖原的贮备能力也下降。这两个变化在手术后数分钟内就出现,并持续数周甚至几个月的时间。有研究发现在腹部大手术时,外周肌肉内的葡萄糖合成酶活性在1个月后仍有下降。由此可见,由于肌肉蛋白丢失和糖原贮备能力的下降,可能是导致术后体弱的两个重要因素。

(四)术后胰岛素抵抗的防治

防治术后胰岛素抵抗主要通过两方面,一个是减少及预防胰岛素抵抗的发生,另一个是及时处理已发生的胰岛素抵抗。有许多方法可以防止或减缓发生术后胰岛素抵抗。

1. 麻醉及术后镇痛　例如使用中胸段硬膜外麻醉及止痛,选择的位置一般位于肾上腺神经支配的节段水平以上(胸8以上),可以显著减少儿茶酚胺、皮质醇的释放;与单独全麻方法相比,术后胰岛素抵抗程度下降约40%。术后硬膜外麻醉可以提供最有效的术后止痛,减轻疼痛也是减缓胰岛素抵抗的有效方法之一。另外一个有效方法是微创技术,如通过使用腹腔镜微创技术,与常规肋缘下斜切口开腹手术相比,术后胰岛素抵抗程度下降约1/2。

2. 术前口服含碳水化合物液体　术前常规整夜禁食已有150年以上的历史,目的是保证麻醉前胃排空以避免反流误吸的危险,这一常规目前仍在许多国家实施,但已有大量研究证据表明,该措施对大多数择期手术而言已不是必需。近十多年以来,许多国家的麻醉学会已修改了临床的麻醉指南,患者在麻醉前2~3小时可以自由进食清流质。这一措施修改的初衷是为了避免口渴不适,但近年来的研究发现,整夜禁食不仅增加患者口渴、烦躁等不适反应,而且不利于手术患者的代谢状态。因此,在术前口服含碳水化合物液体取代了16~18小时的术前禁食,这样处理如同正常进餐后可以刺激释放胰岛素,这对术后的代谢有许多好处,特别是减轻了术后的胰岛素抵抗。

有研究发现,术前给予口服碳水化合物饮料准备可以减少肝脏产生葡萄糖,而增加外周组织摄入葡萄糖,从而减少术后高血糖的发生。在另一个研究中观察了术前口服碳水化合物联合持续使用硬膜外麻醉及止痛的效果,结果发现这与任何一种方法单独使用相比,发生胰岛素抵抗的机会更少,患者即使进行肠内营养管饲,不使用胰岛素也仍能维持血糖水平于正常。

总而言之,胰岛素抵抗是在手术后发生的一个常见的代谢损害。特别是胰岛素抵抗导致的术后高血糖,与术后许多并发症均有相关性。避免或减轻发生胰岛素抵抗的方法包括使用硬膜外麻醉、微创技术、良好的止痛、术前口服碳水化合物等。如果已发生了术后高血糖,例如急诊手术后,应该通过使用胰岛素治疗恢复正常血糖水平,降低由于高血糖引起的术后相关并发症的危险。针对胰岛素抵抗进行预防与治疗,可以显著地改善术后并发症及病死率。

二、手术应激反应和减缓措施

(一)影响手术创伤的应激因素

任何医疗措施都有正效应的一面,即希望在治疗上起作用;也有其负效应的一面,每一治疗措施对机体都是一次刺激,必将引起一定的应激反应。刺激有大有小,应激反应也随之有强有弱,而且与个体的耐受性等相关。静脉注射或肌内注射虽疼痛甚微,但对机体而言是一刺激、侵扰,放置鼻胃管可引起恶心、呕吐或鼻腔、咽部不适,虽对患者的损害可以说是微不足道,然而多次多样的小侵扰也可累积、相加,成为一个可引起机体较大反应的应激信息。

当机体受到外来侵袭时，信息由传入神经传至HPA而使儿茶酚胺、肾上腺皮质激素的分泌增加；同时也有炎性介质、细胞因子的改变，以至全身性的炎性反应。应激信息可引起下丘脑室旁核分泌促皮质激素释放激素和激活HPA，糖皮质激素分泌增加，交感神经系统分泌儿茶酚胺也增加。这些内分泌激素的增加，导致了机体的一系列反应。除炎性反应外，神经系统、心血管系统、呼吸系统以及代谢系统都将产生反应。这种反应无疑也有着正负两方面的作用。按治疗的要求，希望能加强或保留有利的部分，如凝血机制、组织愈合过程；减少那些不利的部分，如高分解代谢、过度炎性反应，甚至多器官功能障碍等。尽管人们抱有如此良好的愿望，但实际上机体反应是否能恰如其分地达到益多害少的程度，完全取决于所受到的应激程度和HPA接受的刺激反应，也就是感觉神经传入的信息量而定。

手术操作轻柔、细致，可减轻应激程度，但仍有信息经神经传导至下丘脑发生神经内分泌反应，所有的治疗措施也都如此。为减少这些信息的传导，设法阻断传入神经的应激信号，是减轻应激反应的一种措施。

（二）减轻手术应激反应的措施

术后由于神经内分泌系统及炎性应激反应被激活，将增加对器官功能的需求，可能导致术后器官功能障碍。目前，最重要的减少术后应激的技术包括局麻、微创手术及药物治疗（如皮质激素、β受体阻滞剂或促合成药物）。

使用局麻进行神经阻滞可以减少神经内分泌代谢反应及分解代谢的激活，减少对器官功能的损害和肌肉组织的丢失，然而局麻对炎性反应的抑制作用不大。微创手术技术可以减少疼痛及减轻炎性反应，但对控制神经内分泌代谢反应及分解代谢的优势较小。

在小手术术前给予单一剂量的糖皮质激素（常用地塞米松），可以减少恶心、呕吐和疼痛，也可以减轻炎性反应，并且没有不良反应，可以促进患者从小手术中快速康复。然而，此方法对大手术的效果并不肯定。有研究显示，围术期使用β受体阻滞药，可以减少交感神经兴奋，减轻心血管负担，从而减少心脏并发症；在烧伤患者中还发现可以降低分解代谢。围术期使用β受体阻滞药可能成为快速康复治疗中的一个重要的组成部分，特别是在老年患者中。

如果患者属高龄或营养不良，应通过营养支持治疗、使用促合成药（氧甲氢龙、胰岛素、生长激素等）以增加去脂组织的合成。已有不少研究观察了危重高分解状态患者使用促合成药物的作用，如在烧伤儿童中使用生长激素，发现其具有可以间接发挥促进氮平衡，直接促进伤口愈合，以及减少住院日的作用。

术后胰岛素抵抗是导致分解代谢增加的一个重要原因，有证据表明术前口服或静脉使用碳水化合物可以降低术后胰岛素抵抗的发生率。该方法产生的临床益处仍有待于进一步证实及阐明机制。由于这一方法简便、符合生理、价格低廉，是一个很有潜力的措施。

在ERAS发展过程中，曾经提倡过胸段硬膜外止痛，优势在于阻滞交感神经兴奋，减轻手术创伤造成的应激反应，其应用符合ERAS理念。近年来，麻醉中右美托咪定等药物的使用也能够达到抑制交感兴奋、减轻应激的作用。因此，对于部分手术，胸段硬膜外止痛技术或许可以被多模式止痛技术优化或取代。

手术前一日不禁食、不作清洁灌肠、少用鼻胃管和引流管、适当输液、有效止痛、术后早期进食、早期活动、微创手术等都是减少应激反应的措施。

第二节 术后肠麻痹

肠麻痹以往也常用于描述肠梗阻，其实肠麻痹与机械性肠梗阻在临床表现、病理生理及预防与治疗等多方面有许多的不同之处。现在一般认为肠麻痹是由于某些代谢产物毒性作用或创伤引起的肠运动功能的障碍，不同于机械性肠梗阻。在大手术后出现的肠麻痹又被称为术后肠麻痹（postoperative ileus，POI），可导致患者不适，饮食摄入受限及住院日延长。

一、术后肠麻痹发病机制

尽管POI在19世纪后期就被认识，并被认为胃肠道的安静期可能具有一定的保护作用，但其复杂的发病机制至今仍没有被阐明。

胃肠道的运动由几个机制共同控制：自主神经系统、胃肠道激素及炎性介质。麻醉和手术可以通过影响其中之一或更多机制而对肠运动功能产生较大的影响。通过一些方法调控这些机制，可以帮助改善POI的严重程度及缩短其时间。

禁食时，胃和小肠的蠕动为缓慢、不规律的收缩波，而进食状态时是有力、频繁和有规律的收缩波。这种运动模式的变化受神经、体液机制调控，特别是与肠道神经系统的激活相关。结肠的主要作用是吸收水分及排出废物，与之相关的运动表现为慢节律的收缩，这种运动在禁食和进食状态时区别不大，但能够显著地被内源或外源性因素所影响而减缓。术后肠运动功能恢复的标志是进食后有收缩模式的恢复。

二、术后肠麻痹的临床表现和防治原则

（一）临床表现

术后胃肠道功能障碍不仅在腹部大手术后发生，而且可以在其他部位的手术后发生，甚至是一些小手术后也可能发生。一般而言，大的手术切口、广泛的操作致肠道或腹腔内有血液或脓液刺激时，更有可能导致POI。POI的特点是肠活动缺乏协调性，并且肠蠕动明显减少。POI的临床表现多样，有些患者无任何症状，而有些表现为腹痛、恶心，还偶尔有患者表现为腹胀并且有胆汁性呕吐。厌食是一个常见的伴随现象；患者也常常缺乏肠蠕动和肠道排气。体格检查时，患者可能有些腹胀，叩诊时可表现为鼓音。腹部不一定有压痛，压痛一般与切口有关。传统观念认为，听诊时肠鸣音缺乏是POI的主要特点之一，肠鸣音的恢复常被认为是肠功能恢复和POI已解决的先兆。尽管肠鸣音的数和质与肠功能有一定的关系，但还不是一种肯定的关系，目前肠鸣音已不再是作为术后判断肠功能恢复的决定性证据。

目前仍没有一种试验可以证实或排除 POI 的诊断。传统的指标是有肠排气或肠蠕动恢复是 POI 已消失的标志,这是考虑到结肠的运动恢复在腹部手术后是最晚的。研究表明,手术后小肠蠕动恢复的时间为 12~24 小时内,胃 24~48 小时内,结肠是 3~5 天。然而,尽管排气或肠蠕动恢复表明了全胃肠道的蠕动已恢复,但没有证据表明在此之前不能允许口服进食,而必须等到肠排气或肠运动的完全恢复。目前,许多研究表明,使用以往的标准指导进食,往往会导致进食时间的延迟。事实上,在全部胃肠运动恢复之前,大多数患者已可以耐受部分口服进食了。对于有便秘的患者,以往的指标就显得更不准确,而在全麻、腹部手术及术后使用阿片类止痛剂的患者中,常常会发生便秘等并发症。

其他的临床指标也常有作为判定 POI 消失者。如前面提到的听诊有肠鸣音的恢复作为有正常肠蠕动的信号,但现在认为这并不可靠。目前有时仍被使用的另一个非特异指标就是根据鼻胃管引流的量,以判断胃肠道分泌液是否可以通过到远端,但临床证据表明这是一个不可靠且十分保守的肠功能恢复的指标。有人认为鼻胃管引流液由绿色变为清亮时,表明胃内已没有反流的胆汁,这可能是已有正常肠运动的指标,它优于以鼻胃管引流量的减少作为标准。在使用包括鼻胃管减压和肠道休息的传统术后诊疗方案时,使用这样的观察指标可能有助于较早去除鼻胃管,更早恢复口服进食。

目前认为,POI 已缓解的最有生理性意义的指标是患者可以耐受经口进食而没有腹痛、腹胀和恶心等不良表现。然而,目前还没有准确判断肠道可以耐受经口饮食的方法,而如果出现早期进食的不耐受,无疑又会增加呕吐和误吸的危险性。这就要求术后早期开始少量逐步给予进食,当胃肠道耐受后再逐渐增加进食量。即使如此,关于在腹部手术后何时开始进食为安全,仍存有许多争论。

(二) 防治原则

任何单一药物或治疗措施都不能起到显著预防和治疗 POI 的作用,因此提倡综合治疗方法。加速康复外科的核心机制是肠功能的加速康复。POI 是阻碍外科患者快速康复的重要因素,而加速康复外科的许多措施正是针对预防及治疗 POI,如术后早期口服缓泻剂、咀嚼口香糖、多模式止痛、减少阿片类药物用量、控制液体入量、微创手术、尽量减少留置鼻胃管和腹腔引流管、早期进食和下床活动等。

第三节　加速康复外科与围术期管理

加速康复外科是指应用循证医学的证据,优化围术期处理,减少创伤应激,减少并发症,缩短住院时间,加速患者的康复。ERAS 是一系列有效措施的组合而产生的协同结果,许多措施已在临床应用,如围术期营养支持治疗、不常规应用鼻胃管减压、多模式止痛、术后早期进食、早期下床活动、围术期控制性输液、微创手术等(表 6-6-1)。加速康复外科的概念最早是丹麦外科医生 Kehlet 教授于 1997 年提出,早期被称为 fast-track surgery,现在应用较多的英文名为 enhanced recovery after surgery(ERAS),最不失原意的中文译名应当是将这两个英文名进行重组的意译“加速康复外科”。目前,ERAS 已在胃肠外科、肝胆胰外科、骨科、乳腺外科、泌尿外科、心胸外科、妇科等多个外科领域得到较为广泛的应用,其中在结直肠外科领域的研究最为深入和成功。2014 年欧洲加速康复外科协会发表了胃癌胃切除术加速康复外科的指南。2018 年,中华医学会外科学分会与中华医学会麻醉学分会联合发布了《加速康复外科中国专家共识及路径管理指南》。良好而完善的组织实施是保证 ERAS 成功的重要前提,ERAS 必须是一个多学科协作的过程,它不仅需要医院管理、外科、麻醉、护理、营养等多学科的共同合作,还需要患者与家属的积极参与。

表 6-6-1　ERAS 和传统措施的比较

措施	传统	ERAS
术前		
营养筛查与指导	无	有
相关康复教育	无	有
肠道准备	常规进行	不常规进行
术前禁饮禁食	整夜禁食	手术前晚 8 点口服 12.5%碳水化合物溶液 800ml;手术前 2~3 小时口服 12.5%糖水 400ml
鼻胃管	常规放置	不常规放置
术中		
手术方式	开放	微创手术
麻醉方式	传统全麻	短半衰期麻醉药(七氟醚,瑞芬太尼等)
腹腔引流管	常规放置	不常规放置
输液控制	不控制	控制性输液
术后		
术后镇痛	阿片类镇痛药、自控式静脉止痛泵(PCIA)	以非甾体抗炎药为基础的多模式止痛
早期饮水及进食	否	是
早期拔除导尿管	否	是
早期下床活动	否	是

与传统方法相比,ERAS 对器官功能有保护和促进作用,其优点有早期下床活动,可以更好地维护术后肌肉功能;术后早期口服营养摄入,可以更好地保存去脂组织,减少术后肺功能的损害,早期恢复胃肠蠕动功能,增加活动能力,增强心血管功能。ERAS 还增加了患者的满意度,同时减少了治疗费用。需要强调的是,ERAS 主要是为了控制围术期的病理生理学反应,目的是促进患者康复,而不是仅仅为了早日出院。

一、营养支持治疗

(一) 营养筛查和评定

术前营养风险筛查可发现存在营养风险的患者,并使这些患者在术前的营养支持治疗中获益。围术期营养筛查(perioperative nutrition screen,PONS)是针对围术期患者制定的营养风险筛查方法,筛查指标包括4项:①BMI:65岁以下成年人<18.5kg/m²,65岁以上人群<20kg/m²;②近期体重改变:近6个月内体重下降超过10%;③近期饮食摄入:近一周进食量下降超过50%;④术前血清白蛋白水平:<30g/L。如果4项指标中有任何一项出现异常,均表明存在营养风险,需要进行进一步详细的营养评估(参见本卷第三章第二节),以决定是否需要进行营养支持治疗,以及采取何种营养支持治疗方案。

(二) 术前营养支持治疗策略

术前应重视蛋白质供给量,当机体处于应激状态,如手术,机体蛋白需要量显著升高,用于肝脏合成急性期蛋白等,参与免疫功能和伤口愈合。低营养风险的围术期患者,鼓励术前进食高蛋白质食物(如鸡蛋、鱼、瘦肉和奶制品)和含碳水化合物的饮食。伴有营养风险(PONS>1或血浆白蛋白<30g/L)的患者中,很多人不能从正常的饮食获得充分的营养补充,因此,鼓励患者口服补充高蛋白或免疫营养配方。

当不能通过ONS方式补充或满足营养需求时,应该放置肠内营养管,开始至少7天的肠内营养(EN)。如果不能使用ONS和EN或两种方式达不到蛋白质/能量需求的50%时,需予以补充性肠外营养以改善营养状况。

(三) 术后营养支持治疗策略

传统观念强调术后胃肠道“休息”,等待肠道通气甚至通便以后再开始口服进水、进食,此时一般已是术后第4~5天。现代观念认为,腹部外科手术包括胃肠手术等,患者在术后早期就可进水、喝流质,无需等到肠道通气才开始,这样做并不会增加腹胀及恶心、呕吐的风险。进食的种类和量,可根据不同手术情况选择并逐渐增加,以患者可以耐受,没有腹胀、恶心和呕吐等不良症状为标准。

ERAS强调术后早期恢复口饮食;如果判断患者术后可能存在营养风险或胃肠功能不全,可在术中行空肠造口或置管,以利于术后实施肠内营养。大量研究表明术后早期恢复经口进食是安全的,并且对于术后良好的恢复也至关重要。早期恢复胃肠道的进食,可以提前停止静脉输液,促进肠功能的恢复,加速患者康复。术后早期肠内营养可改善患者的免疫功能,降低患者感染性并发症的发生率,缩短住院时间,减少住院费用;而如果患者术后存在营养不良,则会引起吻合口以及切口相关的并发症。值得重视的是,术后早期肠内营养的价值不仅仅在于营养支持治疗,更加注重的是保护肠黏膜、减少肠黏膜屏障的损害、防止肠道菌群的异位。

术后蛋白质摄入应足量。蛋白质摄入量不足将会导致去脂组织的丢失,有损机体功能的恢复。对于老年人群,无论是否给予足量的能量,只要给予足够蛋白质就有助维持机体的去脂组织,减少因能量供给不足而引起虚弱的风险。因此,除非患者存在肠道功能障碍、肠缺血或肠梗阻,大部分患者都应在手术后当天通过饮食或ONS摄入高蛋白质营养食品。术后达到足够的蛋白质摄入量比摄入足够的能量更加重要。

患者在术后接受营养支持治疗时,当其口服营养能够超过50%的营养目标量时,则首选口服高蛋白质ONS。当经口摄入量<50%营养目标量时,需要通过EN管饲进行营养支持治疗。如果通过口服或EN均无法达到50%的蛋白或能量的需要量超过7天时,则应启动PN。对于营养不良的患者,术后营养支持治疗应当持续更长时间。

(四) 出院后营养支持治疗策略

很多胃肠术后患者经口摄入量都不是十分充足,此问题在出院后更加凸显。术后出现并发症的患者会继续丢失体重,存在营养状况进一步恶化的风险,这些患者在出院后更加需要继续营养随访。在手术或疾病后,如果患者体重明显减轻,则需考虑增加能量和蛋白质的摄入量以满足康复的需要。对于大部分手术患者,出院后相当长的时间内需要更加重视营养支持治疗,从而保证患者最好的恢复。食欲减退、持续的恶心、阿片类药物引起的便秘以及缺乏饮食恢复指导都是阻碍手术患者术后恢复的障碍,对老年人尤其明显。高蛋白ONS应当作为手术患者出院后饮食计划的主要组成。

二、其他相关治疗措施

(一) 围术期液体治疗

围术期的液体治疗是加速康复外科关注的重点问题之一,其目的是为了维持血流动力学稳定及保障器官及组织灌注、维持电解质平衡、纠正液体失衡和异常分布等。液体不足会导致氧运输不足和器官功能损害,太多则会导致水钠潴留,致使外周及肠道水肿。在此基础上,ERAS提倡目标导向性液体治疗,是指根据不同的治疗目的、疾病状态及阶段个体化制订并实施合理的液体治疗方案。目标导向性液体治疗需要监测患者每搏量以指导其静脉液体治疗。术前饮碳水化合物饮品及控制性液体治疗是两个能独立改善患者预后的措施,可以降低25%的术后并发症风险,以及50%术后综合征延迟出院的风险。

另外,应尽可能减少液体的转移,预防措施有:避免机械性肠道准备、术前口服碳水化合物饮品、减少肠道操作、微创手术及减少血液丢失等。术前缩短禁食禁饮时间,术后清醒即可饮水,尽快恢复经口进食,逐渐增量,当经口液体摄入量至2000~2500ml即停止静脉输液。

(二) 术前代谢准备

手术创伤引起一系列的应激反应,对患者术后代谢、器官功能及康复速度都将产生影响。应激反应所引起的代谢变化,特别是术后的胰岛素抵抗及高血糖现象,是与术后并发症及康复速度相关的重要因素。因此术前代谢准备在加速康复外科策略中至关重要。

清流质并不能保证患者足够的能量摄入,不能改变术前禁食状态对患者的影响。目前比较流行使用一种12.5%碳水化合物口服液,推荐在术前2~3小时口服,这也符合现代麻醉禁食指南,是一个安全的术前处理措施,临床已有不少患者安全使用。此措施术前给予足够的糖负荷,可刺激胰岛素分泌,增加胰岛素的敏感性,从而将术后胰岛素抵抗的发生率降低50%。如果选择静脉应用碳水化合物,则需要20%以上的葡萄糖按5mg/(kg·

min)速度输注,才能刺激足够的胰岛素释放,而使用低浓度如5%葡萄糖则不足以引起足够的胰岛素反应。两者相比较,术前口服碳水化合物相对而言,更为符合生理,并且使用简便。

有研究发现,拟在次日早上手术的患者,于手术前日晚上8时饮12.5%碳水化合物饮品800ml,术前2~3小时再饮400ml,可减少术前口渴、饥饿及烦躁症状,并显著减少术后胰岛素抵抗的发生率。进入手术室前的患者处于进食后的代谢状态将优于完全禁食状态,并处于更合适的合成代谢状态,可更好地从术后营养中获益,术后高血糖的发生率也将降低。

此外,在通过术前口服碳水化合物减少胰岛素抵抗的研究中,同时发现可以改善蛋白质代谢。有研究发现术前使用20%葡萄糖整夜静脉输注,可以减少蛋白质的丢失。在术前口服碳水化合物的结直肠切除术患者中,手术后1个月时的肌肉丢失比对照组显著减轻。所有这些结果的改善都与胰岛素抵抗的减轻相关,也表明控制术后胰岛素抵抗改善了患者的预后。

(三)微创手术技术

大量研究证实腔镜微创手术可以减少出血量、减轻疼痛、减轻手术应激反应、减轻POI、改善肺功能、促进术后康复、缩短术后住院时间。荟萃分析发现,在超过3500例的腹腔镜结肠切除术中,平均住院日下降了约20%,主要是因为术后疼痛少、POI时间短。只有手术微创精细,才能为不常规放置腹腔引流管、早期解决POI等创造条件。微创手术技术是加速康复外科不可分割的一部分。

(四)多模式镇痛

术后疼痛会让患者厌食、烦躁,使早期进食的依从性降低。因此,术后疼痛管理是加速康复外科的核心环节,良好的镇痛是ERAS实施的前提与基础。手术后疼痛主要包括内脏痛、切口痛以及炎症性疼痛,因此更加需要联合应用多种镇痛方式及镇痛药物缓解各种原因引起的疼痛,从而达到良好的镇痛效果。

(五)术后早期活动

术后早期活动不仅是加速康复外科的措施,也同样是加速康复外科成功的表现之一。研究显示,术后1~3天能否下床活动与ERAS成功与否显著相关。

传统观念认为,术后应卧床休息,加速康复外科鼓励患者术后早期下床活动。术后长期卧床将增加肌肉丢失、降低肌肉强度、损害肺功能及组织氧化能力、加重静脉淤滞及血栓形成;相反,术后早期下床活动能够促进机体的合成代谢,减少下肢静脉血栓形成等,使患者快速康复。但术后早期下床活动并非易事,其有赖于其他一系列加速康复外科措施的保障,如充分止痛、不留置尿管、不留置鼻胃管以及尽量减少腹腔引流管的长时间留置。

患者首次下床活动可能会出现心慌、头晕等症状,使患者产生抵触、恐惧心理,因此,患者首次下床时应有医师或护士在场,帮助患者去除心电监护以及不必要的导管,缓解恐惧、抵触的心理。首次下床也应循序渐进,先于床边坐立2分钟,再站立并行走。一般术后当天即可下床,术后第一天可活动4小时,第2、3天可活动6小时以上。运用计步器可对患者活动量进行精确的监测,以胃肠切除手术为例,术后第一天患者可行走300~1000步,术后第二天可行走1000~2000步,术后第三天可行走3000~5000步。

(江志伟)

参考文献

1. 江志伟,李宁,黎介寿. 快速康复外科的概念及临床意义. 中国实用外科杂志,2007,27(2):131-133.
2. 中华医学会外科学分会,中华医学会麻醉学分会. 加速康复外科中国专家共识及路径管理指南(2018版). 中国实用外科杂志,2018,38(1):1-20.
3. 黎介寿. 营养与加速康复外科. 肠外与肠内营养,2007,14(2):65-67.
4. 黎介寿. 对Fast-track Surgery(快通道外科)内涵的认识. 中华医学杂志,2007,87(8):515-517.
5. Wischmeyer PE, Carli F, Evans DC, et al. American Society for Enhanced Recovery and Perioperative Quality Initiative Joint Consensus Statement on Nutrition Screening and Therapy Within a Surgical Enhanced Recovery Pathway. Anesth Analg, 2018, 126(6): 1883-1895.
6. Mortensen K, Nilsson M, Slim K, et al. Consensus guidelines for enhanced recovery after gastrectomy: Enhanced Recovery After Surgery (ERAS(R)) Society recommendations. Br J Surg, 2014, 101(10): 1209-1229.
7. Braga M, Ljungqvist O, Soeters P, et al. ESPEN Guidelines on Parenteral Nutrition: surgery. Clin Nutr, 2009, 28(4): 378-386.
8. Gillis C, Nguyen TH, Liberman AS, et al. Nutrition adequacy in enhanced recovery after surgery: a single academic center experience. Nutr Clin Pract, 2015, 30(3): 414-419.
9. Osland E, Yunus RM, Khan S, et al. Early versus traditional postoperative feeding in patients undergoing resectional gastrointestinal surgery: a meta-analysis. JPEN J Parenter Enteral Nutr, 2011, 35(4): 473-487.
10. Makuuchi R, Sugisawa N, Kaji S, et al. Enhanced recovery after surgery for gastric cancer and an assessment of preoperative carbohydrate loading. Eur J Surg Oncol, 2017, 43(1): 210-217.
11. Shamim R, Srivastava S, Rastogi A, et al. Effect of Two Different Doses of Dexmedetomidine on Stress Response in Laparoscopic Pyeloplasty: A Randomized Prospective Controlled Study. Anesth Essays Res, 2017, 11(4): 1030-1034.
12. Gustafsson UO, Scott MJ, Schwenk W, et al. Guidelines for perioperative care in elective colonic surgery: Enhanced Recovery After Surgery (ERAS(R)) Society recommendations. Clin Nutr, 2012, 31(6): 783-800.
13. Nygren J, Thacker J, Carli F, et al. Guidelines for perioperative care in elective rectal/pelvic surgery: Enhanced Recovery After Surgery (ERAS(R)) Society recommendations. Clin Nutr, 2012, 31(6): 801-816.
14. Levy BF, Scott MJ, Fawcett W, et al. Randomized clinical trial of epidural, spinal or patient-controlled analgesia for patients undergoing laparoscopic colorectal surgery. Br JSurg, 2011, 98(8): 1068-1078.
15. Liu XX, Pan HF, Jiang ZW, et al. "Fast-track" and "Minimally Invasive" Surgery for Gastric Cancer. Chin Med J (Engl), 2016, 129(19): 2294-2300.

16. American Society of Anesthesiologists Task Force on Acute Pain M. Practice guidelines for acute pain management in the perioperative setting: an updated report by the American Society of Anesthesiologists Task Force on Acute Pain Management. Anesthesiology, 2012, 116(2):248-273.
17. McClave SA, Taylor BE, Martindale RG, et al. Guidelines for the Provision and Assessment of Nutrition Support Therapy in the Adult Critically Ill Patient: Society of Critical Care Medicine (SCCM) and American Society for Parenteral and Enteral Nutrition (A. S. P. E. N.). JPEN J Parenter Enteral Nutr, 2016, 40(2):159-211.
18. Gillis C, Carli F. Promoting Perioperative Metabolic and Nutritional Care. Anesthesiology, 2015, 123(6):1455-1472.

第七章

器官移植患者的营养支持治疗

自 20 世纪中后期以来，器官移植（organ transplantation）已成为目前各种器官终末期病变患者的首选治疗方案，随着围术期处理技术的提高和免疫抑制剂的不断改进，器官移植手术成功率及患者生存率有了大幅度的提高。器官移植患者术前处于某特定器官功能终末期阶段，均有不同表现形式和不同程度的营养不良；术后由于免疫抑制剂的应用，移植受者免疫状态低下，对营养素的需求、吸收、代谢等方面有不同于一般手术患者的特点。各类器官终末期病变所导致的不同程度的营养不良和代谢紊乱，不仅增加了移植患者的术后感染率、并发症发生率和死亡率，且延长了患者住院或滞留 ICU 的时间，增加了医疗费用。因此，营养支持在器官移植患者中的作用越来越受到重视。

第一节　器官移植患者营养支持的特点

器官移植患者的营养支持有不同于其他疾病患者的特点。移植前，待移植器官往往处于功能终末期，营养支持以尽可能维护器官功能，等待供体为目标；移植后围术期，供体器官尚未完全恢复正常功能，营养支持以配合恢复新器官功能为目标；移植后期，待移植器官发挥正常功能后，需结合移植患者的免疫状态予以相应的营养支持治疗。

一、器官移植患者的代谢特点

器官移植患者的营养和代谢复杂，许多患者在移植手术之前由于器官功能衰竭而导致营养不良。不同脏器功能衰竭所致的营养不良的原因有所不同，但所有接受移植患者的营养不良也有其共性，如脏器功能衰竭及治疗相关疾病的药物常可导致厌食、味觉障碍、恶心、呕吐、摄食困难和腹泻等症状，造成营养素的吸收和利用障碍或营养素丢失；慢性疾病引起的压抑症状也会降低患者的食欲；控制饮食，如限制蛋白质、碳水化合物、脂肪、电解质、矿物质和水的摄取，从而导致营养物质摄入不足。此外，移植手术创伤导致的高分解代谢状态也可引起营养不良。

各种脏器功能衰竭患者可引起特定的代谢改变和营养障碍，简单来讲：①终末期肾衰竭患者糖耐量下降、血脂升高、蛋白质营养不良和钙、磷、铝、维生素 D 的代谢异常；肾脏移植患者还可出现氮质血症、蛋白质和电解质异常，氮质血症会阻碍胰岛素刺激的蛋白质合成，增加肌肉蛋白质分解。②心脏移植患者常合并有心源性恶病质和体液失衡，营养物质摄入减少或经大小便丢失、胃肠道吸收功能受抑以及由于心肺能量代谢增高引起的高代谢。此外，由于心功能衰竭引起的肝脏充血可引起腹水和早期饱食感；循环功能减退可影响代谢物质的清除，使组织营养物质供给减少。③肝功能衰竭患者常有蛋白质、体液和电解质的代谢异常以及营养物质的吸收不良，腹水可引起早期饱食感；肝脏疾病可使肠道蛋白质丢失增加、肝脏蛋白质合成受抑、营养底物中间代谢受抑和能量代谢升高。在肝功能衰竭患者，胆盐水平下降、门静脉高压或淋巴淤滞所致的肠道功能不全、药物营养素的相互反应以及胰腺功能不全均可引起营养吸收不良；门静脉高压、食管静脉曲张所致的反复上消化道出血可造成严重贫血。④肺脏移植患者由于呼吸功能增加造成能量代谢增加，患者的过度通气会引起早期饱食感；囊性纤维化的患者由于肺部感染还会出现体重丢失。⑤胰腺移植的糖尿病患者常伴有神经病变、肾脏病变、心血管疾病和视觉障碍。⑥小肠移植患者需依赖肠外营养直至能恢复经口饮食，长期全胃肠外营养（TPN）可引起代谢性骨病、微量元素缺乏、淤胆、胆道结石、肝脏功能不全、门静脉高压、脾大和尿路结石等。

二、器官移植患者营养代谢与免疫抑制剂

对器官移植患者有效营养支持后可明显改善患者的免疫功能，但并不因免疫增强而增加受体对移植器官的排斥反应。需要指出的是，因营养支持而导致的免疫增强并不能超出人体的正常免疫水平，而是整体免疫功能的调节，是将机体免疫功能由低下水平调节至正常水平。

至于营养支持治疗中所给予的谷氨酰胺双肽、氨基酸等成分的强化免疫型营养成分是否增强受体的免疫反应，实践证明，强化免疫营养支持从不诱发排斥反应。临床上常用的免疫抑制剂（环孢素、普乐可夫、霉酚酸酯、硫唑嘌呤、皮质激素等）主要针对 T 淋巴细胞，使之不被活化，从而抑制排斥反应的发生。营养支持的免疫增强是多方位的免疫细胞和免疫因子的增强，除 T 淋巴细胞外，还有粒性白细胞、巨噬细胞、单核细胞、浆细胞、肺巨噬细胞、肝 Kupffer 细胞等，更多的是整体免疫调节作用。在强有力的免疫抑制剂作用下，营养支持的免疫增强作用并不能直接诱发排斥反应，仅仅使受体的低免疫水平得到改善，并有利于维护机体的免疫功能。

免疫抑制剂的应用可并发高血压、高血糖、高血脂和骨质疏松，因此在营养支持时应针对上述并发症作相应营养成分剂量的调整和采取有效药物治疗，尤其当并发高血糖时，需降低葡萄糖的输入量，增加营养液中的胰岛素剂量。经过针对性处理，免疫制剂所致的多种并发症可得到明显控制和降低。

第二节　心肺移植

心脏移植主要是针对晚期充血性心力衰竭和严重冠状动脉疾病进行的外科移植手术，是挽救终末期心脏病患者生命和改善其生活质量的一个治疗手段。1967 年，世界第一例心脏移植在南非开普敦完成，目前全世界每年有数千人接受心脏移植手术，1 年、3 年、5 年和 10 年生存率分别为 79.4%、71.9%、65.2%和 45.8%，我国 2017 年完成心脏移植 368 例。

肺移植目前公认为终末期肺疾病（end-stage lung disease，ESLD）的有效治疗手段，主要适应证为慢性阻塞性肺疾病（COPD）、特发性肺纤维化（IPF）、囊性纤维化（CF）、α-1 抗胰蛋白酶缺乏导致的肺气肿、肺动脉高压（PAH）等。1963 年，美国密西西比大学医院实施了全世界首例肺移植；目前国外肺移植 1 年生存率超过 90%。

一、营养代谢特点

心脏移植患者术前因充血性心力衰竭的分解代谢产物作用，肺长时间淤血所致呼吸能量的消耗，胃肠黏膜充血，肝功能障碍所致消化、吸收不良等，可导致患者营养不良或恶病质，故加强营养是改善心功能的主要手段。

肺移植患者由于肺功能严重受损，呼吸负荷加重，导致能量消耗增加，以及反复感染、乏氧、长期患病引起的精神抑郁等原因，导致食欲和消化功能下降，热能和营养素摄入不足，多伴有营养不良；而患者围术期的营养状态与术后转归密切相关。营养不良可以导致患者对手术的耐受性下降及预后不良。

二、营养治疗原则和方案

（一）心脏移植的营养治疗

1. 术前营养治疗　由于心脏移植患者术前心功能较差，所以术前营养治疗主要是以少量多餐，限制钠盐（<2g/d），防止水肿，易消化食物，以减少心脏的负荷，保护心脏功能的原则为主。蛋白质按 1g/（kg · d）供给，热能按 104.6~125.5kJ/（kg · d）供给。给予充足的维生素，特别是维生素 B_1 及维生素 C，以保护心肌；并给予适量的钙，以维持正常的心肌活动。钾对保护心肌极为重要，不足时会引起心律失常，结合血电解质及病情变化调整饮食中钾的供给。用利尿药时，除补钾外，还应注意镁、锌的供给量。

2. 术后营养治疗　心脏移植术后早期，由于患者服用免疫抑制剂，肝、肾功能往往欠佳。同时，由于心脏移植患者易出现右心功能不全，每日液体量要低于 1000ml，因此，静脉营养受到一定的限制，胃肠道营养支持更显重要，术后应尽早应用肠内营养。术后第一天经肠内营养管匀速给予生理盐水 500ml，若患者耐受，可在术后第二天匀速给予肠内营养液 500ml/d，逐日增量至患者正常所需量；其后随患者整体康复情况，逐渐过渡到经口进食。

（二）肺脏移植的营养治疗

肺移植患者胃肠道结构和功能上是完整的，围术期营养治疗应以肠内营养为主，静脉营养为辅。每天按热量 104.6kJ/（kg · d）、氮量 0.25g/kg 和适量维生素及微量元素提供营养物质。术前采用肺病专用型肠内营养剂（益菲佳），以微电脑泵经鼻肠管输注，100ml/h，连用 14 天。手术当天常规补液。术后第 1、第 2 天分别给予能全力 500ml 和 1000ml，第 3~7 天以 100ml/h 给予全量，以微电脑泵经鼻肠管输注。

肺移植患者术前由于常存在低蛋白血症，加上手术创伤、免疫抑制剂的应用加速了蛋白质的分解，造成营养不良。术后应给予优质动物类蛋白质饮食，如鸡蛋清、奶制品、鱼、家禽类，适量的蛋白有利于伤口的愈合。肺移植术后由于使用激素治疗易发生糖及脂代谢异常，应予以低糖、低脂饮食，可食用复合碳水化合物，如藕粉、麦淀粉等；免疫抑制剂本身可能会引起高脂血症，导致动脉粥样硬化。因此移植后的患者更应限制胆固醇的摄入，饮食宜清淡，防止油腻，不食用油煎、油炸食品，避免食用猪油、动物内脏等含胆固醇较高的食物。多吃各类蔬菜、水果，既可以补充各种维生素及纤维素，又可增加抗感染能力，更便于通便。肺移植术后因行类固醇激素治疗，骨质形成能力降低，免疫抑制剂不仅抑制肠道吸收钙，而且加速钙的排出，饮食中要注意摄取含钙高的食物，如排骨汤、贝壳类食物。熬汤时适当加醋，可增加钙的溶解、吸收。补钙的同时还得注意补充维生素以促进钙的吸收。

第三节　肾脏移植

肾脏移植被公认是治疗慢性肾炎终末期最积极、最有效的方法。2017 年我国肾脏移植达到 10 793 例，从移植质量来看，我国肾脏移植术后一年、三年肾存活率分别已经达到了 97.9%和 92.65%，居国际前列。营养支持是影响移植肾功能恢复及患者长期存活的重要一环。接受肾移植的多数为肾功能不全终末期患者，往往在术前已有严重的营养不良及营养缺乏相关性并发症，再经历手术创伤及应用多种免疫抑制剂后，其营养失衡状况进一步加重。

一、营养代谢特点

由于肾移植患者是在尿毒症终末期接受长时间维持性血液透析的基础上接受较大的手术治疗，因此患者在术前可能就存在一系列营养代谢紊乱，如氮质血症、蛋白质营养不良、贫血、血脂异常及代谢性骨病等，加上存在不同程度的胃肠功能障碍，食欲不佳，也可引起不同程度的营养不良。术后原来的尿毒症状态一时难以改变，肾脏排泄氮质代谢产物的能力有限，手术和失血又使机体处于应激和高分解状态，能量消耗增大，蛋白分解加速，脂肪消耗增加，糖代谢紊乱，机体呈负氮平衡，再加上排斥反应、免疫抑制剂毒性等，均可影响营养元素的吸收和利用，进一步加重营养不良，影响组织愈合。

（一）蛋白质代谢

负氮平衡是肾移植患者蛋白质代谢的特点。由于术前肾移植患者采取低蛋白饮食以及长期的血液透析，常存在不同程度的营养不良。腹膜透析患者从腹膜透析液中丢失大量蛋白，蛋白质的摄入减少及丢失增加，机体处于负氮平衡状态，且肾移植术后由于机体修复的需要，加之大剂量免疫抑制剂的使用,使蛋白质分解代谢增加,抑制合成,从而使蛋白质消耗增加。

(二) 糖类代谢

糖类代谢异常和胰岛素抵抗性糖尿病常是由于肾移植术后糖皮质激素治疗引起,加之其他营养物质的缺乏可加重肾移植患者糖尿病的程度。免疫抑制剂也可引起糖代谢紊乱,使术后高血糖发生率增加,继而导致患者移植肾的存活率降低,术后感染的机会增加。

(三) 脂肪代谢

高血脂、高血压及免疫抑制剂的使用是肾移植术后动脉粥样硬化的重要因素。肾移植患者脂类代谢的特征是包括免疫抑制剂的使用、移植肾功能不全、蛋白尿、饮食不当、肥胖以及利尿剂和β受体阻滞剂的使用等因素导致的高脂血症。肾移植术后血脂以胆固醇升高为主,而胆固醇升高与极低密度脂蛋白增加有关,两者共同作用可导致动脉粥样硬化。

(四) 钠和钾代谢

肾移植术后体内钠潴留可由多种因素引起。免疫抑制剂、血管紧张素转化酶抑制剂等因素可使肾移植后期出现高钾血症,并且肾素和醛固酮水平抑制也可导致血钾增高。

(五) 钙、磷代谢

肾移植术后即使肾功能正常,仍有部分患者存在甲状旁腺功能亢进,导致高钙血症、高磷血症、高钙尿症,并有持续骨质吸收,最终发生骨质疏松症。另外糖皮质激素对成骨细胞有直接抑制效应,可抑制包括细胞生长、增殖、分化和Ⅰ型胶原和非胶原蛋白合成等多种细胞功能;而在移植早期,由于肾小管重吸收磷减少,可存在高钙低磷血症。

(六) 维生素及微量元素代谢

肾移植术后常见叶酸和锌元素缺乏,但维生素 B_{12} 缺乏少见;在肾移植术后维生素A和视黄醇结合蛋白均不同程度地增加。

二、营养治疗原则

营养支持对肾移植患者极其重要,它的目的是供给营养需要,避免加重移植肾负担,促进移植肾功能尽快恢复。肾移植患者消化功能存在,其营养支持以肠内营养(EN)为主要途径。术后患者一旦胃肠功能开始恢复,宜尽早使用肠内营养,同时辅以部分肠外营养(PN),即PN+EN,使患者尽快过渡到TEN,促进移植肾功能的恢复和机体的康复,并可预防移植后期体重增长过快及高脂血症的发生。在移植早期,TPN仍然是胃肠道功能未恢复或丧失时的重要营养途径,尤其是手术创伤及大量免疫抑制剂影响胃肠道功能时。TPN以复合氨基酸为氮源,以脂肪乳剂及葡萄糖为非蛋白热源,短期内可以纠正术前已存在的蛋白质营养不良及负氮平衡,促进伤口的愈合,同时又适应了移植肾功能的恢复,故肾移植术后患者宜采取TPN→PN+EN→TEN,循序渐进,逐渐过渡至完全经口饮食。

三、营养治疗方案

(一) 能量需求

由于手术应激及分解代谢增加,患者能量需求较高,除基础能量消耗之外,应乘上1.3的应激系数。术后2个月,能量要求达到或维持理想体重即可。

(二) 蛋白质

随着移植肾功能的恢复,可逐渐增加调整蛋白质的供给量。从初期的0.8g/(kg·d)到1.5~2.0g/(kg·d),优质蛋白质占2/3以上,避免豆类及其制品。若出现排斥反应行甲泼尼龙冲击治疗时,蛋白质按1.0~1.5g/(kg·d)供应,待患者血中尿素氮下降至17.85mmol/L以下,血肌酐下降至442μmol/L以下时,蛋白质按1.5~2.0g/(kg·d)供应。蛋白质供给始终围绕移植肾功能恢复情况而定。

(三) 糖类供应

因肾移植术后激素的治疗可以引起胰岛素抵抗性糖尿病,对因糖尿病肾病接受肾移植者,更应监测血糖变化,且应注意因血糖升高而带来的继发感染;但为了减少蛋白质、脂类的需求,50%的热量需求仍应来源于糖类代谢。

(四) 脂肪供应

为防止术后高脂血症,在注意免疫抑制剂用量及疗程的同时,应使用低胆固醇饮食,每天食物中胆固醇含量应低于300mg,禁止用单糖,限制热量的过多摄入。减轻体重,最终使血中胆固醇降低,维持在6.27mmol/L左右,必要时可加用降脂药物干预,尤其对肥胖患者更应如此。

(五) 钠钾营养素的需求

肾移植术后早期液体和电解质变化较快,尤其对移植肾功能延迟恢复者,钠、钾及水摄入应限制,以防止高血压。尤其注意环孢素引起体内水钠潴留,对肾移植术后期环孢素及血管紧张素转换酶抑制剂引起的高钾血症,应限制饮食中钾盐的摄入,应根据定期血生化中的结果来确定钠钾的摄入量。高蛋白质饮食中含钾量高,因此限钾可能会减少蛋白质和热量的供给,引起营养不良。

(六) 钙磷和维生素D的供应

肾移植后免疫抑制剂可加重骨病,降低小肠钙吸收及转换,口服钙剂可能对部分患者有效。高钙饮食会增加肾脏钙结石形成,因此推荐钙摄入量为800~1500mg/d。磷的供应应结合临床检验结果而定,对高磷血症患者应限制磷的摄入。

(七) 维生素和微量元素的供应

肾移植后应及时补充叶酸、锌、铁,而维生素 B_{12} 很少缺乏,无需额外补充。体内维生素A往往较多,要注意限制。这样才能较好地改善贫血,增加食欲,促进切口愈合和移植肾功能恢复。

第四节 肝脏移植

肝脏移植已被公认为是治疗终末期肝病的最有效方法。根据移植肝体积不同,肝脏移植分为全肝移植和部分肝移植,部分肝移植根据手术方式不同又可分为活体部分肝移植、劈离式部分肝移植及减体积部分肝移植。根据中国肝移注册中心(CLTR)统计,2017年我国肝脏移植手术的总例数5149例,居世界第二位,其中公民逝世后捐献肝脏移植的手术4405例,亲属间的活体肝脏移植手术744例。我国肝移植患者术后一年、三年、五年的生存率分别为

84%、75%、71%，与国际上报道的83%、76%、71%相近。肝移植患者术前往往存在不同程度的肝源性营养不良，加上手术创伤大，术后供肝不能立即发挥作用，使得术后营养不良问题更加突出，因此营养治疗在肝脏移植过程中至关重要。

一、营养代谢特点

（一）肝移植受体术前代谢特点

肝移植患者术前营养不良者居多，据报道，肝移植受者术前营养不良的发生率高达80%~100%，中、重度营养不良的发生率达60%~70%。研究显示，80%的肝硬化患者存在营养不良现象，而蛋白质-能量营养不良是肝硬化患者最常见的营养不良形式。肝脏功能障碍导致机体对糖、蛋白质、脂肪代谢紊乱，术前往往存在不同程度的肝源性营养不良和负氮平衡，表现为肝糖原贮存减少，糖耐量下降，糖异生增强，血浆氨基酸谱紊乱，血氨升高，蛋白质合成障碍，肝内脂肪蓄积、浸润，临床上表现为低蛋白血症、腹水、水电解质及酸碱失衡、血氨升高，严重者出现肝性脑病及肝肾综合征等。术前虽有营养支持，但由于病肝代谢障碍，营养支持效果不明显。术前营养状态与肝移植后效果密切相关。

（二）肝移植受体术后代谢特点

肝移植术后的代谢变化由两个因素决定，一是患者原有的终末期肝病状态，术前营养不良的状况会持续到术后一段时间，并影响预后；二是肝移植术后移植肝功能的恢复情况，供肝在受到热缺血、冷灌注、冷缺血及再灌注等损伤的影响后，肝脏功能受到不同程度的损害，同时机体处于应激状态和高分解状态，由此导致葡萄糖、氨基酸和脂肪代谢发生一系列变化，导致患者营养不良。

（三）糖代谢

正常情况下，肝脏对维持血糖浓度的稳定起着非常重要的作用，既可将葡萄糖合成糖原，又能通过糖异生作用产生新的葡萄糖，从而维持血糖浓度的稳定。肝移植术后能量的主要来源为葡萄糖，早期如不补充葡萄糖，则储备的糖原很快被消耗，于是产生低血糖现象；但过多输注葡萄糖，患者不能耐受，会加重移植肝脏的负担，容易产生高血糖，甚至是医源性糖尿病，所以葡萄糖补充速度和量需依据肝细胞是否能有效利用的程度来确定。

（四）脂肪代谢

肝移植后，移植肝短期内只能产生少量葡萄糖，患者必须以脂肪作为供能物质，而肝功能不良期间机体脂肪动员明显增快。此外，机体激素环境明显改变，炎性介质迅速产生，也会引起脂类代谢的改变。适宜的脂肪乳剂输注不但不会加重肝脏代谢负担，反而通过为机体提供了足够能量基质，改善脂质代谢，从而促进了肝功能恢复；反之，过量的脂肪乳剂输注则可能加重肝脏负担，导致移植肝功能恢复延迟。

（五）蛋白质代谢

机体每日需要的必需氨基酸中，支链氨基酸占有很大比例，是机体合成蛋白质的重要底物。肝移植后血浆中色氨酸、苯内氨酸、酪氨酸处于高水平状态，但支链氨基酸（亮氨酸、异亮氨酸、缬氨酸）处于低水平状态。因支链氨基酸在应激状况下不经肝细胞代谢，可直接在骨骼肌中代谢供能，因此补充富含支链氨基酸的营养液，不仅具有节氮的效应，还能减轻肝脏负担，同时还可促进肌肉和肝的蛋白质合成。此外，富含支链氨基酸的溶液对慢性肝病患者有抗分解代谢，促进肝脏、肌肉及血浆蛋白合成的作用，是外周组织，包括肝脏的能量来源，可加速移植肝脏功能恢复和再生。

二、营养治疗原则

肝移植受者术前因慢性肝病，长期肝脏代谢功能障碍，同时存在胃肠功能障碍、食欲不佳而导致能量摄入减少，分解代谢亢进而导致严重的营养不良。对肝移植患者围术期营养支持的目的包括：①补充足够的能量和营养物质，纠正和改善患者代谢异常及营养不良状态；②预防和治疗肝性脑病，保护和改善肝功能，降低缺血再灌注损伤对移植肝造成的损害；③减轻胃肠道淤血和肠黏膜水肿，改善肠道功能，维持肠黏膜屏障功能的完整性，防止和减少细菌移位；④纠正水电解质和酸碱紊乱，控制腹腔积液。

三、营养治疗方案

肝脏本身的营养主要来自门静脉系统，肠外营养时，营养物质直接进入体循环；胃肠道没有食物刺激时，易引起胃肠黏膜萎缩，损害黏膜屏障，易引起肠道的厌氧菌繁殖、生长，增加肠源性感染的发生率。肝移植术中无肝期肠道低灌注及肠道缺血可引起肠道通透性增加，影响术后早期肠蠕动功能的恢复及对营养物质的吸收。随着对肝移植围术期营养治疗研究的深入，对肝移植术后早期肠内营养越来越重视。肠内营养具有能改善门静脉血流，促进胃肠道血流供应，增加肠蠕动，改善肠道的淤血状态，调节胃肠道激素的分泌，维持肠道完整性，保护肠道的机械、化学、生物、免疫屏障功能，预防肠道菌群移位，减少细菌感染的发生等作用。因此，提倡移植术后早期开展肠内营养支持，有利于移植肝功能的恢复。

临床上肠内营养开始的时机应选择在生命体征和机体内环境稳定后，一般是在术后24小时开始实施。在实施过程中，如果术后早期单纯的肠内营养，往往因患者可能出现腹胀、腹泻、恶心、呕吐等不良反应而达不到营养支持的目的，而肠外营养在提高和维持患者血浆蛋白水平，提高患者营养状态中起着巨大作用。因此，在移植术后早期，采用肠内营养+肠外营养逐步过渡到完全肠内营养的方式，既发挥了肠内营养的优点，保护肠黏膜屏障，减少肠源性感染，同时又保证了患者能量的供给。

（一）营养供给

能量供给按照125~146kJ/(kg·d)或根据基础能量消耗×活动系数×1.25；蛋白质按1.0~1.5g/(kg·d)供给，适当增加支链氨基酸供给可达到节氮的目的，同时还可减少肝脂肪变性；糖类仍是肝移植患者主要的供能物质，占总能量50%~55%；术后机体胰岛素、胰高血糖素、肾上腺素等激素水平升高，并出现胰岛素抵抗现象，血糖多偏高，要注意血糖的调整；应逐步适当增加脂肪，特别是中链脂肪酸的供给,应占总能量的50%~35%。术后机体处于应激状态。同时移植术后又应用大剂量的糖皮质激素,此时不宜给予过多的糖类,而应适当提高脂肪的供给量;其他:水、电解质可根据患者实际情况供给,并补充各种维生素和微量元素。

(二) 供给途径

在术后24小时即可少量饮水,并逐渐过渡到流食,再逐渐增加食品的浓度和量,直至完全经口进半流食、软食或普食。对于衰弱且不能自主进食的患者,可采用管饲要素饮食、匀浆饮食,一旦能经口进食则鼓励经口进食。术前就存在严重营养不良或消化道功能不全及各种原因影响进行肠内营养(EN)时,可辅以肠外营养(PN),但应加强临床监测,尽量缩短PN时间,以避免肠黏膜萎缩、肠内细菌移位及胆汁瘀积等并发症。

(三) 术后长期营养治疗

目的是预防与营养相关的远期合并症,如肥胖、高脂血症、高血压、糖尿病、骨质疏松症等。出院后营养供给要求:能量为125~146kJ/(kg·d),蛋白质1.0~1.2g/(kg·d),糖类占总能量55%~60%,脂肪占30%,同时注意补充各种维生素和矿物质。

四、营养治疗的并发症及处理

肝移植围术期营养支持的并发症与其他腹部手术类似,不同之处在于要考虑移植肝功能的恢复进程与营养支持底物种类和给予方式的选择。术后长期PN的并发症较多,严重者将导致机体代谢功能异常和感染率的升高。肝移植术后适时给予EN有如下优点:①供给消化道丰富的营养,维持消化道结构和功能的完整性,减少感染的发生;②保护肠黏膜屏障,预防细菌从肠道易位,减少全身炎性反应综合征的发生;③有利于肝代谢和肝泌胆功能的恢复,避免PN引起的肝内胆汁淤积;④改善营养,提高免疫功能,调理代谢和应激反应,减轻炎性反应;⑤操作简便、并发症少,费用低。因此,肝移植术后PN→PN+EN→EN的营养治疗模式已经成为共识。

第五节 小肠移植

据2015年国际小肠移植登记处(IITR)发表的最新资料,过去20年全球共完成各类小肠移植手术约2800例,小肠移植患者的总体1年和5年生存率接近80%和60%,成为治疗不可逆性肠功能衰竭的标准治疗方式。我国小肠移植起步略晚,继南京军区总医院于1994年开展国内首例尸体供者小肠移植之后,国内迄今共完成小肠移植手术接近40例。第四军医大学西京医院于1999年成功施行国内首例亲属供肠的活体小肠移植,最长存活时间已经接近20年。小肠移植围术期营养支持的策略和实施方法,对于小肠移植患者和移植肠功能的恢复发挥着重要作用。

一、营养代谢特点

小肠移植患者在术前长期接受PN治疗,各种营养素不经肠道吸收,出现营养不良的几率较高。营养状况受损主要表现为体重较轻,体脂及内脏蛋白储备低;造瘘高排出量及经常发生的腹泻也可加重营养不良,引起体液及电解质失衡、新陈代谢改变;PN所致并发症又可进一步加重患者营养缺乏。小肠吸收障碍、PN使用受限使患者微量营养素缺乏,主要表现为B族维生素及矿物质不足;还可能出现超微量营养素,如硒、锌、铜、铬、锰等的缺乏;另外,长期使用PN还可引起氨基酸失衡。

移植手术对患者全身代谢及移植肠局部都会产生重要的影响。小肠黏膜对器官切取过程中的缺血-再灌注损伤十分敏感,损伤严重时绒毛上皮及黏膜固有层完全破坏以致溃疡形成及出血,再灌注后氧自由基可致细胞膜脂质过氧化反应,进而抑制细胞吸收养分的能力。移植手术操作本身也可影响正常小肠功能,包括横断肠管,对自主神经的重排及切断淋巴管等:肠管的切开及缝合可损害肠管的能动性,影响肠管对食物进行混合、输送。移植手术完全的外部去神经可引起小肠绒毛结构的适应性改变,影响体液及电解质吸收。渗透性腹泻可造成钠、钾等电解质丢失。淋巴管横断及外部去神经也会影响小肠对饮食中脂肪的吸收,尤其对长链脂肪酸和脂溶性维生素的吸收影响较大。移植物排斥反应也加重损害小肠功能,排斥反应引起黏膜损害可造成脂类物质吸收障碍,减少D-木糖吸收;小肠黏膜细胞及外部神经纤维受损也可改变肠肽分泌,引起移植肠梗阻等。

二、营养治疗原则

在小肠移植围术期,患者需经历术前肠功能衰竭、术后移植肠功能恢复、手术创伤对全身及重要脏器功能影响、可能发生的手术并发症、感染及排斥反应,以及抗排斥和抗感染药物对生理功能影响等复杂的病理生理变化,因此,在此期间营养支持目的首先是维持患者术前和术后的营养状态,以能帮助患者平稳度过病理生理受到严重影响的围术期,其次是促进移植肠功能恢复,维护移植肠黏膜屏障功能,减少细胞易位的发生,尽快摆脱TPN,并通过移植肠摄取营养维持生存,最终口服正常饮食,实现小肠移植的最终目标。

三、营养治疗方案

小肠移植术前,患者因肠功能衰竭已行较长时期的TPN支持,因此在小肠移植准备阶段,应避免不适当地给予过高TPN的能量或氮量,导致肝功能障碍。由于超短肠综合征特殊病理生理改变,极易发生水、电解质及酸碱平衡紊乱,应注意在移植前加以纠正。此外,应尽量避免在临近移植手术前发生腔静脉导管感染。移植术后移植小肠经历了缺血再灌注损伤、去神经、淋巴回流中断,以及运动功能、激素分泌功能、免疫功能,营养素、水、电解质吸收功能,黏膜屏障功能的变化,其功能恢复是一个漫长、渐进的过程。在移植肠功能恢复前,TPN维持患者的主要营养需求,随着移植肠功能的逐渐恢复,患者逐步过渡到EN维持。EN也应以短肽类营养制剂开始,随着移植肠消化、吸收功能的恢复,再转变为整蛋白类营养制剂。因此,有一个TPN→PN+EN→EN+口服饮食→正常饮食过渡的过程。在此过程中可通过监测移植肠的形态学变化、木糖吸收试验、氮平衡、粪脂、口服 FK506 后血药浓度，了解移植肠形态和功能的恢复。对 EN 的耐受（无严重腹胀或腹泻发生）是 PN 向 EN 安全转化的前提。在 EN 开始实施时，严格控制营养输注浓度和速度，以提高对 EN 的耐受性。一旦术后肠道动力恢复，并确信无吻合口漏的发生，便可开始口服饮食。营养状态的维持或改善，是小肠移植围术期营养支持疗效的最终检验。

通常小肠移植术后营养支持模式为：①PN 阶段：移植术后最初的 24~48 小时使用，最佳热量及蛋白需要量根据个人情况确定。当肠内营养能够满足 50% 以上能量需求时应逐渐停用 PN，考虑增加谷氨酰胺做补充成分。②管饲阶段：根据术后肠能动性恢复及造瘘口排出量多少等指标开始进行管饲，通过鼻胃管、鼻空肠营养管或空肠造瘘管持续进行 EN。最佳营养液组成包括低渗透压、小分子肽、主要以中链三酸甘油酯作为脂源，谷氨酰胺做补充成分，以接近等渗的浓度低速开始，可以耐受时再逐渐增量，在造瘘口排出量较多时停止管饲或减慢速率。当患者可以耐受时继续减少 PN，增加 EN。③口服饮食阶段：开始进食低渗透压、低脂肪、低乳糖饮食，当食欲及进食改善后重复肠内喂养，维持低脂、低乳糖饮食到术后 4~6 周，如出现胃排空障碍需服用激肽类制剂等。

四、营养治疗的并发症及处理

移植肠功能的恢复是一个缓慢、渐进的过程，围术期营养支持的选择对于移植肠功能的恢复至关重要，在此过程中特别要注意根据患者的每日具体出入量、生化等指标，适时调整营养支持的方式、给予的营养底物及能量，以免出现严重的水、电解质紊乱和营养失衡。

第六节　骨 髓 移 植

骨髓移植（bone marrow transplantation，BMT）是指将正常骨髓由静脉输入患者体内，以取代病变骨髓的一种治疗方法。用以治疗造血功能异常、免疫功能缺陷、血液系统恶性肿瘤及其他一些恶性肿瘤。

骨髓移植过程中，除了骨髓采集、净化、冻存、回输及预处理方案外，患者的耐受情况尤其是营养状况的好坏也是关乎骨髓移植成败的关键。经过大剂量的放化疗后，患者常出现恶心、呕吐、口腔溃疡等不良反应，进而进食量减少，导致体重明显下降。随着骨髓移植患者营养状况的恶化，有可能会增加患者感染风险及骨髓再生的延迟，营养不良是骨髓移植后死亡的独立危险因素，所以营养支持成为骨髓移植患者综合治疗措施之一，已越来越为临床工作者所重视，对提高骨髓移植存活率和患者生活质量起着相当重要的作用。

一、营养代谢特点

骨髓移植期间大剂量的放化疗及并发症的发生等原因常常导致患者营养不良，而不良的营养状态会对患者的预后产生不利影响，导致营养不良的原因包括：

（一）饮食摄入减少，营养利用障碍

由于治疗需要，骨髓移植患者的饮食必须是无菌饮食，食物必须经过加热杀灭食物中的微生物之后才能被食用，而加热后食物的口感大大下降；同时，移植期间患者要接受大剂量的放射线与化疗药物的预处理，在将肿瘤细胞杀灭的同时也破坏了非肿瘤细胞，尤其是快速生长细胞，如消化道上皮细胞和淋巴细胞等。对这些细胞的破坏将引起消化和免疫功能紊乱从而导致患者消化道症状的发生，如味觉改变、恶心、呕吐、腹泻、消化道黏膜炎等。此外，由于患者处于层流病房，与外界基本隔离，易产生紧张、孤独感以及对疾病的恐惧心理。上述原因会使患者饮食摄入减少、消化吸收功能下降以及对营养的利用障碍，最终将导致蛋白、能量及各种维生素和微量元素缺乏。

（二）高代谢状态，营养需求增加

由于大剂量的放化疗、造血重建的需求以及并发症的发生，骨髓移植患者处于高分解代谢状态，对能量和蛋白的需求显著增加。通常认为骨髓移植患者的能量需求是基础能量的 130%~150%，蛋白需求在标准氨基酸需要量的基础上增加 1.5~2.0g/(kg·d)。若发生移植物抗宿主病（GVHD），除每日增加 1.5~2.0g/kg 的蛋白外，能量需求都在 146kJ/(kg·d)以上。

（三）严重移植相关并发症的发生

移植物抗宿主病（GVHD）是移植后最严重的并发症，急性 GVHD 主要影响皮肤、消化系统，表现为广泛性斑丘疹、持续性厌食、腹泻、黄疸和肝功能异常等，肠道症状发生后患者要禁食。16%~25% 的慢性 GVHD 患者伴有消化道症状，如吞咽疼痛、厌食、恶心、呕吐、腹泻，这些症状最终会导致患者体重下降，进一步发展为恶病质。肝静脉闭塞症（HVOD）一般出现在移植后前 3 周，由移植前超大剂量的化疗引起，主要表现为肝静脉狭窄、闭塞，常常伴随体重增加，胆红素和血清转氨酶升高，继发尿量减少、液体潴留、腹水、肝衰竭、肝性脑病等。肝静脉闭塞症的发生会导致患者能量摄入减少、急性电解质失衡。

二、营养治疗原则

美国肠外肠内营养学会（ASPEN）、欧洲肠外肠内营养学会（ESPEN）以及法国癌症中心收集评判以往的研究结果指出，骨髓移植患者都存在营养风险，应对所有移植患者进行营养评估以确定是否需要给予营养支持治疗。对于骨髓移植患者的营养评估，主要包括身体测量、生化检查、膳食调查以及临床综合营养评定。临床综合营养评定主要通过一些量表实现，目前常用的营养评价量表包括主观全面评定量表（subjective global assess-merit，SGA）、患者自评主观全面评定量表（patient-generated subjective global assessment，PG-SGA）、微型营养评定量表（mini nutritional assessment，MNA）等。通过营养评估能够及时发现存在营养不良风险的患者，并积极给予营养支持，对骨髓移植患者生存期的延长是有益的。从这个角度来说，营养评估有利于改善 BMT 患者的临床预后。

三、营养治疗方案

营养支持治疗中，虽然 EN 相对于 PN 有着许多优势，

但在放化疗期间有肠黏膜损伤的骨髓移植患者中，不恰当的EN可能加剧消化系统功能的恶化。因此接受骨髓移植的患者常被推荐首先使用PN支持，以减少患者的肠黏膜损伤，避免营养物质经消化道吸收不良而增加消化道功能紊乱。

一般认为，骨髓移植患者接受PN的适应证包括：①入院时患者有严重的营养不良(BMI<18.5)，或体重下降>10%；②对放化疗的反应强烈，有严重的恶心、呕吐等症状，且无法正常由胃肠道摄入足够营养物质者；③患者罹患移植物抗宿主病(GVHD)；④严重腹泻或感染，营养素丢失及消耗过多，经口或常规静脉输液补充有困难者等；⑤对肠内营养难以达到60%~70%能量需求3天以上的患者，或存在肠道黏膜炎、严重的放射性肠炎等；⑥伴有Ⅱ级以上口腔黏膜炎并发症的患者。建议PN应在移植后的第1天就常规使用，经中心静脉或PICC途径，一般维持15~20天；应常规在PN中加入谷氨酰胺，谷氨酰胺推荐用量0.6g/(kg·d)。

为了尽可能维持患者肠黏膜的正常功能，在接受PN支持的骨髓移植初期阶段，仍应保持少量的肠内营养。由于标准PN会增加肠道通透性和细菌易位，所以BMT患者应尽快恢复EN支持。一般认为，当患者经口摄食能提供超过50%的能量需求(>5天)时，应考虑逐步停止PN改用EN支持。

（徐宁 夏强）

参考文献

1. Hirche TO, Knoop C, Hebestreit H, et al. Practical guidelines: lung transplantation in patients with cystic fibrosis. Pulmonary Medicine, 2014, 2014: 621342.
2. Adegunsoye A, Strek ME, Garrity E, et al. Comprehensive care of the lung transplant patient. Chest, 2017, 152(1): 150-164.
3. Jomphe V, Lands LC, Mailhot G, et al. Nutritional requirements of lung transplant recipients: challenges and considerations. Nutrients, 2018, 10(6): 790.
4. Fong JVN, Moore LW. Nutritional trends in kidney transplant recipients: the importance of dietary monitoring and need for evidence-based recommendations. Frontiers of Medicine(Lausanne), 2018, 5: 302.
5. Merli M, Giusto M, Gentili F, et al. Nutritional status: its influence on the outcome of patients undergoing liver trasplantation. Liver International, 2010, 30(2): 345-348.
6. Hammad A, Kaido T, Aliyev V, et al. Nutritional therapy in liver transplantation. Nutrients, 2017, 9(10): 1126.
7. Merli M, Giusto M, Giannelli V, et al. Nutritional status and liver transplantation. Journal of Clinical and Experimental Hepatology, 2011, 1(3): 190-198.
8. Zhang QK, Wang ML. The management of perioperative nutrition in patients with end stage liver disease undergoing liver transplantation. Hepatobiliary Surgery and Nutrition, 2015, 4(5): 336-344.
9. Raynard B, Nitenberg G, Gory-Delabaere G, et al. Summary of the standards, options and recommendations for nutritional support in patients undergoing bone marrow transplantation(2002). British Journal of Cancer, 2003, 89(Suppl 1): S101-S106.
10. So EJ, Lee JS, Kim JY, et al. Nutritional intake and nutritional status by the type of hematopoietic stem cell transplantation. Clinical Nutrition Research, 2012, 1(1): 3-12.
11. Prescott HC, Dickson RP, Rogers MA, et al. Hospitalization type and subsequent severe sepsis. American Journal of Respiratory and Critical Care Medicine, 2015, 192(5): 581-588.
12. Kaido T, Ogura Y, Ogawa K, et al. Effect of post-transplant enteral nutrition with an immunodulating diet containing hydrolyzed whey peptide after liver transplantation. World Journal of Surgery, 2012, 36(7): 1666-1671.
13. Hasse JM. Early postoperative tube feeding in liver transplantation. Nutrition in Clinical Practice, 2014, 29(2): 222-228.
14. Kerwin AJ, Nussbaum MS. Adjuvant nutrition management of patients with liver failure, including transplant. Surgical Clinics of North America, 2011, 91(3): 565-578.
15. Oh PS, Fingeret AL, Shah MY, et al. Improved tolerance for eternal nutrition after serial transverse enteroplasty(STEP) in infants and children with short bowel syndrome-a seven year single center experience. Journal of Pediatric Surgery, 2014, 49(11): 1589-1592.
16. Plank LD, Mathur S, Gane EJ, et al. Perioperative immunonutrition in patients undergoing liver transplantation: a randomized double-blind trial. Hepatology, 2015, 61(2): 639-647.
17. Vieira PM, De-Souza DA, Oliveira LC, et al. Nutritional assessment in hepatic cirrhosis; clinical, anthropometric, biochemical and hematological parameters. Nutricion Hospitalaria, 2013, 28(5): 1615-1621.
18. Dhaliwal R, Cahill N, Lemieux M, et al. The Canadian critical care nutrition guidelines in 2013: an update on current recommendations and implementation strategies. Nutrition in Clinical Practice, 2014, 29(1): 29-43.

第八章

危重症患者的营养支持治疗

危重症患者在遭受创伤、感染、烧伤以及大手术等应激打击时,机体发生一系列病理生理和代谢改变。应激通过触发蓝斑-交感神经反射,促使下丘脑、垂体和肾上腺释放多种应急激素,如:肾上腺素、去甲肾上腺素、甲状腺素、胰高血糖素、胰岛素等,从而引发机体一系列以糖、蛋白、脂肪及微量物质为主体的代谢及免疫变化。这种代谢反应是危重患者适应生存反应的重要组成部分。19 世纪中期,加拿大病理学家(Hans Selye)首次将机体应激时的这种反应描述为"逃逸"反应(fight or flight response)。应激过程涵盖了三要素:应激源、应激、适应性反应,即:应激源刺激下发生应激过程,产生适应性状态,其内容包括发生的机制和最终的结果。适度的应激反应有助于提高机体对抗外来刺激的能力和维持内环境的稳态,属于生理反射的部分,为良性应激(eustress);而过度应激则会演变为一系列病理生理变化,对机体有害,甚至导致死亡,称之为劣性应激(distress)。对于创伤、感染和手术等危重患病群体而言,当应激原过于强烈时,则不可避免地引发应激损害,导致过度应激的病理过程发生与发展。有学者将这种病理性的恶性应激状态称为"自身相食(autocannibalism)"。危重患者由于常存在复杂的应激病理生理过程,使得危重患者的"自食"现象尤为突出。

随着临床和基础研究的进展,人类对危重症患者应激后代谢改变的认识在不断提高,对该特殊人群营养支持的认识和治疗理念发生着改变,早期营养干预、代谢和营养支持治疗已成为危重患者生命支持的重要组成部分,在改善危重患者预后中发挥着重要作用。

第一节　危重症患者的营养和代谢改变

当危重症应激状态被激活时,势必触发机体代谢和营养状态发生改变。与饥饿状态不同,危重病(创伤、炎症性疾病)时因营养素消耗速率增加、应激分解代谢反应增速,以及营养素的快速丢失均是导致营养不良发生的重要原因。因此,危重病患者营养不良类型以蛋白-能量缺乏的发生率较高。严重应激状态下的代谢反应可带来持续的能量消耗、应激性高血糖、低蛋白血症、免疫功能低下、器官功能障碍、心理和行为等临床问题。这种能量代谢特点和营养不良表现与应激的不同时段有关。David Cuthbertson 将严重应激反应的病理生理分为两个阶段:"低潮"(ebb')阶段和"涨潮"(flow')阶段,即:严重应激后即刻出现代谢的"低潮"期,约发生在损伤早期 12~24 小时的较短时间内,以低氧耗量、体低温、意识模糊,并与患者的低心排量、低灌注和乳酸酸中毒等应激代谢抑制为特征表现,是适应性维护心血管的有效性和满足活动组织的灌注需求。随着机体复苏的进程,逐步进入"涨潮"的代谢亢进阶段,以葡萄糖、蛋白质、脂肪代谢和能量消耗显著增加为特征,临床相应出现高血流动力学的心血管反应等特征。能量和氮代谢呈现负平衡,此时的代谢负平衡常难以通过单独的营养支持逆转,只有到了炎症反应结束,进入恢复期时才得到平衡稳定。近期的研究提示,严重应激后存在"慢性"第三阶段。此时垂体和外周组织的激素水平较低,外周组织对生长激素、胰岛素、甲状腺素和皮质醇等激素的效应降低,对机体的能量、蛋白和脂肪代谢产生较大影响,特别是重症监护病房后的患者表现突出。

一、应激后能量和宏量营养素代谢变化

能量消耗和能量需求增加是危重病患者的能量代谢改变的特点,直接涉及机体的糖、脂肪和蛋白的代谢、利用和消耗。

(一) 能量代谢

危重症患者的应激后早期(24 小时左右)的能量消耗(energy expenditure,EE)增加并不明显,甚至低于患病前,随后逐渐增加且受损伤程度与治疗的影响,如发热时能量消耗增加,体温每升高 1℃,能量消耗增加约 10%。普遍讲,危重症患者的静息能量消耗(resting energy expenditure,REE)量比非应激患者高约 10%~30%,不同疾病导致的应激其能量消耗增加也有所差异,如择期术后患者 REE 增加约 10%,而创伤、感染患者的 REE 增高约在 20%~50%,脓毒症(sepsis)患者的 REE 增高约 30%~50%;烧伤患者 REE 的增高最为突出,烧伤面积>40%体表面积的严重者,REE 增高可超过 100%,且与烧伤者的年龄、烧伤深度、烧伤不同阶段相关;ARDS 机械通气治疗患者的 REE 增加可达预计值的 1.5~2.0 倍(图 6-8-1)。

在危重病的慢性阶段,EE 变化常常缺少典型性。其个体化的差异较大,EE 较难预测。随着恢复期炎性介质和激素水平的下降,其代谢状态和营养需求也随之发生变化,合成代谢增加,以肌肉组织重新合成和脂肪储存为特点的代谢特点可持续很长时间。一些患者应激程度较重和应激时间较长,肌肉蛋白丧失和功能下降可成为长期应激代谢的突出问题,甚至严重影响着患者的预后。

影响危重病患者能量代谢的因素较多,除了上述危重病状态、损伤程度和持续时间等因素外,也受患者器官功能障碍程度、临床伴随症状(如高热、心率增快、寒战、谵妄、

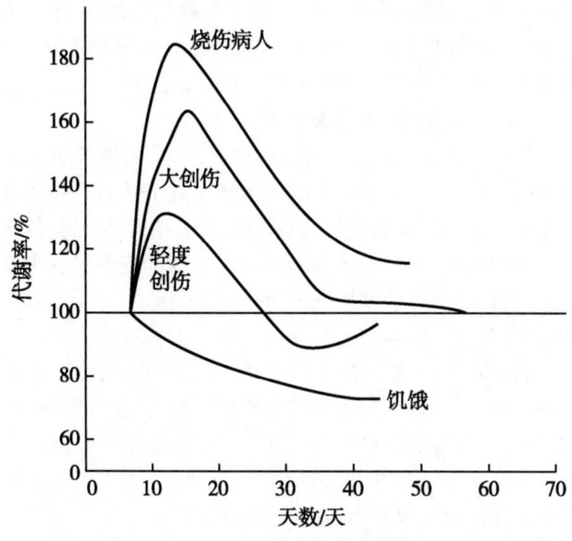

图 6-8-1　不同应激患者的能量代谢

躁动）和某些治疗干预（如镇痛镇静制剂、冰毯降温、非选择性β-阻滞剂、RRT）等因素的影响。另外，随着年龄的增长，老年人的系统和器官功能逐渐衰减，一般基础代谢率（BMR）低于中青年的10%～30%。

（二）葡萄糖

危重应激状态下，机体的合成代谢转变为分解代谢状态，葡萄糖为最初的能量来源，以糖原的形式快速被利用和降解。但实际上，危重症患者常常表现为糖耐量下降，高分解代谢和糖原异生增加的同时，脂肪和肌肉组织等外周胰岛素敏感组织的活性降低，葡萄糖利用减少，出现以胰岛素抵抗为特征的高血糖，增加了感染和不良预后。糖原的贮存非常有限，总量约500g，其中200g是肝糖原，可转化成葡萄糖为身体利用；300g是肌糖原，不能直接转化成葡萄糖利用。当饥饿耗尽肝糖原时（约24小时），则骨骼肌蛋白分解为氨基酸，经糖原异生转化成能量利用。持续危重应激者，在高水平皮质激素促进胰岛素敏感组织糖原异生的同时，也刺激肌肉和内脏蛋白分解，减少肌肉对葡萄糖的摄取，增加肝脏糖原分解与输出。致使外周葡萄糖摄入和利用增加，常出现高乳酸和高糖血症。

（三）脂肪

脂肪是机体应激状态下重要的氧化供能部分。随着应激机体底物被提取，脂肪和蛋白质储备被作为供能的物质来源，以满足机体能量消耗增加的需求。包括糖皮质激素在内的应急激素促使脂肪酶的活性增加，加速脂肪组织中的脂肪酸快速动员，脂肪分解和氧化供能，血浆游离脂肪酸（FFA）水平增高，出现脂血症。虽然此时体内总热量消耗的80%～90%是由游离脂肪酸供应，但脂肪氧化供能低于饥饿供能。血中磷脂和脂蛋白升高，其中部分酯化生成三酰甘油和磷脂，另一部分通过形成脂肪酸与肉毒碱复合体（载体）进入线粒体进行氧化，产生能量和乙酰辅酶A，进一步代谢成酮体。故严重感染、创伤后患者血中肉毒碱水平呈不同程度下降。肉毒碱的缺乏可影响脂肪酸的氧化，导致三酰甘油在体内积聚。此外，创伤、严重脓毒症情况下，胆固醇的浓度持续下降，并且与危重病的严重程度和病死率密切相关，其原因尚不十分清楚。脂肪供能增加的一个重要标志是呼吸商（respiratory quotient，RQ）降低。在机体的恢复期，RQ也逐渐由脂肪的0.7向碳水化合物的1.0漂移。病情迁延或恢复较慢者，如脓毒症患者，其RQ漂移则较慢，提示仍然处于抑制或脂肪分解状态。

（四）蛋白质

应激状态下机体所有重要的组成部分都需要有蛋白质的参与，包括：应激状态下的氧化供能、生物催化剂（酶）的合成与代谢调节、物质转运和存储、细胞间与细胞膜的信息传递、免疫调节与保护、组织维持与修复、细胞的生长与更新、维持机体德尔胶体渗透压等，涉及维护人体生理功能与生命支持的诸多重要环节。

饥饿状态下，机体蛋白质分解具有高选择性的取代，并与营养平衡的进程密切相关。而危重病应激状态下，大量促代谢激素和炎性因子的释放促使机体的蛋白质合成和分解均增加，但分解显著大于合成，分解代谢率可较正常机体增加40%～50%。蛋白质常常成为能量代谢的来源而消耗，主要表现为净蛋白的丢失，尤其是骨骼肌的分解可增加70%～110%，这可能与泛素-蛋白酶激活途径有关。因此，重症患者表现以肌肉消耗和明显的负氮平衡为特征。研究数据表明，蛋白质的合成和分解代谢变化均取决于应激损伤的严重程度，个体化差异较大。多数危重患者每天瘦体重丢失约有5%，严重烧伤患者则丢失更为严重。蛋白质高分解代谢的同时，带来肝脏尿素合成增加，体内的肌酐、尿素与氨生成量增多，血尿素水平增高和尿中尿素氮排出增多，形成明显的负氮平衡。患者尿氮丢失可达15g～20g/d，相当于450～600g骨骼肌组织的丢失量。严重应激时，负氮平衡可持续较久，结果导致相关危重患者的肌肉萎缩，包括重症监护室患者的获得性肌无力（acquired weakness），导致住院时间和机械通气时间显著延长，甚至ICU后相当长时间骨骼肌功能障碍（肢体近端无力、呼吸肌无力等）。长时间病重状态或合并内分泌疾病，导致无脂肪体重的消耗，由此蛋白的转化也受到抑制。

应激状态下的蛋白代谢与合成出现转换。肝脏白蛋白、转铁蛋白合成显著下降，可出现严重的低白蛋白血症，且血浆蛋白的降低水平与应急的严重程度和强度密切相关。随着分解代谢的增强，肌肉和内脏蛋白在分解中释放出的氨基酸使肝游离氨基酸池扩大。在炎性因子的介导下，部分由正常的内脏蛋白合成转换为急性应激相蛋白，如C反应蛋白、补体C3、纤维连蛋白原、转铁蛋白、前白蛋白、纤连蛋白、α酸性糖蛋白、铜蓝蛋白、维生素A黏合蛋白等，它们参与宿主的保护机制，在细胞吞噬、免疫调节、限制炎症、组织修复和降低损伤中扮演重要作用。血浆急性相蛋白往往在伤后24～48小时内升高，可升高2～1000倍不等，随着应激的趋缓，第3～4天开始下降，其变化与急性代谢应激时的蛋白和脂肪分解导致尿氮分解增加和丢失在时间上相一致。如果损伤持续存在，血浆急性相蛋白可维持在较高水平。

氨基酸释放增加或消耗过多导致体内的氨基酸重新分布和血氨基酸谱改变。这种改变同样与应激损伤程度相关，即应激损伤越重，血清氨基酸谱改变越明显。应激早期,血浆总游离氨基酸明显下降,总量约减少在20%~30%,以生糖氨基酸下降为主,之后则以非必需氨基酸下降为主。骨骼肌分解释放出大量的氨基酸氧化供能,其中释放的氨基酸70%为谷氨酰胺(约占骨骼肌总氨基酸的10%~15%)及丙氨酸。谷氨酰胺是肠黏膜细胞和各种免疫细胞,特别是淋巴细胞及肾脏的主要能源物质,也是核苷酸、氨基酸和谷胱甘肽的合成前体。严重者谷氨酰胺的大量消耗造成谷氨酰胺贮备耗竭。此外,骨骼肌是极少数可以代谢支链氨基酸(BCAA),如缬氨酸、亮氨酸、异亮氨酸的器官组织之一。支链氨基酸作为氮的载体,辅助肌肉合成所需的其他氨基酸,并有良好的抗分解作用。血浆谷氨酰胺的水平下降可引起非必需氨基酸水平下降。一些非必需氨基酸可转换为必需氨基酸。

总之,处在应激状态下的危重患者,由于高分解代谢带来的蛋白消耗和丢失,瘦体重的损失,构成能量与蛋白代谢负平衡状态下的能量-蛋白营养不良,对机体的伤口愈合、免疫功能、器官功能和预后产生不同程度影响。

二、应激后维生素和矿物质代谢变化

虽然维生素和诸多宏量营养素在人体的含量较少,但在维护人体正常生理功能和参与危重症代谢中常常扮演重要角色,是不可忽略的重要营养组成。

(一) 维生素

维生素是维持身体健康所必需的一类有机化合物,是多种酶的辅助调节物质,在代谢中起重要作用。通常按溶解性质分为脂溶性和水溶性两类。维生素由于体内不能合成或合成量不足,虽然需要量很少,但必须经常由食物供给。危重患者在应激状态下可出现各种维生素水平的下降和代谢异常,其发生机制尚不十分清楚。影响危重患者维生素代谢的因素包括:

1. 吸收障碍　多数水溶性维生素易于在胃肠道近端吸收。而脂溶性维生素因有赖于胆汁和胰腺酶的脂肪消化,多在中断和远端回肠部位吸收,维生素K和维生素B_{12}在回肠末端吸收。因此,对于存在影响脂肪吸收障碍,如胰腺功能不全、大量胆汁丢失、胆道疾病、胆道或胰腺疾病、空肠营养吸收障碍、回肠末端病变(如克罗恩病、放射性肠损伤、末端回肠切除、短肠综合征、减肥手术后)者等均可导致脂溶性维生素吸收障碍。

2. 机体丢失增加　长期腹泻或大量胃肠液引流等,特别是肾脏替代透析期间,水溶性维生素易丢失。

3. 代谢与消耗增加　危重症患者的维生素缺乏多数受代谢增加的影响,包括代谢速率增高,参与代谢需求的维生素量增加明显;氧化代谢的增加导致活性氧(ROS)产生增多,相应的抗氧化维生素需求量增加,特别是维生素E、维生素C等;机体代谢中的许多酶在高代谢中需要维生素参与。

4. 分布变化　危重患者在应激状态下,血浆蛋白和载脂蛋白减少,随着血浆中视黄醇结合蛋白浓度急剧下降,维生素A相应减少,临床研究显示,炎症反应时各种维生素的血清水平下降,术后患者中维生素A、维生素C、维生素E的水平下降。此外,维生素之间存在相互协同作用,具体机制尚不清楚,例如:维生素C可使维生素E再循环;维生素E过量可拮抗维生素A功能。维生素B_6(吡哆醇)和维生素B_2(核黄素)缺乏可增加对烟酸的需求。

(二) 常量元素与微量元素

常量元素钾、钠、氯、钙、磷、镁、硫则是人体的重要组织、细胞和血浆离子的主要组成部分,在维护人体正常生理功能,如:参与人体代谢与酶的催化作用、维持细胞内/外液的渗透和酸碱平衡、维护细胞膜的稳定性等方面发挥重要作用,其自身的紊乱可导致多种病理生理改变,甚至危及生命(详见代谢紊乱章节)。

微量元素铁、硒、锌、碘、铜、铬、钼、钴,是机体酶、维生素必需的活性因子,或作为酶结构的一部分,参与激素、核酸代谢,或与常量营养素共同作用。必需微量元素缺乏或毒性微量元素过多可引起机体的病理状态。相关微量元素吸收途径的研究较少。其中,铁、硒和锌主要在十二指肠吸收,部分在回肠吸收。

在应激炎症反应状态下,多种维生素和微量元素水平降低。临床研究显示,术后患者中各种微量元素水平下降,脓毒症患者血浆硒严重降低,并且与疾病的严重程度相关,与非脓毒症患者相比,血浆维生素C水平显著降低。硒和其他微量营养素(包括锌)是重要的抗氧化剂之一。全身感染后炎症反应的程度与血浆锌水平呈负相关,锌水平越低,器官损伤和死亡的风险就越大。这种改变是否为简单的应激反应的结果,还是相对缺乏,或机体利用降低并不清楚,有待进一步探索研究。但脓毒症患者补充锌可有助于改善其固有免疫抑制和继发感染。

总之,危重病患者因应激原、应激程度不同,带来的代谢反应存在较大差异,总体特征表现以高代谢诱导的蛋白-能量营养不良为主。伴随较为复杂的糖、蛋白、脂肪和微量营养素的改变。

第二节　危重症患者的营养评估

严重疾病时应激与饥饿双重因素作用下,分解代谢远大于合成代谢,瘦体组织减少,营养状况急剧下降,与免疫功能降低,机械通气时间、住ICU时间延长等不良结果有关。因此,危重病患者的营养评估是营养支持的重要组成部分,包括营养风险筛查、营养状态评价以及营养支持效果评价。营养评估贯穿营养治疗的全过程,不断地评估与治疗方案调整,最终达到治疗目标,改善危重病患者营养状况。

一、危重病患者的营养风险筛查

营养风险是指现存或潜在的与营养因素相关、导致不良临床结局的风险。目前常用的危重病患者营养筛查工具有NUTRIC(the nutrition risk in critically ill)、NRS 2002(nutritional risk screening 2002)评分等。

NUTRIC评分是基于重症患者营养不良的发生受到饥饿与应激双重作用而建立的评分系统,通过对597例ICU患者前瞻性观察研究,初步建立、验证适于重症患者营养风险评估模型,结果显示NUTRIC评分6分以上的重症患者机械通气时间明显延长、28天病死率增加；后续研究表明，对于高营养风险（改良NUTRIC评分≥5分，不包括IL-6）患者，早期充分的肠内营养与病死率下降相关，而低营养风险患者无此相关性。然而，NUTRIC评估模型建立时，排除了BMI、体重降低、摄食减少等营养参数，在与临床结局相关因素分析时更多地纳入了APACHE Ⅱ与SOFA等与疾病严重程度相关的参数。比如年龄≥75岁、2种以上合并症且住院多日的慢性病患者，与APACHE Ⅱ评分28分、SOFA评分10分严重创伤或感染患者，NUTRIC评分均≥5分，显而易见，同样属于高营养风险，但是应激水平、基础疾病与营养状态大不相同，早期营养干预是否能将两者等同对待还有待商榷。因此，仍需要更多、更广泛的应用，获得有说服力的临床数据，才能评价其在营养风险评估中的应用价值。NRS 2002是住院患者常用的营养筛查指标，≥3分提示存在营养风险。按照此评估标准几乎所有ICU患者都存在营养风险，然而并非所有ICU患者都需要积极营养支持。一项多中心前瞻、随机、对照研究显示低风险患者（NRS 2002<5分）早期充足的营养支持反而有害，增加感染性并发症的发生，延长机械通气、肾脏替代治疗及住ICU时间。另两项多中心研究则显示高营养风险（NRS 2002≥5分）患者，营养支持可明显减少术后并发症、住院时间，但这两项研究均为非随机对照，证据等级不强。综上，目前尚无一项可靠适宜重症患者营养风险评估的方法，还待进一步研究证实。但是重症患者营养筛查仍是非常必要，筛选存在高营养风险患者可明确营养治疗的对象，制订相应的营养治疗方案。

二、危重病患者营养评估

（一）体重与人体成分测量

体重与体内能量平衡相关。全球机械通气患者营养支持现况调查中发现，低体重指数（BMI<20kg/m^2）与机械通气时间、60天病死率等临床预后指标相关，增加能量摄入与降低死亡风险、减少机械通气时间相关。但实际上非脂质组织含量是良好的营养评定指标。研究显示骨骼肌含量较体重指数（BMI）更能预测重症患者的预后。这是由于BMI不能区别体重源于肌肉还是脂肪，比如腹型肥胖患者非脂质组织要低于同水平BMI者。重症患者大量液体复苏、液体正平衡状态下，体重可明显增加，依照实际体重计算BMI同样不能很好地反映机体非脂质组织含量。

骨骼肌含量减少除了年龄相关因素以外，常见于严重创伤、脓毒症、慢性心肺功能不全、肾衰竭、糖尿病、恶性肿瘤等严重疾病状态。评估重症患者肌肉质量、肌力、活动耐力是营养状态评价的重要组成部分。骨骼肌质量的测定，通常采用超声、双能X线吸收法（DEXA）、电子计算机X射线断层扫描技术（CT）、磁共振成像术（MRI）、生物电阻测量法（bioelectrical impedance analysis，BIA）等。如患者清醒可配合，握力、膝关节的屈曲和伸展、最大呼气流等通常用于反映骨骼肌力量。简易机体功能评估法（SPPB）、6米步行速度等可用于恢复期的骨骼肌功能测定。

生物电阻抗：通过生物电阻抗方法（BIA）获得无脂组织（fat-free mass，FFM）数据，FFM减少与住院时间延长明显相关。BIA反映的是无脂组织群整体，而骨骼肌只是其中一个主要的组成成分，因此所获数据不仅仅是骨骼肌含量，且无法对于某个肌群的质量与功能评估；此外还会受到水肿等多种因素影响，不适合重症患者。

CT：通常采用定量CT测量第3腰椎（L_3）水平肌群的质量，少肌症患者肌肉质量减少与体重不匹配，仅19.4%低体重，30天与住院病死率明显高于非少肌症组，机械通气时间、住ICU时间明显增加，而BMI、血清白蛋白、总的脂肪组织与预后指标无相关性。再次提示BMI不是一个评价营养状况的可靠指标。CT在L_3层面可观察到的骨骼肌包括腰大肌、竖脊肌、腰方肌、腹横肌、腹外斜肌、腹内斜肌、腹直肌等肌群。根据肌肉CT值将肌群分隔测量该层面面积，并根据体温状态下肌肉密度（1.04g/cm^3）得到肌肉质量。骨骼肌质量指数是骨骼肌面积除以患者身高的平方（cm^2/m^2），反映了机体内骨骼肌含量。既往的大样本（2115例）研究采用分层的统计学方法，L_3平面骨骼肌质量指数诊断少肌症的cut-off值男性为52.4cm^2/m^2，女性为38.5cm^2/m^2。

床旁超声：肌肉厚度与肌纤维横截面积以及四肢肌肉存在形态学与功能上的相关性。通常选取股四头肌、肱二头肌等表浅肌群测量其横截面积。研究显示机械通气48小时以上，住ICU>7天重症患者发生了急性骨骼肌萎缩，第7天、10天腹直肌横截面积分别减少12.5%、17.7%；发生多器官功能障碍患者肌肉萎缩程度较单一器官损害者更为明显。脊髓损伤、上腹部手术后、心脏术后、机械通气使用不当等均可能发生膈肌运动异常，导致呼吸机依赖，延迟机械通气时间。有研究显示29%的ICU患者发生膈肌功能障碍（运动幅度<10mm或者反常运动），膈肌功能障碍患者总的机械通气时间、脱机时间明显延长，脱机失败率明显升高。营养支持不充分则可能加重膈肌功能障碍，直接导致脱机失败。床旁超声可通过测量膈肌厚度、运动幅度评价膈肌功能障碍。

（二）肠外营养支持评估要点

肠外营养（PN）患者初期需每日监测液体平衡与电解质水平，及时调整水电解质补充量；重症患者应激性高血糖是影响预后的独立危险因素，营养支持时尤其需要控制糖的输注速度、胰岛素泵入方式，监测血糖的动态变化。监测肝肾功能变化，注意肠外营养相关肝功能损害。一般发生于PN治疗2周以上，典型表现为血清转氨酶升高、碱性磷酸酶、胆红素轻度升高、影像可能提示胆囊增大。发生肝功能损害首先考虑有无感染、药物等非营养相关肝损害因素，予以积极控制；合理营养，尽可能应用肠内营养，避免过度喂养，合理调整PN配方中碳水化合物与脂肪乳含量；药物治疗可选择S-腺苷甲硫氨酸减轻瘀胆。

（三）肠内营养支持评估要点

重症患者肠内营养（EN）不耐受发生率可达30%。影响胃排空的因素包括高龄、肥胖、糖尿病或高血糖、严重高颅压、胃食管反流，与治疗相关因素包括机械通气、镇静镇痛、儿茶酚胺类药物应用、EN输注方式等。胃残余量是床旁常用的EN耐受性评估指标，但标准不一，目前能够得到普遍认同的是6小时抽吸量>500ml或≥250ml连续2次；

也有研究证实不进行胃残余量评估并未增加呼吸机相关性肺炎的发生。随着重症超声的普及，床旁超声评估胃动力较胃残余量更客观、直接，更具发展前景。重症患者经胃喂养时需评估误吸风险，高龄、意识障碍、神经系统疾病患者的气道自我保护能力，平卧位、机械通气、间断灌注 EN、口腔护理不到位等均是误吸高风险因素，需调整喂养策略，床头抬高，给予促动力药物，由间断灌注改为持续喂养等，必要时可转为幽门后喂养以降低误吸风险必要时转为幽门后喂养以降低误吸风险。

综上所述，重症患者营养治疗过程需不断的评估，调整治疗方案。营养风险筛查是危重患者实施营养支持计划的前期步骤，NUTRIC 评分、NRS2002 是目前筛选营养风险患者主要的方法；营养状态评价与非脂质组织含量密切相关，BIA、CT、超声等技术明显优于体重指数，客观反映肌肉含量；床旁超声不仅可以评估局部肌群，还可达到动态评估的目的。肠外与肠内营养实施过程中血糖的调控、肝肾功能监测以及胃肠动力监测与评估是保障其顺利实施的必备条件，期望不断改进评估方法，使得营养支持用对人、用对时、用对量，最终达到促进危重患者尽早康复的目的。

第三节　危重症患者的营养治疗

营养、代谢状态是影响重症患者转归的重要因素，针对危重症早期营养供给的时机与途径、疾病相关的代谢改变特点与能量、蛋白质供给量等方面的研究，一直是近年来重症医学与重症营养领域关注的热点，焦点集中于营养供给如何能够影响危重症预后。越来越清晰的证据表明，危重病患者的能量与蛋白质供给与疾病的严重程度、病患个体特征及其营养基础、打击后炎症反应与代谢紊乱状态的影响，也与营养供给途径等相关。客观的、能够充分体现危重症个性化特征的营养供给才可能达到"理想"的目标。如在营养风险与营养不良的程度上确定营养支持的强度，根据营养供给的方式以及疾病不同阶段的代谢特点，确定营养供给目标与治疗策略，并运用营养素的药理作用调控损伤后的异常免疫炎症反应，最终实现影响疾病进程、维护器官功能、促进康复的治疗目的。

实现早期有效营养治疗是危重症营养支持面临挑战与争议的热点，肠内营养在营养供给以及功能支持方面突显重要作用，但具有营养支持与全身支持的双重作用。随着对危重症代谢与营养认识的深入，以及对支持治疗管理质量的提升，营养供给途径已不再是决定一切的因素。当重症患者由于胃肠道解剖和功能原因无法应用肠内营养，或当肠内营养的喂养量低于目标量的 50% 时，PN 仍然需要考虑选择。

一、危重病患者营养供给

（一）能量供给目标

充足、适当的能量补充以减少蛋白质-能量的负平衡及缩短其持续的时间，降低 LBM 的消耗。基于患病后代谢改变的特点，危重病患者能量供给策略应兼顾"需要与接受"两方面的考虑。急性危重症早期适当降低热量供给以避免加重应激后的代谢紊乱，以及加重对受损器官功能的进一步损伤，如应激性高血糖、高碳酸血症，以及增加肝肾功能的代谢负担。应激后早期分解代谢明显增高，但初期（第 1~2 天）主要是复苏阶段，多数患者营养供给在复苏阶段之后，又称为急性阶段后期（患病后第 3~7 天）分解代谢突出，研究显示此阶段的能量供给不应超过间接能量测定或能量消耗计算值的 70%，20~25kcal/（kg·d），早期（第一周）避免给予 100% 的目标能量供给，稳定后应逐渐增加达到 70%~100% 的预测目标能量。此外也需要指出，提倡避免早期过度喂养绝不是让患者处于饥饿，重症患者同样应该防止饥饿或禁食超过 4 天，避免医源性低蛋白血症与营养不良。近年来有关危重症早期（第一周左右）不同能量供给对预后影响的研究，不论是"滋养型"（20%~25% 目标量）喂养，还是低能量或低喂养（能量摄入低于目标能量 70%）、充分性能量供给（70%~100% 目标量），更多显示出早期低能量供给有助于对预后的改善。滋养型喂养：一种小剂量的营养补充策略，具有保护肠黏膜上皮、刺激刷状缘分泌、增强免疫功能、保护上皮细胞的紧密连接、防止细菌移位等有益作用；低能量或低喂养（能量摄入低于目标能量 70%）；过度喂养：能量摄入超过目标能量 110%。

另一方面，RCT 研究的阴性与矛盾结果，也反映出危重症早期的异质性特点以及 RCT 研究用于危重症患者的方法学缺陷。SPN 与 EDEN 研究表明，实际能量代谢测量（代谢车）指导下的能量供给有助于改善预后。鉴于不同能量消耗公式用于危重症患者的缺陷，基于实际能量消耗测定或基于 VO_2 或 VCO_2 的 REE 估算，受到重视并写入重症营养支持指南，意义在于避免过度喂养与喂养不足，保证能量供给能够符合急性危重症早期、恢复期以及持续危重病状态（慢重症，PICS）下的病理生理与代谢特征。急性危重症早期降低能量供给的原则得到普遍认同，最新欧洲营养学会颁布的 ICU 临床营养指南，推荐依据实际能量消耗测量确定危重症热量供给最为理想，否则推荐应用基于氧耗（VO_2）或 CO_2 产生（$VCO_2 \times 0.819$）的能量消耗预测公式估算能量需求量。不论是肠内还是肠外营养方式，急性危重症早期（3 天内）均应避免过度喂养（100% 目标量的等能量供给），3~7 天采取低能量供给原则（不超过 70% 目标量），此后病情稳定逐渐增加能量供给，目标为实际能量消耗测定或公式计算的 80%~100% 目标供给。此外，长时期地喂养同样有害，经口摄食禁忌的危重病患者应避免超过 3 天饥饿，也不推荐危重症患者长时期给予低能量营养供给。

（二）蛋白质需要与供给

急性危重期蛋白质代谢活跃，分解代谢突出，氨基酸作为糖异生底物代偿此时外周胰岛素抵抗导致的糖代谢障碍，因此相对能量供给而言，蛋白质需求相对增加。目标是使得蛋白质合成达到最大化从而满足机体需求或与分解代谢相匹配，维持较理想的氮平衡状态（NB+2）。有关营养供给的 RCT 研究荟萃分析显示，危重症早期低能量供给并未导致不良预后的影响，但低于 0.8~1.0g/（kg·d）的蛋白质供给的确与病死率等相关。尽管患者的能量供给达标，但不同蛋白供给量其临床结局（死亡率）是不同的，急性期达到 1.3g/(kg·d)蛋白质供给将获得病死率降低的结果。因此，1.2～1.5g/(kg·d)的蛋白质供给(0.2～0.25g 氮/(kg·d))，或是≥1.3g/(kg·d)是当前欧美指南中推荐的理想目标。但是对于接受肾脏替代治疗与 ECMO 的危重病患者、危重肥胖症患者，应增加蛋白质的补充量至 2.0～2.5g/(kg·d)。严重创伤、腹泻与消化液额外丢失者，应增加蛋白质补充，达到 2g/(kg·d)或更高。ASPEN 重症患者营养治疗指南中推荐：BMI 在 30～40 的肥胖重症患者蛋白质补充应达到 2g/(kg $IBW_{(理想体重)}$·d)，肥胖重症患者(BMI>30)应掌握"允许性的低能量"的原则，如 BMI 30～40 者，给予 11～14kcal/(kg $ABW_{(实际体重)}$·d)，或 BMI>40，22～25kcal/(kg $IBW_{(理想体重)}$·d)，BMI>40 的重度肥胖患者，补充应达到 2.5g/(kg $IBW_{(理想体重)}$·d)。但在 2018 年 ESPEN 更新的指南中，对蛋白质补充量推荐为 1.3g/(kg·d)，不论体重如何。蛋白质摄入量<0.5g/(kg·d)定义为低蛋白饮食。

(三) 脂质需要与供给

脂肪与脂肪乳剂是非蛋白质能量(non protein calorie，NPC)的另一来源，提供机体代谢所需的能量以及生物膜和生物活性物质代谢所需的多不饱和脂肪酸与必需脂肪酸。推荐供给量为 0.8～1.5g/(kg·d)。

不同的脂肪酸(ω-6、ω-3 与 ω-9 PUFA)对危重症免疫与炎性反应的影响有所不同，来源于 ω-3 PUFA(鱼油中富含)代谢产生的白细胞三烯 5 系列(LTB_5)和血栓烷 A_3(TXA_3)系列衍生物，对中性粒细胞的趋化与聚集、溶菌酶释放及血小板凝聚、血管收缩的作用较 ω-6 PUFA(大豆油)代谢生成的衍生物 LTB_4、TXA_2 对上述生理影响特别是促炎反应明显减弱(仅约 10%)。因此，以 ω-3 PUFA 替代部分 ω-6PUFA，具有调控危重疾病状态下机体的过度炎性反应。临床实验研究与荟萃分析显示，给予创伤、脓毒症、重症胰腺炎及 ALI/ARDS 患者补充药理剂量的 ω-3 脂肪酸 0.1～0.2g/(kg·d)，可获得改善氧合，缩短机械辅助通气时间、住 ICU 住院天，减少了新发的器官衰竭以及感染性并发症等预后指标。2018 年 ESPEN 专家共识肯定了上述生理效应及使用的药理作用剂量，同时指出，抗炎等临床获益效果是剂量依赖性的，不论是肠外还是肠内途径供给，均应选择持续给药的方式而非顿服。

二、危重病患者肠内营养选择与实施

肠道被视为机体的一道重要防线和"中心器官"，肠道上皮结构与功能的完整性在危重病患者的整体治疗中则具有重要意义。肠黏膜充足的血液灌注与经肠道供给营养是维护肠道功能的两个重要基础，而经肠道喂养(EN)在保护肠黏膜的完整性、防治肠道细菌移位与支持肠道免疫系统方面的独特作用不容取代。在充分的组织灌注前提下，直接向胃肠道提供营养物质，是保证黏膜营养及其正常结构与功能的重要措施。接受早期 EN 的重症患者，感染的风险明显低于接受 PN 的患者。国际上多个重症营养支持指南均将早期肠内营养作为危重症营养治疗方式的高级别推荐意见。

(一) 肠内营养时机

需要营养支持并不能经口摄食的重症患者，在有效的复苏与初期治疗后 24～48 小时，即不再需要大剂量的血管活性药或容量复苏治疗维持循环稳定、血乳酸低于 2mmol/L 时，应开始尝试早期肠内营养，首选经胃 EN 的方式。这一原则，已得到国际上重症与营养学界的普遍共识。研究与荟萃分析表明，延迟(>48 小时)的 EN 在增加感染性并发症、机械通气时间、住 ICU 时间以及生存率方面均明显相关，并导致较长时间能量与蛋白等不足与纠正后期营养不良的难度。

(二) 肠内营养途径与喂养管理

通过鼻胃管或胃/肠造口给予管饲营养，是大多数 ICU 患者实现肠内营养的方式。喂养途径包括鼻胃管、鼻肠管、胃造口/空肠造口导管。经胃 EN 是首先推荐的选择，对于合并胃排空障碍以及合并吞咽障碍、意识障碍、体位限制不能上胸抬高、合并腹腔压力增高等的危重病患者，幽门后小肠喂养是减少反流与误吸发生风险、提高早期 EN 实施有效性的保障。危重病患者早期 EN 的挑战主要在于对喂养的不耐受，特别是残余量增加与胃-食管反流。而胃动力低下是胃肠动力障碍的突出表现，故幽门后小肠喂养一直是力求改善 EN 耐受性的应对措施。

胃/空肠造口更适合于长时间需要管饲肠内营养者，其优点在于去除了鼻管，减少了鼻咽与上呼吸道的感染性并发症，延长导管放置时间。后者包括开腹胃造口置管或床旁经内镜引导下经皮穿刺置管方法(经皮内镜引导下胃造口术，PEG)实现与空肠造口术(PEJ/PEGJ)。

不论是经胃或是经肠喂养，蠕动泵控制下持续输注是危重症推荐的喂养形式，较顿服方式更有利于提高危重症早期喂养的耐受性与充分性。

(三) 肠内营养实践管理

尽管早期肠内营养得到了越来越多的重视，但即使在病情稳定的重症患者，胃肠道不耐受发生率仍然是早期喂养面临的主要风险与挑战，并直接影响 EN 效果。许多重症患者存在胃肠动力和功能的障碍，并导致喂养不耐受，如胃潴留、腹胀腹泻、误吸与吸入性肺炎，直接影响早期 EN 实施。并与住 ICU 时间延长、病死率升高相关。EN 不耐受更多地发生于休克复苏后、脓毒症、接受机械通气治疗、持续镇静镇痛与儿茶酚胺使用等重症患者。临床改进措施包括：①EN 期间保持上胸部抬高≥30°的体位；②应用胃肠促动力药物；③反流、误吸高风险的重症患者，选择经小肠喂养的方式更益于安全达到喂养目标；④用胃残余量来判断排空状态的可靠性存在争议，受多因素影响，如置管的深度、管腔直径与侧空数量等相关，故近年来提出的胃潴留参考值增加为 500ml/6h。因此，密切注意胃残留量以及对高风险患者持续、动态监测。

(四) 肠内营养配方选择

肠内营养制剂根据其组成分为整蛋白配方饮食、预消化配方(短肽)、单体配方(要素饮食)、疾病特殊配方几种类型。整蛋白多聚物配方适用于胃肠道消化功能良好重症患者，短肽多聚物配方(预消化配方)适用于胃肠道功能不足(含短肠)或急性胃肠损伤等部分胃肠功能障碍的患者；疾病特殊配方适用于某种疾病或疾病状态，如高血糖、肾功能障碍、呼吸衰竭及肝功能不全等；含可溶性纤维的 EN 制剂对于合并腹泻的重症患者研究显示有改善作用；免疫调节型配方多含有精氨酸、EPA、DHA、MUFA、核苷酸、谷氨酰胺与牛磺酸，以及抗氧化维生素与微量元素，目前仅推荐颅脑创伤及外科ICU围术期患者可考虑使用，但证据级别较低，不作为常规选择。

三、危重患者肠外营养实施

研究表明，约10%重症患者胃肠道无法使用，是TPN的绝对适应证，另有10%左右因EN喂养不足需要辅以SPN以达到有效的供给。危重病患者肠外营养实施原则在于：避免早期过度喂养、根据代谢与器官功能及治疗状态调整能量、蛋白质及微营养素的补充，合理选择营养素药理等，并注意监测患者的耐受性与效果。

凡具有营养治疗指征并存在经口摄食或管饲EN禁忌证的危重症患者，应在患病后3~7天开始PN。常见于合并胃肠道功能障碍、存在有尚未处理的腹部问题（如出血、腹腔感染）、由于手术或解剖原因禁止肠道喂养的重症患者。随着对PN认识及其应用技术的完善，PN成为ICU患者安全有效的支持方式。任何原因导致胃肠道不能使用或应用不足，应考虑肠外营养，或在EN基础上添加补充性肠外营养（SPN）。不论是PN还是EN的途径，均应避免早期激进式的营养供给（过度喂养），也同样避免超过3天以上的无营养供给。早期也要避免存在以下情况时开始“激进式”PN，如：处于早期复苏阶段、血流动力学尚未稳定或组织低灌注；严重高血糖尚未控制；严重水电解质与酸碱失衡；严重肝功能衰竭与（或）肝性脑病；急性肾衰竭存在严重氮质血症的无肾脏替代治疗患者，均不宜给予标准肠外营养。

肠外营养的主要营养元素由葡萄糖（3.4kcal/g）、脂质（含必需脂肪酸，9kcal/g）、氨基酸（4kcal/g）、电解质、维生素与微量元素。葡萄糖与脂肪是非蛋白质热量（non-protein calorie，NPC）的组成。

重症患者常合并应激性糖代谢紊乱，过多热量与葡萄糖的补充，增加CO_2的产生，增加呼吸肌做功、肝功能损害与淤胆发生等，有加重脏器功能损害的危险。外源葡萄糖供给量一般从100~150g/d开始，3~4g/（kg·d），占NPC的60%左右，葡萄糖：脂肪比例保持在70：30~60：40，葡萄糖的输注速度不应超过3mg/（kg·min）。需要时同时泵入胰岛素控制血糖不超过8.3~10mmol/L（150~180mg/dl）。

脂肪乳剂是PN中另一重要营养物质与NPC来源，提供必需脂肪酸，参与细胞膜磷脂的构成及作为携带脂溶性维生素的载体，单位体积可供给较高的热量（9kcal/g）。外源性脂肪的补充需考虑到机体对脂肪的利用和清除能力，一般占总热量的15%~30%，或占NPC的30%~50%，补充量为0.7~1.5g/（kg·h），合并脂代谢障碍，如高甘油三酯血症患者（>4~5mmol/L）以及老年患者，应暂停或降低补充量。有报道脂肪补充超过2.5g/（kg·d）或0.11g/（kg·h）将对甘油三酯水平、凝血功能及呼吸功能产生不良影响。MCT不依赖卡泥汀转运进入线粒体代谢，有较高氧化利用率，有助于改善应激与感染状态下的蛋白质合成。比较不同类型脂肪乳剂影响的研究显示：多油脂肪乳剂[较少的LCT、添加MCT、ω-3PUFA及ω-9 MUFA较传统大豆油为基础（LCT）的脂肪制剂]具有更好的脂肪酸的氧化与氮的利用，并不影响单核-巨噬细胞系统功能，应用效果和安全性均优于传统剂型。

氨基酸溶液作为肠外营养液中的氮源，是蛋白质合成底物的来源。重症患者PN时氨基酸（蛋白质）补充量及热氮比构成的原则为：维持氮平衡的蛋白质供给量一般从1.2~1.5g/（kg·d）开始，约相当于氮0.2~0.25g/（kg·d），热氮比100~150kcal：1gN，适宜的热氮比有助于提高蛋白质合成。接受TPN的重症患者，推荐尽早添加药理剂量的谷氨酰胺。谷氨酰胺Gln 0.3g/（kg·d），或谷氨酰胺二肽（丙氨酰-谷氨酰胺）0.5g/（kg·d）被认为是Gln有效的药理剂量。Gln补充需注意：休克、肾功能障碍患者不推荐使用；老年患者应注意尿氮排泄量的监测。

每日常规补充的电解质主要有钾、钠、氯、钙、镁、磷。血清电解质浓度监测为确定电解质的补充量提供可靠依据。维生素、微量元素虽体内含量低但同样有着重要的生理作用，参与营养代谢，其中有些具有抗氧化作用（维生素C、维生素E、β胡萝卜素与微量元素硒、锌、铜等），有助于氧自由基的清除及防治组织细胞的过氧化损伤，大剂量维生素C（360mg/kg）可抑制应激后中性粒细胞释放自由基，保护线粒体功能，维护细胞膜的稳定性，是机体重要的抗氧化屏障。维生素D对免疫功能与能量代谢的影响日益受到重视。

肠外营养液应依据各种营养素需要及药理特性，按浓度、比例、相容性等特点无菌条件下配制成全静脉营养混合液（total nutrient admixture，TNA或all-in-one）后持续匀速输注，为确保输入的混合营养液的稳定性，不应在全合一营养液中添加胰岛素等其他药物。研究显示，商品化多腔袋在TPN溶液稳定性、防治感染等方面更具优势。

四、特殊危重症营养支持治疗

（一）呼吸衰竭患者营养支持

1. 能量消耗与能量需要　ARDS、重症肺炎、AECOPD是临床中合并急性呼吸衰竭的主要疾病，往往存在着明显的全身炎症反应，并伴随着体内各种应急激素及多种细胞因子和炎症介质的释放。其早期代谢改变特点为严重的高分解代谢，能量消耗增加，加之多数患者需要机械通气治疗，其静息能量消耗（REE）可达预计值的1.5倍。脂肪动员加速，LBM分解，各种结构与功能蛋白被迅速消耗，血清白蛋白下降、谷氨酰胺明显减少，血中氨基酸比例的失调，迅速出现蛋白质消耗、骨骼肌体积和功能丧失与营养不良，并影响患者的预后。ARDS患者一年和五年生存率调查显示，伴有消耗性肌肉萎缩、衰弱的ARDS患者离开ICU一年持续存在呼吸功能下降，因此及时有效的营养支持非常重要，并有助于缩短接受机械通气的时间。

2. 急性呼吸衰竭患者营养支持要点　不论是有创还是无创机械通气方式均无法正常经口摄食，管饲EN是首选的营养供给途径，并采取措施提高早期EN耐受性，避免反流、误吸，可使用甲氧氯普胺、静脉用红霉素、莫沙必利等促胃肠动力药物。不论是急性还是慢性呼衰患者，应避免过度喂养,特别是过多的碳水化合物供给,避免增加 CO_2 的产生,加重呼吸负荷。研究显示,当能量供给量超过需要的2倍,可导致患者脱机困难。可适当增加非蛋白质能量(NPC)中脂肪供能比例。实验与临床研究显示,补充药理剂量的EPA、DHA(富含鱼油)以及抗氧化物质,可以提高ARDS患者的抗氧化水平,防止脂质过氧化损害,减少支气管肺泡灌洗液(BALF)内中性粒细胞数量以及降低肺血管阻力等,由此改善氧合,缩短机械时间和ICU停留时间。然而一项ARDS患者早期EN添加大剂量顿服鱼油的Omega研究因增加不良预后被中断。也有来自欧洲165例脓毒症与感染性休克合并ARDS接受机械通气治疗的多中心RCT研究:给予添加鱼油及抗氧化维生素的EN,明显缩短了机械通气时间与ICU住院时间,改善了28天存活率。Meta分析也显示出对ARDS的机械通气时间与氧合等有改善作用。新近更新的重症营养指南对ARDS患者推荐肠内或肠外途径添加含鱼油或ω-3脂肪酸制剂但不推荐顿服形式补充。总之,ARDS或(和)急慢性呼衰患者的营养治疗原则,应掌握:适当降低NPC中碳水化合物的比例,间接能量测定指导下的能量供给更为理想,保证蛋白质供给及添加含鱼油或ω-3脂肪酸的营养制剂,并加强早期康复训练。

(二)急性肾损伤患者营养支持

1. 能量与代谢改变　急性肾损伤(acute kidney injury,AKI)常见于严重创伤、严重脓毒症、休克相关的器官功能损害,由于炎症因子与儿茶酚胺等激素大量释放,机体呈现高分解代谢状态,静息能量消耗(REE)增加与急性危重症相伴随,接受肾脏替代治疗(continuous renal replacement therapy,CRRT),能量消耗增加与营养的丢失更明显,是构成AKI患者营养不良的主要影响因素。蛋白质能量营养不良在AK患者具有较高的发生率,并且是促进急性肾脏损害进程与增加病死率的重要因素之一,同时营养治疗也由于肾功能的损伤与肾替代治疗的影响显得更为复杂与困难。

AKI期间的代谢改变:肾糖原丢失与胰岛素、胰高血糖素清除下降,其胰岛素抵抗及血糖升高与波动更为突出。AKI患者分解代谢增加表现更为突出且持续时间更长,胰岛素抵抗与代谢性酸中毒均促进蛋白质分解,氨基酸通过细胞膜转运受损,肾脏合成的谷氨酰胺下降成为“条件必需氨基酸”。肾小球滤过率的降低导致肌酐、尿素氮、水以及其他毒性代谢产物排泄障碍,钾、镁、磷的肾脏清除下降而血清浓度升高,同时低血钙较高血钙更为多见,从而使钙在多方面的生理功能均受到影响。微营养素(维生素与微量元素)在代谢、免疫及抗氧化方面具有重要作用,ARF患者硒、锌、维生素C与维生素E均明显缺乏,从而使氧化应激增加。

2. AKI与CRRT期间营养治疗特点　针对AKI患者病理生理改变特点与治疗制订恰当的营养供给方案,才可获得通过营养治疗改善临床预后的效果。对于AKI患者而言,关键在于:①认识肾损伤患者病理生理及代谢改变各阶段的特点,认识RRT对营养平衡的影响;②客观、动态地评估能量与营养的缺失和需要;③制订合理的营养治疗方案并根据病情与治疗反应,调整营养供给。

AKI患者的营养治疗的基本目标和其他代谢性疾病是一致的,但对于未接受肾替代治疗的AKI患者,应注意氮的清除能力及血清必需氨基酸/非必需氨基酸比例,根据肌酐清除能力适当调整及摄入量以避免加重氮质血症等。氨基酸、葡萄糖和水溶性维生素(维生素C、B族维生素)可被CRRT清除,胆固醇、甘油三酯和脂溶性维生素不易被CRRT清除。接受CRRT患者蛋白质、葡萄糖和微营养素的补充剂量与CRRT剂量及患者基础营养状况密切相关。一般来说,不含糖或低糖置换液(葡萄糖浓度<10mmol/L)糖的丢失量平均为40~80g/d,后置换模式会增加糖的丢失,而含糖置换液及高糖置换液(葡萄糖浓度>50mmol/L)将增加糖的摄入量,但丢失量也随之增加。蛋白质丢失量平均为1.2~7.5g/d,但大分子白蛋白不通过滤膜孔,以短肽和氨基酸的形式丢失。甘油三酯在血中主要以脂蛋白形式或与白蛋白结合的形式存在,分子量可达65kDa以上,其丢失量可以忽略不计,体内的与外源性补充的脂肪受CRRT影响很小。许多维生素与微量元素分子量小,可经滤膜孔丢失。维生素C丢失量高达600μmol/d(100mg/d),叶酸丢失量为600nmol/d,维生素 B_1 丢失量超过正常丢失量的1.5倍以上,硒、铬、铜、锌、锰、钙等在CRRT期间均有丢失,应注意补充。

AKI患者早期营养支持中,过度营养与营养不足均对预后产成不良影响,国际上有关AKI与ARF患者营养供给的推荐意见:能量供给为25~30kcal/(kg·d)。接受CRRT的重症患者,蛋白质补充量1.2~2.0g/(kg·d)(体重按实际重量计算),需要说明的是对于肾小球滤过率(glomerular filtration rate,GFR)明显降低、尿排氮低于0.8g/(kg·d)的患者,应测定血清肌酐与尿素氮,以及24小时氮的排出总量,依据氮的排出量决定入氮量。

总之,由于代谢紊乱及CRRT治疗,AKI患者常发生蛋白质-能量营养不良,这对预后会产生不良影响,而恰当的营养支持能够改善肾脏功能及不良预后。

(三)重症肥胖患者营养支持

1. 重症肥胖患者的代谢特点　合并多重代谢异常是此类患者的特点,如高血糖、高血脂、高血压以及心血管系统合并症及心、肾等功能损害等,应激后的炎症反应与代谢紊乱(如高血糖)更明显,胰岛素抵抗与糖代谢障碍更突出。脂质合成与分解均增加,39%的REE来自于脂肪代谢。当机体的BMI>25.5%时,能量利用障碍导致瘦体组织进一步丧失,而瘦体组织的减少往往与不良预后相关。

2. 营养支持治疗特点　由于体重与人体组成的异常,直接影响到能量与营养的合理供给,不同个体间的差异也比较大,容易导致过度喂养与蛋白质供给不足。因此,获得重症肥胖患者客观的准确的人体组成数据与营养代谢信息更显重要。美国重症营养指南建议,ICU肥胖患者的营养评估时应注重中心型肥胖、代谢综合征、肌少症的表现,以及BMI>40,全身炎症反应(SIRS),或与肥胖相关的心血管疾病与死亡高风险的其他合并症。接受早期EN时,加强对评估高血糖、高脂血症、高碳酸血症、液体负荷情况以及肝脏脂肪堆积与肾功能等方面。最新欧洲重症营养指南指出，重症肥胖患者推荐使用间接能量测定仪测量患者的实际能量消耗，并按照允许性低喂养原则，即高蛋白-低能量喂养，以保存瘦体组织含量，动员储备的脂肪，最大限度降低过度喂养导致的代谢并发症。2016 年美国危重病与营养学会推荐指出，肥胖的重症患者，在收入 ICU 24～48 小时内即开始早期 EN。对于不同程度的肥胖患者，建议能量供给目标不应超过间接能量消耗测定（IC）的 65%～70%。不能进行 IC 测定时，建议使用基于体重的营养估算公式：BMI 30～50 时，提供 11～14kcal/（kg 实际体重・d）的能量；BMI>50 者，能量供给按照 22～25kcal/（kg 理想体重・d）。蛋白质供给量建议：BMI 30～40 者，2.0g/（kg 理想体重・d）；BMI≥40 者，2.5g/（kg 理想体重・d）。2018 年欧洲营养学会更新的 ICU 患者营养治疗指南关于重症肥胖患者的蛋白质供给，认为与非肥胖重症患者并无差异，1.3g/（kg・d）。并注意营养支持中的血糖、脂代谢与氮平衡的监测，以保证营养的合理供给及避免加重代谢紊乱。

（周华　曹相原　许媛）

参考文献

1. Pichard C, Kyle UG, Morabia A, et al. Nutritional assessment: lean body mass depletion at hospital admission is associated with an increased length of stay. Am J Clin Nutr, 2004, 79: 613-618.
2. Klaude M, Fredriksson K, Tjader I, et al. Proteasome proteolytic activity in skeletal muscle is increased in patients with sepsis. Clin Sci (Lond), 2007, 112: 499-506.
3. Florea D, Molina-López J, Hogstrand C, et al. Changes in zinc status and zinc transporters expression in whole blood of patients with Systemic Inflammatory Response Syndrome (SIRS). J Trace Elem Med Biol, 2018, 49: 202-209.
4. Carr AC, Rosengrave PC, Bayer S, et al. Hypovitaminosis C and vitamin C deficiency in critically ill patients despite recommended enteral and parenteral intakes. Crit Care, 2017, 21(1): 300.
5. Besecker BY, Exline MC, Hollyfield J, et al. A comparison of zinc metabolism, inflammation, and disease severity in critically ill infected and noninfected adults early after intensive care unit admission. Am J Clin Nutr, 2011, 93: 1356-1364.
6. Heyland DK, Dhaliwal R, Jiang X, et al. Identifying critically ill patients who benefit the most from nutrition therapy: the development and initial validation of a novel risk assessment tool. Critical Care, 2011, 15: R268.
7. Rahman A, Hasan RM, Agarwala R, et al. Identifying critically-ill patients who will benefit most from nutritional therapy: Further validation of the "modified NUTRIC" nutritional risk assessment tool. Clin Nutr, 2016, 35(1): 158-162.
8. Taylor BE, McClave SA, Martindale RG, et al. Society of Critical Care Medicine; American Society of Parenteral and Enteral Nutrition. Guidelines for the Provision and Assessment of Nutrition Support Therapy in the Adult Critically Ill Patient: Society of Critical Care Medicine (SCCM) and American Society for Parenteral and Enteral Nutrition (A. S. P. E. N.). Crit Care Med, 2016, 44(2): 390-438.
9. Fontes D, Generoso Sde V, Toulson Davisson Correia MI. Subjective global assessment: a reliable nutritional assessment tool to predict outcomes in critically ill patients. Clin Nutr, 2014, 33(2): 291-295.
10. Moisey LL, Mourtzakis M, Cotton BA, et al. Skeletal muscle predicts ventilator-free days, ICU-free days, and mortality in elderly ICU patients. Critical Care, 2013, 17: R206.
11. Toledo DO, Carvalho AM, Oliveira AMRR, et al. The use of computed tomography images as a prognostic marker in critically ill cancer patients. Clin Nutr ESPEN, 2018, 25: 114-120.
12. Corcoran AT, Kaffenberger SD, Clark PE, et al. Hypoalbuminaemia is associated with mortality in patients undergoing cytoreductive nephrectomy. BJU Int, 2015, 116(3): 351-357.
13. Lee JL, Oh ES, Lee RW, et al. Serum albumin and prealbumin in calorically restricted, nondiseased individuals: a systematic review. Am J Med, 2015, 128(9): 1023. e1-22.
14. Kim WY, Suh HJ, Hong Sang-Bum, et al. Diaphragm dysfunction assessed by ultrasonography: Influence on weaning from mechanical ventilation. Crit Care Med, 2011, 39: 2627-2630.
15. Steingrub J, Hite RD, Moss M, et al. Initial trophic vs full enteral feeding in patients with acute lung injury: the EDEN randomized trial. JAMA, 2012, 307(8): 795-803.
16. Arabi YM, Aldawood AS, Haddad SH, et al. Trial Group. Permissive Underfeeding or Standard Enteral Feeding in Critically Ill Adults. N Engl J Med, 2015, 372(25): 2398-2408.
17. Singer P, Anbar R, Cohen J, et al. The tight calorie control study (TICACOS): a prospective, randomized, controlled pilot study of nutritional support in critically ill patients. Intensive Care Med, 2011, 37(4): 601-609.
18. Oren Zusman, Miram Theilla, Jonathan Cohen, et al. Resting energy expenditure, calorie and protein consumption in critically ill patients: a retrospective cohort study. Critical Care, 2016, 20: 367.
19. Taylor BE, McClave SA, Martindale RG, et al. Guidelines for the Provision and Assessment of Nutrition Support Therapy in the Adult Critically Ill Patient: Society of Critical Care Medicine (SCCM) and American Society for Parenteral and Enteral Nutrition (A. S. P. E. N.). Crit Care Med, 2016, 44: 390-438.
20. Singer P, Berger MM, Van den Berghe G, et al. ESPEN guidelines on Parenteral Nutrition: intensive care. Clin Nutr, 2009, 33: 246-251.
21. Reintam Blaser A, Starkopf J, Alhazzani W, et al; ESICM Working Group on Gastrointestinal Function. Early enteral nutrition in critically ill patients: ESICM clinical practice guidelines. Intensive Care Med, 2017, 43(3): 380-398.
22. Dhaliwal R, Cahill N, Lemieux M, et al. The Canadian Critical Care nutrition guidelines in 2013: an update on current recommendations and implementation strategies. Nutr Clin Pract, 2014, 29: 29-43.
23. Philip C Calder, Michael Adolph, Nicolaas E Deutz, et al. Lipids in the intensive care unit: Recommendations from the ESPEN Expert Group. Clin Nutr, 2018, 37(1): 1-18.
24. Heyland D, Muscedere J, Wischmeyer PE, et al. Canadian Critical Care Trials Group. A randomized trial of glutamine and antioxidants in critically ill patients. N Engl J Med, 2013, 368(16): 1489-1497.
25. Singer P, Annika Reintam Blaser, Mette M Berger, et al. ESPEN guideline on clinical nutrition in the intensive care unit. Clinical Nutrition, 2019, 38(1): 48-79.
26. Nicolo M, Heyland DK, Chittams J, et al. Clinical Outcomes Related to Protein Delivery in a Critically Ill Population: A Multicenter, Multinational Observation Study. JPEN, 2016, 40(1): 45-51.

27. Victor D Dinglas, Lisa Aronson Friedman, Elizabeth Colantuoni, et al. Muscle Weakness and 5-Year Survival in Acute Respiratory Distress Syndrome Survivors. Crit Care Med, 2017, 45: 446-453.

28. Sarah J Peterson, Omar B Lateef, et al. Early Exposure to Recommended Calorie Delivery in the Intensive Care Unit Is Associated With Increased Mortality in Patients With Acute Respiratory Distress Syndrome. JPEN, 2017 Jun 1: 148607117713483. doi: 10.1177/0148607117713483.

29. Todd W Rice, Arthur P Wheeler, B Taylor Thompson, et al. Enteral Omega-3 Fatty Acid, γ-Linolenic Acid, and Antioxidant Supplementation in Acute Lung Injury. JAMA, 2011, 306(14): 1574-1581.

30. Jennifer A Wooley, Imad F Btaiche, Kelley L Good. Metabolic and Nutritional Aspects of Acute Renal Failure in Critically Ill Patients Requiring Continuous Renal Replacement Therapy. Nutrition in Clinical Practice, 2005, 20: 176-191.

31. Rinaldo Bellomo, Alan Cass, Louise Cole, et al. Calorie intake and patient outcomes in severe acute kidney injury: findings from The Randomized Evaluation of Normal vs. Augmented Level of Replacement Therapy (RENAL) study trial. Critical Care, 2014, 18: R45.

第九章

常见代谢性疾病的营养支持治疗

新陈代谢是指在机体中所进行的众多化学变化的总和，是人体生命活动的基础。通过新陈代谢，使机体与环境之间不断进行物质转化，同时体内物质又不断进行分解、利用与更新，为个体的生存、劳动、生长、发育、生殖和维持内环境稳定提供物质和能量。营养物质的不足、过多或比例不当，中间代谢的某一环节出现障碍，均可导致代谢性疾病的发生。饮食、运动等生活方式与代谢性疾病关系密切，医学营养治疗是代谢性疾病的重要基础治疗措施之一。

第一节　超重和肥胖症

肥胖症是指由于能量营养物质过剩而导致体内脂肪堆积过多和(或)分布异常所致体重增加，是由包括遗传和环境因素等在内的多种因素相互作用所引起的一种复杂的慢性代谢性疾病。随着社会经济的发展与城市化的扩大，全球范围内超重与肥胖症的发病率不断攀升，已成为当前严重的公共健康问题之一。超重与肥胖不仅显著影响着人们的健康，同时也带来了一系列的社会问题。根据 WHO 2016 年的统计，全世界约有 6.5 亿肥胖患者。近二十多年来，随着中国经济的飞速发展，人民的生活水平得到很大的改善，罹患肥胖及其并发的各种代谢性疾病的人群也在迅速增长。中国成年男性超重和肥胖的患病率分别为 33.7%和 13.7%，成年女性超重和肥胖的患病率分别为 29.2%和 10.7%。最新的研究表明中国肥胖人口接近 1 亿，占全国人口数量的 7%以上，患病人数超过美国，位居世界第一。

与正常体重人群相比，超重和肥胖人群的 2 型糖尿病(T2DM)发病风险均明显增高。肥胖和超重组中三阴性乳腺癌患者较 HER2 过表达型乳腺癌患者更多。孕前超重和肥胖发生不良妊娠结局的风险增高，特别是妊娠期高血压、妊娠期糖尿病、妊娠高脂血症、胎膜早破和产后出血等。超重和肥胖孕妇的子代，容易出现宫内窘迫、先天畸形、巨大儿、新生儿低血糖、围生儿死亡，远期慢性代谢性疾病，如心血管疾病、高脂血症、2 型糖尿病和脂肪肝等的发病风险。

肥胖症传统治疗方法包括饮食控制、运动疗法、药物治疗等都可以在一定程度上起到控制及减轻体重的目的，但是这些保守治疗方法在严重难治性肥胖人群中很难彻底有效地根治肥胖症。近二十年来，随着减肥手术治疗的不断开展和普及，使得重度肥胖症患者能获得长期稳定而有效的减重效果，并且能有效地缓解甚至完全控制相关并发的疾病(如 2 型糖尿病)，减重代谢手术的出现为这类患者的有效治疗带来了曙光，但手术有其适应症和相关的并发症，应予以重视。

本章重点描述肥胖症的内科药物治疗和手术治疗。

一、内科药物治疗

肥胖症治疗主要包括两个方面：即减少能量摄入及增加能量消耗。强调行为、饮食、运动等生活方式的矫正仍是基础治疗手段。而对于重度肥胖患者，除了生活模式矫正外还需接受药物治疗才能获得满意的疗效。本部分重点描述内科治疗。

教育与行为治疗是肥胖症治疗的基础。包括营养教育、增加体力活动、社会支持、心理干预等。通过宣传教育使患者及其家属对肥胖症危害性的正确认识和膳食营养知识的提高，有利于干预治疗的顺利进行，引导改变饮食和运动习惯，持之以恒地采取健康的生活方式。

采用低能量、低脂饮食控制总进食量的饮食控制是肥胖症治疗的重要手段。对肥胖患者应制订能为之接受且能长期坚持的个体化饮食方案，使体重逐渐减轻到适当水平。如果机体每天能量负平衡达到 500kcal 则每 15 天可使体重减轻 1kg。不建议更高的能量负平衡，能量限制过甚不仅患者难以坚持，而且可引起机体衰弱、脱发、抑郁甚至心律失常等风险。通常，低能量饮食是指每天 15~20kcal/kg 理想体重(ideal body weight，IBW)，极低能量饮食是指每天<15kcal/kg IBW。为了安全起见，不建议采纳极低能量饮食，即使在专业人员监护下使用，也不应超过 12 周。合理的饮食构成极为重要，须采用混合的平衡饮食，碳水化合物、蛋白质和脂肪提供能量的比例应分别占总能量的 55%左右、15%~20%和 25%左右，含有适量优质蛋白、复杂碳水化合物(如：全谷类)、足够新鲜蔬菜(400~500g/d)和水果(100~200g/d)、适量维生素和微量营养素。避免油煎/炸食品、起酥糕点和甜点等高脂高糖食品，采用少油或无油的烹饪方法，并减少食盐的用量。适当增加膳食纤维及无能量液体以满足饱腹感。

同时，对肥胖者来说，以选择中等强度的活动或运动为宜，但应根据个体情况循序渐进，有心、肺等重要脏器功能不全者需慎重。另外，活动或运动要与饮食治疗相结合，以使肥胖者体重减轻并持续。

减肥药物适应证：BMI≥30kg/m^2 的肥胖人群，或 BMI≥27kg/m^2 已有肥胖相关并发症(如高血压、2 型糖尿病、血脂异常等)的超重人群。

美国 FDA 批准应用于减肥的药物包括奥利司他、氯卡色林、芬特明/托吡酯复方片剂、纳曲酮/安非他酮复方制剂、利拉鲁肽。但目前在中国，除了奥利司他被中国食品药品监督管理局(CFDA)批准用于减肥外,其他药物还没有进入中国市场或没有被CFDA批准用于减肥。利拉鲁肽虽然进入中国市场,但目前仅被批准用于2型糖尿病的治疗。

1. 奥利司他　奥利司他是特异性胃肠道脂肪酶抑制剂,可减少对食物中脂肪(主要是甘油三酯)的吸收。1999年FDA批准其用于长期体重维持,也是唯一被CFDA批准的减肥药。不良反应与其阻止膳食摄入脂肪吸收的药理作用相关,包括胃肠胀气、大便紧急感、脂肪泻、大便次数增多等。由于脂肪吸收受限,一些脂溶性维生素和矿物质也容易出现吸收不良,长期用药者需要额外补充这些物质。

禁忌证:患有慢性吸收不良综合征或胆汁淤积症者禁用。

2. 氯卡色林　氯卡色林是5-羟色胺2C(5-HT2C)受体激动剂,可增强饱腹感,降低食物摄入。2012年美国FDA批准其用于长期体重维持。不良反应包括头痛、头晕、疲劳、恶心、口干、便秘。

禁忌证:妊娠及哺乳期妇女禁用。

3. 芬特明/托吡酯复方片剂　芬特明主要通过加强去甲肾上腺素和多巴胺的神经传递来抑制食欲;托吡酯是抗癫痫药物,可通过多种途径减少食欲,产生饱腹感。2012年美国FDA批准其用于长期体重维持。不良反应包括失眠、口干、便秘、感觉异常、眩晕和味觉异常。

禁忌证:托吡酯有致畸作用,妊娠及哺乳期妇女、甲亢、青光眼禁用。

4. 纳曲酮/安非他酮复方制剂　多巴胺和去甲肾上腺素再吸收的抑制剂和阿片类拮抗剂。2014年美国FDA批准其用于长期体重维持。不良反应为恶心、便秘、头痛、呕吐、眩晕。可增加与抗抑郁药物相关的自杀想法及行为。

禁忌证:未控制的高血压、厌食症或食欲亢进、药物或酒精戒断治疗中,以及使用单胺氧化酶抑制剂者禁用。

5. 利拉鲁肽　GLP-1受体激动剂,能够调节胰岛素分泌、抑制食欲、延缓胃排空、增加饱胀感。2014年美国FDA批准其用于长期体重维持。主要不良反应为恶心、呕吐、胰腺炎。

禁忌证:髓样甲状腺癌病史和2型多发内分泌腺瘤患者禁用。

另外,许多用于治疗糖尿病、抑郁症和其他慢性疾病的药物都会对体重产生影响,造成体重增加或减少。比如,对2型糖尿病合并肥胖的患者,胰岛素、噻唑烷二酮类(thiazolidinediones,TZDs)、磺脲类药物的使用会造成体重增加。而如二甲双胍、胰高血糖素样肽1(glucagon-like peptide-1,GLP-1)受体激动剂(GLP-1RA)、钠-葡萄糖协同转运蛋白2(sodium-glucose cotransporter-2,SGLT-2)抑制剂在降糖的同时可以降低体重。因此,在肥胖合并上述疾病的患者,应优先考虑有利于减轻体重或对体重影响中性的药物。

二、手术治疗

早在1954年,Kreman等就完成了第一例空回肠旁路术从而开创了手术减重的历史。1982年,Pories等在经手术治疗病态肥胖症时发现手术对于同时合并的2型糖尿病的缓解也存在疗效,从而把外科手术又引入到2型糖尿病的治疗领域。2007年8月,美国代谢和肥胖症外科协会(ASMBS)发表声明:肥胖症手术是治疗病态肥胖最为持续有效的方法。2009年,美国糖尿病协会(ADA)在2型糖尿病治疗指南中首次推荐减重手术是治疗肥胖伴2型糖尿病的重要措施。2011年,国际糖尿病联盟(IDF)发表声明,明确指出:“对于BMI在30~35之间,且药物治疗不能对其糖尿病进行有效控制的患者,特别是同时存在其他严重心血管疾病风险因素的患者,手术应被视为一种合理的替代治疗方案”。经过半个多世纪的发展,内外科医师均已认识到减重手术不仅可以带来明显而持久的减重效果,更重要的是可以改善全身代谢性疾病。我国外科手术治疗肥胖症起步略晚,在20世纪80年代开始有少量手术治疗肥胖症的报道,但是由于开腹手术损伤大、风险高,并未广泛开展。20年前,随着腹腔镜手术技术的广泛推广与应用,各种减重手术在我国也逐步得到了开展,并呈日益普及的趋势,目前腔镜减重外科手术在全国的大多数三甲医院已成为常规。近年来,我国减重代谢外科手术例数迅猛增长,了解该手术的开展现状及需要注意的问题,特别是与营养治疗的关系,对于提高肥胖症及相关代谢疾病的治疗效果,更好地将其运用到肥胖症治疗领域具有十分重要的意义。

(一)术前评估与准备

所有接受减重与代谢外科手术的患者都需要接受全面的术前检查,综合评价检查结果,了解患者是否适合减重与代谢手术。

1. 肥胖评估　包括测量身体肥胖程度、体脂含量和脂肪分布,迄今为止尚无直接测定体内脂肪总量的方法,目前都是通过间接方法来测量。常用测量方法:①体重指数(BMI):BMI是诊断肥胖症最重要的指标,与总体脂有明显相关,根据BMI可进一步推算体脂百分率。但BMI指数也有其局限性,对于未满18岁、运动员、正在做重量训练、怀孕或哺乳中、身体虚弱或久坐不动的老人,BMI并不能很好反映患者的肥胖程度。②理想体重(IBW):其计算公式如下:男性标准体重(kg)=身高(cm)-105;女性标准体重(kg)=身高(cm)-100。如果被检者实际体重超过由身高计算出来的标准体重20%则判定为肥胖。③腰围或腰/臀比(waist/hip ratio,WHR):反映脂肪分布。目前认为测定腰围更为简单可靠,是诊断腹部脂肪积聚最重要的临床指标。④超声、CT或MRI:计算皮下脂肪厚度或内脏脂肪量,是评估体内脂肪分布较准确的方法,但一般并不作为常规检查。

2. 鉴别属单纯性或继发性肥胖症　如有高血压、向心性肥胖、紫纹、闭经并伴血、24小时尿皮质醇偏高者,应考虑为皮质醇增多症,可进行小剂量地塞米松抑制试验进行鉴别。代谢率偏低者需进一步检查甲状腺功能试验,以了解有无甲状腺功能减退症。有腺垂体功能低下或伴有下丘脑综合征者宜进行垂体及靶腺内分泌试验,检查蝶鞍、视野、视力等。

3. 明确肥胖相关并发症　单纯性肥胖者可合并糖耐量异常,糖尿病、血脂异常、脂肪肝、高血压病、高尿酸血症、睡眠呼吸暂停综合征、骨关节炎等多种合并症,应分别作相关临床评估。

4. 肥胖患者术前的营养准备 营养状况评估是肥胖症人手术前必须进行的一项重要工作，所有患者在术前都应进行适当的营养评估，可包括体内代谢情况(血液生化、电解质、血糖、血脂等)，内分泌相关(甲状腺功能、胰岛素功能、性激素、皮质醇等)，维生素及微量元素的检测。对于存在营养不良的患者，术前应尽可能予以纠正。

术前预减重对于重度及以上肥胖症患者可能有益，因为术前体重下降可以减轻肝脏的重量、减少肠系膜脂肪附着和腹壁厚度，从而使术野清晰、减少手术操作的时间。研究表明术前能达到10% EWL%的患者术后减重效果更快，住院时间更短。

《中国成人超重和肥胖症预防与控制指南》提出了对肥胖症患者的干预，其对减重术前患者的营养准备具有一定的指导意义。每天提供总能量在1200kcal以上的饮食为低能量平衡饮食(hypocaloric balanced diets, HBD)；800~1200kcal为低能量饮食(low calorie diets, LCD)；不足800kcal热量为极低能量饮食(very low calorie diets, VLCD)。VLCD治疗一般仅限于少数患者短时间治疗，治疗期间可能需要密切的医疗监护，不适用于儿童、青少年、老年以及妊娠或者哺乳妇女。拟行减重手术的患者术前6周VLCD可使肝脏体积缩小20%，有利于减重手术的进行。

5. 多学科评估 减重手术治疗肥胖和代谢性疾病整个治疗过程内容繁杂，涉及相关专业科室广泛，因此需要多学科参与配合，才能保证手术的质量和安全。多学科团队应包括普外科、内分泌代谢科、重症监护病房、耳鼻咽喉科、麻醉科、营养科、呼吸内科、心血管内科、心理医学科、护理部以及临床个案管理师等，通过整合各学科的优势医疗资源，各尽其能，对患者进行长期随访及管理，达到最佳的治疗效果。

(二) 手术方式

虽然饮食干预及药物选择的种类繁多，但外科手术治疗目前认为是远期疗效最好的方法。

减重代谢外科历经几十年发展出现了多种术式，目前已经得到安全而有效临床验证的减重手术总体分为三大类，分别为限制摄入类手术，例如腹腔镜可调节胃绑带术(laparoscopic adjustable gastric banding, LAGB)、腹腔镜胃袖状切除术(laparoscopic sleeve gastrectomy, LSG)；限制吸收类手术，例如胆胰分流术(biliopancreatic diversion, BPD)或胆胰分流+十二指肠转位术(biliopancreatic diversion with duodenal switch, BPD-DS)；混合型手术，例如：腹腔镜Roux-en-Y胃旁路术(laparoscopic Roux-en-Y gastric bypass, LRYGB)等。通过减少食物的摄入及有效吸收，进而降低合成代谢水平，实现减重与治疗代谢合并症的目的。其中LSG、LRYGB、BPD-DS为普遍接受的标准术式，LAGB由于减重效果不佳及相对高的并发症发生率已较少为临床所使用，其他改进或新术式仍缺乏长期证据支持。

减重效果常用多余体重减少百分比(percentage of excess weight loss, EWL%)进行描述，以BMI 25kg/m^{2}计算出标准体重，EWL%=(术前体重-术后体重)/(术前体重-标准体重)×100%。

1. 胃袖状切除术(sleeve gastrectomy, SG) 该手术近20年来迅速兴起的一种安全、有效的治疗肥胖与代谢性疾病的有效手术，尤其是伴随着腔镜技术的迅速发展和成熟，LSG在欧美以及亚洲迅速开展。其手术方法是自左侧赫氏角到幽门将大弯侧胃组织纵向切除，完全切除胃底，保留贲门，建立容积为60~80ml袖状胃。通过减少胃腔容积达到减少患者每餐进食，降低患者饥饿感的目的，同时对肥胖及相关的一系列机体代谢改变如2型糖尿病、高血压、呼吸睡眠暂停综合征均有重要的纠正作用。

SG术后1年EWL%约为30%~60%，T2DM缓解率约为65%。术后消化道漏瘘、胃食管反流等并发症的发生率约为3.3%，手术相关病死率<0.5%。由于该手术操作相对简单、不改变消化道的正常生理结构、避免了异物的植入、慢性营养不良发生率低，在减重与代谢性疾病的改善上与RYGB术有相当的效果，因此其已成为目前全球实施最多的减重手术。

2. 腹腔镜胃旁路术 RYGB术已有超过50年的发展历史，曾是减重代谢外科首选术式。其基本手术方法是建立15~30ml胃小囊，旷置全部胃底，防止术后胃小囊扩张导致复胖，建立食物袢100cm，胆胰袢100~120cm，胃肠吻合口直径<1.5cm，尽量关闭系膜裂孔，防止术后内疝形成。

RYGB除减重效果显著外，对代谢指标改善程度也较高。其术后1年EWL%为65%~70%，T2DM缓解率为80%~85%。其吻合口溃疡、胃食管反流等术后并发症的发生率约为5%，手术相关病死率约为0.5%。与胃袖状切除术比较，胃旁路术操作相对较复杂。远期并发症多与微量元素缺乏有关，如因铁剂不足造成贫血，脂溶性维生素吸收不足造成维生素B_{12}缺乏，矿物质不足造成脱发，钙质吸收不足造成骨质疏松等，需给予适当补充进行控制。

3. BPD-DS术 胆胰转流术以减少营养物质在肠道吸收为主的术式，是吸收不良手术的代表术式。经典的BPD手术包括：远端胃水平部切除，近端胃容积200~500ml，关闭十二指肠，近端胃和距回盲部250cm处回肠吻合，胆胰支和远端回肠吻合，该吻合口距回盲部50cm。BPD-DS为BPD的改良，将十二指肠游离切断，保留幽门，关闭远端十二指肠残端，近端小肠与末端回肠在距回盲瓣约100cm处行端侧吻合建立公用肠段，远端小肠与十二指肠近端吻合，建立功能肠袢，该术式需要同时行袖状胃切除术以减少胃酸分泌。

BPD与BPD-DS在减重和代谢指标控制方面均优于其他两种术式，但操作难度较大，且随着共同肠道长度缩短，营养缺乏风险相应增加，术后营养相关并发症多，并发症发生率及病死率均高于其他术式。术后1年EWL%为70%，T2DM缓解率达到95%~100%。术后并发症的发生率约为5.0%，手术相关病死率为1.0%。虽然BPD的减重效果最为确切，但近远期并发症也较多，尤其是营养不良的发生率较高。

(三) 手术适应证及禁忌证

2014年中国肥胖和2型糖尿病外科治疗指南对减重代谢外科手术的适应证与禁忌证分别做出了规定。

1. 手术适应证 ①T2DM病程≤15年，且胰岛仍存有一定的胰岛素分泌功能,空腹血清 C 肽≥正常值下限的 1/2;②患者的 BMI 是判断是否适合手术的重要临床标准,见表 6-9-1;③男性腰围≥90cm、女性腰围≥85cm 时,可酌情提高手术推荐等级;④建议年龄为 16~65 岁。

表 6-9-1 手术治疗 T2DM 患者入选标准

BMI	临床情况	手术推荐等级
≥32.5		积极手术
27.5~<32.5	患有 T2DM,经改变生活方式和药物治疗难以控制血糖且至少符合额外的 2 个代谢综合征组分[1)]或存在合并症[2)]	可考虑手术
25.0~<27.5	患有 T2DM,经改变生活方式和药物治疗难以控制血糖且至少符合额外的 2 个代谢综合征组分[1)]或存在合并症[2)]	慎重开展手术[3)]

注:[1)]代谢综合征组分(IDF 定义)包括:高三酰甘油(空腹 TG≥1.70mmol/L)、低高密度脂蛋白胆固醇(男性空腹 HDL-ch<1.03mmol/L,女性空腹 HDL-ch<1.29mmol/L)、高血压(动脉收缩压≥130mmHg 或动脉舒张压≥85mmHg,1mmHg=0.133kPa);

[2)]合并症包括糖代谢异常及胰岛素抵抗、阻塞性睡眠呼吸暂停综合征(OSAS)、非酒精性脂肪性肝炎(NASH)、内分泌功能异常、高尿酸血症、男性性功能异常、多囊卵巢综合征、变形性关节炎、肾功能异常等,尤其是具有心血管风险因素或 T2DM 慢性并发症;

[3)]有一定疗效,但国内外缺少长期疗效的充分证据支持,建议慎重开展

2. 手术禁忌证 ①明确诊断为非肥胖型 1 型糖尿病;②胰岛 β 细胞功能已基本丧失,血清 C 肽水平低或糖负荷下 C 肽释放曲线低平;③BMI<25.0kg/m^2 者目前不推荐手术;④妊娠糖尿病及某些特殊类型糖尿病患者;⑤滥用药物或酒精成瘾或患有难以控制的精神疾病;⑥智力障碍或智力不成熟,行为不能自控者;⑦对手术预期不符合实际者;⑧不愿承担手术潜在并发症风险;⑨不能配合术后饮食及生活习惯的改变,依从性差者;⑩全身状况差,难以耐受全身麻醉或手术者。

(四)减重术后的营养管理

手术只是减重的第一步,减重术后管理及随访是维持手术效果、降低并发症的有力保障,需要对患者进行终生随访,使其形成新的饮食习惯来促进并维持代谢的改善,并针对出现的问题及时分析原因,调整下一阶段的干预方案。

具体营养管理措施包括:

1. 饮食进展及进食速度

(1) 饮食进展应采用渐进式阶段饮食,依序如下:少量进水(术后第一天)→清流质(术后 1 周)→流质(术后 2~3 周)→软食(术后 3~12 周)→固体食物(术后 12 周后),维持低能量均衡饮食。

(2) 进食速度宜放慢,每餐时间为 30 分钟。

(3) 避免过度饮食,少量多餐、细嚼慢咽(速度至少 25 下),以预防胃出口阻塞、呕吐等情况的发生。

2. 宜摄取的食物及补充品

(1) 饮食中应保证蛋白质的摄入,建议为 60~80g/d,对于行 BPD-DS 的患者术后应在此基础上增加 30%蛋白摄入量。每天三次正餐宜摄取体积小的食物,另可再摄取两次点心。

(2) 每日摄入足够水分,建议≥2000ml,预防脱水及便秘。

(3) 补充足量的多种维生素与微量元素,在术后 3 个月内,全部以口服咀嚼或液体形式给予。术后补充每日必需量的 2 倍,并额外补充适量的铁、枸橼酸钙、维生素 D 及维生素 B_{12}。行 BPD-DS 的患者术后还应补充脂溶性维生素,包括维生素 A、D、E 及 K。

3. 不宜摄取的食物

(1) 避免使用浓缩的甜食(如:糖、可乐、蛋糕、冰品等),易引起倾倒综合征。

(2) 避免高脂食物,可预防呕吐及体重增加。

(3) 进食时,避免喝水及喝汤,可在两餐间或餐后 30~45 分钟再摄取水分。

(4) 术后 3 个月内不宜摄取冰水、咖啡、茶类酒精类等刺激物。

4. 其他注意事项

(1) 手术后进食大于胃容量就会呕吐或不舒服,若胃有感觉不适,并有呕吐的情形发生时,应避免再进食。

(2) 若食用的食物发生适应不良情况时,可以暂时回复到前一段的食物,约一周后再恢复。

(3) 食物及饮料的选择会影响体重,尽管进食液态食物的量少,但若为高热量食物,体重减轻仍不理想,反之,若摄取极低热量液态食物,而蛋白质食物摄取不够,则易影响身体健康,降低免疫力,容易有脱发等现象发生。

(4) 若喝牛奶有乳糖不耐症者,可使用不含乳糖的商业配方。

(5) 蛋白质有助于伤口愈合,肌肉和皮肤生长和修复,而且可以防止脱发。术后需要摄入足够的蛋白质,建议每日蛋白质的摄入量是每天 60~70g。

(6) 术后需严密监测维生素和微量元素水平,包括血清铁、叶酸、维生素 B_{12}、维生素 K_1、血清钙、脂溶性维生素等。特别是妊娠妇女更应注意,以保证胎儿健康。

(7) 注意进行适度的有氧运动,一般建议每周最少 150 分钟,目标为每周 300 分钟。

5. 减重手术后营养并发症与处理 营养不良是任何一种减重手术后都可能发生的并发症,术后应由营养师指导并终生随访。限制性减重手术由于小肠的结构完全保留,因此除非患者饮食习惯发生极大变化,较少发生特殊营养物质缺乏。BPD 术式影响小肠的结构,并且随着被转流小肠长度的增加,随之带来的营养不良风险也相应增加,发生的术后营养相关性并发症多于其他术式。RYGB 则介于其间,手术则既限制胃容量又影响肠吸收功能,因此也容易发生营养物质吸收不良。

减重手术相关的营养素缺乏具体可表现在以下几个方面:

(1) 蛋白质:减重手术造成的消化道重建后吸收面积

减少、吸收时间缩短等是导致蛋白质消化吸收不良的机械性因素，同时伴随的胰酶、胃蛋白酶等消化液分泌减少是导致机体消化吸收能力减低的化学性因素，此外，术后频发的恶心、呕吐也是蛋白质营养缺乏的危险因素。在 RYGB 手术后 2 年的随访中，有 13%的 BMI>50kg/m^2 的患者出现低白蛋白血症。在小肠不足 150cm 的远端 RYGB 手术后有 5.8%患者出现低蛋白血症，而在标准 RYGB 手术则未见严重的蛋白质-能量营养不良的发生。长时间不补充蛋白质则会出现肌肉无力、皮肤改变、头发及指甲脱落、水肿等表现。对于少数严重低蛋白血症相关的营养不良，可能需要人工营养支持。

(2) 碳水化合物：RYGB 术后淀粉多糖会快速通过小袋胃，但不容易被消化，与少量胰淀粉酶作用后部分转化为不同聚合度的寡糖，因此在到达残余小肠时吸收会受到影响，并且由于小肠部分切除造成吸收面积的减少等都会造成糖吸收效率减低。

(3) 脂肪：脂肪泻在 RYGB，尤其是 BPD 中则较常见。起决定作用的是残留肠道的长短，有研究表明存留 100cm 肠道者脂肪泻和腹泻的发生机会明显低于残留 50cm 的患者，同时可改善蛋白质代谢。

(4) 微量元素及维生素：由于微量元素及维生素均在小肠的不同部位吸收，因此手术切除方式与微量元素缺乏明确相关，在 RYGB 及 BPD 则容易出现缺乏症。

1) 维生素 B_{12}：正常状况下，胃酸有助于维生素 B_{12} 在食物中释放，减重手术胃容量减少、胃酸分泌受限，尤其是 RYGB 及 BPD 显著减低了维生素 B_{12} 的生物利用度。有研究发现胃肠改道手术后高达 70%维生素 B_{12} 缺乏的发生率，在 RYGB 患者术后随诊 1~9 年，超过 30%患者出现维生素 B_{12} 缺乏。维生素 B_{12} 缺乏症的常见临床表现有巨幼细胞性贫血和外周神经病变等神经后遗症。目前临床上可通过定期监测血维生素 B_{12} 浓度或叶酸浓度确定是否缺乏，一旦发现缺乏应及时补充。

2) 铁：胃改道手术后铁缺乏的发生率在 20%~49%，且女性更常见。由于手术胃切除或绕路导致胃酸减少以及十二指肠、空肠吸收面积减少，致铁离子摄入减少及溶解率降低，尤其是 RYGB 及 BPD 更常见。因此定期监测血铁离子、铁蛋白、总铁结合力在预防缺铁性贫血中非常重要。除了铁离子吸收障碍，还应考虑手术致肠道慢性失血，也可能是缺铁性贫血的原因之一。一旦发现缺铁性贫血的证据应及时补充铁制剂，可口服硫酸亚铁 650mg/d，同时可以摄入 100~200mg 维生素 C，促进铁的吸收。

3) 叶酸：作为氨基酸转换和 DNA 合成的必要因子，叶酸是红细胞形成和成熟的关键因素。叶酸的主要吸收部位在小肠的远端 1/3 处，通过主动转运的形式，理想的吸收 pH 为 6。正常人每天在胆汁分泌 100μg 叶酸，但多数在小肠重吸收，因此在手术后发生吸收不良或短肠时，如果不能持续补充，就有 9%~35%的患者出现叶酸缺乏。此外，胃酸减少和小肠吸收面积的减少也会造成叶酸吸收不良。在常规监测中可以测量血清叶酸浓度，也可测定红细胞叶酸浓度，更能够反映其真实的血中含量。

4) 维生素 B_1：在手术后由于限制进食、胃酸分泌减少而容易发生维生素 B_1 缺乏，并且由于常见的术后呕吐而加重。其发生率在 1 年随诊约 1%，虽然较少出现临床症状，然而一旦发生则容易出现较严重的神经系统改变，因此应定期监测，必要时进行口服或静脉补充。

5) 钙与维生素 D：由于钙多在十二指肠和近端小肠吸收，因此 RYGB 及 BPD 者容易发生钙缺乏，同时手术相关的脂肪吸收不良也会导致脂溶性维生素 D 缺乏。按照手术方式，BPD 更容易发生钙及维生素 D 缺乏，且临床症状更严重。在 RYGB 手术后，由于钙及维生素 D 缺乏可能导致继发性甲状旁腺功能亢进症，长期可能导致代谢性骨病，尤其在绝经后女性常见。因此应定期监测术后钙磷代谢指标，包括血钙、磷、PTH，碱性磷酸酶以及 25-(OH)D 浓度。

6) 锌：锌的吸收依赖于脂肪，因此 RYGB 术后尤其是 BPD，容易发生因脂肪吸收不良造成的锌缺乏。

减肥手术后的营养相关的并发症相对常见，但这些并发症是可检测、可预防、可治疗的，因此对所有减重手术患者术后都应常规进行定期代谢和营养监测，包括体重、维生素 B_{12}、维生素 A、叶酸、铁、25-(OH)D、全段甲状旁腺素(iPTH)、24 小时尿钙排泄等，在手术后前 2 年每 6 个月至少监测一次，及时调整营养素补充剂量。同时为了预防营养素缺乏的出现，应进行预防性补充。在术后 3 个月内全部维生素与微量元素以口服咀嚼或液体形式给予，术后补充每日必需量的 2 倍，并额外补充适量的铁、枸橼酸钙、维生素 D 及维生素 B_{12}。行 BPD-DS 的患者术后还应补充脂溶性维生素，包括维生素 A、维生素 D、维生素 E 及维生素 K。

总之，减重手术已为越来越多的肥胖患者所接受，然而这些手术可能造成的营养素缺乏将影响整体治疗效果。为此，建立常规性的围术期预防、监测系统，及早发现并及时给予治疗，将有助于维持减重手术的长期治疗效果，帮助肥胖患者重新过上正常的生活。

(林宁　顾岩)

第二节　代谢综合征

20 世纪以来，人们逐渐观察到一些常见的代谢异常疾病，如肥胖、高血压、糖尿病、血脂异常等常常同时出现在同一个体中，即多个代谢异常在个体聚集的现象，我们通常称之为代谢综合征(metabolic syndrome，MS)。代谢综合征是指人体的蛋白质、脂肪、碳水化合物等物质发生代谢紊乱的病理状态，是一组复杂的代谢紊乱综合征，是导致糖尿病心脑血管疾病的危险因素。其具有以下特点：多种代谢紊乱集于一身，包括肥胖、高血糖、高血压、血脂异常、高血黏度、高尿酸、高脂肪肝发生率和高胰岛素血症，这些代谢紊乱是心、脑血管病变以及糖尿病的病理基础，可见糖尿病不是一个孤立的病，而是代谢综合征的组成部分之一；有共同的病理基础，目前多认为它们的共同原因就是肥胖尤其是中心性肥胖所造成的胰岛素抵抗和高胰岛素血症；可诱发多种疾病，如高血压、冠心病、脑卒中甚至某些癌症，包括与性激素有关的乳腺癌、子宫内膜癌、前列腺癌，以及消化系统的胰腺癌、肝胆癌、结肠癌等；有共同的预防及治疗措施，防治一种代谢紊乱，也有利于其他代谢紊乱的防治。代谢综合征能够大大增加患病个体心血管疾病的发生风险，随着城市化的进行，过量的能量摄入、运动量减少以及久坐等不良生活方式的形成，代谢综合征逐渐成为世界范围内不断升级的公共卫生问题。目前代谢综合征的发病机制尚不完全明确，研究认为，肥胖是代谢综合征的主要组成成分和初始化因素，它能诱导机体出现胰岛素耐受，继而出现机体糖脂代谢异常、高血压等临床症状。就目前而言，早期诊断及改变生活方式是控制代谢综合征的有效方式，对于那些因预防措施和生活方式改变而未能充分降低疾病风险因素的人，应考虑通过针对性药物治疗，逐步减少疾病的各个风险组分。

代谢综合征涉及有机体多种代谢因素的异常，其中胰岛素抵抗、中心性肥胖、致动脉粥样硬化性血脂异常、内皮功能障碍，以及肠道菌群失调等是代谢综合征的几个重要诱因。有研究显示，慢性炎症与机体肥胖、胰岛素抵抗及内皮功能障碍等密切相关，在代谢综合征的发病过程中起着非常重要的作用。研究认为，改变生活方式（饮食和运动）是改善代谢综合征人群临床症状的首选干预措施，而对那些虽生活方式改变而未能充分降低疾病风险的人群，应考虑合理的药物治疗。

一、流行病学分析

在全世界范围内，代谢综合征的患病率通常与肥胖的患病率相对应，根据年龄、性别、种族、民族及不同的诊断标准，患病率差异很大。据统计，女性的总体患病率低于男性。在欧洲，女性代谢综合征患病率为38%，男性为41%；在中东地区，女性患病率介于32.1%~42.7%，男性患病率介于20.7%~37.2%；在美国，35%的成年人和50%的60岁以上人口被诊断为代谢综合征（女性占35.6%，男性占30.3%）。我国的统计数据显示，60岁及以上年龄组的人群代谢综合征患病率为58.1%，且北方人群高于南方人群。

MS的全球患病率从10%~84%不等，往往与肥胖流行情况相关，也受性别、年龄、种族及所使用的诊断标准影响。在美国国家健康和营养调查中，超过1/3的成年人患有MS，年龄≥40岁的成年人中约40%患有MS。有研究根据美国最近全国健康和营养调查的结果，报道美国年龄校正的MS患病率为(34.2±0.7)%，其中墨西哥裔美国人患病率最高，而非西班牙裔白种人和黑种人增长最迅速。东南亚地区MS流行率相对低，但正迅速趋同美国及西方国家。已有报道我国31省市98 658例年龄≥18岁成年人中，MS患病率为33.9%（女性36.8%，男性31%），女性MS患病率多于男性，估计我国目前有4.5亿人患有MS。我国儿童青少年MS患病率按IDF标准和NCEP—ATPⅢ标准分别为1.8%和2.6%。MS已成为一个严重的全球性问题。

二、代谢综合征的病因

代谢综合征病因尚未明确，目前认为是多基因和多种环境相互作用的结果，与遗传、免疫等均有密切关系。本病受多种环境因素的影响，集中表现于高脂、高碳水化合物的膳食结构，增加胰岛素抵抗发生，劳动强度低，运动量少，造成代谢综合征的发生和发展。

三、代谢综合征诊断标准

2009年，以IDF、国家心脏、肺和血液研究所、美国心脏协会、世界卫生联合会、国家动脉硬化协会、国际肥胖研究协会发表了一份联合声明。这一联合声明定义肥胖和IR并不是MS的先决条件，只要5个成分（腰围升高，血脂异常，即TG升高，HDL-c降低，血压升高和空腹血糖升高）满足其中的3个即可诊断MS，而腰围的阈值需要考虑种族和民族的差异性。

中华医学会糖尿病学分会建议的诊断标准：

（一）超重和（或）肥胖

BMI≥25kg/m^2。

（二）高血糖

空腹血糖（FPG）≥6.1mmol/L（110mg/dl）和（或）2小时PG≥7.8mmol/L（140mg/dl），和（或）已确诊糖尿病并治疗者。

（三）高血压

收缩压/舒张压≥140/90mmHg，和（或）已确诊高血压并治疗者。

（四）血脂紊乱

空腹血甘油三酯≥1.7mmol/L（150mg/dl），和（或）空腹血HDL-C＜0.9mmol/L（35mg/dl）（男），＜1.0mmol/L（39mg/dl）（女）。

具备以上4项组成成分中的3项或全部者可确诊为代谢综合征。

四、代谢综合征的预防与治疗

改变生活方式为首选干预措施，对于管理代谢综合征的潜在风险因素至关重要，诸如减少能量摄入、增加运动量、戒烟限酒及改变久坐的生活方式是预防和改善代谢综合征的有效方法。

（一）减轻体重

1. 饮食调节　合理饮食，减少饱和脂肪、反式脂肪、胆固醇、盐和单糖的摄入。推荐每日脂肪摄入占总热量的25%~35%，对于25kg/m^2≤BMI≤30kg/m^{2}者，给予每日1200kcal（5021kJ）低能量饮食，使体重控制在合适范围。

2. 运动锻炼　适当体力活动和体育运动，提倡每日进行轻~中等强度体力活动30~60分钟。

（二）减轻胰岛素抵抗

在减肥和运动外，二甲双胍和胰岛素增敏药噻唑烷二酮类物都是临床常用的增加胰岛素敏感性的药物，但两者治疗代谢综合征的作用机制存在很大差异。

（三）改善血脂紊乱

调脂治疗在代谢综合征中的作用也很重要，常见药物有贝特类和他汀类。

（四）降低血压

降压药物：噻嗪类利尿剂、钙离子通道阻滞剂、血管紧张素转换酶抑制剂（ACEI）、血管紧张素受体阻滞剂（ARB）或β受体阻滞剂5大类均可选，视患者的不同情况而定。

（五）其他

一些营养制剂如大蒜素、多酚类、皂苷、槲皮黄素、多不饱和脂肪等对改善代谢有益。

（孔娟）

第三节 糖 尿 病

医学营养治疗是各种类型糖尿病综合治疗的基础，贯穿于糖尿病整个治疗过程中。营养治疗通过合理控制总能量、调整饮食结构和进餐方式等方法与手段纠正代谢紊乱，减轻胰岛 β 细胞负荷，控制血糖，从而延缓并减轻糖尿病及其并发症的发生和发展，提高其生活质量。对于无法经口进食或进食不足>7 天的糖尿病患者（包含应激性高血糖），为满足疾病代谢需求，必要时通过合理的肠外营养或肠内营养治疗，改善临床结局。

一、糖尿病医学营养治疗

（一）临床诊断标准

目前国际上通用 WHO 糖尿病专家委员会提出的诊断标准（1999）：糖尿病症状（烦渴多饮、多尿、多食、不明原因的体重下降）伴任意时间血浆葡萄糖≥11.1mmol/L，或空腹血糖≥7.0mmol/L，或 OGTT 中 2 小时血糖值≥11.1mmol/L。需重复一次确认，诊断才能成立。

（二）营养治疗原则

糖尿病营养治疗以平衡膳食为基础，综合考虑患者的年龄、性别、身高、体重、生理状况、饮食营养状况、应激状况、体力活动强度及是否合并并发症等因素，通过调整饮食总能量、饮食结构、进餐方式及各类营养素的摄入量，合理选择食物，达到降低血糖波动、调整糖脂代谢水平，预防并发症的发生、改善临床结局等目的。对于伴有超重、肥胖的糖尿病患者应通过减少能量的摄入、增加能量的消耗，降低内脏脂肪及体脂的含量，减轻和改善胰岛素抵抗；对于消瘦及营养不良的患者，应通过增加能量及蛋白质的供给，结合抗阻运动，增强体质，改善胰岛素敏感性。

糖尿病患者食物选择可参考中国营养学会颁布的《中国 2 型糖尿病膳食指南》：

推荐一、合理饮食，吃动平衡，控制血糖。

关键推荐：

1. 科学饮食，规律运动，培养良好生活方式。
2. 保持健康体重，预防肥胖和消瘦。
3. 监测血糖，合理用药，预防低血糖发生。

推荐二、主食定量，粗细搭配，提倡低血糖指数主食。

关键推荐：

1. 主食定量，按需摄入。
2. 全谷物、杂豆类应占主食摄入量的 1/3。
3. 提倡选择低 GI 主食。

推荐三、多吃蔬菜，水果适量，种类、颜色要多样。

关键推荐：

1. 餐餐有新鲜蔬菜，烹调方法要得当。
2. 每日蔬菜摄入量 500g 左右，深色蔬菜占 1/2 以上。
3. 两餐之间适量选择水果，以低 GI 水果为宜。

推荐四、常吃鱼、禽，适量吃畜肉，减少肥肉摄入。

关键推荐：

1. 常吃鱼、禽，适量吃畜肉，减少肥肉摄入。
2. 少吃烟熏、烘烤、腌制等加工肉类制品。
3. 每天不超过一只鸡蛋。

推荐五、奶类豆类天天有，零食加餐合理选择。

关键推荐：

1. 每日 300g 左右液态奶或相当量奶制品。
2. 重视大豆及其制品的摄入。
3. 零食加餐可适量选择坚果。

推荐六、清淡饮食，足量饮水，限制饮酒。

关键推荐：

1. 烹调注意少油少盐。
2. 足量饮用白开水，也可适量饮用淡茶或咖啡。
3. 不推荐患者饮酒。

推荐七、定时定量，细嚼慢咽，注意进餐顺序。

关键推荐：

1. 定时定量进餐，餐次安排视病情而定。
2. 控制进餐速度，细嚼慢咽。
3. 建议调整进餐顺序，养成先吃蔬菜、最后吃主食的习惯。

推荐八、注重自我管理，定期接受个体化营养指导。

关键推荐：

1. 注重包括饮食控制、适度体力活动、遵医嘱用药、监测血糖、足部护理以及预防低血糖等 6 方面的自我管理。
2. 定期接受营养医师/营养师的个体化营养指导，每年至少 4 次。

二、糖尿病营养治疗方案设计

（一）营养治疗方案设计

1. 每日能量需要的计算　每日总能量的设计是以维持标准体重为原则，故以标准体重而非患者实际体重来计算能量需求。

（1）标准体重的计算：

在临床工作中，标准体重的计算方法有以下几种：

标准体重＝身高（cm）－100（适用于身高<155cm 者）

标准体重＝［身高（cm）－100］×0.9（适用于身高>155cm 者）

或者标准体重＝身高（cm）－105（更适用亚洲国家）

（2）根据不同的体力劳动强度确定每日每千克标准体重所需能量（表 6-9-2）。

表 6-9-2　成年糖尿病患者的能量需要推荐量/kcal·$(kg \cdot d)^{-1}$

	卧床休息	轻体力劳动	中体力劳动	重体力劳动
体重正常	15～20	30	35	40
超重/肥胖	<15	20～25	30	35
消瘦	20～25	35	40	45～50

2. 宏量营养素及微量营养素

（1）碳水化合物：碳水化合物是影响餐后血糖最重要的饮食因素。尽管碳水化合物的摄入总量是餐后血糖的主要决定因素，但食物种类、淀粉类型、食物制备方式（如烹饪方法和时间，加热程度或水的用量等）、生熟度和加工程度等对餐后血糖也有影响。

1984 年，Jenkins 首次提出了血糖生成指数（glycemic index，GI）的概念。GI 指数是衡量食物摄入后引起血糖反应的一项指标。高 GI 食物进入胃肠后消化快，吸收完全，葡萄糖迅速进入血液；低 GI 食物在胃肠停留时间长，释放缓慢，葡萄糖进入血液后峰值低，下降速度慢。对糖尿病患者来说，要尽量选择 GI 值低的食品，以避免餐后高血糖。

餐后血糖水平除了与 GI 值的高低有关外，还与食物中碳水化合物的含量有密切关系。GI 值仅仅反映出碳水化合物的质，并没有反映出碳水化合物的实际摄入量。将摄入碳水化合物的质和量结合起来，就产生了一个新的概念，即血糖负荷（GL）。GL 值的大小为食物 GI 值与碳水化合物含量两者的乘积。

食物的 GI 值在 55 以下者被称为低 GI 食物，70 以上者被称为高 GI 食物，介于两者之间的被称为中 GI 食物。

食物的 GL 值在 10 以下者被称为低 GL 食物，20 以上者被称为高 GL 食物，介于两者之间的被称为中 GL 食物。糖尿病患者可适当降低碳水化合物的供能比例，推荐每日碳水化合物供能比 45%～60%，如碳水化合物的来源为低血糖生成指数食物，其供能比可达 60%以上。如果每日碳水化合物摄入量不足 125g，则会引起体内脂肪分解从而导致饥饿性酮症。目前的研究证据不足以推荐采用极低碳水化合物饮食（<50g/d）来控制糖尿病患者的超重或肥胖。

（2）蛋白质：糖尿病患者每日蛋白质的需要量为 1.0g/kg 左右，供能比占总能量的 15%～20%，其中优质蛋白质应占总蛋白质摄入量的 40%～50%。对处于生长发育阶段的儿童、有特殊需要或消耗增多者，如妊娠、哺乳、消耗性疾病、消瘦患者，蛋白质的比例可适当增加。

（3）脂肪：糖尿病患者膳食总脂肪的摄入以供能比 25%～35%为宜，烹调油及多种食品中所含的脂肪均应计算在内。动物性脂肪含较多饱和脂肪酸（鱼油除外），熔点高，摄入过多可导致血清胆固醇增高而引起动脉硬化，应严格限制摄入量。饱和脂肪的摄入应该少于总能量摄入的 10%。植物性脂肪如多种植物油富含不饱和脂肪酸，在体内能与胆固醇结合成酯，可促进胆固醇的代谢，故植物性脂肪应占脂肪总摄入量的 40%以上。

（4）膳食纤维：膳食纤维可分为可溶性和不溶性两种，前者有豆胶、果胶、树胶和藻胶等，在豆类、水果、海带等食品中较多，在胃肠道遇水后与葡萄糖形成黏胶而减慢糖的吸收，使餐后血糖和胰岛素的水平降低，并具有降低胆固醇的作用。不溶性膳食纤维有纤维素、半纤维素和木质素等，存在于谷类和豆类的外皮及植物的茎叶部，可在肠道吸附水分，形成网络状，使食物与消化液不能充分接触，故淀粉类消化吸收减慢，可降低餐后血糖、血脂，增加饱腹感并软化粪便。糖尿病患者的膳食纤维摄入量应达到并超过健康人群的推荐摄入量，具体推荐量为 25～30g/d。

（5）微量营养素：糖尿病患者由于存在代谢紊乱及加之饮食控制，常会引起维生素的缺乏与失衡。维生素作为机体物质代谢的辅酶和（或）抗氧化剂，其缺乏及失衡在糖尿病及其并发症的发生、发展中有重要作用。1 型糖尿病患者常存在维生素 A、维生素 B_1、维生素 B_2、维生素 B_6、维生素 C、维生素 D、维生素 E 等的相对缺乏，2 型糖尿病患者则以 B 族维生素、β 胡萝卜素及维生素 C 缺乏最为常见。同时也易引起无机盐和微量元素的代谢紊乱，而这些无机盐和微量元素本身对胰岛素的合成、分泌、贮存、活性及其能量代谢起着重要作用。比如锌与胰岛素的合成、分泌、贮存、降解、生物活性及抗原性有关，缺锌时胰腺和 β 细胞内锌浓度下降，胰岛素合成减少。镁是多种糖代谢酶如葡萄糖激酶、醛缩酶、糖原合成酶等的辅助因子。糖尿病患者钙、磷代谢异常可诱发骨代谢病理生理改变，如骨量减少和骨质疏松。因此，糖尿病饮食应注意合理搭配，满足人体对微量营养素的需求。

3. 食谱设计及计算

（1）饮食分配和餐次安排：一日至少保证三餐，具体餐次及能量分配比例应根据患者的血糖控制水平及特点设定。在体力活动量稳定的情况下，饮食要做到定时、定量。每餐要主副食搭配，餐餐都应该有碳水化合物、蛋白质和脂肪。注射胰岛素或易发生低血糖者，可以在三餐之间加餐，加餐量应从正餐的总量中扣除，做到加餐不加量。

（2）食物的多样化与烹饪方法：平衡的膳食结构与正常健康人群相同，糖尿病患者的饮食同样需要均衡摄入不同种类的食物，以满足机体对各种营养素的需求。坚持终生饮食治疗，在限制总能量、合理搭配前提下，饮食计划可以包括各种患者喜欢的食物。事实上，除了甜食、甜饮料应该严格限制之外，没有绝对需要禁忌的食物，这样可以大大提高糖尿病患者的生活质量。烹调油摄入过多会导致膳食总能量过高，从而引起超重及肥胖的发生，以及进一步的胰岛素抵抗，对血糖、血脂、血压等代谢指标控制不利，因此糖尿病患者应注意选择少油的烹调方式，每日烹调油使用量宜控制在 30g 以内。在烹调方法上多采用蒸、煮、炒、烤、凉拌的方法，避免食用油炸的食物。调味品：钠盐的使用也应特别引起注意。高盐饮食增加糖尿病发病风险，因此糖尿病患者要注意降低食盐用量，培养清淡口味，食盐用量每日不超过 6g。同时，注意限制酱油、鸡精、味精、咸菜、咸肉、酱菜等含盐量较高的调味品或食物的摄入。

（3）饮食计算方法：

1）细算法：细算法一般可分为 4 个步骤：①确定每日总能量；②确定三大营养素的比例和重量；③确定用餐次数和每餐食物比例；④根据食物成分表和食物交换份制定一日食谱。此方法较为准确，但繁琐，需借助食谱计算软件。

2）主食固定法：根据患者病情固定主食用量。一日三餐主食相对固定在 250～350g，副食中的瘦肉（包括鱼、虾等水产类）每天 100～150g、牛奶 250g、鸡蛋 50g、蔬菜每天 500g 左右，豆制品、坚果、烹调油及盐适量。这种计算法主要用于非住院患者，但食物品种单调，易影响生活质量。

（二）食物交换份法

食物交换份是将食物按照来源、性质分类，同类食物在一定重量内所含的蛋白质、脂肪、碳水化合物和能量相近,不同类食物间所提供的能量也是相近的。由于糖尿病患者的饮食需要根据不同的情况计算各种营养素的能量配比,因此使用食物交换份的方法,可以快速简便地制定食谱,已得到广泛应用。

食物交换份法将食物分成6大类:主食类、蔬菜类、水果类、鱼肉类、乳类(含豆奶)和油脂类。所有食物均指可食部分,即去皮、籽、核、骨等后的净重。食物交换份的使用应在同类食物间进行,以可提供能量为334.4~376.2kJ(80~90kcal)作为一个交换单位。食物交换份简单、易接受、易操作,有利于糖尿病患者血糖控制。

(三) 碳水化合物计数法

通过计算一日正餐和点心等食物中碳水化合物克数,与餐后血糖水平相对准确地联系起来、通过平均分配一天各餐中含有碳水化合物的食物,并保持每餐或每顿点心摄入相似的碳水化合物数量,使糖尿病患者较容易地达到血糖控制目的,同时又可增加食物的选择性。在碳水化合物计数法中,含15g碳水化合物的食物(不论其来源)被认为是1份碳水化合物,碳水化合物计数法主要在1型糖尿病患者中使用,也可用于胰岛素治疗的2型糖尿病患者。碳水化合物计数法精确、易教,更具灵活性。

三、常见糖尿病并发症的营养治疗

(一) 糖尿病合并低血糖

低血糖是糖尿病的急性并发症。糖尿病患者血糖≤3.9mmol/L就属低血糖范畴。糖尿病患者应及时监测血糖,出现心悸、焦虑、出汗等或如神志改变、认知障碍、抽搐和昏迷时应考虑低血糖的可能。为预防低血糖的发生,糖尿病患者应定时定量进餐,如果进餐量减少则相应减少降糖药物剂量,有可能误餐时应提前做好准备,运动前应增加额外的碳水化合物摄入。酒精能直接导致低血糖,糖尿病患者应避免酗酒和空腹饮酒。对于使用胰岛素和促胰岛素分泌剂治疗且运动前血糖监测<5.6mmol/L的患者,应适当增加碳水化合物的摄入预防低血糖。

糖尿病患者发生低血糖时,意识清楚者应首选口服补充15~20g葡萄糖,如果15分钟后仍血糖偏低,应再次给葡萄糖,一旦血糖恢复正常,需继续添加一餐或点心,以防血糖再次过低。对于意识障碍者给予50%葡萄糖溶液20~40ml静脉注射。每15分钟监测1次血糖。如果血糖仍低于3.9mmol/L,再给予15~20g葡萄糖口服或50%葡萄糖溶液20~40ml静脉注射。如果血糖高于3.9mmol/L,但是距离下一餐就餐时间超过1小时,则应给予含淀粉或蛋白质的食物。如血糖低于3.0mmol/L,则继续给予50%葡萄糖溶液60ml静脉注射。

(二) 糖尿病肾病

糖尿病肾病是糖尿病的慢性并发症,是指由糖尿病所致的慢性肾脏疾病。糖尿病肾病的危险因素包括年龄、病程、血压、肥胖、血脂、尿酸等,其诊断主要依赖于尿白蛋白和eGFR水平。糖尿病肾病的营养治疗原则包括合理控制体重、减轻肾脏负担、戒烟限酒、控制血糖、血脂、血压水平及适当运动等。

其营养治疗的关键在于适当控制蛋白质的摄入,推荐蛋白摄入量0.8g/(kg·d)左右。过高的蛋白质摄入与蛋白尿升高、肾功能下降、心血管及死亡风险增加有关,低于0.8g/(kg·d)的蛋白质摄入并不能延缓糖尿病肾病进展,并且容易出现营养不良。已开始透析患者蛋白摄入量可适当增加。糖尿病肾病患者蛋白质来源中优质蛋白应达到蛋白质总量的50%。同时应供给充足的能量,预防营养不良的发生。对于合并高磷血症的患者应限制膳食中磷的摄入。

(三) 糖尿病的肠内肠外营养支持

当糖尿病患者由于疾病导致不能正常经口进食可给予肠内或肠外营养支持,其原则与非糖尿病患者基本相同,但实际实施时应考虑糖尿病特有的代谢特点和血糖监测等问题。

肠内营养制剂宜选择低GI指数的糖尿病型肠内营养制剂或特殊医学用途配方食品。为更好地控制血糖、减少肠道反应推荐使用输液泵维持的连续滴注方式给予糖尿病患者进行肠内营养支持。

肠外营养原则与非糖尿病患者类似,推荐采用全营养混合液输注系统。其中,葡萄糖的推荐量为4~5g/(kg·d)。营养支持期间进行血糖监测,开始营养治疗时可每6小时测定一次血糖,稳定后再减少血糖监测次数,以便及时调整胰岛素用量,控制血糖。

(葛声)

第四节 痛 风

痛风(gout)是嘌呤代谢紊乱和(或)尿酸排泄减少,血尿酸增高引起组织损伤的一种代谢性疾病。其临床特点为高尿酸血症、反复发作的特征性关节炎、痛风石、间质性肾炎和尿酸肾结石,严重者可致关节强直或畸形及功能障碍。慢性痛风的诊断依据是病史和痛风石,典型痛风的自然病程一般经历4个阶段:①无症状性高尿酸血症;②急性痛风性关节炎;③间歇期;④痛风石与慢性痛风性关节炎。痛风的危险因素包括家族史、年龄超过30岁、绝经后女性(尤其是使用噻嗪类利尿剂时)、酗酒、肥胖和缺乏锻炼。

一、通风的发病机制和临床诊断

(一) 流行病学

20世纪60年代以来,痛风的患病率和发病率均有所增加。Wijnands JM检索了Medline、Embase和科学网(1962年1月~2012年7月)关于痛风的文献1466篇并进行Meta回归分析,痛风的发病率每1000人年在0.06~2.68之间;Chang-Fu Kuo于2015年分析报道全球痛风患病率在0.1%~10%左右,发病率为每1000人年0.3~6之间,且痛风患病率和发病率在世界各地区变化很大。我国根据不同时间、不同地区报告痛风患病率在1%~3%,并呈逐年上升趋势,国家风湿病数据中心网络注册及随访研究的阶段数据显示,截至2016年2月,基于全国27个省、市、自治区100家医院的6814例痛风患者有效病例发现,我国痛风患者平均年龄为48.28岁(男性47.95岁,女性53.14岁),

逐步趋于年轻化，男女比例为15∶1。超过50%的痛风患者伴超重或肥胖。

（二）发病机制

正常人每天尿酸生成速率如果与排出速率水平相当，则血尿酸值可保持在恒定状态，如嘌呤合成代谢增高及（或）尿酸排泄减少则血清尿酸值增高，是高尿酸血症发生的重要机制。高尿酸血症分为原发性和继发性两种。

1. 遗传因素　古代即发现痛风有家族性发病倾向。原发性痛风患者中，约10%～25%有痛风家族史，而痛风患者近亲中发现有15%～25%患高尿酸血症。高尿酸血症的遗传可能与多基因相关，并受种族、年龄、性别、饮食及肾功能等多种因素影响。目前已发现有两种先天性嘌呤代谢异常症是性连锁的遗传，即次黄嘌呤-鸟嘌呤磷酸核苷转移酶（HGPRT）缺乏型及5-磷酸核糖-1-焦酸合成酶（PRPP synthetase）活性过高型。女性为携带者，男性为发病者，但这在原发性痛风中仅占1%～2%。

2. 环境因素　凡可对嘌呤合成代谢、尿酸生成增加或使尿酸排泄减少产生影响的环境因素均可导致高尿酸血症，例如饮食因素如高嘌呤饮食、酒精、饥饿等，疾病因素如肥胖、高血压、慢性肾功能不全、糖尿病等，药物因素如利尿剂、小剂量水杨酸、滥用泻药等。90%的原发性高尿酸血症和痛风患者尿酸排泄减少，尿酸生成多数正常，患者的肾功能其他方面均正常，尿酸排泄减少主要是由于肾小管分泌尿酸减少所致，肾小管重吸收增加亦可能参与其作用。

近年来认为诸多环境因素导致痛风和高尿酸血症，是由于ATP加速分解，其代谢产物即次黄嘌呤、黄嘌呤和尿酸明显增加所致。激烈肌肉运动、酗酒、缺氧、外科手术、放疗、化疗等均可加速ATP分解、减少ATP合成，使细胞内ATP含量降低而引起临床高尿酸血症。

（三）诊断标准

慢性痛风的诊断依据是病史和痛风石。可采用下述诊断标准：

1. 血尿酸男性>416μmol/L（70mg/L）、女性>357μmol/L（60mg/L）。

2. 有痛风石。

3. 关节液内找到尿酸钠结晶或组织内有尿酸钠沉积。

4. 有2次以上发作。

5. 有典型的关节炎发作（突然发病，夜剧昼缓，局限于下肢远端）。

6. 用秋水仙碱治疗，48小时内缓解。

如上述标准中有两项符合，即可诊断为痛风。

（四）临床表现

典型的痛风的自然病程一般经历4个阶段：①无症状性高尿酸血症；②急性痛风性关节炎；③间歇期；④痛风石与慢性痛风性关节炎。

1. 无症状性高尿酸血症　血液中尿酸钠的饱和度约为404μmol/L（68mg/L），女性高于357μmol/L（60mg/L），男性高于416μmol/L（70mg/L）即为高尿酸血症。无症状高尿酸血症是指血清尿酸水平升高，与有症状的痛风之间存在区别。其发病机制与病因尚不清楚，但需定期检查。随着血清尿酸浓度的增高，发展为痛风的趋势相应增高，当痛风性关节炎第一次发作后，无症状高尿酸血症即告结束。

2. 急性痛风性关节炎　急性痛风性关节炎是痛风最常见的首发症状。典型症状的特点是骤然起病，通常第一次发作在夜间，85%～90%是单关节受累，最常侵犯的部位是第一跖趾。在几小时之内，受累关节变得热、暗红、肿胀、刀割或咬噬样疼痛，疼痛高峰约在24～48小时，病程持续时间可在数小时或数日不等。未经治疗的症状有自限性，症状消退时，关节部位有脱屑、肤色变暗。少数患者并不具备典型发作症状，其症状较轻，1～2天即消失。如急性发作治疗不当，关节炎可迁延不愈或转移到其他关节。

3. 间歇期　在两次发作之间存在间歇期，大多数患者间歇期在6个月～2年之间，少数5～10年才复发，个别患者则无第二次发作。一般情况下，未经有效治疗的病例，发作频率增加，间歇期缩短，症状加剧，炎症持续时间延长，受累关节数目增加。有部分患者由第一次发作直接进入亚急性期和慢性期而没有间歇期。

4. 痛风石与慢性痛风性关节炎　未经治疗的患者从痛风首次发作到慢性症状出现或可见痛风石形成的时间是不同的。痛风石的沉积形成与高尿酸血症的程度或时间是正相关。痛风石的核心是尿酸钠，在其周围可出现慢性炎症反应，其内有巨噬细胞、上皮肉芽肿纤维增生等。痛风石为黄白色赘生物、形态无规则，大而表浅，皮肤菲薄，破溃长期不愈，有白色物排出，可析出尿酸钠结晶。痛风石可发生在许多部位，甚至可累及心脏，典型部位在耳轮，常见部位还有第一大足趾、指、腕、膝、肘等。它们直接侵犯关节及肌腱而使关节运动受限、造成肢体畸形和功能障碍。在未用药物治疗的痛风患者中，约有半数出现痛风石。

二、营养代谢特点

（一）嘌呤核苷酸的代谢

核苷酸是核酸的基本结构单位。人体内的核苷酸少量来自食物中的核酸，经消化后吸收，主要还是由机体细胞自身合成。体内嘌呤核苷酸的合成有两条途径（图6-9-1）。一是从头合成，利用磷酸核糖、氨基酸、一碳单位和CO_2等简单物质为原料，经过一系列酶促反应，合成嘌呤核苷酸。另一是补救合成，细胞利用现成嘌呤碱或嘌呤核苷酸重新合成嘌呤核苷酸。不论是从头合成或补救合成的核苷酸，其生理功能都包括作为核酸合成的原料、为身体提供能量、以辅酶或辅基的组成成分参与物质代谢与生理调节等。体内嘌呤核苷酸的分解代谢类似食物中核苷酸的消化过程，细胞中的核苷酸水解成核苷，进一步水解为嘌呤碱，嘌呤碱既可参加核苷酸的补救合成，也可进一步水解，最终生成尿酸。

人体尿酸来源有两个途径。外源性占20%，来自富含嘌呤或核蛋白食物在体内的消化代谢；内源性占80%，是由体内氨基酸、磷酸核糖和其他小分子化合物合成的核酸所分解而来。从食物摄取或体内合成的嘌呤最终代谢产物是尿酸。高尿酸血症主要是内源性嘌呤代谢紊乱、尿酸排出减少与生成增多所致。在原发性痛风中，80%～90%的发病直接机制是肾小管对尿酸的清除率下降。因尿酸易溶于碱

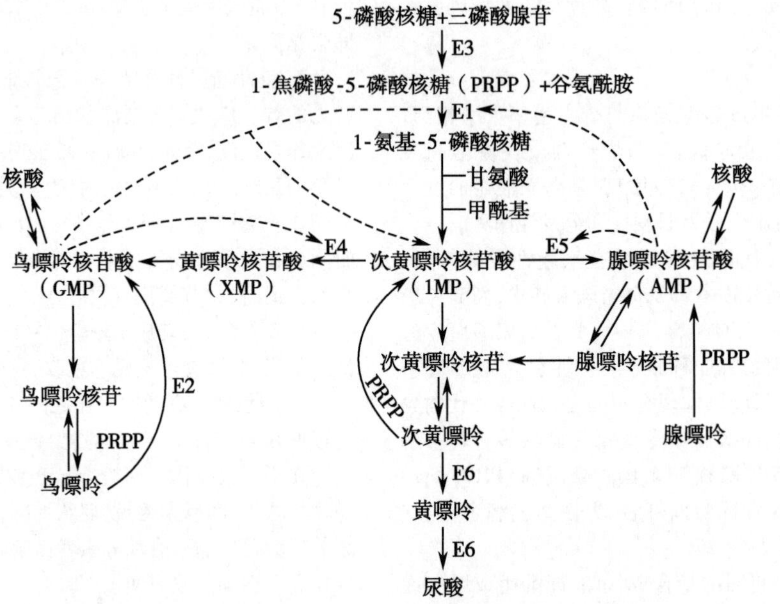

5-磷酸核糖+三磷酸腺苷 →(E3) 1-焦磷酸-5-磷酸核糖（PRPP）+谷氨酰胺 →(E1) 1-氨基-5-磷酸核糖 →(甘氨酸、甲酰基) 次黄嘌呤核苷酸（1MP）

图 6-9-1 嘌呤的合成和代谢途径及其反馈调节机制

注：E1：磷酸核糖焦磷酸酰胺转移酶 E2：次黄嘌呤-鸟嘌呤磷酸核糖转移酶；E3：PRPP 合成酶；E4：次黄嘌呤核苷-5-磷酸脱氢酶；E5：腺苷酸代琥珀酸合成酶；E6：黄嘌呤氧化酶。→表示负反馈控制

性液中，多食用成碱性食物，可使尿液偏碱性，促进尿酸的排泄。虽然高嘌呤饮食并不是痛风的致病原因，但可使细胞外液尿酸值迅速增高，诱发痛风发作。停止摄入嘌呤，可使痛风患者血尿酸降低 29.5~89.3μmol/L（0.5~1.5mg/dl）。

过去认为，尿酸仅是嘌呤分解代谢产生的废物，本身并没有什么生理功能，近年的研究证明，尿酸可作为内源性自由基清除剂和抗氧化剂，除具有本身的作用外，还可协同维生素 C 起作用，同时使维生素 C 免受氧化，故认为具有强抗氧化剂作用。尿酸在生理浓度下和各种 pH 条件下均具有保护红细胞膜免受脂质过氧化及由氧化损伤导致红细胞破裂的作用。

（二）宏量营养素代谢

高尿酸血症和痛风患者在富有家庭中多见，常伴有肥胖和高脂血症。食物中的嘌呤多与蛋白质共存，高蛋白饮食不但嘌呤摄入增多，而且可促进内源性嘌呤的合成和核酸的分解。脂肪摄入过多，血酮浓度增加，会与尿酸竞争并抑制尿酸在肾排泄。碳水化合物丰富，可使 5′-磷酸核糖增加，继而转化为磷酸核糖焦磷酸（此为嘌呤合成的底物）。不过糖类也有增加尿酸排泄的倾向，并可减少体内脂肪氧化而产生过多的酮体，故应是能量的主要来源供给。但果糖会促进核酸分解（ATP 分解加速途径），导致细胞内尿酸升高和高尿酸血症的产生，应减少摄入。

（三）微量营养素代谢

B 族维生素和维生素 C 可促进组织沉积的尿酸盐溶解，有利于缓解痛风。

三、营养治疗原则

（一）营养治疗的目的

限制外源性嘌呤的摄入，减少尿酸的来源，并增加尿酸的排泄，以降低血清尿酸水平，从而减少急性发作的频率和程度，防止并发症发生。

（二）营养治疗的原则

1. 适宜能量　患者多伴有超重或肥胖，应控制能量摄入，使患者体重尽量达到或稍低于理想体重，最好能低于理想体重 10%~15%。能量供给平均为 25~30kcal/（kg·d）。超重肥胖者应适当减重，减少能量应循序渐进，切忌骤减，否则引起体脂分解过快会导致酮症，抑制尿酸的排出，诱发痛风症急性发作。

2. 适量蛋白质　食物中的核酸多与蛋白质合成核蛋白存在细胞中，适量限制蛋白质供给可控制嘌呤的摄取。其供给量约为 0.8~1.0g/（kg·d）或 50~70g/d，优质蛋白质优先选用不含或（和）少含核蛋白的乳类、干酪、鸡蛋等。其次适量的肉、鱼、禽类等，肉类烹饪前煮沸弃汤可除去部分嘌呤。在痛风性肾病时，应根据尿蛋白的丢失和血浆蛋白质水平适量补充蛋白质；但在肾功能不全，出现氮质血症时，应严格限制蛋白质的摄入量。慢性高尿酸血症肾病如出现中度或重度肾功能不全，应给予低蛋白饮食，蛋白质给予 0.6g/（kg·d），其中至少 0.35g/（kg·d）属高生物效价。如无肥胖等因素，能量供应应充足，一般给予 30~35kcal/（kg·d），以保证正氮平衡。对大多数患者，钠摄入 1000~3000mg（40~130mmol/d），水摄入 1500~3000ml，钾不超过 70mmol/d，但应检测各项指标并注意个体化治疗。

3. 低脂饮食　脂肪可减少尿酸排泄，应适量限制，可采用低量或中等量，约为 40~50g/d，占总能量的 20%~25%，并用蒸、煮、炖、卤、煲、焯等用油少的烹调方法。

4. 适量供给碳水化合物　碳水化合物有抗生酮作用和增加尿酸排泄的倾向，故应是能量的主要来源，约占总能量的55%～65%。但果糖会增加痛风的风险，应减少其摄入量。

5. 充足的维生素和矿物质　各种维生素，尤其是B族维生素和维生素C应足量供给。尿液的pH与尿酸盐的溶解度有关。pH在5.0时，每分钟只能溶解尿酸盐60mg，而pH在6.6时，几乎所有的尿酸盐均呈游离状态。急性痛风性关节炎患者尿pH最好保持在6.5～6.8，不仅可以防止尿酸盐结晶，而且可以使已形成的尿酸盐结石溶解。由于痛风患者易患高血压、高脂血症和肾病，应限制钠盐摄入，通常用量2～5g/d。

6. 水分摄入要充分　每天摄入充足的水分有利于体内尿酸的排出，痛风患者只要肾功能正常，每天饮水应达到2000ml以上，约8～10杯水，伴肾结石者最好达到3000ml。睡前或夜间亦应补充水分以防止尿液浓缩。水分摄入应以白开水、淡茶水、矿泉水等为主。

7. 戒酒　酒精不仅增加尿酸合成，而且使血乳酸浓度升高，抑制肾小管分泌尿酸，造成肾脏排泄尿酸减少。近年来研究发现，痛风与饮酒的相关性不仅与酒量有关，而且与酒的类型也有关。啤酒与痛风的相关性最强，烈酒次之，中等量以下的红酒并不增加痛风的危险性。啤酒中含有大量嘌呤，且以鸟嘌呤核苷为主。鸟嘌呤核苷比其他核苷、核苷酸或者碱基更易吸收。

8. 适当运动　运动对痛风患者非常重要。适当的运动可预防痛风的发作，减少内脏脂肪，减少胰岛素抵抗。运动的种类包括散步、游泳、健美操、太极拳及羽毛球等有氧运动。注意需避免与体力不相称的剧烈运动，因剧烈运动是无氧运动，可产生大量乳酸与尿酸竞争排泄，同时由于肌肉ATP的分解加速而导致尿酸生成增加。

9. 培养良好的饮食习惯　一日三餐应有规律，也可少食多餐。忌暴饮暴食或随意漏餐。烹饪方法也应注意，一些调味品如辣椒、胡椒、芥末及生姜等能兴奋自主神经诱导痛风急性发作，故烹饪时应尽量避免使用。

10. 避免高嘌呤食物　尽管高尿酸血症的发生主要是由于内源性代谢紊乱所致，但高嘌呤饮食可使血尿酸浓度升高，甚至达到痛风患者的水平，常可造成急性痛风性关节炎的发作。一般人日常膳食嘌呤摄入量为600～1000mg。在急性期应严格限制嘌呤摄入少于150mg/d，可选择嘌呤含量低的食物。在缓解期，视病情可适量增选嘌呤含量中等的食物，确保正常平衡膳食。无论在急性期还是缓解期，均应避免嘌呤含量高的食物。

现根据嘌呤含量的高低将食物分类，详见表6-9-3～表6-9-5。

表6-9-3　嘌呤含量高的食物
（每100g食物嘌呤含量为150～1000mg）

类别	品　种
内脏	牛肝、牛肾、猪肝、猪小肠、胰脏、脑
水产类	凤尾鱼、沙丁鱼、白带鱼、白鲳鱼、鲭鱼、鲢鱼、小鱼干、牡蛎、蛤蜊
肉汤	各种肉、禽制的浓汤和清汤

表6-9-4　嘌呤含量较高的食物
（每100g食物嘌呤含量为50～150mg）

类别	品　种
肉类	猪肉、牛肉、羊肉、兔肉、火腿、牛舌、鹿肉
禽类	火鸡、鸡、鸭、鹅、鸽、鹌鹑
水产类	鲤鱼、鳕鱼、大比目鱼、鲈鱼、草鱼、鳗鱼、鳝鱼、金枪鱼、小虾、鱼卵、龙虾、乌贼、蟹
干豆类及其制品	扁豆、豌豆、黄豆、黑豆、赤豆、青豆、四季豆、豆腐干、豆腐
谷类	麦麸、米糠、麦胚
蔬菜类	芦笋、菠菜、蘑菇

表6-9-5　嘌呤含量很少的食物
（每100g食物嘌呤含量为<50mg）

类别	品　种
谷类	大米、玉米、米粉、大麦、小麦、荞麦、富强粉、玉米、面粉、面包、面条、蛋糕、饼干、通心粉、馒头、芋头、白薯
蔬菜类	白菜、卷心菜、芥菜、芹菜、青菜、空心菜、芥蓝、胡萝卜、黄瓜、茄子、莴苣、南瓜、倭瓜、西葫芦、番茄、甘蓝、萝卜、厚皮菜、芜青甘蓝、泡菜、咸菜、洋葱、葱、姜、蒜头
水果类	橙、橘、梨、苹果、桃、西瓜、香蕉、哈密瓜等各种水果
干果类	花生、核桃、杏仁、葡萄干、栗子、瓜子
乳类	鲜奶、炼乳、奶酪、酸奶、奶粉、适量奶油、冰淇淋
蛋类	鸡蛋、鸭蛋等
其他	海参、海蜇皮、海藻、猪血、猪皮、枸杞、木耳、红枣、蜂蜜、茶、咖啡、可可、巧克力等，各类油脂，花生酱、果酱、洋菜冻、糖及糖果等

（伍佩英）

第五节　骨质疏松症

骨质疏松症（osteoporosis，OP）是最常见的骨骼疾病，是一种以骨量减少，骨组织微结构损坏，导致骨脆性增加，易发生骨折为特征的全身性骨病。骨质疏松症分为原发性和继发性两大类。原发性骨质疏松症包括绝经后骨质疏松症（Ⅰ型）、老年骨质疏松症（Ⅱ型）和特发性骨质疏松症（包括青少年型）。骨质疏松症可发生于不同年龄段，但多见于绝经后女性和老年男性。绝经后骨质疏松症一般发生在女性绝经后5～10年内，骨量丢失发生在松质骨；老年骨质疏松症一般指70岁以后发生的骨质疏松，松质骨和皮质骨均有骨量丢失；继发性骨质疏松症则指由任何影响骨代谢的疾病和（或）药物及其他明确病因，使骨量严重丢失而导致的骨质疏松，主要发生在青少年，病因尚未明确。

骨质疏松症是一种与增龄相关的骨骼疾病，随着人口老龄化日趋严重，骨质疏松症也成为一种重要的社会公共卫生问题。2003—2006年全国流行病学调查显示，50岁以上人口骨质疏松男性患病率约为14.4%，女性约为20.7%。60岁以上人群骨质疏松患病率明显增加，女性尤为突出。

骨质疏松性骨折（或称脆性骨折，fragility fracture）指在日常生活中未受到明显外力或受到“通常不会引起骨折外力”而发生的骨折，椎体、髋部、前臂远端和骨盆是好发部位，是基于全身骨质疏松存在的一个局部骨组织病变，也是骨质疏松症的严重后果。《2013年中国骨质疏松骨折防治蓝皮书》报道，中国50岁以上妇女脊椎骨折患病率为15%，多见于绝经后女性。髋部骨折是骨质疏松症最严重的后果，其长期卧床者的致死率可达20%，永久性致残率可达50%，导致生活质量下降，是老年患者致残和致死的主要原因之一，同时也造成家庭和社会的沉重负担。

一、病因及临床表现

（一）病因学

骨骼需有足够的刚度和韧性维持骨强度，以承载外力，避免骨折。为此，要求骨骼具备完整的层级结构，包括Ⅰ型胶原的三股螺旋结构、非胶原蛋白及沉积于其中的羟基磷灰石。

骨骼的完整性是由不断重复、时空偶联的骨吸收和骨形成过程，维持此过程称为“骨重建”。骨重建由成骨细胞、破骨细胞和骨细胞等组成的骨骼基本多细胞单元参与，又称骨的改建。成年前骨骼不断构建、塑形和重建，骨形成和骨吸收的正平衡使骨量增加，并逐步达到骨峰值；成年期骨重建平衡，维持骨量；此后随年龄增加，骨形成与骨吸收呈负平衡，骨重建失衡造成骨丢失。

老年性骨质疏松症一方面由于增龄造成骨重建失衡，骨吸收/骨形成比值升高，引起进行性骨丢失，最终导致骨量减少、骨质疏松发生；另一方面，增龄和雌激素缺乏使免疫系统持续低度活化，处于促炎性反应状态，刺激破骨细胞，并抑制成骨细胞，使骨量减少。雌激素和雄激素在体内均具有对抗氧化应激的作用，老年人性激素结合球蛋白持续增加，使睾酮和雌二醇的生物利用度下降，体内的活性氧类（reactive oxidative species，ROS）堆积，促使间充质干细胞、成骨细胞和骨细胞凋亡，也使骨形成减少。维生素D缺乏和钙摄入不足导致的负钙平衡也是其诱因。

原发性骨质疏松症各自的骨改建形式与速度各不相同，但结果均导致了骨量丢失。年龄相关的肾上腺源性雄激素生成减少、生长激素-胰岛素样生长因子轴功能下降、肌肉衰减综合征和体力活动减少造成骨骼负荷减少，也会使骨吸收增加，但骨的吸收过程远远超过骨形成过程。此外，随增龄和生活方式相关疾病引起的氧化应激及糖基化增加，使骨基质中的胶原分子发生非酶促交联，也会导致骨强度降低，增加骨折风险。

骨质疏松症是由遗传因素和环境因素等交互作用积累的共同结果。骨质疏松症的危险因素又可分为不可控因素与可控因素。后者包括不健康生活方式、影响骨代谢疾病的药物等。

1. 不可调控因素　主要包括种族（患骨质疏松症的风险白种人高于黄种人，而黄种人高于黑种人）、老龄化、女性绝经以及脆性骨折家族史。

2. 可调控因素　包括不健康生活方式，如体力活动少、不充足日照、吸烟、过量饮酒、过多饮用含咖啡因的饮料等；不合理膳食模式，如蛋白质摄入过多或不足、膳食钙摄入不足、维生素D缺乏、高脂、高磷、高钠饮食等；疾病如肥胖、肌肉衰减综合征、消瘦营养不良等。

（二）临床表现

骨质疏松症初期通常没有明显的临床表现，因而被称为“寂静的疾病”或“静悄悄的流行病”，但随着病情进展、骨量不断丢失、骨微结构破坏，患者会出现骨痛、脊柱变形，甚至发生骨质疏松性骨折等后果，部分患者可能无临床症状，仅在发生骨质疏松性骨折等严重并发症后才被诊断为骨质疏松症。

骨质疏松症的临床表现主要有周身疼痛、身高降低、脊柱变形、驼背等，易发脆性骨折，以及椎体压缩骨折致胸廓畸形，呼吸和消化等功能受影响，表现为胸闷、气短、肺活量减少、食欲减退、腹痛、便秘等。

二、临床诊断标准

骨质疏松症的诊断基于全面的病史采集、体格检查、骨密度等影像学检查及必要的生化检测。以骨量减少、骨密度下降以及（或者）发生脆性骨折等为依据。

（一）基于骨密度测定的诊断

目前，公认的骨质疏松症诊断标准是基于双能X线吸收检测法（dual energy X-ray absorptiometry，DXA）测量的骨密度结果，有助于骨质疏松的早期诊断。其他还有定量计算机断层照相术（quantitative computed tomography，QCT）、外周定量CT（peripheral quantitative computed tomography，pQCT）和定量超声（quantitative ultrasound，QUS）等。

DXA测量的骨密度是骨质疏松症诊断指标，对于绝经后女性、50岁及以上男性建议参照WHO推荐的诊断标准（表6-9-6）。

表6-9-6　基于DXA测定骨密度的分类标准

分类	*T*-值
正常	*T*-值≥-0.1
低骨量	-2.5<*T*-值<-0.1
骨质疏松	*T*-值≤-2.5
严重骨质疏松	*T*-值≤-2.5+脆性骨折

注：*T*-值=（实测值-同种族同性别正常青年人峰值骨密度）/同种族同性别正常青年人峰值骨密度的标准差

基于DXA测量的中轴（腰椎1~4、股骨颈或全髋）骨密度或桡骨远端1/3骨密度对骨质疏松症的诊断标准是*T*-值≤2.5。

（二）基于脆性骨折的诊断

脆性骨折是指受到轻微创伤或日常活动中即发生的骨折，如髋部或椎体发生脆性骨折，不依赖于骨密度测定，临床上即可诊断骨质疏松症。而在肱骨近端、骨盆或前臂远端发生的脆性骨折，即使骨密度测定显示低骨量（-2.5<*T*-值<-0.1）也可诊断骨质疏松（表6-9-7）。

表 6-9-7 骨质疏松症的诊断标准

骨质疏松的诊断标准(符合以下3条中之一者)
髋部或椎体脆性骨折
DXA 测量的中轴骨骨密度或桡骨远端 1/3 骨密度的 T-值≤-2.5
骨密度测量符合低骨量(-2.5<T-值<-1.0)+肱骨近端、骨盆或前臂远端脆性骨折

(三) 骨质疏松症的风险评估(筛查工具)

骨质疏松症是受多因素影响的复杂疾病,对个体进行骨质疏松症风险评估,能为骨质疏松的早期防治提供有益帮助。临床上评估骨质疏松风险的方法较多,常用国际骨质疏松基金会(International Osteoporosis Foundation, IOF)和亚洲人骨质疏松自我筛查工具(osteoporosis self-assessment tool for Asians, OSTA),作为疾病风险的初筛工具(表 6-9-8)。

OSTA 指数=[体重(kg)-年龄(岁)]×0.2

表 6-9-8 OSTA 指数评价骨质疏松风险级别

风险级别	OSTA 指数
低	>-1
中	-1~-4
高	<-4

OSTA:亚洲骨骼疏松自我筛查工具

三、营养代谢特点

(一) 膳食危险因素

研究显示膳食危险因素与骨骼健康密切相关。高脂饮食模式可增加髋部骨折的危险性。Benetou 等在欧洲 8 个国家开展了一项队列研究发现,在 9 年跟踪随访中,坚持地中海饮食的人群发生髋部骨折的几率比普通饮食的人群低 7%,其中在年龄>60 岁的男性中尤为明显。另一项针对 220 名希腊妇女(年龄 48 岁±12 岁)的横断面研究显示地中海饮食中较高的鱼类、橄榄油和较低的红肉食用量与腰椎部的骨密度值呈正相关,提示地中海饮食模式对于成年女性骨骼健康存在潜在性的保护作用。

一项针对 2749 名素食主义者的 Meta 分析显示,素食者(包括绝对素食者、乳蛋素食者等)的腰椎和股骨颈骨密度值比杂食者约低 4%(95%CI:2%~7%);腰椎骨密度值低 6%(95%CI:2%~9%),蛋乳素食者的腰椎骨密度值低 2%(95%CI:1%~4%),且均有统计学意义,表明素食特别是绝对素食可影响骨密度值,进一步分析还显示素食者较杂食者股骨颈骨密度低 5%的概率为 32%,腰椎骨密度低 5%的概率为 42%。而绝对素食者股骨颈骨量减少的危险性是蛋乳素食者或杂食者的 4 倍(OR=3.9;95%CI:1.2~12.8)。

高钠饮食、大量饮酒和咖啡等均为骨质疏松症的危险因素。有研究发现,绝经后妇女的骨密度和 24 小时尿钠的水平是负相关的。高钠饮食作为骨质疏松的主要危险因素主要基于钠离子对尿钙排泄的影响。

在对 1577 例受试者进行年龄、性别校正后横断面研究发现,盐摄入水平和种族是尿钙的独立预测因素。韩国的一项研究显示,尿钙量和年龄、血压和食盐摄入相关。中国的一项横断面研究也显示饮食钠可以提高尿钙排泄量。高钠摄入是骨质疏松的一个危险因素,其机制可能与高盐引起的尿钙排泄增加有关。

(二) 蛋白质

蛋白质对骨健康的作用具有双重性。一方面,骨基质主要是由胶原蛋白构成。蛋白质摄入量影响生长激素、胰岛素样生长因子-1 的合成和分泌;并影响骨基质中Ⅰ型胶原和其他的非胶原蛋白质(如骨钙素、骨涎蛋白和基质 Gla 蛋白等)的生物合成。当饮食中的蛋白质数量从缺乏增加到适宜水平时,钙的吸收、肌肉的质量和强度能随之增加。

长期蛋白质摄入不足可导致血浆蛋白水平下降,造成骨基质蛋白质合成不足及新骨形成滞后,影响骨健康。有研究表明,长期低蛋白膳食摄入可导致老年人骨量丢失增加,这与老年个体随年龄增高而出现的瘦体组织(lean body mass, LBM)丢失增加密切相关。

另一方面,较高的蛋白质摄入也会促进尿液中钙的排泄,降低肠道对钙的吸收。研究认为,膳食蛋白摄入量、蛋白质来源、氨基酸的组成等因素均影响机体对钙的吸收与排泄。高蛋白摄入可引起高尿钙反应,与肾小管减少对钙的重吸收、肾小球增加滤过率有关;富含硫氨基酸(蛋氨酸、半胱氨酸等)的动物性蛋白质代谢后产生的酸性物质,影响血液的酸碱度,可动员骨钙入血缓冲酸碱度,尿钙丢失增多,同时硫氨基酸还能刺激破骨细胞骨吸收,从而降低骨密度。因此,满足每日膳食蛋白质摄入量是维持合理瘦体重和维护骨健康的基础。

目前,多数研究提示膳食蛋白质摄入量应基于中国营养学会推荐的中国居民膳食蛋白质参考摄入量。但老年人群个体差异较大,蛋白质需求存在较大争议,因此在正常成人的基础上,根据个体差异,每日增加 10%的蛋白质摄入,或将每日蛋白质的产热比例由正常成人的 10%~12%提高至 15%。动物与植物蛋白的比例约为 1:1为宜。

(三) 钙

钙是人体内含量最多的矿物元素,其中 99%存在于骨骼和牙齿之中,用于维持人体骨骼的物理强度,并与循环中可溶性钙保持动态平衡。摄入足量的钙和维生素 D 是维护各年龄段人群骨健康的基本保证。低钙摄入可以使血钙浓度有所降低,继发甲状旁腺激素(PTH)分泌增加,血 PTH 升高,骨钙动员入血以保持血钙正常水平。若长期膳食钙摄入不足,会使骨量逐渐减少,最终引起骨量减少,导致骨质疏松发生。

在骨质疏松的药物治疗时,是以膳食摄入的钙和维生素 D 作为治疗基础,不足部分可补充钙制剂。从 1982 年以来的全国营养健康状况调查看,中国城乡居民平均膳食钙摄入量低于推荐量参考摄入量,甚至呈现下降趋势,1982 年、1992 年、2002 年和 2012 年,中国城乡居民平均钙质摄入量分别为 694mg/d、405mg/d、390mg/d 和 364mg/d,远低于膳食推荐量。膳食中钙的最好来源是奶及奶制品,而中国城乡居民日均奶及奶制品的摄入较低,2002 年调查显示人均奶及奶制品摄入量仅为 26.3g/d,这是导致膳食钙摄入量不足的主要原因。

研究显示，合理补充钙剂及维生素 D_3 可以使骨折的发生风险降低 24%，并明显减少骨量丢失，Tang 等对在 63 897 例 50 岁以上群体进行的 29 项随机对照研究进行的荟萃分析，其中总人数为 52 625 例的 17 项，以骨折发生率为结局指标的荟萃分析显示，补充钙和维生素 D 制剂可使各种类型的骨折风险降低 12%（$P=0.0004$）。对 23 项（总病例数 41 419 例）以骨量丢失为观察指标研究的荟萃分析提示，补充钙和维生素 D 制剂可使髋部骨量丢失减少 0.54%（$P<0.0001$），使腰椎骨量丢失减少 1.19%（$P<0.0001$）。对绝经后妇女进行的 15 项随机研究（总病例数 1806 例）的荟萃分析显示，补充钙剂 2 年后，可使绝经后妇女总的骨密度增加 2.05%（95%*CI*：0.24～3.86），腰椎骨密度增加 1.66%（95% *CI*：0.92～2.39），髋部骨密度增加 1.60%（95%*CI*：0.78～2.41），桡骨远端骨密度增加 1.91%（95%*CI*：0.33～3.50）。提示日常仅单纯补充钙质就能让绝经后妇女的骨密度得到有效改善。

（四）维生素 D

维生素 D 促进钙的吸收。维生素 D 缺乏时影响钙代谢、成骨细胞的活性、基质骨化和骨重建等，从而影响骨健康。维生素 D 缺乏还会引起继发性甲状旁腺功能亢进，PTH 分泌增加，骨吸收增强，从而导致皮质骨丢失，增加骨质疏松和骨折的风险。骨中 1,25-$(OH)_2D_3$ 的合成是调节骨吸收和促进骨形成所必需的。在 1,25-$(OH)_2D_3$ 缺乏的情况下，只有 12.5%的摄入钙被吸收。

可通过血清 25 羟维生素 D[25-$(OH)D_3$]水平判断维生素 D 的营养状况。临床上以血清 25-$(OH)D_3$ 浓度<50nmol/L（20ng/ml）为维生素 D 缺乏；51～74nmol/L（21～29ng/ml）为维生素 D 不足；>74nmol/L（30ng/ml）则为维生素 D 充足。有证据表明，当血清 25-$(OH)D_3$>80nmol/L 时，并结合适宜的膳食钙摄入时，儿童和成年人的骨密度能达到最佳水平。对于老年人，维生素 D 每天推荐需求量为 400～800U；对于没有足够阳光照射的年轻人，每日需要至少 800～1000U。也有研究认为目前维生素 D 的推荐摄入剂量仍过低，他们通过临床观察证实了补充维生素 D（2000～3000U/d）能增加血清 25-(OH)D 质量浓度并使血清 PTH 水平在正常范围内。因此，最佳血清 25-(OH)D 质量浓度值仍有待于研究确定。

（五）镁

镁是占人体内含量第 4 位的阳离子，机体中 60%的镁以二价阳离子、表面结合及可交换的形式存在于骨骼中，是维持正常细胞外镁水平的储藏库，也是骨基质中羟基磷灰石的重要组成部分。还有 39%的镁存在于软组织中。镁是能量代谢、蛋白质和核酸等合成所需的 300 余种酶促反应的关键辅助因子。镁还能维持甲状旁腺正常功能和维生素 D 代谢。镁缺乏可以抑制 PTH 的分泌，并使靶器官产生 PTH 抵抗从而导致低钙血症。

纳入 12 项有关镁摄入量与骨密度或骨折之间关系的荟萃分析结果显示，高镁摄入量与全髋骨折风险无明显相关性，而镁摄入量与股骨颈和全髋骨密度之间存在显著的正相关关系。另一项纳入 12 项病例对照研究的 Meta 分析，绝经后妇女低血清镁水平可能是骨质疏松发生的危险因素。

（六）磷

成年男性体内含磷 700～800g，其中约 650g 在骨骼中，与钙结合以羟基磷灰石形式存在，维持着骨健康。高磷摄入可引起骨盐丢失，钙磷乘积<35 时骨矿化迟缓。有研究表明，每增加 100mg 的磷摄入量将会增加 9%的骨折风险。Kemi 等发现钙磷比值低的饮食，使血 PTH 和尿钙水平增加，可能会干扰骨代谢和增加骨吸收，这也间接证明了高磷饮食对骨的不利影响。

膳食中钙磷比例影响钙吸收，不合理的钙磷比例将增加骨盐丢失。膳食中钙磷比例在儿童为 1∶1、成人为 1∶1～1∶2时，有利于增加钙的吸收率。

（七）维生素 C

维生素 C 是参与骨组织中的蛋白质、骨胶原氨基多糖等代谢的重要物质，对酶系统有促进催化作用，有利于钙的吸收和向骨骼中沉积。维生素 C 能增加机体对钙的吸收，促进成骨细胞生长。其缺乏时则影响骨代谢，导致骨量减少，脆性增加。Sahni 等在一项为时 17 年的调查研究中发现，维生素 C 对髋部骨折具有保护作用。

（八）维生素 K

维生素 K 是 2-甲基-1,4 萘醌的系列衍生物，维生素 K_1（叶绿醌）和维生素 K_2（甲萘醌）天然存在于食物中，而维生素 K_3、维生素 K_4、维生素 K_5 为人工合成。维生素 K 在骨代谢中起重要作用。作为羧化酶活动的辅因子，维生素 K 是骨钙素的 γ 羧化所必需的。骨钙素中的谷氨酸 γ-羧基化后，骨钙素才能与钙离子和羟基磷灰石结合，使骨矿化，促进骨的形成。随着血清超敏 C 反应蛋白浓度的升高，骨密度降低，骨转换率增高，而维生素 K 与血清超敏 C 反应蛋白呈负相关。目前研究提示，每日补充 5mg 维生素 K_1 可以预防骨量减少绝经后妇女骨折的发生。但由于缺少有关中国居民不同阶段人群维生素 K 膳食适宜摄入量的资料和营养状况试验数据，中国居民膳食营养素参考摄入量（dietary reference intakes，DRIs）专家工作组建议成人每日应摄入 120μg 维生素 K，青少年为 2μg/(kg·d)。

四、营养治疗与预防

骨健康是维持人体健康的关键，骨质疏松症的防治也应贯穿于生命全过程。因此，骨质疏松症的主要防治目标包括：①改善骨骼生长发育，促进成年期达到理想的峰值骨量；②维持骨量和骨质量，预防增龄性骨丢失；③避免跌倒和骨折。

骨质疏松症初级预防是指尚无骨质疏松，但具有骨质疏松症危险因素者，应防止或延缓其发展为骨质疏松症并避免发生第一次骨折；骨质疏松症二级预防和治疗是指已有骨质疏松症或已经发生过脆性骨折，防治目的是避免发生骨折或再次骨折。

骨质疏松症的防治措施主要包括基础措施、药物干预和康复治疗。

基础措施

包括调整生活方式和骨健康基本补充剂。

1. 调整生活方式

（1）加强营养，均衡膳食：建议摄入富含钙、低盐和适量蛋白质的均衡膳食，推荐每日蛋白质摄入量为1.0~1.2g/kg。钙的膳食补充应注意钙含量和钙吸收率。尽可能通过膳食摄入充足的钙，补钙食物首选牛奶及奶制品，其他富含钙的有虾皮、豆腐及豆制品、芝麻酱、海带等。膳食中钙摄入不足时，可给予钙剂补充。

(2) 充足日照：建议每日根据日光的强弱合理选择时间，尽可能多地暴露皮肤于阳光下照射15~30分钟（时间长短取决于日照时间、纬度、季节等因素），注意避免强烈阳光照射，以防灼伤皮肤。每周不少于两次，以促进体内维生素D的合成，应避免涂抹防晒霜，以免影响日照效果。

(3) 规律运动和体力活动：运动和体力活动可改善机体的敏捷性、肌肉的质量和力量、身体的稳定性及平衡能力等，有助于减少跌倒风险。因此，建议进行有助于骨健康的体育锻炼和康复治疗。运动还有助于骨小梁重构和钙沉积，增加骨密度。骨质疏松症患者适宜的体力活动包括适宜的负重运动及抗阻运动。肌肉力量练习包括重量训练，其他运动还有行走、慢跑、太极拳、瑜伽、舞蹈和乒乓球等。运动应循序渐进、持之以恒。骨质疏松症患者开始新的运动训练前应咨询临床医师，进行相关风险评估。在进行体力活动的同时要保证膳食蛋白质的数量，利于增加骨骼肌质量和力量，达到减少跌倒和骨折风险。

(4) 戒烟。

(5) 限酒。

(6) 避免过量饮用咖啡、碳酸以及含糖饮料。

(7) 尽量避免或少用影响骨代谢的药物。

2. 营养补充剂

(1) 钙剂：充足的钙摄入对获得理想骨峰值、减缓骨丢失、改善骨矿化和维护骨骼健康有益。2013版中国居民膳食营养素参考摄入量建议，成人每日钙推荐摄入量为800mg(元素钙)，50岁及以上人群每日钙推荐摄入量为1000~1200mg。膳食中钙摄入不足时，可给予钙剂补充。2010—2012年中国居民营养与健康状况监测结果显示，我国城乡居民每日膳食钙平均摄入量约为364.3mg，因此，在日常饮食的基础上，还需补充钙约500~600mg/d。钙剂选择需考虑其钙元素含量、安全性和有效性。

高钙血症和高尿钙时应该避免使用钙补充剂。盲目大量补钙可能增加肾结石和心血管疾病的风险，因此补钙要遵循适量原则或遵医嘱，在医师指导下服用，避免盲目补钙。

(2) 维生素D：充足的维生素D可增加肠钙吸收、促进骨骼矿化、保持肌力、改善平衡能力和降低跌倒风险。维生素D不足还可以导致继发性甲状旁腺功能亢进，增加骨吸收，从而引起或加重骨质疏松症。补充钙剂和维生素D可降低骨质疏松性骨折风险。每日宜补充维生素D_2 10~20μg(400~800U)；骨化三醇为维生素D_3经肝肾羟化酶代谢产物，作用更持久，每日口服0.25~0.5μg。

中国营养学会膳食维生素D参考摄入量为：<65岁维生素D参考摄入量为400U/d，≥65岁维生素D参考摄入量为600U/d。

（孙文广）

第六节 甲状腺功能亢进和甲状腺功能减退症

甲状腺是人体最大的内分泌腺，呈"H"形，棕红色，分左右两个侧叶，中间以峡部相连，约20~30g。甲状腺位于喉下部气管上部的前侧，吞咽时可随喉部上下移动。甲状腺的血液来自颈总动脉发出的甲状腺上动脉和甲状腺下动脉。神经方面，甲状腺由自主神经系统控制，其交感神经纤维来自颈上神经节，副交感神经纤维则来自迷走神经。在组织学上，甲状腺其外层为一薄层结缔组织被膜，被膜伸入腺体内将腺体分为许多独立小叶。滤泡为甲状腺的基本结构单位，呈球形或卵形，20~40个滤泡组成一个小叶，滤泡中含有胶质。滤泡上皮细胞通常为立方状，其主要功能是合成与分泌甲状腺激素。滤泡旁细胞又称C细胞，存在于滤泡上皮细胞之间或滤泡之间。C细胞是合成和分泌降钙素的场所，还可分泌生长抑素、突触素等。甲状腺滤泡间为丰富的结缔组织，含有大量的毛细血管、毛细淋巴管及神经。

甲状腺激素的合成受到垂体分泌的促甲状腺激素调节，三碘甲腺原氨酸(T_3)和四碘甲腺原氨酸(T_4，即甲状腺素)会由滤泡上皮细胞从滤泡腔内通过胞吞作用吸收并释放入血。甲状腺激素几乎作用于所有的有核细胞，是生长、神经发育、生殖以及能量代谢的重要调节者。这种激素的主要生理功能有：促进新陈代谢，使绝大多数组织耗氧量加大，并增加产热；影响蛋白质、糖和脂肪代谢，能促进小肠黏膜对糖的吸收，增加糖原分解，抑制糖原合成；促进脂肪酸氧化，增强儿茶酚胺与胰高血糖素对脂肪的分解作用；促进生长发育，对长骨、脑和生殖器官的发育生长至关重要，尤其是婴儿期，此时缺乏会患呆小症；提高中枢神经系统的兴奋性。加强和调控其他激素的作用及加快心率、加强心缩力和加大心输出量等作用。

一、甲状腺功能亢进症

（一）病因和临床表现

甲状腺功能亢进症简称甲亢，是指各种原因导致甲状腺功能增高、分泌激素增多或因甲状腺素在血液循环中水平增高所致的一组内分泌疾病，其主要原因是内分泌自身免疫性疾病。甲亢临床上多呈高代谢综合征，甲状腺肿大，不伴或伴有不同程度的突眼症。由于发病机制的不同，甲亢的临床分型有多种，其中弥漫性甲状腺肿伴甲状腺功能亢进，亦称Graves病，是甲亢中最常见的一种，本病患者多为女性，男女之比为1:4~6，各年龄组均可发病，以20~40岁为多见。

（二）营养代谢特点

1. 碘代谢　碘是参与甲状腺素合成的独具生理意义的元素，人体甲状腺中含碘量占总人体的20%。人体摄取的碘大多在胃肠道内还原为碘化物后再被吸收。碘本身在体内蓄积过多也可能诱发甲亢，称为碘甲亢。如应用碘化钾治疗多结节性甲状腺肿或用含有机碘化物的造影剂进行检查时，都可能发生甲亢。但是正常人即使一次性摄入过多的碘，仍可保持正常的生理功能。

2. 宏量营养素　甲亢属于超高代谢综合征，因 T_3、T_4 分泌增多而促进三大营养物质代谢，基础代谢率异常增高，过多的甲状腺激素加速蛋白质的分解，导致负氮平衡。肌肉组织被消耗，患者疲乏无力，体重下降。甲状腺素还能促进脂肪动员，加速脂肪氧化和分解，促使体内胆固醇的合成。但在甲亢时，由于胆固醇的降解及由胆汁排出速度超过胆固醇的合成，反而使血胆固醇偏低。过量的甲状腺激素能促进肠道对糖的吸收，促进葡萄糖的氧化和利用，促进肝糖原分解。

3. 水、电解质　甲状腺激素不但有利尿作用，还能够加速矿物质的排泄。在尿液中，钾的排泄比钠多，加上钾大量转入细胞内，因此甲亢患者常常并发低钾血症或合并周期性瘫痪。此外，甲状腺激素对破骨细胞和成骨细胞均有兴奋作用，使骨骼的更新率加快，导致骨质脱钙，促使骨质疏松症的发生。

4. 维生素　甲状腺激素是多种维生素代谢的必需激素。甲亢时 B 族维生素、维生素 C 及维生素 A 消耗量增多，在组织中的含量减少。维生素 B 对甲状腺体有一定的抑制作用，而甲亢患者对维生素 B 的需要量及尿中的排出量均增加，对维生素 C 的需要量也增加。

5. 其他矿物质　患有甲亢时，血中的钡、铁、锰、锌等微量元素含量明显降低。血镁浓度还与 T_3 浓度呈显著负相关。甲亢时由于肠蠕动增强，锌的吸收减少，同时汗液中锌的丢失增加而引起机体低锌，并可能导致月经周期延长甚至闭经。低锰可能导致卵巢功能紊乱、性欲减退及糖耐量异常。

（三）营养治疗

通过高能量、高蛋白、高维生素及低碘的营养治疗原则，纠正因代谢亢进而引起的各种营养素消耗，改善全身营养状况，防止营养不良的发生。

1. 增加能量供给　每天给予充足的碳水化合物，以纠正过度的能量消耗。每人每天供给能量可达到 3000～3500kcal，比正常人增加 50%～70%，以满足过量的甲状腺素分泌引起的代谢率增加，其中碳水化合物供能占总能量的 60%～70%。

2. 保证蛋白质供给　可按 1.5～2.0g/(kg·d)供给，并保证优质蛋白质的摄入量，但不宜过多供给动物性蛋白质。

3. 充足的维生素供给　应供给丰富的维生素，甲亢患者易出现多种水溶性维生素缺乏，尤其是 B 族维生素和维生素 C。维生素 D 是保证肠钙、磷吸收的主要物质，应保证其充足供给，适当多食用动物内脏、新鲜绿叶蔬菜及水果等。患者如有腹泻更应注意维生素的补充。

4. 适当的钙磷摄入　为了防止骨质疏松症及其并发的病理性骨折，应适量增加钙、磷的摄入，尤其对于症状长期不能控制的患者和老年甲亢患者。

5. 忌用含碘丰富的食物和药物　碘是合成甲状腺素的原料，摄入大量的碘可能加速甲状腺激素的合成，而诱发甲亢，或使甲亢症状加剧，因此应忌用含碘食物，如海带、紫菜、发菜等。烹调宜选用无碘盐，一些含碘药物也应忌用。

6. 适当增加餐次　为了纠正机体消耗，保证食物的摄入和吸收，在每日三餐外，还可以在两餐间加餐，建议一天进食 5～6 餐，以改善机体的代谢紊乱，减轻心脏负担。

二、甲状腺功能减退症

（一）病因和临床表现

甲状腺功能减退症(hypothyroidism，简称甲减)是由于甲状腺激素合成和分泌减少或组织作用减弱导致的全身代谢减低综合征。按起病年龄可分为 3 型，发病始于胎儿或新生儿者称呆小病；起病于青春期发育前者称幼年性甲减；起病于成年期称成年型甲减。根据病因可分为原发性甲减、中枢性甲减、消耗性甲减、甲状腺素抵抗综合征 4 型。

甲减病因复杂，以原发性甲减最多见，此类甲减占全部甲减的约 99%，其中自身免疫、甲状腺手术和甲亢 ^{131}I 治疗三大原因占 90% 以上。中枢性甲减或继发性甲减是由于下丘脑和垂体病变引起的促甲状腺激素释放激素(TRH)或者促甲状腺激素(TSH)产生和分泌减少所致的甲减。垂体外照射、垂体大腺瘤、颅咽管瘤及垂体缺血性坏死是造成中枢性甲减的较常见原因。消耗性甲减是因为表达 D3 而致甲状腺激素灭活或丢失过多引起的甲减。甲状腺激素抵抗综合征(thyroid hormone resistance syndrome，SRTH)是由于甲状腺激素在外周组织实现生物效应障碍引起的甲减。

（二）营养代谢特点

1. 碘代谢　碘是人体必需的微量元素，是合成甲状腺激素必不可少的重要原料，在维持机体健康的过程中发挥着重要的作用。健康成人体内的碘总量为 20～50mg，平均为 30mg。

导致甲减的原因有多种，如果是甲状腺全部切除或完全破坏所致甲减，摄碘和合成甲状腺激素的器官已不存在或功能丧失，患者需要接受甲状腺激素的替代治疗，因此食用加碘食盐或未加碘食盐对甲状腺功能无明显影响。如果为甲状腺腺叶切除或甲状腺组织尚有残留的患者，可以正常摄入碘，包括食用加碘食盐。碘缺乏所致甲减往往发生在碘缺乏地区，食用加碘食盐是最有效的方法。碘过量所致甲减程度较轻，常出现亚临床甲减，此时，需查找碘过量原因，例如高水碘、食用过多富碘食物等，对这些患者要限制碘的摄入。

2. 宏量营养素代谢紊乱　甲状腺激素分泌不足可能影响红细胞生成素的合成而致骨髓造血功能减低，出现月经过多、铁吸收障碍等。另外，还与维生素 B_{12}、叶酸等与造血功能有关的因子缺乏有关。脂肪是体内供给能量和帮助脂溶性维生素吸收的物质。甲减时血浆胆固醇合成速度虽然不快，但是排出速度缓慢，因此容易出现高甘油三酯和高胆固醇血症，这在原发性甲减时更加明显，其血脂增高程度与血清 TSH 的水平呈正相关，应限制脂肪的摄入。

（三）营养治疗

1. 补充适量碘盐　在碘缺乏区，仅从食物及饮水中摄入的碘远远不够人体所需，因此我国目前实施加碘盐政策，加碘盐中碘含量的平均水平(以碘元素计)为 20～30mg/kg，用以防治碘缺乏。此外，对怀孕妇女更应注意补充碘盐，防止因母体缺碘而致后代患克汀病。另外，对于碘过量导致的甲减则应限制碘的摄入。碘具有受热极易挥发的特性，不宜在阳光下暴晒，炒菜时也应注意，碘盐不宜放入沸油中，以免碘挥发而使得碘的丢失增多。

2. 供给足量蛋白质　甲减时因小肠黏膜更新速度减慢，消化液分泌腺体受到影响，酶活力下降。一旦出现血清白蛋白降低，应补充必需氨基酸，供给足量蛋白质，改善病情。

3. 限制脂肪和胆固醇摄入　甲减患者常有高脂血症，这在原发性甲减患者中更明显，故应限制脂肪供给量。每天脂肪摄入量应占总能量20%左右，并限制高胆固醇食物的摄入。

4. 纠正贫血　对有贫血的患者应补充富含铁质的饮食，并供给丰富的维生素。主要补充维生素 B_{12}，如肉、动物内脏等。必要时还应供给叶酸及铁制剂等。

5. 食物选择

（1）宜选食物：因缺碘所致的甲减，需适量选用含碘高的海产品，如海带、紫菜等，可用碘盐。蛋白质补充可选用蛋类、乳类、畜禽肉类、鱼类等，适量供给动物肝脏可纠正贫血，还要保证供给各种蔬菜和新鲜的水果。

（2）慎选食物：慎用富含胆固醇的食物，如蛋黄、奶油、动物脑髓和内脏等。慎用高脂肪类食物，如肥肉、油炸食品、动物内脏、脑、鱼卵等，烹调油在限量之内使用。

（李娟）

第七节　多囊卵巢综合征

多囊卵巢综合征（polycystic ovary syndrome，PCOS）是一类复杂的常见妇科内分泌疾病，临床表现为月经稀发、痤疮、多毛、肥胖、不孕等。PCOS 全球总体发病率约为 5%~10%，目前，我国尚缺少全国性、大样本、多中心的流行病学研究结果，有报道汉族 19~45 岁育龄妇女中的发病率为 5.61%。PCOS 不仅影响患者的生殖功能，占无排卵性不孕的 50%~70%，早期流产率也高达 30%~50%；同时，其代谢综合征的发生率高达 43%~46%，易伴随糖尿病及心脑血管疾病，子宫内膜癌的发病风险高，严重影响患者的生活质量。

一、病因和临床表现

PCOS 的病因和发病机制尚未完全阐明，高雄激素血症（脱氢表雄酮、睾酮、雄烯二酮）、高胰岛素血症和肥胖可能是其发病的主要生理改变机制。高雄激素水平引发许多 PCOS 症状，如生殖与月经异常、多毛症和痤疮，而高胰岛素血症引发雄激素生成增加，改善胰岛素抵抗和高胰岛素血症可能会扭转一些 PCOS 的临床表现。

目前我国诊断标准参照 2003 年欧洲人类生殖和胚胎学会鹿特丹诊断标准与美国生殖医学学会的专家会议推荐的标准执行，诊断标准如下：

1. 稀发排卵或无排卵（oligo-ovulation，O）。

2. 高雄激素血症的临床表现和（或）高雄激素血症（hyperandrogenism，HA）。

3. 卵巢多囊性改变　一侧或双侧卵巢中直径 2~9mm 的卵泡≥12 个，和（或）卵巢体积≥10ml（polycystic ovary，P）。

上述 3 条中符合 2 条，并排除其他致雄激素水平升高的病因如先天性肾上腺皮质增生、库欣综合征、分泌雄激素的肿瘤等，以及其他引起排卵障碍的疾病如高泌乳素血症、卵巢早衰、垂体或下丘脑性闭经以及甲状腺功能异常，即可诊断为 PCOS。

二、营养代谢特点

PCOS 患者发生代谢综合征的概率较高，尤其是糖、脂代谢紊乱。相关研究显示，PCOS 组患者三酰甘油（triglyceride，TG）、总胆固醇（total cholesterol，TC）、高密度脂蛋白胆固醇（high densitylipoproteincholesterol，HDL-C）、低密度脂蛋白胆固醇（low densitylipoproteincholesterol，LDL-C）水平较非 PCOS 组明显升高。PCOS 患者糖脂代谢异常主要有以下几个方面：

1. 胰岛素抵抗（insulin resistance，IR）　研究显示，65%~81%的 PCOS 伴 IR 患者存在糖脂代谢异常。其影响机制可能有：IR 影响葡萄糖的利用，导致血糖水平升高，作为肝脏内合成内源性 TG 的底物，进而导致内源性 TG 合成增加；胰岛素可促进脂肪的合成、储存，抑制脂肪的分解和动员，而 IR 抑制了激素敏感脂肪酶（hormone sensitive lipase，HSL）的活性，导致脂肪动员增加，血中游离脂肪酸水平升高；IR 也可以抑制胰岛素依赖性脂蛋白脂酶（lipoprotein lipase，LPL）的活性，导致 TG 降解和利用减少，从而引起血 TG 水平升高；IR 抑制了 LDL-C 的代谢，而且增强脂肪三酰甘油酯酶（adipose triglyceride lipase，ATGL）的活性，使 HDL-C 水平下降。

2. 肝脏性激素结合球蛋白（sex hormone binding globulin，SHBG）水平下降　SHBG 可以特异性结合、转运性激素，调节和控制血液中有生物活性的睾酮的水平；而 PCOS 患者血清 SHBG 水平下降，结合型睾酮水平降低，有生物活性的游离睾酮水平增加，导致胰岛素的清除减少，诱导机体产生 IR，从而导致胰岛素分泌进一步增加，胰岛素增高负反馈抑制肝脏合成 SHBG，进一步加重糖脂代谢异常。

3. 高雄激素血症　在 PCOS 患者中，高雄激素血症与血脂代谢也有着密切关系，胰岛素水平升高可促进 LH 释放，使 17-α 羟化酶的作用增强，从而导致卵泡膜细胞合成雄激素增多；另外，高胰岛素水平还会抑制肝脏合成 SHBG，使游离睾酮的水平升高。相关研究表明，PCOS 肥胖患者的游离雄激素指数明显高于非肥胖者，提示 PCOS 患者的高雄激素状态在肥胖患者表现更突出。体内过高的雄激素水平可以使 SHBG 水平下降，从而导致血脂代谢异常。另外，雄激素还有抑制血液中 LDL-C 分解的作用，有研究发现，雄激素可以增强体内 LPL 及三酰甘油酯酶活性，导致血液中 TG 水平升高及 HDL-C 水平下降。

4. 肥胖　肥胖是 IR 的重要因素。有研究报道，PCOS 患者尤其是向心性肥胖患者，非酒精性脂肪肝的发病率高达 57.6%，这可能与脂代谢异常及 IR 有关。这些群体体内脂肪细胞相对肥大，存在于细胞表面的受体数目相对减少，为维持正常的血糖水平，胰腺为代偿机体的变化分泌更多的胰岛素，这一方面表现为 IR，另一方面在卵巢组织中升高的胰岛素水平进一步刺激雄激素的产生，形成恶性循环。此外，目前研究数据表明，30%～60%的 PCOS 患者为肥胖女性，她们多表现为腹部为主的中心性肥胖，即使患者尚不足以诊断为肥胖，在其血管周围和腹部的大网膜也存在脂肪聚集现象。另外，IR、下丘脑-垂体-性腺轴异常、脂代谢异常均会对 PCOS 患者的发病产生影响，故对脂肪相关因子的研究越来越多。

相关研究表明，肥胖型 PCOS 患者存在更低的血清 SHBG 水平及更明显的 IR。除此之外，肥胖型 PCOS 患者血清中 HDL-C 水平显著下降，LDL-C 水平显著升高，TG、TC、LDL-C 均是造成动脉粥样硬化的危险因子，提示通过减重改善肥胖状态是升高 SHBG、减轻 IR 程度的一个重要方式。

三、临床治疗和管理

对 PCOS 患者除生活方式干预以外，通常可以选择以下临床管理方式：

1. 调整月经周期　通常采用复方口服避孕药如炔雌醇环丙孕酮片、去氧孕烯炔雌醇片和屈螺酮炔雌醇片等负反馈调节 HPO 轴，调整月经周期，可以保护子宫内膜，减少子宫内膜癌的发生。

2. 高雄激素血症的治疗　各种短效口服避孕药均可用于高雄激素血症的治疗，以复方醋酸环丙孕酮为首选。

3. 胰岛素抵抗的治疗　二甲双胍是目前应用最为广泛的胰岛素增敏剂。

4. 促排卵治疗与体外受精-胚胎移植　有生育要求的不孕 PCOS 患者，为促使无排卵的患者达到排卵及获得正常妊娠，常需进行促排卵治疗。枸橼酸氯米芬是临床促排卵治疗的一线用药。对于枸橼酸氯米芬抵抗、因其他疾病需腹腔镜检查盆腔、随诊条件差、不能进行促性腺激素治疗监测者，亦可采用腹腔镜下卵巢打孔术与超声引导下卵泡穿刺术，增加妊娠机会。对于以上促排卵失败的患者，考虑体外受精-胚胎移植。

5. 社会心理因素的调整　应关注 PCOS 的心理健康，必要时给予积极治疗及专科处理。

四、营养支持治疗

PCOS 患者无论是否有生育要求，首先均应进行生活方式调整（lifestyle modification，LSM）。许多研究表明，1/2 以上 PCOS 患者肥胖。肥胖患者通过低能量饮食和耗能锻炼，降低全部体重的 5%或更多，能改变或减轻月经紊乱、多毛、痤疮等症状并有利于不孕的治疗。减轻体重至正常范围，可以改善胰岛素抵抗，阻止 PCOS 长期发展的不良后果，如糖尿病、高血压、高血脂和心血管疾病等代谢综合征。但许多消瘦型 PCOS 的患者也存在代谢紊乱风险的增加。目前 PCOS 患者的医学营养治疗进展如下：

1. 能量、三大供能营养素组成

（1）负能量平衡是 PCOS 的治疗和管理的关键策略。研究发现，减轻初始体重的 5%～10%，可使排卵障碍的 PCOS 患者排卵功能以及其他 PCOS 症状明显改善。正常人能量摄入减少 500kcal/d，可以减重 0.5kg/w。研究显示，对于 PCOS 患者采用负能量平衡（-1000～-350kcal/d）或满足基础代谢的限制能量膳食（1200～1500kcal/d），持续 1～36 个月不等，有效减重、减脂，降低空腹血糖、血脂、胰岛素和 IR、睾酮、脱氢表雄酮硫酸酯（DHEAS）、瘦素水平，显著提高 SHBG 水平和生殖功能，改善月经失调和多毛症。

（2）大量研究探讨了三大营养素供能比的组成对 PCOS 患者的影响，由于设计方案没有统一的标准，造成试验结果间很难统一比较。多数研究显示，高蛋白、低碳水化合物膳食对 PCOS 患者有益，至于高蛋白、低碳水化合物标准是多少，究竟是高蛋白还是低碳水化合物在起作用，选择高脂还是低脂膳食对 PCOS 患者有益，目前争议较大：

1）低碳水化合物饮食：通常定义为碳水化合物供能比<20%（相当于碳水化合物 20～60g/d），大部分研究将碳水化合物供能比≤45%视为低碳水化合物。有研究显示，采用低碳水化合物饮食的 PCOS 患者有效减重，并且降低 IR、空腹胰岛素、急性胰岛素对葡萄糖的反应，降低睾酮和血脂，改善月经周期；也有试验结果呈现为阴性。碳水化合物的餐次分配可能在糖代谢和 IR 起重要作用：对 2 型糖尿病研究显示，50%的碳水化合物集中在午餐时间摄入（比集中在早餐、晚餐或全天均匀分布），餐后血糖峰值降低，血糖控制改善；另有研究显示，进食高碳水化合物早餐可能对糖调节受损者有不利影响，应当避免。

2）高蛋白饮食：一般蛋白质供能比≥20%视为高蛋白，≤15%蛋白为低蛋白。大多数的 RCT 研究证明高蛋白质饮食对保存瘦体重有益；对糖代谢受损患者的体重减轻、HbA1c 和血压有益；对肥胖人群无论有无 2 型糖尿病增加胰岛素应答，对葡萄糖代谢没有显著影响。高蛋白饮食对身体成分和减重有益可能是由于蛋白质诱导产热增加以及增强胆囊收缩素的产生而致饱腹感增加。9 项高蛋白低能量饮食对 PCOS 患者的影响试验结果显示对能量代谢指标或雄激素参数有显著影响：有效减重、减脂，降低腰围、空腹血糖、空腹胰岛素、IR、睾酮、躯干总皮褶量、血脂，抑制饥饿激素（ghrelin）分泌，增加饱腹感，有助于改善心理问题。但有的试验未发现 SHBG、总睾酮、游离睾酮、C 肽、空腹血糖、胰岛素、IR、糖化血红蛋白 A1C、甘油三酯或超敏 C 反应蛋白（hsCRP）、瘦素差异。有人认为有效减重、改善代谢是由于低能量或低碳水化合物（因为高葡萄糖摄入量与高胰岛素血症、高血糖指数和血糖负荷显著相关）与高蛋白无关。

3）膳食脂肪：人群研究显示，低脂饮食可以使肥胖者减重，防止正常体重者体重增加，降总胆固醇和低密度脂蛋白胆固醇，而低碳水化合物饮食对 HDL 和甘油三酯更有益，两者对影响减重和其他代谢危险因素上没有差异。对于 PCOS 患者，低脂饮食研究（通常占能量的 20%～30%或 DASH 饮食等饮食模式，也有低至 6%的），与低碳水化合物饮食相比，同样减重、减腹部脂肪和改善胰岛素敏感性，但未发现对高雄激素血症有影响。与高脂饮食（45%～62%脂肪）比，低脂饮食显著降低体重和体脂、腹部脂肪组织，降低空腹胰岛素、胰岛素的 AUC，增加胰岛素敏感性，也有研究显示其降低对睾酮水平的抑制强度、增加餐后血糖和胰岛素水平。DASH 饮食是低 GI、低能量密度、高复杂碳水化合物、高膳食纤维饮食(18%蛋白,52%碳水化合物,30%脂肪),已证明能显著降低血压和血糖反应。PCOS 患者坚持 DASH 饮食可更有效地降低体重、BMI、腰围、臀围、血清胰岛素水平、IR、hsCRP 和 TG,有益于血清高抗中肾旁管激素(AMH)、性激素结合蛋白(SHBG)、游离雄激素指数(FAI)、血浆一氧化氮和丙二醛水平。但也有研究高脂肪、低饱和脂肪饮食比低脂肪饮食,降低胰岛素 AUC 和血脂,但体重没有减轻。另有临床交叉试验研究表明,高脂饮食显著改善葡萄糖代谢(降低基础 β 细胞应答、空腹胰岛素、空腹血糖和 IR)、激素应答(降低睾酮)和降低血脂、体脂。

2. 血糖指数(GI)与血糖负荷(GL)　超重的非 PCOS 个体中发现低 GL 食物有效减重、改善高胰岛素血症。摄入高碳水化合物后产生高胰岛素血症是大多数 PCOS 妇女的显著特征,低 GL 的食物可能对此有益。在 PCOS 患者中观察到高蛋白低 GL 膳食,减轻体重、减少体脂肪,提高胰岛素敏感性,降低血胰岛素水平、IR、脱氢异雄酮硫酸盐(DHEAS)和 hsCRP,改善月经周期、情绪评分,但对于血脂、雄激素浓度、炎症标志物和其他生活质量未见差异。低 GI 膳食也观察到类似的效果,但有研究显示成功减重与 GI 无关。另有研究显示,膳食纤维摄入量与血清 SHBG 正相关,低膳食纤维、高精炼碳水化合物的现代饮食会诱导 IR 和肥胖。

3. 脂肪酸　研究发现,血浆 n-6/n-3 PUFA 比值较高的女性血浆雄激素水平高,而增加血长链 n-3 PUFA 与 PCOS 患者血脂下降相关。增加 n-3 PUFAs,特别是 α-亚麻酸(ALA)、二十碳五烯酸(EPA)和二十二碳六烯酸(DHA),是(非)肥胖 PCOS 治疗的最近研究热点。鱼油中的长链 n-3 脂肪酸通过脂蛋白脂肪酶提高细胞外脂肪分解,增强肝脏、骨骼肌中的 β-氧化作用,从而减少肝脏的脂肪酸供应量,在 IR 患者中能有效减少肝脏产生甘油三酯,在降低肥胖 PCOS 患者肝脏脂肪、血浆甘油三酯、高血压和其他心血管代谢危险因素水平中具有重要作用。针对 PCOS 患者的临床试验主要是短期(6~12 周)提供 PUFAs 补充剂 2~4g/d,补充 n-3 PUFAs 补剂显著降低 IR、BMI、睾酮(雄激素)水平,降低血脂谱、腰围和月经间隔时间,增加 SBHG 水平,而对 SHBG 和 DHEAS 水平、体重、HC、空腹血糖、卵巢滤泡数、卵巢大小、出血量、月经出血和多毛症评分没有变化。增加膳食 PUFAs 摄入量同样也表现出显著的代谢和内分泌效应,如降低空腹胰岛素浓度和急性胰岛素反应。有人提出,n-3 PUFAs 可通过降低炎性细胞因子如肿瘤坏死因子-α、白细胞介素 6,增加抗炎激素脂联素的分泌,改善胰岛素敏感性,降低葡萄糖、胰岛素浓度。但有一项基于 3 个小样本试验的荟萃分析未见 n-3 PUFA 对 PCOS 患者的 IR 或其他临床结局有益影响。n-3 PUFAs 存在于多脂鱼、坚果(尤其核桃)、坚果罐头和种子油中。鱼油富含长链 n-3 PUFAs-EPA 和 DHA,亚麻籽油富含必需 n-3 PUFA-ALA,两者各有单独的代谢和内分泌效应,不应该互相替代使用。

4. 维生素与矿物质　目前 PCOS 的维生素 D 状况流行病学研究结果不一致:多数研究认为 PCOS 血清维生素 D 浓度较非 PCOS 的妇女低,但也有 1 项研究结果相反。低血清维生素 D 水平或不足与 PCOS 相关症状呈正相关,如中心性肥胖、IR、不育症和多毛症,而血清 25-(OH)D 似乎是诱导排卵成功率的独立预测因子。另一系统回顾提示在 PCOS 患者中维生素 D 状态与 IR 负相关。干预研究表明,补充维生素 D 显著降低总睾酮、AMH、2 小时血糖、血清胰岛素水平、IR、TG 和极低密度脂蛋白,而对血清 SHBG 和游离睾酮、胰岛素敏感性、空腹血糖和其他血脂指标无影响,不能改善 PCOS 患者的代谢和激素紊乱。而补充 6 个月二甲双胍 1500mg/d、钙 1000mg/d、维生素 D 100 000U/月,对 PCOS 不孕妇女的体重下降、卵泡成熟、月经规律和高雄激素血症的改善有积极作用。总之,尽管系统回顾和荟萃分析支持,PCOS 妇女补充维生素 D 有一些益处,但作用有限,仍有争议,目前没有给出 PCOS 维生素 D 补充的推荐。

对 PCOS 微量营养素补充研究较少,目前没有足够的证据来推荐 PCOS 妇女补充微量营养素。有研究补充硫酸锌 220mg/d 对空腹血糖、胰岛素、IR 和 TG 有益。补充硒 200mg/d 为期 8 周,对空腹胰岛素、IR、胰岛素敏感性、TG 和 VLDL 水平产生有益的影响,而不影响空腹血糖和其他血脂。补充铬 200mg/d 为期 8 周,对空腹胰岛素、IR 和胰岛素敏感性有良好的影响。补充叶酸 5mg/d 为期 5 周对炎症因子和氧化应激生物标志物有明显的促进作用。

5. 膳食安排　美国心脏协会最近提出,进餐频率和时间可能是慢性疾病的营养管理中的重要指标,有益于建立更健康的生活方式,减少心血管代谢危险因素。过去几年进餐时间引起研究界极大兴趣,因为发现它影响新陈代谢和胰岛素分泌。在昼夜节律的调节下,餐后血糖失调可致葡萄糖不耐受。白天进餐晚了,降低静息能量消耗、减少空腹碳水化合物氧化、降低糖耐量、减弱每日游离皮质醇浓度的分布,降低食物对正常体重、健康女性的手腕温度的热效应。糖尿病前期的人群偏好晚餐作为主餐,与午餐作为主餐相比的 HbA1c 高,早期发生 2 型糖尿病的风险更高。膳食频率和就餐时间似乎是 PCOS 妇女生活方式改变的有价值的组成部分,虽然数据有限。有人认为增加进餐频率,可以分散营养负荷,降低餐后胰岛素浓度,减少饥饿,抑制游离脂肪酸对葡萄糖摄取的抑制,增加血液循环葡萄糖清除,显著减少胰岛素分泌的作用,可能对体重和血糖指数控制产生有益的影响。也有人认为,增加进餐频率,增加餐后脂肪生成或脂肪沉积,或简单增加总体能量摄入,可致体重增加,餐后血糖、胰岛素、IR 和血脂升高,并可能对血清磷脂脂肪酸组成产生负面影响。

医学营养治疗对 PCOS 患者各种临床结局的影响,仍然需要很好的设计、长期、足够的样本量的临床循证研究,从多方面进行验证,如膳食模式、饮食习惯、替代营养干预以及营养素(如微量营养素)作用。从现有的试验数据中,我们可以得出结论:对 PCOS 患者制订全面的生活方式干预计划(LSM),负能量平衡似乎是 PCOS 成功减重、减脂和改善月经周期和胰岛素敏感性等关键因素,约 7%(5%~10%)的轻中度减重,通过何种饮食模式的选择,尚没有最佳的宏量营养素组成或膳食模式推荐,取决于个人的喜好、文化、习惯和代谢需要(如 DASH 饮食,适度低碳水化合物饮食 40%~45%的能量;或用 MUFA 或 PUFA 替代膳食中碳水化合物;或膳食或零食中增加 7~15g/d 蛋白质;或适当补充维生素 D、锌、铬、叶酸等),以及替代的饮食干预如增加膳食频率和规律进餐时间,在午餐时间摄入大部分碳水化合物,似乎为 PCOS 的治疗和管理提供了循证营养支持。

(马爱勤)

第八节 非酒精性脂肪性肝病

非酒精性脂肪性肝病(nonalcoholic fatty liver disease,NAFLD)是一种与胰岛素和遗传易感密切相关的代谢应急性肝损伤,疾病谱包括非酒精性肝脂肪变、非酒精性脂肪性肝炎(nonalcoholic steatohepatitis,NASH)、肝硬化和肝细胞癌。NAFLD 不仅可以导致肝病和死亡,还与代谢综合征、2 型糖尿病、动脉硬化性心血管疾病以及结直肠肿瘤等的高发密切相关。

NAFLD 已成为全球范围内常见的肝脏疾病,并且有患病年龄低龄化的趋势。NAFLD 以及由此导致的 NASH 成为全球肝硬化和肝细胞癌的原因。当前我国肥胖和代谢综合征的患病率增长迅速,NAFLD 已成为我国第一大慢性肝病和健康体检肝病生物化学指标异常的首要原因,是我国肝病和代谢领域的新挑战,对国民健康和社会发展构成严重威胁。

一、流行病学

NAFLD 是全球流行的慢性肝病,文献中报道的 NAFLD 患病率差异较大,这与诊断方法、检查对象不同等有很大的关系。2016 年,Younossi Z 等发表的 NAFLD 全球流行病学的荟萃分析数据指出,全球普通成年人 NAFLD 患病率介于 6.3%~45%之间。其中,非洲地区 NAFLD 患病率最低,为 13.48%;欧洲、北美地区报告的 NAFLD 发病率为 23.71%和 24.13%;亚洲地区 NAFLD 总患病率处于中上位置,为 27.39%;NAFLD 患病率最高的为南美和中东地区,分别为 30.45%和 31.79%。

一项研究中国 NAFLD 发病率的 Meta 分析显示,2000—2006 年,中国 NAFLD 发病率为 18.22%;2007—2009 年为 20.00%;2010—2013 年为 18.93%。2014 年,中国 NAFLD 总患病率为 20.09%。流行病学调查结果说明我国 NAFLD 患病率低于发达国家的调查值,但仍达到流行比例,流行率不断上升。也有研究显示,NAFLD 发病率随中国经济发展而升高,在经济发达的沿海地区 NAFLD 发病率高于内陆地区。

二、发病因素

(一)年龄、性别及种族因素

NAFLD 患病率与年龄、性别及种族因素都有一定的关系。NAFLD 患病率随年龄增加而递增。NAFLD 患病率在 18~30 岁年龄层最低。40 岁年龄层、50 岁年龄层 60 岁年龄层中,患病率均呈现随年龄递增的趋势。性别差异也会造成 NAFLD 患病率的不同。男性是 NAFLD 的危险因素之一。Meta 分析数据显示,中国男性 NAFLD 的患病率为 24.81%;女性为 13.16%。种族因素和遗传因素也是影响 NAFLD 患病率的原因之一。欧洲国家当中,西班牙裔白人有较高的患病率。亚洲人当中,日本、中国台湾省患病率较低,中东地区患病率较高,中国 NAFLD 患病率处于中等水平。

(二)肥胖

肥胖是已知的、对 NAFLD 发病率影响最大的危险因素。超重、肥胖和严重肥胖都与 NAFLD 有很高的相关性。有研究表明接受减重手术的严重肥胖患者有 95%以上患有 NAFLD。目前我国成人总体肥胖、腹型肥胖患病率为 7.5%和 12.3%,肥胖、腹型肥胖患者的 NAFLD 患病率高达 60%~90%和 27%~92%。另外,与肥胖症密切相关的富含饱和脂肪酸和果糖的高脂高热量膳食结构,以及久坐少动的生活方式和习惯也是 NAFLD 的危险因素之一。

(三)糖尿病、代谢综合征等

2 型糖尿病是 NAFLD 的危险因素。糖尿病患者约 28%~39%伴肝功能异常,其中大多数为脂肪肝。2 型糖尿病患者更易罹患 NAFLD、NASH 和进展性肝纤维化。

患有代谢综合征的患者更易罹患 NAFLD,有研究显示代谢综合征患者的 NAFLD 患病率为 42.54%。相对的,患有 NAFLD 患者的代谢综合征患病率也高。NAFLD 与代谢综合征的关系相互影响,相对复杂。

此外,高脂血症、高尿酸血症、红细胞增多症、甲状腺功能减退、垂体功能减退、睡眠呼吸综合征、多囊卵巢综合征也是 NAFLD 发生和发展的独立因素。

三、临床表现

非酒精性脂肪性肝病是一种无过量饮酒史,以肝实质细胞脂肪变性和脂肪贮积为特征的临床病理综合征。主要包括单纯性脂肪肝、脂肪性肝炎、脂肪性肝纤维化和肝硬化。NAFLD 与代谢综合征关系密切,被认为是代谢综合征的肝脏表现。

肝脏是甘油三酯和脂肪酸代谢的中枢器官。来自食物和脂肪组织的脂肪酸在肝脏经过 β-氧化彻底分解供能,剩余部分用于合成甘油三酯。肝脏合成的甘油三酯与胆固醇、磷脂一起,组装成极低密度脂蛋白胆固醇(VLDL)分泌入血,经血液运输至肝外组织利用。这样,肝脏有效协调脂肪酸氧化供能和酯化合成甘油三酯两条途径。

NAFLD 是一种多病因引起的获得性疾病,多种致病因素可通过以下一个或多个环节改变导致肝细胞内甘油三酯异常堆积:①高脂血症以及外周脂肪组织动员增加,脂肪酸输入肝增多;②线粒体功能障碍,脂肪酸 β-氧化减少,合成甘油三酯增多;③VLDL 合成不足与分泌减少导致甘油三酯转至肝外利用减少。上述原因造成肝细胞合成与分泌甘油三酯之间动态平衡受损,出现甘油三酯在肝细胞的异常堆积。

NAFLD 的肝组织病理学改变主要分为三个阶段,即单纯性脂肪肝、NASH 和脂肪性肝硬化。单纯性脂肪肝组织学改变以肝细胞脂肪变性为主,不伴有干细胞变性坏死、炎症及纤维化。NASH 的肝病理特征包括脂肪变性、多种炎性细胞浸润、肝细胞气球样变、坏死、糖原颗粒、Mallory 小体和纤维化。NAFLD 的纤维化具有特征性表现，胶原环绕中心静脉，沉积于肝细胞周围间隙，进而累及肝窦，发展成门脉纤维化、肝硬化。

绝大多数脂肪肝患者无任何症状，在常规体检中偶然发现肝大，或血清转氨酶、碱性磷酸酶的轻中度增高，也可在超声、CT 检查时提示存在脂肪肝。乏力可能是最常见的症状，部分患者自觉有右上腹轻度不适、隐痛或上腹胀痛等非特异性症状。失代偿期的肝硬化患者可出现黄疸、水肿、门脉高压体征和肝性脑病。

四、营养支持治疗

NAFLD 是肥胖和代谢综合征累及肝脏的表现，且大多数患者肝组织学改变处于单纯脂肪肝阶段，所以治疗 NAFLD 的首要目标为减重和改善胰岛素抵抗，消除或减轻肝脏脂肪沉积，预防和改善代谢综合征、2 型糖尿病及其相关并发症，从而减轻疾病负担，改善患者生活质量并延长寿命。治疗主要应针对不同的危险因素，包括减重、饮食控制、运动疗法和药物治疗。

（一）减重

对于超重、肥胖的 NAFLD 患者，建议通过健康饮食和加强锻炼的生活方式教育纠正其不良行为，控制总能量的摄入，使机体处于能量的负平衡，直至体重恢复至正常水平。低能量伴或不伴体育锻炼来减重，通常都可减少肝脏脂肪沉积。2016 版欧洲肝脏研究学会（EASL）发布的慢性肝病患者营养指南提倡每周减重 0.5～1kg，直至减掉 7%～10%的总体重。

（二）饮食治疗

饮食治疗应兼顾限制能量摄入、调整饮食结构和避免不良饮食行为。

1. 适当控制膳食能量摄入　轻度肥胖的成年人一般在正常供给量基础上按每天减少供给能量 523～1046kJ（125～250kcal），中度以上肥胖的成年人以每天减少 2300～4600kJ（550～1100kcal）为宜。

2. 调整膳食结构　在平衡膳食的基础上，建议适当调整各类营养素的摄入。高蛋白饮食可增加载脂蛋白特别是 VLDL 的合成，有利于将脂质顺利运出肝脏，减轻脂肪肝。建议脂肪肝患者每日蛋白质的摄入不低于 60g。摄入的脂肪应重视脂肪的质和量，脂肪肝患者以低脂饮食为宜。每日脂肪摄入量不应超过 0.6g/kg，约占总能量的 20%，限制饱和脂肪酸和胆固醇的摄入。高碳水化合物摄入可增加胰岛素分泌，促进碳水化合物转化为脂肪储存，因此脂肪肝患者应摄入低碳水化合物膳食，糖类供给一般应控制在总能量的 50%左右，禁食糕点、冰激凌等富含单糖和双糖的食品。增加膳食纤维的摄入，建议可增至 40～60g/d，但其每日膳食纤维的摄入量应与其消化能力相适应。维生素 B 族和维生素 E 等参与肝脏的脂肪代谢，对肝细胞有保护作用，维生素 A 和胡萝卜素可防治肝纤维化，因此脂肪肝患者应多进食富含维生素的食物。

3. 避免不良膳食行为　一日三餐应定时定量，三餐量的比例建议为午餐>早餐>晚餐。进食时应充分咀嚼，避免进食速度过快。应充分合理饮水，每日饮水约 2000ml，不可以各种饮料、牛奶、咖啡代替饮水。限制饮酒。

（三）运动治疗

患者应避免久坐少动的生活方式。中等量有氧运动和（或）抗阻训练均可降低肝脏脂肪含量，减轻体质量并降低血清转氨酶。可根据患者兴趣以能够长期坚持为原则选择训练方式。选择中等强度有氧运动 30 分钟，每周 5 次；8～10 组抗阻运动，每周 2 次；或者每周进行多于 150 分钟的低强度运动。

（四）药物治疗

对于 3～6 个月生活方式干预未能有效减肥和控制代谢危险因素的 NAFLD 患者，建议给予 1 种或多种药物治疗。对于 NASH 特别是肝纤维化的患者，有必要给予保肝、抗氧化、抗炎甚至抗肝纤维化的药物。

（赵丽婷）

第九节　高同型半胱氨酸血症

同型半胱氨酸（homocysteine，Hcy）是一种含硫氨基酸，由甲硫氨酸脱甲基后生成。同型半胱氨酸有两条去向，一是结合由甜菜碱或 5-甲基四氢叶酸提供的甲基再次转化为甲硫氨酸。后者在为机体甲基受体提供甲基生成生理物质的同时，也为 DNA、RNA 提供甲基实现甲基化从而实现机体表观遗传的修饰。另一条去向是生成半胱氨酸、硫化氢、硫酸根等，为机体包括内源性抗氧化的谷胱甘肽、呼吸链的电子传递蛋白、解毒作用的金属硫蛋白、结缔组织的蛋白聚糖等众多蛋白质提供含硫基团。同型半胱氨酸代谢的再甲基化作用和转硫作用是生命存在不可缺少的关键反应，一旦此代谢发生紊乱，即可造成机体表现出多种疾病症状，见图 6-9-2。

一、高同型半胱氨酸血症的危害与致病机制

（一）高同型半胱氨酸血症的危害

同型半胱氨酸致动脉粥样硬化理论由美国哈佛大学病理学家 Kimer S. McCully 教授于 1969 年提出；1976 年，Wicken 通过流行病学调查提出高同型半胱氨酸血症是心血管疾病的独立危险因素。经过国际医学界大量的研究证实，高血同也是冠状动脉疾病、脑血管疾病、外周血管疾病的独立危险因素，并与关节炎、骨质疏松症、不孕不育、妊娠期疾病（妊娠并发症、习惯性流产）、老年性痴呆、肿瘤及新生儿缺陷等疾病发生发展高度相关，在心血管独立危险因素中，高血同相对危险度排第二，见图 6-9-3。因此监测和降低同型半胱氨酸的浓度，具有十分重要的临床意义。

（二）高同型半胱氨酸血症的致病机制

高同型半胱氨酸血症的致病机制：损伤血管内皮细胞，促进斑块生成；促进平滑肌增殖，导致血管硬化；促进免疫炎症反应；诱发内质网应激；导致 DNA、RNA 甲基化异常、损伤、修复功能异常；激活血小板活性，增强凝血功能；引起脂质代谢紊乱，促进低密度脂蛋白氧化；降低机体抗氧化能力；影响硫化氢和含硫蛋白质的生成；促使蛋白质的同型半胱氨酸化。

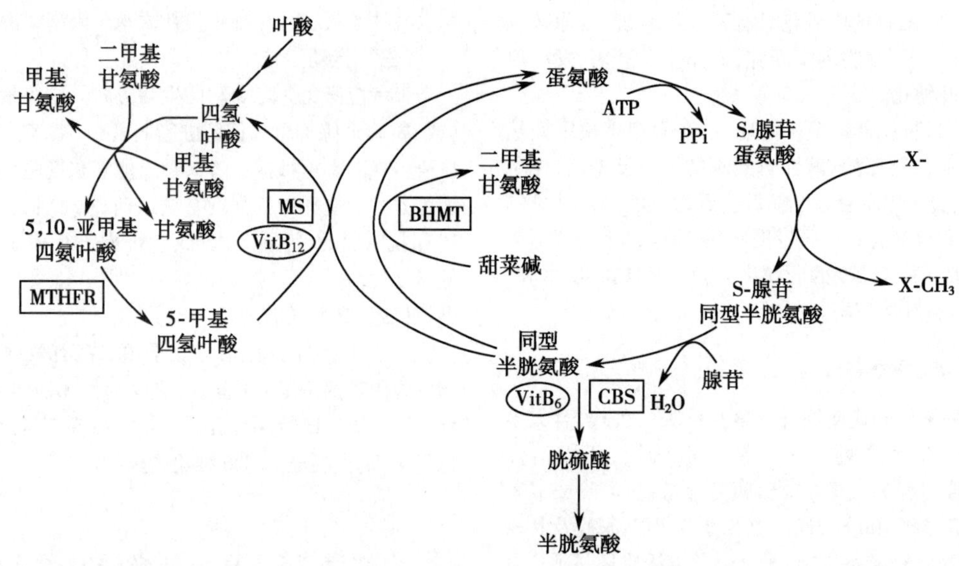

图 6-9-2　甜菜碱、叶酸与 Hcy 代谢

注：BHMT：甜菜碱-同型半胱氨酸甲基转移酶；MS：蛋氨酸合成酶；MTHFR：亚甲基四氢叶酸还原酶；CBS：胱硫醚 β 合成酶

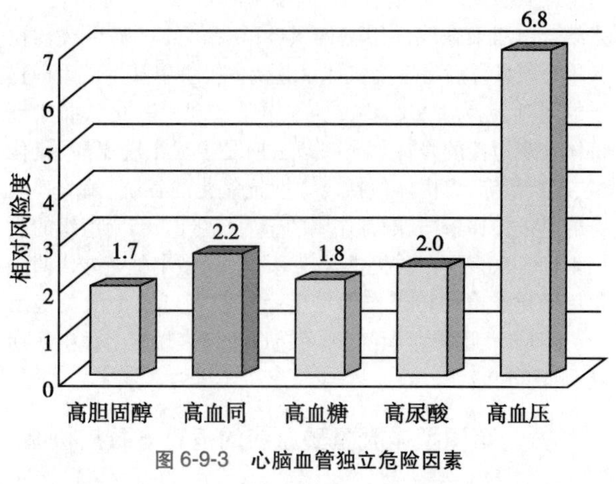

图 6-9-3　心脑血管独立危险因素

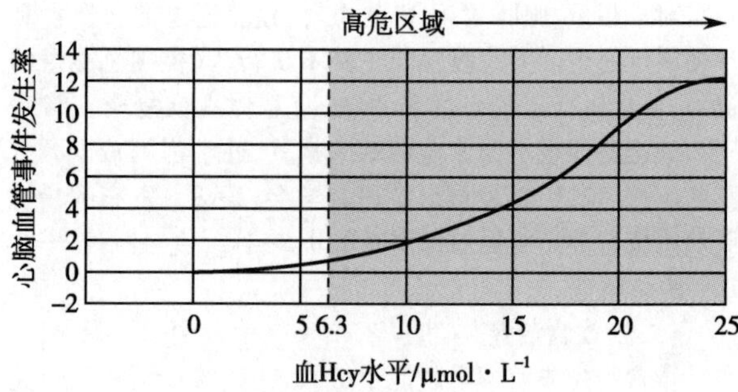

图 6-9-4　心脑血管事件发生率与血 Hcy 水平的关系

二、高同型半胱氨酸血症的诊断标准

美国脑卒中学会（ASA）2006 年发布的《卒中预防指南》以及《中国高血压防治指南》和一些文献将同型半胱氨酸水平超过 10μmol/L 定义为高同型半胱氨酸血症。另有学者把同型半胱氨酸水平超过 15μmol/L 称为高同型半胱氨酸血症。大量研究已证实血浆总同型半胱氨酸水平每下降 3μmol/L，则缺血性心脏病发病率下降 16%，深静脉血栓发病率下降 25%，脑卒中发病率下降 24%。

一项来自于美国心脏学会（AHA）的针对数千人的大型研究发现，同型半胱氨酸水平超过 6.3μmol/L 即会产生心血管疾病的风险，通常认为的 6.3～15μmol/L 的正常水平也并不是安全和健康的，即没有所谓的安全范围，见图 6-9-4。另一个重要的结论是，同型半胱氨酸的水平每提高 3 个单位，罹患心脏疾病的风险会增加 35%。

流行病学特点：王薇等对北京 1168 名 35～64 岁的人群调查血浆同型半胱氨酸含量，发现男性高于女性，农村高于城市；45 岁以上人群中 75%的男性超过 10.5μmol/L，50%的女性超过 10.7μmol/L。徐希奇等调查血浆同型半胱氨酸含量，发现 75% 的男性高于 11.41μmol/L，50% 的女性高于 11.06μmol/L。黄海威等调查 2500 名，发现同型半胱氨酸水平超过 15μmol/L 的人群占 30.7%，按性别划分男性为 47.2%，女性为 23.2%。另一项流行病学调查显示，以 10μmol/L 为高同型半胱氨酸血症的诊断标准，中国高血压患者 75%伴有高血同，其中男性为 91%，女性为 63%。张志坚等调查 1600 人 18～90 岁人群，结果发现血浆同型半胱氨酸含量：19.5%的人群超过 16μmol/L，按照年龄划分，18～39 岁组为 9.37%，40～59 岁组为 15.14%，60～79 岁组为 22.19%。说明年龄越高，水平越高，男性高于女性。上述 3 项流行病学调查结果见表 6-9-9。并且同型半胱氨酸的水平与基因型关系密切，研究发现在我国人群中 MTHFR 的 C677T 位点的 TT 基因型携带率约为 25%（北方地区可达 33%，广东、广西最低，约为 9%），而在西方国家仅为 10%～16%。

表 6-9-9　国内 3 项流行病学调查的成人血浆同型半胱氨酸的水平/μmol · L⁻¹）

		年龄	总平均	男性	女性
王薇等	1168	35～64	13.8	15.4	12.2
徐希奇等	2937	40 岁以上	13.95	14.98	11.33
黄海威等	2500	成年	13.2	15	12.4

三、高同型半胱氨酸血症的分型和临床表现

高同型半胱氨酸血症通常分为Ⅰ、Ⅱ、Ⅲ和Ⅳ型。

Ⅰ型：病因为胱硫醚β合成酶缺陷（*CBS*基因）所致，是罕见的常染色体隐性遗传病的一种，国外称为同型半胱氨酸尿症（homocystinuria），我国于2018年5月22日首次公布的罕见病目录将其命名为同型半胱氨酸血症，列于第45号。主要起病于婴幼儿期，其临床表现为晶状体异常、近视，骨骼细长、骨质疏松，智力运动发育迟滞，动静脉血管壁损伤、血栓栓塞，肾血管梗死、脑梗死等。

Ⅱ型：病因为亚甲基四氢叶酸还原酶缺陷（MTHFR）所致，是常见的常染色体遗传病。临床表现多样，分为早发型和晚发型。早发型多起病于婴儿期，表现为智力运动落后，癫痫，小头畸形呼吸暂停、脑积水等。晚发型可见于儿童到成年，临床表现多样，包括精神障碍、脑血管病、心血管疾病、骨质疏松、肿瘤、不孕不育、妊娠期疾病、肺栓塞、高血压等。

Ⅲ型：通常由维生素 B_{12} MMACHA基因突变导致，往往同时伴有甲基丙二酸尿症。临床表现复杂，个体差异很大，发病年龄从胎儿到成人。包括胎儿发育迟缓、畸形、脑积水、先天性心脏病，成人出现神经系统、循环系统、视力、肾脏、皮肤等各种病症。

Ⅳ型：主要指非基因突变的后天因素所致，包括年龄、性别、疾病、药物等因素造成的高同型半胱氨酸。通常在成年期出现，临床上可表现为卒中、老年痴呆、认知障碍等神经系统疾病，心脏疾病、骨质疏松、高血压、肿瘤、不孕不育、妊娠期疾病等。

四、高同型半胱氨酸血症的营养支持治疗

检测指标包括血同型半胱氨酸、叶酸、维生素 B_6、维生素 B_{12} 的含量检测，及包括MTHFR的C677T、A1298G位点，MTRR的A66G位点，MS的A2756G等基因位点的检测。根据含量检测和基因型的结果进行针对性的治疗。

叶酸、维生素 B_6 是调节同型半胱氨酸水平的关键营养素。另外的一个关键物质是甜菜碱，化学名为三甲基甘氨酸，是来自于糖蜜的提取物，是一种人类营养天然存在的物质，最早在甜菜中发现，之后在几种微生物、海洋无脊椎动物、植物和动物中也陆续被发现，菠菜、甜菜、枸杞等含有丰富的甜菜碱。人体内甜菜碱的浓度大约为30μmol/L，个体间的变化区间为9~90μmol/L。关键的影响因素包括叶酸的吸收和代谢水平，胆碱和DMG（二甲基甘氨酸）的水平。甜菜碱通过转化为二甲基甘氨酸、甲基甘氨酸、甘氨酸、氨的过程可以提供4个甲基。甜菜碱的安全性非常高，即使每日服用11g/kg仍然是安全的。甜菜碱是一种广泛存在于动植物体内的高效甲基供体。它通过参与同型半胱氨酸的再甲基化过程，从而降低血浆同型半胱氨酸水平。甜菜碱也可调节脂肪代谢，减少肝脏脂肪沉积，因此能有效防治脂肪肝。其作用机制是抑制脂肪的合成，促进肝脏脂肪的输出。应用甜菜碱降低同型半胱氨酸的水平，不仅能够实现持续的降低作用，而且尤其是在蛋氨酸负荷条件下的作用更为明显。由于人们的日常饮食中一直含有蛋氨酸，所以使用甜菜碱的效果是明显的。2011年欧洲食品安全局（ESFA）发布公告，允许甜菜碱声称"调节同型半胱氨酸水平，促进心脏和心血管系统健康"。最近的研究发现，在蛋氨酸负荷条件下甜菜碱比叶酸和维生素 B_{12} 的作用更加重要。对于孕妇，一直到怀孕20周时甜菜碱的水平持续下降，从20周开始，甜菜碱的水平和同型半胱氨酸的水平呈现负相关关系，此时甜菜碱的水平比叶酸更能体现同型半胱氨酸的水平，是同型半胱氨酸更好的生理指标。

良好的调节高同型半胱氨酸血症的方案是：叶酸800μg/d加维生素 B_6、维生素 B_{12} 适量，甜菜碱1~6g/d。国外针对普通人群的治疗通常采用3+X方案的处方营养素，即甜菜碱+叶酸+维生素 B_6+辅助营养素（维生素 B_{12}、维生素 B_2、锌、镁、胆碱等）。4~8周复查，根据复查结果调整服用量。

高同型半胱氨酸血症与高血压、糖尿病等其他代谢性疾病相比，具有良好的可逆性。虽然高同型半胱氨酸血症导致疾病临床表现更为复杂，人群分布更广，但其干预治疗措施却相对简单易行，并且干预效果更好，只要日常定期进行检测和及时干预，就可以避免其带来的严重伤害。

（孔娟）

参考文献

1. Stevens GA, Singh GM, Lu Y, et al. National, regional, and global trends in adult overweight and obesity prevalence. Popul Health Metr, 2012, 10(1): 22.
2. Gershuni V, Li YR, Williams AD, et al. Breast cancer subtype distribution is different in normal weight, overweight, and obese women. Breast Cancer Res Treat, 2017, 163(2): 375-381.
3. 中华医学会糖尿病学分会. 中国2型糖尿病防治指南（2017年版）. 北京：北京大学医学出版社，2018.
4. 蔡威. 临床营养学. 上海：复旦大学出版社，2012.
5. 中华医学会风湿病学分会. 2016中国痛风诊疗指南. 中华内科杂志，2016，55（11）：892-899.
6. Nielsen SM, Bartels EM, Henriksen, et al. Weight loss for overweight and obese individuals with gout: a systematic review of longitudinal studies. Ann Rheum Dis, 2017, 76(11): 1870-1882.
7. 刘金刚，顾岩. 实用代谢和减重外科学. 北京：军事医学科学出版社，2015.
8. El-Sayed MJS, Froguel P. From obesity genetics to the future of personalized obesity therapy. Nat Rev Endocrinol, 2013, 9(7): 402-413.
9. Yanovski SZ, Yanovski JA. Long-term drug treatment for obesity: a systematic and clinical review. JAMA, 2014, 311(1): 74-86.
10. Papamargaritis D, Miras AD, Le Roux CW. Influence of diabetes surgery on gut hormones and incretins. Nutr Hosp, 2013, 28(Supl 2): 95-103.
11. Faria SL, Faria OP, Buffington C, et al. Energy expenditure before and after Roux-en-Y gastric bypass. Obesity surgery, 2012, 22(9): 1450-1455.
12. Bradley D, Conte C, Mittendorfer B, et al. Gastric bypass and banding equally improve insulin sensitivity and β cell function. The Journal of clinical investigation, 2012, 122(12): 4667-4674.
13. Brethauer SA, Heneghan HM, Eldar S, et al. Early effects of gastric bypass on endothelial function, inflammation, and cardiovascular risk in obese patients. Surgical endoscopy, 2011, 25(8): 2650-

2659.

14. Holst JJ. Enteroendocrine secretion of gut hormones in diabetes, obesity and after bariatric surgery. Current opinion in pharmacology, 2013, 13(6):983-988.
15. Kranendonk MEG, Visseren FLJ, Herwaarden JA, et al. Effect of extracellular vesicles of human adipose tissue on insulin signaling in liver and muscle cells. Obesity, 2014, 22(10):2216-2223.
16. 杨建军,王兵,顾岩. 肥胖和2型糖尿病外科手术并发症预防及处理. 中国实用外科杂志,2014,34(11):28-31.
17. Kehagias I, Karamanakos SN, Argentou M, et al. Randomized clinical trial of laparoscopic Roux-en-Y gastric bypass versus laparoscopic sleeve gastrectomy for the management of patients with BMI<50kg/m^2. ObesSurg, 2011, 21(11):1650-1656.
18. 中华医学会骨质疏松和骨矿盐疾病分会. 原发性骨质疏松症诊疗指南(2017). 中华骨质疏松和骨矿盐疾病杂志, 2017, 10(5):413-444.
19. Weaver CM, Alexander DD, Boushey CJ, et al. Calcium plus vitamin D supplementation and risk of fractures: an updated meta-analysis from the National Osteoporosis Foundation. Osteoporos Int, 2016, 27(1):367-376.
20. Ross DS, Burch HB, Cooper DS, et al. 2016 American Thyroid Association Guidelines for Diagnosis and Management of Hyperthyroidism and Other Causes of Thyrotoxicosis. Thyroid, 2016, 26(10):1343-1421.
21. Alexandererik K, Pearceelizabeth N, Brentgregory A, et al. 2017 Guidelines of the American Thyroid Association for the Diagnosis and Management of Thyroid Disease During Pregnancy and the Postpartum. Thyroid, 2017, 27(3):315-389.
22. Perelman D, Coghlan N, Lamendola C, et al. Substituting poly-and mono-unsaturated fat for dietary carbohydrate reduces hyperinsulinemia in women with polycystic ovary syndrome. Gynecological Endocrinology the Official Journal of the International Society of Gynecological Endocrinology, 2016, 33(4):324-327.
23. Foroozanfard F, Rafiei H, Samimi M, et al. The effects of dietary approaches to stop hypertension diet on weight loss, anti-Müllerian hormone and metabolic profiles in women with polycystic ovary syndrome: A randomized clinical trial. Clinical Endocrinology, 2017, 87(1):51-58.
24. Azadi-Yazdi M, Nadjarzadeh A, Khosravi-Boroujeni H, et al. The Effect of Vitamin D Supplementation on the Androgenic Profile in Patients with Polycystic Ovary Syndrome: A Systematic Review and Meta-Analysis of Clinical Trials. Hormone & Metabolic Research, 2017, 49(03):174-179.
25. Kamran H, Aslam M, Jabeen S. Dietary Options in Polycystic Ovary Syndrome (PCOS). Annals of King Edward Medical University Lahore Pakistan, 2017, 23(2):236-245.
26. Papavasiliou K, Papakonstantinou E. Nutritional support and dietary interventions for women with polycystic ovary syndrome. Nutrition & Dietary Supplements, 2017, 9:63-85.
27. Younossi ZM, Koenig AB, Abdelatif D, et al. Global epidemiology of nonalcoholic fatty liver disease-Meta-analytic assessment of prevalence, incidence, and outcomes. Hepatology, 2016, 64(1):73-84.
28. Chalasani N, Younossi Z, Lavine JE, et al. The diagnosis and management of nonalcoholic fatty liver disease: Practice guidance from the American Association for the Study of Liver Diseases. Hepatology, 2018, 67(1):328-357.
29. European Association for the Study of the Liver (EASL). European Association for the Study of Diabetes (EASD); European Association for the Study of Obesity (EASO). EASL-EASD-EASO Clinical Practice Guidelines for the management of non-alcoholic fatty liver disease. JHepatol, 2016, 64(6):1388-1402.
30. Wald DS, Law M, Morris JK. Homocysteine and cardiovascular disease: evidence on causality from a meta-analysis. Br Med J, 2002, 325(7574):1202.

第十章

心血管疾病的营养支持治疗

国家心血管病中心发布的《中国心血管病报告 2013》显示,目前我国心血管病患者约有 2.9 亿人,发病人数仍在持续增加。心血管疾病是我国居民最主要的死亡原因,每年约有 350 万人死于各类心血管病,高于肿瘤和其他疾病,占居民疾病死亡构成的 40%以上,特别是农村,近几年来心血管病死亡率持续高于城市水平。心血管病的发生发展与高速增长的经济生活水平密切相关,随着人们饮食结构和生活方式的改变,能量摄入越来越多,运动消耗越来越少,极不平衡的营养搭配,成为心血管疾病发生发展的主要原因之一。本章主要内容为慢性心功能不全及心肌梗死的营养治疗。

第一节　慢性心功能不全

心功能不全(cardiac insufficiency)被定义为由不同病因引起的心脏舒缩功能障碍,发展到使心排血量在循环血量与血管舒缩功能正常时不能满足全身代谢对血流的需要,从而导致具有血流动力异常和神经激素系统激活两方面特征的临床综合征。有心功能不全综合征或心力衰竭综合征之称。目前认为心功能不全可分为无症状与有症状两个阶段,前者有心室功能障碍的客观证据(如心左室射血分数降低),但无典型充血性心力衰竭的症状,心功能尚属纽约心脏病学会分级的Ⅰ级,是有症状心力衰竭的前期,如不进行有效治疗,迟早会发展成有症状心功能不全。近年来心室舒张功能测定技术发展,有可能区别心室收缩功能障碍为主和心室舒张功能障碍为主所致的心功能不全,因而还将心功能不全分为收缩性心功能不全和舒张性心功能不全。慢性原发性心肌病变和心室长期压力或容量负荷过重,可分别引起原发性或继发性心肌舒缩功能受损。在早期,通过代偿调节,尚能使心室每搏排血量(心搏量)和每分排血量(心排血量),满足休息和活动时组织代谢的需要;在后期,即使通过充分代偿调节已不能维持足够的心搏量和心排血量。前者称为慢性心功能不全(chronic cardiac insufficiency)的代偿期,亦称潜在性、代偿性或无症状性心功能不全;后者称为慢性心功能不全的失代偿期,亦称失代偿性心功能不全。由于慢性心功能不全的失代偿期大多有各器官阻性充血(或淤血)的表现,因而通常称为充血性心力衰竭(congestive heart failure),亦称有症状性心力衰竭。慢性心力衰竭(chronic cardiac failure)是大多数心血管疾病的最终归宿,也是最主要的死亡原因。我国引起心衰的基础心脏病过去以瓣膜病为主,但近年来高血压、冠心病的比例呈明显上升的势态。其国内的发病率和死亡率尚无明确的统计,美国在 2001 年统计全美有心衰患者 5000 万,年增长数为 50 万,年死亡数为 30 万。

一、营养代谢特点

(一) 组织缺氧,钠水潴留

慢性心功能不全患者,特别是充血性心力衰竭长期血管舒缩功能失调,组织氧供降低,造成全身性水肿、内脏淤血与缺氧使血乳酸含量增加,混合静脉血氧含量降低,容易导致代谢紊乱。其中水肿是充血性心力衰竭的主要临床表现之一。正常成人组织间隙里水分大约为 7kg。而心力衰竭患者则可增加至 15~20kg。水肿发生的关键当然是患者由肾排出的液体低于其摄入量,而肾脏排水量降低是由于肾脏排钠量降低。钠的潴留使水分也潴留在体内,其机制比较复杂。已知在充血性心力衰竭时,心排血量降低,肾血流量也降低,同时随着交感神经功能亢进,选择性地产生周围血管收缩,肾缺血更加显著,造成肾小球滤过率减低。而且,随着肾内血流重新分布至肾髓质,使得钠和水的重吸收显著增加,因此钠水排出减少。另一方面,肾缺血又可刺激近球小体分泌更多的肾素。肾素作用于肝脏合成的血管紧张素原,产生血管紧张素Ⅰ和Ⅱ,血管紧张素Ⅱ是一种强有力的血管收缩物质,它可刺激肾上腺皮质分泌更多的醛固酮,使钠潴留增多,后者可使血浆渗透压增加,刺激下丘脑视上核附近的渗透压感受器,反射性地使神经垂体释放更多的抗利尿激素,引起水潴留。

(二) 血浆蛋白降低

心衰后内脏淤血与缺氧,肠黏膜水肿及消化吸收功能降低,使营养素吸收减少,合并肾功能不全时摄入氮量受限以及肝脏淤血肿大,肝细胞受损,使蛋白质合成下降。另外,强心苷可抑制小肠中氨基酸与糖的转运,对蛋白质与糖代谢产生副作用。因此,蛋白质消耗与丢失增加,临床上常出现低蛋白血症与贫血。

(三) 能量代谢增加

呼吸肌与心肌的做功增加,心脏与周身组织氧耗增加,体温、代谢率增高,以及手术创伤等影响使能量消耗进一步增加。

(四) 电解质失衡

钾平衡失调是充血性心力衰竭最常出现的电解质紊乱(electrolyte disturbance)之一。临床中最常遇到的为缺钾,主要发生于摄入不足(如营养不良、食欲缺少和吸收不良等)、肾外丢失(如呕吐、腹泻、吸收不良综合征)、肾脏丢失(如肾病、肾上腺皮质功能亢进、代谢性碱中毒、利尿剂治疗)以及其他情况(如肠外营养、透析等)。缺钾可引起肠麻痹、严重心律失常、呼吸肌麻痹等，并易诱发洋地黄中毒，造成严重后果。

此外，钙、镁对于慢性心功能不全或心力衰竭患者也同样重要。高钙可使心肌收缩性增强，并引起期外收缩和室性异位节律。洋地黄治疗可使这些反应加重，故在充血性心力衰竭治疗中应予重视。而低钙则使心肌收缩性减弱和S-T段延长。另一方面，充血性心力衰竭时伴有镁的缺乏，可能与下列因素有关：充血性心力衰竭患者尿镁的排泄比尿钾更多；组织无氧代谢及醛固酮增多症可引起缺镁；强利尿剂（如依他尼酸和呋塞米）明显增加镁的排泄而导致缺镁（但噻嗪类对镁排泄影响极小，三氨蝶啶既保钾又保镁，螺内酯无保镁作用）；强心苷本身可引起缺镁；内脏血管显著充血也影响对镁的吸收。而镁浓度降低更进一步加重心力衰竭并诱发洋地黄中毒。可见，增加镁的摄入对充血性心力衰竭患者也是有好处的。

二、营养支持治疗

心功能不全患者的营养治疗的目标为：保证能量和营养素供应，纠正营养素缺乏；降低代谢消耗，减轻代谢负担；稳固内环境，减少并发症和合并症；稳定代偿期，延缓失代偿期的到来，预防和控制心源性恶病质，提高生命质量。

心功能不全患者的营养治疗原则主要是在减轻心脏负荷的同时，供给心肌充足的营养，维护心肌的功能。饮食要少食多餐，选择食物要容易消化吸收，限制钠盐的摄入，防止水肿，保护心脏。

（一）急性心力衰竭的营养支持治疗

急性心力衰竭（acute heart failure）是指心衰症状和体征迅速发生或恶化。临床以急性左心衰最为常见，急性右心衰较少见。急性左心衰是指急性发作或加重的左心功能异常所致的心肌收缩力明显降低、心脏负荷加重，造成急性心排血量骤降、肺循环压力突然升高、周围循环阻力增加，从而引起肺循环充血而出现急性肺淤血、肺水肿，以及伴组织器官灌注不足的心源性休克的一种临床综合征。

1. 严格出入量管理　减轻钠、水潴留　肺淤血、体循环淤血及水肿明显者应严格限制饮水量和静脉输液速度。无明显低血容量因素（大出血、严重脱水、大汗淋漓等）者，每天摄入液体量一般宜在1500ml以内，不要超过2000ml。保持每天出入量负平衡约500ml，严重肺水肿者水负平衡为1000～2000ml/d，甚至可达3000～5000ml/d，以减少钠、水潴留，缓解症状。3～5天后，如果肺淤血、水肿明显消退，应减少水负平衡量，逐渐过渡到出入量大体平衡。在负平衡下应注意防止发生低血容量、低血钾和低血钠等。限钠对控制NYHA Ⅲ～Ⅳ级心衰患者的充血症状和体征有帮助。心衰急性发作伴有容量负荷过重的患者，要限制钠摄入<2g/d，根据充血性心力衰竭程度，分别给予限钠每日2000mg、1500mg、1000mg或500mg的膳食。一般不主张严格限制钠摄入和将限钠扩大到轻度或稳定期心衰患者，因其对肾功能和神经体液机制具有不利作用，并可能与慢性代偿性心衰患者预后较差相关。

2. 适当限制蛋白质和能量的摄入　限制蛋白质和能量的摄入，以减轻心脏负担。严重心力衰竭有临床症状时，可每日给予蛋白质25～30g、能量500～800kcal，逐渐增加至40～50g蛋白质、1000～1500kcal能量。病情稳定后，蛋白质给予0.8g/(kg·d)，能量以维持体重或稍低于理想体重为宜。

3. 注意电解质平衡　如上所述，充血性心力衰竭中最常见的电解质紊乱之一是钾的平衡失调。由于摄入不足、丢失增加或利尿剂治疗等可出现低钾血症，表现为肠麻痹、心律失常、诱发洋地黄中毒等，应摄入含钾高的食物，如橘柑类、香蕉、蘑菇等；但如因肾衰竭，出现高钾血症，则应选择含钾低的食物。必要时应补钾治疗，或将排钾与保钾利尿剂配合应用。

4. 充足无机盐和维生素　如前所述，钙与心肌收缩性密切相关，给予适量的钙在心力衰竭的治疗中具有积极意义。心力衰竭患者的尿镁排出增多、镁的浓度降低进一步加重病情，并诱发洋地黄中毒，故应增加镁的摄入，此外应给予充足的维生素，特别是维生素C和B族维生素。

（二）慢性心力衰竭的营养支持治疗

慢性心力衰竭（chronic cardiac failure）进展缓慢且常伴水、钠潴留，预后较差。营养治疗方面主要在于减轻心脏负荷，增加心肌收缩力和减少钠潴留。慢性心衰病程较长，合理的营养和饮食措施对本病的治疗和康复有重要意义，既要控制体重增长，又要防止心脏疾病相关性营养不良发生。

1. 适当的能量摄入　慢性心衰患者的能量需求取决于目前的干重（无水肿情况下的体重）、活动受限程度以及心衰程度，一般给予每日25～30kcal/kg理想体重。心力衰竭症状明显时，可限制能量至600kcal/d，随着病情缓解逐渐加至1000～1500kcal/d。活动受限的超重和肥胖患者，必须减重以达到一个适当体重，以免增加心肌负荷。这是因为肥胖不论对循环或呼吸都是不利的，不但会加重心脏本身的负担，而且当心力衰竭发生时，它可引起横膈的抬高，致肺容积减少及心脏位置变化。因此，宜采用低能量膳食，以使患者的净体重维持在正常或略低于正常的水平。此外，低能量膳食也能减少身体的氧消耗，从而减轻心脏的工作负荷。所以对于肥胖患者，低能量平衡饮食（1000～1200kcal/d）可以减少心脏负荷，有利于体重减轻。严重的心衰患者，应按照临床实际情况需要进行相应的饮食治疗。

2. 控制液体量摄入，减轻心脏负担　对于充血性心力衰竭，一般水的潴留常继发于钠的潴留。身体内潴留7g钠的同时，必然潴留1L水，才能维持体内渗透压的平衡，因此在采取低钠饮食时，可不必严格限制进水量，以解除口渴感，并使患者舒服为宜。事实上摄入液体反而可促进排尿而使皮下水肿减轻。国外学者认为，在严格限制钠盐摄入的同时，每日摄入2000～3000ml水，则钠和水的净排出量可较每日摄入1500ml时高，但超过3000ml时则不能使钠和水的净排出量有所增加，考虑到这种情况，加上过多液体的摄入可加重循环负担，故国内学者主张对一般患者的液体摄入量限为1000～1500ml/d（夏季可为1500～2000ml/d），但应根据病情及个体的习惯而有所不同，口服液体量应控制在1000ml/d。对于严重心力衰竭者，尤其是伴有肾功能减退的患者，由于排水能力降低，在采取低钠饮食的同时,应适当控制水分的摄入,否则可能导致稀释性低钠血症,该症是顽固性心力衰竭的重要诱因之一。一旦有这种情况发生,应将液体摄入量限制为 500~1000ml/d,并采用药物治疗。

3. 限制钠盐的摄入　为预防和减轻水肿,应根据病情选用低盐、无盐、低钠饮食。食盐含钠 391mg/g。低盐饮食指烹调用食盐的量在 2g/d 以内,或相当于酱油 10ml(一般每 5ml 酱油含食盐 1g),全天主、副食的含钠量应少于 1500mg。无盐饮食即烹调时不加食盐及酱油,全天主、副食的含钠量应少于 700mg。低钠饮食除烹调时不放食盐及酱油外,全天主副食含钠量<500mg,应选用含钠在 100mg/100g 以下的食物。若大量利尿时应考虑会丢失钠,可以适当增加食盐量或选用一些含钠量高的食物以预防低钠血症。

常用食物的含钠量可参考表 6-10-1。

表 6-10-1　常用食物含钠量表

食物名称	食物含钠量/($mg \cdot 100g^{-1}$)	食物名称	食物含钠量/($mg \cdot 100g^{-1}$)
馒头	165.1	心里美萝卜	85.4
花卷	95.0	茄子	5.4
挂面	184.5	西红柿	5.0
面条	28.0	黄瓜	4.9
烧饼(加糖)	62.5	南瓜	0.8
油饼	572.5	扁豆	3.8
油条	582.5	绿豆芽	4.4
蛋糕	67.8	大白菜	57.5
米饭	2.5	小白菜	73.5
桃酥	33.9	圆白菜	27.2
面包	230.4	菠菜	85.2
方便面	1144.0	菜花	31.6
饼干	204.1	芹菜茎	159.0
粳米饭(蒸)	3.3	芹菜叶	83
籼米饭(蒸)	1.7	荠菜	31.6
粳米粥	2.8	莴笋	36.5
小米粥	4.1	荸荠	15.7
红豆粥	2.3	藕	44.2
牛奶	37.2	山药	18.6
酸奶	39.8	木耳(水发)	8.5
鸡蛋	131.5	鲜蘑	8.3
鸡蛋白	79.4	海带(水浸)	107.6
鸡蛋黄	54.9	苹果	1.6

引自:杨月欣,王光亚,潘兴昌. 中国食物成分表 2009. 北京:北京大学医学出版社,2009.

4. 适当限制蛋白质　一般来说,对蛋白质的摄入量不必限制过严,1g/(kg·d)为宜,每天 50~70g。但当心衰严重时,则应减少蛋白质的供给量,可给予蛋白质 25~30g,逐渐增加至 40~50g,病情稳定后,给予蛋白质 0.8g/(kg·d),其中优质蛋白质应占总蛋白的 2/3 以上,以促进心肌蛋白质的合成,保证心肌力量。蛋白质的特殊动力作用可能会增加心脏额外的做功负荷以及增加机体的代谢率,因此需有不同程度的限制。

5. 碳水化合物的摄入　对于慢性心衰患者建议给予 300~350g/d 的谷类食物。谷类食物中碳水化合物含量高,易于消化,在胃中停留时间短,排空快,可减少心脏受胃膨胀的压迫。特别应选食淀粉及多糖类含量高的食物,如精制大米和面粉,少吃精制糖(如蔗糖、白砂糖等)、甜点心,预防肥胖及甘油三酯升高。

6. 控制脂肪的摄入　肥胖者应限制脂肪的摄入量,宜不超过 40g/d 供给。每日烹调用油量控制在 25g 以内。脂肪类食物产热能高,不利于消化,在胃内停留时间较长,使胃饱胀不适。另外,过多脂肪能抑制胃液分泌,影响消化,导致脂肪堆积,可能会包绕心脏,压迫心肌。若腹部脂肪过多可以使横膈上升,也会压迫心脏,使人感到闷胀不适。

在心衰患者的低脂膳食中,应给予富含 n-3 多不饱和脂肪酸(n-3 polyunsaturated fatty acids)的鱼类和鱼油,可以降低血中高甘油三酯水平,预防房颤,甚至有可能降低心衰病死率。建议每天从海鱼或者鱼油补充剂中摄入 1g n-3 多不饱和脂肪酸。

7. 补充维生素　充血性心力衰竭患者经常无食欲,加上低钠饮食味道寡淡,因此膳食中应注意富含多种维生素,如口味清淡、刺激食欲的鲜嫩蔬菜、绿叶菜汁、山楂、鲜枣、草莓、香蕉、橘子等,必要时应口服补充 B 族维生素和维生素 C 等,以保护心肌功能,增强机体抵抗力。因为维生素 B_1 缺乏可导致脚气病,出现心脏病症状,并诱发高排血量型的充血性心力衰竭。叶酸缺乏可引起心脏增大伴充血性心力衰竭。并且,摄入丰富的膳食叶酸和维生素 B_1 与心衰及卒中死亡风险降低有关,同时可能有利于降低高同型半胱氨酸血症。

8. 控制电解质平衡

(1) 钾:钾的平衡失调是充血性心力衰竭中最常见的电解质紊乱之一。成人每日约需钾 3~4g,临床中最常遇到的是缺钾,主要发生于摄入不足如营养不良、食欲缺乏和吸收不良等;额外丢失如呕吐、腹泻、吸收不良综合征等;经肾脏丢失如肾病、肾上腺皮质功能亢进、代谢性碱中毒、利尿剂治疗;其他情况如胃肠外营养、透析等。缺钾可引起肠麻痹、严重心律失常、呼吸麻痹等,并易诱发洋地黄中毒等,可导致严重后果。故长期使用利尿剂的患者应鼓励其多摄入含钾量较高的蔬菜与水果,如干蘑菇、紫菜、荸荠、马铃薯、菠菜、苋菜、香蕉、橘子、枣、番木瓜等。必要时应进行补钾治疗,或将排钾与保钾利尿剂配合应用。

另一方面,严重的心力衰竭或伴有肾功能减退以及使用保钾利尿剂时则可能产生高钾血症。轻度患者可采用控制饮食中的钾,停用保钾利尿剂等措施;中度或重度高钾血症应立即采用药物治疗。

(2) 钙:钙与心肌的收缩性密切相关,给予适量的钙可以维持正常的心肌活动。心衰患者每日需钙量以 600~800mg 为宜。高钙可引起期外收缩及室性异位收缩,低钙又可使心肌收缩性减弱,故保持钙的平衡在治疗中有积极意义。

(3) 镁:能帮助心肌细胞消除毒性物质,维持正常节律,在充血性心力衰竭中可因镁摄入不足、利尿剂等药物引起镁排出过高或吸收不良,均可致镁浓度降低,如不及时纠正,可进一步加重心力衰竭甚至诱发洋地黄中毒。增加镁的摄入对治疗有利,可适当选择富含镁的膳食进行补充。

三、营养治疗方案

除掌握以上基本原则之外,心力衰竭的营养治疗与药物治疗是彼此联系而又相辅相成的。制订营养治疗方案前,应了解患者用药情况包括利尿药、降压药,了解患者血钠、血钾水平,肾功能、补液量及电解质种类、数量。利尿是心力衰竭患者常用的治疗方法之一,不但水肿时掩盖了患者肌肉和脂肪丢失的表现,此时依靠称量的体重是不可靠的,而且使用利尿剂治疗期间频繁的体液失衡,掌握充血性心力衰竭患者的真实体重较为困难。此外,制订营养治疗方案还要了解患者膳食史、膳食习惯及患者可接受的价格等,食品制作方法要合理、要适宜,修改营养治疗方案要随访,征求主管医师和患者意见,根据病情和患者接受情况进行。

(一) 急性心力衰竭

1. 膳食医嘱　低盐低脂流食。发病2~3天内,应以流质食物为主,每天总能量500~800kcal,液体量约1000ml。避免一次进食量过多引起胃肠过度充盈,抬高横膈膜而增加心脏负担,以防引起心律失常。每日6餐,正餐全量为200ml/餐,加餐全量为150ml/餐。

2. 食物选择　食物要求制作成糊体状态,入口即可吞咽,此种饮食为营养不平衡饮食,同时辅以肠内营养支持。食物选择以制作成流体性状的一切食物,如藕粉、米汤、菜汁、去油过筛肉汤、红枣泥汤、热果汁等,甚至米糊、各种汤类、蛋羹、豆腐脑、藕粉、黑芝麻糊、米粉等。禁用一些刺激性食品及强烈调味品。凡是胀气、刺激性的流质饮食均不宜食用,如豆浆、牛奶、浓茶、咖啡等。

3. 食物制作要求　各种原料食物蒸熟煮透后,用绞碎机绞成糊状,食用前需再次蒸煮沸消毒,各种汤类需煲成浓汤。

4. 注意钠、钾平衡,适当增加镁的摄入　一般建议低盐饮食,但急性期若尿液中钠丧失过多,则不必过分限制钠盐。膳食中钠、钾、镁的摄入,应据病情随时调整。

5. 膳食过渡　随病情好转,逐渐过渡到低盐低脂半流质饮食,每天总能量1000kcal左右。宜选择清淡易消化吸收的食物,如鱼类、鸡蛋清、瘦肉、碎嫩蔬菜、水果、面条、馄饨、粥等,仍应注意少量多餐,不宜过冷过热,保持大便通畅,排便时不宜用力过大。病情控制后可进食软食。

6. 补充性肠内营养

(1) 标准肠内营养粉剂(TP)配方:此类产品通常为整蛋白型标准配方,是一类含有正常推荐比例的蛋白质、脂肪、碳水化合物、维生素和矿物质等全营养素配方,按标准冲配浓度可获得每100ml提供能量100kcal,蛋白质约3.6g。适合各种营养不足人群的肠内营养补充,口服或鼻饲均可。

(2) 入量受限时可补充能量和营养素密度较高的肠内营养制剂,目前可供选择的产品的能量密度有1.5kcal/ml和2.0kcal/ml不等,根据患者病情口服或管饲均可。

(3) 乳清蛋白粉补充:适用各种原因引起的低蛋白血症,包括有营养不良或存在营养风险的患者。

(二) 慢性心力衰竭

1. 膳食医嘱　低盐低脂低胆固醇软食。

2. 食物选择　软食细软、易咀嚼、易消化,较少使用膳食纤维和动物肌纤维多的食物,或经切碎、煮烂后食用。

(1) 宜用食物

1) 主食类:米饭、面条应比普食制作的软而烂。包子、饺子、馄饨等亦可食用,但做馅用的蔬菜应选择含粗纤维少的。

2) 副食类:肉类应选择细、嫩的瘦肉,如瘦嫩的猪肉、羊肉等,多选用鸡肉、鱼类、虾肉、肝等。可以切小块焖烂,如果做肉丝应选用鸡脯肉、里脊肉等,也可以制成肉丸、肉饼、肉末。对幼儿和眼科患者最好不用整块、刺多的鱼。蛋类除用油煎炸外,其他烹调方法均可选用,如炒鸡蛋、蒸蛋羹、卧蛋、煮蛋、摊蛋等。蔬菜类应选用嫩菜叶,切成小段后进行烹调,可多用含粗纤维少的蔬菜,如南瓜、冬瓜、菜花、马铃薯和胡萝卜等,可煮烂或制成蔬菜泥。水果应去皮生食,或制成水果羹食用。豆制品如豆腐、豆浆、粉皮、粉丝、豆腐乳等可以食用。

(2) 忌(少)用食物

1) 不宜食用油煎炸食品、过于油腻食品,如炸猪排。

2) 不宜食用凉拌蔬菜、含粗纤维多的蔬菜,如芹菜、韭菜、豆芽菜、竹笋、榨菜、生萝卜、葱头、辣椒、青豆、荸荠等。

3) 不宜食用坚果类,如花生仁、核桃、杏仁、榛子等,但制成花生酱、杏仁酪、核桃酪后宜食用。

4) 不宜食用整粒的豆类、糙米、硬米饭。

5) 忌食用浓烈的调味品,如辣椒粉、芥末、胡椒粉、咖喱等。

3. 食物制作要求

(1) 根据患者病情确定能量及蛋白质需求量。所有绿叶菜均要改刀切成1cm长、质硬蔬菜应制软;面食及蔬菜应制软,肉类皆制软。

(2) 食物的烹调方法尽量选择蒸煮炖,注意食物色彩、口味搭配以及增加食欲。避免用油煎、炸、爆炒等方法。

4. 其他注意事项

(1) 管饲流食:对于不能经口进食的患者可考虑管饲流食(匀浆膳、肠内营养制剂或特殊医学用途配方食品),凡用鼻胃管喂入的流质,不可用浓米汤、蛋花汤,以免堵塞管道。

(2) 对于限制液量的患者可根据胃肠道情况调节流质膳食的浓度。

(3) 应用流质膳食后监测患者胃肠道情况、电解质。

(4) 由于软食中的蔬菜及肉类均需切碎、煮烂,丧失许多维生素和矿物质,因此进食软食的患者,应注意补充菜汁、果汁等食物。

(5) 制作膳食时应考虑到宗教信仰及饮食禁忌。

四、营养预防与康复期治疗管理

2006年美国心脏病学会发表了“饮食与生活方式的科学声明”新修订版,提出全面健康的饮食,而不是强调某一种营养素或者食物，对于预防心血管疾病的重要性，具体内容如下：

1. 平衡能量摄入与体力活动，以达到或维持合适体重　建议成人每周大部分时间每天累计体力活动30分钟以上，正在减肥者及儿童每天至少60分钟体力活动。

2. 饮食富含蔬菜和水果　可降低血压并改善其他危险因素，尤其是脑卒中的危险性较低。推荐深色蔬菜，不推荐果汁因其无纤维，推荐能保留营养素和膳食纤维而不增加额外能量、糖、盐、SFA与反式脂肪酸的烹调方法。

3. 选择全谷类和高膳食纤维食品　膳食纤维能延缓胃的排空，增加饱腹感，导致总能量摄入减少。可溶性膳食纤维能中度降低LDL-C水平，增加短链脂肪酸合成，从而减少内源性胆固醇产生。不溶性膳食纤维能减少心血管病危险，并防止便秘。摄入的谷类至少1/2来自全谷及其制品。

4. 每周至少吃2次水产类食物，尤其是富含n-3多不饱和脂肪酸的EPA和DHA的鱼类，取代肥肉和全脂奶等含高SFA或反式脂肪酸的食物，可降低成人猝死和冠心病的风险。

5. 限制饱和/反式脂肪酸和胆固醇的摄入　建议能量摄入中总脂肪量不超过25%，饱和脂肪<7%，反式脂肪<1%，胆固醇<300mg/d，PUFA与MUFA可降低发生冠心病的危险。食材上选择瘦肉和蔬菜、脱脂和低脂（1%脂肪）奶制品、豆类或鱼类代替肉类，少用或不用氢化脂肪、油炸或烘烤的食物。常用食物脂肪和胆固醇含量见表6-10-2。

表6-10-2　常用食物脂肪和胆固醇含量（表中为每100g食物中脂肪和胆固醇含量）

食物名称	脂肪/g	胆固醇/mg	食物名称	脂肪/g	胆固醇/mg
猪肉（肥）	88.6	109	鹌鹑蛋	11.1	515
猪肉（瘦）	6.2	81	草鱼	5.2	86
猪肉（肥瘦）	37	80	鲤鱼	4.1	84
猪耳	11.1	92	带鱼	4.9	76
猪蹄	18.8	192	大黄花鱼	2.5	86
猪肚	5.1	165	小黄花鱼	3	74
猪肝	3.5	288	鲈鱼	3.4	86
香肠	40.7	82	基围虾	1.4	181
腊肠	48.3	88	海虾	0.6	117
火腿	27.4	120	龙虾	1.1	121
牛肉（肥瘦）	4.2	84	方便面	21.1	—
牛肉（瘦）	2.3	58	面包	5.1	—
羊肉（肥瘦）	14.1	92	饼干	12.7	81
羊肉（瘦）	3.9	60	蛋糕	5.1	—
肉鸡（肥）	35.4	106	核桃（干）	58.8	—
乌骨鸡	2.3	106	松子（生）	62.6	—
鸡胸脯肉	5	82	栗子（干）	1.7	—
鸡翅	11.8	113	杏仁	45.4	—
鸡腿	13	162	腰果	36.7	—
鸭	19.7	94	榛子（干）	44.8	—
北京烤鸭	38.4	—	花生仁（生）	44.3	—
酱鸭	18.4	107	葵花子（生）	49.9	—
鹅	19.9	74	莲子（干）	2	—
鸽	14.2	99	南瓜子（炒）	46.1	—
鹌鹑	3.1	157	西瓜子（炒）	44.8	—
牛乳	3.2	15	芝麻（白）	39.6	—
全脂速溶奶粉	18.9	71	芝麻（黑）	46.1	—
酸奶	2.7	15	黄豆（大豆）	16	—
鸡蛋	8.8	585	绿豆	0.8	—
鸭蛋	13	565	红小豆	0.6	—
鹅蛋	15.6	704	豆沙	1.9	—

注："—"表示含量未测定

引自：《中国食物成分表2002》

6. 尽量减少含糖饮料和食物的摄入，以减少总能量摄入，防止体重增加。摄入液体形式的能量产生的饱腹感不如固体形式，所以不利于保持体重。

7. 选择低盐或无盐食物　有助于预防高血压，也可增强降压药的效果，减低动脉硬化与心力衰竭的风险。因钠摄入与血压之间存在量效关系，而高钠食物甚是普遍，建议将钠摄入量限制在2.3g/d或食盐6g/d以内。

8. 节制饮酒　适度的酒精摄入可能与心血管病的减少有关，但过量将带来心血管病风险。为此不建议饮酒，而将饮酒限制在男性不超过2杯/d，女性不超过1杯/d，最好在进餐时饮用。

9. 在外进餐时也应遵循饮食和生活方式指南　外卖食物尤其是快餐含有很高的SFA，反式脂肪酸、胆固醇、添加的盐和糖类，而膳食纤维与微量营养素含量很低。如要保证健康的饮食，就必须注意在外进餐食物的选择。

10. 不建议使用抗氧化维生素或其他添加剂（如硒）预防心血管疾病　临床试验尚未证实它们的益处，但富含这些成分的植物性食物如水果、蔬菜、全谷、植物油应推荐食用。

11. 大豆蛋白对LDL-C及其他心血管病危险因素的有益作用曾在早期研究发现，近5年并未证实，但豆荚可替代富含SFA的肉、奶制品而间接地降低心血管病风险，仍有一定意义。

12. 补充叶酸及维生素B_6、维生素B_{12}降低血同型半胱氨酸而降低心血管病风险，虽有实验研究，但尚无充足的证据可以推荐。

第二节　心肌梗死

心肌梗死（myocardial infarction）是指心肌的缺血性坏死，为在冠状动脉病变的基础上，冠状动脉的血流急剧减少或中断，使相应的心肌出现严重而持久的急性缺血，最终导致心肌的缺血性坏死。发生急性心肌梗死的患者，在临床上常有持久的胸骨后剧烈疼痛、发热、白细胞计数增高、血清心肌酶升高以及心电图反映心肌急性损伤、缺血和坏死的一系列特征性演变，并可出现心律失常、休克或心力衰竭，属急性冠脉综合征的严重类型，一般持续时间30分钟以上，休息或硝酸酯类药物不能完全缓解，常伴有烦躁不安、出汗、恐惧或有濒死感，还可诱发心律失常、心力衰竭或休克等合并症，常可危及生命，是冠心病中最为严重和凶险的一类疾病，绝大多数病例（95%以上）系由于冠状动脉粥样硬化所致；常发生于40岁以上的中老年人，男性较女性多见，两性比例约为2~3∶1，且女性发病约比男性推迟10年，但女性在绝经期后发病率有所增高。本病以城市比农村、脑力劳动比体力劳动者多见。据报道，60%~89%患者伴有或在发病前已有高血压史；近半数的患者以往有心绞痛史；肥胖、糖尿病、血脂异常、吸烟和缺少体力劳动者易患本病。急性心肌梗死在冬春发病较多，似与气候寒冷有关。部分患者可有诱因，例如情绪激动、精神紧张，过劳，饱餐，大便用力等，也有部分患者并无明显诱因，而在睡眠或完全休息时发作。

一、营养代谢特点

（一）能量代谢

正常情况下，心肌细胞主要通过有氧代谢产生能量。线粒体是细胞内能量产生的中心，其主要功能是进行有氧呼吸。心肌梗死之后，心肌细胞缺血缺氧，局部心肌凝固性坏死。心肌有氧代谢下降，导致三羧酸循环反应被抑制，无氧糖酵解成为产生能量的主要来源。

（二）组织器官功能改变

急性心肌梗死可引起肺通气、换气功能障碍和气体交换异常。还会导致内脏血管收缩，胰腺血流量减少，胰岛素分泌功能障碍而产生高血糖血症和葡萄糖耐量降低，并激活交感神经系统，儿茶酚胺类物质分泌增加，抑制胰岛素的分泌和促进糖原降解，使血糖增高。

血浆儿茶酚胺分泌在心肌梗死后1小时上升最快，在胸痛发作初24小时，血浆和尿的儿茶酚胺水平最高。在急性心梗患者中，高儿茶酚胺血症可引起严重的心律失常，增加心肌耗氧量和血液中游离脂肪酸浓度，导致心肌广泛性损害、心源性休克。此时，还可能因为心输出量降低，导致氮质血症和肾功能不全等。

（三）微量元素改变

急性心梗早期，血锌（Zn）含量降低并与心肌缺血的严重程度相关，而血清铜（Cu）升高，Cu/Zn改变。在体外循环心脏直视手术后血Cu、Zn有不同程度的下降，Cu/Zn比增高，Cu、Zn参与各种生物酶的合成、代谢，并与酶的活性密切相关。缺Cu可改变血管张力，增加心肌脆性。Zn广泛参与核酸、蛋白质和糖的代谢。因此，手术中与手术后Cu、Zn含量降低或Cu/Zn比升高均可使心肌细胞氧化代谢异常，甚至发生心肌变性。

二、营养治疗原则

（一）限制能量摄入

能量摄入不宜过高，以减轻心脏负担。发病初期能量给予2.1~3.6MJ（500~800kcal），总容量1000~1500ml，进食内容包括米汤、藕粉、去油肉汤、淡茶水、温果汁、菜汁、蜂蜜水等流食。此阶段避免胀气或带刺激性的食物，如豆浆、牛奶、浓茶和咖啡。少量多餐，分5~6次喂食，以避免膈肌抬高加重心脏负担，食物不易过冷过热，以防引起心律失常。这阶段应完全卧床休息，进食应由他人协助。

（二）清淡易消化的平衡饮食

病情好转后可选用低脂半流食，能量给予4.2~6.3MJ（1000~1500kcal），可选用适量瘦肉末、鸡肉末、鱼类、低脂奶、豆浆、碎菜、煮水果等。病情稳定后（一般3~4周后），逐步恢复，可进展到第二步膳食方案，膳食既要提供平衡的营养，以改善机体（包括心肌）的营养状态，又要坚持低脂、低饱和脂肪、低胆固醇的原则，以防血脂和血液黏度增高。另外，仍应少食多餐、避免过饱。保持大便通畅，避免大便时过于用力。

（三）注意水和电解质平衡

食物中水的含量与饮水及输液一并考虑，以适应心脏负荷能力。患者如伴有高血压或心力衰竭，应限制钠盐，但临床上也观察到心肌梗死发生后，有尿钠的丢失增加。低钾血症易导致心律失常，高钾也对心脏不利。故应根据血液生化指标予以调整。镁对缺血性心肌有良好的保护作用，故膳食中应含一定量的镁，成人镁的适宜量为 300~450mg/d。镁的食物来源为有色蔬菜、小米、肉、海产品、豆制品等。

三、营养治疗方案

由于心肌梗死患者的泵血功能低下，导致胃肠黏膜功能减弱、淤血，消化功能不良、食欲缺乏、消化液分泌减少。所以要吃易消化的半流食、软食等，同时，一日进餐 4~6 次，不易过多。否则会由于腹部胀满，腹腔器官血流相对增加，而冠状动脉血流相对减少，易诱发心律失常、心力衰竭、心绞痛，加重心肌梗死的程度，严重还会引起猝死。因此，制订营养治疗方案前，同样应了解患者病史，以及用药情况包括利尿药、降压药，了解患者血钠、血钾水平、肾功能、补液量及电解质种类、数量。了解患者饮食史、饮食习惯及患者可接受的膳食价格等，食品制作方法要合理、要适宜，通过随访修改营养治疗方案，征求主管医师和患者意见，根据病情和患者接受情况进行。

（一）心肌梗死急性期的营养治疗

心肌梗死发病后要绝对卧床，一切活动包括进食、翻身、大小便等都须专人护理。发病后 3 天内以流质饮食为主，可食用菜汤、米汤、稀粥、果汁等，液体总量 24 小时约 1000~1500ml，分 5~6 次喂服。避免过冷过热，以免引起心律失常。胀气和刺激性食物不宜食用，如豆浆、牛奶、浓茶、咖啡等。

急性心肌梗死伴心功能不全时，常有胃肠功能紊乱，饮食更应注意。发病开始的 1~2 天，仅给热水果汁、米汤、蜂蜜水、藕粉等流质饮食，每日 4~6 次，每次 100~150ml。若患者心功能好转，疼痛减轻后，可逐渐增加一些瘦肉、蒸鸡蛋白、稀米粥等饮食。

（二）心肌梗死缓解期的营养治疗

发病 4 天至 2~3 周内，随着病情稳定好转，患者膳食可逐步调整为半流食，允许进食稠米粥、麦片、牛奶、瘦肉、鱼类、家禽、蔬菜、水果，但仍应少量多餐。食物宜清淡、细软易消化，富有营养，并保持胃肠道通常，避免排便过度用力。

发病 3~4 周后，随着病情稳定、活动量增加，饮食可适当放宽，但脂肪和胆固醇应严格控制，总能量 1000~1200kcal/d 为宜。足量优质蛋白有利于病损部位的修复，乳类、瘦肉和鱼类等均可食用，绿叶蔬菜和水果富含维生素、膳食纤维，应经常食用，保持大便顺畅。伴有高血压或慢性心力衰竭的患者，必须限制钠盐用量，肥胖者应节食，控制体重增加。

四、营养预防与康复期治疗管理

心肌梗死患者，应忌暴饮暴食和刺激性饮料等。暴饮暴食、情绪激动和用力大便等都会加重心肌耗氧，增加心脏负荷，加重或诱发心肌梗死。特别是高脂饮食后，还易引起血脂增高，血液黏稠度增高，局部血流缓慢，血小板易于聚集凝血，而诱发心肌梗死。近 20 年来，由于加强监护和治疗水平的提高，急性心肌梗死住院病死率明显降低，从 30%左右降低至 10%以下。但再梗死或多次梗死的患者增多，成为心肌梗死后死亡的主要原因之一。因此，除在急性期应积极治疗外，还应加强心肌梗死后的康复和二级预防，以延长患者寿命，提高生活质量和恢复工作能力。因此，除了参考上节 2006 年美国心脏病学会发表的“饮食与生活方式的科学声明”外，日常预防与康复还应注意下列问题。

（一）控制总能量的摄入

临床资料表明，肥胖者患心肌梗死的概率较大，因为脂肪过多环绕心脏，压迫心肌，导致心肌功能减弱，所以，要控制体重，限制总能量。在休息的情况下，每天供给能量以 25~30kcal/kg 为宜。

（二）低胆固醇、低脂肪饮食

日常饮食应以玉米油、菜籽油、芝麻油、花生油、豆油等作烹调用油。上述植物油不含胆固醇，为不饱和脂肪酸，有利于患者的康复。应避免食用含胆固醇高的动物内脏和过多的动物脂肪，同时宜多吃豆制品。每日胆固醇的总摄入量应控制在 300mg 以下。

（三）限制食盐

钠摄入过多，就能增加血管对各种升高血压物质的敏感性，引起细小动脉痉挛，使血压升高。钠还有很强的吸收水分的作用，食盐过多，可使血容量增加，从而直接增加心脏负担。所以，心肌梗死的患者每日食盐量不应超过 4g。

（四）补充微量元素和维生素 C、膳食纤维等

微量元素中的镁、碘对降低血清胆固醇有重要作用，可减缓动脉粥样硬化病变的形成、钙盐和胆固醇在血管壁内的沉积。维生素 C 具有防止出血、促进创面愈合、增强血管弹性。含维生素 C 和膳食纤维丰富的食物主要是水果和蔬菜，尤其是草莓、西红柿、新鲜大枣、猕猴桃等，都可以促进肠蠕动，预防便秘。海产食品中的海带、紫菜、海蜇、鱼、虾等含碘量较多，在日常饮食中可经常交替食用，镁在绿叶蔬菜中含量较多。

（五）戒烟

吸烟不仅是动脉硬化的危险因素，也是心绞痛、心肌梗死和再梗死的危险因素。心肌梗死后恢复的患者，继续吸烟者再梗死发生率大约为不吸烟或已戒烟者的 2 倍。挪威多中心研究，在心肌梗死后 17 个月中，戒烟者较继续吸烟者再梗死减少 45%，在 3 年后，戒烟者较吸烟者心脏原因死亡及再梗死明显降低。被动吸烟与吸烟者有相同危险，故应力劝患者的亲属戒烟，患者恢复工作后最好应在无烟环境中工作。吸烟可能诱发冠状动脉痉挛，血小板聚集，减低冠状动脉及侧支循环的储备能力。伴有高胆固醇血症者，吸烟程度与冠状动脉粥样硬化病变呈高度相关，吸烟可使冠状动脉病变加重，这些可能都是易诱发再梗死的原因。

（六）注意维生素 K 与抗凝药的拮抗作用

对于治疗后需要长期服用抗凝药物如华法林等的患者，要注意避免偶然过多摄入富含大量维生素 K 的食物，如绿叶蔬菜、动物肝脏、鱼类、植物油等，而水果和谷物相对

含量较少，肉类和乳制品含量中等，合理的维生素K摄入方式并非限制患者摄入维生素K，而是保证足量稳定。

（七）适当的体力活动和心情愉悦

可采取步行、体操、太极拳、气功等锻炼方法以增强体质，平时保持良好平静心情，避免过于激动等。

（八）控制并发症，按时服药，及时就诊

合并高血压或糖尿病者，应予以适当的控制。急性心肌梗死恢复后，应在医师的指导下坚持服药，门诊随访，观察病情，调整用药。如又再现心绞痛时，应及时去医院诊治，以防止再梗。

（李响　刘英华）

参考文献

1. Sucato V, Triolo OF, Bronte E, et al. Dyslipidemia management with medical nutrition therapy: current status and perspectives. Recenti Prog Med, 2013, 104(9): 476-481.
2. 胡大一. 中国心血管疾病康复/二级指南. 2015版. 北京：科学技术出版社，2015.
3. 中国医师协会. 临床诊疗指南. 临床营养科分册（试行）. 2010版. 北京：人民军医出版社，2011.
4. 国家卫生和计划生育委员会疾病预防控制局. 中国居民营养与慢性病状况报告（2015年）. 北京：人民卫生出版社，2015.
5. 刘英华，孙建琴. 社区营养与健康. 北京：人民卫生出版社，2018.
6. Miller M, Stone NJ, Ballantyne C, et al. Triglycerides and cardiovascular disease: a scientific statement from the American Heart Association. Circulation, 2011, 123: 2292-2333.
7. Rahmati Najarkolaei F, Ghaffarpasand E, Gholami Fesharaki M, et al. Nutrition and physical activity educational intervention on CHD risk factors: a systematic review study. Arch Iran Med, 2015, 18(1): 51-57.
8. Tiong XT, Nursara Shahirah A, Pun VC, et al. The association of the dietary approach to stop hypertension (DASH) diet with blood pressure, glucose and lipid profiles in Malaysian and Philippines populations. Nutrition, Metabolism & Cardiovascular Diseases, 2018, 28: 856-863.
9. 葛均波，徐永健. 内科学. 第8版. 北京：人民卫生出版社，2013.
10. Bitok E, Sabaté J. Nuts and Cardiovascular Disease. Prog Cardiovasc Dis, 2018, 61(1): 33-37.
11. Rimm EB, Appel L, Chiuve SE, et al. Seafood Long-Chain n-3 Polyunsaturated Fatty Acids and Cardiovascular Disease: A Science Advisory From the American Heart Association. Circulation, 2018, 138(1): e35-e47.
12. Estruch R, Ros E, Salas-SalvadóJ, et al. Primary Prevention of Cardiovascular Disease with a Mediterranean Diet Supplemented with Extra-Virgin Olive Oil or Nuts. N Engl J Med, 2018, 378(25): e34.
13. 顾景范，杜守玢，郭长江. 现代临床营养学. 第2版. 北京：科学出版社，2013.
14. 李响，闫凤. 心血管疾病预防与康复临床路径丛书·营养管理. 北京：人民卫生出版社，2017.
15. Van Horn L, Yancy C. Diet prevention and therapy for heart failure? Circ Heart Fail, 2013, 6(6): 1109-1111.
16. Dos Reis Padilha G, Sanches Machado d' Almeida K, Ronchi Spillere S, et al. Dietary Patterns in Secondary Prevention of Heart Failure: A Systematic Review. Nutrients, 2018, 10(7): E828.
17. Taveira TH, Ouellette D, Gulum A, et al. Relation of Magnesium Intake With Cardiac Function and Heart Failure Hospitalizations in Black Adults: The Jackson Heart Study. Circ Heart Fail, 2016, 9(4): e002698.
18. Koo P, Gjelsvik A, Choudhary G, et al. Prospective Association of Physical Activity and Heart Failure Hospitalizations Among Black Adults With Normal Ejection Fraction: The Jackson Heart Study. J Am Heart Assoc, 2017, 6(9): e006107.
19. American Heart Association Nutrition Committee, Lichtenstein AH, Appel LJ, et al. Diet and lifestyle recommendations revision 2006: a scientific statement from the American Heart Association Nutrition Committee. Circulation, 2006, 114(1): 82-96.

第十一章

神经系统疾病的营养支持治疗

神经系统疾病病因较为复杂，与神经系统疾病有关的营养问题包括两类：一类是营养缺乏或过量导致的神经系统疾病，如脚气病等；第二类则是并发于急性或慢性神经系统损害，如脑卒中、帕金森病、阿尔茨海默病等，这些疾病常常损害进食、咀嚼或吞咽功能，此外神经系统疾病还可引起躯体功能逐渐下降、自理能力下降，也会导致营养不良。早期发现、早期诊断、切实执行合适的诊疗计划以及帮助患者及家属选择饮食，对满足患者的营养所需十分必要。营养治疗已是神经系统疾病临床综合治疗中必不可少的部分。本章节主要介绍神经系统疾病的第二类营养问题。通过疾病营养代谢特点、营养治疗原则、营养治疗方案、营养预防与康复期治疗管理、常见并发症营养治疗与管理5方面内容，描述营养治疗在神经系统疾病中的应用。

第一节 脑 卒 中

脑卒中（stroke）为脑血管疾病的主要临床类型，以突然发病、迅速出现局限性或弥散性脑功能缺损为共同临床特征，为一组器质性脑损伤导致的脑血管疾病。根据1995年脑血管疾病分类，脑卒中可分为蛛网膜下腔出血、脑出血、脑梗死。

脑卒中具有发病率高、致残率高、死亡率高和复发率高的“四高”特点。与西方国家相比，我国脑卒中发病率较高，总趋势为北方高于南方，农村高于城市。Ness-China（national epidemiological survey of stroke in China）的中国卒中疾病负担横断面调查结果显示，2013年20岁以上脑卒中年龄标化的患病率和发病率分别为1114.8/10万人、246.8/10万人。

《中国卫生和计划生育统计年鉴（2017）》的数据显示，2005年以来，我国脑血管病死亡率呈明显上升趋势，但2016年城市居民死亡率有所降低，可能与近年来国家大力开展脑卒中防治项目有关。2016年脑血管病死亡率农村（158.15/10万）高于城市（126.41/10万），男性（城市居民139.5/10万；农村居民173.81/10万）高于女性（城市居民112.95/10万；农村居民141.84/10万），随着年龄的增长，脑梗死和脑出血的死亡率均呈上升趋势。2016年30种疾病平均住院医药费用中，脑出血为93亿元，脑梗死282亿元。

卒中的发生和转归是多因素的，卒中后脑损害的恢复是建立在人体内环境稳定的基础上，其中机体营养状态直接影响卒中的转归。因此，本文重点描述脑卒中的营养管理。

一、病因和临床表现

（一）病因和风险因素

脑卒中的病因复杂，其危险因素包括：不可干预因素（如年龄、种族、性别等），可干预因素（如高血压、吸烟、糖尿病、心房纤颤及其他心脏病、高脂血症、无症状颈动脉狭窄等），遗传因素（如家族史、基因多态性等），可能的危险因素（如肥胖、体力活动少、过度饮酒、高同型半胱氨酸血症、高凝状态、激素替代治疗）。这些因素的单独作用或相互作用影响着脑卒中的发病和进展。不同地区、不同类型的脑卒中危险因素及归因危险度也有差异。

而对于女性，由于其特殊的生理特点，因此具有性别特异性的危险因素。2014年2月6日，美国心脏协会/美国卒中协会（AHA/ASA）发布了《女性卒中预防指南》并指出女性卒中危险因素，具体见表6-11-1。

表6-11-1 女性卒中的危险因素

女性独有的卒中危险因素	更常见于女性的卒中危险因素
妊娠	先兆性偏头痛
脑静脉窦血栓	肥胖、代谢综合征和生活方式
口服避孕药	心房颤动
停经、绝经后激素替代治疗	抑郁症、社会心理应激

（二）临床表现和诊断

脑卒中是出血性卒中和缺血性卒中的统称，临床表现主要包括突然发病、迅速出现局限性或弥散性脑损害的症状及体征。

根据发病原因的不同，其临床诊断标准也不同。但是诊断所需要的内容一致，包括危险因素、病史、体格检查和实验室检查。通过这些可初步考虑脑卒中。但最终需结合CT或MRI等检查的结果进行诊断。

二、营养代谢特点

作为一种应激原，脑卒中可在基因、分子和细胞水平启动机体内一系列复杂的级联反应，促使下丘脑-垂体-肾上腺轴以及交感神经系统激活，最终导致糖皮质激素和儿茶酚胺分泌增多，激发脂肪、蛋白质等大量分解。特别是重症脑损伤时，表现为分解代谢大于合成代谢。下文将具体说明脑卒中的营养代谢变化。

各类营养素与脑卒中的关系

1. 能量　脑卒中患者急性期的应激性变化剧烈，能量消耗明显增加，基础能量消耗约高于正常人的30%，当脑损伤伴随疼痛、发热和焦虑等异常运动时，能量消耗额外增加。但是对于重症急性应激期患者能量供给可稍低，给予"允许性低能量喂养"。

对于康复期的脑卒中患者，其在行走过程中消耗的能量比健康人多。所以，对于脑卒中患者而言，指南中所描述的低等强度运动，需要消耗相当于中等强度运动的能量才能完成。

2. 碳水化合物　对于脑卒中患者，通常在脑损伤后24小时内出现糖原分解增加，血糖增高。已知血糖增高可加重脑损伤，主要与缺血区域脑组织葡萄糖无氧代谢增加、细胞内乳酸堆积、脑组织受到持续酸中毒损害有关。因此，对于急性期的脑卒中患者建议给予低血糖生成指数（glycemic index，GI）的食物，辅助控制血糖水平。

对于脑卒中高危人群，碳水化合物的摄入量，尤其是精制碳水化合物的摄入应控制在一定范围内。研究显示，当摄入的碳水化合物超过290g/d，脑卒中的发病呈现上升趋势。

3. 蛋白质　脑损伤后蛋白分解代谢增加，表现为体重下降、肌容积减小和尿素氮排泄增加。脑卒中后血清白蛋白降低，并已证明是预后不良的独立危险因素。脑损伤后通常出现急性相反应，表现为发热、外周血白细胞增高、血浆急性相反应蛋白水平增高和内脏蛋白（转铁蛋白、前白蛋白和白蛋白）水平下降。

2014年，Zhang等综述了7项队列研究，平均随访时间10.4~18年，共254 489例研究对象。发现蛋白质摄入总量增加，脑卒中发病风险呈下降倾向，最高摄入组的发病风险是最低组的0.8倍（95%*CI*：0.66~0.99）；剂量反应关系结果显示总蛋白每增加20g/d，发病风险降低26%（*RR*：0.74；95%*CI*：0.65~0.84）。动物蛋白及植物蛋白摄入量增加，脑卒中的发病风险亦分别显著降低29%（95%*CI*：1%，50%）和12%（95%*CI*：-2%，24%）。

4. 脂肪　血脂主要由总胆固醇（TC）、甘油三酯（TG）、高密度脂蛋白（HDL-C）及低密度脂蛋白（LDL-C）等几种组成。其中TC及LDL-C主要促进动脉粥样硬化发生发展，可以使小动脉内膜与中膜厚度增加，血管内膜功能发生改变，在动脉粥样硬化的发生发展中起着重要作用。目前已知血脂异常是缺血性卒中/短暂性脑缺血发作（TIA）的重要危险因素，而对不同类型卒中进行分析发现，血清总胆固醇水平升高与缺血性卒中的发生密切相关。大量循证医学证据表明：血脂异常和心脑血管疾病均与生活方式密切相关，临床干预试验证实，适当的生活方式改变（如不健康的饮食习惯、缺少体力活动和肥胖等）对于多数血脂异常患者能起到降低血脂的治疗效果。2015年《中国缺血性脑卒中血脂管理指导规范》推荐缺血性卒中或TIA患者，推荐同时采用其他非药物方式干预，推荐使用生活方式改变包括控制体重和合理膳食等（Ⅰ级推荐，A类证据）。2014年AHA/ASA发布的《卒中和短暂性脑缺血发作二级预防指南》推荐，对于缺血性卒中/TIA患者和其他动脉粥样硬化性心血管疾病（ASCVD）共病患者，应遵循2013年ACC/AHA胆固醇指南进行其他方面的管理，包括生活方式改变、饮食和药物治疗（Ⅰ级推荐，A类证据）。

《中国成人血脂异常防治指南（2016年修订版）》推荐，在满足每日必需营养和总能量需要的基础上，当摄入饱和脂肪酸和反式脂肪酸的总量超过规定上限时，应该用不饱和脂肪酸来替代。建议每日摄入胆固醇<300mg，尤其是ASCVD等高危患者，摄入脂肪不应超过总能量的20%~30%。一般人群摄入饱和脂肪酸应小于总能量的10%；而高胆固醇血症者饱和脂肪酸摄入量应小于总能量的7%，反式脂肪酸摄入量应小于总能量的1%。高TG血症者更应尽可能减少每日摄入脂肪总量，每日烹调油应少于30g。脂肪摄入应优先选择富含n-3多不饱和脂肪酸的食物（如深海鱼、鱼油、植物油）。

5. 微量营养素　微量营养素失衡是许多脑部疾病，特别是神经退行性疾病的重要危险因素，也是许多心脑血管疾病的重要危险因素，因此微量营养素与脑卒中的关系一直受到人们的重视和关注。在血液、头发样品测定过的几十种元素中，已发现脑卒中患者体内有多达24种元素处于不平衡状态中。微量营养素缺乏与脑卒中发病风险的关系见表6-11-2。

表6-11-2　微量营养素缺乏与卒中发病风险的关系

微量营养素	机　制
叶酸	
同型半胱氨酸代谢的辅因子	高同型半胱氨酸血症（潜在的动脉粥样硬化）
B族维生素	
（1）维生素 B_6 和维生素 B_{12}：同型半胱氨酸代谢的辅助因子	（1）高同型半胱氨酸血症（潜在的动脉粥样硬化）
（2）潜在的抗氧化剂	（2）氧化应激
维生素D	
（1）控制甲状旁腺激素水平	（1）继发性甲状旁腺功能亢进症： ——胰岛素抵抗与胰腺B细胞功能不全→2型糖尿病； ——激活的肾素-血管紧张素-醛固酮系统→高血压； ——全身血管炎症反应→动脉粥样硬化
（2）抑制巨噬细胞胆固醇摄取和泡沫细胞形成	（2）动脉粥样硬化
（3）增加高密度脂蛋白颗粒的大小	
维生素A、维生素C、维生素E	
抗氧化剂	氧化应激反应
锌	
（1）激活脑蛋白合成	（1）神经认知功能损害
（2）控制新形成的突触	（2）神经传递受损
（3）超氧化物歧化酶的辅助因子	（3）氧化应激反应

6. 水　脑组织对氧、葡萄糖、糖原贮备甚微，一旦血流中断，6分钟内神经元代谢受影响，5～15分钟以上细胞就产生不可逆损害，所以脑血流量应是脑组织正常和结构完整的首要条件。正常成人每日需水量为体重的4%。脑卒中患者发病时多有呕吐、进食差等症状，补液后可以降低血液黏度，改善血流；同时脑内灌注压又取决于体内血容量，只有保证足够的血容量，才能保证脑内灌注压，保证大脑的营养成分供应。此外，降颅压药物甘露醇是高渗性脱水剂，所以必须注意水的补充。卫生行业标准《脑卒中患者膳食指导》推荐，无限制液体摄入状况下，在温和气候条件下，脑卒中患者每日最少饮水1200ml，对于昏迷的脑卒中患者可经营养管少量多次补充，保持水电解质平衡。《卒中患者吞咽障碍和营养管理的中国专家共识(2013版)》建议常规最低液体摄入量为1500ml/d，应根据患者胃肠道及心、肾功能酌情调整。

7. 膳食纤维　《食品营养成分基本术语(GB/Z 21922—2008)》指出膳食纤维主要存在于谷、薯、豆类及蔬菜、水果等植物性食物中。植物成熟度越高其纤维含量越多，谷类加工越精细则所含膳食纤维越少。

研究发现膳食纤维总量及可溶性膳食纤维对脑卒中的发生均具有轻度保护作用。膳食纤维发挥作用的机制可能包括：①增加饱腹感，减少能量摄入，促进脂肪氧化代谢而抑制脂肪储存，从而控制体重、帮助减肥；②通过对胆汁酸的吸附，可降低胆固醇、脂肪酸及内源性毒素的吸收率；③可溶性膳食纤维通过延缓和抑制对糖类的消化吸收，并改善末梢组织对胰岛素的敏感性，抑制餐后血糖上升。

三、营养支持治疗

研究显示，合理有效的营养治疗可以缩短平均住院天数，减少并发症，降低住院患者的总体医疗费用，降低危重症患者的病死率，改善生活质量。科学的营养膳食指导是降低脑卒中患者死亡率和致残率的重要手段。所以尽早给予营养治疗是十分必要的。美国心脏学会/美国卒中学会(AHA/ASA)在2014年发布的《脑卒中和短暂性脑缺血发作二级预防指南》和2018年发布的《急性缺血性脑卒中早期管理指南》以及卫生行业标准《脑卒中患者膳食指导》对脑卒中患者的营养治疗做出了推荐。

（一）营养筛查和评估

脑卒中患者营养不良发生率高，营养不良的危险因素包括分解代谢增加、神经功能缺损、肠道功能紊乱、年龄、精神心理因素、照护人营养知识缺乏或看护不当。因此，对于有缺血性卒中/TIA病史患者需定期接受营养筛查和评估，对于急性发作的患者，营养筛查及评估应在入院后48小时内进行，在患者的恢复过程中进行定期的再评估，并在出院前进行记录。营养筛查及评估应包括患者是否可以独立进食和食物频率。持续营养监测应包括：生化指标(血清蛋白，糖代谢)、吞咽状况、体重或者BMI的变化、饮食评估(是否可以独立进食、食欲)、营养素摄入、心理状态。营养风险筛查推荐的筛查方法为NRS 2002和MUST，营养评估可采用SGA、MNA-LF、MNA-SF等。

（二）营养治疗原则

脑卒中存在营养代谢紊乱，分解代谢大于合成代谢。因此，在代谢和内环境稳定后，应给予充足的能量和蛋白质。

1. 能量　脑卒中患者的基础能量消耗约高于正常人的30%(采用Schofield修正公式计算正常人群的基础代谢消耗)。建议能量摄入为25～35kcal/(kg·d)，再根据患者的身高、体重、性别、年龄、活动度、应激状况进行系数调整。稳定期患者的能量供给量可与正常人相同，体重超重者可适当减少能量供给。患病后能量需要量应按照公式“BEE×活动系数”计算。

2. 蛋白质　推荐蛋白质摄入量至少1g/(kg·d)，存在分解代谢过度的情况下(如有压疮时)应将蛋白摄入量增至1.2～1.5g/(kg·d)。动物蛋白与植物蛋白比例为1∶1左右。

3. 脂肪　总脂肪能量占一天摄入总能量的比例不超过30%，对于血脂异常的患者，不超过25%。饱和脂肪酸能量占一天摄入总能量的比例不超过7%，反式脂肪酸不超过1%。n-3多不饱和脂肪酸摄入量可占总能量0.5%～2%，n-6多不饱和脂肪酸摄入量可占总能量2.5%～9%。

4. 碳水化合物　在合理控制总能量的基础上，脑卒中患者膳食中碳水化合物应占每日摄入总能量的50%～65%。

5. 膳食纤维　膳食纤维每日摄入量可为25～30g/d，卧床或合并便秘患者应酌情增加膳食纤维摄入量。

6. 维生素和矿物质　不建议常规补充单一或多种维生素。但是对于营养不良或有营养不良风险的患者，使用营养补充剂是合理的，尤其是富含维生素B_6、维生素B_{12}、维生素C、叶酸等维生素的食品，预防微量元素的缺乏并降低患者的发病风险。

7. 胆固醇　限制胆固醇摄入，每天不超过300mg，血脂异常者不超过200mg。

8. 水　在温和气候条件下，如无限制液体的临床要求，脑卒中患者每日最少饮水1200ml，对于昏迷的脑卒中患者可经营养管少量多次补充，保持水、电解质平衡。

9. 钠　建议有缺血性卒中/TIA病史的患者，钠摄入<2.4g/d，也可考虑减至1.5g/d。

10. 酒　建议不饮酒；若饮酒应适度，一般男性每日摄入酒精不超过25g，女性减半。禁止酗酒。

11. 食物性状　针对肠道消化和吸收功能受损的脑卒中患者，如可经口进食，可给予细软、易消化的食物。对于吞咽障碍患者最容易误吸的是稀液，将稀液内加入增稠剂以增加黏度，可减少误吸，能够增加营养摄入量。为了保证患者安全，在无法经口摄食的患者建议在脑卒中早期(最初的7天内)给予鼻胃管饮食，当预期会持续较长时间(>4周)仍不能安全吞咽时，建议放置经皮胃造口导管。

12. 烹调方法　多用蒸、煮、炖、拌、汆、水溜、煨、烩等少盐少油烹调方式。减少咀嚼次数，易于吞咽及消化吸收。

13. 餐次　脑卒中可导致患者肢体、吞咽、认知等功能障碍，使患者能量摄入不足，显著增加患者营养不良的发生率。因此，对于存在神经功能缺损的脑卒中患者，建议增加每天餐次，如经口摄入无法满足能量需求时，可给予管饲营养。

14. 饮食心理　对进食或疾病产生恐惧、抑郁等异常情绪的脑卒中患者,建议可进行多学科诊疗,对患者进行必要的心理辅导。

15. 饮食知识　对于照护人营养知识缺乏或看护不当。建议给予患者家属进行必要的营养教育和咨询。

(三) 肠内或肠外营养支持治疗

营养治疗应该遵循阶梯原则,但是对于急性脑卒中后无法经口进食者应该开始肠内营养。对于康复期患者最先选择营养教育/饮食指导,强化饮食指导也无法经口摄入足够营养时,鼓励口服营养补充(oral nutritional supplements,ONS);口服不足或不能时,用管饲补充或替代,建议采用持续滴注的方式进行喂养;管饲仍然不能满足营养需求时,应加用肠外营养,以补充肠内营养的不足;完全不能肠内营养时,应用全静脉营养。

(四) 营养监测和管理

1. 对于存在吞咽困难,但是拒绝管饲和肠外营养的患者,建议通过实施口腔护理方案以降低卒中后肺炎的风险可能是合理的。

2. 对于接受肠内营养的患者,监测胃肠道耐受性以及营养状况是很重要的。肠内营养的监测可参考表6-11-3。

表6-11-3　肠内营养监测常见参考标准

参　数	频　率
体重	支持前,至少1周2次
摄入与排出(I/O)	每天1次
排便量及黏稠度	每天1次
水肿症状	每天1次
脱水症状	每天1次
胃残余量	进食后,每4~6小时一次
腹部检查(是否腹软、变硬或腹胀)	每天1次
血清电解质,尿素氮(BUN)、肌酐	稳定前每天1次,稳定后2~3次/周
钙、镁、磷	稳定前每天1次,稳定后每周1次
葡萄糖	合并糖尿病患者:每隔6小时1次 非糖尿病患者:稳定前每天1次,稳定后每周一次
氮平衡	如果可以的话,每周1次

3. 对于接受肠外营养的患者,监测指标可参考表6-11-4。

表6-11-4　肠外营养监测常见参考标准

参　数	基线	危重患者	病情稳定患者
化学筛查(Ca,Mg,LFTs,P)	是	2~3次/周	每周
电解质,血尿素氮,肌酐	是	每日	1~2次/周
血清甘油三酯	是	每周	每周
全血细胞计数及鉴别	是	每周	每周
凝血酶原时间(PT),部分凝血活酶时间(PTT)	是	每周	每周
毛细血管血糖	3次/d	3次/d(直到一直<200mg/dl)	3次/d(直到一直<200mg/dl)
体重	如果可能	每天	2~3次/周
摄入量和出量	每日	每日	每日,除非用体格检查评估了体液状况
氮平衡	根据需要	根据需要	根据需要
间接测热法	根据需要	根据需要	根据需要
前白蛋白或转铁蛋白	是	每周	每周

4. 对于康复的患者,教育肥胖者通过采取合理饮食、增加体力活动等措施减轻体重,降低卒中发病危险。

四、营养相关并发症的防治

1. 脑卒中患者合并糖尿病,应适量补充维生素 B_6、叶酸和维生素 B_{12} 以降低患者高同型半胱氨酸水平,随机血糖控制在10mmol/L以下。

2. 脑卒中患者合并高血压,应低盐低钠饮食,营养管理措施同普通脑卒中患者。

3. 脑卒中患者合并脂代谢紊乱,建议给予含n-3多不饱和脂肪酸丰富的食物。

4. 脑卒中患者合并神经病变,应适量补充叶酸、维生素 B_{12}。

5. 脑卒中合并吸入性肺炎、应激性溃疡、吞咽障碍、肝性脑病,应听从临床医师和(或)临床营养师的指导意见,给予肠内或肠外营养支持治疗。

第二节　帕金森病

帕金森病(parkinson disease,PD),是一种常见于中老年的神经系统病变,主要由于脑基底神经节多巴胺水平降低引起神经肌肉的功能紊乱,产生静止性震颤、运动迟缓、肌强直和姿势平衡障碍等临床表现。虽然帕金森的病因尚不清楚,但其多因素性以及发病机制逐渐清晰,包括遗传与环境因素的相互作用。其发病年龄平均约55岁,多见于60岁以后,40岁以前相对少见,男性略多于女性。隐匿起病,缓慢发展。

一、病因和临床表现

(一) 病因

目前认为帕金森病并非单因素所致,而是多因素反复作用下发病。除基因突变导致少数患者发病外,基因易感性可使患病几率增加，但并不一定发病，只有在环境因素、神经系统老化等因素的共同作用下，通过氧化应激、线粒体功能紊乱、蛋白酶体功能障碍、炎性和免疫反应、钙稳态失衡、兴奋性毒性、细胞凋亡等机制导致黑质多巴胺能神经元大量变性、丢失，才会导致发病。

（二）临床表现

1. 运动症状　常始于一侧上肢，逐渐累及同侧下肢，再波及对侧上肢及下肢。

（1）静止性震颤：常为首发症状，多始于一侧上肢远端，静止位时出现或明显，随意运动时减轻或停止，紧张或激动时加剧，入睡后消失。典型表现是拇指与示指呈“搓丸样”动作。

（2）肌强直：被动运动关节时阻力增高，且呈一致性，类似弯曲软铅管的感觉，故称“铅管样强直”；在有静止性震颤的患者中可感到在均匀的阻力中出现断续停顿，如同转动齿轮，称为“齿轮样强直”。

（3）运动迟缓：随意运动减少，动作缓慢、笨拙。

（4）姿势障碍：在疾病早期，表现为走路时患侧上肢摆臂幅度减小或消失，下肢拖曳。随病情进展，步伐逐渐变小变慢，启动、转弯时步态障碍尤为明显，自坐位、卧位起立时困难。有时行走中全身僵住，不能动弹，称为“冻结”现象。

2. 非运动症状　也是常见和重要的临床征象，而且有的可先于运动症状而发生。

（1）感觉障碍：疾病早期即可出现嗅觉减退或睡眠障碍，尤其是快速眼动期睡眠行为异常。中、晚期常有肢体麻木、疼痛。

（2）自主神经功能障碍：临床常见，如便秘、多汗、溢脂性皮炎等。吞咽活动减少可导致流涎。

（3）精神障碍：近半数患者伴有抑郁，并常伴有焦虑。

二、营养代谢特点

（一）帕金森病的神经变性

可能与多种机制有关，如氧化应激等。膳食抗氧化剂（如维生素E、维生素C、类胡萝卜素、黄酮类化合物）可以防止氧化损伤，研究发现黄酮类化合物可通过抗氧化、抗炎、抗凋亡、诱导自噬、促进神经营养因子分泌和雌激素样作用等多方面作用减少黑质致密部多巴胺能神经元缺失，预防和改善PD的运动障碍，但维生素E、维生素C和类胡萝卜素与PD的发生风险却并无明确关系。此外，叶酸及高同型半胱氨酸血症、膳食纤维和摄入能量不足等与PD的风险也在评估中。

（二）PD患者的营养问题

在PD发病及病程进展过程中，疾病自身原因与抗PD药物的副作用会共同导致一些饮食营养问题。一般而言，发病早期的饮食营养问题由疾病自身原因引起，而中后期则主要表现为两种原因相互叠加，共同作用。疾病自身原因：肌强直和震颤是PD的标志性症状，均能增加机体耗能。此外，PD常伴有自主性神经功能紊乱，其中消化功能障碍尤为明显，表现为胃肠蠕动减弱、痉挛，恶心，食欲缺乏，便秘，晚期出现吞咽困难、饮水呛咳及流涎等，均是导致PD患者饮食营养问题的直接因素。另外，帕金森病常使用左旋多巴治疗，而膳食的氨基酸与左旋多巴在胃肠道中会争夺吸收的位置，因此需错时用药。此外，新一代多巴胺受体拮抗剂与氨基酸非竞争摄入，此时可不限制用药时间。

三、营养支持治疗

帕金森病患者的营养治疗主要针对药物与营养素之间的相互作用，特别是膳食蛋白质与左旋多巴之间。此外，由于能量消耗增加且常常无法依靠自己摄入足够的膳食，同时帕金森病还会损害患者的吞咽能力，妨碍进食和饮水，因而常常出现体重下降。因此针对帕金森病患者的营养治疗需注意以下几点：

（一）营养筛查与评估

评估患者是否存在体重下降、摄入减少、吞咽困难、便秘等，同时可应用营养评估工具等判断是否存在营养不良。

（二）营养治疗原则

1. 碳水化合物　碳水化合物是提供能量的主要物质。建议PD患者碳水化合物供能约占总能量的55%~60%。

2. 蛋白质　蛋白质的供给需维持正氮平衡，以补充优质蛋白为主，每日供给量应控制在0.8~1.0g/kg体重。可选择蛋、鱼、虾、瘦肉类（如猪肉、牛肉、禽肉）、牛奶等。高蛋白质饮食不利于抗PD药物吸收，因此高蛋白质食物宜在晚餐供给。

3. 脂肪　高脂肪的摄入会减缓胃排空的速度，从而降低抗帕金森药物的疗效，建议脂肪供能不应超过总能量的30%。脂肪应以不饱和脂肪酸为主，胆固醇摄入量应低于每日300mg。可根据情况选择茶籽油、花生油、豆油、橄榄油、葵花子油等。

4. 膳食纤维　PD能减缓结肠运动，导致便秘。富含纤维、粗粮的食物可以排空肠道防止便秘。因此建议PD患者摄入充足的水果、蔬菜以及全谷物。PD患者每日膳食纤维的推荐摄入量为30~35g。

5. 微量营养素　PD患者易发生B族维生素缺乏。维生素B_6可增强外周脱羧酶（aromatic L-amino acid decarboxylase，AADC）的作用，降低左旋多巴的疗效。但目前已有加带AADC抑制剂复合制剂，使得维生素B_6的使用不再受限。此外，帕金森病患者患骨质疏松的风险也在增加，因此晒太阳，注意钙、镁、维生素D和维生素K的摄入也有助于保持骨量。可考虑服用钙补充剂，并应同时适量摄入维生素D，以减少骨质疏松症的发生。

6. 绿茶和咖啡　研究发现以茶多酚为代表的绿茶活性成分具有抗氧化应激和清除自由基、抑制胆碱酯酶活性和多巴胺转运体再摄取、抗凋亡等作用。此外，研究发现咖啡因具有拮抗PD相关神经毒素，增加多巴胺能神经传递，刺激多巴胺释放等作用。大量的流行病学调查也发现长期饮用绿茶和咖啡可明显降低PD的发病率。

7. 水　左旋多巴会增加脱水的风险，脱水会导致呼吸衰竭、肾衰竭，甚至死亡。帕金森患者必须保障充足的液体摄入，每日至少需要摄入1500ml水。

（三）营养治疗实施

1. 宜用食物　每日饮食需以全谷物为基础的同时包

括大量的蔬菜、水果和富含钙的食物。全谷类食物中含有纤维,可以帮助控制 PD 患者的便秘症状,也可以改善血糖、血压、胆固醇。可多食粗粮、杂粮以及薯类食物如红薯、白薯、山药等。如患者吸吮或吞咽反射减弱,早期或轻度 PD 患者可选择普食或软食,制作膳食时可以采用切碎、捣烂或煮软等方法。

2. 忌(少)用食物　避免特别粗糙、硬核、难嚼的食物。

(四) 营养监测与管理

1. 患者出现对左旋多巴不敏感时,应首先评估蛋白质的摄入量,需要调整饮食模式以改善药物的作用。

2. PD 患者摄食速度较慢,为保持食物的温度可选用具有保温功能的餐具。

3. 为防止注意力分散影响进食,进食或吃药时不要打扰 PD 患者。

4. 由于铁可减少左旋多巴的吸收,避免左旋多巴与铁剂共同服用。

5. 定期监测体重。

四、常见并发症营养治疗

(一) 便秘

提倡增加膳食纤维摄入和增加饮水(至少 1500~2000ml/d);以及定期锻炼和经常性的腹部运动。当上述方法无效时,可采用药物治疗。

(二) 吞咽困难

超过 50%的 PD 患者由于消化道肌肉的僵硬和运动迟缓而出现吞咽困难,病程晚期尤为明显;继发于吞咽困难的呛咳导致的窒息或吸入性肺炎则是 PD 患者最常见的死亡原因之一,因此必须及时处理吞咽困难,防止由吞咽困难导致的体重逐渐下降及营养不良。目前还没有治疗吞咽困难的药物,因此其处理原则主要包括:①控制 PD 原发症状,缓解肌肉僵硬及运动迟缓,间接改善吞咽困难;②支持性处理,首选吞咽训练以减轻患者的吞咽困难,尽量采用半流质或全流质增稠饮食。对上述方法无效及严重吞咽困难的患者,可试行留置胃管,或行胃造瘘进行肠内营养,以保证患者的营养供应和药物给予。

(三) 恶心、呕吐及厌食

恶心、呕吐通常由抗 PD 药物的胃肠道副作用引起,且频繁恶心、呕吐可直接导致患者厌食,继而出现营养不良,因此必须及时处理。几乎所有抗 PD 药物都可引起恶心、呕吐及厌食,因此单纯的替换和停药并不能有效地解决问题,应在尽量不影响药物有效成分吸收的前提下,调整和选择合理的服药时机和方式,以减少药物的胃肠道副作用。通常,药物宜在饭后或与食物同时服用。

第三节　阿尔茨海默病

阿尔茨海默病(Alzheimer's disease,AD)是一种起病隐匿的进行性神经系统退行性疾病。以记忆障碍、失语、失用、失认、视空间技能损害、执行功能障碍以及人格和行为改变等全面性痴呆为特征。我国现有约 100 万痴呆患者,保守估计每年耗费约 600 亿美元。而 AD 是最常见的痴呆类型,约占全部痴呆患者的 50%~70%。AD 在全世界范围内患病率也逐渐增加,根据流行病学数据预测,到 2050 年,可能会有超过 1.315 亿人患有 AD。研究表明,营养因素是 AD 发生、发展、治疗、康复的密切相关因素。AD 患者的认知功能减退、日常生活能力降低、精神行为症状等则促进营养不良的发生,两者关系密切,相互影响。虽然目前在药物领域中尚没有安全、有效的抗 AD 药物来预防、阻止或逆转 AD 的发生、发展,但是在日常生活辅助中也许可以通过营养素的干预,降低 AD 风险,延缓发展。

一、病因和临床表现

(一) 病因和风险因素

AD 的病因迄今尚未完全明确,目前国内外学者从遗传、病理、生理、生化等方面对 AD 的发病机制进行了探究,比较公认的是 β-淀粉样蛋白(Aβ)假说和 Tau 蛋白假说。此外,随着对 AD 发病机制的深入研究,又有学者提出了神经炎症等假说。AD 发病风险分为不可控和可控两类:不可控因素包括年龄、性别、家族史、载脂蛋白 4(apoE4)基因、职业及收入水平等;可控因素主要包括心血管病危险因素(糖尿病、高血压、高脂血症、高同型半胱氨酸血症及中年肥胖等)、生活方式(吸烟、体育活动、饮食、认知训练及社会参与等)、相关疾病(创伤性脑损伤、心理应激、抑郁、睡眠障碍等)。

(二) 临床表现

作为老年人常见的慢性进行性神经系统变性病,AD 临床表现主要为记忆力减退、进行性认知功能衰退,伴有各种精神行为异常和人格改变。国际公认 AD 临床表现分为 3 期,即临床前期、临床早期(又称 MCI 期)、AD 型痴呆。临床前期和临床早期为最佳诊疗时机。第 1 期:临床前期,为无症状大脑淀粉样变性,相关生物学指标为正电子发射计算机断层扫描(PET)或脑脊液 β-淀粉样蛋白(Aβ)阳性,神经元损伤相关 Tau 蛋白阳性,可出现记忆障碍,突出表现为记忆力减退,易出现疲乏、焦虑和消极情绪,暂无认知功能变化。第 2 期:临床早期,又称 MCI 期,发展为早期神经元退变,Aβ 和 Tau 蛋白阳性,认知功能轻度变化,记忆障碍加重,逻辑思维、综合分析能力减退,言语重复,计算力下降。第 3 期:AD 型痴呆,出现认知或行为障碍,Aβ 和 Tau 蛋白阳性,出现哭笑无常、情感淡漠,丧失言语能力,导致不能完成简单的日常生活事项如穿衣、行走、进食等,丧失与外界接触的能力。

二、营养代谢特点

(一) 蛋白质

蛋白质是构成机体组织和器官的重要组成部分,实验室常以血清蛋白下降作为主要检测指标。目前有诸多研究提示清蛋白通过多种途径与 AD 的发生密切联系。清蛋白可以抑制 Aβ 蛋白的纤维生长,减少脑部老年斑块总面积,通过清蛋白的治疗,能有效地影响星形胶质细胞和小胶质细胞,减少大脑炎症,进而影响 AD 的发展,同时还发现组织液中清蛋白可以阻止 Aβ 诱导的压力,可能有助于保持血-脑脊液屏障的完整性。

（二）脂肪

目前有许多研究提示，高脂饮食是 AD 的危险因素，动物实验提示高脂饮食会影响语言理解及空间记忆等方面；其原理可能是高脂饮食会导致包括海马在内的多个脑区的氧化应激，激活星形胶质细胞，产生促炎性细胞因子，从而影响认知功能。反之，也有研究实验发现，通过限制能量或胃旁路术减轻体质量后能改善海马相关的记忆学习能力和海马炎症。

（三）糖类

糖类与 AD 的关联性与胰岛素抵抗密切相关。最近有研究结果表明高糖饮食会导致认知障碍，诱发神经退行性疾病如 AD，其原因可能是高糖饮食促进体质量增加和胰岛素抵抗加重诱发糖尿病。而胰岛素不仅调节血糖，它还参与细胞存活和学习记忆形成，并且抑制细胞凋亡，出现胰岛素信号转导障碍进而导致认知功能障碍，多项研究都支持高糖饮食引起代谢改变，进而增加 AD 患病风险。

（四）维生素类

B 族维生素是水溶性维生素，参与蛋白质代谢，是改善大脑功能的重要物质。近年来，B 族维生素缺乏，尤其是叶酸和维生素 B_{12} 缺乏与认知功能衰退的关系日益受到重视。叶酸和维生素 B_{12} 缺乏，可使血浆同型半胱氨酸（Hcy）水平升高。而高 Hcy 与 AD 发病关系密切，Hcy 具有神经血管毒性作用，对线粒体有兴奋毒性作用，可导致细胞凋亡；Hcy 还具有增强 β-淀粉样蛋白和谷胱甘肽的神经毒性作用。维生素 D 为固醇类的衍生物，通过与维生素 D 受体（VDR）结合共同发挥作用，而 VDR 为亲核蛋白，广泛存在于中枢神经系统中。近年来美国在成人临床研究方面，两项大型前瞻性和回顾性研究提示维生素 D 在预防认知功能衰退和痴呆方面有潜在作用。维生素 E 是体内最有效的抗氧化剂，维生素 E 缺乏时机体抗氧化功能发生障碍，细胞膜结构和功能受损，导致细胞功能紊乱。经体外细胞培养发现，维生素 E 能抑制小胶质细胞的激活，降低炎性反应，保护神经细胞。

（五）矿物质

大脑中金属元素的累积（如铁、铝、锌），使得大脑神经元微管系统功能失调，干扰大脑神经元微管介导的细胞内过程，都可能会导致 AD 病程的发展。铝是人体非必要微量元素，具有低毒性。AD 患者脑组织铝含量明显高于正常人。研究发现铝可以导致脑组织神经元纤维缠结和老年斑形成，出现痴呆症状。在日常生活中力求避免食用含铝膨化剂的食物（油条、油饼等），不使用铝制食具，以防摄入过量。铅是一种强蓄积性的有害微量元素。WHO 提出每人每日允许摄入量约为 420mg。过量的铅在血液中与红细胞和蛋白质结合，分布于肝、肾、脾、肺、脑中，铅增加血液中儿茶酚胺的水平，同时抑制 β 受体的兴奋性，使儿茶酚胺对 α 受体的作用增强，使动脉收缩，增加血管壁对儿茶酚胺的反应性，从而导致血压升高，进一步诱发 AD。有研究表明钙与 AD 的发病存在一定关系。AD 的早期病理改变可能就是钙代谢异常，钙的升高可以使低聚 Aβ 肽生成增加，导致钙稳态失调，使钙超载，大量钙沉积于线粒体，干扰氧化磷酸化，使能量产生障碍；并且过度激活细胞内钙依赖性酶，使神经细胞骨架破坏等，从而导致神经细胞的损伤与凋亡，影响认知功能和记忆功能。

三、营养支持治疗

AD 患者发生营养不良及营养风险的比例较高，在常规内科治疗的同时加用个体化营养支持治疗可以显著改善患者的营养状况，改善患者的认知功能，提高患者的生活质量。

（一）营养筛查和评估

使用 NRS2002 方法评分，BMI<18.5kg/m^2，计 3 分，其中对不能站立、有严重水肿、胸腔积液和腹腔积液无法获得准确 BMI 者，采用血清蛋白<30g/L，计 3 分，总分评分≥3 分表明患者有营养风险。

（二）营养治疗原则

对于病情轻微患者，给予相应的饮食指导。病情较为严重的患者则需要在结合药物治疗的同时，给予相应的膳食指导。体重减轻可因能量摄入减少引起，或因激动和紧张导致能量需求增加而引起。当病情加重时，患者的一些功能性能力下降，如购物、做饭及进食会变得更加困难。因此对这类患者有饮食方面的一些建议。食物应多样化，在可能的情况下每餐应保证有面包、水果或蔬菜及奶制品。每天至少 1 次肉、鱼或蛋。优选营养物，特别是针对患者制订特殊的食谱。对独居或有厌食症及进餐无规律的患者应推荐提供家庭饮食护理。液体摄入应无限制。可适当选择营养丰富的食物或食物补充剂。维生素 B_{12} 和叶酸不足与阿尔茨海默病有关，应注意这方面的补充。推荐服用含多种维生素或微量元素的补充剂。

（三）肠内与肠外营养支持治疗

《欧洲肠外与肠内协会（ESPEN）老年病肠内营养指南》推荐口服营养补充作为首要肠内营养（EN）支持方式，同时推荐老年痴呆患者使用 ONS 或管饲营养改善营养状态，对早-中期痴呆患者应用 ONS 可预防营养不良的发生。

当 EN 不能满足患者总热量的 60%或有 EN 禁忌和不耐受时，应选用 PN。一般建议每日非蛋白能量供给为 20~30kcal/kg，蛋白质供给为 1.0~1.5g/kg。PN 处方建议糖脂双能源，脂肪比例可适当增加（不超过非蛋白热卡的 50%）。药理剂量的鱼油脂肪乳适用于外科术后患者，可改善临床结局。危重症患者也应将鱼油脂肪乳作为 PN 处方的一部分。注重微营养素的补充。对于危重症或有特殊代谢需求的老年患者，建议根据个体化的 PN 处方配置“全合一”制剂：对病情稳定特别是实施家庭 PN 的老年患者考虑使用工业化“多腔袋”制剂，减少血流感染风险。超过一周的 PN 首选外周静脉输注：PICC 是较长时间 PN 输注途径。当老年患者经口进食或肠内营养受限、处于饥饿状态 3 天以上或营养摄入不足状态 7~10 天时应及时给予肠外营养支持。

（四）营养监测和管理

AD 患者的认知功能状态与其营养状况呈现明显的正相关关系，即营养状况越差，认知功能也越差。此外，AD 相关的营养不良可以发生在出现认知功能障碍之前，是疾病初期的一项临床症状，其严重程度随着痴呆的发展而不断加重。目前关于AD患者主要是针对改善认知功能的相关对症治疗，更多地忽略了AD患者的营养状况。目前关于营养不良可通过肠内肠外等营养支持明显改善，因此我们应该加强对AD患者的营养筛查，对临床工作者进行营养学知识的普及，对存在营养不良（包括营养风险）的AD患者给予积极合理的营养支持治疗，并适时观察、监测、评估其营养状况，及时纠正及管理AD患者的营养不良状况，以改善其临床预后情况。

四、营养相关并发症的防治

AD的常见并发症主要包括营养不良、感染、焦虑和抑郁等。大范围的神经功能损坏会影响进食，损坏注意力集中、推理能力以及判断能力，对饥饿、口渴和饱腹感觉的识别能力下降。AD患者出现的体重下降，导致机体免疫能力下降，可能引起频繁感染，反过来加快体重下降。营养不良治疗的基本要求应该是满足能量、蛋白质、液体及微量营养素的目标需要量。规范治疗应该遵循阶梯治疗原则。采取积极措施引导患者独立进食、经口进食，给予安静的就餐环境，食物采用小碗或小碟盛放，每次只供给一种食物，规劝患者进食行为，严密监控整个进食过程，防范进食非可食的物体、变质食物或有害液体等。通过频繁给予零食，使用高营养食物和营养补充剂等手段对抗体重下降。对于伴有焦虑、抑郁症状的患者，进食时会出现不想进入餐厅、乱吐、扔食物、进食太快或太慢等饮食行为问题，应采用适宜的干预手段，规范患者的进食行为，也可辅以营养治疗手段，提高患者生活质量。

第四节　癫　　痫

癫痫（epilepsy）是一种以癫痫发作为特征的神经疾病，是目前神经科仅次于脑血管病和痴呆的第三大常见疾病，其反映了大脑皮质的一个或多个区域的异常电活动。癫痫是由多种原因导致的脑部神经元高度同步化异常放电所致的临床综合征，临床表现具有发作性、短暂性、重复性和刻板性的特点。WHO最近估计全球约有5000多万人患病，年发病率为50~70/10万，其中80%生活在发展中国家，在常规的药物治疗下，仍约有20%~30%的患者为难治性癫痫。国内流行病学资料显示，我国癫痫的患病率在4‰~7‰之间。我国活动性癫痫患病率为4.6‰，年发病率在30/10万左右。据此估计，我国有600万左右的活动性癫痫患者，同时每年有40万左右新发癫痫患者。癫痫患者的死亡危险性为一般人群的2~3倍。近年来，由于免疫学、营养学的迅速发展，为癫痫的病因研究开创了一个新的领域。某些营养素缺乏可引起免疫力低下，而癫痫患者的细胞免疫和体液免疫功能均可能出现程度不等的紊乱表现。

一、病因和临床表现

（一）病因和风险因素

癫痫病因复杂，急性酒精中毒、水中毒、低血糖、低血钙、维生素B_6缺乏等营养障碍都可能成为癫痫发作的原因之一。同样在饮酒、摄入高糖饮食及浓茶、浓咖啡等刺激性食物时，也可诱发癫痫的发作。癫痫发作频繁，特别是持续状态时，由于高热、缺氧、呕吐、脱水、酸中毒，营养素消耗增加，而发作后进食过少，或是禁食，使得营养摄入不足，导致营养失调。营养障碍可使得神经元的兴奋性升高、膜电位不稳定、膜内外电解质的分布和转运发生变化，造成神经元同步异常放电，加重癫痫的发展。

（二）临床表现和诊断

癫痫临床表现患者突然出现全身肌肉强直性收缩，眼球上翻，有的口吐白沫，伴有喉头尖声鸣叫、意识丧失、跌倒、瞳孔散大、尿失禁。发作历时短暂的患者阵挛抽搐停止后，全身肌肉放松、瞳孔及意识恢复正常，数分钟内清醒。在癫痫的诊断中，脑电图是最重要、最有价值和最方便的手段。癫痫的诊断取决于两个重要方面，一是临床表现，二是脑电图的癫痫放电。在癫痫脑电图中的棘波、尖波、棘-慢综合波、尖-慢综合波以及爆发性高波幅节律被认为是癫痫放电波型。只要具有相应发作形式的癫痫临床表现，加之脑电图出现癫痫波发放，不论其引起发作的病因如何，均可诊断为癫痫。

二、营养代谢特点

生命早期的营养不良对大脑的发育具有不可逆转的影响，并且有人认为早期的营养不良可能会增加晚年癫痫发作的易感性。人类慢性营养不良会诱发大脑病变，降低癫痫发作阈值，促进脑损伤后癫痫发生。蛋白质能量营养不良是免疫缺陷的主要原因。蛋白质能量营养不良的人更容易受到感染，特别是已知为癫痫风险因素的感染，如嗜神经病毒、囊虫病等。锌、铜、维生素A、维生素C、维生素E和维生素B_6对免疫反应有重要影响，单一营养素缺乏也是改变免疫反应的原因。营养不良可能导致电解质（钙、镁、钠等）、维生素（维生素B_1、维生素B_6、维生素B_{12}、维生素D）或其他元素（锌或硒）的缺乏，这些缺乏可能会对神经元兴奋性产生直接或间接影响，并促进癫痫活动。

一些抗癫痫药物（如苯妥英钠、苯巴比妥、卡马西平）的使用，同样可以影响患者的营养物质的代谢。长期使用抗癫痫药物，可以使细胞色素P450酶水平升高，诱导维生素D降解失活，导致从胃肠道中吸收的钙减少，钙稳态失衡。血清维生素D和钙的水平降低，刺激甲状旁腺激素释放，从骨骼中摄取的钙增加，最终导致患者发生骨疾病如骨质疏松、骨软化症、佝偻病、骨质疏松症的风险升高。此外，长期的药物治疗也可使B族维生素的水平降低，同型半胱氨酸水平升高。抗癫痫药物可以干扰叶酸结合酶的正常功能，影响食物中叶酸的吸收。对于女性癫痫患者在妊娠期间使用抗癫痫药物，生下神经管缺陷婴儿的风险升高。并且长期的叶酸和维生素B_{12}吸收障碍，也会导致患者出现贫血。

调查研究结果显示，癫痫患儿在进行抗癫痫药物治疗前，存在锌水平下降和铜水平的升高，而女孩还存在血清铁水平的降低。目前，已知自由基与抗氧化剂失衡的营养状态参与癫痫的发生、发展过程。食物中摄取的一些矿物质（如锌、铜、硒），不但在机体的抗氧化系统中发挥重要的作用，而且对维持神经元的正常功能和治疗癫痫发作有重要作用。反复的癫痫发作能够引起大脑显著缺氧、局部脑区缺血、线粒体功能障碍，这些改变都能够引起组织的葡萄糖利用降低。然而葡萄糖低代谢也能够引起内源性 GABAA 受体磷酸化的减少而引起神经元抑制网络的不稳定。那么葡萄糖低代谢可能不仅是反复癫痫发作的结果，而且也可能在癫痫发生过程中起作用。

因此，对于癫痫患者来说，营养均衡的饮食是十分重要的。为了避免营养素摄入不足，应确保饮食中含有足够的叶酸、钙、镁、维生素 B_{12}、维生素 K 等。

三、营养支持治疗

目前癫痫的治疗方法除了药物治疗外，还包括外科手术治疗、迷走神经刺激疗法、免疫球蛋白治疗、饮食及行为干预治疗等非药物治疗方式。生酮饮食（ketogenic diet，KD）即属于饮食治疗，起初用来治疗儿童难治性癫痫，尤其是儿童耐药性癫痫，可降低患者癫痫发作频率，提高患者生活质量。目前，KD 疗法作为癫痫治疗领域的重要组成部分，已经取得满意的效果。约 20%～30% 的癫痫患者属于药物难治性癫痫，对于这部分患者，在使用其他药物达到 1 年以上无发作率不超过 3%，而 KD 疗法的无发作率可达 20%左右，尤其对于婴儿痉挛，无发作率可达 38%以上。因此，对难治性癫痫患者应该积极考虑 KD 疗法。

（一）营养筛查和评估

长期使用抗癫痫药物可以影响患者的营养物质代谢，使癫痫患者营养不良发生率升高。因此，对于癫痫患者需定期接受营养筛查和评估，对于急性发作的患者，营养风险评估应在入院后 48 小时内进行，在患者的恢复过程中进行定期的再评估，并在出院前进行记录。营养风险评估应包括患者是否可以独立进食和食物频率。持续营养监测应包括：生化指标（血清蛋白，糖代谢）、吞咽状况、体重或者 BMI 的变化、饮食评估（是否可以独立进食、食欲）、营养素摄入、心理状态。营养筛查最常用的方法为 NRS2002 和 MUST，营养评价可采用 SGA、MNA-LF、MNA-SF 等。根据上述指标判断患者有无营养过剩或营养不良。

（二）营养治疗原则

自 20 世纪 90 年代中期生酮饮食（ketogenic diet，KD）起源以来，它已被全世界用于治疗儿童难治性癫痫，KD 是通过肠内营养配方或饮食给予癫痫耐药的儿童以及是针对儿童难治性癫痫公认的最为有效非药物治疗。

1. 饮食中脂肪的比例非常高，约占总能量的 85%～90%，而碳水化合物的量应限制严格。目前推荐经典 KD 方案。由长链甘油三酯（long chain triglyceride，LCT）和足够生长需要的最少蛋白质和严格控制量的碳水化合物组成，其中脂肪与蛋白质加碳水化合物之和的比例为 3∶1或 4∶1。

2. 摄入的总能量约为推荐能量的 75%（推荐能量应该按照理想体重进行计算），对于特别好动的患儿，可以提高总能量的摄入。

（1）理想体重应根据遗传、增长模式和个体情况进行确定。

（2）不同年龄的能量推荐见表 6-11-5。

表 6-11-5　不同年龄患者能量需求

年　龄	能量需求
小于 12 个月	90～100kcal/kg
12～18 个月	75～80kcal/kg
19～36 个月	70～75kcal/kg
3～6 岁	65～68kcal/kg
7～10 岁	55～60kcal/kg
11～14 岁	30～40kcal/kg
15～18 岁	30～40kcal/kg
成年人	20～30kcal/kg

3. KD 脂肪与蛋白质+碳水化合物的重量比为 4∶1，但是对于 18 个月以下的患儿，3∶1的比例更为合适。不同比例的 KD 所产生的能量如下：

2∶1　（2g×9kcal/g＝18）＋（1g×4kcal/g＝4）＝22kcal
3∶1　（3g×9kcal/g＝27）＋（1g×4kcal/g＝4）＝31kcal
4∶1　（4g×9kcal/g＝36）＋（1g×4kcal/g＝4）＝40kcal
5∶1　（5g×9kcal/g＝45）＋（1g×4kcal/g＝4）＝49kcal

4. 可以采用口感较好的中链甘油三酯替代长链的甘油三酯，由于中链甘油三酯方案在产生相同能量的情况下可提供更多的酮体。

5. 脂肪的供给量　首先根据理想体重确定总能量，然后按照饮食的比例确定脂肪的供能量，再除以 9kcal 计算出所需要的脂肪克数。

6. 蛋白质的供给量　按照推荐摄入量给予。

7. 碳水化合物的供给量　一般是在确定了脂肪和蛋白质的重量后，剩余的即为碳水化合物的量。

8. 每天可以分 3 或 4 餐。

9. 液体摄入量应小于生理需要量。

10. 每种食物都应该计算到克，以免影响治疗效果。

11. 补充不含蔗糖、乳糖等的钙剂、枸橼酸钾、维生素等。

12. 食物选择　可以选择食用黄油、奶油和花生酱（不含糖类）等。而面包、意大利面等食物必须受到严格的限制。

（三）肠内或肠外营养支持治疗

营养治疗应该遵循阶梯原则，首先对患者进行营养教育/饮食指导，强化饮食指导也无法经口摄入足够营养时，鼓励选择 ONS；口服不足或不能时，用管饲补充或替代，建议采用持续滴注的方式进行喂养；管饲仍然不能满足营养需求时，应加用肠外营养，以补充肠内营养的不足；完全不能肠内营养时，用全静脉营养。

（四）营养监测和管理

1. 日常饮食应清淡，忌过饥过饱、过冷过热、忌烟酒及辛辣刺激性食物。

2. 增加每日蔬菜、水果的摄入量，以保证膳食纤维、矿物质及维生素的供给，保持大便通畅。

3. 长期应用抗癫痫药物会干扰叶酸的代谢和吸收，出现巨幼细胞性贫血，因此应补充富含叶酸的食物，除蔬菜、水果外，还有动物肝脏、肾脏、鸡蛋、豆类、酵母及坚果类食物。

4. 能量和蛋白质与正常人相同,应减少碳水化合物供给量,提高脂肪的供给量,可占总能量的60%左右。限制水分,每天不超过600ml。充分供给维生素与矿物质,尤其是铁、钙等元素。禁食含简单糖类高的食物和刺激性食物,如酒、含酒精饮料、含糖饮料、浓茶、浓咖啡等。

5. 发作时饮食治疗,严重发作,特别是癫痫持续状态时,及时补充营养不足或营养失调。

6. 生酮饮食,有抗惊厥作用和治疗儿童癫痫的作用。一是经典KD方案。由长链甘油三酯(long chain triglyceride,LCT)和足够生长需要的最少蛋白质和严格控制量的碳水化合物组成,其中脂肪与蛋白质加碳水化合物之和的比例为3:1或4:1。二是中链甘油三酯(medium-chain triglyceride,MCT)方案。由MCT与适量蛋白质及少量碳水化合物组成。该方案在产生相同能量的情况下可提供更多的酮体。三是改良Atkins方案(the modified Atkins diet)。该方案碳水化合物限制为10~20g/d,脂肪摄入约占65%,不限制蛋白质、能量及液体的摄入。

四、营养相关并发症的防治

经典的KD是一种高脂肪、足够的蛋白质、限制碳水化合物的饮食,促使身体进入酮症状态,脂肪占饮食总能量的80%~90%,并且由诸如搅打奶油、黄油和植物油之类的食物提供。长期进行KD会出现高尿酸血症、低钙血症、代谢性酸中毒、高胆固醇血症、肾结石和胃肠疾病(呕吐、腹泻和便秘)。当必须启动KD并且肠内营养受阻时(如:严重急性胃肠疾病,癫痫持续状态,手术和拒食等各种疾病可能会影响肠内食物的摄入),需要进行生酮饮食肠外营养。生酮饮食肠外营养的并发症包括:①轻度升高的天冬氨酸转氨酶和(或)丙氨酸转氨酶;②淀粉酶和脂肪酶增加,患者出现腹痛,并且最终停止了生酮饮食肠外营养;③所有患者均表现出短暂的高甘油三酯血症,并在停用生酮饮食肠外营养一周内自发改善;④通过体格检查和实验室检测评估,未观察到心血管或肾脏系统的不良反应。当患者无法通过其肠道吸收营养时,生酮饮食肠外营养被证明是一种相对安全的短期继续维持酮症进行控制癫痫发作的方法。

(李增宁)

参考文献

1. 贾建平,陈生弟. 神经病学. 第7版. 北京:人民卫生出版社,2013.
2. 国家卫生和计划生育委员会. 中国卫生和计划生育统计年鉴(2017). 北京:中国协和医科大学出版社,2017.
3. 中国成人血脂异常防治指南修订联合委员会. 中国成人血脂异常防治指南(2016年修订版). 中国循环杂志,2016,31(10):937-953.
4. 卒中患者吞咽障碍和营养管理中国专家组. 卒中患者吞咽障碍和营养管理的中国专家共识(2013版). 中国卒中杂志,2013,8(12):973-983.
5. 中国抗癫痫协会. 临床诊疗指南-癫痫病分册(2015修订版). 北京:人民卫生出版社,2015.
6. 廖建湘. 生酮饮食疗法在难治性癫痫中的应用. 中国实用儿科杂志,2016,31(1):41-45.
7. Wang W, Jiang B, Sun H, et al. Prevalence, Incidence, and Mortality of Stroke in China Clinical Perspective: Results from a Nationwide Population-Based Survey of 480,687 Adults. Circulation, 2017, 135(8):759-771.
8. Kramer S F, Johnson L, Bernhardt J, et al. Energy expenditure and cost during walking after stroke: A systematic review. Archives of Physical Medicine & Rehabilitation, 2016, 97(4):619-632.
9. Cai X, Wang C, Wang S, et al. Carbohydrate Intake, Glycemic Index, Glycemic Load, and Stroke: A Meta-analysis of Prospective Cohort Studies. Asia Pac J Public Health, 2015, 27(5):486-496.
10. Zhang Z, Xu G, Yang F, et al. Quantitative analysis of dietary protein intake and stroke risk. Neurology, 2014, 83(1):19-25.
11. Kernan WN, Ovbiagele B, Black HR, et al. Guidelines for the prevention of stroke in patients with stroke and transient ischemic attack: a guideline for healthcare professionals from the American Heart Association/American Stroke Association. Stroke, 2014, 45(7):2160-2236.
12. Bushnell C, Mccullough LD, Awad IA, et al. Guidelines for the prevention of stroke in women: a statement for healthcare professionals from the American Heart Association/American Stroke Association. Stroke, 2014, 45(5):1545-1588.
13. William J Powers, Alejandro A Rabinstein, Teri Ackerson, et al. 2018 Guidelines for the Early Management of Patients With Acute Ischemic Stroke: A Guideline for Healthcare Professionals From the American Heart Association/American Stroke Association. Stroke, 2018, 49: e46-e99.
14. AR Mullaicharam, K Senthil Kumari, PJ Joseph Francis, et al. Dietary Requirements for Parkinson's Disease-A Review, Asian Journal of Pharmaceutical Technology & Innovation, 2017, 05(23):21-31.
15. Chan KY, Wang W, Wu JJ, et al. Epidemiology of Alzheimer's disease and other forms of dementia in China, 1990-2010: a systematic review and analysis. Lancet, 2013, 381(9882):2016-2023.
16. Danborg PB, Simonsen AH, Waldemar G, et al. The potential of microRNAs as biofluid markers of neurodegenerative diseases—a systematic review, 2014, 19(4):259-268.
17. Azevedo dLP, Baldini PM, Murakami DK, et al. Effect of classic ketogenic diet treatment on lipoprotein subfractions in children and adolescents with refractory epilepsy. Nutrition, 2016, 33:271-277.
18. Dressler A, Haiden N, Trimmel-Schwahofer P, et al. Ketogenic parenteral nutrition in 17 pediatric patients with epilepsy. Epilepsia Open, 2018, 3(1):30-39.

第十二章

呼吸系统疾病的营养支持治疗

在呼吸系统疾病的治疗中，营养支持治疗是重要的组成部分。营养不良在呼吸系统疾病患者中广泛存在，由于呼吸功能障碍所致的进食障碍、消化吸收障碍等因素致患者易出现营养不良。而营养不良、矿物质缺乏等因素致呼吸肌萎缩，呼吸肌力减弱，肺通气能力改变，进一步引起肺功能减弱。慢性营养不良还将造成肺实质结构改变，加重患者原发呼吸系统疾病。本章主要讲述常见呼吸系统疾病的营养支持治疗原则与方法。

第一节　支气管哮喘

支气管哮喘（bronchial asthma）简称哮喘，是由多种细胞（如嗜酸性粒细胞、肥大细胞、T 淋巴细胞、中性粒细胞、气道上皮细胞等）和细胞组分参与的气道慢性炎症为特征的异质性疾病。全球哮喘患者至少有 3 亿人，其中中国患者约 3000 万人。2010 年我国“全国支气管哮喘患病情况及相关危险因素流行病学调查”（CARE 研究）结果显示，我国 14 岁以上人群哮喘的患病率为 1.24%，仅 40.5%的哮喘患者达到了全球哮喘防治创议（GINA）的控制标准，控制率远低于发达国家。哮喘发病因素复杂，目前并未得到彻底的解释，多主张将其分为致病因素和诱发因素两大类，主要诱因有气候因素、运动、呼吸道感染、精神心理因素、微量元素缺乏、药物等因素。

一、临床表现

哮喘的主要特征是气道慢性炎症、气道高反应性、可逆性气流受限和气道结构改变（即气道重塑）。典型哮喘发作常因吸入（或接触）过敏原引起的免疫异常和炎症反应所致。临床表现为反复发作的喘息、气急，伴或不伴胸闷或咳嗽，常在夜间或清晨发作，多数患者可自行缓解或经平喘药治疗后缓解。哮喘发作存在长期性和周期性特点，典型哮喘发作 3 次以上，有重要诊断意义。发作时双肺可闻及散在或弥散性、以呼气相为主的哮鸣音，呼气相延长。一般哮鸣音与气道狭窄受阻的程度一致。

但临床上也存在“不典型哮喘”，无喘息、哮鸣音，仅表现为反复咳嗽、胸闷或其他呼吸道症状。诊断这类哮喘患者时，应至少具备以下一项试验阳性：

（1）支气管激发试验或运动试验阳性。

（2）支气管舒张试验阳性（FEV_1 增加 15%以上，且 FEV_1 增加绝对值>200ml）。

（3）最大呼气流量（PEF）日内变异率或昼夜波动率≥20%。

根据临床表现，可将哮喘分为急性发作期、慢性持续期和临床缓解期。

（1）急性发作期：气促、咳嗽、胸闷等症状突然发生，或原有症状加重，以呼气流量降低为其特征，常因接触变应原、刺激物或呼吸道感染诱发。

（2）慢性持续期：每周均不同频度和（或）不同程度地出现喘息、气急、胸闷、咳嗽等症状。

（3）临床缓解期：系指经过系统或未经治疗症状、体征消失，肺功能恢复到急性发作前状态，无喘息、气急、胸闷、咳嗽等症状，并维持 1 年以上。

二、营养代谢特点

轻症哮喘患者一般不伴有严重的代谢紊乱，重症哮喘患者易出现营养不良。

1. 进食受限　哮喘发作时，呼吸道阻塞引起患者呼吸短促，进食行为将加重其呼吸困难，难以正常进食，同时胃肠蠕动减慢引起患者食欲缺乏，进食量减少。

2. 消化吸收障碍　缺氧、二氧化碳潴留、低氧血症等因素刺激胃黏膜，胃肠蠕动减慢，致消化功能紊乱，营养素吸收与利用率降低。

3. 高代谢状态　患者长期处于焦虑、恐惧状态，加上气道阻力增加、呼吸道反复感染等因素导致患者高度应激代谢状态，能量消耗量增加，且尿氮排出增加。

4. 药物和激素作用　长期服用皮质激素、抗生素或茶碱类药物对患者胃肠道有刺激作用，或导致患者菌群失调，且对骨代谢有影响可导致骨质疏松发生率增加。

三、营养支持原则与方法

（一）营养支持原则

1. 充足的能量　由于哮喘患者能量消耗增加，应给予其充足的能量，不低于 30kcal/（kg·d）。采用低碳水化合物高脂肪膳食。高碳水化合物膳食会增加呼吸商，增大呼吸负荷，而高脂肪膳食则减少二氧化碳生成，降低呼吸商。碳水化合物供能比例不宜超过 50%，适当限制饱和脂肪的供给量，以植物脂肪为主。

2. 充足的水分　张口呼吸、大量出汗将导致患者体内水分丢失，同时进食减少将导致食物来源的水分摄入减少。需及时补充水分，增加液体摄入量，纠正或防止出血，有利于稀释痰液、促进黏稠痰液的排出。

3. 适量摄入蛋白质　蛋白质供能比为 15%～20%。蛋白质的食物特殊动力作用会增加氧消耗，应减少低生物效价蛋白质的摄入，增加优质蛋白质比例。研究证实，动物蛋白具有一定致敏作用,如蛋类、牛奶、海鲜等均可能引起哮喘发作,应避免食用此类食物,而多摄入植物蛋白。

4. 少量多餐 由于患者存在进食受限,宜减少单次进食量、增加进食次数以减轻患者呼吸困难。

5. 食物选择 对于存在咀嚼和吞咽困难的哮喘患者,给予软食或半流质饮食,防止食物反流。对某些已知会引起过敏、诱发哮喘的食物,应避免食用。膳食应清淡、避免刺激性食物,忌烟忌酒。母乳中含有分泌型免疫蛋白抗体,可增加婴儿呼吸道抵抗力。2017 GINA 全球哮喘处理和预防策略推荐母乳喂养以减少早期哮喘发作。

6. 增加抗氧化营养素供给 应特别增加抗氧化营养素如β胡萝卜素、维生素 C、维生素 E 及微量元素硒等的供给。

(二) 营养治疗方法与路径

首推膳食营养,如患者胃肠道功能正常,但摄入不足或不能摄入者,可考虑进行肠内营养支持治疗。当患者哮喘发作持续时间较长,严重影响进食或胃肠道功能弱,单纯肠内营养无法满足患者需求,可辅以肠外营养支持治疗,防止加重营养不良。

(三) 食物禁忌

哮喘常与食物过敏相关,特别是高蛋白食物易致变态反应。营养治疗过程中应找出引起哮喘的致敏食物,避免食用,根据自己的实际情况,合理地忌口。少吃花椒、辣椒、咖啡等刺激性食物以免加重症状;少摄入过甜、咸、油腻、生冷的食物及饮料。

第二节 慢性阻塞性肺疾病

慢性阻塞性肺疾病(chronic obstructive pulmonary disease,COPD)简称慢阻肺,是以持续呼吸道症状和气流受限为特征的一类疾病,好发于中老年人,包括慢性支气管炎、肺气肿以及外周气道阻塞等疾病。2014—2015 年我国大样本调查数据显示,COPD 的发病率高达 13.6%。2018 年慢性阻塞性肺疾病全球创议(global initiative for chronic obstructive lung disease,GOLD)报告指出,COPD 已经成为全球主要死因第四位的疾病,并且到 2020 年将升至第 3 位。2013 年全球疾病负担报告显示,我国 COPD 的死亡人数约为全球 COPD 死亡人数的 1/3。COPD 患者因长期的呼吸困难、反复发生的肺部感染和营养不良等问题严重影响其生命质量,甚至危及生命。营养不良是 COPD 患者常见并发症,低 BMI 特别是低体脂率的 COPD 患者更容易出现不良结局。GOLD 报告推荐对 COPD 患者进行营养支持治疗,能有效促进体重增长、呼吸肌力量提升及生活质量的改善。

一、临床表现

COPD 可分为支气管炎型和肺气肿型,但大多数患者兼有这 2 种类型的临床表现和肺功能改变。患者多表现为慢性咳嗽、咳痰、气短及呼吸困难。气短为该病标志性症状,早起仅于劳力时出现,随着疾病发展,于日常活动与休息时也可感到气短。晨间咳嗽明显,夜间有阵咳或排痰,少数病例咳嗽不伴咳痰,也有少数病例气流受限明显但无咳嗽症状。痰为白色黏液或浆液性泡沫性痰,合并感染时痰量增大,可变为脓性痰或血痰。晚期可能出现体重下降、食欲减退等症状。重症患者或急性加重时可能出现喘息。

COPD 患者急性加重期的主要症状是气促加重、伴有发热、咳嗽加重、胸闷、喘息、痰量及性状改变,还可能出现失眠、嗜睡、疲乏、抑郁等症状。

二、营养代谢特点

1. 能量需求增加 COPD 患者由于气道阻力增加,肺顺应性下降,呼吸肌做功和氧耗量增加,机体静息能量消耗(resting energy expenditure,REE)增加,咳嗽、咳痰、发热等使得活动时能量消耗也增加,能量需求较高。如患者处于感染发热或机械通气等高代谢状态,能量需求将更高。

2. 摄入减少 进食行为加重患者呼吸负荷,加重患者气短症状,造成厌食、摄入减少。同时抗生素和茶碱类药物对胃黏膜刺激作用导致胃肠功能紊乱,同样造成患者厌食。

3. 营养物质消化、吸收障碍 长期低氧血症、二氧化碳潴留,影响消化系统对营养物质的吸收,同时,茶碱类药物对胃肠道刺激作用和长期使用抗生素所致菌群失调均会影响患者对营养素的吸收。

4. 蛋白质合成抑制 内分泌改变、糖皮质激素、β 受体兴奋剂的应用,使得蛋白质的合成与降解平衡被破坏,导致蛋白质丢失,特别是肌肉蛋白。

5. 分解代谢加强 因机械刺激和焦虑恐惧心理状态,使得机体处于高代谢或者应激状态,尿氮排出增加,基础代谢率明显增高,在供给不足的情况下会加速机体分解代谢,患者逐渐呈现营养不良状况,长期积累使得营养需求不断增加。

三、营养支持治疗

(一) 营养状况评价

对于 COPD 患者,由于病程迁延时间较长,绝大部分患者可能存在营养不足或营养不良的问题,一般建议在营养治疗开始时进行营养状况评价,具体评价方法见本卷第三章。

(二) 营养支持原则

当患者符合以下一种或多种情况时,应考虑营养支持治疗:

(1) BMI<21kg/m^2。

(2) 体重减轻:6 个月内体重下降>10%或者 1 个月内下降>5%。

(3) 去脂体重(free fat mase,FFM)下降:男性<16kg/m^2,女性<15kg/m^2。

1. 充足能量,改变能量负平衡 患者往往合并蛋白质-能量营养不良,需给予患者充足的能量以减少其他组织的分解代谢,降低其他营养素的需求量。美国营养师协会 COPD 医学营养治疗指南提及,COPD 患者个体间能量需求差异极大,宜采用间接能量测定仪确定个体化能量需求。也可使用 Harris-Benedict 公式计算出基础能量代谢(BEE),乘以相应的应激系数。

2. 高脂肪低碳水化合物　COPD 患者存在通气功能障碍，CO_2 不能有效排出，为减轻患者的呼吸负荷，降低呼吸商，缓解高碳酸血症，应采用高脂肪低碳水化合物饮食。稳定期脂肪供能比为 20%～30%，应激状态下可增加至 40%～50%，增加其中不饱和脂肪酸比例，对支气管及呼吸性细支气管平滑肌的收缩功能有利。

3. 适量蛋白质　肺部疾病患者对蛋白质的需求量与其他疾病无明显差别，供能比为 15%～20%。蛋白质的氧热价最低，过量摄入蛋白质，会加重低氧血症和高碳酸血症，从而增加每分通气量及氧耗量。中等应激状态时，蛋白质的需要量为 1.0～1.5g/(kg·d)；高度应激状态时，蛋白质的需要量为 1.6～2.0g/(kg·d)。

4. 合理补充维生素　COPD 患者容易出现各种维生素、矿物质及微量元素的缺乏，如维生素 C、维生素 E、钾、钙、镁、磷等，部分参与机体抗氧化防御系统，缺乏时将造成氧自由基对机体的损伤或影响各种物质的能量代谢，进一步加重呼吸困难。

5. 合理补充水分　补充足够的水分纠正脱水，促进痰液稀释使之易于咳出。但是急性期患者或伴有感染时，常存在体液潴留，应注意限制液体摄入量以防加重肺水肿。对合并肺动脉高压、肺心病和心衰的患者更应严格限制摄入量，防止进一步加重心肺负荷。

少量多餐，选择软烂的饮食，易于患者消化吸收。

（三）营养支持治疗方法与路径

对于缓解期和轻症患者，首先推荐膳食营养。当 COPD 患者不能从食物中获得足够的营养，处于稳定期且有一定胃肠道功能时，优先考虑肠内营养（EN）支持。目前常用的肠内营养制剂有大分子聚合物肠内营养配方和预消化的肠内营养配方，前者适合胃肠功能完好的患者，后者适合消化功能较差但吸收功能尚良好的患者。ESPEN 肠内营养指南推荐，COPD 患者优先采用少量多次的口服营养补充，可以减少餐后呼吸困难和饱腹感，提高患者依从性。

而对于急性发作期、胃肠功能差、单纯 EN 已不能满足其需求的患者，则采用短期的肠外营养支持。输注途径有中心静脉途径和周围静脉途径两种。对于营养支持时间超过 2 周的患者，宜采用中心静脉途径，而短期或部分肠外营养者则适用于周围静脉途径。碳水化合物供能比降至 40%，脂肪供能比增至 40%～50%。适当增加中链脂肪酸，提高脂肪利用率。输注脂肪乳速度不宜过快。

在营养支持过程中，注意监测营养支持效果和相关并发症的发生情况，根据病情调整营养支持的途径。

第三节　慢性呼吸衰竭

呼吸衰竭（respiratory failure，RF）是各种原因引起的肺通气和（或）换气功能严重障碍，以致不能进行有效的气体交换，导致缺氧伴（或不伴）二氧化碳潴留，从而引起一系列生理功能和代谢紊乱的临床综合征。在海平大气压下，于静息条件下呼吸室内空气，并排除心内解剖分流和原发于心排血量降低等情况后，动脉血氧分压（PaO_2）低于 8kPa（60mmHg），或伴有二氧化碳分压（$PaCO_2$）高于 6.65kPa（50mmHg），即可诊断为呼吸衰竭。呼吸衰竭是一种功能障碍状态，可因肺部疾病引起，也可能是各种疾病的并发症。

一、临床表现

呼吸衰竭多由支气管-肺疾病引起，如慢阻肺、严重肺结核、肺间质纤维化、肺尘埃沉着症等。各种损害呼吸功能的因素都可致呼吸衰竭，如支气管炎症、上呼吸道肿瘤、异物阻塞。胸廓病变如外伤、气胸、胸腔积液和神经肌肉病变如脑外伤、重症肌无力、脊髓侧索硬化症等亦可导致慢性呼吸衰竭。

患者临床表现主要有：

1. 呼吸困难　是最早出现也是最重要的症状。病情较轻时，表现为呼吸费力伴呼气延长；病情较重时，发展为浅快呼吸；若合并二氧化碳潴留，可转变为浅慢呼吸或潮式呼吸。辅助肌参与呼吸运动，患者表现为端坐位、头前倾。但有呼吸困难并非一定有呼吸衰竭。

2. 缺氧　发绀是缺氧的典型表现，当血氧饱和度低于 90%时，会出现发绀，多出现在口唇、指甲等处。若患者存在贫血，发绀可不明显。

3. 神经精神症状　慢性呼吸衰竭伴二氧化碳潴留时，出现二氧化碳麻醉，可表现为先兴奋后抑制，先出现兴奋、失眠、烦躁不安等症状，后出现意识不清和昏迷症状。

4. 心血管系统症状　多数患者出现心率增快>100 次/min，二氧化碳潴留使得患者出现外周血管充盈、血压升高、脉搏洪大等心血管症状。慢性呼吸衰竭常可并发右心衰，出现颈静脉怒张、肝脾大和下肢水肿等。

5. 消化系统症状　食欲减退、上消化道出血等。

二、营养代谢特点

1. 能量消耗增加　呼吸衰竭伴营养不良患者的静息能量消耗（REE）较营养状况正常患者高 20%～30%。同时，由于感染、细菌毒素及炎症介质的作用，缺氧、焦虑、恐惧等因素引起机体内分泌紊乱，使之处于严重的应激及高代谢状态，能量消耗、尿氮排出显著增加。

2. 糖类代谢异常　急性呼吸衰竭患者糖类代谢异常，表现为肝糖原异生，若饮食或营养治疗中补充过量糖类，尤其是糖皮质激素类药物，会出现高血糖症，并导致体内 CO_2 产生过多。

3. 酸碱平衡及电解质紊乱　呼吸衰竭时伴有低氧血症，可引起代谢性酸中毒。若还存在高碳酸血症，可合并呼吸性酸中毒，导致酸碱平衡紊乱及电解质紊乱。

4. 营养物质摄入减少　呼吸衰竭患者常伴有心肺功能不全及进食活动受限，导致营养物质摄入减少。

5. 营养物质消化、吸收和利用障碍　长期的低氧血症和（或）高碳酸血症，常导致电解质紊乱和消化功能紊乱，使营养物质的消化吸收及氧化利用均受影响。

6. 药物影响　呼吸衰竭患者的药物如皮质醇激素等将影响患者机体的代谢状态，茶碱类药物对胃肠道有刺激作用，而抗生素的长期使用易导致菌群失调，这些药物均会影响患者对营养素的吸收和利用。

三、营养支持原则与方法

（一）营养支持原则

1. 充足能量　急性应激期时，每日能量摄入为20~30kcal/(kg·d)；应激与代谢状态稳定后，每日能量供给量可适当增加为30~35kcal/(kg·d)。《重症患者营养与代谢专业支持指导指南》(以下简称指南)推荐慢性呼吸衰竭总能量摄入为基础能量消耗乘以活动度系数0.9~1.1。

2. 供能营养素比例　急性加重期需要机械通气的患者，建议碳水化合物供能比50%~70%，而脂肪供能比为30%~50%。摄入高脂肪膳食时注意调整脂肪酸的比例，用中链甘油三酯代替部分长链脂肪酸有利于患者消化吸收。指南推荐严重慢性呼吸衰竭患者蛋白质摄入1.0~1.8g/(kg·d)。非高分解代谢型患者蛋白质推荐摄入量为1~1.5g/(kg·d)，分解代谢型患者蛋白质推荐摄入量为1.5~1.8g/(kg·d)。

3. 其他营养素补充　呼吸衰竭患者营养治疗时应注意各种微量元素及营养素的补充，但指南不推荐慢性呼吸衰竭患者单独使用谷氨酰胺、维生素或抗氧化剂补充剂。

4. 少量多餐。

（二）肠内营养支持方法及路径

病情严重时，首选肠内营养，在最初的24~48小时内开始通过胃或者肠置管进行营养支持。葡萄糖灌注量不能超过4g/(kg·d)，不推荐采用低碳水化合物和高脂肪的肠内营养。

为减少肠内营养并发症，应采取以下措施：

1. 45°头高脚低体位。

2. 肠内营养物质匀速注入，建议适用加温控速泵，间断性滴注较持续滴注者能量摄入更快，而在腹泻、肺炎等并发症方面两者无显著差异。

3. 可用十二指肠管进行管饲。

4. 严格应用抑酸药物的适应证。

5. 调节肠道菌群药物的应用。

6. 注意抗生素的调整。

（三）肠外营养支持方法与路径

当患者病情恶化胃肠功能较差时，尤其是进行机械通气时，单纯肠内营养无法满足患者营养需求时，可采用肠外营养支持。短期营养支持使用周围静脉营养，长期营养支持或需限制液体量时使用中心静脉营养。注意调整脂肪酸的构成。在其肠外营养干预中ω-3脂肪酸的效果尚不明确，重症患者营养与代谢专业支持指导指南不推荐在肠外营养支持中使用。在患者能进食时应尽早过渡为肠内营养支持。

第四节　急性呼吸窘迫综合征

急性呼吸窘迫综合征(acute respiratory distress syndrome，ARDS)是指由各种肺内及肺外致病因素所导致的急性弥漫性肺损伤和进而发展的急性呼吸衰竭，是临床常见危重症。其起病急、发展快，且病死率高达50%，预后差。混合型营养不良是影响ARDS的发生、发展及预后的重要因素，对严重感染或合并慢性原发病者进行全病程合理营养支持对于患者预后尤其重要。

一、临床表现

ARDS起病急，大多数于原发疾病起病后72小时内发生，由最初呼吸增快进行性加重出现以呼吸深快、费力为特点的呼吸困难和发绀，可伴有胸闷、咳嗽、血痰等症状，常伴有烦躁、焦虑、出汗等。体格检查可见呼吸急促，鼻翼扇动及三凹征，早期肺部听诊无异常或双肺闻及细湿啰音，后期可闻及水泡音。

二、营养代谢特点

1. 能量消耗增加　ARDS患者存在明显的全身炎性反应，伴随体内各种应激激素和多种炎性介质及细胞因子的释放，使得机体处于高代谢状态，能量消耗明显增加。

2. 糖类代谢异常　交感神经-肾上腺髓质兴奋，ARDS患者激素分泌异常，糖异生增加，且血糖利用受限，血糖生成速度增加，血糖升高。且应激时产生了大量的糖皮质激素及生长激素，对胰岛素存在一定的拮抗作用，患者可出现一定程度的胰岛素抵抗及葡萄糖利用障碍。

3. 蛋白质代谢紊乱　高代谢状态下，机体蛋白质分解加速，机体呈现负氮平衡，同时肌肉蛋白合成减少，骨骼肌及内脏蛋白迅速消耗，肌肉蛋白消耗增多，呼吸肌功能受损，出现呼吸肌无力。氨基酸谱发生改变，精氨酸、谷氨酰胺血浆浓度降低，支链氨基酸浓度下降，支链氨基酸/芳香族氨基酸比例失调。

4. 脂肪代谢　脂肪氧化、动员、分解增加，血中游离脂肪酸水平增加，成为供能的主要物质。

三、营养治疗原则与方法

（一）营养治疗原则

1. 充足能量　推荐每日供给能量30~40kcal/kg，注意碳水化合物、蛋白质及脂肪的比例，美国肠外肠内营养协会(ASPEN)2016年成人危重患者营养支持指南指出，不推荐于ARDS患者应用高脂低碳水化合物饮食方案。过多摄入蛋白质会增加患者的呼吸负荷，加重呼吸困难，在无低蛋白血症指征时，不宜大量补充。ASPEN推荐蛋白质供应量为1.5~2.0g/(kg·d)。

2. 按需补充维生素及微量元素　ARDS治疗过程中大量含磷的ATP被消耗、各种离子摄入不足消耗增加，患者易出现低磷、低镁及铁锌硒等微量元素缺乏，应及时监控血液中维生素及电解质水平，纠正患者微量营养素缺乏。

3. 液体管理　须严格限制液体量控制肺水肿，及时、正确评估其容量状态，当ADRS患者需要控制液体摄入时，采用液量限制的营养配方。

（二）营养治疗方法

营养支持是ARDS患者治疗的关键步骤之一，有利于改善ARDS患者的预后，需在营养监测的基础上对其制订营养支持计划。推荐ARDS患者进行早期肠内营养支持，应在24~48小时内启动肠内营养，有益于改善代谢底物和蛋白质的供给，保持肠上皮完整性和功能，并减少脓毒症、院内感染及器官功能障碍的发生率。ASPEN/SCCM指南指出经胃喂养更适合于多数危重患者。然而,在一些特殊患者容易出现胃肠功能障碍及潜在的喂养不耐受。因此,空肠喂养适用于有误吸病史或胃管不耐受者高危患者。无论是胃管还是空肠管喂养均依赖于患者耐受性。基于目前的临床数据,肠内营养组分存在争议,是否添加特殊营养制剂以及其在特殊肠内营养配方中的最佳剂量等仍不明确。根据 ASPEN 指南的推荐意见,对早期急性呼吸窘迫综合征患者提供含 ω-3 脂肪酸的肠内营养配方,可能是有益的,但不推荐常规使用。

第五节　肺　结　核

肺结核(pulmonary tuberculosis,PTB)是发生在肺组织、气管、支气管和胸膜的结核病变。根据世界卫生组织的报告,2012 年全球患病人数已达 800 万人,随着耐药菌株的产生,越来越多结核患者没有得到有效的药物治疗。营养不良在结核病患者中非常普遍,是结核病感染进展的危险因素,因此对肺结核患者进行营养管理很重要。

一、临床表现

咳嗽、咳痰≥2 周,或痰中带血或咯血为肺结核可疑症状。肺结核多数起病缓慢,部分患者可无明显症状,仅在胸部影像学检查时发现。随着病变进展,可出现咳嗽、咳痰、痰中带血或咯血等症状,部分患者可有反复发作的上呼吸道感染症状。肺结核还可出现全身症状,如盗汗、疲乏、间断或持续午后低热、食欲缺乏、体重减轻等,女性患者可伴有月经失调或闭经。少数患者起病急骤,有中、高度发热,部分伴有不同程度的呼吸困难。病变发生在胸膜者可有刺激性咳嗽、胸痛和呼吸困难等症状。病变发生在气管、支气管者多有刺激性咳嗽,持续时间较长,支气管淋巴瘘形成并破入支气管内或支气管狭窄者,可出现喘鸣或呼吸困难。儿童肺结核还可表现发育迟缓,儿童原发性肺结核可因气管或支气管旁淋巴结肿大压迫气管或支气管,或发生淋巴结-支气管瘘,常出现喘息症状。当合并有肺外结核病时,可出现相应累及脏器的症状。

二、营养代谢特点

1. 蛋白质能量-营养不良　结核病是一种慢性消耗性疾病,在结核病活动期,患者由于全身毒血症食欲减退、营养物质摄入减少,致合成代谢降低,长期低热状态消耗增多,致分解代谢也减少。

2. 糖脂代谢异常　脂肪、类脂质代谢发生障碍,易致肝脏脂肪浸润,抑制胃液的分泌出现消化不良和食欲减退。低氧血症和缺氧易引起糖代谢障碍。血糖变化类似于糖尿病患者。

3. 维生素和矿物质　随着分解代谢增加,各种维生素的需要量与丢失量均有增加,易发生各种缺乏症。结核病灶修复时"钙化"过程需要钙作为原料,活动期时血清铁、钾降低,钙随之也降低。

三、营养支持原则与方法

(一) 营养支持原则

1. 供给充足的能量　结核病作为一种慢性消耗性疾病,能量需要超过正常人,每日供给量为 40～50kcal/kg,消化功能受影响的患者则循序渐进提供能量。

2. 充足蛋白质　每日蛋白质供给量为 1.5～2.0g/kg,其中优质蛋白质占总量 1/2 以上。结核患者可多摄入牛奶及奶制品,其中酪蛋白和钙含量较高,有利于病灶钙化。但是口服利福平时需忌牛奶。

3. 适量碳水化合物和脂肪　碳水化合物是能量的主要来源,可按患者平时食量而定,不必加以限制,而且应该鼓励多进食,可适当采用加餐方式增加进食量。伴有糖尿病时,每天碳水化合物供给量为 250～300g,脂肪以 80g 左右为宜。

4. 高钙饮食　结核患者钙需要量较高,应给予高钙饮食,如奶和奶制品、豆类及豆制品、海带、贝壳等。

5. 高维生素饮食　高维生素食物需要含有各种维生素 A、维生素 B、维生素 C、维生素 D 类及钙、铁等成分,常见有动物肝脏、水果、蔬菜、杂粮,部分患者甚至需要使用维生素类药物补充。

活动期结核的急性严重营养不良的学龄前儿童、青少年、孕妇、哺乳期妇女参见 WHO 关于急性营养不良的推荐,活动期结核的急性严重营养不良的 5 岁以下儿童参见 WHO 关于急性营养不良的推荐,日常按照推荐摄入量补充多种微量营养素。活动期结核的孕期妇女和哺乳期妇女需补充多种微量营养素包括铁、叶酸、维生素和矿物质。对于钙摄入量低的孕妇,推荐补钙作为产前护理的一部分。

(二) 营养治疗方法与路径

对于膳食营养不能满足其需求时,可选用匀浆膳配方或整蛋白配方肠内营养制剂进行口服营养补充(ONS),对发生了肠梗阻不能正常进食等胃肠道功能障碍的患者需要给予肠外营养支持。

(三) 营养不良患者管理方式

所有 PTB 患者在诊断、治疗全程及后续随访中都需接受营养状况评估和营养咨询。

(胡雯)

参 考 文 献

1. 丁国正. 呼吸内科诊疗进展. 长春:吉林科学技术出版社,2016.
2. 姜雯. 疾病的营养评估与营养治疗. 北京:军事医学科学出版社,2013.
3. 齐玉梅. 现代营养治疗. 北京:中国医药科技出版社,2016.
4. 焦广宇,蒋卓勤. 临床营养学. 第 3 版. 北京:人民卫生出版社,2002.
5. 严哲. 疾病与营养. 上海:复旦大学出版社,2001.
6. 胡雯. 医疗膳食学. 北京:人民卫生出版社,2017.
7. 葛均波,徐永健. 内科学. 第 8 版. 北京:人民卫生出版社,2013.
8. 阎锡新. 呼吸衰竭. 北京:人民卫生出版社,2016.
9. 蒋朱明,于康,蔡威. 临床肠外与肠内营养. 第 2 版. 北京:科学技术文献出版社,2010.
10. 王雪,范贤明. 慢性阻塞性肺疾病患者营养评价方法的研究进展. 广东医学,2015,36(17):2753-2755.
11. 刘永,刘峰,朱文艺,等. NRS-2002 在 COPD 患者营养评估中的应用及其与检查指标的相关性. 中国老年学杂志,2017,37(14):3520-3523.
12. 佚名. 肺结核诊断标准(WS 288—2017). 新发传染病电子杂

志,2018,3(01):69-71.

13. Kankaanranta H,Harju T,Kilpeläinen M,et al. Diagnosis and pharmacotherapy of stable chronic obstructive pulmonary disease: the finnish guidelines. Basic Clin Pharmacol Toxicol,2015,116(4):291-307.
14. Schols AMWJ. The 2014 ESPEN Arvid Wretlind Lecture:Metabolism & nutrition:Shifting paradigms in COPD management. Clinical Nutrition,2015,34(6):1074-1079.
15. Ortiz LC,Jc MGL,Vaquerizo AC. Guidelines for specialized nutritional and metabolic support in the critically-ill patient: update. Consensus SEMICYUC-SENPE: septic patient. Nutrición Hospitalaria,2011,2(26 Suppl 2):67-71.
16. World Health Organization. Guideline: nutritional care and support for patients with tuberculosis. World Health Organization,2013.
17. Muneswarao J,Verma AK,Ahmad Hassali MA. Global initiative for chronic obstructive lung disease (GOLD) 2018 report: Highlighting an incorrect information. Pulmonary Pharmacology & Therapeutics, 2018,49:10.
18. Global Initiative for Asthma. Global Strategy for Asthma Management and Prevention,2018.
19. Naghavi M,Wang H,Lozano R,et al. Global,regional,and national age-sex specific all-cause and cause-specific mortality for 240 causes of death,1990-2013: a systematic analysis for the Global Burden of Disease Study 2013//Third International Conference on System Science in Health Care. Springer,2015:957-979.
20. Mehta NM,Skillman HE,Irving SY,et al. Guidelines for the Provision and Assessment of Nutrition Support Therapy in the Pediatric Critically Ill Patient:Society of Critical Care Medicine and American Society for Parenteral and Enteral Nutrition. Journal of Parenteral & Enteral Nutrition,2017,41(5):706-742.

第十三章 消化系统疾病的营养支持治疗

人体消化系统包括消化道和消化腺，主要功能是消化食物、吸收营养和排出未被吸收的食物残渣；其过程十分复杂，涉及胃肠道的外分泌和内分泌、食物的消化和吸收、胃肠道的运动、神经体液的调节、血液和淋巴循环以及胃肠道的菌群和免疫系统。各部分有其不同的组织结构和功能，相互协调配合，共同完成食物的消化和吸收，维持人体内环境的相对稳定。消化系统功能的正常是机体正常运行的一个重要基础。

消化系统病变可损害相应器官的组织结构与消化、吸收功能，造成人体营养素缺乏和营养不良。反之，营养不良可改变消化系统的组织学和功能，两者可相互影响，互为因果。在消化系统疾病的治疗过程中，针对病因治疗固然十分重要，而如何调整膳食和补充营养素，以便适应并促进消化系统结构和功能的恢复，与疾病的治疗效果密切相关。临床上，应根据消化系统疾病的病因、发病机制及其他可能同时存在的合并症等，在营养筛查和评价的基础上，予以相应的膳食调理、营养支持治疗和管理。

本章针对食管、胃、肠及肝、胆、胰腺等消化器官消化吸收和营养代谢特点，对不同疾病患者的个体化营养支持治疗从理论到实施给予详细描述，目的是使医务工作者了解营养在疾病诊疗中的重要性，合理应用不同方式的营养干预防治疾病相关营养不良，有利促进患者快速康复。

第一节 胃食管反流病

胃食管反流病（gastroesophageal reflux disease，GERD）指胃十二指肠内容物反流入食管、口腔（包括喉部）或呼吸道引起的不适症状、食管黏膜组织损伤以及相关并发症的一种疾病。患者可出现典型的以“烧心感”和反流为主要表现的食管内症状和咳嗽、哮喘、咽喉炎等食管外症状。临床根据食管是否出现糜烂分为：糜烂性食管炎（erosive esophagitis，EE），也称反流性食管炎（reflux esophagitis，RE）和非糜烂性胃食管反流病（non-erosive gastroesophageal reflux disease，NERD）。内镜下发现化生的单层柱状上皮取代食管下段复层鳞状上皮称为 Barrett 食管（Barrett's esophagus，BE）。其中，临床以 NERD 最多见。GERD 是西方常见的消化道疾病，并呈逐年升高的趋势。近年来，随着经济发展和生活方式的改变，GERD 的发病在我国也不容忽视。GERD 的诱因及危险因素包括药物和妊娠、不良膳食习惯及生活方式等。高脂膳食、碳酸饮料、酒精及咖啡因的摄入及肥胖均可增加 GERD 患病风险，因此，膳食管理和营养干预是预防和治疗 GERD 的重要且基础的手段。

一、病因和临床表现

GERD 是因多种因素造成的消化道感觉运动障碍性疾病。临床可表现为典型或非典型症状以及食管外症状。不同病因和症状对膳食和营养状况的影响有所不同。

（一）病因、危险因素和发病机制

GERD 的病因可分为功能性和器质性。功能性病因包括精神因素、药物、腹压增大和不良膳食习惯等危险因素导致的消化道蠕动较差，清除能力下降；器质性病因包括饮酒、吸烟等不良生活习惯导致的消化道黏膜受损，暴食、肥胖、胃液分泌亢进等危险因素引起括约肌压力下降导致反流。

GERD 的发病机制包括：

1. 抗反流屏障功能下降　食管的抗反流屏障由食管下括约肌、膈肌角、膈食管韧带、His 角组成，在抗反流中发挥重要作用。目前认为一过性食管下括约肌松弛（transient lower esophageal sphincter relaxations，TLOSRs）是 GERD 重要发病机制之一。进食脂肪、饮酒及吸烟与 TLOSRs 的发生密切相关。

2. 食管清除功能下降　食管清除功能下降与食管炎的严重程度以及 Barrett 食管存在正相关。

3. 胃排空延迟　胃排空延迟主要表现为消化不良、反流以及吞咽困难。目前研究发现 1/3 的 GERD 患者存在胃排空延迟，且有餐后饱胀感。

4. 胃内压增高　发生胃食管反流时，胃内压大于食管压，在咳嗽或紧张时导致腹压暂时升高出现胃-食管压力梯度而导致反流。研究表明，肥胖增加反流症状、食管酸暴露、食管炎以及发生 Barrett 食管的风险。

5. 酸袋形成　酸袋的形成是发生 GERD 的危险因素之一，使 TLOSRs 的频率增加而引起 GERD 的发生。

6. 食管高敏性增加　部分 GERD 患者在没有病理性食管酸暴露的情况下仍出现疼痛和“烧心”等症状的高敏反应，其原因可能与大脑皮层通过皮质神经元处理感觉传入有关。

（二）临床表现

1. 典型症状　“烧心”和反流是 GERD 最常见的典型症状，“烧心”定义为胸骨后烧灼感，反流指胃内容物向咽部或口腔方向流动的感觉。“烧心”和反流诊断食管炎的敏感性为 30%~76%，特异性为 62%~76%。“烧心”和反流是存在病理性食管酸暴露患者中最常见的症状，常出现在餐后 1 小时，并于卧位、弯腰等腹压增高时加重。

2. 不典型症状　部分患者并无“烧心”和反流的症状，

可表现为胸痛、上腹痛、上腹部烧灼感、嗳气等不典型的症状。胸痛为反流的不典型症状，胃食管反流可引起类似于缺血性胸痛的表现，并不伴典型的“烧心”和反流症状。因此，行胃食管反流评估前需先排除心脏因素。除此之外，还有患者出现吞咽困难、消化不良以及癔球症。

3. 食管外症状　GERD 可伴随食管外症状，包括咳嗽、咽喉症状、哮喘和牙蚀症等。反流性的咳嗽、喉炎、哮喘以及牙蚀症与 GERD 明确相关，而咽炎、鼻窦炎、特发性肺纤维化等可能与 GERD 有关。

二、膳食营养因素与 GERD

胃食管反流病的发生、发展与膳食因素密切相关，但其代谢一般不会发生改变。膳食对胃分泌功能的影响主要在于某些食品及调味品具有刺激胃酸分泌的作用，如咖啡、浓茶、酒精、黑胡椒、大蒜、丁香、辣椒、肉汤、蛋白胨、面包等能引起强烈的胃酸分泌。膳食中脂肪的胃排空相对缓慢，使食物在胃中停留过久，促进胃酸分泌，加剧食管反流。不规则进餐，也可破坏胃分泌的节律，影响正常胃功能。酒精对胃黏膜有直接损伤作用，并可消耗体内大量的能量而引起胃黏膜的营养障碍。进食时的情绪变化会导致胃功能紊乱加重反流症状。牛奶中的蛋白质有促进胃酸分泌的作用，同时也有中和胃酸的作用，一般认为前者作用强于后者。

超重和肥胖是胃食管反流病的危险因素，反流性食管炎多见于肥胖者，尤以腹型肥胖者易发。肥胖患者横膈上移使食管高压带松弛或消失，易造成反流。

三、营养支持治疗

随着药物治疗过度应用的副作用以及手术治疗并发症的出现，非药物治疗引起了各界关注，膳食和营养支持治疗在 GERD 的管理上起着无可替代的作用，其中膳食调理可以说是 GERD 的一线治疗手段，膳食对 GERD 的预防和治疗至关重要。GERD 的营养治疗目的在于减轻胃肠负担；帮助黏膜修复。

（一）营养筛查与评估

超重及肥胖是胃食管反流病的危险因素，反流性食管炎患者多见于肥胖者，尤以腹型肥胖者易发。肥胖患者横膈上移使食管高压带松弛或消失，易造成反流。但严重的胃食管反流病，由于吞咽困难、反复呕吐、反复呼吸道感染等原因，可能发生营养不足。故对可能存在营养风险的患者需进行营养筛查及评估(参见本卷第三章)。

（二）营养支持治疗

1. 原则　GERD 患者的营养支持治疗以膳食调理为主要措施。

2. 营养需求

（1）能量：能量供给以维持理想体重或适宜体重为目标，三大产能营养素配比合理。能量摄入为 25～35kcal（105～146kJ）/（kg · d）。对于超重和肥胖的患者应实施减重膳食。

（2）蛋白质：蛋白质的供应与健康人基本一致；每日的摄入量占总能量的 10%～15%。

（3）脂肪：脂肪可刺激胆囊收缩素分泌，导致胃排空延缓和胆汁反流。脂肪摄入量应适当减少。脂肪产能应占总能量的 20%～25%。在选择肉类、家禽、豆类、牛奶或奶制品时，以低脂肪或不含脂肪为宜。

（4）碳水化合物：碳水化合物产能应占总能量的 55%～60%。少选用含单糖和双糖的食物。

（5）矿物质：矿物质的供应与健康人基本一致，需要量可参考我国居民营养素参考摄入量（DRIs）中的 RNIs 或 AIs 来确定。

（6）维生素：维生素的需要量可参考我国居民营养素参考摄入量（DRIs）中的 RNIs 或 AIs 来确定。患者宜摄入足量的来源于天然食物的维生素。

（7）水：水的需要量与健康人基本一致，应保证每日饮水约 1200ml。对于反流症状比较重的患者，避免睡前大量饮水。

（8）膳食纤维：膳食纤维需求量与健康人一致，每日 20～35g。患者应选择富含膳食纤维的食物，如水果、蔬菜，提倡全谷类食物的摄入。

3. 膳食

（1）膳食种类：急性期患者可短时间应用清流食。禁食刺激性、坚硬或油煎炸食物。病情缓解后，膳食过渡方法为清流食-流食-厚流-无渣半流-软食-普食；烹调应多采用清蒸、清炖、凉拌等方法，避免油炸。

（2）餐次分配：从少食多餐，逐渐过渡到一日三餐。

（3）膳食宜忌：

1）宜选食物：选用营养价值高、质软食物，如鸡蛋、豆制品、鱼、面粉、大米、藕粉、嫩瘦猪肉等。

2）避免机械性和化学刺激性食物：①忌用强刺激胃酸分泌的食品和调味品，如浓肉汤、肉汁、味精、香料、辣椒、咖喱、浓茶、浓咖啡和酒等；食品不宜过分味鲜（加调味品）、过冷、过热、过硬、过酸、过甜和过咸。②不宜食用含粗纤维多的食品，如粗粮、干黄豆、茭白、竹笋、雪菜、芹菜、韭菜、藕、黄豆芽、金针菜，以及坚硬食物如火腿、香肠、蚌肉等。③不宜食用产气多的食物，如生葱、生蒜、生萝卜、洋葱、蒜苗等。

（4）烹调方法：宜选用蒸、煮、氽、烧、烩、焖等方法。不宜采用爆炒、滑溜、干炸、生拌、烟熏或腌腊等法。

4. 肠内和肠外营养　GERD 对患者的营养状况一般不产生明显的影响，故无营养不良的患者无需额外肠内或肠外营养支持治疗。

（三）监测和管理

1. 体重　肥胖与 GERD 呈正相关，腹压增加是 GERD 的因素之一。部分 GERD 患者减重后反流症状明显减轻，有些甚至得到治愈。而控制体重要循序渐进，以每周减重 1kg 为宜。

2. 膳食及生活方式　忌饱食及暴饮暴食，餐后保持坐立姿势，不要平躺或弯腰，避免穿紧身衣；睡前 4 小时不进食，以避免夜间反流。食物宜清淡，少盐，减少摄入可以降低食管下段括约肌压力的食物（如巧克力、薄荷、浓茶、咖啡、洋葱、大蒜等）。食管黏膜炎症或糜烂较重时，避免进食酸性和添加太多调味品的食物。戒烟酒，多喝温开水，忌饮碳酸饮料。保持大便通畅。保持良好情绪以及充足睡眠时间等生活方式的调节可以有效地控制GERD的症状。

（郭瑞芳）

第二节　消化性溃疡

消化性溃疡(peptic ulcer,PU)是指胃酸过多、幽门螺杆菌感染或胃肠道黏膜保护作用减弱等因素导致胃肠道黏膜被胃酸和胃消化酶消化而发生的溃疡。消化性溃疡好发于胃和十二指肠,也可发生在食管下段、小肠、胃肠吻合术后的吻合口以及异位胃黏膜,其中以胃溃疡(gastric ulcer,GU)和十二指肠溃疡(duodenal ulcer,DU)最常见。PU患者常可因并发症而影响膳食,导致摄入不足、体重下降和营养不良。由于不同食物中的营养成分有所差异,对胃酸和胃消化酶分泌的刺激和影响亦不同;因此,在消化性溃疡的不同时期给予合理的膳食调整和管理极为重要,其意义主要体现在两方面:一是补充营养,使机体有足够能量和营养素用于愈合溃疡;二是有些食物对于溃疡和胃肠道黏膜具有一定的保护作用。对于已经存在营养风险或营养不良的消化性溃疡患者,除了膳食调理外,还需要通过不同的营养支持治疗方式补充或提供足够的热氮量和营养素,促进整体康复。

一、病因与临床表现

消化性溃疡是一种常见病,病因多样,发病具有一定的季节性,易影响患者进食和食物的消化。

(一) 病因和发病机制

消化性溃疡的病因和发病机制涉及多因素。

1. 胃酸和胃蛋白酶　胃酸和胃蛋白酶对黏膜的自身消化是形成消化性溃疡的主要原因,而胃蛋白酶原的激活依赖胃酸的存在,所以胃酸的存在是溃疡发生的决定性因素。

2. 幽门螺杆菌感染　在感染幽门螺杆菌的人群中,消化性溃疡的发生率很高;根除幽门螺杆菌可有效促进溃疡愈合和减少溃疡复发。

3. 药物因素　非甾体类抗炎药对胃肠黏膜的刺激性比较大,易导致黏膜损伤而诱发或加重溃疡。类固醇激素治疗也可能诱发消化性溃疡。

4. 其他危险因素　休克、严重颅脑损伤、手术或创伤或严重全身性感染等应激状态,可引起应激性溃疡。此外,尚有一些不常见的原因或危险因素,如饮酒。

(二) 消化性溃疡的临床表现及内镜下分期

慢性中上腹痛、反酸是消化性溃疡的典型病状。腹部疼痛的特征为慢性、周期性和节律性。腹痛发生与餐后时间的关系被认为是鉴别胃与十二指肠溃疡病的临床依据。胃溃疡的腹痛多发生在餐后30分钟左右,而十二指肠溃疡则常发生在空腹时;抑酸剂常能缓解疼痛。常见并发症有溃疡大出血、穿孔、幽门梗阻和癌变,易合并贫血或营养不足。

消化性溃疡的内镜下分期可用于评定溃疡的病变程度,一般将之分为三期:

1. 活动期(A期)　此期溃疡呈圆形或椭圆形,覆盖较厚的白苔或黄白苔,周边明显充血、水肿,呈红晕环绕。

2. 愈合期(H期)　溃疡变浅缩小,表面薄白苔,周围充血水肿消退后可出现皱襞集中。

3. 瘢痕期(S期)　此期溃疡表面已无苔,溃疡被红色上皮覆盖,渐变为白色上皮,纠集的皱襞消失。

二、膳食营养因素与消化性溃疡

(一) 食物与消化性溃疡

消化性溃疡经常受到胃酸和食物的刺激,故其发生、发展以及症状轻重与膳食有密切关系。

1. 食物与胃酸分泌　膳食对胃分泌功能的影响主要在于某些食品及调味品具有刺激胃酸分泌的作用,如咖啡、浓茶、酒精、黑胡椒、大蒜、丁香、辣椒、肉汤和蛋白胨等;尤其对于十二指肠球部溃疡患者,能引起强烈的胃酸分泌。膳食中的脂肪能影响胃排空,使食物在胃中停留过久,促进胃酸分泌,加剧胆汁反流,可诱发或加重溃疡。

2. 食物与胃黏膜屏障　过分粗糙或过咸的食物,过冷/过热膳食及饮料可引起胃黏膜物理和化学性的损伤。不规则进餐也可破坏胃分泌的节律,削弱胃黏膜的屏障作用。酒精对胃黏膜有直接损伤作用,并可消耗体内大量的能量,引起胃黏膜的营养障碍和削弱屏障功能。

(二) 食物与消化性溃疡复发

虽然某些食物可能触发消化不良,但无确凿证据表明特定的食品可影响消化性溃疡的复发。红辣椒或黑胡椒可引起与阿司匹林所致相似的急性、浅表性胃黏膜损伤,但尚不能肯定摄食辣椒或其他香料食品可能妨碍溃疡愈合;但若避免进食可能发生消化不良的食品对溃疡愈合具有安全意义。然而,也有研究指出摄食辣胡椒可诱导适应性黏膜保护作用,属于抗消化性溃疡的一种保护因子。迄今也无证据表明通过某种调整膳食的方式可促进消化性溃疡的愈合。由于小量进餐引起胃的扩张度较小,少量多餐可能导致更持续的酸分泌刺激;睡前进餐,饮用酒精或饮料均可能刺激夜间胃酸分泌。

牛奶曾一直被用于消化性溃疡的治疗,直到后来被证明牛奶是一种强力的促分泌剂后才停止使用。牛奶的促泌素作用主要由于其所含的钙及蛋白质所致。现已证明,牛奶中的蛋白质有促进胃酸分泌的作用,同时也有中和胃酸的作用,一般认为前者作用强于后者;但有些研究证实,牛奶尤其是其中所含的磷脂成分可减轻酸诱发的黏膜损伤,并对化学制剂诱发急性十二指肠球部溃疡具有保护作用。因此,牛奶中或许含有某些抗溃疡因子而发挥比牛奶本身可刺激酸分泌作用更大的保护性作用,但并非是消化性溃疡的特异性治疗方法。

(三) 食物对抗溃疡药的影响

食物对H_2-受体拮抗剂的影响取决于所用H_2-受体拮抗剂的剂量及用药时间。大剂量时,食物对其抑制胃酸分泌的作用影响较弱;但在小剂量时,抑制作用可被食物刺激的泌酸作用所超过。这种食物刺激的泌酸作用对药物抑酸作用的影响对于难治性溃疡与反流性食管炎患者更重要,因为这些患者的抑酸剂作用尤为重要。食物对质子泵抑制剂的抑酸作用影响较小,因为质子泵抑制剂所产生的抑酸作用时间较长。而且，由于质子泵抑制剂的抑酸作用依赖于胃腺体壁细胞的活性状态，因此，进食期间（大量壁细胞被食物激活而泌酸）服用质子泵抑制剂将能更充分地发挥其抑制作用。研究还证明，餐前15~30分钟为最佳服药时间。因为食物刺激可使贮备的质子泵进入分泌膜激活，这一过程若与质子泵抑制剂的吸收峰相平行，则其抑酸效果最佳。此外，摄食低pH食物或脂肪食物（每30g脂肪完全消化后，可产生约100mmol脂肪酸）、碳水化合物（经细菌发酵后也可产生挥发性脂肪酸），以及肠细胞微环境代谢产生的H^+等均可能具有代偿胃酸对小肠吸收功能的影响的作用。因此，有研究报道进餐同时添加一些酸性饮料，诸如果汁或酸奶等，或许可促进营养素吸收，减弱抑酸药物对营养物质吸收的影响。

三、营养支持治疗

消化性溃疡及其并发症可影响患者的膳食摄入和营养状况，而食物也可影响或刺激胃酸的分泌，故临床应根据病情、饮食和生活行为以及营养状况提供个体化的营养支持治疗。

（一）营养筛查与评估

基于消化性溃疡的部位、疾病活动与否、有无并发症和合并症等的不同，在提供营养支持治疗前，对患者的营养状况等需进行筛查和评价（参见本卷第三章）。

（二）营养支持治疗

1. 营养支持治疗原则　对消化性溃疡患者提供膳食指导和营养支持治疗的原则是能量适宜、三大营养素配比合理，充足的维生素和矿物质，饮水适量。减轻食物对胃黏膜的刺激，保护黏膜屏障。

2. 营养需求

（1）能量及其构成：患者能量摄入在25~35kcal（104.6~146.4kJ）/（kg·d）。维持适宜体重为目标，三大产能营养素合理配比：蛋白质每日的摄入量占总能量的10%~15%；脂肪的每日摄入量占总能量的20%~25%；碳水化合物产能占总能量的55%~60%。

（2）蛋白质：供应与健康人基本一致。蛋白质可促进溃疡愈合；但蛋白质消化产物具有增加胃酸分泌作用，要避免摄入过多。可选择易消化的蛋白质食品，如豆腐、瘦肉、鸡肉、鱼肉、鸡蛋和牛奶等。

（3）脂肪：脂肪摄入量应适量，注重脂肪酸摄入平衡。脂肪有抑制胃酸的作用，但可刺激胆囊收缩素分泌，导致胃排空延缓和胆汁反流。

（4）碳水化合物：碳水化合物对胃酸的分泌没有明显的影响，是消化性溃疡患者能量的主要来源。但是单糖和双糖可刺激胃酸分泌；少选用含单和双糖的食物。

（5）膳食纤维：在消化性溃疡急性发作期应减少膳食纤维摄入量。由于膳食纤维在口腔中被充分咀嚼后可刺激唾液的分泌，对胃黏膜起保护作用；因而，恢复期患者的膳食纤维需求量与健康人基本一致，每日20~35g。

（6）微量营养素：

1）矿物质：矿物质的供应与健康人基本一致，需要量可参考中国居民营养素参考摄入量中的RNIs或AIs来确定。患者服用镁、铝抗酸剂时能影响磷的吸收，应提供富含磷的食物。服用H_2受体阻滞剂时可减少铁的吸收，故还应提供富含铁的食物。过多的钠会增加胃酸的分泌，患者每天食盐摄入应控制在不超过6g。

2）维生素：富含维生素A、B族和维生素C的食物有助于修复受损的胃黏膜和促进溃疡愈合。维生素的需要量可参考中国居民营养素参考摄入量中的RNIs或AIs来确定。

（7）水：水的需要量与健康人基本一致，应保证每日饮水约1200ml。

3. 膳食

（1）消化性溃疡的分期膳食：

1）消化性溃疡Ⅰ期：流质膳食，用于消化性溃疡急性发作时，或出血刚停止后的患者。膳食特点是完全流体状态，或到口中即溶化为液体。食物宜选用富含易消化而无刺激性的食品，以蛋白质和糖类为主。可选用米汤、水蒸蛋、蛋花汤、藕粉、杏仁茶、豆腐脑、牛奶、豆浆，或者全营养特殊医学用途配方食品。

2）消化性溃疡Ⅱ期：少渣半流膳食，适用于病情已稳定、自觉症状明显减轻或基本消失的患者。膳食特点是少渣半流体状态。食物选择仍应为极细软、易消化、营养较全面的食物。除流质食物外，还可食虾仁粥、清蒸鱼、软烧鱼、汆鱼丸、面条、碎嫩菜叶等；主食可用馒头片、面包、大米粥、面片汤、馄饨、挂面，以及全营养特殊医学用途配方食品。每日5~6餐。

3）消化性溃疡Ⅲ期：软食，适用于消化性溃疡病情稳定、进入恢复期的患者。膳食特点是细软，易于消化，营养全面。脂肪不需严格限制。食物选择除流质和少渣半流质，还可进食软米饭、包子、水饺、碎菜和肉丸等。但仍需要禁食冷、粗纤维多的、油煎炸的和不易消化的食物。每日3餐，恢复进餐的节律。但也有研究认为即使在消化性溃疡活动期亦无需少量多餐，每日正餐即可。恢复每日3餐的膳食习惯，可以避免多餐造成的胃酸分泌增多。

（2）消化性溃疡不宜或需避免的膳食：

1）避免机械性刺激性食物：不宜食用含粗纤维多的食品，如粗粮、干黄豆、茭白、竹笋、雪菜、芹菜、韭菜、藕、黄豆芽、金针菜，以及坚硬食物如火腿、香肠、蚌肉等。

2）避免化学性刺激性食物：不宜食用产气多的食物，如生葱、生蒜、生萝卜、洋葱、蒜苗等；忌用强刺激胃酸分泌的食品和调味品，如浓肉汤、肉汁、味精、香料、辣椒、咖喱、浓茶、浓咖啡和酒等。

食品不宜过分味鲜（加调味品）、过冷、过热、过硬、过酸、过甜和过咸。烹调方法宜选用蒸、煮、汆、烧、烩、焖等方法，不宜采用爆炒、滑溜、干炸、生拌、烟熏、腌腊等法。

4. 肠内或肠外营养　部分摄入不足或超重营养不良的消化性溃疡患者，可经ONS获得补充。因消化性溃疡并发症而不能饮食或接受肠内营养的患者，则需提供肠外营养支持治疗。

四、消化性溃疡并发症的营养支持治疗

消化性溃疡的并发症包括出血、穿孔、幽门梗阻或癌变

等,并因此可能引发一系列营养问题。上消化道出血是胃、十二指肠溃疡最常见并发症,发生率约 20%~25%,临床表现取决于出血的部位、速度和出血量。穿孔多发生于十二指肠前壁或胃前壁,急性穿孔时患者突然出现剧烈腹痛。胃潴留、呕吐是幽门梗阻的主要症状。因此,针对消化性溃疡的不同并发症,营养治疗侧重点也有所不同。

(一)常见的局部并发症

1. 上消化道出血 消化道溃疡出血,轻者可表现为黑便,重者出现呕血、心率加快、血压下降甚或休克。活动性大出血者,应予禁食,临床需加强对患者生命体征的动态观察。若患者生命体征稳定,且无恶心、呕吐,可给少量冷流质,有助中和胃酸,减少对溃疡的刺激。冷流质以牛奶为主,亦可用豆浆和稀薄藕粉代替;每日进食 6~7 次,每次 100~150ml。出血停止后可改为消化性溃疡Ⅰ期流质膳食;继之根据病情,实施消化性溃疡病分期膳食治疗。

2. 幽门梗阻 多由十二指肠球部溃疡及幽门管溃疡引起。炎性水肿和幽门平滑肌痉挛所致暂时性梗阻可随药物治疗、溃疡愈合而消失。因瘢痕收缩或与周围组织粘连而阻塞胃流出道,则呈持续性梗阻,需手术治疗。若为暂时幽门梗阻,胃潴留量少于 250ml 时,仅可进食清流质,如少量米汤、藕粉等;每次限 30~60ml,逐渐增加到 150ml。待无明显上腹胀痛、呕吐,梗阻缓解后,按急性期膳食调配。并发完全性者梗阻时应予禁食,考虑肠外营养治疗。

3. 溃疡穿孔 消化性溃疡急性穿孔时,表现为突发性剧烈腹痛,呈持续性,腹痛先出现于上腹部,继而蔓延至全腹;体征有腹壁板样僵直,压痛、反跳痛,肝浊音界消失,部分患者可出现休克症状。亚急性或慢性穿孔者可有局限性腹膜炎、肠粘连、肠梗阻征象。无论急性或慢性穿孔的患者,均需禁食,同时提供肠外营养,待病情缓解后,可逐步过渡至肠内营养直至平衡膳食。

(二)常见全身性并发症

1. 贫血

(1)缺铁性贫血:发病率约为 10%~20%。发病与溃疡出血、膳食中缺铁、胃酸过低、铁剂在十二指肠空肠上段吸收障碍等因素有关。纠正前需先排除有无其他慢性失血(痔、月经过多等)因素。治疗措施包括口服铁制剂,多吃富含铁的食物,如大豆,虽含铁丰富(9~11mg/100g),但吸收较差,肝、肾、肉类易为多数患者接受(含铁量>5mg/100g),吸收也较好。已证实加用维生素 C 可提高铁吸收率;相反,茶和咖啡可使铁吸收率下降。重症缺铁者可予以适量输新鲜血。

(2)巨幼红细胞性贫血:发生在全胃或胃大部切除术后。全胃切除后 6 年以上,系维生素 B_{12} 吸收不良所致,少数合并有叶酸缺乏。胃切除术后胃黏膜壁细胞分泌内因子减少,影响维生素 B_{12} 吸收;术后上段小肠淤积、细菌繁殖也可消耗维生素 B_{12}。治疗:肌内注射维生素 B_{12} 较易见效,剂量 100~500μg/d,每月可用 10 天,经常反复应用。叶酸缺乏则宜多用维生素 C 及叶酸制剂。膳食多采取动物肝、肾、肉类,以及新鲜深色蔬菜和水果等食品。

2. 营养不足 消化性溃疡影响患者食物的摄入、食物消化和吸收,常伴有膳食摄入减少或摄入的膳食成分及食物质地的改变,从而导致能量和某些营养素的不足或缺乏、体重减轻,甚或营养不良。通常,体重减轻程度轻者,经指导性营养干预如口服营养补充,可明显增加,但中断干预后体重又可下降。因此,需要重视患者定期营养风险筛查和综合营养评价。对营养不足或营养不良者,实施长期营养干预非常重要,原则:宜给予高蛋白质、低脂、高维生素,选用能量密度高的食物。若膳食不能满足能量需要,应根据病情和整体评估结果,及时予以肠内营养支持;以整蛋白全营养特殊医学用途配方食品的口服营养补充为首选(参见本卷第四章);若因消化性溃疡的局部并发症而不能应用肠内营养,则予以肠外营养治疗。

(张片红)

第三节 炎症性肠病

炎症性肠病(inflammatory bowel diseases, IBD)是一组病因未明的慢性非特异性肠道炎症的总称,目前分为溃疡性结肠炎(ulcerative colitis, UC)、克罗恩病(Crohn's disease, CD)、未定型结肠炎(Indeterminate colitis, IC)。中国 IBD 的发病率约为 3.44/10 万人;UC 的发病率高于 CD。患者以年轻人居多,男女发病率无明显差异。

营养不良是 IBD 的主要并发症;常表现为体重减轻、贫血和低骨密度等。IBD 导致营养不良的原因包括疾病相关的炎症活动和能量消耗增加、摄入不足、吸收不良、肠黏膜溃疡导致的慢性失血和蛋白质丢失,以及药物治疗等。因此,膳食和营养与 IBD 密切相关,不仅参与 IBD 的发病,还影响对治疗的反应和生活质量等。临床需重视对 IBD 患者,包括胃肠功能和营养状况的综合评价,将膳食干预和管理贯穿 IBD 的治疗、诱导缓解和康复等各个阶段。对于摄入不足和营养不良的患者,全肠内营养不仅有益于改善患者的营养状况,还有助于诱导疾病缓解。

一、病因和临床表现

(一)病因和膳食因素

IBD 病因不明,基因和环境因素均参与疾病发生。肠道菌群改变和通透性增加导致肠道免疫功能紊乱在 IBD 的发生过程中占有十分重要的作用。膳食风险因素主要包括精制糖、含果糖的糖浆或软饮料、饱和脂肪酸、"红肉"(red meat)等。

(二)临床表现

1. 局部表现 主要表现为消化系统的症状。

(1)CD:最常见表现为腹痛、腹泻和腹部肿块;部分患者可以肛周病变(肛周脓肿、肛瘘和肛裂等)起病。

(2)UC:最常见表现为持续或反复发作的腹泻、腹痛和黏液血便;伴里急后重和不同程度的全身症状。黏液血便是 UC 最常见的症状。

(3)IC:既不能确定为 CD 又不能确定为 UC,病变主要位于近段结肠,远段结肠一般不受累,即使远段结肠受累,病变也很轻。

2. 全身表现 无论 CD、UC 还是 IC,均可出现不同程度的发热、消瘦和贫血。

二、营养代谢特点

（一）能量

总体来说,缓解期IBD患者的能量需求与健康成年人并无明显差异。但活动期IBD患者代谢率是否增加尚存争议。疾病活动期的基础代谢较静止期增强,其原因与炎症反应、活动期体温升高和体温升高导致的心动过速有关;但大多数活动期患者体力活动也相应减少,从而维持总体代谢率基本不变。虽然IBD患者代谢率可能保持不变,但摄入量减少、消化吸收功能降低和肠道内营养物质丢失增加均可导致患者出现负能量平衡。肠道组织内Toll样受体信号通路的表达上调以及炎性细胞在肠道组织内的浸润可以使肠道处于高炎症状态,从而抑制肠道对营养物质的吸收。而常伴随IBD患者的焦虑、抑郁等行为改变可能与中枢神经系统海马组织内炎性反应的基因表达上调和线粒体功能的异常有关。焦虑和抑郁等行为加重了患者食欲减退,从而进一步减少膳食摄入量。

（二）蛋白质

无论是静止期还是活动期IBD患者,均可能出现负氮平衡。IBD患者负氮平衡的原因与引起负能量代谢的原因类似,即蛋白质摄入减少及经粪和尿液中丢失含氮化合物的增加共同驱使IBD患者出现负氮平衡。除此之外,负氮平衡还可能与疾病活动时应用激素治疗相关的分解代谢增加有关。负能量和氮平衡最终导致患者出现蛋白质-能量缺乏型营养不良。

IBD患者肠道对蛋白质代谢也发生相应的改变。一方面,由于IBD患者存在肠道菌群紊乱,后者可酵解蛋白质使肠腔内酚类和含硫化合物、胺及氨含量增加,这些化合物可进一步被肠道吸收入体循环,从而改变机体的免疫功能。另一方面,不同的蛋白质来源也可对肠道菌群产生影响。如红肉摄入增加后可抑制肠道内对人体健康有益细菌(如普拉梭菌)的增殖。IBD患者血液和肠道黏膜组织的氨基酸谱均较正常人群发生明显改变。粪便和尿液中某些特异性的蛋白质代谢产物甚至可以作为疾病活动的评判指标。因而,尽管IBD患者多伴随负氮平衡,仍应保证蛋白质摄入量维持在适宜的范围,同时注意减少红肉类蛋白质的摄入。

（三）脂肪

IBD患者也存在体脂肪的减少,只是减少的幅度小于去脂组织,因而体脂肪比例增加。成年IBD患者去脂组织和脂肪组织丢失的临床表现为低体重,其发生率在20%~85%之间。对于CD患者而言,由于最常累及末端回肠,而末端回肠受损导致胆盐的重吸收障碍,因而不可避免地影响脂类的吸收,这也是CD患者极易发生脂肪性腹泻的原因。

饱和脂肪酸是目前比较肯定的促进IBD的因素之一。饱和脂肪酸摄入过多可以上调一系列炎症因子(COX2、TNF-α、IL-1β、IL-6、IL-8、IL-12和IFN-γ)的表达、激活氧化型的LDL和磷脂,从而产生内毒素血症、机体低度炎症反应和免疫功能紊乱。对于多不饱和脂肪酸而言,虽然有研究表明补充n-3多不饱和脂肪酸(EPA和DHA)可以降低体内的炎症状态,但现有证据尚不足以支持IBD患者补充n-3多不饱和脂肪酸。

（四）碳水化合物

中重度营养不良的IBD患者,其糖代谢的调节功能降低。感染或使用激素时可导致IBD患者出现应激性高血糖。

碳水化合物与IBD的发生存在明显关联。非淀粉类的多聚糖(如膳食纤维)可作为肠道菌群的酵解底物,促进肠腔内短链脂肪酸(short chain fatty acids,SCFAs)的产生。SCFAs可促进损伤的黏膜修复,从而维护黏膜屏障的完整性,降低内毒素吸收入血的概率,抑制机体不良的炎症反应。而对于单糖、双糖和多聚糖、多元醇类碳水化合物,由于其不易消化吸收,可能加剧腹胀、肠痉挛和腹部不适症状。

（五）微量营养素

1. 维生素D　IBD患者的骨代谢改变主要表现为骨量减少和骨质疏松。其原因与IBD患者膳食钙摄入减少、血浆维生素D水平降低、激素应用以及炎症反应加重骨质流失等因素有关。维生素D除与骨代谢有关外,还可以下调促炎介质的产生,稳定肠黏膜屏障,进而减轻IBD的相关症状。维生素D参与免疫调节的分子机制在于其激活CAMP基因、促进抗菌肽和抵抗素-4转录,从而提高肠道组织抵御细菌侵袭的能力。

2. 铁　IBD患者的膳食铁摄入减少、肠道消化吸收铁能力减弱以及肠黏膜溃疡致慢性失血均是导致铁缺乏的重要原因。除上述因素外,IBD患者还存在铁的生物利用度降低以及维生素B_{12}和叶酸的缺乏,从而加重贫血症状。IBD患者发生贫血的分子生物学机制包括肿瘤坏死因子(TNF-α)等炎症介质抑制红细胞生成、转录因子的平衡、肝抑菌肽介导的铁从细胞内向细胞外的转运等途径有关。

3. 其他　IBD患者低磷血症的发生率约为26%。老年和低钙血症是低磷发生的危险因素;UC与CD患者的低磷血症的发生率并无明显差异。IBD患者水溶性维生素缺乏中以B族维生素、叶酸和维生素C缺乏最为常见。脂溶性维生素A、微量元素如镁、锌和硒等也可发生缺乏,但较少出现临床症状。

三、营养支持治疗

（一）营养筛查和评估

IBD患者在接受营养干预前和过程中应多学科联合评估患者的胃肠功能、进行营养风险筛查和营养评估(参见本卷第三章)。

（二）营养支持治疗

1. 营养支持治疗原则　鼓励IBD患者进食天然食物。经口摄入天然食物不能达到目标需要量时,应早期给予ONS。ONS的量应依据患者实际膳食摄入量与目标摄入量的差值进行确定。ONS不能满足需要时,需考虑肠内管饲和肠外营养支持治疗。绝大多数的IBD患者应常规推荐补充维生素和微量元素制剂。

2. 营养需求

(1) 总能量:利用间接测热法估算患者的能量需求是

首选的方法。对于无法或没有条件进行间接测热法的患者,也可以利用能量预测公式进行估算。日均供能 25~30kcal(105~125kJ)/(kg·d)能够满足大多数 IBD 患者的能量需求。

(2) 蛋白质:一般认为缓解期 IBD 患者与普通人群的蛋白质需求无明显差异,日均蛋白质摄入量 1.0g/(kg·d)即可维持氮平衡。而疾病活动期则要求增加至 1.2~1.5g/(kg·d)方可满足患者需要。

(3) 脂肪:膳食中应减少饱和脂肪酸摄入,适当增加单不饱和脂肪酸和 n-3 多不饱和脂肪酸的摄入。膳食脂肪摄入总量尚无特殊推荐。

(4) 微量营养素:包括维生素、矿物质和微量元素,应按成人日均需要量供给。骨密度下降和贫血是 IBD 并发症的主要表现,建议对活动期或使用激素治疗的 IBD 患者常规测定血浆钙和维生素水平;对明确存在严重丢失或缺乏的患者应增加补充剂量。

1) 维生素 D:补充维生素 D 不仅可以改善骨代谢,还可能减轻 IBD 患者的炎症状态。剂量应依据患者血浆维生素 D 的水平,一般为 1000U/d,最大剂量不宜超过 5000U/d。

2) 铁和维生素 B_{12}:对于存在轻度缺铁性贫血的非活动性 IBD 患者,首选口服补充有机铁制剂;但对于不能耐受或者存在口服禁忌证、血红蛋白低于 100g/L 或需使用促红细胞生成素的患者,应考虑静脉补铁。静脉补铁可以使患者血红蛋白和铁储备更快地恢复正常。补铁剂量依据性别、基础血红蛋白水平和体重进行计算。但如果患者并无铁缺乏而盲目进行补铁可能增加患者感染性并发症的发生。如果患者同时存在叶酸和维生素 B_{12} 的缺乏,可同步进行补充。

3. 膳食

(1) 原则:保护性膳食因素主要为蔬菜、水果、鱼和膳食纤维。在摄入天然食物时应遵循"个体化"和"无伤害"原则。IBD 患者的膳食原则包括:自我监控和管理;回避可能加重症状的食物;补充新鲜的蔬菜和水果,限制饱和脂肪酸和 n-6 多不饱和脂肪酸。

(2) 模式:约半数的 IBD 患者认为食物是诱导因素之一并可能导致疾病复发,从而选择食物回避(food avoidance)。奶和奶制品是最常见的回避食物品种,但若无过敏或不耐受,不应限制奶和奶制品。

目前有多种膳食模式尝试应用于 IBD 患者,目的是剔除促炎或可能诱发过敏的食物以及增加抗炎食物的摄入,从而达到诱导疾病缓解的目的。如:

1) 半素膳食(semi-vegetarian diet, SVD):限制动物性食品(鱼每周 1 次;肉每 2 周 1 次)、奶和蛋类按日常摄入、鼓励摄入蔬菜和水果。

2) 抗炎膳食(anti-inflammatory diet, AID):限制乳糖、精制糖和加工的复杂碳水化合物、调整脂肪摄入(促进多不饱和脂肪酸摄入、减少饱和脂肪酸摄入)、补充益生菌和益生元。

3) 地中海膳食(Mediterranean diet):摄入大量全谷类、新鲜的蔬菜和水果、橄榄油;中等量摄入鱼类;减少肉类摄入。

由于对此类膳食模式的相关研究多为观察性研究、样本例数较少且缺乏有效的对照,因而目前尚无法得出肯定的结论。

4. 肠内营养

(1) 应用方式和途径:

1) 膳食联合肠内营养:经口摄入天然食物不能满足需要的患者,可口服营养补充剂。口服不能满足需要时,给予肠内营养管饲。

2) 全肠内营养(exclusive enteral nutrition, EEN):指只使用商品化的 EN 制剂,而不食用除水以外的所有天然食物。目前所有的 IBD 相关指南均推荐 EEN,是儿童 IBD 患者一线的治疗手段;对成人 IBD 具有诱导缓解的作用;有研究数据证实其效果优于传统的激素治疗。EEN 应用时间约为 4~6 周。需要长期管饲(≥4 周)的患者可考虑行经皮内镜下胃或空肠造口置管术;但不建议作预防性造口手术。

(2) 制剂选择:根据 IBD 患者的病情和肠功能选择适用的肠内营养配方制剂。

1) 整蛋白配方:整蛋白配方适合大多数静止期和部分活动期 IBD 患者。整蛋白配方的优点在于产能营养素构成比均衡、口感好、价格低。

2) 氨基酸或短肽配方:氮源以氨基酸单体或短肽形式存在,其优点在于无需消化即可被肠道吸收利用;此外,由于分子较小,不易引起过敏反应。但此类配方的缺点在于渗透压相对较高而可能加重患者的腹泻症状。

3) 疾病特异型配方:在重度营养不良、肝功能受损及卡尼汀缺乏的 IBD 患者中,使用中链脂肪酸含量较高的 EN 配方可能更具优势。

5. 肠外营养　当 EN 不能满足患者需要时,可给予补充性肠外营养支持治疗。若 IBD 患者出现消化道并发症,如确诊为肠道梗阻、出血或严重腹泻等,无法使用 EN 时,可考虑使用全肠外营养(TPN)支持治疗。

TPN 中蛋白质(氨基酸)、脂肪和碳水化合物的供能比为 15%~20%:20%~25%:50%~60%,能量与氮的比值约 100~150kcal:1g。对于重度营养不良的 IBD 患者,PN 的供给量从小剂量开始逐步增至目标量,可有效预防和减少 PN 相关肝病和再喂养综合征等并发症(参见本卷第五章第四和第五节)。IBD 患者发生低钙和(或)低磷血症的比例较高,施行肠外营养时,需注意补充维生素、电解质、钙、磷、镁和微量元素。

概括而言,对于 IBD 患者,自我监控和管理处于第一位。增加新鲜蔬菜和水果、减少饱和脂肪酸的摄入有利于减少 IBD 的发病风险。EN 可使大多数患者受益,但某些强化特殊营养素的 EN 配方与常规配方相比并无优势。EN 不能满足需要或有禁忌时,可以考虑给予 PN 补充。

(万燕萍　徐仁应)

第四节　肝脏疾病

肝脏是人体最大的腺体,也是消化系统最重要的脏器之一。肝脏的主要生理功能包括:参与碳水化合物、蛋白质和脂肪的代谢;储存和活化维生素和矿物质;合成和分泌胆汁;将氨转化为尿素;参与激素的代谢等。肝脏发生疾病后容易并发营养不良,发生率高达65%~90%,且与肝病的严重程度密切相关,并对患者的预后产生影响。肝病患者发生营养不良的原因为多因素:一方面,由于食欲下降、合并腹水压迫导致胃扩张能力不足、医源性蛋白质与能量不足(如医师为避免肝性脑病而嘱患者长时间低蛋白膳食)等导致营养摄入减少;另一方面,由于排泄入小肠的胆盐减少、合并有胃肠道黏膜病变、胃肠道血液淤滞、肠道蠕动能力减退、肠肝循环受损等原因,使肠道吸收功能明显削弱,营养素吸收受到严重影响。此外,腹水、消化道出血、感染等并发症导致营养物质丢失过多;再加上肝脏病变合成蛋白质能力下降,导致低白蛋白血症等,甚至营养不良。故应关注肝病患者的营养状况和提供合理的营养支持治疗。

一、肝炎

肝炎(hepatitis)是指各种原因引起的,以肝实质细胞变性坏死为主要病变的肝功能损害。根据病程长短可分为急性肝炎和慢性肝炎;根据发病原因又可分为病毒性肝炎、酒精性肝炎、药物性肝炎、自身免疫性肝炎、代谢障碍引起的肝炎以及原因不明的肝炎等。中国是病毒性肝炎的高发国家之一,病毒性肝炎发病率经历了三次较大的波动,其峰值分别为1980年的111.47/10万,1988年的132.47/10万和2007年的108.44/10万,之后基本稳定在高位(92.45~107.30/10万)。虽然病因不同,但各种类型肝炎患者的营养治疗原则基本相同。

(一)病因和临床表现

1. 病因和危险因素 目前按病原学明确分类的有甲型、乙型、丙型、丁型、戊型5型肝炎病毒。慢性肝炎除肝炎病毒以外,还可由以下病因导致:化学药物和毒物、酒精中毒、营养不良等。

2. 临床表现

(1)急性肝炎:有发热、乏力、食欲减退、厌油、恶心呕吐、肝大、肝功能异常等症状,黄疸型则常伴有黄疸。丙型、乙型肝炎常有皮疹、关节痛。

(2)慢性肝炎:急性肝炎迁延6个月以上,反复乏力、食欲差、肝大压痛、低热、血清肝酶活性反复波动,其他肝功能基本正常则为慢性迁延型肝炎。若慢性活动性肝炎,则消化系统症状明显,肝大中等以上,可伴有肝掌、蜘蛛痣、进行性脾大,肝功能多项不正常。

(二)营养代谢特点

急、慢性肝炎营养代谢的特点国内外报道较少。急性肝炎患者若发病前机体处于正常状态,急性病程不会对营养状况造成过多影响。慢性肝炎患者在病情稳定期肝功能基本正常,营养状况和营养物质的能量代谢指标也大致在正常范围。

(三)营养支持治疗

1. 营养筛查和评估(参见本卷第三章)。

2. 营养支持治疗原则 由于急性和慢性肝炎的病情和病程、对食欲和食物消化吸收以及活动等的影响有所不同,营养干预或治疗亦略有差别。

(1)急性肝炎:

1)能量:成年患者以每天供给能量2000kcal(8.4MJ)左右为宜。应根据患者体重、病情,如有无发热等作适当调整。肥胖患者需适当控制进食量,否则可影响肝功能的恢复或发生脂肪肝。

2)蛋白质:蛋白质供给量为1~1.2g/(kg·d),应选择牛奶、鸡蛋清等蛋白质生物价值高的食物。

3)脂肪:脂肪供给量以占总能量的20%~25%为宜,烹调油最好选用植物油。

4)碳水化合物:碳水化合物应占总能量的60%左右,以米面为主。若患者食欲差,进食量少,可适当摄入葡萄糖、白糖、蜂蜜等,但单糖、双糖总量以不超过总能量的5%为宜。

5)维生素与矿物质:多摄入新鲜蔬菜和水果,保证足量的维生素和矿物质。

6)水:多饮水和鲜果汁,促进代谢。

(2)慢性肝炎:慢性肝炎患者的膳食,基本上应遵循平衡膳食原则。

1)能量:卧床患者按20~25kcal(84~105kJ)/(kg·d)供给;可以从事轻度体力劳动和正常活动者按30~35kcal(125~146kJ)/(kg·d)供给;酒精性肝病按35~45kcal(146~188kJ)/(kg·d)供给。

2)蛋白质:蛋白质供给量应在1.5g/(kg·d)左右。

3)脂肪:肝炎患者每天脂肪的供给量应以本人能够耐受又不影响其消化功能为度,一般以占总能量的20%~25%为宜。淤胆型肝炎患者容易发生脂肪泄,减少脂肪摄取可以改善症状。发生严重脂肪泄时,可采用中链甘油三酯作为烹调油,以增加能量摄入。

4)碳水化合物:以占总能量的55%~65%为宜,选用米面等细粮,不宜选用玉米、高粱等粗粮。

5)维生素与矿物质:肝炎可影响许多维生素和矿物质的吸收与代谢,必要时可口服补充相应制剂。

6)烹调方法:宜用蒸、煮、炖、烩、熬等烹饪方法。忌用油炸、煎、炒等方法及强烈调味品如胡椒、辣椒等。

3. 膳食 若患者有厌食、食欲减退、脂肪吸收障碍时,不宜强迫进食。食物供给宜量少、质精、易消化,尽可能照顾患者口味,并注意其吸收利用情况。

4. 肠内或肠外营养 若患者食欲差或膳食摄入不足,可通过ONS予以补充,以满足患者营养需要。除非患者已存在营养不良,且肠内营养无法满足其需求,才考虑肠外营养。

二、肝硬化

肝硬化(cirrhosis)是由一种或多种原因引起的、以肝组织弥漫性纤维化、假小叶和再生结节为组织学特征的进行性慢性肝病。临床上早期可无症状,后期则出现肝功能减退、门静脉高压及多系统损害等表现。治疗困难,预后较差。由于早期肝硬化多无明显症状,难以确诊。因此,肝硬化的患病率很难准确估计,我国对肝硬化总体发病和患病情况的研究较为少见。肝硬化可致营养素代谢异常而影响患者的营养状况。

(一) 病因和临床表现

1. 病因与分类 病因较多,胆汁淤积、循环障碍、药物或化学毒物、免疫疾病、寄生虫感染、遗传和代谢性疾病、营养不良等均可引起肝硬化。我国以肝炎后肝硬化为主,其次是酒精性肝硬化。

2. 临床表现

(1) 代偿期:大部分患者无症状或症状较轻,可有食欲减退、恶心、腹胀、大便不成形等消化系统症状,也可有肝区痛、消瘦、乏力等一般症状。

(2) 失代偿期:症状较明显,主要有肝功能减退和门静脉高压两类临床表现。在住院的肝硬化患者中,81%存在蛋白质-能量营养不良(PEM)。

(二) 营养代谢特点

1. 葡萄糖 肝硬化时,肝脏摄取和处理葡萄糖能力降低,葡萄糖的氧化率和储存率下降,肝糖原储存减少,糖异生则超过正常人的 2 倍,临床多见高糖血症和葡萄糖耐量异常。进展为肝硬化失代偿后,肝细胞线粒体氧化还原功能降低,葡萄糖、酮体、α-酮戊二酸进入三羧酸循环障碍。肝脏糖原储备耗竭,对胰岛素灭活降低,加之在肝功能下降时,肝脏的糖异生能力下降,患者易出现低血糖。另外,由于肝功能下降,肝细胞对葡萄糖的摄取和处理能力降低,肝脏对抗胰岛素激素(胰高血糖素及生长激素)灭活作用减弱,加之胰岛素受体异常,患者易出现胰岛素抵抗,病情严重者可发生肝源性糖尿病。研究发现,由于肝糖原储备下降,葡萄糖分解供能不足,肝硬化患者禁食一夜后,脂肪及蛋白质分解代谢相应增加。

2. 脂肪 由于患者肝脏合成能力下降,肝硬化患者多存在不同程度的脂代谢异常,主要表现为血清总胆固醇(TC)、甘油三酯(TG)、高密度脂蛋白胆固醇(HDL-C)和低密度脂蛋白胆固醇(LDL-C)水平下降,载脂蛋白(Apo)A1 和 Apo B 含量降低,并且与疾病的严重程度呈正相关。

3. 蛋白质 肝硬化患者蛋白质代谢速率和分解速率明显加快,且分解大于合成,机体处于高代谢和高分解状态,这是终末期肝病出现肌肉消耗、体重减轻和营养不良的主要原因。患者易出现低蛋白血症、血清铁蛋白和铜蓝蛋白含量减低、支链氨基酸与芳香族氨基酸比例失衡。

4. 微量营养素

(1) 电解质:由于肝硬化患者肾素-血管紧张素系统紊乱、肝脏灭活醛固酮等激素能力减弱,以及临床不恰当的应用利尿剂、长期限制水钠摄入等,均可导致患者水盐平衡障碍,出现钠、钾、钙、镁等电解质紊乱。

(2) 其他:肝硬化患者由于摄入不足、吸收减少、肝储存不足、需要量增加等,易出现脂溶性维生素吸收障碍、凝血酶原的合成障碍、锌、硒等微量元素缺乏。

(三) 营养支持治疗

1. 营养筛查和评估 肝硬化可致营养素代谢异常而影响患者的营养状况,在营养支持治疗前和过程中应予以营养筛查和评估(参见本卷第三章)。

2. 营养支持治疗原则

(1) 能量:肝硬化患者的能量供给量按 35~40kcal(146~167kJ)/(kg·d)或 1.3 倍的 REE 测量值供给。肥胖患者可以在保证足够的蛋白质摄入量>1.5g/(kg·d)的情况下,全天减少能量 500~800kcal(120~191kJ),以实现体重减轻 5%~10%且不损害蛋白质储备。

(2) 蛋白质:对于无营养风险、无营养不良的代偿期肝硬化患者,普通膳食的蛋白质供给量为 1.2g/(kg·d);严重营养不良失代偿期的患者蛋白质供给量为 1.5g/(kg·d)。当经口膳食不能获得足够的氮摄入时,应考虑在失代偿的肝硬化患者中使用支链氨基酸(BCAA)补充剂和富含亮氨酸的氨基酸补充剂。代偿性肝硬化患者如需要肠外营养支持治疗,无需专门使用特殊的"肝病配方"的氨基酸制剂。

(3) 脂肪:供给量以占总能量的 25%为宜。若患者发生脂肪泻,应限制脂肪摄入量,改用低脂膳食。研究表明,中链甘油三酯(MCT)能使肝硬化患者肝脏脂肪成分变化,促进肝功能恢复。对于胆汁淤积的肝硬化应予以低脂肪、低胆固醇膳食。肠外营养时,每天的脂肪乳剂供给量应在 1.0g/kg 左右;失代偿期肝硬化患者,不宜超过 1.0g/kg,输注速度为每小时 0.11g/kg。

(4) 碳水化合物:充足的糖原储备有利于肝功能的恢复,所以尽可能摄入复合碳水化合物,300~450g/d。

(5) 维生素与矿物质:建议补充多种维生素制剂和微量元素制剂,临床上明显的维生素不足需要特别治疗。

3. 膳食

(1) 少量多餐:能够经口进食者,建议每日 4~6 餐(包括睡前加餐),睡前加餐应以富含碳水化合物食物为主。少用或不用辛辣、刺激的食物。食物宜新鲜、无霉变。

(2) 并发症患者的膳食应有针对性:

1) 门静脉高压:门静脉高压引起侧支循环,其中胃底食管静脉曲张患者应予少渣膳食,少食多餐,细嚼慢咽,切忌硬、粗、干的食品。

2) 腹水:除利尿治疗外,限钠膳食也用于腹水的治疗,通常钠限制在 2g/d,患者还应补充充足的蛋白质。

3) 上消化道出血:根据上消化道出血的量或是否活动性出血予以不同的处理和膳食干预(参见本章第二节)。当患者超过 5 天不能经口摄食时,应给予肠外营养治疗。

4. 肠内或肠外营养 对于经口摄入不能达到目标能量者,建议给予 ONS 或管饲肠内营养。对于非出血性食管静脉曲张患者,鼻胃肠管并非禁忌。由于出血的风险,最好避免在肝硬化患者实施经皮内镜胃造瘘术(percutaneous endoscopic gastrostomy,PEG)。无法接受肠内营养或达不到目标量 60%时,给予补充性肠外营养。

三、肝性脑病

肝性脑病(hepatic encephalopathy,HE)是由严重肝病或门-体分流引起的,以代谢紊乱为基础,中枢神经系统功能失调的综合征。轻者可仅有轻微的智力减退,严重者出现意识障碍、行为失常和昏迷。我国 HE 发生率为 10%~50%,约 40%住院肝硬化患者存在轻微肝性脑病(minimal hepatic encephalopathy,MHE)。肝性脑病患者多有营养素代谢异常和营养不良。

（一）病因和临床表现

1. 病因与发病机制 HE病因较复杂，大部分HE由肝硬化引起，其他病因还有重症肝炎、暴发性肝衰竭、原发性肝癌、严重胆道感染及妊娠期急性脂肪肝等。这些病因的确定通常并不困难，但临床上还需找出诱发HE的诱因。常见诱因包括消化道出血、大量排钾利尿、放腹水、高蛋白膳食、镇静药、麻醉药、便秘、感染等。

HE发病机制有氨中毒、炎症、氧化应激、神经甾体和内源性苯二氮䓬等学说。关注最多的是氨中毒学说：氨来源于蛋白质、氨基酸、嘌呤的代谢，大部分的氨在小肠被吸收，并通过门静脉流入肝脏，形成尿素而解毒。因肝功能受损，不能将血中有毒代谢产物降解；或因门静脉分流术后，自然形成的侧支循环使门静脉中有毒物质绕过肝，未经肝解毒而直接进入人体循环，引起中枢神经系统代谢紊乱，从而导致HE。幽门螺杆菌（Hp）感染可能是引起肝硬化血氨升高并诱发HE的重要因素。

2. 临床表现 肝性脑病患者的主要临床表现有高级神经中枢的功能紊乱，如性格改变、智力下降、行为异常、意识障碍等；运动和反射异常，如扑翼样震颤、肌阵挛、反射亢进和病理反射等。其临床过程分为5期：0期（潜伏期，又称轻微肝性脑病）、1期（前驱期）、2期（昏迷前期）、3期（昏睡期）、4期（昏迷期）。

（二）营养代谢特点

1. 葡萄糖 进展为肝硬化失代偿后，患者易出现低血糖。机体从以葡萄糖为主要能源转化为以脂肪作为主要能源。能量代谢障碍可影响脑细胞能量供应，易诱发HE。

2. 脂肪 多不饱和脂肪酸缺乏在慢性肝病患者中较常见，但具体原因未明。

3. 蛋白质 肝硬化患者易合并低蛋白血症，严重低蛋白血症可导致脑水肿；肠道产生的氨需经肝脏鸟氨酸循环合成尿素后清除，肝硬化时鸟氨酸循环障碍，血氨升高；蛋白质代谢障碍致血浆氨基酸谱发生改变，支链氨基酸与芳香族氨基酸比例失衡，继而假性神经递质增多；上述异常均可导致HE的发生。凝血因子合成障碍、凝血酶原活动度降低，可引起出血、诱发或加重HE。

4. 电解质 低钠血症会加重患者食欲缺乏、腹水和脑水肿的发生；低钾血症可引起碱中毒，血氨和毒素吸收增多，干扰脑细胞代谢，引起或加重HE；血钙和血镁水平的改变可使患者产生从精神异常到昏迷等多种改变。

5. 微量营养素 水溶性维生素尤其是硫胺素的缺乏与精神症状有关。锌缺乏可促进肝纤维化，并诱发HE。

（三）营养支持治疗

肝性脑病患者多有营养素代谢障碍和营养不良，营养支持治疗需两者兼顾。

1. 营养筛查和评估 肝性脑病患者的营养支持治疗的实施较为困难，既要注意不增加引发HE的有毒物质，同时还要在不增加肝脏负担的情况下改善肝功能和机体营养状况。因此，在营养支持治疗前和过程中应对患者进行营养筛查和综合评估（参见本卷第三章）。

2. 营养支持治疗原则

（1）能量：2013年《国际肝性脑病和氮质共识》建议有HE的肝硬化患者能量供给量应为35~40kcal（146~167kJ）/（kg·d）；BMI 30~40kg/m^{2}的肥胖患者能量供给量为25~35kcal（105~146kJ）/（kg·d），BMI >40kg/m^{2}的肥胖患者能量供给量为20~25kcal（105~125kJ）/（kg·d）。

（2）蛋白质：关于HE的蛋白质供给量，过去主张低蛋白膳食，认为低蛋白膳食可减少肠道氨的产生，减轻HE的严重性。但近些年的研究发现低蛋白膳食伴有更高的蛋白降解，长时间过度限制蛋白质膳食会造成肌肉群减少，而骨骼肌蛋白在HE患者的氨代谢中发挥着重要作用，低营养状态可能增加氨的水平，加重HE。国外的证据和共识意见推荐HE患者蛋白质供给量为1.2~1.5g/（kg·d），我国的慢性肝病专家共识建议蛋白质供给量为0.5~1.2g/（kg·d）。对膳食蛋白质不耐受的患者，可口服支链氨基酸（BCAA）补充剂以改善神经精神症状并达到所推荐的氮摄入量。对于反复出现HE或持续HE的患者，建议摄入富含植物蛋白质和乳清蛋白质的氮源，避免肉类蛋白质的摄入，但目前仍缺乏临床研究数据支持。

（3）脂肪：低脂肪膳食，30~40g/d为宜。

（4）碳水化合物：HE患者的能量来源主要依靠碳水化合物，应占总能量的75%左右。

（5）微量营养素：供给充足的维生素。注意微量元素锌的补充。

（6）膳食纤维：25~45g/d，高纤维膳食可减少结肠运输时间，对于减少氨的吸收有益。

3. 膳食 主张少量多餐。HE患者需避免长时间禁食，因此，需鼓励患者少量多餐，白天可少量多次均匀加餐，睡前有必要补充夜宵，且夜宵应该含有至少50g的复合碳水化合物。0~2期HE患者宜选用易消化的半流食或流食。

4. 肠内或肠外营养 对于无法经口膳食的3~4期HE患者，营养支持途径首选肠内营养治疗，当存在肠内营养禁忌证时，可选用肠外营养（参见本卷第五章）。

（史琳娜）

第五节 胰腺炎

胰腺炎是临床常见疾病之一，有急性和慢性胰腺炎之分。急性胰腺炎（acute pancreatitis，AP）是胰腺的一种急性炎症状态，可引起局部和全身炎症反应及器官衰竭。AP具有高代谢的疾病过程，表现为能量消耗和蛋白质分解增强、胃肠功能受损和摄入受限。慢性胰腺炎（chronic pancreatitis，CP）是胰腺反复发作的炎症导致进行性的胰腺实质纤维化、胰腺外分泌和内分泌功能不全；可致消化吸收不良、脂肪泻和体重减轻。营养不良是急性或慢性胰腺炎的主要并发症之一。针对不同类型胰腺炎，除了去除病因、限制炎症、预防和管理相关的并发症和症状，合理营养支持治疗策略，尤其膳食和早期肠内营养，不仅对防治营养不良，更在维护肠道屏障功能完整和改善临床结局方面均具有必要性和重要性。

一、急性胰腺炎

急性胰腺炎是胰腺的一种急性炎症状态，可引起局部损伤、全身炎症反应综合征和器官衰竭。AP是成人最常见的胰腺疾病,其发病率在全球范围呈持续上升,每10万人中约50~80例。AP的严重程度可从自我限制的局部炎症到摧毁性的全身性病理改变;约20%的病例为重症,死亡率15%~40%。在中国,重症急性胰腺炎(severe acute pancreatitis,SAP)患者的死亡率约11.8%。

(一)病因和临床表现

1. 病因和危险因素 胆道疾病和酒精中毒是公认的成人急性胰腺炎的两大最常见病因,继之为高脂血症。其他危险因素,包括内镜逆行性胰胆管造影、遗传易感性、创伤、药物或吸烟等。

2. 临床表现 AP有轻、中和重度之分,临床表现不一;主要为腹痛、腹胀、恶心、呕吐和发热等,严重者有低血压或休克;实验室参数主要表现为血清和尿淀粉酶升高。随疾病发展和并发症可出现不同临床表现。

(二)营养代谢特点

在AP的应激、炎症反应和高代谢状态下,机体营养素代谢异常,能量消耗增加和去脂组织快速损失,导致患者体重减轻和营养状况迅速恶化。

1. 葡萄糖 急性胰腺炎的应激反应和早期禁食所致的外源性葡萄糖摄入受限或不足,促使机体自身组织蛋白质分解和氨基酸糖异生作用加强,葡萄糖生成量较正常状态下增加2~3倍;但应激状态下的胰岛素抵抗和胰腺内分泌功能破坏相关的胰岛素分泌量不足,使葡萄糖代谢和利用受限,患者可出现高糖血症。

2. 脂肪 机体在应激和胰岛素分泌不足状态下,肾上腺素和去甲肾上腺素等促分解代谢激素的分泌增加,致体内脂肪动用和分解增强,脂肪成为AP时维持机体代谢的主要能量来源之一。

3. 蛋白质 为了维持脑和血细胞等组织细胞对葡萄糖的需求,机体作为适应性应答,首先动用骨骼肌蛋白质,分解所得的一部分氨基酸作为葡萄糖异生的主要来源,一部分氨基酸则用于合成参与应激状态下机体防御的急性时相反应蛋白,如C反应蛋白等;继骨骼肌被大量消耗后动用和消耗参与代谢的内脏蛋白质。重症AP的应激和持续炎症状态使体内蛋白质分解代谢远高于合成代谢,谷氨酰胺(glutamine,Gln)水平明显下降而需求增加;久而导致去脂组织减少为特征的体重减轻、低蛋白血症和多脏器功能障碍。

4. 其他营养素 如n-3多不饱和脂肪酸、谷氨酰胺、精氨酸和急性炎症期所需的多种微量营养素(维生素A、C、E、B_6、叶酸、B_{12}、泛酸以及铁和锌)水平较低时,将导致AP患者的免疫反应低下或延迟。

(三)营养支持治疗

急性胰腺炎患者若长期无经口摄入和(或)延迟启动营养支持治疗将增加患者的分解代谢、营养风险和营养不良的严重程度。临床应重视并及时予以合理的营养干预和管理。但对于重症胰腺炎患者,维持血流动力学和呼吸功能稳定,预防和治疗器官损伤及感染则优先于营养需求。

1. 营养筛查和评估 这是营养治疗的前提。应对所有胰腺炎患者在入院24~48小时内进行营养筛查和整体评估(参见本卷第三章),以明确患者的营养状况。当患者存在营养风险或以下标准中≥2项时,即需考虑或制订适当的营养支持治疗计划:①能量摄入不足;②体重下降;③骨骼肌丢失;④存在水肿或液体潴留;⑤身体功能减退,如握力或日常生活活动能力下降。在营养支持治疗过程中仍应根据病情变化和对营养支持治疗的反应等进行重复评估和调整营养干预方案。

2. 营养支持治疗原则 营养支持治疗是AP患者整体治疗的重要组成部分。AP的营养干预和管理需遵循的原则包括强化补液、将对胰腺的刺激降低到亚临床水平、保持肠黏膜屏障的完整性、减轻全身炎症反应、减少或避免医源性并发症;如导管相关性感染及避免过度喂养等。早期EN优于PN,有助维护肠黏膜屏障功能的完整性,减少肠源性感染、脓毒症相关的分解代谢和器官衰竭的风险。

3. 营养需求

(1) 能量:可通过不同方式测定或计算。基于AP尤其重症患者的病情变化快,每周都需要重新评估能量消耗和需求。

1) 间接能量测定法(indirect calorimetry,IC):是衡量成年重症患者静息能量代谢率的黄金标准。通过间接能量测定仪测得的个体静息能量消耗值可作为基础能量需求量,再根据个体病情和活动等情况增减。

2) 简易估算法:以体重为基础计算。轻症患者,初始能量供给25~30kcal(105~125kJ)/(kg·d);中、重症AP患者的能量可增至35kcal(146kJ)/(kg·d)。

(2) 蛋白质:确保足量的蛋白质供给,一般为1.2~2.0g/(kg·d),有额外丢失者,需视丢失程度额外补充。存在脏器功能障碍或衰竭的患者应根据其病情和代谢特点调整供给量(参见本卷第八章第三节)。

(3) 能量配比:总能量中,由碳水化合物(葡萄糖)和脂肪构成非蛋白质能量,两者的比例一般为2∶1,但急性胰腺炎患者可能存在血糖或血清甘油三酯水平的升高,临床可根据患者的血糖和血脂水平适当调整。蛋白质约占总能量的15%~20%。

(4) 微量营养素:可参考对健康成人的推荐营养素摄入量供给,或参考实验室检测结果调整补充剂量。

4. 膳食 减少患者的禁食持续时间和避免处于无摄入状态有益于临床结局。无营养不良及多数轻症的AP患者无需特殊营养治疗,在入院24小时或腹痛缓解后即可尝试经口摄入,包括低脂或清流质膳食,逐步过渡到固体膳食。

5. 肠内营养 营养支持治疗的途径应视患者的病情及营养状况而定,推荐首选肠内营养。

(1) 轻度和部分中度AP患者:一般不需要特殊营养治疗。

(2) 重度和部分中度(如坏死性)AP患者:早期EN优于PN。一旦完成液体复苏(24~72小时)即可经鼻胃管(幽门后)或鼻肠管开始EN,视病情可先给予滋养型喂养,再逐步达到喂养目标。重症患者早期肠内喂养有益于降低院内感染发生率、全身炎症反应持续时间和整体疾病的严重程度。

(3) 存在营养不良的AP患者:在入院24~48小时即应开始营养支持治疗,早期阶段推荐低热量营养(不超过基础能量消耗值的70%),3天后可逐渐增至80%~100%目标量;注意预防再喂养综合征(参见本卷第五章第五节)。患者若出现并发症或不能经口摄入>5~7天,都应考虑营养支持治疗。

1) 喂养方式:不能经口摄入的AP患者,如果可行并能耐受,予以肠内管饲而非PN。对于经预测需要肠内营养的重症或坏死性胰腺炎患者,可通过鼻胃管或鼻空肠管喂养。NUTIC评分≥5或NUTRIC≥5的危重症患者应尽可能在24~48小时达到并耐受能量和蛋白质的目标需求量。肠内喂养管置于十二指肠乳头以下部位时对胰腺外分泌的刺激最小。有研究提示胃喂养与空肠喂养相比,对SAP患者同样有益且耐受良好。连续输注EN优于间歇(循环)输注或分次推注方式(参见本卷第四章第二节)。

2) 配方选择:应根据病情及其稳定与否选择合适的配方制剂。标准配方制剂适合于多数AP患者。其他配方:①氨基酸或短肽配方:由于此类配方无需消化即可被吸收,且基本不刺激消化液分泌,故对AP早期或伴有消化不良的患者,选择氨基酸或短肽为氮源的配方更具优势。②添加膳食纤维的配方:对处于恢复期的中、重症AP或轻症AP伴有腹泻的患者,提供含可溶性纤维的配方有利于减少营养损失。鉴于膳食纤维可延迟胃排空,对ICU重症患者不适宜常规补充膳食纤维。③免疫增强配方:现有证据尚不足以支持AP患者在口服或肠内管饲时通过补充鱼油和(或)n-3多不饱和脂肪酸以调节炎症反应。尽管免疫增强配方在SAP的EN治疗中的应用仍值得进一步讨论,但目前美国肠内和肠外营养学会的指南并不推荐对ICU患者提供免疫营养治疗。④含MCT和低LCT的配方有助提高患者的耐受性。

6. 肠外营养　对于EN禁忌或不耐受的难治性腹痛患者,全肠外营养仍然是一种选择。与单一PN相比,EN和PN联合应用更有利于改善结果。静脉使用脂肪乳剂更为安全,可耐受;推荐使用含混合脂肪酸(如含中链甘油三酯、n-9单不饱和脂肪酸和n-3多不饱和脂肪酸)的脂肪乳剂。分解代谢增强的患者可发生谷氨酰胺缺乏,对此类患者可考虑提供谷氨酰胺0.3g/(kg·d)。

7. 监测和管理

(1) 膳食和EN的耐受性:观察患者对膳食和肠内营养的耐受性,如进食后有无恶心、呕吐、腹痛和腹胀。根据症状提供改善措施,如低脂、少量多餐或调整肠内营养液的温度、输注速度和配方。对胃排空延迟或有误吸风险的患者,可将喂养管尖端置于幽门后或空肠。对恶心、呕吐者应用止吐和(或)促胃排空药物,餐前服用止泻药可减少排便次数,促进吸收。

(2) 监测和评估:根据病情,随时或定期监测患者的血清电解质、矿物质和维生素水平。对酗酒的AP患者,需注意有无维生素B_1和叶酸缺乏。输注营养液过程中,监测和保持血糖水平8~≤10mmol/L(180mg/dl),血浆甘油三酯水平≤3mmol/L(266mg/dl)。营养治疗期间,重复评估患者的病情、胃肠功能、营养状况变化、营养治疗效果和不良反应,并据此调整营养治疗和护理方案。

二、慢性胰腺炎

慢性胰腺炎是一种进行性、不可逆的胰腺慢性炎症、纤维化和瘢痕形成的疾病;可导致胰腺外分泌、内分泌和导管细胞的损伤和功能不全。世界范围内的CP发病率为1.6~23/10万人,约36%的复发性急性胰腺炎可发展为CP。约有33%的CP患者因该疾病或并发症而失去工作能力;10年生存率约70%,20年生存率约45%。营养不良(不足)、代谢性骨病和糖尿病是CP的主要并发症;营养不良与CP死亡率的增加有关。

(一) 病因和危险因素

慢性胰腺炎的危险因素涉及多方面,主要为毒性代谢物(如酒精、吸烟、高甘油三酯血症、高钙血症)、胰腺导管或胆道阻塞、自身免疫性、特发性和基因突变;其中,常见原因是酒精过量、胆道系统疾病(主要为胆石);饮酒和吸烟对胰腺的影响有协同作用;其他还可能有营养和膳食因素,如热带性慢性胰腺炎,曾有研究认为蛋白质-能量营养不良是其诱因,微量营养素,如烟酸、β-胡萝卜素、锌、铜、镁、硒等缺乏也可能导致该病;又如非洲、南美和部分亚洲地区人群以木薯为主食,木薯的碱性代谢产物对胰腺组织有损伤作用。CP急性发作的最常见原因是持续酗酒或膳食因素。

欧美国家以酒精性胰腺炎比较多,占41%~78%;国内对慢性胰腺炎的大样本报道较少,多数报道胆石性占30%~50%,酒精性较少,还有部分原因不明。

(二) 临床表现

慢性胰腺炎的早期症状不明显;后期主要为胰腺外分泌不足(pancreatic exocrine insufficiency,PEI)和胰腺内分泌不足(pancreatic endocrine insufficiency)所致的症状。

1. 消化不良　表现为慢性腹痛、腹胀、痉挛、排便次数(粪便体积大)增加和脂肪泻;症状通常在餐后加重,特别是在进食高脂肪含量的食物后。

2. 体重减轻和营养不良　由于PEI和上述消化不良症状,患者往往会调整自己的膳食习惯,以尽量避免或减少症状,以致营养素的摄入和有效利用更少,久之出现体重减轻和营养不良。体重减轻与脂肪消化吸收不良有密切关联,表现为低体脂和肌肉质量以及较低的握力。营养不良的严重程度与两个主要因素有关:一是营养素消化吸收不良以及酗酒和疼痛相关的摄入不足导致的营养缺乏;二是与CP严重程度相关的炎症反应所致代谢活动增强。此外,可伴有实验室参数的改变,如血浆白蛋白、前白蛋白、视黄醇结合蛋白、转铁蛋白水平下降和C反应蛋白水平升高等。

3. 潜在并发症　包括胰腺假性囊肿、胆/胰管或十二指肠梗阻、血管并发症和疼痛综合征等;部分CP患者在病程后期可并发糖尿病。

(三) 营养代谢特点

胰腺功能的储备能力强大,其外分泌和内分泌功能不全的表现和程度随病因而异。尽管胰腺组织在CP早期阶段已遭到破坏,但出现严重胰腺外分泌功能不全的时间约为10年。胰腺外分泌和内分泌不足是导致CP患者体重下降、营养不良、代谢性骨病和糖尿病等营养相关并发症的主要原因。

1. 胰腺外分泌功能不全对营养代谢的影响

(1) 宏量营养素消化吸收不良：PEI 时，脂肪酶(lipase)、淀粉酶(amylase)和蛋白酶(protease)分泌不足，影响食物中脂肪、碳水化合物和蛋白质的消化吸收。

1) 脂肪：相比碳水化合物和蛋白质的消化吸收问题，脂肪吸收不良是一个更为突出的临床常见问题。脂肪吸收不良由诸多因素引起，首要原因是胰脂肪酶分泌不足。由于来自胰腺外的脂肪酶，如回肠中脂肪酶的活性仅为 1%，远不足以弥补胰脂肪酶的缺乏，故当胰脂肪酶分泌量低于正常水平的 10%以下时，即可出现明显的临床症状。此外，CP 时碳酸氢盐分泌的减少可使餐后十二指肠内 pH 降至<4，从而影响腔内脂肪酶的稳定性，促使降解速度快于其他消化酶。其二，胃排空异常缓慢或快速，未消化的营养物质进入回肠可影响胃的分泌和排空、胰腺外分泌功能和肠道转运，导致脂肪排泄于粪便。其三，胆囊收缩素(cholecystokinin，CCK)减少，损害胆囊收缩，影响脂肪吸收。严重脂肪泻者每天粪便中排泄的脂肪可高达 15g 以上。

2) 碳水化合物和蛋白质：较之脂肪吸收不良，碳水化合物和蛋白质的消化吸收问题轻得多。这是由于碳水化合物可通过来自胰腺外(唾液腺、胃和十二指肠)分泌的淀粉酶水解；而蛋白酶的分泌持续时间较脂肪酶长；加之回肠中淀粉酶和胰蛋白酶活性较高(分别为 74%和 20%～30%)，有助于碳水化合物和蛋白质消化，弥补了 PEI 状态下淀粉酶和蛋白酶的不足。

(2) 微量营养素缺乏：主要是脂溶性维生素缺乏；水溶性维生素缺乏较少见；此外，钙、镁、锌的缺乏也有报道。

1) 脂溶性维生素：脂溶性维生素(包括维生素 A、维生素 D、维生素 E、维生素 K)缺乏为继发性，其缺乏程度主要与脂肪吸收不良和脂肪泻的严重程度相关；其他因素还包括：膳食摄入不足、损失和需求增加、营养物质结合障碍和抗氧化活性改变等。维生素 D 缺乏、酗酒、吸烟和慢性炎症等因素可致骨质生成和吸收失衡，促使骨质流失，增加代谢性骨病(骨质减少、骨软化或骨质疏松症)和骨折风险。

2) 水溶性维生素：水溶性维生素如硫胺素和叶酸缺乏，较少发生。由于胰蛋白酶分泌不足，部分 CP 患者可能会出现维生素 B_{12} 缺乏。

2. 胰腺内分泌功能不全对葡萄糖代谢影响

(1) 葡萄糖耐受不良或高血糖：CP 后期，30%～50%的患者可能并发糖尿病或葡萄糖耐受不良。主要原因系胰腺组织的破坏和纤维化，胰岛细胞功能受损或丧失，胰岛素分泌不足或缺乏，影响葡萄糖代谢。其他因素有如微血管病变所致的缺血以及激素分泌减少，如胰岛素依赖型糖尿病患者可出现胰高血糖素和胰多肽调节功能受损；还有膳食因素，可能会因为吸收不良、滥用酒精和不稳定的膳食摄入而使血糖调节变得更为复杂。

(2) 低血糖危险：由于酒精摄入、吸收不良、膳食不规律和胰高血糖素生成细胞的破坏等综合作用，CP 患者的低血糖危险增加，尤应受到关注。

(四) 营养支持治疗

CP 相关的疼痛可影响患者食欲和膳食摄入，多数患者需要予以止痛剂或内镜治疗和(或)手术方法减轻疼痛。CP 的全面医疗管理涉及多学科，相关治疗原则为戒酒、止痛、膳食调整和胰酶补充。早期防治 CP 患者的营养不良对改善营养状况、身体功能和生活质量至关重要。

1. 营养筛查和评估　包括营养风险筛查和综合评价(参见本卷第三章)。

(1) 实验室和影像学检测：包括实验室相关参数(血浆蛋白质、微量营养素水平，尤其脂溶性维生素和维生素 B_{12})、体成分测定或身体组成成像[DXA 和(或)CT 扫描]等，以明确有无营养素缺乏、营养不良、骨质疏松和骨骼肌减少。

(2) 临床评价：包括常规病史和体格检查。注意营养不良相关症状的细节，包括恶心、呕吐、脂肪泻或排便频率和量，以及体重的动态变化等。

(3) 膳食摄入量评价：详细评估当前和习惯性膳食摄入量。营养摄入应结合患者的医疗和营养状况进行分析，并与特定年龄和性别的需求进行比较。营养摄入量可以通过多日膳食日记、24 小时回忆或膳食史测算。

2. 营养支持治疗原则　根据营养筛查和评估结果制订营养治疗计划。膳食调节、补充胰酶和脂溶性维生素是慢性胰腺炎营养管理的基础。部分患者需要 EN 管饲；极少数患者偶尔需要 PN；加强监测和管理，保证患者足够的摄入量。

3. 营养需求　确定能量和蛋白质的需求。CP 患者的静息能量消耗较高，约大于正常需求的 30%～50%；能量供给需达 35kcal(146kJ)/(kg・d)，蛋白质 1～2g/(kg・d)；应体现个体化，注意脂溶性维生素的补充。

(1) 膳食：提供膳食咨询，记录膳食摄入和定期评价营养状况。80%以上的 CP 患者通过正常膳食结合胰酶替代疗法(pancreatic enzyme replacement therapy，PERT)可满足能量和营养素的需求，对于食物摄入量不足或严重营养不良的患者，予以高蛋白强化食物和口服营养补充剂。以少量多频次的方式进餐，将全天膳食营养素供给量分配在 6～8 餐摄入。

鉴于传统观点的低脂膳食会减少对胰腺酶分泌的刺激，导致内源性脂肪酶分泌的不稳定，可影响胰酶补充治疗的作用；此外，限制膳食脂肪将通过减少脂肪泻而掩盖和忽视吸收不良现象。因此，只要可耐受，应保证摄入足够脂肪，多数患者能耐受脂肪占总能量的 30%～33%。随餐补充胰酶可提高脂肪吸收。若不耐受 PERT，则必须减少脂肪供给，但需确保增加其他来源的能量(碳水化合物和蛋白质)摄入，以维持等能量供给。对未接受 PERT 的 PEI 患者，适当提高膳食脂肪中的 MCT 比例有利脂肪的吸收，此因 MCTs 无需脂肪酶或胆盐即可通过空肠和回肠黏膜吸收。

鉴于 MCT 的生酮作用远强于 LCT，糖尿病患者应谨慎添加 MCT，尤其对于有酮症酸中毒风险者。此外，基于酒精摄入、吸收不良、膳食不规律和胰高血糖素生成细胞的破坏以及营养不良的综合作用，CP 患者低血糖的危险需受到关注，对此类患者，出于控制血糖目的的膳食限制不应比非CP相关糖尿病患者严格。

膳食纤维可抑制脂肪酶，应避免高膳食纤维膳食。

（2）肠内营养：约10%～15%的CP患者可能需要肠内营养补充。营养不良和膳食不能满足营养需求的患者，可通过ONS获益；约5%的患者需提供EN管饲。整蛋白型配方适用于多数CP患者，短肽和氨基酸型制剂虽利于吸收，但因其渗透压相对高于整蛋白型制剂，腹泻严重者需注意。

（3）肠外营养：对少数无法或难以控制的严重吸收不良的CP患者需要提供补充性PN（参见本卷第五章）。

（五）其他相关治疗和监管

1. 胰酶替代治疗　PERT结合营养干预是CP首选的治疗方法；可以缓解PEI引起的腹泻和消化不良。随餐服用胰酶补充剂，剂量取决于PEI的严重程度、膳食组成和体重。尽管肠溶胶囊（胰酶）能抵抗胃酸分解，但研究表明，在同时进行胃酸抑制治疗的情况下，可能更利于改善脂肪吸收。

注意评价PERT的效果和观察有无增加继发性厌食症风险的症状（疼痛、恶心和呕吐）。PERT的有效性可通过监测临床参数（体重增加、维生素水平达到长期正常化、腹部症状消失、粪便脂肪排泄减少）进行判断。

2. 血糖控制　与胰腺内分泌功能不全相关的葡萄糖耐受不良或高血糖的治疗参见本卷第九章第三节。注意监测胰源性糖尿病和新开始或增加胰岛素治疗患者的血糖水平的变化。

3. 补充微量营养素　对脂肪泻患者尤需注意补充脂溶性维生素。维生素D缺乏者，可通过口服补充或肌内注射治疗。其他，若明确存在维生素B_{12}、叶酸、锌和镁等的缺乏，应及时补充。

（曹伟新）

第六节　消化道瘘

消化道瘘（digestive tract fistula）是由多种因素导致的消化道之间、消化道与其他脏器之间或消化道与腹腔、腹壁外的不正常通道和消化液异常分流。依据消化道瘘两端开口的不同分为内瘘和外瘘。其中，与其他空腔脏器相通的称为内瘘；经瘘管与体外相通的称为外瘘。消化道瘘可存在于整个消化道的任何部位，其症状及对局部和全身的影响随瘘口的部位、大小、原发疾病和引流状况等而不同；体液丢失、感染和营养不良是共同的表现。营养不良将影响患者的免疫功能和瘘的愈合，及时、合理的营养支持治疗在消化道瘘患者的治疗中具有重要意义。

一、病因和临床表现

（一）病因

消化道瘘可由手术、外伤、肿瘤、放射线、炎症和先天性发育异常所致。男性发病率稍高。无论何种病因，手术处理不当是导致肠瘘的主要原因；约占总发病的80%；是腹部外科的严重并发症之一。

（二）临床表现

尽管消化道瘘产生的原因、类型多样，但总会造成机体内环境失衡、营养不良、感染及器官功能障碍等病理生理改变；其中，大量消化液丢失、感染、炎症、高代谢和营养不良是消化道瘘的共同危害和临床表现。

二、消化道瘘不同阶段的代谢特点和治疗原则

（一）内环境紊乱期

由于消化液的大量丢失，机体出现水、电解质和酸碱平衡紊乱。加之手术、创伤、原发疾病和消化道内容物漏出所致的机体严重应激，经神经、内分泌和细胞因子三个层面交互作用，最终导致机体出现难以遏制的高分解代谢。此阶段治疗重点应减少应激，努力维持水、电解质和酸碱平衡，合理补充营养底物；保障组织灌注良好。在内环境基本稳定基础上或同时行外科或微创操作引流。

（二）感染期

组织灌注改善和内环境稳定后控制感染（少数感染直接起始于复苏阶段，使得救治困难）和调节代谢成为重点。除外重症监治，强调及时而有效的外科引流、清除坏死组织、有效控制感染（包含清创和应用抗生素）才能最终治愈肠瘘。营养支持的目的在于配合药物、外科或其他治疗，保护和支持器官功能，防止因不当的营养供给而加重机体损害或造成不必要的负担。

（三）愈合期

内环境稳定、感染基本控制后，患者经过严重高分解代谢和器官功能损害后，机体器官功能低下、组织愈合能力差和营养不良。营养支持和恢复体能成为此阶段的治疗重点。

三、营养支持治疗

消化道瘘患者的营养支持方案依据消化道瘘的部位、类型、流量、肠道通畅情况及不同治疗阶段有所不同，应据此合理提供营养支持。

（一）营养筛查和评估

无论在何种状态下，机体营养状况筛查和评估是营养治疗的前提。应对所有肠瘘患者在入院后24～48小时内进行营养筛查和整体评估。包括疾病及相关治疗、膳食状况、人体测量参数、体格检查和器官功能等，以明确患者的营养状况及营养不良类型（参见本卷第三章）。

（二）原则

根据消化道瘘的部位、类型、流量、肠道通畅情况及不同治疗阶段制订个体化营养支持治疗计划。

（三）营养需求

1. 肠外营养　对肠瘘早期及合并严重腹腔感染、器官功能障碍的患者宜采取全肠外营养或肠外联合肠内营养。待感染得到有效引流和（或）控制，肠道功能有所恢复后适时开展肠内营养支持。通过静脉途径补充水分、电解质及营养底物，配合其他药物可有效减少消化液的分泌量，进而减少经瘘口的肠液丢失，为瘘口自愈或进一步治疗提供机会。由于长期肠外营养可能导致肠屏障功能障碍、代谢紊乱、肝功能损害及免疫力低下，应尽早开始肠内营养支持。

基于消化道瘘患者多存在创伤和感染等应激反应，机体状况也不尽相同，合适的营养物、能量及底物间的配比显得非常重要。

2. 肠内营养　根据病情和瘘的部位等因素，肠内营养可选择：①经口摄入或经鼻胃管、鼻空肠管或经胃造口或空肠造口术输注；②通过水压和片堵等方法暂时缩小或关闭瘘口，达到暂时恢复肠道完整性与连续性，实施肠内营养。

3. 膳食　尽可能缩短禁食时间和避免无摄入状态有益于临床结局。视病情瘘的部位、流量和胃肠功能等，尽早恢复经口摄入，包括合适的膳食和 ONS。

（四）其他相关治疗

主要是消化液收集-回输。充分利用消化道瘘患者的其余肠段，逐段收集-回输漏出的肠内容，经体外续接人为完成消化液和营养液的全消化道输注，从而达到充分利用每一肠段的功能，起到类似完整消化道的效果，促进营养物质的消化和吸收。

四、不同部位消化道瘘特点和营养支持治疗

（一）食管瘘

1. 病因　食管瘘（esophageal fistula）可分为先天性和后天性。先天性食管瘘是胚胎前原肠发育异常造成的一种严重的消化道畸形，少见。后天性食管瘘又因病因不同，分为良性和恶性。其中良性食管瘘的主要病因有：①外伤、食管异物或手术；②食管严重化学灼伤；③肺、支气管、气管与食管或纵隔淋巴结等的特殊感染；④自发食管破裂等。胃贲门和食管手术后食管瘘是此病的主要原因，其发生率占食管瘘的 77%。此外，气管插管或食管异物取出术等也可导致医源性食管瘘。

2. 病理生理和临床表现　因食管解剖原因，食管瘘大多发生在纵隔，累及胸腔；又由于手术入路的原因，漏出的液体常累及纵隔及右（或左侧）侧胸腔。少数同时累及胸腔及左、右侧腹腔。漏出液主要为唾液及吞咽物，反流的胆、胰液较少。食管瘘虽漏出液量较少，但常导致胸腔正压、脓胸和反常呼吸，严重影响心肺功能和排痰。若不能及时有效处理，常导致患者多器官功能障碍甚或死亡。食管瘘细菌含量多，胸腔内感染不易局限，易造成全身感染。部分患者还会出现消化液倒流入胸并进而导致难治性感染甚至危及生命。

3. 营养支持治疗　食管瘘确诊后，可置管跨过瘘口经胃或空肠内行肠内营养。对于早期消化道功能恢复不良或耐受性差的病例可行肠外或肠外联合肠内营养，以纠正负能量和负氮平衡及营养不良，增强免疫力，促进瘘愈合和疾病转归。经胃或空肠造口置管能有效避免留置鼻胃/肠管导致的咽部疼痛、恶心和呕吐等不适；有利于患者咳嗽、排痰，对减少肺部感染有益。

（二）胃瘘和小肠瘘

1. 病因

（1）胃瘘：是胃与邻近器官或腹壁间发生的非生理性沟通。胃瘘（gastric fistula）可分为外瘘和内瘘。其中，胃腔与体表直接相通或经腹腔脓肿破溃与腹外相通的称为胃外瘘；胃与另一空腔脏器借助瘘道相通的称为内瘘。胃瘘在消化道瘘中发生率不低，多因胃及周围脏器手术、外伤、感染或胃及周围器官病变引起。90%的胃瘘与手术相关。

（2）小肠瘘：多见于腹部创伤、手术后、腹/盆腔放疗、炎症性肠病、腹腔脓肿溃破、腹膜后或盆腔操作时误伤，少数见于肿瘤的直接穿破；是腹部常见并发症。仅有少数是属于先天性畸形，多见于儿童。通常，小肠瘘（small intestinal fistula）也可分为外瘘及内瘘。

2. 病理生理和临床表现

（1）胃瘘：通常位于上腹腔，因胃容量大，胃液中酸和消化酶含量高，对周围组织腐蚀性强。患者常有瘘口周围红肿、灼痛甚至出血。体液丢失严重；会导致严重的脱水和酸碱失衡、电解质紊乱。由于胃壁组织血供很好，经充分引流及瘘口处理，较易自愈。

（2）小肠瘘：肠液丢失量大，酸碱失衡和电解质紊乱严重，对周围组织腐蚀性强，引流不当易造成出血；感染性并发症出现较迟。

临床主要表现为脱水、低钾、低钠、低氯性碱中毒和营养不良，甚至影响肾脏功能和循环的稳定性。同时，因消化液中含大量蛋白及各类元素，肠液的大量丢失会导致低蛋白血症，维生素和（或）微量元素缺乏。远段肠道因瘘失用，菌群失衡，影响肠屏障功能。消化液腐蚀及外源性污染还可带来严重的污染与感染，进而导致全身性感染和多器官功能障碍。

3. 营养支持治疗　除肠外营养外，胃瘘、十二指肠瘘及高位空肠瘘可通过鼻肠管、空肠造口置管给予肠内营养。也可经瘘道向远段肠道置管或行造口实施肠内营养。

消化液丢失量大的患者，可：①给予氨基酸或短肽型肠内营养制剂；②通过逐段回输自体消化液及营养液的方法施行肠内营养。力求达到消化道基本完整，消化液大部分回吸收。

（三）结肠瘘

1. 病因　结肠因其血供、解剖和腔内容物等特点，发生瘘的机会较高；一旦发生，局部甚至全身性感染严重；还易造成内瘘；如胃结肠瘘、胰腺结肠瘘、结肠血管瘘和结肠支气管瘘等。

2. 病理生理和临床表现　结肠因肠壁薄、血供较差、细菌含量大、肠内容较稠厚等特点，多以感染为主要表现；易形成脓肿或（和）全身性感染；有时治疗困难。临床多见胸腔、双侧膈下或腹腔、直肠周围脓肿；瘘道排出粪便或粪样液体；可有肠梗阻表现。结肠瘘（colonic fistula）的部位不同临床表现也不尽相同。

（1）右半结肠瘘：排出多、较稀薄，感染容易扩散，脓肿范围较大。

（2）左半结肠瘘：感染相对较重，易穿通肌层和皮下，造成肌间或皮下感染。

（3）直肠和乙状结肠瘘：直肠和乙状结肠细菌含量高。直肠位于腹膜外，瘘部位深在，感染严重，易经腹膜外扩散。常出现严重的双膈下、双侧胸腔，甚至腹股沟或大腿感染；严重者甚至出现感染性休克。全身中毒症状明显。

3. 营养支持治疗　结肠瘘的主要问题是控制感染。

结肠瘘患者的胃和小肠功能基本完好，可以根据病情提供均衡膳食或选择合适的膳食种类。对摄入不足或存在营养风险或营养不良的患者，应予以ONS补充或EN。结肠的运动和合适的肠内容物有利于促进结肠黏膜血供、促进菌群流动和各菌群比例适当；从而有益于维护肠黏膜形态和功能的完整以及肠屏障功能的完好；对减少肠源性感染意义重大。当肠内营养不耐受或不能满足目标需要量时，考虑补充性肠外营养。

（四）胆瘘和胰瘘

1. 病因 因手术、创伤、肿瘤等造成的胆道或胰管与其他部位的异常通道称为胆瘘(biliary fistula)或胰瘘(pancreatic fistula)。胆汁或胰液经异常途径流入消化道称为内瘘；与体表相通称为外瘘。内瘘多由疾病或手术造成；外瘘多由创伤、手术或穿刺引流等操作导致。

(1) 胆瘘：常见于各种原因的肝切除、胆囊切除、胆管探查或胆肠吻合术后。国内大样本研究报道，胆囊切除术后胆瘘发生率约为1%；国外单中心研究文献报道发生率约为1.7%。多见于胆囊切除术后，占腹腔镜胆囊切除术后总并发症发生率的21%~47%。近年迟发性胆瘘受到较多关注，又称为继发性胆瘘，常发生于术后1周左右，主要与胆囊管残端结扎不牢、迷走胆管焦痂脱落或胆管术中热灼伤有关，发生率约0.3%。

(2) 胰瘘：指各种原因导致胰管破裂，胰液漏出7天以上。文献报道的胰瘘常见病因依次为重症急性胰腺炎(45%)、壶腹部周围癌(29%)、慢性胰腺炎(13%)和创伤性胰腺炎(13%)。易造成胰瘘的相关手术依次为胰腺囊肿外引流术、胰十二指肠切除术、重症急性胰腺炎清创术、胰腺远端切除术、保留十二指肠的胰头切除术和脾切除术。

2. 病理生理和临床表现 胆汁和胰液分泌量较大，内含多种电解质和消化酶。因此，胆/胰瘘的主要病理生理改变是水、电解质的丢失。在肠内容物或周围组织因子的作用下胰漏出液中的消化酶被迅速活化，侵蚀周围组织血管、破坏邻近脏器，造成组织坏死出血或继发感染；严重者可导致多器官功能障碍，甚至死亡。

3. 营养支持治疗 在胆瘘或胰瘘治疗早期，除了充分冲洗引流和控制感染，主要是阻滞大量消化酶漏出，防止漏出液的不良作用。多采用禁食和抑制胆胰分泌等治疗措施。基于该治疗可能致胃肠道功能进一步受到抑制；加之机体高代谢反应，能量消耗严重；因此，胆/胰瘘患者的营养治疗尤为重要。

(1) 早期：宜选择肠外营养，既可减轻胃肠道负担，又有助减轻局部炎症和感染风险；利于控制水、电解质和热氮量供给的平衡。

早期肠外营养应考虑患者整体情况，成人给予能量35~40kcal(146~167kJ)/(kg·d)，糖和脂肪的供能可各为非蛋白质能量的50%。能量与氮的比值为100~150kcal(420~630kJ)∶1g。适当补充维生素和微量元素。TPN期间注意定期复查血糖和电解质，及时调整胰岛素用量，避免发生代谢性并发症。

(2) 稳定期：当漏出液引流充分，生命体征基本稳定，腹腔内感染基本控制、胃肠道功能开始恢复即可尽早开始肠内营养，可从肠外联合肠内营养，逐渐过渡到全肠内营养。同时，辅以胆汁和(或)胰液的收集-回输。有证据表明胆汁、胰液的回输能有效补充机体营养物质需求，最大限度减少液体和各种元素的额外补充，还能充分利用胃肠道内外分泌功能，甚至肠道菌群的作用，有效完成胃肠道的各种反射、循环，有助于酸碱平衡和菌群稳态，改善消化道内环境。肠内营养供给宜从小量慢速(20ml/h)开始，匀速输注，逐渐递增输注速度至50~70ml/h。能量逐渐增加至2000~2500kcal/d。营养液温度可控制在40℃左右。避免过冷或过快输注引起腹泻、腹胀、脱水，甚至休克等。

临床上，消化道瘘多由于感染、炎症持续而使消耗增加；加之消化液丢失、胃肠功能下降和营养吸收不良；可致蛋白质-能量缺乏性营养不良，进一步损害机体抵抗力和组织器官功能。合理、有效的营养支持对促进消化道瘘的愈合、康复和改善预后具有重要作用。临床营养支持治疗提倡个体化方案。针对不同疾病、不同个体、不同疾病阶段提供最合适的营养治疗方案及最佳营养组合，才是提高消化道瘘治愈率，减少并发症的最佳途径。

（赵允召）

第七节 短肠综合征

短肠综合征(short bowel syndrome, SBS)是指由于手术、先天缺损或后天疾病导致的暂时或终生性的小肠吸收面积减少，在常规膳食时肠道吸收功能不足以维持机体对蛋白质-能量、水电解质和微量营养素的需求，从而出现严重腹泻、水电解质紊乱、代谢障碍和进行性营养不良的一种临床综合征。Lennard-Jones报道在英国大约每年新增SBS患者2/100万，近年来由于重症医学的进步，SBS发生率有增加趋势，可能达到2~3/100万。营养支持治疗是维护SBS患者营养和生命的重要治疗措施。Oley基金会HPN注册(Oley foundation home TPN registry)显示每年需要PN的病例数为40 000例，其中26%为SBS患者。

一、病因与临床表现

（一）病因

SBS是导致肠衰竭(intestinal failure, IF)的主要原因，约占成年人IF的3/4。成人SBS的病因主要包括术后并发症、肿瘤、放射性肠炎、肠系膜血管疾病、克罗恩病和创伤等。

（二）临床表现

SBS按小肠广泛切除的时间可分为3个阶段，即急性反应期、肠道适应期和稳定期，不同分期的临床表现各有不同。

1. 急性反应期 指小肠广泛切除术后的前1~2个月，以严重腹泻为主要特征，大便次数可达20~30次/d，大便量可达5~10L/d。大量消化液的丢失不但造成水电解质紊乱，而且使营养状况迅速恶化。此外，由于免疫功能降低，此期极易发生感染。

2. 肠道适应期 指术后的1个月到1~2年。该期腹泻仍然常见，但腹泻次数显著降低(≤10次)，腹泻量也明显减少。水和电解质的吸收可因残存小肠以及结肠功能的代偿性适应而有所好转，但营养物质吸收不良的表现却更加明显，故除腹泻外，尚有体重减轻、乏力、倦怠和全身衰弱等表现。此期，各种维生素和微量元素的缺乏也可导致相应的症状。

3. 稳定期　指肠切除1～2年后，剩余小肠有效面积代偿性增加，与患者机体代谢相适应，从而达到相对平衡，但有些患者这种平衡易被内源性或外源性因素所打破，如感染，特别是肠道感染所致腹泻等。小肠切除过多者可能无法获得长久的适应期，结果病情日益加重或反复，出现严重的营养不良，甚至死亡。

二、营养代谢特点

（一）慢性肠功能衰竭对营养素吸收影响

1. 蛋白质　蛋白质的消化始于胃和十二指肠，主要在近端小肠吸收，是所有大分子物质中受SBS的影响最小的一种。

2. 脂肪　脂肪的吸收依赖于肠道中胆汁酸的乳化作用。大量小肠（特别是回肠）的切除，使得胆汁酸的吸收和肠-肝循环发生障碍，并最终导致胆汁酸池的枯竭，SBS患者将因脂肪吸收障碍出现脂肪泻和继发性胆汁酸性腹泻（有完整结肠者）。

3. 糖类　可在整段小肠被吸收，受小肠切除影响相对较小。淀粉和可溶性纤维等多糖无法在小肠吸收，而是在结肠中被肠道菌群发酵为短链脂肪酸。因此，有完整连续结肠的SBS患者应注重碳水化合物摄入的多样性。

4. 维生素　水溶性维生素在近端小肠被吸收，其缺乏在SBS患者中较少见。脂溶性维生素的缺乏则比较常见，应注意在肠外营养中适当添加。其中，维生素A和E可通过口服补充；而维生素D因为缺乏静脉制剂且在SBS患者的肠道中吸收较差，其缺乏更为严重。

5. 微量元素　由于严重的腹泻，SBS患者微量元素的缺乏也较为常见，特别是锌的缺乏更为普遍，需要在肠外营养中适当补充，但是一定要防止过量所致的金属中毒。

（二）D-乳酸酸中毒

D-乳酸酸中毒是SBS一种少见的中枢神经系统并发症，多发生于有完整结肠的SBS患者，主要由肠道内部分乳酸杆菌发酵未被吸收的营养物质（特别是单糖）产生过量的D-乳酸，并被结肠吸收所致。发生D-乳酸酸中毒的主要临床表现包括嗜睡、意识模糊和共济失调。实验室常规检查的乳酸是L-乳酸，因此当SBS患者出现上述症状，血气分析提示AG增高型代谢性酸中毒但血清乳酸水平正常时，应高度怀疑D-乳酸酸中毒。

三、营养支持治疗

（一）营养筛查和评估

因SBS的类型、分期和并发症等的不同，患者的营养状况也各不相同。肠功能衰竭、水电解质紊乱和营养不良是其主要特征，应在营养干预前和整个过程中进行充分、全面的营养筛查和综合评估（参见本卷第三章），以便提供安全、有效的营养支持治疗和及时调整方案。

（二）原则

SBS患者的营养治疗必须以对患者的营养筛查和评定结果为基础。由于各型SBS患者的肠道吸收功能不同，营养治疗方式的选择也不尽相同，临床实际应用中需要根据SBS患者的自身特点制订个体化营养治疗方案。

（三）SBS临床分型与营养需求

SBS患者的术后恢复、残存肠道的解剖和功能以及肠外支持（parenteral support，PS）的需求等存在个体差异。为实现SBS的个体化评估与治疗，必须对SBS患者进行准确的分类。

1. 根据患者的术后恢复情况分型

（1）1型SBS：是指那些将经历短期的、自限性的、仅限于围术期的急性肠功能紊乱（如麻痹性肠梗阻）的SBS患者，此类患者只在完全康复之前需要一段有限时间的PS。

（2）2型SBS：是指那些将经历更严重的、更长时间的、病情更为复杂的、需要多学科干预和住院进行PS的术后恢复期SBS患者。此类患者通常需要长时间的PS，同时需接受肠康复治疗，以逐步恢复肠内喂养，并最终摆脱PS。

（3）3型SBS：是一种慢性的病情相对稳定的状态。在该状态下，尽管进行了最佳的肠康复治疗，患者仍然需要数月至数年甚至终生的PS，家庭肠外营养是此类患者较为合适的选择。

2. 根据患者的剩余肠道解剖分型　短肠综合征：1型为空肠造瘘患者；2型为空肠-结肠吻合患者；3型为空肠-回肠-结肠吻合患者（图6-13-1）。一般来说，3型患者预后最好；2型在临床上最多见，预后较差；1型则会出现高流量的肠液丢失，处理上最困难，预后也最差。概括而言，具有更长的残存小肠、保留结肠以及需要更少的PS/PN的SBS患者最有可能通过肠康复治疗恢复其肠道自主营养功能。

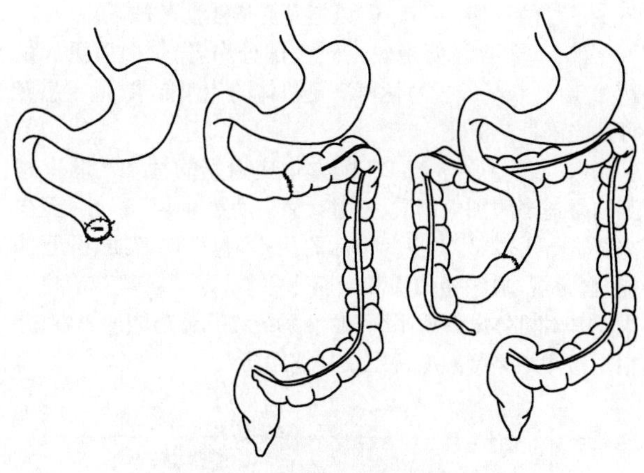

图6-13-1　短肠综合征解剖学分型

注：从左至右依次为Ⅰ型、Ⅱ型、Ⅲ型

来源：Thompson JS，et al. Current management of short bowel syndrome. Curr Probl Surg，2012.

3. 根据患者的PS/PN需求进行分型　欧洲临床营养与代谢学会慢性肠功能衰竭工作组提出了一个更加简单的基于PS的能量和体积需求的分类方法。根据患者的PS能量需求和体积需求，将患者分为16种亚型，如表6-13-1所示。

表 6-13-1 SBS 患者 PS/PN 需求分类法

需静脉补充的能量[a]/(kcal·kg^{-1})	所需的静脉补液量[b]/ml			
	≤1000	1001~2000	2001~3000	>3000
0(A)	A1	A2	A3	A4
1~10(B)	B1	B2	B3	B4
11~20(C)	C1	C2	C3	C4
>20(D)	D1	D2	D3	D4

注:[a] 按每周总能量输注量取日平均计算量。
[b]按每周总静脉补液量取日平均计算量

(四) 营养支持治疗方式

营养治疗的方式通常分为肠外营养、肠内营养和膳食。

1. 肠外营养(PN) PN 是指经静脉给予营养素的一种方法,是 SBS 患者早期的主要营养方式。PN 中含有 40 余种营养物质,不同 SBS 患者对于 PN 的总能量、总液体量、糖脂比、热氮比以及电解质和维生素的需求差别较大,因此,更推荐依据不同情况提供个体化 PN。

(1) 液体:18~60 岁患者每日液体需要量为 35ml/kg,>60 岁患者由于机体的代谢减慢,每日的液体需要量为 30ml/kg。

(2) 能量:配方中各种营养底物的供给量宜从低剂量开始,逐步增加至全量。对于病情稳定需要完全依赖 PN 的 SBS 患者,每日的能量需要量建议为 20~35kcal/kg,而在发热和感染等应激情况下可适当增加摄入量以满足代谢需要。

(3) 糖:葡萄糖是 PN 首选和主要能量来源,供给量一般从 100~150g/d 开始,占非蛋白能量的 50%~60%。对应激和糖尿病患者,需联合胰岛素控制血糖,通常 8~10g 糖加 1U 胰岛素。

(4) 脂肪:预计 PN 使用>6 个月患者,每日脂肪乳剂中的甘油三酯供给不应超过 1g/kg,必需脂肪酸的供给量不少于甘油三酯 7~10g/d,以避免必需脂肪酸缺乏。

(5) 蛋白质(氨基酸):对大部分患者,蛋白质摄入量达 0.8~1.4g/(kg·d)便可满足机体的代谢需求,危重患者可适当降低热氮比。

(6) 微量营养素:PN 配方中应根据病情和实验室检测结果适当添加电解质、微量元素以及维生素,每个月至少需要进行 1~2 次实验室指标的检查,包括电解质、肝肾功能、血常规、血浆蛋白质和血脂水平等,以了解营养治疗效果及其对机体电解质平衡、血液系统和肝肾功能的影响,并根据检测结果增减电解质及其他用药。

2. 肠内营养(EN) 基于肠屏障功能对人体的重要性以及 EN 对维护肠黏膜细胞的生长和增殖的特殊性,当前的营养支持治疗理念是“当肠道有功能,且能安全应用时,就应用它”。但在小肠广泛切除术后早期(1 个月内),应实施 TPN,从而减少消化液的丢失;1 个月后可逐渐向 EN 过度,以刺激肠黏膜的增生和代偿。

(1) 制剂选择:根据氮的来源的不同,EN 可以分为整蛋白型、短肽型和氨基酸型。整蛋白制剂的氮源为完整的蛋白质,少渣;蛋白质结构完整,口感较好,渗透压相对较低,对肠道的代偿有较强的刺激作用,适用于消化吸收功能正常或接近正常的患者。短肽类制剂的氮源为蛋白水解后形成的短肽,稍加消化即可完全吸收,无残渣,但口感差些,浓度过高易引起腹泻,部分患者使用后会出现腹胀,主要适用于消化肠道吸收功能较差的患者。氨基酸制剂的氮源为左旋氨基酸,无需消化即可直接吸收,成分明确,无残渣。缺点是口感较差,渗透压高,输注过快时易导致腹泻,适用于消化功能差或无法耐受整蛋白和短肽类制剂的患者。

(2) 应用方法:需要结合患者的偏好、疾病情况、手术方式、喂养时间长短、精神状况及胃肠道功能等多方面因素决定。主要的输注途径有经口摄入、鼻胃管或鼻肠管、胃造口或空肠造口及经肠外瘘的瘘口等。肠内营养的输注方法有一次性推注、间歇性重力滴注和连续性经泵输注 3 种方式。临床实践表明,连续性经泵输注时,营养素的消化吸收效果优于间歇性滴注,胃肠道不良反应更少。开始输注时速度宜慢,待患者胃肠道适应后逐渐加快速度,最终达到目标量。

3. 膳食 SBS 的最终治疗目标是恢复经口膳食,提供机体所需的能量和各类营养素,以维持机体日常代谢和活动。待 SBS 患者能很好适应 EN 后,根据残留肠段的长度和代偿情况,可逐渐增加日常膳食量。由 EN 过渡到日常膳食需要循序渐进,EN 制剂逐渐减量,经口膳食逐渐增加,直至完全过渡至普通膳食。合理膳食搭配,有利于机体康复,增强代偿过程,提高残存肠道吸收能力,促进小肠自主功能的恢复。

(1) 膳食原则:SBS 患者的膳食应当注意营养素的供给形式和数量。为降低其发生并发症的风险,膳食治疗的总原则是适量能量、低脂肪、少渣膳食,并且采用少量多餐的方式给予,以期尽快恢复并维持肠道功能。

(2) 优化膳食结构:SBS 患者的术后情况复杂,因此,提供的膳食应该根据患者的胃肠道结构和剩余肠道的具体情况制定,给予能够满足该患者的最优化方案(表 6-13-2)。

表 6-13-2 短肠综合征患者的营养素供给

	保留结肠	未保留结肠
碳水化合物	总能量的 50%~60%	总能量的 40%~50%
	复合碳水化合物为主	复合碳水化合物为主
	减少简单糖的摄入	避免简单糖的摄入
脂肪	总能量的 20%~30%	总能量的 30%~40%
	同时供给充足的必需脂肪酸、中链脂肪酸和长链脂肪酸	同时供给充足的必需脂肪酸、中链脂肪酸和长链脂肪酸
蛋白质	总能量的 20%	总能量的 20%
	供给高生物价蛋白	供给高生物价蛋白
膳食纤维	可溶性膳食纤维	可溶性膳食纤维
草酸	完全限制	无需限制
水分和无机盐	口服补液溶液或者低渗液(视情况而定)	口服补液溶液

SBS 的膳食治疗应该遵从循序渐进的原则，坚持逐步添加经口膳食，每次只添加一种食物种类，从无糖、等渗清流质膳食逐渐过渡到半流质膳食，直至正常膳食。在逐渐添加食物的过程中，通过观察粪便的情况判断该食物是否被患者耐受。在膳食治疗期间，做好患者的营养监测，观察和记录相关指标变化，及时调整膳食治疗方案。

四、营养相关性并发症防治

（一）肝胆系统并发症

肠外营养相关性肝损害（parenteral nutrition associated liver disease，PNALD）（参见本卷第五章第四节）/肠衰竭相关性肝损害（intestinal failure associated liver disease，IFALD）是接受 PN 治疗的 SBS 成人患者常见且严重的并发症和重要的死亡原因。流行病学调查发现，接受 PN 的成人患者的 IFALD 发病率约为 15%～40%。

1. IFALD 病因和危险因素　包括喂养能量过高（葡萄糖和氨基酸过量）、脂质过量（磷脂的堆积、过量的植物甾醇、ω-6 不饱和脂肪酸的促炎作用和抗氧化失衡）、矿物质和微量元素过量（如锰）、肠功能衰竭（肝肠循环紊乱、胆汁淤积、导管相关性感染、细菌易位）。

2. IFALD 防治　防治措施包括合理营养支持治疗、预防脓毒症、药物治疗、经皮胆道引流和肝移植等。营养支持治疗的最基本原则是避免叠加可能增加 IFALD 发病风险的因素。

（1）尽快恢复肠内喂养：由于恢复经口膳食可以逆转肝脏的病理改变，因此，强化肠康复治疗并尽快恢复肠内喂养在 IFALD 的预防和治疗中尤为重要。对存在近端肠造口的患者，尽早恢复肠道的连续性也有助于预防 IFALD 的发生。通过手术（肠道延长术）增加肠道吸收面积可帮助恢复肠内喂养，因而也可用于 IFALD 的治疗。而对于那些无法实现肠适应或者需要较长时间完成肠适应的患者，可通过周期性使用 PN 达到降低肝脏毒性应激和保护肝脏的目的。

（2）选择低 ω-6 多不饱和脂肪酸和植物甾醇含量的脂肪乳剂：治疗 IFALD 的另一重要方面是减少脂肪乳剂中 ω-6 不饱和脂肪酸和植物甾醇的量，因而富含 ω-3 不饱和脂肪酸的鱼油成了 PN 的新选择。但由于增加鱼油的使用可能存在关键脂肪酸缺乏、凝血功能障碍、感染增多等风险，临床使用仍存顾虑。

（3）预防和控制感染：预防脓毒症的关键在于防治导管相关性感染和预防小肠细菌过度增殖和细菌易位。抗生素和乙醇封堵技术对于导管感染具有良好的预防作用；专业的导管护理团队和良好的宣教也可降低感染发生率。口服抗生素治疗肠道细菌过度增殖也可显著降低脓毒症和 IFALD 的发病率。此外，益生菌在预防肠道细菌过度增殖和易位方面也有一定作用。

（4）药物或肝-肠移植：目前可用于治疗 IFALD 的药物比较有限，常用药物主要是熊去氧胆酸，其改善胆汁淤积的作用可延缓 IFALD 的进展。对于难治性的 IFALD，可以考虑进行肝脏移植或肝-肠联合移植。

（二）代谢性并发症

代谢性并发症在 SBS 患者中十分常见，主要包括水电解质代谢紊乱和 D-乳酸酸中毒等。

1. 水和电解质失衡　SBS 患者存在严重的液体丢失，需要及时补充水和电解质以防止脱水和肾功能障碍。每日的补液总量应当在一天中分散供给，避免某一段时段内集中摄入过多液体。避免饮用有利尿作用的饮料并适当增加食盐的摄入，如口服食盐胶囊；口服补液盐（oral rehydration salt，ORS）作为糖盐平衡液体，可作为 SBS 患者补充水分的首选；除了口服补液外，静脉输注生理盐水仍是 SBS 患者补充水和钠的重要途径。

2. D-乳酸酸中毒　预防 D-乳酸酸中毒的关键是限制碳水化合物的口服摄入量；治疗则以口服抗生素（甲硝唑）减少小肠细菌过度增殖或者静脉滴注醋酸盐的替代治疗为主。此外，部分含有乳酸杆菌（如嗜酸乳杆菌）的益生菌可产生 D-乳酸，应避免摄入。

（李幼生）

参考文献

1. L. kathleen Mahan，Sylvia Escott-Stump Janicel. Raymond. Krause 营养诊疗学. 第 13 版. 杜寿玢，陈伟，译. 北京：人民卫生出版社，2017.

2. 中华医学会消化病学分会. 2014 年中国胃食管反流病专家共识意见. 中华消化杂志，2014，34（10）：649-661.

3. Hunt R，Armstrong D，Katelaris P，et al. World Gastroenterology Organisation Global Guidelines：GERD Global Perspective on Gastroesophageal Reflux Disease. J Clin Gastroenterol，2017，51（6）：467-478.

4. Sethi S，Richter JE. Diet and gastroesophageal reflux disease：role in pathogenesis and management. Curr Opin Gastroenterol，2017，33（2）：107-111.

5. 中华消化杂志编委会. 消化性溃疡诊断与治疗规范（2016 年，西安）. 中华消化杂志，2016，36（8）：508-513.

6. 陈灏珠，林果为，王吉耀. 实用内科学. 第 14 版. 北京：人民卫生出版社，2013.

7. 吴孟超，吴在德. 黄家驷外科学，第 7 版，北京：人民卫生出版社，2008.

8. Racine A，Carbonnel F，Chan SS，et al. Dietary Patterns and Risk of Inflammatory Bowel Disease in Europe：Results from the EPIC Study. Inflamm Bowel Dis，2016，22（2）：345-354.

9. Forbes A，Escher J，Hébuterne X，et al. ESPEN guideline：Clinical nutrition in inflammatory bowel disease. Clin Nutr，2017，36（2）：321-347.

10. Lee D，Albenberg L，Compher C，et al. Diet in the pathogenesis and treatment of inflammatory bowel diseases. Gastroenterology，2015，48（6）：1087-1106.

11. 北京医学会肠外肠内营养学专业委员会，《慢性肝病患者肠外肠内营养支持与膳食干预专家共识》专家委员会. 慢性肝病患者肠外肠内营养支持与膳食干预专家共识. 临床肝胆病杂志，2017，33（7）：1236-1245.

12. Amodio P，Bemeur C，Butterworth R，et al. The nutritional management of hepatic encephalopathy in patients with cirrhosis：international society for hepatic encephalopathy and nitrogen metabolism consensus. Hepatology，2013，58（1）：325-336.

13. European Association for the Study of the Liver. EASL Clinical Practice Guidelines on nutrition in chronic liver disease. J Hepatol，

2019,70(1):172-193.

14. Pan LL, Li J, Shamoon M, et al. Recent Advances on Nutrition in Treatment of Acute Pancreatitis, Front. Immunol, 2017, 8:762.
15. Roberts KM, Nahikian-Nelms M, Ukleja A, et al. Nutritional Aspects of Acute Pancreatitis. Gastroenterol Clin North Am, 2018, 47(1):77-94.
16. Lodewijkx PJ, Besselink MG, Witteman BJ, et al. Nutrition in acute pancreatitis: a critical review. Expert Rev Gastroenterol Hepatol, 2016, 10(5):571-580.
17. Löhr JM, Dominguez-Munoz E, Rosendahl J, et al. United European Gastroenterology evidence-based guidelines for the diagnosis and therapy of chronic pancreatitis (HaPanEU). United European Gastroenterol Journal, 2017, 5(2):153-199.
18. Afghani E, Sinha A, Singh VK. An overview of the diagnosis and management of nutrition in chronic pancreatitis. Nutr Clin Pract, 2014, 29(3):295-311.
19. Domínguez-Muñoz JE, Phillips M. Nutritional Therapy in Chronic Pancreatitis; Gastroenterol Clin North Am, 2018, 47(1):95-106.
20. 黎介寿. 肠外瘘. 北京:人民军医出版社, 2004:22-53.
21. Badrasawi M, Shahar S, Sagap I. Nutritional Management in Enterocutaneous Fistula. What is the evidence? Malays J Med Sci, 2015, 22(4):6-16.
22. Ortiz LA, Zhang B, McCarthy MW, et al. Treatment of Enterocutaneous Fistulas, Then and Now. Nutr Clin Pract, 2017, 32(4):508-515.
23. John K DiBaise, Carol Rees Parrish, Jon S. Thompson. Short Bowel Syndrome: Practical Approach to Management. 1st Edition. Boca Raton: CRC Press, 2016.
24. Carroll RE, Benedetti E, Schowalter JP, et al. Management and complications of short bowel syndrome: an updated review. Curr Gastroenterol Rep, 2016, 18:40.
25. Pironi L, Arends J, Baxter J, et al. ESPEN endorsed recommendations. Definition and classification of intestinal failure in adults. Clin Nutr, 2015, 34(2):171-180.

第十四章 肾脏疾病的营养支持治疗

营养支持治疗是肾脏疾病一体化治疗的重要组成部分。其目的是减少尿毒症毒素产生和蓄积，保护残肾功能，延缓肾功能恶化，改善代谢紊乱，维持患者最佳营养状态，防治营养不良，减少并发症以及提高生存质量。本章涵盖临床常见各种类型肾脏疾病，包括急性肾小球肾炎、慢性肾脏病、糖尿病肾脏病、急性肾损伤、血液透析与腹膜透析以及泌尿系结石。介绍各类疾病的临床概况，着重阐述其营养代谢特点、营养治疗原则及具体实施方案。

第一节 急性肾小球肾炎

急性肾小球肾炎（acute glomerulonephritis，AGN）简称急性肾炎，是一组以急性肾炎综合征（血尿、蛋白尿、水肿和高血压）为主要临床表现的肾脏疾病，可伴一过性肾功能损害。多种病原微生物如细菌、病毒及寄生虫等均可致病，但大多数为链球菌感染后肾小球肾炎。患者的病情轻重不一，轻者可无明显临床症状，仅表现为镜下血尿，重者表现为少尿型急性肾衰竭。

一、临床表现

急性肾炎多见于儿童，男性多于女性。通常于前驱感染后1~3周（平均10天左右）起病，潜伏期相当于致病抗原初次免疫后诱导机体产生免疫复合物所需的时间，呼吸道感染者的潜伏期较皮肤感染者短。本病起病较急，病情轻重不一，轻者呈亚临床型（仅有尿常规及血清C3异常）；典型者呈急性肾炎综合征表现，重症者可发生急性肾衰竭。本病大多预后良好，常可在数月内临床自愈。

本病典型者具有以下表现：

（一）尿异常

几乎全部患者均有肾小球源性血尿，约30%患者可有肉眼血尿，常为起病首发症状和患者就诊原因。可伴有轻、中度蛋白尿，少数患者（<20%患者）可呈肾病综合征范围的大量蛋白尿。尿沉渣除红细胞外，尚可见颗粒管型和红细胞管型等。

（二）水肿

约90%患者出现水肿，典型者为晨起眼睑水肿，一般不重。水肿严重者可表现为全身凹陷性水肿。

（三）高血压

约80%患者在病初水钠潴留时，出现轻、中度高血压，利尿后血压逐渐恢复正常。少数患者出现严重高血压、高血压脑病、急性左心衰。

（四）肾功能异常

患者起病早期可因肾小球滤过率下降、钠水潴留而尿量减少（常在400~700ml/d），少数患者甚至少尿（<400ml/d）。肾功能可一过性受损，表现为轻度氮质血症。多于1~2周后尿量渐增，肾功能于数日可逐渐恢复正常。仅有极少数患者可表现为急性肾衰竭，易与急进性肾炎相混淆。

（五）充血性心力衰竭

多出现在成年及老年人，由于循环血容量急骤增加，尤其原有心脏病者，可以出现心力衰竭。可有左、右心衰竭典型表现。

（六）脑病

儿童患者较多见。可有剧烈头痛、恶心、呕吐、嗜睡、神志不清、黑矇，严重者可出现阵发性惊厥及昏迷。

（七）免疫学检查异常

起病初期血清C3及总补体下降，8周内渐恢复正常，对诊断本病意义很大。患者血清抗链球菌溶血素“O”滴度可升高，提示近期内曾有过链球菌感染。另外，部分患者起病早期循环免疫复合物及血清冷球蛋白可呈阳性。

二、营养代谢特点

（一）蛋白质代谢失调

严重者可表现为蛋白质代谢产物蓄积（氮质血症），血浆和组织必需氨基酸水平下降等。

（二）水钠潴留

由于肾小球滤过率降低导致水钠潴留，是造成水肿的主要原因。同时水钠潴留与肾素分泌过多共同导致肾性高血压发生，严重者可出现充血性心力衰竭。

（三）电解质紊乱

少尿或无尿患者易出现高钾血症；但由于利尿剂的使用，患者有可能出现低钾、低钠等电解质紊乱。

三、营养支持治疗

一般治疗主要有对症和卧床休息，正确的膳食治疗尤为重要。营养治疗的原则是不增加肾脏代谢负担，选用含必需氨基酸高的动物性食物，建议采用低盐优质低蛋白饮食以减轻肾脏负担、协助修复肾脏组织、改善肾功能。包括：

（一）能量

总能量以25~30kcal/（kg · d）计算，以碳水化合物和脂肪为主要来源。

（二）蛋白质

发病初期，为减少蛋白质代谢产物，减轻肾脏负担，饮食中应适当限制蛋白质。轻度肾功能受损患者，每天蛋白质为0.8g/(kg·d)；中、重度肾功能受损患者每天蛋白质为0.6g/(kg·d)；一旦血尿素氮、肌酐清除率接近正常，可逐渐增加蛋白质至0.8g/(kg·d)，以利于肾功能恢复。应选用含必需氨基酸丰富的优质蛋白，如鸡蛋、牛奶、畜禽肉、鱼肉、大豆及其制品等。

（三）限钠

轻度水肿和高血压患者每天食盐在5g以内，中、重度水肿，食盐每日摄入量在2~3g。除了限制食盐摄入以外，还要避免高钠食物，如咸菜、腌制食品、苏打粉等。

（四）限钾

无尿或少尿者，应限钾，限制含钾丰富的蔬菜、水果摄入，如蘑菇、马铃薯、绿叶蔬菜、鲜枣、葡萄、桂圆等。

（五）维生素

供给富含各种维生素食物，特别是B族维生素和维生素C，如蔬菜、糙米等。

（六）水

少尿和无尿时需控制液体的入量，严格记录出入液量。入液量按前一天排出量（尿量、粪便、呕吐物等）+500ml为宜。

第二节 急性肾损伤

急性肾损伤(acute kidney injury，AKI)是由多种病因引起的肾功能快速下降而出现的临床综合征。其诊断标准为：血肌酐48小时内升高≥26.5μmol/(0.3mg/dl)，或者7天内升高至≥1.5倍基础值，或者尿量<0.5ml/(kg·h)，持续>6小时。

AKI的全球发病率为2100/100万，全球每年约有200万人死于AKI。中国AKI的流行病学尚缺乏深入研究。

AKI的病因分为肾前性、肾实质性、肾后性。肾前性主要包括有效循环容量不足、血容量的相对不足、血流动力学异常。肾实质性包括血管性、肾小球疾病、急性间质性肾炎和急性肾小管坏死。肾后性主要是尿路梗阻。

AKI的临床表现分为起始期、维持期和恢复期。起始期患者通常并无明显的肾实质损伤，此时去除病因可预防AKI发生。维持期一般持续7~14天，可出现少尿(<400ml/d)或无尿(<100ml/d)。对于非少尿性AKI，预后较好。并可伴随消化、呼吸、循环、神经、血液等系统障碍，及水、电解质、酸碱平衡紊乱相关的临床症状。恢复期可出现尿量增多(对于少尿型)，可达3000~5000ml/d。恢复期持续1~3周后尿量恢复正常。肾小球滤过率约3~12个月恢复正常，肾小管功能约12个月恢复。

一、临床表现

（一）尿量减少

通常发病后数小时或数日出现少尿(<400ml/d)或无尿(<100ml/d)，但非少尿型AKI患者，尿量可正常。

（二）氮质血症

AKI时，摄入蛋白质的代谢产物不能经肾脏排泄而潴留体内，当尿素氮每天升高>25mg/dl者，称为高分解代谢。

（三）液体平衡紊乱

水钠潴留可表现为不同程度的皮下水肿或(和)体腔积液，这在临床相当常见；此时易出现血压升高、左心功能不全和脑水肿。

（四）电解质紊乱

1. 高钾血症　是AKI最严重的并发症之一和主要死亡原因，当肾小球滤过率(glomerular filtration rate，GFR)降至20~25ml/(min·1.73m²)或更低时，肾脏排钾能力逐渐下降，此时较易出现高钾血症。

2. 低钠血症　主要是严重水肿所致的稀释性低钠血症。

3. 高磷血症　是AKI常见的并发症，常见于高分解代谢或伴大量细胞坏死患者(如横纹肌溶解)。

4. 低钙血症　表现为口周感觉异常、肌肉抽搐、癫痫发作、出现幻觉和昏睡等。

5. 高镁血症　可引起心律失常。

6. 低镁血症　常见于顺铂和氨基糖苷类抗生素所致的AKI，可表现为神经肌肉痉挛、抽搐和癫痫发作。

（五）代谢性酸中毒

当GFR降低至<25ml/(min·1.73m²)(Scr>350μmol/L)时，代谢产物如磷酸、硫酸等酸性物质因肾排泄障碍而潴留，可发生高氯血症性(或正氯血症性)高阴离子间隙性代谢性酸中毒，即“尿毒症性酸中毒”。多数患者能耐受轻度慢性酸中毒，但如动脉血HCO_3^-<15mmol/L，则有较明显症状，如食欲下降、呕吐、虚弱无力、呼吸深大等。与酸中毒时体内多种酶的活性受抑制有关。

（六）消化系统

常为AKI的首发症状，主要表现为食欲下降、恶心、呕吐、腹泻；消化道出血也较常见，多由胃黏膜糜烂或应激性溃疡引起。

（七）呼吸系统

可有咳嗽、胸闷、呼吸困难；AKI时常并发严重的肺部感染，偶见急性呼吸窘迫综合征。

（八）循环系统

可有心衰、心律失常、心包炎和高血压等。

（九）血液系统

可表现为贫血、血小板减少和出血倾向。

（十）神经系统

常有反应淡漠、昏睡、谵妄、惊厥、幻觉、癫痫发作甚至昏迷等。

（十一）感染

感染是AKI常见和严重的并发症之一，感染部位多见于肺部、泌尿道和伤口等。

二、营养代谢特点

AKI目前被公认为是系统性炎症反应综合征，它不仅影响水、电解质和酸碱平衡，还影响其他很多代谢。其中包括诱导促炎症状态、激活蛋白质分解代谢、增加糖异生、抑制脂解作用和改变脂肪清除率、氧化应激，免疫活性受损，内分泌异常等。其营养代谢特点包括：

（一）蛋白质和氨基酸代谢异常

AKI会激活蛋白质的分解代谢，使骨骼肌释放出过量的氨基酸，从而增加肝脏糖异生和尿素生成。导致肌肉蛋白分解代谢加速的一个主要因素是胰岛素抵抗。胰岛素抵抗会抑制蛋白质的合成，增加蛋白质的降解。另外，酸中毒也会激活肌肉中蛋白质的分解代谢和氨基酸的氧化。导致蛋白分解代谢的其他因素包括TNF-α、IL-1、IL-6等炎症介质的释放，儿茶酚胺、胰高血糖素及糖皮质激素等具有分解代谢特性的激素分泌，甲状旁腺功能亢进的发生，生长因子敏感性的抑制和减弱，以及活化白细胞释放的蛋白酶等。最后，肾脏替代治疗（renal replacement therapy，RRT）的类型和频率也会影响蛋白质的平衡。血液透析过程中，上述分解代谢途径被激活进而蛋白质分解代谢加快，且营养底物如氨基酸以每日5～15g的总量流失。另外，蛋白质的合成也因氨基酸的利用缺陷和胰岛素抵抗受到影响。

（二）碳水化合物代谢异常

应激会导致胰岛素抵抗的发生，往往会导致骨骼肌的葡萄糖最大摄取量减少及肌肉中的糖原合成受损。AKI还会引发蛋白质分解代谢过程被释放出的氨基酸被过度转换而促进肝的糖异生。在基础状态和葡萄糖输注过程中，其内源性胰岛素分泌的速率是较低的，并且胰岛素在肝内的分解和在肾脏的降解都是减少的。对危重患者的严格血糖控制容易诱发低血糖。因此恰当的营养补充对于血糖的控制显得非常重要。

（三）脂类代谢异常

AKI患者的脂类代谢会发生明显变化，其中血浆甘油三酯、极低密度脂蛋白和低密度脂蛋白的浓度升高，总胆固醇和高密度脂蛋白的浓度降低。导致以上改变的主要原因是脂肪分解相关的酶包括外周的脂蛋白脂肪酶及肝脏的甘油三酯脂肪酶等的活性降低，导致脂类分解作用受损。AKI中受损的脂类分解作用可导致静脉输注的脂肪乳的清除延迟，脂肪乳清除率的减少超过50%。

（四）维生素、微量元素与电解质的代谢

血液净化过程会导致大量的水溶性维生素的流失，因此AKI患者血清中的水溶性维生素水平偏低。尽管脂溶性维生素不会随血液透析流失，但AKI患者血清中维生素A、E、D和活性维生素D_3的水平都偏低，唯有维生素K的水平正常甚至偏高。

关于AKI患者中微量元素的研究不多，目前可知的有AKI患者血浆中的铁、硒、锌的水平偏低，铜的水平偏高。微量营养素作为患者的防御系统，可对抗造成细胞损伤的氧自由基。但由于微量元素内稳态的主要调节器在胃肠道，AKI患者肾排泄功能又受到了损害。因此通过肠外补充微量元素会增加其中毒的风险，需谨慎使用。

AKI患者的电解质平衡受到很多因素的影响，主要包括基础疾病、高分解代谢的程度、RRT的类型和强度、药物和营养支持等。因此AKI患者电解质平衡紊乱的情况差异较大，因此对于其电解质需要量必须每天进行综合评估，据具体情况进行调整。

三、营养支持治疗

（一）营养治疗原则

AKI患者代谢环境复杂，其不仅受自身肾脏功能急性损伤影响，还受疾病过程中可能伴有的并发症以及肾脏替代治疗的方式和强度的影响，营养需求在不同患者个体间以及疾病不同阶段差异很大。其首要原则是通过合理个体化的营养治疗，减轻炎症反应和内环境紊乱，尽可能减少高分解导致的机体蛋白质消耗，防治营养不良发生，维持正常免疫功能；其次是减少尿毒症毒素蓄积，减轻肾脏负担，延缓肾脏疾病进展。

（二）能量和三大产能营养素

AKI患者的能量消耗是由潜在疾病及其并发症决定的，最佳方法是根据间接测热法确定，无法测量时可从20～25kcal/（kg·d）推荐量开始。AKI患者容易发生胰岛素抵抗，因此葡萄糖摄入量应限制在3～5g/（kg·d）。初始阶段，蛋白质给予0.6g/（kg·d），当血尿素氮维持在13.3mmol/L以下时，蛋白质摄入量可逐渐增加至0.8g/（kg·d）。对于血液透析治疗的患者，蛋白质摄入量应增加至1.0～1.2g/（kg·d）。腹膜透析治疗的患者，由于氨基酸和蛋白质双重流失，蛋白质摄入量应增加至1.2～1.3g/（kg·d）。同时应考虑患者的并发症及有无高分解代谢。对于存在高分解代谢患者，蛋白质摄入不应<0.8g/（kg·d）。

（三）维生素、微量元素和电解质

针对AKI患者维生素代谢特点，口服喂养的患者宜食用富含维生素的食物，使用肠内或肠外营养治疗的患者应注意水溶性、脂溶性维生素的补充。由于维生素C是草酸的前体，为避免继发性草酸过多症及软组织中的草酸沉积，每日维生素C的摄入量应少于250mg。另外，除了维生素K，维生素A、维生素E、维生素D和活性维生素D_3也需适时适量补充。微量元素，应根据检验结果和肾脏排泄功能谨慎决定是否进行补充。在少尿期常出现高钾血症，此时应严格限制高钾食物（如绿叶类蔬菜、土豆、菌类、香蕉等）的食用；多尿期又易出现低钾血症，应注意补钾。根据AKI患者的排尿情况、水肿程度、血钠水平和血压，应采用少盐、无盐或少钠膳食。AKI患者常出现高磷血症和低钙血症。因此应当将每日磷摄入量控制在450～700mg，增加钙的摄入。另外，在AKI的少尿期，应严格限制液体量的摄入，摄入量为前一日的尿量再加500ml。

（四）肠内营养

AKI患者营养支持治疗依然首先考虑肠内营养，配方选择不要只关注肾脏功能水平，更应考虑急性合并症的营养代谢特点和肾脏替代治疗方案对营养状况的影响，针对性合理选择肠内营养制剂。评估患者的肠道功能，根据是否存在肠道功能障碍，选择短肽配方或整蛋白配方；对于存在创伤、严重感染等高分解状态或行肾脏替代治疗，蛋白质需要量增加时可选择标准或高蛋白配方；对于容量负荷过重需限制入液量，应选择能量密度高的配方；对于存在电解质紊乱的患者，低钾低磷的肾病型配方可能临床效果和安全性更佳。肠内营养治疗途径仍首先选择口服补充，若口服补充达不到目标需要量可考虑管饲。

（五）肠外营养

对于存在肠内营养禁忌证、不能耐受肠内营养以及肠内营养达不到目标需要量需行肠外营养。AKI 患者的肠外营养推荐使用包含葡萄糖、氨基酸、脂肪乳、维生素、微量元素、电解质和胰岛素的“全合一”溶液。AKI 患者往往伴随蛋白质的高分解状态，一些对于正常人而言的非必需氨基酸则成为条件必需氨基酸，因此 AKI 建议使用平衡型氨基酸。AKI 往往存在胰岛素抵抗，葡萄糖的使用不应过量，同时注意输注速度，避免高血糖的发生。AKI 患者可能出现脂肪分解能力受损，对于外源性脂肪乳廓清能力下降。应监测血脂，根据患者脂肪廓清能力调整脂肪乳的输注剂量和速度。AKI 患者对于电解质需要量相差很大，应根据血清结果调整。肠外营养输注应以提供 50%的需求量开始，后逐步增加至目标量，以避免代谢紊乱和保证营养素的充分利用。

（六）常见并发症的营养治疗

AKI 有多种常见并发症，同样需要相应的营养治疗。如发生恶心、呕吐、消化道出血等消化系统并发症时，严重者应禁食，使用肠外营养，并注意水分和电解质的补充，防止脱水和酸中毒。当发生肺部感染、急性肺水肿的呼吸系统并发症时，如存在体液潴留，应严格控制液体摄入量；严重感染时，应增加液体供给以避免出现脱水。AKI 易发生心血管系统并发症，如高血压，需要限制钠盐的摄入；心衰则需严格限制液体量。AKI 出现神经系统并发症如意识障碍、躁动、谵妄、抽搐、昏迷时，肠内营养无法实现，须使用肠外营养。当发生出血、贫血的血液系统并发症时，需注意补充铁剂、叶酸和多种维生素，尤其是维生素 C。

四、营养状态监测和评估

对于进行营养支持的 AKI 患者，需从多方面进行更为严密的代谢生化指标的监测。当患者代谢情况不稳定时，应每天对血糖、电解质（钾、钠、氯、钙、磷、镁）、尿素氮、甘油三酯、渗透压及血气分析进行一次检测，必要时对血糖和血钾进行多次检测；每周两次对血氨、转氨酶和胆红素进行检测。当患者代谢情况稳定时，除了每天一次血糖、血钾、血尿素氮的检测以及每周三次血电解质（钠、氯、钙、磷、镁）的检测，其余指标均可每周只检测一次。对以上生化指标进行监测，可及时对营养支持方案作出调整。

第三节　糖尿病肾病

糖尿病（diabetes mellitus，DM）已成为全球性公共健康问题，现约有 2.46 亿 DM 患者，预测 2030 年，这个数据会增加到 3.70 亿人。慢性高血糖可以通过形成晚期糖基化终末产物，活化蛋白激酶 C，加速醛糖还原酶通路三条途径造成肾脏损伤。目前糖尿病已经成为导致肾功能衰竭的主要原因，约占 43.8%。2014 年美国糖尿病学会（ADA）与美国肾脏病基金会（NKF）达成共识，以 DKD（diabetic kidney disease）取代 DN（diabetic nephropathy）。DKD 是指由糖尿病引起的慢性肾病，是终末期肾脏疾病（end stage renal diseases，ESRD）的重要原因，也是 DM 患者死亡的重要原因。DKD 是糖尿病患者的主要微血管病变并发症之一，开始微量蛋白尿，以后逐渐加重变成持续大量蛋白尿，由于长期蛋白尿以及糖尿病本身的代谢失调，可以出现低蛋白血症、水肿等肾病综合征样的表现，出现显性蛋白尿后，肾小球滤过率下降、血压升高，并迅速恶化成肾衰竭。高血糖、高血压、高血脂和蛋白尿是 DKD 进展的危险因素。

根据 DKD 的病理生理特点可分为 5 期：

1 期：肾小球高滤过，肾脏体积增大；

2 期：间断微量白蛋白尿，患者休息时晨尿或 ACR 正常；病理检查可发现肾小球基底膜轻度增厚及系膜基质轻度增宽；

3 期：早期糖尿病肾病期，以持续性微量白蛋白尿为标志，ACR<300mg/g；病理检查肾小球基底膜增厚或系膜基质增宽明显，小动脉壁出现玻璃样变；

4 期：临床糖尿病肾病期，显性白蛋白尿，ACR300mg/g，可表现为肾病综合征；病理检查肾小球病变更重，部分肾小球硬化，灶状肾小管萎缩及间质纤维化；

5 期：肾衰竭期。

一、临床表现

（一）蛋白尿

早期仅微量白蛋白尿，微量蛋白尿，后发展为大量蛋白尿；蛋白尿从间歇性逐渐发展为持续性。

（二）水肿

早期可无水肿，随着尿蛋白的增多，水肿逐步加重，严重水肿多为疾病进展至晚期的表现。

（三）高血压

T2DM 患者合并高血压的比率高，可出现不同程度高血压。

（四）肾衰竭

进展快慢差异很大，部分患者肾脏病变进展缓慢，但有部分患者肾功能逐步恶化，最终出现尿毒症。

（五）贫血

主要表现为肾性贫血和出血倾向。多数患者均有轻、中度贫血，主要由于肾组织分泌促红细胞生成素减少，故称为肾性贫血。

（六）常见并发症

常合并心力衰竭、冠心病、心肌梗死、周围神经病变、周围动脉硬化和视网膜病变等。

二、营养代谢特点

（一）糖代谢异常

DKD 患者在 20ml/（min·1.73m^2）<GFR<60ml/（min·1.73m^2）时，胰岛素以及一些降糖药物的清除率下降，胰岛素半衰期延长，低血糖发生风险增加。同时，在肾功能受损时，肾脏糖异生减少，也容易出现低血糖。

（二）蛋白质代谢异常

DKD 患者蛋白质合成减少、分解增加以及尿蛋白丢失容易导致低白蛋白血症、免疫力低下。对于慢性肾衰患者由于存在代谢产物蓄积以及内分泌紊乱往往存在明显的胰岛素抵抗，尿毒症患者胰岛素的敏感性下降 60%；尿毒症导致厌食和体重减轻，多伴有肌肉分解。

（三）脂代谢紊乱

由于胰岛素分泌缺陷、脂肪分解增加、血中游离脂肪酸增加、脂肪氧化障碍、血脂升高，特别是伴有大量蛋白尿的 DKD 患者容易出现肾病综合征样表现，加重血脂异常。

（四）维生素

伴有多尿者，矿物质和水溶性维生素的丢失增多，一般认为 DKD 患者存在水溶性维生素和维生素 D 的缺乏，而脂溶性维生素 E、维生素 A 正常或者升高。

三、营养支持治疗

（一）营养治疗原则

DKD 营养治疗的总原则是通过饮食营养管理改善高血糖、血脂紊乱、高血压，减少蛋白尿，减轻炎症反应和氧化应激，延缓肾脏疾病的进展，提高药物治疗作用；减轻代谢废物的蓄积和内环境紊乱；防治营养不良，减少并发症以及提高生存质量。

（二）营养治疗方法

1. 控制血糖　良好的血糖控制有助于预防包括 DKD 在内的各种并发症和延缓 DKD 的进展。高血糖是早期 DKD 肾小球高滤过率的主要原因，强化血糖控制有助于缓解这种高滤过状态，降低 DKD 进展的风险。对于 DKD 通过能量交换份、碳水化合物计数法以及低血糖负荷饮食来优化血糖是营养治疗的重要措施。DKD 早期能量需求为 25~35kcal/(kg·d)，对于肥胖患者，能量适当减少。随着疾病进展，需要注意营养不良和瘦体组织丢失，推荐更高的能量需求 30~35kcal/(kg·d) 以维持氮平衡、血白蛋白和体成分测量指标的稳定，其中碳水化合物占总供能比 45%~60%，推荐营养素密度高的碳水化合物来源食物（如全谷类、蔬菜）。由于膳食纤维有利于延缓碳水化合物的吸收，有利于血糖控制和心血管健康，鼓励增加膳食纤维的摄入，达到每日 15~25g/1000kcal。随着 GFR 降低，在 CKD4~5 期时需要调整食物的种类和数量来控制钾和磷的摄入。由于低升糖指数和富含膳食纤维的食物也往往同时富含钾，因此可以选择：如西蓝花、香菇、番茄、生菜、冬瓜、小白菜等含钾低而膳食纤维丰富的蔬菜和水果。如果仍不能满足膳食纤维的需求量，可补充膳食纤维粉。当 GFR<50ml/(min·1.73m²) 时，由于胰岛素从肾脏排泄减少，需警惕低血糖的发生，胰岛素需要剂量可减少 20%；当 GFR<10ml/(min·1.73m²) 时，注射的胰岛素需要剂量减少 50%。

许多 DM 患者会采取低碳水化合物高蛋白质高脂肪比例饮食模式来控制血糖，平均蛋白质的摄入量可以达到 1.0~1.4kcal/(kg·d)。虽然这种饮食模式有利于血糖的平稳，但对 DKD 患者应该避免，特别是过多的动物蛋白。高蛋白质饮食可以促使肾小球高滤过和毒素蓄积，同时饮食酸负荷过重可加速 DKD 的进展。2012 年，KDOQI 指南推荐非透析 CKD 的患者每天蛋白质摄入量减少到 0.8g/(kg·d)，应该避免蛋白质摄入量>1.3g/(kg·d)，透析时推荐 1.2~1.3g/(kg·d)。当蛋白摄入量≤0.7g/(kg·d)，蛋白营养不良的发生风险增加，因此不推荐。蛋白质来源的种类也会影响肾脏血流动力学，研究表明对肾小球滤过率的影响大小依次排序为：牛肉>禽肉>鱼>植物蛋白。和动物蛋白相比，大豆蛋白具有降低肾小球高滤过，减少肾脏血流量和降低微量蛋白尿的作用。因此，在 DKD 较早期，在没有钾、磷的限制和贫血的情况下可优先选择大豆蛋白，避免摄入过多的动物蛋白。由于 DKD 患者蛋白供能受限，可利用单不饱和脂肪酸提高脂肪供能比更有利于控制血糖，对血脂影响也较小，同时也不增加磷、钾以及蛋白负荷。

2. 控制血压　严格控制血压可以延缓肾功能的下降达到 40%~70%。KDOQI 推荐对于 DKD1~4 期患者，血压应该控制在<130/80mmHg；对于伴有蛋白尿>1g 的患者，血压应该控制在<120/80mmHg。服用肾素-血管紧张素系统（rennin angiotensin system，RAS）阻断剂患者要根据血钾注意避免含钾高的食物。过多钠的摄入会升高血压、加重蛋白尿以及降低肾素-血管紧张素 RAS 阻断剂的疗效，因此应该积极限制钠盐的摄入，钠摄入量应低于 2000mg/d。DASH 饮食鼓励水果、蔬菜、低脂奶类、禽类、鱼和坚果的摄入，这种饮食模式可以平均降低血压 11.6/3.5mmHg。由于 DASH 饮食富含钾和磷，比较适合不需要控制钾和磷的早期 DKD 患者（如Ⅰ期和Ⅱ的患者）。对于后期的 DKD 患者则需要在 DASH 饮食模式上进行修改以限制钾和磷的摄入。

3. 控制血脂　T_2DM 患者常常伴有高三酰甘油血症，与血糖控制不佳有关。同时，DKD 因为尿白蛋白的丢失进一步促进了已存的血脂异常。对于 DKD 患者，高血脂不仅是 GFR 下降的危险因素，还与心血管并发症密切相关。对于 DKD 患者，除了采用控制总能量、低血糖负荷饮食和运动外，良好的血脂控制还需要脂肪供能比<30%~35%，饱和脂肪酸和反式脂肪酸的摄入<7%，用瘦肉、禽肉、鱼和低脂奶替代高脂肪的动物蛋白。口服补充 ω-3 脂肪酸制剂或者每周 2~3 次的富含 ω-3 脂肪酸的海鱼以补充 ω-3 脂肪酸以及补充植物固醇和可溶性膳食纤维（如 β-葡聚糖）可以改善血脂，降低心血管死亡风险。限制饮酒，女性<25g/d，男性<30g/d。

4. 适当蛋白质供给，减少蛋白尿　除了高血糖、高血压与蛋白尿有关外，高蛋白质饮食、肥胖与尿白蛋白排泄率增高有关，因此除了严格控制血糖、血脂、血压和禁烟，控制蛋白质的摄入和维持健康体质量是减少蛋白尿和延缓 DKD 进展的重要措施。低蛋白质饮食[0.7g/(kg·d)]和常规蛋白质饮食[1.0~1.4g/(kg·d)]相比，有助于降低大量蛋白尿。但不应过度限制蛋白质摄入，当蛋白摄入降至 0.68g/(kg·d) 时低白蛋白血症发生率明显增加，营养不良的发生风险高，从而导致死亡的风险增加。因此，应避免蛋白质摄入量≤0.7g/(kg·d)。对于肥胖的患者，控制体质量也有利于减少蛋白尿。对于 DKD Ⅰ、Ⅱ和Ⅲ期的肥胖 CKD 患者，推荐减轻 5%~10% 体质量。建议每日减少总热量 500~1000kcal，建议避免高脂和高糖食物，减少总热量的摄入，并结合适度运动锻炼（每日 30 分钟以上，一周至少 5 天）。但高蛋白饮食模式（蛋白供能>20% 供能）是不推荐的。

5. 减少炎症反应和氧化应激　晚期糖基化终末产物（AGEs）可以和信号蛋白结合后改变细胞的结构和功能，促进炎症反应和氧化应激，促进肾脏疾病的进展和心血管疾病的发生。AGEs 可以通过进食摄入或者代谢产生，在高血糖和毒素蓄积时，机体的 AGEs 合成加速。食物在高温煎、烤和炸时，AGEs 的合成增加，而改变烹调模式（如煮、蒸方式）可以减少血清 AGEs 的水平，从而减少炎症反应。另外增加富含抗氧化物质的食物可以减轻炎症反应和氧化应激，可能对延缓 DKD 进展有益。

四、营养状态监测和评估

对于 DKD 患者，饮食生活方式的改变是一种挑战（如液体负荷过多、高血钾、高血磷和营养不良的发生）。因此，DKD 每个阶段均需要营养师的介入来指导和宣教以提高患者的依从性，从而维持机体蛋白质和水电解质的平衡。通过健康的饮食模式促进血糖、血脂、血压达标以及减少蛋白尿，维持理想体重有助于延缓肾病进展，提高药物治疗效果。DKD 患者营养状态的监测和评估方法同非糖尿病的 CKD 患者。

第四节　慢性肾脏病

慢性肾脏病（chronic kidney disease，CKD）是指肾脏损害和（或）GFR 下降［<60ml/（min·1.73m²）］超过 3 个月。肾脏损害是指肾脏结构和功能异常，包括血和（或）尿液成分异常及影像学检查异常，肾组织出现病理形态学改变。改善全球肾脏病预后组织（kidney disease：improving global outcomes，KDIGO）基于 GFR 提出 CKD 的分期见表 6-14-1。

表 6-14-1　CKD 分期

GFR 分期		GFR/ml·(min·1.73m^2)$^{-1}$	描述
G1		≥90	正常或者升高
G2		60~89	轻度下降
G3	3a	45~59	轻中度下降
	3b	30~44	中重度下降
G4		15~29	严重下降
G5		<15 或肾替代治疗	肾衰竭

流行病学研究提示世界范围内 CKD 的患病率逐年增加，我国 CKD 患病率高达 10.8%，知晓率却为 0.5%。完善 CKD 的诊断，提高人群 CKD 的知晓率，早期防治 CKD 尤为重要。

当 CKD 患者进行替代治疗时，其营养特点及营养治疗有明显的变化，见本章第五节。

一、临床表现

CKD 不同阶段临床表现各不相同，在 CKD1 期和 2 期，患者可无任何症状，或仅有轻微乏力、腰酸和夜尿增多等；少数患者有食欲下降、轻度贫血等。CKD3 期后，上述症状可加重，可出现高血压、心衰、酸碱平衡紊乱、电解质紊乱、消化道症状、贫血、矿物质-骨代谢异常、中枢神经系统障碍等。

（一）水、电解质代谢紊乱

CKD4~5 期时常出现各种电解质代谢紊乱和酸碱平衡失调，其中以代谢性酸中毒、水钠平衡紊乱和高钾血症最为常见。还有高钙或低钙血症、高磷血症、高镁或低镁血症等。

（二）消化系统

主要表现为食欲下降、恶心、呕吐、口腔有尿素味。消化道出血也较常见，其发生率比正常人明显增高，多是由于胃黏膜糜烂或消化性溃疡所致。

（三）心血管系统

心血管病变是 CKD 患者的常见并发症和最主要的死因。尤其进入终末期肾病阶段，患者心血管不良事件及动脉粥样硬化性心血管病比普通人群约高 15~20 倍。死亡率进一步增高（占尿毒症死因的 45%~60%）。主要表现为高血压和左心室肥厚、心力衰竭、尿毒症性心肌病、心包病变、血管钙化和动脉粥样硬化等。

（四）呼吸系统

体液过多或酸中毒时均可出现气短，严重酸中毒可致呼吸深大。体液过多、心功能不全可引起肺水肿或胸腔积液。由尿毒症毒素诱发的肺泡毛细血管渗透性增加、肺充血可引起“尿毒症肺水肿”，此时肺部 X 线检查可出现“蝴蝶翼”征，及时利尿或透析可迅速改善上述症状。

（五）血液系统

主要表现为肾性贫血和出血倾向。多数患者均有轻、中度贫血，主要由于肾组织分泌促红细胞生成素减少，故称为肾性贫血；如同时伴有缺铁、营养不良、出血等因素，可加重贫血程度。CKD5 期患者可有出血倾向，多与血小板功能降低有关，有轻度出血倾向者可出现皮下或黏膜出血点、瘀斑，重者则可发生胃肠道出血、脑出血等。

（六）神经系统

早期可有疲乏、失眠、注意力不集中等。其后会出现性格改变、抑郁、记忆力减退、判断力降低。尿毒症时常有反应淡漠、谵妄、惊厥、幻觉、昏迷、精神异常等。周围神经病变也很常见，感觉神经障碍更为显著，最常见的是肢端袜套样分布的感觉丧失，也可有肢体麻木、烧灼感或疼痛感、深反射迟钝或消失，并可有神经肌肉兴奋性增加，如肌肉震颤、痉挛、不宁腿综合征，以及肌萎缩、肌无力等。

（七）骨骼

CKD 患者常存在钙、磷等矿物质代谢及内分泌功能紊乱，导致矿物质异常、骨病、血管钙化等临床综合征，称之为慢性肾脏病-矿物质和骨异常（CKD-MBD）。包括高转化性骨病、低转化性骨病（包括骨软化症和骨再生不良）和混合性骨病。可出现骨痛、行走不便和自发性骨折。

二、营养代谢特点

（一）蛋白质代谢异常

随着 GFR 下降，肾功能的丢失，蛋白质的代谢产物在体内蓄积，包括尿素氮、肌酐、胍类、胺类、吲哚等。高蛋白饮食易导致残余肾功能丧失、高磷血症和继发性甲旁亢、代谢性酸中毒，而低蛋白饮食可以减轻氮质血症、改善代谢紊乱、降低肾小球的高滤过，从而延缓慢性肾脏病的进展。

CKD4～5 期往往还存在多种代谢异常，必需氨基酸/非必需氨基酸比例下降，主要特征为支链氨基酸不足。CKD 患者由于多种原因导致食欲减退；蛋白尿又加剧了机体蛋白质的丢失；代谢性酸中毒、微炎症状态、内分泌紊乱等导致机体蛋白质合成减少，分解增加。因此不合理的低蛋白饮食也可能带来营养不良以及死亡率的增加。

（二）脂质代谢异常

CKD 患者存在轻微的胰岛素抵抗和甲状旁腺功能亢进，这两者可直接降低脂肪代谢酶的活性，从而影响脂质代谢，出现高脂血症。CKD 的高脂血症主要表现为甘油三酯、脂蛋白残余颗粒增高、脂蛋白 a（LP-a）升高、高密度脂蛋白胆固醇（HDL-C）降低和低密度脂蛋白胆固醇（LDL-C）升高。

（三）糖代谢异常

由于肾功能减退、代谢产物潴留，从而影响组织对糖的利用或产生胰岛素抵抗，CKD 患者可出现糖耐量减低或高糖血症；但如果摄入不足，也可出现低血糖。

（四）维生素和矿物质代谢异常

一方面，疾病和饮食限制易导致患者食欲下降，维生素摄入不足；另一方面，肾小球损害以及免疫抑制剂、镇静药等药物影响维生素的吸收和活性，患者常常有不同程度的维生素缺乏，其中尤以 B 族维生素、维生素 C 等水溶性维生素缺乏最为突出。其他矿物质如微量元素铁、锌、硒等也存在缺乏及代谢异常。

（五）水、电解质代谢异常

部分患者由于尿中蛋白的丢失以及激素的应用，容易出现水钠潴留。特别是当肾小球滤过率进行性下降时，尿钾、尿磷排出减少，易出现高钾、高磷血症。

三、营养支持治疗

慢性肾脏病营养治疗的主要目的在于保持机体良好的营养状态，减少含氮废物的堆积和代谢紊乱，阻止或延缓肾功能恶化进程。由于 CKD 在病程各期症状不同，营养治疗应密切结合病情变化，调整饮食配方，以利于病情稳定和促进康复。

（一）CKD 患者膳食指导原则

1. 适当限制蛋白质摄入，保证充足能量摄入　根据肾小球滤过率给予合适量的蛋白质，保证充足能量摄入，以防止营养不良发生。根据代谢异常，尽可能选择多样化、营养合理的食物。

2. 合理计划餐次及能量、蛋白质分配　定时定量进餐，早、中、晚三餐的能量可占总能量 20%～30%、30%～35%、30%～35%。均匀分配三餐食物中的蛋白质。为保证摄取能量充足，可在三餐间增加点心，占总能量的 5%～10%。

3. 膳食计划及营养教育个体化　应根据患者生活方式、CKD 分期及营养状况、经济条件等进行个体化膳食安排和相应的营养教育。

4. 食物选择

（1）为限制蛋白质的摄入，应限制米类、面类等植物蛋白质的摄入量。可采用淀粉（如麦淀粉、玉米淀粉等）、粉丝、藕粉、薯类等，或低蛋白米作为主食部分代替普通米、面类，将适量的奶类、蛋类、各种肉类、大豆蛋白等优质蛋白质的食品作为蛋白质的主要来源。

（2）当病情需要限制含磷高的食品时，应慎选动物肝脏、奶类、菌藻类、豆类、坚果类、肉汤、各种含磷的加工食品（如加工肉类、快餐食品、速食食品、某些碳酸饮料等）。

（3）当病情需要限制高嘌呤食物时，应慎选动物内脏、肉汤和海鲜、大量果汁饮料等，因其在代谢过程中产生的嘌呤会加重肾脏负担。另外，CKD 患者忌食辛辣、刺激食品及调味品。

（4）当病情需要限制含钾高的食品时，应慎选水果、马铃薯、绿叶蔬菜等。

（5）当患者能量摄入不足时，可在食物中增加部分碳水化合物及植物油，以达到所需能量。

（二）CKD 患者能量和营养素推荐摄入量

1. 能量　CKD1～3 期患者，能量摄入以达到和维持目标体重为准。目标体重可以参考国际推荐适用于东方人的标准体重计算方法：（男性）标准体重＝（身高 cm－100）×0.9（kg）；（女性）标准体重＝（身高 cm－100）×0.9（kg）－2.5（kg）。当体重下降或出现其他营养不良表现时，还应增加能量供给。对于 CKD4～5 期患者，在限制蛋白质摄入量的同时要保证充足能量供应，能量摄入需维持在 35kcal/（kg·d）（年龄≤60 岁）或 30～35kcal/（kg·d）（年龄>60 岁）。再根据患者的身高、体重、性别、年龄、活动量、饮食史、合并疾病及应激状况进行调整。

2. 蛋白质　CKD1～2 期患者，不论是否患有糖尿病，蛋白质摄入推荐量为 0.8～1.0g/（kg·d）。对于 CKD 3～5 期患者，推荐量为 0.6～0.8g/（kg·d）。其中至少 50% 来自优质蛋白质。可同时补充复方 α-酮酸制剂 0.075～0.12g/（kg·d）。再根据患者的年龄、合并疾病及应激状况进行调整。

3. 脂肪　CKD 患者每日脂肪供能比 25%～35%，其中饱和脂肪酸不超过 7%，反式脂肪酸不超过 1%。可适当提高ω-3 脂肪酸和单不饱和脂肪酸摄入量。

4. 碳水化合物　在合理摄入总能量的基础上适当提高碳水化合物的摄入量，供能比应为 55%～65%。有糖代谢异常者应限制精制糖摄入。

5. 矿物质　钠摄入量应低于 2000mg/d，磷摄入量应低于 800mg/d，钙摄入量不应超过 2000mg/d。对磷摄入的限制有助于避免残余肾功能的下降。当 CKD 患者出现高钾血症时应限制钾的摄入。当出现贫血时，应补充含铁量高的食物。其他微量元素以维持血液中正常范围为宜，避免发生血液电解质异常。

6. 维生素　长期接受治疗的 CKD 患者需适量补充维生素 D，以改善矿物质和骨代谢异常。必要时可选择推荐摄入量范围内的多种维生素制剂，以补充日常膳食之不足，防止维生素缺乏。

7. 膳食纤维　根据每日摄入能量，推荐膳食纤维摄入量 14g/1000kcal。

8. 液体　CKD 患者出现少尿（每日尿液量<400ml）或合并严重心血管疾病、水肿时需适当限制水的摄入量，以维

持出入量平衡。

(三) CKD 患者膳食处方的制定

充分考虑患者饮食喜好、社会经济状况、食欲、临床用药等潜在影响因素,结合膳食调查和营养评估结果,制订个性化营养支持方案。采用五步法,根据患者身高、体重、活动强度、CKD 分期等,计算患者每日需要总能量及蛋白质,并按肾脏病食物交换份计算出各类食物份数,最终分配至全日各餐,可参见慢性肾脏病患者膳食指导卫生行业标准。

(四) 特殊医学用途配方食品的合理应用

对于经饮食教育仍达不到营养需要量或存在营养不良的患者,建议口服补充特殊医学用途配方食品(foods for special medical purpose,FSMP)。FSMP 是指为了满足进食受限、消化吸收障碍、代谢紊乱或特定疾病状态人群对营养素或膳食的特殊需要,专门加工配制而成的配方食品。CKD 患者常用的 FSMP 包括低蛋白型肾脏疾病全营养配方食品、可溶性膳食纤维、乳清蛋白、微量元素、维生素、益生菌、鱼油、脂肪等组件。对于口服补充 FSMP 仍达不到目标营养需要量的,可予以管饲。必要时予以补充性肠外营养。

四、营养状态监测和营养评估

CKD3~5 期患者受疾病和营养素摄入限制的影响易发生营养不良,应定期监测患者营养状态。在控制蛋白质摄入时,应对患者的依从性及营养状况进行密切监测,防止营养不良发生。如果已有营养不良建议最好每周进行一次监测。

(一) 饮食依从性监测

应定期检测患者 24 小时尿尿素排泄量以评估患者蛋白质实际入量,保持氮平衡状态。采用三日膳食回顾法定期评估膳食摄入能量及营养素量。

(二) 营养状态评估

定期采用多种方法监测患者营养状况并综合分析,包括人体测量,如体重、体质指数、肱三头肌皮褶厚度和上臂肌围以及握力、小腿围等;人体成分组成分析;常用生化指标,包括血清总蛋白、白蛋白、前白蛋白及总胆固醇等;综合评估法,如肾脏病改良 SGA 等进行综合评估。

五、CKD 患者饮食的长期管理

CKD 管理是指对 CKD 及其风险因素进行定期检测,连续监测,评估与综合干预管理的医学行为及过程。主要内涵包括:CKD 早期筛查、风险预测,预警与综合干预以及 CKD 人群的综合管理,CKD 管理效果评估等。CKD 患者的营养管理是 CKD 管理的核心,是延缓 CKD 进展和改善预后的一个重要措施。多学科团队(multidisciplinary teamwork,MDT)严格上讲应该是跨学科整合管理模式(interdisciplinary integrated management),是指在 CKD 的营养管理中,针对 CKD 患者的营养状况、疾病特点、心理和社会环境等问题及影响因素,根据"生物-心理-社会-环境-工程"的医学模式,由营养师,肾内科医师、心血管、内分泌和呼吸科等医师、护理人员、心理学家、物理治疗师和社会义工等组成的多学科团队,通过评估患者的营养状况、心理和社会状况,制定个性化的饮食和营养管理计划;并通过教育、行为控制和增加患者的主观能动性参与营养治疗和管理。构建肾病营养管理多学科团队十分必要,通过团队成员的主动式、整合性介入,为 CKD 患者提供具有实证医学的、高品质的营养照护,提高 CKD 患者对营养与疾病的认识,消除或减少不利于 CKD 进展的膳食营养因素,改善营养状况,预防营养不良的发生。

第五节　血液透析与腹膜透析

当 CKD 患者 GFR<10ml/(min·1.73m^2)并有明显尿毒症表现,经治疗不能缓解时,则应进行肾脏替代治疗。肾脏替代治疗包括血液透析、腹膜透析和肾脏移植。其中血液透析是通过化学性半透膜两侧血液和透析液的物质交换,清除血液中的有害物质,调节水、电解质平衡,稳定内环境。腹膜透析利用腹膜作为透析膜,通过弥散和超滤作用,清除体内过多水分和毒素。透析治疗在纠正尿毒症患者体内酸碱平衡和电解质紊乱的同时,人体中一些营养物质也不可避免地被滤出体外,营养物质的大量流失使得患者容易出现营养不良,部分患者甚至因此而死亡。营养不良普遍存在于维持性透析患者中,与患者的预后密切相关。透析患者的营养治疗不仅要纠正营养不良,又要防止代谢产物过度蓄积,保持内环境平衡,使体内电解质、酸碱、微量元素接近正常,增加患者抗病能力,增强体质减少并发症,提高生活质量,恢复工作能力,回归社会。

一、临床表现

(一) 血液透析

血液透析(hemodialysis,HD)是急慢性肾功能衰竭患者肾脏替代治疗方式之一。它通过将体内血液引流至体外,借助透析器,通过弥散、超滤、吸附和对流原理进行物质交换,清除体内的代谢废物、维持电解质和酸碱平衡;同时清除体内过多的水分,并将经过净化的血液回输的整个过程称为血液透析。血液透析患者透析过程中可出现急性并发症和远期并发症。急性并发症主要包括:

1. 首次使用综合征　多发生于透析开始后数分钟至 30 分钟,可有灼热、呼吸困难、窒息濒死感、瘙痒、荨麻疹、腹部绞痛、腹泻等症状。

2. 失衡综合征　是由于透析过程中血液中的溶质浓度极速降低,使血液和脑组织间产生渗透压差所致。轻者有头痛、烦躁不安、恶心呕吐和肌肉痉挛,重者可发生定向障碍、癫痫及昏迷,常伴有脑电图改变。

3. 透析低血压　多发生于超滤量过度,血容量不足,应用降压药物等。

4. 透析中高血压　多由于水钠潴留、容量控制不当或肾素血管紧张素升高等因素引起。

5. 心律失常　发生原因主要有冠心病、心力衰竭、电解质紊乱、尿毒症心肌病、贫血和低氧血症。

6. 发热　多由于致热源反应或感染所引起。

7. 肌肉痉挛　多由于低血压、超滤过度所引起。

8. 溶血　与透析液温度过高、低渗血症有关。表现为静脉血路中血液呈葡萄酒色,患者出现胸痛、气短、背痛、血细胞比容下降、血浆变为粉红色。

远期并发症包括：

1. 电解质和酸碱代谢紊乱　主要表现为代谢性酸中毒和高钾血症。

2. 心血管系统并发症　透析低血压、透析高血压、心律失常和心力衰竭等。

3. 血液系统并发症　出凝血异常、贫血、粒细胞、单核细胞、淋巴细胞功能受抑。

4. 神经系统并发症。

5. 骨病和甲状旁腺功能亢进。

6. 代谢异常和营养不良。

7. 透析相关淀粉样变(DRA)是长期血液透析患者最常见的、致残性并发症。淀粉样沉积主要发生于骨关节及其周围软组织，导致腕管综合征、慢性关节病，最近也有沉积胸膜的报道。

8. 肝炎及其他并发症如透析腹水、肺水肿获得性肾囊肿、精神异常等。

(二) 腹膜透析

腹膜透析(peritoneal dialysis，PD)是利用腹膜的半透膜特性，向腹腔内灌入一定量的生理性腹膜透析液，通过弥散、对流和渗透的原理，清除体内的代谢废物和过多水分，纠正电解质和酸碱失衡，以维持机体内环境稳定。常见的并发症有：

1. 腹膜炎　是腹膜透析中最常见的并发症，其发生与无菌操作不严格、切口及管道感染、免疫力低下、透析液污染、高龄等因素有关。可分为细菌性、真菌性、化学性腹膜炎等。

2. 代谢性并发症　①水电解质紊乱，可出现肺水肿、脑水肿等水钠潴留症状，也可出现低钾血症等；②高血糖、反应性低血糖；③高张性脱水；④营养缺失综合征，由蛋白质、氨基酸、水溶性维生素丢失引起，表现为虚弱、食欲缺乏、嗜睡，严重时可有昏迷。

3. 肺部感染。

4. 机械性并发症　表现为透析液引流不畅、透析管堵塞、腹痛腹胀、透析液渗漏、出血、内脏损伤等。

二、营养代谢特点

(一) 蛋白质和脂肪代谢紊乱

透析患者的蛋白质和脂肪代谢特点同尿毒症患者，不同的是透析治疗可帮助清除部分代谢废物。同时通过透析治疗会导致氨基酸、短肽、维生素等部分营养素丢失。透析治疗导致的微炎症状态又可诱导高分解状态，从而导致透析患者营养不良的高发生率。

(二) 水潴留

因肾脏排泄和调节功能减退、饮水过多或补液不当，而透析治疗不足以清除多余水分，造成体内水钠潴留，引起高血压和水肿等。长时间水负荷过重，引起心脏扩大等不可逆改变。

(三) 酸碱平衡失调

肾衰竭后，调节酸碱平衡的能力下降或消失，引起酸碱平衡失调，透析患者多见代谢性酸中毒。

(四) 电解质紊乱

肾衰竭导致体内钾的代谢障碍，易发生高钾血症，引起心律失常，严重者引起心搏骤停。由于水钠潴留，可见高钠血症，或水潴留严重导致稀释性低钠血症，或由于厌食、恶心、呕吐、腹泻及利尿剂应用不当导致水电解质丢失过多，出现脱水、低钠血症、低钾血症。尿磷排出减少，引起血磷升高。过分限制饮食，使钙摄入减少；肾脏受损，排出钙增多，同时合成活性维生素 D_3 下降使钙吸收障碍等均可引起低钙血症，钙磷代谢障碍导致肾性骨病的发生。

三、营养支持治疗

一方面，部分患者随着透析的进行，体内毒素被清除，消化道症状及食欲明显改善，不节制的饮食往往容易出现高钾、高磷、高尿酸血症、酸中毒、水及尿毒症毒素潴留等，从而导致心血管并发症、残肾功能丢失甚至威胁生命。另一方面，对于多数透析患者，普遍存在蛋白质能量消耗(protein energy wasting，PEW)。PEW 往往加快患者残肾功能的丢失、降低生活质量、增加医疗费用以及死亡率。因此，应该重视透析患者营养问题，帮助改善和维持残余肾脏功能，保持患者正常的营养状态，提高患者透析耐受性，降低医疗成本。

(一) 营养治疗原则及实施

1. 总能量需要量　透析患者的总能量需求在各指南有所不同，一般患者 30kcal/(kg · d)，对于老年人和体力活动明显减少的患者 25kcal/(kg · d)可能比较适宜。也有指南推荐尿毒症患者每日能量摄入量为 30~35kcal/(kg · d)(理想体重)。能量的计算公式=理想体重×每日能量推荐摄入量。如果患者体重超过或低于标准体重 20%，即患者处于超重或极度消瘦状态可适当减少或增加能量供应量。

2. 蛋白质摄入　KDOQI 指南推荐血液透析和腹膜透析患者蛋白摄入量分别为 1.2g/(kg · d)及 1.2~1.3g/(kg · d)，低于推荐量的蛋白摄入会升高死亡风险。新近一些临床研究显示对于营养正常的透析患者 1.0g/(kg · d)蛋白质摄入可以满足营养需要，建议 50%以上为优质蛋白。根据患者的膳食摄入情况，对于蛋白质摄入不足的患者，可直接补充蛋白质粉。或者予以复方 α-酮酸，既能利用体内尿素氮变废为宝，又补充必需氨基酸，促进蛋白质合成利用，改善营养状况。

3. 适量限制水的摄入　摄入过多的食物尤其水分会导致患者透析期间体质量增长过多，引起循环负荷过重，进而引起体内毒素过高。对于还有残肾功能、尿量正常的患者，水的摄入可不加限制。对于少尿和无尿的患者，应根据前日尿量严格限制每日的饮水量。尿毒症患者原则上每日进水量为：尿量+透析超滤水量/透析间隔天数+500ml，同时依据患者的残余肾功能随症加减。应建立称体重的好习惯，根据各自不同透析方案保证透析间期体重增加控制在体重的 5%以内，最好在 2.5~3.0kg 以下。

4. 严格限制钠的摄入　透析患者往往伴有高血压，随着尿量的减少更容易出现水钠潴留，因此应严格限制钠的摄入。根据有无水肿和高血压，盐的摄入控制在 3~5g/d。除了食盐外，还应控制含钠高的食物，如加工食品、腌制食品、味精等。

5. 根据血钾调整钾的摄入 高钾饮食是引发透析患者高钾血症的独立影响因素，高钾血症的患者应避免含钾高的食物，蔬菜多选择瓜类蔬菜。避免"汤泡饭"；不宜食用低钠盐（含钾高）、薄盐酱油等。平时进餐可通过浸泡、焯水等方法降低食物中的含钾量。

透析患者的营养治疗应该个体化。临床工作中，准确评估患者的营养状况、膳食摄入情况以及临床检查结果，根据不同的年龄、体重、病史、透析频率、消化功能、饮食习惯，因人而异，制订不同的营养治疗方案，合理营养治疗。同时应该加强患者及家属的营养宣教，使他们意识到营养不良的危害及营养治疗的重要意义，增强自我管理意识，得到患者积极配合，建立完善的营养管理模式。

（二）FSMP 的应用

口服营养支持是肾病营养不良患者的重要营养补充措施，尤其是在透析时提供营养，可同时实现短期和长期获益。Stratton 等进行的一项 Meta 分析通过临床预后（生活质量、并发症和死亡率）、生化指标（血清白蛋白和电解质浓度）、营养状况（膳食摄入量和人体测量学）等参数评估发现，口服营养补充可以增加总能量和蛋白质的摄入，在不影响电解质水平下血清白蛋白平均增长 0.23g/dl。大量研究证实口服营养补充是改善透析患者营养不良的一个方便有效的措施，但口服营养补充的耐受性是一个巨大挑战。

（三）常见并发症的营养治疗

1. 蛋白质能量消耗（protein energy wasting，PEW） 2006 年第十二届国际肾脏营养与代谢会议（ISRNM）对 CKD 和 AKI 中出现的能量消耗、恶液质、营养不良等相关营养状态的专业术语进行了定义，提出 PEW 的概念。PEW 是指各种原因导致的体内蛋白质、能量物质储备下降的状态，是 CKD 营养代谢的特征，持续性蛋白降解并以肌肉组织分解为实质，以进行性骨骼肌萎缩为主要的临床表现形式，且单纯补充营养素无效。PEW 普遍存在于透析患者中，且与透析患者预后不良显著相关。肌肉蛋白丢失>30%，感染及死亡的风险将提高 3~5 倍。PEW 目前有多种诊断标准，ISRNM 建议诊断标准为：4 项必须至少满足 3 项（各项中满足至少 1 条指标）才能诊断 PEW。每个标准至少要记录 3 次，最好间隔 2~4 周，具体见表 6-14-2。

PEW 的防治包括：

（1）口服营养补充剂：口服营养补充剂可有效改善维持性透析患者的蛋白质能量消耗。可在透析过程中或在家摄入，有效提高了血清白蛋白、前白蛋白、转铁蛋白，瘦体重和体重，改善生活质量和躯体功能。低蛋白饮食加用 α-酮酸可以帮助纠正酸中毒，减轻氮质血症；补充机体所缺必需氨基酸，改善蛋白质代谢；改善脂代谢；升高血钙，降低血磷，减轻继发性甲状旁腺功能亢进；减少尿蛋白排泄，最终延缓 CKD 进展。

（2）肠外营养：透析患者营养补充首选肠内营养，但对于不能耐受口服和肠内营养的透析患者，在透析过程中给予肠外营养剂是一种安全方便的方法。多项研究表明，对于伴有明显 PEW 的血透患者，予以透析肠外营养能显著改善营养状态。

表 6-14-2 PEW 临床诊断标准

项目标准	
生化指标	
	SAlb<3.8g/dl[a]
	SpreAlb<30mg/dl（仅对透析患者）[a]
	Scholesterol<100mg/dl[a]
BMI	
	BMI（非水肿）<23[b]
	非意向性体重下降：3 个月下降>5%或 6 个月>10%
	体脂率<10%
骨骼肌量	
	骨骼肌量下降 3 个月>5%或 6 个月>10%
	上臂中点肌围相对应于健康人群第 50 百分位数下降>10%[c]
	肌酐表观率[d]（creatinine appearance）
膳食摄入量	
	透析患者非意向性持续不少于 2 个月的膳食蛋白质摄入<0.80g/（kg·d）或 CKD2~5 期患者<0.6g/（kg·d）
	非意向性低能量摄入<25kcal/（kg·d）持续不少于 2 个月

注：[a] 不适用于患者存在大量的尿蛋白或胃肠道蛋白损失，肝病或降胆固醇药物。

[b]设置一个更低的 BMI 值可能对某些亚洲人群有利。

[c]由训练有素的人体测量师测量

[d]肌酐表观率受肌肉量和肉类摄入量的影响

（3）增加透析充分性：充分透析是患者维持营养水平的先决条件，临床上常用尿素清除指数（Kt/V）来评估透析充分性，K/DOQI 指南建议透析患者 Kt/V>1.2。提高透析充分性的方法主要包括高通量透析，提高透析频率和透析时间。高通量透析因为能清除更多中大分子毒素，更好地控制血压，减少降压药物、促红细胞生成素的使用以及炎性反应。

（4）控制并发症：纠正包括代谢性酸中毒、心功能不全、糖尿病等在内的并发症，控制微炎症状态。

（5）药物干预：食欲刺激剂研究表明，终末期肾病患者有 35%~50%合并厌食症，因此有效改善食欲可以增加营养物质的摄入。

2. 慢性肾脏病矿物质和骨代谢异常（CKD-MBD） CKD-MBD 是由于慢性肾脏病导致的矿物质及骨代谢异常综合征，是 CKD 常见的严重并发症之一，可增加患者全因死亡率和心血管死亡率，早期诊断和治疗具有重要意义。临床上出现以下一项或多项表现即可诊断：钙、磷、甲状旁腺素（PTH）或维生素 D 代谢异常；骨转化、矿化，骨量，骨线性生长或骨强度异常；血管或其他软组织钙化。

CKD-MBD 治疗的中心环节是控制高磷血症、纠正低钙血症、合理使用活性维生素 D 及其类似物，防止治疗中的高钙血症，使各项指标均能达到靶目标，改善患者的临床预后。

（1）控制高磷血症：限制含磷高食物的摄入。建议选择磷吸收率低，磷/蛋白比值低的食物，限制摄入含有大量磷酸盐添加剂的食物。磷往往伴随在优质蛋白中，因此对于高磷血症患者,需限制坚果、杂豆、菌类、动物内脏、五谷、肉汤及可乐等饮料,但不建议盲目限制优质蛋白摄入导致营养不良。对于合理摄入蛋白仍然存在高磷的患者,可予以磷结合剂,或者用低磷蛋白粉替代部分优质蛋白食品。

(2) 纠正低钙血症,防止治疗中的高钙血症:透析患者每日元素钙的摄入量不超过 2000mg,对于没有接受活性维生素 D 及其类似物治疗、低钙血症或正在接受拟钙剂治疗的患者,钙的摄入量可稍高。若血钙水平持续或反复>2. 5mmol/L,应当停用含钙制剂,减少或停用活性维生素 D 及类似物;当存在血管钙化或无动力骨病或血清 iPTH 持续过低,应限制含钙制剂的使用。

(3) 控制甲状旁腺功能亢进(SHPT):透析患者出现 SHPT 时,应首先控制血磷及血钙水平达标。如果通过控制血钙和血磷水平后,患者的 iPTH 水平仍不能达标,可以使用活性维生素及其类似物或拟钙剂等药物,通过上述治疗措施仍不能控制 iPTH 水平,需要进行甲状旁腺手术切除治疗。

四、营养状态监测和评估

透析患者的营养不良临床表现为明显的消瘦、脂肪及肌肉组织减少、易合并感染、生活能力下降等,严重影响生活质量,甚至影响生存期。营养风险筛查和营养评估方法见相应章节,肾脏病患者其他营养评估方法包括:

(一) 慢性肾脏病改良主观综合营养评估(MQ-SGA)

改良 SGA 近年来被广泛地用于透析患者营养不良的评估。根据体重变化、饮食摄入量、胃肠道症状、功能储备、合并症、皮下脂肪以及肌肉萎缩迹象将 SGA 评分进行量化,并根据总体得分将营养水平分为三级:正常营养状态,轻~中度营养不良,重度营养不良。其中 7 分以下为轻度营养不良,7~35 分为轻~中度营养不良,35 分以上为重度营养不良。SGA 同单项营养指标比较,能够综合多类项目评估营养不良。

(二) 营养不良炎症评分

透析患者普遍存在营养不良和炎症状态,且两者关系密切,2001 年 Kalantar-Zadeh 等提出营养不良炎症评分(malnutrition-inflammation score,MIS),其中包含干体重变化、膳食摄入、胃肠症状、功能活动、并发症、皮下脂肪和肌肉丢失以及 BMI、血清白蛋白、总铁结合力 10 项可预测营养不良的标志物。结果显示 MIS 与患者病死率和住院率密切相关,还能对营养不良-炎症状态进行量化评估。

第六节　泌尿系结石

泌尿系结石简称尿石症,是指结石发生在肾脏、输尿管、膀胱以及尿道等尿路各个部位的一种我国最常见的泌尿外科疾病。近年来,我国泌尿系结石的发病率有增加趋势,年新发病率根据不同地区报道约为(100~150)/10 万人。泌尿系结石尤其是肾结石有着复发率高的特点。

泌尿系结石病因复杂,年龄、性别、体重、饮食习惯、全身代谢状况、社会生活条件、遗传因素都可影响其发病。其中饮食因素与泌尿系结石形成密切相关。通过调节饮食结构和生活习惯可以明显降低泌尿系结石患者结石复发的风险。

泌尿系结石根据结石成分主要分为含钙结石(草酸钙、磷酸钙等)、不含钙结石(尿酸结石、胱氨酸结石等)。不论何种成分的结石,根据结石成分和血、尿液分析制定合理的饮食管理方案是常规治疗措施之一。

一、临床表现

突发剧烈腰痛,疼痛多呈持续性或间歇性,并沿输尿管向髂窝、会阴及阴囊等处放射;可出现血尿或脓尿、排尿困难或尿流中断等。草酸钙结石质硬,粗糙,不规则,常呈桑葚样,棕褐色。磷酸钙、磷酸镁铵结石易碎,表面粗糙,不规则,灰白色、黄色或棕色,常形成鹿角形结石。尿酸结石质硬,光滑或不规则,常为黄或红棕色。胱氨酸结石光滑,淡黄至黄棕色,蜡样外观。

二、饮食成分对结石形成的影响

(一) 蛋白质

高动物蛋白摄入可以导致尿液中钙、尿酸和草酸含量增加及尿 pH 和枸橼酸盐含量下降。尿中的钙、尿酸和草酸含量增加可以促进尿结石形成;而枸橼酸盐是结石形成抑制剂,其含量减少进一步增加尿结石形成的危险。尿 pH 下降,有利于尿酸沉淀,也使草酸钙结晶容易形成。

(二) 糖类

精制糖对尿石症的致病作用已经受到广泛重视。多项国内外流行病学研究发现尿石症发病率与糖的消费量密切相关。精制糖可能通过增加尿液中钙、草酸和尿酸的排泄,降低尿液 pH 增加尿石症形成的危险性。但具体机制还有待于进一步研究。

(三) 嘌呤

嘌呤的代谢终产物是尿酸,大量摄入高嘌呤饮食不仅增加尿液中尿酸的排泄,易于形成尿酸结石;而且还能增加内生草酸形成,从而增加草酸钙结石形成的危险性。

(四) 草酸盐

草酸是形成含钙结石的重要因素之一。大约 70%~80%的上尿路结石是草酸钙结石。60%尿液中的草酸是体内甘氨酸、羟乙酸和羟脯氨酸代谢产生的,25%~30%是饮食中维生素 C 的最终代谢产物,仅有 10%~15%来自饮食中的草酸盐。没有代谢异常的情况下,肠道草酸吸收仍是影响尿液草酸排泄率的重要因素,对于高草酸尿症患者需要避免含草酸丰富食物摄入,同时也要避免长期摄入过高剂量维生素 C。

(五) 矿物质

1. 钙　虽然高钙饮食会增加尿钙排泄,但近期大量研究表明高钙饮食与结石风险减少相关,可能机制是高钙在肠道结合草酸,减少草酸的吸收和在尿液中的排泄,使尿液草酸/钙的比值下降。另外食物钙的主要来源奶制品可能含有某些抑制结石形成的因素。补充钙剂对结石形成风险的影响和食物中钙的影响不同,老年女性补充钙剂者结石风险升高,青年男性和女性并没有发现两者存在联系。这种差异可能是由于补充钙剂往往不是进食时候,因此其结合草酸的作用消失了。目前证据尚不支持钙补充剂是结石形成的主要原因,但对于结石患者补充钙剂前有必要评估钙剂对尿液成分的影响,同时注意服用时间。

2. 钠 大量摄入钠盐可增加尿液中的钙和胱氨酸的排泄,减少尿液枸橼酸的排泄,升高尿液 pH,是含钙尿石症形成的危险因素之一。高钠摄入会导致近端肾小管钠重吸收,从而导致远端肾单位对钙的重吸收降低。同时限制钠盐和动物蛋白可明显减少尿钙的排泄。

3. 钾和镁 流行病学调查表明,钾的摄入减少可增加尿石症形成的危险性。钾能减少尿钙的排泄。低钾血症刺激枸橼酸的重吸收,降低尿枸橼酸的排泄。镁能降低泌尿系结石形成危险性,其机制包括:竞争性与尿液中草酸结合,避免草酸钙生成,而形成溶解度更高的镁-草酸复合物;促进钙和草酸结合形成稳定性差的二水草酸钙而抑制一水草酸钙形成;降低草酸钙饱和度,增加尿枸橼酸的排泄。

(六) 维生素

1. 维生素 B_6 是草酸代谢过程中必需的辅酶,当有足量的维生素 B_6 存在时,大部分的乙醛酸可转化为甘氨酸而大大减少草酸的生成。

2. 维生素 C 是草酸的前体物质之一,大剂量补充维生素 C 可能会增加草酸钙结石的形成风险。但维生素 C 对尿石症的作用研究仍存在争议,不建议限制饮食维生素 C(富含维生素 C 的食物同时也富含结石形成抑制因子如钾、镁),但草酸钙结石患者不建议补充维生素 C 制剂。

(七) 膳食纤维

膳食纤维可抑制尿石症的发生,其机制包括:结合肠道中的钙,减少食物在肠道的转运和吸收时间,从而减少尿草酸、钙和尿酸的排泄,增加结石抑制物的含量;还可以降低尿液酸度。

(八) 水

尿液中结石形成成分的过饱和状态是尿石症形成的先决条件。增加饮水量使尿量增加,将使尿液内成石物质饱和度降低,对不同类型结石患者均有利,每天尿量最好达到 2~3L。在夜间以及肾外体液丢失增多时,尿液呈一过性饱和状态,有助于结石形成。对于结石反复发作,可考虑督促患者坚持在午夜饮水一次。在炎热天气或进行强体力劳动时,液体摄入量也应相应增加。

另外,超重/肥胖与泌尿系结石密切相关,可能与其导致血/尿尿酸水平升高、炎症反应以及胰岛素抵抗有关。合理的能量供给、维持理想体重,也是防治泌尿系结石的重要手段。

三、营养支持治疗

泌尿系结石患者的饮食最好能根据尿石成分或血、尿液生化异常的高危因素进行针对性调整。对于最常见的含钙结石和尿酸结石,其饮食管理应遵循以下原则:

(一) 含钙结石

1. 摄入正常含量钙(800~1000mg),以奶类为膳食钙主要来源。

2. 避免过量摄入动物蛋白。

3. 限制钠摄入,每日盐摄入<6g。

4. 保证充足的新鲜蔬菜和水果摄入。

5. 草酸钙结石还应限制富含草酸食物。草酸高的蔬菜并不是完全不能吃,而是需要先用沸水焯烫过,去掉一部分草酸,口感不涩的时候再吃;涩味的菜汤不喝。不要随意补充维生素 C 制剂。

6. 摄入足够液体,尤其是天气炎热或强体力活动时,保证每天尿量>2L。对于结石反复发作,可考虑督促患者坚持在午夜饮水。

(二) 尿酸结石

1. 控制能量摄入,维持合理体重,便于维持血尿酸正常。

2. 限制嘌呤摄入。

3. 适量蛋白摄入,一般情况 0.8~1.0g/(kg·d),以低脂奶类和植物蛋白为主。

4. 限制精制糖,尤其是果糖,避免大量饮用果汁饮料。

5. 多吃蔬菜、水果,每日蔬菜摄入量最好>500g,水果 200~300g。

6. 摄入足够水分,最好保证每天尿量>2L。

(叶婷 姚颖)

参 考 文 献

1. 吴国豪. 临床营养治疗理论与实践. 上海:上海科学技术出版社,2015.
2. William E. Mitch,T. Alp Ikizler. 肾病营养治疗手册. 第 6 版. 刘岩,谭荣韶,译. 北京:人民卫生出版社,2014.
3. Wright M,Jones C. Renal Association Clinical Practice Guideline on nutrition in CKD. Nephron Clin Pract,2011,118(Suppl 1):c153-c164.
4. National Kidney Foundation. K/DOQI Clinical Practice Guidelines for Chronic Kidney Disease:Evaluation,Classification,and Stratification. American Journal of Kidney Diseases,2013:S145-S146.
5. 韩军花. 食品安全国家标准特殊医学用途配方食品通则实施指南. 北京:中国质检出版社,中国标准出版社,2015.
6. 胡雯,于康,周春凌,等. 医疗膳食学. 北京:人民卫生出版社,2017.
7. Kalantar-Zadeh K, Fouque D. Nutritional Management of Chronic Kidney Disease. N Engl J Med,2017,377(18):1765-1776.
8. National Kidney Foundation:KDOQI clinical practice guidelines for diabetes and chronic kidney disease. Am J Kidney Dis,2012,49(S 2):S1-179.
9. Hoste EAJ,Kellum JA,Selby NM,et al. Global epidemiology and outcomes of acute kidney injury. Nat Rev Nephrol,2018,14:607-625.
10. Xu X,Nie S,Liu Z,et al. Epidemiology and Clinical Correlates of AKI in Chinese Hospitalized Adults. Clin J Am Soc Nephrol,2015,10:1510-1518.
11. 葛均波,徐永健. 内科学. 第 8 版. 北京:人民卫生出版社,2013.
12. 王海燕. KDIGO 急性肾损伤临床实践指南. 北京:人民卫生出版社,2013.
13. 于康. 临床营养医师速查手册. 北京:科学技术文献出版社,2001.
14. Wright M,Jones C. Renal Association Clinical Practice Guideline on Nutrition in CKD. Nephron Clinical Practice,2011,118(s1):153-164.
15. None. KDOQI Clinical Practice Guideline for Hemodialysis Adequa-

cy:2015 Update. American Journal of Kidney Diseases, 2015, 66(5):884-930.

16. Ikizler T A, Noël Cano, Franch H, et al. Prevention and treatment of protein energy wasting in chronic kidney disease patients: a consensus statement by the International Society of Renal Nutrition and Metabolism. Kidney International, 2013, 84(6):1096-1107.

17. 叶章群，邓耀良，董诚，等. 泌尿系结石. 北京：人民卫生出版社，2010.

18. 谷现恩，梁丽莉. 尿石症的诊断与治疗. 北京：人民卫生出版社，2008.

19. 慢性肾脏病患者膳食指导. 中华人民共和国卫生行业标准. WS/T 557—2017.

20. 姚颖. 临床医师诊疗丛书：临床营养指南. 北京：科学出版社，2013.

第十五章

肿瘤患者的营养支持治疗

肿瘤患者的营养不良发生率高，营养不良严重影响患者的临床结局，越来越多的临床研究证据显示营养治疗已成为肿瘤患者的基础治疗。认识肿瘤患者的代谢变化、营养评价和适当的营养支持疗法可以改善大多数营养不良肿瘤患者的营养状况，提高抗肿瘤治疗的耐受性及疗效，提高生活质量甚至延长患者的生存期。

第一节　肿瘤患者营养代谢变化

人体正常组织细胞的能量代谢方式是在有氧的情况下利用线粒体的氧化磷酸化供能，缺氧情况下进行糖酵解供能。肿瘤细胞具有与正常体细胞迥异的能量代谢及营养素代谢方式。几乎所有的癌细胞都表达出线粒体能量代谢的普遍缺陷。1924年，德国科学家 Otto Warburg 发现肿瘤细胞即使在氧供应充足时，葡萄糖也通过酵解的方式供能，并且产生大量的乳酸，即"有氧酵解"，称为"瓦博格（Warburg）效应"。肿瘤细胞表现为以 Warburg 效应为主要特征的一系列代谢改变，又称为"肿瘤代谢重编程"，具体包括有氧糖酵解增加，葡萄糖和谷氨酰胺摄取和代谢增加，脂类、蛋白质和核苷酸合成加强等，均有利于肿瘤细胞的恶性增殖、侵袭转移和适应不利生存环境。因而，从调节代谢的角度预防及治疗肿瘤的新疗法——肿瘤代谢调节治疗可能获得新的机会。

静息能量消耗增加和能量利用率下降是肿瘤患者的营养不良甚至是恶病质的重要原因。大多数但并非所有肿瘤患者有静息能量消耗增加。肿瘤患者能量消耗异常与肿瘤的部位、组织类型、分化程度以及肿瘤的进展情况密切相关。肿瘤患者静息能量消耗增加主要有两个原因：一是肿瘤细胞本身在迅速分裂、快速生长过程中需要大量的能量；二是肿瘤生长过程中产生的一些细胞因子影响宿主的能量代谢，使患者能量消耗增加。

一、糖代谢

肿瘤细胞糖代谢的异常主要表现为：有氧糖酵解增加，细胞摄取葡萄糖增加，产生和释放乳酸增加，磷酸戊糖通路增强，以及细胞氧化磷酸化下降，细胞耗氧量下降。

肿瘤细胞的糖酵解是肿瘤代谢调节治疗的重要靶点。葡萄糖在体内主要通过有氧氧化和无氧酵解（包括糖酵解和乳酸生成两个阶段）两种形式产生 ATP。1mol 葡萄糖无氧酵解净生成 2mol ATP，而 1mol 葡萄糖有氧氧化可净生成 30~32mol ATP。肿瘤细胞超过 50%的 ATP 来自葡萄糖的酵解，其糖酵解能力是正常细胞的 20~30 倍。由于无限增殖的肿瘤细胞需要更多的能量迅速用于合成代谢和细胞增殖，糖酵解产生能量速度快，且对氧的依赖性低，因此，即使不缺氧，肿瘤细胞也主要通过葡萄糖的无氧酵解方式提供能量，即"瓦博格效应"。糖酵解途径除了为肿瘤细胞提供 ATP 外，还为肿瘤细胞的生存、侵袭提供优势。首先肿瘤细胞采用有氧糖酵解方式可以代谢更多的葡萄糖，为核酸、氨基酸和脂肪酸等生物大分子的合成提供物质基础。其次，糖酵解产生的乳酸排出到胞外，使肿瘤细胞局部保持酸性环境，有利于肿瘤细胞对周围组织的侵袭。再者，磷酸戊糖旁路途径活性增强导致还原型辅酶Ⅱ（nicotinamide adenine dinucleotide phosphate，NADPPH）和谷胱甘肽的产量增加，两者将会增加肿瘤细胞对氧化损伤和一些化疗药物的抵抗。而且糖酵解路径比氧化磷酸化短，所以通过糖酵解方式产生 ATP 的速度比氧化磷酸化更快，更能满足肿瘤细胞快速分裂、生长的需求。

恶性肿瘤细胞的能量代谢在很大程度上依赖于糖酵解酶的活性及表达程度的上调。糖酵解途径涉及磷酸果糖激酶、丙酮酸激酶、己糖激酶、乳酸脱氢酶等多种酶，并最终生成丙酮酸。特异性抑制高表达的糖酵解酶，从而切断肿瘤的能量供应，是特异性阻断糖酵解途径的有效方法。例如临床使用的甲磺酸伊马替尼作为特异靶向的酪氨酸激酶抑制剂，可降低白血病细胞中的己糖激酶和 6-磷酸葡萄糖脱氢酶活性，抑制有氧糖酵解，从而用于治疗慢性髓性白血病。

二、脂肪酸代谢

（一）肿瘤细胞脂肪酸从头合成增加

肿瘤细胞本身的脂代谢异常表现为脂肪酸从头合成增加，可能与肿瘤细胞生长需要大量的膜脂质有关，且可能与肿瘤的迁移和侵袭有关。正常细胞在合成新的脂质时优先利用外源性的脂肪酸，而在肿瘤和癌前病变中，无论细胞外的脂质水平如何，都进行着十分活跃的胞内脂肪酸合成。肿瘤细胞的磷脂和胆固醇等的合成也增加，促进肿瘤细胞分裂和增殖。

（二）肿瘤细胞线粒体脂质组学异常

新近研究发现，肿瘤细胞线粒体的脂质组学存在异常，线粒体脂质组学的异常可能来自线粒体膜，包括线粒体内膜的脂质组成的异常，这将影响线粒体的呼吸功能以及氧化磷酸化能力。研究发现，肝癌细胞线粒体中胆固醇/磷脂比例远高于正常肝细胞线粒体，因而推测线粒体内膜结构受到了影响，内膜胆固醇的升高可能降低了其膜流动性。同时有研究发现，肿瘤细胞线粒体富含短链的饱和或不饱和脂肪酸，而正常细胞线粒体膜则含有更多的长链不饱和脂肪酸，这也影响了肿瘤细胞线粒体膜的稳定性。

（三）机体脂类分解代谢增强

肿瘤患者的机体脂类代谢异常主要是脂类分解代谢增强，其特征是外源性脂肪利用下降，脂肪动员增加，内源性脂肪消耗增加，血浆脂蛋白、甘油三酯和胆固醇升高。脂代谢改变与脂肪动员因子（lipid mobilizing factor，LMF）高表达有关。长期脂代谢改变导致体内脂肪组织减少，同时伴随肌肉组织的减少，表现出体重严重下降，机体出现恶病质状态。

人体储存于脂肪细胞中的甘油三酯的水解主要由激素敏感的甘油三酯脂肪酶（hormone sensitive lipose，HSL）和甘油三酯水解酶（adipose triglyceride lipase，ATGL）控制，HSL和ATGL是脂肪细胞内使甘油三酯逐步水解为甘油和游离脂肪酸的限速酶。肿瘤患者由于肿瘤细胞产生或刺激宿主体内生成的脂解激素水平的升高、胰岛素耐受等因素，内源性脂肪分解加速，体内游离脂肪酸与甘油的转化和氧化加速，加快了内源性脂肪消耗。脂蛋白脂酶（lipoprotein lipase，LPL）是体内一种重要调节脂肪分解的酶，主要水解循环中的甘油三酯为甘油和脂肪酸。肿瘤患者的LPL活性下降导致循环中甘油三酯水解减少，引起甘油三酯、极低密度脂蛋白（VLDL）等升高。

三、蛋白质代谢

（一）肿瘤细胞蛋白质/氨基酸代谢异常

肿瘤细胞常常加强蛋白质合成，并增加某些氨基酸的摄取和代谢，包括谷氨酰胺摄取和分解代谢加强，细胞对蛋氨酸依赖性增强，支链氨基酸（branched chain amino acid，BCAA）摄取和氧化分解增加，精氨酸需求增加等。

由于肿瘤组织对糖的需求增加，宿主通过蛋白质分解提供大量氨基酸，进而经糖异生满足此目的；因此，生糖氨基酸如脯氨酸、丝氨酸和苏氨酸在肿瘤组织中含量增加。丝氨酸、甘氨酸和组氨酸作为一碳单位，是合成嘌呤和嘧啶的前体，这些氨基酸被肿瘤细胞大量摄取，用于满足其活跃的核酸代谢。蛋氨酸含有S-甲基，在体内通过甲基转移酶作用使DNA、RNA、蛋白质等多种生化物质甲基化，而代谢旺盛的肿瘤组织在分化过程中需要大量的蛋氨酸。许多类型的肿瘤细胞是依赖蛋氨酸的，即肿瘤细胞在缺乏蛋氨酸而补充同型半胱氨酸的条件下不能存活。新的研究表明，缺失蛋氨酸可以增强三阴性乳腺癌的靶向疗效。

谷氨酰胺是促进肿瘤细胞增殖和转化的必需物质。肿瘤细胞能大量摄取和代谢谷氨酰胺，一方面提供能量，一方面参与合成：谷氨酰胺通过肿瘤细胞胞膜和线粒体膜上专一性转运载体进入线粒体三羧酸循环进行代谢，在其中代谢转变为其他代谢物后，转运出线粒体，参与肿瘤细胞重要的合成代谢，有利于肿瘤细胞增殖。谷氨酰胺大量储存在肌肉中，进展期肿瘤由于肿瘤细胞利用谷氨酰胺增加，将导致肌肉谷氨酰胺的减少和体重的下降。

（二）肿瘤患者蛋白质分解增强

肿瘤患者蛋白质代谢的特点主要表现为骨骼肌蛋白降解、去脂组织进行性下降、内脏蛋白消耗和低蛋白血症。肿瘤患者往往表现为负氮平衡。肿瘤患者机体蛋白质负氮平衡源于三方面原因：①体内各种细胞因子分泌增加，包括炎症因子TNF-α、IL-1、IL-6、IFN-γ和蛋白质降解诱导因子（proteolysis-inducing factor，PIF）等，通过促进机体蛋白质分解的ATP-泛素-蛋白酶体降解通路引起蛋白质分解增加；②通过IGF-1、Akt-mTOR信号通路抑制蛋白质合成；③低胰岛素、高皮质醇、肾素-血管紧张素系统活性增强使机体处于高代谢状态。三方面综合作用使机体蛋白质分解增加、合成减少，表现为机体骨骼肌减少、体质量下降，进一步的下降导致恶病质。

四、其他营养素代谢

除了三大产能营养素外，微量营养素在肿瘤患者的代谢是否异于健康人的临床证据不多。肿瘤患者可能因肿瘤引起的厌食以及抗肿瘤治疗的不良反应，进食减少比较普遍，尤其在消化道肿瘤。但肿瘤患者的维生素和微量元素的需求量是否需要额外增加，目前没有足够的证据。一般建议按照健康人的推荐摄入量给予。考虑到肿瘤的异质性，不同的抗肿瘤治疗以及个体差异，建议在有缺乏证据的情况下，给予额外的维生素和微量元素补充。

近几年一些营养素在肿瘤患者的异常代谢受到关注。比如肉碱，又称左旋肉碱（L-carnitine），是一种具有生物活性的氨基酸，在营养代谢中主要以肉碱脂酰辅酶Ⅰ的形式，将长链脂肪酸转运跨过线粒体膜，使长链脂肪酸得以进行β氧化而供能。肉碱在人体中主要存在于骨骼肌，研究发现，肿瘤恶病质患者的骨骼肌肉碱及血清肉碱水平明显低于健康人，尤其以消化道肿瘤患者更为明显。肿瘤恶病质时，肉碱缺乏与骨骼肌衰减可能是相互促进的过程。体内肉碱缺乏系因肿瘤患者进食减少导致的肉碱摄入减少，以及其他合成肉碱所必需的营养素包括维生素C、维生素B_6、Fe^{2+}的摄入减少所引起体内肉碱合成减少。肉碱内源性合成机制受损引起肉碱水平的进一步下降。有临床研究发现，胰腺癌患者口服4g/d肉碱干预使患者体重增加、体细胞总量增加、生活质量指数改善，总体生存时间有延长的趋势。因而，肉碱干预可能作为防治肿瘤恶病质的有效措施。

第二节　肿瘤患者营养支持治疗和管理

大量研究证实，包括营养咨询及肠内肠外营养支持、营养代谢调节治疗和运动训练在内的营养疗法可以改善大多数营养不良肿瘤患者的营养状况，提高其生活质量及抗肿瘤治疗的耐受性及疗效，甚至延长患者的生存期。欧美及中国肠外肠内营养学会、中国抗癌协会等指南对肿瘤患者总的营养治疗原则，及放化疗、恶病质等不同临床情况下患者的营养治疗原则均提供了指导性建议。

一、肿瘤患者营养支持治疗通则

肿瘤患者营养支持治疗的基本目标是满足肿瘤患者的能量及蛋白质营养需求、防治营养不良，以改善患者生活质量、减少治疗毒副作用、增强抗肿瘤治疗的耐受性及疗效。

更高的目标是代谢调节、控制肿瘤、延长生存期。

（一）营养支持适应证及时机

中国抗癌协会肿瘤营养专委会推荐肿瘤患者营养支持治疗的适应证为：

1. 绝对适应证 NRS 2002≥4 分、PG-SGA 评分≥9 分、6 个月之内非自主性体重持续丢失>10%、饮食摄入量较平时减少 1/2 以上超过 1 周。

2. 相对适应证 NRS 2002 评分 2~3 分、PG-SGA 评分 4~8 分、6 个月之内非自主性体重丢失>5%、饮食营养摄入较平时减少 1/3 以上超过 1 周。

尽管目前缺乏开始营养治疗最佳时间的证据，但是专家共识建议营养干预或营养治疗应在患者已存在营养风险，还没达到营养不良时尽早开始。

（二）营养素供给量

1. 能量及其构成

（1）能量：对肿瘤患者进行有效的营养治疗首先需要对患者的总能量消耗（TEE）进行估计。然而，研究发现，相对于健康人，肿瘤患者间静息能量消耗（REE）的差异显著，不同肿瘤部位、肿瘤分期及不同治疗阶段的 REE 都有可能改变，表现为不同肿瘤患者的 REE 可能不变、升高或降低。大样本研究显示，体重减少较多的肿瘤患者中大约 50%处于高代谢状态。也有研究报道显示，胃癌或结直肠癌患者的 REE 一般与健康人差异不大，而胰腺癌或肺癌患者的 REE 则较普通人为高。因此，很难预测或通过固定的公式计算某个肿瘤患者的实际能量消耗。目前，间接能量测量法是测量肿瘤患者 REE 最准确的方法。

REE 需要加上活动消耗和食物热效应才是患者的 TEE，由于肿瘤患者的一般活动水平较健康人降低，活动消耗占 TEE 比例的 20%左右；所以，尽管部分患者 REE 增加，平均 TEE 并没有明显增加。因此，肿瘤患者 TEE 的一般推荐量与普通健康人无异，如果不能直接测量 REE，仍以卧床患者 20~25kcal（84~105kJ）/（kg · d），活动患者 25~30kcal（105~125kJ）/（kg · d）作为目标推荐量。

（2）三大营养素供能比：肿瘤患者在非荷瘤状态下三大营养素的供能比与健康人基本相同：即碳水化合物 50%~55%、脂肪 25%~30%、蛋白质 15%~20%。荷瘤患者可适当减少碳水化合物在总能量中的供能比，适当提高蛋白质和脂肪的供能比。一般在没有严重肝肾功能不全或脂代谢异常等情况下，蛋白质供能比可增加至 20%，脂肪供能比可增加至非蛋白供能的 50%。

2. 蛋白质 相对于能量，肿瘤患者对蛋白质的需要量一般是增加的，由于蛋白质对于肌肉蛋白合成及白细胞修复的重要作用，蛋白质达标较能量达标更加重要。研究结果提示，单纯能量达标而蛋白质未达标，并不能降低病死率，而适量提高蛋白质供给对肿瘤患者利大于弊。指南建议，一般肿瘤患者每日至少给予蛋白质 1~1.2g/（kg · d）；围术期、恶病质及老年患者，蛋白质应增加至 1.2~1.5g/（kg · d）；严重营养不良患者的蛋白质给予量短期内应该达到 1.5~2g/（kg · d）。

3. 微量营养素 肿瘤患者的微量营养素（矿物质及维生素）供给量可参照每日推荐膳食营养素摄入量（RDA）。一般情况下，能维持正常均衡膳食的肿瘤患者基本能达到推荐的目标营养素摄入量，但膳食摄入不足的患者，则可能达不到推荐的目标营养素摄入量的 100%；此类患者除了首选食物补充，可服用平衡型维生素/矿物质营养补充剂，以满足基本的微量营养素需求；或根据营养素缺乏或个体情况调整相关微量营养素的补充量。对于大手术后、放化疗、贫血或恶病质的患者，某些微量营养素，如维生素 C、维生素 B_1、维生素 B_2、维生素 B_6、锌、铁、硒、维生素 D 等的需要量可能是增加的，可根据病史、临床症状、膳食调查、实验室检测等营养评估结果进行适量补充。

如果已经发生微量营养素重度缺乏，则应在营养专业人员指导下补充足够剂量的微量营养素制剂进行治疗，尽快改善机体缺乏状况，待营养指标改善之后再逐渐减量。

（三）营养支持方式和途径

1. 营养咨询 肿瘤患者常常由于食欲欠佳、放化疗不良反应、围术期胃肠功能障碍、饮食误区、不良饮食习惯等因素导致饮食摄入不足。此时，应首先想办法通过症状控制及饮食调理增加食物摄入量。密切的营养随访、营养咨询及饮食指导利于改善肿瘤放化疗及进展期肿瘤患者的营养摄入，减少体重丢失，进而提高患者生活质量，甚至延长患者生存期。

营养咨询不同于饮食指导，其特点是需要和患者有互动，进行深入沟通，是一种个体化的干预，一般由注册营养师进行。营养师可以通过开放式问题了解患者的营养问题及影响饮食营养的深层因素，如不适症状、饮食误区、心理社会因素等。首先向患者传达营养良好的意义及营养干预的必要性，并根据影响饮食的原因制订个体化干预方案，包括设立营养干预的目标，激励患者通过记录饮食和体重进行自我营养管理，最终达到建立良好的健康生活方式，改善营养状况的目的。

由于肿瘤患者常常合并多种不适症状，如厌食、早饱、嗅觉和味觉变化、疼痛、便秘等，严重影响食物摄入。因此，应在营养干预之前进行纠正，如予患者孕激素、鱼油、维生素 B_1 等改善厌食，予消化酶、促胃肠动力药、止吐药等改善消化不良，予止疼药缓解疼痛，予抗焦虑药缓解焦虑等。

2. 口服营养补充（ONS） 是肿瘤患者首选也是最常用的营养支持手段。如果经过饮食调理后患者依然不能获得足够的饮食营养，则应考虑 ONS，如补充特殊医学用途配方食品。研究表明，ONS 可明显改善大部分营养不良肿瘤患者的营养状况及临床结局指标，包括体重增加、生活质量改善等。

ONS 一般采用 3+3 模式，即在三餐中间增加三次特医食品，每次 150~250ml（1kcal/ml），全天补充 400~600kcal（836~2508kJ），即可满足大部分中、重度营养不良患者的能量需要。

3. 肠内和肠外营养支持 由于肿瘤本身导致的食欲下降、肠梗阻、抗癌治疗的不良反应等原因，肿瘤患者可能不想、不愿或不能正常饮食。此时，通过肠内营养管饲或肠外途径补充营养是患者获取或补充营养的主要手段。可根据中国抗癌协会制定的“五阶梯营养治疗原则”选择合适的营养支持途径。对于某些临床情况，如消化道梗阻、肠瘘、肠缺血等患者，部分或全部肠外营养支持也扮演了重要角色，能够显著改善这部分肿瘤患者的BMI、生活质量及生存时间。

（四）营养制剂选择

1. 高脂肪供能比及高营养密度制剂　研究显示，约1/3的肿瘤患者存在糖脂代谢紊乱导致的胰岛素抵抗，其中胰腺癌、肝癌、淋巴瘤、结直肠癌患者高血糖的发生率明显增高，>30%；这部分患者的肌细胞对葡萄糖摄取和氧化的功能受损，但是利用脂肪的能力正常或者增加，因此，ESPEN指南推荐存在胰岛素抵抗的患者可提高脂肪/碳水化合物的供能比，以降低血糖负荷，同时增加饮食的能量密度。研究显示，对于合并厌食-恶病质综合征的患者，高脂高能量密度的制剂有利于增加患者的营养摄入，更好改善营养状况。但是，对于高甘油三酯血症、肝功能不全、腹泻等脂肪消化吸收及代谢障碍的患者，高脂配方的制剂则不一定适用。

2. 免疫营养制剂　肿瘤患者本身或由于肿瘤引起的机体炎症状态，导致机体代谢改变和免疫力下降，含有多种免疫营养素（ω-3 PUFA、核苷酸、精氨酸、谷氨酰胺等）的配方不仅可以改善肿瘤恶病质患者的食欲，口服摄入量，增加去脂组织和免疫力，也有一定减少化疗不良反应及术后并发症等作用。其机制可能与免疫营养素增加免疫细胞膜上的受体密度（如TCR、MHC），维持CD4/CD8淋巴细胞和TNF-α水平，改善T细胞和NK细胞毒性功能有关。指南建议，肿瘤恶病质及围术期肿瘤患者可以选择富含鱼油等免疫营养素的配方制剂，一般建议多种免疫营养素联合使用。

3. 高蛋白及高支链氨基酸制剂　有研究显示，支链氨基酸可以促进肿瘤患者蛋白质合成代谢、改善肌肉减少、维护肝脏功能、平衡芳香族氨基酸、改善厌食及早饱。尽管目前仍缺乏一致的临床数据支持支链氨基酸或其代谢产物能够增加肿瘤患者的去脂体重，富含支链氨基酸的制剂仍被很多专家推荐用于肿瘤患者。

4. 高中链脂肪酸及高ω-3脂肪酸制剂　基于中链脂肪酸在体内代谢利用更快，对肝功能影响小，不需要肉碱参与代谢等优势，中/长链脂肪乳剂可能更加适合肿瘤及肝功能障碍的患者。而富含ω-3多不饱和脂肪酸及ω-9单不饱和脂肪酸的脂肪乳剂由于具有降低炎症及低致炎反应的特征，且对免疫功能及肝功能有一定保护作用，因此可以作为肿瘤恶病质及合并肝功能不全患者的首选。

5. 短肽配方制剂　尽管整蛋白型制剂适用于绝大多数肿瘤患者，然而，对于不少消化吸收功能受损伤的患者，如术后早期、放化疗、老年、严重营养不良患者，短肽型肠内营养制剂对于提高肠道耐受及营养素吸收率，尽快改善患者营养状况可能更加有益。

（五）营养监测及疗效评价

肿瘤患者的营养监测及效果评价的频率应根据病情、治疗方式及指标来决定，病情危重、高龄、大手术后、放疗中期、化疗后早期的患者及变化较快的指标（如生命体征、血常规、电解质、肝肾功能、消化道症状等），监测次数多一些，如血糖等指标每天监测4~6次，血常规及血生化指标一般每周或每个化疗周期监测一次，人体成分指标大约1~3个月监测一次。

二、肿瘤患者围术期营养支持治疗

肿瘤和非肿瘤围术期患者的营养管理原则基本相似，不同的是肿瘤围术期患者营养不良发生率较高，以胰腺、食管、胃肠肿瘤营养不良的发生率及营养不良状况最为严重，平均40%~60%不等，术前新辅助化疗患者的营养风险更大。另外，不同部位消化系统肿瘤切除术后，患者可能会面临一些特殊的营养问题，如胃大部或全部切除术后可能会遇到的倾倒综合征及贫血问题，食管贲门肿瘤切除术后容易发生的反酸、胃灼热，胰腺肿瘤切除术后容易发生消化不良及继发性高血糖问题等。

（一）围术期营养支持治疗

针对肿瘤大手术的营养不良患者，美国肠外肠内营养学会（ASPEN）指南建议在常规的营养治疗之外，推荐应用富含免疫营养素的肠内营养制剂。开腹大手术患者，应在术前使用免疫型肠内营养支持5~7天，并持续到手术后7天或患者经口摄食>60%需要量时为止，以减少患者术后感染性并发症发生。免疫增强型肠内营养应同时包含ω-3 PUFA、精氨酸和核苷酸三类底物。单独添加任一种或两种免疫营养素的临床效果仍需要进一步研究。

（二）加速康复外科围术期营养支持治疗（见本卷第六章第三节）

已有研究证实采用ERAS管理方案可改善结直肠癌患者的生存结局，其他肿瘤围术期人群则需要更多的研究来证实。

1. 胃癌　Meta分析结果表明，术后第1天进食并不增加术后并发症和病死率，相反会促进肠道恢复。胃手术后早期进食亦有缩短住院时间的优势，胃手术后第1天可进清流质食，第2天可进半流食，然后逐渐过渡至正常饮食。但有发热征象或吻合口瘘、肠梗阻及胃瘫风险患者除外。

建议：对于无潜在并发症的患者，术后第一天可进食清流食，逐渐过渡至正常饮食。胃排空清流质仅需要60~90分钟，故术前2小时饮含碳水化合物液体并不增加反流误吸。对于无胃肠动力障碍或消化道梗阻患者，术前6小时可进食固态食物，术前2小时可饮含碳水化合物液体（不超过400ml）。研究表明对于未合并糖尿病患者，术前2小时口服碳水化合物饮品可减轻术后胰岛素抵抗，减少饥饿、口渴和焦虑等不适感。但是，ERAS术前饮食管理的上述原则不适于存在胃肠功能紊乱如胃排空障碍、消化道梗阻、胃食管反流或胃肠道手术史等患者；肥胖及糖尿病患者是否适用，尚需要进一步研究。

2. 结直肠癌　美国及欧洲麻醉学会均推荐结直肠癌术前6小时禁食，2小时禁饮。术前6小时虽可口服固体食物，但不包括油炸、脂肪及肉类食品；2~3小时可口服含碳水化合物饮品，但须是无渣清亮饮料。以缓解手术应激，减少手术及饥饿导致的胰岛素抵抗。对于术前有胃排空障碍或肠梗阻的患者，需要延长禁食时间和行胃肠减压。

结直肠术后饮食与完全禁食相比，早期口服或肠内营养支持可促进术后肠功能的恢复，减少术后感染性并发症，缩短住院时间。

建议:术前应常规进行营养风险筛查并对已存在营养不良的患者及时行营养支持治疗。术后尽快恢复经口饮食,口服营养补充是重要的营养补充方法。

3. 肝癌 术前应采用 NRS2002 对所有患者进行营养风险筛查,对营养不良患者给予营养支持治疗,首选口服营养补充。

急性应激促进术后炎症因子和相关激素释放,加重术后胰岛素抵抗。对于肝脏手术患者,胰岛素抵抗会严重影响肝细胞再生和肝功能恢复。术前摄入含碳水化合物饮料可提高机体对胰岛素的敏感性,改善术后胰岛素抵抗。

建议:肝脏手术患者术前禁食 6 小时,禁饮 2 小时,麻醉前 2 小时可口服含碳水化合物饮料。早期活动和进食,术后第一天可下床活动。术后当天可饮水,术后 12 小时可予流质饮食。

4. 胰十二指肠癌 前瞻性临床研究发现,上消化道手术包括胰十二指肠切除术(pancreatoduodenectomy,PD)术后,早期经口进食是安全的,需要 3~4 天的时间逐渐增加饮食量,对于部分摄入不足的患者可给予管饲。当肠内营养不能满足患者康复期营养需求时(<60%需求热量),需要补充肠外营养。长期禁食(大于 48 小时)可损害肠屏障功能,导致肠道相关淋巴组织的萎缩。因此,全肠外营养一般适用于有严重并发症,不能经口进食或无法耐受肠内营养的患者。对术前无营养不良的患者,美国和加拿大的指南推荐术后可先给予 5~7 天的能量肠内营养,若仍无改善,则补充肠外营养,对术前已经存在营养不良的危重患者,欧洲指南推荐术后早期(3~5 天)即可予肠外营养支持,尽快纠正营养不良的状态。

建议:PD 术后饮食管理是 ERAS 的重要环节,提倡早期进食,术后第 1 天即可给予患者清淡流食或根据患者意愿进食(food at will),逐步过渡到半流食。对于饮食摄入不足推荐量的 70%超过 5~7 天的患者可予肠内或肠外营养支持。术后出现高血糖患者的营养管理参见本卷第九章相关内容。

三、放疗患者营养支持治疗原则

放疗(radiotherapy,RT)是一种广义上的物理治疗,也是放射线治疗。肿瘤细胞由于增生活跃,在放射线的电离作用下,细胞的 DNA 容易受损,从而引起不同程度的凋亡和损伤,最终达到消灭肿瘤细胞的目的。

头颈部及上消化道肿瘤放疗导致的局部副作用,如口腔溃疡、疼痛、吞咽困难、味觉变化、口干、无食欲等,对饮食的影响较大。大部分副作用一般在放疗开始第 1~2 周后出现,在第 4 周结束时最严重,之后逐渐恢复。放疗结束后大部分不良反应可能会持续至放疗结束后 3~4 周,一些不良反应也可能持续 6 个月甚至更长。调查显示,头颈癌患者由于放疗导致黏膜炎,疼痛,摄入减少,治疗结束后体重减轻及营养不良的比例高达 80%。而营养不良不仅增加放疗不良反应,还加大放疗摆位误差,影响放疗精确度,降低放疗敏感性和近、远期疗效。

研究表明,相对于没有饮食教育的患者,由训练有素的专业人员给予个体化的营养咨询可以改善放疗患者的营养摄入,稳定体重和提高生活质量,使患者避免由于放疗不良反应而影响放疗计划的完成。

(一) 饮食

放疗患者营养支持治疗的目标是满足患者能量和蛋白质的需求,使体重丢失最小化。放疗患者的饮食原则首先是平衡膳食,在此基础上适量增加优质蛋白质和抗氧化维生素丰富的食物,如鸡蛋、鱼禽畜瘦肉、豆腐、酸奶,及菠菜、胡萝卜、西蓝花、芦笋、西红柿、猕猴桃、橙子等,并通过调整食物的性状及少量多餐等方法增加食物摄入;在治疗前 1 个小时进食一些清淡易消化的食物可能利于治疗的耐受;少食多餐要好于只进三顿正餐,手边可常备一些营养加餐小食品,如面包、饼干、藕粉、酸奶、水果、果汁、芝麻酱等;多喝水,每天 8~10 杯水(200ml/杯)有利于体内代谢废物的排出,最好在两餐间或餐前 30 分钟喝,进餐时少喝;如果患者合并厌食、口腔溃疡、吞咽困难等症状,可以把每餐食物用高速搅拌机制成流食状匀浆膳(参见本卷第四章第二节),同时加餐口服补充肠内营养配方粉(特殊医学用途配方食品)。

(二) 营养支持治疗

放疗患者的筛查评估原则同其他肿瘤患者,应从放疗前就对患者进行营养筛查,没有营养风险每周重复筛查,一旦发现营养风险,则由营养专业人员进行营养评估,如果营养不良已经存在,则应尽早启动营养治疗。

目前,对于头颈部癌或食管癌接受放疗或放化疗的患者,指南建议的营养目标供给量同一般肿瘤患者。营养支持途径首选口服营养补充(ONS),对于治疗前存在严重营养不良的患者,可提前给予预防性管饲。管饲可选鼻胃管,如预计肠内营养时间需超过 4 周的患者,可考虑通过经皮内镜下胃造瘘(PEG)予营养支持。

放疗患者营养制剂首选整蛋白全营养配方。由于头颈部癌放疗患者营养不良的原因主要是吞咽及咀嚼功能方面的问题,而消化吸收功能一般问题不大,因此也可在营养专业人员指导下,配合使用自制匀浆膳进行营养治疗。匀浆膳和特医食品比较,其优点是经济实惠,对于部分不喜欢甜味的患者,匀浆膳的味道更容易接受,而加入蔬菜水果后的匀浆膳可以补充额外的抗氧化植物化学物,对降低放化疗毒副作用可能有益。缺点是营养含量不容易保证,口味一般,制作及储存过程可能有食品安全风险,且制作人工成本较高。

(三) 营养随访

头颈部癌或食管癌放疗前确定为营养良好的患者,随着放疗次数的增加,营养不良的发生风险可能会显著增加。因此,多学科团队对放疗患者进行全程营养管理很重要。各国营养指南都建议所有接受头颈部或胃肠道肿瘤放疗的患者应在计划放疗时就进行常规营养筛查,并接受营养专业人员全面的营养评估及充分的营养咨询,必要时按照症状和营养状况给予对症治疗及营养支持。澳大利亚临床肿瘤协会指南建议,头颈癌患者放疗期间,应每周和临床营养师联系一次,放疗结束后每 2 周随访一次,至少 6 周。如监测发现一周内体重下降超过 1~2kg,或一周内进食减少超过平时的 1/3,则应尽早进行营养干预。

四、肿瘤化疗患者营养支持治疗原则

化疗是一种药物治疗,化疗药物的目标对象是肿瘤细胞,但是,化疗药在杀伤肿瘤细胞的同时难免会伤害一些增殖快的细胞(例如骨髓细胞、毛囊、胃肠道上皮细胞等),导致相应的不良反应(如白细胞减少、掉头发及厌食、恶心呕吐、溃疡、排便习惯改变等)。化疗既可以通过抗肿瘤作用从根本上消除或减少肿瘤导致的营养不良,又可因其不良反应引起或加重患者的营养不良。

多种化疗药有消化道不良反应,如恶心、呕吐、味觉改变、腹泻、口腔溃疡、胃肠道黏膜损伤、食欲减退以及厌食等,并导致某些食物不耐受的比例增高,如肉类、米饭、蔬菜沙拉等。化疗药副作用取决于化疗药物种类以及个体基因类型。化疗反应一般持续 3~5 天或更长,严重影响摄食。合理的营养干预可减轻化疗相关不良反应,提高患者对治疗的耐受。饮食营养咨询和(或 ONS)有助提高化疗患者营养摄入、稳定体重和改善生活质量。

某些化疗药物还可能影响营养素的代谢,导致一些营养素的需求增加(表 6-15-1),应注意适量补充。此外,由于食物和化疗药物间的相互作用,药物的服用时间及食物禁忌方面有一些注意事项,如口服环磷酰胺及厄洛替尼等化疗药和靶向药 3 天内应避免进食葡萄柚及其果汁,否则可造成疗效降低或毒性反应增加;服用卡培他滨必须在饭后 30 分钟服用;而特罗凯不能与食物同服,否则可导致皮疹和大量腹泻;奥沙利铂治疗 5 天内不应摄入冷的饮食,否则可发生短暂的手脚和喉咙感觉异常。

表 6-15-1 特定化疗药诱导的微量营养素失衡

细胞抑制剂	营养素	机 制	可能的后果
顺铂、异环磷酰胺	左旋肉碱	左旋肉碱的肾排泄增加	诱导的肉碱不足,并发症风险增加(如疲劳)
顺铂	镁、钾	增加肾脏镁和钾的排泄	低镁血症,低钾血症,脂质代谢紊乱,葡萄糖耐受不良,肾毒性增加
环磷酰胺、紫杉醇	维生素 D	通过 24-羟化酶将骨化二醇和骨化三醇分解为无活性代谢物	维生素 D 缺乏症(骨化二醇<20ng/ml),代谢性骨病的风险和免疫能力受损
氟尿嘧啶	维生素 B_1	抑制硫胺素对活性辅酶硫胺素二磷酸的磷酸化	维生素 B_1 缺乏,心衰风险,乳酸性酸中毒,神经毒性
甲氨蝶呤	叶酸	叶酸拮抗作用	叶酸缺乏,同型半胱氨酸血症,黏膜炎
培美曲塞	叶酸	叶酸拮抗作用	叶酸缺乏,黏膜炎,腹泻,血小板减少,中性粒细胞减少,同型半胱氨酸血症

(一) 饮食

化疗不良反应可导致患者摄入减少,消耗增加,免疫力下降。因此,化疗期间建议采用高蛋白质、高维生素的饮食营养原则,即在平衡膳食的基础上摄取足量富含蛋白质的食物,如鸡蛋、鱼禽畜瘦肉、大豆制品、酸奶等蛋白质,以利于身体组织修复及白细胞再生。蔬菜水果富含抗氧化维生素,有助于平衡体内的自由基,减轻化疗反应。

化疗药可能导致消化道黏膜损伤,应注意选择清淡、细软、易消化的食物,如鸡蛋羹、清蒸鱼、氽丸子、炖肉、豆腐、酸奶、软饭、龙须面、馒头、细软的蔬菜等。避免油腻、粗硬、味道太浓或辛辣刺激的食物,以减轻消化道的负担。

贫血患者,建议适量补充富含铁元素的食物,如红肉及动物肝脏、动物血等,帮助红细胞及血红蛋白的恢复;不建议任意食用食疗偏方,如大量摄入猪蹄汤、五红汤、生酮饮食等,以免因饮食不当造成营养不良和不良反应。

对于食欲不好及恶心呕吐的患者饮食一般建议注意少量多餐,注意补充水分,避免脱水。

注意持续补水,如白开水、鲜榨蔬果汁、清淡的肉汤、运动饮料等。除外食物中的水分,每天建议额外饮水 8~10 杯(1 杯 200ml),以利于体内代谢废物的排出;建议两餐间或饭前 30 分钟喝汤水,以免影响进食;饮水不足者可通过静脉补液保证水电解质平衡。

中性粒细胞低的患者应注意食品卫生,禁食生食,如蔬菜沙拉、生鱼片、泡菜等,外卖的熟食及常温放置时间超过 2 小时的食物需彻底加热后才能食用。中性粒细胞减少的患者食物宜忌见表 6-15-2。

表 6-15-2 适宜及不宜中性粒细胞减少的患者的食物

	适宜的食物	不宜的食物
高蛋白类	鸡蛋羹、巴氏或瞬时高温消毒牛奶、酸奶、氽瘦肉丸子、清蒸鱼、炖肉、豆腐、豆腐脑、蛋白粉	开水冲鸡蛋、油炸食物、肥肉及煎烤肉、动物皮及内脏、蟹贝、香肠、腊肉、生牛奶、冰激凌
粮谷类	大米粥、小米粥、燕麦粥、豆粥、白面馒头、花卷、包子、面条、疙瘩汤、面包	糙米、玉米、大麦、全麦面包、火烧、烙饼
水果和蔬菜类	煮熟的嫩叶菜,如菠菜、生菜、圆白菜、娃娃菜;去皮的瓜果菜,如胡萝卜、西葫芦、南瓜、西红柿及蘑菇等	生的蔬菜、未去皮的水果、粗纤维多的蔬菜(蒜薹、辣椒、芹菜等)、咸菜、泡菜
其他食物	蛋糕、饼干、藕粉、煮开的盒装的蔬果汁、肉汤、蔬菜汤、运动饮料	坚果、果脯、含糖饮料、酒精饮料、茶水、爆米花、炸薯条、快餐食品

(二) 营养支持治疗

肿瘤化疗患者启用营养治疗的指征基本同其他肿瘤患者。研究显示,化疗前及化疗期间体重丢失>5%与不良结局相关,包括发生剂量限制性毒性的风险增加,生活质量下降、生存期缩短。因此，需要化疗的营养不良患者营养支持的时机应提前至化疗开始前，并在化疗过程中，定期（每周期 1 次）由护士或营养师通过营养摄入评估和体重变化筛查患者的营养状况，早期发现营养不良，早期营养干预，以免营养状况进一步恶化影响化疗效果。

厌食和味觉改变在肿瘤化疗患者中十分常见，通过规范的个体化饮食指导及口服补充肠内营养制剂（特殊医学用途配方食品），可增加化疗患者营养摄入，减少体重丢失。只有当患者发生重度黏膜炎、难治性呕吐、肠梗阻、严重吸收不良、延迟性腹泻、不愿或不能耐受肠内营养支持者，可予以短期补充性肠外营养支持。

通用型 EN 及 PN 配方适用于多数肿瘤化疗患者的营养治疗，患者无脂代谢或肝脏胰腺功能异常时，可使用高脂肪低碳水化合物的配方，糖/脂肪比例最高可到 1∶1。中/长链脂肪乳剂更适合恶病质及化疗合并肝功能障碍的患者。

研究显示，口服营养补充（ONS）强化 ω-3PUFA 的肠内营养制剂（FSMP）可以帮助部分非自主性体重丢失的恶病质患者改善食欲及稳定体重。应当注意的是，当化疗患者发生严重感染等重度应激情形时，免疫调节配方的应用参照危重病相关指南。

（三）营养随访

化疗患者，尤其是消化系统化疗患者营养不良的风险较高，建议化疗患者每周期找营养师评估一次营养摄入状况，以通过早期筛查和早期干预，减少营养不良发生。已经发生营养不良的患者应在医师或营养师指导下进行营养治疗。化疗期间由营养师进行的个体化饮食咨询和（或）口服营养补充能提高化疗患者的营养摄入、减少体重丢失、改善患者生活质量。

五、肿瘤恶病质患者营养支持治疗和运动原则

肿瘤恶病质是肿瘤患者常见的一种综合征。关于恶病质的定义比较公认的是 Fearon K 教授于 2011 年在肿瘤恶病质国际共识中提出的定义：以持续性骨骼肌丢失（伴有或不伴有脂肪组织丢失）为特征，不能被常规营养支持完全缓解，逐步导致多器官功能损伤的多因素综合征。临床表现为食欲减退、厌食、早饱、体重下降、肌肉萎缩、乏力、贫血、水肿和低蛋白血症等。恶病质严重影响患者的生活质量，降低机体对治疗的敏感性与耐受性。40%～80%的肿瘤患者可能出现恶病质，可发生在肿瘤发展的任意过程中，约 20%的恶性肿瘤患者死于肿瘤恶病质。

《欧洲肿瘤恶病质临床指南》中将肿瘤恶病质分为三期：恶病质前期、恶病质期、恶病质难治期。若患者符合以下标准则可诊断肿瘤恶病质。见图 6-15-1。

研究表明，早期饮食咨询在增加肿瘤患者摄入量方面是有效的。运动干预结合营养治疗的模式可能有效地提高肿瘤恶病质患者的身体功能，改善代谢，保持肌肉含量。而富含 ω-3 脂肪酸等免疫营养素和丰富蛋白质的 ONS 与肿瘤恶病质患者的体重增加、瘦体组织增加以及生活质量改善相关。

（一）饮食及运动

恶病质患者的饮食及运动原则同一般肿瘤患者，不同的是更应重视优质蛋白质的补充及运动对肌肉合成等的改善作用。指南建议，肿瘤恶病质患者蛋白质应增加至 1.2～1.5g/(kg・d)。

运动应该在有氧运动的基础上联合抗阻运动，以对抗肌肉的消耗。研究显示，运动可以增加肿瘤恶病质患者胰岛素敏感性，提高蛋白合成效率，使得机体抗氧化酶的活性增强，并促使炎症水平下降，提高免疫反应。癌症患者无论是否患有恶病质，运动计划都能够改善他们的生活质量。中等强度的运动，对于不同阶段的肿瘤患者均是安全的，可改善患者的有氧运动能力、肌肉力量、生活质量以及心理健康状况。因此 2016 年 ESPEN 指南中将运动干预作为 A 类推荐，建议肿瘤患者根据其自身特点，在医务人员及运动专家的指导下，制订个体化运动方案。

（二）营养支持治疗

肿瘤恶病质患者的营养支持治疗原则同普通肿瘤患者，不同的是普通的营养支持很难逆转恶病质期患者的营养状况，尤其对于肌肉力量的维持及改善效果不明显。目前，通过药理剂量的鱼油、非甾体类抗炎药等下调机体炎症状态，及给予激素及促进胃动力的药物等增进食欲，进行抗阻运动对抗肌肉消耗，已成为目前治疗恶病质的研究重点。尽管多数研究证据级别不高，治疗效果也不尽如人意，但是仍然有部分多种药物联合治疗的小样本研究取得了较为可喜的结果，也提供了进一步研究的思路。

随机对照研究发现，免疫营养制剂 ω-3 脂肪酸具有抗下调炎症因子的作用，口服富含 ω-3 脂肪酸和蛋白质的口服营养制剂与肿瘤恶病质患者的体重增加、去脂组织增加

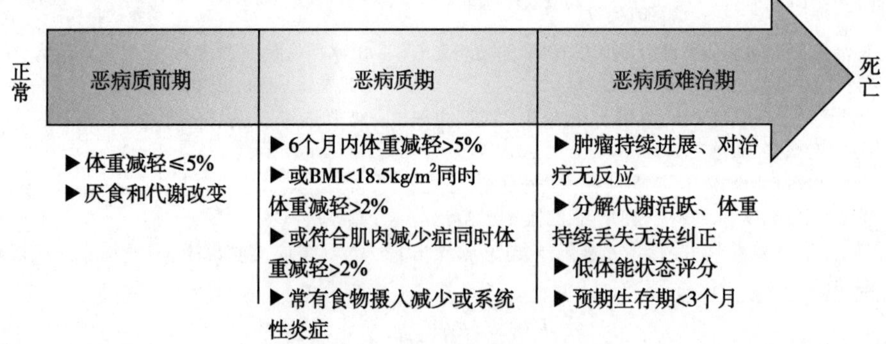

图 6-15-1 肿瘤恶病质分期

以及生活质量改善相关；支链氨基酸（branched chain amino acid，BCAA）可改善患者食欲，对蛋白质合成有促进作用，能够抑制蛋白质的分解代谢；L-左旋肉碱可以改善肿瘤患者食欲，缓解乏力症状，增加去脂组织；糖皮质激素可能通过提高下丘脑神经肽水平抑制细胞因子的释放，改善情绪等作用，可短期内增加肿瘤患者食欲；沙利度胺具备一定免疫调节、抗炎及抑制血管生成和抗肿瘤等作用，可以抑制TNF-α促炎因子及肿瘤血管新生。

目前，指南已经推荐甲地孕酮用于改善肿瘤恶病质相关性厌食；推荐ω-3多不饱和脂肪酸用于改善恶病质患者食欲及减少肌肉消耗；推荐甲氧氯普胺作为消化道动力药物用于改善恶病质患者胃潴留造成的早期饱胀感以及厌食。

（三）营养管理策略

肿瘤恶病质患者的营养管理包括早期筛查及评估、全程营养管理、多学科多手段联合干预。研究显示，密切的营养随访、营养咨询和对患者的营养教育是预防及治疗恶病质的重要措施，仅仅是对食物的不同选择以及对食物摄入量的认识就能使患者摄入更多的能量及营养素，从而可能有助于改善患者营养状况。

由于恶病质的影响因素较多，恶病质前期尚可能通过营养支持维持或改善营养状况，一旦进入恶病质期很难逆转。因此，唯有早期发现，尽早通过多学科协作进行多种模式联合干预，包括症状控制、饮食指导、营养支持、抗炎治疗、运动干预、心理干预以及个体化药物治疗，才有望达到减少肌肉丢失、提高生活质量、延长生存期等目的。

六、肿瘤晚期患者营养支持治疗原则

（一）非终末期晚期患者

晚期肿瘤患者一般指肿瘤进展，肿瘤复发或转移，预期寿命从数月到数年不等，但是超过2~3个月的患者。由于这部分患者恶病质发生率较高，常常影响患者的生活质量及对抗肿瘤治疗的耐受性及其生存期，大部分患者仍在进行积极或姑息的抗肿瘤治疗，因此，营养不良问题应得到足够的关注，营养治疗原则同恶病质肿瘤患者。营养治疗目标应为保证充足能量和蛋白质摄入，减少代谢紊乱，以维持适当的体能状态和主观生活质量，延长生存时间。对慢性膳食摄入不足和（或）存在不可控的吸收不良患者，可考虑采用家庭营养（肠内或肠外）。

家庭肠外营养（HPN）是一项复杂的治疗，对适应人群的选择亦有较高要求。在开始HPN训练计划之前，需要评估患者的认知能力和体力状况；同时应该通过多学科营养团队（例如包括社会工作者和其他指定的医疗专业人员）评估家庭环境、医疗适应性、康复潜在性、社会和经济因素和报销来源等因素制订营养支持计划。

（二）终末期患者

终末期指处于疾病快速进展期，预计生存期不足2~3个月，同时存在系统性炎症（CRP≥10mg/dl），及（或）ECOG≥3的患者。尽管同时接受抗肿瘤治疗，人工营养的风险可能比益处更大，因此，干预措施应该是无创的。尤其在生命的最后几周和几天中，除可尝试少量口服营养补充或少量的水化治疗外，肠内（管饲）和肠外营养支持并无意义，因其不会给患者造成任何功能或舒适方面的改善。当患者接近生命终点时，已不需要给予任何形式的营养治疗，营养支持仅仅需要提供少量的水和食物以减少饥饿感，使患者感到舒适为目的。

总之，终末期肿瘤患者的营养治疗是一个复杂，涉及伦理、情感的问题，应组成由肿瘤学、营养、心理和姑息治疗等方面专家组成的多学科团队，对患者进行全面评估（包括患者的病情、预期生存时间，同时考虑到患者及家属的心理期望、宗教习俗），向患者家属解释清楚姑息支持的目标及营养支持的利与弊，以制订个体化的止疼、营养、心理、临终关怀等姑息支持方案。

第三节　肿瘤患者常见合并症的营养管理

肿瘤患者最常见的症状包括疲劳、食欲下降、口腔黏膜炎、便秘、腹泻、吞咽困难、疼痛、恶心呕吐、贫血等。研究显示，至少50%的患者发生一种或多种相关症状。严重影响患者的饮食和营养状况。因此，肿瘤患者在人工营养支持前或同时，首选应通过饮食、运动等非药物及药物治疗，改善症状，增加饮食摄入。

（一）厌食和早饱

大约50%的新发肿瘤及70%的进展期肿瘤发生食欲下降。食欲下降是影响肿瘤患者饮食摄入及营养状况的重要因素，严重影响患者的生活质量。肿瘤患者食欲下降的原因比较复杂，包括肿瘤导致的消化道病变；机体免疫系统产生的细胞因子、乳酸多肽、酮体，肿瘤细胞产生的大量色氨酸等引起的中枢性厌食；化疗及放疗不良反应，如恶心、呕吐、味觉改变；精神心理因素，如紧张、焦虑、抑郁等；疼痛；活动减少；维生素及微量元素缺乏等都会影响患者的食欲。

1. 非药物治疗

（1）饮食调理：少量多餐，改善食物色香味，可增加饮食摄入。

（2）运动：餐前适当运动，利于促进肠道蠕动，改善食欲。

（3）ONS：餐间口服补充高热量、高蛋白的特殊医学用途配方食品，可补充饮食摄入的不足，即使对饮食有轻度影响，也可增加总的营养摄入量。

2. 药物治疗　目前，对于化疗、有体重丢失风险或恶病质的晚期肿瘤患者，ESPEN指南推荐使用鱼油以改善患者食欲和增加食物摄入。早饱患者也可考虑使用胃肠动力药改善症状，如甲氧氯普胺、多潘立酮、莫沙必利等。此外，中药对于改善食欲也有一定独到之处。心理咨询及精神药物治疗对于焦虑抑郁的患者也有一定改善食欲的作用。

必须清楚各种药物可能带来的潜在的严重不良反应，比如孕激素可增加血栓栓塞的风险，一般建议间断使用2~3个月；糖皮质激素可导致胰岛素抵抗、血糖升高、免疫抑制、骨质疏松等，一般最多使用1~3周，更适合预期生存时间较短的晚期肿瘤患者；甲氧氯普胺可能导致昏睡、烦躁不

安，多潘立酮可能导致心律不齐等副作用，使用时应注意其禁忌证。

（二）乏力

乏力是肿瘤患者最常见的症状之一，严重影响患者生活质量。肿瘤本身、营养不良、脱水、手术、化放疗治疗都可能会导致乏力。良好的营养，包括平衡膳食、足够的饮水、适度的体力活动、良好的睡眠，及某些药物有助于改善肿瘤患者的乏力。

1. 非药物治疗

（1）饮食调理：平衡膳食，每日保证足够的能量和蛋白质的摄入；多喝水，脱水会使疲劳更严重，每天至少喝 8~10 杯水；限制食用含糖饮料或点心等有大量添加糖的食物，这些食物会消耗 B 族维生素，之后会觉得更加疲惫。

（2）运动及休息：适度有氧及抗阻运动能减轻肿瘤相关的乏力，让肿瘤患者感到更加轻松和精力充沛；每天有 3~4 次小憩或简短的休息比长时间的休息效果可能更好。

2. 药物治疗　促红细胞生成素和哌甲酯（中枢兴奋剂）显著降低了肿瘤患者的疲劳严重程度；然而，药物不良反应限制了这些药剂的使用。因此，药物干预不常规推荐。

（三）口腔黏膜炎

某些化疗药物或放射治疗可导致口腔和咽喉的溃疡，即所谓的黏膜炎，导致疼痛和吞咽困难，严重影响患者进食及生活质量。

1. 非药物治疗

（1）饮食调理：食用细软、易于吞咽的食物；避免辛辣刺激的饮食；远离酒精、含酒精漱口水、咖啡因和烟草及刺激性食物，如辣椒和芥末等。

（2）物理治疗：最新研究显示，口腔冷冻疗法（包括治疗期间含冰块、冰果汁、冰激凌、冰酸奶等）可显著减少接受高剂量化疗或放疗患者严重口腔黏膜炎的发生率，是一种简单、低成本、无副作用的方法。

2. 药物治疗　缺少高质量的临床研究，使用苏打水溶液（1 茶匙小苏打和 1 茶匙盐溶于 1000ml 水中）漱口，可能利于预防口腔真菌感染。

（四）恶心、呕吐

恶心、呕吐在肿瘤患者中的患病率各不相同，化疗患者中比较常见。根据疾病和治疗方案的不同，发病率从 16% 到 70% 不等。恶心的原因包括：放化疗及手术不良反应、消化道梗阻、腹腔及肝脏转移灶、上消化道手术、脑部肿瘤、电解质紊乱等。

化疗导致的恶心有不同种类，根据其发生时间可分为预期性、即时恶心及延迟恶心。化疗导致的预期性恶心指的是在化疗前发生的，对化疗的习得性反应，发生率大约占四期化疗患者的 30%；即时性恶心发生在治疗之后的 24 小时内；延迟恶心，也被称为化疗后恶心，通常发生在化疗后的 24 小时以后或更长时间，一般持续 3~5 天。

如果恶心严重，进食会很困难，进而影响患者的营养状况。饮食调理及一些药物对改善化疗相关的恶心、呕吐有益。行为疗法对预期性恶心有一定作用。

1. 非药物治疗　化疗导致预期和延迟性恶心常用的饮食调理方法包括：少食多餐；吃清淡细软、易于消化的食物；大量呕吐时注意补水，如白开水、鲜榨蔬果汁、清淡的肉汤、运动饮料等；进食常温及干的食物，如面包、苏打饼干、烤馒头片较容易耐受；为避免饭后呕吐，可在饭后坐直或半倾并将头部抬高至少一小时。另外，也可尝试采用深呼吸放松肌肉、冥想，嗅新鲜柠檬的香气、心理调节等方法。

2. 药物治疗　即时性恶心有很多有效药物可治疗，如甲氧氯普胺、昂丹司琼等。如果某种药物无效，可以换其他药物试试。

（五）贫血

贫血是肿瘤患者的常见合并症，其发生率达到 30%~90%。贫血不仅导致乏力、头晕、食欲下降，也影响放化疗患者抗癌治疗效果及生活质量。

肿瘤患者贫血的原因比较复杂，包括营养缺乏、炎症、失血、胃切除后或药物不良反应等。其中，肿瘤相关性贫血一般指炎性贫血及化疗相关性贫血。炎性贫血又称为功能性贫血，主要由于慢性炎症导致机体对铁原子的转运、吸收、利用发生障碍，引起功能性缺铁性贫血。胃大部分尤其全胃切除术后远期，由于长期胃酸分泌减少及内因子缺乏，影响铁和维生素 B_{12} 的吸收，易导致维生素 B_{12} 和（或）铁缺乏相关的贫血。

如果怀疑患者合并存在营养缺乏性贫血，在其接受贫血治疗前均应检测血常规、铁代谢及叶酸、维生素 B_{12} 等指标，再根据病因和检测结果进行相应治疗。铁代谢指标包括血清铁、血清铁蛋白（SF）和转铁蛋白饱和度（TSAT）。

1. 缺铁性贫血　发生率在肿瘤患者的贫血中占的比例较高，大约占肿瘤贫血患者的 32%~60%。缺铁性贫血的诊断除符合小细胞低色素贫血外，尚需血清铁 $<8.95\mu mol/L$ 或血清铁蛋白（SF）$<12\mu g/L$。

如果存在营养缺乏性贫血，首先应进行营养评估，如果证实存在铁缺乏，应首先进行补充治疗。对于绝对性铁缺乏的患者（TSAT<20%，铁蛋白<30μg/L）须及时进行补铁治疗。对于功能性铁缺乏的患者（血铁蛋白 30~800μg/L 且 TSAT 20%~50%），可考虑采用静脉补铁或静脉补铁联合红细胞生成素（EPO）治疗。贫血治疗过程中应注意监测铁代谢情况，1 个月后复查，如果 TSAT≥50% 或铁蛋白>800ng/ml，则停止补铁。

2. 巨幼细胞性贫血　巨幼细胞性贫血一般与叶酸、维生素 B_{12} 缺乏有关，影响因素包括胃切除、偏食、营养不良或老年性吸收不良，可通过验血明确诊断。治疗方法包括口服补充叶酸，每日 1~5mg，或维生素 B_{12} 2mg 治疗。如果存在吸收障碍或消化道不耐受，可采用肌内注射维生素 B_{12}、静脉补铁等方法治疗。

3. 药物性贫血　化疗导致的骨髓抑制性贫血，补铁治疗无益处，可以通过皮下注射重组人粒细胞集落刺激因子治疗或等待骨髓细胞自然修复。

（六）便秘

便秘（constipation）表现为排便费力、大便干硬、排便困难或排便频次少（每周排便少于 3 次）。便秘在进展期恶性肿瘤患者中的发生率为 50% 左右，其中阿片药物相关性便秘大约占 40%。便秘的分类主要根据病因分为功能性便秘和器质性便秘两大类。肿瘤患者尽管以功能性便秘为主,但是器质性及药物性便秘也不少见。便秘严重影响肿瘤患者的生活质量,导致厌食及心脑血管病事件的发生风险升高。

对于肿瘤患者,便秘的发生除了功能性因素外,也可能与肠道肿瘤复发、腹腔转移癌、电解质紊乱、控制不良的糖尿病、多种药物等因素有关,应注意鉴别诊断。尤其是对有报警征象,包括便血、粪潜血试验阳性、贫血、明显腹痛、腹部包块、有结直肠癌、肠息肉史和结直肠癌家族史的患者,有必要进行实验室、影像学及结肠镜检查,以排除器质性疾病。由于功能性和器质性便秘的营养治疗常常是相反的,器质性便秘的治疗也非普通药物能解决,所以发现便秘,首先应明确便秘的原因,在临床医师的指导下进行治疗。

1. 功能性便秘

(1) 非药物治疗:良好的生活习惯是功能性便秘的基础治疗,即注意平衡膳食、多饮水、多运动、适量增加蔬菜水果、粗杂粮等膳食纤维素的摄入;建立良好的排便习惯。

(2) 药物治疗:生活方式调整无效后可考虑使用泻药。选用通便药时应考虑循证医学证据、安全性、药物依赖性以及价效比,一般优先选择容积性(膳食纤维素)或渗透性(乳果糖)泻药,使用4周无效后再选择刺激性(番泻叶、芦荟)或促动力药;应尽量避免长期使用刺激性泻药或开塞露,以免产生依赖。

2. 器质性便秘 一般在明确诊断以后,完全性肠梗阻可采用外科手术或姑息手术治疗;不全性肠梗阻可采用少渣饮食、肠内肠外营养支持、胃肠减压等非手术治疗。

(七) 腹泻

肿瘤治疗过程中可导致腹泻的原因较多,如化疗药物副作用、腹部放疗、消化不良、菌群失调、感染及食物不耐受等都可能导致腹泻。腹部放疗导致约80%的患者发生放射性肠炎相关的腹泻,服用抗生素的患者约20%可能发生菌群失调性腹泻,某些化疗药,尤其胃肠肿瘤常用化疗药可对胃肠黏膜细胞造成损伤,导致化疗相关性腹泻,其发生率在5%~20%不等,且通常较严重。

腹泻的发生不仅会降低患者的生活质量,导致患者营养不良、免疫功能下降,并直接影响患者对抗癌治疗的耐受性及疗效。持续剧烈的腹泻还可导致脱水,引起多器官功能不全,电解质紊乱,增加感染并发症的发生,甚至危及生命。因此,肿瘤合并腹泻患者应加强多学科联合管理,评估腹泻严重程度及原因,早期营养筛查,联合药物及营养支持等非药物治疗,以维护肠道功能、降低腹泻的严重程度,减少营养不良发生,提高患者对抗肿瘤治疗的耐受性和疗效。具体干预措施见表6-15-3。

1. 非药物治疗

(1) 饮食管理:如果腹泻量较大,应注意补充液体,确保补充腹泻丢失的水分和电解质。如白开水、米汤、运动饮料、蔬菜汤、淡茶水、橙汁或口服补液盐。轻中度腹泻可选择半流食,并确保选择的食物不会加剧腹泻,具体见表6-15-4。若腹泻为水样便,或伴有腹痛、黏液脓血便、持续时间超过2天以上,应进一步检查或考虑药物治疗。

表6-15-3 腹泻分级及干预措施

腹泻分级		干预措施
1	大便次数增加,<4次/d,排出物量轻度增加	无需担心临床特征和检查结果,通常可在家中饮食调理
2	大便次数增加,4~6次/d,排出物量中度(每日>500ml),不影响日常生活	饮食调理,口服补充益生菌及口服补液盐或镁、磷等电解质治疗,存在营养风险患者联合营养支持治疗
3	大便次数增加,>7次/d,大便量大量(>1L/d)增加,失禁	如果合并脱水体征,需药物和(或)住院静脉补液,存在营养风险患者联合营养支持治疗
4	危及生命(如血流动力学衰竭)	需要立即入院

表6-15-4 适宜及不适宜腹泻患者的食物

	适宜的食物	不适宜的食物
谷薯类	米粥、白面馒头、花卷、面条、面片、土豆、山药、白面包	玉米、燕麦、全麦面包、糙米、豆粥
高蛋白类	鸡蛋羹、煮嫩鸡蛋、酸奶、氽瘦肉丸子、清蒸鱼、豆腐、清炖的瘦肉等	炸肉、肥肉块、带皮的肉、除酸奶或低脂奶酪外的乳制品,黄豆、豆浆、素什锦
水果和蔬菜类	米汤、藕粉、蔬菜蘑菇海带汤、芦笋尖、西红柿、胡萝卜、去皮西葫芦、口蘑、海带、新鲜去皮或煮熟的水果	辣椒、豆角、洋葱、未去皮的水果、生菜沙拉
饮料、甜品和其他食物	苹果汁、橙汁、果冻、清淡的肉汤	坚果、冰激凌、爆米花、碳酸饮料、口香糖等含木糖醇的食品

(2) 营养支持:如果为中重度腹泻,或合并食欲下降及进食减少大于一周,应考虑ONS治疗。

2. 药物治疗 目前,专家共识建议,化疗相关性腹泻,如果为3~4级的中重度腹泻,首选口服洛哌丁胺治疗或联合喹诺酮(中性粒细胞低)治疗。12小时无缓解,考虑奥曲肽治疗。经奥曲肽强化治疗24小时内症状尚未解决,则应重复进行血生化、血常规和粪便等相关检查。

(八) 倾倒综合征

部分胃癌患者接受胃大部或全胃切除术后可能并发倾倒综合征(dumping syndrome),并因此影响营养状况。倾倒综合征为胃大部切除术后的远期并发症,是由于切除胃窦部、迷走神经切断和胃肠道改建等原因,导致胃内容物排空过快而产生的一系列临床症状。根据患者进食后出现症状的时间,分为早期和晚期两种类型。

1. 早期倾倒综合征 与高渗性,尤其含高碳水化合物的胃内容物快速进入肠道导致肠道内分泌细胞大量分泌血管活性物质有关。多发生在进食后20~30分钟;主要为胃肠道和神经循环系统症状,前者表现为恶心呕吐、腹部绞痛和腹泻,后者表现为心悸、出冷汗、乏力、面色苍白等短暂血容量不足。

治疗包括饮食管理、药物和手术治疗。以饮食管理为主,包括调整饮食,少食多餐,避免过甜和(或)过浓的高渗流质饮食和食品;避免在进食固体食物后30分钟内饮水或其他液体;餐后平卧10~20分钟可减轻症状。多数患者可在术后6个月内症状得以改善。症状重者可考虑药物,如生长抑素治疗。仅极少数后者需要手术治疗。

2. 晚期倾倒综合征 与高渗食物快速进入小肠并吸收后刺激胰岛素大量分泌而导致反应性低血糖有关,故又称为低血糖综合征。多发生在进食后2~4小时;不同于早期倾倒综合征的是无胃肠道症状,仅有神经循环系统症状,主要表现为面色苍白、出汗、心慌、头晕、手颤、乏力和饥饿感等,偶有昏厥。

治疗包括饮食管理、药物和手术治疗。以饮食管理为主,包括调整饮食,每餐减少碳水化合物的含量,减缓碳水化合物的吸收;低血糖症状发作时稍进含糖饮食即可缓解。

第四节 肿瘤康复期人群长期营养管理

肿瘤康复期的患者经过各种抗肿瘤治疗打击后,即使肿瘤得到控制,但是营养不良的问题可能依然存在,甚至较为严重。充分认识肿瘤患者康复期的营养问题,采取相应的对策,对于改善康复期患者的营养不良、提高患者的生存质量,具有积极的作用。

依据《恶性肿瘤康复期患者营养管理专家共识》,肿瘤康复期人群指未接受放疗、化疗或手术治疗,且未处于住院状态下的人群,包括恶性肿瘤完全缓解、部分缓解、无变化和(或)无肿块的患者。这部分患者尽管抗肿瘤治疗已经结束,但是部分患者治疗的副作用可能尚未完全消失,消化吸收功能需要慢慢恢复,因此,依然是营养不良的高危人群。营养不良不仅影响疾病康复,也影响其生活质量,甚至生存期。为此,中国营养学会肿瘤营养工作组制定了"肿瘤患者康复期营养管理专家共识"。主要推荐意见如下:

1. 应对所有恶性肿瘤康复期患者进行定期营养筛查,判断是否存在营养风险和营养不良。对可能存在营养风险者,应进行营养评定(参考营养筛查及评定相关内容)。

2. 恶性肿瘤康复期患者,应接受有资质营养(医)师的营养咨询,避免或减轻营养素缺乏或不足,逐渐达到并维持合理体重,保持机体适宜瘦体组织及肌肉量,最大程度提高生活质量。

3. 恶性肿瘤康复期患者的能量推荐可参考健康人群标准及患者体力活动状况等,予以25~30kcal/(kg·d),再根据患者体重监测情况进行调整。如存在摄入不足,需考虑提高膳食摄入的能量密度。肝肾功能无明显异常者,应摄入充足蛋白质,达到1.0~1.5g/(kg·d)。优质蛋白质应占总蛋白量的50%以上。

4. 恶性肿瘤康复期患者,如不存在胰岛素抵抗,碳水化合物比例应为50%~65%。如存在胰岛素抵抗,碳水化合物供能应占总能量40%或更低。在胃肠功能允许的条件下,应适当增加全谷物食物、蔬菜摄入。如不存在胰岛素抵抗,膳食脂肪供能应占全日总能量20%~35%。如存在胰岛素抵抗,可在保证必需脂肪酸供应的基础上,增加MCT供给,并减少碳水化合物的供能比,优化糖脂比。应限制饱和脂肪摄入,增加n-3多不饱和脂肪酸和单不饱和脂肪酸摄入。

5. 经均衡膳食摄入必需的各类微量营养素,无必要时不盲目使用营养素补充剂。在膳食摄入营养素不足,或经生化检查或临床表现证实存在某类营养素缺乏或不足时,可经有资质的营养(医)师评估后使用营养素补充剂。

6. 存在营养风险的患者应及时就诊于有资质的营养(医)师,经营养咨询加强膳食营养供给,必要时口服补充特殊医学用途配方食品(ONS)。如通过膳食调整未改善营养状况,或未满足60%目标能量需求超过1周,可依次选择肠内或肠外营养支持。

7. 肿瘤患者康复期食物应多样化,多吃新鲜蔬果和全谷物食品,摄入充足的鱼、禽、蛋、乳和豆类,减少红肉,限制加工肉类摄入。如存在早饱、食欲缺乏等症状,建议少量多餐,减少餐时液体摄入。餐间补充水分。

8. 运动和心理治疗 恶性肿瘤康复期患者可在专业人士指导下选择适合自身特点的规律性身体活动,并遵循循序渐进原则。

9. 对恶性肿瘤康复期患者的心理问题应及时应用心理疗法进行干预。

(方玉 许红霞)

参考文献

1. Tomas N Seyfried. 癌症是一种代谢病-论癌症起源、治疗与预防. 成长,陈川,译. 北京:科学出版社,2018.
2. Hanahan D, Weinberg RA. Hallmarks of cancer: the next generation. Cell, 2011, 144(5): 646-674.
3. Strekalova E, Malin D, Good DM, et al. Methionine Deprivation Induces a Targetable Vulnerability in Triple-Negative Breast Cancer Cells by Enhancing TRAIL Receptor-2 Expression. Clin Cancer Res, 2015, 21(12): 2780-2791.
4. Bauer J, Capra S, Ferguson M. Use of the scored Patient-Generated Subjective Global Assessment (PG-SGA) as a nutrition assessment tool in patients with cancer. Eur J Clin Nutr, 2002, 56(8): 779-785.
5. Laky B, Janda M, Cleghorn G, et al. Comparison of different nutritional assessments and body-composition measurements In detecting malnutrition among gynecologic cancer patients. Am J Clin Nutr, 2008, 87(6): 1678-1685.
6. Gupta D, Vashi PG, Lammersfeld CA, et al. Role of nutritional status in predicting the length of stay in cancer: a systematic review of the epidemiological literature. Ann Nutr Metab, 2011, 59(2-4): 96-106.
7. Gabrielson DK, Scaffidi D, Leung E, et al. Use of an Abridged Scored patient-generated Subjective Global Assessment (PG-SGA) as a Nutritional Screening Tool for Cancer Patients in an Outpatient Setting. Nutr Cancer, 2013, 65(2): 234-239.

8. Martin L, Watanabe S, Fainsinger R, et al. Prognostic factors in patients with advanced cancer: use of the patient-generated subjective global assessment in survival prediction. J Clin Oncol, 2010, 28 (28): 4376-4783.
9. Chittawatanarat K, Pruenglampoo S, Kongsawasdi S, et al. The variations of body mass index and body fat in adult Thai people across the age spectrum measured by bioelectrical impedance analysis. Clin Interv Aging, 2011, 6: 285-294.
10. Arends J, Baracos V, Bertz H, et al. ESPEN expert group recommendations for action against cancer-related malnutrition. Clin Nutr, 2017, 36: (5) 1187-1196.
11. Laviano A, Di Lazzaro Giraldi G, Koverech A. Does nutrition support have a role in managing cancer cachexia? Curr Opin Support Palliat Care, 2016, 10(4): 288-292.
12. Chevalier S, Winter A. Do patients with advanced cancer have any potential for protein anabolism in response to amino acid therapy? Curr Opin Clin Nutr Metab Care 2014, 17(3): 213-218.
13. 中国抗癌协会肿瘤营养与支持治疗专业委员会，中国抗癌协会肿瘤康复与姑息治疗专业委员会，中国医师协会营养医师专业委员会，中国营养学会临床营养分会. 化疗患者营养治疗指南. 肿瘤代谢与营养电子杂志，2016，3(3)：158-163.
14. 中国营养学会肿瘤营养工作组. 恶性肿瘤患者康复期营养管理专家共识. 营养学报，2017，39(4)：321-326.
15. Arends J, Bachmann P, Baracos V, et al. ESPEN guidelines on nutrition in cancer patients. Clin Nutr, 2017, 36(1): 11-48.
16. Tomlinson D, Robinson PD, Oberoi S, et al. Pharmacologic interventions for fatigue in cancer and transplantation: a meta-analysis. Curr Oncol, 2018, 25(2): e152-167.
17. Andreyev J, Ross P, Donnellan C, et al. Guidance on the management of diarrhoea during cancer chemotherapy. Lancet Oncol, 2014, 15(10): e447-460.
18. Rock CL, Doyle C, Demark-Wahnefried W, et al. Nutrition and physical activity guidelines for cancer survivors. CA Cancer J Clin, 2012, 62(4): 243-274.
19. Robien K, Demark-Wahnefried W, Rock CL. Evidence-based nutrition guidelines for cancer survivors: current guidelines, knowledge gaps, and future research directions. J Am Diet Assoc, 2011, 111 (3): 368-375.
20. 中华医学会外科学分会，中华医学会麻醉学分会. 加速康复外科中国专家共识及路径管理指南(2018版). 中国实用外科杂志，2018，38(1)：1-20.
21. Caccialanza R, Pedrazzoli P, Cereda E, et al. Nutritional Support in Cancer Patients: A Position Paper from the Italian Society of Medical Oncology (AIOM) and the Italian Society of Artificial Nutrition and Metabolism (SINPE). J Cancer, 2016, 7(2): 131-135.
22. Weimann A, Braga M, Carli F, et al. ESPEN guideline: Clinical nutrition in surgery. Clin Nutr, 2017, 36(3): 623-650.
23. Argilés JM, López-Soriano FJ, Stemmler B, et al. Novel targeted therapies for cancer cachexia. Biochem J, 2017, 474(16): 2663-2678.
24. Van Lancker A, Velghe A, Van Hecke A, et al. Prevalence of symptoms in older cancer patients receiving palliative care: a systematic review and meta-analysis. J Pain Symptom Manage, 2014, 47(1): 90-104.
25. Hui D, Dev R, Bruera E. The last days of life: symptom burden and impact on nutrition and hydration in cancer patients. Curr Opin Support Palliat Care, 2015, 9(4): 346-354.
26. Cederholm T, Barazzoni R, Austin P, et al. ESPEN guidelines on definitions and terminology of clinical nutrition. Clinical Nutrition, 2017, 36(1): 49-64.

第十六章

妊娠期疾病的营养支持治疗

2017 年 7 月，国务院办公厅颁发《国民营养计划 2017—2030》，这是我国首次发布关于国民营养健康未来发展的顶层设计，其中提出应开展"生命早期 1000 天营养健康行动"，包括开展孕前和孕期营养评价与膳食指导，以及妇幼人群综合营养干预行动。妊娠期营养不仅仅关系到孕妇自身的健康问题，如与妊娠期糖尿病、高血压、贫血等并发症密切相关，而且对胎儿的生长发育、出生后的健康及成年后的疾病发生发展都有明显的影响。本章主要内容包含与营养相关的妊娠早期常见疾病的营养干预对策，妊娠期容易发生的营养素（蛋白质、钙、铁、锌、叶酸、碘）缺乏的膳食营养措施，妊娠期的体重管理，以及妊娠期糖尿病、高血压和血脂异常的规范化营养支持治疗。

第一节　妊娠早期常见健康问题的营养支持治疗

妊娠早期与营养相关的一个最常见问题是妊娠早期的孕吐症，如果恶心呕吐症状剧烈且持续时间较长则可引起脱水、酮症等更为严重的健康问题，有必要及早给予相应的医疗措施和营养干预。孕期便秘也是妊娠期很常见的健康问题，据统计，妊娠期便秘的患病率为 16.2%，明显高于国内一般人群。孕晚期（孕 28 周后）由于增大的子宫压迫肠管等多方面原因，便秘的发生率可高达 24%。这种便秘尽管是功能性的，但可增加孕妇心理负担及影响其生活质量，严重者甚至可影响胎儿生长发育及难产等围产期母儿的严重并发症。

一、妊娠剧吐症的营养支持治疗

妊娠早期约 50%的孕妇会出现恶心伴呕吐症状，25%仅有恶心而无呕吐，另 25%无症状。这些症状多始于孕 4 周，孕 9 周时最为严重；60%的孕妇孕 12 周后症状自行缓解，91%的孕妇在孕 20 周后缓解，约 10%的孕妇在整个妊娠期持续恶心呕吐。再次妊娠恶心呕吐复发率为 15.2%～81.0%。

妊娠剧吐症是指妊娠早期孕妇出现严重持续的恶心、呕吐，并引起脱水、酮症甚至酸中毒，需要住院治疗。通常，有恶心呕吐的孕妇中只有 0.3%～1.0%发展为妊娠剧吐，是否需要住院治疗常作为临床上判断妊娠剧吐的重要依据之一。

妊娠剧吐是妊娠呕吐最严重的阶段，往往因对早孕期用药安全性的顾虑而延误就诊或治疗，从而导致孕妇严重脱水、酮症酸中毒等并发症，甚者危及孕妇生命，最终被迫终止妊娠。

（一）妊娠剧吐病因

妊娠剧吐的病因至今尚未完全明确，可能与下列因素有关：

1. 人绒毛膜促性腺激素（hCG）升高　由于妊娠剧吐时间与血 β-hCG 上升和下降时间相吻合，临床上多胎妊娠和滋养细胞疾病时血 β-hCG 异常增高状态时，其妊娠剧吐发病率显著增高，这个事实与该学说相符；但症状的轻重程度与血 β-hCG 值却不一定成正比，故这一事实又难以解释上述假设的成立。

2. 幽门螺杆菌感染　幽门螺杆菌感染是引起慢性胃炎的主要病因，近年发现妊娠剧吐与幽门螺杆菌感染关系密切；1998 年，Yoins 曾报道两例孕早期剧吐患者因其他因素口服红霉素，结果意外发现妊娠剧吐很快得到改善，所有症状全部消失。而这两位孕妇幽门螺杆菌血清学试验均阳性。后来的许多研究也都证明幽门螺杆菌是迁延性妊娠剧吐的重要原因。

3. 免疫因素　有科学家认为孕吐是一种排斥反应。孕期的母体为了免除自身免疫系统对胎儿的排斥反应，其体内的免疫系统发生了巨大的变化，身体的免疫力总体上是下调的。

4. 遗传学说　大样本的临床研究发现妊娠剧吐有遗传性，即母亲若患妊娠剧吐，其女儿患病危险性相对较高。挪威科学家曾报道过相关调查数据，他们分析了 1967—2006 年间的挪威 230 多万份出生记录和相应的医疗记录。经过比较发现，如母亲曾患妊娠剧吐，其女儿患妊娠剧吐的几率是其他人的 3 倍，但也不能完全排除这种情况是由相同的生活习惯而非遗传因素造成的。

5. 营养缺乏　目前认为微量元素及维生素的缺乏可能是妊娠剧吐的原因之一。许多研究证实，剧吐孕妇体内缺乏维生素 B_6，由于妊娠期蛋白代谢改变，磷酸吡哆胺辅酶的需要量增加，导致孕妇体内维生素 B_6 消耗过多所致。

6. 精神心理因素　现在已基本确认心理因素是妊娠剧吐发病的重要因素之一。临床上观察到，有些神经功能不稳定、精神紧张型的孕妇，妊娠剧吐多见，说明本病可能与大脑皮质和皮质下中枢功能失调致使自主神经功能紊乱有关。临床上若介入心理治疗、疏导，比单一用药物治疗效果更有效。

（二）妊娠剧吐临床表现

1. 多见于年轻初次怀孕妇女，停经 6 周左右出现早孕反应，逐渐加重，直至频繁呕吐不能进食，呕吐物中伴有咖啡样物质。

2. 严重呕吐引起脱水及电解质紊乱,过多动用体内脂肪,其中间产物酮体聚积,引起代谢性酸中毒。

3. 患者体重明显减轻,面色苍白,皮肤干燥,脉搏细数,尿量减少,严重时出现血压下降,引起急性肾衰。

4. 部分孕妇可出现短暂肝功能异常,出血倾向增加,可发生骨膜下出血,甚至视网膜出血。

5. 如继续发展可出现嗜睡、意识模糊、谵妄,甚至昏迷。

(三)妊娠剧吐诊断

1. 病史 妊娠剧吐为排除性诊断,应仔细询问病史,排除可能引起呕吐的其他疾病,如胃肠道感染(伴腹泻)、胆囊炎、胆结石、胰腺炎(伴腹痛,血浆淀粉酶水平升高达正常值5~10倍)、尿路感染(伴排尿困难或腰部疼痛)、病毒性肝炎(肝炎病毒学阳性,肝酶水平升高达1000U/L以上)或孕前疾病,如糖尿病引起的呕吐、原发性肾上腺皮质功能减退症(Addison病)等。应特别询问是否伴有上腹部疼痛及呕血,或其他病变(如胃溃疡等)引起的症状。

2. 症状 几乎所有的妊娠剧吐均发生于孕9周以前,这对鉴别诊断尤为重要。典型表现为孕6周左右出现恶心、呕吐并随妊娠进展逐渐加重(每日呕吐>3次,至孕8周左右发展为持续性呕吐、不能进食,极为严重者出现嗜睡、意识模糊、谵妄甚至昏迷、死亡。

3. 体征 孕妇体重下降,下降幅度≥5%,出现明显消瘦、极度疲乏、口唇干裂、皮肤干燥、眼球凹陷及尿量减少等体征。

4. 辅助检查 尿酮体检测阳性;血红蛋白水平升高,可达150g/L以上。

5. 眼底检查 妊娠剧吐严重者可出现视神经炎及视网膜出血。

(四)妊娠剧吐的营养代谢变化及其危害

1. 妊娠剧吐患者在饥饿状态下,机体过多动员脂肪组织供给能量,使脂肪代谢的中间产物酮体聚积,血液中酮体水平升高,尿酮体检测阳性,严重者发生为酮症酸中毒。

2. 剧烈呕吐导致大量酸性胃液丢失,加之摄食量减少或严重不足,血清钠、钾、氯水平降低,低钾又进一步加重呕吐,形成恶性循环,极容易出现代谢性低氯性碱中毒。

3. 67%的妊娠剧吐孕妇肝酶水平升高,但通常不超过正常上限值的4倍或300U/L;血清胆红素水平升高,但不超过68.4μmol/L;血浆淀粉酶和脂肪酶水平升高可达正常值5倍;若影响肾脏血流灌注则出现尿素氮、肌酐水平升高等肾功能不全表现。

4. 血常规 因血液浓缩致血红蛋白水平升高,可达150g/L以上,血细胞比容达45%以上。

5. 动脉血气分析 二氧化碳结合力下降至<22mmol/L,通常在纠正脱水、恢复进食后迅速恢复正常。

6. 剧吐的孕妇往往情绪异常紧张,希望得到家人及医师的关注,所以常过度通气导致呼吸性碱中毒的发生。

7. 甲状腺功能亢进 60%~70%的妊娠剧吐孕妇可出现短暂的甲状腺功能亢进(甲亢),这种情况局限于妊娠的前半期(孕20周前)。其特点为游离T_4升高(高于正常上限)以及血清促甲状腺激素(TSH)水平的抑制(低于0.4mU/L),多数并不严重,一般无需使用抗甲状腺药物。原发性甲亢患者很少出现呕吐,而妊娠剧吐孕妇没有甲亢的临床表现(如甲状腺肿大)或甲状腺抗体升高。已证实人绒毛膜促性腺激素(hCG)是孕期甲状腺的刺激物,因为β-hCG的β亚单位结构与TSH化学结构相似,妊娠后β-hCG水平升高,刺激甲状腺分泌甲状腺素,继而反馈性抑制TSH水平。

8. 妊娠剧吐可致两种维生素的严重缺乏

(1) 维生素B_1缺乏:可致Wernicke综合征,一般在妊娠剧吐持续3周后发病,严重呕吐引起维生素B_1严重缺乏所致。约10%的妊娠剧吐患者并发该病,主要特征为眼肌麻痹、躯干共济失调和遗忘性精神症状。临床表现为眼球震颤、视力障碍、步态和站立姿势受影响,个别可发生木僵或昏迷。严重时患者往往经治疗后死亡率仍为10%,未治疗者的死亡率可高达50%。

(2) 维生素K缺乏:可致凝血功能障碍,常伴血浆蛋白及纤维蛋白原减少,孕妇出血倾向增加,可发生鼻出血、骨膜下出血,甚至视网膜出血。

(五)妊娠剧吐的营养支持治疗

1. 常规营养治疗 美国妇产科医师学会《妊娠期恶心呕吐指南2018版》建议,治疗妊娠期恶心呕吐从预防开始。若出现妊娠期恶心呕吐症状,建议早期治疗可能有利于防止病情进展为妊娠剧吐(C级证据)。妊娠剧吐的临床治疗,包括非药物治疗及药物治疗。

(1) 治疗妊娠剧吐从预防开始:推荐怀孕前1个月开始补充维生素,可减少妊娠恶心呕吐的发生率和严重程度(A级证据)。

(2) 生姜可减轻恶心症状(B级证据)。

(3) 轻度和中度的妊娠期恶心呕吐可通过以下缓解措施:休息以及避免可能加重症状的气味、热、潮湿以及闪光等感觉刺激;少食多餐,避免暴饮暴食;避免辛辣和油腻食物;建议晨起后吃清淡固体食物或高蛋白小吃以及苏打饼干。

(4) 维生素B_6单药治疗:安全有效剂量为10~25mg,3~4次/d,口服,可用于一线药物治疗(A级证据)。

医务人员和家属应给予患者心理疏导,告知妊娠剧吐经积极治疗2~3天后,病情多迅速好转,仅少数孕妇出院后症状复发,需再次入院治疗。

2. 肠内营养支持治疗 营养支持治疗的目的是消除酮症、维持水电解质酸碱平衡、保证能量供应、维持体重适宜增长、避免母婴不良妊娠结局出现。美国妇产科医师学会《妊娠期恶心呕吐指南2018版》指出,对药物治疗无效,肠内营养(鼻胃管或者鼻十二指肠管)应该被作为提供营养的一线治疗方案(C级证据)。

根据孕妇需要量的特点,强化乳清蛋白粉、维生素组件、微量元素组件等,补充孕妇日常生理功能所需的能量及营养成分,必要时添加肠道必需氨基酸谷氨酰胺,保护和修复因妊娠剧吐引起的胃黏膜损伤。国内文献报道,妊娠剧吐孕妇可服用整蛋白型的全营养肠内制剂,其中三大营养素(蛋白质、脂肪、碳水化合物)热能分配合理,可快速补充能量,味道适口,患者易于接受。

3. 肠外营养支持治疗　当不能耐受经口营养或管饲营养而出现脱水体征者，需静脉补液治疗或补充性肠外营养支持。目前尚无公认的最佳补液方案，美国、加拿大及英国的指南中均未给出具体的补液方案。中国《妊娠剧吐的诊断及临床处理专家共识(2015)》中给出的补液建议：每天静脉滴注葡萄糖液、葡萄糖盐水、生理盐水及平衡液共3000ml左右，其中加入维生素 B_6 100mg、维生素 B_1 100mg、维生素C 2~3g，连续输液至少3天(视呕吐缓解程度和进食情况而定)，维持每天尿量≥1000ml。可按照葡萄糖4~5g+胰岛素1U+10% KCl 1.0~1.5g配成极化液输注补充能量，但应注意先补充维生素 B_1 后再输注葡萄糖，以防止Wernicke脑病发生。目前实际临床操作一般为每天肌内注射 B_1 制剂100mg，静脉注射制剂最高剂量为每天2mg。

一般每天补钾3~4g，严重低钾血症时可每天补钾至6~8g。注意观察尿量，原则上每500ml尿量补钾1g较为安全，同时监测血清钾水平和心电图，酌情调整剂量。根据血二氧化碳水平适当补充碳酸氢钠或乳酸钠溶液纠正代谢性酸中毒，常用量为125~250ml/次。

补液量应根据脱水的严重程度给予：

(1) 轻度脱水者：稍感口渴，皮肤弹性略差，尿量正常，体液丢失占体重的2%~3%，补液量为30ml/(kg·d)。

(2) 中度脱水者：口渴明显，皮肤弹性差，尿量减少，体液丢失占体重的4%~8%，补液量为60ml/(kg·d)。

(3) 重度脱水者：患者可神志不清、嗜睡、昏迷血压下降，少尿甚至无尿，体液丢失占体重的10%~13%以上，补液量约80ml/(kg·d)。失水纠正良好者，24小时尿量不少于600ml，尿比重不低于1.018。

国内文献报道，全胃肠外营养治疗妊娠剧吐的疗效较为显著，呕吐症状得到明显缓解，尿酮体转阴时间缩短，保证了母体及胎儿的健康。

可根据患者呕吐程度配置液量1500~2500ml，能量1500~2500kcal生理需要量的全合一营养液(TNA)，由外周静脉连续输注，期间以患者呕吐恢复情况及进食量的增加逐步递减TNA液量。TNA液中加入的葡萄糖、氨基酸、脂肪乳、水溶性和脂溶性维生素、多种微量元素，另根据患者生化指标再加入适量的钠、钾、氯、钙、磷、镁电解质，并按规定的加入顺序配置成TNA。经混合后的TNA液中的全部营养物质可同时均匀缓速输入体内，利于机体的代谢和利用。

为了避免导管相关的感染风险，妊娠剧吐患者通常不推荐常规使用中心静脉置管(CVC)输注，只有当需要长期静脉营养支持时，才谨慎采用经外周静脉置中心静脉导管(PICC)输注，其日常的导管护理需严密按照规范进行操作。

二、妊娠期便秘的营养治疗

(一) 妊娠便秘病因

引起妊娠期便秘的发病原因很多，大致包括：

1. 内分泌激素变化　孕激素分泌增多，致使胃动素及胃酸分泌减少，导致胃肠道平滑肌张力减低，蠕动能力减弱。胃排空延迟，导致食糜在胃肠道中的停留时间延长；另外，结肠传输速度减慢，增加了水分的吸收，导致大便干结。

2. 子宫增大导致肠管压迫，肠道运动障碍；膈肌、腹肌运动减弱也将引起排便动力的缺乏。

3. 肾素-血管紧张素-醛固酮分泌增加，肠道蠕动减慢，导致结肠水分吸收是大便秘结的又一原因。

4. 膳食纤维摄入量不足，运动量减少。

5. 妊娠后的不良心理反应，如紧张、焦虑等，导致交感神经兴奋，减弱了胃肠蠕动。

(二) 妊娠便秘临床表现

便秘表现为排便次数减少，粪便干硬和(或)排便困难。排便次数减少是指每周排便<3次；排便困难包括排便费力、排出困难、排便不尽感，排便费时和需用手法辅助排便。

(三) 妊娠便秘诊断

妊娠便秘的诊断采用罗马Ⅲ标准，即至少12周内有下列两项或两项以上者，可以是不连续的：

1. >1/4的排便中需摒力。
2. >1/4的粪便有硬块或坚硬。
3. >1/4的排便有排便不尽的感觉。
4. >1/4在排便时有肛门直肠梗阻感。
5. >1/4在排便时需用手法协助排便。
6. 每周排便次数<3次。

(四) 妊娠便秘的营养治疗

1. 补充高膳食纤维饮食　充足的膳食纤维可增加粪便容积，刺激肠蠕动，缓解便秘。普通成人推荐每日膳食纤维摄入量为25~35g，应指导孕妇多吃粗粮、带皮水果、新鲜蔬菜等。有研究表明，膳食中增加海带、豆类、香蕉、火龙果的摄入可改善孕妇便秘。

2. 多饮水　摄入充足的水分(每天2000~3000ml)可刺激胃-结肠反射而达到缓解便秘的目的。

3. 补充富含B族维生素的食物可促进消化液的分泌，维持和促进肠蠕动，有利于排便。如粗粮、酵母、豆类及制品等，必要时每天可补充生理推荐量的B族维生素混合制剂。

4. 多食产气食物以促进肠蠕动，如洋葱、萝卜、蒜苗等。

5. 禁忌烟酒和辛辣刺激食物，如火锅、热性香料等，因这些食物容易导致肠道痉挛，对通便不利。

(五) 其他治疗措施

1. 生活方式干预

(1) 适当增加运动：每天坚持一定时间的散步，对促进肠胃蠕动，改善便秘有一定作用。此外，便秘的孕妇需要增加腹部胃肠运动，但该部位运动强度过大，容易导致意外流产或早产，故仅推荐增加床上静力性运动练习，仰卧举手、仰卧抬臀、仰卧屈膝、斜靠抱颈，每种姿势保持10秒，休息10秒，重复10次，每天做2组；静力性运动结合呼吸训练，既能增强胃肠运动，又避免宫缩防止早产。

(2) 建立规律的生活方式：孕妇早餐不应缺少，且最好在上午6~7点间，以顺应大肠的生理节律。早餐后1小时以内胃肠蠕动最强，较容易形成排便反射，故早餐后30分钟是排便的最佳时间。排便时应集中精力，勿看报或玩手机。

（3）加强心理疏导：减少或消除孕妇紧张、焦虑、抑郁的情绪，有利于副交感神经兴奋，促进肠蠕动。

2. 药物治疗　妊娠妇女可选用容积性泻药，如小麦纤维素，欧车前亲水胶散剂，乳果糖、聚乙二醇安全性较好。比沙可啶虽尚少见致畸报道，但严重时会引起结肠无力，故需慎用。而蓖麻油和蒽醌类泻药因存在安全性问题，不建议使用。

3. 特殊医学用途配方食品

（1）可溶性膳食纤维：如低聚果糖、低聚半乳糖和菊粉制品。便秘患者常伴有肠道菌群的改变，如乳酸菌减少，产甲烷菌、条件致病菌和真菌增多等。这类可溶性膳食纤维能促进肠道内益生菌的生长繁殖，从而改善肠道功能，恢复肠道微生态平衡。

（2）益生菌制剂：益生菌是一类能对宿主产生有利作用的微生物，常见的有乳酸菌和双歧杆菌等。益生菌定植在肠道内，其代谢产物乳酸、乙酸、短链脂肪酸等可以降低肠道 pH，增加肠蠕动，缩短粪便在结肠内的潴留时间，从而对便秘有一定治疗效果。

第二节　妊娠期常见营养素缺乏的营养治疗

妊娠期作为生命早期 1000 天机遇窗口期的关键起始阶段，孕妇的生理状态及代谢发生了较大的适应性改变，为满足妊娠母体生殖器官和胎儿生长发育，并为产后泌乳进行营养储备，各种营养素的生理需求量有较大增加。然而，受妊娠反应导致的食欲减退、胃肠消化能力下降等机体因素影响，或因地域性（如内陆和沿海差异）膳食结构的差异以及饮食习惯（如挑食或素食）所导致的膳食结构的不均衡等，都很容易导致孕妇的食物摄入不足或失衡，从而导致一些营养素的缺乏，增加了妊娠期各种并发症和不良妊娠结局的发生风险，严重威胁母体和胎儿双方近期和远期的健康。另外，微量营养素缺乏常常较为隐匿，一旦出现临床表现，机体已处在较为严重缺乏的状态。因此，对于妊娠期微量营养素的缺乏更应该加强重视和管理。

一、妊娠期低蛋白血症的营养治疗

（一）妊娠期蛋白质缺乏的危害及诊断

蛋白质缺乏会导致血浆蛋白质（以白蛋白为主）含量降低、胶体渗透压不足而导致蛋白质营养不良性水肿。蛋白质的长期缺乏则会降低机体免疫力、减缓新陈代谢速率等，在妊娠中晚期的蛋白质缺乏还会直接影响胎儿的体格和神经系统发育，导致早产和胎儿生长受限、低出生体重儿等。而早产儿、低出生体重儿成年后发生肥胖、代谢综合征、糖尿病等慢性代谢性疾病的风险增加，故妊娠期的蛋白质缺乏将会严重影响母体和胎儿双方近、远期的健康。

妊娠期低蛋白血症是指孕妇在怀孕期间发生的血浆蛋白浓度下降到正常的标准以下的一种妊娠合并疾病，存在生理性和病理性两种。生理性原因主要是因妊娠期间孕妇的水钠潴留，导致血浆蛋白相对降低，一般此类情况在分娩后几个月会自动恢复到正常。病理性原因主要是由于孕妇营养摄入不足、甲亢、肝功能异常、肾功能异常、妊娠期高血压蛋白尿丢失等因素而导致。一般来说，当血清白蛋白水平低于 40g/L 即可诊断低蛋白血症。但是要注意发现病理性的妊娠期低蛋白血症，并及时给予干预。

（二）妊娠期蛋白质的推荐摄入量

根据中国营养学会《中国居民膳食营养素参考摄入量（2013 版）》的推荐，妊娠早期、中期和晚期蛋白质的推荐摄入量（RNI）分别达到 55g/d、70g/d 和 85g/d。尤其是自孕中期开始，要适量增加动物性食物（鱼、禽、蛋、瘦肉）等，以满足对优质蛋白质的需求。

（三）妊娠期蛋白质缺乏的营养管理措施

对于妊娠期蛋白质缺乏的管理来说，事先预防优于事后治疗，应加强对妊娠期蛋白质缺乏情况的监测与预警，并按照不同妊娠阶段的蛋白质推荐摄入量来指导孕妇饮食。不仅注重蛋白质的数量，还要强调蛋白质的质量，动物来源的优质蛋白比例至少应达到 50% 以上，对于受各种主客观条件限制的优质蛋白质无法达到推荐比例时，应采用大豆蛋白替代动物性蛋白。对于已经出现蛋白质缺乏表现的孕妇应积极给予蛋白质补充，并同时注意给予充足的能量供给，保证膳食中的蛋白质能被机体充分利用，尽快纠正蛋白质缺乏，避免或减少因蛋白质缺乏所带来的母体和胎儿健康危害。对于病理性原因所导致的妊娠期低蛋白血症还需要针对病因进行治疗和纠正。

二、妊娠期钙缺乏的营养治疗

（一）妊娠期钙缺乏的危害及临床表现

妊娠期钙缺乏会导致骨骼钙化不良、骨质疏松、严重的还会引起血钙过低，神经过度兴奋，最为常见的是引起腓肠肌或其他部位肌肉的痉挛。在妊娠期钙缺乏时，母体会动用释放自身骨骼中的钙元素来维持血钙浓度，同时满足胎儿骨骼生长发育需求。因此，孕期钙营养不足对母体健康危害更为明显。妊娠期钙缺乏主要临床表现包括牙齿松动、腓肠肌痉挛、腰腿部关节疼痛等。另外，妊娠期钙缺乏还会增加妊娠期高血压疾病的发病风险。

（二）妊娠期钙的推荐摄入量

根据中国营养学会《中国居民膳食营养素参考摄入量（2013 版）》的推荐，妊娠早期、中期和晚期钙元素的膳食推荐摄入量（RNI）分别达到 800mg/d、1000mg/d 和 1000mg/d。妊娠中晚期应在备孕或孕早期的均衡饮食基础上额外再增加 200g 的奶制品，以保证钙的膳食供给。

（三）妊娠期钙缺乏的营养管理措施

一旦出现妊娠期钙缺乏，需尽快予以膳食钙和（或）钙制剂的补充。在补充时需要注意：①增加膳食中富含钙的食物，尤其是奶制品和豆制品；②少量多次进行补钙，增加钙的吸收率和吸收量；③补钙的同时注意维生素 D 的补充；④口服补钙时段还需要避免影响钙质吸收的因素（草酸、植酸、磷酸、高钠、高脂肪等）；⑤补钙不宜过量，一般需控制在 2000mg/d 以内。

三、妊娠期铁缺乏的营养治疗

（一）妊娠期铁缺乏的危害及其诊断

妊娠期铁缺乏会对母体、胎儿和新生儿均造成近期和远期的影响,对母体增加妊娠期高血压疾病、胎膜早破、产褥期感染和产后抑郁的发病风险;对胎儿和新生儿科增加胎儿生长受限、胎儿缺氧、羊水减少、死胎、死产、早产、新生儿窒息、新生儿缺血缺氧性脑病的发病风险。妊娠期铁缺乏分为3个阶段:①铁减少期(血清铁蛋白<20μg/L);②缺铁性红细胞生成期(血清铁蛋白<20μg/L,转铁蛋白饱和度<50%,Hb水平正常);③缺铁性贫血期(血清铁蛋白<20μg/L,转铁蛋白饱和度<50%,Hb<110g/L)。

(二) 妊娠期铁的推荐摄入量

根据中国营养学会《中国居民膳食营养素参考摄入量(2013版)》的推荐,妊娠早期、中期和晚期铁的膳食推荐摄入量(RNI)分别达到20mg/d、24mg/d和29mg/d。妊娠中晚期应在备孕或孕早期的均衡饮食基础上,每天额外再增加20~50g的红肉,每周摄入1~2次的动物血和肝脏,每次20~50g,以满足孕期增加的铁需要。

(三) 妊娠期铁缺乏的营养管理措施

1. 铁剂补充　对于妊娠期的铁缺乏应该及早根据其铁缺乏及贫血程度选择不同强度和途径的补铁治疗,铁缺乏和轻、中度贫血者以口服铁剂治疗为主,重度贫血者口服或注射铁剂治疗,极重度贫血者首选输注浓缩红细胞,待血红蛋白达到70g/L、症状改善后,可改为口服铁剂或注射铁剂治疗,并在其血红蛋白恢复正常后,继续口服铁剂3~6个月或至分娩后3个月。①贫血者口服铁剂应补充元素铁100~200mg/d,治疗2周后复查血红蛋白评估疗效;②非贫血者若血清铁蛋白<30μg/L,应摄入元素铁60mg/d,治疗8周后评估疗效;③为避免食物抑制非血红素铁的吸收,建议在进食前1小时口服铁剂,并与维生素C共同服用增加其吸收率。

2. 饮食治疗　饮食方面需注意:①在全面均衡营养的基础上,增加富含血红素铁的动物性食物(如红色畜肉、动物肝脏、动物血等),并可同时补充富含维生素C的食物(如新鲜水果、绿叶蔬菜等)帮助铁元素的吸收;②注意补充富含优质蛋白质、叶酸、维生素B_{12}等营养素的食物,有助于给造血提供必要的物质基础。

四、妊娠期锌缺乏的营养治疗

(一) 妊娠期锌缺乏的危害及其诊断

妊娠期锌缺乏一般不会出现特定的临床症状和生化改变,发生较为隐匿,缺乏时往往会首先出现体内代偿性改变(如放缓生长速度等)而不易被察觉。妊娠期的锌缺乏会影响蛋白质、核酸、酶的代谢,生长激素受体信号受损,胰岛素分泌下降,干扰前列腺素合成,从而引起习惯性流产、胎儿生长受限、畸形、死胎等。妊娠期缺锌还可导致妊娠反应严重,产程延长、早产等。

锌缺乏的诊断需要结合病史、临床表现、实验室检查结果甚至是实验性补锌治疗来综合判断,一般认为血清锌<11.47mmol/L,或餐后血清锌浓度反应试验(PICR)>15%可诊断为锌缺乏。

(二) 妊娠期锌的推荐摄入量

根据中国营养学会《中国居民膳食营养素参考摄入量(2013版)》的推荐,妊娠期锌的膳食推荐摄入量(RNI)为9.5mg/d。

(三) 妊娠期锌缺乏的营养管理措施

妊娠期通过合理饮食可以预防锌缺乏的发生,应在饮食中适当增加富含锌的食物,如贝类(例如牡蛎)、红色瘦肉、动物内脏、干酪、虾、燕麦、花生等。考虑到锌摄入过多会引起免疫响应受到抑制、降低高密度脂蛋白水平等,故不宜过量补充,锌的UL为40mg/d,一般采用食物补充可规避超量的风险。

五、妊娠期叶酸缺乏的营养治疗

(一) 妊娠期叶酸缺乏的危害及其诊断

妊娠期叶酸缺乏可导致巨幼红细胞性贫血、高同型半胱氨酸血症等健康危害。在妊娠期叶酸缺乏可使孕妇先兆子痫、胎盘早剥的发生率增高,胎盘发育不良,导致自发性流产,妊娠早期叶酸缺乏可引起胎儿神经管缺陷。诊断叶酸是否缺乏主要是根据血液叶酸浓度包括血清(血浆)叶酸浓度和红细胞叶酸浓度。前者反映近期膳食叶酸摄入量,而红细胞叶酸浓度反映近3个月内的膳食叶酸摄入量。临床上,血液叶酸浓度的正常值是为预防巨幼细胞贫血而制定的,血清叶酸浓度<6.8nmol/L(<3ng/ml)或红细胞叶酸浓度<226.5nmol/L(<100ng/ml)为叶酸缺乏。当用于预防神经管缺陷时,红细胞叶酸浓度<906nmol/L(<400ng/ml)为叶酸缺乏。

(二) 妊娠期叶酸的推荐摄入量

根据中国营养学会《中国居民膳食营养素参考摄入量(2013版)》的推荐,妊娠期叶酸的膳食推荐摄入量(RNI)为600μg/d。《中国居民膳食指南(2016)》中推荐孕妇在妊娠期注意饮食中常吃富含叶酸的食物外,还应补充400μg/d,以满足机体需要。

(三) 妊娠期叶酸缺乏的营养管理措施

对于妊娠期叶酸缺乏的管理,应对照《围受孕期增补叶酸预防神经管缺陷指南(2017)》,按照不同风险人群有所区别。应采集夫妻双方的疾病史、生育史、家族史、饮食情况、药物服用情况、行为习惯等信息,并进行必要的体格检查和实验室检查后,根据以下具体情况,给予不同的增补叶酸的建议。

1. 无高危因素的妇女　建议从可能怀孕或孕前至少3个月开始,每日增补0.4mg或0.8mg叶酸,直至妊娠满3个月。

2. 有神经管缺陷生育史的妇女　建议从可能怀孕或孕前至少1个月开始,每日增补4mg叶酸,直至妊娠满3个月。鉴于目前国内没有4mg而有5mg叶酸剂型,亦可每日增补5mg叶酸。

3. 夫妻一方患神经管缺陷或既往有神经管缺陷生育史的妇女　建议从可能怀孕或孕前至少1个月开始,每日增补4mg叶酸,直至妊娠满3个月。鉴于目前国内没有4mg而有5mg叶酸剂型,亦可每日增补5mg叶酸。

4. 患先天性脑积水、先天性心脏病、唇腭裂、肢体缺陷、泌尿系统缺陷,或有上述缺陷家族史,或一、二级亲属中有神经管缺陷生育史的妇女建议从可能怀孕或孕前至少3个月开始,每日增补0.8~1mg叶酸,直至妊娠满3个月。

5. 患有糖尿病、肥胖或癫痫的妇女　建议从可能怀孕或孕前至少3个月开始，每日增补0.8~1mg叶酸，直至妊娠满3个月。

6. 正在服用增加胎儿神经管畸形风险药物的妇女　建议从可能怀孕或孕前至少3个月开始，每日增补0.8~1mg叶酸，直至妊娠满3个月。

7. 患胃肠道吸收不良性疾病的妇女　建议从可能怀孕或孕前至少3个月开始，每日增补0.8~1mg叶酸，直至妊娠满3个月。

8. 对于预防或治疗妊娠期叶酸缺乏，部分特殊情况需要个性化增补，对于以下情况，可酌情增加补充剂量或延长孕前增补时间：①居住在北方，尤其是农村；②饮食中新鲜蔬菜和水果食用量少；③血液叶酸水平低；④MTHFR677位点TT基因型；⑤备孕时间短。

9. 对于高同型半胱氨酸血症妇女　建议每日增补至少5mg叶酸，直至血液同型半胱氨酸水平降至正常后再考虑受孕，且持续每日增补5mg叶酸，直至妊娠满3个月。

六、妊娠期碘缺乏的营养治疗

（一）妊娠期碘缺乏的危害及其诊断

妊娠期碘缺乏对母体的危害主要是甲状腺肿、甲状腺功能减退症、亚临床甲状腺功能减退症，严重者会导致早产、流产及死胎发生率增高，同时导致妊娠期高血压、胎盘早剥等严重妊娠期并发症的发生率也相应增高；对胎儿的危害主要是造成胎儿体格和精神发育迟缓、神经运动功能发育落后、甲状腺功能减退等克汀病发生的风险明显增高。

根据2007年WHO提出的妊娠期和哺乳期碘营养的标准，可通过尿碘含量来判断妊娠期碘营养状况，见表6-16-1。

表6-16-1　妊娠期和哺乳期尿碘营养状况评估标准/($\mu g \cdot L^{-1}$)

碘缺乏			碘充足	碘超足量	碘过量
严重	中度	轻度			
<20	21~50	51~150	151~249	250~499	≥500

但需要注意的是，尿碘只能反映检测前一天的碘摄入水平，不能反映长期的碘营养状况，需要结合孕妇所处的地区以及其膳食碘摄入情况综合判断其碘缺乏的风险。

（二）妊娠期碘的推荐摄入量

根据中国营养学会《中国居民膳食营养素参考摄入量（2013版）》的推荐，妊娠期碘的膳食推荐摄入量（RNI）为230μg/d。《中国居民膳食指南（2016）》中推荐孕妇在妊娠期注意饮食中常吃富含碘的海产品。

（三）妊娠期碘缺乏的营养管理措施

妊娠期碘缺乏的补充，需要根据体内碘营养状况的监测来进行。尿碘检查简单、方便、经济，是目前判断机体碘营养状态的最佳指标，应加强妊娠期尿碘监测，科学合理补碘。同时注意缺碘最容易引起的甲状腺功能异常，对其进行监测也十分必要。一旦筛查发现缺碘，就需要立即选择合适的富碘食物补充体内碘含量，并于一周后复查尿碘。目前推荐孕妇采用加碘盐及海产品作为补碘的方式，对于重度缺碘或由于某些原因不能食补的孕妇，也可以通过使用含碘药物进行补充，如碘化油胶丸、碘酸钾片等。

在积极筛查妊娠期缺碘并进行及时补充的同时，必须要杜绝盲目补碘，避免碘过量造成的危害。应根据不同地区的饮食碘含量，制定不同的预防措施。对于沿海等高碘地区，根据当地人群碘营养调查结果来指导是否需要停止供应碘盐；而对于内陆等低碘地区，则推荐需要供应碘盐。

第三节　妊娠期体重管理

妊娠期妇女增加的体重是母体和胎儿正常生长发育的必要组成部分。适宜的体重增长是成功妊娠最基本的和直观的条件。妊娠期增加的体重包括两大部分，一是妊娠产物，包括胎儿、胎盘和羊水；二是母体组织的增长，包括血液和细胞外液的增加，子宫和乳腺的发育增大，以及母体为分娩和泌乳而储备的脂肪及其他营养物质。妊娠期体重增加是否合理会影响到母体和胎儿近期和远期的健康，故应重视此阶段的体重增长管理。所有的孕妇均应该按照《中国居民膳食指南（2016）》关于不同妊娠期的要求进行合理膳食，进行适当的运动，保障体重合理增加。因此，用此期的合理膳食来确保妊娠期所需的能量和所有营养素，既能满足孕妇本身所需的能量代谢，又能为胎儿的正常生长发育提供全面充足的营养成分，其目标使孕妇的体重增长趋于合理，胎儿出生体重在正常范围内。

一、妊娠期的适宜体重增长

妊娠期体重下降或增长偏低与胎儿生长受限和围产期死亡危险性增加有关；而妊娠期体重增长过多与胎儿出生时的高体重（巨大胎儿）和继发性头盆不称致产妇死亡危险性增加也相关，处于两种极端的体重变化均可使妊娠合并症，如妊娠高血压、妊娠糖尿病等的发病风险增加，最终造成不良妊娠结局。另外还会增加产后体重滞留，影响身体恢复。因此，妊娠期体重的适宜增长对保证胎儿的生长发育，减少妇女妊娠期和分娩时并发症的危险性以及使产后母体体重恢复至孕前水平均极为重要。

（一）按孕前体质指数值的妊娠期增重推荐

由于不同孕妇妊娠期体重增重的适宜值不同，因此，不可能简单地推荐同一个体重增加值给不同情况的孕妇。尽管我国成人肥胖诊断标准与欧美地区国际不同，但由于国内最新数据尚未公开，故目前还是采用国内外普遍公认的推荐标准（表6-16-2），对不同孕前体质指数值的单胎孕妇各个妊娠期体重增加范围进行参照指导。

对于孕妇妊娠期体重尤其是中晚期体重的增长要进行定期监测，从妊娠中期开始应定期定时测量体重。理想状态下至少每周测量一次体重，每天早上起床或晚上睡前测量。妊娠晚期理想状态应每天测量体重一次。

（二）多胎孕妇的妊娠期增重推荐

妊娠期适宜增重的推荐，除考虑孕前BMI值外，还需要考虑多胎妊娠的情况，目前国内外尚缺乏大样本的研究资料，现多参照美国医学研究院（IOM）2009年推荐的双胎孕妇整个妊娠期的总增重推荐值范围（表6-16-3）。

表 6-16-2　单胎孕妇妊娠期体重合理增加标准*

妊娠期（孕期）	孕前 BMI 范围/(kg·m^{-2})			
	<18.5 消瘦	18.5~24.9 正常	25~29.9 超重	≥30 肥胖
妊娠早期（孕 12 周前）	0.5~2kg	0.5~2kg	0.5~2kg	0.5~2kg
妊娠中晚期（孕 12 周后）	0.45~0.59kg/w	0.36~0.45kg/w	0.23~0.32kg/w	0.18~0.27kg/w
整个妊娠期	12.7~18.2kg	11.4~15.9kg	6.8~11.4kg	5.1~9.1kg

* Institute of Medicine of the National Academics, May 2009

表 6-16-3　双胎孕妇妊娠期体重合理增加标准*

妊娠期（孕期）	孕前 BMI 范围/(kg·m^{-2})			
	<18.5 消瘦	18.5~24.9 正常	25~29.9 超重	≥30 肥胖
整个妊娠期	—	16.7~24.3kg	13.9~22.5kg	11.3~18.9kg

* Institute of Medicine of the National Academics, May 2009。"—"，无数据

二、妊娠期体重增加过快的膳食建议

妊娠期体重增加过多或过快，对母体和胎儿的健康均有潜在的负面影响。对于母体的危害而言：在妊娠期主要增加包括妊娠期糖尿病、妊娠期高血压、妊娠期高脂血症等风险；在分娩时会导致产程延长、子宫破裂、胎儿宫内窘迫、颅骨过度重叠、胎头严重水肿、血肿、剖宫产率增加等风险；在产后导致胎盘滞留、长期肥胖等还可增加发生慢性代谢性疾病的风险。对于胎儿的危害而言：增加了巨大胎儿出生比例、分娩时易发生臂丛神经损伤、锁骨骨折、新生儿宫内窘迫等并发症，还会增加儿童肥胖发生比例，以及成年后发生慢性代谢性疾病风险增加。

对于体重增加超过相应推荐标准的平均增速和总体增重超标的孕妇，应对其饮食进行适当控制，既满足妊娠期营养需求，又减少导致能量过剩的不良膳食因素，增加妊娠期适宜的身体活动和运动能量消耗，使能量摄入与消耗之间能达到一个合理水平，控制妊娠期体重的合理增速和增加量。针对容易导致体重增加过快的膳食因素，提出膳食建议如下：

1. 根据体力活动情况，结合所处妊娠时期，按照中国营养学会《中国居民膳食营养素参考摄入量（2013 版）》和《中国居民膳食指南（2016）》中的相关推荐进行能量和营养素的全面均衡摄入。

2. 避免过多油脂摄入，回避或减少含脂肪较多的食物（如动物肥肉、禽类皮肤、内脏、坚果等），不用油量较大的烹调方式（如煎、炸等）。

3. 在控制碳水化合物总量基础上，主食多选择富含膳食纤维的粗粮、杂粮及薯类食物，尽量避免放糖、勾芡等烹调方式。

4. 严格控制水果摄入量为 200~350g/d，杜绝含糖饮料及零食。

5. 适当增加叶类和瓜类蔬菜的摄入量，可增加饱腹感。

6. 适量全脂奶制品的摄入，必要时替代为低脂或脱脂奶制品。

三、妊娠期体重增加过慢的膳食建议

妊娠期体重增加过慢或不足，对母体和胎儿的健康亦有较大的健康危害。主要表现在妊娠期贫血、流产、羊水缺乏症、胎膜早破、胎儿生长受限、早产儿、低出生体重儿、哺乳期产奶困难等。对于妊娠期体重增加过慢的孕妇，应对照中国营养学会《中国居民膳食营养素参考摄入量（2013 版）》和《中国居民膳食指南（2016）》中的相关膳食推荐对孕妇进行膳食调查和生活习惯调查，仔细分析其体重增长不足的原因。当发生胎儿生长迟缓时，需要排除先天遗传因素和（或）胎儿血供是否受到影响所致。排查所存在的问题，当确认是由于膳食能量和营养素的摄入不足，需要合理提出增加膳食的建议，一般可考虑从以下几个方面进行膳食指导，以促进妊娠期体重合理增加：

1. 少量多餐，每日 5~6 餐，增加能量密度大的、富含优质蛋白质的食物。例如肉、鱼、蛋、奶制品等需要足量摄入。

2. 保证碳水化合物的摄入量，必要时可予适当增加。

3. 适当增加健康油脂的摄入。例如在饮食中增加深海鱼，烹调中增加橄榄油、奶酪等。

4. 避免过度的身体活动和运动，减少能量消耗。

第四节　妊娠合并糖尿病

妊娠合并糖尿病包括孕前糖尿病（pre-gestational diabetes mellitus，PGDM）和妊娠期糖尿病（gestational diabetes mellitus，GDM），妊娠期血糖异常可对母婴健康造成巨大的危害。2013 年国际糖尿病联盟（International Diabetes Federation，IDF）对全球 34 个国家的 47 个流行病学数据进行了统计分析，结果显示 2013 年全球 20~49 岁的妊娠妇女妊娠期高血糖的发生率高达 16.9%，对年龄进行标化后的发病率为 14.8%，其中 GDM 占 84%，PGDM 占 16%。IDF 发布的数据显示我国的发病率为 7.7%，在全球范围内目前虽然处于相对较低的水平，但由于我国人口基数大，妊娠期高血糖患者人数高达 130 万，仅次于印度。

妊娠合并糖尿病孕妇合理的营养治疗既要考虑能量平衡，也要考虑营养素达到妊娠需求，这样才能既有利于体重和血糖控制，又同时满足孕妇自身的生理和胎儿生长发育的需求，避免供应不足或过剩以及营养素比例不平衡的问题，减少不良妊娠结局的风险。无论 PGDM 或 GDM，经过饮食和运动管理，妊娠期血糖达不到控制标准时，应及时加用胰岛素或口服降糖药物进一步控制血糖。另外，医护人员还应指导妊娠合并糖尿病患者充分认识产后随访的重要性，以保证以后的长期健康管理。

一、妊娠合并糖尿病的诊断

近年来，国际、国内对妊娠合并糖尿病的诊断一直存在争议。目前我国采用的妊娠合并糖尿病的诊断标准是由中华医学会妇产科分会产科学组、中华医学会围产医学分会妊娠合并糖尿病协助组编写的《妊娠合并糖尿病诊疗指南(2014)》。

（一）孕前糖尿病(PGDM)的诊断

符合以下两项中任意一项者，可确诊为 PGDM。

1. 妊娠前已确诊为糖尿病的患者。

2. 妊娠前未进行过血糖检查的孕妇，尤其存在糖尿病高危因素者，首次产前检查时需明确是否存在糖尿病，妊娠期血糖升高达到以下任何一项标准应诊断为 PGDM：

（1）空腹血浆葡萄糖(fasting plasma glucose，FPG)≥7.0mmol/L(126mg/dl)。

（2）75g 口服葡萄糖耐量试验(oral glucose tolerance test，OGTT)，服糖后 2 小时血糖≥11.1mmol/L(200mg/dl)。

（3）伴有典型的高血糖症状或高血糖危象，同时随机血糖≥11.1mmol/L(200mg/dl)。

（4）糖化血红蛋白(glycohemoglobin，HbA1c)≥6.5%［采用美国国家糖化血红蛋白标准化项目(national glycohemoglobin standardization program，NGSP)/糖尿病控制与并发症试验(diabetes control and complication trial，DCCT)标化的方法］，但不推荐妊娠期常规用 HbAlc 进行糖尿病筛查。

（二）妊娠期糖尿病(GDM)的诊断

GDM 指妊娠期发生的糖代谢异常，而妊娠期首次发现且血糖升高已经达到糖尿病标准，应将其诊断为 PGDM 而非 GDM。GDM 诊断方法和标准如下：

1. 推荐医疗机构对所有尚未被诊断为 PGDM 或 GDM 的孕妇，在妊娠 24～28 周以及 28 周后首次就诊时行 OGTT。

（1）75g OGTT 方法：OGTT 前禁食至少 8 小时，试验前连续 3 天正常饮食，即每日进食碳水化合物不少于 150g，检查期间静坐、禁烟。检查时，5 分钟内口服含 75g 葡萄糖的液体 300ml，分别抽取孕妇服糖前及服糖后 1 小时、2 小时的静脉血(从第一口开始饮用葡萄糖水计算时间)，放入含有氟化钠的试管中，采用葡萄糖氧化酶法测定血糖水平。

（2）75g OGTT 的诊断标准：服糖前及服糖后 1 小时、2 小时，三项血糖值应分别低于 5.1mmol/L、10.0mmol/L、8.5mmol/L，其中任何一项血糖值达到或超过上述标准即诊断为 GDM。

2. 孕妇具有 GDM 高危因素或者医疗资源缺乏地区，建议妊娠 24～28 周首先检查 FPG。

（1）FPG≥5.1mmol/L，可以直接诊断 GDM，不必行 OGTT。

（2）FPG<4.4mmol/L(80mg/dl)，发生 GDM 可能性极小，可以暂时不行 OGTT。

（3）FPG≥4.4mmol/L 且<5.1mmol/L 时，应尽早行 OGTT。

3. 孕妇具有 GDM 高危因素，首次 OGTT 结果正常，必要时可在妊娠晚期重复 OGTT。

4. 妊娠早、中期随孕周增加 FPG 水平逐渐下降，尤以妊娠早期下降明显，因而，妊娠早期 FPG 水平不能作为 GDM 的诊断依据。

5. 未定期检查者，如果首次就诊时间在妊娠 28 周以后，建议首次就诊时或就诊后尽早行 OGTT 或 FPG 检查。

二、妊娠合并糖尿病对母婴健康的危害

妊娠期血糖异常可对母婴健康造成巨大的危害，表现在以下几个方面：

（一）对孕妇的影响

1. 妊娠期高血压　妊娠合并糖尿病可导致血管病变，使血管内皮细胞增厚和管腔狭窄，发生妊娠期高血压的风险增加。

2. 酮症酸中毒　妊娠合并糖尿病患者容易出现酮症，若不及时纠正，严重时可导致糖尿病酮症酸中毒。孕妇在妊娠早期出现酮症可导致胎儿畸形，在妊娠的中晚期出现酮症则可加重胎儿在宫内缺氧的程度。

3. 感染发生风险增高　妊娠合并糖尿病患者的抵抗力显著下降，容易合并感染，常见的感染主要有泌尿系统感染和真菌性阴道炎。

4. 羊水过多　妊娠合并糖尿病患者血糖控制不佳时，可出现羊水过多，其原因主要是由于胎儿的血糖水平增高，导致其出现渗透性利尿，形成羊水过多。

5. 产伤和剖宫产率增加　妊娠合并糖尿病患者在分娩时容易发生宫缩乏力，同时由于其分娩巨大儿的概率也是增加的，会导致产伤及剖宫产率的显著增加。

6. 产后糖尿病的发病风险增加　虽然大多数 GDM 患者在产后血糖都能恢复正常，但她们日后出现 2 型糖尿病的风险显著增加。

（二）对胎儿和新生儿的影响

1. 胎儿畸形、流产率增加　有研究表明，妊娠早期血糖异常可增加胎儿心血管及神经系统畸形的发生风险，甚至造成胎儿流产。

2. 巨大儿发生风险增加　妊娠合并糖尿病患者血糖控制不佳时，使胎儿长期处于高血糖状态，刺激胎儿胰岛 β 细胞增生，产生大量胰岛素，促进蛋白、脂肪合成并抑制脂肪分解，促使巨大儿形成。

3. 胎儿宫内窘迫　长期高血糖可导致胎盘血氧供量下降，胎儿机体缺氧导致胎儿宫内窘迫，严重者甚至胎死宫内。

4. 新生儿低血糖　孕妇血糖控制不佳时，可使胎儿体内出现高胰岛素血症，新生儿出生后母体葡萄糖来源突然

中断而胰岛素水平仍然较高，从而造成新生儿低血糖。由于血糖是脑细胞的主要能量来源，低血糖可影响脑细胞能量代谢，造成新生儿脑神经损伤。

5. 远期糖尿病的发生风险增加 妊娠合并糖尿病患者的子代糖尿病及肥胖的发生风险都显著高于正常孕妇。

三、妊娠合并糖尿病的营养治疗

2014年中华医学会妇产科学分会产科学组发布了《妊娠合并糖尿病诊治指南》（以下简称《指南》），根据妊娠前不同体质量指数，明确了不同孕周的能量及营养素的摄入推荐标准，为制订GDM营养治疗方案提供了依据。

妊娠合并糖尿病孕妇合理的营养治疗既要考虑能量平衡，也要考虑营养素达到妊娠需求，这样才能既有利于体重和血糖控制，同时又能满足孕妇自身的生理和胎儿生长发育的需求，避免能量供应不足或过剩以及营养素比例不平衡的问题，减少不良妊娠结局的风险。

（一）合理控制总能量的摄入

妊娠早期（怀孕起最初3个月），孕妇每天食物摄入量不需要增加，但应做到均衡饮食，品种多样，多摄入富含叶酸等维生素丰富的食物。《指南》规定，根据妊娠前不同体质量指数和妊娠期的体重增长速度来计划妊娠早期每日能量摄入量。虽然通常要控制每日摄入的总能量，但也应注意避免能量限制过度，妊娠早期应保证不低于1500kcal/d，妊娠晚期不低于1800kcal/d。

妊娠合并糖尿病孕妇妊娠中晚期能量需要：在以往能量基础上孕中期平均每日增加300kcal，孕晚期平均每日增加450kcal，多胎妊娠应在单胎基础上每日增加200～300kcal。

孕期增重是基于孕前BMI来推荐的。孕期能量的增加主要用于维持胎儿生长及保证孕母的营养需要。目前尚无充分证据显示正常及低体重GDM孕妇的孕期增重和非GDM孕妇存在差异，故对GDM孕妇的孕期增重建议仍参考美国医学研究所（Institute of Medicine，IOM）修订的孕期增重指南，详见表6-16-2和表6-16-3。

（二）适当限制碳水化合物

碳水化合物是神经细胞和心肌细胞的最经济和最主要的能量来源，对维持母体和胎儿神经系统、红细胞、骨髓和心脏的正常供能是不可缺少的。在合理控制总能量的基础上，适量的碳水化合物供给不仅有助于刺激胰岛素的分泌，提高胰岛素的敏感性，促进葡萄糖的利用，减少体内脂肪的分解，预防酮症的发生；还可减少蛋白质的分解，有利于蛋白质的合成代谢。但过量的碳水化合物则会使血糖升高，主食是碳水化合物的主要来源。

妊娠合并糖尿病孕妇应根据孕前体质指数和体重增长速度来计划每日总能量和碳水化合物的摄入量。推荐碳水化合物的供能比为50%～60%，保证每日三餐均要有主食，每餐主食（生重）不低于50～75g，强调等量碳水化合物的情况下应优先选择低血糖生成指数的食物。由于不同食物来源的碳水化合物在消化、吸收等方面的差异以及由此引起的血糖和胰岛素反应的区别，混合膳食可使糖的消化吸收减慢，有利于控制血糖。如果已经使用了胰岛素，应尤其注意保证适量的复杂碳水化合物以增加胰岛素的敏感性，并防止低血糖的发生。

（三）保证充足的优质蛋白质

蛋白质与生命的所有形式有关，母体的健康和胎儿的生长发育均离不开蛋白质。孕期女性膳食来源的蛋白质供能比应为15%～20%，其中动物性蛋白至少占1/3。孕中晚期为胎儿快速生长期，应进一步增加蛋白质的摄入量。根据《中国居民膳食营养素参考摄入量（2013版）》的推荐，孕中期蛋白质摄入量应在非孕期基础上平均增加15g，孕晚期平均增加30g。除非宗教信仰、食物过敏等特殊情况，蛋白质的食物来源应尽可能多样化，从鱼类、瘦肉、鸡蛋、牛奶、豆制品中摄取优质蛋白。

（四）合理的脂肪摄入

根据《中国居民膳食营养素参考摄入量（2013版）》的推荐，膳食脂肪供能比为25%～30%。建议烹调油选用不饱和脂肪酸含量较高的橄榄油、山茶油、大豆油或玉米油。糖尿病孕妇应当限制饱和脂肪酸摄入量，其供能比不超过7%（A级证据），要尽量避免富含饱和脂肪的食物，如黄油、猪油、肥猪肉、鸡皮、动物的内脏等；减少反式脂肪酸的摄入量（B级证据），有助于降低低密度脂蛋白胆固醇，增加高密度脂蛋白胆固醇（A级证据），在蛋糕、饼干、比萨、薯条、爆米花等食品制作中反式脂肪酸使用比较普遍。

（五）摄入充足的膳食纤维

膳食纤维按理化性质分为可溶性纤维和非可溶性纤维。可溶性纤维如水果中的果胶、海带、紫菜中的藻胶，某些豆类中的胍胶和魔芋块茎中的魔芋粉等；非可溶性纤维如植物中的纤维素、半纤维素和木质素，在谷、豆类种子的外皮，蔬菜的茎、叶和果实中含量均较丰富。

加拿大糖尿病学会（CDA）建议所有人群包括糖尿病患者应从各种食物中增加膳食纤维的摄入量。美国糖尿病学会（ADA）鼓励糖尿病患者同普通人群一样选择富含膳食纤维的食物，如全谷物、水果和蔬菜。《中国居民膳食指南（2016）》推荐每日应摄入25～30g膳食纤维。

（六）保证足够的维生素和矿物质

目前尚无证据表明，妊娠合并糖尿病孕妇与普通孕妇在维生素和矿物质需要量方面有所不同。因此，可同样遵循中国营养学会对孕妇膳食营养素参考摄入量的推荐。孕妇（包括妊娠合并糖尿病）若膳食摄入不能满足膳食营养素参考摄入量，应鼓励维生素和矿物质的补充。

（七）合理的餐次安排

妊娠合并糖尿病患者应注意少食多餐制，通常推荐每日5～6餐，以减少全日血糖的波动范围，又可防止低血糖的发生。早餐宜占总能量的10%～15%，中餐30%，晚餐30%，上午9～10点、下午3～4点及睡前各加餐一次，每次加餐占总能量的5%～10%。早餐能量限制在总能量的10%～15%有助于减少早餐前胰岛素的剂量，上午加餐有助于预防午餐前的过度饥饿感，尤其适用于早餐能量仅为总能量10%的人群。

总之，膳食计划必须实现个体化，要根据文化背景、生活方式、经济条件和教育程度进行合理的膳食安排和营养教育。

四、妊娠合并糖尿病的其他治疗

（一）运动治疗

2014 年指南指出运动治疗是妊娠合并糖尿病的综合治疗措施之一，每餐 30 分钟后进行中等强度的运动对母儿无不良影响，该程度运动有益于糖尿病患者的血糖控制、减少胰岛素抵抗、降低心血管疾病发病风险、有利于体重控制和身心健康。在运动治疗中需要注意的事项有：

1. 运动前行心电图检查以排除心脏疾患，并需确认是否存在大血管和微血管的并发症。

2. 妊娠合并糖尿病运动疗法的禁忌证　1 型糖尿病合并妊娠、心脏病、视网膜病变、多胎妊娠、宫颈机能不全、先兆早产或流产、胎儿生长受限、前置胎盘、妊娠期高血压疾病等。

3. 防止低血糖反应和延迟性低血糖　进食 30 分钟后再运动，每次运动时间控制在 30~40 分钟。当运动前血糖水平<3. 3mmol/L，或>13. 9mmol/L 时应禁止运动。必须提醒孕妇，在运动时应随身携带饼干或糖果，一旦有低血糖征兆时可及时食用。

4. 运动期间出现以下情况应及时就医　腹痛、阴道流血或流水、憋气、头晕眼花、严重头痛、胸痛、肌无力等。

（二）胰岛素和药物治疗

1. 胰岛素在妊娠合并糖尿病中的应用　胰岛素是大分子蛋白，不通过胎盘，妊娠期应用不会对胎儿造成不良影响，而且妊娠期应用胰岛素不会对孕妇内源性胰岛素分泌造成远期影响，所以经饮食控制和运动疗法，血糖仍达不到理想状态时，必须及时加用胰岛素。

（1）应用胰岛素治疗的指征：经饮食和运动联合治疗 3~5 天后，同时测定孕妇 24 小时的末梢血糖（血糖轮廓试验），包括夜间血糖、三餐前 30 分钟血糖及三餐后 2 小时血糖及尿酮体。如果空腹或餐前血糖≥5. 3mmol/L，或餐后 2 小时血糖≥6. 7mmol/L，或调整饮食后出现饥饿性酮症，增加热量摄入血糖又超过孕期标准者，应及时加用胰岛素治疗。

（2）妊娠期常用的外源性胰岛素制剂：

1）超短效人胰岛素类似物：门冬胰岛素已被我国国家食品药品监督管理局（state food and drug administration，SFDA）批准可以用于妊娠期的人胰岛素类似物。其特点是起效迅速，皮下注射后 10~20 分钟起效，作用高峰在注射后 30~90 分钟，药效维持时间短，大约 3~5 小时。具有最强或最佳的降低餐后高血糖的作用，用于控制餐后血糖水平，不易发生低血糖。

2）短效胰岛素：如诺和灵 R、优泌林 R 和甘舒霖 R。其特点是起效快，剂量易于调整，可以皮下、肌内和静脉内注射使用。皮下注射 30 分钟后起效，作用高峰在注射后 2~3 小时，药效持续时间 7~8 小时。静脉注射胰岛素后能使血糖迅速下降，半衰期为 5~6 分钟，故可用于抢救糖尿病酮症酸中毒（DKA）。

3）中效胰岛素（neutral protamine hagedorn，NPH）：如诺和灵 N、优泌林 N 和甘舒霖 N。是含有鱼精蛋白、短效胰岛素和锌离子的混悬液，只能皮下注射而不能静脉使用。注射后必须在组织中蛋白酶的分解作用下，将胰岛素与鱼精蛋白分离，释放出胰岛素再发挥其生物学效应。其特点是起效慢，注射后 2~4 小时起效，作用高峰在注射后 6~10 小时，药效持续时间长达 14~18 小时，其降低血糖的强度弱于短效胰岛素。

4）长效胰岛素类似物：如甘精胰岛素、地特胰岛素和德谷胰岛素。目前也已经被批准应用于妊娠期，可用于控制夜间高血糖和餐前高血糖。

（3）妊娠期胰岛素治疗方案及选择：

1）基础胰岛素治疗：选择中效胰岛素（NPH）睡前皮下注射适用于空腹血糖高的孕妇，早餐前和睡前 2 次注射适用于睡前注射 NPH 的基础上空腹血糖达标而晚餐前血糖控制不佳者，也可以采取睡前应用长效人胰岛素类似物。

2）餐前超短效胰岛素治疗：餐后血糖升高的孕妇，餐时或三餐前注射超短效或短效人胰岛素。

3）胰岛素联合治疗：中效胰岛素和超短效/短效胰岛素联合，是目前应用最普遍的一种方法，即三餐前注射短效胰岛素，睡前注射 NPH。由于妊娠期餐后血糖升高为显著，一般不常规推荐应用预混胰岛素。

2. 口服降糖药在妊娠合并糖尿病中的应用　孕期可使用口服降糖药的观念越来越受到关注，在患者知情的情况下，可以合理选择用药。美国食品药品监督管理局（FDA）的妊娠期药物安全性分级系统中提出，在口服降糖药中，格列本脲、二甲双胍、阿卡波糖为 B 级推荐药物，其余都为 C 级推荐药物。

（1）格列本脲：是目前研究最为成熟的治疗妊娠合并糖尿病的口服降糖药，格列本脲属于磺酰脲类的第二代降糖药，作用于胰岛 β-细胞刺激胰岛素分泌，研究发现它几乎不通过胎盘，与胰岛素治疗相比较，血糖控制效果一致，围生儿结局无明显差异。加拿大和美国糖尿病协会认为在孕中、晚期格列本脲可协助治疗妊娠期糖尿病。

（2）二甲双胍：是双胍类降糖药，作用靶器官为肝脏、肌肉和脂肪组织，其降糖作用机制可能是：①增加周围组织对胰岛素的敏感性，促进组织细胞（肌肉等）对葡萄糖的利用；②抑制肝糖原的异生作用，降低肝糖输出；③抑制肠壁细胞摄取葡萄糖。与胰岛素作用不同，二甲双胍无促使脂肪合成的作用，对正常人无明显降糖作用。FDA 将它列为 B 类药，当存在严重的胰岛素抵抗时，需要大剂量胰岛素治疗的糖尿病孕妇，应用二甲双胍可增加胰岛素的敏感性，以减少胰岛素的用量。

（3）阿卡波糖（拜糖平）：α-葡萄糖苷酶抑制剂，在小肠内竞争性抑制 α-葡萄糖苷酶，使糖的吸收减慢或减少，降低餐后血糖，可能是治疗妊娠合并糖尿病的另一可供的口服降糖药。

（三）血糖监测

血糖监测是糖尿病患者管理的重要措施。妊娠合并糖尿病孕妇应充分了解血糖监测在血糖管理中的重要性，首先按照医师/营养师制定的饮食和运动方案固定饮食量、固定运动量，限制了日常生活方式的随意性。在此基础上按照医嘱监测血糖。根据血糖监测结果调整下一步的治疗方案和药物剂量。

常用的血糖监测方法包括毛细血管血糖监测、动态血糖监测(continuous glucose monitoring system,CGMS)、糖化血红蛋白(hemoglobin A1c,HbA1c)和糖化白蛋白(GA),其中毛细血管血糖监测包括患者的自我血糖监测(self monitoring blood glucose,SMBG)及在医院内进行的快速血糖监测(POCT)。

SMBG是利用血糖监测工具,了解患者日常血糖状态最常用的一种监测方法,虽然不能带来直接的治疗效果,但不需要孕妇频繁前往医院即能很好地了解自己的血糖水平,评估饮食、生活事件和降糖药物等对血糖的影响,且可以实时记录,为孕妇和医护人员之间架起互动的桥梁,尤其对于交通不便、行动受限的孕妇更是方便。SMBG是医护人员指导下的孕妇的自觉行为,医护人员应为其提供正确的自我监测的方法、生活行为和血糖记录模板,鼓励孕妇积极配合,共同参与血糖管理。

HbA1c作为评估长期血糖控制的金标准,反映前2~3个月的血糖水平。GDM孕妇在初次血糖评估时需要监测,使用胰岛素治疗的糖尿病孕妇,推荐每2个月监测1次,通常采用美国国家HbA1c标准化计划(NGSP)来估测平均血糖水平。妊娠中期女性HbA1c水平略降低,而妊娠晚期略升高,结果解读时应注意此点。

妊娠期血糖控制目标:GDM患者妊娠期血糖应控制在餐前及餐后2小时血糖值分别≤5.3mmol/L、6.7mmol/L,特殊情况下可测餐后1小时血糖≤7.8mmol/L;夜间血糖不低于3.3mmol/L;妊娠期HbA1c<5.5%。PGDM患者妊娠期血糖控制应达到下述目标:妊娠早期血糖控制勿过于严格,以防低血糖发生;妊娠期餐前、夜间血糖及FPG宜控制在3.3~5.6mmol/L,餐后峰值血糖5.6~7.1mmol/L,HbA1c<6.0%。无论GDM或PGDM,经过饮食和运动管理,妊娠期血糖达不到上述标准时,应及时加用胰岛或口服降糖药物来进一步控制血糖。

(四) 产后随访

妊娠合并糖尿病对母婴的不良影响并不止于妊娠结束,因此不仅要重视孕期血糖控制以减少母婴并发症、改善母婴结局,也应重视产后随访。良好的随访需要内分泌科、营养科、产科和儿科等多学科医务人员及患者的共同努力。

第一,应规定产妇在产后6~12周时随诊,完善血压、体重、体质量指数、腰围与臀围比及心、肺、肝、脾等体格检查以及OGTT检测,血糖正常者可2~3年筛查一次,发生糖耐量异常者应每年行OGTT检测,发生2型糖尿病者应定期到内分泌门诊随访、接受规范治疗。

第二,妊娠合并糖尿病患者产后糖代谢异常、脂代谢异常、高血压、超重/肥胖、代谢综合征发生率较高,这些都是产后心血管疾病的危险因素,因此要做好心血管疾病相关危险因素的筛查。

第三,由于妊娠合并糖尿病不仅会对胎儿宫内发育产生不良影响,还会对子代产生各种远期不良影响,其成长过程中发生肥胖、糖代谢异常、高血压等的风险增加。因此,定期对子代进行健康筛查,包括人体测量指标和生化等指标的变化是十分必要的。

第五节 妊娠期高血压病

妊娠期高血压病在我国的发病率为9.4%,是妊娠期特有的一种疾病,也是孕产妇死亡和围生儿死亡的首要因素。患有妊娠期高血压的孕妇发生胎盘早剥的几率约为正常孕妇的10倍,极易继发弥散性血管内凝血、产后出血和休克,甚至可进一步发展致肾衰竭,导致死亡。妊娠期高血压疾病影响胎儿的程度主要取决于胎盘的病理变化及功能异常的程度,可引起早产、胎儿生长受限、胎儿宫内窘迫及死胎、死产、新生儿窒息死亡等。因此,积极防治妊娠期高血压疾病是保证母儿平安、减少母儿死亡率的必要措施,其中,营养治疗妊娠期高血压疾病是重要的基础治疗手段。

一、妊娠期高血压病的临床诊断和分期

中华医学会妇产科学分会妊娠期高血压疾病学组近年根据国内外的最新研究进展,参考美国、加拿大、英国、澳大利亚等国家和地区学术组织的最新相关指南,并结合我国国情和临床实践经验,制定了《妊娠期高血压疾病诊治指南(2015版)》,以进一步规范我国妊娠期高血压疾病(hypertensive disorders of pregnancy)的临床诊治。

妊娠期高血压疾病为多因素发病,既受母体自身各种基础病理状况,也受妊娠期环境因素的影响。根据妊娠期间病情轻重缓急不同,临床可呈现下列各进展阶段的变化。

(一) 妊娠期高血压(gestational hypertension)

妊娠20周后首次出现高血压,收缩压≥140mmHg(1mmHg=0.133kPa)和(或)舒张压≥90mmHg,于产后12周内恢复正常;尿蛋白检测阴性。收缩压≥160mmHg和(或)舒张压≥110mmHg为重度妊娠期高血压。

(二) 子痫前期和子痫(preeclampsia-eclampsia)

1. 子痫前期(preeclampsia) 妊娠20周后出现收缩压≥140mmHg和(或)舒张压≥90mmHg,且伴有下列任一项:尿蛋白≥0.3g/24h,或尿蛋白/肌酐比值≥0.3,或随机尿蛋白≥(+)(无法进行尿蛋白定量时的检查方法);无蛋白尿但伴有以下任何一种器官或系统受累:心、肺、肝、肾等重要器官,或血液系统、消化系统、神经系统的异常改变,胎盘-胎儿受到累及等。当血压和(或)尿蛋白水平持续升高,发生母体器官功能受损或胎盘-胎儿并发症是子痫前期病情向重度发展的表现。子痫前期孕妇出现下述任一表现可诊断为重度子痫前期(severe preeclampsia):

(1) 血压持续升高:收缩压≥160mmHg和(或)舒张压≥110mmHg。

(2) 持续性头痛、视觉障碍或其他中枢神经系统异常表现。

(3) 持续性上腹部疼痛及肝包膜下血肿或肝破裂表现。

(4) 肝酶异常:血丙氨酸转氨酶(ALT)或天冬氨酸转氨酶(AST)水平升高。

(5) 肾功能受损:尿蛋白>2.0g/24h;少尿(24小时尿量<400ml,或每小时尿量<17ml),或血肌酐>106μmol/L。

(6) 低蛋白血症伴腹水、胸腔积液或心包积液。

（7）血液系统异常：血小板计数呈持续性下降并低于 $100×10^9/L$；微血管内溶血［表现有贫血、黄疸或血乳酸脱氢酶（LDH）水平升高］。

（8）心功能衰竭。

（9）肺水肿。

（10）胎儿生长受限或羊水过少、胎死宫内、胎盘早剥等。

2. 子痫（eclampsia）　在子痫前期基础上发生了不能用其他原因解释的抽搐。

（三）妊娠合并慢性高血压

既往存在高血压或在妊娠 20 周前发现收缩压≥140mmHg 和（或）舒张压≥90mmHg，妊娠期无明显加重；或妊娠 20 周后首次诊断高血压并持续到产后 12 周以后。

（四）慢性高血压并发子痫前期

慢性高血压孕妇，孕 20 周前无蛋白尿，孕 20 周后出现尿蛋白≥0.3g/24h 或随机尿蛋白≥（+）；或孕 20 周前有蛋白尿，孕 20 周后尿蛋白定量明显增加；或出现血压进一步升高等上述重度子痫前期的任何一项表现。

二、妊娠期高血压的危害和高危因素

妊娠期高血压疾病可使孕产妇死亡率增高，是围产期死亡的首要因素。妊娠期高血压疾病的孕妇发生胎盘早剥的几率约为正常孕妇的 10 倍。胎盘早剥可引起弥散性血管内凝血，产后出血率明显高于正常孕妇，导致产妇大出血和休克，也可发展致肾衰竭，导致死亡。此外，妊娠期高血压疾病孕妇还可并发心脏病和脑血管疾病，是产妇死亡的常见原因。妊娠期高血压疾病影响胎儿的程度主要取决于胎盘病变及功能异常的程度。妊娠期高血压疾病孕妇全身小动脉痉挛，胎盘微血管容易生成血栓，导致绒毛栓塞或坏死，胎盘、子宫血流量明显减少，胎盘功能受损，胎儿对氧气和营养物质的摄取量减少，影响宫内胎儿的生长发育，从而导致早产、低出生体重、小于胎龄儿和围生儿死亡。因此，积极防治妊娠期高血压疾病是保证母儿平安、减少母儿死亡率的必要措施，其中，营养治疗妊娠期高血压疾病是重要的基础治疗手段。

孕妇年龄≥40 岁、子痫前期病史、抗磷脂抗体阳性、高血压病史、肾脏病史、糖尿病史、初次产检时体质指数（BMI）≥28kg/m²、子痫前期家族史（母亲或姐妹）、多胎妊娠、妊娠间隔时间≥10 年、孕早期收缩压≥130mmHg 或舒张压≥80mmHg，以上均为妊娠期高血压疾病的高危因素。

三、妊娠期高血压的营养支持治疗

妊娠期高血压疾病治疗目的是预防重症子痫前期和子痫发生，降低母儿围产期发病率和死亡率。应根据病情的轻重缓急和分类进行个体化治疗。①妊娠期高血压：休息、镇静、监测母胎情况，酌情降压治疗；②子痫前期：预防抽搐，有指征地降压、利尿、镇静，密切监测母胎情况，预防和治疗严重并发症，适时终止妊娠；③子痫：控制抽搐，病情稳定后终止妊娠，预防并发症；④妊娠合并慢性高血压：以降压治疗为主，注意预防子痫前期的发生；⑤慢性高血压并发子痫前期：兼顾慢性高血压和子痫前期的治疗。

营养与妊娠期高血压疾病有着很密切的关系。研究发现，妊娠期高血压疾病患者能量、蛋白质、碳水化合物摄入量与正常孕妇相近，而总脂肪及饱和脂肪酸摄入量较正常孕妇多，而钙、铁、维生素 A、维生素 D、维生素 B_2 的摄入量较少。此外，妊娠期高血压疾病患者血锌水平低且存在贫血和低蛋白血症较常见，这可能与尿中蛋白质排出量多有关。因此，调整患者的膳食结构是妊娠高血压疾病营养防治的重点。

（一）控制总能量摄入

孕前和孕期能量摄入过高致肥胖，而超重/肥胖是妊娠期高血压疾病的重要危险因素，所以预防妊娠高血压疾病的最重要的营养因素就是预防孕前超重/肥胖以及孕期体重增长过多。孕期要适当控制食物的总能量，保证孕期体重增长在合理的范围内，尤其应当注意双胎、巨大儿、妊娠期糖尿病的患者，应合理控制体重。

（二）减少脂肪摄入

脂肪供能比应为 20%～30%，减少饱和脂肪酸摄入量，饱和脂肪酸供能比应<7%，富含饱和脂肪酸的食物有肥肉、动物内脏等，应尽量避免食用。同时，应适当增加不饱和脂肪酸的摄入量。

（三）增加优质蛋白质

因妊娠期高血压疾病患者尿中排出蛋白质导致血清总蛋白或白蛋白降低，久之会影响胎儿的发育，致胎儿生长受限。鱼类、禽类和畜类瘦肉、奶类、蛋类、大豆制品等含丰富的优质蛋白质，且脂肪含量低，在补充优质蛋白质的同时不会增加饱和脂肪的摄入量，适当增加优质蛋白质，使优质蛋白占蛋白质总量的 50% 以上，不仅可以纠正低蛋白血症，还可以纠正贫血，从而有效预防妊娠期高血压疾病的发生。

（四）减少盐的摄入

因钠盐摄入过多导致的水钠潴留会增加高血压的发生风险。一般建议妊娠期高血压疾病患者每天食盐的摄入量应少于 5g，少吃或避免腌渍食品如咸菜、咸鱼、咸肉、咸蛋、酱菜、腐乳等，甚者还需避免食物中的"隐形盐"，即添加了食盐、酱油和味精等含钠高的调味剂的加工食品、零食等。

（五）补充足够的钙和锌

有研究显示，适当增加钙、维生素 D、镁、锌摄入量可降低妊娠期高血压疾病的发病率。中国妊娠期高血压疾病诊治指南（2015）对于低钙摄入人群（<600mg/d），推荐口服钙补充量至少为 1g/d，预防子痫前期。牛奶及奶制品及大豆制品含丰富而易吸收的钙质，是补钙的良好食物。豆类、绿叶蔬菜、水果含丰富的镁，海产品如鱼、牡蛎及动物内脏含锌丰富，是补锌的良好来源。

第六节　妊娠期血脂异常

妊娠期妇女的血脂水平在一定范围内升高为胎儿生长发育的生理过程，但当孕妇的血脂水平过高时，称为妊娠期高脂血症，则属于病理表现，常与肥胖症、自发性早产、妊娠期高血压疾病、GDM 等同时存在或先后发生。迄今对妊娠期高脂血症国内外尚无相关指南，多参照成人高脂血症的治疗原则，对妊娠期这一特殊人群拟定相应的治疗方案。

一、妊娠期血脂异常的定义

为了满足胎儿生长发育的需求，伴随碳水化合物、蛋白质、脂肪的摄入量相应增加，每个孕妇体质量几乎会出现生理性增加，同时三大营养物质的代谢水平发生了显著的变化，基础脂肪氧化和葡萄糖反应增加了 50%～80%，甘油三酯(triacylglycerol，TG)、胆固醇等脂质较非孕期增加 2～3 倍，出现了明显的“生理学上的高脂血症”。目前，妊娠期高脂血症的定义及其诊治标准在国内外尚未统一，《中国成人血脂异常防治指南(2016 年修订版)》中明确了我国人群的血脂成分合适水平及异常切点的建议，见表 6-16-4。

表 6-16-4 中国人群血脂合适水平和异常分层标准[单位：mmol/L(mg/dl)]

分层	TC	LDL-C	HDL-C	TG
理想水平		<2.6(100)		
合适水平	<5.2(200)	<3.4(130)		<1.70(150)
边缘升高	≥5.2(200)且<6.2(240)	≥3.4(130)且<4.1(160)		≥1.70(150)且<2.3(200)
升高	≥6.2(240)	≥4.1(160)		≥2.3(200)
降低			<1.0(40)	

二、妊娠期血脂异常的危害和发病因素

妊娠期妇女的血脂水平在一定范围内升高为胎儿生长发育的生理过程，但当孕妇的血脂水平过高时，则属于病理表现，常与肥胖症、自发性早产、妊娠期高血压疾病、GDM 等同时存在或先后发生；妊娠期高脂血症是胰腺炎的高危因素，研究显示，孕期胰腺炎有 56%是由于高脂血症诱发，当空腹血浆甘油三酯(TG)高于 11.3mmol/L (1000mg/dl)时，胰腺炎发病风险增高。高脂血症本身并无危害，但是当 TG 被胰腺中的脂肪酶分解为过多游离脂肪酸后，就会诱发脂毒性胰腺炎。

引发孕妇体内脂质异常增高最根本的原因在于饮食结构的不合理，尤其是高甘油三酯血症与饮食的关系最为密切。孕前超重/肥胖、孕早期体重增重过多，均为妊娠期高脂血症的危险因素。在孕周不变的条件下，孕妇体重和 BMI 越高，甘油三酯越高。

三、妊娠期血脂异常的营养治疗

目前，对妊娠期高脂血症国内外尚无指南，多参照成人高脂血症的治疗原则，即妊娠期对于高脂血症的处理同非妊娠期，如血浆置换、静脉使用胰岛素和葡萄糖、限制甘油三酯的摄入量，静脉使用肝素，低脂饮食以及药物治疗(吉非贝齐)等。

国际动脉粥样硬化学会(International Atherosclerosis Society，IAS)专家小组提出：普通人群高脂血症的一级预防为改变生活方式(首要的干预方式)，二级预防为药物治疗(用于高风险人群)；推荐治疗的血脂目标(非孕妇)：中高风险人群 LDL-C<2.6mmol/L，非 HDL-C<3.4mmol/L；低风险人群 LDL-C 2.6～3.3mmol/L，非 HDL-C 3.4～4.1mmol/L 较为适宜。同时，IAS 专家小组还提出孕产妇作为一个特殊的群体，在孕期正常血脂是孕前血脂的 2 倍，且由于孕期胎儿生长发育的需要，血脂不应降到太低。

生活方式干预在妊娠高脂血症的治疗中占据最重要的位置。《中国成人血脂异常防治指南(2016 年修订版)》建议，血脂异常与饮食和生活方式有密切关系，饮食治疗和改善生活方式是血脂异常治疗的基础措施。无论是否选择药物调脂治疗，都必须坚持控制饮食和改善生活方式。建议非孕期高脂血症患者脂肪供能比不应超过总能量的 20%～30%。一般人群摄入饱和脂肪酸应小于总能量的 10%；而高胆固醇血症者饱和脂肪酸摄入量应小于总能量的 7%，反式脂肪酸摄入量应小于总能量的 1%。高甘油三酯血症者更应尽可能减少每日摄入脂肪总量，脂肪摄入应优先选择富含 n-3 多不饱和脂肪酸的食物(如深海鱼、鱼油、植物油)。在满足每日必需营养和总能量需要的基础上，当摄入饱和脂肪酸和反式脂肪酸的总量超过规定上限时，应该用不饱和脂肪酸来替代。肥胖是血脂代谢异常的重要危险因素，合并有超重/肥胖的高脂血症患者应通过适当减少能量、改善饮食结构、增加身体活动摄入等方式控制体重增长。如无运动禁忌，孕妇应进行规律的中等强度有氧运动。

一旦妊娠期妇女达到高脂血症的诊断标准，应在不影响胎儿生长发育的前提下最大限度地进行生活方式干预，若仍达超高值，我们就要权衡利弊，有选择地进行药物干预，以降低不良妊娠结局的发生率。

四、妊娠期血脂异常的其他治疗

妊娠期高脂血症的治疗指征及降脂目标目前尚缺乏循证医学的证据和诊疗指南。但对家族性高胆固醇血症(familial hypercholesterolemia，FH)或者是出现严重的代谢综合征等疾病的孕妇，应在上述营养治疗的基础上，此时选择降脂药物(如贝特类、他汀类)进行降血脂治疗，可降低孕妇及胎儿的不良妊娠结局。

2013 年的美国心脏病学会(ACC)/美国心脏协会(AHA)指南给出普通人群他汀类降脂药疗程可达 1 年，但对妊娠期孕妇能否长期应用目前不可知。

对于高脂血症诱发的胰腺炎，除了按常规治疗胰腺炎外，治疗目标是将甘油三酯降至 500mg/dl(5.6mmol/L)以下。对于甘油三酯高于 1000mg/d(11.3mmol/L)的患者，推荐血液透析治疗，对于那些合并有脂肪酶升高 3 倍以上、低钙血症、乳酸性酸中毒和炎性反应加重以及器官功能障

碍的妊娠期女性，如果没有禁忌，推荐使用血浆置换。

对于那些因为各种原因不能行血液透析的患者，如果血糖超过 27.8mmol/L（500mg/dl），建议启动静脉胰岛素治疗[5%葡萄糖，加入常规胰岛素，按 0.3U/(kg·d)]，或维持血糖水平 8.3～11.1mmol/L 于（150～200mg/dl）。当治疗几天后，血清甘油三酯水平低于 5.6mmol/L（500mg/dl）后，停用胰岛素治疗。

（徐庆　窦攀　戴永梅　薛长勇）

参考文献

1. 谢幸，荀文丽. 妇产科学. 第 8 版. 北京：人民卫生出版社，2013.
2. 陈露露，漆洪波. 美国妇产科医师学会"妊娠期恶心呕吐指南（2018 版）"要点解读. 实用妇产科杂志，2018，34(6)：421-426.
3. 中华医学会妇产科学分会产科学组. 妊娠剧吐的诊断及临床处理专家共识（2015）. 中华妇产科杂志，2015，50(11)：801-804.
4. Sherman PW，Flaxman SM. Nausea and vomiting of pregnancy in an evolutionary perspective. Am J Obstet Gynecol，2002，186：S190-S197.
5. 欧阳振波，尹倩，全松，等. 中、美、加、英妊娠期恶心呕吐及妊娠剧吐诊治指南解读. 现代妇产科进展，2017，26(11)：875-877.
6. Zhao YF，Ma XQ，Wang R，et al. Epidemiology of functional constipation and compartion-predominant irritable bowel syndrome：the Systematic Investigation of Gastrointestinal Diseases in China（SILC）. Aliment Pharmacol Ther，2011，34(8)：1020-1029.
7. 彭军. 饮食因素缓解孕妇便秘的 Logistic 回归分析. 中外女性健康研究，2016，1：38-40.
8. 刘海宁，陈玉琢，吴昊，等. 肠道菌群与功能性便秘的研究进展. 复旦学报（医学版），2015，42(4)：564-568.
9. 张平，金银顺，陈晓强，等. 菊粉水溶性膳食纤维对便秘的作用. 食品安全导刊，2013，7：58-59.
10. 张芬芬，尹智敏. 小麦纤维素用于产科卧床保胎患者便秘的临床观察. 中国妇产科临床杂志，2016，17(2)：156-158.
11. 中华医学会妇产科学分会，中华医学会妇产科学分会产科学组，中华医学会围产医学分会，中华医学会围产医学分会妊娠合并糖尿病协作组. 妊娠合并糖尿病诊治指南（2014）. 中华围产医学杂志. 2014，17(8)：537-545.
12. 杨慧霞. 妊娠合并糖尿病实用手册. 北京：人民卫生出版社，2012.
13. 杨慧霞. 孕产期营养. 北京：人民卫生出版社，2014.
14. 窦攀，徐庆. 妊娠合并糖尿病的营养治疗. 北京：科学技术文献出版社，2018.
15. Institute of Medicine（US）and National Research Council（US）Committee to Reexamine IOM Pregnancy Weight Guidelines. Weight Gain During Pregnancy：Reexamining the Guidelines. Washington（DC）：National Academies Press（US），2009：2-74.
16. 中华医学会内分泌学分会肥胖学组. 中国成人肥胖症防治专家共识. 中华内分泌代谢杂志，2011，27(9)：711-717.
17. 中华医学会糖尿病学分会，中国医师协会营养医师专业委员会. 中国糖尿病医学营养治疗指南（2010）. 北京：人民军医出版社，2010.
18. 中国营养学会. 中国居民膳食营养素参考摄入量（2013 版）. 北京：科学出版社，2014.
19. 中国营养学会. 中国居民膳食指南（2016）. 北京：人民卫生出版社，2016.
20. 中华医学会妇产科学分会妊娠期高血压疾病学组. 妊娠期高血压期疾病诊治指南（2015）. 中华妇产科杂志，2015，50(10)：721-728.
21. Schoenaker DA，Soedamah-Muthu SS，Mishra GD. The association between dietary factors and gestational hypertension and pre-eclampsia：a systematic review and meta-analysis of observational studies. BMC Med，2014，22(12)：157.
22. 中国成人血脂异常防治指南制订联合委员会. 中国成人血脂异常防治指. 中国循环杂志，2016，31(10)：937-953.
23. Expert Dyslipidemia Panel of the International Atherosclerosis Society Panel members. An International Atherosclerosis Society Position Paper：Global recommendations for the management ofdyslipidemia-Full report. J Clin Lipidol，2014，8(1)：29-60.
24. Rubenfire M. Best Practice & Research Clinical Endocrinology & Metabolism，Pharmacological treatment of dyslipidaemias. Best Pract Res Clin Endocrinol Metab，2014，28(3)：279.
25. Eckel RH，Jakicic JM，Ard JD，et al. 2013 AHA/ACC guideline on life style management to reduce cardiovascular risk：a report of the American College of Cardiology/American Heart Association Task Force on Practice Guidelines. J Am Coll Cardiol，2014，63(25PtB)：2960-2984.

第十七章

儿科疾病的营养支持治疗

儿童不同年龄段有不同的代谢特点和营养需求。营养不良不仅会影响患儿的疾病康复、增加并发症的发生风险、延长住院时间，甚至影响患儿的生长发育与远期的健康状况。合理的营养支持有利于减轻并预防疾病相关营养不良，促进康复。本章节将主要介绍儿科肠内肠外营养支持的基本原则以及常见儿科疾病的营养治疗。

第一节　住院患儿营养筛查和评定

住院患儿营养不良主要指蛋白质能量摄入不足引起的营养不良。充足的营养不仅是维持机体生存的基础，也是儿童生长发育的基本要素。然而，无论是发达国家，还是发展中国家，疾病状态下住院患儿营养不良的现象仍普遍存在。儿童时期许多疾病如慢性腹泻、恶性肿瘤或外科手术等，均会引发营养不良，影响预后。一些国际性的大量病例报道认为大多数儿童的死亡原因与营养不良相关，在死亡危险因素中营养不良的相对危险度值较高。儿童疾病相关的营养不良（disease-associated malnutrition）造成的原因可能有营养素的丢失，能量消耗的增加，营养物质摄入减少或营养素合成利用障碍等。

关于住院儿童营养不良发生率的报道，绝大多数研究是根据体格测量的结果。据国外发达国家报道，住院儿童疾病相关性营养不良总体发生率在6%～51%。不同疾病间营养不良的发生率也各不相同：神经系统疾病为40%，感染性疾病34.5%，囊性纤维化33.3%，心血管疾病28.6%，肿瘤疾病27.3%，消化系统疾病23.6%。如果同时合并多种系统疾病，营养不良发生率可高达43.8%。2015年欧洲最新发表的一项多中心研究（14家医院，$n=2400$）表明，根据体质指数（BMI）<-2标准差（SDS）的诊断标准，住院患儿入院时营养不良的发生率为7%（4.0%～9.3%），其中婴儿和1～2岁儿童发生率较高，分别为10.8%和8.3%。国内研究多为单中心研究，或者是同一地区不同家医院的多中心研究，缺少覆盖全国范围的多中心大样本流行病学研究数据结果。

营养筛查（nutrition screening）、营养评定（nutrition assessment）与营养治疗（nutrition therapy）是临床营养干预（nutrition intervention）的3个关键步骤。儿科营养状况和生长发育较成年人更应受到重视。有研究进一步表明，住院期间20%～50%患儿的营养状况会继续恶化。因此临床需要快速、简便、准确的营养筛查工具，对入院患儿快速完成营养不良风险的筛查，并在住院期间能定期复查，以提高临床医师对住院患儿营养状况的重视程度，使需要营养干预的患儿及时得到营养支持治疗。

一、营养筛查

营养筛查是指为判断个体是否已有营养不良或有营养不良的风险，以决定是否需要进行详细的营养评定的一种简易方法。应注意的是，营养不良风险与营养风险在内涵上有区别。营养风险这一概念来自于ESPEN提出的营养风险筛查2002（NRS 2002）工具，以Kondrup为首的专家组在基于128个随机对照临床研究的基础上，明确“营养风险”的定义为“现存的或潜在的与营养因素相关的导致患者出现不利临床结局的风险”。营养不良风险筛查的关注点在于判断发生营养不良的可能性存在与否。基于现有的儿科营养筛查工具的目标，尽管有些工具的名称包含“营养风险”，但本质上还是在于筛查营养不足的风险，而非筛查营养风险。营养不足不仅基于较低的体重或身高，同时也要考虑是否存在近期饮食摄入不足和近期疾病状态，这些指标也可反映营养不足，尤其对那些入院时体重尚处于正常范围的患儿。

（一）营养筛查工具介绍

迄今为止，有超过70种营养筛查工具问世，营养筛查在成人中已得到普遍应用。在儿科领域，近15年来，陆续在不同国家出台了多个针对儿科的营养筛查工具，如儿科营养风险评分工具（pediatric nutritional risk score，PNRS），主观全面营养风险评价（subjective global nutritional assessment，SGNA），儿科营养不良筛查工具（screening tool for the assessment of malnutrition in pediatrics，STAMP），营养状况和生长发育风险筛查工具（screening tool for risk of nutrition status and growth，STRONGkids），儿科Yorkhill营养不良评分工具（pediatric Yorkhill malnutrition score，PYMS），简易营养筛查工具（simple pediatric nutrition screening tool，PNST）和儿科数字化营养不良风险筛查工具（pediatric digital scaled malnutrition risk screening tool，PeDiSMART）等。以下逐一简述之。

1. 儿科营养风险评分工具（pediatric nutritional risk score，PNRS）　2000年，Sermet-Gaudelus等提出一项儿科营养风险评分工具，并在法国一家医院儿科病区首次使用。该工具针对296例年龄>1个月的患儿入院后48小时内完成评估，内容包括饮食情况（是否达到推荐量的50%）、疼痛、消化系统症状（包括呕吐、腹泻等）和疾病严重程度等。根据收集资料评分，结果判断分为低（0分）、中（1～2分）、高（≥3分）风险3组。提出，如果患儿处于中、高风险组则需采取不同层面的营养干预。Sermet-Gaudelus等认为，这种采用综合评分的方法能很好地预测营养不良的风险,建议常规采用该工具对患儿入院时进行营养风险筛查。然而,评分工具需详细记录入院 48 小时的膳食,因过于繁琐和费时使应用受限,直到 2006 年仍未在法国普及推广。

2. 儿科主观全面营养风险评定(subjective global nutritional risk assessment,SGNA)　2007 年,由加拿大 Secker 和 Jeejeebhoy 学者将适用成人的主观全面评价法(subjective global assessment,SGA)经过修正改良后,提出了应用于儿科主观全面营养风险评定(SGNA)。适用于 31 天~18 岁的患儿。内容包括近期身高体重变化、父母身高、有无基础疾病、膳食调查(进食种类、量,固体和液体食物比例等)、胃肠道症状(包括恶心、呕吐、腹泻、胃纳情况等)、生理功能状况以及皮脂肌肉消耗程度(主要根据体检和体格测量结果判断)。然后综合上述几方面指标评估营养风险程度,分别为营养良好、中度营养不良和重度营养不良。但 SGNA 很大程度上依赖评定者对有关指标的主观判断,还需要回顾大量既往史,较费时费力,不能满足快速临床筛查的目的。

3. 儿科营养不良筛查工具(screening tool for the assessment of malnutrition in pediatrics,STAMP)　McCarthy 等在 2008 年提出并于 2010 年修正的儿科营养不良评估的筛查工具(STAMP),适用于 2~17 岁患儿。内容包括三大参数:临床诊断和营养不良相关风险判断、住院期间膳食摄入调查及身高体重的测量和评价。评分标准:每项最高 3 分;总分 4~5 分:高度风险;2~3 分:中度风险;0~1 分:低度风险。随后 STAMP 在英国、西班牙包括国内部分医院进行有效性的验证,被认为是较为可靠的筛查工具。

4. 营养状况和生长发育风险筛查工具(screening tool for risk of nutrition and status and growth, STRONGkids) 2009 年,荷兰学者 Hulst 等发表的营养状况和生长风险筛查工具(STRONGkids),内容包括 4 个方面:营养不良主观评估、疾病相关营养不良风险评估,营养摄入和丢失情况(摄入减少、腹泻、呕吐),体重丢失和增长情况。评分标准:每项最高 2 分;总分 4~5 分:高度风险;1~3 分:中度风险;0 分:低度风险。该筛查工具首次在荷兰 44 所医院内 424 例>1 个月的患儿中成功应用,根据标准评分,结果分为低、中、高风险,并发现 62%的儿童存在营养不良风险。存在高风险的儿童比无风险者 WHZ 评分更低,发生急性营养不良的比例更高,且住院时间延长。因其操作简便,耗时短,被多位学者推荐应用于临床。

5. 儿科 Yorkhill 营养不良评分工具(pediatric Yorkhill malnutrition score,PYMS)　2010 年,英国人 Gerasimidis 等提出的儿科 Yorkhill 营养不良评分工具(PYMS)。适用于 1~16 岁儿童,筛查分 4 个方面,包括体质指数(BMI)、近期体重变化、近期(过去 1 周)膳食情况、预计当前疾病对营养状况的影响。每项最高 2 分,总分 1 分提示中度营养不良风险,≥2 分则表示存在高风险。Gerasimidis 对该工具进行了多项临床验证,发现与作为金标准的全面营养评估(包括膳食调查、人体测量、营养相关生化指标、能量需要等)相比,Kappa 系数为 0.46。而护士和营养师评分者间一致性比较的 Kappa 系数为 0.53,一致性水平中等,说明其具有较好的临床可靠度和适用性。2014 年,Wonoputri 等人验证发现,以 SGNA 为参考标准,PYMS 较 STAMP 及 STRONGkids 具有更高的可靠性。

6. 简易营养筛查工具(simple pediatric nutrition screening tool,PNST)　2014 年,澳大利亚学者 White 提出简易营养筛查工具(PNST),包括 4 个方面的问题:近期是否有体重丢失;最近几个月内是否体重增加;最近几周是否有饮食摄入减少;患儿目前是否消瘦或肥胖。若 2 个及 2 个以上的问题回答"是"则考虑存在营养不良的风险。该工具和 STRONGkids 一样不涉及人体测量,不耗时,操作简便。

7. 数字化测量营养不良风险筛查工具(PeDiSMART) 2015 年,希腊学者 Karagiozoglou-LampoudiT 提出的数字化测量营养不良风险筛查工具(PeDiSMART)。通过 4 个方面进行评估:①根据体重 Z 值评分得到营养状况的评价;②营养摄入水平;③影响膳食摄入的症状;④疾病整体的影响。每一项评分为 0~4 分,考虑到年龄越小,营养不良发生率越高,<1 岁的患儿有 2 分的调整范围,总分为 0~18 分,轻、中、重度营养不良风险分别为 0~5 分、6~8 分、>8 分。

(二)营养筛查工具临床应用评价

大多数国外出台的儿科营养筛查工具如 STRONGkids、PYMS 和 STAMP 均是基于 ESPEN 提出的营养筛查工具的原则开发构建的,即反映实际的营养状况(身高和体重);体重的变化情况;疾病状况对营养状况的影响;饮食摄入情况。有些营养筛查工具则是从成人营养筛查工具改良而来的,如 SGNA。由于不同的筛查工具设计有不同的筛查目的和适用范围(表 6-17-1),如何选择合适的营养筛查工具仍然困扰临床工作者。

就儿科筛查工具的筛查目标而言,除了 SGNA 和 PNRS 工具外,其余均在入院时即可完成。所有的筛查工具均以识别是否需要营养干预为目的,其中 PeDiSMART、PYMS、STAMP 和 SGNA 工具还具备营养评估的功能,可评估儿童住院时的营养状况,而 STRONGkids 和 PNST 不具备,因为这两项工具均不包含体格测量,仅通过筛查者的主观经验判断患儿是否有营养不良。PeDiSMART、PYMS、STRONGkids 和 PNRS 工具一样,可预测无营养干预下的临床结局。

目前认为,评价一项筛查工具的临床有效性应具备 4 项基本原则:实用性(practicality)、可重复性(reproducibility)、一致性(concurrent)和预测效度(predictive validity)。决定筛查工具效度的好坏,重要的是要考虑灵敏度(sensitivity)和特异度(specificity),以便能对筛查结果准确地分类。灵敏度反映筛查工具正确识别营养不良或营养风险的概率,即真阳性率。特异度反映筛查工具正确识别未发生营养不良或营养风险的概率,即真阴性率。关于金标准的选择仍有争议。

论筛查工具的便捷性,STRONGkids 由于不包括体格测量,所以相对花费的时间较少,平均为 3~5 分钟,仅 0.4% 患儿花费时间超过 5 分钟,被认为操作简便、实用性强。而 STAMP 需 10~15 分钟完成。然而也有作者认为,在临床实践中,身高和体重本身是临床常规监测的指标,不会过多增加临床工作者的负担,因此建议将体格测量包含入营养筛查评分中。

表 6-17-1 营养筛查工具评价

作者,年份	筛查工具	灵敏度%	特异度%	阳性预测值%	阴性预测值%	一致性(Kappa 值)	金标准
Gerasimides,2010	PYMS	59	92	47	95	K=0.46(与金标准比) K=0.53(评分者间)	综合营养评定
McCarthy,2012	STAMP	70	91	54.8	94.9	K=0.541(与金标准) K=0.921(评分者间)	综合营养评定
Wong,2012	STAMP	83.3	66.6	78.1	73.6	K=0.507(与金标准比) K=0.752(评分者间)	综合营养评定
Huysentruyt,2013	STRONGkids	69 71.9	48.4 49.1	10.4 11.9	94.8 94.8	K=0.66(评分者间) K=0.61(评分者间)	HFA<-2SD WFH<-2SD
Wonoputri,2014	PYMS STAMP STRONGkids	95.31 100 100	76.92 11.54 7.7	83.56 58.2 57.14	93.02 100 100	K=0.348(与金标准比) K=0.018(与金标准比) K=0.028(与金标准比)	SGNA(急性营养不良)
White,2014	PNST	89.3 77.8	66.2 82.1	22.5 69.3	98.4 87.6	—	BMI≤-2SD SGNA

注:WFH 表示身高别体重,HFA 表示年龄别身高

营养不良包括营养不足和营养过剩两个概念,几乎所有的儿科营养筛查工具只考虑了营养不足的问题。PNST 工具虽包含营养过剩的筛查,然而其准确性似乎不令人满意。考虑到儿童超重和肥胖的发生率较以往明显增高,全面的儿科营养筛查工具应包含这方面的筛查。

由于合适的营养干预能影响临床结局,如住院天数或并发症的发生等,因此入院时对临床结局的预测能力,可能是一项营养筛查工具最有价值的部分,即预测效度高,将证明早期营养干预具有成本-效益比。评价一种筛查工具的临床预测有效性,需观察经该工具筛查阳性的患者接受治疗后,能否改善临床结局。NRS2002 是唯一以发现医院内哪些患者可通过应用支持改善结局为目标的筛查工具。目前还没有一项儿科营养筛查工具完成预测效度的检验,即通过营养支持对有营养不良风险的患儿临床结局是否会产生影响。我们不能认为所有营养不足或有营养不足风险的住院患儿均能从营养支持中获益。某些患儿因疾病本身对病程产生巨大影响,营养支持带来的益处可能并不明显。仅基于观察性研究所获得的工具,其筛查阳性结果不足以反映对不良结局的预测。因此,国际上至今仍没有对儿科营养筛查工具的推荐达成共识。

二、营养评定

营养评定是指综合应用病史、营养史、用药史、体格检查、人体测量和实验室数据来诊断营养问题存在与否的一种方法。营养评定能全面了解住院患儿营养状况以及分析营养不良的病因,有利于实施个体化的营养干预。儿童营养评定的方法较多,但至今也没有统一的标准。传统的营养评定方法包括膳食调查、体格测量和实验室指标等,多由富有经验的营养师完成,记录繁琐,较为费时耗力。在繁重的临床工作中,医务人员通常先对住院儿童进行营养筛查,再进行更进一步综合的营养评价。

(一) 病史分析

了解患儿是否存在急、慢性疾病及用药情况,评估疾病的严重程度。询问患儿生产史、喂养史、手术史、食物过敏史等。

(二) 膳食调查

膳食调查是营养调查的基本组成部分之一。通过膳食摄入(喂养)量和种类的详细询问和记录调查对象每日每餐的所有食物的实际消耗量,再经食物成分表或营养软件计算和分析,将结果与相应性别与年龄组的每日膳食能量和营养素参考摄入量(DRIs)进行比较,得到的结果较为准确,有临床参考价值。针对住院患儿的膳食调查通常采用回顾记录法和称重法两种,可根据调查目的和实际条件选择单一或混合的方法,每次调查时间一般为 1~7 天。为了使所收集的资料和数据尽量准确完整,通常需配备一些食物模具或图谱,指导被调查者或其监护人能够准确描述摄入量。另外,因小儿的生长发育受到长期饮食习惯的影响,可在膳食回顾记录法的同时,通过询问既往 6 个月或 1 年食物摄入种类、频数和估量来获得被调查对象的平时膳食构成和模式,即称为食物频数法。称重法是将被调查对象的每日每餐(包括零食或点心)每种菜肴的实际消耗量,通过各种食物的生重、熟重和剩余量的精确称重,计算出营养素的摄入量,此方法得到的结果较为准确,但较单纯的回顾记录法繁琐,且需一定的称重设备和条件。由于上述膳食调查方法记录繁琐,较为费时耗力,通常需富有经验的营养师完成。

(三) 体格测量

因操作简便,又无创,能较客观地评估人体生长及短期和长期的营养状况,也是目前临床上常用的评价营养不良的方法。体格生长参数是评价小儿营养状况的重要指标,能快速评估人体生长及短期和长期营养状况。精确测量获取真实生长数据是正确评价的基本要素。体格测量指标包括体重、身高(长)、头围、胸围、肱三头肌皮褶厚度、上臂中围等。应用最广的人体测量学营养评定方法包括 Z 值评分法、生长曲线法等。

1. 参考标准选择　若要客观准确评价和比较儿科营

养不良发生率,需要有一个统一的得到公认的参考标准。目前国内外评价儿童生长发育和营养状况常用的有5种参考标准,即:①2006年WHO生长参考标准,此标准适用于6岁以下儿童;②美国国家卫生统计中心(NCHS)和疾病控制中心(CDC)2000年建立的CDC2000生长曲线,适用于0~18岁儿童;③中国2005年九大城市体格发育参考值,适用于7岁以下儿童;④国际肥胖工作组(IOTF)建立的肥胖标准;⑤中国肥胖问题工作组(WGOC)推荐的中国学龄儿童青少年超重、肥胖筛查BMI值分类标准,适用于7~18岁肥胖人群。由于这些参考标准数据来源的人种、地区因素,使其在每个国家间,尤其是发展中国家的应用中存在局限性。因此,对儿童生长发育和营养状况进行评价时,需根据不同研究目的选择适当的评价标准,同时注意评价指标的选择,将年龄别身高(HFA)、年龄别体重(WFA)、身高别体重(WFH)、体重指数(BMI)和腰围等指标综合运用。只有在了解各标准的优缺点后,才能合理解释选用不同评价标准和指标所得出的研究结果,最终得出正确结论。在儿童(<10岁)的生长评价中将Z值-2和2作为各指标的界值,即相当于百分位数法的P3和P97。

2. 人体测量学营养评定方法

(1) Z值评分法:通过评价年龄别身高(height-for-age, HAZ)、年龄别体重(weight-for-age, WAZ)和身高别体重(weight-for-height, WHZ)来判断儿童的营养状况,以<-2和<-3位界值点来分别判断儿童中度和重度营养不良。5岁以下儿童常采用WFH-Z、HFA-Z和WFA-Z值这些指标来评估,5~19岁儿童及青少年由于生长曲线参考值标准的限制(WFA参考标准年龄上限为10岁),通常采用BMI-Z值进行评估。WAZ<-2为低体重,是反映儿童急性营养不良的指标,也是评价5岁以下儿童营养状况的常规指标,WAZ>2提示可能超重肥胖,但通常很少运用该指标进行评价,因为WFH或BMI指标比其更有价值。HAZ<-2为生长迟缓,是慢性营养不良的指标。HAZ>2提示身材高大,在临床上对某些内分泌疾病的诊断如分泌生长激素的肿瘤有意义。WHZ<-2为消瘦,是判断儿童近期及长期营养状况的综合指标。WHZ>2提示可能营养过剩即"超重"。需要注意的是,尽管高WFH与肥胖的脂肪组织间有较强的相关性,但瘦体块在高WFH中也占有较多的比重,因此,在个体评价中,通常不用高WFH来描述肥胖,而用"超重"一词较为恰当。Z值评分法在一定程度上消除了种族、发育水平和地区差异,可比较不同年龄、不同性别儿童生长发育情况,是最常用的儿科营养不良评价方法。

(2) 生长曲线法:对于儿科患者来说,由于机体营养状况对生长速度非常敏感,故采用生长曲线图来评估非常必要。对于早产儿2岁以内的体格生长指标的测量结果,应按校正年龄来对照生长曲线表。

(3) 中位数百分比法:也是目前医疗机构使用较为广泛的评价儿童营养不良的方法,其分级标准见表6-17-2。

表6-17-2　中位数百分比法评价营养不良的分级标准

	年龄别体重	年龄别身高	身高别体重
正常	90~110	≥95	≥90
轻度营养不良	75~<90	90~<95	80~<90
中度营养不良	60~<75	85~<90	70~<80
重度营养不良	<60	<85	<70

(4) 体质指数法(BMI):是另一种利用身高、体重评价营养的方法,其实际含义是单位面积中所含的体重值。由于BMI与身体脂肪存在高度的相关性,对青春期超重肥胖的判断好于WHZ,而且是儿童期、青春期及成年期均可使用的营养监测指标。中国肥胖问题工作组建议将体质指数的P85和P95分别作为超重和肥胖的界值点,即体质指数大于或等于同年龄同性别人群P95值为肥胖,在P85和P95之间为超重。

需注意的是,如果患儿存在腹水或水肿情况时,体重的测量结果则会受到影响。

(四) 实验室检查

由于营养缺乏症的各种临床症状和体征常常混杂在一起,通常需要根据疾病和膳食史的线索设定实验室检查项目。临床常用的生化检验内容包括:血浆(清)蛋白水平、免疫指标和各种营养素的测定。①血浆(清)蛋白测定:是临床评价蛋白质营养状况的常用指标,其灵敏度受半衰期、代谢库的大小影响。目前临床常用的指标有白蛋白、前白蛋白和视黄醇结合蛋白,其中白蛋白是目前评价蛋白营养状况的最常用生化指标,持续低白蛋白血症是判断营养不良可靠指标之一,但由于其半衰期较长,短期蛋白质摄入不足时,机体可通过分解肌肉释放氨基酸,提供合成蛋白质的基质,同时循环外白蛋白可向循环内转移,使血浆白蛋白维持在一定水平,因此,不能发现边缘性蛋白营养不良。前白蛋白和视黄醇结合蛋白的半衰期短,故对体内蛋白质的储备评价的敏感性更高,在疾病稳定期或长期营养支持时则是较理想的动态观察指标。视黄醇结合蛋白反映体内蛋白储存的敏感性强,维生素缺乏时下降。除了血浆蛋白外,还有氮平衡、血清游离氨基酸浓度、尿3-甲基组氨酸、尿羟脯氨酸、肌酐身高指数和血红蛋白等指标也可用于蛋白质营养状况的评价。②免疫指标测定:大多数营养素缺乏对免疫功能有着不可忽视的影响。当长期蛋白质-能量营养不良时,可表现为血清免疫球蛋白(如IgA、IgG、IgM)和外周血总淋巴细胞计数下降,迟发性皮肤过敏试验反应低下等。③其他营养素指标:目前临床上已常规开展的其他营养素指标有血清总胆固醇、血清总甘油三酯(三酰甘油)、游离脂肪酸和磷脂;锌、铜、铁、硒等微量元素;维生素B_{12}、叶酸、维生素D_3、维生素A、维生素E和β-胡萝卜素等的测定。

(王莹　蔡威)

第二节　小儿肠内营养

当患儿无法通过正常的经口摄食获取充足营养时,需要通过肠内或肠外给予营养支持。相比肠外营养,肠内营养不仅更符合生理，而且应用起来更为经济方便。此外，肠内营养还能够提供更为完整的营养素，有助于促进消化液的分泌并通过内分泌、旁分泌和神经因子促进肠道的生理和免疫完整性，对于早产儿等特殊患儿还有助于肠道的发育成熟。因此，只要肠道有功能，应当首选肠内营养。

一、适应证与禁忌证

对于较大儿童而言，通常经口摄入不足持续 3~7 天可作为肠内营养支持的指征，但对于能量储备明显不足的患儿（如体重显著下降者等）或者分解代谢旺盛者，尽早进行营养干预更为合适。常见的适应证包括：

1. 经口摄食能力降低 ①神经系统疾病，如昏迷、严重智力迟缓、脑瘫并影响口腔面部运动；②解剖异常，如头面部肿瘤、严重畸形如食管气管瘘。

2. 经口摄入不足 ①能量需要增加，如严重烧伤、多发性创伤和败血症等；②食欲减退，如肿瘤、胃食管反流和神经性厌食等。

3. 消化或吸收功能障碍 如慢性腹泻、短肠综合征、炎症性肠病、食物过敏、胰腺炎、慢性假性肠梗阻等。

4. 代谢异常和先天代谢性疾病 如苯丙酮尿症和糖原累积病等。

5. 疾病治疗 如克罗恩病。

6. 其他 除上述因素外的营养不良等。

肠内营养的绝对禁忌证较少，主要包括：①完全性肠梗阻，如肠闭锁等先天性消化道畸形；②怀疑或确诊坏死性小肠结肠炎；③由于各种原因所导致的肠功能障碍；④高流量小肠瘘。此外，如上颚-面部手术等有可能增加机会性感染的情况则为管饲的相对禁忌证。

早产儿或新生儿往往存在营养储备的不足和脏器功能的不成熟，对于营养缺乏更为敏感，只要不存在肠内营养的禁忌证，应尽早开始经口或管饲营养。一般无先天性消化道畸形及严重疾患、血流动力学相对稳定者尽早开始肠内营养；出生体重>1000g 者可于出生后 12 小时内开始喂养；有严重围产期窒息（Apgar 评分 5 分钟<4 分）、脐动脉插管或出生体重<1000g 可适当延迟至 24~48 小时开奶。

随着患儿病情稳定，可逐渐过渡至经口喂养。当经口进食能够满足患儿的能量需求并达到符合年龄预期的生长发育时，可以停用肠内营养。

二、肠内营养制剂

肠内营养制剂应根据患儿的年龄、肠道功能、宏量及微量营养素需求、疾病状态以及是否有食物过敏等因素综合选择。常用肠内营养制剂中的氮源主要为牛乳蛋白（包括乳清蛋白、酪蛋白及其水解成分）和大豆蛋白，不同的蛋白及水解配方适用于不同的患儿。如果消化道功能完好，则可选择整蛋白型的肠内营养配方。而存在消化或吸收功能受损时，可选择短肽型或氨基酸型等更易吸收的配方。脂类主要包括长链甘油三酯（LCTs）和中链甘油三酯（MCTs），后者无需胰酶和胆汁酸即可经门脉系统吸收，如乳糜漏的患者可选择高 MCT 配方或加用 MCT 组件配方。此外，制剂的选择还需考虑患者的液体平衡，如液量受限的患儿可以选择 1.5kcal/ml 甚至更高能量密度的配方。

新生儿期与婴儿期的常用肠内营养制剂类别见表 6-17-3，如无禁忌证，首选母乳。1 岁以上儿童的肠内营养制剂主要类型（表 6-17-4）与成人相似，但在营养素构成（如蛋白质、维生素、矿物质等）更符合儿科患者的特点，而标准的成人配方常用于 10 岁以上的儿童患者。

表 6-17-3 新生儿期和婴儿期的常用肠内营养制剂

制 剂	适 应 证	禁忌证/注意事项
母乳	早产儿、新生儿、婴儿等	某些先天性代谢性疾病；某些疾病或药物可能通过母乳传播
母乳强化剂	体重<2.0kg 的早产儿，母乳喂养量达到 80~100ml/(kg·d)时使用	出院时仍生长迟缓的早产儿应使用强化母乳至校正胎龄 40~52 周
基于牛乳的早产儿配方奶	体重<2.0kg 或胎龄<34 周的早产儿	某些先天性代谢性疾病；牛奶蛋白过敏；乳糖不耐受
基于牛乳的早产儿出院后配方奶	早产儿出院后喂养	某些先天性代谢性疾病；牛奶蛋白过敏；乳糖不耐受
基于牛乳的婴儿配方奶	婴儿	某些先天性代谢性疾病；牛奶蛋白过敏；乳糖不耐受
基于牛乳的免/低乳糖配方奶	乳糖酶缺乏或乳糖不耐受的婴儿	牛奶蛋白过敏；半乳糖血症
基于牛乳的高 MCT 配方奶	严重脂肪吸收障碍；乳糜胸，乳糜腹等	需监测有无必需脂肪酸缺乏
大豆蛋白奶粉	半乳糖血症；乳糖酶缺乏；IgE 介导的牛奶蛋白过敏	含有较低的维生素和矿物质，不适于体重低于 1800g 的早产儿
适度水解蛋白配方奶粉	预防牛奶蛋白过敏	
深度水解蛋白配方奶粉	轻中度牛奶蛋白过敏	注意：严重牛奶蛋白过敏者，可能对水解配方亦有过敏
氨基酸配方奶粉	吸收障碍或严重牛奶蛋白过敏	
特殊氨基酸配方奶	先天代谢性疾病	需在医师或营养师指导下应用

表 6-17-4 儿童期常用肠内营养制剂

类型	亚型和(或)特点	适应证
整蛋白配方	标准配方/营养素分布与正常饮食相同	胃肠道功能正常
	高蛋白配方/蛋白质供能比>15%	高分解代谢状态,创伤愈合期
	高能量配方/能量密度在 1.2~2.0kcal/ml	液体受限或高能量需求状态
	含纤维配方/额外添加可溶性或不可溶性纤维	肠道功能紊乱
短肽配方	肽类配方/水解蛋白质,可能含有 MCT	消化或吸收功能受损;牛奶蛋白过敏
氨基酸配方	氨基酸配方/渗透压偏高	消化或吸收功能受损;严重牛奶蛋白过敏
专病配方	包括肾病、肝病或代谢性疾病专用配方	适合不同疾病的儿童患者使用
组件配方	蛋白质,如酪蛋白、乳清蛋白或游离氨基酸	增加蛋白质或氮的摄入
	脂肪	增加能量供应
	• MCTs	• 脂肪吸收不良,乳糜漏,肠淋巴管扩张症等
	• LCTs	• 支气管肺发育不良,生长发育迟缓等
	碳水化合物,如麦芽糊精、生玉米淀粉等	增加能量,或可作为某些遗传代谢性疾病如糖原累积症的营养补充

三、实施途径与方法

如果患儿无法经口喂养,或经口喂养无法满足其营养需求,需要接受全部或部分管饲营养。选择管饲营养途径时,应充分考虑患儿的胃肠道解剖及功能、预计管饲营养的持续时间及发生吸入的可能性等多种因素。常见的管饲肠内营养途径见表 6-17-5。

<32 周的早产儿因为吸吮吞咽功能不成熟,通常需要经胃管喂养。鼻胃管(nasogastric tube,NG)或口胃管(orogastric tube,OG),适用于短期肠内营养支持,操作简单且费用较低,是临床上最常用的方式。但目前有关 OG 管或 NG 管的比较研究较少,现有的研究证据尚不足以制定相应的推荐意见来指导临床应用,还需开展大型临床研究综合评估喂养途径对喂养结局和临床结局的影响。

表 6-17-5 肠内营养途径

途径	适用人群	注意事项
口胃管	多用于早产儿,或后鼻孔闭锁者	适合短期应用(小于 4~6 周)
鼻胃管	常用于早产儿,适用于无吸入风险的患儿	适合短期应用(小于 4~6 周);合并严重肺部疾病者应避免间歇推注,以防胃过度膨胀后刺激膈肌上抬引起呼吸困难
鼻空肠管	常用于易发生吸入的患儿;胃排空延迟;严重胃食管反流	持续输注喂养
胃造瘘	适用于需长期肠内营养的患儿	
空肠造瘘	适用于需长期肠内营养同时伴有胃排空延迟或易发生吸入的患儿	持续输注喂养
胃空肠造瘘	适用于需要胃肠减压和肠内营养的患儿	持续输注喂养

对于胃食管反流、有吸入风险或胃排空延迟的患儿,可以采用幽门后管饲喂养(transpyloric tube feeding,TPT)。幽门后喂养主要包括鼻空肠、胃空肠、空肠造瘘、经皮内镜下空肠造瘘等方式(表 6-17-5)。但不容忽视的是,幽门后喂养也存在一些潜在问题,例如不符合正常的消化生理(胃内的消化过程缺失)、某些在胃的酸性环境中被灭活的致病微生物进入小肠的风险增加等。幽门后喂养管的放置较胃管复杂,往往需要影像学辅助判断末端位置;即使在成功置管后,喂养管还有可能重新滑入胃内。2013 年发布的《中国新生儿营养支持临床应用指南》中建议幽门后喂养适合上消化道畸形、胃动力不足、吸入高风险和严重胃食管反流的患儿。

如预计患儿无法经口喂养超过 2 个月,应考虑胃造口或空肠造口置管。因神经系统疾病无法经口喂养或在胃部以上存在解剖畸形,也是胃造瘘的适应证之一。此外,接受消化道手术的患儿,还可以在术中放置肠内营养管或空肠造瘘。

管饲喂养常用的方法有推注法、间歇输注法、持续输注法。应根据患儿的胃肠道耐受性和喂养管末端的位置来选择相应的喂养方式。推注法通常适合于较成熟、胃肠道耐受性好的患儿,不建议用于幽门后管饲喂养。间歇输注法适合胃食管反流、胃排空延迟和吸入风险的患儿。持续输注法则用于上述两种管饲方法不能耐受者。如果出现呕吐、腹胀、腹泻等症状,或胃潴留量大于每小时滴注量的 2 倍时,应当减缓喂养速度或喂养的增加速度。

四、并发症及其防治

肠内营养的并发症一般可分为机械性、胃肠性、代谢性三类。

(一)机械性并发症

1. 鼻、咽、食管和胃的损伤 肠内营养可以引起与喂养管接触的咽、食管、胃和十二指肠的黏膜表面坏死、溃疡和脓肿。临床上因插胃管而致胃穿孔也时有发生。部分原因是由于喂养管管径太粗、太硬或长时间应用所致。喂养管应选择内径小而且材质柔软的硅胶或聚氨酯管，尽可能减少对患儿的局部刺激。

2. 喂养管堵塞　因喂养配方浓度过高、黏稠或输毕后未用生理盐水冲洗喂养管所致。注意每次肠内营养输毕应冲洗喂养管，在持续滴注应用时应每隔 4 小时冲洗一次，给药时将药片完全溶解或碾碎。

3. 喂养管移位　往往由于固定不佳或操作不当所致，偶尔有报道因喂养管误入呼吸道而造成气胸、纵隔气肿或因移位导致肠穿孔等严重并发症。当出现咳嗽或呕吐等症状时，或者由于疏忽而移动了鼻饲管时，应当怀疑是否有移位。此时应暂停喂养并确定喂养管的位置。

（二）胃肠道并发症

1. 吸入性肺炎　是肠内营养较常见而严重的并发症，大多与体位、滴速、胃肠功能紊乱如胃排空障碍和胃食管反流有关。仰位比半卧位易发生吸入，一般采用 30 °头高体位，并在每次喂饲前观察胃潴留情况。吸入高风险的患儿应考虑给予幽门后喂养。

2. 腹泻　高渗透性腹泻最常见，其原因有吸收不良、乳糖不耐受，开始肠内营养时滴速过快，营养液污染等。应针对上述原因作相应处理。

3. 便秘　由水分摄入不足、配方中膳食纤维过少及长期卧床等原因所致。应多饮水，疾病允许情况下增加活动量，并考虑补充膳食纤维或更换为含膳食纤维的肠内营养配方。

4. 恶心、呕吐　主要原因包括滴速过快、营养液量过多、配方气味不佳和胃排空延迟。

（三）代谢性并发症

1. 高血糖、低血糖　易发生于新生儿，其调节血糖的机制还不完善，对新生儿实施肠内营养时应注意均匀滴速，避免输注时单位时间内滴速过快或在较快输注时突然停止输注。

2. 高钠血症和低钠血症　主要与脱水（高渗引起）或体液输入过多致超负荷所致。小婴儿特别敏感于水的平衡，在营养支持期间注意计算 24 小时进出量并观察体重变化。

3. 高钾血症和低钾血症　主要与小儿的肾功能不全或酸碱紊乱、稀释状态有关，注意在营养支持期间进行密切监测、及时调整。

（吴江　汤庆娅）

第三节　小儿肠外营养

儿科患者因其病理生理的特殊性，其对营养支持的需要明显不同于成人，对营养素成分的要求更高。尤其在新生儿期，除了疾病本身或创伤代谢需要外，还需考虑较小而不成熟的机体，在迅速生长的同时伴随着营养储备的不足和某些脏器功能的不全。当胃肠道功能尚未健全时，往往营养素的需求是得不到满足的，可迅速发展为蛋白质-能量不良。当小儿不能耐受肠道内营养时，由静脉输入各种患儿所需的营养素来满足机体代谢及生长发育需要的营养支持方式称为静脉营养，又名肠外营养（parenteral nutrition，PN）。自 1968 年 Dudrick 首次报道采用肠外营养救治一例先天性肠闭锁术后短肠综合征患儿获正氮平衡以来，肠外营养的临床应用逐渐普及。较正规地开展小儿肠外营养的临床应用研究则是于 20 世纪 80 年代中期开始。国内外众多相关研究和临床实践均证明，肠外营养对提高危重病患儿的救治成功率，减少手术后并发症，提高小儿生存率和生存质量均有显著作用。至今为止，临床肠外营养已成为儿科某些特殊、危重疾病治疗中不可缺少的一部分。

一、肠外营养的适应证和禁忌证

（一）适应证

存在营养不良风险，但经肠内未能获得足够营养需求的患儿，则应考虑肠外营养支持。

（二）禁忌证

休克、严重水电解质紊乱、酸碱平衡失调未纠治时，禁用以营养支持为目的的补液。

严重感染、严重出血倾向、出凝血指标异常者慎用脂肪乳剂；停止输注含脂肪乳剂肠外营养液 4~6 小时后测定血清甘油三酯浓度，若血甘油三酯>2. 5mmol/L（227mg/dl），应暂停使用脂肪乳剂。

二、液体量与能量

（一）液体量

新生儿期以后的婴幼儿可按 Holliday-Segar 公式依据体重来计算儿童的液体需要量，即第一个 10kg 为 100ml/（kg · d），第二个 10kg 为 50ml/（kg · d），超过 20kg 的部分按 20ml/（kg · d）。然而，患儿的个体化需要量可能因临床状况而与常规推荐摄入量范围有明显偏差，如液体潴留、脱水或水分过度流失等，必须因个体而异。

新生儿期的液量需求影响因素较多，如光疗、开放式/闭合式暖箱、手术、心肺肝肾功能等。推荐生后第 1 周逐渐增加液体摄入量，并根据每日监测情况（如体重、尿量、液体潴留情况等）调整。出生后 2~5 天，新生儿会出现生理性体重下降，并在 7~10 天内恢复到出生体重，此阶段（过渡期）的体重下降不应超过出生体重的 10%，若体重下降过多，可能提示液量不足。过渡期推荐液量参见表 6-17-6。进入稳定生长期的新生儿推荐液量为 140~160ml/（kg · d）。

表 6-17-6　新生儿生后早期（过渡期）推荐液量［单位：ml/（kg · d）］

	第 1 天	第 2 天	第 3 天	第 4 天	第 5 天
足月儿	40~60	50~70	60~80	60~100	100~140
早产儿>1500g	60~80	80~100	100~120	120~140	140~160
早产儿 1000~1500g	70~90	90~110	110~130	130~150	160~180
早产儿<1000g	80~100	100~120	120~140	140~160	160~180

（二）能量

推荐采用 Schofield 公式计算静息能量消耗（resting energy expenditure，REE），疑似代谢改变或营养不良的患儿，则应采用间接能量测定法准确测量能量消耗。危重患儿的肠外营养可延迟 1 周开始，但应考虑补充微量营养素。根据代谢水平的变化，危重患儿急性期、稳定期、恢复期的能量需要量各有不同，ESPGHAN 最新指南推荐建议参见表 6-17-7。

表 6-17-7　各年龄段疾病不同阶段肠外营养能量需要量［单位：kcal/（kg・d）］

年龄/岁	恢复期	稳定期	急性期
早产儿	90~120	—	45~55[a]
0~1	75~85	60~65	45~50
1~7	65~75	55~60	40~45
7~12	55~65	40~55	30~40
12~18	30~55	25~40	20~30

注：[a] 生后第 1 天的能量推荐量

三、肠外营养制剂

（一）氨基酸

静脉提供的氮源主要是结晶左旋氨基酸注射液。因为生长发育所需，儿童比成人需要更多的必需氨基酸。尤其是新生儿，由于肝脏功能未成熟，代谢途径尚未完全建立，使得一些成人期的非必需氨基酸对新生儿来说则属必需，包括组氨酸、牛磺酸、胱氨酸/半胱氨酸、酪氨酸、脯氨酸和甘氨酸。因此，<2 岁的婴幼儿推荐选用小儿专用氨基酸注射液。其配方组成特点是氨基酸种类多，含有 19 种氨基酸；必需氨基酸含量高（占 60%）；支链氨基酸含量丰富（占 30%），含一定量的精氨酸；并提供一定量的酪氨酸前体（N-乙酰酪氨酸）；尤其含有对小儿生长发育关系密切的牛磺酸。>2 岁的儿童和青少年可选用成人配方。

早产儿出生后第一天起就应该给予氨基酸，至少 1.5g/（kg・d），早产儿出生后 2 天起肠外营养中氨基酸供给量应达到 2.5~3.5g/（kg・d）之间，对于病情稳定的足月儿，氨基酸供给量不低于 1.5g/（kg・d），以避免出现负氮平衡，而氨基酸最大供给量不应超过 3g/（kg・d）。3~12 岁病情稳定的儿童，每天可提供 1.0~2.0g/kg 的氨基酸。

（二）脂肪乳剂

脂肪乳剂对静脉无刺激，能量密度高，可以增加机体的能量摄入，提高氮储存，而且可提供必需脂肪酸。在以碳水化合物为主的溶液中加入脂肪，可以改善氮平衡，并减少 CO_2 生成。目前，有 2 种脂肪乳剂在患儿中较为常用，一种是以大豆油为基础的脂肪乳剂，由长链甘油三酯（LCT）组成，其中 62% 是多不饱和脂肪酸（PUFA），另一种是含 50% 中链甘油三酯（MCT）和 50% LCT 的大豆油脂肪乳剂。在儿科，建议使用含中长链脂肪酸的脂肪乳剂，其对小儿的脂肪代谢可能更为有利，也可减轻肝脏负担。

近年来出现了含橄榄油的脂肪乳剂（ClinOleic）、鱼油脂肪乳剂及含鱼油混合的 SMOF（即大豆油、中链脂肪酸、橄榄油、鱼油）脂肪乳剂。含橄榄油脂肪乳剂由纯化的橄榄油和大豆油混合而成，它具有较低的（20%）PUFA 和较高的（60%）单不饱和脂肪酸（MUFA）。PUFA 增加了细胞膜过氧化的风险，加重了氧化应激。由于 ClinOleic 中 PUFA 含量比大豆油脂肪乳剂低，并且橄榄油中维生素 E 水平较高，故可降低脂质过氧化的风险。近年来欧洲又有新型脂肪乳剂临床使用，包括鱼油脂肪乳剂及含鱼油混合的 SMOF 脂肪乳剂。鱼油对肝脏具有保护作用。Le 等报道 79 名已有胆汁淤积的儿童将单含植物脂肪乳剂换成含鱼油的脂肪乳剂，结果患儿总胆红素、直接胆红素、C 反应蛋白、甘油三酯、胆固醇等均有显著下降。上海交通大学医学院附属新华医院回顾性分析发生肠外营养相关肝损害 32 例肠衰竭患儿使用 ω-3 鱼油脂肪乳剂治疗前后的肝功能、炎症指标变化，结果发现鱼油脂肪乳剂治疗后 TBA、ALT、AST、γ-GT、Tbi 和 Dbi 水平均明显下降；TNF-α、CRP 水平也明显下降。

在早产儿和足月儿中，肠外脂肪摄入量不应超过 4g/（kg・d）；在儿童患者中，肠外脂肪摄入量应限制在 3g/（kg・d）以内。输注静脉脂肪乳剂时，若婴儿血清或血浆甘油三酯浓度超过 3mmol/L（265mg/dl），较大的儿童血清或血浆甘油三酯浓度超过 4.5mmol/L（400mg/dl），应考虑减少静脉脂肪乳剂剂量；对于败血症患儿，推荐监测血浆甘油三酯浓度并调整脂肪乳剂剂量以防发生高脂血症。对于严重不明原因血小板减少症患儿，应监测血清甘油三酯浓度并考虑减少脂肪乳剂剂量。

（三）碳水化合物

碳水化合物是能量的主要来源。葡萄糖通常是构成 PN 溶液渗透压的主要物质，它可以被任何一种细胞代谢，也是中枢神经组织、红细胞和肾皮质的必需营养素。过高的输注速度可导致高血糖、尿糖和渗透性利尿。应避免摄入过量的葡萄糖，防止发生高血糖，引起脂肪合成和脂肪组织沉积增加以及相关的肝脏脂肪变性和肝脏生成极低密度脂蛋白（VLDL）甘油三酯水平增加，或可能导致 CO_2 产量和每分钟通气量增加。

早产儿第 1 天开始剂量 4~8mg/（kg・min），第 2 天起 2~3 天逐渐增加至目标量 8~10mg/（kg・min），最低量 4mg/（kg・min），最高量 12mg/（kg・min）。足月儿第 1 天开始剂量 2.5~5mg/（kg・min），第 2 天起 2~3 天逐渐增加至目标量 5~10mg/（kg・min），最低量 2.5mg/（kg・min），最高量 12mg/（kg・min）。高血糖与发病率和病死率增加有关，儿科重症监护病房（PICU）患儿应避免血糖>8mmol/L（145mg/dl）。

（四）维生素和微量元素

肠外营养时需补充 13 种维生素，包括 4 种脂溶性维生素和 9 种水溶性维生素。有小儿专用静脉用复合维生素制剂，其是按照小儿生理需要量而设计的，国内暂无此商品化产品，国际上早已存在，但国内近期将启动临床试验，相信不久儿科界将有国产小儿专用复合维生素制剂出现。水溶性及脂溶性维生素应加入脂肪乳剂中或含有脂肪的肠外营养混合剂中，这样可增加维生素的稳定性。

铁、铬、铜、碘、锰、钼、硒和锌是参与许多代谢过程的必需微量元素。目前国内仅有一种小儿专用微量元素，含有锌、铜、锰、硒、氟、碘6种微量元素。

（五）其他

临床资料显示谷氨酰胺（Gln）对骨髓移植患儿、危重患儿及外科手术患儿有效。谷氨酰胺是人体内含量最多的非必需氨基酸，同时提供氮与能量，并且是合成嘧啶的前体，对肠黏膜上皮细胞、免疫细胞等快速代谢的组织细胞生长具有重要作用。研究表明，肠外营养液中加入Gln可以改善氮平衡，促进肠道黏膜及腺体的生长，对防止肠黏膜萎缩，维持肠黏膜的完整性及防止肠道细菌移位，防止肝脏脂肪变，增加骨骼肌蛋白合成均起重要作用。尤其在对短肠综合征患者的肠外营养时添加Gln双肽，对促进肠黏膜的代偿有着一定的作用，但目前临床研究依据尚不充分。

四、实施途径和方法

（一）周围静脉

由四肢或头皮等浅表静脉输入的方法，适合短期（>2周）应用。其优点是操作简单，并发症少而轻；缺点是使用外周静脉时，葡萄糖浓度不应超过12.5%，PN总渗透压不应超过900mOsm/L，如高渗液外渗可导致皮肤坏死和瘢痕形成。

（二）中心静脉

1. 经颈内、颈外、锁骨下静脉置管进入上腔静脉易发生与穿刺操作相关的血管损伤及导管相关的败血症、血栓等。导管需专人管理，不允许经导管抽血或推注药物，严格无菌操作，每24~48小时更换导管穿刺点的敷料。

2. 经周围静脉途径中心静脉置管（peripherally inserted central catheter，PICC） PICC是近十余年发展较为迅速的一项医疗技术，应用细硅胶导管10~15cm长置于肘前窝血管（如贵要静脉、肘正中静脉或头静脉）中，其优点是置管操作简单，损伤和感染并发症均明显少于中心静脉置管输注，并具有中心静脉耐受输注高渗液体和长期应用的优点。

五、肠外营养相关并发症

（一）中心静脉导管相关血流感染

中心静脉置管最常见的并发症是导管相关血流感染（catheter related blood stream infection，CRBSI），也可以导致机械性损伤。经中心静脉PN时的感染可能来自患儿或护理者皮肤上的微生物，或在更换输液的过程中污染了导管孔，还有可能来自肠道细菌易位。在怀疑CRBSI时，应当进行中心静脉导管内和外周血双份血培养；同时，还应排除其他感染的可能性（如尿道、胸腔、脑脊液等）。在血培养后，开始广谱抗生素治疗直至得到药敏结果，然后通过导管给予敏感抗生素10天。有时微生物只是暂时被抑制生长，一旦停药后CRBSI又死灰复燃。休克、菌栓、真菌感染、抗生素治疗期间的持续菌血症都是拔除导管的适应证。防止CRBSI应当注意在换液时严格无菌操作，遵守培训和护理的准则规范。

（二）导管相关机械性并发症

这类并发症包括导管阻塞、断裂、偶尔出现打结，以及插管导致的损伤。导管阻塞可由机械原因引起，也可由药物沉淀、血栓形成导致。纤维蛋白溶解剂是治疗导管血栓阻塞的首选药物，组织型纤溶酶原激活物（tPA）是目前推荐的药物，但也可以使用尿激酶和重组尿激酶（rUK）。国外也曾有硅胶管的导管末端损伤新生儿心房壁引起心脏压塞的报道。因此，建议导管末端不置入心房腔内。由于导管易位引起静脉营养液渗入胸腔、肺部、颅内以及腹部的情况也都曾有报道，因此培养熟练掌握操作技巧的人员，以及常规X线检查确定导管位置，是减少中心静脉置管机械性并发症的保证。

（三）代谢性并发症

已有文献报道过很多PN相关代谢性并发症，但是短期PN很少会引起严重并发症。在葡萄糖加量的过程中，应当每日数次监测血糖，及时发现患儿的不耐受，避免尿糖或渗透性利尿，长期PN可以检测尿糖。通过测定血甘油三酯来监测脂肪耐受性。如果PN持续超过1个月，很可能导致一些其他代谢性并发症。其中最常见的是转氨酶升高和胆汁淤积，甚至可以导致肝纤维化和肝功能衰竭。在世界范围内，肠外营养相关肝损害至今仍是一个未获解决的问题。为了有效预防和治疗PN相关肝胆疾病，更安全使用PN，对其发生和发展的机制进行探索和研究是国际上热点。肠外营养相关肝脏疾病的发病机制目前尚未完全清楚，大多数学者认为是多因素引起。肠道禁食导致胰腺-胆道缺乏刺激是重要原因。因此，应当强调只要可能就应避免完全禁食。早产和败血症又是发生肠外营养相关胆汁淤积（parenteral nutrition-associated cholestasis，PNAC）的重要促进因素，短肠综合征以及伴有严重肠道动力性疾病的患儿也是发生该病的高危因素。

为避免PNAC的发生，建议尽早经口喂养，促进胆囊有效收缩及胃肠道激素的正常分泌；避免高能量的摄入；“全合一”最好为微泵维持，>20小时持续输注；TPN的氮源选择小儿专用氨基酸溶液；预防和治疗肠道感染和肠衰竭。同时对应用肠外营养的患儿进行监测肝功能，以尽早发现并发症。如发生肠外营养相关肝损害，建议选择鱼油脂肪乳剂，并尽可能及早停用脂肪乳剂。

此外，在儿童中亦有报道长期使用PN导致代谢性骨病（metabolic bone disease，MBD），通常表现为骨密度（BMD）降低、骨质疏松症、疼痛和骨折，日益受到关注。为预防MBD，应当定期检测尿钙、血钙、磷、甲状旁腺激素、25-（OH）D、血碱性磷酸酶水平，并定期评估骨矿化情况。

（王莹　蔡威）

第四节　特殊患儿的营养支持治疗

在很多慢性疾病的患儿中，如炎症性肠病、短肠综合征、慢性假性肠梗阻患儿，常伴随着不同程度的营养不良。而那些急性危重症患儿，尽管以前营养状况良好，在入院后很快会出现营养不良。早产儿和低出生体重儿是特殊人群，需要进行追赶生长。因此，这些特殊患儿的营养支持治疗有别于一般患儿。

一、早产儿和低体重儿的营养支持治疗

随着围生医学的进展，新生儿生命支持技术在临床上

的广泛应用，危重新生儿的救治成功率明显提高。但因早产儿、低出生体重儿，尤其是极低出生体重儿（very low birth weight，VLBW）和超低出生体重儿（extremely low birth weight，ELBW）各器官系统发育不成熟，不能耐受常规的喂养方法，如营养供给不足，可影响生长；同时各种疾病（如呼吸窘迫综合征、动脉导管开放、感染、坏死性小肠结肠炎等）及治疗措施（如呼吸机及药物使用等）也可影响早产儿的生长发育；出生后早产儿获得的营养的数量和质量均不能达到宫内胎儿正常生长所需的理想状态。由于上述原因，使早产儿及低出生体重儿的生长持续落后于正常的生长曲线，在校正胎龄40周时大多数生长指标均不理想，在VLBW和ELBW早产儿尤其明显。已有大量研究显示NICU危重新生儿营养支持对改善患儿近期和远期预后中的重要作用，合理使用肠外营养、建立肠内营养及逐步过渡到全肠内营养，并使患儿的生长速度和体质成分接近正常胎儿和新生儿是新生儿重症监护病房（neonatal intensive care unit，NICU）对危重新生儿进行营养支持的重要目标。

（一）营养评估

1. 体格指标　早产儿在出生后2~5天发生生理性体重下降，约10%，在生后7~10天可恢复到出生体重，随后生长目标为：体重10~20g/（kg·d），身长1cm/周，头围0.9cm/周。可根据3~7天的生长速度进行评估，并标记在生长曲线上。

宫内生长和出生后生长是两种不同的生长曲线。宫内生长曲线是横断面研究的结果，出生后生长曲线应为相同队列人群纵向生长的研究结果。目前使用较多的是宫内生长22~40周及出生后生长40~50周的生长曲线。大多数NICU的VLBW/ELBW早产儿不能达到宫内生长速度，在出院时体格指标常<P10。其对远期结局的影响已引起关注。

2. 生化指标　对营养素摄入达推荐量，且生长满意、临床稳定的早产儿仅需进行常规的生长监测；而有并发症如支气管肺发育不全（bronchopulmonary dysplasia，BPD）、坏死性小肠结肠炎（necrotizing enterocolitis，NEC）、短肠综合征、骨病和胆汁淤积的临床不稳定的早产儿还需监测蛋白质、矿物质、电解质、维生素和酸碱平衡。

（二）肠内营养支持

NICU危重新生儿在呼吸循环功能稳定后，营养支持是面临的最重要的挑战之一。生命体征稳定的早产儿应尽早建立肠内营养并最终过渡到全肠内营养。

1. 开始肠内营养的指征

（1）呼吸循环功能稳定。

（2）无严重的出生时窒息（如脐血或出生后第一次血气分析显示pH<7.1）。

（3）无消化系统畸形。

（4）不需要使用血管活性药物。

通常认为脐动脉置管不是早产儿肠内营养的禁忌证。

2. 肠内营养的方法

（1）喂养途径：NICU危重患儿使用胃管管饲或经口喂养，早产儿因神经肌肉发育未成熟，通常在矫正年龄32~34周开始具有协调的吸吮能力（吸吮、吞咽和呼吸协调），因此NICU大多数早产儿需要一定时间管饲喂养。但孕周越小或疾病程度越重的早产儿则需要更长的时间获得这种能力。因此在选择喂养方式时首先要考虑患儿成熟程度，其次需要考虑患儿的呼吸系统功能。下列情况选择管饲喂养：胎龄<32周、吸吮和吞咽功能不全、已建立经口喂养但不能完成喂养量。在32≤胎龄<34周的早产儿，根据患儿情况，可选择管饲或经口喂养或两者结合。NICU较少使用经幽门后喂养（如严重胃食管反流）、经空肠（如某些先天性消化道畸形手术后）、经胃造瘘（如严重脑损伤）喂养。

（2）喂养方式：大多数危重新生儿使用间隙喂养，每2~3小时通过输液泵将一次奶量在10~20分钟内输入。少数患儿需要使用持续喂养，如超未成熟早产儿喂养不耐受、经常规处理无好转和严重胃食管反流等。

（3）肠内营养制剂：

1）母乳：首选母乳喂养，但母乳中营养素不能满足早产儿生长发育对营养的需求，尤其是能量、蛋白质、钠、钙、磷和某些维生素。对孕周<32周或出生体重<1500g的早产儿，使用母乳强化剂对母乳进行营养强化可减少早产儿发生营养素缺乏。以下情况考虑使用母乳强化剂：BW<1800g；BW≥1800g，但出生后患严重疾病，出生14天后进入稳定生长期时体重增长<15g/（kg·d）且体重小于相同胎龄体重第50百分位（P50）；出生2周后持续出现血清尿素<2mmol/L。使用母乳喂养达到80~100ml/（kg·d）开始添加强化剂，开始使用半量强化，待2~3天患儿能耐受后逐渐增加到全量强化，应尽可能使用新鲜泵出的母乳进行强化，喂养前临时按一次喂养量配制。不要配制过多的母乳进行存储，因添加强化剂后可降低母乳抗菌活性成分，增加渗透压。添加强化剂后摇匀30~60秒以保证充分强化，理想情况下应在10分钟内完成喂养。

2）婴儿配方奶：早产儿配方奶营养成分密度较高，与足月儿配方比较，所含常量营养素符合早产儿需要量。主要差异为：以乳清蛋白为主，脂肪来源考虑到中链脂肪较高，适合早产儿，碳水化合物来源包括乳糖和葡萄糖聚合物。早产儿配方耐受性较好，能使早产儿生长和骨矿化接近宫内生长速度。早产儿配方的能量密度为68~81kcal/100ml，含或不含铁剂。非早产儿配方，如蛋白水解配方、氨基酸配方所含营养成分不能满足早产儿需要，但可用于持续的喂养不耐受、NEC患儿或外科手术后或某些有特殊问题的患儿建立肠内营养时，但如病情好转应尽可能转为早产儿配方或正常足月儿配方以满足营养需要。

（4）微量喂养：危重新生儿开始可给予微量喂养（minimal enteral nutrition，MEN），应尽可能在生后第一周开始，并持续3~5天，喂养量为10~20ml/（kg·d）。出生体重<750g的早产儿因胃肠道动力差，MEN持续至少一周。早期肠内营养可促进肠道动力、刺激胃肠激素分泌、提高喂养耐受性，有利于早达到全肠道营养，降低肠外营养并发症。

（5）加奶速度：根据患儿出生体重和疾病严重程度而定，参考表6-17-8。

（6）维生素和微量元素补充：早产儿在下列情况下需要补充维生素或微量元素：

1）每日摄入量（强化母乳或早产儿配方）<150ml/（kg·d）。

表 6-17-8　新生儿喂养添加速度

出生体重/g	种　类	时间	开始用量/[ml·(kg·d)$^{-1}$]	添加速度/[ml·(kg·d)$^{-1}$]	目标/[ml·(kg·d)$^{-1}$]
<750	母乳/早产儿奶 1:1-早产儿奶	Q2h	≤10×1w	15	150
750~1000g	母乳/早产儿奶	Q2h	10	15~20	150
1001~1250	母乳/早产儿奶	Q2h	10	20	150
1251~1500	母乳/早产儿奶	Q3h	20	20	150
1501~1800	母乳/早产儿奶	Q3h	30	30	150
1801~2500	母乳/PDF	Q3h	40	40	165
>2500	母乳/配方奶	Q4h	50	50	180

2）使用非强化的母乳或非早产儿配方：即使使用强化母乳或早产儿配方奶喂养，早产儿仍然可存在维生素 D 缺乏，可评估血清 25-(OH)D_3 水平。ELBW 早产儿或使用促红细胞生成素（EPO）治疗的早产儿需要提供较高的铁[4~6mg/(kg·d)]。代谢性骨病早产儿需要补充钙、磷，手术后外科造瘘口可丢失较多钠、锌，需要注意补充。一般在达到全肠内喂养后开始添加，可持续到出院后继续使用。

（7）喂养耐受性评估：早产儿常发生喂养不耐受，临床表现为喂养前胃潴留>2~3ml 或间隙喂养下胃潴留量超过前次奶量的 20%~40%，24 小时腹围增大>2cm，血便，和（或）临床情况不稳定，此时应对患儿进行全面体格检查。如体格检查正常，可根据临床情况决定是否重新开始喂养，减量 20%，或延长喂养间隔时间，如 Q6~8 小时。可刺激排便促进胃肠动力，如刺激肛门或腹部按摩。如发生血便，但患儿临床稳定，如考虑牛奶蛋白过敏，可使用不含牛奶蛋白的配方（如深度水解配方或氨基酸配方）。如体格检查异常，进行腹部 X 线检查，如 X 线正常，12~24 小时后可重新开始喂养，从半量开始。如 X 线异常，应禁食并进行有关感染和 NEC 的检查。虽然有研究显示红霉素在早产儿喂养不耐受中的作用，但尚无足够的证据支持临床常规使用。

（三）肠外营养支持

1. 肠外营养的适应证　参见本章第三节。

2. 肠外营养禁忌证　参见本章第三节。

3. 肠外营养配方的成分及需要量

（1）液体量：需根据不同临床条件（胎龄、出生体重、日龄、光疗、暖箱、呼吸机、心肺功能、各项监测结果等）决定。总液体在 20~24 小时内均匀输入，建议应用输液泵进行输注。

（2）能量：肠外营养时早产儿能量需求为 90~105kcal/(kg·d)，此为促进瘦体重增长的最低能力需求。危重早产儿不同疾病阶段的能量需求参见本章第三节。

（3）氨基酸：参见本章第三节。

（4）脂肪：参见本章第三节。

（5）葡萄糖：参见本章第三节。

（6）维生素和微量元素：参见本章第三节。

（四）早产儿特殊疾病营养支持治疗

1. 坏死性小肠结肠炎（necrotizing enterocolitis，NEC）是早产儿中最常见的严重新生儿胃肠道急症，据北美及欧洲大样本多中心研究报道，在出生体重 500~1500g 或孕周<32 周的早产儿中发生率约 7%，死亡率为 20%~30%。由于肠道喂养与 NEC 发生有关，因此很多中心建立肠道喂养时间长，同时延长肠外营养时间。但不合理的肠外营养会导致感染发生率升高、住院时间延长和影响神经系统发育等不良后果。因此，预防并认识 NEC 的发生发展规律和营养支持的重要性，对疾病的转归尤显重要。由于早产儿肠蠕动不良、消化吸收功能受限、免疫功能低下、肠道屏障功能薄弱及循环调节功能不成熟等因素，故容易造成肠道损伤。母乳喂养可明显减低 NEC 的发生率，因为新鲜母乳中含有许多具有保护功能的免疫因子，如免疫球蛋白、溶解酵素、乳铁蛋白、血小板活化因子等；母乳中脂肪酸成分和寡聚体可能具有抗感染作用；另外母乳的组成成分有助于早产儿建立肠道良好肠道菌群和肠道发育。为预防 NEC 发生，目前建议对早产儿早期开始微量母乳喂养。在确诊 NEC 后或在微量母乳喂养预防 NEC 期间，需要提供肠外营养。

NEC 患儿营养支持方式需要根据是否手术，手术后空肠、回肠保留的长度及是否存在回盲瓣决定。回肠较空肠适应代偿能力强，在回肠低位造瘘的患儿通常可达到全肠内营养，而在空肠造瘘的患儿很难达到全肠内营养。

NEC 患儿如需外科手术，在行高位空肠造瘘的患儿，大量消化液丢失导致脱水和营养不良是治疗的难点，如何营养支持是治疗成功的关键，一般需要肠内营养与肠外营养联用，肠内营养一般采用鼻胃管微泵持续输注，根据消化道耐受情况逐步加量。手术早期营养支持主要依靠肠外营养，维持水电解质平衡，尽可能维持体重增长。经肠道功能评估后，患儿体重>3kg 且造瘘术后 6~12 周可以考虑将空肠造瘘关闭或改做 Bishop 造瘘。由于 NEC 高位造瘘患儿需长期肠外营养，需要注意补充维生素、矿物质及微量元素，并定期进行监测，并重视肠外营养相关并发症防治，特别是肠外营养相关肝损害。

内科保守治疗的 NEC 患儿禁食时间应根据疾病严重程度决定，如无明显全身症状或明显的实验室指标异常，则 NEC 严重程度可根据 X 线表现进行评估，门静脉积气或肠管持续扩张伴固定肠袢通常提示病变严重，但肠壁积气对判断肠道病变的严重程度不可靠。因此，内科 NEC 禁食时间很难决定，不同 NICU 喂养策略也存在差异。一般可根据临床表现决定重新开始肠内营养的时间，临床表现较轻（Ⅱa期）的患儿可从诊断开始到最后一次异常X线后3~5天，较严重的病例则需要禁食到最后一次异常X线后7~10天。因对胃肠道功能损伤严重程度较难评估，开始喂养的剂量、肠内营养物质的选择、加奶量和速度等应根据患儿的情况进行个体化调整。如未发生短肠综合征，可开始使用母乳或低能量密度配方乳喂养。开始可采用微量喂养，如5~10ml/(kg·d)，如患儿耐受喂养，可根据患儿临床表现逐渐增加10~20ml/(kg·d)，对不能耐受间隙喂养的患儿可考虑持续喂养。达到全肠内喂养后开始增加能量密度以满足营养需求。对存在功能性短肠综合征的患儿或有明显喂养不耐受的患儿可考虑使用特殊要素配方或采用持续喂养。

2. 支气管肺发育不良（bronchopulmonary dysplasia，BPD） 为防止早产儿发生BPD，在开始对其进行早期营养管理时，应避免过多液体量。在出生后最初几天提供50~60kcal/(kg·d)的能量，随后逐渐增加营养摄入量。在二氧化碳清除受限的BPD患儿，超过10~12mg/(kg·min)的葡萄糖输注速度可能增加二氧化碳潴留。推荐增加蛋白质摄入。脂肪乳剂是重要的能量来源，如有可能，可提供特殊脂肪乳剂（如含鱼油或橄榄油的多种油混合的脂肪乳剂），发挥抗炎症及抗氧化作用。此外，注意早期补充钙磷，防止发生代谢性骨病，因可增加早产儿发生BPD的风险。此外，肠外营养溶剂暴露于环境光线可产生过氧化物，增加氧化应激，从而增加早产儿发生BPD的风险，因此应注意避光。

应尽早开始肠内喂养，首选亲母母乳，已有研究显示母乳喂养在降低早产儿BPD发生率的作用。对于呼吸不稳定的患儿，持续喂养可能更有益，因为间歇性喂养可降低潮气量和每分通气量，并降低动态肺顺应性。在发生BPD的早期，应注意适当限制液体摄入量，同时也需注意营养支持以满足其生长需求，可使用特殊高热卡强化的母乳或高能量的配方乳喂养。BPD患儿能量需求增加，根据其生长情况可适当增加至120~130kcal/(kg·d)，此时要注意避免渗透压过高以及其他营养素过量。

二、危重症患儿营养支持治疗

危重症患儿病情复杂多变，消化、吸收和代谢功能在应激状态下均有一定程度的紊乱，同时部分治疗措施如机械通气、镇静镇痛药物等也影响其营养代谢，因此，危重症患儿在能量消耗和营养供给途径、制剂、方式和监测等诸多方面与一般患病儿童相比有其特点。合理的营养供给不仅是危重症治疗的重要组成部分，也是影响疾病进程和预后的重要治疗措施。

（一）营养筛查

可用于儿童营养筛查的量表有多种，包括Yorkhill儿科营养不良评分表（paediatric Yorkhill malnutrition score，PYMS）、营养状况和生长发育危险度筛查（screening tool for risk on nutritional status and growth，STRONG-kids）和儿科营养不良评估筛查工具（screening tool for the assessment of malnutrition in pediatrics，STAMP）等，不同量表各有其特点和局限性。尽管上述筛查工具已在儿科临床使用，但其适用范围还未得到广泛证实，评估结果与患儿实际营养状态可能存在一定差异，现有筛查工具仍有待进一步完善。

（二）营养状态评估

体重过轻与病死率增加相关已成不争的事实。因此，危重症患儿入院后营养状态的评估十分重要。

1. 评估时间和频次 PICU危重症患儿应在入院48小时内进行详细的营养评估，住院期间至少每周一次评估患儿营养状况。

2. 评估方法 WHZ-Z值、BMI-Z值是评估营养状况最常用的指标；2017年ASPEN指南推荐36个月以下儿童测量头围。

危重症患儿使用人体测量学方法时应注意以下特点：

1. 急性代谢应激可导致第三间隙液体潴留，使得危重症患儿体重增加，此时标准人体测量学法所测得的结果可为假阴性。但具体到每个患儿，可通过初次评估及定期复评获益。

2. 危重症患儿体重评估有时较难完成，且体重变化不能仅归因于生长，还应注意液体潴留的影响。

3. 对于长期PICU住院的慢性危重症患儿，应重视对身长的评估。短期住院患儿，身长无特殊意义。

4. 上臂围（mid-upper arm circumference，MUAC）可测量肌肉、脂肪和骨骼周径。在体重和身长测量困难时，MUAC可用于快速评估营养不良情况。肱三头肌皮褶厚度（triceps skinfold，TSF）为评估营养状态时最有价值的人体学测量参数之一。鉴于上臂常无水肿，联合TSF及MUAC可估算上臂肌肉[肌肉围度(cm)=MUAC-0.314×TSF]和脂肪储备。

（三）能量需求

危重症患儿常处于应激状态，而应激状态是机体代谢水平升高的主要因素，所以危重症患儿的能量代谢以高代谢为主。但近年随着对静息能量代谢研究的不断深入，发现当机体处于疾病严重打击、脏器功能不全等状态时，出于对自身脏器保护，机体往往处于休眠状态，氧耗水平下降，存在代谢降低的可能，以往的“高代谢、高消耗、高供给”的理念已经受到质疑。不同的疾病状态、不同的疾病时期及不同的疾患个体之间其能量需求存在着较大的差异，危重症患儿的营养供给应追求个体化原则。因此，应尽量能够测量其准确的能量需求，根据需要提供能量和营养素，避免过度营养或供给不足。常用测定能量需求的方法有：

1. 间接测热法 间接能量测定法（indirect calorimetry，IC）是测定静息能量消耗的金标准，有条件时应首选IC法确定危重症患儿每日能量需求。但在ICU应用时尚存在一些误差和技术难点，尽管IC法技术相对成熟，但在ICU应用时仍存在一些困难和不足之处，包括：①IC法的气体检测设备需要较高的维护成本、持续质量控制和定期校准；②不适用于吸入氧浓度>60%的患者；③对于潮气量<110ml的小婴儿，需要额外的装置进行精准分析，故对于体重较轻的儿童，间接测热法尚存在一定的局限性。

2. 公式法 无条件进行IC测定时，可使用Schofield公式等评估每日能量需求。

3. 其他 在无条件实施IC法测定每日能量需求或因

不方便测定身高、体重无法使用公式计算时,《危重症儿童营养评估及支持治疗指南》(2018,中国)推荐,1~8岁儿童50kcal/(kg·d),5~12岁儿童880kcal/d也可作为危重症患儿急性期预估能量需求的参考。危重症患儿的蛋白质供给至少应达到1.5g/(kg·d)。入住PICU一周内通过肠道供给>2/3的目标能量及10天内提供>60%的目标蛋白质,可显著降低60天病死率。

(四)肠内营养支持

危重症患儿只要胃肠道有功能,就应首选肠内营养(enteral nutrition,EN)。

1. 早期肠内营养　早期肠内营养具有防止肠道菌群移位、提高肠道屏障功能,刺激胃肠道蠕动,以及刺激肠道激素分泌等作用,可以降低病死率、改善预后。如患儿肠道存在功能,且无肠内营养禁忌证时,应尽早开始肠内营养。早期肠内营养的开始时间尚未统一,多数定义为进入PICU后的48小时内。早期肠内营养可降低PICU危重症患儿病死率。使用小剂量血管活性药物的患儿,也可在密切监护下给予适量EN。

2. 输入途径　根据患儿情况,可经口、鼻胃管、幽门后/空肠置管、胃或空肠造瘘置管等(参见本章第二节)。但现有研究发现,对于应用呼吸机辅助通气的患儿,两种喂养方法呼吸机相关肺炎的发生率无明显差异。

3. 制剂选择　参见本章第二节。

4. 管饲输入方式　参见本章第二节。

5. 输入速度　胃肠功能良好者,每日供给量可分次间歇输入。不能耐受分次喂养者,应选择营养泵持续喂养。在数天内逐渐增加至目标喂养量。具体实施可参考表6-17-9。

表6-17-9　肠内营养输入方法和速度

方式	年龄	初始速度	增加速度	最终速度
持续输注	0~12个月	1~2ml/(kg·h)	1~2ml/kg,Q2~8h	6ml/(kg·h)
	1~6岁	1ml/kg·h	1ml/(kg·h),Q2~8h	4~6ml/(kg·h)
	>7岁	25ml/h	2~4ml/kg,Q2~8h	100~150ml/h
间歇输注	0~12个月	5~10ml/kg,Q2~3h	每次1~2ml/kg	20~30ml/kg,Q4~5h
	1~6岁	8~10ml/kg,Q3~4h	每次30~45ml	15~20ml/kg,Q4~5h
	>7岁	90~120ml/h,Q4~5h	每次60~90ml	300~500ml,Q4~5h

6. 影响实施因素　营养中断影响目标能量的达标。有研究显示,与未发生营养中断的患儿相比,EN频繁中断患儿PICU住院时间和机械通气使用时间更长,预后更差。PICU内导致EN中断的因素较多,如需要禁食的各项治疗检查,病程中合并喂养不耐受等均可致其被迫中断,常见因素有:有创和无创机械通气、疾病严重程度、液体限制、临床操作和胃肠道并发症等,国内研究显示纤维支气管镜检查是导致PICU患儿EN中断的最常见原因,应引起重视。可疑胃肠道出血、胃潴留及腹泻等是目前EN中断的重要原因,此时合理更改EN处方或将分次喂养改为持续泵奶等有可能减少不必要的EN中断;胃残余容积不超过每次喂养量的1/3~1/2时不需要中断EN,可在密切观察下维持原量/减量喂养或改为营养泵持续喂养,目前亦无确切依据证明胃潴留量与吸入性肺炎等有关。

(五)肠外营养支持

1. 开始时机　国内外指南均不推荐危重症患儿在入PICU的24小时内启动肠外营养,开始时间应根据患儿具体情况而定,对于基础营养状况正常同时营养风险较低的患儿,肠外营养应延迟到入住PICU后1周开始。对营养高风险的患儿,应根据病情和营养风险决定开始PN的时间。

2. 葡萄糖　危重症患儿高血糖和低血糖的发生率高,配制营养液时,除需考虑血管对糖浓度的耐受能力外,更要关注患儿对输入葡萄糖速度的耐受情况。在不输入胰岛素的情况下,葡萄糖输注速率一般可由4mg/(kg·min)开始。如存在应激性高血糖,则需适当降低葡萄糖的输注速率,以维持血糖正常,避免高血糖。随输注时间延长和病情好转,患儿对葡萄糖耐受能力增加,再逐渐提高至6mg/(kg·min)或更高,直至实现目标能量需求。对糖耐受能力特别低的患儿,加用小剂量胰岛素可改善组织对糖的利用,加快输注葡萄糖的速率,增加能量摄入,及早达到患儿所需能量,但应注意监测血糖。

3. 蛋白质　对危重症患儿而言,蛋白质供应不足较热量供应不足更为明显和常见,危重症时蛋白质供给不足可加重累积性的蛋白质缺乏,这在LBM储备较低的婴儿中更为明显。危重症患儿每天最低需摄入1.5g/kg的蛋白质才有可能维持正氮平衡,同时应保证充分的能量摄入。同步提高机械通气患儿能量及氨基酸摄入,可改善负氮平衡,防止肌肉萎缩,维持机体免疫力,有利于患儿咳嗽、排痰,提高撤机成功率。严重肝肾功能异常者,应使用肝病或肾病专用氨基酸;急性肾衰竭患儿腹膜透析时可导致蛋白质丢失0.1~0.3g/(kg·d),血液透析可致10%~20%的氨基酸丢失,应予以补充。

4. 脂肪　对有严重感染、严重出血倾向、出凝血指标异常及严重肝肾功能不全的危重症患儿应慎用脂肪乳剂;含鱼油或橄榄油的脂肪乳剂,能降低接受肠外营养患儿的炎症反应及肠外营养相关肝损害,可根据病情选用。

5. 输注时间与停止标准　肠外营养应在24小时匀速输入。并在营养支持过程中根据胃肠功能的耐受情况,及时、适当地调整PN所占比例。当PN提供的能量低于全部能量的20%时,可停用PN。

(六)免疫增强剂

目前可用的免疫增强剂包括:L-谷氨酸、L-精氨酸、鱼油(ω-3多不饱和脂肪酸)和膳食纤维等。目前研究显示,无论EN还是PN添加免疫增强剂均未能改善危重患儿临床预后,故国内外相关指南均不推荐危重症患儿常规使用免疫增强剂。

三、先天性心脏病患儿营养支持治疗

先天性心脏病(congenital heart disease,CHD)是指宫内发育异常导致生后心脏结构和功能异常的疾病,可分为青紫型及非青紫型两大类。CHD是小儿最常见的先天性畸形,国际报道发病率约0.8%,中国报道发病率0.3%~1%,其伴随的急慢性营养不良发生率分别高达48.4%和37.5%。上海儿童医学中心心胸外科2013年资料显示,3252例心脏手术患儿中有1145例(35.2%)存在不同程度的营养不良。根据先天性心脏病病变情况,选择根治性或姑息性手术方式。近年来,随着对CHD疾病发展规律的全面认识和相关诊断及手术治疗技术的不断进步,CHD患儿生存率逐年提高。与此同时,提高患儿生存质量、令其获得理想的追赶生长也越来越受到重视。该类患儿多出生体重正常,但出生后生长发育普遍受限。CHD患儿生长不足的病理学原因是多方面的,包括基因异常、能量消耗增加、能量摄入不足、吸收不良或者术后液体限制的结果。如果未及时对有营养风险CHD患儿进行合理营养干预,则势必影响患儿术后恢复与伤口愈合,延长住院时间,增加院内感染等并发症,并可能对患儿的生长发育尤其是神经系统发育构成远期不良影响。因此正确认识CHD患儿营养代谢改变,及早发现CHD患儿面临的营养问题,改善CHD患儿围术期营养状况,术后积极追赶生长,尽早、合理、全面给予CHD患儿营养支持治疗,对改善CHD患儿预后和长期生活质量有重要意义。

(一)先天性心脏病患儿营养评估

先天性心脏病患儿很容易发生蛋白质-能量营养不良。全面准确的营养评估能够帮助早期营养治疗的介入来预防营养不足并改善生长状况。一个完整的CHD患儿营养评估需要包括:临床诊断,准确的喂养史,人体测量评估及部分实验室生化指标(表6-17-10)。建议连续测量并绘成生长曲线以随时监测确定生长速率和生长不良的程度。先天性心脏病可能与潜在的染色体异常同时出现。在这种情况下我们可以使用为21-三体、18-三体、Turners综合征及早产儿专门设计的生长曲线表对人体测量数据进行评估。

表6-17-10 先天性心脏病患儿营养评估

病史	病变类型(青紫型或非青紫型),当前药物治疗,其他治疗情况
喂养史	配方类型,配方的浓度,制备方法和食用量;一餐的持续时间
体格检查	液体分布/水肿,发绀,呼吸频率(呼吸急促)
生化指标	血清电解质,白蛋白,前白蛋白,全淋巴计数,粪便α_1-抗胰蛋白酶(如果怀疑有蛋白丢失性肠病)
人体测量数据	体重,身长/身高,身高别体重,BMI,三头肌皮褶厚度,上臂围;有条件可行人体成分测量及监测
生长评估	连续动态监测体重、身高(身长)的增加及线性生长
胃肠功能	胃肠道动力评估,食管钡餐检查

(二)先天性心脏病患儿营养代谢特点

能量是代谢、生长和活动的基础。能量失衡可能导致严重的生长、认知和活动受限。CHD患儿是能量失衡的高风险人群。大部分CHD患儿出生时体重与孕周相符,但在婴儿期即出现营养不良和生长迟滞,身高较体重更易受影响,小于2岁的CHD患儿49%有身材矮小问题。许多因素可能导致CHD患儿出现营养不良(表6-17-11)。其中心脏病类型和疾病状况是影响营养状况的重要因素。青紫型先心患儿如法洛四联症、大动脉转位等常常有不同程度发育迟缓。非青紫型先心和左向右分流型先心(动脉导管未闭、室缺、房缺等)在婴儿期虽然体重增加少,但是生长发育尚能维持。但是,如果存在肺动脉压力持续增高,则可能伴有严重生长迟缓。先心常见的基因相关疾病如21-三体综合征、特纳综合征等也会影响能量摄入、胃肠道吸收功能以及追赶生长等。

表6-17-11 影响先天性心脏病患儿营养不良和生长发育迟滞的主要因素

1. 先心类型
a) 青紫型先心与非青紫型先心
b) 分流类型
c) 充血型心衰
d) 手术时状态:年龄、术式、并发症
2. 能量代谢异常
能量消耗增加:心肌肥厚、人体成分异常、交感神经系统活性增加、造血组织增加、基础体温上升、反复感染、药物作用
3. 能量摄入减少
厌食、早饱;药物作用;肝大导致胃容量减少
4. 胃肠功能异常
a) 吸收不良:肠道水肿和慢性缺氧;药物影响
b) 胃肠道发育迟滞
c) 肝大导致胃容量减少、胃食管反流增加
5. 产前因素
染色体异常
宫内因素
出生体重

(三)先天性心脏病患儿营养支持治疗

合理的营养支持对先天性心脏病患儿非常关键,可以降低其死亡率和并发症发病率。由于先天性心脏病患儿围术期代谢变化复杂,可遵循美国肠外肠内营养学会(ASPEN)建议使用间接能量测定法(indirect colorimetry,IC)确定先天性心脏病围术期患儿能量需求。

合理的营养支持不仅包括合适的能量给予,还包括宏量和微量营养素的合理供给。如何在有限的液体量范围内为先心患儿提供足量热卡和营养素,是先天性心脏病患儿营养支持的重要问题。先天性心脏病术后有许多影响营养支持实施的因素,如血流动力学不稳定、低血压、高血糖、液体限制、机械通气、电解质紊乱、肾功能损伤等。当先心患儿术后液体量受限时,肠外营养能够提供相对较高的能量密度。但肠内营养有肠外营养不可比拟的优势,包括维持肠道完整性、恢复肠道动力、增强肠道屏障免疫功能、维持肠道正常菌群等。因此,即使不能全肠内喂养,也应在肠外营养的同时积极给予微量肠内喂养以起到维护肠屏障功能的目的。

1. 先心术后患儿营养支持方案及流程　建立营养方案及流程对先心患儿术后营养支持治疗，改善患儿营养状况及相关临床结局非常重要。营养方案需包括喂养起始量、增加速度、能量目标、明确喂养不耐受及限制不必要的喂养中断，密切评估生长发育及营养指标。以下是先心术后营养支持方案的关键内容：

（1）肠外营养（PN）支持

1）术后第1天开始PN（建议中央静脉），蛋白质开始剂量1.5~2g/（kg·d）

2）逐渐增加至目标剂量：

碳水化合物12~14mg/（kg·min）

蛋白质3g/（kg·d），早产儿3.5g/（kg·d）

脂肪2~3g/（kg·d）

热卡100~130kcal/（kg·d），早产儿120~140kcal/（kg·d）

3）出生7天内根据出生体重给予PN。

4）患儿出现水肿，根据净体重给以PN，可应用身高的适宜体重或是中位体重。

5）使用较高浓度葡萄糖溶解加压药，以增加能量密度。

6）尽量在可行情况下增加PN的浓度，从而减少液体量。

（2）肠内营养（EN）支持

1）术后6~24小时开始微量喂养，建议母乳或是配方奶10~20ml/（kg·d）鼻胃管间断输注，如不耐受可改为连续输注。

2）微量喂养对于使用前列腺素的分流患儿是安全的。

3）微量喂养不包含在目标热卡内。

4）乳糜胸患儿可考虑使用高MCT配方奶。

5）虽然快速增加EN能量密度可促进体重增长，但增加了NEC发生风险（特别是早产儿）。

6）密切监测喂养耐受情况：是否出现腹胀、胆汁残留、血便，根据耐受情况调整喂养量、喂养速度，或者配方。

7）母乳喂养患儿如奶量达到80~100ml/（kg·d），可考虑添加母乳强化剂，强化至80kcal/100ml。

8）PN随着EN增加而逐渐减少，直到EN达到120~130kcal/（kg·d）。

9）密切关注体重增加情况，可视情况增加配方能量密度至100kcal/100ml。

10）每周测量体重、身长、头围，监测生长曲线，评估营养摄入情况。

11）密切关注血尿素氮、白蛋白、前白蛋白、电解质、钙、磷、碱性磷酸酶水平等，评估营养状态。

2. 肠内营养制剂选择　母乳虽然更易吸收，并对肠黏膜有保护作用，但母乳能量密度低，可能无法满足CHD婴儿的生长需求。目前研究支持合理使用高能量密度配方来降低CHD患儿生长迟滞的发生。

对CHD患儿喂养的首要目标是经口喂养以获得足够的能量和营养素。患有CHD的患儿需限制液量，高能量密度配方可以在限制液体摄入的同时提供充足的热量。可以添加组件配方（母乳添加母乳强化剂，配方奶添加碳水化合物，植物油，MCT油等）或者减少水和固体奶粉的比率，使配方能量密度从67kcal/100ml增加至80~100kcal/100ml。90~100kcal/100ml的高密度配方可能使婴儿水的摄入不足，需要监测水化状态和肾负荷。

3. 喂养方式的选择　当口服摄入不能满足生长发育时，即要考虑采用鼻胃管喂养予以补充。近50%的单心室CHD患儿在出院前需要接受鼻胃管或胃造瘘喂养，这些患者出院时仍然需要鼻胃管喂养补充。对有声带损伤、有误吸病史或无法耐受经口喂养的患儿可选用胃造瘘喂养。如间歇性喂养存在蠕动障碍、呃逆或同时存在呼吸窘迫时，应考虑持续喂养。持续喂养以每小时少量供给的方式完成日需要量，并能减少能量的消耗。持续24小时鼻饲喂养是一种增加营养摄入，改善整体营养状态的安全有效的方法。如患儿需要长期肠内喂养（如>6~8周）应考虑胃造瘘。胃造瘘可以降低鼻饲管移位、呃逆次数增多造成下食管括约肌松弛、鼻窦炎，以及鼻部皮肤和软骨破溃等长期鼻饲喂养带来的风险。

如果通过肠内途径无法满足患儿的能量需求，就需要肠外营养支持。PN可以在手术前或者手术后使用，其治疗目标是恢复和维持营养状态并促进追赶生长。使用PN制剂的先天性心脏病患儿，尤其是同时还用利尿剂及地高辛治疗的患儿需要对电解质水平进行严密监测。

4. 先天性心脏病患儿出院后喂养及追赶生长　出院后CHD患儿的生长障碍问题是由于多个原因造成。发育障碍是CHD婴儿的共同特征，大部分是由于摄入不足引起体重增加缓慢、身高增加迟缓。多项研究显示新生儿期手术的单心室或双心室患儿在出院后生长发育迟缓发生率很高。

虽然在新生儿期修复心脏缺陷通常可以在几个月内改善体重增加情况，身高及头围的追赶需要一年甚至更久。应该密切关注这类患儿的饮食摄入及发育情况，根据生长情况给予个体化的目标能量及喂养方案。使用生长曲线作为营养干预是否成功的评估参考标准。

5. 先天性心脏病患儿营养支持治疗的特殊问题

（1）左心发育不全综合征（hypoplastic left heart syndrome，HLHS）：HLHS患儿有较高营养不良和生长障碍的风险，关于单心室患儿的有效营养干预的文献很少，合适的营养管理对HLHS患儿改善预后非常重要。美国国家先心患儿质量促进合作组（national pediatric cardiology quality improvement collaborative，NPC-QIC）做出了对HLHS患儿在术前和术后以及出院时的营养推荐建议：

1）术前阶段：①对肾上腺素依赖、血流动力学稳定的患儿使用肠内营养，以及适当的监测；②早期使用肠外营养。

2）术后阶段：①临床营养师的积极参与；②术后早期阶段的肠外营养的使用，同时促进肠内喂养；③一旦血流动力学稳定，立即进行肠内营养；④根据患儿所在医院制订的标准化的方案来增加喂养量；⑤当喂养困难情况下，如怀疑声带功能紊乱，通过喉镜检查或钡餐检查评估吞咽功能和胃食管反流情况；⑥注意胃食管反流的预防。

3）出院后：①出院后持续的营养监测和干预；②对生

长不良的患儿需要特别标记并进行及时的营养评估和干预。

（2）蛋白丢失性肠病（protein-losing enteropathy，PLE）：蛋白丢失性肠病是指消化道异常丢失蛋白质或者消化道对吸收蛋白质的障碍。PLE 的患病率在接受了 Fontan 术（下腔静脉和肺动脉吻合术，是三尖瓣闭锁、左心室发育不全和生理性单心室的首选矫治手术）的先天性心脏病患儿中非常突出。PLE 是会威胁到生命的并发症，可能会在手术后 2 个月～10 年不等的时间里出现。在接受 Fontan 术后的 10 年内，约 13%的患者会出现 PLE，46%的患者病情严重并且在 5 年内死亡。PLE 患儿从血液中丢失蛋白质分子到肠道内造成腹部不适和腹泻。血清蛋白浓度低下导致低蛋白血症。低钙血症和淋巴细胞减少症也十分常见。血清蛋白质的丢失降低了血管胶体渗透压，并且促使了水肿、腹水以及胸腔和心包积液的发生。慢性低蛋白血症可能会继发小肠壁的水肿，导致营养吸收不良并促使腹泻恶化。

患有 PLE 的婴儿和儿童的营养管理应该与其肠道功能紊乱、腹泻和吸收不良相适应。营养管理要点是增加饮食中蛋白质的摄入并将以长链甘油三酯（LCT）为基础的饮食转变为以中链甘油三酯（MCT）为主。肠上皮细胞可以直接将 MCT 吸收入血，在保证充足能量的同时减少淋巴的回流。MCT 在肠道内被迅速吸收并且减少了富含蛋白质的淋巴液在肠管中的流动，因而减少了蛋白质的丢失。对于那些患有顽固性腹泻而不能通过使用标准配方维持营养状态的婴儿和儿童，应该提供高浓度（占总脂肪含量的 80%～90%）的 MCT 配方。当长期使用这些配方时，需要注意必需脂肪酸的缺乏。在严重病例中，可以使用肠外营养以使肠道得到休息并减少淋巴回流，以促进康复。

（3）乳糜胸：乳糜胸是一项已知的需要特殊营养支持的心外科手术并发症。乳糜胸是指淋巴液在胸膜腔内的堆积。淋巴的渗漏可以由胸导管损伤、副淋巴管破裂或者胸导管内全身静脉压过高引起。有研究指出，手术后乳糜胸发病率从 1970 年的 1%上升到目前的 4.7%，在心脏移植及 Fontan 术后发病率可达 3.8%，这可能是由于手术的复杂性增加，也可能和肠内营养的提前应用有关。

在处理乳糜胸过程中的难点是在减少淋巴渗漏的同时维持体液和电解质平衡。乳糜胸的不利影响包括：免疫抑制、长期放置胸腔引流管、开放静脉通路以及住院时间的延长。如果发生乳糜胸，手术后患者的平均住院时间从 8 天显著延长至 22 天。

早期的诊断和治疗可以缩短乳糜胸的病程。目前治疗仍推荐保守治疗，以营养治疗为主（图 6-17-1）。保守治疗包括：胸腔吸引、使用全肠外营养使肠道得到完全休息，在引流减少[≤20ml/（kg·d）]以后使用含高 MCT 低 LCT 的配方和饮食。为了避免必需脂肪酸的缺乏，总能量中的 2%～4%应该来自于亚油酸，0.25%～0.5%应该来自于亚麻酸。保守治疗无效，可考虑手术治疗。

四、消化道疾病患儿营养支持治疗

消化系统的功能主要是消化、吸收、分泌和蠕动等，当这些功能出现障碍时，营养问题常常伴随而来，这一节主要包括肠衰竭含短肠综合征（short bowel syndrome，SBS）和慢性假性肠梗阻（chronic intestinal pseudo-obstruction，CIPO 或 pediatric intestinal pseudo-obstruction，PIPO）、慢性腹泻、炎症性肠病等引起的营养不足问题（主要是能量蛋白质不足）。

（一）短肠综合征

小儿 SBS 常见原因是坏死性小肠结肠炎（NEC）、肠闭锁、肠扭转、腹裂等，一旦发生 SBS，主要需要基于促使肠康复的营养支持，一般分成三阶段营养支持治疗。

1. 第一阶段　急性期。此阶段以 PN 为主，尽早开始 EN，首要目标是稳定液体电解质平衡。在病情允许情况下，应尽早给予营养支持。EN 以微量喂养开始，新生儿或小婴儿鼓励选用母乳为主，如没有母乳可考虑婴儿配方奶粉喂养，依据肠道耐受情况逐渐缓慢加量。术后早期往往伴随高胃泌素血症，需要进行抑酸治疗。肠道丢失量应额外补充液体和电解质溶液。此阶段一般需持续 1～3 个月。

2. 第二阶段　代偿期。该阶段应逐渐提高 EN 应用比例，逐步撤离 PN，主要目标为促进剩余肠管的最大代偿能力。但应注意肠道耐受性，识别喂养不耐受，定期评估营养状况。由于 SBS 患儿肠道吸收情况不尽相同，当肠内供给能量不能完全吸收时，逐步撤离 PN 过程中不可按增加的 EN 能量等量减少。过快撤离 PN 会导致患儿体重下降。代偿期可持续数月或数年，直至剩余肠管达到最大代偿能力。

3. 第三阶段　稳定期。剩余肠管的代偿能力已接近极限，以撤离 PN 为起始点，由 EN 提供全部能量所需，逐渐增加经口摄入量与种类。现有报道中，小儿 SBS 最终能获得肠道代偿，保留回盲瓣者中，剩余小肠长度一般需要 10～30cm，最短仅 10cm；无回盲瓣者中，一般小肠需要 30～50cm，最短为 15～38cm。加强定期随访，监测患儿生长发育情况和营养指标，主要目标为减少 SBS 远期并发症的发生。影响摆脱 PN 的因素还包括发生 SBS 的年龄（越小越易代偿）等。

4. 营养治疗的方法

（1）肠外营养：推荐经周围置入中心静脉（PICC）或深静脉置管（CVC）途径。需长期 PN 者建议予以非单一大豆油来源的脂肪乳剂。根据相关文献推荐：当肝功能受损时，建议采用含鱼油的脂肪乳剂。营养液应含有各种维生素和微量元素，以及钠、钾、氯、钙、镁、磷、铁等。对于回肠末端切除的患者，应特别注意补充维生素 B_{12} 和脂溶性维生素（A、D、E、K）。

能量需求：小儿参考 ESPGHAN、ESPEN 和 CSPEN 共同修订的《小儿肠外营养指南 2016 版》（参见本章第三节）。当 EN 摄入不足，予以部分 PN 时，理论上应补充的能量计算公式为：PN 所需能量=（1-EN 摄入能量/EN 推荐能量）×PN 推荐能量。然而，由于 SBS 患儿 EN 吸收的能量较正常肠功能的婴儿要低，且个体差异大，因此，PN 的实际供给量需要高于计算值，应以保证良好的体重增长为目标。

PN 各成分推荐量、常见并发症和监测详见《小儿肠外营养指南 2016 版》（参见本章第三节）。

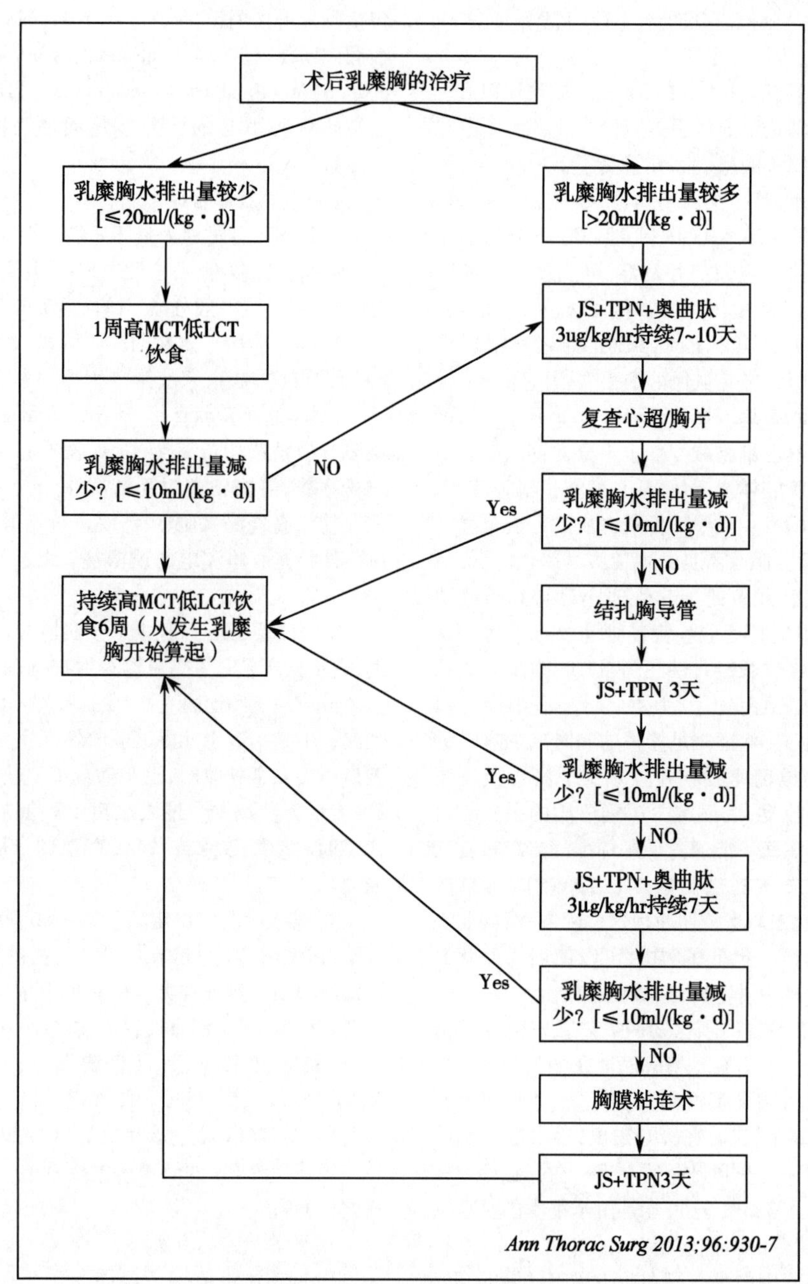

图 6-17-1 乳糜胸推荐治疗流程图

注:JS:禁食;TPN:全肠外营养;MCT:中链甘油三酯;LCT:长链甘油三酯

(2) 肠内营养:肠内营养是 SBS 治疗的重点,合理的 EN 可促进肠康复,尽早脱离 PN,缩短住院时间。肠切除术后确认不存在禁忌证情况下,应尽早开始 EN,推荐微量喂养,以充分利用剩余的肠道,促进其代偿。SBS 治疗早期,采用持续滴注并以 1ml/(kg・d)的速度增加可改善对 EN 的耐受,减少渗透性腹泻。当持续滴注的 EN 热卡达到 50%所需能量的情况下,可考虑过渡至间歇喂养,包括尽早开始少量经口喂养。完全管饲者也应辅以非营养性吸吮。管饲超过 3 个月者,应予以经皮内镜下胃造瘘。

婴儿 SBS 患者应鼓励母乳喂养。当母乳不可用或母乳不耐受时,可根据胃肠道耐受情况,合理选择氨基酸配方、深度水解配方、部分水解配方或整蛋白配方。固体食物添加取决于年龄、肠道术式、保留功能肠段的长度及患儿健康状况。6 月龄(早产儿根据校正月龄)可考虑开始添加固体食物,为防止腹泻建议每次少量给予。

EN 过程中,需每天记录呕吐、腹胀、排便量、大便 pH 以及还原糖测定。及时识别喂养不耐受:①呕吐(超过每天 3 次或者超过每日肠内摄入量的 20%称为过量,表示不耐受);②每日排出粪便或造瘘量超过 50ml/(kg・d),或出现便血、脱水、体重降低的情况,应及时减少 EN 量与输注速度。

有研究指出,膳食纤维可改善 EN 的耐受性,在结肠存在的情况下可考虑使用,但应注意粪便或造瘘口排出量。

(二) 慢性假性肠梗阻

慢性假性肠梗阻(CIPO)是小儿肠衰竭第二大原因。假性肠梗阻是指肠道无法推动内容物前进,但是并不存在机械性梗阻情况。如果出生时即发病，症状需持续两个月以上，否则需持续6个月以上才可以诊断为CIPO。所有患者均累及小肠，而食管、胃、十二指肠、结肠在部分患者也受到影响。本病较为罕见，但是病情严重，患者往往不能维持正常的经口营养，并造成严重营养不良，儿科病患中约15%最终出现肠功能衰竭。儿科CIPO患者的病情较成人患者更加严重，在1岁之内的死亡率也极高，总死亡率10%～40%。

CIPO治疗目前仍是一个难题，缺乏有效特异的治疗手段。治疗目标为改善营养状况、缓解症状和防治感染。如为继发性，则积极治疗原发病，而提高生活质量是最主要的目标。儿科病患正处于生长发育阶段，而且随着营养状况的改善，部分患者的肠道动力情况有所改善，所以合理营养支持可能是最重要的治疗手段。

儿科CIPO患者营养不良情况较成人更加严重，所有患者都应该由营养师或医师进行营养评估，营养支持原则和其他肠衰竭相似。肠内营养对于肠道动力仍有部分功能的患儿来说是首选，但是，如果病变累及大部分小肠时，肠内营养很难耐受，此时肠外营养至关重要。但是要注意长期使用全肠外营养可能出现的肝功能损害，导管相关并发症等严重并发症。特别是当患者<2岁、肌源性病变、合并短肠综合征时，并发症风险会增加。国外最近报道，这些患儿在随着开展的家庭肠外营养时间延长明显提高了患者的生存几率，并且未降低患者的生活质量。

其他药物辅助治疗：CIPO药物治疗的目的是控制症状，避免并发症。由于CIPO的核心问题是肠道动力的降低，所以临床经常使用促动力药物来改善肠道动力，但是可能发病机制不同，所有的药物均仅在散在病例里有效。红霉素是儿科常用的促动力药物，它能特异性激动近端胃肠道胃动素受体，进而促进胃窦收缩及胃排空。但是红霉素仅在少数病例中有效，并且易出现快速耐药现象。其他药物如新斯的明、多潘立酮、奥曲肽等药物整体效果不佳。文献记录在儿科CIPO中唯一较有效的药物为西沙比利，然而由于肠外副作用明显，目前国内儿科并无应用。所以有限的研究资料使得目前儿科CIPO并无推荐用药。儿科CIPO防治肠菌过度生长非常重要，推荐使用周期循环抗生素疗法来治疗或预防。激素类或其他免疫抑制药物在确诊为炎症性神经炎所致的CIPO患者中推荐使用。

（三）炎症性肠病

炎症性肠病（inflammatory bowel disease，IBD）是一组病因不明的慢性肠道炎症性疾病，包括溃疡性结肠炎（ulcerative colitis，UC）、克罗恩病（Crohn's disease，CD）和未定型炎症性肠病（inflammatory bowel disease-unclassified，IBD-U）。UC是一种病因不明的直肠和结肠炎症，病变主要限于大肠黏膜与黏膜下层；临床表现为腹泻、腹痛和黏液脓血便，多呈反复发作的慢性过程。CD为一种慢性肉芽肿性炎症，病变可累及胃肠道各部位，而以回肠末段及其邻近结肠为主，多呈节段性、对称性分布。临床表现为腹痛、腹泻、瘘管、肛门及肛周病变和不同程度的肠外表现，导致儿童生长发育迟缓和青春期发育延迟。IBD-U具有炎症性肠病的表现，但尚不能分为CD或UC。IBD患儿易发生营养障碍，尤其是CD患儿，活动期住院患儿中约60%～75%存在营养不良，缓解期约25%的患儿有营养不良。

1. IBD患儿营养治疗　IBD患儿营养治疗分为肠内营养治疗和肠外营养治疗，其中肠内营养包括部分肠内营养（partial enteral nutrition，PEN）和全肠内营养（exclusive enteral nutrition，EEN），部分肠内营养是指患儿的部分营养由肠内营养配方提供，其余的由日常食物提供；全肠内营养是指100%的营养由肠内营养配方提供，不额外摄取其他食物。肠内营养的效果与病变的部位相关，肠内营养对回结肠部位及回肠部位的治疗效果优于单独结肠型的CD，对CD治疗效果优于UC。20世纪70年代起，EEN开始成为儿童CD的基本治疗，近10年来儿童CD营养治疗备受关注，我国已普遍开展，但仍缺乏前瞻性、多中心、大样本量的研究，对儿童CD营养治疗仍处于摸索阶段。当肠内营养不能满足需求时则要行部分肠外营养或全肠外营养。

2. IBD营养治疗机制　营养治疗是轻中度儿童IBD患儿的首选治疗方法，不仅保证营养供给，促进儿童生长发育，同时是IBD患儿诱导缓解和维持缓解的有效方法，轻中度儿童CD诱导缓解和维持缓解效果与糖皮质激素相当，直接减少炎症反应，降低某些炎症因子mRNA的表达，提高调节因子水平，如转化生长因子-β的mRNA表达，对肠黏膜的生长和增殖及肠屏障功能的维护也有特殊作用。营养物通过刺激肠道，促进了消化液和胃肠道激素、酶及分泌型IgA分泌，促进胆囊收缩和胃肠蠕动，增加内脏血流，促进肠道更快修复。

3. 营养制剂和方法的选择　根据患儿的病情及对EEN的耐受程度，选择不同的喂养方式和营养制剂。肠内营养制剂包括氨基酸配方、短肽配方及整蛋白配方。三者的区别主要在于氮来源的差异，氨基酸配方的蛋白质来源是氨基酸并含有脂肪、微量元素及维生素等；短肽配方：含有不同长度的肽为氮源的配方。尽管氮源和脂肪含量不同，但它们治疗CD的疗效相似，临床上氨基酸配方和短肽配方的选择无明显差异，但短肽配方价格便宜、口感好，更适合临床应用。EEN途径可经口或管饲将营养物质直接送到胃或小肠，分非侵入性和侵入性两种途径，前者包括直接口服、鼻胃管、鼻十二指肠管或鼻空肠管，后者包括胃造瘘或空肠造瘘，根据患儿情况选择不同的方式。持续鼻胃管喂养与经口摄入疗效是否存在差异，目前尚无更多的资料对持续鼻胃管喂养及经口喂养进行比较，这一结论证实仍需要大样本量的前瞻性研究。

4. 肠内营养方案　目前大多认为，EEN的时间是6～12周，患儿的精神情绪在治疗2周后得到改善，炎症指标下降，并持续营养至约6～12周；儿童CD活动期EEN较PEN疗效好，8～12周EEN结束后，逐步添加其他食物，每3天增加一餐，儿童宜选择清淡或单一的食物，逐渐增加食物品种的速度宜慢，通常约数周。根据不同年龄及营养需要，短肽配方每餐减少约250～300ml。CD活动期一旦缓解，应积极地维持缓解治疗，最大程度地预防复发或延长复发的时间。对缓解期CD患儿继续给予营养支持，这些患儿生长发育良好，且出现首次复发的时间明显延长。营养治疗也是 UC 和 IBD-U 的最基本的治疗，能改善患儿营养状况，为其他的治疗提供保障。

5. 其他肠内营养治疗方法　近年来，随着对儿童 CD 营养治疗的深入研究，提出免疫肠内营养（immune enteral nutrition，IEN），IEN 就是在标准肠内营养的基础上添加一些免疫增强剂或使某种营养素达到药理学剂量，从而起到免疫增强效果。包括谷氨酰胺、ω-3 脂肪酸（或鱼油）、精氨酸和核苷酸等。所有这些物质都有增强免疫功能的作用，但这样的配方价格昂贵，在儿童中长期应用的效果尚无定论。

肠内营养是一种安全的治疗方法，极少出现的副作用有恶心、腹痛、腹胀或腹泻，大多可以耐受，严重副作用主要是再喂养综合征。实施肠内营养必须充分考虑患儿的依从性，需要医师、患儿及其家庭的充分配合。

（四）慢性腹泻

儿童慢性腹泻病（chronic diarrhea disease，CDD）是根据腹泻症状的持续时间将其分为急性、迁延性和慢性；急性腹泻病是指病程不超过 2 周；迁延性腹泻病程 2 周以上，但不超过 2 个月；慢性腹泻病程 2 个月以上。而欧美将腹泻持续 2 周以上称为慢性腹泻。儿童慢性腹泻病因复杂，是导致小儿营养不良的重要原因，而营养不良又加重腹泻患儿病情，形成恶性循环，严重影响患儿生长发育，因此营养治疗是慢性腹泻的重要治疗方法（慢性腹泻病治疗流程见图 6-17-2）。

1. 饮食管理　基本原则是：①继续饮食并注意平时饮食习惯；②满足生理需求；③补充疾病消耗；④选择适应患儿消化吸收功能的配方或饮食；⑤适当补充微量元素和维生素。

2. 肠内营养治疗　肠内营养治疗是儿童慢性腹泻病治疗的重要方法，如不能耐受正常饮食，应尽早采用个体化的营养治疗，必要时可同时行肠内营养（或）和肠外营养。

（1）配方的选择：①母乳喂养儿继续母乳喂养，人工喂养儿应调整饮食，保证足够热能，采用普通配方或高能量配方；②低乳糖或无乳糖配方：适合病毒肠炎、先天或继发性乳糖酶缺乏导致的腹泻；③短肽配方和氨基酸配方：免乳糖配方喂养腹泻不改善，选用短肽配方，严重肠黏膜受损或牛奶蛋白过敏等原因导致不能耐受其他配方时，可选用深度水解配方或氨基酸配方。

（2）营养方式：根据营养状况及胃肠道功能评估选择：①经口摄食：胃肠功能存在，能经口安全而舒适地摄入营养的患儿；②管饲：不能经口摄入足够营养患儿选择管饲，管饲方法有推注法、间歇输注法和持续输注法。

3. 肠外营养　对肠内营养不耐受、胃肠道功能障碍或衰竭、肠内营养不足患儿给予肠外营养。

4. 注意事项　对患儿进行全面评估，必须掌握腹泻病肠内肠外营养的适应证和禁忌证，合理选择营养方式，预防并发症发生。及时评估患儿对营养的耐受性，定期监测患儿营养状况。

（五）急性胰腺炎

急性胰腺炎（acute pancreatitis，AP）是指胰腺的急性炎症及胰腺以外的器官的急性损害，儿童较成人少见，婴幼儿中罕见。患儿处于高分解代谢状态，其对营养的需求除考虑疾病因素外，还要尽可能满足儿童生长发育所需，因此，必须加强营养支持。经空肠肠内营养不刺激胰腺分泌，安全可行。因此，急性胰腺炎的营养治疗应尽可能早地采用持续鼻空肠管或鼻胃管肠内营养（enteral nutrition，EN），而非全肠外营养（total parenteral nutrition，TPN）。

1. 肠内营养对胰腺分泌的影响　胰腺的外分泌主要

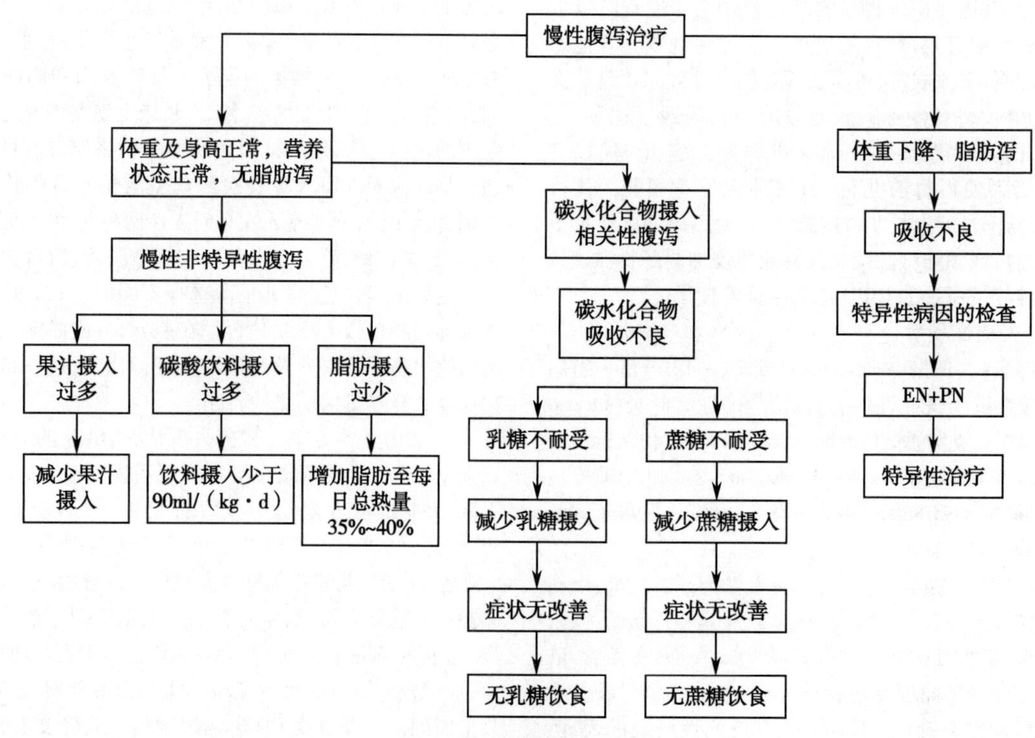

图 6-17-2　慢性腹泻病治疗流程

分泌胰液，胰液中含有丰富的碳酸氢盐和能够消化蛋白质、脂肪和糖类的酶；胰腺外分泌分为基础相、头相、胃相和肠相，由神经和体液调节，神经调节在其分泌活动中占主导地位。口服膳食时可刺激胰腺细胞，胰酶分泌最多，直接将食物输入小肠，胰酶分泌最少，经空肠管饲，可增加液体和碳酸氢盐分泌量，但胰酶含量不升高。由此认为空肠内喂养"旷置"了胃、十二指肠和部分空肠，切断了刺激胰腺分泌的路径，可使胰腺保持静止修复状态，符合胰腺炎治疗的病理生理要求。

2. EN时机　尽早开始EN已达到了共识，各国也越来越重视对胰腺炎患者的营养支持，纷纷建立起针对本国急性胰腺炎患者营养支持的指南和共识，如欧洲肠外与肠内营养学会（European Society of Parenteral and Enteral Nutrition，ESPEN）、美国肠外与肠内营养学会（American Society of Parenteral and Enteral Nutrition，ASPEN），中华医学会外科学会营养支持学组于2004年提出了急性胰腺炎患者的营养支持指征。我国在20世纪80年代末和90年代初，营养支持的起始时间在急性胰腺炎发病后1个月左右，至90年代中后期逐渐提早至患者入院后的2周；目前已提前至入院后1~2天。

3. 肠内营养配方　低脂的要素饮食对胰腺的刺激作用小，在空肠内输注中性要素饮食对胰腺的分泌无明显影响，但当pH降至3.5时，则会表现出强烈的胰腺刺激作用。半要素饮食的优点是在消化酶缺乏的情况下更易吸收，在胰腺分泌减少和肠腔内胰酶浓度较低的情况下，蛋白质寡肽的形式比氨基酸更易吸收，虽然短肽配方包含的脂肪百分比高于氨基酸配方，但多数脂肪以中链甘油三酯的形式存在，直接进入门静脉。研究发现，常规营养制剂并不能有效地减轻应激后机体的分解代谢、炎症反应过程和免疫功能的损害；而免疫增强型制剂可通过特殊营养底物的药理作用，发挥代谢和免疫方面的独特作用。目前认为这种营养制剂具有以下优点：①改变创伤、感染等应激状态下的代谢反应和氮平衡，促进创口愈合；②可通过多种途径减轻或阻断全身炎症反应综合征的发展；③增强肠道屏障功能和免疫功能，降低感染率，从而改善预后。

4. 肠内营养途径　AP患者进行EN的途径主要有鼻胃管、鼻空肠管、经皮胃造瘘或空肠造瘘置管及手术空肠造瘘置管。近年研究显示鼻胃管与空肠管在轻中度胰腺炎治疗中，如果持续输注，其疗效相当。

5. 肠内营养剂量　AP患者给予EN的量需因人、因病情而定，应根据间接测量法估计患者的能量消耗，逐步加量直至全量，应避免过量；当EN无法满足总能量供给时，应同时给予PN补充，维持AP患儿肠道屏障功能、减少细菌移位的最低EN需求量，目前尚无标准，临床上多从小剂量开始，逐渐加量。因此，AP患儿在PN的同时，经空肠管小剂量（1~2ml/h）持续给予，坚持"能用多少给多少"的原则。

6. 停用EN时机　AP患者停止EN的时机尚无统一标准。患儿临床症状消失和淀粉酶及血脂肪酶正常，可经口摄入胰腺炎饮食，约1周无复发，则可停EN。

总之，对AP患儿尽早EN支持治疗，无严重并发症，不会引起病情的复发和反跳，并且可减轻肠黏膜的损伤和肠菌的移位，减少胰腺炎的并发症，缩短住院时间，减少住院费用。

五、先天性代谢性疾病营养治疗

遗传代谢病又称先天性代谢异常（inborn errors of metabolism，IEM），是指由于人体内某种酶缺陷，导致氨基酸、有机酸、脂肪酸、碳水化合物代谢紊乱，部分异常代谢物在体内堆积，造成患儿重要脏器出现不可逆的损害；多为常染色体隐性遗传疾病。新生儿遗传代谢病筛查能使患儿得到症状前的诊断和治疗，改善预后。遗传代谢病总的治疗原则是限制酶阻断之前体物质的摄入，减少毒性代谢物蓄积，补其所缺、排其所余，并且要保证患儿各种营养素的供给，提倡终生治疗。

大多数遗传代谢病需要长期特殊饮食治疗。1953年，德国Bickel医师率先采用低苯丙氨酸饮食治疗苯丙酮尿症获得成功，从而创立了遗传代谢病的饮食疗法。IEM治疗主要包括以下不同的医用食品或药物：①提供患者（尤其是针对某个特殊疾病）的必需营养，包括不含致病氨基酸的蛋白质；②特殊医学食品口味不佳，部分患者依从性差，改良的饮食治疗产品包含其他营养成分的低蛋白食物，如面粉、谷类、烘焙食品、肉和奶酪替代品等，有助于改善患者生活质量及治疗单调性；③提供单个氨基酸或氨基酸混合产品以避免某些必需氨基酸缺乏，例如PKU治疗中，需添加酪氨酸；④IEM在残存酶活性的前提下，通过补充核黄素、硫胺素、生物素、钴胺素、叶酸等辅助因子以提高相关酶活性；⑤左卡尼丁辅助治疗以提供一定营养，有助于毒性产物的排出；⑥特殊医学食品还包含人体必需的脂肪、碳水化合物、维生素及微量元素。IEM特殊饮食的治疗需要个体化，需要根据患者对疾病毒性代谢物的耐受性、不同发育阶段、特定生化指标及临床生长发育状况等进行着评估，制定个体化的治疗方法。下面介绍氨基酸、有机酸、脂肪酸、碳水化合物代谢疾病的饮食治疗和营养管理。

（一）氨基酸代谢病饮食治疗

各种氨基酸代谢病由于酶缺乏所致的前体代谢物不同，饮食治疗也有所不同。以苯丙酮尿症为代表的几种较常见的氨基酸、尿素循环障碍疾病的饮食治疗如下：

1. 苯丙酮尿症的饮食治疗　苯丙酮尿症（phenylketonuria，PKU）是由于苯丙氨酸羟化酶缺乏导致血苯丙氨酸（phenylalanine，Phe）升高。血Phe浓度持续>360μmol/L的PKU患者一经诊断立即治疗。低苯丙氨酸特殊饮食仍是目前治疗PKU的主要方法。根据相应年龄段儿童每日蛋白质需要量（另增加40% L-氨基酸）、血Phe浓度、Phe的耐受量等调整制订治疗方案。经典型PKU患儿需暂停数日母乳或普通婴奶，给予无Phe特殊奶粉，血Phe浓度明显下降后，逐步添加少量天然饮食；1岁后可选用蛋白含量较高的无Phe奶粉或蛋白粉，限制Phe含量较高食物（如肉、乳酪、鱼、蛋、面粉、坚果、豆制品）及阿斯巴甜人造甜味剂；可适当食用Phe含量中等的食物（包括大米、牛奶、早餐麦、土豆、奶油）；可以尽早添加Phe含量较低的淀粉类食物、水果、蔬菜等，也可参考"中国食物成分表"选择添加低 Phe 的天然食物（即每 100g 食物所含 Phe 低于 50mg），以维持血 Phe 浓度达理想范围 120～600μmol/L。每 3～6 个月测量身高、体重，定期营养评价包括前白蛋白、微量元素、维生素 A、维生素 D、维生素 B_{12}、维生素 B_6、叶酸、血红蛋白、微量元素、血尿质谱分析及智力测试等，预防苯丙氨酸等营养元素缺乏。其他治疗如糖聚肽（glycomacropeptide，GMP）是含有低 Phe（每克蛋白质含 Phe 2～5mg）的蛋白，提供必要的蛋白需求。

2. 枫糖尿病　枫糖尿病（maple syrup urine disease，MSUD）是由于支链酮酸脱氢酶复合体缺陷导致各种支链氨基酸的酮酸衍生物氧化脱羧作用受阻而在体内蓄积，而亮氨酸对脑组织产生较明显的神经毒性作用。饮食治疗需给予无支链氨基酸（亮氨酸、异亮氨酸、缬氨酸）并含有其他必需营养成分的特殊奶粉，必要时适当补充异亮氨酸和缬氨酸 20～120mg/（kg・d），以维持血亮氨酸浓度在 100～300μmol/L，异亮氨酸和缬氨酸水平维持 400～600μmol/L，避免缺乏。极少数患者试用大剂量维生素 B_1 有效。

3. 尿素循环障碍　尿素循环障碍是指尿素循环过程中所需的酶活性降低或缺乏，导致氨的代谢受阻，毒性产物血氨增高导致嗜睡、昏迷甚至死亡。临床多见的包括鸟氨酸氨甲酰转移酶缺乏症、瓜氨酸血症-Ⅰ型及希特林蛋白缺乏症等。饮食治疗原则限制蛋白质的摄入［0.5～1.0g/（kg・d）］即限制氮摄入以预防或降低血氨，保证正氮平衡，避免过度限制蛋白质而影响患儿生长发育；补充 10%～20%的葡萄糖供能，补充精氨酸 350～500mg/（kg・d）（除精氨酸血症外），并补充足够水分及电解质。降氨治疗中可能会导致支链氨基酸缺乏，应及时补充。定期监测氨基酸、血氨及生长发育指标。Citrin 蛋白缺乏症所致新生儿肝内胆汁淤积症者需给予无乳糖和（或）富含中链甘油三酯（MCT）的特殊奶粉，补充脂溶性维生素 A、D、E、K；90%左右患者 1 岁内缓解，预后良好，儿童期应该遵循患儿饮食嗜好，即嗜好高蛋白、高脂（如坚果类食物）和低碳水化合物（如甜类食品等）。

（二）有机酸代谢病饮食治疗

有机酸代谢病的饮食治疗原则是限制酶阻断之前体物质的摄入，减少毒性代谢物蓄积，左卡尼丁促进毒性代谢产物的排出，并保证患儿能量及各种营养素的供给；以单纯性甲基丙二酸血症为典型疾病描述，其他疾病则简述其不同的饮食特殊配方。

1. 单纯型甲基丙二酸血症　甲基丙二酸血症（methylmalonic acidemia，MMA）是一种常染色体隐性遗传病，根据酶缺陷类型分为甲基丙二酰辅酶 A 变位酶缺陷（Mut 型）及其辅酶钴胺素代谢障碍两大类，可导致甲基丙二酸、3-羟基丙酸及甲基枸橼酸等代谢物异常蓄积致病。根据是否伴有血同型半胱氨酸增高分为单纯型 MMA（不伴有同型半胱氨酸增高）与合并型 MMA。部分单纯型 MMA 对维生素 B_{12} 治疗无效，饮食治疗与营养干预是单纯型 MMA 的主要治疗方法。饮食上限制天然蛋白质，给予无异亮氨酸、蛋氨酸、缬氨酸、苏氨酸的特殊配方奶粉或蛋白粉，蛋白质总量根据不同年龄需求量而定；补充左卡尼丁 50～200mg/（kg・d）。在急性失代偿期，血氨>300μmol/L，完全限制天然蛋白包括特殊奶粉 24 小时，输注葡萄糖 4～10mg/（kg・min），必要时加用胰岛素 0.01～0.02U/（kg・h），静脉脂肪乳 1～2g/（kg・d）；疾病稳定期，也可以给予果汁、饮品、糖、麦芽糊精［5～20g/（kg・d）］、中链脂肪酸［1～2g/（kg・d）］，以补充能量，能量摄入应超过正常生理需要量的 20%～25%，同时监测血脂，以免引起胰腺炎。限制蛋白质 24 小时后，如患儿吞咽困难，容易呛咳，推荐胃管喂养蛋白质 0.5g/（kg・d）起，逐步调整天然蛋白质，新生儿、婴幼儿天然蛋白质首选母乳，其次普通婴儿奶粉；针对各年龄所需总蛋白质的不足部分，给予特殊配方营养粉，使每日总蛋白质摄入量维持在 1.0～2.5g/（kg・d），有助于改善营养，维持代谢稳定。

2. 丙酸血症饮食治疗原则　丙酸血症（propionic acidemia，PA）是由于丙酰 CoA 羧化酶活性缺乏，导致体内丙酸及其代谢产物前体异常蓄积。饮食治疗原则与单纯性甲基丙二酸相似。

3. 与亮氨酸代谢障碍有关疾病饮食治疗原则　如异戊酸血症，由于亮氨酸分解代谢中异戊酰辅酶 A 脱氢酶缺陷而导致异戊酸、3-羟基异戊酸、异戊酰甘氨酸在体内蓄积致病，3-甲基巴豆酰辅酶 A 羧化酶缺乏症导致 3-甲基巴豆酰甘氨酸和 3-羟基异戊酸升高，3-羟基-3-甲基-戊二酰辅酶 A 裂解酶缺乏症导致 3-羟基-3-甲基戊二酸排出增多，这些疾病的饮食治疗中选用无亮氨酸的特殊奶粉或限制亮氨酸或蛋白质饮食。

4. 戊二酸血症Ⅰ型　由于戊二酰辅酶 A 脱氢酶（GCDH）缺陷导致赖氨酸、羟赖氨酸及色氨酸代谢异常所致。饮食治疗则是补充不含赖氨酸、色氨酸的特殊奶粉，避免摄入过量天然蛋白质尤其是富含赖氨酸和色氨酸的蛋白质饮食。

5. 生物素代谢相关疾病　即多种羧化酶缺陷病，包括生物素酶缺乏症及全羧化酶合成酶缺乏症，急性期适当控制天然蛋白质同时，补充生物素 5～40mg/d 可明显改善症状。

（三）脂肪酸代谢障碍的饮食治疗

由于脂肪酸 β 氧化代谢中的酶缺陷，导致脂肪酸 β 氧化障碍。这些疾病的营养管理目标是通过避免空腹来减少脂肪酸氧化，提供足够的蛋白质及葡萄糖等非脂肪类的能量供给；左旋肉碱治疗存有争议，继发性肉碱缺乏者可适当补充。

1. 原发性肉碱缺乏症　又称肉碱转运障碍或肉碱摄取障碍，导致血浆肉碱水平明显降低，引起心脏、骨骼肌、肝脏等多系统损害。每日口服或静脉补充左卡尼丁 100～300mg/kg，大剂量可能引起腹泻、恶心等胃肠道不适，需终生补充。

2. 中链酰基辅酶 A 脱氢酶缺乏症　由于中链酰基辅酶 A 脱氢酶缺陷，中链脂肪酸 β 氧化受阻，血辛酰肉碱（C8）明显增高。患儿因感染、饥饿等应急状态下发生低酮性低血糖、呕吐、精神萎靡等。急性期纠正低血糖和补充足量液体及电解质是改善代谢失衡和清除有毒代谢物的关键，血糖维持在 5mmol/L 以上。婴儿期患儿需频繁母乳或正常婴儿奶粉喂养以提供充足热量摄入防止过多脂肪动员，避免喂给富含中链脂肪酸的配方；脂肪摄入可达到总热量的 30%～35%、碳水化合物占 50%～55%、蛋白质占 10%～15%。是否需要低脂饮食不同学者意见不统一。长期治疗需要避免饥饿、食用富含中链甘油三酯的食品及过量饮酒。许多学者认为每天左旋肉碱补充(50～100mg/kg)有利于纠正继发性肉碱缺乏，促进有毒代谢物的排泄。也有观点不支持。

3. 极长链酰基辅酶 A 脱氢酶缺乏症　可导致体内长链脂肪酸代谢障碍，长链脂肪酸不能氧化供能，同时蓄积在细胞内对心肌、骨骼肌、肝脏等产生毒性作用，最常见的一种类型主要在新生儿和婴儿早期发病，常有心肌受累，又称心肌病型。血肉豆蔻烯酰基肉碱(C14:1)升高为主。治疗原则是避免空腹，给予高糖和低脂饮食，尤其是限制长链脂肪酸的摄入。1 岁以内患儿可选用富含中链甘油三酯(MCT)的配方奶(50%～80%脂肪为 MCT 配方奶)；1 岁以后脂肪中 50%来自长链脂肪酸，50%来自 MCT。对于反复低血糖发作的患者可以静脉注射葡萄糖以纠正低血糖症状。新生儿喂养间隔 3 小时一次；<6 个月间隔 4 小时；6～12 个月夜间可间隔 6～8 小时；1～7 岁白天间隔 4 小时，夜间可延长 10 小时喂养；而成人可间隔 8 小时(4～12 小时)，另可在夜间或紧张活动时给予生玉米淀粉以加强对空腹的耐受。

4. 多种酰基辅酶 A 脱氢酶缺乏症　又称戊二酸血症Ⅱ型。该病可导致脂肪酸、支链氨基酸、维生素 B 及能量代谢障碍。急性期适当限制脂肪和蛋白摄入，给予高热卡、补充大量液体，治疗酸中毒、低血糖和脱水等支持疗法。部分患者大剂量核黄素治疗(150～300mg/d)可完全纠正核黄素反应性患者的临床症状及生化紊乱，可采用辅酶 Q10 辅助治疗。也有部分患者左旋肉碱治疗有效。

(四) 碳水化合物代谢病的饮食治疗

1. 糖原累积病Ⅰ型　由于葡萄糖-6-磷酸酶系统缺陷所致的糖原代谢障碍性疾病，主要表现为低血糖、肝大、生长发育落后、乳酸酸中毒等。饮食治疗中碳水化合物占总能量的 60%～65%，白天可采用多餐饮食法，限制乳糖、果糖(如水果、牛奶、食用糖)、半乳糖、蔗糖等摄入，可喂给豆奶配方；如不能口服者，婴儿期可 24 小时静脉葡萄糖 8～10mg/(kg·min)，儿童葡萄糖 4～8mg/(kg·min)；婴儿期可每 2～3 小时无乳糖奶粉或麦芽糊精，也可胃管持续鼻饲葡萄糖；1 岁后可逐渐改用生玉米淀粉每 4 小时一次，每次 1.6～2.5g/kg，生玉米淀粉与水 1:2混合或与脱脂奶一起食用，维持血糖正常水平。蛋白质供能占 10%～15%，脂肪摄入占 20%～30%，可以采用中链甘油三酯(MCT)配方。部分患者存在高血脂及高尿酸，饮食控制难以纠正，对于较大年龄儿童，如血甘油三酯脂>10.0mmol/L 应酌情服用降脂药物、加用别嘌呤醇和碱化尿液制剂降尿酸。

2. 半乳糖血症　由于半乳糖代谢中酶缺陷致病。患儿表现喂养困难、肝大、生长迟缓等。饮食限制乳糖类饮食可以明显改善症状。诊断明确后可停止母乳及普通配方奶粉，改用不含乳糖的奶粉，婴儿及儿童可喂给含有大豆蛋白及必要元素的配方奶、补充维生素 D、钙。

总之，遗传代谢病的饮食治疗是终生的，面临长期治疗的挑战。IEM 的饮食及营养管理需要多个专业梯队人员的合作，专科营养师的专业训练、经验丰富的遗传代谢科专家的治疗指导及随访、护理人员的精心照顾及家长和患者的饮食及心理指导、宣教及监督、社会工作者的协助等共同管理，有助于提高患者治疗依从性、更好合理营养及有效代谢控制。IEM 特殊治疗配方奶粉口味较差、天然饮食的诱惑、依从性降低是儿童及青少年患者长期治疗所面临的问题，开发各种片剂或凝胶氨基酸制剂等新产品有助于提供饮食治疗管理。

(曹云　钱素云　洪莉　蔡威　龚四堂　叶军)

参考文献

1. 梁晓坤，揭彬，蒋朱明. 营养风险理念解读. 中国临床营养杂志，2007,15(3):167-170.
2. White M, Lawson K, Ramsey R, et al. Simple Nutrition Screening Tool for Pediatric Inpatients. JPEN J Parenter Enteral Nutr, 2016, 40(3):392-398.
3. Joosten KF, Hulst JM. Nutritional screening tools for hospitalized children: methodological considerations. Clin Nutr, 2014, 33(1):1-5.
4. American Academy of Pediatrics. Pediatric nutrition handbook. 6th edition. USA: American Academy of Pediatrics, 2009.
5. 中华医学会肠外肠内营养学分会儿科协作组. 中国儿科肠内肠外营养支持临床应用指南. 中华儿科杂志，2010,48(6):436-441.
6. Working Group of Pediatrics Chinese Society of Parenteral And Enteral Nutrition1, Working Group of Neonatology Chinese Society of Pediatrics, Working Group of Neonatal Surgery Chinese Society of Pediatric Surgery. CSPEN guidelines for nutrition support in neonates. Asia Pac J Clin Nutr, 2013, 22(4):655-663.
7. Mehta NM, Skillman HE, Irving SY, et al. Guidelines for the Provision and Assessment of Nutrition Support Therapy in the Pediatric Critically Ill Patient: Society of Critical Care Medicine and American Society for Parenteral and Enteral Nutrition. JPEN J Parenter Enteral Nutr, 2017, 41(5):706-742.
8. ESPGHAN/ESPEN/ESPR/CSPEN working group on pediatric parenteral nutrition. ESPGHAN/ESPEN/ESPR/CSPEN guidelines on pediatric parenteral nutrition. Clin Nutr, 2018, 37(6 Pt B):2303-2429.
9. Lauriti G, Zani A, Aufieri R, et al. Incidence, prevention, and treatment of parenteral nutrition-associated cholestasis and intestinal failure-associated liver disease in infants and children: a systematic review. JPEN J Parenter Enteral Nutr, 2014, 38(1):70-85.
10. Zhang T, Wang N, Yan W, et al. Effect of a fish oil-based lipid emulsion on intestinal failure-associated liver disease in children. Eur J Clin Nutr, 2018, 72(10):1364-1372.
11. Wong JJM, Cheifetz IM, Ong C, et al. Nutrition support for children undergoing congenital heart surgeries: a narrative review. World J Pediatr Congenit Heart Surg, 2015, 6(3):443-454.
12. Heidi E Karpen. Nutrition in the Cardiac Newborns: Evidence-based Nutrition Guidelines for Cardiac Newborns. Clin Perinatol, 2016, 43(1):131-145.
13. Arun Swaminath, Alexandra Feathers, Ashwin Ananthakrishnan, et al. Systematic Review with Meta-Analysis: Enteral Nutrition Therapy for the Induction of Remission in Pediatric Crohn's Disease. Al-

iment Pharmacol Ther,2017,46(7):645-656.

14. Katsuyoshi Matsuoka, Taku Kobayashi, Fumiaki Ueno, et al. Evidence-based clinical practice guidelines for inflammatory bowel disease. J Gastroenterol,2018,53(3):305-353.
15. Tawnya Hansen, Donald R. Duerksen. Enteral Nutrition in the Management of Pediatric and Adult Crohn's Disease. Nutrients,2018,10(5):E537.
16. Gianotti L, Meier R, Lobo DN, et al. ESPEN guidelines on nutrition in acute pancreatitis. Clinical Nutrition,2009,28:428-435.
17. Joshua A, Greenberg MD, Jonathan Hsu, et al. Clinical practice guideline: management of acute pancreatitis. Can J Surg,2016,59(2):128-140.
18. 颜艳燕.《2018年北美小儿胃肠病、肝脏病和营养胰腺学会临床报告:儿童急性胰腺炎的管理》摘译. 临床肝胆病杂志,2018,34(5):982-986.
19. 黎海芪. 实用儿童保健学. 北京:人民卫生出版社,2016.
20. Garvey WT, Mechanick JI, Brett EM, et al. American association of clinical endocrinologists and American college of endocrinology comprehensiveclinical practice guidelines for medical care of patients with obesity. Endocr Pract,2016, Suppl 3:1-203.
21. US Preventive Services Task Force, Grossman DC, Bibbins-Domingo K, et al. Screening for Obesity in Children and Adolescents: US Preventive Services Task Force Recommendation Statement. JAMA,2017,317(23):2417-2426.
22. 中华医学会儿科分会内分泌遗传代谢学,中华预防医学会出生缺陷预防与控制专业委员会新生儿筛查学组. 高苯丙氨酸血症的诊治共识. 中华儿科杂志,2014,52(6):420-425.
23. 顾学范. 临床遗传代谢病. 北京:人民卫生出版社,2015.
24. 杨艳玲,韩连书. 单纯型甲基丙二酸尿症饮食治疗与营养管理专家共识. 中国实用儿科杂志,2018,33(7):481-486.
25. Singh RH, Cunningham AC, Mofidi S, et al. Updated, web-based nutrition management guideline for PKU: An evidence and consensus based approach. Mol Genet Metab,2016,118(2):72-83.
26. Boyerl SW, Barclay LJ, Burrage LC. Inherited Metabolic Disorders: Aspects of Chronic Nutritional Management. Nutr Clin Pract,2015,30(4):502-510.
27. Mehta NM, Bechard LJ, Zurakowski D, et al. Adequate enteral protein intake is inversely associated with 60-d mortality in critically ill children: a multicenter, prospective, cohort study. Am J Clin Nutr,2015,102(1):199-206.
28. Heidi EKarpen. Nutrition in the Cardiac Newborns: Evidence-based Nutrition Guidelines for Cardiac Newborns. Clin Perinatol,2016,43:131-145.
29. Jonathan N Johnson, David J Driscoll, Patrick W O'Leary, et al. Protein-Losing Enteropathy and the Fontan Operation. Nutr Clin-Pract,2012,27:375-384.
30. Jay Yeh, Erin R Brown, Kimberly A Kellogg, et al. Utility of a clinical practice guideline in treatment of chylothorax in the post-operative congenital heart patient. Ann Thorac Surg,2013,96(3):930-937.

第十八章

食物过敏与食物不耐受

人的一生中会接触众多食物,多数人至少发生过一次摄食后出现不适症状的经历,即食物不良反应。食物不良反应(adverse reaction to food)指由食物引起的所有临床异常反应,包括食物过敏、食物不耐受。两者均属食物不良反应,但又极易混淆。因为两者在临床症状上较难区分,所以人们常常习惯将所有出现的食物不良反应均归于食物过敏。但实际上两者有很大区别,食物过敏与免疫球蛋白 E(IgE)相关,而食物不耐受与免疫球蛋白 G(IgG)相关。前者起病急,症状明显,属于急性病,在日常生活中容易引起人们的关注;而后者症状比较隐蔽,属于慢性病,易被忽视。为了更好地认识和区分食物过敏和食物不耐受,本章将详细介绍食物过敏和食物不耐受的定义、临床表现、诊断方法、营养治疗方法、预防和长期管理。

第一节 食物过敏

食物过敏也称为食物变态反应,是由于某种食物等引起的 IgE 介导和非 IgE 介导的免疫反应,而导致消化系统或全身性的变态反应。早在公元前 460—370 年 Hippocrates 就认识到牛奶可能引起荨麻疹和胃部不适,但直到 20 世纪后对食物过敏的研究才逐渐被人们重视。21 世纪以来,食物过敏已成为一个公共健康问题。尽管真正的食物过敏发病率很难评估,但现有研究提示其发病率在部分地区正在呈现快速上升趋势。鉴于食物过敏的发病率不断增加,多学科医务工作者应掌握食物过敏的鉴别、诊治或预防宣教。

一、定义和流行病学

食物过敏(food allergy,FA)指免疫学机制介导的食物不良反应,即食物蛋白引起的异常或过强的免疫反应,可由 IgE 或非 IgE 介导。表现为一疾病群,症状累及皮肤、呼吸、消化、心血管等系统,甚至可发生严重的不良反应危及生命。

与其他过敏性疾病不同,食物过敏的患病率研究通常包括两个方面,即报告的患病率及真正的患病率。随着人们对食物过敏认知度不断增强,自述的或家长报告的食物过敏患病率多在 9.1%~34.9%之间。实际上,家长报告的食物过敏患病率远高于实际的患病率,仅有约 10%的"患者"最后被食物激发试验所确诊。口服食物激发试验是诊断食物过敏的"金标准"。系统综述结果显示,经食物激发试验确诊的食物过敏患病率报道为 1%~10.8%;其中,牛奶、鸡蛋、花生过敏的患病率分别为 0%~3%、1.7%和 0.2%~1.6%;而对于植物性食物过敏,如小麦、大豆、水果等过敏的报道结果差异很大。2010 年我国重庆、珠海及杭州三市流行病学调查结果显示,0~2 岁婴幼儿食物过敏检出率为 5.6%~7.3%。

近年来,食物过敏的患病率呈持续性上升趋势。美国疾病预防和控制中心通过国民健康调查研究表明,1997—2007 年食物过敏的发生率增加了 18%。在英国,儿童花生过敏在十年间患病率增加了 3 倍。我国重庆地区报告儿童食物过敏患病率从 1999 年到 2009 年上升了 1.2 倍。

多数关于食物过敏的研究均来源于儿童和青少年,虽然很多食物过敏随着儿童年龄增长而逐渐出现临床耐受,但其在成人中的患病率却往往被低估。有学者认为,老年人亦会发生新的食物过敏,这可能是年龄增长导致免疫系统功能发生改变的结果。与儿童期食物过敏患病率研究相似,成人自报食物过敏的比例高于基于病史及临床试验的诊断率。

二、发病机制

食物过敏与遗传、接触过敏原食物、环境因素和患者的反应性等因素有关。人体对食物的正常免疫反应是口服耐受,包括产生食物蛋白特异性 IgG。相反,异常的免疫应答则可导致食物过敏。食物过敏的免疫学机制非常复杂,尚不完全清楚,目前主要分为 IgE 介导、非 IgE 介导和混合型三类。

IgE 介导的速发型变态反应大多在进食后很快发生。食物特异性 IgE 抗体与肥大细胞和嗜碱性粒细胞上的高亲和力 IgE 受体结合,形成致敏状态。当再次暴露于相同的食物蛋白时,食物蛋白通过与致敏肥大细胞或嗜碱性粒细胞表面抗原特异性 IgE 抗体交叉结合,激活信号转导系统导致炎症介质释放,如组胺等。而这些介质作用于效应组织或器官产生症状,可累及皮肤、胃肠道、呼吸道、心血管系统。

另一类食物过敏常先累及胃肠道,如食物蛋白诱导的肠病或小肠结肠炎,为非 IgE 介导型,主要与 T 淋巴细胞活化有关,临床表现多为亚急性或慢性症状。

特应性皮炎和嗜酸性粒细胞性胃肠疾病,可能是由食物过敏引起的第三类慢性疾病,其 IgE 抗体水平多变(IgE 介导和细胞介导的疾病),即为混合型。

三、临床表现

食物过敏的症状因免疫机制及其作用的靶器官不同而表现多样,且均无特异性,严重食物过敏反应甚至会导致死亡。临床可表现为突发性的急性症状,如荨麻疹、呼吸道损害；或慢性症状的急性转变，如特应性皮炎的恶化；或表现为慢性症状。按照过敏靶器官的不同，食物过敏引发的相关疾病分类见表 6-18-1，并简述了根据不同靶器官的常见过敏性疾病的临床表现。

表 6-18-1　食物过敏相关疾病及其分类

IgE 介导	非 IgE 介导	混合介导
口腔过敏综合征	食物蛋白诱导的小肠结肠炎	特应性皮炎
荨麻疹/血管性水肿	食物蛋白诱导的肠病	嗜酸性粒细胞性食管炎
严重过敏反应	食物蛋白诱导的直肠结肠炎	嗜酸性粒细胞性胃炎
	乳糜泻	嗜酸性粒细胞性胃肠炎
	疱疹样皮炎	

（一）皮肤症状

为婴幼儿食物过敏的常见症状。

1. 急性荨麻疹和血管性水肿　为速发型食物过敏最常见症状。多数在进食数分钟内出现症状。鸡蛋、牛奶、花生、坚果为常见过敏食物，其次为一些种子（如芝麻）和水果（如猕猴桃）。

2. 特应性皮炎　婴儿早期发生的湿疹样的瘙痒症、复发性的慢性炎症，并可增加哮喘和过敏性鼻炎的发病风险。为 IgE 和非 IgE 混合介导的过敏反应，约 30%中~重度特应性皮炎的儿童患有食物过敏。常见过敏原为牛奶、鸡蛋、小麦和大豆。

3. 口周炎　多发生于进食柑橘类水果的婴儿，可能与食物中含有的苯甲酸有关，持续时间较短，多自行缓解。

（二）胃肠道症状

除了口腔过敏综合征外，消化道过敏大多数是非 IgE 介导的过敏反应。表现为呕吐、反流、喂养困难、拒食、易激惹、腹痛、腹胀、腹泻、便秘、消化道出血、生长发育障碍等非特异性症状。

1. 口腔过敏综合征（oral allergy syndrome，OAS）　是 IgE 介导的过敏反应。常见于花粉过敏的年长儿。表现为进食某些特定水果或蔬菜后即刻发生口咽部和咽喉部不适，如舌部麻木、运动不灵、唇肿胀、瘙痒、喉部发紧等。症状持续时间短，通常是在花粉季节触发。这些蛋白不耐热，因为经加热后可以减轻其症状反应。

2. 食物蛋白诱导的小肠结肠炎综合征（food protein-induced enterocolitis syndrome，FPIES）　典型表现为出生后数月发生的易激惹、间断呕吐和持续腹泻并可导致脱水；如病变累及结肠可出现血便。FPIES 常急性发病，腹泻可出现在摄入食物后 1~3 小时内，如果过敏原持续暴露可导致腹胀、便血、贫血，甚至是生长障碍等，约 15%病例可发生低血压。常见过敏原为牛奶，其他有鸡蛋、大豆、南瓜、豆类蔬菜、燕麦、米、大麦、马铃薯、鱼、鸡、火鸡等。多数 FPIES 患儿在 3 岁后缓解。

3. 食物蛋白诱导的直肠结肠炎（food protein-induced proctocolitis，FPIP）　临床表现为健康婴儿间断少量血丝便。可发生于生后第 1 周甚至生后数小时内，6 月龄内最为常见。约 60%患儿为母乳喂养，患儿一般状况好，无体重减轻，常伴有湿疹。常见过敏原有牛奶、豆蛋白配方奶、鱼、鸡蛋、小麦等。

4. 食物蛋白诱导的肠病（food protein-induced enteropathy，FPIE）　生后数月内出现症状，65%的病例在摄入可疑食物数小时或数天后出现呕吐及慢性腹泻，可合并脂肪泻、体重不增、腹胀等，偶可发生贫血和蛋白丢失性肠病（表现为低蛋白血症、水肿等）。常见的过敏原为牛奶，其次为大豆、鸡蛋、鱼、鸡肉和大米等。

5. 嗜酸性粒细胞性食管炎（eosinophilic esophagitis，EoE）　可发生于婴儿和青春期任一时间，多见于男孩，是一种与免疫相关，以嗜酸性粒细胞浸润食管壁为特征的慢性炎症性疾病。临床表现多样，婴儿患者通常存在喂养困难、哭闹、呕吐、生长发育迟缓等。青少年及儿童主要表现为胃灼热、腹痛、呕吐、体重不增、进食梗阻、吞咽困难、食物嵌塞等。常见并发症包括食管狭窄、感染和食管穿孔。抗反流药物治疗无效而对质子泵抑制剂有效。主要诊断依据为食管黏膜多点活检标本嗜酸性粒细胞≥15 个/高倍镜视野。

6. 嗜酸性粒细胞性胃肠炎（eosinophilic gastroenteritis，EG）　可发生于任何年龄，是一种以胃肠道嗜酸性粒细胞异常浸润为特征的比较少见的胃肠道疾病，食物过敏是其发病原因之一。表现与 EoE 类似，持续体重下降或生长障碍；婴儿也可因蛋白丢失性肠病引起全身水肿。

7. 乳糜泻　为蛋白诱导肠病的严重类型，非 IgE 介导，发生于遗传易感个体（HLA-DQ2，HLA-DQ8 基因表型）。2 岁以内婴幼儿以消化道症状为主，常有慢性腹泻、腹胀、厌食、肌肉萎缩、易激惹、生长发育迟缓等，1/3 患儿伴呕吐。儿童和成人主要为肠外表现：皮肤疱疹样改变、青春期延迟、身材矮小、缺铁性贫血、骨质缺乏、自身免疫性疾病（甲状腺炎、1 型糖尿病等）。30%的患儿出现牙釉质发育不良。有些患者可出现暴发性水样便、腹胀、脱水、电解质紊乱，甚至出现昏迷，称为乳糜泻危象。疾病发生与摄入麦胶蛋白（小麦、大麦、黑麦、燕麦）等有关。

（三）呼吸道症状

食物过敏诱发的呼吸道症状通常不会单独发生。食物诱发的鼻结膜炎多与皮肤症状同时出现，表现为眼眶周围皮肤瘙痒、流泪、鼻塞和鼻痒、打喷嚏和流清涕。需要注意的是，25%IgE 介导的食物过敏反应可表现为喘息，但仅有 10%哮喘患者为食物诱导。严重患者，当吸入致敏食物经蒸煮加工后形成的烟雾亦可诱发呼吸道过敏反应，如煮沸的牛奶。

（四）严重过敏反应

为 IgE 介导的速发反应，于暴露食物后数分钟至 2 小时起病。症状多样，可累及多个器官系统（皮肤、呼吸道、胃肠道、心血管系统），包括喉头水肿、重度哮喘、心血管系统受累（低血压、血管塌陷、心律失常等），甚至出现休克而死亡。常见的过敏原是鸡蛋、牛奶、花生和其他豆科植物、坚果、胶乳等。对胶乳过敏者还会对多种蔬菜、水果过敏。部分患儿在食入特殊食物后随着运动出现过敏反应称为食物依赖运动诱发过敏反应（food-dependent exercise-induced anaphylaxis，FDEIA）。

四、诊断方法

临床诊断食物过敏的相关检查包括过敏原筛查、可疑食物回避及口服食物激发试验。根据食物过敏的发生机制可以选择不同的诊断流程（图 6-18-1）。

（一）IgE 介导的食物过敏诊断步骤

1. 病史及体格检查　对食物过敏的评估需要仔细的病史询问和体格检查，以鉴别过敏反应是 IgE 介导或非 IgE 介导。需要考虑的重要因素包括症状的类型、病程的长短、有无反复发作、有无其他可解释该症状的疾病。对于一些慢性症状，由于摄入食物多种多样、症状出现较晚且时好时坏。病史采集对于进一步选择检查方法非常重要。非 IgE 介导的过敏反应往往食物特异性 IgE 检测结果为阴性。需要注意的是，即使检查结果阴性，亦可发生急性严重过敏反应。因此，对于病史明确而检查结果阴性的患儿要更加谨慎。

2. 食物特异性 IgE 检测

（1）皮肤点刺试验（skin prick test，SPT）：SPT 操作方法是用针尖将食物蛋白刺入皮肤表皮层，15 分钟后测量疹团的平均直径即可初步筛查有无过敏可能。SPT 主要用于未使用抗组胺药且无皮疹的皮肤。用于 SPT 的食物提取物多采用天然食物制成，而在检测中应设立阳性对照（10mg/ml 组胺）和阴性对照（生理盐水）。当阳性对照疹团平均直径>3mm 且阴性对照<3mm 时，食物提取物疹团平均直径比阴性对照大 3mm 者为阳性结果。

尽管商业化的食物提取物可用于各种食物的点刺试验，但对于水果和蔬菜来说，由于其蛋白容易分解，新鲜食物的敏感性更高。因此，对于病史明确而商品化提取物 SPT 阴性时，可以采用新鲜食物点刺以确认。

皮肤点刺试验操作简单、快速且花费少，故在临床上常用。因 SPT 为体内试验，故应在有急救设备的医院进行。对病史中曾有明确严重过敏症状发生者，如过敏性休克，可考虑进行体外检测，如食物特异性 IgE 测定。

（2）血清特异性 IgE 抗体：当病史怀疑患者可能出现严重过敏反应或皮损较严重，无法进行皮肤点刺试验时，可采用体外食物特异性 IgE 检测。体外测定血清中食物抗原特异性 IgE 水平可以提供与皮肤点刺试验相同的阳性和阴

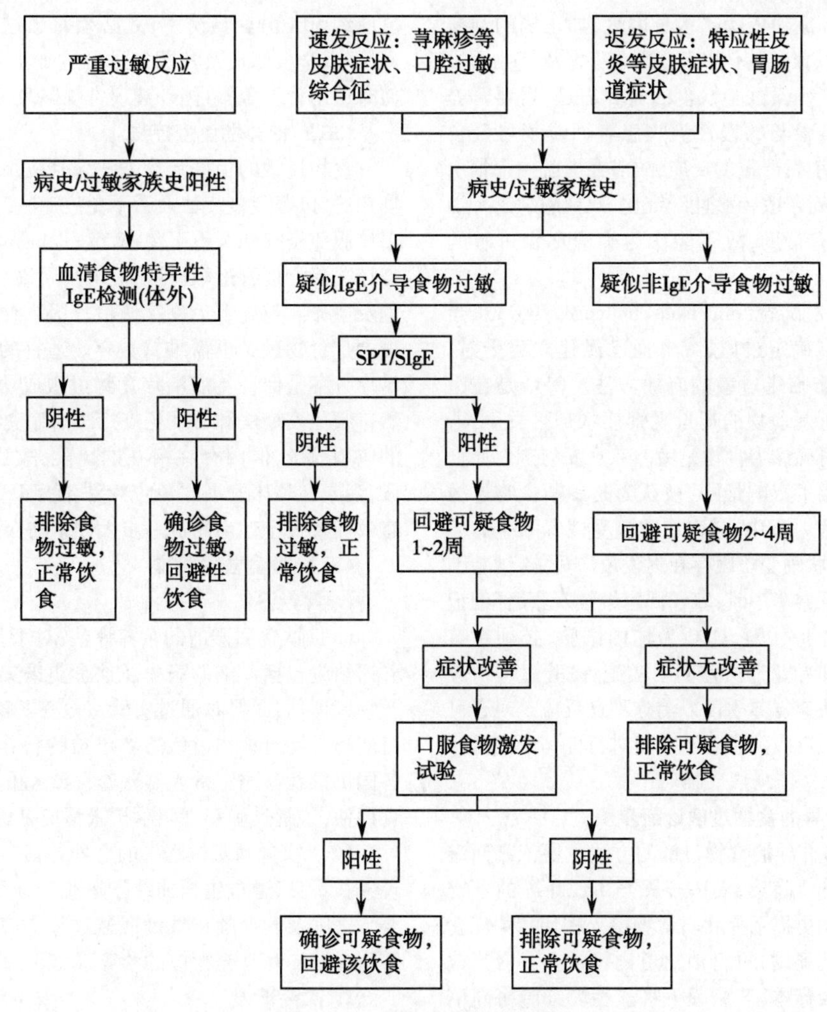

图 6-18-1　食物过敏的诊断流程

性预报率。临床上通常采用定量CAP荧光酶联免疫法(CAP-FEIA)测定血清中食物特异性IgE水平。当特异性IgE≥0.35U/ml提示此食物可能引起过敏症状。

虽然没有发现成人期SPT与特异性IgE间具有相似的敏感性和特异性,但在儿童,SPT和血清IgE检测均具有高度敏感性(75%~95%),而特异性一般(30%~60%)。需要注意的是,SPT阳性或血清检测到IgE仅仅提示食物特异性IgE抗体存在,即致敏状态,而致敏并不等同于过敏(具有临床表现)。风团直径越大、IgE抗体浓度越高,则临床过敏的可能性也越大。然而,不论是皮肤点刺试验风团的大小还是血清IgE的浓度都不能预测过敏反应的类型和严重程度。

3. 食物回避试验　食物回避是口服食物激发试验的前驱步骤。对于慢性疾病,如特应性皮炎和嗜酸性粒细胞性食管炎,可以从回避可疑食物后症状改善可推断出两者之间的因果关系。回避饮食是指将可疑致敏食物去除,仅留下很少引起过敏的食物,或给予要素饮食(深度水解配方或氨基酸配方)。若在食物回避过程中症状明显改善或消失为食物回避试验阳性。

选择回避性饮食类型应该依据病史、流行病学、最适时间、IgE抗体检测结果找到最可能的致敏食物。试验的时间长短取决于症状的类型,但一般要求2~6周。

食物回避试验的成功依赖于多种因素,如正确的判断抗原、患者的坚持性、家长的依从性、排除药物及其他干扰因素的影响等。为了确保试验饮食的营养充足,需要营养师的参与。当有IgE参与的慢性疾病患者回避了可疑食物,再次引入时可能引发严重的反应,故应在医院内谨慎引入。此外,食物回避对于改善囊性纤维化、双糖酶缺乏等消化系统疾病症状亦有帮助,故不能作为确诊食物过敏的依据。

4. 口服食物激发试验(oral food challenge,OFC)　当病史或IgE检测不能确定过敏,或考虑已经建立耐受时,OFC则可以作为确定临床过敏的有效方法。OFC是在医疗监测下逐渐增加可疑食物的剂量观察症状是否发生,若食物诱发出症状即可确诊为食物过敏。双盲安慰剂对照食物激发试验受心理因素影响最小,被认为是诊断食物过敏的“金标准”。在激发过程中,应密切监测受试者的生命体征,记录激发量及症状改变。因存在迟发反应可能,试验结束后受试者应留院观察2小时,家长回家继续观察,仔细记录症状并报告医师。应注意,OFC为体内试验,必须在有抢救设施的医院并在专业人员监测下实施,试验过程中应准备相应的药物和快速复苏手段以治疗不良反应。对于可能发生急性严重过敏反应的患者不建议进行任何形式的体内试验。

(二)非IgE介导的食物过敏诊断步骤

目前诊断非IgE介导的食物过敏的方法主要依靠回避可疑食物,然后经OFC确诊,具体步骤与IgE介导的食物过敏检查相同。若病史提示症状与食物摄入密切相关而食物回避症状改善不明显时,可行消化道内镜检查。内镜检查可获取消化道黏膜标本,若黏膜下嗜酸性粒细胞每高倍视野>15~20个,即可诊断为嗜酸性粒细胞浸润。

五、临床治疗和膳食营养管理

虽然食物过敏常会随年龄增长而出现临床耐受,但早期治疗对于改善预后具有重要意义。治疗原则包括:通过回避致敏食物而阻止症状的发生;通过药物使已出现的过敏症状得以缓解,积极治疗因意外摄入导致的严重过敏反应;通过宣教使患者或患儿家长坚持治疗并定期监测。由于我国尚缺少过敏疾病专科医师,故食物过敏治疗常需要多科协作,如全科、皮肤科、呼吸科、消化科医师及营养师参与。

(一)对症治疗

在回避食物蛋白同时,皮肤科、呼吸科、耳鼻咽喉科及消化科医师应对食物过敏患儿进行对症治疗,常用的药物包括肾上腺素、糖皮质激素、白三烯受体拮抗剂、肥大细胞膜稳定剂、抗组胺药以及白介素-5抗体等。所有药物以控制症状为主,故主张短期使用。对于食物蛋白诱发的严重过敏反应因可危及生命,迅速处理十分重要。肾上腺素是治疗严重过敏反应的首要药物。一旦发生严重过敏反应需立即使用1‰肾上腺素(1mg/ml)0.1~0.3mg肌内注射,必要时可15分钟后重复一次。治疗关键是维持呼吸道通畅和保持有效血液循环,其他治疗药物包括糖皮质激素、抗组胺药物及β受体拮抗剂等。因急诊室内就诊的严重过敏反应约50%由食物诱发,故必须对患过敏的婴幼儿家长、青少年、学校职员及其朋友进行过敏相关知识的教育以及何时使用肾上腺素,国外建议常规佩戴肾上腺素笔。

(二)特异性免疫疗法

食物过敏的免疫治疗方法包括皮下免疫疗法、表皮免疫疗法、口服免疫疗法及舌下免疫疗法,其中多数研究集中于口服免疫疗法及舌下免疫疗法。口服免疫疗法及舌下免疫疗法治疗食物过敏有效,但也会导致不良反应,通常不会危及生命。与皮下免疫疗法治疗吸入性过敏疾病相同,免疫治疗食物过敏也需维持数年。适宜的治疗对象、个体化治疗方案是保证免疫治疗食物过敏成功的关键。然而,虽然口服免疫疗法和舌下免疫疗法治疗食物过敏展现出良好的应用前景,但因存在潜在的风险,故目前仅限于研究阶段,尚未在临床开展。免疫疗法治疗IgE介导的食物过敏有效性及安全性尚需进一步大样本临床试验证实。

(三)膳食营养管理

1. 营养评估

(1)饮食回避前的营养评估:对于食物过敏患者的营养评估应包括详细的病史及饮食史采集,并进行体格生长及临床评估,必要时通过实验室检查了解营养素缺乏情况。目前尚无针对食物过敏患者单独的营养需要量标准,因此各国仍推荐参照正常人群营养素参考摄入量对患者进行膳食评估,了解过敏患者膳食摄入情况是否合理。

(2)饮食回避过程中的营养评估:连续测量可早期发现生长不良,通过生长曲线了解生长速度比单次测量更重要。医师及营养师在饮食回避过程中应密切随访、及时调整膳食结构和补充相应的营养素。

2. 饮食管理

(1)回避过敏食物:回避过敏食物是目前治疗食物过

敏唯一有效的方法。所有引起症状的食物均应从饮食中完全排除。

单一的鸡蛋、大豆、花生、坚果及海产品过敏者，因其并非营养素的主要来源，且许多其他食物可提供类似的营养成分，故回避不会影响患者营养状况。对多食物过敏的幼儿，可选用低过敏原饮食配方，如谷类、羊肉、黄瓜、菜花、梨、香蕉、菜籽油等，仅以盐及糖作为调味品；同时应密切观察摄食后的反应，以减少罕见食物过敏的发生。

尽管通常建议严格回避过敏原，但越来越多的文献指出，在某些情况下并不必要。大约70%对奶制品和鸡蛋过敏的患者能够耐受经加热处理后的食物，如蛋糕或面包。推测加热这些特定的食物可能导致蛋白质构象的改变，使摄入的人仅产生较轻微的过敏，这可能是一种更容易缓解的过敏表型。然而，此方法仅适用于轻度过敏患者，一些儿童可对加热处理后的产品发生严重过敏反应，因此临床应用需谨慎。

（2）食物替代选择：牛奶过敏是儿童期最常见的食物过敏之一，牛奶回避比其他食物回避更易造成营养素摄入不足及生长不良。

对于母乳喂养的牛奶蛋白过敏患儿应继续母乳喂养，但母亲应回避牛奶及其制品，同时注意补充钙800～1000mg/d；当母亲饮食回避后仍出现下列问题时，可考虑更换低敏配方喂养或转专科诊治：①患儿症状无改善且严重；②患儿生长迟缓和其他营养缺乏；③母亲多种食物回避影响自身健康；④母亲因回避饮食导致较重心理负担。

对于配方奶喂养的牛奶蛋白过敏患儿，可采用替代配方（深度水解或氨基酸配方）喂养。氨基酸配方不含牛奶蛋白，理论上是牛奶过敏婴儿的理想食物替代品。因深度水解蛋白配方粉口感较好，价格易被家长接受，同时>90%的患儿可以耐受，故一般建议首先选用深度水解蛋白配方粉；若患儿不能耐受深度水解蛋白配方粉或为多食物过敏时，可改用氨基酸配方粉进行治疗；对于过敏症状严重者、食物蛋白介导的肠病等出现生长障碍者建议首选氨基酸配方粉（要素饮食）。

由于大豆与牛奶间存在交叉过敏反应和营养成分不足，一般不建议选用豆蛋白配方进行治疗；当考虑经济原因，患儿≥6月龄，且无豆蛋白过敏者可选用豆蛋白配方进行替代治疗。其他植物饮品如大米、杏仁和土豆“奶”蛋白和脂肪含量非常低，不适合作为牛奶替代品。亦不建议采用羊奶、驴奶进行替代。

2岁后若牛奶蛋白过敏仍然存在，可进行无奶饮食，并通过膳食评估和喂养指导以保证必需宏量和微量营养素充足。

（3）婴儿期固体食物的引入：回避所有已明确引起过敏症状的食物及其制品后，可按正常辅食引入顺序逐渐引入其他食物，从单一品种引入，每种食物引入后持续1周左右时间，观察症状反应性。膳食尽量多样化，已经明确不过敏的食物建议常规每日摄入。

（四）患者教育及随访

1. 避免无意摄入　在饮食回避过程中应由医师及营养师共同对患者的体格及营养进行监测，制订最佳饮食方案；同时教育患者及家长如何阅读商品上的饮食成分表，避免不必要的意外摄入造成严重后果；餐厅里交叉污染（如共用煎锅、共享的碗和砧板等）可能诱发过敏，外出就餐时应及时告知餐厅人员自己的过敏史非常必要；对于过敏的学龄儿童，由于饮食共享、学校统一的食品安排、参加派对等使管理很困难，需要学生及学校共同努力。

2. 救助卡片　食物过敏患者，尤其是曾发生过严重全身过敏反应者，应随身携带包含过敏食物、处理方法及联系人等信息的救助卡片，便于及时处理。

3. 免疫接种　罹患过敏性疾病、特应性体质及有过敏家族史的儿童，只要患儿本身既往不对疫苗或其成分过敏、所患过敏性疾病与疫苗成分无关，均可按计划常规行疫苗接种，即接种普通疫苗原液，且无需留观。接种时机一般选择过敏缓解期或恢复期。罹患与疫苗成分有关的过敏性疾病儿童的疫苗接种需谨慎。如鸡蛋过敏儿童可以正常接种麻疹、风疹和部分狂犬病疫苗；亦可接种流感疫苗，但在接种后观察至少60分钟。

4. 定期监测　食物过敏有随年龄增长而自愈的可能，通常主张每3～6个月进行重新评估以调整回避性饮食治疗方案及时间；但对于有过敏性休克家族史或严重症状的患者，饮食回避的时间应适当延长。

六、早期预防的营养策略

关于食物过敏能否被预防一直存在争议，但目前证据显示母亲孕期或哺乳期饮食回避不能用于食物过敏的预防，而其他一些营养策略可能有帮助。

（一）母乳喂养

对于健康婴儿而言，尽管纯母乳喂养能否作为预防过敏性疾病的策略尚存争议，但其对母亲及婴儿的近期及远期的健康益处不容忽视，尤其是在中低收入国家，因此仍应遵循WHO“纯母乳喂养至6月龄的建议”；其后逐渐引入谷物、水果，在能耐受数种固体食物后即可尝试引入易致敏食物。

（二）适度水解配方应用

对于不能母乳喂养的过敏性疾病高危儿，根据现有的荟萃分析结果，各国关于过敏性疾病（尤其是食物过敏）指南建议选择部分水解配方进行预防。不建议将部分水解配方作为健康儿童的初始配方，因为其在免疫、代谢及内分泌方面的长期影响还需要进一步研究。

（三）固体食物引入时间掌控

对于过敏性疾病高危儿，尽管有证据显示早期引入固体食物可以减少过敏风险，但仍需医师在评估后给出个体化的喂养建议。目前仅有指南明确指出花生引入时间为4～6月龄，这种少量引入不会影响母乳喂养持续时间及频率，从而不会影响婴儿的生长和营养状态。需要注意的是，一旦易致敏性食物被引入后，保持常规摄入对于维持其耐受性很重要。

（四）其他预防措施研究进展

研究发现，益生菌及益生元制剂可能有助于减少生命早期过敏症状，尤其是婴儿湿疹。世界变态反应组织（World Allergy Organization，WAO）最新过敏预防指南中指出:对于高危儿可以使用益生菌以预防湿疹;对于不能母乳喂养的婴儿建议添加含有益生元的配方粉以预防过敏。而对于其他免疫调节性营养食物(ω-3,维生素 D)能否长期预防过敏性疾病发生尚缺少证据支持。

第二节　食物不耐受

食物不耐受(food intolerance)是一种由于食物引起的慢性免疫反应,它和许多人类慢性疾病有关。食物不耐受与食物过敏相比,其发病比较隐蔽,属于慢性病,易被忽视。为了更好地认识食物不耐受,我们拟在本节详细介绍食物不耐受的定义、临床表现、诊断方法、营养治疗方法以及如何进行预防和长期管理。

一、定义及流行病学

广义的食物不耐受是指重复出现的对特定食物或食物成分产生的不良反应,可由免疫反应、酶缺乏(如乳糖酶缺乏)、药理作用、激惹反应以及毒理反应引起。而狭义的食物不耐受则是指一种复杂的变态反应性疾病,人体的免疫系统把进入体内的某种或多种食物当成有害物质,从而针对这些物质产生过度的保护性免疫反应,产生食物特异性 IgG 抗体。IgG 抗体与食物颗粒形成免疫复合物(Ⅲ型变态反应),可引起所有组织(包括血管)发生炎症反应,并表现为全身各系统的症状与疾病。常见的不耐受食物有牛奶、鸡蛋、小麦、玉米、坚果、大豆和贝类等。

有研究显示食物不耐受发生率随年龄的增加有增高趋势,女性发生率(67.3%)显著高于男性(56.2%)。食物不耐受的分级、种类与年龄和性别存在一定相关性。最主要的三种不耐受食物种类分别为鸡蛋、蟹和牛奶,其阳性率分别为 28.5%、24.5%和 24.5%。多数食物不耐受的患者表现为胃肠道症状和皮肤反应。当然,不同个体对于同一种食物不耐受可能出现不同症状。

二、发病机制

食物不耐受最早由英国医师 Frances Hare 博士于 1905 年发现,但其发病机制尚无明确定论。目前较为认可的机制是由德国科学家 Fooker 博士提出的,他认为食物在进入消化道后,理论上应当被消化至氨基酸、甘油和单糖,进而完全转化为能量供人体所需,但有些食物因为机体缺乏相应的酶而无法被人体完全消化,以多肽或其他分子形式进入肠道,在胃肠道黏膜淋巴组织内被机体作为外源性物质所识别,导致进一步免疫反应发生,产生的特异性 IgG 抗体与其结合形成免疫复合物。其中,大分子复合物被单核细胞吞噬清除;小分子复合物被机体当作废物从肾脏排出;而中分子复合物无法通过肾小球滤膜,则将堵塞肾脏的滤过结构,导致肾小球滤过压升高,继发血压升高、血管壁扩张和胆固醇沉积,从而诱导一系列全身疾病的发生。造成食物不耐受的原因主要包括:

(一) 缺乏消化某种食物的酶

常见的有缺乏消化麸质的酶造成的麸质不耐受、缺乏乳糖酶造成的乳糖不耐受等。

(二) 食物成分的药理性反应

食物中的某些成分会产生类似药物的反应,从而造成食物不耐受的症状。比如:水杨酸盐类物质(如橘子等水果)、亚硫酸盐类物质(常用于果干的防腐)等。

(三) 存在消化道功能异常的问题

胃肠动力不足会造成碳水化合物的发酵异常,从而产生食物不耐受症状;肠漏症的存在也会使身体对许多食物产生免疫反应。

三、临床表现

食物不耐受的临床表现多样,涉及全身多个系统,多数食物不耐受患者的主要表现为胃肠道症状和皮肤反应,但不同患者对于同一种食物不耐受的症状也不尽相同。几乎所有系统疾病都可能与食物不耐受有关,后者与肠易激综合征(irritable bowel syndrome,IBS)、炎症性肠病、慢性便秘、功能性消化不良、偏头痛、哮喘和湿疹等疾病都有着明显的关联性,例如:IBS 是食用特定的食物或调料后,产生的一种累及整个消化道的动力障碍性疾病,可引起反复的上、下消化道症状,其症状包括不同程度的腹痛、便秘或腹泻及腹部饱胀等;再如,很多人在进食牛奶或奶制品后会出现胃肠道反应,如腹泻、腹痛等,便是乳糖不耐受引起的不良反应。

食物不耐受的一些症状和食物过敏类似,但症状发生一般更为缓慢,有时在进食后 30 分钟就会出现,但有时可能会延后 48 小时。如前所述,食物不耐受可涉及全身多个系统,但是其临床表现缺乏特异性。食物不耐受常见的临床表现有:①消化系统:恶心、腹痛、腹泻、便秘、口臭、嗳气、打嗝、胀气;②皮肤:面疱、湿疹、皮疹、荨麻疹;③神经系统:焦虑、忧郁、头疼、注意力不集中、暴躁易怒、坐立不安;④呼吸系统:慢性咳嗽、哮喘、咽喉疼痛、鼻后黏液分泌、慢性鼻窦炎;⑤肌肉骨骼:关节炎、关节疼痛;⑥泌尿生殖系统:尿频、尿急、阴道瘙痒;⑦心血管系统:胸部疼痛、心律失常、高血压、心跳加速。

四、诊断方法

(一) 血清特异性 IgG 抗体检测

目前可对 90 余种食物进行检测,也可只检测常见食物(包括牛肉、牛奶、鸡肉、猪肉、鳕鱼、大米、玉米、虾、蟹、大豆、鸡蛋、西红柿、蘑菇、小麦等)。检测原理主要是通过酶联免疫吸附法(ELISA)检测被检者血清中的 IgG 浓度。针对特异性 IgG 浓度的不同,检测结果分为 4 个等级(表 6-18-2)。

表 6-18-2　血清特异性 IgG 抗体检测结果分级

检测值	分级	判断
<50U/ml	0	阴性
50~100U/ml	+1	轻度敏感
100~200U/ml	+2	中度敏感
≥200U/ml	+3	高度敏感

需要指出的是,食物不耐受血清抗体检测结果不一定和病史完全吻合。食物检测阳性说明体内对该食物有异常

免疫反应，提示应忌食相应食物，防止继续造成损伤；检测阴性不能完全排除诊断，因为食物抗原成分经烹调、消化后易发生改变。另外，某些诊断试剂稳定性变异等原因也可能导致检测结果和病史不符。因此，对于食物不耐受检测结果应结合病史、临床症状等多方面进行全面分析。

（二）食物激发试验

食物激发试验包括开放性食物激发试验（open food challenge，OFC）、单盲食物激发试验（single-blind placebo-controlled food challenge，SBPCFC）和双盲安慰剂对照食物激发试验（double-blind placebo-controlled food challenge，DBPCFC），其中 DBPCFC 为诊断食物不耐受的金标准。

激发试验开始前，需停用一切可影响试验结果的药物（如组胺、激素等）1～2 周，并回避所有可疑会导致不耐受的食物 2~4 周。将可疑不耐受食物以不引起症状的量加入普通食物中，并逐渐加至常量，注意每次只能添加 1 种可疑食物。每次加量应仔细观察相应的临床症状，监测生命体征。一旦出现有关临床表现时即停止试验。可疑食物诱发出症状即为阳性，可确诊为食物不耐受。

（三）氢呼气试验

氢呼气试验是检测乳糖不耐受的方法之一。乳糖是奶类中特有的糖类，需经小肠乳糖酶水解后才能被吸收。在乳糖不耐受患者中，乳糖酶缺乏使得乳糖不能被人体吸收，不被吸收的乳糖被小肠细菌分解后生成氢气，故可通过氢呼气试验中的氢气浓度变化，推测患者乳糖不耐受情况。

氢呼气试验是患者口服 10～20g 乳果糖后，每隔 10～30 分钟检测一次氢呼气浓度，呼气试验 3 小时内呼吸氢浓度≥20ppm 即可被认为是试验结果阳性。氢呼气试验阳性，说明呼出气体里面存在氢气。正常情况下，氢含量比较低；如果含量增加，则说明有乳糖不耐受。但是这种方法操作时间较长，需要良好的配合，不适合婴幼儿，更适合成人乳糖不耐受检测。

（四）CO_2 呼气试验

CO_2 呼气试验与氢呼气试验原理相同，是乳糖酶缺乏者未被利用的乳糖进入结肠后，经结肠内细菌作用，生成 H_2、CO_2 及 CH_4 等气体，弥散入血后由肺排出，检测呼出气体中 CO_2 气体的含量有助于乳糖不耐受的诊断。

五、膳食治疗原则

食物不耐受营养治疗的目的是保证食物能够提供充足的能量和营养素，预防和避免因食物不耐受引起如摄入不足、吸收障碍等问题导致的营养不良。营养治疗过程中需要注意膳食平衡，以同等营养价值的食物替换不耐受的食物。下面以乳糖不耐受为例，详解食物不耐受的营养治疗方法。

（一）限制含有不耐受食物成分的食物

当已明确对某种食物或食物成分不耐受，需避免或限制摄入这种食物或食物成分。乳糖不耐受患者则需限制含有乳糖的所有食物，不同乳或乳制品中均含有乳糖，如牛奶、奶酪、奶油、冰激凌等，但不同产品乳糖含量不同，如：常见的全脂牛奶、低脂牛奶乳糖含量一般在 4.8%～5.2%，而奶油、奶酪则低于 0.1%。个体对乳糖耐受量存在个体差异，需要在实际执行中加以控制。

（二）补充相应酶类

当人体缺乏消化某种食物成分的酶时，会导致无法对该食物成分进行分解吸收，从而导致患者出现一系列食物不耐受的症状。乳糖不耐受患者是因为体内缺乏乳糖酶，无法消化乳及乳制品中的乳糖。如果在进食含乳糖食物前，外源性补充乳糖酶制剂，可以帮助肠道分解乳糖，从而避免乳糖不耐受的发生。

（三）替代配方食品选择

食物的选择对食物不耐受患者来说至关重要，可选择完全不含有或者通过加工去掉不耐受食物成分的食品，避免摄入该不耐受食物成分。乳糖不耐受患者则可以通过选择无乳糖或脱乳糖替代配方食品满足日常所需，如：以大豆为基质的配方粉本身不含有乳糖，是较为安全的选择之一。

六、预防和长期管理

（一）提前检测与食物干预

为防止食物不耐受带来的不良健康影响，可提前进行血清特异性 IgG 试验。根据检测结果，将食物分为忌食（+2 和+3 级）、轮替食用（+1 级）和安全食用（0 级）三类分别采取治疗。轮替食物的周期一般在 4 天及以上，对于轻度不耐受食物每 4 天轮替进食一次，中度不耐受应将相应食物从饮食中剔除 3 个月后再每 4 天轮替进食一次，重度不耐受则需剔除 6 个月后再进行。注意在轮替饮食过程中，仍应遵循每次只添加 1 种不耐受食物的原则，逐一将不耐受食物重新纳入饮食。如轮替过程中没有出现阳性症状，则说明这种食物可以重新食用，反之则需停食或忌食。

（二）避免摄入不耐受食物

对于已经明确的或者通过轮替饮食仍不能重新纳入饮食的不耐受食物，需要绝对避免摄入。除了不耐受食物需要避免外，对含有不耐受食物成分的各类加工食品也要绝对避免，例如：对牛奶不耐受者，冰激凌、奶油等其他所有含牛奶的食物也不能摄入。因此，需要学会阅读食品标签，检查配料和调味料，养成查看食物成分表的良好习惯，从而发现其中可能含有的某些能引发不耐受症状的食物或成分。

（杨剑　胡燕　汤庆娅）

参考文献

1. 焦广宇，李增宁，陈伟. 临床营养学. 北京：人民卫生出版社，2017.
2. 黎海芪. 实用儿童保健学. 北京：人民卫生出版社，2016.
3. 苏宜香. 儿童营养及相关疾病. 北京：人民卫生出版社，2016.
4. 毛萌，李廷玉. 儿童保健学. 第 3 版. 北京：人民卫生出版社，2014.
5. 赛晓勇，郑延松，赵静梅，等. 食物不耐受流行现状及其相关因素的横断面调查. 中华流行病学杂志，2011，32（3）：302-305.
6. 王玲，姜辉，田亚平. 普通人群 14 种食物不耐受情况初步分析. 军医进修学院学报，2007，6（2）：129-131.
7. Kliegman RM. Nelson Textbook of Pediatrics，20th edition. Philadelphia：ELSEVIER，2013.
8. Kleinman RE. Pediatric Nutrition. 7th edition. American Academy of Pediatrics，2013.

第十九章

其他疾病的营养支持治疗

本章主要讨论吞咽障碍、进食障碍、肌肉减少症、艾滋病、酒精依赖与酒精中毒、乳糜漏和免疫性疾病(干燥综合征、系统性红斑狼疮)的营养治疗,这些疾病也是当今营养科学关注的热点。本章分别从疾病的定义、病因、流行病学分布、疾病的筛查和营养干预方法角度进行深入浅出的阐述,重点介绍了相关疾病的营养管理流程、营养支持的原则、具体的实施方法。合理和规范的营养支持治疗,不仅能降低疾病的风险,还可以延缓身体功能的退化,提高生活质量,促进健康。

第一节　吞咽障碍

吞咽是指人体从外界经口摄入食物并经咽腔、食管传输到达胃的过程。由于双唇、舌、下颌、软腭、咽喉、食管等器官结构和(或)功能受损,不能安全有效地把食物输送到胃内的过程称为吞咽障碍。按有无解剖结构的异常,吞咽障碍可分为功能性吞咽障碍和器质性吞咽障碍两类,功能性吞咽障碍是由中枢神经系统或周围神经系统损伤、肌病等引起运动功能异常,无器官解剖结构改变的吞咽障碍;而器质性吞咽障碍是指口、咽、喉、食管等解剖结构异常引起的吞咽障碍。还可按吞咽障碍发生的部位分为口咽部吞咽障碍和食管部吞咽障碍。

吞咽障碍在神经系统疾病患者和老年人群中发病率较高,国内外文献报道在老年人群中的检出率约为13%~38%,在脑卒中患者中检出率为30%~65%,在老年住院患者中检出率为30%,而在养护机构的特定老年人群中的检出率则高达40%~60%。

一、病因和临床表现

(一)病因

吞咽障碍为症状诊断,而非疾病诊断。衰老、功能衰退和多种疾病状态下都可出现吞咽障碍,多种疾病包括中枢神经系统疾病、脑神经病变、神经肌肉接头疾病、肌肉疾病、口咽部器质性病变、消化系统疾病、呼吸系统疾病等。

(二)临床表现

吞咽障碍的临床表现是多方面的,不仅可表现明显的进食问题,也可表现为一些非特异性症状和体征。常见的临床表现有:①流涎,低头明显;②饮水呛咳,吞咽时或吞咽后咳嗽;③进食时发生哽噎,有食物粘着于咽喉内的感觉;④吞咽后口腔食物残留,在吞咽时可能会有疼痛症状;⑤频发的清嗓动作,进食费力、进食量减少、进食时间延长;⑥有口、鼻反流,进食后呕吐;⑦说话声音沙哑;⑧反复发热、肺部感染;⑨隐性误吸。

二、吞咽障碍筛查评估

筛查和评估

筛查与评估不只是筛查有无吞咽障碍风险,更重要的是评估吞咽安全性和有效性方面存在的风险及其程度。建议在一些常见疾病和特殊人群如脑卒中、气管切开患者、老年虚弱等人群中常规开展吞咽障碍的筛查工作,初步判断是否存在吞咽障碍,如果有或高度怀疑有风险,则做进一步的临床功能评估和(或)仪器检查。

1. 筛查方法

(1) 饮水试验:由日本洼田俊夫在1982年设计提出,通过饮用30ml水来筛查患者有无吞咽障碍及其程度,安全快捷。患者取坐位,先用茶匙试验喝水,试两三口,如无问题,嘱患者像平常一样喝下30ml温水,观察所需时间和呛咳情况(表6-19-1)。

(2) 进食评估问卷调查(eating assessment tool,EAT-10):EAT-10量表包含10项吞咽相关问题,每项评分分为4个等级,0分无障碍,4分严重障碍,总分在3分及以上视为吞咽的效率和安全方面存在问题(表6-19-2)。

2. 评估方法　经筛查,如果有或高度怀疑有风险,则做进一步的临床功能评估和(或)仪器检查。仪器检测包括吞咽造影检查(VFSS)或软式喉内镜吞咽功能检查(FEES),这些仪器的检测是确定吞咽障碍的金标准。

表6-19-1　饮水试验分级标准

分　级	判　断
1级:能1次并在5秒内饮完,无呛咳、停顿	正常:1级
2级:1次饮完,但超过5秒,或分2次饮完,但无呛咳、停顿	可疑:2级
3级:能1次饮完,但有呛咳	异常:3~5级
4级:分2次以上饮完,且有呛咳	
5级:频繁呛咳,不能全部饮完	

表 6-19-2　EAT-10 吞咽功能筛查量表

问题	评分：0 没有；1 轻度；2 中度；3 重度；4 严重				
1. 我的吞咽问题已让我体重减轻	0=无	1	2	3	4=严重
2. 我的吞咽问题影响到我在外就餐	0=无	1	2	3	4=严重
3. 喝液体费力	0=无	1	2	3	4=严重
4. 吃固体食物费力	0=无	1	2	3	4=严重
5. 吞药片(丸)费力	0=无	1	2	3	4=严重
6. 吞食物时疼痛	0=无	1	2	3	4=严重
7. 我的吞咽问题影响到我享用食物时的乐趣	0=无	1	2	3	4=严重
8. 我吞食物时有食物卡在喉咙里的感觉	0=无	1	2	3	4=严重
9. 我吃食物时会咳嗽	0=无	1	2	3	4=严重
10. 我吞咽时紧张	0=无	1	2	3	4=严重

临床功能评估称为非仪器评估或床旁检查。临床吞咽评估包括全面的病史、口颜面功能和喉部功能评估及进食评估三个部分。所有的床旁进食评估都需要进行容积-黏度测试(volume-viscosity swallow test，V-VST)，但首先要确认患者是否有适应证和禁忌证。除 V-VST 评估外，对有进食能力的患者，需要进行摄食评估。

(1) 容积-黏度测试：用于安全性和有效性的风险评估，帮助患者选择摄取液体量最合适的容积和稠度。测试时选择的容积分为少量(5ml)、中量(10ml)、多量(20ml)，稠度分为低稠度(水样)、中稠度(糊状)、高稠度(布丁状)，按照不同组合，观察患者吞咽的情况，根据安全性和有效性的指标判断进食有无风险及适宜浓度和一口量(图 6-19-1)。

(2) 直接摄食评估：观察患者将食物送入口中的过程，是否有意识地进食，包括摄食过程中抓取食物、是否将食物正常地送入口中，进食哪种质地的食物。重点观察一口量、进食吞咽时间、呼吸和吞咽的协调情况、适合患者安全吞咽的食物性状。

三、膳食营养支持治疗

(一) 膳食营养治疗

膳食营养治疗是吞咽障碍的基础一线治疗。食物的性状影响吞咽的过程，通过调节食物性状，可以让部分吞咽障碍患者安全有效地进食。食物性状改变的基本策略：降低固体食品的咀嚼难度，使得咀嚼障碍患者可以经过少量咀嚼即可将食品吞咽；减缓流体食品的流动速度，使得吞咽障碍患者可以有足够的时间协调吞咽肌肉的收缩，及时把呼吸通道封闭和食物通道开启，避免呛咳。

中国目前尚无吞咽障碍的膳食分级标准，通常依据患者的吞咽功能给予医院膳食(普食、软食、半流、糊状)。国际吞咽障碍食物标准化行动委员会(The International Dysphagia Diet Standardisation Initiative，IDDSI)于 2015 年制定颁布了国际吞咽障碍者膳食标准，将食品质地与增稠液体分为 8 个等级(图 6-19-2)。

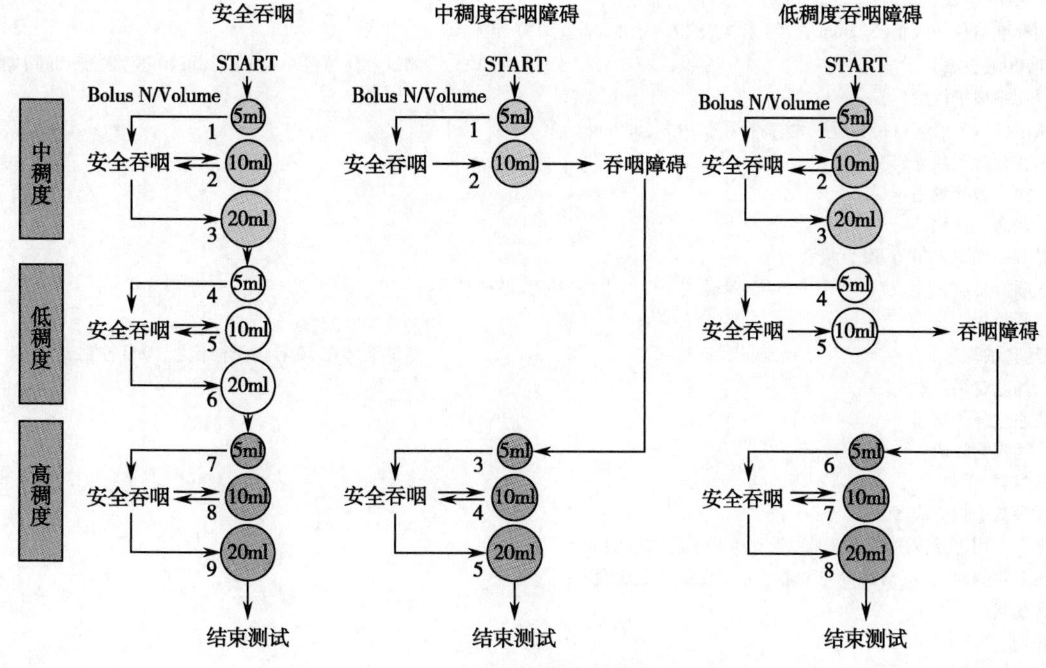

图 6-19-1　容量-黏度测试

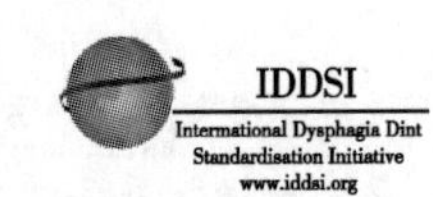

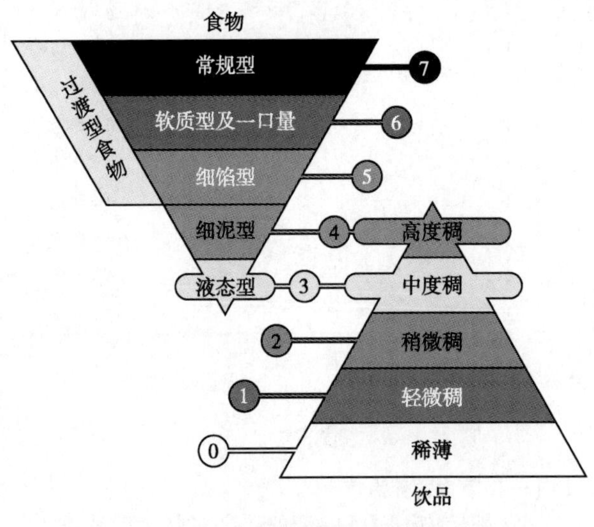

图 6-19-2 国际吞咽障碍食物标准

1. IDDSI 液体等级 液体(水、果汁、牛奶、茶、汤)的稠度按流动性分级(表 6-19-3)。

液体增稠使用的食用增稠剂可分为淀粉基和胶基两大类型。淀粉增稠主要依靠淀粉颗粒在液体中的膨胀糊化,而胶基聚合物如黄原胶增稠则主要依靠溶解时羟基与水结合形成的网状结构,所以即使针对同一介质,两类增稠剂增稠后的稠度不尽相同。

配制方法:将适量增稠剂(添加剂量根据不同品牌,不同类型增稠剂而定)加入水、茶、果汁、牛奶等液体中,同时用汤匙搅拌。如果使用胶基增稠剂,水或茶等一般饮品 30 秒钟即可形成凝胶,3~5 分钟后凝胶稳定,若是牛奶和酸性较强的饮品则需要时间稍长。

2. IDDSI 食物等级 食物改性措施:①硬的变软:即将较硬的食物捣碎制成泥状;②避免异相夹杂:避免固体和液体混合在一起食用,以及避免容易液固分相的食物;③减少过大颗粒:剔除或切碎食物中的大颗粒;④避免食用富含纤维的食物(表 6-19-4)。

(二)肠内或肠外营养支持治疗

营养支持途径有肠内、肠外和肠内联合肠外营养支持,

表 6-19-3 IDDSI 液体等级(0~4 级)

等级及特征描述	流动测试
0 级:稀薄 • 水样流动 • 快速流动 • 可使用与年龄和能力相符的奶嘴、杯子或吸管饮用	测试液体在 10 秒内经 10ml 注射器流出,无残余
1 级:轻微稠 • 比水的质地浓稠 • 相比稀薄的液体,需要更用力饮用 • 可使用吸管、注射器、奶嘴饮用	测试液体流经 10ml 注射器,10 秒后剩余 1~4ml 残留液
2 级:稍微稠 • 可从汤匙流出 • 可用嘴啜饮、快速从汤匙流出,但流速比稀薄饮品慢 • 使用标准口径的吸管(5.3mm 直径)来饮用此稠度饮品需要用力	测试液体流经 10ml 注射器,10 秒后剩余 4~8ml 残留液
3 级:中度稠(液态型) • 可以使用杯子饮用 • 若从标准口径或大口径吸管吸食,需要稍微用力(6.9mm 直径) • 无法在餐盘上独立成型 • 无法使用餐叉食用 • 可以用汤匙食用 • 无需口腔加工或咀嚼,可直接吞咽 • 质地顺滑,没有"小块"(小团块、纤维、带壳或表皮的小块、外壳、软骨或骨的颗粒)	测试液体流经 10ml 注射器,10 秒后剩余 8ml 残留液
4 级:高度稠(细泥型) • 多用汤匙食用(或餐叉) • 无法通过杯子饮用 • 无法用吸管吸取 • 无需咀嚼 • 可在餐盘上独立成型 • 在重力作用下显现出非常缓慢地流动但是不能被倾倒 • 将汤匙侧倾时,会从汤匙中完全落下并能在餐盘上成型 • 不含块状 • 不黏稠 • 没有固液分离	测试液体在 10 秒内无法流经 10ml 注射器

表 6-19-4　IDDSI 食物等级(5~7 级)

等级及特征描述	生理学依据
5 级:细馅型 • 可通过餐叉或汤匙进食 • 若个体收不控制能力较好,特定条件下可通过筷子进食 • 可在餐盘上固定成型 • 质地绵软湿润,但固体部分和液体部分不可分离 • 食物中可见块状固体 ➢ 儿童 2~4mm ➢ 成人 4mm • 块状固体可轻易被舌头压碎	• 不需要撕咬 • 几乎无需咀嚼 • 仅靠舌头的力量就可以压碎 • 需要依靠舌头的力量来移动食团 • 可缓解咀嚼时疼痛或疲劳感
6 级:软质型 • 用餐叉、汤匙或筷子可以进食 • 借助餐叉、汤匙或筷子可将其压碎 • 不需要借助餐刀来切断食物 • 吞咽前需要咀嚼 • 质地绵软、湿润且没有分离的稀薄液体 • 进食合适的"一口量"应视进食者口腔大小和口腔咀嚼技巧而定 ➢ 儿童为 8mm 小块 ➢ 成人为 1.5cm×1.5cm 小块	• 不需要撕咬 • 需要咀嚼 • 在咀嚼过程中需要舌头的力量和运动来移动食团,并将食团稳定在口腔内 • 吞咽前需要舌头的力量来移动食团 • 可缓解咀嚼时疼痛或疲劳感
7 级:常规型 • 常规食物,即与年龄和发育相适应的各种质地的日常饮食 • 可以被任何方式进食采用 • 食物质地可以是硬的、脆的或天然绵状的 • 食物尺寸大小在 7 级水平不受限制,但有一个尺寸范围: ➢ 儿童:不大于 8mm ➢ 成人:不大于 15mm=1.5cm • 包括硬的、稠的、难嚼的、纤维化的、多筋的、干燥的、酥脆的或易碎的小块 • 包括含有果核、种子、外果皮或骨头的食物 • 包括"双重性""混合性"的食物或液体	• 个体可把硬质型或软质型食物充分咀嚼成为"吞咽准备"所需的柔软食物团 • 个体可咀嚼所有不同质地的食物而不致疲劳 • 个体可避免或剔除不能吞咽的骨头或软骨

肠内营养又包括口服营养补充(ONS)和管饲。尽管部分老年人经口饮食可能比较困难或耗费时间,但它更符合患者生理和心理,不推荐单纯为了操作方便、省时省力而对老年患者一开始就用管饲。经口饮食、口服补充剂(ONS)、管饲(EN)和肠外(PN)营养等途径可以根据患者具体情况灵活选择或联合应用。

1. 经口饮食　对于吞咽障碍者也需要尽量保持营养的相对平衡,根据中国营养学会推荐的《中国居民膳食指南及平衡宝塔》,吞咽障碍的膳食主要体现在食物种类上应包括 5 类食物:①粮食和豆制品类;②奶类和奶制品 30g;③蔬菜和水果;④肉、鱼、蛋类;⑤调味品。

2. 口服补充剂(ONS)　患者经口进食量不足目标量 80%时,推荐使用 ONS,ONS 应在两餐间使用,摄入量 400~600kcal/d,这样既可以达到营养补充目的,又不影响进餐。

3. 管饲营养(EN)　若吞咽障碍患者不能经口进食或无法达到推荐目标量 60%以上,应该考虑尽早开始管饲营养。

4. 肠外营养(PN)　肠内营养是老年患者首选的营养支持途径,但当肠道不耐受、因各种原因不能进行肠内营养(如消化道大出血、严重消化吸收障碍、严重应急状态等)或 EN 不能达到目标量 60%时,可考虑选用 PN。

短期(1 周内)PN 可通过外周静脉输注,若需长期输注或需全部为 PN 支持时,则建议采用经外周中心静脉置管(PICC)或经皮穿刺中心静脉置管(CVC)或输液港(port-cath),其中中心静脉置管是较长时间 PN 的输注途径。

(三) 监测和管理

吞咽障碍患者强调个体化治疗,因此在营养治疗过程中需定期监测,评估当前的进食状况、胃肠道症状、营养素摄入量和营养状况,以便及时调整营养支持方案(表 6-19-5)。

表 6-19-5　监测和管理

分类	监测内容	监测目的
进食量	食物/水分摄入量	评估患者营养素和水分摄入是否充足
进食时症状	每口食物多次吞咽 呛咳/反流 异物/梗阻感	确保当前的饮食符合患者的吞咽功能
胃肠道症状	饥饿感/腹胀 便秘/腹泻	评估摄入食物的容量是否合适及胃肠道的耐受情况
人体测量指标	体重/BMI	评估患者的营养状况
实验室指标	前白蛋白/白蛋白 血糖/血脂/电解质 CRP	评估患者的营养状况,监测有无感染及糖脂代谢、电解质异常

(陈艳秋　孙建琴)

第二节 进食障碍

进食障碍(eating disorders,ED)是指以反常的摄食行为和心理紊乱为特征,伴显著体重改变或生理功能紊乱的一组综合征。主要包括神经性厌食症(anorexia nervosa,AN)、神经性贪食症(bulimia nervosa,BN)和暴食障碍(binge-eating disorder,BED)。神经性厌食症是个体通过节食等手段,有意造成并维持低体重,造成身体功能损害的进食障碍。神经性贪食症是以反复发作性暴食以及代偿行为为主要特征的进食障碍。暴食障碍是以反复发作性暴食为主要特征的进食障碍。

在国外,神经性厌食症的终生患病率在0.2%~0.8%之间,发病的两个高峰年龄是13~14岁和17~18岁,死亡率5%~20%。神经性贪食症的终生患病率为1%,发病年龄12~35岁,死亡率0.4%。暴食障碍的终生患病率达3%。从我国若干大城市精神卫生机构的统计数据来看,我国进食障碍的患病率呈逐年上升的趋势。

本节将简述进食障碍的病因及临床表现,重点介绍进食障碍的营养代谢特点及营养治疗。

一、病因、临床表现与诊断

(一) 病因及危险因素

进食障碍的病因目前未完全阐明,目前公认是与生物、心理、家庭、社会文化等因素密切相关的复杂的多因素疾病。生物学因素进食障碍与遗传学、神经生物学及脑影像学均密切相关。心理因素的相关研究提示神经性厌食症和神经性贪食症患者都具有完美主义、强迫、自恋等特征,冲动和寻求刺激更常见于贪食症患者。家庭因素包括家庭控制和反控制、家庭关系、进食观念、父母养育方式及童年虐待等。文化背景或社会转变可能参与构成了进食障碍的危险因素。同伴的影响、受到体重方面的戏弄及社会攀比也是进食障碍的重要预测因素。

(二) 临床表现与诊断

1. 临床表现 包括心理和行为障碍和躯体症状。心理和行为障碍的症状又包括神经性厌食症的和神经性贪食症的心理和行为症状。

神经性厌食症的心理和行为症状中,对于体重、体型的先占观念是其神经性厌食临床表现的核心症状。厌食症患者对自己体型、胖瘦、肢体某些部位的粗细、大小等存在感知和认知的歪曲。神经性厌食症患者并非真正厌食,而是因为怕胖,为了达到所谓"苗条"而忍饥挨饿,其食欲一直存在。厌食症给自己制定的目标是一种非理性的不健康的极端目标。患者为了达到自己的极端目标,常用限制进食、过度锻炼、呕吐或服用泻药等方法。除此以外,神经性厌食症还可表现出否认病情、对食物的兴趣增加、焦虑抑郁情绪、强迫性思维及行为等临床特征。

神经性贪食是以反复发作性的、不可控制的、冲动性的暴食,继之采用自我诱吐、使用泻剂或利尿剂、禁食、过度锻炼等方法避免体重增加为主要的临床特征。躯体症状则因营养不良,导致全身各系统出现相应的并发症。神经性贪食症患者的躯体表现与暴食、反复呕吐等行为有关。

2. 诊断

(1) 神经性厌食症:①限制能量摄入,需要将体重保持在相对于其年龄、性别、发育水平及躯体健康状况而言的明显低体重状态。明显低体重的定义为:体重低于最低标准体重,或对于儿童和青少年而言,体重低于其年龄相应的最低预期体重。②即使体重明显减轻,仍然强烈担心体重增加或变胖,或者持续进行妨碍体重增加的行为。③患者对自己体重或体形的体验紊乱,对体重或体形的自我评价不恰当,或者对目前低体重的严重性持续缺乏认识。

(2) 神经性贪食症:

1) 反复发作的暴食,每次暴食发作同时具有以下两个特征:①在一个不连续时间段内(例如,在任何的2小时内)进食了肯定比大多数人在相似时间段内、相似场合下能进食的食物量多得多的食物;②发作时对进食缺乏控制感(例如,感觉无法停止进食,或感觉无法控制吃什么或吃多少量)。

2) 为了防止体重增加反复出现不恰当的补偿行为,例如自我诱导呕吐,滥用通便药物、利尿剂,禁食,或过量运动。

(3) 暴食障碍:

1) 反复发作的暴食,每次暴食发作同时具有以下两个特征:①在一个不连续时间段内(例如,在任何的2小时内)进食了肯定比大多数人在相似时间段内、相似场合下能进食的食物量多得多的食物;②发作时对进食缺乏控制感(例如,感觉无法停止进食,或感觉无法控制吃什么或吃多少量)。

2) 暴食发作与以下3项(或3项以上)有关:①进食速度比正常快得多;②持续进食直到感觉饱胀不舒服时才停止;③在身体并没感到饥饿时进食大量食物;④因对进食量感到尴尬而单独进食;⑤过度进食后对自己产生厌恶感、抑郁或罪恶感。

3) 对暴食存在显著的痛苦。

4) 暴食至少平均每周发生1次、持续3个月。

5) 暴食并不伴有反复采用不恰当的补偿行为,并且不会单独出现在BN或AN的病程中。

二、营养代谢特点

进食障碍的患者会出现一系列营养代谢的异常,包括基础代谢率下降、糖脂代谢异常、水电解质紊乱、内分泌改变等。

(一) 基础代谢率下降

一般下降20%,有时下降30%~40%,可有畏寒、体温低、反应迟钝、动作缓慢、记忆力减退等症状表现。

(二) 低血糖

少数患者长期饥饿时,会出现血糖过低而发生昏迷,甚至猝死,特别是病情严重者在活动过程中更容易发生。常规检查发现很多患者存在无症状性低血糖。实验室检查空腹血糖可降低(<3.5mmol/L)。

(三) 胆固醇水平增高

尽管患者低脂肪饮食,但经常发现血胆固醇水平高,这可能是雌激素和甲状腺素代谢异常所致。

（四）高胡萝卜素血症

血清胡萝卜素和维生素A水平升高，是由于饮食中摄入类胡萝卜素过多或者此类物质的利用或代谢的获得性缺陷所致。

（五）水肿

由于营养不足，肾脏血管收缩和肾脏缺氧，导致肾功受损。而血浆蛋白含量下降，同时有组织松弛、血浆通透性的改变等因素使水肿更容易出现。大约20%厌食症患者可能出现外周水肿，通常出现于再进食期间。

（六）电解质紊乱

电解质紊乱与神经性厌食和贪食症的脱水及其代偿性行为有关。脱水使血浆钠升高，尿液浓缩变深。如果脱水过于严重，肾发生代偿，血浆中肌酸和钾就会升高。此外，电解质紊乱和代偿性行为密切相关。呕吐、利尿剂使用、缓泻剂使用都会造成低血钾，会引起心律不齐和猝死。

（七）酸碱平衡紊乱

27%的成年患者发生代谢性碱中毒，8%的成年患者发生代谢性酸中毒。

（八）内分泌改变

1. 闭经　是神经性厌食的诊断标准之一。低体重时，垂体对内源性黄体生成素释放激素（LRF）失去反应。血浆黄体生成素（LH）和卵泡刺激素（FSH）的基础水平降低，分泌峰值降低，从而导致卵巢释放的血清雌激素水平降低。患者表现月经停止，青春期早期患者可表现为性发育停止、不来月经或第二性征减退；子宫萎缩变小；无性欲；生育困难；孕期和分娩期并发症发生率高。

2. 甲状腺功能减退　患者表现生命体征下降、皮肤干燥、便秘、怕冷、踝反射延迟、头发干燥、稀疏、脆弱，睫毛和眉毛脱落（尤以眉梢为甚）、皮肤苍白、有非凹陷性水肿。患者心动过缓、心音低弱、心输出量减少。

3. 肾上腺皮质激素分泌增加　疾病早期，由于肾上腺皮质激素分泌增加，患者虽然营养状况下降，但却精力充沛甚至欣快，睡眠少，很多患者由此判断自己的健康状况，甚至认为比正常体重时还要好，所以不肯增加体重。但这种表现只是身体暂时的适应性变化，随着身体状况恶化，就会出现虚弱无力症状；肾上腺皮质激素增加会导致患者情绪不稳定、烦躁易怒；由于肾上腺皮质激素对雌激素合成的抑制作用，雄性激素分泌相对增多，女性患者出现细毳（cui）毛，分布于面部、颌下、腹部及腰背部，有的患者会出现痤疮。患者对感染的抵抗力也减弱。

三、营养支持治疗

进食障碍中的神经性厌食患者因体重过低而存在不同程度的营养不良。在神经性厌食患者的各种治疗方法中，营养治疗是最主要的、最紧急的、最基本的治疗。进食障碍的营养治疗涉及了营养学、临床医学、心理学等多个学科领域，严密医疗监测、准确营养评估、科学执行方案是治疗成功的关键。

（一）饮食

营养治疗主要以经口进食的方式实现营养重建，至少要经历三个阶段——稳定阶段、恢复阶段、巩固维持阶段。稳定阶段的目标是纠正患者的脱水、水电解质平衡，阻止体重进一步下降和促进体重初步恢复，稳定生命体征；恢复阶段的目标是增加热量摄入，恢复正常的饮食结构，保证体重稳定恢复；巩固维持阶段的目标是维持体重，练习自主进食和自我监控。

1. 稳定阶段的营养方案　本阶段的目标是纠正患者脱水、水电解质紊乱，稳定生命体征。本阶段应保证患者每日能量摄入在1400~1500kcal，建议分5~6餐完成（3次正餐，2~3次加餐）。根据患者躯体状况和心理承受能力，食物内容可包括普通食物和（或）营养补充剂，并可以根据患者的躯体反应进行调整。这一阶段应严密监测患者的出入量、生命指征和实验室相关指标，尤其是电解质水平，防止出现再喂养综合征。稳定阶段持续时间可在2~4周。

2. 恢复阶段的营养方案　本阶段以逐渐增加热量摄入，保证体重稳步恢复为目标。恢复体重的速度在住院情况下以1~2kg/周为宜，门诊则以0.5~1.0kg/周为宜。为保证体重的恢复，患者能量摄入需在维持基本代谢需求的前提下，摄入额外的热量1000kcal/d，这意味着每日总能量摄入至少在2200~2500kcal。随着患者的康复进程，其体重增加和基础代谢率提高，体重增长的速度会变慢，需要的能量摄入会相应增多，最多可达3500kcal/d。

3. 巩固维持阶段的营养方案　本阶段以维持体重、学习自我监控和维持进食为目标。这个阶段患者开始练习如何自我安排饮食和自我监控，保证足够的能量摄入以维持健康体重。热量摄入通常在1800~2500kcal之间，具体因个体代谢水平和运动消耗水平不同而不同。

（二）肠内营养

在神经性厌食症营养治疗中，肠内营养只是用于严重病例及抢救生命的短期治疗方法。是否需要采用肠内营养要谨慎考虑，即使选用也应尽可能缩短应用时间，超过医学安全体重（如BMI 13kg/m^{2}或14kg/m^2）即停用。此外，应该尽一切可能地避免肠外营养，因为这种方法对患者的益处并不会多于肠内营养。

肠内营养首选医疗风险相对小的鼻胃管途径。鼻饲喂养时速度宜尽量慢，以减少并发症。鼻饲饮食宜选用等张液，浓度过大会加重肠道和肾脏的负担。其能量可从20kcal/kg开始，在严重病例中起始量可以更少。体重增加后肠内喂养将逐渐减少，在肠内喂养起始时就要做好恢复经口进食的计划。

（三）监测和管理

1. 制定健康目标体重　在营养治疗时需要与患者公开讨论目标体重的问题，常用的原则是通过评估告知患者需要恢复的理想体重，然后协商阶段性的目标。

一般来讲，临床上操作性较好的目标体重可先设定为正常体重的低限，在亚洲成年女性推荐为体质量指数至少为18.5kg/m^2（根据我国标准BMI正常范围为18.5~24kg/m^2）。而患者个体化的健康体重差异往往较大：一个女性患者的健康目标体重是月经周期和排卵期恢复正常时的体重；对于男性患者来说，是睾丸功能恢复正常时的体重。对于以前曾经有正常的月经和排卵的女性患者，临床医师可以将健康体重定为其身体、心理功能都比较活跃时的体重。对于儿童和青少年,应参照生长发育曲线制定健康目标体重。结合青少年患者的月经史和骨骼测量、父母的平均身高和骨架评价、青少年生长曲线,来判断现在年龄的个体"预期"体重的适宜范围。

2. 饮食监督　在住院营养治疗中,患者一般会被要求在小组中用餐,从而促进患者进食的社会化及提供支持,同时也有助于进行饮食监督。为了防止患者藏匿食物或呕吐,工作人员在患者完成进食后还会继续监督她们一段时间,例如一小时内不允许上洗手间,建议她们做些安静的感兴趣的事,如上网、看书、十字绣、写日记等。在治疗后期,患者可以在没有监督的情况下进食。

(陈珏)

第三节　肌肉减少症

肌肉减少症(sarcopenia,以下简称肌少症)是与增龄相关的进行性骨骼肌量减少、伴有肌肉力量和(或)功能减退的综合征。据统计,在60~70岁的老年人中,肌少症的发病率为5%~13%;80岁以上的老年人发病率则高达11%~50%。根据病因,可以分为原发性肌少症(是与增龄有关的骨骼肌减少)和继发性肌少症(又可分为疾病相关性、营养相关性和运动相关性肌少症)。肌少症增加老年人跌倒、虚弱、失能的风险。肌少症可导致不良的临床结局,使并发症和死亡风险增加,同时带来高昂的医疗花费和经济负担。2016年10月,肌少症已入编世界卫生组织国际疾病分类表(ICD-10-CM,代码M62.84)。随着我国人口老龄化,充分认识肌少症并开展积极防治,对改善生活质量、降低并发症、降低疾病负担具有重要意义。

一、病因和临床表现

(一) 肌少症的病因和危险因素

肌少症是环境因素与遗传因素共同作用的结果,多种危险因素和机制参与其发生,包括增龄相关激素和代谢变化,包括胰岛素抵抗;疾病相关的代谢和炎性细胞因子的参与;神经-肌肉功能减弱;细胞凋亡等;此外,营养素摄入不足,运动量减少生活方式等风险因素也参与其中,见表6-19-6。

表6-19-6　肌肉减少症按病因分类

原发性肌肉减少症	
年龄相关性	由增龄引起
继发性肌肉减少症	
与运动相关	静坐的生活方式,长期卧床和没有重力的环境
与疾病相关	与器官衰竭相关(心脏,肺,肝,肾,脑),炎症,恶性肿瘤或内分泌疾病
与营养相关	膳食中蛋白质、能量摄入不足、消化吸收不良,胃肠道紊乱或服用影响食欲的药物

(二) 临床表现及结局

1. 老年人肌少症　肌少症缺乏特异的临床表现。老年人肌少症可表现为虚弱、容易跌倒、行走困难、步态缓慢、四肢纤细和无力等,活动受限制、骨折和残疾的风险增加。

2. 疾病相关的肌少症　许多疾病可引起肌少症,并导致不良的临床结局。

肿瘤恶病质和肌少症有许多相似之处,包括线粒体功能障碍、胰岛素抵抗、蛋白质代谢改变和炎症。肿瘤患者的体重明显下降是恶病质区别于肌少症一个最明显的特征。危重症患者在应激损伤状态,在激素和炎症因子的作用下,机体蛋白质分解显著大于合成,在能量不能满足机体需求时,蛋白质常常成为能量代谢的来源,分解代谢率增加,骨骼肌的分解可增加70%~110%。严重烧伤患者骨骼肌蛋白分解更为严重。严重应激时,负氮平衡可持续较久,结果导致相关危重症患者的肌肉萎缩,包括重症监护室的获得性肌无力(acquired weakness),导致住院时间和机械通气时间显著延长,甚至ICU后相当长时间骨骼肌功能障碍(肢体近端无力、呼吸肌无力等)。肌少症使股骨颈骨折的风险增加,手术并发症增多、住院时间延长。有研究表明胃大部切除术的肌少症患者出现术后严重的并发症是不伴有肌少症患者的5倍风险。接受胸腰椎手术的肌少症患者住院时间为不伴有肌少症患者的1.7倍,术后并发症是无肌少症患者的3倍,并转院到其他康复或护理机构的可能性更大。肌少症增加死亡率。肌少症的普通外科患者与正常骨骼肌的患者相比,3年生存率明显降低,这种现象在肝移植患者中更为明显。

二、肌少症的筛查评估与诊断

肌少症判定标准应综合肌量和肌肉功能的评估,主要评估指标有肌量(mass)减少、肌力(strength)下降,日常活动功能(physical performance)受损。参考国外的有关标准及我国现有的研究,建议肌少症的筛查与评估步骤如下:①先行步速测试,若步速≤0.8m/s,则进一步测评肌量;步速>0.8m/s时,则进一步测评手部握力。②若静息情况下,优势手握力正常(男性握力>25kg,女性握力>18kg),则排除肌少症;若肌力低于正常,则要进一步测评肌量。③若肌量正常,则排除肌少症;若肌量减低,则诊断为肌少症(图6-19-3肌少症的筛查和诊断流程)。肌量测定方法有CT扫描、磁共振(MRI)、双能X线(DXA)、体成分仪(BIA)、小腿围、中上臂围等,可根据临床和科研工作的需要选择适合的方法。针对肌肉的不同部分,通常采用握力、膝关节屈伸力量及吸气峰流速作为评估手段。

亚洲肌肉衰减综合征工作组(AWGS)肌减症诊断标准(以下三项条件满足条件1,同时满足条件2或条件3中的任意一条)。

1. 骨骼肌质量减少(BIA:男性ASMI<7.0kg/m^2,女性ASMI<5.7kg/m^2,或DXA:男性ASMI<7.0kg/m^2,女性ASMI<5.4kg/m^2)。

2. 骨骼肌力量下降(手握力:男性<26kg;女性<18kg)。

3. 身体活动能力下降(步速<0.8m/s)。

2016年亚洲肌少症工作组(AWGS)推荐使用SARC-F量表。此量表是通过肌肉力量、辅助行走、座椅起立、攀爬楼梯、跌倒次数5个方面评价骨骼肌的减少情况(表6-19-7)。5类项目得分累加可得SARC-F量表的总分,即最低为0分,

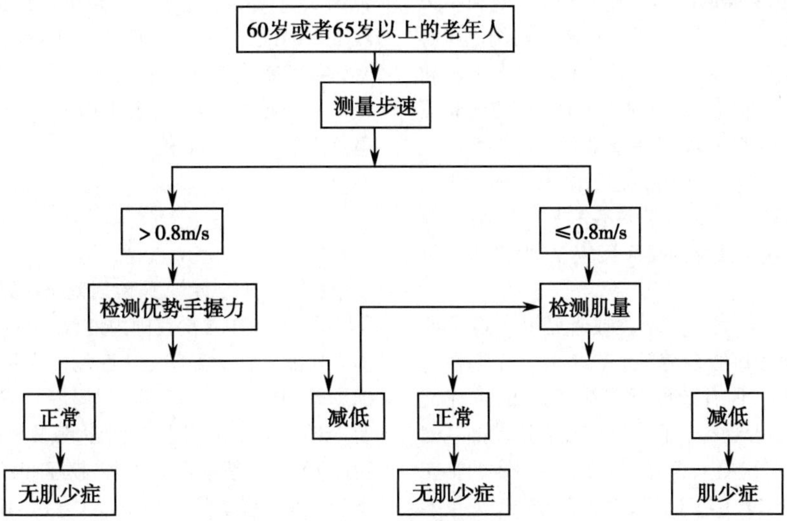

图 6-19-3　肌少症筛查和诊断流程

表 6-19-7　SARC-F 量表主要检测内容与方法

评估项目	具体问题	相应得分		
		0分	1分	2分
肌肉力量	举起/搬运约 4.5kg 重物的难度	没有难度	有一定难度	难度较大、无法完成
辅助行走	步行穿越房间的难度	没有难度	有一定难度	难度较大、需要帮助、无法完成
座椅起立	从床或座椅站起的难度	没有难度	有一定难度	难度较大、没有帮助无法完成
攀爬楼梯	攀爬 10 级台阶的难度	没有难度	有一定难度	难度较大、无法完成
跌倒次数	过去 1 年中跌倒的次数	0 次	1~3 次	4 次及以上
		0 分		10 分
小腿围度	测量右侧小腿围度	男>34cm		男≤34cm
	双脚间距 20cm，腿部放松	女>33cm		女≤33cm

最高为 10 分。有学者建议，当 SARC-F 量表得分≥4 分时，即可初步临床诊断为肌少症。

三、营养支持治疗

营养和运动是肌少症预防和治疗的主要措施，其效果取决于患者基础的营养状况，肌少症的严重程度，以及对营养和运动干预的依从性。因此，早期筛查诊断和及时有效的干预对肌少症的防治具有积极的意义。

（一）营养支持治疗

1. 营养筛查评估　营养不良是肌少症的发病原因之一，营养不良的老年人以及存在营养风险的患者肌少症的发病率较高，并且与不良临床结局相关。早期识别并诊断营养不良，将有助于改善患者的临床结局，推荐对患者常规进行营养筛查，方法见本卷第三章。

2. 充足的蛋白质　充足的蛋白质供给和合理的摄入模式，有助于减缓肌少症的发生、改善健康和临床结局。美国健康 ABC 研究进行的老年人膳食蛋白质摄入量与肌肉丢失的 3 年前瞻性研究发现，高蛋白质摄入可减少 40%瘦组织的丢失，经能量校正的蛋白质摄入量，最高摄入组与最低组比较，瘦组织丢失减少 40%（蛋白质 91g/d，占能量 18.2% vs 59g/d，占能量 11.2%），增加蛋白质供给可以改善老年人肌肉蛋白质的合成抵抗，有效维持肌肉质量及功能。老年人蛋白质供给量为 1.2~1.5g/(kg・d)，优质蛋白质占 50%，并平均分配到三餐。

乳清蛋白为快吸收蛋白，增加机体肌肉合成以及瘦体重的作用比酪蛋白或大豆分离蛋白更强，肌少症的营养配方中乳清蛋白的比例应占 60%或以上。亮氨酸在刺激肌肉蛋白合成中有重要作用，可以增加老年人的骨骼肌蛋白质合成率，并克服增龄导致的合成代谢抵抗。丹麦进行一项为期 6 年的队列研究表明，高亮氨酸（7.1g/d）加上高蛋白摄入，可使老年人长期维持瘦体重。美国医学指导协会推荐老年人每餐应提供 2.5g 亮氨酸。

3. 补充维生素 D　维生素 D 对骨骼肌的作用是通过与维生素 D 受体结合发挥作用。多数研究表明，补充维生素 D 对骨骼肌的作用体现在对骨骼肌力量和功能的影响，血清 25-(OH)D 水平的降低与老年人肌肉力量下降和老年人活动能力的下降存在明显的相关性。有荟萃分析提示补充维生素 D 可以预防老年人摔倒，给予维生素 D 补充 700~1000U/d，降低了 19%摔倒风险。补充维生素 D 可提高骨骼肌的力量，与年轻年人相比，维生素 D 不足的老年人［血清 25-(OH)D≤30nmol/L］补充维生素 D，对骨骼肌力量的作用更为明显。在补充维生素 D 期间要定期监测血清 25-(OH)D 水平，使其达到适宜的水平（≥75nmol/L）。建议维生素 D 的补充剂量不小于 700U/d。

4. 增加 n-3 多不饱和脂肪酸　补充 n-3 多不饱和脂肪酸可以增加老年人的握力和蛋白质的合成率。病例对照研究结果表明，伴有肌少症的癌症患者肌肉组织中多不饱和脂肪酸含量和比例低于非肌少症患者。Gordon I Smith 等人的研究发现，鱼油干预 6 个月［1.86g/d EPA(20:5 n-3)和 1.50g/dDHA(22:6 n-3)］，与对照组相比，可增加健康老年人骨骼肌肌量和功能。补充 n-3 多不饱和脂肪酸或鱼油，可改善肿瘤患者、危重患者的炎症反应，减少机体瘦组织的丢失。

5. 口服营养补充　存在营养不良或者营养不良风险的肌少症患者，推荐使用口服营养补充(ONS)。无论在社区还是医院，ONS 作为一种有效的营养补充方式，可使营养不良或营养风险的患者受益。在日常膳食和运动的基础上，ONS 每日 1~3 次，每次摄入含有 15~20g 蛋白质的补充剂，提供额外每餐 200kcal(836.8kJ)，对预防虚弱、老年人的骨骼肌减少和改善肌少症患者的身体成分，以及改善身体功能和平衡性有一定作用。除此之外，也可以在医师和临床营养师的指导下选择专门针对肌少症的特殊医学配方食品(FSMP)。

(二) 其他治疗方法

1. 运动干预　运动对肌肉肌量、力量和功能有相当积极的作用。运动包括有氧运动和抗阻运动，其中以抗阻运动(resistance exercise, RE)对肌少症最为有效。以抗阻运动为基础的运动(如坐位抬腿、静力靠墙蹲、举哑铃、拉弹力带等)能有效改善肌肉力量和身体功能。抗阻运动结合蛋白质补充是肌少症防治的有效措施。

2. 物理治疗　对于缺乏运动或者运动受限制的老年人或患者，可使用水疗、全身振动(vibration therapy, WBV)和功能性电刺激(functional electrical stimulation, FES)等物理治疗。此外，其他物理因子，如电磁场、超声等在肌少症的防治中也有一定作用，但具体作用机制和应用条件还有待进一步明确。

3. 药物治疗　目前缺乏安全有效的药物治疗肌少症。

(孙建琴)

第四节　艾　滋　病

艾滋病，即获得性免疫缺陷综合征(acquired immune deficiency syndrome, AIDS)，由人类免疫缺陷病毒(human immunodeficiency virus, HIV)感染引起。自 20 世纪 90 年代开始，AIDS 以暴发势态向全国蔓延，截至今日，随着性传播成为主要传播方式，HIV 感染速度仍在上升，AIDS 患者数量未得到控制，印尼、印度及中国等发展中国家疫情仍严重。

AIDS 是一种慢性消耗性传染病，目前尚无法治愈，仅能通过抗病毒治疗延长患者生存时间。随着病情的发展和恶化，患者常出现食欲缺乏、慢性腹泻，甚至出现其他器质性损伤。由于机体处于慢性衰竭状态，营养摄入和利用减少，同时，消耗增加，免疫系统受损，面对难以控制的机会性感染和随之而来的各种应激反应，机体需要更多能量。AIDS 患者多出现营养不良，特别是合并各类并发症，或是特殊人群，如老人、孕妇及婴幼儿等，常加重病情，增加治疗难度。因此，对 HIV 感染者或 AIDS 患者进行科学、合理及有效的营养支持与管理，能够有效改善患者全身营养状况，最终达到延缓 AIDS 患者疾病进程、改善其生活质量、延长患者生存时间的目的。

一、AIDS 流行病学、风险因素、病因及临床表现

(一) 流行病学、风险因素及病因

自 1985 年首次在国内发现 AIDS 患者，到 1989 年于云南省瑞丽市检测到超过 100 例的大规模 HIV 感染者，正式标志着 HIV 病毒在我国开始流行。进入 20 世纪 90 年代后，AIDS 开始由我国的西南边陲放射性向全国扩散。根据我国 AIDS 疫情报告的数据，截至 2018 年 5 月，现存 HIV 感染者/AIDS 患者超过 81 万人，存活 HIV 感染者 47.4 万人，AIDS 患者 33.6 万人。虽然 AIDS 流行率较低，但是我国人口基数较大，新增 HIV 感染者数量仍呈现逐年增长趋势。世界卫生组织和联合国 AIDS 规划署认为，第二次 AIDS 冲击将转至亚洲，主要集中在印尼、印度及中国等人口数量较多的国家，所以，AIDS 疫情仍然是我国和当今世界最为关注的公共卫生问题之一。

经调查，AIDS 以异性传播为主，同性性交、注射吸毒、血液制品及母婴传播次之。我国 HIV 感染者人群多样，且既往感染者陆续进入 AIDS 发病阶段，AIDS 发病率和死亡人数逐年增多。

HIV 感染可直接损伤患者淋巴系统、造血组织及神经系统。由于 HIV 病毒在体内不断复制，并慢性持续攻击免疫细胞，最终导致淋巴结内淋巴细胞进行性减少、脾脏小动脉周围 T 细胞空虚、胸腺萎缩以及骨髓病变等。HIV 进入人体后，48 小时内即可到达淋巴结，5 天即可检测到病毒成分，随后产生病毒血症，导致急性感染，直观特点是 $CD4^{+}T$ 淋巴细胞数量短期内一过性迅速减少。在未进行处理的情况下，$CD4^{+}T$ 淋巴细胞数可自行恢复至正常水平或接近正常水平，然而机体的免疫系统已受损，特别是作为人体最大免疫器官的肠道，肠道免疫细胞处于耗竭状态，肠道屏障受损，肠道菌群移位引起全身病理性的免疫激活，加快 HIV 感染进展为 AIDS 和患者非 AIDS 相关性并发症的发生，同时，肠道还成为了最大的病毒储存库，机体不能完全清除病毒，由此形成慢性病毒感染。由 $CD4^{+}T$ 淋巴细胞减少导致其功能障碍以及异常免疫激活，表现为发热、乏力、体重下降、全身淋巴结肿大及神经系统症状，进而诱发多器官功能障碍，危及患者生命安全，伴随各种严重机会性感染和继发性肿瘤。HIV 感染破坏患者肠黏膜屏障，引发相关并发症，致使疾病进程加快，因此，最大限度维持患者肠黏膜的完整性，可促进肠道免疫重建，减少感染等致死性并发症，减缓疾病进程。

(二) 临床表现

从最初感染 HIV 至发展成为 AIDS 是一个较为漫长且复杂的病理生理过程，在 HIV 感染的不同阶段，机体表现出不同的临床表现。根据感染后临床表现及症状严重程度，HIV 感染的全过程可分为急性期、无症状期及 AIDS 期。

1. 急性期 虽然 HIV 不能直接被检测到,在感染病毒初期,机体可以产生抗病毒的抗体,在 0.5~3 个月期间,产生的抗体可以被检测到,由此判断患者是否为 HIV 携带者。在此过程中,常见发热,并伴随咽痛、盗汗、恶心、呕吐、腹泻、皮疹、关节疼痛、淋巴结肿大及神经系统症状等。外周血中可以检测出 HIV RNA 和 P24 抗原,但 HIV 抗体不常检测到;同时 $CD4^+T$ 淋巴细胞计数一过性减少,$CD4^+/CD8^+T$ 淋巴细胞比值亦可倒置,部分患者有轻度白细胞和血小板减少或肝功能异常。少部分感染者出现 HIV 毒血症和免疫系统急性损伤相关临床症状,大部分患者临床症状轻微且持续 1~3 周后即可缓解。

2. 无症状期 从感染病毒到发病,称为潜伏期。根据个体免疫力、感染病毒数量和型别、感染途径、营养条件及生活习惯等因素的差别,该阶段持续时间不等,一般约为 6~10 年,大约 5%~10%的快速进展者发展时长为 2~3 年,也有 5%的长期不进展者可维持长达 12 年。感染者一般经由急性期进入无症状期,也存在部分患者从最初感染直接进入该阶段。感染初期的机体免疫,HIV 虽然被抑制,但无法完全清除,机体虽然有与常人无异的表现,由于 HIV 在体内慢性持续复制,$CD4^+T$ 淋巴细胞数量逐渐下降,机体免疫系统慢性持续受到攻击,并具有传染性。

3. AIDS 期 当 HIV 感染者的抵抗力不能维持最低抗病能力时,可出现各种并发症,即进入 AIDS 期。此时若不及时开展抗病毒治疗,患者一般会在 0.5~2 年内死亡。该阶段患者常见持续 1 个月以上的发热、盗汗、腹泻,体重减轻 10%以上等表现。其中部分患者可观察到神经精神症状,如记忆力减退、精神淡漠、性格改变、头痛、癫痫及痴呆等症状。此外,患者可见持续性全身性淋巴结肿大,特点为:①除腹股沟以外有两个或两个以上部位的淋巴结肿大;②淋巴结直径≥1cm,无压痛,无粘连;③持续时间 3 个月以上。AIDS 期间,患者外周血中 $CD4^+T$ 淋巴细胞计数多<200 个/μl,血浆中 HIV 数量激增,并导致各种机会性感染和继发肿瘤。

二、AIDS 患者的营养代谢特点

据 WHO 报道,感染 HIV 后,口腔真菌感染或机体免疫紊乱等因素导致患者食欲下降,且消化系统功能障碍造成营养吸收降低。此外,HIV 感染者/AIDS 患者常伴随多种代谢异常现象,如高皮质醇症、低性腺素、蛋白质分解代谢及脂肪酸代谢调节障碍等,常出现体内蛋白质合成或分解速率下降、血糖循环降低及总氨基酸/必需和非必需氨基酸的比例降低现象,造成体重下降异常明显,而体重下降是反映患者机体营养状况不良的一项重要指标。脂肪代谢紊乱综合征是 HIV 感染者/AIDS 患者抗病毒治疗后的重要代谢问题,因此,需要摄入比常人多 10%~30%的热量才能代谢由肝脏产生的多余脂肪。因此,在 HIV 感染/AIDS 发展过程中,进行营养支持有助于早期抗病毒治疗,保护免疫细胞的功能。增强患者机体营养,尤其是提高维生素和矿物质含量,可以有效促进免疫细胞分化,提升 $CD4^+T$ 细胞计数,促进患者肠屏障修复,增强患者抗感染能力。

此外,合并不同疾病的 AIDS 患者代谢水平根据疾病类型不同,制订不同的营养支持方案,将会优化治疗效果。针对 AIDS 患者常合并糖尿病、血脂异常、高血压、腹部肥胖、痛风等相关代谢类疾病,需对症治疗为主,并辅以饮食调整。对于合并结核、病毒性肝炎及肿瘤等消耗性疾病,因常伴随有能量缺失和负氮的营养状况,因此,在营养支持过程中,应满足能量和蛋白质双需求,通过调节代谢,控制消耗性疾病的发展。而对应于伴随机会性病原感染,合并感染患者在进行抗感染治疗过程中,无法避免长期使用抗生素,最终胃肠道菌群紊乱,导致消化和代谢吸收功能障碍,使机体处于能量和蛋白质双失衡状态。因此,在进行抗感染治疗的同时,给予营养支持是必要的。此外,HIV 感染孕妇由于疾病本身以及 HAART 药物对食物吸收的影响,更容易出现营养缺乏,导致贫血、体重增加不足和低体质指数等现象,因此,对 HIV 感染的孕前和孕期女性进行合理的营养指导和安排,提高孕期增重数,可有效改善新生儿出生结局。维生素 B_1、烟酸、钙及脂肪摄入少是 HIV 暴露婴儿的常见表现,因此,对于 HIV 暴露婴儿需进行科学、合理的膳食,增加富含多种微量元素的高能量密度食物的摄入、减少碳水化合物的摄入比例有利于暴露婴儿的健康成长。

三、AIDS 患者的营养支持

(一) 饮食

AIDS 患者中,98%的患者存在营养不良、免疫力低下等现象,因此,进行科学合理的营养支持显得尤为重要,营养支持可增加患者对抗病毒治疗的反应性和提高机体免疫重建的效果。营养支持可补充人体所需的营养物质,为恢复人体免疫功能、维持机体器官功能提供必要的能量,修复肠道屏障损伤。研究显示,肠道免疫与肠道菌群环境密切相关,其分泌物可有效促进营养物质吸收消化,当人体免疫力下降、消化系统功能障碍导致营养不良时,易造成肠道菌群易位,促使菌群从有益菌群转变为致病菌群,引发感染。AIDS 患者建议摄入高蛋白质、高热量、高维生素及高纤维素的食物。

AIDS 患者通常会出现蛋白质消耗增加、小肠吸收能力减退、体重减轻等系列症状。有益的高蛋白食物包括鱼虾类、家禽类、豆类和奶类等。同时,每餐进食的蛋白质含量需要限制在一定范围内,如 40~60g 熟肉、100ml 豆奶等,蛋白饮食量过高将会造成肾脏负担,引起身体不适。

AIDS 患者应坚持食用富含维生素和矿物质的营养物质,如新鲜水果、蔬菜以及各种坚果。其中应特别补充的是胡萝卜素、维生素 C、维生素 E 及锌等营养素。维生素和矿物质的补充同样在一定范围内,维生素 C 每日摄入量为 50~100mg、维生素 E 为 400U、硒 200μg 及锌 50mg 等。

在高蛋白饮食、高维生素的辅助下,患者应坚持实行少食多餐原则,男性每日至少进食 5~6 餐,女性每日进食 4~5 餐,增加摄入饮食有效总热量。患者应多食谷物类食物。对进食有困难、难以保持体重和体力的患者,建议食物中添加植物油或花生酱,不吃难消化且易被污染的生菜。

(二) 肠内和肠外营养

正常饮食外的营养支持流程,可分为肠内营养和全肠外营养。EN又分为经口进食和口服补充/管饲两个步骤。经口摄入是营养支持最科学、经济的途径,所以,在营养治疗中尽可能采用经口摄入途径。原则上,只有当这一步骤实施4~8周效果不佳后,可考虑进入口服补充或管饲步骤。在无症状阶段,以进行营养教育为主,而对于初期评估处于重度营养不良,且摄入状况极差的患者,可直接进入管饲阶段。

在EN阶段,临床上最广泛使用的是标准整蛋白型EN制剂,适用于绝大多数患者。而对于肠胃功能受损严重或有吸收障碍的患者,推荐使用要素型易吸收制剂,选用低脂短肽的EN制剂可减少食物对胃肠道刺激。有研究指出在标准营养制剂的基础上,添加一定的特殊营养物质,可有效调节患者机体免疫,抑制炎症,改善临床状况,促进机体恢复及预后。如对AIDS患者早期肠内营养支持过程中添加谷氨酰胺、鱼油及微量元素,可有效改善患者免疫细胞水平,维持小肠黏膜的完整性,提升免疫力,改善临床症状。

如果无法进行肠内营养支持,应选择肠外营养途径。TPN过程中,营养物质的供给包括蛋白质、碳水化合物及脂肪。其中蛋白质的提供形式是氨基酸,碳水化合物的形式是葡萄糖,蛋白质与碳水化合物的比例为150∶1。此外,患者每周摄入脂肪应低于20g/d,以减少由于胆酸重吸收发生障碍或过量脂肪酸对结肠的刺激所引起的分泌型腹泻。

(三)评估和管理

1. 生活质量评估　包括健康调查和健康评估,其中健康调查包括年龄、性别、种族、职业、遗传因素、心理因素、社会因素、生活行为方式、个人医学问题及体检信息等。健康评估是综合个人生活行为、生理心理及社会环境等诸多因素,进行前瞻性和个体化的定性、定量分析,对AIDS患者目前的健康状况及发展趋势做出预测,起到对健康的检测和管理作用。

2. 生活方式调整　有效干预个人健康因素是健康管理的重点,分层干预和调整是比较经济有效的模式。具体模式如下:①对于具有HIV暴露史或感染高危因素的人群,应做到早发现、早诊断及早治疗;②对于HIV感染无症状期的人群,要积极进行健康宣教,教育和引导健康的生活方式,消除罹患相关并发症的危险因素,减少并发症的发生;③对于进入AIDS期的人群,采取有效的治疗措施,积极进行对症治疗,减轻患者痛苦,改善生活质量;④对所有的HIV感染者进行定期、持续的健康监测和评价。

3. 营养管理路径　AIDS患者营养管理的基本步骤:①了解患者的营养状况,即收集服务对象的营养和健康信息;②进行营养及疾病风险性评价,即根据收集的服务对象信息,对其营养状况及疾病发展或死亡的危险性进行量化评估;③制定个性化的营养干预措施并对其效果进行评估(图6-19-4)。

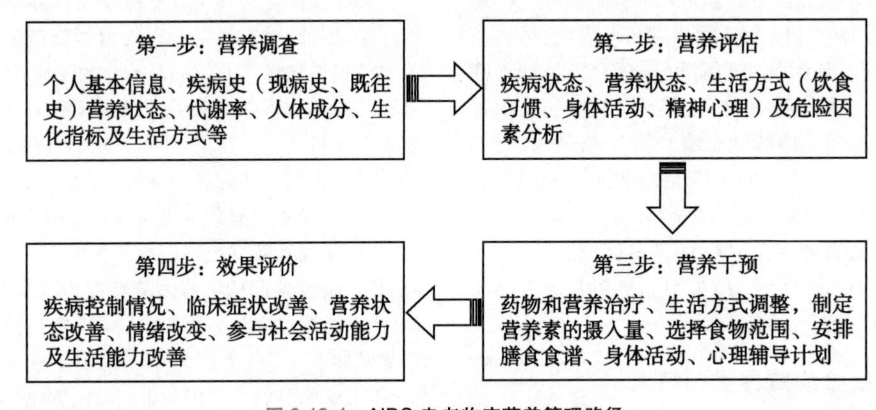

图6-19-4　AIDS患者临床营养管理路径

(王昆华　王华伟)

第五节　酒精依赖与酒精中毒

根据2018年WHO发布的国际疾病定义,酒精依赖(alcohol dependence)是指由于重复或持续饮酒引起的行为障碍(alcohol-use disorders)。其最大特点为强烈的饮酒冲动,饮酒积极性高于其他任何活动,且不计后果的持续饮酒。酒精依赖者会出现精神依赖性(即成瘾性)、酒精耐受以及若减少或停止饮酒会出现戒断症状等相关表现。酒精中毒(alcohol intoxication)的特征性临床表现为在饮酒期间或之后出现的以意识和判断力受损、步态蹒跚、口齿不清、情绪不稳、行为不当或有攻击性以及协调障碍等。酒精中毒具有时效性且其严重程度往往与饮酒量有关。此外,WHO还定义了"有害饮酒(harmful use of alcohol)",有害饮酒与酒精中毒有关,会引起精神症状,如幻觉、错觉、焦虑、情绪障碍、遗忘等。

根据WHO的报告,2010年全世界15岁以上人群的人均酒精摄入量为6.2L,相当于每天摄入酒精13.5g。2014年中国15岁以上人群酒精摄入量为6.7L,相当于每天摄入酒精14.6g,摄入的各类酒的比例分别为烈酒69%、啤酒28%、红酒3%。《中国居民营养与慢性病状况报告(2015年)》报道,2012年全国18岁及以上成人的人均年酒精摄入量为3L,饮酒者中有害饮酒率为9.3%,其中男性为11.1%,女性为2.0%。城市和农村饮酒者中有害饮酒率分别为7.5%和10.2%,农村高于城市。有害饮酒仍是造成全世界疾病、伤残和死亡的重要危险因素(排名前五),也会造成严重的社会经济学负担。2012 年全球约 330 万人的死亡(占世界死亡人口的 5.9%)和约 5.1%的疾病和伤害负担是由酒精摄入造成的,其中男性的比例高于女性。

一、临床表现和诊断

饮酒在我国及世界多数国家广为接受,但酒精仍是许多疾病的重要病因和危险因素。过量饮酒已成为世界性的社会问题,酒精消费带来酒精依赖与酒精中毒等不利健康和社会的后果。

临床表现

酒精依赖表现为持续地或定时地追求精神效应的饮酒冲动,饮酒积极性高于其他任何活动,且不计后果。我国习惯称为"酒瘾"。其诊断标准:①有强烈的饮酒冲动;②不能控制饮酒行为;③戒断症状;④酒精耐受;⑤对饮酒以外的事物、活动表现淡漠,失去兴趣;⑥不顾生理和精神问题继续饮酒。在饮酒的 12 个月内出现 3 条及以上上述特征,或在 1 个月内连续饮酒(每天或几乎每天)即可诊断为酒精依赖。

与其他食物相比,酒精独具特点。根据其饮用频率和量的不同,酒精可以扮演营养素、毒物和药物的角色。每个消费者的情况决定了它最终的结果。酒精中毒诊断标准为:①有引起酒精中毒的先因条件,包括单次有害饮酒、习惯性有害饮酒、酒精依赖及其缓解阶段等;②危害具有严重性。此外,可结合饮酒评定量表(AUDIT 量表,CAGE 量表等)和血液检查联合诊断。饮酒后血中乙醇浓度(blood alcohol concentration)一般在 30~45 分钟内达到峰值,随后逐渐降低。血中酒精浓度≥35mmol/L,或 γ 谷氨酰转移酶≥35U/L,或碳水化合物缺陷型转铁蛋白≥20U/L 均提示可能存在过度饮酒问题。肝功能检测中丙氨酸和天冬氨酸氨基转移酶也有一定辅助诊断作用。

二、营养代谢特点

酗酒会对营养状况造成深远影响甚至导致营养不良和营养相关性疾病。酒精虽然富含能量,但是长期酗酒会造成线粒体损伤伴随脂肪氧化偶联不良,因此线粒体氧化乙醇不储存化学能。随着酒精占膳食摄入热比的增加,膳食蛋白质、碳水化合物和脂肪的摄入将被取代而减少,并且由于长期酗酒往往会造成消化道损伤和肝损伤,因此很多营养素如维生素 A、B 族维生素、维生素 C、维生素 E、钙、铁、锌、镁等营养素的摄入、吸收及转化合成也会减少,排泄增加。其中长期酗酒者容易发生维生素 B_1 严重缺乏,从而引起 Wernicke-Korsakoff 综合征,典型的表现有眼部症状、共济失调和精神障碍的三联症及一种特殊的遗忘综合征(表现为明显的对近事的记忆障碍)。酗酒者还容易发生叶酸吸收障碍和(或)代谢异常,远期影响为发生巨幼红细胞贫血。

三、营养支持治疗

(一) 筛查和评估

酒精性营养缺乏的临床表现取决于酒精中毒的进展阶段、社会经济状况、酒精性和非酒精性疾病以及患者用药情况。社会经济因素造成的酗酒者,在缺乏任何临床可见身体疾病情况下,很少出现营养缺乏的表现。随着酒精中毒的进展,各器官系统和营养不良的临床表现才相继出现。对酒精性疾病患者的营养学评价与对其他疾病的评价没有差别。

(二) 饮食

胃肠道功能正常者可以采用低脂饮食,保证碳水化合物、蛋白质及维生素和矿物质的摄入。

慢性酒精中毒伴营养不良者应进行营养干预治疗。由于长期大量酗酒者容易发生维生素 B_1 缺乏病,因此应注意补充维生素 B_1(未发生严重缺乏者可予口服 10mg/d,严重缺乏至 Wernicke-Korsakoff 综合征可肌注、静脉注射给予更高剂量)。补充多种维生素,如维生素 B_2 和维生素 B_6 等。结合血检结果,若发生叶酸严重缺乏合并同型半胱氨酸水平升高则建议额外补充叶酸。维生素 A 的补充应根据确切的缺乏病诊断决定,防止出现维生素 A 与酒精的相互毒性作用。确诊有低镁血症和铁缺乏病的患者应补镁和口服铁剂纠正。

酗酒引起的急慢性肝损伤应注意补充蛋白质的同时不增加肝脏负担。对于有急性胰腺炎的患者可能需要较长时间口服营养补充制剂和进行静脉营养。慢性胰腺损伤可采用膳食指导进行治疗,如低脂膳食以及餐后胰酶制剂补充等。

(三) 监测和管理

应该监测慢性酒精中毒者营养状况和肝肾心脑等脏器的功能状况。在任何情况下,都不应该出于健康的原因或为保持健康而推荐饮酒。要积极宣传"如饮酒需限量"的概念。

(沈秀华)

第六节 乳 糜 漏

乳糜漏是由于胸导管或淋巴管主要分支破损或渗透性过高引起乳糜液溢出的一种疾病,临床上较少见。乳糜性腹水为乳状腹腔积液,富含甘油三酯。其是由胸部或肠道淋巴液进入腹腔所致。乳糜性腹水是一种少见的情况;据报道,其在一家大型教学医院中,20 年间的发病率约为 1/20 000 例入院。虽然近期没有大规模流行病学研究,但一般认为由于癌症患者生存时间延长以及侵袭性腹部及心胸介入操作的增多,其发病率已上升。目前没有权威的发病率报道,由于肿瘤患者的生存期延长以及侵袭性介入治疗的增多,乳糜胸和乳糜腹的发生率也在不断增加。其中关于乳糜腹的发生率,在过去 20 年间报道是 1/20 000 例入院患者。尽管乳糜外漏性疾病发生率较低,但因淋巴液的丢失使患者出现严重低蛋白血症、脂溶性维生素缺乏、能量-蛋白质营养不良,低钠血症、低钙血症、酸中毒和免疫功能障碍等,可严重危及患者的生命安全。

一、病因及其分类

根据发生部位不同,乳糜漏可包含乳糜胸、乳糜腹、乳糜泻、乳糜尿及其他。其中乳糜胸为胸腔内乳糜样渗出或漏出,是乳糜液在胸腔内聚集的一种临床症状,占所有胸腔积液的2%。乳糜腹是由各种原因引起的腹腔段淋巴管阻塞或淋巴管破损，导致乳糜液渗漏聚集在腹腔内的一种临床症状。乳糜泻通常因小肠淋巴管阻塞和扩张使小肠淋巴循环内的乳糜液由肠壁黏膜层渗漏至肠腔而引起一系列症状的疾病，也被称为蛋白丢失性肠病。乳糜尿以往大多是由丝虫病引起，少数可由淋巴管炎性损伤，内部或外部压迫导致淋巴回流障碍、瘀滞，淋巴液向肾盂溃破，进入尿液，出现乳糜尿，大多发生在成人，10岁以下儿童较为罕见。通常根据其严重程度，将其分为轻度、中度和重度。其他多见于四肢淋巴瘤术后伤口处淋巴液漏出导致伤口愈合不良。

二、临床表现和诊断

（一）临床表现

低蛋白血症是最常见的临床表现，严重时会发生水肿。另外，根据淋巴管发生渗漏的部位不同，临床也会出现相应的症状和体征，主要表现为乳糜性胸腔积液、乳糜性腹水、乳糜样腹泻和乳糜尿4种形式。当乳糜液大量漏入胸腔时，过多积液会造成纵隔移位、压迫肺组织、影响心功能，从而出现心悸、气促、心率增快、呼吸困难、咳嗽等临床症状。当乳糜液大量渗漏至腹腔时，患者常出现腹部膨隆、腹痛、呕吐、食欲缺乏、（男性）阴囊水肿等临床表现，特发性急性乳糜腹因乳糜迅速进入腹腔而导致化学性腹膜炎，临床有时易误诊为急腹症。当乳糜通过小肠黏膜层渗漏至肠腔时即发生乳糜性腹泻症状，此时，除了淋巴循环内的脂肪和蛋白等营养物质随着乳糜液一起丢失外，肠道本身的消化和吸收能力也受到损害，常会引起多种营养素的缺乏。乳糜尿的临床表现根据其病变程度可出现间歇性或持续性的牛奶样尿液，不伴或伴有肾绞痛、尿潴留、乳糜凝块及体重减轻等症状。

（二）实验室检查

乳糜性疾病的实验室诊断主要依据胸腔积液、腹水和尿液的实验室检查而确定，见表6-19-8。

表6-19-8 乳糜性疾病的实验室诊断标准

	甘油三酯	胆固醇	乳糜微粒	胆固醇结晶	细胞计数
乳糜液	>1.24mmol/L（110mg/dl）	<5.18mmol/L（200mg/dl）	有	不可见	以淋巴细胞为主
假性乳糜液	<0.56mmol/L（50mg/dl）	>5.18mmol/L（200mg/dl）	无	可见	基本同外周血

（三）影像学检查

影像学检查主要用于明确淋巴管破裂或阻塞的部位，主要有常规检查和特殊检查，常规检查包括B超、X线胸片、胸部和上腹部CT及MRI，可发现积液的部位、量及原发病灶的大小等；特殊检查包括淋巴管造影、CT淋巴管造影和淋巴核素显像等，能够发现淋巴管破口及梗阻的大致部位，且淋巴管造影具有诊断和治疗的双重作用。

三、营养支持治疗

（一）综合营养治疗措施

营养支持治疗是乳糜外漏性疾病重要的基础治疗措施，不仅可以提供营养来降低营养不良带来的危害，还可以促进漏口的愈合。可是肠内喂养会刺激肠道乳糜微粒的产生，增加淋巴循环内压，所以禁食和全肠外营养可使乳糜外漏症状即刻生效。但是长期禁食和TPN（超过2~4周以上）极易引起肝损害、肠道菌群移位和导管相关感染等严重并发症，故并非临床治疗的首选推荐方案。

乳糜外漏性疾病由于大量营养物质的丢失，营养风险极大，极易造成营养不足、小儿生长发育落后，需定期监测体重、生长曲线和体成分变化，动态监测血液指标，包括总蛋白、白蛋白、球蛋白、前白蛋白、血常规、电解质、微量元素、维生素水平等。

（二）MCT膳食和配方的选择和应用

中链甘油三酯（medium chain triglyceride，MCT）具有被肠黏膜直接吸收后进入门静脉系统而绕过淋巴循环的特性，故对于乳糜外漏性疾病的膳食供给和治疗有着其重要价值。目前建议初始治疗可尝试选择富含MCT的膳食或配方，其在改善患者的症状、消除水肿、减少蛋白的丢失和加强免疫系统对抗感染的能力、降低死亡率和减少复发方面起到重要的作用。

低脂高MCT高蛋白膳食（烹调用食材尽量选用脂肪含量较低、蛋白质丰富的食物来源，烹调油可以选用椰子油或棕榈油进行烹调）是这类患者的膳食推荐。对于肠内营养制剂的选择，国内外研究推荐采用高MCT配方的营养制剂中的MCT含量占总脂肪的50%~85%不等；也有报道推荐MCT占总能量的10%~15%。具体需根据病情严重程度和临床缓解效果来选择不同比例的高MCT配方。对于幼儿患者，考虑到长链脂肪酸对中枢神经系统发育的作用，不建议较长时间使用较高MCT比例的配方超过两个月。

当患者对饮食控制无效或急性期时可考虑予以部分肠外营养支持，此时的肠外营养配方中的脂肪乳剂推荐选用纯长链脂肪乳制剂来弥补膳食和肠内营养中必需脂肪酸的供给不足。

（三）其他对症治疗措施

1. 纠正低蛋白血症　由于乳糜含有大量蛋白，持续引流或丢失可以造成白蛋白、球蛋白大量丢失。因此，在疾病尚未有效控制之前，需要定期监测蛋白水平。必要时给予静脉补充人体白蛋白和免疫球蛋白替代治疗，以纠正严重的低蛋白血症。

2. 微量营养素补充　乳糜外漏性疾病存在大量的微量营养素丢失，应在PN制剂中添加微量元素和维生素。尽管低脂饮食时，脂溶性维生素可能并非很理想，但是即使仅有少量的吸收，也应考虑经口补充。水溶性维生素、微量元素（锌、硒、铜、锰、铬）的肠道吸收通常不受影响。

3. 其他药物治疗　生长抑素和生长抑素类似物（奥曲肽）可减少肠道血流，从而减少乳糜的生成速度，对饮食管理治疗失败的患者有一定疗效。

4. 穿刺引流

(1) 胸腔积液穿刺与持续引流指征:当大量胸腔积液影响呼吸功能,在气管插管和启动正压通气后仍不能获得充分的通气,则需要进行胸腔积液引流来改善呼吸功能。

(2) 乳糜性腹水穿刺放液:当大量腹水造成腹部不适及呼吸困难的患者,应行单次全量穿刺放液以达到缓解,也可按需重复穿刺。

5. 手术治疗　保守治疗无效,可考虑手术,但目前对于手术指征尚缺乏明确的标准。

(汤庆娅)

第七节　免疫性疾病

免疫性疾病(immune diseases)是指免疫调节失去平衡影响机体的免疫应答而引起的疾病。广义的免疫性疾病还包括先天或后天性原因导致的免疫系统结构上或功能上的异常。自身免疫疾病是指机体对自身抗原发生免疫反应而导致自身组织损害所引起的疾病。常见的自身免疫疾病有:系统性红斑狼疮、类风湿性关节炎、甲状腺功能亢进等,本节重点阐述干燥综合征和系统性红斑狼疮。干燥综合征(sicca syndrome,SS)是一种累及多个外分泌腺的慢性炎症性自身免疫病,具有淋巴细胞浸润和特异性自身抗体(抗 SSA/SSB)为特征的弥漫性结缔组织病。主要累及泪腺、唾液腺。临床上主要表现为干燥性角膜炎、结膜炎,口腔干燥症,还可累及其他多个器官而出现复杂的临床表现。本病分为原发性干燥综合征(primary sicca syndrome,PSS)和继发性干燥综合征两类,后者指继发于另一诊断明确的结缔组织病,如类风湿性关节炎或系统性红斑狼疮,另外还可继发于特殊病毒感染等。1888 年 Hadden 首先报道本病,1933 年瑞典眼科医师 Sjogren 作了系统描述。我国人群患病率为 0.29%~0.77%,患病率仅次于类风湿性关节炎。该病多发于女性,成年女性患病率约 0.5%~1.56%,男女比例为 1∶9~1∶10。该病可于任何年龄段发病,好发年龄在 30~60 岁。是一种常见的自身免疫性疾病。

红斑狼疮(lupus erythematosus,LE)是由机体自身免疫异常活化所引发的一组临床表现特异的病谱性疾病。其中皮肤型红斑狼疮(cutaneous lupus erythematosus,CLE)和系统性红斑狼疮(systemic lupus erythematosus,SLE)位于病谱的两端。系统性红斑狼疮是以全身症状、骨骼肌肉及内脏炎症为主要表现的多系统疾病。本病在大多数病例中起病缓慢,呈亚急性和慢性经过,缓解与复发交替出现。皮肤型红斑狼疮是 LE 活动所致损害在皮肤上的表现,具有多种皮损形态。系统性红斑狼疮的患病率因人种、性别、年龄等因素而异。有色人种患病率明显高于白人,女性患病率是男性的 7~9 倍,青年患病率高。SLE 好发于育龄期女性,15~45 岁为发病高峰。全球患病率 12~39/10 万,北欧约为 40/10 万,美国约 14.6~50.8/10 万,黑人约 100/10 万,我国患病率为 30.13~70.41/10 万。以上数据可见,我国 SLE 的患病率位居全球第二。

一、病因和临床表现

(一) 病因

1. 干燥综合征　病因尚不明确,属一种多病因自身免疫疾病,大多数学者认为与感染、遗传、内分泌等多因素参与了本病的发生和发展。国内原发性干燥综合征患者多为 HLA-DR3 遗传素质,继发性患者与 HLA-DR4 密切相关。发病可能与多种自身抗原如 Ro/SS-A、La/SS-B 和外来抗原如 EB 病毒、丙肝病毒、反转录及性激素(雌激素)等有关。

2. 系统性红斑狼疮　病因至今尚未肯定,大量研究表示 SLE 的发病与遗传、内分泌、感染、免疫异常及某些环境因素有关。外来抗原(如病原体、药物等)引起人体 B 细胞活化。易感基因免疫耐受性减弱,B 细胞通过交叉反应与模拟外来抗原的自身抗原相结合,并将抗原呈递给 T 细胞,使之活化,在 T 细胞活化刺激下,B 细胞得以产生大量不同类型的自身抗体,造成大量组织损伤。

(二) 临床表现和诊断

1. 干燥综合征

(1) 临床表现:本病起病隐匿,临床表现多样,多与腺体功能减退有关。

局部表现包括唾液腺病变引起的口干、猖獗性龋齿、腮腺炎、舌干裂、舌乳头萎缩等;因泪腺分泌的黏蛋白减少而出现眼干涩、干燥性角结膜炎,严重者可致角膜溃疡。

系统表现可出现全身症状,如乏力、低热,约有 2/3 患者出现其他外分泌腺体和系统损害及出现不同程度皮疹、关节痛、肌炎表现等;肾损害时主要累及远端肾小管;呼吸系统可出现支气管炎、肺大疱、间质性肺炎,甚至呼吸衰竭;消化系统多为一些非特异性症状,如萎缩性胃炎、胃酸减少、慢性腹泻等症状。

(2) 诊断及治疗:诊断方面多依据患者临床表现并借助实验室及其他检查,包括血、尿常规及其他常规检查、自身抗体检测,抗 SSA、抗 SSB 抗体阳性率分别为 70% 和 40%,其他检查多以泪腺功能检测、唾液腺功能检测及唇腺活检为主要检测手段。现诊断标准多采用 2016 年美国风湿病学会/欧洲抗风湿病联盟(ACR/ELAR)原发性干燥综合征(SS)的分类(诊断)标准。

本病现无根治方法,主要是替代和对症治疗,包括改善口干及眼干的药物,患者出现系统损害时应予糖皮质激素、免疫抑制剂等药物进行个体化治疗,纠正及预防低钾血症,以及一些新型的生物制剂。

2. 系统性红斑狼疮

(1) 临床表现:SLE 的临床表现复杂并多样,多数呈隐匿起病,开始仅累及 1~2 个系统,可表现为皮疹、关节痛、隐匿性肾炎等。随病情进展,多数患者逐步出现多系统损害,SLE 的自然病程多表现为加重与缓解交替。

80%~85%的 SLE 患者有皮疹,鼻梁和双颧颊部呈蝶形分布的水肿性红斑是 SLE 的特征性改变;发热是 SLE 的常见全身症状,以长期低热者为多;90%以上患者有关节症状,主要为对称性关节炎,常累及指(趾)关节,5%~40%患者可出现无菌性骨坏死;50%~70%SLE 患者病程当中可出现肾损伤，主要以肾炎和肾病综合征多见；约70%患者有心脏累及，多表现为心包炎；呼吸系统受累时多出现胸膜炎，合并或不合并胸腔积液；急性期或终末期患者可出现神经系统受损；此外，SLE患者还可出现消化道、造血系统、淋巴网状系统、眼及其他系统累及。

（2）诊断及治疗：实验室检查及特殊检查包括血常规、血沉、血清蛋白、免疫球蛋白、类风湿因子、梅毒生物学假阳性反应、抗磷脂抗体、抗核抗体等检查。

SLE累及多脏器，病情复杂多变。目前普遍采用2017年美国风湿病学会/欧洲抗风湿病联盟（ACR/ELAR）推荐的SLE诊断积分系统。

SLE目前尚无法根治，治疗方案个体化，经合理治疗后可达到长期缓解。治疗原则是急性期积极用药物诱导缓解，尽快控制病情活动；病情缓解后，用药相应作出调整，尽量维持缓解状态。药物治疗方面，肾上腺皮质激素加免疫抑制剂仍然是主要的治疗方案。

二、营养代谢特点

炎症在人体的健康和疾病中起着重要作用。一般来讲，炎症反应通常是为了修复由于感染、创伤、毒素或液体与细胞蓄积的损伤造成的受损组织。但自身免疫反应导致的炎症，是长期的全身反应，是过度的不同程度的失去控制的炎症反应，其对器官造成的损伤常大于炎症反应带来的修复作用。

多不饱和脂肪酸（polyunsaturated fatty acids，PUFAs）在调节机体的炎症反应中起到了重要作用，PUFAs可以生成类二十烷酸（eicos），其中包括二十五碳五烯酸（20∶5，ω-3）、花生四烯酸（20∶4，ω-6）、双高-γ-亚麻酸（20∶3，ω-6）。ω-3和ω-6多不饱和脂肪酸的代谢是竞争的。大量试验证明，ω-3多不饱和脂肪酸可下调免疫炎症反应，而花生四烯酸（arachidonic acid，ARA）与炎症介质密切相关，在炎症反应过程中，由其生成的PG-2系列和Tx-2系列在细胞膜上含量较高，是最有类炎症效力的类二十烷酸，ω-6多不饱和脂肪酸具有促进炎症反应的效力。二十碳五烯酸（EPA，20∶5）和二十二碳六烯酸（DHA，22∶6）是ω-3多不饱和脂肪酸（PUFAs），在深海鱼类，如鲑鱼、沙丁鱼、鲭鱼、鲱鱼、金枪鱼，以及鱼油和某些藻类中含量丰富。α-亚麻酸（ALA，18∶3）同样属于ω-3多不饱和脂肪酸，在亚麻籽、核桃、大豆油、菜籽油中含量丰富。同时，免疫系统疾病患者补充鱼油有益于类二十烷酸的代谢，降低ARA的摄入可大幅度减少炎症，增强补充鱼油带来的益处。ω-3和ω-6都是多不饱和脂肪酸，ω-6也有很多特殊功能，如神经组织功能代谢等，因此，这两种多不饱和脂肪酸的合理比值非常重要，ω-3与ω-6的比例为1∶3为最佳。

类似于地中海饮食结构，具有抗炎效果的饮食，被称为抗炎饮食。其基本原则是食物选择种类多样化；多吃新鲜食物；少吃或不吃加工食品和快餐食品；多吃新鲜水果和蔬菜，尽量不吃含茄碱的食物，如洋葱和土豆。减少饱和脂肪酸和反式脂肪酸的摄入；减少ω-6脂肪酸，例如植物油和动物脂肪等；增加ω-3多不饱和脂肪酸的摄入，如橄榄油、亚麻、核桃、南瓜子、深海鱼，葡萄籽、核桃及油菜籽油也属于健康油类。减少精制碳水化合物的摄入，白面、大米、蔗糖等；多吃麦片等全谷物食物；增加优质动物蛋白摄入，乳制品、河鱼、河虾等；减少红肉、黄油制品摄入；选择富含植物化学物质的各种深颜色的水果和蔬菜，如浆果、番茄、橙黄色的水果、深绿色的蔬菜、十字花科蔬菜（圆白菜、花椰菜、甘蓝）、大豆食品、茶叶（如白茶、绿茶、乌龙茶）。多吃全谷类，如糙米、麦片等。减少精致加工和过度加工的食品。

三、营养支持治疗

（一）筛查和评估

可采用NRS2002等营养风险筛查工具进行筛查和评估。

（二）饮食与监测

1. 干燥综合征　SS患者营养治疗的目的是缓解症状，以减少因唾液分泌不足带来的饮食不适。治疗口干的措施如清水冲洗、刷牙、使用含氟漱口液。唾液缺乏，应减少甜食的摄入，以减低龋齿的发生。营养不良在干燥综合征患者中并不常见，但该类患者存在铁、维生素C、维生素B_{12}、维生素B_6和叶酸缺乏。应摄入富含B族维生素的平衡饮食或摄入维生素补充剂，限制含糖食物和饮料的摄入，改变食物的黏稠度从而利于咀嚼和吞咽。

2. 系统性红斑狼疮　关于SLE的营养治疗目标是维持患者的标准体重，或接近标准体重，首先需要解决疾病及药物治疗带来的器官功能损害及营养素代谢的问题。能量需求应根据患者实际体重制定，目标主要是达到及维持理想体重。

因系统性红斑狼疮疾病的特殊性，可针对疾病的并发症进行营养指导性治疗。不食用或少食用增强光敏感作用的食物，如食用后则应避免光照射，如无花果、油菜、黄泥螺及芹菜等，此外蕈类植物如菇类，如香菇、蘑菇，及烟草也对SLE有潜在诱发的作用。合并肾损害的患者往往存在低蛋白血症，应补充优质蛋白，如牛奶、豆制品、蛋类、河鱼、河虾、瘦肉等。合并消化功能差的患者应以低脂清淡饮食为主，不宜食用脂肪含量较高的食物。

长期使用糖皮质激素治疗的患者往往存在糖、蛋白质、脂质及电解质代谢失衡或异常。促进糖原异生，减慢葡萄糖的氧化过程及降低机体对葡萄糖的利用，从而增加体内糖原含量并有高血糖发生，应注意控制含糖量高的食物摄入量；加速蛋白分解，抑制蛋白质合成，造成体内负氮平衡，应注意增加优质蛋白质的摄入；大剂量长期使用糖皮质激素造成脂代谢紊乱，常有高胆固醇血症发生，药物干预同时应控制植物油及动物脂肪的摄入；水电解质失衡，常有尿量增多，糖皮质激素本身的保钠排钾作用易引起血钠血钾紊乱，减少小肠对钙离子的吸收并抑制肾小管对钙的重吸收，长期则造成骨质疏松发生，应注意补充富含钙离子的平衡饮食，必要时口服补钙及维生素D复合制剂等。

（万燕萍）

参考文献

1. Laia Rofes, Viridiana Arreola, Pere Clavé, et al. The Volume-Viscosity Swallow Test for Clinical Screening of Dysphagia and Aspiration.

Nestle Nutr Inst Workshop Ser,2012,72:33-42.

2. JulieA. Y. Cichero,Peter Lam,Catriona M Steele,et al. Development of International Terminology and Definitions for Texture-Modified Foods and Thickened Fluids Used in Dysphagia Management:The IDDSI Framework. Dysphagia,2017,32(1):293-314.
3. 中国吞咽障碍康复评估与治疗专家共识组. 中国吞咽障碍评估与治疗专家共识(2017 年版). 中华物理医学与康复杂志,2017,39(12):881-892.
4. 王向群,王高华. 中国进食障碍防治指南. 北京:中华医学电子音像出版社,2015.
5. 陈珏. 进食障碍. 北京:人民卫生出版社,2013.
6. Janet Treasure,Ulrike Schmidt,Eric van Furth,et al. The Essential Handbook of Eating Disorders. West Sussex:John Wiley & Sons Ltd,2005.
7. Sousa AS,Guerra RS,Fonseca,et al. Financial impact of sarcopenia on hospitalization costs. Eur J Clin Nutr,2016,70(9):1046-1051.
8. 中华医学会骨质疏松和骨矿盐疾病分会. 肌少症共识. 中华骨质疏松和骨矿盐疾病杂志,2016,9:215-227.
9. 中国营养学会老年营养分会,中国营养学会临床营养分会,中华医学会肠外肠内营养学分会老年营养支持学组. 肌肉衰减综合征营养与运动干预中国专家共识(节录). 营养学报,2015,37:320-324.
10. Graan A. E. V. Nutritional Management in HIV/AIDS Infection. World Rev Nutr Diet,2015,111(111):130-135.
11. Srinivasan B,Lee S,Erickson D,et al. Precision nutrition-review of methods for point-of-care assessment of nutritional status. Curr Opin Biotechnol,2017,44:103-108.
12. 陈铖,王峰,王昆华,等. 人类免疫缺陷病毒感染相关肠屏障损伤及其靶向治疗的研究进展. 肠外与肠内营养,2017,24(4):244-248.
13. Tang Y,Xiang X,Wang X,et al. Alcohol and alcohol-related harm in China:policy changes needed. Bulletin of the World Health Organization,2013,91:270-276.
14. Wood AM,Kaptoge S,Butterworth AS,et al. Risk thresholds for alcohol consumption:combined analysis of individual-participant data for 599 912 current drinkers in 83 prospective studies. Lancet,2018,391(10129):1513-1523.
15. Steven Deso,Nii-Kabu Kabutey,Rajendran Vilvendhan. Lymphangiography in the Diagnosis,Localization,and Treatment of a Lymphaticopelvic Fistula Causing Chyluria:A Case Report,Vascular and Endovascular Surgery,2010,44(8):710-713.
16. Hans H Schild,Christian P,Strassburg,et al. Treatment Options in Patients With Chylothorax. Dtsch Arztebl Int,2013,110(48):819-826.
17. Cristian Ruben Zalles-Vidal,Alejandro Peñarrieta-Daher,Daniel Ibarra-Rios,et al. Chylous Ascites in a Newborn with Gastroschisis. Case Report. Journal of Neonatal Surgery,2017,6(1):16.
18. Belma Saygili Karagol,Aysegul Zenciroglu,Selim Gokce,et al. Therapeutic management of neonatal chylous ascites:report of a case and review of the literature. Acta Paediatr,2010,99(9):1307-1310.
19. L Kathleen Mahan,Janice L Raymond,Sylvia Escott-Stump,et al. Krause's Food and the Nutrition Care Process. 第 13 版. 杜寿玢,陈伟,译. 北京:人民卫生出版社,2016.
20. Bahadori B. Omega-3 fatty acids infusions as adjuvant therapy in rheumatoid arthritis. J Parent Enter Nutr,2010,34:151.

第二十章

药物和食物的相互作用

药物与食物在体内发生的相互作用，即改变药物动力学特性或药物功效学特性或影响机体营养的作用，称为药食相互作用(food-drug interactions，FDI)。FDI包括食物对药物治疗作用的影响和药物对食物营养代谢过程的影响。全面辨证地评价FDI，既包括对机体不利的影响，也包括对机体有利方面的影响，研究掌握这些作用的症状、机制及其防治的方法规律，对于改善患者的营养状况、合理用药有重要指导意义和应用价值，也是临床营养及临床药学工作者十分关注的研究领域。

第一节　食物对药物治疗的影响

食物与药物之间的相互作用十分复杂，几乎所有的药物均受食物的影响。食物或营养素可直接与药物结合、吸附或通过影响胃肠道内pH、胃排空等过程，影响药物的吸收、分布、代谢和排泄，从而影响药物的治疗作用。

一、食物(营养素)对药物吸收的影响

食物可以从不同方面影响药物的吸收，包括以下三个方面：

食物与药物可以直接发生理化作用从而影响药物吸收(absorption)，如牛奶或其他乳制品中的钙离子与四环素形成络合物，减少四环素的吸收；茶叶水中的鞣酸与铁制剂中的铁离子结合，影响铁离子的吸收。

食物可以通过改变胃肠道的生理功能和理化环境而影响药物吸收，如食物可通过改变胃肠道的pH影响药物吸收，因为药物的解离度与pH有着密切的关系，空腹时胃液的pH为0.9~1.5，进食后可达到3.0~5.0，并且消化道上皮细胞是一种类脂质，分子型的药物与离子型的药物相比更易于吸收，所以食物可通过改变胃肠道的pH来影响药物的吸收。

食物可通过改变胃排空速率影响药物吸收，不同的食物成分对胃的排空速率有不同的影响，稀软的食物较稠厚的或固体的食物排空速率快，糖类的排空速度较蛋白质类快，蛋白质类较脂肪类快。通常情况下，食物可降低胃排空速率，从而影响药物的达峰时间和作用强度。胃排空速率的减慢对于不同的药物有不同的影响，如维生素B_2主要由小肠上部主动转运吸收，且具有部位特异性。空腹时服核黄素，则大量的药物在短时间内到达小肠使吸收达到饱和，相当部分的药物被排泄出体外，使药物的相对吸收量减少，若饭后服用，胃排空速率减慢，药物连续不间断到达小肠，虽然未到达饱和但药物吸收总量明显增加，对于小肠被动吸收的药物来说，胃排空速率的影响与对维生素B_2的影响正好相反。对于主要在胃中吸收的药物，因胃排空速率慢使药物在胃中停留的时间长而有利于药物的吸收。但由于食物消耗胃内的水分，会使药物溶出变慢，同时也可能会增加胃内容物的黏度，从而影响药物的被动扩散，使药物的吸收变慢。但对于在胃内不稳定易分解的药物，药物可能更易分解并不稳定。

二、食物(营养素)对药物分布的影响

药物入血发挥作用需要先到达相应的靶器官、靶组织、靶细胞，而药物转运体支配药物分布(distribution)。尤其是体内的某些屏障结构如血-脑脊液屏障、胎盘屏障等，对调控药物在体内分布发挥了重要作用。现已证实P-gp等外排型转运体存在于这些屏障组织中，它们能将药物转运到细胞外，改变药物的分布。李佳朋等研究了14种黄酮类、芪类化合物(存在于葡萄、花生和桑葚等食物中)对血-脑脊液屏障上P-gp影响介导沙奎那韦外排作用，结果发现柚皮素、桑黄素、白杨黄素、染料木黄酮、表儿茶素、白藜芦醇三甲醚、三乙酰白藜芦醇和氧化白藜芦醇等具有抑制P-gp的活性，从而抑制沙奎那韦外排；相反，异槲皮苷、槲皮素、白藜芦醇则能够促进P-gp介导沙奎那韦的外排。通常其脑脊液中的沙奎那韦浓度与相应血浆浓度比要低很多，几乎可以忽略。但如果脑内的浓度增高，达到一定水平，可能会产生中枢神经系统的毒副作用。食物影响P-gp介导沙奎那韦外排的具体机制，目前机制还不清，可能是黄酮类或芪类化合物能与沙奎那韦发生竞争性结合同一个P-gp位点，从而产生竞争性抑制P-gp介导的沙奎那韦外排。

三、食物(营养素)对药物代谢的影响

食物对药物代谢(metabolism)的影响主要是通过影响肝药酶活性起作用，不同的营养素对药物代谢产生不同的影响。

(一) 蛋白质及碳水化合物对药物代谢的影响

食物中蛋白质对药物氧化代谢的影响比其他营养成分更为突出，高蛋白低碳水化合物食物可加速肝脏药物代谢，而低蛋白高碳水化合物饮食则大大降低肝脏药物代谢能力。动物实验表明，高蛋白饮食可增强苯妥英钠、地西泮和普萘洛尔等药物的代谢消除速率。健康受试者在高蛋白饮食2周后，发现其体内安替比林和茶碱的半衰期会缩短。另有研究表明，受试者进食高蛋白饮食8天后，与同期进食高碳水化合物的受试者相比，茶碱的清除率增高32%，血浆半衰期缩短26%，普萘洛尔清除率增加74%；而对照饮

食组，这些药代动力学参数居于这两种特殊饮食之间，蛋白质和碳水化合物对药物代谢的影响，可能与肝脏微粒体混合功能氧化酶的活性有关。但蛋白质对混合功能氧化酶(FMOS)活性影响的机制目前尚不清楚，通常认为蛋白质可增加肝细胞色素 P_{450} 含量和黄嘌呤氧化酶的含量，某些氨基酸(如色氨酸)可增加肝脏蛋白的合成并诱导 MFOS 的产生。葡萄糖的摄入可降低肝微粒体细胞色素 P_{450} 含量，其机制多认为碳水化合物可抑制 δ-氨基-乙醚丙酸盐合成酶的活性，后者为肝脏血红蛋白生物合成的限速酶，而合成的血红蛋白主要用于形成细胞色素 P_{450}。有人研究了葡萄糖对普萘洛尔药物代谢动力学的影响，发现葡萄糖和果糖明显降低普萘洛尔药-时曲线下面积，延长平均滞留时间，但对其消除速度没有明显的影响。进一步研究表明，这种影响主要发生在该药物到达门静脉之前，主要影响其吸收和首过代谢。此外，蛋白质和碳水化合物的含量也会影响药物的结合代谢，如高蛋白低碳水化合物食物会使尿中醋氨芬与奥沙西泮的葡萄糖醛酸结合产物和硫酸结合产物增多，然而低蛋白高碳水化合物的食物，则结合产物明显减少。

(二) 脂肪对药物代谢的影响

食物中脂肪的含量和饱和程度也会调节 P_{450} 酶的活性，如玉米油可明显提高大鼠对麻醉药恩氟烷(enflurane, ethrane)的代谢，以玉米油作为食物中脂肪来源的大鼠 P_{450}2E1 活性明显高于食用猪油作为食物脂肪来源的大鼠。研究表明进食含 20%玉米油食物的大鼠可增强苯巴比妥对肝微粒体细胞色素 P_{450} 的诱导反应。Yoo 等人报道，含 20%玉米油食物可增高大鼠 P_{450}3E 活性和苯巴比妥对 P_{450}2B 的诱导作用。

(三) 维生素对药物代谢的影响

烟酸和维生素 B_2 可直接参与肝微粒体 MFOS 功能，维生素 A、维生素 C、维生素 E 是生物膜合成和稳定所必需的营养成分。维生素 A 摄入不足可使 MFOS 活性降低，维生素 C 摄入不足则会妨碍患者的药物代谢。但是大剂量摄入维生素反而有害，如大剂量维生素 C 可加快安替比林的消除，大剂量维生素 B_6 可增加左旋多巴的代谢，降低其疗效并使外周副作用增多。

(四) 纤维素对药物代谢的影响

食物中的纤维素可抑制肝微粒体 MFOS 活性，纤维素的种类和数量还会影响寄生细菌的生长从而间接影响肠道内药物的代谢。纤维素摄入的变化也将影响 β-葡萄糖醛酸酶、偶氮还原酶和硝基还原酶的活性。

(五) 微量元素对药物代谢的影响

许多矿物质包括锌、镁、铜、碘、硒等元素的缺乏可降低肝脏的药物氧化代谢和清除能力。高盐饮食可使奎尼丁的血浆峰浓度降低，药-时曲线下面积减少，达峰时间延长，这可能与其改变肝脏及小肠内 P_{450}3A 的活性和增强奎尼丁的首过效应有关。另外，矿物质如锌、铁、铜、镁、硒等的缺乏也可降低肝脏的药物氧化代谢和清除能力，但铁的缺乏可增加 MFOS 的活性。高盐饮食可使奎尼丁的血浆峰浓度和曲线下面积均下降，达峰时间延迟，这一效应可能与其改变肝脏及小肠内 P_{450}3A 活性有关。

(六) 其他食物对药物代谢的影响

某些蔬菜对药物的代谢产生特殊的影响。十字花科的蔬菜如花菜、甘蓝等可增强安替比林和非那西丁的代谢，使两者的清除加快，血浆半衰期缩短，而且十字花科蔬菜除了能够增加某些药物的氧化代谢外，还可增强其结合代谢。进一步研究表明，甘蓝还可增强对乙酰氨基酚的葡萄糖醛酸结合反应。食物经特殊烹调，其营养成分会发生改变，而这种改变可能影响食物的营养价值和药物的代谢。酒精会增强对乙酰氨基酚氧化代谢能力，所以大量饮酒，由于竞争同一肝微粒体氧化系统而引起苯妥英钠清除率降低。此外，酒精对药物代谢产生显著影响的例子还包括服用头孢类药物后饮酒所出现的双硫仑样反应(disulfiram-like reaction)，又称为戒酒硫样反应，是由于服用头孢类药物后饮用含有酒精的饮品导致的体内“乙醛蓄积”的中毒反应。酒精进入体内后会经过乙醇脱氢酶转化成乙醛，但由于头孢类药物会抑制乙醛脱氢酶的活性，导致乙醛无法继续降解，造成乙醛在体内的大量蓄积，从而出现软弱、眩晕、嗜睡、幻觉、全身潮红、头痛、恶心、呕吐、血压下降，甚至休克等症状。葡萄柚为一种柑橘属热带水果，葡萄柚汁主要与药物相互作用的机制可能是它可以抑制 CYP3A、P-gp、OATP2B1、OATP1A2、酯酶和磺基转移酶而引起的。并且果汁中含有大量的油柑和呋喃香豆素，其具有抑制药物代谢酶的作用，同时与钙拮抗剂、抗组胺药、苯二氮䓬类、苯巴比妥类等药物共同服用，可提高药物的生物利用度。

四、食物(营养素)对药物排泄的影响

药物从体内排泄出去主要通过肾脏排泄和胆汁排泄。药物肾脏排泄主要包括肾小球滤过、肾小管排泌和肾小管重吸收。其中位于肾近端小管中的药物转运体对药物在肾小管中分泌和重吸收起重要作用。肾小管上皮细胞中有 P-gp、NFRR1、MRP、OATP、MRP4 等转运体，它们将参与肾脏的药物排泄(excretion)。位于肾小管和肝脏胆管侧的转运体介导了药物的排泄，因此食物大多通过作用于这些转运体来影响药物的排泄。有研究发现一些市售饮料的植物化学成分和荔枝等热带水果榨汁均能使对氨基马尿酸消除半衰期(T1/2β)延长($P<0.05$)，且分布容积(Vd)和清除率(CL)均明显减少，但是使它们的 AUC 0~20 分钟明显增加。且大部分供试物组小鼠的 OAT1、OAT2 和 OAT3 的 mRNA 表达均有明显差异。由此可见大部分饮料对转运体的表达有抑制作用，因此可推测大部分饮料可能会影响相应转运体介导的药物排泄。现已发现阿托品、地西泮、阿米替林、青霉素等都是 OAT1、OAT2、OAT3 的底物。所以在服用相应底物药物时，应避免和饮料同服。

五、食物(营养素)对药物修饰的作用

食物对药物修饰(modification)作用包括增强作用(enhancement)和拮抗作用(antagonism)。食物与药物合用后会使药物或食用成分的作用增加，如食用大豆及其制品时，其中的植物雌激素成分可与雌激素药物产生协同作用增加药效；但当食物成分与药物的生物活性相反时，就会产生减

弱药物药效的作用，如水杨酸类药物与食物中维生素 K 在凝血过程中发生拮抗作用。食物中的维生素 D 也会与治疗高血压所用的药物（硝苯地平、维拉帕米等）产生拮抗作用。

第二节　药物对食物营养的影响

药物与营养代谢有着非常密切的关系，药物在人体内可影响营养素的吸收、转运、储存和排泄，最终影响机体的营养状态。因此患者在进行药物治疗的过程中要注意观察药物对营养素的影响，减少不利影响，保持患者良好的营养状况，促进健康的恢复。

一、药物对食物营养吸收的影响

药物对食物营养的吸收（absorption）可受不同因素的影响，包括以下几个方面：

（一）胃内和肠腔环境因素在药物影响食物营养吸收过程中发挥的作用

药物可改变肠道中食物的转运时间以及胃排空的速度，减少营养素的吸收。如导泻药可缩短肠道转运时间，这样会使营养素随粪便丢失；阿司匹林、异烟肼、阿莫西林和头孢氨苄等药物会减少胃中食物的吸收；抗酸剂可改变胃内 pH，频繁使用将阻碍铁的吸收；用于降血脂的药物如氯贝丁酯和考来烯胺等会通过改变胃肠道内胆酸活性减少机体对脂肪、脂溶性维生素和胆固醇的吸收；新霉素和胆盐相结合形成复合物可抑制脂肪酶的作用干扰脂肪与脂溶性维生素的吸收；某些药物可杀灭肠内正常菌群，然而肠内正常菌群是 B 族维生素的重要来源，而许多抗生素能杀灭合成 B 族维生素的肠道正常菌群，致使这些维生素的合成减少；抗生素如磺胺类药物会使 B 族维生素和维生素 K 在肠内的生物合成发生障碍。

（二）肠黏膜因素在药物影响食物营养吸收过程中发挥的作用

长期滥用缓泻剂会破坏小肠绒毛结构，抑制小肠刷状缘酶系从而影响营养素的吸收。如新霉素会使肠黏膜发生组织学的改变使蔗糖吸收减少，蛋白质、钙、钾、钠排泄增加；秋水仙碱可影响肠黏膜细胞分裂，抑制肠上皮细胞生长，引起腹泻，导致营养素吸收减少和丢失。

二、药物对食物营养代谢的影响

能够影响食物营养代谢（metabolism）的药物有许多，包括使婴儿缺乏维生素 K 的苯巴比妥以及服用后易产生维生素 D 和叶酸缺乏的抗惊厥类药物。某些药物还会影响营养素的合成与利用，如米诺环素、多西环素等会抑制肠道菌群使维生素 K 合成下降导致维生素 K 缺乏；泼尼松、地塞米松会使蛋白质合成降低；口服避孕药会促进烟酸和蛋白质的合成。

三、药物对食物营养排泄的影响

多数药物能增加营养素的排泄（excretion）从而引起某些营养素缺乏，如异烟肼会使维生素 B_6 排泄增加；噻嗪类利尿剂会使钾从尿中大量丢失；抗酸剂会妨碍磷的吸收易引起骨质软化症。

第三节　药物对营养状态的影响

药物在人体内可通过影响营养素的吸收、转运、储存和排泄等，最终影响机体的营养状态。并且药物对机体营养状态的影响表现在多方面，如药物对消化系统的作用，药物对各种微量元素及维生素的影响和药物对机体宏量营养素的影响等。

一、药物对消化系统的作用

（一）药物与食欲

药物对食欲的影响分别表现为抑制食欲和促进食欲。抑制食欲的药物有作用于去甲肾上腺素能系统的药物（苯丙多巴胺类及其衍生物类药物和吲哚类及其衍生物等）、拟 5-羟色胺神经递质类药物、阿片阻滞剂（阿片类受体拮抗剂）类药物和内生性食欲抑制剂；促进食欲的药物有多潘立酮、莫沙比利和口服健胃消食片等。有报道称，服用苯丙胺或利他灵后，因抑制食欲导致摄入过少，表现在多动症儿童身上为生长迟缓，停药后摄食增加发育可逐渐恢复正常。左旋苯丙胺硫酸盐可在胃内膨胀抑制食欲产生饱腹感。此外，某些药物（如 D-青霉胺、灰黄霉素、氯贝丁酯和 5-氟尿嘧啶等）还可使味觉产出异常表现如味觉敏感、味觉迟钝和遗留不适的余味等，从而影响食欲；另一方面，胰岛素、类固醇激素及磺酰脲等能够刺激食欲，增加体重，曾用于营养状况差、体质虚弱的患者。

（二）药物与消化酶

消化酶类本身是一种常用的助消化药物，它可以补充消化酶，促进脂肪、碳水化合物及蛋白质的分解吸收。服用消化酶类药物来帮助消化适用于以下两种情况，一是吃肉类、蛋类、豆类等高蛋白食物过多，产生消化不良、食欲缺乏；二是病后体弱、吃东西不香等。此类药物包括胃蛋白酶、多酶片、得美通、达吉胶囊等。需要注意的是，此类药物最好和食物同时服用，使药物和食物充分混合，以最大限度发挥酶的消化作用。

（三）药物与胃肠道

某些药物也将对胃肠道有损害作用，如非甾体类抗炎药（non-steroidalanti-inflammatorydrugs，NSAIDs），其最常见的副作用是消化不良症状（如上腹痛、上腹部烧灼感）和严重并发症（如胃十二指肠穿孔、梗阻及出血等）。另外，随着内镜技术的发展，越来越多的病例报告和病例对照研究表明 NSAIDs 不仅会引起胃十二指肠损害，还可引起小肠和大肠损害。一些黏膜保护剂可以修复和保护消化道肠上皮。

（四）药物与肝功能

某些抗肿瘤药物会对肝功能产生影响。因为抗肿瘤药物主要在肝脏代谢，其累积效应可能会对肝脏产生一定程度的损害，进而影响肝脏正常的生理功能。有研究结果表明抗肿瘤药物暴露组和非暴露组间 LT、T 数值有显著差异。暴露组转氨酶的数值均高于非暴露组，表明长期职业接触抗肿瘤药物者的肝功能受损的危险性比不接触者大；抗精神病药物也会导致肝功能损害，其中典型抗精神病药物氯丙嗪及非典型抗精神病药物氯氮平对肝脏损害较常见。抗精神病药物所致的肝功能损害一般出现在药物治疗的前1~2个月，常表现为一过性的无症状的转氨酶升高，少数患者会有轻度恶心、厌食等症状，实验室检查主要发现为谷丙转氨酶(ALT)和谷草转氨酶(AST)的显著升高。其中吩噻嗪类药物作为经典的抗精神病药物，其在临床上广泛应用，较易出现中毒性肝损害。有关氯丙嗪可致肝功能异常早有报道。其中，近几年的文献报道显示氯丙嗪致肝损害的程度较重，在所有抗精神病药物中，氯丙嗪对肝功能的影响最大。有学者报道单用氯丙嗪治疗的152例患者中有21.05%的患者出现肝功能异常。吕成荣等研究发现，精神分裂症患者单用氯丙嗪治疗8周后，有33%的患者出现肝功能异常(表现为ALT异常增高)。梁德敏等研究发现，首次发病的43例精神分裂症患者中用氯丙嗪治疗后有51.16%患者出现肝功能异常。魏青等研究发现有高达64.81%的精神分裂症患者经氯丙嗪治疗后出现肝损害，且经常规保肝治疗后其肝功能恢复不彻底，只能减少肝损害的发生。因此提醒临床医师在应用氯丙嗪时要注意肝损害，定期检查肝功能，一旦出现肝损害应及时停药，对症治疗。随着氯氮平的逐渐应用于精神病患者，有关其对肝脏产生副作用的报道也越来越多。姜良华等对4536例用氯氮平治疗的病例进行了回顾性分析，研究发现氯氮平导致肝功能异常(主要表现为ALT升高)的总发生率为15%，且氯氮平引起肝功能损害大部分是没有明显症状，经停药或护肝治疗大多很快恢复。齐钢桥等对415例应用氯氮平治疗的精神分裂症患者的肝功能变化进行了研究，结果发现有62例(14.94%)出现肝功能异常，这与姜良华等的报道结果相似，其中，在用药后6周内出现肝功能异常者占大多数(为52例，占83.87%)，且肝功能异常者均以ALT、AST升高为主。然而与姜良华等报道不同的是，该文资料提示其肝功能异常与氯氮平的用药剂量高低无明显相关，85%的患者仍维持原用药剂量，经护肝治疗后能恢复正常。国外学者Hummer M等对167例用氯氮平治疗的患者的肝功能进行了研究，结果显示有37.3%的患者出现肝功能异常(主要表现为ALT升高)。这些均说明肝功能异常是氯氮平常见的不良反应，因此在氯氮平的临床治疗过程中应定期检查肝功能，当出现肝功能异常时应通过对氯氮平减量或采用保肝药物治疗，对于患有严重肝脏疾病的患者应禁用氯氮平治疗；抗结核药物也会对肝功能产生损害作用，尤其表现在乙型肝炎病毒标志物阳性的结核病患者中，此类患者在抗结核治疗过程中因肝功能异常而导致治疗中断或失败，甚至引起暴发性肝衰竭而死亡，因此对抗结核药物所致肝损害应予重视。

(五) 药物与肾功能

肾脏也是排泄药物的主要器官，因此药物对肾脏也会产生损害，比较常见的容易引起肾功能损害的药物有磺胺类(如磺胺甲噁唑、磺胺异噁唑、磺胺嘧啶等)，氨基糖苷类(如链霉素、阿米卡星、庆大霉素、奈替米星等)，第一代头孢菌素类(如头孢噻吩、头孢噻啶、头孢氨苄等)。其中磺胺类药经肾排泄时，易在肾小管中析出形成结晶损害肾小管而引起结晶尿、管型尿、血尿等：氨基糖苷类药易蓄积在肾皮质部并损害近曲小管引起血尿、蛋白尿，严重者可致氮质血症及无尿：而第一代头孢菌素类药主要损害肾小管引起肾小管变性、坏死。这些药物在临床应用时对肾脏都有一定程度损害作用，当用药剂量过大、用药时间过长时，对肾脏的损害作用就更明显、更严重，因而影响营养素的代谢转化与排出体外。

二、药物对微量元素及维生素的影响

一些药物干扰了机体内微量元素和维生素的平衡从而产生某种营养不良症。如氢氯噻嗪会促进钾、锌、镁的排泄而导致其缺乏；抗酸药物(氢氧化铝、氢氧化镁等)遇到食物中的磷酸而生成不易吸收的磷酸盐，长期服用此类药物的人会出现磷缺乏的症状如骨骼疼痛、骨质软化症等；有些药物(如酚酞、液状石蜡及考来烯胺等)会影响脂溶性维生素A、D、K的吸收；肥胖症治疗药(如奥利司他等)可通过抑制胃肠道的脂肪酶，阻止三酰甘油水解为游离脂肪酸和单酰基甘油酯，减少肠腔黏膜对膳食中脂肪(三酰甘油)的吸收，从而达到脂肪排出体外的目的，但也会在某种程度上影响脂溶性维生素的吸收；抗惊厥药、抗酸药、考来烯胺、抗癫痫药等会影响维生素D的吸收代谢，干扰钙的吸收利用，导致佝偻病和骨质软化症的发生；氯霉素、四环素等可通过抑制肠内菌群影响维生素K的合成与代谢。

三、药物对宏量营养素的影响

(一) 碳水化合物

许多情况下，碳水化合物会影响药物的功效，那么反过来药物同样也会影响机体对碳水化合物的吸收代谢。如胰岛素对碳水化合物的代谢和储存起重要作用，主要表现在胰岛素能够促进肌肉和脂肪组织对葡萄糖的主动转运，促进葡萄糖转换成能量并以糖原或二酰甘油的形式储存起来；促进肝脏摄取葡萄糖转变为糖原；抑制肝糖原分解及糖异生，抑制肝葡萄糖的输出；促进组织对碳水化合物、氨基酸、脂肪的摄取，加速蛋白质的合成以及抑制脂肪细胞中游离氨基酸的释放，抑制酮体生成，调节物质代谢。

(二) 脂肪

某些降压药对血脂有一定不良影响，如利尿剂、β-受体阻断剂等。因为许多高血压患者常伴有脂质代谢紊乱，血中胆固醇、甘油三酯和低密度脂蛋白明显增高，高密度脂蛋白显著降低，然而高血脂和高血压均是冠心病的危险因素，所以伴有血脂紊乱的高血压患者选择降压药时应注意降压药对血脂的影响；某些降糖药如格列奈类降糖药、α-糖苷酶抑制剂等对血脂调节具有有益作用。

(三) 蛋白质

药物与蛋白的相互作用有共价作用和非共价作用，非共价作用包括：离子-离子相互作用、离子-偶极和偶极-偶极相互作用、π-π堆积作用、范氏引力及其他类型作用力。药物通过与蛋白间的相互作用从而影响蛋白质的代谢平衡，如苯巴比妥、甲苯比妥、甲氧苄啶、环磷酰胺等会引起巨幼红细胞性贫血；非那西丁、苯丙胺、磺胺药、氨基水杨酸、磺胺甲基异噁唑等会引起溶血性贫血;甲苯磺丁脲、考来烯胺等分别会引起再生障碍性贫血和缺铁性贫血,因此这些药物均会引起机体血红蛋白的降低。

(孔娟)

参 考 文 献

1. 刘治军. 药物相互作用基础与临床. 第2版,北京:人民卫生出版社,2015.
2. Joseph I · Boullata, Vincent T · armenti. 药物与营养物质的相互作用. 杜冠华,译. 北京:人民卫生出版社,2008.
3. 龙亚玲,刘克辛. 转运体介导的食物-药物相互作用. 药物评估研究,2018,41(1):31-34.
4. Podszun MC, Jakobi M, Birringer M, et al. The long chain α-tocopherol metabolite α-13'-COOH and γ-tocotrienol induce P-glycoprotein expression and activity by activation of the pregnane X receptor in the intestinal cell line LS 180. Mol Nutr Food Res, 2017, 61(3):1-9.
5. Yu N, Zhang Y, Zhang K, et al. Receptor not nuclear factor-kappa B up-regulates P-glycoprotein expression in the brain of chronic epileptic rats induced by kainic acid. Neurochem Res, 2017, 23(10):1-11.
6. 石磊,张远. 高蛋白高脂肪饮食对普罗帕酮在大鼠体内药物动力学的影响. 中国临床药学杂志,2017,37(8):674-679.
7. Yin J, Wang J. Renal drug transporters and their significance in drug-drug interactions. Acta Pharm Sin B, 2016, 6(5):363-373.
8. Sawamoto K, Huong TT, Sugimoto N, et al. Mechanisms of lower maintenance dose of tacrolimus in obese patients. Drug Metab Pharmacokinet, 2014, 29(4):341-347.
9. Akamine Y, Miura M, Komori H, et al. The change of pharmacokinetics of fexofenadine enantiomers through the single and simultaneous grapefruit juice ingestion. Drug Metab Pharmacokinet, 2015, 30(5):352.
10. 张兰华,邓鸣. 葡萄柚汁对药物代谢动力学的影响. 解放军药学学报,2013,29(5):471-475.
11. Wang L, Liu K. Alteration of related transporters and its application significance in common intestinal disease, liver disease, renal disease and diabetes. Acta Pharm Sin B, 2015, 50(2):127-132.
12. 徐庆翰,刘克辛. 肾脏转运体及其研究方法. 药品评价,2013,10(14):40-45.
13. 奇锦峰,张娜,余文浩,等. 常见可药/食用植物及其所含化学成分明显抑制小鼠肾脏主要有机阴离子转运体. 中国药理学通报,2015,31(b11):102-102.
14. Lepist EI, Zhang X, Hao J, et al. Contribution of the organic anion transporter OAT2 to the renal active tubular secretion of creatinine and mechanism for serum creatinine elevations caused by cobicistat. Kidn Int, 2014, 86(2):350-357.
15. Mathialagan S, Piotrowski MA, Tess DA, et al. Quantitative prediction of human renal clearance and drug-drug interactions of organic anion transporter substrates using in vitro transport data. Drug Metab Dispos, 2011, 32(8):996-998.

中国营养科学全书

第 2 版

第七卷　膳食、身体活动与健康

DIET, PHYSICAL ACTIVITY AND HEALTH

卷主编

马冠生　常翠青　凌文华

卷编委（以姓氏笔画为序）

马文军　广东省公共卫生研究院
马吉祥　中国疾病预防控制中心
马冠生　北京大学
王正珍　北京体育大学
艾　华　北京大学第三医院
朱文丽　北京大学
刘小立　深圳市慢性病防治中心
刘爱玲　中国疾病预防控制中心
许雅君　北京大学
孙君茂　农业农村部食物与营养发展研究所
杜松明　中国营养学会
何宇纳　中国疾病预防控制中心
张　钧　上海师范大学
凌文华　中山大学
常翠青　北京大学第三医院
傅　力　天津医科大学

卷秘书

王军波　北京大学

前　言

能量和营养素是维持生命、保障正常生长发育和促进健康的物质基础。人体需要40多种营养素,这些营养物质人体基本上不能自身合成,必须从外界食物中摄取。不同的食物含有不同的营养素和营养物质,人类需要摄入不同的食物才能满足机体生长发育和促进健康的需求。因而需要在单一食物、营养成分的基础上,更加关注从整体膳食组合来评价膳食营养和健康的关系。这种以整体膳食成分组合的方式对膳食的评估称为膳食模式。随着营养学研究的不断发展和进步,科学家对世界不同地区的膳食模式与疾病的关系进行了大量调查研究。越来越多的研究证明了平衡膳食、合理的膳食模式既能满足机体的基本营养需求,还可以发挥防治慢性非传染性疾病、促进健康的作用。

饮食行为是指与食物摄取相关的行为,其发展始于胎儿期,到成年阶段逐步形成。饮食行为在生命不同阶段呈现不同的特点,儿童少年时期是饮食行为发展和形成的关键时期。饮食行为决定人们对食物的选择和摄取,会直接影响到能量和营养素摄入的适宜程度,进而影响机体的健康状况。饮食行为不仅包括食物的选择,还包括进食的时间、频度、地点、场景等。影响饮食行为的因素有多种,包括家庭、学校、同伴、社区、经济、文化、政策和法规等,因此,饮食行为及其与健康的研究涉及多个学科,不仅与营养学、生物学以及食品科学等有关,而且与人类学、行为学、心理学、社会学、经济学等也关系密切。

身体活动是指通过骨骼肌收缩引起机体能量消耗增加的活动,包括职业性活动、家务性活动、交通和休闲活动等。大量研究表明,规律性和适当水平的身体活动可减少超重肥胖、高血压、冠心病、脑卒中、糖尿病、乳腺癌和结肠癌、抑郁症以及跌倒等慢性病及其危险因素的风险。因此,积极提倡身体活动和科学运动是减少慢性非传染性疾病经济有效的策略,在预防、延缓、治疗和逆转慢性疾病中发挥着重要作用。

在影响健康的诸多因素中,行为和生活方式越来越受到重视。食物的摄取、合理膳食、身体活动等都是属于行为和生活方式的范畴。目前与膳食、生活方式相关的慢性疾病已经成为危害国民健康的主要原因。在诸多影响这些营养健康问题的因素中,行为和生活方式占到60%~70%,而它们又是可控和可以改变的。因此,本卷的目的是提供膳食模式、饮食行为和身体活动与健康及相关慢性病领域研究的最新进展,以期为这一领域的进一步深入研究提供研究思路和方向。

本卷共有十章,第一章膳食模式与健康、第二章饮食行为与健康和第三章身体活动与健康是本卷的基础和核心理论,重点阐述了膳食模式、饮食行为和身体活动的定义、评价及其与健康的关系,第四章~第九章,着重描述和分析肥胖、心血管疾病、糖尿病、癌症、骨质疏松症、痛风等疾病的定义、发生发展及其影响因素,以及膳食模式、身体活动与这些慢性病之间的联系,及相关的指导和建议。鉴于营养不良和微量营养素的缺乏在我国依然没有得到根本解决,因此,第十章详细介绍了营养缺乏病的表现、原因和防治等。

马冠生　常翠青　凌文华

2019年3月

目　　录

第一章

膳食模式与健康

人体需要摄入不同的食物，并从食物中获得不同营养素和营养物质，满足自身的生长发育和健康。虽然大量的研究表明单一的食物或营养物质在人类健康方面发挥重要的作用，但它不能代表整个饮食对机体的影响。以整体膳食成分组合而不是以单一食物和营养物质的方式对膳食评估的描述称为膳食模式（dietary pattern）。根据膳食所能提供的能量、营养素的数量及其能满足人体健康需要的程度来衡量该膳食模式是否合理。

第一节　膳食模式的概念、发展和分类

在人类发展的历史长河中，营养膳食对人类健康的影响随着社会的进步和发展不断地深入。自人类有文字记载的历史以来，人类通过种植、狩猎及驯养动物获得食物。从古希腊到18世纪，长期的经验营养学主要关注部分食物与健康和疾病的关系。自18世纪工业革命开始，随着工农业以及生物学、化学、物理学等科学发展，极大地推动了营养学的发展。这一阶段的食物更加丰富，营养学快速发展，进入营养学科学研究的黄金时期。到20世纪40年代，明确了食物中的营养素，营养素的化学结构，实现营养素的分离合成，并阐明了营养素的主要功能。在此基础上，攻克了营养素缺乏病，并推动了人群营养素需要量标准的制定。

随着社会、经济的发展，人类的疾病谱发生了很大的变化。传染病得到了有效的控制，不再是人类健康的主要威胁。取而代之的是慢性非传染性疾病（以下简称慢性病）的发病和死亡成为人类健康的主要威胁，心血管疾病、糖尿病和肿瘤成为人类死亡的主要杀手。根据WHO的数据，80%以上的死亡来自慢性病。这类疾病特别是心血管疾病、糖尿病、肥胖以及部分肿瘤与不合理膳食密切相关，称之为营养相关疾病。这类疾病的病因、发病机制复杂，虽然流行病研究发现部分单个营养素与这类疾病相关，但是单个营养素干预对慢性病影响的结果往往不一致。在这种背景下，较多的研究转向去观察单一食物对慢性病的影响。近年来，大量的研究发现部分食物在某些疾病防治方面可以发挥一定的作用，如适量摄入咖啡、全谷类食物可降低心血管疾病风险，但是食物体系中不同食物对慢性病的影响尚不清楚。

人类不是从单一食物，而是从不同组合的食物获得营养物质。不同食物的组合导致营养素与食物之间、机体与食物之间的相互作用十分复杂，既有协同作用，也有拮抗作用，因而难以明确单个营养素或单个食物对慢性病的影响。如铁的吸收状况受维生素C存在与否的影响，钾和镁有关联性作用；食物间的混杂效应，如低脂常伴有高水果、蔬菜和碳水化合物的摄入。这些复杂的相互作用需要从整个食物组合即膳食模式来明确膳食营养和慢性病的关系，以及利用合理的食物组合进行慢性病的防治。从20世纪60年代后，人们开始关注整体膳食与慢性病的关联，进而提出膳食模式的概念。膳食模式一般是基于不同国家、地区、民族或不同饮食习惯的人群提出的。因此，膳食模式有很强的地域特色，受该地区环境、地理、文化、伦理及宗教的影响。不同国家、地区、社区人群的膳食模式不尽相同。

一、发展历史

自20世纪60年代起，西方开始关注整体膳食与慢性病的关系研究，开展了根据地区膳食特点、生活习惯、膳食组成与慢性病关联的观察性研究。人们总结了不同的膳食模式与健康的关系，包括：素食模式、高脂膳食模式、低脂膳食模式。20世纪80年代膳食模式大致分为三种类型，即发达国家膳食模式、发展中国家膳食模式和日本的平衡膳食模式。以西方国家和美国为代表的发达国家，膳食以动物性食物为主，谷薯类消费少，精加工谷类、红肉和甜食摄入量较大，而膳食纤维摄入量少，容易发生超重肥胖和2型糖尿病等慢性病。发展中国家的膳食则以植物性食物为主，谷薯类摄入量高，畜禽鱼蛋奶消费量低，能量基本满足需要，但容易导致营养不良、贫血和感染等。而日本的膳食模式综合了东西方膳食的特点，动植物性食物消费量比较均衡，鱼贝类摄入量较大，营养素的摄入量基本符合营养要求，其膳食模式相对更为合理。

20世纪60~70年代，美国公共卫生服务部门资助了美国明尼苏达大学生理学家Ancel Keys等人发起的一项膳食模式和健康的研究。从1958年开始，该研究在包括美国、芬兰、荷兰、意大利、前南斯拉夫、希腊、日本等7个国家同时进行。在长达15年的随访观察后，研究人员发现欧洲南部（尤其是希腊的克里特岛）冠心病死亡率要比欧洲北部和美国低两到三倍，与日本接近。导致这些国家冠心病的死亡率差异最明显的原因就是饮食特点的不同。美国和北欧国家摄入很多红肉、甜食和精加工谷物；而地中海沿岸居民摄入大量全谷类、新鲜蔬果、海产品、豆类、坚果和橄榄油，红肉、动物油脂以及甜食摄入量很低，并且有适量饮用红酒的习惯，人们将这一膳食模式称为“地中海膳食”。

为了利用膳食模式防治慢性病，人们建立了慢性病干预性或治疗性的膳食模式。高血压是心血管疾病的主要类型，20世纪90年代美国的营养学家在总结食物/膳食组

分与高血压的关联性研究及其干预研究的成果之后，推荐了降低高血压的 DASH 膳食模式（Dietary Approaches to Stop Hypertension，DASH），也称为得舒膳食。近年来，为降低营养相关的慢性病，人们也提出了低脂膳食模式和低碳水化合物膳食模式（简称低碳膳食模式）。

近 30 年来，膳食模式的评价，膳食模式与慢性病的关联，以及膳食模式对慢性病风险的预测、干预研究不断深入，也取得了一系列的研究成果。大量的研究揭示膳食模式和心血管疾病、糖尿病、肥胖及肿瘤相关，并可预测这类疾病的风险。此外，健康的膳食模式干预可降低这类疾病的风险。尽管膳食模式在慢性病防治中的应用取得良好的结果，以及广泛认可，需要指出的是膳食模式虽然是一种指导营养膳食促进健康和防治慢性病的途径，但是也存在一些不足，主要包括：①大量的研究证实不同的膳食模式和慢性病包括心血管疾病、糖尿病、肿瘤等存在关联性，但是还难以回答什么是最佳膳食模式的问题；②构成膳食模式中重要组分的食物或营养素在膳食模式中的作用难以阐明，尽管这些食物和营养素组分在单独研究中已经被明确与疾病的正或负相关，但不能明确判断这些食物在这个膳食模式中是好还是坏；③膳食模式有很强的地域性，一个国家或地区的膳食指南不一定适用于其他国家和地区的膳食评价和指导。因此，研究膳食模式防治慢性病的作用，还需要结合营养素和食物的研究，明确营养膳食对慢性病的影响，提高防治水平。

二、膳食模式的主要分类

经过几十年的发展，特别是自 20 世纪 90 年代以来 30 年的研究，膳食模式的概念得到了广泛的认可，其应用也日趋完善和成熟。目前认为膳食模式分为两种类型，一种称为先验型膳食模式［hypothesis-driven（a priori）dietary pattern］，另一种为后验型膳食模式［empirically derived（a posteriori）dietary pattern］。先验型膳食模式是对一种特殊的，被认为是健康膳食的依从性，如对某一国家膳食指南或地中海膳食模式的依从性。后验型膳食模式是通过实验研究，分析某一人群膳食的主成分（principal components，PCs），然后确定一组食物变量的组合。

先验型膳食模式又称为膳食指数（dietary indices）或膳食质量分数（diet quality scores），用于描述某一个人的传统饮食特征，或一组人群的饮食习惯，或描述人群对可预防疾病的推荐膳食指南的依从性。因此，它是在收集数据之前就设想出一种先验模式，然后将其用作膳食暴露的评估。其主要过程是：①基于膳食指南等构建膳食组成模式；②建立具有界值的评分体系，来确定模型中每一营养素和食物组对指南的依从性；③计算总的数值以确定整个膳食组成的依从性。DASH 模式、地中海膳食模式、基于膳食指南的膳食模式、素食模式、低脂或低碳膳食模式以及传统的膳食模式属于这一模式。后验型膳食模式获得某一人群膳食资料，然后利用因子分析或聚类分析等方法确定明显影响健康或疾病结局的主要成分（PCs），作为膳食质量评分的主要条目，再建立基于膳食质量评分体系的膳食模式。两种模式都在营养膳食与慢性病包括心血管疾病、糖尿病以及肿瘤风险预测、干预等得到了广泛的研究，大量研究表明这两种膳食模式可用于慢性病的风险预测，并可用于慢性病的预防和治疗。相比较而言，先验型模式目前应用较多，传统的膳食模式也可以通过膳食质量分数的模式进行分析和研究。

综上所述，常见的膳食模式包括以植物性食物为主的膳食模式、以动物性食物为主的膳食模式、动植物食物平衡的膳食模式、地中海膳食模式、DASH 膳食模式、素食模式、高脂膳食模式、低脂膳食模式、低碳膳食模式以及基于膳食指南的膳食模式等。下面重点描述常见膳食模式的特点，并介绍膳食模式的评价方法、膳食模式的主要影响因素以及不同膳食模式对健康的影响。

（一）以动物性食物为主的膳食模式

以动物性食物为主的膳食模式，又称西方膳食模式，是多数欧美发达国家，如美国、西欧、北欧等典型的膳食模式，属于营养过剩型的膳食模式。西方膳食模式的结构特点是红肉、加工肉制品、黄油、油炸食品、高脂肪乳制品、甜食、精致谷物、土豆和高糖饮料摄入较多。粮谷类食物数量相对较少、动物性食物比例较大，具有“三高一低”的特点，即高能量、高脂肪（供能比>40%）、高蛋白质（供能比>25%）和低膳食纤维。西方膳食模式的优点是优质蛋白质在膳食结构中占的比例高；缺点是膳食提供的能量过剩，而能量过剩是多种慢性病发生的重要危险因素，容易造成肥胖、高脂血症、糖尿病、心血管疾病、肿瘤等慢性病的发生。

（二）以植物性食物为主的膳食模式

以植物性食物为主的膳食模式，见于亚洲、非洲部分国家和地区，如印度、巴基斯坦和孟加拉等，也称温饱模式，膳食结构特点是富含蔬菜、水果、坚果和全谷物食品，较少摄入精加工谷类、高糖食品、红肉和加工肉制品，即主要以植物性食物为主，动物性食物为辅，可降低相关慢性病的发病危险。这类膳食模式的能量可基本满足人体需要，植物性食物提供的能量占总能量近 90%，蛋白质、脂肪的摄入量较低，蛋白质来源中动物性蛋白仅占总蛋白的 10%～20%；某些矿物质和维生素不足，导致免疫力下降，感染性疾病风险增加。营养缺乏病是植物性为主膳食模式人群的主要营养问题。

（三）动植物性食物平衡的膳食模式

以动物性和植物性食物构成平衡的膳食结构，多以日本居民的典型膳食模式为代表，也称为日本模式或营养均衡型模式，膳食中的动物性食物与植物性食物的比例适当。日本传统膳食模式，以鱼虾等海产品、大米、蔬菜、豆类、绿茶摄入较多为特点，能量摄入也较为适中。日本传统膳食模式介于典型的东、西方膳食模式之间。既避免东方膳食中三低一高（低能量、低蛋白、低脂肪、高碳水化合物），又避免西方膳食中三高一低（高能量、高蛋白、高脂肪、低碳水化合物）饮食的弊端。过去 40 年，传统日本膳食模式也发生了改变，蔬菜、豆制品以及鱼的消费与传统日本膳食模式保持一致，但是水果、奶制品、鸡蛋和肉类的摄入量增加。这种膳食能量能够满足人体的需要，但不过剩。三大营养素的供给能量比例合适，膳食纤维比较丰富，有利于避免营养缺乏和营养过剩引起的疾病的发生，促进健康，这已经成为世界各国调整膳食结构的参考。

（四）地中海膳食模式

地中海饮食（Mediterranean diet）泛指希腊、西班牙、法国和意大利南部等处于地中海沿岸的南欧各国以蔬菜、水果、鱼类、五谷杂粮、豆类和橄榄油为主的饮食模式。该膳食模式的特点是蔬菜、水果、全谷类、豆类和坚果摄入量较高；适量摄入奶制品，且多为奶酪和酸奶；适量摄入红酒和鱼类等海产品；肉类及其制品摄入量较低；食物加工程度低而新鲜度高；橄榄油为主要食用油，也是主要的脂肪来源。营养特点是高膳食纤维、高维生素、高单不饱和脂肪酸和低饱和脂肪。地中海式饮食对健康的益处被认为主要归因于大量食用橄榄油，而不像美式膳食中大量摄入动物性脂肪。橄榄油可以降低体内的胆固醇的水平，降低血压和血糖水平，预防和治疗消化性溃疡，也有一定的防癌作用。另外，饮用红酒也是地中海式饮食对健康有促进作用的因素之一，因为红酒含有强效的抗氧化物质类黄酮。地中海式饮食可能只是地中海地区居民健康状况的影响因素之一，遗传因素、环境因素和进行身体活动的生活方式也是重要的影响因素。虽然在地中海式饮食中的绿色蔬菜是钙和铁的良好来源，羊奶奶酪也是含钙丰富的食物，但仍有学者担心该膳食模式能否提供足够的各种营养素，尤其是钙和铁。大量调查研究发现，地中海饮食可以减少心血管疾病、2型糖尿病、代谢综合征、认知障碍（如阿尔茨海默病）和某些肿瘤的发病风险。该膳食模式已逐渐引起世界关注，被认为是一种健康的膳食模式，也被许多国家采用和推荐。

（五）素食模式

素食模式是一种不包含动物性食物的膳食模式。国际素食者联合会（International Vegetarian Union，IVU）将素食主义定义为一种“不食用肉、家禽、鱼及其制品，食用或不食用奶制品和蛋类”的生活习惯。根据不同膳食组成，素食又可分为生素食、半素食、纯素食、蛋素食、奶素食、蛋奶素食、鱼素食和果素食等不同素食类型。每种素食类型各有特色，包含或排除一定的食物种类。

1. 生素食仅含新鲜未煮过的水果、坚果、种子和蔬菜，将所有食物均保持在天然状态，即使加热也不超过47℃。生素食主义者认为，烹调会导致食物中的酵素或营养被破坏。有些生素食主义者也称为活化生食主义者，在食用种子类食物前会将食物浸泡在水中，使其酵素活化。而有些生食主义者，仅食用有机食物。

2. 半素食是指摄入红肉和禽肉的频率相对较低，如：每月多于1次，但每周不超过1次。

3. 纯素食为排除一切动物源食物，包括动物分泌或产生的奶类、蛋类及蜂蜜，只靠植物类食物维持生命。

4. 蛋素食是指素食含蛋类。

5. 奶素食是指素食含乳制品。

6. 奶蛋素食是指素食既含蛋类也含乳制品。

7. 鱼素食是可摄入鱼类，但不摄入其他肉制品。

8. 果素食是指仅摄入水果、坚果、种子及其他不对植物产生伤害的植物性食品。

与含动物性食物的杂食膳食相比，素食膳食含有更多的膳食纤维、镁、叶酸、维生素C、维生素E、n-6多不饱和脂肪酸、植物化学物和较低胆固醇、饱和脂肪酸。由于素食血红蛋白铁少，易出现缺铁性贫血；此外，素食者也容易缺乏维生素B_{12}、钙、锌、优质蛋白等。应根据实际情况，选择荤素结合的饮食结构为宜，有利于降低慢性病风险。

（六）干预性/治疗膳食模式

1. DASH膳食模式　DASH膳食，又称终止高血压膳食，是一种通过增加蔬菜、水果、鱼和低脂食物摄入，减少红肉、饱和脂肪酸和甜食摄入而进行高血压防治的膳食模式。该膳食模式的营养特点是高钾、高镁、高钙、高蛋白及高膳食纤维。

DASH膳食最初是由美国于1994年所启动的一项大型高血压防治计划所发展起来的一种饮食，该计划发现，饮食中如果能保证足够的蔬菜、水果、低脂（或脱脂）奶，以维持足够的钾、镁、钙等矿物质的摄入，并尽量减少膳食中油脂（特别是富含饱和脂肪酸的动物性油脂）的摄入，可有效降低血压。DASH膳食是第一次突出全面健康而非某一种营养素或单一食物对血压的影响的膳食模式。它将食物分为8类，分别是谷类及其制品、蔬菜、水果、低脂或脱脂奶制品、畜禽鱼类、大豆坚果类、油脂、甜食和添加糖。膳食中富含钙、镁、钾和膳食纤维，其中，前5类食物含量丰富，后3类食物含量低于美国典型饮食。此外，DASH膳食还适量增加蛋白质，减少饱和脂肪酸、总脂肪酸和胆固醇。目前，常以DASH膳食作为预防及控制高血压的膳食模式，在许多国家的高血压防治指南中，也将DASH膳食作为预防和控制高血压的一个重要生活方式干预措施。从营养学来说，DASH膳食富含大量全谷物、蔬菜和水果，植物化学物质摄入也较多，具有低脂肪、低胆固醇、低钠、高钾、高镁、高钙及高膳食纤维的特点。研究发现，DASH模式不仅可以降低血压，还可以降低心血管疾病、癌症、胰岛素抵抗和血脂异常的发生风险。

2. 低脂膳食模式　低脂膳食是指膳食中脂肪提供的能量占总能量的比例（供能比）<30%，且来自饱和脂肪酸的供能比<10%。当脂肪供能比<15%时称为极低脂膳食。低脂膳食是亚洲国家很早就习惯的一种膳食模式，能量供应主要来自碳水化合物。如20世纪60年代的日本，脂肪供能比只占15%，我国大部分地区居民的膳食中脂肪供能比也仅为16%左右，而同期的欧洲和北美国家，脂肪供能比已超过35%。20世纪70~80年代，人们就认识到了膳食中过多饱和脂肪酸和胆固醇摄入会增加心血管疾病风险。为控制高胆固醇血症，欧洲和美国的临床医师普遍会建议患者减少饱和脂肪酸和胆固醇的摄入。如当时美国推出的国家胆固醇教育计划一级膳食建议：膳食中脂肪供能比低于30%，饱和脂肪酸供能比低于10%，每日胆固醇摄入量低于300mg。当一级膳食无效时，则采取二级膳食，即膳食中脂肪供能比低于30%，饱和脂肪酸供能比低于7%，每日胆固醇摄入量低于200mg。值得指出，2015年，美国取消了对膳食胆固醇摄入的限制。有研究表明，降低膳食中脂肪的供能比后，每日摄入的总能量会下降，体重也会相应减轻。低脂膳食的组成非常复杂，它取决于代替脂肪供能

的是碳水化合物还是蛋白质。若降低膳食中脂肪的供能比,转而增加碳水化合物尤其是精制糖(蔗糖、果糖)的摄入时,对心血管健康并非有利。

3. 低碳膳食模式 低碳膳食是指碳水化合物的供能比低于正常,而脂肪或蛋白质供能比较高的膳食。目前对低碳膳食还没有统一的定义,一般认为碳水化合物供能比低于25%,即每日碳水化合物低于125g/2000kcal即为低碳膳食,若碳水化合物供能比低于10%,即每日碳水化合物低于50g/2000kcal可认为是生酮膳食。生酮膳食是低碳膳食的极端,膳食中约有75%~80%的能量来自脂肪,碳水化合物供能比只占不到10%,且要求这些碳水化合物来源于水果和非淀粉类蔬菜以及坚果等食物,从而最大限度阻止碳水化合物成为供能物质。机体由以葡萄糖作为能量来源转变为以脂肪酸和酮体作为能量来源。生酮膳食能在短时间内降低心血管疾病的风险,对肥胖、2型糖尿病和非酒精性脂肪肝的改善有显著的效果,比其他饮食疗法更立竿见影。但营养学家和临床医师仍然对生酮膳食长期的有效性持保守态度。关于生酮膳食的干预试验大多持续不超过1年,随后研究对象的依从性会逐渐降低,碳水化合物摄入也会越来越多,因此最终研究对象之间的健康结局是否有差异,还需要长期密切随访加以佐证。

(七) 基于膳食指南的健康膳食模式

膳食指南(dietary guideline)是由营养健康权威机构为某地区或国家的普通民众发布的膳食指导性意见,以营养学原则为基础,结合本国或本地的实际情况,以促进合理营养、改善健康状况为目的,教育国民如何明智而可行地选择食物、调整膳食。

膳食指南是引导不同人群选择健康膳食模式的指导性文件,世界上很多国家都制定了本国的膳食指南。为了使人群基本达到膳食营养素推荐量的目标,以保证人体健康为根本原则,结合人群的饮食习惯特点,充分考虑不同人群的膳食结构中重点的不合理的问题,提出各类人群的各类食物推荐量。理论上来说,与膳食指南依从性越高的膳食模式越接近健康的膳食模式。

一些研究报道了与膳食指南依从性高的健康膳食模式,包括美国的健康膳食模式、地中海膳食模式、DASH膳食模式和健康素食模式(表7-1-1)等。2015—2020年美国倡导的健康膳食模式指出,一种健康的膳食模式,应包括来自所有亚组(深绿色、红色、橙色、豆类、淀粉等)的各种蔬菜、水果(尤其是整个水果)、谷物(其中1/2应该是全谷物)、脱脂或低脂乳制品、各种蛋白质食品(包括水产品、瘦肉、家禽、鸡蛋、大豆、坚果和种子)。并且进一步指出,健康的膳食模式限制了饱和脂肪、反式脂肪、添加糖和钠的摄入。"膳食指南"政策文件建议将这些健康的膳食模式在美国各部门和机构中用于各种食品、健康、消费者和农业计划,以改善国民的营养和健康状况。科学家、临床医师和政策制定者认识到,在整个人群包括具有多种风险因素或膳食相关慢性疾病患病率较高的亚组中全面采用健康膳食模式,需要个人、家庭、社区、行业和政府部门的共同努力。

表7-1-1 美国2015—2020年膳食指南提出的健康膳食模式

	健康美国模式(healthy US pattern)	健康地中海模式(healthy Mediterranean-style pattern)	DASH模式	健康素食模式(healthy vegetarian pattern)
水果总量(杯)[a]	2	2.5	4	2
蔬菜总量(杯)[ab]	2.5	2.5	4	2.5
深绿色蔬菜	1.5/周	1.5/周	—	1.5/周
红色/橙色蔬菜	5.5/周	5.5/周	—	5.5/周
根茎类	5/周	5/周	—	5/周
豆类	1.5/周	1.5/周	4~5/周[c]	3/周
谷类总量(oz)[a]	6	6	6	6.5
全谷类	3	3	3	3.5
精制谷类	3	3	3	3
奶类(杯)[a]	3	2	3	3
蛋白质类食物(oz)[a]	5.5	6.5	—	3.5
坚果/种子类	4/周	4/周	4~5/周	7/周
红肉和加工肉类	12.5/周	12.5/周	≤6/周	—
禽肉	10.5/周	10.5/周	—	—
海鲜类	8/周	15/周	—	—
蛋类	3/周	3/周	—	3/周
豆制品	0.5/周	0.5/周		8/周
脂肪[a]				
固态脂肪(g)	18	17	2~3	21
植物油(g)	27	27	—	27
甜品,添加糖(g)[a]	30	29	—	36
含糖饮料/果汁	—	—	≤5/周	—

注:[a] 数值为每日推荐量,1 oz=28.3g,1杯=225ml;
[b]其他蔬菜没有单独给出推荐量,但包含在蔬菜总量中;
[c]总量,包括计算的蛋白质食物量

中国居民膳食指南提出了不同能量摄入水平的人群的健康（平衡）膳食模式（表 7-1-2）。以能量需要量为 2000kcal/d 为例，食物构成中包括谷类（含全谷物和杂豆）、薯类、新鲜蔬菜、水果、禽畜肉蛋、奶类、大豆、坚果、烹调油等。强调食物多样，谷类为主，多吃蔬果、奶类、大豆，适量吃鱼、禽、蛋、瘦肉，少盐少油，控糖限酒。例如在 2000kcal/d 能量需要水平下，健康膳食模式的食物构成是每日膳食中谷类 250g，其中全谷物和杂豆类 75g；新鲜薯类 75g；蔬菜 450g；水果 300g；水产禽畜肉蛋类各 50g，共 150g；牛奶或者酸奶 300g；大豆 15g；坚果 10g；烹调油 25g。

表 7-1-2　中国健康膳食模式食物组成

食物组	中国健康膳食模式		全素食者健康膳食模式	蛋奶素食者健康膳食模式
	g/d	份/d	g/d	g/d
谷类总量（1 份 = 50g）	250	5	300	275
全谷类和杂豆	75	1.5	100	100
薯类（1 份 = 75g）	75	1	50	50
蔬菜（1 份 = 100g）	450	4.5	400	400
深色蔬菜	250	2.5	200	200
水果（1 份 = 100g）	300	3	300	300
水产禽畜肉蛋类（1 份 = 50g）	150	3	—	—
禽畜肉类	50	1	—	—
蛋类	50	1	—	50
水产品	50	1	—	—
大豆（1 份 = 15g）	15	1	80	60
坚果（1 份 = 10g）	10	1	30	20
乳制品（1 份 = 200g）	300	1.5	—	300
食用油（1 份 = 10g）	25	2.5	30	30

第二节　健康膳食模式评价方法

国内外学者基于大规模人群流行病学的研究，在分析膳食和慢性病关联的基础上，建立了一系列的膳食质量评价方法，通过量化的指标综合评价人群膳食模式达到膳食推荐量的程度。

DASH 饮食、地中海饮食及基于膳食指南的膳食模式都是健康膳食（高质量）模式的范例，但这些膳食模式都是在特定时期内针对特定人群的膳食模式，并不是普遍的概念性的定义。目前尚未就全球使用的高质量（健康）膳食模式的简明定义达成共识。美国膳食指南中认为高质量的膳食是“富含蔬菜、水果、全谷物、水产品、豆类和坚果；适量的低脂肪和非脂肪乳制品和酒（成年人）；红色和加工肉类较低；低糖含量的食品和饮料以及精制谷物”。在全球范围内，第 2 届国际营养大会发布的罗马宣言将“健康、平衡、多样化的膳食”描述为“满足所有年龄组和所有特殊营养需求的群体的营养需求，同时避免过量摄入饱和脂肪、糖和盐/钠，并实际消除反式脂肪等”。全球农业和营养食物系统小组（Global Panel on Agriculture and Food Systems for Nutrition，GLOPAN）提出了一个广泛而简洁的定义：“高质量的膳食是消除饥饿、安全地减少所有形式的营养不良，促进健康和可持续发展的膳食，如以不破坏环境为基础，为子孙后代生产高质量的膳食。”

膳食模式的质量评价一般包括以下几个维度：

正向的维度/特征：①能量充足；②微量营养素对特定营养素的充足与平衡；③膳食的营养素密度；④宏量营养素质量、多样性和比例；⑤健康食物的消费频率和数量。

负向的维度/特征：①总脂肪供给能量；②过量摄入碳水化合物或精制碳水化合物；③慢性病的膳食风险因素；④不健康食物的消费频率和数量。

一、多样性的评价方法

（一）膳食多样性

膳食多样性（dietary diversity）是指某一时期内膳食中食物种类的组合以及每种食物摄入的数量。膳食多样性反映了这样一个概念，即增加膳食中的食物和食物组合，有助于确保摄入足够的必需营养素并促进健康。来自发达国家和发展中国家的研究结果都充分表明，膳食多样性与营养充足性密切相关，因此认为是膳食质量的基本要素。

膳食多样性评分（dietary diversity score，DDS）是用于评估营养充足性和总体膳食质量的先验定义的膳食质量指数之一。DDS 评估了食物组中的多样性，这些多样性通常是根据健康膳食指南选择的。1995 年，美国学者 Kant 提出了 DDS，包括 5 类食物：乳制品、肉类、谷类、水果和蔬菜。如果消费了 1 类食物记 1 分，最高分为 5 分。例如，个体膳食中 5 类食物都有消费，则获得最高分 5 分；如果没有摄入蔬菜和水果，则记为 3 分。随后在不同国家的不同研究中对 DDS 的定义有所调整，根据各个国家指南和应用人群的特点，食物组类别从 5~24 类不等。大多数研究中采用的最高分都是食物组的总数，对膳食多样性进行评分使用虚拟变量，如果消费者食用了某 1 组食物，该组得 1 分；如果没有食用，得 0 分。也有一些研究给每个食物亚组和主要组分别赋给 1 分和 2 分的最高分，导致最大 DDS 大于主要食物组总数。一项研究基于每个食物组营养价值分配的权重设立分值，因此，7 个食物组的最高分数为 18。

在发展中国家的一些研究中显示，膳食多样性与儿童生长发育呈正相关。DDS 与心血管疾病、代谢综合征、癌症和肥胖等不良健康状况存在一定相关性。DDS 与肥胖的关系在不同人群的研究中的关联性不一致。有研究显示，较高的 DDS 与较低的体质指数（body mass index，BMI）有关，因为纤维、维生素 C 和钙的摄入量较高，这与肥胖呈负相关。也有研究显示较高的 DDS 可能导致能量摄入量增加，因此身体脂肪和 BMI 较高。DDS 与肥胖的系统综述的结果显示，DDS 与 BMI 没有显著性相关，分析其原因，可能是由于在不同研究中 DDS 没有统一的定义有关。因此应用 DDS 方法评价时应充分考虑人群的膳食结构特点，以获得对膳食质量的准确评价。

（二）食物多样性指标

为了评价发展中国家育龄妇女的微量营养素充足状况，有学者提出用食物多样性指标（food group diversity indicators，FGI）作为评价微量营养素充足率的替代指标。

FGI 根据指标定义的食物组的数目不同，分别建立了 6（FGI-6）、9（FGI-9）、13（FGI-13）和 21（FGI-21）组食物的指标（表 7-1-3）。以 6 组食物指标为基础，根据特定营养素的含量分离出亚组。每组食物摄入量达到 1g 记 1 分，所有食物组的分数累加即得到 FGI 总分，根据分组的不同，FGI 总分不同。在此基础上，将最低摄入量提高到 15g，建立了 FGI-6R、FGI-9R、FGI-13R 和 FGI-21R 四个食物多样性指标。经过验证，FGI 可以作为反映微量营养素充足率的简便指标。

表 7-1-3 食物多样性指标中食物分组

6 组食物指标（FGI-6）	9 组食物指标（FGI-9）	13 组食物指标（FGI-13）	21 组食物指标（FGI-21）
1-淀粉类主食	1-淀粉类主食	1-淀粉类主食	1-谷类和谷类制品 2-其他淀粉类主食
2-豆类和坚果	2-豆类和坚果	2-豆类和坚果	3-熟的干豆类 4-黄豆和黄豆制品 5-坚果和种子
3-乳类	3-乳类	3-乳类	6-奶/酸奶 7-奶酪
4-其他动物来源食物	4-动物内脏 5-蛋类 6-肉类食物和其他小动物蛋白质	4-动物内脏 5-蛋类 6-连骨吃的小鱼 7-其他肉类食物和小动物蛋白质	8-动物内脏 9-蛋类 10-连骨吃的小鱼 11-其他鱼及海产品 12-畜肉 13-禽肉 14-其他食用动物
5-富含维生素 A 水果和蔬菜[a]	7-富含维生素 A 深色绿叶蔬菜[a] 8-其他富含维生素 A 蔬菜和水果[a]	8-富含维生素 A 深色绿叶蔬菜[a] 9-富含维生素 A 深黄/橙/红色蔬菜[a] 10-富含维生素 A 水果[a] 11-富含维生素 C 蔬菜[b] 12-富含维生素 C 水果[b]	15-富含维生素 A 深色绿叶蔬菜[a] 16-富含维生素 A 深黄/橙/红色蔬菜[a] 17-富含维生素 A 水果[a] 18-富含维生素 C 蔬菜[b] 19-富含维生素 C 水果[b]
6-其他水果和蔬菜	9-其他水果和蔬菜	13-其他水果和蔬菜	20-其他蔬菜 21-其他水果

注：[a] 每 100g 蔬菜/水果中维生素 A 视黄醇活性当量达到 60μg 及以上；
[b] 每 100g 蔬菜/水果中维生素 C 含量达到 9mg 及以上

（三）美国健康食物多样性指数

美国健康食物多样性指数（U. S. healthy food diversity，HFD）是根据美国 2010 年膳食指南提出的，用于测量食物种类、膳食质量和比例。依据膳食指南中强调的、包括的和限制的三个方面选择 17 种食物，包括全谷物、低脂奶类、深绿色蔬菜、红色或橙色蔬菜、豆类、根茎类蔬菜、其他蔬菜、水果、坚果和黄豆制品、水产品、畜肉、禽肉、蛋类、精制谷类、固体脂肪、添加糖。按照所有食物在膳食指南中的推荐量的比例作为权重（health factor，HF），与每个个体实际膳食模式中各类食物占总体膳食的比例（S_i）相乘得到健康得分（health value，HV），进而再计算得到美国食物多样性得分（US HFD index），公式如下：

$$\mathrm{HV} = \sum \mathrm{HF}_i \times S_i$$

$$\mathrm{USHFD\ index} = (1 - \sum S_i^2) \times \mathrm{HV}$$

美国食物多样性得分总分 0~1，分值接近 1 表示是食物种类丰富的膳食，并且膳食指南中所强调的食物具有较高的比例，是健康的膳食模式。

二、基于能量及营养素的评价方法

宏量营养素可接受范围（acceptable macronutrient distribution ranges，AMDR）包括碳水化合物、脂肪及蛋白质理想的摄入量范围，常用占能量摄入量的百分比表示，AMDR 是基于它们在预防或降低慢性病风险方面的作用，并确保充分摄入必需营养素建立的。脂肪的 AMDR 为 20%～30%，碳水化合物的 AMDR 为 50%～65%。主要考虑因素包括高碳水化合物饮食导致心血管疾病风险增加，以及当膳食中脂肪含量过高导致能量摄入过多和体重增加的风险增加。由于这两种常量营养素在大多数膳食中提供了大部分能量，因此强调脂肪和碳水化合物的摄入比例之间的权衡，高脂肪的饮食往往碳水化合物含量低，反之亦然。美国医学研究所（Institute Of Medicine，IOM）关于蛋白质摄入量的研究得出结论，该范围的下限可以设定为 10%，并且没有足够的数据来定义该范围的上限。因此，按照 100%减去脂肪和碳水化合物的较低值的总和计算，蛋白质的 AMDR 为 10%～30%。

三、基于膳食指南的膳食质量综合评价方法

膳食指南是各个地区/国家引导不同人群选择健康膳食模式的指导性文件，为了评价特定人群对膳食指南的依从性，多采用膳食指数的方法作为总体膳食模式的评价方法。依据膳食指南的核心内容确定膳食评价指数的组成元素，根据推荐量设立各元素的评分方法，并通过人群研究加以验证与完善，最后确定评分体系。根据膳食指数高低来判断是否为健康的膳食模式。

目前，西方发达国家根据自己国家的膳食特点而提出的用以评价膳食模式的评分体系已有几十种，常见的有：美国的健康饮食指数（healthy eating index，HEI）和后来修改的替代健康饮食指数（alternate healthy eating index，AHEI），膳食质量指数（dietary quality index，DQI），修订的膳食质量指数（dietary quality index revised，DQI-R）。由于高膳食质量指数的膳食模式的广泛使用，地中海膳食模式也建立了可量化评分的地中海膳食分数（Mediterranean diet score，MDS），以及替代地中海膳食分数（alternate Mediterranean diet score，AMDS）；DASH 膳食模式也建立了相应的评分体系。我国也根据《中国居民膳食指南》建立了一些膳食质量评分，如"膳食平衡指数（diet balance index，DBI）""中国健康膳食指数（China healthy diet index，CHDI）""中国健康饮食指数（Chinese healthy eating index，CHEI）"及"中国膳食指南指数（China dietary guideline index，CDGI）"等，以此来量化膳食指南推荐的健康膳食模式。

（一）健康饮食指数

1995 年，美国农业部以美国居民膳食指南为依据，建立了 HEI，旨在评价居民的膳食是否符合膳食指南的推荐。HEI（1995 年版）选取了对健康影响较大的 10 类食物或营养素形成 HEI 的 10 个元素，包括谷类、水果、蔬菜、奶类、肉类、总脂肪、饱和脂肪酸、胆固醇、钠以及食物种类。每项元素按照居民实际摄入量打分，范围为 0～10 分；实际摄入量越接近推荐值，则评分越高。最后将各项得分相加，即可得到总膳食质量评分，满分是 100 分。得分 80 分以上为优质膳食，51～80 分为需要改善的膳食，低于 51 分为不合理膳食。由于 HEI-1995 选择的条目主要对心血管的影响较大，与癌症和其他慢性病的相关性较小，并在实际应用中发现 HEI-1995 并不能很好地区分居民膳食模式的优劣，也不能很好地预测心血管疾病的发病风险。因此，2002 年，McCullough 等人将 HEI 予以修订，建立 AHEI。

AHEI-1995 共有 9 个元素，分别是蔬菜、水果、坚果和豆类、白肉和红肉比例、膳食纤维、反式脂肪酸、多不饱和脂肪酸和饱和脂肪酸的比例、复合维生素补充年限和酒精摄入量。其中，复合维生素补充的评分为不连续的两个分值，若居民补充复合维生素超过 5 年，得分 7.5 分；低于 5 年或未补充过，得分 2.5 分。酒精摄入量为双向评分，男性每日酒精摄入量为 25～45g、女性为 10～25g，为满分 10 分，而从不饮酒或者男性每日酒精摄入量超过 60g、女性超过 45g，即为最低分 0 分。其他指标则为单向连续性评分，居民实际摄入量达到或超过推荐摄入量则评分为 10 分，相比推荐摄入量越少则评分越低。因此，AHEI 总分为 87.5 分。AHEI 评分越高，说明居民的膳食越接近膳食指南的要求，膳食质量越高。以 AHEI 评分为依据建立的膳食模式，其实是美国居民膳食指南推荐的一种理想的健康膳食模式，将美国居民膳食指南的要求以评分的方式予以量化。随着膳食指南的更新，HEI/AHEI 也相应在更新。

（二）膳食质量指数

1994 年，美国的 Patterson 等建立了膳食质量指数。最初的 DQI 由 8 个元素构成，包括 6 个营养素组（总脂肪供能比、饱和脂肪供能比、胆固醇、蛋白质、钠、钙）以及 2 个食物组（蔬菜水果、淀粉类主食）。所有评分项均有 0、1、2 三档，总分为 0～16 分，0 分表示高质量的膳食，16 分表示最差的膳食。

1999 年，由于新版膳食指南的发布，Haines 等修订了 DQI，即修订的膳食质量指数（DQI-R）。与原始版本 DQI 相比，DQI-R 评分项变为 10 个，将原 DQI 中的蛋白质和钠去掉，增加了铁、膳食多样性和膳食适宜度，并将蔬菜水果分成两个元素；同时分值发生变化，每项分值取值范围为 0～10 分，总分为 100 分，并且分值更加连续及可重复，分值越高表示越符合膳食指南的规定。

2003 年，Kim 等建立了国际膳食质量指数（diet quality index-international，DQI-I）。DQI-I 的满分为 100 分，分数越高表示膳食质量越好，它包括膳食多样性（总体食物种类多样性、蛋白质来源种类多样性）、膳食充足性（蔬菜、水果、谷物、膳食纤维、蛋白质、铁、钙、维生素 C）、膳食适宜度（总脂肪、饱和脂肪、胆固醇、钠、纯能量食物）、膳食平衡（供能营养素比例、脂肪酸比例）四大类指标。DQI-I 不仅可以用于国家间膳食质量的比较，也可用于各国膳食健康的监测，还可以为营养干预和教育项目提供有用的信息。

（三）地中海膳食评价指数

1995 年，Trichopoulou 等建立了地中海膳食量表（Mediterranean diet scale，MDS）。其中包含 8 个元素：蔬菜、豆类、水果和坚果、奶类、谷类、肉类、酒、单不饱和脂肪酸/饱和脂肪酸比。每项的评分为二分类，达到某分界值为 1 分，否则为 0 分，总分范围为 0～8 分，分数越高表示越符合地中海饮食模式。2003 年，Trichopoulou 等修订了该指数，增加了鱼类摄入量项目。

2006 年，Panagiotakos 等建立了地中海饮食分数用以评价膳食符合传统地中海饮食的程度。该指数包括 11 个元素（非精制谷类、水果、蔬菜、薯类、豆类、橄榄油、鱼、红肉、禽肉、全脂奶类、酒），每项分值为 0～5 分，总分为 0～55

分,分值越高表示膳食越符合地中海饮食模式。

为了研究北美人群膳食与慢性病风险的关系,美国的研究人员依据美国人的饮食习惯,修改了传统的 MDS,这种替代的地中海膳食评分(AMED)含有 9 种膳食元素:健康食物元素 7 项(蔬菜、豆类、水果、坚果、全谷类、鱼,单不饱和脂肪/饱和脂肪比值),以人群摄入量的中位数为切点,其摄入量低于切点记为 0(不健康),达到或超过切点的则记为 1(健康);不健康食物元素 1 项(红肉和加工肉类),摄入量低于人群摄入量的中位数记为 1(健康),达到或超过则记为 0(不健康);还有 1 种为酒精(乙醇),男性每天摄入量为 10~50g,女性每天摄入量为 5~25g 的分数为 1;整个膳食模式的总分为 0~9 分,高分为健康的膳食模式,低分为不健康的膳食模式。

(四) 中国膳食评价指数

膳食平衡指数(DBI)是何宇纳等在 2005 年依据 1997 年版中国居民膳食指南及平衡膳食宝塔推荐量建立的。DBI 构成元素包括食物组指标和食物种类。食物组指标与膳食宝塔的食物分类一致,包括谷类食物、蔬菜水果、奶类和豆类、动物性食物、盐、酒、食用油 7 个元素,以各类食物推荐量的程度按比例进行分段赋值:过量赋正值,不足赋负值,得分 0 表示摄入量适宜。除总分外,DBI 还引入了正端分、负端分和膳食质量距三个指标,三者一起使用,可反映膳食营养不良和营养过剩的问题以及问题的程度。随着 2007 年版和 2016 年版中国居民膳食指南的发布,DBI 的相关指标也进行了修订。与原始 DBI 不同的是,DBI-07 将酒精、盐和食用油合并为一个指标,同时增加了饮水量,并且将每个指标的最高分值都统一为 12 分。与 DBI-07 相比,DBI-16 在指标的选择上进行了适当的调整,保留了谷类食物、蔬菜水果、奶类及大豆类、动物性食物、食物种类和饮水量 6 个指标的定义,将原有的调味品和酒精饮料这一指标分解为调味品和纯能量食物两个指标,调味品包括食用盐和添加糖,纯能量食物包括酒精饮料和食用油。在每个指标的取值定义中比 DBI-07 更为细化,除低能量水平(1600kcal 以下)的谷类摄入量外,其他的指标取值间隔均为 1 分,提高了取值的精确度。

中国健康膳食指数(CHDI)是依据 2016 版中国居民膳食指南的核心信息和各类食物的推荐量建立的膳食质量评价方法。CHDI 由 13 个指标构成,包括 9 类食物摄入量(即精制谷物、全谷物和杂豆薯类、蔬菜总量、深色蔬菜、水果、奶类、大豆类、肉蛋类和鱼虾类)、食物种类、饱和脂肪酸供能比、纯能量食物供能比和钠摄入量。CHDI 总分范围为 0~100 分,以中国居民膳食指南中不同能量人群各类食物和营养素的推荐量为依据,定义各个指标的临界值。各类食物摄入量指标以 g/1000kcal 计,依据膳食指南中各类食物各能量水平的推荐量,以折合为每 1000kcal 的推荐量的最小值作为每个指标最大值的取值标准。摄入量为 0 定义为最小分值 0。总分越高表明其膳食越接近膳食指南的要求。

中国健康饮食指数(CHEI)是依据 2016 版中国居民膳食指南建立的,从两个角度评估饮食质量:充足性(谷物总量、全谷物和混合豆类、薯类、蔬菜总量、深色蔬菜、水果、乳制品、大豆、鱼类和海鲜、家禽、鸡蛋、种子和坚果)和限制(红肉、食用油、钠、添加糖和酒精)。选择了被证明与某些健康结局相关的食物组进入 CHEI 的指标体系中,共 17 个指标。采用标准份(standard portion, SP)的概念来定义各指标评分的标准,最大分值为 5 分或 10 分,最小分值为 0 分,总分为 100 分。

中国膳食指南指数(CDGI)是王志宏等在中国成年人膳食质量与 2 型糖尿病及心脏代谢紊乱的危险因素的关系研究中建立的。CDGI 由 10 个元素构成,其中 6 个反映充足的元素(谷类、蔬菜、水果、坚果和大豆及其制品、奶类、水产品)和 4 个反映适量的元素(红肉和禽肉、食用油、盐、酒),每个元素分值 0~10 分,总分为 100 分,分值越高,膳食质量越好。

第三节 膳食模式的影响因素

膳食模式受一个国家或地区的人口、农业生产、食物流通、食品加工、消费水平、饮食习惯、文化传统、科学知识和宗教等多种因素的影响。

一、环境因素

不同地区的食物生产状况,即食物资源、食物生产水平和食物生产布局等在很大程度上决定了该区域居民的食物消费,是影响该地居民食物消费和膳食结构形成的最基本因素。如,我国江南地区是水稻产区,其居民粮食消费长期以大米为主,而华北地区主产小麦,居民以面食为主。东北地区系大豆产区,其人均大豆占有量和消费量亦高于全国其他区域。南北方居民在谷类、蛋类及奶制品的摄入量上存在显著差异,在同等收入水平上,北方居民每日的谷类、蛋类及奶制品摄入量要高于南方。而地处西南的四川居民饮食习惯也有独特的地区特点,居民常进食腊肉香肠等加工肉类、咸菜类食物(泡菜、榨菜等)和动物油。

地理因素引起的气候差异也会对膳食模式产生一定的影响。高寒环境会增加机体的总能量消耗,加快脂肪及蛋白质的消耗。因此,高寒地区的人们为适应环境,需要增加总能量的摄入,在推荐能量摄入总量的基础上再增加 10%~15%,并会相应增加脂肪及蛋白质的供能比。

二、文化因素

每个国家、民族和地区都有其在历史发展过程中形成并沿袭下来的饮食习惯。在中国历史上,部分少数民族由于区域的原因,在畜牧业的发展上有较大的优势,因此膳食结构以肉类为主,同时对于奶制品的摄入量也较高。而汉族的种植业更为发达,饮食上以粮谷类及蔬菜为主。但随着民族融合,少数民族南迁融入中原,各民族的饮食习惯也逐渐融合变化。

宗教信仰也是影响人们膳食模式的重要因素之一。例如,古印度经文禁止食用猪肉和牛肉,信仰印度教和佛教的人会拒绝食用这些肉类,并且大部分信仰印度教和佛教的人(约 90%)拒绝食用任何肉类,是严格的素食者;而伊斯兰教和犹太教则不允许食用猪肉,这些宗教准许食用的其他肉类也必须符合伊斯兰教教规和犹太教教规;基督教和天主教则在食用肉类方面没有禁忌,因此,不同的民族及其宗教信仰是影响人们膳食模式的重要因素之一。

随着经济一体化、贸易全球化的发展进程,世界各国的文化也在互相影响、互相渗透,饮食文化亦然。随着改革开放的深入,西方的饮食文化正在迅速渗入中国,近年来,麦当劳、肯德基等西式快餐在中国迅速蔓延,咖啡、奶酪、黄油、可乐等非中国传统的食物已渗入中国寻常百姓家。

三、经济因素

研究发现,食物供给水平、社会发展水平和经济发展水平是影响居民食物消费与膳食结构的主要因素,其中一个地区的食物种类、数量等供给水平的高低,是决定居民食物消费与膳食结构的最基本的物质基础,决定基本的食物消费与膳食结构取向;居民收入、积累与消费比例、收入分配结构、食物零售价格等,是引导食物消费与膳食结构形成的关键因素。

食物的价格决定食物的选择,谷类食物不仅可以提供丰富的碳水化合物,而且价格优惠。但随着经济的发展和生活水平的改善,以往较为匮乏昂贵的动物性食物,其消费量在不断上升,而谷类食物的摄入量却逐渐减少。1982—2012年的30年间,我国居民谷类食物的消费量平均下降177g/标准人日,动物性食品的消费量却增加了67.6g/标准人日。人们的膳食结构发生了很大的变化,饮食习惯日益西方化,脂肪及蛋白质的膳食比重逐渐增加,同时每日膳食总能量的摄入也相应增加。

城乡经济水平的差异也会对居民的膳食模式产生影响,城市居民较农村居民更加注重饮食,因此用于食物消费的支出要大于农村居民,这种差异具体体现在不同食物种类的消费上,城市居民的谷类、蔬菜类等食物的平均摄入量要少于农村居民,城市居民的豆类及其制品、畜肉类、禽肉类、鱼类、虾类、奶类、蛋类等食物的平均摄入量要高于农村居民。同时在城乡居民的调查中均发现,随着收入水平的逐渐增加,豆类、水果、奶类、蛋类、鱼类、畜禽肉类等食物的消费率均逐渐增加,而收入水平对蔬菜类食物的消费率则影响不大。

四、政策因素

改革开放以来,特别是中国加入WTO以来,我国城乡居民食物供给受国际市场的影响越来越大。食物的进出口政策可通过征税和补偿等形式,调节国内的食物价格,进而促进生产者的积极性,最终改变一个国家的食物生产状况,影响城乡居民的食物消费需求和膳食结构;另外,国际食物储备和国际食物援助也在一定程度上影响城乡居民的食物消费,进而影响城乡居民的膳食结构。

价格是食物选择的决定因素,不健康饮食在社会经济地位低的人群中更为普遍。低收入的个体消费较少的水果和蔬菜以及更多精制谷物。因为这些食物选择的社会经济差异部分归因于:与能量含量低、营养丰富的食物(如蔬菜、水果)相比,能量密集、营养贫乏的食物(脂肪和糖含量高)成本要低。食品价格的政策可以改善膳食质量:对高能量、高脂肪或高糖的食品缴纳特定税,而对健康食品(如水果和蔬菜)给予补贴。通过价格促进人们对健康食品的选择,可以改善人群、特别是低收入人群的膳食质量。

为了引导人们科学消费食物,我国也制定了相应的政策和建议。《中国食物与营养发展纲要》《中国居民膳食指南》《国民营养计划》《农村义务教育学生营养改善计划》等都是以引导居民科学合理膳食、预防和控制营养相关疾病,针对不同区域、不同人群的食物与营养需求,改善食物与营养结构为基本原则,政策的贯彻与实施对引导人们走向健康膳食模式具有重要的作用。

在新常态经济和供给侧改革背景下,实现健康的食物系统关键在于适应市场需求。市场需要有健康、营养、多样化的食品。想要保证这类食品的供给,就需要改进供给侧。具体来讲,要增加营养、健康、可持续发展的绿色农产品的供应,比如蔬菜、水果、奶制品等,保证居民能吃到、买到更健康更营养更安全的食品。

五、科学技术

食品工业的发展直接影响着农牧业生产、经济发展和居民食物消费与膳食结构的改善,对保障城乡居民在肉类、蔬菜、水果、蛋类及奶类的供应上起到了重要的保障作用。食品加工水平的提高,不仅有利于促进农产品区域布局优化和优势农产品生产基地建设,而且有利于提高农产品的档次和质量,有助于提高农产品的贮藏保鲜时间,缓解食物供求矛盾,实现各种农产品的常年供应,减少居民膳食选择的季节限制。

现代化的物流体系已经成为食物保鲜、贮藏的基础。以农产品原料为基础,采用真空预冷技术为加工手段,通过标准化的处理工艺,使农产品在产后贮存、运输、加工、配送、销售的全过程中,形成完整的物流冷链,可以有效地延长货架期,保证鲜活农产品的品质。同时,完善的物流体系有利于食物在区域间的互换交流、促进食物区域生产、推动食物消费向各地扩散。因此,成熟的食品加工工业及现代化的物流体系,都有利于消除城乡居民在食物种类选择上的时间和空间限制,进一步缩小居民膳食结构的时空差异。

六、家庭成员/同伴

儿童的膳食模式受家庭成员的影响较大,父母亲的饮食行为会直接影响儿童青少年的饮食行为,儿童对食物的接受往往模仿父母和家中的其他人。尤其是年龄较小的儿童,日常饮食主要由家长决定,自主选择食物的机会相对较少。父母亲或照看人经常使用食物作为奖励、惩罚或安慰,食物也常常被作为一种前提条件。久而久之,会改变孩子对食物选择的喜好,进而改变其膳食模式。与家人共同生活的居民的饮食模式更接近中国传统膳食模式,即以主食类、蔬菜水果为主要食物类别;独居的人更容易选择半成品或预包装食品,自己烹饪的机会较少。

儿童对食物的喜好、选择和消费也会受同伴的影响。年龄越小的儿童,其饮食行为受同伴的影响越大。这种饮食行为的影响,会进一步影响其膳食模式的改变。

七、个体因素

(一) 生理因素

不同年龄阶段的人,其身体生理状况发展不同,对食物的选择、营养需求均有较大差别,会对人们的膳食结构产生一定的影响。调查显示,青年人对于高糖、高脂、高盐以及滋味刺激的食物表现出更大的喜爱,对西式快餐的消费频率也较高，膳食模式偏向西方膳食模式；老年人多以中国传统的膳食模式为主，谷类为主的饮食习惯较年轻人好，同时豆类的摄入量也较充足，但奶类的摄入严重不足。不少老年人还有喜食腌制食品的习惯。

男性更多选择以谷类为主的膳食模式，肉类的摄入量也较高；女性则会有意识限制谷类和肉类的摄入，同时饮食结构以水果和奶类为主。

（二）食物营养的观念和知识

文化程度也会对人们的膳食模式产生较大影响，随着文化水平的提高，个体接触到健康相关知识的可能性越大，也更容易选择健康的生活方式。因此，文化程度较高的群体在食物选择上会更注重食物的营养价值，更愿意将高营养素密度的食物纳入日常饮食，所以优质蛋白（肉类、鱼类、奶类）的消费比例会相应升高。

传播媒体的信息传播方式也影响和改变着人们的生活习惯。大众传播媒介尤其是广告对人们在食物选择和消费方面具有一定的影响，尤其是儿童青少年。媒体中食品的广告概念潜移默化地影响了人们对某些食品的态度，刺激了消费需求。经常看电视、电脑及手机等的儿童，高能量零食的消费频率也会相应增加。从这个角度看，传播媒体会一定程度地影响人们的膳食模式。

（三）经济状况

职业决定了人们所处的社会阶层和经济收入。如果收入过低，食物的选择通常受限，在选择食物时倾向于只选择基本的食物，食物的多样性则不在考虑范围之内，因为他们通常没有足够的经济能力去购买更多种类的食物。而经济收入条件相对较好的人，则在食物选择上有更多的自由，更倾向于去大型超市采购，同时去购买的频次也会更高。随着健康知识的普及，国民在满足温饱的基础上也越来越追求吃得健康。社会经济水平较高的人群有能力购买价格高且健康的食物；相反，社会经济水平较低的人群，更倾向于购买价格低但却不太健康的食物。

（四）疾病因素

个体的自身状况因素也是影响人们膳食模式的重要因素之一。减肥人群通常有意识地限制总能量的摄入，从而减少碳水化合物、脂肪及蛋白质等一种或多种产能营养素的摄入。糖尿病人群需要合理控制总能量的摄入，合理分配三大产能营养素的供能比例，尽量选择低血糖生成指数的碳水化合物和水果。

（五）心理及情绪

情绪性进食是由情绪而非饥饿感引起的、用进食应对消极情绪的一种进食行为。抑郁症状会增加情绪性进食行为的发生风险，而情绪性进食行为与快餐类食物及高脂肪零食消费的增加，及水果和蔬菜的消费减少相关。

第四节　膳食模式与健康

近三十年来，大量的流行病学研究揭示不同膳食模式与慢性病的关联，证实一些膳食模式可预测慢性病的风险，并可用于慢性病的预防和治疗。地中海膳食具有降低慢性病风险的作用；DASH 膳食模式可明显降低高血压患者的血压；对膳食指南依从性的先验型膳食模式也具有预测和降低慢性病风险的作用。

一、以植物性食物为主膳食模式与健康

以植物性食物为主的膳食模式以谷物、豆类和蔬菜为主，膳食能量基本可满足人体需要，但蛋白质、脂肪摄入量较低，来自于动物性食物的营养素如铁、钙、维生素 A 摄入可能会不足，营养缺乏病是这一膳食模式人群的主要营养问题。

在以植物性食物为主的膳食模式中，全谷物和蔬菜的摄入较高，膳食纤维充足、B 族维生素丰富，动物性脂肪较低，因此，这一模式对降低心血管疾病、糖尿病等慢性病的发病风险有一定的作用。大量的流行病学调查资料显示，全谷物和蔬菜的摄入量与心脑血管疾病、2 型糖尿病以及一些肿瘤的发病率、死亡率呈负相关。现有研究认为，蔬菜含有丰富的维生素、矿物质、膳食纤维和大量的天然抗氧化物质，除了传统的抗氧化营养素 β-胡萝卜素、维生素 C、维生素 E 等外，还含有目前广泛关注的多酚类物质等。这些抗氧化物质可能对上述慢性病的预防具有重要作用。

二、以动物性食物为主膳食模式与健康

以动物性食物为主的膳食模式，其结构特点是红肉、加工肉制品、黄油、油炸食品、高脂肪乳制品、鸡蛋、甜食、精制谷物、土豆和高糖饮料摄入较多。肉类为人体提供优质蛋白质、铁等营养物质，肉类蛋白质在体内消化时，会被降解为有抗氧化或抑制高血压等生理活性的小肽类成分，可在胃肠道系统内被人体直接吸收，但当其摄入过量以后，饱和脂肪酸的摄入量会随着肉类摄入的增加而增加。有研究认为肉中的饱和脂肪酸会增加患慢性病风险。饱和脂肪酸摄入过多，会增加肥胖以及甘油三酯升高的风险。以动物性食物为主的西方膳食模式与 2 型糖尿病的患病风险呈正相关，增加了约 49%～59% 的 2 型糖尿病的发病风险，是 2 型糖尿病的危险因素。西方膳食模式与代谢综合征的发生呈正相关关系。

西方膳食模式与前列腺癌、结肠癌、直肠癌呈正相关，如一项包含 9 个病例对照研究（发表于 2005—2015 年）、3 个队列研究（发表于 2004—2009 年）的 Meta 分析结果显示，西方膳食模式增加了 34% 的前列腺癌患病风险（RR = 1.34，95%CI：1.08～1.65）。

三、动植物食物平衡膳食模式与健康

动植物平衡的膳食模式，以日本膳食模式为代表。自 20 世纪 60 年代，日本传统膳食模式因与极低的冠心病发病率相关而备受关注。过去半个世纪，日本居民饮食结构发生较大改变，水果、奶制品、鸡蛋和肉类摄入显著增加，同时蔬菜、豆制品和鱼类仍保持高摄入，而脑卒中死亡率却意外降低，且心脑血管疾病死亡率显著低于西方，因此认为日本膳食可能有助于降低心脑血管疾病死亡风险。有研究报道，传统日本膳食模式能够有效降低心血管疾病的发病风险，随着日本膳食模式得分的升高，心血管疾病的发病风险逐渐降低，最多可降低 29% 的发病风险（HR = 0.71，95%CI：0.58～0.87）。对于冠心病而言，日本膳食模式也有显著的保护作用，日本膳食模式得分高的人群，其冠心病的发病风险相比日本膳食模式得分低的人群低 20%。对于脑卒中而言，日本膳食模式的保护作用最为明

显，随着日本膳食模式得分的增高，脑卒中的风险显著降低，且有明显的剂量-反应关系，脑卒中风险最低可降低36%（*HR*=0.64，95%*CI*：0.47~0.85）。然而，日本膳食模式中，其盐的摄入量较高，有较多的研究结果证明，由于盐的摄入较多，日本的高血压患病率较高，即便如此，日本膳食模式仍然是心血管疾病的保护因素，可能是由于日本膳食模式中其他保护性食物的摄入弥补了盐摄入过多带来的风险。减盐的日本膳食模式对健康的影响，近来也有研究报道，研究发现，减盐的日本膳食模式，随着膳食得分的增加，其心血管疾病死亡风险显著降低达22%。因此各种研究均表明，日本传统膳食模式在预防和控制心脑血管患病及死亡风险方面发挥着重要作用。

日本膳食模式与2型糖尿病关系的研究尚存在一定争议。有研究认为，日本膳食模式其钙含量摄入较低，能够增加罹患2型糖尿病的风险；其次，由于大米是日本膳食模式的重要组成部分，尽管近年来日本膳食模式逐渐改变，大米的摄入逐渐降低，但日本人的能量摄入中，仍有30%的能量来源于大米。由于大米中缺少膳食纤维、维生素以及矿物质，而富含碳水化合物，所以会增加糖尿病的发病风险。但同时，日本传统膳食模式存在蔬菜、水果和鱼类高摄入的特征，对糖尿病具有一定的预防作用。有研究证明，调整混杂因素之后，以蔬菜、土豆、海藻、水果和豆制品高摄入为特征的“健康”模式有利于降低糖尿病患病风险，尤其在规律饮食、规律锻炼和非吸烟者中，效果更为显著。

动植物平衡的膳食模式与癌症发病之间的关系没有定论。有研究认为，以蔬菜、水果、海产品和大豆制品为特征的日本膳食模式与结直肠癌（尤其是远端结直肠癌）的患病风险较低有关，原因可能为高摄入蔬菜、水果中膳食纤维的保护作用。但也有研究结果显示，以蔬菜、水果、豆制品、海藻和豆类为特征的日本膳食模式与结直肠癌的发病没有相关性。不同的研究得出了不同的研究结论，可能的原因之一是，膳食调查中食物组成不同会导致研究结果（膳食模式特征）的差异，进而导致同类研究之间的可比性降低。

四、素食模式与健康

有良好设计的素食模式可给人体提供足够的营养成分。但是，如果素食模式者不遵循平衡膳食，很容易导致营养素缺乏，常见缺乏的营养素是铁、维生素D、维生素B_{12}和n-3脂肪酸。维生素B_{12}主要来源于动物性食物，维生素B_{12}缺乏会导致贫血症，如果得不到及时治疗会发展成为更严重的疾病。维生素D缺乏在素食模式者中很常见，尤其在很少接触到阳光的高纬度地区。n-3脂肪酸对于人体的免疫、认知和心肌功能均有重要作用。素食模式者可能存在n-3脂肪酸不足的情况，尤其是EPA和DHA。虽然植物来源的α-亚麻酸在人体可以转化为EPA和DHA，但转化效率很低。素食模式的n-3脂肪酸通常来源于亚麻籽、亚麻籽油、芥花油、橄榄油和素食DHA补充剂。然而，素食主义者与一般人群相比，其超重肥胖率更低，与同年龄同性别的非素食模式者相比，素食主义者的BMI平均低1~2kg/m^2。随着总能量的摄入增加，男性和女性的BMI也呈增加的趋势。

研究发现，素食模式人群的全因死亡率、缺血性心脏病、循环系统疾病和脑血管疾病的死亡率均显著低于含动物性食物的杂食人群。2012年一项包含英国、美国、德国、荷兰及日本等国家的7个队列研究、共计124 706例研究对象的Meta分析发现，与杂食人群相比，素食人群缺血性心脏病的死亡率要低29%（*RR*=0.71，95% *CI*：0.56~0.87）。2013年一项共涉及44 561名参与者、平均随访11.6年的前瞻性临床研究结果表明，与非素食者相比，素食者BMI、收缩压均显著降低，其患缺血性心脏病的风险降低约32%。有研究显示，与非素食者相比，素食者的高血压患病率更低。长期素食可能通过调节血糖、改善血脂异常发挥动脉保护作用。

素食模式是2型糖尿病的保护因素，一项前瞻性研究结果显示，素食模式的人能够显著降低2型糖尿病的发病率，相比非素食模式者，素食模式者能够降低78%患2型糖尿病的风险（*RR*=0.22，95%*CI*：0.18~0.28）。在临床膳食研究中也同样发现，糖尿病患者的素食模式能够显著降低患者的血糖水平。素食模式者会摄入大量的蔬菜和水果，其包含大量的植物色素、膳食纤维和抗氧化物等会对人体代谢产生保护性效果。蔬菜和水果的摄入已经被证实能够降低心血管疾病和2型糖尿病的发病率。除蔬菜水果外，坚果也是素食摄入者摄入频率较高的食物，坚果富含植物固醇、抗氧化物、矿物质、单不饱和脂肪酸和膳食纤维，这可能是素食模式成为2型糖尿病保护因素的原因之一。

综合已有的素食模式与代谢综合征研究结果显示，素食模式可降低血脂异常的发病风险。2014年1项包含12个随机对照试验的Meta分析发现，素食模式可显著降低血清甘油三酯（-0.40mmol/L，95%*CI*：-0.60~-0.20）、低密度脂蛋白胆固醇（-0.40mmol/L，95%*CI*：-0.64~-0.16）水平。我国3个横断面研究结果也显示，素食模式与血脂异常的发病风险呈负相关。

素食模式与癌症发病之间的关系目前尚无定论。流行病学调查研究显示，素食模式的人相比非素食模式的人而言，其癌症发病率较低，但是这一研究结果在不同的研究中并不一致。例如：一项包含了34 192人的大型前瞻性研究结果显示，杂食者相比采用素食模式的人而言，结肠癌（*RR*=1.88，95%*CI*：1.24~2.87）和前列腺癌（*RR*=1.54，95%*CI*：1.05~2.26）的发病风险增加。但是这一研究结论，在英国的一项研究当中，并没有得到证实。完全素食模式的女性相比规律摄入肉类的女性，其乳腺癌的发病率较低，并且有剂量-反应关系，在调整其他的混杂因素包括更年期状态以后，当摄入红肉类每增加50g/d，其乳腺癌的患病风险增加11%（*RR*=1.11，95%*CI*：1.04~1.18）。

素食模式与健康关系的研究多数是在欧美国家进行的。在美国，素食者的超重或肥胖率明显低于非素食者（48%vs 68%）。美国素食者也比非素食者更不容易患中度肥胖。少量的研究发现南亚素食者和非素食者超重、肥胖率之间没有明显的差别。特别需要强调的是，在素食模式中，素食或植物性为主的膳食是否是健康膳食，具体取决于碳水化合物和脂肪的质量和比例。

五、DASH 膳食模式与健康

DASH 膳食模式的特点是摄入充足的水果、蔬菜、低脂(或脱脂)奶类、鱼、全谷类,以维持足够的钾、镁、钙等离子及膳食纤维的摄入,并尽量减少膳食中红肉和加工肉制品、含糖食物和饮料、油脂类(特别是富含饱和脂肪酸的动物性油脂)、胆固醇和钠的摄入。DASH 膳食模式被证明可以使血压超过正常值甚至已经达到一级高血压的成年人的血压值降低,但 DASH 膳食的降压机制尚不清楚,有研究发现,DASH 膳食组的血浆肾素活性高于对照组,当时认为 DASH 膳食有扩张血管的作用;但后续的研究发现,两组肾素活性之间的差异并不显著。DASH 膳食的降压作用可能与它促进尿钠排泄而不升高血压有关。此外,DASH 膳食推荐的食品种类多种多样,富含钾和钙,两者均有利尿作用。因此,有研究者认为,DASH 膳食可能在某种程度上通过排钠或利尿作用降低血压。利尿剂是多数高血压患者的首选药物,但它会产生电解质紊乱、乏力等不良反应,而 DASH 膳食却无上述不良反应。因此,有研究人员认为,应该把这种饮食推荐给任何年龄的人群,特别是"钠敏感"人群,既可以预防高血压的发生,又可以治疗高血压。

DASH 膳食对 2 型糖尿病的发生具有一定的预防作用。2009 年,美国一项随访 5 年的队列研究发现,DASH 膳食可以降低白种人的 2 型糖尿病发生风险。另一项纳入 41 625 名非 2 型糖尿病的健康男性的前瞻性队列研究随访 20 年发现,高质量的 DASH 膳食可显著降低 2 型糖尿病的发生风险。此外,有两项关于 DASH 膳食队列研究的 Meta 分析结果也显示,DASH 膳食依从性越高的人群,2 型糖尿病的发生风险越低。

Azadbakht 等开展了对 2 型糖尿病患者心血管事件危险因素的研究,对 31 例患者进行了为期 8 周的随机交叉临床试验,结果发现,坚持 DASH 膳食患者的肝转移酶、血浆纤维蛋白原、超敏 C 反应蛋白水平均降低,说明 DASH 膳食可改善 2 型糖尿病患者的心血管事件危险因素。Liese 等对 826 名胰岛素抵抗动脉粥样硬化研究(IRAS)参与人员进行了 DASH 膳食与 2 型糖尿病发生风险关系的探索,结果发现,DASH 膳食可以降低总胆固醇和低密度脂蛋白水平,增加胰岛素的敏感性,因此认为 DASH 膳食可能具有预防 2 型糖尿病的作用。在另一项研究中,研究者使用来自 2003—2004 年和 2005—2006 年美国全国健康与营养调查(NHANES)的数据,开展了一项多阶段分层概率抽样的横断面研究,结果发现,DASH 膳食中富含的膳食纤维可能改善 2 型糖尿病的预后($P=0.02$)。Consortium 等通过对 7 个欧洲国家开展的前瞻性队列研究进行系统综述后发现,DASH 膳食指数每增加一个单位,2 型糖尿病的发病风险下降 8%~18%。

妊娠期糖尿病(gestational diabetes mellitus,GDM),是指妊娠期间首次发现或发生的不同程度的糖代谢异常,同时包括妊娠前已经存在但未被发现的糖代谢异常。研究发现,DASH 膳食可有效降低 GDM 的发生风险。一项来自美国的 NHS2(nurses' health study 2)前瞻性队列研究通过对 15 254 名健康女性护士的 10 年随访发现,DASH 膳食可使 GDM 发生风险降低 34%($RR=0.66$, 95% CI: 0.53~0.82)。Asemiz 在 2011 年和 2013 年分别进行了两项临床随机对照研究,结果都发现,DASH 膳食不仅可以改善 GDM 患者的血糖代谢,减少 GDM 患者胰岛素治疗的需要,而且对妊娠不良结局有改善作用,可以降低母亲剖宫产率、减少巨大儿发生风险。

六、地中海膳食模式与健康

地中海膳食模式是一种以植物性食物为基础,包含水果、蔬菜、土豆、面包、谷类、豆类、坚果种子类;食物以天然生产为主,新鲜度高;油类以橄榄油为主,饱和脂肪酸含量较低(7%~8%);每天食用适量鱼、禽、少量蛋;控制甜食摄入量的膳食模式。地中海膳食模式对超重肥胖、心血管疾病、2 型糖尿病、代谢综合征及癌症等疾病均具有一定的预防作用。总结 2006—2012 年间有关膳食模式与超重/肥胖的研究发现,地中海膳食模式可以预防成年人体重增加或者促进减重,其证据强度可达中等强度。

2000—2013 年,55 项来自于美国、欧洲、日本、澳大利亚等国家的关于膳食模式和心血管疾病关系的前瞻性队列研究和随机对照试验研究结果显示,遵从地中海饮食能够使心血管疾病的发病风险降低 29%~61%,脑卒中风险降低 13%~53%。2014 年,Marin-Guerrero 等人的研究结果显示,地中海膳食模式是心血管疾病的保护因素,其中 2 项随机对照试验的合并 RR 为 0.62($RR=0.62$, 95%CI: 0.45~0.85),13 项队列研究的合并 RR 为 0.87($RR=0.87$, 95% CI: 0.85~0.90)。

2011 年,Kastorini 等人所完成的一项纳入 50 个前瞻性队列研究和临床试验研究,共计 534 906 名研究对象的 Meta 分析发现,地中海膳食模式可有效降低代谢综合征的发生风险。该膳食模式对代谢综合征的各组成指标的预防及改善结果也较为显著,包括降低血压、血糖、腰围,改善 HDL-C 和 TG。同年,Nordmann 等人纳入 6 项肥胖临床研究的 Meta 分析研究也发现,肥胖者坚持 2 年的地中海膳食模式可明显降低体重、血压、餐后血糖和胆固醇。

综合膳食模式与癌症之间关系的研究结果发现,高摄入水果、蔬菜、低脂奶制品、鱼类等的健康膳食模式对乳腺癌有保护作用,可降低 75% 的乳腺癌风险。Sofi 等关于地中海饮食对癌症发生影响的 Meta 分析发现,通过采取地中海膳食模式,可以有效预防和减少癌症死亡总人数的 6%。2011 年,当 Couto 把研究队列人群扩大到 335 873 人时,发现通过地中海膳食模式可以分别有效预防男、女性癌症死亡总人数的 4.7% 和 2.4%。2014 年,Mourouti 等人在希腊女性乳腺癌患者和健康女性中开展的病例对照研究,结果显示,高依从地中海膳食模式可降低 9% 的乳腺癌患病率($OR=0.91$, 95% CI: 0.86~0.97)。2017 年,Yorambarak 检索分析了自 2007 年以来所发表的地中海膳食模式与癌症关系的临床试验研究文献 46 篇,对其进行文献综述分析发现,其中 11 项关于消化道癌症的研究均显示地中海膳食模式可以降低其发生风险,最大效果 OR 值可达 0.2。所开展乳腺癌研究的 7 项研究中,有 5 项均发现具有改善效果,其 OR 值为 0.88~0.94 之间。

七、基于膳食指南的健康膳食模式

多数的先验型膳食模式是研究膳食对国家膳食指南的依从性。1995 年,美国农业部以美国居民膳食指南为依据，建立了HEI，旨在评价居民的膳食是否符合美国膳食指南的推荐。由于HEI-1995选择的条目主要对心血管的影响较大，与癌症和其他慢性病的相关性较小。因此，2002年，McCullough等人将HEI予以修订，建立AHEI。

2002年，McCullough团队将AHEI用于评价美国医疗工作者随访队列（38 615名男性）和美国护士健康队列（67 271名女性）中研究对象的膳食质量，结果发现AHEI-1995得分排在前20%的男性居民，总慢性病发病风险可降低20%，心血管疾病发病风险可降低39%。而女性的总慢性病发病风险可降低11%，心血管疾病发病风险可降低28%。英国的研究也发现，AHEI-1995评分在前1/3的研究对象，18年后全因死亡风险可降低25%，心血管疾病死亡风险可降低42%。20多万名研究对象的观察结果也表明HEI-2010评分排在前20%的男性，13年后全死因死亡风险可降低25%，心血管疾病死亡风险可降低26%。而女性全死因死亡风险可降低22%，心血管疾病死亡风险降低24%。可以说，按照美国居民膳食指南的推荐，仅是提高膳食质量就可以在很大程度上预防心血管疾病的发生和死亡。要提高膳食质量，并相应提高膳食的AHEI评分，需要多吃蔬菜、水果和白肉，限制饱和脂肪酸和反式脂肪酸的摄入。2017年发表在NEJM的一项对7万多人随访12年的队列研究，发现膳食质量（AHEI）的提高可明显降低慢性病死亡风险，进一步的分析发现AHEI提高20%可降低死亡风险达8%~17%。

八、小结

综上膳食模式和慢性病的研究，建议健康的膳食模式为：高蔬菜、水果、豆制品、鱼类/海产品、全谷物等；中等或低水平红肉类；同时避免过量摄入饱和脂肪、糖和盐/钠、酒精，并消除反式脂肪等。为了从膳食模式干预角度构筑适合我国的慢性病预防体系，建议在我国进一步开展对膳食模式与疾病关系的研究和探讨。中国健康膳食模式仍应坚持粮谷类食物为主，适量增加全谷物和粗杂粮的比例；保证充足的蔬菜水果摄入量；维持适量的动物性食物的摄入，优化动物性食物结构，增加低脂肉类和海产品的消费比例；增加奶类和大豆类的消费；控制油脂和盐的摄入量。

（何宇纳 凌文华 徐海泉 孙君茂）

参考文献

1. Bamia C. Dietary patterns in association to cancer incidence and survival: concept, current evidence, and suggestions for future research. European Journal of Clinical Nutrition, 2018, 72(6): 818-825.
2. Global Panel on Agriculture and Food Systems for Nutrition. Food systems and diets: Facing the challenges of the 21st century. 2016.
3. 何宇纳，房玥晖，杨晓光，丁钢强. 中国健康膳食指数建立与应用. 营养学报，2017，39(5)：436-441.
4. Barak Y, Fridman D. Impact of Mediterranean Diet on Cancer: Focused Literature Review. Cancer Genomics Proteomics, 2017, 14(6): 403-408.
5. Archundia Herrera MC, Subhan FB, Chan CB. Dietary Patterns and Cardiovascular Disease Risk in People with Type 2 Diabetes. Current Obesity Reports, 2017, 6(4): 405-413.
6. Fraser GE, Rajaram S, Sabaté J. Vegetarian diets: what do we know of their effects on common chronic diseases. American Journal of Clinical Nutrition, 2009, 89(5): 1607.
7. Mcevoy CT, Temple N, Woodside JV. Vegetarian diets, low-meat diets and health: a review. Public Health Nutrition, 2012, 15(12): 2287-2294.
8. Shimazu T, Kuriyama S, Hozawa A, et al. Dietary patterns and cardiovascular disease mortality in Japan: a prospective cohort study. International Journal of Epidemiology, 2007, 36(3): 600-609.
9. Ikeda N, Saito E, Kondo N, et al. What has made the population of Japan healthy. Lancet, 2011, 378(9796): 1094.
10. Kim MK, Sasaki S, Otani T, et al. Dietary patterns and subsequent colorectal cancer risk by subsite: a prospective cohort study. International Journal of Cancer, 2005, 115(5): 790-798.
11. Lee Y, Park K. Adherence to a Vegetarian Diet and Diabetes Risk: A Systematic Review and Meta-Analysis of Observational Studies. Nutrients, 2017, 9(6): 603.
12. MilteCM, McNaughton SA. Dietary patterns and successful ageing: a systematic review. European Journal of Nutrition, 2016, 55(2): 423-450.
13. Alhazmi A, Stojanovski E, Mcevoy M, et al. The association between dietary patterns and type 2 diabetes: a systematic review and meta-analysis of cohort studies. Journal of Human Nutrition & Dietetics, 2013, 27(3): 251-260.
14. Fabiani R, Minelli L, Bertarelli G, et al. A Western Dietary Pattern Increases Prostate Cancer Risk: A Systematic Review and Meta-Analysis. Nutrients, 2016, 8(10): 626.
15. Lutsey PL, Steffen LM, Stevens J. Dietary intake and the development of the metabolic syndrome: the Atherosclerosis Risk in Communities study. Circulation, 2008, 117(6): 754-761.
16. Guasch-Ferré M, Babio N, Martínez-González MA, et al. Dietary fat intake and risk of cardiovascular disease and all-cause mortality in a population at high risk of cardiovascular disease. American Journal of Clinical Nutrition, 2015, 102(6): 1563-1573.
17. Liese AD, Nichols M, Sun X, et al. Adherence to the DASH Diet is inversely associated with incidence of type 2 diabetes: the insulin resistance atherosclerosis study. Diabetes Care, 2009, 32(8): 1434-1436.
18. Siervo M, Lara J, Chowdhury S, et al. Effects of the Dietary Approach to Stop Hypertension (DASH) diet on cardiovascular risk factors: a systematic review and meta-analysis. British Journal of Nutrition, 2015, 113(1): 1-15.
19. Di Daniele N, Noce A, Vidiri MF, et al. Impact of Mediterranean diet on metabolic syndrome, cancer and longevity. Oncotarget, 2017, 8(5): 8947-8979.
20. Fung TT, Chiuve SE, McCullough ML, et al. Adherence to a DASH-style diet and risk of coronary heart disease and stroke in women. Archives of InternalMedicine, 2008, 168(7): 713-20.
21. Mary Arimond, Doris Wiesmann, ElodieBecquey, etal. Simple Food Group Diversity Indicators Predict Micronutrient Adequacy of Women's Diets in 5 Diverse, Resource-Poor Settings. Nutrition Journal, 2010, 140(11): 2059-2069.
22. Maya Vadiveloo1, L. Beth Dixon2, Tod Mijanovich. Development and evaluation of the US Healthy Food Diversity index. British Journal of Nutrition, 2014, 112(9): 1562-1574.
23. Sofi F, Macchi C, Abbate R, et al. Mediterranean diet and health status: an updated meta-analysis and a proposal for a literature-based adherence score. Public Health Nutrition, 2014, 17(12): 2769-2782.

第二章

饮食行为与健康

人类需要的营养物质来自于各种各样的食物，食物的摄取和消费行为直接影响营养物质的获取以及机体健康状况。饮食行为不仅包括食物的选择，还包括其他要素如进食时间、地点、饮食心理等，这些均与健康相关。饮食行为是机体在环境刺激下的能动反应，其发展始于胎儿期，并在生命不同阶段呈现不同的特点；家庭、学校、同伴、社区、经济、文化、政策法规等多个环境因素直接或间接影响饮食行为的形成与发展。因此，饮食行为与健康的关系研究涉及多个学科，不仅与营养学、生物学、生物化学、生理学、病理生理学以及食品科学等有关，而且与人类学、行为学、心理学、社会学、经济学等也密切联系。本章系统阐述了饮食行为的概念及评价、常见饮食行为与健康的关系，以及饮食行为的干预策略等。

第一节　饮食行为及评价

饮食行为是受环境、认知等支配的人的摄食活动。评价饮食行为不仅要考虑其行为的客体（食物），还要考虑行为发生的时间、频率、地点、情景、过程和心理等，这些行为要素均与健康有关。

一、饮食行为的概念及发展

（一）饮食行为的概念

行为（behavior）是指具有认知、思维能力、情感、意志等心理活动的人，对内外环境刺激所做出的能动反应。美国心理学家 Robert S. Woodworth 提出了 S-O-R 行为表达式，S 代表的是刺激源（stimulus，S），O 代表的是有机体（organization，O），R 代表的是反应（response，R）。这种反应可能是外显的，能被直接观察到；也可能是内隐的，不能被直接观察到，而需要通过测量及观察外显行为来间接了解。

人的行为由 5 个基本要素构成：行为主体、行为客体、行为环境、行为手段和行为结果。其中行为主体是人，行为客体指行为目标的指向，行为环境是行为主体与行为客体发生联系的客观环境，行为手段指行为主体作用于行为客体时所应用的工具和使用的方法，而行为结果是行为主体预想的行为与实际完成的行为之间的相符程度。所以，行为是人在客观环境下，对行为目标采用一定的方法，使其达到预期结果。

饮食行为（eating behavior）是指受到有关环境、食物和健康观念支配的人的摄食活动。饮食行为涵盖多个维度，不仅是食物选择，还包括行为发生（进食）的时间、频率、地点、情境和过程等，这些均与健康有关。如表 7-2-1 所示。

表 7-2-1　饮食行为的构成要素

饮食行为维度	对应的行为要素	常见饮食行为或行为问题
食物选择	行为客体（WHAT）	蔬菜水果、奶制品、含糖饮料、甜食、快餐、酒精、油炸食品摄入等
进食时间和频率	行为时间（WHEN）	早餐、规律进餐、加餐零食等
进食地点	行为地点（WHERE）	在家、在外（餐厅、街头食品、外卖等）
进食情境	行为主体/同伴（WHO）	独自进餐、家庭共餐、聚会等
进食过程/饮食心理	行为原因（WHY） 行为过程（HOW）	食物响应、食物享受、渴望进食，去抑制进食（情绪性进食、外因性进食），过饱响应，进食速度，进食不专注，限制性进食，挑食、偏食，进食障碍等

健康的饮食行为（healthy eating）不仅可以满足营养与健康的需要，还可促进人际交往；而不健康饮食行为（unhealthy eating）通过影响摄入食物种类和量，如蔬菜水果摄入不足，高脂肪、高糖、高能量食物摄入过多等，从而导致营养不足、超重肥胖、维生素或矿物质缺乏、非传染性疾病等多种形式的营养不良，而微量营养素不足或缺乏会进一步加重饮食行为问题，甚至发展为进食障碍，如暴饮暴食、厌食等。不健康饮食行为还会影响心理行为的发展，儿童中、重度挑食与焦虑、抑郁、注意缺陷、多动等心理问题发生有关。儿童期是饮食行为问题高发阶段，如果得不到及时、有效干预，往往会延续至成年期，影响一生的健康。

（二）饮食行为的发展

在整个生命历程中，一个个体的行为发展可以分为 4 个阶段：被动发展阶段（0～3 岁）、主动发展阶段（3～12 岁）、自主发展阶段（12 岁～成年）和巩固发展阶段（成年后），具有连续性、阶段性、不均衡性等特点。同理，饮食行为的发展也和个体生理发育及心理行为发展相适应，依赖于机体内外多种因素之间复杂的相互作用，如奖赏反馈机制、运动、食物偏好、自我控制效能、食物线索敏感性、情绪和其他社会环境因素等，这种相互作用对于饮食行为的影响贯穿于人的整个生命历程，并在不同阶段呈现不同的饮食行为特点。如表 7-2-2 所示。

表 7-2-2　生命历程不同阶段饮食行为发展特点

生命历程	饮食行为发展特点	常见饮食行为问题
胎儿期	吸吮、吞咽	—
0～6 月龄婴儿	吸吮、吞咽；被动喂养；先天性喜欢甜味拒绝苦味的倾向，早期暴露和熟悉有利于味觉养成	拒食
7～24 月龄婴幼儿	咀嚼；感知并认识食物，从完全依赖乳汁到建立起相对自主的多样性饮食；饮食行为形成关键期，较高可塑性	拒食，挑食，偏食
学龄前儿童	进一步认识食物，饮食行为具有可塑性，饮食行为问题高发阶段；家庭环境和父母养育行为影响较大	挑食，偏食，进食速度慢，不合理零食，喜好饮料、甜食、快餐、油炸食品，进食不专注
学龄儿童和青少年	认识食物与健康的关系，提高营养素养，养成健康饮食行为，是饮食行为改变的第二个窗口期；行为自主性增强，同伴影响力增加	喜好饮料、快餐、油炸食品，饮酒，蔬菜水果或奶制品摄入不足，不吃早餐或早餐质量差，不合理零食，在外就餐，快餐，限制性进食，挑食，偏食，进食障碍（厌食、暴饮暴食）等
青、中年（18~64 岁）	形成、发展、维持、改变饮食行为；饮食行为的社会属性增加，可塑性较低	不吃早餐或早餐质量差，进餐不规律（随年龄成 V 形变化），暴饮暴食，高脂高糖高能量食物，有害饮酒，蔬菜/水果/奶制品摄入不足，在外就餐，限制性进食，去抑制进食（情绪性进食、外因性进食）等
老年人（65 岁~）	咀嚼和消化能力下降，嗅觉、味觉感官反应迟钝，食欲下降；职业等身体活动减少，能量需要量下降；心理因素和家庭结构对饮食行为影响较大	食物摄入不足，蔬菜/水果/奶制品摄入不足，独自进餐，限制性进食

1. 胎儿和婴幼儿　胎儿期即开始发育并建立吸吮反射和吞咽反射，尤其是足月儿，这两种反射建立较好，有利于娩出后成功的母乳喂养；而且胎儿吞咽羊水也意味着开始识别味道和气味，新生儿即有喜欢甜味、拒绝苦味的倾向。

婴儿拒绝新食物（拒食）本身具有进化的意义，可以避免摄入不安全或不可食用物品带来的生存风险；同时婴儿又具有学习和接受新食物的能力，可以通过感官认知、熟悉并接受食物，而且食物刺激越及时、越频繁，越容易接受食物。一般认为，婴儿接受新食物可能需要 10 次左右的尝试。

婴儿可以通过模仿构建自己的食物选择行为，此时并不能分辨食物和非食物，但到两岁时就可以具有和成年人相似的分辨食物的能力。婴幼儿膳食结构从完全依赖单一乳汁到建立起相对自主的多样化饮食，这种改变并不是一蹴而就的，伴随着婴幼儿生理、心理发展，婴幼儿社会意识、注意力和学习认知能力的提高，婴幼儿的味觉偏好以及对食物和环境、进食后果的认知，都会影响这种转变。食物最初的咀嚼、加工和消化在口腔，同时刺激味觉，激发食欲。口腔运动不协调的婴幼儿进食时不能协调咬-嚼-吞咽以及与呼吸之间的关系，易出现拒食半固体、固体食物，进食困难及进食时易呛咳等问题。

2. 学龄前儿童　学龄前期由于大脑内抑制功能逐渐发展，行为表现出独立性和主动性，是饮食行为形成的关键时期，也是饮食行为问题出现的高发期。如幼儿的注意力容易分散，易导致进食不专注、进食速度慢；自我做主，对父母要求进食的食物产生反感甚至厌恶。此外，对于学龄前儿童来说，由于模仿能力极强，进食通常具有一定的社会属性，会观察进食环境里的食物以及包括父母、其他成年人、同龄人和兄弟姐妹等人的饮食行为，这些都会影响他们的食物喜好和饮食行为的发展及形成。摄入糖和脂肪带来的满足和饱腹感可能会促进儿童喜好饮料、甜食、油炸食品等高能量食物。此外，如父母过度的食物控制会导致儿童具有较少的自我控制的机会，还会扰乱儿童自身产生的饥饿和饱腹感的反应，进一步可能强化儿童对高脂肪高能量食物的偏好，影响儿童的能量平衡和食物摄入，且不利于儿童接受新的食物。“过度控制”儿童饮食行为的养育方式，在健康饮食行为形成中已被证明是适得其反的。除家庭环境和父母喂养行为外，由于生理发育不完善，如咀嚼能力差，学龄前儿童也容易出现拒绝蔬菜、水果等挑食偏食行为。

3. 学龄儿童和青少年　从学龄期开始，行为的自主性进一步增强，而且活动范围增加，学校、社区、同伴、教师、文化价值观、广告等对饮食行为的影响增加。尤其在青春期生理和心理快速发展，社会环境的变化及大脑功能成熟引发新的行为和能力的养成，共同触发青少年在家庭、同伴及教育领域中角色和行为的转变，从家庭依赖转向更强大的同伴网络。此外，青少年阶段有更多选择权和自主意识，有可自己支配的购买食物的零用钱。因此，此阶段可能出现新的饮食行为问题，如不吃早餐、不合理零食、在外就餐、快餐、尝试饮酒等。

青春期启动后，尤其女性在雌激素作用下，会出现生理性体脂肪含量增多，可能由于对体重及体型认知的不科学而出现限制进食、过度节食等行为问题。早期的限制性饮食行为不仅会导致营养不足，还与青少年和成年人的暴饮暴食有关，也是超重肥胖发生发展的危险因素。总之，青少年饮食行为个体差异和跨度均较大，从高脂肪高能量食物带来的超重肥胖到限制进食带来的厌食症，并可能持续一生。另一方面，学龄期亦开始进入到了系统学习阶段，通过营养教育等手段，可以改善儿童青少年的营养素养，进而纠正之前的不健康饮食行为。因此，也是饮食行为干预的第二个窗口期。

4. 成年人　成年期的饮食行为可塑性降低，比较难以改变。社交、认知和环境是成年人饮食行为的重要相关因素，可能导致成年期出现新的不健康饮食行为，如去抑制进食、有害饮酒、在外就餐、蔬菜水果摄入不足等；而且与饮食行为有关的健康问题会随年龄逐渐显现。营养教育和健康促进等对改善成年人营养素养和饮食行为亦有一定的影响。

进入老年期后，摄食中枢驱动力下降，牙齿缺失、牙齿不整齐导致的咀嚼能力下降，消化液分泌不足，年龄及疾病相关的味觉和嗅觉变化，职业相关身体活动减少，家庭结构改变（独居）等，均会影响老年人的食物选择，并影响进食的食物种类和数量，如肉类、蔬菜、水果摄入减少，独自进食或过度关注慢性病等，导致食物种类减少和摄食量下降等。

除上述随年龄发展的个体生理和心理特征外，饮食行为的形成和发展亦和历史、文化、宗教民族、地理、环境、气候、农业、工业、经济发展等均有着密切的关系。因此，世界各国居民的饮食行为，包括食物的喜好、饮食禁忌、进餐规律等都有明显的差异。我国幅员辽阔、民族众多，在不同地区形成了不同的饮食习惯和偏好，如南甜、北咸、东辣、西酸等不同的烹调和口味喜好。当然，随着社会经济的发展，人和物的流通越来越频繁，各地的饮食习俗和行为也相互影响、相互融合，人们的饮食行为也在发生着变化。这些因素在下面饮食行为的评价中均应有所体现和涉及。

二、饮食行为的测量与评价

饮食行为与膳食营养摄入和健康关系密切，通过对饮食行为的测量与评价可以发现存在的问题及原因，分析其对健康的影响，为制定干预措施提供科学依据。正如前文阐述，饮食行为的概念涵盖多个维度，且均与健康密切相关，因此，饮食行为的评价也需要从多个维度入手。目前常用的饮食行为测量（eating behavior measurement）方法主要有两类，一类是自拟问卷或量表测量（questionnaire/scale），另一类是行为观察（behavior observation）。在实际的饮食行为调查中往往是几种测量方法结合使用。下面将概述饮食行为调查中常用的指标及测量方法，以及饮食心理测量。

（一）饮食行为调查

营养学对于饮食行为的评价主要关注整体膳食质量和特定饮食行为，如利用24小时膳食回顾法、食物频率法、称重法等获得食物的种类、数量和频率，以及饮食行为发生的时间（早餐）、地点（在外就餐）等，与膳食指南及平衡膳食宝塔（膳食指数）、膳食营养素参考摄入量等进行比较。如中国居民慢性病与营养监测、青少年健康危险行为监测等，甚至在队列研究中也有饮食行为相关指标，如中国健康与营养调查。

自20世纪80年代起，世界范围内就已经展开了一系列青少年健康危险行为的调查与研究工作，国际上比较有代表性的监测包括“全球学生健康调查（Global School-based Student Health Survey，GSHS）”、覆盖欧洲和北美地区的“学龄儿童健康行为调查（Health Behavior in School-aged Children，HBSC）”、美国青少年健康危险行为监测系统（The Youth Risk Behavior Surveillance System，YRBS）等，其中监测的饮食行为包括蔬菜、水果、含糖饮料、甜食、早餐、酒精等的摄入情况；我国自2008年起开始了全国性青少年健康危险行为监测，其中饮食行为指标包括饮料、甜食、早餐、快餐、奶制品、油炸食品、酒精、偏食、限制性饮食行为等。

到目前为止，前述指标并无统一的评价方法，比如24小时膳食回顾法和食物频率法获得的含糖饮料摄入情况并不完全相同，食物频率法调查中“近一个月”和“近一周”内的饮食行为数据也不可直接比较。因此，建立标准化的饮食行为测量与评价方法，甚至构建与健康结局密切相关的饮食行为预测模型，将是研究人员和实践工作者亟待关注的焦点问题。此外，饮食行为发生发展与个体特征、家庭、学校、社会文化环境等密切相关，均应作为饮食行为调查的主要维度。

饮食行为调查要涵盖以下维度：①饮食行为要素，包括食物选择，进食时间、地点、情境、过程、心理等；②饮食行为影响因素，如个体社会人口学特征、认知水平、身体活动等，家庭环境、同伴影响、学校环境、社区/组织环境、社会文化环境等；③饮食行为相关健康结局，包括体格与体能发育、心理行为发展、营养状况、健康与疾病状况等。表7-2-3归纳总结了饮食行为调查与监测中常用的指标和测量方法。

表7-2-3　饮食行为调查的主要指标及测量方法

饮食行为调查维度及要素	常用指标	测量与评价（举例说明）
一、饮食行为		
食物选择	蔬菜、水果、奶制品、饮料、快餐、油炸食品等	每天吃水果——在过去的7天内，你有几天吃水果？ 每天喝饮料——在过去的7天内，你喝过几次饮料？
	早餐/零食食物种类	营养充分早餐——早餐包含的食物类别 健康零食——最常选择零食类别
	饮酒	第一次饮酒（不包括浅尝）年龄 在过去的30天内，你有几天饮酒（至少1杯）？ 在过去的30天内，你有几天大量饮酒[连续饮酒4杯（女）或5杯（男）及以上]？

续表

饮食行为调查维度及要素	常用指标	测量与评价(举例说明)
进食时间和频率	规律进餐、早餐、加餐/零食等	规律进餐的评价重点在于如何判别正餐,常用的方法有:自我认知判别、根据时间判别、根据能量判别、根据食物种类判别、综合判别(正文有详细描述) 每天吃早餐——在过去的7天内,你有几天吃早餐? 每天吃零食——在过去的7天内,你吃过几次零食?
进食地点	在家、在外、街头食品、外卖等	在过去的7天内,你有几天在快餐店吃饭?(如:举例当地的快餐店名称)
进食情境	独自进餐、家庭共餐、聚会	你家里通常有几口人一起吃饭?
进食过程/饮食心理*	偏食、挑食	吃饭时长超过30分钟 不食用2种及以上食物 只吃喜欢的食物 对食物不感兴趣 不愿尝试新食物
	食物响应/食物线索敏感性	当看到或闻到食物的时候有进食欲望 即使不饿,看到喜欢的食物也会进食
	情绪性进食	在孤独的时候渴望进食
	限制性进食	为了避免体重增加而减少进食 在正餐之间尝试避免食物摄入
	进食不专注	你会一边吃饭一边看视频吗?
二、影响因素		
个体特征	社会人口学特征——年龄、性别、民族、学历、收入、职业等	
	认知与技能	食物与营养相关知识、信念、技能等,如阅读食品标签 自我评价体型,是否正在采用控制饮食或其他方法来控制体重等
	身体活动	在过去的7天里,你有几天身体活动总时间超过30分钟(涵盖所有使你心率加快、呼吸加速的运动的时间)? 你的学校平均一周有几次体育课?
	静态活动	通常一个上学日,你平均花多长时间玩电脑游戏、看视频或使用电脑做任何与学习无关的事情?
	睡眠	通常上学日,晚上你能睡眠多长时间?
家庭环境	家庭经济状况	参考"The Family Affluence Scale"(适用于欧美,国内应用需结合实际情况): • 你家里有几辆汽车/货车? • 你有自己的卧室吗? • 在过去的一年内,你和家庭成员出去旅行了几次? • 你家里有几台电脑?
	食物可获得性	在过去1周之内,你在家里可以随意拿到水果吗?
	父母的饮食行为控制	父母报告:如果我的孩子不吃饭我会喂他
	父母的喂养行为、情绪及知识	父母报告:我能确定我的孩子吃的量是足够的 当孩子不吃饭的时候,我会很沮丧
同伴影响		聚会时朋友劝酒,你会怎么办? 朋友请你喝饮料,你会怎么办?
学校环境	教育	在这个学年,你有在任何课程中学习过膳食营养相关内容吗?
	服务或政策	你的学校有方便的饮水设备吗?
		你的学校提供午餐吗?

续表

饮食行为调查维度及要素	常用指标	测量与评价(举例说明)
社区/组织环境		你工作的机构提供早餐吗? 你居住的社区周围500m以内有超市或菜市场吗? 你居住的社区周围500m以内有快餐店吗?
社会文化环境	广告	在过去30天里,你看到过多少个与食物/饮酒相关的广告?
三、健康结局		
生长发育	体格	身高、体重、腰围、皮褶厚度——生长迟缓、消瘦、超重肥胖
	功能和素质	肺活量、血压、握力
心理行为和适应能力	心理认知、情绪、自我评价生活满意度等	
营养与健康状况	龋齿、消瘦、超重肥胖、贫血、维生素/矿物质缺乏 血压、血脂、糖代谢等指标	

*饮食心理的评价常用心理测量量表

总之,当前饮食行为的测量与评价主要存在以下问题:①缺乏科学、可行的测量工具,以及有预测价值的指标集;②缺乏年龄可比性的指标;③缺乏饮食行为环境评价(如基于社会生态模型的多维度影响因素评价);④缺乏行为发展相关认知水平的评价(营养与健康素养);⑤缺乏饮食行为早期评价;⑥缺乏队列研究以及充分的数据分析。对多维度、多因素的饮食行为需进行科学而综合的评价,不仅关注行为本身,需同时考虑相关因素,方可为下一步行为干预提供靶目标。

(二)饮食行为心理评定

正常情况下,饮食行为是一个基于下丘脑饥饿信号启动而止于饱腹感产生的过程。研究发现随着物质生活的提升,人们在食物环境中暴露的时间越来越长,食物线索会激活大脑中的奖赏通路,导致个体无法抑制地进食(去抑制进食)。因此,基于心理学原理来评价饮食行为具有重要的意义。

通常采用通过自我或父母报告的心理量表(self/parent-reported psychometric scale)、实验条件下的行为观察(laboratory-observed behavioral measures)等方法来评价饮食心理,包括饮食行为的启动因素、进食过程和终止因素,如食物响应(food responsiveness)、食物享受(food enjoyment)、过饱响应(satiety responsiveness)、去抑制进食(disinhibit eating)、非饥饿性进食(eating in the absence of hunger)、食物认识强化(reinforcing value of food)、冲动与自我控制倾向(dispositions toward impulsivity and self-control)等。由于儿童和成年人的饮食行为存在较大差别,因此其测量量表亦有所不同。

1. 成年人饮食行为量表 在心理学上,不健康饮食行为主要表现为三种类型:限制性进食、情绪性进食和外因性进食。限制性进食(restrained eating)是由于节食的认知偏差而导致的过度限制进食,如以控制体重为目的,长期严格地控制进食倾向;情绪性进食(emotional eating)是情绪唤起的进食行为,如情绪低落时的进食;外因性进食(exogenous eating)则是外部食物线索引起的进食,如食物色香味诱发的进食。后两种进食行为又被统称为去抑制进食,是超重肥胖的主要危险因素。目前常见用于评价成年人限制性或去抑制饮食行为的测量工具见表7-2-4。

表7-2-4 成年人限制性饮食行为测量工具比较

测量工具	适用人群	维度	条目数
限制性饮食量表(RS)	限制性饮食成年人 肥胖/正常成年人	①对节食的关注 ②体重变化	10
荷兰饮食行为问卷(DEBQ)	限制性饮食成年人 肥胖/正常成年人 儿童	①限制性饮食 ②情绪性进食 ③外部性进食	33
三因素饮食问卷(TFEQ)	限制性饮食成年人 肥胖/正常成年人	①非控制进食 ②主观克制饮食 ③情绪性进食	21

(1)限制性饮食量表(restrained scale,RS):最初由Herma和Mack编制,用于测量以减轻或维持体重为目的的限制性饮食。量表共10个条目,其中包含6个测量饮食关注的条目和4个体重波动的条目。该量表具有良好的信度和效度,主要在美国、英国、加拿大、荷兰等欧美国家中被广泛使用。

(2)荷兰饮食行为问卷(Dutch eating behavior questionnaire,DEBQ):由Van Strien等人于1986年编制,主要测量限制性饮食、情绪性进食和外部性进食等饮食行为。该量表共包含33个条目,采用5级计分法。该问卷是针对荷兰的社会文化背景与饮食习惯而设计的,在荷兰、英国、法国等样本中具有较好的信度和效度,与我国的社会背景及饮食文化有一定的差异性,在使用时需要注意其适用性。

(3)三因素饮食问卷(three factor eating questionnaire,TFEQ):是一个广泛应用的自评式问卷,由Stunkard和Messick于1985年编制,最初的TFEQ共有51个条目,从三个方面对饮食行为进行测量,包括:①主观克制(cognitive restraint):即主观地克制进食,为了控制或者减轻体重,在进食时,对身体发出的饥饿信号的主观处理,包含21个条目;②去抑制(disinhibition):即受到内部因素或者外部环境的影响,对进食不加节制,包含16个条目;③饥饿(hunger):即强烈的内心饥饿的迹象,包含14个条目。2000年,Karlsson等人将其调整为涵盖非控制进食(uncontrolled eating)(9个条目)、主观克制饮食(cognitive restraint)(6个条目)和情绪性进食(emotional eating)(3个条目)三方面共18个条目,即TFEQ-R18。而后在TFEQ-R18的基础上又增加了3个情绪性进食条目,调整为TFEQ-R21。

2. 儿童饮食行为量表　儿童期不健康饮食行为一方面会影响当下的膳食营养摄入,从而影响生长发育、认知发展以及免疫系统的功能,而且还可能延续到成年期,影响代谢性疾病、心血管疾病和癌症的发生发展。早期识别儿童饮食行为问题并及时矫正具有重要意义。婴幼儿及学龄前期是不健康饮食行为高发的年龄段,此阶段25%~45%发育正常的儿童和80%以上发育迟缓的儿童有不同程度的饮食行为问题。全国流行病学调查结果显示,1~3岁儿童中,34.7%有饮食行为问题;北京、上海、深圳、郑州、西安等地学龄前儿童饮食行为问题发生率高达25%~40%。

(1) Van Strien等开发的荷兰饮食行为量表儿童版(Dutch eating behavior questionnaire for children, DEBQ-C)是评价儿童饮食行为的有效工具,该量表包含三方面共20个条目,7个情绪性饮食条目、6个外因性饮食条目和7个限制性饮食条目。

(2) 英国儿童饮食行为量表(children's eating behavior questionnaire, CEBQ)由Wardle等人于2001年编制,从多个维度测量儿童的饮食行为。量表分为8个维度,共35个条目,其中4个维度为食物趋向行为:情绪性多食(emotional overeating)、食物享受、渴望饮料(desire to drink)、食物响应;另4个维度为食物逃避行为:情绪性少食(emotional undereating)、挑食(food fussiness)、过饱反应、进食速度慢(slowness in eating)。量表采用5级计分法,由家长填写记录儿童近两周内饮食行为情况。对于不同文化背景、地区和年龄段的儿童的饮食行为进行测量时,需要进行相应调整。

(3) 加拿大Lynda A. Archer等人于1991年建立的儿童饮食行为清单(children's eating behavior inventory, CEBI),涵盖40个条目,分儿童和父母两个方面。有关儿童的共28个条目,主要评价儿童的食物偏好、饮食相干行为、行为依从性等;有关父母的共12个条目,主要评价父母对儿童的行为控制、对喂养孩子的认识和感觉以及家庭成员之间的互相影响等。

此外,还有美国俄勒冈州研究所儿童饮食行为清单(Oregon research institute child eating behavior inventory, ORI-CEBI)、关于你孩子的饮食清单(about your children's eating inventory, AYCE)、进餐时行为问卷(mealtime behavior questionnaire, MBQ)、儿童饮食行为问题筛查评估问卷(identification and management of feeding difficulties tool, IMFeD)、蒙特利尔婴幼儿喂养困难评分量表(the Montreal children hospital feeding scale, MCH-FS)、学龄前儿童行为饮食量表、婴儿饮食行为量表等。各种不同评价工具的比较见表7-2-5。

表7-2-5　儿童饮食行为测量工具对比

测量工具	适用人群	主要维度	特点
荷兰儿童饮食行为量表(DEBQ-C)	7~12岁	情绪性饮食、限制性饮食	在不同的研究中显示出了较好的一致性。 以荷兰为文化背景,使用具有局限性
英国儿童饮食行为量表(CEBQ)	3~8岁	情绪性多食、享受食物、渴望饮料、食物响应、情绪性少食、挑食、过饱反应、进食速度慢	关注儿童饮食行为本身。 对于不同文化背景、地区和年龄段的儿童的饮食行为进行测量时,需要进一步的修订
美国俄勒冈州研究所儿童饮食行为清单(ORI-CEBI)	36个月	挑食、食物拒绝、努力控制、积极的父母行为	较好的内部一致性。 不同条目的反应尺度不同;量表中有些因子的条目数量过少;缺乏信度评价
关于你小孩的饮食清单(AYCE)	8~16岁	儿童食物拒绝 积极的饮食环境 喂养厌倦	具有较好的内部一致性;专注学龄儿童父母与儿童喂养关系的较合适的问卷。 缺乏重测信度,量表的有效性证据不足
儿童进餐时行为问卷(MBQ)	2~6岁	食物拒绝 食物操纵 不愉快进餐 窒息/恶心/呕吐	测量儿童行为,家庭进餐行为和环境,是评价进餐时行为的有效工具。 问卷的信度和效度需要进一步验证
喂食诊断及治疗问卷	2~10岁	喂养困难诊断 喂养困难管理 父母问卷	帮助医生诊断常见的喂食困难问题;辅助提出针对性的指导。 在不同地区其有效性有待验证
学龄前儿童行为饮食量表(PEBS)	3~6岁	挑食、食物响应、不良进食习惯、过饱响应、外因性进食、情绪性进食、主动进食	中国学者编制,内部一致性、分半信度、重测信度等评价指标较好,区分度较好。 由于样本选择性偏倚,可能会限制量表的使用范围
婴儿饮食行为量表	<2岁	食物喜好、食物响应、进食速度、过饱反应	针对2岁以下婴幼儿;内部一致性较好。 母乳喂养方式和奶瓶喂养对于某些行为是否会产生影响需要进一步验证;存在回忆偏倚

3. 进食障碍诊断 进食障碍或饮食失调(eating disorder),属于精神障碍的一种类型,主要表现为对个体的身体或心理健康产生严重负面影响的不正常饮食行为,包括暴食症、异食癖、逃避型/限制进食障碍等。患有暴食症的患者往往会伴随其他一些精神疾病如焦虑、药物使用障碍以及人格障碍相关的精神问题等。此外,神经性厌食、神经性暴食症、适应不良饮食行为等对健康也会产生不同程度的危害。通过量表早期识别这些饮食行为问题并进行及时纠正具有重要意义。

精神卫生专业人员在诊断进食障碍时,参考的诊断分类系统主要有《国际疾病分类第10版(ICD-10)》《中国精神障碍与分类诊断标准(第3版)(CCMD-3)》等,进食障碍的基本类型包括神经性厌食(anorexia nervosa,AN)和神经性贪食(bulimia nervosa,BN),ICD-10中的分类更为详细。对于AN的诊断共同且首要的一条就是低体重(减轻15%以上),其次还包括主动采取造成低体重的行为、体象障碍、内分泌障碍、对生长发育的影响等。而对于BN的诊断共有的要素包括不可抗拒的食欲和暴食、代偿行为、病理性怕胖、过度关注等。

目前,用来评价进食障碍的有儿童暴食紊乱量表(children's binge eating disorder scale,C-BEDS)、进食障碍诊断量表(eating disorder diagnostic scale,EDDS)、进食障碍检测问卷(eating disorder examination questionnaire,EDE-Q)、饮食失调症状问卷(eating disorders symptoms questionnaire,EDSQ)等。

第二节 饮食行为与健康

人类的饮食行为直接影响着食物的摄入量和种类,进而影响人类的健康状况和生活质量。健康的饮食行为可以满足营养需要、促进身心健康,而不健康的饮食行为则会导致多种形式的营养不良以及营养相关慢性病。儿童期是饮食行为问题高发阶段,这些问题如果得不到及时、有效干预,将会延续至成年期,影响一生的健康。本节将介绍常见的饮食行为现状及其与健康的关系,包括食物选择和偏好、进食时间和频率、进食地点、进食障碍等。

一、食物选择和偏好

食物多样性是平衡膳食的基础,而最常见不健康饮食行为是个体对食物有明显的好恶,常表现为特别偏好或厌恶某种甚至某类食物,如喜好饮料、零食、快餐、油炸食品、饮酒,拒绝蔬菜水果等,进而影响摄入食物的种类和数量,导致膳食结构不合理。

(一) 挑食偏食

挑食(picky,fussy,choosy,selecting eating)目前尚无被广为接受的定义,通常指不愿意吃两种及以上常见食物,不愿尝试新的食物,或对不熟悉食物的厌恶,对食物的选择有明显偏好行为,有时被认为是儿童喂养困难的一种表现。对挑食的评价方法和工具上目前还没有达成一致。人类对食物的好恶受遗传因素的影响,天生对不熟悉的食物有一种恐惧或排斥,新生儿一出生就对甜味表示接受的表情,但对苦味表示出拒绝的表情。在成长过程中,受到食物的味道、外观、气味,对食物的熟悉程度,父母的喂养行为以及同伴对食物的认识、提示、好恶等因素的影响,逐步形成对某些食物的喜好或厌恶,出现挑食偏食行为。

1. 挑食偏食现状 挑食偏食的形成往往是在幼儿时期,也是幼儿常见的一种行为。2009年在中国5个城市的7255名9~15岁学生中调查显示,56.8%有偏食行为,2014年在中国9个地区814名7~12岁小学生中的调查显示,约60%的学生有挑食行为。在广州、上海、济南、哈尔滨四城市10 216名儿童中的调查发现,92.3%的学龄前儿童、87.0%的小学生和68.8%的中学生有食物喜好,最喜欢吃的前5种食物依次为水果、肉类、甜食、米饭和西式快餐,64.3%的学龄前儿童、68.5%的小学生和67.4%的中学生厌恶某些食物,不喜欢吃的前4类食物依次为肥肉、鱼、苦瓜和绿叶蔬菜。澳大利亚1~5岁儿童的挑食率为34.1%,新加坡1~10岁的儿童挑食率为40.8%,土耳其12~72月龄的儿童挑食率为39%。

挑食偏食行为随着儿童的成长也会发生变化。荷兰的一项队列研究显示,18月龄婴幼儿的挑食率为26.5%,3岁幼儿为27.6%,6岁儿童则降到13.2%。因此,有学者认为挑食是学龄前儿童暂时的行为,是其正常发展的一部分,而处于不利社会环境的儿童的挑食偏食行为更易持续。

2. 挑食偏食与健康 挑食偏食首先会影响膳食质量,从而影响其生长发育状况和健康水平。挑食者往往摄入的食物种类少、单一,大多数挑食者蔬菜、水果摄入不足,一些挑食者不吃或少吃肉类。关于挑食偏食对儿童能量摄入量影响的研究结果并不一致,尽管许多研究显示,挑食儿童的能量摄入量和不挑食儿童无明显差异,达到RNI,但也有些研究显示,挑食儿童由于摄入较多的高能量密度食物,其能量摄入高于不挑食的儿童,还有一些研究显示挑食儿童由于吃的较少,其能量摄入低于不挑食的儿童,达不到RNI。同样,关于挑食偏食对微量营养素的影响,研究结果也不一致,但大多数研究显示挑食儿童的锌和铁摄入不足,主要是由于肉类,特别是畜肉摄入不足。此外,由于蔬菜水果摄入不足,使得膳食纤维摄入更加不足。

挑食偏食不利于儿童的生长发育。英国的一项队列研究显示,3岁时有挑食偏食儿童,尽管到17岁时的身高、体重、BMI和体成分超过第50百分位,但均低于不挑食者。我国一项对9地区7~12岁儿童的调查发现,偏食行为与儿童身高和BMI均呈负相关。此外,一些研究显示,挑食偏食会造成低体重。另一方面,挑食偏食也会造成某些营养素摄入过量,如偏爱动物性食物,会造成能量和脂肪摄入过多,增加超重肥胖的风险,但这些研究大多基于横断面调查,无法判断其因果关系。挑食儿童由于膳食纤维摄入少,更易出现便秘。挑食偏食还被认为是神经性厌食的一个危险因素,与多动行为有关,但这些研究大多为横断面调查,统计效能低,需要进一步研究证实。成年人的挑食偏食会造成悲伤的情绪和社会危害。

儿童时期是培养不挑食不偏食饮食行为的最佳时期。家长对孩子的食物选择起着潜移默化的作用,如果家长挑食,孩子也会挑食,所以家长应以身作则,并应鼓励孩子认识并尝试吃各种各样的食物，避免形成食物偏好。对于孩子的挑食偏食行为，应早发现、早纠正，可以通过改变烹饪方式、食物搭配、色彩搭配、少量多次尝试、和家人一起进餐、对食物进行正向评价、表达对食物的喜爱、营造愉悦进餐氛围等方式予以纠正。限制进食或强迫进食不利于纠正偏食挑食。限制性饮食在短期内对儿童的饮食选择有一定的作用，但一旦有机会，儿童会吃更多被限制或禁止的食物，对儿童青少年尝试新的食物、根据喜好选择食物以及食物多样性等方面的长期影响是消极的。

（二）食用快餐

快餐(fast food)是指预先做好的经简单烹饪或加热调制能够迅速提供顾客食用的饭食，具备快速、方便、标准化等特点。根据菜品风味可分为西式快餐和中式快餐。西式快餐，是指以西方国家的食物品种和烹饪方式(油炸、煎、烤)为主的快餐，如汉堡、三明治、比萨饼、炸鸡、碳酸饮料等；中式快餐是以中国人的食物种类和餐饮习惯为主的快餐，如面点类(如包子、饺子、烧卖等)、面条类(牛肉面、炒面等)、米饭类(如盖浇饭、炒饭等)等。西式快餐和中式快餐的营养特点有所不同。西式快餐含能量高、维生素和膳食纤维少，中式快餐的品种虽多，但含有的油盐较多。对北京地区部分快餐调查显示，每份套餐的平均重量在571.9~1008.7g，蛋白质21.5~31.7g，脂肪16.5~36.2g，碳水化合物71.2~144.9g，钠789~2829mg。与2002年中国居民营养与健康状况监测中城市居民的膳食营养素摄入状况相比，北京地区被调查快餐基本可以满足人体对宏量营养素的需求，但存在微量营养素不足或不平衡的问题。在长沙市的调查显示，中式快餐的能量、碳水化合物和脂肪含量偏高，蛋白质含量偏低，矿物质和维生素与推荐摄入量基本一致，而西式快餐的脂肪偏高，碳水化合物偏低，矿物质和维生素含量低于推荐摄入量或适宜摄入量；84%的中、西式快餐三大营养素的供能比例均不合理。

1. 快餐消费现状　随着工作和生活节奏加快，快餐消费已经成为一个普遍现象，但对于快餐的消费状况，我国尚未有大规模的调查。2008年一项对我国7城市儿童的调查显示，过去1个月内，调查对象吃过中式快餐、西式快餐的比例分别是64.8%、61.8%。中式快餐食用频次为3~4次/月的比例为12.8%、西式快餐食用频次为3~4次/月的比例为12.6%，17.5%的学生食用中式快餐频次≥5次/月，13.0%学生食用西式快餐≥5次/月。2018年，我国6城市4~5年级小学生每周吃1.48次西式快餐、2.08次中式快餐，过去1周食用西式快餐0次、1~2次，3~4次、5~6次、7次及以上的比例分别为38.0%、36.9%、14.4%、5.7%、4.9%；中式快餐分别为46.1%、41.4%、7.7%、2.2%、2.6%。随着经济发展、生活节奏以及饮食观念等的改变，快餐消费情况呈逐渐增加的趋势。马冠生等的研究显示，我国4城市每周至少吃1次西式快餐的儿童少年由1992年的1.9%上升到2008年的16.2%，1个月内吃西式快餐少于2次的比例更是从91.7%降至58.5%。

快餐消费在国外亦很普遍。2007—2010年美国国家健康与营养调查(National Health and Nutrition Examination Survey，NHANES)资料显示，美国2~18岁儿童中约1/2食用快餐，其中39.5%为低消费者(来自快餐的能量摄入占总能量摄入的30%及以下)，10.5%为高消费者(来自快餐的能量摄入超过总能量摄入的30%以上)。每天会在快餐店就餐的美国青少年人数比例已从1996年的34%增至2004年的50%，快餐的消费频率也由每周2.2天增至2.5天。

2. 快餐与健康　快餐的能量密度高，经常食用会导致能量摄入过多，增加体重增长和肥胖的风险。调查发现，经常食用快餐的个体在非正餐时间也食用高能量密度的食物。在英国开展的10~19岁超重肥胖儿童的队列研究发现，西式快餐摄入频次与BMI增长呈正相关。国内一项研究显示，城市中小学生每月食用西式快餐的次数越多，肥胖率就越高。美国的一项研究显示，学校与快餐营业点的距离每减少0.1英里，学生发生肥胖的可能性就增加5.2%。一项研究利用全英国范围内的儿童健康评估项目数据(每年记录大多数英国学校的约100万名在校学生的身高、体重)，比较了2007—2008年和2009—2010年间学生体重与居住地周围不健康食品可获得性的关系(包括鱼片与薯片店、汉堡店、比萨饼餐馆、糖果店)，结果显示，生活在快餐和不健康食品网点较多区域的儿童比生活在其他区域的儿童更可能发生超重或肥胖。有研究显示，快餐消费还可增加代谢综合征的发生风险。

（三）食用零食

零食(snacks)是指正餐外进食的各种食物和饮料，不包括水。零食作为一日三餐的有益补充，其摄入量一般少于正餐，以不影响正餐为宜，更不能用零食代替正餐，零食提供的能量通常应不超过一天总能量的10%。零食的食物来源广泛，与个人的饮食习惯、家庭存有的食物以及市场食物种类等有关，一般推荐的零食种类包括新鲜蔬菜水果、奶制品、全谷类食物、坚果等，不建议将高脂、高糖、高盐的食物作为零食。此外，吃饭前、后30分钟内以及睡觉前30分钟不宜吃零食，不要看电视时吃零食，也不要边玩边吃零食，吃零食后要及时刷牙或漱口。

1. 零食消费现状　吃零食逐渐成为大多数人的一种饮食行为。2010—2012年中国居民营养与健康状况监测结果显示，中国18岁及以上成年人零食消费率为35.3%，男性低于女性，城市高于农村，随文化程度和收入水平的升高呈增加趋势。吃零食的人群中，每天至少吃1次零食的比例为41.7%，一般在上午、下午和晚上吃零食的比例分别为16.0%、30.5%、32.5%，无固定时间的占21.0%。2018年一项在中国6城市4~5年级小学生中的调查显示，小学生在家里、学校和其他地方吃零食的比例分别是96.4%、59.4%和75.5%。

美国NHANES(2009—2014年)调查显示：美国成年人平均每天零食次数为2.15次，每天至少吃1次零食的比例为88%，2次及以上的比例为63%，其中女性每天零食次数高于男性，分别为2.21次和2.09次，女性2次及以上的比例也高于男性，分别为64%和61%；从吃零食的时间段看，在早餐前、早午餐之间、午晚餐之间、晚餐后吃零食的比例分别为10%、22%、42%、53%。与美国NHANES(1971—1974年)调查相比，美国成年男性每天零食次数从2.45次下降到2007—2010年的2.23次，女性从2.09次上升到2.30次。1977—1978年美国NHANES数据显示2~18岁的儿童青少年中每天至少吃零食1次的约占74%，而2003—2006年的调查数据显示此比例上升至98%，同时每天的零食次数平均增长了1次。巴西和墨西哥的全国营养调查数据结果显示约75%的成年人有吃零食习惯（巴西74%，墨西哥73%），平均每天约1.6次。

每天由零食提供的能量占比在不同国家居民中也不相同，其中零食提供的能量约占美国居民每日摄入总能量的24%，约占加拿大居民每日总能量的23%，巴西居民的21%，墨西哥居民的12%，而每天吃零食超过3次的墨西哥居民从零食中获得的能量约占每日摄入总能量的35%，希腊居民从零食中获得的能量约为627kcal/d，约占每日摄入总能量的33.5%。

与正餐食物相比，零食往往含有较多的碳水化合物和较高的能量密度。由于饮食习惯的地域差异，不同国家的居民在零食选择上也存在较大差异。中国居民比较喜爱的零食依次为水果类、豆类及坚果、速食食品、奶制品、谷薯杂粮类。在美国，咸味点心、甜点（蛋糕、巧克力、冰激凌）、糖果以及含糖饮料是最受欢迎的零食，而加餐时牛奶及奶制品、水果等的受欢迎程度逐年下降。水果是墨西哥居民最常选择的零食，其次是糖果、甜点以及比萨饼。水果同时也是巴西居民最受欢迎的零食，而丹麦居民最喜欢的两种零食分别是甜点和口味派。法国居民也喜欢选择含添加糖的粮谷类制品，如饼干、谷物棒等作为零食。零食种类选择还受零食消费地点的影响。我国6城市小学生在家里和学校最常吃的零食是新鲜水果蔬菜、奶及奶制品和谷类，而在其他地方最常吃的零食是糖果、谷类和饮料。

2. 零食与健康　对于特殊人群，如学龄前儿童和老年人，除正餐外还建议2~3次加餐，与零食没有严格的划分，所以在研究与健康的关系上，不区分零食和加餐。

零食会影响整体膳食质量。美国NHANES（1999—2004年）数据显示，随着零食频率的增加，总膳食质量指数呈上升趋势。另有研究发现，有吃零食/加餐习惯的老年人（≥65岁）每天摄入的能量、蛋白质、碳水化合物及脂肪的量相对更高。零食/加餐提供的能量约占老年人每日摄入总能量的25%，每天碳水化合物和脂肪的摄入总量中分别约有25%和20%来自零食/加餐。零食/加餐的频率还与老年人每天维生素E及钾的摄入量成正比，因此有零食/加餐习惯的老年人膳食质量评价结果也更好。同时有研究发现合理零食/加餐可以降低老年人的瘦体重丢失和营养不良的发生风险。有零食/加餐习惯的人群每日维生素C、维生素E、叶酸、铁、钙、镁、钾等多种微量营养素及膳食纤维、单不饱和脂肪酸的摄入量更高，更容易达到每日推荐摄入量。对于小学生，上午课间加餐可使得小学生上午的能量摄入及蛋白质的摄入量增加一倍，使得全天的总能量摄入及蛋白质的摄入量接近推荐值；同时保证了学生学习的营养需求，减轻了学习的疲劳感并有助于提高上午的学习效率。因此综合来看，合理零食或加餐可以提高膳食质量，降低微量营养素缺乏的风险，还能有效提高学习效率。

目前零食与肥胖之间的关系研究尚无定论。零食可以通过增加饱腹感而降低正餐时的暴饮暴食风险。有研究发现与碳水化合物或脂肪含量较高的食物相比，蛋白质含量较高的食物产生的饱腹感最强烈，选择蛋白质含量较高的零食可以有效地延长饱腹感，减少正餐的能量摄入。也有研究发现，吃零食在增加膳食营养素摄入的同时，也可能会引起总能量摄入的增加，从而增加肥胖发生的风险。针对美国儿童青少年的一项调查显示，选择能量密度较高的零食确实会增加肥胖的发生风险，但也有研究发现，有吃零食习惯的儿童青少年由于进餐频率的增加，其肥胖的发生风险反而降低。吃零食的伴随行为也可能会影响肥胖的发生风险，研究发现每天超过1次（包括1次）的零食伴随看电视与儿童的BMI值升高有关。也有部分研究并未发现零食与肥胖发生风险之间的联系。此外，还有研究发现，吃零食引起的进餐次数增加与血脂代谢的改善有关，因此加餐可能降低心血管疾病的发生风险。加餐与肥胖等慢性病风险之间的关系还需要更多的研究证实。

（四）饮料消费

饮料（beverages，drinks）是指经过定量包装，供直接饮用或按一定比例用水冲调或冲泡饮用的，乙醇含量（质量分数）不超过0.5%的制品。《饮料通则》（GB/T 10789—2015）中将饮料分为包装饮用水、果蔬汁类及其饮料、蛋白饮料、碳酸饮料（汽水）、特殊用途饮料、风味饮料、茶（类）饮料、咖啡（类）饮料、植物饮料、固体饮料和其他类饮料等十一类。

含糖饮料（sugar-sweetened beverages，SSBs）指在饮料中人工添加糖[包括单糖（如葡萄糖）和双糖（如蔗糖和麦芽糖），不包括多糖（如淀粉）]，乙醇含量不超过质量分数0.5%的饮料。根据《食品安全国家标准预包装食品营养标签通则》（GB 28050—2011），如果每100g（固体）或100ml（液体）饮料中含糖≤5g，则可以声称为低糖饮料；含糖≤0.5g可声称为无糖饮料。大多数含糖饮料的含糖量基本都>5%，如碳酸饮料的含糖量约10%，常见凉茶饮料含糖量约9%，一般的运动饮料含糖量约5%。

1. 饮料消费现状　我国居民饮料的消费量呈逐年升高的趋势，从全国饮料生产总值来看，中国是世界主要的饮料生产国和消费国，列居第二。2010—2012年中国居民营养与健康状况监测收集了我国6岁及以上居民碳酸饮料、鲜榨果蔬汁、果蔬汁饮料、乳酸菌饮料、配制型乳饮料、咖啡、茶饮料的消费信息，显示2010—2012年中国成年居民消费饮料≥1次/d、1~6次/周、1~3次/月、<1次/月、不饮用的比例分别是5.7%、24.1%、19.5%、9.3%、41.4%，城市居民每周消费饮料1次及以上的比例显著高于农村，男性高于女性，18~44岁年龄组高于其他年龄组，所调查的饮料中碳酸饮料消费率最高，为41.5%。6~12岁儿童消费饮料≥3次/周、1~3次/周、<1次/周的比例分别为31.3%、36.3%和32.4%，13~17岁儿童分别为40.7%、32.3%和27.0%。中国居民健康与营养调查的9省追踪数据显示，我国成年居民含糖饮料消费呈上升趋势，从2004年的15.1%上升到2009年的29.3%。据中国饮料工业协会《2014年中国饮料行业可持续发展报告》显示，我国人均

年饮料消费量快速增长，从 2010 年的 75kg 上升到 2013 年的 110kg。

而在美国，含糖饮料消费呈下降趋势。据美国 NHANES 结果显示，1988—1994 年至 1999—2004 年间，美国成年人含糖饮料消费率（每天至少有一次含糖饮料消费）从 58%上升到 63%，含糖饮料人均消费量也增加（提供能量增加了 46kcal/d）。但随后含糖饮料消费率逐渐下降，2013—2014 年降为 50.0%，且来自含糖饮料的能量在 2003—2014 年间从 190.4kcal/d 减少到 137.6kcal/d，研究报告提示可能与 2010 年美国膳食指南的颁布以及临床医师的建议有关。美国 2~19 岁儿童含糖饮料的消费也呈下降趋势，2003—2014 年间，儿童含糖饮料消费率从 79.7% 下降到 60.7%，人均来自含糖饮料的能量从 224.6kcal/d 下降到 132.5kcal/d。

2. 饮料与健康　饮料与健康关系的研究大多集中在含糖饮料、咖啡和茶。

（1）含糖饮料与健康：大量研究表明，含糖饮料与人类健康密切相关，随着含糖饮料摄入量的显著增加，带来的健康问题也愈来愈受到关注。过多摄入含糖饮料可增加龋齿的患病风险。队列研究结果显示，每天喝碳酸饮料的儿童 2 年后患龋齿的风险增加 46%，每天饮用 3 杯或听及以上可使风险增加 116%，而每天饮用 4 杯或听及以上使龋齿风险增加 123%。含糖饮料增加龋齿发生风险的原因在于饮用含糖饮料后口腔里的细菌可以使口腔中残留糖和食物残渣发酵，参与形成牙菌斑；碳酸饮料有一定酸度，长期饮用也会酸蚀牙齿，增加患龋齿风险。

由于饮料含有糖多为单糖和双糖，吸收迅速，并且过多饮用还可能降低一些营养素（例如钙、维生素 B_2）的摄入，因此过多摄入含糖饮料可增加 2 型糖尿病的发生风险。系统综述显示，与每月少于 1 次或不喝含糖饮料的人群相比，每天喝 1~2 次含糖饮料的人群发生 2 型糖尿病的风险增加（RR=1.26，95%CI：1.12~1.41）。

多数饮料含糖在 8%~11%之间，每一听含糖饮料能量约 100~150kcal，而且含糖饮料饱腹感较差，也有可能刺激食欲，所以过多饮用含糖饮料会增加儿童青少年和成年人肥胖的发生风险。Meta 分析发现，含糖饮料消费使儿童和成年人的肥胖风险增加约 40%，每天每增加 1 份（12 盎司，335~350ml）含糖饮料摄入，可以使儿童 BMI 一年内增加 0.03kg/m^2，可以使成年人体重 4 年内增加 2.01kg。

此外，也有一些研究提示，过多摄入含糖饮料可能使血压升高、增加非酒精性脂肪肝的发生率。关于含糖饮料对骨健康的影响目前尚不明确，现有研究仅显示含糖饮料可增加绝经后女性低钙血症的发生率。

基于含糖饮料对健康的不利影响，应开展公众宣传，提高公众对添加糖和含糖饮料的认知，指导他们形成科学的消费观念。同时，饮料生产企业加大创新力度，研发低糖、无糖饮料，提供给居民更多的选择，推动饮料行业的健康发展。

（2）咖啡与健康：咖啡是由咖啡豆经焙炒研磨成粉制成，除含有少量的脂肪、蛋白质、糖类、矿物质和纤维素等营养成分外，还含有咖啡因、绿原酸和单宁等成分，是一种广为流行的饮料。研究表明，咖啡对健康有积极作用。

对 20 个队列研究（包括欧洲、美国和日本人群）进行 Meta 分析显示，与每天饮用咖啡小于 1 杯（每杯约 150ml，1.8g 咖啡）相比，每天饮用 1~2 杯咖啡可使总死亡风险降低 8%，每天饮用 2~4 杯咖啡，总死亡风险降低 14%。

前瞻性队列研究显示，咖啡摄入可降低 2 型糖尿病的发病风险。与不喝咖啡的人群相比，每天饮用咖啡可使糖尿病的发病风险降低 25%~31%，这种保护作用在不同地区、不同性别和不同种族的人群均存在。

不论是病例对照研究还是队列研究均显示，每天饮用 2~4 杯咖啡可降低心血管疾病（冠心病和脑卒中）的发生风险。虽然饮用咖啡会使高血压患者的血压在 4 小时内升高，并持续 3 小时，但长期饮用咖啡与血压升高无关，也不会增加高血压患者的心血管疾病风险。

规律饮用咖啡还可降低某些肿瘤的发生风险，如可以使前列腺癌的发生风险降低 12%，与绝经后乳腺癌发生呈负相关，降低子宫内膜癌、结直肠癌、食管癌、肝癌等发生风险。有关咖啡与骨折的 Meta 分析显示，每天饮用咖啡≥3~5 杯可使男性骨折风险降低 24%，但可使女性骨折的风险增加 14%，并呈剂量-效应关系。目前有关咖啡与肿瘤和骨折关系的证据尚不很充分，需要进一步研究。

（3）茶与健康：茶是用茶树的叶子加工而成，可以用开水直接泡饮的一种饮料。除了水之外，茶是全球饮用最普遍的饮料之一。茶叶富含茶多酚、咖啡因、茶多糖等多种对人体有益的化学成分，与人类健康密切相关。

茶中的生物活性成分可以通过抑制转录因子 NF-κB 活化来保护胰岛 β 细胞，调节体内的血糖水平，从而有利于 2 型糖尿病的防治。RCT 研究的 Meta 分析显示，与不饮茶者相比，饮用绿茶可以降低糖尿病高危人群的空腹血糖，改善胰岛素敏感性，显著降低 2 型糖尿病患者的空腹血糖和糖化血红蛋白水平。对队列研究进行的 Meta 分析显示，每天饮绿茶≥16g（干重）可以降低 2 型糖尿病的发生风险。

茶中的儿茶素通过抗氧化、抗炎、抗恶性细胞增生以及增加血浆抗氧化能力等多种机制对脑卒中起保护作用，每天饮茶 12g（干重）以上可降低脑卒中的发生风险。

饮用绿茶和红茶都可显著降低心血管疾病患者的低密度脂蛋白和血压，饮用绿茶还可降低心血管疾病患者的总胆固醇。茶中的茶多酚可作用于动脉粥样硬化形成和发展的各个环节，主要通过抑制低密度脂蛋白的氧化作用，从而延缓动脉粥样硬化的形成。茶中的生物活性物质如黄酮醇对心血管疾病的发生起重要调节作用。每天饮茶 12g（干重）以上可降低心血管疾病的风险，且每天饮茶增加 12g（干重）可降低心肌梗死的发生风险。

此外，饮茶可降低卵巢癌和胃癌的发病风险。还有些研究显示，饮茶还可降低某些其他癌症（如乳腺癌、结直肠癌、食管癌、膀胱癌、肺癌等）、帕金森病、骨折等的发生风险，但研究证据不充分，需要进一步研究。

（五）饮酒

酒（alcohol），即酒精饮料（alcoholic beverage），是乙醇含量超过质量分数 0.5%的饮品。由粮食、水果等含有糖分或淀粉的物质发酵制成，按酿造方法可分为发酵酒（黄酒、葡萄酒、啤酒、奶酒等）、蒸馏酒（中国白酒、白兰地、威士忌等）、配制酒（鸡尾酒、参茸酒等）三类，按酒精含量（V/V）分类，可分为低度酒（20%以下）、中度酒（20%～40%）和高度酒（40%以上）。不同酒中的醇类、酯类、醛酮类、挥发酸等含量不同而具有不同的风味与香型。地球上最早的酒，应是落地野果自然发酵而成的。随着酒的发现，人类也就有了饮酒（alcohol drinking）的行为。

1. 饮酒现状　在中国文化中，饮酒行为是被社会所接受的，是社交的一部分。《唐诗三百首》和《宋词三百首》中有多首诗词提到酒。在古代的中国社会中，一般在婚礼、乔迁之喜及春节等重要的节日才可饮酒。随着社会的发展，可以饮酒的情况变得很普遍，生日、节假日、升职、朋友相聚等，人们很容易就找到饮酒的理由。

饮酒时，大家坐在一起，按照特定的规则饮酒，来确定和强化彼此的关系。不同的民族、地区饮酒的规矩不同，但目的是让客人喝好酒、气氛热闹、关系融洽。正常的饮酒行为首先要有菜肴、有人同饮；其二，饮酒时要遵循规则，尽管这种规则是不成文的，各地的规则是有差异的；第三，醉酒是可以被接受的，有的地区认为，有人醉酒说明主人好客、客人尽兴。

据WHO《2018年酒精与健康全球状况报告》，2016年全球有23亿人为当前饮酒者（指过去一年饮过酒的人）。全球15岁及以上人群中，人均年总纯酒精摄入量从2005年的5.5L上升到2010年的6.4L，2016年仍保持在6.4L（13.9g/d）的水平。全球15岁及以上人群过去一年饮酒的比例超过1/2（57%），较2014年（38.3%）增加18.7个百分点；饮酒者平均每天摄入纯酒精为32.8g，略低于2014年水平（37g/d）。人均年总酒精消费量最高的地区仍然是欧洲，但该地区人均年总酒精消费量从2005年的12.3L下降至2010年的9.8L；而其他地区保持稳定（美洲和地中海东部地区）或呈增长趋势（西太平洋和东南亚地区）。

我国当前饮酒者比例呈上升趋势，终生不饮酒者比例从2005年的50.9%下降至2016年的42.1%，既往饮酒者（之前饮酒，现在不饮酒）从2005年的0.9%上升至2016年的2.1%。同时，我国15岁及以上居民人均年总酒精消费量增加，在2005年、2010年、2016年分别为4.1L、7.1L、7.2L。2016年，我国15岁及以上居民人均年总酒精消费量男性为11.7L，女性为2.5L；饮酒者的平均每年摄入纯酒精为12.9L，男性为17.0L，女性为6.0L。22.7%的人在过去30天中至少有1次酒精摄入量高于60g，男性为36.3%，女性为8.6%，而此比例在2014年为7.6%（男性为14.2%，女性为0.5%）。4.4%的居民酒精滥用，包括酒精依赖（酒精依赖症是指由于长期大量饮酒而产生对酒的强烈愿望和嗜好，以至饮酒不能自制，一旦停止饮酒或者骤然减量就会产生精神/心理和躯体的戒断症状）和有害饮酒（男性平均每天摄入61g及以上纯酒精，女性平均每天摄入41g及以上纯酒精的饮酒行为），男性为8.4%，女性为0.2%，较2014年略有下降。我国居民饮酒仍然以白酒为主，占67.2%，其次是啤酒29.6%、葡萄酒3.1%。

尽管儿童青少年应禁酒，但仍有相当一部分人饮酒。WHO《2018年酒精与健康全球状况报告》显示，15～19岁人群中超过1/4（26.5%）为当前饮酒者，大概为1.55亿青少年。我国颁布的《中华人民共和国未成年人保护法》（2007年）和《酒类流通管理办法》（2005年）中均规定不得向未成年人销售酒类商品，但我国也仍有一定比例的儿童青少年饮过酒，甚至醉酒。2008年对我国28个省的369 337名中学生的一项调查发现，各年龄群体曾饮酒率都很高，应届高中生70.0%有饮酒史。饮酒率男生为36.4%，女生为23.8%；重度过量饮酒率男生为3.3%，女生为1.2%；曾醉酒率男生为17.6%，女生为10.8%。2013—2014年对北京、上海、广州、济南、成都和哈尔滨等6城市30 650名中学生的一项调查显示，中学生曾饮酒率为51.2%，过去一年的饮酒率为38.2%，过去30天的饮酒率为19.5%，酗酒率为3.2%，醉酒率为15.4%。最常消费的酒类依次为啤酒、白酒、葡萄酒、洋酒、米酒和黄酒。

2. 饮酒与健康　饮酒作为人们日常生活的一种习俗，与其健康密切相关。WHO《2018年酒精与健康全球状况报告》指出，2016年全世界因有害使用酒精造成了300万例死亡，占全球死亡总数的5.3%，造成1.326亿伤残调整寿命年（disability adjusted life year，DALY）损失。酒精消费不仅能够导致酒精依赖，还可增加200多种疾病的患病风险，有害饮酒还可导致暴力和损伤。2016年酒精消费造成的死亡中，伤害、消化系统疾病、心血管疾病、感染性疾病和癌症造成死亡的占比分别为28.7%、21.3%、19%、12.9%和12.6%。酒精消费造成的DALYs损失中，49%是由于慢性病和心理疾患，40%是由于伤害。

短时间内饮入大量酒精或含酒精饮料后会出现中枢神经系统功能紊乱，即急性酒精中毒（acute alcohol intoxication），多表现行为和意识异常，严重者损伤脏器功能，导致呼吸循环衰竭，进而危及生命。我国交通法中，将血液酒精浓度≥80mg/100ml定义为醉酒。一般血液中的酒精浓度在0.05～0.15g/100ml时，即可出现轻微中毒症状，当血液中的酒精浓度达到0.4～0.5g/ml时可致死。

过量饮酒能够增加肝损伤的风险，其中女性即使少量饮酒也能增加肝损伤的风险。队列研究显示，随着饮酒量的增加肝硬化的风险也增高，还可增加肝硬化患者初次腹水发生的风险、初次静脉曲张出血风险以及肝硬化死亡率。大量饮酒增加肝癌发生风险，增加肝脏其他疾病死亡率。我国男性73.0%的肝癌与饮酒有关，女性59.8%的肝癌与饮酒有关。

酒精摄入增加胎儿酒精综合征风险。母亲妊娠期每周饮酒多于4杯或者酗酒次数大于3次，可以增加新生儿死亡风险，尤其是在新生儿后期。妊娠期饮酒可增加围产期和出生后感染以及大脑麻痹的风险。妊娠期饮酒可在不同程度上影响新生儿的脑部发育，从而影响他们的生长发育、智商、感观、表达能力等，母亲妊娠期长期饮酒会使儿童青少年的智商、气味识别、空间记忆等能力低于正常儿童青少年。

饮酒会增加某些癌症的风险。不同程度的饮酒都会增加女性乳腺癌发生及复发的风险。大量饮酒增加结直肠癌、结直肠腺瘤、小肠癌、食管癌等的发生风险。酒精导致癌症风险增加的原因可能在于：乙醇以及乙醇在体内代谢生成的乙醛都会损伤DNA；酒精可能会影响雌激素的分解，增加血液中雌激素的量，更容易引发乳腺癌、卵巢癌和子宫癌，特别是更年期前的女性；饮酒会降低机体对维生素A、维生素C、维生素D、维生素E、叶酸和类胡萝卜素的吸收能力；饮酒还会导致体重增加。

饮酒与心血管疾病危险性成J型曲线关系。有研究显示，酒精摄入量在5~25g/d对高血压、脑卒中、急性心肌梗死等心血管疾病有保护作用，而过量饮酒则增加心血管疾病的风险及其全因死亡率。葡萄酒可降低高血压、突发性心血管疾病风险和死亡率，这可能与葡萄酒中含有的多酚类物质有关。

不论少量、适量或过量饮酒以及不同种类的饮酒均能够增加高尿酸血症和痛风的发生风险，并可增加痛风的复发风险。此外，也有研究显示过量饮酒会增加糖尿病的发生风险，损害认知功能。

与成年人相比，儿童少年饮酒导致的后果往往更加严重。由于儿童的发育尚未完全，对酒精的耐受力低，容易发生酒精中毒及脏器功能损害。儿童大脑结构和功能仍处于发育阶段，酒精摄入可导致神经发育受阻，进而影响认知和行为，导致学习能力下降。饮酒还会导致儿童少年产生暴力或者攻击他人的行为。

饮酒还可造成社会危害。据WHO报道，英国与酒精有关的严重事故占25%~49%，加拿大和美国为43%~63%，瑞典和芬兰为25%~29%。在日本，死亡事故中与酒精有关的死亡率为5.0%，荷兰为8.3%，德国为16.7%，加拿大为43.5%。在我国，男性中22.2%的交通事故与饮酒有关，女性中4.4%与饮酒有关。

尽管研究显示适量饮酒对心血管系统有保护作用，但这种保护作用及其机制尚待深入研究证实，并且饮酒能造成肝损伤、增加肝硬化、癌症、痛风等疾病风险以及造成社会伤害，因此不建议任何人出于预防心脏病的考虑开始饮酒或频繁饮酒。《中国居民膳食指南（2016年）》中指出，如饮酒应限量，男性每天酒精摄入量不超过25g，女性不超过15g。孕妇乳母、儿童青少年应禁止饮酒，一些特殊职业和特殊状况的人群也不宜饮酒，如驾车、操纵机器，对酒精过敏，血尿酸过高，患有某些疾病（如高甘油三酯血症、胰腺炎、肝脏疾病等）的人，正在服用可能会与酒精产生相互作用的药物的人。

二、进食时间和频率

在满足总的食物和营养素需要量基础上，在相对固定时间摄取食物也具有一定的健康意义。

（一）规律进餐

规律进餐（regular meal）即在一天之中相对固定的时间段内摄取食物。根据消化系统的活动规律，并考虑日常生活、工作和学习等情况，对于6岁及以上人群，规律进餐通常指一日三餐，即早餐、午餐和晚餐。早餐提供的能量应占全天总能量的25%~30%，午餐占30%~40%，晚餐占30%~35%。通常情况下，早餐时间在6:30~8:30，午餐时间在11:30~13:30，晚餐时间在18:00~20:00。对于2~5岁的儿童，考虑到其生长发育特点以及营养需要，规律进餐除了一日三餐外，还应包括2~3次加餐。对于65岁以上的老年人，进餐次数可以采用三餐两点制或三餐三点制。

1. 规律进餐现状　人类的进餐次数和时间在漫长的历史发展过程中也不断发生变化。在自然食物获取阶段，由于食物来源不固定，人们处于饥饱不定的状态，无法形成规律的饮食；随着植物栽培、动物驯养技术的掌握，食物来源有了一定的保障，饮食逐步规律；在进入农业社会后，食物供应越来越充足和稳定，人们的生活习惯和工作节奏也逐步固定，人们一天的进餐次数和每次的进餐时间相对固定下来。有资料表明，宋朝之前用餐制度是分等级的：皇上可以一日四餐、诸侯可以一日三餐，而普通百姓只能一日两餐。到了宋朝，由于社会经济空前繁荣，民间富庶，普通百姓也可以一日三餐。自此，一日三餐的习惯一直保留至今。

我国大多数居民是一日三餐，个别地区居民由于食物供应和生活习惯等，采取一日两餐。近年来，生活节奏的加快和人们生活习惯的改变，对进餐习惯产生一定的影响，达不到一日三餐的比例有所提高。2010—2012年中国居民营养与健康状况监测显示，全国6岁及以上居民中，在过去一周进餐频率达到一日三餐的比例占88.9%，较2002年有所下降。城市居民一日三餐的比例高于农村居民；男女差异不大；儿童青少年中，6~11岁儿童一日三餐的比例最高，达93.5%，而12~17岁中学生人群却只有85.8%；成年人群一日三餐的比例随年龄的增加而增加，18~44岁人群比例最低（84.1%），60岁及以上老年人群高达91.8%。另有研究显示，大学生群体存在严重的进餐不规律现象，仅有51.3%能做到三餐按时吃，23.5%进餐无规律。

2010—2012年我国6岁及以上居民过去1周从不吃早餐的比例为3.7%，男性略高于女性；城市低于农村，以贫困地区最高；儿童青少年低于成年人，以18~44岁人群最高。过去1周从不吃午餐的比例为1.2%，男女性接近，城市居民略高于农村居民，成年居民显著高于儿童青少年。过去1周从不吃晚餐的比例为0.2%，男女差别不大，60岁及以上老年人显著高于其他年龄段，城市居民低于农村居民。

美国居民一日三餐的比例也不断下降。美国NHANES数据显示，1971—1974年73%的美国成年男性和75%的成年女性一日三餐，而2009—2014年，这一数据分别下降为59%和67%。从就餐时间看，2007—2010年，美国男女性早餐就餐时间分别为7:59、8:16，午餐时间分别为12:37、12:42，晚餐时间分别为18:23、18:21，早餐和午餐时间呈延后的趋势，晚餐时间无明显变化。2007—2010年美国成年居民早餐、午餐、晚餐提供的能量占全天总能量的比例分别为17%、24%和36%，其中早餐供能比变化不大，午餐和晚餐供能比下降，与1971—1974年相比，男性三餐供能比下降了3%，女性下降了5%。

2. 规律进餐与健康　目前有关规律进餐对健康影响的研究主要集中在进餐餐次和时间。

既往研究认为减少进餐次数会引起体重增加，在调整了总能量摄入、年龄、性别等因素的影响后，每天进餐次数超过3次可以降低肥胖的发生风险。但由于此类研究多为观察性研究，且研究方法及相关量表的信度及效度较难验证，而且有关定义千差万别，因此研究的质量较难保证。近来越来越多的研究发现，在限制每天总能量摄入的前提下，增加进餐次数并不会加速体重降低，同时增加餐次也并不会降低食欲。在能量摄入低于能量需求的前提下，减少进餐次数反而更有助于减少内脏脂肪，而增加进餐次数可以减少瘦体重的流失。与一日三顿规律进餐的人群相比，一日进餐次数少于三次的人群BMI较低，而进餐次数超过三次的人群BMI最高，这可能与进餐次数的增加会相应地引起总能量摄入的增加有关。同时此研究指出，延长每天的空腹时间可能与BMI降低有关。每天进餐次数的增加(≥6次)还与血清总胆固醇及低密度脂蛋白胆固醇浓度降低有关。每天进餐次数少于3次会增加2型糖尿病的发生风险；但尚无研究发现增加进餐次数(>3次)与糖尿病的风险降低有关。因此进餐次数对体重及BMI的影响主要与总能量摄入有关，但值得注意的是进餐次数会对空腹时间产生影响进而影响机体代谢。进餐次数与健康的关系还需要更多前瞻性或干预性研究的结果支持。

进餐时间的不同也会对健康产生影响。随着生活节奏的加快，人们的作息时间和昼夜节律也逐渐发生了改变。人工光源延长了人们的夜间活动时间，并且出现了“夜班”这种新的工作形式。越来越多的人在一日三餐的基础上又增加了“夜宵”——即在睡前两小时内发生的进餐活动，是现代人的第四种正餐。有研究表明，在睡前两小时内进餐会干扰心血管系统的正常代谢活动，增加心血管疾病的发生风险；晚餐及晚餐后加餐的能量摄入超过每日摄入总能量的1/3会使肥胖的发生风险上升一倍；晚八点之后进食可能会增加超重肥胖的风险；不吃早餐合并吃夜宵会增加罹患代谢综合征的风险。但也有研究指出在控制总能量摄入的前提下，增加夜间的能量摄入比例并不会对BMI和腰围产生影响；但是能量摄入的时间分配比例会影响人体的代谢指标，在总能量摄入一致的前提下，与晚餐高供能比相比，提高早餐的能量摄入比例能够降低空腹血糖和胰岛素水平，降低胰岛素抵抗并且提高机体对胰岛素的敏感性；进餐活动不规律会对人体的昼夜节律产生干扰，从而增加代谢综合征的发生风险。因此在一天中规律地安排进餐活动，并且提高早餐的能量摄入比例、降低晚餐的能量摄入比例可能会降低心脏病及糖尿病等代谢相关疾病的发生风险。

近年来的研究显示，调整规律进餐也可达到促进健康目的，如间歇性断食(intermittent fasting)(也叫轻断食)作为一种新的饮食行为，在一些控制体重的人中逐渐流行起来。目前间歇性断食的两种常见形式：①隔日断食法：正常饮食日与断食日交替进行，即在24小时食物摄入不受限制后紧接着断食24小时；②周期性断食：每周选择1~2天作为断食日，其余几天里食物摄入不受限制。断食日的能量摄入不高于基础代谢的25%。一项Meta分析的结果显示，有规律地进行间歇性断食，即每月一次的24小时禁食，人群冠心病的发生风险降低($OR=0.65$，95% CI：0.46~0.94)。多项研究都表明，间歇性断食的两种方式都有利于在短期内减轻体重；还可以降低血清甘油三酯的浓度，但基本不会影响血清总胆固醇、低密度脂蛋白胆固醇及高密度脂蛋白胆固醇的浓度；同时间歇性断食可以降低空腹胰岛素浓度及减轻胰岛素抵抗，但不会影响空腹血糖水平。总之，间歇性断食有利于减重和控制体重，但其长期效果以及是否对健康产生其他危害还需要更多的数据支持。

（二）早餐

早餐(breakfast)的时间一般安排在6:30~8:30，进餐时间以15~20分钟为宜。早餐作为一天的第一餐，应每天吃，同时要做到食物多样、营养充足。早餐提供的能量通常应占全天总能量的25%~30%，并且应至少包括以下三类及以上食物：谷薯类、动物性食物、蔬菜水果、奶类和豆类。早餐中蛋白质、脂肪和碳水化合物的供能比接近1∶0.7∶5，能很好地发挥碳水化合物快速升血糖的作用，同时又利用了蛋白质和脂肪维持进餐后2小时的血糖水平的功能，使整个上午的血糖水平趋于稳定，对保证上午的工作和学习效率非常重要。

1. 早餐现状　随着人们对早餐重要性的认识逐渐深入，对早餐的重视程度也在逐渐增加，吃早餐的人群也在逐渐增多。但是仍有一部分人没有吃早餐的习惯，原因主要是没有时间、把不吃早餐作为控制体重办法、认为早餐不重要等。此外，早餐的营养质量普遍偏低，我国居民由于饮食习惯的原因更多地选择谷类食物为主的早餐，早餐较少选择动物性食物及蔬菜水果，食物多样性较差。2010—2012年中国居民营养与健康状况监测结果显示我国6岁及以上居民每天吃早餐的比例为91.4%，从不吃早餐的比例为3.1%。早餐行为的性别差异较小，而不同地区和年龄人群间有差异，其中城市居民每天吃早餐的比例高于农村，分别为92.4%、90.4%，以贫困地区居民最低(83.8%)；12~17岁和18~44岁这两个年龄段最低，约为87%，其他年龄组超过93%。

有研究显示，59.3%的学生早餐由母亲准备，其次是由祖/外祖父母(14.9%)、父亲(11.7%)和自己准备(6.3%)；55.1%的学生在起床后5~15分钟内吃早餐；87.2%的学生在家吃早餐，其次是在餐馆或小摊(5.0%)和学校(4.5%)。早餐的膳食模式主要有以谷物水果蔬菜为主的植物类膳食模式、以肉蛋奶为主的动物类膳食模式以及以方便食品为主的速食类膳食模式。31.8%的学生早餐营养质量较差，仅包含了6类食物(谷类、肉类、奶类、蔬菜水果类、豆类和燕麦类)中的1~2类。研究发现，含奶豆类早餐的比例在各类早餐中的占比最低，为15.0%。农村地区的早餐以谷类食物为主，食物种类单一，仅1/3的儿童早餐会食用蛋奶类及蔬菜，而仅有6%的儿童早餐食用豆类及其制品。

在儿童和成年人中，早餐的供能比大约为15%~20%。2~5岁儿童每天摄入的胆固醇、维生素A、维生素D、B族维生素(B_1、B_2、B_6、B_{12}、叶酸)、铁等至少有30%由早餐提供，而12~19岁的学龄儿童从早餐获取的营养素中只有维生素A、维生素D超过了每日摄入量的30%。同时与其他餐次相比，人们从早餐中获取的膳食纤维、钙和钾的量是最少的。

大多数人是在家中吃早餐，但随着生活节奏和生活观念等的变化，越来越多的人在餐馆/摊点、单位/学校、上班/学路上吃早餐。2010—2012年中国居民营养与健康状况监测结果显示，全国6岁及以上居民在餐馆吃早餐的比例为8.8%，在单位/学校吃早餐比例为8.5%。

美国农业部（United States Department of Agriculture，USDA）2009—2010年的调查数据显示，美国约有16%的女性和12%的男性不吃早餐；其中在男性群体中，20~29岁年龄层中有吃早餐习惯的占比最少为72%，而70岁以上者中有吃早餐习惯的占比最大为95%；在女性群体中，12~19岁年龄层中有吃早餐习惯的占比最少为75%，而70岁以上者中有吃早餐习惯的占比最大为96%。

2. 早餐与健康　早餐是一天中首次提供能量和营养素的进食活动，早餐提供的能量和营养素在全天能量和营养素的摄入中占有重要地位，不吃早餐或早餐营养质量差是引起能量和营养素摄入不足的主要原因之一。每天吃好早餐不仅可以满足机体的能量和营养需求，同时还可能有利于控制体重、降低糖尿病及心血管疾病等的发生风险，并能提高工作和学习效率。

（1）不吃早餐对健康的影响：早餐与体重关系密切，不吃早餐可能会增加机体对饥饿信号的敏感性，导致食欲增加，以及午晚餐及加餐过程中的能量摄入增加，从而引起总能量摄入过剩和体重增加。有研究发现，在调整了年龄、BMI及生活方式的影响后，吃早餐的男性10年内体重增加5kg风险较不吃早餐者降低（HR=0.87，95% CI：0.82~0.93）；每天吃早餐与每周吃0~3次早餐相比，7年内体重增加的平均值下降了1.19kg。Meta分析的结果显示不吃早餐的人群超重肥胖的发生风险上升了55%。同时早餐供能比较低（0%~11%）的人群也更容易出现体重增长。但也有研究指出不吃早餐可能与体重维持或降低有关，因为体重与总能量的摄入相关，不吃早餐可能并未引起总能量摄入的增加，甚至造成了能量摄入不足。干预研究结果显示吃早餐人群与不吃早餐人群在2周干预期结束后的体重变化差异无显著性。目前关于不吃早餐与体重增加关系的研究多为观察性研究，因此除社会人口学特征及生活方式等，其他潜在的未知混杂因素可能会影响现有的研究结果。而相关干预研究由于样本量和干预周期的限制，研究结果差别较大且难以给出强有力的证据支持。因此目前关于早餐与体重关系的结论尚有待于进一步研究证实。

早餐还与认知功能的正常发挥密切相关。吃早餐有利于儿童青少年学习能力的正常发挥，在注意力、执行能力、创造力及记忆力等方面的测试成绩都高于不吃早餐者。相比于不吃早餐来说，吃早餐的成年人在注意力测试中表现更好，反应时间更短，同时信息处理速度也更快。

早餐还会影响机体的代谢活动，因此可能与多种慢性代谢疾病的发生风险相关。不吃早餐可能会降低胰岛素的敏感性，并且与血清胆固醇浓度升高有关。Meta分析的结果显示不吃早餐会增加2型糖尿病的发生风险（基于队列研究的OR=1.21，95%CI：1.05~1.24；基于横断面研究的OR=1.15，95%CI：1.05~1.24）。与基本不吃早餐者（0~2次/周）相比，习惯性吃早餐（6~7次/周）的儿童青少年空腹胰岛素水平及空腹血糖水平相对较低，每周的早餐频率与胰岛素抵抗呈反比。同时习惯性吃早餐（6~7次/周）的儿童青少年在心血管系统及呼吸系统测试中的表现也最好。基本不吃早餐（0~2次/周）的儿童青少年与习惯性（6~7次/周）或经常吃早餐（3~5次/周）的儿童青少年相比，血清TG、LDL-C浓度、收缩压及BMI相对较高而HDL-C浓度相对较低，因此不吃早餐还与心血管疾病相关危险因素的增加有关。同时有研究发现基本不吃早餐（0~2次/周）的儿童青少年代谢综合征的发生风险增加（OR=1.96，95%CI：1.18~3.27）。在调整了社会人口学特征、生活方式及其他冠心病危险因素后，不吃早餐的男性的冠心病发生风险较吃早餐的男性升高了27%。

（2）早餐营养质量对健康的影响：评价早餐营养质量的方法有两种，一种是根据早餐所提供的能量和营养素的量来评价，一种是根据早餐食物种类的多少来评价。

有研究发现，每天吃早餐的人群维生素A、维生素C、B族维生素（维生素B_1、维生素B_2、烟酸、维生素B_{12}、叶酸）、矿物质（钙、铁、锌、钾、镁）和膳食纤维等营养素的摄入量更高，更容易达到每日推荐摄入量，因此出现微量营养素缺乏的风险更低。同时一项系统综述研究还显示早餐中谷类食物的摄入量还与维生素及矿物质的每日摄入量呈正相关，而与每日脂肪的摄入量呈负相关。因此吃早餐可以更好地满足日常的营养代谢需求，保证每日的膳食质量，防止出现微量营养素的缺乏。

早餐供能比和膳食结构也会影响认知功能的发挥，高质量的早餐有助于提升儿童青少年学习能力及上班族工作效率。当早餐的供能比超过每日摄入总能量的20%时，语言能力、计算能力、逻辑思维能力的测试成绩显著提高；与高血糖生成指数（glycemic index，GI）的早餐相比，低GI的早餐更有利于认知功能的发挥，尤其有利于语言记忆功能的发挥，因此餐后血糖反应较低的早餐更有利于认知功能的发挥。综合来看，吃早餐有利于认知功能的正常发挥，规律的早餐习惯以及早餐的膳食结构也会对机体的糖脂代谢产生较大的影响。有研究发现含有燕麦、大麦等谷类食物的早餐与较低的血清胆固醇浓度有关；富含膳食纤维如全谷物类的早餐可以降低糖尿病及心血管疾病的发生风险。

三、进食地点

进食地点（在家、在外）对食物摄入以及健康也有影响。随着经济的发展和生活习惯及观念的改变，在外就餐已成为一种常见的就餐形式，对膳食营养的贡献和对健康的影响也日趋明显。在外就餐（eating out）指在餐馆、饭店、摊点、食堂等家庭以外的场所就餐。由于这些场所食物的种类、烹调方式不同于家庭食物，经常在外就餐，会影响膳食营养摄入甚至健康状况。近年来，随着餐饮外卖平台的普及，在家点外卖成为一种新的“在外就餐”形式，尽管进餐场合是在家中进行的，但吃的食物却是家庭外场所准备的。因此，这种饮食行为对膳食营养摄入及健康的影响需要关注，并提出指导建议。

（一）在外就餐现状

随着收入的增加，人们的生活方式不断发生变化，在外就餐的机会也越来越多，在外就餐成为许多家庭饮食生活中的一个重要组成部分。据2010—2012年中国居民营养与健康状况监测数据显示，中国6岁及以上居民过去一周曾在外就餐的比例为27.1%，男性高于女性，分别为31.1%和22.9%，城市高于农村，分别为33.9%和20.5%，儿童青少年高于成年人，成年人中以18~44岁人群最高，为26.6%，老年人最低，为5.6%。过去一周在外就餐平均次数为2.4次，男性高于女性，分别为2.8次和2.0次，城市高于农村，分别为2.9次和2.0次。早餐、午餐、晚餐在外就餐的比例分别为17.3%、20.7%、15.2%。美国1987年和1992年国民健康访问调查（National Health Interview Survey，NHIS）以及NHANES（1999—2000年）调查的数据显示，18岁及以上美国成年人平均每周在外就餐次数从1987年的2.5次上升到1999—2000年的2.8次，每周在外就餐3次及以上的比例从1987年的36%上升到1999—2000年的41%。

与在外就餐比例相呼应，餐饮业快速发展，餐饮收入逐年增长，增速高于GDP增速。据国家统计局数据，1999年我国餐饮业营业额为442.59亿元，2016年则接近5127.07亿元，餐饮业法人企业数从1999年3266个上升到2016年26 359个。

外卖分为打包（消费者到店点餐并打包带走）和送餐（消费者通过电话/手机/网络等点餐，由店员或快递员将餐食送到约定地点）两种形式。打包形式是最早出现的外卖形式，近年来，随着电话、手机和网络的普及，物流业的发展，以及人们生活观念的改变，送餐这一形式得到迅速的发展。据《2017—2018年中国在线餐饮外卖市场研究报告》显示，2017年中国在线餐饮外卖用户规模较2016年增长19.1%，突破3亿人，2018年预计将达到3.55亿人。点外卖人群中，以年轻人居多，24岁及以下人群占1/2以上，40岁及以上人群占比不超过10%。据某平台近几年的数据显示：白领和学生是主力消费人群；外卖订餐以午餐和晚餐为主，但夜宵、早餐和下午茶所占比例在不断扩大；周末订单近1/3；一线城市外卖订餐数量最多，远超于二三线城市，但二三线城市增速很快；中餐和西式快餐是正餐的热门选择，消费者最爱订的外卖品种是简餐类、盖浇饭类、米粉米线面条类；甜品消费逐渐增多；早餐最常点的前三个是水果、包子和豆浆，下午茶以炸鸡和奶茶最多，其次为果汁、蛋糕和咖啡，夜宵最常点的依次是麻辣烫、皮蛋瘦肉粥、羊肉串、炸鸡、汉堡。

（二）在外就餐与健康

随着在外就餐的逐渐频繁，食物和营养素摄入状况发生变化，在外就餐的供能比也随之提高。大量研究发现，在外就餐时会不自觉地进食过量，选择食物较为随意不够理性，会摄入更多的能量、脂肪、添加糖和钠，而膳食纤维、维生素、钙、铁等的摄入量会较少，由于社交的需要，伴随在外就餐的饮酒行为也更为频繁。对2002年中国居民营养与健康状况调查的数据进行了分析，发现在外就餐脂肪供能比高于在家就餐，猪肉摄入量无明显差异，但其他肉制品高于在家就餐，植物性食物和蛋类摄入量低于在家就餐。2006年中国健康与营养调查数据显示，餐馆食品味精平均使用量为2.12g/500g，家庭烹饪食品平均使用量为1.35g/500g。欧洲癌症营养的前瞻性研究对欧洲10个国家在外就餐的能量、宏量和微量营养素的摄入情况进行了描述，发现女性脂肪的摄入偏高，不论男性女性，糖和淀粉的摄入增加而膳食纤维的摄入减少，钙和维生素C的摄入也减少，尤其在南欧。越南对1172青少年的研究显示，在外就餐会摄入更多来自脂肪和糖的能量。美国对18岁及以上成年人的调查显示，外出就餐的次数越多，能量摄入就越多。

经常在外就餐可增加超重肥胖、心血管疾病等的发生风险。有研究显示，在外就餐（包括快餐店）频率和BMI、体脂成正相关，纵向研究发现在外就餐与体重增加相关。一项研究显示，外出食用快餐食物频率高的儿童，发生超重风险增加（OR=2.2，95%CI：1.2~4.3）；其父母超重与在外就餐也有关，尤其是自助餐，经常在外就餐的父母发生超重的风险增加（OR=2.9，95%CI：1.3~6.2）。美国NHANES（1999—2000年）调查的数据显示，在外就餐次数与女性BMI呈正相关。

在外就餐机会的增多也增加了疾病传播的机会。对健康的现时影响主要是食源性疾病，常以腹泻等形式出现，预后虽大多较好，但其社会影响大。2015年我国家庭外发生的食物中毒90起（占53.3%），中毒人数4625人（占78.0%），死亡人数18人（占14.9%）。

在外就餐造成的食物浪费突出。快餐类平均每人每次食物浪费量为32.3g，大型餐馆高达124.6g，食堂为61.9g，各类食物中以蔬菜浪费量最高。食物浪费不但造成直接的经济损失，对人类赖以生存的资源环境也造成极大的破坏。

对点外卖这一饮食行为缺乏系统全面的研究，目前主要集中在食品安全方面。某省8类外卖配送餐的细菌性污染情况监测分析显示，外卖食品存在食品安全风险：所监测的8类435件外卖配送餐中，不合格样品有189件，不合格率为43.45%，盒饭、米面制品和中式凉拌菜的菌落总数和大肠菌群计数值都较高。由于外卖食品具有高油高盐、蔬菜少等特点，常吃外卖食品可能对健康产生影响，但目前缺乏相关的调查研究。今后需要加强对点外卖行为及其对膳食营养摄入、健康等的影响方面的调查研究。同时，应在外卖平台上，通过提供点餐指导、营养套餐、倡导商户提供菜肴营养标识等途径，来指导消费者合理点餐。

《中国居民膳食指南（2016）》提倡少在外就餐，多回家吃饭，也提倡分餐、简餐、份饭，建议食堂推行份餐或套餐。为了提供支持性环境，在全民健康生活方式行动、国家慢性病综合防控示范区建设工作中开展了健康餐厅、健康食堂的创建，2016年10月国务院印发的《"健康中国2030"规划纲要》中，也提出了"开展示范健康食堂和健康餐厅建设"。

四、进食障碍

进食障碍（eating disorders）指以进食行为异常，对食物和体重、体型的过度关注为主要临床特征的一组综合征，主要包括神经性厌食和神经性贪食。

神经性厌食(anorexia nervosa),是以有意严格控制进食、使体重明显下降并低于正常水平所导致的身体功能受损为主要特征的一类进食障碍。最常见于青少年女性和年轻女性,男性患者相对少见。神经性厌食主要表现为患者强烈的害怕体重增加,恐惧发胖,对体重和体型极度关注,有意造成体重明显减轻,从而导致机体营养不良。患者常出现全身代谢紊乱和内分泌紊乱,如女性出现闭经、男性出现性功能障碍等。严重患者可因极度营养不良而出现恶病质、器官衰竭甚至危及生命。

神经性贪食(bulimia nervosa)是以反复发作性暴食及强烈控制体重的先占观念为主要特征的一类进食障碍。多发生在青春期和成年初期,发病年龄常常较神经性厌食晚。神经性贪食的主要表现为反复发作、不可控制的暴食,继而采取防止增重的不适当的抵消行为,如禁食、过度运动、诱导呕吐、滥用泻药等。与神经性厌食患者不同,神经性贪食患者体重正常或轻微超重。

除以上两组主要综合征以外,较多见的还有非典型进食障碍和暴食障碍。非典型进食障碍是一类缺乏神经性厌食或神经性贪食的一个或多个关键特征的进食障碍。暴食障碍是非典型进食障碍中的一个特殊类型,是以反复发作性暴食为主要特征的一类进食障碍。暴食障碍主要表现为反复发作、不可控制、冲动型暴食、无规律的采取神经性贪食特征的不恰当的补偿行为。暴食障碍患者容易发生肥胖。

进食障碍的发生受多种因素的影响,包括生物因素(遗传因素、神经生物因素、脑影像学方面的变化、产科并发症以及感染、自身免疫、脑器质型病变、营养缺乏等)、个性特征(低自尊或完美主义)、社会因素(地域和性别差异、社会等级、"瘦"文化的压力、同伴压力、社交缺乏等)、家庭因素(家庭内控制和反控制、家庭关系紊乱、家庭进食观念等)、儿童期虐待(躯体虐待、心理虐待、性虐待以及被忽视等)等。

(一)进食障碍流行现状

我国目前尚缺乏有关进食障碍的全国性流行病学调查研究,地区性流行病学调查数据也比较少。很多调查采用自评问卷对进食障碍的患病率进行估算,数据存在偏倚。

2011—2012 年在上海 4~18 岁儿童青少年中开展的流行病学研究显示,进食障碍的患病率为 1.4%,其中小学生、初中生和高中生的患病率分别为 1.3%、1.1%和 2.3%。2003—2013 年,北京、上海、湖南、浙江、江西、山东、安徽等地区的卫生部门对 11~25 岁女学生采用进食障碍问卷(EDI)进行调查,进食障碍患病率为 1.47%~4.62%。2014 年对广东省 3351 名中学生调查显示,1.4%的男生和 2.2%的女生有进食障碍,2008 年对成都市 1486 名女生的调查表明,5.6%的初中女生和 6.9%的高中女生有进食障碍。

2008 年 12 月~2009 年 5 月在上海成年人(≥18 岁)中开展的流行病学调查显示,进食障碍的时点患病率为 0.049%,其中神经性厌食和神经性贪食的时点患病率分别为 0.03%和 0.017%,所有患者均为女性,年龄 18~48 岁,平均年龄(28.9±10.0)岁。

来自精神卫生机构的数据显示,进食障碍的患病率在我国存在逐年上升的趋势。北京大学第六医院 1988 年 12 月~2000 年 12 月共收治进食障碍患者 51 例,平均每年收治进食障碍患者 3.9 例;2001 年后进食障碍住院患者数迅速攀升,2014 年住院患者达 150 例以上。上海市精神卫生中心门诊和住院的进食障碍患者人数也均有明显增加。但一般认为我国进食障碍的患病率无论是成年人还是儿童都明显低于欧美国家。

(二)进食障碍的危害

进食障碍是一类具有慢性化倾向的难治性精神障碍,严重影响患者的身心健康。WHO 报告显示,进食障碍是精神科疾病中致死率最高的疾病之一,患者死亡率为 6.2%,为普通女性的 12 倍。有研究报道,2010 年进食障碍导致每年大约 7000 例患者死亡。进食障碍也会影响患者的社会适应性。进食障碍的女性与正常女性相比,社会适应性差,包括工作、社交、休闲活动受限,无法处理家庭关系,难以胜任配偶及家长角色等。

进食障碍也会造成严重的社会负担。2010 年全球疾病负担调查显示,精神障碍及物质食用障碍造成的负担为 1.839 亿 DALYs,其中进食障碍患者大约占 1.2%,与重性精神障碍相当,位于全球疾病负担前 10 位。近年来我国进食障碍的发病率以及给患者带来的经济负担也都呈明显上升的趋势;进食障碍住院费用也呈节节攀升的趋势;进食障碍住院患者的月平均住院费用比其他患者同期平均月住院费用高出约 50%。

进食障碍严重影响患者本人及其家人的身心健康,造成严重的家庭负担和社会负担。进食障碍若获得有效治疗,完全康复是有可能的,所以对进食障碍要进行有效的预防,并做到早发现、早诊断、早治疗。

第三节　饮食行为的影响因素

饮食行为是心理活动的具象,其发展和形成受宏观及微观环境中多种因素的影响。饮食不仅满足机体的营养需要,同时也具有重要的社会属性。饮食行为受社会、政治、经济、美学、宗教等因素影响,同时也展示了个体或群体的价值、态度、社会认同等特质。因此,在研究饮食行为时,应该充分考虑历史、社会、文化以及个体的主观能动性等诸多维度,而不仅仅是饮食行为本身。

饮食行为主要受食物因素、个体特征及与两者密切相关的环境因素的共同影响,如图 7-2-1 所示。

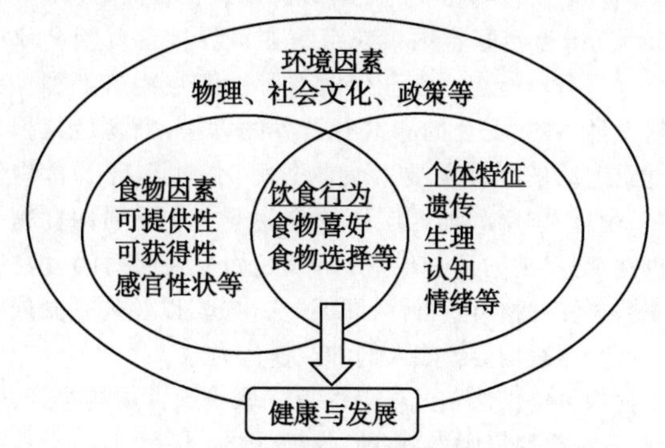

图 7-2-1　饮食行为的影响因素

一、食物因素

食物因素包括食物可提供性、可获得性、适足性、可持续性,以及食物的感官性状等,均影响饮食行为以及食物喜好。

(一) 食物可提供性和可获得性

在 1948 年《世界人权宣言》中,食物权被作为适足生活水准权的一部分得到承认,并被载入 1966 年《经济、社会、文化权利国际公约》。

食物权(the right to food)即消费者经常、持久、自由地、以符合自己民族文化传统的方式、直接或通过用钱购买获得适当质量和数量的足够食物,从而保证个人和集体的身心健康、愉快而有尊严、无忧无虑地生活的权利。当每个男人、女人和孩童,无论是独居或是与他人共同生活,在所有时间内都拥有获取充足食物或购买充足食物所需的手段的物质和经济渠道时,充足食物权方视为实现。

充足食物权的核心含义包含两方面,其一是食物可提供性(food availability),即食物在数量和质量上都足以满足个人的饮食需要,无有害物质,并在某一文化中可以接受;其二是食物可获得性(food accessibility),即此类食物可以可持续、不妨碍其他人权的享受的方式获取。其中的关键要素包括:①可提供性(availability):强调食物的生产和种植,食物应该可以从自然资源中通过耕种或畜牧等生产方式获得,或通过捕鱼、狩猎、采集等其他方式获得。另一方面也意味着有食物在市场和商店出售。②可获得性(accessibility):强调获得食物的经济和实际条件有保障。"经济保障(economic accessibility)"意味着食物必须能买得起(food affordability)。个人应该能够负担适足饮食所需的食物,而无需牺牲任何其他的基本需求,如学费、医疗费或房租等。"实际保障(physical accessibility)"意味着所有人都应能获得食物,包括儿童、患者、残疾人或老年人、偏远地区、自然灾害地区的人们等。③充足或适足性(adequacy):强调食物的营养性(nutrition)、安全性(safety)和可接受性(acceptability)。食物必须满足饮食需求,同时要考虑到个人的年龄、生活条件、健康、职业、性别等。食物应该可供人类安全食用,不含有害物质,并且是文化上可以接受的(culturally acceptable)。④可持续性(sustainability):强调生态环境保护,这一辈和下一辈人都应能够获得食物。

和食物权密切相关的是食物保障或粮食保障(food security)。1996 年联合国粮农组织在世界粮食首脑会议中提出:"只有当所有人在任何时候都能够在物质上和经济上获得足够的、安全的和富有营养的食物,来满足其积极和健康生活的膳食需要及食物偏好时,才实现了食物保障"。全球、国家和地区层面的食物安全主要强调食物可提供性,即充足的食物供应;而家庭和个人层面的食物安全主要关注食物可获得性,即能"买得起"以及公平分配问题。这些因素均会影响人们的饮食行为。

食物可提供性和可获得性首先取决于食物的生产,受地理、气候等环境因素,耕种、收割、运输、保存、加工等技术因素,以及经济和社会因素等的影响。东南亚、南亚、非洲中部以及我国西部地区,由于土地贫瘠、气候恶劣、生产技术落后,以及其他政治经济等原因,导致食物的生产存在很大问题,仍有一部分人得不到足够的食物。食物的种植、保存和运输等同样影响到人们的饮食行为。随着农业新技术的推广,粮食、蔬菜水果等各种食品的产量不断增加,食物保存的新技术,如罐装、真空保鲜、冷冻保鲜、冷冻干燥等的应用,使原来不易获得的食物很容易得到,因此人们的饮食行为在不断变化着。

(二) 食物感官性状

在食物供应充足和购买力允许时,人们对食物的好恶在很大程度上决定了食物的选择。食物本身的因素如色、香、味、形等感官性状与人们的饮食行为存在着密切的联系,有些营养价值较高的食物由于其特殊的味道和质地从而影响人们的选择,如奶酪等。随着社会化过程和对各种食物的体验,由于受食物的味道、气味、质地、外观和对食物的熟悉程度等因素的影响,人们对食物的好恶还会不断改变。对儿童来说,食物的甜味、食用频率、味道、质地和温度在很大程度上决定了其对食物的好恶。调查显示食物的味道、气味、营养、家中食用频率和颜色是影响城市儿童少年食物喜好的 5 个主要因素。我国食物的烹调讲究色、香、味、形俱全,从现代营养学角度来看是有一定科学道理的。食物鲜艳诱人的色泽、芳香扑鼻的气味、清洁卫生、整齐美观的外形等良好的感官性状可以刺激人体的各种感觉器官,综合地影响着生理功能变化,并可促进消化液的分泌,而这步反应恰恰是引起人们的食欲、对食物进行消化的必不可少的一步。人类倾向于拒绝没有食用过的食物,但通过反复地接触可以降低这种内在的抗拒。因此父母在为孩子准备食物时,应特别注意食物的烹调,以便增加孩子喜好的食物种类。

上述因素如食物可提供性、可获得性、食物感官性状等一方面直接影响饮食行为和食物喜好,另一方面与个体所在的环境,如家庭、社区、组织、政策、经济、政治、社会文化环境等密切相关。

二、个体特征

食物喜好(food preference)是指个体对某种食物的主观认知和评价,决定了对食物的可接受程度,是影响饮食行为的关键因素之一。儿童时期形成的食物喜好在一定程度上会延续到成年期;当然,随着个体社会化的过程以及各种食物的体验,人们对食物的好恶还会不断地发生改变。食物喜好受遗传和环境因素的共同影响,在子宫内,胎儿便有了感知味觉的能力,新生儿一出生就对甜味表现出愉悦的表情,而对苦味表现出难受的表情。个体特征如遗传、年龄、性别、生理、心理、知识、技能、自我效能等,是影响食物喜好和饮食行为的主要因素。

(一) 遗传因素

味觉与遗传关系密切,如苦味受体由定位于染色体 12p13、7q34 和 5p15.31 的多个 TAS2R Bitter 基因编码,该基因变异可能会导致喜食甜食、拒绝蔬菜以及去抑制进食;CCK、Leptin、Ghrelin、FTO 基因则与过量进食、暴食等行为有关,尤其参与脂代谢的 Leptin 基因 rs4577902、 rs2060736、rs4731413 位点变异有促进食欲的作用。

（二）生理因素

儿童饮食行为受到自身生理发育因素影响较大。口腔感觉运动功能障碍包括口腔运动的不协调和口腔的敏感性异常是引起婴幼儿饮食行为问题的主要原因之一。口腔运动不协调的婴幼儿进食时不能协调咬-嚼-吞咽以及与呼吸之间的关系，可出现拒食半固体、固体食物、进食困难及进食时易呛咳。口腔敏感性高的婴幼儿对部分食物味道、形状及质地的主观感知过于敏感，食用食物即出现恶心、呕吐，从而导致挑食、拒食等；而敏感性低的婴幼儿，口腔对食物的味觉刺激及物理刺激敏感度低于正常，表现为喜欢刺激性食物、流涎多、口含食物等。随着年龄增加，儿童从被动接受喂养逐渐转变到更多地自主选择饮食，但是由于认知所限，更容易出现饮食行为问题，因此 2~5 岁是饮食行为问题出现的高发阶段，并可一直持续到儿童中晚期甚至成年期；但随年龄增长，饮食行为问题的表现形式有较大差异。饮食行为也有一定的性别差异，欧洲学龄儿童健康行为调查（HBSC）结果显示，男生自我报告每天摄入含糖汽水比例高于女生，但每天摄入甜食的比例低于女生。

（三）认知因素

饮食行为受个体对食物基本认知的影响，即是否认识或熟悉某种食物、当地是否有传统食用习惯等。随着食品科学、食品工业的发展，“食品”的概念范畴逐渐扩大，在传统食品基础上会出现很多新食品，这些均会影响人们的饮食行为。

饮食行为和个体营养素养密切相关。营养素养是指个人获取、分析和理解基本营养信息和服务，并运用这些信息和服务作出正确营养决策，以维护和促进自身营养与健康的能力，是连接个体、食物和环境的桥梁。人们关于饮食、营养和健康的认识直接影响到他们的食物选择、消费和加工，从而影响其膳食营养摄入，最终影响健康。

知信行理论（knowledge-attitude-belief-practice model）将人类行为的改变分为获取知识、产生信念和形成行为三个连续过程，知识是行为改变的基础，信念和态度是行为改变的动力。因此，通过教育等形式提高居民营养素养水平是改善饮食行为的重要途径。

（四）情绪因素

人类的饮食行为，包括食物的种类、数量、进餐次数等，不仅是一种生理需求，也容易受情绪的影响。人们的饮食行为受到焦虑、愤怒、高兴、抑郁、悲伤及其他情绪的影响。在正性情绪下，人们倾向于吃“健康”的食物，而在负性情绪下倾向于吃“不健康食物”。人们在处于正性和负性情绪时吃的食物常常比处于中性情绪时多，而且正性情绪比负性情绪对食物摄入的影响更强。研究发现被调查者在愤怒期间比在恐惧和悲伤期间经历的饥饿程度更高，愤怒期间增加冲动性进食，即快速地、无节制地直接吃那些能够得到的任意类型的食物，该研究说明了愤怒对摄食的影响比悲伤和恐惧要大。研究发现肥胖者常常在焦虑时过量摄食，摄食能减轻这种焦虑。研究发现有抑郁症状的青少年情绪性进食行为发生风险比无抑郁症状的青少年增大 2.2 倍（95%*CI*：1.88~2.58），而且有抑郁症状的青少年“零食型”和“高能量型”食物摄入增加（*OR* 值分别为 1.306、1.697）。对 2~9 岁儿童调查发现，情绪问题少的孩子更容易控制脂肪的摄入，而且蔬菜水果摄入量较高。紧张、抑郁和愤懑等负性情绪还可影响体内营养素的吸收。

（五）其他因素

进食不专注也会导致摄入过多的食物或进食不健康的食物，从而增加超重肥胖的风险。系统综述发现，进食时看视频、听广播等会使用餐时或餐后 2 小时食物摄入量增加，餐后 2 小时食物增加量比用餐时增加量更多。这可能与进食分心对饱腹感信号敏感性下降、媒体食物线索刺激等有关。

三、人际和社交网络

尽管个体因素在饮食行为的形成与发生中至关重要，但围绕个体周边的社会环境因素同样重要。在积极的、支持性环境中反复给予新奇或者不喜欢的食物，可能会促使人们最终接受这些食物；如果没有环境支持而只是强迫进食某些食物，则可能导致对这些食物更深刻的厌恶。尤其是个体社交网络内的密切关系者，如家庭成员、同伴、老师等。

（一）家庭因素

家庭成员（如父母）的食物喜好、饮食行为、饮食心理和情绪，关于食物的约束、奖励、惩罚规定，以及家庭经济状况（family economic status）、在外就餐的频率、健康相关的知识态度行为等构成了家庭食物环境（food environment），会在诸多方面对儿童以及其他家庭成员的食物喜好以及饮食行为产生不同程度的影响，如图 7-2-2 所示。

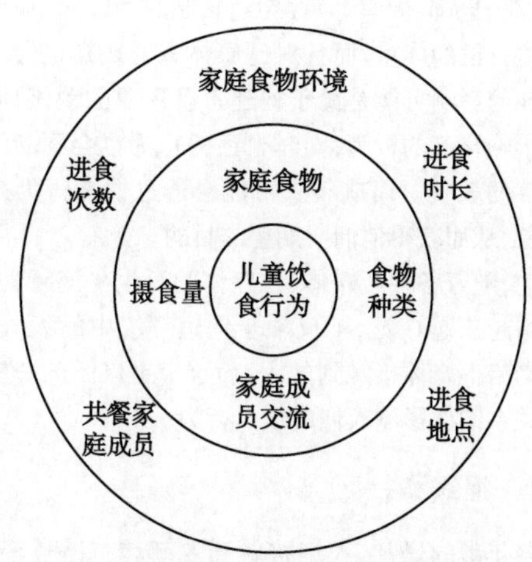

图 7-2-2　影响儿童饮食行为的家庭食物环境

摘自：McCullough MB，Robson SM，Stark LJ. A Review of the Structural Characteristics of Family Meals with Children in the United States. Adv Nutr，2016，7（4）：627-640

研究表明，父母的言传身教是影响儿童饮食行为的重要因素。进食时家长与儿童的情感交流在一定程度上对避免和缓解儿童不良进食习惯起积极作用，父母提示吃的食物和儿童实际吃这种食物的概率之间有显著的正相关关系。家长喂养焦虑情绪可能引发或增强儿童不良饮食行为，过分关注孩子的饮食反而会降低他们对某些食物的喜好，儿童在收到有关其饮食行为的负反馈时，对某些食物特别是对蔬菜的喜好降低。父母或照看人经常使用食物当作奖励、惩罚或安慰，这种非营养目的的食物使用，可以影响儿童青少年对食物的喜好，如“喝完牛奶后才能出去玩”的措施反而可能降低儿童对牛奶的主观喜好。当然，家庭成员的饮食行为也有一定的聚集性，父母膳食结构中饱和脂肪酸供能比高的子代，其饱和脂肪酸摄入量比父母膳食饱和脂肪酸供能低的高 5.5 倍。

家庭的经济状况会影响家庭的消费结构，一般来说，家庭经济状况越好，在外就餐的频率就越高；家人是否一起进餐，进餐时是否看电视玩手机，也都会影响进食行为。家庭购买力（food affordability）、家庭规模和人员组成是影响家庭消费行为的 3 个决定因素，都会影响家庭的食物消费。家庭成员对食物的喜好不同，也会影响到食物的消费。

在食物充足的社会，家庭成员都能得到充足的食物；但是在食物短缺时，家庭中食物分配偏重于男性和儿童。家庭食物的选择和分配往往由女性负责，因此对女性进行营养教育，使她们在家庭食物选择、制作过程中综合考虑食物的营养价值、口味和卫生，对家庭成员，尤其儿童的膳食和营养是至关重要的。研究表明，不同体重儿童得到的食物分配是不同的，超重肥胖儿童在家庭甚至学校获得的食物分配都多于正常体重儿童。

（二）同伴及其他社交网络因素

除家庭外，饮食行为亦会受到同伴的影响，包括同学、同事、朋友、社交网络等。年龄越小的儿童，其饮食行为受到同伴的影响越大。有研究发现，当儿童青少年的社交网络（如父母、老师、同学等）存在超重肥胖个体时，他们就有可能低估自己的体重，而且对健康体重的认知也会出现偏差。同伴的影响可能是源于构建自己形象的动机，同伴的存在会影响自己的行为，同时自己的行为也会不断调整来应对同伴的表现。而成年人可能会通过饮食行为来展示自我形象，从而获得他们所期望的目的。

目前，随着各种新媒体、自媒体的诞生与流行，人们的社交网络越来越广泛，不仅限于周边环境中的人，也包括了通过网络等媒体接触到的人，而这个更广泛的非实体化的社交关系同样影响人们的饮食行为。

四、组织和社区

随着年龄的增加，人们接触到的环境范围逐渐扩大，包括家庭所在的社区、各级医疗卫生机构、学校、工作单位等，这些生态层面所提供的政策（policy）、环境（environment）、教育（education）与服务（service）是促成健康饮食行为形成的重要支柱。

（一）学校因素

学校对于儿童青少年健康饮食行为养成至关重要，包括政策、教育、服务和环境。

在政策方面，如学校有不健康食物的限制规定、提供学生餐或课间加餐等可以明显改善学生的饮食行为。中国疾病预防控制中心连续 4 年（2012—2015 年）的跟踪监测表明，我国农村义务教育学生营养改善计划试点地区学生每天吃到三餐的比例由 2012 年的 89.6%上升到 2015 年的 93.6%，营养知识水平得分提高 16.7 个百分点。

在环境与服务方面，学校有食堂、安全饮用水设备、清洁设施、定期体检、营养咨询等均有助于健康饮食行为的养成。

教育是学校非常重要的功能，但不能只限于学科教育，在现有德智体美劳教育基础上，应增加适宜的营养教育，不仅对学生，也包括老师，甚至家长、配餐企业等。美国是世界上较早开展学校营养教育的国家之一，1967 年营养教育学会成立，1977 年国会通过《国家学校午餐法》和《儿童营养修正案》，从 1978 年起农业部开始组织大规模营养教育培训计划，学校营养教育进入实质性实施阶段。纽约市公立学校自 2005 年开展了大量的营养教育项目，而且取得了显著的成效，八年级以下学生肥胖率从 2006—2007 年的 21.9%下降至 2010—2011 年的 20.7%。当然，由于学时较少（10~13 小时/学年），学生更多收获的是知识的改善，而饮食行为的改变至少需要学时数为 30~50 小时/学年。日本 2005 年颁布了世界上第一部规定国民饮食行为的法律《食育基本法》，要求学校将学生饮食观念和行为的培养、膳食营养和食品安全知识的获得、饮食文化的传承等一系列内容贯穿于基础教育课程之中，学校教师肩负着营养教育的重要责任。我国在部分地区实施了“以营养教育为重点的学校健康促进”项目，经过为期两年的干预，试点学校中小学生喜欢学校午餐的比例提高了 12.2%~27.3%。但总体上我国营养教育未得到应有的重视，在推广学生营养餐较早的北京市，经调查发现 60%以上的学生表示未上过营养课及未接受过营养餐知识的教育，70%~90%学生不能正确回答营养知识问题。

当然，在学校实施的营养教育活动如果将家长纳入其中（家校联合），则更有利于儿童饮食行为的养成和转变；另一方面，由于儿童在家庭中具有重要的影响力，学校的营养教育也会通过儿童进一步影响家庭饮食行为（“小手拉大手”）。研究表明，在学校课程教育中加入减少食盐摄入的知识，能有效降低儿童和家长的食盐摄入。

（二）社区因素

除学校外，社区、医疗卫生机构、工作场所的物理环境（场所、设施等）、社会文化环境（政策、行为规范等）、服务、活动等均是促进健康饮食行为的有力措施，如卫生机构提供的营养咨询与指导、体重秤，社区内配置的健身设备、运动场所、便民早餐、养老食堂，工作单位的进食场所、预留的弹性进食时间，举办营养教育等。当然，这些机构关键岗位人员（如领导者）的营养素养、价值观和饮食行为规范等也是决定组织和社区层面能否发挥影响力的重要因素。WHO《关于向儿童推销食品和非酒精饮料的一系列建议》中明确指出“不应以任何形式在儿童聚集的场所推销富含饱和脂肪、反式脂肪酸、游离糖或盐的食品。这类场所包括但不限于托儿所、学校、学校操场、幼儿园、游乐场、家庭诊所、儿童诊所和儿科医疗服务点以及在这些设施中举行任何体育和文化活动期间”。

五、政策和环境

获得充足食物的权利是许多国家都致力于实现的一项长期的国际人权。在过去的数十年中，一些国家制定并实施了旨在实现人人享有食物权的宪法修订、国家法律、战略、政策和计划。国际贸易、全球化进程、国家/地区的政治生态和经济状况、政策法规、物理环境、生物环境、社会文化环境等宏观层面因素通过影响食物的可获得性、可及性和负担能力，从而与个体饮食行为密切相关。

（一）社会经济因素

社会的经济水平会影响食物的供给和分配，也会影响食物的可提供性和可获得性及饮食行为。我国1978年国内生产总值（GDP）为3678.7亿元，2018年增长为900 309亿元，随着我国经济的发展，国家食品生产加工能力显著增强，与此同时，居民营养和生活方式也发生了变化。2010—2012年中国居民营养与健康状况监测显示，近20年来我国居民的膳食结构发生了变化，植物性食物摄入量逐渐减少，动物性食物摄入量明显增加，脂肪供能比超出上限（30%），超重、肥胖问题凸显，过量饮酒、身体活动不足以及不健康饮食等危险因素未得到有效控制。国际上常用恩格尔系数来衡量一个国家和地区人民生活水平的状况，用食品支出占消费总支出的比例来说明经济发展、收入增加对生活消费的影响程度。2017年中国恩格尔系数为29.3%（富足水平），比2012年下降3.7个百分点。而1978年中国城镇居民家庭的恩格尔系数为57.5%，农村居民家庭更是高达67.7%。这也说明了社会经济状况对食物可获得性的影响。

（二）环境因素

不同地域的气候、环境不同，出产的原料品种也有很大的差异，沿海盛产鱼虾，内地禽畜丰富，决定了各地居民饮食行为中食物的选择是有差异的。

随着经济收入的增加，进食地点和食物的可及性也发生了很大变化，例如在外就餐、快餐、外卖等的机会越来越多。有证据表明，快餐店的分布会影响居民的饮食以及肥胖的发生。在外就餐的食物特点通常表现为高能量、高脂肪、低碳水化合物，经常在外就餐会降低居民的膳食质量并增加超重肥胖的风险。欧洲癌症与营养前瞻性调查（the European prospective investigation into cancer and nutrition，EPIC）显示在外就餐摄入的蔬菜、水果量明显低于在家进食，并显著增加能量摄入和静态生活方式的风险。中国餐饮服务市场稳步快速增长，2010—2017年间，限额以上餐饮业法人企业数量由21 595上升到25 884个，主营业务收入则由3177.98亿元上升到5004.03亿元。

随着人们生活节奏、生活方式的改变，以及互联网等技术的发展，外卖成为人们尤其年轻人热衷的就餐选择。《2017—2018年中国在线餐饮外卖市场研究报告》指出，2017年中国在线餐饮外卖用户规模突破3亿人，70%的用户年龄在30岁以下。《中国互联网络发展状况统计报告》指出，截至2017年12月，我国网民规模达7.72亿。互联网以及移动支付、在线餐饮的发展，在不同程度上影响着人们的饮食行为。因此，通过对加工食物和餐厅食物的合理建议，特别是针对儿童的食物，对于构建更加健康的食物环境、形成良好的味觉偏好以及饮食行为具有重要意义。当然，对于低收入人群、少数民族以及偏远地区的人群，健康食物的可及性也存在很大问题。

食物物理环境也会影响饮食行为和健康。进食环境安静、清洁卫生，心情会感到愉悦，唾液、胃液等消化液的分泌加速，往往会增加食欲；如果进食环境嘈杂、肮脏，会对消化系统产生影响，进而降低食欲。食物本身以及进食环境还会影响就餐者的心理状态，反过来心理状态也会影响饮食行为。舒适的环境会使就餐者心情愉悦；而生气、紧张、孤独、忧郁时人的食欲会发生变化，并且这些情绪状态对食欲的影响在个体之间有明显的差别。

（三）社会文化环境

饮食行为的发展和形成受政治、社会、宗教信仰、文化等因素的影响。不同地区居民的饮食行为各有其特点，在一定区域内，因物产、气候、历史条件、饮食习俗的不同，经过漫长历史演变而形成的一整套自成体系的烹调技艺，并被全国各地所承认的地方菜，即所谓菜系。我国地方菜系的形成与政治、经济、文化的关系是十分密切的。例如清代扬州的经济、交通、文化都相当发达，奠定了淮扬菜成为全国主要菜系的基础。四川历代居民的饮食，不仅追求生存的生理需要，还特别追求享受的心理需要，把享受食之乐、饮之乐、味之乐、筵席之乐看做是人生乐趣的重要方面，这种“尚滋味”的饮食习俗和当代社会追求有异曲同工之处，使得川菜目前在全国范围内被广泛接受。

大众传播媒介，特别是新媒体和自媒体对人们的饮食相关知识、信念、态度和行为有着重要的影响。大量研究表明，电视广告会影响2~11岁儿童对食物和饮料的偏好、需求及消费。看电视与低质量膳食有关系，而且会增加肥胖发生风险。媒体在产品销售、促进社会改变、影响和改变人们生活中的作用已经得到广泛认可。媒体不仅可以服务于公共福利和国家发展，而且可以影响人们的习惯和行为，改变他们的生活方式。特别是电视节目对儿童青少年的知识、信念、态度和行为都有着重要的影响，电视节目对儿童食物喜好方面的影响比来自家庭的影响还要大。很多广告实际上是在鼓励不健康的饮食行为，因此，如何控制传播媒介中食品广告的质量、数量和频度，如何指导儿童看电视广告以及选择食物，是一个值得注意的重要问题。

文化、宗教对于行为的影响是潜移默化的，个人行为的形成离不开文化的熏陶。由于种族、宗教、信仰和风俗习惯的不同，人们对于什么是“可食的”有着不同的定义，而且选择食物的方式也不同，如大多数中国汉族人喜欢吃猪肉、美国人喜欢吃牛排、清真饮食不吃猪肉、有些人吃素食等。文化和食物的结合对饮食行为也会产生影响。例如在中国的春节时北方人通常会吃水饺、元宵节吃汤圆、端午节吃粽子、中秋节吃月饼等。

（四）政策因素

相关政策法规也会影响人们的饮食行为。如带薪产假政策会促进母乳喂养，而母乳对婴幼儿的味觉形成具有重要影响，婴幼儿的味觉又会进一步影响其儿童期、成年期的饮食偏好。对不健康食物征税，而对健康食物进行补贴，可以在减少不健康食物的消费同时增加健康食物的摄入。添加糖摄入过多是龋齿、肥胖等慢性病的危险因素，为此美国、墨西哥等国家对含糖饮料征特别税，从而降低了含糖饮料的消费。如前所述，我国的农村义务教育学生营养改善计划不只是提供一顿正餐，同时也改善了学生的其他饮食行为。

六、饮食行为的社会生态模型

如上所述，个体饮食行为的发展和形成受多方面因素的影响，包括所处的直接和间接环境，而非只有个体特征决定，因此，在研究饮食行为、制定指导和干预措施时，需要综合考虑。为此，本部分内容将应用社会生态学理论构建饮食行为与发展的生态学框架（ecological framework），并提出影响饮食行为的社会生态模型（social ecological model）。

（一）生态系统理论

社会生态模型自20世纪末进入健康行为研究领域后，一直备受关注。最早且到目前为止仍被广泛认可的社会生态模型是由美国发展心理学家 Urie Bronfenbrenner 于20世纪70年代提出的儿童发展的“生态系统理论（ecological systems theory）”（图7-2-3）。该理论认为真实自然的环境是影响儿童行为和心理发展的主要因素，将儿童生活于其中并与之相互作用的不断变化的环境称为“生态系统”，涵盖家庭、学校、社区、社会文化等，对儿童发展的影响从直接到间接。行为是心理发展的阶段和结果，基于生态学理论，综合考虑人和环境的交互作用及其动态变化在个体行为发展中的作用，拓宽了行为学研究的视野，弥补了行为研究与人类研究的缝隙。

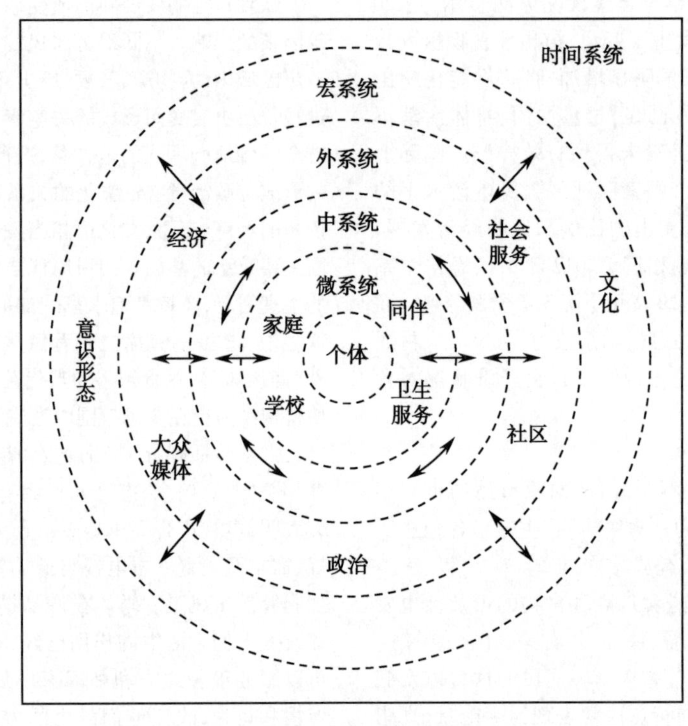

图7-2-3　生态系统理论

生态系统理论包括5个维度，以个体为核心，从内到外分别是微系统（microsystem）、中系统（mesosystem）、外系统（exosystem）、宏系统（macrosystem），以及贯穿其中的时间系统（chronosystem）。

1. 微系统　微系统包含变化的个体以及与其直接相关的环境，例如家庭、学校、工作场所等。在微系统中，每个组成部分都具有其特定的作用和定位，参与到具体的行为或者事件之中，且各组成部分之间是相互影响的（bi-directional influences），例如父母的饮食行为会影响孩子，反过来孩子也会影响父母的饮食行为。对大多数婴儿来说，微系统仅限于家庭；随着儿童年龄的增长，活动范围不断扩展，幼儿园、学校和同伴关系不断纳入到微系统中，对学龄儿童青少年来说，学校是除家庭以外对其影响最大的微系统。

2. 中系统　中系统是两个或者两个以上的微系统之间的相互作用。如果微系统如学校和家庭之间有较强的、积极的联系，个体行为发展可能实现最优化。例如家庭和学校在培养孩子健康饮食行为中有较强的交互作用。

3. 外系统　外系统是影响微系统的诸多方面，通过影响微系统进一步影响个体的发展，如社区、大众传媒、政府机构、商品和服务的分配、通信和交通设施、社交网络等。例如父母的工作安排会影响其为孩子准备食物的时间，进而影响儿童的饮食行为发展。

4. 宏系统　宏是经济、社会、教育、法律和政治、宗教等构成的时间、空间和人的相互关系，这种相互关系的不同使个人、家庭、社区、民族以及国家具有不同的特点。宏系统中的意识形态、信念、价值观及生活形态等会对微系统、中系统和外系统产生不同程度的影响。例如年轻女性追求“骨感美”和婴幼儿“以胖为健康”的价值取向对人的饮食行为会产生重要且不同的影响。

有学者认为文化应该归属于宏系统，但是也有学者认为不合理，因为文化会直接影响人们的日常饮食行为和活动，并不能从个体中抽离出来，是和个体密切相关的，所以应该归为微系统。但是无论将文化归为哪个维度里，文化对饮食的影响是毋庸置疑的。

5. 时间系统　该系统包含了环境与个体发展相关的时间维度。随着个体年龄的增长，个体所处的环境也会发生变化，而这个变化可以来自内部因素或外部因素。内部因素如随着个体的生长发育，在幼儿期、学龄前期、学龄期以及青春期阶段各有不同的发展任务；外部因素如家庭成员的过世或者父母的离异等。

（二）影响饮食行为的社会生态系统

为进一步强调个体发展的生物属性，1986 年生态系统理论更名为生物生态模型（bioecological model），Process-Person-Context-Time 模型（PPCT）是其基本原理。

此外，众多心理学家和社会学家也对社会生态模型做出了进一步的完善，将模型中的远端环境影响因素做出了进一步的细分，划分为物理环境、社会文化环境、经济环境和政治环境等。目前构建全人群（儿童和成年人）行为、健康与发展的生态模型时，往往涵盖自内向外的多维度和多水平——个体、人际、社区、组织、环境、结构、宏观等层次，多水平生态系统相互渗透且相互作用，而且处在动态发展的过程中，共同影响饮食行为，如图 7-2-4 所示。

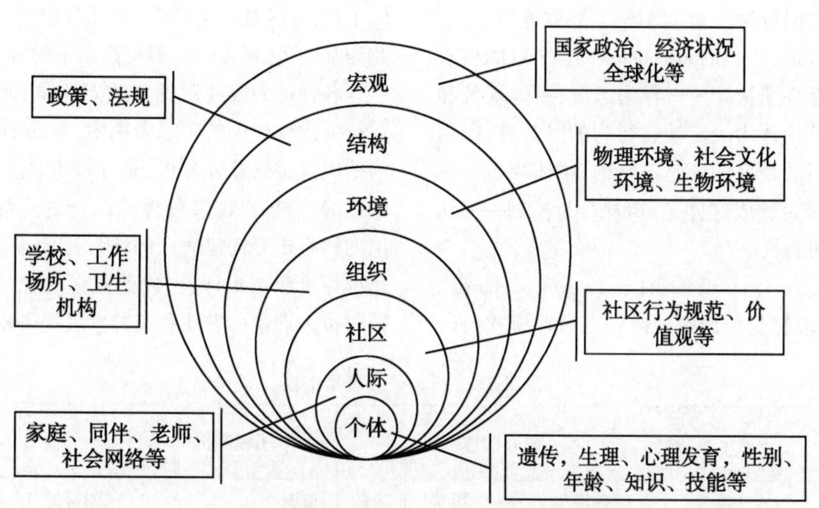

图 7-2-4　影响饮食行为的生态系统

上述影响个体饮食行为的社会环境因素并不是一成不变的，而是在不断变化中。例如，在儿童青少年阶段，家庭对饮食行为具有非常大的影响；在成年期，除了身体生理状态的改变，所需求的营养物质的种类和量会发生改变，周围的食物环境、社交网络、工作环境等都会影响饮食行为；老年期退休之后生活状态发生变化，或者独居等均会影响饮食行为。此外，一些意外的生活事件也会影响饮食行为。

综上所述，饮食行为的形成和发展受纵向时间轴以及横向多生态系统影响；起始于胎儿时期，同时来自于家庭、学校、同伴、政府、经济、社会、政策、文化等多层面的影响因素贯穿其中；各因素不应单独看待，而是将饮食行为及其影响因素当作一个整体，才能更好地认识饮食行为，并进行有效地干预。

第四节　饮食行为干预

饮食行为与健康密切相关，不健康饮食行为是许多疾病发生的重要危险因素。为推进健康中国战略的实施，提高公众健康水平，《“健康中国 2030”规划纲要》中提出“塑造自主自律的健康行为”，其中包括引导合理膳食、限酒等。因此，针对诸多影响因素，基于行为干预理论模型，开展饮食行为干预成为营养健康改善工作的一个主要内容。

一、行为干预理论

在科学全面评价的基础上，首先要识别不同群体或个体的饮食行为问题及其相关因素，并据此形成有针对性的饮食行为干预方案，包括在个体和群体水平上进行干预的知信行理论、健康信念模式、行为改变的阶段理论、理性行为与计划行为理论；基于人际的饮食行为干预模型或理论，如社会认知理论、社会网络和社会支持理论；基于社区和组织的饮食行为干预模型，如社会组织和社会建设理论、以社区为重点的社会组织和社会建设理论等。饮食行为干预理论及模型见表 7-2-6。

知信行理论（knowledge, attitude, belief and practices model, KABP Model）是经典理论之一，将人类行为的改变分为获取知识（knowledge）、产生信念（attitude）和形成行为（practice）三个连续过程，知识是行为改变的基础，信念和态度是行为改变的动力。KABP 理论一直以来是健康教育与健康促进的工作依据，但该理论只局限于个体，并未考虑环境因素对行为的影响。尽管如此，在饮食行为的干预中，通过教育提高营养与健康素养仍然是非常重要的途径。

健康信念模式（health belief model, HBM）从心理社会学角度对行为的改变做了阐释，强调个体的态度和信念是个体进行行为改变的关键。核心内容包括 5 种与行为转变紧密相关的信念，即感知到疾病易感性、感知到疾病严重性、行为转变的益处、行为转变的障碍、自我效能感。

计划行为理论（theory of planned behavior, TPB）的核心观点是行为由行为意向来决定——行为态度、主体规范和知觉行为控制。该理论认为决定饮食行为的因素有：行为态度——认为这一行动是好的还是不好的；主体规范——心目中的重要人物是否赞成这样做；知觉行为控制——认定的实施难易度或可行性。

跨理论模型（transtheoretical model and stages of change, TTM）又称行为分阶段转变理论模式或转变阶段模式（stages of behavior changes model）。该理论认为个体的行为变化是一个连续的过程而非单一的事件，由一系列动态阶段构成，包括前意向阶段、意向阶段、准备阶段、行动阶段、维持阶段，尤其维持阶段是指行为保持超过 6 个月才有可能形成习惯。

社会认知理论（social cognitive theory, SCT）的提出者是心理学家 Albert Bandura，他指出人的行为不但受个人控制，亦受环境和外在社会因素影响，即“三元交互决定论”；一个人通过观察他人的行为及其强化结果习得某些新的反应，从而使已经具有的某种行为反应特征得到矫正（观察学习）；个人自我效能的高低会影响适应生活及克服障碍的能力。例如儿童通过耳濡目染（观察学习）父母的健康饮食习惯，提高塑造自身行为的认知和信念，从而养成健康饮食行为。

社区准备模型（community readiness model, CRM）是以社区为基础的行为干预理论。该理论认为“社区（community）”是政策、策略实施的执行单位，社区的准备度是决定干预策略能否有效实施的重要因素。通过九步骤、六维度的干预，社区准备度可由“毫无意识”转变到“专业化”。以此为基础，还可促进完善更高水平的准备度。

各种行为改变理论着重点不同，均存在一定局限性。在行为改变理论的实际应用中，有必要对可能影响目标行为的因素进行综合分析，充分考虑社会、经济、文化等影响因素的差异，探讨多种理论结合的可能性，通过整合各理论的核心成分构建适宜的饮食行为干预理论体系；并注意过程评价和结果评价，以此验证理论的适用性和有效性，同时也为理论的发展和完善发展提供依据。

表 7-2-6 行为干预理论比较

理论或模型	干预水平	核心信息	干预维度	具体干预方法和目标
知信行理论	个体或群体	了解健康知识，建立积极、正确的信念和态度，才有可能主动形成有益于健康的行为，改变危害健康的行为	知识	提供有关正确的饮食行为的知识
			态度	促进建立积极正确的改变不健康饮食行为的态度和信念
			行为	最终形成有益健康的饮食行为
健康信念模式	个体或群体	人们在决定是否采纳某种健康行为时，首先要对疾病的威胁进行判断，然后对预防疾病的价值、采纳健康行为对改善健康状况的期望和克服行动障碍的能力作出判断，最后才会作出是否采纳健康行为的决定	感知到严重性	通过宣传，激发研究对象对不健康饮食行为可能引发疾病的严重性和易感性的认识和思考
			感知到易感性	
			行为转变的益处	使研究对象了解改变不健康饮食行为会产生哪些益处，包括健康、经济等多个方面
			行为改变的障碍	采取不同的方式，如远离促成不健康饮食行为的环境，同伴鼓励等解决在不健康饮食行为改变过程中遇到的障碍和困难
			自我效能感	通过激励、家人支持等来提高自我效能，提高个体改变不健康饮食行为的信心

续表

理论或模型	干预水平	核心信息	干预维度	具体干预方法和目标
行为改变阶段理论	个体或群体	人的行为改变是一个过程而不是一个实践,而且处在每个行为改变阶段的人都有不同的需要和动机,只有针对其需要提供不同的干预帮助,才能促进干预对象向下一阶段转变,最终采取有利于健康的行为	无改变意向阶段(前意向阶段)	通过宣传使没有意识到自己存在不健康饮食行为的个体意识到其危害,转入下一阶段
			意向阶段	强化改变不健康饮食行为的益处,通过多种途径弱化行为改变过程中可能遇到的困难和障碍,激发个体进入行为改变准备阶段
			准备阶段	帮助个体制定改变不健康饮食行为的具体目标,制订行为改变的计划,提供所需的知识和技能,促进行动的形成
			行动阶段	强化社会支持,避免因社会支持不足导致的行为改变失败,促进行为习惯的形成
			维持阶段	通过随访加强管理,避免行为的退回
计划行为理论	个体或群体	行为发生与否的最重要影响因素是人们的行为意向,即是否有意图或打算采取行动,同时当一个个体能比较准确地认识到采纳行为的困难,有信心、有办法克服,才能诱发行为	行为态度	提供健康饮食行为的一般信息和行为的结果,促进态度的转变
			主体行为准则	提供他人健康饮食行为信息和提供家人、同事、领导的支持,正向促进行为养成
			知觉行为控制	主要是减少并解决障碍困难,增强自我效能感,增强形成健康饮食行为的信心
社会认知理论	人际	主要是以个人、行为、环境三者之间的交互作用、相互影响的关系来解释人的行为	自我效能	提高个体可以形成健康饮食行为的信心
			通过观察来学习	通过观察别的个体的行为来构建自己的行为
			环境激发	营造积极的支持健康饮食行为的环境
社会网络和社会支持理论	人际	社会网络是社会成员之间因为互动而形成的相对稳定的关系体系,在社会网络中能获得感情支持、工具性支持、资讯性支持以及评价性支持	社会网络	加强人们之间的互动和联系,由此相互影响健康饮食行为
			社会支持	充分发挥各种社会支持的作用,促进健康饮食行为的形成
以社区为重点的社会组织和社会建设理论	社区	根据社区自身的特点,社区成员建立共同的价值观,共同参与,可持续地培养、发挥、发展社区自身力量,提高社区干预和解决健康相关问题的能力	没意识到需要改变、否认存在的问题、隐约感知到问题、预行动、行动准备、初步行动、稳步推进、行为稳固期、专业期	确定社区意愿所处的阶段,针对性地提出解决措施;没有意识到问题阶段及否认阶段:加强健康宣传 进行行动阶段,需要提供各种资源,培养社区自身的领导能力、解决问题的能力 在稳步推进阶段之后,对于出现的问题及时进行解决,使其转变为稳固的行为

续表

理论或模型	干预水平	核心信息	干预维度	具体干预方法和目标
创新扩散理论	社区	指一项新事物(新思想、新工具、新发明、新产品)通过一定的传播渠道在整个社区或某个人群中扩散,逐渐为社区成员所了解与采用的过程	目标人群的需求	了解目标人群对新的饮食行为的态度和认识,在此基础上提出某种新的饮食行为要符合目标人群的特点和需求
			目前的态度和价值观	
			对创新可能做出的反应	人群对于新的行为的接受程度不一,可分为先驱者即人群中率先接受创新的人;早期接收者;早期多数,后期多数,滞后者,对于不同的人采取不同的干预策略
			促进其采纳创新的因素	强化其采纳新的健康饮食行为的因素,弱化或者消除阻碍其采纳新的饮食行为的因素
			阻碍其采纳创新的障碍	
社会营销理论	社区	指运用市场营销的原理和技巧倡导某个社会运动、观念或行为,旨在将新的思想、理念传递给目标人群,并提高其某种特定行为的发生率,行为改变是社会营销的最终目标	规划和策略发展阶段	首先要进行环境分析、目标人群分析,了解目标人群的知识、态度及行为。针对不同的目标人群设计不同的行为干预策略
			预测试	起草计划和材料,通过预测试,及时发现解决存在的问题
			实施和监测	采用4P理论——产品(product)、价格(price)、分销地点(place)和传播促销(promotion)。即提供什么样的干预(产品),获得这样的干预目标人群需要投入的花费(价格),提供干预的场所(分销地点),采取宣传干预的方式(传播促销)。过程中要注意过程评估
			评估效果并改进	评估干预效果,识别能增进日后活动效果的因素,总结经验

二、饮食行为干预策略

饮食行为的形成或改变的影响因素复杂,与个体、家庭、学校、社区、社会、文化、政策等均密切相关,在多数的行为干预中,往往综合运用行为干预的理论模型,采取综合性的干预策略以提高行为干预的效果,包括制定政策、创建支持性环境、社区参与、公众赋能、提供健康服务等方面。

(一) 制定促进健康饮食行为的政策

政府、机构或社区可通过制定或加强有关促进健康饮食行为的公共政策、法规、规章制度等支持和促进健康饮食行为的产生和维持,或者对原有的不健康行为施加影响,使之向健康饮食行为转化。例如,墨西哥为控制含糖饮料的消费,以应对肥胖率极高的严峻形势,2013年10月通过对含糖饮料征收特别税的法案,法案实施后使含糖饮料消费量下降6.3%;日本于2005年颁布了《食育基本法》后,使中学生不吃早餐的比例持续下降;2013年北京市教委下发的《关于进一步规范中小学校饮食管理工作的通知》中要求,除寄宿制学校外,中小学原则上不得在校内开办商品部(小卖部),同时严格控制和管理汉堡包、方便面等食品,不得出售碳酸饮料等不利于健康的食品饮料;2019年国家卫生健康委组织制定了《健康口腔行动方案(2019—2025年)》,将开展"减糖"专项行动,指出中小学校及托幼机构限制销售高糖饮料和零食,食堂减少含糖饮料和高糖食品供应。

(二) 建立促进健康饮食行为的支持性环境

人们的行为与所处环境关系密切,应将环境的改造和建设与行为的建立、维持或改变联系起来。环境不仅包括自然环境、居住环境、生活设施、工作环境、食物供应等物质环境,也包括社会文化、宗教信仰、人际关系、服务提供等社会环境因素。例如,为减少儿童青少年饮料消费,可采取校园内不准出售饮料、家里不购买和摆放饮料、校园提供饮用水、校园内张贴倡导不饮用饮料的宣传海报等措施;可通过管理饮酒环境减少饮酒和醉酒,包括大型公共活动中限制和管理酒精供应,饭店/酒吧等禁止供应酒精到醉酒状态,向消费者提供酒精危害的信息,并在包装上标注有关危害信息等措施。

（三）强化基于社区的饮食行为促进行动

社区是一个整体，以社区为干预单位，充分发动社区力量，利用倡导活动、支持性环境以及舆论的影响，可有效促使社区成员养成和维持健康的饮食行为，或改变不健康饮食行为。社区行动是以社区集体为干预单位，而不是个体，应包括在社区开展饮食行为的迅速评估和社区诊断，确认主要问题、重点人群和领域、社区意见领袖等；开展社区动员；根据社区特点，制定和实施针对主要问题的具体行动措施和解决办法；加强社区卫生服务人员等相关人群的能力建设，建立社区支持性环境；及时评估干预效果，适时调整干预措施等。

（四）发展个人塑造自律自主健康饮食行为的技能

制定促进饮食行为养成、维持或改变的指南、共识或核心信息，通过多形式（咨询、讲座、发放材料、竞赛、报纸、电视、微信等）、多渠道（进社区、进单位、进学校等）开展宣传教育，为公众提供促进饮食行为改变或维持的知识和技能，促使或强化改变或维持饮食行为的态度、意识、价值观等，从而促进健康饮食行为的养成和维持，或促进不健康饮食行为的改变。中国疾病预防控制中心和中国营养学会于2018年发布了《中国儿童青少年零食指南》，通过发布会、出版、微信、讲座等多种形式进行传播，引导我国儿童合理消费零食。

（五）提供促成饮食行为改变或维持的卫生服务

通过提供公共服务促成饮食行为的改变或维持。例如，WHO《减少有害食用酒精全球战略》在针对有害饮酒策略中指出，应加强卫生和社会福利系统能力建设，为使用酒精诱发的障碍以及合并病症提供预防、治疗和护理；支持初级卫生保健和其他机构开展行动，对有害饮酒开展筛查和干预；加强能力以预防和确定有胎儿酒精综合征及一系列相关障碍的个人和家庭，并采取干预措施；制定并有效协调针对使用酒精所致障碍和合并病症的预防、治疗、护理战略和服务；确保公众普遍获取卫生保健；建立和维持一个登记系统，监测酒精所致发病率和死亡率，同时建立一个定期报告机制；酌情提供注重不同文化的卫生和社会服务。

（六）开展饮食行为的监测和评估

开展饮食行为及其影响因素监测和评估，发现主要问题及主要影响因素，据此制订饮食行为干预方案。此外，监测和评估可以全面了解饮食行为及其变化趋势，从而确定政策、干预措施和规划的效果，为成功实施提供依据。如2002年中国居民营养与健康状况调查和2010—2012年中国居民营养与健康状况监测中，对规律就餐、在外就餐、饮酒、饮料、早餐等饮食行为进行了调查和分析，对不同年龄、不同地区居民各饮食行为的现状及变化趋势进行了全面的描述；美国NHANES调查描述了自1971年起美国成年人一日三餐和零食的次数、频率、就餐时间等变化趋势，这些调查为国家制定相关政策提供了科学依据。

三、饮食行为干预项目

为促进健康饮食行为，应对慢性疾病的巨大挑战，许多国家开展了针对早餐、含糖饮料、加餐、饮酒等饮食行为的干预，取得了显著成效。下面以早餐和含糖饮料为例进行介绍。

（一）学生营养早餐项目

从1960年起，为了帮助学生获得充足营养以及减少贫困家庭的相关开支，美国设立了学生营养早餐项目（school breakfast program），由政府出资为符合要求的学校学生（家庭收入水平低于联邦贫困线的130%以下的学生）免费提供早餐。学校早餐项目改善了孩子的膳食营养摄入，提高了食物安全性，提高了孩子们的学习成绩并且减少了在上午课上注意力不集中的现象。目前已惠及9万所学校的1310万学生。为了进一步提高学生吃早餐的比例，一些州开始实行铃声后的早餐计划（breakfast after the bell）并纳入到立法中。具体措施有：①在教室中吃早餐：早餐可以送到教室、食堂或者走廊里，学生可以在教室吃早餐；②方便拿取早餐：学生可以在食堂的推车里或者走廊的贩卖机里很简单方便地获取早餐中的各种食物，并且在教室享用；③第二次吃早餐的机会：学生可以在早上第一批早餐时间后稍晚点的时间再有一次进餐的机会。一些学生可能在第一次早餐点还不饿，增加第二次早餐时间可以让学生们早上准时上学并且能够保证他们一天有一个营养健康的开始。尽管如此，2014—2015年统计全美低收入家庭的学生目前只有1/2的人早上能吃到健康早餐，因此早餐计划还需进一步扩大。

（二）含糖饮料征税

由于过多摄入含糖饮料可增加龋齿、超重肥胖、2型糖尿病和血脂异常的发生风险，而全球范围内慢性病发生率不断攀升，严重影响患者的生活质量，降低了其期望寿命，并带来了巨大的医疗负担。为此，WHO建议对含糖饮料进行征税，采取财政措施来降低含糖饮料消费。对含糖饮料进行征税的国家和地区不断增多，目前包括英国、法国、匈牙利、挪威、墨西哥、毛里求斯等20多个国家以及美国的奥尔巴尼、伯克利和费城等城市。现以墨西哥和毛里求斯为例进行介绍。

墨西哥曾经是世界上含糖饮料消费量最大的国家之一，但是基于墨西哥肥胖率极高的严峻形势，2013年墨西哥众议院开始酝酿对含糖饮料征收特别税，并于2013年10月通过对含糖饮料征收特别税的专门法案，希望通过征税举措可以降低墨西哥日益严峻的肥胖问题。2014年1月，墨西哥政府对每100g含275kcal以上的高能量食品征收8%的特别税，税金为每升含糖饮料征收1比索（1美元约合15.27比索）。并且，墨西哥在实施含糖饮料税的同时，还开展了旨在支持行为改变的消费者意识运动，以及旨在增加饮用水供应的结构性干预措施。墨西哥对含糖饮料征税后，评估发现含糖饮料消费量下降6.3%，水购买量增加16.2%。

毛里求斯是一个生产食糖的国家，制糖业是其主要的经济支柱之一，食糖出口约占外汇收入的19%。尽管如此，2013年2月，政府决定对软饮料（soft drink）的糖征收消费税。征税的软饮料包括：充气饮料（如可乐）、稀释用糖浆以及水果榨汁饮料、糖浆冲调饮料或含添加糖的混合饮料和果汁饮料。消费税不包括瓶装水、纯果汁、纯蔬菜汁、牛奶及其制品。消费税税率定为每克糖 2 毛里求斯分（1 卢比=100 分）。从 2014 年 1 月 1 日起，增加到了每克糖 3 毛里求斯分。进口产品在清关时要缴税，该税由毛里求斯税务局征收。国内生产的产品在运离工厂时，毛里求斯税务局就开始征税。无论是进口商还是国内生产商，都必须从认证的实验室或毛里求斯标准局获得标明产品含糖量的证书，用以清关。此外，毛里求斯税务局也在风险管理的基础上开展控制后审查。软饮料的征税额达 3.3 亿毛里求斯卢比（约合 920 万美元），征税对软饮料销售情况的影响尚未评估。

研究表明，含糖饮料征税通过减少含糖饮料消费量，补贴购买健康食品，降低了龋齿、糖尿病、超重肥胖、卒中和冠心病等的患病率和死亡率。此外，含糖饮料征税还可以降低医疗费用支出，增加财政收入。虽然丹麦税务部门取消开征糖税并指出糖税会增加管理成本，造成失业增加，但是在墨西哥、加利福尼亚州和伊利诺斯州等国家和地区研究发现，含糖饮料征税造成的失业率可以忽略不计。

（朱文丽　刘爱玲　马冠生）

参考文献

1. 中国营养学会. 营养科学词典. 北京：中国轻工业出版社，2013.
2. 常继乐，王宇. 中国居民营养与健康状况监测. 北京：北京大学医学出版社，2016.
3. 中国营养学会. 食物与健康-科学证据共识. 北京：人民卫生出版社，2016.
4. 王向群，王高华. 中国饮食障碍防治指南. 北京：中华医学电子音像出版社，，2015.
5. 张曼，闫心语，李亦斌，等. 中国城市高年级小学生零食消费现况. 中国学校卫生，2019，40(2)：171-174.
6. 张曼，李亦斌，闫心语，等. 中国城市高年级小学生饮料消费现况. 中国学校卫生，2019，40(2)：175-178.
7. 李亚茹，王婧，赵丽云，等. 中国成年人饮酒习惯及影响因素. 中华流行病学杂志，2018，39(7)：898-903.
8. Vélezagosto NM, Sotocrespo JG, Vizcarrondooppenheimer M, et al. Bronfenbrenner's Bioecological Theory Revision: Moving Culture From the Macro Into the Micro. Perspect Psychol Sci, 2017, 12(5): 900-910.
9. Couch SC, Glanz K, Zhou C, et al. Home food environment in relation to children's diet quality and weight status. J Acad Nutr Diet. 2014; 114: 1569-1579 e1561.
10. Ventura AK, Worobey J: Early influences on the development of food preferences. Curr Biol. 2013; 23: R401-408.
11. Beckerman JP, Alike Q, Lovin E, et al. The Development and Public Health Implications of Food Preferences in Children. Front Nutr. 2017, 4: 66.
12. Afshin A, Penalvo JL, Del Gobbo L, et al. The prospective impact of food pricing on improving dietary consumption: A systematic review and Meta-analysis. PLoS One. 2017, 12(3): e0172277.
13. Carins JE, Rundle-Thiele SR, Eating for the better: a social marketing review (2000-2012). Public Health Nutr. 2014, 17: 1628-1639.
14. Leech RM, Worsley A, Timperio A, et al. Understanding meal patterns: definitions, methodology and impact on nutrient intake and diet quality. Nutr Res Rev, 2015, 28(1): 1-21.
15. Adolphus K, Lawton CL, Champ CL, et al. The Effects of Breakfast and Breakfast Composition on Cognition in Children and Adolescents: A Systematic Review. Adv Nutr, 2016, 7(3): 590S-612S.
16. O'Neil CE, Byrd-Bredbenner C, Hayes D, et al. The role of breakfast in health: definition and criteria for a quality breakfast. J Acad Nutr Diet, 2014, 114(12 Suppl): S8-S26.
17. Johnson GH, Anderson GH. Snacking definitions: impact on interpretation of the literature and dietary recommendations. Crit Rev Food Sci Nutr, 2010, 50(9): 848-871.
18. World Health Organization. Global status report on alcohol and health 2018.
19. DeCosta P, Møller P, Frøst MB, et al. Changing children's eating behaviour-A review of experimental research. Appetite, 2017, 113: 327-357.
20. Thow AM, Downs SM, Mayes C, et al. Fiscal policy to improve diets and prevent noncommunicable diseases: from recommendations to action. Bull World Health Organ. 2018, 96(3): 201-210.

第三章

身体活动与健康

身体活动(physical activity,PA)指骨骼肌收缩产生能量消耗增加的活动,包括职业性身体活动、交通往来身体活动、家务性身体活动和休闲时身体活动。有规律的适量的身体活动有益于健康。然而,随着社会物质文明的进步和经济状况的改善,人们的工作和生活变得更加便捷和舒适,为生存所必需付出的体力消耗越来越少,与之相伴随的是世界范围内身体活动严重不足所带来的一系列公共卫生问题,如肥胖、糖尿病、心脑血管疾病等慢性病的负担增加,以及与之相关的健康和寿命损失。

身体活动不足(缺乏身体活动)被认为是全球第四大死亡风险因素(占全球死亡人数的6%),是当今慢性病发生的第一独立危险因素。据WHO《饮食、身体活动与健康全球策略》中指出,身体活动不足是造成约30%的缺血性心脏病、27%的糖尿病、21%~25%的乳腺癌和结肠癌的主要原因。大量研究表明,有规律和适当水平的身体活动,可减少高血压、冠心病、脑卒中、糖尿病、乳腺癌和结肠癌、抑郁症以及跌倒的风险,改善骨骼健康,并对能量平衡维持和体重控制具有根本性的作用;久坐不动是多种慢性病的独立危险因素;通过运动或身体活动可以遏制甚至逆转这些慢性病。因此,积极提倡身体活动和科学运动是减少慢性病经济有效的策略,在预防、延缓、逆转和治疗慢性病中发挥着重要作用。

本章主要介绍身体活动的概念、测定方法及评价;身体活动的健康效益;不同人群身体活动方案和不同慢性病人群运动处方。

第一节　身体活动的概念

身体活动(physical activity,PA)即体力活动。过去,根据人们职业活动的主体,将之分为脑力劳动(活动)和体力劳动(活动)。脑力活动消耗能量少且相对稳定不变,体力活动消耗能量多且变化大,在制定能量需要量和摄入量时,应充分考虑体力活动水平和活动量。1900s年代,我国有专家学者将“physical activity”直译为“身体活动”,后被采用并沿用至今。2011年由中华人民共和国卫生部疾病预防控制局颁布的《中国成人身体活动指南(试行)》即使用“身体活动”。但也有人仍使用“体力活动”。本书将统一使用身体活动。

身体活动与健康息息相关。身体活动对健康的影响取决于它的类型、强度、时间、频率和总量。不同的活动方式和活动量对健康产生的效应也不同。

一、身体活动的定义和分类

(一) 身体活动的定义

身体活动(physical activity,PA)是指通过骨骼肌收缩引起机体能量消耗增加的任何身体活动。进行身体活动时,人体的反应表现为心跳、呼吸加快,循环血量增加,代谢加速和产热增多等。这些反应是身体活动影响健康的生理基础。2018年的《美国人身体活动指南》将其定义为由骨骼肌收缩产生的、在基础代谢之上增加的能量消耗,有助于促进健康的任何身体动作。该指南强调进行身体活动是为了促进健康。促进健康的身体活动(health-enhancing physical activity)是指改善或促进健康和身体能力的所有身体活动,没有损伤风险。

身体活动包括生活活动和运动。生活活动指日常生活中的步行、家务劳动、职业中的活动等。运动包括健身运动(运动锻炼)和竞技运动(运动训练)。

运动锻炼(exercise)或体育活动是有目的、有计划的身体活动,如为了改善目前和未来健康状况进行的身体活动,通常需要适当的运动服装、一定的运动设备、器械、场地等。

竞技运动(sport)是指以增强运动能力或运动成绩为目的的不同类型的身体活动。有时也称运动训练(training)。

运动与身体活动概念并不等同,其区别是:①运动是身体活动的一种形式;②运动是有计划性的(如马拉松跑前训练计划);③运动是重复性的(如深蹲、俯卧撑等动作练习);④运动是有目标性的(如跳绳连续1500个);⑤运动是有系统性的(如长跑选手,除了跑步训练,还要辅以跑前热身、跑后拉伸、爆发力训练、核心稳定性训练等一系列配套练习)。

(二) 身体活动的分类

身体活动形式多样,常用的分类方法有以下几种:

1. 按日常活动分类　根据身体活动的特点和内容可分为职业性身体活动、交通往来身体活动、家务性身体活动和休闲时的身体活动4类。

(1) 职业性身体活动(occupational physical activity):职业工作中的各种身体活动。职业和工作性质不同,其身体活动能量消耗也不相同,如搬运东西能量消耗大,坐位办公消耗能量小。

(2) 交通往来身体活动(transportation physical activity):前往工作、购物、游玩地点等来往旅途中的身体活动。采用的交通形式不同,身体的能量消耗也不同,如步行、骑自行车、乘公共汽车或自驾车等。

(3) 家务性身体活动(household physical activity):各种家务劳动中的身体活动,其中做饭、清洁台面等能量消耗较小,手洗衣服、擦地、打扫卫生等能量消耗较大。

(4) 休闲时间的身体活动(leisure-time physical activity):休闲时间的各种娱乐性活动、游戏、购物和运动锻炼等身体活动,其运动目的更明确、运动内容、强度和时间更有计划,如快速走、跑步、游泳、健身操等。

2. 按能量代谢分类　身体活动的本质是肌肉收缩做功,肌肉收缩需要能量供给。肌肉收缩的直接能量来源是腺苷三磷酸(adenosine triphosphate,ATP)。人体通过营养物质的摄入和代谢为身体活动提供能量。根据肌肉活动时的能量代谢特点,身体活动可分为有氧运动和无氧运动。

(1) 有氧运动(aerobics activity):也叫耐力运动。指身体大肌群有节奏的、较长时间的持续运动,以有氧代谢为主要供能途径的身体活动。即人体在氧气供应充分的情况下进行的身体活动,在运动过程中,人体吸入的氧气与需求相等,达到生理上的平衡状态,如快走、跑步、游泳、骑自行车等。有氧运动可以增强心肺功能,降低血压和血糖,增加胰岛素敏感性,改善血脂和内分泌调节功能,减少体内脂肪蓄积、控制不健康的体重增加。

(2) 无氧运动(anaerobics activity):指以无氧代谢为主要供能途径的身体活动,一般为肌肉的强力收缩活动。运动中用力肌群所需要的能量主要靠无氧酵解供应,如举重、冲刺跑等。无氧运动可发生在有氧运动末期,也是抗阻力肌肉力量训练的主要形式。无氧运动具有促进骨骼、关节和肌肉强壮等作用,可以保持或增加瘦体重,延缓身体运动功能衰减,从而有助于多种慢性病的预防和控制。

3. 按身体活动方式分类　根据生理功能和活动方式,身体活动可以分为以下三类:

(1) 关节柔韧性活动(flexibility activity):指通过躯体或四肢的伸展、屈曲和旋转活动,锻炼关节的柔韧性和灵活性,如颈部屈曲伸展、肩部环绕、膝关节屈曲等。柔韧性指关节可能的运动范围,即关节运动的有效范围,是每个关节特有的,取决于特定肌肉的弹性和肌腱的致密度。柔韧性活动可增强关节在其整个运动范围内移动的能力与幅度,对循环、呼吸和肌肉的负荷小,能量消耗低,但对预防运动损伤有重要作用。

(2) 抗阻力活动(resistance activity):又称力量运动(strength exercise),肌肉力量和耐力运动(muscle strength and endurance exercise)。指肌肉在克服外来阻力时进行的主动运动,即肌肉对抗阻力的重复运动,如举哑铃、俯卧撑、引体向上等。抗阻力活动用力时主要依赖无氧代谢供能。抗阻力活动可以改善肌肉功能,保持或增强肌肉体积、力量和耐力,对骨骼系统的机械刺激有益于骨健康。

(3) 身体平衡和协调性活动(balanced and coordinated activities):指改善人体平衡性(在静止或运动中保持平衡的能力)和协调性(应用感觉如视觉和听觉,共同协调身体完成流畅准确的动作能力)的活动,如倒走、单脚站立或使用摇摆板。通过身体平衡和协调性活动,可以改善人体运动能力,预防跌倒和外伤,提高生活质量。

二、身体活动强度

身体活动强度(intensity)是指身体活动的做功速度或进行某项活动、运动时所用力量的大小,是单位时间内身体活动的能耗水平或对人体生理刺激的程度,可分为绝对强度和相对强度。

(一) 绝对强度

绝对强度又称物理强度,指某种身体活动的绝对物理负荷量,而不考虑个人生理的承受能力。身体活动的绝对强度取决于身体活动时的做功速率,不考虑个体生理功能的差异。有氧运动的绝对强度通常用能量消耗速率表示,如每分钟每千克体重耗氧量[VO_2=ml/(min · kg)]、每分钟消耗的能量(kcal/min)、特定活动所消耗的能量即代谢当量(metabolic equivalent of task,MET)。

代谢当量指相对于安静休息时身体活动的能量代谢水平。1MET是指坐位休息时的能量消耗率,即每分钟每千克体重消耗3.5ml的氧气,约相当于每小时每千克体重消耗1kcal的能量,即1MET=3.5ml/(min · kg)=1kcal/(h · kg)。代谢当量兼顾体重、时间对能量消耗的影响,是目前国际上常用的反映身体活动绝对强度的单位。根据代谢当量,可以将身体活动强度粗分为低、中、高三个级别:①低强度身体活动(light-intensity activity):<3.0METs(<4kcal/min)的非静坐少动的清醒行为,如≤3.2km/h的散步、烹饪活动或轻松的家务劳动;②中等强度身体活动(moderate-intensity activity):3.0~6.0METs(4~7kcal/min)的活动,如轻快走或有目的地行走(4~6.4km/h)、拖地或吸尘或庭院劳动;③高强度身体活动(vigorous-intensity activity):>6.0METs(>7kcal/min)以上的活动,如快速走(7.2~8km/h)、跑步、搬运重物上楼、铲雪,或参加费力的健身课程。

对于抗阻力活动或肌肉力量练习,绝对强度经常用举起的重量或移动的重量表示。

(二) 相对强度

相对强度属于生理强度的范畴,更多考虑了个体生理条件对某种身体活动的反应和耐受能力,即考虑了个人的运动能力。有氧运动的相对强度常用个体的有氧能力表达,可用最大摄氧量(VO_2max)或储备摄氧量(VO_2R)的百分比值、测量或推测的个体最大心率(HRmax)或储备心率(HRR)的百分比值来表示。在一定条件下,身体活动的能耗水平与个体耗氧量或心率水平呈正相关,即能耗水平越大,耗氧量和心率也越大。也可以用运动时的个体主观感觉用力程度(ratings of perceived exertion,RPE)表示,是以个体自我感觉的疲劳程度来判断身体活动强度。可通过Borg计分来测量,在6~20的范围内,6表示最轻、很轻松,11~13表示稍累或有点累(费力),20表示很费力、非常累。

对于抗阻力活动或肌肉力量练习,相对强度可以用1次举起的最大重量(repetition maximum,RM)百分比来表示,如40%RM是强度较低、60%RM是中等,也可以用完成一个动作的重复阻力频数表示,如用2kg的哑铃进行二头弯举时,只能重复举10次,该强度为中等。

身体活动强度通常可以分为5级,分级方法和不同指标相对应值见表7-3-1。

表 7-3-1 有氧运动和抗阻运动强度分级及其对应值

	有氧运动					抗阻运动	
	相对强度				绝对强度	相对强度	
强度	%HRR 或% $\dot{V}O_2R$	%HR_{max}	% $\dot{V}O_{2max}$	RPE(Borg 计分)	MET	%1RM	重复阻力频数
低	<30	<57	<37	很轻松(<9)	<2.0	<30	>15
较低	30~39	57~63	37~45	很轻松-轻松(9~11)	2.0~2.9	30~49	12~15
中等	40~59	64~76	46~63	轻松-有些费力(12~13)	3.0~6.0	50~69	8~12
较大	60~89	77~95	64~90	有些费力到很费力(14~17)	6.1~8.7	70~84	5~8
次大-最大	≥90	≥96	≥91	≥很费力(≥18)	≥8.8	≥85	<5

HR_{max}:最大心率;HRR:储备心率;MET:代谢当量;RPE:主观疲劳感觉;$\dot{V}O_{2max}$:最大摄氧量;$\dot{V}O_2R$:储备摄氧量

三、身体活动时间和频率

身体活动时间(duration)是指进行一次某种具体活动所持续的时间,通常以分钟计算,如一次快速走 10 分钟。每次身体活动的时间可以累计,即将每一次特定身体活动的时间合计,如每天 3 次、每次 10 分钟、每周 5 天的活动可以合计为每周活动时间(time)150 分钟。

身体活动频率(frequency)指一段时间内进行身体活动的次数,一般以周为单位。身体活动对健康产生的效益有赖于长期坚持。研究表明,一次有氧运动产生的健康效益不超过 72 小时;某一肌群进行一次抗阻运动,恢复时间需要 48 小时,故建议进行有氧运动时至少隔天一次,不要连续两天不运动;而同一肌群抗阻运动应隔 1 天或 2~3 天 1 次,不要连续两天进行。

四、身体活动量

身体活动量(physical activity volume)是指反映身体所承受负荷的剂量。在实际应用中可以是一次运动的身体负荷量,也可以是一段时间内各种强度、持续时间和频数身体活动的总和,即身体活动量由身体活动强度、时间和频率决定。可以表达为身体活动消耗的能量、步行的步数、MET-分钟(MET-min)或 MET-小时。身体活动的总量是决定健康效益的关键。

MET-min 可以将人们从事各种身体活动的总和进行标准量化。MET-min 的计算方法是用一项或多项身体活动的 METs 值乘以进行每项活动的时间的总和。通常用每周或每天的 MET-min 来衡量活动量的大小。每项活动每周活动量 MET-min 的计算方法及能量消耗/周换算如下:

METs-min/周 = MET 值×min/天×天/周

kcal/周 = METs-min/周×体重(kg)/60

1993 年,Ainsworth 等发表了"身体活动概要",对多项身体活动的强度进行了赋值,并于 2000 年和 2011 年进行了两次更新,通过查阅"身体活动概要",可获得各项身体活动的 MET 值。例如,快速走(4METs)30min/d,5d/w,其一周的活动量为:4MET×30min/d×5d/w = 600MET-mins。除了上述活动,如果还有游泳(8METs)1d/w,30min/d,则一周的活动量为:4MET×30min/d×5d/w+8MET×30min/d×1d/w=840MET-mins。如果该个体体重为 70kg,则每周能量消耗约为 840MET-mins×70kg/60min=980kcal/w。

第二节 身体活动水平测量与评价

身体活动水平(physical activity level,PAL)是将人的日常身体活动进行量化的一种表达形式,用于估计人体总能量消耗情况。PAL 是对个体身体活动评价的指标,目前在国际上,普遍使用 PAL 对每日 PA 进行量化和分类。

身体活动水平的高低取决于身体活动量和基础代谢率。由于基础代谢率在一段时间内相对稳定,身体活动量的大小直接反映身体活动水平的高低,故在实际应用中常通过测定身体活动量及反映身体活动量的指标来评价身体活动水平。

一、身体活动水平的定义和分级

(一)身体活动水平定义

PAL 是指成人 24 小时总能量消耗(total energy expenditure,TEE)与 24 小时的基础代谢能量消耗(basal energy expenditure,BEE)的比值,即:

PAL=总能量消耗(TEE)/基础代谢能量消耗(BEE)

与基础代谢率组合,PAL 可以用来计算人保持特定的生活方式需要摄入的食物能量的数量。比值越大,说明身体活动水平越高,日常身体活动量越大,需要摄入的能量也就越多。

(二)身体活动水平分级

根据大多数人的身体活动量,或在可持续进行的 PAL 范围(1.0~2.5),通常将 PAL 分为 5 个等级(表 7-3-2)。1.0 表示不活动,即静态生活方式,2.5 表示是一个非常积极活跃的生活方式。非常低的能量消耗水平 PAL<1.4 可以维持生存,但不能使人体长期保持健康。在此范围之外还有一类极高的身体活动水平 PAL>4.0,这样高的能量消耗水平只能短期内进行,如运动员在进行某些运动(自行车比赛、极地探险)时,PAL 可以达到最大值 4.0。

适量或理想的 PAL,包括工作中或业余时间有一定强度和持续时间的规律地身体活动,有助于健康,可以减少超重肥胖及多种慢性病(如心血管疾病、糖尿病、某些癌症等)发病的风险。

表 7-3-2　身体活动水平分级

生活方式	PAL	例子
非常不活跃(extremely inactive)	1~ <1.40	卧床的人
不活跃、久坐(sedentary)	1.40~1.69	很少运动的办公室工作人员
中等活动(moderately active)	1.70~1.99	每天跑步 1 小时的人
较大强度活动(vigorously active)	2.00~2.40	每天游泳 2 小时的人
高强度活动(extremely active)	>2.40	竞技自行车赛手

引自:Human energy requirements:Energy Requirement of Adults. Report of a Joint FAO/WHO/UNU Expert Consultation. 2001

二、身体活动水平的测定

身体活动水平的高低取决于身体活动量和基础代谢率。由于基础代谢率在一段时间内相对稳定,身体活动量的大小直接反映身体活动水平的高低,故通常测定身体活动量的大小评价身体活动水平。

身体活动量的测量方法可分为两类:一类是借助于一些仪器设备进行的客观测量方法;一类是以身体活动问卷为主要形式的主观评价方法。客观测量方法多用于实验研究,是从身体活动能量消耗角度对身体活动进行测量;主观评价方法多用于流行病学调查,是从身体活动的强度、频率和时间 3 方面对身体活动进行量化。

(一) 客观测量方法

身体活动的能量消耗直接反映身体活动量。客观测量方法包括:双标水测热法、间接热量测定法、心率监测法及各种机械或电子运动传感器法。

1. 双标水测热法　双标水测热法于 1955 年由 Lifson 和他的同事共同发明并于 1982 年第一次应用于人类研究。此方法是使受试者服用稳定性放射性核素^{2}H 和^{18}O 双重标记的水,通过测量尿液中放射性核素的含量,得到^{2}H 和^{18}O 的代谢速率,从而计算 CO_2 生成率和 O_2 消耗量(VO_2),得出单位时间的能量消耗,结合人体基础代谢率,计算出身体活动能量消耗。双标水法测量准确、无毒副作用,而且不影响受试者的日常活动,所以一直被认为是身体活动测量的“金标准”。但是由于^{2}H 和^{18}O 价格昂贵,不适合在大人群中应用。

2. 间接热量测定法　间接热量测定法也是一种较精确的能量测定方法,它通过测定吸进的 O_2 和呼出的 CO_2 来计算能量消耗,结果真实可信,目前许多验证运动传感器测量步行或跑步有效性和可靠性的研究就是以此法作为参考。

3. 心率监测法　心率监测法的原理是心率在一定强度范围内,通常是 110~150 次/分钟,心率与耗氧量呈线性关系。Strath 等在校正了年龄和体能后,测得心率与耗氧量的相关系数为 0.68,因而心率可以作为测量身体活动的一种客观指标。但是,心率监测法也有明显缺陷:①容易受到环境温度、湿度、情绪变化和身体姿势的影响,单纯记录心率的方法不够准确;②对低水平的身体活动如步行测量结果不准确。

4. 运动传感器　运动传感器可以固定在身体上,通过感应肢体或躯体的运动或加速度来测量身体活动。常见的运动传感器有计步器和加速度传感器。①计步器:计步器是机械式步伐计数器,可以感应垂直方向的运动,当人们以正常的步速行走时,计步器能够精确记录行走的步数。根据步数可以推算能量消耗。计步器不适合测量行走缓慢或步态失调的老年人。②加速度传感器:加速度传感器是更为复杂的运动传感器,通过感应水平、侧面和垂直方向的加速度来测量身体活动的频率和强度。与计步器相比,加速度计的优点是可以提供活动强度和频率等信息,其输出结果更能反映人体的真实活动情况,但加速度计对上楼梯、骑自行车和搬运物体等非全身运动的测量不准确。

(二) 主观测量方法

主观测量方法包括行为观察、问卷调查和面访调查,其中问卷调查又可细分为:回顾性问卷、日记和日志。

1. 回顾性问卷　回顾性问卷是通过回顾过去一段时间(通常是过去 1 周)各种或各类身体活动的时间和频率,根据每种或每类身体活动强度 MET 值计算 MET-mins 或能量消耗,来估计身体活动量。目前有很多的回顾性问卷应用于身体活动测量和评价,应用比较广泛的有国际身体活动问卷(international physical activity questionnaire,IPAQ)、全球身体活动问卷(global physical activity questionnaire,GPAQ)、明尼苏达休闲时间身体活动问卷(minnesota leisure time physical activity questionnaire,MLTPAQ)等。IPAQ 由国际身体活动测量工作组于 2001 年制定,包括长卷和短卷两种形式,长卷多用于科学研究,短卷多用于行为监测。Craig 等在 12 个国家的 14 个中心对 IPAQ 的信度和效度进行了研究,认为 IPAQ 是一种应用于 18~65 岁人群中的可被接受和合理的身体活动测量工具(在中国人群中也得到验证)。GPAQ 是国际身体活动测量工作组专为发展中国家制定的国际标准身体活动问卷,主要用于身体活动监测,其效度已在 9 个国家得到验证。MLTPAQ 也是应用较广的问卷,其信度和效度经过了多个国家的验证。虽然回顾性问卷与客观测量相比,其准确性较低,但由于其成本相对低廉,便于管理,调查对象易于接受,目前仍是国内外大型流行病调查中最常用的方法。当前,已有研究开始使用问卷调查联合计步器来共同测量身体活动量。

2. 身体活动日记　身体活动日记通常是用来详细记录每 15 分钟或 30 分钟的活动内容,连续记录 1~3 天。通过日记,研究者可以计算身体活动总的能量消耗。与双标水法和间接热量测定法相比,身体活动日记也能较为精确地估计能量消耗,故被认为是最准确的主观测量法,但是,由于受试者不容易坚持,影响了该方法的推广使用。

三、身体活动水平的评价

身体活动水平的高低取决于身体活动量的大小。身体活动量的大小取决于单位时间内身体活动的总量与能耗，而活动总量和能耗的多少又与身体活动的强度、持续时间、活动频度等要素密切相关。因此，身体活动强度、时间、频率等变量也可作为确定身体活动水平等级的量纲，而这些变量又各自有着不同的表达方式，因而也就决定了身体活动水平评价方法的多样性。

（一）按 PAL 值评价

身体活动构成了能量代谢途径中可变性最大的部分，也构成了影响能量代谢平衡状态的关键，而身体活动所需要的能量在每日消耗的总能量中所占的比例，既可反映出身体活动水平的高低，也可作为身体活动水平等级划分的依据。故根据个体 24 小时内总能量消耗与该个体 24 小时基础代谢能量消耗的比值即可推算出每日身体活动水平（PAL）。世界卫生组织（WHO）按此种方法将职业性身体活动（劳动强度）分为 3 个等级。我国也采取此种分级方法对身体活动水平进行分级。见表 7-3-3。

（二）按 MET-mins 评价

根据国际身体活动问卷（IPAQ）或全球身体活动问卷（GPAQ）计算每周身体活动量的 MET-mins，或按中或高强度活动每天活动的时间和每周活动的频率，可以将身体活动水平划分为久坐少动、活动不足、活动充分、活动活跃和高度活跃 5 个等级（表 7-3-4）。

表 7-3-3　身体活动水平分级（按 PAL 值）

身体活动水平	职业工作时间分配	工作内容举例	PAL 值*		PAL 值**
			男	女	
低	75%的时间坐或站立，25%的时间站着活动	办公室工作，修理电器钟表、售货员、酒店服务员、化学实验操作、讲课	1.55	1.56	1.40~1.69
中	25%的时间坐或站立，75%的时间特殊职业活动	学生日常活动、机动车驾驶、电工安装、车床操作、金属切削	1.78	1.64	1.70~1.99
高	40%的时间站着活动，60%的时间特殊职业活动	非机械化农业劳动，炼钢、舞蹈、体育运动、装卸、采矿	2.10	1.82	2.00~2.40

*摘自《中国居民膳食营养素参考摄入量》，2000；**摘自《Human Energy Requirements》FAO/WHO/WNU，2001

表 7-3-4　身体活动水平分级（按 MET-mins）

身体活动水平	划分标准	PAL 值*
高度活跃	符合下列两项中任何一项：①高强度身体活动，每周至少 3 天，且累计达到 3000 MET-mins 以上；②每周中、高强度身体活动合计不少于 7 天，并且累计达到 3000 MET-mins 以上	1.90~2.50
活跃	高强度身体活动每周至少 3 天，每周累积达到至少 1500 MET-mins；或者每天步行并参加中等强度或高强度的身体活动，每周累积达到 3000MET-mins	
充分	每周至少 3 天，每天至少 20 分钟的高强度身体活动；或者每周至少 5 天，每天至少 30 分钟的中等强度的身体活动或步行；或者每周至少 5 天有步行并参加中等强度或高强度的身体活动，每周累积达 600 MET-mins 以上	1.60~1.89
不足	没有达到身体活动活跃或身体活动充分的水平	1.40~1.59
久坐少动	一周中没有任何的中等强度或高强度身体活动	1.00~1.39

注：MET-mins＝MET 值×活动时间（min）/天×每周活动天数；*美国医学会（IOM）标准，2008

（三）按身体活动强度和时间评价

根据身体活动强度和时间，可以将身体活动水平分为：

1. 不活动状态（inactive）　是在日常生活的基本活动之外没有进行任何中等或较大强度的身体活动。

2. 身体活动不足（insufficiently active）　是进行一些中等强度或高强度的身体活动，但是每周达不到 150 分钟的中等强度身体活动或 75 分钟的较大强度活动或等效组合。该水平身体活动低于满足成人身体活动指南的目标范围。

3. 活跃（active）　每周进行相当于 150~300 分钟的中等强度的身体活动。该水平身体活动达到成人身体活动指南的目标范围。

4. 非常活跃（highly active）　每周超过 300 分钟的中等强度身体活动。该水平身体活动超过成人身体活动指南的目标范围。

（四）按步数评价

按每天步行的步数，可以分为：

1. 久坐少动（基础生活活动）　<2500 步。
2. 身体活动不足　2500~<5000 步。
3. 一般（不活跃）　5000~<7500 步。
4. 比较活跃　7500~<10 000 步。
5. 活跃　10 000~<12 500 步。
6. 非常活跃　≥12 500 步。

四、常见身体活动强度与能量消耗

身体活动是影响人体能量消耗的主要因素之一。常见身体活动强度和能量消耗见表 7-3-5。

表 7-3-5 常见身体活动/运动强度及能量消耗

活动项目	强度 METs	每分钟每千克体重活动的能量消耗 kJ/(kg·min)或 kcal/(kg·min)	体重 65kg 男子进行 10 分钟活动的能量消耗 kJ(kcal)	体重 55kg 女子进行 10 分钟活动的能量消耗 kJ(kcal)
家务活动:				
盥洗、穿衣、办公室工作	2.7	0.188(0.045)	122(29)	103(25)
烹饪、扫地	2.9	0.201(0.048)	131(31)	111(26)
铺床、清扫房间	3.4	0.234(0.056)	152(36)	128(31)
购物、擦地、擦玻璃、熨衣服	3.7	0.259(0.062)	168(40)	142(34)
跟孩子玩坐位	2.4	0.167(0.040)	109(26)	92(22)
立位	3.6	0.251(0.060)	163(39)	138(33)
走、跑	5.3	0.368(0.088)	239(57)	202(48)
体力劳动:				
驾拖拉机	2.2	0.155(0.037)	101(24)	85(20)
挤奶(手工)	3.2	0.226(0.054)	147(35)	124(30)
挤奶(机械化)	1.4	0.096(0.023)	62(15)	53(13)
用电锯	4.5	0.314(0.075)	204(49)	173(41)
踩谷粒	5.1	0.356(0.085)	231(55)	195(47)
铲雪	6.9	0.481(0.115)	313(75)	265(63)
刨树坑	5.5	0.381(0.091)	248(59)	209(50)
炼钢	5.5~10.7	0.385~0.745(0.092~0.178)	249~493 (60~118)	213~410(51~98)
挖煤	10.8	0.452(0.108)	294(70)	248(59)
耕地	8.7	0.607(0.145)	394(94)	333(80)
伐木	17.8	1.243(0.297)	807(193)	683(163)
演奏乐器:				
拉手风琴	1.8	0.126(0.030)	82(20)	70(17)
吉他、笛子、大提琴	1.9	0.134(0.032)	86(21)	74(18)
弹钢琴	2.4	0.167(0.040)	109(26)	92(22)
吹喇叭	3.6	0.251(0.060)	163(39)	138(33)
打鼓	4.0	0.280(0.067)	183(44)	155(37)
休闲活动:				
庭园活动	3.2~4.3	0.112~0.129(0.054~0.071)	146~209(35~50)	125~176(30~42)
盖土、播种、编篱笆、剪枝、挖沟、割草	6.7~7.7	0.469~0.540(0.112~0.129)	305~351(73~84)	259~297(62~71)
乘车	1.6	0.113(0.027)	74(18)	63(15)
步行:缓慢	2.9	0.201(0.048)	131(31)	110(26)
50~55m/min	3.1	0.218(0.052)	141(34)	120(29)
110~120 步/min	4.6	0.318(0.076)	206(49)	174(42)
120m/min	5.8	0.406(0.097)	263(63)	223(53)
上下楼	3.4	0.239(0.057)	155(37)	131(31)
跳舞				
中等强度	3.7	0.225(0.061)	166(40)	141(34)
剧烈	5.0	0.347(0.083)	226(54)	197(46)
有氧舞蹈(低碰撞)	5.3	0.368(0.088)	240(57)	202(48)
有氧舞蹈(高碰撞)	6.9	0.481(0.115)	312(75)	265(63)
跳绳	7.8	0.544(0.130)	354(85)	300(72)

续表

活动项目	强度 METs	每分钟每千克体重活动的能量消耗 kJ/(kg·min)或 kcal/(kg·min)	体重 65kg 男子进行 10 分钟活动的能量消耗 kJ(kcal)	体重 55kg 女子进行 10 分钟活动的能量消耗 kJ(kcal)
钓鱼	3.7	0.259(0.062)	169(40)	142(34)
运动:				
体操	3.2~4.0	0.222~0.276(0.053~0.066)	142~180(34~43)	121~150(29~36)
武术:太极拳	4.7~7.8	326~0.544(0.078~0.130)	213~355(51~85)	180~301(43~72)
太极剑	5.2	0.360(0.086)	234(56)	196(47)
少林拳	7.3	0.506(0.121)	330(79)	280(67)
跑步(跑走结合,时间<10 分钟)	5.9	0.411(0.098)	268(64)	226(54)
慢跑	6.9	0.481(0.115)	312(75)	265(63)
越野(200m/min)	9.0	0.628(0.150)	408(98)	346(83)
爬山	7.3	0.506(0.121)	329(79)	279(67)
划船	3.6	0.251(0.060)	163(39)	138(33)
高尔夫球	3.5	0.243(0.058)	158(38)	134(32)
羽毛球	4.5~5.5	0.314~0.381(0.075~0.091)	205~247(49~59)	171~209(41~50)
台球	2.5	0.176(0.042)	113(27)	96(23)
乒乓球	4.1	0.285(0.068)	184(44)	155(37)
棒球	4.1~5.0	0.289~0.347(0.069~0.083)	188~226(45~54)	159~192(38~46)
排球	3.1~4.6	0.218~0.318(0.052~0.076)	142~205(34~49)	121~175(29~42)
篮球	5.9~8.3	0.410~0.577(0.098~0.138)	267~376(64~90)	226~317(54~76)
网球	6.5	0.456(0.109)	296(71)	250(60)
足球	7.9	0.552(0.132)	363(87)	305(73)
滑冰	5.0~6.9	0.352~0.481(0.084~0.115)	230~312(55~75)	192~265(46~63)
滑旱冰	6.9	0.481(0.115)	312(75)	265(63)
滑雪	9.5	0.661(0.158)	430(103)	363(87)
自行车(慢骑)	3.5~6.1	0.243~0.423(0.058~0.101)	158~275(38~66)	134~234(32~56)
(快骑)	6.1~8.5	0.423~0.594(0.101~0.142)	275~384(66~92)	234~326(56~78)
游泳(10m/min)	3.0	0.209(0.050)	137(33)	117(28)
(20m/min)	4.2	0.293(0.070)	192(46)	163(39)
(30m/min)	10.2	0.711(0.170)	462(111)	388(93)

引自国内资料和 Nutrition in Sport (the Encyclopaedia of Sports Medicine, R. J. Maughan, 2000) 并改编

第三节 身体活动的健康效益

早在 1996 年,美国《医学总监报告》确定身体活动不足是心血管疾病等慢性病的独立危险因素。2002 年 WHO 对包括中国人群在内的世界卫生研究报告指出,缺乏运动导致每年 200 万人过早死亡。随后大量的研究显示,有规律地进行适当身体活动可以预防多种慢性病,愉悦身心,促进健康,降低全因死亡率;久坐不动或身体活动不足是多种慢性病的重要危险因素;通过运动或身体活动可以遏制甚至逆转这些慢性病。

一、身体活动的生理健康效益

有规律的适量的身体活动通过提高个体身体活动水平,可以改善身体能力(有氧能力、生理功能、身体成分、技能、代谢能力、心理与情绪),产生健康促进作用,有利于防控慢性病的发生和发展,降低全因死亡风险。

(一) 增强心血管功能

身体活动时,交感-肾上腺系统活动显著增加,心率和每搏输出量增加,对心血管功能有良好的影响。

1. 对心脏的影响 心脏主要由心肌组织构成,长期适宜的身体活动可导致心肌细胞体积增大,直径增粗,心肌收缩蛋白和肌红蛋白增多,肌原纤维间毛细血管密度增加,线粒体到毛细血管的最大氧气弥散距离缩小,有利于心肌组织的氧化磷酸化过程及能量产生。长期坚持适宜的身体活动或体育锻炼还可导致心肌实质和间质成分成比例增长,使心脏的重量和体积增大,左心室舒张和收缩功能增强,心肌泵血功能显著提高,每搏输出量增加,心脏储备力增加,这对提高身体活动时的最大摄氧量和有氧耐力具有重要作用。

2. 对血管的影响 身体活动对血管的影响主要表现在对血管内皮、平滑肌和微循环血管的良好影响。

(1) 对血管内皮的影响:由于血液流动对血管壁面切应力的作用,适宜的身体活动导致血管内皮细胞呈流畅梭形变化,其排列方向与血流方向一致,血管内皮的排列更符合流体力学原理,同时增强内皮细胞的内分泌功能。

(2) 对血管平滑肌的影响:适宜强度的身体活动可使动脉管壁中膜增厚、弹性纤维和平滑肌增厚,血管壁的弹

性增强，血管搏动有力，有利于血液流动。

（3）对微循环血管的影响：身体活动可使冠状血管扩张，刺激小动脉和侧支血管增生，增强冠状血管平滑肌细胞的功能，促使冠状动脉转运能力提高，改善心肌微循环，使心肌的氧气供应和营养物质供应丰富。身体活动还可以改变毛细血管在各器官里的分布和数量，毛细血管开放数量及新生数量增多，分支吻合增多，有利于改善器官的血供，增强器官的功能。

（二）调节能量代谢

人体日常生活中的一切肌肉活动或运动实际上都是能量代谢过程。由于对能量代谢需求的改变，机体能量的储存、释放、转换和利用也出现相应适应。身体活动时机体需要给骨骼肌提供足够的能量以满足骨骼肌收缩能量的需要。而ATP是肌肉收缩时将化学能转变为机械能的唯一直接来源，因此身体活动时肌肉ATP的再合成和转运速率将大为加快。骨骼肌中ATP含量较低，为了保证身体活动时骨骼肌收缩的能量，ATP的分解过程必须和再合成过程密切偶联。

1. 一次性运动对能量代谢的调节作用　不同的运动模式，各能量代谢系统的动用取决于运动强度和持续时间。急性运动刚开始的能量主要来源于ATP、CP的分解。ATP在ATP酶催化下迅速分解为ADP和Pi，同时释放能量。ADP继之与CP作为共同底物在肌酸激酶的催化下迅速再合成ATP。由于是直接利用骨骼肌储存的ATP，且骨骼肌用于再合成ATP的CP分解速率极快，所以磷酸源供能系统较乳酸供能系统和有氧氧化供能系统能够提供更大的输出功率。由于该过程中ATP、CP分解时不需要氧气的参与，也不产生乳酸，故为无氧代谢的非乳酸成分。如果运动维持足够的强度并继续维持下去，呼吸和循环系统的动员一旦不能满足运动骨骼肌对氧的需求，糖酵解供能系统将逐渐占据能量供应的主导地位，同时产生大量乳酸。糖酵解供能过程不需要氧气参加，同时产生大量乳酸，又称无氧代谢的乳酸成分。

有氧代谢比磷酸原和糖酵解供能系统具有更为复杂的化学过程。低、中强度运动中呼吸和循环系统的动员能够满足运动骨骼肌对氧气的需求，充足的代谢底物能够提供更大的能量供应总量。因此运动时间大为延长。

一般来讲，运动模式、运动持续时间和强度不同，3种供能系统都参与能量供应，只不过各自在总体能量供应中所占的比例不同。

2. 规律性运动对能量代谢的调节　有氧代谢和无氧代谢能力除取决于能源物质储备外，能量代谢的调节能力以及运动后恢复过程的代谢能力也是重要因素。一般来讲，规律性运动可上调其主要能量代谢供能系统的酶活性，对神经、激素的调节更加敏感，内环境变化时各器官系统的功能更加协调，同时加速能源物质及各代谢调节系统的恢复，促进疲劳的消除。

规律性运动对能量代谢的影响可以用运动或能量节省化反映。规律性运动提高机体的运动节省化程度往往是骨骼肌能量代谢系统改善、运动单位募集类型改变、同等强度运动中通气量和心率降低以及运动技能提高的结果。

（三）改善体成分

合理的体成分有益于健康，已成为人们的共识。适宜的身体活动被认为是一种合理有效地改善身体构成的重要手段之一。研究认为，身体活动可以通过增加能量消耗，提高基础代谢率，抑制脂肪的生成来减少脂肪的积累，以及通过增加肌肉达到改善身体构成的目的。

1. 身体活动对脂肪代谢的影响　长期坚持有氧身体活动能更好地降低人体的脂肪，同时增加去脂体重（即瘦体重），使身体成分向良好趋势发展。中等强度身体活动（通常在最大摄氧量的50%~70%）被研究证明可以促进脂肪氧化达到最佳状态。也有学者提出，大强度的间歇运动在减肥效果方面要优于中低强度的运动，虽然大强度的运动过程利用脂肪氧化供能的比例较少，但是由于在大强度运动后机体恢复期内，人体的代谢率会升高并持续伴随，从而增加机体额外的能量消耗，促进脂肪分解。大强度运动后机体持续伴随的能耗约为中、低强度运动能耗的大约9倍之多。

2. 身体活动对骨骼肌的影响　研究发现，抗阻力量练习是刺激骨骼肌生长和肥大，增加肌肉力量的有效手段。抗阻力量练习对身体成分的影响主要体现在：骨骼肌通过克服阻力刺激骨骼肌细胞的体积增加和肌肉生理横断面积增大；抗阻力量训练可以促进机体运动后恢复期内的蛋白质合成；同时从细胞和分子水平出发，力量训练可以激活肌细胞旁的卫星细胞，使其与体内的类骨骼肌细胞重新结合生成新的肌细胞，从而增加骨骼肌细胞总数量；此外，骨骼肌的肥大促进机体内有氧代谢能力水平的提高可以加强脂肪组织的利用，达到减脂肪控制体重的效果。

（四）改善骨健康

1. 增加骨密度　身体活动可以直接或间接通过地面反作用力和肌肉收缩力对骨骼产生机械应力刺激，使骨骼产生功能适应性变化。适宜的身体活动对成骨细胞产生恰当的机械性应力，刺激成骨活性增强，增加骨组织内DNA和骨胶原的合成，引起骨结构良性的改变，如骨物理强度和坚固性增加、骨干变粗、骨密质增厚、骨质退行性变化推迟和减轻等。

身体活动可提高钙需要，促进钙的吸收。适当运动使骨皮质的血流量增加，改善骨组织的血液供给；进行户外身体活动，可接受充足的阳光，使维生素D增加，从而促进了钙的吸收，增加机体的骨密度。

2. 调节骨代谢　适量身体活动可提高睾酮的水平，通过调节内分泌，促进成骨细胞的活性，促进骨的蛋白质合成，使骨基质总量增加，基质的增加又有利于骨的钙化。因此长期适量身体活动可促进骨的代谢，使骨密度增加。同时适量的身体活动可以抑制甲状旁腺激素的分泌，降低破骨细胞的功能，减少了骨钙的丢失，使骨密度保持在较高的水平。

（五）影响免疫力

免疫功能作为机体抵抗力的标志，是身体健康的代表性指标之一。身体活动与免疫的关系非常复杂，研究表明，不同的身体活动对免疫功能会造成不同的影响。适度的身体活动可提高免疫功能，降低患感染性疾病的风险，而过度身体活动则对免疫功能有抑制作用。

1. 适度的身体活动增强机体的免疫力　经常从事适度身体活动者比静坐工作者患上呼吸道感染的风险明显要低，适度身体活动者每年患感冒的次数和患感冒的总天数明显少于不锻炼者。进行适度身体活动者免疫系统会发生数种有益的变化。一个为期3个月的适度身体活动计划使一组年龄为65~100岁老人的免疫力增强，他们由于呼吸道感染而住院的天数比同龄对照组明显减少。对坚持身体活动10年以上的老人进行研究发现，血浆白介素-1的活性比普通老人对照组明显增强，NK细胞的功能增高，而对抗原刺激的淋巴细胞增殖反应影响不大，这表明长期规律的身体活动可加强免疫功能。

身体活动能改善免疫功能，增加全身免疫和T细胞、B细胞数目及功能，增加杀伤细胞的数量和能力。每一次适度身体活动对人体的免疫监视功能都是一次促进，并且会在较长时间内降低机体感染的风险。定期进行适度身体活动，可增强免疫功能，降低患病风险。

2. 过度的身体活动降低机体的免疫力　长期过度的身体活动对机体的免疫功能有较强的负面影响；主要表现为：①淋巴细胞数量减少，增殖能力明显降低，细胞免疫功能受到损伤；②主要免疫球蛋白含量显著降低；③运动后血浆儿茶酚胺和应激激素明显升高，并由此导致免疫细胞数量减少以及活性降低等免疫功能的不良变化；④鼻腔中性粒细胞吞噬作用降低，以及血液粒细胞氧化活性降低；⑤机体抗病毒能力降低；⑥延迟性过敏反应降低，表现为皮肤出现红疹等；⑦机体免疫系统产生细胞因子的能力降低；⑧上呼吸道清除外部病原体的能力受损；⑨大负荷身体活动影响细胞免疫和体液免疫。

（六）其他

1. 改善呼吸系统功能　经常进行身体活动者，呼吸器官的构造和功能都会发生良好的变化，主要表现为骨性胸廓发达、胸围增大，既加大了从肺内向外排气的量，又为肺内充满较多的气体提供了空间条件。身体活动可以使呼吸肌逐渐发达且力量增强，由于膈肌的收缩和放松能力提高，肺活量也增大，特别是进行游泳和划船等项目的身体活动者增大尤为显著。随着身体活动水平的提高，肺通气量也相应增大，肺泡的弹性和通透性加大，更有利于进行气体交换，并且组织对氧的利用率也可能提高，表现为呼吸差加大（呼吸差即深吸气时与深呼气时的胸围之差），安静时呼吸频率变慢。同时，由于呼吸与运动的协调配合较好，能够适应和满足较强烈的运动对呼吸系统的要求。

体育运动对呼吸系统的影响是多方面的，科学适宜的身体活动对呼吸系统有益。

2. 增进消化系统功能　长期适量的身体活动可对消化系统的功能产生良好的效应，具体包括：①整体提高心肺功能，相应地促进消化器官的血液循环，保证氧气和营养物质的供给；②膈肌和腹肌的活动对腹腔内的消化器官起到节律性的按摩作用，可增强胃肠的蠕动；③中枢神经系统兴奋和抑制的协调状态有利于对消化系统调节功能的改善，而良好愉悦的心情又能提高食欲，有助于刺激消化液分泌，提高消化酶的活性；④适量的身体活动对预防消化道疾病有益处，如身体活动可加速肠道物质的运送，减少肠黏膜与致癌物的接触，从而降低大肠癌的发病率。身体活动使结肠动力增加，胃肠道机械撞击增多，以及腹肌收缩致结肠压力增加，减少便秘的发生。

3. 改善神经系统的功能　身体活动是发展和保持神经系统功能的有效手段，科学安排身体活动的负荷对保证神经系统的功能有重要作用。适宜的身体活动有利于神经系统功能的正常运行。

适度的身体活动对保持和促进脑健康、延缓大脑功能的老化有明显效果。经常身体活动者脑血管会更有弹性，大脑血液循环更加通畅，这样能够向脑组织提供更充分的氧气和营养物质，使大脑活动更加自如、思维更加敏捷。

适度的身体活动可以减少脊髓前角细胞在衰老过程中的死亡数量，使脊髓前角细胞中的线粒体结构产生良好的代偿性改变和脊髓前角细胞的细胞核、核仁增大，从而使脊髓前角细胞合成核糖体的能力增强。还有研究表明，适度的身体活动可引起大脑锥体细胞树突棘的数量增多，增加了中枢神经元的信息输入量。

二、身体活动与慢性病

身体活动能够和药物一样预防和控制疾病。在理论上，成年人群身体活动和慢性病之间存在着线性关系，即越缺乏身体活动的人，其患慢性病的概率就越高。与年轻群体相比，身体活动对老年群体慢性病发生率的预防效果更为显著。大量的研究证明，身体活动和慢性病发生率之间存在定量关系。70岁积极锻炼的老年人和不锻炼的老年人相比，在75岁时，其丧失活动能力的概率仅为17%，显著低于不锻炼的老人。积极锻炼的老人和缺乏锻炼的老人相比，能减少53%丧失劳动能力的可能性。适当锻炼的老年人（每天20分钟，每周2~3小时）患功能障碍的概率为不锻炼的老年人的1/4。对老年群体而言，步行的频率与老年功能水平下降之间存在重要关联。经常锻炼者的身体功能丧失的发生率仅为不活动者的52%。每周多活动1小时，其患瘫痪的概率会减少7%，而每天多活动1小时的老年人，其概率会减少40%~50%。《2018年美国身体活动指南咨询委员会科学报告》指出，有力的证据表明，身体活动改善了身体功能，降低了一般老龄人口中与年龄有关的身体功能丧失的风险，从而降低了老年人慢性病的发生率。总之，对老年群体而言，体育锻炼和慢性病之间存在一种剂量-效应关系。

（一）身体活动与心血管疾病

心血管疾病（cardiovascular diseases，CVDs）是全世界的主要死亡原因，全球约有1730万（31%）死于心血管疾病。研究表明，与从事规律的中等强度以上身体活动的人群相比，缺乏身体活动人群发生各种致命性和非致命性冠心病事件风险高1.5~2倍。临床研究证据表明，身体活动对冠心病影响的机制包括对动脉粥样硬化、血脂、血栓形成、血压、微循环和纤溶活性的影响等多个方面。

大量研究证据表明，久坐行为的时间增加与心血管疾病发病风险之间存在显著相关。身体活动可降低高血压前期和血压正常的成年人的血压;正常血压的成年人身体活动和高血压事件之间存在负相关。

现有的证据还不足以就身体活动与缺血性或充血性脑卒中的关联作结论。缺血性脑卒中的发病机制与冠心病类似,一些研究证实增加身体活动可以降低发生缺血性脑卒中的风险,更明确的结论还有待进一步的研究。

(二) 身体活动与糖尿病

前瞻性研究证实,身体活动较多的人 2 型糖尿病发病率低于身体活动少的人。据研究,适宜水平的身体活动可以减少 30%~50%糖尿病的新发病例;身体活动量与 2 型糖尿病发病率之间存在着显著的相关关系。身体活动量增加,2 型糖尿病的发病率降低。

有关身体活动的这种保护作用的生物学机制还没有完全研究清楚,但一般认为与胰岛素敏感性的增加、葡萄糖代谢的改善、发生动脉粥样硬化的危险降低和腹部脂肪的减少等有关。适应于规律的身体活动而产生的这种保护作用,可以在停止身体活动以后短时间内降低,身体活动预防和治疗糖尿病的作用似乎只来自于持续规律的身体活动。

(三) 身体活动与代谢综合征

代谢综合征(metabolic syndrome,MS)是一种以胰岛素抵抗为临床特征的综合征,包括肥胖、高血脂、高血糖等,是现代社会常见多发病,成为当前影响人类健康和生命的最主要的非传染性疾病。研究表明,饮食、身体活动干预可以提高 MS 患者的胰岛素敏感性,调节其糖、脂代谢,并有降低血压的效果,每周 5~7 小时的低强度身体活动或 1.5~5 小时的中等强度身体活动或 2.5 小时以上的高强度身体活动均能有效预防 MS。近年来对治疗代谢综合征的研究,除了常规的药物疗法外,越来越多的学者关注到运动疗法,并尝试分析身体活动干预 MS 的机制,找出治疗 MS 的最适运动处方。研究结果显示,有氧运动首先降低外周组织胰岛素抵抗,随后开始调节胰岛 β 细胞功能;运动可能通过激活正常骨骼肌中胰岛素信号传递 PI3K 和 Ras 两大途径中的关键蛋白,以及增加细胞膜上 GLUT4 移位来增强胰岛素敏感性,促进葡萄糖转运。

(四) 身体活动与癌症

有关身体活动与癌症预防的关联,目前的证据尚不足以做出结论。但身体活动与特定癌症风险之间的相关性是明显的。《2018 年美国身体活动指南咨询委员会科学报告》指出,大量的证据表明,更多的身体活动可以降低患膀胱癌、乳腺癌、结肠癌、子宫内膜癌、食管腺癌、胃癌等的风险。

一些研究显示了身体活动预防结肠癌和结肠癌前病变的保护作用。身体活动降低结肠癌危险的机制包括影响前列腺素代谢、减少粪便在肠道的通过时间和增加抗氧化活性物质的水平。现有证据没有发现身体活动与直肠癌的明确关联。

多数研究报道证明,身体活动多的妇女发生乳腺癌的危险降低。在绝经前、围绝经期和绝经后女性人群中,休闲时间或职业相关的身体活动使发生乳腺癌的危险度降低约 30%。身体活动可以影响雌激素和孕激素的分泌、代谢和清除,是身体活动降低乳腺癌发生风险的可能原因。

但没有足够的证据来证明,身体活动与血液癌症、头颈癌、卵巢癌、胰腺癌、前列腺癌、整体脑癌风险之间是否存在相关性。有一些证据提示大强度的身体活动有预防前列腺癌的保护作用,但另一些研究者并没有证实这一关联。对于身体活动与女性的子宫和卵巢肿瘤、男性的睾丸癌及两性的肺癌的关联,有关的研究还太少,结论也不能明确。

(五) 身体活动与骨关节疾病

毕生参加身体活动可以提高、维持肌肉骨骼系统的健康,也可以延缓由于缺乏身体活动而产生的增龄性肌肉骨骼系统功能水平的降低。老年人参加身体活动,可以帮助其维持肌肉力量和关节的柔韧性,进而保持自己的独立生活能力、减少发生跌倒和股骨颈骨折的危险。缺乏身体活动与骨质疏松和骨折的发生相关。在青少年和中年女性人群的研究中可见,负重的身体活动对于提高骨量峰值有重要意义。在有关的对照研究中发现,参加身体活动的程度、有氧工作能力和肌肉力量都与骨密度呈正相关关系。

身体活动的功能负荷具有增加骨量的作用,但是最有效的运动形式尚不清楚。《2018 年美国身体活动指南咨询委员会科学报告》指出,证据表明,社区居住的老年人参与多组分身体活动方案(通常包括平衡、力量、耐力、步态和身体功能训练以及娱乐活动的组合)或预防家庭跌倒体育活动和锻炼计划可以显著降低跌倒造成的伤害风险,包括严重跌倒导致的骨折、头部外伤、开放性伤口软组织损伤,或任何其他需要医疗护理或入院的伤害。有关文献的系统综述确认了身体活动可以降低老年人发生跌倒的危险。

身体活动对于维持关节的健康是必需的,也有助于控制关节炎的症状。尚没有证据说明身体活动本身可以引起关节炎,但是随着运动强度和时间的增加,发生关节外伤的危险有增加趋势。普通人长期参加休闲性的跑步,没有发现增加发生关节炎的危险。

(六) 身体活动与全因死亡率

全因死亡率(all-cause mortality)是指一定时期内各种原因导致的总死亡人数与该人群同期平均人口数之比,可以衡量某时期人群因病和伤死亡危险的大小,是一个反映各种危险因素作用的综合指标。身体活动是一个作用于多个系统的综合因素,因此身体活动与全因死亡率的关联更全面地反映了身体活动对人类健康的影响。

与久坐少动生活方式或心肺功能水平低的人群相比,参加中等到高强度身体活动或心肺功能水平高的人死亡率更低。在各种研究和不同人群中,身体活动与这种全因死亡率降低的关联都是一致和显著的。中等强度至较大强度身体活动量与全因死亡率之间存在明显的负相关。对于没有或几乎没有中等强度至较大强度身体活动量的个体,用轻度身体活动取代久坐行为可降低全因死亡率、心血管疾病发病率和死亡率以及 2 型糖尿病发病率和死亡率的风险。中等强度至较大强度身体活动量与全因死亡率、CVDs 死亡率和 CVDs 事件呈负相关。参加中等强度身体活动,例如每周爬 20 层楼梯,可以降低全因死亡率,参加强度更大的身体活动所带来的效应更大,全因死亡率进一步降低。

除了休闲时间和职业相关的身体活动，交通往来有关的身体活动，例如每天骑自行车上班，并且累计 30 分钟以上，同样可以产生独立于其他休闲时间身体活动的有益作用。

对于已经发生有关慢性病的人群来说，参加身体活动对降低其死亡率同样有效。经常参加身体活动的慢性病患者较久坐少动生活方式的慢性病患者过早死亡的发生率低；在超重和肥胖人群中，身体活动较多和身体素质较好的人群，过早死亡的发生率低。身体活动较多的心血管疾病患者死亡率低于不活动者 2~4 倍，增加身体活动水平能够减少 20%~35%的死亡率。积极的体育锻炼能够减少 50%以上由心血管疾病引发的死亡率，而且，每周通过身体活动和体育锻炼增加 1000kcal(4200kJ)的能量消耗能够减少 20%的死亡率。高负荷的身体活动能够有效降低各种疾病导致的死亡率。这些结果表明，身体活动的多少与死亡率有着重要的关联，身体活动越多者死亡率越低，甚至身体锻炼负荷量适当的增加都能够有效地减低死亡率，积极从事体育活动的人能够减少死亡率达 44%。因此，有规律地进行身体活动可以减少冠心病、脑卒中、2 型糖尿病、高血压、结肠癌、乳腺癌和抑郁症等引发的死亡率。

三、身体活动与心理健康

心理健康(mental health)问题是一个全球普遍的公共健康问题。焦虑和情绪障碍是成年人中最常见的精神障碍，很多人都有过重度心理烦恼和重度抑郁的经历，这些心理问题会增加身心健康疾病的风险。心理健康是指个人和群体与其他人和环境进行互动的能力，以便改善主观幸福感、促进最优发展、提高认知、情感与关系能力的使用。因此，良好的心理健康不只是没有精神、心理障碍或心理抑郁，也包括生活质量、积极影响、主观幸福感和社会功能等方面。

身体活动对心理健康的益处包括降低不良精神状态的风险(如焦虑或抑郁症状)，改善心理障碍，增加幸福感。

(一) 身体活动与焦虑

一项包含 19 个研究的 Meta 分析结果显示，身体活动对焦虑症状具有显著影响。分层分析发现，单纯身体活动比其他行为干预、个人活动比小组活动、有监督的活动比不监督的活动、中高强度活动比低强度活动，改善焦虑症状效果更好。改善效果不受每周运动时间或总运动量的影响。

美国健康和人类服务身体活动指南咨询委员会报告，基于少量的有代表性的人群横断面调查和前瞻性队列研究证据，支持规律的身体活动可以预防焦虑及其症状发作。随机对照试验结果显示，参加有计划的运动可以减少健康成年人焦虑症状。澳大利亚的一个前瞻性队列研究显示，与不活动的人群比较，每周进行 3 小时以上的高强度身体活动的人群发生任何一种焦虑症的概率平均减少了 53%。

(二) 身体活动与抑郁

大量的前瞻性队列研究显示，规律的运动锻炼可防止抑郁症状和重度抑郁障碍的发作，但是关于躁郁症和其他情绪的证据不足以得出结论。应用症状自测评估问卷调查方法，28 项前瞻性队列研究的结果显示，积极活动的人群比不积极活动的人群出现抑郁症状的平均概率约低 25%~40%；调整年龄、性别、学历、收入、吸烟、饮酒、慢性病和其他社会心理变量等危险因素之后，发病率降低 15%~25%。使用临床诊断方法，发病率平均减少 30%。随机对照试验的结果显示，有规律地进行身体活动可以减少健康成年人的抑郁症状。前瞻性和随机对照试验数据均表明，中等和高水平的活动降低抑郁症状发生率相似，均比非常低水平的活动或不活动的保护作用大。调整其他危险因素后，身体活动达标人群(至少 30 分钟/天的中等强度活动，5 天/周或 20 分钟/天的高强度活动，3 天/周)抑郁风险降低 23%；未达标人群抑郁风险降低 16%。

一项纳入了关于身体活动与抑郁症状的 27 项观察性研究和 40 项干预性研究显示，身体活动与抑郁症状显著负相关。在前瞻性研究中，最低水平的活动即可显著改善抑郁症状，如 1~2 小时/周的轻中等强度的休闲与动态活动、增加至少 60 分钟/周的中高等强度活动(处于非活动状态和低活动状态的女性)、1~2.5 小时/周的中等强度的活动、1 小时/周的高强度活动(女性)、1~3 次/月的剧烈运动，都可改善抑郁。

另一项对 70 项对照或非对照试验的 Meta 分析结果显示，在监督下进行身体活动的研究中，低强度比中等强度身体活动对抑郁的改善作用更大，身体活动的类型或总量无显著差异。在无监督进行活动的研究中，与对照组相比，干预前后的研究的影响很小，有显著异质性。效果不随活动强度的不同而改变。在所有的研究中(即包含监督和无监督的活动)，无论是小组还是个人的运动计划，无论是只关注一种运动还是多行为干预，或者不同类型的活动(如耐力训练，抗阻训练/灵活性活动，行走等)，取得的效果都是相似的。

(三) 身体活动和压力

美国卫生与人类服务部的报告，现有的前瞻性队列研究证据显示，积极活动有利于缓解心理压力。积极活动的人群心理烦恼发生率降低(或增加幸福感)大约 30%；调整危险因素之后约降低 20%。RCT 结果表明，身体活动缓解压力的最小作用通常不会超过健康教育或伸展运动等安慰剂产生的益处。基于人群的研究表明，与不活动或低水平的活动相比，中等或高等强度的身体活动参与均与心理烦恼感觉的降低有关(或幸福感的增加)。

(四) 身体活动和心理幸福感

现有的前瞻性队列研究证据表明，积极活动对人心理健康和心理烦恼可以产生小至中等程度的有利作用。身体活动还可以增强自尊心，减少慢性疲劳。

一项对关于身体活动水平和健康相关的生活质量(HRQoL)之间的关系的研究的系统评价，结果显示，身体活动对活力、心理健康以及社会功能均有积极的影响。两项队列研究均表明增加 1 小时的身体活动有益于心理健康和活力，对提高社会功能有积极影响。4 项随机对照试验(RCT)中有 3 项表明，身体活动与心理幸福感显著相关；每周至少行走 72 分钟,或 2~3 小时/周的有氧运动,可以增强活力;每周 1~2 次的体能训练可提高心理 HRQoL。

一项关于规律有氧运动对积极情感影响的 Meta 分析(包括 105 篇研究,N=9840)显示,运动对积极情感影响一般,但对情感低于平均水平的受试者改善效果更好;当运动量较低时,如每周至少 3 天,每天持续时间 30~35 分钟,对积极情感的影响稍增大。

四、静态活动与健康

目前的研究显示,久坐的静态生活方式是身体活动不足的主要表现;久坐不动是心血管疾病等慢性病的独立危险因素。《2018 年美国身体活动指南咨询委员会科学报告》指出,久坐少动的时间与全因死亡率之间存在显著的相关性。随着久坐行为时间的增加,全因死亡率增加。

(一) 静态活动的定义

静态活动或久坐少动(sedentary)也称为静态行为(sedentary behavior),通常是指清醒状态下的能量消耗≤1.5MET[即≤6.276kJ/(kg·h)]的静坐或依靠姿势的活动,包括坐着、躺下、玩电脑以及看电视等活动。静态活动是独立于身体活动的健康危险因素。

日常生活中,静态活动的范畴很广,按照活动的表现形式,静态活动可分为①屏前静态活动:包括看电视、上网、打游戏以及玩手机等;②社交性静态活动:包括聊天、打电话等;③交通性静态活动:乘坐公交车、地铁、自驾车等;④坐着从事业余爱好的静态活动:包括阅读、写作、画画、弹奏乐器等。

影响静态活动时间的因素有许多,包括人口学因素、环境因素等。有研究表明,与环境因素相比,人口学因素如社会经济状况等对静态活动模式的作用更大。不同的国家其社会背景不同,人口学指标对静态活动时间影响也不同。

(二) 静态活动对慢性病的影响

1. 静态活动与肥胖 静态活动与肥胖的关系受到了众多研究者的关注,尤其是看电视这一久坐行为方式。长时间静态活动独立于身体活动,与肥胖呈正相关。研究显示,每天看电视 2~3 小时和 3~5 小时的儿童青少年与每天看电视少于 2 小时的儿童青少年相比,其发生超重的风险更高。每天静态活动 2 小时或更多与成年人的超重也存在着正相关关系,每天静态活动 2 小时以上的成年人的 BMI 值较身体活动较多的成年人显著增高。

2. 静态活动与 2 型糖尿病 大量针对长时间看电视与糖尿病的关系的研究表明,长时间看电视会增加 2 型糖尿患病风险。每天增加 2 小时的看电视时间,会增加 14%患 2 型糖尿病的风险,而每天增加 2 小时的静坐时间会增加 7%患 2 型糖尿病的风险。

3. 静态活动与代谢综合征 静态活动时间越长的人群患代谢综合征的风险越大,减少静态活动时间可显著降低代谢综合征的患病风险。与正常水平相比,每增加 1 小时的静态活动时间,患代谢综合征的风险增加 39%。且每天静态活动时间>7 小时的人群,患代谢综合征的风险是静态活动时间<7 小时的人群的 1.21 倍;办公室工作者患代谢综合征的风险是农林渔业工作者的 2 倍。

4. 静态活动与心血管病 静态活动与心血管疾病显著相关,随着静态活动时间的增加,患心血管病的风险增加。每天静态活动时间 10 小时以上的人群患心血管病的风险是每天静态活动时间 5 小时以下的人群的 1.18 倍。

5. 静态活动与癌症 静态活动与癌症的发生呈正相关。研究发现,每天看电视时间超过 4 小时的人群患肺癌的风险是每天看电视时间少于 2 小时的人群的 1.36 倍;每天静坐时间超过 3 小时的人群患肺癌的风险是静坐时间少于 3 小时的人群的 1.32 倍;长时间静坐是子宫内膜癌的独立危险因素,且随着时间增加,子宫内膜癌的患病风险不断增加;长时间的静态活动还可增加患结直肠癌的风险。

6. 静态活动与骨密度 儿童青少年静态活动时间过长与骨质含量的减少、较低骨密度峰值或前臂骨折有关,而额外的身体活动或轻度身体活动能调节、减少静态活动对骨骼健康的负面影响。此外,静态活动是老年人髋部骨折的危险因素,增加静态活动时间会增加其髋部骨折的风险。

7. 静态活动与死亡率 静态活动与全因死亡率、疾病别死亡率均存在密切联系。新近的研究结果提示,过长的静态活动与全因死亡率存在关联。

静态活动与全因死亡率、心脑血管死亡率有关联的原因可能在于:①静态活动降低了个体全天的身体活动水平;②通过电视广告等增加了个体高能食物或零食的摄入;③过长的静态活动时间有可能增强了肥胖基因的易感性。

(三) 静态活动与视力

随着电子技术快速发展和互联网的普及,人们的视屏时间不断增加,学习、工作、生活、娱乐等几乎都离不开电脑和手机,它们作为近距离用眼最频繁的工具,是给眼睛带来最大疲劳的根源。调查表明电脑用户中有 82.4%患有电脑视觉综合征,眼睛干涩胀痛、视力下降等。此外,电脑和手机等的使用也影响了人们的生活方式,许多人不喜欢外出交流,也不喜欢进行户外活动,由于视力健康需要阳光和户外活动的调节,视屏时间太长就会对视力造成损害。

看电视是我们中度距离用眼最多的场合,电视本身是有一定闪烁的发光体,加上距离比较短,长时间看电视等静态活动,容易产生视觉疲劳,特别是儿童少年视力还没有发育成熟,更容易造成伤害。

儿童每天总静态时间、做作业时间、看电视时间、玩电脑/电子游戏时间均与近视患病率相关。除去性别、年龄、遗传的影响后,做作业时间长是儿童近视患病率最重要的危险因素,每天做作业时间每增加 1 小时,学生患近视的风险增加 9.5%。因为看书、写字等都是通过近距离的精细视觉完成的,主要依赖视觉锥体细胞。视觉细胞的过度疲劳,会引发整个视觉系统疲劳、眼肌、眼球等都会发生相应的病理性生理变化。

(四) 静态活动与心理健康

长时间的静态活动对心理健康会产生负面影响。多项研究证明,屏前静态活动时间越长,心理健康状况越差。随着电脑或者电视等屏前行为时间的增加,其心理状况变差。

随着互联网使用时间的延长，出现抑郁症状的风险增加。有学者于2015年使用青少年静态活动状况问卷对296名13~18周岁的加纳中学生进行调查后发现，静态活动时间与抑郁水平正相关。

不仅如此，屏前行为等静态活动也与恐惧症、惊恐症障碍、精神抑郁、生活满意度、体像等有关。还有研究显示，静态活动和阿尔茨海默病呈正相关。

五、促进健康的身体活动

促进健康的身体活动首先应该适度，包括身体活动的频率、强度、时间、类型和有关的注意事项。针对不同人群、不同生理和病理状态，适度运动有不同的内涵，其基本考虑是：①平常缺乏身体活动的人，如果能够经常参加中等强度的身体活动，他们的健康状况和生活质量都可以得到改善；②获得身体活动促进健康的有益作用不是必须从事很剧烈的运动锻炼，日常生活中的身体活动也会带来健康促进效益；③增加身体活动量（时间、频率、强度）可以获得更大的健康促进效益；④不同的运动频率、时间、强度和形式促进健康的作用有所不同，综合耐力、肌肉力量和柔韧性活动和锻炼可以获得更全面的健康促进效益；⑤不同人群的运动能力、对运动的反应和适应过程以及社会属性有差异，根据个人条件，保持适度的身体活动可以降低发生运动有关的意外伤害。

（一）身体活动的频率

日常生活中经常参加中等强度身体活动人群的心血管病、糖尿病和全死因死亡率均明显低于缺乏身体活动的人群。所谓经常或规律指每周5~7天，强调规律一方面因为平常缺乏身体活动的人，只有经过一定时间规律适度的身体活动积累，相应的健康促进效应才能显现；另一方面，因为日常有适度身体活动的人，如果停止规律的身体活动，相应的健康促进效应会逐渐消失。特别值得指出的是，有研究表明为了弥补工作日身体活动的不足，周末进行较多的身体活动对健康促进也有积极的作用。

身体活动的健康效益有赖于长期坚持。同时机体在重复一定强度的身体活动过程中所产生的适应性，也可降低发生一段意外伤害的风险。

（二）身体活动的时间

每天30分钟以上，或每周累计150分钟的身体活动，可以增进心肺功能、降低血压和血糖、改善血脂和血糖代谢、调节内分泌系统功能、提高骨密度、保持或增加瘦体重、减少体内脂肪蓄积、控制不健康的体重增加等，同时可以使冠心病、脑卒中、2型糖尿病、乳腺癌和结肠癌的发病风险降低20%~30%，有益于健康。具体到运动强度和时间，强度较大时，运动时间可以较短；强度较小时，运动时间应增加，每天15~60分钟，不强调每次运动时间都要达到期望值，而是以每天或每周应达到累计时间。

现有证据还表明，针对不同的健康目标，运动的内容和剂量可能不同。通常维持体重需要60~90分钟/天的中等强度身体活动量，以达到一个总的身体活动能量消耗值。但如以降低各种慢性病风险为目标，每天30分钟中等强度的身体活动对于体重无论是正常还是肥胖都是有效的。

分次（10分钟/次）累积30分钟身体活动，其效应相当于一次持续30分钟的身体活动。现有的证据提示，男性每周累计爬楼梯125层，女性85~100层，每次至少5层，有助于改善心血管系统的健康水平。

就身体活动时间而言，每天30分钟中等强度身体活动对心血管、糖尿病和相关癌症预防作用证据充足，但延长活动时间可以获得更大的健康效益。增加身体活动强度和延长中等强度的身体活动时间都能增加运动量，但延长中等强度的身体活动时间造成运动伤害的风险更低。

（三）身体活动的强度

几乎所有的身体活动推荐量和指南都强调中等强度运动有益于健康。中等强度的运动可以降低心血管疾病、糖尿病、结肠癌和乳腺癌等慢性病的风险和病死率。强度≥7MET的活动具有更强的促进和预防疾病的作用，强度<3MET的活动可以增加能量消耗，有助于体重控制。

1. 身体活动量与死亡率的调查数据显示，随着每周运动量的增加，人群的死亡率降低。每周身体活动的能量消耗在700kcal以上，就可见明显的死亡率降低效应，但这一变化趋势到3500kcal/w时不再增加。折算下来，每天在100~500kcal，约相当于中等强度运动30分钟到较大强度运动60分钟。

2. 从身体活动强度与健康效益的剂量-效应关系看，缺乏身体活动的人增加运动量所获得健康效应最大；而身体活动较多的人增加身体活动所增加的健康效应较小，但他们获得的累计健康效应更大。

3. 中等强度身体活动的推荐能量消耗值通常为150kcal/d，由于体重不同，完成同样时间或距离运动的能量消耗不同，所以运动消耗150kcal所需时间也不同，30分钟只是一个平均值。用心率掌握运动强度，由于不同个体的基础心率的差异，同样心率的运动负荷量也因人而异。

4. 从运动有益健康的作用上讲，除了一些疾病状态下对运动强度有所限制外，适宜时间和频率的各种强度运动对健康都是有益处的。因此，指导日常身体活动的基本原则之一是从事尽量多的身体活动。

（四）身体活动的风险及预防

1. 身体活动的风险　身体活动的风险是指活动中和活动后发生疾病或伤害的风险，包括心血管事件和外伤。尽管适量身体活动降低发生心血管疾病的风险和死亡率，但是剧烈运动可以诱发心血管意外。对于心血管系统健康的人群，这种情况通常不会发生，但对于有心脏病理改变、已经明确诊断有心血管病和表面上健康却有隐性心脏病的患者易发生心血管意外事件。<35岁者发生运动猝死的可能性较小，美国有研究报道，按年计算发病率，女性为77/万，男性为13/万，原因以肥厚性心肌病为主。中老年人发生运动猝死和非致命性心肌梗死的危险增加，主要与血管动脉粥样硬化斑块的破裂有关。临床运动试验的统计显示，经过健康筛查，健康者发生意外的可能性很小，而高危患者各种心血管意外的发生率为6/万。

运动外伤是另一类与运动有关的健康危害，其原因与准备活动不充分、疲劳、运动过度等有关，器材、着装、道路和场地等因素也与运动外伤的发生有关。运动强度、时间和频率的增加都伴随运动外伤发生率的增加，因此适量运动是关键。

2. 身体活动风险的预防　身体活动的风险和效益并存，有益健康的身体活动必须适度。为避免身体活动伤害，应注意以下几点：

（1）量力而行、循序渐进，并采取必要的保护措施。

（2）关注身体活动中的安全，自我监测运动中的不适症状。

（3）掌握发生意外时的应急处置技能。

（4）平时活动少的人、中老年人、患病者和有潜在疾病者，锻炼前需进行健康风险筛查和运动能力评估。

（5）合理安排运动量。

六、身体活动指南

自 1994 年 WHO 提出"久坐不动的生活方式是当今慢性病发生的第一独立危险因素"这一理念以来，世界各国，尤其是发达国家面对久坐不动的生活方式带来的慢性病高发、低龄化及高死亡率这一重要的公共卫生问题，采取了一系列措施促进身体活动和健身运动的开展。为此，许多国家的政府机构相继发布了以通过身体活动改善和增进国民健康为宗旨的指导方针和行动计划，如身体活动指南。

（一）WHO 及多国（组织）身体活动指南概况

1. WHO　为促进身体活动在全球的推进，WHO 多次将身体活动纳入促进健康相关的规划中。鉴于身体活动对于公众健康的重要性，也鉴于 WHO 承担在全球范围促进身体活动和预防慢性病的工作任务，依据循证医学的证据，2004 年，WHO 颁布了《饮食、身体活动与健康全球战略》，2010 年颁布了《关于身体活动有益健康的全球建议》。《关于身体活动有益健康的全球建议》的核心内容是在人群中通过促进身体活动，实现慢性病的一级预防，提出的建议针对三个年龄组：5～17 岁，18～64 岁和 65 岁及以上者。

2. 美国身体活动指南　2008 年，美国身体活动指南专家咨询委员会（Physical Activity Guidelines Advisory Committee，PAGAC）在审读身体活动与健康相关的科学证据的基础上，完成并发布了 2008 年 PAGAC 科学报告，美国卫生与公众服务部（U. S. Department of Health and Human Services，HHS）依据此报告制定和发表了《美国人身体活动指南 2008》（2008 *physical activity guideline for Americans*）。2016 年由美国最有成就的身体活动和健康专家组成 PAGAC，咨询委员会进一步审读了近 10 年身体活动与健康的新文献，形成 2018PAGAC 科学报告。美国卫生和公共服务部于 2018 年 11 月 12 日在 2018 年美国心脏病年会上发布《美国人身体活动指南》第 2 版。该版指南覆盖学龄前儿童（3～5 岁）、儿童青少年（6～17 岁）、成年人（18～65 岁）、老年人、妊娠期和产后和慢性病或残疾人群，强调多动少坐对每个人有益。

3. 加拿大身体活动指南　加拿大联邦卫生部与运动生理学学会在 1998 年颁布成年人身体活动指南、1999 年颁布老年人身体活动指南和 2002 年颁布儿童青少年身体活动指南的基础上，2011 年 1 月颁布了全面更新的"加拿大身体活动指南"，为每个年龄提供背景和具体指导方针。加拿大运动生理学会于 2012 年发布《加拿大 0～4 岁幼儿的身体活动指南》。随后，加拿大运动生理学会（CSEP）与东安大略省儿童医院健康活跃生活和肥胖研究小组（HALO）合作，为儿童（5～11 岁）和青少年（12～17 岁）制定了《加拿大久坐不动行为指南》。

4. 英国身体活动指南　英国政府在 2011 年 7 月 11 日向所属地区政府（英格兰、苏格兰、威尔士和北爱尔兰）颁布题为 *Start Active*，*Stay Active* 的身体活动指南。此指南由英格兰、苏格兰、威尔士和北爱尔兰的四名首席医疗官（CMO）发布。指南指出，规律身体活动带来的好处可以为健康和社会护理服务节省成本，并且这些身体活动的好处可以进一步扩大到提高工作场所的劳动生产力，通过积极的旅行减少拥挤和污染，以及儿童和年轻人的健康发展。该指南强调了所有年龄组的久坐行为风险，还建议以更大的灵活性实现推荐的身体活动水平。

5. 澳大利亚人身体活动指南　2014 年澳大利亚政府卫生部发布最新版《澳大利亚身体活动和久坐行为指南》。新版指南得到了最新科学证据的支持，特别是对身体活动与健康结局之间的关系，久坐行为/坐着时间与健康结局之间的关系，以及这些因素如何影响慢性病和肥胖的风险之间的关系进行了特别考虑。鼓励所有澳大利亚人（不论年龄）参加持续的身体活动，同时减少他们久坐不动的时间。指南分别为 0～5 岁儿童、5～12 岁儿童、13～17 岁青少年、18～64 岁成年人和 65 岁及以上的老年人制定了身体活动指南和久坐行为指南。

6. 日本身体活动指南　为了预防生活方式相关的疾病，2006 年 8 月日本厚生劳动省、健康局和生活习惯病对策室制定了《运动指南 2006》。该指南主要是针对健康成年人，不同于 WHO 和其他国家建议每周大多数天应进行中等强度运动 150 分钟以上的建议量，建议身体活动量每周 23 个健身活动量（Ex）（代谢当量×小时）以上的身体活动（运动/生活活动），其中的 4 个健身活动量（Ex）为活跃的运动。换算成步数相当于每天 8000～10 000 步（1 周大约 56 000～70 000 步），另外，每周 4 个健身活动量（Ex）的运动相当于快步走约 60 分钟，打网球约 35 分钟。

7. 中国身体活动指南　早在 1952 年 6 月 10 日，毛泽东主席发出"发展体育运动，增强人民体质"号召；1982 年《中华人民共和国宪法》规定，"国家发展体育事业，开展群众性体育活动，增强人民体质"；1995 年国务院颁布了《全民健身计划纲要》，提出要更广泛地开展群众性体育活动，增强人民体质。为提高居民身体活动意识和指导公众科学地进行身体活动，2006 年 3 月，"中国肥胖问题工作组"和"中国身体活动与健康工作组"联合召开会议，研究确定启动起草《中国成人身体活动指南》工作，2010 年 11 月 1 日《中国成人身体活动指南》得到中华人民共和国卫生部疾病预防控制局批复并发布。2011 年 6 月，人民卫生出版社出版发行了《中国成人身体活动指南》（试用）。该指南以千步当量为活动量计量单位，推荐成年人每天应进行6～10千步当量的身体活动，并对老年人和常见慢性病患者的身体活动指导提出建议。

2016年10月25日，国务院颁布《"健康中国2030"规划纲要》，突出全面健身、强化体育锻炼对健康的重要作用；2017年7月13日国务院下发《国民营养计划2017—2030》，注重倡导"吃动平衡"的健康生活方式，促进健康，预防疾病。为响应和落实上述方针政策，2018年6月中国疾病预防控制中心和国际生命科学学会中国办事处正式启动了《中国人群身体活动指南》制定工作。

（二）身体活动推荐量

2008年PAGAC科学报告建议促进公共健康的身体活动目标范围是每周500～1000MET-mins中等至较大强度的身体活动（METs-min MVPA），或者每周150～300min中等强度的身体活动，WHO以及美国、加拿大、澳大利亚和中国等多个国家也采用这个标准。2018年PAGAC科学报告的身体活动目标范围与此一致。多个国家（组织）的身体活动推荐量覆盖了从婴儿、儿童青少年、成年人和老年人各个年龄段，以及孕产妇、残疾人和常见慢性病人群。身体活动类型包括有氧运动、抗阻运动、柔韧性练习、神经动作练习等多种类型。现将不同年龄段的身体活动概括如下。

1. 5岁以下年龄段　对于能够行走之前的婴儿来说，从出生之后就要鼓励孩子参与身体活动，特别是在地板上玩耍和多种水中活动。可以帮助孩子在地板上滚、爬，可以与大人一起练习抓握、推拉等动作，还可以与孩子一起游泳。

对于能够独立步行的5岁以下的孩子来说，每天至少应该活动180分钟（3小时）。尽可能减少孩子久坐不动的时间，减少孩子面对电视机、电子游戏机或电脑屏幕的时间，减少孩子坐在婴儿车里的时间。

2. 5～17岁年龄段　为增进心肺、肌肉和骨骼健康，减少慢性病风险，建议是：5～17岁儿童青少年每天至少应累计60分钟中等到较大强度身体活动；>60分钟的身体活动可以提供更多的健康效益；日常身体活动应该以有氧活动为主，每周至少应进行3次较大强度身体活动，每周至少有3次增强肌肉和骨骼密度的活动。

3. 18～64岁年龄段　对于该年龄段的成年人，要增加生活中的身体活动和有计划的锻炼等。为增进心肺、肌肉和骨骼健康，减少慢性病和抑郁症风险，建议如下：

（1）18～64岁成年人应每周至少完成150分钟中等强度有氧活动，或每周至少累计75分钟较大强度有氧身体活动，或中等和较大强度两种活动相当量的组合。每天的中等强度的有氧活动可以连续完成，也可以分段累计完成。为获得更多的健康效益，成人应增加有氧活动量，达到每周300分钟中等强度或每周150分钟较大强度运动。

（2）成年人应该使用多种活动方式和器械设备，针对每一个主要肌群每周进行2～3次抗阻练习；在每次抗阻练习中，每个肌群进行2～4组练习可以改善肌肉力量；在每组练习中，8～12次重复（较大阻力）可以改善肌肉力量；在运动的开始阶段，每组10～15次（中等强度）重复以及15～20次（较小强度）重复可以改善肌肉耐力，两次抗阻练习的间歇时间至少是48小时。

（3）为了改善关节活动度，成年人每周应该进行2～3次柔韧性练习；每次拉伸在达到拉紧或轻微不适状态时应保持10～30秒；每一个部位的拉伸可以重复2～4次，累计60秒；静力性拉伸、动力性拉伸以及神经肌肉促通术（proprioceptive neuromuscular facilitation，PNF）都是有效的练习方法。

（4）神经动作练习：每周进行2～3次神经动作运动（又称之为功能适能训练）；神经动作运动可以改善动作技能（平衡、灵敏、协调和步态），本体感受运动训练和多种形式的综合练习（如太极和瑜伽）可以改善身体功能，防止老年人跌倒；每次神经动作练习的推荐时间是20～30分钟。

4. 65岁及以上年龄段　对于老年人来说，要增加生活中力所能及的身体活动和有计划的锻炼。为增进心肺、肌肉、骨骼和功能性的健康，减少慢性病、抑郁症和认知功能下降等风险，建议如下：

（1）老年人应每周至少完成150分钟中等强度有氧身体活动，或每周至少75分钟较大强度有氧身体活动，或中等和较大强度两种活动相当量的组合。每天的中等强度的有氧活动可以连续完成，也可以分段累计完成。

（2）活动能力较差者每周至少应有3天进行增强平衡能力和预防跌倒的活动。

（3）每周至少应有2天进行大肌群参与的增强肌肉力量的活动。

（4）由于健康原因不能完成所推荐身体活动量的老人，应在能力和条件允许范围内尽量多活动。患有慢性病的老年人应当清楚当前疾病对自身能力的影响程度，以能够安全地进行有规律的身体活动。

多项研究证明，在每周中等至高强度、150～300分钟范围内，运动时间越长、强度越大、频率越高，健康获益越明显，越能有效地减少患有多种慢性病和癌症的风险。

第四节　运动处方

"运动处方（exercise prescription，ExR_X）"这一术语是20世纪50年代由美国生理学家Peter Karpovich提出，1969年正式采用"运动处方"这一术语，进而得到了国际上广泛认可，其概念和内容得到不断完善和充实。根据运动处方进行体育活动，既安全可靠，又有计划性，可在较短时间内起到健身、预防疾病和治疗疾病的作用。

一、运动处方的概念

运动处方是指对不同年龄、功能状态、健康或疾病的个体，以处方形式确定运动方案，以达到增进健康和防治疾病的目的。具体来讲，运动处方是由运动处方师、康复治疗师、医师等专业人员依据个体的年龄、性别、个人健康信息、医学检查结果、心肺耐力等体能测试结果以及目前身体活动水平，用处方的形式，制订系统化、个体化的运动指导方案。

运动处方的关键要素包括运动频率（每周运动多少次，frequency，F）、运动强度（费力程度，intensity，I）、运动方式(运动类型,type,T)、运动时间(每次或每周运动的时间,time,T)、总运动量(由运动频率、运动强度和运动时间组成,volume,V)(或能量消耗目标)和运动处方实施进程(progression,P)等6项,即运动处方的FITT-VP原则。FITT-VP原则体现了运动处方的可调整性,使其适合参加运动者的个体化特点。使用FITT-VP原则制订运动处方时需要根据个体的身体状况(健康和体能)、需要、限制、运动适应性及运动计划的目的和目标进行修改。

运动处方类似于医师开的药方,两者之间的类比关系见表7-3-6。

表7-3-6 运动处方与药物处方两者之间的类比关系

	运动处方	药物处方
类型	运动方式	药物名称
剂量	运动时间、强度、频率(次/周)	每次的剂量及次数(次/d)
总剂量	每周总运动量或能量消耗	某一疗程药物总量
干预/治疗周期	运动处方实施进度	药物使用进度
注意事项	运动的注意事项	药物使用的注意事项

二、制定运动处方的基本原则

(一)安全性原则

安全性是指根据运动目的进行合理运动的同时,避免发生因不恰当的运动方式或强度引起的心血管事件(如心绞痛发作、猝死等)、代谢紊乱和骨关节肌肉韧带损伤。因此,制定运动处方时应充分考虑运动的目的、运动个体目前的健康状况、运动能力和水平。

运动处方的制定流程,为安全运动提供了保障,包括:①病史、家族史、身体活动史等个人健康信息采集。②制定运动处方前的医学检查,包括心率、血压、心电图、血脂、血糖。③运动风险评价:对一般锻炼者可以使用“身体活动前准备问卷”进行运动风险评价;有条件时可根据锻炼者身体活动水平、有无已经诊断的心脑血管、代谢性和肾脏疾病,或者上述疾病的症状、体征,以及拟采用的身体活动强度进行运动风险评价。④体质健康测评:通过心肺耐力、身体成分、肌肉力量、肌肉耐力和柔韧性评价锻炼者的运动能力,更重要的是通过运动负荷试验除了评价心肺耐力之外,还可以观察到运动中的心血管反应,成为制定运动处方的主要依据。⑤根据上述流程为每一个锻炼者确定适宜的运动量。⑥运动处方中明确提出运动中的注意事项。⑦通过多种方式对运动强度和运动量监控,是运动安全性的重要保证。

(二)有效性原则

运动处方的制定必须讲究科学、有效。按照运动处方有计划地进行健身锻炼,能够以较短的时间、适宜的运动负荷,获得较大的锻炼效果,有效地提高身体功能,达到预防和治疗某些慢性病的目的。同时显著减少运动伤病的发生率,达到“事半功倍”的效果。

(三)系统化原则

运动处方的基本内容应包括运动目的、运动频率、运动强度、运动方式、运动时间、总运动量和运动处方实施进程(TITT-VP)等,以及运动中的注意事项和运动中医务监督的力度。

(四)个体化原则

在制定运动处方之前首先了解锻炼者的年龄、性别、个人健康信息、体育活动的经历、医学检查,以及心肺耐力、身体成分、肌肉力量、肌肉耐力、柔韧性等体质测试结果,综合判断锻炼者的健康状态、身体活动现状、有无疾病或危险因素等具体情况之后,有针对性地制定运动处方。

(五)全身性原则

在制定运动处方时首先考虑全身性原则,尽量使全身多数部位都得到锻炼,以提高心肺耐力和全身功能;在此基础上进一步体现特异性原则:即减少局部劳损和损伤、有针对性地解决问题。

(六)特异性原则

在整体锻炼的基础上实现特异性原则。特异性原则是根据具体运动目标选择专门、有针对性练习内容和运动方案。如以增强心肺功能为目标,应从运动频率、强度、时间入手调整有氧运动运动量;如以增肌为主要运动目标时,选择力量练习,并采用中低强度、多次重复的方案,并针对不同部位设计不同方案。

(七)可行性原则

制定运动处方时应充分考虑可操作性、可持续性和可评价性;选择运动方式时应考虑环境条件和兴趣爱好;评价运动效果时应考虑与运动处方的目的一致、目标可实现以及效果可量化。

(八)循序渐进原则

根据进展情况对运动方式、频率、时间和强度进行调整,使锻炼者逐渐适应运动量,即运动方式由简到难、运动频率由少到多、运动强度由低到中等及较大、运动时间由短到长,逐渐增加。

(九)周期性原则

要结合运动处方的目的,明确运动周期的长度,保持一致的锻炼方案,定期进行。有些运动效果在1次运动结束后即可出现,如运动对血压的影响;有些指标的改变3~6周初步见效,如血糖、胰岛素;多数运动效果需要较长时间才逐渐体现,有些指标至少8周以上才有所改善,如低密度脂蛋白胆固醇(low-density lipoprotein-cholesterol,LDL-C)、糖化血红蛋白(HbA1c)、最大摄氧量、体脂百分比。

三、制定运动处方的流程和基本要素

(一)健康信息筛查

1. 一般信息 性别、年龄、身高、体重、BMI等。

2. 病史及医学信息 基本测量指标有心率、血压、心电图、血脂(4项)、血糖,并通过临床检查判断有无已经诊断的心血管、代谢及肾脏疾病;有无心血管、代谢及肾脏疾病的症状体征;动脉粥样硬化性心血管疾病(atherosclerotic cardiovascular disease,ASCVD)危险因素数量(含家族史)。

3. 身体活动水平 可以使用国际身体活动问卷、加速度计或者计步器评价身体活动水平。

(二)运动风险评估

1. 运动风险评估的目的 确定个体的医学禁忌证,有禁忌证者应在相关问题减少或得到控制后开始运动计划；针对不同危险分层的个体，明确医务监督力度；作为运动量(运动强度、时间、频率)调整的依据。

2. 自我筛查 使用身体活动前准备问卷(Physical Activity Readiness Questionnair，PAR-Q)，表 7-3-7。如果回答下列表中问题有一个“是”，应进行相应的专科检查，明确诊断。

表 7-3-7 15~69 岁运动前筛查问卷 PAR-Q

请如实回答下列问题：在“是”或“否”下画“√”		是	否
1	是否有医师说你有心脏问题，必须在医师指导下才能运动		
2	你在进行身体活动时感觉过有胸痛吗		
3	在过去的一个月，在不运动时感到过胸痛吗		
4	有过因头晕而失去平衡或晕过去吗		
5	有因运动而引起骨关节不适或疼痛吗		
6	现在是否在服用降压药或治疗心脏病的药		
7	还有其他原因限制您运动		

3. 专科筛查 根据锻炼者的身体活动水平、有无已经诊断的心血管、代谢及肾脏疾病、有无心血管、代谢及肾脏疾病的症状体征、ASCVD 危险因素数量(含家族史)，已经拟采用的运动强度建议是否进一步进行医学检查，明确可以采用的运动强度范围和运动中医务监督的力度。

(三) 体质测量与评价

主要进行心肺耐力、身体成分、肌肉力量、肌肉耐力、柔韧性和平衡能力的测试。

(四) 制定运动处方

一个完整的运动处方应该包含有氧运动、力量练习和柔韧性练习，每一种运动方式的核心内容应该包括运动频率、运动强度、运动时间、运动类型、运动量和运动进阶。详见表 7-3-8。

(五) 运动处方的实施

1. 适应阶段 1~4 周；多数人 1~2 周；强调人体的适应：以较低强度、较少频率、较短运动时间开始。

2. 提高阶段 1~5 个月，可以进一步分为：早、中、晚调整运动处方。

3. 稳定阶段 规律运动 5~6 个月后，人体功能相对稳定，保持规律运动的习惯，可以维持已经获得的益处；继续增加运动量，提高幅度较小，可能增加运动损伤的风险。

运动处方以训练课的形式实施：

1. 热身 至少 5~10 分钟小到中等强度的心肺和肌肉耐力活动。

表 7-3-8 运动处方的内容

项目	有氧运动	抗阻运动	柔韧和平衡运动
运动类型	持续时间长的、使用大肌肉群有节律的活动(如：步行、骑车和游泳)可以持续完成或如同 HIIT	抗阻器械、自由力量练习器、弹力带和(或)自身重量练习都是抗阻练习	拉伸：静态、动态和其他拉伸；瑜伽平衡(对于老年人)：练习单足站，使用平衡器械的练习、下肢和核心力量练习、太极
强度	中等至高强度(主观地感受是“适度”到“非常疲劳”)	中等(如一项练习重复 15 次且只能完成 15 次)到大强度(如一项练习重复 6~8 次且只能完成 6~8 次)	拉伸到紧张或轻度不适的程度轻或中等强度的平衡练习
持续时间	至少 150 分钟/周中等至较大强度运动；75 分钟/周较大强度活动；25 分钟/周，对有能力连续以 9.7km/h 的速度跑步的成年人	在训练早期，每项练习完成 1~3 组，每组重复 10~15 次至疲劳，至少 8~10 项练习	保持平衡或进行动态拉伸 10~30 秒；每项练习重复 2~4 次平衡训练不要求持续时间
频率	3~7 天/周，运动日间隔时间不超过 2 天	最少不连续的 2 天/周，但最好 3 天/周	柔韧：≥2~3 天/周 平衡：≥2~3 天/周
进度	如果增强体能是运动的首要目标，且并发症无禁忌时，应强调较大强度的有氧运动、间歇高强度运动(HIIT)；持续运动训练适用于大部分慢病患者	开始时训练强度应中等，包括 10~15 次/组，在每组的目标重复数量始终可以被超量完成时，增加重量或阻力减少重复次数(8~10)在更多组数后可以增加阻力，最后增加训练频率	继续进行柔韧和平衡训练，一段时间后，通过增加持续时间和(或)频率来进阶

2. 训练内容 至少 20~60 分钟有氧、抗阻、神经肌肉练习和(或)体育活动(有氧训练也可以由多次运动累计到达 20~60 分钟，但是每次运动不少于 10 分钟)。

3. 整理活动 至少 5~10 分钟小到中等强度的心肺耐力和肌肉耐力活动。

4. 拉伸 在热身或整理活动之后进行至少 10 分钟的拉伸活动。

针对锻炼者的实际情况说明注意事项，主要包括：①准备活动和整理活动的重要性；②按照循序渐进、超量负荷原则控制运动处方实施进度；③注意运动环境；④注意与进餐时间的关系。

(六) 运动效果评价

运动效果评价可以从以下几个方面进行：①疾病状态评价：症状+物理检查+生化检查结果；②体质状态评价：心肺耐力、身体成分、肌肉力量、肌肉耐力、柔韧性和平衡能力等 6 项；③ASCVD 风险因素评价：7 项；④用药种类和数量的变化；⑤心理状态评价。

第五节　不同生理人群运动方案

不同生理人群的生理特点和健康需求不一样，其运动方案也不同．运动方案应包括除日常身体活动以外的多种运动。最好的运动方案应能够全面促进相关健康体适能，即提高心肺耐力、肌肉力量和耐力、柔韧性、身体成分和神经动作适能。不同生理人群的运动方案应根据其特点和需求来制订。

一、儿童青少年运动方案及制订

儿童青少年是指年龄在6~17岁的人群。在此年龄段身体稳步增长。各器官的发育逐渐成熟，接近成年人水平，脑的形态发育已基本与成年人相同，理解、分析、综合能力增强。适量的运动有益于促进儿童青少年身心健康发展。

（一）儿童青少年身体活动现状与特点

20世纪80年代以来，随着生活方式改变，儿童青少年身体活动不足、静态生活时间过多等问题日趋严峻，并已引起世界各国的关注。2010年WHO建议：5~17岁的儿童青少年应每天累计至少60分钟中等到高强度身体活动。目前世界上有80%的儿童青少年没有达到推荐的身体活动标准。研究发现，亚洲国家儿童青少年身体活动缺乏在世界范围内是最严重的，而中国和印度儿童青少年身体活动缺乏在亚洲较为严重。一项关于中国上海和葡萄牙布拉加两个城市的儿童青少年身体活动的调查结果显示：中国儿童青少年的中等强度的身体活动明显低于布拉加儿童青少年，男孩差异较大，两国女孩中等强度身体活动都不太高。葡萄牙儿童青少年经常进行中等强度身体活动的人数是44.4%，其中男62.0%，女27.4%；中国儿童青少年经常进行中等强度身体活动的人数是27.1%，其中男37.7%，女16.1%。对印度新德里儿童青少年生活方式的调查结果显示，约54.4%的男孩和69.3%的女孩在家里或学校没有进行运动。中国台湾省12~18岁青少年达到WHO建议的最低身体活动标准的只有28.4%；青少年每天的久坐时间达到平均9小时。但亚洲经济发达的地区和国家相对于发展中国家来说儿童青少年的身体活动水平较高。一项对亚洲4国40年间青少年的长距离运动成绩进行的比较研究结果显示，中国和韩国青少年长距离跑运动成绩下降最为明显，日本青少年的长距离跑运动成绩下降不太明显，而新加坡的青少年长距离跑运动成绩下降最小。

（二）运动对儿童青少年的健康益处

儿童青少年对耐力运动训练、抗阻训练和骨骼负重运动都有生理适应性，且身体活动可以改善身体代谢和心血管功能，降低心血管疾病危险因素，因此儿童青少年进行科学的运动有益于其健康水平的提高。《2018年美国身体活动指南咨询委员会科学报告》指出，大量证据表明儿童和青少年参加较高身体活动量的运动更有利于多种健康指标的提高，包括心肺和肌肉健康、骨骼健康、体重状态或肥胖。

1. 身体活动增进心肺健康　无论青春期前，还是在青春期中，通过体育锻炼都能促进儿童青少年心肺健康，耐力训练可使最大摄氧量提高5%~15%。儿童青少年在进行运动时，交感-肾上腺系统活动显著增加，呼吸频率、呼气量、心率和每搏输出量增加，对心肺健康有良好的影响。最常见的方式是有氧运动，如跑步、骑自行车、器械锻炼、爬楼梯、打篮球和快步走等。但由于研究过程的差异性，对于到底多少量的身体活动能促进心肺健康还没有公认的数据。

2. 身体活动促进肌肉力量的增长　身体活动对儿童青少年的肌肉力量增长有显著作用。无论儿童、青春期前或青春期早期的青少年，每周2~3次的抗阻运动都能明显提高肌肉力量，对生长发育不会产生负面影响。这种促进作用没有性别差异。

3. 身体活动改善身体成分　在体重正常的儿童青少年中，经常进行身体活动的儿童青少年，其体脂肪要少于缺乏身体活动的儿童青少年。而对于超重或肥胖的孩子，连续大运动量的有氧运动，每周3~5次，每次30~60分钟，持续8周以上，能明显降低体脂率和内脏脂肪量。经常参加身体活动的儿童青少年肌肉的体积和重量均高于缺乏身体活动的儿童青少年。

4. 身体活动促进骨骼健康　无论男孩女孩，身体活动对骨矿物质含量产生最佳促进作用的时期是在青春期早期和月经初潮前期。儿童青少年在身体活动过程中，由于血液循环加速，使正处于发育时期的骨组织的血液供应得到改善，促进了骨构建过程加速；同时，骨所承受的压力和张力对骨和骺软骨板的生长起到积极的刺激作用，使骨结构发生良好的改变，并促进骺软骨板的增生，加速骨的生长。此外，室外的活动，日光照射促进体内维生素D的生成，加强了骨的矿化，使骨量增加，骨质更加坚实。经常参加身体活动的儿童青少年较久坐不动的儿童青少年骨承受载荷和抗变形能力显著增加。

5. 身体活动促进心理健康　儿童青少年时期进行身体活动可促进心理健康，减少焦虑、抑郁等的发生，提高自尊和自我认识水平。研究认为，儿童青少年进行中等到高强度的身体活动干预可减轻抑郁症状，身体活动和抑郁症状之间具有负相关关系；同样，身体活动与焦虑也呈明显的负相关。

（三）运动方案制订

1. 目的　科学安排有利于身体全面发展的身体活动，促进其身心全面发展，提高其健康水平，降低疾病风险。

2. 运动风险评估　大多数儿童青少年都是健康的，对于他们来说进行中等强度运动是安全的，但对于有明确临床指征的儿童青少年应该进行运动风险评估。通常成年人运动风险评估也适用于儿童青少年，但在运动时的生理反应与成年人不同。

（1）运动测试指标：通常检测的指标包括血压、心率、心电图变化、主观疲劳感觉、气体交换和通气反应以及体征和症状等生理指标，以及身体成分、心肺耐力、肌肉适能（如屈膝两头起、引体向上、俯卧撑）和柔韧性（如坐位体前屈）等体能指标。

（2）运动测试注意事项：

1）运动测试通常是为了临床或健康/体能检查,除非儿童青少年有健康问题,一般没有必要。

2）运动测试计划应当依据现有的测试方法和儿童青少年的功能能力制订。

3）测试前儿童青少年应熟悉测试计划和过程,为缓解压力、成功地完成测试发挥最大作用。

4）相比较成年人,儿童青少年在智力和心理上发育还不成熟,测试中需要给予额外的鼓励和支持。

3. 儿童青少年的运动处方

《中国儿童青少体力活动指南》身体活动推荐为:每天至少累计达到60分钟的中、高强度身体活动,包括每周至少3天的高强度身体活动和增强肌肉力量、骨骼健康的抗阻活动,更多的身体活动会带来更大的健康收益;每天屏幕时间限制在2小时内,鼓励儿童青少年更多地动起来,参与各种有趣的、与年龄相适应的身体活动。

儿童青少年运动处方推荐:

(1) 有氧运动:

1）运动频率:每天。

2）运动强度:大部分应该是中等至较大强度的有氧运动,并且应该包括每周至少3天较大强度运动。进行中等强度的运动时,心率和呼吸显著增加。进行较大强度时,心率和呼吸急剧增加。

3）运动时间:每天≥60分钟。

4）运动方式:有趣、与发育相适应的有氧体力活动,包括跑步、健步走、游泳、跳舞和骑自行车等。

(2) 肌肉力量运动:

1）运动频率:每周≥3天。

2）运动强度:大部分应该是中等~较大强度的抗阻运动。

3）运动时间:作为每天运动60分钟或更多运动的一部分。

4）运动方式:肌肉力量性身体活动可以是非组织性的(如在操场的健身设施上玩、爬树或拔河)或者是有组织性的(如举重、使用弹力带运动)。

(3) 骨骼负重运动:

1）运动频率:每周≥3天。

2）运动强度:大部分应该是中等~较大强度的抗阻运动。

3）运动时间:作为每天60分钟或更多运动的一部分。

4）运动方式:骨骼负重运动包括跑步、跳绳、篮球、网球、抗阻训练和跳房子游戏等。

4. 注意事项

(1) 儿童青少年可以在指导和监督下安全地参加力量训练。每个动作应该重复8~15次,达到中度疲劳,且只有当儿童可以保质保量地完成预定的重复次数时,才可以增加阻力或负荷。

(2) 由于体温调节系统发育不成熟,儿童青少年应避免在炎热潮湿的环境下运动,并且应注意补水。

(3) 超重或身体活动不足的儿童青少年应该以中等强度活动开始,适应后逐渐增加运动频率和时间以达到每天60分钟目标。

(4) 对于有疾病或残疾的儿童青少年,如哮喘、糖尿病、肥胖、囊性纤维化以及脑瘫者,应根据他们的身体状态、症状以及体能水平制订运动处方。

(5) 应努力减少静坐少动的活动(如看电视、上网和玩视频游戏),增加有益于终生进行身体活动和体能的活动(如步行和骑自行车)。

二、老年人运动方案及制订

按照国际规定,65周岁以上的人确定为老年人;在中国,60周岁及以上的人为老年人。一般来讲,进入老年期后的人生理上会表现出新陈代谢放缓、抵抗力下降、生理功能下降、记忆力减退等特征。合理科学地制订老年人运动处方,且安全有效地执行,有利于老年人身心健康。相对年龄来说,健康状况通常是一个判断是否有能力参加身体活动更好的指标。有慢性病的老年人进行运动应参照慢性病患者运动处方的制定。

(一) 老年人身体活动现状与特点

有研究显示,相对于其他年龄段,收入和受教育程度对老年人的健康生活方式有显著影响,收入和受教育程度高的老年人更加愿意参加身体活动。目前在世界范围内,>65岁的老年人均呈现身体活动明显下降的总趋势。在欧盟,年龄>70岁的老年人,有20%还在进行各种维持健康的身体活动。亚洲国家不同年龄的老年人的身体活动与欧美等国家不同。在亚洲,50~65岁的老年人的身体活动,尤其是休闲时间的身体活动明显高于中青年人;中国台湾省45~65岁的中老年人休闲时间的身体活动最高;在调查的6大洲的20个国家中,多数国家表现出随着年龄的增长身体活动下降的趋势,只有中国,与年轻人相比,老年人的身体活动水平是增加的,而>65岁的老年人身体活动水平随着年龄的增长呈现明显下降的趋势,这与欧美国家的老年人身体活动水平是一致的。

(二) 运动对老年人的健康益处

1. 运动改善老年人的心肺功能　研究表明,长期有规律的运动可以减缓由于衰老导致的心功能下降。长期不进行运动会导致心肌收缩蛋白及ATP酶活性的持续下降,若保持每周5次、每次15~30分钟的运动可以减缓这种下降。坚持耐力运动可以维持老年人的心容量和心瓣膜功能正常,维持心室舒张末期直径,改善动静脉氧差,减少最大摄氧量的降低。

长期有规律的运动可以延缓老年人呼吸肌萎缩,维持呼吸肌的力量,减少在重负荷体力工作的呼吸问题,改善通气功能,降低老年人呼吸功能的下降。

2. 运动延缓老年人肌力、肌耐力的降低,提高其运动能力　随着衰老,肌纤维有逐渐减少的趋势。老年人的肌纤维总数减少,肌肉兴奋-收缩偶联功能减弱,快肌纤维运动单位末梢激活功能减低,导致老年人肌力和肌耐力的降低。长期有效地抗阻运动和力量训练可以有效地预防老年人肌纤维总数的减少,提高兴奋-收缩偶联功能,对维持老年人的肌力和肌耐力有显著作用。研究表明,抗阻训练能有效改善老年人增龄性肌肉力量减退,相对于中等强度或小强度的抗阻训练,大强度的抗阻训练更能有效增强老年人肌肉力量。对于老年人来说，保持一个稳定的肌力及肌耐力在促进老年人身体健康以及预防各种慢性病都有着极大的帮助。

运动可以有效延缓老年人运动能力的衰退。短期的渐进性增加运动强度的有氧训练有助于改善无良好运动习惯老年人的神经肌肉功能和运动能力。运动干预之后老年人的平衡能力、反应速度和速度能力均有显著改善。长期从事运动的老年人在力量、柔韧、灵敏等运动素质上显著高于普通老年人。

3. 运动改善老年人神经系统功能　衰老可导致老年人反应时和动作时的延长，经常进行运动有利于延缓由于衰老导致的反应时和动作时的下降。老年人身体活动水平与认知功能水平呈正相关，每周从事90分钟以上中等强度身体活动对老年人认知功能的改善有显著作用。研究表明，积极的身体活动可有效延缓老年人认知功能的衰退；体育运动可能通过提高老年人的动作效能而促进其认知功能的改善。相对于无氧运动，有氧运动更能够改善老年人的认知功能；中高强度的身体活动比低强度的身体活动表现出更好的促进效应。同时，研究还发现身体活动能有效延缓老年人执行功能和记忆力的衰退。

（三）运动方案制订

1. 目的　老年人运动的目的是减缓衰老带来的运动能力下降，增加肌肉和肌力，优化年龄老化造成的身体成分变化，促进心理健康和认知能力，控制慢性病，减少躯体残疾的风险，延长寿命。

2. 运动风险评估　大多数老年人在进行中等强度身体活动之前没必要进行运动测试。对于运动时具有多种中度风险的老年人来说，应当在开始较大强度运动前做全面的健康筛查及运动风险评估，以免因运动强度、时间、频率、进度和组织不当引起老年人发生心血管事件、外伤甚至猝死。健康筛查需要收集病史、症状体征和各种医学检查的信息，由此评估身体活动时可能发生意外的风险。

（1）病史和症状的收集：重点在于筛查与心血管健康有关的信息以及与运动功能有关的信息，以此对心血管疾病危险因素进行评分和危险度分层。针对不同危险度制定适合的运动处方。

（2）运动试验和运动能力评估：运动试验和运动能力评估是运动意外危险度分层的重要组成部分。根据病史、症状和其他临床检查可以作出危险度初步分层，中、高危险度者从事较大强度/剧烈运动前，应通过运动试验对其运动能力进行评价，同时通过运动中的医学监测，对运动中可能暴露的心脏病理损害进行探查和诊断，评估可能发生运动诱发心血管意外的风险，在医师的参与下，制定运动处方。

心脏意外的危害大，所以是健康筛查和危险度分层的主要考虑方面。对于运动外伤等其他意外伤害，一方面需要借助临床医师的指导避免加重已经存在的骨关节病变，另一方面遵从有关的运动注意事项，降低运动外伤的风险。

（3）老年人运动测试的注意事项：

1）对于运动能力较差者，起始负荷应该较低（<3METs），负荷递增幅度也要小（0.5~1.0MET）。

2）对于平衡能力差、神经肌肉协调能力不好、视力差、老年步态模式、体重承受受限和（或）足部有疾患者，更适合使用功率车进行测试。

3）老年群体在进行运动测试时诱发的心律失常发生率较高，故应该有所防范。

4）在老年人进行运动测试时应考虑到药物对运动中心电图和血流动力学的影响。

3. 运动处方　老年人普遍存在身体功能能力低下、肌力不足以及体能下降等情况，导致生活独立性下降或丧失。一个运动处方应该包括有氧、肌肉力量/耐力和柔韧性运动。如果一个人经常摔倒或行走不便，还应当做些特殊的神经动作练习，以提高健康相关体能要素之外的能力，如平衡能力、灵活性和本体感觉能力。而且，年龄不应该成为促进身体活动的障碍，因为无论任何年龄，都会获得明显收益。相对于年轻人而言，老年人运动处方最大的不同是根据相对运动强度制定。

老年人运动处方推荐：

（1）有氧运动：为了促进和维持健康，老年人应当遵照如下的运动处方进行有氧（心肺）身体活动。如果老年人由于慢性病而不能达到推荐的身体活动水平，可以根据自身的能力和状况安排运动。

1）运动频率：每周≥5天中等强度体力活动，或每周≥3天较大强度体力活动，或每周3~5天中等强度与较大强度体力活动相结合。

2）运动强度：为中低运动强度至较大运动强度。

3）运动时间：中等强度身体活动，每天累计30~60分钟（60分钟效果更好），且保证每次至少10分钟、每周共150~300分钟。或每天至少20~30分钟、每周共75~100分钟的较大强度运动，或者是同等运动量的中等强度和较大强度运动相结合。

4）运动方式：步行是最常见的运动方式。对于体重过大或承重能力受限者，可以选择水上运动和固定功率车运动项目。

（2）肌肉力量/耐力运动：

1）运动频率：每周≥2天。

2）运动强度：中等强度（例如60%~70%的最大重复次数[1-RM]）。老年人抗阻运动应以低强度（例如40%~50%1-RM）开始。

3）运动时间：10~30分钟。

4）运动方式：渐进式负重运动项目或承受体重的柔软体操（8~10个大肌肉群，≥1组/次，每组每个肌群重复动作10~15次）、爬楼梯和其他大肌群参与的力量训练。

（3）柔韧性训练：

1）运动频率：每周≥2天。

2）运动强度：拉伸至感觉到拉紧或轻微的不适。

3）运动时间：拉紧时保持拉伸30~60秒。

4）运动方式：任何保持或提高柔韧性的身体活动，通过缓慢的动作拉伸身体的各大肌群。静力性拉伸优于快速弹振式拉伸。

（4）针对经常摔倒或行动受限个体的神经肌肉（平衡）练习：尽管神经肌肉（平衡）练习没有被专门纳入运动

处方之中。但是包括平衡、灵敏和本体感觉训练的神经动作练习，如果能坚持每周 2~3 天的训练，对于减少和预防摔倒是很有效的。一般的建议包括：①通过逐渐增加动作的难度来减少其支撑力（如双腿站立、前后站立等）；②使人重心发生变化的动力性运动（如前后脚交替走路或蹬自行车）；③肌群压力姿势练习（如脚跟站立，足尖站立）；④减少感觉输入（如闭眼站立）；⑤太极。应在医务监督下进行这些运动。

4. 注意事项

（1）高龄人群（年龄≥75 岁和行动不便的个体）大多数都有一种或者多种医学问题。随着年龄的增长，身体限制也越来越多。针对高龄人群运动评估应注意以下事项：①运动时，可以使用个人的既往病史及身体检查结果判断心脏疾病禁忌证；②对于有心血管疾病（CVD）症状或明确诊断疾病的个体，可以根据症状和疾病进行危险分层和治疗；③无心血管疾病症状和疾病者，应该在没有太大风险的情况下，参加低强度的运动。

（2）对于那些因身体素质很差、功能受限或有慢性病影响完成身体活动的老年人，在刚开始参加体力活动时，强度要低、运动持续时间不要太长。

（3）循序渐进：身体活动必须是个性化的、特定的、可以承受的和有兴趣的；随着年龄的增加，抗阻运动变得更加重要。

（4）运动计划的早期阶段：对于体弱的老年人，应先进行肌肉力量/耐力活动，后进行有氧运动。患有肌肉减少症、身体虚弱的个体，需要在生理能力可以参加有氧训练之前，增加肌肉力量。

（5）如果老年人患有慢性病，无法达到推荐的最小运动量，也应当尽可能地做些可以耐受的身体活动，避免静坐少动状态。

（6）身体活动应该以适当的整理运动结束，尤其是对于患心血管疾病的个体。

三、妊娠期女性运动方案及制订

对大多数女性来说，妊娠是一个正常而独特的生理时期。在这一时期，包括运动在内的生活方式行为会严重影响到她的健康，也会影响到她的胎儿的健康。过去三十年中，妊娠并发症，如妊娠糖尿病、子痫前期、妊娠高血压和巨大新生儿的发病率急剧上升，可能与孕妇肥胖率上升有关。身体活动已被认为是一种预防或治疗措施，以减少妊娠并发症，并优化产妇和胎儿的健康。与妊娠前相比，妊娠女性对运动的急性生理反应通常是增加的。妊娠过程中规律的健身运动可为母亲和胎儿带来健康/体能益处。健身运动还可以减少妊娠并发症发生的风险，因此，应鼓励健康、没有运动禁忌证的孕妇在整个妊娠过程中参加健身运动。

（一）妊娠期女性身体活动现状与特点

随着国外运动医学界及妇产学界对妊娠期运动研究的深入，人们对妊娠的态度也发生了明显的积极变化。研究认为，时间不长的中等强度有氧运动对其自身健康和胎儿的生长发育及分娩的顺利进行都极为有益。美国妇产学院发表的《妊娠期和产后运动指导准则》认为，妊娠期女性从事有氧运动是安全的；美国有 90%的孕妇在妊娠的前 7 个月仍参加运动，且均未产生不良反应。我国妊娠期女性由于受传统观念影响、缺乏对孕期运动健身重要价值和意义的认知以及缺乏孕期运动健身指导等原因，其身体活动水平要低于美国等国家。我国北京城区和重庆主城区妊娠女性体育运动的调查结果表明，北京城区和重庆主城区均有约 70%~80%的妊娠女性在孕期愿意参与体育运动，其进行体育运动的项目主要是散步、孕妇操、孕期瑜伽、普拉提等运动，有少部分妊娠女性会选择游泳、乒乓球等运动项目。由于妊娠女性其生理（如消化功能、换气功能）和心理（压抑）均处于比较特殊的时期，对妊娠女性参与体育运动的频率、持续时间和活动强度都有着特殊要求，既要保证最有效的刺激（即达到身心放松、心情舒畅、增强肌力、控制体质量等），又要保证足够的安全性，产生最少的疲劳。因此，孕期妇女的运动强度普遍偏小。

（二）运动对妊娠期女性的健康益处

1. 妊娠期女性参加体育锻炼对机体的生理影响　妇女在妊娠期间进行运动，可以帮助孕妇的身体适应妊娠，促进血液循环，提高血液中氧的含量，消除身体的疲劳和不适，且能促进宫内羊水，刺激胎儿的大脑、感觉器官、平衡器官以及胎儿和呼吸系统的发育。

2. 妊娠期女性参加体育锻炼对机体的心理影响　妇女在妊娠期参加一定的体育活动不仅可以促进腹部血液循环，减轻或消除淤血现象，促进新陈代谢，增进健康，增强体质，还可以调整心情增加快乐，减轻妊娠反应。妇女妊娠期保持精神振奋和心情舒畅对孕妇的身体和胎儿的成长都具有重要意义。

3. 减少妊娠并发症。

4. 维持胎儿和新生儿正常体重，减少低体重儿和巨大儿出生率。

（三）运动方案制订

1. 目的　妊娠期进行适当的运动可以控制体质量增加、调控血糖、缓解疼痛、预防抑郁以及改善睡眠等作用。减少妊娠并发症，并优化孕妇和胎儿的健康。

2. 运动风险评估

（1）运动评估：除非医疗需要，孕妇不应该进行最大强度运动负荷测试。如果获准进行最大强度的运动负荷测试，应该在对孕妇进行运动禁忌证的医学评估后，在医师监督下进行。若孕妇在妊娠前是静坐少动者或有某些医学问题，在参加一项运动项目前应获得医师或助产师的许可。

（2）运动禁忌证：当出现阴道出血、运动前呼吸困难、眩晕、头痛、胸痛、肌肉无力、小腿后侧疼痛肿胀（需排除血栓性静脉炎）、早产、胎动消失、胎膜早破情况时应停止运动。妊娠期妇女运动绝对禁忌证和相对禁忌证见表 7-3-9。

表 7-3-9　妊娠期妇女运动禁忌证

绝对禁忌证	相对禁忌证
显著血流动力学变化的心脏疾病	重度贫血、营养不良
限制性肺疾病	未经评估的心律失常
宫颈机能不全/宫颈环扎术后	慢性支气管炎
多胎妊娠有早产风险	血糖控制较差的 1 型糖尿病
持续妊娠中晚期阴道出血	病态肥胖(BMI>33kg/m^2)
妊娠 26 周后的前置胎盘	超低体重(BMI<12kg/m^2)
本次妊娠有早产风险	以坐躺为主,极少站立行走的生活方式
胎膜早破/膜破裂	复发性流产/自然性早产史 28 周后的双胎妊娠
先兆子痫/子痫前期/妊娠期高血压疾病	控制较差的高血压
宫内生长受限	整形造成的活动受限
未控制的 1 型糖尿病	控制较差的癫痫患者
未控制的高血压	控制较差的甲状腺功能亢进患者
不受控制的甲状腺疾病	重度嗜烟者
其他严重的心血管、呼吸或全身疾病	

摘自:宋蒙九,李婷.妊娠期运动.国际妇产科学杂志,2014,41(3):225.

3. 运动方案　推荐给孕妇的运动处方应该根据孕妇的症状、不适和妊娠中的运动能力进行调整。妊娠期妇女运动处方建议有氧运动为主。

(1) 运动频率:每周 3~4 天。鼓励孕妇每天都有适量的身体活动。

(2) 运动强度:根据年龄并考虑体能水平,低风险孕妇或妊娠前 BMI<25kg/m^2 建议进行中等强度运动,妊娠前 BMI≥25kg/m^2 的孕妇进行低强度运动。

(3) 运动时间:每天≥15 分钟,逐渐增加至每天≥30 分钟,每周累计中等强度运动≥150 分钟。建议在运动前后分别进行 10~15 分钟的热身和 10~15 分钟低强度的整理活动。对于妊娠前 BMI≥25kg/m^2 的孕妇,以每天 25 分钟低强度运动开始,每周增加 2 分钟直到每天运动 40 分钟。

(4) 运动方式:采用涉及大肌肉群的动力性、有节奏的身体活动,如步行和骑车。

(5) 运动实施进度:最理想的实施时间是妊娠 3 个月(13 周)之后,因为这个时候妊娠的不适感和风险是最小的。一般从每天 15 分钟,每周 3 天(以合适的 HR 或 RPE),逐渐增加到每天≥30 分钟,每周≥4 天(以合适的 HR 或 RPE)。

《2019 年加拿大妊娠期妇女身体活动指南》建议:①所有无禁忌证的妇女在怀孕期间应积极参加体育活动;②孕妇每周应至少进行 150 分钟中等强度的身体活动,以获得有临床意义的健康益处并减少妊娠并发症;③每周最少须进行 3 天以上的身体活动,鼓励孕妇每天都参加身体活动;④孕妇应结合各种有氧和抗阻训练活动,以取得更大的健康效益。瑜伽和(或)温和的拉伸对其健康也是有益的。

4. 注意事项

(1) 有静坐少动生活史或医学问题的孕妇应在每次参与运动前完成医学检查,逐渐增加身体活动水平以达到上述推荐水平。

(2) 有严重肥胖和(或)妊娠糖尿病或高血压的孕妇在开始一项运动项目之前应咨询医师,并由医师根据她们的医学问题、症状和体能水平对运动处方进行调整。

(3) 孕妇应避免可能导致身体失衡、引起母体或胎儿损伤的接触性运动或活动,例如足球、篮球、冰球、直排轮滑、骑马、滑雪、潜水和较大强度的持拍运动。

(4) 一旦发生下列迹象或症状,应立即终止运动并进行医学随访。如阴道出血、运动前呼吸困难、眩晕、头痛、胸痛、乏力、小腿疼痛或水肿、早产、胎动减少和羊水漏出。

(5) 孕妇在妊娠的 16 周后应避免仰卧位的运动,确保不会发生静脉回流受阻。

(6) 孕妇在运动中应避免过度憋气动作。避免在炎热潮湿的环境中运动,并注意补水、穿着适宜以避免热应激。

(7) 孕妇可以适当进行抗阻运动,每组重复 12~15 次,至中度疲劳。推荐 Kegel 运动(重复紧缩放松阴部肌肉,以利于分娩中将婴儿顺利产出)和其他加强盆底肌肉的运动,以降低尿失禁的风险。

四、哺乳期女性运动方案及制订

产后是妇产科医师和其他产科保健人员启动、推荐和强调健康生活方式和行为的较好时机。产后恢复原来的运动锻炼活动或融入一些新的锻炼内容对形成终生的运动习惯非常重要。妇女产后活动减少是产后超重和肥胖的常见原因。一旦医学上安全,产后应积极运动,逐渐恢复原来的运动习惯,对促进健康,恢复体力,减少产后抑郁有很好的作用。

产后恢复运动的医学安全时间取决于分娩的方式以及有无内科或手术并发症。有些妇女在产后几天内就能恢复运动,并且不影响母乳量、母乳成分或婴儿生长。

(一) 哺乳期女性身体活动现状与特点

由于受传统习惯的影响,我国妇女产后有“坐月子”的习俗。在坐月子期间身体活动很少,有意识、有规律地进行运动更少。满月后因忙于照顾婴儿、产后抑郁等,身体活动也明显不足。

(二) 运动对哺乳期女性的健康益处

1. 促进产后恢复,防控肥胖　研究显示,大约 1/3 妇女在产后 1 年内处于超重或肥胖状态。肥胖的原因是孕期增加体重过多,加之产后活动量少,内分泌亢进,且分娩后腹壁松弛,使脂肪易于沉积。在产后 6 个月内是恢复的最佳时间,进行适当的运动锻炼,不仅可以促进子宫和内脏器官的恢复,还可以促进新陈代谢。有研究表明,运动可降低产后肥胖症的发生率,加快产妇恢复到健康体型,改善膀胱功能,减少妊娠诱导的体重滞留,提高产妇平衡性和腹肌力量,防止腹直肌松弛,同时对于提高产妇肺活量有一定的效果。此外,产后运动还能够较好地恢复产妇盆底肌肉张力,减少因泌乳诱导的骨丢失,改善母婴关系。

2. 减少抑郁和焦虑　产后抑郁症是产妇在产褥期间出现产后精神综合征中最常见的一种类型,主要表现为抑郁悲伤、沮丧、哭泣、易激惹烦躁,重者出现幻觉或自杀等一系列精神错乱症状。多发于产后2周,4~6周症状明显加重,持续6~8周,少数持续6个月以上。研究表明,运动能明显降低孕妇产后抑郁症的发生率;产后适量运动有助于产妇调节情绪,增加愉悦感。对于产后患有抑郁症的产妇,适当锻炼能有效改善其心理状态,提高自我效能感。

（三）运动方案制订

1. 目的　产后运动能够使得腹部和骨盆附近的肌肉群,骨盆中的韧带以及周围的组织器官的功能得到更加有效的恢复。促进产后恢复,预防产后抑郁症,提高产后健康水平。

2. 运动风险评估　制定运动处方前对产后女性进行医学检查,检查主要包括整体健康、产科情况、内科情况和运动习惯与经历等。推荐给哺乳期妇女的运动处方应该根据哺乳期的症状、不适和妊娠前运动能力进行调整。

若产妇发生产褥感染、晚期产后出血、乳房胀痛甚至乳腺炎等产褥期并发症,任何部位的疼痛或隐痛;阴道出血或有排泄物,应禁止运动。产后在运动过程中出现头晕、恶心、呕吐,呼吸短促,极端疲劳或感觉无力等也应该立即停止运动。

3. 运动方案

(1) 运动频率:每周3~5次。鼓励每天进行。

(2) 运动强度:中等强度,最大心率的60%~80%,维持心率在120~150次/分钟。

(3) 运动时间:每天≥15分钟,每周增加5分钟,逐渐增加至每天≥30分钟,周累计中等强度运动≥150分钟。建议在运动前后分别进行5~10分钟的热身和整理活动。以每天25分钟低强度运动开始,每周增加2分钟直到40分钟,每周3~4天。鼓励每天参加运动。

(4) 运动方式:在进行有氧运动的基础上,针对臀部、大腿、腹部和盆底肌肉进行力量练习。走路和借助婴儿进行抗阻运动为佳。

(5) 运动实施进度:产后2~4周逐渐开始恢复身体活动,时间≥15分钟,并逐渐增至30分钟,每周3~4天。至产后5个月,身体基本恢复,可以进行较大强度运动。

4. 注意事项

(1) 正常分娩后早期进行伸展、盆底肌肉运动和放松呼吸运动是安全的。中等强度的有氧运动应在第一次产后检查后再开始进行。

(2) 正常分娩产后4~6周或剖宫产后8~10周可以开始健身运动。

(3) 哺乳期妇女为避免运动时乳房发胀引起的不适,应在锻炼前哺乳。开始锻炼前还应保证水分充足。

(4) 在实施运动处方练习过程中,一定要循序渐进,初始运动量要小,以后逐步增加。为避免单调,可变换运动方式,中间也可根据个人具体情况进行调整。运动前的准备活动和运动后的整理活动必不可少。锻炼时可配合柔和的音乐。

第六节　不同慢性病患者运动处方

一、概述

科学运动是减少慢性病风险的有效策略,通过规律运动可以预防、延缓甚至逆转慢性病的发生发展。对于病情稳定的高风险慢性病患者,可以按照世界卫生组织的建议进行运动的普惠式指导,即每周至少150分钟中等强度的有氧运动,或者较长时间低强度运动;从事较大强度运动之前应咨询医师或健身指导专业人员;每周2~3次力量练习及2~3次柔韧性练习,适时进行平衡练习;注意增加生活中的身体活动,减少静坐少动。对于慢性病患者而言,实施结构化的运动处方,效果优于普惠式指导。

（一）慢性病患者运动处方制定的基本要求

慢性病患者的身体功能与代谢有别于普通人群,在为这个人群制定运动处方时应建立在对身体活动水平、疾病状态、体能水平以及临床治疗情况等方面熟悉的基础上,因此要求制定运动处方者应具备以下专业知识、技能和能力。

1. 熟悉慢性病的病因、病理变化、临床经过及预后。

2. 熟悉疾病的分期分级、并发症、药物治疗及效果评价。

3. 掌握慢性病运动干预的作用及对疾病的作用,对ASCVD危险因素的影响等。

4. 熟悉心电、血压监护的临床心肺耐力测试(症状限制性运动负荷试验)。

5. 了解运动前、中、后疾病状态及掌握患者体质测量及其评价方法。

6. 熟悉运动中疾病变化的规律,如血糖、血压的变化。

7. 熟悉运动中可能出现的风险及防范措施。

8. 了解运动与药物的相互影响。

（二）慢性病患者运动中的风险防范

1. 认真做好运动前的风险评价,明确是否需要进一步医学检查和医务监督的力度。要明确不同级别运动处方师的权限,病情越复杂,需要医务监督的力度越大。

2. 针对慢性病前期和早期人群可以用科学健身等生活方式干预为主的措施,不能坚持运动或者效果不佳时,应结合药物治疗。

3. 典型的临床疾病以药物治疗为主,运动疗法为辅;对于临床疾病,尤其是较复杂的临床疾病患者,应由医师或高水平的运动处方师制定运动处方;严重临床疾病可能是运动的禁忌证,如高血压3级,需要在高水平医务监督下才能运动。

（三）慢性病患者运动中的注意事项

1. 一般注意事项:做好准备活动和整理活动;从小强度、小运动量、短时间开始,要有足够的适应期;安排好适宜运动时间,早、中、晚,餐前或餐后。

2. 特殊注意事项:针对每一个患者的疾病特点、用药情况提出详细的注意事项。

3. 针对运动前获得的个人信息和医学检查结果进行危险分层，明确医务监督力度。疾病越复杂，医务监督水平越高。

4. 对于无运动习惯、心血管疾病风险多、有症状和体征，或者已经诊断为心肺疾病者，要加强运动中的医务监督，如运动中的心电图（ECG）监测。

5. 充分认识运动中的心血管反应。

6. 注意观察运动中的表现，尤其是 RPE，及时调整运动处方。

7. 明确终止运动的指征　①心肌缺血：胸、颈、下颌、肩部、上肢疼痛；②头晕、恶心；③出冷汗；④低血糖：虚弱、饥饿；⑤运动系统不适：如肌肉痉挛、关节、肌肉疼痛等。

（四）慢性病患者运动处方原则

可按照普通人运动处方基本原则来制定和实施运动处方：评价慢性病患者的身体活动水平；用已经获得的医学检查结果对疾病状态进行评价；选择适宜运动测试方案，如症状限制性运动负荷试验；制订运动处方；其 FITT-VP 特点如下：

1. F　高频率；每天运动或者每天 2~3 次运动。

2. I　中、低强度为主，RPE 很重要。

3. T　每次运动时间在 20~30 分钟/次，逐渐增加到 30~60 分钟。

4. T　有氧为主，兼顾力量+柔韧+平衡，运动方式多样化，全身与局部相结合。

5. V　总运动能量消耗≥1000kcal/周。

6. P　适当延长适应期，不急于求成。

二、肥胖患者运动处方

（一）目标

肥胖患者运动的目标是使能量消耗最大化以促进减重、减脂；改善身体成分构成；将运动融入生活中为减重成功后维持体重作准备。

（二）适应证

1. BMI≥28kg/m^2 的肥胖患者。

2. 伴有已经明确诊断的各种心脏病，如冠心病、高血压心脏病、瓣膜病、肺心病等，应按照心脏康复的原则进行运动。

（三）禁忌证

1. 重度肥胖，合并实质性器官病变。

2. 肥胖合并运动器官急性创伤病变。

3. 运动时会有胸痛、闷气、气喘等现象不宜做运动。

（四）运动前评估

1. 运动前评估内容

（1）体格测量和身体成分分析，对超重肥胖程度进行分级。

（2）其他并发症检查，如高血脂、高血压、高血糖、高胰岛素血症。这些并发症会增加运动风险。

（3）心肺功能、肌力等体能和运动器官评估，运动试验测试。

2. 运动试验测试时注意事项

（1）肥胖患者通常运动能力较低，因此需要采用低起始负荷（2~3METs），每级以较小负荷（0.5~1.0METs）递增的方案。

（2）考虑到下肢负担重，可以使用功率车来代替跑台。

（3）为了安全，运动测试设备必须满足肥胖人群特殊体重的要求。

（4）肥胖成年人一般很难达到最大运动测试要求的标准，所以常规使用的终止测试标准不适合这些人。

（5）为了准确地测量血压，对肥胖人群应特别注意袖带的大小是否合适。

3. 当前运动水平评估　以下 3 个简单的问题有助于健身指导人员或医师对肥胖患者当前运动水平（身体活动水平）有所了解，同时也了解患者易接受和喜欢的运动方式：①最近一周有没有进行运动？②最近一周经常进行什么运动？③最近一周每隔几天进行一次运动，每次运动多长时间？

（五）运动处方

1. 身体活动方式及推荐量　<150 分钟/周的 PA 可使体重轻度减低；>150 分钟/周的 PA 可使体重适度减低 2~3kg；>225~420 分钟/周的 PA 可使体重减低 5~7.5kg；200~300 分钟/周的 PA 可预防减重后体重反弹。

2. 不同运动形式对减重的影响　①有氧运动是减少身体脂肪的主要运动形式，若能通过运动负荷试验测得最大脂肪氧化强度（FATmax%），并在此强度下运动可以增强运动降体重的效果；②力量练习能加强超重和肥胖患者的肌肉力量和身体功能和其他健康获益；③柔韧性练习会增加运动的依从性和加速代谢产物的排除。

3. 肥胖患者运动的 FITT 原则见表 7-3-10。

表 7-3-10　肥胖患者运动的 FITT 推荐

	有氧运动	抗阻运动	柔韧性运动
频率	≥5 天/周	2~3 天/周	≥2~3 天/周
强度	以中等强度（如：40%~59% VO_2R/HRR）起始；逐渐递增至较大强度（≥60%VO_2R/HRR）以获得更多健康收益	60%~70% 1-RM；可逐渐递增以增加肌力和肌肉量	拉伸至感觉紧张或轻度不适
时间	30 分钟/天（150 分钟/周）；逐渐增加至 60 分钟/天或不少于 250~300 分钟/周	每个主要肌群进行 2~4 组每组重复 8~12 次的练习	静态拉伸 10~30 秒，每个动作重复 2~4 次
类型	持续性的、有节奏的、动员大肌肉群的运动（如：步行、骑车、广场舞）	器械练习和（或）自由力量练习器、弹力带/哑铃操	静态拉伸、动态拉伸和（或）PNF 拉伸

VO_2R：储备摄氧量；HRR：储备心率；1-RM：1 次最大重复次数；PNF：本体感觉神经肌肉促进法

（六）注意事项

1. 肥胖患者可能会受益于逐渐增加运动时间至≥250分钟/周，但对于某些人来说，为了提高或保持降体重效果，每天运动时间必须增加到60~90分钟。

2. 肥胖成年人可以通过累计每段≥10分钟的身体活动达到运动需要量。

3. 肥胖患者由于体重自身的负荷常常导致负重关节、后背、臀部、膝和踝关节疼痛，故可以选择水中体操、持杖走。

4. 运动减肥的同时应注意控制饮食。在开始减肥时，就应有营养师参与。以改变饮食和运动习惯为目标，因为持续的行为小改变可以获得显著的、长期的减重和维持体重的大效果。

三、高血压患者运动处方

（一）目标

高血压患者运动的目的是降低血压、改善身体素质和减少心血管疾病危险因素。

（二）适应证

1. 轻、中度原发性高血压患者。

2. 血压得到控制的重度高血压患者。

3. 心、脑和肾等重要器官损害稳定后，则按发生损害的器官制定相应的运动处方，如合并冠心病，应按冠心病的运动处方进行。

（三）禁忌证

1. 安静血压未得到控制或血压超过180/110mmHg。

2. 未控制的重度高血压、高血压危象或急进性高血压病。

3. 高血压合并心力衰竭、不稳定心绞痛、高血压脑病、视网膜出血和严重的心律失常。

4. 继发性高血压病，如肾实质病变、主动脉狭窄、甲亢、嗜铬细胞瘤、脑肿瘤引起的高血压。

（四）运动前评估

1. 运动前评估内容

（1）首先对血压水平进行轻、中、重分类，然后对其他心血管疾病危险因素、靶器官损伤情况、临床心血管疾病状况等进行医学评估。

（2）根据血压水平和医学评估结果，对高血压患者的运动风险分类（高、中、低）。

（3）体能评估，包括心肺和运动器官功能，进行运动试验和功能评估。

（4）目前身体活动状况与水平评估。①运动基础状况：对运动的认识，参加身体活动的态度；机体对运动的反应；既往身体活动水平及耐受能力。②日常运动状态：起居时间、有无规律运动习惯，喜欢的运动方式，运动持续时间及频率等。③运动可行性：社会、家庭、个人、时间、经济各方面所具备的条件和存在的障碍，如社区是否有运动小组或同伴、是否有运动专业人员指导监督。

2. 进行运动试验测试时注意事项

（1）未得到有效控制的高血压（安静SBP≥140mmHg，或DBP≥90mmHg）患者，运动前应咨询医师。如果没有咨询医师，应从小到中等强度（<40%~<60% VO_2R）开始运动。

（2）属于高危人群或有器官损伤（如左心室肥大，视网膜病变）的高血压患者在参加中等强度（40%~60% VO_2R）到较大强度（>60% VO_2R）的运动时，应该进行有医务监督的症状限制性运动试验。

（3）服用β-受体阻断剂的患者有运动中心率反应变弱，最大运动能力下降的反应。服用利尿剂的患者会出现低血钾、心律不齐或潜在的假阳性测试结果。

（4）运动试验测试时，如果出现SBP>250mmHg和DBP>115mmHg，应终止测试。

（五）运动处方

高血压患者的运动处方应包括有氧运动、力量练习和柔韧性练习，其FITT原则详见表7-3-11。

表7-3-11 高血压患者运动的FITT推荐

	有氧运动	力量练习	柔韧性
频率	5~7天/周	2~3天/周	≥2~3天/周
强度	中等强度（如：40%~60% VO_2R 或 HRR；RPE 11-13（6~20评分法）	60%~70% 1-RM；可逐渐递增至80% 1-RM。较大强度（70%~85% 1-RM）以增加肌肉力量；<50% 1-RM以改善肌肉耐力	拉伸至感觉紧张或轻度不适
时间	累积或连续进行≥30分钟/天的运动；可分次完成	进行至少8~10种不同肌群，肌肉力量：每组8~10次，重复2~4组；肌肉耐力：每组12~20次，重复≤2组	静态拉伸10~30秒，每个动作重复2~4次
类型	持续性的、有节奏的、动员大肌肉群的运动（如步行、骑车、慢跑、游泳、广场舞）	器械练习和（或）自由力量练习器	静态拉伸、动态拉伸和（或）PNF拉伸

1-RM：1次最大重复次数；HRR：储备心率；PNF：本体感觉神经肌肉促进法；RPE：主观疲劳感觉

（六）注意事项

1. 健康成年人的运动处方适用于高血压患者，但应根据高血压患者的血压控制情况、药物治疗情况及其副作用、有无器官损伤和并发症，对运动处方进行调整。所有运动处方的进程都应循序渐进，但高血压患者尤其应注意这一点。

2. 高血压患者在运动前应常规测量血压。在开始参加运动的1~2周，每次运动结束时应立即测量血压，用以观察运动中的血压变化和调整运动锻炼方案。

3. 在抗阻训练中，用力时应该保持呼气状态，不要憋气。运动中憋气可能引起血压波动，并增加心律失常的风险。

4. 如果心肺耐力水平较低，开始参加运动时表现为气喘吁吁、自我感觉费力，可以从短时间运动开始（每次 10~15 分钟），每周延长 5 分钟，直至连续运动 30 分钟，每周运动 5 次。

5. 高血压患者应注意选择适宜的运动环境，不要在风力 3 级以上，或者在寒冷、湿热环境中运动。在寒冷季节运动时应注意保暖，减少裸露皮肤的面积，避免在寒冷有风的天气中运动。夏季应选择宽松透气性好的服装，选择每天比较凉爽的时间段进行运动。

6. 在所有运动中都要精神放松、情绪愉快，动作要有节律，不要过度用力，呼吸要自然，不屏息。不要做过度弯腰的动作，不要长时间使头低于心脏的位置，或长时间上肢举过头部的动作，如立位体前屈、仰卧起坐等动作。运动应与休息交替进行，避免过度疲劳。

7. 应特别关注受试者的血压控制水平、近期降压药的调整情况、药物相关副作用、其他靶器官受累情况、其他禁忌证及年龄。总而言之，应循序渐进，避免 ExR_X 中 FITT 任意组分的快速增加。

8. 安静状态药物控制良好的高血压患者有些会在低于年龄预测最大心率 85% 的相对较低强度运动时出现血压和心率的过度反应。对于这些人来说可通过运动测试了解心率与血压过度反应时的关系。

9. 加强运动中或运动结束即可血压监测，运动时应确保 SBP≤220mmHg 和（或）DBP≤105mmHg。

10. 与较大强度有氧运动（如：≥60%HRR）相比，中等强度有氧运动（如：40%~59%HRR）更加安全，并具有同样效果。

11. 高血压患者多为超重或肥胖状态。ExR_X 应以增加能量消耗同时降低能量摄入以优化体重控制为目标（见“肥胖”部分）。

12. β-受体阻断剂和利尿剂可能减弱体温调节功能。β-受体阻断剂还可能会增加某些个体（尤其是注射胰岛素或服用促胰岛素分泌剂的糖尿病 DM 患者）出现低血糖的倾向并掩盖某些低血糖的表现（尤其是心悸）。在这种情况下，要告知患者热环境不耐受和低血糖时的症状和体征，并采取预防措施避免这些情况。β-受体阻断剂，尤其是非选择性的，可降低无心肌缺血患者次大强度和最大强度时的运动能力。通过标准运动负荷测试获得峰值运动 HR 可作为确定运动训练强度的依据。若峰值运动 HR 不可用，应参考 RPE。

13. α-受体阻断剂、钙通道阻断剂及血管扩张剂会引起运动后的血压突然降低。因此，应逐渐停止运动并延长整理活动，密切监测 BP 和 HR 直至恢复至接近安静状态。

14. 大部分老年人患有高血压。运动相关的 BP 下降独立于年龄。因此，老年人和年轻人一样，均存在运动后出现血压下降。

15. 有氧运动的降压效果是短暂的，这种生理反应称为运动后低血压。应告知患者做好运动后的整理活动，如继续进行慢步走等极低强度运动。

16. 若高血压患者在运动中有心肌缺血表现，运动中靶心率应设定在心肌缺血的阈值以下。

四、糖尿病患者运动处方

（一）目标

糖尿病患者运动的目的是降血糖、减重、增肌、减缓 ASCVD 危险因素、改善生活质量和调节心理状态。

（二）适应证

1. 1 型糖尿病患者病情稳定者。

2. 2 型糖尿病患者空腹血糖在 7.8~8.9mmol/L，餐后血糖 11.0~13.9mmol/L。

3. 服用降糖药血糖控制稳定者。

（三）禁忌证

1. 病情控制不佳、血糖过高（FPG>16.7mmol/L）、血糖波动大。

2. 有急性并发症如急性感染、酮症酸中毒、高渗性昏迷等。

3. 有慢性并发症如心、肾功能衰竭，严重视网膜病变、自主神经病变、下肢循环不良、重度高血压等。

（四）运动前评估

1. 运动前评估内容

（1）糖尿病病史及相关并发症、合并症、治疗史等。

（2）血压、心率、心肺功能。

（3）涉及到各系统并发症评估（包括心电图/超声心动检查、大血管风险评估、眼底、足部、周围神经病变和肾脏病变检查等）。

（4）血糖控制状态如 FPG、尿白蛋白、HbA1c、OGTT 及胰岛素水平和敏感性评估；血脂、甲状腺功能检查等。

（5）其他控制手段评估：如药物治疗、饮食控制等。

（6）运动试验：筛选有无合并心肌缺血。糖尿病史超过 10 年、年龄 40 岁以上、有心血管病症状和体征的糖尿病患者应进行运动测试。

（7）目前身体活动状况与水平评估。参见本章“高血压患者运动处方”。

2. 进行运动试验测试时注意事项

（1）对于没有心血管疾病症状和低风险（未来 10 年内心血管疾病风险＜10%）的糖尿病患者或糖尿病前期个体开始进行中低强度运动前不需要进行运动试验。

（2）对于心血管疾病高风险（未来 10 年内心血管疾病风险≥10%）的糖尿病患者或想开始较大强度运动的糖尿病患者，应在医务监督下进行有心电监护的递增运动负荷试验。

（3）糖尿病患者常常发现有无症状心肌缺血，对运动试验中出现 ECG 心肌缺血阳性或特异性改变，或休息时出现特异性 ST 和 T 波改变，应中止运动试验测试。

（五）运动处方

1. 身体活动方式及推荐量　缺乏规律运动的糖代谢异常者进行运动时，首选有氧运动。T2DM 高危人群和糖尿病前期人群通过结构化的生活方式干预，包括至少 150 分钟/周的运动和改变饮食结构使体重降低 5%~7%，可以预防或延缓 T2DM 的发生；成年 T2DM 患者应该每周至少有3天进行中等至较高强度的有氧运动不少于150分钟，2~3次力量练习，且运动间歇不超过2天，最好每天运动；年轻患者或身体素质好的个体可以进行较短时间较大强度或间歇高强度训练（至少75分钟/周）。

2. 不同运动形式对血糖的影响　血糖对运动的反应较为敏感，主要影响因素如下：①有氧运动的时间、强度、胰岛素用量、心肺耐力水平、营养状态、运动前血糖浓度，中、低强度有氧运动可使血糖下降。②有氧无氧混合运动，可使升糖激素浓度升高、血乳酸生成增加，可使血糖下降或升高；在中等强度有氧运动中穿插短时间较高强度的间歇运动有助于运动后早期血糖降低的恢复。③有氧与力量练习联合训练时，在有氧运动前先完成抗阻运动可能会降低T1DM患者低血糖的风险。④无氧运动可使升糖激素浓度升高、血乳酸生成增加，可使血糖升高，升高幅度受运动强度和间歇次数的影响。

3. 糖尿病患者运动处方FITT原则（表7-3-12）。

表7-3-12　糖尿病患者运动的FITT推荐

	有氧运动	抗阻运动	柔韧性运动
频率	每周3~7天	每周至少在不连续的2天进行，最好3天	≥2~3天/周
强度	中等强度（40%~60% VO_2R 或HRR，或11~13RPE）至较大强度（60%~80% VO_2 或HRR，或14~17RPE）	中等（50%~69% 1-RM）至较大强度（70%~85% 1-RM）	拉伸至感觉紧张或轻度不适
时间	T1DM：累计中等强度150分钟/周，或较大强度75分钟/周，或两者结合 T2DM：累计中等至较大强度≥150分钟/周，每次不少于10分钟	进行至少8~10种不同动作的练习，每组10~15次，重复1~3组，达到接近疲劳的状态；随着训练的推进可进行每组8~10次，重复1~3组	静态拉伸10~30秒，每个动作重复2~4次
方式	持续性的、有节奏的、动员大肌肉群的运动（如步行、骑车、广场舞），应考虑个人兴趣和运动目标	器械练习或自由力量练习器	静态拉伸、动态拉伸和（或）PNF拉伸

1-RM：1次最大重复次数；PNF：本体感觉神经肌肉促进法；RPE：主观疲劳感觉；HRR：储备心率

（六）注意事项

1. 糖尿病患者运动最优先的目标是能量消耗最大化，运动的时间（包括一次运动持续时间和累计时间）应逐渐增加。随着体能的增加，再提高运动强度。

2. 低血糖是参加运动的糖尿病患者面临的最严重的问题，特别是使用胰岛素或口服胰岛素促泌剂药物者。血糖水平<3.9mmol/L即定义为低血糖，是进行急性运动的相对禁忌证。运动时可能血糖快速下降，即使血糖水平>3.9mmol/L患者也会出现低血糖症状。相反，某些患者血糖下降时并没有明显的症状（如无症状低血糖）。

3. 使用胰岛素或服用胰岛素促泌剂的DM患者在运动前、运动后及运动中测血糖，并按需适当调整饮食和药物剂量以保持血糖相对稳定。

4. 运动时及运动后即刻低血糖风险较高，有时低血糖也可能发生在运动后12小时，对食物和（或）药物进行适当的调整，尤其应针对胰岛素使用者。频繁监测血糖是发现和预防迟发性低血糖的关键。

5. 磺脲类药物和其他可增加胰岛素分泌的药物（如格列脲类降糖药）会增加低血糖症的风险，原因在于胰岛素和肌肉收缩使血糖摄取增加。在进行规律运动时应监测血糖来评估是否需要调整药物剂量。

6. 使用胰岛素的患者选择适当的运动时间十分重要，建议餐后1小时开始运动。调整胰岛素注射时间、减少胰岛素用量和（或）增加碳水化合物摄入是预防运动时及运动后低血糖和高血糖的有效方式。与常规中等强度运动降低血糖相比，晨练可能会使血糖升高。

7. 运动前血糖≤5.6mmol/L且使用胰岛素的患者在运动前需适当补充碳水化合物（不超过15g）。

8. 制订运动计划时，应减少速效或短效胰岛素的用量来预防低血糖，尤其是运动时处于胰岛素峰值水平时（通常2~3小时）。人工合成的速效胰岛素类似物（如：赖脯胰岛素、门冬胰岛素和谷赖胰岛素）比常规人胰岛素降糖速度更快。

9. 长效基础胰岛素（如：甘精胰岛素、地特胰岛素和中性鱼精蛋白锌胰岛素）较少引起运动相关低血糖，但规律运动时应对胰岛素用量进行整体调整。

10. 使用胰岛素泵的T1DM患者，运动时应根据运动强度和运动时间减少基础胰岛素量泵入或短时间停止使用胰岛素。减少胰岛素泵入基础量应持续到运动后12小时，可有效预防迟发性低血糖。

11. 出现过运动相关低血糖的DM患者应结伴运动或在医务监督下进行运动，可减少低血糖相关事件的危险。建议患者运动时携带糖尿病医疗信息卡、手机、糖块或其他快速升高血糖的食品来预防低血糖。

12. 糖尿病自主神经病变、长病程T1DM及近期运动中出现低血糖可能与肾上腺素和其他激素反应受损及无症状低血糖相关，因此频繁监测血糖是必要的。老年T2DM患者无症状低血糖和认知功能受损常同时存在，这是运动中血糖管理需要考虑的两个主要问题。

13. 血糖控制欠佳的T1DM患者应注意高血糖伴或不伴酮症。高血糖症的相关症状包括多尿、疲劳、虚弱、口渴感增加和酮臭味呼吸。血糖过高的患者（如：血糖≥16.7mmol/L）若感觉良好，且尿酮体或血酮体阴性，可以进行中等强度的运动，但需密切监测血糖，血糖下降前应避免较大强度运动，并保证适当的饮水量。

14. 血糖较高且酮体阳性时应暂缓运动。建议T1DM患者血糖≥13.9mmol/L时，在运动前应检测尿酮体。

15. 若餐后2~3小时内血糖仍较高,T2DM患者在进行有氧运动时会出现血糖降低的表现,因为此时内源性胰岛素水平较高。T1DM患者若餐后胰岛素剂量较高也会在餐后运动时出现类似的血糖下降。

16. 无论运动前血糖处于什么水平,任何类型较大强度的运动都会因肾上腺素和糖原等反向调节激素释放而使血糖升高。如遇此类情况,T1DM需给予小剂量胰岛素以降低运动后高血糖。

17. 多尿引起的脱水是高血糖症的常见问题,它可能影响体温调节反应。脱水也会导致血糖升高。因此,任何热病风险增加患者都应密切关注脱水的症状和体征。

18. 糖尿病患者在热或冷环境下的体温调节功能受损,更应关注和预防热或冷相关疾病。

19. 糖尿病伴有视网膜病变的患者存在玻璃体积血的风险,避免急速升高血压的身体活动。所有严重非增生性和增殖性糖尿病视网膜病变的患者,应该避免较大强度有氧运动和抗阻训练、跳跃、撞击性运动、低头的运动和运动发力时屏息。

20. 有并发症的糖尿病患者应注意运动环境的安全,避免在光线差、道路高低不平的环境中运动。

五、癌症患者运动处方

(一) 目标

癌症患者运动的目标主要是:①改善心肺耐力;②缓解抗肿瘤治疗的副作用;③增强免疫功能;④缓解心理压力。

(二) 适应证

排除运动禁忌证的癌症患者。

(三) 禁忌证

癌症患者运动前应进行禁忌证和损伤风险的评价,具体内容可以参考美国运动医学会(The American College of Sports Medicine,ACSM)的建议(表7-3-13)。

表7-3-13 癌症患者运动前和终止运动的禁忌证和损伤风险(ACSM建议)

	乳腺	前列腺	结肠	成年人血液系统(非HSCT)	成年人HSCT	妇科
所有恶性肿瘤患者开始运动时的常见禁忌证	应保证手术伤口愈合的时间,通常需要8周。这期间的患者可经历发热、极度疲劳、显著疲劳或运动失调。可遵循ACSM为心血管疾病和肺部疾病患者制定的运动禁忌证。由于放射治疗和化学治疗的毒性以及手术的长期影响,恶性肿瘤患者运动中的心血管事件发生率高于同年龄段人群					
恶性肿瘤患者参加运动的特殊禁忌证	有继发于乳腺癌治疗的上肢和肩部急性问题的妇女应在参加上半身运动之前就医治疗	无特殊要求	造瘘的患者需经过医师的允许才能参加接触性运动(冲撞的风险)和负重运动(疝气的风险)	无特殊要求	无特殊要求	伴有腹部、腹股沟或下肢肿胀或炎症的患者应在参加下半身运动之前就医治疗
终止运动的肿瘤特异性原因(注:ACSM运动终止指南包括此类人群)	上肢或肩部症状加重或水肿时应减少或避免上半身运动,除非医学评估和治疗解决了这些问题	无特殊要求	瘘管突出、造瘘术所致的全身性感染	无特殊要求	无特殊要求	伴有腹部、腹股沟或下肢肿胀或炎症的患者应减少或避免下半身运动,除非医学评估和治疗解决了这些问题
常见肿瘤部位的损伤风险	骨转移患者应通过改变运动强度、持续时间调整他们的运动计划,以降低骨折风险。进行化疗或放疗的患者因免疫力受到影响而具有较高的感染风险,应注意减少到健身中心进行运动者的感染风险。治疗中或治疗后的患者对运动的耐受能力不同,应根据治疗日程调整运动。对发生骨转移性病变的患者应调整运动处方并增加医务监督力度以避免骨折。对有心脏问题的患者(继发或原发)应调整运动处方并增加医务监督力度以保证运动的安全性					
癌症特异性损伤风险的急救程序	应该进行上肢和肩部的运动,但由于乳腺癌患者的上肢和肩部发病率高,应采取积极的预防措施。对伴有淋巴水肿的患者,运动时应穿戴松紧适宜的服装。应明确用激素治疗、有骨质疏松症或骨转移患者的骨折风险	注意用ADT治疗、有骨质疏松症或骨转移患者的骨折风险	造瘘术的患者应特别注意避免腹压升高	多发性骨髓瘤患者应被视为骨质疏松症进行治疗	无特殊要求	应该进行下半身运动,但此类患者有出现下肢水肿或炎症的可能,应采取积极的预防措施。对伴有淋巴水肿的患者,运动时应穿戴松紧适宜的服装。应明确用激素治疗、有骨质疏松症或骨转移患者的骨折风险

引自:Schmitz KH, Courneya KS, Matthews C, et al. American College of Sports Medicine roudtable on exercise guideline for cancer survivors. Med Sci Sports Exerc,2010,42(7):1409-1426. ADT:雄激素阻断治疗;HSCT:造血干细胞移植

（四）运动前评估

由于癌症患者的多样性，运动前评估应侧重于常规性及癌症部位特异性医学评估。

癌症患者因受疾病和抗肿瘤治疗等多种因素影响，身体活动水平发生很大变化，90%以上的恶性肿瘤患者在某时间段经历过肿瘤相关的疲劳。无论如何，恶性肿瘤患者应避免身体活动不足的状态，即使在治疗过程中也是如此，因为有氧运动可以改善疲劳。癌症患者身体活动水平及其影响因素评估可以参考ACSM建议（表7-3-14）。

（五）运动处方

因为恶性肿瘤患者的多样性，按照FITT原则给出一种精确的运动处方是不可能的。ACSM对恶性肿瘤患者的运动建议与普通人建议一致，每周至少5天、每天30~60分钟中等到较大强度的身体活动。FITT需要根据恶性肿瘤的情况进行调整，需要制定个性化的运动处方（表7-3-15）。应特别注意保证这个潜在的脆弱群体的运动安全性。运动专业人士应使用良好的判断力确定患者所需要的运动医务监督水平。

表7-3-14 癌症患者身体活动水平及其影响因素评估（ACSM建议）

询问之前和现在进行的身体活动，定期评价身体活动水平	→	重点临床评价 1. 体重/BMI 2. 血压 3. 贫血史（考虑CBC） 4. 功能状态 5. 评价确诊之前和目前的活动水平 6. 评估恶性肿瘤患者进行身体活动的障碍 （1）环境（家、健身房、通道、室外区域） （2）经济 （3）身体限制 （4）时间/竞赛要求 （5）社会支持 （6）压力 7. 系统回顾 8. 疾病状态 评估可以治疗的影响因素 1. 疼痛 2. 疲劳 3. 情绪困扰 4. 营养不良/不平衡 5. 药物	→	酌情评估合并症及治疗效果： 1. 心血管疾病（包括心肌病） 2. 肺疾病 3. 关节炎/肌肉骨骼问题 4. 淋巴水肿 5. 外周神经病变 6. 骨健康/骨强度（包括骨转移） 7. 尿失禁 8. 存在吻合口或造瘘口 9. 跌倒的风险评估 10. 需要支撑装置（手杖、助步车等） 11. 有贫血/血小板减少症病史	→	确定运动性不良事件的风险等级

注：CBC，全血细胞计数

表7-3-15 癌症患者运动的FITT原则

	有氧运动	力量练习	柔韧性
频率	每周3~5天	每周2~3天	每周≥2~3天，每天进行更有效
强度	中等（40%~59% HRR；RPE12~13）到较大强度（60%~89% HRR；RPE14~17）	从低强度（如30% 1-RM）开始，小幅度的增加	在可以忍受的情况下在关节活动范围内活动
时间	每周150分钟中等强度或75分钟较大强度运动，或两者相结合的等量运动	至少1组8~12次重复次数	静力性拉伸保持10~30秒
方式	动用大肌群的长时间的有节奏的活动（如步行、骑车、游泳）	自由重量、抗阻器械或自身体重的功能活动（如坐-站转换）；活动所有大肌群	所有大肌群的拉伸或关节活动范围的运动。明确因类固醇、放射线或外科手术治疗引起的关节或肌肉受限的特定区域

（六）注意事项

1. 应意识到运动对接受治疗的患者症状的影响变化很大。与健康成人相比，恶性肿瘤患者的运动进度需要缓慢。已完成治疗的患者在不加重症状或副作用的情况下，可以逐渐增加运动时间。有氧运动的频率逐渐增加到每周3~5天。

2. 可以教育患者用RPE或用最大心率的百分比来监测运动强度。

3. 淋巴水肿患者在进行抗阻运动时应戴压力套。

4. 乳腺癌和妇科癌症患者应考虑进行有监督的力量练习。

5. 在治疗期也可以进行柔韧性练习。重点关注因手术、皮质类固醇使用和（或）放射治疗导致关节活动度下降的关节。

6. 为了减少骨脆性和骨折风险，发生骨转移的恶性肿瘤患者需要调整运动处方如：减少撞击性运动、降低强度和减少运动量。

7. 对消化道恶性肿瘤患者来说，恶病质或肌肉萎缩很常见，这些变化会限制运动能力，且与肌肉萎缩的程度有关。

8. 应该明确患者是否处于免疫抑制状态（如：骨髓移植后使用免疫抑制剂的患者，或进行化疗或放射治疗的患者），建议这些患者不要在公共健身区域运动，以减少感染的机会。

9. 体内留置导管、中心静脉置管或食物输送管的患者和接受放射治疗后的患者都应避免进行游泳运动。

10. 患者接受化学治疗期间可能会反复出现呕吐和疲劳，因此需要调整运动处方，如：根据症状期周期性地降低运动强度和（或）减少运动时间。

11. 一般来说，严重贫血、病情恶化或有活动性感染的患者在手术后不应立即进行运动。与其他人群一样，恶性肿瘤患者要权衡进行身体活动和缺乏身体活动造成的风险。当然，若在运动中出现异常情况（如：头晕、恶心、胸痛），应及时终止运动。

六、骨质疏松患者运动处方

（一）目标

骨质疏松患者及其高风险人群运动的目标是增加肌肉质量和力量，延缓骨丢失，减少跌倒和骨折风险。

（二）适应证

1. 有一个以上的骨质疏松危险因素（低骨密度值、年龄>45 岁、女性）的个体。

2. 骨丢失和骨质疏松患者。

（三）禁忌证

伴有疼痛和全身恶化的急性病变。

（四）运动前评估

1. 评估内容　骨质疏松高风险人群和骨质疏松患者，运动前应进行下列专业检查和评估。

（1）双能 X 线吸收仪（DXA）检测骨密度，以评估抗阻运动能承受的负荷。

（2）测试平衡能力和肌肉力量，以评估跌倒风险。

（3）询问是否有跌倒倾向。

（4）疼痛评估。

（5）测试腰活动度，检查脊柱是否有后凸。

（6）目前身体活动水平评估。

2. 运动试验测试时注意事项

（1）走路会引起疼痛的严重椎骨骨质疏松患者，在做心肺耐力测试时，最好选用功率自行车。

（2）椎骨压缩性骨折使脊柱缩短，脊柱变形可影响通气量，导致身体重心的前移，这可能会影响在跑台步行运动中的平衡，因此需要带有扶手支撑的跑台或改进运动测试方案。

（3）对严重骨质疏松患者，不适宜进行最大肌力测试。

（五）运动处方

对骨质疏松高风险人群，建议运动处方 FITT 原则：

1. 频率　每周 3~5 天的承受体重的有氧运动和每周 2~3 天的抗阻运动。

2. 强度　有氧运动：中等强度（40%~60% VO2R 或 HRR）到较大强度≥60%VO_2R 或 HRR。抗阻运动：根据骨骼的承受力，从中等强度（60%~80%1-RM、8~12 次重复的抗阻训练）增加到较大强度（80%~90%1-RM、5~6 次重复的抗阻训练）。

3. 时间　每天 30~60 分钟承受体重的有氧和抗阻运动相结合的运动。

4. 方式　承受体重的有氧运动（如：网球、爬楼梯、步行和间歇性慢跑），包括跳跃的活动（排球、篮球）和抗阻运动（举重）。

对于骨质疏松患者，建议运动处方 FITT 原则：

1. 频率　每周 3~5 天的承受体重的有氧运动和每周 2~3 天的抗阻运动。

2. 强度　中等强度（40%~60%VO_2R 或 HRR）有氧运动和中等强度（60%~80%1-RM、8~12 次重复）抗阻运动。

3. 时间　每天 30~60 分钟承受体重的有氧和抗阻运动。

4. 方式　承受体重的有氧运动（如爬楼梯、步行和其他可耐受的运动），抗阻运动（举重、弹力带操）。

（六）注意事项

1. 运动处方中的中等强度运动应不引起或加重疼痛。

2. 应避免爆发性和高冲击性运动，以及扭曲、弯曲和挤压脊柱的运动。

3. 骨关节炎或骨质疏松引起的压缩骨折患者，椎骨的 BMD 可能显示正常甚至增高。因此，用髋骨 BMD 评定骨质疏松风险比椎骨 BMD 更可靠。

4. 老年女性和男性跌倒的风险都会增加，运动处方中应该包括提高平衡能力的练习。

5. 由于制动和卧床休息可以引起快速的、明显的骨丢失，因此即使是虚弱的老年人，也应该在其健康状况允许的情况下保持身体活动以维持骨骼健康。

（王正珍　张钧　常翠青）

参考文献

1. 李红娟，王正珍，隋雪梅，等. 运动是良医：最好的循证实践. 北京体育大学学报，2013，6：43-48.
2. 乔玉成. 身体活动水平：等级划分、度量方法和能耗估算. 体育研究与教育，2017，32（3）：1-11.
3. 宋蒙九，李婷. 妊娠期运动. 国际妇产科学杂志，2014，41（3）：225.
4. 邢慧娴，杨功焕. 身体活动的测量与评价. 中国自然医学杂志，2010，12（2）：148-150.
5. 叶孙岳. 静态行为流行病学研究进展. 中国公共卫生，2016，32（3）：402-405.
6. 王正珍，周誉. 运动、体力活动与慢性疾病预防. 武汉体育学院学报，2013，47（11）：69-75.
7. Azar D，Ball K，Salmon J. Individual，social，and physical environmental correlates of physical activity among young women at risk of depression J Phys Act Health，2011，8（1）：133-140.
8. Bize R，Johnson J，Plotnikoff R. Physical activity level and health-related quality of life in the general adult population：A systematic re-

view. Prev Med,2007,45(6):401-415.

9. Bouchard C, Blair SN, Katzmarzyk PT. Less Sitting, More Physical Activity, or Higher Fitness? Mayo Clinic Proceedings, 2015, 90 (11):1533-1540.
10. Conn VS. Anxiety outcomes after physical activity interventions: meta-analysis findings. Nurs Res,2010,59(3):224-231.
11. Conn VS. Depressive symptom outcomes of physical activity interventions: meta-analysis findings. Ann Behav Med, 2010, 39 (2): 128-138.
12. Franklin BA, Brinks J, Sternburgh L. Move More, Sit Less: A First-Line, Public Health Preventive Strategy. Preventive Cardiology, 2010,4:203-208.
13. Gibbs BB, Hergenroeder AL, Katzmarzyk PT, et al. Definition, measurement, and health risks associated with sedentary behavior. Med Sci Sports Exerc,2015,47(6):1295-1300.
14. Gillison FB, Skevington SM, Sato A, et al. The effects of exercise interventions on quality of life in clinical and healthy populations; a meta-analysis. Soc Sci Med,2009,68(9):1700-1710.
15. Harber MP, Kaminsky LA, Arena R, et al. Impact of Cardiorespiratory Fitness on All-Cause and Disease-Specific Mortality: Advances Since 2009. Progress in Cardiovascular Diseases,2017,60(1):11.
16. Haskell WL, Lee IM, Pate RR, et al.. Physical activity and public health: updated recommendation for adults from the American College of Sports Medicine and the American Heart Association. Med Sci Sports Exerc,2007,39(8):1423-1434.
17. Lee IM, Shiroma EJ, Lobelo F, et al. Effect of physical inactivity on major non-communicable diseases worldwide: an analysis of burden of disease and life expectancy. Lancet,2012,380(9838):219-229.
18. Michelle F Mottola, Margie H Davenport, Stephanie-May Ruchat, et al. 2019 Canadian guideline for physical activity throughout pregnancy. Journal of Obstetrics and Gynaecology Canada, 2018, 40 (11):1549-1559.
19. Physical Activity Guidelines Advisory Committee of USA. 2018 Physical Activity Guidelines Advisory Committee Scientific Report. DEPARTMENT OF HEALTH &HUMAN SERVICES U. S. A. 2018.
20. Physical Activity Guidelines for Americans. https://health. gov/PAGuidelines/.
21. Puetz T. Physical activity and feelings of energy and fatigue-Epidemiology evidence. Sports Med,2006,36(9):767-780.
22. Reed JB, S. The effect of regular aerobic exercise on positive-activated affect: A meta-analysis. Psychol Sport Exerc,2009,10(6):581-594.
23. Rethorst CD, Wipfli BM, Landers DM. The antidepressive effects of exercise: A meta-analysis of randomized trials. Sports Med,2009,39 (6):491-511.
24. Ross R, Blair SN, Arena R, et al. Importance of Assessing Cardiorespiratory Fitness in Clinical Practice: A Case for Fitness as a Clinical Vital Sign: A Scientific Statement From the American Heart Association. Circulation,2016,134(24):461.
25. Tudor-Locke C, Craig CL, Brown WJ, et al. How many steps/day are enough? For adults. International Journal of Behavioral Nutrition & Physical Activity,2011,8(1):79.
26. US Department of Health and Human Services. Physical Activity Guidelines Advisory Committee Report Part G. Section 8: Mental Health. 2008. Accessed June 2012.
27. Yingxiang Yu, Yiran Lv, Bin Yao, et al. A novel prescription pedometer-assisted walking intervention and weight management for Chinese occupational population. PLOS ONE, 2018, 13 (1):0190848.

第四章

膳食、身体活动与超重和肥胖

肥胖目前在全世界呈流行趋势。在过去的几十年里，超重和肥胖人群的数量在世界范围内已到惊人的水平，目前全球范围内约 40%的成年人肥胖或者超重。超重肥胖率不仅在发达国家增加，在发展中国家也迅速增加，肥胖及其相关疾病已成为全球性的重大公共卫生问题。肥胖既是一个独立的疾病，又是 2 型糖尿病、心血管病、高血压和某些癌症的危险因素，被 WHO 列为导致疾病负担的十大危险因素之一，且给个人和社会带来沉重的经济负担。为了推进健康中国建设，提高人民健康水平，采取有效措施预防和控制肥胖势在必行。

第一节　肥胖的定义与筛查标准

按照发生原因和脂肪分布的不同，肥胖可分为不同的类型。目前已建立了许多诊断或判断肥胖的标准和方法，常用的方法有体脂百分比、体质指数、身高标准体重、腰围、腰臀比等。

一、定义及分类

（一）肥胖的定义

肥胖（obesity）是指一种由遗传和环境等多因素引起的、由于机体的能量摄入大于机体的能量消耗，从而使多余的能量以脂肪形式贮存，导致机体脂肪总含量过多和（或）局部含量增多及分布异常，对健康造成一定影响的慢性代谢性疾病。

（二）分类

根据发生原因不同，肥胖可分为遗传性肥胖、继发性肥胖和单纯性肥胖。

1. 遗传性肥胖　主要指遗传物质变异（如染色体缺失、基因突变）导致的一种极度肥胖，这种肥胖比较少见。

2. 继发性肥胖　主要是由于下丘脑-垂体-肾上腺轴发生病变、内分泌紊乱或其他疾病、外伤引起的内分泌障碍而导致的肥胖。

3. 单纯性肥胖　主要是指排除遗传性肥胖，由代谢性疾病、外伤或其他疾病所引起的继发性、病理性肥胖，而单纯由于能量过剩所造成的全身性脂肪过量积累，是一种由基因和环境因素相互作用导致的复杂性疾病，也常表现为家族聚集倾向。

根据脂肪在身体分布的部分不同，肥胖可分为中心型肥胖和外周型肥胖。

1. 中心型肥胖　脂肪主要在腹壁和腹腔内蓄积过多，包括腹部皮下脂肪、脏器周围、网膜和系膜脂肪以及腹膜后脂肪，称为中心型肥胖，又称腹型肥胖或内脏型肥胖。与外周型肥胖相比，中心型肥胖与肥胖相关性疾病有更强的关联，是许多慢性病的独立危险因素。

2. 外周型肥胖　脂肪沉积基本上呈匀称性分布，臀部和肢体脂肪堆积明显多于腹部，称为外周型肥胖。

二、筛查标准

对不同年龄人群进行超重和肥胖的筛查与诊断，对于预防和治疗肥胖至关重要。作为一种由于机体脂肪储积过多和分布异常导致的慢性病，判定成年人和儿童青少年超重和肥胖的检测标准和方法有多种。身体密度法（如水下称重法和空气置换法等）作为身体成分测量的"金标准"被广泛用来评定其他测量方法的有效性，但这种方法操作复杂，并且测试成本较高，故只在科研中应用。目前临床工作中和以人群为基础的研究中，主要通过对身体外部特征测量间接反映体内的脂肪含量和分布，体质指数（body mass index，BMI）和腰围最为常用，作为肥胖程度和脂肪分布类型的指标，它们与疾病发病率相关性密切，容易测量，费用低。随着科学技术的发展，一些新型的测量方法也不断涌现。

（一）体脂百分比

体脂百分比（BF%），是指人体脂肪组织重量占体重的百分比，是判断肥胖的直接指标，是肥胖诊断的"金标准"。直接测量体脂肪量（包括体脂百分比）的技术包括双能 X 线吸收法（DXA）、气体置换法、计算机断层扫描法（CT）、磁共振法（MRI）、水下称重法、双标水法和生物电阻抗法（bioelectrical impedance analysis，BIA）。其中 DXA 法是最经济、易操作和无创的诊断技术，不仅可测量全身脂肪量，也可以区分身体不同部位（躯干、四肢）的脂肪量，近年来新的 DXA 技术还实现了区分内脏和皮下脂肪量，计算腹部脂肪与臀部脂肪比例，实现对个体心血管代谢异常发生风险的预测，广泛地应用于临床个体肥胖的诊断性评估。BIA 法可以测量获得人体的脂肪重量百分比、肌肉重量百分比、骨重量百分比和体液重量百分比等，特异性较 DXA 低，但经济、便捷且快速，适用范围越来越广泛，但在实际应用中发现，不同厂家，甚至同一厂家不同型号的 BIA 仪器之间的检测结果差异较大，缺乏可比性，需要按照"金标准"检测技术进行检测准确性的验证。

WHO 标准规定成年男性体脂含量>25%可诊断为肥胖，成年女性>30%可诊断为肥胖。

McCarthy 等采用 BIA 技术检测了英格兰南部 1985 名 5~18 岁儿童身体脂肪含量，利用 LMS 曲线平滑方法，制定出不同性别、年龄别儿童体脂肪发育百分位数曲线，并定义将第2、第85、第95百分位分别作为较低体脂、超体脂及肥胖的诊断界值点，见表7-4-1，将儿童分为体脂肪缺乏、正常、体脂肪过多及肥胖4类。

表7-4-1 不同性别年龄别儿童体脂肪百分位临界点/%

年龄/岁	男性				女性			
	P_2	P_{50}	P_{85}	P_{95}	P_2	P_{50}	P_{85}	P_{95}
5	12.2	15.6	18.6	21.4	13.8	18.0	21.5	24.3
6	12.4	16.0	19.5	22.7	14.4	19.1	23.0	26.2
7	12.6	16.5	20.4	24.1	14.9	20.2	24.5	28.0
8	12.7	17.0	21.3	25.5	15.3	21.2	26.0	29.7
9	12.8	17.5	22.2	26.8	15.7	22.1	27.2	31.2
10	12.8	17.8	22.8	27.9	16.0	22.8	28.2	32.2
11	12.6	17.7	23.0	28.3	16.1	23.3	28.8	32.8
12	12.1	17.4	22.7	27.9	16.1	23.5	29.1	33.1
13	11.5	16.8	22.0	27.0	16.1	23.8	29.4	33.3
14	10.9	16.2	21.3	25.9	16.0	24.0	29.6	33.6
15	10.4	15.8	20.7	25.0	15.7	24.1	29.9	33.8
16	10.1	15.5	20.3	24.3	15.5	24.3	30.1	34.1
17	9.8	15.4	20.1	23.9	15.1	24.4	30.4	34.4
18	9.6	15.4	20.1	23.6	14.7	24.6	30.8	34.8

日本肥胖学会（Minematsu K，2011）制定了采用体脂肪率判断肥胖的标准，见表7-4-2。

表7-4-2 体脂肪率的判断标准

性别	年龄/岁	轻度肥胖	中度肥胖	重度肥胖
男性	不分年龄	20%以上	25%以上	30%以上
女性	6~14	25%以上	30%以上	35%以上
	15~	30%以上	35%以上	40%以上

我国尚缺乏具有循证依据的体脂百分比评估肥胖及肥胖程度的标准。

（二）体质指数

体质指数（BMI）是目前评价体重状况最常用的方法之一。

$$BMI=体重(kg)/[身高(m)]^2(kg/m^2)$$

1. 成年人筛查标准 2000年，WHO建议BMI<18.5kg/m² 为消瘦，18.5~24.9kg/m² 为体重正常，25~29.9kg/m² 为超重，≥30kg/m² 为肥胖。

2002年，WHO提出的亚洲标准为BMI 18.5~22.9kg/m² 为体重正常，23.0~24.9kg/m² 为超重，≥25.0kg/m² 为肥胖。

2003年，“中国肥胖问题工作组（WGOC）”根据我国二十多个地区流行病学数据与BMI的关系分析，提出我国成年人BMI标准，BMI<18.5kg/m² 为体重过低，18.5~23.9kg/m² 为体重正常，24.0~27.9kg/m² 为超重，BMI≥28.0kg/m² 为肥胖（表7-4-3）。

表7-4-3 中国成年人超重和肥胖的体质指数和腰围界限值与相关疾病*危险的关系

分类	体质指数（kg/m²）	腰围/cm		
		男：<85 女：<80	男：85~95 女：80~90	男：≥95 女：≥90
体重过低**	<18.5	—	—	—
体重正常	18.5~23.9	—	增加	高
超重	24.0~27.9	增加	高	极高
肥胖	≥28	高	极高	极高

注：*相关疾病指高血压、糖尿病、血脂异常和危险因素聚集；
**体重过低可能预示有其他健康问题

2014年，美国临床内分泌医师协会和美国内分泌学会提出肥胖诊断定义应从“BMI为中心”转变为“以肥胖相关并发症为中心”，在两者联合发布的成年人肥胖、超重诊断和管理的新框架中将体重和肥胖诊断分为5个严重程度：①正常体重（BMI<25kg/m²）；②超重（25≤BMI<30kg/m²，无肥胖相关并发症）；③肥胖0级（BMI≥30kg/m²，无肥胖相关并发症）；④肥胖1级［BMI≥25kg/m²（某些种族人群中BMI为23~25kg/m²），至少存在1种轻度至中度肥胖相关并发症］；⑤肥胖2级（BMI≥25kg/m²（某些种族人群中BMI为23~25kg/m²），至少存在1种重度肥胖相关并发症）。

2. 儿童筛查标准 对儿童而言，在对超重和肥胖做出定义时需考虑年龄因素，使用年龄性别不同的临界点。

2000年，美国制定出2~18岁男女BMI百分位数曲线，更新了儿童生长发育图表。国际肥胖工作组（International Obesity Task Force，IOTF）在6个国家和地区的儿童BMI数据基础上，建立了2~18岁儿童分年龄别和性别的超重、肥胖诊断临界点（表7-4-4）。

表7-4-4 儿童超重和肥胖的判定标准：年龄别和性别BMI临界点/（$kg \cdot m^{-2}$）

年龄/岁	NCHS/CDC 2000标准				IOTF标准			
	超重（P_{85}）		肥胖（P_{95}）		超重		肥胖	
	男	女	男	女	男	女	男	女
2	18.12	17.97	19.28	19.06	18.41	18.02	20.09	19.81
2.5	17.67	17.51	18.67	18.58	18.13	17.76	19.80	19.55
3	17.33	17.17	18.24	18.25	17.89	17.56	19.57	19.36
3.5	17.08	16.93	17.97	18.08	17.69	17.40	19.39	19.23
4	16.93	16.80	17.84	18.03	17.55	17.42	19.29	19.15
4.5	16.85	16.76	17.83	18.09	17.47	17.19	19.26	19.12
5	16.84	16.80	17.94	18.26	17.42	17.15	19.30	19.17
5.5	16.90	16.92	18.14	18.51	17.45	17.20	19.47	19.34
6	17.01	17.10	18.41	18.84	17.55	17.34	19.78	19.65
6.5	17.18	17.34	18.76	19.23	17.71	17.53	20.23	20.08
7	17.40	17.63	19.15	19.68	17.92	17.75	20.63	20.51
7.5	17.66	17.95	19.59	20.17	18.16	18.03	21.09	21.01
8	17.96	18.32	20.07	20.70	18.44	18.35	21.60	24.57
8.5	18.28	18.71	20.57	21.25	18.76	18.69	22.17	22.18
9	18.63	19.12	21.09	21.82	19.10	19.07	22.77	22.81
9.5	19.00	19.55	21.62	22.40	19.46	19.45	23.39	23.46
10	19.39	19.98	22.15	22.98	19.84	19.86	24.00	24.11
10.5	19.79	20.43	22.69	23.57	20.20	20.29	24.57	24.77
11	20.20	20.87	23.21	24.14	20.55	20.74	25.10	25.42
11.5	20.61	21.31	23.73	24.71	20.89	21.20	25.58	26.05
12	21.02	21.74	24.23	25.26	21.22	21.68	26.02	26.67
12.5	21.44	22.17	24.71	25.79	21.56	22.14	26.43	27.24
13	21.85	22.58	25.18	26.30	21.91	22.58	26.84	27.76
13.5	22.26	22.97	25.62	26.79	22.27	22.98	27.25	28.20
14	22.66	23.35	26.05	27.26	22.62	23.34	27.63	28.57
14.5	23.06	23.71	26.45	27.70	22.96	23.66	27.98	28.87
15	23.45	24.05	26.84	28.12	23.29	23.94	29.30	29.11
15.5	23.83	24.36	27.21	28.53	23.60	24.17	28.60	29.29
16	24.21	24.66	27.56	28.91	23.90	24.37	28.88	29.43
16.5	24.58	24.94	27.91	29.28	24.19	24.54	29.14	29.56
17	24.94	25.20	28.26	29.63	24.46	24.70	29.41	29.69
17.5	25.30	25.45	28.60	29.98	24.73	24.85	29.70	29.84
18	25.66	25.68	28.96	30.33	25.00	25.00	30.00	30.00

注：NCHS/CDC 2000标准中原来不主张对儿童青少年使用“肥胖”一词，其“超重”等于其他地区和标准中使用的“肥胖”概念，而“有超重危险”等同于“超重”概念

中国肥胖问题工作组(WGOC)依据2000年全国30个省/直辖市7~18岁汉族学生体质调研数据,建立了中国学龄儿童(7~18岁)超重、肥胖BMI值分类标准,见表7-4-5。

表7-4-5 中国学龄儿童青少年超重和肥胖筛查体质指数(BMI)值分类标准/(kg·m^{-2})

年龄/岁	男生		女生	
	超重	肥胖	超重	肥胖
7~	17.4	19.2	17.2	18.9
8~	18.1	20.3	18.1	19.9
9~	18.9	21.4	19	21
10~	19.6	22.5	20	22.1
11~	20.3	23.6	21.1	23.3
12~	21	24.7	21.9	24.5
13~	21.9	25.7	22.6	25.6
14~	22.6	26.4	23	26.3
15~	23.1	26.9	23.4	26.9
16~	23.5	27.4	23.7	27.4
17~	23.8	27.8	23.8	27.7
18~	24	28	24	28

2009年,“2005年中国九市7岁以下儿童体格发育调查研究”工作组和“2005年全国学生体质调研”工作组合作,绘制了“中国0~18岁儿童BMI生长参照值及生长曲线”,并将该BMI曲线在18岁通过中国成年人肥胖、超重临界点,获得“中国2~18岁儿童肥胖、超重筛查界值点”,见表7-4-6。该标准在年龄层面上对WGOC标准进行了补充。鉴于WGOC标准只适用于7~17岁人群,实际工作中,该标准用于判定2~6岁的超重或肥胖状态。

2018年8月1日,我国卫生行业标准《学龄儿童青少年超重与肥胖筛查》(WS/T 586-2018)正式发布,标准规定了我国6~18岁学龄儿童青少年超重与肥胖的筛查方法,适用于我国所有地区各民族6~18岁学龄儿童青少年开展超重与肥胖的筛查(表7-4-7)。

BMI虽是目前全球应用最广泛的评价成年人和儿童超重和肥胖状态的间接测量指标,但BMI存在局限性:①不同种族人群的体成分存在差异,同样BMI水平但体脂肪量及比例的不同;②肌肉型个体体重较重易被误诊,例如运动员;③BMI与体脂肪含量及比例的关联性存在性别差异,尤其青春期前后男童BMI的变化与肌肉和骨骼等非脂肪组织密切相关,而与体脂肪量关联性下降,甚至呈负相关;④尚缺乏儿童BMI与远期疾病作为结局指标关联的循证依据,因此目前儿童BMI判定标准基本属于“统计学标准”;⑤老年人的肌肉组织与其脂肪组织相比,肌肉组织的减少较多,计算的体质指数值可能过低估计其肥胖程度。应结合其他指标(体脂百分含量、腰围等)判断肥胖程度。

(三)身高标准体重法及身高(长)别体重Z评分

1. 成年人肥胖的筛查方法和判断标准 身高标准体重法是WHO推荐的传统上常用的衡量成年人肥胖的方法。

表7-4-6 中国2~18岁儿童超重和肥胖筛查体质指数(BMI)临界点/(kg·m^{-2})

年龄/岁	男生		女生	
	超重	肥胖	超重	肥胖
2~	17.5	18.9	17.5	18.9
2.5~	17.1	18.4	17.1	18.5
3~	16.8	18.1	16.9	18.3
3.5~	16.6	17.9	16.8	18.2
4~	16.5	17.8	16.7	18.1
4.5~	16.4	17.8	16.6	18.1
5~	16.5	17.9	16.6	18.2
5.5~	16.6	18.1	16.7	18.3
6~	16.8	18.4	16.7	18.4
6.5~	17	18.8	16.8	18.6
7~	17.2	19.2	16.9	18.8
7.5~	17.5	19.6	17.1	19.1
8~	17.8	20.1	17.3	19.5
8.5~	18.2	20.6	17.6	19.9
9~	18.5	21.1	17.9	20.4
9.5~	18.9	21.7	18.3	20.9
10~	19.3	22.2	18.7	21.5
10.5~	19.7	22.7	19.1	22.1
11~	20.1	23.2	19.6	22.7
11.5~	20.4	23.7	20.1	23.3
12~	20.8	24.2	20.5	23.9
12.5~	21.2	24.6	21	24.4
13~	21.5	25.1	21.4	25
13.5~	21.8	25.5	21.8	25.5
14~	22.1	25.8	22.2	25.9
14.5~	22.4	26.2	22.5	26.3
15~	22.7	26.5	22.8	26.7
15.5~	22.9	26.8	23.1	27
16~	23.2	27	23.3	27.2
16.5~	23.4	27.3	23.5	27.4
17~	23.6	27.5	23.7	27.6
17.5~	23.8	27.8	23.8	27.8
18~	24	28	24	28

表7-4-7 中国6~18岁学龄儿童青少年性别年龄别BMI筛查超重与肥胖界值/(kg·m^{-2})

年龄/岁	男生		女生	
	超重	肥胖	超重	肥胖
6.0~	16.4	17.7	16.2	17.5
6.5~	16.7	18.1	16.5	18.0
7.0~	17.0	18.7	16.8	18.5
7.5~	17.4	19.2	17.2	19.0
8.0~	17.8	19.7	17.6	19.4
8.5~	18.1	20.3	18.1	19.9
9.0~	18.5	20.8	18.5	20.4
9.5~	18.9	21.4	19.0	21.0
10.0~	19.2	21.9	19.5	21.5

续表

年龄/岁	男生		女生	
	超重	肥胖	超重	肥胖
10.5~	19.6	22.5	20.0	22.1
11.0~	19.9	23.0	20.5	22.7
11.5~	20.3	23.6	21.1	23.3
12.0~	20.7	24.1	21.5	23.9
12.5~	21.0	24.7	21.9	24.5
13.0~	21.4	25.2	22.2	25.0
13.5~	21.9	25.7	22.6	25.6
14.0~	22.3	26.1	22.8	25.9
14.5~	22.6	26.4	23.0	26.3
15.0~	22.9	26.6	23.2	26.6
15.5~	23.1	26.9	23.4	26.9
16.0~	23.3	27.1	23.6	27.1
16.5~	23.5	27.4	23.7	27.4
17.0~	23.7	27.6	23.8	27.6
17.5~	23.8	27.8	23.9	27.8
18.0~	24.0	28.0	24.0	28.0

公式为：

肥胖度(%)=[实际体重(kg)-身高标准体重(kg)]/身高标准体重(kg)×100%

判断标准：肥胖度≥10%为超重；20%~29%为轻度肥胖；30%~49%为中度肥胖；≥50%为重度肥胖。

2. 婴幼儿消瘦和超重的筛查方法和判断标准 体重、身高(长)是评价婴幼儿消瘦和超重最常用的指标。世界卫生组织采用身高(长)别体重Z评分评价5岁以下儿童消瘦和超重。

公式为：

$$\text{身高(长)别体重Z评分}=\frac{\text{婴幼儿体重的测量值}-\text{同身高婴幼儿标准体重的中位数}}{\text{同身高婴幼儿体重的标准差}}$$

身高(长)别体重Z评分的意义是将某个婴幼儿的体重测量数据与推荐的同身高(长)婴幼儿理想的体重数据进行比较，该婴幼儿的体重高于这个群体的一般水平，则身高(长)别体重Z评分为正值，反之则身高(长)别体重Z评分为负值。

判断标准为：身高(长)别体重Z评分介于-1~+1之间为正常范围，表明婴幼儿体型正常，介于+1~+2之间，有超重风险；介于+2~+3之间，可判断为超重；>+3为肥胖；介于-1~-2之间，可判断为偏瘦；介于-2~-3之间，可判断为消瘦；<-3为中度消瘦。消瘦常提示较急性的近期营养不良(图7-4-1和图7-4-2)。

(四) 腰围、腰臀比

腰围和腰臀比是常见的关于腹部脂肪分布的测定指标。肥胖者体内脂肪分布部位的不同，对健康的影响有着明显的不同。中心型肥胖(以腹部或内脏脂肪增多为主)，患心血管疾病和糖尿病的危险性显著增加，同时死亡率亦明显增加。而周围型肥胖(以臀部和大腿脂肪增多为主)患上述疾病的危险性相对较低。因此肥胖者身体脂肪分布类型是比肥胖本身对患病率和死亡率更重要的危险因素。虽然在男性和女性肥胖者中均可见到以上两种不同类型的肥胖，但是一般来讲，中心型肥胖常见于男性，而周围型肥胖常见于女性。

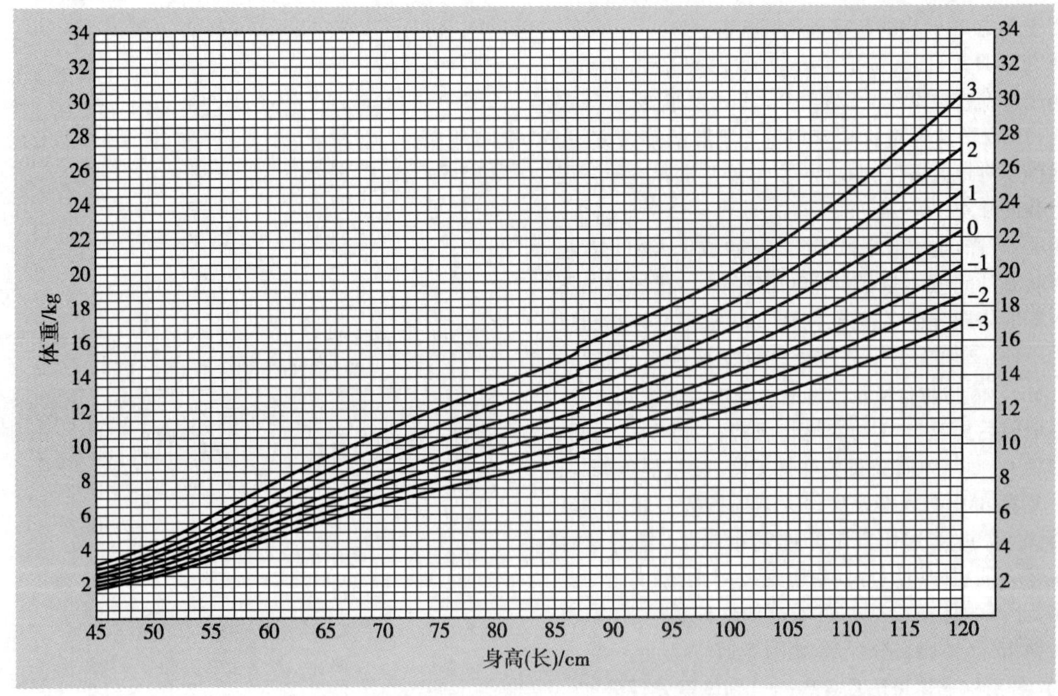

图7-4-1 5岁以下男孩身高(长)别体重Z评分
来源：世界卫生组织儿童生长发育标准

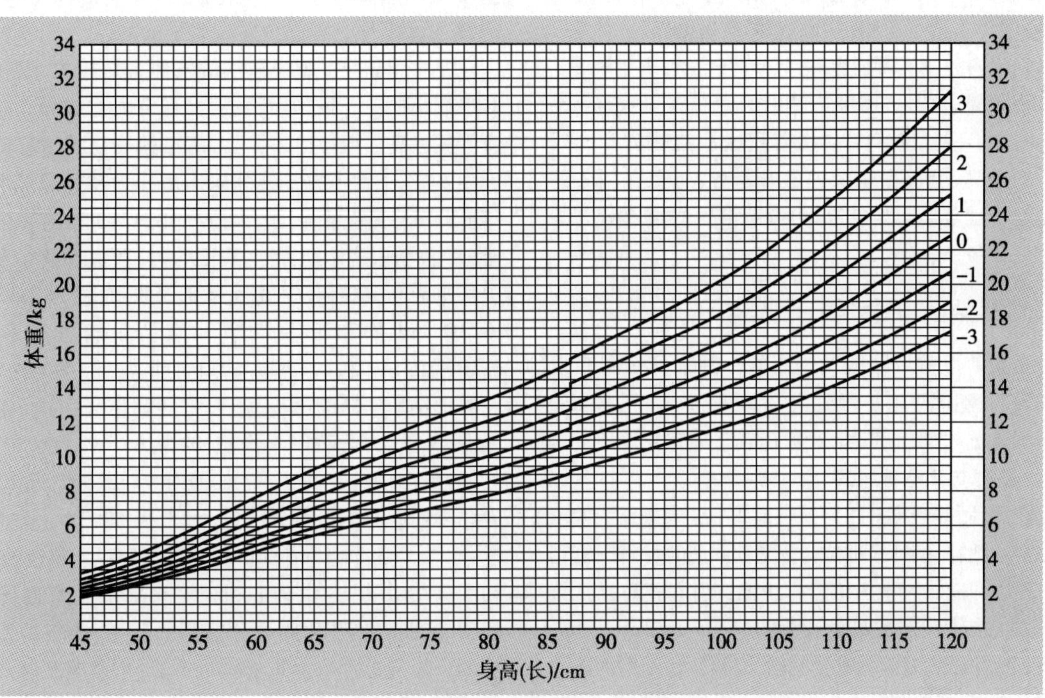

图 7-4-2 5 岁以下女孩身高(长)别体重 Z 评分
来源:世界卫生组织儿童生长发育标准

1. 腰围 腰围的测量位置是水平位腋中线髂前上棘和第 12 肋下缘连线的中点,水平绕一周测得的周径长度即腰围。腰围是一个用来反映肥胖程度的指标,该指标和腹部内脏脂肪堆积的相关性优于腰臀比值。被测者站立,双脚分开 25~30cm,体重均匀分配。

WHO 提出腰围男性≥102cm、女性≥88cm 作为成年人中心型肥胖的标准。

我国把腰围男性≥90cm、女性腰围≥85cm 作为成年人中心型肥胖的标准。

儿童青少年中,腰围因年龄与性别所不同。在制定我国学龄儿童(7~18 岁)腰围临界点时,有学者提出将不同性别、年龄别儿童腰围的 P_{75} 和 P_{90} 作为儿童心血管疾病风险开始增加和明显增加的临界点,建议将 P_{75} 作为腹型肥胖的预警临界点;将 P_{90} 作为腹型肥胖的诊断临界点。2018 年 12 月 1 日,我国《7~18 岁儿童青少年高腰围筛查界值》(WS/T 611—2018)卫生行业标准正式发布,标准规定了我国 7~18 岁儿童青少年高腰围筛查界值点,适用于我国 7~18 岁儿童青少年高腰围的筛查(表 7-4-8)。

2. 腰臀比(WHR) 是用腰围和臀围的比值来估算肥胖及其危险度的方法,它不能直接得出肥胖度的数值,却能够反映患某些肥胖相关疾病的危险度。

WHO 规定 WHR≥0.9、女性≥0.8 作为成年人上半身肥胖的标准。

(五)皮褶厚度

用皮褶厚度测量仪测量肩胛下和上臂肱三头肌腹处皮褶厚度,两者加一起即为皮褶厚度。另外还可测量髂前上棘和脐旁 1cm 处皮褶厚度。皮褶厚度一般不单独作为判定肥胖的标准,而是与身高标准体重结合起来判定。

表 7-4-8 我国学龄儿童(7~18 岁)腰围 P_{75} 和 P_{90} 对应的腰围值/cm

年龄/岁	男 P_{75}	男 P_{90}	女 P_{75}	女 P_{90}
7	58.4	63.6	55.8	60.2
8	60.8	66.8	57.6	62.5
9	63.4	70.0	59.8	65.1
10	65.9	73.1	62.2	67.8
11	68.1	75.6	64.6	70.4
12	69.8	77.4	66.8	72.6
13	71.3	78.6	68.5	74.0
14	72.6	79.6	69.6	74.9
15	73.8	80.5	70.4	75.5
16	74.8	81.3	70.9	75.8
17	75.7	82.1	71.2	76.0
18	76.8	83.0	71.3	76.1

判定方法是:凡肥胖度≥20%,两处的皮褶厚度≥80%百分位数,或其中一处皮褶厚度≥90%百分位数者为肥胖;凡肥胖度<10%,无论两处的皮褶厚度如何,均为体重正常者。

第二节 肥胖的健康危害

早在 1997 年,WHO 召开首届全球肥胖大会,明确指出

"肥胖本身就是一种疾病"。随后，WHO 在其编写的《国际疾病分类》中正式给予肥胖一个独立的疾病编码。

美国临床内分泌医师协会(AACE)联合美国内分泌学会(ACE)将肥胖定义为"肥胖为基础的慢性病"(adiposity-based chronic disease，ABCD)。随着我国社会经济和人民生活水平的提高，肥胖率呈快速上升趋势，与肥胖相关的健康危害越来越常见，肥胖已成为影响健康的重要公共卫生问题。

一、肥胖导致的相关疾病风险

肥胖是当前严重威胁人类健康的一种常见病和多发病。研究表明，随体重增长，死亡率逐渐升高。病死率高的主要原因则是糖尿病、心脏病、高血压及感染等并发症。

(一) 肥胖与2型糖尿病

体重超重、肥胖和腹部脂肪蓄积是2型糖尿病发病的重要危险因素。肥胖、胰岛素抵抗与2型糖尿病的发病有密切的关系。环境和遗传因素的综合作用能够引起胰岛素抵抗(insulin resistance)和高胰岛素血症(hyperglycemia)。胰岛素抵抗是2型糖尿病发病的重要基础，当胰岛β细胞功能不能代偿胰岛素抵抗时，就会出现血糖异常升高，糖耐量受损，最终发展为2型糖尿病。

缺乏身体活动和不健康的膳食是体重超重和肥胖的主要危险因素。研究表明，人群中的胰岛素敏感性差异很大，但是胰岛素抵抗常常与肥胖者有关，尤其是腹部脂肪量增加明显的患者。由于胰岛素抵抗在极胖者(BMI>40kg/m^2)中非常普遍，一些研究者指出，胰岛素抵抗可能是对肥胖的一种适应性反应，可限制进一步脂肪沉积。特定器官或组织的抗胰岛素性不同可能是造成局部脂肪堆积的原因，腹内脂肪对胰岛素敏感性相对较差被认为是中心性脂肪堆积的原因。许多调查已观察到肥胖与发生非胰岛素依赖性糖尿病(non-insulin-dependent diabetes mellitus，NIDDM)的危险呈正相关。对30~55岁的妇女观察研究了14年，结果发现，肥胖妇女发生NIDDM的危险是正常身材妇女(BMI<22kg/m^2)的40多倍。发生NIDDM的危险随BMI增加而增加，随体重减轻而下降。大规模前瞻性研究表明，体重超重和肥胖对NIDDM具有重要影响。如果BMI不超过25kg/m^2，从理论上来讲，约64%的男性NIDDM病例和74%的女性NIDDM病例是可以预防的。经过详细分析肥胖与NIDDM的关系，在校正了年龄、吸烟和NIDDM家族史后，进一步明确了肥胖对发生NIDDM的危险特征，包括有：①儿童青少年时期肥胖；②从18岁开始进行性体重增长；③腹内脂肪堆积。其中，腹内脂肪堆积已被认为是全世界大量人群和各种族人群发生NIDDM的一个独立危险因素。据美国糖尿病协会报告，大约85%的肥胖者患有2型糖尿病；在轻、中、重度肥胖者中发生2型糖尿病的危险性分别是正常体重者的2倍、5倍和10倍；肥胖持续的时间越长，发生2型糖尿病的危险性就越大。对我国22个人群的抽样调查发现，糖代谢异常的发病率随体重而增加，BMI≥28kg/m^2 时患糖尿病和糖耐量受损(IGT)的风险男、女分别增加了1.9倍、1.75倍和1.65倍、1.46倍。

儿童肥胖与2型糖尿病的发病密切相关，随着儿童肥胖患病率的上升，糖尿病发病出现低龄化趋势。在肥胖儿童中往往高血糖检出率偏高，高血糖往往预示着糖尿病的发生发展，绝大多数2型糖尿病患儿为超重或肥胖。2002年CNNHS结果显示，采用1999年WHO和国际糖尿病联盟(IDF)糖尿病诊断标准，我国5~17岁儿童青少年糖尿病患病率为0.19%，其中城市为0.25%，农村为0.17%；5~9岁、10~14岁和15~17岁儿童糖尿病患病率分别为0.10%、0.14%和0.39%。2013年北京市1896名6~18岁肥胖中小学生健康体检显示，肥胖学生高血糖(空腹血浆葡萄糖≥5.6mmol/L)检出率为66.6%，比2007年的57.6%增加9个百分点，而2004年为13.4%，近10年呈高发趋势；其中男生为70.9%，女生为58.3%，男生高于女生；小学1~3年级学生为57.5%，小学4~6年级为60.7%，初中为75.0%，高中为60.8%。北京市儿童血压研究发现，儿童期肥胖及体脂成分超标的儿童，成年后发生糖尿病的风险是正常体重儿童的2.7倍；儿童期肥胖或体脂成分超标，成年后仍然肥胖的人群发生糖尿病的风险是体重持续正常人群的4.3倍。

(二) 肥胖与血脂异常

肥胖是发生血脂异常的重要影响因素。在肥胖人群中，其脂肪代谢的特点表现为脂肪代谢紊乱：机体组织对游离脂肪酸的动员和利用减少，血浆游离脂肪酸含量升高、积聚，血脂容量增高，胆固醇、甘油三酯、总脂等血脂成分普遍增高。研究显示，体重每增加10%，血浆胆固醇就相应增加0.3mmol/L，超重者发生高胆固醇血症的相对危险是非超重者的1.5~2倍，肥胖人群中血浆胆固醇水平在5.2mmol/L以上的可占55.8%。有研究结果证实，肥胖儿童青少年的血脂表现与成年人相同。通过解剖学观察到，在生命早期阶段，具有代谢综合征症状越多的个体发生动脉粥样硬化损伤的程度也越严重。

2002年中国居民营养与健康状况调查(China Nutrition and Health Survey，CNNHS)结果显示，我国3~17岁儿童TC升高(TC≥220mg/dl或5.72mmol/L)的患病率为0.8%(城市1.4%，农村0.6%)；TG升高(TG≥150mg/dl或1.70mmol/L)的患病率为2.8%(城市2.5%，农村2.9%)。2004年北京调查显示，超重和肥胖儿童青少年发生高TG的风险是正常体重儿童的2.60(1.97~3.44)倍和4.43(3.35~5.85)倍，发生低HDL-C的风险分别是正常体重儿童的3.16(2.47~4.03)倍和5.79(4.49~7.47)倍。随着肥胖率的不断增加，以及肥胖儿童中重度肥胖构成比的上升，儿童血脂异常患病率呈现上升趋势。2004—2013年针对北京市7~17岁学龄儿童的调查显示，随着肥胖患病率的增加，以及肥胖儿童中重度肥胖构成比的上升，近10年肥胖儿童中高TG患病率从15.4%上升到24.7%，低HDL-C血症患病率从18.5%上升到27.6%。2013年北京市肥胖学生血脂异常检出率为43.2%，其中男生为44.6%，女生为40.4%，男生高于女生。

（三）肥胖与代谢综合征

代谢紊乱是肥胖从基因到临床表现的重要环节。当人体能量摄入多于消耗能量时，多余能量以脂肪形式储存于体内，其量超过正常生理需要量，达到一定限度时遂演变为肥胖症。伴随肥胖所致的代谢、内分泌发生异常，常可引起多种疾病。糖代谢异常可引起糖尿病，脂肪代谢异常可引起高脂血症，核酸代谢异常可引起高尿酸血症等。

代谢综合征（metabolic syndrome，MS）表现为患者同时具备的一组危险因素的集合。包括腰围增加、血压升高、甘油三酯升高和HDL-脂蛋白胆固醇含量降低，以及血糖水平升高。MS的最基本因素是腹部肥胖和胰岛素抵抗，MS也是心脏病和成年人发生2型糖尿病的主要危险因素。根据2010—2012年中国居民营养与健康状况监测数据，MS患病率表现为男性高于女性；无论男性还是女性，随着年龄增加呈递增的趋势，在50岁之前，男性的MS患病率高于女性，50~70岁女性MS的患病率继续增加，70岁以后有所下降，而男性MS患病率在50岁以后基本处于平稳的状态。

肥胖与儿童代谢综合征也存在密切关系，在北京、天津、杭州、上海、重庆、南宁等6个城市开展的调查结果显示，分别采用10岁以上中国儿童的代谢综合征诊断标准（中国标准）和IDF儿童代谢综合征诊断标准，儿童代谢综合征检出率分别为2.4%和1.4%，肥胖儿童的代谢综合征检出率分别为28.8%和16.8%。很多学者在我国不同地区进行了儿童代谢综合征的流行病学调查，Meta分析结果显示：无论应用哪种诊断标准，代谢综合征患病率均呈现肥胖组>超重组>正常组。北京市儿童血压研究发现，儿童期肥胖或体脂成分超标，成年后仍然肥胖的人群发生代谢综合征的风险是体重持续正常人群的9.5倍。

（四）肥胖与高血压

随着BMI的增加，收缩压和舒张压水平也较高。肥胖时，由于外周脂肪的堆积，阻力增加，引起对血管的压力升高。肥胖者的高血压患病率高，肥胖持续时间越长，尤其是女性，发生高血压的危险性越大。而控制饮食和增加运动使体重降低时，使血容量、心排血量和交感神经活动下降，血压也随之降低。不论是成年人，还是儿童青少年，肥胖都是高血压形成的重要促成因素。

根据2010—2012年中国居民营养与健康状况监测数据，中国18岁及以上居民高血压患病率为25.2%，其中男性26.2%，女性24.1%，同样，肥胖人群中高血压的患病率较高。

大量研究结果表明，血压与体重的正相关联系在儿童和少年时期就已存在，肥胖儿童的血压水平显著高于正常体重儿童，并随着肥胖程度的增加，血压水平显著升高，约50%的儿童高血压伴有肥胖。2002年中国居民营养与健康状况调查采用1996年美国国家高血压项目儿童青少年高血压诊断标准，结果显示，正常体重、超重和肥胖三种不同体重状态7~17岁儿童青少年高血压的患病率分别为14.3%、32.1%和40.9%；超重和肥胖儿童发生高血压的风险是正常体重儿童的3.3（1.9~5.6）和3.9（1.6~9.7）倍。

B. Rosner等人，已经证实了BMI分布在90百分位之上的儿童，比分布在10百分位之下的血压升高的机会显著增高。根据种族和性别不同，超重儿童血压升高的风险率上升了2.5~3.7倍。2010年中国学生体质与健康调研对7~10岁的40 495（男生占49.8%）名学龄儿童血压调查结果显示，用BMI和WHR联合评价肥胖类型，儿童高血压患病率与肥胖类型相关，表现为复合型肥胖组>单纯腹型肥胖组>非超重组。北京儿童血压研究结果发现，肥胖儿童成年后肥胖的发生率（64.1%）明显高于正常体重儿童（15.3%）；2010年，北京市儿童青少年代谢综合征研究对2004年1183名血压正常儿童（6~14岁）进行随访研究，发现高血压发病率随BMI的升高而增加，调整年龄、性别、青春期、身体活动、膳食习惯及高血压家族史等因素的影响后，肥胖儿童6年后高血压的发病率是正常体重儿童的4~5倍。

（五）肥胖与心血管系统疾病

心血管系统疾病，包括冠心病（CHD）、脑卒中和高血压等。冠心病、脑卒中发病率在发展中国家正呈上升趋势。肥胖者易患高血压、胆固醇升高和糖耐量降低等，而这些都是心血管病的危险因素。

长期的前瞻性研究结果提示，肥胖是CHD相关患病率和死亡率的一个重要的独立危险因素，BMI与发生CHD的危险呈正相关。英国一项纳入6082名研究对象的前瞻性研究发现，调整已知的心血管病危险因素后，肥胖患者致死性冠心病发病危险增加了60%。据2009年《柳叶刀》报道，肥胖者的死亡率明显高于体重正常者。BMI每增加$5kg/m^2$，总死亡率上升30%，心血管疾病增加40%，至少缩短预期平均寿命20年。

根据2001年我国卒中队列研究的1336例35~65岁女性进行的调查结果显示，超重和肥胖对象的脑血流量减少，血流速度减慢，血管弹性变差。体重正常、超重和肥胖对象的高血压患病率分别为19.28%、37.60%和38.92%，心脏病患病率分别为14.62%、21.26%和21.62%，糖尿病患病率分别为4.04%、4.53%和4.86%，说明成年女性随BMI升高，高血压、心脏病、糖尿病等相关疾病的患病率升高。

随着BMI的增高，往往伴随其他危险因素聚集，心血管病发病危险随个体危险因素聚集数的增加成倍升高。2009—2010年对全国12个研究人群各抽取35~64岁调查对象，肥胖人群中同时具有高血压、血脂异常和糖尿病3种危险因素的比例，是正常体重人群的4.5倍，是超重人群的1.7倍；重度中心型肥胖人群是正常体重人群的5.1倍。

研究提示,一方面肥胖因素常与其他危险因素并存,所以肥胖人群具有很高的心血管病患病风险;另一方面,如果针对肥胖人群进行有效干预,不仅可以控制体重,且可减少其他危险因素的聚集,增加了干预效率。

儿童时期患有超重或肥胖可以加速成年时心血管疾病的发生。大多数儿童心脏疾病都认为是与出生缺陷有关。但是,通过对儿童心脏和血管的评估发现,一些疾病的过程,如动脉硬化,一度被认为是成年人健康的主要问题,事实上从儿童时期就已经开始了。有50%的肥胖儿童在动脉血管壁上可以形成脂肪索,8%的可以发现纤维斑块,4%的肥胖儿童动脉狭窄程度>40%。这些肥胖对动脉血管的损伤如果发生在冠状动脉就可能导致心梗,发生在脑血管则可导致脑卒中。这些足以证明即使是非常年幼的孩子,肥胖对心脏和血管也构成损伤。以往认为肥胖导致的心脏病发作或脑卒中的过程往往需要几十年才能发展成明显的疾病。然而,现在看来,这些变化可能要来得更早些,儿童青少年时期的肥胖可能加速这些过程。

(六)肥胖与某些癌症

国际癌症研究机构(IARC)的研究显示,在欧美和中亚地区的女性当中,肥胖造成的癌症占了癌症总数的9%,有充足证据表明超重和肥胖与13种癌症的发生有关,包括食管腺癌、贲门胃癌、结肠和直肠癌、肝癌、胆囊癌、胰腺癌、乳腺癌、子宫癌、卵巢癌、肾细胞癌、脑膜瘤、甲状腺癌、多发性骨髓瘤,这13种与肥胖相关的癌症占了美国在2014年确诊的所有癌症中的40%。美国癌症协会发现,一个肥胖者,若体重比同龄人高出10%以上,得子宫内膜癌的风险是正常体重者的5.5倍,患胆囊癌的风险是正常体重者的3.9倍,患子宫肌瘤的风险是正常体重者的2.4倍,患乳腺癌的风险是正常体重者的1.5倍。国外一项纵向研究发现,儿童期超重或肥胖的女性将增加成年后患乳腺癌的风险;另一项研究发现,青春期超重或肥胖是肾细胞癌发病的重要危险因素。国内关于儿童期肥胖与远期癌症关系领域的研究较少。

(七)肥胖与呼吸系统疾病

肥胖还可损伤肺功能和结构,引起病理生理改变。重度肥胖患者呼吸功能明显增加,使呼吸耗氧增加,加重了缺氧。同时,由于胸腔阻力增加,静脉回流受阻,静脉压升高,而出现右心功能不全综合征,如颈静脉怒张、肺动脉高压、肝大、水肿等。加之肥胖者血液循环量增加、心输出量与心搏量增加,也会加重左心负荷,造成高搏出量心力衰竭,而导致肥胖性心肺功能不全综合征(pickwick syndrome,匹克威克综合征),该综合征多见于重度肥胖患者。

阻塞性睡眠呼吸暂停综合征(sleep apnea syndrome,SAS)患者睡眠时打鼾伴有呼吸暂停,夜间反复发生低氧血症、高碳酸血症和睡眠结构紊乱,导致白天嗜睡、心脑血管并发症乃至多脏器损害,国内成年人SAS患病率为3.5%~4.8%。肥胖是SAS的重要致病因素,肥胖患者中SAS发病率较正常人群明显增高。该综合征与肥胖病的气喘有关,发病隐匿,有时可能危及生命。特征是睡眠中阵发性呼吸暂停,往往由其他人首先发现。下列症状提示可能患该综合征:打鼾、睡眠质量差或出现低氧血症,醒后不能恢复精神。SAS的病理生理是患者呼吸中枢敏感性降低,软腭功能障碍、过度肥胖和腹型脂肪分布等导致呼吸道机械性堵塞。

SAS患者症状严重时,由于较易发生低氧性心律失常,常可导致患者死亡。也会发生低氧性痉挛,但抗痉挛药无效。调查表明,65%~75%阻塞性睡眠呼吸暂停患者均为肥胖者。国内成年人SAS患病率为3.5%~4.81%。肥胖是SAS的重要致病因素,肥胖患者中SAS发病率较正常人群明显增高。北京市儿童青少年代谢综合征研究显示,肥胖儿童睡眠障碍相关症状的发生率较高。广州市呼吸疾病研究所睡眠中心的研究发现,肥胖儿童平均每小时睡眠呼吸暂停低通气指数明显大于超重和正常体重儿童,睡眠时肥胖儿童的平均血氧饱和度、最低血氧饱和度均低于超重和正常体重儿童。

(八)肥胖与肝胆系统疾病

肝脏是脂肪代谢的重要器官,由肠道吸收的脂肪在肝内分解、转化、再运到其他组织中储存。肥胖患者由于长期摄入量大大超过机体需要,且肝脏脂肪含量过多,超过肝脏负荷能力,肝内脂肪的分解利用形成障碍,使脂肪在肝细胞内堆积形成脂肪肝。

肥胖者与正常人相比,胆汁中的胆固醇含量增多,超过了胆汁中的溶解度,因此肥胖者容易并发胆固醇结石的比例很高。肥胖者发生胆石症的危险是非肥胖者的3~4倍,而腹部脂肪过多者发生胆石症的危险则更大。发生胆石症的相对危险随BMI增加而增加。肥胖者胆汁内胆固醇过饱和、胆囊收缩功能下降是胆石症形成的因素。此外,由于胆石症易使胆囊发炎,所以急慢性胆囊炎也在肥胖者中多见。胆绞痛和急性胰腺炎是胆石症的其他可能并发症。有报道患胆石症的女性50%~80%是肥胖者。在做外科手术时,约有30%的高度肥胖者合并有胆结石。

肥胖者都有不同程度的脂肪肝,甚至包括儿童。肥胖是儿童非酒精性脂肪性肝病最主要的危险因素,肥胖儿童伴发非酒精性脂肪性肝病较为普遍,单纯性肥胖对儿童的肝功能和脂肪代谢等均造成危害,并随肥胖程度逐渐增加。2007年北京市调查了7~18岁的659例肥胖儿童和603名正常体重儿童的非酒精性脂肪性肝病患病情况,结果显示,肥胖儿童非酒精性脂肪性肝病患病率(10.2%)显著高于正常体重儿童(0.2%),非酒精性脂肪性肝病的患病率随着BMI的升高而增加。2013年该研究团队再次调查了北京市1735名肥胖儿童非酒精性脂肪性肝病情况,患病率为17.0%。

（九）肥胖对生殖系统的影响

肥胖对于男、女性生殖系统均有负面影响。体脂过多尤其是腹部肥胖与女性排卵功能障碍、雄性激素过多及激素敏感性肿瘤之间具有显著的关系。肥胖患者雄烯二酮及睾酮浓度通常增加，而性激素结合蛋白（SHBG）浓度却降低，血浆雌酮与雌二醇之比也显著升高。SHBG 水平降低与游离睾酮和雌二醇清除率增加有关，从而打破性激素的平衡。

肥胖可能增加男性患前列腺癌的风险，并可引起生殖器官的形态、功能异常，以及精液质量的下降。有研究结果表明，BMI>35kg/m^2 者的精子数量、精子浓度、精子活力和正常形态精子比例均显著低于 BMI 正常人群。BMI 与男性体内的睾酮呈负相关，与雌激素类呈正相关。正常体重男性体内雌激素水平极低，但肥胖男性的雌酮和雌二醇水平升高。多余的雌激素会影响精子的形成、副睾精囊等男性生殖系统的功能。此外，多余的雌激素还可以作用于下丘脑，使睾酮分泌减少，从而引起生殖功能障碍。

超重和肥胖很可能在导致年轻女性的月经疾病中起着相对重要的作用。43%受累于不同类型月经紊乱、不育以及习惯性流产的女性是超重和肥胖的。越来越多的证据表明，肥胖可通过雄激素过多，伴胰岛素抵抗的高胰岛素血症、高瘦素水平等代谢紊乱损害女性的生育能力。很多动物实验和人体研究证实，胰岛素起着类似促性腺激素的作用，胰岛素过多可造成卵巢生成的雄激素过多。

对女性而言，肥胖可能增加患多囊卵巢综合征的风险，并可引起生育力和卵细胞质量的下降。WHO 的调查报告显示，在生育年龄的夫妻 15%存在不育现象，其中男性不育因素占 50%。

多囊卵巢综合征（PCOS）是育龄期女性最常见的内分泌疾病，而且是无排卵性不孕的最常见因素之一，在女性中的患病率约为 5%～10%。有研究发现，超过 50% 的 PCOS 患者是超重和肥胖者。随着患者年龄的增长，肥胖（特别是腹部肥胖）、胰岛素抵抗和 PCOS 之间的关系更为明显，更容易发生 PCOS 的多种并发症，如 2 型糖尿病、心血管疾病等。有大量证据表明，BMI 下降 5% 可以改善 PCOS 患者雄激素过多的症状以及排卵功能。因此，肥胖对 PCOS 的发生和发展起重要作用，并显著影响 PCOS 患者的临床和内分泌异常的严重程度。

关于肥胖与儿童青春期发育之间的关联，男、女间研究结果不完全一致。2003 年对北京市 19 085 名 6～18 岁学龄儿童进行青春期发育与超重肥胖关系的研究，发现女童 BMI 和体脂肪含量与青春期早发育呈正相关，而男性 BMI 和体脂肪含量与青春期早发育的联系恰恰相反，青春期早发育组的 BMI 高于晚发育组，而体脂肪含量却低于晚发育组。2010 年 10 月～2011 年 5 月在我国多个中心 15 011 名 6.0～18.9 岁男孩的研究结果显示，男孩中 BMI 更高者的青春期启动时间更晚，但发育速度更快，BMI 对青春期不同发育阶段的作用可能不同。国外一些学者认为肥胖女童易出现月经周期异常以及多囊卵巢综合征，国内相关研究还比较少。

（十）肥胖对运动系统的影响

据国内对 24 万人群抽样调查结果显示：肥胖人群骨关节病发生率高出非肥胖人群的 12%～43%。由于肥胖者体重大、腰及双下肢骨关节负荷过重，易导致关节长期劳损和腰及下肢关节退行性病变，伴随膝内翻/外翻、股骨头骨垢分离、腰背肌、下肢肌肉劳损及慢性疼痛、行动困难、腰椎间盘病变、骨质疏松。绝经期肥胖者，因雌激素水平显著下降而易发生高尿酸性痛风和病理性骨折。调查结果发现，肥胖人群受外伤概率高于非肥胖人群 19%～51%。这是由于肥胖者行动不便、反应迟钝和自我保护能力差，较易发生交通事故，以及骨折，尤其是髋部骨折、桡骨远端骨折、腰部脊柱和肌肉的损伤及关节脱位。

对于儿童来说，2015 年中国学生体质与健康调研数据显示，肥胖儿童体重肺活量指数显著低于正常体重儿童。重庆市一项针对小学生的研究显示，肥胖儿童较正常体重儿童其爆发力、耐力素质、柔韧素质等明显下降。儿童期肥胖给骨骼肌肉系统造成过量压力，从而导致关节、骨骼及肌肉损伤，尤其是中轴大关节的损伤，肥胖儿童肌肉骨骼不适、骨折、下肢畸形、行动不便的患病率较正常体重儿童明显增高。

二、肥胖对心理行为的影响

对于成年人来说，肥胖可能影响工作效率。超重或肥胖者发生工作效率下降的可能性比体重正常者大 9.11%，超重或肥胖者工作效率低下的平均值比体重正常者高 1.47%。国外相关研究表明，调整各种因素后，肥胖者工作时间的病假率高于体重正常者 20%，急诊率高于 26%。体重正常者的出勤率比超重和肥胖者分别高 10%和 12%。

儿童肥胖对心理行为存在多方面的影响，包括心理、智力和社会适应能力等。甘肃省嘉峪关市对 6～13 岁肥胖和正常体重儿童各 160 名进行调查发现，肥胖组儿童心理行为问题发生率明显高于正常体重儿童，具体表现在肥胖儿童穿衣不自信、有自卑感、不喜欢人际交往及户外运动 4 项心理行为影响因素的发生率明显高于正常体重儿童；肥胖男童情绪稳定性较差，而且烦躁易怒；肥胖女童会害怕被人取笑，过于担忧自己的形象，自我评价较低。Lumeng 的研究表明，肥胖儿童出现行为问题的比率是正常儿童的 2 倍，在各种行为障碍中，抑郁和焦虑是肥胖儿童常见的情绪障碍，而且这些状况会持续到成年时期。另外，肥胖儿童不得不面对由于以上原因所造成的压力，往往这种压力有转变为情绪障碍的危险，使得他们拒绝参加社会活动和集体活动，心情不好、孤独、易怒、交往退缩、缺乏朋友、强迫进食。同学间对立情绪，甚至是强迫行为明显增加。肥胖还会影响儿童智力，广州市对 1090 名中小学生进行智力水平检测发现，超重肥胖儿童智力水平显著低于非超重肥胖儿童。肥胖程度越高，对认知与智力的影响越大，而轻度肥胖对儿童认知与智力的影响则无统计学意义。另据报道，单纯性肥胖儿童与健康儿童进行智商比较，排除了父母文化程度、体内锌水平对结果的影响，调查结果表明单纯性肥胖儿童的总智商及操作智商低于健康儿童。因此，应加强对肥胖儿童操作能力、接受能力及协调性的培养和训练。

对于儿童来说，肥胖除了会对儿童身心健康和智力发育有影响，还可能引起肥胖儿童的社会适应能力下降。有研究表明，虽然肥胖儿童的适应行为商数、智商水平随年龄的增长而增高，但适应行为商数普遍低于对照组，其中突出表现为运动能力、身体平衡、生活自理、劳动技能、购物用钱方面的能力差，反映了肥胖儿童社会适应能力、运动、独立生活能力及学习能力方面存在着一定的缺陷。

三、肥胖导致的疾病负担和社会经济负担

（一）肥胖导致的疾病负担

疾病负担（burden of disease）是疾病、伤残（disability）和过早死亡（premature death）对整个社会经济及健康的压力。疾病负担亦称病伤负担，它包括病伤的流行病学负担和病伤的经济负担。

从 1990 年到 2015 年，由于肥胖引起的死亡比例上升了 28.3%。1990 年，每 10 万人中约 41.9 个人死于肥胖相关疾病，2015 年该数据上升至 53.7 人/10 万人。2015 年，全球约有 400 万死亡与高 BMI（BMI>30kg/m^2）相关，约占全因死亡人数的 7.1%。心血管疾病是引起高 BMI 相关死亡和伤残调整寿命年（disability adjusted life year，DALYs）的首要因素，有 41%与肥胖相关的死亡和 34%DALYs 由心血管疾病导致。糖尿病是第二大引起肥胖相关死亡的疾病，南非 87%的 2 型糖尿病、68%的高血压的疾病负担可归因于超重肥胖；美国超重肥胖死亡人数占全国当年全死因死亡人数的 1/10，日本则为 1.65%。肥胖在全球范围内造成了约 1.2 亿 DALYs，约占全球全因伤残调整寿命年的 4.9%。

在我国超重肥胖疾病负担的研究中，有学者利用全球疾病负担研究 2016 年的中国数据分析发现，26%的糖尿病死亡病例归因于肥胖和超重（BMI≥25kg/m^2）。2016 年，肥胖和超重导致糖尿病死亡数占糖尿病总死亡数的 26.01%，较 1990 年的 18.66%增长了近 40%。数据显示，2016 年归因于肥胖和超重的糖尿病死亡数为 40 310 例，较 1990 年的 15 008 例有大幅攀升。归因于肥胖和超重的糖尿病标化死亡率从 1990 年的 2.01/10 万增至 2016 年的 2.60/10 万。研究还发现，1990 年至今，与女性相比，肥胖和超重导致的男性糖尿病死亡率的增幅更高；15~49 岁组糖尿病患者归因于肥胖和超重的标化死亡率增幅最大；15~49 岁人群肥胖和超重导致的糖尿病伤残损失寿命年（YLD）的增长速度最快。

（二）肥胖导致的经济负担

超重肥胖的经济负担可分为：①直接成本（direct costs）：个人及卫生保健部门为治疗肥胖所付出的成本；②机会性成本（opportunity costs）：由于肥胖相关疾病或其引起的过早死亡而造成的个人及社会经济损失；③间接成本（indirect costs）：对个人和社区的间接（社会）负担，如病假、个人用于减轻体重的花费。

肥胖率的不断上升，使治疗肥胖及其相关慢性病的费用逐年增加，已成为慢性病直接疾病负担的重要原因。全球范围来看，2014 年与肥胖相关的费用高达 2000 亿美元，约占全球经济生产总值的 2.8%。据美国疾病与预防中心统计，2008 年用于肥胖治疗的费用达到 1470 亿美元。与此同时，由于肥胖及其相关的缺勤导致的经济损失在 33.8 亿美元（每个肥胖个体 79 美元）到 63.8 亿美元（每个肥胖个体 132 美元）之间。2000—2009 年“中国健康与营养调查”项目数据为基础对超重肥胖的医疗负担进行了评估，结果显示超重肥胖会显著提高个体预期医疗支出，2009 年平均每次医疗费用中有 6.18 元可以归因于超重肥胖，约占个人总医疗支出的 5.29%，全国每年约有 24.35 亿元的医疗费用可以归因于超重肥胖，约占全国总医疗费用的 2.46%。城市居民超重肥胖的直接医疗费用高于农村居民，女性高于男性，且不同人群中超重肥胖的医疗负担均呈现增加的趋势。在 2000—2025 年间，我国因肥胖所致间接损失将达到国民生产总值（GNP）的 3.58%~8.73%。

儿童青少年肥胖不仅可以延续到成年期，而且导致成年人慢性病的发生。目前，慢性病负担已成为我国主要的疾病负担，慢性病已经成为威胁我国人民健康的主要因素（占死亡总数的 80%以上）。儿童青少年的肥胖不仅对自身健康带来危害，而且还会延续至成年期。从 2001 年至 2005 年，美国 2~19 岁肥胖儿童青少年因住院花费自 1.26 亿美元增加到 2.38 亿美元。据另外一项研究发现，对美国 1998—2013 年间所发表肥胖儿童医疗花费研究进行综述分析发现，若以 10 岁为起点计算，肥胖儿童较正常体重儿童一生需要额外支付 1.63 万~3.91 万美元（按照 2012 年货币利率折现）的医疗花费。尽管我国目前缺乏有关儿童青少年肥胖的经济负担研究，但从成年人的研究结果可以推测，儿童期肥胖以及成年后的健康危险可能带来更为巨大的经济负担。

第三节　肥胖的流行状况与影响因素

随着社会经济发展，在全球范围内肥胖已成为公共卫生问题。总体上看，发展中国家成年人及儿童超重肥胖率低于发达国家，但增长速度并不低于发达国家。如果不及时采取干预措施，在很短的时间内，可能赶上甚至超过发达国家。肥胖的发生受遗传、环境和社会文化因素共同影响。许多研究证实肥胖及相关慢性病是遗传、环境、饮食行为等因素共同作用的结果。

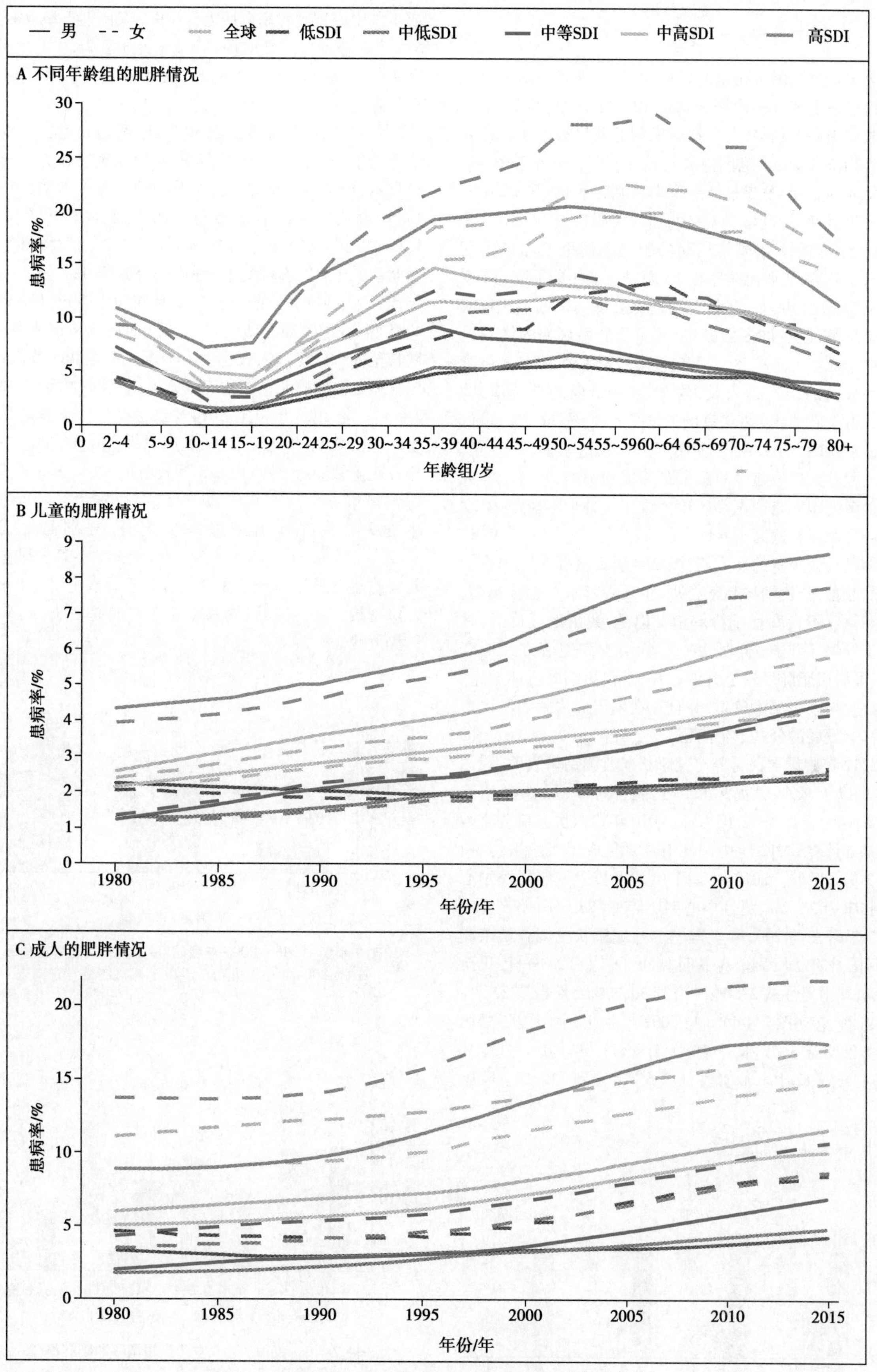

图 7-4-3 1980—2015 年肥胖患病率趋势

注:SDI-社会人口学指数(sociodemographic index),即根据人均收入水平、平均受教育程度和总生育率综合衡量各国家的发展水平,并据此将国家分为5个发展等级:低、中低、中等、中高、高水平。

摘自:Reilly JJ. Health Effects of Overweight and Obesity in 195 Countries. N Engl J Med,2017,377(15):1496

一、国内外流行现状

无论是发达国家还是发展中国家，肥胖患病率正以惊人的速度在全球范围内增长。自1980年开始，有73个国家的肥胖患病率翻倍，大多数国家的肥胖患病率均在持续增长。2015年，全球范围内共有约1.077亿儿童和6.037亿成年人为肥胖，肥胖总体患病率分别为5.0%和12.0%。1980—2015年，肥胖增长率在两性间无明显差异。不管是男性还是女性，均在成年早期的肥胖患病率增加最为明显。对于儿童，肥胖患病率在14周岁前随年龄下降，14岁后会上升（图7-4-3）。尽管儿童的肥胖患病率低于成年人肥胖患病率，但在许多国家中，儿童肥胖患病率的增长速度要快于成年人。在20个人口较多的国家中，成年人肥胖患病率最高的国家为埃及，约35.3%，最低的是越南，约1.6%；儿童肥胖患病率最高的国家是美国，约12.7%，最低的是孟加拉国，约1.2%。就肥胖人口数量来说，2015年，成年人肥胖人口数最多的国家是美国和中国，儿童肥胖人口数最多的国家是中国和印度。成年人各个年龄组中，女性肥胖患病率普遍高于男性。

随着社会经济的发展，我国城乡居民营养状况都有了明显的改善，膳食结构趋于合理，生长发育水平稳步提高，贫血和营养不良率呈下降趋势。但是，我国地域广阔，社会经济发展不平衡，同时由于膳食结构和生活方式的变化，我国居民肥胖呈现上升的趋势，不仅影响着机体健康，也给社会带来了沉重负担，并且正在发展成为影响国民素质和社会发展的公共卫生问题。

2012年中国居民营养与健康状况监测结果表明，我国18岁及以上成年居民超重率达到30.1%，肥胖率达到11.9%，两者合计为42.0%。以2010年第六次人口普查数据为基础计算，2012年中国约有4.4亿成年人超重，其中近1.3亿人肥胖。2012年我国18岁及以上成年居民中心型肥胖率为25.7%，男性中心型肥胖率（26.0%）略高于女性（25.3%）。与2002年全国营养与健康状况调查结果相比，中国成年居民超重率明显上升，从22.8%上升至30.1%，其中男性从23.0%上升到30.3%，女性也从22.7%上升到29.9%（图7-4-4）。与2002年相比，中国成年居民肥胖率也明显上升，从7.1%上升至11.9%，其中男性从6.6%上升到12.1%，而女性从7.6%上升到11.7%。我国成年人中心型肥胖率有所上升（19.3%上升至25.7%，增长6.4个百分点），男性增幅（17.5%上升至26.0%，上升8.5个百分点）略高于女性（20.8%上升至25.3%，上升4.7个百分点）。

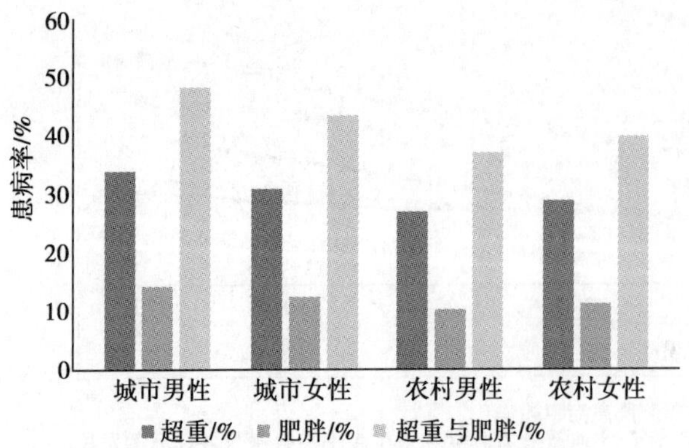

图7-4-4 2012年中国成年人超重与肥胖率/%

对于儿童来说，20世纪80年代，我国儿童的超重肥胖率还处于一个很低的水平，还没有形成流行趋势。调查结果显示，1986年7岁以下儿童单纯性肥胖检出率为0.9%；1985年我国7~18岁城市男生超重、肥胖检出率分别为1.1%、0.2%，城市女生分别为1.4%、0.2%；农村男生分别为0.4%、0.1%，农村女生分别为1.5%、0.1%。20世纪90年代以来，我国儿童超重肥胖率呈快速上升趋势。1985—2005年，我国主要大城市0~7岁儿童肥胖检出率由0.9%增长至3.2%，肥胖人数也由141万人增至404万人；估测该群体目前肥胖儿童数约476万人，肥胖率约为4.3%（图7-4-5）。与1985年相比，2014年我国7岁以上学龄儿童超重率也由2.1%增至12.2%，肥胖率则由0.5%增至7.3%，相应超重、肥胖人数也由615万人增至3496万人；我国7~18岁城市男生、乡村男生、城市女生、乡村女生4类群体学生超重与肥胖检出率进一步上升，分别是28.19%、20.26%、16.40%、12.78%（图7-4-6至图7-4-8）。尽管我国儿童的超重肥胖率低于欧美发达国家的水平，但由于我国人口基数大，而且我国儿童肥胖率增加速度快，儿童肥胖形势严峻。

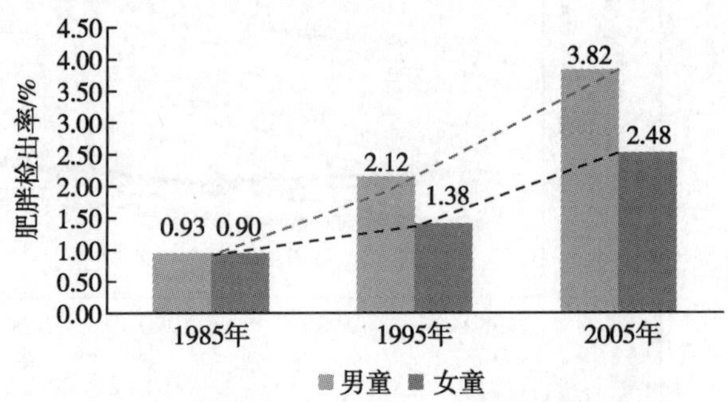

图7-4-5 1985—2005年我国0~7岁儿童肥胖检出率
来源：2006年中国九市7岁以下儿童体格发育调查

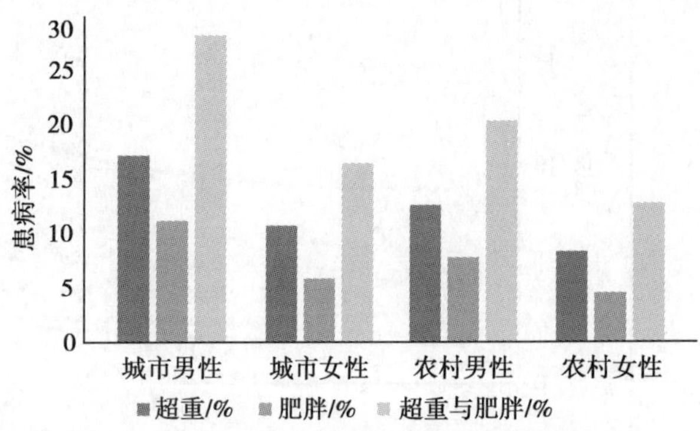

图7-4-6 我国7~18岁儿童超重率和肥胖率/%
来源：2014年中国学生体质与健康调研资料

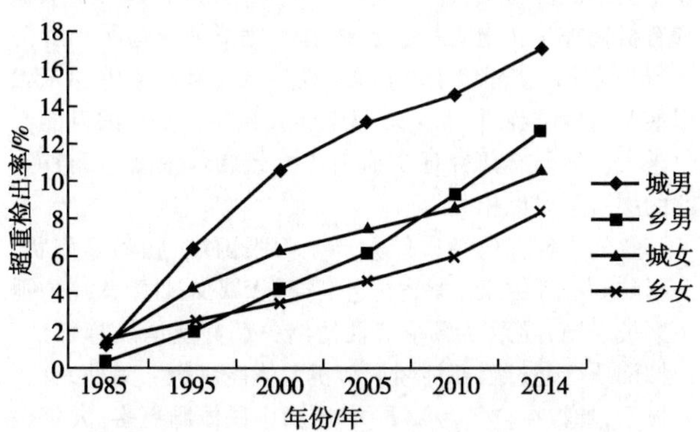

图 7-4-7 1985—2014 年我国城乡学生超重检出率及变化
来源:2014 年中国学生体质与健康调研资料

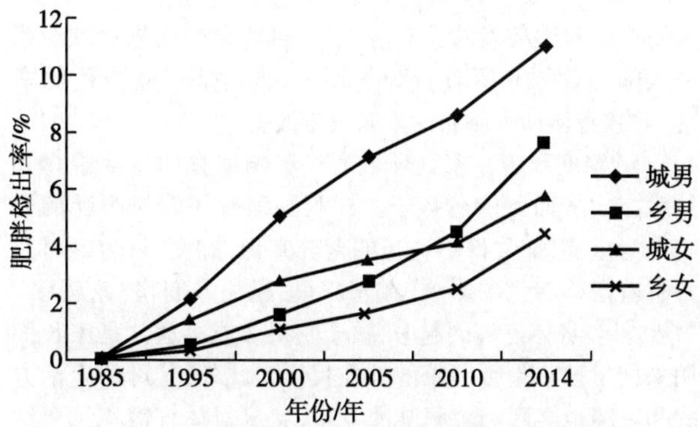

图 7-4-8 1985—2014 年我国城乡学生肥胖检出率及变化
来源:2014 年中国学生体质与健康调研资料

二、影响因素

(一) 遗传因素

肥胖受多种因素的共同作用,遗传因素被认为是决定肥胖的最主要的原因之一。遗传因素可以占肥胖影响因素中的 40%~70%,另外研究证明遗传因素可以解释 21% 的 BMI 变异程度。遗传因素对肥胖的影响是多方面的,主要表现在以下几点:①遗传因素可以影响体质指数、皮下脂肪厚度及内脏脂肪组织,特别是对内脏脂肪的影响尤为显著;②遗传不仅影响肥胖的程度,还影响脂肪分布的类型;③过度喂养后的反应性,即过度喂养后体重增加的敏感性是由遗传决定的;④遗传还可影响个体的基础代谢率、食物的热效应和运动的热效应,即能量的支出受遗传因素的影响,个体间能量支出的差别可达 40% 以上;⑤人们对蛋白质、糖类及脂肪的选择喜好可能受遗传的影响;⑥习惯性的身体活动水平也受遗传因素的影响。

不同人群遗传背景不同,生活环境和行为习惯各异,肥胖的病因和发生机制各有特点,所表现的肥胖特征也不尽相同。近年来,随着基因技术的发展,越来越多的肥胖相关基因位点被识别。肥胖是一种复杂的多基因疾病。目前已识别超过 200 个与肥胖相关的基因位点,如瘦素基因(leptin)、肥胖相关基因(fat mass and obesity associated, FTO)、G 蛋白偶联受体 120(G protein-coupled receptor 120, GPR120)、CREB 调节转录激活因子-3(CREB regulated transcription coactivator 3, CRTC3)等,并且肥胖相关基因的研究不再限制于单基因遗传变异领域。2007 年,Frayling 等人首次发现 FTO 基因与 BMI 存在关联,自此开启了肥胖全基因组关联研究(genome-wide association study, GWAS)热潮。另外表基因遗传也能导致机体发生肥胖。来自荷兰的饥荒研究表明,在生命早期经历饥荒可导致胰岛素样生长因子 2(insulin-like growth factor 2, IGF2)基因发生甲基化,从而使机体成年后发生肥胖。目前被识别的肥胖相关基因根据其主要作用功能分为三类:①调节能量消耗的基因,如 β-肾上腺素能受体(β-adrenergicreceptor, ADRB)、解偶联蛋白(uncoupling proteins, UCPs)、IRX3 和 IRX5 基因等;②调节能量摄入的基因,如瘦素(leptin)以及瘦素受体(leptin receptor)、黑素皮质激素受体 4 (melanocortortin-4receptor, MC4R)、阿黑皮素原 (proopiomelanocortin, POMC)等;③调节脂肪细胞储存脂肪的基因,如过氧化物酶体增殖物激活受体 γ(peroxisome proliferators activated receptor gama, PPARG)、脂联素(adiponectin, ADPN)等。尽管如此,目前已经被识别出来的基因及位点也只能解释 2%~4% 左右的肥胖变异程度。

不同个体对能量摄入、食物的生热作用和体重调节反应不同,受遗传特点(如生理、代谢)和生活方式(如社会、行为、文化、膳食、活动量和心理因素)影响。即使存在遗传因素影响,肥胖的发生发展也是环境因素及生活方式等多种因素间相互作用的结果。也就是说,肥胖症是一种多因子引起的复杂疾病,不能简单地用单一因素来解释肥胖的病因。

(二) 神经内分泌调节机制

大脑是公认的摄食调节者,"葡萄糖恒定理论"认为摄食中枢位于下丘脑外侧区,可感知餐间血糖的下降并刺激进食;餐后血糖暂时升高可激活下丘脑腹内核区的饱食中枢,进而抑制摄食中枢的活动,停止进食。外周与中枢的促食欲、抑食欲神经肽将机体所处的营养、能量及环境状况汇集到下丘脑,分别通过各自的受体途径,依靠下丘脑完成复杂的摄食相关调节机制。心理应激、精神感觉和运动功能等改变可能会影响食欲,进而影响摄食量。外周信号包括传入神经及胃肠肽这类饱感信号或脂肪因子信号;中枢信号主要依靠神经肽、单胺类激素等来传递。饱感信号因子一般是进食时由胃肠道合成分泌,可调节摄食,并产生饱腹感。饱腹感因子包括胆囊收缩素(cholecystokinin, CCK)、胰高血糖素(glucagon)、胰高血糖素样肽-1/2(glucagon-like peptide-1/2, GLP-1/2)、载脂蛋白(apolipoprotein A-IV)、胰淀素(amylin)、生长抑素(somatostatin)、肠抑素(enterostatin)等。脂肪因子信号包括瘦素(leptin)、胰岛素。神经肽系统调节信号包括神经肽 Y(neuropeptide, NPY)、刺鼠相关蛋白(agouti-related peptide, AGRP)、可卡因-安非他明转录物(cocaine-/amphetamine-regulated transcript, CART)、食欲素(orexin A, OXA, orexin B)等。下丘脑促释放激素包括促肾上腺皮质激素释放激素(corticotropin-releasing hormone, CRH)、促甲状腺激素释放丝素(thyrotropin-releasing hormone, TRH)等。研究显示,内源性大麻素也参与食欲与摄食调节,是新陈代谢相关信息在中枢神经系统及外周间传递的载体。单胺类神经递质如5-羟色胺、去甲肾上腺素等,与多种神经肽及激素相互调节,参与食欲及摄食的调节。

(三)生命早期营养因素

生命早期是指胎儿期、哺乳期和断乳后的一段时间(一般指2岁以内)。此时机体处于旺盛的细胞分裂、增殖、分化和组织器官形成阶段,对外界各种刺激非常敏感,并且会产生记忆(又称代谢程序化,metabolic programming),这种记忆会持续到成年,对成年后的肥胖及相关慢性病的发生、发展有重要影响。其中,膳食营养因素是生命早期机体接触最早、刺激频率最高、刺激时间最长的外界因素。生命早期不良的膳食因素,包括妊娠期孕妇营养缺乏或过剩、完全人工喂养、过早断乳、过早添加辅食以及婴幼儿期营养过剩等,不仅可直接影响婴幼儿体重及健康,还会增加成年后肥胖及相关慢性病的发病风险。相反,母乳喂养(完全母乳喂养或喂养时间相对较长)则有益于预防成年后肥胖的发生。

(四)环境因素

1. 膳食营养　肥胖发生的根本原因是机体的能量摄入大于机体的能量消耗,从而导致多余的能量以脂肪的形式贮存。因此,膳食营养因素和饮食行为影响着机体能量的摄入,因此在肥胖发生的过程中发挥了非常重要的作用。能量、宏量营养素、微量营养素摄入不当、膳食结构不合理、不健康饮食行为如人工喂养不当、辅食添加不当、偏食、多食、贪食、暴饮暴食、进食速度过快、早餐食用频率低/食物种类少、过多食用零食、过多摄入高能量密度食物、含糖饮料饮用率上升、在外就餐频率增加等都有可能增加肥胖发生的风险(详见本章第四节)。

2. 身体活动　现代社会,由于交通发达、方便快捷,步行的时间明显减少;由于工业、农业生产的机械化、自动化,体力劳动强度明显减轻;由于汽车、电子化产品的普及,以及办公的现代化,人们的身体活动明显减少,视屏时间增加。另外,现代社会生活、工作节奏高度紧张,繁重的工作压力,很难抽出时间去锻炼、运动。身体活动的减少,会影响能量平衡的调节,导致能量消耗减少,能量过剩,这是导致肥胖发生的一个重要因素。身体活动对肥胖的影响是动态的,还受一些其他因素的影响:包括身体活动的方式、强度、总量等(详见本章第五节)。

3. 自然环境因素　肥胖的发生存在地区差异。在美国,东北地区人群肥胖率高于中西部、南部和西部,而巴西的肥胖率从高到低依次为南部、东南部、中西部、北部、东北部。我国人群的肥胖率在中部低,北方、南方较高,并且表现为南方上升最快,北方最慢。我国城市人群中的肥胖率比农村高,但是近几年,农村的肥胖率成显著上升趋势。这可能与气候环境等原因导致的人群身体活动模式的差异有关,也可能与不同地区经济发展的差异性或不同地区食物选择范围、饮食行为和生活习惯不同有关。

4. 环境污染　环境内分泌干扰物(endocrine disrupting chemicals,EDCs)是指干扰生物体内稳态,干扰生殖发育过程的天然激素的合成、释放、运输、代谢、结合以及消除等作用的外源性物质,包括已烯雌酚、双酚-A、邻苯二甲酸盐和有机锡等化学物质。近年来,流行病学调查显示肥胖的流行与EDCs在环境中的显著增加一致;男性尿中邻苯二甲酸酯浓度越高时,发生腹部肥胖或胰岛素抵抗的可能性也越大。另外有研究证实血清中多氯联苯浓度与调查人群的腰围呈线性相关。

空气中雾霾的杂质使人产生呼吸困难、胸闷等症状,会影响到心理健康。除此之外,雾霾天缺少日晒,人体内褪黑素被遏制,导致易患季节性情绪失调甚至诱发抑郁症。而抑郁质会通过脑部神经调节机制影响食欲。另外,有研究显示,暴露在空气污染下10周的小鼠体脂更多,大多数在腹部和内部器官周围,吸入包含污染物颗粒的老鼠的脂肪细胞要大20%,且对胰岛素的敏感性有所降低。这可能是由于污染空气中微小的刺激性颗粒释放名为"细胞因子"的促炎分子,这种反应诱发免疫细胞入侵健康组织,影响组织应对胰岛素的反应能力,并可能影响主导食欲激素和大脑对食欲和摄食行为的调节,进而造成新陈代谢紊乱,导致身体储存脂肪的方式发生改变。

5. 家庭环境　家庭环境通过影响家庭的生活观念和饮食方式从而影响着孩子。在我国家庭因素对肥胖的影响尤为重要,如父母不适当的营养知识、态度、行为等对儿童有着潜移默化的影响;在家庭里,往往人们将"吃得多""能吃"与身体好等同起来,孩子吃得多或少通常是家长们用来衡量孩子是否健康的外在尺度。此外,父母的生活方式和习惯也会影响着肥胖的发生,父母对体育锻炼重要性的认识以及父母参与体育活动的程度对孩子体育锻炼兴趣、体育动机、体育锻炼态度的积极性以及体育锻炼行为有明显影响,一般来说,喜欢运动的父母其孩子从小也爱运动,并且容易养成习惯。

(五)社会经济文化因素

1. 社会经济状况　社会经济状况是影响儿童肥胖发生发展的重要因素。不同国家、不同的经济发展水平和发展阶段不一样,社会经济状况对肥胖发生的影响也不一样。在欧美国家等发达国家中,经济条件不好的家庭中的儿童比经济条件好的家庭中的儿童的肥胖率高,而在我国,父母文化程度低、家庭收入高的儿童肥胖率较高。

2. 文化因素　社会文化和民族风俗会对人群肥胖的发生发展产生影响。在中国传统文化中,"胖"是健康和富足的象征。胖意味着"福气"和"健康",许多人都认为胖乎乎的孩子可爱、健康。"胖娃娃"是传统育儿期待的写照。在民间文学作品和民间工艺品中,胖娃娃的形象比比皆是。我国是一个多民族的国家,不同民族由于生活习惯、地理位置、宗教信仰的不同,他们的饮食行为也会对肥胖的发生带来影响。

人们对不同年龄的肥胖孩子的看法不同。通常都认为,胖乎乎的小孩可爱且健康,但却对年龄较大的胖孩子持负面态度。对胖的向往常常反映在家长鼓励孩子多吃的行为上,与传统的"多吃才能身体健康"的观念有关。儿童对肥胖抱有反感态度,肥胖儿童在校不受欢迎,肥胖女孩甚至遭到排斥。对北京市东城区采用自填式问卷收集学生对肥胖儿童的看法与态度,其结果显示近40%以上的小学生对肥胖学生的正面看法是人好、自信心强，饭量大、喜欢交朋友，负面看法是不勤快、身材差、活动不灵活、不爱运动、反应迟钝和易生病。一项在对“自我形体影像”的研究中，发现在中国青少年中对自身形体的满意比例为40.1%，轻度不满意的比例是36.4%，中度不满意的比例是23.5%。儿童对“自我形体影像”的判断，及对体型认知的能力也会影响儿童的肥胖发生率。

3. 大众传媒　大众传媒对人们的观念、知识和行为都会产生很大影响，对肥胖相关心理问题的发展起到一定作用。食品广告对食物的选择和消费方面的知识、信念、态度及行为有着重要的影响，人们往往在不知不觉中接受了食品广告的信息，从而影响了他们对这些食品的态度和消费。电视食品广告中大部分为高脂、高糖和(或)高盐食品，儿童看电视时间与其要求父母购买、家长实际购买电视广告食品以及儿童实际消费这些广告食品的频率呈显著正相关。在目前市场经济条件下，用于高脂/高能量密度食品广告的费用超过普通食品的广告费用，食品厂商、零售商利用食品包装、商业广告和促销手段，使一些缺乏营养知识的父母们过多消费购买此类食品，商家赚钱的同时却可能导致肥胖的蔓延。另外，由于当今社会互联网已经普及，在没有对宣传内容严格监管和审核的情况下，许多不准确或错误的营养信息随处可见，对人们产生的不良影响更加深远，对其饮食与健康也造成了巨大的危害。

（六）政策因素

为了控制全球肥胖问题的蔓延，国际也制定了很多预防肥胖的相关政策规定，WHO和许多国家政府都从促进健康饮食和体育锻炼的角度提出了肥胖的预防建议。

针对全球范围内肥胖问题，WHO相继发布了《肥胖和贫穷：一个新的公共卫生挑战》《膳食、营养和慢性病预防》《全球肥胖流行的预防和控制》《饮食、身体活动和健康全球战略》等一系列报告，目的在于通过健康饮食和身体活动，养成能量平衡的生活方式，促进个人和社区健康，减少非传染病的危险和发病率；该战略要求所有利益攸关者在全球、区域和地方级采取行动，降低慢性病患病率并减少其常见的高危因素。

2008年，国际肥胖工作组的专家提出了“悉尼原则”，呼吁通过立法手段(包括国际间通用法律)来阻止垃圾食品和软饮料向16岁以下儿童青少年市场销售，只有那些严格符合健康饮食标准的食物才允许向儿童青少年促销。

2006年，欧洲53个国家的卫生部长通过了全世界第一个旨在抵制肥胖的共同章程——《抵制肥胖宣言》。这项“反肥胖”宣言是由WHO专门为欧洲起草的，它也是硬性要求政府在反肥胖问题上采取有力措施的一次尝试。章程规定，签署国必须在规定的时间内建立和完善能让人们“吃得健康、方便运动”的措施。

2007年，美国疾病控制预防中心与WHO就“全球饮食、体育活动及健康战略”进行合作，制定了“防止肥胖和其他慢性病的营养和体育活动计划”，为美国28个州的肥胖预防和控制活动提供了资金。该计划的目标是减少肥胖率，其方式包括加强体育锻炼、多吃水果蔬菜、提高母乳喂养比例和延长哺乳期、少吃高能量食品和少用含糖饮料以及少看电视。

日本在《健康日本21》中提出了预防肥胖的目标。2007年以来，相继制定出台了“食育基本法”和“运动基准与运动指南”等一系列与健康相关的法规和实施办法。

国际和各国政策防治肥胖的方案和措施很多，主要包括：①向政府和食品厂商建议应限制对儿童关于不健康食品的广告和宣传；②通过立法禁止餐饮业使用某些导致肥胖的添加剂；③禁止在学校销售含糖饮料和含有高糖、高饱和脂肪酸的食品；④通过对不健康食品征收“脂肪税”，提高不健康食品价格，降低消费者的支付意愿，由此减少消费；⑤加强营养标签的管理。这些政策的实施使肥胖的患病率显著减少。

我国政府历来高度重视儿童青少年的健康成长，也出台了与肥胖密切相关的政策。如《“健康中国2030”规划纲要》明确指出合理膳食对健康的重要性。《中国食物与营养发展纲要(2014—2020年)》中明确了到2020年食物与营养发展目标，从食物生产、食品加工业发展、食物消费、营养素摄入、营养性疾病控制等5个方面，细化了21个具体的、可考核的指标，其中，重要的目标一致就是使居民超重、肥胖和血脂异常率增长速度明显下降。《国民营养计划(2017—2030年)》中将“学生肥胖率上升趋势得到有效控制”作为主要目标之一，在重大行动中也提出了要开展“超重、肥胖干预”和“吃动平衡行动”。同时我国也推动了相关项目，如“全民健康生活方式行动”“三减三健”“中国健康知识传播激励计划”等。尽管各国政府都制定政策控制肥胖，但肥胖问题依然很严峻，国家及有关部门还应制定并加强实施肥胖预防控制的相关政策，从根本上解决问题。

第四节　膳食营养与肥胖

肥胖是指由于机体的能量摄入大于机体的能量消耗，从而使多余的能量以脂肪形式贮存。膳食营养因素在肥胖发生的过程中发挥了非常重要的作用，与肥胖相关的膳食因素主要包括营养素摄入和食物摄入两方面。饮食行为与情绪和社会认知密切相关，合理膳食需要自我调控。焦虑、抑郁等精神心理症状是肥胖的重要诱因，不仅影响食物的摄入量，还会影响食物的选择。

一、能量、营养素、生物活性成分与肥胖

（一）能量与肥胖

人体的一切生命活动都需要能量，如肌肉收缩、腺体分泌等。人体能量的唯一来源是食物，其中碳水化合物、脂肪、蛋白质经体内氧化可释放能量，三者统称“供能营养素”。根据中国人的膳食特点和习惯，成年人膳食中碳水化合物提供的能量应占总能量的50%~65%，脂肪占20%~30%，蛋白质占10%~15%。年龄越小，脂肪供能占比应适当增加，但成年人脂肪的摄入量不宜超过总能量的30%。控制体重期间，膳食中碳水化合物提

供的能量适当减少，应占总能量的 50%～60%；蛋白质适当增加，占 15%～20%；脂肪供能比不超过 30%。人体能量消耗的途径主要包括人体基础代谢、人体工作和生活中的各种身体活动、进餐后发生食物热效应产生的能量消耗、儿童生长发育及孕期女性保证胎儿发育额外所需能量。当人体摄食量过大或膳食摄入不平衡、能量摄入过多，大于人体能量的消耗，就会导致能量摄入过剩，进而引发肥胖。

（二）碳水化合物与肥胖

碳水化合物是人体重要的供能物质，近年来研究发现，伴随脂肪供能比的降低、碳水化合物供能比的上升，肥胖的发生率也在增加，但是如何分析膳食碳水化合物含量对肥胖的影响，目前学术界还存在较大的争议。根据碳水化合物-胰岛素理论，碳水化合物的摄入增加能够快速升高血糖水平并刺激人体产生胰岛素，促使人体发生腹型肥胖。近年来流行的低碳水化合物高蛋白质的减肥方法，尚存在一定争议，其长期的健康效应需进一步研究。较多的证据研究认为，碳水化合物的类型以及质量对肥胖起着更决定性的作用，如淀粉、糖、精制谷物更能导致人体肥胖，因此应该研究不同类型的碳水化合物与肥胖的关系，才能提出预防肥胖发生的有针对性措施。

膳食纤维是指不能被人体内源性消化酶消化吸收的糖类总称。国内外研究表明，膳食纤维具有减少体内脂肪，预防和治疗肥胖的作用。其可能的作用机制包括：便秘是肥胖发生的危险因素之一，膳食纤维能较好地保留肠道内水分，同时刺激肠道蠕动，增加排便次数，有效预防和改善便秘，从而降低肥胖的发生风险；膳食纤维可以增加食物黏性，对消化酶形成一种机械屏障，减慢胃排空时间，增加饱腹感，减少食物摄入量；膳食纤维可抑制有助于脂肪吸收的脂肪酶的活性，阻止脂肪的吸收；除此之外，膳食纤维还可通过抗炎、调节肠道菌群等方式预防和治疗肥胖。

（三）脂肪与肥胖

很多观点认为，人们膳食中动物脂肪摄入量增加是导致近年来各国肥胖率不断升高的因素之一，主要原因是由于脂肪能够提高食物的能量密度，容易导致能量摄入过多。其次膳食脂肪有更高的利用效率，摄入人体的脂肪更容易储存在脂肪细胞中，增加人体体重。另外，脂肪中的种类和结构对健康的影响是不一样的。研究表明，与 n-3 多不饱和脂肪酸相比，高饱和脂肪酸更易诱导肥胖的发生和发展。n-6 多不饱和脂肪酸/n-3 多不饱和脂肪酸比例升高可影响甘油三酯代谢、脂肪聚积等进一步影响肥胖的发生发展，还可能与肥胖人群瘦素抵抗有关。关于脂肪酸碳链长短对于脂肪蓄积和分解的作用，目前的研究局限于动物实验，脂肪酸种类、组成与肥胖的关系还需进一步探索。因此，在预防肥胖时，不能单纯地强调降低膳食中脂肪的含量，而应从脂肪种类和构成对人体体重与健康产生的影响来综合考虑。

（四）蛋白质与肥胖

关于蛋白质和肥胖的关系，目前尚缺乏充足的循证医学证据证明。临床上有短期的应用高蛋白饮食减肥，其主要机理是在控制总能量的情况下，高蛋白饮食能够增加饱腹感，降低能量摄入，短期内对肥胖者有减轻体重的作用。长期摄入高蛋白膳食可能对人体产生危害作用需要进一步的研究证实，目前的研究较少，这是因为：一是相对于碳水化合物和脂肪，蛋白质提供人体较少的能量供应，对肥胖的影响相对较小；二是蛋白质摄入在人群中保持着恒定的比例，并未随着时间变化而有较大的波动，蛋白质提供能量变化不大，对肥胖的贡献率不大。

（五）微量营养素与肥胖

国内外研究发现，肥胖人群中普遍存在着多种维生素与矿物质的缺乏，如肥胖人群中钙、镁、铁、锌、铬、维生素 D、维生素 C 摄入不足，但其与肥胖的因果关系还不明确。目前还没有确切的证据证明某种维生素或矿物质的营养状况能够影响肥胖的发生。

钙与肥胖的研究尚存争议，部分研究认为膳食钙摄入是肥胖的保护性因素，其摄入量同体质指数及体脂百分比呈负相关。其可能的机制有：长期低钙加速脂肪生成和抑制脂肪水解，而增加钙的摄入能够促进脂肪水解达到减脂减重的目的；钙可与脂肪酸结合，减少肠道内脂肪的吸收，同时增加脂肪的排出。

大量研究结果提示维生素 D 缺乏可能与肥胖的发生有关，而补充维生素 D 能够抑制前脂肪分化过程进而影响脂肪形成。另外，研究发现肥胖的发生常伴随着甲状腺激素和 1,25-$(OH)_2D_3$ 的水平改变，而钙与维生素 D 都能影响以上激素的代谢状态，因此两者可能具有抗肥胖作用。

B 族维生素在体内参与人体物质与能量代谢，对肥胖的发生发展起着一定的调控作用。维生素 B_1 参与 α-酮酸的氧化脱羧反应和磷酸戊糖途径的转酮醇反应。由葡萄糖、脂肪酸和支链氨基酸衍生的丙酮酸和 α-酮戊二酸需经氧化脱羧反应产生乙酰辅酶 A 和琥珀酰辅酶 A，才能使来自碳水化合物和氨基酸的 α-酮酸进入三羧酸循环，氧化产生 ATP。因此，当维生素 B_1 严重缺乏时，ATP 生成障碍，丙酮酸和乳酸在人体内堆积，会对人体造成损伤。维生素 B_2 在体内以 FMN 和 FAD 的形式与特定蛋白结合形成黄素蛋白，黄素蛋白是人体中许多酶系统的重要辅基组成成分，可通过呼吸链参与体内氧化还原反应与能量代谢。若体内维生素 B_1 不足，则物质和能量代谢发生紊乱。除此之外，烟酸、泛酸、维生素 B_6 等均可以辅酶形式参与体内的酶系反应。

（六）生物活性成分与肥胖

食物中除了含有多种营养素外，还含有其他许多对人体有益的物质，过去被称为非营养素生物活性成分（non-nutrient bioactive substances）。这类物质不是维持人体生长发育所必需的营养物质，但对维护人体健康、调节生理功能和预防疾病发挥重要的作用，目前被称为“食物中的生物活性成分”（bioactive food components）。

来自于植物性食物的生物活性成分，被称为植物化学物（phytochemicals），是植物能量代谢过程中产生的多种中间或末端低分子量次级代谢产物（secondary metabolites），除个别是维生素的前体物（如 β-胡萝卜素）外，其余均为非传统营养素成分。

天然存在的植物化学物种类繁多。植物化学物可按照其化学结构或者功能特点进行分类。其中摄入量较高且功能相对比较明确的植物化学物包括多酚、类胡萝卜素、萜类化合物、有机硫化物、皂苷、植酸及植物固醇等。

就混合膳食而言，每人每天摄入的植物化学物约为1.5g，而对素食者来讲可能会更高一些。与植物中的蛋白质、脂肪、碳水化合物等初级代谢产物（primary metabolites）相比，这些次级代谢产物的含量微乎其微。当我们摄入植物性食品时，就会摄取到各种各样的植物化学物。

植物化学物的摄入有助于超重、肥胖人群的体重控制。其可能机制是由于植物化学物具有抗氧化性。现已发现多种植物化学物，如类胡萝卜素、多酚黄酮类、植物雌激素、蛋白酶抑制剂和有机硫化物等具有明显的抗氧化作用。人体每天摄入具有抗氧化作用的营养素只有约100mg，而每天摄入的具有抗氧化作用的植物化学物却超过了1g，表明植物化学物作为抗氧化剂对降低慢性病，如肥胖的发生风险的重要性。

在所有抗氧化植物化学物中，多酚无论在含量上还是在自由基清除能力上都是最高的。原儿茶酸和绿原酸等酚酸含有多个酚羟基，可以通过自身氧化释放电子，直接清除各种自由基，保持氧化还原系统与游离自由基之间的平衡。研究证据显示，花色苷对自由基的清除能力甚至大于常见的抗氧化剂（包括丁基羟基茴香醚和维生素E）。健康志愿者在摄入富含花色苷的蓝莓冻干粉后，血清中花色苷的浓度与氧自由基吸收能力（oxygen radical absorbance capacity，ORAC）呈明显正相关。某些类胡萝卜素，如番茄红素和斑蝥黄（canthaxanthin）与β-胡萝卜素相比，对单线态氧和氧自由基损伤具有更有效的保护作用。氧化低密度脂蛋白（oxidized low density lipoprotein，ox-LDL）是血液中重要氧化物质，与动脉粥样硬化的发生密切相关。红葡萄酒中的多酚提取物以及黄酮醇（如槲皮素）可有效地保护低密度脂蛋白（low density lipoprotein，LDL）不被氧化。饮茶可明显降低吸烟者的DNA氧化性损伤，这一效应与茶叶中富含的多酚类物质有关。

肉碱是长链脂肪酸在线粒体氧化中必需的物质，肉碱的缺乏可能导致脂类聚集于胞质，乙酰辅酶A聚集于线粒体，游离脂肪酸不能进入三羧酸循环，从而导致能量缺乏。左旋肉碱是一种人体必需的营养素，除能在人体肝脏和肾脏合成，还能从动物性食物中获取。其功能与人体器官和组织的代谢密切相关。左旋肉碱是中、长链脂肪酸从线粒体膜外转运到膜内进行β-氧化的载体，因此具有降解脂肪的效果。如果体内左旋肉碱缺乏，脂肪类代谢紊乱，会造成脂类物质在肌纤维和肝脏中积累，产生肥胖和脂肪肝等。

二、食物、膳食结构与肥胖

食物、膳食结构与肥胖的研究多采用大规模人群队列研究的方法，具有一定代表性，但观察性研究得出的结论因果关联有限。即便是控制或增加某一食物摄入的随机对照试验，由于肥胖的影响因素众多以及食物含有的营养成分复杂，混杂因素难以严格控制，结论具有一定争议性，有待进一步完善研究设计证实。

（一）粮谷薯类与肥胖

全谷物比精致谷物含有更丰富的膳食纤维、脂肪、维生素、矿物质以及植物化合物，可降低结直肠癌、2型糖尿病、心血管疾病的发病风险。流行病学研究结果显示，全谷物有助于维持正常体重，减少体重增长。2007年Harland等对15项以欧美成年人为主的队列研究和横断面研究的Meta分析发现，全谷物摄入量≥48g/d的人群与摄入量<8g/d的人群相比，BMI低0.630kg/m²，腰围少2.7cm，腰臀比低0.023，可能与膳食纤维摄入增加、总脂肪和饱和脂肪摄入下降有关。这一结果在其他研究中得到进一步证实，对13岁以上青少年和成年人而言，精制谷物或不吃全谷物可引起皮下脂肪和内脏脂肪增长，增加全谷物的摄入可能降低体重增长，对保持青春期正常体重有一定益处。薯类消费与肥胖的关系研究尚少，但现有研究显示油炸薯片与薯条的摄入可增加超重和肥胖的发病风险。

（二）蔬菜水果与肥胖

蔬菜和水果是膳食纤维、有机酸、矿物质和维生素、多种植物化合物和生物酶的重要来源，为维持健康具有重要的意义。目前关于蔬菜摄入与肥胖的关系研究较少，两项Meta分析显示通过健康教育或给予蔬菜干预，干预组与对照组相比体重仅有轻微减少或没有差别，提示蔬菜干预对体重影响有限。

一项2011年进行的系统评价显示水果摄入有助于降低肥胖和超重成年人的脂肪沉积，减缓超重成年人体重的增加，但在儿童中未发现水果摄入量与体重相关联。另一研究发现水果摄入量仅与50岁以上或体重正常的女性的体重变化呈负相关。综合研究结果可以认为水果摄入可降低女性成年人肥胖的发生风险，减缓超重和肥胖成年人的体重增长。

（三）动物性食物与肥胖

动物性食物是蛋白质、矿物质和维生素的重要来源之一。动物性食物中脂类含量以饱和脂肪酸为主，过多摄入可能增加肥胖的发病风险。一项在欧洲进行的研究显示，与不摄入畜肉的人群相比，每天摄入250g畜肉的人群每年体重增加422g，5年后体重增加>2kg。Meta分析结果发现，调整BMI和能量摄入等因素后，畜肉增加肥胖发病风险*HR*为1.40。禽肉摄入与肥胖之间关系尚存争议，一项队列研究显示禽肉摄入与成年人体重呈正相关，另一项针对肥胖女性的随机临床对照试验经过12周干预，结果显示食用鸡肉组体重平均降低6kg，体脂肪平均降低4.1%。

（四）豆类、坚果与肥胖

大豆及其制品蛋白质含量丰富，是膳食中优质蛋白质的重要来源，同时大豆富含不饱和脂肪酸、钙、铁、B族维生素等。大豆中的蛋白、异黄酮、膳食纤维等与肥胖相关。随机对照研究表明，摄入低脂和高大豆蛋白食物可以改善肥胖和超重人群的体重。系统综述显示大豆异黄酮的摄入能减轻绝经后女性的体重。同时，研究发现大豆纤维的摄入能改善超重和肥胖人群的体重。

坚果与体重、BMI和腰围相关文献的系统评价显示，坚果干预没有明显地改变被干预者的体重、BMI或腰围，仅能量限制对体重有显著影响。

（五）膳食结构与肥胖

合理的膳食结构是根据膳食营养素参考摄入量而确

定的食物摄入种类、数量和比例,能够为机体提供所需的能量和各种营养素。由于饮食习惯和食物种类的不同,国家和地区之间的膳食结构存在着差异,根据食物的主要能量来源不同和(或)考虑与慢性病的相关性,膳食结构可分为动物性食物为主型膳食结构、植物性食物为主型膳食结构、动植物性食物平衡型膳食结构等。

以动物性食物为主型膳食结构,其结构特点是红肉、加工肉制品、黄油、油炸食品、高脂肪乳制品、鸡蛋、甜食、精制谷物、土豆和高糖饮料摄入较多,往往摄入较多能量、蛋白质和脂肪,但碳水化合物摄入量较低。以植物性食物为主型膳食结构特点是富含蔬菜、水果、坚果和全麦食品,较少摄入精加工谷类、高糖食品、红肉和加工肉制品,即主要以植物性食物为主,动物性食物为辅,往往碳水化合物摄入量较高,但能量、蛋白质和脂肪摄入偏低。以动物性和植物性食物构成平衡的膳食结构,膳食中的动物性食物与植物性食物的比例适当,能量摄入也较为适中。

目前大多数国家普遍存在着膳食结构不合理的问题,表现为成年人谷类和根茎类等植物性食物消费下降,而动物性食物,尤其是畜肉和蛋类食物的消费呈明显上升趋势,油脂类消费亦呈明显上升趋势。动物性食物及油脂类摄入的增加,导致了脂肪摄入的增加、脂肪供能比的升高,有些地区居民的脂肪供能比超过了30%。高脂肪膳食可增加肥胖发生的危险性或诱导肥胖发生。低能量或减能量膳食模式都可使肥胖者处于能量负平衡状态从而获得减重。

三、饮食行为与肥胖

(一) 喂养行为

目前认为,人工喂养会失去母乳喂养所特有的奶量自动调节机制,人工喂养的母亲便会按照自己的想法和营养知识水平去喂养儿童,易导致过度喂养,增加儿童肥胖的风险。同时,由于母乳喂养与人工喂养时母亲对孩子饱感的感觉不同,人工喂养较母乳喂养的母亲,还可能过早地添加固体食物。研究发现,在出生后4周内就喂以固体食物将导致27.71%的儿童超重、16.7%的儿童肥胖。另有文献报道,人工喂养并过早添加固体食物的儿童,其皮下脂肪厚度要明显高于母乳喂养或单纯人工喂养的儿童。近年来有关肥胖病因的研究表明,过度喂养、人工喂养、过早添加固体食物的喂养模式,可能与增加儿童食物摄入量,进而增加能量摄入有关。

高能量和高渗配方奶是20世纪六七十年代在英国等地较为流行的一种喂养方法。奶中能量直接影响着儿童的增重速度,尤其是出生6周内喂以高能量配方奶将使儿童体重急速增加,增加成年期肥胖的风险。而高渗配方奶不仅可诱发渴感,增加水的摄入,而且还会造成儿童在发育早期养成摄入高渗饮食的习惯。

(二) 挑食、偏食

肥胖者的过食现象相当普遍,由过食导致的能量摄入增加是导致肥胖的直接原因。偏食、挑食是个体、家庭乃至某种文化的主要特征之一,在儿童期已普遍存在。偏食、挑食易导致脂肪、碳水化合物摄入过量,同时由于缺乏微量营养素,导致能量代谢障碍,均可增加肥胖发生风险。

(三) 进食注意力与进食速度

饮食行为在肥胖病因中的作用近年来已备受关注。肥胖样进食(the obese style of eating)几乎见于绝大多数肥胖患者,其主要特征是:进食时所选择的食物体积大,咀嚼次数少,进食速度较快,在单位时间内进食量较多等。进食过快不仅导致相同时间内进食量增加,同时由于缺乏中枢负反馈,进一步导致食物摄入量增加。就餐时存在分散进食注意力的因素,如播放电视,易延长进食时间,可能增加食物摄入量。

(四) 早餐食用频率低/早餐质量差

早餐作为一天中的第一餐,其质量对一天的能量和营养素摄入至关重要。目前,我国不吃早餐的现象比较普遍,并且早餐食物品种单一,营养质量较差。早餐食用情况不仅影响认知能力和学习、工作效率,还与肥胖的发生有关。不经常吃早餐,或者早餐食物种类单调的是肥胖及相关慢性病的危险因素,并且肥胖还会增加高血压、高血糖、高胆固醇血症、高甘油三酯血症、血脂异常、代谢综合征等慢性病的发病风险。早餐的高能量摄入比例能够降低空腹血糖和胰岛素水平,降低胰岛素抵抗并且提高人体对胰岛素的敏感性,同时降低人体对饥饿信号的敏感性,有控制食欲,降低午餐过量摄入的风险。

(五) 晚餐食用过晚/夜食症

我国存在的"夜宵"文化及普遍发生的熬夜现象导致部分人群晚餐食用较晚或夜间过度进食。美国精神疾病诊断与统计手册第5版(DSM-5)正式提出了夜食症,主要表现为夜间过度进食或强制性觅食,属于进食障碍的一种。夜间食用的食物多为高能量、高脂肪食物,加之夜间身体活动较少,能量消耗低,易导致多余的能量转换为脂肪储存于体内,因此长期的夜食习惯可能导致肥胖发生风险增加。

(六) 不合理零食

随着人们生活水平的提高,在三餐之外吃零食的现象已较为普遍,且零食消费率有逐年增加的趋势,零食的种类也发生变化。我国2岁及以上人群零食消费率从20世纪90年代的11.2%上升至近期的56.7%,零食提供能量占每日总能量的10%左右。对于儿童青少年,正处于生长发育的关键时期,也是养成良好饮食习惯的重要阶段,过多或不合理零食消费行为可能增加肥胖及相关慢性病发生的风险。

合理选择水果、坚果、牛奶及奶制品等作为零食,不仅可以作为三餐之外营养素摄入的补充,还能增加饱腹感,避免在一餐中摄入过多食物。但如果长期选择高能量、高糖、高脂肪,尤其是饱和脂肪及高钠的食物作为零食,则会增加总能量摄入,进而导致肥胖发生风险增加。

(七) 在外就餐频率增加

随着经济发展,我国居民在外就餐、食用快餐的频率大大增加。2010—2013年中国居民营养与健康状况监测显示中国6岁及以上居民在外就餐的比例为35.5%,男性高于女性,12~17岁青少年在外就餐比例最高,达到69.5%。城市居民在外就餐的比例为42.2%,高于农村居民(28.5%)。与2002年相比,无论城市还是农村,在外就餐比例均明显升高。在外就餐时常选择高能量、高糖、高脂肪的食物，而膳食纤维、维生素和矿物质较少，同时伴有就餐时间过长和食物摄入过量，可能增加肥胖发生风险。

快餐一般多用油炸的烹调方式，能量、脂肪较高，维生素和膳食纤维含量较低。快餐食用频率增加直接导致了能量摄入增加，可能导致肥胖的发生。

（八）含糖饮料摄入过量

含糖饮料指在饮料中人工添加糖，乙醇含量不超过质量分数0.5%的饮料。我国居民含糖饮料的消费量逐年上升。含糖饮料含糖量较高，一般在8%~11%之间，但含糖饮料饱腹感较差，过量饮用可直接增加总能量摄入。含糖饮料还存在一定的刺激食欲作用，易导致食物摄入量增加，增加肥胖发生风险。

（九）其他不健康饮食行为

吃甜食频率过高、情绪性进食等饮食行为的发生均会导致食物摄入过量，能量摄入过多，从而大大加速肥胖的发生发展。

第五节　身体活动与肥胖

人体能量消耗主要由基础代谢率（BMR）、食物动力学和身体活动组成。其中前两部分主要由遗传决定，而身体活动不受遗传影响。身体活动在肥胖发生的过程中有着重要作用，身体活动会增加能量消耗，占总能量支出的30%左右，是能量消耗中变化范围最大的部分。身体活动会影响机体代谢率和体内脂肪的分布。与肥胖相关的身体活动因素主要包括身体活动方式、身体活动强度、身体活动量与静态活动时间等。

一、身体活动和静态活动

（一）身体活动

1. 身体活动类型　按能量代谢可将其分为有氧代谢和无氧代谢运动。有氧代谢运动可显著减少内脏脂肪组织，并可持续改善胰岛素敏感性，而无氧代谢运动对内脏脂肪的影响却很小。同样研究证明有氧运动可有效改善代谢综合征，降低血清甘油三酯水平。而无氧代谢运动不会显著改善代谢综合征或任何内脏组织成分（高密度脂蛋白、甘油三酯、腰围、空腹血糖和血压）。有氧、无氧代谢运动相结合则可显著改善代谢综合征、腰围、甘油三酯和舒张压，但不能确定这种改善效果是由于两种活动方式相结合还是由于运动量的增加而导致的。

2. 身体活动强度　身体活动强度是另一个在身体活动中影响肥胖的强有力因素。在没有控制饮食的基础上，中等或高强度的有氧训练可以减少肥胖者和超重人群的内脏脂肪组织。运动强度对增加瘦体质呈现一定的"剂量-效应关系"。

此外，增加运动强度还可以增加运动后的能量消耗率和脂肪氧化率。在骨骼肌中静息时能量消耗90%的底物均由脂肪提供，但由于静息状态下的代谢活动相对较低，导致肌肉氧耗的来源仅占心输出量的20%。而在剧烈运动时肌肉的氧耗和血液供应可增加约30倍，约占心输出量的80%，使脂肪的利用率显著增加。但高强度剧烈运动不易坚持长时间，而且在此高强度运动的短期内，主要以消耗体内碳水化合物（肌糖原、肝糖原等）提供的能量为主，而不是首先消耗脂肪。在进行中、低强度身体活动时，更多动员体内脂肪分解以提供能量。由于中、低强度的身体活动可坚持的时间长，被氧化的脂肪总量比高强度剧烈运动多。因此，应强调多进行有氧的中、低强度身体活动，如走路、慢跑、扫雪、打羽毛球等。

3. 身体活动总量　运动量对降低体重具有重要的作用，大量研究显示运动量可以减少体脂率。2015年美国运动医学会（ACSM）运动测试与运动处方中指出每周运动150分钟，或者每周大多数天数（3~4天以上）进行30分钟中等强度训练能够保持机体健康。对超重和肥胖患者来说，每周运动时间>250分钟能够维持体重下降及防止减重后的体重反弹，而对一部分人来说，为了提高或保持体重降低的效果，每天运动时间逐渐增至60~90分钟是必要的。

经常性身体活动或运动不仅可增加能量消耗，而且可使身体的代谢率增加，有利于维持机体的能量平衡，还可以增强心血管系统和呼吸系统功能。另外，经常参加锻炼者比不经常锻炼者的静息代谢率高；在进行同等能量消耗的运动时，经常锻炼能更多地动员和利用体内储存的脂肪，更有利于预防超重和肥胖。

另外许多研究也显示，即使是小运动量就可以使机体总脂肪减少，增大运动量可更多地减少内脏脂肪组织。但也有研究显示仅仅增加运动量不能对减轻体脂率和内脏脂肪组织产生很好的效果。因此，有关运动量对肥胖的影响还需进一步深入研究。

（二）静态活动

随着现代交通工具的日渐完善，职业性体力劳动和家务劳动量减轻，人们处于静态生活的时间增加。大多数肥胖者相对不爱活动；坐着看电视是许多人在业余时间的主要休闲消遣方式，成为发生肥胖的主要原因之一。研究证实，随着看电视、使用电脑和玩电子游戏时间的增加，儿童少年超重肥胖的比例增加；晚餐后立即看书做功课，看电视或玩游戏机，比散步、做家务劳动等更容易导致脂肪积聚；每天看电视时间每增加1小时，儿童少年肥胖率增加1%~2%。在控制性别、年龄、地区、城乡、经济状况、父母受教育程度、食用早餐和快餐频率等因素的影响后，看电视时间长（3h/d）的儿童少年发生肥胖的危险性是看电视时间短（<1h/d）的儿童少年的1.4倍。

二、睡眠时间

睡眠时间不足（<6小时）易见于固定夜班工作和"早—晚—夜"三班倒的群体。与白天工作相比，肥胖（BMI ≥30kg/m²）更常见于夜班工作者（包括男性和女性，校正年龄和社会经济因素后）。在中国，睡眠时间不足（<6小时）易见于肥胖男性。流行病学调查和实验室研究均发现，睡眠时间过短与瘦素减少、胃饥饿素增加相关，促使机体对高能量食物的食欲增加，而对蔬菜、水果和高蛋白食物的食欲无影响，睡眠时间过短造成的食欲改变会进一步

影响体重、导致白天困倦、使体育活动和能量消耗进一步减少,另外,为对抗白天困倦,会导致主动增加能量摄入,并增加了夜间清醒期间的进食时机。2015 年一篇关于成年人睡眠时间对体重增加和肥胖风险的 Meta 分析中,纳入了 16 个前瞻性队列研究,样本量共 285 452 名成年人,结果显示,与对照组相比,睡眠过短或过多均与体重增加 5kg 以上的风险有关,且睡眠过短能显著增加肥胖的发生风险。

对于儿童睡眠时间与肥胖关系,一项在上海市 1311 名 3~4 岁儿童中开展的研究显示,与每天睡眠 11.0 小时的儿童相比,睡眠时间少于 9.0 小时的儿童肥胖发生风险增加 3.42 倍。另一项对湖北省 3182 名城乡中小学生的研究显示,睡眠不足的学生超重率为 12.3%,睡眠不足的学生超重肥胖的危险性是睡眠时间充足学生的 1.5 倍。在宁夏 3012 名中小学生中的研究中,结果显示初中男生中,睡眠充足者与睡眠不足者在体重、BMI、胸围、腰围、臀围方面均有统计学差异,女生中则无差异。

第六节 肥胖的防控措施

在过去几十年里,肥胖成为危害人类健康的一个重要公共卫生问题,严重影响到人们正常的生活质量,也给国家和居民带来了严重的疾病和经济负担。肥胖的防控对于抑制肥胖的发生和发展具有重要的意义。但是肥胖的控制并非单一措施可以解决的问题,肥胖的发生发展与基因、饮食、身体活动、环境因素等息息相关,因此,肥胖是要从公共卫生的角度考虑,针对不同的目标人群采取不同的预防和控制措施。预防和控制肥胖的策略应该是做好宣传教育和健康促进,预防肥胖要从儿童抓起,尤其是加强对学生的健康教育。社区综合预防控制措施应包括:鼓励人们改变生活方式,早期发现有肥胖趋势的个体,以及对个别高危个体具体指导。

一、防控策略及流程

肥胖是目前全球面对的一个危害人类健康的重要公共卫生问题,对于肥胖的防控,应从公共卫生的角度出发,针对不同的目标人群财务不同的防控策略和流程。干预措施包括三个层面,一般人群的普遍性干预、高危人群的选择性干预和对肥胖及其相关疾病的针对性干预。在三个层面及到的干预目标需同时关注肥胖本身和体重相关的并发症,以改善患者的健康状况和生活质量。要想达到目的,均需遵循筛查、诊断、临床评估、制订治疗方案和治疗的流程。

一般人群的普遍性干预:

首先是群体预防,把监测和控制超重与预防肥胖发展以降低肥胖症患病率作为预防慢性病的重要措施之一。通过公共教育、改造环境和促进健康的饮食和运动等行为,预防超重和肥胖的发生。

高危人群的选择性干预:有肥胖症高危险因素的个体和人群,应重点预防其肥胖程度进一步加重,和预防出现与肥胖相关的并发症。通过筛查,对已经确诊为超重和肥胖的个体进行并发症的评估。通过积极的生活方式干预阻止体重的进一步增加,并防止肥胖相关并发症的发生,必要时可以考虑使用药物减轻体重。

对肥胖症和伴有并发症患者的针对性干预:对已有超重和肥胖并有肥胖相关疾病的高危个体,主要预防其体重进一步增长,最好使其体重有所降低,并对已出现并发症的患者进行疾病管理。采用生活方式干预、行为修正联合减重治疗的方式,达到减轻或改善肥胖相关并发症,预防疾病进一步发展的目的。必要时可使用减重手术的方法。

根据体质指数、腰围及中国成人超重和肥胖的分类及其相关疾病的危险度,对肥胖个体进行防治措施的流程图如图 7-4-9 所示。

二、预防措施

(一)一般人群的普遍性干预

也称一级预防或普遍性预防,把监测和控制超重与预防肥胖发展以降低肥胖症患病率作为预防慢性病的重要措施之一,进行定期监测抽样人群的体重变化,了解其变化趋势,做到心中有数。要做好肥胖病的营养预防,首先要在全社会范围内开展人群的一级预防,主要包括:

1. 适当控制进食量,避免高糖、高脂饮食,并经常进行身体活动和锻炼。

2. 正确认识肥胖,改变不良的生活方式、饮食习惯和不合理的膳食结构等。

3. 积极做好宣传教育。

4. 膳食平衡,防止能量摄入超过能量消耗。膳食中蛋白质、脂肪和碳水化合物摄入的比例合理,特别要减少脂肪摄入量,增加蔬菜和水果在食物中的比例。

5. 在工作和休闲时间,有意识地多进行中、低强度的身体活动。

6. 广为传播健康的生活方式,戒烟、限酒和限盐。

7. 经常注意自己的体重,预防体重增长过多、过快。

8. 提高对危险因素易感人群的识别,并及时给予医疗监督,以控制肥胖病的进展。

9. 提醒有肥胖倾向的个体(特别是腰围超标者),定期检查与肥胖有关疾病危险的指标,尽早发现高血压、血脂异常、冠心病和糖尿病等隐患,并及时治疗。

(二)高危人群的选择性干预

也称二级预防。将有肥胖高危险因素的个体和人群列为肥胖高危人群,重点预防其肥胖程度进一步加重,预防出现与肥胖相关的并发症。高危险因素指:存在肥胖家族史、有肥胖相关性疾病、膳食不平衡、身体活动少等。对高危个体和人群的预防控制超重肥胖的目标,是增加该群体的知识和技能,以减少或消除发生并发症的危险因素。其措施包括:

改变高危人群的知识、观念、态度和行为。应让他/她们了解,在大多数情况下,不良环境或生活方式因素对肥胖症的发生可起促进作用并激活这一趋势,而改变膳食、加强身体活动对预防肥胖是有效的。

可以通过对学校、社团、工作场所人群的筛查发现高危个体。要强调对高危个体监测体重和对肥胖症患者进行管理的重要性和必要性。

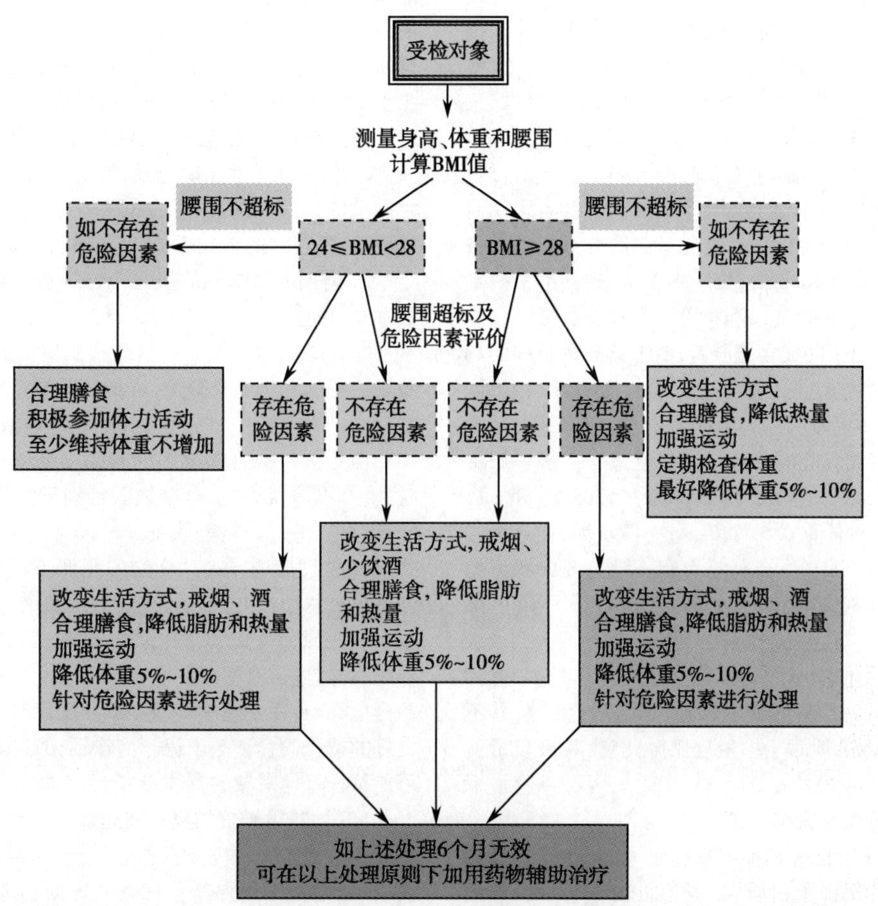

图 7-4-9　2003 年版《中国成年人超重和肥胖症预防控制指南(试行)》推荐的肥胖诊断与治疗流程图.
资料来源：中国成年人超重和肥胖症预防控制指南(试行)，2003.

(三) 高危人群的选择性干预

也称三级预防。对已有超重和肥胖并有肥胖相关疾病的高危个体，主要预防其体重进一步增长，最好使其体重有所降低，并对已出现并发症的患者进行疾病管理，如自我监测体重，制定减轻体重目标，以及指导相应的药物治疗方法。通过健康教育提高患者对肥胖可能进一步加重疾病危险性的认识，并努力提高患者的信心。

要使已超重或肥胖者意识到，期望短期恢复到所谓的“理想体重”往往不太现实，但是即使在一年之内比原有体重减少 5%～10%也会对健康有极大好处。要使患者了解到，在短期内过度限食可能见到一些暂时效果，但如果不长期坚持减少膳食中的能量，也不积极参加身体活动，则很难保证体重保持在已降低的水平。个别患者的体重甚至会进一步增长，甚至超过减重前的原始水平。减肥反复失败会使患者失去信心。可组织肥胖患者座谈会交流减肥或控制体重的经验，举办讲座，讲解肥胖可能带来的危害及预防的方法；争取家属配合，创造减肥氛围；在医疗单位的配合下，监测有关的危险因素；引导重点对象做好膳食、身体活动及体重变化等自我监测记录和减重计划的综合干预方法，并定期随访。

三、肥胖防控的饮食原则

超重和肥胖是能量的摄入超过能量消耗以致体内脂肪过多蓄积的结果。因此，减少由膳食摄入的能量、加强身体活动以增加能量消耗，控制能量平衡是保持健康的基本条件。

因此，肥胖防控的饮食原则是使患者的能量代谢处于负平衡状态，一方面能量摄入降低，另一方面能量消耗增加。在制订和实施营养治疗方案时，应遵循平衡膳食、食物多样原则，确定合适的能量摄入量、保证各种营养素的合理摄入量与适宜的分配比例，同时兼顾个体化，采用合适的膳食模式，纠正不健康的饮食行为，合理膳食，纠正患者的不健康饮食习惯，维持肥胖患者的身心健康，降低减重对机体造成的不良影响，减少机体的脂肪含量。

(一) 总能量的控制

肥胖的营养措施首先是控制总能量的摄入，即饮食供给的能量必须低于机体实际消耗的能量，在机体造成能量的负平衡，直至体重恢复到正常水平。同时，作为肥胖的能量供给还要尽可能根据肥胖程度来考虑每天供给的最低能量，控制好能量摄入与消耗的平衡，并维持好这种平衡。

供给能量的具体数值，则应依据上述情况统筹考虑。首先要看治疗前长期以来患者的日常饮食能量水平，其次应视肥胖是处在上升阶段还是在平衡稳定阶段，再则针对不同人群应有针对性考虑。对儿童考虑其生长发育的需要，对老人则要注意有无并发症存在。

此外，对能量的控制，一定要循序渐进，逐步降低，以增加其能量消耗。对于正处于发育期而又刻意追求线条美的青少年来说，则更应以强化日常体育锻炼为主，千万不可盲目控制饮食，以免发生神经性厌食。而对孕妇来说，为保持其胎位正常，减少妊娠并发症的发生，则应以合理控制能量摄入，同时鼓励有规律地进行身体活动。

针对肥胖患者的肥胖程度，能量限制原则也应区别对待。对轻度肥胖的成年患者，一般在正常供给量基础上按每天少供给能量523~1046kJ（125~250kcal）的标准来确定其一日三餐饮食的供能量，这样每月可稳步减肥0.5~1.0kg。而对中度以上的成年肥胖者，鉴于其潜在肥胖的趋势较大，常伴有食欲亢进及贪食高能量的食物等因素，同时因肥胖限制身体活动，使能量消耗又进一步下降，易于形成恶性循环，以致肥胖的趋势往往难于遏止。必须严格限制能量，每天以减少能量2.30~4.60MJ（550~1000kcal）为宜，可以每周减少体重0.5~1.0kg。一般认为，在6个月内将体重降低5%~15%是可行且有利于维持健康状态的减重目标，对于重度肥胖者来说，体重在6个月内可降低20%。

对于年龄很小或刚刚发生的轻中度肥胖儿童，考虑到生长发育，可按不太严格的饮食调整方案进行治疗，并不绝对限制能量摄入。但对于中重度肥胖儿童，其摄食量就应予以适当限制。

（二）三餐分配及安排

肥胖者的三餐分配应遵循平衡膳食原则，在控制总能量摄入的基础上，保证蛋白质、必须脂肪酸、矿物质、维生素和膳食纤维等营养素的合理摄入量与适宜的分配比例。同时，纠正不健康饮食行为，维持肥胖者的身心健康。

1. 调整宏量营养素的构成比和来源　目前，比较常用的减肥膳食对宏量营养素的功能比有一定的调整和限制，需要在营养师的指导下进行。蛋白质的摄入建议多摄入优质蛋白，脂肪建议多以含不饱和脂肪酸的油脂和食物，少摄入含饱和脂肪酸较多的动物油脂和食物；碳水化合物应选择全谷物，严格限制糖、巧克力、含糖饮料及零食。

2. 保证维生素和矿物质的供应　新鲜的蔬菜和水果含能量低，又可以提供维生素和矿物质，营养丰富且饱腹感明显，不仅有助于减肥，还能改善代谢紊乱。

3. 增加膳食纤维的摄入　每天膳食纤维的供给量在25~30g为宜。

4. 三餐合理分配　进食餐次则应因人而异，通常为三餐。三餐的食物能量分配，可参照早餐27%、午餐49%、晚餐24%。在分配一日三餐比例时，应体现出两条：一是将动物性蛋白和脂肪含量多的食品尽量安排在早餐和午餐吃，晚上以清淡为主，含糖量低且利于消化；二是三餐量的比例应是：午餐>早餐>晚餐。

5. 合理烹调方式　食物的烹调方法则宜采用蒸、煮、炖、氽等，忌用油煎、炸的方法，煎炸食物含脂肪较多，并刺激食欲，因此不利于减肥治疗。同时，食物必须大众化、多样化，切勿迷信时髦减肥食品。事实上，只要含能量低、来源分配得当，而且营养平衡，那么任何普通饮食都可成为良好的减肥饮食。至于色、香、味、形的选择与调配，则应尽可能符合具体对象的具体爱好。

（三）减重膳食的模式和建议

超重和肥胖者应减少总能量摄入，遵循限能量平衡膳食或低能量平衡膳食原则；减少高糖和高脂食物摄入，增加高膳食纤维食物摄入。如果采取其他膳食模式进行减肥，须在医师或营养师等专业人员严格的指导和监护下进行。常见体重控制膳食方法的特点与评价见表7-4-9。

表7-4-9　常见体重控制膳食方法的特点与评价

膳食名称	特点	评价
限制能量平衡膳食	每天控制在男1000~1800kcal，女1200~1500kcal；或在现有能量摄入基础上减500~750kcal/d；三大营养素功能比为碳水化合物：脂肪：蛋白质=（50%~60%）：（20%~30%）：（15%~20%）	有效减轻体重，降低体脂，改善代谢，易长期坚持达到减肥目标，无健康风险。适于所有年龄阶段及不同程度的超重及肥胖人群
低能量平衡膳食	每天控制在800~1200kcal，比正常能力摄入减少50%左右；三大营养素功能比为碳水化合物：脂肪：蛋白质=（50%~60%）：（20%~30%）：（15%~20%）	可有效降低体重和体脂，易出现营养代谢问题，需要适量补充微量营养素 需要在营养师/医师指导和监护下使用
轻断食/间歇式断食膳食	1周内5天正常进食，其他2~3天（非连续）摄取平常膳食1/4的能量（男性600kcal/d，女性500kcal/d），即5：2膳食模式	有益于体重控制和代谢改善，但易出现营养代谢紊乱；不适于孕妇和儿童减肥；患者依从性较好，长期坚持较易；长时间（如超过两个月）应需要在营养师指导下进行
高蛋白膳食	基于低能量膳食，蛋白质的供给量占总能量20%以上，以肉类和蛋类等高蛋白食物为主或添加蛋白粉	减脂，保留瘦体重；更适于伴有高甘油三酯血症、高胆固醇症的成年肥胖者 可增加全因死亡风险。使用时间不宜超过半年。不适于孕妇、儿童、青少年和老年人，以及肾功能异常者
代餐	以多维营养素粉或能量棒等非正常的餐饮形式代替一餐或多餐的膳食，或者代替一餐中的部分食物	作为低能量的一餐或多餐替代，可有效减低体重和体脂；是营养素补充和减少能量摄入的一种较好方式。不适于孕妇和儿童减肥 非可持续饮食方式，应在营养师指导下使用

引自：中国肥胖预防和控制蓝皮书，2018

（四）营养治疗中的注意事项

引导患者认识肥胖的不良后果及其营养调节的意义是很重要的措施之一。患者有了正确的认识，才有可能改变饮食行为。如果减肥者自觉自制，其效果就会很好。如与有同一志愿营养控制的肥胖者共同进食，则可以增加减肥的效果。因此实行肥胖的营养治疗时尚要注意患者心理的调节，尤其在营养调节的初期应给予患者足够的关心和鼓励。

除此以外，行为调整在肥胖的饮食治疗中也至关重要。行为调整不是精神或心理治疗，而是让每个人反省自己的生活和饮食行为，找出不良的生活或饮食习惯，然后加以调整。具体的措施有：①感到焦虑时，应避免采用进食来缓解；②避免边看电视边吃零食；③进食时充分咀嚼，避免进食速度过快；④规律饮食，不暴饮暴食，避免吃饭过饱；⑤避免过量饮酒或经常在外就餐；⑥晚餐要少，避免睡前加餐或晚餐吃得非常好之后又很少活动；⑦多吃蔬菜，少吃荤菜；⑧避免偏食、挑食，改掉喜吃甜食、零食、临睡前吃点心、饭后立即睡等习惯。

肥胖者的营养治疗还应包括：①饮食变化应循序渐进，避免急于求成，若减肥饮食与平常差别过大，如以配方流食来代替一日三餐，营养虽已保证，但口腹之欲得不到基本满足，就难以长期坚持，一旦恢复日常饮食必定反弹；②避免进水过少，虽然减少水的摄入可以增强饮食控制，但由于长时间水分不足不但会导致身体脱水，而且还会引起体内电解质代谢紊乱而危及健康，因此也应适当；③注意食物体积大小。肥胖者常常喜欢进食大块食物如鸡块、大块肉等，因此应尽量减少体积较大食物的进食，但若食物体积过小，胃得不到饱感信号，终日有饥饿感，最终也将导致减肥失败。

四、肥胖防控的运动原则

增加身体活动与适当控制膳食总能量相结合，促进能量负平衡，是世界公认的减重良方，即使在用药物减肥情况下，两者仍是不可缺少的主要措施。运动不仅能够增加能量消耗和减少脂肪，还有下列益处：①有助于维持减肥状态，防止反弹；②改善代谢紊乱；③改善心情和健康状态；④预防多种慢性病；⑤改善心肺功能；⑥增加对膳食治疗的依从性。因此，不管是否减肥，都应该把运动作为日常生活中的一部分而坚持下去。

（一）规律的、中等强度的有氧运动是控制体重的有效方法

增加身体活动包括减少久坐和增加运动量。规律的、中等强度的有氧运动时控制体重的有效方法。有氧运动多为动力型的，有大肌肉群（如股四头肌、肱二头肌等）参与的运动，例如：走路、骑车、爬山、打球、慢跑、跳舞、游泳、划船、滑冰、滑雪及舞蹈等，运动中主要靠燃烧体内脂肪提供能量。不同运动水平增加的能量消耗占总能量消耗的比例有差别，极轻体力劳动可能提高总能量消耗仅3%，而重体力劳动或剧烈运动可达40%。

（二）控制饮食加身体活动有利于长期保持减重

采用增加身体活动与限制饮食相结合的减体重措施，其总体效益优于单独限制饮食。单独控制饮食时虽可降低总体重，但除脂肪组织减少外，肌肉等去脂体重（fat free mass，FFM）也会丢失，静息代谢率（resting metabolic rate，RMR）也可能降低，使机体的基础代谢率降低，机体适应性地在较低的基础代谢率水平上建立新的能量平衡。因此，单纯限制饮食使体重下降达到一定水平后，体重下降的速度减慢或不再下降。如果要使体重维持在已降低的较低水平或使体重进一步降低，需要摄入能量更低的膳食，而极低能量膳食中的营养素往往不能满足需要，长期对健康带来损害。因此，在能量负平衡的条件下，身体活动能保留较多FFM，维持基础代谢率不降低或降低较少，和控制饮食结合起来有利于长期保持减重后体重不反弹。

（三）设计可行的身体活动的内容和方式并持之以恒

要使肥胖者提高身体活动量，就需要提高他们对身体活动或运动与健康关系的认识，需要使他们对进行的身体活动产生兴趣。只有身体活动或运动的内容和方式可行，才能够持之以恒。身体活动过程中，应注意以下几点：

1. 创造尽量多的身体活动机会　加大宣传教育，让人们把身体活动看成是提高身体素质和保证健康的必要条件。克服“没有时间”的理由，尽量创造更多的活动机会，并把增加活动的意识融于日常生活。例如，在城市，鼓励人们在1000m距离内用步行替代坐车；短途出行骑自行车；提前一站下车而后步行到目的地；步行上下5层以内的楼梯以替代乘电梯等，一定程度地改变每天的生活习惯。

2. 根据设计的减体重目标，每天安排一定时间进行中等强度的身体活动

每天安排进行身体活动的量和时间应按减体重目标计算，对于需要亏空的能量，一般多考虑采用增加身体活动量和控制饮食相结合的方法，其中50%（40%~60%）应该由增加身体活动的能量消耗来解决，其他50%可由减少饮食总能量和减少脂肪的摄入量以达到需要亏空的总能量。增加身体活动的时间，可以有意识地结合日常活动来安排。

如计划在1个月内减体重2kg，即每周减体重0.5kg，则每天需要亏空能量约550kcal，其中由身体活动增加消耗300kcal。最好每天增加中等强度身体活动1~1.5小时，或低强度身体活动2~3小时。

对身体活动量的安排应根据其体能、年龄和兴趣等因素进行，可以某一项活动为主，再配合其他一些活动以达到需要亏空的能量。可以用能量消耗相等的或相似的身体活动或运动来取代或交换，例如游泳可与慢跑、跳绳或骑车交换；打羽毛球可以排球、网球或跳舞来代替；快走可以打乒乓球、慢速度游泳或骑车来取代。

3. 增加身体活动量应循序渐进　先从一些日常活动开始，然后可以每天进行快步走、慢跑、打羽毛球、打乒乓球等活动，因为身体活动总量与坚持活动的时间、强度和频率有关，能坚持较长时间的中等量活动（如快步走）或短时间的剧烈活动（如跑步）都可达到消耗能量的效果。应尽量减少静坐（如看电视、看书、写字、玩电脑游戏等）的时间，也可在静态生活间穿插一些做操或家务劳动等身体活动。

4. 对运动量和持续时间安排要恰当　在制定运动量、运动强度和类型时，应满足个体化的特点和需要，可以调换运动的方式和内容以引起兴趣，便于长期坚持。

（四）进行身体活动时避免带来损伤

实施运动计划过程中，应注意逐渐增加运动量和强度，避免过量，以预防急性和慢性肌肉关节损伤，过量的运动负荷会使免疫功能下降。对有心、肺疾病或近亲中有严重心血管病史者，在决定进行剧烈活动前，最好按照医师的建议逐步增加活动量。在剧烈活动前应有充分的热身和伸展运动，逐渐增加肌肉收缩和放松的速度，可改善心肌氧供应，增加心脏的适应性；运动后要有放松活动，让体温慢慢下降，使肌张力逐渐降低，以减少肌肉损伤和酸痛的概率。常见身体活动强度和能量消耗表见第三章。

如出现以下症状时，应立即停止运动：

（1）心跳不正常，如出现心率比日常运动时明显加快、心律不齐、心悸、心慌、心率快而后突然变慢等。

（2）运动中或运动后即刻出现胸部、上臂或咽喉部疼痛或沉重感。

（3）特别眩晕或轻度头痛、意识紊乱、出冷汗或晕厥。

（4）严重气短。

（5）身体任何一部分突然疼痛或麻木和一时性失明或失语等。

五、肥胖防控的认知、行为及心理干预

生活方式干预作为基础治疗，是一种囊括营养、运动、认知、行为及心理多方面的综合干预模式。认知、行为及心理干预是通过调整超重和肥胖患者的生活环境及心理状态，帮助患者理解和认识体重管理、肥胖及其危害，从而做出行为改变。认知、行为及心理干预包括自我监控、控制进食、刺激控制、认知重建和放松技巧等。认知—行为干预配合身体活动和饮食调整，能够明显降低体重。

研究证明行为干预可提升肥胖患者的理论认识，包括对其激励、支持，指导自我监控（饮食、运动和情绪管理），从而更有利于保持减重效果。通过小组和面对面个人辅导的干预可以从不同方式进行指导，以维持远期减重效果。

肥胖者常见的心理因素如压力、沮丧、抑郁容易导致过度进食，并引发罪恶感而陷入恶性循环中。精神—心理支持中需要医务人员能识别干扰减重管理成功的心理或精神疾患，并请专科医师进行治疗。在医疗活动中，肥胖患者可能会因为各种心理社会原因而拒绝寻求减重帮助。应对患者表达充分尊重，仔细倾听并建立信任，通过健康教育提高其对肥胖加重疾病危险性的认识，不应忽略任何细微进步，给予及时、适当的奖励和称赞，这对于肥胖儿童的管理尤其重要。

（杜松明　常翠青　马冠生）

参考文献

1. 陈春明. 中国成人超重和肥胖症预防控制指南. 北京：人民卫生出版社，2006.
2. 陈春明. 中国学龄儿童少年超重和肥胖预防与控制指南. 北京：人民卫生出版社，2008.
3. 马冠生. 中国儿童肥胖报告. 北京：人民卫生出版社，2015.
4. 陈君石. 食物、营养、身体活动和癌症预防. 北京：中国协和医科大学出版社，2008.
5. 常继乐，王宇. 中国居民营养与健康状况监测：2010—2013 年综合报告. 北京大学医学出版社，2016.
6. 王友发，孙明晓，杨月欣. 中国肥胖预防和控制蓝皮书，北京大学医学出版社，2018.
7. 马冠生，李艳平，武阳丰，等. 1992 至 2002 年间中国居民超重率和肥胖率的变化. 中华预防医学杂志，2005，39（5）：311-315.
8. 杨欣丽. 中国 9 省区 18～65 岁人群腰围分布变化趋势、中心型肥胖流行趋势及其影响因素研究（1993-2011）. 中国疾病预防控制中心，2014.
9. 中华人民共和国卫生部疾病预防控制局. 中国成人身体活动指南（节录）[J]. 营养学报，2012，34（2）：105-110.
10. 闫银坤，侯冬青，段佳丽，等. 2004—2013 年北京市学龄儿童肥胖及相关代谢异常的流行趋势. 中华流行病学杂志，2014，35（4）：370-375.
11. 儿童代谢综合征中国工作组. 中国六城市学龄儿童代谢综合征流行现状研究. 中华儿科杂志，2013，51（6）：409-415.
12. 陈芳芳，米杰，王天有，等. 北京市儿童青少年青春期发育与肥胖相关关系的研究. 中国循证儿科杂志，2007，2（1）：14-20.
13. Ng M，Fleming T，Robinson M，et al. Global，regional，and national prevalence of overweight and obesity in children and adults during 1980—2013：a systematic analysis for the Global Burden of Disease Study 2013. Lancet，2014，384（9945）：766-781.
14. Lauby-Secretan B，Scoccianti C，Loomis D，et al. Body Fatness and Cancer—Viewpoint of the IARC Working Group. N Engl J Med，2016，375（8）：794-798.
15. Ouyang YF，Wang HJ，Chang SU，et al. Changes of BMI Distribution in Chinese Adults from 1989 to 2011. Acta Nutrimenta Sinica，2014，36：529-534.
16. Egan B，Zierath J. Exercise Metabolism and the Molecular Regulation of Skeletal Muscle Adaptation. Cell Metabolism，2013，17（2）：162-184.
17. Xi B，Liang Y，Mi J. Hypertension trends in Chinese children in the national surveys，1993 to 2009. International Journal of Cardiology，2013，165（3）：577-579.
18. Chen F，Wang Y，Shan X，et al. Association between Childhood Obesity and Metabolic Syndrome：Evidence from a Large Sample of Chinese Children and Adolescents. PLoS ONE，2012，7（10）：e47380.
19. Pi-Sunyer FX. Obesity in modern nutrition in health and diseases（9th edition）. New York：Williams&Wilkins，1999：1395-1418.
20. Rosner B，Prineas R，Daniels SR，et al. Blood Pressure Differences between Blacks and Whites in Relation to Body Size among US Children and Adolescents. American Journal of Epidemiology，2000，151（10）：1007-1019.
21. Falkner B，Daniels SR. Summary of the Fourth Report on the Diagnosis，Evaluation，and Treatment of High Blood Pressure in Children and Adolescents. Pediatrics，2004，44（4）：555-576.
22. Guh DP，Zhang W，Bansback N，et al. The incidence of co-morbidities related to obesity and overweight：A systematic review and meta-analysis. Bmc Public Health，2009，9（1）：88.
23. Qin X，Pan J. The Medical Cost Attributable to Obesity and Overweight in China：Estimation Based on Longitudinal Surveys. Health Economics，2016，25（10）：1291-1311.

第五章

膳食、身体活动与心血管疾病

心血管疾病(cardiovascular diseases,CVDs)是一组由心脏和血管疾患引起的疾病的统称,包括冠心病、风湿性心脏病、先天性心脏病、心力衰竭以及心肌病、脑血管疾病、高血压、周围血管疾病等。CVDs 是全球的首要死因,也是我国居民死亡首要病因。2015 年农村、城市心血管疾病分别占死因的 45.01%和 42.61%。每 5 例死亡中就有 2 例死于心血管疾病。

近 30 年来,西方发达国家心血管疾病的发病率和死亡率呈缓慢降低的趋势,而我国心血管疾病的发病率、患病率和死亡率呈现不断升高的趋势,低龄人群心血管疾病患病率也正在快速增长。2016 年我国心血管疾病患者超过 2.9 亿,其中脑卒中 1300 万,冠心病 1100 万,心力衰竭 450 万,肺源性心脏病 500 万,风湿性心脏病 250 万,先天性心脏病 200 万,高血压 2.7 亿。我国农村心血管疾病死亡率从 2009 年起超过并持续高于城市水平。2015 年农村心血管疾病死亡率为 298.42/10 万,其中心脏病死亡率为 144.79/10 万,脑血管病死亡率为 153.63/10 万;城市心血管疾病死亡率为 264.84/10 万,其中心脏病死亡率为 136.61/10 万,脑血管病死亡率为 128.23/10 万。

从上述数字可以看出,在心血管疾病中脑卒中、冠心病是造成我国居民死亡和疾病负担的首要原因。此外,冠心病、脑卒中等重大心血管疾病也造成严重的社会经济负担。1980—2015 年,我国心血管疾病患者出院人次和住院费用持续上升,重大心血管疾病患者出院人次高达 1887.72 万,急性心肌梗死直接住院总费用为 153.40 亿元,脑梗死的直接住院总费用高达 524.26 亿元。因此,加强我国心血管疾病的防控刻不容缓。

心血管疾病的危险因素主要包括不合理的膳食营养、身体活动减少、吸烟、环境污染、高血压、血脂异常、糖尿病、超重和肥胖、凝血功能异常、高同型半胱氨酸血症等。其中,不合理的膳食营养是最重要的危险因素。一项来自 WHO 的从 1900 年至 2016 年涵盖欧洲地区 51 个国家的全球疾病负担(global burden of disease,GBD)的研究显示,2016 年饮食风险占所有死亡的 22.4%和心血管疾病死亡的 49.2%。2013 年我国一项流行病学研究结果也表明不合理的膳食营养是伤残寿命损失年的首要因素,也是心血管疾病伤残寿命损失年的首要因素。此外,研究普遍认为规律的身体活动与心血管疾病死亡率的降低以及患心血管疾病的风险密切相关。身体活动较多的人血压较低,胰岛素敏感性较高,血浆中有益脂蛋白的水平更高。虽然已发现适度的身体活动水平可以降低心血管疾病的发生风险,但有证据表明持续高强度的身体活动(如马拉松跑)可能对心血管健康产生有害影响。

本章将阐述心血管疾病中常见的高血压、血脂异常、冠心病和脑卒中这 4 种疾病的定义与分类、流行情况,并重点阐述膳食营养和身体活动对高血压、血脂异常、冠心病和脑卒中的影响及其防治建议。

第一节　膳食、身体活动与高血压

高血压(hypertension)是最常见的心血管疾病,是全球范围内的重大公共卫生问题,可引起心、脑、肾并发症;高血压也是冠心病、脑卒中等心血管疾病的主要危险因素,会增加冠心病和脑卒中的发病和死亡风险。我国人群监测数据显示,每年 300 万心脑血管病死亡中至少 1/2 与高血压有关。

一、高血压的定义与分类

我国成年人高血压的定义是:在未使用降压药物的情况下,非同日 3 次测量血压,收缩压≥140mmHg 和(或)舒张压≥90mmHg。《2018 年中国高血压防治指南》将成年人的血压水平进行了分类,如表 7-5-1 所示。而美国心脏学会于 2017 年公布了新版《美国高血压指南》,将高血压定义为≥130/80mmHg,取代了以前 140/90mmHg 的高血压标准,并取消了高血压前期的类别。血压升高与心血管疾病死亡呈正相关,是一个连续的相关过程。高血压切点的确定受很多因素的制约,因此,我国仍然沿用收缩压≥140mmHg 和(或)舒张压≥90mmHg 的标准。

表 7-5-1　我国成年人血压水平的定义和分类

类　别	收缩压(mmHg)	舒张压(mmHg)
理想血压	<120	<80
正常高值	120~139	80~89
1 级高血压	140~159	90~99
2 级高血压	160~179	100~109
3 级高血压	≥180	≥110
单纯收缩期高血压	≥140	<90

摘自:中国高血压联盟,中华医学会心血管病学分会,中国医疗保健国际交流促进会,等.中国高血压防治指南(2018 年修订版).心脑血管病防治,2019,19(1):1-44.

高血压可分为原发性高血压和继发性高血压。原发性高血压是一种以血压升高为主要临床表现而病因尚未明确的独立疾病,占所有高血压的 90%以上。继发性高血压仅是临床表现之一,血压可暂时性或持久性升高,约占所有高血压的5%~10%。由于继发性高血压的诱因复杂,且多以预防和治疗原发疾病为主,因此本节主要系统性阐述原发性高血压的相关内容。

二、高血压的流行情况

我国的高血压患病率一直呈持续增长的趋势。我国曾于1958—1959年、1979—1980年、1991年和2002年分别进行了4次全国范围内的高血压抽样调查,结果显示中国15岁以上人群高血压的患病率分别为5.1%、7.7%、13.6%和17.6%。《中国居民营养与慢性病状况报告(2015)》显示,截至2012年,中国18岁及以上成年人高血压患病率已经升高至25.2%;城市居民高血压患病率为26.8%,农村为23.5%。据《中国高血压防治指南(2018年修订版)》推测,中国高血压患者人数为2.9亿,其中33.3%的成年人患有高血压。

我国高血压的患病率与年龄密切相关,平均血压水平随年龄增长而增高,并且一般在35岁以后增长幅度较大。在60岁以前,一般男性患病率高于女性,但60岁以后则女性高于男性。特别值得关注的是,近年来儿童青少年的高血压患病率也呈上升趋势,从1991年的7.1%上升到2009年的13.8%,2010年中国儿童青少年高血压患病率为14.5%。高血压儿童较血压正常儿童在成年后更易患高血压并发生心血管重构,患病风险分别是血压正常儿童的2.1倍和1.5倍。高血压患病率存在着明显的地区差异,呈现自南向北逐渐升高的趋势,并且城市人群的高血压患病率高于农村,经济发达地区高于不发达地区。

三、高血压的影响因素

影响高血压发病的因素,主要包括营养膳食因素(如钠、钾、钙、膳食纤维、脂肪、蛋白质和某些碳水化合物的摄入)、行为生活方式因素(如吸烟、饮酒等)、身体活动情况以及其他疾病相关因素(如超重和肥胖等)。

(一)膳食营养因素

1. 营养素和食物中的生物活性成分

(1)营养素:

1)钠:膳食钠的摄入量与人群高血压的患病率密切相关。摄入的钠主要经尿液排出,24小时尿钠测定被认为是衡量个体每日钠摄入量的最好方法。1988年"国际盐与高血压研究"(international study of salt and blood pressure, INTERSALT)在世界各地32个国家,52个中心10 079名20~59岁男女(包括我国部分人群)中开展的盐摄入量与高血压关系的观察性分析,检测了24小时尿钠排出量,并利用这一指标来评价食盐的摄入与高血压之间的关系。这个大规模的人群观察性研究发现,尿钠中位数每增加100mmol,收缩压的中位数增加5~7mmHg,舒张压的中位数增加2~4mmHg。一项纳入28项干预试验的Meta分析研究发现尿钠降低100mmol,高血压人群收缩压和舒张压分别降低3.7mmHg和0.9mmHg。

钠盐摄入过多主要通过血容量增加而引起血压升高,钠盐可以通过两种机制增加血容量:一是增加体液渗透压,下丘脑饮水中枢产生渴觉而使人饮水增加;二是下丘脑视上核和室旁核释放抗利尿激素(antidiuretic hormone, ADH)增加,ADH促进远曲小管和集合管对水的重吸收。除提高血容量外,高钠摄入还可以提高交感神经兴奋性而提高心排出量和外周血管阻力。升高外周阻力的机制可能是:高钠抑制血管平滑肌Na^+的转运,增加细胞内钙,干扰血管内皮细胞舒张血管物质一氧化氮(nitric oxide, NO)的合成而使血管收缩性增强。

2)钾:流行病学研究表明,单独的膳食钾量和钠/钾比值都与血压相关联,个体的钾摄入量与血压之间呈显著负相关,这一关系在高盐膳食者中更为明显。随机对照试验证明口服补充钾具有显著降低血压的作用,且存在剂量-效应关系。即使每天补充不超过1.2g钾能将收缩压降低4.9mmHg。*BMJ*杂志发表的纳入21项随机对照试验的Meta分析表明,增加膳食钾的摄入平均能将高血压患者的收缩压和舒张压分别降低达3.5mmHg和2.0mmHg,而对正常人的血压没有影响。钾降低血压的机制主要包括:直接的扩血管作用,促进尿钠排出的作用,抑制血管紧张素肽原酶释放和拮抗血管紧张肽Ⅱ等。

3)钙、镁:膳食钙也是影响血压的重要元素。美国健康与营养调查结果显示,每天钙摄入量低于300mg者与摄入量为1200mg者相比,高血压危险性高23倍。钙促进钠从尿中排泄,低钙摄入会加强钠盐升高血压的作用。但也有研究得出了不同的结论。美国护士健康研究显示,膳食钙的补充并不能降低血压。此外,女性健康研究项目随访7年后发现,与对照组相比,36 282名绝经后女性每天补充1000mg钙和400U维生素D_3,与对照组相比,收缩压和舒张压均没有降低。以上研究结果不一致的可能原因是:①各个研究对膳食中钙盐的评估方法存在差异。②不同类型的高血压对钙离子的反应性不同。肾素水平高的高血压患者与其他类型患者相比,补充钙以后降压效果更明显。③膳食钙和血压的关系是复杂的,钙可能与其他离子如钠、镁等存在交互作用。

镁与高血压关系的研究资料有限,一般认为镁的摄入量与高血压发病风险呈负相关。提高膳食镁的摄入有助于降低血压,其可能机制有:①降低交感神经系统兴奋性;②减少血管平滑肌细胞内钙含量;③促进血管舒张。

4)脂类:

A)总脂肪摄入量与饱和脂肪酸:大多数观察研究并未发现总脂肪摄入量和血压之间具有相关性。然而,一些研究认为饱和脂肪酸摄入量和血压呈正相关,但是其效应还需要更多的研究证实。

B)多不饱和脂肪酸(polyunsaturated fatty acid, PUFA):动物和人群的研究都证明n-3和n-6多不饱和脂肪酸有调节血压的作用。在高血压动物实验模型中,亚油酸(n-6多不饱和脂肪酸)和鱼油(富含EPA和DHA,n-3多不饱和脂肪酸)都能减少原发性高血压的发生。一项Meta分析(共2114人)显示,平均每天摄入鱼油4.7g,持续3个月,收缩压降低2.1mmHg,舒张压降低1.6mmHg。

C)单不饱和脂肪酸:富含单不饱和脂肪酸(monounsaturated fatty acid, MUFA)的地中海膳食可降低血压。但是,针对MUFA调节血压的特殊作用,尚缺乏大样本人群干预研究的报道。

D）胆固醇：较少研究关注膳食胆固醇摄入量与血压的关系。一般认为，胆固醇摄入增加可升高血压。在一项纳入 11 342 名参与者的多危险因素干预试验中发现，膳食胆固醇摄入量与血压呈显著的正相关。国际全营养素与血压研究（international study of macro/micronutrients and blood pressure，INTERMAP）发现，膳食胆固醇每天多摄入 131mg/1000kcal，则人群收缩压会升高 0.9mmHg。

E）S-腺苷同型半胱氨酸和同型半胱氨酸：S-腺苷同型半胱氨酸（S-adenosylhomocystine，SAH）和同型半胱氨酸（homocystine，HCY）是蛋氨酸循环的中间代谢产物。蛋氨酸是含硫的必需氨基酸，也称为甲硫氨酸。蛋氨酸代谢过程包括：与 ATP 反应生成 S-腺苷蛋氨酸（S-adenosglmethionine，SAM）；SAM 可在不同甲基转移酶（methyl transferase）的催化下，将甲基转移给各种甲基接受体而形成甲基化合物，是体内最主要的甲基供体；SAM 转出甲基后形成 S-腺苷同型半胱氨酸，后者在 SAH 水解酶（SAHH）的作用下释放出腺苷变为同型半胱氨酸；同型半胱氨酸可以接收甲基再生成蛋氨酸，形成一个循环过程，称为蛋氨酸循环（methionine cycle）。

体内同型半胱氨酸主要通过两条途径代谢，即甲基化途径和转硫途径。约 50% 的同型半胱氨酸经甲基化途径重新合成蛋氨酸。这一过程需要蛋氨酸合成酶催化和亚甲基四氢叶酸还原酶（MTHER）催化，需要维生素 B_{12} 和叶酸作为重要的辅助因子。另约 50% 的同型半胱氨酸经转硫途径不可逆生成半胱氨酸和 α-酮丁酸，此过程需维生素 B_6 依赖的胱硫醚 β 合成酶的催化。

血液同型半胱氨酸浓度升高，可能是动脉粥样硬化和冠心病的独立危险因素。有研究者将高血压伴随高同型半胱氨酸血症（>10μmol/L）的类型，称为 H 型高血压。与血 HCY 浓度低于 8.6μmol/L 相比，HCY 浓度超过 11.3μmol/L 的人群，高血压发病风险升高 2.7 倍。中国脑卒中一级预防研究发现，H 型高血压患者对高血压药物治疗的反应不良。HCY 升高主要是通过：①氧化应激，损伤血管内皮的舒张功能；②促进内质网应激和细胞的凋亡；③促进血管平滑肌细胞的增殖等途径。

F）叶酸和维生素 B_6：叶酸和维生素 B_6 是促进 HCY 接收甲基再形成蛋氨酸的重要辅助因子。单独补充叶酸或与维生素 B_6、维生素 B_{12} 同时补充能降低血浆同型半胱氨酸浓度。有研究发现相比每天叶酸摄入量（膳食和补充剂来源总计）低于 200mg 的女性，每天摄入 1000mg 以上的叶酸可将高血压发病风险降低 46%。短期高剂量的叶酸干预可将收缩压和舒张压分别降低 4.48mmHg 和 5.33mmHg。服用高血压药物的同时补充叶酸，比单独服用抗高血压药物更好地降低血液同型半胱氨酸浓度和血压。因此补充叶酸对降低 H 型高血压的发病风险有独特的优势。

（2）食物中的生物活性成分：

1）植物化学物：已有研究表明，代谢综合征人群每天摄入 150mg 或 300mg 葡萄籽提取物，持续 4 周，均能有效降低血压。在代谢综合征患者中，每天补充 150~730mg 槲皮素也能有效降低收缩压和舒张压达 3~7mmHg。此外，也有研究报道茶多酚和花色苷能降低健康人群的血压，而白藜芦醇在动物实验中也显示降压作用。植物化学物降低血压的作用机制：①改善血管内皮功能，促进 NO 的释放；②抑制血管壁细胞的炎性反应；③抑制氧化应激；④促进血管平滑肌的舒张功能等。

2）其他膳食营养因素：辅酶 Q10 是线粒体内 ATP 生成过程中重要的辅酶，对能量需求高的器官（如心肌）的代谢和功能至关重要，是心力衰竭重要的辅助药物治疗方法。目前，也有较多的干预研究认为补充辅酶 Q10 可降低高脂血症或高血压患者的血压，以及促进心脏的射血功能。一项 Meta 分析报道，在高血压患者中，补充辅酶 Q10 可降低收缩压达 17mmHg，舒张压达 10mmHg。高血压患者的脂质氧化水平升高，而辅酶 Q10 可抑制脂质氧化引起的氧化应激反应。

2. 食物

（1）水果和蔬菜：增加蔬菜和水果的摄入量能显著降低高血压的发病率。来自护士队列Ⅰ（62 175 人），护士队列Ⅱ（88 475 人）和健康职业随访队列（health professionals follow-up study，36 803 人）的研究报道，水果（不包括果汁）的摄入增加，能明显降低高血压发病风险。干预研究也报道，社区居民每天摄入 6 份水果和蔬菜，6 个月后，干预组收缩压比对照组低了 3.4mmHg，舒张压低了 1.4mmHg。增加水果和蔬菜的摄入能明显改善动脉血管舒张功能，这主要是由于水果和蔬菜富含钾、镁、钙等矿物质和膳食纤维、抗氧化物质等。

（2）牛奶：大量横断面调查和前瞻性流行病学研究证明多喝牛奶可以降低血压。相比乳制品摄入量低的人群，多喝牛奶，无论是全脂乳制品还是低脂乳制品，均可将高血压发生风险降低 36%~54%。研究也显示膳食中乳制品、钙和维生素 D 的摄入量均与血压呈负相关。针对儿童的研究也得出相似的结论，增加乳制品的摄入可以减少肥胖儿童发生高血压的风险。牛奶降低血压的作用可能源于其富含酪蛋白、多肽、钙、钾和镁。

（3）肉类：肉类总摄入量、红肉以及加工肉类对血压的影响较为明显。一项含有 97 745 高血压患者的 Meta 分析发现每天多摄入 100g 红肉，则高血压发病风险相应增高 14%。纳入 4 万多名法国健康女性的队列研究进一步表明，未加工红肉的摄入量与血压不相关，而加工红肉能显著升高血压，这主要是由于加工红肉钠盐和亚硝酸盐以及杂环胺含量较高。每周摄入超过 250g 加工红肉的女性，相比每周摄入不足 50g 的女性，高血压发病风险增加 17%。

多数研究支持禽肉摄入增加也会升高高血压的发病风险。INTERMAP 研究证实，每天多摄入 25g/1000kcal 禽肉，收缩压会相应增加 0.79mmHg。一项 Meta 分析表明摄入禽肉会使高血压发病风险增加达 15%。但食用鱼肉会降低高血压的发病风险，可能是由于鱼肉富含 PUFA。调查性研究发现，只吃鱼肉的人群比食用畜禽肉的人群高血压患病率更低。为高血压患者提供 3 周富含 PUFA 的鲑鳟鱼后，24 小时收缩压平均降低 5mmHg，舒张压降低 3mmHg，而对照组 24 小时动态血压无变化。

(4) 含糖饮料(sugar-sweetened beverages, SSB):过多摄入含糖饮料会增加高血压的发病风险。观察性研究表明,每天摄入含糖饮料超过3次的青少年患高血压的风险升高87%。美国Framingham心脏队列后代研究发现,每天摄入超过360ml含糖饮料的人群,相比不喝含糖饮料的人,高血压发病风险会增加22%。每天多摄入360ml含糖饮料,收缩压相应升高1.6mmHg。随机对照试验表明,通过减少膳食中添加糖的摄入量也可以降低高血压的发病风险。因此,大部分研究认为含糖饮料中的添加糖是促使高血压发生的主要原因。添加糖摄入过多,机体胰岛素分泌负荷增加导致胰岛素抵抗,从而促进高血压形成。也有学者认为,含糖饮料的饱腹感较弱,增加能量的摄入,导致体重增加和肥胖从而促进高血压发生。

3. 膳食模式

(1) DASH膳食模式:20世纪90年代,美国国家心脏、肺和血液研究所设计了预防和控制血压的DASH(dietary approaches to stop hypertension)膳食模式。1997年,Appel等人首次研究表明,8周的DASH膳食干预使高血压患者的收缩压和舒张压分别降低了11.4mmHg和5.5mmHg。国内外大量研究也证实DASH膳食可以有效地改善高血压患者的血压情况,且干预时间越长,血压下降越明显。

(2) 地中海膳食:地中海膳食具有良好的降低血压的作用。EPIC研究纳入了2万名希腊人,结果发现研究对象的地中海膳食评分与收缩压或舒张压成反比。一项采用地中海膳食干预(重点增加橄榄油或坚果摄入)3个月的研究发现,相比低脂对照组,地中海膳食加橄榄油(每周1L)可将收缩压降低5.9mmHg,而地中海膳食加坚果(每天30g)可将收缩压降低7.1mmHg。一项为期18.5年,纳入3818名有妊娠糖尿病史女性的研究发现地中海膳食评分最高组相比最低组,发生高血压的风险可降低30%。地中海膳食中饱和脂肪酸摄入量低,单不饱和脂肪酸和膳食纤维的摄入量高,红酒中含有的类黄酮等抗氧化物质,均有助于预防高血压。

(3) 低脂膳食:该膳食模式有类似DASH膳食降低血压的作用。有研究表明低脂膳食(脂肪供能比<26%并限制饱和脂肪酸的摄入)的同时摄入8.5份水果和蔬菜(一个中等大小苹果为1份)以及2份低脂乳制品(一杯牛奶为1份),8周后轻度高血压患者的收缩压可降低11.4mmHg,舒张压可降低5.5mmHg,降压作用明显。低脂膳食降低血压的机制可能与低脂膳食降低体重有关。此外,大量蔬菜和水果的摄入,增加了钾、镁等摄入,在一定程度上也减少摄入的钠盐升高血压的作用。

(4) 素食模式:众多研究表明素食者血压更低。一项纳入4109人的前瞻性队列研究发现,在调整肥胖、胰岛素抵抗、炎症等其他影响高血压的混杂因素后,素食者相比杂食者,患高血压的风险会降低34%。纳入了32项横断面研究(共21 604人)的Meta分析也发现,素食者比杂食者的收缩压和舒张压分别低6.9mmHg和4.7mmHg。一项纳入7项随机对照试验的Meta分析发现,素食模式能将收缩压和舒张压分别降低4.8mmHg和2.2mmHg。

(二) 疾病相关因素

超重和肥胖是血压升高的疾病相关因素,特别是向心性肥胖。高血压患者中60%以上患有超重和肥胖。肥胖成年人中有更高的高血压患病率,超过理想体重20%者患高血压危险性是理想体重者的8倍以上。我国24万人群调查资料汇总分析结果显示,BMI≥24者的高血压患病率是BMI<24者的2.5倍,BMI≥28者的高血压患病率是BMI<24者的3.3倍。此外,肥胖儿童高血压的患病率是正常体重儿童的2~3倍。人群干预试验表明减重有明显的降压效果,体重减轻9.2kg可引起收缩压降低6.3mmHg,舒张压降低3.1mmHg。肥胖者易患高血压的可能机制有:①血容量增加;②心输出量增加而外周血管阻力没有相应下降;③胰岛素抵抗;④交感神经系统兴奋性增强。

(三) 行为和生活方式

1. 吸烟　吸烟会增加高血压的发病风险,且吸烟与高血压发病率具有剂量-效应关系。一项女性健康队列研究发现,相比从未吸烟的女性,戒烟者、每天吸烟14支以内和超过15支的人群患高血压的风险分别增加3%、2%和11%。当吸烟量超过每天25支时,高血压发病风险会增加21%。同时,吸烟也会增加高血压相关的炎症反应,如C反应蛋白(CRP)、内皮细胞黏附分子-1(VCAM-1)的水平升高。还有研究发现,女性被动吸烟患高血压的风险会升高一倍。

2. 饮酒　白酒基本上是纯能量食物,不含其他营养素。较多的研究显示饮酒与血压之间呈一种"J"型关系。一方面,轻度饮酒者(每天1~2杯)比绝对戒酒者血压低;另一方面,与不饮酒者相比,每天饮3杯或更多者血压明显升高,提示过量饮酒是高血压的危险因素。每1标准杯(standard drink)约含酒精14g。有研究报道酒精摄取每周超过100g,则致死性高血压疾病风险上升24%。2009年一项纳入12项队列研究的Meta分析表明,每天酒精摄入量超过50g,则男性患高血压的风险会升高57%,女性会升高81%。当每日酒精摄入量超过100g时,男性高血压患病风险会升高147%,女性会升高181%。酒精摄入量对血压危害的可能机制是:少量饮酒时,虽然心输出量会轻微增加,但外周血管会舒张,血压由此出现暂时性下降。但长期大量饮酒,可能导致血液中钙离子内流入外周血管平滑肌细胞,而镁离子则外流,导致血管平滑肌收缩,血压升高。

(四) 身体活动

身体活动明显影响高血压的发生。一项包含12项(其中中国1项,日本2项)关于身体活动与高血压一级预防的剂量-效应研究(共112 636健康人,高血压事件11 441例,平均随访时间8.6年)的Meta分析,评价了不同水平的身体活动与高血压发病率之间的关系,结果显示身体活动可以防控高血压的发生,久坐不动可以增加高血压的发病风险。身体活动和良好的心肺功能可以降低32%高血压发病风险,与运动量最少的组比较,运动量最多的组高血压发生风险平均*RR*为0.68(中位数=0.70,95%*CI*:0.37~0.90)。身体活动对血压的影响与身体活动类型、强度、频率、持续时间等因素有关。

1. 身体活动类型

(1) 有氧运动:研究显示经常进行有氧运动(例如慢

跑、球类运动、瑜伽、太极拳、八段锦等）能够使高血压患者的收缩压降低10mmHg左右。慢跑可以提高胸廓的容积，增大肺活量。随运动强度的增加，肺的弹性、潮气量、每分钟肺的通气量以及最大摄氧量都会得到改善，从而增强心肺功能；此外，慢跑运动还能够降低血脂，维持血管正常弹性，从多角度协同改善高血压。另外有研究显示采用慢跑结合低盐饮食疗法，更加有利于防控高血压。羽毛球在各种球类活动中，属于强度适中的一类活动，可以锻炼全身的反应性，综合调动身体各个部位，舒缓锻炼者压力。对于年轻的轻中度高血压患者，为期3个月的羽毛球活动有助于高血压的防控。瑜伽、太极拳、八段锦等均是关节柔韧性活动，它们通过体位法（对身体的控制）、呼吸法（呼吸调节）及冥想（心理的意念）的引导来达到身心合一的境界，是需要身体运动与规律呼吸相配合的身体活动。瑜伽、太极拳、八段锦等动作缓慢并张弛有度，可以锻炼身体柔韧性和身体控制力。研究发现，每周6天的瑜伽练习，可以起到辅助降低高血压患者血压的效果。练习国际推广套路二十四式太极拳，一方面可以扩张患者血管平滑肌，降低血管的外周阻力和血脂及血浆黏度，从而有效缓解高血压病的临床症状；另一方面还可以通过对交感神经-肾上腺髓质轴的影响，使高血压患者面对日常压力时出现激素水平的下降，从而发挥降压的作用。此外，1级高血压患者在常规药物治疗的基础上，进行3个月以上的八段锦运动干预，可在改善高血压患者血液循环中一氧化氮、内皮素-1（EP-1）水平、促进血管收缩力度降低的同时，改善血液流变学使血管阻力下降，从而降低高血压患者血压。

需要注意的是，高血压患者在个人能耐受的情况下，应该坚持进行长期的、有规律的有氧活动，不应随意中断，一旦中止原计划的身体活动，已达到的降血压效果可能在1个月内消失。

（2）无氧运动：高强度的无氧运动（抗阻力运动、冲刺跑等）可能对高血压患者存在极大的危害，例如抗阻力运动时血管收缩，可使高血压患者血压迅速提升、脑血管破裂出血，引发脑血管意外等；高强度抗阻力运动还会提升心脏负担，易造成患者心肌缺血，形成心绞痛等不良反应。

2. 身体活动强度、持续时间与频率　研究发现，适度的高强度有氧运动，可以降低高血压的风险，但大多数研究观察到中等强度有氧运动即可发挥保护性作用，随机对照试验也支持中等强度有氧运动（将摄氧量控制在最大摄氧量40%~60%内）足以降低高血压的发生风险（尤其是针对高危人群），而无氧运动可能诱发高血压患者心血管不良反应（运动性高血压、心肌缺血、心绞痛等）的发生。

Hagberg等证实1~10周的中等强度有氧运动可降低习惯久坐患者的血压，11周以上规律的身体活动会对收缩压产生更好的降压效果，例如：规律运动10周后，老年高血压患者收缩压降低13mmHg。Pesca-tello等通过Meta分析还指出，中等强度身体活动的降压作用优于高强度身体活动。

四、高血压的防治建议

（一）膳食营养防治措施

1. 限制钠盐摄入量　限制钠的摄入成为膳食营养防治高血压的一项重要措施。2012年我国18岁及以上居民每日平均烹调盐摄入量为10.5g，明显低于1992年的12.9g和2002年的12.0g，说明我国的减盐活动效果显著。我国开展的减盐研究结果表明，平均每日食盐摄入量每减少1g，收缩压下降0.58mmHg，舒张压下降0.3mmHg。还有研究指出，将人群钠的摄入量降低至50~100mmol/d，将有效地降低总人口心血管疾病的发病率。此外，预测减盐模式研究提示，在未来10年内中国35~94岁人群的食盐量在2010年的基础上减少到每天9g的水平，每年可减少19.7万心血管疾病事件，以及6.7万心血管疾病死亡事件；如果每日食盐量减少到6g，心血管疾病事件和死亡事件将再降低1倍。一项纳入28项干预试验的Meta分析研究提出尿钠降低100mmol，高血压人群收缩压和舒张压分别降低3.7mmHg和0.9mmHg。

《中国居民膳食指南（2016）》推荐健康成年人每天食盐不超过6g。控制食盐摄入量的主要措施包括：①尽可能减少烹调用盐，建议使用可定量的盐勺；②减少味精、酱油、豆瓣酱等含钠盐的调味品用量；③少食或不食含钠盐量较高的各类加工食品，如咸菜、火腿、香肠等；④肾功能良好者，可选用含钾的烹调用盐。针对已经被确诊的高血压患者，可以根据病情选择以下三种摄钠量级别的膳食：①低盐膳食：每天摄入钠为2g（相当于每天摄入食盐5g）以内；②无盐膳食：每天摄入钠在1g以内，食物烹调不放盐；③低钠膳食：每天摄入钠在0.5g之内，除烹调食物不放盐外，还应注意控制高钠食物的摄入。

2. 增加钾和镁的摄入　中国营养学会提出健康成年人钾预防非传染性疾病的建议摄入量为3600mg/d。含钾食物种类很多，其中蔬菜和水果是最好的来源。建议每天摄入水果200~350g，每天摄入蔬菜300~500g，深色蔬菜和水果应占1/2。每100g中含钾量超过800mg的食物有赤豆、杏干、蚕豆、扁豆、冬菇、竹笋、紫菜等。富含镁的食物有各种干豆、鲜豆、蘑菇、桂圆和豆芽等。

3. 限制脂肪摄入　脂肪摄入不应超过总能量的30%。每日摄入烹调油为25~30g。优先选择富含n-3多不饱和脂肪酸的食物（如深海鱼、植物油）。虽然诸多研究表明n-3多不饱和脂肪酸有益于降血压，但考虑到补充鱼油的成本效益比较低，且可能存在潜在的副作用如嗳气、腹泻和食品污染等，各国的膳食指南也并未推荐常规补充鱼油以预防高血压和其他慢性病。

4. 限制含糖饮料和高糖食品　建议每天摄入添加糖提供的能量不超过总能量的10%，最好不超过总能量的5%，即成年人每天添加糖摄入量应控制在25~50g/2000kcal以内。对儿童青少年来说，含糖饮料和高糖食品是添加糖的主要来源，建议不喝或少喝含糖饮料，不吃或少吃高糖食品。

5. 提倡的膳食模式

（1）DASH膳食：DASH膳食模式提倡吃大量的蔬菜、水果和低脂奶制品。结合我国居民的膳食特点，推荐多摄入新鲜蔬菜和水果，并饮用300g低脂奶或相应量的酸奶和奶酪。并严格控制膳食中添加糖的含量，最好不超过每天摄入总能量的5%。

(2) 地中海膳食模式：鉴于地中海膳食模式的特点和优势，建议每天多摄入新鲜蔬菜，水果以补充膳食纤维、钾、镁和抗氧化物质；每天补充25～35g大豆及坚果，多摄入单不饱和脂肪酸；一周至少摄入两次鱼肉，减少精制谷物、添加糖和加工肉制品的摄入，尽量降低食物的加工程度，采用蒸、煮、炒、焖等烹饪方法。

(二) 改变不健康生活方式

1. 限制饮酒　饮酒会增加机体对降压药的抗性，因此强烈建议高血压患者尽量少喝酒或不喝酒。对有饮酒习惯的健康人，成年男性每天饮酒的酒精量不超过25g，相当于啤酒750ml，或葡萄酒250ml，或38度白酒75g，高度白酒50g。成年女性每天饮酒的酒精量不超过15g，相当于啤酒450ml，或葡萄酒150ml或38度白酒50g。儿童和孕妇则应当避免饮酒。

2. 戒烟　健康人群和高血压患者都应当戒烟。戒烟的益处是肯定的，且任何年龄戒烟均能获益。也可以寻求药物辅助戒烟，如使用尼古丁替代品、安非他酮缓释片和伐尼克兰等。另外，健康人群和高血压患者都应避免被动吸烟，因为二手烟同样能对血压造成危害。

(三) 控制体重

尽量使超重和肥胖者的体重下降5%～10%并维持该体重。高血压患者每天的进食要适量，以保持适当的体重。体重正常的高血压患者能量的摄入可按每千克体重摄入25～30kcal；超重和肥胖者除了增加身体活动外，需要减少能量的摄入。建议每天比原来摄入的能量减少300～500kcal，或者女性患者能量摄入在1000～1200kcal，男性患者摄入的能量在1200～1600kcal。

(四) 身体活动建议

目前，国内外防治高血压的策略已由单纯的药物防治模式转向包括身体活动、心理在内的综合防治模式，合理的身体活动在防控高血压中的作用越来越受到重视。对于已经确诊高血压的患者，应针对患者不同的身体条件，建议患者在康复科或专科医师的指导下，选择合适的身体活动，个性化开展身体活动训练，从而帮助治疗和控制高血压。防治老年高血压的身体活动建议，见表7-5-2。

表7-5-2　中老年人高血压患者身体活动建议

组成部分	具体内容
身体活动目的	保持或增强体能状况，延缓基本身体素质的衰退
身体活动形式	无负荷的全身性有氧运动(包括长距离步行、慢跑、骑自行车、太极拳、交际舞、爬山、游泳、球类等)
身体活动强度	中等强度(最大摄氧量的40%～60%)每次20～60分钟
身体活动时心率(次/分钟)	50岁：保持85～127；55岁：保持85～123；60岁：保持80～123；65岁：保持78～116；70岁：保持75～113
身体活动频率	每周3～5次

摘自：洪怡，周明成，张卫珍，等. 运动康复治疗在老年高血压中应用的研究进展. 心血管康复医学杂志，2017，26(6)，667-669.

1. 常用高血压防控的身体活动类型

(1) 有氧运动：大多数研究支持中等强度有氧运动即可对高血压患者发挥保护性作用，因此建议高血压患者选择以有氧运动为主的身体活动。几种常见的有氧运动如快走、慢跑、球类、瑜伽、太极拳、八段锦等。

(2) 无氧运动：高血压患者开展无氧运动存在一定的风险，因此不建议高血压患者采取无氧运动的方式，如爆发用力的活动。

2. 针对不同高血压群体的身体活动建议　高血压患者在降压方案的选择上，应具有个性化。通过身体活动来改善高血压的方案通常仅适合临界高血压，轻度、中度原发性高血压及一些病况稳定的重度高血压患者；而针对高血压病中晚期老年患者、血压不稳定的重度高血压患者、运动期间血压急剧上升的患者、存在严重并发症的重度高血压患者或是用药产生副作用而没有得到有效控制的高血压患者而言，应以药物治疗为主，可在血压调节稳定的基础上以身体活动作为辅助治疗，同时身体活动要在医务人员的引导下结合患者实际情况开展。

不同种族人群高血压患者的身体活动建议不尽相同。美国国家高血压预防、检测、评价和治疗委员会第七次报告(JNC-Ⅶ)建议，中轻度的原发性高血压患者每天应进行30分钟的50%最大摄氧量(VO_{2max})强度的有氧运动，运动频率为每周5～7天；中国高血压防治指南建议进行中等强度的有氧运动，运动频率为每周3～5天，每天20～30分钟。

身体活动水平是影响我国职业人群高血压的一个独立的危险因素，身体活动水平越低，职业人群发生高血压的风险越高，尤其是大城市高收入的中年饮酒男性是高危人群，这部分人应当在采取合理膳食的基础上，适当增加身体活动，例如休息间歇期起来走一走，练习太极拳、八段锦等；尽量采用步行或自行车上下班；每周进行球类运动、健身跑、游泳等。

3. 注意事项　高血压患者如果没有做好适宜的准备活动，在身体活动过程中易发生危急意外，造成严重后果。因此，高血压患者身体活动前应做充分的准备活动，特别是在冬季，充分的准备活动能够减少肌肉的黏滞性，防止身体活动期间的血压骤升。避免晨起运动，因为患者刚睡醒时血液黏稠度很高，血压较高，晨起锻炼会诱发其他心血管疾病，不利于患者康复。另外，高血压患者在身体活动过程中，为防止血压起伏过大，心脏负荷过重，动作幅度不宜过大，不要进行头低于心脏的活动。需谨记，身体活动结束后，高血压患者应当进行充分的整理活动，避免洗凉水澡和过快过量饮水，以防止血压骤变，造成不良后果。

第二节　膳食、身体活动与血脂异常

血脂异常在动脉粥样硬化(atherosclerosis，AS)的发生发展及其引起的心血管事件(cardiovascular events，CVEs)中起非常重要的作用，是冠心病和脑卒中的重要危险因素。据推测，人群血清胆固醇水平的升高将导致2010—2030年期间我国心血管疾病事件增加约920万。因此,防控血脂异常对降低我国心血管疾病风险具有重要意义。

一、血脂异常的定义和分类

血脂异常(dyslipidemia)一般是指血中总胆固醇(total cholesterol,TC)、低密度脂蛋白胆固醇(low-density lipoprotein-cholesterol,LDL-C)、甘油三酯(triglyceride,TG)超过正常范围和(或)高密度脂蛋白胆固醇(high-density lipoprotein-cholesterol,HDL-C)低下(具体诊断标准见表7-5-3)。血脂异常也称为高脂血症(hyperlipidemia),主要是指TC和(或)LDL-C和(或)TG增高。我国血脂异常类型最常见的为高TG血症和低HDL-C血症。

表7-5-3 中国ASCVD一级预防人群血脂合适水平和异常分层标准[mmol/L(mg/dl)]

分层	TC	LDL-C	HDL-C	非HDL-C	TG
理想水平		<2.6(100)		<3.4(130)	
合适水平	<5.2(200)	<3.4(130)		<4.1(160)	<1.7(150)
边缘升高	≥5.2(200)且<6.2(240)	≥3.4(130)且<4.1(160)		≥4.1(160)且<4.9(190)	≥1.7(150)且<2.3(200)
升高	≥6.2(240)	≥4.1(160)		≥4.9(190)	≥2.3(200)
降低			<1.0(40)		

摘自:中国成人血脂异常防治指南修订联合委员会. 中国成人血脂异常防治指南(2016年修订版). 中华心血管病杂志,2016,44(10):833-853.

血脂异常的分类较为繁杂,最简单的方法有病因分类和临床分类两种。按病因分类,高脂血症可分为原发性高脂血症、继发性高脂血症(常见的病因为:糖尿病、甲状腺功能减退、肾病综合征)。按临床分类,分为高胆固醇血症(高TC血症)、高甘油三酯血症(高TG血症)、混合型高脂血症、低高密度脂蛋白胆固醇血症(低HDL-C血症)4类,如表7-5-4所示,临床分类易于指导治疗。

表7-5-4 血脂异常的临床分类

	TC	TG	HDL-C	相当于WHO表型
高TC血症	增高			Ⅱa
高TG血症		增高		Ⅳ、Ⅰ
混合型高脂血症	增高	增高		Ⅱb、Ⅲ、Ⅳ、Ⅴ
低HDL-C血症			降低	

摘自:中国成人血脂异常防治指南修订联合委员会. 中国成人血脂异常防治指南(2016年修订版). 中华心血管病杂志,2016,44(10):833-853.

LDL-C或TC升高为特点的血脂异常,是动脉粥样硬化性心血管疾病重要的危险因素。降低血LDL-C将显著减少这些致死致残性疾病的发生率、致残率和死亡率。

二、血脂异常的流行情况

近30年来,中国人群的血脂异常患病率明显增加。2012年中国居民营养与慢性病状况调查结果显示,成年人血清TC平均为4.50mmol/L,高TC血症的患病率为4.9%;TG平均为1.38mmol/L,高TG血症的患病率为13.1%;HDL-C平均为1.19mmol/L,低HDL-C血症的患病率为33.9%。我国成年人群血脂代谢异常类型以高TG和低HDL-C血症为主,血脂异常总体患病率高达40.40%,约4.3亿人,较2002年呈大幅度上升。血清TC水平增高不仅增加冠心病发病风险,也增加缺血性脑卒中发病风险。

血清胆固醇水平超过5.7mmol/L,则缺血性心血管疾病发病风险增加一倍。有资料分析认为人群血清胆固醇水平的升高将导致2010—2030年期间我国心血管疾病事件增加约920万例。一项关于中国儿童青少年血脂异常流行现状的Meta分析显示,我国儿童青少年血脂异常总体患病率为25.3%,高于1996—2006年美国居民健康与营养状况调查(NHANES)12~19岁青少年血脂异常患病率(20.3%),预示未来中国成年人血脂异常患病及相关疾病负担将继续加重。

三、血脂异常的影响因素

血脂水平与营养膳食因素密切相关,此外,生活方式、身体活动等都是影响血脂的重要因素。

(一)膳食营养因素

1. 营养素和食物生物活性成分

(1)膳食脂肪和脂肪酸:人群流行病学研究证实,血脂水平受膳食总脂肪和饱和脂肪酸影响明显。膳食脂肪提供的能量增加5%,人群血清胆固醇水平升高10%。除了脂类摄入的总量外,脂肪酸的饱和程度和碳链的长短不同,对血脂的影响也不同。

膳食中饱和脂肪酸(SFA)含量增加,而单不饱和或多不饱和脂肪酸,特别是n-3多不饱和脂肪酸摄入降低,会导致血浆TC升高。研究证实,用单不饱和脂肪酸(MUFA)代替SFA可降低血浆LDL-C、TG,但不会降低HDL-C。用多不饱和脂肪酸(PUFA)替代膳食中SFA,可使血清中TC、LDL-C水平显著降低,并且不会升高TG。临床研究表明膳食中较低的SFA和较高的PUFA(占总能量16.0%~20.7%)可使血浆胆固醇降低17.6%~20.0%(与基础水平相比),而胆固醇的降低可将心血管疾病发病风险降低16%~34%。流行病学研究表明,膳食中海洋鱼类的摄入量与心血管疾病的发病率和死亡率呈负相关。鱼对心血管的保护作用主要是由n-3 PUFA(EPA,DHA)介导的。反式脂肪酸摄入量的增加,可使LDL-C水平升高,HDL-C降低,使TC与HDL-C比值增高,LDL-C与HDL-C比值增加,以及Lp(a)升高,明显增加心血管疾病危险性,且反式脂肪酸致动脉粥样硬化的作用比SFA更强。

(2)胆固醇:膳食胆固醇摄入增加,会升高血脂异常的发病风险。欧美等国的Meta分析显示,每天胆固醇摄入量增加100mg,血清TC增加0.057~0.065mmol/L(2.2~

2.5mg/dl)，LDL-C 增加 0.049mmol/L(1.9mg/dl)，HDL-C 增加 0.010mmol/L(0.4mg/dl)。中国营养与健康调查显示，每天膳食胆固醇摄入每增加 100mg，男性血清 TC 增加 0.135mmol/L(5.2mg/dl)，女性增加 0.153mmol/L(5.9mg/dl)。说明中西方人对于膳食胆固醇的敏感性不同。我国成年居民膳食胆固醇摄入量与 TC 水平及 LDL-C 水平呈显著正相关。成年居民膳食胆固醇摄入量是影响 TC 水平及女性 LDL-C 水平的重要因素，调整混杂因素后，膳食胆固醇摄入量≥300mg/d 的人群发生高胆固醇血症的危险性明显增高。

美国于 2016 年取消膳食胆固醇应低于 300mg/d 的限制。血液中胆固醇水平一方面来自膳食的摄入，另一方面来自人体自身组织的合成，且机体自身组织合成的胆固醇占总胆固醇的 70%左右。血液中胆固醇浓度很大程度取决于人体自身对胆固醇稳态的调节能力，而膳食摄入胆固醇影响较小。不同人群对膳食胆固醇的敏感性可能不同，尚不能制定统一的界限。但中国营养与健康调查显示，我国居民胆固醇的摄入量从 1991 年的 165.8mg/d 上升到 2011 年的 266.3mg/d，20 年间增加了 60%，与此同时，高 TC 检出率大幅增加。因此，从普遍意义上来讲，强调低胆固醇膳食仍然对我国防治高胆固醇血症具有重要意义。

(3) 碳水化合物：膳食碳水化合物供能比与血清 TG 呈正相关，与血清 HDL-C 水平呈负相关。我国膳食中碳水化合物的含量较高，人群中高甘油三酯血症和低 HDL-C 血症较为常见。单糖和双糖的摄入促进体内脂肪合成的作用更为明显。但膳食纤维作为人体不可代谢的一类重要物质，通过促进脂质排泄，吸附脂类物质等，可降低血清 TC、LDL-C 水平。可溶性膳食纤维比不溶性膳食纤维的作用更强。

(4) 矿物质：镁对心血管系统有保护作用，具有降低胆固醇、降低冠状动脉张力、增加冠状动脉血流量等作用。动物实验发现，缺钙可引起血 TC 和 TG 升高；补钙后，可使血脂恢复正常。缺锌可引起血脂代谢异常，血清锌含量与 TC、LDL-C 呈负相关，而与 HDL-C 呈正相关。流行病学研究表明，水质的硬度与冠心病的发病率和死亡率呈负相关，而水质的硬度与钙、镁、锌等含量有关。

(5) 维生素：目前认为对血脂代谢有影响的维生素主要是维生素 C 和维生素 E。维生素 C 对血脂的影响可能通过促进胆固醇降解或增加脂蛋白酶活性，从而降低血清 TC 水平，加速血清 VLDL-C、TG 降解。维生素 C 可使血管韧性增加并防止脂质过氧化反应。动物实验观察到慢性维生素 C 缺乏的豚鼠，血清 TC 水平升高，组织和血管壁 TC 堆积。维生素 E 是脂溶性抗氧化剂，可抑制细胞膜脂质过氧化反应，增加 LDL-C 的抗氧化能力。维生素 E 还能影响参与胆固醇分解代谢的酶的活性，有利于胆固醇的转运和排泄，对血脂水平起调节作用。

(6) 植物化学物：调查研究发现，多酚类植物化学物具有降血脂的作用。花色苷是一类重要的多酚植物化学物，且人群摄入量高。膳食中花色苷摄入量高的人群，血清中 HDL-C 水平较高，LDL-C 较低；而黄酮和类黄酮物质摄入量高的人群，血清中 TG 浓度以及 TG/HDL-C 比值更低。干预研究表明，血脂异常患者每天补充 320mg 花色苷，3 个月后，HDL-C 水平升高 13.7%，而 LDL-C 水平降低 13.6%。给予非酒精性脂肪肝人群每天补充 600mg 白藜芦醇，维持 3 个月，可分别降低血中总胆固醇和 LDL-C 的水平达 0.67mmol/L 和 0.41mmol/L。

2. 食物

(1) 蔬菜和水果：蔬菜和水果是膳食纤维、维生素、矿物质和植物化学物的重要来源。蔬菜和水果的多种组分可以起到改善血脂的作用。膳食纤维可以吸附脂肪、胆固醇和胆汁酸，使其在肠道的吸收率下降，起到降血脂的作用。蔬菜水果中含有丰富的维生素 C 和维生素 E，可以降低 TC 浓度，减少 LDL-C 的氧化。关于蔬菜和水果对血脂的作用，尚需更多研究加以证实。

(2) 全谷类：全谷类食物同样富含膳食纤维和矿物质等营养物质，摄入增加可改善血脂。最近一项在 12 000 多名服用他汀类降脂药的居民中进行的横断面调查结果显示，每天摄入至少 3 盎司当量(约 1.5 碗煮熟的)全谷物的居民，相比全谷类摄入不足 3 盎司的居民，血浆 TC 和 LDL-C 浓度更低，患高 TC 血症和高 LDL-C 血症的风险分别降低了 33%和 28%。动物实验表明，给大鼠饲喂高剂量青稞后，大鼠血清 TC、LDL-C 和非 HDL-C 浓度明显下降。全谷类降低血脂异常主要是由于其富含膳食纤维、各类营养素和生物活性物质；此外，全谷类食物可促进肠道产生短链脂肪酸的菌群丰度增高，通过改善肠道菌群来调节血脂。

(3) 肉类：研究认为红肉类富含饱和脂肪酸和胆固醇，过量摄入会增加血脂异常的风险，而瘦肉则不会增加风险。采用等能量低脂膳食干预血脂异常人群时，以瘦牛肉或鸡肉作为蛋白质来源，均能将 TC 和 LDL-C 降低至相似的水平。Meta 分析也表明，每天摄入超过 35g 红肉的人群与摄入不足 35g 红肉的人相比，血脂状况没有差异。但也有研究表明，代谢综合征人群在地中海膳食干预的基础上，增加瘦牛肉的摄入比单独遵循地中海膳食模式能取得更好的降低 TC 的效果。

鱼肉能起到较好的调节血脂的作用。随机对照试验发现，增加鱼肉摄入能降低血脂异常人群空腹和餐后血浆 TG 水平和 TC/HDL-C 比值。用鱼肉代替红肉后，研究对象血清中 TC、VLDL-C 和 LDL-C 水平更低。另一项研究发现，瘦牛肉、鸡肉和鱼肉均能降低血清中 LDL-C、VLDL-C 以及 ApoB 的水平，但鱼肉能将 HDL-C 水平升高更多。

(4) 含糖饮料：大量研究认为含糖饮料通过提供过多能量，可引起血脂异常和血压的升高。这一现象在儿童青少年尤为突出。我国华南地区儿童研究揭示含糖饮料的摄入与肥胖、高甘油三酯血症风险呈正相关，提示高含糖饮料的摄入增加了心血管危险因素的风险，从而导致心血管疾病的发生。

3. 膳食模式

(1) 地中海膳食：地中海膳食模式有较好的降低 TC、LDL-C 和 TG 的效果。除此以外，地中海膳食还可以降低血浆中载脂蛋白 B_{100}($ApoB_{100}$)的浓度，即使在血液中 LDL-C 浓度相同的情况下，也能减少冠心病的发病风险。橄榄油和坚果是地中海膳食的主要组成部分。一项在高血脂患者中进行的为期一年的试验表明，补充橄榄油可将总胆固醇降低 0.29mmol/L（11.3mg/dl），补充坚果可将总胆固醇降低 0.35mmol/L（13.6mg/dl），而低脂对照组仅降低了 0.11mmol/L（4.4mg/dl）。

（2）DASH 膳食：除了降低血压外，DASH 膳食也具有改善血脂的作用。DASH 研究组发现，用 DASH 膳食（富含蔬菜、水果和低脂乳制品）干预 8 周后，研究对象血中 TC、LDL-C 和 HDL-C 分别下降 13.7mg/dl、10.7mg/dl 和 3.7mg/dl，而 TG 浓度没有变化。相比女性，DASH 膳食对男性血脂的改善效果更明显。另一项试验采用 DASH 膳食干预 6 个月，取得了更显著的效果。男性和女性研究对象 HDL-C 浓度分别升高 7mg/dl 和 10mg/dl，TG 浓度分别降低 18mg/dl 和 14mg/dl。

（3）低脂膳食：低脂膳食能改善血脂紊乱。膳食中脂肪供能比从 35%～40%降低到 15%～20%时，血液中 LDL-C 浓度可下降 10%～20%。纳入 32 项随机对照试验的 Meta 分析显示，低脂膳食相比高脂膳食对照组，可以将 TC 降低 4.55mg/dl，LDL-C 降低 3.11mg/dl，TG 降低 8.38mg/dl，而 HDL-C 升高 2.35mg/dl。

（4）素食模式：2017 年一项横断面研究的 Meta 分析表明素食者比杂食者的 TC 和 LDL-C 浓度分别低 0.76mmol/L 和 0.60mmol/L，分别比杂食者低了 32% 和 44%。而纳入 10 项随机对照试验的 Meta 分析则表明，素食模式可将血中 TC 和 LDL-C 分别降低 0.36mmol/L 和 0.31mmol/L。一项质控良好的随机对照试验采用植物油（富含多不饱和脂肪酸）来代替研究对象膳食中的动物性脂肪（富含饱和脂肪酸），随访 8 年后，血清胆固醇水平降低了 13%，而对照组无变化。

（二）疾病相关因素

诸多疾病可引起血脂异常，或伴随血脂异常而发生，其中超重和肥胖是重要的影响血脂异常的疾病相关因素。我国北京市的人群调查显示，随 BMI 增加，人群血脂异常患病率逐渐上升，且男性肥胖人群血脂异常患病率高于女性肥胖人群。男性肥胖者患高 TC 血症、高 LDL-C 血症、低 HDL-C 血症以及高 TG 血症的风险分别是正常体重者的 1.6 倍、2.9 倍、2.4 倍及 2.7 倍，而女性肥胖者分别是正常体重者的 1.3 倍、1.9 倍、1.7 倍及 2.1 倍。在肥胖儿童的研究中也发现，肥胖和高 TC 血症、高 LDL-C 血症、高 TG 血症以及低 HDL-C 血症相关。

（三）行为、生活方式

1. 饮酒　许多研究证明，适量饮酒可升高血清 HDL-C 水平，可能与酒精促进 HDL-C 在肝脏合成并增加脂蛋白酶、脂肪酶的活性有关。但过量饮酒则会对机体的血脂代谢产生不利影响。酒精作为能量物质，可刺激肝脏合成 TG，升高血清中 TG、LDL-C 和 VLDL-C 的水平。酒精也可刺激脂肪细胞内的脂肪分解，释放出游离脂肪酸，进一步促进肝脏合成 TG。此外，酒精可使 VLDL-C 及乳糜微粒从血中清除减慢，导致血清 TG 升高。所以限制饮酒是控制高 TG 血症，尤其是高 VLDL-C 血症的首要治疗措施。

2. 吸烟　吸烟会增加血液中 TG、TC 和 LDL-C 的水平，降低 HDL-C 水平。吸烟量超过 20 包年[吸烟量的单位=每日吸烟量（包）×吸烟时间（年）]的人群患高甘油三酯血症的风险会升高 40%，同时患低 HDL-C 血症的风险会增加 90%。吸烟与血脂异常之间的关系在男性和女性之间有显著差异，女性吸烟者可能比男性吸烟者更容易患血脂异常。

（四）身体活动

血脂水平受身体活动的影响。一项包含 31 个随机对照试验研究的 Meta 分析评价了不同类型的身体活动对血脂水平的影响，结果显示，适当的身体活动能有效改善久坐人群的血脂情况，通过身体活动可使 TC、LDL-C 和 TG 分别降低 0.10mmol/L、0.10mmol/L、0.08mmol/L，使 HDL-C 增加 0.05mmol/L。另有研究显示，对于久坐人群，通过跑步等身体活动使能量消耗增加至每周 1500～2200kcal，可使血浆 HDL-C 浓度增加 3.5～6mg/dl，使血浆 TG 浓度降低 7～20mg/dl。据预测，每周跑步 16km（相当于每周 1100kcal 的能量消耗），血浆 HDL-C 浓度可增加 1.5～3mg/dl，TG 浓度可降低 3～8mg/dl。关于身体活动对 TC 和 LDL-C 水平改善作用的报道相对较少，在已有的研究中发现，适当的身体活动能使 TC 水平降低 7～27mg/dl 或 4%～20%，使 LDL-C 水平降低 6～28mg/dl 或 5%～19%。不同身体活动类型、强度、频率、持续时间对血脂水平影响不同。

1. 身体活动类型

（1）有氧运动：大量研究发现，采取有氧运动（例如步行、游泳、太极拳、八段锦等）能有效改善血脂异常状况。有氧运动一方面可以消耗身体多余的能量，避免其过量存储成为脂肪，从而预防高脂血症的发生；另一方面，有氧运动可降低血浆中的 TG、TC 水平，促进 TG 的转运和降解，增加胆固醇逆向转运能力，使血中 HDL-C 升高和 LDL-C 降低，使 HDL-C/LDL-C 比值升高，有利于外周胆固醇向肝脏转运和降解，从而促进机体血脂代谢的改善。

步行是最简单方便的有氧运动方式。一项关于运动改善人体健康的研究显示，每天步行超过 6000 步的人，与每天步行<2000 步的人相比，TG 与 HDL-C 水平显著改善，由此可见步行能明显改善血脂异常患者的血脂水平。此外，太极拳、八段锦等关节柔韧活动受到广泛喜爱，大量研究发现，通过太极拳锻炼，可以提高肌肉和脂肪组织中的脂肪酶活性，促进 TC 的代谢，增加 HDL-C 的含量，从而改善血脂水平。另有研究证实常年坚持太极拳运动能有效增加血清中 ApoA 浓度，降低 ApoB 浓度，增强机体清除胆固醇的能力。八段锦从中医的角度，可以疏通气血经脉，协调五脏六腑，达到强身健体、预防疾病、延缓衰老等作用；从西医的角度，能有效降低血清中 TC、LDL-C 的浓度，升高 HDL-C 的浓度，从而改善血脂异常。

（2）无氧运动：无氧运动是抗阻运动的主要形式，抗阻力运动的主要目的是训练人体的肌肉，传统的抗阻力训练有俯卧撑、哑铃、杠铃等项目。对于血脂异常患者，进行抗阻力运动，或结合有氧运动，可以显著改善血脂水平。抗阻力运动相对于有氧运动强度更大，更容易促进体内神经递质的分泌，通过腺苷酸环化酶激活脂蛋白酯酶（LPL）等脂肪分解酶，使血中乳糜微粒（CM）和极低密度脂蛋白（VLDL）向肌肉组织供应能量，从而降低血脂，增加 HDL-C 的浓度；此外，抗阻运动更容易提高血清中 β-内啡肽的浓度，有利于改善脂质代谢。

2. 身体活动强度、持续时间与频率　在一项以有氧运动（慢跑和步行等）为干预手段的随机对照试验中，111 名运动较少的轻中度高脂血症患者被随机分到对照、高运动量/高强度（32km/周，强度为最大摄氧量的 65%～80%）、低运动量/高强度（19km/周，强度为最大摄氧量的 65%～80%）、低运动量/低强度（19km/周，强度为最大摄氧量的 40%～55%）4 组，进行为期 8 个月的运动干预。结果显示，与对照组相比，运动的 3 组受试者血脂水平均有所改善，但高运动量组血脂改善效果明显优于低运动量组；并且与运动强度相比，运动量对血脂的影响更加明显。另一项关于抗阻力运动的研究显示，在给予不同强度的抗阻力运动干预后（50%～1RM、75%～1RM、90%～1RM、110%～1RM），75%～1RM 组的 TG 水平明显下降，然而与 50%～1RM 组和 75%～1RM 组相比较，110%～1RM 组的血浆 TG 水平明显上升。由此可见，高强度的急性抗阻力运动可能会导致血脂异常，而轻中等强度的抗阻力运动可有效改善血脂异常。此外，一项研究将高脂血症患者随机分为运动干预组和对照组，以骑自行车的形式给予有氧运动，分别在干预开始前、第 6 周、第 12 周检测血脂水平，结果显示，进行运动干预后 TC、LDL-C、TG 水平明显下降，且运动 12 周的降脂效果明显优于 6 周。因此，应选择适当强度的身体活动并持之以恒。

此外，一项研究通过对职业人群进行回顾性问卷调查，搜集志愿者身体活动情况，并将志愿者身体活动水平分为久坐少动、活动较少、活动充分、活动活跃四级，其对应的高甘油三酯血症粗患病率分别为 16.1%、11.6%、11.6%、10.4%，由此可见，职业人群的身体活动水平与高脂血症的发生密切相关。

四、血脂异常的防治建议

血脂异常明显受饮食及生活方式的影响，饮食治疗和生活方式改善是治疗血脂异常的基础措施。无论是否进行药物调脂治疗，都必须坚持控制饮食和改善生活方式。良好的生活方式包括坚持健康饮食、规律运动、戒烟和保持理想体重。

（一）合理膳食

1. 减少脂肪的摄入　膳食脂肪是影响血脂最重要的营养因素，脂肪摄入不应超过总能量的 20%～30%。膳食中反式脂肪酸提供的能量应小于每日摄入总能量的 1%。优先选择富含 n-3 多不饱和脂肪酸的食物（如深海鱼、植物油和坚果）。避免摄入高脂肪食品（如肥肉、油炸食品、全脂奶制品以及糕点）。

2. 建议每日摄入胆固醇<300mg/d　《中国血脂异常防治指南》仍沿用不超过 300mg/d 的建议，依此推荐每天可摄入一个全蛋（胆固醇约 141～234mg），并减少动物内脏的摄入。

3. 建议选择使用富含膳食纤维和低血糖生成指数的碳水化合物，每日饮食应包含 35～45g 膳食纤维（其中 7～13g 为水溶性膳食纤维）。碳水化合物摄入以全谷物为主。限制含糖饮料和高糖食品的摄入。

4. 多摄入蔬菜水果等　提倡多摄入水果、蔬菜，这类食物富含钾、镁、维生素、膳食纤维、抗氧化物质、植物化学物。鼓励多摄入豆类和坚果等食物，这类食物不饱和脂肪酸含量高，而饱和脂肪酸含量低。

5. 膳食模式　地中海膳食和 DASH 膳食模式具有改善血脂异常的作用，建议按照两个膳食模式，增加蔬菜、水果、全谷类、豆类、坚果类食物和橄榄油的摄入，每周至少摄入 2 次海产品（鱼虾蟹贝类），适量摄入禽肉、乳制品和红酒；烹饪时用植物油来代替动物油，提倡用橄榄油和茶油；食物的加工程度尽可能低，烹饪时应避免煎、炸、烤等方法。

（二）控制体重

理想的体重可以用 BMI 或腰围来衡量。BMI 通常反映全身肥胖程度，腰围主要反映中心性肥胖的程度。成年人 BMI 处于 18.5～23.9kg/m^2 为正常，BMI 处于 24.0～27.9kg/m^2 为超重，提示需要控制体质量；BMI≥28kg/m^2 为肥胖，应减重。成年男性腰围≥90cm，女性≥85cm 时，需要控制体质量。超重和肥胖者需将 BMI 控制在 24kg/m^2 以内，减重的速度通常以每周减少 0.5～1.0kg 为宜。最有效的减重措施是限制能量摄入和增加身体活动。建议每天比原来摄入的能量减少 300～500kcal，或者女性患者能量摄入在 1000～1200kcal，男性患者摄入的能量在 1200～1600kcal。另外，需增加体育锻炼如跑步、健美操、太极拳等。

（三）改变不健康生活方式

1. 限制饮酒　适量饮酒虽能升高血清 HDL-C 水平，但即使少量饮酒高 TG 血症患者血中 TG 水平也会进一步升高。目前尚没有针对血脂异常患者的饮酒量限值，建议尽可能少饮酒。

2. 戒烟　吸烟是血脂异常的重要危险因素。血脂异常患者应当完全戒烟和避免吸入二手烟。可以选择戒烟门诊、戒烟热线咨询以及药物来协助戒烟。

（四）身体活动的建议

研究发现，采取有氧运动（快走、慢跑、太极拳、八段锦等）、抗阻力运动（俯卧撑、哑铃、杠铃等）以及其他身体活动，都对血脂异常的防控具有一定的效果，血脂异常患者在饮食控制或口服降脂药的基础上，结合恰当的身体活动更能有效地辅助患者改善血脂。但是不同身体活动方式、强度、频率等，对于血脂异常患者的血脂防控效果具有差异性，因此应当从身体活动方式、强度、频率等多角度考虑，并结合血脂异常患者自身的实际情况，选择合适的方案，循序渐进，持之以恒。

1. 常用高脂血症防控的身体活动类型

（1）有氧运动：步行是常见的几种有效的有氧运动形式之一，建议 30 分钟/天，5～7 天/周。步行的速度要根据个人的情况而定，建议每分钟走 80～100m 为宜。在条件允许的情况下，也可以每周游泳 2～3 天，每天 40～50 分钟，在游泳前进行 5～10 分钟的热身，防止在游泳过程中抽搐受伤；或者打太极拳（国际推广套路二十四式），每天锻炼持续 60 分钟（接连做两套或三套二十四式太极拳），每周锻炼 6 天；或练习八段锦 50～60 分钟/天，每周练习 5～7 天。高脂血症患者也可结合自己的身体状况及个人喜好，在专业医师的指导下选择其他形式的有氧运动。

（2）抗阻力运动：抗阻力运动应根据目的进行规划，包括动作、顺序、休息时间、重复次数以及每个动作的强度等。为了更高效地达到目的，这些变量需要随着身体活动的进展进行调整，避免过度训练。推荐患者在专业医师或教练的指导下，采取低、中等强度阻力训练，并可以同时结合适当的有氧运动（强度为最大心率的60%），从而更有效地防控血脂。

2. 针对不同血脂异常群体的身体活动建议　血脂异常患者间病理状态存在差异，因此针对不同的病理特征和临床表现，提供有针对性的身体活动建议，具体见表7-5-5。建议在进行身体活动，尤其是强度较大的身体活动前，应咨询专业医师和教练。

表7-5-5　防治血脂异常身体活动建议

人　群	目　的	建　议
健康人群	维持低水平的LDL-C和TG，增加HDL-C水平	增加体育锻炼，每周5天，每天至少30分钟；长时间适当强度的有氧运动（储备心率的70%~80%），并结合50% 1RM的低强度抗阻运动
血脂异常	降低LDL-C和TG水平，增加HDL-C水平	增加体育锻炼，每周5天，每天至少30分钟；长时间适当强度的有氧运动（储备心率的70%~80%，最大心率的85%），并结合75%~85% 1RM的中高强度抗阻运动
血脂异常且运动受限（残疾、年龄较大等）	降低LDL-C和TG水平，增加HDL-C水平	在身体允许的情况下尽可能增加身体活动，对主要的肌肉群维持50%~75% 1RM的中等强度抗阻运动

摘自：Mann S1，Beedie C，Jimenez A. Differential effects of aerobic exercise，resistance training and combined exercise modalities on cholesterol and the lipid profile：review，synthesis and recommendations. Sports Medicine，2014，44（22）：211-221.

注：最大心率＝220－年龄；储备心率＝最大心率－静息心率；RM是最大重复次数，指在一定负荷下能进行动作的最大次数，1RM代表恰好只能做一次的负荷

血脂异常患者合并下列疾病时应尽量减少运动量，并在医疗监护下进行身体活动：①频发室性期前收缩和心房颤动；②室壁瘤；③肥厚型梗阻性心肌病、扩张型心肌病和明显的心脏肥大；④未能控制的糖尿病；⑤甲状腺功能亢进；⑥肝、肾功能损害。此外，血脂异常患者合并完全性房室传导阻滞、左束支传导阻滞、安装固定频率起搏器、劳力型心绞痛、严重贫血、严重肥胖以及应用洋地黄或β-受体阻断剂等药物时也应该谨慎地进行运动。

血脂异常患者合并下列疾病时禁止运动：①急性心肌梗死急性期；②充血性心力衰竭；③不稳定型心绞痛；④重度高血压；⑤严重糖尿病；⑥肝、肾功能不全；⑦严重的室性和室上性心律失常。

3. 注意事项　运动前进行热身活动，活动关节，伸展肌肉，预防肌肉的拉伤，减少运动伤害的发生。在运动过程中出现任何身体不适，应及时根据身体情况调整运动，适时停止运动。由于运动出汗，水分流失，期间应适时的补充水分，运动后也应当喝水。

第三节　膳食、身体活动与冠心病

冠状动脉粥样硬化性心脏病（coronary atherosclerotic heart disease）是冠状动脉血管发生动脉粥样硬化病变而引起血管腔狭窄或阻塞，造成心肌缺血、缺氧或坏死而导致的心脏病，常常被称为“冠心病”（coronary heart disease，CHD）。冠心病严重危害人类健康，是全世界主要死亡原因之一。近30年来我国冠心病的发病和死亡率迅速上升，居高不下。冠心病是基因与环境多因素联合作用所导致的慢性病，是多种危险因素长时间共同作用的结果。合理的营养膳食和身体活动可降低冠心病的发病风险。

一、冠心病的定义和分类

冠状动脉粥样硬化性心脏病是冠状动脉血管发生动脉粥样硬化病变而引起血管腔狭窄或阻塞，造成心肌缺血、缺氧或坏死而导致的心脏病，又称为冠心病。WHO将冠心病分为5大类：无症状心肌缺血（隐匿性冠心病）、心绞痛、心肌梗死、缺血性心力衰竭（缺血性心脏病）和猝死5种临床类型。临床上主要表现为心绞痛、心肌梗死、冠状动脉猝死等。

冠心病主要的病理基础是冠状动脉粥样硬化。冠状动脉内膜下动脉粥样硬化斑块的形成，斑块增大，使冠状动脉狭窄、血流减慢甚至阻塞，导致心肌缺血缺氧而引起的心脏病。动脉粥样硬化的病理变化表现：脂肪条纹的形成、泡沫细胞的形成、粥样斑块的形成导致管腔狭窄、血流缓慢，是进展性动脉粥样硬化的特征性病变和各种临床症状的最主要原因。不稳定斑块的进展表现为大量的脂质聚集、炎性反应明显、结缔组织增生、斑块核逐渐坏死、斑块破裂崩解，导致急性冠脉综合征。斑块的纤维化由明显发生钙化向稳定性斑块发展。

冠心病的发生发展是一个缓慢渐进的过程，患者从青少年起即开始有血管壁的脂肪条纹形成，至40岁左右病变的血管逐渐明显变窄，冠状动脉供血减少，并可能发生出血、溃疡、血栓等改变，导致相应的临床症状，如心绞痛、心肌梗死、冠状动脉猝死等。

二、冠心病的流行情况

冠心病严重危害人类健康，是全世界主要死亡原因之一。近30年来我国冠心病的发病和死亡率迅速上升，居高不下。1983—1992年期间，在16省市开展的为期10年的心血管疾病人群监测（中国MONICA方案）结果显示，北方地区人群（25~64岁）冠心病事件（包括急性心肌梗死、冠心病猝死和各种类型的冠心病死亡）的发生率为30~100/10万，南方地区为3~10/10万。冠心病死亡率北方地区为20~70/10万，南方地区为2~6/10万。2014年国家卫生和计划生育委员会统计年鉴报告显示，2002年城市冠心病死

亡率是 39.56/10 万，2013 年升至 100.86/10 万；农村从 2002 年的 27.57/10 万升至 2013 年的 98.68/10 万，虽然农村冠心病死亡率过去一直低于城市，但 2013 年已接近城市。急性心肌梗死是冠心病导致死亡的主要事件。我国急性心肌梗死的死亡率也呈快速上升趋势，2002 年城市居民心肌梗死死亡率为 16.46/10 万，2013 年上升至 51.45/10 万；农村从 2002 年的 12.00/10 万上升至 2013 年的 66.62/10 万。与此同时，我国低龄人群的冠心病发生率也在迅速上升，并且男性占比高。监测数据显示，2007—2009 年北京市 25 岁以上居民急性冠脉事件发生率上升了 8.1%，男性在 35~44 岁时增幅最大，达到 30.3%，高出平均水平约 4 倍。107 家医院的注册研究显示，45 岁以下中青年冠心病患者构成比接近 10%，其中男性占到 90%以上。

三、冠心病的影响因素

冠心病是基因与环境多因素联合作用所导致的慢性病，是多种危险因素长时间共同作用的结果。冠心病的危险因素主要包括血脂紊乱[TC、TG 和 LDL-C 水平升高，HDL-C 水平降低、Lp(a)水平增加]、超重和肥胖、高血压、糖尿病、久坐少动的生活方式等。合理的营养膳食和运动可降低冠心病的风险。

（一）膳食营养因素

1. 营养素和生物活性成分

（1）营养素：

1）脂肪酸：长期以来，大多数研究认为脂肪酸摄入超过总能量的 30%促进动脉粥样硬化斑块的形成。但是最近的一些研究提示高脂肪摄入可能并不增加其风险。这些发现提示脂肪酸对心血管疾病的影响需要从不同视角加以审视。

大量的研究认为饱和脂肪酸是导致血胆固醇升高的主要脂肪酸，近来的研究也发现不同的饱和脂肪酸的作用也有不同。有研究发现饱和脂肪酸如 16∶0饱和脂肪酸在升高 LDL-C 的同时，也升高 HDL-C，降低富含 TG 的脂蛋白，并还可降低心血管独立危险因素 Lp(a)。这些结果表明 16∶0饱和脂肪酸既有好的作用，也有不利的影响。机制研究认为这一作用与饱和脂肪酸抑制 ApoCⅢ有关。

单不饱和脂肪酸，特别是油酸被认为是心血管的保护脂肪酸，可改善血胆固醇水平。替代饱和脂肪酸时，单不饱和脂肪酸可降低血糖和胰岛素抵抗。膳食中缺乏单不饱和脂肪酸，增加了动脉粥样硬化的风险。近来有研究认为单不饱和脂肪酸的作用和其碳链的长度有关，长链单不饱和脂肪酸(<20 碳)降低冠心病的死亡风险，而超长链的单不饱和脂肪酸(>20 碳)可以增加其风险。因此，单不饱和脂肪酸降低心血管疾病风险需要更多的研究证据。

多不饱和脂肪酸尤其是 n-6 和 n-3 系列多不饱和脂肪酸在影响动脉粥样硬化方面起着重要的作用。n-6 系列的 PUFA 如亚油酸能够提高 LDL 受体活性，降低 LDL-C 和 HDL-C。n-3 系列 PUFA 如 α-亚麻酸、EPA 和 DHA 可抑制肝内脂类的合成，降低血液中 TC、TG、LDL-C、VLDL-C，增加 HDL-C，并通过影响花生四烯酸的代谢，以及发挥舒张血管和抑制血小板激活，抗血栓形成作用。需要指出的是，近年来大规模人群干预研究以及脂肪酸特别是 EPA 和 DHA 干预研究对心血管疾病尤其是冠心病的影响还缺少一致性的结果。

反式脂肪酸(TFAs)摄入量增加冠心病的发病风险。TFAs 对血脂和脂蛋白的影响主要为升高 LDL-C、ApoB、TG、Lp(α)，降低 HDL-C 以及 ApoA1。这些作用在 TFAs 替代饱和脂肪酸、单不饱和脂肪酸、多不饱和脂肪酸的研究中都得到了证实。

新英格兰医学杂志发表的 8 万人的前瞻性研究表明，用未氢化的单不饱和脂肪酸和多不饱和脂肪酸替代饱和脂肪酸和反式不饱和脂肪酸比减少总脂肪酸摄入量更有效地预防女性冠心病。

2）碳水化合物：①总碳水化合物摄入：碳水化合物是影响慢性病包括冠心病的重要宏量营养素。近年来有很多实验性研究和循证数据分析碳水化合物的摄入量与心血管疾病包括冠心病的关联。有研究报道高碳水化合物的摄入会增加心血管疾病包括冠心病的患病风险。一项综合 18 个国家的大样本流行病学队列(前瞻性城乡流行病学)研究显示，高碳水化合物摄入会增加心血管疾病包括冠心病的死亡风险。虽然这一研究存在一些缺陷，但是结合近来发表的多个认为低碳饮食会降低慢性病风险的队列研究和人群干预研究的结果，目前还难以确定碳水化合物摄入量与冠心病及其他慢性病的死亡风险的关系。我国人群碳水化合物摄入量高，明确碳水化合物摄入量与慢性病包括冠心病的关系，具有重要的指导意义。高碳水化合物影响心血管疾病的主要原因是高碳水化合物可使血糖和胰岛素水平升高，促进胰岛素抵抗，增加心血管疾病的发病风险。能量密度高的双糖或单糖类，导致细胞内 ATP 增加，脂肪合成增加，TG 升高，HDL-C 降低，增加冠心病的发病风险。②膳食纤维：膳食纤维摄入量与心血管疾病的风险呈负相关。膳食纤维有调节血脂的作用，可降低血清 TC 和 LDL-C 水平。可溶性膳食纤维比不可溶性膳食纤维的作用更强。临床试验表明，不同的可溶性膳食纤维(2~10g/d)均有中度降低 TC 和 LDL-C 的作用，同时还可降低健康人的血糖。高纤维膳食还可降低血胰岛素水平，提高人体胰岛素的敏感性，利于脂代谢的调节。研究显示发生心肌梗死的患者增加膳食纤维的摄入可以明显降低死亡的风险。膳食纤维对心血管的有益作用的机制包括：促进肠道的蠕动，结合胆固醇及胆酸，促进脂类从肠道排出，降低糖在肠道的快速吸收，并经肠道菌群代谢产生大量的短链脂肪酸，后者在体内发挥健康促进作用。③低聚糖(oligosaccharides，OS)：低聚糖是指通过 β-糖苷键连接 2~10 个单糖组成的一类碳水化合物，广泛存在于自然界和天然食品中，也可通过酶解发酵等工艺制成。低聚糖的摄入可降低心血管疾病的风险。常见的品种有低聚果糖(FOS)、低聚半乳糖(GOS)、低聚麦芽糖、异构化乳糖等。低聚糖不能在上消化道被消化酶分解，也不能在小肠吸收，只能以原形进入大肠被细菌发酵，并产生氢气、CO_2 和短链脂肪酸等代谢产物。越来越多的研究表明低聚糖对人体健康具有多方面的作用，包括促进益生菌生长，调节血脂和脂蛋白以及促进微量元素吸收利用等。

3）维生素：①维生素 D：目前很多流行病学研究发现

血液维生素 D 水平与心血管疾病风险包括冠心病成反比，提示维生素 D 是冠心病的保护因素。但是维生素 D 的干预研究对心血管疾病影响的研究结果并不一致。一项纳入 36 282 名绝经期妇女的大型临床随机双盲试验研究结果显示，经过 7 年的随访，维生素 D 加钙补充剂组和安慰剂组的心肌梗死和冠心病相关死亡、心绞痛、脑卒中和短暂性缺血发作的发生率无显著性差异。新英格兰医学杂志 2019 年 1 月发表的两篇大型一级预防临床试验研究结果显示，与安慰剂组相比，补充维生素 D(2000U/d) 和 n-3 脂肪酸 (1g/d) 并不能降低心血管事件或癌症的发生率。也有一些研究认为维生素 D 干预对于某些人群(比如住院患者、老年人和女性患者)会产生积极的影响。一项结合了 1966—2012 年评估体内维生素 D 水平与 CVD 风险关系的 19 项前瞻性队列研究的 Meta 分析结果显示，25-OH-D 水平与 CVD 终点事件的风险之间成反比关系，包括冠心病、脑卒中和总的 CVD 死亡事件。维生素 D 在体内主要是与维生素 D 结合蛋白结合，近来有一种学术观点认为这种结合的维生素 D 复合体可能是运输而不是功能的形式。有研究报道生物可利用的维生素 D 及游离维生素 D 水平，可独立预测冠心病患者的死亡风险，提示血清生物可利用的维生素 D 及游离维生素 D 水平对冠心病风险评估更有价值，25-OH-D 是否为准确地反映维生素 D 功能的标志物还需要进一步研究。②叶酸：增加叶酸的摄入量能够降低心血管疾病包括冠心病的发病和死亡风险。叶酸、维生素 B_6 和维生素 B_{12} 是同型半胱氨酸代谢的辅助因子，这些营养素摄入不足时会导致血液中同型半胱氨酸的水平升高，增加冠心病和脑卒中的发病风险。纳入了 23 119 名男性和 35 611 名女性的前瞻性队列研究，在随访了 14 年后结果显示，叶酸和维生素 B_6 的摄入量和冠心病以及脑卒中的死亡风险呈负相关关联。

4) 同型半胱氨酸：1969 年，Mccully 提出动脉粥样硬化的同型半胱氨酸理论。20 世纪 90 年代以后，大量的研究也证实这一观点，即血浆同型半胱氨酸水平增高是冠心病的独立危险因素。20%～30% 的冠心病患者伴有血浆同型半胱氨酸水平的升高。27 项研究表明，同型半胱氨酸水平每升高 5μmol/L，冠心病风险分别增加 60%(男性)和 80%(女性)。

除了同型半胱氨酸外，近年来的一些研究也认为蛋氨酸的另一中间代谢产物，S-腺苷同型半胱氨酸也是心血管疾病(冠心病)的独立危险因素。S-腺苷同型半胱氨酸促进动脉粥样硬化形成主要的机制是通过促进内质网应激，改变表观遗传和促进血管平滑肌细胞增殖。

(2) 生物活性成分：食物中生物活性成分的摄入能抑制动脉粥样硬化的发生和发展，因而被认为有预防冠心病的作用。食物中生物活性成分主要有多酚类、黄酮类、萜类等，主要来自植物性食物。这类物质具有抗氧化、抑制炎性反应、改善血脂紊乱、抑制胰岛素抵抗等作用。纳入了 22 个前瞻性研究的 Meta 分析结果显示，黄酮类摄入量增加会降低心血管疾病的死亡风险，当摄入增加 100mg/d 时，全因死亡和心血管疾病死亡风险分别降低了 6% 和 4%。其中黄酮醇类、黄酮类、黄烷酮类、花青素类和原花青素类的摄入效果更加显著。在纳入 93 600 名 25～43 岁青年和中年女性的美国护士(NHS)随访 18 年的研究中，发现仅花色苷摄入量高能降低心肌梗死发生的风险(RR=0.66，95% CI:0.40～1.08)，而其他的黄酮类(包括黄酮醇、黄酮、黄烷酮等)没有这一作用。

2. 食物

(1) 全谷类食物：谷类食物是碳水化合物的重要来源，我国长期以来都是谷类为主的膳食模式。谷类食物加工的精细程度不同对心血管疾病的影响也不同。大量的研究认为全谷类对心血管系统具有明显的保护效应，主要是这类食物含有丰富的维生素、膳食纤维、矿物质以及生物活性成分。丹麦一项纳入 54 871 健康人的队列研究显示，全谷类食物摄入量最高组比最低组心肌梗死的死亡风险降低 25%(男性)和 27%(女性)，并且麦片、黑麦和燕麦的有益的作用比较大。大样本人群研究显示，全谷类食物摄入较低，而动物性食物摄入较高增加了 14% 的心血管疾病死亡风险。

(2) 动物性食品：红肉和加工肉制品均可增加心血管疾病和糖尿病发病风险，而禽肉类的摄入可降低心血管疾病风险。大型健康人群队列研究显示，和每天摄入一份红肉相比，每天摄入一份禽肉类可以降低 19% 的冠心病发病风险，红肉增加冠心病的风险这一现象的原因至今未能完全揭示，可能与铁含量、脂肪和蛋白质的代谢物、晚期糖基化终末产物、硝酸盐/亚硝酸盐以及氧化三甲胺等有关。鱼类含有丰富的优质蛋白质、矿物质、维生素和不饱和脂肪酸等，亚洲的一些人群研究发现增加鱼的摄入对心血管等代谢性疾病具有保护作用。健康人群随机对照研究显示，和不吃水产品的人相比，多吃水产品的人空腹和餐后 TC 和 TG 较低，有助于降低心血管疾病的发生风险。大型队列研究结果显示，每天摄入一份鱼类可以降低 24% 的冠心病发病风险。但是也有人认为水的污染会带来鱼体内有害物质的聚集而抵消了 EPA 和 DHA 的有益作用。

(3) 蛋类：蛋类富含优质蛋白质、矿物质和微量元素，也富含胆固醇。增加蛋类的摄入量，胆固醇摄入量也随之增加，因此不要过量食用。大样本健康人群队列研究显示每天摄入 1 个以上的鸡蛋会增加心衰的发病风险。也有些研究认为每周摄入 7 个以上鸡蛋，会增加糖尿病的发病风险。

(4) 乳制品：牛奶、奶酪、酸奶等乳制品的摄入能够明显降低心血管疾病的发病风险。此外，含有益生菌的乳制品的有益作用可能更加明显。《柳叶刀》最新发表的一项在 21 个国家开展的 13 万人的前瞻性队列研究显示，与不食用乳制品的人相比，每天摄入两份乳制品(一份是指 244g 牛奶/酸奶、15g 奶酪、5g 黄油中的一种)的人群，心血管疾病死亡风险下降 23%，心血管疾病的发病风险降低 22%。令人感兴趣的是高脂肪和低脂肪的乳制品在降低心血管风险方面没有差异，甚至含脂肪量高的奶酪的有益作用更突出，其原因并不完全清楚，是否是乳制品中维生素 K_2 或其他发酵产物发挥的健康促进作用还有待进一步的研究。

(5) 坚果：增加坚果的摄入能够降低心血管疾病的风险。一项结合了 4 个大型队列研究的 Meta 分析显示，每周食用 4 次以上坚果的人患冠心病的风险比从不或很少吃坚果的人低 37%，平均每周食用一次坚果发病风险降低 8.3%。坚果中的主要成分，如不饱和脂肪酸、矿物质、酚类化合物和植物甾醇等，对健康有着至关重要的作用。坚果抗心血管疾病的主要机制是通过改善脂质和载脂蛋白水平。此外，食用坚果可以通过降低氧化应激、炎症和改善内皮功能来保护心血管功能，从而降低冠心病的发病风险。

(6) 蔬菜水果：蔬菜水果中含有很多对人体有益的成分，如维生素、矿物质、膳食纤维和生物活性成分等。很多流行病学研究表明新鲜的水果蔬菜能够明显降低心血管疾病包括冠心病的发病和死亡风险。国内 50 万人的健康人群队列研究显示，和不吃水果的人相比，经常吃水果的人(每周>4 次)能够降低 34%的心血管疾病死亡风险。纳入了 47 项队列研究 150 万人的 Meta 分析结果显示，和蔬菜水果消费量最低的组相比，消费量最高的组能够降低 17%心血管疾病发病风险，剂量-效应关系显示每天吃 800g 的蔬菜水果，心血管疾病的发病风险最低。

(7) 咖啡、茶：有研究报道经常饮用咖啡能降低心血管疾病风险，有益的饮量大约在 2~3 杯/d，过量可增加冠心病的发病风险。咖啡中含有多种生物活性成分，主要是咖啡因。饮茶也具有降低心血管疾病发病风险的作用，其中富含多酚类的活性物质发挥健康促进的效应。

(8) 含糖饮料：在过去的 30 年中，几乎在心血管疾病发病率上升的同时，含糖饮料的消费量也在增加。流行病学研究显示，含糖饮料可以显著增加肥胖、高血压、血脂异常、糖尿病和代谢综合征的发病风险，这些都是冠心病确定的危险因素。美国 Framingham 心脏队列研究显示，每天喝一份以上含糖饮料的人，增加了 44%的代谢综合征的发病风险，31%的肥胖发生的风险，25%的糖耐量受损的风险，18%的高血压发生的风险和 25%的血脂异常的发生风险。纳入了 88 520 人，随访了 24 年的护士健康研究队列结果显示，含糖饮料的消费能够显著增加冠心病的发病风险，每天饮用两份以上的含糖饮料能够增加 35%的冠心病发病风险，每天饮用一份含糖饮料可以增加 23%的冠心病发病风险。

3. 膳食模式

(1) 地中海膳食模式：地中海膳食模式能够明显降低冠心病的发病和死亡风险。多项队列研究结果显示，地中海膳食模式是心血管疾病的保护因素，显著降低了心血管事件(包括心肌梗死、脑卒中、心血管死亡)的发生率，其中多项随机对照试验的合并结果显示地中海膳食模式可将心血管疾病发病风险降低 38%。在患有心血管疾病或糖尿病的患者中，坚持地中海膳食模式可减少心肌梗死和脑血管事件的复发。对绝经后妇女进行 10.5 年的追踪随访后发现，地中海膳食模式评分较高的女性患心脏猝死的风险降低了 36%。在纳入了 18 项随访 4~20 年的队列研究的 Meta 分析中显示，地中海膳食能够显著降低总死亡率和心血管疾病死亡率。一项纳入 10 950 名参与者的系统回顾和 Meta 分析表明，地中海膳食模式与对照饮食相比可降低 70%的心衰发生。地中海膳食模式具有心脏保护作用，能够有效地降低冠心病发病和死亡率，是世界上公认的健康膳食模式之一。

(2) DASH 膳食：对超过 14.4 万名成年人的前瞻性研究的 Meta 分析显示，DASH 膳食会显著降低包括冠心病和脑卒中在内的心血管疾病的发病率(19%~21%)，风险降低最大的是心衰(29%)。在最近对 15.3 万名美国退伍军人进行的一项前瞻性研究中，DASH 饮食评分与冠心病的发病率成负相关，可以降低 18%的冠心病发病风险。

(3) 低脂膳食或素食模式：低脂膳食或素食模式具有减重、降低血压以及改善血脂的作用。众多研究表明低脂模式或素食模式可以降低心血管事件发生的风险(包括心肌梗死、缺血性脑卒中、冠状动脉猝死)。1978 年在基督复临论者中进行的研究发现，素食的男性发生致死性冠心病的风险仅为非素食者的 1/3，之后的研究也支持素食者冠心病发病风险更低的结论。哈佛大学在对 20 多万人进行观察后发现膳食中植物性食物，尤其是健康的植物性食物(全谷类、水果和蔬菜、坚果和豆类、植物油、咖啡和茶等)摄入越多，心血管疾病发病风险越低，最多可将冠心病发病风险降低 25%。

(二) 疾病相关因素

1. 血脂异常　血脂异常特别是血胆固醇升高、LDL-C 升高、TG 升高以及 HDL-C 降低是动脉粥样硬化的重要危险因素。血脂升高或紊乱可以促进血管内皮功能紊乱，升高血浆和组织中脂质对炎症的反应以及氧化应激，进而促进冠心病的发生和发展。此外，CM、VLDL-C、IDL-C、Lp(α)、ApoA1 和 ApoB 的异常也与冠心病密切相关。

2. 超重和肥胖　肥胖是心血管病的独立危险因素。大型 Meta 分析结果显示，超重和肥胖人群冠心病发生风险是正常体重的 2.498 倍，BMI 每增加 5kg/m^2，冠心病发病风险增加 27%。

3. 高血压　高血压是冠心病的独立危险因素，降压治疗是预防心血管疾病的主要措施，高血压的危险因素及预防和治疗在前面已详细叙述。《柳叶刀》发表的研究结果显示，在高血压合并冠心病的患者中，随访 5 年后，收缩压在 140mmHg 以上，或舒张压在 80mmHg 以上均与心血管事件发生风险增加有关。但是收缩压降至 120mmHg 以下，或舒张压降至 70mmHg 以下，也会显著增加心血管不良结局的发生风险，包括死亡；收缩压降低到 120~139mmHg 或舒张压降低到 70~79mmHg 时，心血管事件的发生风险降低到最小。这些结果表明降压对心血管疾病不良结局存在 J 曲线关联。因此，在冠心病患者使用降压治疗时应谨慎。在所有心血管风险较高的人中，并不是血压降得越低越好。

4. 糖尿病　大量的国内外研究表明，糖尿病是冠心病确定的危险因素。发达国家人口中约有 10%的心血管疾病死亡是由成年人糖尿病造成的。2010 年《柳叶刀》报道的纳入了 698 782 人、102 项前瞻性队列研究的 Meta 分析结果显示，糖尿病能够增加 2 倍的冠心病发病风险，并且独立于其他的冠心病危险因素。在无糖尿病的人群中，空腹血糖浓度与冠心病的风险呈非线性相关，与空腹血糖浓度 3.90~5.59mmol/L 相比，<3.90mmol/L 的冠心病风险增加 7%，5.60~6.09mmol/L 的冠心病风险增加 11%，6.10~6.99mmol/L 的冠心病风险增加 17%。空腹血糖浓度在 3.9~5.6mmol/L 范围内，与心血管疾病风险无明显

相关性。

（三）行为、生活方式

1. 吸烟　吸烟是冠心病确认的重要危险因素。吸烟对我国人群的心血管病发病相对危险度约为2倍，人群归因危险度百分比高达32%，仅次于高血压。中国多省市心血管疾病危险因素队列研究结果显示，吸烟者患急性冠心病事件、缺血性脑卒中事件以及出血性脑卒中事件的发病风险分别是不吸烟者的1.75倍、1.37倍和1.21倍。19.9%的急性冠心病和11.0%的急性缺血性脑卒中事件归因于吸烟。被动吸烟也增加心血管疾病的发病和死亡风险，18项流行病学调查研究Meta分析结果显示，被动吸烟者冠心病的发病风险增加25%。1984—2015年我国进行4次大规模的吸烟相关的流行病学调查结果显示，我国15岁以上人群吸烟率分别为33.9%、37.6%、35.8%和28.1%。其中男性吸烟率分别为61.0%、66.9%、66.0%和52.9%，呈现出下降趋势。

2. 饮酒　大量的流行病学研究认为酒精消费量与总死亡率及心血管疾病死亡率的关系总体上呈"J"型曲线。2018年4月《柳叶刀》发表的Meta分析研究显示，每周超过100g酒精的摄入明显增加心血管疾病包括冠心病的死亡。然而2018年8月《柳叶刀》发表了对19个国家共约60万名有饮酒习惯人群的大型研究报告，指出适度饮酒对健康也完全没有好处。超过40岁的人群，每周饮用10~15杯酒精饮料（200~350g酒精），寿命可能减少1~2年；每周饮用超过18杯酒（350g酒精），寿命可减少4~5年。

（四）身体活动

已患有冠心病的个体，缺乏身体活动可造成心动过速、直立性低血压、血栓栓塞风险增加、运动耐量降低以及体能明显下降等多种不良后果。适当的身体活动可降低冠心病的发生风险。一项纳入21项队列研究的Meta分析显示，适量的身体活动可以将冠心病发生风险降低20%~30%。研究显示，冠心病患者在出现临床症状前即可表现出自主神经功能损害，心率变异性（HRV）降低，并且HRV降低与冠脉病变程度呈正相关。身体活动（特别是耐力训练和有氧运动）可增加HRV，改善自主神经的调节功能，对于维持交感神经和副交感神经的平衡具有重要作用。

1. 身体活动类型

（1）有氧运动：适度的有氧运动训练（例如步行、慢跑、爬山、太极拳等）可改善血管内皮功能，增加冠脉血流，降低血小板聚集，维持血管再通，延缓动脉硬化，降低血栓栓塞及猝死风险，改善冠心病患者的预后。一项纳入31项随机对照试验的Meta分析结果显示，有氧运动可以升高患者HDL-C水平，并降低血清TC、LDL-C和TG水平，达到改善冠心病患者的作用。因此，冠心病患者可以在专业医师的指导下开展有氧运动。

步行、慢跑或爬山有助于预防冠心病。研究发现适当的步行可以降低血压、血糖、血脂以及抑制动脉粥样硬化形成，最终控制冠心病的发生发展。针对冠心病人群的步行干预试验发现，步行可以降低冠心病患者的空腹胰岛素水平，降低TG和LDL-C含量，控制动脉粥样硬化的发生发展，以达到防治冠心病的目的。慢跑可以保持良好的心脏功能，防止肺组织弹性衰退，从而改善冠心病患者的心肺功能。长期有规律的慢跑，可以调节患者血脂水平、血液黏稠度、血压等，减缓冠心病的发生发展，并有利于冠心病患者的康复。每周3~5次的慢跑可以降低老年冠心病患者血液黏稠度和纤维蛋白原浓度，从而发挥对疾病的防治作用。而爬山能调控冠心病的多个危险因素如血脂、血压等，从而降低冠心病的发病率。队列研究显示爬山可以增加心脏血管的口径，增加冠状动脉血流量，改善心肌的血流分布，提高心肌利用氧的能力，从而提高心脏功能，达到预防冠心病的目的。

队列研究发现，冠心病患者进行12周的太极拳锻炼后，安静时的收缩压显著降低，交感神经活性减弱，迷走神经活性增强，自主神经整体调节水平上升，血液中的去甲肾上腺素、肾上腺素等引起血管收缩的活性物质释放减少，血液中的组胺、激素等引起血管舒张的活性物质含量升高；随着太极拳运动强度的增加，交感神经活性和迷走神经活性均增强，说明太极拳运动可以降低冠心病患者的血压，从而预防冠心病发病。

（2）无氧运动：适当的抗阻运动有助于冠心病康复。高强度、高频率、持续性的无氧运动，容易导致冠心病患者心脏负荷过重，增加心脏衰竭的风险。

2. 身体活动强度、持续时间与频率　一项纳入33项人群试验的Meta分析显示，每周进行150分钟中等强度的身体活动时，冠心病发病风险将会降低14%；每周进行300分钟中等强度的身体活动时，冠心病的发病风险将会降低20%。但部分研究发现高强度的职业身体活动是冠心病的潜在危险因素，例如，一项纳入5243名女性的队列研究显示，高强度的职业身体活动会增加冠心病的患病风险；另一项纳入4819名男性职业工人的研究也显示，高强度的职业身体活动会增加冠心病的发病风险。

四、冠心病的防治建议

（一）膳食营养措施

高血压和血脂异常是冠心病的重要危险因素，两者的膳食防治措施适用于冠心病的膳食营养防治。动脉粥样硬化或动脉粥样硬化冠心病的防治原则是在平衡膳食的基础上，控制总能量和总脂肪，限制饱和脂肪酸和胆固醇，保证充足的膳食纤维和多种维生素，保证适量的矿物质和抗氧化营养素。

1. 膳食均衡，控制总能量　总脂肪摄入不超过总能量的30%，饱和脂肪不超过10%；反式脂肪酸不超过1%；盐不超过6g/d；鼓励摄入全谷物和杂豆50~150g；多摄入蔬菜水果；每周1~2次鱼；鼓励摄入乳制品，每天液态奶300g。

2. 限制快餐类食物和其他富含糖、淀粉、脂肪的食物　所谓的"快餐食品"，比如炸鸡、炸薯条等；其他加工食品包括烘焙食品、甜点、糕点、糖果，以及富含精制淀粉的加工食品面包、比萨等。

3. 限制食用红肉和其他加工肉类　每周吃红肉（熟肉）不超过500g；限制摄入加工肉类包括火腿、香肠、腊肠、培根等。

4. 限制含糖饮料摄入　应不喝或少喝含糖饮料，包括：碳酸饮料、运动饮料、能量饮料、加糖咖啡及其他含糖饮料。

5. 提倡健康膳食模式　DASH、地中海膳食模式、素食和低脂膳食模式能够降低血压，改善血脂以及减轻体内的炎症水平等，可以预防和改善冠心病等多种慢性病，应提倡人群采用这些健康的膳食模式。

（二）针对冠心病患者的身体活动建议

美国疾病预防控制中心建议，冠心病患者每天进行30分钟以上的身体活动对健康非常有益，方式应以中等强度的有氧运动为主。《冠心病患者运动治疗中国专家共识》建议：冠心病患者的运动形式主要以有氧运动为主，如步行、慢跑、爬山和太极拳等，以抗阻运动为辅。有氧运动的频率为每周3~5天，每天30~60分钟。运动时稍微出汗，运动后无明显的疲惫感，对睡眠和饮食均无影响。抗阻运动每周2~3天，每天8~10个动作，每个动作做3组，每组重复10~15次，隔天进行。强调冠心病患者在进行身体活动时应在心脏康复专业人员评估后，按运动处方运动，切不可盲目进行。表7-5-6列出了4种有氧运动的具体方法和注意事项，稳定性冠心病患者可以从中选择适宜的活动方式。

表7-5-6　冠心病患者的身体活动建议

身体活动形式	方　法	注意事项
步行	中速或快速走，每天30分钟，5天/周	步行选择相对平坦的道路，注意步态稳定，步伐均匀，呼吸自然，防止跌倒。如餐后走应在餐后1小时进行，以避免诱发心绞痛
慢跑	每天20~30分钟，3~5天/周	在急行2000~3000m距离而无心绞痛发作者，才可以参加慢跑锻炼。适用于病情较轻、有运动基础者进行。循序渐进，逐渐增加运动时间
爬山	选择坡度<30°的坡，首次进行该锻炼时可以从15~20分钟开始，上坡后休息5分钟左右，再以同样的速度下坡。每周进行3~4天	强度相对较大，运动前要做好相应的准备活动，运动结束后要进行放松活动。如有极度疲劳、胸闷或心前区有紧迫感和痛感，应立即停止运动。随身携带药物，以便在不适时及时服用
太极拳	在练习时，身体各个部位需遵循以下要求：虚灵顶劲；含胸拔背；松腰敛臀；圆裆松垮；沉肩坠肘；舒指坐腕；尾闾中正。每天进行20~30分钟，每周进行3~4天	运动过程中保持心静体松、动作舒缓、连绵不断。应在专业人员指导下，掌握太极拳动作要领后进行

第四节　膳食、身体活动与脑卒中

脑卒中（stroke）已成为我国主要死亡原因，也是导致成年人残疾的首要原因，脑卒中具有发病率高、死亡率高和致残率高的特点。探索脑卒中的危险因素，对脑卒中进行有效的一级预防、二级预防是降低脑卒中发病和死亡的重要措施。

一、脑卒中的定义和分类

脑卒中俗称脑中风，又称脑血管意外。凡因脑血管阻塞或破裂引起的脑血流循环障碍和脑组织功能或结构损害的疾病都可以称为脑卒中。脑卒中按病理变化可分为两大类，即缺血性脑卒中（ischemic stroke）和出血性脑卒中（hemorrhage stroke）。

缺血性脑卒中比较常见，约占脑卒中患者总数的60%~70%，主要的病理表现包括脑血栓形成和脑栓塞。前者由于脑动脉系统发生早期的动脉粥样硬化和晚期的血栓形成使动脉管腔狭窄或闭塞导致脑组织局部动脉血流灌注减少或中止所引起的局部脑组织坏死；后者脑部的血管本身无病变，大多数的栓子来自心脏以及肺脏，以风湿性心脏病、二尖瓣狭窄以及冠状动脉硬化性心脏病伴有房颤时左房内附壁血栓脱落形成栓子多见。脑血栓形成和脑栓塞统称为脑梗死（cerebral infarctions）。此外，还有一部分患者由于栓子脱落引起脑血管短暂性缺血，称之为短暂性脑缺血发作（transient ischemic attack，TIA），俗称"小卒中"或"小中风"。有研究证实在短暂性脑缺血发作后10年内70%患者的死亡是由血管性疾病造成的，其中冠心病的致死率占57%，脑血管病占36%。10年间伴有轻型卒中和TIA患者发生血管事件的累积风险高达47.8%和35.8%。

出血性脑卒中约占脑卒中患者总数的30%~40%，根据出血部位不同又分为脑出血和蛛网膜下腔出血。脑出血（cerebral hemorrhage）俗称"脑溢血"，是由于脑内动脉破裂，血液溢出到脑组织内。蛛网膜下腔出血则是脑表面或脑底部的血管破裂，血液直接进入容有脑脊液的蛛网膜下腔和脑池中。

二、脑卒中的流行情况

脑卒中已成为我国第一位死亡原因，也是导致成年人残疾的首要原因，脑卒中具有发病率高、死亡率高和致残率高的特点。2017年的Ness-China研究结果显示，脑卒中粗发病率为345.1/10万人年，年龄校正的脑卒中患病率、发病率、死亡率分别为1114.8/10万人年、246.8/10万人年、114.8/10万人年。农村居民脑卒中发病率（298.2/10万人年）显著高于城市地区（203.6/10万人年）。农村地区脑卒中死亡率高于城市地区。根据《2016年中国卫生统计年鉴》数据显示，2015年中国城市居民脑卒中死亡率为128.23/10万，其中脑出血52.09/10万，脑梗死41.82/10万；农村居民脑卒中死亡率为153.63/10万，其中脑出血72.26/10万，脑梗死46.99/10万。从总体上看，男性的脑卒中死亡率高于女性。脑卒中发病率和死亡率也有地域差异：每年脑卒中发病率和死亡率最高的是东北地区（365和

159/10万人年)、中部(326和154/10万人年);而脑卒中发病率最低的是西南地区(154/10万人年)、死亡率最低的是南方地区(65/10万人年)。1991—2000年对三个大城市脑卒中及其亚型的发病率和变化趋势研究结果表明:首次脑卒中年龄标化的发病率(10万人/年),北京为135.0,上海为76.1,长沙为150.0。

中国多中心脑卒中亚型调查(1996—2000年共16 031人)结果表明:蛛网膜下腔出血占1.8%,颅内出血占17.1%~39.4%(平均27.5%),脑梗死占45.5%~75.9%(平均62.4%),未确定分型的占8.3%。Ness-China研究结果显示,脑卒中现患病病例中缺血性卒中占69.6%,出血性卒中占23.8%,蛛网膜下腔出血占4.4%,不明原因卒中占2.1%;新发病例中,缺血性卒中占77.8%,出血性卒中占15.8%,蛛网膜下腔出血占4.4%,不明原因卒中占2%。

三、脑卒中的影响因素

探索脑卒中的危险因素,对脑卒中进行有效的一级预防、二级预防是降低脑卒中发病和死亡的重要措施。传统的危险因素主要包括高血压、高血糖、血脂异常、超重和肥胖、吸烟、饮酒、缺乏身体活动和不健康的饮食等,这些危险因素和脑卒中均存在较强的关联性。脑卒中最常见的危险因素是高血压、吸烟和饮酒。

(一)膳食营养因素

1. 营养素和食物中的生物活性成分

(1)脂肪:不同类型的脂肪酸与脑卒中发生的关联不同。饱和脂肪酸和反式脂肪酸与脑卒中的发病风险呈正相关关联。长链n-3多不饱和脂肪酸、亚麻酸和亚油酸对缺血性脑卒中具有保护作用。饮食胆固醇与脑卒中发生的风险呈正相关。但是也有一些研究并不支持这一观点。英国医学杂志2003年发表的一项纳入43 732名男性,随访14年的前瞻性研究结果显示,摄入总脂肪、不同类型的脂肪或膳食胆固醇与脑卒中的发生没有关联。

(2)维生素:

1)叶酸:叶酸可改善血管内皮功能,预防心血管疾病,降低脑卒中的发病风险。纳入了15项临床随机试验的Meta分析结果显示,叶酸补充剂能够明显降低脑中风的发病风险,特别是在没有叶酸强化地区的试验中叶酸能够降低11%的脑卒中发病风险。中国脑卒中初级预防试验(CSPPT)结果显示,在20 702名高血压患者平均治疗4.5年后,使用依那普利-叶酸组和单独使用依那普利组相比发生首次脑卒中的风险降低21%,首次出血性脑卒中的风险降低24%,由心血管死亡、心梗和脑卒中组成的复合心血管事件风险降低20%。中国没有推行叶酸强化食品,血清叶酸水平低、血浆同型半胱氨酸水平高等因素与原发性高血压共同作用,可能是导致中国脑卒中发生率和死亡率居高不下的重要原因。

2)维生素C:维生素C的主要食物来源是新鲜蔬菜与水果,具有高效的抗氧化作用,可以降低脑卒中的发病风险。纳入了23 119名男性和35 611名女性的日本合作队列(JACC)研究显示,和摄入量最低组相比,维生素C摄入量最高组发生脑卒中的风险降低30%。维生素C可能通过降低LDL-C的氧化,抑制平滑肌增殖和血小板黏附来减缓动脉粥样硬化的发展,从而降低脑卒中的发病风险。

3)维生素D:观察性流行病学研究表明维生素D对心血管有保护作用,可以降低脑卒中的风险。虽然人体维生素D的主要来源是暴露在阳光下,但饮食和补充维生素D对于保持体内最佳的维生素D浓度也是必不可少的。有研究表明较低的维生素D水平增加了脑卒中的发病风险。日本合作队列(JACC)研究结果表明维生素D摄入量与脑卒中死亡风险成反比关系,尤其是脑实质内出血,最高组维生素D水平(≥440U/d)比最低组(<110U/d),脑卒中发生的风险降低30%,脑实质内出血发生的风险降低34%。维生素D的干预研究对脑卒中影响缺乏一致性的研究结果。新英格兰医学杂志2019年1月发表的大型一级预防临床试验研究结果显示,与安慰剂组相比,补充维生素D(2000U/d)和n-3脂肪酸(1g/d)并不能降低心血管事件包括脑卒中的发生率。

4)食物中的生物活性成分:茶中富含茶多酚、儿茶素等食物生物活性成分,具有抗氧化、抗炎的功效。人群研究显示,饮茶有利于降低血中TC和LDL-C水平以及降低脑卒中的发病风险。

2. 食物

(1)全谷类食物:全谷类食物富含膳食纤维、维生素、蛋白质和矿物质,可以降低心脑血管疾病的发病风险。研究显示,增加全谷物(如燕麦、大麦、小麦、小米等)的摄入量(每天30~90g),可以降低血脂、血压,改善脂质代谢等,降低脑卒中的发病风险。

(2)蔬菜水果:蔬菜水果中含有很多对心脑血管有保护作用的物质,如维生素、矿物质、膳食纤维、生物活性成分。大型人群研究显示,增加蔬菜水果的摄入量可以明显降低心脑血管疾病的发病率和死亡率。纳入了74 961名参与者的队列研究显示,和摄入量最低的组相比,蔬菜水果摄入量最高的组脑卒中发生的风险要降低13%,尤其是苹果、梨和绿叶蔬菜能更显著地降低脑卒中发生风险。

(3)动物性食物:动物性食物含有丰富的优质蛋白,是非素食者膳食结构的重要组成部分。禽畜肉的摄入量和脑卒中的风险目前还没有明确的关系,但过多摄入加工畜肉可增加患心脑血管疾病的风险。纳入了84 010名男性和43 150名女性的大型队列研究,在随访了22年后显示红肉的摄入量增加和脑卒中的风险增加有关联,而较高的禽肉类摄入量可以降低脑卒中的发病风险,每天吃一份禽肉的人比每天吃一份红肉的人脑卒中发生的风险降低了27%。鱼类摄取量越高,男性患缺血性脑卒中和女性患脑梗死的风险就越低,每天吃一份鱼类脑卒中的风险可以降低17%。鱼肉含有丰富的多不饱和脂肪酸、维生素和矿物质,增加鱼肉的摄入量可降低脑卒中的发病风险。纳入了74万人的Meta分析结果显示,摄入总肉类(红肉和加工肉类)、红肉(未加工或新鲜的红肉)、加工肉类分别增加18%、11%和17%的脑卒中发病风险,白肉(家禽类)消费可以降低13%的脑卒中发病风险。

(4)乳制品:乳制品是优质蛋白质和矿物质的主要来源。《柳叶刀》最新发表的城镇与乡村流行病学前瞻研究

(PURE)表明,与完全不摄入乳制品的人相比,摄入量最高,也就是每日超过两份乳制品的人群,发生脑卒中的风险下降34%,全因死亡风险下降17%,心血管疾病死亡风险下降23%。也有大型的队列研究显示,每天一份低脂乳制品可以降低11%的脑卒中发病风险,全脂乳制品可以降低10%的脑卒中发生风险。

3. 膳食模式

(1) 地中海膳食模式:地中海膳食模式能够降低血压,改善血脂异常,可以预防心脑血管疾病。大型护士健康队列研究显示,地中海饮食得分最高的女性患脑卒中的可能性比得分最低组低13%。地中海膳食中富含膳食纤维的蔬菜水果等的摄入量高,富含饱和脂肪酸的红肉摄入量低,因此有助于降低冠心病和脑卒中发生的风险。在患有心血管疾病或糖尿病的患者中,坚持地中海膳食模式可减少心肌梗死和脑血管事件的复发。在17万名研究人群的Meta分析中,坚持地中海膳食模式的人可明显降低认知障碍和脑卒中的发病风险。重要的是,坚持地中海饮食的人心脏猝死和脑卒中的发病率明显下降。

(2) DASH膳食:DASH膳食能够有效地降低血压,预防脑血管疾病的发生。12项前瞻性队列研究,共548 632名参与者的Meta分析结果显示,与DASH依从性低的人相比,DASH膳食依从性高的人脑卒中风险降低12%。且亚洲人群DASH膳食的获益比西方人群更大,剂量-效应分析显示,DASH膳食评分与脑卒中呈线性关系,评分每增加4分,脑卒中事件的风险降低4%。在一项388名住院患者的病例对照研究中,发现DASH膳食可明显降低脑卒中的患病率。

(3) 低脂膳食或素食模式:低脂和素食膳食模式可明显降低超重者的体重、脂肪质量,改善胰岛素抵抗。队列研究结果表明,采用低脂膳食或素食膳食干预可明显降低脑血管疾病的发生率。

(二) 疾病相关因素

1. 高血压　高血压是脑卒中最重要的一个危险因素,70%的脑卒中与高血压有关。大量的研究证实,血压的增高与脑卒中发生风险的增加呈明显正相关,老年人单纯收缩压升高、脉压高是引发脑卒中的重要危险因素。在控制了其他危险因素后,收缩压每升高10mmHg,脑卒中发病的相对危险增加49%,舒张压每增加5mmHg,脑卒中发病的相对危险增加46%。中国、东亚人群中,血压升高对脑卒中发病的作用强度为西方国家人群的1.5倍。降压治疗可减少40%~50%的脑卒中发生风险。2014年AHA/ASA脑卒中二级预防指南指出,降压治疗可能是缺血性脑卒中二级预防最重要的干预措施。

2. 心脏病　各种原因所致的心脏损害,如风湿性心脏病、冠状动脉硬化性心脏病、高血压性心脏病以及先天性心脏病,包括可能并发的各种心肌损害如房颤、各种心律失常等,均可增加脑卒中(特别是缺血性脑卒中)的发生风险。美国Framingham心脏队列研究发现,有心房纤颤者发生脑卒中的危险性增加5倍。美国2016心脑血管疾病报告显示,亚临床心房快速型心律失常使临床患心房颤动风险增高5.6倍,同时使缺血性脑卒中或栓塞的危险性增加了13%。我国最大规模心房颤动调查结果显示,我国10年心房颤动患病率增加了20倍,与其相关的脑卒中患病率增加13倍。房颤是缺血性脑卒中的独立危险因素,非瓣膜性房颤患者脑卒中患病危险是无房颤者的5~6倍。我国房颤患者脑卒中患病率约为17.5%~24.8%。2004年,我国进行了一项房颤流行病学调查,在全国选取14个省市,采取整群抽样方法,随机抽取年龄30~85岁人口,共29 079人。结果显示中国房颤粗患病率0.77%,标准化率为0.65%(根据2000年人口进行标化)。男性房颤患病率(0.66%)高于女性(0.63%)。所有房颤患者中瓣膜型、非瓣膜型及孤立性房颤所占比例分别为12.9%、65.2%和21.9%。

3. 糖尿病　大量的国内外研究表明,糖尿病是脑卒中确定的危险因素。女性糖尿病患者发生脑梗死的危险性大于男性,接受胰岛素治疗的患者危险性大于未使用胰岛素者,具体原因尚未研究清楚。美国一项流行病学研究显示,在所有年龄段,特别是<65岁的人群,糖尿病患者的脑卒中发病风险显著增加;另一项研究证实,糖尿病是急性脑卒中的独立危险因素,特别是2型糖尿病患者患脑卒中的风险是非糖尿病患者的1.5~3倍。前瞻性队列研究证实,糖尿病病程是缺血性脑卒中发病的独立危险因素,以每年3%的危险速度上升,当糖尿病病程超过10年时缺血性脑卒中发病风险增加3倍。

4. 血脂异常　血浆胆固醇水平与总死亡率呈U形相关,而出血性脑卒中位于U形曲线的左支。多数研究观察到血浆胆固醇水平与脑出血呈负相关。有研究表明,人群脑卒中死亡率随总胆固醇水平升高而下降,但部分降低胆固醇会增加脑出血的危险。LDL-C以及血清TC水平与缺血性脑卒中的关系因种族、性别、年龄等不同而不同。也有部分研究显示血清TC水平与脑卒中发生呈正相关,如MRFIT研究显示非出血性脑卒中的相对死亡率随TC水平增加而增加。日本近20年来的血清TC与脑卒中发生的前瞻性研究显示,仅有一项研究显示LDL-C水平与动脉粥样硬化源性脑卒中发生呈正相关,同时也有研究显示低血清TC水平与出血性脑卒中发生呈负相关。但是关于HDL-C水平、血清TG水平与脑卒中的关系仍存在很多争议。

(三) 行为、生活方式

1. 吸烟　吸烟已经确定是脑卒中重要的危险因素。WHO关于西太平洋和东南亚地区的一项联合队列研究发现,研究纳入33个不同国家的人群,其中男性吸烟率最高达82%,女性吸烟率最高达65%。在西方人群中,吸烟与脑卒中风险的关联较明确:吸烟明显增加脑卒中发病风险。22项研究的Meta分析显示,吸烟可使缺血性脑卒中的相对危险增加90%,使蛛网膜下腔出血的相对危险增加近2倍。亚太地区50万人群的研究显示,吸烟者比不吸烟者发生脑卒中的危险增加32%。日本对年龄在40~59岁的19 782名男性和2500名女性进行为期10年的随访结果显示,吸烟是男性和女性脑卒中、蛛网膜下腔出血的共同危险因素。吸烟增加脑卒中发生的机制为:①吸烟可能增加脑血栓形成的危险,这是因为吸烟可增加血液中的纤维蛋白和其他凝血因子活性,促进血小板凝聚;②吸烟增加脑出血的风险,这可能是因为吸烟可使血压升高,增加心率和刺激肾上腺髓质分泌儿茶酚胺。有学者认为,吸烟与多种危险因素有协同作用。

2. 饮酒　过量饮酒或长期饮酒增加出血性脑卒中的危险早已得到公认。对于脑梗死,各国的研究尚存在争议。有研究表明,中等量和大量饮酒者发生出血性脑卒中,特别是蛛网膜下腔出血的危险性为不饮酒者的 2~3 倍,但与缺血性脑卒中没有必然的关联。美国 Framingham 心脏队列研究发现,脑梗死的发病率随饮酒量的增加而增加,但见于男性。有研究报道,在白种人中饮酒和脑卒中的关系呈"J"字形曲线,即少量饮酒可防止脑卒中,较大量饮酒则增加脑卒中的危险。然而,日本和黑人群体中这种关系则不明显。饮酒与缺血性脑卒中的发病机制可能与以下途径有关:①诱发心律不齐或心脏内壁运动异常而引起脑栓塞;②升高血压;③增强血小板聚集作用;④激活凝血系统;⑤刺激脑血管平滑肌收缩或使脑代谢发生改变而造成脑血流量减少。

(四) 身体活动

身体活动被认为是除了饮食之外预防脑卒中发生发展最重要的方式之一。一项纳入了 18 个队列研究和 5 个病例对照研究的 Meta 分析显示,身体活动少的人群比保持一定量身体活动人群的脑卒中风险更高。在队列研究中,与低活动量个体相比,高活动量个体脑卒中发生率或死亡率的风险低 25%(RR=0.75,95%CI:0.69~0.82)。在病例对照研究中,高活动量个体比低活动量个体脑卒中发生率低 64%(RR=0.36,95%CI:0.25~0.52)。

适当的身体活动预防脑卒中发生发展的机制,可能与降低高血压、高血脂以及冠心病的发病机制密切相关。具体的机制归结起来可分为以下几点:①适当的身体活动能够增强心脏功能,促进全身的血液循环,增加脑的血流量;②身体活动能够降低血液黏稠度和血小板的聚集性,从而减少血栓的形成;③身体活动可以促进脂质代谢,调节血压、血糖,从而预防动脉粥样硬化、减少脑卒中的发生发展。

脑卒中患者最常见的功能障碍包括肢体运动功能障碍和感觉功能障碍,对患者的日常生活质量造成了巨大的影响。大量的研究证实,通过主动或被动的身体活动可以改善脑卒中患者大脑功能,从而实现部分肢体运动功能和感觉功能的恢复。25 项人群试验的结果表明,每周进行 3~5 次,每次持续 20~40 分钟,共持续 3 周~6 个月不等的身体活动(60%的患者进行的是高强度身体活动)可显著改善脑卒中患者的康复;关于中国传统运动(如气功、太极拳等)对脑卒中患者康复的影响,一项包含 31 项随机对照试验的 2349 名脑卒中患者的 Meta 分析结果显示,中国传统运动可有效改善脑卒中患者的肢体运动功能、神经功能修复能力及感觉功能障碍、身体平衡能力以及日常生活能力;此外,共纳入 52 项研究的 Meta 分析表明,早期、低至中等强度的身体活动可有效改善脑卒中患者的身体协调功能,而且日常的身体活动结合康复运动疗法可显著改善患者的认知功能。

此外,值得注意的是,不同的职业身体活动对脑卒中患者的康复非常重要,例如研究发现,患病前从事机械挖掘职业的脑卒中患者,在康复治疗过程中能够较快地恢复其相关职业技能;另外,一项针对 22 名患病前曾长时间(1 年以上)从事电机专业(例如电机设计、控制与维修等)的脑卒中患者的研究中表明,康复治疗中采用单次、高强度的 15 分钟电机操作训练可较快地提高其电机相关职业技能的恢复能力。

目前,脑卒中患者康复运动疗法包括 Brunnstrom 偏瘫功能运动康复措施、强制性运动疗法与改良的强制性运动疗法,另外,日常身体活动对脑卒中患者有积极的生理影响和心理影响,有利于运动功能恢复,同时也可降低非患病人群的发病风险。各种形式的低强度活动均可恢复、增强机体运动能力,促进健康。

1. 运动疗法对脑卒中患者康复的影响

(1) Brunnstrom 偏瘫功能运动康复措施:20 世纪 70 年代,瑞典著名的物理治疗师 Signe Brunnstrom 在观察了大量偏瘫患者的基础上,总结出了一套区分脑卒中患者运动恢复情况的方法,即针对 Brunnstrom 偏瘫功能 6 个不同阶段采用不用的运动康复方法。大量的研究已证实,Brunnstrom 偏瘫功能运动康复措施对脑卒中患者肌张力的恢复、步态的平衡、感觉障碍的改善均具有良好的促进作用,目前在临床上已大量用于脑卒中患者运动康复的治疗。

(2) 强制性运动疗法(constraint-induced movement therapy,CIMT):强制性运动疗法是指患者中枢神经系统受到损伤后,在日常生活中限制患者使用健侧肢体,强制性反复使用患侧肢体的一种治疗方法。CIMT 的具体实施措施,主要是通过强制装置限制健侧上肢的使用,强制患者在日常生活中使用患侧上肢,并在较短时间内重复训练患侧,同时注重训练日常活动中的动作。CIMT 的运用能够加强大脑对患侧肢体功能的控制,在脑卒中的康复中,取得了很好的治疗效果,特别是对脑卒中上肢运动功能障碍的治疗。

研究者们基于 CIMT 的基本理论,即在现实生活环境中限制患者使用健侧肢体,强制性大量反复使用和训练患肢,并以此克服患肢的"习得性失用"。有学者对 16 例慢性脑卒中患者的下肢进行大量的重复性训练,包括跑台训练、行走训练、上下楼梯及减重步行训练等,每天训练 6 小时左右,共持续 3 周,结果发现 12 例中等功能障碍的患者各项指标均有明显的进步;在 4 例移动能力最差的患者中,1 例可完全独立行走,另 2 例仅需最小的辅助即可行走,总体下肢的恢复能力达到非常好的效果。

(3) 改良强制性运动疗法(modified constraint-induced movement therapy,mCIMT):随着 CIMT 在临床上的不断应用,其弊端也不断凸显,主要包括:①大强度的重复训练,容易使患者产生疲劳,且对于发病率较高的脑卒中患者人群,他们往往年龄偏大,大多缺乏意志力,这种训练强度易使患者对训练产生抵触的情绪,因此在临床上仍有不少患者及治疗师不愿意采用这一治疗技术;②CIMT 忽视了日常活动中双侧的协同作用,过分强调患侧上肢的单独运动,故较多学者认为这样的治疗方式在临床运用的可操作性不强;③没有考虑到患者的忍受程度、诊所的可行性及卫生经济学等问题。因此,临床上难以大量普及使用此疗法。因此,有研究者进一步提出了 mCIMT 的概念，认为 mCIMT 是在 CIMT 基础上，根据患者的情况和耐受能力进行强度和重复次数的调整，并且只选择适合患者的某些动作进行专项训练，每次 2 小时，每周 3 次，每次训练也限制健侧肢体活动，连续训练 10 周，除此之外的其他训练内容都在日常生活中进行。这是经典的 mCIMT 方案，在此基础上还衍生了很多的 mCIMT 方案。mCIMT 克服了 CIMT 的很多问题，且在治疗效果上不逊于 CIMT，国内外对 mCIMT 的接受更为广泛，因此认为 mCIMT 更适合于脑卒中患者。即便如此，mCIMT 在实施过程中也存在较多争议，仍需要不断改良，在临床运用上是否能够独立于 CIMT 或者完全代替 CIMT，仍需进一步进行充分的研究。

2. 日常身体活动对脑卒中患者康复的影响　对脑卒中患者而言，日常积极开展身体活动不仅有助于配合运动疗法加快运动功能的恢复，而且也能在心理方面产生积极的影响。脑卒中患者由于运动能力损伤，因此不适宜进行无氧运动，中低强度的有氧运动均有利于恢复、增强机体运动能力，患者可根据个人喜好选择运动形式。比如传统体育项目太极拳、气功等，可以提高步行和平衡能力及防跌倒能力等，同时增加肌肉力量。对于脑卒中偏瘫患者，太极拳结合针灸疗法可以通过经络调节、阴阳平衡、气血调理等来改善神经缺损，明显改善患者的肢体活动表现，如进食、穿衣等。基于社区的步行训练也有助于改善脑卒中偏瘫患者的步行能力。此外，文体疗法采用体育运动项目和娱乐项目作为手段对患者进行治疗，也可以显著提高脑卒中患者的上肢功能及日常生活活动能力，比较适用于那些处在康复期的患者。脑卒中患者练习瑜伽活动对肢体平衡和移动性也具有一定的改善作用。

一般而言，进行身体活动的时间、强度均不宜过高，低强度、持续性、有规律的身体活动，既不会增加运动损伤风险，又能达到良好的预防或恢复效果。尽管脑卒中患者的运动功能有障碍，也应该避免长时间静坐、静躺等不健康的生活方式，可以通过经常性活动四肢等局部身体活动来降低此种危害。

四、脑卒中的防治建议

高血压、血脂异常、肥胖、心脏病、糖尿病等是脑卒中的重要危险因素，因此高血压和血脂异常以及肥胖等疾病的防治措施也适用于脑卒中的预防。脑卒中也与饮食行为及生活方式等因素有关，因此，脑卒中的防治和脑卒中的预防应该是综合性的，包括合理营养膳食措施、运动防治、药物治疗、心理健康教育等，确保达到最佳的疗效。

（一）合理膳食和健康的膳食模式

减少能量的摄入，控制体重；减少钠盐摄入，降低血压；常吃奶类、豆类及其制品；经常适量吃鱼，富含优质蛋白的食物；多摄入蔬菜水果，获得充足的 B 族维生素，降低血同型半胱氨酸水平；减少脂类和饱和脂肪酸的摄入，增加全谷类食物，坚果和豆类食物的摄入；在人群推行健康的地中海膳食模式，健康的素食膳食模式可有效预防脑卒中发生。具体的膳食建议见冠心病章节的营养膳食防治。

（二）健康的生活方式

戒烟可减少脑卒中的风险，因此戒烟是防治脑卒中的重要措施之一。长期过量饮酒不仅可以引起血压升高，还可以导致心律不齐，出血性脑卒中和血栓脱落进入脑循环导致缺血性脑卒中的风险增加。限制含糖饮料的摄入；应提倡限量饮酒，患有心血管疾病的患者更不能过量饮酒，或需要戒酒。要重视心理和环境的改善，培养乐观健康的心态。

（三）身体活动

1. 脑卒中患者的预防性身体活动建议　脑卒中的危险因素包括高血压、高血脂等，因此中低强度的有氧运动比如散步、慢跑、爬山、太极拳、球类运动等身体活动，可以通过有效调节血压和血脂预防脑卒中的发生发展。为了达到良好的预防效果，运动专家建议身体活动应该注重持之以恒，具体如何进行有效的身体活动可参见上文高血压、高血脂以及冠心病章节中的身体活动建议。欧洲脑卒中组织发布的《缺血性脑卒中和短暂性脑缺血管理指南》指出，每周进行 2~5 小时的休闲性身体活动，是降低缺血性脑卒中发生或发展严重程度的独立保护性因素，并且身体活动对脑卒中患者生理和心理健康方面均具有促进作用。

2. 脑卒中患者的治疗性身体活动建议　脑卒中患者应结合自己的病情，并根据医务人员的建议，采取有效的运动康复措施。一般而言，对于病情较为严重者，须在专科医务人员的指导下，在医院相关科室进行有针对性的运动康复训练，其中的措施可采用 Brunnstrom 偏瘫功能运动康复措施、强制性运动疗法及改良的强制性运动疗法，具体治疗建议可参考医院相关治疗指南进行，这里不再具体阐述。

另外，对于可以出院治疗的脑卒中患者，在进行运动疗法的过程中，适当配合其他身体活动（如太极拳、基于社区的步行训练等）对康复也是很有帮助的，但应值得注意的是，脑卒中患者的身体活动应以轻柔、低强度为宜，不宜进行高强度的身体活动，根据自己的体力情况和喜好，选择适合自己的活动，每次活动的时间在 30~60 分钟为宜，最好能长期坚持。

值得注意的是，尽管身体活动在脑卒中患者的预防和康复过程中发挥重要作用，但是不良的身体活动方式和不当的身体活动方法对脑卒中患者的康复是不利的，因此脑卒中患者应根据自己的病情和医务人员的建议，选择适合自己的身体活动方式和方法。

（四）抗栓药物治疗

1. 心血管疾病一级预防　国内外的多项权威指南均推荐阿司匹林在心血管疾病一级预防中的作用，确立其在心血管疾病一级预防中的地位，可依据我国规范使用阿司匹林专家共识推荐的标准进行：

（1）患有高血压但血压控制在 150/90mmHg 以下，同时有下列情况之一者，可应用阿司匹林（75~100mg/d）进行一级预防：①年龄在 50 岁以上；②具有靶器官损害，包括血浆肌酐中度增高；③糖尿病。

（2）患有 2 型糖尿病，40 岁以上，同时有心血管危险因素，如有早发冠心病家族史、吸烟、高血压、超重与肥胖（尤其腹型肥胖）、清蛋白尿、血脂异常者。

（3）10 年缺血性心血管病发病风险>10%的人群或合并下述三项及以上危险因素者：①血脂紊乱；②吸烟；③肥

胖;④>50 岁;⑤早发 CVDs 疾病家族史(男<55 岁、女<65 岁发病史)。

目前国内外对采用阿司匹林抗栓进行心血管病一级预防的利弊还有很多争论,需有更多大规模前瞻研究的结果才能得出可靠的推荐。

2. 心血管病患者抗栓治疗　若无禁忌证,心血管疾病患者应服用阿司匹林 75~150mg/d,存在禁忌证或不能耐受阿司匹林时可用氯吡格雷 75mg/d 代替。接受 PCI 治疗的患者,联合应用阿司匹林和氯吡格雷 12 个月,氯吡格雷不能耐受或者明确抵抗者,应用替格瑞洛或普拉格雷替代。

(凌文华　杨燕　马吉祥)

参考文献

1. 陈伟伟,高润霖,刘力生,等.《中国心血管病报告 2017》概要. 中国循环杂志,2018,33(1):1-8.
2. McCullough ML, Feskanich D, Stampfer MJ, et al. Diet quality and major chronic disease risk in men and women: moving towards improved dietary guidance. The American Journal of Clinical Nutrition, 2002,76(6):1261-1271.
3. Akbaraly TN, Ferrie JE, Berr C, et al. Alternative Healthy Eating Index and mortality over 18y of follow-up: results from the Whitehall II cohort. The American Journal of Clinical Nutrition, 2011, 94(1): 247-253.
4. Schwingshackl L, Hoffmann G. Diet Quality as Assessed by the Healthy Eating Index, the Alternate Healthy Eating Index, the Dietary Approaches to Stop Hypertension Score, and Health Outcomes: A Systematic Review and Meta-Analysis of Cohort Studies. Journal of the Academy of Nutrition and Dietetics, 2015, 115(5):780-800.
5. Laatikainen T, Critchley J, Vartiainen E, et al. Explaining the Decline in Coronary Heart Disease Mortality in Finland between 1982 and 1997. American Journal of Epidemiology, 2005, 162(8): 764-773.
6. Mann J, Morenga LT, McLean R, et al. Dietary guidelines on trial: the charges are not evidence based. Lancet, 2016, 388(10047): 831-853.
7. Fraser GE. Vegetarian diets: what do we know of their effects on common chronic diseases? The American Journal of Clinical Nutrition, 2009,90(1):248.
8. Colpani V, Baena CP, Jaspers L, et al. Lifestyle factors, cardiovascular disease and all-cause mortality in middle-aged and elderly women: a systematic review and meta-analysis. European Journal of Epidemiology, 2018, 33(9):831-845.
9. Singh PN, Arthur KN, Orlich MJ, et al. Global epidemiology of obesity, vegetarian dietary patterns, and noncommunicable disease in Asian Indians. The American Journal of Clinical Nutrition, 2014, 100(1):359S-364S.
10. Satija A, Bhupathiraju SN, Spiegelman D, et al. Healthful and Unhealthful Plant-Based Diets and the Risk of Coronary Heart Disease in U. S. Adults. Journal of American College of Cardiology, 2017, 70(4):411-422.
11. Fung TT, Van Dam R, Hankinson SE, et al. Low-Carbohydrate Diets and All-Cause and Cause-Specific Mortality. Annals of Internal Medicine, 2010, 153(5):289-298.
12. Bazzano LA, Hu T, Reynolds K, et al. Effects of Low-Carbohydrate and Low-Fat Diets. Annals of Internal Medicine, 2014, 161(5): 309-318.
13. Lauche R, Peng W, Ferguson C, et al. Efficacy of Tai Chi and qigong for the prevention of stroke and stroke risk factors: A systematic review with meta-analysis. Medicine, 2017, 96(45):e8517.
14. Aggarwal M, Aggarwal B, Rao J. Integrative Medicine for Cardiovascular Disease and Prevention. Medical Clinics of North America, 2017, 101(5):895-923.
15. Leggio M, Fusco A, Limongelli G, et al. Exercise training in patients with pulmonary and systemic hypertension: A unique therapy for two different diseases. European Journal of Internal Medicine, 2018, 47:17-24.
16. Jacob S, Jeremy P, Eric I, et al. Dose Response Between Physical Activity and Risk of Coronary Heart Disease. Circulation, 2011, 124(7):789-795.
17. I-Min L, Eric JS, Felipe L, et al. Effect of physical inactivity on major non-communicable diseases worldwide: an analysis of burden of disease and life expectancy. Lancet, 2012, 380(98838):219-229.
18. Plummer P, Behrman AL, Duncan PW, et al. Effects of stroke severity and training duration on locomotor recovery after stroke: a pilot study. Neurorehabilitation & Neural Repair, 2016, 21(2): 137-151.
19. Peurala SH, Kantanen MP, Sjogren T, et al. Effectiveness of constraint-induced movement therapy on activity and participation after stroke: a systematic review and meta-analysis of randomized controlled trials. Clinical Rehabilitation, 2012, 26(3):209-223.
20. Meier T, Gräfe K, Senn F, et al. Cardiovascular mortality attributable to dietary risk factors in 51 countries in the WHO European Region from 1990 to 2016: a systematic analysis of the Global Burden of Disease Study. European Journal of Epidemiology, 2019, 34(1): 37-55.

第六章

膳食、身体活动与糖尿病

糖尿病是一种多重因素引起的高血糖症，随着高血糖对微小血管以及末端神经管侵害的逐步发展，将会导致一系列严重并发症，如糖尿病肾病、糖尿病视网膜病变、糖尿病足、糖尿病神经病变等，甚至致残致死。现有资料显示，近些年糖尿病患病率呈逐年上升趋势。国际糖尿病联盟（International Diabetes Federation，IDF）在《2017 年全球糖尿病概览》中报告，2017 年全球有 4.25 亿糖尿病人，糖尿病及其并发症导致 400 万人死亡，其专项医疗支出达到 7270 亿美元，给社会造成沉重的经济负担。2013 年我国 2 型糖尿病患病率达 10.4%；IDF 估计 2017 年中国 20~79 岁成年人糖尿病患病率为 9.7%，其中未诊断患者占 53.6%。

在糖尿病发生发展过程中，除遗传这一内在风险因素外，不合理膳食和缺乏身体活动起重要作用。人口老龄化、超重肥胖比例升高、生活压力增大、吸烟酗酒熬夜等生活方式、逐年增多的高血压和血脂异常等慢性病，也是引起糖尿病的风险因素。

本章将介绍糖尿病的定义、分型及其病因学和临床表现、诊断标准、并发症、流行状态，重点介绍糖尿病的风险因素及其与饮食和运动的关系，以及糖尿病防治的饮食和运动干预措施。

第一节　糖尿病分型及诊断

糖尿病有多种类型，发病原因、诊断、病程、预后有所不同，因此在营养、运动和药物的预防治疗方面也会有所不同。

一、糖尿病的定义及分型

糖尿病（diabetes mellitus，DM）是一类因胰岛素利用障碍（胰岛素抵抗）或分泌缺陷（β 细胞受损）引起的以高血糖为特征的代谢性疾病。长期高血糖导致各种脏器和组织，尤其是眼、肾、下肢、神经、心血管的慢性损害、功能不全和衰竭。

WHO 1999 年将糖尿病按病因学分为 4 种类型，即 1 型、2 型、特殊类型和妊娠期糖尿病。中国 2 型糖尿病防治指南（2017 年版）亦采用了此分型体系。研究显示，所有糖尿病患者中，2 型糖尿病约占 87%~95%，1 型糖尿病 5%~12%，其他类型的糖尿病 1%~3%。

（一）1 型糖尿病

1 型糖尿病（type 1 diabetes mellitus）以胰岛 β 细胞破坏导致胰岛素绝对缺乏为主要病因学特征。1 型糖尿病还分为：①自身免疫性：急发型或缓发型（谷氨酸脱羧酶抗体和（或）胰岛细胞抗体阳性）；②特发性：无自身免疫证据。

1 型糖尿病病因和发病机制尚不清楚，一般认为由自身免疫系统缺陷所引起。在某种诱因下，自身免疫系统攻击了胰腺 β 细胞，引起胰岛 β 细胞数量显著减少和消失，导致胰岛素分泌显著下降或缺失，进而引起高血糖。这种自我破坏的原因涉及到遗传易感因素和环境触发因素（如病毒感染、毒素或一些饮食因素）的单独或联合作用。1 型糖尿病可在任何年龄发病，但多发于儿童和青少年时期。

1 型糖尿病具有糖尿病的典型症状“三多一少”：异常口渴导致多饮、多尿（夜间尿床）、持续饥饿导致多食、短时间内体重明显减少，常以酮症或酮症酸中毒起病而被诊断；另外还有易疲劳、精神不振、视力模糊等症状，多无肥胖。血生化检测发现血糖水平显著升高，胰岛素水平明显下降或检测不到等，空腹或餐后的血清 C 肽浓度明显降低，出现自身免疫标记抗体，如谷氨酸脱羧酶抗体（GADA）、胰岛细胞抗体（ICA）、人胰岛细胞抗原 2 抗体（IA-2A）、锌转运体 8 抗体（ZnT8A）等。

1 型糖尿病患者往往需要通过适当的胰岛素替代疗法，可将血糖控制在合理范围内。

（二）2 型糖尿病

2 型糖尿病（type 2 diabetes mellitus）以胰岛素抵抗和（或）胰岛素分泌缺陷为主要病因学特征。

2 型糖尿病的病因和发病机制目前亦不明确，其显著病理生理特点为胰岛素降低餐后血糖的能力下降，空腹血糖升高；病因涉及组织细胞不能对胰岛素的作用（促使血糖进入细胞）予以充分反应（即胰岛素抵抗），或同时伴随胰岛 β 细胞代偿性分泌功能下降所导致的胰岛素分泌减少，从而引起高血糖。

2 型糖尿病是最常见的糖尿病类型，约占全部糖尿病患者的 90%左右或更多。2 型糖尿病在老年人中最为常见。但由于饮食不当、缺乏运动、超重肥胖增多等原因，2 型糖尿病在儿童少年和年轻成年人中也越来越多。

2 型糖尿病发病和进展通常比较缓慢，一般没有 1 型糖尿病那样的典型症状。2 型糖尿病逐渐出现和不断加重的症状有：口渴多饮、尿频尿多、精神不振、易疲劳、手脚有刺痛或麻痹感、视觉模糊、反复性皮肤真菌感染、伤口愈合缓慢等，直到晚期才会出现多食和体重减少的现象。

由于 2 型糖尿病患者血糖升高很长时间都可能没有症状，即使出现症状也不典型且发展缓慢，估计有超过 1/2 的患者没有得到诊断，直到偶然检出血糖升高或出现高血糖导致的并发症（如视力变化、足部溃疡、反复感染甚至肾衰竭）才得以确诊。

除年龄（≥40 岁）、种族（亚裔人）、家族史等社会人口学特征外，2 型糖尿病的致病危险因素主要包括不合理膳食、缺乏身体活动、超重肥胖、空腹血糖受损（IFG）和糖耐量异常（IGT）、高血压、血脂异常和动脉粥样硬化、多囊卵巢综合征、长期接受抗精神病药物或抗抑郁药物治疗、吸烟等。其中以超重肥胖和空腹血糖受损及糖耐量异常危险性最大。空腹血糖受损和糖耐量异常属于糖尿病前期（prediabetes），如果此时进行有效干预，有可能阻止 2 型糖尿病的发生发展。

生活方式改善（包括膳食、运动等）和必要的药物治疗是 2 型糖尿病防治的基础。

（三）特殊类型糖尿病

特殊类型糖尿病（special type diabetes mellitus）是病因学比较明确或继发性的糖尿病，由基因突变或缺陷、其他内分泌疾病、药物及化学品、感染等引起。此型又分 8 个亚型，有数十种疾病。随着对糖尿病发病机制研究的深入，特殊类型糖尿病的种类可能会逐渐增加。

1. 胰岛 β 细胞功能基因缺陷　如第 12 号染色体肝细胞核因子-1α（HNF-1α）基因突变（MODY3）（maturity-onset diabetes of the young，青少年的成人起病型糖尿病）、第 7 号染色体葡萄糖激酶（GCK）基因突变（MODY2）、第 20 号染色体肝细胞核因子-4α（HNF-4α）基因突变（MODY1）、线粒体 DNA（mtDNA）突变等。

2. 胰岛素作用的基因缺陷　如 A 型胰岛素抵抗、矮妖精貌综合征（leprechaunism）、Rabson-Mendenhall 综合征、脂肪萎缩性糖尿病等。

3. 胰腺外分泌疾病　如胰腺炎症、创伤/胰腺切除术后、胰腺肿瘤、胰腺囊性纤维化、血色病、纤维钙化性胰腺病等。

4. 内分泌疾病　如肢端肥大症、库欣综合征、胰高糖素瘤、嗜铬细胞瘤、甲状腺功能亢进症、生长抑素瘤、醛固酮瘤等。

5. 药物或化学品所致的糖尿病　如 Vacor（N-3 吡啶甲基 N-P 硝基苯尿素）、喷他脒、烟酸、糖皮质激素、甲状腺激素、二氮嗪、β-肾上腺素能激动剂、噻嗪类利尿剂、苯妥英钠、γ-干扰素等。

6. 感染　如先天性风疹、巨细胞病毒感染等。

7. 不常见的免疫介导性糖尿病　如僵人（stiff-man）综合征、胰岛素自身免疫综合征、胰岛素受体抗体等。

8. 伴糖尿病的其他遗传综合征　如 Down 综合征、Klinefelter 综合征、Turner 综合征、Wolfram 综合征、Friedreich 共济失调、Huntington 舞蹈病、Laurence-Moon-Beidel 综合征、强直性肌营养不良、卟啉病、Prader-Willi 综合征等。

尽管特殊类型糖尿病病种繁多，但高血糖是其共同的特征和危害的主要根源之一。因此，高血糖依然是特殊类型糖尿病的主要干预目标之一，营养和运动依然是干预的基本措施。

（四）妊娠期糖尿病

妊娠期糖尿病（gestational diabetes mellitus，GDM）是指妊娠期间发生的不同程度血糖升高的糖代谢异常。妊娠期糖尿病的病因可能与自身免疫和遗传有关，也可能与胎盘产生激素而减弱了胰岛素作用进而引起胰岛素抵抗有关。妊娠期糖尿病可在妊娠期间的任何时间发生，通常出现在孕中期和孕晚期，在妊娠结束之后便会消失。

根据血糖水平升高程度及其对妊娠危害程度的不同，可将其两级分为妊娠期糖尿病（GDM）和妊娠期显性糖尿病或妊娠合并糖尿病，其中妊娠期糖尿病例占全部孕期糖尿病例的 90%左右，妊娠期显性糖尿病占 10%。

胎儿对母体血糖水平升高十分敏感，虽然升高的血糖还未达非孕女性糖尿病的诊断标准，但已经对胎儿和孕妇造成近远期损害。2008 年国际妊娠合并糖尿病共识小组以围产期不良结局增加 75%的血糖界值，作为妊娠期糖尿病诊断切点，随后全球普遍接受并应用。《中国 2 型糖尿病防治指南 2017 年版》亦采用了此标准。妊娠期糖尿病两级分型的诊断标准见表 7-6-3。

妊娠期糖尿病近期可导致母体可出现先兆子痫、早产、手术产、羊水过多、产后出血、感染等，胎儿及新生儿可发生呼吸窘迫综合征、黄疸、低钙血症、低血糖、血细胞增多，巨大儿引发的肩难产、新生儿缺血缺氧性脑病、骨折甚至死亡等；远期风险有母体再次妊娠时糖尿病几率明显增加，大约有 1/2 会在分娩之后 5～10 年内患上 2 型糖尿病，另外发生代谢综合征及心血管疾病的概率也增加，子代一生中发生肥胖、2 型糖尿病等代谢相关疾病的概率明显增加。

妊娠期糖尿病的早期发现和干预十分重要。美国妇产科医师学会（ACOG）《妊娠期糖尿病指南（2017）》把超重肥胖和久坐缺少运动纳入妊娠期糖尿病孕早期排位最前的筛查标准。其他筛查标准还有：直系亲属糖尿病家族史、高危种族、大体重胎儿（4000g 以上）分娩史、妊娠期糖尿病既往史、高血压病史、高密度脂蛋白胆固醇低于 0. 90mmol/L、甘油三酯高于 2. 82mmol/L、多囊卵巢综合征、糖化血红蛋白高于 5. 7%既往史、糖耐量异常或空腹血糖受损、胰岛素抵抗既往史、心血管病史等。这些筛查标准其实也是妊娠期糖尿病易发的风险因素。妊娠期糖尿病的其他风险因素还有妊娠期间体重增加过多、年龄较大、死胎或先天性畸形胎儿怀孕史等。

对妊娠期糖尿病患者进行个体化的饮食和运动的管理和指导非常重要，管理体重并防止孕期体重增长过快，进行血糖监测，以控制或辅助药物降控血糖。

二、糖尿病的诊断标准

目前国际通用 WHO 1999 年的诊断标准，《中国 2 型糖尿病防治指南 2017 年版》亦采用此标准，主要依据血糖值（静脉空腹血糖、随机血糖或口服 75g 葡萄糖耐量试验后 2 小时血糖），并结合糖尿病典型临床症状。这些诊断标准也是进行营养和运动干预的参考目标（表 7-6-1、表 7-6-2）。

另外，糖化血红蛋白（HbA1c）也是诊断的敏感指标。

2011年WHO建议在条件具备的国家和地区采用该指标参与糖尿病的诊断，诊断切点为糖化血红蛋白≥6.5%。

表7-6-1　不同血糖状态及血糖诊断标准值

血糖状态分类	静脉血浆葡萄糖/($mmol \cdot L^{-1}$)	
	空腹血糖*	口服75g葡萄糖负荷后2小时血糖
正常血糖	<6.1	<7.8
空腹血糖受损(IFG)#	6.1~<7.0	<7.8
糖耐量异常(IGT)#	<7.0	7.8~<11.1
糖尿病	≥7.0	≥11.1

*空腹指至少8小时没有摄入含能量食物；

#IFG和IGT统称为糖调节受损，也称糖尿病前期

表7-6-2　糖尿病诊断标准

诊断指标	诊断条件
指标①：典型糖尿病症状（多饮、多尿、多食、不明原因的体重下降） 指标②：任意血糖*≥11.1(mmol/L) 指标③：空腹血糖≥7.0(mmol/L) 指标④：口服75g葡萄糖负荷后2小时*血糖≥11.1(mmol/L)	如果： 指标①、②均为阳性：可确诊 指标①、③均为阳性：可确诊 指标③、④均为阳性：可确诊

*任意血糖是指不管用餐与否、一天中任意时间的血糖；口服75g葡萄糖耐量试验的其他时间点血糖值不作为诊断标准

表7-6-3　妊娠期糖尿病亚分型血糖诊断标准

两级分型	妊娠期内静脉血浆葡萄糖(mmol/L)		口服75g葡萄糖负荷后血糖	
	空腹血糖	随机血糖	1小时	2小时
妊娠期糖尿病	5.1~<7.0	—	≥10.0	8.5~<11.1
妊娠期显性糖尿病	≥7.0	≥11.1	—	≥11.1

注：上述血糖值之一达标即可诊断为妊娠期糖尿病或妊娠期显性糖尿病，但孕早期单纯空腹血糖>5.1mmol/L，不能诊断

糖尿病诊断的各项指标的临界值实际上也是糖尿病防治措施包括饮食、运动和药物干预的目标值，在制定营养处方和运动处方及干预效果的监测上具有指导意义。

第二节　糖尿病并发症

糖尿病常见的并发症有糖尿病肾病、糖尿病视网膜病变、糖尿病足、糖尿病神经病变、糖尿病并发感染、糖尿病心脑血管病等。糖尿病正是通过其发展到中后期的并发症，严重地威胁糖尿病患者的健康和生命。

糖尿病并发症(diabetic complications)的发病机制还不完全清楚。一般认为，在高血糖的作用下，全身微小血管（包括毛细血管和小动脉）增厚变硬是糖尿病并发症的基本病理改变，也是糖尿病并发症包括糖尿病肾病、糖尿病视网膜病变（眼底血管）、糖尿病足、糖尿病神经病变、糖尿病并发感染、糖尿病脑病发生发展的组织病变原因，是全身微小血管病变发生在身体敏感组织器官部位的功能障碍表现。增厚变硬的微小血管壁，可能又成为阻挡血糖进入组织器官的屏障，形成并加重所谓的胰岛素抵抗。血脂紊乱、高血压以及其他血液异常升高的成分在此期间对血糖的升高起到了推波助澜的作用。遗传因素和其他因素叠加的不同，可能造成年人体微小血管对高血糖的反应程度和病变程度有所不同。

事实上，糖尿病对血管的损害不分大小，只是微小血管更容易堵塞而引发病变。有些部位如心脏血管和下肢血管，较大血管的损害也容易引发病变（主要表现为动脉粥样硬化，且比血脂异常引起的动脉粥样硬化出现时间更早，程度更重），如糖尿病心血管病和糖尿病足。

微小血管与小神经管病理改变的分子代谢机制十分相似，也十分复杂，始作俑者均是高血糖，随后引发一系列病理性代谢过程，如多元醇通路、蛋白激酶C通路、己糖胺通路、晚期糖基化终末产物形成、氧化应激反应等，导致微小血管和小神经管（包括神经末梢）损害，管腔损害引起缺血缺氧缺营养物质，又反过来加重上述病理代谢过程，形成恶性循环，最终导致组织和器官的功能性障碍。

一、糖尿病肾病

糖尿病肾病(diabetic retinopathy)是指由糖尿病所致的慢性肾脏结构和功能障碍的疾病，可能与遗传易感性、糖脂代谢紊乱、肾小球血流动力学改变等因素有关。我国约有20%~40%的糖尿病患者合并糖尿病肾病，成为慢性肾病和终末期肾病的主要来源。资料显示糖尿病人群肾衰竭发生率是一般人群的17倍，是糖尿病的主要死因之一。

糖尿病肾病是糖尿病重要的微小血管并发症之一，主要累及肾脏小血管和肾小球，引起蛋白尿和滤过异常。病理研究显示，在高血糖等因素作用下，肾小球毛细血管逐渐出现基底膜增厚，发生炎症反应和纤维化，最终出现典型的肾小球硬化病变，过滤功能丧失。

糖尿病肾病的危险因素包括年龄、糖尿病病程、高血压、肥胖（尤其是腹型肥胖）、血脂异常、高尿酸血症、环境污染物等。对糖尿病患者积极进行药物、饮食、运动、健康生活方式的干预，控制血糖、肥胖、血压、血脂、血尿酸等，可阻止或延缓糖尿病肾病的发展，早期干预甚至可以逆转。

二、糖尿病视网膜病变

糖尿病视网膜病变(diabetic nephropathy)其实为视网膜微血管病变，与糖尿病肾病同为糖尿病最常见的晚期并发症。该病变可引起双眼视力下降，严重者完全失明。有资料显示，糖尿病患者的致盲率是普通人群的25倍。糖尿病视网膜病变尤其是增殖期视网膜病变，是糖尿病特有的并发症。

糖尿病视网膜病变的发病机制至今还不完全清楚，主

要病理改变有毛细血管基底膜增厚，内皮细胞增生，外周细胞减少，毛细血管腔变窄；糖尿病患者红细胞黏滞性增加，血小板易凝聚等使血流减缓；最后毛细血管闭塞，视网膜组织缺氧缺营养。这引起新生血管因子增多，刺激视网膜长出新生血管。脆弱的新生血管易破裂出血，产生玻璃体积血。与新生血管伴随的新生纤维组织收缩，可牵拉视网膜离开原有位置造成视网膜脱离。新生血管不仅生长在眼后部的视网膜与视盘上，还可出现在眼前部的虹膜上，可致新生血管青光眼，最终致患眼完全失明。

高血糖、高血压、血脂异常、吸烟、青春期发育和甲状腺功能减退等是糖尿病视网膜病变发生发展的危险因素。除视网膜病变外，2 型糖尿病患者还易发生屈光改变、白内障、青光眼、视网膜血管阻塞、缺血性视神经病变等。

三、糖尿病足病

糖尿病足病(diabetic foot disease)是糖尿病患者因下肢远端神经异常和不同程度的血管病变导致的足部感染、溃疡和深层组织坏疽，可导致截肢和死亡，是糖尿病最严重和治疗费用最高的并发症之一。2012—2013 年调查发现，我国糖尿病足溃疡患者的总截肢(趾)率为 19.03%，其中大截肢率为 2.14%，小截肢(趾)率为 16.88%。糖尿病患者的截肢率是非糖尿病患者的 40 倍。

糖尿病足病的基本病理机制是局部血管病变(微小血管和较大血管)引起的缺血、周围神经病变和感染。这些因素的共同作用，导致组织的坏死、溃疡和坏疽。

采取适当的药物、饮食、运动和生活方式等手段控制血糖以及其他危险因素，是预防糖尿病足病的根本。

四、糖尿病神经病变

糖尿病神经病变(diabetic neuropathy)是糖尿病最常见的慢性并发症之一，可累及中枢神经及周围神经，以后者多见。糖尿病周围神经病变是指包括脊神经、脑神经及自主神经在内的周围神经功能障碍，其中以远端对称性多发性神经病变最为突出。该并发症的发生与糖尿病的病程、血糖控制状况等因素关联。病程超过 10 年且血糖控制不佳者，易出现明显的神经病变表现。

糖尿病外周神经病变的发病机制涉及血管学说和代谢学说，其实两者是相互作用而形成的：即作为代谢物的高血糖通过一系列物理或化学途径造成微小血管病变(基底膜增厚)，导致管腔狭窄，血流减少，导致末梢神经缺血缺氧缺营养物质，从而引起功能障碍。

糖尿病与中枢神经系统功能障碍(如缺血性脑卒中、脑痴呆、帕金森病等)有关的发病机制主要涉及微血管血脑脊液屏障的病理改变和晚期糖基化终产物的不良影响。大脑微血管病变既破坏了血脑脊液屏障作用，又妨碍了必需物质的转运；而糖基化终产物可损害大脑中的蛋白质和核酸。

五、糖尿病合并感染

由于糖尿病患者末端血管的功能障碍，导致机体的预防能力显著减低，对感染的易感性比非糖尿病者明显增高，尤其是老龄糖尿病患者合并感染的发生率更高，是一般老龄人群的 2 倍。糖尿病容易并发各种感染，细菌感染最为常见，真菌感染也较常见。在糖尿病合并的各种感染中，呼吸系统感染的发生率最高，泌尿系统和皮肤感染次之，手术部位创口感染几率也比较大。血糖未获得良好控制的糖尿病患者，一旦感染，可诱发糖尿病急性并发症，是酮症酸中毒和高渗性昏迷急性代谢紊乱的常见诱因，最后可引起死亡。

由于组织器官末端血液微循环和神经末梢的功能障碍，机体处于高血糖、局部组织防御能力和免疫能力下降、营养不良等环境下，很易发生感染。而且，感染后在治疗上十分困难，糖尿病足病就是一个典型的例子。所以，采取综合措施(饮食、运动、药物、血糖监测等)控制血糖，依然是预防糖尿病合并感染的基本要求。

第三节　糖尿病流行状况与影响因素

明确糖尿病的流行状况和趋势，明确糖尿病发生发展的影响因素，对于制定相关的社会、科研、预防、医疗政策和措施，对于建立合理的糖尿病防治指南，对于采取适宜的营养和运动方法，具有重要的意义。

一、糖尿病流行状况

糖尿病是全球流行的慢性非传染性疾病，在世界范围已经成为一个重大的公共卫生问题，造成巨大的经济负担，对人类健康和社会经济的可持续发展构成威胁。WHO 报告显示，全球估计有 370 万人的死亡与高血糖有关，其中有 150 万人死于糖尿病，在所有因高血糖而死亡的人中，约 43%的死亡发生在 70 岁前。WHO 预测，2005—2030 年间，因糖尿病而死亡的人数将翻一番，到 2030 年，糖尿病将成为第 7 大死亡原因。糖尿病及其并发症给社会带来了沉重的经济负担，每年全球因糖尿病损失的直接成本为 8270 亿美元，推算从 2010—2030 年，全球 GDP 的损失约为 1.7 万亿美元，而低收入及中等收入国家承担着近 80%的糖尿病负担。

(一) 全球趋势

糖尿病的整体患病率呈上升趋势，全球成年人糖尿病患者数量从 1980 年的 1.08 亿增加到 2017 年的 4.25 亿，成年人糖尿病患病率从 1980 年的 4.7%增加到 2017 年的 8.8%。推算到 2045 年，全球患病人数可能达到 6.29 亿。

据 IDF 统计，2017 年全球约有 4.25 亿糖尿病患者，其中 2.79 亿患者生活在城市，约占 2/3，1.46 亿患者生活在农村。每 11 名成年人中就有 1 名糖尿病患者，20~79 岁成年人患病率约为 8.8%。全球未确诊的成年糖尿病患者人数达到 2.12 亿，每 2 名成年糖尿病患者中就有 1 位未确诊。全球有超过 1 亿的儿童和青少年患 1 型糖尿病。有 2130 万女性或 16.2%的活产儿母亲患有某种形式的妊娠期高血糖症，其中 86.4%属于妊娠期糖尿病。

全球各地区糖尿病发病情况各有特点，但总体发病率均较严重，在中低收入国家糖尿病患病率增长速度更快。

在大多数高收入国家中，所有糖尿病患者中大约87%～91%是2型糖尿病，7%～12%是1型糖尿病，而1%～3%是其他类型的糖尿病，大多数患有糖尿病的儿童和青少年是1型糖尿病患者。北美洲和加勒比地区是世界糖尿病患病率最高的地区，约11%；西太平洋地区糖尿病患者人数最多，达到1.58亿，其次为东南亚地区，有8200万名成年患者；欧洲地区约有6000万人患有糖尿病，罹患1型糖尿病的儿童和青少年人数最多；在非洲地区，69.2%的糖尿病患者未得到诊断；预计至2045年，中东和北非地区糖尿病患者将增加72%。

（二）中国

与全球糖尿病发病情况类似，我国的糖尿病患病率也呈现逐年上升的态势。根据我国目前已有的全国性糖尿病流行病学调查数据，我国居民糖尿病患病率从1980年的0.67%增加到2013年的10.4%，近几十年来，糖尿病在我国呈现暴发式流行。我国成年人糖尿病患病人数超过1.1亿，是全球糖尿病患病人数最多的国家（表7-6-4）。

表7-6-4　我国全国性糖尿病流行病学调查情况

调查年份（诊断标准）	调查人数/（万）	年龄/（岁）	糖尿病患病率/（%）	筛选方法
1980（兰州标准）	30	全人群	0.67	尿糖+馒头餐2hPG筛选高危人群
1986（WHO，1985）	10	25～64	1.04	馒头餐2hPG筛选高危人群
1994（WHO，1985）	21	25～64	2.28	馒头餐2hPG筛选高危人群
2002（WHO，1999）	10	≥18	2.6	FPG筛选高危人群
2007—2008（WHO，1999）	4.6	≥20	9.7	OGTT
2010（WHO，1999）	10	≥18	9.7	OGTT
2013（WHO，1999）	17	≥18	10.4	OGTT

注：PG：血浆血糖；FPG：空腹血浆血糖；OGTT：口服葡萄糖耐量试验

根据我国糖尿病调查数据可以看出，我国糖尿病流行主要具有以下特点：①随着经济发展和医疗条件改善，人均寿命日益延长，我国逐步迈入老龄化社会，导致我国糖尿病患病率和患病人数不断攀升。②糖尿病患者趋于年轻化，2型糖尿病在老年人中最为常见，但现在由于肥胖水平上升、人们普遍缺乏运动以及饮食不当，在儿童、青少年和年轻人中糖尿病发病也越来越多。③以2型糖尿病为主，占90%以上，1型糖尿病约占3%～5%，1型糖尿病多数发生在儿童和青少年。④经济发达地区的糖尿病患病率明显高于欠发达地区，城市高于农村，不过农村地区的新诊断糖尿病比例高，正处于糖尿病患病率迅速增长的阶段。⑤未确诊糖尿病比例高，2017年IDF的数据显示，我国未确诊糖尿病患者人数为6130万，约占53.6%。⑥肥胖和超重人群糖尿病患病率显著增加，肥胖人群糖尿病患病率升高了2倍。2013年按体质指数（BMI）分层显示，BMI<25kg/m² 者糖尿病患病率为7.8%，25kg/m² ≤ BMI < 30kg/m² 者患病率为15.4%，BMI≥30kg/m² 者患病率为21.2%。

二、影响因素

糖尿病的发生是众多因素作用的结果，不同危险因素和保护因素对糖尿病发病的影响及作用强度存在差异。如1型糖尿病的主要影响因素包括病毒感染、遗传因素、自身免疫以及其他环境因素。妊娠糖尿病的主要影响因素包括年龄、孕前体重、怀孕期间体重增加情况、妊娠次数、糖尿病家族史等。相比于其他类型的糖尿病，2型糖尿病患病人数多，涉及人群广，而且影响因素也更多。

（一）人口学因素

1. 种族和民族　糖尿病的发病率因种族而异。生活在英国的南亚裔人群患2型糖尿病的危险比白人高6倍，且2型糖尿病的发病年龄提前10年。非洲和非洲-加勒比后裔患2型糖尿病的危险比白人高3倍。在美国，非西班牙裔黑人、非西班牙裔亚洲人及西班牙裔人的糖尿病患病率较高。

我国是一个多民族国家，拥有丰富的遗传背景，糖尿病患病率存在民族差异。总体而言，汉族糖尿病患病率高于其他少数民族。但也有研究发现，当汉族与其他少数民族在同样的生活工作环境下，糖尿病患病率无统计学差异，提示民族间的差异主要体现在生活环境、生活方式上的不同。但随着少数民族地区生产方式的改善和生活水平的提高，我国少数民族糖尿病患病率也在迅速上升，有些民族已达到甚至超过全国平均水平。

2. 家族史　有2型糖尿病家族史的人患糖尿病的风险大大增加，发病率明显增高，存在家庭聚集性、同卵双胞胎发病率高等的特点。有研究显示，2型糖尿病先证者三级亲属糖尿病患病率从高到低依次为一级亲属、二级亲属、三级亲属，若父母双方都患病，其子女糖尿病患病风险显著高于父母一方患病者，甚至父母肥胖者其子女患糖尿病的风险亦明显增高。尽管很多研究证实2型糖尿病有明显的遗传倾向，可能具有多基因遗传特性，但由于糖尿病遗传的异质性，其遗传基因、遗传方式尚不完全明确，因此糖尿病与遗传的关系仍需要进一步研究。

3. 年龄　2型糖尿病的患病率随着年龄的增加而增高，在65岁以上人群中的患病率较高。据IDF评估，2017年65～99岁糖尿病患者人数为1.23亿，患病率为18.8%。我国2013年糖尿病调查发现，我国18～44岁、45～59岁、60岁及以上各年龄组患病率分别为6.1%、13.8%、19.4%。中老年人群患病率显著高于一般人群平均水平，其内在原因可能是随着年龄的增长，细胞、器官组织和整体的糖脂代谢能力均呈现退行性改变，胰岛素抵抗加剧，同时老年人胰岛β细胞分泌功能减弱，骨骼肌质量减少，葡萄糖进入骨骼肌组织减少，从而导致血糖升高，增加了糖尿病的患病风险。与此同时，2型糖尿病在儿童青少年，尤其超重肥胖的儿童青少年中的发病率迅速增加。2001—2009年,美国儿童青少年2型糖尿病患病率增加了21%,1型糖尿病患病率增加了23%。近些年诊断的儿童青少年2型糖尿病患者中多是10岁以上的青少年,随着儿童超重肥胖比例的增加,2型糖尿病可能会出现在更年幼的青春期前儿童。

4. 性别 不同地区糖尿病的性别差异表现不同。2017年IDF估计20~79岁男性的糖尿病患病率(9.1%)略高于女性(8.4%),糖尿病患者中,男性比女性大约多1710万(男性2.21亿,女性2.04亿)。在西欧和北美,糖尿病女性患者多于男性。我国糖尿病患病率性别差异较小。2002年我国18岁及以上居民的糖尿病患病率男性2.54%,略低于女性2.66%;2010年男性患病率10.2%,高于女性9.0%;2013年男性达到11.1%,高于女性9.6%。尽管患病率的性别差异表现不一致,但有调查显示,糖尿病对女性造成的危害大于男性,在全球范围内,女性糖尿病致死人数约210万,男性约180万,女性多于男性。

5. 受教育水平 我国流行病学调查研究显示,文化程度越高,患糖尿病的风险越低,且在高收入人群中低文化程度为2型糖尿病的独立危险因素。可能是不同文化程度人群生活方式往往不同,受教育水平高者自我保健意识更强,健康知识的接受能力更强,更加注重糖尿病的预防与保健,更积极主动采取有益于健康的生活方式。受教育水平高者肥胖、血脂异常、高血压等心脑血管疾病危险因素也相对较低,一般也有经济条件为自己的健康提供物质保障。同时,受教育水平还受到社会经济条件与职业因素的影响,不同人群呈现不同的患病情况。

6. 职业 分析不同职业人群糖尿病患病情况时,往往受多种因素的影响,比如收入水平、生活习惯、身体活动、受教育水平等。一般来说,体力活动强度较大的职业人群(如工人、农民、牧民等)患病率较低,而久坐职业人群则较高(公务员、科教工作者等)。糖尿病患病的职业分布亦与社会经济地位密切相关,经济水平较高者患病率相对较高。

(二) 生理因素

1. 体重 糖尿病的发病率与肥胖程度呈正相关,超重肥胖者糖尿病患病率较体重正常者高。中国肥胖问题工作组数据显示,超重人群糖尿病患病率分别为体重正常人群的2.4倍(男)和2.14倍(女),肥胖人群的糖尿病患病率分别为体重正常者的2.55倍(男)和2.52倍(女)。研究还表明超重肥胖持续时间越长,糖尿病患病的风险也越大。在长期肥胖人群中,糖尿病患病风险增加5倍。

超重肥胖者脂肪细胞体积增大,而脂肪细胞上的胰岛素受体数目是固定的,细胞体积越大,受体密度越低,导致对胰岛素的敏感性降低,血糖更易升高;另一方面,为了维持正常血糖水平,胰岛β细胞过量分泌胰岛素,胰岛超负荷工作致胰岛β细胞缺陷,继而引发胰岛素分泌减少,无法维持正常的糖代谢。

相对于全身性肥胖,中心性肥胖者患糖尿病的风险更大。中心性肥胖与中国人2型糖尿病的关系更为密切,这可能是因为腹部肥胖直接影响脂肪酸和全身的脂代谢,能显著增加患糖尿病的风险。因此,与BMI相比,用腰围和腰臀比识别2型糖尿病的发病风险,意义更大。男性腰围≥85cm和女性腰围≥80cm时,糖尿病患病率分别为腰围正常者的1.99倍(男)和2.70倍(女)。

儿童出生体重同样会影响成年后2型糖尿病的发病风险,包括胎儿宫内发育迟缓、出生体重过低(特别是在产后快速增长的情况下)以及高出生体重等。低出生体重者患病率高,可能是因为早期营养不良导致日后的代谢障碍,从而增加发生糖耐量受损和糖尿病的危险;而高出生体重者患病率高,可能和母亲患妊娠期糖尿病有关。

2. 高血压 糖尿病与高血压关系密切。糖尿病患者中高血压的患病率明显增高,约为非糖尿病人群的2倍,并随年龄增长、体重增加及病程延长而上升。原发性高血压被认为是2型糖尿病的独立危险因素之一,2型糖尿病合并高血压的患者降压治疗有助于缓解糖尿病的症状。糖尿病与高血压之间是相互影响、相互作用的关系,可能有共同的致病因素造成,是一种伴随现象。糖尿病患者本身的胰岛素抵抗、血糖升高及脏器损伤等病理情况与高血压发病机制及血管的结构与功能改变密切相关,也有可能是高血压和糖尿病有着共同的遗传因子。具体原因还有待进一步研究。

3. 血脂异常 血脂异常与糖尿病关系非常密切。机体内糖脂代谢相互联系、相互影响,单独或共同升高均会导致人体组织细胞出现病理生理改变。糖尿病患者不仅存在糖代谢异常,其脂质代谢和蛋白质代谢也存在缺陷。

4. 妊娠期糖尿病 患过妊娠期糖尿病的妇女在产后患2型糖尿病的风险增加。一般情况下,大部分妊娠期糖尿病患者在分娩后高血糖症状可逐渐消失,糖耐量可完全恢复正常。但是,部分妊娠期糖尿病患者分娩后高血糖、糖尿及糖耐量异常持续存在,这部分患者为潜在的2型糖尿病患者。研究显示,患过妊娠期糖尿病的妇女将来2型糖尿病的发生率升高。同时,母亲在孕期发生糖尿病,其子代发生2型糖尿病的风险远比父亲患病或母亲虽患有糖尿病但未发生在孕期的孩子高。

(三) 膳食、身体活动因素

1. 膳食 膳食与糖尿病的发生密切相关,糖类、膳食纤维、脂肪、畜肉和含糖饮料等食物及营养素与糖尿病的发生有一定联系。研究显示,精制谷物、小分子简单糖摄入过多是糖尿病的危险因素,能够加重胰岛β细胞负荷,引起血糖快速升高,增加糖尿病的患病风险;同时,过多脂肪和过多能量摄入导致的超重肥胖,可以引起不同程度的胰岛素抵抗和糖耐量损害。多吃新鲜蔬菜水果是糖尿病的重要保护因素,蔬菜水果中富含膳食纤维,可以延缓食物吸收,降低餐后血糖浓度并改善糖耐量。详细论述详见本章第四节。

2. 身体活动 身体活动不足是2型糖尿病的危险因素之一。身体活动强度越小、频率越低,糖尿病患病风险越高。适当的身体活动可促进糖的利用,减轻胰岛负担,使胰岛素敏感性增加,从而使患糖尿病的风险下降。研究表明,每周150分钟的适度运动就可以降低糖尿病患病风险。

(四) 行为和心理因素

1. 吸烟 国内外研究显示,吸烟是糖尿病重要的危险因素之一,吸烟者与不吸烟者相比,前者2型糖尿病患病率较高。糖尿病患病率由高到低依次为吸烟者、被动吸烟者、不吸烟者。每日吸烟的数量与糖尿病的发生率呈正相关，随吸烟年数与吸烟量的增加，2 型糖尿病患病的相对危险度呈逐渐上升趋势。重度吸烟者患糖尿病的风险最高，且在戒烟后的 10 年里，吸烟的风险依然居高不下；对于轻度吸烟者来说，风险降低相对快一些。

吸烟可能会刺激体内的多种激素（生长激素、糖皮质激素、垂体加压素等）分泌增加，造成血糖暂时升高，并引起急性胰岛素抵抗。长期吸烟的人其血糖持续升高，胰岛素也存在抵抗，可协同其他危险因素，共同导致糖尿病。

2. 饮酒　有报道显示饮酒对糖尿病的发病率有较大影响，但饮酒与糖尿病患病的关系仍不明确。研究表明，酒精摄入量与糖尿病发病率之间呈 U 型关系，即随着酒精摄入量的增加，患病率先降低后升高，适度与少量饮酒对糖尿病发病具有一定的保护作用。可能由于摄入少量的酒精能够降低血浆胰岛素浓度，并提高胰岛素的敏感性以及组织对血糖的摄取。大量饮酒者减少饮酒量后，其糖尿病的发病率也会随之降低。

3. 睡眠　睡眠障碍是糖尿病发生的危险因素之一。研究表明，睡眠时间过短（≤5 小时）或过长（≥9 小时）都会导致糖代谢异常，增加糖尿病发病风险。每天平均睡眠时间不足 5 小时者，是平均睡眠时间 7 小时以上者的 5 倍多。睡眠在机体内分泌代谢过程中发挥着重要作用，睡眠障碍不仅可以导致胰岛素分泌异常，还可以降低周围组织对胰岛素的敏感性，从而引起机体糖代谢紊乱，诱发糖尿病的发生，而且睡眠障碍也会影响糖尿病患者的血糖控制。

4. 精神和情绪因素　精神心理因素在糖尿病的发生、发展和转归中起着重要作用，当机体出现精神紧张、情绪激动及各种应激状态时，会引起升高血糖激素的大量分泌。调查发现，存在焦虑、抑郁、压力大等不良精神状况的人群，2 型糖尿病的患病率比正常人群高。焦虑、抑郁状态可能降低胰岛素敏感性，而且使患者处于一种应激状态，导致血糖、血脂、糖化血红蛋白等指标升高，从而影响 2 型糖尿病的发生。同时，有研究表明不良精神状况还与中心性肥胖和糖耐量异常有关，也与不良的生活方式（比如吸烟、缺乏身体活动和高能量饮食）有关，这些均是患 2 型糖尿病的危险因素。

第四节　膳食营养与糖尿病

糖尿病是一种与遗传因素及多种环境因素密切相关的代谢性疾病。其中膳食营养因素在糖尿病的发生发展及防治中具有重要作用。

一、能量和营养素

（一）能量

能量过剩导致的超重肥胖是 2 型糖尿病发生、发展的重要危险因素。糖尿病患者因体内胰岛素缺乏，或组织对胰岛素敏感性降低，胰岛素受体数目减少，易发生能量代谢紊乱。过高能量的摄入，易使体重增加，血糖控制不良，加重病情；而过低能量的摄入，会导致机体处于饥饿状态，促使脂类代谢紊乱，酮体产生过多，出现酮血症。因此合理调整能量摄入使机体达到平衡状态，是 2 型糖尿病营养治疗的基础，糖尿病患者应根据年龄、性别、身体活动状况和水平、体重等确定能量供给。

（二）脂肪

过量脂肪摄入与糖尿病发病有关，不同的脂肪种类也与糖尿病密切相关。研究表明，饱和脂肪酸过量和反式脂肪酸是 2 型糖尿病发生的危险因素，而单不饱和脂肪酸和多不饱和脂肪酸则可能对调节糖代谢更有利，可改善血脂以及血糖代谢，降低糖尿病与心脑血管疾病的发生率。对正常人而言，适量摄入 n-3 多不饱和脂肪酸能够改善胰岛功能，增加胰岛素的利用度，并且能够改善血脂血糖的分解与代谢。

糖尿病患者由于糖代谢异常，体脂分解增加，脂肪代谢紊乱，常伴有血脂异常、脂肪肝等，成为引起糖尿病血管并发症的重要因素。

（三）蛋白质

蛋白质对葡萄糖代谢产生何种影响，尚无统一结论。近年来，多数研究认为高蛋白饮食可减少 2 型糖尿病的发病风险，无论是否限制能量，高蛋白组均可降低整体血糖水平。进食蛋白质的种类及形式不同，对机体糖代谢的影响程度亦不同。也有研究认为蛋白质及其分解的氨基酸是葡萄糖代谢和胰岛素敏感性的重要调节因子，可增强糖异生和胰岛素抵抗，产生对葡萄糖代谢的不利效应，这种刺激作用可能与氨基酸通过细胞膜的运转过程有关。另有研究认为，并非所有的蛋白质均可引起胰岛素抵抗，蛋白质种类不同，对胰岛素敏感性的影响也不同，有研究发现乳清蛋白的调节作用要优于其他动物蛋白。

糖尿病患者糖类代谢异常，血糖难以进入细胞，能量供给不足，反馈性糖异生旺盛，使组织蛋白质消耗过多，易发生负氮平衡。严重者血中含氮代谢废物增多，尿中尿素氮和有机酸浓度增高，干扰水和酸碱平衡，加重脱水和酸中毒，也使肾脏负担加重。

（四）碳水化合物和膳食纤维

合理控制碳水化合物的摄入是血糖控制的关键环节。糖尿病患者摄入碳水化合物过多时，极易出现高血糖，但摄入不足时，体内则会动员脂肪和蛋白质分解，引起酮血症。合理控制碳水化合物的摄入，可改善糖耐量，提高胰岛素敏感性。糖尿病患者应尽量减少或禁食单糖及双糖类食物的摄入，主食以富含淀粉、膳食纤维、维生素和矿物质的杂粮及全谷类食物为主。建议糖尿病患者定时定量进餐，尽量保持碳水化合物均匀分配。

膳食纤维摄入量与糖尿病患病相对危险度呈负相关。研究显示，膳食纤维能够降低糖尿病患者的空腹血糖与餐后血糖，并且能够有效改善糖耐量。膳食纤维能促进肠蠕动，延缓或减少糖类的吸收，降低餐后血糖的升高速度，有助于患者的血糖控制；还可同时降低胆固醇和三酰甘油水平，具有降血脂和控制体重的作用。

（五）维生素

1. B 族维生素　目前较多研究表明，维生素 B_2 可以增强机体抗氧化功能，同时多数B族均与2型糖尿病相关。如补充维生素B_1对糖尿病患者有积极作用；烟酸被认为具有降血脂的功效，可能具有改善糖尿病导致的动脉粥样硬化的作用；维生素B_{12}缺乏被认为是糖尿病并发症的危险因素；生物素与血糖调节相关基因的表达密切相关。

2. 维生素C　维生素C对于提高体内抗氧化水平和糖尿病的防治有着重要的作用。有研究显示，维生素C具有降低糖尿病患者氧化应激的作用。摄入维生素C补充剂可降低2型糖尿病患者的氧化应激水平和血糖值。

3. 维生素D　越来越多的证据表明，维生素D缺乏与糖尿病之间存在着密不可分的联系。维生素D可以增强胰岛β细胞功能及缓解胰岛素抵抗。维生素D缺乏会影响葡萄糖介导的胰岛素分泌，适当增加维生素D可以改善伴有维生素D缺乏的2型糖尿病患者的胰岛素分泌。维生素D的活性形式$1,25\text{-}(OH)_2D_3$能有效保护和增强胰岛β细胞的功能，达到辅助治疗糖尿病的目的。

4. 维生素E　维生素E作为脂溶性抗氧化剂在降低糖尿病患者体内氧化应激水平上起着积极作用。虽然理论上以及动物实验都认为维生素E能降低糖尿病的风险，但大部分的流行病学调查结果都显示缺乏足够的证据证明该结论。维生素E的摄入是否能降低糖尿病发生率，尚缺乏统一定论。

（六）矿物质

与糖尿病相关的矿物质包括铬、锌、硒、镁等。

1. 铬　铬与胰岛素的合成、分泌及其在体内的含量关系密切，在糖尿病诊断、治疗及预防中有特殊的重要作用。早在19世纪50年代，Mertz和Schwarz两位科学家就发现，在糖耐量受损的大鼠饮食中添加少量的猪肾粉或者啤酒酵母，可以恢复大鼠的糖耐量损伤，进一步研究发现猪肾粉中含有一种能够恢复大鼠糖耐量的物质，将其称为葡萄糖耐受因子(glucose tolerance factor，GTF)，后经证实GTF是一种含铬的复合物。

铬的生理功能主要以Cr^{3+}的形式构成GTF协助胰岛素作用，影响糖类、脂类、蛋白质和核酸的代谢。GTF是维持动物血液中葡萄糖水平的一种物质，其作用是增加动物的葡萄糖耐受量和增强胰岛素的活性进而刺激组织对葡萄糖的摄取。这种增强作用可能是GTF通过调节胰岛素与细胞膜胰岛素受体上的巯基形成二硫键，促使胰岛素发挥作用，在铬的存在下，小剂量胰岛素即可发挥最大效应的生物学作用。人体缺铬会导致糖代谢紊乱，胰岛素靶细胞的敏感性减弱、胰岛素受体数目减少、亲和力降低。有报道认为有高胰岛素抵抗的人群中，尿铬含量上升，体内铬含量的下降或许是导致最终发展为糖尿病的诱因。

铬调节糖代谢的途径有三个：一是通过促进胰岛素与胰岛素受体形成二硫键，从而提高胰岛素与特异性受体结合而发挥作用；二是铬提高了细胞表面胰岛素受体的数量，从而增强组织对胰岛素的敏感性；三是铬可以提高机体糖原合成酶的活性，从而提高糖原合成作用，抑制糖异生。铬还可作用于葡萄糖代谢中的磷酸变构酶和琥珀酸脱氢酶，增加糖的利用；促进葡萄糖转运体(GLUT-4) mRNA的表达，增加葡萄糖转运。铬虽然可以提高胰岛素的活性，但并不能取代胰岛素。胰岛素在体内发挥作用时需要铬的参与，而GTF也只能在胰岛素存在的情况下，才能发挥生化效应。铬作为GTF的有效活性组分，是胰岛素发挥降糖作用必需的元素。

2. 锌　在糖的分解代谢中，锌是3-磷酸甘油脱氢酶、苹果酸脱氢酶、乳酸脱氢酶的辅助因子，直接参与糖的氧化供能；同时，锌也能协助葡萄糖在细胞膜的跨膜转运。胰岛素的分子结构中有4个锌原子，能直接影响胰岛素的合成、贮存、分泌和结构的完整性及胰岛素本身的活性。锌也是许多葡萄糖代谢酶的成分及脂质和蛋白质代谢酶的辅助因子。锌还能调节胰岛素及其受体的水平，在维持受体磷酸化和去磷酸化水平及胰岛素传导发挥重要的作用。研究发现，锌不但可以维持胰岛素的活性，而其本身又具有胰岛素样作用，在锌足够的情况下，机体对胰岛素的需要量减少；锌可纠正葡萄糖耐量异常，甚至替代胰岛素改善糖尿病大鼠的糖代谢紊乱，在维持胰岛素受体磷酸化和去磷酸化水平及胰岛素信号转导方面发挥重要的作用。锌还能加速伤口或溃疡的愈合，并减少糖尿病并发症。缺锌可诱导产生胰岛素抵抗甚至发生糖尿病。有学者发现，糖尿病患者普遍缺锌，血糖升高导致尿锌增多，糖尿病并发症也与细胞锌或锌依赖抗氧化酶的降低有关，如糖尿病视网膜病变、糖尿病周围神经病变等。

3. 硒　硒在物质代谢中具有类胰岛素的作用，可调节体内糖代谢，有利于改善糖尿病的症状。血硒水平异常与糖代谢及脂质代谢紊乱密切相关，严重的低硒状态与血糖水平升高密切相关。这可能是由于糖尿病患者血液中硒浓度明显低于正常人，引起自由基清除受阻，胰腺萎缩，胰腺细胞功能发生障碍，胰岛素分泌减少，糖耐量异常。

4. 镁　镁是碳水化合物代谢酶的辅助因子，在维持葡萄糖稳态、胰岛素作用以及2型糖尿病的发生发展中发挥着重要作用。研究显示，镁与糖尿病之间有显著的负相关关系，缺镁可引起2型糖尿病患者胰岛素敏感性降低，低镁血症会增加患糖尿病的风险，可能原因是镁在胰岛素受体水平发生作用，镁补充剂有利于胰岛素的释放以及胰岛素介导的葡萄糖控制。

（七）水

水与糖尿病密切相关，适量饮水可以预防泌尿系统感染，增加抗菌药物的疗效；增加血容量，改善血液循环，降低血黏度，减少糖尿病并发症的形成；降低血浆渗透压，预防糖尿病性高渗昏迷的发生。此外，糖尿病患者会出现多饮、多尿症状，糖尿病越严重，症状也越明显。如果糖尿病患者尿量排出过多而不能及时足量饮水，体内脱水达到2%时，就会感到口渴、心悸、乏力，血糖上升；如果脱水达到8%，就会出现烦躁、血压下降、昏迷，甚至危及生命。

二、食物和膳食模式

（一）食物的血糖生成指数和血糖负荷

1. 血糖生成指数　食物血糖生成指数(glycemic index，GI)指的是人体食用一定食物后会引起多大的血糖反应，是衡量食物引起餐后血糖反应的一项有效指标。血糖生成指数是由人体试验而来的，是指含50g可利用碳水化合物的食物与相当量的葡萄糖在一定时间(一般为2小时)体内血糖反应水平的百分比值,反映食物与葡萄糖相比升高血糖的速度和能力。通常把葡萄糖的血糖生成指数定为100。

按食物升高血糖的能力,可划分为:高GI食物(GI>70)、中GI食物(GI为55~70)以及低GI食物(GI≤55)。高GI食物进入胃肠道后消化快、吸收率高,葡萄糖摄入快,进入血液后峰值高,也就是血糖升得高;低GI食物在胃肠道停留时间长,消化吸收率低,葡萄糖摄入缓慢,进入血液后峰值低。低GI食物可以有效地减轻体重,改善胰岛素作用及糖耐量。此外,低GI食物还可以增加运动过程中全身脂肪氧化的速度。

长期进食低GI食物为主的膳食,可降低餐后血糖与胰岛素升高的反应,并可降低血脂;更重要的是,可延缓小血管壁的增厚堵塞,延缓或避免糖尿病并发症的发生。研究表明,与高GI饮食比较,低GI饮食使糖尿病患者糖化血红蛋白平均降低7.4%,具有与口服降糖药物相似的临床作用。低GI食物的意义不仅是对2型糖尿病患者与糖耐量异常人群,甚至可扩大到糖耐量正常的人群。

谷物食品作为富含淀粉类的食物与血糖应答密切相关,精制加工的谷物由于几乎仅剩下富含淀粉的胚乳,口感好,更易消化吸收,但进食后餐后血糖升高幅度增加。相对于精制谷物,全谷物有助于降低或延缓血糖应答,从而降低2型糖尿病发病风险或控制患者的餐后血糖浓度。美国的一项研究显示,食用全谷类食品,能够有效地预防糖尿病,尤其是2型糖尿病。在此项研究当中,研究人员发现,每食用一份全麦食品,就会降低11%的2型糖尿病风险。除此之外,食用全谷物食品的2型糖尿病患者,能够更好地控制体重,从而使其患上冠心病、炎症、癌症的风险也会大大降低,促进身体健康。

富含蛋白质和脂肪的动物性食物尽管GI较低,但由于其中饱和脂肪酸、胆固醇等含量较高,过量摄入可提高血清胆固醇以及低密度脂蛋白胆固醇的水平,增加2型糖尿病的发病风险。

2. 血糖负荷 血糖生成指数只考虑到食物的种类,并没有考虑到食物(碳水化合物)摄入的量,而食物(碳水化合物)的摄入量对血糖升高的速度和程度也有重要影响。为了解决这一问题,哈佛大学的研究者Salmerón等进一步提出了血糖负荷(glycemic load,GL)的概念,在血糖生成指数的基础上,引入食物(碳水化合物)摄入量这一变量。GL是特定食物所含碳水化合物的质量(g)与其血糖生成指数值的乘积(一般以克为计量单位)。GL>20的为高GL食物;GL在10~20的为中GL食物;GL<10的为低GL食物。建议血糖升高者和糖尿病患者尽量按低GL值的范围选择和摄入食物。

GL值综合考虑了食物的碳水化合物含量、摄入数量和影响血糖升高的食物消化吸收等因素,在指导糖尿病患者选择碳水化合物类食物的种类和数量上具有实际意义。同时,也解决了长期困扰糖尿病患者如何摄取高碳水化合物类食物(主粮类)的实际问题。如虽然某食物GI值较高,但只要摄入量较少,GL值较低,也可以食用,食后血糖升高的幅度不会太高。

(二) 咖啡

咖啡是西方社会最普及的饮料之一,我国居民也越来越多地接受咖啡饮品。咖啡中含有少量的脂肪、蛋白质、糖、矿物质和粗纤维,还有咖啡因、绿原酸、单宁等成分。咖啡因可以加速人体新陈代谢,使人保持头脑清醒。绿原酸是一种酚酸,具有抗氧化、抗炎、抗菌、抗病毒等生物特性,在慢性病防治中具有重要作用。两个分别包括18个和30个前瞻性队列研究的Meta分析,样本量为45万~100万多,研究对象包括美、欧、亚洲人,结果显示,咖啡摄入可降低糖尿病发生风险。与不饮用咖啡者比较,每日饮用咖啡可以降低糖尿病发病风险25%~31%。按地区、性别、随访年限和患者诊断方式分层分析后,*RR*无明显波动,提示咖啡对糖尿病的保护作用无地区、性别和种族差异。一项来自中国台湾省人群(2332例)的横断面调查也发现,日常饮用咖啡降低了38%~46% 2型糖尿病的发生;每周饮用咖啡<1次、1~6次、≥7次者,调整*OR*(95%*CI*)分别是0.77(0.52~1.13)、0.46(0.28~0.76)和0.37(0.16~0.83),有剂量-效应关系。结果证实,咖啡可以预防2型糖尿病的发生。

咖啡预防2型糖尿病的机制主要包括:①咖啡促进能量的消耗,改善机体的亚临床炎症;②咖啡含有的咖啡因降低糖储备量,影响脂质氧化;③咖啡富含的镁提高机体的血糖控制的能力,降低胰岛素抵抗;④咖啡中含有很多其他的活性物质,如抗氧化物、绿原酸、奎宁酸等提高胰岛素敏感性、改善糖代谢,从而可以阻止或延缓糖尿病的发生。

(三) 含糖饮料

Schulze等研究显示,摄入含糖饮料与女性体重增加和2型糖尿病的危险有关,体重增加和2型糖尿病危险增加可能与含糖饮料所含的能量和大量迅速吸收的糖有关。该项研究被誉为里程碑性研究,是国际上第一个长期在成年女性中进行的含糖饮料和体重增加关系的研究,也是第一个证明含糖饮料和糖尿病危险增加相关的研究,而且这种关系独立于摄入含糖饮料伴随的体质指数变化。

(四) 膳食模式

随着社会经济的快速发展和居民生活水平的提高,我国居民的膳食结构发生了很大变化,营养相关慢性病的患病率和死亡率也迅速增加。研究表明,膳食模式对2型糖尿病的发生与发展具有重要影响。下面介绍几种与糖尿病防治相关的膳食模式。

1. DASH模式 DASH饮食方法虽然最初的目的是预防或治疗高血压,但现在已经被推荐为全球成年人理想饮食模式之一。DASH饮食的原理是使用高钾、高镁、高钙、高膳食纤维、不饱和脂肪酸丰富、饱和脂肪酸节制的饮食,以多种营养素的搭配,全方位改善健康,从而达到降血压的目的。DASH饮食提倡多吃全谷类食物和蔬菜,因为这些食物富含膳食纤维、钙、蛋白质和钾,有助于控制或降低血压,该饮食方式还要求少吃高脂肪、高能量甜品和红肉,同时限制食盐的摄入量。

DASH饮食模式对血糖控制起到一定的作用,对预防糖尿病发生或者糖尿病患者的血糖控制起积极作用。DASH 饮食的成分可以增强抗氧化能力，减少氧化应激，这是一种连接胰岛素抵抗的潜在机制。近年来研究发现，DASH 饮食可改善胰岛素抵抗和高血糖，降低 2 型糖尿病的风险，这与体重减轻或身体活动无关，可能是与从水果蔬菜中摄入的膳食纤维、异黄酮和植物雌激素较多有关。目前的研究表明，DASH 饮食还可以降低血液低密度脂蛋白胆固醇，增加高密度脂蛋白胆固醇，因此 DASH 饮食模式在 2 型糖尿病患者的心血管代谢风险管理中也发挥着重要作用。

2. 地中海膳食模式　地中海饮食结构亦可有效改善糖尿病患者血糖。地中海饮食结构中，最主要的功效成分是不饱和脂肪酸，不饱和脂肪酸分为单不饱和脂肪酸和多不饱和脂肪酸。多不饱和脂肪酸主要系列是 n-6 和 n-3。地中海模式中，植物油是 n-6 多不饱和脂肪酸的主要来源，鱼脂质是 n-3 多不饱和脂肪酸的主要来源，橄榄油和棕榈油单不饱和脂肪酸含量丰富。目前有研究表明，含高多不饱和脂肪酸的特殊类型肠内营养制剂能降低 2 型糖尿病患者的血糖水平，尤其能明显降低餐后血糖水平，有效降低糖尿病的患病风险。而且地中海饮食结构中含有新鲜蔬菜、水果和全谷物。蔬菜水果和全谷类食物是维生素、矿物质、膳食纤维的重要来源，有助于降低糖尿病的发病和发展。

针对糖尿病患者，在平衡膳食基础上，控制膳食总能量的摄入，合理搭配食物种类，同时科学进行身体活动，不仅可以预防糖尿病，而且可以降低糖尿病及其并发症的发生和发展。此外，改变不健康生活方式，如戒烟限酒，加强自我健康管理，都可以更好地控制血糖，减少糖尿病并发症的发生。

三、饮食行为

有研究发现，进食速度与 2 型糖尿病的发病风险正相关，进食速度越快，发病风险越高。进食速度快和总能量摄入、饱腹感、胰岛素抵抗有关。进食速度慢，能量摄入就会少，进食结束后饱腹感较高。与快速进食者相比，进食速度慢者平均每餐少摄入 70kcal 的能量，且在进食结束及之后的 1 小时，感觉更舒服。与进食时间为 5 分钟者相比，进食时间 30 分钟以上者血液中食欲抑制肠肽的浓度更高，饱腹感更早出现。如果进食速度快，机体就没有足够的时间分泌负责传递饱腹感信号的激素，因此导致较多的能量摄入，进而导致体重增加。而体重增加会导致胆固醇和血压升高，这些都是 2 型糖尿病的危险因素。

少量多餐是糖尿病患者饮食疗法中采用的重要方式之一，具有明显降低餐后血糖浓度的作用。不同餐次分配的降糖效果不同，有研究显示，四餐分配较三餐分配的降糖效果好，可能原因是四餐较三餐间隔时间短，每餐进食能量少，可分散每次营养物质的消化吸收和负荷，每餐吸收入血的葡萄糖量减少，使餐后血糖峰值降低。

第五节　身体活动与糖尿病

身体活动（运动）不足是全球十大死亡危险因素之一，是糖尿病、心血管疾病和癌症等非传染性疾病（non-communicable diseases，NCDs）的主要危险因素之一。身体活动对机体带来显著的健康效益，有助于预防包括糖尿病在内的 NCDs，包括所有增加机体能量消耗的身体活动。大量试验证据显示，规律性运动及非规律性身体活动都有利于 2 型糖尿病患者的血糖控制，可降低心血管疾病的风险和控制体重，预防或延缓 2 型糖尿病的发生发展。规律运动通过增加心肺适应性、骨骼肌力量、组织器官胰岛素敏感性等，对 1 型糖尿病患者也具有健康效益。

一、身体活动对糖尿病的影响

（一）身体活动与糖代谢及糖尿病

正常情况下，人体能够通过内分泌激素和神经调节这两大调节系统确保血糖的来源与去路保持平衡，使血糖维持在一定水平。身体活动由骨骼肌收缩所致，而骨骼肌收缩则需要消耗能量，引起骨骼肌细胞对能量物质血糖的摄取。因此，身体活动对于血糖水平的调节、降低胰岛素抵抗等均具有重要作用。运动时，骨骼肌收缩，一般首先利用肌糖原提供能量。随着运动的进行，骨骼肌可摄取血液中的血糖供能。如果是正常人，有可能引起血糖水平下降，进而反射性引起肝糖原分解入血，以维持血糖浓度的相对稳定。如果是糖尿病患者，血糖本身就高，则不一定引起肝糖原分解入血。这样，身体活动可通过骨骼肌摄取血糖而下调血糖的浓度。

缺少身体活动是 2 型糖尿病的独立发病因素。正常情况下，75%的机体血液中葡萄糖由骨骼肌组织摄取，并作为能量所利用，而胰岛素抵抗患者的骨骼肌葡萄糖摄取利用能力则降低 50%。缺少身体活动还可导致超重肥胖，而超过 80%的 2 型糖尿病与缺少身体活动和肥胖有关。身体活动可改善糖尿病高危人群和糖尿病前期人群的机体应激状态、血脂状况、血糖水平、组织胰岛素敏感性。同时，身体活动通过增加能量消耗有利于体重控制以预防发展为临床糖尿病。身体活动还可延缓糖尿病患者病情的进展，即使仅仅是轻度活动也同样具有很好的效果。身体活动通过改善糖尿病的风险因素、改善空腹血糖受损和糖耐量异常、特别是降低餐后血糖的峰值，延缓和阻止糖尿病病情的发展。规律性运动还可通过下调糖化血红蛋白、甘油三酯、低密度脂蛋白胆固醇、总胆固醇和上调高密度脂蛋白胆固醇这些相关因素，改善糖尿病病情的进展。身体活动也可通过控制体重进而降低糖尿病风险。

到目前为止，已有证据表明身体活动量与 2 型糖尿病的发生风险存在剂量-效应关系。随着身体活动总量的增加，糖尿病发生风险降低更多。从低水平的身体活动即具有降低糖尿病发生风险的益处，到增加至大约每天 60 分钟的步行（即每周 300 分钟中等强度的活动或 1000MET 分钟/周）。适当的身体活动（150~300 分钟/周中等强度）能降低 2 型糖尿病发生风险 42%左右。休闲运动或规律性运动，都有降低糖尿病风险的作用。身体活动的作用不论对 1 型还是 2 型糖尿病患者都是同等的。不同的是，对于 2 型糖尿病和糖尿病前期人群来说，规律运动可以改善血糖控制，但对于 1 型糖尿病和胰岛素绝对缺乏的糖尿病患者来说，运动有时会导致较大的血糖波动。

2008 年，一项由瑞士内分泌专家和营养及运动专家共同参与的研究比较了 1 型糖尿病患者在血糖 5mmol/L 和 11mmol/L 两种状态下进行踏车运动的能量代谢，运动强度为中等强度（55%～60%最大摄氧量）。结果发现，血糖 5mmol/L 组糖氧化供能和脂肪分解供能分别占 1/2，而血糖 11mmol/L 组糖氧化供能和脂肪分解供能分别占 67%和 31%。这种表现与健康人相似，即在血糖水平较低的情况下，脂肪分解供能增加，在血糖水平较高的情况下，有更多的碳水化合物供能，则脂肪分解供能相应减少。这提示，糖尿病患者进行中等强度的运动，可利用更多的血糖供能，从而有利于下调高血糖水平。一个包含 20 项（含中国、日本各 1 项）一级预防队列研究的系统综述结果显示，身体活动与 2 型糖尿病的发生风险密切相关。全部 20 项队列研究结果均显示，增加身体活动可降低 2 型糖尿病发生，平均降低 2 型糖尿病的发生风险约 42%。受试者中活动最少的人群与活动最积极的人群相比，活动最少的人群糖尿病发生率增加了 30%～50%。该研究提示如果整个人群达到最低身体活动的建议，即可预防 1/8～1/5 糖尿病的发生。

此外，身体活动对预防糖尿病并发症的发生具有积极影响。身体活动对糖尿病的血管和神经病变包括肾病、视网膜病变、心脑血管病变、外周血管病变等，均具有良好的预防作用和治疗作用。运动可改善血管内皮细胞功能，恢复血管壁弹性，改善血管舒张和收缩功能，减轻血管阻力，增加血流，明显降低各种糖尿病血管并发症的发生。身体活动还可以通过反复刺激神经系统，增强神经传导功能，从而改善糖尿病神经病变，包括皮肤、下肢的感觉和触觉等，预防糖尿病足病的发生。

规律、长时期运动还可明显改善糖尿病患者的心理状态，使他们信心增强、焦虑减轻、恐惧缓解、抑郁减弱、睡眠改善，心态变得轻松。这种放松的心情使得机体免疫力提高，精神状态好转，反过来又促进运动的开展和保持，形成良性循环。运动可改善糖尿病患者的生活质量，改变他们的家庭生活和社交生活，有助于患者融入社会，摆脱孤僻、独处，提高生活期望值。也可以减轻治病的经济费用和负担，用于改善个人或家庭生活。

（二）身体活动影响糖代谢机制

身体活动不足引起血糖升高的病理生理学机制是胰岛素分泌缺陷及（或）胰岛素作用缺陷，即人体内胰岛素分泌绝对或相对不足而导致糖、脂肪、蛋白质的代谢紊乱的一种全身慢性进行性疾病，以高血糖为主要特征。

1. 身体活动（运动）时的胰岛素反应　胰岛素在血液中的半衰期只有 6～8 分钟。在进行短时间运动，当运动强度超过 50% VO_{2max}，血浆胰岛素浓度降低，降低程度与运动强度大小尤其是持续时间长短呈负相关。中等强度以上水平运动时，胰岛素分泌对血糖浓度升高的敏感性降低，甚至在血糖浓度升高很明显时血浆胰岛素浓度仍然降低。Galbo 等人证明，在长时间力竭运动后期出现血糖降低时以静脉注射葡萄糖达到高血糖状态，血浆胰岛素浓度仍然处于低水平状态，而去甲肾上腺素浓度则处于高水平状态。胰岛素浓度大幅度降低常见于连续 2～3 小时力竭运动后，血浆胰岛素浓度可降低至静息值的 1/2 以下。

年龄与胰岛素分泌功能之间的关系较复杂。Frish 将 5000 名大学毕业生 70 岁仍存活者，分成两组：第一组终生进行体育锻炼，第二组不经常参加体育活动。至 70 岁前，第二组发生非胰岛素依赖性糖尿病者比第一组高出 3.4 倍。运动可以改善机体胰岛素调节糖代谢的动力学平衡，但主要依赖于每一次急性运动的直接作用，其改善程度又取决于运动强度和持续时间。

2. 运动中胰岛素分泌的调节　葡萄糖是刺激胰岛素分泌最主要的因素。在运动过程中，随着运动强度的加大，葡萄糖的代谢率也增大。循环胰岛素浓度的减少将导致内源性能量的动员，血糖浓度增加。血糖浓度升高时，迅速引起胰岛素的分泌。胰岛素可使全身各种组织加速摄取、贮存和利用葡萄糖，特别是肝脏、肌肉和脂肪组织，结果使血糖水平下降。

3. 运动对胰岛素敏感性的影响　运动训练可增加机体组织对胰岛素的敏感性，即机体主要摄取葡萄糖的组织如肝脏、骨骼肌和脂肪组织对胰岛素敏感性增强。运动训练改变机体胰岛素的敏感性及葡萄糖耐量主要依赖于每一次急性运动的直接作用，其改善程度取决于运动强度和持续时间。对于停训后胰岛素敏感性增强的持续时间，不同学者的研究结果不完全一致。

长期规律运动可取得以下效果：①提高机体组织对胰岛素的敏感性，降低血糖；②在同时控制饮食的情况下，保持体重在理想范围；③降低血液循环极低密度脂蛋白（VLDL）与低密度脂蛋白（LDL），甘油三酯及胰岛素水平，有利于防止心血管并发症；④减少糖尿病患者胰岛素注射量或口服药剂量；⑤增强工作能力和自信心。因此，目前对于糖尿病的治疗措施除营养、药物治疗外，适当的运动也是重要的治疗手段。

胰岛素在能量平衡和体重调节方面发挥着重要作用。据测定，一个脂肪细胞上大约含有 1 万个胰岛素受体分子。长期使用胰岛素制剂引起的体脂增加与肝脏、骨骼肌及脂肪细胞膜上胰岛素受体数目减少、功能降低有关。因此，肥胖患者往往伴有高胰岛素血症（hyperinsulinemia）和高血糖症（hyperglycemia），表现出胰岛素抵抗。一般认为，耐力运动通过增加机体组织细胞能量代谢，引起体内能量负平衡，从而达到降低体脂的目的。运动时除能量消耗增多以外，与机体能量代谢有关的激素均在一定程度上发生变化，血浆胰岛素也不例外。肥胖人群经系统有氧耐力训练后可使血浆胰岛素水平降低，提示机体组织对胰岛素敏感性增加、机体糖耐量得到改善。

4. 身体活动（运动）改善糖尿病的可能机制　目前认为，运动通过增加机体组织胰岛素敏感性、骨骼肌功能、改善能量代谢紊乱和不良心理状态等途径改善机体糖代谢异常、防治糖尿病。

（1）运动通过增强胰岛素分泌功能及组织对胰岛素的敏感性改善机体糖代谢异常。机体胰岛素合成主要是在胰岛 β 细胞粗面内质网核糖体上进行。动物实验发现，运动训练可增强糖尿病大鼠胰岛 β 细胞分泌胰岛素的功能、改善大鼠糖代谢紊乱。

胰岛素抵抗是引发机体糖代谢异常的重要因素。规律运动的人群，其安静时血浆胰岛素水平低于普通人。运动训练时骨骼肌、肝脏等组织在血浆胰岛素较低情况下摄取血糖以供代谢之需，可使机体外周组织对胰岛素的敏感性增强，主要通过运动激活骨骼肌细胞内葡萄糖转运蛋白4(GLUT4)转运通路、促进葡萄糖摄取、改善骨骼肌细胞胰岛素敏感性。同时，运动通过增加机体能量消耗，减少脂质在骨骼肌细胞、胰腺细胞及肝细胞中的堆积，减少其毒性作用，增加胰腺细胞分泌胰岛素的能力。

(2) 运动通过抑制骨骼肌萎缩增加收缩能力而改善糖代谢异常。糖尿病患者骨骼肌发生严重萎缩，代谢能力和收缩功能显著下降。运动可改善糖尿病患者骨骼肌功能，增加其收缩能力，并通过改善骨骼肌胰岛素敏感性，提升骨骼肌细胞摄取、利用葡萄糖和脂质代谢能力，诱导线粒体再适应，修复糖代谢异常导致的骨骼肌萎缩。

(3) 运动通过增加机体脂肪和蛋白质代谢而改善糖代谢异常。糖代谢异常可导致机体脂质和蛋白质代谢紊乱。脂肪组织中的甘油三酯代谢缺陷会导致肝脏游离脂肪酸上升，进而导致高甘油三酯血症。运动可改善糖尿病所引发的全身脂质及蛋白质代谢紊乱。运动增加机体热量消耗、促进儿茶酚胺和肾上腺皮质激素的分泌，抑制胰岛素分泌，提高脂肪酶活性，促进脂肪分解。

胰岛素可刺激细胞蛋白合成、抑制其分解。胰岛素的绝对或相对不足可导致体内蛋白合成减弱、分解增加，出现负氮平衡。运动可逆转糖尿病患者负氮平衡。中等强度运动可改善增龄性骨骼肌胰岛素抵抗，恢复胰岛素诱导的骨骼肌细胞蛋白合成代谢效应。

(4) 运动通过控制体重，降低肥胖诱发的机体糖代谢异常。肥胖是糖代谢异常的关键风险因素，BMI越高，糖尿病风险越大。通过降低并维持BMI可显著降低糖尿病的发生。超重成年人每天进行45~60分钟中等强度运动，可有效预防超重发展为肥胖症。肥胖患者普遍存在交感神经活性降低，经常性的体育运动，可提高交感神经活性，增强脂肪组织对儿茶酚胺的脂解作用，增加能量消耗，提高运动后静息代谢率，结合饮食控制，可有效减轻体重，降低血糖水平。消瘦型糖尿病患者，采用药物和运动疗法使病情得到改善后，可增加瘦体重。但也有研究表明，运动降低糖尿病及糖尿病前期的发生风险是独立于体重下降产生的效应。

(5) 运动还通过增加过氧化物酶体增殖活化受体γ共激活因子-1α(PGC-1α)的乙酰化水平，降低肝细胞葡萄糖生成，达到降血糖、提高胰岛素敏感性和改善血糖稳态的效果。PGC-1α的乙酰化水平受GCN5酶调控，在能量代谢平衡中起到重要作用。PGC-1α能辅助转录因子肝细胞核因子4α(HNF4α)发挥作用，激活Pck1和G6pc等参与糖异生过程的基因。当肝细胞过度表达PGC-1α时，如在空腹或饥饿期间，肝脏葡萄糖生成迅速增加。当PGC-1α乙酰化水平升高时，肝脏葡萄糖生成减少。

此外，长期规律运动可增强机体的抗氧化酶活性，提高机体对抗氧化应激能力、减低休息和运动后的氧化应激、防治糖代谢异常导致的相关疾病及其并发症，还可改善患者心理状态，降低糖尿病发病因素。

(三) 久坐生活方式对糖尿病的影响

久坐生活方式在糖尿病发生发展中占重要地位。大量前瞻性研究已证实，久坐导致运动时间减少，而运动与糖尿病的发病呈显著负相关；久坐导致能量消耗减少，引起超重肥胖，增加2型糖尿病的风险。另一方面，久坐也是血糖增高、2型糖尿病发病的独立危险因素，与体重无关。久坐不动的骨骼肌收缩功能适应性减弱，与之相应的骨骼肌肌浆网中葡萄糖转运蛋白4(GLUT4)减少，骨骼肌对血糖的摄取能力减弱。另外，久坐少动与体内游离脂肪酸代谢、氧化应激以及胰岛素信号转导等密切相关，这些因素可共同诱发胰岛素抵抗和2型糖尿病。

二、运动因素对糖尿病的影响

运动因素的不同，包括运动形式、运动强度、运动时长、运动量、运动频次等，都可能对糖尿病患者及其病情产生影响。

(一) 运动形式

糖尿病患者根据个人喜好和条件，可选择任何运动类型或体力活动，最好是长期的、适度的、可持续性的慢性运动类型。适宜的运动类型有益于运动的开展和坚持，并能起到预防治疗作用，不适宜的运动则影响运动的效果，甚至可能对身体产生某些伤害。糖尿病患者所选择的运动类型应基于个人的健康程度和平时运动习惯。最有效的运动类型包含有氧运动和抗阻力运动，可运用不同的大肌肉群，进行持续性或间歇性运动。这两种形式的混合，控糖效果更好。全身性有氧运动常可动员身体大肌群，而抗阻力锻炼常可动员全身不同的肌群。这样，使各肌群都得到锻炼和增粗增大，有利于血糖的摄取和肌糖原储备。

常见的运动方式主要有步行、慢跑、快跑、自行车、游泳、跳绳、划船、健身操、广场舞等。运动类型的选择还取决于是否有相关的运动设施可供使用，如体育场馆、游泳池、健身中心等。患者可根据自身的情况任选1~2项，其中步行是目前国内外最常用的运动形式，可作为首选。

选择什么样的运动方式并不重要，只要本人喜欢和可行就行。任何运动方式都可以降控血糖，只要运动量一样，或者消耗能量数一样，降糖的效果也就一样。有的运动方式强度较低，可以延长运动时间，效果与时长较短、强度较大的运动方式一样。

(二) 运动强度

在进行中等强度运动时，机体以有氧氧化为主，同时有肌糖原和脂肪的分解增加，参加有氧氧化代谢过程，为骨骼肌收缩提供能量。随着肌糖原减少，骨骼肌可摄取血糖作为能量底物。如果运动强度较大，肌糖原趋于无氧酵解，乳酸产生增多，血液氢离子增加，容易产生疲劳。如果运动强度过小，机体以消耗脂肪为主产生能量，运动当时的降控血糖效果不明显，但运动后脂肪组织细胞会摄取血糖合成脂肪，亦可下调高血糖。对于糖尿病患者来说，持续较长时间的有氧运动可以使骨骼肌摄取更多的血糖，可使高血糖下降，并可较长时间维持。

2型糖尿病患者运动时的运动强度以采用中等强度

较为适宜，即相当于最大摄氧量的 40%～60%。以心率表示运动强度，则运动时有效心率范围为（220－年龄）×（50%～70%），其中 220－年龄为最大心率（表 7-6-5）。而肥胖型糖尿病患者运动时的运动强度以采用较低强度为好，以利于体内脂肪的利用和消耗，即相当于最大摄氧量的 40%～50%或（220－年龄）×（50%～60%）。运动时运动强度的大小直接关系到 2 型糖尿病和肥胖型糖尿病不同的锻炼效果，应注意区别对待。运动强度较低的运动，能量代谢以消耗脂肪为主；运动强度中等的运动，则有明显的降低血糖和尿糖的作用。为确保运动的安全有效性，运动强度必须控制在已确定的有效范围之内，超过 80%最大摄氧量强度的运动存在一定的危险性；<50%最大摄氧量强度的运动对老年人和心脏病患者较为适宜。中老年糖尿病患者由于并发症较多，以 50%～60%最大摄氧量强度的运动比较适宜。美国运动医学会指南要求对于年龄>40 岁、病程超过 10 年、有心血管病症状与体征的糖尿病患者应通过运动试验以获取靶心率，并根据患者的靶心率进行运动。

中华医学会糖尿病学分会 2012 年发布的《中国糖尿病运动治疗指南》中明确指出：运动强度应该根据患者的目标量身定制，对于有氧运动来说，合理的强度应该是其最大摄氧量的 40%～70%，身体状况欠佳患者的运动强度应从最大摄氧量的 40%～50%开始。

表 7-6-5　健康人运动时的适宜心率

年龄/（岁）	心率/（次·分$^{-1}$）
20～29	130～160
30～39	120～150
40～49	110～140
50～59	100～130
>60	90～120

注：对体质较好且没有心脏病等慢性病的健康人，可以通过表中所列的运动心率来控制强度。老年人体质差异大，建议根据主观用力感觉来控制运动强度

自觉疲劳程度等级（rate of perceived exertion，RPE）是另一种常用的确定运动强度的方法。使用这种方法，在运动时可通过个人主观评价疲劳感觉，并给出对应的数字，从而与运动强度相对应。RPE 分为 20 级，其中 12～13 级相当于最大心率的 60%，16 级相当于 90%，参与运动的糖尿病患者应在 11～13 级之间的范围内进行运动。在开始运动时，糖尿病患者应在一定的心率和 RPE 水平的运动强度下进行运动。在掌握了心率和 RPE 之间的对应关系后，即可利用 RPE 来调节运动强度并保持。

运动强度计算的第三种方法是用能量代谢当量（metabolic equivalent，MET）值表示。能量代谢当量是表达各种活动时相对能量代谢水平和运动强度的常用指标。一般以静坐状态下的能量消耗为基准（1MET），MET 值越大，能量消耗越大，运动强度也越大。一般认为，3. 3METs 的运动强度至少运动 30～40 分钟，可有效降控血糖。

（三）运动时间

2 型糖尿病患者最好在餐后峰值血糖出现 30 分钟前开始运动，以中等强度进行 40 分钟或更长运动，可有效降低峰值血糖。餐后血糖峰值一般在餐后 50～100 分钟出现，此段时间运动，有利于降低血糖浓度，避免高浓度的血糖对小血管壁和神经管壁的损害，延缓或减轻糖尿病并发症。由于是在餐后，胃肠道血液充盈，运动强度不宜较大，一般中等强度以下即可，走步或快走等运动形式均可，简单易行。研究表明，餐后运动可使 2 型糖尿病患者餐后峰值血糖显著降低，血糖曲线下面积降低，对于改善糖尿病病史 5 年以上和体重指数>26 的患者的血糖浓度效果更明显。餐后运动的另一个好处是可以避免低血糖的发生。对于餐前使用胰岛素的患者，餐后运动的强度和时间应与胰岛素的用量相适应，避免发生低血糖。

糖尿病患者亦可早晨进行运动锻炼。运动前不可使用胰岛素，以避免低血糖反应。运动时长应渐进性增加，可从开始阶段的每次 5～10 分钟，逐步增加到 30 分钟或更长，视机体对运动的适应情况而定。每次运动应有运动前 5 分钟左右的准备活动，运动后至少 5 分钟的放松活动。运动过程中有效心率的保持时间应达到 10～30 分钟。

较大强度的抗阻运动，随着阻力增大，运动时间也缩短。但是研究显示，55～80 岁的糖尿病患者进行较大强度的抗阻力训练，可以有效控制血糖浓度、明显降低糖化血红蛋白含量。低中强度的抗阻运动，则需要较长训练时间，其改善胰岛素抵抗、增加胰岛素敏感性的效果可等同于大强度短时间的抗阻运动。

由于运动时长和运动强度配合，影响运动量的大小，所以当运动强度较大时，运动持续时长应相应缩短；强度较小时，运动持续时长则适当延长。对于年龄小、病情轻、体力好的糖尿病患者，可采用较大强度、短时长的运动方案；而年老患者和合并肥胖的患者采用运动强度较小、持续时间较长的运动较为合适。

（四）运动频率

运动获得的改善糖尿病益处受到运动频率的影响。研究显示，如果两次运动的间歇期超过 3 天，运动导致的胰岛素敏感性增高就会降低。因此，运动频率最好每周 3～5 天，有条件者可以更多。两次运动的间歇最多 1～2 天，不要超过 3 天。规律性的运动频率可使机体有效地控制血糖。

（五）运动量

运动量即“运动负荷”，指人体在运动过程中所承受的生理、心理负荷量以及消耗的能量，运动量＝运动强度×运动时间×运动频率。另外，在运动中动作的准确性、熟练程度和运动类型的特点等因素，对运动量的大小也产生影响。

糖尿病患者的运动疗法对运动量也应有严格要求。如果运动量过小，达不到运动疗法的效果，而运动量过大则会使血糖大幅度波动，出现低血糖反应。糖尿病患者每天运动量建议累计达到 6000 步，追求 10 000 步。

糖尿病患者运动量的控制方式非常重要，运动量的控制需要患者根据自身情况来判断。一般来说，运动后感觉有微汗、轻度肌肉酸疼，休息后即可恢复。这样的运动量比较适宜。如果自测脉搏在运动后 15 分钟尚未恢复正常，运动后次日周身乏力、酸疼，则提示运动量过大，应及时调整减量。相反，如果运动后身体无发热感，无汗，自测脉搏无任何变化或在 2 分钟内很快恢复，则提示运动量不足，运动效果欠佳。

（六）运动模式

1. 高强度间歇式运动模式　近年来，针对2型糖尿病患者运动的研究发现，高强度短时间的运动模式（高强度间歇运动），比指南建议的每周150分钟运动时间少很多，却可以很好地改善2型糖尿病患者的血糖控制，包括增加骨骼肌细胞线粒体蛋白含量。线粒体的功能主要是将糖原等物质氧化为水和二氧化碳，同时释放能量。这种类型的运动，也增强葡萄糖转运蛋白的含量，使葡萄糖得到更好的利用。

有人建议整个运动时间为40分钟的高强度间歇运动模式：10分钟热身运动，期间运动强度达到最大心率的70%；之后为25分钟的正式运动，包括4个持续4分钟、心率达到最大心率90%的运动，中间为持续3分钟的调整期，调整期心率维持在最大心率的70%；最后为持续5分钟的放松调整运动。另一个25分钟的运动模式：3分钟的热身运动；之后10个持续1分钟的骑车运动，心率达到最大心率的90%，中间间歇1分钟，间歇期可以休息也可以进行缓慢的抗阻运动；最后是2分钟的放松整理运动。不过，高强度间歇式运动对于情况各异的糖尿病患者存在一定的风险，实用价值有待商榷，应用上需慎重。

2. 低强度长时间生活性身体活动模式　低强度的、长时间的、断断续续的、日常性的、生活性的身体活动对糖尿病的改善作用最近受到关注。与运动强度较大、时间较短的所谓正规体育运动相比，这种模式的身体活动对糖尿病患者血糖的控制可能更有作用。一项最新随机交叉研究对轻体力活动对2型糖尿病患者血糖控制及机体组织胰岛素敏感性的影响开展研究。该研究招募19例从未接受过胰岛素治疗的2型糖尿病患者，分为久坐不动（每天步行少于4415步，坐立14小时）、运动（每天步行少于4823步，中等到剧烈体力活动1.1小时）和少坐（每天步行达17 502步，标准或轻体力步行4.7小时）3个组，对受试者进行了4天生活方式干预。研究结果显示，久坐不动对糖尿病患者血糖的不良作用非常明显。与正规的体育运动相比，站立或低强度步行等生活性体力活动，可减少久坐不动的时间，更有效地改善2型糖尿病患者24小时血糖水平及机体对胰岛素的敏感性。研究结果提示，各种形式的生活性站立或体力活动，既可减少久坐时间，又有生活实用性，有望替代依从性较差的正规性体育运动，成为2型糖尿病患者血糖控制的重要方法。

尽管定期的、正规性的体育运动是2型糖尿病预防及管理的主要基石之一，但在实践中，人们对指南所推荐的运动方案依从性仍然较低。鉴于此，推荐轻度的身体活动，减少久坐不动的时间，对2型糖尿病患者，尤其是平时身体活动很少、老年、超重/肥胖及运动耐力不佳者而言，反而更加生活化，更加习惯，更容易做到，实际效果也就更好。这种低强度、较长时间、不连续的生活化身体活动不仅对血糖控制、胰岛素敏感性有好处，还对患者不造成更大的生活负担和思想压力，更有利于长期开展和坚持。

第六节　糖尿病的预防与控制

2型糖尿病可干预的主要危险因素是肥胖、身体活动不足，膳食不平衡如高能量膳食、高脂膳食、低膳食纤维膳食、高GI膳食等，还包括吸烟、饮酒、社会心理等方面因素。因此预防2型糖尿病，对于健康人群要坚持合理生活模式，从保护胰岛功能的源头上，预防糖尿病的发生。首先要做到吃动平衡，维持合理体重，要减少精细食物的摄入，保证膳食纤维的摄入。按照中国居民膳食指南的要求谷物食物选择做到粗细搭配，保证蔬菜和水果的摄入，清淡饮食，烹调方式尽量少油少盐少糖。要坚持适量的体力活动和运动，运动要因人而异选择运动项目做到运动强度、时间和频率达标。倡导“合理膳食、适量运动、戒烟限酒、心理平衡”的健康生活方式。

糖尿病的发生和发展与诸多因素有关，机制十分复杂。因此糖尿病的干预应是综合防治措施，包括健康教育、膳食治疗、运动疗法、药物治疗及自我监测等综合防治措施，其中膳食和运动治疗则是控制血糖最基本、最有效的治疗措施之一，是糖尿病自然病程中任何阶段预防和控制必不可少的措施。

一、合理营养和平衡膳食实践

合理饮食是糖尿病高危人群和糖尿病自然病程中任何阶段预防、控制不可或缺的基本措施。膳食控制经过临床实践如今已发展为医学营养治疗，其重要性和效果已被医学界认可。在膳食营养管理上，应在营养医师/注册营养师的专业指导下，制订个体化饮食治疗方案，同时还应定期进行膳食营养评估，每年至少看4次营养门诊，每季一次。

（一）能量及营养素

1. 能量　能量平衡对糖尿病一、二、三级预防均非常重要。应根据标准体重和活动强度确定每日所需能量（表7-6-6）。对于糖尿病前期或糖尿病患者，建议接受个体化能量平衡计划，目标是既要达到或维持理想体重，又要满足不同情况下营养需求。

表7-6-6　不同体力劳动强度每日所需能量 kcal/（kg·d）

体重[#]	劳动强度			
	卧床	轻体力	中体力	重体力
消瘦	25~30	35	40	45~50
正常	20~25	30	35	40
肥胖	15	20~25	30	35

[#]标准体重（kg）=身高（cm）-105，±10%正常，低于20%为消瘦，超过20%为肥胖

引自：顾景范，杜寿玢，郭长江．现代临床营养学．第2版．北京：科学出版社，2009.

对于超重或肥胖的糖尿病患者，应严格限制能量，采用低能量均衡膳食，在目标摄入量基础上每日减少500kcal左右，每日供能1000~1500kcal，依个人体重而定，对于大多数肥胖的2型糖尿病患者，至少应减重5%才有利于控制血糖、血脂和血压。但不推荐2型糖尿病患者长期接受极低能量（<800kcal/d）的营养治疗。

2. 碳水化合物　膳食中碳水化合物所提供的能量占总能量的50%~65%，碳水化合物的类型、结构、成分、制作方法等均可影响碳水化合物的消化吸收率，以及餐后血糖。GI能够较确切地反映食物摄入人体后的生理状态，是衡量食物引起人体餐后血糖反应的一项有效指标（表7-6-7）。目前，在越来越多的糖尿病饮食管理中将GI作为选择食物的一个重要指标。选用低GI食物是预防2型糖尿病发生

的关键所在，食物的GI值依食物种类不同而有所差异，如豆类食品一般比谷薯类食品的GI值低，这是因为豆类碳水化合物含量较谷薯类少；谷类食品中，大麦、荞麦、黑米等的GI值较小麦低；膳食纤维含量越多的食物，GI值越低。蔬菜的GI值一般较低，特别是叶和茎类蔬菜，这是因为碳水化合物的含量不超过6%，而且富含膳食纤维，所以GI值低，对血糖的影响小，膳食指南建议每日摄入膳食纤维25~30g。

此外，在提倡低GI食物的同时，应考虑食物血糖负荷（GL）的影响，在糖尿病患者制定定量饮食方案时参照食物GL值，可多样化地选择食物，对总能量予以控制，将碳水化合物的"质"和"量"结合起来，更能控制一餐食物对血糖的影响（表7-6-8）。

表7-6-7 常见食物血糖生成指数(GI)值

食物名称	GI值	食物名称	GI值	食物名称	GI值
米饭(粳米)	90	麦芽糖	105	樱桃	22
米饭(籼米)	82	葡萄糖	100	柑(橘子)	43
馒头(精制小麦粉)	85	绵白糖	84	香蕉	52
白面包	75	果糖	23	香蕉(生)	30
面包(全麦粉)	74	蜂蜜	73	猕猴桃	52
面条(硬质小麦粉挂面)	55	蔗糖	65	葡萄	43
烙饼	80	意大利面(全麦)	48	梨	36
荞麦面条	59	苕粉	35	苹果	36
马铃薯(煮)	66	芋头(毛芋)(蒸)	48	鲜桃	28
甘薯(红薯)	77	山药(薯蓣)	51	柚	25
苏打饼干	72	芹菜	15	花生	14
南瓜(倭瓜)	75	西红柿	15	腰果	25
甜菜	64	黄瓜	15	扁豆	38
胡萝卜(金笋)	71	牛奶	27.6	四季豆	27
菠萝	66	酸乳酪(普通)	36	绿豆	27
芒果	55	全脂牛奶	27	鹰嘴豆	33
西瓜	72	脱脂牛奶	32	黄豆(浸泡)	18
哈密瓜	70	酸奶(加糖)	48	豆腐(炖)	32
葡萄干	64	酸奶(水果)	41	豆腐干	24

引自：杨月欣. 中国食物成分表标准版. 第6版，第一册. 北京：北京大学医学出版社，2018.

表7-6-8 不同摄入量中高GI食物的血糖生成负荷(GL)值

食物名称	GI值	GL值			
		100g可食部	75g可食部	50g可食部	25g可食部
米饭(粳米)	90	24	18	12	6
米饭(籼米)	82	22	16	11	5
馒头(精制小麦粉)	85	43	32	22	11
白面包	75	37	28	19	9
面包(全麦粉)	74	33	25	16	8
面条(硬质小麦粉挂面)	55	36	27	18	9
烙饼	80	42	32	21	11
荞麦面条	59	12	9	6	3
马铃薯(煮)	66	9	7	5	2
甘薯(红薯)	77	16	12	8	4
苏打饼干	72	55	41	27	14
南瓜	75	4	3	2	1
甜菜	64	15	11	8	4
胡萝卜	71	6	4	3	1
菠萝	66	7	5	4	2
芒果	55	7	5	4	2
西瓜	72	5	4	2	1
哈密瓜	70	6	4	3	1

3. 蛋白质　肾功能正常的糖尿病患者，蛋白质的摄入量可占供能比的 15%～20%，保证优质蛋白质比例超过 1/3，伴有肝、肾疾病的糖尿病患者，蛋白质的供给可以根据疾病严重程度适当地减少，有显性蛋白尿的患者蛋白质摄入量宜限制在每日每千克体重 0.8g，但需注重优质蛋白质的摄入，以满足人体所需。富含优质蛋白的食物包括：鱼、禽、畜肉、蛋、奶及大豆。

4. 脂肪　2 型糖尿病患者通常会摄入总脂肪、饱和脂肪酸和胆固醇高于推荐量，糖尿病患者必须减少饱和脂肪酸摄入。2008 年 WHO/FAO 脂肪专家委员会，对于脂肪酸膳食推荐了摄入量（占总能量的百分比），饱和脂肪酸（SFA）提供<10%，多不饱和脂肪酸（PUFA）占 6%～11%，反式脂肪酸（TFA）<1%，其余都可由单不饱和脂肪酸（MUFA）来提供。SFA 多含于牛、羊、猪等动物的脂肪中，PUFA 则存在于鱼、禽、蛋、大豆、坚果类，MUFA 橄榄油、茶油含量达 80%以上，TFA 更耐高温，不易变质，并能延长食品的保存期，增添食品酥脆口感，因此被大量应用于包装食品、油炸食物、人造奶油中。另外，烹调时习惯将油加热到冒烟及反复煎炸食物，这也会增加油中 TFA。

5. 微量营养素　糖尿病患者三大营养素代谢紊乱会影响微量营养素的代谢，调节微量营养素有助于纠正糖尿病患者代谢紊乱和预防并发症，B 族维生素、维生素 C、维生素 D、维生素 E、铬、锌、硒、镁等作为与糖尿病相关较为紧密的微量营养素，应受到重视，建议从食物中摄取，不同食物营养各有特点，食物多样才能营养全面。不建议长期大量补充维生素 E、维生素 C 及胡萝卜素等具有抗氧化作用的制剂。对于特殊人群如孕妇、哺乳期妇女、老年人、素食者和非常低能量或低碳水化合物饮食的人，可根据营养评估结果适量补充。长期服用二甲双胍患者应预防维生素 B_{12} 缺乏。维生素 B_{12} 主要来源于动物性食物，如肉类、动物内脏、鱼、禽、贝类及蛋类。

（二）平衡膳食原则及实践

1. 健康膳食模式　糖尿病高危人群应改变传统膳食模式，减少总脂肪酸和饱和脂肪酸摄入、减少精制碳水化合物、增加膳食纤维等，利于血糖、血压、血脂调控，预防心脑血管疾病的风险，DASH、地中海膳食模式有利于预防糖尿病发生或者糖尿病患者的血糖控制，提倡采用这些健康膳食模式。

2. 主食定时定量，粗细搭配　谷物（大米、面粉及各种杂粮）作为主食是碳水化合物的来源，也是影响能量摄入及餐后血糖控制的最重要因素。饮食中需注意，保持碳水化合物摄入的一致性，即每日进餐时间和碳水化合物摄入量保持一致，以避免血糖不稳定及低血糖。

每天有两餐低 GI 食物或者每餐中有一半低 GI 食物，可以有效地降低膳食总的血糖生成指数。可在精制主食（白米饭、白馒头、白粥等）中加入粗杂粮全谷物（燕麦、大麦、荞麦、玉米、小米等）、杂豆类（芸豆、扁豆、红豆、绿豆），主食摄入量因人而异，全谷物、杂豆类宜占主食摄入量的 1/3，全谷物和杂豆类较精制谷物含有更多的膳食纤维、B 族维生素、植物化学物，升糖指数较低，有助于增加饱腹感，降低糖尿病患者的餐后血糖升高，并增加胰岛素的敏感性，有利于控制体重。

3. 常吃鱼、禽、奶、豆，适量畜肉，减少肥肉　常吃鱼肉，推荐每周吃鱼 2～4 次，尤其是 ω-3 多不饱和脂肪酸含量丰富的鱼。每天蛋类和禽、畜肉类适量，尽量选择瘦肉，减少肥肉摄入；鸡蛋不超过一只；液态奶或相当量奶制品 300ml；大豆包括黄豆、黑豆、青豆，大豆及坚果类每日 30～50g。少吃加工肉类，如烟熏、烘焙、腌制等。上述动物性食物中含有丰富的锌，特别是肝和牛羊肉、乳制品、蛋黄、全麦面粉、谷类及其制品，另外海产品，尤其是牡蛎也含有丰富的锌，植物性食物含锌较少。

4. 多吃蔬菜，水果适量，种类、颜色要多样　餐餐有新鲜的蔬菜，每日总蔬菜摄入量 500g 左右，黄绿色等深色蔬菜应占 1/2 以上，增加绿叶蔬菜摄入量（如油菜、菠菜、鸡毛菜等），每日食用适量菌藻类（如蘑菇、香菇、金针菇、海带、紫菜、黑木耳等）。

在胃肠道功能允许的条件下，建议每日生吃一些蔬菜，不仅获取更多的维生素也能增加饱腹感。常见的可生吃蔬菜：黄瓜、西红柿、生菜、莜麦菜、苦菊、穿心莲、萝卜、芹菜、彩椒、青椒、洋葱、紫甘蓝等。

水果每日 250g 左右，以低 GI 水果为宜（如樱桃、梨、苹果、柚子、李子、桃等），升糖指数较高的水果（如菠萝、龙眼、荔枝、西瓜、哈密瓜等），每次食用水果数量不易过多。

5. 改变烹调方法，清淡饮食　烹调方法要得当，注意少油少盐，每日烹调油使用量控制在 30g 以内，选择少油烹调方法，如蒸、煮、炖、焖、水滑、熘、拌等。食用盐用量每日不宜超过 6g，包括面包、饼干、鸡精、酱油、咸菜、咸肉等中包含的隐性盐。

6. 减少在外就餐次数，定时定量进餐，注意进餐顺序　尽量减少在外就餐次数。每日至少三餐，要定时、定量进餐，可按早、中、晚 1∶1∶1的能量比例分配。控制进餐速度，延长碳水化合物摄入时间，细嚼慢咽，减慢进餐速度可以降低糖尿病风险，建议早餐 15～20 分钟，中晚餐 30 分钟。在膳食结构供给合理的前提下，调整进餐顺序，按照蔬菜—肉类—主食的顺序进餐，可延长碳水化合物摄入时间，还可降低餐后血糖波动，有利于血糖控制。糖尿病患者每日餐次安排应视病情、运动情况、饮食习惯等因素进行个体化安排。易出现低血糖的患者，可在每日总能量摄入量范围内，适当增加餐次以改善糖耐量和预防低血糖的发生。糖尿病患者不提倡外出就餐，尤其外卖膳食。

7. 适量饮茶，戒烟限酒　适量饮用淡茶或咖啡，减少含糖饮料（血糖升高者禁饮），最好饮用白开水，饮酒适量每日不超过 1～2 份标准量（一份标准量为：啤酒 285ml，红酒 100ml 或白酒 30ml，各含酒精约 10g）。不推荐糖尿病患者饮酒，虽然酒精本身对血糖和血清胰岛素浓度几乎没有影响，但酒精摄入可能掩盖低血糖发生症状，降低肝糖输出并促进酮体生成。

8. 其他类型糖尿病膳食原则

（1）1 型糖尿病：1 型糖尿病为胰岛素依赖型，大多需要终生使用胰岛素治疗。成年人 1 型糖尿病患者三大营养素占总能量比例与健康成年人基本一致。通常情况下，患者没必要额外补充无机及微量元素制剂，通过合理膳食即可满足患者的营养代谢需要。只有当饮食摄入无法达到膳食推荐摄入量时，可适当补充。

（2）妊娠期糖尿病：妊娠期糖尿病（GDM）的营养治疗原则是所供能量和各种营养素必须充足，一要满足母体和胎儿的营养需求，二要维持妊娠妇女孕期体重合理增长。妊娠早期空腹血糖升高，但未达到 GDM，总能量需控制但不应低于 1500kcal，妊娠晚期不应低于 1800kcal，糖类、脂肪、蛋白质占总能量比值分别为 50%～55%、25%～30%、15%～20%，其中优质蛋白达到 1/3 以上，注意钙、铁、锌、碘及各种维生素包括叶酸的补充。餐次一日五或六餐，三次正餐和二或三次加餐，GDM 患者必须定期进行营养指导和评估。

二、适量身体活动

糖尿病的运动疗法泛指任何身体活动，一般是指长期的、适度的、持续性的慢性运动。糖尿病患者应在康复医师、糖尿病专科医师、运动治疗师等专业人员指导下进行个体化运动，医师应根据病程、并发症等，综合考虑患者年龄、家庭情况、运动习惯、文化背景等多种因素，评估患者当前身体活动和运动水平，用处方的形式为患者制定贯穿于治疗全程的系统化、个体化运动方案。

（一）身体活动原则

糖尿病患者所选择的运动类型应基于个人的健康程度和平时运动习惯。最有效的运动类型包含有氧运动和抗阻力运动，可运用不同的大肌肉群，进行持续性或间歇性运动。这两种形式的混合，控糖效果更好。

常见的有氧运动方式主要有步行、慢跑、快跑、自行车、游泳、跳绳、划船、健身操、广场舞等。患者可根据自身的情况任选 1～2 项，其中步行是目前国内外最常用的运动形式，可作为首选。

常见的抗阻运动，有克服自身体重的抗阻运动如引体向上、俯卧撑、靠墙蹲马步，有克服器械等外加负荷的抗阻运动形式如哑铃、弹力带、力量训练器等。

1. 时间　建议进行低至中等强度的运动，每周 3～7 天，累计时间 150 分钟。运动间隔时间不宜超过 3 天。2 型糖尿病患者开始进行有氧运动时，运动时间控制在 10～15 分钟以内。待身体适应后建议将运动时间提高到每次至少 30 分钟，以达到推荐的能量消耗标准。抗阻训练每周至少进行 2 次，每次选择针对 6～8 个不同部位肌肉群的运动，每个动作重复 10～15 次为 1 组，间隔 0.5～1 分钟，连续做 3 组。更理想的是逐渐增加至每周进行 3 次。鼓励 2 型糖尿病患者增加每天日常生活活动柔韧性锻炼，可以包括在身体活动之内，但不应取代其他被推荐的有氧运动和抗阻运动。老年糖尿病患者每周进行 2～3 次灵活性和平衡训练，如关节伸展活动、太极或瑜伽。为了持续获益，2 型糖尿病患者的运动锻炼必须有规律地进行，且锻炼形式要多样化。

2. 强度　运动强度可以从最大摄氧量的 50% 开始，一周后增加至 60%，6 周后可逐渐增至最大摄氧量的 70%～80%。抗阻训练开始可采用 50% 1RM，并逐步增加至 75%～80% 1RM，训练应制订周期性个体化方案。对需要减重和维持体重的个体，可能需要更大的运动量，因此鼓励进行 60～90 分钟的中等至高强度身体活动，当身体疲劳时给予适当的休息时间，让机体的功能得以恢复。

对于成年 1 型糖尿病患者，推荐每周进行 150 分钟的体育锻炼，且不建议连续 2 天以上不参加体育锻炼；同时建议每周进行 2～3 次的抗阻力运动。对于患有 1 型糖尿病的儿童和青少年，推荐每天至少要进行 60 分钟的体育锻炼。

（二）糖尿病合并症患者运动原则

1. 糖尿病合并周围神经病变　没有急性溃疡形成的糖尿病患者可以参加中等强度的负重运动。有足部损伤或开放性疮、溃疡的糖尿病患者建议进行非负重的上肢运动训练。

2. 糖尿病合并足病　患者伴有足部损伤或开放性伤口的患者应禁止下肢运动，亦可以考虑进行上肢等长收缩训练或上肢渐进抗阻训练。

3. 糖尿病合并肾病　有肾脏病变的糖尿病患者应在专业人员的监督下运动，且尽可能进行 ECG 应激试验检测心血管病、异常心率和血压反应。即使是透析期间也可适当进行运动训练。糖尿病合并肾病患者运动应低强度、低运动量，以中、低强度运动为主，避免憋气动作或高强度的运动，防止血压过度升高，注意监测血压，定期尿检，关注肾功能、电解质和酸碱平衡。

4. 其他常见糖尿病合并症运动处方见表 7-6-9。

表 7-6-9　常见糖尿病合并症简易运动处方

合并症	强度	时间	频率	方　式
冠心病	低	20～45 分钟/天	3～4 天/周	太极拳、步行、骑车等有氧运动
高血压	低、中	≥30 分钟/天	>4 天/周	太极拳、瑜伽、步行等舒缓的有氧运动
心肌病	低	20～45 分钟/天	3～4 天/周	太极拳、步行、骑车等有氧运动
下肢闭塞性动脉硬化症	中	≥30 分钟/天	每天 1 次	躯干的非受累肢体的牵张训练、手摇车等有氧运动
慢性阻塞性肺病	中	≥30 分钟/天	2～5 天/周	有氧运动、抗组训练

引自：中华医学会糖尿病分会. 中国糖尿病运动治疗指南. 北京：中华医学电子音像出版社，2012. 运动处方的制定应当事先进行科学的评估或运动耐力的评定，以保证安全、有效并满足患者的需求。

（三）运动安全性

糖尿病类型不一，病程不一，并发症程度不一，只有安全有效的运动才有助于控制或减轻病情，否则有可能加重病情。专业人员为糖尿病患者开具运动处方或糖尿病患者运动时，应注意以下安全性问题：

1. 严格掌握运动疗法的适应证和禁忌证。

2. 运动前充分准备 运动前应培养规律定时定量运动的习惯，不要在饥饿或饱食后运动，运动时间以餐后 1~2 小时为宜，合并心血管疾病的患者或选择较高强度运动者，应避免单独运动。避免在注射胰岛素或口服降糖药发挥最大效应时训练，胰岛素依赖型患者不要在空腹时进行运动。运动时应随身携带糖尿病救助卡、糖果、点心等，以防止低血糖。

糖尿病患者运动前的准备活动要充分，以便使身体逐渐从安静状态进入到运动状态，逐渐适应运动强度较大的运动，避免出现心血管、肺等内脏器官突然承受较大运动负荷而引起的意外，预防肌肉、韧带、关节等运动器官的运动性损伤。在开始锻炼的早期阶段，准备活动的时间可为 10~15 分钟；锻炼的中后期，准备活动可减少为 5~10 分钟。

3. 控制运动强度和运动量 糖尿病患者运动时，运动强度和运动量均不宜过大。短时间内大强度的剧烈运动，会刺激机体的应激反应，导致儿茶酚胺等对抗胰岛素作用的激素分泌增多，反而引起血糖升高，甚至诱发糖尿病酮症酸中毒，对控制糖尿病病情十分有害。运动量过大，会引起身体疲劳过度，甚至引起低血糖反应。

4. 预防运动性低血糖 运动性低血糖是糖尿病患者最常见的运动不良反应。运动性低血糖的症状有心慌、颤抖、面色苍白、出汗、饥饿感等，严重者还可出现精神不集中、躁动、昏迷摔倒等。运动相关的低血糖症状与紧张和体力活动导致的疲乏困倦有些类似，常常会被忽略。因此，除了上述症状外，还应注意凡是有虚弱、濒死感、语速缓慢或言语不清、动作不协调、视力模糊、行为古怪、意识模糊等症状者，均应考虑低血糖的可能。

为了预防运动性低血糖，糖尿病患者可根据身体状况进行必要的血糖自身监测。运动前后和运动中都可以测血糖，运动中可间隔 30 分钟测一次，在运动后每 2 个小时要测一次血糖，直至运动结束后 4 小时，及时发现运动后延迟性低血糖。当空腹血糖过高（>16.7mmol/L）时，应待血糖控制后再开始运动。在刚开始新的、强度较大运动时，应检测运动前、中、后的血糖水平。根据血糖情况，调节运动的强度和运动量。要避免在空腹时或使用降糖药物 60~90 分钟后进行运动，以防低血糖的发生。避免在参与运动的骨骼肌部位注射胰岛素。避免在深夜单独运动，预防低血糖或者避免因低血糖晕倒而无他人知晓。

如运动前血糖<5.6mmol/L，应进食碳水化合物（如糖水或甜饮料）后再运动；对于持续 30 分钟的有氧运动无需要补充碳水化合物，持续 30~60 分钟的有氧运动可摄入缓慢吸收的 10~15g 碳水化合物（全麦面包 20~30g、缓释饼干 15~20g）/h，以防止低血糖的发生；如运动中出现低血糖或迟发型低血糖，则应立即减小运动强度或停止运动，甚至就地坐下或躺下休息，避免摔倒等意外事件，之后立即进食含 10~15g 快速吸收的碳水化合物的食物（糖块 10~15g、含糖饮料约 200ml），15 分钟后血糖仍低于 3.9mmol/L，建议到医疗中心救治。低血糖处理后，如继续运动应循序渐进从小剂量低强度开始，并注意监测血糖。

活动量大或激烈活动时，建议糖尿病患者调整食物摄入量以及降糖药和胰岛素的剂量，以免发生低血糖。另外，使用药物后也要避免大强度或大运动量的运动。运动时可随身携带含糖饮料、糖块、巧克力、饼干等，一旦出现低血糖症状，可立即摄入。

5. 严防运动性损伤和感染 糖尿病中晚期的患者，下肢皮肤表面损伤后，很容易感染并且难以治愈。运动时，应穿舒适合脚的运动鞋以及袜子，在地面平整的地方进行，避免脚部、腿部出现磨伤、擦伤等状况。

6. 糖尿病合并症患者运动安全 合并糖尿病足患者，运动时应穿着合适的鞋子，注意足部的保护，避免机械伤害。合并糖尿病视网膜病变患者，运动时尽量避免眼压升高的动作，抗阻运动负荷不能过大，避免低头、憋气和无氧运动。糖尿病肾病接受透析的患者也可以运动，但应在医师的指导下进行，从而保证运动的安全性。运动后仔细检查皮肤、足部、关节是否有损伤，如损伤应请专业医护人员处理，不要自行处理。

为避免出现因突然停止运动而引起的心血管系统、呼吸系统、自主神经系统的症状，如：头晕、恶心、重力性休克等，可在每次锻炼结束时安排一定的整理活动，如散步、放松体操、自我按摩等，一般为 5 分钟左右。

7. 糖尿病合并妊娠运动安全 糖尿病合并妊娠患者的运动涉及母胎的平安，关系重大，必须与产科医师共同制订运动方案，并加强围产期的医学监护。

（1）禁忌证：早产、胎膜早破、宫颈闭锁不全、持续的妊娠中/晚期的出血、胎儿生长受限、超过 26 周的胎盘前置、妊娠期高血压。

（2）运动形式：以步行、固定自行车、低强度有氧运动以及游泳为主。

（3）强度与时间：建议每天 30 分钟以上的适度有氧运动。运动时心率不超过 60%~70% VO_{2max}。

（4）运动注意事项：记录运动时的心率、胎动、血糖、尿糖/尿酮体以及其他任何患者的主诉及异常症状、体征。有阴道出血、晕厥、胎儿活动减少、全身水肿、腰痛，下列征象时应立即停止运动并就医。

8. 其他运动安全性问题 糖尿病患者发生的其他常见运动性不良反应还有关节损伤、肌肉韧带损伤、皮肤损伤、眼底出血、心肌缺血、蛋白尿等。这些运动性不良反应往往是因为不恰当的运动方式、运动强度、运动时间、运动场地所致。由于糖尿病患者的血管、神经、糖脂代谢等改变，使得糖尿病患者在抗损伤方面显得比较脆弱。因此，规律性运动和温和的运动方式及强度，对糖尿病患者预防运动性不良事件非常重要。

多人一起运动时，注意不要强行跟上别人的运动节奏或运动量。由于个人情况不同，同样的强度，有人吃力，有人嫌慢。要按照最适合自己的强度或运动量进行运动，使运动更加安全、有效。减小运动强度,同时增长运动时间,既可完成目标运动量,又可增强安全系数,可优先采用。

根据天气和身体情况调整当天的运动量。当温湿度大、出汗多时,应及时适量补充低糖或无糖的运动饮料,或者盐水也可以。如果运动中出现持续的不适,应立即停止运动,及时就医。运动后不要立即停止活动,应进行恢复活动逐渐放松。

9. 运动处方应与营养处方和药物处方相结合、相适应　在上述原则基础上,为防治糖尿病,还应注意心理调整,保持良好心态。规律睡眠,每日睡眠时间保证7~8小时。

三、药物治疗

2型糖尿病患者中少部分患者通过饮食控制、运动锻炼和减轻体重等可控制病情,大部分患者同时还需要通过口服降糖药或胰岛素治疗。药物联合饮食控制、运动疗法可更好地控制血糖。糖尿病患者在使用药物治疗时应首先在医师和营养医师的指导下制定营养处方和运动处方,并定期监测血糖等生化指标,医师根据病情和患者的状况及时调整用药的种类和剂量,同时也应对饮食和运动再重新评估,调整营养和运动处方以配合药物治疗,通过联合治疗,延缓和减少并发症的发生,提高患者的生活质量。

(一) 口服用药

1. 单药治疗　2型糖尿病前期或糖尿病患者如果单纯生活方式管理不能使血糖控制达标,应在生活方式管理的基础上进行药物治疗,首先单药治疗。二甲双胍、α-糖苷酶抑制剂或胰岛素促泌剂可作为单药治疗的选择,其中二甲双胍是单药治疗的首选,双胍类的主要药理作用是减少肝脏葡萄糖的输出。

2. 二联治疗　如单独使用二甲双胍治疗血糖仍未达标,则可进行二联治疗,加用胰岛素促泌剂(磺酰脲类、格列奈类、DPP-4抑制剂)、α-糖苷酶抑制剂(阿卡波糖、伏格列波糖和米格列醇)、TZDs(罗格列酮、吡格列酮)、SGLT2抑制剂(达格列净、恩格列净和卡格列净)、胰岛素或GLP-1受体激动剂(艾塞那肽、利拉鲁肽、利司那肽)等。

3. 三联治疗　上述不同机制的降糖药物可以三种药物联合使用。如三联用药血糖控制仍不达标,采用胰岛素治疗,此时应停用胰岛素促泌剂。

(二) 胰岛素替代治疗

常用的胰岛素制剂根据来源和化学结构的不同,胰岛素可分为动物胰岛素、人胰岛素和胰岛素类似物。根据作用特点的差异,胰岛素又可分为超短效胰岛素类似物、常规(短效)胰岛素、中效胰岛素、长效胰岛素、长效胰岛素类似物、预混胰岛素和预混胰岛素类似物。胰岛素类似物与人胰岛素相比控制血糖的效能相似,但在减少低血糖发生风险方面胰岛素类似物优于人胰岛素。1型糖尿病患者需终生胰岛素替代治疗。

四、血糖监测

有规律地进行血糖监测有助于鼓励患者积极地参与糖尿病管理,为医护人员提供数据以制订个体化降糖方案,评价降糖治疗的效果,并指导治疗方案的调整。在糖尿病早期,严格控制血糖可以显著降低糖尿病血管病变的发生。

(一) 内容

目前临床上血糖监测的方法包括利用血糖仪进行的毛细血管血糖监测、持续葡萄糖监测(CGM)、糖化血红蛋白(HbA1c)和糖化清蛋白(GA)的检测等。

(二) 监测原则

1. 毛细血管血糖监测　包括患者自我血糖监测(SMBG)及在医院内进行的床边快速血糖监测。使用口服降糖药者可每周监测2~4次空腹或餐后2小时血糖;使用胰岛素治疗者可根据胰岛素治疗方案进行相应的血糖监测。

2. 持续葡萄糖监测(CGM)　CGM通过葡萄糖感应器监测皮下组织间液的葡萄糖浓度,适用于妊娠糖尿病或糖尿病合并妊娠、血糖不明原因的高血糖或低血糖、血糖波动大等患者。了解血糖波动特点,为糖尿病个体化治疗提供依据。

3. 糖化血红蛋白(HbA1c)检测　HbA_{1C} 反应最近2~3个月平均血糖水平,是目前认可的长期血糖控制水平的"金标准",正常参考值为4%~6%。建议治疗初期每3个月检测1次,达到治疗目标可6个月检查一次。

4. 糖化清蛋白(GA)检测　GA反映近2~3周平均血糖水平,短期内血糖变化较 HbA_{1C} 敏感,正常参考值为11%~17%。但对于影响清蛋白更新速度的疾病如肾病综合征、肝硬化等,GA的检测结果是不可靠的。

(三) 血糖控制目标

糖尿病患者血糖控制目标的首要原则是个体化,应根据患者的年龄、病程、预期寿命、并发症或合并症严重程度等综合考虑。如对于非妊娠成年2型糖尿病患者HbA1c控制目标<7%,空腹血糖4.4~7.0mmol/L,非空腹血糖<10.0mmol/L;有严重低血糖、糖尿病病程长和有严重并发症和合并症者HbA1c控制<8%;对于部分老年或病情危重者可进一步放宽标准。

五、教育与自我管理

糖尿病前期人群具有可逆性特点,这也是健康教育工作的有利切入点,同时糖尿病患者接受健康教育与进行自我管理是疾病控制与否的关键之一。

(一) 糖尿病教育

1. 目标　糖尿病健康教育的目标是使患者充分认识并掌握糖尿病的自我管理能力。掌握控制疾病的知识和技巧;改变其对待疾病消极或错误的态度,提高他们对糖尿病综合治疗的依从性;让患者成为糖尿病管理中最积极、最主动的参与者,对糖尿病患者病情控制及预后改善有积极作用。

2. 内容　包括糖尿病的临床表现、糖尿病的病因及发病的危险因素,个体化的生活方式干预、饮食、运动、药物治疗的注意事项、规范的胰岛素注射技术、并发症的防治及处理指导、血糖监测和管理、心理指导、糖尿病妇女受孕须做到有计划,并全程监护等。

3. 方式和形式　糖尿病教育的方式包括个体教育、集体教育、个体和集体教育相结合、远程教育等。随着糖尿病健康教育的研究不断进展，从传统的医护人员对院内患者的健康教育，不断地发展为HCPS(医疗保健人员)团队实施健康教育，HCPS团队核心人员包括糖尿病医师、糖尿病教育护士、营养师、心理医师等。传统的院内教育，发展为全程教育模式(该模式强调医院门诊、院内院后随访教育)、社区—医院一体化模式等。

根据患者需求和不同的具体教育目标以及资源条件，可采取多种形式的教育。包括演讲、讨论、示教与反示教、场景模拟、角色扮演、看图说话、电话咨询、联谊活动、微信平台、媒体宣传等。

4. 管理 无论任何教育方式都应尽可能标准化和结构化，并结合条件做到"因地制宜"，并牢记三个"M"即内容丰富(Meaningful)、便于记忆(Memorable)、鼓动性强(Motivating)，制定出有针对性的目标、计划、实施的方案及效果评价，才能确保糖尿病教育的效果。

(二) 自我管理

糖尿病自我管理是一种突出以患者为中心的管理模式，是指个人长期有效的管理自己行为的能力。一般包括饮食控制、规律运动、遵医嘱用药、监测血糖、足部护理以及高低血糖预防和处理等6方面的自我管理。掌握健康教育的相关内容，学会自我管理技能，并建立自身健康档案：血糖监测记录、药物使用记录、运动记录、饮食记录、自我护理记录、就医随访时间等。

我国2型糖尿病患者中，绝大多数对糖尿病、自我管理等方面知识的了解处于中低水平。主要表现为血糖监测较差、体重超标、吸烟喝酒及作息时间不规律，体育锻炼时间少。2017年中华医学会糖尿病学分会糖尿病教育与管理学组年颁布《中国2型糖尿病自我管理处方专家共识》。自我管理处方将2型糖尿病全方位自我管理的知识和技能以处方形式综合为一体，且随着处方的实施和不断改进，形成持续支持的糖尿病教育和管理行为改变的闭环。随着信息化技术和互联网技术的发展，糖尿病自我管理处方通过智能平台，借助大数据和云平台，可将智能硬件(如血糖仪、动态血糖监测仪和可穿戴设备)自动连接，甚至可与居民健康档案系统对接，形成区域性疾病管理云平台，最大限度地提升糖尿病教育和管理的效益，使得生活方式的转变和生活质量的提高成为可能。

(艾华 傅力 马吉祥 胡若梅 李剑虹)

参考文献

1. 中华医学会糖尿病学分会. 中国2型糖尿病防治指南(2017年版). 中华糖尿病杂志，2018，10(1)：4-67.
2. 刘颖丰，刘芳. 1型糖尿病预测新进展. 中华医学杂志，2018，98(4)：313-316.
3. 沈意娜，赵芳，周立新，等. 对2型糖尿病患者运动相关临床实践指南的评价研究. 中国护理管理，2018，18(6)：755-761.
4. 王昊，漆洪波. 美国妇产科医师学会"妊娠期糖尿病指南(2017)"要点解读. 中国实用妇科与产科杂志，2018，34(1)：62-66.
5. 陈家伦. 临床内分泌学. 上海：上海科学技术出版社，2017.
6. 中国医师协会营养医师专业委员会，中华医学会糖尿病学分会. 2013版中国糖尿病医学营养治疗指南. 北京：人民卫生出版社，2015.
7. 纪立农，陈莉明，郭晓蕙，等. 中国慢性病防治基层医师诊疗手册(糖尿病分册)2015年版. 中国糖尿病学杂志，2015，23(8)：673-701.
8. 中国营养学会. 中国居民膳食指南(2016). 北京：人民卫生出版社，2016.
9. 中国营养学会. 食物与健康——科学证据共识. 北京：人民卫生出版社，2016.
10. 国家卫计委. 中国居民营养与慢性病状况报告(2015年). 北京：人民卫生出版社，2015.
11. American Diabetes Association. 10. Microvascular Complications and Foot Care: Standards of Medical Care in Diabetes-2018. Diabetes Care, 2018, 41(Suppl 1): S105-S118.
12. Colberg SR, Sigal RJ, Yardley JE, et al. Physical Activity/Exercise and Diabetes: A Position Statement of the American Diabetes Association. Diabetes Care, 2016, 39(11): 2065-2079.
13. Franz MJ, MacLeod J, Evert A, et al. Academy of Nutrition and Dietetics Nutrition Practice Guideline for Type 1 and Type 2 Diabetes in Adults: Systematic Review of Evidence for Medical Nutrition Therapy Effectiveness and Recommendations for Integration into the Nutrition Care Process. J Acad Nutr Diet, 2017, 117(10): 1659-1679.
14. Harding JL, Pavkov ME, Magliano DJ, et al. Global trends in diabetes complications: a review of current evidence. Diabetologia, 2019, 62(1): 3-16.
15. International Diabetes Federation. IDF Diabetes Atlas, 8th ed. Brussels, Belgium: International Diabetes Federation, 2017.
16. Mozaffarian D. Dietary and Policy Priorities for Cardiovascular Disease, Diabetes, and Obesity: A Comprehensive Review. Circulation, 2016, 133(2): 187-225.
17. Pan B, Ge L, Xun YQ, et al. Exercise training modalities in patients with type 2 diabetes mellitus: a systematic review and network meta-analysis. Int JBehav Nutr Phys Act, 2018, 15(1): 72.
18. Pop-Busui R, Boulton AJ, Feldman EL, et al. Diabetic neuropathy: a position statement by the American Diabetes Association. Diabetes Care, 2017, 40(1): 136-154.
19. Zaccardi F, Webb DR, Yates T, et al. Pathophysiology of type 1 and type 2 diabetes mellitus: a 90-year perspective. Postgrad Med J, 2016, 92(1084): 63-69.
20. Zhang L, Long J, Jiang W, et al. Trends in chronic kidney disease in China. N Engl J Med, 2016, 375(9): 905-906.
21. American Diabetes Association. 5. Lifestyle Management: Standards of Medical Care in Diabetes-2019. Diabetes Care, 2019, 42(Suppl 1): S46-S60.

第七章

膳食、身体活动与癌症

癌症是人类第二大死因，已成为危害人类健康和生命的重大公共卫生问题。国际癌症研究中心（International Agency for Research on Cancer，IARC）数据显示，2018 年全球癌症新发 1810 万例，死亡 960 万人。从全球来看，近 1/6 的死亡由癌症造成，且近 70% 的癌症死亡发生在中低收入国家。癌症对健康和经济影响很大，给患者、家庭、社会和政府带来了重大挑战。

WHO 指出，大约 1/3 的癌症死亡源自 5 种主要行为和膳食危险因素：高体质指数、水果和蔬菜摄入量低、缺乏身体活动、使用烟草以及过量饮酒。其中，烟草使用是最重要的致癌危险因素，导致约 22% 的癌症死亡。超重肥胖会增加许多癌症的风险，目前全球肥胖症流行，按照这种趋势继续发展，超重肥胖可能会超过吸烟成为癌症的头号危险因素。美国癌症研究学会（American Institute for Cancer Research，AICR）与世界癌症基金会（World Cancer Research Fund，WCRF）联合制定的《膳食、营养、身体活动与癌症：全球视角（第三版）》报告指出，大约 30%～40% 的癌症病例是可以预防的——通过避免任何形式的烟草，连同适当的膳食、营养和身体活动，并保持健康的体重，人们可以降低癌症的发生风险。因此，预防癌症是 21 世纪最重要的公共卫生挑战之一，通过改善体重、行为生活方式和膳食因素来预防癌症显得尤为重要。

本章根据近年来国内外最新研究资料撰写，主要包括癌症的定义与分类、癌症的危害、癌症的流行状况与影响因素、膳食营养与癌症、身体活动与癌症、癌症预防措施 6 大方面。

第一节　癌症的定义与分类

机体在各种内在和外来致瘤因子作用下，局部组织细胞增生所形成的新生物（neogrowth）称为肿瘤（tumour）。根据新生物的细胞特性及对机体的危害性程度，又将肿瘤分为良性肿瘤和恶性肿瘤两大类，起源于上皮细胞的恶性肿瘤称为癌症（cancer）。人体由不同组织（如神经组织、肌肉组织、骨组织、淋巴组织等）和器官（如肺、胃、乳腺、子宫等）组成，各个器官和各种组织都有可能发生肿瘤。肿瘤细胞和正常细胞相比，有结构、功能和代谢异常，具有超过正常的增生能力，这种增生和机体不相协调。非肿瘤性的增生（如炎症性增生）与肿瘤性增生不同，前者常有明显的增生刺激因素，当此因素消除，增生即不再发生；但肿瘤性增生是幼稚细胞的遗传密码发生了突变后的增生，这种细胞即使脱离了致瘤的因素，亦能无限制地增殖。

肿瘤的良、恶性之分，一般以肿瘤的特性及其对机体的影响和危害性为依据。一些可致死（如肿瘤占位于重要生命器官或造成大出血等）但无浸润、转移能力的肿瘤认为是良性肿瘤。从组织来源来看，起源于原始间叶细胞的恶性肿瘤称为肉瘤（sarcoma），如淋巴肉瘤、平滑肌肉瘤、骨肉瘤等；起源于上皮细胞的恶性肿瘤称为癌，约占所有恶性肿瘤的 90% 以上，如肺癌、胃癌、肝癌、乳腺癌、结肠癌，目前常见的癌症类型见表 7-7-1。

表 7-7-1　常见癌症的定义、分类

类型	定义/分类
肺癌	肺癌是原发性支气管肺癌的简称，绝大多数肺癌起源于支气管黏膜上皮，是最常见的肺部原发性恶性肿瘤
鼻咽癌	鼻咽是咽部（咽喉）的顶部，是从鼻子和嘴巴通向喉部（声音盒）的肌腔。鼻咽癌指发生于鼻咽黏膜的恶性肿瘤，是头颈部癌症的一种类型
口腔、咽喉癌	口腔癌指发生于口腔的恶性肿瘤。包括唇癌、牙龈癌、舌癌、软硬腭癌、颌骨癌、口底癌、口咽癌、唾液腺癌和上颌窦癌以及发生于颜面部皮肤黏膜的癌症等 咽（或喉咙）是从鼻子和嘴通向喉的肌腔，位于气管上部的肌肉结构，包括声带。喉癌最多见者为声带癌，其次是声门上癌，声门下癌较少
食管癌	食管是从咽部到胃的食物通过的肌管。食管大部分由鳞状上皮细胞排列，因此以鳞状上皮细胞癌多见。胃交界处（食管到胃）上方的部分由柱状上皮细胞排列，腺癌由此而生
胃癌	发于胃部的恶性肿瘤。根据肿瘤的位置，胃癌被分为：胃贲门癌和胃非贲门癌。胃贲门癌发生在最靠近食管的胃顶部，胃非贲门癌发生在胃的所有其他部位
结肠癌	结肠是肠道的下部，它从盲肠延伸到直肠。结肠癌是一种原因未明的常见的结肠恶性肿瘤，好发于乙状结肠，其次为盲肠、升结肠、降结肠和横结肠
肝癌	肝癌可分为原发性肝癌和继发性肝癌，原发性肝癌指发生于肝细胞或肝内胆管细胞的癌肿，其中肝细胞癌占原发性肝癌的绝大多数，胆管细胞癌不足 5%。继发性或称转移性肝癌系指全身多个器官起源的恶性肿瘤侵犯至肝脏

续表

类型	定义/分类
胰腺癌	胰腺是位于胃后面的细长腺体。它包含两种类型的组织:外分泌腺和内分泌腺。胰腺癌主要指胰外分泌腺的恶性肿瘤
胆囊癌	胆囊是一种小的囊状器官,形成胆道的一部分,发生在胆囊的恶性肿瘤称为胆囊癌。大约90%~95%的胆囊癌是腺癌,而只有很少的比例是鳞状细胞癌
肾癌	肾脏是位于腹膜外的腹部后面的一对器官。肾细胞癌简称肾癌,是泌尿系统最常见的肿瘤之一
皮肤癌	皮肤癌有两种主要类型:黑色素瘤和非黑色素瘤。最常见的非黑色素瘤是基底细胞癌和鳞状细胞癌,它们共同占皮肤癌的90%。黑色素瘤占皮肤癌的4%
前列腺癌	男性生殖系统最常见的恶性肿瘤。几乎所有病例都是腺癌
膀胱癌	膀胱癌是常见的泌尿生殖系统恶性肿瘤,男性患膀胱癌的可能性是女性的4倍以上
乳腺癌	乳腺癌主要是乳腺导管内上皮细胞的癌(乳腺中的通道将牛奶输送到乳头)。虽然乳腺癌可能发生在男性,但罕见(不到1%的病例)。许多流行病学研究根据绝经状态对乳腺癌进行分类:绝经前乳腺癌和绝经后乳腺癌
宫颈癌	子宫颈是子宫的颈部。宫颈管内的宫颈部分称为宫颈内膜,外部的部分是外生殖器,大多数宫颈癌开始于这两部分相接的地方
子宫内膜癌	发生在子宫体(子宫)中的大多数癌症是子宫内膜癌,主要是腺癌
卵巢癌	有三种类型的卵巢组织可以产生癌症:覆盖卵巢的上皮细胞;产生激素的基质细胞;和变成卵子(卵)的生殖细胞。大约85%~90%的卵巢癌是上皮癌

第二节 癌症的危害

癌症是威胁人类健康的重要疾病之一。根据WHO报道,2015年癌症成为仅次于心血管疾病的全球第二大死因。虽然近年来针对癌症的治疗和预防取得了重大进展,但是由于人口数量增长和人口老龄化,加之吸烟、肥胖和膳食结构改变等危险因素的流行,癌症疾病负担仍然不断增加。预计到2030年,全球癌症新发病例数将增长到2400万。因此,癌症是我国以及全球危害人类健康和生命的重大公共卫生问题。随着人口的增长、人口结构变化以及生活方式和生活环境的改变,全球常见癌症的总体发病情况呈上升趋势。从全球情况看,近1/6的死亡由癌症造成,其中最为常见的癌症类型为肺癌、肝癌、结肠直肠癌、胃癌、乳腺癌,近70%的癌症死亡发生在低收入和中等收入国家。女性乳腺癌或宫颈癌高发,给个人、家庭和社会造成巨大的健康负担。在全世界范围内,每年超过200万的女性诊断为乳腺癌或者宫颈癌,低、中等收入的国家中女性乳腺癌或者宫颈癌发病率或病死率更高。每年有170万妇女被诊断为乳腺癌,53%发生在发展中国家。

根据2016年全球疾病负担研究的报道,从2006年到2016年,全球癌症死亡人数增长了17.8%,经年龄标准化后死亡率则为15.8%,下降了9.4%。十年来,全球前列腺癌、胰腺癌和一些其他癌症的死亡率增加了30%以上,多数癌症经年龄标化后死亡率有所下降,胃癌和霍奇金淋巴瘤尤为显著。从2006年到2016年,肺癌导致死亡的人数从144万上升到171万,乳腺癌导致死亡的人数从4.66万上升到5.46万;然而,年龄标化的肺癌和乳腺癌导致的死亡率分别下降了9.31%和9.92%。

在我国,癌症发病率从20世纪70年代以来一直呈上升趋势,其发病率接近并略高于世界平均水平。自2010年来癌症死亡率仅次于心血管疾病(即心脏病和脑血管疾病),成为中国人群第二大死因。据国家癌症中心2015年的统计数据,死亡率最高的5种肿瘤依次为肺癌(44.9%)、肝癌(26.1%)、胃癌(20.9%)、食管癌(12.6%)、结直肠癌及肛门癌(10.2%),其中城市肺癌和结直肠癌死亡率高于农村,农村肝癌、胃癌和食管癌高于城市,男性肺癌、肝癌、胃癌、结直肠癌和食管癌死亡率均高于女性(表7-7-2)。近年来我国癌症死亡率下降或稳定,但少数癌症死亡率持续上升,如男性结直肠癌、胰腺癌、前列腺癌,女性卵巢癌和宫颈癌。

表7-7-2 2015年中国不同地区人口死因构成

死因顺位	东部地区		中部地区		西部地区	
	死亡原因	死因构成/%	死亡原因	死因构成/%	死亡原因	死因构成/%
1	恶性肿瘤	26.86	脑血管疾病	24.32	恶性肿瘤	21.53
2	心脏病	22.23	心脏病	24.18	脑血管疾病	20.82
3	脑血管疾病	21.81	恶性肿瘤	23.21	心脏病	18.46
4	呼吸系统疾病	10.51	呼吸系统疾病	10.07	呼吸系统疾病	16.60
5	伤害	6.74	伤害	7.39	伤害	8.57

引自:《中国死因监测数据集(2015)》

癌症不仅对健康产生巨大威胁,也造成了严重的经济损失,特别是人口密度大的国家。一方面,发展中国家中国、印度、俄罗斯占世界人口近 40%,地域广阔,经济增长迅速,老年人口逐渐增大,行为和生活方式的改变,环境污染加剧,导致癌症发病不断上升。另一方面,发展中国家癌症死亡率负担高于英国和美国。中国、印度和俄罗斯癌症死亡率/发病率分别为 0.70%、0.69%、0.60%,而英国和美国为 0.33%和 0.40%(表 7-7-3)。

石菊芳等对 1996—2014 年发表的有关中国癌症经济负担的研究进行系统评价发现,全国人群层面癌症经济负担为 326.3 亿~1007.4 亿元。年例平均费用趋势分析结果显示,所有癌种的绝大部分医疗费用在 1 万~3 万元,其中肺癌和乳腺癌差异较大,为 1 万~9 万元;食管癌和胃癌差异较小,为 1 万~5 万元,绝大部分宫颈癌例均费用在 2 万元内。各癌种日均费用在近 20 年间总体呈上升趋势。

中国国家癌症中心对我国 1996—2015 年胃癌、食管癌、结直肠癌、乳腺癌经济负担 Meta 分析显示,例均直接医疗费用在 7387~83 320 元之间,从 1996 年到 2015 年,这些癌症的例均、次均、日均直接医疗费用均呈明显上升趋势(表 7-7-4)。

表 7-7-3　中国、印度、俄罗斯、美国和英国的癌症发病率及支出情况

	中国	印度	俄罗斯	美国	英国
面积/km^2	9 596 961	3 287 263	17 098 242	9 826 675	243 610
人口/亿	13.5	12.4	1.44	3.14	0.63
总出生期望寿命/年	75	66	69	79	81
总健康支出(%/GDP)	5.2	3.9	6.2	17.9	9.3
公共卫生支出(%/总)	55.9	31.0	59.5	45.9	82.7
年龄标化的癌症发病率(/10 万)	122.2	64.5	122.6	105.8	110.0
75 岁前癌症死亡风险/%	11.5	7.1	13.7	11.2	11.3
死亡率/发病率	0.70	0.69	0.60	0.33	0.40
每例癌症病例经济负担/美元	2202	641	3784	86759	37837

引自:Paul E Goss, et al. Challenges to effective cancer control in China, India, and Russia. Lancet Oncol, 2014, 15:489-538

表 7-7-4　我国肺癌、胃癌、食管癌、结直肠癌和乳腺癌经济负担情况(1996—2015)

	例均直接医疗费用		次均直接医疗费用		日均费用	
	总额/元	增长率/%	总额/元	增长率/%	总额/元	增长率/%
肺癌	10 415~27 595	2.2	9463~38 209	-1.7	426~1036	6.3
胃癌	7387~28 743	1.7	18 504~41 871	5.5	313~1445	3.7
食管癌	7463~37 647	7.7	6851~57 554	11.9	225~1319	12.5
结直肠癌	9428~83 320	6.9	15 263~51 971	3.7	527~1310	7.8
乳腺癌	9000~33 000	2.3	13 000~23 000	2.4	258~850	2.4

数据来源:中国国家癌症中心

第三节　癌症的流行状况与影响因素

全球癌症负担不断加重,未来 20 年每年新发癌症病例将达到 2200 万,同期癌症死亡数将上升到 1300 万例。受人口增长和老龄化影响,发展中国家的癌症数量不断攀升,全球 60%的病例发生在非洲、亚洲和中美洲及南美洲地区,并且占全世界癌症死亡数的 70%。在我国,癌症死亡约占全部死因的 1/4,癌症发病近十年来呈上升趋势,调整年龄因素之后每年增长约 2%。因此,了解癌症的流行情况及其相关的影响因素,可为癌症的防治提供参考。

一、国内外流行状况

近年来,癌症发病率呈逐年上升趋势,尤其在欠发达国家和地区,癌症发病率增长更为明显。虽然在全球范围内部分癌症如肺癌、胃癌、食管癌和女性宫颈癌的年龄标化发病率略有下降,但随着人口增长及人口老龄化,几乎所有的癌症的新发病例数仍在逐年增长。一般而言,经济发达国家高发的肿瘤有肺癌、乳腺癌、结直肠癌和前列腺癌,欠发达地区常见肿瘤有肺癌、乳腺癌、肝癌、胃癌、宫颈癌。由于医疗条件的改善,全球大部分国家和地区的癌症死亡率有所下降,但部分欠发达地区癌症死亡率仍在不断上升。

中国的癌症发病率接近并略高于世界平均水平。2014 年癌症导致 220 万人死亡,最为高发癌症类型有肺癌、胃癌、肝癌、结肠直肠癌和食管癌。全国三次死因调查结果分析表明,我国癌症发病率呈上升趋势。2000—2011 年间,我国男性癌症发病率以每年 0.2%的速度缓慢递增,女性癌症的发病率则以每年 2.2%的速度快速上升。在多种癌症类型中,男性前列腺癌、女性宫颈癌以及女性卵巢癌等发病率上升显著,肺癌发病率趋向稳定,而食管癌、胃癌和肝癌发病率逐年降低。另一方面,近年来我国癌症死亡率下降,自 2006 年以来,我国男性癌症标化死亡率平均每年下降 1.4%,女性癌症标化死亡率每年下降 1.1%。虽然大部分癌症死亡率呈下降趋势或稳定,但少数癌症死亡率持续

上升，其中男性结直肠癌、胰腺癌、白血病、前列腺癌标化死亡率上升明显，女性中卵巢癌、宫颈癌和甲状腺癌标化死亡率仍不断升高。由于我国城乡经济水平、生活条件和卫生资源存在较大差异，癌症的分布特征在城乡之间也具有显著差异。与发病率类似，年龄标准化死亡率男性高于女性，农村高于城市。城乡地区流行的癌症的种类也有差别。城市地区表现为发达国家的癌谱特征，肺癌、结直肠癌、乳腺癌等发病率高，而农村地区食管癌、胃癌、肝癌和宫颈癌发病率高。除了最主要的几种癌症外，鼻咽癌在中国广东人群中发病率最高，且具有明显的家族聚集性，遗传因素可能是该肿瘤的主要原因。而食管癌具有明显的地理聚集现象，尤其在我国有着明显的地方性，包括河南、河北、山西交界的太行山区、四川省盐亭、湖北和安徽大别山区、福建和广东部分地区等高发。

癌症发病率和死亡率的时间动态变化，提示了相应的危险因素或保护因素的变化。人均期望寿命延长、老龄人口比例增加是全球肿瘤发病持续增加的主要原因。同时，在不同发展水平的国家和地区，人们的方式和生活行为、环境污染的状况也决定了各国肿瘤负担的变化趋势。癌症种类的动态变化与环境因素特别是膳食结构的变化也有着密切的关系。

二、影响因素

癌症的发生是多因素、多阶段、多效应综合的结果，它既受到外部环境因素的影响，也受到机体内部因素如遗传因素、精神心理因素的影响。1981 年，Richard Dell 与 Richard Peto 提出肿瘤的发生主要是环境因素，其中膳食和吸烟尤为关键，这被后来的大量研究和系统综述所肯定。虽然环境因素是肿瘤发生的始动因素，但个体的自身因素如遗传特质、年龄、性别、免疫和营养状况等在肿瘤的发生和发展过程中也具有重要作用。在同样的环境下，有的人发生肿瘤，另一些人不发生肿瘤，这表明癌症是环境因素和遗传因素共同作用的结果。不合理的行为和饮食如高体重指数、水果和蔬菜摄入量低、缺乏身体活动、使用烟草以及过量饮酒是导致癌症死亡的重要原因(表 7-7-5)。烟草使用是最为重要的致癌危险因素，造成约 22%的癌症死亡。另外，肝炎病毒和人乳头瘤病毒等致癌感染导致的癌症病例在低收入和中等收入国家的所占比例高达 25%。

表 7-7-5 常见的癌症及其保护因素与危险因素

类型	保护因素	危险因素
肺癌	蔬菜，水果，含有维生素 A、β-胡萝卜素或类胡萝卜素的食物，含有维生素 C 的食物，含异黄酮的食物，身体活动等	含砷饮用水，大剂量 β-胡萝卜素补充剂，吸烟(包括二手烟)，红肉，加工肉制品；饮酒，久坐，既往肺部疾病；职业暴露(石棉、结晶二氧化硅、氡、多环芳烃和重金属的混合物)等
鼻咽癌	蔬菜等	种族易感性，遗传因素及 EB 病毒感染等
口腔、咽喉癌	咖啡，非淀粉类蔬菜，健康膳食模式等	超重或肥胖，饮酒，热饮，吸烟，咀嚼烟草和鼻烟，人乳头瘤病毒(HPV)感染、石棉等
食管癌	蔬菜，水果，身体活动，健康膳食模式等	超重或肥胖，饮酒，热饮，加工肉类，吸烟，人类乳头瘤病毒(HPV)感染等
胃癌	蔬菜，水果，茶等	超重或肥胖，饮酒，盐腌制食品，烧烤肉类和鱼类，食用加工肉类，低水果摄入，吸烟，幽门螺杆菌感染，工业化学品暴露等
结肠癌	全谷物，蔬菜，水果，含膳食纤维的食物，乳制品，坚果，钙补充剂，鱼类，含维生素 C 食物，维生素 D，多维生素补充剂，健康膳食模式等	红肉，加工肉类，饮酒，蔬菜或水果摄入不足，含血红蛋白铁的食物，超重肥胖、成年人身材较高，久坐等
胰腺癌	水果，健康膳食模式等	身体肥胖，成年人身材较高，红肉，加工肉，酒精饮料(重饮)，含有果糖的食品和饮料，含有饱和脂肪酸的食品，吸烟，家族遗传史等
前列腺癌	身体活动等	超重或肥胖，成年人身材较高，乳制品，高钙饮食，低血浆 α-生育酚浓度(维生素 E)，低血浆(血)硒浓度等
乳腺癌	身体活动，含类胡萝卜素食物，高钙饮食	摄入酒精，成年人身材较高等

引自：《膳食、营养、身体活动与癌症：全球视角(第三版)》报告和人民卫生出版社《内科学(第 8 版)》

(一) 环境因素

环境因素有化学、物理、生物致癌因素。环境中促癌物的存在促进肿瘤的形成。环境中亦存在着保护因素，如食物中的抗氧化营养素和植物化学抑癌物质等在致癌的过程中起着保护作用。

1. 化学因素　常见的化学致癌剂有烷化剂、多环芳烃类化合物、芳香胺类化合物、氨基偶氮染料、亚硝基化合物(N-亚硝胺、N-亚硝酰胺等)、植物毒素、金属致癌物(铬、镍、砷、镉等)、真菌毒素等。化学致癌剂使细胞的遗传物质损伤，引起癌抑制基因的失活或原癌基因的突变使细胞的癌变。明确的环境化学致癌物主要来源于烟草、饮酒、饮用水、食物、药物以及工农业生产过程。

烟草使用是全世界癌症死亡的单一最大可避免风险因素，估计每年导致 22%的癌症死亡。已有大量的前瞻性研究报告证实，肺癌死亡风险随吸烟年限和量的增加而增加。烟草的烟雾中含有的致癌物有苯、多环芳烃、亚硝胺、芳香胺、杂环芳香胺、乙醛、甲醛等，可增加肺癌、膀胱尿道癌、胃癌、口腔癌、鼻咽癌、喉癌、食管癌、胰腺癌、肝癌、子宫颈癌、唇癌及白血病的发病风险。二手烟(也称为环境烟草烟雾)已被证明能够使不吸烟者罹患肺癌。无烟烟草(也被称为口用烟草、嚼烟或鼻烟）可导致口腔癌、食管癌和胰腺癌。

酒精增加口腔、咽和食管等部位癌症的危险性。含酒精饮料中可能致癌的物质有乙醛、亚硝胺、黄曲霉素、氨基甲酸乙酯及砷类化学物。肝脏是酒精的主要代谢器官，长期饮酒（≥10年）和大量饮酒（≥40g/d）可增加肝脏负荷，损坏肝功能，导致酒精性肝病和肝硬化，继而可能与乙型肝炎病毒（HBV）感染协同增加患肝癌的风险。

食物是人类联系环境最直接、最经常、最大量的媒介。食物储存、烹制过程不当，亦可产生各种生物或化学致癌物，如淀粉类食品在高温（>120℃）烹调下容易产生丙烯酰胺；腌制、烟熏、过度烹制肉类食品，可产生亚硝胺、杂环胺（HCAs）、多环芳烃（PAHs）等多种致癌物质，可增加肺癌、胃癌、肝癌、乳腺癌的发病风险。存储不当的玉米和花生易受黄曲霉毒素污染，进食后增加患肝癌和食管癌的风险。研究发现，动物性食物为主的人群乳腺癌、结肠癌和前列腺癌的发病率高，而植物性食物为主的人群胃癌和食管癌的发生率高。

2. 物理因素 辐射线或紫外线可致癌。电离辐射来源广泛，包括天然辐射源氡和紫外线，原子核泄漏或核爆炸，以及医用和工业用辐照（X射线和γ射线）。电离辐射（X、γ、α、β射线等）可引起肺癌、乳腺癌、白血病、甲状腺癌、皮肤癌等多种癌症。据估计，居住地土壤和建筑材料中的氡气暴露占肺癌总数的3%~14%，成为继烟草烟雾之后的第二大肺癌病因。长期紫外线照射（特别是太阳辐射）已被证实能导致皮肤癌，如基底细胞癌、鳞状细胞癌和黑色素瘤。辐射致癌的机制还不十分清楚，目前普遍认为辐射导致的持续的氧化应激在肿瘤的发生发展中有重要作用，而辐射诱发的基因组不稳定可能是各种致癌因素作用的共同途径。

3. 生物因素 某些微生物（某些病毒、细菌或寄生虫）与癌症的发生密切相关，是人类癌症的重要病因之一。乙肝病毒（HBV）和丙肝病毒（HCV）感染是原发型肝癌的致病因子；人乳头瘤病毒（HPV）感染显著增加宫颈癌风险；EB病毒慢性感染导致淋巴瘤、鼻咽癌、口咽鳞状细胞癌和胃腺癌等；艾滋病病毒感染大大增加宫颈癌等癌症的危险；幽门螺杆菌（HP）感染则可增加患胃癌的风险。

（二）个体自身因素

个体的自身因素如遗传特质、年龄、性别、免疫和营养状况也影响癌症的发生发展。癌症通常有一定的家族聚集性和种族差异，机体内部的遗传因素对肿瘤的发生亦有一定的作用。如来源于神经或胚胎组织的肿瘤，如视网膜母细胞瘤、肾母细胞瘤、神经母细胞瘤等，通常由单个基因异常决定，按常染色体显性遗传方式遗传，有清晰的遗传家系谱。老龄化是癌症形成的另一个基本因素。癌症发病率随着年龄的增长而显著升高，极可能是由于生命历程中特定癌症危险因素的积累，加上随着人们逐渐变老，细胞修复机制的有效性呈下降趋势。免疫系统与肿瘤的发生密切相关，肿瘤细胞可以通过多种机制逃避免疫系统的攻击或不能激发特异性抗肿瘤免疫。社会心理因素也是癌症的重要危险因素之一。精神创伤、不幸生活经历、抑郁等不良心理也极易产生抑郁情绪，导致内环境失衡，免疫力下降，使淋巴细胞、巨噬细胞对体内突变细胞的监控能力和吞噬能力下降。当这些反应积累到一定程度时，会导致身心疾病以致肿瘤的发生，尤其是女性乳腺癌。

环境暴露与遗传易感因素可能通过交互作用协同增加个体的患癌风险，例如维生素 B_2 缺乏与维生素 B_2 转运基因变异，饮酒与乙醛脱氢酶2基因变异，均对食管癌发生产生重要影响。多基因的遗传可影响机体对致癌因素的易感性，机体内部的抗氧化能力及免疫功能亦影响肿瘤的发生和发展。

第四节 膳食营养与癌症

膳食、营养与肿瘤的关系很早就有人提出，我国宋代严鸿鹤认为营养不良是现代食管癌的一种病因。1676年，Wiseman提出癌症可能是由于“饮食”的一种错误，主要是“肉类和饮料中的恶性作用加上消化功能障碍”所引起，建议少吃盐和肉。1849年，Bennett指出“减少肥胖和体内脂肪可能是预防癌症的重要方法”。1907年，Show提倡食用较多的植物性食物，较少的动物性食物，少吸烟来减少癌症的危险性。1931年，Hoffman提出“吸入香烟烟雾无疑会增加发生癌症的危险性”。1937年，他又指出“过多营养是第一位起作用的因素”。他认为高脂肪和高碳水化合物的食物，白面包和肉是致癌的可能因素，并以病例对照研究及动物实验研究膳食对肿瘤的影响。1950—1980年，越来越多的人从已有的流行病学和实验研究的结果认识到膳食、营养和癌症的关系，重视各种食物和营养素对肿瘤的影响。1965年，国际抗癌联合会（IUAC）出版了第一套来自登记系统的可靠资料，该资料以后改由国际癌症研究机构（IARC）出版；1973年，Higginsm和Muir对这些资料分析后认为“80%~90%的癌是由外部因素引起的，因此在理论上是可以预防的”，为饮食防癌奠定了基础。1981年，英国流行病学家Richard Doll和Richard Peto撰写《癌症的原因》一书，认为膳食因素占35%，使膳食、营养与癌的关系逐步形成了共识。1982年，美国国家科学院（NAS）出版了受国家癌症研究所（NCI）委托而编写的《膳食、营养与癌症》一书，首次提出了减少癌症危险性的膳食指南。1994年，世界癌症研究基金会（WCRF）和美国国家癌症研究所（AICR）邀请了8个国家16位著名营养学家、流行病学家组成专家组，编写了《食物、营养和癌症预防》（Food, nutrition and prevention of cancer）一书，该书总结了各国科学研究的成果，于1997年出版，提出了14条膳食防癌的建议。之后WCRF的“持续更新项目”（continuous updated project, CUP）收集全世界有关膳食营养、身体活动和癌症研究最新的科学证据，由独立的权威专家组成专家委员会进行系统分析，定期更新相关报告。2007年发布了《食物、营养、身体活动和癌症预防（第二版）》，2018发布了《膳食、营养、身体活动和癌症预防（第三版）》，均提出了预防癌症的10条建议。

流行病学证据提供了膳食、营养与肿瘤有一定的关系。首先，世界各国各地区肿瘤的发病率或死亡率差别很大。

在国家与国家、地区与地区之间相差可以数倍至数十倍,美国夏威夷(Hawaii)华裔人的结肠癌发病率为非洲尼日利亚的伊巴丹(Ibadan)的30倍、日本宫城的胃癌发病率为伊巴丹的12倍。即使在同一个国家内如我国胃癌死亡率最高的青海省与最低的广西壮族自治区比较,前者为后者的7.9倍,在同一省内如山东省胃癌死亡率最高的栖霞县与最低的苍山县相比,可相差14倍。其次,从各种肿瘤发病率或死亡率的时间趋势来分析,同一国家和地区随着时间的变化,肿瘤的死亡率有很大的差别。如美国50年前胃癌的死亡率也很高,而现在胃癌的死亡率却很低。日本曾是世界胃癌最高发的国家,近40年来胃癌死亡率有明显下降,而肺癌、乳腺癌、结肠癌、膜腺癌、前列腺癌的死亡率则明显上升,这种变化和日本的饮食结构西方化有着密切的关系。再次,从移民研究中表明胃癌高发国家的日本人移居美国夏威夷后,其第一代男女性的胃癌死亡平均开始下降,至第二代胃癌死亡率与当地的白人相同。而结肠癌死亡率在第一代即明显上升,至第二代结肠癌的死亡率与当地白人相同。从上海移居到东南亚地区(新加坡和中国香港)和美国(洛杉矶和夏威夷)时,其胃癌发生率下降。以上海人和美国的华裔相比,前者的胃癌发生率为后者的4~6倍,新加坡和中国香港人的发生率居中。前列腺癌的情况更明显,美国华裔的前列腺癌发生率是中国上海人的10~15倍,新加坡华裔和中国香港人结肠癌和直肠癌发生率在移民中增加为2倍,中国上海男性的胃癌发生率常常是前列腺癌的30倍,而在夏威夷的华裔男性前列腺癌则为胃癌的3倍以上。上述这些例子都说明环境因素可能与癌症有着重要的关系。

一、能量、营养素、植物化学物与癌症

(一) 能量

人体通过食物中的碳水化合物、脂肪和蛋白质来获取能量,通过身体活动消耗能量,能量摄入与能量消耗相等,则为能量平衡,就可以保持稳定的体重。如果能量摄入大于能量消耗,能量就会以脂肪的形式储存在身体内,随着体脂增加,则出现超重与肥胖。国际癌症研究基金会和美国癌症研究所(WCRF/AICR)的《饮食、营养、身体活动和癌症(2018)》指出,体脂过多增加口腔癌、咽癌、喉癌、食管(腺)癌、胃(贲门)癌、胰腺癌、胆囊癌、肝癌、结直肠癌、乳腺癌(绝经后)、卵巢癌、子宫内膜癌和肾癌多种癌症的发生风险。

(二) 脂肪

早期的流行病学资料表明,脂肪的摄入量与结肠癌、直肠癌、乳腺癌、肺癌、前列腺癌的危险性成正相关。不同脂肪对癌症的危险性亦有差别,饱和脂肪酸和动物性脂肪可能增加肺癌、乳腺癌、结肠癌、直肠癌、子宫内膜癌、前列腺癌发生的危险性。然而,20世纪90年代以来,队列研究关于"脂肪和油与癌症危险性相关"的证据说服力不断下降。高饱和脂肪酸摄入可能会导致炎症产生,促进胰岛素抵抗的发展,这两者可能是胰腺癌发生的原因;体外研究显示,饱和脂肪酸具有促进癌细胞生长的作用。有限的证据提示,含饱和脂肪酸食物可增加胰腺癌的风险。因证据有限,无法明确动物脂肪、脂肪酸组成、胆固醇、来自鱼类的膳食n-3脂肪酸与结直肠癌的关系;同时,因证据有限,无法评判动物脂肪、植物油、总脂肪、脂肪酸组成、饱和脂肪酸、单不饱和脂肪酸、多不饱和脂肪酸、反式脂肪酸、胆固醇与女性绝经前或绝经后乳腺癌风险的关系。

(三) 蛋白质

早期的研究发现,蛋白质摄入过低,易引起食管癌和胃癌;蛋白质的摄入过多,易引起结肠癌、乳腺癌和胰腺癌。后来,随着研究的增多,基于系统文献综述中的证据,没有提示蛋白质能特异地影响任何部位发生癌症的风险。因证据有限,无法得出蛋白质与乳腺癌、子宫内膜癌、肾癌、胃癌、食管腺癌的关系。

(四) 碳水化合物

碳水化合物是膳食能量的最大来源,作为一种宏量营养素,碳水化合物本身并不会增加癌症的发生风险,但是碳水化合物摄入过量,大于能量消耗时,便以脂肪的形式储存体内,而体脂过多增加多种癌症的风险。另外,不同碳水化合物的类型,如富含膳食纤维的全谷物、经过精加工的谷物制品、植物多糖,对人体健康甚至癌症风险不同。

以往认为高淀粉膳食易引起胃癌,在经济收入低的地区,人群中大多以高淀粉膳食为主。日本近年来胃癌的发病率下降与高淀粉摄入量的下降呈相关关系。高淀粉膳食本身无促癌作用,而是高淀粉膳食常伴有蛋白质摄入量偏低和其他保护因素不足,且高淀粉的膳食和大容量相联系,这种物理因素易使胃黏膜受损。但另有报道高淀粉膳食可减少结肠、直肠癌和乳腺癌的危险性。另有研究报道食用菌类食物中及海洋生物中的多糖有防癌的作用,如蘑菇多糖、灵芝多糖、云芝多糖等有提高人体免疫功能的作用。海洋生物中的多糖如海参多糖有抑制肿瘤细胞生长的作用。

然而新近的研究仅仅提示,全谷物和富含膳食纤维的食物可能降低结直肠癌的发生风险。因证据有限,无法得到碳水化合物与肺癌关系的结论。

(五) 维生素

维生素的缺乏或过量,均可导致生理功能的紊乱,易于引起肿瘤。维生素预防癌症的研究,是肿瘤化学预防中的一个重要内容,近年来发展比较迅速,已有一些成果用于临床及预防。研究较多的是维生素A、类胡萝卜素、维生素C以及维生素E等营养素。

1. 维生素A、类胡萝卜素 维生素A(视黄醇),是类天然的或合成的具有维生素A结构或活性的化合物。维生素A可以直接从动物性食物中获取,也可以通过摄入含有类胡萝卜素的植物类食物中合成。早期流行病学的资料表明支气管癌、食管癌、胃癌、口腔癌、喉癌、结直肠癌、乳腺癌、前列腺癌患者血浆或血清中维生素A和β-胡萝卜素的含量低,相对危险度增高。β-胡萝卜素在血浆或血清中的水平低,亦可使肺癌、喉癌、支气管瘤、食管癌、胃癌、直结肠癌、乳腺癌及宫颈癌的相对危险度增加。摄入大量类胡萝卜素可降低肺癌危险度,亦可降低食管、胃、结直肠、乳腺和子宫颈癌的危险度。然而,基于最新的研究证据,仅仅得到膳食维生素A、膳食类胡萝卜素、膳食β-胡萝卜素、β-胡萝卜素补充剂与肺癌,以及类胡萝卜素与乳腺癌、β-胡萝卜素

与前列腺癌可能存在的关系。

2. B族维生素 以往有研究提示含有维生素 B_6 的食物能够预防食管癌和前列腺癌。然而最新的研究认为，因证据有限，无法得到膳食维生素 B_6 或维生素 B_{12} 与结直肠癌、肺癌、乳腺癌等癌症的关系。

3. 维生素C 维生素C(抗坏血酸)是一种水溶性维生素，具有抗氧化活性。有限的证据表明，含维生素C的食物能够预防结直肠癌，降低肺癌的发生风险。

4. 维生素D 有限的证据提示维生素D降低结直肠癌的风险。研究发现，维生素D在钙和骨代谢和控制细胞分化中起着关键作用。维生素D与结直肠癌风险关联的潜在机制大多是在体外和实验模型中进行研究的，人群研究的数据也有限。可能的机制有：血液中维生素D通过其活性形式1,25-二羟基维生素 D_3[1,25-$(OH)_2D_3$]减少细胞增殖、促进分化和凋亡来控制细胞生长；改善先天和适应性免疫功能、抑制血管生成、减少炎症等有关。

5. 维生素E 有限的证据提示，低血浆α-生育酚浓度增加前列腺癌的风险。维生素E有8种，其中α-生育酚和γ-生育酚是最常见的形式。α-维生素E是维生素E中抗氧化性最强，最具生物活性的一种类型。α-生育酚能调节免疫，诱导细胞凋亡和降低循环睾酮浓度，这些可能是影响前列腺癌发生风险的机制。

(六) 矿物质

1. 钙 充分的令人信服的证据显示，钙补充剂很可能预防结直肠癌。钙在人体各种功能，如骨代谢、神经和肌肉活动，以及细胞分化和细胞增殖的控制发挥重要作用。钙对结直肠癌的作用可能是钙结合非结合胆汁酸和游离脂肪酸，减少其对结直肠的毒性作用；钙也可能通过影响不同的细胞信号转导途径来减少癌细胞增殖并促进细胞分化。

2. 铁(血红蛋白铁) 有限的证据表明含血红蛋白铁的食物增加结直肠癌的发生风险。铁可参与氧运输，氧化磷酸化，DNA合成和细胞生长的过程。然而，铁摄入量增加催化结肠产生自由基，活性氧的合成增加；反过来，活性氧可诱导脂质过氧化和细胞和DNA损伤。另外，高含量血红蛋白可通过刺激致癌性N-亚硝基化合物的内源性形成促进结直肠癌的发生。

3. 硒 有限的证据提示，低血浆硒浓度增加前列腺癌的风险。硒是一种矿物元素，常以不同的化学形式呈现，量大时有毒，但饮食中微量的硒是必不可少的。硒是硒半胱氨酸和硒硫氨酸的组成部分，它们被整合到蛋白质中形成硒蛋白。硒蛋白可通过谷胱甘肽过氧化物酶在促进抗氧化功能中发挥重要作用。实验证据表明硒诱导肿瘤细胞凋亡并抑制细胞增殖。此外，硒可以调节谷胱甘肽过氧化物酶的活性。这些可能是硒影响前列腺癌的风险机制。

4. 复合营养素补充剂 有限的证据提示，多种营养素补充剂可降低结直肠癌的风险。复合营养素补充剂通常包括维生素、矿物质、微量元素和其他生物活性成分，因此难以确定特定的活性成分；但包含在营养素补充剂中的多种营养素已被证明可以捕获自由基和活性氧，防止脂质过氧化(表7-7-6)。

表7-7-6 维生素、矿物质与癌症风险

名称	降低风险	增加风险
高剂量β-胡萝卜素补充剂	—	肺癌***
维生素D	结直肠癌*	—
低血浆α-生育酚浓度	结直肠癌*	—
维生素E	—	前列腺癌*
多种维生素	结直肠癌*	—
钙补充剂	结直肠癌**	—
含血红蛋白铁的食物	—	结直肠癌*
低血浆硒浓度	—	前列腺癌*

证据强度：***充分的，**很可能的，*有限的-提示性的；"—"暂无相关证据。

主要资料来源：AICR/WCRF《膳食、营养、身体活动与癌症(第三版)》报告和《食物与健康——科学证据共识》

(七) 植物化学物

1. 多酚类化合物 动物及人群研究资料提示黄酮类化合物尤其是茶多酚具有抗肿瘤作用。多酚类化合物是指所有酚类衍生物的总称，主要指酚酸和黄酮类化合物。研究发现，茶多酚对肝癌、肺癌、白血病细胞等具有抑制作用。

异黄酮：有限的证据显示，膳食异黄酮能够降低从不吸烟人群肺癌的发生风险。异黄酮是一种植物雌激素，大豆及豆制品(豆腐、豆豉、纳豆、豆奶、豆奶奶酪和大豆酸奶)是膳食异黄酮最主要的来源。异黄酮，包括染料木素和大豆苷元，与类固醇激素17β-雌二醇的结构类似，它们对雌激素受体的β异构体具有高亲和力，并作为雌激素激动剂和拮抗剂。雌激素在肺癌中的作用尚不明确。观察性研究和临床试验表明，外源性雌激素和肺癌风险较高之间的可能有关联。然而，染料木黄酮是一种蛋白酪氨酸激酶(PTK)抑制剂，而这种酶能抑制体外培养的表皮生长因子受体(EGFR) PTK活性和NSCLC细胞系的生长，特别是具有突变的EGFR的细胞株的生长因证据有限，无法得到膳食异黄酮与肺癌(吸烟和曾经吸烟人群)、乳腺癌(绝经前和绝经后)和子宫内膜癌的关系。

2. 植物固醇 人群研究表明，植物固醇能降低一些癌症如结肠癌、乳腺癌和前列腺癌等的发病风险。植物固醇是一类主要存在于各种植物油、坚果、种子种的植物性甾体化合物，主要包括β-谷固醇、豆固醇、菜油固醇等及其相应的烷醇。动物实验也显示β-谷固醇能抑制人前列腺癌PC-3、人乳腺癌MCF-7(雌激素受体阳性)及MDA-MB-231(雌激素受体阴性)细胞移植瘤的生长，对亚硝基脲诱发的结肠癌也有明显的抑制作用。

3. 植酸 动物致癌试验显示，植酸可减少由致癌剂二甲肼诱发的大鼠结直肠肿瘤的发生，降低肿瘤的数量和体积。植酸又名肌醇六磷酸，是一种广泛存在于植物体中、含有六分子磷酸的肌醇酯。植酸还可降低由紫外线诱发的皮肤癌的发生率。

4. 有机硫化物 研究发现，大蒜硫化物对胃癌、食管癌、结肠癌有一定的抑制作用。有机硫化物是存在于百合科葱属植物中的含硫化合物，常见的食物来源有大蒜、洋葱、葱等。大蒜中的有机硫化物，尤其是脂溶性成分对肿瘤有较强的抑制作用。

二、食物与癌症

如前所述，食物中既存在许多抗癌的成分，也可能存在致癌物或其前体。在癌症发生、发展中，膳食因素既有重要的保护作用，也有重要的病因性作用。许多食物与癌症的关系与其储存、加工和烹饪方式有关。比如新鲜的非淀粉蔬菜摄入可降低人体多部位（口腔、咽、喉、鼻咽、食管、肺、乳腺）癌症的发生风险，而腌制的非淀粉蔬菜不再具备这些作用，反而增加胃癌和乳腺癌的发生风险。

鱼类（蒸煮等烹饪方式）减低肝癌和结直肠癌的风险，但广式咸鱼（腌制过程中使用的盐较少，干燥过程中的温度和湿度较高，因此鱼肉经历了发酵过程）和烤鱼（高温烤制）则分别增加鼻咽癌和胃癌的发生风险；禽肉、红肉、加工肉制品和烤肉与癌症的关系也各不相同。

（一）谷物

1. 全谷物　全谷物是指未经过精细化加工或虽然经过碾磨等处理，但仍然保留了完整谷粒具备的胚乳、胚芽、麸皮组成及其天然营养成分的谷物。和精制谷物相比，全谷物含有较为丰富的膳食纤维，提供的能量较低，但保留了更多的蛋白质、维生素、矿物质以及植物化学物质。谷物的外部部分（麸皮和糊粉层，是胚乳的最外层）含有非淀粉多糖，这是一种碳水化合物，是膳食纤维的主要成分。稻米、小麦、大麦、燕麦、黑麦、黑米、玉米、裸麦、青稞、黄米、小米、荞麦、薏米等如果加工得当，均可以作为全谷物的良好来源。全谷物食品是以全谷物为原配料制作的食品，但是原料中全谷物的比例达到多少才可以声称“全谷物食品”，各国定义有差异。美国 FDA 规定配料中含有≥51%的全谷物的食品才可以声称“全谷物食品”。

最新的研究证据提示，全谷物很可能降低结直肠癌的发生风险。全谷物因富含膳食纤维，有利于促进肠道蠕动、增加排便量，起到稀释减少肠内毒素的作用。大多数的研究将谷物纤维视为全谷物代表，因此 2003 年以前发表的文献主要是分析谷物纤维或麸皮与结直肠癌之间发病风险的关系。近年来的研究更加明确地指出全谷物和（或）谷物纤维与结直肠癌的发病风险关系。2011 年发表的 1 篇 822 544 例欧美 7 项队列研究的 Meta 分析的结果显示，全谷物摄入水平较高的人群与摄入较低的人群相比，结直肠癌发病相对风险降低至 0.79（95%*CI*：0.72～0.86）；全谷物食品的摄入量每增加 90g/d，结直肠癌的相对风险降低至 0.83（0.78～0.89）。在欧洲对癌症和营养的前瞻性研究（EPIC）中，小麦和黑麦中的烷基间苯二酚与结肠直肠癌风险呈负相关；全谷物还可以通过结合致癌物质和调节血糖反应来预防结直肠癌。因此，研究表明全谷物可以降低结直肠癌的发生风险。

有限的研究报道了全谷物与其他癌症的关系（表 7-7-7）。美国的一项队列研究显示，增加全谷物可能预防食管癌（*OR*=0.53）。一项病例对照研究提示多吃精制谷物增加食管癌的风险，而全谷物则降低这一风险（*OR*=0.5）。1 项病例对照研究通过分析 532 例胰腺癌患者和 1701 例对照的全谷物摄入水平，发现每天摄入≥2 份全谷物的人群对<1 份全谷物人群的胰腺癌发生风险比值为 0.60（95%*CI*：0.31～1.2）。有队列研究证实，全谷物摄入与前列腺癌的风险无关联。

表 7-7-7　全谷物和癌症风险

名称	降低风险	增加风险
全谷物	结直肠癌**	—
含膳食纤维的食物	结直肠癌**	—
含黄曲霉毒素的食物	—	肝癌***

证据强度：***充分的，**很可能的，*有限的-提示性的；“—”暂无相关证据。

主要资料来源：AICR/WCRF《膳食、营养、身体活动与癌症》（第三版）报告和《食物与健康——科学证据共识》

另外，有限的证据表明全谷物降低体重增加、超重和肥胖的风险；相反，精制谷物会增加体重增重、超重和肥胖的风险。因此，全谷物或精制谷物均可能影响与体脂过高相关的癌症的发生风险。

（1）燕麦与癌症：关于燕麦与癌症研究的证据非常有限。Boffetta 在 2014 年所作综述中共纳入 7 篇关于燕麦与癌症研究的关系，包括结直肠癌和前列腺癌各 2 篇，乳腺癌、胰腺癌、子宫内膜癌各 1 篇。其中关于胰腺癌的病例对照研究，结果发现与摄入燕麦每月少于 1 次相比，摄入燕麦每周 2 次及以上增加癌症的发生风险，*OR* 值为 1.3（1.0～1.7），此癌症风险的增加可能是回忆偏倚造成的。燕麦与其他癌症的研究均为队列研究，结果显示摄入燕麦具有弱的保护效应，其癌症发生风险为 0.9。

（2）薯类与癌症：薯类包括马铃薯、甘薯、木薯等，不仅含有丰富的碳水化合物，而且含有较多的矿物质和 B 族维生素。薯类与结直肠癌的关系研究较少，有队列研究报道薯类增加男性结直肠癌或女性结直肠癌的风险，但多数研究认为薯类摄入与结直肠癌的发生风险无关。但多数研究未能发现薯类与胃癌发病风险之间的关系。也有一些队列研究和病例对照研究报道了薯类与乳腺癌的关系，但是研究结果并不一致。1 项关于中国人群的病例对照研究认为，常吃薯芋类能降低乳腺癌的发生风险，*OR* 值为 0.54（0.33～0.90）。

2. 富含膳食纤维的食物　膳食纤维主要存在于谷类、块茎、根块及蔬菜、水果和豆类中。所有这些食物的全食物或轻度加工后都含有丰富的膳食纤维。充分的证据表明，含有膳食纤维的食物很可能预防结直肠癌，可能与多种机制有关。含膳食纤维的食物，能够吸附致癌物质和增加容积，稀释致癌物质；减少肠道转运时间从而减少粪便诱变物与结肠黏膜相互作用的可能性；被大肠内的微生物发酵形成短链脂肪酸，如丁酸盐能够诱导细胞凋亡和细胞周期停滞；可能降低胰岛素抵抗，而胰岛素抵抗是结直肠癌的危险因素。另外，因为膳食纤维体积大和能量密度低，可降低增重、超重、肥胖的危险，这些本身是癌症发生的重要危险因素。

（二）蔬菜、水果

蔬菜和水果的能量密度通常很低，不同而多样的蔬菜和水果，是人体多种维生素、矿物质和其他生物活性物质（如植物化学物质）的来源。淀粉类蔬菜的淀粉含量虽然不如谷物高，但明显高于非淀粉蔬菜，甚至可以作为主食食用，因此也是主要的能量来源。常见的淀粉类蔬菜包括一些块茎和根，如土豆、甘薯、木薯、山药（山药）和芋头。甘薯的淀粉含量从15%到20%不等，木薯和山药的淀粉含量从25%到30%不等。虽然胡萝卜、甜菜、芜菁和芜菁甘蓝都是根菜，但它们不是淀粉类蔬菜。总之，与非淀粉类蔬菜相比，淀粉类蔬菜的碳水化合物含量较高，对健康贡献不同，因此需要将它们分开来。常见的非淀粉的蔬菜有绿叶蔬菜（如菠菜和生菜）、十字花科蔬菜（如白菜、花椰菜、卷心菜和豆瓣菜）、葱类蔬菜（如洋葱、大蒜和韭菜）。

1. 蔬菜与癌症

（1）蔬菜与肺癌：十字花科蔬菜和绿叶蔬菜摄入量增加可显著降低肺癌的发病风险，但蔬菜摄入总量与肺癌发病及死亡风险无关。根据2010年Buchner等报道EPIC研究结果，不同类别的蔬菜中，每增加100g/d的绿叶蔬菜，肺癌风险降低15%（HR=0.85，95%CI：0.74～0.98），其他蔬菜，如椰菜、根茎类、果菜和葱类则无显著关联。此外，EPIC研究发现，这类的蔬菜种类越多，肺癌发病风险越低，2周内至少吃一次的蔬菜类别达到8类者，其肺癌风险是只有0～4类者的0.77。两项Meta分析综述了十字花科与肺癌的关系，Lam等综合7项前瞻性队列研究结果，发现摄入量最高组肺癌发病风险是最低组的0.83（95%CI：0.64～1.08），在非吸烟中为0.78（95%CI：0.64～0.95）。上海男士健康队列研究的结果显示，蔬菜摄入总量和十字花科蔬菜摄入量均与肺癌的发病风险无关。但绿叶蔬菜摄入量从35g/d增加到176g/d，肺癌发病风险降低28%（HR=0.72，95%CI：0.53～0.98）。上海妇女健康队列的结果显示，十字花科蔬菜和绿叶蔬菜摄入量分别从<58和<43增加到123g/d和97g/d，肺癌发病风险分别降低41%和37%。

（2）蔬菜与消化系统癌症：增加蔬菜摄入量对预防食管鳞癌和食管腺癌均具有保护作用。研究发现，每增加100g/d蔬菜摄入，食管鳞癌的风险降低16%。对含1572例食管腺癌患者的研究进行Meta分析，蔬菜摄入量最高组是最低组的76%，每增加100g/d蔬菜的OR为0.91（95%CI：0.83～0.99）。蔬菜摄入总量与胃癌发病风险无关，但葱类蔬菜和十字花科蔬菜对预防胃癌具有保护作用。增加蔬菜摄入总量和十字花科蔬菜摄入量可显著降低结肠癌的发病风险，而蔬菜总量及十字花科蔬菜与直肠癌发病风险无关，葱类蔬菜对预防直肠癌、结肠癌无保护作用。

（3）蔬菜与乳腺癌：蔬菜摄入总量与乳腺癌发病风险无关，但十字花科蔬菜摄入量增加可降低乳腺癌的发病风险。基于Meta分析和合并结果，蔬菜总量与乳腺癌发病风险无关，但在绝经前妇女和雌激素受体阴性的妇女中增加蔬菜摄入量可以降低乳腺癌的发生风险。另外，增加十字花科蔬菜也可以降低乳腺癌的发病风险。Liu等Meta分析综合了2项队列研究和11项病例对照研究的有关十字花科蔬菜和乳腺癌的关系，病例数和非病例数分别为1.87万和16.6万人。结果发现最高摄入组的乳腺癌的发病风险是最低组的0.9（95%CI：0.85～0.96）。

（4）蔬菜与肝癌、鼻咽癌、胰腺癌：Yang等Meta分析综合了10项前瞻性研究和9项病例对照研究有关蔬菜与肝癌发病风险的结果，发现蔬菜摄入量最高组的肝癌发病风险是最低组的0.70（95%CI：0.51～0.86）。Jin等综述了14项病例对照研究结果，发现蔬菜摄入量最高组的鼻咽癌的风险是最低组的0.60（95%CI：0.47～0.76），提示蔬菜对鼻咽癌有保护作用。Koushik等Meta分析，蔬菜摄入量与胰腺癌发病没有相关关系。

（5）大量非淀粉蔬菜摄入与癌症：根据WCRF/AICR《膳食、营养、身体活动和癌症（2018）》，有限的证据表明，大量食用非淀粉类蔬菜可降低口腔癌、咽癌、喉癌、鼻咽癌、食管癌（腺癌和鳞状细胞癌）、肺癌（吸烟人群和曾经吸烟的人群）和乳腺癌（雌激素受体阴性型）发生风险。非淀粉蔬菜含有丰富的营养素和植物化学物质，如维生素A（包括类胡萝卜素）、维生素C、维生素E、硒、酚类、黄酮类、硫代葡萄糖苷、蛋白酶抑制剂、植物甾醇、硫代葡萄糖苷等，这些可能均具有抗肿瘤作用。另外，蔬菜还是膳食纤维的来源，这可能影响结肠微生物群和宿主代谢以改变癌症风险。因此，蔬菜与癌症风险之间的关系可能由上述多种因素和多种机制介导。

（6）非淀粉蔬菜低摄入与结直肠癌：有限的证据显示，非淀粉蔬菜摄入量低可能增加结直肠癌的风险。蔬菜可提供大量潜在的抗致癌营养素和生物活性植物化学物质。大量的动物和体外研究，可将这些化合物与结直肠癌细胞中的抗癌活性联系起来。然而目前尚缺乏特定蔬菜和化合物于结直肠癌发生的人群研究的有力证据，因此证据是有限的。

（7）腌制食物（含非淀粉蔬菜）与癌症：食用腌制的食物，包括腌制的非淀粉蔬菜，“很可能”是胃癌发生的一个原因。动物研究显示，高盐水平可改变黏液保护胃的黏度并增强了N-亚硝基化合物的形成；另外，高盐摄入可能会刺激幽门螺杆菌的定植，而幽门螺杆菌感染是胃癌最强的已知危险因素；最后，动物实验结果提示，高盐水平已被证明是导致细胞损伤、促进胃癌发展的主要原因。另外，有限的证据提示，腌制的非淀粉蔬菜增加鼻咽癌的发生风险。腌制蔬菜中盐浓度高，可改变黏液黏度并促进致癌性亚硝胺和相关的N-亚硝基化合物的形成。

2. 水果与癌症　水果是指植物、树、灌木或藤蔓的可食用部分，包含种子和周围组织的浆状组织，有甜或酸的味道。常见的水果有苹果、香蕉、无花果、葡萄、芒果、柑橘（橙子、葡萄柚、柠檬和酸橙）、杏等。

（1）大量水果摄入与癌症：有限的证据显示，大量食用水果可降低食管癌（鳞状细胞癌）和肺癌（吸烟人群和曾经吸烟的人群）的风险，而大量食用柑橘类水果降低胃癌（贲门）的风险。同非淀粉蔬菜一样，水果中也含有大量潜在的抗致瘤剂，如膳食纤维、类胡萝卜素、维生素C和E、硒、类黄酮、酚类等。这些营养素和植物化学物质的组合可能是食管癌风险较低的原因。

（2）低水果摄入与癌症：低水果摄入增加胃癌和结直肠癌的风险。与食用量≥100g/d比较，食用量<45g/d会明显增加胃癌风险；与食用量≥200g/d比较，食用量<100g/d会显著增加结直肠癌发生风险。

3. 蔬菜和水果与癌症　大量蔬菜和水果摄入与癌症：充分的证据显示，食用大量非淀粉蔬菜和水果(复合)摄入能够降低呼吸道、消化道和其他一些癌症风险。有限的证据还显示，大量食用蔬菜和水果可降低膀胱癌的风险。水果和蔬菜含有大量潜在的抗肿瘤剂，如膳食纤维、类胡萝卜素、维生素 C 和维生素 E、硒、硫代葡萄糖苷、异硫氰酸酯、类黄酮、酚类、蛋白酶抑制剂、植物甾醇、硫代葡萄糖苷葱化合物等，这些营养素和植物化学物质可能是水果和蔬菜降低消化道、呼吸道和膀胱癌症风险的原因(表 7-7-8)。

表 7-7-8　蔬菜水果和癌症风险

名称	降低风险	增加风险
非淀粉蔬菜	口腔癌*，咽癌*，喉癌*，鼻咽癌*，食管癌*，肺癌*，乳腺癌*	—
非淀粉蔬菜(低摄入)	—	结直肠癌*
腌制非淀粉蔬菜	—	胃癌**，鼻咽癌*
水果	食管癌*，肺癌*	—
柑橘类水果	胃癌*	—
水果(低摄入)	—	胃癌*，结直肠癌*
非淀粉蔬菜和水果	呼吸道癌**，消化道癌**，膀胱癌*	—
含 β-胡萝卜素的食物	肺癌*	—
含维生素 C 的食物	肺癌*，结直肠癌*	—
含维生素 A 的食物	肺癌*	—
含类胡萝卜素的食物	肺癌*，乳腺癌*	—

证据强度：*** 充分的，** 很可能的，* 有限的-提示性的；“—”暂无相关证据。

主要资料来源：AICR/WCRF《膳食、营养、身体活动与癌症(第三版)》报告和《食物与健康——科学证据共识》

(三) 肉类

畜禽类、鱼类和蛋类等动物性食物是人体优质蛋白质及矿物质和维生素的重要来源。

1. 鱼类　有限的证据显示，鱼肉可降低肝癌和结直肠癌发生风险。动物研究结果显示，鱼油补充可减缓化学诱导肝细胞癌的发展。鱼类常常含有丰富的长链 n-3 脂肪酸，包括二十二碳六烯酸(DHA)和二十碳五烯酸(EPA)，这些脂肪酸能通过调节转录因子活性和信号转导，以及改变雌激素代谢，调节炎性类花生酸的产生和抑制肿瘤细胞生长。另外，动物研究显示富含 n-3 脂肪酸的饮食可以减轻由非酒精性脂肪性肝炎导致的肝损伤氧化应激和炎症，进而延缓肝细胞癌产生发展。鱼类还含有大量的维生素 D 和硒，也可能延缓肝癌的发展。实验研究表明，鱼类 EPA 和 DHA 可通过抑制 n-6 不饱和脂肪酸衍生的类花生酸类化合物的合成来影响炎症途径，进而抑制结直肠癌的发生。另外，研究发现鱼肉摄入可能与肺癌有关。系统评价研究提示，较高的鱼肉摄入可以降低患肺癌的风险。有关于中国肺癌患者的 5 项病例对照研究显示，新鲜鱼肉食用频率较高可以降低肺癌的发生风险，摄入新鲜青鲶鱼、淡水鱼肉和海水鱼肉同样也能降低肺癌的发病风险。中国的一项病例对照研究发现，偶尔吃鱼肉较不吃鱼肉的乳腺癌发生风险低，但是也有 Meta 分析结果提示鱼肉摄入量与乳腺癌发病率无显著关联。鱼肉摄入与肾癌的关系研究结果不一致。

2. 广式咸鱼　充分的证据提示，广式咸鱼“很可能”增加鼻咽癌的风险。广式咸鱼“很可能”是导致鼻咽癌的原因之一，但是这个结论不适用于其他鱼类制品，因为广式咸鱼特别的腌制生产工艺，与传统制作咸鱼的方法比较，广式咸鱼在腌制过程中使用的盐更少，干燥过程中的温度和湿度较高，因此鱼肉经历了发酵过程。广式咸鱼含有亚硝胺和亚硝胺前体。研究发现，一些广式咸鱼样本中发现的高含量亚硝胺 N-亚硝基二甲胺，这被动物实验证明可诱发癌症发展。

3. 红肉　以往的研究发现，红肉(牛肉、猪肉、小羊肉、山羊肉等畜肉)是导致食管癌、肺癌、胰腺癌及子宫内膜癌的原因之一。根据最新的充分的证据，红肉增加结直肠癌的发生风险。有足够的证据支持高消费量的红肉和结直肠癌之间的关系。Xu 等对欧洲和美洲人群进行的畜肉与结直肠癌的 Meta 分析发现，每天增加畜肉摄入 100g，结直肠癌的风险增加，*RR* 为 1.36(1.17~1.58)。红肉增加结直肠癌的可能机制：一方面，肉类在高温下烹饪时，容易形成杂环胺和多环芳烃，这两者在实验研究中都与结直肠癌发展有关；另一方面，血红蛋白含量高的血红蛋白铁，可通过刺激致癌性 N-亚硝基化合物的内源性形成，促进结直肠癌的发生。有限的证据显示，红肉可增加鼻咽癌、肺癌和胰腺癌的发生风险。另外，肉类的能量密度很高，因而可能在增重、超重和肥胖以及相关的癌症发生中发挥作用。红肉与其他癌症，如前列腺癌、膀胱癌、胰腺癌、乳腺癌的相关研究文献较少，且研究结果不一致。

4. 加工肉制品　充分的令人信服证据的提示，大量食用加工肉类增加结肠直肠癌的风险。与红肉相似，加工肉制品含有丰富的脂肪、蛋白质和血红蛋白铁，加工肉制品(如香肠)通常会在高温下烹饪，这会导致杂环胺和多环芳烃的增加。另一方面，加工肉制品的脂肪含量高于红肉，这可通过合成次级胆汁酸促进癌发生；加工肉也是外源性 N-亚硝基化合物的来源，可能具有致癌潜力。有限的证据提示，加工肉制品增加鼻咽癌、食管癌(鳞状细胞癌)、肺癌、胃癌(非贲门)和胰腺癌的发生风险，见表 7-7-9。可能的机制有：高温烹饪肉类形成杂环胺和多环芳香烃，刺激致癌性 N-亚硝基化合物的内源性形成而促进肿瘤发生，加工肉制品本身是硝酸盐和亚硝酸盐的来源。另外，肉类的能量密度很高，因而可能在增重、超重和肥胖以及相关的癌症发生中发挥作用。

5. 烤鱼或烤肉　有限的证据提示，烤鱼和烤肉增加胃癌的风险。当肉类和鱼类在烤架或烧烤炉上烹饪时，可能会形成致突变化学物质杂环胺和多环芳烃，这两种物质都与癌症发生发展有关。

6. 禽肉　禽肉指鸡、鸭、鹅、火鸡、特种家禽(鸽、鹌鹑)等禽类动物的肌肉及其制品，是高蛋白、低脂肪、高营养

表 7-7-9 肉类与癌症风险

名称	降低风险	增加风险
鱼类	肝癌*,结直肠癌*	—
广式咸鱼	—	鼻咽癌**
红肉	—	结直肠癌**,鼻咽癌*,肺癌*,胰腺癌*
加工肉制品	—	结直肠癌***,鼻咽癌*,食管癌*,肺癌*,胃癌*,胰腺癌*
烤鱼或烤肉	—	胃癌*

证据强度:*** 充分的,** 很可能的,* 有限的-提示性的;"—"暂无相关证据。

主要资料来源:AICR/WCRF《膳食、营养、身体活动与癌症(第三版)》报告和《食物与健康——科学证据共识》

(富含钾、磷、维生素 A、维生素 B 等)的动物性食物。多数研究显示禽肉的摄入与结直肠癌的发病风险无关,但有部分文献发现禽肉摄入可降低结直肠癌,其原因可能是相比于畜肉,禽肉血红蛋白铁的含量较低。现有研究认为加工类禽肉与结直肠癌的发病风险无关,但是考虑到烤焦禽肉含有大量的杂环胺和多环芳烃化合物,杂环胺和多环芳烃化合物已被证实对人体有致癌和致突变作用,因此应该控制加工禽肉的消费。另外,部分文献发现炸鸡摄入可增加前列腺癌的发病风险,可能是高温(煎烤、烘烤)加工过的鸡肉,尤其是带皮鸡肉中含有大量杂环胺化合物、多环芳烃等。综合研究结果显示禽肉摄入与前列腺癌的发病风险无关。目前关于禽肉与乳腺癌、胰腺癌、食管癌相关研究较少。

7. 鸡蛋 鸡蛋是优质蛋白质的重要来源,能够提供多种维生素和矿物质,另外还富含卵磷脂、卵黏蛋白、胆碱、类胡萝卜素等许多对人体有益的营养成分。基于现有证据,鸡蛋摄入量与膀胱癌和前列腺癌的发病风险无关;大量的鸡蛋摄入可能增加卵巢癌的发病风险,但证据较弱。在亚洲人群中,鸡蛋摄入与胃肠肿瘤的发病风险无关。

8. 贝类、虾、藻类 贝类、虾、藻类是我国居民食用较多的海产品,含有丰富的蛋白质、维生素和矿物质。有研究显示,甲状腺癌发生与贝类摄入负相关;藻类消费可以降低绝经后妇女甲状腺癌患病风险;贝类消费与结直肠癌发病率正相关,虾类消费增加结直肠癌的发病风险,但男性经常吃虾可降低结直肠癌的发病风险;贝类消费可降低前列腺癌的风险;而藻类食用频率与乳腺癌的风险呈负相关。贝类、虾和藻类与癌症风险的研究较少,且多为观察性研究,研究结果也不完全一致,因此还需要更多相关研究。

(四) 乳及乳制品

乳及乳制品都含有脂肪、蛋白质、碳水化合物、维生素和矿物质,是人类优质蛋白质和钙的良好食物来源。另外,乳及乳制品还含有维生素 B_2、维生素 B_{12}、生长因子和激素。尽管这些生长因子和激素在胃中可能被消化降解,但仍有研究表明,乳及乳制品会升高血液中胰岛素样生长因子的水平。关于牛乳、牛乳制品和钙的研究证据表明,这些食物可影响不同组织癌症的危险性(表 7-7-10)。

表 7-7-10 乳制品与癌症风险

名称	降低风险	增加风险
乳制品	结直肠癌**,乳腺癌*	前列腺癌*
高钙饮食	乳腺癌*	前列腺癌*

证据强度:*** 充分的,** 很可能的,* 有限的-提示性的。

主要资料来源:AICR/WCRF《膳食、营养、身体活动与癌症(第三版)》报告和《食物与健康——科学证据共识》

最新的研究表明,乳及乳制品摄入量越高,结直肠癌的发生风险越低。乳与结直肠癌风险的关系主要与钙有关,一项包含 14 859 例研究对象的 Meta 分析表明每天摄入 400g 乳制品降低了 13% 的患癌风险。乳制品的防癌作用主要归功于其中的钙,钙可结合游离胆汁酸和游离脂肪酸,以减少它们对结直肠的毒性作用;它还可能通过影响不同的细胞信号通路来减少癌细胞的扩散和促进细胞分化。乳制品中除了钙,乳酸菌也可以预防结直肠癌;酪蛋白和乳糖可能增加钙的生物利用率。

有限的证据表明,乳制品或高钙饮食可能增加前列腺癌的风险。研究提示高钙下调维生素 D 生物活性形式 [1,25-$(OH)_2D_3$] 的形成,从而增加前列腺中的细胞增殖。然而,流行病学研究中发现,血液中维生素 D 水平与前列腺癌风险无关。因此,需要更多研究明确乳制品或高钙饮食与前列腺癌风险的关系。然而,它们的关系可能与乳制品或钙的摄入量有关,西方发达国家乳及乳制品食用量和推荐量(500~700ml/d)都很大,然而根据中国居民营养与健康调查数据,中国居民乳类的食用量和推荐量(至少 300ml/d)均很低,不会对前列腺癌风险产生影响。有限证据提示,乳及乳制品可能降低绝经前乳腺癌的发生风险。乳制品含有丰富的钙和维生素 D,可能对乳腺癌的发展具有保护作用。另外,乳制品还含有共轭亚油酸,而实验研究发现共轭亚油酸可抑制乳房肿瘤发展。

有限证据提示,高钙饮食降低乳腺癌(绝经前和绝经后)的发生风险。钙可通过调节细胞增殖,分化和凋亡在癌发生中具有潜在的重要作用。一方面,钙通过维持细胞内钙浓度来减少脂肪诱导的乳房细胞增殖;另一方面,维生素 D 和钙代谢相关,维生素 D 化合物是在乳腺癌细胞中诱导凋亡的关键介质之一,有证据表明钙可能部分通过维生素 D 发挥抗癌作用。另外,研究结果显示酸奶可以改善幽门螺杆菌的根除率,可能在降低胃癌发病风险中发挥重要作用。

(五) 大豆、坚果

大豆是膳食中优质蛋白质的重要来源,大豆蛋白质含量高达 35%~40%,大豆中还含有丰富的钙、铁、维生素 B_1、维生素 B_2,以及大豆异黄酮、大豆皂苷、大豆甾醇等植物化学物质。Dong 等进行的研究表明摄入大豆异黄酮能够降低亚洲妇女乳腺癌的发病风险,对西方妇女没有影响。Delaune 等发现大豆及制品可以降低绝经前妇女乳腺癌的风险。综合研究结果显示大豆及其制品消费与乳腺癌的风险有关联。有研究显示,大豆及其制品消费可降低前列腺癌、结肠癌、胃癌、肺癌的发病风险,但研究较少,且研究结果不一致,因此还需更多的研究证实大豆与这些部位癌症的关系。

综合研究结果显示,适量摄入坚果可以降低女性结肠癌的发病风险,但与男性结直肠癌的发病风险无关。有研究结果发现,坚果摄入可降低乳腺癌、胰腺癌发病风险,但相关研究极少,因此不能得到综合的结论。

(六) 油脂、食盐

有研究发现,动物脂肪摄入增加乳腺癌的风险,低脂膳食能预防乳腺癌。然而最新的Meta分析结果显示,尚无足够的证据证明动物脂肪摄入与乳腺癌发病风险正相关。研究发现,摄入橄榄油可以降低乳腺癌的发病率。

目前研究表明,长期高盐摄入会造成胃黏膜细胞与外界较高的渗透压,可导致胃黏膜直接损伤,发生广泛性的弥漫性出血、水肿、糜烂、溃疡等病理改变,使胃黏膜细胞有发生癌变的风险;摄入过量的盐分还使胃酸分泌减少,从而抑制前列腺素E的合成,增加胃部病变及发病胃癌的风险,提示高盐(钠)摄入可增加胃癌的发病风险。

(七) 非酒精饮料

1. 过热的饮料 IARC认为很热饮料(包括65℃的马黛茶)可能是致癌物(2类),而不太热的马黛茶对于人类的致癌性非常非常小(3类)。充分的证据提示,马黛茶很可能增加食管癌(鳞状细胞癌)的发生风险;而有限的证据提示,马黛茶增加口腔癌、咽癌和喉癌的发生风险。饮用很热的(超过65℃)茶水,反复的热损伤可能会导致慢性黏膜损伤,促进肿瘤发生。

2. 咖啡 咖啡是世界上最常见的饮料之一,越来越多人可以负担得起咖啡,偶尔喝杯咖啡已成为一种日常习惯。咖啡含有少量的微量元素和生物活性成分,如多种抗氧化剂、酚类化合物、咖啡因,好多活性物质被证明具有抗癌特性。另外,咖啡还能改善胰岛素敏感性,降低代谢综合征发生率。咖啡很可能降低肝癌和子宫内膜癌的风险。另外,有限的证据提示,咖啡可预防口腔癌、咽癌、喉癌、皮肤癌(男性和女性的基底细胞癌,以及女性的恶性黑色素瘤)。然而,因为证据过于有限,无法得到咖啡摄入与胰腺癌和肾癌风险的关系。

3. 茶 茶含有丰富的生物活性化合物,包括多酚。以往的研究发现,饮茶可以预防多个部位的癌症,然而随着证据的增多,有限的证据提示,茶能够预防膀胱癌。动物模型显示,绿茶中的某些多酚类物质可以抑制膀胱癌肿瘤的生长。然而,需要更多的证据来评估茶对膀胱癌的作用。根据中国营养学会编著的《食物与健康——科学证据共识》,流行病学证据提示,绿茶消费的增加可以降低乳腺癌复发的风险,增加饮茶(每天>12g)可降低乳腺癌的发病风险;而增加红茶(每天>20g)可以降低胃癌的发病风险;饮茶尤其是绿茶可以降低结直肠癌、卵巢癌、食管癌和肺癌的发病风险。

4. 含糖饮料 含糖饮料的糖含量一般在10%左右,常常饮用会增加增重、超重和肥胖的风险,因此在对于增重、超重和肥胖以及它们对癌症(包括结直肠癌和食管癌)危险性影响中可能发挥一定的作用。另外,有限的证据提示含果糖的饮料增加胰腺癌的发生风险。

5. 其他 关于果汁、软饮料、总液体摄入与癌症关系的研究,要么研究的质量太低,要么不一致,要么数量太少,因此无法得出结论。

(八) 霉菌毒素污染的食物

充分的证据显示,被黄曲霉毒素污染的食物是导致肝癌的原因。黄曲霉毒素是由某些霉菌(真菌)产生的真菌毒素家族,谷类、豆类和花生最容易被真菌毒素污染,人体因食用受污染的食物而暴露于黄曲霉毒素。尽管污染食物的霉菌通常通过被烹饪破坏,但它们产生毒素仍可能存在。国际癌症研究机构(IARC)将所有天然存在的黄曲霉毒素(B_1、B_2、G_1、G_2和M_1)归类为人类致癌物(第一级)。

(九) 含砷的饮用水

无机砷(砷酸盐或亚砷酸盐)是主要污染饮用水的一种形式。IARC判定砷和无机砷化合物对人类致癌(第一级),被砷污染的饮用水也被单独列为人类致癌物。砷是一种染色体诱变剂,能引发多个基因的突变,使基因大量缺失或基因序列的重新排列。WHO的饮用水指南涵盖了自来水和瓶装水。最新的充分的证据表明,饮用水中砷可增加肺癌、皮肤癌和膀胱癌的风险;另外,有限的证据提示,饮用水中砷可增加肾癌的风险。目前对饮用水中砷与癌症发展之间的联系机制知之甚少。实验研究表明,接触砷及其代谢物会导致活性氧产生,导致DNA损伤,改变转录因子功能,并调节参与细胞生长、生存和癌症风险的基因表达。另外,有动物实验显示,饮用水中的可溶性砷会诱发动物模型的肺癌。周晴等通过Meta分析发现饮水砷暴露导致的肿瘤主要有包括肺癌在内的4种肿瘤(另3种分别是膀胱癌、肝癌、肾癌),且暴露组人群罹患肿瘤的风险比对照组增加了20%。

三、膳食模式与癌症

营养对于健康和人类发展是至关重要的。传统的营养学侧重于研究单个营养素和单种食物健康效应,忽略了各营养素之间、各食物之间复杂的相互作用。膳食是多种食物组合,而不是单一的营养素或食物,因此营养的研究应将膳食作一个整体进行研究。

(一) 健康膳食模式

健康饮食有共同的特点,而不同的成分是相关的。阐明各个饮食成分的贡献很困难,但是将这些成分整合成某种膳食模式有助于解决这一难题。目前有多种特定饮食指数描述健康膳食模式,包括美国癌症协会(ACS)癌症预防指南的评分、健康饮食指数-2005(HEI-2005)、替代地中海膳食分数(AMDS)和WCRF/AICR的评分。模式的标志是更高的膳食指数,这些指数形成一个整合的分数来评估与推荐健康饮食。

有限的证据提示,以水果和蔬菜的高消费和酒精以及红肉和加工肉类的低消费为特征的健康饮食模式,可能对预防口腔癌、咽喉癌和喉癌具有保护作用。许多大规模人群研究提示,遵循2007年WCRF癌症预防建议相近的饮食模式,可降低新发癌症病例的风险,癌症死亡风险和全因死亡的风险。这些研究显示,这些建议在现实生活中是有效的。

另外,关于膳食模式与食管(腺癌和鳞状细胞癌)、肺、胃、胆囊、肝、结直肠、乳腺（绝经前和绝经后）、卵巢、前列腺、肾和皮肤等部位癌症的关系的证据有限，例如证据的数量有限、研究结果不一致、方法学缺陷，因此无法下结论。

（二）东方膳食模式（植物性食物为主的膳食模式）

东方膳食模式具有低热能、低蛋白、低脂肪、高碳水化合物的“三低一高”特点。其谷类、蔬果、大豆等植物性食物比例较高，富含维生素、膳食纤维等营养素，有利于预防心血管疾病和结肠癌。

（三）西方膳食模式（动物性食物为主的膳食模式）

西方膳食模式，优质蛋白质占的比例高，但是膳食中含有大量的游离糖、肉类和膳食脂肪易导致提供的热量过剩，很可能增加体重增加、超重和肥胖的风险，进而增加相关癌症的风险。

（四）地中海膳食模式

地中海膳食模式通常描述一种富含水果和蔬菜的饮食，适量的肉类和奶制品，一些鱼和酒，以及丰富的未精炼的橄榄油。传统上，它也与高水平的身体活动有关。充分的证据显示，地中海膳食模式“很可能”减轻增重、超重和肥胖的风险，进而在对预防相关癌症的风险中发挥作用。

（五）日本传统膳食模式

日本传统膳食模式是动植物性食物消费量较为平衡，能量、蛋白质、脂肪的摄入量基本上符合营养的要求，是世界健康膳食模式之一。Mizoue 等调查 1341 名全结肠镜检查的男性，利用含 74 种食物的频率问卷显示“低酒精”模式既有西方膳食有益成分又有日本摄入较少的食物，与结直肠尤其是近侧结肠腺瘤的低发生率有关。Kurotani 等开展以社区为基础的病例对照研究（病例组 800 人、对照组 775 人），以蔬菜、水果、海产品和大豆制品为特征的模式与患结直肠癌尤其远端结直肠癌的风险较低有关，原因可能为高摄入钙及蔬菜、水果中膳食纤维的保护作用。Kim 等随访研究 20 300 名男性和 21 812 名女性，以泡菜、咸鱼、鱼子、鱼、米饭和酱汤为特征的传统膳食模式和以肉类、禽类、奶酪、面包、黄油为特征的西化模式均升高女性结肠癌风险，且分别与近、远端结肠癌关系密切。同时未显示以蔬菜、水果、豆制品、海藻、蘑菇、牛奶、豆类和酸奶为特征的健康模式与结直肠癌的相关性。综上，目前关于日本传统膳食模式与结直肠癌关系的研究结论不一，需进一步探究。

（六）素食模式

素食指的是不包含动物性食物的膳食模式，含有丰富膳食纤维、植物化学物质。根据中国营养学会编著的《食物与健康——科学证据共识》，Meta 分析和队列研究显示，素食可以降低全癌症的发生风险。然而，素食与结直肠癌、前列腺癌、乳腺癌无明显的相关关系。目前素食降低癌症风险的机制尚不明确，但素食人群增加了具有有益作用的植物性食物的摄入，减少了红肉及加工肉制品的摄入，且普遍具有良好的生活方式，可能是癌症发病风险降低的原因之一。

四、饮食行为与癌症

（一）酒精摄入

长期以来，人们就知道长期大量饮酒是肝硬化的原因之一。越来越多的证据表明，含酒精饮料会增加多种癌症的发生风险。其中充分的证据提示，含酒精饮料是口腔癌、咽癌、喉癌、食管癌（鳞状细胞癌）、肝癌、结直肠癌和乳腺癌（绝经后）的原因之一；较为可靠的证据提示，酒精饮料是增加胃癌、乳腺癌（绝经前）的原因之一；而有限的证据提示，酒精饮料可能增加肺癌、胰腺癌和皮肤癌（基底细胞癌和恶性黑色素瘤）的风险。然而例外的是，含酒精饮料很可能降低肾癌风险。含酒精饮料增加人体多部位的癌症风险，主要与其中的酒精有关。酒精被 IARC 归为人类致癌物。酒精与多种癌症风险的关系可能与多种机制有关：证据表明酒精的活性代谢产物（如乙醛）具有致癌作用；酒精可能通过前列腺素合成、脂质过氧化和氧自由基的生成来发挥作用；酒精还能作为溶剂促进致癌物进入细胞；研究表明酒精能够影响龋齿类动物维生素 A 的状态，进而对细胞增殖、分化和凋亡造成不利影响；基因多态性能在以上各个环节影响癌症的危险性；大量饮酒可能导致膳食中缺乏某些营养素，使组织对致癌作用更加敏感。

以往给适度饮酒设定了阈值，认为酒精量不超过这个值就不会影响癌症的危险性，然而后来的研究认为，无法确定含酒精饮料的一般“安全”阈值，也就是说，似乎没有一个阈值低于这个阈值就不会对癌症风险产生影响。另外，越来越多的研究发现，饮酒与不同癌症之间的关系在很大程度上不受饮酒类型的影响。然而证据表明，含酒精饮料可能可以预防肾癌（每天最多 30g 酒精）（表 7-7-11）。

表 7-7-11　饮料和癌症的风险

名称	降低风险	增加风险
酒精饮料	肾癌**	口腔癌***，咽癌***，喉癌***，食管癌***，肝癌***，结直肠癌***，乳腺癌（绝经后）***，胃癌**，乳腺癌（绝经前）**，肺癌*，胰腺癌*，皮肤癌*
热饮	—	食管癌**，口腔癌*，咽癌*，喉癌*
咖啡	肝癌**，子宫内膜癌**，口腔癌*，咽癌*，喉癌*，皮肤癌*	—
茶	膀胱癌*	—

证据强度：*** 充分的，** 很可能的，* 有限的-提示性的；“—”暂无相关证据。

主要资料来源：AICR/WCRF《膳食、营养、身体活动与癌症（第三版）》报告和《食物与健康——科学证据共识》

（二）消费快餐

快餐是一种很容易获得的方便食品，往往能量密集，经常大量食用。人们常常习惯于早餐和午餐短时间快速进食快餐。进食过快，食物得不到充分地咀嚼，加重胃肠负担，久之也会促使胃肠慢性疾病的发生。若快速进食过烫的饭菜汤水，亦容易损伤口腔、舌及食管，久之可诱发这些器官癌症的发生。大多数关于快餐的证据主要来自对于汉堡、炸鸡块、薯条和高能量饮料（如含糖的可乐、含脂肪的奶昔）等食物的研究。证据显示，快餐很可能增加体重增加、超重和肥胖的风险，进而在增加相关癌症的风险中发挥作用。美国一项的研究显示，食用大量快餐的人可能会接触到大量的工业化学物，已知的这类工业化学物质会破坏人体激素，并且可能引起癌症。该研究小组使用了 2000—2010 年间“全国健康和营养调查”中的 8000 多例调查对象的资料，包括他们自我报告中快餐食品的摄入量，快餐类型和在过去的 24 小时食物中脂肪含量，以及尿液样本中化学物质的客观测量值，结果显示，快餐可能是接触邻苯二甲酸二异壬酯和邻苯二甲酸二(2-乙基己基)酯的原因，同时随着人们快餐食品的摄入量增多，尿液中邻苯二甲酸盐也增加，很可能会增加癌症的发生风险。另外，Tayyem RF 等人对约旦 220 例确诊为大肠癌患者以及 281 例对照组进行的膳食问卷调查结果发现，摄入油炸快餐食品与大肠癌风险增加有显著联系。Chandran 等人在对 1692 名非洲裔美国妇女（803 例和 889 例对照）和 1456 名欧洲裔美国妇女（755 例和 701 例对照）的病例对照研究中发现，食用快餐食品增加非洲裔美国妇女和欧洲裔美国妇女患乳腺癌的风险。

（三）母乳喂养

母乳喂养是指用母亲的乳汁直接喂养婴儿的方式和行为。根据中国营养学会编著的《食物与健康——科学证据共识》，母乳喂养可降低子代肿瘤的发病风险。2013 年，Wang 等的 Meta 分析纳入了 10 个病例对照研究（5 个欧洲、2 个北美、3 个亚洲国家），包括 1618 个病例和 8181 个对照，研究未证明母乳喂养显著降低儿童霍奇金淋巴瘤的发病风险（$OR=0.79$，$95\%CI$：0.58～1.08；$P=0.13$）。2004 年，Kwan 等的 Meta 分析纳入了 14 项病例对照研究，研究结果表明不管长期还是短期母乳喂养，均能降低子代急性淋巴细胞白血病（$OR=0.76$，$95\%CI$：0.68～0.84）和急性髓细胞性病的发病风险（$OR=0.85$，$95\%CI$：0.73～0.98）。也有研究表明，母乳喂养很可能降低子代的体重增加、超重和肥胖的风险，进而在对预防子代相关癌症的风险中发挥作用。另有研究发现，不管是长期还是短期母乳喂养，均能降低子代急性淋巴细胞白血病和急性髓细胞性病的发病风险。然而，研究未能证实母乳喂养降低儿童霍奇金淋巴瘤的发病风险。

五、生长、发育、体成分与癌症

（一）身高

成年人的身高与遗传、出生体重、生长速度和青春期年龄以及环境因素有关。生长激素、胰岛素样生长因子（IGFs）和性激素是影响生长、性成熟、身高、脂肪储存和其他与癌症相关主要信号分子，这些分子结合蛋白的血液浓度决定了它们的生物活性。

充分的证据显示，发育因素导致儿童期更长的生长（以成年人身高为标志）增加了下列类型癌症的风险：结直肠癌、乳腺癌（绝经前和绝经后）、卵巢癌。很可能的证据提示，发育因素增加下列类型癌症的风险：胰腺癌、子宫内膜癌、前列腺癌、肾癌和皮肤癌（恶性黑色素瘤）。而有限的证据显示，发育因素导致儿童期更长的生长（以成年人身高为标志）可能增加皮肤癌（基底细胞癌）的风险。

成年人的身高与癌症风险的关系可能与多种机制有关。成年人的身高可能是遗传因素的标志，也可能是胎儿和儿童经历的标志，也可能是重要营养暴露的体现，这些营养暴露会影响激素和代谢轴。童年和成年早期更多地接触生长因子，如生长素和胰岛素生长因子、胰岛素、垂体激素，因此可能经历了更多的细胞分裂，细胞分裂数量的增加可能导致 DNA 复制过程中出现更大的错误，从而增加患癌症的风险；个高的个体有更多的细胞，因此有更多的突变机会导致癌症的发展。

身高与非传染性疾病之间存在着复杂的关系，成年后身高越高，患癌症的风险越高；然而，它也预示着死于心血管疾病、脑卒中、心力衰竭和糖尿病的风险更低。虽然成年人身高与疾病风险有关，但不太可能直接调节这些疾病。

（二）出生体重

在正常范围内，体重较重（和较长）的婴儿往往会变成更高的儿童和成年人。出生体重可以预测婴儿和以后的死亡风险和各种疾病。极低的出生体重增加了围产期死亡和疾病的风险，而非常高的出生体重也可能与某些疾病如糖尿病的风险增加有关。充分的证据显示，高出生体重和导致高出生体重的因素，增加绝经前乳腺癌的风险。有限的证据表明，高出生体重增加了皮肤癌（恶性黑色素瘤）的风险，见表 7-7-12。

表 7-7-12　身高和出生体重与癌症风险

名称	降低风险	增加风险
成年人身高	—	结直肠癌***，乳腺癌（绝经前和绝经后）***，卵巢癌***，胰腺癌**，子宫内膜癌**，前列腺癌**，肾癌**，皮肤癌（恶性黑色素瘤）**，皮肤癌（基底细胞癌）*
出生体重	—	乳腺癌（绝经前）**，皮肤癌（恶性黑色素瘤）*

证据强度：*** 充分的，** 很可能的，* 有限的-提示性的；“—”暂无相关证据。

主要资料来源：AICR/WCRF《膳食、营养、身体活动与癌症（第三版）》报告和《食物与健康——科学证据共识》

（三）哺乳

WHO 建议纯母乳喂养 6 个月，并且母乳喂养应持续到 2 岁。充分的数据显示，母乳喂养降低母亲乳腺癌的风险。证据表明，总的来说，女性持续母乳喂养的月份越长，对乳腺癌的保护就越大；另外，有限的证据提示，母乳喂养的女性患卵巢癌的风险较低。

哺乳或母乳喂养对乳腺癌风险的影响可能与相关闭经和不孕期的激素水平有关。哺乳减少了女性对月经周期的终生暴露，因此改变了对特定激素的累积暴露。此外，哺乳期乳腺组织持续脱落和哺乳期末期明显的上皮细胞凋亡可通过消除 DNA 损伤和突变的细胞来降低乳腺癌的风险。母乳喂养降低卵巢癌的风险可能与长时间的闭经有关，因此抑制排卵的时间更长，促性腺激素水平降低，从而降低对血浆雌二醇的终生接触。涵盖 79 项研究的 Meta 分析表明，母乳喂养可降低母亲 42% 的乳腺癌发病风险。

（四）体脂与体重增加

1. 成年人体脂　充分的证据显示，成年人体脂高是食管癌(腺癌)、胰腺癌、肝癌、结直肠癌、乳腺癌(绝经后)、子宫内膜癌、肾癌发生的原因之一。很可能的证据显示,成年人体脂高是口腔癌、咽癌、喉癌、胃癌(贲门)、膀胱癌、卵巢癌和前列腺癌(进展期)发生的一个原因。而有限的证据提示,成年人体脂高(BMI≥29kg/m^2)增加人群宫颈癌的发生风险。然而,成年人体脂高很可能能够预防绝经前乳腺癌。体脂可能通过类似但不同的机制影响癌症的发展。脂肪组织是脂肪因子和炎性细胞因子的来源,慢性炎症、生长因子的产生和促炎性细胞因子水平的增加可能是体脂增加导致癌症的结果。另外,体内脂肪含量越高,内源性雌激素和雄激素的循环水平越高,如高胰岛素血症和生物可利用的雌激素水平升高,抑制细胞凋亡。

2. 青年期(成年前期)体脂 新近的研究提示,成年前期体脂很可能能够预防乳腺癌(绝经前和绝经后)。虽然成年期体脂与女性绝经后乳腺癌风险呈正比,但是儿童和青少年期的体脂与乳腺癌(绝经前和绝经后)的风险成反比,提示幼年期体脂对晚期乳腺癌的长期影响。总的来说,早期体重与乳腺癌风险成反比的机制比较复杂。超重肥胖的儿童青少年的脂肪组织源性雌激素可能诱发早期乳腺分化,使乳腺组织不太容易发生癌变。另外,肥胖的年轻女性也更容易发生排卵,因此卵巢激素水平较低,孕酮和雌二醇的峰值也较低。然而,青春期前和青春期女孩的身体肥胖与较高的胰岛素和雄激素水平和低性激素结合球蛋白浓度有关,这些可能会增加乳腺癌的风险。

3. 成年人体重增加 成年后体重的增加主要依赖于脂肪的积累而非瘦肉组织,因此成年后体重本身更能反映肥胖。研究发现,成年人体重增加是绝经后女性乳腺癌发生的一个原因。证据显示,总的来说,成年人体重超标越严重,某些癌症的风险越大,但绝经前乳腺癌的风险越低。证据还表明,一般来说,成年人体重增加越多,绝经后患乳腺癌的风险越高。相反,有证据表明,总的来说,年轻时体重超标的人,患乳腺癌的风险就越低,见表 7-7-13。

表 7-7-13 身体肥胖、体重增加与癌症风险

名称	降低风险	增加风险
成年人体脂高	乳腺癌(绝经前)**	食管癌(腺癌)***,胰腺癌***,肝癌***,结直肠癌***,乳腺癌(绝经后)***,子宫内膜癌***,肾癌***,口腔癌**,咽癌**,喉癌**,胃癌(贲门)**,膀胱癌**,卵巢癌**,前列腺癌**,宫颈癌*
青年期(成年前期)体脂	乳腺癌(绝经前和绝经后)**	—
成年人体重增加	—	乳腺(绝经后)***

证据强度:*** 充分的,** 很可能的,* 有限的-提示性的;"—"暂无相关证据。

主要资料来源:AICR/WCRF《膳食、营养、身体活动与癌症(第三版)》报告和《食物与健康——科学证据共识》

六、食物储存、加工与癌症

食物在食用前可以通过多种方式保存和加工,这些不同的方法影响食物的化学成分,以及它们的营养价值和致癌潜力。

(一) 腌制食品

随着工业和家用制冷技术的发展,以氯化钠(盐)作为防腐剂的使用普遍减少。然而,一些传统饮食还包括大量的盐腌食品,包括咸肉、鱼、蔬菜,甚至水果。WHO 建议将成年人平均钠摄入量限制在每天 2g 以下,相当于每天 5g 氯化钠。如前所述,食用腌制的食物,包括腌制的非淀粉蔬菜,很可能是胃癌发生的一个原因。

有研究结果显示,摄入植物性腌制食品增加胃癌的发病风险,腌肉摄入量超过 88g/d 时可能增加胃癌的发病风险。过多摄入植物性腌制食品增加食管癌的发病风险,但摄入腌鱼与食管癌无关。

(二) 加工非淀粉蔬菜

保存非淀粉蔬菜的方法包括腌制、干燥、发酵、酸洗。有限的证据表明,加工非淀粉蔬菜增加鼻咽癌的风险。

(三) 加工肉制品

加工肉制品(通常是红肉)通常是指通过硫化处理、腌制、发酵、烟熏或其他过程来增加风味或改善风味的肉类。加工肉制品包括火腿、腊肠、培根、熏肠和一些香肠,其中一些添加了亚硝酸盐、硝酸盐或其他防腐剂。

科学证据表明,加工肉制品会增加结直肠癌、鼻咽癌、食管癌(鳞状细胞颈瘤)、肺癌、胃癌(非贲门癌)和胰腺癌的风险。

(四) 广式咸鱼

如前所述,广式咸鱼"很可能"是导致鼻咽癌的原因之一,但是这个结论不适用于其他鱼类制品,这可能与广式咸鱼特别的制作工艺有关。

(五) 熏制食品

烟熏食品是利用熏料不完全燃烧时产生的烟气熏制而成的食品,一般为熏肉和熏鱼类。综合研究显示,烟熏食品摄入增加胃癌、食管癌、乳腺癌的发病风险。另有研究显示,烟熏食品还可能增加结直肠癌的发病风险。

(六) 其他

以往的研究认为,从加工食品获取总盐的消费量,包括咸的和盐腌制的食物,以及在烹饪和用餐时添加的盐,均会增加胃癌的风险。根据 AICR/WCRF《膳食、营养、身体活动与癌症(第三版)》,盐总消费量增加胃癌风险的证据还不够充分,因此无法得出结论。另外,因为研究质量低下,或者不一致,或者研究数量太少,无法得出添加盐以及油炸烹饪的方法与癌症风险的结论。

七、其他因素与癌症

(一) 含有果糖的食物与胰腺癌

果糖在食物中是一种单糖,或与另一种单糖葡萄糖结合形成蔗糖,称为双糖。蔗糖是常见的添加糖,WHO 将其定义为"游离糖",通常是在加工、烹饪以及餐桌上添加到食物中的,以及蜂蜜糖浆、果汁和果汁浓缩物中天然存在的糖。与"游离糖"不同,天然糖存在于新鲜食品如水果和蔬菜中。

果糖主要在肝脏中代谢,果糖被证明能增强胰岛素抵

抗、炎症和活性氧的产生。有限的证据表明，食用含有果糖的食品和饮料会增加患胰腺癌的风险。

（二）血糖负荷与子宫内膜癌

碳水化合物由单糖组成，或者是这些单糖的大分子（双糖、低聚糖或多糖）结合而成。例如，葡萄糖、果糖是单糖，葡萄糖和果糖组成了蔗糖，而淀粉则是葡萄糖的聚合物。多糖有时被称为"复合"碳水化合物，单糖称为"简单"碳水化合物。非淀粉多糖是另一种复杂的碳水化合物，它们不能被身体消化，因此非淀粉多糖因此不能提供能量，是膳食纤维的主要成分。随着工业化和城市化进程的推进，糖在食品制备和加工食品中的添加量越来越大。

血糖指数和血糖负荷是根据食物和饮食对血糖水平的影响来定义。血糖指数是指在控制的条件下食用一定量的食物后血糖（和胰岛素）的增加。食用食物后血糖的升高不仅取决于血糖指数，还取决于所吃食物的量。一般来说，低血糖指数食物的纤维含量较高，而一些因素如高脂肪食物可以通过影响吸收速度来影响血糖指数。

充分的证据显示，高血糖负荷很可能是子宫内膜癌的一个原因。升糖指数高的食物餐后血糖和胰岛素水平较高，长此以往有可能引起胰岛素抵抗、糖尿病和肥胖，所有这些因素都与子宫内膜癌的发展有关。

第五节　身体活动与癌症

（一）身体活动与癌症发生风险

除了与心脏病和死亡风险低的关联外，休闲身体活动也与降低许多癌症类型的风险相关。2016 年，Moore 等对 12 个来自美国和欧盟的前瞻性队列的身体活动（基线 1987—2004 年）研究进行 Meta 分析。共有 144 万名参加者（年龄中位数：59 岁；范围：19～98 岁），其中有 186 932 名癌症患者。结果表明，高水平与低水平的休闲身体活动相比，能显著降低 13 种癌症的发病率，分别为食管癌（42%）、肝癌（27%）、肺癌（23%）、肾癌（23%）、胃癌（22%）、子宫内膜癌（21%）、白血病（20%）、骨髓瘤（17%）、结肠癌（16%）、脑癌（13%）、直肠癌（13%）、膀胱癌（13%）、乳腺癌（10%）。调整 BMI 后减弱了身体活动与几种癌症的关联，但是在 13 种癌症中，依然有 10 种的发病率与身体活动呈负相关，有统计学意义。高水平休闲身体活动增加恶性黑色素瘤（HR=1.27，95%CI：1.16～1.40）和前列腺癌（HR=1.05，95%CI：1.03～1.08）风险。无论超重/肥胖还是正常体重，这种关联总体都是相似的。是否吸烟影响休闲身体活动与肺癌的关联，但没有改变休闲身体活动与其他吸烟相关癌症的关系。

Meta 分析观察到休闲身体活动对乳腺癌和结肠直肠癌的保护作用，闲暇时间身体活动也显示了对浸润性乳腺癌和结肠癌的预防作用。身体活动预防结肠癌的可能机制有：提高胰岛素敏感性和降低空腹胰岛素水平，改善胰岛素抵抗；降低粪便胆汁酸浓度和减少食物通过肠胃道的时间，从而减少对肠道上皮细胞的刺激；身体活动预防浸润性乳腺的可能机制有：改变绝经后妇女月经周期模式和控制体重改变了内生性类固醇激素。此外，身体活动对癌症的预防作用的其他机制包括：身体活动可提高胰岛素水平，降低空腹胰岛素水平和炎症标志物等；具有免疫调节作用，加强先天和获得性免疫能力，促进肿瘤监测；有氧活动能降低氧化应激和增加 DNA 修复机制，降低癌症风险。

鉴于肥胖和缺乏身体活动的常见致癌作用机制，如激素分泌异常、胰岛素抵抗和炎症反应，肥胖可能会抵消身体活动的抗癌作用。Neilson 等 Meta 分析中发现 BMI 显著影响乳腺癌发病率和身体活动之间的关系，绝经前和绝经后的 BMI<25kg/m^2 比 BMI≥25kg/m^2 的女性乳腺癌发生风险更低。Pizot 等报道无论低和高体重指数的女性，身体活动降低乳腺癌发病率风险。相比之下，Moore 等的 Meta 分析认为 BMI 没有影响到休闲身体活动和乳腺癌发病率之间的相关性。此外，研究发现，适当身体活动减少结肠癌、乳腺癌（绝经后期）和子宫内膜癌的风险，高强度的身体活动减少绝经前和绝经后的乳腺癌风险。具体见表 7-7-14。

表 7-7-14　身体活动与癌症风险

名称	降低风险	增加风险
身体活动	结直肠癌***，乳腺癌（绝经后）**，子宫内膜癌**，食管癌*，肺癌*，肝癌*，乳腺癌（绝经前）*	—
高强度身体活动	乳腺癌**	—
久坐不动	—	子宫内膜癌*

证据强度：*** 充分的，** 很可能的，* 有限的-提示性的；"—"暂无相关证据。

主要资料来源：AICR/WCRF《膳食、营养、身体活动与癌症（第三版）》报告和《食物与健康——科学证据共识》

（二）身体活动量与癌症风险

研究显示规律锻炼和各种原因引起的癌症风险之间存在剂量-效应关系，久坐不动的癌症风险是中低水平身体活动风险的 2 倍，采用积极活跃的生活方式可减少大约 46% 癌症的发生。然而，保护人类抵抗各种类型癌症的最佳活动强度还不清楚，多数研究一致认为中等强度身体活动比高强度身体活动在人体健康中的积极作用更值得推荐，具有更显著的长期效益。

系统评价结果显示，绝经后活动的女性比不活动的女性乳腺癌发生风险显著降低 20%～80%，进一步分层分析，每周增加 1 小时的身体活动，风险减少 6%。剂量-效应关系研究显示，每天 60 分钟的活动比 30 分钟降低风险更多，每周 4～7 小时的中高强度的身体活动可显著降低乳腺癌风险，而较低强度的活动（如家务活动）的作用则尚不清楚。研究显示，与最少身体活动比较，最高身体活动人群发生结肠癌风险降低 23%～24%。身体活动与直肠癌无显著相关。中等强度的活动包括：步行、骑自行车、家务、园艺、游泳、跳舞；高强度身体活动包括：跑步、快速游泳、快速骑行、团队竞技。

身体活动和癌症预防之间不是简单的线性关系（表 7-7-15）。研究显示 WHO 推荐的平均身体活动运动量可使患癌风险降低 7%。此外，在未达到推荐的每周身体活动量时，额外增加 3 MET-h/周身体活动可使癌症发生的

表 7-7-15　身体活动与癌症风险

癌症	身体活动类型	*OR* 值（95%*CI*）	结　论
结肠直肠（结肠）	总的身体活动	0.80(0.72~0.88)	令人信服的降低风险
	休闲身体活动	0.84(0.78~0.91)	
乳腺（绝经后期）	总的身体活动	0.87(0.79~0.96)	可能降低风险
	休闲身体活动（剂量反应）	0.98(0.97~0.99)	
	休闲身体活动	0.87(0.81~0.94)	
	职业身体活动	0.89(0.83~0.96)	
子宫内膜	休闲身体活动	0.73(0.58~0.93)	可能降低风险
	职业身体活动	0.79(0.71~0.88)	
食管癌	休闲身体活动	0.85(0.72~1.01)	有限-提示性的：降低风险
肺癌	总的身体活动	0.90(0.77~1.04)	有限-提示性的：降低风险
肝脏	不同类型身体活动	在两个研究中显著降低风险	有限-提示性的：降低风险
乳腺（绝经前期）	总的身体活动	0.93(0.79~1.08)	有限-提示性的：降低风险
	休闲身体活动[6]（剂量反应）	0.96(0.90~1.03)	
	休闲身体活动	0.93(0.74~1.16)	
	职业身体活动	0.82(0.59~1.15)	

风险降低 2%，而在达到 2 倍的推荐量时，还需要额外 20 MET-h/周活动量，癌症风险才降低 1%，即身体活动的保护作用在目前推荐运动量的 2 倍时达到饱和。

（三）身体活动与癌症患者预后

对于乳腺癌和结直肠癌患者，确诊前后进行身体活动，可明显减低死亡风险。Schmid D 等收集了截至 2013 年 6 月关于身体活动与乳腺癌或结直肠癌患者死亡率相互关系的系统评价或 Meta 分析文献，筛选出关于乳腺癌的研究 16 篇，结直肠癌的研究 7 篇，共计 49 095 例肿瘤患者，包括 8129 例总死亡患者和 4826 例肿瘤相关死亡患者。研究发现，将确诊前后最高和最低身体活动水平相比较，对于乳腺癌患者，确诊前总死亡率相对危险度 *RR* 为 0.77（95%*CI*：0.69~0.88），乳腺癌相关死亡率 *RR* 为 0.77（95%*CI*：0.66~0.90）；确诊后总死亡率相对危险度 *RR* 为 0.52（95%*CI*：0.42~0.64），乳腺癌相关死亡率 *RR* 为 0.72（95%*CI*：0.60~0.85）。对于结直肠癌患者，确诊前总死亡率相对危险度 *RR* 为 0.74（95%*CI*：0.63~0.86），结直肠癌相关死亡率 *RR* 为 0.75（95%*CI*：0.62~0.91）；确诊后总死亡率相对危险度 *RR* 为 0.58（95%*CI*：0.48~0.70），结直肠癌相关死亡率 *RR* 为 0.61（95%*CI*：0.40~0.92）。

研究者还发现，确诊肿瘤患者身体活动每增加 150 分钟/周的中等强度运动，可降低乳腺癌患者 24% 总的死亡率风险（95%*CI*：0.11~0.36），并可降低结直肠癌患者 28% 总的死亡率风险（95%*CI*：0.20~0.35）。而那些在诊断前未改变身体活动水平或身体活动量不足的乳腺癌或结直肠癌患者，只要在确诊前后任意提高身体活动水平，都能降低总的死亡风险（*RR*=0.61，95%*CI*：0.46~0.80）。

在结肠癌幸存者中，身体活动与疾病复发的风险较低有关。身体活动可能改变疾病结果机制尚不明确，但可能包括代谢生长因子如胰岛素的变化。研究表明有氧运动降低Ⅰ~Ⅲ期结肠癌患者胰岛素浓度和胰岛素抵抗。150min/周的有氧运动处方可能足以降低胰岛素浓度和胰岛素抵抗，这可能部分解释身体活动与结肠癌预后之间的关系。

综上，研究证实，大多数癌症与身体活动/运动不足有相关性，增加身体活动，减少久坐不动，可以减少患病或者提高预后。工作久坐不动的人需要特别注意在日常生活中的身体活动，限制久坐习惯，至少要适度运动，并遵守或超过指南最低的推荐。WHO 建议成年人应坚持每天身体活动，每周至少进行 150 分钟的中度身体活动或至少 75 分钟的剧烈运动。提倡身体活动和运动已经成为当今许多国家提高人民健康水平和预防慢性病的一个重要举措，这种非药物、经济、实用、有效的措施，已经成为提高人民生活质量和健康水平不可缺少的部分。从国家到社区，政府、个人和社会组织合作开展工作，提供良好的政策和环境。在社区、工作地点和学校，为学生和工作人员的身体活动提供安全、舒适和便捷的环境和设施，对提高全民身体素质，实现健康长寿的目标具有重要意义。

第六节　癌症的预防干预措施

WHO 指出，目前约 30%~50% 的癌症可以通过避免危险因素和实施现有的循证预防策略而达到预防癌症发生的目的。癌症负担也可以通过早期发现和管理癌症患者得到缓解。若得到及早诊断并充分治疗，许多癌症有很高的治愈率。然而，国内外肿瘤防治经验表明，尽管癌症诊治水平的提高使肿瘤死亡率呈现明显下降的趋势，但无法阻止癌症发病率的逐年上升。因此，积极的肿瘤预防干预措施是控制癌症最具成本效益的长期战略。

世界癌症研究基金会（WCRF）有关饮食、营养、体育活动和癌症的最新癌症预防建议提出了以下个体可改变的主要危险因素：改变膳食模式、减少酒精摄入、增加身体活动、达到并保持健康的体重等。然而，尽管个人选择正确的行为生活方式很重要，但许多因素都超出了个体能够直接改变的范围，如各种食物的获得和有益健康生活的环境等。因此，为了在人群整体的水平上实现“改变”，政府和社会团体应该积极采取行动，改善对健康不利的环境。

一、预防干预原则

避免和减少危险因素的暴露可以显著减轻癌症的疾病负担。世界范围内癌症的危险因素主要包括：不合理膳食、缺乏身体活动、烟草和酒精的使用；此外，慢性感染、环境污染、职业性致癌因素、放射线也是各种癌症的危险因素。

（一）膳食营养与癌症预防

防癌的膳食策略和措施是多方面综合预防措施中最重要的一个方面，其主要途径是通过减少致癌物或致癌前体物的摄入，增加保护性食物的摄入，改善膳食结构，提高机体的抵抗力，以达到膳食防癌的目的。分析各种癌症主要病因，不良饮食生活方式占全部癌症病因的10%~70%。

WHO 建议的膳食目标是：①达到能量平衡和保持健康的体重；②限制来自脂肪的能量摄入，不应超过摄入总能量的30%，摄入的脂肪从饱和脂肪转向不饱和脂肪并逐步消除反式脂肪酸的摄入；③增加全谷物、水果、蔬菜、豆类和坚果的摄入；④限制游离糖的摄入，将游离糖摄入量降至总能量摄入的10%以下，如果可能，建议降至5%以下；⑤限制所有来源的盐（钠）的摄入，控制在每日5g 以下，并确保对盐进行碘化。

1. 健康膳食模式　我国居民的膳食模式正处于变迁阶段，因此，研究并推广健康的膳食模式是促进人群健康、预防疾病的重要措施之一，可降低各类癌症的发病风险。中国营养学会提出，健康的膳食模式应该是地中海膳食模式和日本膳食模式的综合：食物多样化，谷类为主，高膳食纤维摄入，低糖低脂肪摄入。中国营养学会编著的《中国居民膳食指南（2016）》，指导人们合理饮食。膳食指南核心推荐为：食物多样，谷类为主；吃动平衡，健康体重；多吃蔬果、奶类、大豆；适量吃鱼、禽、蛋、瘦肉；少盐少油，控糖限酒；杜绝浪费，兴新食尚。

食物多样是实践平衡膳食的关键，多种多样的食物才能满足人体的营养需要；全谷物可降低结肠癌的发生风险；蔬菜摄入降低食管癌和结肠癌发病风险，其中，十字花科蔬菜可降低胃癌和结肠癌发病风险；大豆及其制品可降低乳腺癌、胃癌等的发生风险。高盐（钠）摄入会增加胃癌等的发生风险；过量饮酒增加肝损伤、直肠癌、乳腺癌等的发生风险。通过合理的膳食结构使营养素摄入量恰当、比例合理，即营养素摄入达到平衡，从而减少致癌因素的影响，增加机体的防癌功能，预防癌症发生。

根据 WCRF 的持续更新项目（CUP）中饮食、体重和运动与癌症预防的最新证据，专家小组提出以下 10 条防癌建议：

（1）保持健康体重：控制体重，尽量让体重接近健康范围的最低值，并且避免成年后的体重增加。WHO 规定成年人的健康体重范围是指体质指数（BMI）在 18.5~24.9kg/m^2；也可用腰围来衡量：针对亚洲人群，腰围值不应超过 90cm（男性）/80cm（女性）。

保持健康体重应考虑机体能量的摄入和消耗的平衡，通过采用“地中海”膳食模式，多运动，多吃全谷物、蔬菜、水果和豆类，少吃快餐和其他高脂、高糖和富含淀粉的加工食品，少喝含糖饮料来实现该目标。

（2）积极参加运动：每天的身体活动 45~60 分钟，且至少达到中等强度，即运动时心率达到最大值的 60%~75%；对于 5~17 岁人群，则建议每日中到高强度活动累计达 60 分钟；减少静坐的时间。

即使对于已被诊断出癌症的患者，有充分的证据表明，各种形式的运动对于这一群体有着不可忽视的益处，包括减少疲劳、减轻抑郁症状、改善生活质量、降低治疗毒性和提高机体耐受性等；但应注意的是，癌症患者应向专业人士寻求专业的运动指导。

（3）多吃全谷物、蔬菜、水果和豆类：每日至少从食物摄入 30g 膳食纤维（相当于 20~24g 非淀粉多糖）；吃多种蔬菜和水果，每日至少摄入 5 种或更多种非淀粉蔬菜和水果。

研究表明，绝大多数预防癌症的膳食都富含植物来源的食物。全谷物包括糙米、小麦、燕麦、大麦和黑麦等，是多种生物活性化合物的丰富来源，如维生素 E、硒、铜、锌、木酚、植物雌激素、酚类化合物和膳食纤维等。这些化合物很多都是在麸皮和胚芽中发现的，它们具有特定的抗癌特性，如酚酸是通过抗氧化而发挥作用的。水果和非淀粉类蔬菜含有大量抗致癌因子，如膳食纤维、类胡萝卜素、维生素 C 和 E、硒、黄酮类、酚类、植物固醇等。非淀粉类蔬菜包括绿叶蔬菜、花椰菜、秋葵、茄子等。

（4）限制快餐类食物和其他富含糖、淀粉、脂肪的食物：所谓的“快餐食品”，比如炸鸡、炸薯条等；其他加工食品包括烘焙食品、甜点、糕点糖果，富含精制淀粉的加工食品面包、比萨等。

（5）限制食用红肉和其他加工肉类：每周吃红肉（熟肉）不超过 500g，相当于 700~750g 的生肉重量；红肉包括牛肉、猪肉、羊肉等。加工肉类包括火腿、香肠、腊肠、培根等；加工方式包括烟熏、腌制、添加防腐剂等。加工肉由于高温、高盐等加工方式增加了食用者对杂环胺类、多环芳烃类、N-硝基化合物等致癌物的暴露。

（6）限制含糖饮料摄入：含糖饮料包括碳酸饮料、运动饮料、能量饮料、加糖咖啡及其他含糖饮料。饮用含糖饮料是体重增加、超重和肥胖的一个重要原因；研究表明，血糖负荷较大，增加患子宫内膜癌的风险；而饮用咖啡可能是肝癌和子宫内膜癌的保护因素。因此，为了满足机体的水分需求，最好是饮用水、茶或不加糖的咖啡。

（7）限制饮酒，最好是不喝酒：大量的实验证据表明，乙醛作为酒精主要的且毒性最强的代谢产物，会扰乱 DNA 的合成和修复，从而引发一系列致癌连锁反应；大量摄入乙醇也会通过增加活性氧引发氧化应激；除乙醇本身的致癌作用外，其也可作为一种溶剂，增加细胞对致癌物的通透性；大量饮酒者通常伴有不健康的饮食方式，如缺乏叶酸等必需营养素，这使机体组织更易受酒精致癌作用的影响。

（8）不推荐吃各类膳食补充剂：机体的营养需要应该从每日膳食中获取，而非膳食补充剂。但是，对于个别人群，补充剂是必需的，如准备或已经怀孕的妇女应该补充铁剂和叶酸；婴幼儿、孕妇和哺乳期妇女应该补充维生素 D。

（9）如果可以，尽量母乳喂养：母乳喂养对母亲和子代都有好处，在婴儿最初 6 个月内给予纯母乳喂养；母乳喂养持续至 2 岁或更长，6 个月后在继续母乳喂养的同时，要补充其他的食物。

（10）癌症幸存者应该遵从上述癌症预防建议。

2. 健康的饮食习惯　对中国人群胃癌发病影响因素的 Meta 分析表明，饮食不规律、饮酒、重盐饮食、喜食煎炸食品和烫食、进食速度快、暴饮暴食等是中国人群胃癌发病的危险因素；常吃蔬菜水果、豆及豆制品、乳及乳制品和常饮茶是保护因素。因此，要培养健康的饮食习惯：按时进食、饥饱适当；细嚼慢咽，避免进食过快；避免暴饮暴食，避免食物过烫、过硬；不饮烈性酒，保护消化道黏膜及肝脏；食物多样化，避免偏食，多吃果蔬。

3. 食物的合理加工、烹调　不恰当的加工烹调过程会使食物产生致癌、致突变物。明火或炭火炙烤的烤鱼、烤肉可产生杂环胺类化合物；柴炉加工的叉烧肉和烧腊肠中苯并[a]芘的含量很高；研究发现，喜食腌制食品是中国人群胃癌发病的危险因素，而摄入大量的腌制及烟熏食品可能是乳腺癌发病的危险因素。因此，应注意选择新鲜食材，保藏应尽量采取冷藏，少食或不食腌制食品，改变不良的烹调方式，例如采用熏制和烘烤方式时要避免食物直接接触炭火或烟，避免过高的烹调温度烧焦食物，提倡采用蒸煮煨的烹调方式等。

除了针对个体改变可控的危险因素和保护因素外，许多超出个人能够直接改变的因素，则需要政府和相关政策制定者通过跨部门合作来创建利于人们遵从防癌建议的生活环境和社会环境，从而保护公众的健康。WCRF 制定了促进健康饮食的营养框架“NOURISHING”（表 7-7-16），该框架包括食品环境、食品系统和行为改变沟通三个方面，旨在帮助世界各地的政策制定者、研究人员和公民社会组织采取行动，解决不健康的饮食问题，促进更健康的饮食，以达到预防肥胖、预防包括癌症在内的多种非传染性疾病的目的。

表 7-7-16　营养框架“NOURISHING”的具体内容

	含　义
N	制定营养标签标准和索赔要求的规定
O	在公共机构和其他特定的机构中提供健康食品、制定健康标准
U	用经济手段解决食物的获得性问题及制定购买激励机制
R	限制食品广告和其他形式的商业促销
I	改善供应食物的营养品质
S	通过激励和规则创建健康的零售和食品服务环境
H	通过食品供应链和跨部门的行动确保健康
I	从多种渠道提高人们健康饮食的意识
N	医疗卫生保健机构向人们提供营养咨询和饮食建议
G	向人们提供营养知识和技能教育，促进健康行为的形成

来源：AICR/WCRF《膳食、营养、身体活动与癌症》（第三版）报告

在上述 10 个领域的政策干预的基础上，新加的第 11 条为：健康的城市建设。在采取以上个体措施和政府干预来预防癌症的同时，慢性病亦得到了控制；由于政府干预改善了生活环境，这将对人类健康产生长远影响。

（二）身体活动与癌症预防

有规律的体育锻炼、适当的身体活动，在健康范围内保持低体重可大幅降低罹患癌症的风险。身体活动包括职业性身体活动、交通往来身体活动、家务性身体活动和休闲时运动锻炼身体活动。现代生活方式的改变和科技进步减少了职业与家务的身体活动量，静坐的时间大大增加了，因此，人们有必要尽量步行或自行车出行，有意地限制静坐时间，增加锻炼时间。

WHO 提出了关于身体活动有益健康的全球建议：5~17 岁儿童青少年应累计每天至少 60 分钟中等到高等强度的身体活动；18~64 岁成年人每周至少 150 分钟中等强度有氧身体活动，或每周至少 75 分钟高等强度的有氧身体活动，或中高强度活动量相当的有氧身体活动组合。对于 65 岁及以上的老年人，每周至少应完成 150 分钟中等强度有氧身体活动，或至少 75 分钟高强度有氧身体活动，或中等和高强度两种活动相当量的组合；由于身体原因不能完成所建议的身体活动量的老人，则应在能力和条件允许范围内尽量多活动。

（三）控烟与癌症预防

烟草使用是全世界导致癌症死亡的单一的最大可避免风险因素，估计每年导致 22% 的癌症死亡。在我国，吸烟导致的癌症死亡比例更高，达 23%~25%。吸烟可导致多种类型的癌症，包括肺癌、食管癌、喉癌、口腔癌、咽喉癌、肾癌、膀胱癌、胰腺癌、胃癌和宫颈癌。其中，大约 70% 的肺癌负担由吸烟引起。科学研究证明了二手烟能够使不吸烟者罹患肺癌；无烟烟草“嚼烟”和“鼻烟”亦可导致口腔癌、食管癌和胰腺癌。对所有吸烟者而言，戒烟具有近期和远期健康益处（表 7-7-17）。

表 7-7-17　已戒烟时间带来的有益健康的变化

已戒烟时间	有益健康的变化
<20 分钟	心率和血压下降
12 小时	血液中的一氧化碳（CO）浓度降至正常值
2~12 周	血液循环系统出现改善，肺功能得以提高
1~9 个月	咳嗽和气短情况减少
1 年	冠心病危险下降至约吸烟者的 1/2
5~15 年	发生脑卒中的危险下降至不吸烟者程度
10 年	罹患肺癌的危险下降至约吸烟者的 1/2，发生口腔、喉、食管、膀胱、宫颈和胰腺癌的危险明显降低
15 年	发生冠心病的危险等同于非吸烟者

数据来源：美国癌症协会，Benefits of Quitting Smoking Over Time

在烟雾约 4000 多种的化学物中，致癌作用最强的是多环芳烃（PAH）、N-亚硝胺和芳香胺，每支香烟含 5~200ng，尽管一支烟所含致癌物的量很小，但长期吸烟累加的对健康的有害效应却是极其严重的。

（四）限酒与癌症预防

研究表明，全世界 5.5% 的癌症发生和 5.8% 的癌症死

亡是由酒精引起的,罹患癌症的风险随着酒精摄入量的增加而增大。现有的研究表明,适量饮酒可以降低心脑血管疾病的风险,却与肿瘤发病风险增加密切相关,并且适量饮酒对心血管系统的保护作用及机制尚待深入研究证实;少数研究发现,少量饮酒也会增加女性乳腺癌发病风险。因此,不建议出于预防心脏病的考虑而开始饮酒或频繁饮酒,而应从肿瘤防控角度出发,尽可能减少酒精摄入,特别是一次性大量的饮酒。

《中国居民膳食指南(2016)》指出,儿童少年、孕妇、乳母不应喝酒,成年人如饮酒,一天饮酒的酒精量男性不超过25g,女性不超过15g。然而,基于目前的科学证据,从防控癌症的角度出发,建议尽可能少饮酒。

(五) 其他预防干预措施

1. 慢性感染的控制　传染性病原体导致的癌症死亡在发展中世界占将近22%;乙型和丙型病毒性肝炎会引起肝癌;人乳头瘤病毒(HPV)感染可能导致宫颈癌;幽门螺杆菌会增加患胃癌的风险。在某些国家,血吸虫等寄生虫感染增加了患膀胱癌的风险,而在其他一些国家,肝吸虫增加了胆管癌的风险。对此,预防措施包括疫苗接种及传染和感染的防控。针对人乳头瘤病毒和乙型肝炎病毒的疫苗接种每年可预防100万的癌症病例。

2. 环境保护　饮用水或室内外的空气污染可能会带来环境致癌化学物质的暴露,如饮用水中的砷是增加患肺癌、膀胱癌和皮肤癌风险的危险因素。因此,制定空气质量和水质量标准,同时加强环境监测与整治,能有效降低或消除环境中的致癌物和可能致癌物,如使用改良的环境卫生设施,避免藻类毒素的暴露,整治城市空气污染,减少或消除家庭固体燃料的使用等。

3. 预防电离辐射和控制职业危害　电离辐射对人具有致癌性,可能诱发白血病和多种实体肿瘤。同时,它又是一种基本诊断和治疗工具,为确保其益处大于潜在的辐射风险,应对放射性医学操作进行恰当规定和正确操作,以降低不必要的辐射剂量;针对紫外线辐射,特别是可能导致各种类型皮肤癌的太阳辐射,为避免过度暴露,应使用防晒霜和保护性服装等有效的预防性措施。

大量的研究证实了职业致癌物与肺癌、膀胱癌、喉癌和皮肤癌、白血病及鼻咽癌之间的因果关系。由于职业致癌物来源较为明确,因此,可通过对致癌因素的控制管理和对职业人群的健康教育,而达到较为有效的肿瘤预防的目的。

二、不同癌症的预防干预

(一) 肺癌

1. 积极采纳可以降低风险的因素　①常吃蔬菜水果:现吸烟者和前吸烟者,食用蔬菜和水果可能会降低患肺癌的风险;②食用含有维生素A、β-胡萝卜素或类胡萝卜素的食物;③吃富含维生素C的食物:在现吸烟者中,食用含有维生素C的食物(如枣类、柑橘类、浆果类)可能会降低患肺癌的风险;④食用含异黄酮的食物:在从不吸烟的人中,食用含有异黄酮的食物(具有雌激素样特性的植物成分,如大豆)可能会降低患肺癌的风险;⑤坚持适度身体活动。

2. 避免导致风险增加的因素　①少食红肉,加工肉类和酒精饮料可能会增加患肺癌的风险;②避免饮用含砷的饮用水:含有砷的饮用水会增加患肺癌的风险;③避免服用高剂量的β-胡萝卜素补充剂:现吸烟和前吸烟者,服用高剂量的β-胡萝卜素补充剂会增加患肺癌的风险。

3. 其他　除了以上概述的膳食、营养和身体活动的发现外,还有其他针对肺癌发生干预措施。①戒烟或者避开二手烟:吸烟是导致肺癌的主要原因,被动吸烟也是导致肺癌的原因;②积极治疗既往肺部疾病:肺气肿、慢性支气管炎、肺结核或肺炎的病史与肺癌风险增加有关,体内产生肺炎衣原体(一种可引起胸部感染的病原体)抗体的人患肺癌的风险增加;③避开环境有害物质:石棉、结晶二氧化硅、氡、多环芳烃和重金属的混合物,以及供烹饪和取暖用的木材和煤炭燃烧产生的室内空气污染,均会增加患肺癌的风险。

(二) 胃癌

1. 积极采纳可以降低风险的因素　柑橘类水果的摄入可降低贲门癌的风险。

2. 避免导致风险增加的因素　①每日酒精摄入量不要超过45g(约3杯)。②避免吃腌制食品:主要涉及高盐食品和含盐食品,包括腌制蔬菜、咸鱼或干鱼。③保持健康体重,避免超重或肥胖。④避免或少进食加工肉类:肉类加工的过程包括盐腌、烟熏或发酵,例如香肠、培根、火腿、肉丸、汉堡等。加工肉类增加患非贲门癌的风险。⑤增加水果摄入。⑥避免食用烧或烤的鱼肉类。

3. 其他　①远离烟草:吸烟是导致胃癌的原因;②预防或治疗感染:幽门螺杆菌感染是胃非贲门癌的原因;③避免有毒工业化学品接触。

(三) 食管癌

1. 积极采纳可以降低风险的因素　加强身体活动、多吃蔬菜水果可能会降低食管癌的风险。

2. 避免导致风险增加的因素　①保持健康体重,避免超重或肥胖;②避免酒精;③避免饮用热的饮料(温度超过65℃);④避免或少食用加工肉类。

3. 其他　①远离烟草;②避免人乳头瘤病毒(HPV)感染;③积极治疗胃食管疾病,如胃食管反流病、食管贲门失弛缓症。

(四) 结直肠癌

1. 积极采纳可以降低风险的因素　①增加身体活动;②增加全谷物及其他富含膳食纤维的食物的摄入:建议在日常主食中增加小麦、燕麦、糙米等全谷物的摄入,膳食纤维的摄入每日不应少于30g;③乳制品的摄入和钙补充剂:200~1000mg/d的钙补充剂可以降低患癌风险;④常吃富含维生素C的食物,如新鲜蔬菜、水果,可以降低结直肠癌的风险;⑤食用鱼类可能会降低结直肠癌的风险;⑥维生素D可能会降低结直肠癌的风险;⑦服用多种维生素补充剂可能会降低结直肠癌的风险。

2. 避免导致风险增加的因素 ①少吃红肉和加工肉制品；②避免酒精：避免每天喝 30g（大约两杯）或更多的酒；③保持健康体重，避免超重或肥胖：无论是苹果形肥胖还是梨形肥胖都会显著增加结直肠癌的发病风险；④保证水果和非淀粉类蔬菜摄入；⑤少吃含有血红蛋白铁的食物；食用含有血红蛋白铁的食物可能会增加结直肠癌的风险。

3. 其他 ①远离烟草：每天吸 40 支烟（两包）会使结肠直肠癌的风险增加约 40%，可以使结肠直肠癌死亡的风险增加一倍；②预防或治疗慢性肠道疾病：炎症性肠病（克罗恩病和溃疡性结肠炎）会增加患结肠癌的风险；③药物治疗：长期使用（5 年或更长时间）每天至少 75mg 的非甾体类抗炎药物阿司匹林可以降低结直肠癌的风险。绝经后妇女的激素治疗降低了结直肠癌的风险。

（五）乳腺癌

1. 积极采纳可以降低风险的因素 ①坚持身体活动：身体活动可能会降低绝经前乳腺癌的风险，而较大量的身体活动，如每周 4~7 小时的中、高强度的身体活动可显著降低乳腺癌（绝经前和绝经后）风险；②年轻女性（18~30 岁）的身体超重或肥胖：有证据表明，年轻女性体重越高，患乳腺癌（绝经前和绝经后）的风险就越低，尽管有这样的发现，但还是建议人们在各个年龄阶段保持健康的体重；③绝经前成年期超重或肥胖：会降低绝经前乳腺癌的风险；④坚持母乳喂养；⑤食用非淀粉类蔬菜：非淀粉蔬菜的摄入能降低雌激素受体阴性乳腺癌的发病风险；⑥常吃含类胡萝卜素的食物，如胡萝卜、西红柿等黄绿色蔬菜水果；⑦乳及乳制品：每天至少 300g 牛奶及制品可以降低绝经前乳腺癌的发生风险；⑧高钙饮食：常吃富含钙的食物可以降低绝经前和绝经后乳腺癌的发生风险。

2. 避免导致风险增加的因素 ①避免酒精摄入：饮酒，即使是少量饮酒，会增加乳腺癌（绝经前和绝经后）发病风险。②避免成年后的超重、肥胖或体重增加过多：对于未绝经女性，体重与其乳腺癌发病无关；对于绝经女性，超重和肥胖可增加乳腺癌的发病风险。成年后的体重增长增加了绝经后乳腺癌的发病风险。③避免较高的出生体重：较高的出生体重是绝经前乳腺癌发病的危险因素之一。④身材高大增加了绝经前乳腺癌的风险：成年人的身高与遗传、出生体重、生长速度和青春期年龄以及环境因素有关。

3. 其他 ①生理事件：月经初潮（12 岁以前）、自然绝经较晚（55 岁以后）、不曾生育和 30 岁以上的第一次怀孕，都会增加雌激素和孕激素的终生暴露，因而增加患乳腺癌的风险。反之，月经初潮晚，更年期提前，生育孩子和 30 岁以前的怀孕则可以降低患乳腺癌的风险。②避免辐射：女性尤其是青春期女性，应该避免医疗 X 射线电离辐射，因为即使在低剂量暴露也会增加患乳腺癌的风险。③合理药物治疗：研究发现，目前和最近的使用含有雌激素和黄体酮的口服避孕药，会导致年轻女性患乳腺癌的风险略有增加。另外，激素疗法，也称为激素替代疗法或 HRT（含有或不含孕激素的雌激素）会增加患乳腺癌的风险，并且使用雌激素联合孕激素制剂的风险更大。

（六）前列腺癌

1. 积极采纳可以降低风险的因素 许多研究表明，β-胡萝卜素能预防癌症，但是基于当前的针对其与前列腺癌关系的研究，认为食物中的 β-胡萝卜素或 β-胡萝卜素补充剂不太可能对前列腺癌的发病风险产生实质性影响。

2. 避免导致风险增加的因素 ①避免超重或肥胖；②避免过高的乳制品摄入；③避免高钙饮食；④避免血液硒浓度低；⑤避免低血浆 α-生育酚浓度（维生素 E）。

（纪桂元 马文军）

参考文献

1. 曾益新. 肿瘤学. 北京：人民卫生出版社，2017.
2. 孙长颢. 营养与食品卫生学. 第 8 版. 北京：人民卫生出版社，2017.
3. 中国营养学会. 食物与健康——科学证据共识. 北京：人民卫生出版社，2016.
4. 中国营养学会. 中国居民膳食指南（2016）. 北京：人民卫生出版社，2016.
5. 中国营养学会. 营养科学词典. 北京：中国轻工业出版社，2013.
6. 中国疾控中心. 中国死因监测数据集（2016）. 北京：中国科学技术出版社，2016.
7. Freddie Bray, Jacques Ferlay, Isabelle Soerjomataram, et al. Global Cancer Statistics 2018: GLOBOCAN Estimates of Incidence and Mortality Worldwide for 36 Cancers in 185 Countries. CA CANCER J CLIN, 2018, 0: 1-31.
8. Chen W, Zheng R, Baade PD, et al. Cancer Statistics in China, 2015. CA Cancer J Clin, 2016, 66(2): 115-132.
9. Aune D, Chan DS, Lau R, et al. Dietary fiber, whole grains, and risk of colorectal cancer: systematic review and dose-response meta-analysis of prospective studies. BMJ, 2011, 343: 1-20.
10. Kasum CM, Jacobs DR Jr, Nicodemus K, et al. Dietary risk factors for upper aerodigestive tract cancers. Int J Cancer, 2002, 99: 267-272.
11. Wu QJ, Xie L, Zheng W, et al. Cruciferous vegetables consumption and the risk of female lung cancer: a prospective study and a Meta-analysis. Ann Oncol, 2013, 24(7): 1918-1924.
12. Liu X, Lv K. Cruciferous analysis. Vegetables intake is inversely associated with risk of breast cancer: a Meta-analysis. Breast, 2013, 22(3): 309-313.
13. Loomis D, Guyton KZ, Grosse Y, et al. Carcinogenicity of drinking coffee, mate, and very hot beverages. Lancet Oncology, 2016, 17(7): 877-878.
14. Moore SC, Lee IM, Weiderpass E, et al. Association of Leisure-Time Physical Activity With Risk of 26 Types of Cancer in 1.44 Million Adults. JAMA Intern Med, 2016, 176(6): 816-825.
15. Schmid D, Leitzmann MF. Association between physical activity and mortality among breast cancer and colorectal cancer survivors: a sys-

tematic review and meta-analysis. Ann Oncol, 2014, 25(7): 1293-1311.

16. Borch KB, Braaten T, Lund E, et al. Physical activity before and after breast cancer diagnosis and survival-the Norwegian women and cancer cohort study. BMC Cancer, 2015, 15: 967.

17. Brown JC, Rickels MR, Troxel AB, et al. Dose-response effects of exercise on insulin among colon cancer survivors. Endocr Relat Cancer, 2018, 25(1): 11-19.

18. Liu L, Shi Y, Li T, et al. Leisure time physical activity and cancer risk: evaluation of the WHO's recommendation based on 126 high-quality epidemiological studies. British Journal of Sports Medicine, 2016, 50(6): 372-378.

第八章

膳食、身体活动与骨质疏松症

骨骼是人体运动系统和形体构成的主要组成部分，骨是体内钙和磷等矿物质的储存库。在骨形成、生长和终生重建过程中，营养、运动等因素对确保足够的骨强度发挥着重要作用，且需要甲状旁腺素（parathyroid hormone，PTH）、维生素 D（vitamin D，VD）、糖皮质激素、生长激素、甲状腺素和性激素等参与。骨重建的负平衡将削弱骨强度，并导致骨质疏松症（osteoporosis）。后者是以低骨量及骨组织微观结构退变为特征，伴有骨脆性增加，易于发生骨折的一种全身性骨骼疾病。骨质疏松症是中老年最常见的骨骼疾病。2015 年，国际骨质疏松症基金会（IOF）估计全球骨质疏松症罹患人数超过 2 亿。

由骨质疏松症持续进展导致的骨折将给患者本人带来极大的痛苦或终生致残，也给社会经济造成沉重的负担。因此，骨质疏松症已成为一个重要的公共健康问题。骨质疏松症应尽早发现，及早诊断，积极治疗，预防发生骨折。识别骨质疏松症及明确骨折和跌倒的危险因素有助于发现易感人群，早期诊断，并采取相应措施，积极加以预防。提倡健康的生活方式，进食高钙、低盐和适量蛋白质的均衡膳食，坚持运动，保证充足的光照，纠正不健康生活习惯，补充适量钙和 VD，可减缓骨质疏松症的发生和发展，达到提高人们晚年生活质量的目的。

第一节　骨质疏松症的定义、分类

骨质疏松症这一疾病有史以来即存在，而其概念则始自 19 世纪下半叶。此后又经历了百余年，骨质疏松症的概念才被世人公认。根据其病因和患者特征，科学的疾病分类在采取针对性措施、有效防治该病的过程中起到了积极作用。

一、骨质疏松症的定义

骨强度主要由骨密度（或骨矿物质密度，bone mineral density，BMD）反映，人体不同阶段 BMD 的变化可以分为增长期、平台期和下降期（图 7-8-1）。女性 30 岁以后，男性 35 岁以后，骨量（bone mass）或骨矿物质含量（bone mineral content，BMC）的增加达到了一生中的最高峰，此时的骨量称为峰值骨量（peak bone mass）。达到峰值后，骨量处于一种动态平衡的状态（骨质的合成与分解处于相对的平衡状态）。此阶段维持大约 5～10 年的时间（年龄大约 30～40 岁），而且男性的峰值骨量高于女性。人从 40 岁以后，骨骼就开始出现衰退，表现为骨量逐渐、缓慢的丢失。中国女性腰椎 BMD 在 40～49 岁阶段开始缓慢降低，50～59 岁阶段加速；而股骨近端各部位 BMD 的减少比腰椎提早 10 年。男性各部位 BMD 均从 30～39 岁阶段以后逐渐降低，但无明显的加速丢失期。

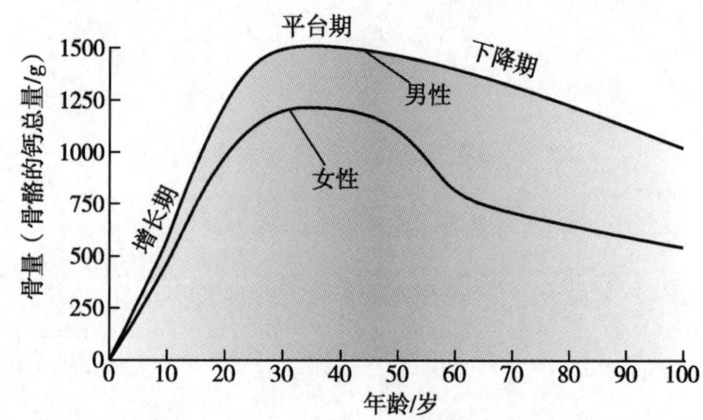

图 7-8-1　人体不同年龄段的骨密度变化

骨质疏松症是以骨量减少、骨的微观结构退化为特征的，致使骨的脆性增加且易于发生骨折的一种全身性骨骼疾病（图 7-8-2）。1885 年，欧洲病理学家 Pommer 首先提出“骨质疏松”一词，意为骨质减少，组织学上可见布满孔隙

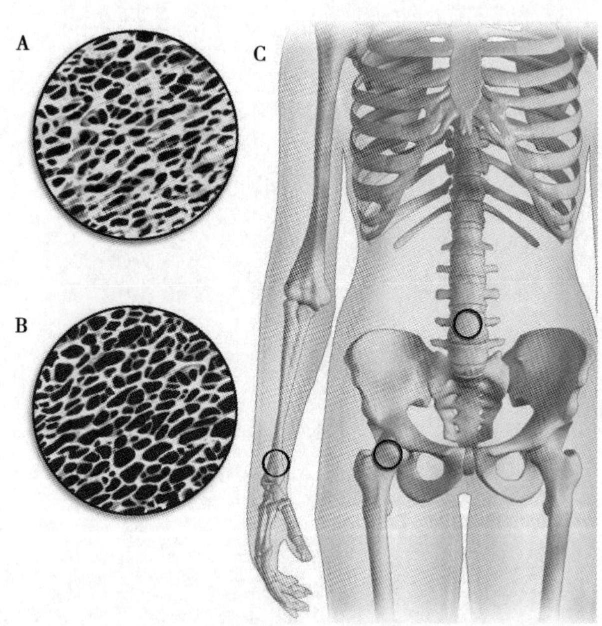

图 7-8-2　正常骨与骨质疏松症的骨小梁及骨质疏松性骨折好发部位

注：A. 正常骨小梁；B. 骨质疏松症的骨小梁；C. 骨质疏松性骨折的三大好发部位，髋部、脊柱和桡骨远端

的骨骼。随着20世纪60年代发明了BMD测量仪后，对骨质疏松的病因、易发因素、临床诊断和防治等进行了深入研究，加深了对骨质疏松的认识。1993年4月在中国香港举行的第四次国际骨质疏松症讨论会上，多国专家和专业相关人员公认并采纳了上述定义。2001年，美国国立卫生研究院（NIH）将其定义为以骨强度下降和骨折风险增加为特征的骨骼疾病，更强调骨量降低是骨质疏松性骨折（osteoporotic fracture）或称脆性骨折（fragile fracture）的主要危险因素。

从疾病整个历程来看，骨质疏松症至少包括骨量减少（osteopenia）、骨质疏松症和骨质疏松性骨折三个阶段。骨质疏松症的诊断主要从病史采集、体格检查、BMD测定、影像学检查和生化测定等方面进行分析，一些骨质疏松症风险评估的问卷工具有助于初筛，相关内容参见《原发性骨质疏松症诊疗指南（2017）》等文献及本书方法学的相关章节。这些问卷主要针对骨质疏松症的发病风险因素（参见后文"骨质疏松症的影响因素"）进行询问和评估，如：IOF的骨质疏松风险一分钟测试题和亚洲人骨质疏松自我筛查工具（OSTA）。对于骨质疏松性骨折，WHO推荐用骨折风险预测工具（fracture risk assessment tool，FRAX）加以预测，计算参数主要包括部分临床危险因素和股骨颈BMD，用于评估患者未来10年髋部骨折及主要骨质疏松性骨折（椎体、前臂、髋部或肩部）的概率。

二、骨质疏松症的分类

骨质疏松症主要可分为原发性骨质疏松症（原来的特发性骨质疏松症现已归入此类）和继发性骨质疏松症。

（一）原发性骨质疏松症

早期人们认为这种疾病是女性的疾病，但后来发现男性同样存在这一疾病。原发性骨质疏松症包括：绝经后骨质疏松症、老年性骨质疏松症和特发性骨质疏松症。前两种都是随着年龄的增长必然发生的一种生理性退行性病变，有关特征见表7-8-1。

表7-8-1　绝经后骨质疏松症和老年性骨质疏松症的特点

	绝经后骨质疏松症	老年性骨质疏松症
分型	Ⅰ型	Ⅱ型
年龄（岁）	50~70	>70
性别比（女：男）	6：1	2：1
骨丢失的类型	主要是松质骨	松质骨和皮质骨
骨丢失率	加速	不加速
骨折部位	脊椎（压缩性）和桡骨远端	脊椎（多发楔型）和髋部
甲状旁腺功能	降低	增加
钙吸收	减少	减少
25-(OH)D_3转变为1,25-$(OH)_2D_3$*	继发性降低	原发性降低
主要原因	雌激素缺乏	钙三醇合成减少

*25-(OH)D_3：25-羟基维生素D_3；1,25-$(OH)_2D_3$：1,25-二羟基维生素D_3，或称为钙三醇、骨化三醇

根据以下文献整理：Riggs BL, Melton LJ 3rd. Evidence for two distinct syndromes of involutional osteoporosis. Am J Med, 1983, 75(6):899-901.

绝经后骨质疏松症又称为Ⅰ型原发性骨质疏松症，大多为高转换型，即骨吸收与骨形成均很活跃，但以骨吸收为主。主要发生于妇女绝经后5~10年内，由于雌激素急速下降而引起骨量减少。骨量丢失主要发生在松质骨。骨折部位在椎体和桡骨远端。

老年性骨质疏松症又称为Ⅱ型原发性骨质疏松症，大多为低转换型，即骨吸收与骨形成均不活跃，但仍以骨吸收为主，常见于70岁以上的男性和60岁以上的女性。主要是骨形成有关的骨芽细胞的老化，以及由于肾活化VD的活性降低而造成骨形成的速率下降。松质骨及皮质骨均有骨量丢失，骨折部位在椎体、髋部及长管状骨干骺端。

特发性骨质疏松症，包括：①青少年骨质疏松症；②青壮年骨质疏松症；③妊娠、哺乳期骨质疏松症或骨量减少。特发性骨质疏松症多伴有家族遗传史。

（二）继发性骨质疏松症

继发性骨质疏松症有时被称为Ⅲ型骨质疏松症，系因某些疾病、药物或特殊重力环境等因素引起骨代谢改变，使骨质严重丢失而引起的骨质疏松。例如甲状旁腺功能亢进、糖尿病、骨髓性疾病、慢性肾衰竭、库欣综合征（Cushing syndrome）、严重营养不良、维生素A（vitamin A，VA）或维生素D过多、长期卧床引起肢体失用性瘫痪等。航天员失用性骨质疏松症也属于这一类。库欣综合征又称皮质醇增多症，是由于多种原因引起的肾上腺皮质长期分泌过多糖皮质激素所产生的临床综合征。

第二节　骨质疏松症的危害

对骨质疏松症患者，身体自身重量压力即可使骨小梁发生骨折，并导致脊柱变形和相应体型改变；轻微外力作用下也容易发生骨折，并致使躯干运动功能受限或丧失，影响生活质量。骨质疏松症早期通常没有明显的临床表现，如果不引起重视，随着病情的进展可导致疼痛、脊柱变形和骨折等情况，致残致死率高，严重影响患者生活质量，也导致巨大的医疗和照护成本。

一、骨折

骨质疏松症的进一步发展，会直接引发骨质疏松性骨折。后者一般指低于身高高度跌倒或轻微创伤所致的骨折，它已成为老年人最主要的骨折类型。临床上最常见的三大骨折部位是脊椎骨、手腕远端（桡骨远端多见，Colles骨折）和股骨（图7-8-2C）。脊椎骨的压缩性骨折会降低身高，也会发生弯腰驼背的骨骼形体改变。骨折患者卧床制动后，将发生快速骨丢失，从而加重骨质疏松症。由于骨质疏松症的存在，骨重建异常，骨折愈合过程缓慢，恢复时间长，易发生骨折延迟愈合甚至不愈合；骨折部位骨量低，骨质量差，且多为粉碎性骨折，复位困难，不易达到满意的恢复效果；而且，同一部位及其他部位发生再骨折的风险明显增大。50%初次骨质疏松性骨折患者可能会发生再次骨质疏松性骨折；女性骨质疏松性椎体骨折再骨折风险是未发生椎体骨折的4倍。

二、失能与生活质量下降

严重骨质疏松出现弯腰驼背后，因胸廓畸形可使肺脏受压，患者会出现胸闷、气短、肺活量减小等呼吸系统障碍。骨质疏松性骨折可造成疼痛和重度伤残，将大大降低生活质量，活动不便，预期寿命降低。髋部和椎体发生骨质疏松性骨折而长期卧床者下肢深静脉血栓、坠积性肺炎、泌尿系统感染和压疮等并发症的发病风险增加，永久性致残率可达50%、致死率可达20%。5%~20%的股骨骨折患者在1年内死亡，生存者中50%可遗留不同程度的损害。髋骨骨折的老年妇女中，仅有1/3的人能够恢复自理能力。

三、经济与社会负担

骨质疏松症给全球带来巨大的身心负担和社会医疗负担，已成为一种突出的公共卫生问题和社会性疾病。骨质疏松症的治疗费用通常主要用于骨质疏松性骨折的治疗，其中髋部骨折治疗的费用最高。有分析显示，从2005年到2025年，美国因骨折产生的医疗卫生支出将从170亿美元增至250亿美元。在欧洲，骨质疏松症是比肿瘤（除肺癌外）更常见的导致失能的原因。2013年欧盟在应对骨质疏松症和骨质疏松性骨折方面的支出，估计为3600万欧元，2015年大概为7600万欧元，这还不包括医院外治疗和疾病误工的损失。欧洲的研究结果还表明，骨质疏松性骨折给社会带来的直接经济损失到2025年将达370亿欧元。

2015年一篇分析我国骨质疏松性骨折医疗支出的论文显示，2010年我国骨质疏松骨折的总治疗费用为94.5亿美元，预计到2050年将增至254.3亿美元。2018年发表的一项系统综述显示，我国骨质疏松性骨折的疾病负担随不同地区和不同骨折部位而有较大差异，髋部骨折>脊柱骨折>桡骨远端骨折；每位患者单次平均住院费用超过2.7万元。

除了骨质疏松性骨折治疗的直接费用，还有一系列间接费用加重经济负担。骨质疏松性骨折还会引起劳动力丧失，家人看护照顾的不同程度的时间和精力投入，以及各种并发症治疗的开支等。2013年一项中国研究报告显示，骨质疏松症患者发生一次骨折的间接费用为3526元，患者家属因照顾患者损失的收入为5910元。

第三节 骨质疏松症的流行状况与影响因素

骨质疏松症是一种退行性疾病。随着人类平均寿命的延长，该病的发病率呈不断上升的态势。除去老龄化这一难以避免的主要因素，诸多不可控因素和可控因素也影响疾病的发生和进展。

一、骨质疏松症的流行状况

（一）全球流行现状

全球骨质疏松症在当前已跃居常见病的第六位而成为主要的公共卫生问题之一，并随着人口老龄化的加剧而变得愈加突出。据估计，在全世界超过2亿的骨质疏松症患者中，尤以年长人群更为常见。80岁以上，超过七成的人有此疾患。女性较男性常见。在发达国家≥50岁的人群中，1%~8%的男性和9%~38%的女性在髋骨和（或）脊柱骨存在骨质疏松。

2013年IOF报告，全球每3秒钟就有1例骨质疏松性骨折发生。该病发病率随年龄增加而增加，在女性，从50岁的2%上升到80岁的25%。约40%~45%的女性和15%~27%的男性会在一生中发生骨质疏松性骨折。50岁以上，1/4~1/3的女性和约1/5的男性会发生骨质疏松性骨折。绝经的白人妇女中，1/2以上会发生骨质疏松相关的骨折。白人男性中，骨质疏松性骨折的发生比例为1/5，但髋骨骨折男性的一年期死亡率是女性的2倍。黑人男性和女性比相应白人发生骨质疏松的可能性要小，但一旦诊断为骨质疏松症，黑人和白人具有相似的骨折风险。与赤道附近的低纬度地区相比，光照合成VD较低的高纬度地区有着更高的骨折发生率。居住在温带的白人妇女髋部骨折发病率最高，地中海和亚洲妇女其次，非洲妇女最低。

近期数据显示，美国大约有2000万~2500万人存在骨质疏松症，每年大约有200万例骨折是由于骨质疏松症引起的。女性的骨质疏松性骨折高于其乳腺癌、卵巢癌或子宫癌的发生率。过去20多年间，美国和其他一些国家的髋骨骨折风险虽然呈降低趋势，而身体其他部位的骨折风险还没有明显变化，且总体骨折风险并未显著变化。

（二）我国流行现状与趋势

据估算，2006年我国骨质疏松症患者近7000万，骨量减少者已超过2亿人；而2009年IOF的综合性研究报告预测，中国骨质疏松症或低骨密度患者2020年将达到2.866亿，2050年将上升到5.333亿。随年龄增加，骨质疏松症患病率逐渐上升，男性与女性的患病率每10年分别增长15%和20%。2015年统计数据显示，以BMD的T值低于-2.5倍标准差为诊断标准，我国内地40岁以上人群骨质疏松症发病率为19.74%，约有1.12亿患病人群。60岁以上的老年人骨质疏松症发病率为59.8%，80~90岁年龄段女性骨质疏松症发病率高达（76.74±5.28）%，男性为（39.78±15.09）%。一项对我国2003—2015年骨质疏松症发病率相关报道的Meta分析显示，该病发病率2008年前为14.9%，而2012—2015年间则升至28.0%；农村居民发病率为23.9%，高于城市居民的20.9%；南方发病率为23.2%，高于北方的20.1%；女性发病率为25.4%，高于男性的15.3%。

骨质疏松症进一步发展的直接后果是导致骨折。有关数据显示，我国骨质疏松性骨折发病率总体呈不断升高的趋势。以髋骨骨折为例，1990—1992年间，50岁以上髋部骨折发生率男性为83/10万，女性为80/10万；2002—2006年间，此发生率增长为男性129/10万和女性229/10万，分别增加了1.61倍和2.76倍。《2013年中国骨质疏松骨折防治蓝皮书》中指出，基于影像学的流行病学调查显示，中国50岁以上妇女脊椎骨折患病率为15%。在2015年，腕部、椎体和髋骨三处骨质疏松性骨折约为269万例次；预计在未来几十年中，骨质疏松性骨折发生率仍将处于高增长期，以上三处骨折在2035年将有约483万例次，2050年约达599万例次。

当然,不同年龄段的骨质疏松性骨折发病率有所不同。2017年对贵阳市近5700名≥40岁社区居民的调查显示,该病发生率为4.9%;而2018年一项对上海城郊4400余名≥65岁老人的调查显示,城区发生率高达26.3%,郊区也达21.7%。对最为常见的椎体压缩性骨折,50岁以后的患病率随年龄而渐增,80岁以上女性椎体骨折患病率可高达36.6%。

二、骨质疏松症的影响因素

综合各类骨质疏松症及其引发的骨折来看,相关的主要影响(危险)因素如下:

1. 不可改变的因素

(1) 身高:矮身材与骨量较低有关。

(2) 年龄:50岁以后,女性骨质疏松性骨折每7~8年就增加一倍。

(3) 性别:由于较低的骨峰值以及更年期骨量丢失,女性的发病风险显著大于男性。

(4) 股骨颈BMD低下:BMD每降低一个标准差,就使骨折风险增加1.5~2.6倍。

(5) 曾经有过脆性骨折:会使发生再骨折的风险增加近2倍。

(6) 父母骨折史:高达80%个体的骨量变化存在遗传因素。

2. 可改变的因素

(1) 体重:低体重(如西方成年人BMI <21kg/m^2,亚洲成年人BMI <18.5kg/m^2)是骨量低下的危险因素。

(2) 吸烟行为:吸烟与消瘦、更年期提前有关,或直接对骨细胞产生毒性。

(3) 饮酒:每日酒精摄入大于2个单位(1单位=8~10g乙醇)。

(4) 身体活动:静态生活方式和缺乏负重运动。

(5) 膳食摄入:钙和维生素D摄入过低,膳食不平衡(如缺乏果蔬类和蛋白质,食盐过高等,见后文详述)。

3. 疾病相关因素

(1) 药物服用:口服糖皮质激素、促性腺激素释放激素激动剂、芳香酶抑制剂、肝素、抗惊厥药(苯妥英)等。

(2) 疾病:类风湿性关节炎、狼疮、甲亢、1型糖尿病、强直性脊柱炎、库欣综合征、肾衰竭、全胃切除术、胃肠道疾病(炎症性肠病和乳糜泻)、疾病(如脑卒中、帕金森病、多发性硬化症等)致移动减少、器官移植等。

(3) 其他临床因素:晕厥、跌倒或眩晕的病史,肌无力、下肢神经病变、视力受损等。这些因素往往影响主动身体活动的意愿,从而增大骨质疏松症的患病风险。

第四节　膳食营养与骨质疏松症

与全身其他部位一样,骨骼的结构与功能物质主要来自食物。科学合理的膳食营养对满足这些物质需求至关重要,而这又是与日常生活息息相关、影响骨骼健康最大的主观能动性因素之一。

一、矿物质与骨质疏松症

(一) 钙

动物实验中很清楚地看到饲低钙饲料的动物其骨长度、骨重量与BMD均显著低于饲一般常规饲料者,且其骨骼很容易折断。20世纪60年代Nordin综合了许多实验结果,提出缺钙是骨质疏松症的病因。Matkovic对人群的研究表明居住在南斯拉夫高钙地区较低钙地区者BMD高,骨折率低,更加强了人们对钙与骨质疏松关系的重视。1984年美国国立卫生研究院召开了钙与骨质疏松研讨会,将绝经妇女每日膳食钙的800mg/d提高到1500mg/d。此后,钙即被广泛推荐为绝经妇女预防骨质疏松症的重要营养素或营养补充剂。

1. 钙缺乏引起骨质疏松症的机制　骨骼系统含有的钙量占全身钙量的99%。钙有很多生物学功能,包括重要的胞内信号转导和血管/神经肌肉功能,它对骨骼系统的发育和维持更是起到关键作用。骨钙是羟磷灰石的一个组分,而羟磷灰石是骨质的盐结晶成分,使骨强硬。除了结构性作用,钙摄入能通过影响骨重建率而影响成年人骨量。钙摄入不足会降低血钙浓度,损耗和限制骨量,刺激PTH分泌,促进骨质重吸收,刺激骨重建,甚至引起骨骼脆性增加。过度的骨质重建除了影响骨量,其本身也是脆性因素。当肠道吸收的钙量足够时,PTH刺激的骨质重建和与之相关的脆性便会立即降低。

研究表明,细胞外钙离子浓度增高能抑制破骨细胞功能,破骨细胞收缩并加速凋亡,骨吸收明显下降。同时,已证实人的成骨细胞膜上有钙感受器。细胞外液钙离子浓度增加时,能促进成骨细胞的增殖能力。

2. 钙对峰值骨量和骨密度的影响　骨质疏松的发生和青年时期骨量峰值的高低以及年老时骨丢失速度有关。骨峰值越低或骨丢失速度越快,发生骨质疏松症和骨折的风险(尤其是生命后期)就越高。Molgaard等报道骨量的获得在青春期增长最快。Ilich等报道,假定骨矿物质中含有38%的钙,女孩在11~12岁,一年中约可聚集108g钙,这相当于每日有300mg的正钙平衡。Bailey等报道一项在校少年儿童(8~14岁)的队列研究测试了骨峰值形成的加速度(peak bone mineral content velocity,PBMCV),结果男孩和女孩全身BMC大概每年分别增加409g和325g。

多数研究报道认为儿童、少年时期摄入充裕的钙有助于在遗传允许的限度内使个体达到更高的BMD和峰值骨量。Lee报道中国7~9岁的男、女学龄儿童,在每日膳食摄入钙300mg的基础上每日补钙300mg,为期18个月,可使BMD比对照组增加5%。在英国和美国的两项补钙试验,受试者均为12岁少女,膳食钙分别为740mg和960mg,补钙量分别为386mg及354mg,前者是补充奶类,后者为补充钙剂,补充时间均为18个月,BMD比对照组分别增加2.9%和5.1%。一般各种形式的补钙效果在最初几个月最大,而当补充停止后,有益作用即趋于消失。

在骨峰值的自然增长期,白人和黑人女孩不同钙摄入的试验显示,骨钙沉积的变化有12.3%归因于钙摄入,13.7%归因于人种,而4%归因于性成熟特征。达到较高的骨峰值过程中对钙摄入量的需求，黑人比白人少，而白人男孩比白人女孩少。青春期的美国华人后裔，不论女孩还是男孩，达到最大骨钙沉积所需要的钙摄入量都低于黑人和白人的同龄人。Hill 等人于 2008 年进行的一项针对白人男孩钙摄入与骨钙沉积的研究还发现，钙摄入量对骨钙沉积预测的贡献是 21.7%；而在测定的几项生化指标中，血清胰岛素样生长因子 1（IGF-1）是指示钙摄入后骨钙沉积的最好生化预测指标，贡献达 11.5%。

正常情况下，在青少年时期，随着钙摄入增加，骨钙沉积达到一个平台期，且这一平台的高度会随着 BMI 的增加而增加。因此，钙摄入不足将无法按比例满足儿童对抗超重和肥胖的骨折风险。事实上，骨折也会发生在儿童期，特别是在骨强度滞后于生长发育、BMD 相对较低的时期。在过去 30 多年里，儿童骨折发生率显著增高，可能与儿童肥胖发生率增高而钙摄入不足有关。

峰值 BMD 形成后，就面临着将来抵消汗液、脱皮、排泄等各种钙丢失和更长期老龄化过程中的骨钙丢失。当吸收的钙量无法满足生长和（或）汗液与尿液损失的需求时，骨质重吸收就会被唤醒。随着骨钙从骨质中释放，骨量就会降低。在衰老等自然因素和各种特殊生理、病理因素作用下，钙持续不平衡地从骨质中释放，骨强度也降低。

3. 钙摄入量与绝经妇女骨丢失　关于钙摄入量与绝经妇女骨丢失、骨折率关系方面已有大量研究报道。早年的结果彼此矛盾，通过多年的研究，产生矛盾的原因逐渐明朗，研究方法逐步规范和统一，在某些方面取得共识。例如横断面的调查结果往往差别较大，这是由于钙摄入量差别大的地区其他条件往往也不尽相同，如种族的差异、生活习惯、活动量的不同，以及钙以外其他膳食营养条件的差别等。此外，膳食中的钙对骨骼的影响是在一个较长时期内形成的，而对钙摄入量的调查通常只能反映调查当时的情况（追溯以往的膳食情况很难得到准确的结果）。因此，由于上述原因，横断面的比较分析有一定局限性。

用随机、双盲补钙干预试验，可以得到补充一定剂量钙一段时间后对 BMC 或 BMD 的影响。这种方法能为钙的需要量提供有价值的证据。虽然对受试者膳食中钙的估量仍不易准确，但每日补充的钙量是已知的，这就大大地减少了计算钙摄入量的误差。同时随机分配受试对象到试验组和对照组，也减少了其他因素对骨量的影响。

大多数在绝经早期进行的补钙干预试验效果不大，不能有效地预防骨钙的丢失。这一阶段造成骨量丢失的主要原因是雌激素分泌骤减。对绝经 5 年以上妇女增加钙摄入量是否能减少骨矿物质丢失，不同学者仍有不同看法。

多数补钙干预试验的研究结果表明，在低钙摄入量（每日摄钙 400mg）的基础上添加钙剂可增加 BMD，减少骨折率。在每日钙摄入量已达到 700~800mg 以上时，再额外补充钙剂，对预防骨质疏松症及减少骨折率上是否仍有作用，不同学者的意见仍有分歧。例如英国的 Prentice 于 2002 年的报告中指出，尚无证据表明，钙摄入超过目前推荐摄入量（英国推荐钙摄入量是 700mg/d）对骨骼健康更为有益。而美国的 Heaney 等引证了多篇有对照的钙干预试验，多数均得到阳性结果。其中一部分试验是在膳食钙已达到每日 700mg 以上，再补充钙剂仍能减少绝经妇女或老年人的骨丢失和骨折发生率。

值得注意的是相当一部分补钙干预的试验期太短，所得的正结果不足凭信。因为补钙第一年内骨的增长只反映骨重建过渡期的情况。增加钙摄入量使 PTH 分泌减少，骨吸收减慢，而原有的重建单位骨形成仍在继续，骨吸收与骨形成不同步，有一暂时性的骨量增加。这一骨重建过渡期要数月到一年才能达到新的稳定状态，因此补钙干预试验至少应持续 2 年以上。中国人补钙试验持续时间较长者报道得不多。Lau 在 2001 年报道了中国香港绝经妇女补钙干预试验的结果：对 200 名 55~59 岁的绝经妇女，平均每日摄钙 500mg 以下者，在 2 年中每日由奶粉补钙 800mg 可使其髋部、脊椎及全身 BMD 减低幅度显著低于对照组。可以看出在摄钙水平较低时，增加钙的摄入量可以减少骨丢失。

成年人骨质中，每天大约有 200mg 钙会参与骨钙释放和骨钙形成的重建过程。骨重建率随年龄增大而增加，且较高的骨重建率通常与较高的骨量丢失有关。在老年男性和女性中，膳食和补充剂来源的足够钙摄入（如 1000mg/d 以上）可以降低骨重建率 10%~15%，且这种抑制程度具有剂量相关性。补钙的前 12~18 个月里，骨重建率的降低是 BMD 增加的主要原因。对老年妇女补钙可以将骨重建率降至绝经前妇女的常见水平，也能显著降低血中 PTH 浓度。

（二）其他矿物质

1. 磷　磷和钙一样，是骨中羟磷灰石的主要成分。骨中含有全身 85%的磷，并和钙一起组成骨的主要成分。磷的吸收受到 PTH 调节，此外还受到磷调素（phosphatonin）的调节。目前已知的磷调素有 4 种，其中，成纤维细胞生长因子 23（fibroblast growth factor23，FGF23）是一种调节磷平衡的主要磷调素。FGF23 受血磷和 1,25-$(OH)_2D$（钙三醇）水平的调节，又能够抑制 1α-羟化酶活性而调节 1,25-$(OH)_2D$ 的生成。这些因素一起降低骨质重吸收过程中释放过多的磷。

2. 镁　身体 1/2 以上的镁元素位于骨中，且镁会影响 PTH 分泌而对钙代谢和骨健康具有重要作用。但人群流行病学研究关于镁摄入和骨骼健康指标的关联却是不一致的。一个重要的难题是还没有合适的反映镁营养状况的敏感指标。不过对多数人群的镁摄入量的评估结果都低于推荐供给量，因此，保证充足的镁摄入对于骨骼健康的重要性不容忽视。

3. 钠和钾　人体约 1/3 的钠离子储存在骨基质中，在骨吸收时会释放出来。临床上慢性低钠血症和近期低钠血症患者出现骨质疏松风险明显升高，是血钠正常者的 3.97 倍。低钠血症程度越重、持续时间越长，骨质疏松风险越高，表现出时间依赖性和浓度依赖性。不仅临床流行病学证实两者关系，实验研究也发现，低钠血症激活破骨细胞活性导致骨吸收增加，同时还抑制骨髓间充质干细胞向成骨细胞分化。所幸的是，低钠血症虽在住院患者中是常见电解质紊乱（发生率 10%~30%），但人群中低钠血症发生率仅 1.7%。

另一方面，钠和钙在肾中共享转运蛋白，低钠摄入会形成低钙排泄,因此,食盐摄入量是尿钙清除的一个最大预测因子。膳食钠含量过高,会增加尿中钙的排出。大约每增加 2.3g(100mmol)钠摄入,就会增加 40mg(1mmol)钙从尿排出。人群中常可见到高钠会增加骨质疏松症风险的报道。不过实际上有许多膳食因素会影响这种关系,从而难以在长时间内评价钠对骨骼健康和骨折的影响。对 2017 年 4 月前涉及 3.9 万余人的多项研究进行 Meta 分析发现,高钠摄入显著增加了骨质疏松症风险(OR=1.20,95%CI:1.02~1.41,P=0.026),但尿钠的排出没有发现这种关系;食盐的摄入与 BMD 也没有关系。

膳食钾会降低钙从尿中的排出。果蔬类食物可以提供较丰富的钾和其他有益于骨骼健康的相关营养素和抗氧化剂。

4. 锌和铜　锌是很多酶的辅因子,包括成骨细胞合成的碱性磷酸酶,后者对骨矿化必不可少。锌还通过参与构成氨酰 tRNA(aminoacyl-tRNA)合成酶而影响成骨细胞功能。铜是赖氨酰(lysyl)氧化酶的辅因子,这种酶参与骨胶原的交联。铜和锌是超氧化物歧化酶 1 的必需成分,该酶发挥清除活性氧自由基的作用,从而防止骨细胞受到过氧化损伤。

二、维生素与骨质疏松症

(一)维生素 D

维生素 D 在促进钙吸收和骨骼矿化过程中都起重要作用。我国人群中,维生素 D 缺乏普遍存在,且老年骨折人群中也存在严重维生素 D 缺乏的现象,尤其是女性患者。因此,在骨质疏松症防治工作中,应重视评估患者的维生素 D 营养状况,并给予患者合理的、个体化的维生素 D 治疗。

1. 维生素 D 对骨组织及骨骼肌的作用　维生素 D 对骨矿物质代谢的影响是双向的。一方面维生素 D 可促进骨形成,对骨形成的间接作用是促进肠钙吸收,提高血钙浓度,为钙在骨骼中沉积,骨骼矿化提供原料。肠黏膜中有 1,25-$(OH)_2D$ 的受体(VDR),在十二指肠最多,在此往下的肠中逐渐减少。1,25-$(OH)_2D$ 可以诱导小肠上皮合成钙结合蛋白,它与钙离子有较大的亲和力,一分子钙结合蛋白可与两个钙离子结合。正常成年人空肠部位钙的净吸收是回肠的 3 倍。此外,成骨细胞上因有 VDR 而成为维生素 D 作用的重要靶细胞。成骨细胞可合成骨钙素等,保证了骨组织胶原纤维的矿化,这一过程主要受 1,25-$(OH)_2D$ 的正性调控,这是维生素 D 对骨形成的直接作用。另一方面,破骨细胞的前体细胞上有 VDR,1,25-$(OH)_2D$ 促进前体破骨细胞分化,增加破骨细胞数量,引起骨吸收增加。

骨骼肌是活性维生素 D 代谢的靶器官,维生素 D 缺乏时可出现肌无力,肌肉收缩和肌肉松弛功能异常。补充维生素 D 可改善神经肌肉协调作用,减少摔倒的概率,这也是补充维生素 D 减少骨折发生的原因之一。

2. 人体维生素 D 缺乏与干预试验效果　维生素 D 缺乏使血液中离子钙浓度下降,从而引起血 PTH 上升,骨分解增加,骨量减少。血清 25-(OH)D 浓度是反映机体维生素 D 营养状况的最好指标,它反映皮肤合成的维生素 D 及经口摄入维生素 D 的总和。血清 25-(OH)D 浓度在 27.5nmol/L(11ng/ml)以下曾被作为婴幼儿维生素 D 缺乏的指标,但现在看来这个浓度值显然偏低。对成年人而言,当前公认的是美国医学研究所(IOM)专家组推荐的血清 25-(OH)D 浓度 50nmol/L 作为判断维生素 D 营养是否缺乏的切点;然而血清 25-(OH)D 应维持在什么水平才能保持正常的骨代谢以及达到最大峰值 BMD,却仍有争议。有专家主张血清 25-(OH)D 浓度应至少在 75nmol/L 以上,这不仅有利于骨骼健康,还可能具有其他健康作用。

Dauson-Hughes 等给 247 名维生素 D 摄入量低(100~200U/d)的老年妇女每日补充维生素 D100U 或 700U 两年,补充 700U 组的老人股骨颈处骨丢失率显著低于每日补充 100U 者。另一项在法国进行的大型试验,给 3270 名老年妇女(每日通常摄入钙 511mg 者),补充维生素 D 800U/d 和 1200mg/d 钙持续 18 个月,使髋部及非脊椎部位骨折率比单纯补钙组减少 26%。Papadimitropoulos 收集了从 1966—1999 年间发表的有关维生素 D 干预与骨折率关系的 25 项试验资料,进行了 Meta 分析,结果显示,补充维生素 D 减少脊椎骨折发生的同时,非脊椎骨折也有减少的趋势,羟基维生素 D 的作用大于一般维生素 D。但补充维生素 D 对减少骨折发生的作用上也有不同的结果。例如在荷兰进行的一项大型试验,包括 1916 名妇女及 662 名男性受试者,其中 60%生活在养老院。原膳食中钙为 868mg/d,每日补充维生素 D400U,时间为 3.5 年,补充组与对照组髋部及其他骨折发生率没有差异。据分析,这可能是因为荷兰试验的对象既有男性,也包括不在养老院生活的老人,维生素 D 缺乏不如法国干预试验受试者那么严重,且膳食中摄入钙也较高;而前述法国的干预试验中,有一部分人摄钙较低,补充维生素 D 的益处就更加显著。

在多个横断面调查中,血清 25-(OH)D 与血清 PTH 水平呈反比,而与 BMD 呈正比;而且在随机双盲对照试验(randomized controlled trial,RCT)中,补充维生素 D 能够降低老人骨量丢失,尤其是在冬季。在补充维生素 D 的 1~2 年里,骨量丢失的降低程度在 1%~2%,大概是不补充维生素 D 时骨量丢失的 1/2。BMD 的改变尚不足以解释维生素 D 显著降低骨折风险的作用,更多的原因可能是维生素 D 的补充改善了肌肉力量和平衡性而减少跌倒风险。2017 年一项对我国骨质疏松症老年患者的研究发现,在与 800mg/d 钙联合应用时,0.5μg/d 1,25-$(OH)_2D$ 在改善躯体能力、降低跌倒风险和提高腰椎骨量方面的效果要优于 800U(20μg)/d 的维生素 D。

许多 RCT 试验测试了维生素 D 或其联用钙的补充对老人骨折率是否具有降低作用。2012 年 Bischoff-Ferrari 等人对 3 万多名≥65 岁老人的 Meta 分析发现,维生素 D 能减少 10%的髋骨骨折(尚未达到统计学的显著性),并能显著降低 7%的非脊柱性骨折。在维生素 D 总摄入量的四分位分析中,调整不同研究项目、年龄、性别、静态类型后,最高分位组(792~2000U/d,中位数 800U/d)髋骨骨折风险比其他分位组降低 30%,其他非脊柱骨折率也降低 14%。这提示,每日至少摄入 800U 的维生素 D 对减少≥65 岁老人的骨折具有保护作用,这个剂量等于 IOM 对≥71 岁老人的推荐量,不过高于对 50~70 岁老人 600U/d 的推荐量。

为了评估营养在骨折后治疗骨质疏松症中的重要作

用,2011 年一项对超过 2.3 万名近期髋骨骨折患者的研究发现,如果服用抗骨质疏松症药物的同时购买钙加维生素 D 补充剂或单独维生素 D 补充剂,其生存率会有所改善,男性风险比(*HR*)= 0.72(0.50~1.03),女性 *HR* = 0.62(0.50~0.76)。2012 年的一项 Meta 分析显示,单独补充钙或维生素 D 均不能降低骨折风险,而当两者联合使用时才有良好效果。

(二) 维生素 K

最初,人们认为维生素 K(vitamin K,VK)仅与机体的凝血功能有关。1960 年,埃及学者报道了维生素 K 能促进大鼠与兔的骨折愈合。1975 年,Peffifor 和 Benson 发现服抗凝剂(维生素 K 拮抗剂)的怀孕妇女,其所产婴儿有骨骼畸形,首次揭示了维生素 K 缺乏对人体骨发育的影响。而华法林(warfarin)这类防治血栓栓塞性疾病的维生素 K 拮抗剂药物具有增加骨质疏松症和骨折的风险。近年来,随着骨质疏松症防治研究的广泛开展,维生素 K 与骨健康关系的研究也日益深入。

1. 维生素 K 与骨代谢联系的机制　从基础生物学角度来看,维生素 K 是羧化酶所需要的辅因子,而羧化酶激活骨中维生素 K 依赖性蛋白,如骨钙素(osteocalcin)、骨基质 Gla 蛋白、S 蛋白等,它们是骨基质生成、钙结合的必需成分。骨钙素还通过抑制 NF-κB 的转录信号途径而促进成骨细胞转变为骨细胞,限制破骨细胞生成的过程。

骨钙素是一种低分子量蛋白质,其分子中 3 个谷氨酸残基在维生素 K 依赖性羟化酶的作用下,羧化为 γ-羧化谷氨酸,骨钙素得以激活。γ-羧化谷氨酸与骨的无机成分羟基磷灰石中的钙离子结合。骨钙素结合羟磷灰石的能力依赖于它的羧化程度。维生素 K 不足将增加血液循环中羧化不充分的骨钙素水平,一部分谷氨酸残基未能形成 γ-羧基谷氨酸,因而与羟基磷灰石结合力低下,影响骨骼的正常矿化。赵熙和等在断乳大鼠造成维生素 K 缺乏,然后补充三种不同剂量的维生素 K,结果血清骨钙素及其羧化水平以及 BMD 随膳食维生素 K 摄入水平增加而增加。在去卵巢大鼠动物模型中也观察到补充维生素 K 可促进骨钙素的合成与羧化,减少尿钙及羟基脯氨酸的排泄,提示补充维生素 K 可促进骨的生成,抑制骨吸收。虽然有一些观察性和 RCT 的研究(主要在亚洲人群中)已经发现维生素 K_1 和维生素 K_2 的摄入和(或)它们的血浆水平与较少的羧化不足的骨钙素有关,但仍存在分歧性的结果。

维生素 K 还可能作为甾体激素和外源化学物受体(SXR/PXR)的配体而参与 SXR/PXR 依赖性信号转导,在骨骼健康中发挥一定作用。

2. 维生素 K 与骨健康关系的流行病学研究　年轻人和老人中的一些研究发现,维生素 K 摄入量不足和 BMD 偏低有关。低浓度的维生素 K 水平也与骨折风险增高相关。Hant 等于 1985 年的调查结果表明髋部骨折及脊椎压缩性骨折患者血清维生素 K_1 水平大大低于未发生骨折的人。以后其他多项研究得到同样结果,在 BMD 低下及髋部骨折的老年人,其血中维生素 K_1 和维生素 K_2(如 MK-7 及 MK-8 两种维生素 K_2 成员)的水平均低于对照组。骨钙素的羧化是评价维生素 K 状况的一项灵敏指标,许多研究对人血中未羧化骨钙素水平与 BMD 及髋部骨折率进行相关分析。Jie 等发现绝经妇女血中未羧化骨钙素水平与 BMD 有负相关关系。Szulc 等对老年妇女的研究也表明那些未羧化骨钙素水平高的妇女其后较多发生髋部骨折。

Feskanich 等于 1999 年报道了在 7000 多名 38~62 岁的妇女中进行的一项前瞻性研究结果。用频率法调查了膳食中维生素 D 的摄入水平,与髋部骨折发生率进行了相关分析,结果表明,维生素 K 摄入量<109μg/d 的妇女,髋部骨折相对危险性大大高于摄入量 109μg/d 以上的妇女,后者的危险性比前者减低了 30%;而摄入量从 109μg/d 至>242μg/d 的妇女,其骨折危险度不再有显著差别。

3. 维生素 K 干预效果　许多试验结果表明,补充不同量的维生素 K_1,从每日 80μg 到 1mg 均能有效地减少血中未羧化骨钙素的含量。但这些研究均未报道受试者原膳食中维生素 K 的摄入量。

补充维生素 K 还能显著减少尿钙排出量。Knapen 给绝经前及绝经后妇女每日补充 1mg 维生素 K_1,尿钙及尿羟脯氨酸排出量均减少,这表明可能与绝经妇女骨吸收减少有关。Orimo 等给受试者每日补充大剂量维生素 K_2 也同样观察到尿钙排出显著减少的现象。

近 30 年来文献中报道了许多人体补充维生素 K 与 BMD 及骨折率关系的研究。Weber 曾综述了这方面的研究结果。大部分实验均为每日补充维生素 $K_2$45mg(已达药物剂量),补充时间为 6 个月~2 年,均得到阳性结果,即补充维生素 K 减少了绝经妇女或骨质疏松患者的骨丢失及骨折发生率。同时,维生素 K 联合钙和维生素 D 等补充剂,或辅助其他药物治疗时,对改善 BMD、减少骨丢失更为有利。Bolton-Smith 等于 2001 年报道了给 244 名绝经妇女在两年中每日补充维生素 $K_1$200μg、维生素 D10μg 加钙 1g 的效果,补充组桡骨远端 BMD 远高于对照组。这一结果引起人们很大的关注,因为 200μg 维生素 K_1 是膳食能供给的量,具有实用意义。

但在维生素 K 和骨代谢关系的许多观察性与干预性人群研究中,人群和人种特征、干预方案(包括维生素 K 的化学形式、剂量等)、随访期和结局变量等异质性导致无法得出明确的结论。因此,Palermo 等人在 2017 年的回顾分析中指出,补充维生素 K 还不是广泛被推荐用于治疗绝经后骨质疏松症的办法,但日本医疗界已在采用这一办法。这方面还需要进一步的研究,以得到更加令人信服的结果。

(三) 维生素 C

维生素 C(vitamin C,VC)是参与骨组织中的蛋白质、骨胶原氨基多糖等代谢的重要物质,对酶系统有促进催化作用,有利于钙的吸收和向骨骼中沉积。对 2017 年 2 月前的近 40 篇相关文献的系统综述和 Meta 分析发现,较高的膳食维生素 C 摄入量与较低的股骨骨折和骨质疏松症、较高的股骨颈和腰椎 BMD 相关。

三、其他营养素与骨质疏松症

(一) 蛋白质

蛋白质对形成骨的有机成分必不可少。低蛋白摄入与血清 IGF-1 水平低下有关,而 IGF-1 在成骨细胞形成及骨生长中发挥重要作用。但蛋白质与骨质疏松症的关系曾有过争议。

从全世界范围看,肉类及奶类蛋白质摄入量高的西方国家骨折率也较高。同时,高蛋白质摄入导致尿钙排出量增加已被许多人体试验所证实。蛋白质摄入量每提高40g,可使尿钙排出量增加40mg。因此,人们颇为关注高蛋白质膳食是否因增加钙的流失从而对骨骼健康有不利作用。Sellmeyer等于2001年报道,老年人膳食中动物蛋白质对植物蛋白质比值高者,股骨颈处骨丢失较快,髋部骨折率也较高。但是在Framingham的调查中却得到相反的结果。他们对600多名平均75岁的老年人用频率法进行了膳食调查,将蛋白质摄入量分成低、较低、次高和高4档。4年后追踪检测其BMD,并进行骨折率的调查,结果表明,蛋白质摄入低者髋部及脊椎骨丢失均显著高于蛋白质摄入高者,且低蛋白质组骨折率也较高。此外,有些临床研究也表明,对髋部骨折住院的老年患者,提高蛋白质摄入量能改善临床效果,防止骨量进一步减少。

越来越多的证据表明,蛋白质摄入与年龄有关的骨质丢失呈负相关,蛋白质补充可以降低老人骨折发生率。2008年的一项Meta分析也发现。膳食蛋白质并未对钙平衡造成负面影响,较高的蛋白质摄入与较高的BMD有关。尽管尿钙有所增高,但富含蛋白质的食物往往含钙量也较高,这可能是体内钙量净增加的主要因素。2018年Rizzoli等人的一项综述分析认为,只要钙摄入量足够,摄入超过当前膳食推荐供给量的蛋白质有利于降低骨丢失和骨折。骨质疏松症的老人,钙摄入充分情况下,较高的蛋白质摄入量与较高的BMD和较慢的骨量丢失相关。干预试验证实高蛋白摄入能降低和减缓年龄相关的BMD损失,降低骨转化标志物水平,提高IGF-1和降低PTH。对老人骨骼健康而言,低蛋白摄入比高蛋白摄入的危害更大。

迄今为止,关于蛋白质摄入与骨健康关系的研究报道尚没有足够的证据提出为预防骨质疏松症的蛋白质的适宜摄入水平,还缺乏足够证据证实膳食来源的酸负荷会恶化骨健康。此外,关于蛋白质的量和种类,以及蛋白质和钙的相互作用问题还值得未来进一步分析。

(二) 脂肪酸

早期实验发现,必需脂肪酸缺乏的动物会患严重的骨多孔症,大量的钙从骨中流失,最后从尿中排泄出来。ω-3(n-3)多不饱和脂肪酸(PUFA)能降低去卵巢大鼠的血清骨钙素,从而改善骨质的高转换状态和骨的生物力学性能,降低其发生骨折的风险。体外与动物实验还发现,ω-3PUFA可减少机体炎症介质的生成,调节G蛋白耦联受体120、肝核因子4a等基因的表达和相关信号转导,促进软骨细胞增殖分化。多数人体研究也支持ω-3PUFA能提高骨质疏松症患者的BMD并降低其骨折风险;美国"国家健康与营养调查"(National Health and Nutrition Examination Survey,NHANES)数据亦显示,排除性别、体重等混杂因素影响后,ω-3PUFA摄入量与老年人脊柱BMD呈正相关。

另有研究显示,ω-3PUFA主要表现为促进成骨效应,而ω-6PUFA主要表现为破骨效应;还有研究发现,高ω-3/ω-6PUFA比例膳食降低小鼠内脏脂肪含量,减轻体重,导致骨骼机械负荷下降,引起股骨及脊柱BMD降低。因此,不同种类PUFA及其比例在骨质疏松症发生发展及治疗中的具体作用和机制尚有待阐释。

总体说来,钙、维生素D和蛋白质是对防治骨质疏松症最重要的三种营养素,但单独补充一种营养素常不能达到骨骼健康的目的,必须补充多种营养素,甚至辅以一些活性膳食成分方能达到理想的骨骼健康水平。而从更加宏观的层面来看,特定的食物与膳食模式对防治骨质疏松症具有重要作用。

四、食物与骨质疏松症

(一) 奶及奶制品

早在1997年就有RCT研究发现,青春期早期的女孩每日摄入一品脱牛奶,其血清IGF-1水平升高,并推测这可能是其BMD增加的一个因素。在婴儿期通过母乳喂养或优质的配方奶可以较容易获得多种营养保障,如:对骨基质形成尤其重要的钙、磷和镁;对提升肠道钙吸收非常关键的维生素D;还有蛋白质、铜、锌和铁等许多对骨胶原的生成有重要影响的营养素。除维生素D外,母乳的营养成分比较稳定。

从食物种类构成来看,与骨健康相关的膳食类型基本上多与奶类有关。这类膳食提供钙、蛋白质、磷、镁和钾的推荐摄入量的20%~75%。乳制品推荐摄入量大概是每日2~3份。可能由于乳糖不耐受的发生率较高,长期坚持奶类摄入的情况并不常见。但其实绝大部分人是可以耐受单次12g乳糖摄入的,绝大多数自认为乳糖不耐受者也并无临床上乳糖不耐受的表现。充足的奶类摄入与儿童需要的钙、钾、镁、锌、铁、维生素A、维生素D、叶酸和维生素B_2的充足摄入有关。

1993年,一项对我国农村35~75岁女性的研究也已证实,BMC、BMD与乳制品钙的正相关性($r=0.27\sim0.38$,$P<0.0001$)优于与非乳制品钙的相关性($r=0.06\sim0.12$,$P=0.001\sim0.100$),饮奶区的居民往往有更好的骨骼健康状况。对2017年4月前文献的一项Meta分析发现,酸奶和奶酪的消费与较低的髋骨骨折发生率相关,每日200g牛奶的摄入具有较好保护作用。2018年报道的一项对美国8万余名绝经后妇女和4.3万余名50岁以上男性长达32年的随访研究证实,每日摄入240ml牛奶可以使髋骨骨折发生率降低8%。

(二) 富含黄酮类的食物

一些食物因含有特殊的活性成分,可通过降低治疗性药物剂量或以预防的方式提升骨骼健康。研究得较多的一类成分是黄酮类(flavonoids),这类物质(特别是大豆异黄酮)可以结合雌激素受体。流行病学证据表明,亚洲大豆异黄酮的消费与较低的髋骨骨折率有关。但西方国家大豆消费低,大豆异黄酮只能通过补充剂的形式摄入。不过目前对市售大豆异黄酮降低绝经后骨量丢失的证据还不足,而纯的高剂量糖苷类染料木黄酮(genistein aglycone)显示出有益作用。来自李子干和蓝莓的异黄酮在体外和动物实验中都比大豆异黄酮更有效果。骨质疏松症和其他慢性疾病被视为炎症性疾病,在某种程度上,异黄酮可以调节骨骼细胞内的活性氧自由基和氧化还原状态而发挥保护作用,参与骨转化和成骨细胞、破骨细胞、骨细胞的生命过程。

（三）富含益生元的食物

某些碳水化合物和膳食纤维等益生元（prebiotics）能促进肠道双歧杆菌增殖，且在肠道后半部分被微生物发酵后，生成的短链脂肪酸可以溶解矿物质，从而提高矿物质吸收并有益于骨骼健康。这些食物包括常见的豆类、洋葱、大蒜、燕麦片、核桃等。

（四）富含特殊植物化学物的食物

一些食物促进骨骼健康的作用可能是因其含有特殊植物化学物。有研究表明，食用蓝莓可以激活 Wnt-β 信号转导途径，增加成骨细胞生成和矿物质同步沉积率。混合酚酸也可能具有类似蓝莓的作用。一项一年期的试验表明，与苹果干相比，每日摄入 100g 欧洲李干可以增加绝经后妇女尺骨和脊柱的 BMD。后来的试验进一步证实，50g/d 的欧洲李干就可以发挥类似作用。这种抑制骨重吸收的护骨作用可能与欧洲李干含有丰富的多酚、原花色素等植物化学物和其他矿物质、维生素、膳食纤维等成分有关。

饮茶可能是骨健康的保护因素。最近的一项 Meta 分析发现，饮茶与骨质疏松症并无显著联系，但却与较高的 BMD 相关。是否是茶中植物化学物的作用还有待确认。

五、膳食模式与骨质疏松症

地中海膳食结构中的特殊食物构成，如橄榄油、鱼肉、红酒等均对预防骨质疏松症有着积极的影响。欧洲一项针对老人衰弱（frailty）测试和预防项目的数据表明，地中海膳食对老人骨骼健康参数具有积极作用。在采用素食膳食模式的人群中，乳蛋素食主义者的 BMD 值接近于杂食者，但绝对素食主义者有较低 BMD 值和较高的骨折风险，因此，素食主义者应保证充足的钙、VD 和蛋白质的摄入来预防骨质疏松症。

一项针对北爱尔兰 20~25 岁青年人的研究用主成分分析法归类定义了“健康（多含果蔬、棕色面包、米面、鱼类、奶类等）”“传统（多含白面包、土豆、脂肪、红肉、早餐谷类、热饮、甜点、糖与腌制食品等）”“精制（多含白面包、炸薯条/片、肉类、软饮、巧克力、甜食、布丁、调味品等）”“社会流行（多含果蔬、白面包、米面、脂肪、奶酪、蛋类、鱼、软饮等）”以及“富含坚果和肉制品（多含坚果、各种肉类、炸薯条/片、甜点/食、巧克力、布丁、调味品等）”等 5 种膳食模式，结果发现，富含坚果和肉制品的膳食模式的女性较其他膳食模式者有更高的 BMD 和 BMC，而精制的膳食模式不利于男性的骨骼健康。我国研究也显示，采用健康或谨慎的膳食模式可以防止髋部骨折，而高脂膳食模式则会增加髋部骨折的危险性。一项来自韩国的研究发现富含奶及奶制品的膳食相较于其他膳食模式（传统韩国膳食模式、西餐膳食模式、零食膳食模式）更有利于促进骨骼健康。

第五节 身体活动与骨质疏松症

身体活动是决定骨骼健康的另一类重要因素。缺乏运动或是长期卧床将明显降低骨量甚至发生失用性骨质疏松症。循证研究表明，运动与适当的身体活动有助于预防骨丢失和骨质疏松，证据等级为中等。老人从事一定强度的锻炼，一年中的骨量会有所提高。运动锻炼（尤其是增强力量和平衡性的锻炼）最重要的一个益处是能降低跌倒风险，而跌倒是骨折最主要的危险因素。

一、身体活动对骨健康的影响

不同运动项目、运动强度、训练水平、训练部位等对 BMD 的影响有所不同。

（一）不同的运动项目对骨密度的影响

高冲击力运动是指对骨骼施加了重力负荷作用的运动，或者说是需要身体站立，克服重力的运动，如走路、跑步、体操等。低冲击力运动是指克服阻力的运动，即不需要站立的运动，如游泳、划船、骑车等。高冲击力的项目可导致 BMD 的增加，低冲击力运动一般不会导致 BMD 增加，但能阻止骨质的进一步丢失。

对不同的运动项目的运动员 BMD 测试发现，力量性运动项目运动员的 BMD 最大，其次是体操运动员，再次是球类项目运动员，游泳和中长跑运动员的 BMD 最低。跳跃性的运动项目（立定跳远、三级跳远、急行跳远等项目）或者爆发力项目（体操、举重等项目）比中长跑运动项目更能促进骨量的增加。对普通人群研究也发现，跳跃运动是预防承重骨骼骨质疏松症的最佳简便方法（但若髋骨和脊柱的骨密度评分 T<-3.0 则不宜采用这种方式）。反复上下跳动即可，场地、时间不限，原地单脚左右轮流跳、双脚跳或跳绳均可。对 2013 年 9 月前关于跳跃性运动与绝经前妇女 BMD 研究的 Meta 分析发现，跳跃性运动能够提高股骨颈和大转子等臀部骨骼的 BMD，而腰椎 BMD 的获益较少。2018 年巴西的一项研究显示，与未接受运动干预的 10 名绝经后妇女的对照组相比，接受 24 周高强度跳跃性干预的 15 名绝经后妇女在腰椎、股骨、全身 BMD 和功能性体能（functional fitness）方面显著提高。对于骨量下降期的骨质疏松症患者来说，运动不能增加骨量或 BMD，但是可以减缓骨量的丢失。有研究表明妇女在绝经以后 5 年中，如未接受雌激素替代疗法，运动可以帮助维持脊柱和桡骨远端的 BMD。但这种运动必须是有重量负荷或用力的训练才对骨的健康有利。运动干预试验证实有氧运动和抗阻运动对人一生的骨密度有积极的作用。有氧运动和抗阻训练至少防止或逆转绝经前及绝经后女性腰椎和股骨颈 1%的骨量丢失；可显著降低跌倒的风险和（或）次数，降低骨折的风险和（或）发病率（$OR = 0.38$，95% CI：0.16~0.91）。对难以承受大强度身体活动的骨骼脆弱的骨质疏松症患者，慢跑、健身操、游泳、太极拳等有氧运动被视为良好的干预方式。一项对 1990—2016 年间 RCT 研究的系统综述和 Meta 分析认为，太极拳运动可以提高人体腰椎、股骨、大转子、髋骨的 BMD。不过，2016 年的另一项系统综述和 Meta 分析也指出，由于围绝经期和绝经后妇女的多个 RCT 研究的方法还有待改善，太极拳运动对这类人群 BMD 有益的结论尚待更强的证据。

此外也应注意，不同的运动项目，对身体的不同部位的 BMD 具有高度专一性的特征。不同的运动项目对特定部位的骨量影响可能不同，也就是说运动产生的应力作用于骨的特定部位时，骨量才会增长，而诸如日常生活活动的这种效果极其有限。

（二）不同的运动强度和运动量对骨密度的影响

不同的运动强度和运动量对BMD的影响也不尽相同。大量研究显示，适宜强度范围内，增加身体活动可增加多处骨骼的BMD而有益于预防骨质疏松症。Robitaille等在分析美国1999—2004年NHANES中8073名≥20岁女性的数据发现，身体活动与骨质疏松症患病风险之间存在剂量-效应关系，不常运动（<30MET-小时/周）的女性患骨质疏松症的风险高于身体活动≥30MET-小时/周的女性。2012年，一项加拿大2855名男性和6442名女性随访5年的多中心骨质疏松症研究报道显示，调整多种混杂因素后，身体活动每1000MET-分钟/d可使男性髋骨BMD增加0.004g/cm^2（95%*CI*：0.000～0.008）、女性髋骨BMD增加0.003g/cm^2（95%*CI*：0.000～0.007）；身体活动增加与两性较高的髋骨BMD和男性较高的腰椎BMD有关，但与女性腰椎BMD无相关性。回顾分析该项目的数据还显示，即便是日常简单身体活动也可以预防绝经后（≥75岁）妇女髋部、Ward三角区、大转子、股骨颈等部位的BMD减少。对青少年，垂直方向冲击力>4G（重力加速度，gravity）的身体活动有益于促进BMD，而在老龄人群（平均年龄67岁）中，未观测到这种作用。

骨重建的周期通常需要3～4个月的时间，而改变骨量同时达到稳定的新水平则需要7～9个月，而超过该期限的运动对于骨量的增加更为显著。相关研究指出，想要通过一定的运动时间对BMD造成影响，时间不能低于4周，且通过5个月的上肢负重训练能有效提高桡骨远端的BMD含量。挪威一项研究指出，每周运动的时间不低于3小时，女性股骨与腰椎的BMD含量才能明显增加。通过适宜时长的有氧运动能有效提高患者的BMD，同时在一定的范围内，患者运动的时间越长、频率越高，骨应力的刺激越大，维持并提高BMD含量的效果也更佳。每周进行3～5次有氧运动，每次0.5～1小时，能有效提升老年骨质疏松症患者的BMD；同时，促进骨形成与骨吸收，对骨质疏松性骨折的预防有明显的作用。

总的来说，关于规律性身体活动与骨质疏松症患病率和（或）发病率关系的研究仍十分有限，预防骨质疏松症的有效运动量和剂量-效应关系尚待进一步确认。由于骨骼对运动的适应性有赖于运动负荷，因此常提倡承重运动预防骨质疏松症。同时也应注意，虽然运动对刺激骨形成具有重要作用，但运动过量则有可能对骨骼健康造成负面影响。最近有报道显示，由于女运动员年轻时高强度的运动训练，骨量堆积率较低，骨峰值较低，月经初潮推迟，导致女运动员老年后的骨质疏松症发病率较非运动员女性要高。

（三）运动结合营养补充剂效果更佳

对骨质疏松症患者而言，单一方式的运动只能使相应局部的骨质疏松状况得以改善，但无助于逆转全身的骨质疏松状况，所以预防骨质疏松症的最有效方法为提高成年早期的骨峰值。对于骨量增长期，适宜的力量训练刺激和合理的营养，可以明显地增加峰值骨量，因此，运动和营养可以起到储蓄健康的效果。青春期是BMD增加及对提高成年期骨峰值起关键作用的时期。如果在青春期就注意全身的运动训练并给予充足的钙，将可能不仅提高BMD峰值，而且由于长期的全身肌肉强度的维持，即使进入老年，骨质疏松的发生也将晚于一般人群，同时发病的严重程度也较轻。一项系统综述分析了1887—2013年间研究儿童青少年身体活动与营养交互作用影响骨健康的文献，结果表明，多个RCT研究证实身体活动在充足钙摄入情况下有益于该阶段的骨健康。最近对西班牙18～21岁男女大学生的研究同样发现，身体活动以及钙摄入水平均与骨强度呈正相关。

北京大学运动医学研究所的一项对绝经后妇女的研究发现，单纯补钙并不能阻止腰椎骨量的进一步丢失，而中等强度的健骑运动结合钙剂补充能有效地对抗骨量丢失，并且明显增加腰椎的BMD。也有学者提出太极推手锻炼加补钙的作用优于单纯太极推手锻炼，同时太极推手锻炼在停训后一段时间内有维持骨量的效应，其可能的机制是运动可使钙利用、吸收增加。对老年骨质疏松症患者，在健康宣教和口服补钙（每日补充含碳酸钙600mg和维生素D 125U的复合剂）的对照组基础上，增加个性化运动方案的干预，一年后，运动干预组腰椎和股骨近端的BMD显著提高，骨质疏松性骨折的发生率低于对照组，疼痛感的改善更显著。还有研究显示，对慢性病或炎性反应升高（包括骨质疏松症和少肌症）的老年患者，膳食或补充剂来源的钙、维生素D、维生素K、蛋白质、ω-3脂肪酸单独或联合作用，加上抗阻力锻炼，可以轻度降低炎症。不过这种有益作用是否能在更长的时间里巩固下来，并有效改善骨骼肌肉系统，还有待更多高质量和长期研究来证实。

（四）运动在药物治疗中发挥积极作用

对骨质疏松症患者，在1,25-$(OH)_2$D治疗的对照组基础上，太极拳干预6个月后，背痛、股骨上端BMD和生活质量的改善效果更佳。类似研究方案发现以“五行健骨操”运动疗法为主的联合治疗对骨质疏松症患者平衡能力的影响优于对照组，绝大部分生活质量评分指标显著改善。常规治疗基础上增加运动疗法，对绝经期骨质疏松女性患者提高BMD、改善腰椎骨痛感及减少骨折发生率都有明显作用。类似研究在巴基斯坦绝经妇女中也发现，在药物治疗对照组的基础上，负重锻炼3个月更显著地改善了BMD。对绝经期后妇女的一年期试验中，在补钙、维生素D和每季度静脉注射3mg/3ml骨维壮注射剂（邦维亚，bonviva）的对照基础上，规律的运动可以更显著地提高骨骼健康水平。

二、运动延缓骨质疏松症的机制

身体活动对骨健康的功效在于促进骨量在骨量生长期的逐渐增长和减缓其在骨量下降期的缓慢丢失。虽然体育锻炼促进骨健康研究的具体机制尚不完全清楚，但适量运动确实可以增加骨量，维持合理的骨转换水平，保证适度的骨骼矿化，修复骨骼的微损伤，改善骨骼结构。因此，不能仅从某一角度单一地解释。运动影响骨骼是通过应力直接刺激和肌肉间接牵拉，以及调节骨代谢相关激素的分泌。下面从生物力学和生物化学两个角度简述。

（一）生物力学原理

运动可以引起骨结构、生物力学、分子信号对外界环境不同的适应，对平衡能力、力量及柔韧性具有促进作用。Wolf 定律、机械负荷理论等为身体活动促进骨健康奠定了理论基础。运动导致骨量增长的机制主要是负荷刺激方式与负荷刺激“调控点”学说。直接刺激作用主要来自于骨骼的受力方向，对骨的间接刺激是指运动中肌肉收缩对骨骼的拉力、挤压力和剪切力等间接作用。在抗阻力训练过程中，牵拉骨骼肌产生的刺激，促进骨反应，引起骨骼肌代谢的电信号兴奋性，从而使骨量丢失减少，BMD 增加。在生长期运动对于骨转换的影响主要通过促进骨细胞的发育，提高成骨细胞的活性，对骨重建起加速作用。在太空失重状态下的宇航员，由于失去重力的作用，骨骼缺乏重力的刺激，骨量的丢失增加。

有研究表明，肌肉力量与 BMD 和骨强度存在一定的相关性。Lane 等人于 2006 年进行的一项研究表明，运动员 BMD 与肌肉力量存在正相关。另外有学者提出，肌肉力量的增加与骨量的增加呈显著相关，骨量增加部位是运动肌肉的附着处，而其他部位 BMD 未见明显增长。其机制可能是通过局部肌肉收缩，刺激附着部位的骨骼来完成的。在进行全身肌肉力量训练时，受锻炼部位的骨骼和肌肉受到刺激作用，增强了该部位的 BMD。

全身振动（whole body vibration，WBV）训练是一种要求患者在振动平台上保持静态姿势，通过全身振动激活骨的信号转导来促进骨重建合成。Huang 等认为 20～60Hz 的振动能刺激Ⅱa 型肌纤维收缩，有利于骨骼血液灌注增加，促进骨生长，进而抑制骨量丢失。虽然 WBV 对 BMD 的疗效目前尚无定论，但它可触发肌肉发出“低值高频”力学刺激，诱导肌肉产生牵张反射，反复刺激骨组织，对机体平衡功能、肌力及移动能力等均具有正面影响，可减少跌倒及发生脆性骨折的风险。WBV 虽在近年来备受临床关注，但 2016 年初对 15 项绝经期妇女 RCT 试验的系统综述和 Meta 分析认为，理想的 WBV 干预方案尚不清晰，特别是方法学方面有较多差异而影响 WBV 有益于 BMD 的一致性。

（二）生物化学原理

运动可以促进血液循环，骨皮质血流量增多，利于血钙向骨内输送和破骨细胞向成骨细胞转变。同时，调节神经内分泌和胃肠道消化吸收功能，提高膳食营养物质的吸收率，尤其是钙、磷等元素。户外运动的日照还能促进皮肤合成维生素 D，促进受体的应答反应，从而引起骨结构良性改变，如骨的物理强度和坚固性增加、骨皮质增厚、骨质退行性变化推迟和减轻等。

实验表明，运动后线粒体钙可提高 132%，运动后胞质钙增加。2015 年有研究发现 WBV 训练促进大鼠雌激素受体 ER-α 基因的表达，并认为这可能是改善其因性激素缺乏造成 BMD 下降症状的机制之一。WBV 也能提高循环系统中的生长激素和睾酮水平，预防少肌症和骨质疏松症。运动对骨骼的影响可通过测定骨转换标志物的改变反映出来，间接显示成骨细胞与破骨细胞的活性。

第六节 骨质疏松症的预防干预措施

骨质疏松症的发生实际上是一个渐进的过程，不论哪种类型的骨质疏松症，其防治措施都应遵循下列原则：

1. 延缓骨量丢失或增加骨量　在骨量增长的年龄段应当尽量使峰值骨量增大，并使峰值骨量维持较长时间；在骨量丢失阶段（女性绝经前），应延缓骨量丢失，在女性绝经后快速丢失阶段应采取相应的治疗和预防措施。减少骨量丢失对年龄越过峰值骨量的成年人而言，是预防骨质疏松症和防止骨折最重要的途径。

2. 对症处理　对于骨质疏松症患者，其临床表现主要是疼痛、骨折、驼背等，应根据临床表现出来的症状和体征进行治疗。

3. 预防骨折发生　骨折是骨质疏松症最严重的后果，甚至会造成自理能力的丧失，因此，预防骨折的发生对于骨质疏松症的防治也是非常重要的一点。

早在 1989 年 WHO 就明确提出骨质疏松症预防的三大措施：补钙、运动疗法和膳食调节；1992 年北京国际骨质疏松症会议再次肯定了这三大防治措施。2017 年 2 月，健康骨骼作为国家战略被纳入《中国防治慢性病中长期规划（2017—2025 年）》。规划中强调，要推进全民健康生活方式行动，开展“三减三健”（减盐、减油、减糖、健康口腔、健康体重、健康骨骼）等专项行动，开发推广健康适宜技术和支持工具，增强群众维护和促进自身健康的能力，并将 BMD 检测项目纳入 40 岁以上人群常规体检内容。

目前，治疗骨质疏松症的方法归纳为三种：营养疗法、运动疗法和药物疗法；而前两者的结合是广大人群预防骨质疏松症的最佳选择。健康教育与管理在其中也发挥着积极作用。

一、膳食营养防治措施

（一）补充钙

加强钙的营养，科学补钙。食物补钙最为安全，也易被接受。成年人应每日摄入钙 800mg，中老年人每日摄入 1000mg。为预防骨质疏松症，老人每日钙摄入量可提高至 1000～1200mg；同时需要避免过多的钙摄入，因为这不仅无益于进一步提升健康状况，反而会引起便秘，甚至有研究提示会增加肾结石、心血管疾病等疾病的风险。

补钙食物首选奶及奶制品。每 250g 牛奶约可供给 250～300mg 钙，其中乳糖、氨基酸等还可促进钙的吸收。酸奶含钙亦较高，适合于体内缺乏乳糖酶，不能耐受鲜奶者食用。其他含钙丰富的食物有虾皮、芝麻酱、海带、紫菜、黑木耳、干酪、绿叶菜、核桃等。也可采用钙强化食品来补钙，但应严格掌握强化剂量和食用量，防止过量而引起其他元素的不平衡。

食物中补充不足或吸收不良者，可以在医师指导下服用钙剂。钙制剂中由于原料不同，其含钙量亦不等，碳酸钙、醋酸钙、枸橼酸钙、乳酸钙和葡萄糖酸钙分别含有元素钙 40%、25%、24%、13% 和 9%，其钙吸收率约在 27%～39%；但由于个体生物利用因素或其他膳食成分的影响，具体数值可能略低。在选用钙剂时，对其安全性、不良反应、效果、价格均应加以考虑。

（二）补充维生素 D

这是与骨骼健康最为相关的维生素，它能调节钙磷代谢，促进钙磷吸收和骨胶原的合成。维生素 D 可以通过提高骨量、降低跌倒风险而降低骨折发生概率。补充维生素 D 可以降低 1/5 的跌倒和骨折发生风险。老年人因摄食总量减少，户外日照不足，随餐摄入和皮肤转化的维生素 D 均较少，故在补钙的同时，应适当晒太阳并补充相应剂量的维生素 D，如 10~20μg（400~800U）/d。西方甚至建议每日维生素 D 摄入量 800~1000U（20~25μg）以满足绝大多数老人的需求。最近有研究表明，间断性、大剂量的维生素 D 补充方式可能有增加跌倒和骨折的风险，因而需要避免。

（三）其他营养干预措施

1. 蛋白质　蛋白质是构成骨基质的主要原料，长期蛋白质缺乏，造成血浆蛋白降低，骨基质合成不足，新骨生成落后，若钙不足，则可加快骨质疏松。"适量"的蛋白质可增加钙的吸收与储存，有利于骨骼的再生和延缓骨质疏松的发生。但过量的蛋白质又可以引起尿钙排出量增多。因此，蛋白质供给量应适中，并应增加胶原蛋白的量。有综述分析认为，每日摄入 12g 胶原蛋白水解物可改善骨关节炎和骨质疏松症的症状。

2. 其他维生素　骨质疏松症尤其是骨折者，血清维生素 K 水平低。抗凝剂、抗生素均可致维生素 K 缺乏而使骨和血清中骨钙素水平下降。不能保持骨的正常转化。因此，补充维生素 K 有一定意义，多吃富含维生素 K 的食物如深色绿叶蔬菜、肝脏、鱼肉、海带、紫花苜蓿、奶酪、蛋黄、海藻类、鱼肝油等。

缺乏维生素 C 将影响骨代谢，导致骨质疏松，脆弱易折，故应多吃新鲜蔬菜、水果等补充维生素 C。

3. 矿物质　高磷摄入可引起骨盐丢失，钙磷乘积<35 时骨矿化迟缓。此时，应少食含磷高的食物，如瘦肉、鸡肉、鱼类、贝类、奶酪、土豆、燕麦、花生酱、汽水等。

锌、铜、锰等微量元素是参与骨代谢多个生化反应的酶辅基。锌参与构成的碱性磷酸酶为骨矿化所需；铜参与构成的赖氨酰氧化酶参与骨胶原的交联；骨细胞分化、胶原蛋白合成均需要含锰的金属酶催化。

氟在骨中沉积有助于骨的矿化。茶叶中含氟量高，适量饮茶有助于预防骨质疏松症。

二、身体活动和运动干预

身体活动对骨质疏松症的治疗是积极的、有效的，因此，科学合理的体育锻炼对增加 BMC、BMD 和骨强度都有较大的促进作用。运动和身体活动对各年龄段的人预防骨质疏松症和有关的骨折都很重要。目前运动是防治骨质疏松症最方便的一种方法，而且因为其疗效可靠、副作用小、节省开销等优点而日益受到重视。

（一）运动处方

防治骨质疏松症的建议运动处方见表 7-8-2。

表 7-8-2　防治骨质疏松症运动处方建议

基本作用	增强骨密度、预防骨折发生
运动方式	有氧运动（如网球、登楼梯、步行和游泳），包含跳跃的活动（排球、篮球）、抗阻训练（举重）、平衡能力和灵敏性训练
运动强度	在有氧运动中根据心肺功能确定中等运动强度（如 50%~60% VO_2max）；根据骨骼的承受力，抗阻运动中等（50%~70% RM、8~12 次重复的抗阻训练）逐渐增加到大强度（70%~80%RM、5~6 次重复的抗阻训练）
运动时间	每天 30~60 分钟结合承重有氧运动和抗阻训练，平衡能力和灵敏性训练
运动频率	每周 3~5 天的承重有氧运动和每周 2~3 天的抗阻训练，每周 2~3 次的神经肌肉、平衡能力和灵敏性综合训练
特别考虑	进行锻炼肌力运动时避免憋气动作；若静止时收缩压>200mmHg 或舒张压>110mmHg，则不应进行运动，避免血压剧烈波动；避免有跌倒危险的活动；应用缓慢、能控制住的活动；以腿部和背部的训练为主要目标；避免含有脊柱弯曲的牵伸活动

注：VO_2max 为最大摄氧量。RM 为一次重复最大力量

引自：刘凯敏. 骨质疏松症患者个性化运动处方的制订分析. 湖北体育科技，2017，36（3）：225-228.

（二）适宜运动类型的选择与注意事项

不同强度和形式的运动产生的运动负荷不同，对 BMD 的影响也不一样。因此，运动项目应依个体年龄、性别、健康状况、体能等特点及运动史选择适当的方式、时间、强度等。根据患者的具体情况制订运动方案，运动量以身体能适应为原则，由小渐大，以轻度疲劳为限。

一般来说，年轻人宜选择运动强度大的体育运动，老年人宜选择逐渐加量的力量训练，强调每天户外运动至少 1 小时。处在生长发育期的青少年，运动强度也不能过大，否则容易导致骨骺提前闭合，影响身高等形态指标的正常发育。老年人运动强度要求适宜，运动时的适宜心率为最大心率的 60%~80%（"最大心率=220-年龄"这类计算方法可供参考，但仍需专业评估）；或运动中出现身体发热出汗、轻度疲劳、肌肉有酸痛感，但休息后次日能恢复，且精神愉快、精力充沛、食欲和睡眠正常，表明运动量适宜。

递增负荷功率自行车运动对于治疗老年人骨质疏松症有明显疗效，能有效提高患者的 BMD，促进骨形成，对缓解骨质疏松症患者的症状和预防骨折具有良好的作用。对有骨质疏松症或骨质疏松性脊柱骨折的老人，还有专家共识认为除了抗阻力与平衡训练，其他形式的身体活动都应谨慎甚至避免。

对于骨质疏松症患者，制定个性化运动处方应充分考虑病情、年龄、身体素质、目前身体活动水平等因素。但无论如何，终生进行身体活动锻炼对于改善和维持骨骼健康都是有益的。

三、药物治疗

在很多情况下，单靠营养手段不足以应对骨质丢失和骨折的风险，常常需要药物治疗来防止骨质丢失和骨质疏松症相关的骨折。目前治疗骨质疏松症的药物包括基础药物（钙剂和维生素 D）、抑制骨吸收的药物和促进骨形成的药物。抑制骨吸收的药物主要是双磷酸盐、雌激素及其受

体调节剂、降钙素；促进骨形成的药物有甲状旁腺激素、前列腺素 E_2、他汀类降脂药以及氟化物等。锶盐类药物和维生素 K_2 具有抗骨吸收和促骨形成的作用。

临床上常用的是活性维生素 D 及其类似物包括骨化三醇和 α-骨化醇，更适用于老年人、肝肾功能不全及维生素 D 代谢障碍者。补充维生素 D 时应当注意剂量范围，当 25-(OH)D>150μg/L 时可能会出现维生素 D 中毒，引起血钙过高，出现便秘、头痛、呕吐等症状，重者可有心律失常、肾衰竭等。

双膦酸盐类药物已经在临床上得到广泛应用，其作用包括抑制破骨细胞的活性、促进破骨细胞的凋亡，进而抑制骨吸收、降低骨转换、维持骨的正平衡，有效地降低腰椎和髋骨骨折的发生率。双膦酸盐的副作用包括肾脏、血液和肝脏的毒副作用、胃肠道副作用以及免疫抑制等，应注意监测。

关于骨质疏松药物治疗详见《原发性骨质疏松症诊疗指南(2017)》和《骨质疏松性骨折诊疗指南》。

四、骨质疏松症的健康管理和教育

就现状而言，骨质疏松症高危人群和患者的健康管理主要包括骨骼健康的需求管理、生活方式管理和骨质疏松症及骨折的疾病管理。涉及骨骼健康知识教育、骨骼健康行为维护、骨质疏松症高危人群干预和骨质疏松症患者疾病诊治的全过程。

对骨质疏松症的预防，可分为早期、初级、二级和三级等 4 个预防阶段。针对骨质疏松症的人群，包括围绝经期妇女，初级预防应配合不同的医疗途径，并注重营养习惯与身体活动的良性改变。在每个阶段中，健康教育都起着重要作用，而营养教育是健康教育的核心内容。营养教育的目的是让患者知道骨质疏松症基本的营养建议，使其改善营养习惯，从而改善其骨代谢。这些教育必须基于最新的、正确的科学研究共识，为公众推荐有关钙、维生素 D 等营养素的合理摄取量与方式，并帮助他们提高防范继发性骨质疏松症风险的意识。

在常规指导、钙和 1,25-$(OH)_2$D 补充的对照基础上，给予生活方式、膳食、运动等健康教育的干预对 BMD 提高率、疼痛改善率均有益，且跌倒发生率降低。通过 6 个月的健康管理和综合干预(知识讲座，防治手册，膳食、运动与用药指导等)后，除认知、膳食、运动等行为显著改善外，骨质疏松性骨折、疼痛、脚抽筋的发生率显著减少。干预组进行自我效能理论教育、对照组进行常规健康教育的研究中，前者可以提高糖尿病性骨质疏松症患者生活质量，降低骨折风险。联合症状筛查的健康教育项目能提高围绝经妇女预防骨质疏松症的效果，有利于围绝经期妇女进行自我筛查。骨骼健康知识教育和规律性的身体活动能提高人群钙与维生素 D 摄入、防治骨质疏松症、预防跌倒的自我效能。

(周继昌 刘小立)

参考文献

1. 赵熙和. 骨质疏松症//葛可佑. 中国营养科学全书. 北京：人民卫生出版社，2004：1638-1644.
2. 中华医学会骨质疏松和骨矿盐疾病分会. 原发性骨质疏松症诊疗指南(2017). 中华骨质疏松和骨矿盐疾病杂志，2017，20(5)：413-443.
3. 中华医学会骨科学分会骨质疏松学组. 骨质疏松性骨折诊疗指南. 中华骨科杂志，2017，37(1)：1-10.
4. 张智海，刘忠厚，李娜. 中国人骨质疏松症诊断标准专家共识. 第三稿·2014 版. 中国骨质疏松杂志，2014，20(9)：1007-1010.
5. 毛贝尼，张钟，付维力，等. 中国骨质疏松性骨折疾病负担的系统评价. 中国循证医学杂志，2018，18(2)：151-155.
6. 林华. 重视骨质疏松人群的健康管理. 中华健康管理学杂志，2017，11(4)：281-285.
7. 张永青，潘晓群，罗鹏飞，等. 社区中老年居民骨质疏松健康促进效果分析. 中华健康管理学杂志，2015，9(6)：446-449.
8. Gosch M, Kammerlander C, Nicholas JA. Treatment of osteoporosis in older adults. Panminerva Med, 2014, 56(2): 133-143.
9. Stransky M, Rysava L. Nutrition as prevention and treatment of osteoporosis. Physiol Res, 2009, 58(Suppl 1): S7-S11.
10. Vuolo L, Barrea L, Savanelli MC, et al. Nutrition and osteoporosis: preliminary data of Campania region of European PERsonalised ICT supported service for independent living and active ageing. Transl Med UniSa, 2015, 13: 13-18.
11. Bischoff-Ferrari HA, Willett WC, Orav EJ, et al. A pooled analysis of vitamin D dose requirements for fracture prevention. N Engl J Med, 2012, 367(1): 40-49.
12. Kitchin B. Nutrition counseling for patients with osteoporosis: a personal approach. J Clin Densitom, 2013, 16(4): 426-431.
13. Chen P, Li Z, Hu Y. Prevalence of osteoporosis in China: a meta-analysis and systematic review. BMC Public Health, 2016, 16(1): 1039.
14. Bian S, Hu J, Zhang K, et al. Dairy product consumption and risk of hip fracture: a systematic review and meta-analysis. BMC Public Health, 2018, 18(1): 165.
15. Fatahi S, Namazi N, Larijani B, et al. The Association of dietary and urinary sodium with bone mineral density and risk of osteoporosis: a systematic review and meta-analysis. Journal of the American College of Nutrition, 2018, 37(6): 522-532.
16. Palermo A, Tuccinardi D, D'Onofrio L, et al. Vitamin K and osteoporosis: myth or reality? Metabolism, 2017, 70: 57-71.
17. Malmir H, Shab-Bidar S, Djafarian K. Vitamin C intake in relation to bone mineral density and risk of hip fracture and osteoporosis: a systematic review and meta-analysis of observational studies. Br J Nutr, 2018, 119(8): 847-858.
18. Abascalkathy, Yarnelleric. Essential fatty acids for preventing osteoporosis. Alternative and Complementary Therapies, 2014, 20(2): 91-95.
19. Arjmandi B. Dried fruit consumption and osteoporosis (bone health). ANNALS OF NUTRITION AND METABOLISM: KARGER ALLSCHWILERSTRASSE 10, CH-4009 BASEL, SWITZERLAND, 2017: 1329-1329.
20. Whisner CM, Castillo LF. Prebiotics, bone and mineral metabolism. Calcif Tissue Int, 2018, 102(4): 443-479.
21. Park KS, Yoo JI, Kim HY, et al. Education and exercise program improves osteoporosis knowledge and changes calcium and vitamin D dietary intake in community dwelling elderly. BMC Public Health, 2017, 17(1): 966.

第九章

膳食、身体活动与痛风

痛风是一种代谢性疾病,常伴有肥胖、糖尿病、血脂异常等慢性病。我国居民痛风的患病率为1%~3%,并呈现逐年上升趋势。痛风损害患者的身体健康,并可给家庭和社会带来沉重的经济负担。本章从痛风的定义和分类、发病机制、危害、流行状况及影响因素、与膳食营养及身体活动的关系等方面进行介绍。

第一节　痛风的定义、分类

一、定义

痛风(gout)是嘌呤代谢紊乱和(或)尿酸排泄减少所引起的一种代谢性疾病。临床表现为急性发作性关节炎、痛风石形成、慢性痛风石性关节炎、痛风性肾病和尿酸性尿路结石等,重者可出现关节残疾和肾功能不全。痛风严重者也常伴发代谢综合征的其他表现,如腹型肥胖、血脂异常、2型糖尿病及心血管疾病等。

二、临床分类

(一)原发性痛风

原发性痛风是指在排除其他疾病的基础上,由先天性嘌呤代谢紊乱和(或)尿酸排泄障碍所引起的痛风。

(二)继发性痛风

继发性痛风是指继发于其他疾病致尿酸排泄减少、骨髓增生性疾病致尿酸生成增多、某些药物抑制尿酸的排泄等原因导致的痛风。

三、诊断

当前国内外有多个痛风分类标准。2015年美国风湿病学会(American College of Rheumatology,ACR)和欧洲抗风湿病联盟(the European League Against Rheumatism,EULAR)制定的痛风分类标准较1977年ACR制定的痛风分类标准在敏感度和特异度方面更好,故中华医学会风湿病学分会发布的《2016中国痛风诊疗指南》中建议使用2015年ACR和EULAR制定的痛风分类标准(2B),见表7-9-1。

该标准适用于至少发作过1次外周关节肿胀、疼痛或压痛的痛风疑似患者。对已在发作关节液、滑囊或痛风石中找到尿酸盐结晶者,可直接诊断为痛风。该标准包含3个项目,8个条目,共计23分,得分≥8分,可诊断为痛风。但该标准的适用人群与我国人群存在种族差异,因此,该标准用于诊断我国痛风患者是否有完全一致的敏感度和特异度,还应进一步开展相关研究。

表7-9-1　2015年ACR/EULAR痛风分类标准(2B)

适用标准:存在至少1次外周关节或滑囊的肿胀、疼痛或压痛	
确定标准(金标准):偏振光显微镜检验证实在(曾)有症状关节或滑囊或痛风石中存在尿酸钠晶体	
分类标准(符合适用标准但不符合确定标准时):累计≥8分可诊断痛风	**评分**
项目一:临床特点	
1. 受累关节分布:曾有急性症状发作的关节/滑囊部位(单或寡关节炎)	
踝关节或足部(非第一跖趾关节)	1
第一跖趾关节受累	2
2. 受累关节急性发作时症状:①受累关节严重影响行走或其他活动(患者报告);②受累关节压痛或触痛(患者主诉);③受累关节红肿(患者主诉或医师查体)	
符合上述1个特点	1
符合上述2个特点	2
符合上述3个特点	3
3. 典型的急性发作:定义为存在≥2条以下症状(不论是否有抗炎治疗):①疼痛达峰时间<24小时;②症状缓解时间≤14天;③发作间期症状完全缓解	
首次发作	1
反复发作	2
4. 痛风石:灰白色皮下结节,表面皮肤菲薄,血供丰富;典型部位包括关节、耳廓、鹰嘴滑囊、肌腱(如跟腱)	
没有痛风石	0
存在痛风石	4

续表

项目	分值
项目二:实验室检查	
5. 血尿酸水平:非降尿酸治疗中、距离发作>4 周,必要时重复检测,以最高值为准	
<4mg/dl(<240μmol/L)	-4
4~<6mg/dl(240~<360μmol/L)	0
6~<8mg/dl(360~<480μmol/L)	2
8~<10mg/dl(480~<600μmol/L)	3
≥10mg/dl(≥600μmol/L)	4
6. 关节液分析:(曾)有症状的关节或滑囊进行关节穿刺,关节液行偏振光显微镜检查;需要由有经验的医师进行	
未做检查	0
尿酸钠晶体阴性	-2
项目三:影像学特征	
7. 尿酸沉积的影像学证据:(曾)有症状的关节或滑囊,采用超声或双能 CT 的方法;超声表现为双轨征,DECT 显示尿酸沉积	
无(两种方式)或未做检查	0
存在(任一方式)	4
8. 痛风相关骨质破坏的影像证据:手和(或)足 X 线检查(除外远端指间关节)存在痛风相关的骨侵蚀:皮质破坏,边缘硬化或边缘突出(除外鸥翼表现)	
无或未做检查	0
存在	4

注:每个项目的分组都有层次,若患者符合 1 条以上分组标准,则需选择最高级别分组

第二节 痛风的发病机制及危害

血尿酸长期增高是痛风发生的关键原因。痛风的临床表现包括高尿酸血症、痛风性急性关节炎反复发作、痛风石沉积、特征性慢性关节炎和关节畸形等,常累及肾脏,引起慢性间质性肾炎和肾尿酸结石的形成。

一、发病机制

尿酸是嘌呤代谢的产物,约 80%尿酸来源于内源性嘌呤代谢,20%尿酸来源于膳食中富含嘌呤的食物。痛风是由于尿酸的过量产生和(或)排出减少引起的尿酸堆积,尿酸结晶堆积在软骨、软组织、肾脏以及关节处所致。

(一) 嘌呤核苷酸的代谢

核苷酸是核酸的基本结构单位。人体内的核苷酸少量来自食物中的核酸,经消化后吸收,但主要由机体细胞自身合成。

食物中的核酸多以核蛋白形式存在,在肠腔内经蛋白水解酶作用分离出核酸。核酸在核酸酶的作用下进一步被降解成多核苷酸、三核苷酸、二核苷酸和单核苷酸。多核苷酸在肠多核苷酸酶、磷酸酯酶及胰核酸酶共同作用下降解成单核苷酸,游离的核苷酸被碱性磷酸酶及核苷酸酶水解成核苷,核苷进一步经核苷酶降解成嘌呤碱和嘧啶碱。以核苷-核苷酸为主要形式被肠道吸收。被吸收的核苷酸及其水解物一部分在肠细胞内被迅速降解,嘌呤碱基的终产物是尿酸和戊糖。嘧啶碱基的终产物是氨基酸等小分子物质,代谢产物经呼吸、尿液及肠道排出,一部分通过血液传递到各组织细胞被机体利用或直接用于核酸合成。食物核酸的消化见图 7-9-1。

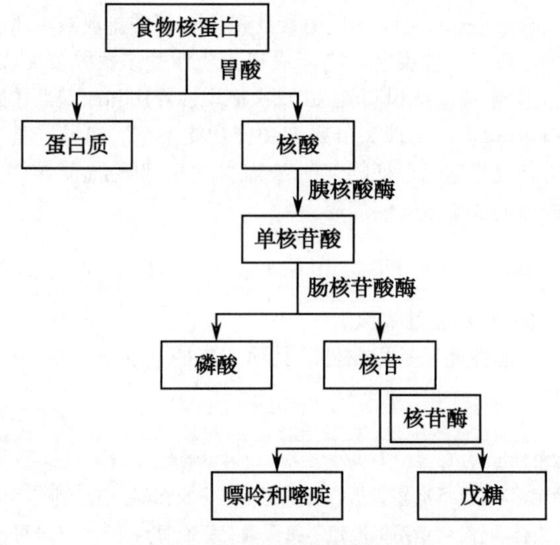

图 7-9-1 食物核酸的消化

1. 嘌呤核苷酸的合成代谢 体内嘌呤核苷酸的合成有两条途径,一种是从头合成,另一种是补救合成。

(1) 从头合成途径:利用磷酸核糖、氨基酸、一碳单位和 CO_2 等简单物质为原料,经过一系列酶促反应,合成嘌呤核苷酸。反应步骤分为两个阶段,首先合成次黄嘌呤核苷酸(inosinic acid,IMP),然后 IMP 再转变成腺嘌呤核苷酸(adenylic acid,AMP)与鸟嘌呤核苷酸(guanylic acid,GMP)。肝脏是体内从头合成嘌呤核苷酸的主要器官,现已证明,并不是所有的细胞都具有从头合成嘌呤核苷酸的能力。

从头合成的过程需要消耗氨基酸等原料及大量 ATP,机体对合成的速度有精确的调节机制,使之能满足合成核酸对嘌呤核苷酸的需要,但又避免供过于求以节约营养物质及能量的消耗。嘌呤核苷酸合成速度受下列因素影响:①合成需要消耗大量的 ATP,当 ATP/ADP 比值降低时,可抑制磷酸核糖基焦磷酸(phosphoribosyl pyrophosphate,PRPP)的生成;②合成产物 IMP、AMP 及 GMP 能反

馈抑制 PRPP 合成酶，减少 PRPP 的生成；③PRPP 对酰胺转移酶（限速酶）有激活作用，而 AMP、GMP 和 AMP 合成必需的能源 GTP 以及 GMP 合成必需的能源 ATP，均能反馈抑制该酶，从而保持供需平衡。

（2）补救合成途径：细胞利用现成嘌呤碱或嘌呤核苷重新合成嘌呤核苷酸称为补救合成，其过程比较简单，消耗的能量也少。有两种酶参与，他们是腺嘌呤磷酸核糖基转移酶（APRT）和次黄嘌呤鸟嘌呤磷酸核糖基转移酶（HGPRT）。由 PRPP 提供磷酸核糖，他们分别催化 AMP 与 IMP、GMP 的补救合成。补救合成一方面可以节省从头合成所需的能量与原料的消耗，另一方面，对于不具备从头合成能力的组织器官，如脑、骨髓、淋巴、红细胞等，也可利用补救合成途径来合成嘌呤核苷酸。

不论是从头合成还是补救合成的核苷酸，其生理功能均包括：作为核酸合成的原料，为机体提供能量，以辅酶或辅基的组成成分参与物质代谢与生理调节等。

2. 嘌呤核苷酸的分解代谢　体内核苷酸的分解代谢类似食物中核苷酸的消化过程，细胞中的核苷酸水解成核苷，进一步水解为嘌呤碱，嘌呤碱既可参加核苷酸的补救合成，也可进一步水解，最终生成尿酸。

（二）尿酸的生成与排出

人体尿酸有两个来源，一个是外源性的，来自于富含嘌呤或核蛋白的食物，约占体内总尿酸的 20%；另一个是内源性的，来自体内氨基酸、核苷酸及其他小分子化合物合成及核酸代谢，约占体内总尿酸的 80%。有研究表明，限制嘌呤的摄入，每天从食物中摄取嘌呤仅 3mg 时，可使正常人血尿酸水平降低 6mg/L，使痛风患者血尿酸水平降低 10~12mg/L。

尿酸本身具有一定的生理功能。尿酸可作为内源性自由基清除剂和抗氧化剂，除具有本身的作用外，还可协同维生素 C 起作用，同时使维生素 C 免受氧化，故认为尿酸具有强抗氧化作用。尿酸在生理浓度下和各种 pH 条件下均具有保护红细胞膜免受脂质过氧化及因氧化损伤致红细胞破裂的作用。

若正常人每天产生的尿酸生成率与排出率相当，则机体血尿酸水平可保持稳定。

高尿酸血症是痛风发病的重要生化基础。正常人体尿酸含量大约 1200mg，每天产生 750mg，其中大约 70% 由肾脏清除，30% 通过肠道排出体外。嘌呤合成代谢增高及（或）尿酸排泄减少，都可使血清尿酸水平升高，发生高尿酸血症或痛风。

痛风性关节炎是由于血清尿酸增高，尿酸钠结晶堆积在软骨、软组织、肾脏以及关节处而引起的一种疾病。痛风患者还可以形成尿酸性尿路结石。

二、痛风的健康危害

痛风在临床上表现为血尿酸增多、关节炎反复发作、关节强直或畸形、痛风结石等，常累及肾脏引起慢性间质性肾炎和肾尿酸结石的形成。痛风会严重影响生活质量和工作效率。

（一）痛风的自然病程

典型的痛风自然病程经历 4 个阶段：①无症状期；②急性关节炎期；③间歇期；④慢性期。

1. 无症状期　可无痛风的临床症状，表现为血尿酸持续性或波动性升高，也可转变成急性痛风性关节炎或肾结石发作，也有 10%~40% 的患者可能先出现肾结石症状。

2. 急性关节炎期　表现为痛风性关节炎的急性发作，可能是痛风的首发症状。多数患者发作前无明显征兆，或仅有疲乏、全身不适和关节刺痛等。典型发作常于深夜因关节痛而惊醒，疼痛进行性加剧，在 12 小时左右达高峰，呈撕裂样、刀割样或咬噬样，难以忍受。受累关节及周围组织红、肿、热、痛和功能受限。多于数天或 2 周内自行缓解。首次发作多侵犯单关节，常发生在第一跖趾关节，在以后的病程中，部分患者累及该部位。其次为足背、足跟、踝、膝、腕和肘等关节，而肩、髋、脊柱和颞颌等关节较少受累。可同时累及多个关节，表现为多关节炎。部分患者可有发热、寒战、头痛、心悸和恶心等全身症状，可伴白细胞计数升高、红细胞沉降率增快和 C 反应蛋白增高等。

3. 间歇期　痛风两次急性发作之间有一静止期，患者一般无明显后遗症状，或遗留局部皮肤色素沉着、脱屑及刺痒等，以后进入无症状的间歇期。多数患者一年内复发，少数患者终生仅发作一次，复发次数越频繁，受累关节越多。受累关节一般从下肢向上肢、从远端小关节向大关节发展，出现指、腕和肘等关节受累，少数患者可影响到肩、髋、骶髂、胸锁或脊柱关节，也可累及关节周围滑囊、肌腱和腱鞘等部位，症状趋于不典型。少数患者无间歇期，初次发病后呈慢性关节炎表现。

4. 慢性期　以痛风石、慢性痛风性关节炎、肾脏病变等为主要表现。皮下痛风石和慢性痛风石性关节炎是长期高尿酸血症导致大量单钠尿酸盐晶体沉积于皮下、关节滑膜、软骨、骨质及关节周围软组织的结果。皮下痛风石发生的典型部位是耳郭，也常见于反复发作的关节周围及尺骨鹰嘴、跟腱和髌骨滑囊等部位。外观为皮下隆起的大小不一的黄白色赘生物，皮肤表面薄，破溃后排出白色粉状或糊状物，经久不愈。皮下痛风石常与慢性痛风石性关节炎并存。关节内大量沉积的痛风石可造成关节骨质破坏、关节周围组织纤维化和继发退行性改变等。临床表现为持续关节肿痛、压痛、畸形及功能障碍。慢性期症状相对缓和，但也可有急性发作。

（二）肾脏疾病

1. 痛风性肾病　体内尿酸主要由肾脏排泄，当嘌呤代谢紊乱，尿酸生成过多，出现高尿酸血症时，尿酸盐在肾脏内沉积可引起肾脏病变。20%左右的痛风患者有慢性进展缓慢的肾脏病，这种肾病与痛风病程的长短及治疗控制的好坏有直接关系。痛风性肾病起病隐匿，临床表现为尿浓缩功能下降，出现夜尿增多、低比重尿、低分子蛋白尿、白细胞尿、轻度血尿及管型等。晚期可致肾小球滤过功能下降，出现肾功能不全及高血压、水肿、贫血等。少数患者表现为急性肾衰竭，出现少尿或无尿，尿中可见大量尿酸晶体。

2. 肾结石　尿酸性肾结石是由于尿酸结晶沉积在肾及尿路，形成泥沙样、沙砾状或大的结石。约 10%~25% 的痛风患者肾有尿酸结石，男性较女性多见。较小者呈沙砾状随尿排出，可无明显症状。较大者可引起肾绞痛、血尿、排尿困难、肾积水、肾盂肾炎或肾周围炎等。纯尿酸结石能被X线透过而不显影，所以对尿路平片阴性而B超阳性的肾结石患者应常规检查血尿酸并分析结石的性质。

（三）经济与社会负担

美国一项研究显示，痛风每年造成的经济损失超过60亿美元。2012—2013年，美国卫生与健康调查（National Health and Wellness Survey，NHWS）的数据显示，痛风对病情稳定的患者［血尿酸≤6mg/dl（360μmol/L）及过去一年无痛风发作］造成的直接和间接经济损失分别为每年23 574美元和5622美元，对病情不稳定的患者［血尿酸>6mg/dl（360μmol/L）或过去一年有痛风发作］造成的直接和间接经济损失分别为每年27 074美元和9577美元。2008—2014年，加拿大安大略省保险计划（Ontario health insurance plan，OHIP）的数据显示，66岁及以上老年痛风患者5年医疗总费用为44 297美元，高于非痛风患者的33 965美元，相差10 332美元。2010年，中国台湾省纵向医疗保险数据库（the longitudinal health insurance database，LHID）显示，痛风患者的年人均门诊费用、住院费用、急诊费用分别为 404~634美元、1254~1330美元、87~89美元。

第三节 痛风的流行状况与影响因素

在过去几十年内，痛风和高尿酸血症在全球范围内的患病率呈现上升趋势，已成为亟待解决的重要公共卫生问题。我国痛风的患病率为1%~3%，并呈现逐年上升趋势，这可能与我国居民饮食行为和生活方式改变，超重和肥胖、糖尿病、血脂异常率上升等有一定的联系。

一、全球流行现状

美国NHANES的数据显示，美国痛风患病率从1988—1994年的2.64%升至2007—2010年的3.76%。意大利初级保健数据库（health search/CSD longitudinal patient database）显示，意大利高尿酸血症患病率从2005年的8.54%升至2009年的11.93%，痛风患病率从2005年的0.67%升至2009年的0.91%。瑞典国家卫生和福利委员会患者注册（national board of health and welfare's patient register，NPR）的数据显示，1998—2000年瑞典的痛风住院率为10.5/10万，2013—2015年为20.8/10万，上升了近一倍。2012年英国痛风患病率为2.49%。2013年法国痛风患病率为0.9%。2011年墨西哥痛风患病率为0.3%。2008—2009年新西兰痛风患病率为2.69%。第二次世界大战后，随着经济的发展和膳食结构的改变，亚洲各国如日本、印度尼西亚等痛风患病率也不断上升。

二、我国流行趋势与现状

国家风湿病数据中心（Chinese Rheumatism Data Center，CRDC）网络注册及随访研究的阶段数据显示，截至2016年2月，基于全国27个省、市、自治区100家医院的6814例痛风患者有效病例显示，我国痛风患者平均年龄为48.28岁（男性47.95岁，女性53.14岁），趋于年轻化，男女比例为15∶1。超过50%的痛风患者为超重或肥胖。首次痛风发作时的血尿酸水平，男性为527μmol/L，女性为516μmol/L。痛风患者最主要的就诊原因是关节痛，其中男性为41.2%，女性为29.8%，其次为乏力和发热。

一项纳入44项关于中国痛风和高尿酸血症流行现状横断面研究的Meta分析显示，2000—2014年，我国高尿酸血症的患病率为13.3%，男性为19.4%，高于女性的7.9%；痛风患病率为1.1%，男性为1.5%，高于女性的0.9%。痛风患病率随时间呈上升趋势，2000—2005年、2006—2010年、2011—2014年痛风患病率分别为0.9%、1.1%、1.4%。

三、影响因素

（一）遗传因素

原发性痛风患者中，10%~25%有痛风家族史，而痛风患者近亲中发现有15%~25%患高尿酸血症。因此多认为原发性痛风有常染色体显性遗传的因素。高尿酸血症的遗传可能为多基因的。种族、年龄、性别、饮食及肾功能等因素均可影响痛风遗传的表现形式。

目前已发现有两种先天性嘌呤代谢异常症是性连锁的遗传，即HGPRT缺乏型和5-磷酸核糖-1-焦磷酸合成酶活性过高型，女性为携带者，男性为发病者，但这在原发性痛风中仅占1%~2%，为数极少，因此尚需找出各型痛风的特异性表现后，才能明确遗传方式。

（二）环境因素

痛风虽与遗传有一定关系，但大部分病例都没有遗传史，环境因素如饮食、酒精、疾病等会造成种族和地域间的差别。凡使嘌呤合成代谢或尿酸生成增加及（或）使尿酸排泄减少的缺陷、疾病或药物，均可导致高尿酸血症，例如高嘌呤饮食、酒精、饥饿；疾病如肥胖、高血压病、慢性肾衰竭、糖尿病酸中毒；药物如利尿剂、小剂量水杨酸、滥用泻药等。在原发性高尿酸血症和痛风患者中有90%是由于尿酸排泄减少，尿酸生成一般正常，患者的肾功能及其他方面均正常，尿酸排泄减少主要是由于肾小管分泌尿酸减少所致，肾小管重吸收增加亦可能参与。

1. 地区 我国城市居民痛风患病率为1.2%，高于农村居民的0.9%，内陆地区居民为1.4%，高于沿海地区居民的0.8%；高尿酸血症患病率也是城市居民（13.7%）高于农村居民（12.3%），内陆地区居民（13.8%）高于沿海地区（12.5%）。

2. 慢性病

（1）高尿酸血症：高尿酸血症是痛风最直接的危险因素；也有学者认为，高尿酸血症不是危险因素，而是痛风病程的一部分。高尿酸血症除了与较高的痛风发病风险有关，还与较高的痛风复发风险有关。

（2）超重肥胖：超重和肥胖者易发生痛风和高尿酸血症，体重与高尿酸血症呈明显正相关。Aune的研究显示，与BMI为20kg/m^{2}者比，BMI为25kg/m^2、30kg/m^2、35kg/m^2、40kg/m^{2}者患痛风的相对风险度为1.78、2.67、3.62和4.64。邵继红等的研究显示，肥胖是痛风的独立危险因素。肥胖者体内内分泌系统紊乱，如雄激素和促肾上腺皮质激素水平下降，抑制尿酸排泄，可能是肥胖易并发高尿酸血症的原因，而并非肥胖本身所致。

（3）糖尿病：糖尿病与较高的痛风发病风险有关。Suppiah 等人的研究显示，2 型糖尿病患者发生痛风的相对风险是非糖尿病患者的 4.4 倍。Anagnostopoulos 等人的研究也有相似的结果。糖尿病对痛风的影响还可能与年龄有关。Chen 等人的研究发现，在 19～44 岁和 45～64 岁的人群中 2 型糖尿病与痛风发病风险无关；而在 65 岁及以上人群中，2 型糖尿病患者患痛风的相对风险是非糖尿病患者的 2.09 倍。

（4）高脂血症：高脂血症包括高甘油三酯血症和高胆固醇血症，均与较高的痛风发病风险及痛风复发风险有关。Chen 等人的研究发现，高甘油三酯血症和高胆固醇血症患者患痛风的风险均高于非患者。对于 19～44 岁、45～64 岁、65 岁及以上高甘油三酯血症患者，患痛风的风险分别是非高甘油三酯血症患者的 2.18 倍、1.59 倍、4.51 倍；对于 19～44 岁、45～64 岁的高胆固醇血症患者，患痛风的风险分别是非胆固醇血症患者的 1.73 倍、1.44 倍。

3. 雌激素　与绝经前女性相比，绝经后女性患痛风的风险更高，尤其是绝经期早期。这可能与女性更年期激素水平变化有关。对绝经后女性采取激素替代疗法可降低痛风的发病率。

第四节　膳食营养与痛风

膳食营养与痛风的发生息息相关，食物中的嘌呤进入体内，绝大部分生成尿酸。因此，从食物中摄取嘌呤的量，对人体的尿酸水平影响较大。

一、宏量营养素与痛风

（一）碳水化合物

痛风患者中，大约 50% 患者超重或肥胖，所以痛风患者需要控制总能量摄入。碳水化合物是膳食中能量的主要来源，应控制碳水化合物的摄入量。Dessein PH 等人的研究显示，在不严格控制嘌呤摄入的情况下，仅减少碳水化合物摄入，就能降低血尿酸水平，减少痛风发作频率。

在碳水化合物中，果糖被发现与痛风有关，蜂蜜、含糖饮料等含果糖较高的食物，能增加尿酸生成，诱发痛风发作。2016 年，一项包含 2 项队列研究，共纳入 125 299 人的 Meta 分析显示，果糖摄入过多与较高的痛风发病风险有关。

（二）脂肪

高脂饮食容易导致能量过剩，脂肪在体内积聚，最终引起高血压、脂代谢紊乱、糖代谢异常，其共同特征是胰岛素抵抗，容易引起痛风。Zykova SN 等人的研究发现，摄入较多的脂肪会引起血尿酸升高。而 John Locke 等人的两项研究显示，无论男女，采用低脂饮食都与较低的痛风发病风险有关。

（三）蛋白质

痛风患者蛋白质的摄入应以植物性食物来源的蛋白质为主，其中豆类是优质蛋白质的良好来源。一方面，动物性食物所含的嘌呤一般比植物性食物高；另一方面，有研究发现多摄入植物性食物来源的蛋白质可以降低痛风发病风险。Choi 等人的研究发现食用大量植物蛋白（>5.9%总能量）者比食用少量植物蛋白（<4.2%总能量）者痛风发病风险低。Teng GG 等人的包含 63 257 名中国成年人随访 12 年的队列研究显示，过多摄入禽肉、鱼肉和贝壳类水产品来源的蛋白质均可增加痛风发病风险，而适量摄入豆类食物来源的蛋白质可降低痛风发病风险。

二、微量营养素与痛风

（一）维生素

维生素 C、维生素 B_2、叶酸摄入增加与较低的痛风发病风险有关，维生素 E 也有相似的作用。这可能与这些维生素缺乏时，人体尿酸排泄减少，从而诱发痛风有关。但是当摄入大剂量维生素 B_1 和维生素 B_2 时，尿酸的排泄会受到干扰；另外大剂量的维生素 C 还可能降低秋水仙素的镇痛效果，而秋水仙素是治疗痛风的常用药之一。因此，应该避免 B 族维生素和维生素 C 的大剂量摄入。

（二）矿物质

钙、铁、锌、碘等缺乏可引起核酸代谢障碍，嘌呤生成增加，诱发痛风发作。但铁摄入过多，也会影响尿酸合成与排泄，诱发痛风发作。Zykova SN 等人的研究显示，多摄入钙与较低的血尿酸水平有关。

三、食物与痛风

食物中的嘌呤进入体内，绝大部分生成尿酸，很少被机体利用。因此，从食物中摄取嘌呤的量，对人体的尿酸水平影响较大。当嘌呤摄入过多时，尿酸排泄障碍或肾功能减退的患者血尿酸水平明显升高，易诱发痛风发作。除了嘌呤摄入的量会影响痛风发病风险之外，研究还发现，动物性食物和植物性食物来源的嘌呤对痛风的影响可能不同，即动物性食物来源的嘌呤对痛风的影响更大。

（一）动物性食物

动物性食物所含的嘌呤量一般高于植物性食物。摄入过多的畜肉、禽肉、海产品，均与痛风发病风险增加有关。Tanya JM 等人一项包含 16 760 名美国成年人的 Meta 分析显示，无论是红肉（猪肉、牛肉、羊肉），还是白肉（鸡肉、鸭肉）均与较高的尿酸水平有关。Choi 等的研究显示，食用大量肉类（>1.53 份/天）者比食用少量肉类（<0.59 份/天）者血尿酸值平均高 0.48mg/dl（28.8μmol/L）；食用大量海鲜（>0.3 份/天）者比食用少量海鲜（<0.03 份/天）者血尿酸值均高 0.16mg/dl（9.6μmol/L）。有研究发现，大量食用动物内脏是痛风发病的危险因素。肉类对痛风发病风险的作用可能与动物性食物嘌呤含量较高有关。另外，动物性食物，特别是红肉，是饱和脂肪酸的主要来源，饱和脂肪酸可引起胰岛素抵抗，与痛风密切相关。

奶制品可以降低血尿酸水平。Dalbeth 等人的研究发现，奶制品有助于尿酸排出，从而降低痛风发病风险。奶制品中的嘌呤含量很低，不会增加人体嘌呤负荷。Choi 的研究显示，食用大量乳制品（>2.0 份/天）者比食用少量乳制品（<0.5 份/天）者血尿酸水平低 0.21mg/L，痛风的发病率低 50%。Zykova SN、Tanya JM 等人的研究也得

到相似的结果。

（二）植物性食物

大部分植物性食物的嘌呤含量低于动物性食物，但也有一些植物性食物富含嘌呤，比如豆类、菠菜、芦笋、菜花、龙须菜、蘑菇等。过去曾认为高嘌呤食物均可导致痛风发作，但目前的研究显示应限制某些较高嘌呤含量食物摄入的观点是不正确的，因为植物性食物和动物性食物中的嘌呤对痛风发病风险的影响可能不同。

以豆类为例，相比其他植物性食物，豆类的嘌呤含量较高，绿豆、黄豆、蚕豆的嘌呤含量分别为196mg/100g、178mg/100g、307mg/100g。但研究显示，食用豆类可能不会增加痛风发病风险，反而可能降低痛风发病风险。Lyu 等人对 184 名中国台湾成年人的横断面研究调查显示，豆制品来源的嘌呤与痛风发病风险无关。Pan 等人对 114 名成年人的 RCT 研究发现，干预组（大豆摄入量是对照组的 3.5 倍）中男性血尿酸水平与对照组相同，而女性血尿酸低于对照组。Chang 等人对 752 名 65 岁以上老年男性的 RCT 研究也发现，减少大豆的摄入量可能会增加高尿酸血症和慢性肾病的患病率。对于素食者来说，大豆是较好的蛋白质来源。

多摄入蔬菜与较低的痛风发病风险有关。有研究显示，经常性食用新鲜蔬菜是痛风发病的保护因素。Lyu 等人的研究也显示，随着蔬菜摄入的增加，痛风的发病率降低。这可能与蔬菜富含叶酸、维生素 C，对痛风有保护作用有关。

水果与痛风发病风险关系的研究结果不一致。有研究认为，水果有助于增加尿酸排泄，降低血尿酸水平，降低痛风发病风险。比如樱桃可增加尿酸排泄，与不食用樱桃相比，连续两天以上食用樱桃可使痛风发病风险下降 35%。但其他一些水果（草莓、猕猴桃、葡萄）并没有降尿酸的作用。还有研究指出，每天摄入 80g 以上苹果或橘子的男性，与每天摄入少于 80g 的男性相比，痛风发病风险增加。这可能与水果中的果糖含量有关，过多摄入果糖含量高的水果和果汁与较高的痛风发病风险有关。

四、饮酒与痛风

酒精摄入与痛风发病风险增加有关。有研究显示，经常饮酒者比偶尔饮酒者发生痛风/高尿酸血症的风险高 32%，偶尔饮酒者比几乎不饮酒者发生痛风/高尿酸血症的风险高 32%。研究显示，经常饮酒为痛风发病的危险因素（OR=7.081）。

酒精摄入量与痛风发病风险呈剂量-效应关系。一项研究显示，以酒精摄入量计，轻度饮酒（≤12.5g/d）（RR=1.16，95%CI：1.07~1.25）、中度饮酒（12.6~37.4g/d）（RR=1.58，95%CI：1.50~1.66）和重度饮酒（≥37.5g/d）（RR=2.64，95%CI：2.26~3.09）均比不饮酒或偶尔饮酒容易发生痛风。Choi 等的研究显示，当酒精摄入量≥50g/d 时，其痛风发病风险比不饮酒者高 153%；每日饮啤酒 373g 者比不饮啤酒者的痛风发病风险高 49%（RR=1.49，95%CI：1.32~1.70）；饮用高度酒将增加 15%的痛风发病风险。血尿酸水平与饮酒量相关，其机制可能是：酒精饮料本身含有嘌呤，嘌呤在体内代谢生成尿酸；乙醇在体内代谢时消耗 ATP，增加尿酸生成，另外乙醇的代谢产物乳酸会抑制尿酸的排泄。一般来说，不同类型酒精饮料的嘌呤含量为陈年老酒>啤酒>普通黄酒>白酒。

不同种类的酒均可能增加痛风发病风险。Neogi 等的研究显示，任何类型的酒精（包括红酒）均与痛风急性发作风险增高相关。但 Choi 和 Curhan 的研究显示，饮用红酒不会增加血尿酸水平。

五、饮料与痛风

含糖饮料会增加痛风和高尿酸血症的发病风险。Choi 等的研究显示，女性每天饮用 1 份（1 份为 1 标准杯、听或瓶）含糖汽水和每天多于 1 份均比每天少于 1 份容易发生痛风。Choi 和 Curhan 的研究显示，男性每周饮用 5~6 份含糖饮料、每天 1 份和每天多于 2 份均比每天少于 1 份容易发生痛风。

过去曾认为咖啡中的咖啡因会引起交感神经兴奋，导致失眠、血压上升、心悸等，影响痛风和高尿酸血症患者的健康。但是目前的研究认为，咖啡可能通过降低血尿酸水平，增加胰岛素敏感性，而降低痛风的发病风险。美国健康与营养调查和卫生专业人士队列研究（health professionals follow-up study）的数据均显示，男性增加咖啡摄入可降低痛风发病风险，每天喝 1~3 杯咖啡（RR=0.78，95%CI：0.64~0.95）和每天喝 4 杯以上咖啡（RR=0.43，95%CI：0.30~0.61）者的痛风发病风险均低于不喝咖啡的人。

Chol 等人的研究显示，增加茶摄入没有降低痛风发病风险的作用。

六、饮水与痛风

饮食摄入嘌呤太多会增加尿酸的产生，如果同时伴有尿酸排出减少，也会使尿酸在血液中聚积，产生高尿酸血症。90%的高尿酸血症和痛风患者是由于尿酸排泄减少所致。高尿酸血症和痛风患者应多饮水以利于尿酸排出，这是饮食治疗中较为重要的环节。

一项研究显示，接受饮食治疗组（包括饮水量>2500ml/d）的痛风患者 7 天后痛风关节炎关节疼痛、局部红肿消失，平均住院天数为 11 天；而不接受饮食治疗组（包括饮水量<1500ml/d）的痛风患者 11~13 天后痛风关节炎关节疼痛、局部红肿消失，平均住院天数为 17.5 天。接受饮食治疗组在血尿酸下降方面优于不接受饮食治疗组。有研究显示，饮水过少是高尿酸血症和痛风的危险因素（OR=2.969，95%CI：1.637~5.383）。

七、膳食模式与痛风

以往的痛风患者饮食结构是低嘌呤饮食，但是很多低嘌呤的食物富含碳水化合物和饱和脂肪酸，这样的饮食结构容易降低胰岛素的敏感性，升高血清胰岛素、葡萄糖、甘油三酯和低密度脂蛋白胆固醇水平，增加患心血管疾病的危险。而且目前没有一项 RCT 研究显示，严格控制嘌呤摄入的膳食对降低痛风发病率有效。因此，并不提倡痛风患者严格限制嘌呤摄入，而应该采取合理的膳食模式。

采用DASH膳食模式与较低的痛风发病风险有关。Rai SK等人在一项包含44 444名美国人，随访26年的队列研究发现，DASH饮食能降低高尿酸血症患者的血尿酸水平，从而降低痛风发病风险。一项包含16 760名美国成年人的Meta分析显示，DASH膳食模式与男性和女性较低的血尿酸水平有关，地中海膳食模式与男性较低的血尿酸水平也有关。

摄入较多的红肉、加工肉、油炸食品、添加糖和甜品的西方膳食模式与较高的痛风发病风险有关。Dessein等对痛风患者进行饮食干预，采取限制能量、多粗粮、少饱和脂肪酸食物的饮食方式，4个月后，痛风患者的尿酸水平下降18%，每月痛风的发作频率下降67%。

第五节　身体活动与痛风

超重和肥胖是痛风的危险因素，而身体活动是维持或降低体重的重要方式。各项研究显示，规律运动可通过降低BMI和体重，改善胰岛素抵抗等，从而降低痛风发生风险。而剧烈运动可使血尿酸水平升高，诱发痛风急性发作。

一、规律运动与痛风

张琳等的研究显示，痛风患者经规律运动干预（有氧运动≥30min/d，每周≥5次）后，血尿酸水平低于干预前（干预后为462.0μmol/L，干预前为494.9μmol/L，$P<0.05$），痛风发作次数少于干预前（干预后为0.47次，干预后为0.60次，$P<0.05$），BMI、腰围、甘油三酯、血糖等指标得到改善。血尿酸是代谢综合征的一个独立预测因子，其主要致病环节为胰岛素抵抗；中心性肥胖作为胰岛素抵抗的标志，是血尿酸水平最主要的决定因素，高尿酸血症患病风险升高与肥胖程度相关。运动能减轻体重，增强组织对胰岛素的敏感性，缓解和降低痛风发作。

二、剧烈运动与痛风

国家风湿病数据中心的“痛风高尿酸血症患者多中心网络注册及随访研究”大数据显示，剧烈运动是男性和女性痛风患者发作的第三位诱因。剧烈运动导致痛风发作，是由于ATP加速分解，乳酸、β-羟丁酸和草酰乙酸等有机酸增加能竞争抑制肾小管尿酸的分泌，使血尿酸水平增高。

痛风急性期要卧床休息，抬高患肢，关节制动，尽量保护受累部位免受损伤。一般休息至关节疼痛缓解2天后恢复活动，活动量逐渐增加。平时要注意保暖，保证有足够的睡眠时间，要起居有常，劳逸有节。年老体弱者，由于骨质疏松，加上发作痛风性关节炎疼痛难忍，活动障碍，摔伤则易造成骨折，要充分注意，以免造成不必要的痛苦。

第六节　痛风的干预措施

目前，痛风还没有根治的方法，但控制血尿酸水平有助于病情好转。对于无症状高尿酸血症患者，预防痛风发作以膳食营养和身体活动干预为主，建立合理的饮食行为及健康的生活方式。对于痛风急性关节炎期、间歇期、慢性期的患者，则需结合药物治疗。

一、膳食营养干预

痛风患者应基于个体化原则，建立合理的饮食行为及健康的生活方式，控制能量及营养素供能比例，保持健康体重，配合规律降尿酸药物治疗，并定期监测随诊。

（一）控制能量摄入

根据患者性别、年龄、身高、体重和身体活动等估计能量需求。在轻身体活动水平情况下（如坐姿工作），正常体重者每日给予25~30kcal/kg能量，体重过低者每日给予35kcal/kg能量，超重/肥胖者每日给予20~25kcal/kg能量；在中等身体活动水平情况下（如电工安装），正常体重者每日给予30~35kcal/kg能量，体重过低者每日给予40kcal/kg能量，超重/肥胖者每日给予30kcal/kg能量；在重身体活动水平情况下（如搬运工），正常体重者每日给予40kcal/kg能量，体重过低者每日给予45~50kcal/kg能量，超重/肥胖者每日给予35kcal/kg能量。

（二）合理膳食

在控制总能量的前提下，碳水化合物提供的能量占总能量的50%~60%；限制添加糖摄入；宜选择低GI食物；鼓励全谷物食物占全日主食量的30%以上，全天膳食纤维摄入量达到25~30g。膳食蛋白质的摄入量为1g/(kg·d)，提供的能量占总能量的10%~20%，食物来源推荐奶制品和蛋类。脂肪提供的能量占全天总能量的20%~25%。合并肥胖或代谢综合征者应严格限制每日脂肪摄入总量占全天总能量不超过25%，且饱和脂肪酸占全天总能量不超过10%。合并血浆低密度脂蛋白胆固醇高于2.59mmol/L者，饱和脂肪酸摄入量应小于总能量的7%。反式脂肪酸应小于全天总能量的1%，亚油酸与α-亚麻酸的每日摄入量应分别占全天总能量的5%~8%和1%~2%，单不饱和脂肪酸每日摄入量应占总能量的10%~15%。

（三）保证充足饮水

饮水充足有利于尿酸排出，预防尿酸性肾结石，延缓肾脏进行性损害。因为尿酸的水溶性较低，肾脏排泄尿酸必须保证有足够的尿量，每日应饮水2000ml以上，约10杯以上，伴肾结石者最好能达到3000ml。为了防止夜尿浓缩，痛风患者可在睡前或半夜适量饮水，确保尿量，预防尿路结石形成。液体以普通开水、矿泉水、菜汁等为宜。

（四）限量饮酒

乙醇代谢使血乳酸浓度升高，乳酸可抑制肾小管分泌尿酸，使肾排泄尿酸降低。酗酒如与饥饿同时存在，常是痛风急性发作的诱因。饮酒过多，可产生大量乙酰辅酶A，使脂肪酸合成增加，导致甘油三酯进一步升高。啤酒本身含大量嘌呤，可使血尿酸浓度增高，故痛风患者应避免摄入各种含酒精饮料，尤其是啤酒和蒸馏酒（白酒）。总体饮酒量男性不宜超过2个酒精单位/天，女性不宜超过1个酒精单位/天（1个酒精单位约合14g纯酒精，相当于酒精浓度（Alcohol by volume，ABV）12%的红葡萄酒145ml、ABV 3.5%的啤酒497ml或ABV40%的蒸馏酒43ml）。

（五）健康的饮食行为

暴饮暴食或一餐中进食大量肉类常是痛风性关节炎急

性发作的诱因，此外，也不应节食，造成饥饿。每日至少应有规律地三餐，也可少食多餐。注意烹调方法，少用刺激性调味品，肉类煮后弃汤可减少嘌呤含量。《中国居民膳食指南(2016)》中提出的"食物多样，谷类为主"、"清淡饮食，控糖限酒"等，具有普遍的指导意义，亦适用于痛风患者。

(六) 避免高嘌呤食物

常见食物嘌呤含量见表 7-9-2。由于外源性尿酸占体内总尿酸的 20%，内源性尿酸约占体内总尿酸的 80%，有研究报道，严格的饮食控制只能使血尿酸下降 10~20ng/L，对改善高尿酸血症的作用有限，再加上药物治疗的进展，目前已不提倡长期采用严格的限制嘌呤的膳食。一般人日常膳食摄入嘌呤约 600~1000mg，在痛风急性发作期，只能采用牛奶、鸡蛋、精制谷类及嘌呤低的蔬菜，多食水果及大量饮水，禁饮酒和禁止食用一切肉类及嘌呤含量丰富的食物(禁止食用表 7-9-3 中第一、二、三类食物，任意选用第四类食物)。在痛风缓解期，采用正常膳食以维持理想体重。食物的选择上禁止食用第一类食物，禁饮酒和限量选用第二、三类食物，其中肉、鱼、禽类每天最多食用 100g，也可采用水煮肉的方法，弃汤食肉以减少嘌呤的摄入。此外可任意选用第四类食物。

表 7-9-2　常用食物嘌呤含量(mg/100g)

食物	含量	食物	含量	食物	含量
谷薯类		乌贼	87.9	豆芽菜	14.6
大米	18.1	海蜇皮	9.3	萝卜	7.5
糙米	22.4	鳝鱼	92.8	胡萝卜	8.0
米糠	54.0	鳗鱼	113.1	洋葱	3.5
米粉	11.1	鲤鱼	137.1	番茄	4.3
糯米	17.7	草鱼	140.2	葱	4.7
小米	6.1	鲢鱼	202.4	姜	5.3
面粉	17.1	黑鲳鱼	140.6	蒜头	8.7
麦片	24.4	白鲳鱼	238.0	水果类	
玉米	9.4	白带鱼	291.6	橙	1.9
白薯	2.4	沙丁鱼	295.0	橘	2.2
马铃薯	5.6	凤尾鱼	363.0	苹果	0.9
干鲜豆类及制品		鱼丸	63.2	梨	0.9
黄豆	166.5	小鱼干	1638.9	桃	1.3
黑豆	137.4	虾	137.7	西瓜	1.1
绿豆	75.1	牡蛎	239.0	香蕉	1.2
红豆	53.2	蔬菜类		奶蛋类	
花豆	57.0	白菜	12.6	牛奶	1.4
豌豆	75.7	卷心菜	12.4	奶粉	15.7
豆干	66.6	芥菜	12.4	鸡蛋(1个)	0.4
四季豆	29.7	芹菜	10.3	皮蛋白	2.0
肉类		青菜叶	14.4	皮蛋黄	6.6
猪肉	122.5	菠菜	23.0	坚果及其他	
牛肉	83.7	空心菜	17.5	瓜子	24.5
羊肉	111.5	芥蓝菜	18.5	杏仁	31.7
鸡肉	140.3	韭菜	25.0	栗子	34.6
鸡肫	138.4	茼蒿菜	33.4	花生	32.4
肝	233.0	苦瓜	11.3	黑芝麻	57.0
肾	132.6	黄瓜	14.6	红枣	8.2
肚	132.4	冬瓜	2.8	葡萄干	5.4
脑	175.0	南瓜	2.8	木耳	8.8
小肠	262.2	丝瓜	11.4	枸杞	31.7
胰脏	825.0	西葫芦	7.2	蜂蜜	3.2
猪血	11.8	茄子	14.3	海藻	44.2
浓肉汁	160~400	菜花	20.0	酵母粉	589.1
水产类		蘑菇	28.4	茶	2.8
海参	4.2	青椒	8.7		

一般将食物按嘌呤含量分为四类，供选择食物时参考，详见表 7-9-3。

第一类：含嘌呤高，每 100g 含 150~1000mg。

第二类：含嘌呤较高，每 100g 含 75~150mg。

第三类：含嘌呤较低，每 100g 含<75mg。

第四类：含嘌呤低，每 100g 含量<30mg。

表 7-9-3　常用食品嘌呤含量分类

嘌呤含量(每 100g 食物)	食 物 举 例
第一类(150~1000mg)	肝、脑、肾、胰脏；沙丁鱼、凤尾鱼、鱼子；浓肉汤、肉精
第二类(75~150mg)	牛肉、牛舌、猪肉、绵羊肉、兔；鸭、鹅、鸽子、鹌鹑、野鸭、火鸡、野鸡；鲤鱼、鳕鱼、大比目鱼、鲈鱼、鳗鱼、贝壳类水产；扁豆、干豆类、干豌豆；鸡汤、肉汤、肝汤
第三类(<75mg)	四季豆、青豆、鲜豌豆、菜豆；菠菜、芦笋、菜花、龙须菜、蘑菇；青鱼、鲱鱼、鲑鱼、金枪鱼、白鱼、鳝鱼、龙虾、螃蟹；鸡肉、羊肉；花生、麦片、麦麸面包
第四类(<30mg)	奶类、奶酪、蛋类；水果、蔬菜类(除第三类中的蔬菜)；可可、咖啡、茶、果汁饮料、豆浆、糖果、蜂蜜；精制谷类如富强粉、精磨稻米等细粮

以上资料与分类，摘自多种来源，由于食物品种，分析方法有别，所得结果不尽相同，而且烹调方法对食物亦有影响，如肉类煮沸后，会有部分嘌呤到汤液中，目前主张避免嘌呤过高的食物，在药物的控制下，可不必计较其绝对嘌呤含量。

（七）注意药物与营养素之间的关系

痛风患者不宜使用降低尿酸排泄的药物，包括烟酸、维生素 B_1、维生素 B_{12} 等维生素，故除满足需要外，不宜长期大量补充这些维生素。在营养与药物相互关系上，用秋水仙素、丙磺舒等，避免摄入大剂量维生素 C；反之，用吲哚美辛、1,2-二苯基-4-正丁基吡唑烷-3,5-二酮、萘普生抗炎药物时，因他们能降低维生素 C 水平，故应保证食物中有充足的维生素 C。长期使用抑制尿酸生成的别嘌醇，必要时应补充铁。保泰松有水钠潴留的作用，故饮食中应限制钠盐。

（八）慢性高尿酸血症肾病膳食干预

如出现中度或重度肾功能不全，应给予低蛋白饮食，蛋白质给予 0.6g/(kg·d)，其中至少 0.35g/(kg·d)属高生物效价。如无肥胖等因素，能量应充足，一般给予 30~35kcal/(kg·d)，以保证正氮平衡。对大多数患者，钠摄入 1000~3000mg/d(40~130mmol/d)，水摄入 1500~3000ml/d，钾不超过 2730mg/d(70mmol/d)，但应监测各项指标并注意做到个体化指导。

二、身体活动干预

（一）身体活动防治痛风的机制

运动疗法可以预防痛风的发作，减少内脏脂肪，降低胰岛素抵抗。有研究表明，在疾病的间歇期应进行适当的身体活动，以增加肌肉比例，减少脂肪，减轻体重，增强抵抗力，但应避免肌腱、关节的损伤，切忌用力过度、过累。

痛风患者中，大约有 50%的人超重或肥胖。肥胖是高脂血症、高血压、高尿酸血症及痛风的共同发病因素之一，因此患有痛风的肥胖者应适当减轻体重。

减轻体重应循序渐进，切忌减得过快，以防能量不足导致脂肪分解产生酮体等酸性代谢产物，抑制尿酸排泄，诱发痛风发作。体重减轻开始以每周减少 0.5~1kg 为宜，以后可维持缓慢减重即可。此外，应加强行为指导，纠正一些肥胖相关的不良行为，如饮酒、视屏时间过长、吃零食、作息不规律等，养成良好的生活习惯、戒烟酒、控制体重，减少痛风并发症的发生。

（二）合理选择身体活动的原则

痛风患者进行适当的运动有一定的好处，但必须注意以下几点：

1. 在运动前须进行有关检查，然后根据自己的身体状况、咨询医师后选择合适的运动类型。

2. 平常不做运动的人，突然运动到精疲力竭，尿酸值可能会迅速上升，因此，运动应循序渐进。开始运动时，应先从低运动量开始，随着体力不断增强，逐渐增加运动量。

3. 运动量要适当，切不可过度。

4. 运动锻炼应持之以恒，但在痛风发作时应停止运动锻炼，即使较轻微的关节炎发作也应暂时中止锻炼，直到完全恢复后再重新开始锻炼。

（三）制订身体活动计划

1. 运动时间　建议每天进行 0.5~1 小时的运动。

2. 强度　一般以中等强度运动为宜，出微汗为宜，避免剧烈运动。

3. 运动类型　并非所有的运动都对身体有益，从事某些运动，例如打高尔夫球或垒球、网球及练习剑道的人较容易罹患痛风。禁止痛风患者参加较为剧烈的运动，例如足球、篮球、快跑、滑冰等。也不宜参加对体力消耗较大的运动项目，例如长跑、长距离游泳、登山等。痛风患者应以散步、骑自行车、游泳等有氧运动为宜。短距离出行时，建议走路或骑自行车出行，这两项运动都是很好的有氧运动。总之，适当参加一些适合自身条件的身体活动，对主要从事脑力劳动和办公室工作的痛风患者来说，是一种有益的辅助治疗措施。

运动大致分为有氧运动和无氧运动两种。进行有氧运动时，尿酸值下降，而无氧运动时，尿酸值上升。无氧运动不仅导致尿酸的产生增加，同时会造成经肾脏排泄的尿酸减少，使得尿酸值大幅上升。因此，痛风患者运动时必须保持在中低强度有氧运动的范围内。

（四）运动出汗应适量补液

1. 补液原因　如果运动过程中大量出汗，应及时适量补液。因为运动可使代谢产物乳酸增加，大量出汗使机体血中水分减少，导致血流减少影响尿酸排泄，引起高尿酸血症。

2. 补液方式 运动后可适量饮用白开水等补充水分，也可以选择弱碱性运动饮料，但不宜饮用含酒精饮料和含糖饮料。

（王军波 马冠生）

参考文献

1. 曾小峰，陈耀龙. 2016 中国痛风诊疗指南. 浙江医学，2017，39(21)：1823-1832.
2. 张琳，祝波，孙琳，等. 饮食与运动对痛风影响的研究. 哈尔滨医科大学学报，2013，47(4)：360-362.
3. Kiadaliri AA，Englund M. Temporal trends and regional disparity in rheumatoid arthritis and gout hospitalizations in Sweden，1998-2015. Clinical Rheumatology，2018，37(3)：1-6.
4. Zykova SN，Storhaug HM，Toft I，et al. Cross-sectional analysis of nutrition and serum uric acid in two Caucasian cohorts：the AusDiab Study and the Tromsø study. Nutrition Journal，2015，14(1)：49-60.
5. Song P，Wang H，Xia W，et al. Prevalence and correlates of hyperuricemia in the middle-aged and older adults in China. Sci Rep，2018，8(1)：4314-4322.
6. Rai SK，Fung TT，Lu N，et al. The Dietary Approaches to Stop Hypertension (DASH) diet，Western diet，and risk of gout in men：prospective cohort study. BMJ，2017，357：j1794.
7. Rui L，Cheng H，Di W，et al. Prevalence of Hyperuricemia and Gout in Mainland China from 2000 to 2014：A Systematic Review and Meta-Analysis. Biomed Research International，2015，(15，supplement)：1-12.
8. Kolasinski SL. Food，Drink，and Herbs：Alternative Therapies and Gout. Current Rheumatology Reports，2014，16(4)：409.
9. Morlock R，Flores NM，Annunziata K，et al. Economic Burden of Controlled Gout，Uncontrolled Gout，and Gout Exacerbated By Common Comorbidities：Results From The 2012-2013 National Health and Wellness Survey. Value in Health the Journal of the International Society for Pharmacoeconomics & Outcomes Research，2015，18(7)：A640-A641.
10. Choi HK，Willett W，Curhan G. Fructose-Rich Beverages and the Risk of Gout in Women. JAMA，2010，304(20)：2270-2278.
11. Singh JA，Reddy SG，Kundukulam J. Risk factors for gout and prevention：a systematic review of the literature. Current Opinion in Rheumatology，2011，23(2)：192-202.
12. Trieste L，Palla I，Fusco F，et al. The economic impact of gout：A systematic literature review. Clinical & Experimental Rheumatology，2012，30(4)：S145-148.
13. 程晓宇，苗志敏，刘柳，等. 青岛居民膳食习惯与痛风性关节炎关系分析. 青岛大学医学院学报，2012，48(2)：95-97.

第十章

营养缺乏病

在现今国际社会所面临的诸多挑战中，营养不良问题显得尤为严峻。营养不良包括三个主要的类型，一是消瘦（体重与身高比例较低）、发育不良（身高与年龄比例较低）和体重不足（体重与年龄比例较低）；二是与微量营养素有关的营养不良，包括微量营养素缺乏（缺乏重要的维生素和矿物质）或微量营养素过剩；三是超重、肥胖和与饮食相关的非传染性疾病（如心脏病、脑卒中、糖尿病和某些癌症）。

随着第二届国际营养大会（ICN2）的召开以及“2016—2025联合国营养问题行动十年决议”于近期通过，解决一切形式的营养不良已成为国际社会关注的重点。2015年，“消除一切形式的营养不良”目标被郑重纳入联合国可持续发展目标，要求全球以不同的方式思考营养不良问题并采取行动，专注于营养不良问题的各个方面，并努力争取到2030年为全人类消除一切形式的营养不良。在《“健康中国2030”规划纲要》明确将“健康”上升为国策，与之相应出台的《国民营养计划（2017—2030年）》，对在全国范围内优化营养健康服务，提高全民营养健康水平提出了更加明确的目标和要求。营养是人类维持生命、生长发育和健康的重要物质基础。近年来，我国人民生活水平不断提高，营养供给能力显著增强，国民营养健康状况明显改善。2018年我国人均预期寿命已达77.0岁，婴儿死亡率、5岁以下儿童死亡率、孕产妇死亡率分别下降到8.1‰、10.7‰和20.1/10万，总体上优于中高收入国家平均水平。但我国仍面临居民营养不足的问题，营养不足造成的营养缺乏病仍然是影响国民健康的一个重要因素。因此，本章主要讨论营养缺乏病，而营养过剩等营养不良在其他章节论述。

第一节　营养缺乏病概论

营养缺乏病（nutritional deficiency）是人体由于一种或多种营养素长期摄入不足而引起的各种相应的临床表现或病症。如地方性甲状腺肿、维生素C缺乏症、缺铁性贫血、眼干燥症等都属于营养缺乏病，是分别由于碘、维生素C、铁、维生素A等摄入不足造成的。需要特别注意的是，个体在不同的生长发育时期对各种营养素的需要量是不同的，因此不能用同一套标准衡量营养素摄入是否充足；特别是对于处于特殊生理时期的个体，由于其对某些营养素的需求量增加，如果供给不足或不合理，将很容易导致各种营养缺乏病。社会经济、文化、环境等因素均可影响营养缺乏病的流行。尽管营养缺乏病更多考虑的是贫穷的问题或食物供应的问题，但不是所有的贫穷都会造成营养不良；反之，在一些食物供应丰富、经济条件好的人群和家庭中，由于饮食习惯等原因仍有营养不良的发生。

一、营养缺乏病的分类

营养缺乏病按发生原因可分为原发性营养缺乏病和继发性营养缺乏病，前者主要是由于饮食中营养素摄入不足引起的，后者则是在食物或营养素供应正常情况下，由多种因素造成的机体对营养素的利用发生了障碍而引起的营养缺乏病。除此以外，营养缺乏病也可根据所缺乏的营养素种类，或者根据人群的不同而划分。

（一）原发性营养缺乏病

原发性营养缺乏病是指单纯由营养素摄入不足而引起的一系列症状的疾病。根据营养素的缺乏程度，可以将原发性营养缺乏病分为两类：严重的营养缺乏病和轻微的营养失调，前者是指营养素缺乏导致活体组织的功能严重损害，如心脏活动、视觉、能量代谢或组织的生长；后者主要表现为烦躁及外表组织器官的变化，如皮肤损伤、关节失去反应等。

原发性营养缺乏病的流行与分布资料显示，2016年有1.55亿5岁以下儿童发育迟缓。尽管在全球范围内，发育迟缓率从2000年的33%下降到2016年的23%，按目前的趋势看，到2025年将会有1.3亿儿童发育迟缓，尽管比2012年的水平下降了40%，但仍比世界卫生大会提出的全球目标高0.3亿。发育迟缓发生率目前在东非、中非、西非、南亚和大洋洲（不包括澳大利亚和新西兰）最高，超过30%的5岁以下儿童年龄别身高过低。目前从绝对值看，大部分发育迟缓儿童生活在亚洲（8700万）和非洲（5900万），且非洲是儿童发育迟缓人数增加的唯一区域，增加部分半数在西非。2016年，世界各地估计有5200万不满5岁的儿童身体消瘦。2016年全球消瘦率是7.7%（5170万），约1700万儿童为重度消瘦。南亚的比例高达15.4%，远远高于其他区域。东南亚的比例为8.9%，非洲的比例稍低，但仍高于全球营养目标（2025年儿童消瘦率降低并保持在5%以下）。除儿童外，老年人也是营养不良的易感人群，然而，老年人营养不良往往得不到确诊，各类营养不良在全球的患病率也难以深入评估。英国一项研究表明，对老年人进行包括人体测量、临床生化检验和膳食评估在内的综合评估，发现老年人中蛋白质-能量营养不良的患病风险在11%～19%之间，同时发现该疾病也伴随着维生素C和维生素D的缺乏以及类胡萝卜素水平的低下；一项在印度南部农村地区的老年人中开展的研究发现：超过60%的调查对象存在蛋白质-能量摄入不足；在伊朗开展的一项研究则表明，老年人营养不良的患病率为12%；中国2012年60岁以上老年人贫血患病率为 12.6%。在低社会经济群体中，老年人营养不良的患病率更高。

严重原发性营养缺乏病的后果十分严重，不仅可导致儿童体格和认知能力不足，对疾病的抵抗力降低，而且可出现较高的死亡率和残疾率。营养不良儿童，尤其是那些存在严重急性营养不良的儿童，死于诸如腹泻、肺炎和疟疾等常见儿童病症的危险更高。营养相关因素对 5 岁以下儿童死亡的贡献率达到约 45%。此外，儿童期发育迟缓将会影响其青春期、成人期的健康；老年人营养不良增加了其身体虚弱，造成自我照顾能力下降，甚至影响其认知功能。营养不良不仅造成个人痛苦，也会增加公共卫生系统负担，制约经济社会的可持续发展。

（二）继发性营养缺乏病

继发性营养缺乏病是在食物或营养素供应正常情况下，由多种因素造成的机体对营养素的利用发生了障碍而引起的营养缺乏病。继发性营养缺乏病可由多种原因导致。引起营养素摄入和吸收过少的原因主要有药物、情绪低落、食欲不佳等，而手术创伤、放疗、化疗、内外科并发症、院内感染都减少了营养素的储存。恶性肿瘤、慢性肺病和充血性心力衰竭等疾病加速和加大了组织蛋白质和能量的消耗，某些恶性肿瘤引起胃肠道的严重疼痛、梗阻和食欲减退，腹腔放疗引起的放射性肠炎可造成吸收障碍，化疗药物经常有营养抵抗、减少营养素利用的作用。肿瘤组织的快速生长，导致对营养素需求量的增加，也可造成相对的营养不良或缺乏。另外一些特殊的生理状况，如妊娠、体温升高等，也可造成一定时期内相对的营养消耗和需求增加，如不能合理补充，也有可能造成某些营养缺乏问题。

二、营养缺乏病的原因

营养缺乏病的原因较为复杂，是一个或多个因素引起营养素摄入不足或身体对营养素吸收利用能力降低的结果。

（一）食物供给不足

自然灾害和社会政治经济因素（人口增长、资金缺乏、食物价格飞涨）是造成食物供给不足的主要原因。食物是营养的重要来源，食物供给不足将直接影响个体各种营养素的摄入。

（二）食物中营养素缺乏

在食品供应量足够的情况下，天然食物中营养物质缺乏，包括食物本身缺乏某种营养素、种植食物的土壤中营养素的缺乏等；食物加工方式不当也会造成食物中某些营养素的破坏和损失；不合理的饮食方式导致膳食失衡也会增加营养缺乏病的发生风险。

（三）营养吸收不良

食物因素（含有某些抑制营养素吸收的成分、食品卫生问题）、药物、个体生理状态（胃肠功能异常）等因素会影响机体对营养素的吸收。

（四）营养素利用减少

正常情况下，营养素吸收和消耗的数量保持着平衡。疾病状态会影响营养素的利用，如肝脏疾病、代谢缺陷病，此外，药物—营养素的相互作用也会造成营养素利用减少。

（五）营养素消耗和排泄增加

多种因素引起的营养素消耗和排泄增加是引起某种或多种营养素不足的重要原因。

（六）营养素需要量增加和营养素破坏增加

机体生理（生长发育旺盛、妊娠、哺乳）或病理状态（肿瘤、甲状腺功能亢进和慢性阻塞性肺部疾病）下营养素需要量增加往往会引起营养素的相对缺乏，从而造成相关营养缺乏性疾病。

三、营养缺乏病的预防和治疗

营养缺乏病不仅影响个人的健康发展，也不利于国家、社会的可持续发展。因此，预防和治疗营养缺乏病具有重要意义。营养缺乏病的防控主要注意以下 4 个方面：

（一）食物多样化

增加食物数量和品种。通过相应的改善项目，增加水果、蔬菜生产的种类和鱼、家禽或家畜的产量及消费量。尤其在营养缺乏病的高危人群中，更应该重视。由于可以同时提供多种营养成分，食物多样化是改善人们营养状况的首选方式。

（二）食物强化

根据 WHO 的定义，食物强化是指特意提高食物中某种必需营养素，即维生素和矿物质的含量，以便改善食物供应的营养质量，并以最低的健康风险获取公众健康收益。当前主要的食物强化有碘强化、铁强化、维生素 A 强化、B 族维生素强化、维生素 D 强化。在众多营养改善措施中，食物强化策略能以合理的成本快速改善人群营养状况。

（三）营养素补充剂

营养素补充剂是指通过片剂、胶囊或糖浆的形式大剂量补充微量营养素的方法。在发展中国家，最常见的是孕期妇女补充铁和叶酸，以及婴儿、5 岁以下儿童及产妇补充维生素 A 的补充剂。维生素 A 补充可以在体内储存 4～6 个月，一年只需补充 2～3 次；而水溶性维生素和矿物质不能长期在体内储存，需要经常补充。营养素补充剂可以快速控制已经出现症状的营养缺乏，是特殊人群营养素补充的最佳方式。

（四）原发疾病的治疗

原发性营养缺乏病，以及造成继发性营养缺乏的原发病均应该针对病因进行治疗，补充剂量要适宜，要从营养素之间的相互关系综合考虑，循序渐进，充分利用各种食物来补充营养素的缺乏。严重的营养缺乏病可能需要补充营养素补充剂来进行治疗。

第二节　蛋白质-能量营养不良

蛋白质-能量营养不良（protein energy malnutrition，PEM）是一种由于蛋白质和（或）能量摄入不足引起的营养缺乏病。

蛋白质-能量营养不良是世界上常见的营养缺乏病，在成年人和儿童均有发生，但处于生长发育的儿童最为敏感，是全球 5 岁以下儿童死亡的重要原因。2017 年 WHO 的报告显示，在全球范围内的 5 岁以下儿童中，约有 1.5 亿（22.2%）发育迟缓，约有 5100 万（7.5%）存在消瘦，其中有 1600 万为严重消瘦。从地域分布上看，非洲和东南亚 5 岁以下儿童的发育迟缓发病率最高，为 34%；东南亚 5 岁以下儿童的消瘦率和消瘦人数均最高，分别为15.3%和2700万。在2003年，蛋白质-能量营养不良影响全球约1/4的儿童，目前这一数字有所下降，但情况仍然严峻。

2013年中国6岁以下儿童生长迟缓率为8.1%，低体重率为2.5%。在2012年全国营养调查中，我国6~17岁儿童青少年生长迟缓率为3.2%，消瘦率为9.0%；18岁及以上居民低体重营养不良率为6%；60岁以上年龄组居民低体重营养不良率为6.1%；75岁以上老人消瘦率10.1%。蛋白质-能量营养不良仍是我国面临的一个重要公共卫生问题。

一、蛋白质-能量营养不良的分类和临床表现

PEM可根据营养缺乏的程度划分为轻度、中、重三度；还可根据发病过程分为急性、亚急性和慢性三种。PEM的临床表现因个体差异、严重程度、发病时间等因素而不同。临床症状包括体重不增和减轻，皮下脂肪减少和消失，以及全身各器官系统不同程度的功能紊乱。临床上一般分水肿型(kwashiorkor)、消瘦型(marasmus)和混合型(marasmic-kwashiorkor)3型。

(一) 水肿型

水肿型(kwashiorkor)PEM是能量摄入基本满足而蛋白质严重不足的营养缺乏病。Kwashiorkor病例通常发生在饥荒或食物供应不足的地区，发达国家较为罕见。水肿型营养不良也称kwashiorkor症，“Kwashiorkor”是从生活在阿克拉(加纳首都)的加族人语言衍生而来，原意是指当第二个孩子出生时，大孩子不能得到母亲全心的照顾而患的疾病，即忽略了较大孩子断乳期的营养。

水肿型PEM患者的体重在其标准体重的60%~80%之间，主要表现为水肿、皮肤改变、头发改变、黏膜损伤、腹泻、表情冷漠等。与消瘦型PEM患者相比，Kwashiorkor患者还保留部分体脂，体重减轻不明显，但其生长仍处于停滞状态。具体临床表现如下：

1. 水肿 水肿情况主要取决于蛋白质缺乏的程度，同时也取决于盐和水的摄入量。凹陷性水肿常见于腹部、腿部，也可能遍布全身，包括面部，最明显是下肢。腹水和胸膜渗出通常较轻，如果临床上检查出来，提示有感染存在。

2. 皮肤 皮肤改变的主要表现有色素沉着、皮肤红斑、皮肤过度角化和鳞样改变或剥脱，可累及机体任何部位，以下肢、臀部和会阴部的皮肤损害最常见，其受损程度最为严重，着力点和皮肤皱褶处可出现溃疡，严重的病例可出现压疮。

3. 头发 Kwashiorkor患者头发细软、稀少、变色、变脆、易脱落，黑人头发失去其特有的卷曲。头发的颜色改变需要经过一段时间，一般反映1~3个月儿童的营养状况。

4. 精神状态 表情冷漠或情绪不好是其特征，有些患者可发生类似帕金森病的震颤。

5. 贫血 患者常常存在一定程度的贫血，一些患者可发生严重贫血。

6. 其他 患者可出现黏膜损伤，如口角炎、唇炎、肛门周围溃疡等；胃肠道症状常见水样便或大量稀便，肝脏增大；还可发生低血压、低体温和心动过速，患者血尿素氮、血清肌酐和胆固醇水平低于正常，容易伴发脱水、低血糖、感染和酸中毒等。

(二) 消瘦型

消瘦型(marasmus)PEM是由于蛋白质和能量摄入均严重摄入不足的营养缺乏病。“marasmus”一词来源于希腊语“marasmos”，原意指消耗、衰弱，由于各种形式的能量摄入不足所致。消瘦型PEM可见于任何严重营养不良人群，但多见于婴幼儿。患儿体重降低，常低于同龄儿的60%，严重的消瘦型营养不良儿童似“皮包骨”“小老头”。

消瘦型PEM患者体重、体温均低于正常，如果病程较长，身高也会低于相应的标准身高。主要表现为生长发育迟缓、消瘦无力和贫血等，患者抵抗力下降，容易感染其他疾病而死亡，无水肿表现。

此外，Marasmus患者皮下脂肪减少甚至消失，肌肉萎缩、无力，皮肤黏膜干燥、萎缩；神情冷漠或烦躁易怒；多数患者感饥饿，也有患者食欲不振；腹泻常见，多为水泻或稀便，量多，大便呈酸性，如伴胃肠道感染，腹泻症状加重；腹部因无脂肪呈舟状腹或因胀气呈蛙状腹，腹壁薄甚至可见到肠蠕动或摸到大便包块。

(三) 混合型

以上两种情况并存即为混合型PEM，其临床表现界于水肿型和消瘦型之间，被部分学者认为是营养不良中最严重的一种。患者体重低于标准体重的60%，存在水肿情况。

PEM对生长发育期的儿童影响最为严重，儿童Kwashiorkor和Marasmus的主要特征如表7-10-1所示。

表7-10-1 儿童Kwashiorkor和Marasmus的特征

项目	Kwashiorkor	Marasmus
年龄	3~13岁儿童	小于2岁的幼儿
原因	蛋白质摄入不足	蛋白质、能量、维生素和矿物质严重缺乏或吸收功能受损
发病速度	发病快，急性PEM	发展缓慢，慢性PEM
体重下降	体重下降不明显	体重下降明显
肌肉、脂肪	肌肉部分消耗，保留部分体脂	严重的肌肉和脂肪消耗
体重	体重是同年龄儿童平均体重的60%~80%	体重小于同年龄儿童平均体重的60%
水肿	水肿	没有明显的水肿
肝脏	增大的脂肪肝	没有脂肪肝
情绪	焦虑、易激惹、易悲伤	焦虑、淡漠
食欲	没有食欲	可能有食欲
毛发	毛发干、脆、易脱落、颜色改变	毛发稀疏、细黄、干枯、脱发
皮肤	有皮损	皮肤干瘦、弹性差

引自：Whitney E，Rolfes SR. Understanding Nutrition 11the ed. Thomson Wadsworth，2008：221.

二、蛋白质-能量营养不良的病因和易感人群

（一）病因

由于社会、自然、生理、病理等因素使能量和蛋白质摄入不足时，都可能导致蛋白质-能量营养不良。常见的原因有：

1. 膳食因素

（1）食物摄入过少：由于贫穷、战争、自然灾害等原因造成的食物短缺、食物供应紧张，以及宗教、错误的健康理念等原因使食物摄入量过少。

（2）低蛋白质、低能量膳食：对婴儿人工喂养不当，摄入过多的精制碳水化合物，过少或过稀的高蛋白质食物，胎次过密迫使缩短较大孩子母乳喂养的时间是引起儿童蛋白质-能量营养不良的常见原因；过长时间使用流质、软食则是患者发生蛋白质-能量营养不良的常见原因。医院静脉输注葡萄糖作为维持生命的唯一能源的患者，可以很快发生蛋白质-能量营养不良。

原发性营养不良与自然灾害（如旱灾、水灾、地震等）、社会动乱、战争等造成的食物短缺有关。在一些发展中国家，人口多、土地少、经济落后等，导致食物的生产和供应不足。我国随着经济、文化的发展，因食物匮乏所致营养不良的儿童已显著减少。目前，我国婴幼儿蛋白质营养不良的主要原因是家长喂养知识缺乏，喂养不当使婴幼儿能量、蛋白质及相关微量营养素摄入不足，如婴儿期乳类不足，幼儿期低能量、低蛋白密度食物（米粉、稀粥、面汤）摄入过多等。

2. 疾病因素

（1）胃肠道疾病：在发达国家，胃肠道疾病和胃肠切除是蛋白质-能量营养不良的两个重要原因。患胃肠道疾病的患者往往对食物消化吸收的能力差，加上疼痛、恶心、腹泻等胃肠症状，使患者长期处于饥饿状态，因而出现营养不良。胃肠切除手术，短肠综合征、胃肠道瘘、胰腺炎等患者也容易发生营养不良。

此外，由于进食不洁食物引起腹泻而采取的饥饿疗法是导致蛋白质-能量营养不良的另一重要原因，这在发展中国家很常见。

（2）体重严重降低：由于过度节食等原因使体重低于理想体重10%以上，或6个月内体重降低超过10%。

（3）高代谢状态：由于高热、大面积烧伤、败血症、外科大手术、骨折及恶性肿瘤等使蛋白质-能量代谢大大加强。营养素丢失增加如肠瘘、开放性创伤、慢性失血、溃疡渗出、腹泻及呕吐等。

（4）慢性消耗性疾病：如糖尿病、心血管疾病、慢性肺病、肝病、肾病、风湿病等。

（5）使用某些药物或治疗：如采取放疗、化疗的肿瘤患者。

（二）易感人群

1. 婴幼儿，尤其是因胎次过密不能得到母亲照顾的断乳期婴儿，常常发生水肿型营养不良。

2. 由各种各样原因导致的食物摄入量过少、体重减轻的人群。其中，1岁以下的婴儿常发生干瘦型营养不良。

3. 住院患者，尤其是外科患者、胃肠道疾病的患者、患消耗性疾病的患者。

三、蛋白质-能量营养不良的生化和代谢改变

蛋白质-能量摄入不足导致的总结果是体重减轻，实际上是直接或间接地使体内各种器官组织的重量减轻、功能降低。直到20世纪人们才认识到蛋白质-能量营养不良可引起机体全面的损害。要有效地治疗蛋白质-能量营养不良，应充分理解其生化和代谢方面的改变及其发生机制。

（一）短期蛋白质-能量摄入不足的改变

短期摄入的蛋白质、能量不足时，机体首先利用体内储备的能量物质来为重要器官供能，并重新分布体内的蛋白质，结果引起体重减轻、出现负氮平衡。

1. 利用储备的能量　当摄入蛋白质和能量不足时，机体会依靠其自身贮备保持平衡。葡萄糖和酮体是保持大脑功能的必需营养物质，当发生缺乏时，大脑很快受到损害，机体首先利用体内储备的能量物质保证大脑葡萄糖或酮体的供给。同时，这种适应性变化还可保护身体的主要结构成分，特别是蛋白质，以保证体内代谢正常进行。

2. 激素改变　胰岛素水平下降及胰高血糖素水平上升，导致糖原分解和葡萄糖释放，为大脑供能。

3. 动用肌肉蛋白质　胰岛素水平下降引起肌肉蛋白水解和转氨作用。其中肌肉蛋白水解保证了内脏和血浆蛋白的合成。转氨作用是把氨基酸上的氮转至酮酸和α-酮戊二酸，合成丙氨酸和谷氨酸。丙氨酸是肝脏糖异生的前体，可携带氮进入肝脏，也是肠道、淋巴细胞的能量来源，同时也是肾脏合成氨的底物。

4. 体重减轻和负氮平衡　体内糖原、蛋白质与水、钾一起储存于细胞中。在饥饿早期，当机体糖原、蛋白质、脂肪动用供能时，体重会减轻很快，并出现负氮平衡。

（二）长期蛋白质-能量摄入不足的改变

长期蛋白质、能量摄入不足时，体内多种激素水平和身体成分发生明显改变，体重明显降低、各组织器官明显萎缩，出现严重的负氮平衡和一系列临床症状。

1. 激素分泌改变　长期饥饿状态可导致胰岛素水平下降，甲状腺素和性激素分泌减少，皮质醇、生长激素水平增高。

2. 体成分改变　蛋白质-能量营养不良的患者体内水分含量增多，脂肪储存被动用，蛋白质从消耗的肌肉和其他组织丢失，这些变化会改变体内组织的化学成分。要治愈患者，不仅需要使患者体重增加，还应该使患者体内的化学组成从异常恢复到正常。表7-10-2显示了在一个正常的儿童和一个患严重营养不良儿童可能发现的化学组成的差别。

表7-10-2　正常儿童和患严重营养不良儿童的身体成分组成

	正常		营养不良	
	kg	%	kg	%
体重	10	100	5.0	100
水	6.2	62	4.0	80
蛋白质	1.7	17	0.6	12
脂肪	1.5	15	0.1	2
矿物质	0.6	6	0.3	6

3. 贫血 蛋白质-能量营养不良常出现贫血。此时如仅补充铁剂，患者贫血症状不会改善，必须补充蛋白质、能量、铁、多种维生素，全面改善营养才会见效。

4. 免疫功能下降 蛋白质-能量营养不良的患者免疫球蛋白分泌减少，巨噬细胞分泌的细胞分裂素 IL-1 减少，白细胞抗感染的作用减弱，主要使 T-淋巴系统受到损害，使患者抵抗能力下降，容易感染。

5. 疲劳 细胞膜结构发生潜在性改变，Na-K-ATP 泵异常，细胞内钾水平下降，钠水平上升；肝糖原和肌糖原几乎耗竭，这些改变使患者极易疲劳。

6. 心、肝、肾、脑等各器官功能下降 各组织器官萎缩，重量减轻，功能下降。患者心输出量下降，血压下降，肝、肾功能受损，消化吸收功能差、排盐排水能力下降、意识模糊，认知能力下降，甚至出现休克。

四、人体蛋白质营养状况的评价

人体蛋白质和能量营养状况的评价可从其摄入量、实验室检查、人体测量、症状和体征等 4 个方面进行评价。

（一）蛋白质和能量摄入量

用询问、登记或称重的方法，可了解到患者蛋白质和能量摄入量明显低于营养素推荐摄入量；再进一步询问病史，患者往往有营养摄入不足的原因或消耗过多的情况，如长期喂养不当、寄生虫感染、食欲差、慢性腹泻、消化道疾病、外科损伤、消耗性疾病等。

（二）实验室检查

1. 血清学指标及判定

（1）血清总蛋白：60～80g/L 正常，<60g/L 为缺乏。

（2）血红蛋白浓度：蛋白质营养不良者常有贫血。

（3）血清白蛋白（ALB）：ALB 是群体调查时常用的指标。评价标准：>35g/L 正常，30～35g/L 轻度缺乏，25～30g/L 中度缺乏，<25g/L 严重缺乏。当白蛋白低于 30g/L 时，会出现水肿。但白蛋白生物半衰期长（约 20 天），早期缺乏时不易测出。

（4）血清运铁蛋白（TFN）：TFN 生物半衰期较短（8～10 天），能及时反应脏器蛋白的变化。评价标准：2.5～4.3g/L 正常，1.5～2.0g/L 轻度缺乏，1.0～1.5g/L 中度缺乏，<1.0g/L 严重缺乏。但 TFN 的浓度又受血清铁的影响。

（5）血清甲状腺素结合前白蛋白（thyroxine binding prealbumin）：主要功能是运输甲状腺素。生物半衰期 1.9 天。评价标准：157～296mg/L 为正常，100～150mg/L 为轻度缺乏，50～100mg/L 为中度缺乏，<50mg/L 为严重缺乏。

（6）血浆视黄醇结合蛋白（RBP）：是运输维生素 A 醇的特殊蛋白。生物半衰期 10～12 小时。RBP 是评价蛋白质营养不良急性变化的敏感指标。评价标准：40～70μg/L 为正常。但此指标高度敏感，即使在很小的应激情况下，也会有变化，因而临床很少使用。

（7）血清氨基酸比值（SAAR）：蛋白质营养不良的儿童，空腹血亮氨酸、异亮氨酸等必需氨基酸和酪氨酸、精氨酸等非必需氨基酸减少；而其他非必需氨基酸正常或增高。SAAR=（甘氨酸+丝氨酸+谷氨酸+牛磺酸）/（异亮氨酸+亮氨酸+缬氨酸+蛋氨酸）。评价标准：SAAR<2 为正常，>3 为蛋白质营养不良。

2. 尿生化指标及判定

（1）尿肌酐：测定 24 小时尿肌酐可作为瘦体组织营养状况评价的指标，其优点在于成年人体内肌酸和磷酸肌酸的总含量较为恒定，每日经尿排出的肌酐量基本一致；而且运动和膳食的变化对尿中肌酐含量的影响甚微。

（2）尿肌酐/身长指数（CHI）：在肾功能正常时，CHI 指数是测定肌蛋白消耗的指标，也是衡量机体蛋白质水平的一项灵敏的指标。CHI 是患者 24 小时尿肌酐和同性别、同身高的同龄人 24 小时尿肌酐的比值。评价标准：>90% 为正常，80%～90% 为轻度缺乏，60%～80% 为中度缺乏，<60% 严重缺乏。

（3）尿羟脯氨酸指数：羟脯氨酸是胶原代谢产物。营养不良和体内蛋白质亏损的儿童，尿中羟脯氨酸排出量减少。取清晨空腹尿样测定羟脯氨酸的排出量，计算羟脯氨酸指数，作为评定儿童蛋白质营养状况的生化指标。

尿羟脯氨酸指数＝［羟脯氨酸（μmol/L）×体重（kg）］/肌酐（μmol/L）

评定标准：3 月龄～10 岁儿童，尿羟脯氨酸指数>2.0 为正常，1.0～2.0 为蛋白质不足，<1.0 为蛋白质缺乏，<2.0 提示生长缓慢。

3. 免疫功能指标及判定 通常采用总淋巴细胞计数和皮肤迟发性超敏反应来评价细胞免疫功能。

（1）淋巴细胞总数：淋巴细胞一般占白细胞总数的 20%～40%。患者营养不良及应激反应可使其分解代谢增高，或不能进食仅靠输注葡萄糖生理盐水维持，都会使淋巴细胞的生成减少。评定标准为：

正常：淋巴细胞（2.5～3.0）$\times10^9$/L（2500～3000 个/mm^3）

轻度营养不良：淋巴细胞（1.2～2.0）$\times10^9$/L（1200～2000 个/mm^3）

中度营养不良：淋巴细胞（0.8～1.2）$\times10^9$/L（800～1199 个/mm^3）

重度营养不良：淋巴细胞<0.8$\times10^9$/L（<800 个/mm^3）

（2）延迟超敏皮试：细胞免疫功能与机体营养状况密切相关，营养不良时免疫试验常呈无反应性。细胞免疫功能正常的患者，当在其前臂内侧皮下注射 0.1ml 本人过去曾接触过的三种抗原，24～48 小时后可出现红色硬结，呈阳性反应。如出现 2 个或 3 个斑块硬结直径>5mm 为免疫功能正常。其中仅 1 个结节直径>5mm 为免疫力弱，3 个结节直径都<5mm 则为无免疫力。一般常用的皮试抗原（致敏剂）有流行性腮腺炎病毒、白色念珠菌、链激酶-链球菌 DNA 酶、结核菌素、纯化蛋白质衍生物等，可任选其中 3 种作为致敏剂。

（三）人体测量

根据年龄、性别选用适当的人体测量指标，可以较好地反映其营养状况。

1. 身高（长） 身高（长）的增长或线性生长可直接反映机体非脂肪组织（fat-free-mass）的增长，是相对较长时间营养状况的结果。良好营养条件下的儿童线性生长代表非脂肪组织的生长潜能水平，即身高（长）反映生长潜力和持续营养状态。根据 WHO 2006 年生长发育标准，年龄别身高（长）作为儿童健康与营养状态的评价指标之一。

2. 体重　体重的降低可反映与能量贮存相关的脂肪组织的减少，可用以反映近期营养状态，因此体重及其派生指标也被作为评价儿童健康与营养状态的重要指标。

（1）身高别体重（height for weight）：可反映身体比例或生长协调性，反映近期营养状况。

（2）年龄别体重（age for weight）：适用于婴幼儿，既代表线形生长，又代表身体比例。

（3）体质指数（body mass index）：青少年和成年人可用体质指数（BMI，kg/m^2）来评价。BMI<18.5kg/m^2 为营养不良，BMI<17.5kg/m^2 为中度营养不良，BMI<16.0kg/m^2 为重度营养不良。

（4）体重改变：由于我国目前尚无统一的标准体重值，加之身高与体重的个体变异较大，故采用体重改变做指标似更合理。用公式表示为：

体重改变（%）=［平时体重（kg）-现时体重（kg）］/平时体重（kg）×100%

应将体重变化的幅度与速度结合起来考虑，其评价标准见表 7-10-3。

表 7-10-3　体重变化的评定标准

时间	中度体重减轻	重度体重减轻
1 周	1%~2%	>2%
1 个月	5%	>5%
3 个月	7.5%	>7.5%
6 个月	10%	>10%

此外，2015 年欧洲肠外肠内营养学会（ESPEN）发表了新的营养不良诊断标准的专家共识，提出营养不良诊断的 2 个选择：

1）体重指数（BMI）<18.5kg/m^2。

2）在无明确时间段内、体重非人为因素下降>10%，或者 3 个月内体重下降>5%；在此基础上，符合以下两点之一即可诊断。①BMI<20kg/m^2（年龄<70 岁）或 BMI<20kg/m^2（年龄≥70 岁）；②去脂体重指数（FFMI）<15kg/m^2（女性）或 FFMI<17kg/m^2（男性）。

（四）临床症状体征和分级

小儿蛋白质-能量营养不良者临床症状和体征分级情况见表 7-10-4，成人也可参照。

表 7-10-4　营养不良者的临床分级

分级	体重低于正常的百分比	皮下脂肪及肌肉情况	精神状态
第一度（轻度）	<25%	腹部、躯干、大腿内侧脂肪层变薄，肌肉不结实，面色无华	同正常小儿或较差
第二度（中度）	25%~40%	腹部、躯干脂肪层完全消失，四肢、面颊轻度消失，皮肤出现苍白干燥、肌肉松弛、胸背瘦削	抑郁不安，活泼性减少，食欲减退，易患腹泻
第三度（重度）	40%~50%	全身皮下脂肪层完全消失，面颊脂肪亦消失，皮肤皱褶、干枯、无光泽或水肿发亮，肌肉显著消瘦（皮包骨头）、失去弹性，呈老人相	不安、好哭、晚期高度抑制，拒食、反应差，感染时体温不升或稍微升高

五、蛋白质-能量营养不良的预防和治疗

（一）预防

对于蛋白质-能量营养不良应采取多方面综合措施进行预防：

1. 合理膳食　膳食中的能量和蛋白质对生命健康至关重要。每天应摄入足够的能量和蛋白质，并注意充分发挥食物蛋白质的互补作用，全面改善营养。可用多种植物性食物、植物性食物与动物性食物混合食用、混合必需氨基酸补充剂等方法来提高膳食蛋白质的生物价。例如，粮豆混食（如八宝粥），由于豆类的蛋白质含量明显比谷类高，且稻米缺乏的赖氨酸和豆类缺乏的蛋氨酸可相互得到补充，这种方式能大大提高其生物学价值。

2. 减少感染　及时诊断、治疗营养不良和感染，降低两者的相互影响。营养不良幼儿很容易感染疾病，而感染儿童又很容易患营养不良。已发生营养不良的患者，要注意预防呼吸道和消化道感染，并尽早作出诊断，赶早治疗处理；发生腹泻的儿童应优先采取公共卫生措施，找出病源、及时处理，尽早给予口服补液，喂养适合腹泻儿童的食品，预防营养不良的发生。

3. 社会营养措施　国家或地区政府应积极采取政府约束和行动推动营养不良的预防工作。组织医师、营养师、公共健康工作者及教育者积极参与到蛋白质-能量营养不良的防治中来，针对蛋白质-能量营养不良人群采取切实有效的营养措施和公共保健措施。在实施社会营养措施同时，还应该关注儿童的护理质量和相关人员的营养健康教育。

（二）治疗

治疗方案应包括提供充足的蛋白质和能量，全面改善营养，纠正并发症，逆转病情发展。

1. 补充蛋白质和能量，全面改善营养　去脂组织的合成需要提供蛋白质、钾、镁和磷，它们都是细胞的基本组成成分。蛋白质-能量营养不良患者体内钾、镁丢失而有钠潴留，所以在补充蛋白质和能量、全面改善营养的同时，还要注意补充这两种矿物质。另外，锌是合成代谢所必需，也不要忽视。

（1）蛋白质和能量补充量和原则：蛋白质-能量营养不良患者摄入的蛋白质和能量应比正常人高。每天要摄入优

质蛋白质 2～2.5g/(kg·bw)和能量 500～625kJ/(kg·bw)[120～150kcal/(kg·bw)];而 1 岁以下的婴儿,则每天需蛋白质 3.5g/(kg·bw)和能量 625kJ[150kcal/(kg·bw)]。

在补充蛋白质和能量时,要注意以下原则:

1) 逐步增加:能量每天可从 167～230kJ[40～55kcal/(kg·bw)]逐步增加到所需要的量,蛋白质每天可从 0.75g/(kg·bw)逐步增加到需要量。可使用低容量的高蛋白高能量浓缩补充剂。不要急于求成,一开始就用很大的量,身体不能耐受。

2) 蛋白质和能量同时补充:当补充营养时,单独过快补充碳水化合物可能引起钠潴留、严重水肿和心力衰竭,而同时补充蛋白质则能较好耐受。因此,用去乳糖的牛奶或酸奶是开始补充营养的最好办法。因为它含有高蛋白低能量,还有合适比例的钾、镁、锌。

3) 尽量保证母乳喂养:对还需要母乳喂养的孩子,要特别注意尽量保证母乳喂养。所增加的补充食物最好是半流质和固体食物,并且这些食物不会影响到母乳喂养。

(2) 选择合适的补充途径:可以根据患者状态及其胃肠道功能等情况来选择营养补充途径,如果胃肠道功能好,要尽量选择口服补充的方法;如果胃肠道功能好,但患者不能正常进食,可选择管饲营养;如果肠内营养明显不足或胃肠道严重障碍,则应选用静脉营养。

1) 口服补充:多数患者可接受口服营养治疗。食物应易于消化吸收。开始进食量和钠盐不宜过多,少食多餐,重症患者可先用流质或半流质饮食。如无不良反应,逐渐增加进食量,直至恢复普通饮食。

对于 6 个月的婴儿,每 3 份的米或面包中应加入鱼肉、鸡蛋、碎肉和豆腐,以提供一份更好的蛋白质-能量混合物。如果是低体重婴儿,应在每 50～100g 的半流质食物中加入一茶匙植物油和两茶匙糖。

2) 管饲:对食欲极度减退,进食困难或神志不清的患者,可经鼻胃管或胃造口管给予营养治疗。在治疗过程中应注意监测血糖、尿素氮、钾、钠、钙、磷水平的变化。

3) 静脉营养:对小肠吸收严重不良、肠梗阻或不适宜长期留置输食管的患者,可用静脉营养治疗。全静脉营养时可按每天每千克理想体重 1～1.5g 平衡的氨基酸混合液供给患者,同时监测患者的血浆蛋白和尿氮排出的情况。

(3) 补充维生素、矿物质:除了补充蛋白质和能量外,开始时还应补充维生素,特别是维生素 A。可以提供 100ml 含蛋白质 3～4g 和能量 130～140kcal 的强化饮料。这种饮料可以由牛奶或酸奶、蔗糖、食油和适量维生素构成。此外,还要提供混合矿物质,包括钾、磷、锌、铁和维生素类。

(4) 及时增加活动量:随着体力恢复,要及时逐渐增加活动量,促进患者恢复。

2. 纠正并发症

(1) 脱水:消耗状态的患者常有脱水。对严重 PEM 患者用体重方法判断有无脱水常很困难,可根据皮肤、唇、口干燥,眼眶下陷(有时不明显),低血压,肢冷、尿量等加以考虑。患者应有足够的尿量,儿童每天至少排尿 200ml,成人至少 500ml。

最好用口服补液来纠正,配方为:葡萄糖 200mmol/L、钠 85～90mmol/L、钾 12mmol/L、碳酸氢盐 9mmol/L、氯 80～90mmol/L。液体要少量多次地饮用,可以根据血压升高,排尿量增加,口渴消失来判断患者的液体量已补足。有胃肠道疾病的患者,需用静脉补充液体。对存在严重酸中毒的患者要设法纠正酸中毒。

(2) 电解质紊乱:临床上常见一些患者并非死于饥饿而是死于治疗时的并发症和电解质紊乱。轻度至中度的代谢性酸中毒经饮食及水、电解质补充后有可能得以纠正。WHO 推荐口服补盐溶液,每升含氯化钠 3.5g、枸橼酸钠 2.9g(或碳酸氢钠 2.5g)、氯化钾 1.5g、葡萄糖 20g(或蔗糖 40g)。频繁呕吐或腹胀者应静脉输液,密切监护患者,根据病情、化验结果调整液体组成、输液量和速度。

(3) 重度贫血:重度贫血者,如血红蛋白低于 40g/L,可多次小量输血,清蛋白浓度过低者可少量输注人血浆清蛋白。

(4) 重视对感染、低血糖症、心力衰竭等并发症的对症处理:如果蛋白质-能量营养不良是继发于其他疾病,要积极进行对因治疗。

3. 群体蛋白质-能量营养不良儿童的处理　对一定年龄的患儿,轻度营养不良者只需要膳食指导、提供合理膳食即可矫正。而对严重营养不良的儿童则必须按以上方法认真对待。

对于大面积范围内有轻度蛋白质-能量营养不良的人群,可以通过营养教育指导,全面改善营养;同时针对该人群研制矿物质和维生素强化食品、赖氨酸强化谷类食品,以保证蛋白质、维生素和矿物质的供给;还要制定有关政策促使有关防治措施落实。

第三节　维生素缺乏病

维生素(vitamin)是维持机体生命活动过程中所必需的一类微量的低分子有机化合物。到目前为止,已被确认的维生素有几十种,如维生素 A、维生素 B、维生素 C、维生素 D 等。它们具有重要且特殊的生理功能,在人体构成细胞成分,以酶和辅基激活剂的形式参与蛋白质、酶、激素和维生素的合成、分解与转化,在机体生长发育、新陈代谢、免疫调节等生理活动中发挥了举足轻重的作用。

(一) 维生素缺乏的分类

维生素缺乏可以分为脂溶性维生素缺乏和水溶性维生素缺乏两大类。

1. 脂溶性维生素缺乏　脂溶性维生素是指不溶于水而溶于脂肪及有机溶剂(如苯、乙醚及三氯甲烷)中的维生素,包括维生素 A、维生素 D、维生素 E、维生素 K 等。在食物中它们常与脂类共存;其吸收与肠道中的脂类密切相关;易贮存于体内(主要是肝脏),而不易排出体外(除维生素 K 外);摄取过多,易在体内蓄积而导致毒性作用;若摄入过少,可缓慢地出现缺乏症状。

2. 水溶性维生素缺乏　水溶性维生素是指可以溶于水的维生素,包括维生素 C 和 B 族(维生素 B_1、维生素 B_2、维生素 B_6、维生素 B_{12}、叶酸等)。水溶性维生素在体内仅有少量贮存，较易自尿中排出，一旦膳食中摄入不足，机体会很快出现缺乏症状，但维生素 B_{12} 例外，它甚至比维生素 K 更容易贮存于体内。

（二）维生素缺乏的原因

在营养素缺乏中，以维生素缺乏比较常见。维生素缺乏的原因通常有以下几方面：

1. 摄入不足　食物短缺，或由于营养知识缺乏，选择食物不当；也可由于食物运输、加工、烹调、储藏不当使食物中的维生素丢失或被破坏。

2. 吸收利用降低　如老人胃肠道功能降低，对营养素（包括维生素）的吸收利用降低；肝、胆疾病患者由于胆汁分泌减少，会影响脂溶性维生素的吸收。

3. 需要量增加　由于维生素的需要量增多，或丢失增加，使体内维生素需要量增加。例如：妊娠和哺乳期妇女、生长发育期儿童、特殊生活及工作环境的人群、疾病恢复期患者，他们对维生素的需要量都增加。

一、维生素 A 缺乏病

维生素 A 缺乏病（vitamin A deficiency）是 WHO 确认的世界四大营养缺乏病之一。本病在发展中国家的儿童中发病比较多见，这些儿童的呼吸道及消化道感染的发病率及死亡率较高，严重威胁着儿童的健康。

（一）发现史

维生素 A 缺乏所引起的夜盲症（nyctalopia），我国古代的医学家早已发现，称之为“雀目”或“鸡盲眼”。1881 年，俄国学者 Lunin 在动物实验研究中发现：靠当时已知的营养物质的混合物，并不能维持动物生命，加入全脂奶粉则可以，故认为维持生命还应有上述已知营养物质以外的一些不可缺少的物质。1915 年 McCollum 及 Davis 从动物油及鱼油中分离出一种可以维持和促进动物生长的物质，并证明：如果仅以精磨米、酪蛋白及矿物质喂饲动物，不能使其发育正常，而在加入这种脂溶性物质之后，动物可以得到正常生长，并命名这种物质为脂溶性 A，以后被命名为维生素 A。

（二）流行情况

维生素 A 缺乏病是许多发展中国家重要的营养缺乏病之一。维生素 A 缺乏比较普遍，在非洲和许多亚洲国家的部分地区呈地方性流行。2009 年 WHO 报告显示，南亚 44%~50%的学龄前儿童患有维生素 A 缺乏。

我国为儿童维生素 A 中度缺乏国家，不同年龄男女儿童之间差别明显，总的趋势为随年龄增大，维生素 A 缺乏率减少。全国 4~5 岁儿童维生素 A 缺乏率为 8%，6 个月以下婴儿维生素 A 缺乏率高达 33.4%，说明 6 个月内婴儿是维生素 A 缺乏的重点人群。

1. 地区　农村维生素 A 缺乏的流行率高于城市，这可能与饮食习惯、营养水平、受教育程度、经济来源等因素有关。

2. 年龄和性别　男女之间在平均血清视黄醇水平和低血清视黄醇的流行上无明显差别，但低血清视黄醇的流行随年龄的增长而呈下降趋势。另外，成年男性血中视黄醇水平比女性高，其吸收率也高于女性，但以夜盲症为主要表现的维生素 A 缺乏，男性则多于女性。婴幼儿和儿童维生素 A 缺乏的发生率远高于成人，可能因为孕妇血中的维生素 A 不易通过胎盘屏障，导致新生儿体内维生素 A 储存量较低，加之与该年龄段生长发育较快，需要量增加有关。

3. 经济状况　多数维生素 A 缺乏的病例来自贫困地区，低血清视黄醇发生率随着家庭人均收入的增加而降低。

（三）病因

维生素 A 缺乏病可由于饮食中的维生素 A 原和维生素 A 不足（原发性维生素 A 缺乏）或因为其生理学利用障碍（继发性维生素 A 缺乏）而导致。原发性维生素 A 缺乏发生于极少食用黄色和绿色蔬菜、水果和肝脏的儿童和成人。婴儿和幼儿早期断奶能够增加原发性维生素 A 缺乏的危险。维生素 A 缺乏病的主要原因有以下几个方面：

1. 摄入不足　食物中维生素 A 和维生素 A 原供应不足，如长期供给淀粉类食物、脱脂乳类；早产儿肝内维生素 A 贮存量更少，对脂肪的吸收能力也更差，而生长发育速度又较成熟儿快。

2. 吸收不良　维生素 A 是脂溶性维生素，当膳食中脂肪含量不足时，会影响维生素 A 和维生素 A 原的吸收，尤以素食者为甚；肝胆系统疾病如肝胆道阻塞性疾病（胆囊炎、胰腺炎、胆管阻塞等）致使胆汁酸分泌入肠道减少甚至缺失，而影响脂类的乳化，视黄醇酯被酯酶水解为脂肪酸与视黄醇受阻，从而影响小肠黏膜绒毛对游离视黄醇的吸收。

3. 消耗过多　重体力劳动需要量增加，但维生素 A 的供给量不能满足机体的需要，导致维生素 A 不足；急慢性消耗性疾病及各种传染病时维生素 A 的需要量会增加，如不能及时补充，则易造成缺乏病。

4. 疾病因素　疾病导致维生素 A 运送、贮存障碍是维生素 A 缺乏的重要原因。视黄醇酯在肝脏内贮藏，被水解为视黄醇和脂肪酸后，视黄醇与 RBP 结合成复合物，随血液循环运送至靶组织，在此过程中，肝脏合成的前白蛋白（prealbumin，PA）对复合物起保护和稳定作用。当发生肝脏疾病如肝硬化、肝炎、肝寄生虫病等，一方面造成维生素 A 的贮存障碍；另一方面引起 RBP、PA 合成减少，造成视黄醇运送障碍，进而导致维生素 A 缺乏。

5. 营养因素　维生素 E 可增加维生素 A 的吸收并具有抗氧化作用，可使维生素 A 在肠道内避免氧化破坏。如维生素 E 不足，可使维生素 A 的吸收降低。蛋白质不足，可影响酶和 RBP、PA 的合成，使维生素 A 的吸收、贮存、运送发生障碍，导致维生素 A 缺乏；蛋白质摄入过多可增加维生素 A 的利用，从而引起较多的消耗。

（四）临床表现

维生素 A 缺乏病，其病变可累及视网膜、上皮、骨骼等组织和免疫、生殖功能。早期表现为暗适应障碍、夜盲，干眼症，皮肤干燥，脱屑、粗糙呈鱼鳞样。

1. 眼部症状　眼部症状最早出现。维生素 A 缺乏对眼部症状的分类，WHO 建议用下列符号标记：即 XN 夜盲、XIA 结合膜干燥、X1B 毕脱氏斑、X2 角膜干燥、X3A 角膜干燥及溃疡、X3B 角膜软化、XS 角膜瘢痕、XF 眼底症状。

（1）眼干燥症：为维生素 A 缺乏患者常见的临床表现。病初因泪腺管被脱落的上皮细胞堵塞而使泪液分泌减少,患者常感眼部不适,发干,有烧灼感,常畏光、流泪,经常眨眼,故本病又称为干眼病。维生素A缺乏时间较久,在睑裂部球结膜靠近角膜缘处,有灰白色微小泡沫状小点散在于表面,随后集成椭圆形再变为三角形白斑,表面微隆起、干燥,不为泪液所湿润,其基底向角膜缘,尖端向眦部,不易擦去,即为毕脱斑(Bitot's spots)。Bitot斑初时在颞侧出现,以后在鼻侧亦可见到。Bitot斑具特征性,对维生素A缺乏的诊断有参考意义。

(2)夜盲症:夜盲是指在黑暗中看不见东西。在未发生夜盲前,先有暗适应障碍。暗适应(dark adaptation)是指眼睛经强光照射刺激后,当强光消失,在黑暗中需要适应一段时间才能看到目标的生理现象。这段在黑暗中不能看到东西的时间称暗适应时间。人的视网膜中锥细胞的视紫蓝质或视青紫质感受强光及红黄蓝3种颜色,为视网膜形成色觉的基础。杆细胞中的视紫红质(rhodopsin),由11-顺-视黄醛与视蛋白结合而成,感觉弱光或暗光,当其吸收光子受到刺激后,引起构形及电位变化,导致神经冲动,从视神经传至大脑形成视觉。当视紫红质感光引起构形改变时,11-顺-视黄醛转变为全-反-视黄醛,然后与视蛋白解离,失去感光能力。而感光能力的恢复,则有赖于视紫红质的再生。在视紫红质再生的过程中,全-反-视黄醛转变为11-顺-视黄醛再与视蛋白结合,又需新的视黄醇氧化为视黄醛来补充。所以维生素A缺乏,视紫红质循环受损并使其水平降低,从而影响视网膜对光的敏感度,导致暗适应障碍以至夜盲。

(3)角膜软化:维生素A缺乏严重时,眼干燥症进一步发展恶化,多见于较后期。初时角膜干燥、角化,失去光泽,其混浊程度由轻而重,感觉逐渐减退以至完全消失。角膜因干燥、混浊而软化,易形成溃疡、穿孔、继发感染,虹膜及晶状体可向眼外脱出,以后角膜可形成瘢痕,导致失明,并可引起继发性青光眼、角膜葡萄肿、眼球萎缩等。

2. 皮肤症状　维生素A能促进上皮细胞分化,维持上皮细胞结构与功能的完整,因此,维生素A缺乏必然对皮肤组织的结构与功能产生影响。其症状主要表现为皮肤干燥、脱屑、粗糙,毛囊出现角化性丘疹,呈圆形或椭圆形、针头大小、暗棕色。皮脂腺萎缩,且其排泄管为角化物堵塞,皮脂腺分泌减少,皮肤干燥并有皱纹,因其外表与蟾蜍的皮肤相似,所以又称"蟾皮症(phrynoderma)"。

3. 骨骼系统　维生素A缺乏可导致细胞数量减少,软骨内骨形成迟缓,骨母细胞活性减弱,因而骨骼硬组织及软组织均受影响。在儿童可见骨组织停止生长,发育迟缓,齿龈增生角化,牙齿生长增加。延缓并可在表面出现裂纹,容易发生龋齿。维生素A缺乏可使破骨细胞数目减少,成骨细胞的功能失控,导致骨膜骨质过度增生,骨腔变小,并压迫周围的组织,产生神经压迫症状。

4. 免疫功能　维生素A缺乏主要表现在黏膜的免疫水平发生变化,不仅使眼、呼吸道、胃肠道以及泌尿生殖道黏膜上皮的完整性受到破坏,而且也会使局部分泌型IgA水平下降。维生素A缺乏时,尽管外周血中性粒细胞数量不会发生变化,但其功能已经受损。

5. 大脑发育　有关维生素A与脑发育的研究表明,视黄酸在胚胎发育期脑发育中起到了重要作用,对脑各部分沿神经板头尾轴区域性分布,神经鞘的形成、分化、小脑、中脑的发育均有影响。

6. 胚胎发育　1933年Hale的研究表明,给早孕猪(40天始)喂以维生素A缺乏的饲料共5个月,其胎仔均为先天无眼畸形。以后的研究又发现缺乏维生素A还可引起仔猪唇裂、肾异位、皮下囊肿等。关于人体的研究资料较少,1980年Hurley曾报道印度一名孕妇患严重的维生素A缺乏,其所生婴儿为早产,并有小头、无眼畸形。孕期严重缺乏维生素A可引起新生儿角膜软化。

7. 缺铁性贫血　维生素A能使铁正常地被红细胞所摄取和利用,促进红细胞的生成。国内外研究已发现,维生素A缺乏时引起的贫血和缺铁性贫血相似,血红蛋白、血细胞比容、血清铁水平降低,而血清铁蛋白正常,肝脏和骨髓储铁反而增加。

(五)诊断和鉴别诊断

维生素A的营养状况可以分为5类:缺乏、较少(呈边缘状态)、充足、过多和中毒。评价维生素A的营养状况应该综合考虑生化指标、临床表现,同时结合生理状况、膳食摄入情况予以判定。常用的评价方法有:

1. 血清视黄醇含量　血清视黄醇含量可用免疫测定法或高效液相色谱法直接检测。正常成年人血清视黄醇浓度约为1.5~3μmol/L(430~860μg/L)。根据WHO建议标准,成年人血清视黄醇水平<0.35μmo/L(100μg/L)可判断为维生素A缺乏;0.35μmo/L(100μg/L)≤血清视黄醇水平≤0.7μmo/L(200μg/L)可判断为维生素A边缘性缺乏。在人群营养调查中,常用6~24月龄婴幼儿、儿童及孕妇血清视黄醇水平<0.7μmo/L(200μg/L)的个体占该群体的百分比来反映人群维生素A缺乏的严重程度,<0.7μmol/L的百分比≥20%、10%~20%、2%~10%分别表示人群重、中、轻度维生素A缺乏。

2. 暗适应能力测定　维生素A缺乏者,暗适应时间延长。测定暗适应功能前须经10名以上维生素A营养状况良好且无眼疾的健康人对仪器进行标定,以每人每日摄入维生素A 1.0万IU,连续7天,然后测定暗适应时间,以95%的上限值作为正常值的参考值。

3. 生理盲点　维生素A供应不足、血浆含量为0.53μmol/L时,生理盲点扩大一倍,每日摄取900μg维生素A可使盲点缩小至正常范围,而且摄取越多,恢复越快。故以生理盲点的变化对判断人体维生素A的缺乏程度是一个较灵敏的指标。

4. 眼科检查　暗适应降低为维生素A缺乏病的早期表现,可作为早期诊断维生素A缺乏病的依据。近年有用视杆暗点测量法(rod scotometry)、视网膜电流图(electroretinography)等检查对维生素A缺乏进行早期诊断,但需特殊设备和训练有素的技术人员。

5. 眼结膜印迹细胞学法(conjunctiva impression cytology,CIC)　结膜印迹细胞学检查为一新发展的技术,对早期发现角膜组织异常有一定帮助。即在维生素A缺乏期间,眼结膜杯状细胞(goblet cell)消失、上皮细胞变大且角化。结膜印记细胞学能正确检测82%~93%的患者和70%~

90%的正常人。当血清中视黄醇或视黄醇相对反应剂量阻断时，诊断的敏感性下降，特异性增加。利用细胞印迹学检测出的维生素 A 缺乏是眼干燥症诊断数量的 5~8 倍。

6. 眼部症状　检查 WHO 将维生素 A 缺乏的眼部症状予以分类，其中角膜干燥、溃疡、角化定为诊断维生素 A 缺乏的有用体征，Bitot 斑用于少儿。

7. 尿液上皮细胞检查　取 10ml 新鲜、清洁中段尿，加 1%甲紫溶液数滴。计数上皮细胞，超过 3 个/mm^3，在除外尿路感染后，可认为是维生素 A 缺乏。

8. 鉴别诊断　本病皮肤表现需注意与下列疾病起的皮疹相鉴别：

（1）银屑病(psoriasis)：发病部位不定，以四肢伸面、头部和背部多见，基底淡红色炎性浸润，上被多层银白色鳞屑，剥离后可见点状出血，病程长，一般冬重夏轻，易反复。

（2）毛囊角化病(keratosis follicularis)：多发生于上臂及股外侧毛囊角化性丘疹而无其他伴发症状，与营养无关，血中维生素 A 水平正常。

（3）毛发红糠疹(pityriasis rubra pilaris)：多发于四肢伸侧、躯干、颈旁和臀部毛囊角化性丘疹，呈圆锥形，丘疹可互相融合成黄红色或淡红色鳞屑性斑片。常有掌跖红斑角化，与营养无关，血中维生素 A 水平正常。

（4）维生素 C 缺乏病：有维生素 C 摄入不足史，毛囊角化见于四肢伸侧、腹部等处，形成角栓，毛囊周围有瘀斑并易出血等表现。毛发卷曲于毛囊内称为螺旋状毛发(corkscrew hair)。

（5）眼结膜实质性干燥症(parenchymatous xerosis)：本病结膜干燥表现需注意与眼结膜实质性干燥症相鉴别。正常情况下，眼的结膜角膜表面覆盖有泪膜层，故角膜结膜富有光泽。当严重沙眼瘢痕、化学或热烧伤、类天疱疮以及 X 线照射后而引起广泛瘢痕组织形成等，使泪膜层形成障碍或结构破坏而引起结膜实质性干燥。

（六）治疗

1. 摄入富含维生素 A 的食物　每日应摄取富含维生素 A 及维生素 A 原的食物，如动物性食品的肝脏、鱼类、蛋类、肉类、禽类、奶类及其制品等，可提供较多的维生素 A；深绿色蔬菜、胡萝卜、番茄、红薯等食物可提供较多的维生素 A 原即 β-胡萝卜素。故应养成不偏食、不挑食的良好饮食习惯。

2. 补充维生素 A　单纯因摄取量不足而致维生素 A 缺乏者，较易治疗。临床可按缺乏程度轻重给予适当剂量的维生素 A。一般仅有眼部症状时，如暗适应差、夜盲、轻度干眼症等可口服维生素 A 每日 1500μg(2.5 万~5.0 万 IU)，一周后能明显改善症状。

对患麻疹、肺炎、腹泻的患儿，具有维生素 A 缺乏的危险，每日口服维生素 A 20 万 IU，连续 2 天，可起到预防维生素 A 缺乏的作用并可使原发疾病减轻。水溶性维生素 A 新型制剂——视黄醇棕榈酸酯(retinyl palmitate)，无论口服或肌内注射，对患者的治疗效果均较油剂为优。

3. 眼部病变治疗　有眼干燥症时双眼可滴消毒的鱼肝油及消炎眼药水防止继发感染。有角膜溃疡者须经眼科及时治疗防止虹膜脱出及粘连，尚须进行全身营养治疗，及时补充维生素 A。

4. 补充维生素 E　给予维生素 A 治疗时，如同时补充维生素 E，可提高疗效。

（七）预防

1. 供给含维生素 A 丰富的食物　如动物性食品、深绿色蔬菜、胡萝卜、番茄、红薯等食物，养成不偏食、不挑食的习惯。

2. 易感人群维生素 A 营养状况的监测　包括对婴幼儿、儿童、孕妇、乳母等易感人群进行暗适应能力、眼部症状、血清视黄醇含量等方面的监测，及时发现亚临床的缺乏者，给予及时纠正。

3. 对易感人群进行干预　婴幼儿是维生素 A 缺乏的易感人群。WHO 在维生素 A 缺乏病高发的发展中国家，推广一次口服维生素 A 20 万 IU，6~8 个月再重复一次，结果证实服药组小儿眼干燥症、呼吸道、胃肠道疾病的发病率及死亡率均较不服药组明显降低。在许多发展中国家，根据年龄每 4~6 个月给予口服补充维生素 A 是最常见的预防措施。在一些高危地区，6~11 个月的儿童给予半量，更小的儿童给予 1/4 量，并注意预防维生素 A 的中毒。妇女产后及时一次给予 20 万 IU 维生素 A(通常在 8 周内)是一种安全有效的改善母亲及其孩子维生素 A 水平的方法；育龄期妇女每天补充≤1.0 万 IU 或每周补充≤2.5 万 IU 的维生素 A 可以安全预防维生素 A 缺乏病。

4. 选用维生素 A 强化食品　适时选用膳食补充剂和维生素 A 强化食品，以提高饮食中维生素 A 的摄入量。

二、维生素 D 缺乏病

维生素 D 是人类生命所必需的营养素，是体内钙平衡最重要的生物调节因子之一。佝偻病(rickets)是最早被认识的一种维生素 D 缺乏病(vitamin D deficiency)。与骨软化症相比，佝偻病具有更高的发病率。

（一）发现史

19 世纪末期“雾都”伦敦终年很少见到阳光，到处可见到患佝偻病的儿童，从婴儿期的方形头颅、鸡胸、漏斗胸，发展到“O”形腿、“X”形腿和成年人的软骨病。早在 1824 年，就有人发现鱼肝油可治疗佝偻病；1924 年美国哥伦比亚大学的赫斯博士和威斯康星大学的斯廷克博士同时发现，用紫外线照射食物和动物后可得到一种抗佝偻病的活性物质；后来还发现，人体经紫外线照射后，也产生了同样的效应，就这样慢慢地揭开了维生素 D 的面纱；最终，人们发现了这种与阳光紫外线照射密切相关的维生素 D，又名其“阳光维生素”。

（二）流行情况

流行病学资料表明，维生素 D 缺乏病主要发生在气温偏低、日光照射不足并缺乏食物维生素 D 来源的人群中。根据血清 25-羟基维生素 D［25-(OH)D］水平研究显示，全世界约有 10 亿人存在维生素 D 缺乏或不足；美国和欧洲老年人维生素 D 缺乏占 40%~80%，沙特、阿联酋、澳大利亚、土耳其、印度、黎巴嫩等国儿童和成人维生素 D 缺乏占 30%~50%。在我国，北方各省明显高于南方地区，内蒙古、黑龙江、吉林均在 50%以上，而广东和海南仅为 16.18%。

南方地区不仅佝偻病的发病率低，而且病情也较轻，发病的季节性变化也不明显。

张巧等对1500名平均45.2岁的贵阳城区健康成年人测定结果显示：①成年人25-(OH)D_3缺乏、不足、正常的发生率分别为52.3%、32.3%及15.4%；②贵阳城区青年、中年、老年人群维生素D缺乏依次为62.8%、40.2%和55.4%。可得出结论，该地区维生素D缺乏普遍，尤其见于老年人及青年人群。

根据在哈尔滨对4岁以下散居儿童进行的调查，佝偻病的发病季节特点是：4月份活动性佝偻病的发病率为43.5%，经过夏季以后，在11月份下降为25.3%。对3岁以下佝偻病儿腕关节X线照片的分析结果表明，急性期佝偻病的高峰期在2~4月份，以后逐渐下降，9月份、10月份最为少见。

资料显示，户外活动少，尤其是冬季不能坚持户外活动的儿童，佝偻病的发病率比户外活动多者高七八倍。对北京、天津、上海等地区进行的大面积普查结果表明，每日户外活动不足2小时的婴幼儿佝偻病的发病率明显地高于户外活动多的儿童，并且这种差别在气候寒冷的地区更为显著，见表7-10-5。

表7-10-5　婴幼儿户外活动时间与佝偻病的关系

每日户外活动时间	佝偻病发病率/%			
	北京	天津	上海	哈尔滨
2小时以上者	9.60	13.66	13.37	27.60
2小时以下者	25.78	27.02	18.98	67.10

摘自：吴光驰等(1980).

（三）发病机制

维生素D缺乏的临床症状和发病机制决定于维生素D的生理功能。其内分泌体系包括以下过程：皮肤中7-脱氢胆固醇光照转变为维生素D_3或经膳食摄入维生素D；肝脏将维生素D代谢成为25-(OH)D，25-(OH)D是循环血液中维生素D的主要形式；肾脏转变25-(OH)D生成两种基本的加羟基代谢产物，1α,25-$(OH)_2$D和24R,25-$(OH)_2$D；这些羟化产物被系统转运至外周末梢器官：羟基化产物，特别是1,25-$(OH)_2$D，与核受体结合后产生相应的生物学效应。在将维生素D_3转变成其活性代谢产物的过程中，需要三种酶的参与，一种是肝脏酶（维生素D_3-25-羟化酶），另外两种是肾脏酶[25-(OH)D_3-1α-羟化酶，25-(OH)D_3-24R-羟化酶]。这三种酶都是细胞色素P-450混合功能氧化酶。两种肾脏酶都存在于肾脏近曲小管的线粒体中。

维生素D内分泌系统的最重要调节点在于对肾脏25-$(OH)_2D_3$-α-羟化酶活性的严格控制。通过这种方式，1α,25-$(OH)_2D_3$激素的产量可根据生物体对钙和其他内分泌的需要被调节。主要的调节因子是1α,25-$(OH)_2D_3$自身、甲状旁腺激素(parathyroid hormone,PTH)和血清钙磷浓度。当血液中1α,25-$(OH)_2D_3$低时，肾脏1α,25-$(OH)_2D_3$的产量就高。当血液中1α,25-$(OH)_2D_3$高时，肾脏1α,25-$(OH)_2D_3$的输出量就急剧下降。

维生素D对钙代谢的调节主要是通过其活性代谢产物对肠、肾、骨等靶组织的作用来实现的。在维生素D的各种代谢产物中，1α,25-$(OH)_2D_3$调节钙、磷代谢的生物活性最强。1α,25-$(OH)_2D_3$主要通过以下三个方面的作用使血清钙、磷的含量增加：①促进肠道钙、磷的吸收和运转，增加钙、磷在体内的存留；②提高肾小管对钙、磷离子重吸收的能力，使尿钙、磷的排出量减少；③在PTH的参与下，促进骨盐的吸收，动员钙、磷释出。

低钙、低磷膳食时，血钙、血磷降低，PTH升高，使25-$(OH)_2D_3$-1α-羟化酶活性增强，1α,25-$(OH)_2D_3$的生成增加；相反，高钙、高磷膳食，血磷升高，PTH减少，降钙素(calcitonin,CT)增加时，抑制1α-羟化酶的活性，使1,25-$(OH)_2D_3$的生成减少。

1. 维生素D缺乏对肠钙、磷吸收的影响　维生素D对肠钙吸收的影响是由于维生素D的活性代谢物有促进肠黏膜上皮细胞合成钙结合蛋白(CaBP)的作用。维生素D缺乏的小鸡肠黏膜组织中CaBP消失。维生素D_3缺乏的小鸡，其十二指肠中CaBP的含量随着维生素D_3补充剂量的增加而增加。

1,25-$(OH)_2D_3$在肾脏生成后，与血浆维生素D转运蛋白结合，再被转运到肠黏膜细胞浆膜面，以扩散方式进入肠黏膜上皮细胞，与细胞质中的胞质受体结合构成复合体，到达胞核时1,25-$(OH)_2D_3$再与核受体结合，诱导产生CaBP的信使核糖核酸(mRNA)和蛋白质。后者主要在肠黏膜上皮细胞刷状缘将到达肠黏膜的钙离子结合运转到细胞内，然后由线粒体或胞质中的囊泡将钙离子运转到细胞的基侧膜，经碱泵作用，以与Na^+交换的方式将Ca^{2+}排出细胞，进入血液循环。

维生素D缺乏时，1,25-$(OH)_2D_3$的生成减少，肠钙吸收率下降，这是血钙降低的一个重要原因。维生素D缺乏的儿童，冬季肠钙的吸收率在10%左右，补充维生素D后，肠钙吸收有明显的升高，用动物实验也观察到类似的现象。

2. 维生素D缺乏对肾脏的影响　维生素D缺乏时，血钙降低，刺激PTH分泌增加，后者使肾小管对钙的重吸收增加，使尿钙排出减少，但PTH可抑制肾小管对磷的重吸收使尿磷增加，因此，维生素D缺乏时可发生低磷血症。资料显示，正常儿童尿磷的重吸收率为83.5%，轻度佝偻病患儿为43%，重度患儿为33.8%，恢复期患儿为51.4%。病情重者恢复速度慢，有消化不良或营养不良者更慢。

维生素D缺乏时，血磷降低影响中枢神经系统的调节功能，机体的氧化过程受抑制，代谢减慢，酸性代谢产物在体内积聚，可引起慢性酸中毒和酮尿症。骨内钙、磷的沉积减少，枸橼酸的含量也有明显的降低，但尿中羟丁氨酸、赖氨酸和甘氨酸等氨基的排出量增加。慢性酸中毒可加重大脑皮层调节功能的障碍，使自主神经功能减退，所以佝偻病患儿有多汗、烦躁不安、睡眠中易惊醒等症状。

3. 维生素D缺乏对骨的影响　维生素D直接或间接地参与骨内进行的所有过程：骨细胞的增生、分化，骨基质的形成、成熟和钙化，骨质的重吸收等；维生素D对骨钙、磷的沉积与释放，对体液酸碱度的调节，对骨的结构和物理性能都有直接的影响。资料显示，维生素D是软骨钙化所必需。维生素D的活性代谢物促进骨盐的转运。骨组织培养实验证明，1,25-$(OH)_2D_3$的效应比25-(OH)D_3大

100倍，但维生素D却无此作用。1，25-(OH)$_2$D$_3$ 与PTH的作用相似，能诱导破骨细胞的生成，并使其功能加强，靠破骨细胞内溶酶体释放的酶和有机酸对骨质进行溶解、吸收，以利于新骨生成。

正常情况下，血清钙、磷浓度适宜（钙磷乘积>40），软骨细胞在骨骺附近排列成行，毛细血管侵入后，软骨基质逐渐被吸收，由骨组织代替，进行钙化。维生素D缺乏时，骨基质不能钙化，干骺端软骨细胞无秩序地增生，类骨质增加，所以骺板变宽、变厚、不规则且向四周膨胀，骨小梁也为不能钙化的类骨质包围。此外，长骨的干骺端（腕踝及肋骨软骨交界处）肥大隆起也是佝偻病特有的体征。

（四）病因

维生素D及钙、磷的原发性缺乏和代谢异常可导致病理性维生素D缺乏。引起佝偻病的原因归纳如下：

1. 日光照射不足　天然食物中少数食品含有一定量的维生素D。因此，对于许多人来讲，日光照射条件下皮肤生成的维生素D是体内的主要来源。维生素D缺乏的影响因素有：皮肤暴露的面积、时间、季节、气候、云层、空气污染、纬度、起居环境、皮肤色素沉着、防晒霜、衣着、户外活动时间和年龄等。根据对我国进行的大面积普查结果，东北地区3岁以下小儿佝偻病的发病率明显地高过华北和西北地区，长江流域的发病率低于华北和西北地区，而高于南方地区。从不同季节佝偻病病情的发展来看，也证明日光照射与维生素D缺乏的关系，佝偻病的发病随着日光紫外线强度的变化而变化。

根据阎怀成等于1986年对北京地区母乳喂养婴儿进行的跟踪调查的结果，婴儿血浆中25-(OH)D$_3$ 的浓度与其每天在户外活动的时间显著相关，每周户外活动800～1000分钟，可以维持血中25-(OH)D$_3$ 的浓度在正常范围内。

由于普通的玻璃也能将大部分日光紫外线吸收，所以职业的性质与维生素D营养状况的关系显而易见，室内工作与户外工作者血浆25-(OH)D$_3$ 的含量有着显著的差别。

2. 维生素D的供给量及钙、磷摄入不足　在日光照射不足的条件下，食物维生素D的供给量与维生素D缺乏病的发生关系密切。维生素D$_3$ 可经日光照射在皮肤中产生，对于日光暴露水平欠理想的人群，特别是在冬季的几个月中，维生素D就成为了一个真正的维生素，必须定期由膳食供应。此外维生素D的需要量还依赖于不同的年龄、性别、日光暴露程度、季节和皮肤中色素的含量。以很少日光照射或无日光照射条件下，预防维生素D缺乏病的需要量作为最低需要量，每天2.5～5.0μg（100～200U）的维生素D$_3$，可以预防佝偻病的发生，7.5～10μg（300～400U）的维生素D$_3$ 可以进一步增加肠钙的吸收，促进骨质的生成和生长发育，但再加大剂量至20μg（800U），则无更大的效应。

正常情况下，人体只有10%～20%的维生素D来自膳食（鱼、蛋、强化乳制品等）摄入，动物性食品是未经强化的天然食物中主要的维生素D来源。但一般的植物性食物、水果和干果类食物含维生素D极少。一般的动物性食品中虽然含有少量的维生素D，但普通膳食中的含量也难以满足机体的需要（表7-10-6）。没有充分的日光照射、喂养不当和缺少富含维生素D的食品是婴幼儿发生佝偻病的主要原因。特别是早产儿、多胎儿，由于先天不足，维生素D及钙、磷储存量少，出生后生长又比较迅速，更容易发生维生素D缺乏病。

表7-10-6　一些动物性食品中维生素D的含量（U/100g）

食品	含量	食品	含量
黄油	35	沙丁鱼	1500
干酪	12	小虾	150
鳕鱼	85	牛奶	0.3～4
奶油	50	人奶	0～40
蛋黄（每个）	25	牛肝（生）	9～40
大比目鱼	44	小牛肝（生）	0～15
鲱鱼（罐头）	330	猪肝（生）	40
鲭鱼	120	鸡肝（生）	50～65
鲑鱼（罐头）	220～440	羊肝（生）	20

资料表明，母乳喂养的婴幼儿发生佝偻病较少，病情也较轻，这可能与多方面原因有关。母乳中钙的利用率较高。人乳中钙磷比例约为2∶1，易于吸收。牛乳中钙、磷含量虽然比较多，但比例不合适（1.2∶1），吸收较差，所以牛乳喂养婴儿佝偻病的发病率较高；给缺乏维生素D的乳母补充维生素D后，婴儿的佝偻病可以好转，表明维生素D可以通过母乳供给婴儿。母乳中含有与维生素D有特殊亲和力的蛋白质，其亲和力大于血清结合蛋白，所以能将维生素D浓集到乳汁中供给婴儿。

此外，维生素D缺乏病不仅与食物供给量有关，与食物的钙、磷含量比例及其他成分也有关。维生素D的主要作用是促进肠钙的吸收和骨质生成。食物钙含量丰富可以弥补轻度的维生素D不足。在维生素D缺乏的情况下，增加的钙、磷供应量并不能防治佝偻病，但缺少钙、磷或蛋白质过多，即使受日光照射不少，仍易发生轻度的佝偻病。

3. 其他营养素　食物中的其他营养素与佝偻病的发生也有一定的关系。目前有观点认为镁与骨质疏松和佝偻病的发生有关。镁对佝偻病发病的影响可能不是通过维生素D而作用的。维生素A与骨的代谢也有密切的关系，其机制可能在于通过与维生素D竞争受体而发挥作用。维生素C与吡哆醇是胶原形成和成熟的重要辅助因子，维生素C缺乏时，胶原合成障碍是小儿成骨及牙齿发育不良的主要因素。

4. 维生素D及钙、磷的肠道吸收障碍　维生素D作为脂溶性维生素，其吸收完全依赖肠道的脂质吸收能力。此外，维生素D代谢需经肝肠循环。所以，胃肠道疾病、肝病都能引起维生素D缺乏。

5. 其他原因　肝和肾是活化维生素D的主要器官，肝肾疾病时可直接影响维生素D的正常代谢，如婴儿肝炎综合征、肝内胆道闭锁等。

（五）临床表现

佝偻病的临床表现主要是神经精神症状和骨骼的变化。

1. 神经精神症状　为佝偻病初期的主要临床表现，可持续数周至数月，与低血磷引起的神经功能紊乱有关，表现为多汗、夜惊、好哭等。多汗与气候无关，由于汗液刺激，患儿经常摩擦枕部，形成枕秃或环形脱发。

2. 骨骼表现　骨骼的变化与年龄、生长速率及维生素D缺乏的程度等因素有关。

(1) 头部：

1) 颅骨软化：佝偻病早期表现，多见于3~6个月婴儿，轻者前囟边缘软化，闭合延迟。重者颞枕部呈乒乓球样软化，以手指按压枕、顶骨中央，有弹性。

2) 头颅畸形：由于骨膜下骨样组织增生，致额、顶骨对称性隆起，形成"方颅""鞍状头"或"十字头"。

3) 前囟门闭合延迟：前囟门大，可迟至2~3岁才闭合。

4) 出牙晚可延至1岁出牙，至3岁才出齐。严重者牙齿排列不齐，牙釉质发育不良。

(2) 胸部：

1) 肋骨串珠：肋骨骺端肥大，即在肋骨与肋软骨交界区呈钝圆形隆起，外观似串珠，以第7~10肋最显著。向内隆起有时可2~3倍于向外隆起，可压迫肺而致局部肺不张，并易患肺炎。

2) 胸廓畸形：1岁以内小儿胃肋骨软化，胸廓因受膈肌收缩而内陷，呈现沿胸骨下缘水平的凹沟，称为赫氏沟(Harrisons groove)。2岁以上患儿可见有鸡胸等胸廓畸形；剑突区内陷，形成漏斗胸。

(3) 四肢及脊柱：

1) 腕、踝部膨大：长骨干骺端肥大，尤以腕部明显，桡骨、尺骨端呈钝圆形隆起，形似"手镯"与"足镯"，6个月~3岁的重度佝偻患儿多见。

2) 上下肢畸形：上下肢均可因承重而弯曲变形，能爬行时可发生上肢弯曲，较大的儿童能站立行走时则发生下肢变曲，出现O形腿(膝内翻)或X形型腿(膝外翻)。检查时取立位，两腿靠拢，膝关节相距3cm以下者为轻度O形腿，3~6cm者为中度，6cm以上者为重度。X形腿的检查标准与此相同，但检查时两膝合拢，测两踝间的距离。脊柱受重力影响可发生侧向或前后向弯曲；骨盆前后径短，耻骨狭窄。

3) 脊柱弯曲：可有脊柱侧弯或后凸畸形，严重者也可见骨盆畸形(髋外翻)，女性严重患儿成年后可因骨盆畸形而致难产。

3. 其他表现　佝偻病患儿一般发育不良，神情呆滞，条件反射的建立缓慢且不巩固。能直立行走的时间也较晚。兼有营养不良的儿童常有毛发稀疏、枕秃、面色苍白、贫血、肌肉及韧带无力、腹部膨大、肝脾大等现象。由于低血钙，6个月以下的小儿常出现肌痉挛或手足搐搦，更大些的儿童可有骨痛、骨变形等表现。

临床上根据病情分型：轻型以神经精神症状为主，骨骼变化不显著；中度患儿头部、胸部及四肢有较明显的骨骼变形，并有轻度的全身症状；重型佝偻病患儿骨骼变形及全身症状明显。急性佝偻病的症状发展迅速，骨质变化以软化为主，多见于6个月以下的婴儿；亚急性佝偻病症状的出现比较缓慢，骨质变化以增生为主，多发生于年龄较大的儿童；复发性佝偻病症状的反复与季节、生活及喂养情况、其他疾病及过早停止治疗等因素有关。

4. 实验检查　佝偻病各期血清钙、磷及碱性磷酸酶变化见表7-10-7。

表7-10-7　佝偻病各期的几个血液生化指标的变化

指标	初期	活动期	恢复期	小儿正常值
血清钙	短期下降以后正常	降低	逐渐恢复	100~120mg/L(2.5~30mmol/L)
血清磷	降低	更低	恢复最快	40~60mg/L(1.29~1.94mmol/L)
钙磷乘积	<35	<30	>30	>40
碱性磷酸酶	稍增高	更高	恢复最慢	5~28金氏单位，6~12菩氏单位

碱性磷酸酶活性升高在佝偻病病程中出现较早，而恢复最晚，故在临床诊断及治疗观察中价值较大。

对于临床症状和体征表现不典型的亚临床佝偻病，可测定血清中25-$(OH)_2D_3$水平，低于50mmol/L认为存在维生素D缺乏，临床可见在典型佝偻病患者几乎为零，维生素D治疗后可显著回升，是可靠的生化指标。

5. X线检查　X线改变以骨骼发育较快的长骨为明显，尤以尺桡骨远端及胫腓骨近端更为明显。各期X线表现为：初期或轻症者的改变不显著，干骺端钙化带可有轻度模糊，以尺桡骨端为明显。激期或重症：干骺端钙化带消失，呈毛刷状，常有杯口状凹陷；骺线显著增宽，骨质稀疏，皮质变薄，伴有不完全性骨折及下肢弯曲畸形。恢复期：钙化带重新出现，但仍不太规则，杯口状改变渐消失，骨密度渐恢复正常。

(六) 维生素D的缺乏与慢性病

2011年，美国医学科学院在制定钙和维生素D的膳食推荐摄入量时，明确指出钙和维生素D的许多非骨骼健康效应相关，及时补充维生素D有益于防治以下疾病：①癌症/肿瘤，所有癌症包括乳腺癌、结直肠癌/结肠息肉、前列腺癌；②心血管疾病和高血压；③2型糖尿病和代谢综合征(肥胖)；④跌倒和身体活动能力障碍；⑤免疫应答，包括哮喘、自身免疫性疾病；⑥1型糖尿病；⑦炎症性肠病和克罗恩病；⑧多发性硬化症；⑨风湿性关节炎；⑩系统性红斑狼疮(感染性)；⑪肺结核；⑫流行性感冒/上呼吸道感染；⑬神经心理功能性疾病，包括自闭症、认知功能障碍、抑郁症等。

(七) 诊断与鉴别诊断

低血钙、低血磷和血清碱性磷酸酶活性是佝偻病和骨软化症生化改变的典型表现。血清钙磷乘积也被认为是诊断佝偻病或骨软化症的指标之一。但钙、磷溶解度乘积在骨软化症患者与正常人之间有部分重叠，所以在钙磷乘积正常的情况下，也能发生骨软化症。对于维生素D缺乏病需要根据病史、症状、体征、化验及X线检查作出全面的诊断。

1. 诊断　凡早产、双胎、人工喂养,接受日照少,经常患病及生长发育快的乳儿,应作为佝偻病易患儿,作进一步的检查。可按下列标准对佝偻病进行确诊(表7-10-8)。

表 7-10-8　佝偻病诊断项目

项目	主要条件	次要条件
临床症状	多汗、夜惊	烦躁不安
体征	乒乓头,方颅,肋串珠、鸡胸,手足镯,O形腿,典型肋软沟	枕秃、方颅、肋软沟
血液钙磷乘积	<30	30~40
碱性磷酸酶活性(金氏法)	>28U	20~28U
腕骨X线片(干骺端)	毛刷状/杯口状	钙化带模糊

凡符合下列条件之一者均可诊断为活动性佝偻病:①具两个主要症状加一个主要体征;②具一个主要症状加两个主要体征;③具两个主要症状而无体征/仅有次要体征,宜作X线及生化检查,阳性时方可确诊;④具一个主要体征而无症状/仅有次要症状,宜作X线或生化检查,阳性方可确诊;⑤未满3个月婴儿出现"乒乓头"体征,应有两个主要症状,>3个月者,除"乒乓头"外,还应具一个主要/次要症状;⑥单纯腕骨X线检查有毛刷状或杯口状改变。

分期:符合上述条件者为活动期;症状减轻、钙化带重现为恢复期;仅有体征而无症状,血生化及X线检查均正常者为后遗症期。

分度:①轻度:体征轻微,仅见方颅,超过3个月者,"乒乓头"范围小于一指者;②中度:"乒乓头"范围大于一指或有肋串珠,轻度鸡胸,轻度O形腿者;③重度:明显鸡胸,"O"形腿,手、足镯者。

2. 鉴别诊断

(1) 克汀病(呆小病):系先天性甲状腺功能不全引起,具特殊面容和体态:眼裂小、眼距宽、鼻根宽平、舌大常伸出口外,四肢短小、躯干相对较长,头发稀疏,皮肤干、粗,可有黏液性水肿。表情呆滞,智力明显低下。

(2) 脑积水:均匀性头颅增大,呈进行性,伴前囟门增大、膨隆,颅骨缝分离,两眼下视呈"落日状",严重者有视神经乳头水肿、呕吐、肢体痉挛颅压增高证候。

(3) 软骨营养障碍:为遗传性软骨发育障碍性疾病,有头大、前额及下颌突出、鼻根平坦的特殊面容,四肢及手指短粗、五指齐平,上身量与下身量显著不成比例,腰椎前凸、臀后凸。血钙、磷正常。X线见骨干粗短、干骺端增宽,无佝偻病典型改变。

(4) 低血磷性抗维生素D佝偻病:系性染色体显性或常染色体显性/隐性遗传性疾病,又称家族性低磷血症。系先天性肾小管回吸收磷及肠道钙磷吸收、转运原发性缺陷。特点为:常有家族史;多1岁后出现症状和体征,3岁后仍可有佝偻病活动期的临床表现;尿磷增加而血磷降低;对维生素D常规治疗剂量无效,须同时口服磷1.5~20g/d。

(5) 先天性成骨不全:骨骼脆,易折,常因多次骨折而致四肢弯曲畸形,X线见骨皮质菲薄,有骨折和畸形,最大特点为合并有耳聋及巩膜蓝色。

(6) 先天性肌弛缓:肌肉韧带松弛,关节过度伸屈,但血生化及骨X线检查正常。

(八) 治疗

佝偻病治疗目的在于控制活动期,防止畸形和复发。充分利用日光紫外线和选用维生素D丰富的食品,对佝偻病的治疗有积极作用。

初期:维生素D 5000~10 000U(0.125~0.25mg)/d,口服,疗程1个月;不能口服者用维生素D_2 40万U(10mg)或维生素D_3 30万U(7.5mg)肌注,多数患者一次则可,少数患者一个月后可再注射一次。

活动期:维生素D 1万~2万U(0.25~0.50mg)/d,口服,疗程1个月,不能口服者可肌注维生素D_2 40万U(10mg)或D_3 30万U(7.5mg),可根据病情注射2~3次,间隔1个月;并适当补充钙剂和维生素A、维生素B、维生素C等。

恢复期:可使用"夏季晒太阳,冬季服AD"的办法,维生素D用量为10万~25万U(2.5~6.25mg),一次口服或肌注。

后遗症期:加强体育锻炼,对骨骼畸形者采取主动或被动方法矫正,胸部畸形可作俯卧位抬头展胸运动;下肢畸形可作肌肉按摩(O形腿按摩外侧肌,X形腿按摩内侧肌),增加肌张力以矫正畸形。

(九) 预防

维生素D性佝偻病的预防应从以下两方面抓起:

1. 孕妇25-$(OH)_2D_3$水平与胎儿期的预防　妊娠期间,尤其在孕晚期25-$(OH)_2D_3$可通过胎盘转运至胎儿,使脐血25-$(OH)_2D_3$浓度接近或较母亲25-$(OH)_2D_3$浓度低20%左右,是新生儿维生素D储备的主要来源。对孕妇及新生儿维生素D水平的调查研究显示,新生儿维生素D水平与孕母维生素D水平有较强的正相关性。除美国白种人外(孕母及新生儿25-$(OH)_2D_3$均值为80.4及67.4nmol/L),几乎所有研究的孕妇及新生儿25-$(OH)_2D_3$平均水平都在50nmol/L以下。因此,《维生素D缺乏及维生素D缺乏性佝偻病防治建议》(以下简称《建议》)中提出妊娠后3个月补充维生素D 800~1000U/d为佳。

2. 0~18岁儿童的预防　2013年报道,在我国新生儿维生素D仍处于缺乏状态,接受调查的受检对象中无一例25-$(OH)_2D_3$水平达到50nmol/L,其中,<25nmol/L的中、重度维生素D缺乏新生儿占72.8%,因此《建议》提出应该于出生后即开始补充维生素D,以期减少维生素D的缺乏及维生素D缺乏性佝偻病的发生。此外《建议》认为维生素D缺乏及维生素D缺乏性佝偻病的预防应从围产期开始,以婴幼儿为重点对象并持续到青春期,并进行广泛宣传教育,使父母学到相关知识。

三、维生素K缺乏病

维生素K缺乏病(vitamin K deficiency)是一种以出血为特征的营养缺乏病,主要发生在新生儿及小婴儿。该病发病急,病死率和致残率高,严重危害婴儿健康。维生素K缺乏可发生任何部位的出血,但最严重的是颅内出血。维生素 K 缺乏是婴儿颅内出血的主要原因。维生素 K 用来预防和治疗新生儿维生素 K 缺乏性出血[1894 年 Townsed 首次使用新生儿出血性疾病(hemorrhagic disease of newborn,HDN)来命名该病],已在许多国家得到广泛应用。

1934 年,丹麦科学家首先发现维生素 K,证实其为脂溶性维生素。1937 年,Brinkhous 证实正常新生儿凝血酶原(凝血因子Ⅱ)水平低下。1939 年,Waddll 和 Nygaard 等提出给予维生素 K 可以提高新生儿凝血酶原水平,明确了维生素 K 预防和治疗 HDN 的作用。20 世纪 50 年代,欧美许多国家普遍应用维生素 K 预防 HDN,但发现黄疸的发生率明显上升,以致人们对维生素 K 预防 HDN 产生怀疑。但研究发现是应用水溶性维生素 K_3 引起,维生素 K_3 可诱发新生儿黄疸。

(一) 流行情况

维生素 K 缺乏病分为临床维生素 K 缺乏病和亚临床维生素 K 缺乏病,其流行病学情况分述如下:

1. 临床维生素 K 缺乏病　临床维生素 K 缺乏病的主要表现是出血,故又称为维生素 K 出血症。在 20 世纪 50 年代,新生儿出血性疾病在母乳喂养儿中发病率可达 1%~2%。1961 年,美国儿科学会营养委员会提出,新生儿出生后予以小剂量维生素 K_1 0.5~1.0mg 肌内注射预防新生儿出血性疾病。西欧国家由于普遍使用维生素 K,迟发性维生素 K 缺乏出血率如下:瑞典为 5.1/10 万,瑞士为 7.6/10 万,德国为 1.4/10 万,荷兰为 1.1/10 万。发展中国家婴儿维生素 K 缺乏出血症发病率较高,约为 0.6‰~3‰。本病多发在发展中国家,其原因可能是:①家庭分娩率高,家庭分娩一般不用维生素 K;②母亲营养状况差;③母乳喂养;④滥用口服抗生素;⑤腹泻发病率高。

我国婴儿维生素 K 缺乏出血症在发展中国家处于较高水平。1993 年烟台地区进行的婴儿维生素 K 缺乏群体调查资料表明,城区发病率为 3.15‰,农村丘陵山区发病率为 14.28‰。1997 年 7 省自治区 14 个市县 31 649 名婴儿维生素 K 缺乏出血症的流行病学调查表明,婴儿维生素 K 缺乏引起出血发病率平均为 2.40‰,城市为 1.84‰,农村县为 2.86‰,14 市县发病率波动在 0.4‰~6.88‰;纯母乳喂养儿出血发病率为 2.91‰,人工或混合喂养婴儿出血发病率 1.12‰。

性别:男性多于女性,国外资料男女之比为 1.70~2.01∶1,国内资料 1.88∶1。

季节:日本全国调查资料以 5~10 月为高发季节。我国七省、自治区调查无明显季节性。

年龄:维生素 K 缺乏出血绝大多数发生于出生 2 个月以内。国外资料 2 个月以内占 94%,国内临床资料为 85.3%。七省、自治区群体调查维生素 K 缺乏出血症 97.4% 发生于出生后 3 个月以内。

2. 亚临床维生素 K 缺乏病　亚临床维生素 K 缺乏是指婴儿体内缺乏维生素 K,但临床尚无出血。这些亚临床维生素 K 缺乏婴儿,在某些因素(如感染、腹泻、肝胆疾患等)的影响下,随时可能发生出血,甚至颅内出血。

(二) 病因

1. 维生素 K 缺乏病出血原因　新生儿及小婴儿易于发生维生素 K 缺乏性出血的原因有:

(1) 凝血因子低下:凝血因子随年龄增加,凝血因子Ⅱ、Ⅶ、Ⅸ、Ⅹ在新生儿期仅为正常成年人的 30%~60%,出生后 6~8 周接近成人水平。

(2) 母体内维生素 K 难以通过胎盘:母亲血中维生素 K 浓度一般为 1ng/ml 左右,而脐带血中维生素 K 仅为母血的几十分之一或更低,造成新生儿及小婴儿血中维生素 K 水平低下。妊娠后期母亲使用维生素 K 后,新生儿脐血中可以测得维生素 K。

(3) 新生儿及小婴儿合成维生素 K 能力不足:新生儿及小婴儿合成维生素 K 的肠道菌群不足。新生儿及小婴儿生长发育快,维生素 K 的需要量明显增加,这种合成能力不足,更加重了维生素 K 的缺乏。

2. 维生素 K 缺乏出血与母乳喂养的关系　95% 以上维生素 K 缺乏出血发生在纯母乳喂养婴儿。母乳喂养是新生儿及婴儿出血的重要因素,原因如下:

(1) 母乳中维生素 K 含量低:母乳中维生素 K 含量低,而新鲜牛奶中维生素 K_1 的含量为母乳的 4~10 倍,有些国外配方奶中维生素 K_1 的含量是母乳的数十倍。

(2) 母乳中含有多种抗体:母乳中所含抗体有利于减少呼吸道疾病和肠道感染,但它能抑制肠道内合成维生素 K_2 的正常细菌(如脆弱杆菌和某些大肠埃希菌)的生长,因此母乳喂养婴儿小肠产生维生素 K 的菌群数量比牛奶喂养婴儿的菌群少,以致母乳喂养婴儿血中维生素 K 含量低于牛奶喂养婴儿。

3. 当发生如下状况时,新生儿及婴儿易患维生素 K 缺乏病:

(1) 妊娠期母亲接受某些药物治疗:妊娠期母亲接受抗惊厥药(苯巴比妥、苯妥英钠),抗凝血药(肝素、双香豆素、华法林),抗结核药(异烟肼、利福平),化疗药物(环磷酰胺、6-巯基嘌呤)等药物治疗。这些药物可加快体内维生素 K 的降解氧化,阻断维生素 K 的还原,是导致早发性新生儿出血病的主要原因。

(2) 婴儿肝胆系统疾病和代谢性疾病:先天性胆道闭锁、胆管扩张、胆汁淤积、新生儿肝炎、乳儿肝炎、巨细胞病毒感染、α-抗胰蛋白酶缺乏症等疾病可造成肝细胞损害,凝血因子合成减少,胆汁分泌减少或缺乏,导致维生素 K 吸收障碍,引起维生素 K 缺乏。

(3) 胃肠道感染:腹泻(尤其是慢性腹泻)时肠道菌群紊乱,肠道内的正常菌群减少,合成维生素 K_2 的功能受阻。肠炎时肠道维生素 K 的吸收不良,大便排出增加,使维生素 K 缺乏。

(4) 长期使用抗生素:较长时间使用 β-内酰胺类抗生素(如头孢类抗生素)可抑制肠道正常菌群繁殖,使维生素 K_2 合成受阻,此外,还可抑制凝血因子的羧化反应,使凝血因子活性降低,产生凝血因子低下性出血。

(三) 发病机制

凝血因子Ⅱ(凝血酶原)、Ⅶ、Ⅸ、Ⅹ的合成和激活需要维生素 K,称为维生素 K 依赖因子。此外,抗凝血因子(c 蛋白、s 蛋白)的合成也需要维生素 K。维生素 K_1 80% 由肠道吸收,经 β-脂蛋白转运到肝。维生素 K 代谢过程发生在肝细胞微粒体中，在磷酸辅酶Ⅰ的作用下转化成维生素K氢醌。维生素K氢醌与γ-谷氨酸羧化酶共同作用，使维生素K依赖因子（凝血因子Ⅱ、Ⅶ、Ⅸ、Ⅹ）中无活性的谷氨酸残基转化为γ-羧基谷氨酸残基。羧化后的r-羧基谷氨酸残基具有更多的钙结合位点，螯合钙离子的能力增强，在钙离子的参与下与血小板膜磷脂结合，产生凝血活性。未羧化的维生素K依赖蛋白缺乏这种功能。当维生素K缺乏时，凝血因子Ⅱ、Ⅶ、Ⅸ、Ⅹ等不能羧化，不具有凝血活性，因此维生素K缺乏易导致出血。

常用的维生素K有四种：维生素K_1，脂溶性，广泛存在于绿色植物中，是食物中维生素K的重要来源，吸收时需胆盐参与；维生素K_2，脂溶性，主要由肠道细菌合成，肠道菌种不同，其合成的维生素K_2侧链长度不同，吸收时需胆盐参与；维生素K_3、K_4是人工合成的水溶性维生素，吸收时无需胆盐参与。

（四）临床表现

1. 临床类型

（1）按年龄分类：目前国际上对婴儿维生素K缺乏病的分类多采用Lane的按出血发生年龄分类的方法，分为三型：①早发性新生儿出血：出生后24小时内出血；②典型新生儿出血：生后1~7天出血；③迟发性出血：出生1周后发病。见表7-10-9。

表7-10-9 Lane对维生素K缺乏病的临床分类

类型	年龄	常见出血部位	病因	出生后维生素K预防	备注
早期新生儿出血症	0~24小时	头部血肿 颅内出血 胸腔内出血 脐部出血	1. 母亲使用药物、抗凝剂、抗惊厥剂、抗痨剂、化疗药物 2. 原发性	无效	此型常危及生命，需要对高危妇女进行管理指导，分娩前维生素K_1治疗
典型新生儿出血症	1~7天	胃肠道 皮肤 鼻	1. 原发性 2. 继发性	有效	母乳喂养儿发生率高
迟发型出血症	8天~12个月	颅内 皮肤 胃肠道	1. 原发性 2. 继发性腹泻吸收不良 长期用抗凝剂 长期用抗生素	有效 但不够	母乳喂养儿颅内出血的常见病因，抗生素的应用可加重

（2）按病因分类：按照发病原因可分为特发性和继发性维生素K缺乏病。特发性维生素K缺乏病的原因有：①生后凝血因子低下；②维生素K胎盘转移障碍；③母乳中缺乏维生素K；④肠道合成维生素K的菌群不足；⑤生长发育快，维生素K需要量增加。

继发性维生素K缺乏病的原因：①肝胆系统疾患造成凝血因子合成障碍；②腹泻等胃肠道感染造成肠道菌群紊乱；③维生素K吸收不良；④长期使用抗生素；⑤服用抗凝血药物。

（3）按有无出血分类：分为维生素K缺乏出血症及亚临床维生素K缺乏。亚临床维生素K缺乏是指血液检测维生素K低下，维生素K缺乏诱导蛋白（PIVKA-Ⅱ）阳性，凝血酶原时间延长而未发生出血者。

2. 临床症状

（1）早发性新生儿出血症：常发生在生后24小时内，可危及生命，病史可追溯到其母亲妊娠期服过作用于维生素K代谢的药物，如双香豆素、抗惊厥药（苯巴比妥、苯妥英钠）、抗生素等，出血的程度不一，以头皮血肿多见，可出现脐部出血、胸腔及消化道出血，少数可发生颅内出血。

（2）典型新生儿出血症：常在生后2~5天发生。婴儿出生时正常，随后产生出血。出血可急可缓，程度可轻可重。最常见的是胃肠道出血，可吐血或便血，吐出物呈棕色，便血轻者有2~3次如胎便样黑便，重者有黑便及鲜血便，甚至可导致休克、死亡。其次是皮肤出血，轻者为瘀点，可扩大成瘀斑，甚至血肿。取血及注射部位渗血不止；脐部出血，且与脐带结扎不当无关。其他部位及颅内出血少见。

（3）迟发性新生儿出血症：出生1周后发病。发生在全部以母乳喂养或以母乳喂养为主，且出生时未给维生素K的婴儿，多发生致命性的颅内出血。颅内出血是维生素K缺乏病最严重的临床表现，严重威胁婴儿生命。病死率为18%~50%，幸存者约50%留有神经系统后遗症。维生素K缺乏颅内出血主要发生在迟发性维生素K缺乏病，发生率25%~100%。

维生素K缺乏的颅内出血发病前多为完全健康的母乳喂养儿，发育正常，无外伤史，少数可伴有腹泻、呼吸道感染，或肝胆疾患。颅内出血发病年龄多在出生2周~1岁以内，绝大多数为2个月以内。临床表现为突然发生的面色苍白、拒奶、尖叫、呕吐、嗜睡或昏迷、前囟饱满或隆起、颅缝开裂、肢体抽搐或痉挛、双眼上吊或凝视、瞳孔散大且不等大，伴对光反射异常、呼吸节律不齐或暂停。可伴有皮肤瘀斑或紫癜，肌内注射处出血、消化道出血、鼻出血或肺出血。颅内出血最常见部分为蛛网膜下腔、硬膜下及脑室内出血，眼底检查，腰穿呈血性脑脊液，脑B超及CT检查可判断出血部位。

3. 实验室检查　主要通过检测凝血因子及活性间接反映维生素K缺乏。Lane总结维生素K缺乏的实验室发现如下。

异常发现：

（1）凝血酶原时间（PT）延长（测定Ⅱ、Ⅶ、Ⅹ因子）。

（2）部分凝血活酶时间（PTT）延长（测定Ⅱ、Ⅸ、Ⅹ因子)。

(3) 血栓形成延长(测定Ⅱ、Ⅶ、Ⅹ因子)。

(4) Ⅱ、Ⅶ、Ⅸ凝血因子减少,Ⅹ因子活性降低。

(5) Ⅱ因子凝血活性/Ⅱ因子抗原比例减少。

正常发现:

(1) 凝血酶原时间(PT)(测定纤维蛋白原转化为纤维蛋白)。

(2) 纤维蛋白原。

(3) 血小板计数。

(4) Ⅴ、Ⅷ、Ⅺ、Ⅻ因子凝血活性。

(5) Ⅱ、Ⅶ、Ⅸ、Ⅹ因子抗原含量。

20世纪80年代后,国外诊断维生素K缺乏症有两种特异性、敏感度高的实验室检查:

(1) 维生素K检测:采用高效液相色谱加荧光法。

(2) PIVKA-Ⅱ:是无凝血活性的凝血酶原前体蛋白。当它存在时表示维生素K缺乏,而使用维生素K以后PIVKA-Ⅱ消失,因此PIVKA-Ⅱ是判断维生素K缺乏特异的敏感标志。

(五) 诊断及鉴别诊断

1. 诊断

(1) 根据病史和母乳喂养、孕妇服药及新生儿或婴儿存在肝胆系统疾病、慢性腹泻史,结合临床表现诊断并不困难,但由于不少临床医师对此病认识不足,误诊病例较多。

(2) 日本松本提出迟发性维生素K缺乏出血病的6条诊断条件,欧洲也提出类似的诊断条件,如下:

1) 母乳喂养儿。

2) 生后2~3个月内突然发病。

3) 急性或亚急性颅内出血(腰椎及硬脑膜下穿刺、脑扫描、开颅术)。

4) 呕血、便血、皮下出血,注射部位出血不止。

5) 给予维生素K后出血倾向及贫血表现得以改善。

6) 予以维生素K、新鲜血、凝血因子制剂后不能查明为其他颅内出血的原因。

因为不能明确具备其中几个条件可以诊断,且以上诊断条件不包括早发性及典型性维生素K缺乏出血症,所以实际诊断时按照上述条件有一定难度。

(3) 参考日本及欧洲的诊断条件,我国婴儿维生素K缺乏研究协作组提出了婴儿维生素K缺乏的诊断标准。

主要指标:

1) 突然出现的出血:颅内出血、消化道出血、肺出血、皮下出血、出血部位出血不止等。

2) 实验室检查血小板、出血时间正常,而凝血酶原时间(PT)延长或部分凝血活酶时间(PTT)延长,或PIVKA-Ⅱ阳性,或血清维生素K浓度低下或测不到。

3) 给予维生素K后出血制止,临床症状得以改善。

次要指标:

1) 3个月以内小婴儿。

2) 母乳喂养。

3) 母亲妊娠期有抗惊厥、抗凝血、抗结核及化疗用药史。

4) 肝胆疾病史。

5) 长期服用抗生素史。

6) 反复腹泻史。

凡具备3项主要指标或2项主要指标及3项次要指标者可诊断为维生素K缺乏出血病例。

2. 鉴别诊断 婴儿维生素K缺乏出血症可发生任何部位的出血,但最多见的是颅内出血、胃肠道出血、头颅血肿及皮肤出血。需要与引起上述出血的其他疾病鉴别:

(1) 颅内出血:应与窒息引起缺氧缺血性脑病及产伤造成损伤性颅内出血进行鉴别。缺氧性及损伤性颅内出血都在分娩过程中出现,颅内出血发生早,大多发生在出生后的24小时以内。而维生素K缺乏引起的颅内出血多发生在出生一周后,以发生在生后2~8周的迟发性维生素K缺乏病为主。由于新生婴儿凝血酶原低下,血中普遍维生素K不足,缺氧性及损伤性颅内出血新生儿常同时有维生素K缺乏的存在,处理上也要注意给予维生素K_1。

(2) 胃肠道出血:应与新生儿咽血综合征及先天性消化道溃疡等鉴别。咽血综合征是新生儿出生时咽下母亲产道的血液,于生后不久即发生呕吐。呕吐物呈深色,也可有少量便血,洗胃后即止吐。先天性消化性溃疡可有吐血、便血。实验室检查无凝血机制障碍,使用维生素K_1后仍出血。

(3) 头颅血肿:产伤也是头颅血肿的重要原因,常伴有分娩时的胎位不正、胎头吸引及产前助产史。产伤头颅血肿新生儿也可同时有维生素K缺乏。

(4) 皮肤出血及其他部位出血:先天性血小板减少性紫癜,可在1周内发生出血,但血小板显著减少,而维生素K缺乏出血病,血小板正常。各种感染、硬肿症严重时可发生弥漫性血管内凝血(DIC)而致皮肤及多部位出血等,但常有原发病的存在。

(六) 治疗

1. 婴儿使用维生素K_1,1.0mg即能纠正严重维生素K缺乏所致的出血,用药数小时后可减轻,24小时内完全纠正,一般不需大剂量使用。一次使用维生素K_1 10~25mg一般不会引起中毒症状或高胆红素血症,但新生儿使用维生素K_3、维生素K_4等人工合成维生素K可引起溶血性贫血和核黄症,一般不宜使用。

2. 严重出血应给予新鲜血或血浆10~20ml/kg,补充凝血因子,迅速纠正出血。

3. 有颅内出血、颅内压增高表现时,可使用甘露醇0.5~1.0g/kg,每日2~4次;地塞米松0.3~0.6mg/kg,每日2~4次等予以处理。重症颅内压增高予以呋塞米1.0mg/kg,待颅内压降低,可减量并逐步停药,一般使用2~3天。

(七) 预防

控制婴儿维生素K缺乏出血症的关键是预防,包括食物补充,牛奶强化及服用维生素K制剂。

1. 妊娠期间及哺乳期间母亲补充维生素K 深色绿叶蔬菜、肝脏、鱼肉、海带、紫花苜蓿、奶酪、蛋黄、海藻类、鱼肝油、植物油中含有丰富的维生素K,孕妇和乳母食用以上食物利于减少婴儿维生素K缺乏。

2. 给婴儿食用新鲜牛奶或强化维生素K的配方奶 新鲜牛奶中维生素K的含量较高,婴儿食用可预防维生素K缺乏。奶粉在制作过程中维生素K损失大,常常不能测得维生素K。婴儿食用的配方奶必须强化维生素K才能保证给婴儿提供足够量的维生素K。国外许多婴儿配方奶中都强化维生素K_1,美国和德国的配方奶中维生素K_1浓度达到50~100ng/ml。

3. 维生素K制剂 国际上使用维生素K预防的总趋势由肌注改为口服、由1次变为多次、由婴儿服用扩展为母亲服用。

(1) 孕妇维生素K_1的应用:目前主张对孕期服用上述药物的孕妇,服用维生素K_1预防早发性新生儿出血症。服用方法为:①从孕32~36周起每日口服维生素K_1 10~20mg每天1次,直至分娩;②对于临产的孕妇,分娩前1~4小时肌注或静滴维生素K_1 5~10mg。国内外资料表明,孕晚期使用维生素K_1后,新生儿脐血维生素K水平明显提高,PIVKA-Ⅱ阳性率明显降低。

(2) 新生儿、婴儿维生素K的应用:婴儿维生素K缺乏病的治疗和预防,国际上普遍使用维生素K_1,日本使用维生素K_2。一般不主张使用人工合成的维生素K_3、维生素K_4,因为维生素K_3、K_4可使新生儿黄疸加重,增加核黄疸的发生,造成婴儿死亡或终生残疾。新生儿出生后使用维生素K主要用于预防典型HDN及迟发性维生素K缺乏性出血。

目前主要有以下几种方法:①出生后新生儿肌注维生素K_1 1.0mg或口服2.0mg 1次,此方法简单有效,但对迟发性维生素K缺乏性出血效果有限;②母乳喂养儿每日服用25μg,从出生服至3个月,但每日坚持服用困难较大;③出生后口服维生素K_1 2mg,1周及1个月时5mg,共3次;④出生时口服维生素K_1 1.0mg或2.0mg,以后每周1次至3个月。以上预防方法,以每周1次服用方法获得最为满意的效果,而且这种服用方法不会发生维生素K的蓄积中毒。

口服用药方便,且可减少注射的痛苦和副作用。国外预防用药总趋势是口服预防,并改片剂为小颗粒剂,更利于新生婴儿服用。但口服用量一次不宜过大,一般为1.0~2.0mg,用药量大,可致新生儿肠黏膜损伤及坏死性肠炎。此外,口服吸收需胆汁参加,有肝胆疾病婴儿仍以注射为宜。

(3) 乳母口服维生素K:乳母服用比婴儿服用更为方便,既可保留母乳喂养的优点,又克服了母乳中维生素K的不足。

新生儿及婴儿维生素K缺乏病是可以有效预防的,维生素K不仅可以用于婴儿维生素K缺乏出血的治疗,更应用于婴儿维生素K缺乏出血的预防,是一种简便、经济有效的方法。

四、维生素B_1缺乏病

脚气病(beriberi)即维生素B_1缺乏病(vitamin B_1 deficiency),是由于缺乏水溶性维生素B_1(又称硫胺素)引起的全身疾患,主要损害神经-血管系统,以多发性神经炎、肌肉萎缩、组织水肿、心脏扩大、循环失调及胃肠道症状为主要特征。本病多发生在以加工精细白米面为主食的人群,治疗及时可完全恢复。

(一) 发现史

我国早在公元前若干年就有脚气病的说法,其特征是消瘦和下肢麻木。公元七世纪,我国著名的医学家孙思邈在其《千金要方》中对本病的症状、临床类型、防治方法等作过详述,并指出"常服谷皮煎汤可以防治"。

1592年,荷兰的内科医师Jacob Bontius是欧洲第一个记录脚气病病例的医师。1873年,荷兰海军医师Van Leent观察到欧洲船员脚气病例比来自东印度群岛的新兵少得多。当他减少了新兵饮食中大米的用量,脚气病的发生率降低。1880年,日本海军医务总监高木兼宽发现脚气病在日本海军中蔓延,尤其是远洋航行的海军发病率更高;1882年,他发现在米饭中加入麦麸,副食中加入牛奶和肉类可有效改善这种现象。1897年,荷兰外科医师Eijkman进行了传染媒介的试验,他把脚气病患者的血和尿注射给家禽,经过这种处理的家禽没有得病;后来他注意到,用吃剩的白米饭喂养的家禽就得了这种病。之后,他以不同类型大米饲养两组家禽,一组用精米,另一组用粗米,试验结果证实用精米喂养可引起与脚气病相似的多发性神经炎的症状,当饲以粗米则不发展成脚气病。Vorderman在1986年观察到,吃自制粗磨大米的犯人得脚气病的比例比吃商品精米的犯人少。1900年,荷兰外科医师Grijns从米糠中分离出一种天然的抗脚气病物质。1905—1910年间,Fletcher和Fraser等人观察了300名铁路工人对不同食物的反应。他们给一半人吃精米,另一半吃未磨的米,3个月后食精米者普遍出现脚气病,而吃糙米的人则未发生脚气病。而将两组人的饮食对调,原来吃精米的人改吃糙米以后,脚气病消失,另一组则发生了脚气病。1911年,波兰科学家Casimir Funk在前人研究的基础上,从米糠中成功提取出维生素B_1的结晶,由于其化学结构中含氮,碱性,属于胺类,Funk把其命名为"生命胺"。1965—1966年,在我国四个公社五个大队共2321名社员的膳食调查发现:病区社员每日维生素B_1的摄入量低于0.31mg/1000kcal,脚气病患者为0.24mg/1000kcal;非病区社员每日维生素B_1的摄入量为0.38mg/1000kcal。研究发现稻米品种及加工、烹调会影响维生素B_1的摄入,而饮用米糠水有助于预防本病的发生。

(二) 流行情况

脚气病多发于以研磨米或其他精制的谷类食物为膳食主要成分的人群。近年,严重的硫胺素缺乏或脚气病的流行已有所下降,但在部分地区仍有发生,如云南。2010—2012年中国居民营养与健康状况调查发现,我国居民膳食组成以精制谷物为主,烹饪时又有泡米和搓米的习惯;此外,我国成年人膳食中粗杂粮占粮谷类摄入量的3.3%~5.6%,远低于《中国居民膳食指南(2016)》推荐的20%~25%的水平。2012年,范铁等分析了我国居民膳食营养素的摄入情况,结果发现我国成年男性和女性维生素B_1的日常摄入量(usual intake,UI)均值分别为1.1mg/d和0.9mg/d,摄入不足的比例分别为81.1%和88.0%,我国成年居民维生素B_1摄入不足的情况较为严重。尽管当前典型的维生素B_1缺乏症并不常见,但亚临床缺乏仍存在;此外,因广泛饮酒造成的维生素B_1的亚临床缺乏者为数不少,也应引起广泛的关注。

(三)病因

维生素 B_1 每日供给量不足,机体消耗过多,吸收障碍,食物中的硫胺素丢失或遭受破坏等原因均可导致机体维生素 B_1 的缺乏。常见的维生素 B_1 缺乏主要有以下几方面:

1. 摄入不足 谷类食物为我国大多数地区居民所需维生素 B_1 的主要来源。面粉、玉米、小米维生素 B_1 含量较多,稻米含量较少,且后者所含维生素 B_1 主要存在于外皮和胚芽中。我国南方居民以稻米为主食,如在加工过程中过度碾磨去外皮、洗米次数过多或食捞饭弃去米汤,均可使维生素 B_1 丢失过多而致摄入量不足。

加之南方气候炎热,维生素 B_1 经汗液流失较多。长期偏食,副食单调,营养不平衡,烹调方法不合理,均可使维生素 B_1 摄入量减少。

2. 需要量增加或消耗过多 妇女妊娠、哺乳期间维生素 B_1 需要量相对增加;长期发热、消耗性疾病、甲状腺功能亢进,以及高温作业、重体力劳动、消耗过多;糖尿病、尿崩症,以及使用利尿剂,可使维生素 B_1 从尿中排出增多而增加其需要量。

3. 吸收不良或利用障碍 胃酸分泌减少、吸收不良综合征、慢性腹泻、肠梗阻、慢性肝炎和肝硬化等胃肠道及肝胆疾病均可使维生素 B_1 吸收不良或利用障碍从而导致缺乏。

4. 抗硫胺素因子 有些食物含有抗硫胺素因子(anti-thiamine factor,ATF),可使硫胺素结构改变而降低其生物活性。ATF 有耐热和不耐热两种:不耐热 ATF 存在于贝类、虾、淡水鱼(如青鱼、鲤鱼)的内脏、蕨类植物和一些海鱼中,如未经煮熟或生吃,可使人体内的硫胺素降低或失去活性,加热可破坏不耐热 ATF;耐热的 ATF 已证明存在于蕨类植物、茶、槟榔、一些蔬菜和植物,甚至一些动物体内,故进食含有耐热 ATF 的动物组织或蔬菜、槟榔、茶叶、咖啡等,虽摄入的维生素 B_1 达到推荐摄入量的要求,由于耐热的 ATF 的作用亦可导致缺乏。

5. 慢性乙醇中毒 在现代生活中,酗酒已成为引起维生素 B_1 缺乏病的原因之一,尤其在西方国家。慢性乙醇中毒所致的维生素 B_1 缺乏病,与多种因素有关:①乙醇引起维生素 B_1 摄入和吸收减少,特别是酗酒者往往存在一定程度的吸收与利用不良;②乙醇抑制维生素 B_1 代谢,引起肝脏中硫胺素向焦磷酸硫胺素的转化减少,尤其继发于酗酒的慢性肝病患者;③乙醇引起脱辅基转酮酶缺乏;④乙醇对神经系统直接的毒性作用,导致机体对维生素 B_1 的利用率降低。

(四)发病机制及病理

1. 发病机制 维生素 B_1 缺乏病的发病机制尚不清楚。机体的焦磷酸硫胺素参与 α-酮酸的氧化脱羧反应,是丙酮酸进入三磷酸循环氧化产能的重要辅酶;而在戊糖支路代谢中,焦磷酸硫胺素又是转酮酶的辅酶。维生素 B_1 缺乏,辅酶形成减少、活性降低,丙酮酸不能进入三羧酸循环,糖代谢障碍,结果使神经组织、骨骼肌和心肌缺乏主要的能量来源,血和组织中丙酮酸及乳酸堆积,出现相应的临床症状;维生素 B_1 缺乏引起转酮酶活力减弱和神经递质水平的降低,影响神经传导,也是维生素 B_1 引起神经组织形态和功能改变的重要机制。

2. 病理 维生素 B_1 缺乏引起脚气病的特征主要有:

(1)神经系统:尤其是末梢神经受损严重,髓鞘退化及色素沉着,施万(Schwann)细胞呈空泡变性,重者神经轴被破坏,出现断裂萎缩及变性。以坐骨神经及其分支受累较为常见,并且出现较早。其他如前臂神经等亦可累及。

(2)心血管系统:心脏扩大肥厚,尤以右侧明显。心肌水肿,其心肌纤维粗硬。血管充血,但组织结构正常。

(3)组织水肿及浆膜腔积液:组织水肿多见于下肢。体腔浆液渗出,可见于心包腔、胸腔和腹腔。

(4)肌肉萎缩:出现于受累神经支配的肌肉。镜下可见肌纤维横纹消失、混浊肿胀及脂肪变性。

(五)临床表现

维生素 B_1 缺乏病的临床表现可因发病年龄及受累系统不同而异。婴幼儿起病较急,成年起病则较慢。一般可分为亚临床型、神经型(干型和脑型脚气)和心血管型(湿型脚气)。典型患者大多数同时出现神经系统、心血管系统两组症状,但也可仅出现单一症状。

1. 亚临床型 可见于维生素 B_1 量不能满足机体的需要,持续 3 个月以上的患者。患者感觉疲乏无力、烦躁不安、易激动、头痛、食欲缺乏、下肢倦怠、酸痛。随病情发展出现神经(或心血管)型或两者兼有的症状。

2. 神经型 周围神经受累引起病理改变主要为神经纤维呈节段性髓鞘变性或脱失,最早发生于远端,程度亦较重。因而可引起感觉减退、麻痹、疼痛、膝腱反射消失等症状。中枢神经系统先累及神经元,如病程较长亦可累及神经胶质细胞。

周围神经系统主要累及肢体远端,下肢发病较上肢早,且感觉异常先于运动障碍,先远端后近端,为对称性。初时,患者感觉下肢软倦、无力,有针刺或烧灼样感觉或过敏表现,肌肉酸痛,走路时尤甚,尤以腓肠肌最为明显,有时可有腓肠肌抽搐、痉挛,甚至不能行走,腓肠肌常有按痛,患者蹲下时可因腓肠肌痛而不能起立(蹲踞试验阳性)。随着病情发展,患者常诉肢体麻痹,感觉障碍呈手套样或袜套样,触觉或痛觉减弱以至消失。病情加重,肢体肌肉萎缩,如伸肌受累,可发生足下垂和(或)腕下垂。如累及喉返神经,患者可出现声音嘶哑。

Wernicke 脑病(脑型脚气病综合征)为维生素 B_1 缺乏累及中枢神经系统的表现,较为罕见,多见于酗酒的患者。临床表现一般按以下顺序发展:呕吐,水平性或垂直性眼球震颤,但以水平性为多见,由眼直肌无力引起的眼肌麻痹,跨越步态、共济失调,进行性精神衰退以至精神异常,最后可发展至昏迷及死亡。眼肌麻痹导致眼肌瘫痪时,眼球震颤可减轻。脑神经受累以迷走神经最明显,视神经、听神经亦可受累。当累及间脑时,可有发热。患者还可出现典型的 Korsakoff 综合征(往事虚构综合征),其主要表现有记忆力丧失、幻觉等。

3. 心血管型 维生素 B_1 缺乏时,血丙酮酸和乳酸堆积,周围血管扩张,动静脉短路增加,外周阻力降低,血流加快,回心血流量增加,心动过速,心输出量增高。因此,尽管周围血管阻力降低,但动脉血压及肺动脉楔状压均倾向于升高，且由于回心血量增加，导致右心肥大与扩张，右心室舒张末期压力亦升高。故维生素 B_1 缺乏引起的心功能不全是高输出量、以右心为主的左右心室衰竭，而心脏能量不足，心肌受累，亦为心功能不全的原因。

4. 婴儿脚气病　多发生于出生数月的婴儿。病情急、发病突然，误诊时患儿可死亡。发病初期食欲缺乏、呕吐、兴奋、腹痛、便秘、水肿、心跳快、呼吸急促及困难。婴儿脚气病以心血管症状为主，其特点常伴有喉水肿而失声，形成独特的喉鸣（脚气病哭声）。晚期患儿，发绀、心脏扩大、心力衰竭、肺充血及肝淤血均可发生。发生脑充血、脑高压时，可发生强直性痉挛、昏迷甚至死亡。

（六）诊断与鉴别诊断

1. 诊断　维生素 B_1 缺乏病的诊断主要根据膳食营养缺乏史和临床表现进行。详细询问患者的营养状况、饮食和饮酒习惯、工作的劳动强度以及有无影响维生素 B_1 吸收和需要量的疾病等。如有营养不良或维生素 B_1 吸收不良、消耗过多等因素达 3 个月以上，应考虑本病的可能。结合临床表现，有无周围神经炎、腓肠肌压痛、感觉异常、跟腱及膝反射异常；有无进行性上升性水肿；有无心界扩大、心率增加等。必要时可根据对维生素 B_1 的治疗反应以及实验室检查等确定诊断。目前临床应用较多的是尿中维生素 B_1 排出量和转酮酶活性系数分析。

（1）尿负荷试验：正常人 24 小时尿维生素 B_1 的排出量与摄入量呈正相关。

尿负荷试验及其判断方法为：清晨先给被测者口服 5mg 维生素 B_1，收集测定 4 小时内全部尿液中维生素 B_1 排出总量，<100μg 为缺乏，100～199μg 为不足，≥200μg 为正常，≥400μg 为充裕；还可测定 24 小时尿液中维生素 B_1 的含量，40～150μg 为不足，<40μg 为缺乏。

（2）尿中维生素：维生素 B_1 与肌酐含量比值：由于尿肌酐排出速率恒定且不受尿量多少的影响，因此可以用相当于 1g 肌酐的尿中维生素 B_1 排出量的多少反映机体的营养状况。以维生素 B_1μg/g 肌酐表示。判断标准见表 7-10-10。

表 7-10-10　尿中维生素 B_1 与肌酐排出量评价标准（μg/g 肌酐）

人群	正常	不足	缺乏
1～3 岁	≥176	120～175	<120
4～6 岁	≥121	85～120	<85
7～9 岁	≥181	70～180	<70
10～12 岁	≥181	60～180	<60
13～15 岁	≥181	50～180	<50
成年人	≥66	27～65	<27
孕妇 4～6 个月	≥55	23～54	<23
孕妇 7～9 个月	≥50	21～49	<21

（3）红细胞转酮醇酶活性系数（erythrocyte transketolase action coefficient，ETK-AC）或红细胞转酮醇酶焦磷酸硫胺素效应（ETK-TPP 效应）：通常用两者活性之差占基础活性的百分率来表示，值越高，说明维生素 B_1 缺乏越严重。一般认为≤15%为正常，16%～24%为不足，≥25%为缺乏。由于在维生素 B_1 缺乏的早期转酮醇酶活性就已下降，所以测定 ETK-AC 或 TPP 效应是目前评价维生素 B_1 营养状况广泛应用的可靠方法。但此法对肝脏疾病患者无诊断意义。

（4）维生素 B_1 试验性治疗：如无条件进行上述检查，可进行维生素 B_1 试验性治疗。患者注射维生素 B_1 后，如心血管及眼肌麻痹等表现在 12 小时或更短时间内改善，也有助于诊断维生素 B_1 缺乏。

2. 鉴别诊断　有神经症状的患者，需注意与铅、砷中毒引起的神经炎，以及白喉、细菌性痢疾与麻风等所引起的神经病变鉴别。有水肿的症状，需与肾炎、肝病、蛋白质-能量营养不良所致者鉴别。详细询问病史，进行尿液、血浆蛋白及有关实验室检查利于鉴别诊断。需要注意肝病和营养不良的患者，尤其是酗酒者，常伴有维生素 B_1 缺乏，不易区分，应仔细观察并做有关的检查确定。本病引起的心功能不全为高输出、双心室性心力衰竭，需注意与甲状腺功能亢进性心脏病、贫血性心脏病以及中毒性、病毒性心肌炎等鉴别。

单纯脑型或单纯心脏病型（尤其是暴发型）脚气病较易发生误诊，同时这两型脚气病病情危重和发展快，故有可疑时应及时给予维生素 B_1 肌内注射，作为试验性治疗。如治疗及时，病情可于 1～2 天内迅速好转。切忌盲目静脉注射高渗葡萄糖液（或加糖皮质激素），以免促使病情恶化。此外，还应注意其他营养素合并缺乏的存在。

（七）治疗

首先应治疗造成维生素 B_1 缺乏病的原发疾病或诱因，如消化道疾病、糖尿病、甲状腺功能亢进等。对一般患者的治疗，除改善饮食营养外，口服维生素 B_1 10mg，每日 3 次，同时可加用酵母片及其他 B 族维生素。对急重患者应尽快给予大剂量维生素 B_1 治疗，在最初 7～14 天内可每天肌内或静脉注射 50～100mg，以后可减少剂量，给予口服 10mg，每天 1～3 次，直至患者完全康复。神经系统症状的改善需较长时间。Wernicke 脑病所表现的眼肌麻痹和凝视常在治疗第一天后缓解，眼球震颤、共济失调和精神异常则需几天至几周才可改善。Korsakoff 综合征的精神症状则需治疗 1～3 个月后才能得到较明显的改善。脑病患者急性期多有胃肠道吸收障碍，故有主张用大剂量多种维生素静脉注射，包括维生素 B_1 1000mg、维生素 B_2 10mg、维生素 B_6 400mg、维生素 C 500mg、烟酸 200mg。亦有认为大剂量维生素虽对患者恢复记忆有效，但不能缩短病程，故主张先给予静脉注射维生素 B_1 100mg，以后改为肌内注射。

婴儿脚气病需立即治疗。每天维生素 B_1 10mg，肌内注射，连续 5 天。症状缓解后可改为口服，每天 10mg。对哺乳期的乳母亦应给予维生素 B_1 治疗，10mg/次，每天 2～3 次。

（八）预防

1. 改良谷类加工方法　粮食不要精碾过细，提倡食用粗细粮混食的方法以避免维生素 B_1 丢失过多；纠正不合理的烹调方法和不良的饮食习惯，淘米次数不宜过多，煮饭不要丢弃米汤，烹调食物不要加碱，避免对维生素 B_1 的破坏；不吃过分精白和经漂白加工的米面，建议经常食用一些干豆类和杂粮;不生吃有抗硫胺素因子的鱼类、贝类等,饮茶和咖啡要适量,不嚼或少嚼槟榔、茶叶。食物来源应多样化,用新鲜食物代替腌制食物。

2. 开展易感人群维生素 B_1 营养状况的监测　包括对婴幼儿、儿童、孕妇、乳母等易感人群进行尿中维生素 B_1 排出量等方面的监测,及时发现亚临床的缺乏者,给予及时纠正;对易患人群,如重体力劳动者、高温环境下生活及工作者等,需注意补充维生素 B_1;有酗酒嗜好者,需戒酒并适时补充维生素 B_1。

3. 开展健康教育活动　加强有关维生素 B_1 缺乏对人体健康的影响,亚临床表现的知识普及和营养健康教育,宣传食物多样化,提倡良好的饮食行为习惯,提高居民自我保健意识,使其意识到合理选择和搭配食物的重要意义,进而促进其饮食行为的改变,预防维生素 B_1 的缺乏。在儿童生长发育阶段、妇女妊娠期和哺乳期、长期慢性腹泻者、消耗性疾病患者,应注意增加维生素 B_1 的摄入量,防止因需求增加而引起的维生素 B_1 的相对缺乏。

4. 维生素 B_1 强化食品　近年来许多国家采用维生素强化食品措施,把维生素 B_1 加到米面、面包、啤酒等食物以增加其维生素 B_1 的含量,提高饮食中维生素 B_1 的摄入量满足人体每日的需要。

五、维生素 B_2 缺乏病

维生素 B_2 又称为核黄素(riboflavin)。由于缺乏维生素 B_2 而引起的疾病,称维生素 B_2 缺乏病(vitamin B_2 deficiency),以眼、口腔和皮肤的炎症反应为主要临床表现。缺乏早期出现“口腔生殖系统综合征”,主要表现为疲倦、乏力、口腔疼痛、眼睛出现瘙痒感、灼烧感,继而出现口腔和阴囊病变。

(一)发现史

祖国医学很早就有核黄素缺乏的记载,黄帝《内经素问》中称之为“口疮”,明代《外科正宗》称其为“肾囊风”,又称“绣球风”。最初研究人体核黄素缺乏的是 Sebrell 和 Butler,他们给 18 名成年妇女进食核黄素缺乏的食物,经过 3~4 个月后大多数出现了唇蚀,露出鲜肉,口角糜烂,并有裂痕,称之为唇炎。此外,在鼻与唇之间的凹槽中还有皮脂溢出,舌呈洋红色,经过小剂量核黄素治疗之后,此种症状即消减;若治疗停止,此种症状又发生,再给核黄素治疗,症状又消失。

(二)流行病学

FAO/WHO 曾在各地区作过各种人群核黄素摄入状况的研究。按每 1000kcal 能量中核黄素的需要量计算,美国为 0.75~1.79mg、拉丁美洲为 0.20~0.61mg、亚洲的东部为 0.13~0.40mg、亚洲西部为 0.15~0.78mg、非洲为 0.25~0.65mg、欧洲为 0.35~0.73mg。为数不多的关于人群核黄素营养状况评价的研究发现,核黄素缺乏的流行情况较为严峻:在冈比亚,几乎所有孕妇都面临着核黄素缺乏的威胁;在危地马拉,50%的老年人和 77%的哺乳期妇女出现核黄素缺乏;尼泊尔农村地区患有夜盲症的妇女中,87%的女性同时伴有核黄素的缺乏;而在关于中国人群的一项调查中,90%以上的成年人尿中核黄素水平较低。核黄素缺乏在我国是一种常见的营养缺乏病。2010—2012 年中国居民膳食营养素摄入状况调查结果显示,我国成年居民维生素 B_2 平均摄入量为 0.8mg,低于《中国居民膳食营养素参考摄入量(2013)》推荐的成年人维生素 B_2 的 RNI 男性 1.4mg/d、女性 1.2mg/d。妊娠、哺乳期女性对维生素 B_2 的需要量增加,也易发生核黄素相对缺乏。在我国,城乡地区也存在婴幼儿核黄素水平不足的情况。总之,膳食核黄素摄入不足是我国长期存在的营养问题,应当加强核黄素缺乏的治疗和预防工作。

(三)病因

单纯的核黄素缺乏很少见,通常是多种营养素联合缺乏。核黄素缺乏还可影响其他营养素的利用。

1. 摄入不足　多种因素导致核黄素摄入不足仍是目前核黄素缺乏的主要原因:①烹调不合理如淘米过度、蔬菜切碎后浸泡导致核黄素流失增加;②加工过程不合理:核黄素在碱性溶液中易分解,对光敏感,因此食品加工过程中加减、运输和储存过程中日晒及不避光均可引起核黄素被大量破坏;③食用脱水蔬菜或婴儿所食牛奶多次煮沸等均可导致核黄素摄入不足。

2. 需要量增加或消耗过多　我国成年人核黄素的摄入量多在 0.7mg/d 左右,较推荐摄入量约低 1/2,而核黄素在机体内的贮备很少,因此,当机体在生理或病理状态下对核黄素的需求增加时,很容易出现核黄素的相对缺乏:①在应激状态下,如妊娠、哺乳、寒冷、体力劳动、精神紧张时就容易引起核黄素的缺乏,体育活动也会引起机体对维生素 B_2 的需要量明显增加;②疾病过程中,例如高热、肺炎,常因代谢加速、消耗增加,患者对核黄素需要量增多;③神经精神因素所致的神经性厌食症、食欲不佳、恶心、呕吐等导致摄入减少。

3. 吸收障碍　消化道系统吸收功能障碍,如长期腹泻、消化道或胆道梗阻、胆汁分泌受限、胃酸分泌减少、小肠恶性肿瘤或小肠切除等因素均可影响核黄素的吸收,从而导致核黄素缺乏。

4. 遗传因素　一种较少见的影响核黄素结合蛋白合成的基因缺陷病能引起核黄素缺乏,这可能是线粒体黄素腺嘌呤二核苷酸(flavin adenine dinucleotide,FAD)依赖性脱氢酶特异基因缺陷,但用核黄素治疗有效。年轻患者有脂质储存性肌病,通常伴有核黄素不足,表现为戊二酸尿症。

5. 药物影响　药物可干扰核黄素的利用。甲状腺和肾上腺功能不全、治疗精神病的药物(如氯丙嗪、丙咪嗪和阿米替林等)、癌症化疗药物阿霉素和抗疟药阿的平等均能抑制核黄素转化为其有活性的辅酶衍生物。一些药物还可通过干扰核黄素的消化和肠吸收而引起核黄素缺乏。

(四)发病机制

维生素 B_2 缺乏病的发病机制与其在体内的代谢及生理功能密切相关。由核黄素衍生的辅酶广泛分布于中间代谢过程,所以核黄素缺乏的生化效应是很广泛的。此外,叶酸、吡哆醛、维生素 K 和烟酸这 4 种维生素的代谢都涉及核黄素辅酶,因而,重度核黄素缺乏不仅直接影响黄素酶的合成和活性,同时通过上述维生素对其他许多酶系统也会产生不同程度的影响。

机体在核黄素的摄入量减少、吸收率降低或需要量增多等情况下，均可出现核黄素缺乏。当核黄素缺乏时，组织中以黄素单核苷酸（FMN）或 FAD 为辅酶的酶将降低甚至失去活性。如在核黄素缺乏的肝脏，需要 FMN 或 FAD 作辅酶的黄嘌呤氧化酶、琥珀酸脱氢酶、NADPH-细胞色素 C 还原酶等的活性受到抑制，肝组织细胞的结构也可因此被显著破坏。当核黄素缺乏，维生素 B_6 的应用率降低，吡哆醇向磷酸吡哆醛转化降低，后者常合并其他维生素缺乏。核黄素缺乏与贫血有关，核黄素缺乏时叶酸代谢障碍，肝脏及血清叶酸水平降低，叶酸向 5′N-甲基四氢叶酸（N^5-CH_3-FH_4）转换受损。核黄素缺乏可使红细胞中黄素酶谷胱甘肽还原酶（EGR）、NADH-高铁血红蛋白还原酶（MHbR）和葡萄糖-6-磷酸脱氢酶（G-6-PD）活性降低。

（五）临床表现

人类核黄素缺乏的临床症状缺乏特异性。早期表现为疲惫、乏力、口腔疼痛，眼睛出现瘙痒感、灼烧感，继而出现口腔和阴囊病变即“口腔生殖系统综合征”。

1. 阴囊炎（scrotum dermatitis） 与阴囊湿疹极其相似，故又称为阴囊湿疹样皮炎。阴囊皮肤除渗液、糜烂、脱屑、结痂、皱裂及合并感染外，尚有浸润、增厚及皱褶深厚等变化。阴毛分布部位可有红色丘疹及脓疱发生，但左右两侧阴囊的接缝处则极少被侵害。病损可分为干性、湿性及化脓性三种。女性可有会阴瘙痒、阴唇皮炎和白带过多等表现。

2. 舌炎（glossitis） 病初舌色紫红、舌裂、舌乳头肥大，继之有不规则的侵蚀，常见于两侧舌缘，此时舌有疼痛与烧灼感，还可见红斑和舌乳头萎缩。典型者舌呈紫红色或红紫相间，出现中央红斑，边缘界线清楚如地图样变化，即为地图舌。

3. 唇炎（cheilosis）和口角炎（angular stomatitis） 初期唇黏膜水肿、皲裂及直纹增加，有裂隙、溃疡及色素沉着，严重时可有唇黏膜萎缩。口角炎则表现为口角湿白、裂隙、疼痛、溃荡、出血和结痂。

4. 脂溢性皮炎（seborrheic dermatitis） 核黄素缺乏时，皮肤可表现为脂溢性皮炎，好发于皮脂腺分泌旺盛的部位。初期有皮脂增多，皮肤有轻度红斑，上有脂状黄色鳞片，多见于鼻唇沟、耳后及眼外眦等处。在黄色鳞片之后有丝状赘疣或裂纹发生。

5. 眼部症状 患者眼部症状可有视力模糊、畏光、流泪、视力疲劳、角膜充血及血管增生等症状。核黄素和视黄醇一起参与光感作用，核黄素缺乏可使视觉分析器对光的敏感度下降，暗适应能力下降。

6. 贫血 核黄素缺乏常干扰铁在体内的吸收、贮存及动员，导致铁含量下降，严重可造成缺铁性贫血。曾有口服半乳糖黄素（核黄素拮抗剂）造成贫血的案例，但服用核黄素后，症状很快就消失。

（六）诊断

因为维生素 B_2 缺乏病常与其他维生素的缺乏并存，所以临床诊断比较困难。膳食调查、试验性治疗有助于诊断。除此之外，实验室检查是比较可靠的诊断方法：

1. 红细胞谷胱甘肽还原酶活性系数（erythrocyte glutathione reductase activity coefficient，EGRAC） 测定 EGRAC 是评价核黄素营养状况的一个灵敏指标。该指标为加入 FAD 前后谷胱甘肽还原酶活性的比值，比值<1.20 为正常，1.2～1.4 为不足，>1.4 为缺乏。

2. 尿负荷实验 清晨排出第一次尿后口服 5.0mg 核黄素，收集 4 小时内全部尿液来测定核黄素的排出量，一般认为尿中核黄素排出量在 400μg 以下为缺乏，400～799μg 为不足，800～1300μg 为正常，超过 1300μg 为充裕。

3. 尿核黄素和肌酐含量比值测定 任意一次尿中核黄素与尿肌酐的比值，<27 为缺乏，27～79 为不足，80～269 肌酐为正常，≥270 为充裕。

（七）治疗

1. 食物补充 因核黄素的需要量与摄入的能量有关，平均每摄入 4186kJ（1000kcal）需摄入 0.6mg 核黄素，缺乏症患者需改进膳食搭配，多吃肝、肾、肉类和乳制品等。

2. 临床补充治疗 用核黄素片治疗效果显著。每日 10mg，分两次口服，直至症状消失。也可以在头 3 天每日 15mg，分 3 次口服，然后每日 5mg 作为维持量。治疗的同时应服用酵母片或复合维生素 B 片。必须注意改善饮食，以巩固疗效，预防复发。不能口服者可用肌注，每日 5～10mg。阴囊炎可视具体情况对症处理，干燥者涂以保护性软膏，渗液糜烂者用 1%硼酸溶液湿敷，感染化脓者给予抗生素治疗。一般阴囊炎多在一周内痊愈，口腔症状则需要 2～3 周方可消失。

核黄素缺乏性口角炎临床上常口服核黄素治疗，效果尚好，但往往有些儿童不愿意服药甚至拒绝服药，使疗程延长，治愈率降低，一旦停药后有复发现象。因此，纠正儿童的偏食习惯，使他们合理地摄入营养素，是防止儿童核黄素摄入不足的关键措施。

（八）预防

多食富含核黄素的食物是预防核黄素缺乏的根本途径。核黄素广泛存在于动植物食品中，动物性食品较植物性食品含量高。动物肝脏、肾脏、心脏、乳汁及蛋类含量尤为丰富；植物性食品以绿色蔬菜、豆类含量高，而谷类含量较少。在发达国家如美国，核黄素最主要的来源是肉和肉制品，包括禽类、鱼、蛋和奶及奶制品（如干乳酪）。在发展中国家，植物性食物提供膳食中大部分核黄素，绿色蔬菜是非常好的核黄素来源，绿叶蔬菜中核黄素含量比根茎类和瓜茄类高。天然谷类食品的核黄素含量比较低，但强化核黄素可使其含量大大增加。豆类的核黄素含量也很丰富。野菜中含有大量的核黄素，必要时可用作补充核黄素的来源。我国也曾有采用长效核黄素油注射液预防核黄素缺乏的报道。

六、维生素 B_3 缺乏病

烟酸（niacin）又称维生素 B_3、尼克酸（nicotinic acid）、抗癞皮病因子等。癞皮病（pellagra）是由于缺乏维生素 B_3 而引起的疾病，以皮炎（dermatitis）、腹泻（diarrhea）和痴呆（dementia）即所谓的“三 D”为典型的临床表现。

（一）发现史

癞皮病是由烟酸和色氨酸联合缺乏导致的营养性疾病，自人类发现该疾病以来已有二百多年的历史。1735 年，西班牙 Casal 首次描述了癞皮病，称其为“红病”，并认为是一种营养性疾病。当时居住在西班牙中部的许多居民由于当地食物生产供应不足，主要以玉米为生；然而，在这些地区，先后出现了一种以皮肤症状为主的疾病。1771年，意大利的Frapolli医师，首次把该病命名为Pelle（皮肤）Agra（粗癞），即癞皮病，并描述了该病的主要皮肤特征。1912年，Funk提出可用一种维生素预防癞皮病，他在证明抗脚气病的维生素时，也从酵母和米糠中分离出了烟酸，但没引起人们重视。1913年前后，美国每年有20万例癞皮病发生，引起成千上万人死亡，由于疾病的发生都在以玉米为主食的贫困地区，因此有些学者认为这是一种色氨酸的缺乏病，因为玉米胶蛋白中正缺乏色氨酸。1937年，Elvehjem分离出烟酸，并用它治疗人体癞皮病取得明显效果。后又经近10年的研究，1945年，Goldsmith和Horwitt才证实了色氨酸与烟酸的关系，提出色氨酸是NAD或NADP的辅酶，烟酸的前体。在人体实验中已经证明60mg色氨酸相当于1mg烟酸。

（二）流行病学

在烟酸及其生理功能尚不明确时，烟酸缺乏的疾病，即癞皮病曾广泛出现于以玉米为主食的地区。在19和20世纪早期，癞皮病广泛流行于欧洲南部和美国的部分地区，一度成为美国最主要的影响公众健康的问题，1900—1950年，美国约有87 000人死于癞皮病。我国也曾出现过癞皮病的流行。1959年在我国进行的全国营养调查时发现，在新疆的南疆少数民族地区出现了原发性癞皮病流行。据有关资料显示，首先在新疆南部的喀什、和田地区的一些县、市发现癞皮病后，随后有20个县受到了癞皮病的侵袭，一些农村地区发病率甚至高达40%~50%。为防止癞皮病的发生，发达国家对谷类制品进行了烟酸强化，此后，发达国家的癞皮病基本被消除。然而，当前发展中国家依然存在烟酸缺乏的亚临床症状：在印度、非洲的局部地区和中国，特别是以玉米为主食的国家依然有癞皮病的流行；在以高粱、精白米面为主食的国家和地区，也出现了癞皮病的报道；此外，在当前国际局势下，地区冲突造成大批难民流离失所，由于各种原因，难民也成为癞皮病发生的易感人群，如在非洲东南部的难民营，难民中出现了癞皮病的流行；在马拉维，6.4%的莫桑比克难民遭受癞皮病暴发的威胁。

（三）病因及影响因素

1. 病因 烟酸缺乏及色氨酸摄入不足是本病的主要原因。

（1）烟酸广泛存在于自然界，其中以瘦肉、豆类、鱼类、花生中的含量较丰富。大豆、豌豆、全谷物及玉米均含有一定量的结合型烟酸。玉米内的结合型烟酸若未经处理，进入人体后不能被消化酶水解利用，因此，大多数存在于谷物中的烟酸都不具营养活性。据报道在我国，玉米中结合型烟酸约占烟酸总量的64%~73%。在印度，一些癞皮病流行的地区，居民膳食玉米中的烟酸含量甚至高于非流行地区膳食大米中烟酸的含量。有趣的是，在玉米的故乡——中美洲地区，并没有发现癞皮病的流行，这与当地传统的玉米加工方式有关：先将谷物在石灰水中浸泡过夜，然后磨成面粉，做成玉米饼。这种碱处理使结合型烟酸水解，释放烟酸而发挥其生理功能。

（2）色氨酸是一种必需氨基酸，人体不能合成，必须从每日膳食中摄取。色氨酸是结构最为复杂的必需氨基酸，在生物体内具有多种代谢途径，是许多物质的前体，烟酸是其中之一。动物蛋白食品多富含色氨酸，如果每天能从食物中获得60g优质蛋白质，一般可得到600mg色氨酸。

一般而言，食物来源丰富，食品多样化，无偏食习惯，无疾病者不会发生烟酸缺乏。在以玉米为主食的地区，如动物蛋白缺乏，很容易发生癞皮病，甚至引起流行。小儿有偏食习惯，拒食肉类，食品单调均可导致烟酸摄入不足而发病。孕期、哺乳期妇女需要量增多，如食物的质与量不能满足亦可发病。

2. 影响因素 除了烟酸与色氨酸以外，其他营养素的营养状况也可影响癞皮病的发生与发展。此外，许多其他非营养因素如日光照晒、局部摩擦、重度劳动、肼类药物等均可促发癞皮病。

（1）其他营养素：癞皮病并不是纯粹性的烟酸与色氨酸的缺乏病，是以烟酸与色氨酸缺乏为主，同时伴有多种营养素（如叶酸、核黄素、硫胺素等）缺乏的疾病，有时也有维生素 B_{12} 的缺乏。能量消耗对癞皮病的发生也有一定的影响，这是由于呼吸系统的活动需要辅酶Ⅰ（NAD）及辅酶Ⅱ（NADP）参与。在色氨酸转变为烟酸的过程中，需吡哆醛5′-磷酸、FAD及铁的存在，故当机体的核黄素、吡哆醇及铁缺乏时，就会影响色氨酸向烟酸的转变，从而引起烟酸缺乏。

（2）亮氨酸：亮氨酸含量过高也可能诱发癞皮病。有研究表明高粱中的蛋白质较其他蛋白质富含亮氨酸。当饮食中严重缺乏烟酸或色氨酸不足时，亮氨酸摄入不平衡会促发癞皮病。这与亮氨酸能抑制犬尿氨酸酶，导致色氨酸氧化代谢速率降低，从而使NAD形成减少，进一步抑制色氨酸的氧化代谢和NAD的形成有关；同时亮氨酸能竞争性抑制色氨酸吸收。

（3）真菌毒素：许多真菌毒素可导致DNA损伤并能激活二磷酸腺苷（ADP）多聚酶参与DNA修复。这种酶将利用NAD作为ADP核糖的来源，并释放烟酰胺。从理论上讲，这些烟酰胺能被重新用来合成NAD。在正常组织浓度下，催化烟酰胺合成NAD的酶包括烟酰胺磷酸核糖转移酶、烟酰胺脱酰胺酶以及烟酸磷酸核糖转移酶，都或多或少被底物饱和。这就意味着由ADP-核糖多聚酶释放的过多的尼克酰胺不能用来合成NAD，而大部分发生甲基化，形成N1-甲基尼克酰胺并排出体外。长期暴露于这些真菌毒素可引起体内的烟酰胺耗尽，如有色氨酸和烟酸轻度缺乏时，就会引起癞皮病。

（4）雌激素和孕激素：在20世纪上半叶，癞皮病成为美国南部的主要问题，妇女的发病率比男性高2倍。最近报道的一些病例中，绝经期前女性较同龄男性的发病率高，而青春前期的儿童及40岁以上的成人发病率没有性别差异。这提示雌激素和孕激素对癞皮病的发生有影响。

（5）其他因素：日光曝晒、酗酒、慢性消耗病者易于发生；局部摩擦、重体力劳动、长期服用抗结核药等，也可诱发本病。

（四）病理

癞皮病的病理改变在口、舌、食管、胃、肠及阴道黏膜都呈现与皮肤相类似的改变，可有萎缩、发炎和小溃疡发生。最典型改变见于肠道，可有无数个小溃疡，上有纤维蛋白覆盖，肠黏膜下有小脓肿，黏液腺呈现囊状扩张。肝脂肪变，中枢神经系统也有非特异性变性。癞皮病胃酸缺乏，脑内5-羟色胺减少出现精神症状，有抑郁的表现。严重症状的病理解剖可见大脑皮质的锥体细胞变性，以及脊柱神经纤维鞘膜的变性。

（五）临床表现

癞皮病可发生于任何年龄，具有季节性，常在春季、夏初急性发作，可能与冬季食品种类单调，膳食缺乏烟酸而春季突然在阳光下曝晒有关。本病主要累及皮肤、胃肠道、中枢神经系统，从而具有三个“D”的特征：腹泻（diarrhea）、皮炎（dermatitis）、痴呆（dementia）。前驱症状是非特异性的，包括疲倦、食欲不佳、体重下降、乏力、腹泻或便秘、口腔有烧灼感以及精神和情绪的改变，头痛、失眠。此后，逐渐出现各系统的改变。

1. 皮肤损害　本病特有的皮疹发生部位如面部、颈周、胸上部、手腕、手背及外伤淤血和衣服紧窄部位等，表现为鲜红色或紫红色，呈对称性的实质性肿胀的斑片，形态酷似晒斑。以后皮损变为暗红、棕红，皮损肿胀逐渐减轻，脱屑变粗癞，留有色素沉着。皮肤对光敏感，皮损夏重冬轻，可反复发作，因而皮肤增厚、粗癞而有“癞皮病”之称。皮损可发生在面部和颈部，在颈部，呈现出项链似的分布。

2. 消化道症状　常常是首先出现舌炎和口腔炎。舌头有特征性的肿胀、疼痛和“牛肉红”的表面，并且对热、咸或酸性的食物特别敏感。舌味蕾上皮细胞脱落，以致舌头的外观犹如杨梅一样，并有刺痛。非感染性炎症引起胃肠黏膜萎缩，常有腹泻，量多而有恶臭，也可有出血。病变累及肛门有里急后重感。

3. 精神神经症状　早期身体多个部位皮肤有烧灼感、麻木及疼痛并常有头晕、头痛、失眠、紧张、惶恐不安。当皮肤消化系统症状明显时，则可出现下肢无力、四肢麻木、舌及四肢震颤，腱反射最初增强、以后低下或消失。周围神经症状可呈特殊的手套或袜子型感觉减退。精神症状可有疲倦、精神错乱、忧郁、失眠、淡漠或谵妄、定向力丧失，并可有幻视、幻听、躁狂等。重症者不及时治疗可导致智力发育障碍，出现痴呆。晚期除了精神症状外，尚可出现四肢瘫痪及下肢疼痛的周围神经炎，偶见有脊髓炎。患者的感觉系统也有改变，例如怕光和怕颜色，对噪声特别难以忍受，音乐也会引起患者的情绪低落。味觉的异常甚至会引起恶心、呕吐，估计这些改变与脑的生物化学损害有关。有严重神经精神症状者，预后不良，诊断、治疗不及时患者可继发感染死亡。

4. 其他　烟酸缺乏的女性还常出现闭经等表现，1/2以上的严重缺乏者伴有巨幼红细胞性贫血。

（六）诊断与鉴别诊断

1. 诊断　在癞皮病的诊断中，除临床表现外，膳食史是特别重要的，而测定尿中烟酸及其衍生物的排出量，也极有帮助。

（1）尿中2-吡啶酮/N-甲基烟酰胺（NMN）的比值：正常情况下，烟酸从尿中排出的代谢产物2-吡啶酮和N-甲基烟酰胺，前者占40%～60%，后者占20%～30%，但烟酸摄入不足时，在缺乏症状出现之前，2-吡啶酮消失，NMN比值可反映机体的营养状况。一般认为该比值在1.3～4.0为正常，<1.3表示潜在性缺乏。该指标受蛋白质摄入水平的影响较大，对边缘性烟酸缺乏不敏感。

（2）尿负荷试验：给予受试者口服50mg烟酸后，收集4小时内全部尿液，测定尿中排出量：3.0～3.9mg为正常，2.0～2.9mg为不足，<2.0mg为缺乏。

（3）N-甲基烟酰胺与肌酐的比值：一次尿中N-甲基烟酰胺与肌酐的比值<0.5为缺乏，0.5～1.59为不足，1.6～4.2为正常，≥4.3为充足。

（4）红细胞NAD的含量：红细胞中烟酸有相当量是以辅酶Ⅰ（NAD）形式存在，因此红细胞辅酶Ⅰ含量可作为烟酸缺乏的灵敏指标。红细胞辅酶Ⅰ/辅酶Ⅱ比值<1.0时表示有烟酸缺乏的危险。

2. 鉴别诊断　应与非营养性癞皮病鉴别。

（1）癞皮病样综合征：任何影响色氨酸氧化过程的疾病、抑制色氨酸氧化过程中的酶的因素，均可导致色氨酸代谢受损，而出现癞皮病。这种情况下补充烟酰胺有效。

（2）类癌综合征：类癌是胃肠道上皮细胞的一种肿瘤，它将色氨酸转变为5-羟色胺。当肿瘤转移（通常发生在肝脏），就导致类癌综合征。在这些病例中，每日摄入的色氨酸大约60%通过5-羟色胺途径被代谢，结果导致由犬尿氨酸氧化代谢的比例极大地减少，从而导致由色氨酸合成的NAD减少，许多患者发生癞皮病。

（3）先天性色氨酸代谢异常：已经报道的影响色氨酸氧化途径中的酶的先天性代谢异常见表7-10-11，所有这些病都可导致癞皮病的发生。Hartnup病是一种先天性代谢性疾病，可导致运输大分子中性氨基酸的膜蛋白异常。然而，这种变异蛋白质可影响色氨酸由肠道吸收，降低色氨酸从尿中重吸收，从而导致从食物中吸收的色氨酸减少及尿中丢失增多，引起癞皮病。

表7-10-11　非营养性癞皮病

疾　病	机　制
类癌综合征	色氨酸到5-羟色胺合成的改变
Hartnup疾病	色氨酸吸收异常
色氨酸尿症	色氨酸二氧合酶缺乏
黄尿酸尿症	犬鸟氨酸尿酶缺乏
犬尿氨酸尿症	犬尿氨酸羟化酶缺乏
遗传性致死性癞皮病	甲基吡啶羰化酶升高
异烟肼治疗	犬尿氨酸酶抑制剂
多巴脱羧酶抑制剂	犬尿氨酸酶抑制剂

（4）蔬菜日光皮炎：发病急，皮损呈弥漫性红斑和水肿，有瘀点、瘀斑和血泡，自觉麻木疼痛。有大量进食易致光敏的蔬菜及日光照射史，多见于春季。无皮肤肥厚、粗糙及萎缩，无腹泻及精神症状。

（5）迟发性皮肤卟啉症：有长期饮酒及服用化学物质如避孕药、氯喹及接触六氯苯等的历史。有慢性肝病、多毛、色素沉着，肝大，无消化道及神经精神症状。

（七）治疗

烟酸或烟酰胺是治疗癞皮病中出现的舌炎、皮炎、消化道和智力症状的特效药。患癞皮病时，外周神经炎和眼睛的症状通常分别对维生素 B_1 和核黄素的反应更好。烟酰胺还曾用来治疗一些消化道疾病及各种原因引起的口腔炎和舌炎。用于预防时，日用量最高为 30mg。在治疗严重的癞皮病时，日用量可高达每日 500mg。

对严重腹泻和痴呆者应进行抢救，迅速纠正水电解质紊乱，每日服烟酰胺 2~3 次，每次 200mg，直到急性症状消失，恢复正常饮食为止。常规治疗膳食应以高能量、高蛋白及新鲜蔬菜和富有烟酸的食物为宜。开始时要少量多餐，纤维素要低，以防止腹泻复发。精神状态不佳，口舌疼痛均可影响进食，故治疗膳食要针对患者的具体情况，逐步以流质、软食过渡到正常膳食。同时补充适量维生素 B_1、维生素 B_2、维生素 B_6、复合维生素 B 及酵母等。

（八）预防

1. 合理调配膳食，改善营养状况是预防本病的关键 含烟酸较多的食物有肉类、肝脏、豆类、小麦、大米、花生等，而且烟酸绝大部分为游离型，可以直接为人体利用。因此，最合理的膳食搭配主要是在膳食中降低玉米的摄入量，增加豆类和大米及小麦的比例。长期以玉米为主食是癞皮病发生的主要原因，因此要粗细搭配，适当增加细粮的摄入，提高肉、鱼、奶、蛋的进食量。在玉米中加入 10%的黄豆，改善食物中氨基酸的比例，也有良好的预防效果。

2. 对玉米进行处理 玉米中的烟酸是结合型的。有研究指出，如果在玉米中加入 0.6%、0.8%、1.0%的碳酸氢钠，烹调后玉米中游离烟酸分别占总烟酸的 64%、82%、93%。另外还有玉米加石灰实验：据国外报道，玉米用石灰水浸泡后磨面，制成薄片，可防止癞皮病。

3. 改良玉米品种 改良玉米品种也是一种预防癞皮病的有效措施。在 20 世纪 70 年代末和 80 年代初，在北京农业大学、新疆农业大学、莎车县农科所等单位的协作下，新疆地区开展了对 Opaque-2 玉米的育种和杂交育种工作，育种后测定其中色氨酸含量比我国原有普通玉米的高出 1~2 倍，游离烟酸高 2~3 倍，并且其中的蛋白质、色氨酸和赖氨酸的含量都比普通玉米高。食用这种新型玉米对预防以玉米为主食地区癞皮病的发生有重要意义。

4. 补充烟酸 抗结核药物异烟肼，即异烟肼对烟酸有拮抗作用，故长期服用异烟肼时应补充烟酸，以防止癞皮病。中国营养学会推荐我国居民烟酸 RNI 成年男女分别为 14mgNE/d 和 13mgNE/d。

七、维生素 B_6 缺乏病

维生素 B_6（vitamin B_6）即吡哆素，是一种水溶性维生素，通常在食物中有三种存在形式，即吡哆醇（pyridoxine）、吡哆醛（pyridoxal）和吡哆胺（pyridoxamine）。

维生素 B_6 在体内的主要功能是以辅酶的形式参与多种代谢反应，包括转氨、脱羧、氨基内消旋、色氨酸代谢和不饱和脂肪酸代谢等，还参与合成血红蛋白的过程和神经系统中许多酶促反应。

维生素 B_6 在动植物性食物中分布相当广泛，原发性缺乏并不常见，但可能由于需要量增加、吸收不良、长期应用某些药物等原因导致维生素 B_6 缺乏病（vitamin B_6 deficiency）。

（一）病因

1. 摄入不足 虽然食物维生素 B_6 的来源广泛，偶尔仍可发生因食物摄入不足引起的缺乏。婴幼儿由于喂养原因也可能发生维生素 B_6 缺乏。母乳喂养的婴幼儿，若乳母长期蛋白质-能量营养不良致体内维生素 B_6 缺乏，这时其乳汁分泌量、含维生素 B_6 量均减少，可引起维生素 B_6 摄入不足；非纯母乳喂养的婴幼儿，若食用经多次加热、煮沸处理致维生素 B_6 破坏的奶粉，也可造成维生素 B_6 缺乏。

2. 需要量增加 如身体由于生理或疾病等原因致需要量增加时，而又不注意补充，可导致维生素 B_6 缺乏。尤其是婴幼儿生长发育迅速，需要量相对增多，或因高蛋白膳食要求需要相应增加维生素 B_6 的摄入量，若未及时补充，可导致维生素 B_6 缺乏。

3. 胃肠吸收减少 常见于慢性腹泻、肠吸收不良综合征患者，容易因损失过多、胃肠吸收量减少而发生维生素 B_6 缺乏。

4. 药物因素 一些药物的长期应用可导致维生素 B_6 的缺乏。这些药物包括异烟肼、肼屈嗪、环丝氨酸、青霉胺等。此外，口服避孕药的妇女容易发生维生素 B_6-色氨酸代谢紊乱，若乳母未额外补充维生素 B_6，其乳汁中分泌量减少，可导致婴儿维生素 B_6 缺乏。

5. 维生素 B_6 依赖症（vitamin B_6 dependency） 维生素 B_6 依赖症是由于吡哆醛-5-磷酸与多种酶蛋白亲和力下降所致。例如患者往往因吡哆醛-5-磷酸与谷氨酸脱羧酶、胱硫醚酶、犬尿氨酸酶亲和力下降而发生维生素 B_6 依赖性痉挛、胱硫醚尿症、维生素 B_6 依赖性黄尿烯酸尿症等。表 7-10-12 列举了一些维生素 B_6 依赖症。

表 7-10-12 维生素 B_6 依赖症

病 名	估计酶异常部位	生化改变	临床症状
B_6 依赖性痉挛	谷氨酸脱羧酶		痉挛
B_6 依赖性贫血	氨基乙酰丙酸合成酶	血红蛋白下降	贫血
胱硫醚尿症	胱硫醚酶	尿胱硫醚排泄	智能障碍
B_6 依赖性黄尿酸尿症	犬尿氨酸酶	尿黄尿烯酸、犬尿氨酸、3-羟犬尿氨酸、犬尿酸排泄增加（色氨酸负荷后）	智能障碍
B_6 依赖性同型半胱氨酸尿症	胱硫醚-β 合成酶	血蛋氨酸升高，尿半胱氨酸排泄增加	智能障碍、血栓形成、晶状体脱出、骨骼异常
B_6 依赖性支气管哮喘	多巴脱羧酶	血、痰液 5-羟色胺升高，补充大剂量 B_6 时色氨酸负荷试验正常，尿肾上腺素减少	支气管哮喘

（二）临床表现

严重的临床维生素 B_6 缺乏已罕见，但是临床轻度缺乏较多见，通常与其他 B 族维生素缺乏同时存在。维生素 B_6 缺乏的典型临床症状是在眼、鼻与口腔周围皮肤处发生脂溢性皮炎，小细胞性贫血、癫痫样惊厥，以及忧郁和精神错乱。

成年人维生素 B_6 缺乏时常感觉疲倦、乏力，出现皮肤红斑和脂溢性皮炎。其中，皮炎以鼻唇部为多见，并可发展至面部、前额、耳后、阴囊及会阴等处，乳房处亦可出现。舌炎、口角炎、唇裂等症状与核黄素、烟酸缺乏所致的相似。成年人维生素 B_6 缺乏有时还表现为低色素小细胞性贫血，其血清铁蛋白水平升高，常伴有虚弱、紧张易怒、表情呆滞、易激惹、失眠或嗜睡、行走困难、体重下降等。少数患者可出现周围神经病变，感觉及运动功能均可受损。此外，由于尿中尿素、草酸盐排出增多，维生素 B_6 缺乏还可引起肾结石。

维生素 B_6 缺乏对幼儿的影响更明显。儿童缺乏维生素 B_6 时，由于氨基酸、蛋白质的代谢异常，婴儿期常表现为生长速度减慢、神经兴奋性增高、肌肉痉挛甚至抽搐，亦可发生末梢神经炎、贫血等。早在 20 世纪 50 年代初，婴儿奶制品在加工过程中经高温加热处理导致维生素 B_6 被破坏，喂食这种配方奶的婴儿出现了许多代谢异常和惊厥、脑电图异常等。6 个月以内婴儿，可因频繁抽搐而导致智力发育迟钝，抑郁或嗜睡，震动觉及位置觉消失。同时常伴有胃肠道症状，由于抗体形成减少而容易继发感染。另外，当儿童因治疗结核病而长期服用异烟肼时，末梢神经炎的发病率明显高于成年人，皮肤损害亦多见，表现为唇炎、舌炎，眼、鼻、口周围有皮脂溢出现象。

由于维生素 B_6 是以辅酶的形式参与氨基酸等的代谢过程，一些疾病虽无维生素 B_6 缺乏的表现，但需要供给大量的维生素 B_6 才能治疗，称为维生素 B_6 依赖综合征（vitamin B_6-dependent syndrome），包括以下几种类型：

1. 维生素 B_6 依赖性惊厥（vitamin B_6-dependent spasm） 本病是常染色体隐性遗传。因维生素 B_6 与谷氨酸脱羧酶结合的受体缺陷，致 γ-氨基丁酸合成减少。γ-氨基丁酸是中枢神经系统抑制性神经介质，其脑内浓度降低造成惊厥阈降低。患儿一般于生后数小时至 3 个月，出现反复惊厥，个别呈婴儿痉挛样发作。用抗癫痫病药物很难控制其发作，静脉输注维生素 B_6 则可在数分钟内控制，但停药 72 小时内又再发作，甚至经过多年用维生素 B_6 治疗后，一旦停药惊厥又复发，故治疗需持续终生。发作缓解期患儿呈软弱、无反应状态，智力发育常迟缓。脑电图呈周期爆发抑制型，用维生素 B_6 注射后，脑电图很快恢复正常，有助于确诊。

2. 维生素 B_6 依赖性贫血（vitamin B_6-dependent anemia） 在血红蛋白合成的第一步反应，即甘氨酸与琥珀酸结合生成 δ-氨基乙酰丙酸的过程中 5-磷酸吡哆醛是不可缺少的辅酶。当维生素 B_6 缺乏时 δ-氨基乙酰丙酸合成酶的活力降低，患儿于出生后逐渐出现贫血。患儿在用大剂量维生素 B_6 治疗后，血红蛋白上升，停药后又下降。

3. 胱硫醚尿症（cystathioninuria） 为一种常染色体隐性遗传的含硫氨基酸代谢病。由于含硫氨基酸代谢过程中的胱硫醚酶先天缺陷或活性减低，使胱硫醚不能分解成为半胱氨酸和丝氨酸，大量胱硫醚随尿排泄，形成胱硫醚尿。维生素 B_6 为胱硫醚酶的辅酶，大剂量维生素 B_6 可使一部分患者的胱硫醚酶活性恢复至接近正常，胱硫醚尿消失，但也有对服用大剂量维生素 B_6 完全无反应，服后胱硫醚尿不消退，为胱硫醚酶先天性缺陷所致。

4. Ⅰ型高胱氨酸尿症（homocystinuria type Ⅰ） 又称Ⅰ型同型胱氨酸尿症，为一常染色体隐性遗传的蛋氨酸代谢病，是由于其代谢过程中的胱硫醚合成酶先天性缺陷（活性减低或完全丧失）所引起。胱硫醚合成酶依赖维生素 B_6 作为辅因子，催化高半胱氨酸与丝氨酸结合成为胱硫醚，缺乏该酶则阻断这一结合，使胱硫醚和胱氨酸血清水平减低，高胱氨酸和蛋氨酸水平增高，并随尿排泄增多，形成高胱氨酸尿。

5. 维生素 B_6 依赖性支气管哮喘（vitamin B_6-dependent asthma） 部分严重支气管哮喘患儿尿中排泄肾上腺素减少，可能由于维生素 B_6 是多巴脱羧酶催化酪氨酸合成肾上腺素的依赖酶，该酶的活性降低，使肾上腺素合成减少。此外，部分哮喘患儿血、痰液中 5-羟色胺浓度升高，哮喘的严重程度与尿排泄色氨酸代谢产物 5-羟基吲哚醋酸相关；色氨酸负荷试验时，犬尿烯酸和黄尿烯酸排泄增多，用大剂量维生素 B_6 治疗后，色氨酸负荷试验恢复正常，哮喘发作改善。

（三）诊断和鉴别诊断

1. 诊断

（1）试验治疗：根据患者的临床表现，饮食习惯和饮食史及其服药情况，可作出初步的诊断。但由于维生素 B_6 缺乏的临床表现并无特异性，而且常与其他 B 族维生素缺乏并存，其所表现的口角炎、唇裂、舌炎等与核黄素、烟酸缺乏所致者很难鉴别，故当给予核黄素、烟酸等治疗无效时，应考虑维生素 B_6 缺乏的可能，试验治疗可作为诊断依据之一。

（2）血浆维生素 B_6 水平：直接测定血浆维生素 B_6 水平，正常一般大于 40nmol/L。

（3）血浆 5-磷酸吡哆醛（PLP）水平：除了直接检测维生素 B_6 水平，还通过测定维生素 B_6 的代谢产物反映其水平，其中最常用的是测定血浆中 PLP。血浆 PLP 是肝脏中维生素 B_6 的主要存在形式，可反映组织中的贮存量，正常情况下，血浆含量在 14.6～72.9nmo/L（3.6～18ng/ml），若低于下限可考虑不足。

（4）24 小时尿中维生素 B_6 含量测定：24 小时尿中维生素 B_6 排出量>0.5μmol/24h，如低于此值可认为体内维生素 B_6 缺乏；或尿中维生素 B_6 与肌酐比值 1～3 岁<90μg/g 肌酐、4～6 岁<75μg/g 肌酐、7～9 岁<50μg/g 肌酐、10～12 岁<40μg/g 肌酐、13～15 岁<30μg/g 肌酐、成年人<20μg/g 肌酐时，可认为维生素 B_6 缺乏。

（5）色氨酸负荷试验：一般按 0.1g/kg 体重口服色氨酸，测定 24 小时尿中黄尿酸排出量，计算黄尿酸指数（xanthurenic acid index，XI），即：

XI＝24 小时尿中黄尿酸排出量（mg）/色氨酸给予量

(mg)

维生素 B_6 营养正常者 XI 为 0~1.5,不足者可>12。色氨酸负荷试验中,尿黄尿酸排出量明显增加,而且其出现较其他症状为早,可作为维生素 B_6 缺乏的早期诊断指标。维生素 B_6 依赖征患者和正常人,此试验呈阴性。

(6) 血浆吡哆醇含量:正常情况下,血浆吡哆醇含量在14.6~72.9nmol/L(3.6~18ng/L),若低于下限 14.6nmol/L(<3.6ng/L)可考虑有维生素 B_6 缺乏。

(7) 红细胞谷丙转氨酶(EGPT)和(或)红细胞谷草转氨酶(EGOT)活力测定:在维生素 B_6 缺乏时,上述酶的活性下降,故体外试验中,在有无添加磷酸吡哆醛的条件下测定 EGPT 和 EGOT 活性,其活性指数分别≥1.25、≥1.6,可考虑维生素 B_6 不足。

2. 鉴别诊断

(1) 维生素 B_6 缺乏:临床上单纯性维生素 B_6 缺乏常伴有多种 B 族维生素的摄入不足,其所表现的口角炎、唇裂、舌炎等与核黄素缺乏病、癞皮病所致者很难鉴别,故当给予核黄素、烟酸等治疗无效时,应考虑维生素 B_6 缺乏的可能。

(2) 新生儿早期惊厥:根据询问病史、临床表现、实验室检查及维生素 B_6 治疗反应,在排除低血糖、低血钙、低血镁后,应考虑维生素 B_6 依赖性惊厥。出生几周至 10 个月内发生抽搐,应用抗惊厥药物不能控制发作,伴有脑电图异常时,静脉点滴维生素 B_6 后抽搐可以控制或减轻时,亦应考虑维生素 B_6 依赖性惊厥。

(3) 儿童维生素 B_6 依赖性惊厥:尚需与癫痫相鉴别。癫痫病是反复的一过性大脑神经元异常放电及临床发作,其临床特点为一过性、突然性、反复的短暂发作,其抽搐的形式为强直、阵挛、抽动时拇指在掌内,应用抗癫痫药可控制发作。

(4) 维生素 B_6 依赖性贫血:需与缺铁性贫血鉴别,因两者均为低色素性贫血,但依赖吡哆醇治疗有效的贫血为高铁红细胞性贫血(sideroblastic anemia),其血清铁常升高,伴有转铁蛋白饱和度增高和肠道对铁的吸收增加,患者有铁负荷过多的证据,骨髓、肝脏和其他器官有含铁血黄素沉积。如误给铁剂,则可使病情加重。

(5) 高胱氨酸尿和胱硫醚尿等含硫氨基酸代谢障碍的患儿,可进行有关代谢酶活性的检测以确诊。

(四) 预防和治疗

1. 预防　为了预防维生素 B_6 的缺乏,首先应注意饮食平衡,食物多样化。同时注意食物的处理方法,在食品加工过程中避免高压加热而使维生素 B_6 破坏,如饮用牛奶时不要反复加热煮沸。在采取高蛋白质、低碳水化合物饮食方式时,应注意增加维生素 B_6 的摄入。

此外,服用某些药物会引起维生素 B_6 的缺乏。如长期或较大剂量服用口服避孕药、肼屈嗪(降压药)、青霉胺等药物时,可使维生素 B_6 在血浆中的含量降低,易引起维生素 B_6 缺乏。因此,在服用这些药物时要注意及时补充维生素 B_6。如使用类固醇类避孕药后而引起的抑郁症,可能与神经介质 5-羟色胺合成不足有关,应每天适当补充维生素 B_6 30mg。

2. 治疗

(1) 供给富含维生素 B_6 的食物:一般来讲,B 族维生素的食物几乎均含有维生素 B_6,植物性食物来源的维生素 B_6 的主要存在形式是吡哆醇和吡哆胺及其磷酸化形式,而动物组织中维生素 B_6 的主要存在形式是吡哆醛及其磷酸化形式的 5-磷酸吡哆醛和 5-磷酸吡哆胺。例如:酵母、葵籽仁、米糠、麦麸、花生、大豆、糙米、鱼类、瘦肉、肝脏、家禽等均为维生素 B_6 的良好膳食来源。中国营养学会推荐的维生素 B_6 摄入量(RNI)为:14~49 岁为 1.4mg/d,50 岁以上为 1.6mg/d,孕妇为在同龄人基础上+0.8mg/d,乳母为在同龄人基础上+0.3mg/d。

(2) 额外补充维生素 B_6:由于食物摄入不足所致维生素 B_6 缺乏患者,每日给予维生素 B_6 10mg 即可,妊娠和哺乳期的患者可给予 10~20mg。对于长期服用异烟肼、环丝氨酸、青霉胺等对维生素 B_6 有拮抗作用的药物,为防止维生素 B_6 缺乏的发生,应注意补充维生素 B_6。维生素 B_6 依赖综合征的治疗需用较大剂量的维生素 B_6,每日可用 300~500mg。

八、叶酸和维生素 B_{12} 缺乏

巨幼红细胞性贫血是红细胞在形成过程中发生 DNA 合成障碍而导致的贫血。当 DNA 合成受阻时,细胞周期不能从 G2 生长期进展到有丝分裂期,导致细胞持续生长而不能分裂,表现为巨细胞病。这类贫血的共同特点为外周血的平均红细胞容量(mean red cell volume,MCV)和平均血红蛋白(MCH)均高于正常,骨髓中出现巨幼红细胞。巨幼红细胞性贫血最常见的病因是维生素缺乏,特别是叶酸和(或)维生素 B_{12} 缺乏。在我国,因叶酸缺乏所致的巨幼红细胞性贫血在各地常见,维生素 B_{12} 所致者少见。

(一) 病因

1. 叶酸缺乏　叶酸广泛存在于动植物性食品中,以酵母、动物肝脏、绿色蔬菜和豆类中含量较高。人体自身不能合成叶酸,只能从食物或补充剂中获取。天然食物中的叶酸不稳定,极易分解,在食物的贮存与烹调过程中可损失 50%~70%,最高达 90%,且天然食物中的叶酸主要以多聚谷氨酸的形式存在,不能够穿透细胞膜直接被人体吸收利用,生物利用率为 50%。在正常情况下,正常成人每天的需要量估计至少 50μg。

叶酸缺乏的主要原因如下:

(1) 摄入量不足:如营养不良、偏食、婴儿喂养不当、食物烹调过度、急慢性感染和食欲减退等。但是单纯由于摄入不足而造成的巨幼红细胞性贫血较少见。

(2) 需要量增加:在怀孕及生长发育期及患有溶血性贫血、白血病、恶性肿瘤等疾病,叶酸的需要量增加 3~6 倍,如果不注意补充,会造成叶酸缺乏,4 个月后则会出现巨幼红细胞性贫血。

(3) 小肠吸收功能不良:如长期腹泻、呕吐、肠炎等。

(4) 应用影响叶酸代谢或吸收的药物:如甲氨蝶呤、环丝氨酸等。另外,长期慢性失血和体内某些代谢障碍也成为叶酸缺乏的原因。

2. 维生素 B_{12} 缺乏　膳食中的维生素 B_{12} 广泛来源于

动物性食品，特别是肉类和肝脏。大多数人从食用肉类、牛奶、鸡蛋和鱼类等动物产品中能够获得足够的维生素 B_{12}，其肝中储存的维生素 B_{12} 可供6年之需，故维生素 B_{12} 缺乏很少见。偶见于由内因子产生不足或胃酸分泌减少而影响维生素 B_{12} 吸收的患者，还见于有严重吸收障碍疾患患者和素食者。

维生素 B_{12} 缺乏的主要原因如下：

（1）摄入量不足：长期素食者中偶尔可发生维生素 B_{12} 缺乏，不发达地区的儿童也可发生维生素 B_{12} 缺乏。

（2）胃肠道功能紊乱：如由于恶性贫血或胃切除后而造成的内因子（intrinsic factor）缺乏；由于小肠部分切除后而造成的肠黏膜吸收功能障碍。

（3）严重的胰腺外分泌不足：这类患者容易导致维生素 B_{12} 的吸收不良，这是因为在空肠内维生素 B_{12}-R 蛋白复合体需经胰蛋白酶降解，维生素 B_{12} 才能释放出来与内因子相结合。这类患者一般在3~5年后会出现维生素 B_{12} 缺乏的临床表现。由于慢性胰腺炎患者通常会及时补充胰蛋白酶，故在临床上合并维生素 B_{12} 缺乏的并不多见。

（4）寄生虫或细菌夺取维生素 B_{12}：小肠内存在异常高浓度的细菌和寄生虫也会阻碍维生素 B_{12} 的吸收，因为这些有机物可大量摄取和截留维生素 B_{12}。例如外科手术后的盲袢综合征引起的细菌滋生等。

3. 婴幼儿营养性巨幼红细胞贫血发生的主要原因　由于婴幼儿饮食的特殊性，其发生营养性巨幼红细胞贫血的主要原因与以上有所不同。

母乳及牛奶中维生素 B_{12} 及叶酸的含量低，铁的吸收率低（2%~10%），再加上喂养方法不当，母乳中加入一定量的水造成蛋白质摄入不足，使患儿经常处于半饥饿状态，4~6个月后又未及时添加辅食，则易造成营养性巨幼红细胞性贫血。

维生素 B_{12} 及叶酸对血细胞的发育起重要作用。FAO/WHO 对维生素 B_{12} 的推荐量为：成年人 2.0μg/d，孕妇、乳母 3.0μg/d；中国妇幼人群膳食维生素 B_{12} 推荐摄入量为：0~0.5岁 0.3μg/d（AI），0.5~1岁 0.6μg/d（AI），1~4岁 1.0μg/d（RNI），孕妇 2.4μg/d（RNI），乳母 2.6μg/d（RNI）。叶酸的摄入量以膳食叶酸当量表示（DFE），中国妇幼人群膳食叶酸推荐摄入量为：0~0.5岁 65μg DEF/d（AI），0.5~1岁 100μg DEF/d（AI），1~4岁 160μg DEF/d（RNI），孕妇 600μg DEF/d（RNI），乳母 550μg DEF/d（RNI）。

（二）发病机制

叶酸、维生素 B_{12} 能促进 DNA 以及蛋白质的生物合成，使机体的造血系统处于正常状态，促进红细胞的发育和成熟，叶酸和维生素 B_{12} 缺乏可导致巨幼细胞贫血。

1. 叶酸缺乏所致巨幼红细胞贫血的发病机制　当叶酸缺乏之时，细胞内脱氧尿嘧啶核苷（dUMP）转为脱氧胸腺嘧啶核苷（dTMP）的生化反应受阻。参加正常 DNA 合成的 dTTP 被 dUTP 代替。机体为了修复这些异常的 DNA 而企图合成新的 DNA，但由于体内缺乏叶酸，仍由 dUTP 代替 dTTP 进入新的 DNA。如此反复造成 DNA 复制的起点多，新合成的小片段不能接成长的子链，存在多处单链，在重新螺旋化时，易受机械损伤及破坏，促使染色体断裂、细胞染色质出现疏松、断裂等改变。细胞核的发育停滞，而胞质仍在继续发育成熟。细胞呈现核、浆发育不平衡，细胞体积较正常为大的巨幼型改变称为巨幼红细胞。这种红细胞大部分在骨髓内成熟前就被破坏而造成贫血，故称巨幼红细胞性贫血。

叶酸缺乏首先影响细胞增殖速度较快的组织。红细胞为体内更新速度较快的细胞，平均寿命为120天。叶酸缺乏经历4个阶段：第一期为早期负平衡，表现为血清叶酸低于 3ng/ml，但体内红细胞叶酸储存仍大于 200ng/ml；第二期，红细胞叶酸低于 160ng/ml；第三期，DNA 合成缺陷，体外脱氧尿嘧啶抑制试验阳性，粒细胞过多分裂；第四期，临床叶酸缺乏。幼红细胞内 DNA 的合成速度减慢，细胞处于 DNA 合成期的时间延长，但胞质内 RNA 的合成不受影响，因此 RNA 与 DNA 的比例失调，结果形成细胞体积大而核染色质较疏松的巨幼红细胞。这种细胞大部分在骨髓内尚未成熟即被破坏，造成巨幼红细胞性贫血。

2. 维生素 B_{12} 缺乏所致巨幼红细胞贫血的发病机制　维生素 B_{12} 和叶酸一样都是属于水溶性维生素。维生素 B_{12} 的结构复杂，是含咕啉的衍生物；在咕啉环中间有一个钴离子，是目前所知唯一含有金属元素的维生素，故又称钴胺素。维生素 B_{12} 可分泌至胆汁中，形成肠肝循环。如果这一循环受到干扰，维生素 B_{12} 的需要量将增加。人体内维生素 B_{12} 的生理功能是参与同型半胱氨酸的甲基化反应。

维生素 B_{12} 缺乏在发病机制中的作用，以及维生素 B_{12} 缺乏如何阻碍叶酸在细胞 DNA 合成的作用，有多种解释，比较成熟的是"甲基四氢叶酸（THFA）陷阱学说"。该学说认为在维生素 B_{12} 缺乏时，同型半胱氨酸转变为蛋氨酸的过程受到阻碍，使甲基 THFA 不能形成 THFA，亚甲基 THFA 的形成亦减少，间接地影响了 DNA 的合成，故维生素 B_{12} 缺乏间接地阻碍了 DNA 的合成。甲钴胺素是甲基转移酶的辅酶，N^5-CH_3-FH_4 是甲基的供体。当甲基转移酶的酶蛋白与维生素 B_{12} 结合后，N^5-CH_3-FH_4 即将其甲基转移到维生素 B_{12} 上，然后将同型半胱氨酸甲基化为蛋氨酸，FH_4 释出。如果维生素 B_{12} 缺乏，N^5-CH_3-FH_4 将大量堆积，造成叶酸的缺乏，进而引起合成胸腺嘧啶所需的5,10-亚甲基四氢叶酸形成不足，以致红细胞中 DNA 合成障碍，结果可能产生巨幼红细胞性贫血。

维生素 B_{12} 从正常到缺乏要经过4个阶段：第一阶段为血清中维生素 B_{12} 降低；第二阶段为细胞中维生素 B_{12} 降低；第三阶段为生化功能受损，表现为 DNA 合成速度减慢。第四阶段则出现临床症状，如巨幼红细胞贫血等。

（三）临床表现

1. 一般表现　起病一般缓慢，轻者仅皮肤、黏膜苍白而无自觉症状，逐渐发生贫血、皮肤与黏膜明显苍白、乏力、易倦、头昏、劳动后心悸气短。由于消化道黏膜上皮细胞 DNA 合成障碍，可发生一系列消化道症状，食欲缺乏、恶心、厌食甚至呕吐及腹泻，并有反复发作的舌炎、舌面光滑、乳头及味觉消失。

2. 造血系统表现　起病一般隐伏，特别是维生素 B_{12}

缺乏者，常需数月。由于无造血障碍及成熟红细胞寿命短，可有轻度黄疸，睑结膜、口唇、指甲等处明显苍白。头发细、黄而稀疏。颜面稍显水肿。同时可有白细胞和血小板减少，患者常伴有感染及出血倾向，可有紫癜、鼻出血及月经过多等出血表现，免疫力低下，易罹患感染。

3. 神经精神表现　维生素 B_{12} 缺乏的患者，由于脊髓质合成障碍，侧索、末梢神经等均可受到损害，因此可发生手足对称性麻木，感觉障碍，共济失调、步态不稳、行走困难，肌腱反射初为减退，肌痉挛及肌张力增加时，肌腱反射亢进。味觉、嗅觉、触觉、痛觉均可有障碍。小儿及老年人常表现为脑神经受损的精神异常，无欲、嗜睡或精神错乱。叶酸缺乏的患者亦偶有精神症状，其机制尚不清楚，部分巨幼红细胞性贫血的患者神经系统症状可发生于贫血之前。

4. 循环系统症状　心前区可听到功能性收缩期杂音，心脏扩大，易并发心功能不全。

（四）实验室检查

1. 血液检查　典型病例的贫血为大细胞，正常色素型。血片中红细胞大小不匀、异形、卵圆形的大红细胞较多。多染性及嗜碱性点彩细胞增多。可见到 Howell-Jolly 小体，偶见 Cabot 环及有核红细胞。网织红细胞计数不增高或轻度增高。白细胞和血小板计数大多轻度减少。中性粒细胞分叶过多，可多至 5 叶以上，偶尔出现晚幼和中幼粒细胞。

2. 骨髓检查　骨髓细胞特别是红系增生显著增多，粒∶红比率降低。异常的有丝分裂多见。红系细胞呈现明显的巨幼细胞类型，细胞体积增大，核染色质疏松分散，形成一种特殊的间隙。Howell-Jolly 小体多见，出现巨型带状核、晚幼粒及中性粒细胞。巨核细胞减少，可出现巨型和分叶过多细胞。骨髓铁增多，但在适当治疗后常减少。

3. 胃液分析　胃液分泌量减少，游离盐酸大多缺乏或显著减少，注射组胺后少数叶酸缺乏患者可有少量游离盐酸出现。恶性贫血患者的胃游离盐酸常永远消失。

4. 叶酸相关指标检测

（1）血清和红细胞叶酸含量：血清叶酸可反映近期膳食叶酸摄入情况，色谱-质谱联用检测血清中总叶酸含量<3ng/ml 为缺乏，3～6ng/ml 为不足，>6ng/ml 为正常。红细胞叶酸含量反映组织中叶酸的储存情况，是叶酸长期营养状况的重要评价指标。微生物检测法检测红细胞中叶酸的含量，<140ng/ml 为缺乏，140～160ng/ml 为不足，>160ng/L 为正常。

（2）血浆同型半胱氨酸含量：当受试维生素 B_6 及维生素 B_{12} 营养状况适宜时，血浆同型半胱氨酸水平可以反映叶酸营养状况的敏感指标。血浆中同型半胱氨酸含量>16μmol/L 为叶酸缺乏。

（3）组氨酸负荷试验：受试者在试验前先口服组氨酸负荷剂量 2～5g，测定 6 小时内全部尿液中亚氨甲基谷氨酸（FIGLU）排出量，排出量在 5～20mg 为正常，叶酸缺乏时尿中排出量增加。

5. 维生素 B_{12} 相关指标检测

（1）血清维生素 B_{12}：浓度一般以 120～180pmol/L 为正常。

（2）血清全转钴胺素Ⅱ（holo TcⅡ）：反映维生素 B_{12} 负平衡的早期指标。TcⅡ是一种把维生素 B_{12} 释放到所有 DNA 合成细胞的循环蛋白质，所含有的维生素 B_{12} 约占血清维生素 B_{12} 的 20%，一般以 TcⅡ为 29.6pmo/L（40pg/ml）定为维生素 B_{12} 负平衡。

（3）血清全结合咕啉是循环中维生素 B_{12} 的贮存蛋白质，约含血清维生素 B_{12} 的 80%，血清全结合咕啉与肝脏维生素 B_{12} 的贮存相平衡。一般情况下，血清全结合咕啉≤110pmol/L（150pg/ml）时，表示肝脏维生素 B_{12} 储存缺乏，进入维生素 B_{12} 缺乏的第二期。

（五）诊断与鉴别诊断

巨幼红细胞性贫血的诊断依据是：骨髓中出现较多的典型巨幼红细胞，MCV>95fl，卵圆形大红细胞增多，明显的大小不匀和异形，中性粒细胞分叶过多等。巨幼红细胞性贫血的诊断成立后，必须进一步明确是叶酸缺乏还是维生素 B_{12} 缺乏。用血液形态学的检查方法，这两种不同维生素引起的贫血是无从区别的。但根据病史、体征、某些特殊的实验室检查及实验性治疗的结果加以综合分析后，两者的鉴别是可以作出的（表 7-10-13）。另外，巨幼红细胞性贫血不一定都是叶酸或维生素 B_{12} 缺乏引起的，它亦出现于遗传性乳清酸尿症。

表 7-10-13　叶酸与维生素 B_{12} 缺乏所致巨幼红细胞性贫血的鉴别诊断

项　目	叶　酸	维生素 B_{12}
造成缺乏的原因	营养不良、偏食、婴幼儿、妊娠、溶血性贫血、药物等	胃肠道手术后、胃肠道疾病
实验室检查		
血清叶酸值	<3ng/ml	6～20ng/ml（正常）
血清 B_{12} 值	200～900pg/ml（正常）	<100pg/ml
亚氨甲基谷氨酸实验	阳性	阴性
放射性叶酸吸收试验	尿排出量减少	正常
放射性 B_{12} 吸收试验	正常	尿排出量减少
治疗性试验		
叶酸 200μg/d，口服，连续 10 天	网织红细胞计数上升，症状、血象、骨髓象好转	无效应
维生素 B_{12} 1μg/d，肌注，连续 10 天	无效应	网织红细胞计数上升，症状、血象、骨髓象好转

（六）预防与治疗

1. 预防　虽然叶酸及维生素 B_{12} 均存在于一般正常的食物中，在正常生理情况下能满足身体的需要，但巨幼红细胞性贫血的病例并不罕见。因此，预防本病应从改善人群膳食结构入手，对易发病个体提高其预防意识。

大多数病例的叶酸和维生素 B_{12} 的缺乏是可以预防的，需要针对不同的原因采取不同的措施。例如在儿童、孕妇和营养不良的人群中，要特别注意改进营养，防止偏食，改进烹煮食物的方式或另外补充叶酸。常见富含维生素 B_{12} 的食物有：香菇、大豆、鸡蛋、牛奶、动物肾脏及豆制品等。含叶酸丰富的食物有绿叶蔬菜、柑橘、番茄、菜花、西瓜、酵母、菌类、牛肉、动物肝脏和内脏等。平时注意多吃这些食物，以防止巨幼红细胞性贫血，并对蔬菜摄入量及加工方法进行宣传指导。对素食者的膳食更应有维生素含量的规定。

巨幼红细胞性贫血患者除了注意补充叶酸和维生素 B_{12} 外，还应添加含铁丰富的食物，补充维生素 C 和葡萄糖。另外，锌作为叶酸结合酶的辅助因子，对叶酸的吸收起重要作用。缺锌不利于游离叶酸的吸收，还可降低结合酶的活性，并可能通过减少结合酶的量而降低对叶酸的吸收，也应注意补锌。

同时，还应注意消除其他不利于叶酸吸收的因素。不利于叶酸吸收的因素包括经常饮酒及服用某些药物。例如抗惊厥药可抑制叶酸吸收；口服避孕药可降低结合酶的活性而妨碍叶酸吸收；阿司匹林可降低叶酸与血浆蛋白的结合能力，从而使储存型叶酸减少而增加叶酸的排出量；某些抗叶酸药可抑制还原酶的活性，使二氢叶酸不能转变为四氢叶酸。

2. 治疗　除消除或纠正致病原因外，主要的治疗方法是补充所缺乏的维生素——叶酸或维生素 B_{12}。

（1）对于叶酸缺乏的患者，每天口服叶酸 15~20mg，有很好的疗效。若不能口服，可肌内注射，每天 3~6mg。一般于治疗开始后的第四天起网织红细胞计数明显上升，以后即逐渐降低，于 1~2 个月血象和骨髓象完全恢复正常。治疗的时间长短可根据致病原因而确定。在用叶酸治疗之前，在诊断上必须排除维生素 B_{12} 缺乏的可能。叶酸缺乏的患者同时有蛋白质、其他维生素或铁缺乏存在，在治疗时亦应注意补充。

（2）对于维生素 B_{12} 缺乏的患者，可用维生素 B_{12} 治疗。因引起缺乏的原因大多与吸收不良有关，故给药方式应该是肌内注射。开始时可每天给药 100μg，两周后改为每周 2 次，连续给药 4 周或待血象恢复正常后每月注射 1 次，作为维持治疗。恶性贫血及胃切除后的患者需长期接受维持治疗。

（3）对于发生巨幼红细胞性贫血的小儿，大多与营养因素有关，故又称为营养性巨幼红细胞性贫血。饮食不当是小儿营养缺乏性贫血发生的主要原因，有些轻症患者，仅仅改善饮食即可治愈。但对重症患者，治疗时需注意奶类要充足，并且及时根据年龄添加辅食（水果、蔬菜、肉类等），纠正并发症，如营养不良或佝偻病。用叶酸和维生素 B_{12} 的同时加用维生素 C 和维生素 B_6（补充维生素 B_6 有助于震颤的缓解），并择期加用铁剂。积极控制并发症，因叶酸和维生素 B_{12} 及铁缺乏均可使机体免疫能力下降，故防止感染方可缩短病程及降低死亡率。在饮食改善时不宜过急，添加过多过急，会造成消化不良。

另外，注意在饮食中增加紫菜、海带、鱼以及红枣、各种新鲜蔬菜和水果等含铁丰富的食物；猪瘦肉、猪肝、鱼等动物脏器中含 B_{12} 较丰富，而叶酸在蔬菜的绿叶和各种瓜果中的含量都较丰富，因此膳食要均衡，不可偏食。适当控制活动量，贫血小儿抗病能力下降，家长要注意居室温度，及时增减衣被，严防感冒，避免合并感染以免加重病情。

巨幼红细胞性贫血的预后良好，但对于恶性贫血者则需终生治疗。

九、维生素 C 缺乏病

维生素 C（抗坏血酸）缺乏病（vitamin C deficiency），是一种以牙龈肿胀、出血，皮肤瘀点、瘀斑及全身广泛出血为典型临床特征的疾病，故又称为坏血病（scurvy）。

（一）发现史

坏血病是一种古老的疾病，早在 16 世纪前后，人们已在人群中观察到这种疾病的流行。在长期远离陆地的海上航行和极地探险活动中，坏血病尤为常见。

在发现维生素 C 这种营养素之前，人们已在临床中通过对比观察不同食物对坏血病的影响，得知某些植物可以防治坏血病，其中包括花椰菜、洋葱、野生草莓、橘子和柠檬等。在航海中，依靠经验的积累，各种各样的疗法得到尝试并被广泛应用。如 1747 年，船医 James Lind 进行了历史上第一个临床实验，并证明柑橘类水果对坏血病有明显的治疗效果，苹果酒也起到了一定的防治作用。他在 1753 年出版的《坏血病的治疗》一文中，系统地研究了英国海员的坏血病及其预防情况，确定了用柑橘和柠檬防治坏血病的措施。

20 世纪初叶，人们已经了解到水果和蔬菜有防治坏血病的作用，很多学者试图研究究竟是这些食物中的何种物质起到了防治坏血病的作用以及这些物质的性质。但由于大多数实验动物能自身合成维生素 C，故治疗坏血病的原理迟迟未能被发现。直到 1907 年，两位挪威化学家报道出豚鼠出现与人类坏血病类似的症状：牙齿松动，多处出血点和骨骼损伤，于是人们开始选定豚鼠作为实验动物。1928—1932 年间，Albert Szent-Gyorgyi 和 C. C. King 的实验室分别分离出维生素 C，并证明它具有对抗坏血病的作用。1937 年，Albert Szent-Gyorgyi 由于发现了抗坏血酸的结构而获得诺贝尔奖。

（二）流行病学

目前维生素 C 缺乏病已经很少在人群中出现，但在婴幼儿和老年人中，仍有一定的发病率。这两个年龄段，该病的临床表现也有很大不同。在成年人中，维生素 C 缺乏病已很少见，但在限制饮食或长期素食而又不吃果蔬的人群中，常会出现营养不良，引发维生素 C 缺乏病。喂养经巴氏消毒灭菌牛奶而没有补充维生素 C 的婴儿，更容易患坏血病。

在美国人群中，男性血维生素 C 低水平的发生率高于女性，其中，社会经济地位较低的人群的发生率较高，贫穷的老年人尤为显著(发生率约为 20%)，其中多数为独居的或患有慢性病的老人。

(三) 病因

维生素 C 缺乏病的主要病因有以下几个方面:

1. 摄入不足　食物中维生素 C 供应不足，主要由于食物中缺乏新鲜蔬菜、水果，或在食物加工过程中处理不当导致维生素 C 破坏。如婴儿若乳母膳食长期缺乏维生素 C，或以牛乳、单纯谷类食物长期喂养而未添加富含维生素 C 的辅食，则易患此病。

2. 吸收障碍　慢性消化功能紊乱、长期腹泻等可致维生素 C 吸收减少。

3. 需要量增加　患有慢性消耗性疾病、严重创伤等导致维生素 C 需要量增加，而食物所供应的维生素 C 又不能满足机体的需求，均可出现维生素 C 缺乏。婴儿和早产儿生长发育快，维生素 C 需要量增加，若不及时补充，也易出现缺乏。

人体虽不能合成维生素 C，但摄取外源性维生素 C 后，其在体内能保持一定量的储存，故即使完全无维生素 C 供应，亦需经历一段时间才会出现维生素 C 缺乏的表现。

药物对人体维生素 C 的需要量有一定的影响，如含雌激素的避孕药、肾上腺皮质激素、四环素、降钙素、阿司匹林等均可影响机体维生素 C 的代谢，从而导致维生素 C 缺乏。

(四) 发病机制

1. 维生素 C 缺乏症的出血性表现　①维生素 C 是体内羟化反应的底物和酶的辅助因子。当维生素 C 缺乏时，脯氨酸和赖氨酸的羟基化过程受阻，影响胶原蛋白的合成，导致创伤愈合延缓、毛细血管壁脆性增加，引起出血。②维生素 C 具有较强的抗氧化作用，抑制机体凝血因子的氧化降解。当维生素 C 缺乏时，可引起机体凝血功能下降，引发出血表现。

2. 与坏血病有关的疲劳和虚弱，与肉碱的代谢改变也有关。肉碱被认为是人类条件性必需营养素，它转运长链脂肪酸穿过线粒体膜，在线粒体内进行 β-氧化作用为细胞提供能量。在肉碱生物合成途径中需要维生素 C，若维生素 C 缺乏，肉碱合成减少，可导致与肉碱相关的 β-氧化反应能量损失，就会导致坏血病患者出现疲劳和肌无力。

3. 精神症状可能与神经递质的合成和代谢有关。

(五) 临床表现

维生素 C 缺乏病的主要症状为:疲乏和困倦;多种分泌功能，如泪腺和唾液腺功能以及皮脂腺分泌功能的丧失，皮下、黏膜、关节等出血，关节与骨骼的异常，精神异常，以及皮肤性状改变等。

1. 一般症状　维生素 C 缺乏约需 3~4 个月才会出现症状。早期无特征性症状，患者面色苍白、倦怠无力、食欲减退、抑郁。儿童表现易激惹、体重不增，可伴低热、呕吐、腹泻等。

2. 出血症状　皮肤受碰撞或受压后容易出现紫癜和瘀斑。皮肤瘀点为其较突出的表现，患者在使用血压计后可在上肢皮肤出现血点。随着病情进展，患者可有毛囊周围角化和出血，毛囊根部卷曲、变脆。齿龈肿胀出血亦为常见症状，特别见于口腔卫生不佳的患者，且容易引起继发感染，牙齿可因齿槽坏死而松动、脱落。常见长骨骨膜下、皮肤及黏膜出血。亦可有鼻出血、眼眶骨膜下出血，后者可引起眼球突出。偶见血尿、消化道出血、关节腔内出血甚至颅内出血。患者可因此突发抽搐、休克，以至死亡。

3. 骨骼症状　长骨骨膜下出血或骨干前端脱位可引起患者四肢疼痛，导致假性瘫痪。在婴儿阶段，早期症状之一是四肢疼痛，呈蛙状体位(piched frog position)。这主要是由于关节囊充满血性渗出物，故四肢只能处于屈曲状态而不能伸直。患肢沿长骨骨干肿胀、压痛明显。少数患儿在肋骨、软骨交界处因骨干骺半脱位可出现隆起，排列如串珠，称“坏血病串珠”，可出现尖锐突起，内侧可扪及凹陷；而佝偻病肋骨串珠则有所不同，呈钝圆形，内侧无凹陷，故可依此进行鉴别诊断。前者患儿还因肋骨移动时致疼痛，呼吸可表现浅快。

4. 贫血　晚期常伴有贫血，多出现面色苍白。维生素 C 不足可影响铁的吸收，而长期出血或伴有叶酸缺乏亦为引起贫血的原因。贫血常为中度，一般为血红蛋白正常的细胞性贫血，亦可有 1/5 左右的患者为巨幼红细胞性贫血。原因是许多含维生素 C 的食物亦含叶酸，与坏血病有关的厌食必然亦会引起叶酸缺乏;同时维生素 C 缺乏时机体无法防止四氢叶酸氧化为无活性的叶酸代谢物，也会使有活性的叶酸有所减少。

5. 其他症状　患者可因水潴留而出现水肿，亦可有黄疸、发热等表现。有些患者泪腺、唾液腺、汗腺等分泌功能减退甚至丧失，而出现与干燥综合征相似的症状。由于胶原合成障碍，伤口愈合不良，新近愈合的伤口易再度裂开。免疫功能也会受到影响，容易引起感染。此外，可出现精神异常，如多疑、抑郁、嗜睡和癔症等。

6. X 线表现　对于儿童而言，X 线表现可起到与佝偻病鉴别诊断的作用。典型改变为:①骨干骺端临时钙化带因钙盐沉积致密增厚，称坏血病白线，其下方有一带状骨质疏松区，称坏血病带，此处可因骨折而分离或移位;临时钙化带增厚处可向两侧或一侧突出，形成刺状;临时钙化带边缘骨皮质和疏松质可呈单侧或双侧缺损，或形成透光裂隙，称坏血病角。②骨骺中心部密度减低，呈毛玻璃状，外周密度增高，呈指环状。③长骨骨干皮质变薄，骨质普遍疏松、骨小梁不清，透亮度增加。④沿骨干常出现骨膜下出血。先为软组织肿胀，密度增加。钙化后，出现骨膜钙化影。经过治疗，肉眼所见的畸形可以解决，但放射学的改变可持续多年。

(六) 诊断与鉴别诊断

1. 诊断　根据患者的饮食营养史，典型的临床表现，特别是具有特征性的皮肤病变，一般可作出诊断。儿童多见于 6 个月~2 岁的婴幼儿。母亲孕期若摄入足量维生素 C，则生后 2~3 个月婴儿体内贮存的维生素 C 可供生理需要，若孕母患此病，则新生儿出生后即出现症状。

维生素 C 缺乏需达一定严重程度时才出现典型临床症状。临床上一般较为少见，因此实验室检查对于了解机体维生素 C 储存状态及其缺乏的早期诊断有参考价值。

（1）毛细血管脆性实验（CFT，又称束臂实验）：

1）实验原理：当毛细血管的结构、功能、血小板的数量和质量以及体液因素出现问题或毛细血管壁受到理化因素作用时，毛细血管壁的完整性受到破坏，其脆性和通透性增加，在对静脉血流施加一定压力时，毛细血管即可破裂而产生出血点。其数目可反映毛细血管受损的程度。

2）操作方法：在前臂屈侧面肘弯下4cm处，画一直径5cm的圆圈，并标出原出血点的位置（或没有），然后按常规测血压的方法，使压力维持在收缩压和舒张压之间（一般为12kPa）8分钟，解除压力5分钟后，观察圆圈内新出血点的数目。

3）临床意义：新出血点数成年男性>5个，女性和小儿>10个，则为束臂实验阳性。其原因可能为毛细血管疾病、血小板数量减少、血小板功能障碍或肝肾疾病、严重凝血障碍等。

（2）血浆维生素C含量测定：测定血浆中维生素C的水平可反映近期维生素C的摄入情况，不能反映机体的储备水平。如果每日摄入维生素C 90~150mg，血浆维生素C浓度可达到12~15mg/L。血浆维生素C的浓度≥4mg/L为正常；2.0~3.9mg/L为不足，<2mg/L为缺乏可出现坏血病症状。

（3）维生素C负荷实验：口服维生素C负荷实验可间接反映机体维生素C代谢池的状况，能用于评估组织维生素C缺乏。口服500mg维生素C，收集服后4小时内的全部尿液进行维生素C测定，总维生素C排出量>13mg为充足，5~13mg为正常，<5mg为缺乏；24小时尿中维生素C的排出量为口服量的10%以上为正常。

2. 鉴别诊断　在诊断时应注意与以下疾病的鉴别诊断：

（1）假性瘫痪注意脊髓灰质炎及神经系统疾病的区别。

（2）坏血病肋串珠与佝偻病区别。

（3）皮肤及齿龈出血应注意与血液系统疾病鉴别，例如白血病和血小板减少性紫癜。后者除有其原发病的临床特点外，还会有血小板减少，而血清维生素C水平正常。

（4）维生素C缺乏所致的关节肿痛，主要为血性渗出，纤维细胞增生与关节软骨改变，但无炎性细胞，据此可与其他病因所致的关节炎鉴别。

（七）治疗

儿童每天口服200mg维生素C一周，几天后症状消失，不再易激惹，食欲恢复。成人剂量为100mg/次，每天3~5次，最大每日用量为2g。如果患者病情严重，例如由于心肌受累引起的心脏功能障碍，可以每天静滴1g维生素C，虚弱、自发出血常在24小时得到缓解，疼痛和发热在48小时消失，齿龈和皮肤出血症状经过10~12天可治愈。

（八）预防

1. 供给富含维生素C的食品　注意饮食均衡，进食富含维生素C的新鲜水果和蔬菜。烹调时加热、遇碱或金属，会使维生素C被分解失去活性；蔬菜切碎、浸泡、挤压、腌制，也会致维生素C损失，所以应注意饮食加工，防止维生素C被破坏。

2. 注意对易感人群的维生素C营养状况的监测及干预　偏食、对食物禁忌、疾病、嗜酒引起的慢性酒精中毒以及人工喂养的婴儿都易发生维生素C的缺乏。应养成不偏食的卫生习惯；改变不良嗜好；孕妇及乳母应多食含维生素C的食物如新鲜水果、蔬菜；提倡母乳喂养，婴儿出生后2~3个月需添加富含维生素C的食物。

3. 广泛开展健康教育活动　在广大人群中定期开展健康教育，重点介绍有关维生素C缺乏对人体健康的影响和维生素C良好的膳食来源等，宣传食物多样化，避免挑食、偏食，养成良好的饮食卫生习惯，提高人群的自我保健意识。

第四节　微量元素缺乏病

人体组织中含有自然界各种元素（element），目前在地壳中发现的92种天然元素在人体中几乎都能检测到。这些元素除了组成有机化合物的碳、氢、氧、氮外，其余的元素均称为矿物质（mineral）。按照化学元素在机体内的含量多少，通常将矿物质元素分为常量元素和微量元素两类。凡体内含量大于体重0.01%的矿物质称为常量元素或宏量元素（macroelement），包括钙、磷、钠、钾、硫、氯、镁；凡体内含量小于体重0.01%的称为微量元素（microelement或trace element）。

（一）分类

1996年WHO公布，由FAO/IAEA/WHO共同讨论，微量元素中有21种被认为是构成人体组织、参与机体代谢、维持生理功能所必需的元素，共分为三类。其中，铁、铜、锌、硒、铬、碘、钴和钼被认为是必需微量元素（essential trace element）；锰、硅、镍、硼、钒为可能必需微量元素（possible essential trace element）；氟、铅、镉、汞、砷、铝、锡和锂为具有潜在毒性微量元素（potentially toxic trace element），但低剂量可能具有功能作用的微量元素。

（二）微量元素缺乏的原因

1. 地球环境因素　地壳中矿物质元素的分布不平衡，致使某些地区表层土壤中某种矿物质元素过高或过低，导致人群因长期摄入在这种环境中生长的食物或饮用水而引起亚临床症状甚至疾病。

2. 食物成分及加工因素　食物中含有天然存在的矿物质拮抗物，如菠菜中含有较多草酸盐可以与钙或铁结合成难溶的螯合物而影响其吸收。食品加工过程中可造成矿物质的损失，如粮谷表层富含的矿物质常因碾磨过于精细而丢失；蔬菜浸泡于水中或蔬菜水煮后把水倒掉可损失大量矿物质。

3. 人体自身因素由于摄入不足，消耗增加导致矿物质缺乏，如厌食、挑食、疾病状态导致食物摄入不足或摄入食物品种单调，使矿物质供给量达不到机体需求量；生理需求增加引起的钙、锌、铁等矿物质缺乏，如儿童、青少年、孕妇、乳母阶段对营养素需求的增加导致矿物质的不足。

一、铁缺乏与缺铁性贫血

铁（iron）是人体必需微量元素之一，铁缺乏（iron deficiency, ID）可导致缺铁性贫血（iron deficiency anemia, IDA）。目前它已被 WHO 和 UNICEF 确定为世界性营养缺乏病之一，同时也是我国主要的公共营养问题。

（一）流行情况

铁缺乏是最常见的营养缺乏之一，特别是在妇女、儿童和低收入人群等脆弱群体中更为常见。2011 年 WHO 估计全球范围内 1/3 非孕期妇女（约 5 亿）和 41.8%的孕妇存在贫血，而其中至少 1/2 是铁缺乏导致的。全球约 2.73 亿 5 岁以下儿童贫血，其中约 42%为铁缺乏。我国中、晚期妊娠妇女铁缺乏的患病率在 50%左右。2000—2001 年中国儿童铁缺乏症调查协作组对我国 7 个月至 7 岁儿童进行铁缺乏调查，7 岁以下儿童 IDA 患病率为 7.8%，婴、幼儿 IDA 患病率分别为 20.5%及 7.8%。2001 年我国北方四市城区 2~7 岁铁缺乏流行病学调查显示儿童 IDA 患病率分别为：北京 1.40%、沈阳 2.14%、丹东 1.89%、邢台 2.13%。2004 年泉州市 6 个月～7 岁儿童 IDA 和 ID 患病率分别为 13.94%和 32.97%。2007 年唐山地区 6 个月～2 岁 IDA 患病率为 23.94%，且 IDA 患病率与年龄相关，年龄越小患病率越高。

（二）发病机制

铁在生物氧化过程中起着重要的作用，缺乏时不仅影响血红蛋白合成，也影响细胞和组织内含铁酶和铁依赖酶的活性，如细胞色素 C、细胞色素 C 氧化酶、过氧化物酶、过氧化氢酶、细胞色素 C 还原酶、NADH 脱氢酶、黄嘌呤氧化酶、琥珀酸脱氢酶等。

1. 缺铁对铁代谢的影响　当人体内贮铁减少到不足以补偿功能状态的铁需要量时，铁代谢指标发生异常。当红细胞内铁缺乏时，转体蛋白受体脱落进入血液成为血清可溶性转铁蛋白受体，使血清中可溶性转铁蛋白受体含量增多。

2. 缺铁对造血系统的影响　红细胞内缺铁，血红蛋白合成障碍，大量原卟啉不能与铁结合形成血红蛋白，以游离原卟啉的形式积累在红细胞内，或与锌原子结合形成锌原卟啉，血红蛋白生成减少，红细胞胞质减少，发生小细胞低色素性贫血。

3. 缺铁对组织细胞代谢的影响　组织缺铁，细胞中含铁酶和铁依赖酶的活性降低，进而影响患者的精神、体力、免疫功能及患儿的生长发育和智力，缺铁还可以引起黏膜组织病变和外胚叶组织营养障碍。

（三）病因

当前，全球铁缺乏的患病率持续增多仍是突出问题。即使在发达国家，由于铁需求量增高仍容易出现铁缺乏问题，包括婴儿、成长期儿童、青少年及月经期和妊娠期妇女。铁缺乏主要可以概括为以下几个方面：

1. 食物铁摄入不足　控制饮食的人群容易出现铁缺乏，尤其当机体处在铁需要量较多时期。

如果饮食中影响铁吸收的抑制剂含量极低，则约有 15%的铁将会被吸收，即 1.8mg 铁，但是当饮食中含有上述的抑制剂时，被吸收的铁量将会下降 66%，即只有不到 1mg 的铁被吸收，影响机体的铁平衡，因此，饮食中所含的影响铁吸收的抑制剂或促进剂与食物中的含铁量相比，前者对铁吸收的影响更大一些。

2. 膳食铁的生物利用率较低　食物中铁的含量和吸收率较低，这是铁缺乏最主要的原因。食物中铁可分为血红蛋白铁与非血红蛋白铁。血红蛋白铁吸收率较非血红蛋白铁高，约为 20%～25%，如动物血吸收率为 25%，肉类及肝脏为 22%，鱼肉为 11%，其吸收过程受其他膳食因素的干扰较小。非血红蛋白铁的铁以 $Fe(OH)_3$ 络合物的形式主要存在于植物性食物中，吸收率较低，一般为 3%～5%，不超过 10%，吸收过程受多种膳食因素影响。

抑制非血红蛋白铁吸收的因素有：①植酸盐与草酸盐，如粮谷类及蔬菜中的植酸盐、草酸盐能与铁形成不溶性盐，影响铁的吸收；②膳食纤维摄入过多时，能结合阳离子铁、钙等干扰铁的吸收；③酚类化合物，常见的如茶、咖啡均含有与铁结合的多酚类物质，能抑制铁的吸收；④胃酸缺乏或过多服用抗酸药时，影响铁离子释放，会降低铁的吸收；⑤蛋类中存在一种卵黄高磷蛋白，干扰铁的吸收，使蛋类铁的吸收率仅为 3%。

3. 机体对铁的需要量增加　当机体对铁的需要量增加，而铁的摄入量未相应增加时，能导致机体铁缺乏。如儿童处在生长发育期时，随着体重增加，血容量及组织铁相应增加。生长率愈快，铁的需要量愈大，每增加 1kg 体重需增加铁约 35～45mg。足月儿第一年内需补充外源性铁 200mg，低出生体重儿需补充铁约 280～350mg，所以婴儿期尤其是低出生体重儿更易发生缺铁性贫血。

4. 铁丢失增加　铁丢失增加的原因主要可以分为胃肠道出血、运动员铁丢失增多和溶血。出血是成年人缺铁常见的原因，当患者没有明显的缺铁诱因时，有必要排除一些病理性疾病。接受耐力训练的年轻女运动员易出现缺铁，伴有或不伴有贫血。红细胞增加导致铁状态下降。胃肠道出血将造成额外的铁丢失，外伤造成的溶血反应也会造成少量的铁丢失。

5. 铁吸收减少　有两种原因会造成铁吸收减少：一是从食物中来源的铁的存在形式不利于近端小肠的吸收；二是由于胃肠道黏膜异常导致的吸收不良。

（四）铁缺乏分期

铁缺乏是一个连续过程，从人体开始缺铁至临床上出现缺铁性贫血症状，一般经历三个阶段：

1. 储存铁缺乏期（iron deficiency store, IDS）　此时储存铁减少，甚至耗竭，但仅表现为血清铁蛋白含量下降。

2. 红细胞生成缺铁期（iron deficiency erythropoiesis, IDE）　此时除血清铁蛋白含量下降外，血清铁下降，总铁结合力上升，运铁蛋白饱和度下降，红细胞游离原卟啉浓度上升。

前两期机体虽然已经缺铁，但血红蛋白（Hb）值仍在正常范围，被称为隐性贫血或亚临床贫血。研究表明，人体在隐性贫血期就会出现疲劳、工作能力与智能行为下降，使人体处于亚健康状态。据报道隐性贫血患病率要比 IDA 患病率高一倍以上。

3. 缺铁性贫血期（iron deficiency anemia, IDA）　该期除以上指标变化外，血红蛋白和血细胞比容均下降。

（五）临床表现

有些患者就医的原因是有原发疾病，但检查时发现有缺铁性贫血。据报道，有相当的人数首次就诊时血红蛋白在70~80g/L。因此，早期缺铁性贫血常无症状或有一些非特异性症状如容易疲劳、乏力，这些非特异性症状不一定和贫血程度平行。

1. 常见症状　疲乏无力、心慌、气短、头晕、眼花，严重者出现面色苍白、口唇黏膜和睑结膜苍白、肝脾轻度大等，症状常和贫血的严重程度相关。

2. 影响生长发育　包括身体发育与智力发育。缺铁的幼儿可伴近、远期神经功能和心理行为障碍、烦躁、易激惹、注意力不集中，学龄儿童学习记忆力降低，这可能与单胺氧化酶活力下降、儿茶酚胺代谢紊乱有关。

3. 活动和劳动耐力降低　这可能由于细胞色素C及线粒体中α-甘油磷酸氧化酶活力下降，影响肌肉组织的糖代谢使乳酸积聚以及肌红蛋白量减少，骨骼肌氧化代谢受影响。

4. 机体免疫功能和抗感染能力下降　特别多见于小儿，表现为T淋巴细胞（包括辅助性T细胞和抑制性T细胞）数目减少，体外淋巴细胞对植物血凝素等刺激反应能力降低，中性粒细胞杀菌功能受影响，过氧化物酶活性降低，吞噬功能有缺陷。缺铁易发生感染，但也有认为缺铁患者补铁后感染反而增多。

5. 消化道改变　严重缺铁性贫血可致黏膜组织变化和外胚叶组织营养障碍，出现口腔炎、舌炎、舌乳头萎缩。胃活组织检查发现75%缺铁性贫血患者有胃炎表现，而对照组仅为29%，可呈浅表性胃炎及不同程度的萎缩性胃炎，约1/3患者可检出胃壁细胞的抗体，机制不详。

6. 皮肤毛发变化　毛发干枯脱落，指（趾）甲缺乏光泽、变薄、脆而易折，出现直的条纹状隆起；重者指（趾）甲变平，甚至凹下呈勺状（反甲），后者是严重缺铁性贫血的特殊表现之一。目前也有认为该症状是指（趾）甲缺乏半胱氨酸所致。

7. 神经精神系统异常　尤其是小儿，约1/3患者出现神经痛、末梢神经炎，严重者可出现颅内压增高、视神经乳头水肿，甚至误认为颅内肿瘤。有些铁缺乏患者有食欲怪癖，称异食癖，有嗜食泥土、煤球、石灰、墙泥、生米等怪癖，在铁剂治疗后，怪癖症状消失。

8. 抗寒能力降低　该症状可能由于甲状腺激素代谢异常，T_4转变成T_3减少。

9. 其他　缺铁性贫血也可导致月经紊乱，但是月经过多可以是缺铁的原因或后果，有时很难区别。大约10%的患者有轻度脾大，铁剂治疗后可缩小，但应排除其他疾病诱因。

吞咽困难或吞咽时有梗塞感（plummer-vinson综合征）亦为缺铁的特殊症状。其发生与咽部黏膜萎缩，并在环状软骨与食管交界处黏膜形成蹼样改变有关，在北欧和英国中年妇女患者中较多见。

（六）诊断

1. 诊断依据　铁缺乏IDS期储铁减少后，血清铁蛋白（SF）和总铁结合力（TIBC）已有下降，但仍在临界值；IDE期上述指标改变更明显，且出现血清铁（SI）、运铁蛋白饱和度（TS）、血清锌原卟啉（ZPP）、红细胞游离原卟啉（FEP）和血清运铁蛋白受体（sTfR）等指标异常，反映了红细胞生成缺铁；IDA时，除以上指标改变外，红细胞出现小细胞低色素性改变，血红蛋白降低。临床上可选用上述适当指标来确定缺铁及缺铁程度。

2. 实验室检查

（1）形态学检查：

1）血液：轻度贫血时，在血片中红细胞形态基本属于正常范围。贫血严重时，红细胞变成典型的小细胞低色素性，MCV可降至60fl，平均血红细胞血红蛋白含量（MCH）低至15pg，平均血红细胞血红蛋白浓度（MCHC）低至250g/L。在血片中可见到的红细胞大小不一，体积小者多见，有少量异形红细胞，特别是尾状红细胞和椭圆形红细胞，偶见靶形红细胞中心淡染区扩大。网织红细胞计数大多正常或减低，但亦有轻度增高至2%~3%者。红细胞的渗透脆性大致正常，在贫血较重的病例中，脆性轻度减低。红细胞分布宽度平均达16.3%（正常范围<14%）。

白细胞计数一般正常，但可有轻度中性粒细胞减少。如不久前有较大量出血，则中性粒细胞可增多。钩虫病患者，可有轻度嗜酸性粒细胞增多。

血小板计数常增高，这种情况多见于成人因慢性失血而发生贫血者，血小板增多和出血有关。在贫血较重的病例如婴儿、儿童患者中，血小板减少较为多见。

2）骨髓：骨髓穿刺涂片和切片显示骨髓大多呈轻度和中度的幼红细胞增生。在缺铁性贫血严重的病例中，幼红细胞体积偏小，核染色质致密，胞质较少，边缘不整齐，有血红蛋白形成不良表现，有一些幼红细胞核已经固缩似晚幼红细胞，但胞质仍染成紫蓝色，故胞质发育迟于胞核。

骨髓涂片用亚铁氰化钾（普鲁士蓝反应）染色后，在骨髓小粒中看不到深蓝色的含铁血黄素颗粒，在幼红细胞内铁小粒减少、淡染或消失，铁粒幼细胞<15%。骨髓可染铁检查可反映网状内皮细胞中的贮存铁，是目前公认的唯一诊断缺铁的金标准。

（2）铁生化检验：

1）血清铁蛋白（serum ferritin，SF）：反映机体铁贮存的指标（表7-10-14）。对血清铁蛋白的测定是诊断隐性缺铁性贫血的最好、最可靠的方法。体内铁缺乏时血清铁蛋白降低。依据WHO的标准，5岁以下儿童，血清铁蛋白<12μg/L，5岁以上，血清铁蛋白<15μg/L为铁缺乏；男性血清铁蛋白>200μg/L，女性血清铁蛋白>150μg/L表示铁负荷过度。

表7-10-14　铁贮存的指标

	血清铁蛋白/（μg·L⁻¹）			
	5岁以下儿童		5岁及5岁以上人群	
	男性	女性	男性	女性
铁储备消耗	<12	<12	<15	<15
铁储备耗竭（感染时）	<30	<30	—	—
铁负荷过度（成年人）	—	—	>200	>150

引自：WHO. Assessing the iron status of populations，2011

2）血清运铁蛋白受体（serum transferrin receptor，sTfR）：反映了未成熟红细胞中受体数量和红细胞生成水平。sTfR不受感染或炎症的影响，血清运铁蛋白受体浓度成为精确反映铁营养状况的指标。该指标具有较高的灵敏度，早期缺铁即可诊断，缺铁性贫血时，一般比正常值高3～4倍，正常值为0.9～2.3mg/L。

3）红细胞游离原卟啉（free erythrocyte protoporphyrin，FEP）：是幼红细胞和网织红细胞合成血红蛋白过程中未能与铁结合的非血红蛋白原卟啉，残留在新生的红细胞内。FEP>0.9μmol/L（全血）或ZPP>0.96μmol/L（全血）或FEP/Hb>4.5μg/g即可诊断为贫血。WHO推荐其浓度用于评估人群铁缺乏患病率。

4）血红蛋白：血红蛋白低于正常值即可诊断为贫血，但正常参考范围内，也不可排除缺铁的可能，血红蛋白是缺铁的晚期指标。正常值的范围是：男性120～160g/L，女性110～150g/L。

5）平均红细胞容量（mean red cell volume，MCV）和血细胞分布宽度（blood cell distribution width，RDW）：前者反映整体红细胞体积的大小，后者反映周围红细胞大小的异质性。缺铁性贫血的特征性改变为低MCV和高RDW。一般MCV<80fL，RDW>15%时提示铁缺乏。这两项指标在缺铁贫血的筛查和鉴别诊断上具有实用价值。

以上5个指标是WHO推荐的评价指标，另外还有以下两个指标可以评价铁营养状态。

6）血清铁（serum iron，SI）：血清中游离的铁不能全面反映体内铁储存与代谢情况，且易受进食、生理状况、溶血及环境中的铁的影响，难以准确测量，临床价值有限。

7）运铁蛋白饱和度（transferrin saturation，TS）：是指结合了两个铁离子的运铁蛋白占全部运铁蛋白的比例，随血清铁的变化而变化。一般成年人运铁蛋白饱和度<16%认为是铁缺乏，婴儿和儿童判断铁缺乏的界值分别为12%和14%。

贫血程度分级：贫血程度分级诊断标准参照《内科学：血液学内科分册》。具体分级标准：血红蛋白>90g/L（轻度贫血），血红蛋白60～90g/L（中度贫血），血红蛋白30～59g/L（重度贫血），血红蛋白<30g/L（极重度贫血）。

（七）治疗

治疗策略因人而异。强化补铁有时并不是最好的方法，因为对某些人来说，如血色蛋白沉着症患者，补铁措施可能会造成一定危害。

饮食中铁含量不足，或是含有大量的抑制铁吸收的因子，都是造成铁缺乏的重要原因。例如，在出生后由于机体组织和红细胞增加导致铁需求量增大，在这一时期，每天需要0.9mg铁，而每分升牛奶中只含有0.2mg铁。牛奶中营养的可利用度低于人乳，不足以满足婴儿对铁的需求，需额外补铁以维持机体铁的平衡。另一方面，饮食中富含维生素C、肉类或其他的动物蛋白则有利于铁的吸收，这可能也是发达国家缺铁发生率低的原因之一。归纳可得，缺铁性贫血的治疗原则是：①给予充足的铁以补充血液和组织的需要，同时要补足贮存铁直至恢复正常；②去除缺铁性贫血的原因。

1. 一般治疗 对重症小儿宜加强护理，预防及治疗各种感染。

2. 病因治疗 营养性缺铁，应增加含铁丰富、铁吸收率高、富含维生素C及蛋白质的食物。根据小儿消化功能逐渐增加，同时应去除其他病因。

3. 铁剂治疗 药用铁剂可分为有机铁和无机铁两大类。无机铁有：还原铁粉和硫酸亚铁；有机铁剂有：葡萄糖酸亚铁、枸橼酸铁胺、山梨醇铁、含糖氧化铁、富马酸亚铁、右旋糖苷铁、琥珀酸亚铁、苏糖酸铁和多糖铁复合物等。铁剂应与维生素C同服以增加铁吸收。总疗程2～3个月，血红蛋白恢复正常后再服用1～2个月增加铁贮存量。铁剂治疗2～3天后食欲和精神状态即可恢复，2～4天后网织红细胞开始上升，7～10天达高峰，上升高度与红细胞数成反比，1个月后血红蛋白恢复正常。

4. 隐性铁缺乏的早期治疗 没有出现贫血症状者，如果在筛检中发现，应及时补充铁剂，以免发展为缺铁性贫血。小儿每日每千克体重需要1mg，最大量不超过12mg。换句话说，在婴幼儿生长发育快速龄别段时，对铁营养的需求相对较多，超过最大量后，不能按体重计算。

5. 铁剂与补铁方式 研究认为每周给予等剂量的铁，采用每天补铁、隔日补铁或每周一次补铁，其效果相近。也有研究指出，每日补铁治疗缺铁人群的方案改为每周补铁无科学根据，尚需进一步探讨合适的补铁方式和时间。

口服铁剂的主要不良反应为胃肠道症状，包括胃部灼热感、恶心、腹部不适和腹泻等。一般口服铁剂的胃肠道反应主要和含有游离铁离子有关，一般有机铁剂的反应小而无机铁剂的反应大。L-苏糖酸亚铁是应用二价铁进行铁缺乏症防治工作的第三代制剂，安全无毒副作用。硫酸亚铁的肠溶片和缓释片虽可减少胃肠道不良反应，但也降低了铁剂的吸收。某些复合铁剂将铁盐和铝或氢氧化镁放在一起均可影响铁剂溶解度和吸收率。

肌注或静脉铁剂有一定副作用，因此仅用于：①严重胃肠道反应，不耐受口服铁剂者；②慢性腹泻或胃肠道手术后；③需要迅速纠正缺铁，如妊娠晚期伴有严重贫血及需要外科手术时；④继续失血，其量超过肠道的铁吸收量。右旋糖苷铁复合物是最常用的注射用铁，可以肌内注射，也可静脉注射。中国药典仅收载肌内注射用，2ml注射液含铁50mg。给药方式为深部肌内注射。首次给药可用0.5ml作为试验剂量，观察1小时无过敏反应，可给予足量治疗，最大剂量为100mg/d。注射后约65%的剂量于72小时内被吸收，11%～52%残留在注射处至少4周，基本上能利用。

（八）预防

铁缺乏对儿童大脑发育，特别是学习和行为能力的影响已得到公认且不能逆转，故铁缺乏的预防迫在眉睫。WHO在2016年发布了3篇指南，建议特定人群预防性使用铁剂，尤其是在缺铁性贫血高发的地区（根据WHO定义为患病率>40%）。这三类特定人群包括婴幼儿和儿童、青春期和成年女性、产后妇女。再加上2012年WHO已发布的孕妇每日补充铁剂和叶酸指南，基本覆盖了所有易患病人群。

1. 三类人群的缺铁预防措施 铁缺乏和缺铁性贫血

的预防，首先应纠正各种原因并进行综合预防。以下为三类重点人群的缺铁预防措施建议。

（1）婴儿和儿童缺铁的预防：因母乳和牛乳含铁低，4~6个月应该逐渐添加蛋黄、瘦肉、肝泥等富含铁的食物，如添加延迟或种类不合理，易引起贫血。婴儿如以牛奶喂养，必须经加热处理，以减少过敏引起的肠道出血，故更提倡母乳喂养。对未行母乳喂养或部分母乳喂养的婴儿，提倡选择强化铁的配制奶和米粉。WHO对于婴儿和儿童贫血患病率在40%及以上的地区，应常规补充铁剂作为预防贫血的手段，每年应连续每日给药3个月。具体的给药剂量为：6~3月龄婴幼儿，每日给药10~12.5mg元素铁，剂型为滴剂或糖浆；24~59月龄幼儿，每日给药30mg元素铁，剂型为滴剂、糖浆或片剂；5~12周岁儿童，每日给药30~60mg元素铁，剂型为片剂或胶囊。对于疟疾流行地区，铁剂补充应与预防、诊疗疟疾同时进行。如果缺乏对疟疾的监测和治疗，补充铁剂可能会增加疟疾风险。需要特别明确的是，上述剂量为预防性用药剂量，如果患儿的贫血诊断已经成立，则应进行治疗性铁剂补充。如果某地区的贫血患病率在20%~40%，可以进行间断性补铁。

（2）青春期和成年女性缺铁的预防：青春期和成年女性由于生理性失血造成铁排出量增加，对于铁的需求相对增加。月经过多、多次妊娠的妇女以及患有消化道溃疡、胃大部分切除术后的患者铁缺乏的风险更高。含铁物质摄取不足是导致缺铁性贫血的重要原因。故应向患者及家属说明进食高蛋白、高维生素、高铁质食物的必要性。指导患者多食含铁量高的食物，并在补充铁的同时适当给予蛋白质和维生素C等物质，帮助铁的吸收。对于青春期和成年女性贫血患病率在40%及以上的地区，WHO建议常规补充铁剂作为预防贫血的手段，每年应连续每日给药3个月。每日补充元素铁30~60mg，剂型为片剂。

（3）妊娠期妇女缺铁的预防：妊娠期铁的需求量增加，虽然妊娠期的特殊生理变化使得铁的生物利用率增加，并且月经所致的铁丢失停止，但即便如此，从膳食中吸收及从体内贮存铁中动员的铁，通常仍不能满足妊娠期的铁需要量。美国的资料显示，膳食中铁需要达到27mg/d且铁的生物利用率在25%以上，才能满足妊娠期需要。WHO建议所有妊娠期妇女每日口服铁剂，含元素铁30~60mg，叶酸400μg。并且建议用药尽早开始，贯穿孕期全过程。对于孕期贫血患病率>40%的地区，建议使用孕妇每日补充60mg元素铁。

2. 预防铁缺乏的方案　WHO制订了很多方案预防铁缺乏，以下几种方案是常用的比较有效的方法：

（1）健康教育：通过健康教育，指导人们科学、合理膳食，这是最为有效、经济的预防措施。健康教育的策略对预防铁缺乏是初步有效的，仍需系统的研究，以提供更有效的营养信息和健康教育方式。

（2）铁强化食品：近年来有不少国家在高危人群的食品（主要是谷类食品）中加入了一定量的药用铁，采用铁强化食品来预防缺铁的发生。目前，我国试行的铁强化酱油，国外采用的铁强化面粉，都获得了一定的效果。

（3）铁补充：对高危人群如婴幼儿、早产儿、孪生儿、妊娠妇女、胃切除者等应预防铁缺乏，可使用口服铁剂。足月婴儿补铁月龄应不迟于4足月，剂量为1mg/(kg·d)；早产儿补铁月龄应不迟于2足月，剂量为2mg/(kg·d)；预防性铁剂治疗应持续到1足岁，剂量不超过15mg/d。妇女妊娠后期和哺乳期可在餐中口服硫酸亚铁0.2g/d。

（4）提高食物铁的利用率：食物铁的利用率是促进和抑制铁吸收因素间的平衡。通过增加富含维生素C食物的摄入，减少抑制铁吸收的食物和饮料的摄入，避免主食和饮茶同时，控制酚类化合物、植酸盐含量高的某些蔬菜的摄入，改善粮谷类的加工方法等可以提高铁的生物利用率。

二、碘缺乏病

机体因缺碘而导致的一系列疾病被统称为碘缺乏病（iodine deficiency disorders，IDD）。碘作为一种微量元素，是人体不可缺少的营养物质，故该病的本质是一种营养缺乏病。人体碘的摄入主要来源于食物和饮水，机体的缺碘与其所生存自然环境的碘缺乏有关，因此该病的分布呈明显的地方性，它也曾被认为是一种地方病。碘是合成甲状腺激素所必需的基本原料，碘缺乏病实际上是甲状腺激素合成不足而导致的病理障碍，所以，该病实质上也属于内分泌疾病。

（一）发现史

人类对碘缺乏病的认识最早可以追溯到几千年前，中国、印度、古希腊和古罗马的文献对它均有记载。《神农本草经》一书最早记载了用海藻治疗甲状腺肿；《黄帝内经》把地方性甲状腺肿分为"气瘿"和"血瘿"两种；《山海经》一书（公元前七世纪）提出该病是一种"水土病"；晋代葛洪（公元四世纪）提出用海藻和昆布治疗甲状腺肿；隋朝巢元方（公元七世纪）也认为瘿病与水土有关。古埃及（公元前1500年）曾提到用手术办法治疗地方性甲状腺肿。古希腊和古罗马的一些著作中都认为甲状腺肿与水质有关。因此，地方性甲状腺肿是有史以来就一直存在着的一种常见疾病。16世纪，Paracelsus注意到地方性克汀病与地方性甲状腺肿有关。1754年，克汀病（cretinism）一词首次出现在Diderot的百科全书中，当时是用来指代聋哑并伴有巨大甲状腺肿的低能者。而"cretin（克汀患者）"一词是由De Quervain和Weglin于1736年首次提出。

1813年，法国的Courtois首次从海藻灰中分离出碘。1820年，Coindet建议用碘制剂治疗甲状腺肿。1846年，Prevost和Maffoni首次提出甲状腺肿的病因是缺碘。1825年，Bousingault在哥伦比亚发现当地居民食用含碘的废矿井盐而不患地方性甲状腺肿，1833年他建议用碘盐治疗地方性甲状腺肿。而今天我们采用碘盐防治IDD的主要依据是美国的Marine和Kimball于1916年所进行的大型人群试验研究，他们用碘制剂（NaI）对5000名地方性甲状腺肿患儿进行治疗，收效明显。

（二）流行病学

1. 全球范围的流行现状　碘缺乏和碘缺乏病是全球性公共卫生问题。表7-10-15列举了2003年WHO统计的全球碘缺乏的状况，有54个国家的人群尿碘值中位数低于标准水平，19.9亿人面临碘缺乏的威胁，占总人口数的35.2%，其中2.9亿为学龄儿童，占学龄儿童总数目的36.5%。

表 7-10-15　全球碘缺乏状况（2003年）

地区	学龄儿童		总人群	
	碘缺乏人口	百分比/%	碘缺乏人口	百分比/%
非洲	49.5	42.3	260.3	42.6
美洲	10.0	10.1	75.1	9.8
东地中海	40.2	55.4	228.5	54.1
欧洲	42.2	59.9	435.5	56.9
东南亚	95.6	39.9	624.0	39.8
西太平洋	48.0	26.2	365.3	24.0
合计	285.4	36.5	1988.7	35.2

注：碘缺乏：指尿碘（UI）低于100μg/L；人口单位：百万

2000年WHO统计，受IDD威胁的国家已上升至130个，人口达22亿，缺碘人群平均降低13.6个智商点。2001年，IDD的防治工作取得了很大进展。目前碘盐已在约2/3的人口中得到了普及，相比于20世纪90年代提高了一倍；据联合国统计，全球每年有9000万新生儿得到了碘的保护，从而预防了可能发生的大脑发育迟缓，然而还有5000万新生儿没有受到碘的保护。以上情况与1990年世界首脑会议规定的到2000年彻底消除IDD，明显存在一定的距离。截至2014年，国际控制碘缺乏病理事会（International Council for the Control of Iodine Deficiency Disorders，ICCIDD）的资料显示，全球有112个国家碘充足，29个国家碘缺乏，11个国家碘过量。消除营养缺乏病，需要人们改变行为，而要形成可持续的机制是很困难的。就IDD来讲，只有全民食盐加碘（USI）才可能建立可持续预防的机制，当然还需要有立法、管理、技术和宣传教育的支持。由于甲状腺肿易被发现，而脑发育障碍是不可见的，因此今后对IDD的宣传不应仅放在甲状腺肿上，而应重点宣传脑发育障碍。

2. 中国的流行现状　中国是受碘缺乏严重威胁的国家之一。据粗略统计，在20世纪70年代实施防治措施前，中国有地方性甲状腺肿患者3500万人，典型地方性克汀病患者25万人；20世纪90年代估计全国各省、市、自治区均存在程度不同的碘缺乏，约有7.2亿人生活于缺碘地区，IDD分布于1807个县，27 128个乡镇。更为严重的是还有为数更多的亚克汀病患者，据估计有数百万之多。病区学龄儿童的智商比正常人低10~11个百分点，而病区每年约出生600万人，若不加以控制，这将严重影响儿童的智力发育，进而将对我国人口素质和经济发展带来难以弥补的损失。1995年以前儿童甲状腺肿大率20%以上才定为IDD病区，而现在儿童甲肿率5%以上则定为病区，因此我国绝大多数地区都属缺碘地区或碘缺乏病地区。我国从1995年实施全民食盐加碘（USI）后，在消除IDD上取得了历史性的成就，表7-10-16显示了在改善人群碘营养水平和消除IDD上的巨大进展。

表 7-10-16　中国碘缺乏病（IDD）消除的进展

年代	碘盐中位数/（mg·kg^{-1}）	尿碘中位数/（μg·L^{-1}）*	甲肿率/%*		碘盐合格率/%（用户水平>20mg/kg）
			触诊	B超	
1995	16.2	164	20.4	—	39.9
1997	37.0	330	10.9	9.6	69.0
1999	42.3	306	8.8	8.0	80.6
2002	31.4	241	5.8	5.1	88.9
2005	30.8	246	5.0	4.0	90.2
2011	30.2	238	—	2.4	95.3

*：尿碘中位数和甲肿率为8~10岁儿童情况

2000年，我国达到了基本消除碘缺乏病阶段目标；2010年，我国28个省（区、市）实现了消除碘缺乏病目标，西藏、青海、新疆实现了基本消除碘缺乏病目标；2015年底，根据《全国地方病防治“十二五”规划》终期考核评估结果，全国94.2%的县实现了消除碘缺乏病目标。当前我国居民中一般人群整体处于碘营养适宜的状态，但特需人群还面临碘营养缺乏的风险。首先儿童碘营养在地区层面不均衡，部分监测县儿童尿碘中位数不足100μg/L，处于碘营养缺乏状态；其次，儿童甲状腺肿大率在县级水平上仍有部分县超过5%；再次按照国际组织推荐的孕妇尿碘中位数150μg/L的适宜下限标准，我国约2/3的省份存在孕妇碘营养缺乏的现象。

（三）病因

人类生活的外环境碘缺乏是造成本病大规模流行的最基本的原因。土壤碘不足，导致土壤中生长的植物中碘不足，当地的动物也摄碘不足。人们以当地的水、植物、动物为主要食物，导致碘摄入减少而发病。

1. 历史原因导致的外环境碘缺乏　在距今约100万

年以前的第四纪冰川期，地壳表面含碘丰富的土壤几乎完全被洪水冲刷掉而流入海洋。而重新形成的新土壤的碘含量很少，只有旧土壤的1/4。目前世界上现存的碘缺乏病区的分布，大致与第四纪冰川覆盖区是相同的。

2. 洪水泛滥或冲积平原地区　某些地区如果反复遭受洪水冲刷，表层土壤丢失，也会使碘含量下降，故某些洪泛区或冲积平原也可能是缺碘地区。

3. 生态环境恶化　植被的破坏或土壤沙化导致土壤表面被风、沙、雨水、河流带走，使碘大量流失。土壤表面的裸露也会使碘被淋滤，这种现象在山区更明显。

人体对碘的储存能力很有限，甲状腺是储碘的最主要的脏器。甲状腺储碘饱和后，若不再进食碘，已储存的碘只够2~3个月之用，故一旦缺碘，甲状腺很容易受累。

外环境缺碘，导致机体摄碘不足是碘缺乏病的基本病因，这一观点已经得到确认，其根据为：

（1）碘缺乏病区的外环境碘不足：世界上任何碘缺乏病流行的地区，其外环境的含碘量都是低的。表7-10-17显示承德地区（病区）的水、土、粮菜的碘含量远远低于非病区，而甲状腺肿的患病率显著高于非病区。

（2）采用补碘的干预措施（碘盐或碘油）后，甲状腺肿很快得到控制：尿碘水平上升，甲状腺功能减退状态得到纠正，不再有新的克汀病发生。瑞士和美国都曾是碘缺乏病严重流行的国家，从21世纪初实施食盐加碘后，完全消除了碘缺乏病。

表7-10-17　病区与非病区外环境碘含量与甲状腺肿患病率关系

项　目	病区	非病区
水碘/($mg \cdot kg^{-1}$)	0.86	4.35
土壤碘/($\mu g \cdot L^{-1}$)	0.62	7.57
粮菜碘含量/($\mu g \cdot 100g^{-1}$)		
小米	3.34	12.89
高粱	3.87	5.56
玉米	7.99	26.76
西葫芦	7.10	15.65
大葱	9.85	15.22
甲状腺肿患病率/%	25.2	2.2

（3）碘摄入不足：用低碘饲料（碘含量20~40ng/g）饲养Wistar大鼠（LI组），对照组（NI组）饲以同样的低碘饲料，但额外加入碘化钾。LI组在给予低碘饮食2~3个月后出现甲状腺肿、尿碘下降、甲状腺碘含量下降、血中T_4下降，下一代动物的学习能力下降；而补碘的NI组与正常饲料的动物组没有任何显著性差异（表7-10-18）。动物模型证实，缺碘动物出现与人类相似的碘缺乏病的病理改变，说明碘摄入不足是发病的基本病因。

表7-10-18　低碘大鼠的碘代谢、甲状腺功能及学习能力的测定

	尿碘/($ng \cdot 24h^{-1}$)	粪碘/($ng \cdot 24h^{-1}$)	碘排出量/($ng \cdot 24h^{-1}$)	甲状腺碘含量/($ng \cdot mg^{-1}$)
亲代				
N1	1538.6±249.3	908.8±538.0	2447.4	149.7±59.9
N2	32.7±29.9	652.7±129.0	685.4	6.0±2.9
第一代				
N1	702.5±419.7	663.7±491.8	1336.2	303.5±88.4
N2	93.7±31.8*	629.4±507.1	723.1*	3.5±1.8

	甲状腺湿重/mg	T_4/($ng \cdot ml^{-1}$)	T_3/($ng \cdot ml^{-1}$)	学习能力低下的比例/%
亲代				
N1		30.7±2.1	50.4±14.7	
N2		158.1±16.8*	30.6±3.6*	
第一代				
N1	6.8±2.7	58.3±25.8	1.5±0.4	6.9%
N2	32.7±17.2	<20*	2.3±1.4	42.5%

注：1. 亲代为低碘饮食后6个月的结果，两组$n=10$；
2. 第一代为低碘条件下出生的6周龄小鼠，NI：$n=12$，LI：$n=9$；
3. * $P<0.01$

（4）其他发病因素：尽管缺碘是碘缺乏病的基本原因，但事实表明，碘缺乏不是唯一的病因。

1）致甲状腺肿物质（致甲肿物质，goitrogens）：致甲肿物质是指能影响或干扰甲状腺激素合成、释放、代谢，而最终引起甲状腺肿大的物质。常见的致甲肿物质有：含硫有机物、多羟基酚和酚的衍生物、药物、水源的微生物污染等，其中含硫有机物包括硫氰化物、黄酮类等。

2）其他元素：

A. 钙：在碘缺乏情况下，摄入高钙可加重甲状腺肿。其机制可能与钙抑制碘的吸收，促进碘从肾脏排出有关。

B. 氟：氟也属卤族元素，高氟条件下，氟与碘在进入甲状腺滤泡上皮时存在竞争性抑制。国内许多省份报道高氟地区甲状腺肿发病率增高。

C. 硒：硒是Ⅰ型和Ⅱ型脱碘酶以及谷胱甘肽过氧化物

酶的重要组成成分，硒缺乏时谷胱甘肽过氧化物酶活性下降，使自由基清除出现障碍而损伤甲状腺。大量实验证实缺硒时能加重碘缺乏对甲状腺的损害。

D. 锂：长期服用锂剂可造成甲状腺肿。锂对甲状腺的作用主要是抑制激素的释放和碘的摄取。从流行病学上看，锂作为致甲肿物质仅见于一些饮水锂或土壤锂浓度过高的地区，这种情况下才会影响当地人群甲状腺肿的发生。

3）营养因素：碘缺乏病多流行于经济欠发达的贫穷地区。在贫穷地区，除缺碘外，其他营养物质的缺乏也是很明显的，低蛋白、低能量都与地方性甲状腺肿的流行有关。

4）环境污染：一些工业毒物，如铀、锰、汞、铬、锑、有机氯农药及多氯联苯等都可以引起甲状腺肿大。水源的硝酸盐污染在流行病学上有重要意义，硝酸盐是水源污染的重要指标。

综上所述，碘缺乏是本病的最主要的病因，其他原因，如致甲肿物质、营养因素，从碘缺乏病的流行病分布学来看，都是对病因起辅助作用。

（四）碘缺乏病的疾病谱

1983 年，Hetzel 提出了碘缺乏病这一概念，取代了过去传统的说法——地方性甲状腺肿与地方性克汀病。这一新概念是指缺碘对生长发育所造成的全部影响，它反映了缺碘对人类健康损害的全部表现，从轻至重以及临床损伤。缺碘对个体的损伤取决于缺碘的程度、持续时间、机体所处的发育阶段以及机体对缺碘的反应水平。表 7-10-19 列出了碘缺乏病的全部内容，在不同的发育阶段，碘缺乏病的表现也不一样。

表 7-10-19　碘缺乏病的疾病谱带

发育时期	碘缺乏病的表现
胎儿期	流产
	死胎
	先天畸形
	围产期死亡率增加
	婴幼儿期死亡率增加
	地方性克汀病
	神经型：智力落后、聋哑、斜视、痉挛性瘫痪、不同程度的步态和姿态异常
	黏肿型：黏液性水肿，体格矮小，智力落后
	神经运动功能发育迟缓
	胎儿甲状腺功能减退（甲减）
新生儿期	新生儿甲减
	新生儿甲状腺肿
儿童期和青春期	甲状腺肿
	青春期甲减
	亚临床型克汀病
	智力发育障碍、体格发育障碍
	单纯聋哑
成人期	甲状腺肿及其并发症
	甲减
	智力障碍
	碘性甲亢

（五）地方性甲状腺肿

1. 发病机制　碘摄入不足所引起的甲状腺肿不应单纯视为一种疾病，而是甲状腺对缺碘的适应代偿的结果。地方性甲状腺肿的本质是代偿→失代偿的过程，其基本的病理生理变化包括：①甲状腺上皮摄碘能力代偿性增强，故 IDD 患者 24 小时吸碘率升高；②酪氨酸的碘化，即碘的有机化过程增强，使一碘酪氨酸（MIT）合成增多，而二碘酪氨酸 DIT 相对减少；③碘化酪氨酸偶合过程增强，由于 MIT/DIT 比值升高，故三碘甲腺原氨酸（T_3）合成增多，四碘甲腺原氨酸（T_4）减少，即 T_3/T_4 升高；④甲状腺球蛋白的合成代偿性增强。因此甲状腺滤泡常表现为胶质潴留状态；⑤缺碘时因 T_4 下降，负反馈机制引起促甲状腺激素（TSH）升高，这是缺碘的最重要表现之一，高 TSH 促进了甲状腺肿的形成。

甲状腺肿发生的基本病理机制是 TSH 对上皮细胞生长的促进，而上皮和滤泡的增生最终使甲状腺体积逐渐增大。但缺碘所引起甲状腺的适应代偿直至病理性损伤是一个动态的发展过程，即腺体的增生—复原性变化，可表现为：弥漫性甲状腺肿、胶性甲状腺肿、结节性甲状腺肿；继发性病变：继发性坏死、液化、变性而形成囊性变或囊肿，也可发生纤维组织增生，形成瘢痕；钙盐沉积甚至骨化，有的结节甚至可以演变成腺瘤。

弥漫性甲状腺肿在补碘后可以复原，但结节一旦形成是不能复原的。结节性甲状腺肿是弥漫性甲状腺肿持续性缺碘而进一步发展的结果，结节的形成标志着甲状腺肿进入了不可逆阶段。

2. 临床表现

（1）临床分型：

1）弥漫型：甲状腺均匀肿大，触诊摸不到结节，属早期甲状腺肿，多见于儿童和青少年，补碘后易于恢复。

2）结节型：在甲状腺上可摸到一个或多个结节，继发于已形成的甲状腺肿上，结节的多少与缺碘程度有关。此型多见于成人，特别是妇女和老年人，说明缺碘时间较长。

3）混合型：在已经弥漫肿大的甲状腺上摸到一个或多个结节。

（2）临床分度：

1）0 度：没有任何可触及的或可见的甲状腺肿，即“看不见，摸不着”。

2）Ⅰ度：当颈部处于正常位置，可触及肿大的甲状腺，但肉眼看不到。当患者做吞咽动作时，肿块可以在颈部上下移动；即使甲状腺不肿大，触及结节或看到结节上下移动，也属Ⅰ度。其特点是“摸得着”。触诊时，当一侧甲状腺的体积大于受检者的拇指末节则可判定为Ⅰ度。

3）Ⅱ度：当颈部处于正常位置时，颈部可见明显肿大，触诊时同时可发现肿大的甲状腺，其特点是“看得见”。

（3）体征和并发症：主要为巨大甲状腺肿所造成的压迫症状。如：呼吸困难、吞咽困难、声音嘶哑、面颈部淤血、Horner 综合征（眼球下陷、瞳孔变小、眼睑下垂）。主要并发症有甲减、甲亢、甲状腺癌等。

3. 实验室检查　凡地方性甲状腺肿患者在补碘治疗前，其尿碘一般低于 100μg/L；吸碘率升高；血浆蛋白结合碘（PBI）降低；血清 T_3 正常或代偿性增高；T_4 下降，特别是游离四碘甲腺原氨酸（FT_4）下降；TSH 升高。甲状腺球蛋白(Tg)的测定被认为是衡量碘缺乏的敏感指标，现已证实Tg与碘摄入量呈反比，并且Tg被认为可能是比TSH还敏感的指标。

4. 诊断 我国制定的诊断标准有三条：①患者居住在碘缺乏病区；②甲状腺肿大超过受检者拇指末节，或小于拇指末节而有结节者；③排除甲亢、甲状腺炎、甲状腺癌等其他甲状腺疾病。此外，病区8~10岁儿童的甲状腺肿大率>5%，尿碘低于100μg/L，可以判定地方性甲状腺肿的流行已构成公共卫生问题；吸碘率呈碘饥饿曲线可作为参考。

(六) 地方性克汀病

1. 发病机制 地方性克汀病的发病机制可能与两个因素有关：甲状腺激素合成不足和碘离子缺乏的直接作用。

(1) 甲状腺激素合成不足：甲状腺激素对脑发育的影响有一定的时间性。在这个时间段内，甲减会造成脑发育迟缓，一旦过了这个时间段再补充甲状腺激素，脑发育障碍也不能纠正(不可逆)，故这个时间段又叫脑发育的临界期，通常是指怀孕到出生后两岁。在临界期内，甲状腺激素对于促进神经细胞的分化和迁移、神经元微管的发育、轴突的延伸、树突的分枝和树突棘的发育、突触的发育及神经联系的建立、轴突的分枝、轴突的髓鞘化、神经介质的合成等都是必需的激素。

碘缺乏所导致的甲减是地方性克汀病的基本发病机制。胚胎发育及婴幼儿发育的不同时期的甲减均可能与地方性克汀病的发病有关，其中胎儿甲减是最严重的，其次母亲甲减、新生儿甲减和一过性甲减或亚临床甲减也会在一定程度上影响脑发育或脑功能。

(2) 碘元素的独立作用：这是一个存在争议的观点。据最新研究表明，受精卵在植入后第三天就开始接受母亲的甲状腺激素的供应。因此胎儿在甲状腺功能形成之前，主要依赖于母亲的T_3和T_4，即使胎儿甲状腺功能形成后，仍接受母亲的T_3和T_4，有人发现出生时胎儿体内的甲状腺激素有10%来自母亲。动物实验还证实内耳的发育也依赖于甲状腺激素而不是碘元素。因此，Hetzel指出："没有证据表明碘元素对脑发育有直接作用"。

2. 临床表现

(1) 精神发育迟滞：这是一种综合征，其诊断标准为：①起病于18岁以前；②智商(IQ)低于70；③不同程度的社会适应困难。一般IQ<50属克汀病，而50~69属亚临床型克汀病。智力落后是地方性克汀病的主要特点，黏肿型克汀病的智力障碍比神经型较轻，表现为思维缓慢迟滞，智商略高于神经型。

(2) 聋哑：听力和言语障碍十分显著。对承德80例地方性克汀病的统计显示：95%有听力障碍，其中全聋占26.2%；97.5%有言语障碍，其中全哑占46.3%。补碘或给予甲状腺片治疗后，听力略有改善，以黏肿型更为明显，这可能与内耳的黏液性水肿的改善有关。

(3) 斜视：是脑神经受损所致，在神经型克汀病中更多见，表现为共向性斜视或瘫痪性斜视。

(4) 神经损伤—运动功能障碍：运动功能障碍是由于神经系统受损所造成的。总的来说，神经型的神经损伤和运动障碍比黏肿型更突出、更明显。

1) 锥体系病变：以下肢表现最为突出，肌张力增强，腱反射亢进，出现病理反射(如Babinski征、Gordon征、Chadock征、Hoffmann征阳性)，严重者下肢呈痉挛性瘫痪。

2) 锥体外系病变：出现肌肉强直，以四肢的屈肌为主，在近侧端(肩部和髋部)更明显，呈轻度屈曲前倾姿态，做被动运动时表现强直，类似帕金森病的表现，但没有阵挛。有的患者还表现出额叶抑制释放现象，如吸吮反射和眉间敲击反射阳性。

(5) 甲状腺肿：多见于神经型克汀病，甲状腺肿的患病率为12%~66%，多为轻度肿大；黏肿型克汀病很少有甲状腺肿，大多出现萎缩，有的完全萎缩。

(6) 生长发育迟缓：主要表现为：体格矮小，性发育落后，克汀病面容(典型的面容包括：头大、额短、面方；眼裂呈水平状，眼距宽；塌鼻梁、鼻翼肥厚、鼻孔朝前；唇厚舌方，常呈张口伸舌状，流涎；表情呆滞，或呈痴呆面容或傻笑)。婴幼儿时期生长发育迟滞：前囟闭合晚；出牙迟，牙质不良；坐、站、走明显晚于正常人；骨X线检查发现骨龄落后。

(7) 甲状腺功能减退：主要见于黏肿型患者，主要表现为：黏液性水肿；肌肉发育差、松弛、无力，常伴有脐疝、腹壁疝或腹股沟疝；皮肤粗糙、干燥；严重者体温低、怕冷；进食少，多有便秘；跟腱反射时间延长；精神萎靡，表现迟钝或淡漠。

3. 实验室检查

(1) 尿碘：尿碘是评价碘摄入量的良好指标。摄入碘越多，尿碘越高。因此用24小时尿碘排出量来评价个体近期的碘营养状况效果较好。对于一次性随机尿则常以尿碘与尿肌酐比值来表示，以提高对于个体碘营养状况评价的可靠性。

国际上常以儿童尿碘中位数来代表该地区人群的碘营养状况。孕妇与一般人群相差较大，因此需要单独评价。根据WHO的推荐，当儿童尿碘中位数<100μg/L，孕妇尿碘中位数<150μg/L则提示该人群碘营养状况不良。

(2) 甲状腺肿大率：甲状腺肿大是长期碘营养不良的主要症状。长期碘缺乏和碘过量均可引起甲状腺肿大的患病率升高。甲状腺肿大率>5%，提示该人群碘营养不良。

(3) 其他儿童生长发育指标如身高、体重、性发育、骨龄等，可反映过去与现在甲状腺功能。通过检查以上及其他神经系统功能，了解碘缺乏对脑发育的影响。

4. 临床分度 地方性克汀病就临床表现分为重、中、轻三度，极轻型的属亚克汀病。这种分类主要是依照精神发育迟滞的分度方法(表7-10-20)。

表7-10-20 地方性克汀病的临床分度

地方性克汀病	智力分度	智商	智力级别	心理学名称
重度	极重度	<20	一级	白痴
中度	重度	20~30	二级	痴愚
轻度	中度	30~49	三级	愚笨
亚临床型克汀病	轻度	50~69	四级	弱智
正常	正常边缘	70~89		正常低缘
	正常中等	90~109		正常

5. 临床分型

（1）神经型：这是最常见的类型，其主要特点是智力落后和神经损伤综合征。患者主要表现为严重的智力低下；聋哑；神经损伤而表现运动功能障碍（如髋、膝关节弯曲、变形，大腿内收，腱反射亢进，甚至痉挛性瘫痪）；骨骼发育迟缓较轻，身高接近正常；有甲状腺肿，但现症甲状腺功能减退不明显。

（2）黏肿型：仅见于南亚部分地区及非洲的刚果（金）等缺碘地区；我国仅见于西北地区。该型的主要特点是明显的现症甲减，黏液性水肿和生长发育迟滞（侏儒）。骨龄发育明显落后，性发育落后，典型克汀病面容，有智力落后，但较神经型轻。

（3）混合型：兼具上述两型的主要特点。

6. 诊断及鉴别诊断

（1）必备条件：

1）出生、居住于低碘地方性甲状腺肿病区。

2）有精神发育不全，主要表现为不同程度的智力障碍。

（2）辅助条件：

1）神经系统症状：不同程度的听力障碍；不同程度的语言障碍；不同程度的运动神经障碍。

2）甲状腺功能减退症状：不同程度的身体发育障碍；不同程度的克汀病形象；不同程度的甲减表现：黏液性水肿，皮肤毛发干燥，X线骨龄落后和骨骺愈后延迟，血清T_4下降、TSH升高。

有上述的必备条件，再具备辅助条件中神经症状或甲减症状中任何一项或一项以上，而又排除分娩损伤、脑炎、脑膜炎及药物中毒等病史者，即可诊断为地方性克汀病；如具备上述必备条件，但又不能排除引起类似本病症状之其他疾病者，可诊断为可疑患者。

（七）碘与脑损伤

人类对碘缺乏的危害的认识经历了漫长的过程，起初，数千年来人们只知道地方性甲状腺肿。最近几百年，科学家才证实地方性克汀病也是由碘缺乏造成的。20世纪80年代以来，大量的研究，特别是中国的深入研究，证实碘缺乏主要会造成胎儿期不同程度的大脑发育障碍，出生后则表现为不同程度的智力低下进而影响人口的素质。妇女怀孕期间的极严重的碘缺乏可导致流产、死胎、先天畸形、围产期或婴幼儿死亡率增高；严重缺碘可导致先天的地方性克汀病；较轻度的缺碘常会导致亚临床克汀病：儿童往往上小学时才被老师发现智力不正常，需专业人员用智力测验的形式才能检出其轻度智力落后。在我国的调查发现：轻度智力落后的儿童约占学龄儿童的5%~15%，有些重度缺碘病区可高达30%。

更为严重的是碘缺乏地区的整体人群的平均智商比非缺碘地区低10~15个智商点，智商曲线明显左移。这就意味着人群中低智商的比例明显增高，而高智商的比例明显下降，这就使得病区人口的总体素质下降，从而进一步影响缺碘地区的政治、经济、文化的发展。因此，碘缺乏病已不单纯是一种疾病，而是影响社会发展的公共卫生问题。

（八）治疗与预防

碘是一种人体必需微量营养素，摄入不足和过量均会对健康造成不良影响。我国是碘缺乏十分广泛的国家之一，自1995年实施全民加碘预防IDD策略以来，IDD发病率持续下降，基本实现消除IDD的目标。根据当前中国居民尿碘水平和碘膳食调查摄入量的评估。当前，国家应该采取供应加碘食盐为主的综合防治措施，持续消除碘缺乏危害。遵循因地制宜、分类指导和差异化干预、科学与精准补碘的原则。

1. 我国人群碘营养状况

（1）我国沿海地区居民碘营养状况处于适宜和安全水平，食盐加碘并未造成沿海居民的碘摄入过量；相反，沿海地区由于碘盐覆盖率较低而碘营养状况低于同省内农村地区；部分沿海地区孕妇的碘营养不足，预示碘缺乏的发生风险高，需要给予特别重视。

（2）在水碘含量低于150μg/L的地区，居民碘缺乏的健康风险大于碘过量的健康风险，应该继续实施食盐加碘策略。

（3）在水碘含量高于150μg/L的地区，大部分地区可以停供加碘食盐。对于水碘含量极高的地区，开展相关研究工作，采取降低碘过量的有效措施。

（4）我国水碘分布存在明显的地域差异，推行因地制宜、分类指导和科学补碘的防控策略是合适的，既可以降低低碘地区居民碘缺乏的风险，也可避免高碘地区的碘过量风险。

2. 防治措施

（1）碘盐：碘盐中添加碘的量受下列因素的影响：每人每日对碘的需要量；当地的缺碘程度；每人每日食盐摄入量；烹调习惯；食物中有无致甲肿物质。目前，我国根据1995年以来食盐加碘后对人群碘营养监测的结果，不断调整加碘水平。2012年加碘水平已下调为20~30mg/kg，允许波动范围为食用盐碘含量平均水平±30%。目前碘盐中所采用的碘化物有两种：碘化钾（KI）和碘酸钾（KIO_3）。而碘酸钾与碘化钾相比有更好的稳定性，因此从1989年起，我国已改用碘酸钾。

（2）碘油：碘油即乙基碘油，是用植物油与碘化氢加成反应后所形成的一种有机碘化物。现在临床使用的碘油主要有两种剂型：针剂，为注射用；胶囊（或微胶囊冲剂），供口服用。肌注碘油后，在注射局部形成硬结而成为“碘库”，碘缓慢释放，供机体使用。肌注后供碘有效时期大约为3年；口服碘油的有效期则为1年左右。碘油作为补碘措施只能作为碘盐的补充形式，长期补碘还是应以碘盐为主。

作为一种暂时性、抢救性的辅助措施，服用碘油的重点人群应当是：新婚育龄妇女、孕期妇女（怀孕1~3个月）、0~2岁婴幼儿以及7~14岁儿童。前三种人群主要是为了防治智力低下的出现或进展，而学龄儿童正是生长发育的关键时期，补碘是为了促进正常的生长发育。表7-10-21为ICCIDD推荐的剂量及中国现行的建议剂量。

（3）其他补碘办法：

1）碘化水：把碘化物按一定比例投放进供水系统，对特定地区的人群进行补碘，或向饮用水中放入一种可以缓慢释放碘的缓释器（如碘管或碘砖），缓释器中的碘可以微量、持久地进入水中，达到补碘作用。这在我国的某些地区曾有过使用。

表 7-10-21　碘油的用药剂量

年龄	注射		口服	
	国际	中国	国际	中国
0~1 岁	240mg(0.5ml)	237.5mg(0.5ml)	480mg	332.5mg
1~45 岁	480mg(1.0ml)	480mg(1.0ml)	480mg	665mg

注:国际:指国际控制碘缺乏病理事会(ICCIDD)推荐剂量;中国:指我国现在采用的剂量

2）碘强化食品:碘化面包曾经作为主要补碘措施在荷兰、澳大利亚的防治碘缺乏病中起过一定的作用。碘化面粉、碘化大米、碘化砖茶、碘化酱油等碘化食品在特定人群、特定地区也可以发挥一定补碘作用。

（4）药物治疗:

1）卢戈碘液:通常服用一滴,约 6mg 碘,可维持 30 天,而后可重复服用。这种办法费用低、使用简便。对小范围内的人群或暂不能推广碘盐的地方可以使用这种防治方法。

2）碘化钾或碘酸钾的片剂、糖丸、糖浆等制剂:这些制剂可用于孕妇、乳母和婴幼儿补碘。

3. 监测　鉴于碘缺乏病是一项涉及大量人群的公共卫生问题,而补碘又是需要长期坚持的防治措施,故一旦碘供应不足,已经得到控制的地区,碘缺乏病还会"死灰复燃",所以需要对本病进行监测。对于碘缺乏病来讲,监测的目的及意义在于:

（1）确定人群的缺碘程度及碘缺乏病的分布状况,为消除碘缺乏病所需的人力、物力和财力的分配提供基础。

（2）识别高发病区及高危险人群,以便迅速采取干预措施。

（3）对已实行的防治计划进行评估,对防治计划的效果进行观察、评价,对出现的问题及时进行分析并反馈到相应的执行部门,以便迅速采取对策。

监测是个长期的、常规性的工作。在制订监测计划时,首先要选择进行监测的指标,监测的目标人群(所选人群需有代表性、对碘缺乏敏感、容易进行监测)以及最符合流行病学原则的最佳抽样调查方法。通常主要包括碘盐质量、甲状腺大小和尿碘水平。

我国已建立人群碘营养监测体系,即监测-反馈-策略调整的运行机制。专家建议:不同碘营养水平地区使用不同浓度的碘盐,或由中央制定加碘浓度的建议范围,各省根据情况自行决定加碘水平。

4. 不同人群补碘

（1）一般人群补碘:我国绝大部分地区为碘缺乏地区,每天从饮水中获得的碘量约为 10μg;一般人群每天从食物中摄入的碘量约为 25~50μg;如果不特殊增加富碘食物,则一般人群每天从食物和饮水中获得的碘不能满足人体需求。按照我国《食用盐碘含量》标准,如果食盐强化碘量水平为 25mg/kg,每天摄入 5g 食盐,烹调损失率按 WHO 等国际组织推荐的 20%计算,每天从加碘食盐中可摄入碘 100μg,加上饮水和食物中摄入的碘,则能达到一般人群碘推荐摄入量(120μg/d)。因此除了居住在水源性高碘地区的居民不食用加碘食盐外,其他居民都应食用加碘食盐。

（2）特需人群补碘:

1）妊娠妇女:妊娠妇女的需碘量高于正常成人。备孕阶段为达到良好的碘营养状态,应食用加碘食盐。怀孕后应选用妊娠妇女加碘食盐或碘含量较高的加碘食盐,并鼓励摄入含碘丰富的海产食物,如海带、紫菜等。

2）哺乳妇女:哺乳妇女应同妊娠期一样继续选用妊娠妇女加碘食盐或含碘量较高的加碘食盐,并鼓励摄入含碘丰富的海产食物,如海带、紫菜等。哺乳妇女为碘缺乏的高危人群,其碘摄入量与乳汁中的碘含量呈正相关。已有研究证明,为保证婴幼儿的正常发育,哺乳妇女每天大约分泌乳汁 500~800ml,而乳汁中碘的浓度应维持在 100~200μg/L,只有这样才能满足婴幼儿对碘的需求。

3）婴幼儿(出生后至 36 月龄内):母乳喂养的婴幼儿,当母亲碘摄入充足时,能满足 0~6 月龄婴儿的需要;7~12 月龄婴儿可以从辅食中获得部分碘;13~24 月龄幼儿开始尝试成人食物,也会摄入少量的加碘食盐,可获得一定量的碘。婴幼儿的辅食中应有含碘丰富的海产品。非母乳喂养的婴幼儿饮食主要是乳制品。我国《食品安全国家标准》(GB 10765—2010)规定在婴幼儿奶粉中必须加碘,加碘量为每 100kJ 加碘 2.5~14.0μg 或每 100kcal 加碘 10.5~58.6μg。

4）儿童和青少年:儿童和青少年处于生长发育的关键时期,由于快速增长,对碘的需要量增加。因此,儿童和青少年时期应食用加碘食盐。2001 年 WHO/UNICEF/ICCIDD 联合发表了《碘缺乏病的评估和消除碘缺乏病的监测》。文中提出,评估儿童碘营养和尿碘中位数,当以尿碘为基本判定原则。表 7-10-22 为评估儿童碘营养和尿碘中位数的流行病原则。

表 7-10-22　评估儿童碘营养和尿碘中位数的流行病学原则

尿碘中位数/($\mu g \cdot L^{-1}$)	碘摄入	碘营养
<20	不足	严重碘缺乏
20~49	不足	中度碘缺乏
50~99	不足	轻度碘缺乏
100~200	适宜	理想
200~299	大于适宜量	食盐加碘后 5~10 年内对碘敏感的人存在碘性甲亢的危险性
>300	过多	存在对健康副作用的危险性(碘性甲亢、自身免疫性甲状腺疾病)

对碘过多(尿碘>300μg/L)的解释概述如下:

1) 人群对高剂量碘的耐受性变化较大,多数人每天摄入几毫克或更多的碘没有明显的问题。

2) 副作用发生在长期缺碘的人群,而快速补碘后,副作用仅发生于对碘敏感的人群组,且仅发生在食盐加碘后的5~10年内。

3) 食盐加碘10年后,尿碘>300μg/L也不会发生副作用,这一点已在长期实施食盐加碘政策的国家的人群中得到了证实。

4) 可接受的碘营养状态:尿碘在300μg/L以下(适宜水平为100~200μg/L)。

三、锌缺乏病

锌(zinc)是构成人体的26种必需元素之一。缺锌是由于锌摄入量不足、营养不良以及长期偏食、挑食、吃零食、吸收障碍(如慢性腹泻)、需要量增多(生长加速、疾病恢复期)以及排泄量过多(肾脏疾病)等多种因素所造成的;小儿一直处于不断的生长发育过程中,而且膳食比较单调,故较易发生锌的缺乏。在农村和边远地区,由于营养知识缺乏以及辅食供应等问题,更容易发生缺锌。

锌缺乏症最显著的临床表现是食欲降低、异食癖,在皮肤和黏膜的交界处及肢端常发生经久不愈的皮炎。缺锌持续时间较长的患儿,其细胞免疫功能降低,易于感染、反复发作口腔溃疡和脂肪泻,并可影响小儿生长速度、智能发育及发育延迟。此外,因锌缺乏影响维生素A的运转还可伴发夜盲症。

(一) 流行病学

目前的研究表明,锌缺乏在人群中普遍存在,特别是在经济落后的发展中国家更为严重,其中以经济状况较差的人群受危害最重。在不同的人群中,婴儿、儿童、孕妇和育龄妇女是锌缺乏的高发病人群。由于缺少特异性和敏感性评价指标,无法对人群中锌缺乏的发病率和患病率作出精确的估计,因此难以准确评估锌缺乏的流行情况。但是,目前估计世界人口中约有1/2人处于锌缺乏的危险中。Brown等人依据不同国家的食物供应量,通过比较锌的膳食摄入量及其生物利用率与不同人群估计的锌需要量之间的关系,间接测算了世界不同地区人群处于锌缺乏危险的百分比,见表7-10-23和图7-10-1。

表7-10-23 依据人均每日食物供应估计的世界不同地区178个国家人群中处于锌缺乏危险的百分比

	西欧	美国、加拿大	东欧	西太平洋地区	拉丁美洲和加勒比海地区	中国	东南亚	非洲	北非中东	南亚	合计
国家或地区数	20	2	27	13	35	2	10	46	17	6	178
人口/百万	457	305	413	223	498	1262	504	581	342	1297	5882
能量/kcal	3410.0 ±135.0	3546.0 ±164.0	2971.0 ±255.0	2902.0 ±273.0	2743.0 ±313.0	2743.0 ±33.0	2556.0 ±226.0	2203.0 ±379.0	2806.0 ±450.0	2351.0± 99.0	2706.0± 434.0
锌/mg	12.4 ±1.3	12.2 ±0.5	10.8 ±1.3	11.8 ±1.0	9.9 ±2.0	10.9 ±0.2	9.0 ±0.9	9.3 ±2.0	8.7 ±1.6	7.6 ±0.6	10.0 ±2.0
锌的密度/(mg·kcal^{-1})	3.6 ±0.4	3.5 ±0.1	3.6 ±0.3	4.1 ±0.3	3.6 ±0.4	4.0 ±0.1	3.5 ±0.1	4.3 ±0.8	3.1 ±0.6	3.2 ±0.2	3.6 ±0.5
植酸/mg	1596.0 ±391.0	1542.0 ±58.0	1567.0 ±211.0	2123.0 ±444.0	2111.0 ±808.0	2074.0 ±36.0	2248.0 ±586.0	2530.0 ±645.0	2206.0 ±524.0	2068.0 ±263.0	2045.0 ±504.0
植酸与锌的摩尔比	13.2 ±4.8	12.5 ±0.1	14.5 ±2.2	18.1 ±4.7	21.1 ±6.0	18.8 ±0.6	24.5 ±4.6	26.9 ±3.7	25.1 ±3.5	26.9 ±1.7	21.3 ±6.0
可吸收的锌/mg	3.2 ±1.2	2.9 ±0.1	2.1 ±0.6	2.0 ±1.2	1.5 ±1.1	1.5 ±0.2	1.1 ±0.2	1.0 ±0.2	1.0 ±0.3	0.8 ±0.1	1.5 ±0.9
达到需要的百分比(%,经植酸含量校正)	137.0 ±46.0	122.0 ±5.0	87.0 ±22.0	88.0 ±46.0	73.0 ±43.0	69.0 ±7.0	56.0 ±7.0	59.0 ±13.0	55.0 ±12.0	47.0 ±4.0	72.0 ±34.0
处于锌缺乏危险者占人群的比例/%	8.0 ±17.1	0.9 ±0.2	12.8 ±18.1	18.6 ±16.3	45.8 ±26.7	21.4 ±1.5	71.2 ±14.2	68.0 ±25.9	73.5 ±20.5	95.4 ±2.1	48.9 ±36.8

(二) 病因

1. 锌缺乏的原发性因素

(1) 锌的膳食摄入量低:摄入量低是造成锌缺乏的一个重要原因,特别是肉类食物较少、以植物性食物为主的膳食模式中,可被吸收利用的锌量更少,不能满足需要,造成锌缺乏。人体内锌的储备量很少。研究表明,采用无锌膳食,成人在30天内就会出现认知功能的损伤,这说明了膳食锌摄入对维持人体锌营养状况的重要性。

(2) 锌的生物利用率低:由于大部分食物中锌的生物利用率较低,同时膳食中存在较多的干扰锌吸收的因素,如植酸、钙、铁、膳食纤维、酒精等,因此膳食中锌来源和吸收不足仍是锌缺乏的一个重要原因。食物中的植酸是影响锌吸收的一个重要因素。表7-10-24中列出了不同种类食物中锌和植酸的含量及估计的可吸收锌含量,可见许多高植酸含量食物中的锌大部分难以被吸收。

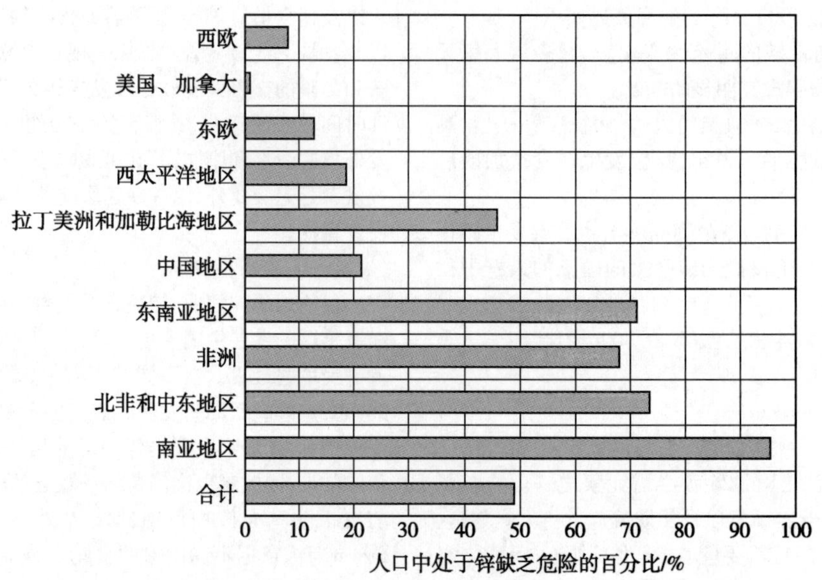

图 7-10-1　估计的世界不同地区人群中处于锌缺乏危险人口的百分比示意

表 7-10-24　不同种类食物中锌和植酸的含量以及估计的可被吸收的锌量

食物种类	锌含量		植酸含量		估计的可吸收锌[1]/(mg·100g^{-1})
	mg·100g^{-1}	mg·100kcal^{-1}	mg·100g^{-1}	植酸和锌的摩尔比值	
肝、肾(牛、禽)	4.2~6.1	2.7~3.8	0	0	2.1~3.1
肉(牛、猪)	2.9~4.7	1.1~2.8	0	0	1.4~2.4
禽肉(鸡、鸭等)	1.8~3.0	0.6~1.4	0	0	0.9~1.5
海产食品(鱼等)[2]	0.5~5.2	0.3~1.7	0	0	0.2~2.6
蛋类(鸡、鸭)	1.1~1.4	0.7~0.8	0	0	0.6~0.7
乳制品(牛奶、奶酪)	0.4~3.1	0.3~1.0	0	0	0.2~1.6
种子、坚果类(芝麻、南瓜子、杏仁等)	2.9~7.8	0.5~1.4	1760~4710	22~88	0.3~0.8
面包(白面、酵母发酵)	0.9	0.3	30	3	0.4
全粒谷物(小麦、玉米、糙米等)	0.5~3.2	0.4~0.9	211~618	22~53	0.1~0.3
豆类(大豆、蚕豆、鹰嘴豆等)	1.0~2.0	0.9~1.2	110~617	19~56	0.1~0.2
精加工谷类(白面、白米等)	0.4~0.8	0.2~0.4	30~439	16~54	0.1
发酵木薯	0.7	0.2	70	10	0.2
根茎类食物	0.3~0.5	0.2~0.5	93~131	3~27	<0.1~0.2
蔬菜	0.1~0.8	0.3~3.5	0~116	0~42	<0.1~0.4
水果	0~0.2	0~0.6	0~63	0-?	<0.1~0.2

注:1. 可吸收锌量的估计为:植酸:锌(P:Z)摩尔比值<5 时按 45%~55%估计,P:Z 摩尔比值=5~15 时按 30%~35%估计;P:Z 摩尔比值>15 时按 10%~15%估计。

2. 不包括牡蛎

膳食锌的良好来源是肉类食物,特别是牛羊肉等红肉、内脏食物和贝类食物。含种子胚芽的全谷类食物、豆类以及乳类制品,虽然含有较为丰富的锌,但是由于吸收利用程度较低,不是锌的理想来源。

(3) 锌的生理需要量增加:由于妊娠、哺乳、快速生长发育和高强度运动或者高负荷劳动等生理状况的变化,导致机体对锌的需要量有较大幅度的增加,而此时膳食中锌的摄入量没能及时调整、增加,就会使机体出现锌缺乏的危险。

2. 锌缺乏的继发性因素

(1) 肠吸收障碍:肠病性肢端皮炎是一种遗传性的锌吸收障碍疾病,因患者肠道吸收不良,可导致严重的锌缺乏。一般情况下,正常人可吸收膳食中锌摄入量的 60%~70%,而该病患者仅可吸收 15%~40%,儿童患者吸收锌的能力更低。肠病性肢端皮炎多发生于婴儿,尤其是由母乳喂养改为牛乳喂养的婴儿,可能是因为相对人乳而言牛乳中较多的锌吸收干扰物质加速了疾病的发生。

此外,各种肠道(小肠)炎症、脂肪泻、肠吸收不良综合征、肠手术切除形成的短肠综合征等均可影响锌的吸收，造成锌缺乏病。

(2) 锌丢失量增加：许多疾病可以造成锌的需要量和排出量增加。肾脏疾病时，如肾病综合征患者可因大量蛋白尿而失锌。烧伤、手术、发热、严重感染等均会加重机体的分解代谢，增加锌的消耗和尿中锌的排泄量。糖尿病患者、酒精中毒和肝硬化患者、溶血病患者等，锌的排泄增加。钩虫等肠道寄生虫感染、月经过多等慢性失血也会造成锌的大量丢失。一些药物和治疗，如使用络合剂类药物 EDTA 和青霉胺可引起锌的尿排出量增加。长期使用利尿剂和长期的静脉输液，使排尿量增加，也会增加锌的丢失。

锌丢失的另一途径是出汗。WHO 的专家报告中指出，汗液中锌的每日排泄估计量，在正常情况下婴儿为 0.5mg，其他年龄为 1~1.5mg。异常大量出汗，如长期处于高温环境、剧烈运动者及盗汗者，可造成缺锌。

(3) 疾病状态时锌供应不足：由于人体内锌的储备量很少，锌的耗竭时间很短。胃肠外营养支持时如果不能足量补充锌，患者很快就会出现锌的缺乏，导致皮炎、伤口愈合困难等症状，这些临床表现在早期的胃肠外营养支持治疗中是最为常见的并发症之一。由于胃肠外营养病患者原发性疾病的影响，锌的需要量和丢失量也都有不同程度的增加，因此，胃肠外营养支持时要给予患者生理需要量之外的额外锌供应。

此外，疾病状态时机体消化、代谢能力降低，很容易造成锌摄入不足，而锌缺乏则反过来影响食欲，形成恶性循环。昏迷、严重感染、恶性肿瘤以及尿毒症患者，由于不能进食或者进食受到各种限制，锌的摄入量不能得到满足。部分糖尿病患者，由于不能正确安排饮食，也使锌的摄入量受限而导致锌缺乏。

（三）临床表现

由于锌在机体内发挥着极为广泛的生理作用，锌缺乏时可导致许多的病理变化。在不同的生理条件下，不同原因和不同程度的锌缺乏，对器官、组织和代谢的影响不同，因而可表现出不同的临床症状，或者不同的症状组合。人类锌缺乏病的常见临床表现如表 7-10-25 所示。

表 7-10-25 人类锌缺乏病的常见临床表现

临床表现	症状和体征
生长发育障碍	生长迟缓、矮小、瘦弱
性发育障碍与性功能低下	男性有生殖器官幼稚症和不育症；女性分娩异常，易流产、早产、产程延长，生育畸胎率增高；性欲低下
味觉及嗅觉障碍	味、嗅觉迟钝或异常，食欲缺乏、偏食、厌食、异食癖
胎儿生长障碍	低体重儿
皮肤表现	面色苍白、贫血面貌，口角炎、舌炎，眼、口、肛门等周围，肢端、肘膝、前臂等处有对称性糜烂、水疱或者脓疱，过度角化的瘢块。组织学观察可见牛皮癣样皮炎，表皮增生，角化不全，散发角化不良细胞。头发蓬松、变脆、无光泽，脱发。反复口腔溃疡。伤口愈合不良。匙状甲
胃肠道表现	轻度原发性锌缺乏患者未见明显的胃肠道病变。继发于肠道疾病的锌缺乏病患者可有其原发肠道病理表现，如肠道寄生虫感染、肠炎、脂肪泻等。肠病性肢端皮炎患者可有一系列肠道症状
肝、脾	大
神经精神障碍	精神萎靡、嗜睡、欣快感或幻觉，行为障碍，共济失调，认知能力差
免疫功能减退	容易感染，或者反复出现感染，胸腺、淋巴结、扁桃体等发育不全或者出现萎缩，皮肤迟发性过敏反应减弱或阴性，淋巴细胞转化率降低

1. 生长发育障碍　生长发育障碍是最早认识到的锌缺乏病的临床表现之一，也是处于生长发育过程中的胎儿、儿童和青少年最主要、明显的临床表现。锌缺乏时细胞复制、增殖、分化受到抑制，进而影响生长发育，包括骨骼、内脏器官和脑的生长发育。胎儿时期严重锌缺乏可使胚胎出现畸形，出生后锌缺乏可导致侏儒症的发生。

2. 性发育障碍与性功能低下　性发育障碍是青少年锌缺乏的另一个主要表现。患者表现为幼稚型生殖器，无第二性征出现。经过锌治疗后生殖器开始发育，并开始出现第二性征。成年人患锌缺乏病会出现阳痿、性欲减退等表现。如图 7-10-2 为一名患锌缺乏病的男性在锌营养状况改善前后的外生殖器和第二性征(阴毛)的发育变化；图 7-10-3 为一名患锌缺乏病的女孩采用锌治疗前后第二性征的发育变化。

3. 味觉及嗅觉障碍　锌缺乏病的患者可出现味、嗅觉迟钝或异常。异食癖和食欲缺乏是目前公认的缺锌症状。患肠道寄生虫病的儿童常常出现异食癖，可能与继发性锌缺乏有关。异食癖和食欲缺乏与味、嗅觉障碍及异常有关。味觉迟钝使食欲缺乏，从而使进食量减少，加重锌缺乏的程度，使缺锌与味觉障碍之间形成恶性循环。进食量的减少也限制了蛋白质和能量的摄入量，间接抑制生长发育。

4. 伤口愈合不良　锌在伤口愈合中发挥着重要作用，其可以促进成纤维细胞的增生及胶原的合成，以及上皮细胞的增生，从而影响瘢痕的紧张度。

5. 神经精神障碍　锌在脑中含量较高且分布不均衡，含量最高的部位为海马回部，其他含量多的部位依次为大脑、纹状体和小脑。锌缺乏对患者脑功能和精神状态具有较大影响。锌缺乏病的患者常表现为精神萎靡、嗜睡、欣快感或幻觉，小脑功能受损时可表现出躯干和肢体的共济失调。

6. 免疫功能减退　大量研究表明锌缺乏病患者免疫功能受到损伤。锌缺乏病患者易被感染，而且感染经常反复出现。锌缺乏时免疫功能的改变主要表现为胸腺、淋巴结、扁桃体和脾脏发育不全或萎缩，T 细胞总数减少，自然

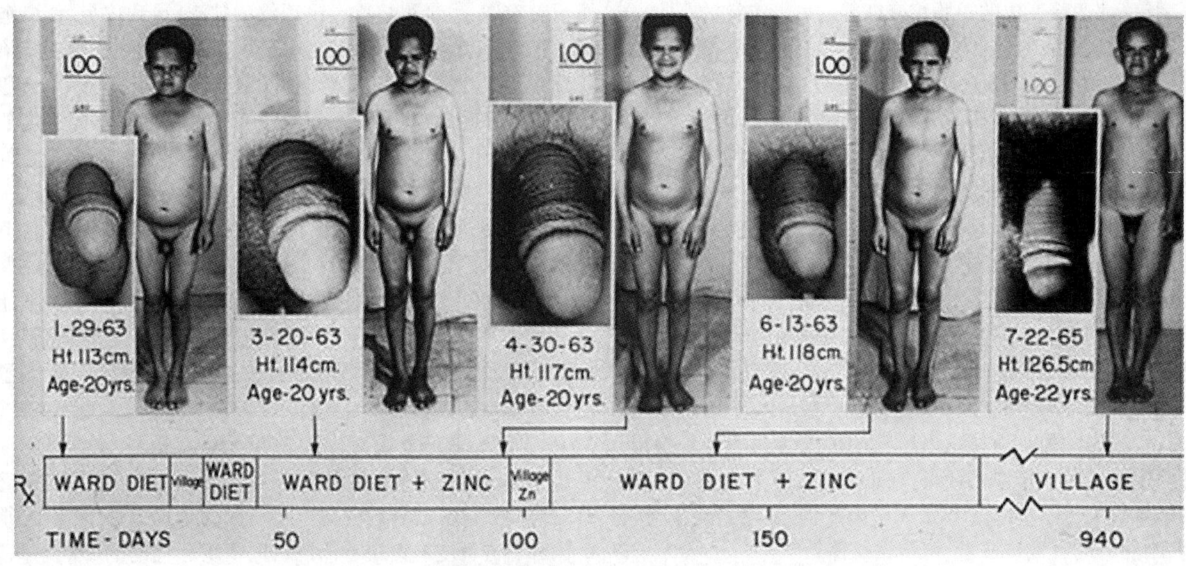

图 7-10-2 一名 20 岁的埃及农村少年经膳食和锌治疗后的变化

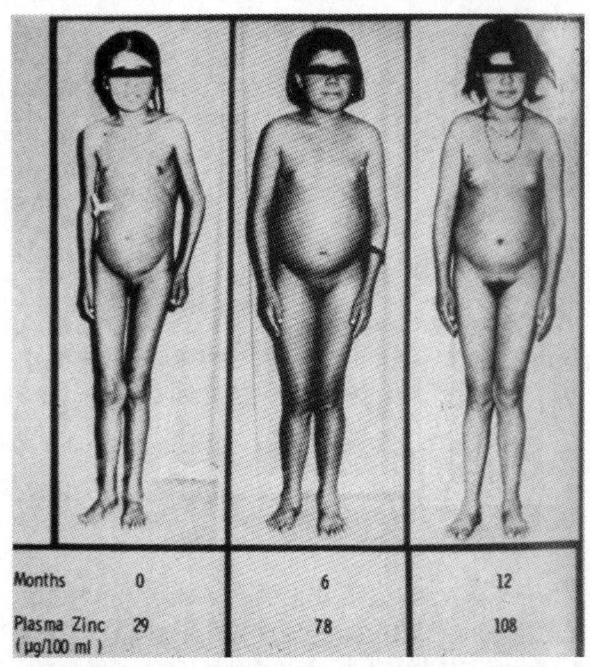

图 7-10-3 一名患锌缺乏病的女孩采用锌治疗前后第二性征的发育变化

注:左. 锌治疗前;中. 锌治疗后 6 个月;右. 锌治疗后 12 个月

杀伤细胞活力降低,皮肤迟发性过敏反应减弱或阴性,淋巴细胞转化率降低。锌缺乏时 B 淋巴细胞受影响较小。

7. 皮肤表现 锌缺乏的患者往往伴随着铁的缺乏。除了缺铁性贫血外,锌缺乏本身也会导致贫血的出现。因此,锌缺乏病患者一般面色苍白,具有明显贫血面貌。锌缺乏病患者常出现下列症状:口角溃烂、口角炎、萎缩性舌炎、舌面光滑发红;眼、口、肛门等周围,肢端、肘膝、前臂等处出现对称性糜烂、水疱、脓疱、过度角化的瘢块;头发蓬松、变脆、无光泽,脱发;反复发作的口腔溃疡;匙状甲。组织学观察可见牛皮癣样皮炎,表皮增生,角化不全。

8. 胎儿生长障碍与畸形 WHO 有报告提示,胎儿无脑畸形可能与孕妇缺锌有关。目前国内外的研究表明,孕期锌营养状况较差的妇女所生产后代中,早产儿、低出生体重儿和畸形儿的出生率较高。

(四) 诊断

锌缺乏病在临床上一般可以分为锌缺乏和亚临床锌缺乏(或称为轻度锌缺乏)。目前常见的锌缺乏病多为亚临床锌缺乏,除了肠病性肢端皮炎为严重锌缺乏之外,一般很难见到严重锌缺乏病的病例。

由于锌缺乏病的临床表现缺乏特异性,且缺少对该病特异性强而且敏感的生化评价指标,故目前对锌缺乏病没有理想的诊断方法和诊断指标。一般结合患者的临床症状、膳食营养状况、实验室生化检验以及诊断性治疗实验等综合判定。对于亚临床锌缺乏,则主要依赖对患者膳食营养状况的调查和实验室生化检验进行诊断,需要强调的是,诊断性治疗实验可能是评价轻度亚临床锌缺乏病最简单有效的方法。

1. 临床表现 临床表现方面,多以性腺功能低下性侏儒症作为慢性缺锌的代表现象。其表现为生长障碍,生殖系统发育迟缓,味觉欠缺,精神萎靡,厌食,皮肤干燥而色素不足,可能伴有异食癖、伤口愈合不良、秃发等表现。急性缺锌的患者表现为厌食,嗅觉及味觉不灵敏或紊乱,精神异常,共济失调。肠病性肢端皮炎典型患者起病于婴幼期,症状包括腹泻、皮疹(肛周、肢端伸面)、反复感染和行为障碍,有时伴精神萎靡及震颤等。具有以上表现者可考虑锌缺乏的可能。

2. 膳食营养状况 对患者膳食状况进行调查了解,有助于原发性锌缺乏病的诊断。调查了解内容包括以下方面:患者膳食中锌的摄入量和生物利用率情况;其他可能影响锌吸收利用的因素,如饮酒等;患者以往所接受的治疗方法和药物种类。

3. 实验室生化指标

(1) 血浆锌:血浆锌含量相对稳定,且受多种生理病理状态的影响,只有当出现严重锌缺乏时才具有诊断意义;

对于边缘性或轻、中度锌缺乏时，不建议作为个体的诊断指标。而血浆锌可以作为锌缺乏的生物标志物来评价群体的锌营养状况。

表 7-10-26 和表 7-10-27 列出了文献报道的我国健康人血清锌水平和我国孕妇血清锌水平的数据资料。

表 7-10-26　我国健康人血清锌水平/（μmol・L^{-1}）

年龄	例数	X±S	低限
初生	30	14.00±3.31	9.83
1 个月	156	13.21±1.40	11.40
2 个月	217	13.47±2.27	11.63
6 个月	151	14.46±2.03	12.30
12 岁	184	13.47±2.08	10.80
20 岁	181	13.54±2.11	10.80
60~93 岁	116	10.49±1.92	9.01

注：低限=均值-1.29 个标准差

表 7-10-27　我国孕妇血清锌的正常低限值

孕期	血清锌/（μmol・L^{-1}）	
孕早期	9.18	7.95~8.26
孕中期	8.87	7.04~7.65
孕晚期	8.57	6.12~6.73

（2）发锌：发锌与人体锌营养状况相关性良好，但是易于受到头发生长速度、洗护发、烫染等的影响。1986 年，WHO 微量元素专家小组认为，发锌不再作为判断个体锌营养状况的可靠指标。

（3）尿锌排出量：正常人从尿中排出少量的锌，每日约 400~600μg。锌缺乏时尿锌排出量进一步减少，但该指标缺乏特异性，仅可作为诊断锌缺乏的辅助指标。

（4）唾液锌含量：味觉敏感度降低是锌缺乏早期症状，唾液锌和味觉敏感度相关性良好，且唾液采集方便，可作为判断个体锌营养状况的参考指标。

4. 功能指标　通过含锌酶活性、味觉、暗适应能力等的变化对锌功能进行评价。

（1）血中含锌酶活力：常用于评价锌营养状况的含锌酶为血清碱性磷酸酶。锌缺乏性侏儒症患者血清碱性磷酸酶降低，补锌后活性恢复正常。

（2）血中含锌蛋白质含量：目前有两种含锌蛋白质被用来评价锌的营养状况，即金属硫蛋白（MT）和胸腺肽（Th）。

（3）味觉试验：异食癖是锌缺乏的一个比较特异的症状，因此评价味觉的变化有助于评价锌的营养状况。

5. 诊断性治疗实验　由于诊断锌缺乏缺少特异而敏感的方法和指标，因此有许多学者建议，治疗性试验是一项简易有效的诊断方法。特别是对于儿童和青少年，由于生长发育对锌营养状况的变化极为敏感，锌营养状况的改善可以很快通过生长发育的变化体现出来。一般可以给予患者每日推荐摄入量水平的锌，观察受试者生长发育情况和疑似锌缺乏的临床表现变化情况。

（五）治疗

对锌缺乏病患者通常采用口服硫酸锌、醋酸锌、枸橼酸锌和葡萄糖酸锌进行治疗。由于锌盐一般具有较强的胃肠道刺激，因此一般采用较小剂量，使其既可达到相当的血锌水平，同时又可减少恶心、呕吐等胃肠道反应。尽量在餐后服药可减轻胃肠反应。此外，应注意不与铁剂同服，且服药时应减少富含膳食纤维的食物摄入。口服锌元素剂量一般为 15~20mg。

胃肠外营养支持治疗的患者需要同时补充锌，成人剂量为每日 2.5~4.0mg。但如果需要同时纠正已有的锌缺乏，应增加剂量。

（六）预防

参考 WHO（1997 年）按锌吸收率为 25%计算的锌参考摄入量标准，2013 年中国营养学会推荐膳食锌的 RNI 为男性 12.5mg/d、女性 7.5mg/d，UL 为 40mg/d。

此外，应针对造成锌缺乏原因采取预防措施。预防原发性锌缺乏，主要从调整膳食入手，选择适宜的食物可以完全预防原发性锌缺乏。增加动物性食物摄入量，特别是红肉、动物内脏、贝类海产品（如牡蛎、扇贝）等，一方面可以增加锌的摄入量，同时可以提高摄入锌的吸收利用率。必要时需要对高危人群采取干预措施，给予锌补充或者锌强化食物。

首先从孕妇开始，孕妇要吃含锌丰富的食物，以防婴幼儿先天营养素缺乏，如果是多胎、早产的婴儿早期就要补锌。婴儿期要大力倡导母乳喂养，及时添加辅食。儿童期保证合理膳食，给予食物补锌。含锌丰富的食物主要是海产品、动物内脏，如牡蛎、瘦肉、鱼类、动物肝脏、牛奶。植物含锌较低，但有些坚果含锌比较丰富，如核桃、花生等。对锌缺乏儿童临床治疗以口服锌剂为主，加强饮食管理，进食含锌高的动物性食品和海产品。同时，做好健康教育，纠正不良饮食习惯，减少被动吸烟，合理补充各种微量元素。对于继发于其他疾病的锌缺乏病，应结合原发疾病治疗方案，及时补充丢失的锌，或者在原发疾病的治疗过程中，注意锌的补充。

总之，锌缺乏症在我国儿童中普遍存在，缺锌已经影响了儿童的生长发育。各医疗机构、卫生防疫系统以及社会新闻媒体应该加大宣传力度，提高人们的认识，做到合理膳食；并根据体内的元素含量，合理地补充微量元素，提高全民健康素质。

（许雅君　马爱国　李珏声）

参考文献

1. 中国营养学会. 中国居民膳食指南（2016）. 北京：人民卫生出版社，2016.
2. 国家卫生计生委疾病预防控制局. 中国居民营养与慢性病报告（2015）. 北京：人民卫生出版社，2015.
3. 苏宜香. 儿童营养及相关疾病. 北京：人民卫生出版社，2016.
4. 孙长颢. 营养与食品卫生学. 第 8 版. 北京：人民卫生出版社，2017.
5. 中国营养学会. 中国居民膳食营养素参考摄入量（2013）. 北京：科学出版社，2014.
6. 何志谦. 人类营养学. 第 2 版. 北京：人民卫生出版社，2000.
7. 中华医学会地方病学分会，中国营养学会，中华医学会内分泌学分会. 中国居民补碘指南. 北京：人民卫生出版社，2018.
8. WHO，FAO. Guidelines on food fortification with micronutrients.

2006.
9. WHO. WHO Model List of Essential Medicines. 2015.
10. Food and Agriculture Organization of the United Nations (FAO), International Fund for Agricultural Development (IFAD), the United Nations Children's Fund (UNICEF), et al. The state of food security and nutrition in the world 2017: Building resilience for peace and food security, 2017.
11. Child E W E. Global strategy for women's, children's and adolescent's health 2016-2030. Every Woman Every Child, 2015.
12. WHO guideline. Daily iron supplementation in adult women and adolescent girls, 2016.
13. WHO guideline. Daily iron supplementation in postpartum women, 2016.
14. WHO. World Health Statistics 2017: Monitoring health for the SDGs, 2017.
15. Shils ME, Olson JA, Shike M, et al. Modem nutrition in health and disease. 9th ed. Williams and Wilkins Co, 1999.
16. Ellie Whitney, Sharon Rady Rotles. Understanding Nutrition. 1th ed. Thomson Wadsworth, 2008.
17. WHO. Centers for Disease Control and Prevention Assessing the iron status of populations Second edition, including Literature Reviews, 2007.
18. WHO. Indicators for assessing iodine deficiency disorders and their control programmes. Report of a Joint WHO/UNICEF/ICCIDD consultation, 1993.
19. WHO. Keep fit for life: meeting the nutritional needs of older persons. 2002.
20. WHO. Nutritional anaemias: tools for effective prevention and control. 2017.
21. WHO. United Nations High Commissions for Refugees. Pellagra and its prevention and control in major emergencies, 2000.
22. WHO. United Nations High Commissions for Refugees. Scurvy and its prevention and control in major emergencies, 1999.
23. WHO. Serum and red blood cell folate concentrations for assessing folate status in populations (updated). 2015.
24. WHO. United Nations High Commissions for Refugees. Thiamine deficiency and its prevention and control in major emergencies. 1999.
25. WHO and FAO. Vitamin and mineral requirements in human nutrition, second edition. 2005.
26. IOM (US). Standing Committee on the Scientific Evaluation of Dietary Reference Intakes and its Panel on Folate, Other B Vitamins, and Choline. Dietary Reference Intakes for Thiamin, Riboflavin, Niacin, Vitamin B6, Folate, Vitamin B12, Pantothenic Acid, Biotin, and Choline. Washington (DC): National Academies Press (US), 1998.

附录一

中国居民膳食营养素参考摄入量表(DRIs)

1　中国居民膳食能量需要量(EER)、宏量营养素可接受范围(AMDR)、蛋白质参考摄入量(RNI)

人群	EER[c](kcal/d)		AMDR[c]				RNI[c]	
	男	女	总碳水化合物(%E[b])	添加糖(%E)	总脂肪(%E)	饱和脂肪酸 U-AMDR(%E)	蛋白质(g/d) 男	蛋白质(g/d) 女
0岁~	90kcal/(kg·d)	90kcal/(kg·d)	—[a]	—	48(AI)	—	9(AI)	9(AI)
0.5岁~	80kcal/(kg·d)	80kcal/(kg·d)	—	—	40(AI)	—	20	20
1岁~	900	800	50~65	—	35(AI)	—	25	25
2岁~	1100	1000	50~65	—	35(AI)	—	25	25
3岁~	1250	1200	50~65	—	35(AI)	—	30	30
4岁~	1300	1250	50~65	<10	20~30	<8	30	30
5岁~	1400	1300	50~65	<10	20~30	<8	30	30
6岁~	1400	1250	50~65	<10	20~30	<8	35	35
7岁~	1500	1350	50~65	<10	20~30	<8	40	40
8岁~	1650	1450	50~65	<10	20~30	<8	40	40
9岁~	1750	1550	50~65	<10	20~30	<8	45	45
10岁~	1800	1650	50~65	<10	20~30	<8	50	50
11岁~	2050	1800	50~65	<10	20~30	<8	60	55
14岁~	2500	2000	50~65	<10	20~30	<8	75	60
18岁~	2250	1800	50~65	<10	20~30	<10	65	55
50岁~	2100	1750	50~65	<10	20~30	<10	65	55
60岁~	2050	1700	50~65	<10	20~30	<10	65	55
80岁~	1900	1500	50~65	<10	20~30	<10	65	55
孕妇(早)	—	1800	50~65	<10	20~30	<10	—	55
孕妇(中)	—	2100	50~65	<10	20~30	<10	—	70
孕妇(晚)	—	2250	50~65	<10	20~30	<10	—	85
乳母	—	2300	50~65	<10	20~30	<10	—	80

a:未制定参考值者用“—”表示;b:%E为占能量的百分比;c:EER:能量需要量,AMDR:可接受的宏量营养素范围,RNI:推荐摄入量

2　中国居民膳食矿物质的推荐摄入量(RNI)或适宜摄入量(AI)

人群	钙(mg/d)	磷(mg/d)	钾(mg/d)	钠(mg/d)	镁(mg/d)	氯(mg/d)	铁(mg/d)		碘(μg/d)	锌(mg/d)		硒(μg/d)	铜(mg/d)	氟(mg/d)	铬(μg/d)	锰(mg/d)	钼(μg/d)
	RNI	RNI	AI	AI	RNI	AI	RNI		RNI	RNI		RNI	RNI	AI	AI	AI	RNI
							男	女		男	女						
0 岁~	200(AI)	100(AI)	350	170	20(AI)	260	0.3(AI)		85(AI)	2.0(AI)		15(AI)	0.3(AI)	0.01	0.2	0.01	2(AI)
0.5 岁~	250(AI)	180(AI)	550	350	65(AI)	550	10		115(AI)	3.5		20(AI)	0.3(AI)	0.23	4.0	0.7	15(AI)
1 岁~	600	300	900	700	140	1100	9		90	4.0		25	0.3	0.6	15	1.5	40
4 岁~	800	350	1200	900	160	1400	10		90	5.5		30	0.4	0.7	20	2.0	50
7 岁~	1000	470	1500	1200	220	1900	13		90	7.0		40	0.5	1.0	25	3.0	65
11 岁~	1200	640	1900	1400	300	2200	15	18	110	10.0	9.0	55	0.7	1.3	30	4.0	90
14 岁~	1000	710	2200	1600	320	2500	16	18	120	11.5	8.5	60	0.8	1.5	35	4.5	100
18 岁~	800	720	2000	1500	330	2300	12	20	120	12.5	7.5	60	0.8	1.5	30	4.5	100
50 岁~	1000	720	2000	1400	330	2200	12	12	120	12.5	7.5	60	0.8	1.5	30	4.5	100
65 岁~	1000	700	2000	1400	320	2200	12	12	120	12.5	7.5	60	0.8	1.5	30	4.5	100
80 岁~	1000	670	2000	1300	310	2000	12	12	120	12.5	7.5	60	0.8	1.5	30	4.5	100
孕妇(早)	800	720	2000	1500	370	2300	—[a]	20	230	—	9.5	65	0.9	1.5	31	4.9	110
孕妇(中)	1000	720	2000	1500	370	2300	—	24	230	—	9.5	65	0.9	1.5	34	4.9	110
孕妇(晚)	1000	720	2000	1500	370	2300	—	29	230	—	9.5	65	0.9	1.5	36	4.9	110
乳母	1000	720	2400	1500	330	2300	—	24	240	—	12.0	78	1.4	1.5	37	4.8	103

a:未制定参考值者用“—”表示

3　中国居民膳食维生素推荐摄入量(RNI)或适宜摄入量(AI)

人群	维生素A (μgRAE/d)[b]		维生素D (μg/d)	维生素E (mgα-TE/d)[c]	维生素K (μg/d)	维生素B_1 (mg/d)		维生素B_2 (mg/d)		维生素B_6 (mg/d)	维生素B_{12} (μg/d)	泛酸 (mg/d)	叶酸 (μgDFE/d)[d]	烟酸 (mg NE/d)[e]		胆碱 (mg/d)		生物素 (μg/d)	维生素C (mg/d)
	RNI		RNI	AI	AI	RNI		RNI		RNI	RNI	AI	RNI	RNI		AI		AI	RNI
	男	女				男	女	男	女					男	女	男	女		
0岁~	300(AI)		10(AI)	3	2	0.1(AI)		0.4(AI)		0.2(AI)	0.3(AI)	1.7	65(AI)	2(AI)		120		5	40(AI)
0.5岁~	350(AI)		10(AI)	4	10	0.3(AI)		0.5(AI)		0.4(AI)	0.6(AI)	1.9	100(AI)	3(AI)		150		9	40(AI)
1岁~	310		10	6	30	0.6		0.6		0.6	1.0	2.1	160	6		200		17	40
4岁~	360		10	7	40	0.8		0.7		0.7	1.2	2.5	190	8		250		20	50
7岁~	500		10	9	50	1.0		1.0		1.0	1.6	3.5	250	11	10	300		25	65
11岁~	670	630	10	13	70	1.3	1.1	1.3	1.1	1.3	2.1	4.5	350	14	12	400		35	90
14岁~	820	630	10	14	75	1.6	1.3	1.5	1.2	1.4	2.4	5.0	400	16	13	500	400	40	100
18岁~	800	700	10	14	80	1.4	1.2	1.4	1.2	1.4	2.4	5.0	400	15	12	500	400	40	100
50岁~	800	700	10	14	80	1.4	1.2	1.4	1.2	1.6	2.4	5.0	400	14	12	500	400	40	100
65岁~	800	700	15	14	80	1.4	1.2	1.4	1.2	1.6	2.4	5.0	400	14	11	500	400	40	100
80岁~	800	700	15	14	80	1.4	1.2	1.4	1.2	1.6	2.4	5.0	400	13	10	500	400	40	100
孕妇(早)	—[a]	700	10	14	80	—	1.2	—	1.2	2.2	2.9	6.0	600	—	12	—	420	40	100
孕妇(中)	—	770	10	14	80	—	1.4	—	1.4	2.2	2.9	6.0	600	—	12	—	420	40	115
孕妇(晚)	—	770	10	14	80	—	1.5	—	1.5	2.2	2.9	6.0	600	—	12	—	420	40	115
乳母	—	1300	10	17	85	—	1.5	—	1.5	1.7	3.2	7.0	550	—	15	—	520	50	150

a:未制定参考值者用"—"表示;b:视黄醇活性当量(RAE,μg)=膳食或补充剂来源全反式视黄醇(μg)+1/2补充剂纯品全反式β-胡萝卜素(μg)+1/12膳食全反式β-胡萝卜素(μg)+1/24其他膳食维生素A原类胡萝卜素(μg);c:α-生育酚当量(α-TE),膳食中总-α-TE当量(mg)=1×α-生育酚(mg)+0.5×β-生育酚(mg)+0.1×γ-生育酚(mg)+0.02×δ-生育酚(mg)+0.3×α-三烯生育酚(mg);d:膳食叶酸当量(DFE,μg)=天然食物来源叶酸(μg)+1.7×合成叶酸(μg);e:烟酸当量(NE,mg)=烟酸(mg)+1/60色氨酸(mg)

4　中国成人其他膳食成分特定建议值(SPL)和可耐受最高摄入量(UL)

其他膳食成分	SPL	UL[c]	其他膳食成分	SPL	UL[c]
膳食纤维/(g/d)	25(AI)	—[a]	大豆异黄酮[b]/(mg/d)	55	120
植物甾醇/(g/d)	0.9	2.4	花色苷/(mg/d)	50	—
植物甾醇酯/(g/d)	1.5	3.9	氨基葡萄糖/(mg/d)	1000	—
番茄红素/(mg/d)	18	70	硫酸或盐酸氨基葡萄/(mg/d)	1500	—
叶黄素/(mg/d)	10	40	姜黄素/(mg/d)	—	720
原花青素/(mg/d)	—	800			

a. 未制定参考值者用"—"表示;b. 指绝经后妇女;c. 可耐受最高摄入量

附录二

中国居民膳食指南(2016)核心推荐

一、食物多样,谷类为主

Eat a variety of foods,cereal based

平衡膳食模式是最大程度上保障人体营养需要和健康的基础,食物多样是平衡膳食模式的基本原则。每天的膳食应包括谷薯类、蔬菜水果类、畜禽鱼蛋奶类、大豆坚果类等食物。建议平均每天摄入12种以上食物,每周25种以上。谷类为主是平衡膳食模式的重要特征,每天摄入谷薯类食物250~400克,其中全谷物和杂豆类50~150克,薯类50~100克,膳食中碳水化合物提供的能量应占总能量的50%以上。

二、吃动平衡,健康体重

Be active to maintain a healthy body weight

体重是评价人体营养和健康状况的重要指标,吃和动是保持健康体重的关键。各个年龄段人群都应该坚持天天运动、维持能量平衡、保持健康体重。体重过低和过高均易增加疾病的发生风险。推荐每周应至少进行5天中等强度身体活动,累计150分钟以上;坚持日常身体活动,平均每天主动身体活动6000步;尽量减少久坐时间,每小时起来动一动,动则有益。

三、多吃蔬果、奶类、大豆

Eat plenty of vegetables, fruits, dairy products and soybeans

蔬菜、水果、奶类和大豆及制品是平衡膳食的重要组成部分,坚果是膳食的有益补充。蔬菜和水果是维生素、矿物质、膳食纤维和植物化学物的重要来源,奶类和大豆类富含钙、优质蛋白质和B族维生素,对降低慢性病的发病风险具有重要作用。提倡餐餐有蔬菜,推荐每天摄入300~500克,深色蔬菜应占1/2。天天吃水果,推荐每天摄入200~350克的新鲜水果,果汁不能代替鲜果。吃各种奶制品,摄入量相当于每天液态奶300克。经常吃豆制品,相当于每天大豆25克以上,适量吃坚果。

四、适量吃鱼、禽、蛋、瘦肉

Eat moderate amount of fish, poultry, eggs and lean meats

鱼、禽、蛋和瘦肉可提供人体所需要的优质蛋白质、维生素A、B族维生素等,有些也含有较高的脂肪和胆固醇。动物性食物优选鱼和禽类,鱼和禽类脂肪含量相对较低,鱼类含有较多的不饱和脂肪酸;蛋类各种营养成分齐全;吃畜肉应选择瘦肉,瘦肉脂肪含量较低。过多食用烟熏和腌制肉类可增加肿瘤的发生风险,应当少吃。推荐每周摄入水产类280~525克,畜禽肉280~525克,蛋类280~350克,平均每天摄入鱼、禽、蛋和瘦肉总量120~200克。

五、少盐少油,控糖限酒

Limit salt,cooking oil,added sugar and alcohol

我国多数居民目前食盐、烹调油和脂肪摄入过多,这是高血压、肥胖和心脑血管疾病等慢性病发病率居高不下的重要因素,因此应当培养清淡饮食习惯,成人每天食盐不超过6克,每天烹调油25~30克。过多摄入添加糖可增加龋齿和超重发生的风险,推荐每天摄入糖不超过50克,最好控制在25克以下。水在生命活动中发挥重要作用,应当足量饮水。建议成年人每天7~8杯(1500~1700毫升),提倡饮用白开水或茶水,不喝或少喝含糖饮料。儿童少年、孕妇、乳母不应饮酒,成人如饮酒,一天饮酒的酒精量男性不超过25克,女性不超过15克。

六、杜绝浪费,兴新食尚

Develop healthy eating habits, avoid food waste

勤俭节约,珍惜食物,杜绝浪费是中华民族的美德。按需选购食物、按需备餐,提倡分餐不浪费。选择新鲜卫生的食物和适宜的烹调方式,保障饮食卫生。学会阅读食品标签,合理选择食品。应该从每个人做起,回家吃饭,享受食物和亲情,创造和支持文明饮食新风的社会环境和条件,传承优良饮食文化,树健康饮食新风。

中文索引

E

F

K

L

M

N

Z

中国居民平衡膳食宝塔(2016)

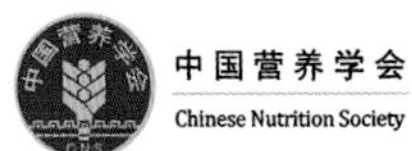

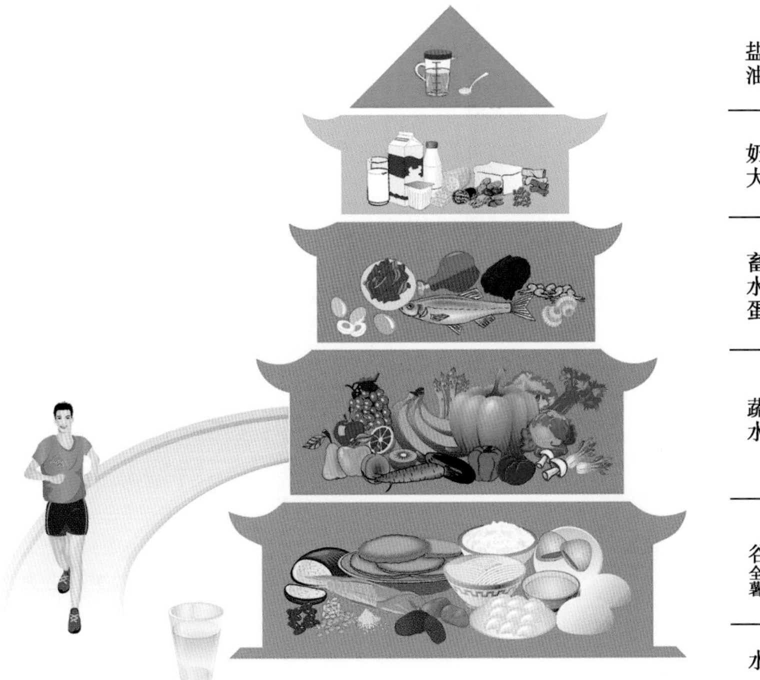

盐	<6克
油	25~30克
奶及奶制品	300克
大豆及坚果类	25~35克
畜禽肉	40~75克
水产品	40~75克
蛋　类	40~50克
蔬菜类	300~500克
水果类	200~350克
谷薯类	250~400克
全谷物和杂豆	50~150克
薯类	50~150克
水	1500~1700毫升

每天活动6000步

营养与疾病彩色图谱

营养缺乏病和与营养有关的某些疾病往往有若干特定的体征、临床表现和实验室检查。为便于专业人员和读者认识和鉴别，特从国内外有关专业书刊及文献中搜集了有关营养与疾病的彩色图谱，以供阅读和参考。另有部分照片和图谱是由国内外同行专家所馈赠或提供。在此，谨向图片的原作者及提供资料的有关专家表示感谢。

图谱来源

①Berdanier CD. Handbook of nutrition and food. USA: CRC Press, 2001

②Thamas BF, Richard AJ, Klaus W, et al. Color atlas and synopsis of clinical dermatology. 4th ed, USA: Mc Graw-Hill Co. Inc, 2001

③Gray MW, Neil HC. Disease of the skin. London: Mosby Co. Inc, 2000

④Hywel CW. Atopic dermatitis. UK: Cambridge University Press, 2000

⑤Shils ME, Olson JA, Shike M et al. Color atlas and synopsis of clinical dermatology. 3rd ed. USA: Mc Graw-Hill Co. Inc, 1997

⑥Gray MW. Levene's Atlas of dermalology. 2nd ed, London: Mosby Co. Inc, 1997

⑦Thamas BF, Richard AJ, Machiel QP et al. Color atlas and synopsis of clinical dermatology. 3rd. USA: Mc Graw-Hill Co. Inc, 1997

⑧Feldman MD. Color atlas of tropical dermatology and venerealogy. USA F1: Springer-Verlag Co, 1994

⑨Vitale JJ. Vitamin. USA: Macmillam Co. Inc, 1976

⑩Prof. Harold Sandstead H. Division of preventive medicine and public health. University of Texas

⑪第1版作者提供。

图谱目录

图 07-01 癞皮病(颈部皮肤增厚增粗,呈项链状分布)图谱来源:⑪

图 07-02 癞皮病(Casal's 项链状皮炎,埃塞俄比亚)图谱来源:⑧

图 07-03 癞皮病(脸面部皮炎)图谱来源:⑪

图 07-04 癞皮病(日晒后对称性皮炎,西非)图谱来源:⑧

图 07-05 癞皮病(为图 07-04 同一患者,脸部呈蝴蝶状皮炎)图谱来源:⑧

图 07-06 癞皮病(日光曝晒部位深色鳞片状皮疹)图谱来源:①

图 07-07 癞皮病(老年妇女项链状皮炎,及臂部对称性皮炎,坦桑尼亚)图谱来源:⑤

图 07-08 癞皮病(手部皮肤呈鳞片、硬结状色素沉着,称古代战士铁护手"Gauntlet")图谱来源:②

图 08-01 坏血病(下肢弥漫性瘀斑,65 岁老人长期摄食水泡饼干)图谱来源:②

图 08-02 坏血病(上臂和颈部出血性瘀斑)图谱来源:⑨

图 08-03 坏血病(下肢出血症状)图谱来源:⑤

图 08-04 坏血病(皮肤点状出血)图谱来源:⑨

图 08-05 坏血病(下肢毛囊周围出血伴有毛囊角化,同时有齿龈出血及牙齿脱落,发于 46 岁酗酒男子)图谱来源:②

图 08-06 坏血病(毛囊周围硬结和角化,伴有扭曲毛发,发生于长期流质饮食的食管阻塞患者)图谱来源:③

图 08-07 坏血病(患者螺旋状毛发"corkscrew hair"显微镜观察,毛发呈多次扭曲如规则的螺旋状)图谱来源:③

图 08-08 坏血病(坏血病齿龈 scorbutic gums,齿龈红肿及出血)图谱来源:①

图 08-09 坏血病(齿龈充血肿胀)图谱来源:⑪

图 08-10 坏血病(齿龈出血和牙齿脱落)图谱来源:③

图 08-11 儿童坏血病体位(四肢因活动疼痛,上肢和两腿弯曲呈瘫痪蛙状体位 pithed frog position)图谱来源:⑨

图 09-01 生物素缺乏症(皮炎及结膜炎,左为治疗前,右为治疗后)图谱来源:⑤

图 10-01 维生素 B_{12} 缺乏病("红牛肉"样舌,23 岁男子一年来长期摄入辛辣食物及威士忌后,口腔和舌感觉疼痛)图谱来源:⑤

图 10-02 维生素 B_{12} 缺乏病(图 10-01 患者用钴治疗 2 周后,舌恢复正常,疼痛消失)图谱来源:⑤

图 11-01 正常外周血液涂片图谱来源:①

图 11-02 红细胞生长期(正常、B_{12} 和叶酸缺乏、铁缺乏)图谱来源:①

图 11-03 早期巨幼红细胞贫血(红细胞巨大,可与右侧正常红细胞图比较)图谱来源:⑤

图 11-04 巨幼红细胞贫血(高分节中性多形核细胞,大小不均红细胞 anisocytosis,巨大红细胞 macrocytosis)图谱来源:⑤

图 11-05 巨幼红细胞贫血(异型红细胞 poikilocytosis 及大小不均红细胞 anisocyosis,治疗后亦重新出现正常红细胞)图谱来源:⑨

图 11-06 重度巨幼红细胞贫血骨髓涂片(巨成红细胞 megaloblasts,出现异常核及灰色胞浆)图谱来源:⑤

图 12-01 缺铁性贫血(大小不均和异型低色素红细胞)图谱来源:⑨

图 12-02 缺铁性贫血(典型小细胞性低染色红细胞,直径 6μm,低染色由血红蛋白浓度降低引起)图谱来源:⑨

图 12-03 缺铁性贫血胃黏膜变化(胃黏膜缺少胃酸及消化液分泌,黏膜组织肠系化 intestinalization,该损伤认为是恶变前期)图谱来源:⑨

图 12-04 缺铁性贫血(口角炎及平滑舌)图谱来源:⑤

图 13-01 锌缺乏病(侏儒症,埃及 16 岁农村少年)图谱来源:⑩

图 13-02 锌缺乏病(性腺功能减退症)图谱来源:⑩

图 13-03 肠病性肢端性皮炎(脸部呈糜烂、脱落、结痂状对称性皮炎,损伤同时可在会阴部周围和肢端)图谱来源:⑦

图 13-04 锌缺乏病(指端红亮,裂口渗出,甲沟炎也常见)图谱来源:⑦

图 13-05 锌缺乏病(手背表面皮肤损伤,该儿童因肠瘘丢失大量肠液而长期采用肠外营养致体内锌储存减少)图谱来源:⑤

图 13-06 锌缺乏病(酒精依赖症患者锌缺乏的典型皮炎)图谱来源:⑤

图 13-07 锌缺乏病(银屑病样湿疹样斑块,出现在骶部、臀部、髋部等处)图谱来源:⑦

图 14-01 地方性氟病(斑釉牙)图谱来源:⑤

图 15-01 高脂血症(高脂血症患者血胆固醇 3000g/L,可见视网膜脂肪变)图谱来源:①

图 15-02 高脂血症(患者皮肤丘疹样黄变症 xanthomas)图谱来源:①

图 15-03 家族性高脂血症(患者眼睑黄色斑 xanthelasma)图谱来源:①

图 15-04 家族性高脂血症(角膜弓 cornealarcus,31 岁男子)图谱来源:①

图 15-05 家族性高脂血症(肘部皮肤出现结节状黄变斑,10 岁女孩)图谱来源:①

图 15-06 家族性高脂血症(跟腱部出现黄变斑)图谱来源:①

图 15-07 Ⅲ型高脂蛋白血症(手指折褶及掌面出现黄色线 yellow linear,33 岁男子)图谱来源:①

图 15-08 病人的离心血浆过夜后外观(自左至右①正常血脂水平为透明血浆;②Ⅰ型乳糜微粒血症有奶油样顶

层及清晰下层;③Ⅱa型高胆固醇血症为透明血浆;④Ⅲ型高脂蛋白血症为弥漫性浑浊血浆;⑤Ⅳ型高脂蛋白血症亦为弥漫性浑浊血浆;⑥Ⅴ型高脂蛋白血症为奶油样顶层及浑浊下层)图谱来源:①

图16-01 克山病病人(心脏明显扩大)图谱来源:⑪

图16-02 急性硒中毒(a. 19岁女子1964年中毒后头发指甲脱落;b. 该女子1965年搬离中毒区后长出新发;c. 该女子恢复健康后,1985年的照片)图谱来源:⑪

图16-03 慢性硒中毒(指甲表现 a. 指甲长期受损分层变厚;b. 指甲发脆变厚;c. 断裂指甲下长出新甲)图谱来源:⑪

图16-04 Ⅲ度大骨节病(与正常人比)图谱来源:⑪

图16-05 Ⅲ度大骨节病(手部形态)图谱来源:⑪

图17-01 特应性皮炎(干燥型,脸面干燥无明显渗出,有灰白色糠状鳞屑,印度儿童)图谱来源:⑧

图17-02 特应性皮炎(脂溢型,红斑及黄色脂溢性渗出)图谱来源:④

图17-03 特应性皮炎(面颊两侧有对称性红色鳞屑和皲裂)图谱来源:⑥

图17-04 特应性皮炎(黑皮症,表现为肘部及外侧表面苔藓样深色损伤)图谱来源:④

图17-05 特应性皮炎(皮肤在炎症后色素增加,黑人儿童)图谱来源:④

图17-06 特应性皮炎(皮炎,发生于胸肩部及上臂外侧,成人,也门)图谱来源:⑧

图17-07 特应性皮炎(上肢曲侧苔藓样改变,8岁女童,西非)图谱来源:⑧

图17-08 特应性皮炎(腘部皮肤苔藓样改变及炎症后色素沉着)图谱来源:④

图17-09 特应性皮炎(腘部皮肤抓痕性损伤)图谱来源:④

图17-10 特应性皮炎(皮肤毛囊黑色改变,毛囊周围湿疹样损伤后,因炎症色素沉着而呈现灰黑色鳞片状皮肤)图谱来源:④

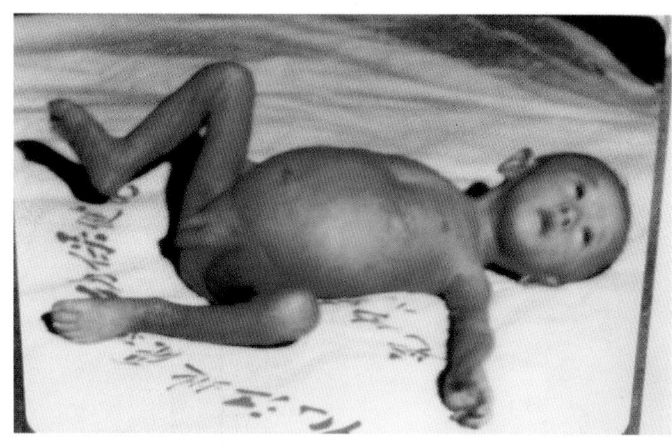

图 01-01 蛋白质-能量营养不良(水肿型营养不良)图谱来源:⑪

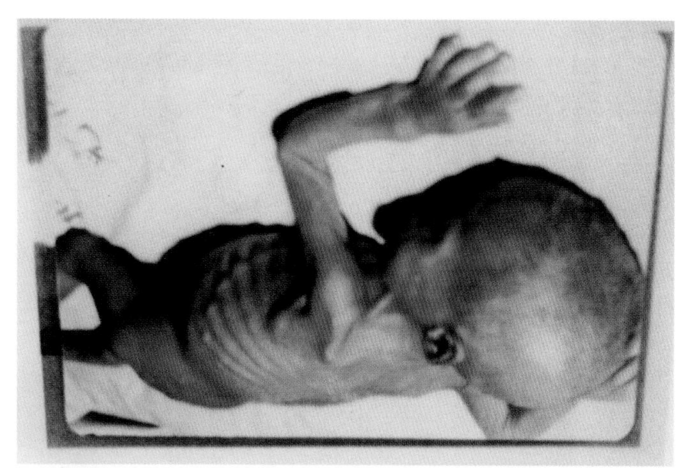

图 01-02 蛋白质-能量营养不良(干瘦型营养不良)图谱来源:⑪

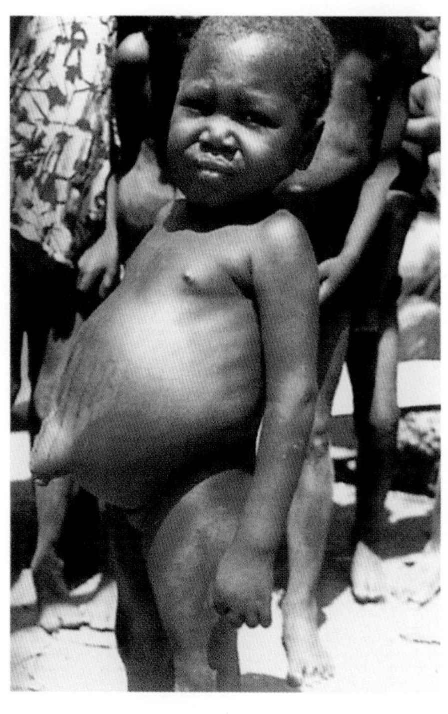

图 01-03 蛋白质-能量营养不良(水肿型营养不良,腹部膨大,毛发红色、稀少,皮肤色素减少,西非儿童)图谱来源:⑧

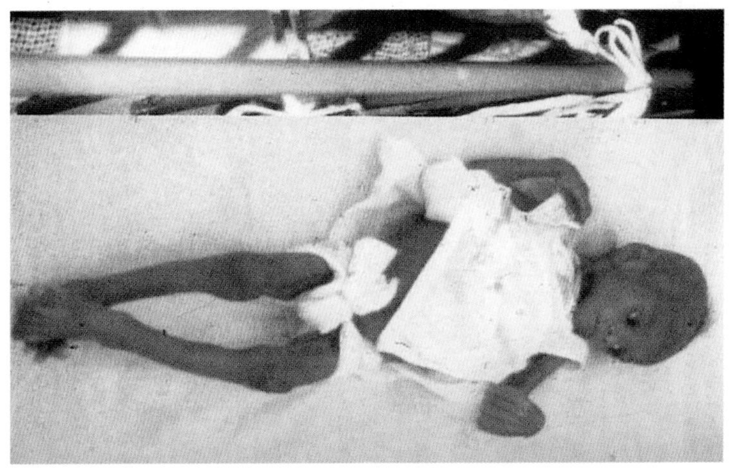

图 01-04　蛋白质-能量营养不良(干瘦型营养不良,巴西儿童)图谱来源:①

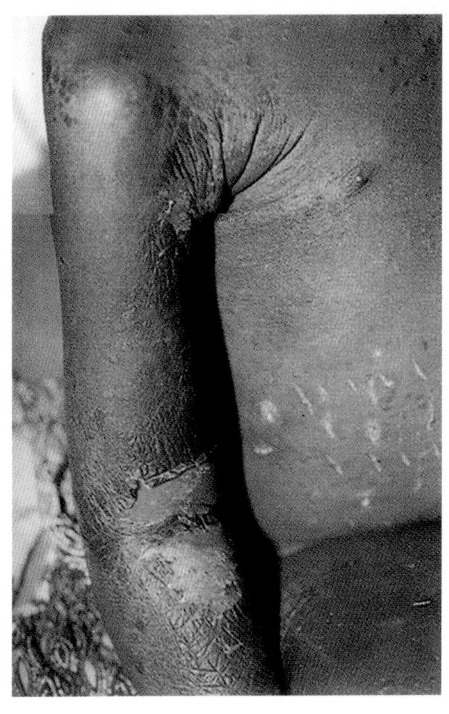

图 01-05　蛋白质-能量营养不良(水肿型营养不良,剥落性皮炎,多哥儿童)图谱来源:⑧

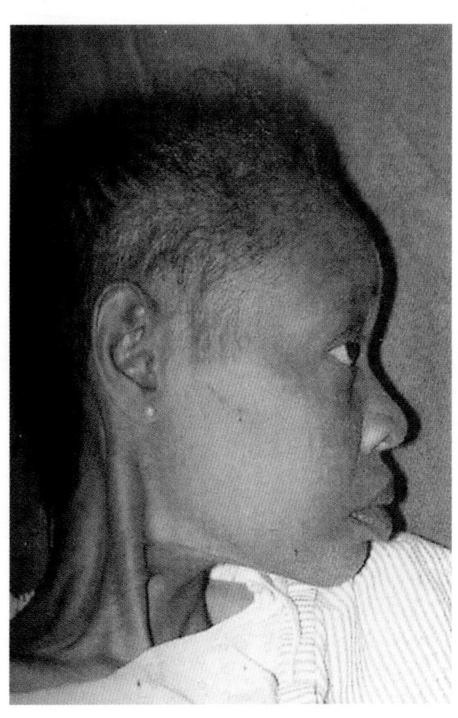

图 01-06　蛋白质-能量营养不良(水肿型营养不良,红发)图谱来源:①

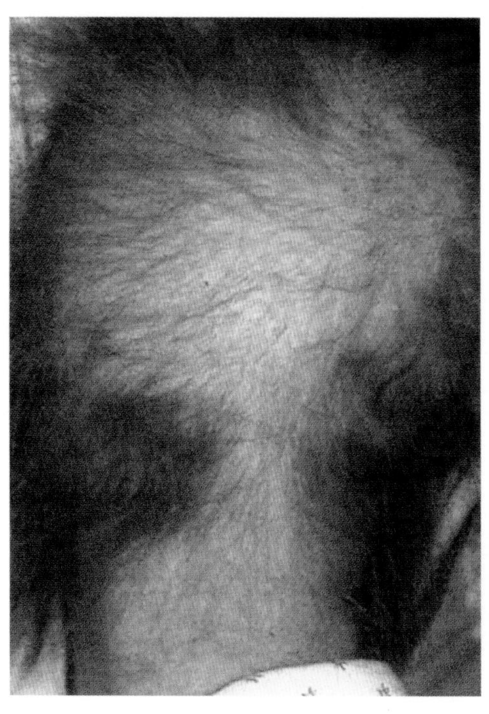

图 01-07　蛋白质-能量营养不良(水肿型营养不良,毛发稀少)图谱来源:①

图 01-08　蛋白质-能量营养不良(水肿型营养不良,足跟部剥落性皮炎)图谱来源:①

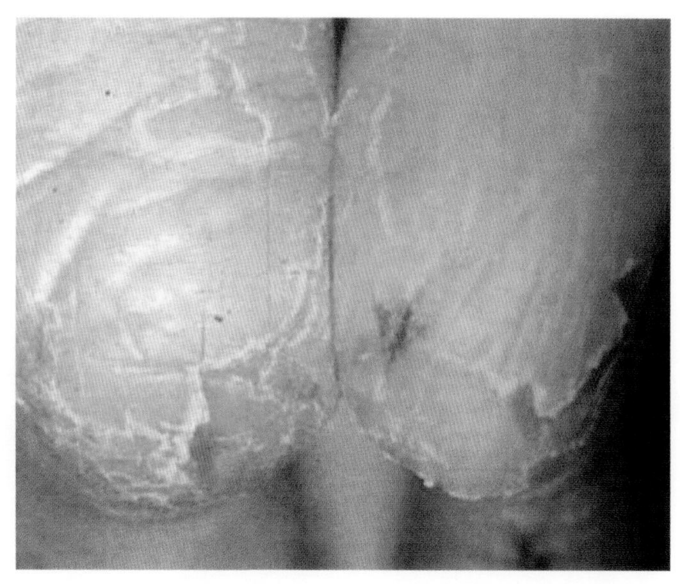

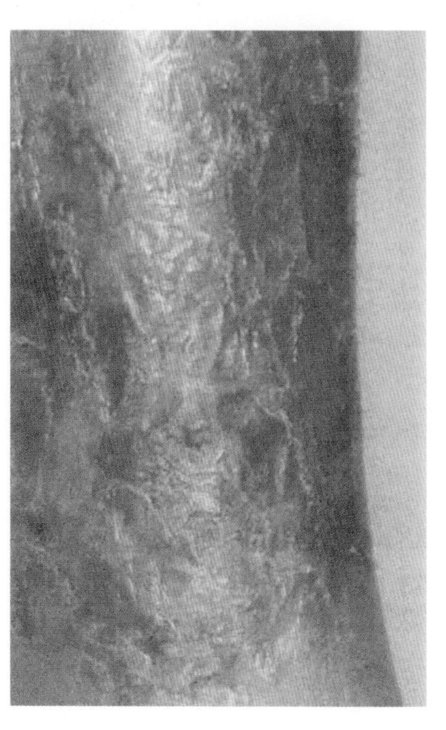

图 01-09　蛋白质-能量营养不良(水肿型营养不良,脚部剥落性皮炎)图谱来源:①

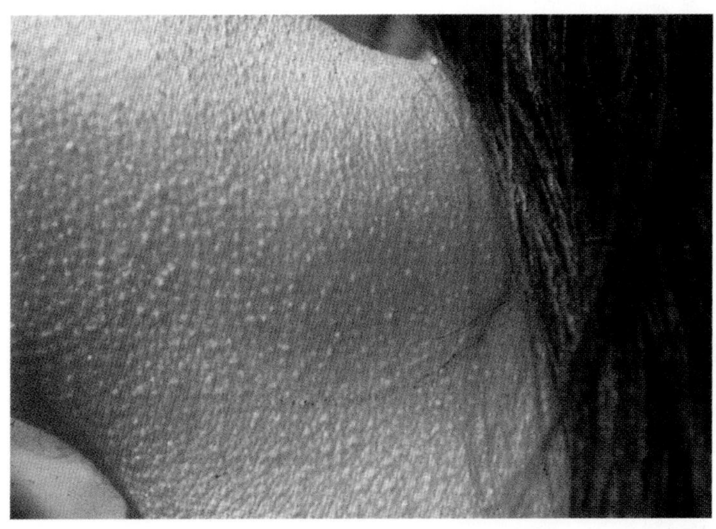

图 02-01 维生素 A 缺乏病(毛囊过度角化,易发部位为上臂后侧及肩外侧)图谱来源:⑧

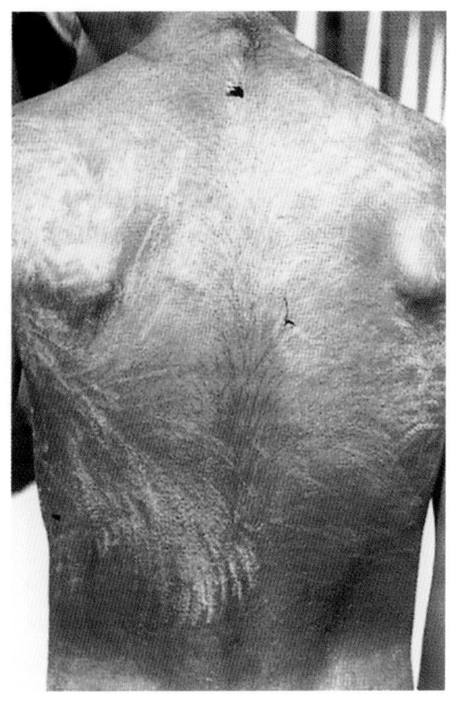

图 02-02 维生素 A 缺乏病(背部皮肤干性鳞屑病变,也门)图谱来源:⑧

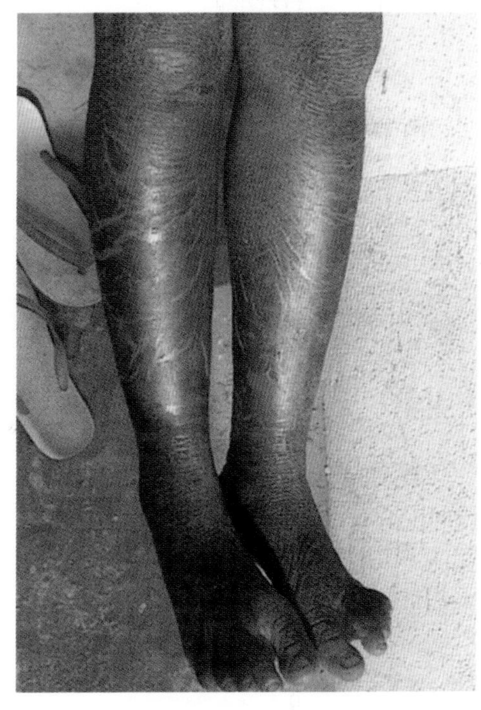

图 02-03 维生素 A 缺乏病(下肢鳞皮症,西非)图谱来源:⑧

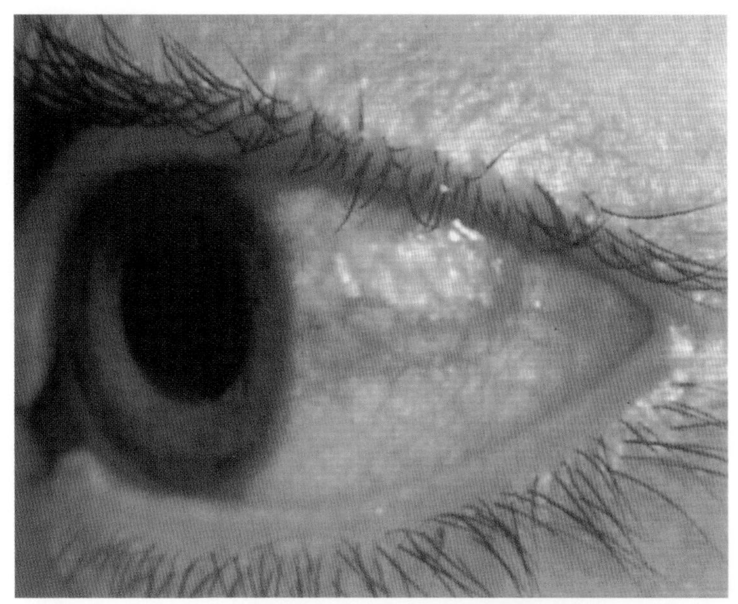

图 02-04　维生素 A 缺乏病(毕脱氏斑)图谱来源:⑤

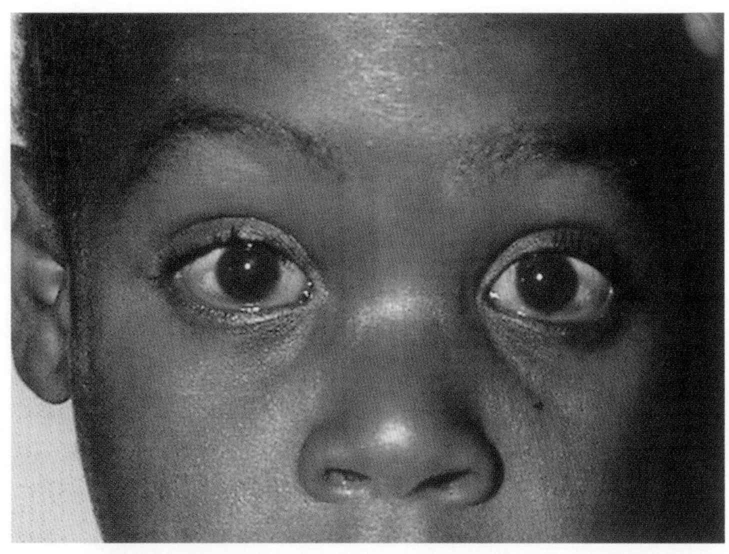

图 02-05　维生素 A 缺乏病(双侧眼结膜毕脱氏斑,肯尼亚 5 岁儿童)图谱来源:⑧

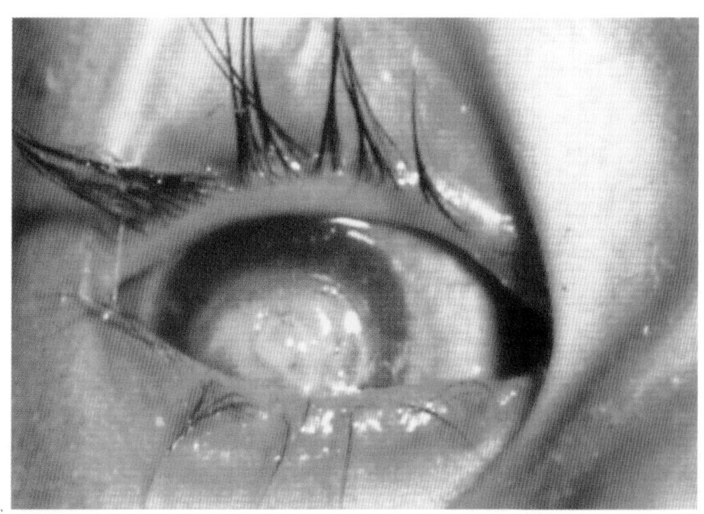

图02-06　维生素A缺乏病(角膜软化症)图谱来源:⑤

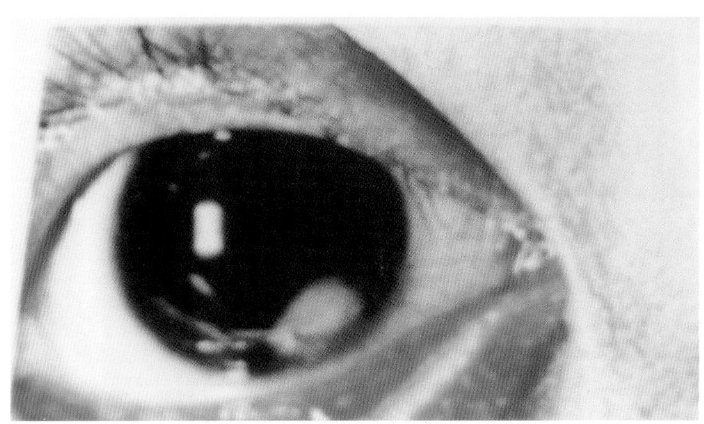

图02-07　维生素A缺乏病(角膜溃疡)图谱来源:⑪

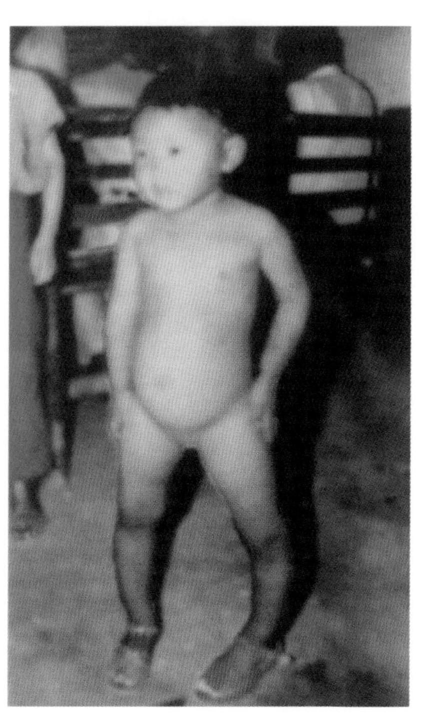

图03-01　佝偻病(O形腿)图谱来源:⑪

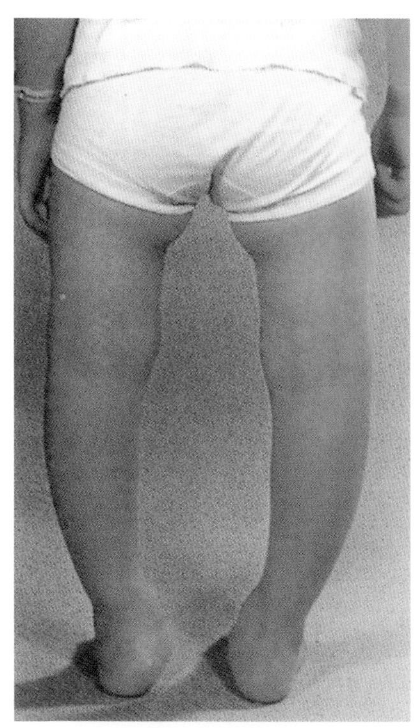

图 03-02　佝偻病(足内翻)图谱来源:⑨

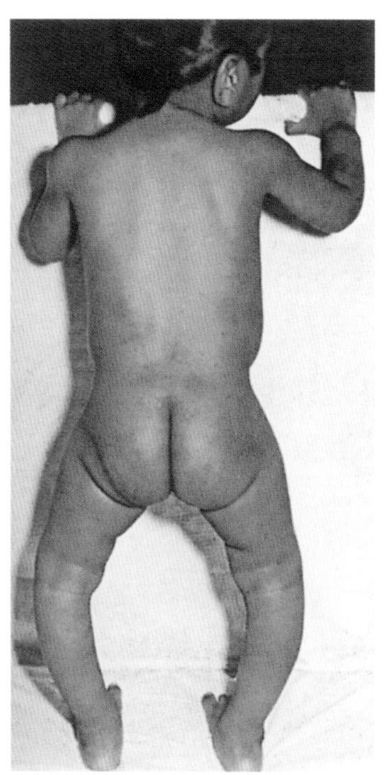

图 03-03　佝偻病(O形腿伴有膝外翻)图谱来源:⑦

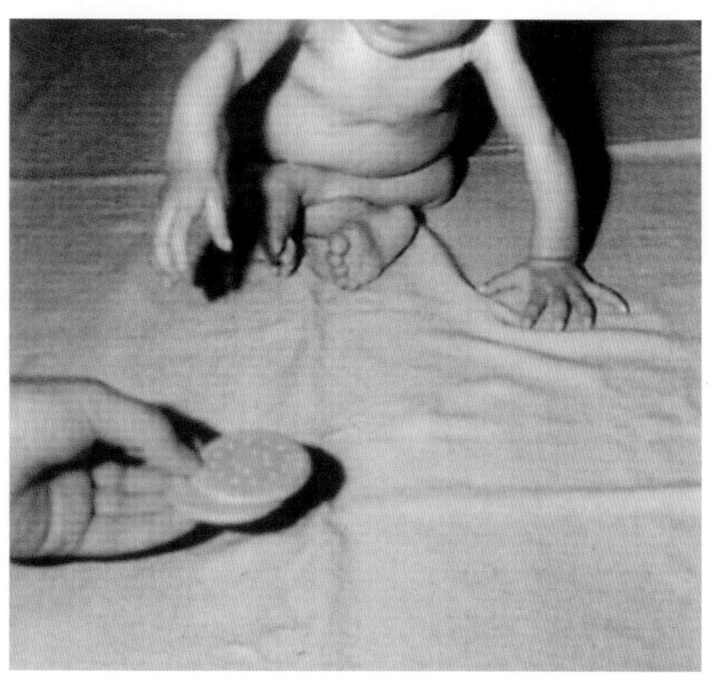

图 03-04　佝偻病(爬行期)图谱来源:⑤

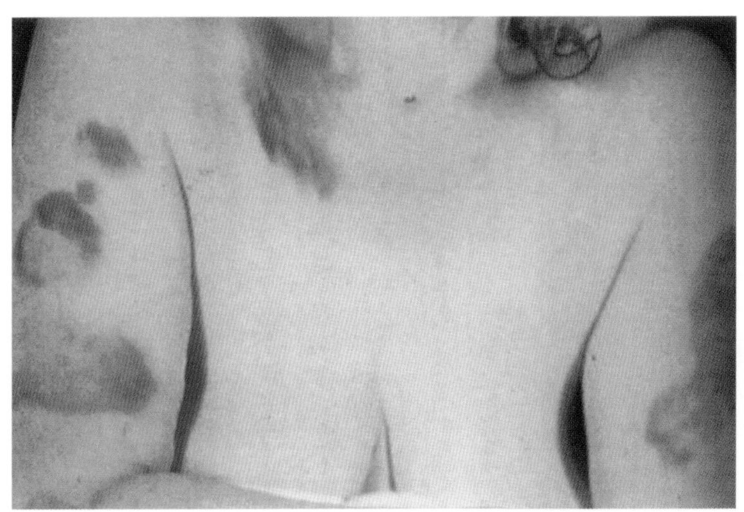

图 04-01　维生素 K 缺乏病(多发性紫癜)图谱来源:①

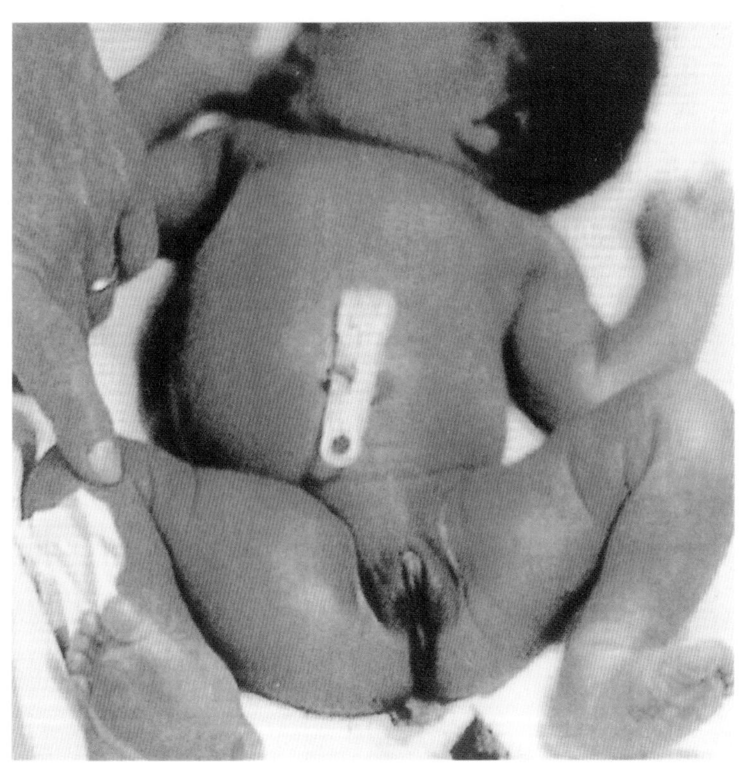

图 04-02　新生儿维生素 K 缺乏性出血图谱来源:⑦

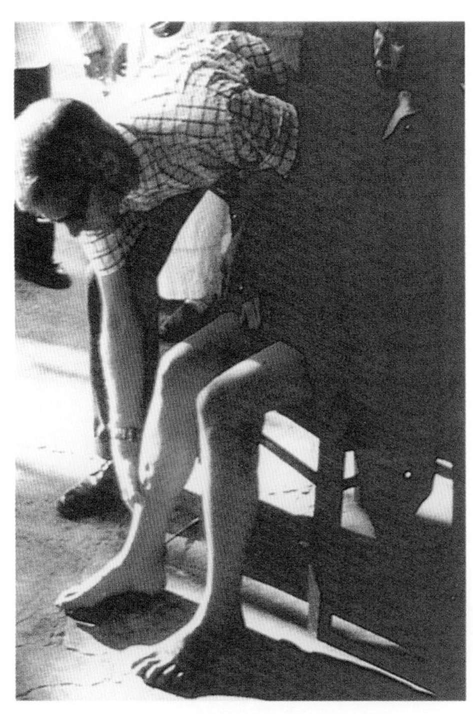

图 05-01 脚气病(下肢水肿)图谱来源:⑨

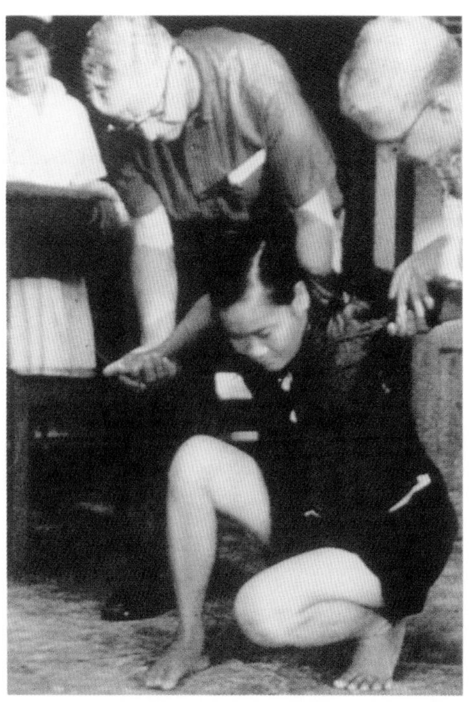

图 05-02 脚气病(蹲位后起立困难)图谱来源:⑦

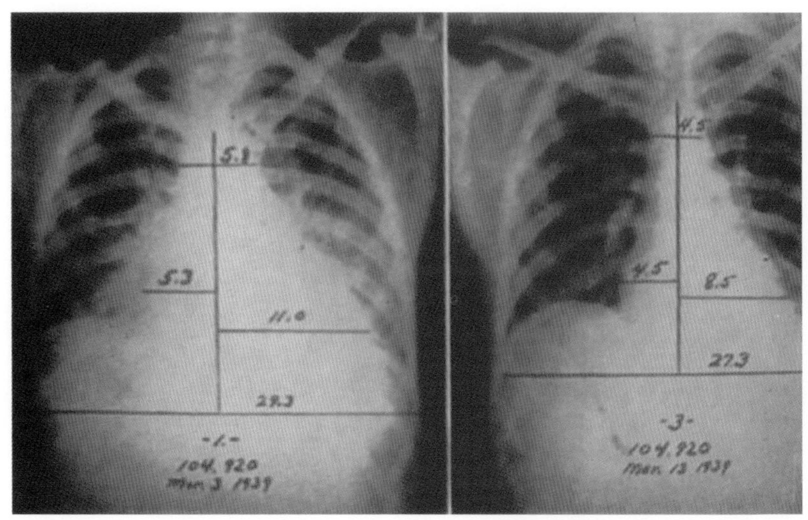

图 05-03 脚气病(左图小儿心脏扩大,右图正常)图谱来源:⑪

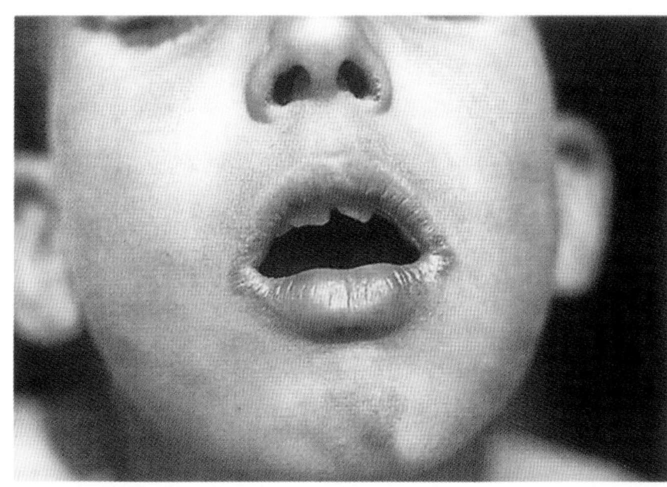

图06-01 维生素 B_2 缺乏病（口角炎，也门）图谱来源：⑧

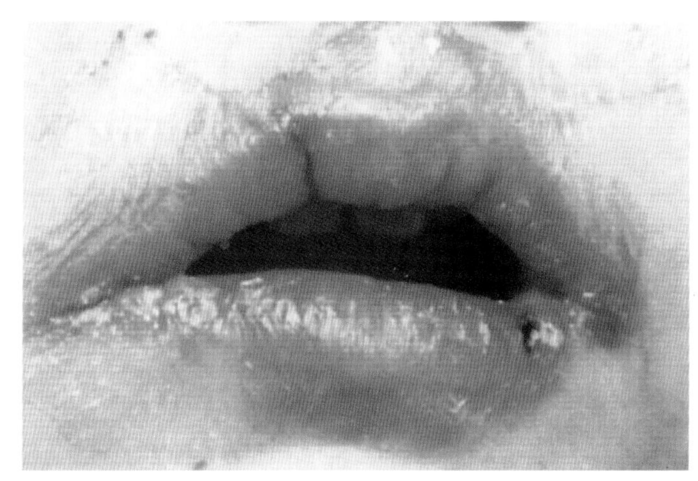

图06-02 维生素 B_2 缺乏病（唇炎，口角炎）图谱来源：⑤

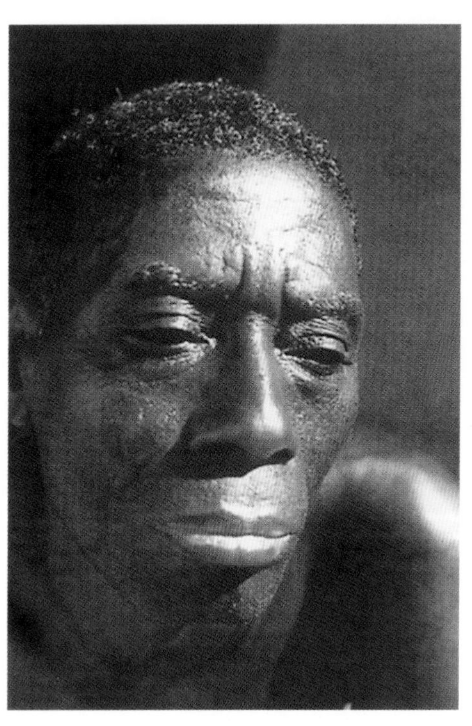

图06-03 维生素 B_2 缺乏病（唇炎，中非）图谱来源：⑧

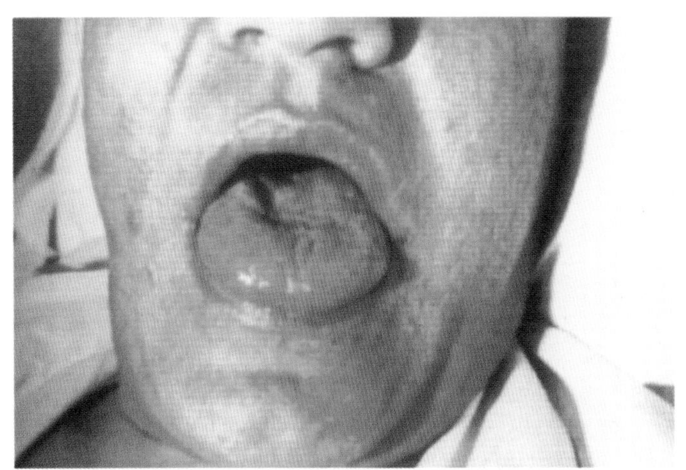

图 06-04 维生素 B_2 缺乏病(舌肿胀呈巨型舌)图谱来源:⑤

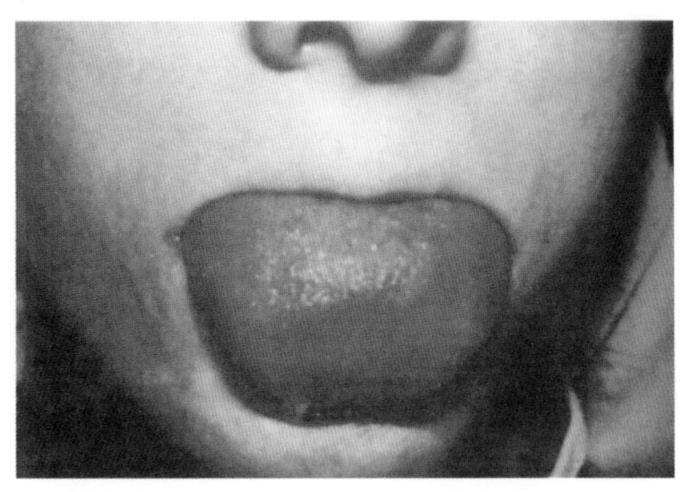

图 06-05 维生素 B_2 缺乏病(舌炎)图谱来源:①

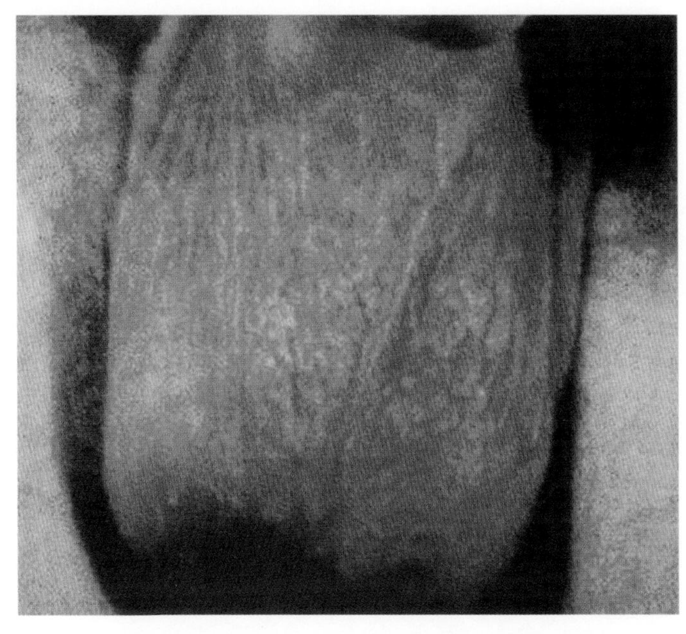

图 06-06 维生素 B_2 缺乏病(阴囊皮炎)图谱来源:⑪

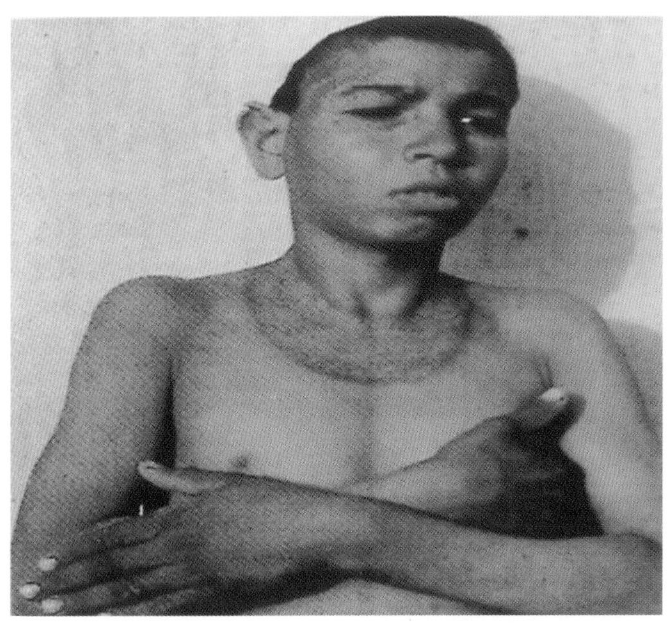

图 07-01 癞皮病(颈部皮肤增厚增粗,呈项链状分布)图谱来源:⑪

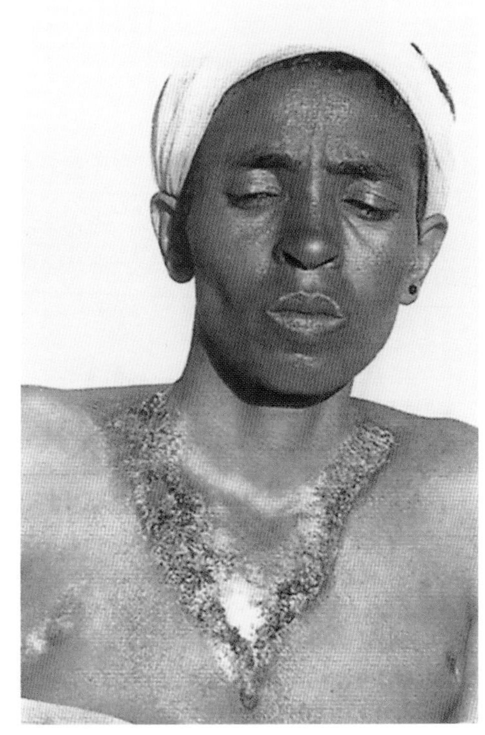

图 07-02 癞皮病(Casal's 项链状皮炎,埃塞俄比亚)图谱来源:⑧

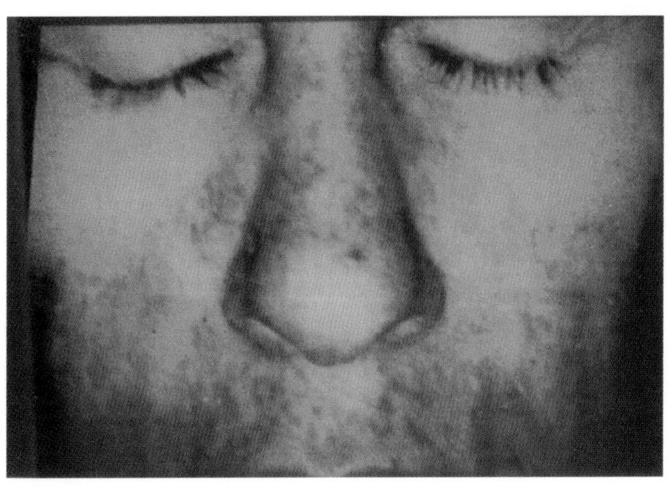

图 07-03 癞皮病(脸面部皮炎)图谱来源:⑪

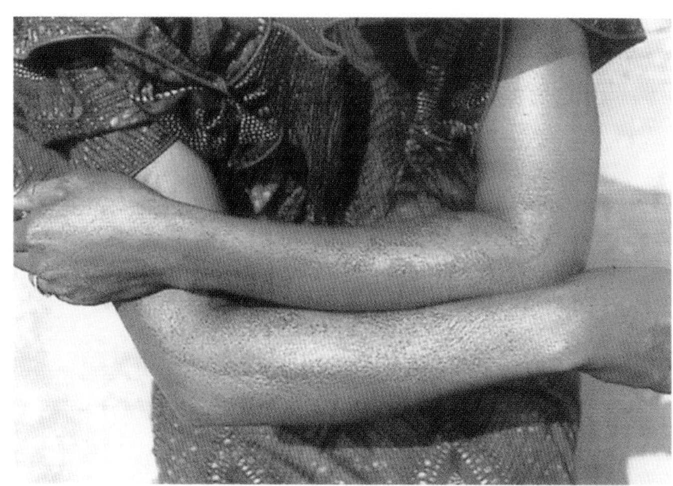

图07-04 癞皮病(日晒后对称性皮炎,西非)图谱来源:⑧

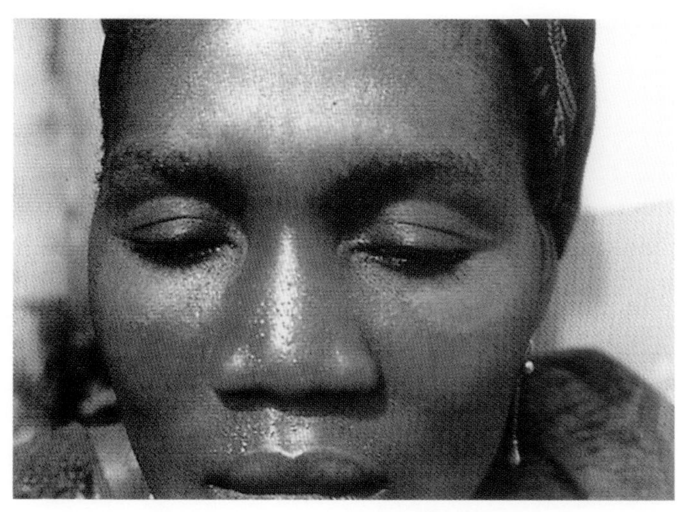

图07-05 癞皮病(为图07-04同一患者,脸部呈蝴蝶状皮炎)图谱来源:⑧

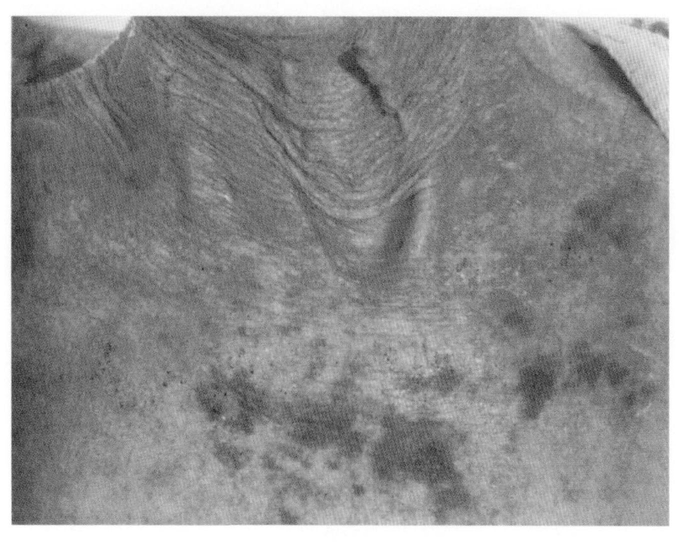

图07-06 癞皮病(日光曝晒部位深色鳞片状皮疹)图谱来源:①

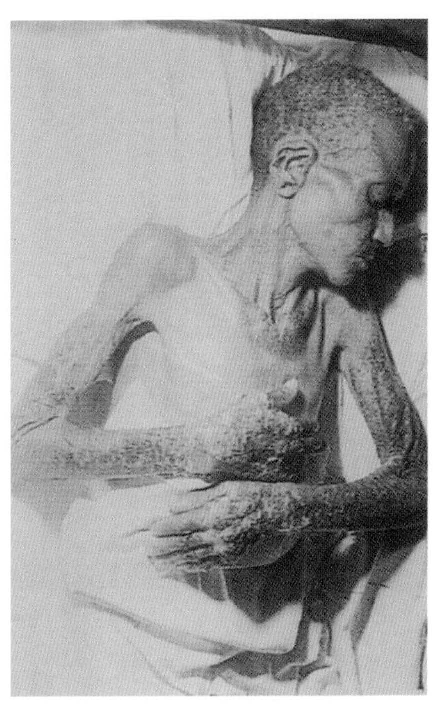

图 07-07　癞皮病(老年妇女项链状皮炎,及臂部对称性皮炎,坦桑尼亚)图谱来源:⑤

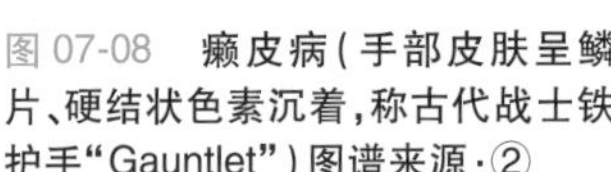

图 07-08　癞皮病(手部皮肤呈鳞片、硬结状色素沉着,称古代战士铁护手“Gauntlet”)图谱来源:②

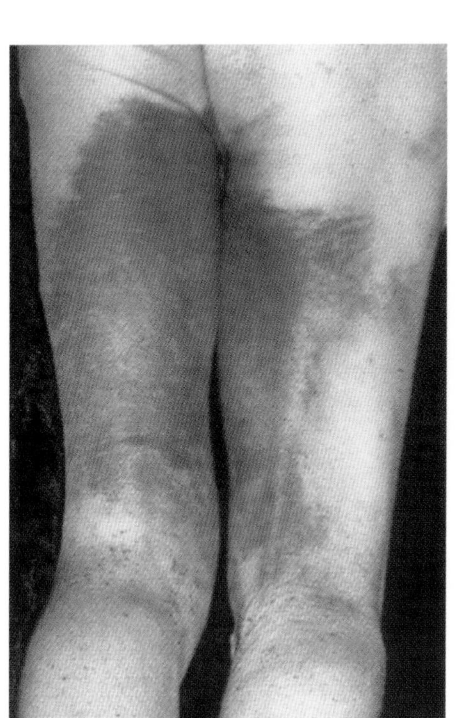

图 08-01　坏血病(下肢弥漫性瘀斑,65 岁老人长期摄食水泡饼干)图谱来源:②

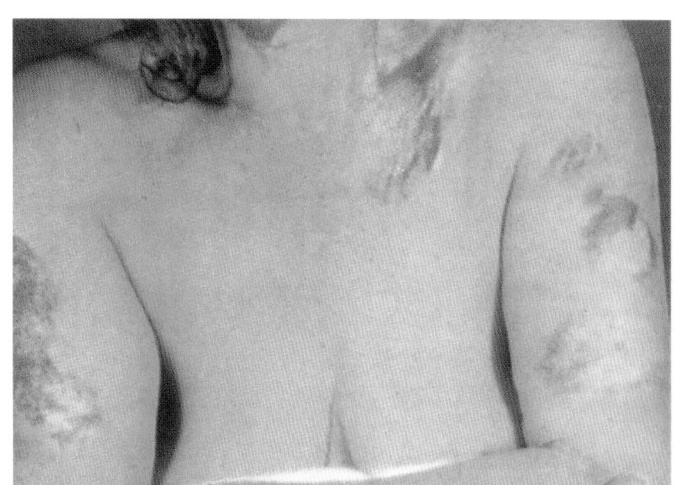

图 08-02　坏血病(上臂和颈部出血性瘀斑)图谱来源:⑨

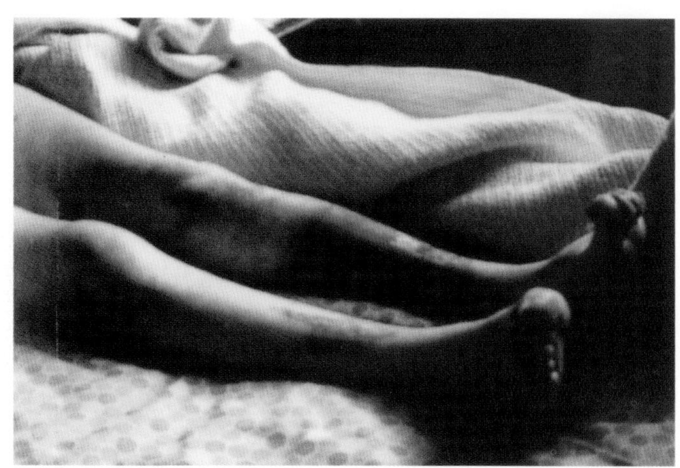

图 08-03　坏血病(下肢出血症状)图谱来源:⑤

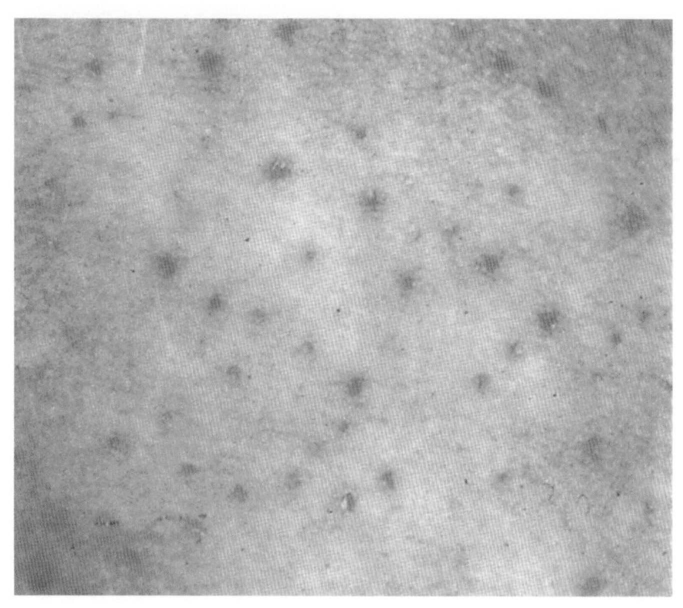

图 08-04　坏血病(皮肤点状出血)图谱来源:⑨

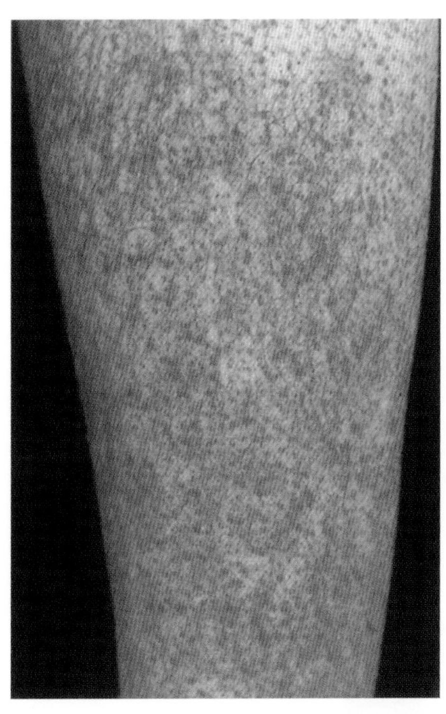

图 08-05 坏血病(下肢毛囊周围出血伴有毛囊角化,同时有齿龈出血及牙齿脱落,发于46岁酗酒男子)图谱来源:②

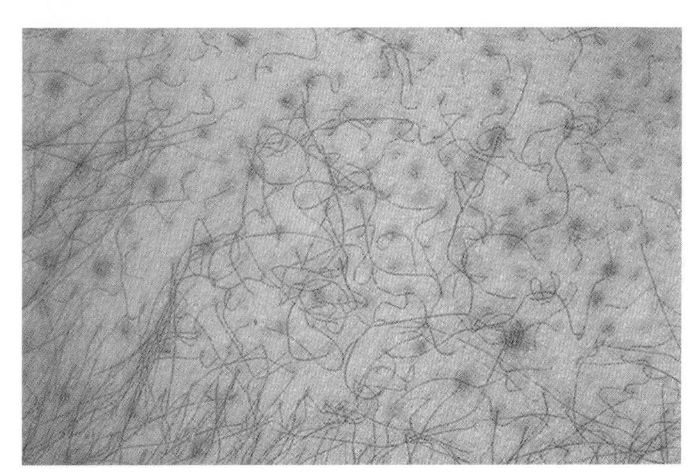

图 08-06 坏血病(毛囊周围硬结和角化,伴有扭曲毛发,发生于长期流质饮食的食管阻塞患者)图谱来源:③

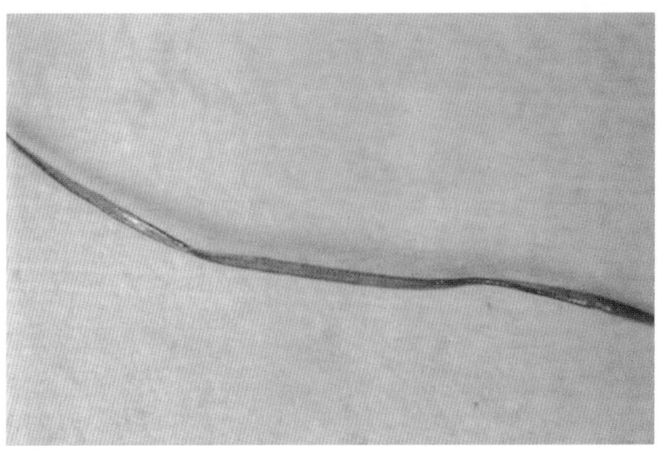

图 08-07 坏血病(患者螺旋状毛发"corkscrew hair"显微镜观察,毛发呈多次扭曲如规则的螺旋状)图谱来源:③

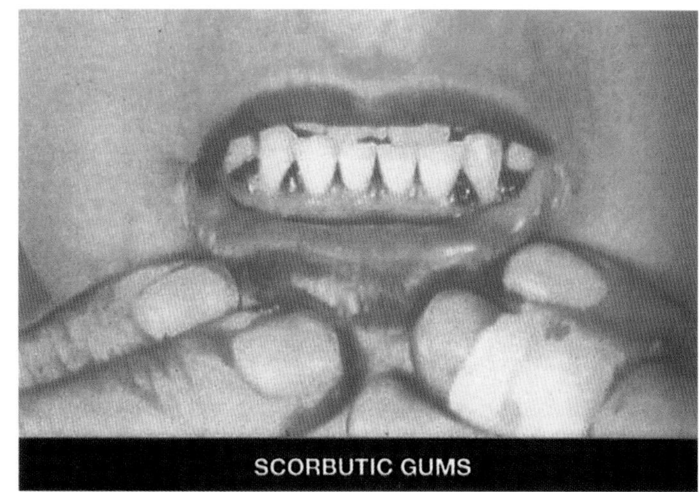

图 08-08 坏血病(坏血病齿龈 scorbutic gums,齿龈红肿及出血)图谱来源:①

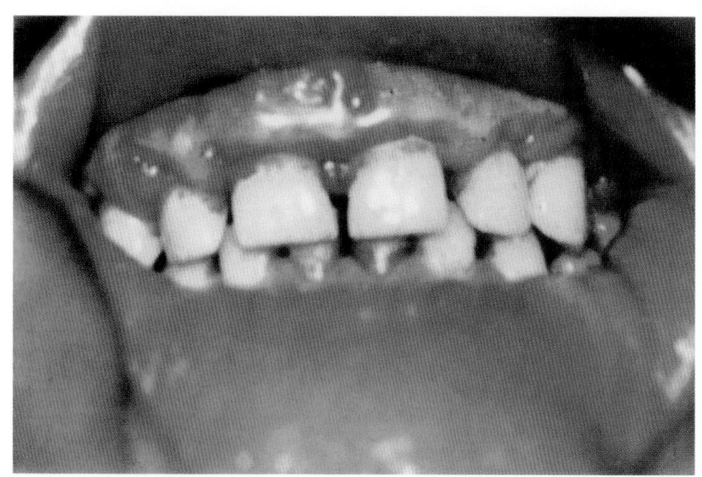

图 08-09 坏血病(齿龈充血肿胀)图谱来源:⑪

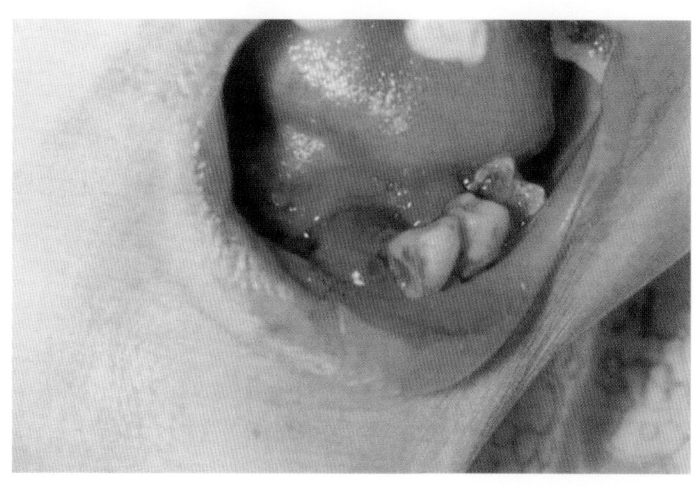

图 08-10 坏血病(齿龈出血和牙齿脱落)图谱来源:③

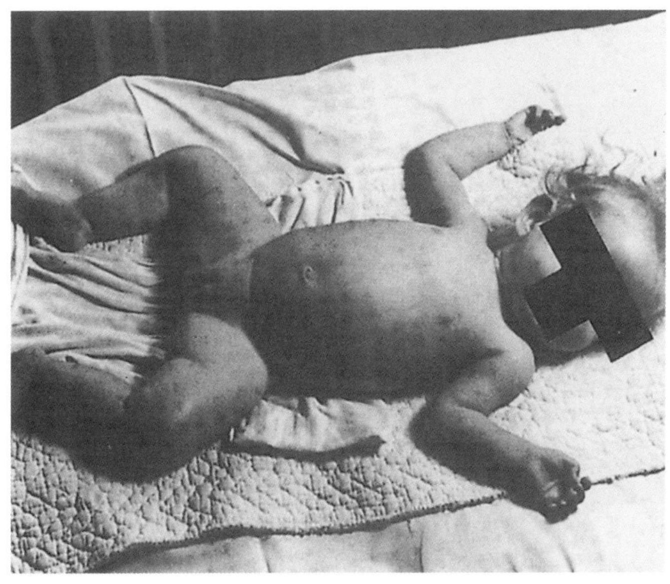

图 08-11　儿童坏血病体位(四肢因活动疼痛,上肢和两腿弯曲呈瘫痪蛙状体位 pithed frog position)图谱来源:⑨

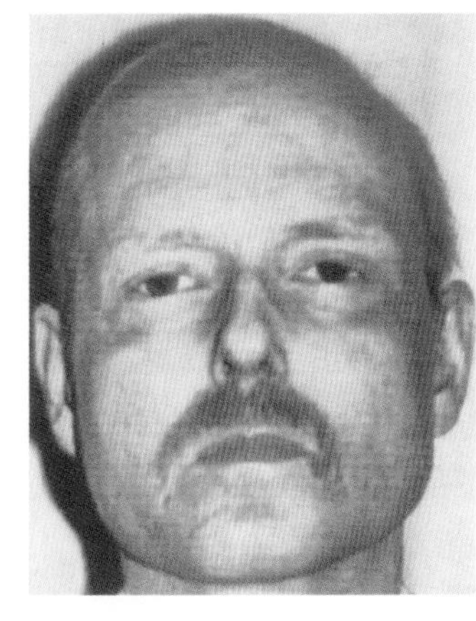

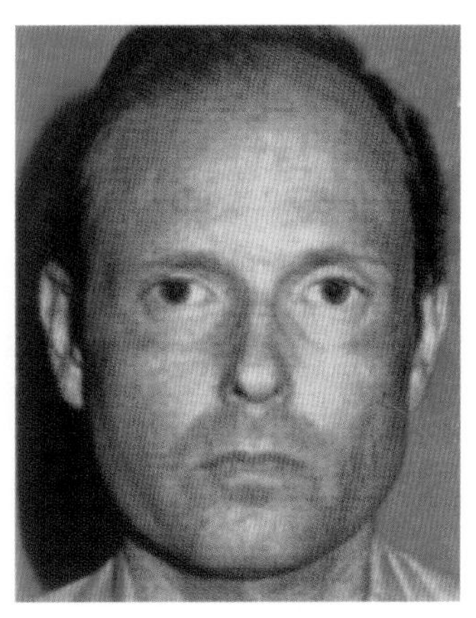

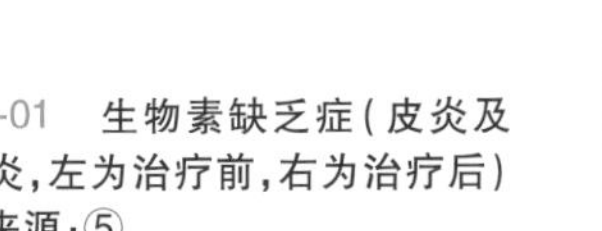

图 09-01　生物素缺乏症(皮炎及结膜炎,左为治疗前,右为治疗后)图谱来源:⑤

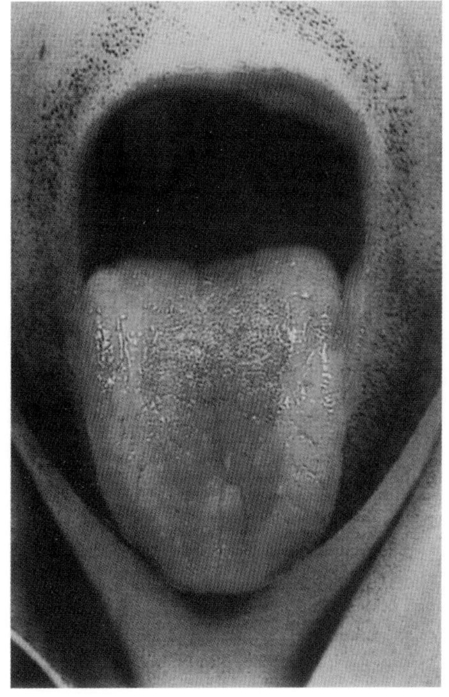

图 10-01　维生素 B_{12} 缺乏病("红牛内"样舌,23 岁男子一年来长期摄入辛辣食物及威士忌后,口腔和舌感觉疼痛)图谱来源:⑤

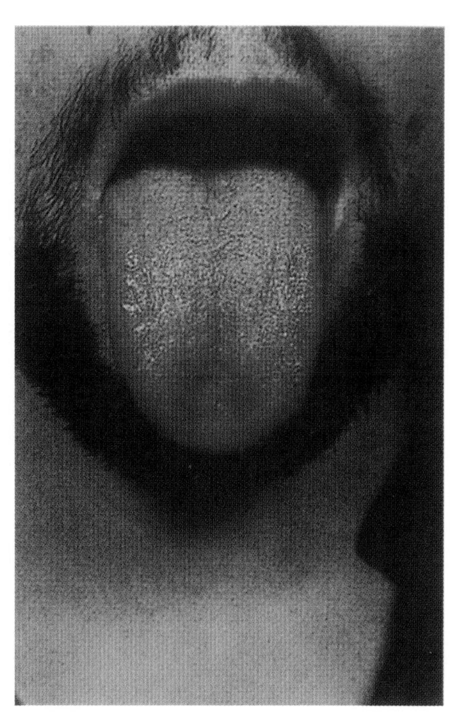

图 10-02　维生素 B_{12} 缺乏病(图 10-01 患者用钴治疗 2 周后，舌恢复正常，疼痛消失)图谱来源：⑤

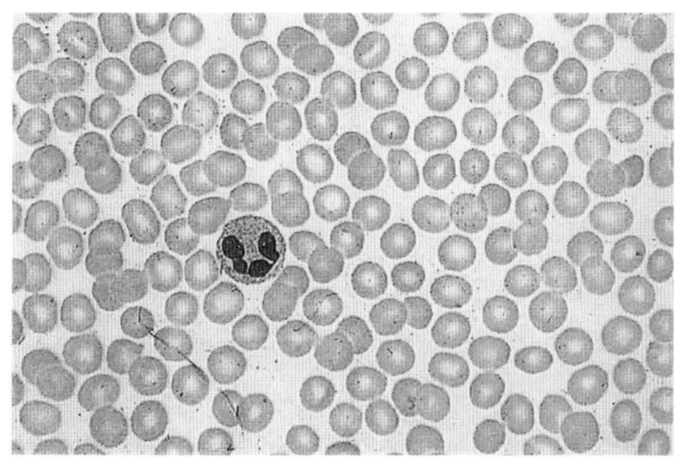

图 11-01　正常外周血液涂片图谱来源：①

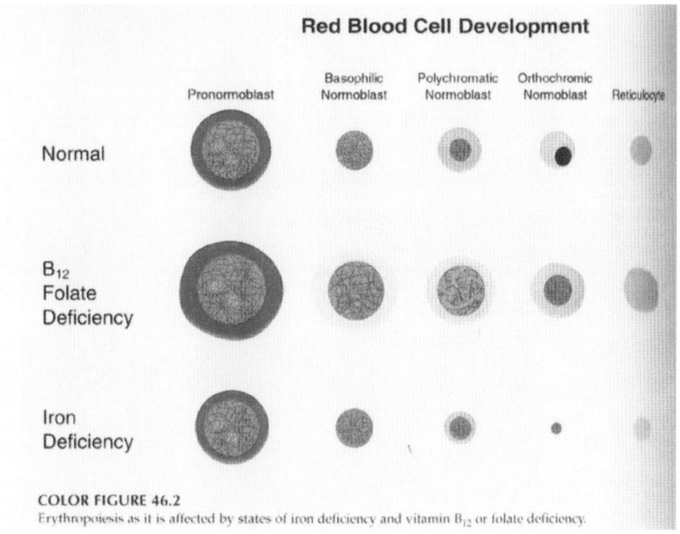

Red Blood Cell Development

Pronormoblast　Basophilic Normoblast　Polychromatic Normoblast　Orthochromic Normoblast　Reticulocyte

Normal

B_{12} Folate Deficiency

Iron Deficiency

COLOR FIGURE 46.2
Erythropoiesis as it is affected by states of iron deficiency and vitamin B_{12} or folate deficiency.

图 11-02　红细胞生长期(正常、B_{12} 和叶酸缺乏、铁缺乏)图谱来源：①

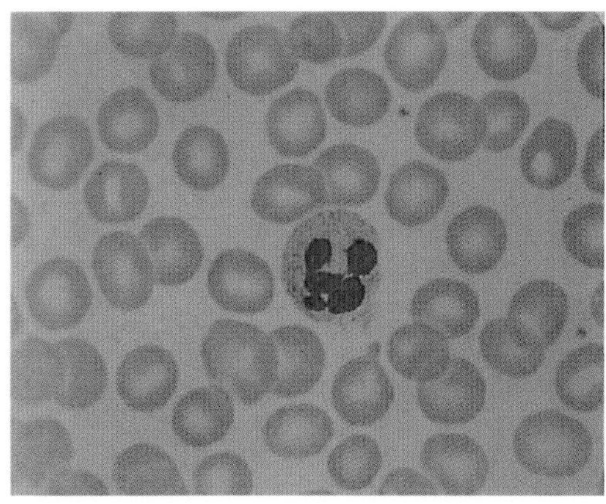

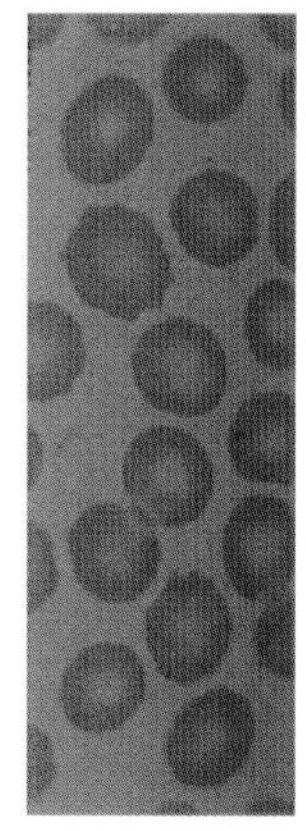

图 11-03 早期巨幼红细胞贫血(红细胞巨大,可与右侧正常红细胞图比较)图谱来源:⑤

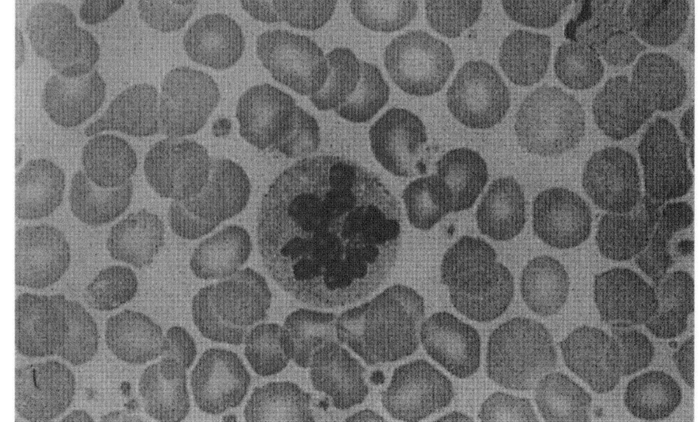

图 11-04 巨幼红细胞贫血(高分节中性多形核细胞,大小不均红细胞 anisocytosis,巨大红细胞 macrocytosis)图谱来源:⑤

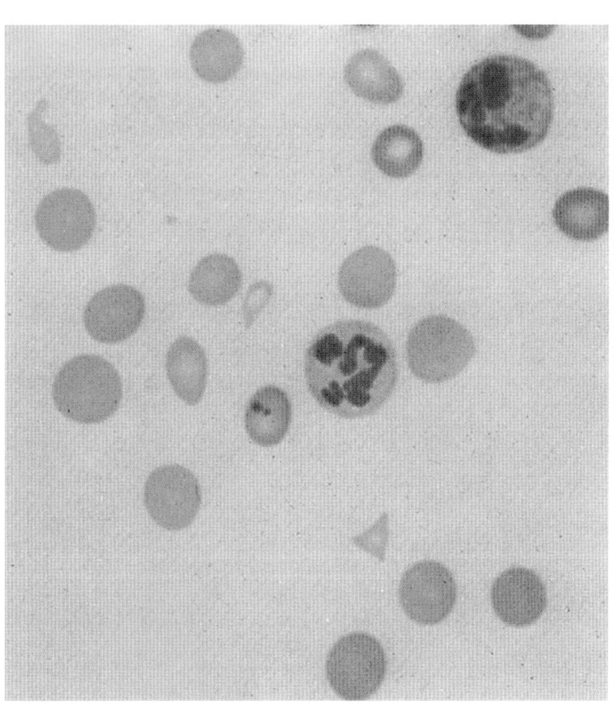

图 11-05 巨幼红细胞贫血(异型红细胞 poikilocytosis 及大小不均红细胞 anisocytosis,治疗后亦重新出现正常红细胞)图谱来源:⑨

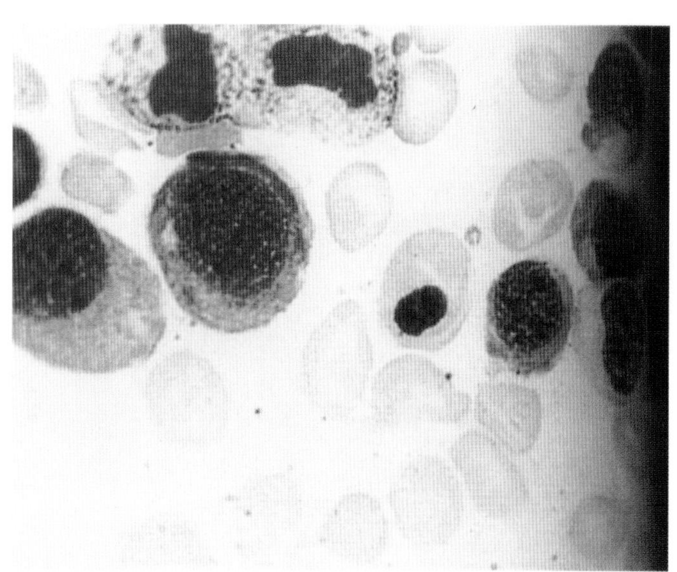

图 11-06 **重度巨幼红细胞贫血骨髓涂片(巨成红细胞 megaloblasts,出现异常核及灰色胞浆)图谱来源:⑤**

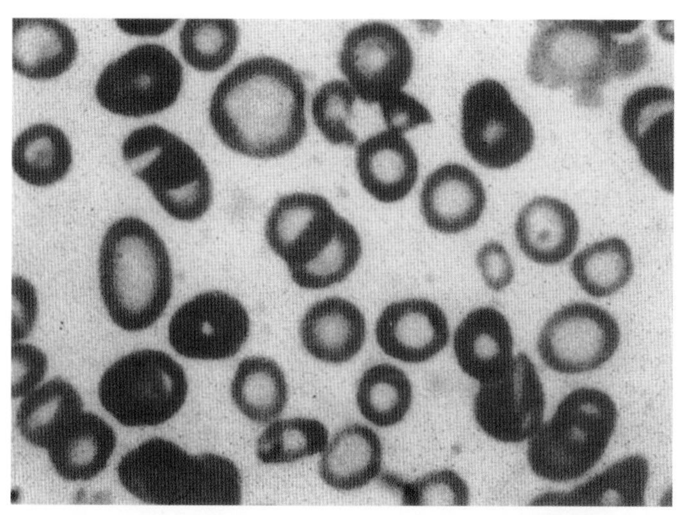

图 12-01 **缺铁性贫血(大小不均和异型低色素红细胞)图谱来源:⑨**

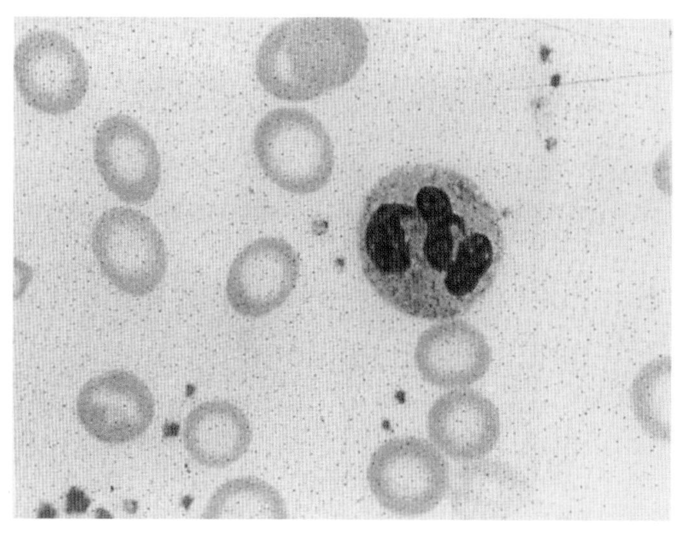

图 12-02 **缺铁性贫血(典型小细胞性低染色红细胞,直径<6μm,低染色由血红蛋白浓度降低引起)图谱来源:⑨**

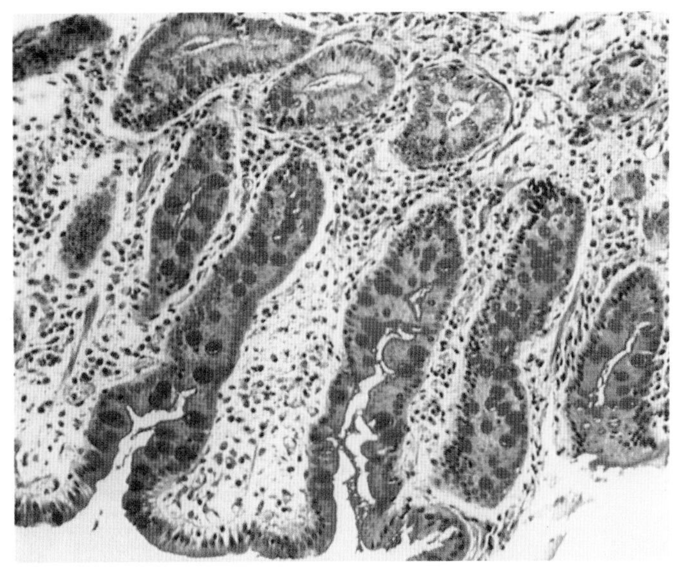

图 12-03　缺铁性贫血胃黏膜变化(胃黏膜缺少胃酸及消化液分泌,黏膜组织肠系化 intestinalization,该损伤认为是恶变前期)图谱来源:⑨

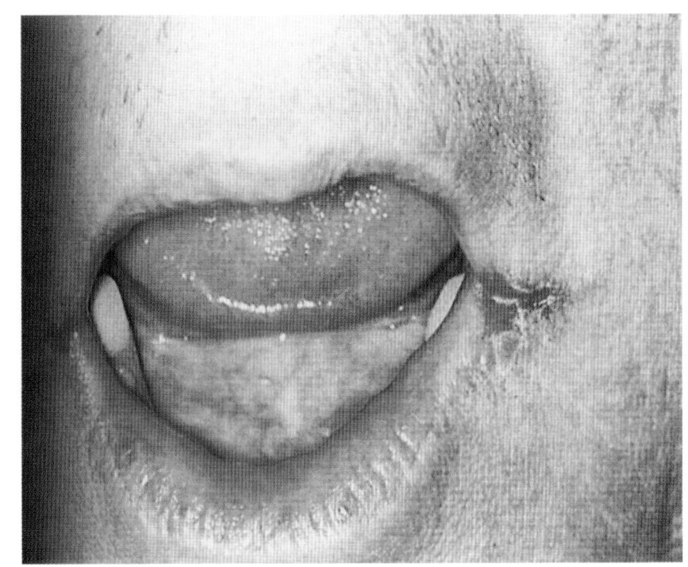

图 12-04　缺铁性贫血(口角炎及平滑舌)图谱来源:⑤

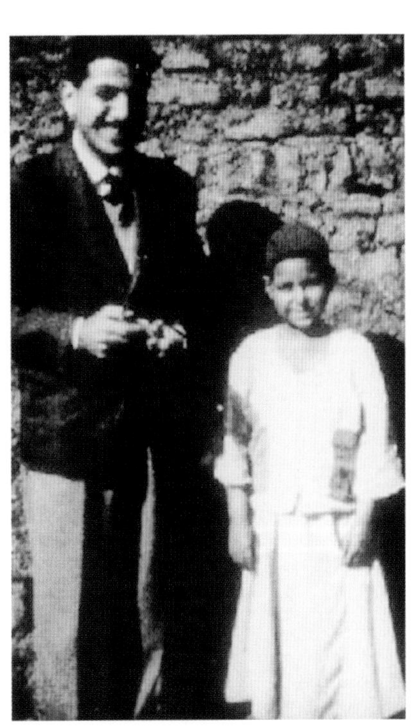

图 13-01　锌缺乏病(侏儒症,埃及 16 岁农村少年)图谱来源:⑩

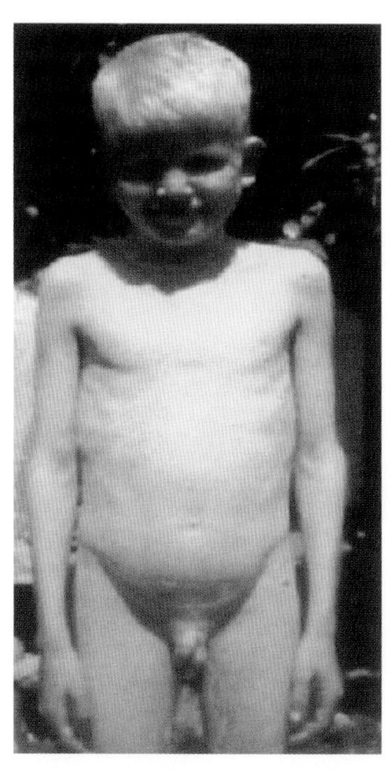

图 13-02　锌缺乏病（性腺功能减退症）图谱来源：⑩

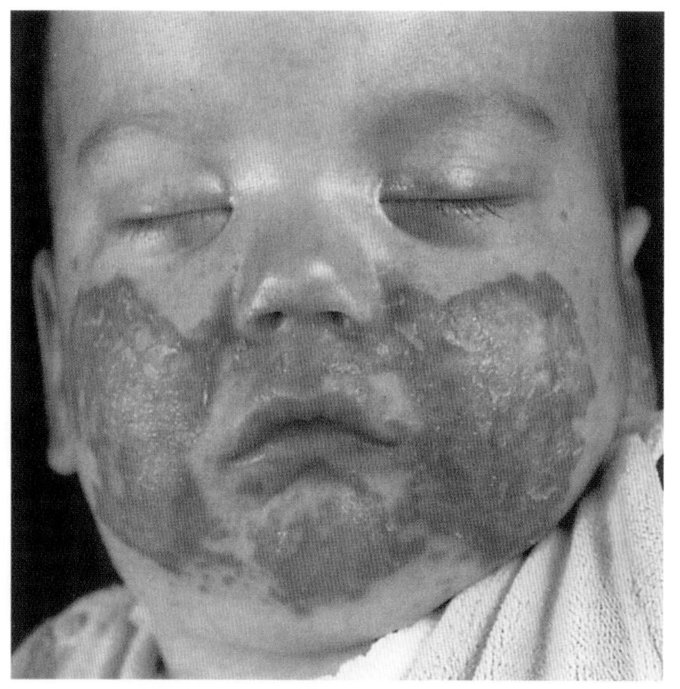

图 13-03　肠病性肢端性皮炎（脸部呈糜烂、脱落、结痂状对称性皮炎，损伤同时可在会阴部周围和肢端）图谱来源：⑦

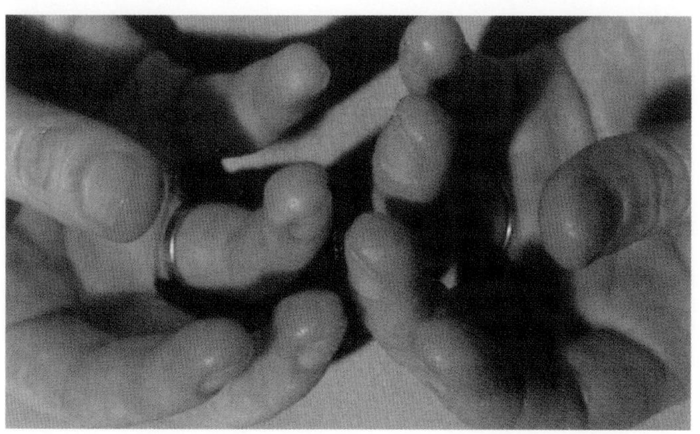

图 13-04　锌缺乏病（指端红亮，裂口渗出，甲沟炎也常见）图谱来源：⑦

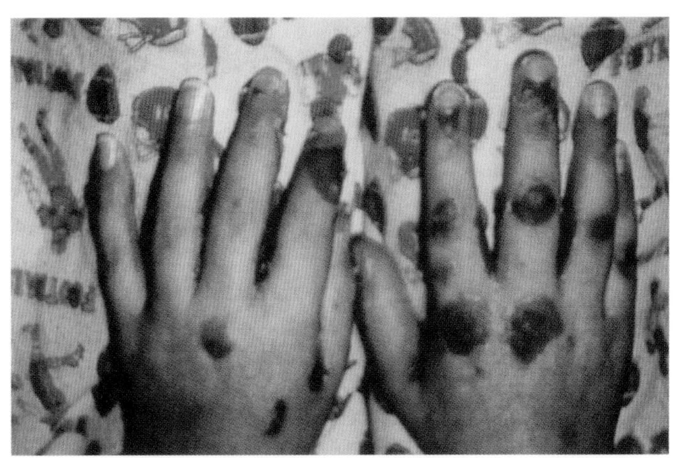

图 13-05　锌缺乏病(手背表面皮肤损伤,该儿童因肠瘘丢失大量肠液而长期采用肠外营养致体内锌储存减少)图谱来源:⑤

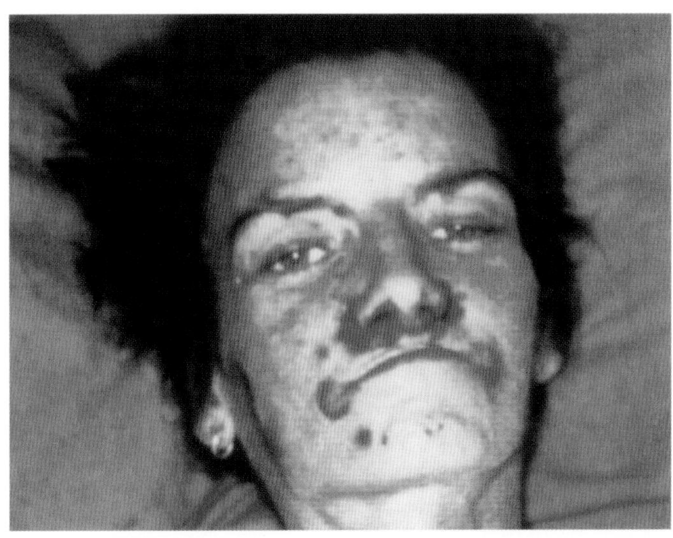

图 13-06　锌缺乏病(酒精依赖症患者锌缺乏的典型皮炎)图谱来源:⑤

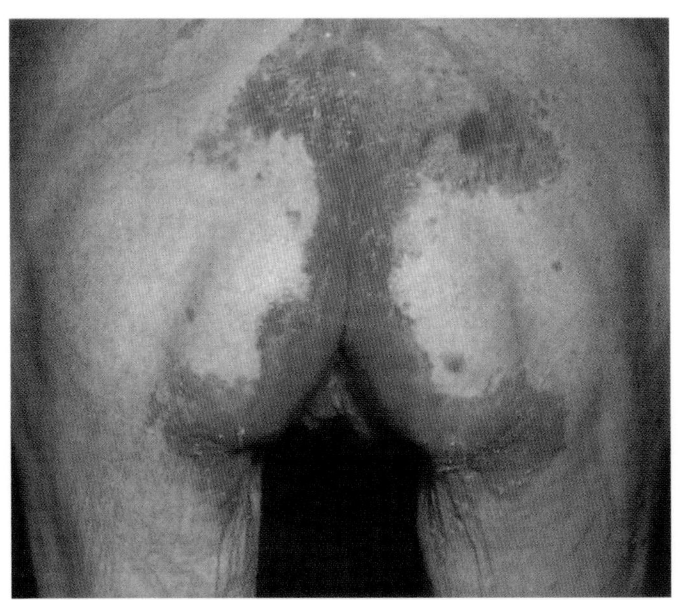

图 13-07　锌缺乏病(银屑病样湿疹样斑块,出现在骶部、臀部、髋部等处)图谱来源:⑦

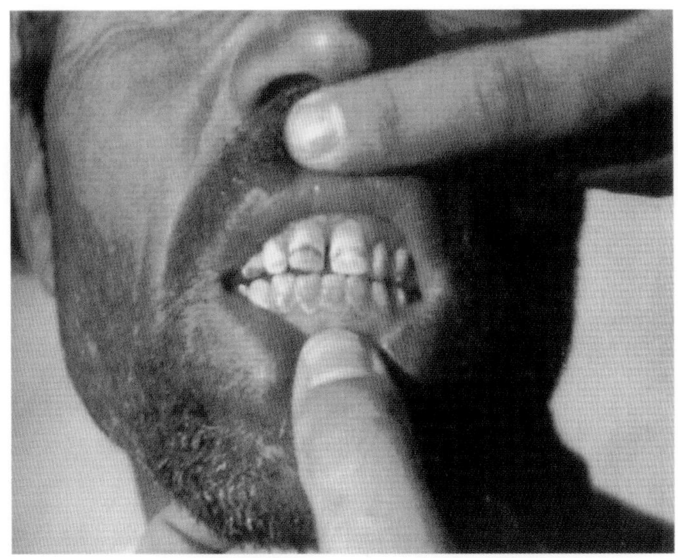

图 14-01　地方性氟病(斑釉牙)图谱来源:⑤

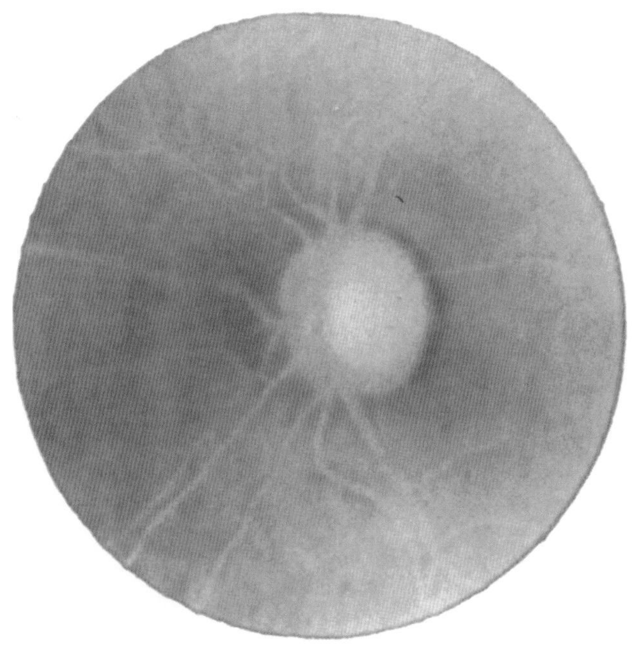

图 15-01　高脂血症(高脂血症患者血胆固醇>3000g/L,可见视网膜脂肪变)图谱来源:①

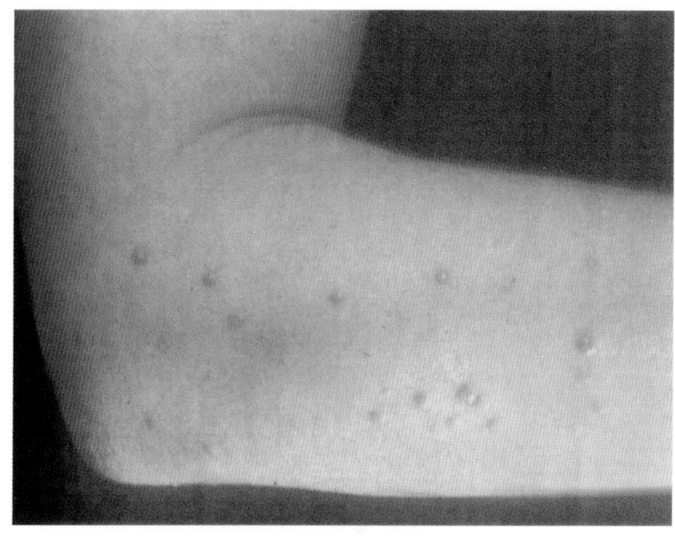

图 15-02　高脂血症(患者皮肤丘疹样黄变症 xanthomas)图谱来源:①

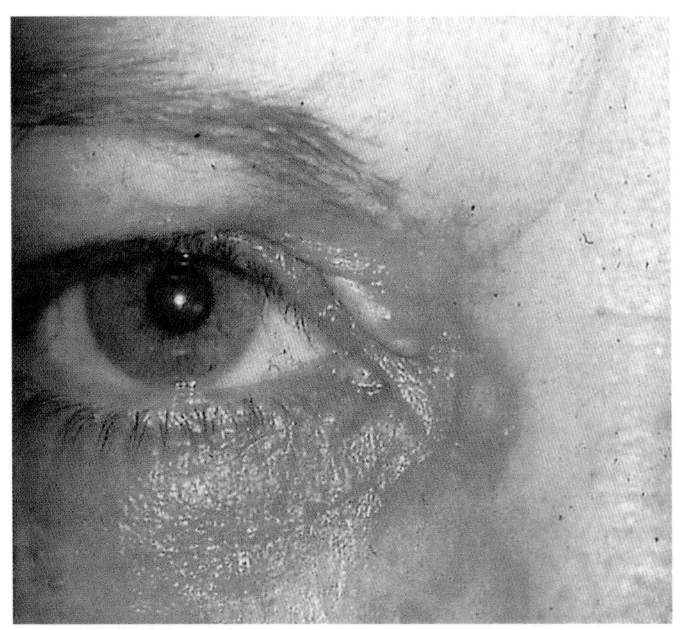

图 15-03　家族性高脂血症(患者眼睑黄色斑 xanthelasma)图谱来源:①

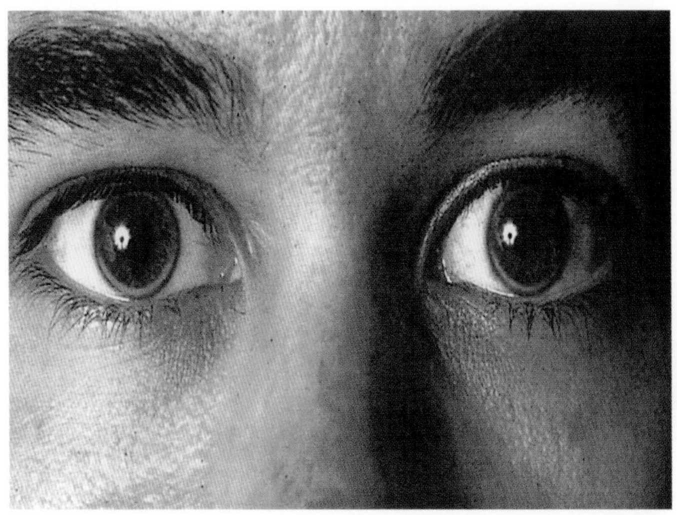

图 15-04　家族性高脂血症(角膜弓 cornealarcus,31 岁男子)图谱来源:①

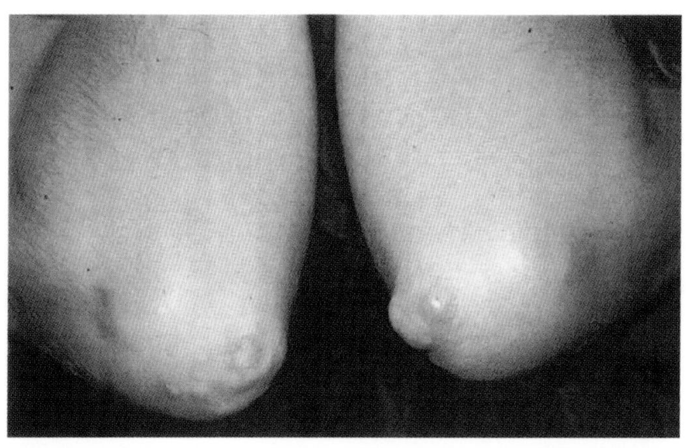

图15-05　家族性高脂血症(肘部皮肤出现结节状黄变斑,10岁女孩)图谱来源:①

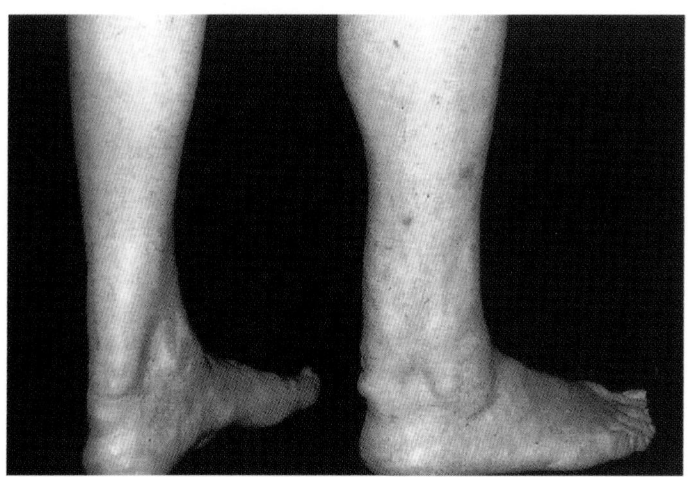

图15-06　家族性高脂血症(跟腱部出现黄变斑)图谱来源:①

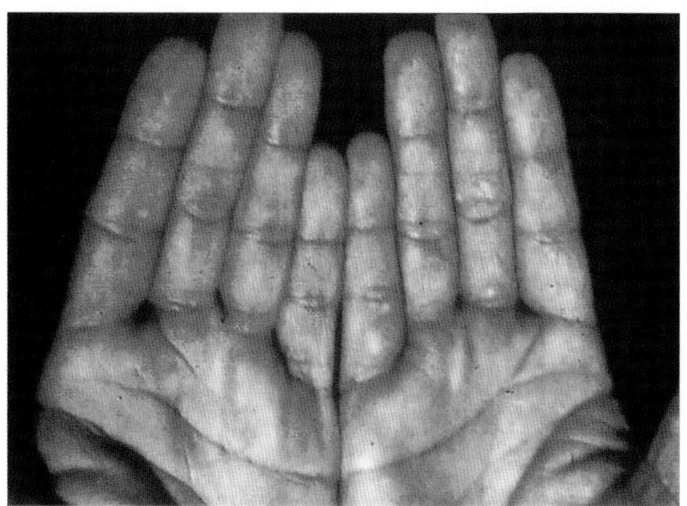

图 15-07　Ⅲ型高脂蛋白血症(手指折褶及掌面出现黄色线 yellow linear,33 岁男子)图谱来源:①

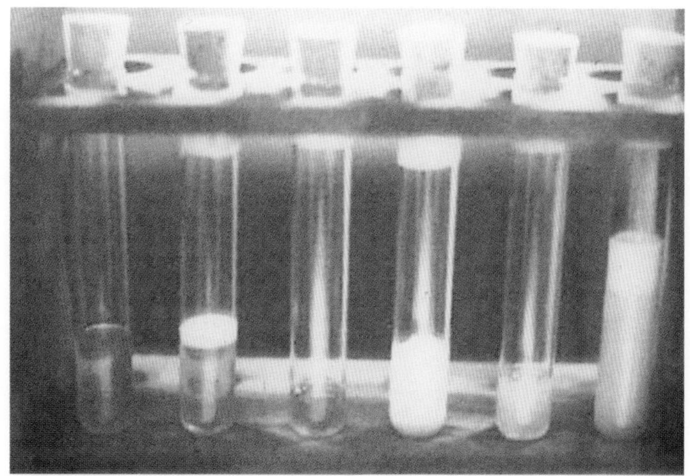

图 15-08　病人的离心血浆过夜后外观(自左至右①正常血脂水平为透明血浆;②Ⅰ型乳糜微粒血症有奶油样顶层及清晰下层;③Ⅱa 型高胆固醇血症为透明血浆;④Ⅲ型高脂蛋白血症为弥漫性浑浊血浆;⑤Ⅳ型高脂蛋白血症亦为弥漫性浑浊血浆;⑥Ⅴ型高脂蛋白血症为奶油样顶层及浑浊下层)图谱来源:①

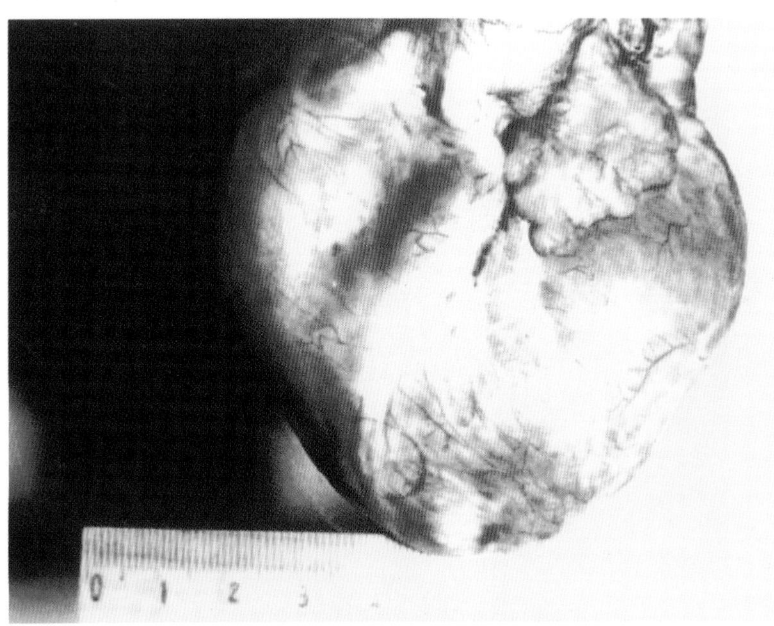

图 16-01 克山病病人(心脏明显扩大)图谱来源:⑪

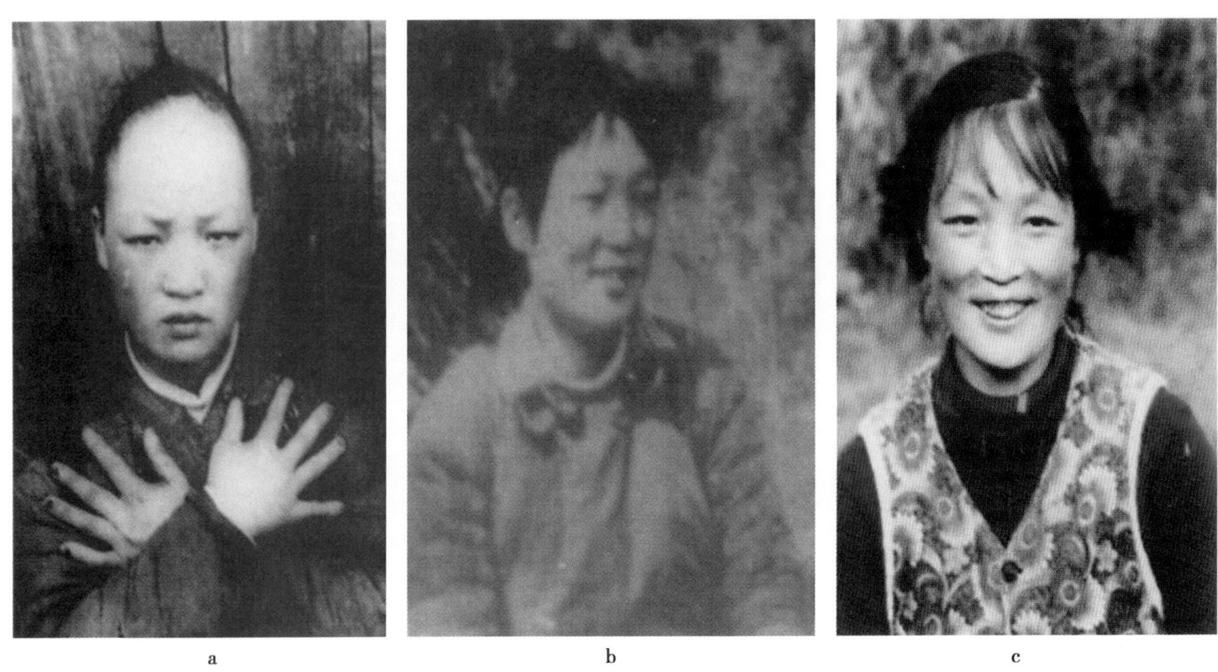

图 16-02 急性硒中毒(a. 19 岁女子 1964 年中毒后头发指甲脱落;b. 该女子 1965 年搬离中毒区后长出新发;c. 该女子恢复健康后,1985 年的照片)图谱来源:⑪

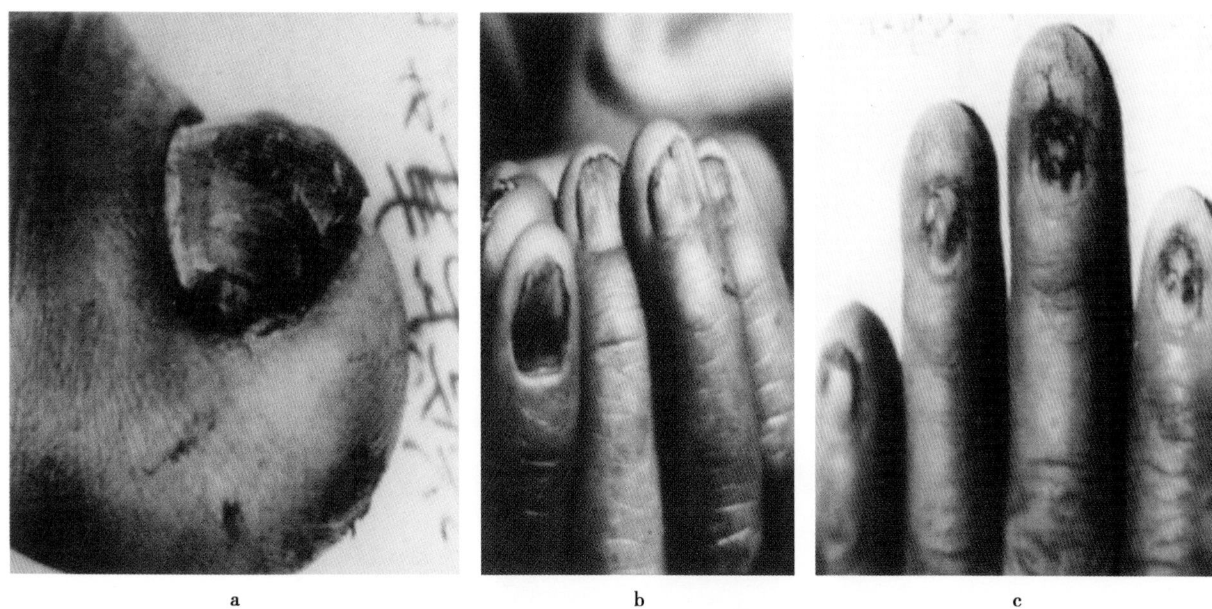

图 16-03　慢性硒中毒(指甲表现 a. 指甲长期受损分层变厚;b. 指甲发脆变厚;c. 断裂指甲下长出新甲)图谱来源:⑪

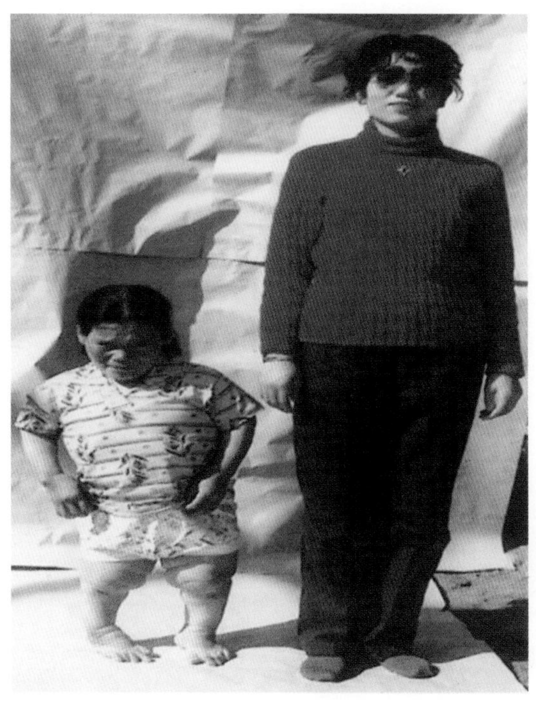

图 16-04　Ⅲ度大骨节病(与正常人比)图谱来源:⑪

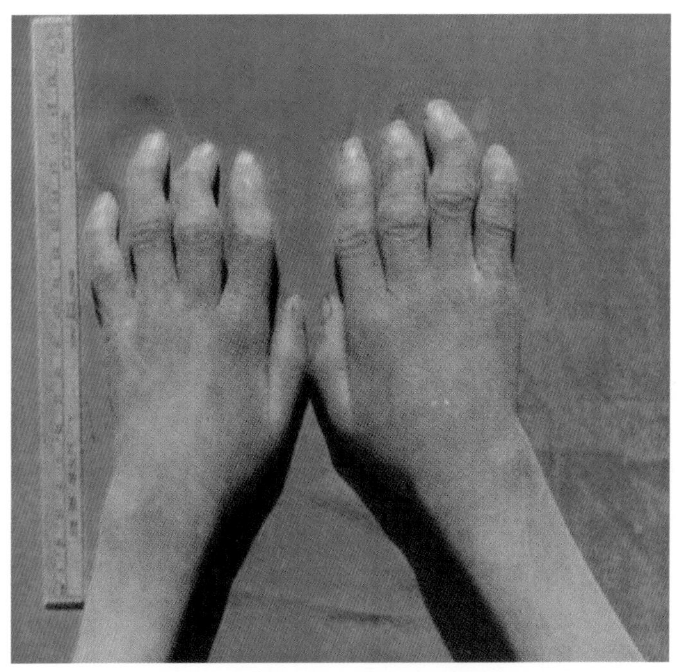

图16-05 Ⅲ度大骨节病(手部形态)图谱来源:⑪

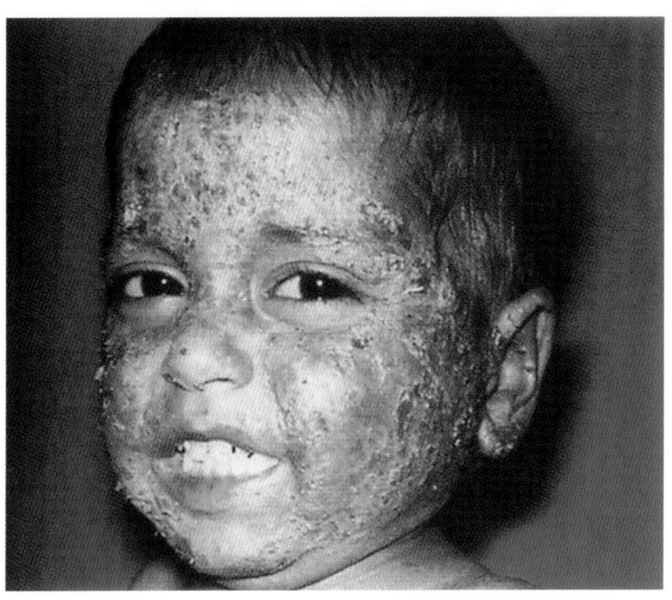

图17-01 特应性皮炎(干燥型,脸面干燥无明显渗出,有灰白色糠状鳞屑,印度儿童)图谱来源:⑧

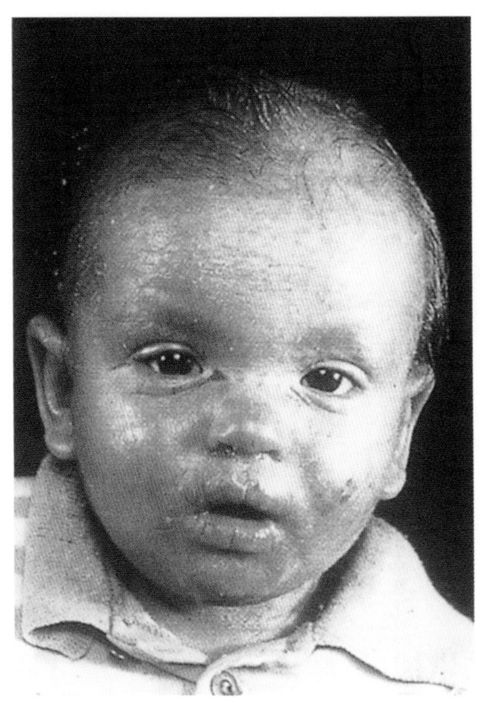

图 17-02 特应性皮炎(脂溢型,红斑及黄色脂溢性渗出)图谱来源:④

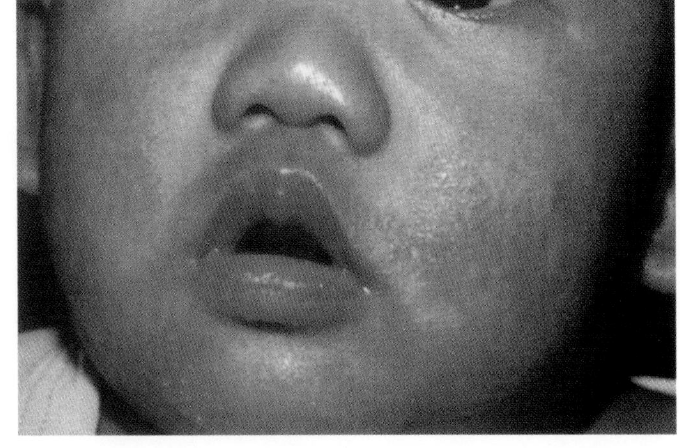

图 17-03 特应性皮炎(面颊两侧有对称性红色鳞屑和皲裂)图谱来源:⑥

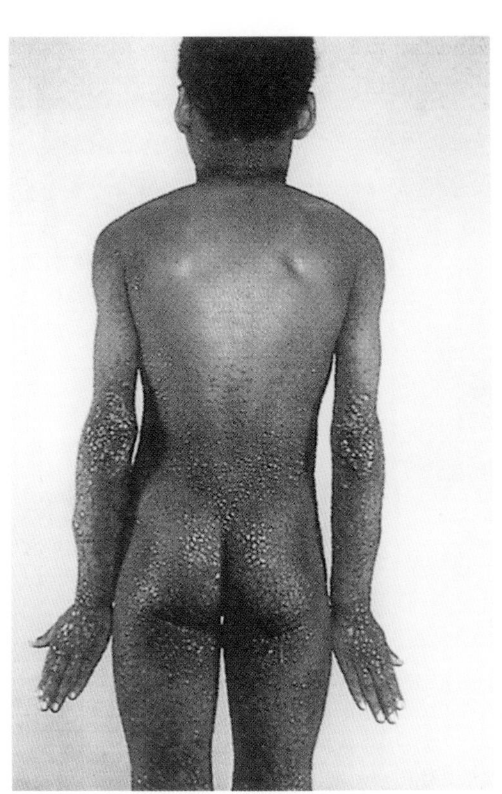

图 17-04 特应性皮炎(黑皮症,表现为肘部及外侧表面苔藓样深色损伤)图谱来源:④

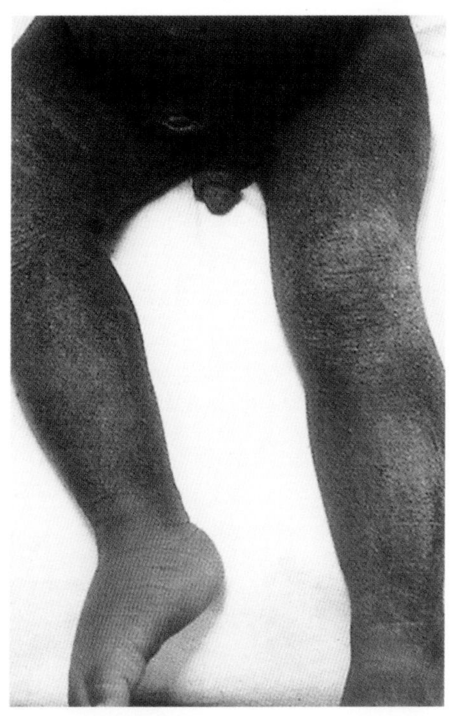

图 17-05　特应性皮炎(皮肤在炎症后色素增加，黑人儿童)图谱来源:④

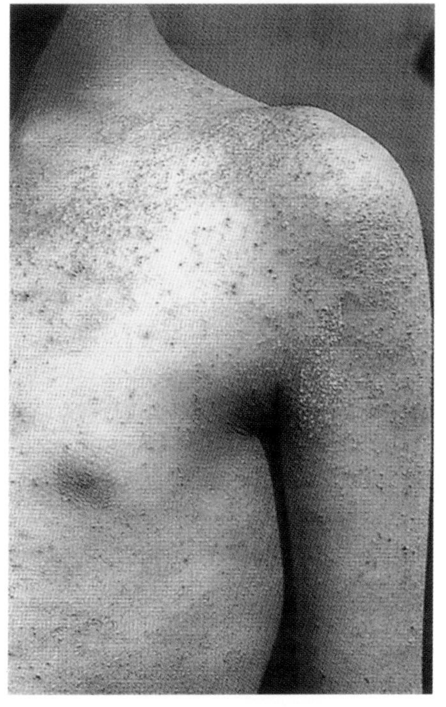

图 17-06　特应性皮炎(皮炎,发生于胸肩部及上臂外侧,成人,也门)图谱来源:⑧

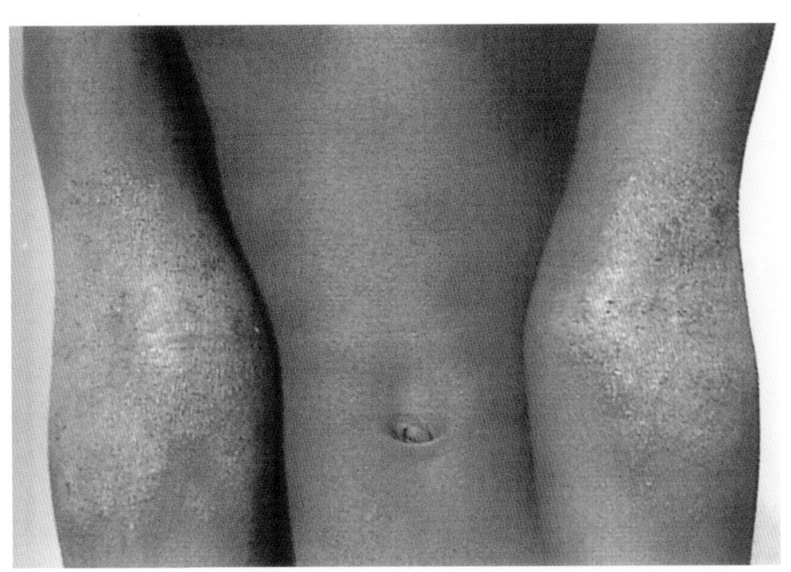

图 17-07　**特应性皮炎(上肢曲侧苔藓样改变,8 岁女童,西非)图谱来源:⑧**

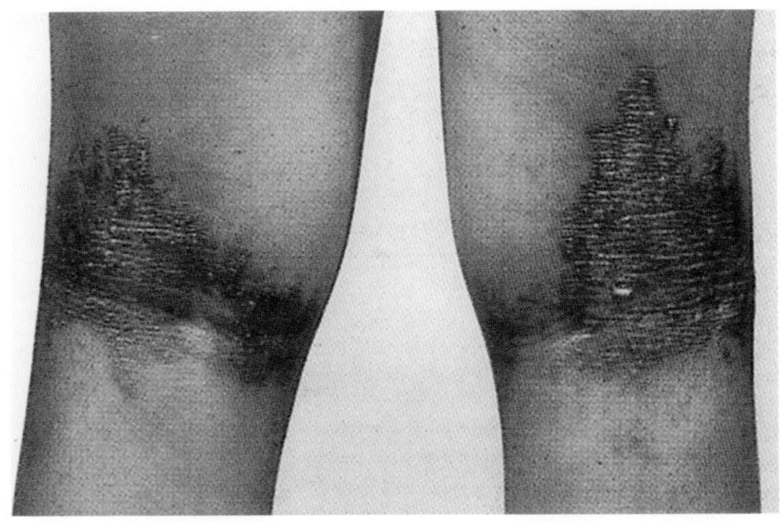

图 17-08　**特应性皮炎(腘部皮肤苔藓样改变及炎症后色素沉着)图谱来源:④**

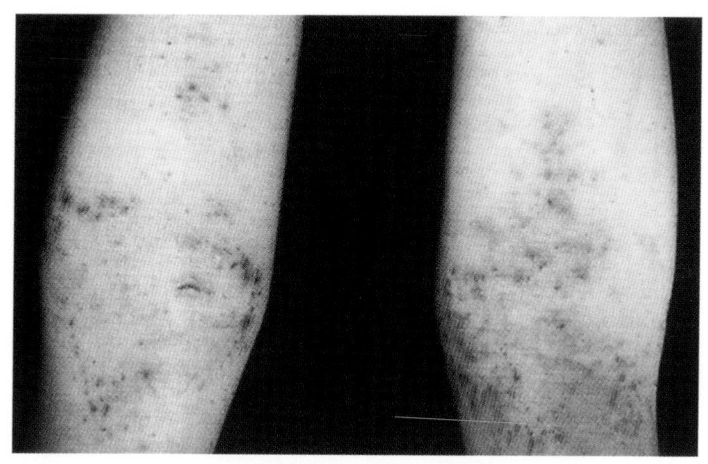

图17-09 特应性皮炎(腘部皮肤抓痕性损伤)图谱来源④

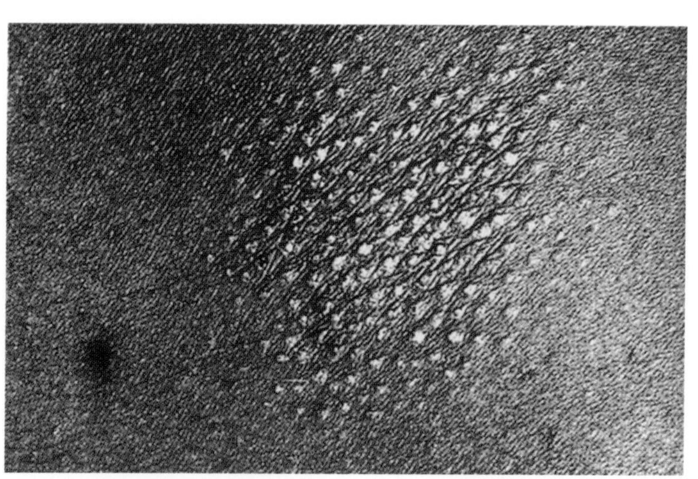

图17-10 特应性皮炎(皮肤毛囊黑色改变,毛囊周围湿疹样损伤后,因炎症色素沉着而呈现灰黑色鳞片状皮肤)图谱来源:④